第11版 下册

Braunwald

心脏病学

——心血管内科学教科书

Braunwald's Heart Disease
A Textbook of
Cardiovascular
Medicine

主　　编　Douglas P. Zipes　Peter Libby
Robert O. Bonow　Douglas L. Mann
Gordon F. Tomaselli

创始主编　Eugene Braunwald

主　　译　陈灏珠

人民卫生出版社
·北　京·

图书在版编目（CIP）数据

Braunwald 心脏病学：心血管内科学教科书/（美）道格拉斯·P. 智普斯（Douglas P. Zipes）主编；陈灏珠主译. —北京：人民卫生出版社，2021. 12

ISBN 978-7-117-31028-4

Ⅰ. ①B… Ⅱ. ①道…②陈… Ⅲ. ①心脏血管疾病-诊疗-教材 Ⅳ. ①R54

中国版本图书馆 CIP 数据核字(2021)第 005692 号

图字：01-2020-0594 号

Braunwald 心脏病学——心血管内科学教科书
Braunwald Xinzangbingxue——Xinxueguan Neikexue Jiaokeshu

主 译：陈灏珠
出版发行：人民卫生出版社（中继线 010-59780011）
地 址：北京市朝阳区潘家园南里 19 号
邮 编：100021
E - mail：pmph @ pmph. com
购书热线：010-59787592 010-59787584 010-65264830
印 刷：北京盛通印刷股份有限公司
经 销：新华书店
开 本：889×1194 1/16 总印张：123
总 字 数：5731 千字
版 次：2021 年 12 月第 1 版
印 次：2022 年 1 月第 1 次印刷
标准书号：ISBN 978-7-117-31028-4
定价（上、下册）：820. 00 元

第11版 下册

Braunwald

心脏病学

——心血管内科学教科书

Braunwald's Heart Disease
A Textbook of
Cardiovascular
Medicine

主　　编　Douglas P. Zipes　Peter Libby
Robert O. Bonow　Douglas L. Mann
Gordon F. Tomaselli

创始主编　Eugene Braunwald

主　　译　陈灏珠

副 主 译（按姓氏笔画排序）
卜　军　曲新凯　刘少稳　刘学波　李毅刚
何　奔　沈成兴　张瑞岩　施海明　姜　楞
徐亚伟　梁　春　舒先红

学术秘书　崔　洁

人民卫生出版社
·北　京·

ELSEVIER
Elsevier(Singapore) Pte Ltd.
3 Killiney Road
#08-01Winsland House I
Singapore 239519
Tel：(65) 6349-0200
Fax：(65) 6733-1817

Braunwald's Heart Disease：A Textbook of Cardiovascular Medicine, 11th edition

ISBN-13：978-0-323-46342-3

This translation of Braunwald's Heart Disease：A Textbook of Cardiovascular Medicine, 11th edition by Douglas P. Zipes, Peter Libby, Robert O. Bonow, Douglas L. Mann, and Gordon F. Tomaselli was undertaken by People's Medical Publishing House and is published by arrangement with Elsevier (Singapore) Pte Ltd.

Braunwald's Heart Disease：A Textbook of Cardiovascular Medicine, 11th edition by Douglas P. Zipes, Peter Libby, Robert O. Bonow, Douglas L. Mann, and Gordon F. Tomaselli 由人民卫生出版社进行翻译,并根据人民卫生出版社与爱思唯尔(新加坡)私人有限公司的协议约定出版。

《心脏病学——心血管内科学教科书》(陈灏珠 主译)
ISBN：978-7-117-31028-4

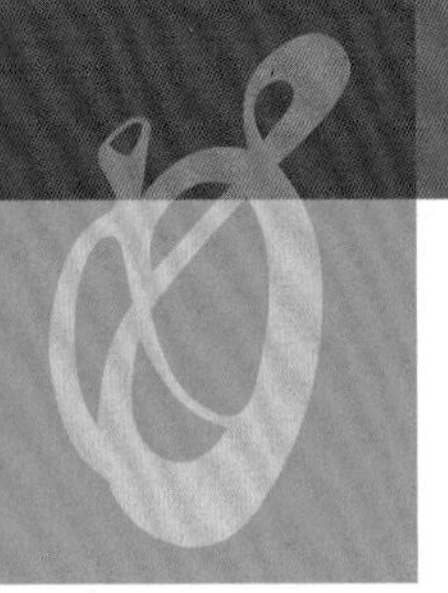

译者名单（按姓氏笔画排序）

丁风华　丁可可　卜　军　卜丽萍　干　倩　于　瀛　于世凯　马　健　马士新　马文林
王　玮　王　昊　王　勇　王　喆　王　箴　王晓群　王群山　车　琳　牛文豪　孔令璁
左曹建　厉　娜　石　川　卢晓峰　叶　梓　史凯雷　白英楠　丛晓亮　冯向飞　汉　辉
权薇薇　曲新凯　吕煜焱　朱　丹　朱　雯　朱　慧　朱天奇　朱劲舟　朱政斌　乔志卿
伍　锋　任道元　庄剑辉　刘　北　刘　华　刘　亮　刘　博　刘　锴　刘千军　刘少稳
刘学波　刘宝鑫　刘鸿元　闫小响　关韶峰　江立生　汤佳旎　汤晔华　许嘉鸿　孙　健
孙玉玺　纪宏伟　纪睿圳　严文文　苏　杨　李　双　李　帅　李　威　李　剑　李天奇
李明飞　李明辉　李艳杰　李海玲　李智行　李慧洋　李毅刚　杨　眉　杨本钊　杨振坤
杨潇潇　来　晏　吴铁喆　何　奔　何　菡　余皖杰　应小盈　汪智全　沈　兰　沈　伟
沈卫峰　沈玉芹　沈成兴　沈玲红　沈烨娇　宋浩明　迟　琛　张　宇　张　治　张　亮
张　毅　张文俐　张亚臣　张艳达　张振洲　张维峰　张道良　张瑞岩　张澎湃　张魏巍
阿力木江·买买提江　陈　飞　陈　阳　陈　玮　陈　慧　陈治松　陈茜薇　陈衎凯
陈桢玥　陈晓庆　陈梦伟　陈瑞珍　陈慧平　陈灏珠　苗雨桐　范　凡　林瑾仪　金　贤
金　波　金　艳　金雪娟　周　青　周　俊　周　卿　周　琳　周　雯　周达新　周红梅
郑芳芳　郑治渊　赵　亮　赵　健　赵　航　赵春霞　赵逸凡　赵燕敏　赵馨娜　郝子雍
胡　健　胡丹凤　柏　瑾　俞丽雅　施海明　施鸿毓　姜　萌　姜　楞　姜绮霞　洪　江
洪慰麟　姚义安　秦　穆　袁　帅　聂　鹏　顾宁越　钱菊英　倪靖炜　徐　可　徐　红
徐　峰　徐　娟　徐　瑾　徐亚伟　徐素丹　奚悦文　翁婷雯　高　稳　高艳华　郭　凯
郭　荣　容耀聪　黄　晶　黄帅波　黄志刚　黄国倩　黄清昱　黄靖娟　常锡峰　崔　洁
梁　春　梁　鑫　彭　石　葛　恒　韩文正　程羽菲　程蕾蕾　舒先红　楚　扬　解玉泉
蔡利栋　臧敏华　管丽华　廖懿腾　谭红伟　熊　婧　樊　冰　颜　平　潘　欣　潘文志
戴锦杰　魏　勇　魏钧伯

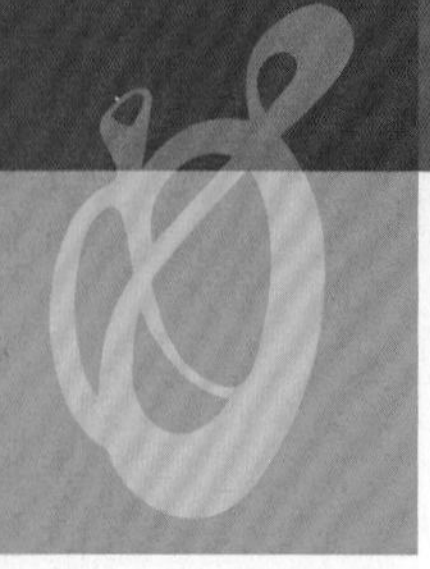

编者名单

Keith D. Aaronson, MD, MS
Bertram Pitt MD Collegiate Professor of Cardiovascular Medicine
Professor of Internal Medicine
Division of Cardiovascular Medicine
University of Michigan
Ann Arbor, Michigan
Mechanical Circulatory Support

William T. Abraham, MD
Professor of Internal Medicine, Physiology, and Cell Biology
Chair of Excellence in Cardiovascular Medicine
Director, Division of Cardiovascular Medicine
Associate Dean for Clinical Research
Director, Clinical Trials Management Organization
Deputy Director, Davis Heart and Lung Research Institute
The Ohio State University
Columbus, Ohio
Devices for Monitoring and Managing Heart Failure

Michael A. Acker, MD
Chief, Division of Cardiovascular Surgery
Director, Penn Medicine Heart and Vascular Center
University of Pennsylvania Health System
Philadelphia, Pennsylvania
Surgical Management of Heart Failure

Michael J. Ackerman, MD, PhD
Windland Smith Rice Cardiovascular Genomics Research Professor
Professor of Medicine, Pediatrics, and Pharmacology
Mayo Clinic College of Medicine and Science
Director, Long QT Syndrome/Genetic Heart Rhythm Clinic
Director, Mayo Clinic Windland Smith Rice Sudden Death Genomics Laboratory
Mayo Clinic
Rochester, Minnesota
Genetics of Cardiac Arrhythmias

Philip A. Ades, MD
Professor of Medicine
University of Vermont College of Medicine
Burlington, Vermont
Exercise-Based, Comprehensive Cardiac Rehabilitation

Michelle A. Albert, MD, MPH
Professor of Medicine
Director, CeNter for the StUdy of AdveRsiTy and CardiovascUlaR DiseasE (NURTURE Center)
University of California at San Francisco
San Francisco, California
Cardiovascular Disease in Heterogeneous Populations

Larry A. Allen, MD, MHS
Associate Professor of Medicine
Division of Cardiology
University of Colorado School of Medicine
Aurora, Colorado
Management of Patients with Cardiovascular Disease Approaching End of Life

Elliott M. Antman, MD
Professor of Medicine
Associate Dean for Clinical/Translational Research
Harvard Medical School
Senior Investigator
TIMI Study Group
Brigham and Women's Hospital
Boston, Massachusetts
Critical Evaluation of Clinical Trials

Pavan Atluri, MD
Assistant Professor of Surgery
Director, Cardiac Transplantation and Mechanical Circulatory Assist Program
Director, Minimally Invasive and Robotic Cardiac Surgery Program
Division of Cardiovascular Surgery
Department of Surgery
University of Pennsylvania
Philadelphia, Pennsylvania
Surgical Management of Heart Failure

Larry M. Baddour, MD
Professor of Medicine
Mayo Clinic College of Medicine
Rochester, Minnesota
Cardiovascular Infections

Aaron L. Baggish, MD
Associate Professor of Medicine
Harvard Medical School
Director, Cardiovascular Performance Program
Massachusetts General Hospital
Boston, Massachusetts
Exercise and Sports Cardiology

C. Noel Bairey Merz, MD
Director, Barbra Streisand Women's Heart Center
Director, Linda Joy Pollin Women's Heart Health Program
Director, Preventive Cardiac Center
Professor of Medicine
Cedars-Sinai Medical Center
Los Angeles, California
Cardiovascular Disease in Women

Gary J. Balady, MD
Professor of Medicine
Boston University School of Medicine
Director, Non-Invasive Cardiovascular Laboratories
Boston Medical Center
Boston, Massachusetts
Exercise Electrocardiographic Testing

David T. Balzer, MD
Professor
Division of Pediatric Cardiology
Washington University School of Medicine
St. Louis, Missouri
Catheter-Based Treatment of Congenital Heart Disease

Joshua A. Beckman, MD
Professor of Medicine
Division of Cardiovascular Medicine
Director, Vanderbilt Translational and Clinical Cardiovascular Research Center
Vanderbilt University School of Medicine
Nashville, Tennessee
Anesthesia and Noncardiac Surgery in Patients with Heart Disease

Donald M. Bers, PhD
Silva Chair for Cardiovascular Research
Distinguished Professor and Chair
Department of Pharmacology
University of California, Davis
Davis, California
Mechanisms of Cardiac Contraction and Relaxation

Sanjeev Bhalla, MD
Professor
Mallinckrodt Institute of Radiology
Washington University in St. Louis
Department of Diagnostic Radiology
Section of Cardiothoracic Imaging
St. Louis, Missouri
The Chest Radiograph in Cardiovascular Disease

Aruni Bhatnagar, PhD
Professor of Medicine
Division of Cardiovascular Medicine
Department of Medicine
University of Louisville
Louisville, Kentucky
Air Pollution and Cardiovascular Disease

Deepak L. Bhatt, MD, MPH
Senior Investigator, TIMI Study Group
Executive Director, Interventional Cardiovascular Programs
Heart and Vascular Center
Brigham and Women's Hospital
Professor of Medicine
Harvard Medical School
Boston, Massachusetts
Percutaneous Coronary Intervention
Treatment of Noncoronary Obstructive Vascular Disease

Surya P. Bhatt, MD
Assistant Professor of Medicine
UAB Lung Health Center
Division of Pulmonary, Allergy, and Critical Care Medicine
University of Alabama at Birmingham
Birmingham, Alabama
Chronic Lung Diseases and Cardiovascular Disease

Bernadette Biondi, MD
Professor
Department of Clinical Medicine and Surgery
University of Naples Federico II
Naples, Italy
Endocrine Disorders and Cardiovascular Disease

Erin A. Bohula, MD, DPhil
TIMI Study Group and Division of Cardiology
Brigham and Women's Hospital
Harvard Medical School
Boston, Massachusetts
ST-Elevation Myocardial Infarction: Management

Marc P. Bonaca, MD, MPH
Associate Physician
Division of Cardiovascular Medicine
Brigham and Women's Hospital
Assistant Professor, Harvard Medical School
Investigator, TIMI Study Group
Boston, Massachusetts
Approach to the Patient with Chest Pain
Peripheral Artery Diseases

Robert O. Bonow, MD, MS
Max and Lilly Goldberg Distinguished Professor of Cardiology
Vice Chairman, Department of Medicine
Director, Center for Cardiac Innovation
Northwestern University Feinberg School of Medicine
Chicago, Illinois
Nuclear Cardiology
Approach to the Patient with Valvular Heart Disease
Appropriate Use Criteria: Echocardiography
Appropriate Use Criteria: Multimodality Imaging in Stable Ischemic Heart Disease and Heart Failure
Aortic Valve Disease
Mitral Valve Disease
Guidelines: Management of Valvular Heart Disease

Barry A. Borlaug, MD
Associate Professor of Medicine
Mayo Medical School
Consultant, Cardiovascular Diseases
Mayo Clinic
Rochester, Minnesota
Mechanisms of Cardiac Contraction and Relaxation

Eugene Braunwald, MD, MD(Hon), ScD(Hon), FRCP
Distinguished Hersey Professor of Medicine
Harvard Medical School;
Founding Chairman, TIMI Study Group
Brigham and Women's Hospital
Boston, Massachusetts
Non–ST Elevation Acute Coronary Syndromes

Alan C. Braverman, MD
Alumni Endowed Professor in Cardiovascular Diseases
Professor of Medicine
Washington University School of Medicine
Director, Marfan Syndrome Clinic
Director, Inpatient Cardiology Firm
St. Louis, Missouri
Diseases of the Aorta

J. Douglas Bremner, MD
Professor of Psychiatry and Radiology
Emory University School of Medicine
and Atlanta Veterans Affairs Medical Center
Atlanta, Georgia
Psychiatric and Behavioral Aspects of Cardiovascular Disease

John E. Brush Jr, MD
Professor of Medicine
Cardiology Division
Eastern Virginia Medical School and Sentara Healthcare
Norfolk, Virginia
Clinical Decision Making in Cardiology

Julie E. Buring, MD
Professor of Medicine
Brigham and Women's Hospital
Professor of Epidemiology
Harvard Medical School
Harvard School of Public Health
Boston, Massachusetts
Risk Markers and the Primary Prevention of Cardiovascular Disease

Hugh Calkins, MD
Nicholas J. Fortuin Professor of Cardiology
Director, Cardiac Arrhythmia Service
Director, Electrophysiology Laboratory and Arrhythmia Service
The Johns Hopkins Hospital
Baltimore, Maryland
Hypotension and Syncope

John M. Canty Jr., MD
SUNY Distinguished and Albert and Elizabeth Rekate Professor
Chief, Division of Cardiovascular Medicine
Jacobs School of Medicine and Biomedical Sciences
University at Buffalo
Buffalo, New York
Coronary Blood Flow and Myocardial Ischemia

Mercedes R. Carnethon, PhD
Associate Professor and Vice Chair
Department of Preventive Medicine
Feinberg School of Medicine
Northwestern University
Chicago, Illinois
Cardiovascular Disease in Heterogeneous Populations

Leslie T. Cooper Jr., MD
Professor of Medicine
Chair, Cardiovascular Department
Mayo Clinic
Jacksonville, Florida
Myocarditis

Mark A. Creager, MD
Professor of Medicine and Surgery
Geisel School of Medicine at Dartmouth
Hanover, New Hampshire
Director, Heart and Vascular Center
Dartmouth-Hitchcock Medical Center
Lebanon, New Hampshire
Peripheral Artery Diseases

George D. Dangas, MD, PhD
Professor of Medicine (Cardiology)
Zena and Michael A. Wiener Cardiovascular Institute
Icahn School of Medicine at Mount Sinai
New York, New York
Coronary Angiography and Intravascular Imaging

James A. de Lemos, MD
Professor of Internal Medicine
Division of Cardiology
UT Southwestern Medical Center
Dallas, Texas
Stable Ischemic Heart Disease
Percutaneous Coronary Intervention

Jean-Pierre Després, PhD
Scientific Director
International Chair on Cardiometabolic Risk
Professor, Department of Kinesiology
Faculty of Medicine
Université Laval
Director of Research, Cardiology
Québec Heart and Lung Institute
Québec, Canada
Obesity and Cardiometabolic Disease

Stephen Devries, MD
Executive Director
Gaples Institute for Integrative Cardiology
Deerfield, Illinois;
Associate Professor
Division of Cardiology
Northwestern University Feinberg School of Medicine
Chicago, Illinois
Integrative Approaches to the Management of Patients with Heart Disease

Vasken Dilsizian, MD
Professor of Medicine and Radiology
University of Maryland School of Medicine
Chief, Division of Nuclear Medicine
University of Maryland Medical Center
Baltimore, Maryland
Nuclear Cardiology
Appropriate Use Criteria: Multimodality Imaging in Stable Ischemic Heart Disease and Heart Failure

Mark T. Dransfield, MD
Professor of Medicine
UAB Lung Health Center
Division of Pulmonary, Allergy, and Critical Care Medicine
University of Alabama at Birmingham
Birmingham VA Medical Center
Birmingham, Alabama
Chronic Lung Diseases and Cardiovascular Disease

Dirk J. Duncker, MD, PhD
Professor of Experimental Cardiology
Department of Cardiology
Erasmus University Medical Center
Rotterdam, The Netherlands
Coronary Blood Flow and Myocardial Ischemia

Rodney H. Falk, MD
Director, Cardiac Amyloidosis Program
Brigham and Women's Hospital
Associate Clinical Professor of Medicine
Harvard Medical School
Boston, Massachusetts
The Dilated, Restrictive, and Infiltrative Cardiomyopathies

James C. Fang, MD
Professor of Medicine
Chief, Division of Cardiovascular Medicine
Executive Director
Cardiovascular Service Line
University of Utah Health Sciences Center
Salt Lake City, Utah
History and Physical Examination: An Evidence-Based Approach

Savitri E. Fedson, MD
Associate Professor
Center for Medical Ethics and Health Policy
Baylor College of Medicine
Houston, Texas
Ethics in Cardiovascular Medicine

G. Michael Felker, MD, MHS
Professor of Medicine
Division of Cardiology
Chief, Heart Failure Section
Duke University School of Medicine
Durham, North Carolina
Diagnosis and Management of Acute Heart Failure

Jerome L. Fleg, MD
Medical Officer
Division of Cardiovascular Sciences
National Heart, Lung, and Blood Institute
Bethesda, Maryland
Cardiovascular Disease in the Elderly

Lee A. Fleisher, MD
Robert D. Dripps Professor and Chair
Anesthesiology and Critical Care
Professor of Medicine
Perelman School of Medicine at the University of Pennsylvania
Philadelphia, Pennsylvania
Anesthesia and Noncardiac Surgery in Patients with Heart Disease

Daniel E. Forman, MD
Professor of Medicine
University of Pittsburgh
Section of Geriatric Cardiology
Divisions of Geriatrics and Cardiology
University of Pittsburgh Medical Center
VA Pittsburgh Healthcare System
Pittsburgh, Pennsylvania
Cardiovascular Disease in the Elderly

William K. Freeman, MD
Professor of Medicine
Mayo Clinic College of Medicine
Scottsdale, Arizona
Cardiovascular Infections

J. Michael Gaziano, MD, MPH
Chief, Division of Aging
Brigham and Women's Hospital
Scientific Director
Massachusetts Veterans Epidemiology Research and Information Center
Veterans Administration
Boston Healthcare System
Professor of Medicine
Harvard Medical School
Boston, Massachusetts
Global Burden of Cardiovascular Disease

Thomas A. Gaziano, MD, MSc
Assistant Professor
Harvard Medical School
Cardiovascular Medicine Division
Brigham and Women's Hospital
Boston, Massachusetts
Global Burden of Cardiovascular Disease

Jacques Genest, MD
Professor, Faculty of Medicine
McGill University
Research Institute of the McGill University Health Center
Montreal, Quebec, Canada
Lipoprotein Disorders and Cardiovascular Disease

Robert E. Gerszten, MD
Herman Dana Professor of Medicine
Harvard Medical School
Chief, Division of Cardiovascular Medicine
Beth Israel Deaconess Medical Center
Boston, Massachusetts
Biomarkers and Use in Precision Medicine

Linda Gillam, MD, MPH
Chairperson
Department of Cardiovascular Medicine
Morristown Medical Center
Atlantic Health System
Morristown, New Jersey
Echocardiography

Robert P. Giugliano, MD, SM
Physician, Cardiovascular Medicine Division
Brigham and Women's Hospital
Associate Professor of Medicine
Harvard Medical School
Boston, Massachusetts
Non–ST Elevation Acute Coronary Syndromes

Ary L. Goldberger, MD
Professor of Medicine
Harvard Medical School
Director
Margret and H.A. Rey Institute for Nonlinear Dynamics in Medicine
Associate Chief
Interdisciplinary Medicine and Biotechnology
Beth Israel Deaconess Medical Center
Boston, Massachusetts
Electrocardiography

Jeffrey J. Goldberger, MD, MBA
Professor of Medicine and Biomedical Engineering
Chief of the Cardiovascular Division
University of Miami Miller School of Medicine
Miami, Florida
Cardiac Arrest and Sudden Cardiac Death

Samuel Z. Goldhaber, MD
Professor of Medicine
Harvard Medical School
Director, Thrombosis Research Group
Senior Staff Physician, Cardiovascular Medicine Division
Brigham and Women's Hospital
Boston, Massachusetts
Pulmonary Embolism

Larry B. Goldstein, MD
Ruth L. Works Professor and Chairman
Department of Neurology
Co-Director, Kentucky Neuroscience Institute
University of Kentucky College of Medicine
Lexington, Kentucky
Prevention and Management of Ischemic Stroke

William J. Groh, MD, MPH
Clinical Professor of Medicine
Medical University of South Carolina
Chief of Medicine, Ralph H. Johnson VAMC
Charleston, South Carolina
Neurologic Disorders and Cardiovascular Disease

Martha Gulati, MD
Division Chief of Cardiology
University of Arizona, Phoenix
Professor of Medicine
Physician Executive Director
Banner University Medical Center Cardiovascular Institute
Phoenix, Arizona
Cardiovascular Disease in Women

Gerd Hasenfuss, MD
Professor of Medicine
Chair, Department of Cardiology and Pneumology
Chair, Heart Center
University of Goettingen
Chair, Heart Research Center
DZHK (German Center of Cardiovascular Research)
Goettingen, Germany
Pathophysiology of Heart Failure

Howard C. Herrmann, MD
John W. Bryfogle Professor of Cardiovascular Medicine and Surgery
Perelman School of Medicine at the University of Pennsylvania
Health System Director for Interventional Cardiology
Director, Cardiac Catheterization Labs
Hospital of the University of Pennsylvania
Philadelphia, Pennsylvania
Transcatheter Therapies for Valvular Heart Disease

Joerg Herrmann, MD
Associate Professor of Medicine
Department of Cardiovascular Diseases
Mayo Clinic
Rochester, Minnesota
Cardiac Catheterization

Ray E. Hershberger, MD
Professor of Medicine
Director, Division of Human Genetics
Division of Cardiovascular Medicine
Section of Heart Failure and Cardiac Transplantation
The Ohio State University Wexner Medical Center
Columbus, Ohio
The Dilated, Restrictive, and Infiltrative Cardiomyopathies

L. David Hillis, MD
Professor Emeritus and Former Chair
Department of Internal Medicine
The University of Texas Health Science Center
San Antonio, Texas
Drug and Toxin-Induced Cardiomyopathies

Priscilla Y. Hsue, MD
Professor
Department of Medicine
University of California
Division of Cardiology
San Francisco General Hospital
San Francisco, California
Cardiovascular Abnormalities in HIV-Infected Individuals

Marc Humbert, MD, PhD
Professor of Respiratory Medicine
Service de Pneumologie
Hôpital Bicêtre
Assistance, Publique Hôpitaux de Paris
Université Paris-Sud
Paris, France
Pulmonary Hypertension

Massimo Imazio, MD
Contract Professor of Physiology
Department of Public Health and Pediatrics
University of Torino
Attending Cardiologist
University Cardiology Division
Department of Medical Sciences
AOU Città della Salute e della Scienza di Torino
Torino, Italy
Pericardial Diseases

Silvio E. Inzucchi, MD
Professor
Department of Medicine, Section of Endocrinology
Yale University School of Medicine
New Haven, Connecticut
Diabetes and the Cardiovascular System

James L. Januzzi Jr, MD
Physician
Cardiology Division
Massachusetts General Hospital
Hutter Family Professor of Medicine
Harvard Medical School
Boston, Massachusetts
Approach to the Patient with Heart Failure

Cylen Javidan-Nejad, MD
Associate Professor
Mallinckrodt Institute of Radiology
Washington University in St. Louis
Department of Diagnostic Radiology
Section of Cardiothoracic Imaging
St. Louis, Missouri
The Chest Radiograph in Cardiovascular Disease

Mariell Jessup, MD
Professor Emeritus of Medicine
University of Pennsylvania
Philadelphia, Pennsylvania;
Chief Scientific Officer
Fondation Leducq
Paris, France
Surgical Management of Heart Failure

Sekar Kathiresan, MD
Associate Professor of Medicine
Harvard Medical School
Director, Center for Genomic Medicine
Massachusetts General Hospital
Boston, Massachusetts
Principles of Cardiovascular Genetics

Scott Kinlay, MBBS, PhD
Associate Chief, Cardiovascular Medicine
Director, Cardiac Catheterization Laboratory and Vascular Medicine
Physician, Brigham and Women's Hospital
West Roxbury, Massachusetts;
Associate Professor in Medicine
Harvard Medical School
Boston, Massachusetts
Treatment of Noncoronary Obstructive Vascular Disease

Irwin Klein, MD
Professor of Medicine
New York University School of Medicine
New York, New York
Endocrine Disorders and Cardiovascular Disease

Kirk U. Knowlton, MD
Professor of Medicine
Chief, Division of Cardiology
Department of Medicine
University of California San Diego
La Jolla, California
Myocarditis

Harlan M. Krumholz, MD, SM
Section of Cardiovascular Medicine
Department of Internal Medicine
Yale School of Medicine
Department of Health Policy and Management
Yale School of Public Health
Center for Outcomes Research and Evaluation
Yale–New Haven Hospital
New Haven, Connecticut
Clinical Decision Making in Cardiology

Raymond Y. Kwong, MD, MPH
Associate Professor of Medicine
Harvard Medical School
Director of Cardiac Magnetic Resonance Imaging
Cardiovascular Medicine Division
Brigham and Women's Hospital
Boston, Massachusetts
Cardiovascular Magnetic Resonance Imaging

Bonnie Ky, MD, MSCE
Assistant Professor of Medicine and Epidemiology
Division of Cardiovascular Medicine
University of Pennsylvania School of Medicine
Senior Scholar
Center for Clinical Epidemiology and Biostatistics
University of Pennsylvania School of Medicine
Philadelphia, Pennsylvania
Cardio-Oncology

Richard A. Lange, MD, MBA
President and Dean, Paul L. Foster School of Medicine
Rick and Ginger Francis Endowed Chair
Professor, Department of Internal Medicine
Texas Tech University Health Sciences Center at El Paso
El Paso, Texas
Drug and Toxin-Induced Cardiomyopathies

Eric Larose, DVM, MD
Associate Professor, Department of Medicine
Faculty of Medicine
Québec Heart and Lung Institute
Université Laval
Québec, Canada
Obesity and Cardiometabolic Disease

John M. Lasala, MD
Professor of Medicine
Cardiology Division
Washington University School of Medicine
St. Louis, Missouri
Catheter-Based Treatment of Congenital Heart Disease

Daniel J. Lenihan, MD
Professor of Medicine
Director, Cardio-Oncology Center of Excellence
Advanced Heart Failure
Clinical Research
Cardiovascular Division
Washington University in St. Louis
St. Louis, Missouri
Tumors Affecting the Cardiovascular System

Martin M. LeWinter, MD
Professor of Medicine and Molecular Physiology and Biophysics
University of Vermont Larrner College of Medicine
Attending Cardiologist and Director
Heart Failure and Cardiomyopathy Program
University of Vermont Medical Center
Burlington, Vermont
Pericardial Diseases

Peter Libby, MD
Mallinckrodt Professor of Medicine
Harvard Medical School
Brigham and Women's Hospital
Boston, Massachusetts
Biomarkers and Use in Precision Medicine
The Vascular Biology of Atherosclerosis
Risk Markers and the Primary Prevention of Cardiovascular Disease
Systemic Hypertension: Management
Lipoprotein Disorders and Cardiovascular Disease
ST-Elevation Myocardial Infarction: Pathophysiology and Clinical Evolution

Brian R. Lindman, MD, MSci
Associate Professor of Medicine
Medical Director, Structural Heart and Valve Center
Vanderbilt University Medical Center
Nashville, Tennessee
Aortic Valve Disease

Sheldon E. Litwin, MD
Countess Alicia Spaulding-Paolozzi SmartState Endowed Chair in Cardiovascular Imaging
Professor of Medicine
Division of Cardiology
Medical University of South Carolina
Ralph H. Johnson Veterans Affairs Medical Center
Charleston, South Carolina
Heart Failure with a Preserved Ejection Fraction

Michael J. Mack, MD
Medical Director, Cardiovascular Surgery
Baylor Scott & White Health
Plano, Texas
Transcatheter Therapies for Valvular Heart Disease

Calum A. MacRae, MB, ChB, PhD
Associate Professor of Medicine
Chief, Cardiovascular Medicine
Brigham and Women's Hospital and Harvard Medical School
Broad Institute of Harvard and MIT
Harvard Stem Cell Institute
Boston, Massachusetts
Personalized and Precision Cardiovascular Medicine

Douglas L. Mann, MD
Lewin Chair and Professor of Medicine, Cell Biology, and Physiology
Chief, Division of Cardiology
Washington University School of Medicine in St. Louis
Cardiologist-in-Chief
Barnes-Jewish Hospital
St. Louis, Missouri
Approach to the Patient with Heart Failure
Pathophysiology of Heart Failure
Management of Heart Failure Patients with Reduced Ejection Fraction

Barry J. Maron, MD
Hypertrophic Cardiomyopathy Institute
Tufts Medical Center
Boston, Massachusetts
Hypertrophic Cardiomyopathy

Martin S. Maron, MD
Director, Hypertrophic Cardiomyopathy Institute
Tufts Medical Center
Boston, Massachusetts
Hypertrophic Cardiomyopathy

Nikolaus Marx, MD
Professor of Medicine/Cardiology
Department of Internal Medicine I
University Hospital Aachen
Aachen, Germany
Diabetes and the Cardiovascular System

Justin C. Mason, PhD
Professor of Vascular Rheumatology
National Heart and Lung Institute
Imperial College London
London, United Kingdom
Rheumatic Diseases and the Cardiovascular System

Frederick A. Masoudi, MD, MSPH
Professor of Medicine
University of Colorado Anschutz Medical Campus
Aurora, Colorado;
Chief Science Officer
National Cardiovascular Data Registry Programs
Washington, DC
Measuring and Improving Quality of Care: Relevance to Cardiovascular Clinical Practice

Laura Mauri, MD, MSc
Professor of Medicine
Harvard Medical School
Director of Clinical Biometrics
Division of Cardiovascular Medicine Division
Brigham and Women's Hospital
Boston, Massachusetts
Percutaneous Coronary Intervention

Bongani M. Mayosi, MBChB, DPhil
Professor of Medicine
Dean, Faculty of Heath Sciences
University of Cape Town
Cape Town, South Africa
Rheumatic Fever

Laurence B. McCullough, PhD
Distinguished Professor Emeritus
Center for Medical Ethics and Health Policy
Baylor College of Medicine
Houston, Texas
Ethics in Cardiovascular Medicine

Peter A. McCullough, MD, MPH
Vice Chief of Internal Medicine
Baylor University Medical Center
Consultant Cardiologist
Baylor Heart and Vascular Hospital
Dallas, Texas
Interface Between Renal Disease and Cardiovascular Illness

Darren K. McGuire, MD, MHSc
Professor of Internal Medicine
Division of Cardiology
Department of Internal Medicine
University of Texas Southwestern Medical Center
Dallas, Texas
Diabetes and the Cardiovascular System

Vallerie V. McLaughlin, MD
Professor of Medicine
Division of Cardiovascular Medicine
Director, Pulmonary Hypertension Program
University of Michigan Health System
Ann Arbor, Michigan
Pulmonary Hypertension

Roxana Mehran, MD
Professor of Medicine (Cardiology)
Director of Interventional Cardiovascular Research and Clinical Trials
Zena and Michael A. Wiener Cardiovascular Institute
Icahn School of Medicine at Mount Sinai
New York, New York
Coronary Angiography and Intravascular Imaging

John M. Miller, MD
Professor of Medicine
Indiana University School of Medicine
Director, Cardiac Electrophysiology Services
Indiana University Health
Indianapolis, Indiana
Diagnosis of Cardiac Arrhythmias
Therapy for Cardiac Arrhythmias

James K. Min, MD
Professor of Radiology and Medicine
Director, Dalio Institute of Cardiovascular Imaging
Weill Cornell Medicine, NewYork–Presbyterian
New York, New York
Cardiac Computed Tomography

David M. Mirvis, MD
Professor Emeritus
University of Tennessee College of Medicine
Memphis, Tennessee
Electrocardiography

Fred Morady, MD
McKay Professor of Cardiovascular Disease
Professor of Medicine
University of Michigan Health System
Ann Arbor, Michigan
Atrial Fibrillation: Clinical Features, Mechanisms, and Management

Anthony P. Morise, MD
Professor of Medicine
West Virginia University School of Medicine
Director, Stress Cardiovascular Laboratory
West Virginia University Heart and Vascular Institute
Morgantown, West Virginia
Exercise Electrocardiographic Testing

David A. Morrow, MD, MPH
Professor of Medicine
Harvard Medical School
Director, Levine Cardiac Intensive Care Unit
Cardiovascular Division
Brigham and Women's Hospital
Director, TIMI Biomarker Program
Senior Investigator, TIMI Study Group
Boston, Massachusetts
ST-Elevation Myocardial Infarction: Pathophysiology and Clinical Evolution
ST-Elevation Myocardial Infarction: Management
Stable Ischemic Heart Disease

Dariush Mozaffarian, MD, DrPh
Dean, Friedman School of Nutrition Science & Policy
Jean Mayer Professor of Nutrition and Medicine
Tufts University
Boston, Massachusetts
Nutrition and Cardiovascular and Metabolic Diseases

Kiran Musunuru, MD, PhD, MPH
Associate Professor of Cardiovascular Medicine and Genetics
Perelman School of Medicine at the University of Pennsylvania
Philadelphia, Pennsylvania
Principles of Cardiovascular Genetics
Cardiovascular Regeneration and Repair

Robert J. Myerburg, MD
Professor of Medicine and Physiology
Department of Medicine
University of Miami Miller School of Medicine
Miami, Florida
Cardiac Arrest and Sudden Cardiac Death

Patrick T. O'Gara, MD
Professor of Medicine
Harvard Medical School
Senior Physician
Brigham and Women's Hospital
Boston, Massachusetts
History and Physical Examination: An Evidence-Based Approach
Prosthetic Heart Valves

Jeffrey E. Olgin, MD
Chief of Cardiology
Gallo-Chatterjee Distinguished Professor of Medicine
Co-Director of the UCSF Heart and Vascular Center
University of California, San Francisco
San Francisco, California
Supraventricular Arrhythmias
Ventricular Arrhythmias
Bradyarrhythmias and Atrioventricular Block

Iacopo Olivotto, MD
Referral Center for Cardiomyopathies
Azienda Ospedaliera Universitaria Careggi
Florence, Italy
Hypertrophic Cardiomyopathy

Catherine M. Otto, MD
J. Ward Kennedy-Hamilton Endowed Chair in Cardiology
Professor of Medicine
Director, Heart Valve Clinic
University of Washington School of Medicine
Seattle, Washington
Approach to the Patient with Valvular Heart Disease
Aortic Valve Disease
Guidelines: Management of Valvular Heart Disease

Francis D. Pagani, MD, PhD
Otto Gago MD Professor of Cardiac Surgery
Department of Cardiac Surgery
University of Michigan Hospital
Ann Arbor, Michigan
Mechanical Circulatory Support

Patricia A. Pellikka, MD
Chair, Division of Cardiovascular Ultrasound
Professor of Medicine
Consultant, Department of Cardiovascular Medicine
Mayo Clinic
Rochester, Minnesota
Tricuspid, Pulmonic, and Multivalvular Disease

Philippe Pibarot, DVM, PhD
Professor
Québec Heart & Lung Institute
Université Laval
Québec, Canada
Prosthetic Heart Valves

Paul Poirier, MD, PhD
Professor, Faculty of Pharmacy
Québec Heart and Lung Institute
Université Laval
Québec, Canada
Obesity and Cardiometabolic Disease

Dorairaj Prabhakaran, MD, DM (Cardiology), MSc
Director, Centre for Control of Chronic Conditions
Vice President (Research and Policy)
Public Health Foundation of India
Gurgaon, India;
Professor (Epidemiology)
London School of Hygiene and Tropical Medicine
London, United Kingdom
Global Burden of Cardiovascular Disease

Andrew N. Redington, MD
Chief, Pediatric Oncology
Heart Institute
Cincinnati Children's Hospital Medical Center
Cincinnati, Ohio
Congenital Heart Disease in the Adult and Pediatric Patient

Susan Redline, MD, MPH
Peter C. Farrell Professor of Sleep Medicine
Harvard Medical School
Senior Physician, Division of Sleep and Circadian Disorders
Departments of Medicine and Neurology
Brigham and Women's Hospital
Physician, Division of Pulmonary Medicine
Department of Medicine
Beth Israel Deaconess Medical Center
Boston, Massachusetts
Sleep-Disordered Breathing and Cardiac Disease

Paul M. Ridker, MD
Eugene Braunwald Professor of Medicine
Harvard Medical School
Director, Center for Cardiovascular Disease Prevention
Division of Preventive Medicine
Brigham and Women's Hospital
Boston, Massachusetts
Biomarkers and Use in Precision Medicine
Risk Markers and the Primary Prevention of Cardiovascular Disease

David Robertson, MD
Professor of Medicine, Pharmacology and Neurology
Vanderbilt University Medical Center
Nashville, Tennessee
Cardiovascular Manifestations of Autonomic Disorders

Rose Marie Robertson, MD
Chief Science and Medical Officer
American Heart Association
Dallas, Texas
Cardiovascular Manifestations of Autonomic Disorders

Dan M. Roden, MD
Professor of Medicine, Pharmacology, and Biomedical Informatics
Director, Oates Institute for Experimental Therapeutics
Senior Vice-President for Personalized Medicine
Vanderbilt University Medical Center
Nashville, Tennessee
Drug Therapeutics and Personalized Medicine

Michael Rubart, MD
Assistant Professor of Pediatrics
Department of Pediatrics
Indiana University School of Medicine
Indianapolis, Indiana
Mechanisms of Cardiac Arrhythmias

John S. Rumsfeld, MD, PhD
Professor of Medicine
University of Colorado School of Medicine
Anschutz Medical Campus
Aurora, Colorado;
Chief Innovation Officer
American College of Cardiology
Washington, DC
Measuring and Improving Quality of Care: Relevance to Cardiovascular Clinical Practice

Marc S. Sabatine, MD, MPH
Chairman, TIMI Study Group
Lewis Dexter MD Distinguished Chair in Cardiovascular Medicine
Brigham and Women's Hospital
Professor of Medicine
Harvard Medical School
Boston, Massachusetts
Approach to the Patient with Chest Pain

Marc Schermerhorn, MD
Associate Professor of Surgery
Harvard Medical School
Chief, Division of Vascular and Endovascular Surgery
Beth Israel Deaconess Medical Center
Boston, Massachusetts
Diseases of the Aorta

Benjamin M. Scirica, MD, MPH
Associate Professor of Medicine
Harvard Medical School
Associate Physician, Cardiovascular Division
Senior Investigator, TIMI Study Group
Brigham and Women's Hospital
Boston, Massachusetts
ST-Elevation Myocardial Infarction: Pathophysiology and Clinical Evolution

Ashish Shah, MD
Professor of Medicine
Department of Cardiac Surgery
Vanderbilt University Medical Center
Nashville, Tennessee
Tumors Affecting the Cardiovascular System

Candice K. Silversides, MD
Associate Professor of Medicine
Mount Sinai Hospital
Toronto, Ontario, Canada
Pregnancy and Heart Disease

Jeffrey F. Smallhorn, MBBS
Professor Emeritus of Pediatrics
University of Alberta
Edmonton, Alberta, Canada
Congenital Heart Disease in the Adult and Pediatric Patient

Scott D. Solomon, MD
Professor of Medicine
Harvard Medical School
Director, Noninvasive Cardiology
Brigham and Women's Hospital
Boston, Massachusetts
Echocardiography

Lynne Warner Stevenson, MD
Director of Cardiomyopathy and Lisa Jacobson Professor of Medicine
Vanderbilt Heart and Vascular Institute
Vanderbilt University Medical Center
Nashville, Tennessee
Management of Patients with Cardiovascular Disease Approaching End of Life

Rakesh M. Suri, MD, DPhil
Professor of Surgery
Cleveland Clinic Abu Dhabi
Abu Dhabi, United Arab Emirates
Cardiovascular Infections

Charles D. Swerdlow, MD
Clinical Professor of Medicine
Cedars-Sinai Medical Center
University of California Los Angeles
Los Angeles, California
Pacemakers and Implantable Cardioverter-Defibrillators

John R. Teerlink, MD
Professor of Medicine
School of Medicine
University of California, San Francisco
Director, Heart Failure
Director, Echocardiography
San Francisco Veterans Affairs Medical Center
San Francisco, California
Diagnosis and Management of Acute Heart Failure

David J. Tester, BS
Associate Professor of Medicine
Mayo Clinic College of Medicine and Science
Senior Research Technologist II-Supervisor,
Windland Smith Rice Sudden Death Genomics Laboratory
Mayo Clinic
Rochester, Minnesota
Genetics of Cardiac Arrhythmias

Judith Therrien, MD
Associate Professor
Department of Medicine
McGill University
Montreal, Quebec, Canada
Congenital Heart Disease in the Adult and Pediatric Patient

James D. Thomas, MD
Director, Center for Heart Valve Disease
Director, Academic Affairs
Bluhm Cardiovascular Institute
Northwestern Memorial Hospital
Professor of Medicine
Northwestern University Feinberg School of Medicine
Chicago, Illinois
Mitral Valve Disease

Paul D. Thompson, MD
Chief of Cardiology
Hartford Hospital
Hartford, Connecticut
Exercise and Sports Cardiology
Exercise-Based, Comprehensive Cardiac Rehabilitation

Gordon F. Tomaselli, MD
Michel Mirowski MD Professor of Cardiology
Professor of Medicine
Chief, Division of Cardiology
Johns Hopkins School of Medicine
Baltimore, Maryland
Approach to the Patient with Cardiac Arrhythmias
Mechanisms of Cardiac Arrhythmias
Diagnosis of Cardiac Arrhythmias
Therapy for Cardiac Arrhythmias
Ventricular Arrhythmias
Neurologic Disorders and Cardiovascular Disease

James E. Udelson, MD
Professor of Medicine and Radiology
Tufts University School of Medicine
Chief, Division of Cardiology
The CardioVascular Center
Tufts Medical Center
Boston, Massachusetts
Nuclear Cardiology
Appropriate Use Criteria: Multimodality Imaging in Stable Ischemic Heart Disease and Heart Failure

Viola Vaccarino, MD, PhD
Wilton Looney Chair of Cardiovascular Research
Professor and Chair, Department of Epidemiology
Rollins School of Public Health
Professor, Department of Medicine
Emory University
Atlanta, Georgia
Psychiatric and Behavioral Aspects of Cardiovascular Disease

Ronald G. Victor, MD
Burns and Allen Chair in Cardiology Research
Director, Hypertension Center of Excellence
Associate Director, Cedars-Sinai Heart Institute
Cedars-Sinai Medical Center
Los Angeles, California
Systemic Hypertension: Mechanisms and Diagnosis
Systemic Hypertension: Management

Paul J. Wang, MD
Professor of Medicine
Director, Arrhythmia Service
Stanford University
Stanford, California
Pacemakers and Implantable Cardioverter-Defibrillators

Carole A. Warnes, MD
Professor of Medicine
Consultant in Cardiovascular Diseases and Internal Medicine
Pediatric Cardiology
Director of Adult Congenital Heart Disease Clinic
Mayo Clinic
Rochester, Minnesota
Pregnancy and Heart Disease

David D. Waters, MD
Professor Emeritus
Division of Cardiology
San Francisco General Hospital
Department of Medicine
University of California, San Francisco
San Francisco, California
Cardiovascular Abnormalities in HIV-Infected Individuals

Gary D. Webb, MDCM
Consultant to the Cincinnati Adult Congenital Heart Program
Cincinnati, Ohio
Congenital Heart Disease in the Adult and Pediatric Patient

Jeffrey I. Weitz, MD
Professor of Medicine and Biochemistry
McMaster University
Canada Research Chair in Thrombosis
Executive Director, Thrombosis and Atherosclerosis Research Institute
Hamilton, Ontario, Canada
Hemostasis, Thrombosis, Fibrinolysis, and Cardiovascular Disease

Nanette Kass Wenger, MD
Professor of Medicine (Cardiology) Emeritus
Emory University School of Medicine
Consultant, Emory Heart and Vascular Center
Atlanta, Georgia
Cardiovascular Disease in the Elderly

Walter R. Wilson, MD
Professor of Medicine
Mayo Clinic College of Medicine
Rochester, Minnesota
Cardiovascular Infections

Stephen D. Wiviott, MD
Investigator, TIMI Study Group
Cardiovascular Medicine Division
Brigham and Women's Hospital
Associate Professor
Cardiovascular Medicine
Harvard Medical School
Boston, Massachusetts
Guidelines: Management of Patients with ST-Elevation Myocardial Infarction

Joseph C. Wu, MD, PhD
Director, Stanford Cardiovascular Institute
Simon H. Stertzer Professor of Medicine and Radiology
Stanford University School of Medicine
Stanford, California
Cardiovascular Regeneration and Repair

Justina C. Wu, MD, PhD
Assistant Professor of Medicine
Harvard Medical School
Associate Director, Noninvasive Cardiology
Brigham and Women's Hospital
Boston, Massachusetts
Echocardiography

Syed Wamique Yusuf, MD
Associate Professor of Medicine
Department of Cardiology
University of Texas MD Anderson Cancer Center
Houston, Texas
Tumors Affecting the Cardiovascular System

Michael R. Zile, MD
Charles Ezra Daniel Professor of Medicine
Division of Cardiology
Medical University of South Carolina
Chief, Division of Cardiology
Ralph H. Johnson Veterans Affairs Medical Center
Charleston, South Carolina
Heart Failure with a Preserved Ejection Fraction

Douglas P. Zipes, MD
Distinguished Professor
Division of Cardiology and the Krannert Institute of Cardiology
Indiana University School of Medicine
Indianapolis, Indiana
Approach to the Patient with Cardiac Arrhythmias
Mechanisms of Cardiac Arrhythmias
Diagnosis of Cardiac Arrhythmias
Therapy for Cardiac Arrhythmias
Supraventricular Arrhythmias
Atrial Fibrillation: Clinical Features, Mechanisms, and Management
Ventricular Arrhythmias
Bradyarrhythmias and Atrioventricular Block
Pacemakers and Implantable Cardioverter-Defibrillators
Hypotension and Syncope
Neurologic Disorders and Cardiovascular Disease

致

Joan, Debra, Jeffrey 和 *David*

Beryl, Oliver 和 *Brigitte*

Pat, Rob 和 *Sam*

Laura, Erica, Jonathan 和 *Stephanie*

Charlene, Sarah, Emily 和 *Matthew*

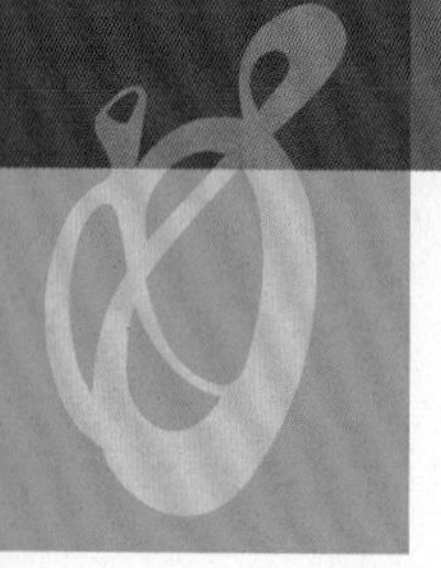

致谢

编写一部近 2 000 页的教科书是一项艰巨的任务,需要许多专业娴熟的作者的人力投入。感谢编写这些章节的热心作者,除此之外,我们还要感谢 Elsevier 的执行内容策略师 Dolores Meloni,是她让 5 位独立的主编保持一致的方向;感谢高级内容开发策略师 Anne Snyder,组织我们保持步调一致;也感谢高级项目经理 John Casey。感谢许多其他人,包括文字编辑、版式设计和生产人员,帮助完成这本教科书。最后,如前言所述,我们对 Braunwald 医生的远见、正直和高标准深表感谢,我们正努力效仿他的远见、正直和高标准。

我们还要感谢来自世界各地的许多同行给我们写信,就如何完善本书提出了建议。我们仔细考虑每一个建议并欢迎这样的参与。在此,特别感谢以下同行:

Azin Alizadehasl, MD, Rajaie Cardiovascular Medical and Research Center, Tehran, Iran
Arash Hashemi, MD, Erfan General Hospital, Tehran, Iran
Anita Sadeghpour, MD, Rajaie Cardiovascular Medical and Research Center, Tehran, Iran
Leili Pourafkari, MD, Razi Hospital, Tabriz, Iran
Mehran Khoshfetrat, MD, Tehran, Iran
Babak Geraiely, MD, Tehran University of Medical Sciences
Shabnam Madadi, MD, Cardiac Imaging Center, Shahid Rajaei Heart Center, Tehran, Iran
Banasiak Waldemar, MD, Centre for Heart Disease, Military Hospital, Wroclaw, Poland
Carlos Benjamín Alvarez, MD, PhD, Sacré Coeur Institute, Buenos Aires, Argentina
Elias B. Hanna, MD, Division of Cardiology, Louisiana State University, New Orleans, Louisiana

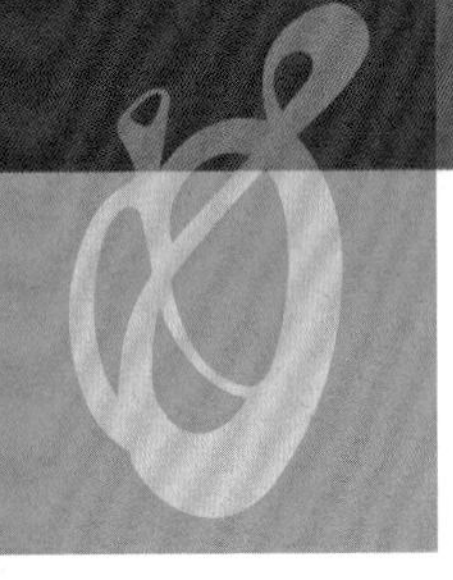

前言

这是 Eugene Braunwald 博士近 40 年前开始主编的经典教科书《心脏病学——心血管内科学教科书》的第 11 版。主编们很高兴并荣幸地将这一版本奉献给他，为了他对心脏病学学科，特别是这本教科书及其姊妹篇的非凡贡献，以及他创造的“鲜活的教科书”的独特理念。

在过去的几十年里，心脏病学在许多方面以惊人的速度前进。关于心脏病患者的诊断和治疗，以及对相关机制和预防方法的理解，每天都在进步。遗传学、分子生物学和药理学、心脏影像、介入治疗和心脏修复也只是我们每天遇到的情况。

这种不断创新的研究大量涌现，使得新的心血管期刊也不断涌现，累积出版了前所未有的大量信息。随着心血管知识库的快速变化，像本书这样的权威教科书可以为读者提供确切的、尽可能最新的知识，提供更高的价值。

与每个版本所做的工作一样，许多读者耳熟能详的国际专家认真仔细修订了每个章节。此外，还增加了 14 个新章节，以体现心脏病学在肿瘤学、慢性肺病、环境毒素、先天性心脏病导管治疗和其他主题等领域不断扩大的作用。为了使内容更清晰，对一些部分进行了修改，例如心律失常部分。一些章节进行了扩写，如心脏瓣膜病部分；其他一些章节的重点发生了转移，例如成人先天性心脏病。最后，为了保持标准主题的活力，在伦理、个性化与精准医学、影像学、肥胖、糖尿病、睡眠呼吸紊乱、自主神经功能紊乱的章节中，更换了超过三分之一的新作者，以推陈出新，取代既往版本中的原作者。另外，第 11 版包含 2 700 多个插图和 565 多个表格。

我们将本书分为 11 个部分，包括：心血管疾病的基础，遗传学及个性化医学，患者评估，心力衰竭，心律失常、猝死及晕厥，预防心脏病学，粥样硬化性心血管疾病，瓣膜性心脏病，心肌、心包和肺血管床疾病，特殊人群的心血管疾病，以及心血管疾病与其他器官疾病。

我们延续了包含实践指南的传统，并为各级学习者和心脏病学专业主编了该版本。和以前一样，与临床医生没有直接关系的信息以较小的字体显示。有关许多主题的更多详细信息，请参阅本书的姊妹篇：

由 Deepak L. Bhatt 主编的 *Cardiovascular Intervention*

由 Elliott Antman 和 Marc Sabatine 主编的 *Cardiovascular Therapeutics*

由 James DeLemos 和 Torbjorn Omland 主编的 *Chronic Coronary Artery Disease*

由 Ziad Issa，John Miller 和 Douglas Zipes 主编的 *Clinical Arrhythmology and Electrophysiology*

由 Christie Ballantyne 主编的 *Clinical Lipidology*

由 Darren McGuire 和 Nikolaus Marx 主编的 *Diabetes in Cardiovascular Medicine*

由 Michael Felker 和 Douglas Mann 主编的 *Heart Failure*

由 George Bakris 和 Matthew Sorrentino 主编的 *Hypertension*

由 Robert Kormos 和 Leslie Miller 主编的 *Mechanical Circulatory Support*

由 David Morrow 主编的 *Myocardial Infarction*

由 Roger Blumenthal, JoAnn Foody 和 Nathan Wong 主编的 *Preventive Cardiology*

由 Catherine Otto 和 Robert Bonow 主编的 *Valvular Heart Disease*

由 Marc Creager, Joshua Beckman 和 Joseph Loscalzo 主编的 *Vascular Medicine*

由 Leonard Lilly 主编的 *Braunwald's Heart Disease Review and Assessment*

由 Allen Taylor 主编的 *Atlas of Cardiovascular*

由 Christopher Kramer 和 W Greg Hundley 主编的 *Atlas of Cardiovascular MR*

由 Amil Iskandrian 和 Ernest Garcia 主编的 *Atlas of Nuclear Cardiology*

为了与上述的复兴主题保持一致，我们其中一人（Douglas P. Zipes）将在本版后离开。从 1984 年的第 2 版开始，Zipes 博士就编写了心律失常部分，并在最近的版本中与合作者一起编写，并自第 6 版以来作为本书的主编。Gordon F. Tomaselli 将是他非常有力的替补。

主编和作者们及 Elsevier 的工作人员一直致力于将本书作为当前心脏病学知识的首选来源，保持 Braunwald 医生多年前设定的高标准。我们希望读者能够阅读本版并从中获益，因为我们都在努力改善对患者的照顾，这是我们的最终目标。

Douglas P. Zipes
Peter Libby
Robert O. Bonow
Douglas L. Mann
Gordon F. Tomaselli
（陈灏珠 译）

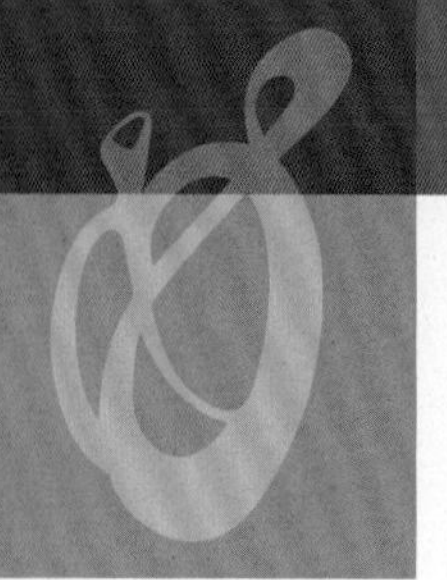

第 1 版前言

心血管病为折磨工业化国家人口的最大祸患，与过去的腺鼠疫、黄热病和天花一样，不仅使人口中重要的一部分突然死亡，而且使为数更多的人长期受难和失健。仅就美国而言，虽然最近心血管病有令人鼓舞的减少，但它仍要对每年几乎 100 万的死亡和人口死亡总数的一半以上负责。每年有几乎 500 万人因心血管病而住院。从患者的痛苦和物质损耗的角度看，心血管病造成的损失几乎无法计算。幸而，致力于心脏病病因、诊断、治疗和预防的研究在迅速地发展。

为了能够为广而深的心血管病内科学领域提供一本内容更为广泛且权威的教科书，我邀请我的一些精干的同事参加编写。但我希望我个人参与编写的内容约占全书的一半，这样可以使它作为一本多作者编写的教科书所可能存在的不完整性、缺漏现象、前后矛盾、组稿上的困难和笔调不统一等缺点减少到最低限度。

自 20 世纪早期开始，临床心血管病学已有很强的基础学科、生理和药理基础。近年，分子生物学、遗传学、进展生物学、生物物理学、生物化学、实验病理学和生物工程学的原理已开始对心脏的正常和异常功能研究提供极为重要的信息。虽然本书基本上是临床论述而非心血管学科的基础教科书，但也较为详细地解释了心血管病的科学基础。

Eugene Braunwald

1980

（陈灏珠 译）

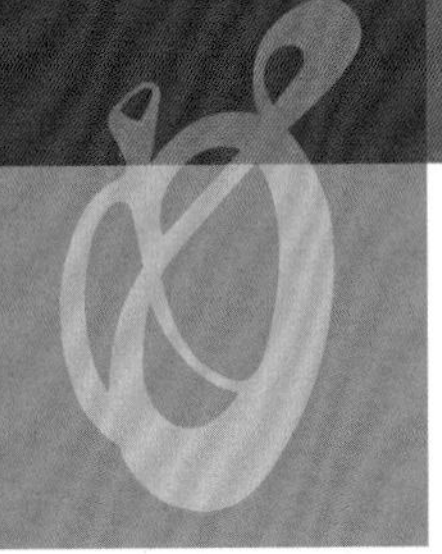

目录

上　册

下　册

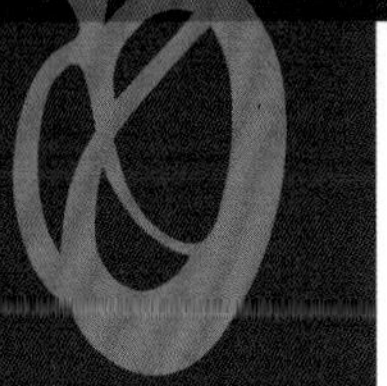

第七篇 粥样硬化性心血管疾病

第 56 章 胸痛患者的处理

MARC P. BONACA AND MARC S. SABATINE

在美国，急性胸痛是急诊最常见的就诊原因之一，约 600 万次/年，约占急诊总量 10%。虽然胸痛的原因有可能是急性冠脉综合征（acute coronary syndrome，ACS），但实际上 ACS 的比例只有 10%～15%[1]。急性胸痛诊断的难点在于把 ACS 及其他危及生命的胸痛与非心血管或非危及生命的胸痛区分开来。约 2%的 ACS 被漏诊，这可能导致严重后果，如原本该住院的急性心肌梗死（acute myocardial infarction，AMI）患者，因漏诊而从急诊离院，短期死亡率升高 2 倍。而对于低危患者，则需要考虑住院花费和不便，还需要考虑检查和操作带来的获益并不大，而相反其他并发症增加。

近来的研究进展提高了急性胸痛患者评估的准确性和效率，如更好的心肌损伤标志物[2]、危险分层决策、早期运动试验[3]、低危患者亚组的放射性核素扫描（见第 16 章）和多层螺旋计算机断层扫描（computed tomography，CT）［用于冠状动脉疾病（coronary artery disease，CAD）、肺栓塞（pulmonary embolism，PE）和主动脉夹层[4]（见第 18 章）的解剖学评估］，以及通过胸痛单元[3]和临床路径快速有效地评估低危患者[5]。

急性胸痛的原因

在急诊评估急性胸痛的人群中，有 10%～15%的患者为 AMI 或不稳定型心绞痛[1]。有一小部分患者存在其他危及生命的问题，如 PE 或急性主动脉夹层，但大部分患者离开急诊时，并没有诊断或被诊断为非心脏相关性疾病[6]。此类非心脏疾病包括肌肉骨骼综合征、腹腔内脏疾病（包括胃食管反流病）及心理疾病（表 56.1）。

表 56.1 急性胸痛的常见原因

系统	症状	临床描述	关键鉴别特征
心源性	心绞痛	胸骨后压榨、灼热或沉重感；偶向颈部、下颌、上腹部、肩部、左臂放射	运动，寒冷或情绪波动导致；持续时间 2～10 分钟
	静息或不稳定型心绞痛	同心绞痛，但可能更严重	通常<20 分钟；运动耐量；逐渐加重
	急性心肌梗死	同心绞痛，但可能更严重	突然发病，通常持续≥30 分钟；常伴有呼吸短促、乏力、恶心、呕吐
	心包炎	剧烈的胸膜炎疼痛，体位改变后加重；持续时间变异较大	心包摩擦感
血管性	主动脉夹层	难以忍受的，在前胸或后背突然发作的撕裂样疼痛	显著持续的严重疼痛；通常发生在高血压或潜在的结缔组织病，如马方综合征
	肺栓塞	突然发作的呼吸困难和疼痛，通常胸膜炎样痛伴肺梗死	呼吸困难，呼吸急促，心动过速，右心衰竭表现
	肺动脉高压	胸骨后压迫感，劳累后加剧	与呼吸困难相关的疼痛，以及肺动脉高压迹象
肺源性	胸膜炎和/或肺炎	局限于特定区域，通常是短暂的胸膜炎样疼痛	胸膜炎样疼痛，位于胸骨中线外侧，与呼吸困难相关
	气管支气管炎	胸骨中线位置烧灼感	中线位置，伴有咳嗽
	自发性气胸	突发单侧胸膜炎样疼痛，伴有呼吸困难	突发呼吸困难和疼痛
胃肠道	食管反流	胸骨下和上腹部烧灼感，持续 10～60 分钟	大量进食或餐后平卧加剧；抑酸药可缓解

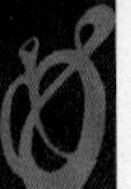

续表

系统	症状	临床描述	关键鉴别特征
	消化道溃疡	长时间上腹部或胸骨后灼烧感	抑酸药或进食后缓解
	胆囊疾病	长时间上腹或右上腹疼痛	无诱因或餐后出现
	胰腺炎	长时间,剧烈上腹部和胸骨下疼痛	危险因素包括酒精,高甘油三酯血症,药物
骨骼肌肉	肋软骨炎	突发剧烈的短暂疼痛	按压受累关节症状复现,偶有肋软骨关节肿胀和炎症
	颈椎间盘疾病	突然发作的瞬时疼痛	颈部活动症状再现
	创伤或应激	持续疼痛	触诊胸壁或手臂运动症状再现
感染性	带状疱疹	沿皮肤分布的长时间烧灼痛	囊性皮疹,延皮肤分布
心理性	恐慌症	胸闷或胸痛,常伴有呼吸困难,持续≥30分钟,与劳累或运动无关	患者可能有其他情绪障碍的证据

心肌缺血或梗死

急性胸部不适的最常见严重病因是心肌缺血或心肌梗死(myocardial infarction,MI)(见第 59 章),发生于心肌供氧不足以满足需求时。心肌缺血通常发生在冠状动脉粥样硬化的情况下,但也反映冠状动脉血管阻力。冠状动脉痉挛可发生于正常冠状动脉、邻近动脉粥样硬化斑块或较细小冠状动脉中(见第 57 章)。冠状动脉血流受损的其他不常见原因包括影响冠状动脉的入口或管腔的综合征,例如冠状动脉炎、近端主动脉炎、自发性冠状动脉夹层、近端主动脉夹层、感染性或非感染性心内膜炎,以及左心房或左心室内血栓致冠状动脉栓塞、心肌桥或先天性冠状动脉异常(见第 20 章)。

缺血的典型表现是心绞痛,通常被描述为沉重的胸部压榨感或挤压感、灼热感或呼吸困难(见第 10 章)。这种不适通常会放射到左肩、颈部或手臂。通常在几分钟内逐渐增强。疼痛可能从运动或心理变化开始,但 ACS 通常没有明显的诱发因素。

而胸痛的非典型症状描述降低了此症状由心肌缺血或损伤引起的可能性。美国心脏病学会(American College of Cardiology,ACC)和美国心脏协会(American Heart Association,AHA)指南将以下列为非特征性心肌缺血的疼痛描述[5]:

- 胸膜炎样疼痛(如呼吸运动或咳嗽引起的尖锐或刀割样痛)
- 主要或仅胸部中央部或上腹部不适
- 疼痛可由指尖定位,特别是在左室心尖部
- 胸壁或手臂的活动或触诊胸痛再现
- 疼痛持续数小时
- 非常短暂的疼痛发作,持续几秒或更短时间
- 疼痛放射至下肢

尽管如此,大量来自急性胸痛患者的数据表明,非典型症状的 ACS 经常发生,单一因素不足以排除急性缺血性心脏病的诊断。临床医生应注意"心绞痛等同症状",如下颌或肩痛而没有胸痛,恶心或呕吐,以及冷汗。特别在女性,老年人和糖尿病患者可能更容易出现心肌缺血或心肌梗死的非典型症状(见第 89 章)。来自全国心肌梗死登记数据显示,住院的心肌梗死患者中,女性,尤其是年轻女性,出现胸痛的可能性显著低于男性。可以理解,无胸痛症状患者的院内死亡率更高[7]。

心包疾病

脏层心包对疼痛不敏感,大部分壁层心包也是如此。因此,心包炎的非传染性原因(如尿毒症;见第 83 章)通常极少或不引起疼痛。相反,传染性心包炎几乎总是涉及周围的胸膜,因此患者通常会出现胸膜炎样疼痛,在呼吸、咳嗽和体位改变后出现症状。由于食管上段邻近心脏后壁,所以吞咽动作可能引起疼痛。因为中纵隔感觉神经膈神经传入,而膈神经来自脊髓第三至第五颈段,所以在肩部和颈部常感到因感染性心包炎的疼痛。隔膜两侧受累更容易出现上腹部和背部症状,这容易与胰腺炎或胆囊炎混淆。心包炎偶尔会出现与 AMI 相似的持续性胸骨后压榨样疼痛[8]。

血管疾病

急性主动脉夹层通常会出现突发难以忍受的撕裂疼痛,疼痛位置反映了夹层的部位和进展(见第 63 章)。升主动脉夹层往往表现为胸部前正中线疼痛,后降主动脉夹层往往会引起胸背部疼痛。主动脉夹层很少见,估计每年发生率约为 3/100 000,通常存在有相关危险因素,包括 Marfan 和 Ehlers-Danlos 综合征、主动脉瓣二叶畸形、妊娠(近端夹层)和高血压(远端夹层)。

肺栓塞常引起突然发作的呼吸困难和胸膜炎样胸痛,也可能无任何症状(见第 84 章)。年发病率至少为每 1 000 人中 1 例。较大范围肺栓塞往往会导致严重和持续的胸骨后疼痛,原因在于肺动脉扩张,小栓子可导致肺梗死,引起胸膜炎性胸痛。血流动力学显著改变的肺栓塞可导致低血压、晕厥和右心衰竭的表现。肺动脉高压可导致类似心绞痛的胸痛,可能是因为右心肥大和缺血(见第 85 章)。

肺部疾病

引起胸痛的肺部疾病通常会产生呼吸困难和胸膜炎症状,胸痛位置反映了肺疾病部位。气管支气管炎往往表现为胸骨中线烧灼样疼痛,而肺炎可在对应的肺部产生疼痛。气胸的疼痛起病突然,通常与呼吸困难有关。原发性气胸通常发生在瘦高体型的年

轻男性身上;继发性气胸发生于慢性肺病,如慢性阻塞性肺疾病(chronic obstructive pulmonary disease,COPD)、哮喘或囊性纤维化。张力性气胸可能危及生命。哮喘急性加重可引起胸部不适,通常表现为胸部紧绷感。

胃肠疾病

胃酸反流刺激食管而导致烧灼感,酒精、阿司匹林和某些食品可以使症状加重。症状通常在卧位时加重,坐姿或者应用抑酸剂后缓解。食管痉挛可以出现类似心绞痛的压榨性疼痛。长期呕吐的患者可以出现食管贲门黏膜撕裂,激烈呕吐可以导致自发性食管破裂(Boerhaave综合征)而继发纵隔炎。消化性溃疡引起的胸痛常发生在餐后60~90分钟,经抑酸治疗后多迅速缓解;此类疼痛常发生在上腹部,但可以放射到胸部和肩部。胆囊炎能产生广泛的疼痛综合征,多发生在右上腹,胸部和背部疼痛也并不少见,这种痛多表现为持续痛或绞痛。胰腺炎的疼痛是发生在上腹部的胀痛,可放射至背部。抑酸药治疗效果差。

肌肉骨骼疾病及其他病因

胸痛可由胸壁骨骼肌系统问题(如肋软骨炎)、胸壁神经受累(如颈椎间盘疾病)、带状疱疹或者剧烈运动等引起。压迫胸部病变部位和颈部活动即可引发胸痛。胸痛可一过性或者持续钝痛数小时。惊恐综合征是急诊患者胸部不适的主要原因,典型表现为胸部压迫感,多数伴气促、焦虑,一般可持续30分钟或更长时间。

诊断流程

见第10、59和60章。

临床评估

评估急性胸痛患者时,医生须搞清楚与预后和紧急处理有关的问题[9]。明确诊断前,首先考虑下述问题:

- 临床稳定性:患者是否发生或即将发生呼吸或循环衰竭而需紧急处理?
- 即刻预后:患者若病情暂时稳定,什么情况将危及生命,如ACS、PE或主动脉夹层?
- 分诊的安全性:若危及生命的风险较低,患者门诊随访是否安全,还是需进一步的检查和留院观察。

最初评估

急性胸痛患者评估可在医生到场前进行,因此评估效率取决于参与救治的医务人员和其他非医务人员的行动。ACC和AHA[5]指南强调具有ACS临床表现的患者不能仅通过电话进行病情评估,而应尽快送医并完成12导联心电图(electrocardiogram,ECG)[5,10,11]。指南也推荐静息胸部超过20分钟、血流动力学不稳定、近期晕厥或类似晕厥的疑似ACS患者,应尽快将其送到急诊室或专业的胸痛单元。如果救护车会延误20~30分钟以上时,可以考虑用私家车转运患者。

指南[5,10]推荐出现以下主诉的患者,预检护士马上评估并安排进一步的检查。

- 胸痛、胸部压迫感、紧缩感和沉重感;胸痛放射至颈部、下颌、肩部、背部或者单侧或双侧前臂。
- 消化不良或者胃灼热感;胸部不适伴有恶心和/或呕吐。
- 持续气短。
- 虚弱、头昏、眼花、意识丧失。

对于上述的患者,最初评估包括病史采集、体格检查、心电图检查、胸部X线检查及心肌损伤标志物的检测。

病史

若患者不存在已发生或即将发生呼吸、循环衰竭而需紧急处理,医生的评估应该从临床病史采集开始以了解胸痛的特点,包括胸痛的性质、部位、放射部位、发病时间、病情缓急、持续时间、诱发缓解因素、伴随症状,尤其是与肺或胃肠相关的症状。ACS患者的典型症状是一种逐渐起病的弥散性的胸骨后压迫感,放射至下颌或者前臂,活动后加重,休息或者硝酸甘油可缓解。同一个患者,每次心绞痛发作症状基本相似(至少对于相同区域心肌缺血的患者,心绞痛的性质是一样的),所以对比现在和以往的心绞痛的发生,有助于胸痛原因的判断。通过对硝酸甘油的反应来辅助鉴别心源性和非心源性胸痛可能不可靠。与ACS不同,肺动脉栓塞、主动脉夹层或者气胸导致的胸痛,通常发病突然且疼痛剧烈。另外,胸膜炎样或者体位相关的胸痛,往往提示为PE、心包炎、肺炎或肌肉骨骼病变。文献报道,有8种症状使诊断ACS的似然比显著大于1,另外6种症状使诊断ACS似然比显著小于1(表56.2)[5,6]。

表56.2 胸痛病史对于诊断急性冠脉综合征的价值

疼痛表现	阳性似然比(95% CI)
增加AMI的可能性	
放射至右前臂或肩部	4.7(1.9~12.0)
放射至双侧上肢或肩部	4.1(2.5~6.5)
与活动相关	2.4(1.5~3.8)
放射至左前臂	2.3(1.7~3.1)
伴随冷汗	2.0(1.9~2.2)
伴随恶心或呕吐	1.9(1.7~2.3)
比以往心绞加剧或与以往的心肌梗死一样	1.8(1.6~2.0)
胸部压迫感	1.3(1.2~1.5)
降低AMI的可能性	
胸膜炎样疼痛	0.2(0.1~0.3)
与体位有关	0.3(0.2~0.5)
锐痛	0.3(0.2~0.5)
触诊可引发	0.3(0.2~0.4)
乳房下位置	0.8(0.7~0.9)
与活动无关	0.8(0.6~0.9)

AMI,急性心肌梗死;CI,置信区间。

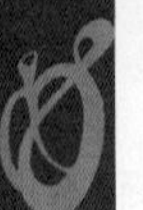

除急性发病的特点外，动脉粥样硬化发生的危险因素（如高龄、男性、糖尿病）也会增加胸痛者发生心肌梗死的可能性。MI病史的患者不仅与闭塞性冠脉疾病高度相关，而且会增加多支血管病变的可能性。年轻患者发生ACS的风险较低，但需注意近期是否有可卡因的使用史（见第80章）[5,6]。虽然完整的病史很重要，但单凭临床病史还不足以确诊或排除ACS诊断。结合病史和体检，还有更重要的心电图和生化指标结合起来才能够提高诊断的准确率[12]。

体格检查

对急性胸痛患者进行初步体格检查时，应该尽可能明确导致心肌梗死的潜在诱发因素（如未控制的高血压）、重要的合并症（如COPD）和影响血流动力学的并发症（充血性心力衰竭、新出现的二尖瓣反流、低血压）[5,6,12]。除生命体征外，对于外周血管的检查还应包括有无脉搏杂音、无脉等反应外周血管疾病的体征（见第64章）。

对于临床证据不支持心肌缺血的患者，在寻找非心源性胸痛原因的时候应该首先重点关注潜在致命性的疾病（如主动脉夹层、PE），然后再考虑其他心源性诊断（如心包炎）和非心源性诊断（如食管不适）。主动脉夹层常常发生双侧肢体血压和脉搏的不对称或者新发的主动脉瓣反流性杂音伴随背部、前胸中线部的疼痛。若有心包的摩擦音提示还可能伴随心包炎。急性呼吸困难或者胸膜炎样胸痛伴呼吸音改变提示气胸。心动过速、呼吸急促、肺动脉瓣听诊区第二心音（P2）增强是PE的主要体征。

心电图

心电图作为一项重要的检查资料，对持续胸部不适的患者，应该在入院后的10分钟内完成，对于曾有ACS相关胸部不适史的患者，即使来院时症状已经缓解，也应该尽快地完成心电图检查，以辅助判断患者是否能从急诊（器械或药物）再灌注治疗中获益[5,10]（见第12章）。院前的心电图检查可以减少入院到确诊时间，对于ST段抬高型心肌梗死（STEMI），可以减少入院到球囊扩张时间。获得STEMI患者的院前心电图可以减少现场和运输的时间[11,13]。

心电图为疾病诊断和预后提供重要的信息。症状发作的同时出现新的持续或者短暂的ST段异常（≥0.05mV），缓解后ST段回落到基线，强烈提示急性缺血或者严重的冠心病。非特异性ST段或T波异常倒置≤0.2mV对危险分层的帮助较小。各种心电图的表现对于诊断ACS的似然比见表56.3[5]。完全正常的心电图不能除外ACS：有冠心病史患者伴有AMI风险为4%，而没有冠心病史患者的风险为2%[5,13,14]。然而，在最初的评估中，心电图正常或接近正常者比心电图异常者预后好。而且，无论患者行心电图检查时是否有胸痛，正常心电图的阴性预测值为80%~90%[5,10,14]。广泛导联的ST段抬高、PR段压低提示为心包炎。心动过速伴电轴右偏，右束支传导阻滞，V_1~V_4导联T波倒置，Ⅰ导联见S波，Ⅲ导联见Q波及T波倒置提示为PE。

既往的ECG有助于提高诊断的准确性，减少因基线心电图异常误诊入院。连续心电图监测加上血清心肌标志物的检测有助于提高临床医生对AMI的诊断，尤其是对仍有症状的患者。连续心电图的监测观察ST段的改变，有助于未确诊患者的管理。后壁导联可以辅助诊断回旋支供血区域的心肌缺血，而常规导联ECG则可无异常表现。

表56.3　心电图资料对ACS的诊断价值

心电图表现	阳性似然比（95% CI）
新发ST段抬高≥1mm	5.7~53.9
新出现Q波	5.3~24.8
ST段抬高	11.2(7.1~17.8)
出现新的传导阻滞	6.3(2.5~15.7)
出现新的ST段压低	3.0~5.2
Q波	3.9(2.7~5.7)
ST段压低	3.2(2.5~4.1)
出现T波高峰和/或倒置≥1mm	3.1
出现新的T波倒置	2.4~2.8
传导阻滞	2.7(1.4~5.4)

CI，置信区间。

摘自Panju AA，Hemmelgarn BR，Guyatt GH，Simel DL：Is this patient having a myocardial infarction? JAMA 280：1256，1998.

胸部X线检查

所有胸痛的患者都要常规进行胸部X线检查。它通常对ACS没有诊断价值，但是可以显示有无缺血诱发的收缩或舒张功能减退导致的肺水肿。胸部X线检查对其他疾病的诊断更有帮助；比如说主动脉夹层表现为纵隔和主动脉节增宽。PE患者，胸部X线检查一般是表现正常，但可以表现肺膨胀不全、横膈升高、胸腔积液，比较少见的表现有驼峰征（Hampton's hump）或者韦特马克征（Westermark's sign）。胸部X线检查可以发现肺炎和气胸。

生物标志物

对胸部不适怀疑ACS患者都应检测心肌损伤标志物（见第57至59章）。首选生物标志物为心肌肌钙蛋白T（cTnT）或I（cTnI）；肌酸激酶MB同工酶（CK-MB）的敏感性较低[5,15]。

诊断价值

研究表明，在cTnT、cTnI、CK-MB中，任何一项异常，均有可能为ACS。临床证据表明，这些指标对心肌梗死的诊断是必不可少，具有较高的敏感性和特异性。

肌钙蛋白。肌钙蛋白在心肌、慢骨骼肌、快骨骼肌细胞中由不同的基因编码生成，相对于CK-MB测定，肌钙蛋白测定对心肌损伤具有更强的特异性，是首选的的诊断标志物[15]。肌钙蛋白的高特异性使其假阳性（如无心肌受损伤，但肌钙蛋白升高）情况少见。当然，在缺少其他临床资料证明是ACS的时候，肌钙蛋白的升高往往提示除了冠状动脉血栓以外的其他原因造成的心肌损伤。2型MI发生于稳定型冠心病，或者心肌氧供减少（如低血压、血管痉挛、严重贫血），或者心肌需氧增加（如高血压危象、心动过速、严重主动脉瓣狭窄、严重的肥厚型心肌病、剧烈运动）。心肌受损也可见于直接的心肌损伤，比如心肌炎、心肌挫伤、心脏的电复律或电除颤。影响肺循环的疾病，如 PE 或者其他原因诱发的急性肺动脉高压，也可能导致右心室的损伤，从而生化指标异常。肾脏疾病的患者也会有肌钙蛋白的升高，确切的发生机制尚不清楚，但是有 ACS 病史的患者无论其肾功能水平如何，肌钙蛋白的升高同样提示发生缺血并发症的风险增高[15]。严重败血症患者同样会发生肌钙蛋白的升高，肌钙蛋白测定的性别特异性切点似乎没有提供任何实际优势[16]。

过去传统的生物标志需要发病后 24 小时检测，现在的心肌蛋白试剂盒明显缩短了等待时间。现代美国指南推荐 cTn 的检测应该在胸痛发作的第一时间或者胸痛发作后 3~6 小时内完成（如果患者有心电图的动态改变或伴有其他高危因素）。这样可使 cTn 诊断的阴性预测值（negative predictive value，NPV）达到 99%[17-19]。

最近，超敏肌钙蛋白可以达到更低的检测水平（如<0.001ng/ml 或者<1pg/ml），其在正常参考人群第 99 百分位值以下的健康人中，至少有 50%（有的超过 95%）可以检测到肌钙蛋白的水平[15,20]。这些试剂盒可以将两次检测时间隔缩短到 1 至 2 个小时，其 NPV 仍可达到 99.5%以上[21,22]。而且，这些试剂盒可以确保单个肌钙蛋白值来保证患者安全出院。使用低于第 99 百分位，通常为检测阈值，20%~25%的患者肌钙蛋白水平很低甚至无法检测，相应的 NPV 超过 99%[23-26]。当然这也受发病时间和疾病性质影响，如果发病到检测时间很短，那也需要多次检测[27]。多次检测可以动态观察 hsTn 水平的变化，相对和绝对的升高可有助于提供更多有关 MI 的信息[2,28,30]。

总体来说，对于怀疑有 ACS 的患者，检测 hsTn 可加速诊断，且低浓度的测值 NPV 较高。然而，还需要考虑发病时间和人群风险。对于那些还不具备超敏试剂盒的中心，在症状发作的第一时间和发作后的 3~6 小时后复查仍是标准方案[20]。

肌酸激酶 MB 同工酶（creatine kinase MB isoenzyme，CK-MB）。CK-MB 在骨骼肌、舌、膈肌、小肠、子宫和前列腺组织中也有表达，所以诊断心肌梗死的特异性较心肌肌钙蛋白差。CK-MB 相对指数（CK-MB 和总 CK 的比值）在一定程度上辅助诊断是否骨骼肌来源。然而，导致慢性肌肉组织破坏或再生的疾病（如肌营养不良）、高强度的田径运动（如跑马拉松）和横纹肌溶解[31]等可使骨骼肌中的 CK-MB 产生增加。ED 患者的 CK-MB 水平升高是很常见的，因为更多的有酗酒和外伤史。CK-MB 的一个特点是在循环中的半衰期短，这可以用来估测心肌梗死发生的时间（CK-MB 正常但肌钙蛋白升高表明心肌梗死的面积小或发生在数天前）和诊断几周前发生过心肌梗死患者的再次心肌梗死。然而，hsTn 的测值却相似。

其他的标志物。和肽素在心肌梗死的早期可以由脑垂体分泌。有研究将其与肌钙蛋白联合诊断 ACS。在 CHOPIN 研究中，症状发生在 6 小时内患者，和肽素和敏感的肌钙蛋白均阴性时 NPV 为 99.2%[32]。然而，另有研究表明症状发生的 1 小时内测定和肽素联合 hsTn 对 MI 诊断的 NPV 没有任何改善[33-35]。肌红蛋白是一种心型脂肪酸结合蛋白和缺血修饰白蛋白（ischemia-modified albumin，IMA），已经成为心肌梗死的诊断标志物，但不具有心肌组织特异性。以前的敏感肌钙蛋白和现在超敏肌钙蛋白使这些标志物的诊断价值有限[36]。

很多 ACS 患者（包括无心肌坏死证据的）的炎性标志物升高，如 C 反应蛋白、血清淀粉样 A 蛋白、髓过氧化物酶、白细胞介素-6[37-39]。至今为止，尚未确定这些指标的参考值范围，从而无法用于诊断和指导治疗，因而限制了临床应用。

D-二聚体的检测有助于胸痛患者排除 PE，因为临床可能性较小时，应用酶联免疫吸附法（ELISA）检测阴性时，NPV>99%（临床可能性大的患者应行影像学检查）[40]。同样，D-二聚体检测阴性时，对主动脉夹层诊断的 NPV 为 96%[41]。

B 型利钠肽（BNP 和 N 末端 BNP 前体）是反映心室壁压力增高的一个指标。利钠肽常用于心力衰竭的诊断。短暂心肌缺血时 BNP 水平可以升高[42]，升高的幅度与 ACS 患者的预后相关[43]。虽然 BNP 检测对 ACS 诊断缺乏特异性，在诊断流程中加入利钠肽可提高诊断价值[44]。循环中的微小 RNA 在小规模的研究中应用，但还不能提示其对 AMI 诊断和预后的价值[45]。

检验策略

现行指南建议，有 ACS 症状的患者检测心肌损伤的标志物[5,29]。而对于 ACS 可能性小的患者不应该接受该检测，以避免假阳性结果而导致的不必要的住院、检查、有创操作及并发症。ACC/AHA 和欧洲心脏病协会（ESC）指南建议，cTnI 或 cTnT 是首选的标志物，CK-MB 也是可以替代。心肌肌钙蛋白的优势在于相对于 CK-MB 有更高的特异性，特别是在 CK-MB 正常而肌钙蛋白升高时的预后价值。症状发作的一开始如果这些指标检测呈阴性，需在症状发作后 3~6 小时内再次复查，而对于超敏试剂，1 小时后就可以考虑了[3,5]。

诊断辅助

图 56.1 为胸痛的诊断评估流程图。临床医生可结合病史、体格检查、ECG 和心肌损伤标志物等评估 ACS 的可能性及并发症风险（表 56.4 和表 56.5）。另外，加入先前验证的变量可改善急性胸痛患者的危险分层。这些流程可以评估 AMI 和急性心肌缺血性心脏病的可能性或主要心血管并发症的风险。它们主要用于鉴别无需收治住院或冠脉监护病房的低危患者[46]。另外，也有针对急性 PE（第 84 章）和主动脉夹层（第 63 章）的诊断辅助。

从 ACS 相关临床研究验证了心肌缺血溶栓试验（Thrombolysis in Myocardial Ischemia，TIMI）风险评分系统[5]。一套医疗路径（ADAPT）完善了该评分体系。一项纳入了 2 000 名疑似 ACS 患者的前瞻性观察研究评价 TIMI 风险评分体系和症状发作 0 小时和 2 小时肌钙蛋白测定的快速方案的临床价值。20 天后，快速流程图对不良心血管事件发生的 NPV 为 99.7%[47]。用这个方案，患者在 6 小时内安全出院比例由原来的 11%上升至 19%[48]。这项研究的局限性在于是单中心研究且对于早期出院的患者，仅在 72 小时内随访进行负荷试验[19]。

HEART 评分的参考指标组成和 TIMI 风险评分相似。结合肌钙蛋白的连续检测，HEART 评分可以减少 82%的心脏检测项目[49]。后来的 HEART 积分和疑似 ACS 症状发作后 0 小时和 3 小时的肌钙蛋白检测（HEART 路径）可以减少 30 天时的检查达 12.1%，缩短留院观察 12 小时，增加早期出院率达 21%。30 天时，早期出院患者没有一个发生过心脏事件[50]。

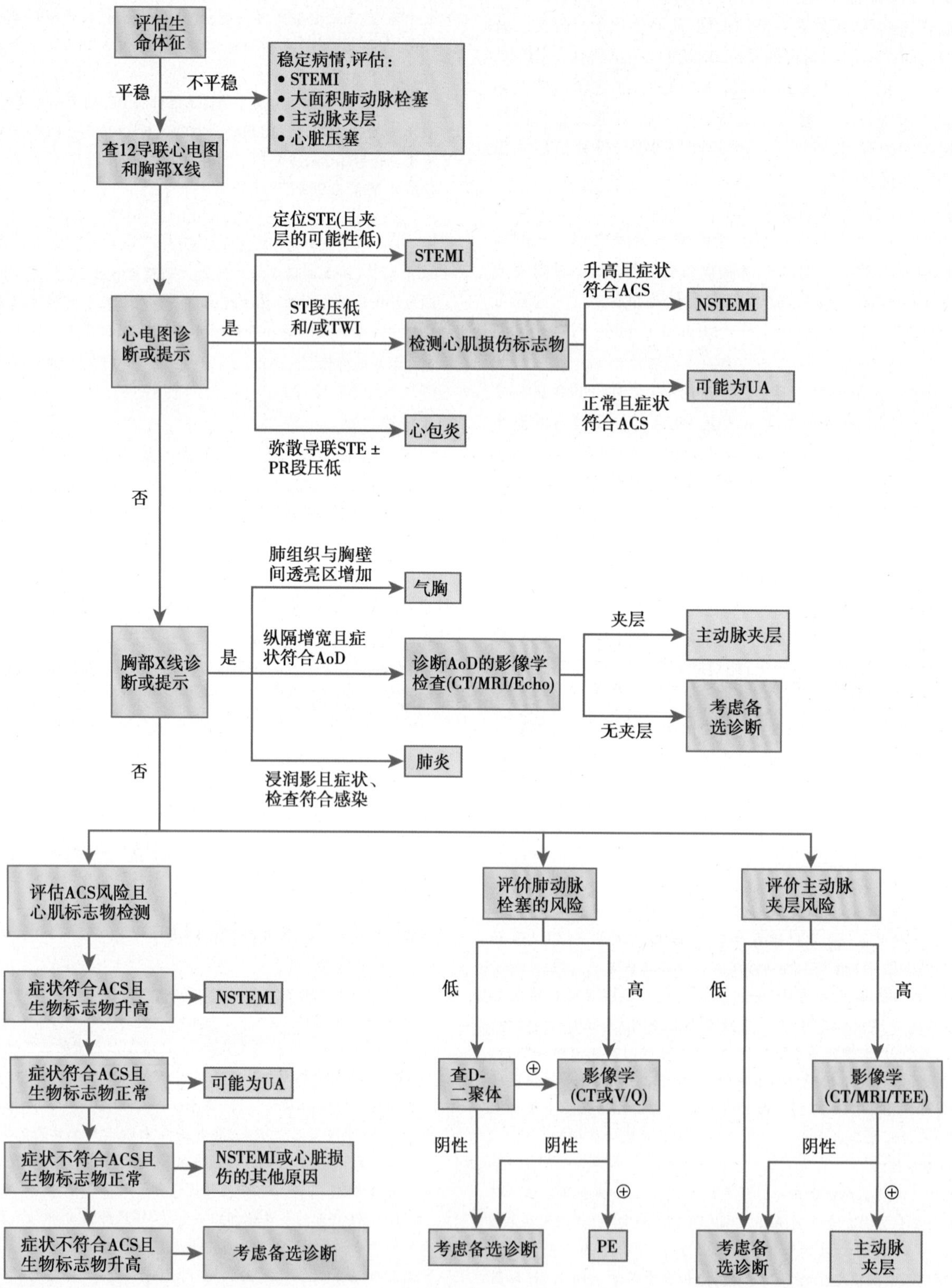

评估生命体征

平稳

不平稳

稳定病情,评估:
- STEMI
- 大面积肺动脉栓塞
- 主动脉夹层
- 心脏压塞

查12导联心电图和胸部X线

心电图诊断或提示

是

定位STE(且夹层的可能性低)

STEMI

ST段压低和/或TWI

检测心肌损伤标志物

升高且症状符合ACS

NSTEMI

正常且症状符合ACS

可能为UA

弥散导联STE ± PR段压低

心包炎

否

胸部X线诊断或提示

是

肺组织与胸壁间透亮区增加

气胸

纵隔增宽且症状符合AoD

诊断AoD的影像学检查(CT/MRI/Echo)

夹层

主动脉夹层

无夹层

考虑备选诊断

浸润影且症状、检查符合感染

肺炎

否

评估ACS风险且心肌标志物检测

症状符合ACS且生物标志物升高

NSTEMI

症状符合ACS且生物标志物正常

可能为UA

症状不符合ACS且生物标志物正常

NSTEMI或心脏损伤的其他原因

症状不符合ACS且生物标志物升高

考虑备选诊断

评价肺动脉栓塞的风险

低

查D-二聚体

⊕

高

影像学(CT或V/Q)

阴性

阴性

考虑备选诊断

⊕

PE

评价主动脉夹层风险

低

高

影像学(CT/MRI/TEE)

阴性

考虑备选诊断

⊕

主动脉夹层

图 56.1 胸痛患者初步诊断的流程图。ACS,急性冠脉综合征;AoD,主动脉夹层;CT,电子计算机断层扫描;Echo,心脏超声;MRI,磁共振成像;NSTEMI,非 ST 段抬高型心肌梗死;STE,ST 段抬高;STEMI,ST 段抬高型心肌梗死;TEE,经食管心脏超声检查;UA,不稳定型心绞痛;TWI,T 波倒置;V/Q,通气-灌注扫描

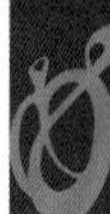

表 56.4 症状和体征的表现判断 ACS 的可能性

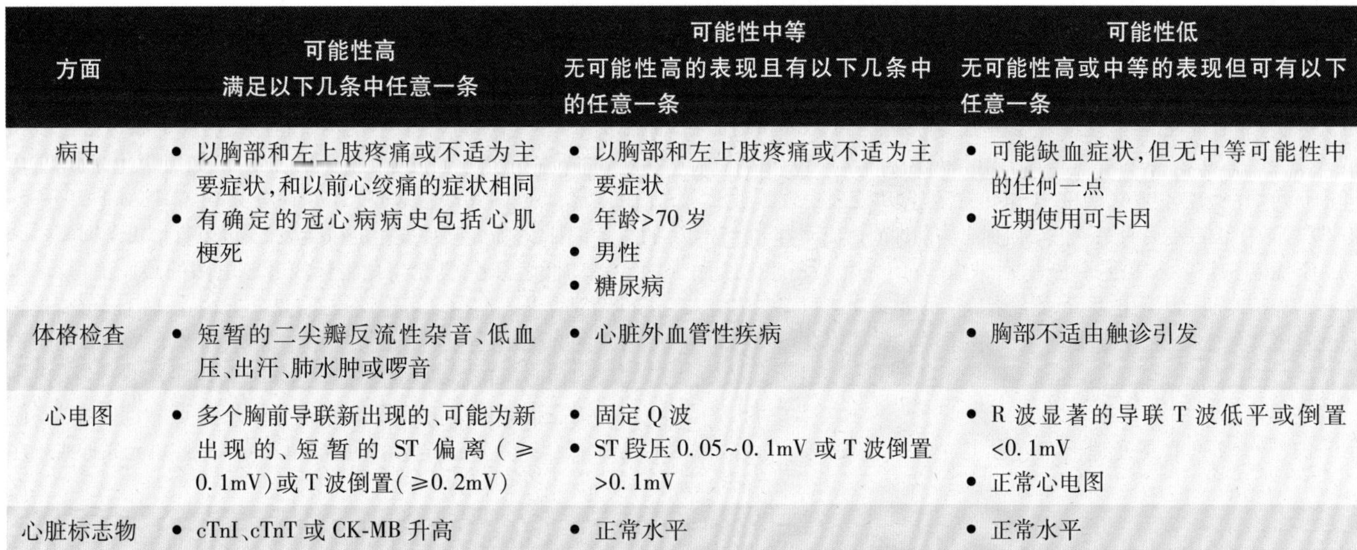

方面	可能性高 满足以下几条中任意一条	可能性中等 无可能性高的表现且有以下几条中的任意一条	可能性低 无可能性高或中等的表现但可有以下任意一条
病史	• 以胸部和左上肢疼痛或不适为主要症状，和以前心绞痛的症状相同 • 有确定的冠心病病史包括心肌梗死	• 以胸部和左上肢疼痛或不适为主要症状 • 年龄>70 岁 • 男性 • 糖尿病	• 可能缺血症状，但无中等可能性中的任何一点 • 近期使用可卡因
体格检查	• 短暂的二尖瓣反流性杂音、低血压、出汗、肺水肿或啰音	• 心脏外血管性疾病	• 胸部不适由触诊引发
心电图	• 多个胸前导联新出现的、可能为新出现的、短暂的 ST 偏离（≥0. 1mV）或 T 波倒置（≥0. 2mV）	• 固定 Q 波 • ST 段压 0. 05~0. 1mV 或 T 波倒置>0. 1mV	• R 波显著的导联 T 波低平或倒置<0. 1mV • 正常心电图
心脏标志物	• cTnI、cTnT 或 CK-MB 升高	• 正常水平	• 正常水平

引自 Anderson JL, Adams CD, Antman EM, et al. ACC/AHA 2007 guidelines for the management of patients with unstable angina/non ST-elevation myocardial infarction: A report of the American College of Cardiology/American Heart Association Task Force on Practice Guidelines (Writing Committee to Revise the 2002 Guidelines for the Management of Patients With Unstable Angina/Non ST-Elevation Myocardial Infarction): Developed in collaboration with the American College of Emergency Physicians, the Society for Cardiovascular Angiography and Interventions, and the Society of Thoracic Surgeons: Endorsed by the American Association of Cardiovascular and Pulmonary Rehabilitation and the Society for Academic Emergency Medicine. Circulation 2007; 116: e148.

表 56.5 不稳定心绞痛患者短期死亡或非致死心肌缺血的风险

方面	高危 至少有以下几条中的一条	中危 无高危的表现且有以下几条中的任意一条	低危 无高危或中危的表现且有以下几条中的任意一条
病史	• 48 小时内发作频率逐渐增加	• 既往 MI、外周或脑血管疾病或 CABG 史，发病前在使用 ASA	
疼痛特点	• 静息状态下持续（>20 分钟）疼痛	• 持续（>20 分钟）静息心绞痛，现已缓解，中等或高度 CAD 可能 • 静息心绞痛（>20 分钟），休息或者舌下含服硝酸甘油后缓解 • 夜间心绞痛 • 新发或近两周内的 CCS Ⅲ级或Ⅳ级心绞痛，非持续性（20 分钟）静息性心绞痛，但中度或高度 CAD 可能	• 心绞痛发作的频率、程度、持续时间增加 • 心绞痛诱发阈值更低 • 初始评估前 2 周至 2 个月新发心绞痛
临床表现	• 肺水肿，极可能由缺血诱发 • 新出现或者加重的 MR 杂音 • S3 或新发的或加重的啰音 • 低血压、心动过缓、心动过速 • 年龄>75 岁	年龄>70 岁	
心电图	• 静息状态下心绞痛伴短暂 ST 段改变>0. 05mV • 新出现或推测新出现的左束支传导阻滞 • 持续室性心动过速	• T 波改变 • 多导联（前壁、下壁、侧壁）病理性 Q 波或静息状态下 ST 段压低<0. 1mV	• ECG 正常或无改变
心脏标志物	• cTnI、cTnT 或 CK-MB 升高	• cTnI、cTnT 或 CK-MB 轻度升高	• 正常水平

ASA，乙酰水杨酸（阿司匹林）；CABG，冠状动脉旁路移植术；CAD，冠状动脉粥样硬化性心脏病；CCS，加拿大心血管协会；ECG，心电图；MR，二尖瓣反流

引自 Anderson JL, Adams CD, Antman EM, et al. ACC/AHA 2007 guidelines for the management of patients with unstable angina/non ST-elevation myocardial infarction: A report of the American College of Cardiology/American Heart Association Task Force on Practice Guidelines (Writing Committee to Revise the 2002 Guidelines for the Management of Patients With Unstable Angina/Non ST-Elevation Myocardial Infarction): Developed in collaboration with the American College of Emergency Physicians, the Society for Cardiovascular Angiography and Interventions, and the Society of Thoracic Surgeons: Endorsed by the American Association of Cardiovascular and Pulmonary Rehabilitation and the Society for Academic Emergency Medicine. Circulation 2007; 116: e148.

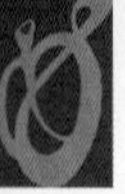

紧急处理

ACC和AHA指南推荐，对疑似ACS患者的紧急处理结合病史、体格检查、12导联ECG和初步的心脏标志物的等结果将患者分为4类：非心源性疾病、慢性稳定型心绞痛、可能的ACS和确切的ACS[5]（图56.2*）。这个流程图建议将ST段抬高型的患者立即进行再灌注治疗，与ACC和AHA有关急性MI处理一致。对于有ST段或T波改变、持续胸痛、心肌标志物阳性或血流动力学异常的ACS患者应该收入院进行处理急性缺血。对于心电图不能确诊、初步的血清心肌标志物正常、可能或者确诊的ACS患者可以在胸痛单元或者其他非重症病房留观接受下一步的检查（见后文）。

胸痛诊疗流程图及单元

典型胸痛的重要处理流程包括几个关键组成部分（见图56.2）。根据ACC和AHA的建议[5]，对于有ACS或其相关并发症低危患者可留观数小时，同时监测心电图和心肌标志物。对于有缺血证据或其他指标提示风险升高患者应该收入心脏中心（普通病房或冠心病监护病房）进一步处理。对于胸痛已缓解或无其他指标提示风险增加的患者，若为ACS的低危者，可以直接出院回家或者在出院前后预约无创检查（见后面）。如前所述，肌钙蛋白水平正常、心电图无缺血表现、TIMI评分为0或HEART评分≤3的患者，不良心血管事件发生的风险极低，可以直接出院回家。若为ACS的低危患者，且无生化指标或者心电图的缺血证据，可以进行无创检查。若ACS可能性较低，72小时内完成门诊负荷检查是合理的；此策略已被证明是安全的。对于这类患者可以同时给予口服阿司匹林和β受体阻滞剂及舌下口服硝酸甘油。

为提高胸痛诊疗流程图执行的有效性和可靠性，许多医院将ACS低危患者分流至特殊的胸痛单元[3]。这些单元邻近或就在

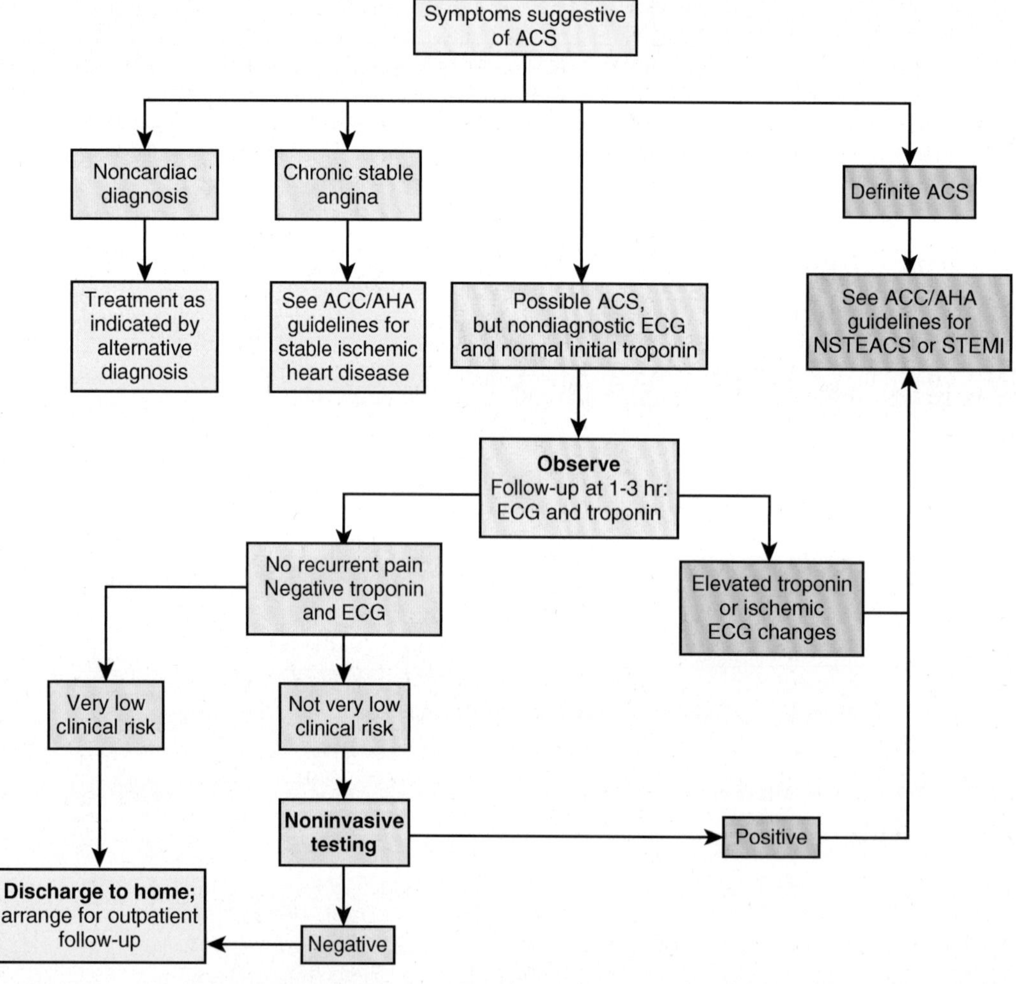

FIGURE 56.2 Algorithm for the evaluation and management of patients suspected of having acute coronary syndrome (ACS). The necessary duration of the observation period (1-3 hours) will depend on the sensitivity of the troponin assay. Key decisions in **bold**. ACC/AHA, American College of Cardiology/American Heart Association; ECG, electrocardiogram; STEMI, ST-segment elevation myocardial infarction; NSTEACS, non-ST-segment elevation acute coronary syndrome. (Adapted from Braunwald E, Antman EM, Beasley JW, et al. ACC/AHA guidelines for the management of patients with unstable angina and non-ST-segment-elevation myocardial infarction: executive summary and recommendations: a report of the American College of Cardiology/American Heart Association Task Force on Practice Guidelines (Committee on the Management of Patients With Unstable Angina) [published correction appears in Circulation. 2000;102:1739]. Circulation. 2000;102:1193-1209.)

* 根据版权授权要求，本书部分图表须在文中保留原文。

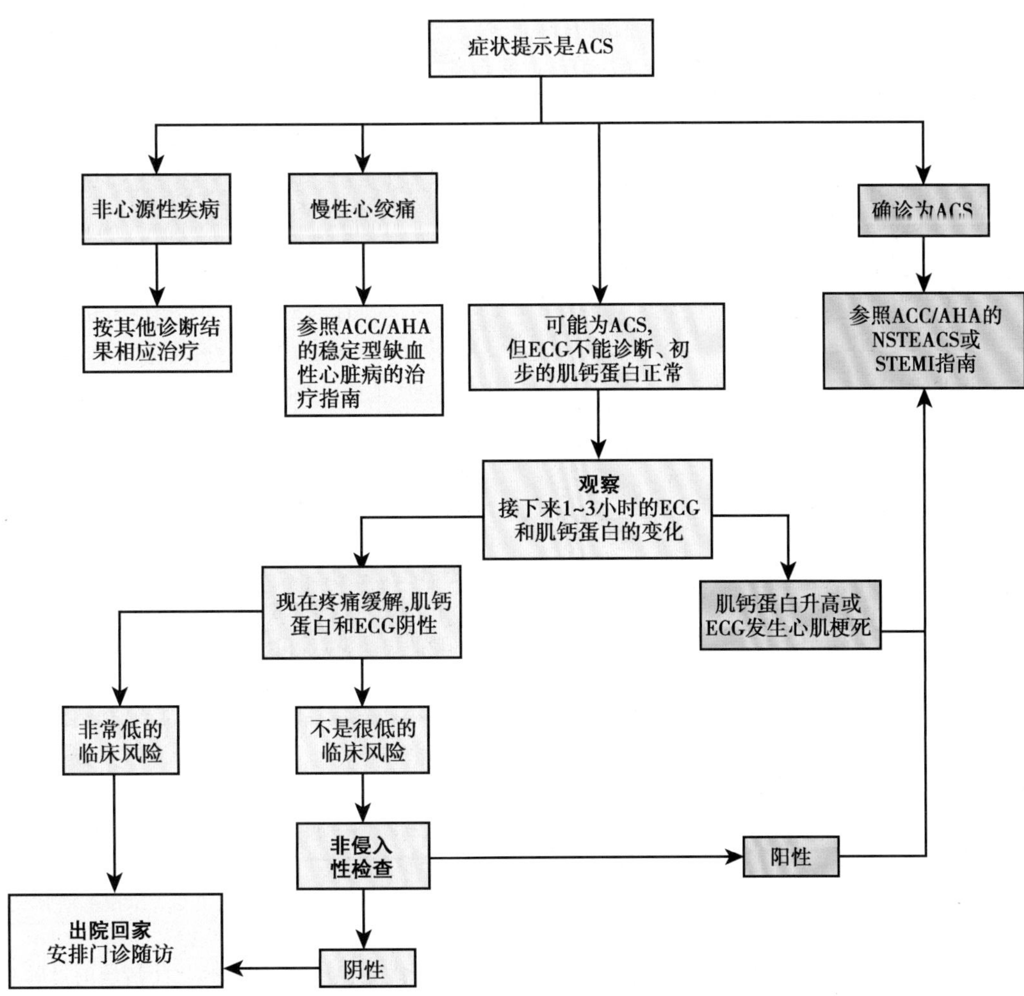

图 56.2 怀疑为急性冠脉综合征(ACS)的患者的评估诊疗流程图。在留观(1~3 小时)期间,ACS 诊断依赖于血中的关键标志物肌钙蛋白检测的敏感性。ACC,美国心脏病协会;AHA,美国心脏协会;ECG,心电图;STEMI,ST 段抬高型心肌梗死;NSTEACS,非 ST 段抬高型急性冠脉综合征。(改编自 Braunwald E,Antman EM,Beasley JW,et al. ACC/AHA guidelines for the management of patients with unstable angina and non-ST-segment-elevation myocardial infarction:executive summary and recommendations:a report of the American College of Cardiology/American Heart Association Task Force on Practice Guidelines (Committee on the Management of Patients With Unstable Angina)[published correction appears in Circulation. 2000;102:1739]. Circulation. 2000;102:1193-1209.)

ED 内。在大多数的此类单元中,MI 的比例为 1%~2%,诊疗低危患者安全、经济。胸痛单元也可以用来诊疗 ACS 中危患者,这些患者有冠心病史但是无其他高危因素。一项基于社区的随机实验表明,对于不稳定型心绞痛或并发症中危患者,相对于传统的医院治疗,在胸痛单元治疗的效果相同,且费用更低。

早期无创检查

平板运动心电图

平板运动心电图价格低廉,许多医院在传统实验室的检查时段之外每天都可以实施,且前瞻性的研究结果表明早期的负荷运动测试结果可以为 ACS 低风险的患者提供一个可靠的预后信息(见第 13 章)。大多数研究都是使用 Bruce 或改良版的 Bruce 平板运动试验方案。很多研究已经证明了平板运动测试对 ACS 低危患者的安全性,虽然阳性预测值常常小于 50%(取决于检测人群中 ACS 的流行程度),其阴性预测值超过了 99%[3]。

ACS 低危患者在两次肌钙蛋白检测阴性(一般在症状发作 3~6 小时后)和无其他证据表明是心肌缺血的情况下进行平板运动检测是安全的[3]。一般来讲,出现新的与缺血相关的心电图改变、持续的胸痛、有证据表明是充血性心力衰竭的患者不能早期或立即进行平板运动试验。早期平板运动试验的人群中冠心病的发生率平均是 5%~10%,不良事件的发生率几乎没有,低于 1%的患者最终要进行冠脉造影和血运重建[51]。AHA 就 ED 的平板运动心电图应用的适应证和禁忌证发出了科学的声明(表 56.6)[3]。ACS 低危患者多次 ECG 和肌钙蛋白检测阴性的情况下,24 小时内不超过 72 小时进行门诊的运动负荷测试被证明是安全的[3]。

影像学检查

若患者的身体残疾或静息心电图有异常,会干扰运动负荷试验的结果分析,不能进行平板运动心电图检测,负荷超声心动图和核素扫描是首选的无创检查。相对于运动心电图,影像学检查不太容易进行,且费用高,但是检测 CAD 的敏感性高且可以对受损的心肌范围进行量化和定位。高危的静息灌注扫描增加了主要心

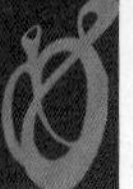

脏并发症的风险，但是低危患者 30 天内发生心脏事件的概率低（<2%）[52-54]。

表 56.6 急诊（ED）患者运动平板心电图的适应证和禁忌证

ED 患者在进行运动平板心电图检测前的要求
• 间隔 4 小时的两次心肌酶谱必须正常
• 来院时及试验前的 12 导联心电图没有明显的异常
• 静息状态下的心电图无异常，以免影响运动 ECG 的准确性
• 从入院到获得第二次心肌酶谱结果期间，患者无症状、胸痛减轻或持续症状不典型
• 运动试验前无缺血性胸痛
ED 患者运动平板心电图的禁忌证
• 静息状态下出现新的或逐渐加重的心电图异常
• 心肌标志物异常
• 不能完成跑步
• 从入院到试验期间，缺血性胸痛一直持续或逐渐加重
• 临床风险评估表明可能即将进行冠状动脉造影

负荷影像学检查可以判断可诱发的心肌缺血，而静息状态下的核素扫描可以判断症状是否是由于心肌缺血所诱发的[53]。一项纳入了 2 475 名患者的多中心、前瞻性、随机对照的临床研究中，入组的患者都是持续性胸痛或者胸痛刚刚缓解（<3 小时）或者其他症状表明是急性心肌梗死但是初步的心电图是阴性的或者不能够诊断心肌缺血，纳入的患者被随机分成两组：常规评价组、常规评价加早期静息状态下心肌灌注成像检查组。核素扫描检查手段不会影响急性心肌梗死或不稳定心绞痛患者的诊治，但可以使非急性心肌梗死患者的住院率从 52%降到 42%。静息心脏灌注成像在缺血症状发作的同时检查是最具敏感性的，随后敏感性慢慢地下降。虽然有证据表明，检查可在症状缓解后的 4 个小时内进行[53]，但还是建议在症状缓解的 2 个小时内完成。必须强调的是心脏灌注成像的缺点之一是成像反应的结果可能是急性缺血或 MI。

普通或负荷的超声心动图可以检查有无心肌缺血或 MI 相关的室壁运动异常。由负荷诱发或本来就存在的室壁运动异常与不良预后相关。超声负荷心动图诊断敏感性与心肌灌注扫描差不多（85%~90%），但特异性相对稍好（80%~95% vs 75%~90%）[53]。对于心肌灌注扫描来讲，陈旧 MI 患者的结果较难解释，在缺乏对照时，很难明确是否以前就已经存在。使用微泡造影剂的心肌声学造影超声心动图与核素扫描的效果一致（77%），结合室壁运动异常和心肌灌注减少等情况，诊断 ACS 的敏感性为 80%~90%，特异性为 60%~90%[53]。

心脏的磁共振成像（MRI）有助于疑似 ACS 患者的病情评估[55-57]。有研究通过心脏的 MRI 对胸痛患者的心肌灌注、心室功能和高增强情况进行定量分析，结果发现其对 ACS 诊断的敏感性达 84%，特异性达 85%。T2 加权成像可以检测心肌组织水肿，帮助鉴别是急性还是慢性的灌注缺损，虽然对敏感性没有影响但是特异性提高至 96%[57]。冠脉 MRI 正在研究中[56]。使用腺苷进行负荷 MRI 检测虽然需要更多的劳动力投入，但其表现出较好诊断敏感性和特异性[55]。一项纳入 1 202 名疑似 ACS 患者的随机研究表明，与指南指导医疗相比，心脏 MRI 检查可以进一步降低 12 个月内不必要冠脉造影检查，而在不良心血管结局方面却没有差异[58]。资源紧缺和耗时可能限制了心脏 MRI 在诊疗中的常规使用。

与负荷试验的功能成像资料相比，冠状动脉的计算机断层扫描血管造影（CTA）可以提供无创的解剖资料[59]。使用多探头的 CT，使得冠脉 CTA 对冠脉狭窄程度大于 50%的病变血管的诊断的敏感性约为 90%、特异性达 65%~90%。冠脉 CTA 已经在疑似 ACS 患者中应用。在一项纳入 1 370 名疑似 ACS 患者的随机试验中，所有患者的 TIMI 评分都在 0~2 分（低危），接受冠脉 CTA 检查组中，ED 出院率更高（49.6% vs 22.7%），留院时间更短（18 小时 vs 24.8 小时），CAD 的发现率更高（9% vs 3.5%），每组中只发生过 1 例不良事件的患者[60]。在第二个随机试验中，纳入的 1 000 个患者都是症状提示是 ACS、没有缺血的心电图、初步的肌钙蛋白检测阴性，他们被随机分配到早期冠脉 CTA 检查组和标准治疗组。总体上，ACS 为 8%，而早期的冠脉 CTA 组降低平均留院时间达 7.6 小时，且直接 ED 出院比例更高（47% vs 12%）。在试验的第 28 天，没有 ACS 事件发生，两组不良心血管事件无差别。与标准治疗组相比，冠脉 CTA 组有更多的后续检查，接受更多放射线，而费用却无差别[4]。一项观察性队列研究评估了冠脉 CTA 结合 hsTn 检测用于观察 CAD 的更深入的特点（血管狭窄≥50%病变，高风险的斑块特点：正性重塑、低<30 Hounsfield 单位的斑块、餐巾环征、点状钙化）和一般特点（非 CAD、非阻塞性 CAD、≥50%狭窄），发现利用 hsTn 检测结合先进的冠脉 CTA 技术可以提高 ACS 诊断的准确率[61]。除了诊断，冠脉 CTA 还可以提供血管钙化积分，提供预后信息和是否需要进一步的心脏检查[62]。最近 ACC/AHA 最新指南声明，对于中低危患者，冠脉 CTA 代替负荷试验是更好的选择[5]。

CTA 的另一个优点是它也是 PE 和主动脉夹层的一个检查手段（见第 63 和 83 章），所以"胸痛三联成像 CTA"可以评价 CAD、PE、主动脉夹层[63-65]。虽然相比于传统的冠脉 CTA，胸痛三联成像 CTA 可以鉴别 CAD 和患病率较低的 PE 和主动脉夹层，但同时增加辐射和造影剂，所以只有对有合理证据怀疑是 PE 和主动脉夹层的患者才能进行该项检查[66,67]。最后，临床医生需对心血管来源导致胸部不适的可能性、急性发作的特点、体格检查进行整体评估，结合其他更加客观的资料，包括反复心电图、快速生化检测和影像学检查来帮助对患者进行最佳的分流。

（朱天奇 译，丁风华 校）

参考文献

Emergency Triage

1. Bhuiya FA, Pitts SR, McCaig LF. Emergency department visits for chest pain and abdominal pain: United States, 1999–2008. *NCHS Data Brief*. 2010;43:1–8.
2. Reichlin T, Irfan A, Twerenbold R, et al. Utility of absolute and relative changes in cardiac troponin concentrations in the early diagnosis of acute myocardial infarction. *Circulation*. 2011;124:136–145.
3. Amsterdam EA, Kirk JD, Bluemke DA, et al. American Heart Association Exercise, Cardiac Rehabilitation, and Prevention Committee of the Council on Clinical Cardiology, Council on Cardiovascular Nursing, and Interdisciplinary Council on Quality of Care and Outcomes Research. Testing of low-risk patients presenting to the emergency department with chest pain: a scientific statement from the American Heart Association. *Circulation*. 2010;122:1756–1776.
4. Hoffmann U, Truong QA, Schoenfeld DA, et al. ROMICAT-II Investigators. Coronary CT angiography versus standard evaluation in acute chest pain. *N Engl J Med*. 2012;367:299–308.
5. Amsterdam EA, Wenger NK, Brindis RG, et al. ACC/AHA Task Force Members, Society for Cardiovascular Angiography and Interventions and the Society of Thoracic Surgeons. 2014 AHA/ACC guideline for the management of patients with non-ST-elevation acute coronary syndromes: executive summary: a report of the American College of Cardiology/American Heart Association Task Force on Practice Guidelines. *Circulation*. 2014;130:2354–2394.

Causes of Acute Chest Pain

6. Fanaroff AC, Rymer JA, Goldstein SA, et al. does this patient with chest pain have acute coronary syndrome? The rational clinical examination: systematic review. *JAMA*. 2015;314:1955–1965.
7. Canto JG, Rogers WJ, Goldberg RJ, et al. NRMI Investigators. Association of age and sex with myocardial infarction symptom presentation and in-hospital mortality. *JAMA*. 2012;307:813–822.
8. Dudzinski DM, Mak GS, Hung JW. Pericardial diseases. *Curr Probl Cardiol*. 2012;37:75–118.

Differential Diagnosis

9. Scirica BM. Acute coronary syndrome: emerging tools for diagnosis and risk assessment. *J Am Coll Cardiol*. 2010;55:1403–1415.
10. O'Gara PT, Kushner FG, Ascheim DD, et al. 2013 ACCF/AHA guideline for the management of

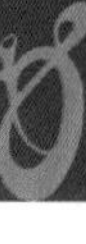

ST-elevation myocardial infarction: a report of the American College of Cardiology Foundation/American Heart Association Task Force on Practice Guidelines. *Circulation.* 2013;127:e362–e425.

11. Glickman SW, Shofer FS, Wu MC, et al. Development and validation of a prioritization rule for obtaining an immediate 12-lead electrocardiogram in the emergency department to identify ST-elevation myocardial infarction. *Am Heart J.* 2012;163:372–382.
12. Body R, Cook G, Burrows G, et al. Can emergency physicians "rule in" and "rule out" acute myocardial infarction with clinical judgment? *Emerg Med J.* 2014;31:872–876.
13. Patel M, Dunford JV, Aguilar S, et al. Pre-hospital electrocardiography by emergency medical personnel: effects on scene and transport times for chest pain and ST-segment elevation myocardial infarction patients. *J Am Coll Cardiol.* 2012;60:806–811.
14. Yiadom MY. Acute coronary syndrome clinical presentations and diagnostic approaches in the emergency department. *Emerg Med Clin North Am.* 2011;29:689–697.

Biomarkers in Evaluation of Chest Discomfort

15. Thygesen K, Alpert JS, Jaffe AS, et al. Third universal definition of myocardial infarction. *Circulation.* 2012;126:2020–2035.
16. Rubini Gimenez M, Twerenbold R, Boeddinghaus J, et al. Clinical effect of sex-specific cutoff values of high-sensitivity cardiac troponin T in suspected myocardial infarction. *JAMA Cardiol.* 2016;1:912–920.
17. Bonaca MP, Ruff CT, Kosowsky J, et al. Evaluation of the diagnostic performance of current and next-generation assays for cardiac troponin I in the BWH-TIMI ED Chest Pain Study. *Eur Heart J Acute Cardiovasc Care.* 2013;2:195–202.
18. Reiter M, Twerenbold R, Reichlin T, et al. Early diagnosis of acute myocardial infarction in patients with pre-existing coronary artery disease using more sensitive cardiac troponin assays. *Eur Heart J.* 2012;33:988–997.
19. Hess EP, Jaffe AS. Evaluation of patients with possible cardiac chest pain: a way out of the jungle. *J Am Coll Cardiol.* 2012;59:2099–2100.
20. Morrow DA. Evidence-based algorithms using high-sensitivity cardiac troponin in the emergency department. *JAMA Cardiol.* 2016;1:379–381.
21. Mokhtari A, Borna C, Gilje P, et al. A 1-h combination algorithm allows fast rule-out and rule-in of major adverse cardiac events. *J Am Coll Cardiol.* 2016;67:1531–1540.
22. Neumann JT, Sorensen NA, Schwemer T, et al. Diagnosis of myocardial infarction using a high-sensitivity troponin I 1-hour algorithm. *JAMA Cardiol.* 2016;1:397–404.
23. Keller T, Zeller T, Ojeda F, et al. Serial changes in highly sensitive troponin I assay and early diagnosis of myocardial infarction. *JAMA.* 2011;306:2684–2693.
24. Bandstein N, Ljung R, Johansson M, Holzmann MJ. Undetectable high-sensitivity cardiac troponin T level in the emergency department and risk of myocardial infarction. *J Am Coll Cardiol.* 2014;63:2569–2578.
25. Carlton E, Greenslade J, Cullen L, et al. Evaluation of high-sensitivity cardiac troponin I levels in patients with suspected acute coronary syndrome. *JAMA Cardiol.* 2016;1:405–412.
26. Shah AS, Anand A, Sandoval Y, et al. High-STEACS Investigators. High-sensitivity cardiac troponin I at presentation in patients with suspected acute coronary syndrome: a cohort study. *Lancet.* 2015;386:2481–2488.
27. Biener M, Mueller M, Vafaie M, et al. Impact of leading presenting symptoms on the diagnostic performance of high-sensitivity cardiac troponin T and on outcomes in patients with suspected acute coronary syndrome. *Clin Chem.* 2015;61:744–751.
28. Morrow D. Bonaca M. Real world application of "delta" troponin: diagnostic and prognostic implications. *J Am Coll Cardiol.* 2013;62:1239–1244.
29. Roffi M, Patrono C, Collet JP, et al. 2015 ESC Guidelines for the management of acute coronary syndromes in patients presenting without persistent ST-segment elevation. Task Force for the European Society of Cardiology (ESC). *Eur Heart J.* 2016;37:267–315.
30. Pickering JW, Greenslade JH, Cullen L, et al. Assessment of the European Society of Cardiology 0-hour/1-hour algorithm to rule-out and rule-in acute myocardial infarction. *Circulation.* 2016;134:1532–1541.
31. Lippi G, Schena F, Salvagno GL, et al. Comparison of conventional and highly-sensitive troponin I measurement in ultra-marathon runners. *J Thromb Thrombolysis.* 2012;33:338–342.
32. Maisel A, Mueller C, Neath SX, et al. Copeptin helps in the early detection of patients with acute myocardial infarction: primary results of the CHOPIN trial (Copeptin Helps in the early detection Of Patients with acute myocardial INfarction). *J Am Coll Cardiol.* 2013;62:150–160.
33. Hillinger P, Twerenbold R, Jaeger C, et al. Optimizing early rule-out strategies for acute myocardial infarction: utility of 1-hour copeptin. *Clin Chem.* 2015;61:1466–1474.
34. Slagman A, Searle J, Muller C, Mockel M. Temporal release pattern of copeptin and troponin T in patients with suspected acute coronary syndrome and spontaneous acute myocardial infarction. *Clin Chem.* 2015;61:1273–1282.
35. Sukul D, Bonaca MP, Ruff CT, et al. diagnostic performance of copeptin in patients with acute nontraumatic chest pain: BWH-TIMI ED Chest Pain Study. *Clin Cardiol.* 2014;37:227–232.
36. Bank IE, Dekker MS, Hoes AW, et al. Suspected acute coronary syndrome in the emergency room: limited added value of heart type fatty acid binding protein point of care or ELISA tests: the FAME-ER (Fatty Acid binding protein in Myocardial infarction Evaluation in the Emergency Room) study. *Eur Heart J Acute Cardiovasc Care.* 2016;5:364–374.
37. Krintus M, Kozinski M, Kubica J, Sypniewska G. Critical appraisal of inflammatory markers in cardiovascular risk stratification. *Crit Rev Clin Lab Sci.* 2014;51:263–279.
38. Voudris KV, Chanin J, Feldman DN, Charitakis K. Novel inflammatory biomarkers in coronary artery disease: potential therapeutic approaches. *Curr Med Chem.* 2015;22:2680–2689.
39. Vora AN, Bonaca MP, Ruff CT, et al. Diagnostic evaluation of the MRP-8/14 for the emergency assessment of chest pain. *J Thromb Thrombolysis.* 2012;34:229–234.
40. Crawford F, Andras A, Welch K, et al. D-dimer test for excluding the diagnosis of pulmonary embolism. *Cochrane Database Syst Rev.* 2016;(8):CD010864.
41. Shimony A, Filion KB, Mottillo S, et al. Meta-analysis of usefulness of D-dimer to diagnose acute aortic dissection. *Am J Cardiol.* 2011;107:1227–1234.
42. Nadir MA, Witham MD, Szwejkowski BR, Struthers AD. Meta-analysis of B-type natriuretic peptide's ability to identify stress induced myocardial ischemia. *Am J Cardiol.* 2011;107:662–667.
43. Scirica BM, Sabatine MS, Jarolim P, et al. Assessment of multiple cardiac biomarkers in non-ST-segment elevation acute coronary syndromes: observations from the MERLIN-TIMI 36 trial. *Eur Heart J.* 2011;32:697–705.
44. Truong QA, Bayley J, Hoffmann U, et al. Multi-marker strategy of natriuretic peptide with either conventional or high-sensitivity troponin-T for acute coronary syndrome diagnosis in emergency department patients with chest pain: from the Rule Out Myocardial Infarction using Computer Assisted Tomography (ROMICAT) trial. *Am Heart J.* 2012;163:972–979, e1.

Decision Aids

45. Devaux Y, Mueller M, Haaf P, et al. Diagnostic and prognostic value of circulating microRNAs in patients with acute chest pain. *J Intern Med.* 2015;277:260–271.
46. Long B, Koyfman A. Best clinical practice: current controversies in the evaluation of low-risk chest pain with risk stratification aids. Part 2. *J Emerg Med.* 2017;52:43–51.
47. Than M, Cullen L, Aldous S, et al. 2-Hour accelerated diagnostic protocol to assess patients with chest pain symptoms using contemporary troponins as the only biomarker: the ADAPT trial. *J Am Coll Cardiol.* 2012;59:2091–2098.
48. Than M, Aldous S, Lord SJ, et al. A 2-hour diagnostic protocol for possible cardiac chest pain in the emergency department: a randomized clinical trial. *JAMA Intern Med.* 2014;174:51–58.
49. Mahler SA, Hiestand BC, Goff DC Jr, et al. Can the HEART score safely reduce stress testing and cardiac imaging in patients at low risk for major adverse cardiac events? *Crit Pathw Cardiol.* 2011;10:128–133.
50. Mahler SA, Riley RF, Hiestand BC, et al. The HEART Pathway randomized trial: identifying emergency department patients with acute chest pain for early discharge. *Circ Cardiovasc Qual Outcomes.* 2015;8:195–203.

Immediate Management

51. Hermann LK, Newman DH, Pleasant WA, et al. Yield of routine provocative cardiac testing among patients in an emergency department-based chest pain unit. *JAMA Intern Med.* 2013;173:1128–1133.
52. Kontos MC. Myocardial perfusion imaging in the acute care setting: does it still have a role? *J Nucl Cardiol.* 2011;18:342–350.
53. Rybicki FJ, Udelson JE, Peacock WF, et al. Appropriate utilization of cardiovascular imaging in emergency department patients with chest pain: a joint document of the American College of Radiology Appropriateness Criteria Committee and the American College of Cardiology Appropriate Use Criteria Task Force. *J Am Coll Cardiol.* 2016;67:853–879.
54. Hoffmann U, Akers SR, Brown RK, et al. ACR appropriateness criteria acute nonspecific chest pain-low probability of coronary artery disease. *J Am Coll Radiol.* 2015;12:1266–1271.
55. Garg P, Underwood SR, Senior R, et al. Noninvasive cardiac imaging in suspected acute coronary syndrome. *Nat Rev Cardiol.* 2016;13:266–275.
56. De Filippo M, Capasso R. Coronary computed tomography angiography (CCTA) and cardiac magnetic resonance (CMR) imaging in the assessment of patients presenting with chest pain suspected for acute coronary syndrome. *Ann Transl Med.* 2016;4:255.
57. Bogaert J, Eitel I. Role of cardiovascular magnetic resonance in acute coronary syndrome. *Glob Cardiol Sci Pract.* 2015;2015:24.
58. Greenwood JP, Ripley DP, Berry C, et al. Effect of care guided by cardiovascular magnetic resonance, myocardial perfusion scintigraphy, or NICE guidelines on subsequent unnecessary angiography rates: the CE-MARC 2 randomized clinical trial. *JAMA.* 2016;316:1051–1060.
59. Cademartiri F, Maffei E. CT coronary angiography in low-risk, acute chest pain. *Nat Rev Cardiol.* 2012;9:615–616.
60. Litt HI, Gatsonis C, Snyder B, et al. CT angiography for safe discharge of patients with possible acute coronary syndromes. *N Engl J Med.* 2012;366:1393–1403.
61. Ferencik M, Liu T, Mayrhofer T, et al. hs-Troponin I followed by CT angiography improves acute coronary syndrome risk stratification accuracy and work-up in acute chest pain patients: results from ROMICAT II trial. *JACC Cardiovasc Imaging.* 2015;8:1272–1281.
62. Chaikriangkrai K, Palamaner Subash Shantha G, Jhun HY, et al. Prognostic value of coronary artery calcium score in acute chest pain patients without known coronary artery disease: systematic review and meta-analysis. *Ann Emerg Med.* 2016;68:659–670.
63. Hollander JE, Chang AM. Triple rule out CTA scans or the right test for the right patient. *JACC Cardiovasc Imaging.* 2015;8:826–827.
64. Sawyer KN, Shah P, Qu L, et al. Triple rule out versus CT angiogram plus stress test for evaluation of chest pain in the emergency department. *West J Emerg Med.* 2015;16:677–682.
65. Wnorowski AM, Halpern EJ. Diagnostic yield of triple-rule-out CT in an emergency setting. *AJR Am J Roentgenol.* 2016;207:295–301.
66. Ayaram D, Bellolio MF, Murad MH, et al. Triple rule-out computed tomographic angiography for chest pain: a diagnostic systematic review and meta-analysis. *Acad Emerg Med.* 2013;20:861–871.
67. Burris AC 2nd, Boura JA, Raff GL, et al. Triple rule out versus coronary CT angiography in patients with acute chest pain: results from the ACIC Consortium. *JACC Cardiovasc Imaging.* 2015;8:817–825.

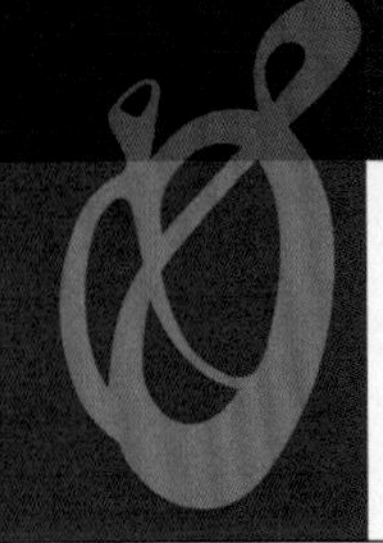

第 57 章　冠状动脉血流与心肌缺血

DIRK J. DUNCKER AND JOHN M. CANTY JR

冠状动脉(简称冠脉)循环的独特之处在于心脏负责产生灌注全身循环所需的动脉压,但同时在心动周期收缩期间阻止其自身灌注。由于心肌收缩与冠状动脉血流及氧输送密切相关,因此供氧与需氧之间的平衡是维持心脏正常搏动功能的关键决定因素(见经典参考文献,Feigl)。当此关系突然被影响冠状动脉血流的疾病破坏时,氧的供求失衡可立即引发恶性循环,即缺血诱发的收缩功能障碍会导致低血压和进一步的心肌缺血。因此,了解冠脉血流的调节、心肌耗氧量的决定因素以及缺血与收缩的相关性等知识,对于理解多种心血管病症的病理生理基础并进行管理必不可少(见经典参考文献,Hoffman and Spaan)。

冠状动脉血流的控制

心动周期内存在明显的收缩期和舒张期冠状动脉血流变异,冠状动脉反相流入,从静脉流出(图 57.1)。收缩期收缩会增加组织压力,使灌注从心脏的心内膜下重新分布至心外膜下层,并阻止流入冠状动脉,从而使冠脉血流量达到最低点。与此同时,收缩期收缩可缩小心肌内微循环血管(微动脉、毛细血管和微静脉)的直径并增加冠状静脉流出,后者在收缩期达到峰值。在舒张期内,沿着有利于心内膜下血管灌注的跨壁梯度,冠状动脉血流增加。此时,冠状静脉血液流出减少。

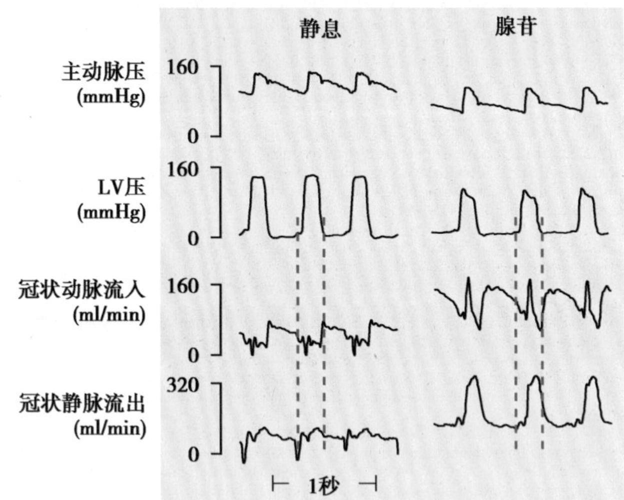

图 57.1　静息时和腺苷扩张血管期间的位相性冠状动脉流入和冠状静脉流出。动脉流入主要发生于舒张期。在收缩期(竖虚线)内,随着静脉流出量达到峰值,动脉流入减少,即表明收缩期间微循环血管收缩。使用腺苷后,静脉流出的位相性变化更加显著。LV,左心室。(改编自 Canty JM Jr,Brooks A. Phasic volumetric coronary venous outflow patterns in conscious dogs. Am J Physiol 1990;258:H1457.)

心肌耗氧量的决定因素

与大多数其他血管床不同,静息时的心肌摄氧量接近最大值,平均为动脉氧含量的 70%~80%[1,2]。增加摄氧量(作为增加氧输送的方式)的能力局限于交感神经激活和急性心内膜下缺血等相关情况。冠状静脉的氧张力(PvO_2)仅可从 25mmHg 降至约 15mmHg。由于静息摄氧量高,心肌耗氧量增加主要通过冠状动脉血流和氧输送成比例增加而达到(图 57.2)。除了冠状动脉血流,氧输送由动脉氧含量(CaO_2)直接确定,即等于血红蛋白浓度与动脉氧饱和度的乘积加上溶解于血浆中的少量氧气,溶解于血浆中的氧气与动脉氧张力(PaO_2)直接相关。因此,对于任何特定的血流水平,贫血都会导致氧输送成比例减少,而由于非线性氧解离曲线,低氧会导致氧含量相对小幅度下降,直至 PaO_2 降低至氧解离曲线的陡峭部分(低于 50mmHg)。

心肌耗氧量的主要决定因素是心率、收缩压(或心肌壁应力)以及左心室(LV)收缩性(见第 22 章)。在这些耗氧量的决定因素中,任一因素增加 2 倍,则冠状动脉血流均须增加约 50%。研究显示,收缩压容量面积与心肌做功量成比例,与心肌耗氧量成线性相关。维持重要细胞膜功能所需的基础心肌需氧量低(大约为静息耗氧量的 15%),当舒张期停跳(如心脏停搏一样)期间机械性收缩停止时,电活动的耗氧量非常少,而且在缺血时减少。

冠状动脉的自主调节

如果心肌耗氧量的决定因素保持恒定,即使冠状动脉压降低至主动脉压以下很大范围,局部冠状动脉血流也能保持恒定。这种现象称为自主调节(图 57.3)。当压力下降至自主调节的下限时,冠状动脉阻力血管对内在刺激的血管舒张程度最大,血流变为压力依赖性,进而导致心内膜下缺血。在正常血流动力学条件下,

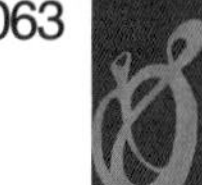

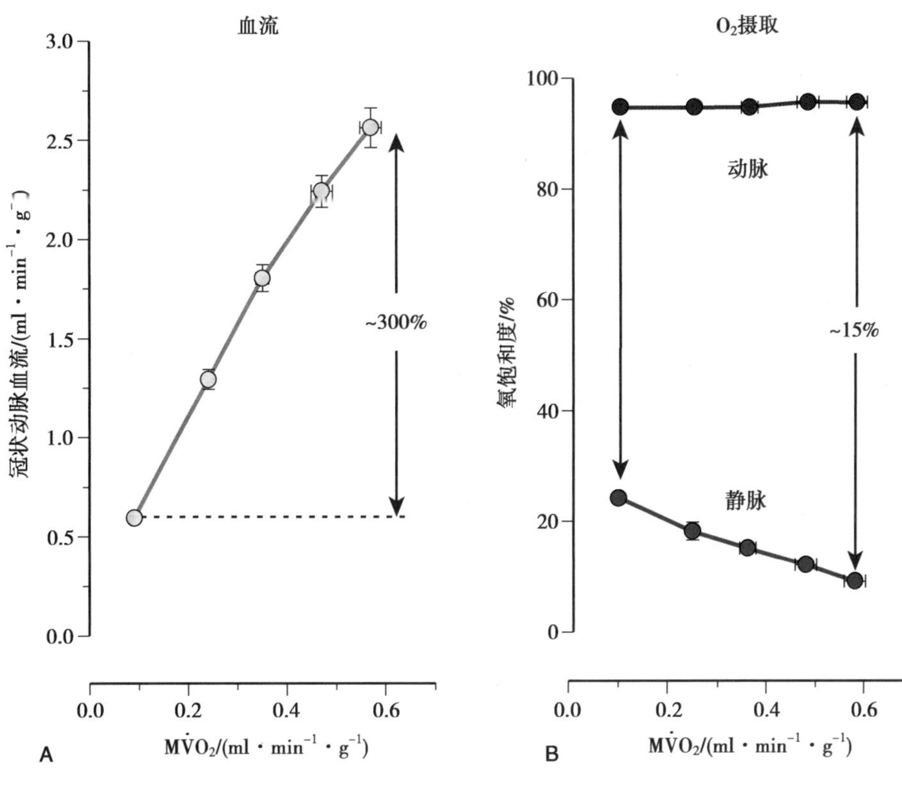

图 57.2 在运动诱发心肌需氧量增加时,心肌耗氧量($M\dot{V}O_2$)与冠状动脉血流密切相互适应。A,$M\dot{V}O_2$ 增加主要通过冠状动脉血流增加来实现。B,心肌摄氧量基础水平高使得运动时的摄氧量只能适度(约 15%)进一步增加

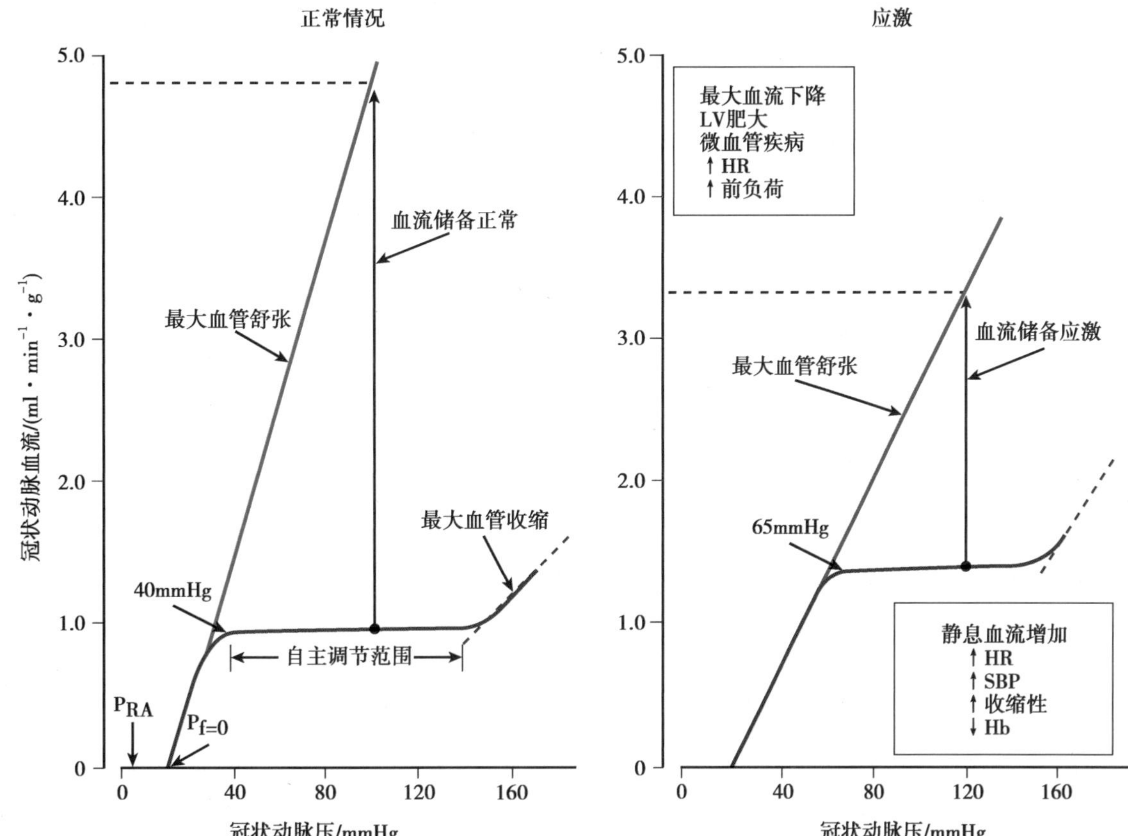

图 57.3 基础状态下和代谢应激(例如,心动过速)后的自主调节关系。**左图**,当总体的耗氧量决定因素保持恒定时,随着局部冠状动脉压出现大范围变化,正常心脏可维持冠状动脉血流量恒定(红线)。低于自主调节压的下限(大约 40mmHg)时,心内膜下血管舒张程度最大,此时会发生心肌缺血。在血管舒张时(蓝线),血流量增加,高于正常动脉压时静息血流量的 4~5 倍。当压力高于右房压(P_{RA})时,冠状动脉血流停止,称为零血流压($P_{f=0}$),此为没有冠状动脉侧支循环时血流的有效反压。**右图**,应激后,心动过速通过减少收缩灌注可用的时间,决定冠状动脉阻力的因素增加,从而减少最大血管舒张血流。左心室(LV)肥大和微血管病也会限制每克心肌的最大血流量。此外,心肌需氧量增加或动脉氧含量减少(例如,由贫血或低氧血症引起)也会使静息血流量增加。这些变化会使冠状动脉血流储备减少、舒张与静息冠状动脉血流比降低,并导致在冠状动脉压较高时发生缺血。Hb,血红蛋白;HR,心率;SBP,收缩压

静息平均冠状动脉血流为 0.7~1.0ml/(min·g)，而在血管舒张期间可增加 4~5 倍。针对药物性血管收缩，使血流增加至超过静息值的能力称为冠脉血流储备。心脏血管舒张程度最大时的血流取决于冠状动脉压。当可用于心内膜下灌注的舒张时间减少(心动过速)或决定舒张期灌注压(前负荷)的因素增加时，最大灌注和冠状动脉血流储备减少。任何增加静息血流的因素也会使冠脉储备减少，包括耗氧量的血流动力学决定因素(收缩压、心率和收缩性)和动脉氧供减少(贫血和低氧)。因此，正常冠状动脉可出现引发心内膜下缺血的情况(见经典参考文献，Hoffman and Spaan)。尽管初始研究表明，自主调节压力下限为 70mmHg，后来的研究显示清醒的犬在基础状态下，冠状动脉血流可被自主调节为平均冠状动脉压低至 40mmHg(舒张压为 30mmHg)(图 57.4)。这些冠状动脉压水平与在无缺血、慢性冠状动脉远端闭塞症状的人群中使用压力导丝微压计记录的水平相似。在心动过速期间，由于血流量需求增加和可用于灌注的时间减少，自主调节压力的下限也更低。

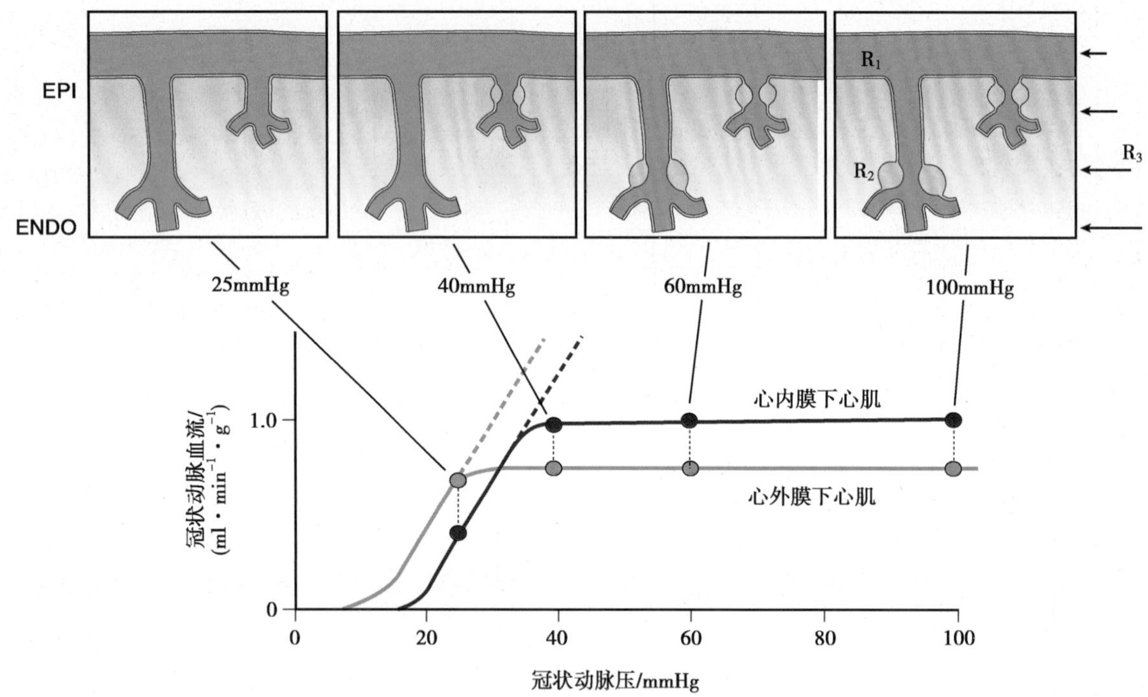

图 57.4 冠状动脉自主调节与心肌代谢中的跨壁变化。心内膜下心肌(ENDO，红色)与心外膜下心肌(EPI，金色)对缺血的易感性增加反映了这一事实：即在冠状动脉压较高(40mmHg 对比 25mmHg)时自主调节已被耗尽。由于心内膜下血流仅发生于舒张期，因此这是静息血流和心内膜下耗氧量增加以及对收缩期收缩效应敏感性增加所致。随着冠状动脉压下降，心内膜下血管先于心外膜下血管发生最大血管舒张。这些跨壁差异在心动过速或前负荷升高时可进一步增加，从而使最大心内膜下灌注下降。(改编自 Canty JM Jr. Coronary pressure-function and steady-state pressure-flow relations during autoregulation in the unanesthetized dog. Circ Res 1988；63：821.)

图 57.4 还阐释了自主调节压下限内的重要跨壁变化，这些变化可导致心内膜下心肌对缺血的易感性增加。心内膜下血流主要发生于舒张期，在低于平均冠状动脉压(40mmHg)时开始降低。相反，心外膜下血流发生于整个心动周期，可以维持至冠状动脉压降至 25mmHg 以下。该差异起因于心内膜下耗氧量增加，需要更高的静息血流水平，以及收缩期收缩对心内膜下血管舒张储备的影响更加显著。自主调节压下限内的跨壁差异导致心内膜下心肌在冠状动脉狭窄时对缺血易感。尽管正常冠状动脉循环在缺血时没有使用药物补充血流储备，但是在某些情况下(例如运动)，若经药物补充冠状动脉血流储备，冠状动脉血流可减少至低于自主调节的下限(见经典参考文献，Duncker and Bache)。

冠状动脉血管阻力的决定因素

冠状动脉血管阻力可分为 3 个主要组分(图 57.5)(见经典参考文献，Klocke，1976)。在正常情况下，心外膜动脉的压力下降无法测量，其提示引流动脉阻力(R_1)可忽略不计。随着心外膜动脉发生血流动力学明显的狭窄(直径减少>50%)，固定的引流动脉阻力在总冠状动脉阻力中的组分占比开始不断增加，当重度狭窄时(>90%)，可使静息血流量减少。

冠状动脉阻力(R_2)的第 2 个组分是动力，主要来自微循环阻力动脉和微动脉。这些微循环阻力动脉的分布遍及心肌，血管尺寸范围宽(直径 20~400μm)，且对物理作用力(腔内压和剪应力)的反应以及组织的代谢需求会发生变化。正常情况下，冠状微静脉和毛细血管产生的阻力很小，它们的阻力在血管张力变化时仍保持相当恒定。即使在心脏血管舒张程度最大时，毛细血管阻力占微血管阻力之比也不超过 20%。[3] 因此，毛细血管密度增加 2 倍可使最大心肌灌注仅增加约 10%。微循环的最小冠状动脉血管阻力主要由动脉阻力血管的大小和密度以及正常心脏决定，该阻力也会导致正常心脏具有大量冠脉血流

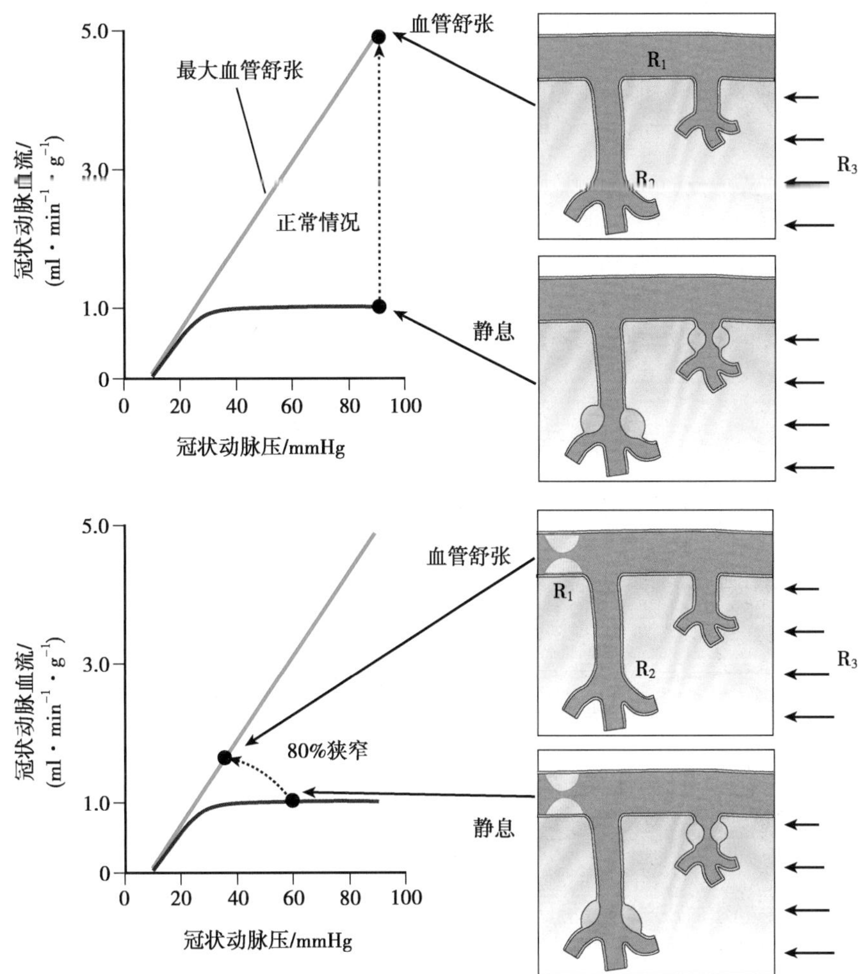

图 57.5 伴和不伴冠状动脉狭窄的冠状动脉血管阻力组分示意图。R_1 是心外膜引流动脉阻力，正常情况下无意义；R_2 是继发于血流的代谢性和自主调节性调整的阻力，发生于微动脉和小动脉；R_3 是随时间变化的收缩阻力，其在心内膜下层的水平高于心外膜下层。在正常心脏(上图)，$R_2>R_3>>R_1$。近端发生狭窄或药物性血管扩张可降低微动脉阻力(R_2)。存在重度心外膜狭窄时(下图)，$R_1>R_3>R_2$

储备。

血管外收缩阻力。第3个组分是血管外收缩阻力(R_3)，在心动周期随时间变化而变化，与心脏收缩及左心室内收缩压的进展相关。心力衰竭时，通过舒张期血管外组织压力升高造成的微循环血管被动收缩，来自左心室舒张压升高的收缩效应阻止了灌注。前负荷增加有效地升高了冠状动脉血流的正常反压力，使之高于冠状静脉压力水平。心内膜下心肌的收缩效应最显著(见后文)。

舒张期期间，心脏收缩使心内膜下血管外组织压力升高至与LV压相等的数值。在心外膜下心肌，血管外组织压力值会下降至接近胸腔压力值。收缩期期间有效反压增加使驱动压随时间变化而降低，进而阻止心内膜下灌注。尽管这种模式可解释收缩期冠状动脉流入的变化，但是无法解释冠状静脉收缩期流出增加。为了同时解释流入受损和静脉流出加速，一些研究者提出了心肌内泵的概念(见经典参考文献，Hoffman and Spaan)。在这种模型中，微循环血管在收缩期收缩，使血液电容性放电，从而加速血流从微循环流向冠状静脉系统(图57.6)。与此同时，上游的电容性放电阻止了收缩期冠状动脉流入。尽管这解释了冠状动脉流入和静脉流出的相位性变化以及其在收缩期的跨壁分布，但是血管容量无法解释舒张期组织压力升高相关的收缩效应。因此，心肌内容量、有效冠状动脉反压的收缩变化、收缩期冠状动脉阻力增加以及随时间变化的驱动压共同构成了相位性收缩期冠状动脉血流量的收缩决定因素。

最小冠状动脉阻力(R_2)和收缩驱动压的跨壁变化。针对血管阻力的收缩决定因素的心内膜下易感性可通过微动脉和毛细血管密度增加所致最小阻力减少而部分代偿。由于这种血管梯度的存在，非搏动心脏的最大药物血管舒张期间心内膜下血流大于心外膜下灌注。心脏血管舒张程度最大时的冠状动脉血管阻力也呈压力依赖性，这反映了动脉阻力血管的被动扩张。因此，在正常冠状动脉扩张压下获得的冠状动脉阻力的即时血管舒张值低于压力下降时的值。

舒张灌注的有效驱动压的确切决定因素仍存在争议。大多数实验性研究证实，心脏血流的有效反压高于右房压。这称为零血流压($P_{f=0}$)，在心脏血管舒张程度最大时，其最小值约为10mmHg。当前负荷升高至20mmHg以上时，$P_{f=0}$ 会增加至接近LV舒张充盈压的数值。前负荷升高使冠状动脉驱动压降低和心内膜下灌注减少。当狭窄和心力衰竭使冠状动脉压降低时，确定血流量尤为重要。

冠状动脉张力的内皮依赖性调控

心外膜引流动脉不会对冠状动脉血管阻力有显著作用，但是动脉直径由血小板释放的多种旁分泌因素以及循环中的神经激素

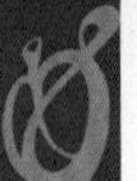

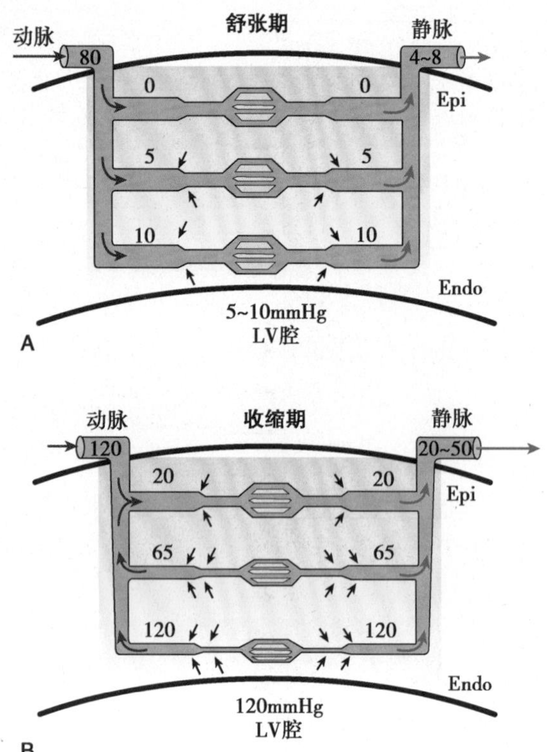

图 57.6　血管外组织压力对跨壁灌注的影响。**A**,舒张期期间的收缩效应与从心内膜下心肌(Endo)到心外膜下心肌(Epi)下降的组织压力相关。在舒张期左心室(LV)压高于 20mmHg 时,前负荷决定冠状动脉舒张灌注的有效反压。**B**,在收缩期期间,心脏收缩会增加顺应性微动脉和微静脉周围的心肌内组织压力。这会产生隐蔽的动脉"反流",可减少系统性心外膜动脉流入,如"图 57.1,微静脉收缩加速静脉流出"所描述。(改编自 Hoffman JI, Spaan JA. Pressure-flow relations in the coronary circulation. Physiol Rev 1990;70:331.)

激动剂、神经元张力所调控,还可通过血管剪应力进行局部控制[1]。图 57.7 汇总了心血管疾病相关的最常见因素。很多这类激动剂的净效应非常依赖于是否存在功能性内皮。Furchgott 和 Zawadzki(见经典参考文献)最早证明了在正常情况下,乙酰胆碱通过一种内皮依赖性舒张因子舒张动脉,该因子后来经确定是一氧化氮(NO)。其与鸟苷酸环化酶结合并增加环鸟苷酸(cGMP),从而导致血管平滑肌松弛。去除内皮时,针对乙酰胆碱产生的扩张转为血管收缩,其反映了毒蕈碱型血管平滑肌收缩的效应。后续研究证实,冠状阻力动脉还展现出对直径的内皮调控,以及对剪应力等物理作用力和旁分泌介质的反应等,因阻力血管大小不同而各异[3,4]。下文讨论调节冠状动脉心外膜和阻力动脉直径涉及的主要内皮依赖性生化通路。

一氧化氮(内皮源性舒张因子)

一氧化氮产生于内皮细胞,通过Ⅲ型一氧化氮合酶(nitric oxide synthase, NOS)将 L-精氨酸通过酶转化为瓜氨酸而生成。内皮 NO 从腔内弥散进入血管平滑肌,在此与鸟苷酸环化酶结合,通过减少细胞内钙,增加 cGMP 生成并导致肌肉松弛。NO 介导的血管舒张可通过冠状动脉剪应力的周期性或脉冲性变化而增强。为应对冠状动脉血流的偶然增加(例如,运动训练),NOS 发生慢性上调,也增强了各种内皮依赖性血管扩张药的松弛作用。在多种疾病状态和存在一个或多个冠心病危险因素的患者中,NO 介导的血管舒张受损。这是为应对氧化应激时产生了超氧阴离子灭活 NO 所致。在动脉粥样硬化、高血压和糖尿病状态下,这种灭活是 NO 介导的血管舒张受损的标志。

内皮依赖性超极化因子

内皮依赖性超极化是人冠状动脉微循环中特定激动剂(例如,缓激肽)和剪应力所诱发血管舒张的另一种内皮依赖性机制。内皮产生的内皮依赖性超极化因子(Endothelium-dependent hyperpolarizing factor, EDHF)通过开放钙激活钾通道(K_{Ca})来超极化血管平滑肌和舒张动脉。EDHF 的确切生化种类尚不清楚,但是,重要的可能种类包括内皮源性过氧化氢[4]和环氧二十碳三烯酸,后者是细胞色素 P-450 表氧化酶通路产生的一种花生四烯酸代谢产物[4,5]。

前列环素

花生四烯酸通过环氧合酶(COX)代谢还可产生前列环素,后者在外源性使用时是一种冠状动脉血管扩张药。尽管一些证据提示,前列环素会促进张力性冠状动脉血管舒张,但是缺血时 COX 无法改变急性狭窄远端的血流量或限制代谢增加引起的耗氧量。这说明其他代偿性血管舒张通路能够克服上述情况[1,2]。与冠状动脉阻力脉管系统不同,血管扩张药前列腺素是冠状动脉侧支血管阻力非常重要的决定因素,在犬中抑制 COX 可减少侧支灌注[6]。

内皮肽

内皮肽(ET-1、ET-2 和 ET-3)是肽内皮依赖性收缩因子。ET-1 是来源于一种较大前体分子(前-原-内皮肽)经内皮肽转化酶进行酶裂解而产生的强效收缩肽。与内皮来源的血管扩张药(NO、EDHF 及前列环素)产生的血管平滑肌快速松弛和恢复特征不同,内皮肽的收缩较为持久。内皮肽水平的变化主要通过转录控制来介导,并使冠状动脉血管张力产生较长期的改变。内皮肽的效应通过同时结合于 ET_A 和 ET_B 受体而介导。ET_A 介导的收缩是由血管平滑肌中的蛋白激酶 C 活化所致。ET_B 介导的收缩不太明显,并且可被 ET_B 介导的内皮依赖性 NO 产生及血管舒张所抵消。内皮肽并未真正参与调节正常心脏的冠状动脉血流,但是在心力衰竭等病理生理状态下,间质和循环中的内皮肽浓度增加时,也可以调节血管张力。

冠状引流和阻力动脉的神经控制。交感神经和迷走神经支配冠状引流动脉和部分阻力脉管系统的神经控制。神经刺激通过改变血管平滑肌等机制以及刺激内皮释放 NO,进而影响张力。在存在损害内皮依赖性血管舒张的危险因素时,可发生截然相反的效应。

胆碱能神经支配。乙酰胆碱使阻力动脉舒张,导致冠状动脉血流增加。在引流动脉中,乙酰胆碱在正常状态下导致轻度冠状动脉舒张。这反映出血管平滑肌直接毒蕈碱型收缩的净作用被直接刺激 NOS 导致内皮依赖性血管舒张和伴随的阻力血管舒张导致血流介导舒张增加所抵消。患有动脉粥样硬化或存在 CAD 危险因素的人群应答明显不同。阻力血管应对乙酰胆碱的舒张减弱,血流介导的 NO 产生减少会导致净心外膜引流动脉收缩,这在狭窄段尤为明显(图 57.8A)。

交感神经支配。在基础状态下,心脏没有静息交感张力,因此没有失神经支配对静息灌注的影响。在交感神经激活时,冠状动脉张力由心肌交感神经释放的去甲肾上腺素和循环中的去甲肾上腺素及肾上腺素

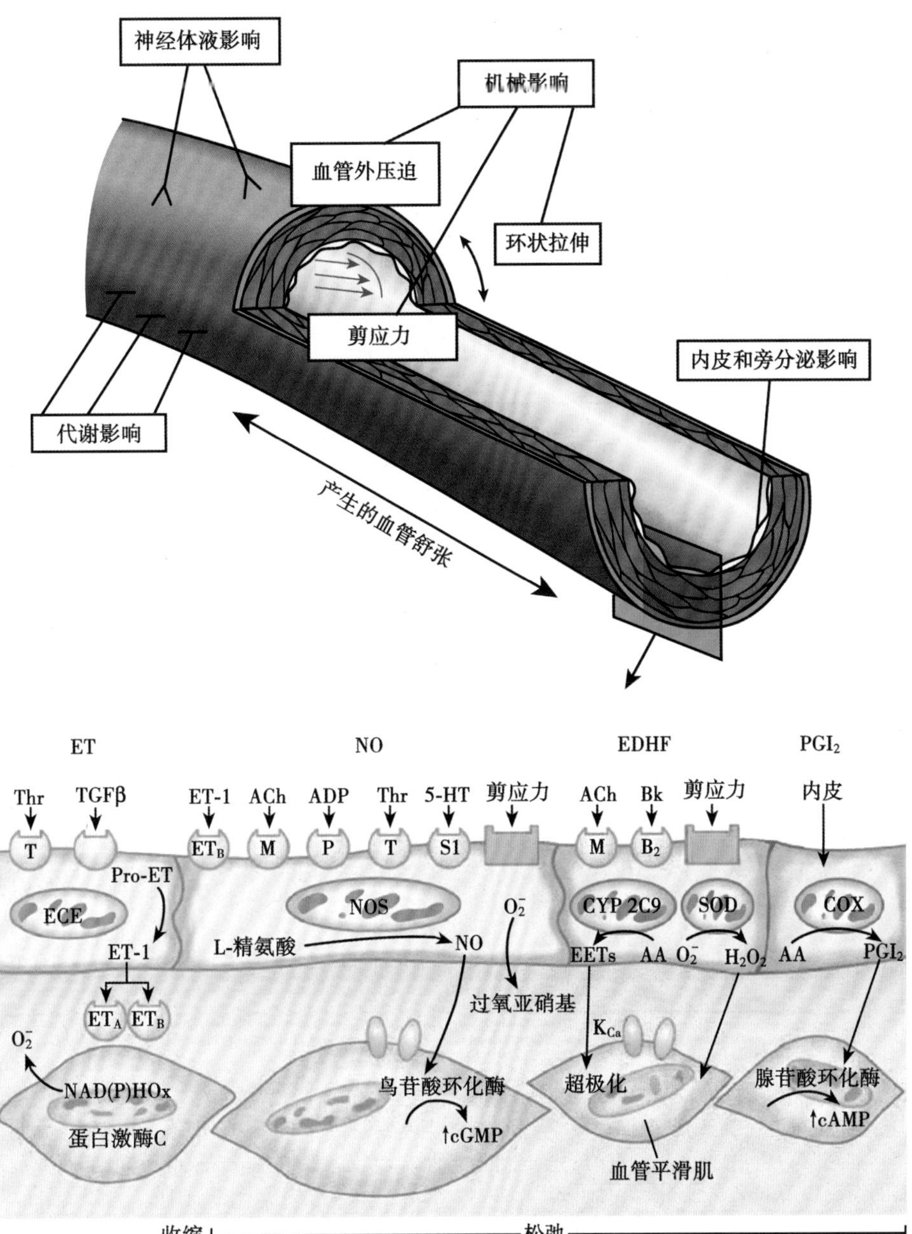

图 57.7 内皮依赖性血管张力调节。在正常的冠脉循环中，管腔血流或剪应力增加后以及与内皮表面受体结合的激动剂（例如，由血小板或心脏神经释放）作用后会出现内皮依赖性血管舒张。这些作用会刺激一氧化氮（NO）和内皮依赖性超极化因子（EDHF）生成，包括环氧二十碳三烯酸产物（EET）和线粒体释放的过氧化氢（H_2O_2），其会弥散入血管平滑肌并使之松弛。前列环素，亦称为前列腺素 I_2（PGI_2），产生于冠脉侧支血管的内皮，可引起紧张性血管舒张。内皮还产生内皮素（ET），该物质激活血管平滑肌中的蛋白激酶 C 从而产生冠脉收缩作用，并与内皮源性松弛因子竞争。内皮依赖性血管舒张功能受损可由松弛因子（例如，内皮破坏）生成的缺乏引起，或与氧化应激和生成超氧阴离子（例如，NO 和 O_2^- 结合生成过氧亚硝酸盐）有关的疾病状态下 NO 灭活引起。这些情况下，自身活性物质对血管张力的作用因其对血管平滑肌的直接作用而转化为血管收缩（未显示）。AA，花生四烯酸；ACh，乙酰胆碱；Bk，缓激肽；5-HT，5-羟色胺[血清素]；K_{Ca}，钙激活钾通道；TGFβ，转化生长因子 $β_1$；Thr，凝血酶。（改编自 Laughlin MH, Davis M, Secher NH, et al. Peripheral circulation. ComprPhysiol 2012;2:321.）

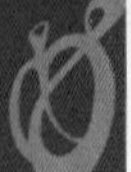

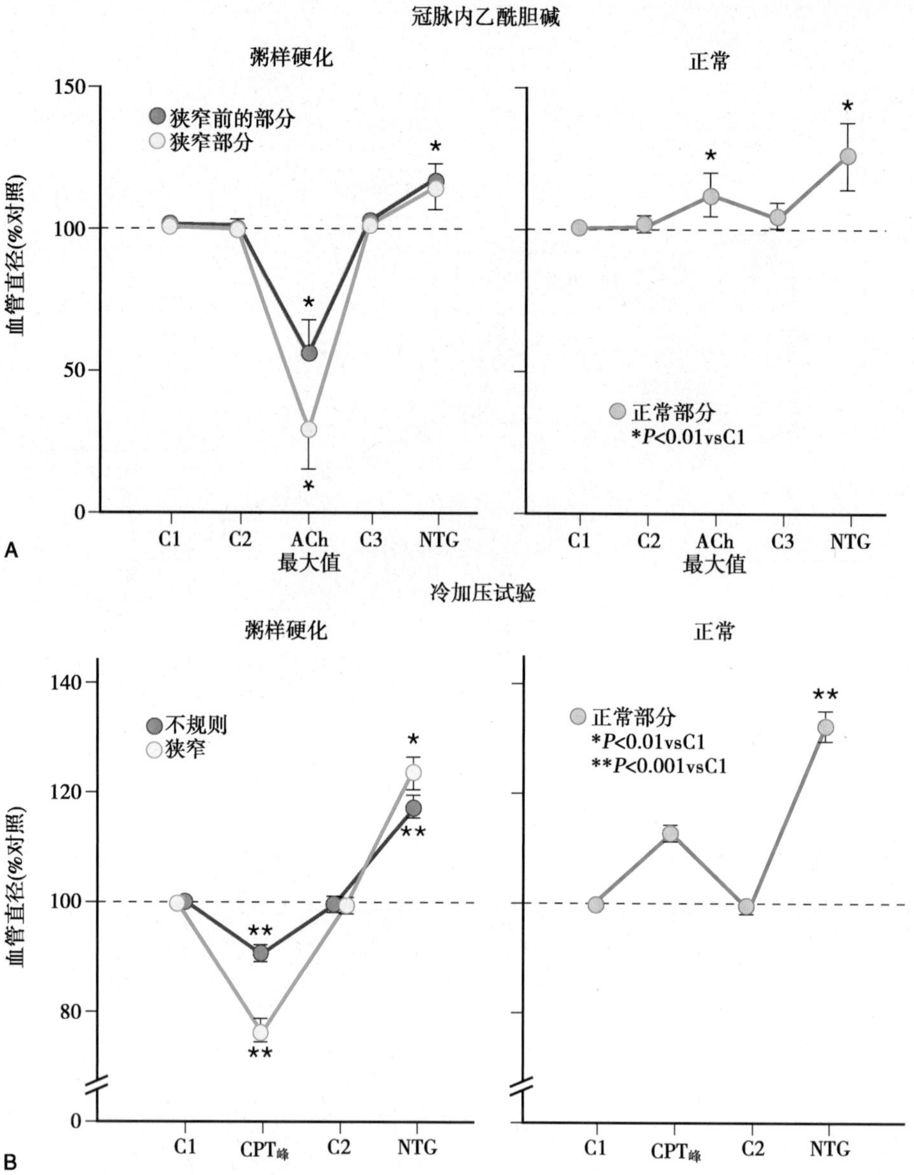

图 57.8 正常和粥样硬化的心外膜动脉中不同直径的引流动脉反应。A，乙酰胆碱。在正常动脉中，乙酰胆碱诱发血管舒张，但粥样硬化的动脉出现收缩，有狭窄时尤其明显。B，冷加压试验。激活交感神经张力通常导致心外膜净扩张，但在动脉粥样硬化患者中会出现冠脉不规则和狭窄段血管收缩的情况。ACh，乙酰胆碱；C，对照；CPT，冷加压试验（反应）；NTG，硝酸甘油。（A，改编自 Ludmer PL et al. Paradoxical vasoconstriction induced by acetylcholine in atherosclerotic coronary arteries. N Engl J Med 1986；315：1046；B，改编自 Nabel EG et al. Dilation of normal and constriction of atherosclerotic coronary arteries caused by the cold pressor test. Circulation 1988；77：43.）

所调控。在引流动脉中，交感神经刺激导致 α_1 收缩和 β 介导的血管舒张。净效应是舒张心外膜冠状动脉。这种舒张经冠状动脉阻力血管的代谢性舒张伴随的血流介导血管舒张所增强。当 NO 介导的血管舒张受损时，α_1 收缩作用占优势，可使得狭窄为顺应性的不对称病变的狭窄严重程度不断增加。这是冷加压试验期间可诱发缺血的机制之一（图 57.8B）。

交感神经激活对心肌灌注和冠状动脉阻力血管张力的作用复杂，取决于 β_1 介导心肌耗氧量增加的净作用（心肌耗氧量决定因素增多所致）、β_2 介导的直接冠状动脉舒张以及 α_1 介导的冠状动脉收缩。在正常情况下，运动诱发的 β_2 肾上腺素能"前馈"舒张占优势，导致血流量高于心肌耗氧量水平。运动期间，这种神经控制机制可在局部代谢物聚积之前产生短暂性血管舒张，并防止需氧量突然变化时发生心内膜下缺血。使用非选择性 β 受体阻滞剂后，交感神经激活掩盖了 α_1 介导的冠状动脉收缩。在心脏工作负荷处于相似水平时，尽管血流量轻度减少，但是氧摄取增加且冠状静脉 PO_2 减少，因此氧输送得以维持。存在药物性血管扩张储备时，强烈的 α_1 肾上腺素能收缩可克服代谢性血管舒张的内在刺激，从而导致缺血[6]。突触前和突触后 α_2 应答的作用有争议；它们显示出在控制血流方面的作用并不那么明显。这在一定程度上反映了突触前 α_2 受体刺激的竞争性效应，通过抑制肾上腺素释放而导致血管收缩减轻。

旁分泌血管活性介质和冠状动脉痉挛

许多旁分泌因子在正常状态和与正常冠脉循环控制无关的病理生理状态下均可影响冠状动脉张力。图 57.7 总结了其中最重要的部分。斑块破裂激活血栓级联反应，由此生成的心外膜动脉血栓释放旁分泌因子；它们可以调节对改变平滑肌松弛和收缩的刺激仍有反应的、接近偏心溃疡斑块区域的心外膜张力，进而引起冠脉狭窄呈动态变化，且具有生理意义。旁分泌介质中的许多介质还刺激释放 NO 和 EDHF，因此，也会对依赖血管大小（引流动脉与阻力动脉）以及是否存在正常功能内皮的下游血管运动产生不同影响。

经激活血小板所释放的血清素可引起正常动脉和动脉粥样硬化动脉的收缩，还可通过叠加的血管痉挛作用增加冠状动脉功能上动态狭窄的严重程度。与之相比，旁分泌介质通过内皮依赖性 NO 的释放来扩张冠状微动脉并增加冠脉血流。动脉粥样硬化时或 NO 生成受损的情况下，主要是对平滑肌的直接作用，并且微血管的反应转化为血管收缩。因此，CAD 时血清素的释放通常会加重缺血。

血栓素 A_2 是强效血管收缩剂，为内过氧化物代谢的产物，在血小板聚集过程中被释放。它不仅使引流动脉和游离的冠脉阻力血管收缩，还会加重急性心肌缺血。

腺苷二磷酸（ADP）是另一种源于血小板的血管扩张剂，可使冠脉微血管和引流动脉舒张。这一作用由 NO 介导，并通过清除内皮而消除。

在体外，凝血酶通常会引起血管舒张，该作用为内皮依赖性且由前列环素和 NO 释放来介导。在体内，凝血酶还释放血栓素 A_2，从而使内皮依赖性血管舒张作用受损的心外膜狭窄部位产生血管收缩。在冠脉阻力血管系统中，凝血酶发挥内皮依赖性血管扩张剂作用，并增加冠脉血流。

冠脉痉挛

冠脉痉挛引起冠状动脉一过性功能性闭塞，经硝酸盐血管舒张作用可逆转。最常见于冠脉狭窄时引起的一过性狭窄，区别于严重解剖性狭窄对于灌注的影响（见第 20 章）。在出现 CAD 时，内皮破坏很可能参与局灶性血管痉挛；由于缺乏竞争性内皮依赖性血管舒张，自身活性物质和交感神经刺激所产生的正常血管舒张作用转化为血管收缩反应。然而，尽管内皮依赖性血管舒张受损会引起血管痉挛，但它并不是根本原因，而需要一个触发因子（例如，血栓形成、交感神经激活）。

正常冠状动脉发生的变异型心绞痛或 Prinzmetal 心绞痛其机制尚不清楚。动物模型的数据表明可能是内源性血管收缩机制被激活（见经典参考文献，Konidala and Gutterman）。研究表明，冠状动脉在体外和体内对血管收缩激动剂可产生超敏反应，并且血管舒张反应减少。部分研究证实，Rho，一种鸟苷三磷酸（GTP）结合蛋白，可通过效应蛋白 Rho 激酶抑制肌球蛋白磷酸酶活性，从而使血管平滑肌对钙敏感。

药物性血管舒张。血管扩张剂对冠脉血流的影响反映了对血管平滑肌的直接作用以及阻力动脉张力的二次调整。血流介导的血管舒张可扩大血管舒张剂反应，而自动调节可在微循环的一个环节中克服血管舒张并使血流恢复正常。强效血管舒扩剂专门用于评估冠脉狭窄的严重程度[7]。

硝酸甘油。心脏功能正常状态下，硝酸甘油扩张心外膜引流动脉和小的阻力冠状动脉，但不增加冠脉血流（见经典参考文献，Duncker and Bache）。后一观察结果表明，通过自动调节逃逸机制来克服短暂性微动脉扩张的情况，使冠脉阻力恢复到受控水平[3,4]。尽管硝酸甘油不增加正常心脏的冠脉血流，但可以使较大的冠状动脉阻力血管舒张，从而在血流介导的 NO 依赖性血管舒张受损时可改善心内膜下心肌的血流灌注[6]。它还可以在心脏衰竭时通过全身静脉舒张来降低左室舒张末压，从而改善心内膜下心肌的血流灌注。与此相似，冠状动脉侧支血管在硝酸甘油的作用下扩张，而侧支血流阻力减少在某些情况下可改善局部灌注[6]。

钙通道阻滞剂。所有钙通道阻滞剂均可诱发血管平滑肌松弛，并且是各种不同程度的药物性冠状血管扩张剂。心外膜动脉中，血管扩张剂反应与硝酸甘油相似，并且在变异型心绞痛患者中，可以有效防止狭窄冠脉或正常冠脉血管发生痉挛。钙通道阻滞剂还可以最大强度扩张冠脉阻力血管。在这方面，二氢吡啶衍生物（如硝苯地平）的作用非常强，有时在出现严重狭窄时会加速心内膜下心肌缺血。这是由于血流透壁再分布（冠脉窃血）以及短效硝苯地平可引起短暂性心动过速和低血压所致。

腺苷和 A_2 受体激动剂。腺苷通过激活血管平滑肌上的 A_2 受体扩张冠状动脉，与分离自心脏病患者中小冠状动脉的内皮无关[8]。实验观察到微循环对腺苷的敏感性有差异，直接作用与阻力血管的大小有关，而且主要限于细于 100μm 的血管[3,4]。较大的上游阻力血管通过源于剪应力增加时的 NO 依赖性机制扩张。因此，在内皮依赖性血管舒张功能受损时，在没有狭窄的情况下，腺苷对静脉内或冠脉内的最大冠脉血流反应降低[4]，并可通过改善 NO 介导血管舒张的干预措施[例如，降低低密度脂蛋白（LDL）水平]增加。单剂量腺苷 A_2 受体激动剂（例如，瑞加德松）当前更常用于药物负荷试验，与腺苷等效。这些制剂可以避免在心肌灌注显像期间需要连续输液[7]（见第 16 章）。

双嘧达莫。双嘧达莫通过抑制肌细胞重摄取由心肌细胞释放的腺苷而发挥血管舒张作用。因此，除了血管舒张时间比腺苷作用时间更久之外，其作用和机制与腺苷相似。可使用非特异性腺苷受体阻滞剂氨茶碱来逆转其作用。

罂粟碱。罂粟碱是首个用于冠脉内扩张的短效冠脉扩张剂。它通过抑制磷酸二酯酶并增加环腺苷酸（cAMP）来松弛血管平滑肌。静脉内推注后起效快，但血管舒张作用相比腺苷更久（约 2 分钟），而且其作用不依赖内皮。

冠状动脉微循环的结构和功能

图 57.4 和图 57.5 中的示意图显示了冠脉阻力血管控制较为局限化的部位，这有助于提炼决定冠脉血管阻力的主要因素。实际上，各冠脉阻力呈纵向分布的网络，冠脉微循环体外研究证实了特定阻力血管调节机制有明显的空间异质性[3,4,6]（图 57.9）。每个阻力血管需要以有组织的方式扩张来满足下游血管床的需求。冠脉阻力的代谢控制部位中经常位于下游血管床。这可以通过感测腔内血流（剪应力介导的控制）或腔内压变化（肌源性控制）等物理力而不依赖于代谢信号来实现。心外膜动脉（直径>400μm）发挥引流动脉的作用，其直径主要由剪应力调节，在广泛的冠脉血流中引起最小限度的压力下降（<5%）。阻力冠脉血管可分为小动脉（100~400μm）和微动脉（<100μm）；小动脉根据局部剪应力和管腔压力的变化调节自身张力（肌源性反应），微动脉对局部组织代谢敏感且直接控制低阻力冠状毛细血管床的灌注[3,4]（图 57.10）。心肌毛细血管密度平均为 3 500/mm^2（因此毛细血管之间的平均距离为 17μm），心内膜下毛细血管平均密度大于心外膜下毛细血管平均密度。

静息状态下，微循环过程的压力下降大多发生于 50~200μm 的阻力动脉，最小压力下降则见于正常血流水平下的毛细血管和微静脉[4]。使用双嘧达莫进行药物性血管舒张后，阻力动脉扩张减缓了阻力动脉中前毛细血管压力下降。同时，静脉压降幅增加，微静脉阻力重新分布，这些微静脉中平滑肌松弛受限，已经很低的阻力较为固定。

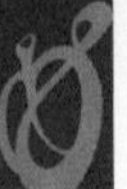

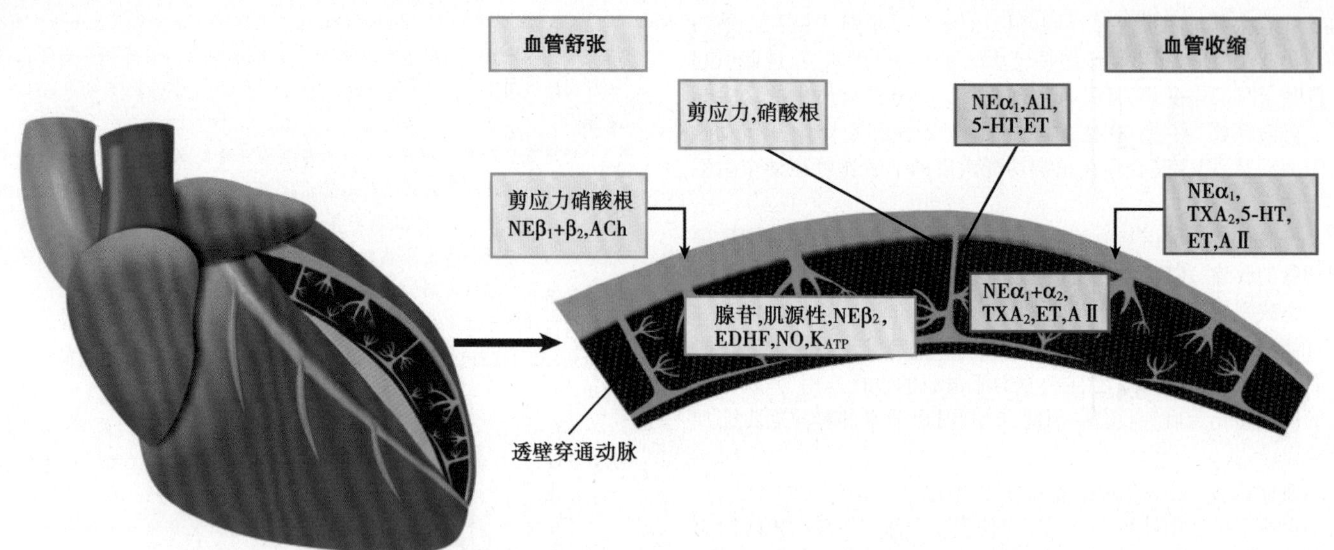

图 57.9　阻力冠状血管的透壁分布——心外膜引流动脉和微循环不同部位中主要的血管扩张剂和血管收缩剂机制。心外膜引流动脉分叉形成心外膜下和心内膜下阻力动脉。透壁穿支阻力动脉的独特之处在于它们从心内膜下代谢刺激中被移除,并且,理论上更依赖于通过对剪应力和管腔压力的反应来调节其张力,以便在远端心内膜下微动脉丛代谢变化时产生扩张反应。更多讨论,请见正文。AⅡ,血管紧张素Ⅱ;ACh,乙酰胆碱;EDHF,内皮依赖性超极化因子;ET,内皮素;5-HT,5-羟色胺(血清素);K_{ATP},ATP 依赖性钾通道;$NE\beta_1$,去甲肾上腺素 β_1-肾上腺素能;$NE\alpha_1$,去甲肾上腺素 α_1-肾上腺素能;TXA_2,血栓素 A_2。(改编自 Duncker DJ,Bache RJ. Regulation of coronary vasomotor tone under normal conditions and during acute myocardial hypoperfusion. PharmacolTher 2000;86:87.)

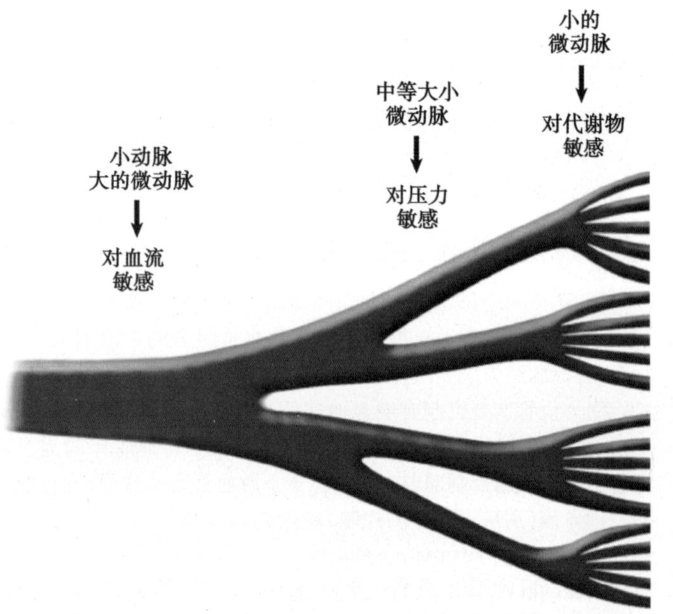

图 57.10　代谢激活后冠脉血流通过上升的、代谢性、肌源性和剪应力诱导的机制进行全面调节。毛细血管前的小远端微动脉对组织代谢敏感。上游的中间微动脉对压力敏感,主要是肌源性机制。小的阻力动脉不被纳入代谢环境中,主要根据剪应力和血流调节局部张力。毛细血管和小静脉阻力小,主要视为阻力固定。(改编自 Davis MJ,Hill MA,Kuo L. Local regulation of microvascular perfusion. In Tuma RF,Duran WN,Ley K,editors. Handbook of Physiology:Microcirculation. San Diego:Academic Press;2008,p 161.)

血流的生理调整过程中微循环血管舒张有明显的异质性。例如,随着自动调节期间压力降低,扩张主要由细于 100μm 的微动脉实现,而较大的阻力动脉因灌注压降低而倾向于收缩[3]。相反,代谢性血管舒张由各种大小的阻力血管一致扩张来实现[4]。阻力血管舒张中类似的异质性是在使用内皮依赖性激动剂和血管扩张剂后发生。

心内膜下阻力冠脉血管的独特组分之一是自心外膜走行至心内膜下神经丛的透壁穿支动脉(transmural penetrating arteries)(见经典参考文献,Duncker and Bache)。这些血管不仅对代谢信号欠敏感,而且,缺血局限于心内膜下心肌所产生的代谢信号中移除了这些血管。因此,在这个"上游"阻力部分,剪应力变化的局部调节作用和对局部压力所产生的肌源性血管舒张,成为决定血管直径的关键因素。即便在最大限度的血管舒张过程中,该变化出现在达到微动脉微循环之前的冠脉阻力血管部分,因此产生更大幅度的纵向压力下降,心内膜下冠状微动脉的微循环压力低于心外膜下微动脉的微循环压力[4]。

调节冠脉阻力的血管腔内物理作用力

由于大部分阻力冠脉系统因代谢性控制调节剂的作用而存在于上游,局部血管控制机制在将充分的区域性组织灌注分配到远端微循环方面至关重要。不同大小和类别的阻力冠状血管之间机制的表现方式明显不同,这与其各自的功能相符。

肌源性调节

肌源性反应指血管平滑肌对抗冠状动脉直径变化的能力[3]。因此,当舒张压降低时血管松弛,舒张压升高时血管收缩(图 57.11A)。肌源性张力是血管平滑肌的一种特性,发生于动物和人体的大多数阻力冠状动脉。细胞机制尚不清楚,但已知它依赖血管平滑肌钙流入,可能是通过心肌拉伸激活的 L 型 Ca^{2+}通道,从而诱发跨桥激活。肌源性反应所引起的阻力变化倾向于将局部冠脉血流恢复到原有水平。肌源性调节视为冠脉自动调节反应的重要机制,在体内主要见于细于 100μm 的微动脉(例如,自动调节期间)。

血流介导的阻力动脉控制

冠状小动脉和微动脉在局部剪应力变化时会调节自身的直径(图 57.11B)。游离冠状微动脉中血流诱导的扩张呈内皮依赖性

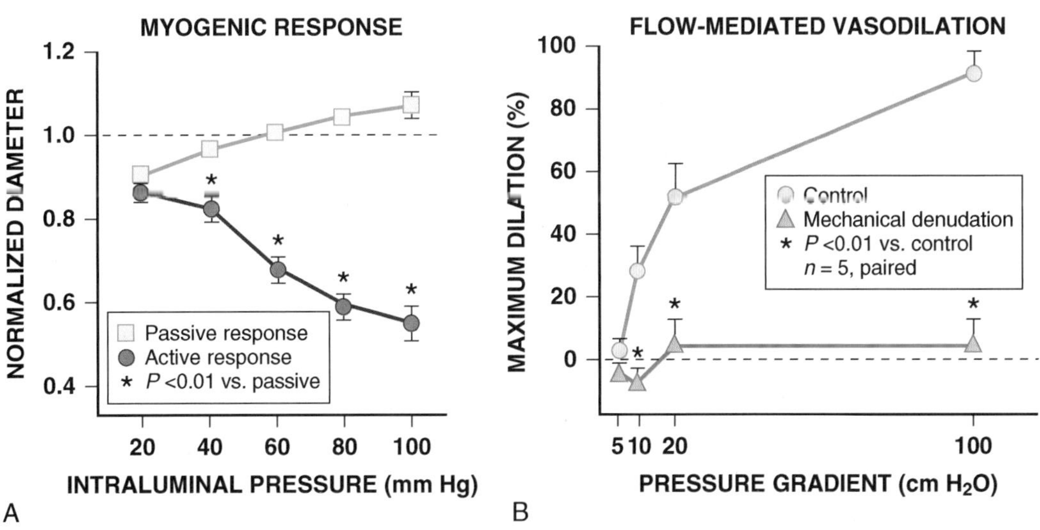

FIGURE 57. 11 Effects of physical forces on coronary diameter in isolated human coronary resistance arteries (nominal diameter, 100 μm). A, As distending pressure is reduced from 100 mmHg, progressive vasodilation occurs, consistent with myogenic regulation. Myogenic dilation reaches the maximum passive diameter of the vessel at 20 mmHg. B, Flow-mediated vasodilation in cannulated human resistance arteries. As the pressure gradient across the isolated vessel is increased, intraluminal flow rises, causing progressive dilation that is abolished by removing the endothelium. Similar flow-mediated dilation occurs in most arterial vessels, including the coronary conduit arteries. (A, Modified from Miller FJ, Dellsperger KC, Gutterman DD. Myogenic constriction of human coronary arterioles. Am J Physiol 1997;273:H257; B, modified from Miura H et al. Flow-induced dilation of human coronary arterioles: important role of Ca^{2+}-activated K^+ channels. Circulation 2001;103:1992.)

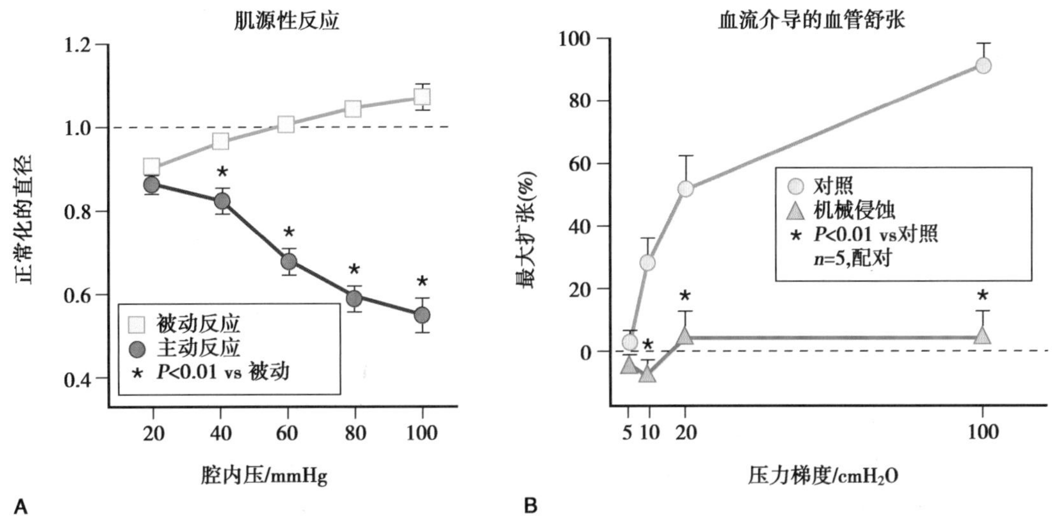

图 57.11 游离人体阻力冠状动脉(标称直径,100μm)中的物理作用力对冠脉直径的影响。A,随着扩张压自100mmHg降低,血管进行性舒张,与肌源性调节一致。肌源性舒张使血管在20mmHg时达到最大被动直径。B,插管的人体阻力动脉中血流介导的血管舒张。随着游离血管中的压力梯度增加,管腔内血流增加,使得血管进行性舒张,这种舒张可通过去除内皮来消除。大多数动脉,包括冠状引流动脉,发生类似的血流介导的舒张。(A,改编自 Miller FJ,Dellsperger KC,Gutterman DD. Myogenic constriction of human coronary arterioles. Am J Physiol 1997;273:H257;B,改编自 Miura H et al. Flow-induced dilation of human coronary arterioles:important role of Ca^{2+}-activated K^+ channels. Circulation 2001;103:1992.)

且由NO介导,原因是它可以被L精氨酸类似物抑制。相反,来自接受心脏手术患者的离体动脉呈现通过EDHF血流介导的血管舒张。与动物实验结果不同,可能反映出在EDHF介导相比NO介导的冠脉循环中,年龄或种属差异的影响相对更重要。该机制同样也显示冠脉循环因不同血管大小的功能不同而异。猪研究证实超极化调节心外膜引流动脉[8],并且阻力血管系统中NO发挥主要作用。此外,EDHF可能代表正常情况下由NO抑制的代偿途径,并在NO介导的血管舒张受损的获得性疾病状态下被上调[8]。近期研究已证实该因子可能是过氧化氢[5,8]。尽管游离的血管存在差异,但在人体冠脉循环中用L-精氨酸类似物阻断NOS可减少药物性内皮依赖性激动剂所致血管舒张,并减弱代谢性血管舒张期间的血流增加。这证实了NO介导的血管舒张在部分冠脉阻力

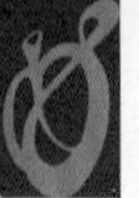

血管中起到生理性血管舒张作用。

冠脉阻力血管控制的代谢性介质。尽管对于冠脉微阻力血管分布的认识越加深入，但是有关代谢性血管舒张的特异性介质仍然没有达成共识[1,9]。任何部位微循环的冠脉阻力反映了局部物理因素（例如，压强、血流）、血管扩张剂代谢物（例如，腺苷、PO_2、pH）、自身活性物质和神经调节的整合。这些机制中的每种机制均促进冠脉平滑肌的净张力形成，而净张力可能最终由血管平滑肌三磷酸腺苷（ATP）敏感性 K^+（K_{ATP}）通道的开放和关闭来控制。在可用的局部调节机制中存在相当大的冗余[1,2]。因此，在冠脉压正常时阻断单个机制无法改变冠脉自动调节或代谢性血流调节。但这冗余部分可在静息或运动状态下通过增加心脏负荷并评估低压下冠脉狭窄远端的血流调节情况而显露。此处总结了一些候选机制及其在代谢阻力控制和缺血诱发的血管舒张中的作用（见经典参考文献，Feigl and Duncker and Bache）。

腺苷。长期以来，关于腺苷作为阻力动脉调节的代谢性介质受到关注。缺血期间 ATP 水解速度大于其合成速度时，心肌细胞释放腺苷。其生成和释放也随着心肌代谢而增加。腺苷由于迅速地被腺苷脱氨酶灭活，其半衰期极短（<10 秒）。腺苷与血管平滑肌上的 A_2 受体结合，增加 cAMP 水平，开放 K_{ATP} 和中间体钙激活钾通道[6,8]。腺苷对阻力冠状动脉的作用有差异，它主要扩张细于 100μm 的血管[4]。尽管腺苷对较大的阻力动脉和引流动脉没有直接影响，但这些动脉通过随微动脉阻力降低而同时出现的局部剪应力增加所产生的内皮依赖性血管舒张作用而实现血管舒张[3]。尽管腺苷作为局部代谢调节机制有其吸引力，但大量在体实验数据有力地证实代谢或自动调节中调节冠脉血流增加时不需要腺苷[6]。然而，腺苷在缺氧和急性运动诱发的狭窄远端心肌缺血时可能促进血管舒张[2]。

ATP-敏感性 K^+ 通道。冠脉血管平滑肌 K_{ATP} 通道通过张力性激活，参与形成静息状态下冠脉张力。使用格列本脲防止 K_{ATP} 通道的开放通过克服内源性血管舒张机制来引起细于 100μm 的微动脉收缩、减少冠脉血流，并减轻冠脉狭窄远处的心肌缺血。[2] K_{ATP} 通道既可以调节冠脉代谢，还可以调整自动调节反应。这是一种有潜在吸引力的机制，原因是代谢性血流调节的许多其他候选因子（例如，腺苷、NO、β_2-肾上腺素受体、前列环素）最终因这条途径被阻断而受影响。K_{ATP} 通道开放更像是一般效应器，而不是血流代谢活动或自动调节性调整的感应器。此外，阻断 K_{ATP} 通道血管舒张后观察到的冠脉血流减少可能为药理性，由克服了内源性血管扩张剂刺激的微循环血管收缩引起，与使用药理剂量的其他强效血管收缩剂（例如，内皮素、血管升压素）时观察到的情况相同。

氧传感。尽管是 PO_2 强效冠脉扩张剂刺激物，但局部 PO_2 在调节微动脉张力时所起的作用仍不清楚。冠脉血流增幅与动脉氧含量降低（PO_2 降低或贫血）的幅度呈比例关系，并且，缺氧时接受灌注的毛细血管密度增加到原来的两倍。潜在机制可能是血管内 PO_2 水平降低时红细胞释放 NO 和 ATP（这些物质刺激血管内皮 P_2 受体产生 NO）[1,2]。但是，目前尚缺乏有关证实氧气直接影响代谢性或自身调节性调整的研究。而且，血管扩张剂对动脉氧输送减少的反应可能仅仅反映了心肌代谢与血流之间的密切关系。

酸中毒。研究已证实，动脉高碳酸血症和酸中毒可产生冠脉扩张作用及与缺氧无关的强效刺激。尽管它们在心肌灌注局部调节中的确切作用仍不清楚[1]，但似乎可以合理地认为随着心肌代谢增加而出现的一些血管舒张情况可由急性缺血时心肌二氧化碳（CO_2）生成和组织酸中毒增加引起。

右冠状动脉血流

尽管针对左心室设定的冠脉血流调节的一般概念适用于右心室，但右冠状动脉对右心室（RV）游离壁的血供程度有差异。在右冠状动脉（right coronary artery，RCA）为非优势血管的犬中研究了该情况[6]。在冠脉血流储备方面，供应 RCA 的动脉压显著大于右室压，从而将冠脉储备的决定血管收缩的因素减少到了最低限。右心室氧耗低于左心室氧耗，并且，冠状静脉血氧饱和度高于左冠脉循环。由于氧摄取储备量大，冠脉血流随着压力降低而减少，氧的输送则通过增加摄取而维持。这些差异显示了右心室游离壁特异的情况。对于 RCA 为优势血管且供应大部分左心室下壁的人群，影响左心室心肌血流调节的因素可能发挥主导作用。

冠状动脉狭窄的生理学评估

对心外膜冠状动脉狭窄的严重程度进行生理学评估是 CAD 患者管理的一个重要内容[10]（见第 61 章）。动脉粥样硬化所致心外膜动脉狭窄增加冠脉阻力，减少心肌最大灌注。在许多患者中，冠脉微循环调节的异常也会参与了心肌缺血。区分冠脉阻力血管引起的狭窄，可通过目前临床实践中使用的冠状动脉内传感器，同时评估冠脉血流和远端冠脉压力[11,12]（见第 62 章）。

狭窄处压力-血流关系

血管造影可见的心外膜冠状动脉通常可以在不产生任何显著性压力下降的情况下耐受冠脉血流大幅增加，从而对冠脉阻力血管系统发挥通道功能。这种显著变化主要发生在 CAD 时，心外膜动脉阻力占主导作用。这种固定的阻力成分随着狭窄严重程度增加而增加，并限制最大心肌灌注。

在动物和人类研究中，将损伤微循环阻力血管调控的危险因素和弥漫性动脉粥样硬化的影响减少到最低限度的情况下，首先考虑狭窄严重程度、压力下降和血流之间的理想关系。图 57.12 总结了决定狭窄能量丢失的主要因素。可用伯努利原理（Bernoulli principle）说明狭窄产生的压力下降与直径减少 30%～90%狭窄冠脉血流之间的关系。狭窄处的总压力下降由 3 个流体动力学因素决定——黏性下降、分离丢失和湍流，尽管最后一个因素在压力下降中的作用较小。血流固定时，决定其狭窄的最重要因素是狭窄最小处病变的横截面积（见经典参考文献，Klocke，

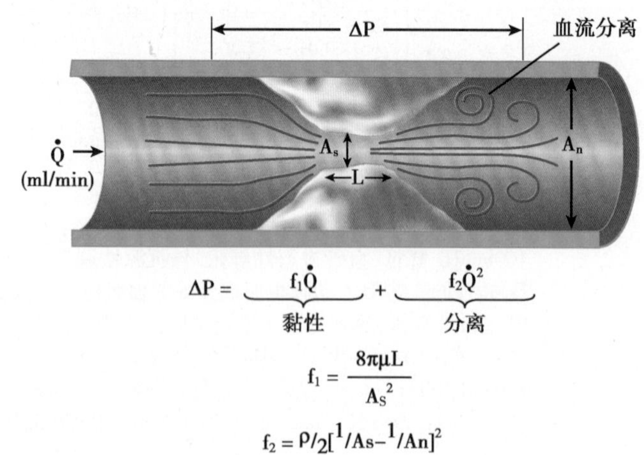

图 57.12 狭窄的流体力学曲线。可根据伯努利方程预测狭窄处的压力下降。它与最小狭窄横截面积成反比关系，并且随着狭窄严重程度增加，依血流速度的平方而变化。A_n，正常区域的面积；A_s，狭窄面积；f_1，黏性系数；f_2，分离系数；L，狭窄长度；μ，血液黏度；ρ，血液密度；ΔP，压降；$\dot{Q}$，血流量

1983)。由于阻力与横截面积的平方成反比,不对称病灶(狭窄部分区域其血管平滑肌可以松弛或收缩)中血栓或血管舒缩引起的微小动态变化,导致狭窄处压力—血流关系的重要变化,并减少血管扩张期间的最大灌注。分离丢失决定狭窄处压力—血流关系的曲线性或"陡峭"性,并随着狭窄严重程度或血液流速增加而变得越来越重要。狭窄长度和狭窄远段横截面积的变化是决定大多数冠脉病变的相对次要因素。

弥漫性外向重塑伴动脉壁增厚在冠状动脉粥样硬化中常见,但不改变特定几何结构狭窄管腔处的压力-血流特征。相反,随血管延伸的弥漫性负向重塑有效减少了病灶区的最小面积,并且,使用相对直径或面积测量值可低估狭窄的严重程度(见第20章),同时这种重塑可参与延长轴的最大灌注压下降[10]。

狭窄处阻力随着最小截段面积减少呈几何级数增加(图57.13A,B)。这表明压力下降呈血流依赖性,随血流量或血流速度的平方值动态改变。因此,血管扩张期间瞬间狭窄阻力逐渐增加。这在确定严重动脉狭窄处压力-血流行为时尤其重要,导致管腔面积小幅减少即引起狭窄远端冠脉压力和最大冠脉灌注的大幅度降低。

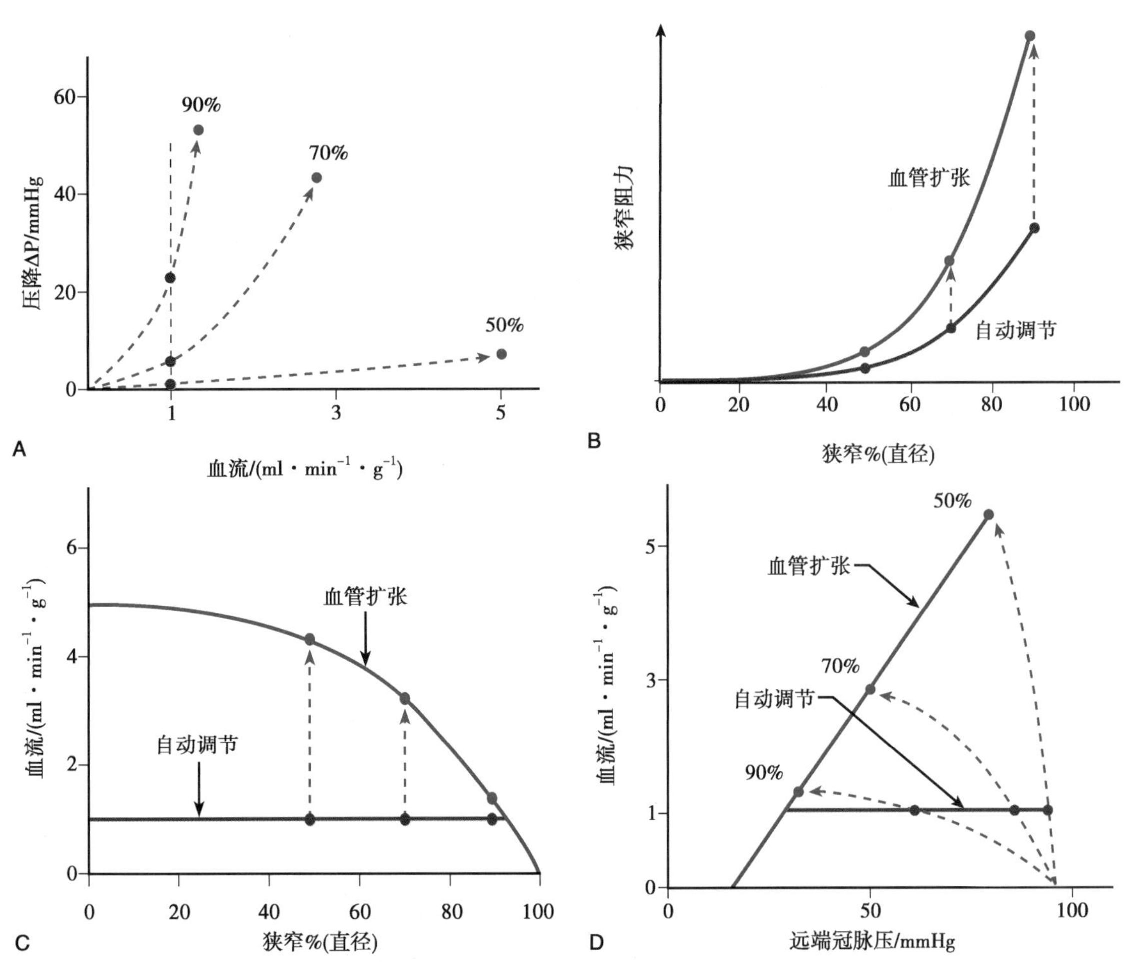

图57.13 心外膜动脉狭窄处压力-血流关系(A)、自动调节的静息和最大血管扩张血流时狭窄阻力(B)、绝对冠脉血流储备(C)和远端冠脉压力-血流关系(D)之间的相互关系。红圈和线表示静息态的血流,蓝圈和线表示直径减少50%、70%和90%的狭窄的最大血管扩张。如A所示,随着狭窄严重程度增加,狭窄处压力-血流的非线性程度加剧。因此,血管扩张期间狭窄的瞬间阻力增加(B)。狭窄处非线性压力-血流行为导致50%狭窄时压力下降非常小,远端冠脉压和血管扩张的血流接近正常水平。相反,90%狭窄明显影响血流量,并且,考虑到狭窄处压力-血流关系的倾斜度,90%狭窄引起远端冠脉压力显著降低

远端冠脉压、血流和狭窄严重程度的相互关系

由于心肌最大灌注最终由狭窄远端的冠脉压力决定,在分析冠脉自动调节和血管扩张时冠脉压力-血流关系时考虑心外膜狭窄处压力-血流关系会有帮助。图57.13C总结了在没有弥漫性腔内狭窄且冠脉微循环阻力正常时,狭窄对血管静息状态下和扩张时血流的影响与直径下降百分比的函数关系。由于冠脉有自动调节机制,随着狭窄严重程度增加,血流保持恒定。因此,对静息状态下的灌注显像检查不能识别血流动力显著意义的狭窄(见第16章)。相反,最大血管舒张时压力-血流关系对检测狭窄严重程度更敏感。正常情况下冠脉血流储备丰富,血流约可增加到静息血流值的5倍。如图57.13D所示,在狭窄严重到直径减少50%之前(横截面积减少75%),狭窄处没有明显的压力下降(ΔP),心肌最大灌注也未见狭窄相关的变化。在狭窄严重程度超过50%,(横截面积减少75%),冠脉压力—血流关系的曲线倾斜度加大,狭窄处阻力增加同时伴有狭窄处ΔP增加(图57.13A)。降低微循环灌注的主要决定因素即远端冠脉压,而且最大血管扩张血流(和冠脉血流储备)减少。狭窄严重程度超过90%时通常出现严重狭窄,即

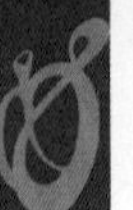

心内膜下血流储备在静息状态下完全耗尽。在这种情况下，药物扩张导致心外膜下阻力血管远段冠脉压力降低，心内膜下心肌供血减少而重新分布，引起"透壁窃血"现象[6]。

最大灌注和冠脉储备的概念

Gould[10]最先提出冠脉储备的概念。随着技术进步，包括通过侵入性导管的方法测量人体冠脉内压力和血流（图 57.14）（见第 62 章），利用正电子发射断层扫描（PET）、单光子发射断层扫描（SPECT）以及最近的心脏磁共振（CMR）进行心肌灌注无创成像（第 16 章和第 17 章），使得了解人体冠脉储备成为可能。随着以生理学为基础的方法来定量分析灌注和冠脉压成为可能，冠脉微循环调节的异常参与了许多孤立性心外膜动脉狭窄伴功能异常的CAD 患者中。由于存在这些复杂因素，经常需要多种补充方法来定义狭窄严重程度与冠脉微循环异常所致心肌灌注的局限性。目前用于定量分析冠脉血流储备的三个主要指数是绝对血流储备、相对血流储备和血流储备分数（图 57.15）。

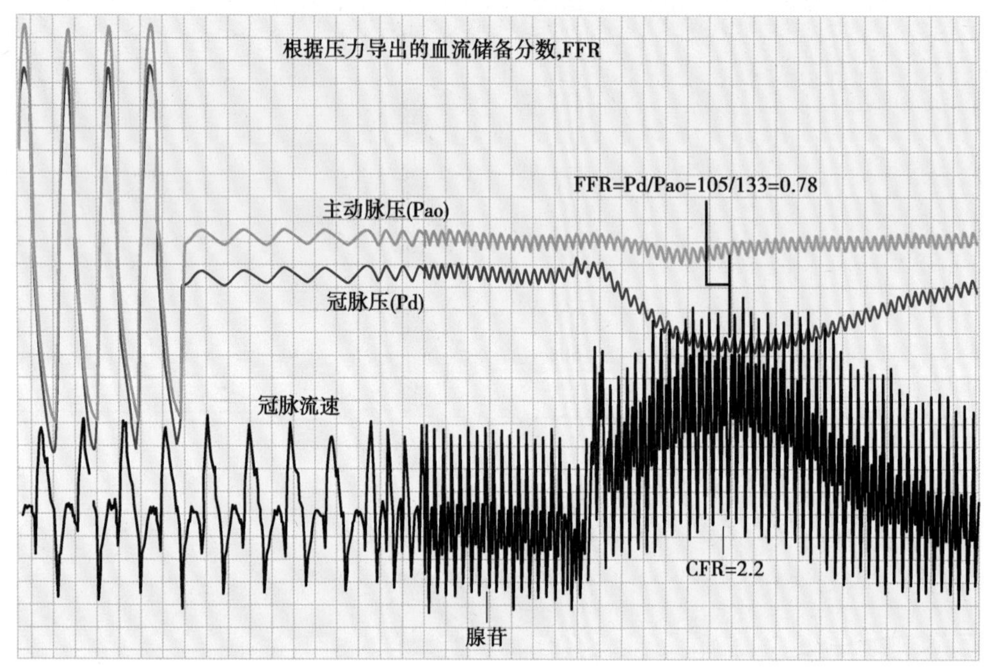

图 57.14 出现瞬间狭窄的患者冠脉压力和血流速度跟踪。冠脉内给予腺苷后，血流速度短暂性增加，平均远端冠脉压（Pd）降低。绝对冠脉血流储备（CFR）是峰流量与静态流量的比值。FFR是 Pd/Pao 比值（远端冠脉压除以平均主动脉压）

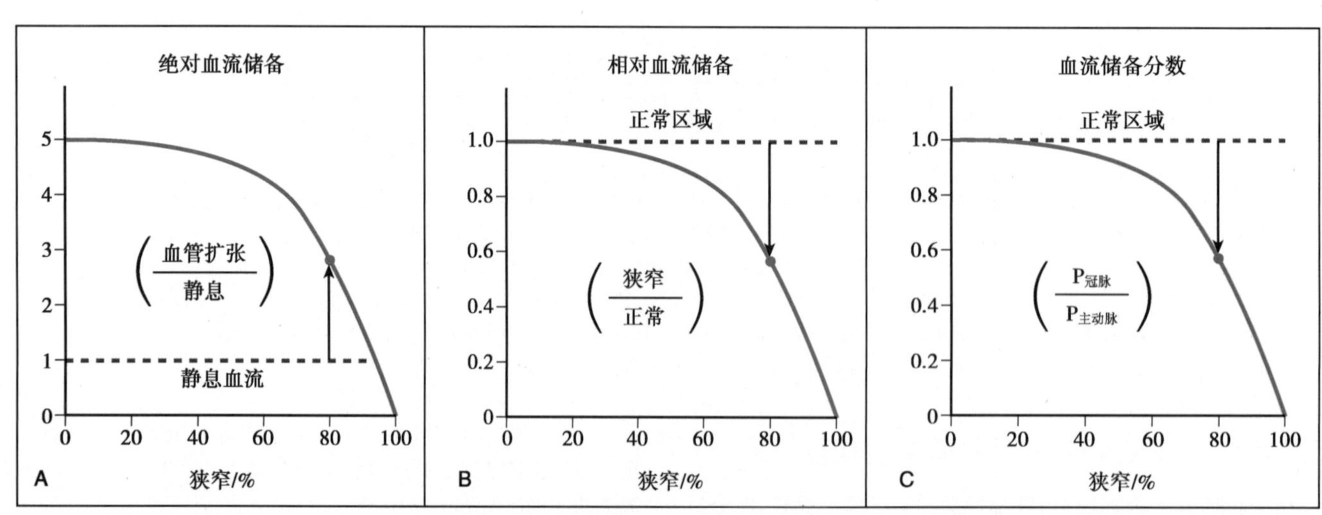

图 57.15 绝对血流储备、相对血流储备和血流储备分数（FFR）之间的相互关系。A，绝对血流储备是血管舒张期间冠脉血流与静息值的比值。可通过有创法测量冠脉内血流速度或用 PET 定量测量动力灌注的方法来获得该值。B，相对血流储备比较了狭窄区最大血管舒张血流与同一个心脏中假设正常的区域，通过应激时灌注成像来测量。C，FFR 在概念上与相对血流储备相似，并根据血管舒张时狭窄远端的冠脉压测量值间接评估最大血流。绝对血流储备反映了狭窄以及冠脉微循环异常的综合效应。相反，相对血流储备和 FFR 识别狭窄相比于正常血管的相对影响。它们假设阻力冠脉血管的最大血管舒张反应，不能识别微循环阻力控制的异常参与引起心肌缺血的可能性。

绝对血流储备

最初评估功能性狭窄严重程度的方法聚焦于评估缺血性血管扩张后血流相对增加(冠状动脉短暂性闭塞后反应性充血反应)或冠脉内使用罂粟碱、腺苷或静脉注射双嘧达莫引起的微循环扩张剂。绝对血流储备可使用冠脉内多普勒流速测量仪或热稀释血流测量法定量分析,也可以根据PET和磁共振成像(MRI)使绝对组织灌注显像的定量法进行定量。它以心脏特定区域最大血管扩张血流与相应的静息血流比值表示,并量化血流可以增加到大于静息值的能力(图57.15A)。与SPECT上应激性缺血相关的临床上重要的最大血流减少通常与绝对血流储备值小于2有关(见第16章)。绝对血流储备不仅受最大冠脉血流影响因素(如狭窄严重程度、微循环调节受损、动脉压力、心率)的调控,也受到相应的静息血流值影响。如前所述,静息血流可随着血红蛋白含量、基线血流动力学状态和静息氧摄取而变化。因此,绝对血流储备减少可由静息冠脉血流不适当升高引起,也可由最大灌注减少引起。

在无弥漫性粥样硬化或左心室肥大的情况下,清醒人类其绝对血流储备与动物的血流储备相似,血管扩张状态下的血流可达到静息状态下的4~5倍。因此,在单支或两支血管孤立病变的CAD患者,罂粟碱诱导的冠脉内血管舒张后狭窄严重程度和绝对血流储备的理想化关系可以得到很好的重复。相反,对于病变更广泛的患者,冠脉微循环异常以及狭窄解剖结构不确定性或弥漫性粥样硬化,导致观察到的狭窄严重程度与绝对血流储备之间的关系存在变异。在合并高胆固醇血症等CAD风险因素但无明显冠脉管腔狭窄的患者,其微循环血流受损或对扩血管药物反应减弱,并且PET检测的绝对血流储备值低于正常人。因此,绝对血流储备的一个明显的缺陷是心外膜狭窄的重要性与微循环功能异常所引起的变化(例如,肥厚、内皮依赖性血管舒张功能受损)并不能截然分开。同样,近期研究还发现代谢综合征时冠脉血流调节出现异常[13]。

相对血流储备

相对冠脉血流储备测量是利用无创的核灌注成像法识别血流动力学上重要的冠脉狭窄的基石(见第16章)。使用该方法时,区域灌注的相对差异(每克组织)是在最大药物性血管扩张或运动应激期间评估的,并以流向心脏正常区域的血流的分数表示(见图57.15B)。该方法比较了相同血流动力学条件下相对灌注状态,对平均动脉压、心率和前负荷的变化不太敏感。另一种方法使用了有创的绝对血流储备测量法,通过狭窄血管的绝对血流储备除以远端的灌注正常区域的绝对血流储备得出相对血流储备。[11]

尽管影像学方法广泛用于识别血流动力学上显著的狭窄,但这些方法用于定量分析相对血流储备时仍明显受限。首先,传统的SPECT成像法需要左室内存在正常阶段作为对照。因此,当弥漫性异常的血流储备平衡多支血管病变时,或微循环血管舒张功能受损时,相对血流储备的测量无法准确地定量分析狭窄的严重程度。由于核示踪剂的弥散受限,并且其心肌摄取增加幅度无法与扩张血管的血流增加幅度成比例,故SPECT方法检测出灌注差异需要相对扩张血流存在较大的差异。因此,示踪剂分布差异将不同程度地低估灌注的实际相对差异。该问题可通过使用PET灌注示踪剂和用于定量分析血流的合适动力学建模来克服。最后,尽管存在与灌注缺陷的大小有关的预后数据,尚未进行影像学连续性测量并量化应激或扩张时的血流下降,从而定量评价病变严重程度;但在概念上与血流储备分数相似。

血流储备分数

大量的研究明显聚焦在使用侵入性方法测量冠脉狭窄远端压力作为狭窄严重程度的间接指标[11](见图57.14)。由Pijls和Sels[14]开创的这一方法基于一个原理,即血管舒张期间测量的冠脉远段压力与最大舒张期灌注成正比(见图57.15C)。血流储备分数(FFR)是间接指标,通过测量狭窄远端微循环血流的驱动力(远端冠脉压-冠状静脉压)与无狭窄时冠脉驱动力(平均主动脉压-冠状静脉压)的比值而确定。该方法假设血管舒张的压力—流量关系呈线性(已知在冠脉压减少时呈曲线[15])且通常假定冠脉静脉压为零。据此得出简化的临床FFR指标即平均远端冠脉压/平均主动脉压(Pd/Pao)。尽管是衍生出来的结果,但这种测量在概念上与相对冠脉血流储备相似,原因是它们都只依赖冠脉内血管扩张期间最小冠脉压力,并在相似的血流动力学情况下比较狭窄区域与正常区域。它们可以立即评估瞬间狭窄的生理意义,指导是否需要进行经皮冠状动脉介入治疗,且不受静息血流变化的影响,因此对临床应用非常有吸引力(见第62章)。类似地,由于它们只需要测量血管舒张的冠脉压,FFR可用于在经皮冠状动脉介入治疗(PCI)后立即评估残余病变的功能效应。

FFR的一个明显优势是目前有大量的预后价值。一项大规模、前瞻性、随机化研究的15年随访结果证实,在稳定型缺血性心脏病患者中,延期干预而不是预防性干预对FFR测量值大于0.75的冠脉病灶的治疗结局较好[16](图57.16)。这项研究表明相比

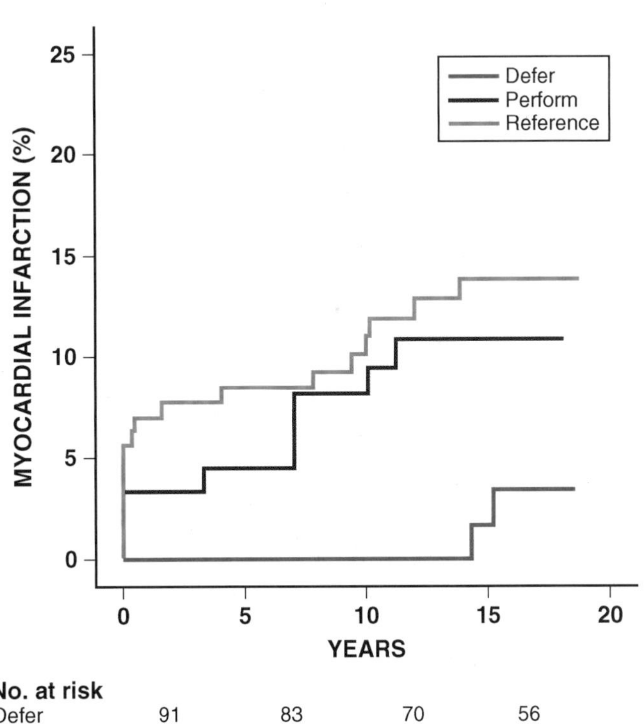

No. at risk				
Defer	91	83	70	56
Perform	90	81	68	59
Reference	144	118	102	80

FIGURE 57.16 Deferral versus performance of percutaneous coronary intervention (PCI) of functionally nonsignificant coronary stenosis. Patients with angiographically significant coronary stenosis but fractional flow reserve (FFR) of 0.75 or greater who underwent optimal medical treatment alone (*Defer*) displayed a significantly lower incidence of myocardial infarction compared to patients undergoing PCI plus optimal medical treatment (*Perform*). The *Reference* group consisted of patients with FFR less than 0.75 undergoing PCI plus optimal medical treatment. (From Zimmermann FM, Ferrara A, Johnson NP, et al. Deferral vs. performance of percutaneous coronary intervention of functionally non-significant coronary stenosis: 15-year follow-up of the DEFER trial. Eur Heart J 2015;36:3182.)

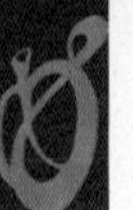

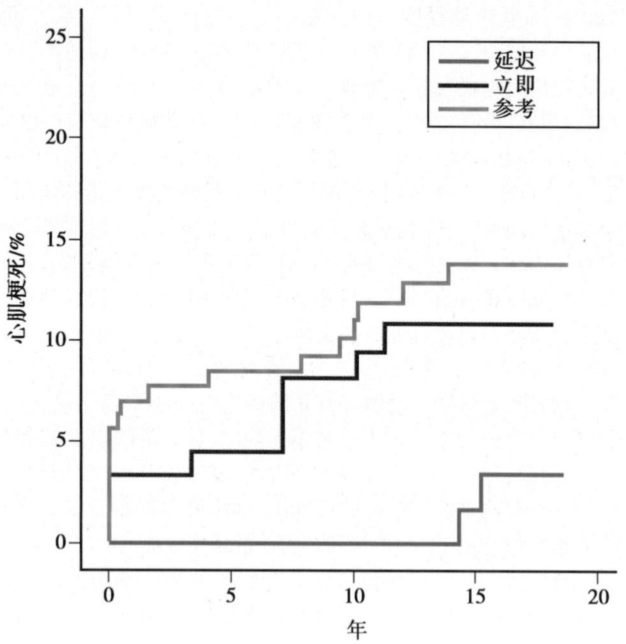

处于风险中的患者数量				
延迟	91	83	70	56
立即	90	81	68	59
参考	144	118	102	80

图 57.16 对功能不明确的冠脉狭窄患者延迟进行与立即进行经皮冠状动脉介入治疗(PCI)。血管造影显示冠脉狭窄明显但血流储备分数(FFR)等于或大于 0.75 且接受最佳药物治疗单项措施(延迟)的患者相比,接受 PCI 加最佳药物治疗(立即)的患者其心肌梗死发生率显著更低。对照组由接受 PCI 加最佳药物治疗且 FFR 小于 0.75 的患者组成。(摘自 Zimmermann FM, Ferrara A, Johnson NP, et al. Deferral vs. performance of percutaneous coronary intervention of functionally non-significant coronary stenosis: 15-year follow-up of the DEFER trial. Eur Heart J 2015; 36: 3182.)

于标准冠脉造影,使用 FFR 的指导的 PCI 更安全、经济,并减少了治疗多支病变患者所需要的支架数量。此外,基于生理性狭窄的缺血处理对策在一年时主要心脏不良事件显著减少(使用 FFR 时 13.2% vs 血管造影指导的治疗时 18.3%)[17]。研究者们在后续试验中表明 FFR 指导的冠脉干预相比于单用最佳药物治疗提供了额外获益[18]。因此,FFR 小于 0.8 且在最佳药物治疗基础上接受冠脉干预治疗的患者其主要心脏不良事件减少(图 57.17),其主要原因是心肌梗死(MI)或心电图(ECG)显示缺血证据而需要紧急血运重建需求减少。[18] 以上这些研究支持功能性评估狭窄严重程度在评估预后时的重要性,以及在稳定型缺血性心脏病患者中采用生理指导的方法来确定是否需要进行 PCI。

然而,FFR 只能评估心外膜动脉狭窄的功能意义,而不能评估阻力冠脉血管微循环血流储备异常所引起的心肌灌注受限。虽然简单,但 FFR 测量也严重依赖于血管达到最大舒张(如果测量时血管舒张达次级最大量水平,则低估狭窄的严重程度)。此外,通过假设静脉压力为零从而忽略冠脉血流的后压力和舒张期压力—血流关系的曲线性将导致 FFR 低估狭窄的生理意义。[15] 这在冠脉压力较低时和评估冠脉侧支循环意义时(此时需要考虑静脉压)尤为重要。最后,在弥漫性病变,或压力导丝穿过小的分支血管时,或狭窄严重时,导丝通过狭窄部位时会造成病灶内斑块有效面积减少,也可由支架放置位置不当导致小的分支血管部分闭塞引起,进而造成狭窄严重程度被高估。尽管存在这些问题且其侵入性检查性质,测定 FFR 目前仍是评估单支冠脉病变的生理意义最直接的方法。

冠脉血流储备测量的优点和局限性。相对灌注不足大小是决定预后的一个重要因素,因此,评估与无创成像的定性灌注差异有帮助。尽管定量分析功能性狭窄严重程度的有创测量的临床地位一直在变化,但研究证实进行干预治疗时,FFR 检测有益,可以以更少的费用来改善术后结局。未来的临床指南中有关常规使用这些测量来明确稳定型缺血性心脏病患者对 PCI 的需求可能会有所改变[11,12]。

所有血流储备测量都是基于一个主要假设,即正常人以及动脉粥样硬化疾病和内皮功能受损的患者,血管扩张剂可使阻力血管系统达到最大舒张。有微血管疾病和血管造影中狭窄不明显的患者,其绝对血流储备减少时以及正常心外膜动脉定量灌注测量的变异性和冠脉危险因素表明并非总是这种情况。这种变异性与微循环结构异常(例如,由区域性肥大或血管重塑引起)相关的程度相比于与微循环功能异常(例如,微循环血管扩张剂反应改变 vs 内皮依赖性血管舒张功能受损)的相关程度仍不清楚(见下文)。第二个局限性是当前可用的方法只能测量心脏平均冠脉血流储备。这是因为它们基于侵入性心外膜冠脉测量(见第 62 章),或对于影像学检查的情况(例如,SPECT),其空间分辨率不足以评估血流的透壁变异性(第 16 章)。心内膜下区域是受心外膜狭窄影响最严重的区域,因此,评估心内膜下各层狭窄生理意义的影像技术会是一个重大进步。现在使用的 CMR 可以达到这一目的(见第 17 章)。

影响冠状动脉微循环血流量储备的病理生理状态

多种病理生理状态可以加重直径固定情况下冠状动脉狭窄的影响,并可能引起正常冠状动脉在应急情况下的心内膜缺血[19]。因此,在同时合并冠状动脉阻力血管调节异常的情况下,对冠状动脉狭窄程度的评估很重要。在前一种情况下,治疗将直接针对心外膜血管狭窄,而在后者中,需要应用药物改善阻力血管的调节异常。针对缺血性胸痛的女性患者评估中,新的数据提示冠状动脉阻力血管调节异常对于预后的重要性被低估[20]。冠状动脉血流量储备和内皮依赖性血管舒张功能异常在有轻微心外膜冠状动脉疾病的女性中常见,磁共振评估显示存在与心肌缺血相关的代谢证据(见第 17 章),并导致不良预后[21]。左心室肥大、冠状动脉微血管病、以及 NO 介导阻力血管舒张异常等多种常见因素影响微循环阻力血管的调节。这些因素独立于冠状动脉狭窄的严重程度,是多种冠心病危险因素作用的结果。

左心室肥大。左心室肥大对冠状动脉血流量储备的影响复杂,必须依据绝对血流量水平(例如,冠状动脉腔内多普勒探针测量的结果)和每克心肌组织的血流量水平进行评估[22](图 57.18)。获得性心肌肥厚时,每克心肌组织的静息血流量保持不变,但左心室重量的增加需要冠状动脉静息血流量(ml/min)绝对水平的相应增长(参见经典参考文献,Bache)。在最大灌注方面,病理性肥大并不会导致明显的血管增生(与运动训练引起的生理性肥大不同),冠状动脉阻力血管基本上保持不变。由于血管扩张期间的最大绝对血流量(ml/min)保持不变,在没有血管增生的情况下,左心室重量的增加会降低每克心肌的最大灌注量。左心室肥大的净效应表现为:在任何确定的冠状动脉压力下,冠状动脉血流量储备的减少与左心室质量的变化成反比。例如,平均主动脉压不变的情况下,左心室质量增加了两倍,正如严重的左心室肥大一

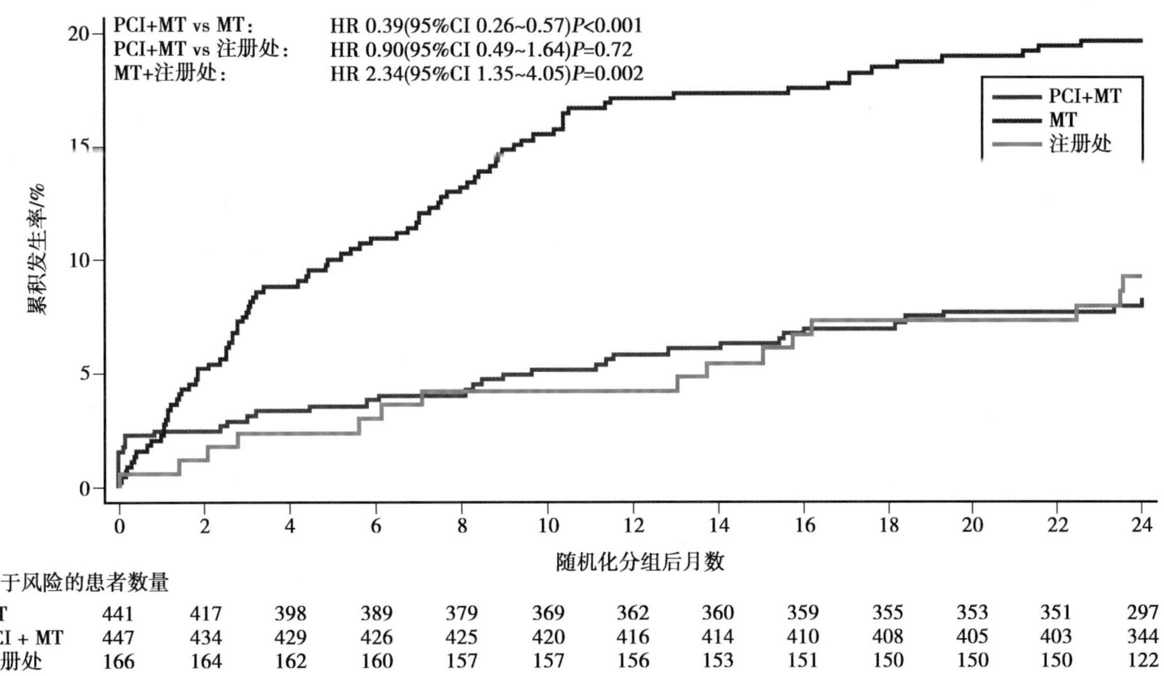

处于风险的患者数量

	0	2	4	6	8	10	12	14	16	18	20	22	24
MT	441	417	398	389	379	369	362	360	359	355	353	351	297
PCI + MT	447	434	429	426	425	420	416	414	410	408	405	403	344
注册处	166	164	162	160	157	157	156	153	151	150	150	150	122

图 57.17 随机分配经皮冠状动脉介入治疗(PCI)加最佳药物治疗(MT)组的血流储备分数(FFR)小于 0.8 的稳定型冠状动脉疾病患者,其死亡、心肌梗死和紧急血运重建联合终点的发生率低于最佳药物治疗组的患者。接受 FFR 指导的 PCI 患者的事件率与某没有明显病灶且 FFR 小于 0.80 的患者相似。(摘自 De Bruyne B,Fearon WF,Pijls NH,et al. Fractional flow reserve-guided PCI for stable coronary artery disease. N Engl J Med 2014;371:1208.)

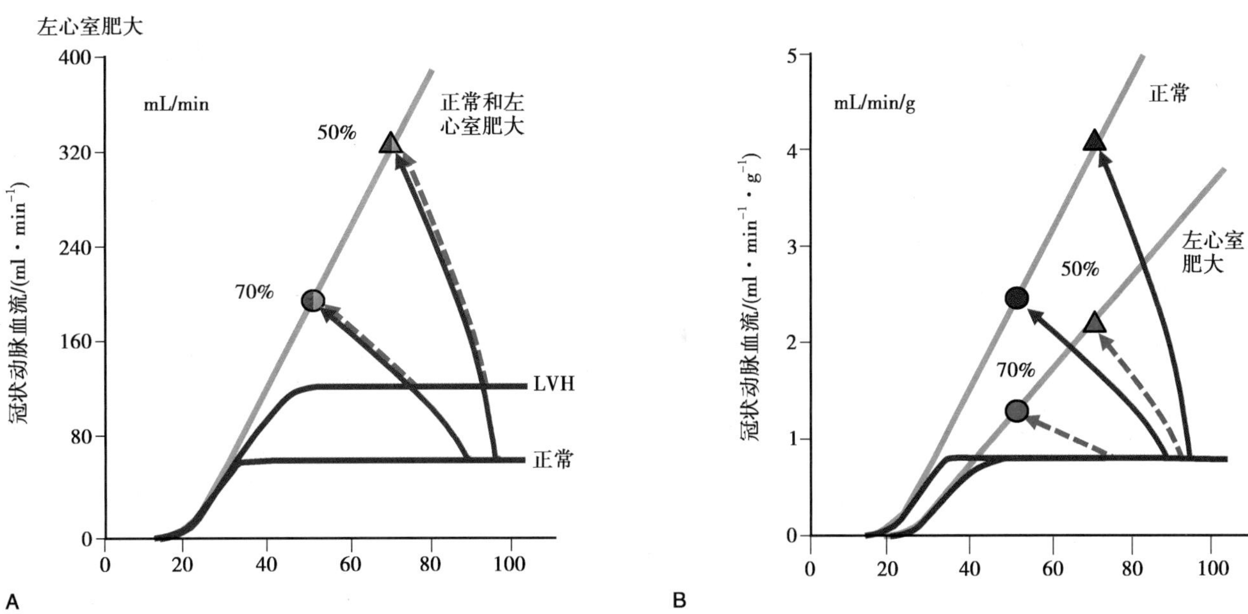

图 57.18 心肌肥大对绝对血流量(ml/min)和每克组织血流量[ml/(min·g)]的影响。获得性心肌肥大时,心肌质量的增加不伴有微循环阻力动脉的增生。A,左心室(LV)质量的增加导致静息绝对血流量(紫线)成比例的增加,而血管舒张时最大每分钟绝对血流量(黄线)保持不变。B,当用每克心肌血流量(例如,通过 PET 获得的测量结果)来评估组织灌注时,每克组织的最大血流量(黄线)与 LV 质量的增加成反比。相比之下,每克心肌的静息血流量(紫线)保持不变,因为绝对静息血流量的增加与 LV 质量的增加成正比。不管是否测量每克心肌的绝对血流量或血流量,这些相反影响的净效应是在 LV 肥大(LVH)合并任何冠状动脉压力的情况下减少冠状血流。由于在没有冠状动脉狭窄的情况下发生了微循环储备的减少,肥大心脏中 50%狭窄(三角形)可能会与正常心肌中更严重的狭窄(例如,70%,圆圈)产生相近的功能意义。这甚至会引起应激条件下正常的冠状动脉发生缺血

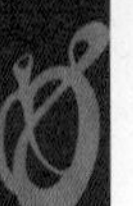

样，可将非狭窄动脉的绝对冠状动脉血流量储备从4减少到2。这将加剧冠状动脉狭窄所导致的功能障碍，甚至引起冠脉正常情况下的心内膜缺血。

在冠心病患者中，一定程度的左心室肥大很常见，可能引起肥大心肌中冠状动脉血流量储备的下降，而这与狭窄的严重程度无关。肥大心肌中实际的冠状动脉血流量储备将严重依赖于心肌肥大的潜在病因及其对冠状动脉压的影响。与平均动脉压保持正常的狭窄相比，未经治疗的全身性高血压所引起的类似程度的左心室肥大有较高的冠状动脉血流量储备。同样，当左心室肥大与收缩性高血压有关，并且脉压升高是由主动脉顺应性降低引起时，因为心肌灌注主要发生在舒张期，所以舒张压的下降会引起冠状动脉血流量储备的减少。

冠状动脉微血管病和功能障碍。与左心室肥大相似，原发性冠状动脉微血管功能障碍（图57.19）使冠状动脉血流量储备减少，但两者对冠状动脉最大血流量的影响却不相同。每克心肌的血流量在静息时是正常的，但在药物性血管舒张过程中会减少，这与左心室肥大相似。而与心室肥大相反的是，发生微血管疾病时绝对血流量保持正常，药物舒张后的绝对血流量则有所减少。在血管舒张时通过狭窄处的绝对血流量是压力阶差和冠状动脉远端压力的主要决定因素，因此，在发生类似的狭窄时，与左心室肥大相比，微血管疾病会引起较小的压力梯度和较高的狭窄远端压力。微血管舒张功能的异常可能是功能性的而不是结构性的，正如后面所讨论的，可能由导致内皮功能障碍的多重冠状动脉危险因素引起。

微循环内皮依赖性血管舒张功能受损。合并动脉粥样硬化的危险因素时，冠脉血流量储备的测量结果（见第45章）明显降低，这就强调了微血管调节功能异常在决定冠脉血流储备中的重要性[23,24]。微血管调节的紊乱可能与局部阻力血管调节的异常有关，其中，冠心病危险因素引起NO失活，进而导致内皮依赖性血管舒张受损。在无心外膜血管狭窄的情况下实验性高胆固醇血症显著抑制冠脉血管对剪切力和一氧化氮合酶激动剂的扩张作用（图57.20）。L-精氨酸不能逆转上述效应，提示NO的合成或利用障碍。冠心病与NO到内皮源性超极化因子过氧化氢（H_2O_2）的转变有关，这在一定程度上弥补了NO的缺失[5]。这种变化似乎由神经鞘脂质神经酰胺（在冠心病患者中由中性神经鞘磷脂酶产生）介导，导致血管内皮产生活性氧，从而在减少NO的同时，增加H_2O_2水平[8]（图57.21）。

NO介导血管舒张的这些体外异常表现能够显著影响其功能，而且可以削弱心脏自我调节冠脉血流的能力。图57.22A表明抑制NO对正常犬冠状动脉自身调节关系的影响。虽然静息血流量未发生变化，但内在自身调节能力耗竭时的冠脉压力显著增加，表现为远端血流量开始下降时的冠脉压力由60mmHg降至45mmHg，大约类似心率增加2倍时的改变。体内微循环研究表明，抑制NO生成能够减少阻力动脉在剪切应力作用下的最大扩张限度[2,4]。这种限制效应可能反映了穿壁动脉阻力的过度增加，而作为代谢性刺激所致血管舒张的上游，穿壁动脉极度依赖剪应力作为局部血管舒张的刺激。这些功能异常放大了冠状动脉狭窄的生理效应，导致低负荷时心内膜下缺血（图57.22B）。

这些在正常动物中观察到的NO生成能力受损似乎与人体内皮依赖性血管舒张受损相关的病理生理状态有关。例如，在没有冠脉狭窄的情况下，家族性高胆固醇血症可引起冠脉血流储备明显减少，通过使用他汀类药物降低低密度脂蛋白水平来改善内皮功能，可延迟改善正常和狭窄动脉的冠脉血流储备，并改善心肌缺血的临床症状[25]。在内皮依赖性血管舒张受损的其他疾病状态下，NO介导血管舒张功能的异常也可能影响心肌灌注的调节。

微循环异常对狭窄严重程度生理指标的影响

如果没有微循环功能障碍，血管舒张时狭窄的严重程度与绝对血流量储备、相对血流量储备和FFR的测量结果密切相关。但是，这种情况并不常见，仅仅是一个例外。微血管功能障碍或对扩血管药物反应的异常，使冠脉血流储备相关指标和狭窄程度之间的关系发生变化。图57.23A显示了绝对血流量储备有创检测结果与远端冠状动脉FFR之间的关系。FFR>0.8的狭窄对血流动力学无明显影响，其绝对血流量储备数值可达1到5以上。尽管当FFR<0.8时，这种变化范围有所减小，但在FFR<0.5之前，其可变性仍然相当大。

微血管功能障碍和对亚极量血管舒张药物反应的改变可能对

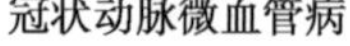

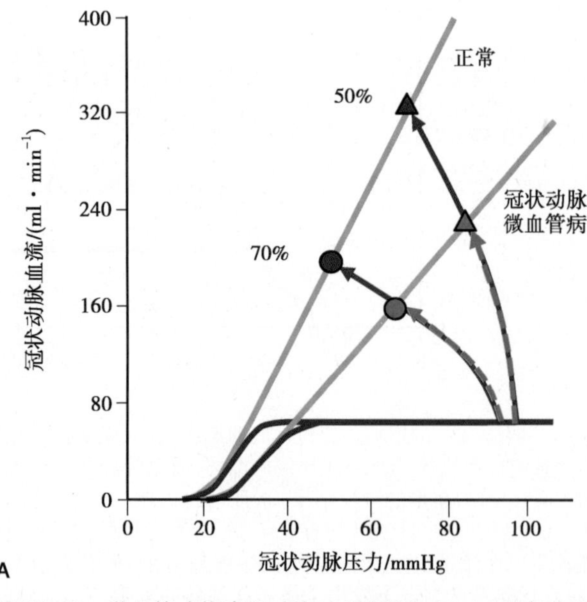

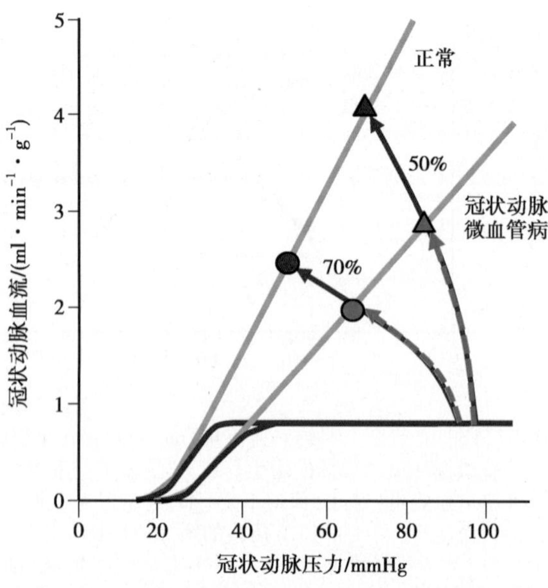

图57.19 微血管功能障碍对绝对血流量（ml/min）和每克组织血流量［ml/(min·g)］的影响。在微血管疾病中，静息血流量和左心室质量保持正常。因此，在静息条件下（紫线），正常人和微血管疾病患者在每克组织的绝对血流量和血流量方面是相似的。但是，在最大血管扩张时（黄线），微血管疾病患者的绝对血流量（A）和每克组织的血流量（B）均减少，反映了冠状动脉阻力血管的功能或结构的异常

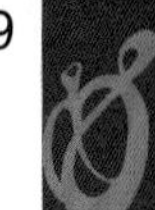

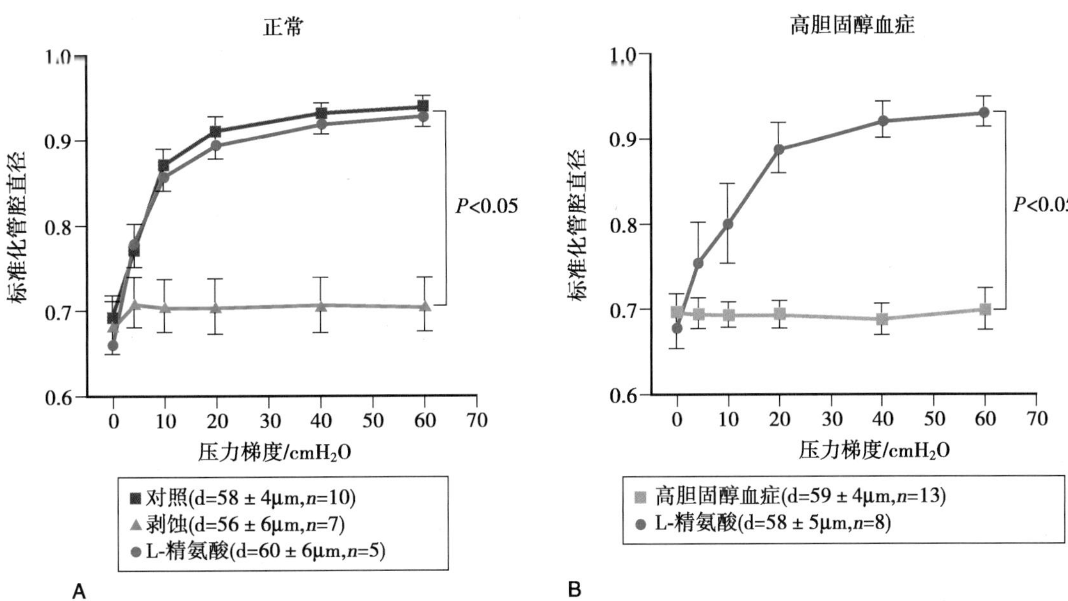

图 57.20 猪冠状动脉中血流介导的血管扩张被高胆固醇血症所抑制。A,在正常小动脉中,增加血流(压力梯度)会引起血管扩张,但与人的血管一样,移除内皮细胞(剥蚀)可抑制这种血管扩张。B,通过饮食诱导的高胆固醇血症动物中,在没有明显的心外膜血管狭窄的情况下,动脉血流介导的血管扩张被抑制。通过 L-精氨酸增加 NO 生成量可以逆转这个过程。在硝普钠(10^{-4}M)的作用下,管腔的直径被正常化到 $60cmH_2O$ 管腔压力时的水平。在 $60cmH_2O$ 的生理盐水-白蛋白中,血管数量(n)和自发张力下平均管腔直径(d)的结果被显示。(改编自 Kuo L,Davis MJ,Cannon MS,et al. Pathophysiological consequences of atherosclerosis extend into the coronary microcirculation:restoration of endothelium-dependent responses by L-arginine. Circ Res 1992;70:465.)

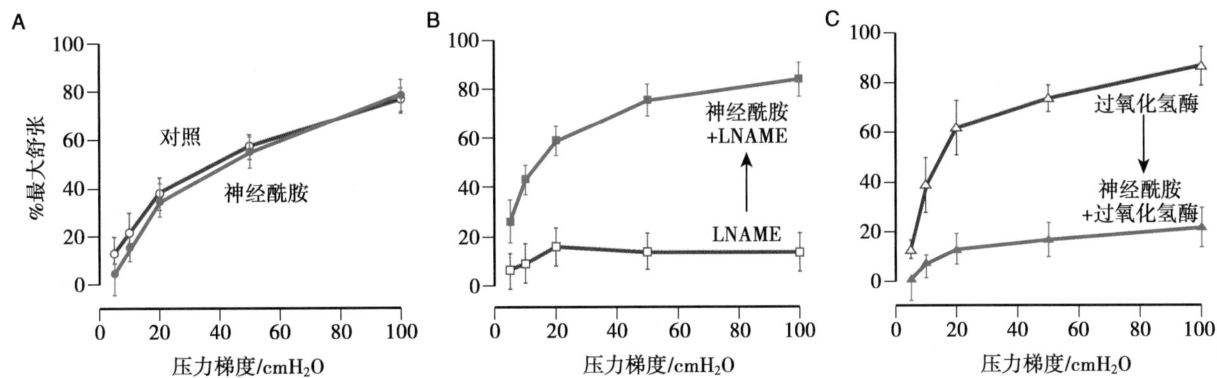

图 57.21 神经酰胺对血流介导的血管扩张(flow-induced dilation,FID)的影响。作为冠心病的一项危险因素,神经酰胺抑制中性鞘磷脂酶,促进线粒体过氧化氢(H_2O_2)的生成。A,与对照组相比,单独与神经酰胺过夜孵育不会影响 FID。B,在一氧化氮(NO)合酶抑制剂 N^{ω}-硝基-L-精氨酸甲基酯(LNAME)存在的情况下,正常小动脉 FID 的扩张减弱,但如果先用神经酰胺进行预孵育,则这种扩张作用会不会被抑制。C,用过氧化氢酶分解 H_2O_2 对正常小动脉 FID 的影响最小,但却破坏神经酰胺处理后的小动脉的 FID。这些数据表明,神经酰胺(在冠心病患者中升高)可能会导致在人冠状微血管介导 FID 的因子由 NO 转变为 H_2O_2。(改编自 American Heart Association;Freed JK,Beyer AM,LoGiudice JA,et al. Ceramide changes the meditator of flow-induced vasodilation from nitric oxide to hydrogen peroxide in the human microcirculation. Cir Res 2014;115:525.)

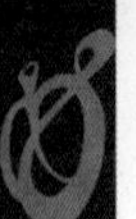

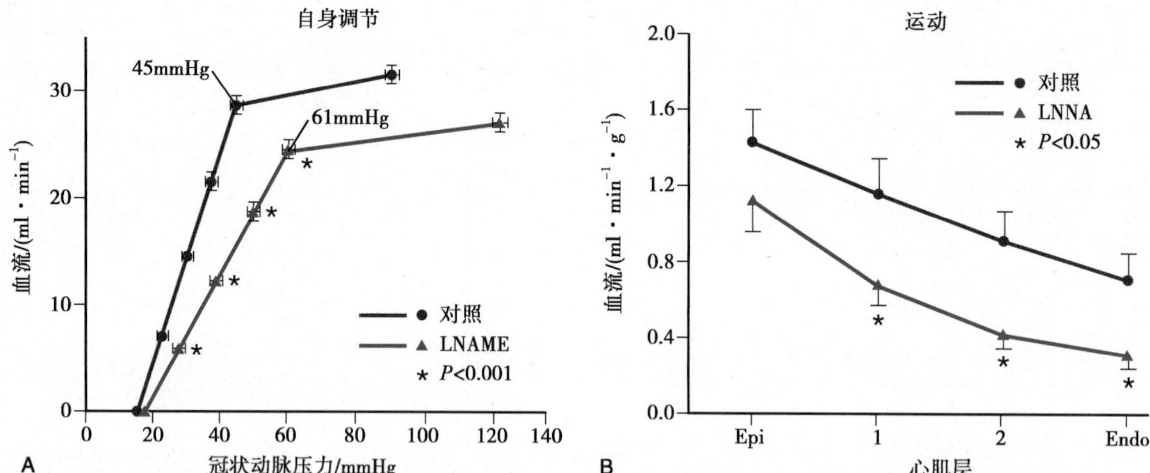

图 57.22 微循环调节受损合并一氧化氮(NO)介导内皮依赖性血管扩张的异常。A,对于长期装有检测设备的实验犬,使用L-精氨酸类似物 LNAME 阻断一氧化氮合酶(NOS)的影响。自身调节的压力下限出现升高,导致冠脉压力在 61mmHg 时引起缺血发作,而在正常情况下冠脉压力降至 45mmHg 才会出现缺血,并且此过程不伴有心率的改变。B,对于冠状动脉狭窄的实验犬,使用 LNNA 阻断 NO 介导的血管扩张之前和之后的跨壁灌注。虽然冠状动脉压力和血流动力学相似,但在阻断 NOS 之后,心脏每一层的血流量都变少,而且在缺血时没有被代谢扩张机制所克服。总的来说,这些实验数据支持了这样一种观点,即内皮依赖性微血管舒张功能异常会放大近端冠状动脉狭窄的功能学效应。(A,改编自 Smith TP Jr, Canty JM Jr. Modulation of coronary autoregulatory responses by nitric oxide: evidence for flow-dependent resistance adjustments in conscious dogs. Circ Res 1993;73:232;B,改编自 Duncker DJ, Bache RJ. Inhibition of nitric oxide production aggravates myocardial hypoperfusion during exercise in the presence of a coronary artery stenosis. Circ Res 1994;74:629.)

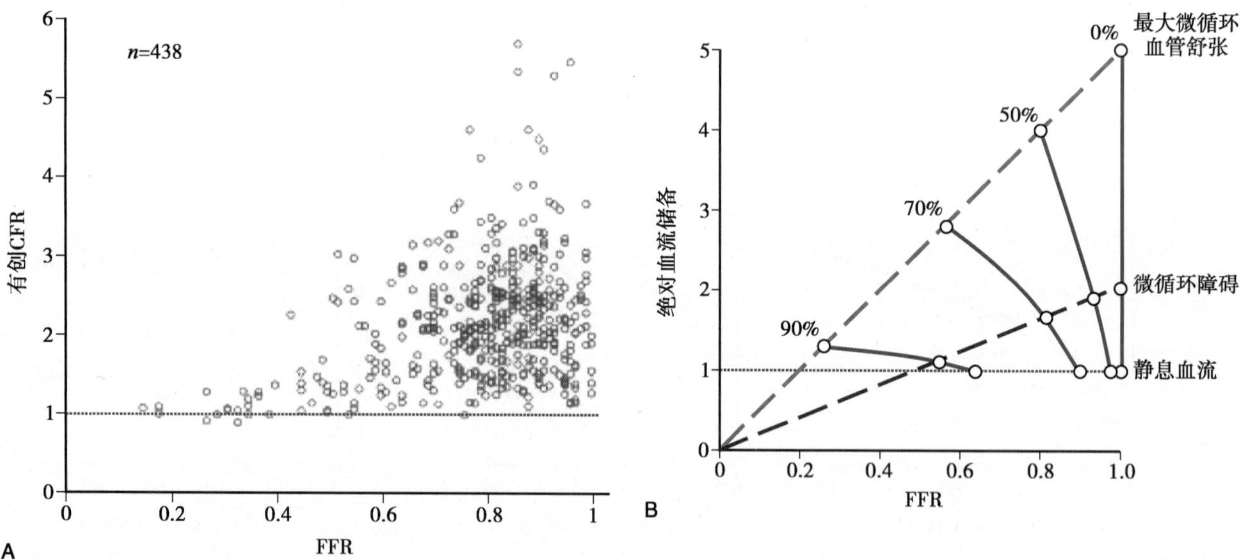

图 57.23 在同一患者中使用不同血流量储备指标时出现了功能性狭窄严重程度的差异,表明了冠状动脉微血管功能障碍的存在。A,血管腔内通过导管同时进行绝对冠状动脉血流储备(CRF)和血流储备分数(FFR)的测量。这种差异反映了患者微循环障碍和狭窄在影响程度上的不同。B,微血管功能障碍对狭窄的压力-流动关系和血流量储备测量的影响。上方绿色虚线显示了在冠状动脉微循环正常和最大血管舒张时绝对血流量储备与 FFR 之间理想的线性关系。下方红色虚线显示了当微血管功能障碍时绝对流量储备与 FFR 之间的关系。单独的狭窄由蓝线实线来表示。蓝色水平线表示静息血流(A)或绝对流量储备为 1.0(B)。微血管功能障碍的存在将限制血管舒张。因此,绝对流量储备将会减少,并将高估狭窄的严重程度。相反,由于次全扩张的远端冠脉压力偏高,FFR(和相对血流储备)会低估狭窄的严重程度。这些相互作用很可能导致了 A 中所显示的差异性。(A,改编自 Johnson NP, Kirkeeide RL, Gould KL. Is discordance of coronary flow reserve and fractional flow reserve due to methodology or clinically relevant coronary pathophysiology? J AM Coll Cordiol Imaging 2012;5:193.)

使用 FFR(或相对灌注成像)评估冠状动脉狭窄的生理意义有重大影响。在图 57.23B 中,两条虚线显示了绝对血流量储备与 FFR(灌注成像所得的相对血流量储备)之间的理想化关系。对于正常冠状动脉(0%狭窄),微血管功能障碍可减少冠状动脉的血流量储备。相反,对于某一狭窄程度确定的冠状动脉,微血管疾病时测量的 FFR 将高于血管舒张反应正常时的测量值。因此,当尚未达到最大血管舒张时,FFR 会低估狭窄的严重程度。这种现象有助于解释临床研究中观察到 FFR 和冠状动脉血流量储备之间的不一致,提示将压力相关性以及血流相关性指标相结合来评估冠状动脉总血管床的血管舒张储备的重要性。实际上,通过在同一根导线上进行高精度压力和血流的检测,我们可以通过同时测定 FFR 和冠状动脉绝对血流量储备的方法,来评估狭窄相关的压力-血流量关系以及微循环储备异常。同时测量的结果可能确定血管狭窄和微循环障碍共同参与冠状动脉狭窄的功能性影响。

冠状动脉侧支循环

当一支冠状动脉完全闭塞后,侧支循环因冠状动脉血管间压力梯度的增高而开放,而心肌灌注可以通过心外膜动脉的这些侧支继续进行。在大多数动物中,冠状动脉闭塞后侧支循环的血流量不足静息血流量水平的 10%,难以维持组织继续存活 20 分钟以上。但在慢性狭窄患者中,冠状动脉侧支循环在功能上存在很大的个体差异。对于没有冠状动脉侧支的人群,球囊血管成形过程中的血管闭塞可使冠状动脉压力下降至约 10mmHg。对于另一些患者,增生的侧支血管不仅足以维持静息灌注正常,而且可以在低于最大心脏负荷时防止应激诱发的心肌缺血。在 PCI 术中球囊导致闭塞时,若 FFR(闭塞时冠状动脉楔形压减去静脉压)>0.25,则不会发生缺血。大规模横断面研究已证实,如果在球囊引起闭塞的短暂时间内(FFR>0.25),因可动员侧支循环开放而使远端冠状动脉压力升高,则心血管事件的发生率降低,同时生存率也将改善[26]。

动脉生成和血管生成

冠状动脉侧支血管的增生(见第 20 章)是为应对反复剪切力应激所致缺血以及动脉内瞬时压力梯度的增加(动脉生成过程)[27]。当狭窄严重程度超过 70%,静息时远端冠状动脉压力持续下降,所致的动脉压力梯度作用于现存的直径小于 200μm 的侧支血管,使内皮剪切应力增加。通过力学和生长因子的作用,特别是 NOS 介导的血管内皮生长因子(VEGF),侧支血管逐渐增大。因此,如果冠状动脉危险因素引起 NO 介导血管舒张功能受损,在慢性冠状动脉狭窄时,患者生成冠状动脉侧支血管的能力将受到限制。

大多数功能性侧支血流来源于现有的心外膜血管吻合处动脉生成,扩张后形成的成熟血管的直径可达 1~2mm[27]。侧支灌注也可以来自新生血管的生长(血管新生),即从原已存在的血管上萌发出较小的毛细血管样结构。这些血管发生在缺血和非缺血交界区时,可提供营养性侧支血流。毛细血管生成也可能发生在缺血区内,有助于减少毛细血管间氧交换的距离。然而,由于毛细血管阻力仅为微循环阻力的一个很小组分,因此,在不改变小动脉阻力的情况下,增加毛细血管密度不会显著提高心肌灌注。

目前,改善侧支血流的实验性干预措施(如重组生长因子、在体基因转移、成体祖细胞)引起了极大的兴趣(见第 30 章)。虽然许多干预措施已被证实能够促进毛细血管的血管生成并改善心肌功能,但几乎没有一项能促进成熟侧支动脉生成,而涉及人体的随机临床试验也没有令人满意的结果[28,29]。导致这一结果的部分原因,可能是由于没有一项干预措施能够满足功能性侧支血管形成的必要条件,即显著提高最大血管舒张的心肌灌注或冠脉血量储备指数。心肌功能的改善常被作为终点事件,但这种改善可能并非心肌灌注增加的结果,而是缘于心肌细胞生长和修复的变化,与血管生成无关[30]。

侧支阻力的调节

对于依赖侧支的心肌,侧支血管的血流控制由动脉间侧支吻合引起的一系列阻力所控制,主要源自心外膜处,以及固有的下游微循环。慢性闭塞的远端冠状动脉压力已经接近自身调节压力的下限,侧支阻力则是灌注的主要决定因素。因此,心内膜下的心肌灌注十分依赖平均主动脉压和左心室前负荷,而全身性低血压、左心室舒张末期压增加和心动过速容易引起缺血的发生。与远端阻力血管一样,NO 合成障碍会引起侧支血管的收缩,进而加重心肌缺血,应用硝酸甘油后可缓解[6]。与固有的冠状动脉循环相反,实验研究表明冠状动脉侧支血管是在血管扩张剂前列腺素的紧张性扩张作用下形成的,而使用阿司匹林阻断 COX 会加重犬的心肌缺血。前列腺素类药物在人类冠状动脉侧支阻力调节中的作用尚不清楚。

侧支依赖的心肌组织中远端微循环阻力血管系统的调控机制与正常循环类似,但与正常血管相比,内皮依赖性血管舒张功能受损[6]。令人感兴趣的是,已经侧支化的心脏中远端正常灌注区也表现出冠状动脉阻力血管调节的改变,这表明异常变化并不局限于侧支依赖区域。这些微循环异常改变了正常的代谢和冠状动脉自身调节反应,但其对侧支依赖以及远端心肌区域的影响程度尚未明确[6]。

缺血对代谢和功能的影响

由于向心脏输送氧与冠状动脉血流量密切相关,血栓性冠状动脉闭塞引起局部灌注的突然中断,进而导致有氧代谢的停止,磷酸肌酸耗尽,以及无氧糖酵解的发生。随后,组织内出现乳酸累积、ATP 水平进行性下降,以及腺嘌呤核苷酸等分解代谢产物的聚积。随着缺血继续,组织出现酸中毒,并且钾离子流出至细胞外。其后,当 ATP 水平低至不能维持关键的细胞膜功能时,心肌细胞随即出现死亡。

不可逆损伤和心肌细胞死亡

冠状动脉闭塞后,不可逆性组织损伤的时程和程度变化多样,这取决于透壁位置、冠状动脉残余血流以及与血流动力学因素相关的氧耗量。在无明显侧支血管的情况下,冠状动脉闭塞 20 分钟后可发生不可逆性心肌损伤(见经典文献,Kloner 和 Jennings,2001a)。不可逆性损伤从心内膜下开始,随着时间的推移以前导波的形式从心内膜下发展至心外膜下(图 57.24)。这种现象反映了冠状动脉压力降低时心内膜下耗氧量的增加和侧支血流向心脏外层的重新分布。心肌梗死实验发现,整个心内膜在梗死后 1 小时内发生不可逆性损伤,梗死的透壁进展过程也在冠状动脉闭塞后 4~6 小时内基本完成。增加心肌耗氧量(如心动过速)或减少供氧量(如贫血、动脉低血压)的因素均会加速不可逆性损伤的进展。相反,通过预适应机制,闭塞前发生重复性可逆性缺血或心绞痛可减轻不可逆性损伤[31]。

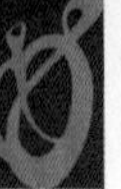

通过侧支或次全闭塞的残余冠状动脉血流的大小是决定慢性冠心病患者发生不可逆性损伤时程的最重要因素。完全闭塞时梗死面积与缺血危险区的关系与侧支血流成反比,可能解释了侧支血管功能在判断预后中的重要作用[26]。当心内膜下侧支血流超过静息血流约30%时,可预防缺血所引起的梗死长达1小时。由次全闭塞引起的轻度心内膜下缺血(例如,血流减少不超过50%),侧支血流可以使心内膜持续至少5小时而不发生明显的不可逆性损伤[32]。这就解释了为什么症状和体征或缺血可以长时间存在而不会引起明显的心肌坏死。这也解释了临床现象,即对缺血持续心肌进行延迟冠脉再灌注治疗可以挽救缺血超过6小时时限(心肌梗死实验模型的预测值)的心肌[33]。

细胞死亡缘于心肌梗死的多种机制[34](见第58章)。再灌注即刻可引起肌细胞坏死和肌膜破裂,细胞内容物渗漏到细胞外间隙。白细胞再次进入损伤区可能使损伤再次加重。最后,最初被挽救的心肌细胞可发生程序性细胞死亡或凋亡,从而导致进一步的延迟性心肌损伤。细胞凋亡是心肌细胞的协调退变过程,可以避免与坏死细胞死亡相关的炎症反应。由于细胞凋亡是一个能量依赖的过程,如果能量水平低于临界水平,细胞可能被迫切换至坏死通路。在慢性损伤情况下,自噬是心肌死亡的机制之一。由于不可逆性损伤的时程复杂性,各种机制在心肌梗死中的相对重要性仍然存在争议。但是,有助于延迟细胞死亡的调节机制可以防止有害的左心室重塑过程。

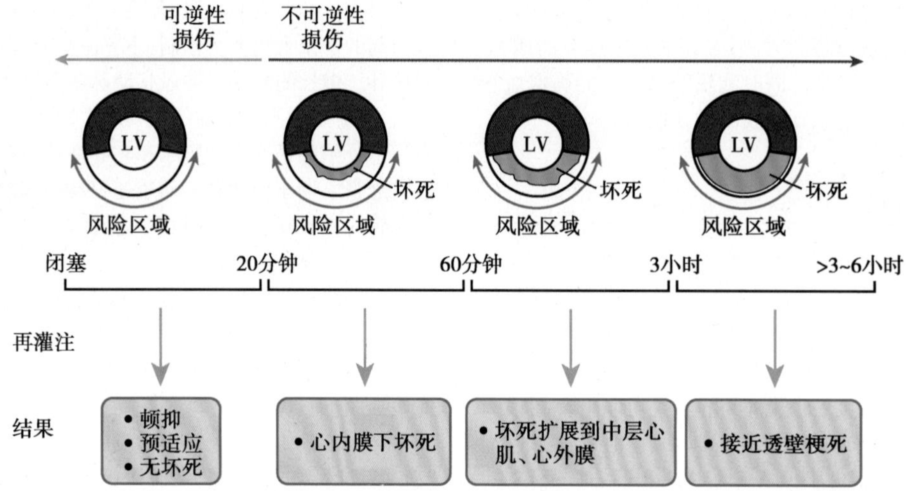

图57.24 梗死中坏死的前导波。冠状动脉完全闭塞短于20分钟不引起不可逆性损伤,但可引起心肌顿抑,同时还使心脏进行预适应,保护其免受反复发生的缺血损伤。不可逆性损伤在20分钟后开始出现,并以前导波的形式自心内膜进展至心外膜。60分钟后,左心室(LV)壁的内三分之一出现不可逆性损伤。3小时后,只剩下心外膜下边缘组织,梗死在闭塞后3~6小时内完成透壁。推迟不可逆性损伤进展的最重要因素是主要流向心脏外层的侧支血流的大小。(改编自 Kloner RA, Jennings RB. Consequences of brief ischemia: Stunning, preconditioning, and their clinical implications: Part 1. Circulation 2001;104:2981.)

可逆性缺血与灌注-收缩匹配

可逆性缺血比不可逆性损伤更为常见。供氧不足的缺血可由于冠脉痉挛或短暂性血栓形成引起的一过性冠脉闭塞引起,产生与心肌梗死时相似的透壁性缺血。需氧量增加的缺血是由于血流增加不能满足心肌耗氧量的增加,主要影响心内膜下心肌(见第61章)。这些因素对心肌舒张期松弛的影响有本质上的不同,表现为供氧不足性缺血增加了左心室的顺应性,而需氧量增加性缺血却降低了左心室顺应性。全身血流动力学改变的大小随缺血的严重程度而发生相应变化。在自发性透壁性心肌缺血发生过程中发生固定程序的生理变化。冠状动脉闭塞导致冠状静脉氧饱和度立即下降,伴随ATP生成减少。这导致局部收缩在数次心跳周期内减弱,并在1分钟内达到运动障碍。随着局部收缩的停止,伴随的变化包括整体左心室收缩性(dP/dt)的降低、左心室舒张末期压力逐渐升高以及收缩压的下降。全身血流动力学改变的大小随缺血的严重程度而发生相应变化。当进入细胞外间隙的钾离子达到临界水平后,心电图ST段将在2分钟内发生明显变化。胸痛的症状多种多样,通常为缺血发展的最后事件。在恢复灌注时,以上事件的发生顺序是相反的,在血流动力学改变缓解之前胸痛就会消失,但局部收缩仍然受到抑制,提示心肌顿抑的出现。虽然进展的时间窗可以更持久,但因为缺血主要发生在心内膜下,所以运动诱发的缺血也有类似的时间顺序。由于心绞痛等因素发生的时间延迟,许多ST段压低时并无明显的临床表现。尽管可出现受累局部收缩或舒张末期压力升高等更敏感指标的变化,非常短暂的缺血发作也可能不引起心电图的改变。

心内膜下缺血时的急性灌注-收缩匹配

当狭窄远端冠脉压力低于自身调节的下限时,血流量储备就会耗竭,导致心内膜下缺血。在这种情况下,心内膜下血流的减少与心脏局部收缩功能的减少密切相关,与局部室壁增厚等敏感的测量结果相一致[32]。无论是在静息条件下,心动过速时,还是运动引起临界狭窄远端的功能障碍时,心内膜下血流量的相对减少与局部室壁增厚的相对减少呈近似的线性关系[32](图57.25)。这为使用局部心肌功能作为负荷成像时心内膜下缺血严重程度的指标奠定了基础(见第14章)。

短期冬眠

在稳定缺血过程中,灌注与收缩的密切匹配导致局部耗氧量和能量利用的降低,为短期冬眠现象[32]。尽管低灌注持续存在,但短期冬眠重新建立了供需之间的平衡,可出现磷酸肌酸和ATP水平的回升以及乳酸生成的减少。短期冬眠是一种极其脆弱的状态,心肌需氧量的微小增加将导致缺血进一步加重,以及功能和代

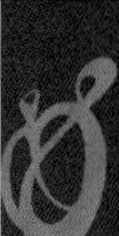

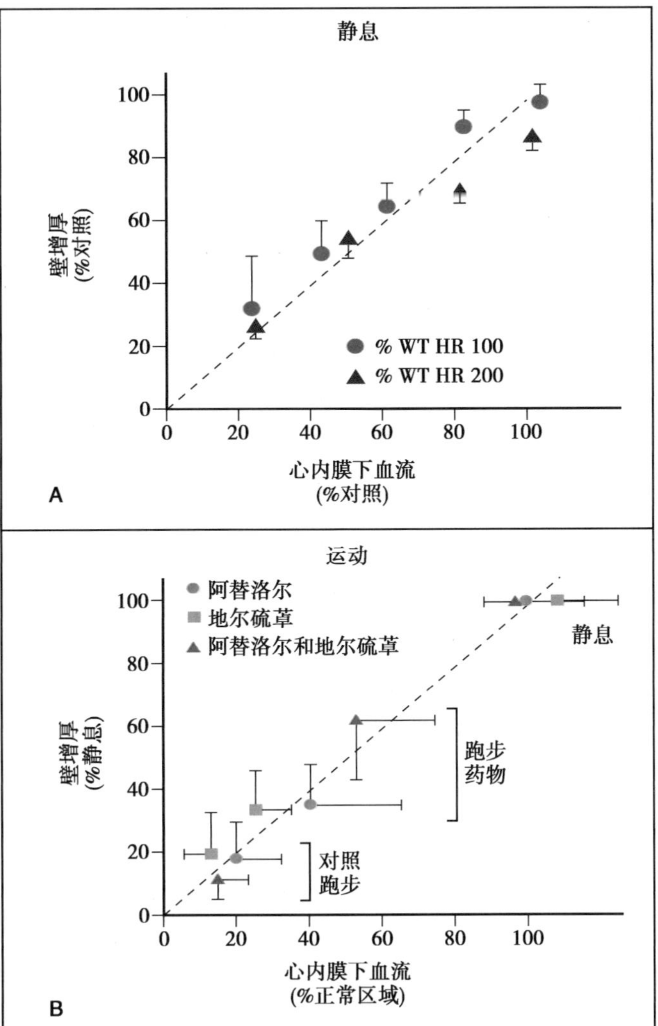

图 57.25 急性缺血时灌注-收缩匹配。在神志清醒的犬中用微球测量的结果显示,功能相对减少(区域性壁增厚)与心内膜下血流相对减少成比例关系。自动调节期间(A)和有固定的冠脉狭窄的情况下运动时(B)各种心率范围内都保持这种关系。对于后一情况,减轻缺血的医疗干预措施改善运动期间心内膜下血流和壁增厚(WT)。HR,心率。(A,改编自 Canty JM Jr. Coronary pressure-function and steady-state pressure-flow relations during autoregulation in the unanesthetized dog. Circ Res 1988;63:821;和 Canty JM Jr,Giglia J,Kandath D. Effect of tachycardia on regional function and transmural myocardial perfusion during graded coronary pressure reduction in conscious dogs. Circulation 1990;82:1815;B,改编自 Matsuzaki M et al. Effect of the combination of diltiazem and atenolol on exercise-induced regional myocardial ischemia in conscious dogs. Circulation 1985;72:233.)

谢的迅速恶化(参见经典文献,Heusch)。因此,短期冬眠防止坏死的能力受到缺血严重程度和持续时间的限制,在超过 12~24 小时后常出现不可逆性损伤[35]。

可逆性缺血的功能性结果

在正常的心肌灌注重建后,缺血被证实可引起多种多样的迟发性后果。这些结果不仅反映其对心脏局部功能的急性和延迟性影响,而且保护心脏抵御随后的缺血发作。在极慢性的状态下,它们会导致心肌冬眠,其特征是慢性收缩功能障碍,通过下调心脏的收缩和代谢功能局部细胞机制,保护心脏免受不可逆性损伤。图 57.26 总结了这些因素之间复杂的相互作用。

心脏中可同时存在通过各种缺血相关机制所产生的可存活的功能障碍性心肌,但临床实践很难对这些机制加以区分。但是,基础实验研究可将这些机制进行区分,我们将所得到的重要特征和机制总结如下。

心肌预适应和后适应

在冠状动脉持续闭塞前,短暂的可逆性缺血可减少心肌细胞坏死,这种现象称为急性预适应[31]。由于急性心肌梗死前常伴有心绞痛,预适应是一种内源性机制,可延缓不可逆性心肌损伤的进展。急性预适应可通过激活腺苷 A1 受体以及各种激活蛋白激酶 C 或使线粒体 KATP 通道开放的药物激动剂来诱导。研究已证实,血管成形术中成功阻塞患者冠脉后可降低主客观心肌缺血。预适应也可在慢性基础上发展(延迟预适应),并且一旦成功诱导,可持续 4 天(见经典参考文献,Kloner 和 Jennings,2001b)。延迟预适应可以减小心肌梗死的面积,保护心脏免受缺血打击的影响。慢性预适应的机制涉及蛋白合成、上调 iNOS 和 COX-2 以及开放线粒体 KATP 通道。作为最后一种保护机制,心肌后适应是指通过产生间歇性缺血或在再灌注时使用药物激动剂来进行心脏保护的能力[36]。后适应不需要预处理而可在心肌缺血后诱导,因此具有限制不可逆性损伤的巨大潜力[37]。后适应主要通过激活再灌注损伤挽救激酶通路,限制线粒体渗透性相关转移小孔的开放,从而发挥保护作用[38]。数项机械性或药物性后适应相关的小型临床试验,已经显示出了前景[38-40]。然而,第一项大规模随机对照临床试验未能证明后适应使包含全因死亡和心力衰竭住院的总事件显著降低[41]。因此,在急性心肌梗死再灌注治疗中,这些新方法作为辅助治疗的作用还有待证实[40]。

心肌顿抑。心肌功能在缺血发作时间不超过 2 分钟后迅速恢复正常。当缺血在持续时间和严重程度时,尽管血液流动已经恢复,但功能恢复的时间延迟。在无组织坏死的情况下,经过 15 分钟的闭塞后,局部心肌功能在缺血解除后的 6 小时内仍处于抑制状态,这种现象被称为心肌顿抑(图 57.27)。单纯性心肌顿抑的一个典型特征是,在静息状态下心肌灌注正常时,但功能仍处于抑制状态。因此,心内膜下血流和功能之间的关系并不一致。需氧量增加性缺血也可引起心肌顿抑。例如,运动引起的缺血可导致灌注恢复后数小时内冠状动脉狭窄远端的局部心肌功能下降,而反复缺血可导致累积性顿抑。正如短期的心肌冬眠一样,长时间的亚致死性缺血会导致灌注恢复后心肌顿抑,在没有坏死的情况下需要 1 周的时间才能恢复。这可能是急性血流减少(如急性冠脉综合征)时出现可逆性功能障碍心肌的重要原因。心肌顿抑也是体外循环后泵功能障碍的原因之一。此外,心肌顿抑可与不可逆转的损伤心肌共存,促进心肌梗死后时间依赖性心功能的改善。

β 受体激动剂等多种变力药物可使心肌收缩功能恢复,从而有助于临床上识别急性心肌顿抑。与其他功能障碍的状态不同的是,如果没有复发性缺血,功能将在 1 周内自动恢复正常。可逆性缺血如在功能正常化之前反复发作,则会导致持续的功能障碍或慢性顿抑。发生顿抑的细胞学机制可能涉及自由基引起的心肌损伤和肌纤维钙敏感性的下降(参见经典参考文献,Bolli 和 Marban)。

慢性冬眠心肌

可存活的功能障碍心肌被定义为冠状动脉血运重建后收缩功能改善的任意心肌区域[37]。可逆性失调的广义定义包括 3 个不同的类别,其病理生理机制有较大差异(表 57.1)。急性缺血后常

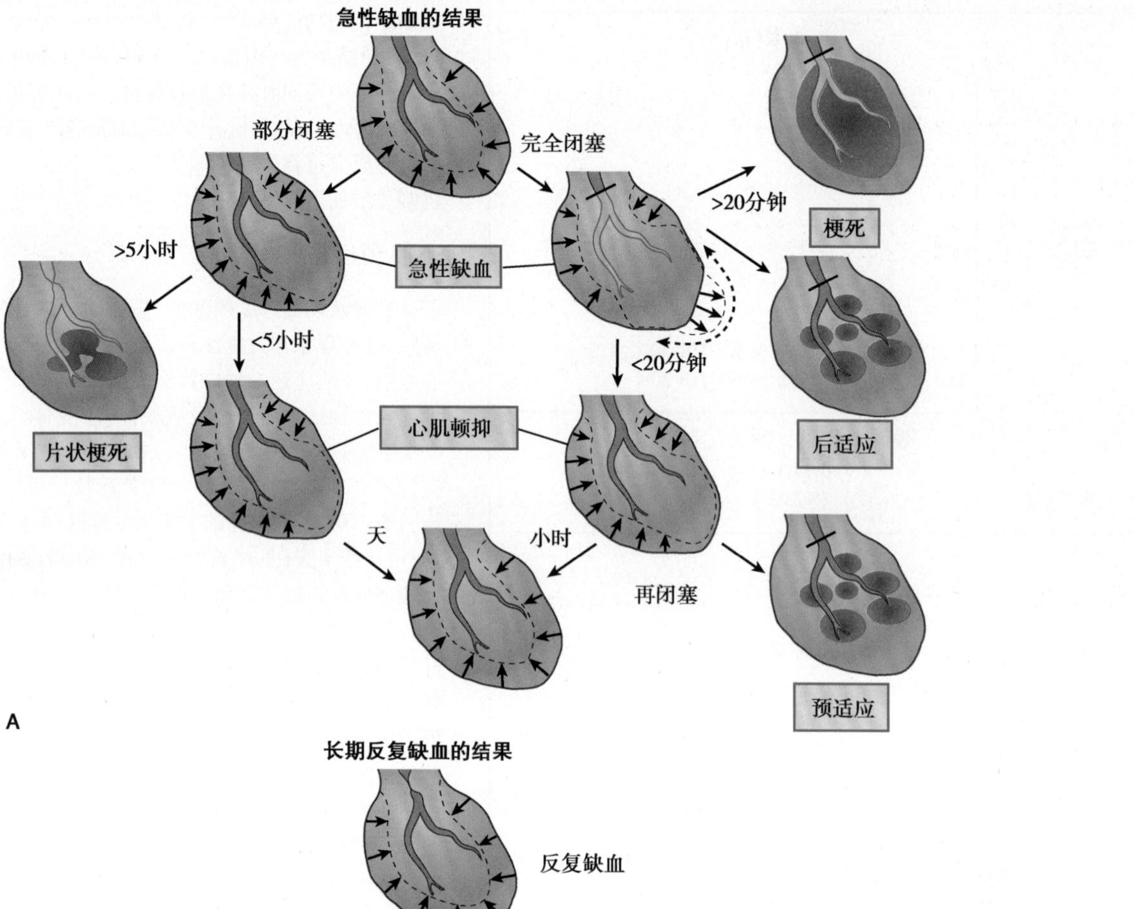

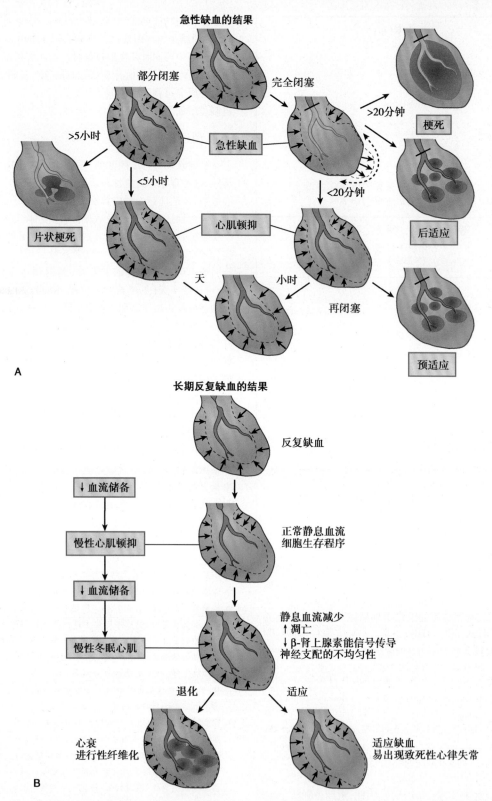

图 57.26　缺血对左心室功能和不可逆性损伤的影响。心室图显示收缩功能障碍(虚线和箭头)。A,急性缺血的结果。短暂性完全闭塞(右)或长期部分闭塞(由急性高分级狭窄引起,左)引起与血流减少成比例的急性收缩功能障碍。不可逆性损伤在完全闭塞后20分钟后开始出现,但在短期冬眠所致部分闭塞时(或伴有明显的侧支循环时)延迟到闭塞后5小时才开始出现。当可逆性损伤开始发生之前已建立再灌注,会出现心肌顿抑,功能恢复所需要的时间与缺血的持续时间和严重程度成比例。对于长时间缺血,存活心肌的顿抑与心内膜下梗死共存,说明了存在不可逆性功能障碍的量多变的情况。实验中可通过心脏保护机制减少梗死面积。再灌注时间断性闭塞(后适应)会限制梗死面积。同样,长时间缺血之前的短暂缺血事件触发保护机制,保护心脏免受长时间缺血所致梗死影响(预适应)。B,慢性反复缺血对狭窄远端功能的影响。随着狭窄严重程度增加,冠脉储备降低,可逆性缺血频率增加。可逆性反复缺血最初引起针对梗死和顿抑的慢性预适应(未显示)。随后,从静息血流正常的收缩功能障碍(慢性心肌顿抑)逐渐进展到静息血流下降的收缩功能障碍(心肌冬眠)。这一改变与冠脉狭窄的生理意义有关,在没有严重心绞痛的情况下可在短至1周的时间内出现或者长期缓慢出现。进展到慢性冬眠心肌过程中细胞反应多变,有些患者成功适应,其细胞死亡和纤维化极少,其他则出现难以与心内膜下梗死区别的退行性变化

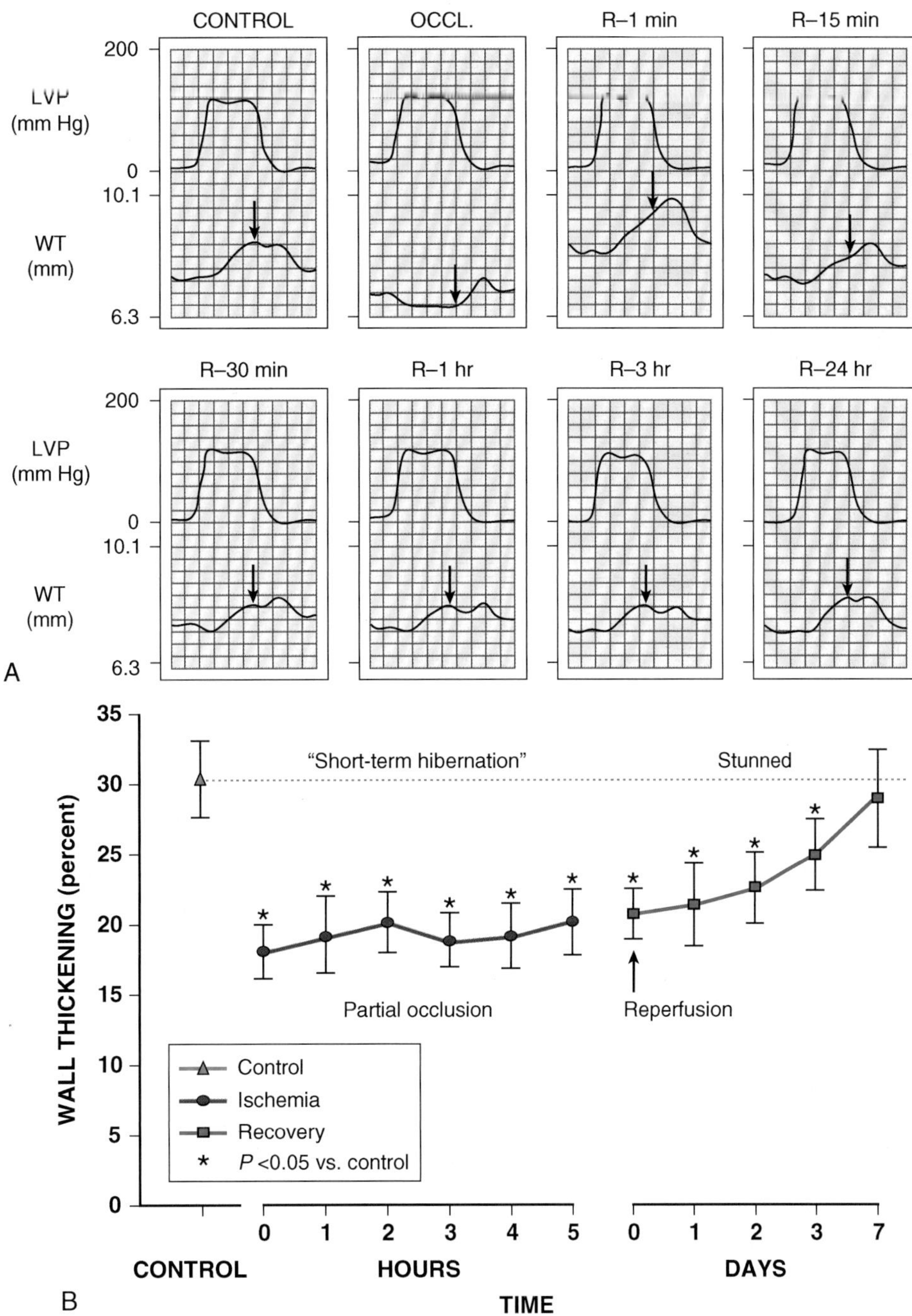

FIGURE 57. 27 Stunned myocardium. A, Myocardial stunning after a brief total occlusion (OCCL.). Wall thickening (WT) measured by ultrasonic crystals is dyskinetic, with systolic thinning during occlusion. After reperfusion (R), function is completely normal after 24 hours. B, Myocardial stunning after a prolonged partial occlusion. During acute ischemia (*red circles*), there is short-term hibernation, reflecting an acute match between reduced flow, wall thickening, and metabolism. With reperfusion (*blue squares*), WT remains depressed and gradually returns to normal after 1 week. LVP, Left ventricular pressure. (A, Modified from Heyndrickx GR et al. Depression of regional blood flow and wall thickening after brief coronary occlusions. Am J Physiol 1978;234:H653; B, modified from Matsuzaki M et al. Sustained regional dysfunction produced by prolonged coronary stenosis: gradual recovery after reperfusion. Circulation 1983;68:170.)

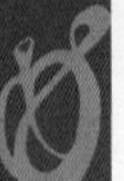

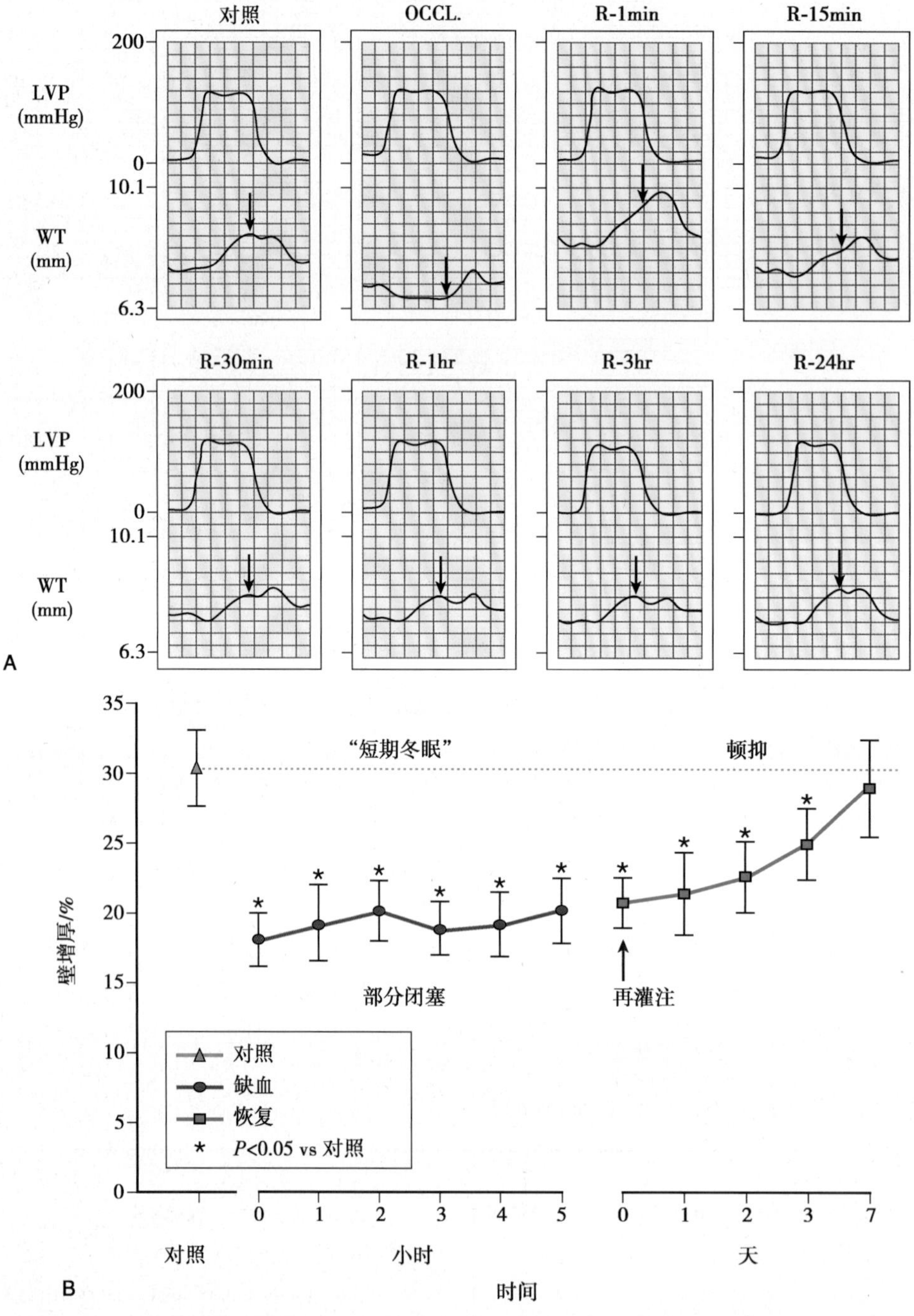

图 57.27 心肌顿抑。A,短暂性完全闭塞后心肌顿抑(OCCL)。用超声波晶体测量的室壁增厚(WT)有运动障碍,闭塞期间出现收缩性变薄。再灌注(R)后,24 小时后功能完全恢复正常。B,长时间部分闭塞后心肌顿抑。急性缺血期间(红圈),有短期冬眠,表明血流降低、室壁增厚和代谢之间存在急性匹配。再灌注时(蓝色方块),室壁增厚保持降低水平并在 1 周后逐渐恢复正常。LVP,左心室压。(A,改编自 Heyndrickx GR et al. Depression of regional blood flow and wall thickening after brief coronary occlusions. Am J Physiol 1978;234:H653;B,改编自 Matsuzaki M et al. Sustained regional dysfunction produced by prolonged coronary stenosis: gradual recovery after reperfusion. Circulation 1983;68:170.)

表 57.1 存活的功能障碍心肌:收缩储备形式、静息灌注以及血运重建后功能恢复情况和时程

参数	收缩储备	静息血流	功能恢复的程度	恢复时程
短暂性可逆性缺血				
缺血后顿抑	有	正常	正常化	<24 小时
短期冬眠	有	正常	正常化	<7 天
慢性反复缺血				
慢性顿抑	有	正常	改善	数天至数周
慢性心肌冬眠	多变	减少	改善	达 12 个月
结构重塑				
心内膜下梗死	多变	减少	多变	数周
重塑的受限心肌	有	正常	改善	数月

规是功能完全恢复,但对慢性功能障碍心肌却并非如此。短暂的闭塞或长时间的适度缺血(短期冬眠)会导致缺血后顿抑,在没有梗死的情况下很快出现完全的功能恢复(再灌注后1周内)。改善的时程在一定程度上取决于缺血发作的持续时间和严重程度。不可逆性失调和功能延迟改善也可缘于依赖缺血或冠状动脉狭窄的心脏重塑(例如,心衰时远端心肌重塑、冠状动脉再灌注后最初几周内梗死体积减小)。当结合临床背景、冠状动脉解剖和心肌灌注的评估时,后一种情况可以很容易地被识别出来。许多临床研究评估了多巴酚丁胺给药期间的收缩储备表现作为功能恢复的预测因素。这些研究尽管明确了功能恢复的可能性(见第14章),但却并不能区分可逆性失调背后的不同病理生理状态。在一定程度上,明确其中的原因可能非常重要,因为对于接受血管重建的缺血性心力衰竭患者,这将影响术后功能恢复的时程和程度[33]。

由反复发作的缺血(通常无临床症状)引起的慢性节段性功能障碍很常见,60%以上的缺血性心肌病患者至少有一个冠状动脉分布区域内可出现(图 57.28)。在远端狭窄功能障碍的心肌中,当相应的静息血流量正常时,该区域即为慢性心肌顿抑。相反,若没有缺血症状或体征,当相对静息血流量减少时,即存在冬眠心肌。现已明确,作为慢性可逆性缺血的适应性和非适应性反应谱中的极端表现,这两种情况都可存在于患者中。当静息流正常时,心肌总是能够存活的,所以非常有必要进行存活性研究来区分梗死和冬眠心肌[32,35]。

人们最初认为冬眠心肌是由血流减少引起的,类似于长时间的适度缺血和短期冬眠的实验模型。虽然这是急性冠脉综合征相关性冬眠心肌发生的看似合理的机制,但实验研究随后证明,适度的血流减少持续超过24小时通常会引起延迟的心内膜下梗死[32]。许多冬眠心肌患者表现为左心室功能障碍而并非症状性缺血。一系列动物研究(参见经典文献,Fallovollita)现已证明,相对静息血流量的减少是收缩功能障碍的结果,而非其原因。这一与慢性 CAD 相关的实例,是在多项有关缓慢进展的左前降支(LAD)狭窄的实验研究后提出的,这些研究表明,静息血流量正常的功能障碍与慢性顿抑一样,都预示3个月后冬眠心肌的发生[32,35](图 57.29)。从慢性心肌顿抑(静息血流量正常)到冬眠心肌(静息血流量减少)的进展与慢性狭窄供血不足性或需氧量增加性缺血的功能性意义有关。这种进展最快可在冠状动脉血流量储备耗尽的严重狭窄出现1周后被观察到[35]。随着局部功能障碍从慢性心肌顿抑到冬眠心肌的进展,心肌细胞开始出现类似于

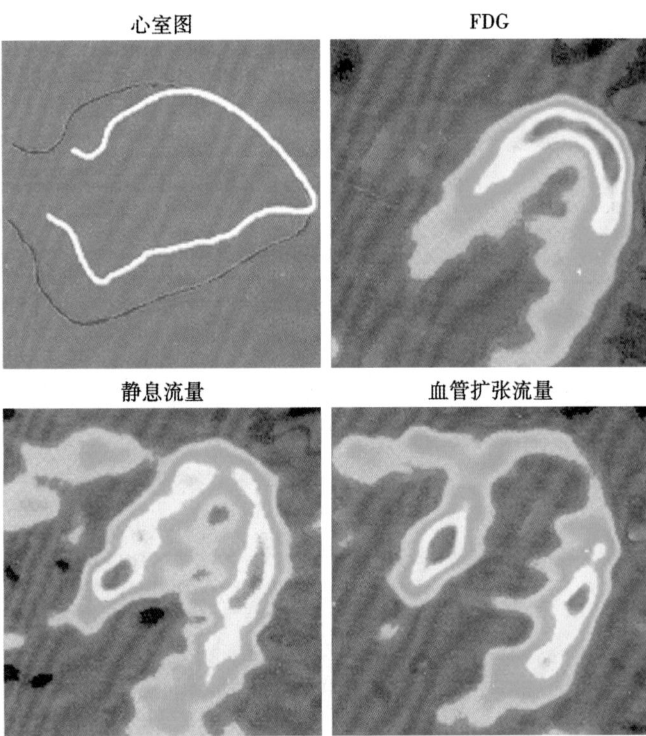

图 57.28 有慢性左前降支(LAD)闭塞和侧支依赖性心肌的患者中的冬眠心肌。左心室造影右前斜位(RAO)示踪显示前壁运动消失(左上)。横轴 PET 扫描显示静息时(左下)和双嘧达莫药物性血管舒张后(右下)$^{13}NH_3$ 流量测量结果。定量灌注测量显示 LAD 流量极大受损。通过前壁中^{18}F-2-氟-2-脱氧葡萄糖(FDG)摄取增加识别存活(口服葡萄糖负荷后)(右上)。(改编自 Vanoverschelde JL, Wijns W, Depre C, et al. Mechanisms of chronic regional postischemic dysfunction in humans; new insights from the study of noninfarcted collateral-dependent myocardium. Circulation 1993;87:1513.)

移植心脏严重衰竭时的局部特征。正常灌注的远端心肌细胞可以是正常的,也可以发生类似功能障碍区域的结构改变。这里总结了一些主要的细胞反应。

细胞凋亡、肌细胞丧失和肌原纤维丧失。细胞凋亡引起的局灶性心肌细胞死亡率随着可存活性功能障碍心肌的发展过程而不断变化,因此

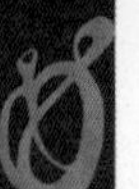

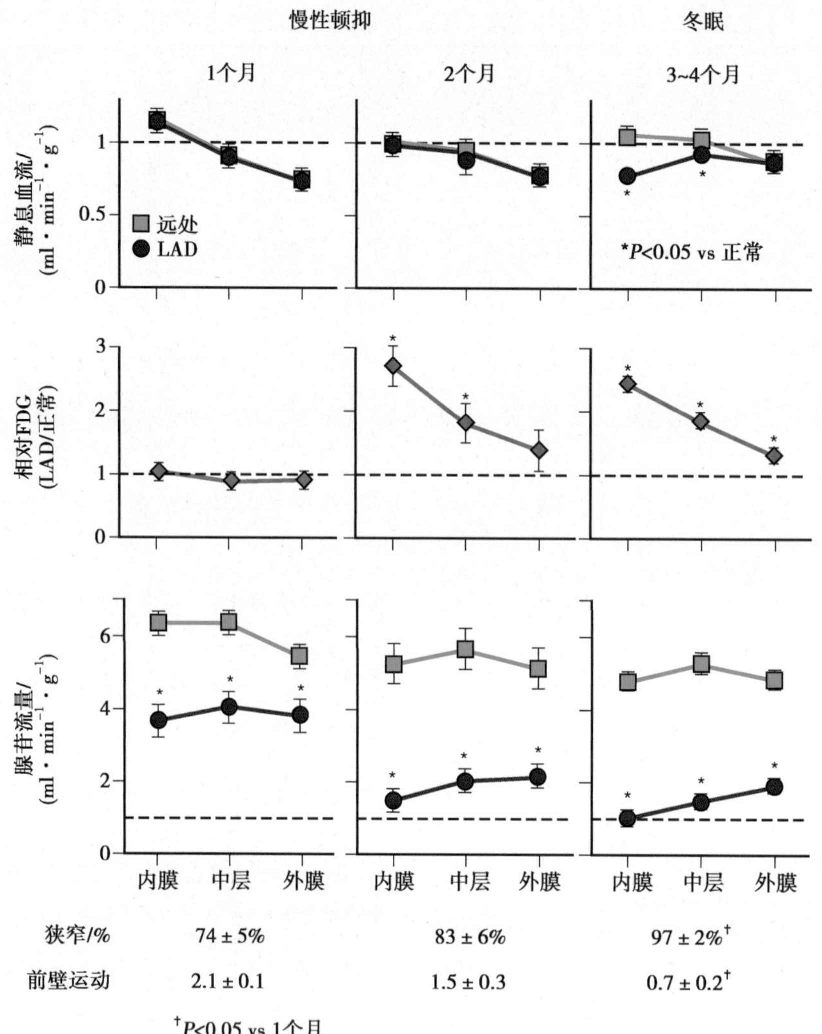

图 57.29 在慢性左前降支(LAD)狭窄后心肌存活且有功能障碍的猪中随着狭窄严重程度增加,从慢性顿抑进展为冬眠心肌。显示透壁血流测量结果(微球)和腺苷血管舒张情况,以及区域性^{18}F-2-氟-2-脱氧葡萄糖(FDG)摄取情况(空腹)。以下为血管造影的狭窄严重程度和前壁运动评分——3,正常;2,轻度运动功能减退;1,重度运动功能减退;0,运动消失。随着狭窄严重程度随时间推移增加,供应 LAD 区域的血管扩张流量(腺苷)减少。最初,前壁运动功能减退,正常静息血流与慢性顿抑的心肌相符。3 个月后,狭窄进展为闭塞且出现侧支依赖性心肌。心内膜下血流极度减少,并且,LAD 心肌的内三分之二的静息血流减少。此时,冬眠心肌存在且无梗死证据。异常情况随时间的进展证实先发生慢性顿抑再出现冬眠心肌。与急性缺血所致短期冬眠相反,静息血流减少是收缩功能障碍的结果,而不是其原因。(改编自 Fallavollita JA, Canty JM Jr: Differential ^{18}F-2-deoxyglucose uptake in viable dysfunctional myocardium with normal resting perfusion: Evidence for chronic stunning in pigs. Circulation 99:2798, 1999.)

可能是在进行患者活检分析时细胞凋亡率变化的原因[35]。基础实验发现,细胞凋亡在慢性心肌顿抑向冬眠心肌的转变过程中尤为突出,而在此过程中,大约有 30%的局部心肌细胞损失。心肌细胞损失导致局部心肌细胞代偿性肥大,以维持约正常的室壁厚度。透壁活检组织中冬眠心肌的光镜和超微结构特征表现为间质性结缔组织少量增生、肌原纤维丢失(肌溶解)、糖原沉积增加以及微线粒体。冬眠心肌的实验动物模型也会在两周内迅速出现这些结构变化,但这些变化也同样存在于心脏的远端灌注正常的区域[32,35]。在没有狭窄的患者中也报告了总体细胞的变化,这表明结构的变化可能是前负荷逐渐增加的结果。因此,尽管我们强调细胞去分化是一种适应机制,但整体的超微结构变化可能与冬眠心肌中局部缺血的反应无因果关系[32,35]。

细胞存活和抗凋亡程序对重复缺血的反应。对于重复缺血的细胞,其存活途径调节方面的多样性已经得到了很好的证明。一些研究表明,在对重复的可逆性缺血的反应中,心脏保护机制的上调可能在慢性条件下减少心肌细胞的死亡和纤维化。在非心力衰竭的动物实验研究中,热休克蛋白(HSP)-70 等抗凋亡和应激蛋白表达上调[42],而针对有冬眠心肌和心力衰竭患者的活检发现了促凋亡蛋白上调以及进行性细胞死亡和纤维化的增加[35]。不同研究结果的变异性可能反映了缺血的频率和严重程度、心力衰竭时神经激素激活的调节、以及慢性重复缺血的心肌适应性和适应不良性反应在时程表现上的复杂性。在这方面,狭窄的生理意义(例如,冠状动脉血流量储备)已被证明是心肌本身内在的适应缺血的主要决定因素[43]。

冬眠心肌的代谢和能量学。一旦发生缺血适应,冬眠心肌的代谢和收缩反应似乎并不取决于影响心脏负荷的外部因素。因此,氧消耗的次极量增加可在不立即导致心内膜下缺血的情况下发生[35]。基础实验发现,冬眠心肌区域在正常心肌供需关系的较低范围内发生,类似于非缺血性衰竭的心脏。虽然糖原的含量增加，但胰岛素激活的最大葡萄糖摄取率并没有改变。对猪的冬眠心肌中分离出的线粒体进行的研究表明，线粒体的呼吸作用发生改变，能量利用和耗氧量出现下调[44]。这种改变减慢了ATP的利用，可能在叠加的急性缺血中维持细胞活力。蛋白质组学分析表明，参与氧化代谢和电子传递的多种蛋白质含量减少[42]。其中的部分(而不是所有)分子和细胞变化都与血运重建后的冬眠逆转有关，这可能导致在没有心肌梗死的情况下收缩功能不能完全恢复正常[45]。

交感神经分布不均匀、β-肾上腺素能反应和猝死。冬眠心肌的收缩反应迟钝，部分原因可归于β-肾上腺素能腺苷环化酶偶联下调，与重度心力衰竭相似[46]。这种效应可能与局部去甲肾上腺素溢出过多和突触前摄取减少有关[46]。心肌交感神经功能的异常可能是实验性冬眠心肌易发生致命性室性心律失常和室颤的原因之一[47]。因此，逆转电不稳定和改善收缩功能障碍可能是冠脉重建对生存的积极影响[35]。尽管如此，去神经化心肌存活程度仍然是缺血性心肌病患者心律失常死亡的有力预测因素[48]。

冬眠心肌的成功适应与退变。关于可逆性失调冬眠心肌的病理研究存在相当大的分歧。在极端情况下，有些研究人员认为心肌是注定要经历不可逆性心肌细胞死亡，因为有数据显示出大量的纤维化(>30%)和高能磷酸代谢异常，并且回顾性分析表明纤维化的程度与冬眠心肌的持续时间有关[35]。另一种极端情况是，在某些条件下，静息状态心肌能量代谢正常时纤维化不是一个突出的特征，表明冬眠心肌可以持续很长一段时间而不发生进行性退变[47,48]。目前尚不清楚促进进行性退变或适应的因素，但这可能由与重度临床心衰有关的神经-激素共同激活和细胞因子水平的升高引起，也可能与间歇性冠状动脉血流低于维持心肌细胞活力所需的阈值时发生的不可逆损伤有关。

未来展望

过去40年所确立的决定心肌灌注和供氧的主要因素均已纳入目前心绞痛的治疗，并经受住了时间的考验。对冠状动脉狭窄相关流体力学的基本理解也被应用到心导管室中，介入医生常规进行冠状动脉狭窄远端的压力和冠状动脉血流的测量。现在，这些生理学概念了促进了常规临床决策，改善了最终的结局。

我们在健康和疾病方面对冠状动脉循环和心肌缺血机制的理解取得了进展，但在基础知识以及将这些知识转化为临床治疗方面仍存在重大差距。例如，我们目前尚不清楚，为什么有些患者会出现冠状动脉侧支或对反复缺血形成内在的适应，而另一些患者则进展为进行性结构退变。基础研究已经确定了剪应力和局部冠状动脉压力等物理因素在调节孤立的冠状动脉阻力血管方面的重要性，但这些因素如何在复杂的血管网络中相互作用，进而导致自我调节和代谢相关的冠状动脉舒张的现象，目前也仍然没有答案。最后，虽然在确定心肌缺血症状和随后的冠状动脉事件的风险方面，冠脉微循环调节异常可能与狭窄严重程度同等重要，但我们对微血管功能障碍的生理和细胞机制方面的了解依旧有限。我们需要继续在相关领域进行基础到临床的转化研究，以增进我们对冠状动脉循环调节的基础知识，并改善慢性缺血性心脏病患者的治疗。

（汉辉　朱劲舟 译，权薇薇 校）

经典参考文献

Bache RJ. Effects of hypertrophy on the coronary circulation. *Prog Cardiovasc Dis*. 1988;31:403.

Bolli R, Marban E. Molecular and cellular mechanisms of myocardial stunning. *Physiol Rev*. 1999;79:609.

Duncker DJ, Bache RJ. Regulation of coronary vasomotor tone under normal conditions and during acute myocardial hypoperfusion. *Pharmacol Ther*. 2000;86:87.

Fallavollita JA, Perry BJ, Canty JM Jr. ^{18}F-2-deoxyglucose deposition and regional flow in pigs with chronically dysfunctional myocardium: evidence for transmural variations in chronic hibernating myocardium. *Circulation*. 1997;95:1900.

Feigl EO. Coronary physiology. *Physiol Rev*. 1983;63:1.

Furchgott RF, Zawadzki JV. The obligatory role of endothelial cells in the relaxation of arterial smooth muscle by acetylcholine. *Nature*. 1980;288:373.

Heusch G. Hibernating myocardium. *Physiol Rev*. 1998;78:1055.

Hoffman JI, Spaan JA. Pressure-flow relations in coronary circulation. *Physiol Rev*. 1990;70:331.

Klocke FJ. Coronary blood flow in man. *Prog Cardiovasc Dis*. 1976;XIX:117.

Klocke FJ. Measurements of coronary blood flow and degree of stenosis: current clinical implications and continuing uncertainties. *J Am Coll Cardiol*. 1983;1:31.

Kloner RA, Jennings RB. Consequences of brief ischemia: stunning, preconditioning, and their clinical implications. Part 1. *Circulation*. 2001a;104:2981.

Kloner RA, Jennings RB. Consequences of brief ischemia: stunning, preconditioning, and their clinical implications. Part 2. *Circulation*. 2001b;104:3158.

Konidala S, Gutterman DD. Coronary vasospasm and the regulation of coronary blood flow. *Prog Cardiovasc Dis*. 2004;46:349.

参考文献

Control of Coronary Blood Flow

1. Laughlin MH, Davis MJ, Secher NH, et al. Peripheral circulation. *Compr Physiol*. 2012;2:321.
2. Goodwill AG, Dick GM, Kiel AM, Tune JD. Regulation of coronary blood flow. *Compr Physiol*. 2017;7:321.
3. Davis MJ, Hill MA, Kuo L. Local regulation of microvascular perfusion. In: Tuma RF, Duran WN, Ley K, eds. *Microcirculation*. Boston: Elsevier; 2008:161.
4. Zhang C, Rogers PA, Merkus D, et al. Regulation of coronary microvascular resistance in health and disease. In: Tuma RF, Duran WN, Ley K, eds. *Microcirculation*. Boston: Elsevier; 2008:521.
5. Liu Y, Bubolz AH, Mendoza S, et al. H_2O_2 is the transferrable factor mediating flow-induced dilation in human coronary arterioles. *Circ Res*. 2011;108:566.
6. Duncker DJ, Bache RJ. Regulation of coronary blood flow during exercise. *Physiol Rev*. 2008;88:1009.
7. Druz RS. Current advances in vasodilator pharmacological stress perfusion imaging. *Semin Nucl Med*. 2009;39:204.
8. Gutterman DD, Chabowski DS, Kadlec AO, et al. The human microcirculation: regulation of flow and beyond. *Circ Res*. 2016;118:157.
9. Deussen A, Ohanyan V, Jannasch A, et al. Mechanisms of metabolic coronary flow regulation. *J Mol Cell Cardiol*. 2012;52:794.

Physiologic Assessment of Coronary Artery Stenosis

10. Gould KL. Does coronary flow trump coronary anatomy? *J Am Coll Cardiol Imaging*. 2009;2:1009.
11. Nijjer SS, de Waard GA, Sen S, et al. Coronary pressure and flow relationships in humans: phasic analysis of normal and pathological vessels and the implications for stenosis assessment. A report from the Iberian-Dutch-English (IDEAL) collaborators. *Eur Heart J*. 2016;37:2069.
12. Johnson NP, Kirkeeide RL, Gould KL. Is discordance of coronary flow reserve and fractional flow reserve due to methodology or clinically relevant coronary pathophysiology? *J Am Coll Cardiol Imaging*. 2012;5:193.
13. Berwick ZC, Dick GM, Tune JD. Heart of the matter: coronary dysfunction in metabolic syndrome. *J Mol Cell Cardiol*. 2012;52:848.
14. Pijls NH, Sels JW. Functional measurement of coronary stenosis. *J Am Coll Cardiol*. 2012;59:1045.
15. Van de Hoef TP, Siebes M, Spaan JAE, Piek JJ. Fundamentals in clinical coronary physiology: why coronary flow is more important than coronary pressure. *Eur Heart J*. 2015;36:3312.
16. Zimmermann FM, Ferrara A, Johnson NP, et al. Deferral vs. performance of percutaneous coronary intervention of functionally non-significant coronary stenosis: 15-year follow-up of the DEFER trial. *Eur Heart J*. 2015;36:3182.
17. Tonino PA, De Bruyne B, Pijls NH, et al. Fractional flow reserve versus angiography for guiding percutaneous coronary intervention. *N Engl J Med*. 2009;360:213.
18. De Bruyne B, Fearon WF, Pijls NH, et al. Fractional flow reserve-guided PCI for stable coronary disease. *N Engl J Med*. 2014;371:13.
19. Marzilli M, Merz CN, Boden WE, et al. Obstructive coronary atherosclerosis and ischemic heart disease: an elusive link! *J Am Coll Cardiol*. 2012;60:951.
20. Maas AH, van der Schouw YT, Regitz-Zagrosek V, et al. Red alert for women's heart: the urgent need for more research and knowledge on cardiovascular disease in women. Proceedings of the workshop held in Brussels on gender differences in cardiovascular disease, 2010. *Eur Heart J*. 2011;32:1362.
21. Pepine CJ, Ferdinand KC, Shaw LJ, et al. Emergence of nonobstructive coronary artery disease: a woman's problem and need for change in definition on angiography. *J Am Coll Cardiol*. 2015;66:1918.
22. Camici PG, d'Amati G, Rimoldi OE. Coronary microvascular dysfunction: mechanisms and functional assessment. *Nat Rev Cardiol*. 2014;12:48.
23. Crea F, Camici PG, Bairey Merz CN. Coronary microvascular dysfunction: an update. *Eur Heart J*. 2014;35:1101.
24. Herrmann J, Kaski JC, Lerman A. Coronary microvascular dysfunction in the clinical setting: From mystery to reality. *Eur Heart J*. 2012;33:2771.
25. Lardizabal JA, Deedwania PC. The anti-ischemic and anti-anginal properties of statins. *Curr Atheroscler Rep*. 2011;13:43.

Coronary Collateral Circulation

26. Meier P, Gloekler S, Zbinden R, et al. Beneficial effect of recruitable collaterals: a 10-year follow-up study in patients with stable coronary artery disease undergoing quantitative collateral measurements. *Circulation*. 2007;16:975.
27. Schaper W. Collateral circulation: past and present. *Basic Res Cardiol*. 2009;104:5.
28. Zimarino M, D'Adreamatteo M, Waksman R, et al. The dynamics of the coronary collateral circulation. *Nat Rev Cardiol*. 2014;11:191.
29. Seiler C. The human coronary collateral circulation. *Eur J Clin Invest*. 2010;40:465.
30. Weil BR, Suzuki G, Leiker MM, et al. Comparative efficacy of intracoronary allogeneic mesenchymal stem cells and cardiosphere-derived cells in swine with hibernating myocardium. *Circ Res*. 2015;117:634.

Metabolic and Functional Consequences of Ischemia

31. Cohen MV, Downey JM. Signalling pathways and mechanisms of protection in pre- and postconditioning: historical perspective and lessons for the future. *Br J Pharmacol*. 2015;172:1913.
32. Canty JM Jr, Suzuki G. Myocardial perfusion and contraction in acute ischemia and chronic ischemic heart disease. *J Mol Cell Cardiol*. 2012;52:822.
33. Canty JM Jr, Fallavollita JA. Hibernating myocardium. *J Nucl Cardiol*. 2005;12:104.
34. Dorn GW 2nd, Diwan A. The rationale for cardiomyocyte resuscitation in myocardial salvage. *J Mol Med*. 2008;86:1085.

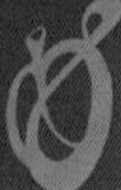

35. Canty JM Jr, Fallavollita JA. Pathophysiological basis of hibernating myocardium. In: Zaret BL, Beller GA, eds. *Clinical Nuclear Cardiology: State of the Art and Future Direction*. 4th ed. Philadelphia: Elsevier; 2010:577–593.
36. Vinten-Johansen J, Zhao ZQ, Jiang R, et al. Preconditioning and postconditioning: innate cardioprotection from ischemia-reperfusion injury. *J Appl Physiol*. 2007;103:1441.
37. Rahimtoola SH, Dilsizian V, Kramer CM, et al. Chronic ischemic left ventricular dysfunction: from pathophysiology to imaging and its integration into clinical practice. *J Am Coll Cardiol Imaging*. 2008;1:536.
38. Schwartz Longacre L, Kloner RA, Arai AE, et al. New horizons in cardioprotection: recommendations from the 2010 National Heart, Lung, and Blood Institute workshop. *Circulation*. 2011;124:1172.
39. Cung TT, Morel O, Cayla G, et al. Cyclosporine before PCI in patients with acute myocardial infarction. *N Engl J Med*. 2015;373:1021.
40. Heusch G, Rassaf T. Time to give up on cardioprotection? A critical appraisal of clinical studies on ischemic pre-, post-, and remote conditioning. *Circ Res*. 2016;119:676.
41. Engstrøm T, Kelbæk H, Helqvist S, et al. Effect of ischemic postconditioning during primary percutaneous coronary intervention for patients with ST-segment elevation myocardial infarction: a randomized clinical trial. *JAMA Cardiol*. 2017;2:490–497.
42. Page B, Young R, Iyer V, et al. Persistent regional downregulation in mitochondrial enzymes and upregulation of stress proteins in swine with chronic hibernating myocardium. *Circ Res*. 2008;102:103.
43. Page BJ, Young RF, Suzuki G, et al. The physiological significance of a coronary stenosis differentially affects contractility and mitochondrial function in viable chronically dysfunctional myocardium. *Basic Res Cardiol*. 2013;108:354.
44. Hu Q, Suzuki G, Young RF, et al. Reductions in mitochondrial O_2 consumption and preservation of high-energy phosphate levels after simulated ischemia in chronic hibernating myocardium. *Am J Physiol Heart Circ Physiol*. 2009;297:H223.
45. Page BJ, Banas MD, Suzuki G, et al. Revascularization of chronic hibernating myocardium stimulates myocyte proliferation and partially reverses chronic adaptations to ischemia. *J Am Coll Cardiol*. 2015;65:684.
46. Fernandez SF, Ovchinnikov V, Canty JM Jr, Fallavollita JA. Hibernating myocardium results in partial sympathetic denervation and nerve sprouting. *Am J Physiol Heart Circ Physiol*. 2013;304:H318–H327.
47. Pizzuto MF, Suzuki G, Banas MD, et al. Dissociation of hemodynamic and electrocardiographic indices of myocardial ischemia in pigs with hibernating myocardium and sudden cardiac death. *Am J Physiol Heart Circ Physiol*. 2013;304:H1697–H1707.
48. Fallavollita JA, Heavey BM, Luisi J, et al. Regional myocardial sympathetic denervation predicts the risk of sudden cardiac arrest in ischemic cardiomyopathy. *J Am Coll Cardiol*. 2014;63:141.

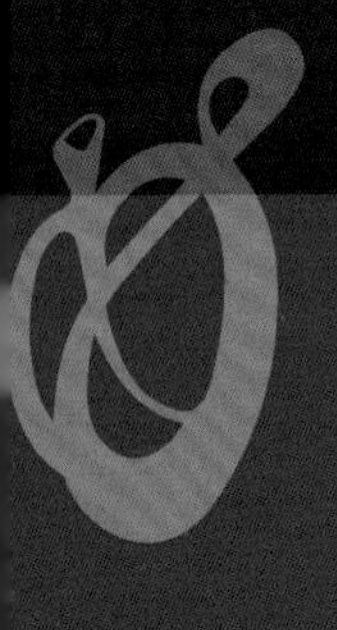

第 58 章 ST 段抬高型心肌梗死：病理生理学和临床进展

BENJAMIN M. SCIRICA, PETER LIBBY, AND DAVID A. MORROW

心肌梗死(myocardial infarction, MI)的病理诊断需要有缺血导致心肌细胞死亡的证据，其特征性的表现包括凝固性坏死和收缩带坏死，常伴有梗死灶周围的斑片状心肌细胞溶解。在心肌梗死的急性期，梗死灶内的心肌细胞死亡，随后会发生炎症、清除坏死的细胞碎片、修复，最后导致瘢痕形成。

心肌梗死的临床诊断要求有心肌缺血的特征性症状表现，并结合生物化学、心电图或者影像学特征所提示的心肌坏死综合评定。用于诊断心肌梗死的临床检查手段的敏感性和特异性，很大程度上取决于起病后进行评估的时间。心脏专业协会已经就心肌梗死的诊断发表了共识(表 58.1)。根据心肌梗死发生的情况将其分为 5 类(表 58.2)[1]。心肌梗死定义的不断修订以及更敏感的心肌损伤生物标志物的出现，对于临床治疗患者、监测流行病学、制定公共政策以及开展临床试验都有着非常重要的意义[2-4]。

表 58.1 第 3 版心肌梗死通用定义

急性心肌梗死的诊断标准
急性心肌梗死(acute MI)指具有心肌缺血的临床表现并存在心肌坏死证据。在这些情况下，存在下述标准任何一项均可诊断为心肌梗死：
• 检出心脏生物标志物(首选肌钙蛋白 cTn)的升高和/或降低，其中至少有一个值超过 99%参考值上限(URL)并至少存在下述一项： • 缺血的症状 • 新发或推测新发的明显 ST 段-T 波(ST-T)的改变或者新发左束支传导阻滞(LBBB) • 心电图上病理性 Q 波的出现 • 新发的心肌失活或者新发的局部心壁运动异常的影像学证据 • 经血管造影或尸检发现有冠脉内血栓
• 心源性死亡，伴随着心肌缺血症状和心电图上推测新发缺血改变或新发 LBBB，但是死亡发生在心脏生物标志物获得之前或发生在心脏生物标志物升高之前。
• PCI 相关心肌梗死，被人为定义为对于 cTn 基线值正常(≤99% URL)的患者，cTn 值升高至>5 倍 99% URL；或对于 cTn 基线升高但保持稳定或下降的患者，cTn 值在此基础上升高>20%。此外，还需符合以下任一项：①有心肌缺血的症状；②ECG 上新发的缺血改变；③符合操作并发症的造影表现；④新发的心肌失活或者新发的局部室壁运动异常的影像学证据。
• 支架内血栓相关心肌梗死，由心肌缺血表现及冠状动脉血管造影或验尸发现所证实，伴有心脏生物标志物值的升高和/或降低，并至少有一个值高于 99% URL。
• CABG 相关的心肌梗死，被人为定义为对于 cTn 基线值正常(≤90%URL)的患者，心脏生物标志物值升高>10 倍 99% URL。此外，还需符合以下任意一项：①新出现的病理性 Q 波和新发 LBBB；②血管造影发现新移植或新发的原冠状动脉闭塞；③新发的心肌失活或者新发的局部室壁运动异常的影像学证据。
既往心肌梗死的诊断标准
下述任意一条都符合既往心肌梗死的诊断：
• 在没有非缺血原因的情况下，出现伴或不伴有症状的病理性 Q 波 • 在没有非缺血原因的情况下，影像学证据表明某一个区域心肌失活，即心肌变薄、收缩功能不全 • 既往心肌梗死的病理学发现

CABG，冠状动脉旁路移植术；cTn，肌钙蛋白；LBBB，左束支传导阻滞；PCI，经皮冠状动脉介入治疗；URL，参考值上限。
引自 Thygesen K, Alpert JS, et al. Universal definition of myocardial infarction. J Am Coll Cardiol 2012;60:1581.

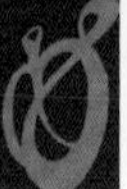

表 58.2 第 3 版心肌梗死通用分型

1 型:自发性心肌梗死
自发性心肌梗死与动脉粥样硬化斑块的破裂、溃疡、裂开、糜烂或夹层有关,这些病变引起一支或多支冠状动脉内血栓,导致心肌血流减少或远端血小板血栓生成,继而发生心肌细胞坏死。患者可有严重 CAD,但有时可能没有阻塞性病变或没有 CAD
2 型:继发于血供失衡的心肌梗死
在某些心肌损伤坏死的病例中,除 CAD 本身外,还存在导致心肌氧供给和/或需求失衡的情况(如:冠状动脉内皮功能障碍、冠状动脉痉挛、冠状动脉栓塞、快速/缓慢性心律失常、贫血、呼吸衰竭、低血压和伴或不伴左心室肥大的高血压)
3 型:无法获得生物标志物值时的致死性心肌梗死
心源性死亡,伴有心肌缺血症状和 ECG 上推测新发的缺血改变或者新发 LBBB,但是死亡发生时,尚未采集血样、或心肌标志物尚未升高、或罕见地没有采集到心肌生物标志物
4a 型:经皮冠状动脉介入治疗(PCI)相关的心肌梗死
对于 cTn 基线值正常(≤99% URL)的患者,cTn 值的升高>5×99% URL;或者对于 cTn 基线值升高并保持稳定或下降的患者,cTn 值在此基础上>20%,即可诊断为 PCI 相关心肌梗死。此外,还需符合以下任一项:①有心肌缺血症状;②ECG 上新发的缺血改变或新发的 LBBB;③血管造影发现主要冠状动脉充盈缺损、侧支形成、持续性慢血流或无血流、或血栓形成;④新发的心肌失活或者新发的局部室壁运动异常的影像学证据
4b 型:支架内血栓相关的心肌梗死
由心肌缺血表现及冠状动脉血管造影或验尸发现所证实,伴有心脏生物标志物值的升高和/或降低,并至少有一个值高于 99% URL
5 型:CABG 相关的心肌梗死
被人为定义为对于 cTn 基线值正常(≤90% URL)的患者,心脏生物标志物值升高>10 倍 99% URL。此外,还需符合以下任意一项:①新出现的病理性 Q 波和新发 LBBB;②血管造影发现新移植或新发的原冠状动脉闭塞;③新发的心肌失活或者新发的局部室壁运动异常的影像学证据

CABG,冠状动脉旁路移植术;cTn,肌钙蛋白;LBBB,左束支传导阻滞;URL,参考值上线。

引自 Thygesen K, Alpert JS, et al. Universal definition of myocardial infarction. J Am Coll Cardiol 2012;60:1581.

对于缺血症状新发或恶化的患者,目前当前做法是考虑其患有急性冠脉综合征(acute coronary syndrome,ACS),其中包括了不稳定型心绞痛、非 ST 段抬高型心肌梗死(non-ST-segment elevation MI,NSTEMI)和 ST 段抬高型心肌梗死(ST-segment elevation MI, STEMI)的诊断(表 58.1)。12 导联心电图(electrocardiogram, ECG)是对怀疑有 ACS 的患者的主要诊断工具,它可以将患者划分为 ST 段抬高(将在本章和第 59 章论述)和非 ST 段抬高(将在第 60 章论述)两种类型。

发病率和治疗模式的改变

尽管近年来在诊断和治疗上已经取得较大的进展,STEMI 仍是工业化国家的一个重要的公共健康问题,在发展中国家的情况也日益严重[5](参见第 1 章)。仅仅在美国,每年就将会有超过 100 万的患者因心肌梗死或者冠心病死亡而到医院就诊[6]。无论在男性还是女性中,心肌梗死的发病率都会随着年龄的增长而急剧升高。ACS 事件中 STEMI 患者的比例虽因不同观察性研究有所差异,但近十年已有下降,其中部分原因是采用了更加敏感的心肌损伤评估方法,使 NSTEMI 的病例数比 STEMI 有更多的增长[6]。这种评估不包括无症状心肌梗死("silent" MI),因为其不能促使患者进行住院治疗。从 1999 年到 2008 年,ACS 和 STEMI 的患者下降了近 50%(从 47%到 22.9%)[4](见表 58.1)。尽管 55 岁以上患者中心肌梗死的住院率有所下降,但是更年轻的患者,特别是女性患者中心肌梗死住院率并没有相应下降[7]。特别值得关注的是,从全球的角度来看,中低收入水平国家的冠心病的负担已经达到了与发达国家同等的水平[5]。但中低收入水平国家用于治疗 STEMI 的资源的有限,因此在国际范围内需加强实施冠心病的一级预防的力度。

转归的改善

在过去的 30 年里 STEMI 的死亡率稳步下降,但是在近 10 年里基本保持稳定[8](图 58.1)。STEMI 发病率和病死率的下降都是这种趋势产生的原因[6]。根据美国心脏协会(American Heart Association,AHA)的估算,STEMI 患者在初次住院期间的短期死亡率仅在 5%到 6%之间,但是 1 年后会上升到 7%到 18%[8,9]。心肌梗死发生后的 180 天内出现缺血综合征的风险最高,而此后的患病风险几乎呈线性。该现象在 80 岁以上的患者中最为明显[10](图 58.2)。临床试验人群的死亡率大约是连续入组患者的注册研究的一半,这大多是因为临床试验排除了患有更多合并症患者。

STEMI 患者的诊疗进展经历了几个阶段[11,12]。20 世纪前半段是"临床观察阶段",注重详细记录体格检查和实验室检查结果,但是几乎没有积极治疗梗死。随后在 60 年代中期开始了"冠心病治疗病房阶段",在监测以及心脏复律/除颤技术发展的基础上强调对心律失常的早发现和早治疗。肺动脉球囊漂浮导管的使用标志了"高科技阶段"的开始,开创了床边血流动力学监测和针对性的血流动力学管理的时代。现代 STEMI 治疗——"再灌注治疗阶段"始于采用冠状动脉内注射纤维蛋白溶解药物的方法,后改为静脉内注射,增加了阿司匹林(aspirin)的使用(参见第 59 章)以及后来直接经皮冠状动脉介入治疗(percutaneous coronary intervention,PCI)的兴起和发展(参见第 62 章)。

在专业协会发布的指南和临床实践的执行准则推动下,当代对 STEMI 患者的治疗已经进入了"循证治疗冠心病阶段"[13,14]。

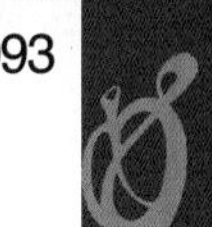

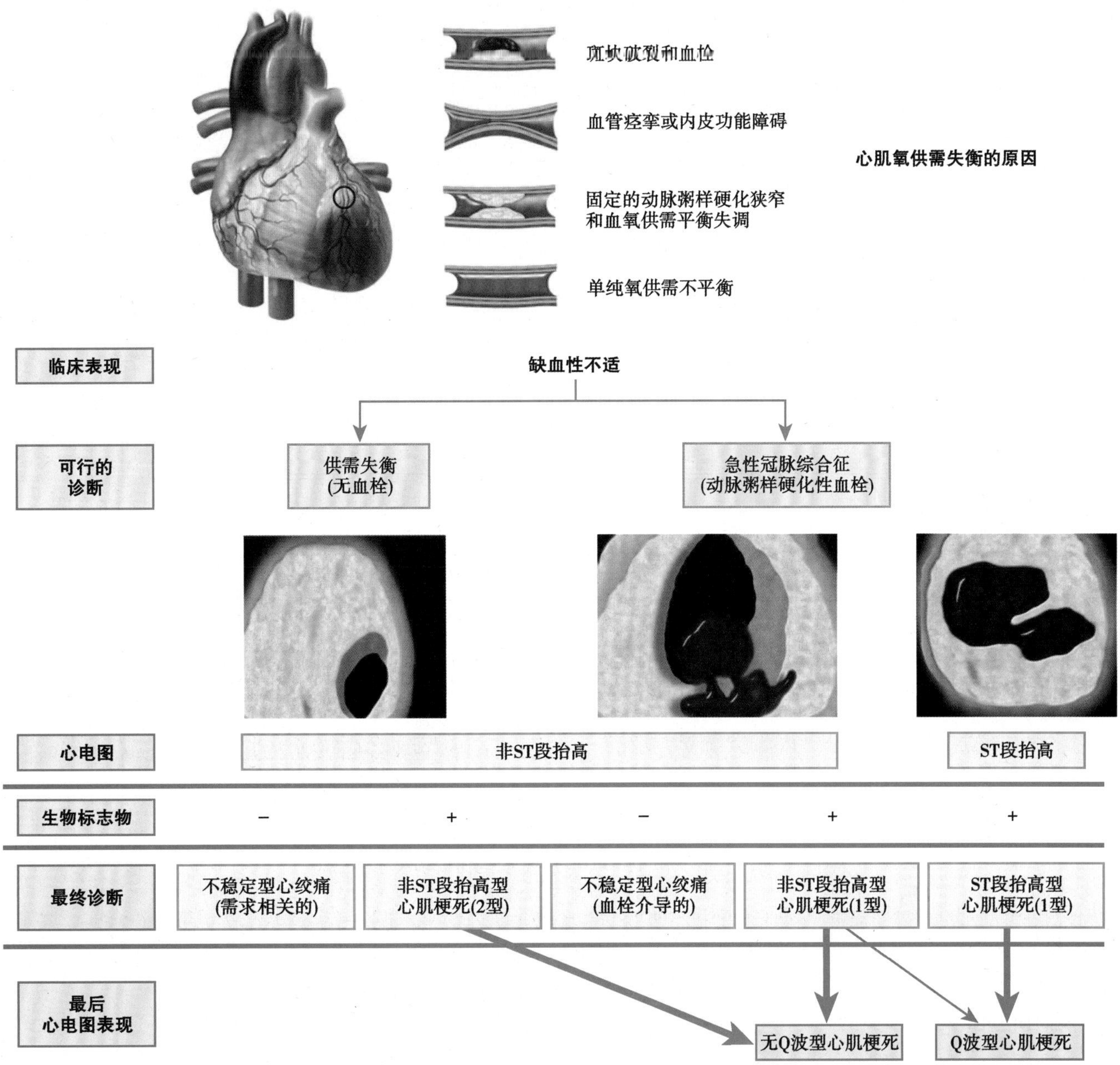

斑块破裂和血栓

血管痉挛或内皮功能障碍

心肌氧供需失衡的原因

固定的动脉粥样硬化狭窄
和血氧供需平衡失调

单纯氧供需不平衡

临床表现

缺血性不适

可行的
诊断

供需失衡
(无血栓)

急性冠脉综合征
(动脉粥样硬化性血栓)

心电图

非ST段抬高

ST段抬高

生物标志物	−	+	−	+	+
最终诊断	不稳定型心绞痛(需求相关的)	非ST段抬高型心肌梗死(2型)	不稳定型心绞痛(血栓介导的)	非ST段抬高型心肌梗死(1型)	ST段抬高型心肌梗死(1型)

最后
心电图表现

无Q波型心肌梗死

Q波型心肌梗死

图 58.1　多种冠状动脉病变可以导致心肌缺血和心肌梗死，包括血管痉挛、在冠状动脉病变固定的情况下心肌需氧增加，以及动脉粥样硬化易损斑块的糜烂或破裂导致的急性血栓形成和随后的缺血。所有上述病变都会引起心肌氧供需失衡和促使缺血症状产生，并且在严重和持续存在的情况下，这些病变都会导致心肌坏死或梗死。非血栓介导的心血管事件（下半部分，左侧）常无ECG的ST段抬高，但是如果有严重或足够长时间的缺血则会有心脏生物标志物的升高，在这种情况下可归类为2型心肌梗死。动脉粥样硬化斑块血栓形成是急性冠脉综合征（ACS）的特征性病理学表现。血流的减少也许是因为血栓的完全性阻塞（下半部分，右侧）或者血栓的不完全阻塞（下半部分，中间）。缺血性不适可能伴有或不伴有ECG的ST段抬高。大多数ST段抬高的患者会产生病理性Q波，但不是所有患者，这取决于缺血的持续时间和侧支形成。没有ST段抬高的患者患有不稳定型心绞痛或非ST段抬高型心肌梗死（NSTEMI），最终区别在于是否能在血液的血清或血浆中检查出心脏标志物（比如，肌钙蛋白）。无病理性Q波型心肌梗死大多数由ECG表现为NSTEMI的患者发展而来；少数会发展成有病理性Q波产生的心肌梗死。由ACS动脉粥样硬化斑块血栓形成导致的心肌梗死被归类为1型心肌梗死。修改自Thygesen K, Alpert JS, et al. Universal definition of myocardial infarction. J Am Coll Cardiol 2012;60:1581.

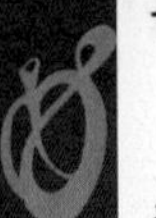

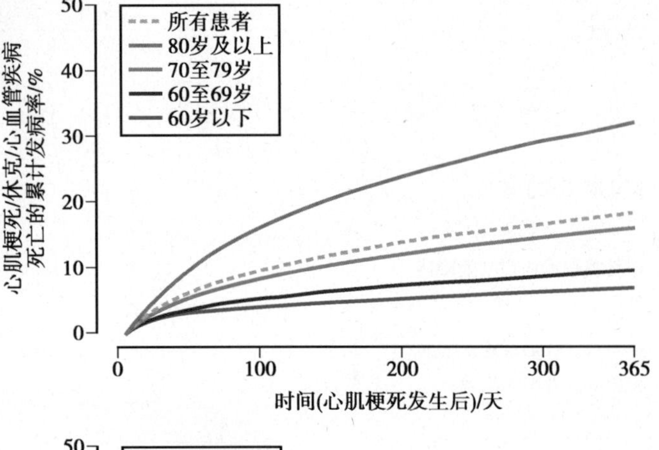

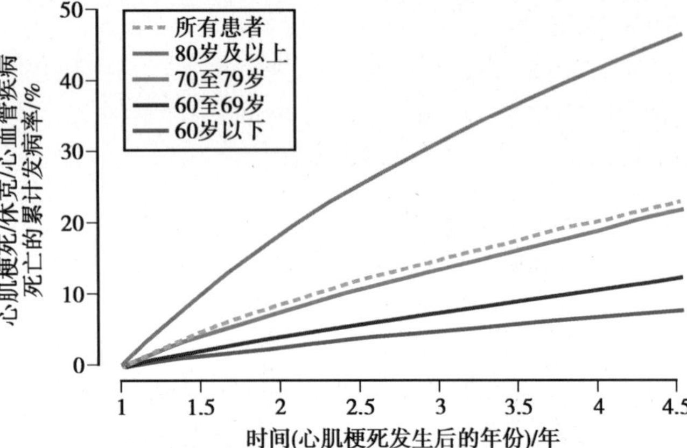

图 58.2　根据年龄划分心肌梗死后心血管疾病发生的风险。使用 Kaplan-Meier 分析估算在心肌梗死发生后的第一个 365 天内(上方图)和心肌梗死发生后的 1 年以后(下方图)复合临床终点(心肌梗死、缺血性休克或心血管疾病死亡)的发生风险。(引自 Jernberg T, Hasvold P, Henriksson M, et al. Cardiovascular risk in post-myocardial infarction patients: nationwide real world data demonstrate the importance of a long-term perspective. Eur Heart J 2015;36:1163-70.)

实施指南指导药物治疗(guideline-directed medical treatment, GDMT)和区域质控倡议后,有效地降低了治疗的异质性、提高了循证治疗的依从性,同时也改善了疾病的转归[15]。

现有治疗的局限性

恰当启动再灌注治疗的比例差异很大。在一些注册研究中,高达 30%的符合再灌注治疗条件的 STEMI 患者没有接受这项挽救生命的治疗措施[16]。此外,仍有很大比例患者的治疗仍未达到推荐的入院-再灌注治疗时间窗要求[17]。这种不足需要积极的举措来推进及时采取指南指导的再灌注治疗[18](参见第 59 章)。

在不同医院的 STEMI 患者的治疗和转归不尽相同,这很大程度上取决于一个医院系统内接受治疗的这类患者的数量[19]。有大量临床病例、有创操作比例高和质量报告中高等级的医院中,STEMI 死亡率较低。相反地,没有心血管专家治疗的 STEMI 患者死亡率更高。特定 STEMI 亚组人群的治疗模式也同样存在差异,包括老年人、女性[20]、黑种人及一些高风险的患者(比如发生心源性休克的患者)。

实施 STEMI 的介入操作并发症和转归情况的强制性报告后,界定了成功介入操作的标准和死亡率的基准,同时也使得不同地区和医院的数据比较成为可能[15]。然而,STEMI 转归的公开报道也无意中导致了高风险患者——受早期的血运重建获益最高的一类患者(如心源性休克)——血运重建率偏低,因为担心这类患者有更高的病例死亡率[21]。

病理学机制

几乎所有的急性冠脉综合征都是动脉粥样硬化导致的,通常伴随着动脉粥样硬化斑块破裂或糜烂导致的附加冠脉血栓的形成[22](参见第 44 章和第 60 章)。非动脉粥样硬化斑块形成的冠状动脉疾病会在这一章节的后面进行讨论,以及非动脉粥样硬化的心肌梗死的病因会在表 58.3 中呈现。

表 58.3　引起心肌损伤的因素

与原发性心肌缺血相关的损伤
斑块破裂
冠状动脉管腔内血栓形成
与血氧供需失衡心肌缺血相关的损伤
心动过速/心动过缓
主动脉夹层或者严重的主动脉瓣病变
肥厚型心肌病
心源性、缺血性或感染性休克
严重的呼吸衰竭
严重的贫血
伴或不伴左心室肥大的高血压
冠脉痉挛
冠脉栓塞或血管炎
在没有明显冠脉疾病的情况下冠脉内皮功能障碍
与心肌缺血不相关的损伤
心脏挫伤、手术、消融、起搏或除颤器休克
累及心脏的横纹肌溶解
心肌炎
心脏毒性药物{如蒽环类药物(anthracyclines)、曲妥单抗(赫赛汀)[trastuzumab(Herceptin)]}
多因素或病因不确切的心肌损伤
心力衰竭
应激性(takotsubo)心肌病
严重肺栓塞或者肺动脉高压
败血症和危重症患者
肾衰竭
严重的急性神经性疾病(如卒中、蛛网膜下腔出血)
浸润性疾病(如淀粉样变性、结节病)
剧烈运动

引自 Thygesen K, Alpert JS, et al. Universal definition of myocardial infarction. J Am Coll Cardiol 2012;60:1581.

当急性冠状动脉粥样硬化血栓形成时,其形成的冠脉内血栓可能部分阻塞管腔,这通常导致非 ST 段抬高的心肌缺血;或者血栓完全阻塞管腔,这将导致透壁心肌缺血和 STEMI。在溶栓治疗年代前,临床医师通常根据几天内心电图的变化,将心肌梗死患者分为心电图上有 Q 波产生和无 Q 波产生的心肌梗死。术语“Q 波性梗死”几乎等同于“透壁梗死”，而“无Q波性梗死”则通常指的是“心内膜下梗死”。现代用心脏磁共振成像(cardiac magnetic resonance imaging,CMR)的研究指出，心电图上Q波的形成更多地取决于梗死的面积，而不是累及的心肌壁的厚度。因此，ACS的概念建立在共同的病理生理基础上，它是一个更加合适的、广义的概念框架(见图58.1)。此后患者分类是根据有ST段抬高(STEMI)或无ST段抬高(非ST段抬高型ACS)，而不是根据Q波的演变来划分。这使临床医师能根据患者是否需要急诊血运重建来及时分诊(参见第59章)。

斑块的形成和破裂

引发ACS产生的斑块通常会有纤维帽破裂、表面糜烂、偶因钙化结节导致血管痉挛以及破裂，从而导致血栓的形成。一些ACS病例没有明显的罪犯血栓(参见第44章)。近期的临床数据对“易损斑块”这个过于简单的概念是一个挑战。在一个前瞻性研究中，纳入了697位接受三支冠脉造影和PCI后灰阶射频血管内超声显像的ACS患者。该研究发现仅有不到5%的在超声中表现出典型薄帽纤维粥样硬化斑块会在3.4年的随访中出现临床事件[23](图58.3)。因此，将脂质含量丰富、薄帽斑块等同于“易损”是不恰当的。与斑块破裂倾向有关的其他形态学特征包括广泛的重塑减少了血管腔内阻塞(血管造影上轻度狭窄)、新血管形成(血管生成)、斑块出血、外膜炎症和斑点样钙化[24]。

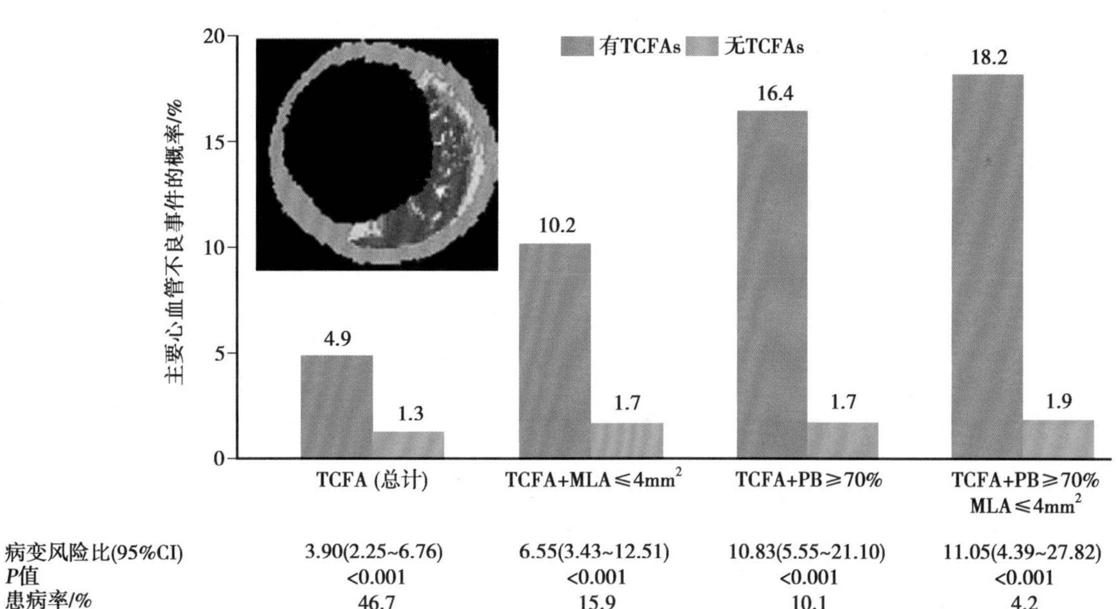

	TCFA (总计)	TCFA+MLA≤4mm²	TCFA+PB≥70%	TCFA+PB≥70% MLA≤4mm²
病变风险比(95%CI)	3.90(2.25~6.76)	6.55(3.43~12.51)	10.83(5.55~21.10)	11.05(4.39~27.82)
*P*值	<0.001	<0.001	<0.001	<0.001
患病率/%	46.7	15.9	10.1	4.2

图58.3 比较有或没有薄帽纤维粥样斑块(thin-cap fibrothecomas,TCFAs)的心血管事件发生率。这张图显示了595例以典型TCFAs为特征的非罪犯病变和2 114例没有TCFAs的非罪犯病变，其各自的心血管事件发生率。该分组方式利用了灰阶射频血管内超声显像来测量最小管腔面积(minimal luminal area,MLA)和斑块负荷(plaque burden,PB)。有较大斑块负荷的病变，即有更大的动脉粥样硬化灶，以及更小的管腔对随后引发急性冠状动脉事件有最大的风险。插图，TCFAs射频超声显像举例。红色区域表示坏死核，暗绿色区域表示纤维组织，白色区域表示融合的致密钙灶，淡绿色区域表示纤维脂肪组织。CI，置信区间。(引自Stone GW,Maehara A,Lansky AJ,et al. A prospective natural-history study of coronary atherosclerosis. N Engl J Med 2011;364:226.)

急性冠脉综合征

斑块破裂导致了促血栓形成物质的暴露，使梗死相关动脉内产生大量的血栓(见图58.1)。充足的侧支循环网可以防止坏死的发生，导致没有临床症状的冠脉阻塞；另外，如果血栓没有阻塞血管，很多斑块破裂也是没有症状的。典型的、完全的血管闭塞性血栓会造成受累血管供血区内的心室壁广泛的损伤(图58.4)。梗死改变了心肌的去极化顺序，最终反映为QRS波群的改变。大多数STEMI患者的QRS波群最典型的改变是梗死区心电图导联的Q波演变。在少数ST段抬高的患者中，没有Q波的演变，但是其他QRS波群的反常征象会频繁出现，比如R波振幅降低以及QRS波群有切迹或分裂(参见第12章)。有缺血症状却没有ST段抬高的患者，或者被初步诊断为患有不稳定型心绞痛，或者存在心肌坏死证据而被诊断为NSTEMI。

有持续ST段抬高的患者应接受再灌注治疗(药物或导管)，以此恢复闭塞的心外膜梗死相关动脉的血流[13,14]。非ST段抬高的ACS患者不适合药物再灌注治疗，但是应该接受抗缺血和抗血栓治疗，随后多数情况下接受PCI术(参见第60章)。因此12导联心电图依旧是ACS患者治疗方案选择的主要决定因素，用来区分患者是否有ST段的抬高[13,14]。

心肌

缺血的细胞效应在缺氧的数秒内开始，伴有三磷酸腺苷(adenosine triphosphate,ATP)生成减少。心肌舒张-收缩功能受损以及不可逆的细胞损伤最早可发生在缺氧的20分钟内。在没有再灌注或广泛的侧支循环时，缺氧6小时内即可出现心肌坏死(图58.5)。

大体病理改变

在大体病理检查中，心肌梗死分为两大类型：透壁性心肌梗死，其心肌坏死累及心室壁全层(或近乎全层)；心内膜下(非透壁性)心肌梗死，即坏死累及范围在心内膜下、壁内心肌或两者同时累及，但不通过心室壁延伸至心外膜(图58.6)。

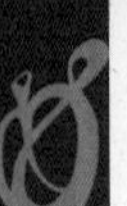

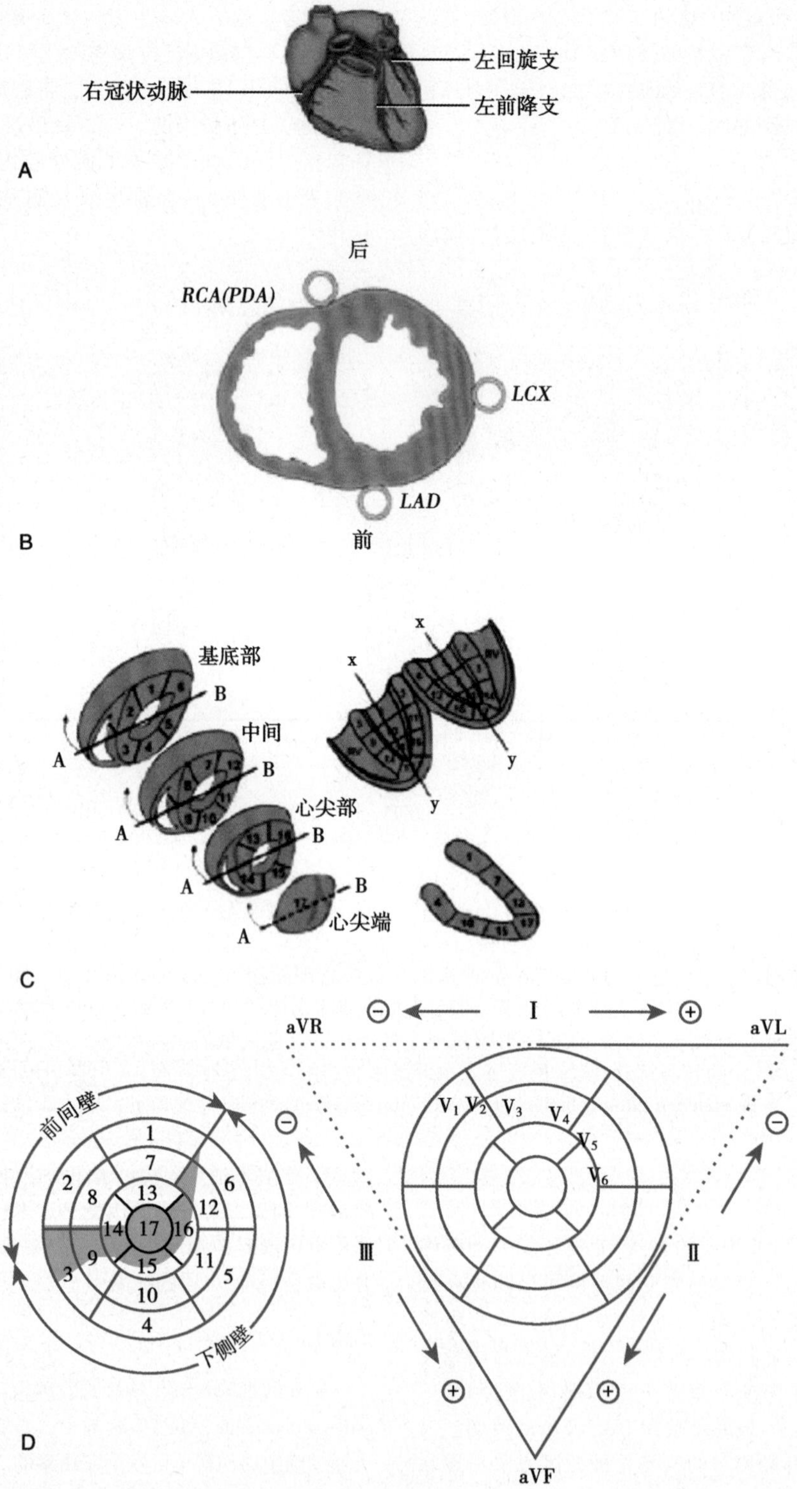

图 58.4 冠脉梗阻的位置、坏死区和心电图异常的关系。A，主要的心外膜冠状动脉的定位图解。B，左右心室和左前降支（LAD）、左回旋支（LCX）和右冠状动脉（RCA）的短轴位图解；在多数患者中后降支（PDA）起源于 RCA。C，在靶心图上心肌的 17 个分区。D，标准 ECG 导联在靶心图中的位置

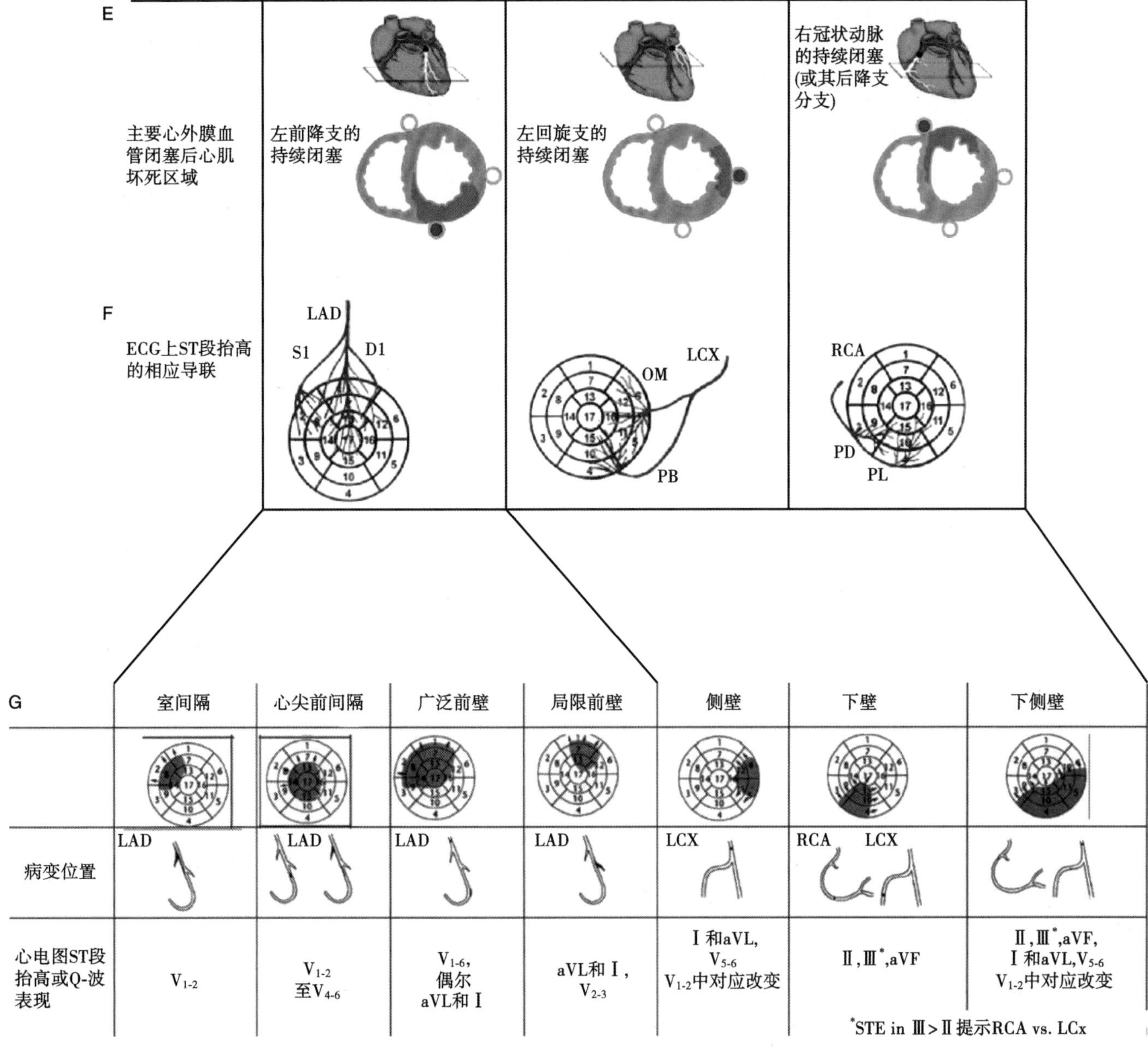

图 58.4（续） E，冠脉闭塞后的梗死区域。梗死相关动脉可通过 ST 段抬高的导联或参考靶心图推测（D）。F，通过 12 导联心电图 LAD、LCX、RCA 的供血范围鉴定梗死相关动脉。例如，ST 段抬高导联主要与 1、2、7、8、13、14、17 段相重叠，则提示 LAD 是梗死相关动脉。D1，第一对角支；OM，钝缘支；PB，后基底支；PD，后降支；PL，后侧支；S1，第一穿隔支。G，进一步通过 ECG 表现定位罪犯血管取决于病变位置（近端还是远端）和分支情况。（修改自 Bayes-de-Luna A，Wagner G，Birnbaum Y，et al. A new terminology for the left ventricular walls and location of myocardial infarcts that present Q wave based on the standard of cardiac magnetic resonance imaging. Circulation 2006；114：1755.）

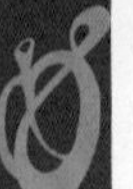

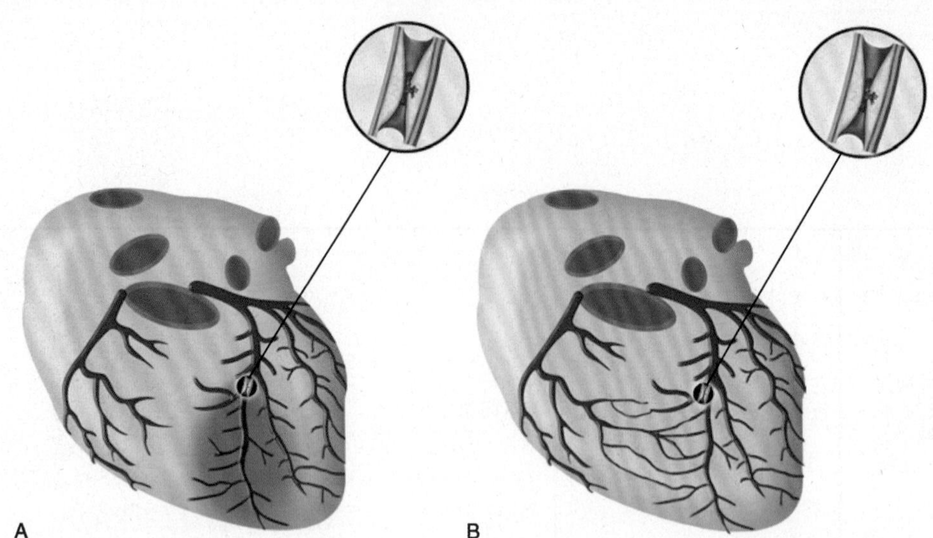

图 58.5 冠状动脉循环示意图：A 示无右冠状动脉和梗阻的左前降支（LAD）动脉间吻合，B 示存在右冠状动脉和梗阻的 LAD 动脉间吻合（第三角支下游梗阻）。A，灰色区域表示 LAD 梗阻且无侧支循环时，心肌梗死缺血区域（最终与梗死区域相关）。B，由于存在广泛侧支循环，心肌梗死无缺血区域。（引自 Traupe T，Gloekler S，de Marchi SF，et al. Assessment of the human coronary collateral circulation. Circulation 2010；122：1210.）

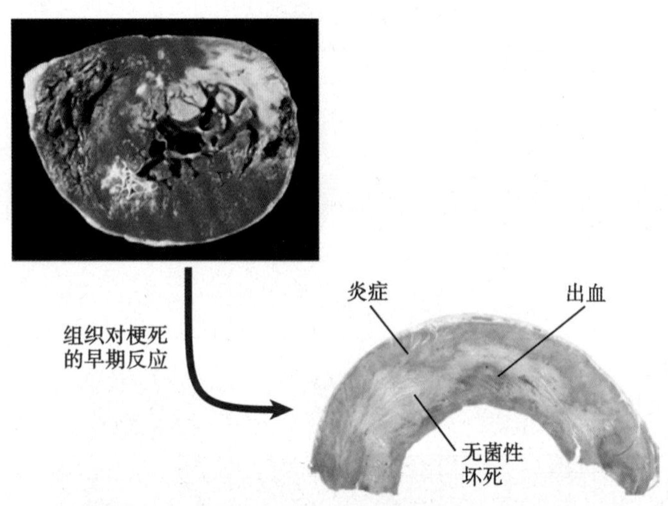

图 58.6 上图示，急性心肌梗死，梗死区域主要是左心室后外侧，其坏死区域在组织化学上显示为缺乏氯化三苯基四氮唑染色。其染色缺失是由细胞死亡后酶泄漏所致。梗死区一边缘的心肌出血与心脏破裂相关，其前方瘢痕（左下角）提示一陈旧性梗死区。标本方向为后壁在上。**下图示**，组织对梗死的早期反应过程包括无菌性坏死、炎症及出血的混合。（引自 Schoen FJ. The heart. In Kumar V，Abbas AK，Fausto N，editors. Robbins & Cotran Pathologic Basis of Disease. 8th ed. Philadelphia：Saunders；2009.）

闭塞性冠状动脉血栓形成似乎更常发生透壁型梗死，且范围局限于单个冠状动脉分布区域（见图 58.4）。而当冠状动脉严重狭窄但仍未闭合，或梗死区域有充分侧支循环时，常发生非透壁性心肌梗死。斑片状非透壁性心肌梗死可能继发于在坏死从心内膜下穿透至心室壁全层之前，对原始闭塞血栓的溶栓或 PCI 血运重建治疗。

组织学及超微结构改变

在坏死发生至少 6 至 12 小时后，心肌的大体病理改变才易识别（图 58.7）。然而，坏死后 2 至 3 小时，通过组织化学染色即可识别坏死区域。随后，梗死心肌才发生一系列大体病理改变（图 58.8）。在心肌梗死数小时内，将心肌切片浸入氯化三苯基四氮唑（triphenyltetrazolium chloride，TTC）中，非梗死区域呈现砖红色，而梗死区域不被染色（见图 58.6）。

显微镜下改变

心肌梗死后组织学评估显示了其愈合过程不同阶段的表现（见图 58.7 和图 58.8）。在心肌梗死实验模型中，结扎冠状动脉 20 分钟内就可观察到心肌最早的超微结构变化，包括糖原颗粒变小和数量减少，细胞内水肿，以及横管系统、肌质网和线粒体肿胀变形。这些早期的改变是可逆的。阻塞 60 分钟后，其变化包括肌细胞肿胀，线粒体肿胀及内部破坏，无定形物质（絮状物质）聚集和核染色质边缘化的进展，以及肌原纤维的松弛。缺血后 20 分钟至 2 小时，部分细胞的改变将不可逆，且这些发生的改变继续进展。

心肌坏死的分类

凝固性坏死

凝固性坏死是由严重且持续的缺血造成的，且经常发生在梗死的中央区域。它使肌细胞处于松弛状态，并被动拉伸缺血的肌细胞。凝固性坏死组织中肌原纤维拉伸，大多数细胞含固缩核，微循环充血，坏死肌细胞被吞噬（见图 58.7）。线粒体损伤，且有明显的无定形（絮状）物质形成，但没有明显钙化。

伴收缩带的坏死

这种形式的心肌坏死，也被称为收缩带坏死或凝固性肌细胞溶解，主要由严重缺血再灌注所致。其特点是肌原纤维过度收缩形成的收缩带和线粒体损伤，常伴有钙化、明显的血管充血，以及因肌细胞溶解而愈合。收缩带坏死是因为死亡细胞钙离子（Ca^{2+}）超载，从而导致大面积梗死周边的细胞处于收缩状态。在更大程度上，收缩带坏死在非透壁性梗死较透壁性梗死更常见。在再灌注后，整个梗死区域可能表现出这种形式的坏死（见图 58.7 和图 58.8）。

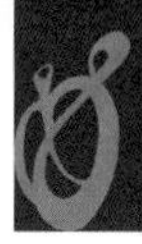

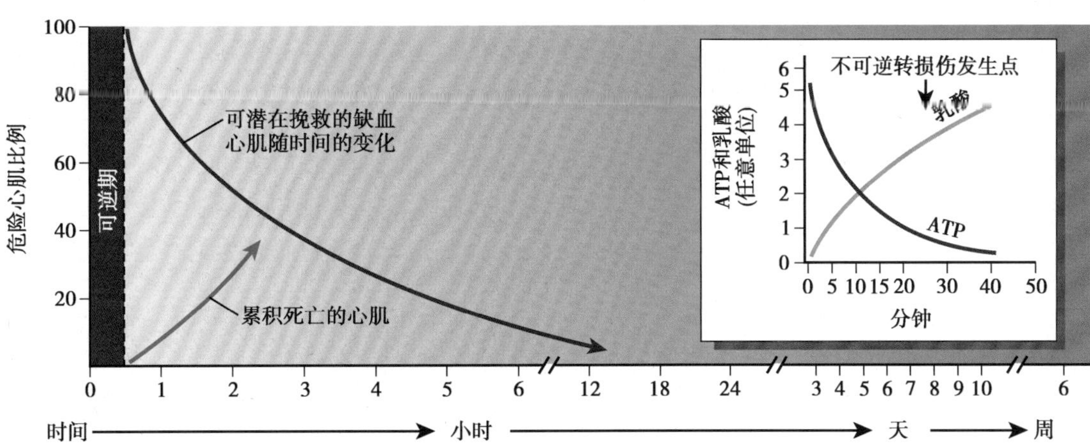

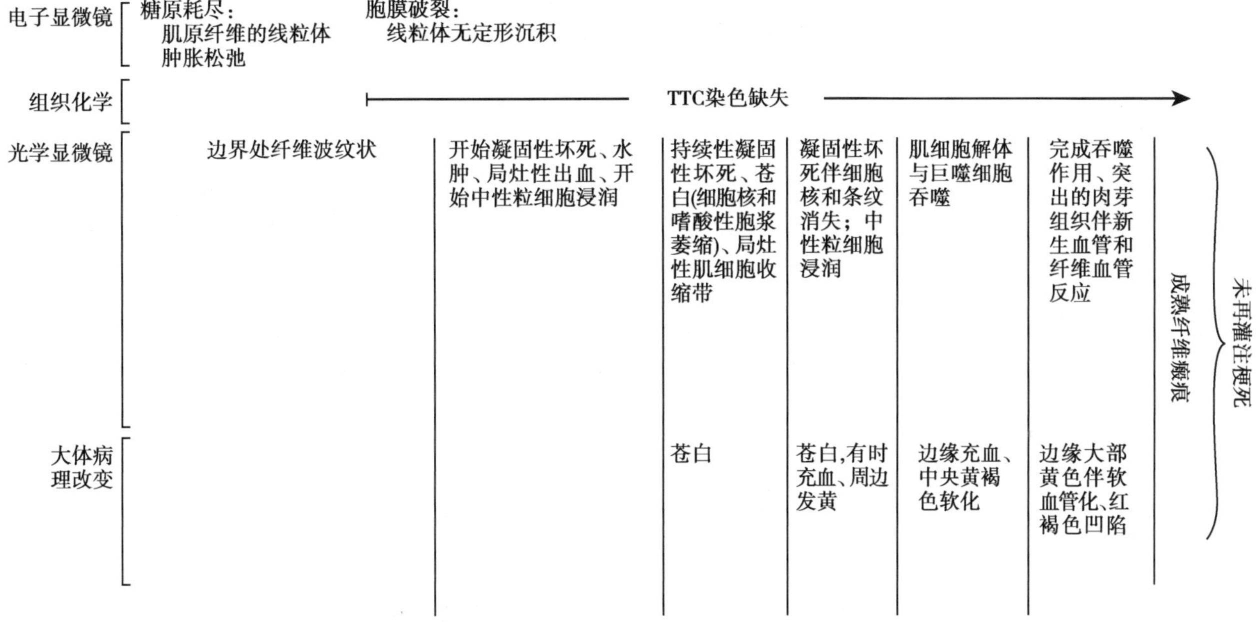

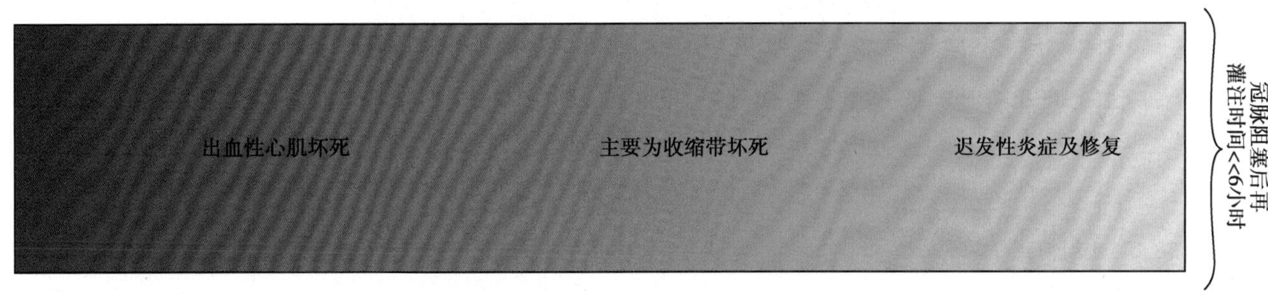

图 58.7 心肌梗死发生后早期生化、超微结构、组织化学和组织学表现的时间顺序。**上图**,闭塞冠状动脉供应的心肌早期和晚期再灌注的时间框架图。甚至在最严重的缺血后约30分钟,心肌损伤都是可逆的;在这一时间点之后,心肌进展性失活,并在6至12小时内完成。再灌注的效益在早期时达到最大,随着再灌注的延迟,其益处逐渐减小。注意梗死再灌注时间序列的改变。再灌注后的病理表现因再灌注时间、既往梗死和侧支循环情况不同而不同。ATP,三磷酸腺苷,TTC,氯化三苯基四氮唑。(引自Schoen FJ. The heart. in Kumar V, Abbas AK, Fausto N, editors. Robbins & Cotran Pathologic Basis of Disease. 8th ed. Philadelphia: Saunders; 2009.)

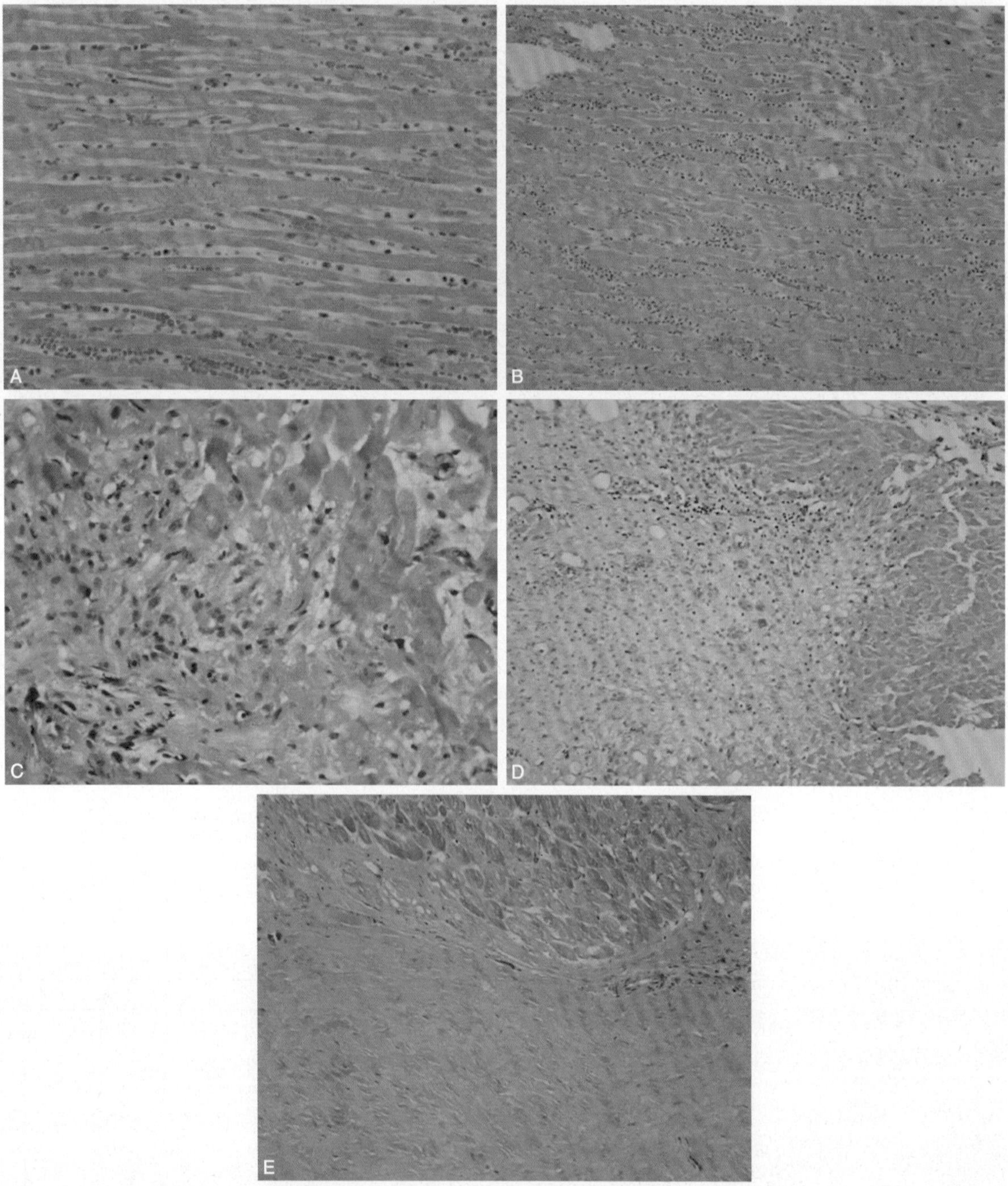

图 58.8 心肌梗死(MI)的显微镜特征。这些组织切片取自一位患有反复再梗死的女性的心脏,显示了受损心肌的组织学表现及其愈合的不同阶段。根据心肌缺血损伤的临床病史和典型病理结果来估算时间。**A**,在 MI 发生后 8 小时,一些心肌细胞中横纹消失,收缩带形成。心肌间质水肿,缺血损伤区白细胞出现。**B**,在 MI 发生后 36 小时,在缺血区的中心,大多数心肌细胞失去横纹,收缩带丰富,多形核白细胞浸润为主。**C**,在 MI 发生后 5 天,少数肌细胞或肌细胞碎片横纹持续存在。在该显微照片的中心,死亡肌细胞的碎片周围单核白细胞浸润为主。**D**,在急性缺血性损伤后 14 天,肉芽组织岛开始形成。在单核细胞聚集的区域中有许多新生血管。成熟的细胞外基质已经开始形成。**E**,在急性缺血事件发生 3 个月后,显微照片底部,在富含基质和细胞相对少的区域已有成熟的瘢痕形成。残留的存活心肌细胞(显微照片的顶部)。(显微照片由 Robert F. Padera, Department of Pathology, Brigham and Womens Hospital, Boston. 提供)

心肌细胞溶解

没有坏死的心肌缺血通常不会造成光学显微镜可见的急性改变，但严重的长时间的缺血可能导致心肌细胞空泡化，通常称之为心肌细胞溶解。长期严重缺血可引起潜在可逆性的细胞浑浊肿胀，以及水肿、血管及脂肪变性。

细胞凋亡

心肌细胞死亡的另一个途径是细胞凋亡，又称为程序性细胞死亡。与凝固性坏死相比，凋亡细胞表现出细胞萎缩、DNA 断裂，后被吞噬，而没有通常的细胞浸润等炎症反应。细胞凋亡在心肌梗死中的作用不如经典凝固性坏死清楚。细胞凋亡可能在心肌缺血发生后不久出现，但它主要影响是晚期肌细胞丢失以及梗死后心室重塑。

当前关于心肌梗死及愈合过程中细胞事件的概念

经典的组织学研究明确了人类心肌梗死期间发生的细胞事件的序列[25]。粒细胞在心肌梗死后前几天才开始在梗死组织中聚集，然后是单核巨噬细胞。随后形成以新生血管及细胞外基质聚集（纤维化）为特征的肉芽组织。最近小鼠实验结识了单核巨噬细胞亚群聚集的时间序列。第一波发生于冠脉结扎后的 1 至 3 天，由促炎性单核细胞亚群组成，具有高蛋白水解、吞噬以及产生促炎细胞因子的能力。在后期（3 至 7 天），少炎性单核细胞占优势，产生血管生成调节因子、血管内皮生长因子（vascular endothelial growth factor，VEGF）和纤维生成调节因子转化生长因子 β（TGF-β）（图 58.9）。这种高度协调的单核细胞亚群的序贯募集可能在心肌愈合中发挥重要作用。粒细胞到达缺血性损伤处，起着“第一反应者”的作用。它们起到启动和放大急性局部炎症反应的作用。它们产生的活性氧可能导致内皮损伤、再灌注损伤以及“无复流”的临床现象。第一波促炎和吞噬活性的单核细胞构成了“清理组”，可以清除坏死碎片，为第二波少炎性单核细胞铺路，后者通过促进肉芽组织的形成而促进愈合（图 58.10）。这些“修复”单核细胞/巨噬细胞产生调节因子，通过存活的心肌基质细胞刺激血管生成及细胞外基质的产生。新的微血管和纤维化是肉芽组织的关键成分，这些过程为心肌瘢痕形成、心室重塑和梗死愈合奠定了基础。

针对心肌缺血性损伤的这种紧密协调反应的阐述为心肌梗死的病理生理学发生提供了新的视角，新的治疗靶点可以用各种方式“调控”这种局部炎症反应，从而有利于有益的心肌愈合，并防止缺血性心肌病相关的梗死后左心室重塑不良，改善不良预后。最近的实验研究在这方面提供了相当多的新见解（图 58.11）。ACS 相关疼痛和焦虑引起的交感神经激活，除熟知的儿茶酚胺引起的血流动力学改变外，其对炎症反应也有深远的影响。β 肾上腺素刺激能从骨髓中动员白细胞祖细胞。这些细胞有的可以在脾脏中进行髓外造血。这种“紧急造血”可以提供白细胞参与心肌愈合。在小鼠中，从脾脏动员预先形成的促炎单核细胞池部分取决于血管紧张素在信号转导中的作用。该实验观察可能为血管紧张素转换酶（angiotensin converting enzyme，ACE）抑制剂对抗缺血左心室（left ventricle，LV）心肌重塑不良的能力提供机制上的理解。除了儿茶酚胺，ACS 释放的促炎细胞因子可以促进造血并增强梗死进展中的炎症反应。在小鼠中，白细胞介素（interleukin，IL）-1β 可以刺激骨髓中白细胞前体的动员。抑制这种促炎细胞因子并不改变梗死的大小，而是限制梗死心室收缩功能的降低[26]。这个例子说明了缺血心肌炎症反应的调控如何影响愈合过程。

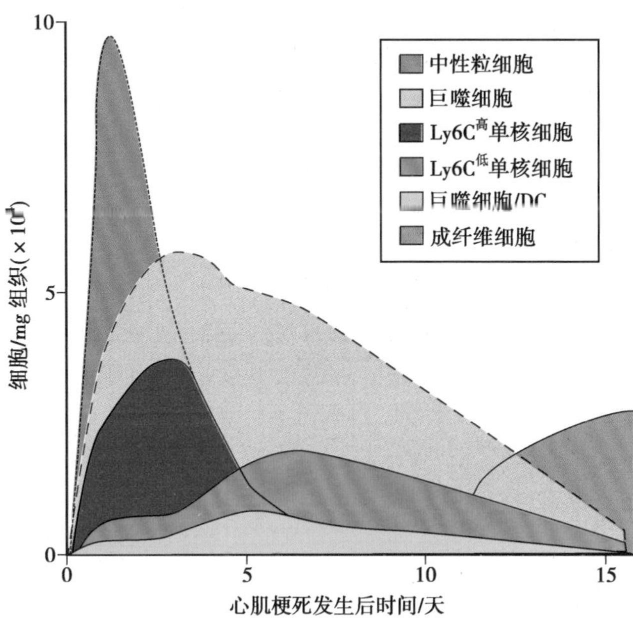

图 58.9　不同细胞类型参与心肌梗死（MI）和愈合的顺序。在急性心肌缺血后的最初几小时至几天，中性粒细胞在梗死心肌中聚集，如图第 1 天和第 2 天的鲑红色峰值所示。继第一次炎性细胞聚集后，单核吞噬细胞开始在缺血组织中聚集。最近小鼠研究表明，在单核细胞浸润的早期，一种特别的表面标记物 Ly6C 高水平表达的促炎单核吞噬细胞亚群首先到达。在第 5 天到第 10 天，以表面低水平表达 Ly6C 的单核细胞占优势（绿色）。随着白细胞在损伤心肌中聚集的减少，成纤维细胞和相关间充质细胞合成细胞外基质（extracellular matrix，ECM）大分子物质，如胶原蛋白。ECM 的产生有助于缺血损伤的心脏组织在愈合过程中修复和瘢痕形成。DC，树突状细胞。（引自 Nahrendorf M et al. Mechanisms of myocardial ischemic injury，healing，and remodeling. In Morrow DA，editor. Myocardial Infarction：A Companion to Braunwald's Heart Disease. Philadelphia：Elsevier；2017.）

最近的实验研究提出另一个观点，心肌中的炎症可以诱发远端动脉粥样硬化斑块中的炎症活动，使斑块破裂诱发血栓形成。斑块与心肌炎症的这种“共鸣”可以解释 ACS 患者早期复发的冠脉事件。此外，临床观察中发现，远离罪犯病变的冠状动脉粥样硬化斑块的炎症激活，不仅表现在非梗死相关动脉，在其他动脉床，如颈动脉循环中，亦有表现。这一研究提供了对这些临床现象的机制上的理解。

尽管图 58.11 中的大部分信息都来自小鼠实验，但是人类的影像学成像观察结果证明了它们的临床适用性。葡萄糖类似物 18F-脱氧葡萄糖（FOG）的摄取可检测代谢活性。与稳定型心绞痛患者相比，ACS 患者骨髓和脾脏中的 FOG 摄取增加。这些观察结果支持了小鼠实验的临床转换潜能。小鼠实验显示，在冠状动脉结扎后，骨髓活化且脾脏炎症过程增强。事实上，那些脾脏 FOG 摄取增加的患者似乎有更大的复发事件风险[27]。因此，炎症信号传导的“心脾轴”可能在人类和小鼠中均适用，此为心肌梗死的发病机制提供了新的观点，并提示了新的治疗靶点。

再灌注的病理改变

当心肌正从缺血到梗死发生演变，此时再灌注足够早时（即在 15 到 20 分钟内），可防止坏死进一步发展。超过这个早期阶段，

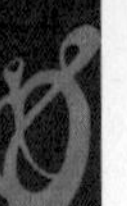

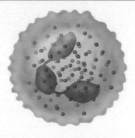

缺血发生后时间	粒细胞	"第一反应者"
8~48小时		• 促氧化剂（MPO→HOCl,O_2^-） • 蛋白酶(组织蛋白酶G,MMP-9,中性粒细胞弹性蛋白酶) • 细胞因子(TNF,IL-1) • 脂质介质(白三烯,脂氧素) **放大急性炎症**

	Ly6C高单核细胞	"清理组"
2~3天	CCR2	• 蛋白酶(组织蛋白酶,MMP9) • 吞噬作用(清除碎片) • 胞葬作用(吞噬死细胞) • 细胞因子(TNF,IL-1,IL-6) **帮助为组织修复做好准备**

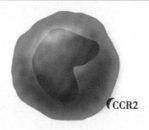

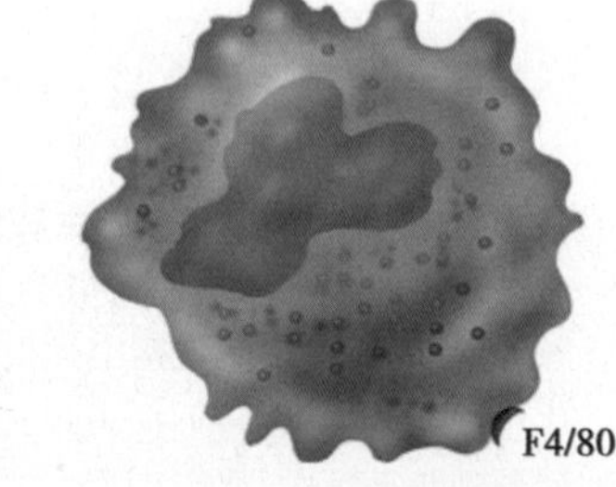

	Ly6C低单核细胞/巨噬细胞	"修复组"
3~7天	F4/80	• 纤维生成调节因子(如TGF-β) • 血管生成调节因子(如VEGF) • 抗炎促修复因子(如IL-10) **肉芽组织,瘢痕形成**

图 58. 10　梗死心肌白细胞聚集的时间顺序和功能。在心肌梗死病程进展中依次占优势的白细胞分别在各个特定的功能组,控制受损组织修复。粒细胞,"第一反应者",放大急性炎症反应。促炎性单核细胞群作为"清理组"来为组织修复铺平道路。修复性的单核细胞接着进行"重建"以修复受损组织。CCR,CC 趋化因子受体;HOCl,次氯酸;IL,白细胞介素;MMP,基质金属蛋白酶;MPO,髓过氧化物酶;O_2^-,超氧阴离子;TGF,转化生长因子;TNF,肿瘤坏死因子;VEGF,血管内皮生长因子。(引自 Libby P,Nahrendorf M,Swirski FK. Leukocytes link local and systemic inflammation in ischemic cardiovascular disease:an expanded "cardiovascular continuum." J Am Coll Cardiol 2016;67:1091-103.)

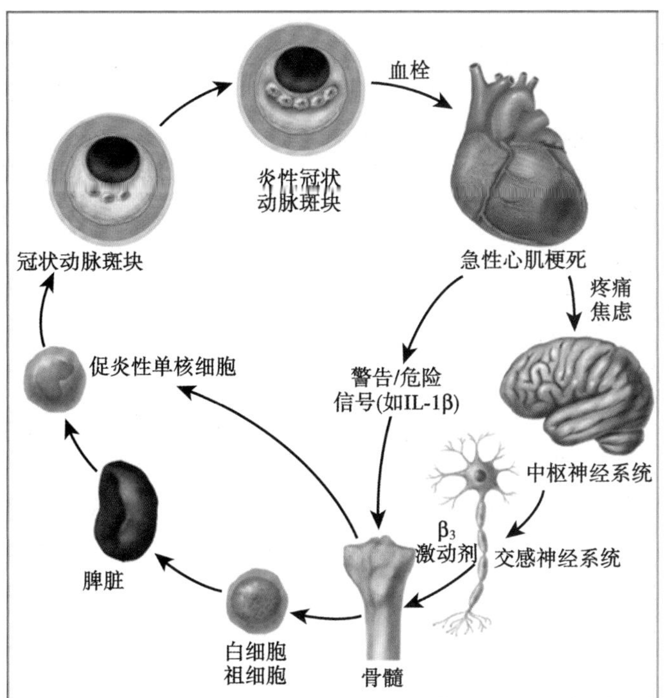

图 58.11 白细胞与缺血性心血管疾病的局部和全身炎症反应有关。心肌梗死(MI)最常见的原因是冠状动脉粥样斑块破裂触发血栓形成。交感神经系统对由急性 MI 引起的疼痛和焦虑做出反应,动员骨髓中的白细胞祖细胞。各种体液调节因子,包括促炎症细胞因子白细胞介素 1β(IL-1β)也有助于从骨髓中募集祖细胞。这些祖细胞可进入血液并进入脾脏,并可能在那里参与髓外造血制造白细胞。循环中的促炎性单核细胞随后可归巢于那些远离急性 MI 罪犯病变的动脉粥样硬化,从而为新一轮斑块演变和复发事件做铺垫。这个循环概念建立在 Dzau 和 Brunwald 于 1991 年提出的"心血管连续体"概念上。(引自 Libby P, Nahrendorf M, Swirski FK. Leukocytes link local and systemic inflammation in ischemic cardiovascular disease: an expanded "cardiovascular continuum." J Am Coll Cardiol 2016; 67:1091-103.)

被挽救的心肌细胞数量——以及因此被挽救的心肌组织量(坏死区域/危险区域)——与冠状动脉闭塞的持续时间、心肌耗氧量水平和侧支血流量直接相关(图 58.12)。再灌注梗死通常表现为坏死、不可逆损伤心肌细胞区域内出血、收缩带凝固性坏死和再灌注区细胞结构扭曲的混合(图 58.3)。梗死心肌的再灌注加速了细胞内蛋白质的泄漏,从而造成了如肌酸激酶(CK-MB)的 MB 部分、心肌特异性肌钙蛋白 T 和 I 等物质的峰值增大及提前(见下文)[1]。

冠状动脉解剖及梗死部位

STEMI 早期进行的血管造影研究发现梗死相关血管完全闭塞的发生率约为 90%。心肌梗死发病后可发生血栓性闭塞的自发纤溶。STEMI 后早期进行药物溶栓和 PCI,可显著增加梗死相关动脉未闭的比例。

具有透壁型坏死的 STEMI 通常发生于急性冠状动脉远端完全闭塞,其侵蚀或破裂的斑块上附着血栓形成(见图 58.4)。然而,冠状动脉完全闭塞并不总是引起心肌梗死。侧支循环血流和其他因素,如心肌代谢水平、其他冠状动脉狭窄的位置、梗阻发展的速度和梗阻血管营养的心肌量,都影响梗阻远端心肌细胞的存活率。

对那些最终发展为 STEMI 患者,在他们 STEMI 发生之前某段时间进行的冠状动脉造影研究,有助于阐明梗死前冠状动脉病变的程度。尽管严重狭窄比轻度狭窄病变更容易引起 STEMI,轻微狭窄的斑块也可突然破裂导致血栓闭塞引起 STEMI。当由侧支血管供应心室时,梗死可能发生在距离冠状动脉闭塞部位一定距离处。比如,随着右冠状动脉(RCA)管腔的逐渐闭塞,从左前降支(LAD)产生的侧支血管可以保持供应左心室下壁区域,随后若 LAD 闭塞,则可导致远端下壁梗死。

右心室梗死

30%~50%的下壁梗死患者由右心室受累[28,29]。右心室梗死几乎总是与相邻的室间隔和 LV 下壁的大面积梗死有关,在尸检证实的心肌梗死病例中,只有 3%~5%有孤立的右心室梗死。右心室梗死发生率低于动脉粥样硬化累及 RCA 的发生率。右心室梗死的经典临床表现为低血压、肺野清晰和颈静脉压升高。右心室梗死合并心源性休克的急诊处理包括合理的容量补充、早期血运重建、维持房室同步,若为难治性病例,则予机械循环支持(见第 59 章)。与左心室相比,右心室可以在长时间的缺血后,经过再灌注仍能恢复良好的收缩功能。

心房梗死

若以 PR 段移位为标准,高达 10%的 STEMI 患者存在心房梗死。在尸检时只有不到 5%的 STEMI 患者观察到孤立性心房梗死,它经常与心室梗死同时发生,并可能导致心房壁破裂[30]。右心房梗死比左心房更常见。相较于心房的侧壁或后壁,梗死部位更常见于心耳,且可导致血栓形成。房性心律失常常伴随心房梗死。若同时合并右心室梗死,心房钠尿肽分泌可能减少,导致低心排量综合征。

急性心肌梗死中的侧支循环

闭塞性冠状动脉疾病(CAD)患者通常有特别发达的冠状动脉侧支循环,尤其是那些有一个或多个大血管管腔横截面积狭窄超过 75%的患者;慢性缺氧的患者,如重症贫血、慢性阻塞性肺疾病(COPD)和发绀型先天性心脏病患者;以及左心室肥大的患者[31](见图 58.5 和第 57 章)。

冠状动脉侧支循环血流量是梗死面积的主要决定因素。实际上,在具有丰富侧支血管的患者中,可能冠状动脉已经完全阻塞,但该动脉分布区域中并没有心肌梗死的证据。因此,远端心肌的存活很大程度上取决于侧支血流的情况[32]。即使侧支循环灌注在冠状动脉闭塞时仍不能预防心肌梗死,但它仍可以发挥有益作用防止左室室壁瘤的形成。存在高度狭窄(90%)时,可有间歇性完全闭塞,可能允许侧支循环的发展,这些侧支循环仅作为潜在的通道,当完全闭塞发生或复发时发挥作用。在完全闭塞时,这些侧支循环则能完全发挥作用。有侧支循环形成血管造影证据的患者,在心肌梗死后其血管造影结果和临床预后常能得以改善。

急性心肌梗死的非动脉粥样硬化原因

除动脉粥样硬化外,许多病理过程也可累及冠状动脉,导致 STEMI(见表 58.3)[1]。例如,冠状动脉闭塞可由栓子进入冠状动脉所致。冠状动脉栓塞的原因有很多:感染性心内膜炎和非细菌性血栓性心内膜炎(见第 73 章)、附壁血栓、人工瓣膜、肿瘤、心脏手术引入的空气栓子,以及手术时操作钙化瓣膜引起的钙沉积。冠状动脉的原位血栓形成可继发于胸壁创伤或高凝状态。

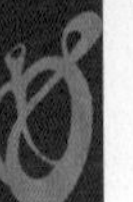

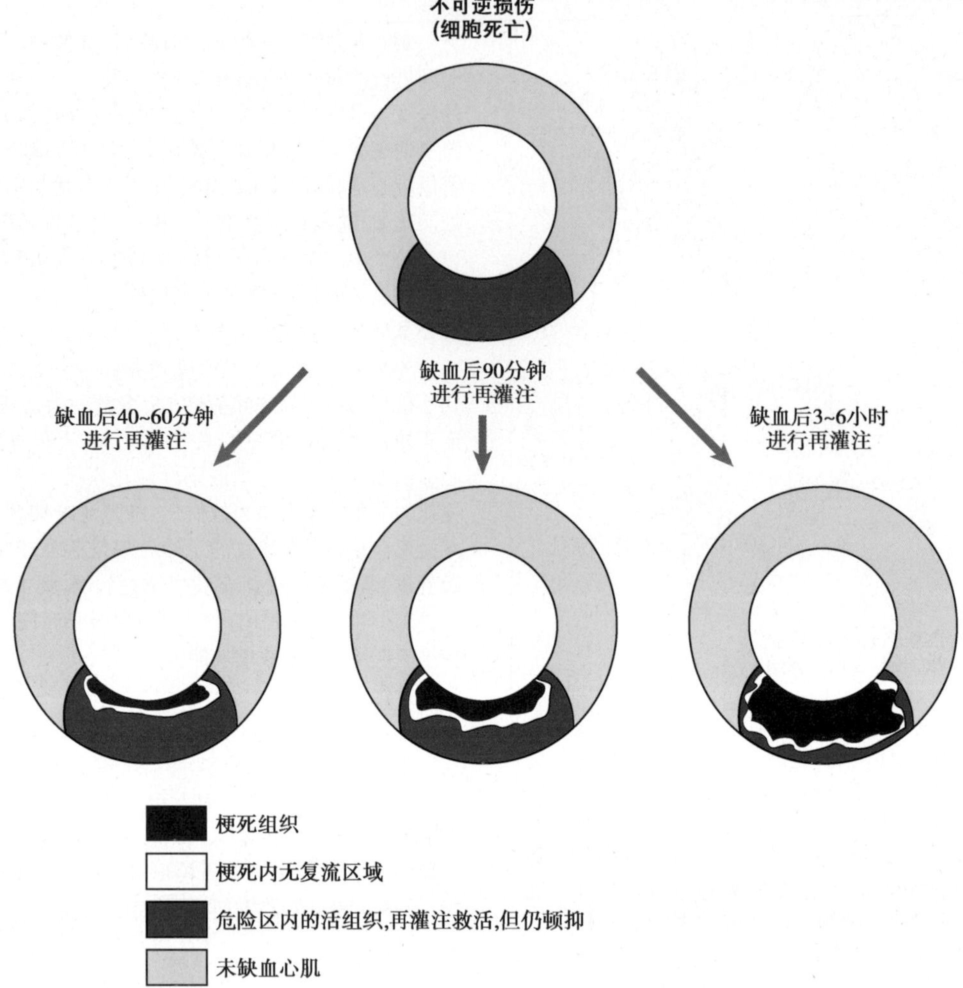

图 58.12 上图,经短暂缺血(20 分钟)后的心脏跨壁示意图。细胞死亡并没有发生(可逆性损伤),但组织是顿抑的,再灌注心律失常可能随之发生。中图和下图,从犬近端冠状动脉闭塞和再灌注麻醉模型中得到的左心室跨壁切片的示意图。缺血 40~60 分钟后,不可逆的细胞损伤仅局限于心内膜下。坏死区内有一个较小的无复流区。如果再灌注延迟到 90 分钟,缺血危险区内的坏死区域将从心内膜下扩张到心肌中层,并伴有无回流区的扩张。在缺血 3~6 小时后,坏死区将几乎跨壁,坏死区域内的无回流区将变得更大。(引自 Kloner RA et al. Reperfusion injury:prevention and management. In Morrow DA, editor. Myocardial Infarction:A Companion to Braunwald's Heart Disease. Philadelphia:Elsevier;2017.)

自发性冠状动脉夹层(spontaneous coronary artery dissection, SCAD)曾一度被认为是一种相对罕见的事件,现随着冠状动脉内成像技术的广泛应用,其识别率越来越高,可能在 50 岁以下女性心肌梗死中占 10%至 30%。可疑 SCAD 患者的初始分流和评估应遵循标准的 ACS 流程。一个清楚的夹层内膜和血栓可能在血管造影中可见,但 SCAD 表现通常仅仅是壁内血肿,除非用冠状动脉内成像技术,否则可能被误诊为血管痉挛或动脉粥样硬化斑块。SCAD 的血运重建策略与标准的 ACS 推荐不同。如果冠脉血流仍保持通畅,推荐单用口服和静脉(IV)抗栓治疗的保守治疗方案,因为 PCI 相关并发症发生率较高。若冠脉闭塞,可考虑使用 PCI 或冠状动脉旁路移植术(coronary artery bypass grafting, CABG)进行血运重建,但需认识到其并发症风险高[33]。

较罕见的病因包括梅毒性主动脉炎,可导致其一或两个冠状动脉口明显狭窄或闭塞。大动脉炎可导致冠状动脉阻塞。坏死性动脉炎、结节性多动脉炎、黏膜皮肤淋巴结综合征(川崎病)、系统性红斑狼疮(见第 94 章)和巨细胞动脉炎也可导致冠状动脉闭塞。纵隔放射治疗可导致冠状动脉硬化[34],继而发生心肌梗死。淀粉样变性(见第 77 章)、Hurler 综合征、弹性纤维性假黄瘤和同型半胱氨酸尿症患者也可致冠状动脉病变从而引起心肌梗死。可卡因可导致正常冠状动脉、既往心肌梗死、冠状动脉疾病史或冠状动脉痉挛患者发生心肌梗死(见第 80 章)。

非阻塞性冠状动脉心肌梗死

非阻塞性冠状动脉心肌梗死(Myocardial infarction with nonobstructive coronary arteries, MINOCA)被定义为冠状动脉造影正常或接近正常(在血管造影上没有梗阻性 CAD,[即没有冠状动脉狭窄≥50%],在任何潜在的梗死相关动脉)的心肌梗死(心脏标志物阳性以及确证的梗死临床证据),并且排除其他可能性[35,35a]。冠状动脉痉挛、斑块糜烂或破裂以及冠状动脉夹层是影响心外膜动脉的 MINOCA 常见病因,而斑块糜烂和斑块破裂也是常规血管造影无法识别的。在心肌疾病或微血管疾病方面,急性心肌炎(见第 79 章)和急性应激(takotsubo)心肌病是最常见的两种与心肌梗死相似的疾病。

与动脉粥样硬化造成的心肌梗死患者相比,MINOCA 倾向于年轻患者,常为女性。除吸烟史外,冠心病的危险因素相对较少。

三分之一的 MINOCA 患者表现为 STEMI[36]。通常他们在心肌梗死前无心绞痛史。这些患者在梗死前通常没有前驱症状，但其梗死的临床表现、实验室指标和心电图特征与绝大多数 STEMI 患者相似，后者具有典型的梗阻性动脉粥样硬化 CAD。大约半数的 MINOCA 患者的血管造影示血管光滑，而另一半患者血管表面不规则但未梗阻，这可能使他们容易发生血管痉挛或斑块糜烂。

在冠状动脉看似正常情况下，其他造成心肌梗死的原因包括：①冠状动脉栓塞，可能来自小的附壁血栓、二尖瓣脱垂或黏液瘤；②发生 CAD 的血管管径太小以至于冠状动脉造影无法识别，或冠状动脉血栓后再通；③血液疾病（例如，真性红细胞增多症、发绀性心脏病伴红细胞增多症、镰状细胞贫血、弥散性血管内凝血、血小板增多症、血小板减少性紫癜）在正常冠状动脉下引起原位血栓形成；④需氧量增加（例如，甲状腺毒症、苯丙胺使用）；⑤败血症、失血或药物引起的低血压；⑥解剖变异，如冠状动脉起源异常、冠状动脉动静脉瘘或心肌桥[35a]。

MINOCA 的预后

一般来说，没有明显 CAD 证据的 STEMI 患者比动脉粥样硬化引起的 STEMI 患者具有更好的预后；住院死亡率大约低 60%，1 年死亡率低 40%[36]。然而，MINOCA 随后出现的风险主要是基于潜在的病因和合并症。对于没有明确原因的 MINOCA 患者，建议心脏磁共振成像排除心肌炎[35a]。

应激性（takotsubo）心肌病

急性应激性心肌病，又称为短暂性左室心尖部气球样变综合征或 takotsubo 心肌病，通常涉及左室心尖和心室中部的短暂性室壁运动异常（图 58.13），但也有其他模式的报道，比如“反向”takotsubo 模式。这种综合征的发生没有阻塞性心外膜冠状动脉疾病，且表现与 STEMI 类似[37]。一般来说，takotsubo 心肌病的发展之前有生理或心理的压力因素，尽管有些病例无明显的诱因。超过一半的 takotsubo 心肌病患者有神经或精神疾病的活动史或既往病史，因此该病可能与神经调控的血管收缩有关。首诊 ECG 常显示明显且弥漫的 ST 段抬高，若伴随典型的（经常是严重的）胸部不适时，应立即行冠状动脉造影。判断心电图 ST 段抬高是否累及了不同的冠状动脉区域可以区分应激性心肌病和 STEMI，该方法有很好的特异性。然而，这一方法尚需验证，不应用于排除急诊导

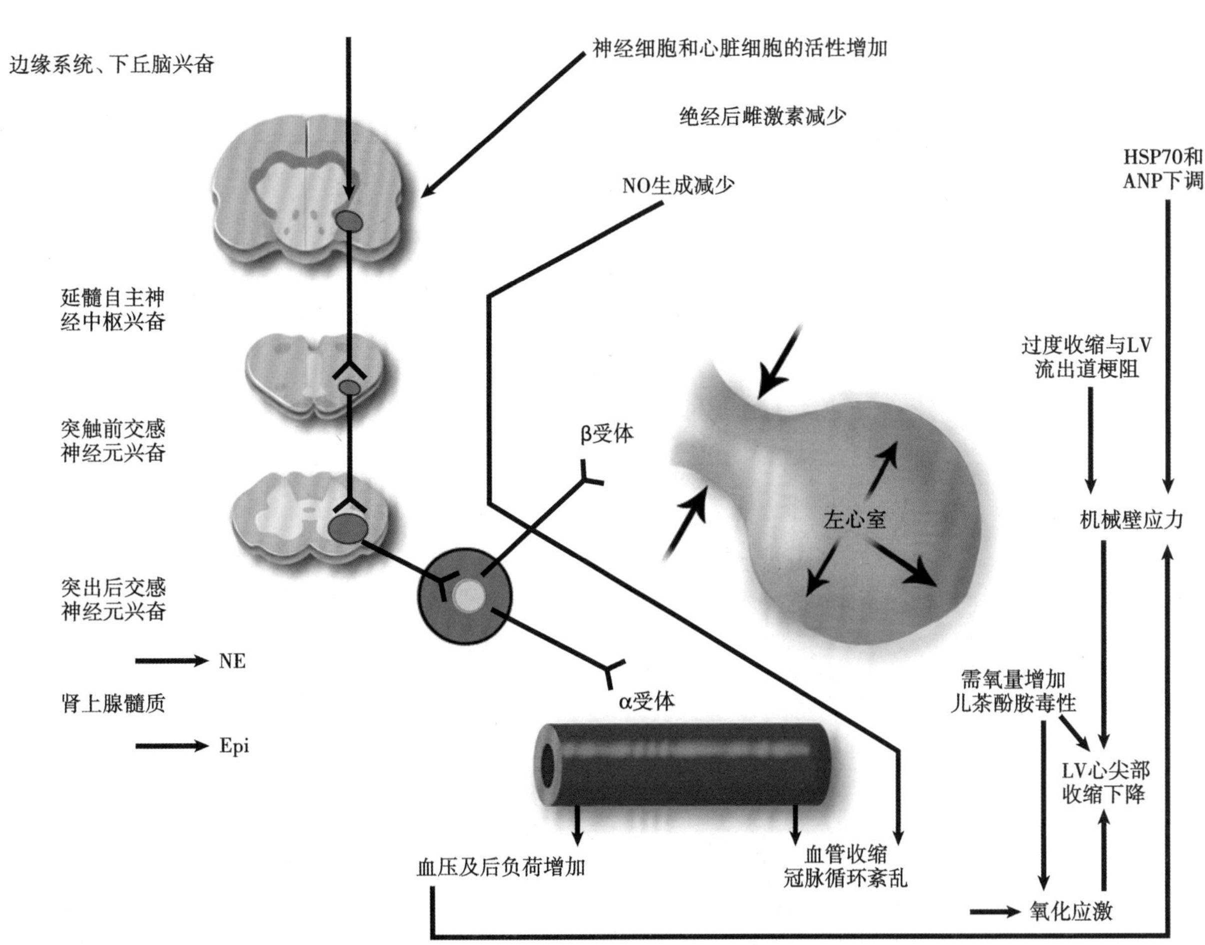

图 58.13 Takotsubo 心肌病或应激介导的心肌病的机制，始于突然和严重的情绪应激，激活表达雌激素受体的中枢自主神经网络神经元。同时，交感神经和肾上腺髓质激素显著增加，导致肾上腺髓质释放肾上腺素（Epi），同时心脏和心外交感神经释放去甲肾上腺素（NE），从而刺激心脏血管的肾上腺素受体。阻力血管收缩迅速引起全身血压升高和心脏后负荷增加。循环中高水平的 NE 和 Epi 可通过肾上腺素受体在心肌细胞中引起儿茶酚胺毒性。心脏基底部的过度收缩导致左心室（LV）流出道的功能性梗阻，进一步加剧 LV 壁应力并增加舒张末期压力。ANP，心房钠尿肽；HSP70，热休克蛋白 70；NO，一氧化氮。（引自 Akashi YJ，Goldstein DS，Barbaro G，Ueyama T. Takotsubo cardiomyopathy：a new form of acute，reversible heart failure. Circulation 2008；118：2754.）

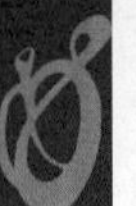

管介入检查以排除急性血栓性病变[38]。

应激性心肌病的病因尚不清楚，但神经激活或循环儿茶酚胺介导的微血管功能障碍以及心肌顿抑和损伤起着重要作用。尽管超过 20%的患者确实患有院内并发症，包括心力衰竭、心律失常和死亡，且发生率与 ACS 患者相似，但多数 takotsubo 心肌病患者的心室功能可快速恢复[37,39]。

病理生理学机制

左心室功能

收缩功能

心外膜冠状动脉前向血流被阻断后，由该动脉供血的心肌区域立即丧失收缩能力，不能完成收缩运动(图 58.14)。然后顺序出现以下 4 种异常的收缩类型：①不同步-即病变心肌与毗邻心肌收缩时相的分离；②收缩功能减退，即心肌缩短幅度减小；③无收缩运动-即心肌收缩运动停止；④反常运动，即矛盾运动，收缩期病变区心肌反常膨出。剩余的正常心肌收缩活动增强，而梗死区心肌收缩功能降低。非梗区早期收缩活动增强可能是由急性代偿引起，其机制包括交感神经系统活动增强以及 Frank-Starling 机制。这种代偿性活动增强有一部分是无效做功，因为非梗区心肌的收缩会导致梗死区心肌的反常运动。梗死后 2 周内，过度收缩会逐渐消退；同时梗死区的收缩功能会有一定程度的恢复，尤其是进行了再灌注治疗，心肌顿抑减轻的患者。

STEMI 患者的非梗死区心肌也可能有收缩功能的降低。可能的原因是：非梗死区供血的冠状动脉原先即发生了闭塞，但有侧支供血。当侧枝来源的血管新发梗阻，将失去侧支供血，这种情况称为远距离缺血。相反，在 STEMI 发生前闭塞动脉供血区域已经建立侧支循环，该部位的心肌收缩功能可保持较久，且梗死后左室射血分数可更早恢复[31](见图 58.5)。

如果有相当数量的心肌发生了缺血损伤(见图 58.12)，左心室泵功能降低；心输出量、每搏输出量、血压、dp/dt 峰值都下降；舒张末期容量增加。收缩末期容量增加的程度可能是预测 STEMI

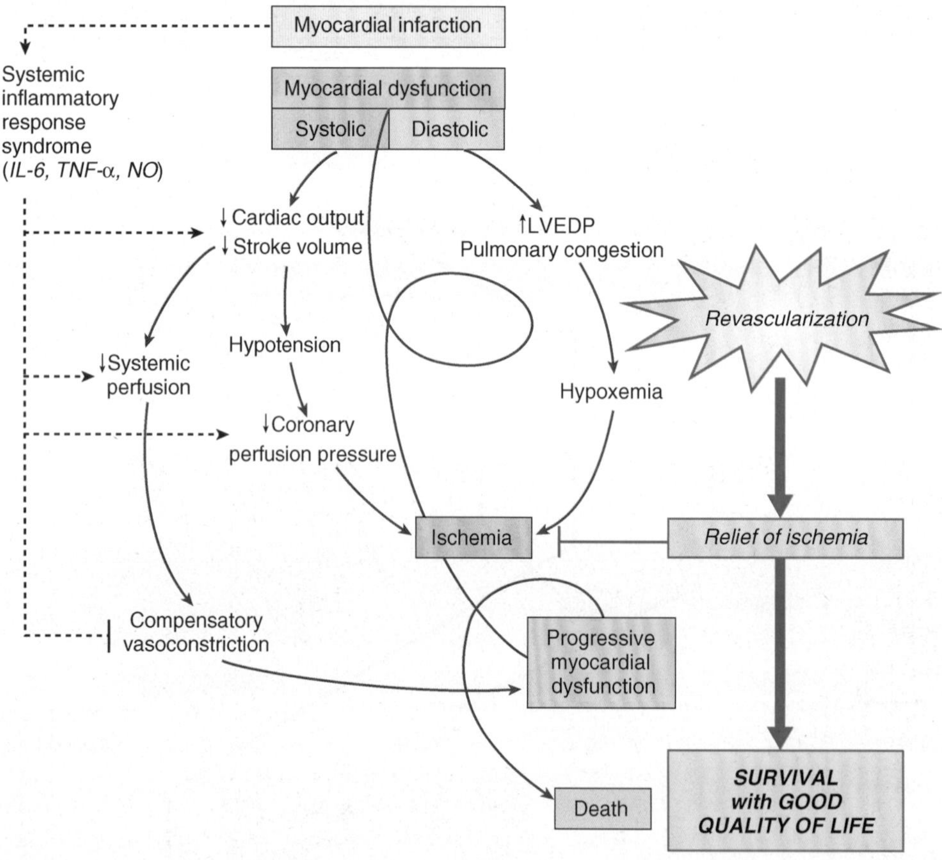

FIGURE 58. 14 Pathophysiology of cardiogenic shock. Myocardial injury causes systolic and diastolic dysfunction. A decrease in cardiac output leads to a decrease in systemic and coronary perfusion. The decreased perfusion exacerbates ischemia and causes cell death in the infarct border zone and the remote zone of myocardium. Inadequate systemic perfusion triggers reflex vasoconstriction, which is usually insufficient. Systemic inflammation may play a role in limiting the peripheral vascular compensatory response and may contribute to the myocardial dysfunction. Whether inflammation plays a causal role or is only an epiphenomenon remains unclear. Revascularization leads to relief of ischemia. Demonstration of an increase in cardiac output or the LV ejection fraction as the mechanism of benefit of revascularization has not been possible, but revascularization significantly increases the likelihood of survival with good quality of life. IL-6, Interleukin-6; LVEDP, left ventricular end-diastolic pressure; NO, nitric oxide; TNF, tumor necrosis factor. (From Reynolds HR, Hochman JS. Cardiogenic shock: current concepts and improving outcomes. Circulation 2008;117:686, 2008.)

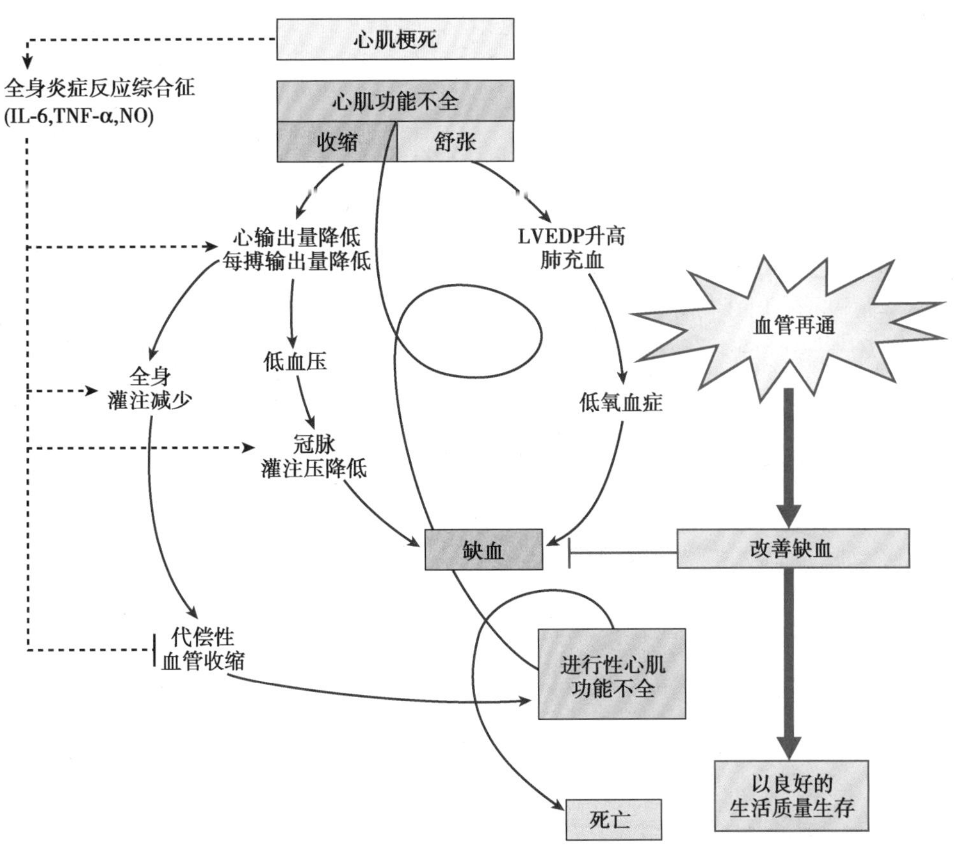

图 58.14 心源性休克的病理生理。心肌损伤导致收缩和舒张功能不全。心输出量降低导致全身和冠脉灌注减少。血流灌注的减少加重缺血并引起梗死边缘区和远隔区心肌细胞死亡。全身灌注不足激发反射性血管收缩，但这不足以代偿。全身炎症在外周血管代偿反应中可能发挥了作用，并促进了心功能不全。炎症发挥的是因果作用或仅仅是一个伴随现象尚不清楚。血管再通导致缺血的缓解。现在还不能证明血管再通的获益机制是增加了心输出量和左室射血分数，但是血管再通明显增加了以良好生活质量生存的可能。IL-6，白介素-6；LVEDP，左室舒张末期压力；NO，一氧化氮；TNF，肿瘤坏死因子。（引自 Reynolds HR，Hochman JS. Cardiogenic shock：current concepts and improving outcomes. Circulation 2008；117：686，2008.）

患者死亡率最有效的血流动力学指标[40]。收缩期局部心室肌的矛盾运动进一步减少左心室每搏输出量。由于坏死心肌间相互滑动，梗死区心肌变薄和拉长，尤其是大面积左室前壁心肌梗死的患者，因此导致梗死区膨出（见后文）。在一些患者中，心室扩张形成恶性循环，导致进一步的扩张。抑制肾素-血管紧张素-醛固酮系统（RAAS）能够限制心室的扩张程度，这与心肌梗死面积、梗死相关动脉的畅通程度、RAAS 的激活密切相关；即使是对于那些无症状的左室收缩功能不全患者，抑制 RAAS 系统也有帮助[42]。随着时间延长，坏死区组织水肿、最终纤维化（通过之前论述的机制，见图 58.9）使梗死心肌僵硬度增加，回到甚至超过梗死前的水平。梗死区心肌僵硬度的增加可以改善左心室功能，这是因为它可以限制收缩期心室壁的矛盾运动（反常运动）。

临床症状的出现似乎与一些左心室功能特异性参数有关。最早的异常是舒张期室壁僵硬度增加（见后文），其发生在小范围的左室梗死。当收缩异常的部分大于 15%，将使射血分数下降，左室舒张末期压力和容积增加。左室收缩异常的范围增加，出现心力衰竭症状和体征的风险同比增加。当范围大于 25% 时，会出现临床心力衰竭；范围大于 40%，出现心源性休克，这往往是致命的。

随着最初可逆性损伤（顿抑）心肌的功能恢复，心室壁活动异常在愈合期将发生改善，除非梗死面积进一步扩大（见图 58.12）。不管发生心肌梗死时年龄的大小，左室室壁活动异常范围持续在 20%～25% 的患者，将出现左室衰竭的血流动力学体征，长期的生存预后将变差。

舒张功能

心肌缺血或梗死时，左心室的舒张功能发生改变（见第 22、23、26 章）。这些改变与左室内压下降最大速率（峰-dp/dt）减低，舒张期左室内压力降低所需时间延长和左室末期初始压力增高有关。数周后，左室舒张末期容积增加，舒张末期压力开始下降至正常。与收缩功能受损相似，舒张功能异常的程度也与梗死面积相关。

循环调节

STEMI 患者的循环调节存在异常。这一过程始于冠状动脉血管床的解剖性或功能性闭塞，进而导致局部心肌缺血；若缺血持续，则导致心肌梗死。如果梗死面积相当大，可降低整个左心室的功能，使左室每搏输出量下降，充盈压升高[43]。左心室每搏输出量显著下降最终导致主动脉压下降和左心室舒张末压增加[44]，降低冠状动脉灌注压。这种情况将加重心肌缺血，启动恶性循环（图

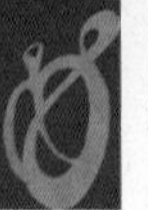

58.14），导致心源性休克。这种情况发生在 5%～8% 的 STEMI 患者[45,46]。

继发于心肌损伤的全身炎症导致细胞因子的释放，促进血管舒张，降低全身血管阻力[47]。左心室正常排空功能的降低同样增加了前负荷，使灌注良好、功能正常的那部分心肌扩张。这种代偿机制可使每搏输出量恢复到正常水平，但代价是降低射血分数。左室扩张同样增加了心室壁的张力，因为根据 Laplace 定律，在一定的动脉压水平，扩张的左室必须产生更高的室壁张力。后负荷的增加不仅降低了左心室每搏输出量，同时增加了心肌的耗氧量，反过来又加重了心肌缺血。如果局部功能异常的心肌范围不大，左心室其余的心肌功能正常，作为代偿尤其是非梗区心室收缩增强可维持总的左心室功能。如果左心室大部分的心肌停止工作，将会发生泵衰竭。

心室重塑

作为 STEMI 的后果，前述的左室容积、形状、梗死区和非梗区心室肌厚度等改变总称为心室重塑，这些改变能进一步影响心室的功能和预后[48]。左室扩张、剩余非梗区心肌肥厚等改变引起了重塑。除了梗死面积外，其他引起左室扩张的重要因素还包括心室容量、负荷状态和梗死相关动脉的通畅性[41,49]。心室内压力升高导致室壁压力增加，梗死区膨出的风险也增加；梗死相关动脉自发开通加速了心肌瘢痕的形成，增加了梗死区组织的充盈度，因此降低了梗死区膨出和心室扩张的风险。如前所述，炎症作为修复过程中的重要组成部分，或许能够控制恶性或适当代偿心肌重塑的程度[25]。心肌梗死发生后的即刻，射血分数仅在一定程度上与最终的左室容积相关。一些大面积心肌梗死并不会进展为严重的心室重塑；然而一些梗死面积相对较小的患者却发生了严重的重塑。由于基因或表观遗传的差异，所造成的修复过程中炎症反应的变化可以部分解释心肌梗死后修复自然病程的异质性[49]（图 58.15）。例如，过度的心室扩张可能是炎症反应中基质过度降解所导致；相反，炎症过程中促纤维化的修复过程占优会使更多的瘢痕沉积和减少心室扩张[50]。

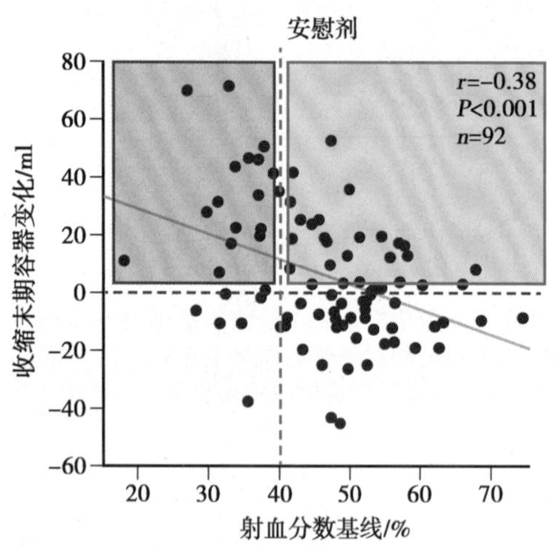

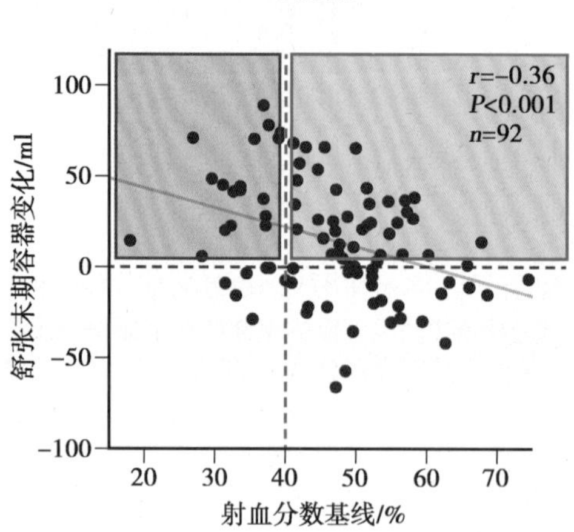

图 58.15 射血分数基线和随之变化的左室收缩末期容积以及左室舒张末期容积之间的关系。左室造影在经皮冠脉介入术后 4.3 天进行，4 个月后再重复一次。左室重塑在射血分数降低的患者（橘色区域）和射血分数正常的患者（蓝色区域）中随时间进展。尽管射血分数基线与收缩末期容积又相关性，有相当数量的射血分数保留的患者会进展为心室扩张，然而一些射血分数下降的患者则不会。（引自 Westman PC，Lipinski MJ，Luger D，et al. Inflammation as a driver of adverse left ventricular remodeling after acute myocardial infarction. J Am Coll Cardiol 2016；67：2050-60.）

梗死区膨出

梗死区范围增加称为梗死区膨出，其定义是"梗死区范围急性扩大、变薄，而不能用额外的心肌坏死来解释。"梗死区膨出是肌束间相互滑行，整个梗死心室壁的心肌细胞数量减少；正常心肌细胞的破裂；坏死区细胞外基质的降解等因素的共同结果。梗死区膨出包括在形成稳定的纤维瘢痕前，梗死区的变薄和扩张。梗死区膨出的程度与梗死前的室壁厚度相关，局部心室肥大可能防止梗死区变薄。

在细胞水平，梗死区膨出和不良重塑的程度与坏死细胞引发的炎症反应强度相关。降低细胞因子的表达和刺激可能降低炎症的程度，最终减小心肌梗死面积[25,26,49,51]。

心尖部是心室壁最薄的区域，特别容易发生梗死后膨出。继发于冠状动脉左前降支闭塞的心尖部心肌梗死，导致心尖部的曲率半径增加，使在正常情况下很薄的心尖区的室壁张力明显增高。梗死区膨出与高死亡率，以及高发生率的非致死性并发症如心力衰竭、室壁瘤等相关。梗死区膨出在超声心动图和心脏磁共振成像上最容易识别，表现为心室的无收缩区变长。当其严重到产生症状时，最具特征性的表现为：收缩功能恶化，新发或原有肺淤血加重，以及出现室性心律失常。

心室扩张

尽管在心肌梗死早期，梗死区膨出即对心室重塑起到重要作用，重塑也可由心室存活部分扩张导致，在 STEMI 后即刻开始，并在数月或数年内持续进展。心室扩张伴左室压力-容积曲线右移，导致在任何特定的舒张压，左心室容积将增大，伴随着心室扩张。这种非梗区的扩张可以视作是在大面积心肌梗死时，心脏维持每搏输出量的代偿机制。慢性扩张同样表明，慢性炎症进程从大面积心肌梗死开始起就影响了心肌，但并不能完全阐明[51]。大面积 STEMIs 增加了剩余有功能的心肌的额外负荷，可能是该部分心肌代偿性肥厚的原因。这种肥厚有助于代偿梗死引起的功能受损，在心肌梗死后数月可以帮助部分患者改善一些血流动力学指标。

治疗效应

有几个因素能够影响STEMI后的心室重塑，特别是最后的梗死大小（见图58.12）。急性再灌注治疗和其他措施可限制心肌坏死的范围和STEMI后心室容积增大的程度；尽管在有影响力的Ⅲ期临床试验中被证实有显著意义的结果很少[52]（见第59章），但仍有许多针对再灌注损伤的药物或以限制心肌梗死面积为目的的再生疗法正在进行临床试验评估。适当且及时的瘢痕形成同样会影响心肌梗死后左心室重塑的程度。心肌梗死后早期给予糖皮质激素或非甾体抗炎药（NSAIDs）会导致瘢痕变薄，梗死区膨出加重，而RAAS抑制剂能够减轻心室扩大。抑制血管紧张素Ⅱ保护心肌的其他获益包括减轻内皮功能不全、直接抗动脉硬化效应。抑制醛固酮的作用能限制过度纤维化并减少室性心律失常。

其他器官系统的病理生理学机制

肺功能。发生STEMI时，肺毛细血管中流体静压增加使间质水肿，导致动脉和细支气管的压缩，最终引起肺泡通气和灌注不足，导致低氧血症。除低氧血症外，肺弥散功能也降低。STEMI患者常发生过度换气，引起低二氧化碳血症和呼吸性碱中毒，尤其是疼痛引起不安、焦虑的患者中。肺血管外（间质）的水含量，左室充盈压，与左室衰竭的临床症状和体征是相关的。STEMI患者肺间质含水量增加，导致肺部呼吸力学的改变：气道传导率、肺顺应性、用力呼气量、中段呼气流速等指标降低；闭合气量增加。这可能与STEMI后前3天相关的小气道广泛关闭有关。最终，肺间质内水含量急剧增加导致肺水肿。实际上STEMI时，几乎所有的肺通气量指标都降低，包括肺总量、功能残气量、残气量和肺活量等。

血红蛋白对氧的亲和性降低。对于心肌梗死的患者，尤其是合并心力衰竭或心源性休克时，血红蛋白对氧的亲和力下降（即P50升高）。P50升高是由于红细胞2,3-二磷酸甘油（2,3-diphosphoglycerate；2,3-DPG）水平增加。这是一种重要的代偿机制，能够调节心源性休克患者的氧合血红蛋白释放氧的量增加约18%。

内分泌功能

血糖稳态（见第51章）。高血糖在STEMI患者中非常常见且与更差的预后相关。尽管STEMI患者胰岛素绝对浓度常处于正常范围，但相对于血糖浓度仍处于较低水平，提示胰岛素抵抗。

心源性休克的患者常有显著的高血糖而胰岛素水平降低。内脏血管收缩伴随休克引起胰腺血流减少，导致胰岛素分泌异常，并由此产生了葡萄糖耐量的受损。此外，交感神经系统活动增加、循环中儿茶酚胺的增加，抑制了胰岛素分泌，增加了糖原分解，这也可以导致血糖升高。

葡萄糖无氧酵解也可以产生ATP，这与游离脂肪酸（FFAs）需要有氧条件产生ATP相反。因为缺氧心肌由糖代谢供能占到相当大的比例（见第22章），并且心肌摄取葡萄糖需要胰岛素，因此胰岛素缺乏会损害能量的可利用度。不考虑这些代谢方面的因素，新近的数据提示，维持血糖水平低于180mg/dl，并避免低血糖是心肌梗死后最安全的血糖控制策略[53]。输注胰岛素-葡萄糖并没有给STEMI患者带来获益（见第59章）。

肾上腺髓质。胸痛发作后第一个24小时内，血浆和尿儿茶酚胺水平达到峰值，血浆儿茶酚胺浓度的增高幅度在STEMI后1小时内达到最高。STEMI患者循环高浓度儿茶酚胺与严重心律失常的发生有关，导致心肌耗氧的增加，这是儿茶酚胺导致循环中游离脂肪酸增高的直接或间接的结果。循环中儿茶酚胺浓度与心肌损伤的范围及心源性休克发生率及早期或晚期死亡率相关。

循环血中儿茶酚胺增加了血小板的聚集；当发生在冠脉微循环中时，局部释放大量血管收缩因子血栓烷A2进一步损害心肌灌注。STEMI后即刻发生的交感神经显著激活具有保护和潜在损害两种性质。早期静脉注射β-肾上腺素受体拮抗剂会降低心功能，使早期或代偿期的心源性休克患者预后恶化，但β-肾上腺素受体拮抗剂用于稳定患者和恢复期患者是心肌梗死后护理的基础（见第59章）。β-受体拮抗剂也可以白细胞从骨髓中动员，表现出抗炎的作用，有利于心肌梗死的修复，并具有稳定动脉粥样斑块的作用[25,54]。

肾素-血管紧张素-醛固酮系统的激活

非梗死区心肌似乎有组织RAAS的激活并有血管紧张素Ⅱ产生增加。局部和全身产生的血管紧张素Ⅱ能够刺激产生各种生长因子，如血小板源性生长因子和TGF-β，导致非梗死区心肌代偿性肥厚，并能调节梗死相关冠脉和其他心脏血管的结构和张力。血管紧张素Ⅱ能够通过增加内皮素、纤溶酶原激活物抑制剂-1（PAI-1）和醛固酮，分别导致血管收缩、妨碍纤溶作用、和水钠潴留，发挥了在心肌梗死过程中的其他不利作用[51]。

钠尿肽

心房钠尿肽（ANP）和B型钠尿肽（BNP）的释放是心房感受压力增高后的反应。BNP和N-端BNP前体（NT-proBNP）是由心房和心室肌分泌。考虑到心室肌远多于心房肌，所以心室BNP的mRNA总量要高于心房。钠尿肽在STEMI发生后早期就会释放，峰值出现在16小时。左心室STEMI时，梗死区和非梗区的心肌都释放钠尿肽。心肌梗死后BNP和NT-proBNP升高水平与梗死面积，局部室壁活动异常相关。测定钠尿肽可以为STEMI早期和晚期提供重要信息[55,56]。

肾上腺皮质

STEMI患者血浆和尿液中的17-羟皮质醇、酮类固醇也就是醛固酮水平显著升高。其浓度与血清CK的峰值水平直接相关，因此提示由大面积心肌梗死引起的应激与大量肾上腺皮质醇分泌之间的关联。皮质醇升高的程度与梗死面积和死亡率相关。

甲状腺

尽管STEMI患者通常临床甲状腺功能正常，但血清三碘甲腺原氨酸（T_3）可一过性降低，在梗死后第3天最明显。T_3水平降低，常伴有反T_3的增高，甲状腺素（T_4）和促甲状腺素水平变化无规律或无变化[57]。外周T_4代谢变化似乎与梗死面积有关，可能是由STEMI时，内源性的皮质醇水平升高所介导。

肾功能

在心源性休克中，肾前性氮质血症和急性肾衰竭都可能会使显著下降的心输出量更加恶化。

血液系统改变

血小板

STEMI通常发生在有广泛冠脉和全身血管动脉粥样斑块的患者，斑块可以成为血小板聚集的部位。这是冠状动脉血栓形成、冠状动脉闭塞，随之发生心肌梗死这一系列反应的早期步骤。STEMI患者全身和斑块破裂局部的血小板聚集性增加，并且释放血管活性物质。因此，在STEMI患者的早期抗栓治疗中，血小板是关键的治疗靶点。

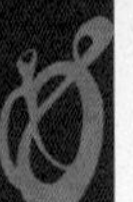

凝血标志物

在一些 STEMI 患者中，血清纤维蛋白原降解产物（一种血栓形成的终产物）及血小板后释放的特殊蛋白（例如血小板因子 4，β-血栓球蛋白）水平都增高。纤维蛋白肽（Fibrinopeptide A，FPA）是凝血酶作用于纤维蛋白释放的一种蛋白，反应血栓形成持续进行，其在 STEMI 发生的最初几小时内增高。凝血标志物，如 FPA、凝血酶-抗凝血酶复合物和凝血酶原片段 1 和 2 的显著增高与 STEMI 患者死亡率升高有相关性。解释这些患者凝血实验的各种结果较为复杂，因为同时伴有血中儿茶酚胺的增高、休克、静脉血栓或栓塞等影响血小板和凝血功能实验结果的情况。在 STEMI 患者中，其他影响凝血实验结果的因素包括抗栓药物的类型和剂量、梗死动脉的再灌注情况。

白细胞

STEMI 常伴有白细胞增高，这与心肌坏死程度和糖皮质激素升高水平成比例，还可能与冠状动脉中的炎症相关。白细胞数目增加的程度与 STEMI 后院内死亡率相关。实验证据表明，冠状动脉梗阻后儿茶酚胺的急剧增加能够从骨髓中动员白系祖细胞，从而维持梗死后的炎症反应[25,54]。

血液黏度

临床和流行病学研究显示，一些止血因子和血液流变学因子（如纤维蛋白原、Ⅶ因子、血浆黏度、血细胞比容、红细胞聚集、总白细胞数目）参与了动脉粥样硬化的病理生理过程，并在急性血栓性事件中起重要作用。血液黏度增高也见于 STEMI 患者，早期在心肌梗死后数天归因于血液浓缩；后期则是因为血清中 α_2-球蛋白和纤维蛋白原浓度增加，这是急性期组织坏死急性期反应的成分，其增加同样也引起 STEMI 患者血沉增加。

临床表现

诱因

多达三分之一的 STEMI 患者有明确的诱因或前驱症状。通常剧烈运动（尤其是虚弱或者是习惯不活动的患者）、情绪应激和急病是最常见的诱因[58,59]。这种心肌梗死是冠状动脉严重狭窄时，心肌耗氧量显著增高的结果（2 型心肌梗死），或者是因为儿茶酚胺或血压的急剧升高引起的不稳定斑块受到的血流动力学压力的急性变化。

进行加重型心绞痛和静息心绞痛是不稳定心绞痛的两种类型，可能最终发展为 STEMI（见图 58.1）。非心脏外科手术也可能是 STEMI 的诱因。围手术期危险分层和预防措施可减少 STEMI 的可能性及心脏相关死亡率（见第 11 章）[60]。继发于低血压的心肌灌注减少（如失血性或败血症休克）以及因主动脉狭窄、发热、心动过速和焦虑等导致的心肌需氧量增加，也可导致心肌坏死。其他报道的容易诱发 STEMI 的因素包括呼吸道感染、任何原因导致的低氧血症、肺动脉栓塞、低血糖、使用麦角制剂、吸食可卡因、拟交感神经药物、血清病、过敏及较少见的黄蜂叮咬等。在变异性心绞痛的患者中，STEMI 可发生在冠状动脉痉挛的部位。

昼夜节律

STEMI 发生的时间具有明显的昼夜周期性，事件最常发生在早晨[61]。许多生理和生物化学因素受昼夜节律的影响；在清晨的前几个小时，血浆儿茶酚胺、皮质醇、血小板聚集性增加。接受 β 受体阻滞剂和阿司匹林治疗的患者，在 STEMI 发病前没有特征性的昼夜节律峰，这与降低交感神经刺激和血小板的活化相一致。"激发"STEMI 是一个复杂的概念，它涉及多种因素的叠加，如一天中的时间、季节及对自然灾害的应激等。

病史

可见第 10、56 和 60 章。

前驱症状

病史对于确诊 STEMI 至关重要。前驱症状的特点通常是类似于典型心绞痛的胸部不适，但是发作时处于静息状态或活动量小于平时。然而，症状常常没有达到促使患者及时就医的程度。除上述症状外，STEMI 之前常有全身不适和疲惫。

疼痛的性质

STEMI 患者的疼痛程度不同，大多数较严重，有一些难以忍受。疼痛持续通常超过 30 分钟，如果无再灌注治疗，可持续数小时。患者往往将不适描述为收缩性、压榨性、压迫性或者压缩性的，有的患者经常诉有重物或者勒绳在挤压胸部的感觉。尽管患者通常将不适描述为窒息感，钳夹感，或严重疼痛，也有被描述为钝痛、刀割样痛、钻痛或烧灼样不适。不适的部位多位于胸骨后，常向前胸两侧扩散，更常发生在左侧。疼痛常常向左上臂尺侧放射，左腕部、左手和手指有刺痛感。有些患者胸骨后或心前区重度不适仅伴有手腕的钝痛或麻木感。一些患者 STEMI 的疼痛从腹部开始，与多种腹部疾病相似，因此 STEMI 常被误诊为"消化不良"。有些患者 STEMI 的疼痛可以放射至肩部、上肢、颈部、下颌和肩胛间区，同样左侧较常见。原有心绞痛的患者发生心肌梗死时，疼痛部位与心绞痛类似，但通常更严重，持续时间更长，休息或口服硝酸甘油不能缓解。

当医生第一次见到患者（或患者到达医院）时，STEMI 的疼痛可能已缓解，也可能持续数小时直到达到足够的再灌注（见第 59 章）。心绞痛和 STEMI 的疼痛可能来自缺血或受损但没有发生坏死的心肌区域的神经末梢。因此，当发生 STEMI 时，刺激围绕着心肌梗死坏死中心区域的周围缺血区心肌的神经纤维，可能会增加疼痛。

当梗死区血流恢复时，疼痛通常会突然完全消失。初次再灌注后再发疼痛，应立即迅速评估是否是罪犯病变再次闭塞。应认识到疼痛是缺血的标志，疼痛意味着缺血而不是梗死，强调了将抗缺血治疗和立刻再灌注治疗（通常再次进行冠脉造影）以解除心肌缺血作为治疗目标的重要性。这一发现提示，临床医生在任何情况下，对仍在持续的疼痛都不能掉以轻心。在一些患者中，尤其是老年、糖尿病、心脏移植受体患者，发生 STEMI，临床上可不表现为胸痛，而是急性左心力衰竭症状和胸闷、明显的乏力或直接晕厥，还可能伴有出汗、恶心和呕吐等。女性患者经历的 STEMI 症状可能与男性不同（见第 89 章），需要在医生接诊时特别注意和警惕。

其他症状

STEMI 患者还可能会出现恶心和呕吐，可能是迷走反射的激活或者是左室受体作为 Bezold-Jarisch 反射的一部分受到了刺激。这些症状在下壁梗死患者中较前壁梗死更常见。当 STEMI 的疼痛位于上腹部，并伴有恶心呕吐时，临床表现很容易与急性胆囊炎、胃炎或者消化性溃疡混淆。其他症状包括极度乏力、头晕、心悸、冷汗和濒死感。有时，脑栓塞或其他全身动脉栓塞引起的症状是STEMI的征兆，上述症状可能不伴胸痛。

鉴别诊断

STEMI的疼痛可与急性心包炎、急性主动脉综合征、肺和骨骼肌不适引起的疼痛混淆，详细讨论在第56章（见表56.1）。

无症状STEMI和不典型表现

非致死性STEMI可不被患者察觉，仅在以后的常规心电图，影像检查或者尸检中发现。在这些未被意识到的心肌梗死中，约一半是真正无症状的，患者不能回忆起任何症状。另外的所谓无症状心肌梗死，在发现心电图或影像学检查异常后，患者经询问可以回忆起曾发生过症状与急性心肌梗死相符合的事件。未被意识到的或无症状的心肌梗死常发生在之前无心绞痛病史者，以及糖尿病和高血压患者。典型的表现为新的室壁运动异常、固定灌注缺损或病理性Q波[62]。无症状缺血常随着无症状STEMI发生（见第61章）。对于STEMI患者，无论有无症状，预后似乎是相似的[63]。

STEMI的不典型表现有：① 心力衰竭（例如，呼吸困难不伴胸痛，可以是新出现的，也可以是原有心力衰竭加重）；② 典型的心绞痛，无特别严重或持续的发作；③疼痛部位不典型；④中枢神经系统表现类似卒中，其继发于脑动脉粥样硬化患者心输出量急剧降低；⑤恐惧和神经紧张；⑥突发躁狂和精神病；⑦晕厥；⑧极度虚弱；⑨急性消化不良；⑩外周血管栓塞。尽管女性STEMI患者更有可能出现不典型表现，现有证据表明，性别之间的差异比之前认为的要低[64]（见第89章）。

体格检查

见第10章。

一般情况

STEMI患者常表现为焦虑、异常痛苦，面部常有极度痛苦的表情；相对地，严重心绞痛患者常取卧位、坐位或站立不动，因为任何活动都会加重不适。而STEMI患者常坐立不安，试图找到一个舒适的体位。患者还常按摩或抓紧胸部，频繁地用握紧的拳头紧压在胸骨前来描述疼痛（Levine征）。并发左室衰竭和交感神经兴奋的患者，常有明显的冷汗、皮肤苍白；典型的表现是气喘地坐或者靠在床上；呼吸间期，他们可能诉胸部不适或窒息感。如果发生了肺水肿，会咳粉红色泡沫痰或血丝痰。心源性休克时，患者常淡漠地躺在床上，间或有一些自主活动；皮肤湿冷，四肢有淡蓝色半点，面色极度苍白，嘴唇和甲床重度发绀。根据脑部血流灌注情况，休克的患者可正常交谈或神志不清。

心率

心率可从明显的心动过缓到快速规律或不规律的心动过速，这取决于基础节律和左室衰竭的程度。通常是最初的脉搏快而规律（窦性心动过速100~110次/min）；患者疼痛和焦虑缓解后脉搏下降；常见室性早搏。心动过速的出现与心肌梗死致死性并发症的高风险相关。

血压

无并发症的STEMI患者大多数血压正常，尽管心动过速伴每搏输出量的降低会引起收缩压和脉压降低，舒张压增高。发病前血压正常的患者，最初几小时偶有高血压反应，可能是疼痛、焦虑和不安导致肾上腺素释放。既往有高血压的患者，STEMI后未经治疗血压可能变为正常，尽管其中一些患者的血压最终会在心肌梗死后3~6个月再次升高，恢复到原来水平。大面积心肌梗死的患者，动脉血压急剧下降是左室功能不全，且可能因使用吗啡而加剧；硝酸甘油能够引起静脉池增大；当病情好转后，动脉压倾向恢复到梗死前的水平。

根据定义，心源性休克收缩压低于90mmHg，并有明显的末梢器官的低灌注表现。仅有低血压并不一定表示有心源性休克。因为下壁心肌梗死时，由于Bezold-Jarisch反射激活，收缩压也短时间降低至90mmHg以下。低灌注最终会自行恢复，尽管静脉注射阿托品（0.5~1g），采取头低足高位（Trendelenburg体位）可加快恢复。另一些患者起初只有轻度低血压，血压可逐步降低，因为随着心肌缺血和梗死范围的扩大，心输出量进行性降低，经过数小时或数天发展为心源性休克（见图58.14）。自主神经过度激活的表现常见，因心肌梗死的部位不同而表现不同。经初步评估，超过半数的下壁STEMI患者有副交感神经过度激活，表现为低血压、心动过缓或两者同时存在；而约半数的前壁STEMI患者有交感神经过度激活的体征，表现为高血压、心动过速或两者同时存在。

体温和呼吸

发热作为组织坏死的非特异性反应，在大多数严重的STEMI患者梗死发生后的24~48小时内出现。体温通常在梗死后4~8小时内升高，肛温可达38.3~38.9℃。通常在梗死后4~5天内降至正常。

STEMI发生后，呼吸频率很快就会轻度增加；如果患者无心力衰竭，呼吸频率加快是焦虑和疼痛所致，躯体或精神不适得到治疗后，呼吸频率将回到正常。呼吸频率大于20次/min预示存在风险[65]。在左室衰竭的患者中，呼吸频率与心力衰竭的严重程度相关；有肺水肿的患者，呼吸频率可大于40次/min。然而，心源性休克时，呼吸频率不一定加快。Cheyne-Stokes（周期性）呼吸可在并发心源性休克或心力衰竭的老年患者中出现，特别是在使用过阿片类麻醉剂治疗后或伴有脑血管疾病时。

颈静脉搏动

在涉及左心室的STEMI中，颈静脉搏动通常是正常的。继发于左室衰竭或左室顺应性减退的肺动脉高压患者可见明显的a波。相反，右心室梗死（不管是否伴有左室梗死）常导致明显的颈静脉怒张；如果并发右心室乳头肌缺血或坏死时，可出现三尖瓣反流导致的高c-v波。发生心源性休克的STEMI患者，通常颈静脉压力增高。尽管在早期，如果右心室功能相对保留，右侧压力可维持正常。合并低血压、低灌注压的STEMI患者（表现常与心源性休克相似），如无颈静脉压力升高，左心室功能下降可能部分与低血容量相关，可以通过超声心动图评价左室功能，或通过肺动脉漂浮导管测定左室充盈压来鉴别低血压的病因。

颈动脉搏动

颈动脉搏动初诊可以辅助判断左室搏出量：搏动小提示每搏输出量降低，急而短促的向上搏动通常发生在二尖瓣反流或室间隔穿孔导致左向右分流的患者中。奇脉反映严重的左室功能

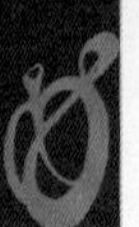

不全。

胸部检查

左室衰竭或左室顺应性降低导致了肺水肿的患者中可闻及湿啰音。弥漫性哮鸣音可发生于重度左心力衰竭。咯血在肺栓塞合并梗死中也可出现。1967 年,Thomas Killip 根据 STEMI 患者肺部啰音是否存在和严重程度提出的预后分类方案:Ⅰ级,肺部无啰音和第三心音(S3);Ⅱ级,轻到中度啰音(<50% 肺野),可伴有或无第三心音;Ⅲ级,两肺湿啰音各占一半以上肺野,常有肺水肿;Ⅳ级,心源性休克。尽管各个分级的患者病死率已有很大改善,Killip 分类至今仍对评估预后非常有用[66]。

心脏检查

触诊

心前区的触诊的结果可能是正常的,但透壁性 STEMI 患者可见收缩前搏动,与听诊时的第四心音(S_4)同步,其反映左房强力收缩,以充盈顺应性降低的心室。患者左室收缩功能不全时,易在舒张早期发现与第三心音(S_3)一致的弥漫性或运动障碍性的左室搏动,或出现左室外向运动。

听诊

心音。心音,特别是第一心音,通常低钝,在心肌梗死后即刻,有时听不到,而在恢复期逐渐增强。第一心音(S_1)柔和可能反映 PR 间期延长。有明显心室功能不全和/或左束支传导阻滞(LBBB)的患者有第二心音(S_2)的反常分裂。窦性心律的 STEMI 患者几乎普遍存在 S_4,但诊断价值有限。因为其在多数慢性缺血性心脏病患者中常可闻及;许多 45 岁以上的正常人也可记录到第四心音,尽管不经常听到。STEMI 患者的 S_3 通常反映左室功能减退伴左室充盈压增高。S_3 是舒张早期经二尖瓣流入左室的血流速度迅速减慢所致,常在大面积心肌梗死患者中闻及;患者取左侧卧位时,在心尖部最易听到。S_3 不仅由左室心力衰竭导致,也可由流入左室的血流量增加所致,如 STEMI 并发二尖瓣反流或室间隔穿孔时。从左室发出的 S_3 和 S_4 在心尖部最易听清;而右心室梗死的患者也可在胸骨左缘闻及 S_3 和 S_4,吸气时增强。

杂音。STEMI 患者中常可闻及短暂或持久的收缩期杂音,通常由二尖瓣装置功能异常(如乳突肌功能异常、左室扩张)继发二尖瓣反流导致。新出现的、明显的、伴震颤的心尖部全收缩期杂音可能代表乳突肌某个头部断裂(见第 59 章)。室间隔穿孔时的杂音与此类似,但杂音和震颤在胸骨左缘最明显,且胸骨右缘也能闻及。三尖瓣反流的收缩期杂音(来自肺动脉高压或右心室梗死,或右心室乳突肌梗死导致的右心室衰竭),同样可在胸骨左缘闻及。其特征是吸气时增强,伴有颈静脉搏动时明显的 c-v 波和右心室第四心音。

摩擦音。STEMI 患者可闻及心包摩擦音,摩擦音仅短暂出现,因此其发生率实际上可能要比报道的要多。尽管心肌梗死后 24 小时至 2 周内,均可听到心包摩擦音,但大部分是在起病 2~3 天内被闻及,偶尔在广泛心肌梗死的患者中具有可持续数天的响亮的心包摩擦音。有心包摩擦音的 STEMI 患者在超声心动图检查时可见心包积液。但罕有典型心包炎的心电图改变。延迟出现的心包摩擦音伴心包炎不适症状(可迟至梗死 3 个月)是心肌梗死后综合征(Dressler 综合征)的特征性表现,现在已经罕见。心包摩擦音在胸骨左缘或心尖冲动处内侧最易听到。响亮的心包摩擦音在整个心前区,甚至背部也可闻及。有时只能听到心包摩擦音的收缩期相,可能与收缩期杂音混淆,这可能是室间隔破裂或二尖瓣反流导致。

其他临床表现

眼底

STEMI 患者常伴有高血压、糖尿病、全身动脉粥样硬化。因为这些都能产生特征性的眼底改变,眼底检查能提供有关的基础血管状态的信息。这对不能提供详细病史的患者特别有用。

腹部

患者常表示腹部疼痛伴恶心、呕吐、烦躁不安,甚至腹胀,患者常自己认为是“消化不良”,自服抗酸药物,医师也可能考虑诊断为急性腹部疾病。表现为肝大、肝颈反流征阳性的右心衰竭在急性左心衰竭的患者中并不常见,但可以发生于严重持久的左心衰竭和右心室梗死的患者。

四肢

冠状动脉粥样硬化常伴有全身性粥样硬化,因此 STEMI 患者可能有间歇性跛行病史和外周血管病的表现(见第 64 章)。因此,冠心病患者常表现出外周动脉搏动减弱、脱发、下肢皮肤萎缩等。外周组织水肿是右心室衰竭的表现,如充血性肝脏肿大,这在急性左心衰竭时不多见。重度左心衰竭患者常有手指甲床发绀,心源性休克时十分明显。

神经精神检查

心排血量显著降低、脑血液灌注不足的 STEMI 患者,除有神志改变外,神经系统检查正常,除非有继发于附壁血栓的脑栓塞。两种疾病之间的联系解释为:STEMI 导致体循环低血压,促进脑梗死的发生,反之亦然,左室附壁血栓也可导致脑栓塞。如第 59 章所论述的,STEMI 患者常表现出情绪变化,包括重度焦虑、自我否定和抑郁。

实验室检查

心肌损伤的血清和血浆标志物

由受损心肌细胞释放入血的蛋白质能够表明心肌的损伤。灵敏度大大增强的血清和血浆心脏标志物的存在,能够让临床医生发现更低水平的心肌损伤。尽管如此,心肌损伤的生化检测并不能直接发现其损伤的原因[67]。心肌梗死是对由缺血所引起的心肌损伤的诊断[1](图 58.16)。其他非缺血性损害,如心肌炎或直接心肌毒素,可以导致心肌损伤,但不能称为心肌梗死。不仅如此,检测受损心肌能力的增强,增加了非斑块相关临床事件导致的心肌损伤的病例数。因此,有必要将损伤置于临床背景下,建立一个心肌梗死的新标准[1](见表 58.1 至表 58.3)。

尽管这部分更适用于疑似非 ST 段抬高的急性冠脉综合征患者的诊断决策(见第 60 章),在本章中概括性讨论心脏生物标志物,是因为应用生物标志物评估 STEMI,是病理生理学与方法学叠加。临床医师不应等生物标志物的结果出来后才开始 STEMI 的治疗,因为 STEMI 的再灌注治疗时间非常紧迫,快速的临床评估和 12 导联心电图应作为开始上述治疗策略的依据。

心肌细胞坏死破坏肌纤维膜的完整性,细胞内的大分子物质(血清和血浆心脏标志物)开始弥散入心肌间质,最终进入梗死区

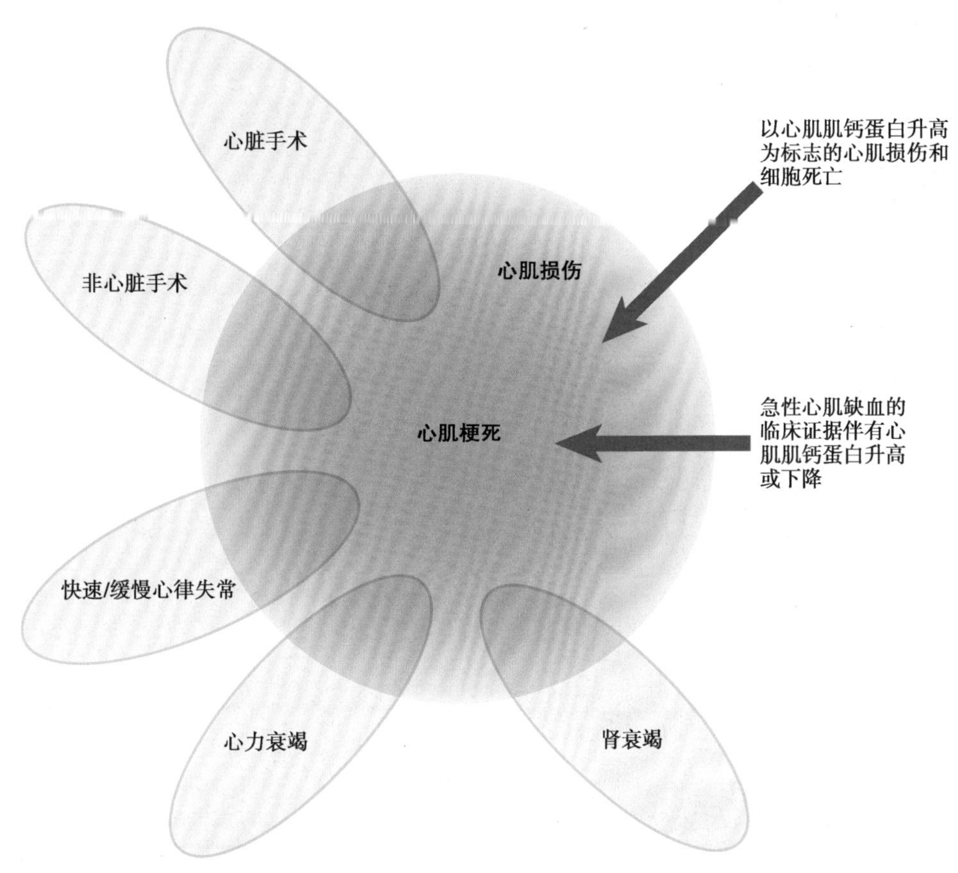

图 58.16 心肌缺血和随后的心肌损伤可由多种临床因素引起，包括肾衰竭、心力衰竭、快速心律失常或缓慢性心律失常，以及心脏或非心脏手术。每个因素都可能导致心肌损伤并造成细胞死亡，细胞死亡的标志是在循环中检测到心肌肌钙蛋白。然而当临床证据显示急性心肌缺血伴有典型的心肌肌钙蛋白水平上升和/或下降，这些因素也可能与心肌梗死相关。(引自 Thygesen K, Alpert JS, Jaffe AS, et al. Third universal definition of myocardial infarction. J Am Coll Cardiol 2012;60: 1581.)

的微血管和淋巴管(见图 58.17;表 58.3)。这些大分子物质出现在外周循环中的时间取决于几个因素，包括细胞内的定位、分子量、局部血液和淋巴的流量，及从血液中清除的速率。

心脏特异性肌钙蛋白(cTn)

推荐用心肌肌钙蛋白检测心肌损伤，它由 3 种亚基组成，调节钙离子介导的横纹肌收缩。其中肌钙蛋白 C(TnC)与钙离子结合；肌钙蛋白 I(TnI)与肌动蛋白结合并抑制肌动蛋白-肌球蛋白的相互作用；肌钙蛋白 T，TnT 与原肌球蛋白结合，将肌钙蛋白复合物附着于细肌丝(图 58.17)。

尽管大多数 TnT 都包含在肌钙蛋白复合体中，但大约有 6%到 8%的 TnT 溶解在细胞质内；相比之下，在胞质池中约有 2%到 3%的 TnI。在肌细胞损伤后，cTnT 和 cTnI 的最初释放于胞质池，随后从肌丝结合蛋白中释放[68]。心肌和骨骼肌中的 TnT 和 TnI 的基因编码不同，因此可以生产针对心脏的特异性抗体(cTnT 和 cTnI)并达到定量分析的目的[69]。在适当的临床环境中检测 cTnT 或 cTnI 的上升或下降是诊断 MI 的基础[1]。

在解释 cTnT 或 cTnI 的化验结果时，临床医生必须认识到几个问题。许多试剂盒制造商使用不同的肌钙蛋白表位进行测定，这导致了不同的参考值[70]。肌钙蛋白复合物的释放模式、构象变化以及肌钙蛋白复合物降解成多种肌钙蛋白片段可能会对商业试剂盒的结果产生不同的影响。另外，这种翻译后的修饰可能使我们对 cTn 释放的原因以及释放时机提供更深入的理解(例如用于鉴别缺血和心肌炎)，但这种应用还没有出现在临床中。

界限值。临床可用免疫分析中 cTn 异常水平的截止浓度的变化，部分原因可能是用于检测游离和结合 cTn 的抗体的特异性不同。因此，临床医生应该根据循证证据对实验室使用的特定化验方法设定界限值，该值被定义为超过参考对照组的第 99 百分位水平。在特定的第 99 百分位水平设定界限值，其变异系数小于 10%的化验是最适合临床应用的方法[1]。心肌梗死患者胸痛发作后约 3 小时内，可检测到常 cTnT 和 cTnI 升高(非高敏 cTn)[71]。由于从坏死细胞的退行性变的收缩结构持续释放，cTnI 升高可持续 7 至 10 天；而 cTnT 的升高可持续 10 至 14 天(图 58.17)。cTnT 和 cTnI 的持续升高有利于 MI 的晚期诊断。动脉再通成功的 STEMI 患者心肌肌钙蛋白迅速释放，是再灌注的标志(图 58.18)。

高敏心肌肌钙蛋白。高灵敏度分析提供了更高的分析性能，从而能够更精确地测量非常低浓度的心脏特异性肌钙蛋白。专家建议将可以在超过 50%的健康的人群中检测到心肌肌钙蛋白的检测方法定义为高灵敏度肌钙蛋白(hsTn)[69,70]。

这种分析方法比前几代分析方法更敏感，但由于它们能在许多其他临床情况中检测到心肌损伤，因此也降低了对心肌梗死诊断的临床特异性。并且高灵敏度分析对比原有检测方法可能更早地检测道肌钙蛋白的释放。此外，在对非创伤性胸痛患者的多项研究中，hsTn 检测提高了整体诊断的准确性，并使心肌损伤的早期检测成为可能[72,73]。不仅如此，hsTn 检测有助于通过在短短 1

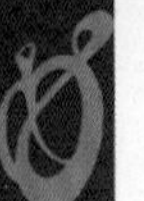

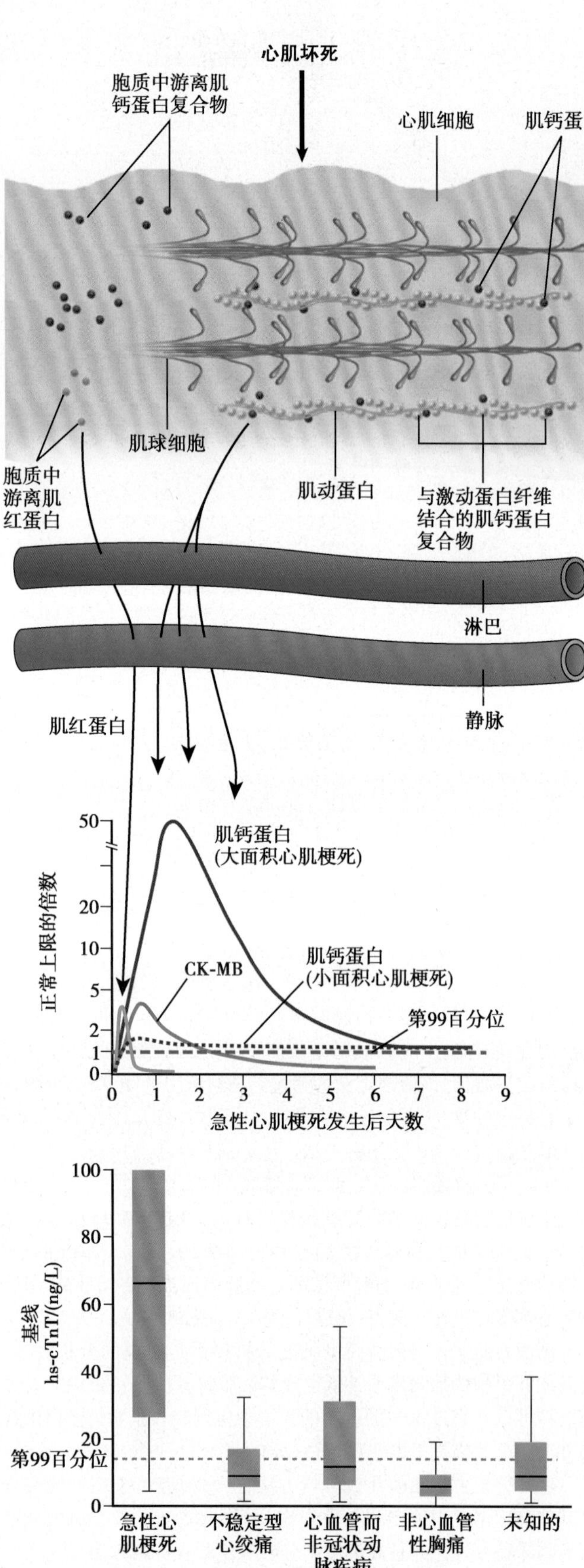

图 58.17　长时间的缺血和随后的坏死导致细胞膜的完整性丧失,使得生物标志物释放到循环中。心肌细胞的细胞膜破坏后,胞质池中的生物标志物首先释放(**上图底部**最左侧箭头所指)。像肌红蛋白这样的标志物被迅速释放出来,血液中标志物的水平迅速上升到临界值以上。随之而来的是从瓦解的肌丝中持续释放的生物标志物,并可能持续数天(三头箭头)。相较于足够多的心肌坏死而导致的 CK-MB 异常升高,急性心肌梗死患者的心肌肌钙蛋白水平上升到数倍于正常对照组第 99 百分位。临床医生现在可以通过更灵敏的检测方法来诊断心肌梗死,即检测超过上限的心肌肌钙蛋白的微小升高,即便从原有检测方法中测定的 CK-MB 和肌钙蛋白水平可能仍然低于心肌梗死的诊断值。其他导致心肌损伤的原因,如肾衰竭或肺栓塞,即使没有任何冠状动脉疾病,心肌肌钙蛋白水平也可检测出来(**下图**)。(引自 Antman EM. Decision making with cardiac troponin tests. N Engl J Med 2002;346:2079;Jaffe AS,Babiun L,Apple FS. Biomarkers in acute cardiac disease: the present and the future. J Am Coll Cardiol 2006;48:1;and Reichlin T et al. One-hour rule-out and rule-in of acute myocardial infarction using high-sensitivity cardiac troponin T. Arch Intern Med 2012;172:1211.)

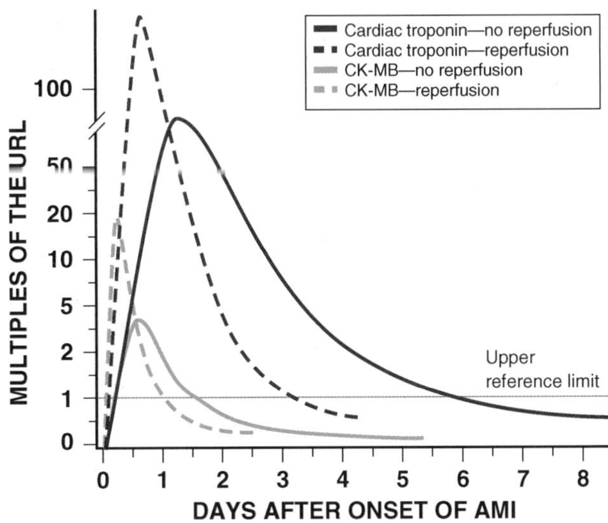

FIGURE 58. 18 The kinetics of the release of CK-MB and cardiac troponin in patients who do not undergo reperfusion is shown in the *solid blue* and *red curves* as multiples of the upper reference limit (URL). When patients with STEMI undergo reperfusion, as depicted in the *dashed blue* and *red curves*, the cardiac biomarkers are detected sooner and rise to a higher peak value but decline more rapidly, which results in a smaller area under the curve and limitation of infarct size. AMI, Acute myocardial infarction. (Modified from Antman EM, Anbe DT, Armstrong PW, et al. ACC/AHA guidelines for the management of patients with ST-elevation myocardial infarction: a report of the American College of Cardiology/American Heart Association Task Force on Practice Guidelines [Committee to Revise the 1999 Guidelines for the Management of Patients with Acute Myocardial Infarction]. Circulation 2004;110:e82.)

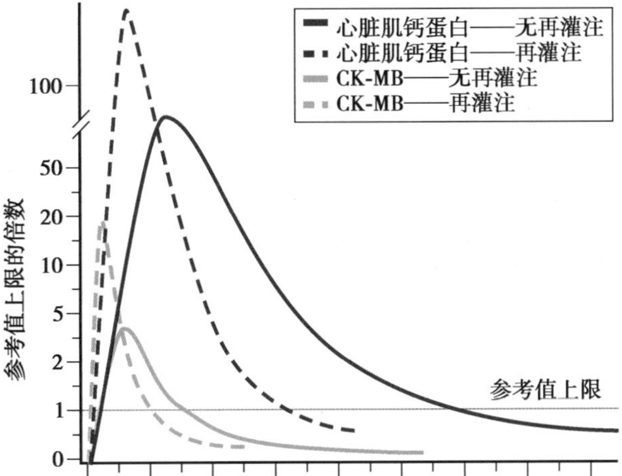

图 58.18 未行再灌注的患者的 CK-MB 和心脏肌钙蛋白的释放动力学，分别用蓝色实线和红色实线表示参考值上限(URL)的倍数。若 STEMI 患者经再灌注(蓝色和红色虚线)，心脏并植物可较早检测到，峰值浓度更高，但下降更快，导致曲线下面积减小，表示限制了梗死范围。(引自 Antman EM, Anbe DT, Armstrong PW, et al. ACC/AHA guidelines for the management of patients with ST-elevation myocardial infarction: a report of the American College of Cardiology/American Heart Association Task Force on Practice Guidelines [Committee to Revise the 1999 Guidelines for the Management of Patients with Acute Myocardial Infarction]. Circulation 2004;110:e82.)

到 3 小时内肌钙蛋白浓度的快速改变，以帮助区分急性心肌损伤和潜在的结构性心脏病(如左心室肥大)所引起的慢性肌钙蛋白升高之间的差别。使用这种标准可以提高心肌肌钙蛋白诊断试验的临床特异性，并在不改变 hsTn 诊断价值的情况下，快速排除心肌梗死[73]。

CK-MB 同工酶

如果无法进行心肌肌钙蛋白测定，用质量法测 CK-MB 是最好的选择。心肌含 MM 和 MB 两种肌酸激酶同工酶。其他组织可以包含少量的 CK-MB，包括小肠、舌、隔膜、子宫和前列腺。剧烈运动，尤其是在经过训练的长跑运动员或专业运动员中，可以同时提高总 CK 和 CK-MB。由于健康人血液中可以检测到 CK-MB，因此 CK-MB 异常升高的临界值通常被设定在给定实验室的参考值上限之上的几个单位(见图 58.17)。和心脏特异性肌钙蛋白一样，心肌梗死的诊断需要 CK-MB 的最大浓度超过不同性别参考人群的第 99 百分位，并且应当评估连续样本的升降情况[1]。CK-MB 可能在严重骨骼肌损伤的情况下升高。

测量循环标志物的建议

所有怀疑心肌梗死的患者在初诊就应该尽快接受心脏特异性肌钙蛋白的检测。在 STEMI 患者中，生物标志物评估的结果不应延迟再灌注的干预措施。从成本效益的角度来看，不必同时测量心脏特异性肌钙蛋白和肌酸激酶-肌酸激酶(CK-MB)[1]。使用常规肌钙蛋白测定，可以通过在初次评估时获得测量结果，并在 3 至 6 小时后进行复查，从而对心肌梗死进行诊断(见表 58.1)。对于 ECG 变化没有临床意义的患者，使用高灵敏度分析时可将间隔缩短至 1~2 小时[73,74]。新的研究数据表明，初始 hsTn 值低于检测下限，可提供足够高的灵敏度和阴性预测值，以作为出院的评判标准。只有在疼痛发作存在不确定性或出现口吃症状时，才需要进行进一步的检测。对于在症状出现后很早(<2 小时)到达的患者，也应考虑在入院后 2 小时后进行复查。

广义心肌梗死的定义不仅药物将梗死分为五种类型(见表 58.2)，还要求通过计算心肌标志物升高的数值是正常参考人群第 99 百分位值的多少倍来评估梗死的大小。例如，在一项对比氯吡格雷和普拉格雷作为中-高危 ACS 患者 PCI 术后抗血小板治疗的临床试验中，通过比较生物标志物的升高倍数，以此评估在梗死面积方面的获益[2]。

其他生物标志物

其他生物标志物可用于无创评估潜在的原因和并发症的心肌梗死。在 STEMI 患者中，C 反应蛋白(CRP)显著升高，这是由于对肌细胞坏死的炎症反应所致，并且与随后的死亡或心衰的风险相关。钠尿肽反映了心肌梗死的血流动力学影响，并与预后相关。虽然钠尿肽和 CRP 都能加强风险评估，但目前还没有明确的指南说明如何根据这些生物标志物指导治疗 STEMI[75]。未来评估新的生物标志物的研究应侧重于未满足的临床情景，如早期发现心肌梗死、Ⅰ型与Ⅱ型心肌梗死的区别、区分血栓形成的机制(如斑块破裂与糜烂；见表 60.1)以及改进危险分层。

其他实验室检查

血清脂质

入院最初 24 到 48 小时内，总胆固醇和高密度脂蛋白(high-density lipoprotein，HDL)保持或接近基线水平，但之后急剧下降。STEMI 后，HDL 胆固醇的下降幅度大于总胆固醇的下降幅度。因

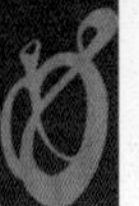

此，心肌梗死早期总胆固醇与HDL胆固醇的比值对危险程度评估不再有用。所有入院的STEMI患者应在症状发作24小时内测定血脂谱。若无禁忌，不论血脂水平如何，所有STEMI患者都应该接受高强度他汀治疗。对于24到48小时以上的住院患者，血脂水平可能可能仍然有用，但在心肌梗死后4到8周进一步测定的血脂能够提供更多的信息。甘油三酯的增加可能会带来LDL和HDL胆固醇水平以外的其他风险分层[77]（见第48章）。

血液学检查

胸痛发作后2小时内通常出现白细胞计数升高，2~4天内达到峰值，并在一周内降至正常。白细胞计数峰值通常在12×10^3~15×10^3/ml，但严重STEMI患者白细胞计数偶尔会升高至20×10^3/ml。通常伴有中性粒细胞比例增加、分类中杆状核粒细胞增多。流行病学资料曾报告，ACS患者初诊时白细胞计数较高与不良临床结局的风险增加相关[78]。

在梗死后的最初1~2天内红细胞沉降率（ESR）通常是正常。然后在第四天或第五天加快并达到顶峰，并可能在数周内保持高值。血沉加快与梗死面积的大小或预后不具有相关性。血细胞比容通常在梗死后的最初几天内由于血液浓缩而增加。STEMI患者初诊时的基线血红蛋白值与严重心血管事件的风险存在J型曲线。当基线血红蛋白值低于14~15g/dl时，心血管死亡率逐渐增加；反之，当血红蛋白水平高于17g/dl时，心血管死亡率也会随之升高。贫血导致的风险增加可能与组织供氧减少有关，而红细胞增多风险的增加可能与血液黏度的增加有关[79]。

心电图

在对疑似有缺血性症状患者的评估中，心电图仍然是最重要的诊断试验（见第12章）。诊断标准有助于诊断左束支传导阻滞中的STEMI（表58.4），右束支传导阻滞在急性心肌梗死时也预示着类似的不良预后，并在持续缺血以及右束支传导阻滞的情况下应当考虑紧急的导管介入。胸痛和心电图变化与STEMI一致的必须考虑立即进行再灌注。

对显示ST段抬高的心电图导联进行分析也可能有助于确定梗死动脉的闭塞部位[81]。（见图58.4）心电图上ST段偏移的程度、梗死的位置以及QRS时间与不良预后风险相关。除了包含在12导联心电图中的诊断和预后信息外，无论是通过溶栓还是通过直接冠状动脉介入，ST段的动态变化提供了关于STEMI再灌注成功与否的无创性信息[82]（见第59章）。

虽然心电图和心电向量图对识别左室前壁和下壁心肌梗死的标准存在着普遍的共识，但对侧壁和右室后壁梗死的标准却不甚一致。考虑到心脏在胸腔中的节段性解剖，与其说“后面”，不如说用“侧面”描述更为合适。然而，最新的通用的心肌梗死定义保留了后壁心肌梗死。V_1导联R波异常（原先无预激或右心室肥大的情况下，R波≥0.04秒和/或R/S≥1）伴下壁或侧壁导联Q波形成，增加了独立的、无侧支循环的、左回旋支优势冠脉闭塞的概率。与下壁梗死患者相比，这些患者射血分数降低，收缩末期容积增加，并发症发生率提高。aVR中的ST段抬高反映了基底室间隔，可在30%的STEMI患者中观察到，并预示着左冠状动脉主干或多支病变可能性及较差的预后[83]。

大多数STEMI患者的心电图发生了一系列改变，但许多因素限制了心电图在诊断和定位心肌梗死中的作用：心肌损伤的程度、梗死的年龄、梗死的定位、有无传导障碍、先前的梗死或急性心包炎，以及电解质浓度的变化。ST段和T波异常可发生在多种情况下，包括稳定型和不稳定型心绞痛、心室肥大、急性和慢性心包炎、心肌炎、早期复极、电解质失衡、休克、代谢紊乱以及洋地黄治疗后。比较连续多份心电图有助于将这些情况与STEMI区别开来。虽然发部分患者在心肌梗死后的一生中继续表现出心电图演变，尤其是Q波的改变。但也有少数患者的典型心电图改变消失，Q波变形，数年后心电图甚至可能恢复正常。在很多情况下，Q波的形态可酷似心肌梗死，称为“假性心肌梗死”，包括心室肥大、传导异常、预激、原发性心肌疾病、气胸、肺栓塞、淀粉样心脏病、肥厚型心肌病、原发性和转移性心脏肿瘤、创伤性心脏病、颅内出血、高钾血症、心包炎、早期复极、肌营养不良和累及心脏的结节病等在内的疾病进行鉴别。

表58.4 心肌梗死的心电图表现

急性心肌缺血的心电图表现（无左束支传导阻滞）	
ST段抬高	
在两个相邻的导联中J点处新的ST段抬高，并伴有下列表现： • 所有导联（V_2-V_3除外）抬高≥0.1mV • 在V_2-V_3导联中： 　• 40岁及以上的男性抬高≥0.2mV 　• 小于40岁的男性抬高≥0.25mV 　• 女性抬高≥0.15mV	
ST压低与T波改变	
• 两个相邻导联的新的水平或下行ST段压低≥0.05mV • 两个相邻导联T波倒置≥0.1mV，呈R波或R/S比大于1	
左束支传导阻滞后缺血的心电图表现	
心电图标准	**分值**
ST段抬高≥1mm并与QRS波主波方向一致	3
V_1、V_2或V_3导联ST段压低≥1mm	3
ST段抬高≥5mm，与QRS波群主波方向不一致	2
≥3分对急性心肌梗死有98%的特异性	
与既往心肌梗死相关的心电图改变（无左心室肥大和左束传导阻滞）	
V_2-V_3出现≥0.02秒的任何Q波，或V2和V3导联出现的QS复合波	
在Ⅰ、Ⅱ、aVL、aVF或V4-6任意两个相邻且来自同组导联（Ⅰ，aVL；V_1-V_6；Ⅱ，Ⅲ，aVF）出现Q波≥0.03秒且深≥0.1mV或出现QS复合波	
V_1-V_2导联中R波≥0.04秒，R/S≥1伴有正向T波	

引自O'Gara PT, Kushner FG, Ascheim DD, et al. 2013 ACCF/AHA guideline for the management of ST-elevation myocardial infarction: a report of the American College of Cardiology Foundation/American Heart Association Task Force on Practice Guidelines. J Am Coll Cardiol 2013;61:e78.

有Q波和无Q波的心肌梗死

ECG上Q波的存在与否并不能可靠地区分透壁和非透壁（心内膜下）心肌梗死[84]。心电图上的Q波表示异常的电活动，但并不意味着不可逆的心肌损害。不出现Q波可能只是反映标准12导联心电图不敏感性，特别是在左回旋支供应的左心室区（见图58.4）。

远距离缺血

在一个区域导联新近出现Q波和ST段抬高的STEMI的患者，常在其他导联常出现ST段压低。这些额外的ST段异常，提示预后不良，其原因可能是非梗死区的局部缺血，称为远距离缺血，或是镜面电现象导致。急性下壁STEMI的发生导致胸前导联ST段下移，可能与并发的前壁缺血、下侧壁梗死有关。尽管胸前导联ST段下移与前壁心内膜下缺血相比，更多的是与广泛的外侧或下壁梗死有关，但超声心动图等影像学技术可以评估前壁运动异常的存在。

右室梗死

右胸前导联(V_1,V_3R-V_6R)ST段抬高是相对敏感和特异的右室梗死征象[28,29]。有时，V_2和V_3的ST段抬高亦是急性右室梗死所致；这种情况只出现在左室下壁损伤较小时。通常，并发的左室下壁梗死抑制了右室梗死引起的前壁导联ST段抬高。类似的，下壁梗死时常可观察到右室梗死抑制前壁ST段压低。V_3R和（或）V4R导联的QS或QR波型也提示右室心肌坏死，但与这些导联ST段抬高相比，其预测准确性较低。

影像学

无创性影像学为心肌梗死患者提供了重要的诊断和预后信息。大多数STEMI病例，除非ECG不诊断或临床情况可疑，不需要影像学诊断。影像学是决定梗死范围、机械性并发症的存在以及左右心室整体功能的关键。

放射影像

STEMI患者的最初胸片几乎都是急诊室或心脏重症监护室拍摄的床边胸片（见第15章）。胸部影像学不应延迟初次再灌注的策略，除非有理由评估某个可疑的肺部病变。X线片上明显的肺血管纹理反映了左室舒张末压升高，但两者之间可能会出现明显的时间差异，即所谓的"诊断延迟"和"治疗后延迟"。在心室充盈压增高至肺水肿逐渐积聚，可经过长达12小时的时间。治疗后延迟的时相间隔更长，即心室充盈压恢复正常后，X线片上肺水肿和肺充血通常需要2天才能消退。胸片上左心室的充血程度和大小有助于判断STEMI患者的死亡以及并发症风险。

超声心动图

超声心动图设备的相对轻便，使这项技术成为评估疑似心肌梗死患者的理想手段（见第14章）[85]。在有活动性胸痛的但心电图缺乏诊断依据的患者中，超声心动图的局部室壁运动异常的发现支持了心肌缺血的诊断。超声心动图还可以判断有胸痛、心电图无诊断意义、怀疑为主动脉夹层的患者。识别与主动脉夹层相符合的内膜飘动尤为重要，因为它将推动治疗策略的改变（见第63章），但与计算机断层扫描（CT）血管造影等其他成像方式相比，经胸超声心动图（TTE）对检测主动脉夹层的敏感性较差。

根据超声心动图估计的左室功能与血管造影测量结果一致性好，有助于确定心肌梗死后的预后。此外，早期应用超声心动图可有助于早期发现潜在存活但顿抑的心肌（收缩功能保留）、残余的易发作的缺血、心肌梗死后有心衰风险的患者，以及急性二尖瓣或三尖瓣反流或室间隔缺损等心肌梗死后的机械并发症。较新的技术还提供了有关心肌组织再灌注成功的信息[86]。

虽然对大多数患者而言经胸心动超声已经足够评估病情，但有些患者的超声心动图图像质量较差，特别是在他们正在接受机械通气的情况下。在这些患者中，经食管超声心动图（TEE）或心脏磁共振（CMR）可以帮助评估梗死面积和位置、室间隔缺损和乳头肌功能障碍。

磁共振成像

心脏磁共振成像（cardiac magnetic resonance，CMR）由于扫描时间长和需要将患者转移到MRI扫描仪上，在急性期应用有限，但它在心肌梗死的亚急性和慢性期是一种有用的影像学技术。CMR允许精确定位梗死面积，并对缺血损伤的严重程度进行定量评估（见第17章）。由于它能够评估梗死区和非梗死区的灌注以及再灌注情况[87]；识别受损但未梗死的心肌；确定心肌水肿、纤维化、室壁变薄和肥厚情况；估算心室腔大小和室壁节段运动[88,89]；识别缺血和梗死之间短暂的转换相[90]（图58.19），因而受到人们

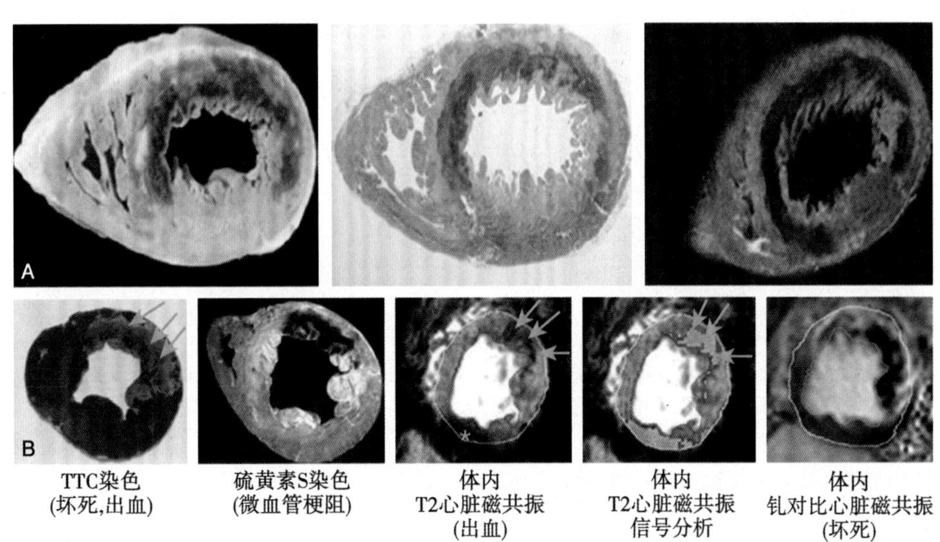

图58.19　心肌梗死的心脏磁共振（CMR）图像。A，从左到右，大体解剖图像，经Heidenhain三色染色后的组织学图像，以及来自短轴切面的体外T2加权CMR图像。B，从左到右，实验中心肌梗死模型的犬的大体图像。再灌注后第3天行CMR检查，T2加权梯度回波成像。体外硫磺素S三色和三苯基四氮唑（TTC）染色用以评估微血管阻塞、出血和心肌坏死。（引自Hamirani YS，Wong A，Kramer CM，Salerno M. Effect of microvascular obstruction and intramyocardial hemorrhage by CMR on LV remodeling and outcomes after myocardial infarction：a systematic review and meta-analysis. JACC Cardiovasc Imaging 2014；7：940-52.）

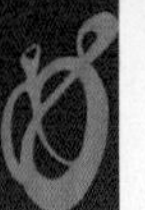

的重视。鉴于这些能力，CMR 在对可能的 MINOCA 进行诊断评估时可能尤为有用。

用钆对比增强的 CMR 可以准确地确定心肌坏死的范围。功能失调心肌区钆对比延迟增强（late gadolinium enhancement，LGE）的透壁程度可以准确地预测机械性血运重建成功后收缩功能恢复的可能性[91]。许多临床研究也表明，钆对比延迟增强在检测少量心肌坏死方面具有很高的敏感性。钆对比延迟强化与组织学检查结果比较准确地显示梗死区。预测室壁能否恢复至正常厚度的最佳指标是钆对比延迟强化中透壁比例小于 25%。钆对比延迟强化也是检测右室梗死的敏感技术[92]。

在既往心肌梗死的患者中，CMR 和延迟增强技术估计梗死面积提供了比左室体积和射血分数更多的预后判断价值。除了检测梗死外，这种影像学技术还可以确定心肌梗死导致的微血管阻塞和心肌内出血的存在和大小，这些患者的预后甚至可能比钆延迟增强所显示的更差[87]。

核成像

放射性核素血管造影、心肌灌注成像、亲和-梗死心肌闪烁成像显像和正电子发射断层扫描（PET）均可评估疑似 ACS 的患者，但在 STEMI 患者的急性期管理中不起作用[85]（见第 16 章）。核素心肌显像技术可以评估梗死面积、侧支循环和心肌受损情况；确定梗死对心室功能的影响；并判断 STEMI 患者的转归。然而相较于核成像，超声心动图和 CMR 提供了更多的有关瓣膜和结构功能的信息。应力核显像可用于评估梗死相关动脉初次再灌注后残余 CAD 患者的缺血程度。

计算机断层扫描

计算机断层扫描（computed tomography，CT）可以提供腔内尺寸和管壁厚度的评估，可以检测左室动脉瘤，尤其是对于 STEMI 患者来说，可以识别心室内血栓（见第 18 章）。在急性病例中，增强 CT 中梗死区域表现为强化不明显，而在陈旧性梗死中表现为明显强化[93]。虽然心脏 CT 是一种不够便捷的技术，它可能比超声心动图更敏感的血栓检测。冠状动脉 CT 血管造影对发现冠状动脉阻塞很敏感，尤其是冠状动脉起始部分的解剖结构显示良好，可以提高对低-中 ACS 风险患者的诊断价值，但在怀疑 STEMI 的处理中不起作用[85]。

梗死面积的估计

由于认识到心肌梗死的量具有重要的转归意义，因此如何精确评估心肌梗死的范围日益受到关注。如前所述，梗死体积与随后左室容积和功能变化之间的关系不是直接线性的。其他因素，如残余缺血、炎症和治疗可影响最终的心室功能和预后[49]。然而，梗死心肌的程度仍然是预后的强力预测指标[94]。

心电图。多胸腔导联测量的 ST 段抬高程度与前壁心肌梗死患者的心肌损伤程度相关。此外，ST 段抬高的心电图导联数量与死亡率相关：12 个导联中有 8 个或 9 个导联 ST 段抬高，其病死率是只有 2 个或 3 个导联 ST 段抬高的患者的 3 至 4 倍。

心脏标志物。通过血清心脏编织物分析梗死范围时，须考虑从心肌中丢失的血清标志物的量、分布容积和释放比值等因素。对坏死心肌释放的蛋白质的系列测量有助于确定心肌梗死面积的大小。临床上，通过 CK、CK-MB 或肌钙蛋白的峰值水平能对梗死面积进行大致估计。冠状动脉再灌注显著改变心肌坏死标志物的清除动力学，从而导致达峰时间提前以及峰值水平提高（见图 58.18）。在 STEMI 成功再灌注几天后测量心脏特异性肌钙蛋白水平，也可用来判断梗死面积，因为这种晚期肌钙蛋白的测量，反映出受损心肌细胞中肌丝-结合池延迟释放肌钙蛋白。

非侵入性成像技术。前面讨论的影像学检查有助于实验和临床评估梗死面积[85]。尽管增强 CMR 可以检测到较小的缺血并能识别出心肌的永久性受损区域，超声心动图仍然是最常用的评估梗死面积和左室功能的方法。核素显像和 CMR 比超声心动图能更可靠地定量梗死面积。即使在接受 PCI 的患者中，梗死灶的大小与不良预后仍密切相关，尤其是在最初 6 个月（图 58.5）[89]。CMR 也能通过比较在梗死动脉持续闭塞或微血管严重闭塞的患者与成功再通的大循环和微循环患者，从而发现梗死的局部不均一性。

未来展望

随着在心肌缺血损伤的细胞和分子机制方面取得的显著进展，以及近年来对梗死心肌修复和愈合的机制的认识，未来的目标在于调动愈合反应以优化缺血损伤心肌的修复过程，并将左心室的不良重塑降至最低。尽管现在我们仍然在心电图的基础上对 ACS 患者进行分类，但我们应当从机制上对 ACS 患者进行分类，以反映急性缺血性损伤的不同生物学基础。为了填补这一空白，我们需要寻找、提炼和验证引发急性心肌缺血的不同病理通路的生物标志物，然后基于不同致病机制进行治疗。这样的生物标志物引导的个性化治疗将在 ACS 患者的护理中达到更高的精度。例如，鉴别纤维帽破裂和表浅糜烂可能会影响到不同的治疗策略，又或者血栓形成的不同触发因素。这一假设需要严格的验证，但也可能导致更加个性化的管理策略。

我们更清楚地了解冠状动脉血栓形成的不同途径，但并非所有的急性缺血性事件都是由血栓形成引起的。过去的研究集中在心外膜冠状动脉痉挛引起的急性缺血，但现在我们认识到，心内小动脉的功能障碍也可能引起缺血而不一定引起明显的血栓形成[95]。从 MINOCA 和应激性心肌病的缺血过程表明，有必要对微血管进行更深入的研究，更好地了解这些疾病的潜在机制，并确定新的治疗策略。因此，尽管我们在过去几十年中在理解和治疗急性冠脉综合征方面取得了相当大的进展，但仍有很大的提升空间。我们必须努力加深我们对 ACS 病理生理机制的理解，实现精准治疗。

（王晓群　闫小响　译，陈桢玥　校）

参考文献

1. Thygesen K, Alpert JS, Jaffe AS, et al. Third universal definition of myocardial infarction. *J Am Coll Cardiol.* 2012;60:1581–1598.
2. Bonaca MP, Wiviott SD, Braunwald E, et al. American College of Cardiology/American Heart Association/European Society of Cardiology/World Heart Federation universal definition of myocardial infarction classification system and the risk of cardiovascular death: observations from the TRITON-TIMI 38 trial (Trial to Assess Improvement in Therapeutic Outcomes by Optimizing Platelet Inhibition with Prasugrel-Thrombolysis in Myocardial Infarction 38). *Circulation.* 2012;125:577–583.
3. Costa FM, Ferreira J, Aguiar C, et al. Impact of ESC/ACCF/AHA/WHF universal definition of myocardial infarction on mortality at 10 years. *Eur Heart J.* 2012;33:2544–2550.
4. Yeh RW, Sidney S, Chandra M, et al. Population trends in the incidence and outcomes of acute myocardial infarction. *N Engl J Med.* 2010;362:2155–2165.

Changing Patterns in Incidence and Care

5. Roth GA, Huffman MD, Moran AE, et al. Global and regional patterns in cardiovascular mortality from 1990 to 2013. *Circulation.* 2015;132:1667–1678.
6. Benjamin EJ, Blaha MJ, Chiuve SE, et al. Heart disease and stroke statistics—2017 update. A report from the American Heart Association. *Circulation.* 2017;135(10):e146–e603.
7. Gupta A, Wang Y, Spertus JA, et al. Trends in acute myocardial infarction in young patients and differences by sex and race, 2001 to 2010. *J Am Coll Cardiol.* 2014;64:337–345.

Improvements in Outcomes

8. Ford ES, Roger VL, Dunlay SM, et al. Challenges of ascertaining national trends in the incidence of coronary heart disease in the United States. *J Am Heart Assoc.* 2014;3:e001097.
9. Rosamond WD, Chambless LE, Heiss G, et al. Twenty-two-year trends in incidence of myocardial infarction, coronary heart disease mortality, and case fatality in 4 US communities, 1987-2008.

Circulation. 2012;125:1848–1857.
10. Jernberg T, Hasvold P, Henriksson M, et al. Cardiovascular risk in post-myocardial infarction patients: nationwide real world data demonstrate the importance of a long-term perspective. *Eur Heart J*. 2015;36:1163–1170.
11. Nabel EG, Braunwald E. A tale of coronary artery disease and myocardial infarction. *N Engl J Med*. 2012;366:54–63.
12. Morrow DA, Fang JC, Fintel DJ, et al. Evolution of critical care cardiology: transformation of the cardiovascular intensive care unit and the emerging need for new medical staffing and training models: a scientific statement from the American Heart Association. *Circulation*. 2012;126:1408–1428.
13. O'Gara PT, Kushner FG, Ascheim DD, et al. 2013 ACCF/AHA guideline for the management of ST-elevation myocardial infarction: a report of the American College of Cardiology Foundation/American Heart Association Task Force on Practice Guidelines. *Circulation*. 2013;127:e362–e425.
14. Ibanez B, James S, Agewall S, et al. 2017 ESC Guidelines for the management of acute myocardial infarction in patients presenting with ST-segment elevation: The task force for the management of acute myocardial infarction in patients presenting with ST-segment elevation of the European Society of Cardiology (ESC). *Eur Heart J*. 2017;doi:10.1093/eurheartj/ehx393.
15. Wasfy JH, Borden WB, Secemsky EA, et al. Public reporting in cardiovascular medicine: accountability, unintended consequences, and promise for improvement. *Circulation*. 2015;131:1518–1527.

Limitations of Current Therapy

16. Chung SC, Gedeborg R, Nicholas O, et al. Acute myocardial infarction: a comparison of short-term survival in national outcome registries in Sweden and the UK. *Lancet*. 2014;383:1305–1312.
17. Menees DS, Peterson ED, Wang Y, et al. Door-to-balloon time and mortality among patients undergoing primary PCI. *N Engl J Med*. 2013;369:901–909.
18. Jernberg T, Johanson P, Held C, et al. Association between adoption of evidence-based treatment and survival for patients with ST-elevation myocardial infarction. *JAMA*. 2011;305:1677–1684.
19. Jolly SS, Cairns J, Yusuf S, et al. Procedural volume and outcomes with radial or femoral access for coronary angiography and intervention. *J Am Coll Cardiol*. 2014;63:954–963.
20. D'Onofrio G, Safdar B, Lichtman JH, et al. Sex differences in reperfusion in young patients with ST-segment-elevation myocardial infarction: results from the VIRGO study. *Circulation*. 2015;131:1324–1332.
21. McCabe JM, Waldo SW, Kennedy KF, Yeh RW. Treatment and outcomes of acute myocardial infarction complicated by shock after public reporting policy changes in New York. *JAMA Cardiol*. 2016;1(6):648–654.

Pathologic Findings

22. Crea F, Liuzzo G. Pathogenesis of acute coronary syndromes. *J Am Coll Cardiol*. 2013;61:1–11.
23. Stone GW, Maehara A, Lansky AJ, et al. A prospective natural-history study of coronary atherosclerosis. *N Engl J Med*. 2011;364:226–235.
24. Motoyama S, Ito H, Sarai M, et al. Plaque characterization by coronary computed tomography angiography and the likelihood of acute coronary events in mid-term follow-up. *J Am Coll Cardiol*. 2015;66:337–346.
25. Libby P, Nahrendorf M, Swirski FK. Leukocytes link local and systemic inflammation in ischemic cardiovascular disease: an expanded "cardiovascular continuum. *J Am Coll Cardiol*. 2016;67:1091–1103.
26. Sager HB, Heidt T, Hulsmans M, et al. Targeting interleukin-1beta reduces leukocyte production after acute myocardial infarction. *Circulation*. 2015;132:1880–1890.
27. Emami H, Singh P, MacNabb M, et al. Splenic metabolic activity predicts risk of future cardiovascular events: demonstration of a cardiosplenic axis in humans. *JACC Cardiovasc Imaging*. 2015;8:121–130.
28. Goldstein JA. Acute right ventricular infarction. *Cardiol Clin*. 2012;30:219–232.
29. Inohara T, Kohsaka S, Fukuda K, Menon V. The challenges in the management of right ventricular infarction. *Eur Heart J Acute Cardiovasc Care*. 2013;2:226–234.
30. Lu ML, De Venecia T, Patnaik S, Figueredo VM. Atrial myocardial infarction: a tale of the forgotten chamber. *Int J Cardiol*. 2016;202:904–909.
31. Traupe T, Gloekler S, de Marchi SF, et al. Assessment of the human coronary collateral circulation. *Circulation*. 2010;122:1210–1220.
32. Choi JH, Chang SA, Choi JO, et al. Frequency of myocardial infarction and its relationship to angiographic collateral flow in territories supplied by chronically occluded coronary arteries. *Circulation*. 2013;127:703–709.
33. Tweet MS, Gulati R, Hayes SN. What clinicians should know about spontaneous coronary artery dissection. *Mayo Clin Proc*. 2015;90:1125–1130.
34. Darby SC, Ewertz M, McGale P, et al. Risk of ischemic heart disease in women after radiotherapy for breast cancer. *N Engl J Med*. 2013;368:987–998.
35. Niccoli G, Scalone G, Crea F. Acute myocardial infarction with no obstructive coronary atherosclerosis: mechanisms and management. *Eur Heart J*. 2015;36:475–481.
35a. Agewall S, Beltrame JF, Reynolds HR, et al. ESC working group position paper on myocardial infarction with non-obstructive coronary arteries. *Eur Heart J*. 2017;38(3):143–153.
36. Pasupathy S, Air T, Dreyer RP, et al. Systematic review of patients presenting with suspected myocardial infarction and nonobstructive coronary arteries. *Circulation*. 2015;131:861–870.
37. Templin C, Ghadri JR, Diekmann J, et al. Clinical features and outcomes of takotsubo (stress) cardiomyopathy. *N Engl J Med*. 2015;373:929–938.
38. Frangieh AH, Obeid S, Ghadri JR, et al. ECG criteria to differentiate between takotsubo (stress) cardiomyopathy and myocardial infarction. *J Am Heart Assoc*. 2016;5.
39. Luscher TF, Templin C. Is takotsubo syndrome a microvascular acute coronary syndrome? Towards of a new definition. *Eur Heart J*. 2016;37:2816–2820.

Pathophysiology

40. Funaro S, La Torre G, Madonna M, et al. on behalf of AMICI Investigators. Incidence, determinants, and prognostic value of reverse left ventricular remodelling after primary percutaneous coronary intervention: results of the Acute Myocardial Infarction Contrast Imaging (AMICI) multicenter study. *Eur Heart J*. 2009;30:566–575.
41. Mann DL, Bogaev R, Buckberg GD. Cardiac remodelling and myocardial recovery: lost in translation? *Eur J Heart Fail*. 2010;12:789–796.
42. Lang CC, Struthers AD. Targeting the renin-angiotensin-aldosterone system in heart failure. *Nat Rev Cardiol*. 2013;10:125–134.
43. Planer D, Mehran R, Witzenbichler B, et al. Prognostic utility of left ventricular end-diastolic pressure in patients with ST-segment elevation myocardial infarction undergoing primary percutaneous coronary intervention. *Am J Cardiol*. 2011;108:1068–1074.
44. Bagai A, Armstrong PW, Stebbins A, et al. Prognostic implications of left ventricular end-diastolic pressure during primary percutaneous coronary intervention for ST-segment elevation myocardial infarction: findings from the Assessment of Pexelizumab in Acute Myocardial Infarction study. *Am Heart J*. 2013;166:913–919.
45. Shah RV, Holmes D, Anderson M, et al. Risk of heart failure complication during hospitalization for acute myocardial infarction in a contemporary population: insights from the National Cardiovascular Data ACTION Registry. *Circ Heart Fail*. 2012;5:693–702.
46. Shah RU, de Lemos JA, Wang TY, et al. Post-hospital outcomes of patients with acute myocardial infarction with cardiogenic shock: findings from the NCDR. *J Am Coll Cardiol*. 2016;67:739–747.
47. Westaby S, Kharbanda R, Banning AP. Cardiogenic shock in ACS. Part 1. Prediction, presentation and medical therapy. *Nat Rev Cardiol*. 2012;9:158–171.
48. Van der Laan AM, Nahrendorf M, Piek JJ. Healing and adverse remodelling after acute myocardial infarction: role of the cellular immune response. *Heart*. 2012;98:1384–1390.
49. Westman PC, Lipinski MJ, Luger D, et al. Inflammation as a driver of adverse left ventricular remodeling after acute myocardial infarction. *J Am Coll Cardiol*. 2016;67:2050–2060.
50. Frangogiannis NG. The inflammatory response in myocardial injury, repair, and remodelling. *Nat Rev Cardiol*. 2014;11:255–265.
51. Prabhu SD, Frangogiannis NG. The biological basis for cardiac repair after myocardial infarction: from inflammation to fibrosis. *Circ Res*. 2016;119:91–112.
52. Hausenloy DJ, Botker HE, Engstrom T, et al. Targeting reperfusion injury in patients with ST-segment elevation myocardial infarction: trials and tribulations. *Eur Heart J*. 2017;38(13):935–941.
53. Kosiborod M, McGuire DK. Glucose-lowering targets for patients with cardiovascular disease: focus on inpatient management of patients with acute coronary syndromes. *Circulation*. 2010;122:2736–2744.
54. Dutta P, Courties G, Wei Y, et al. Myocardial infarction accelerates atherosclerosis. *Nature*. 2012;487:325–329.
55. Scirica BM, Kadakia MB, de Lemos JA, et al. Association between natriuretic peptides and mortality among patients admitted with myocardial infarction: a report from the ACTION Registry(R)-GWTG. *Clin Chem*. 2013;59:1205–1214.
56. Velders MA, Wallentin L, Becker RC, et al. Biomarkers for risk stratification of patients with ST-elevation myocardial infarction treated with primary percutaneous coronary intervention: insights from the Platelet Inhibition and Patient Outcomes trial. *Am Heart J*. 2015;169:879–889. e877.
57. Fliers E, Bianco AC, Langouche L, Boelen A. Thyroid function in critically ill patients. *Lancet Diabetes Endocrinol*. 2015;3:816–825.

Clinical Features

58. Smyth A, O'Donnell M, Lamelas P, et al. Physical activity and anger or emotional upset as triggers of acute myocardial infarction: the INTERHEART Study. *Circulation*. 2016;134:1059–1067.
59. Ben-Shoshan J, Segman-Rosenstveig Y, Arbel Y, et al. Comparison of triggering and nontriggering factors in ST-segment elevation myocardial infarction and extent of coronary arterial narrowing. *Am J Cardiol*. 2016;117:1219–1223.
60. Fleisher LA, Fleischmann KE, Auerbach AD, et al. 2014 ACC/AHA guideline on perioperative cardiovascular evaluation and management of patients undergoing noncardiac surgery: a report of the American College of Cardiology/American Heart Association Task Force on Practice Guidelines. *J Am Coll Cardiol*. 2014;64:e77–e137.
61. Sharkey SW, Lesser JR, Garberich RF, et al. Comparison of circadian rhythm patterns in takotsubo cardiomyopathy versus ST-segment elevation myocardial infarction. *Am J Cardiol*. 2012;110:795–799.
62. Scirica BM. Prevalence, incidence, and implications of silent myocardial infarctions in patients with diabetes mellitus. *Circulation*. 2013;127:965–967.
63. Burgess DC, Hunt D, Li L, et al. Incidence and predictors of silent myocardial infarction in type 2 diabetes and the effect of fenofibrate: an analysis from the Fenofibrate Intervention and Event Lowering in Diabetes (FIELD) study. *Eur Heart J*. 2010;31:92–99.
64. Kreatsoulas C, Shannon HS, Giacomini M, et al. Reconstructing angina: cardiac symptoms are the same in women and men. *JAMA Intern Med*. 2013;173:829–831.
65. Barthel P, Wensel R, Bauer A, et al. Respiratory rate predicts outcome after acute myocardial infarction: a prospective cohort study. *Eur Heart J*. 2013;34:1644–1650.
66. Desta L, Jernberg T, Lofman I, et al. Incidence, temporal trends, and prognostic impact of heart failure complicating acute myocardial infarction. The SWEDEHEART Registry (Swedish Web-System for Enhancement and Development of Evidence-Based Care in Heart Disease Evaluated According to Recommended Therapies): a study of 199,851 patients admitted with index acute myocardial infarctions, 1996 to 2008. *JACC Heart Fail*. 2015;3:234–242.

Laboratory Findings

67. Newby LK, Jesse RL, Babb JD, et al. ACCF 2012 expert consensus document on practical clinical considerations in the interpretation of troponin elevations: a report of the American College of Cardiology Foundation Task Force on Clinical Expert Consensus Documents. *J Am Coll Cardiol*. 2012;60:2427–2463.
68. Apple FS, Collinson PO. Analytical characteristics of high-sensitivity cardiac troponin assays. *Clin Chem*. 2012;58:54–61.
69. Apple FS, Jaffe AS, Collinson P, et al. IFCC educational materials on selected analytical and clinical applications of high sensitivity cardiac troponin assays. *Clin Biochem*. 2015;48:201–203.
70. Apple FS, Sandoval Y, Jaffe AS, et al. Cardiac troponin assays: guide to understanding analytical characteristics and their impact on clinical care. *Clin Chem*. 2017;63:73–81.
71. Cullen LA, Mills NL, Mahler S, Body R. Early Rule-Out and Rule-In Strategies for Myocardial Infarction. *Clin Chem*. 2017;63:129–139.
72. Hollander JE, Than M, Mueller C. State-of-the-art evaluation of emergency department patients presenting with potential acute coronary syndromes. *Circulation*. 2016;134:547–564.
73. Morrow DA. Evidence-based algorithms using high-sensitivity cardiac troponin in the emergency department. *JAMA Cardiol*. 2016;1:379–381.
74. Scirica BM, Morrow DA. In search of the 1-hour rule-out for acute myocardial infarction. *Clin Chem*. 2015;61:1427–1429.
75. Mueller C. Counterpoint. Detection of myocardial infarction: is it all troponin? Role of new markers. *Clin Chem*. 2012;58:162–164.
76. Barth JH, Jackson BM, Farrin AJ, et al. Change in serum lipids after acute coronary syndromes: secondary analysis of SPACE ROCKET study data and a comparative literature review. *Clin Chem*. 2010;56:1592–1598.
77. Schwartz GG, Abt M, Bao W, et al. Fasting triglycerides predict recurrent ischemic events in patients with acute coronary syndrome treated with statins. *J Am Coll Cardiol*. 2015;65:2267–2275.
78. Ghaffari S, Nadiri M, Pourafkari L, et al. The predictive value of total neutrophil count and neutrophil/lymphocyte ratio in predicting in-hospital mortality and complications after STEMI. *J Cardiovasc Thorac Res*. 2014;6:35–41.
79. Ketchum ES, Dickstein K, Kjekshus J, et al. The Seattle Post Myocardial Infarction Model (SPIM): prediction of mortality after acute myocardial infarction with left ventricular dysfunction. *Eur Heart J Acute Cardiovasc Care*. 2014;3:46–55.
80. Widimsky P, Rohac F, Stasek J, et al. Primary angioplasty in acute myocardial infarction with right bundle branch block: should new onset right bundle branch block be added to future guidelines as an indication for reperfusion therapy? *Eur Heart J*. 2012;33:86–95.
81. Nikus K, Birnbaum Y, Eskola M, et al. Updated electrocardiographic classification of acute coronary syndromes. *Curr Cardiol Rev*. 2014;10:229–236.
82. Harkness JR, Sabatine MS, Braunwald E, et al. Extent of ST-segment resolution after fibrinolysis adds improved risk stratification to clinical risk score for ST-segment elevation myocardial infarction. *Am Heart J*. 2010;159:55–62.
83. Alherbish A, Westerhout CM, Fu Y, et al. The forgotten lead: does aVR ST-deviation add insight into the outcomes of ST-elevation myocardial infarction patients? *Am Heart J*. 2013;166:

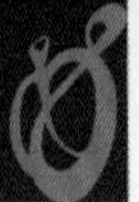

333–339.
84. Siha H, Das D, Fu Y, et al. Baseline Q waves as a prognostic modulator in patients with ST-segment elevation: insights from the PLATO trial. *CMAJ*. 2012;184:1135–1142.
85. Rybicki FJ, Udelson JE, Peacock WF, et al. 2015 Appropriate utilization of cardiovascular imaging in emergency department patients with chest pain: a joint document of the American College of Radiology Appropriateness Criteria Committee and the American College of Cardiology Appropriate Use Criteria Task Force. *J Am Coll Cardiol*. 2016;67:853–879.
86. Sadauskiene E, Zakarkaite D, Ryliskyte L, et al. Non-invasive evaluation of myocardial reperfusion by transthoracic Doppler echocardiography and single-photon emission computed tomography in patients with anterior acute myocardial infarction. *Cardiovasc Ultrasound*. 2011;9:16.
87. Hamirani YS, Wong A, Kramer CM, Salerno M. Effect of microvascular obstruction and intramyocardial hemorrhage by CMR on LV remodeling and outcomes after myocardial infarction: a systematic review and meta-analysis. *JACC Cardiovasc Imaging*. 2014;7:940–952.
88. Lonborg J, Vejlstrup N, Kelbaek H, et al. Final infarct size measured by cardiovascular magnetic resonance in patients with ST elevation myocardial infarction predicts long-term clinical outcome: an observational study. *Eur Heart J Cardiovasc Imaging*. 2013;14:387–395.
89. Stone GW, Selker HP, Thiele H, et al. Relationship between infarct size and outcomes following primary PCI: patient-level analysis from 10 randomized trials. *J Am Coll Cardiol*. 2016;67:1674–1683.
90. Flachskampf FA, Schmid M, Rost C, et al. Cardiac imaging after myocardial infarction. *Eur Heart J*. 2011;32:272–283.
91. McAlindon E, Pufulete M, Lawton C, et al. Quantification of infarct size and myocardium at risk: evaluation of different techniques and its implications. *Eur Heart J Cardiovasc Imaging*. 2015;16:738–746.
92. Hundley WG, Bluemke DA, Finn JP, et al. ACCF/ACR/AHA/NASCI/SCMR 2010 expert consensus document on cardiovascular magnetic resonance: a report of the American College of Cardiology Foundation Task Force on Expert Consensus Documents. *J Am Coll Cardiol*. 2010;55:2614–2662.
93. Schuleri KH, George RT, Lardo AC. Assessment of coronary blood flow with computed tomography and magnetic resonance imaging. *J Nucl Cardiol*. 2010;17:582–590.
94. Gibbons RJ, Araoz P. Does infarct size matter? *J Am Coll Cardiol*. 2016;67:1684–1686.
95. Crea F, Libby P. Acute coronary syndromes. *Circulation*. 2017;136(12):1155–1166.

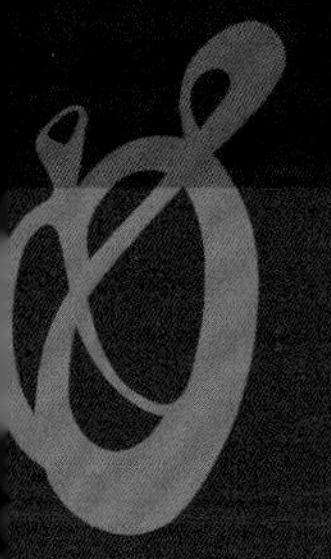

第 59 章　ST 段抬高型心肌梗死的治疗

ERIN A. BOHULA AND DAVID A. MORROW

ST 段抬高型心肌梗死(ST-segment elevation myocardial infarction,STEMI)患者的治疗已经随再灌注治疗方法的变化发生了转变,从开始的药物治疗向经导管介入的治疗策略转变[1-4]。随着治疗方法的进步,STEMI 患者的病死率持续降低[4,5](图 59.1)。然而,对高危或有基础并发症的 STEMI 患者的最佳治疗方式的关注,仍然是至关重要的。按照 STEMI 患者的临床病程来讨论治疗方式。第 45 章论述了冠状动脉疾病(CAD)的一级预防、二级预防。第 56 章概括了胸痛患者的紧急评估。本章主要涉及 STEMI 起病时的治疗(院前治疗,急诊室的初步检查和治疗,再灌注治疗),以及住院治疗(药物,并发症,出院准备)及 STEMI 后的早期二级预防。在第 62 章讨论了 STEMI 患者的经皮冠状动脉介入治疗(Percutaneous coronary intervention,PCI)。第 41 章讲述了使用内源性或外源性的自动除颤装置预防心肌梗死后的猝死。第 61 章讨论了有明确慢性稳定缺血性心脏病患者,包括既往心肌梗死患者的长期治疗。

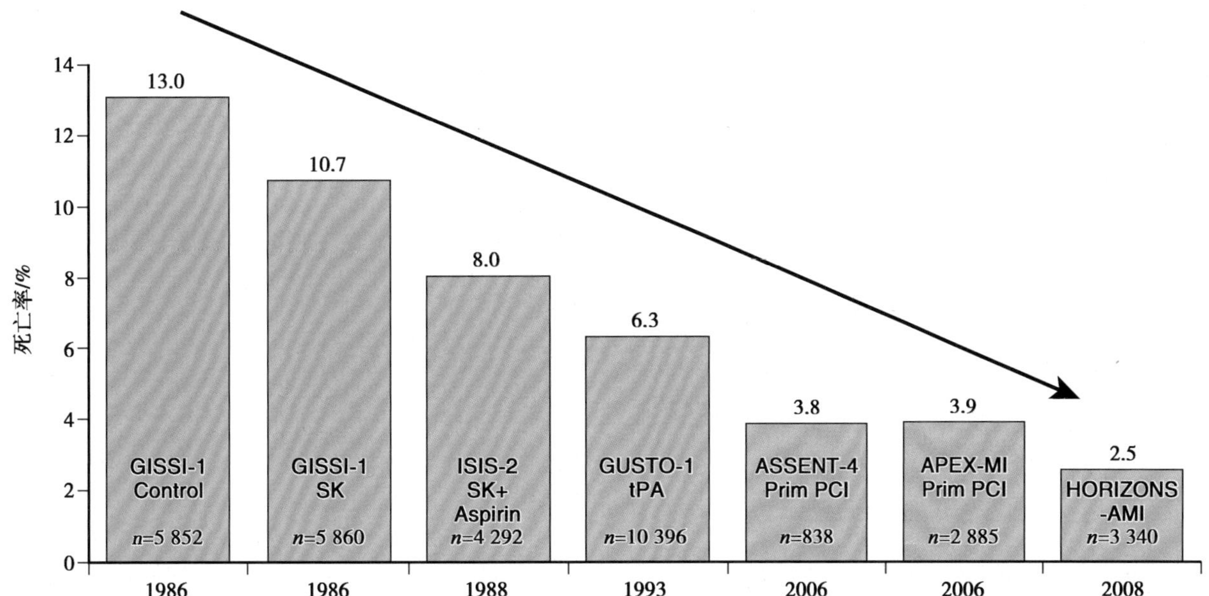

图 59.1　从 1986 年到 2008 年,随着药物和/或机械再灌注治疗的引进和改善,在主要的随机临床试验中,STEMI 患者的早期死亡率持续下降。Prim PCI,直接经皮冠脉介入治疗;SK,链激酶;tPA,组织纤溶酶原激活物。(引自 Van de Werf F. The history of coronary reperfusion. Eur Heart J 2014;35;210-2515.)

院前治疗

基于梗死相关动脉持续闭塞导致 STEMI 患者的有功能心肌细胞的逐渐丢失(见第 58 章),因此最根本的治疗目的就是恢复梗死区心肌的血流。直接 PCI 逐渐成为普遍接受的首选方案,前提是具有丰富经验的术者和团队能够及时开展手术[1,4,6]。STEMI 患者的处理过程中可能出现的失误,包括约 15%的患者未得到任何形式的再灌注治疗,以及因为整个治疗系统的效率低下而延误再灌注的时间[5,7,8]。STEMI患者的“生存链”包括：一个高度整合的策略，它从关于STEMI症状的患者教育开始，到尽早与医疗机构取得联系，紧急医疗服务（EMS）系统流程的协调，急诊部门迅速行动以缩短“进门-再灌注”时间，最后由经验丰富的团队迅速完成再灌注治疗[9,10]。美国心脏协会（AHA）发起了一项全国性的倡议，计划改善对STEMI的治疗，包括落实能够缩短总缺血时间的系统，同时要重视STEMI治疗的整体质量[10]（表59.1和表59.2）。

表59.1 ST段抬高型心肌梗死（STEMI）救护系统的标准

1. 该系统注册时应以“生命线”为使命
2. 应有持续地多学科团队会面，包括EMS，非PCI医院/STEMI转诊中心，PCI医院/STEMI接诊中心，共同评估效果和提高质量的数据。应总结实践中的问题，并提出解决方案
3. 每个STEMI救护系统应当包括入院前的初诊流程，STEMI接诊中心的从启动方案和终点方案，将抵达STEMI转诊中心的患者转移，是否适合直接PCI治疗，是否不宜溶栓治疗，是否发生心源性休克
4. 每个系统都应该有明确的系统协调员，医师负责人和EMS医疗主任
5. 每个救护系统的各个组成部分（EMS、STEMI转诊中心、STEMI接诊中心）都应该符合相应标准

EMS，紧急医疗服务；PCI，经皮冠脉介入治疗。

表59.2 改善“进门-设备”时间的措施

1. 患者在去医院途中，入院前行ECG检查以诊断是否为STEMI，用以激活STEMI团队
2. 急诊医生激活PCI团队
3. 致电呼叫中心激活PCI团队
4. PCI团队被呼叫后，在20分钟内抵达导管室
5. 及时向STEMI救护团队提供数据回传和结果分析

引自O'Gara PT, Kushner FG, Ascheim DD, et al. 2013 ACCF/AHA guideline for the management of ST-elevation myocardial infarction: a report of the American College of Cardiology Foundation/American Heart. Association Task Force on Practice Guidelines. J Am Coll Cardiol 2013;61:e78.

入院前救护

疑似STEMI患者的院前治疗直接影响患者的存活。STEMI患者的死亡大多发生于起病后的第一小时内，通常死于心室颤动（见第42章），因此，即刻实施复苏抢救并快速转送患者到医院是最重要的。从缺血发作到再灌注的时间内的主要过程包括：①患者意识到问题并寻求医疗帮助；②院前检查、治疗和转移；③诊断措施和院内治疗的时间（例如，接受溶栓药物治疗患者的“进门-注射”时间，或接受经导管再灌注治疗患者的“进门-设备”时间）；④从开始治疗到血流恢复的时间。

与患者相关的导致推迟较长时间才决定求医的因素包括：老年、女性、非洲族裔、社会经济状况低下或无保险；有心绞痛或糖尿病史，或两者都有；向配偶和其他亲属咨询；或与医师咨询[1,11]。医疗专家应提高对有STEMI风险患者的警惕性（比如有高血压，糖尿病和心绞痛史）。他们应当把与患者的每次偶遇都作为“可教育时刻”，对患者和家属总结和强调应急诊求医的一组症状，包括胸闷、极度乏力、呼吸困难。应当指导患者正确地舌下含服硝酸甘油，如果缺血症状持续超过5分钟，应呼叫急救服务[1]。

急救医疗服务系统

急救医疗服务有3个主要的部分：急救派遣、初步诊治和救护车运送（见56章）。记录院前12导联心电图（ECG）能力的扩展是急救医疗服务系统的一项重大进展（表59.2）[12]。传输ECGs并在抵达医院前激活STEMI救护团队的能力使EMS的工作成为了STEMI早期反应的中心[13]。为了缩短STEMI患者开始接受治疗的时间，应当扩大急救服务覆盖范围，提供自动化的体外除颤设备，在重要的公众场所安装体外除颤器，更好地协调救护车等。装备良好的救护车或直升机，和配备接受过救护STEMI患者训练的人员，使得在往医院转送途中就开始确实有效地治疗。无线通信系统能将心电图监测信号传送到医疗控制中心，以利STEMI患者按病情分类（图59.2）。

除及时除颤外，院前救护的效益取决于许多因素，包括尽早解除疼痛及其有害后遗症，减少自主神经系统过度激活，治疗心律失常，如室性心动过速。然而，这些治疗措施都不应妨碍将患者快速转送到医院（见图59.2）。

院前溶栓治疗

多项观察性研究和随机对照临床试验评估比较了院前和入院后溶栓治疗的潜在获益[1,4]。虽然没有一项试验显示院前溶栓治疗能显著降低病死率，但是早期治疗能够提供更大的获益。一项关于所有可及临床试验的荟萃分析显示，院前溶栓治疗能减少17%的病死率[1]。例如，CAPTIM试验报告接受院前溶栓治疗的STEMI患者组，与直接PCI治疗组相比，病死率有降低趋势，特别是在症状开始2小时内溶栓治疗的患者[1]。在STREAM试验中，院前溶栓与直接PCI效果相似，试验纳入了1 892例STEMI患者，这些患者症状开始不超过3小时，并且不能在首次就医1小时内行直接PCI治疗。30天的主要终点包括死亡、休克、心衰或再发心肌梗死的发生率，溶栓组为12.4%，直接PCI组为14.3%（图59.3）[14]。在初始接受溶栓治疗的患者中，36%的患者需要接受补救性PCI或紧急PCI，其余的平均在17小时后接受了冠脉造影。溶栓组发生颅内出血的比例更高，但非颅内出血的比例在两治疗组间相似。基于这些数据，如果患者转运需要很长时间（60~90分钟甚至更长），救护车上配备有医生，或者配有组织良好的EMS系统的全职护理人员，可进行12导联心电图检查并上传至总部，并在线获得授权，实施院前溶栓治疗是合理的，可以节约大量时间。

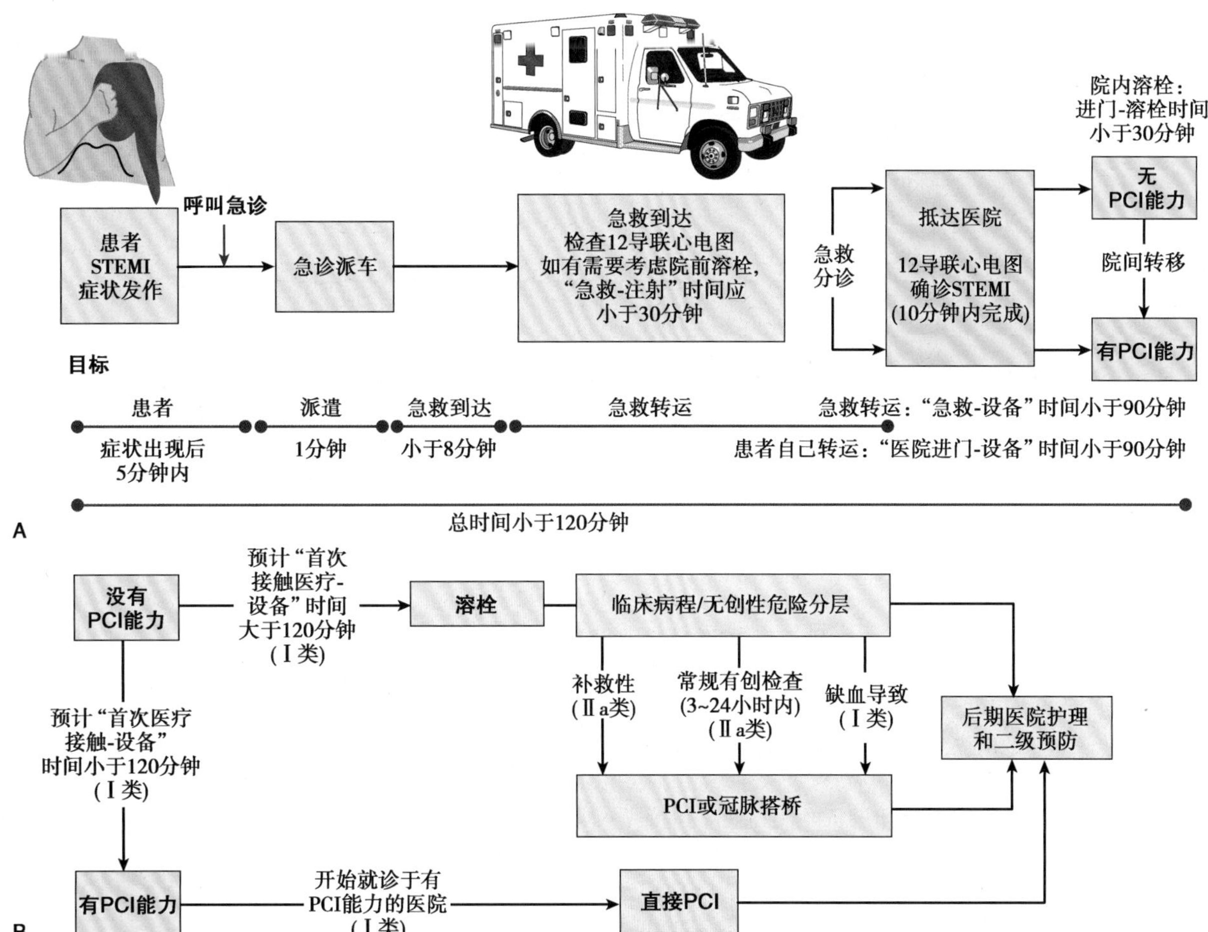

图59.2 系统目标和STEMI患者初始的再灌注治疗。STEMI患者的再灌注治疗可以通过药物(纤维蛋白溶解)或导管(直接PCI)完成,可能涉及从无PCI能力的医院向有直接PCI能力的医院转运。A,患者由紧急医疗服务(EMS)转运,该系统的目的是在转运和目的医院间形成网络,使患者总的缺血时间小于120分钟。除了总的目标,还有3个额外的时间要求。①如果EMS具有溶栓能力且患者有治疗指征,应考虑院前溶栓,应在EMS抵达后30分钟内进行;②患者转运至无PCI能力的医院时,医院的进门-溶栓时间不超过30分钟;③如果患者转运至有PCI能力的医院,首次医疗接触(FMC)至抵达PCI设备的时间(FMC-to-device time)应当小于90分钟,不鼓励患者自己转运。如果患者抵达了无PCI能力的医院,并且注射了溶栓药物,“进门-溶栓”时间应小于30分钟。如果患者抵达了有PCI能力的医院,“进门-球囊”时间应小于90分钟。抵达医院后的治疗方法和时间建议是相同的。当患者有溶栓禁忌证或PCI能迅速进行(预计首次医疗接触-抵达PCI设备时间小于120分钟),或溶栓不成功(需要补救性PCI),将患者转运至具有PCI能力的医院进行机械血管再通是合理的。如果再发缺血或在溶栓后3~24小时进行常规有创评估,可以考虑院间转运。B,STEMI患者的再灌注策略,不管患者抵达的是有或没有PCI能力的医院。最佳的救治策略由症状发作后的时间决定,是进行溶栓还是及时转运至有PCI能力的医院。指出的Ⅰ类或Ⅱ类推荐引自ACCF/AHA的STEMI治疗指南。对于接受了溶栓的患者,建议进行无创危险分层以指导后续的冠脉血管再通。CABG,冠状动脉搭桥术。(修改自Armstrong PW,Collen D,Antman E. Fibrinolysis for acute myocardial infarction:the future is here and now. Circulation 2003;107:2533;and O'Gara PT,Kushner FG,Ascheim DD,et al. 2013 ACCF/AHA guideline for the management of ST-elevation myocardial infarction:a report of the American College of Cardiology Foundation/American Heart Association Task Force on Practice Guidelines. J Am Coll Cardiol 2013;61:e78.)

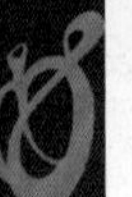

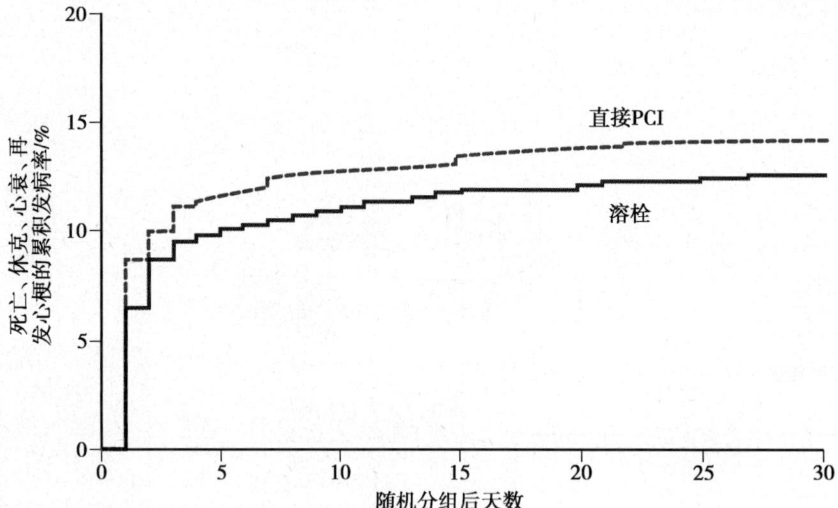

图 59.3 STREAM 试验发现,院前溶栓与直接 PCI 的效益类似。试验在 1 892 个症状发作 3 小时内,且在首次接触医疗后 1 小时内不能进行直接 PCI 术的 STEMI 患者中进行。30 天首要终点事件包括死亡、休克、心衰、再发心肌梗死的发生率,溶栓组和 PCI 组分别为 12.4%和 14.3%(风险比,0.68;置信区间,0.68~1.09;$P=0.21$,使用了 log-rank 检验)。(修改自 Armstrong PW, Gershlick AH, Goldstein P, et al. Fibrinolysis or primary PCI in ST-segment elevation myocardial infarction. N Engl J Med 2013;368(15):1379-87.)

急诊室的治疗

在急诊室评估胸痛患者时,医生面临的艰巨任务是迅速确定需要紧急再灌注治疗的患者,同时将低危患者转入院内合适的部门,但要避免让患者不适当的出院,也要避免不必要的住院。有缺血症状病史和 12 导联心电图是急诊室评估急性冠脉综合征患者的主要手段(见 56 章)。因为 12 导联心电图是再灌注治疗决策的中心环节,凡是有缺血性症状的患者均应快速检查(入院 10 分钟内)[1]。12 导联心电图的广泛应用,有利于推动尽早识别 STEMI 患者[12]。因为 STEMI 患者有可能突发致死性心律失常,所有的患者都应配备床旁心电监护并开放静脉通路。

有缺血性不适症状的患者如心电图有 ST 段抬高,高度提示患者的心外膜冠状动脉有血栓性闭塞,应快速启动评估再灌注治疗策略[1]。选择再灌注治疗策略时,要考虑的关键性因素如下:①从症状发作开始已经度过的时间;②STEMI 相关的危险因素;③溶栓治疗的风险;④启动有创伤性治疗所需的时间(见图 59.2)。对于无 PCI 能力的医院,初始评估应当包括溶栓禁忌证(表 59.3)。对于心电图表现为 ST 段压低和/或 T 波倒置,无 ST 段抬高的患者,不考虑马上进行再灌注治疗,除非怀疑是后壁损伤(见第 12 章)。

鉴于时间对于再灌注治疗的重要性[4],重点已经转移到了整体医疗系统目标,这应从患者首次接触医疗救治就开始[1,15]。用于判定医疗系统溶栓治疗工作质量的标志是溶栓治疗的"进门-溶栓"时间不超过 30 分钟或 PCI 的"进门-球囊"时间不超过 90 分钟[1,2](见图 59.2)。对于临床病史提示 STEMI 和初次不能确诊的患者(例如无 ST 段位移或 T 波倒置),需要在急诊室追踪病情变化。急诊室人员通过定期观察床边心电监护,连续的 ST 段记录,或通过设定 ST 段偏移超过界限时监护仪发出警报等方法,可以找到突然发生的 ST 段抬高。心电图不能诊断时,可进行一些其他辅助检查,如基于计算机的诊断算法,识别临床高危指征,快速测定血清心脏生物标志物,超声心动图筛查室壁活动异常和心肌灌注成像等,都是临床应用常用的方法。

表 59.3 ST 段抬高型心肌梗死患者溶栓的禁忌证和注意事项*

绝对禁忌证
任何既往颅内出血史
已知的结构性脑血管病变(例如动静脉畸形)
已知的颅内恶性肿瘤(原发或转移)
3 个月以内的缺血性脑卒中史,除外 4.5 小时以内的急性缺血性卒中
疑似主动脉夹层
活动性出血或出血体质(除外月经)
3 个月以内的重大头面部闭合性外伤史
2 个月内的颅内或者脊柱内手术史
未控制的严重高血压(急诊治疗无效)
近 6 个月内使用过链激酶
相对禁忌证
具有慢性,严重的,不易控制的高血压病史
初始评估时有明显的高血压(SBP>180mmHg 或者 DBP>110mmHg)†
缺血性脑卒中病史超过 3 个月
痴呆
没有包括在绝对禁忌证中的已知的颅内病变
外伤性或时间延迟(>10 分钟)的心肺复苏
重大手术史(<3 周)
近期(2~4 周)的内出血史
不可压迫血管的穿刺
妊娠
活动性消化性溃疡
口服抗凝药治疗

DBP,舒张压;SBP,收缩压。

*可作为临床决策的建议,并不适用所有情况。

†对于低风险的心肌梗死患者,应当作为绝对禁忌证。

引自 O'Gara PT, Kushner FG, Ascheim DD, et al. 2013 ACCF/AHA guideline for the management of ST-elevation myocardial infarction: a report of the American College of Cardiology Foundation/American Heart Association Task Force on Practice Guidelines. J Am Coll Cardiol 2013;61:e78.

一般性治疗措施

见第 60 章和表 60.5。

阿司匹林

阿司匹林是整个急性冠脉综合征疾病谱的治疗药物，同样是疑似 STEMI 患者的初始治疗药物。服用小剂量阿司匹林需数天才能达到完全的抗血小板聚集效果，所以在首次就诊后应立即服用 162~325mg[1]。为迅速达到血液中治疗浓度，患者应嚼碎非肠溶性药片，促进口腔黏膜旁路和胃黏膜吸收。

控制心源性疼痛

止痛是早期处理 STEMI 患者的目标之一，疼痛与交感神经激活相关。控制心源性疼痛的通常需要联合止痛药（如吗啡）和积极改善缺氧心肌氧供需平衡的措施，包括吸氧（存在低氧情况下）、硝酸酯类、以及在合适的患者中使用 β 受体阻滞剂[1]。

止痛药

治疗 STEMI 患者的止痛药有多种，包括哌替啶，喷他佐辛和吗啡等。吗啡是首选药物，除非已知患者对吗啡过敏。首次静脉注射吗啡 4~8mg，间隔 5~15 分钟再用 2~8mg，直至疼痛解除或出现明显的副作用，如低血压、呼吸抑制或严重呕吐[1]。吗啡的合适剂量因人而异，与患者的年龄、体重、血压和心率有关。

止痛药可减少患者的焦虑不安和自主神经活性，进而减少心脏的代谢需求，可能有助于心肌修复（见第 58 章）。吗啡对肺水肿患者有益，吗啡能扩张外周动脉和静脉（特别是交感神经过度激活的患者），减少呼吸做功，通过减少交感神经张力和增加迷走神经张力以减慢心率。一些观察性研究指出，注射吗啡可能会减慢抗血小板药物的吸收，产生不良后果，这抵消了吗啡的潜在获益[16,17]。

当应用硝酸甘油和吗啡产生低血压时，患者应仰卧，抬高下肢。肺水肿患者不宜使用该体位，但肺水肿时吗啡很少产生低血压。静脉注射阿托品，可减少吗啡对迷走神经的过度兴奋作用。

硝酸酯类

因为硝酸酯类药物能够通过扩张冠脉、降低心室前负荷，从而增加冠脉血流。对大多数急性冠脉综合征患者，舌下含服硝酸酯类药物，都是有指征的。目前，对于疑似右室心肌梗死[18]或有明显低血压（收缩压<90mmHg）的，特别是伴心动过缓的患者，不能用硝酸酯类药物。

只要确定不存在低血压，立即舌下含服硝酸甘油 1 片，并仔细观察症状改善和血流动力学改变。如果初始剂量耐受良好，症状有所改善，可进一步应用并监测生命体征。尽管小剂量硝酸酯类药物也能产生突然的低血压和心动过缓；这一反应通常能被静脉注射阿托品逆转。STEMI 早期应避免应用长效硝酸酯类药物，因为患者的血流动力学状态常在变动。如果在较长的时间内患者的胸痛时好时坏，静脉注射硝酸甘油对控制症状和纠正心肌缺血有利，但需要频繁监测血压。评估 STEMI 患者对舌下含服或注射硝酸酯的反应时，不能推迟再灌注治疗的启动。

β 受体阻滞剂

对许多患者来说，β 受体阻滞剂能缓解疼痛，减少止痛药的使用，减小梗死面积，减少威胁生命的心律失常。但对于心功能在 KillipⅡ级及以上的患者应避免早期静脉注射 β 受体阻滞剂[1]。STEMI 患者不推荐常规静脉注射 β 阻滞剂。但对于初始评估有高血压或进行性缺血的 STEMI 患者，静脉内使用 β 阻滞剂是合理的[1]。

β 阻滞剂可行的使用方案如下：第一，排除有心力衰竭、低血压（<90mmHg）、心动过缓（<60 次/min）、明显的房室传导阻滞的患者。第二，美托洛尔 5mg 静脉注射，每天 3 次。第三，注射美托洛尔后观察 2~5 分钟，如果心率在 60 次/min 以下，收缩压在 100mmHg 以下，则不再用药。第四，如果末次静脉用药 15 分钟后血流动力学状态保持稳定，开始口服美托洛尔，25~50mg，每 6 小时一次，用 2~3 天以达耐受，然后改为 100mg，1 天 2 次[1]。对于首剂后血压部分下降或高危（大面积心肌梗死）、左室功能差导致心衰的患者，可使用小剂量。有应用 β 阻滞剂相对禁忌证的患者，但又很希望减慢心率时，注射超短效 β 受体阻滞剂艾司洛尔，50~250μg/（kg·min）可能有效[19]。

吸氧

STEMI 患者可能出现低氧血症，通常继发于通气-灌注异常，是左室心力衰竭的后果；伴随的肺部疾病同样促进了低氧血症的产生。常规地让所有住院的 STEMI 患者吸氧至少 24~48 小时，是基于对缺氧的经验总结，以及有证据表明增加吸入气体中的氧浓度可保护缺血心肌。然而，增加吸入气体中氧的百分比并不能显著增加不缺氧患者的心肌供氧。不仅如此，这样还会增加全身血管的张力和动脉血压，促进冠状动脉血管收缩，造成大量氧化应激。此外，在一项随机对照临床试验中，对 441 例无缺氧的 STEMI 患者吸氧（8L/min）和无吸氧进行了比较，结果显示，与对照组相比，经肌钙蛋白测定提示补充吸氧治疗会增加早期心肌损伤[20]。进一步分析，通过 6 个月后的心脏磁共振检查评估梗死面积，补充吸氧与梗死面积增加有关。

从这些考虑出发，可用脉搏血氧计测定动脉血氧饱和度 SaO_2，如果正常，则不用吸氧。另一方面，如果 STEMI 患者临床已有明确的低氧血症（SaO_2<90%）应该接受吸氧[1]。对于严重肺水肿的患者，可能需要气管内插管和机械通气治疗以纠正低氧血症并减少呼吸做功。

限制心肌梗死范围

心肌梗死范围是 STEMI 患者转归的决定性因素。死于心源性休克的患者通常有单次的大面积梗死，或是在以前多次梗死的基础上加上一个小的或中等的心肌梗死[21,22]。大面积心肌梗死后的存活者常出现有晚期左室功能减退，且远期病死率高于小面积心肌梗死的患者[22]。鉴于梗死范围对于预后的重要性，改变心肌梗死范围的可能性已经引起了基础实验和临床研究的关注[4,23]（见第 58 章，图 58.12）。可通过不同途径（有些重叠）来致力于减少心肌梗死范围：①早期再灌注；②减少心肌的能量需求；③调整心肌的能量供应来源；④预防再灌注损伤[24]。

心肌梗死的动态性质

STEMI 是个动态过程，它的发生不是瞬时的，会经历数小时。恢复心肌的灌注，减少梗死区微血管损伤，降低心肌氧耗，抑制有害代谢产物的积聚和加快其清除，增加有氧代谢的底物，减轻对细胞内细胞器和细胞膜的损害等干预措施能够改变受损缺血组织的命运。动物实验的有力证据和患者资料表明，冠状动脉持续性闭塞前的缺血预适应，对于 STEMI 是一种内源性保护方式，可减少梗死范围，具有较好的转归。不仅如此，还减少梗死范围扩大和再发缺血性事件的危险。某支冠状动脉血管床的短暂缺血发作，可

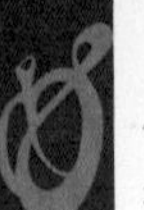

使远侧相应供血区域心肌对缺血发生了预适应，因此在之后发生持续闭塞时，心肌梗死范围减小[25]。

心肌梗死区域心肌的血流灌注在冠状动脉闭塞后即刻停止。多达三分之一的患者在梗死发生 12~24 小时后，可出现梗死相关动脉的自发性再通。这种延迟的自发性再灌注可改善左心室功能，因为它促进心肌梗死组织的愈合，防止心室重塑，再灌注冬眠心肌。目前，治疗策略包括药物和导管介导的梗死血管再通。可以通过加快已闭塞的梗死相关血管的再灌注过程，来最大限度地挽救缺血心肌。时间的至关重要性是适用于所有再灌注治疗的核心概念，梗死相关血管越早再灌注，死亡率越低[1]（图 59.4）。

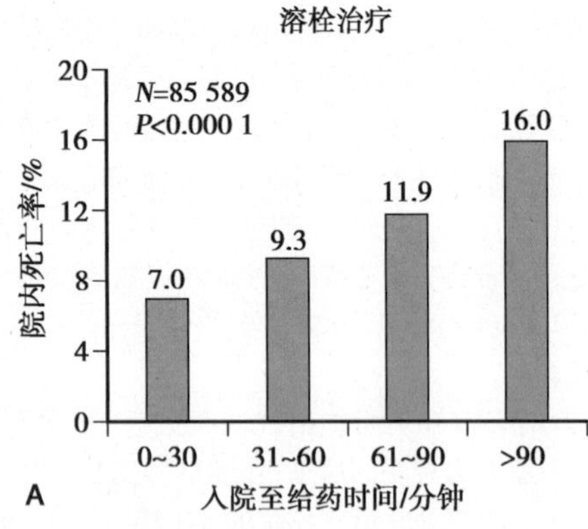

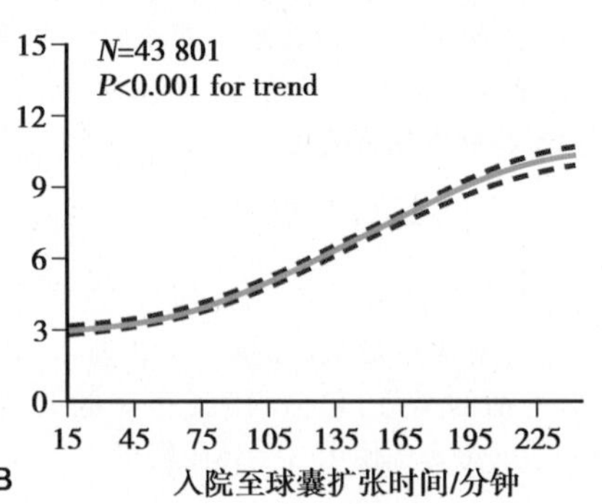

图 59.4 再灌注时间在 STEMI 患者行纤维蛋白溶解（A）或直接 PCI（B）治疗中的重要性。A，基于来自接受纤维蛋白溶解治疗的 85 589 名患者数据。每延迟 30 分钟，住院死亡率会逐渐增加。B，基于来自 43 801 名患者的数据，该图表显示了经校正住院死亡率与入院至球囊扩张时间之间的函数关系。估算的死亡率范围为 3%（入院至球囊扩张时间为 30 分钟）至 10.3%（入院至球囊扩张时间为 240 分钟）。（引自 Cannon CP et al. Relationship of symptom-onset-to-balloon time and door-to-balloon time with mortality in patients undergoing angioplasty for acute myocardial infarction. JAMA 2000；283：2941；and Rathore SS et al. Association of door-to-balloon time and mortality in patients admitted to hospital with ST elevation myocardial infarction：national cohort study. BMJ 2009；338：b1807.）

还有些因素可能有助于再灌注治疗缩小梗死面积，包括缓解冠状动脉痉挛、预防微血管损害，改善全身血流动力学（提高冠脉灌注压，降低左室舒张末期压力），促进侧支循环的形成。尽快实施旨在保护缺血心肌并支持心肌灌注的措施，为代偿机制的形成提供充分的时间，最终限制梗死的扩大（见第 58 章）。在心肌梗死发病早期的针对保护缺血心肌的干预措施可能能够降低梗死扩大或早期再发心肌梗死。

限制心肌梗死范围的常规措施

虽然及时进行缺血心肌再灌注是限制梗死范围的最重要方法，几项常规措施也可达到这个目的，并适用于所有 STEMI 患者，不论其是否接受再灌注治疗[1]。本节讨论的治疗方法可作为急诊室的初始治疗，并在随后在院内治疗期间持续进行。

通过轻度镇静和维持安静环境，以及已经讨论过的干预措施，使患者保持身体和精神上的放松，使心肌的氧耗降到最低。任何时候避免使用肾上腺素能激动剂。应当及时处理任何形式的快速性心律失常，因为这会增加心肌的氧耗。心衰同样需要迅速治疗以降低肾上腺素紧张度和低氧血症（见后，左心室衰竭）。如有持续性缺血发生和严重的贫血（血红蛋白<7g/dl），可慎重地通过输注红细胞来纠正；如有明显的左室衰竭证据，应该联用利尿剂。相关的状况，尤其是感染、心动过速、发热以及心肌氧耗增加需要及时处理。

再灌注治疗

一般概念

尽管在一些患者中存在晚期自发性再灌注，但大多数 STEMI 患者仍然持续存在血栓性闭塞。损伤心肌的及时再灌注是恢复心肌氧供需平衡的最有效方法[26]。心肌挽救对治疗前所用时间的依赖性适用于接受纤维蛋白溶解或 PCI 治疗的患者[1,27,28]（图 59.5）。随着冠状动脉血栓逐渐变成熟，纤维蛋白溶解剂的疗效出现降低（见图 59.4）。另外，对基线风险进行校正后的分析也表明，随着症状发作与 PCI 之间的时间逐渐延迟，住院和长期死亡率会出现统计学意义上的显著性增加[1,28]。从症状发作至 PCI 期间，每延迟 30 分钟均会使 1 年死亡率的相对风险（RR）增加 8%。

在一些患者中，特别是那些心源性休克的患者，组织损伤以“时断时续地”的方式发生，而不是突然发生。这种情况强调需要仔细询问患者的病史，以确定患者是否似乎已发生自发性再灌注和再闭塞的重复循环。然而，确定这些患者梗死过程的准确发作时间可能非常困难，并且有时也会让人产生误解。在出现缺血性不适消长变化的这类患者中，当确定患者是否无法通过急性再灌注治疗获益时，不应采用自疼痛首次发作的硬性时间间隔。

心肌再灌注的病理生理学

通过恢复血流来预防细胞死亡取决于既存缺血的严重程度和持续时间。大量的实验和临床证据表明，早期血流得到恢复会更有利于左心室收缩功能恢复、舒张功能改善和总体死亡率的降低[1]。另外，侧支冠状血管也会影响再灌注后的左心室功能[29]。这些血管能够提供充分的心肌灌注来减缓细胞死亡，并且很可能在晚于冠状血管闭塞后 1 至 2 小时内行再灌注治疗的患者中具有更为重要的意义。即使在再灌注治疗成功后，并且尽管没有不可逆的心肌损伤，也会出现一段时间的缺血后收缩功能障碍，该现象被称为心肌顿抑[24]。

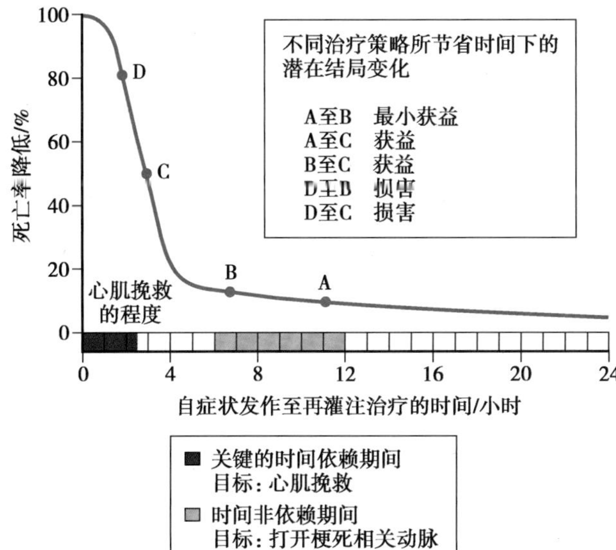

图 59.5 死亡率降低(即表明再灌注治疗获益)在急性MI症状发作后的头2至3小时内达最大，这很可能是心肌挽救的结果。该关键早期阶段的确切持续时间可以通过诸多因素(包括功能性侧支冠状动脉的存在、缺血预适应、心肌耗氧量和持续性缺血的时长)来进行修正。在该早期阶段之后，死亡率获益的幅度大大降低，并且随着死亡率降低曲线变得平坦，再灌注治疗的时间也变得不是那么重要。获益的幅度取决于患者可以移动的曲线距离。从A点或B点移动至C点的获益将非常显著，但从A点移动至B点的获益很小。该示意图阐明了在早期关键阶段延迟治疗的治疗策略(例如在较长交通时间内转移患者进行PCI)会如何造成损害(从D点移动至C点或B点)。(改编自 Gersh BJ, Stone GW, White HD, Homes DR Jr. Pharmacological facilitation of primary percutaneous coronary intervention for acute myocardial infarction: is the slope of the curve the shape of the future? JAMA 2005;293:979.)

再灌注损伤

尽管在心肌挽救方面有益，但再灌注可能会导致不良后遗症(按再灌注损伤术语描述[25]，参见第58章)。在实验动物中出现了几种类型的再灌注损伤：①致死性再灌注损伤，是指在恢复冠状动脉血流时仍然存活细胞的再灌注诱导性死亡；②血管再灌注损伤，即对微血管造成的进行性损伤，进而导致无复流区域扩大和冠状血管舒张储备功能丧失；③心肌顿抑，由于细胞内代谢异常，被挽救的心肌细胞在血流恢复后表现出长时间的收缩功能障碍，从而导致能量产生减少；④再灌注性心律失常，是指再灌注后几秒钟内出现的VT(有时还包括VF)突然发作[25]。血管再灌注损伤、心肌顿抑和再灌注性心律失常可以都在STEMI患者中发生。对于动物和人类而言，关于潜在可挽救心肌的致死性再灌注损伤概念仍然存在争议[30-32]。

再灌注心肌中的微血管损伤可能会导致出血性梗死(参见第58章)。溶栓治疗显示比基于导管的再灌注治疗更容易产生出血性梗死。尽管有人担心这种出血可能会导致梗死面积扩大，但事实并非如此。对尽管再灌注治疗已获得成功但仍未存活的患者进行的组织学研究表明，患者有出血性梗死，但这种出血通常不会扩大至坏死区域以外。

再灌注损伤的预防。已提出多种辅助疗法来减轻再灌注后出现的损伤，包括一氧化氮(NO)和环磷酸鸟苷(cGMP)信号转导的调节剂，如心房钠尿肽、艾塞那肽和NO，以及线粒体通透性和功能障碍的抑制剂，如环孢菌素A[25,33]。此外，通过抗血小板药物和抗凝血酶来尽量减少动脉粥样硬化性碎片造成的栓塞并预防随后的炎症损伤可能有助于维持微血管的完整性(参见表60.4和表60.5)。针对再灌注损伤的干预疗效在再灌注治疗后迅速下降。在动物中，再灌注45至60分钟后，未检测到有益效应。另外，在其他血管床中产生的短暂性缺血也可以减少再灌注损伤，该概念称为远程缺血性适应(RIC)[25,33]。在两个随机试验中，将这一概念应用于行冠状动脉旁路移植术(CABG)的患者，通过对上肢进行长时间BP袖带充气的重复循环旨在减少围手术期心肌损伤，但临床结果均未得到改善[34-36]。数个研究发现，接受RIC治疗的STEMI患者的MI面积减小[33]。正在4 300例STEMI患者中开展的一项CONDI2/ERIC-PPCI(远程缺血调节对行PPCI的STEMI患者临床结局的影响)试验将致力于明确RIC是否可以改善临床结果[37]。

另一种预防再灌注损伤的实验方法称为缺血后适应，其涉及引入与再灌注交替的、短暂且重复的缺血发作[25,33]。这表明可激活促生存激酶为中心的细胞保护机制[25]。另外，其中许多促生存激酶也可以在缺血预适应期间被激活。在行PCI的STEMI患者中开展的几项临床研究已提供了证据，其证明缺血后适应与梗死面积减小和心肌灌注改善有关，但其他研究未能显示出获益[25]。在1 252例STEMI患者中开展的旨在评估缺血后适应后临床结局的研究正在进行中[38]。

再灌注性心律失常

在大多数下壁心肌梗死患者急性再灌注时会发生短暂性窦性心动过缓，通常伴有一定程度的低血压。这种低血压和心动过缓伴冠状动脉血流突然增加可能是涉及Bezold-Jarisch反射的激活。另外，室性早搏(PVC)、加速性心室自身节律和非持续性VT也通常会在再灌注治疗成功后出现。尽管一些研究者假设早期后除极可参与再灌注相关室性心律失常的发生，但它们在缺血和再灌注期间均存在，因此不太可能参与再灌注相关VT或VF的发生。

当存在时，节律紊乱实际上可能表明冠状动脉血流已得到成功恢复，但它们针对成功再灌注的特异性有限。一般而言，临床特征是并不准确的再灌注标志物，而且没有单一临床研究结果或一系列研究结果能够可靠预测经血管造影证实的冠状动脉再通。尽管再灌注性心律失常可能会在溶栓治疗成功的患者中于冠状动脉血流恢复时表现出短暂集簇性，但这种短暂的“电风暴”通常无害，因此并不能保证预防性抗心律失常治疗或特定治疗可避免再灌注性心律失常，除了极少数情况下的症状性或血流动力学显著性再灌注性心律失常[1]。

晚期建立的梗死血管再通

再灌注治疗成功后生存期和心室功能的改善可能不完全是由于梗死面积的限制。由狭窄的梗死相关动脉通过慢性顺行灌注供应的区域中，收缩性不佳或非收缩性心肌可能仍含有存活的肌细胞。PCI可以增加梗死相关动脉中的血流，从而改善被称为“冬眠心肌”的功能[39,40]。

纤维蛋白溶解

纤维蛋白溶解可以再通与STEMI相关的血栓性闭塞，并且当实现再通时，冠状动脉血流恢复可减少梗死面积，并在短期和长期内改善心肌功能和生存期[28]。在症状出现后头1至2小时内接受治疗的患者显示最有可能通过溶栓治疗获得长期生存改善[1]。

再灌注评估

TIMI血流分级。为了便于临床交流和比较各种再灌注策略的研究

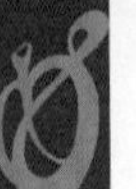

提供评判标准,大多数临床医生和研究者根据 TIMI(心肌梗死溶栓治疗)试验分级系统对梗死血管中的血流进行了描述[41](图 59.6)。然而,瞬时血管造影快照并不能反映梗死血管中的血流波动状态,其可能在纤维蛋白溶解之前或期间发生再通和再闭塞的重复循环。当在溶栓治疗开始后 60 至 90 分钟进行评估时[1],TIMI 3 级血流的研究结果在梗死面积减小以及短期和长期死亡率获益方面远远优于 TIMI 2 级血流。因此,TIMI 3 级血流应该是实现心外膜梗死动脉再灌注的目标(图 59.6)。

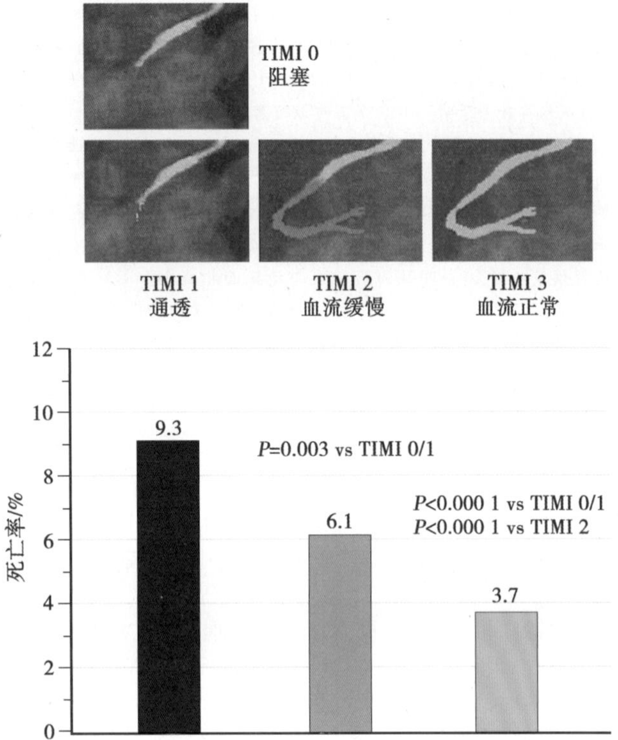

图 59.6 TIMI(心肌梗死溶栓治疗)血流分级与死亡率之间的相关性。在几项关于 STEMI 再灌注的血管造影试验中,来自其中 5 498 名患者的数据合并分析显示,当按 TIMI 血流分级对血管造影研究结果进行分层时,存在死亡率梯度。具有 TIMI 0 或 TIMI 1 血流的患者死亡率最高,TIMI 2 血流与中等死亡率相关,以及观察到在具有 TIMI 3 血流的患者中死亡率最低。(由 Michael Gibson 博士提供,个人通信)

TIMI 血流帧数。为了更加量化地说明梗死动脉中冠状动脉血流的快速性,并考虑到血管大小和长度的差异(例如,左前降支与右冠状动脉)以及观察者之间的差异,Gibson 及其同事开发了 TIMI 血流帧数,即简单计数造影剂到达重要远端血管床之前所消逝的血管造影帧数[42]。该冠状动脉血流的客观和定量指标可独立预测 STEMI 所致住院死亡率,同时也将具有 TIMI 3 级血流的患者分为低风险和高风险组。另外,TIMI 血流帧数也可用于定量分析冠状动脉血流量(mL/秒),计算公式如下:

21÷(所观察到的 TIMI 血流帧数)×1.7

基于显示正常血流等于 1.7cm^3/秒的多普勒速度线数据,其中包含 21 帧。估算的冠状动脉灌注与接受纤维蛋白溶解或直接 PCI 治疗患者中的死亡率相关,并且可用于评估 STEMI 患者中的各种再灌注方式。

心肌灌注。存在冠状动脉病变的患者即使恢复 TIMI 3 级血流也并一定总能实现充分的心肌灌注,特别是在症状发作与心外膜血流恢复之间延迟时间很长的情况下[42,43]。心肌“无复流”和“冠状微血管阻塞”术语描述了心外膜梗死相关动脉打开后心肌灌注减少的状态[42]。心肌灌注正常化的 4 个主要障碍是缺血相关损伤、再灌注相关损伤、远端栓塞和微循环对损伤的个体易感性[42](图 59.7)。位于梗死相关动脉床下游的远端微血管阻塞是由血小板或微粒型微栓子或血栓引起。由于血块结合凝血酶的暴露(一种极强效的血小板激动剂),纤维蛋白溶解实际上可能会加剧血小板聚集物的微栓塞。另外,由于相关物质从活化血小板中释放,也可能会在微血管中发生痉挛。再灌注损伤会导致内皮细胞水肿、活性氧的产生以及钙超载。此外,细胞因子活化可导致中性粒细胞和炎症介质蓄积,从而造成组织损伤[42]。缺血和再灌注损伤所致间质性水肿可以损害脉管系统,并进一步损害灌注。一些技术可以评估心肌灌注是否充分。

心电图。当存在心肌灌注时,如果出现心电图 ST 段回落,对于梗死动脉再通而言具有大于 90%的高阳性预测值(PPV),但持续性 ST 段抬高(即缺乏 ST 段回落)是梗死相关动脉闭塞的不良预测因子,其阴性预测值(NPV)约为 50%。经血管造影证实的直接 PCI 成功后持续存在的 ST 段抬高可确定左心室功能障碍和死亡风险较高的患者,这可能是由于梗死区的微血管损伤[44,45]。因此,12 导联心电图可以反映梗死区肌细胞的生物学完整性,并表明即使存在 TIMI 3 级血流,心肌灌注也不充分[46]。ST 段回落的程度可为 STEMI 患者的管理早期提供强有力的预后信息[45,47]。

无创成像。心肌对比增强超声心动图显示的灌注缺损与多巴酚丁胺负荷超声心动图上局部室壁运动异常和心肌活力缺乏相关[48](参见第 14 章)。另外,对比增强 CMR 还可以识别微血管阻塞的区域,后者与长期不良预后相关[49](参见第 17 章)。

有创评估。多普勒血流导丝研究同样可以界定心肌灌注异常。此外,Gibson 及其同事开发了一种用于评估心肌灌注的血管造影方法:TIMI 心肌灌注(TMP)分级[47,50]。按 TMP 分级评估可知,与心肌灌注增加相关的异常与不利的心室重塑和死亡风险相关,即使对存在的 TIMI 3 级血流和正常 TIMI 血流帧数进行校正后也是如此[43,47]。

溶栓治疗对死亡率的影响

早期静脉溶栓治疗可改善 STEMI 患者的生存期。溶栓治疗试验者(FTT)协作组对 9 个溶栓治疗试验进行了全面概述,入选的每个试验均纳入了超过 1 000 名患者。总体结果表明,短期死亡率降低了 18%,但表现为 ST 段抬高或束支阻滞的 45 000 例患者亚组中死亡率降低高达 25%。当将两个试验——即 LATE(晚期溶栓疗效评估)和 EMERAS(Estudio Multicéntrico Estreptoquinasa Repúblicas de América del Sur)一起分析时,所提供的证据表明在缺血症状发作后 6 至 12 小时内接受溶栓剂治疗的患者中仍可观察到其死亡率降低。来自 LATE 和 EMERAS 试验以及 FTT 概述中的数据构成了将溶栓治疗时间窗延长至症状发作后长达 12 小时的依据。正如美国心脏病学会基金会(ACCF)/AHASTEMI 管理指南中所引述,Boersma 及其同事对 FTT 概述中的试验、包含随机分组之前实时数据的两项小型研究以及其他 11 项试验进行了汇总。针对自症状发作至随机分组期间的 6 个时间类别进行的分析显示,治疗获益与时间呈非线性关系,其中最佳结局发生在症状发作后的 1~2 小时内[1]。

老年患者中溶栓治疗对死亡率的影响一直存在争议。尽管 75 岁以上患者最初被排除在关于溶栓治疗的随机试验之外,但最终他们占溶栓试验中所研究人群的 15%,以及占 STEMI 患者登记中所分析人群的 35%[51]。在患有 STEMI 的老年患者中启用溶栓治疗的障碍包括就医延迟的拖延时间、缺血性不适的发生率较低以及非典型症状和合并症的发生率增加、ECG 上非诊断性结果的发生率增加[51]。患有 STEMI 的年轻患者中死亡率相对降低幅度稍高于老年患者,但老年患者中的较高绝对死亡率产生了类似的死亡率绝对降低幅度。

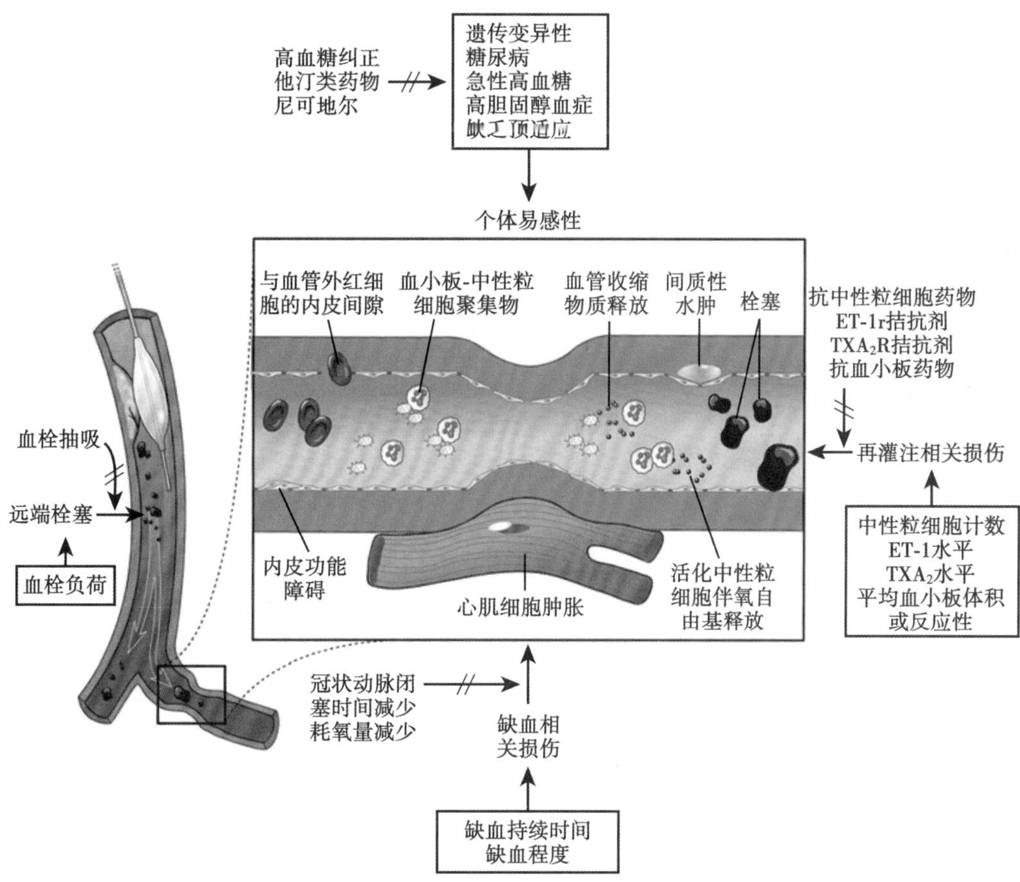

图 59.7 参与无复流(可能成为适当治疗的靶点)发病机制的多种机制。ET,内皮素;TXA_2,血栓素 A_2。(改编自 Niccoli G,Burzotta F,Galiuto L,Crea F:Myocardial no-reflow in humans. J Am Coll Cardiol 2009;54:281.)

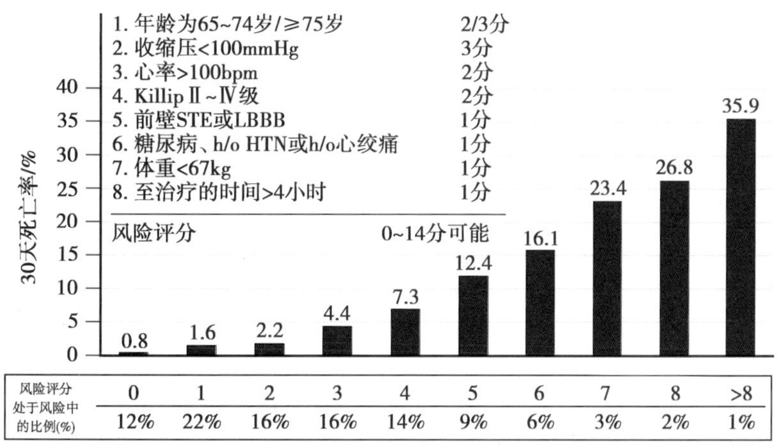

风险评分	0	1	2	3	4	5	6	7	8	>8
处于风险中的比例(%)	12%	22%	16%	16%	14%	9%	6%	3%	2%	1%

图 59.8 可预测 STEMI 患者中 30 天死亡率的 TIMI 风险评分。h/o,病史;HTN,高血压;LBBB,左束支传导阻滞。(摘自 Morrow DA, Antman EM, Charlesworth A, et al. The TIMI risk score for ST elevation myocardial infarction: a convenient, bedside, clinical score for risk assessment at presentation: An In TIME II substudy. Circulation 2000;102:2031.)

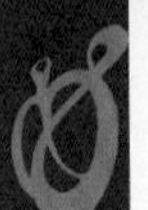

几种模型已整合了在溶栓治疗之前可获得的且会影响患者死亡风险的多个临床变量。一个方便、简单的床边风险评分系统可预测符合溶栓治疗条件的STEMI患者在初始评估时的30天死亡率[52](图59.8)。然而,死亡风险模型无法涵盖所有临床情况,所以应补充单个病例中的临床判断。例如,对于可能被认为处于低死亡风险的以及许多医生提出溶栓治疗获益质疑的下壁STEMI患者,如果他们的下壁梗死与RV梗死、心前区ST段压低或侧壁心前区导联中ST段抬高相关,则可能被纳入更高死亡风险的亚组中。接受溶栓治疗的患者所实现的短期生存获益可持续至治疗后1至10年。辅助抗血小板和抗凝血酶治疗的研究进展带来了STEMI溶栓治疗后再梗死的发生率降低[4]。

纤维蛋白溶解剂的比较

表59.4列出了用于静脉治疗的已获批纤维蛋白溶解剂的比较特征。所有纤维蛋白溶解剂通过将酶原形式的纤溶酶原转化为活性酶形式的纤溶酶而发挥其作用。所谓的纤维蛋白特异性纤维蛋白溶解剂是那些在无纤维蛋白存在的情况下相对无活性、但在纤维蛋白存在的情况下可显著增加它们对纤溶酶原活性的药物(参见第93章)。

组织纤溶酶原激活物(t-PA)分子含有5个结构域[53]。在无纤维蛋白存在的情况下,t-PA是一种弱效的纤溶酶原激活剂;纤维蛋白可提供支架,t-PA和纤溶酶原以t-PA催化效率增加数倍的方式被固定在支架上。在90分钟内给予t-PA的给药方案产生的溶栓作用较3小时的固定速率输注更快。因此,t-PA的推荐给药方案是90分钟的"加速"方案。

对天然t-PA结构进行修饰已产生了一组血浆清除率延长的纤维蛋白溶解剂,从而使它们可以经推注途径给药(表59.4),而不是t-PA加速给药方案的推注和输注途径[53]。将瑞替普酶(双次固定剂量推注)和替奈普酶(基于体重的单次推注)均与t-PA加速给药方案进行了比较。这两种新药所实现的死亡率获益均与t-PA加速给药方案相似,但给药更方便。在一项大型试验中,替奈普酶治疗时的主要出血发生率低于t-PA加速给药方案。

表59.4 已获批纤维蛋白溶解剂的比较

纤维蛋白溶解剂	给药方案	纤维蛋白特异性*	纤维蛋白原耗竭	抗原性	开通率(90分钟内TIMI 2或3血流)
特异性纤维蛋白					
替奈普酶(TNK)	基于体重的单次静脉推注†	++++	最小	否	85%
瑞替普酶(r-PA)	间隔30分钟静脉推注10单位+10单位	++	中度	否	84%
阿替普酶(t-PA)	90分钟内基于体重的输注‡	++	轻度	否	73%~84%
特异性非纤维蛋白					
链激酶§	30~60分钟内静脉给予150万单位	否	明显	是¶	60%~68%

r-PA,瑞替普酶纤溶酶原激活剂;t-PA,组织纤溶酶原激活剂。

*纤维蛋白特异性强度:++++表示更强;++表示不太强。

†体重<60kg时输注30mg,体重为60~69kg时输注35mg,体重为70~79kg输注40mg,体重为80~89kg时输注45mg,以及体重≥90kg时输注50mg。

‡推注15mg,30分钟内输注0.75mg/kg(最多50mg),然后在接下来的60分钟内0.5mg/kg(最多35mg);总剂量不超过100mg。

§链激酶已不再在美国市售,但还在其他国家市售。

¶由于可能发生的严重过敏反应,链激酶具有高度抗原性,并且在既往暴露的6个月内绝对禁用。

摘自O'Gara PT, Kushner FG, Ascheim DD, et al. 2013 ACCF/AHA guideline for the management of ST-elevation myocardial infarction: a report of the American College of Cardiology Foundation/American Heart Association Task Force on Practice Guidelines. J Am Coll Cardiol 2013;61:e78.

其他纤维蛋白溶解剂。作为一种源自链球菌的蛋白质,链激酶可结合并激活人纤溶酶原,其是一种廉价且有效的纤维蛋白溶解剂,至今仍在世界某些地区使用。尿激酶可在极少数情况下以冠状动脉内输注的方式用于STEMI。

对左心室功能的影响

与生存期一样,总体左心室功能的改善与启用溶栓治疗的时间有关,尽早采用溶栓治疗即可获得最大程度的预后改善。尽管对梗死面积的精确测量将是临床再灌注研究的理想终点,但此类指标已被证明不实用。尝试将左心室射血分数(EF)用作梗死面积的替代指标尚未见效,因为在显示死亡率存在显著差异的治疗组之间观察到EF的差异很小。评估左心室功能的方法(例如收缩末期容量或定量超声心动图)更具揭示意义,因为容积较小且心室形状保存较好的患者其生存期已得到改善。心肌挽救指数定义为初始灌注缺损(例如,通过甲氧基异丁基异腈闪烁扫描法或CMR)与最终灌注缺陷之间的差异,是一种比较再灌注治疗疗效的有用手段[49,54]。CMR可以表征左心室容积、钆延迟增强影像显示的瘢痕程度以及负荷心肌灌注显像显示的缺血,从而提供超出其他临床变量以外的显著增量预后信息[49,55]。

溶栓治疗的并发症

以出血并发症最常见,其中颅内出血是溶栓治疗的最严重并发症;其发生率通常小于1%,但随患者的临床特征和所使用的纤维蛋白溶解剂而发生变化(图59.9)[1]。针对STEMI进行纤维蛋白溶解情况下的颅内出血与高病死率有关。另外,非颅内出血也可以增加发病率,但是考虑到STEMI治疗期间患者也易于出血的高风险临床特征,故尚无法确定它是否会导致更高的总体死亡率[56,57]。

报告已证实溶栓治疗存在"早期风险",即与对照组相比,接受溶栓治疗的患者在头24小时内死亡过多,特别是在症状发作后超过12小时接受治疗的老年患者。然而,除第一天外其他时间内所预防的死亡数远远抵消了该过高的早期死亡率,与未提供再灌注治疗相比,35天内的平均死亡率降低了15%(范围为13%~23%)。导致该早期风险的机制尚不清楚,但可能是多种机制,包

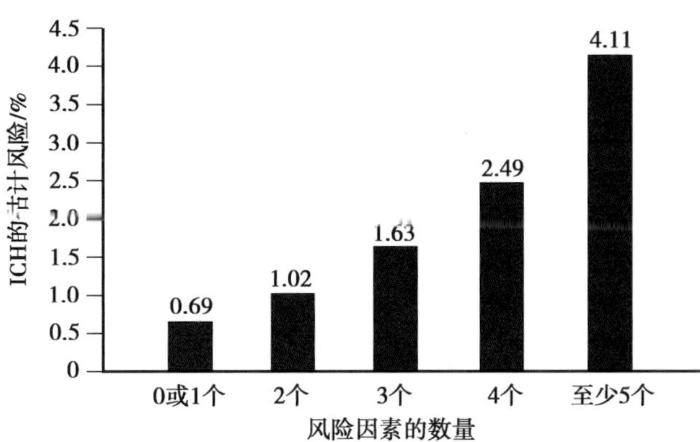

图 59.9 溶栓治疗时颅内出血(ICH)的风险估计。常见风险因素包括年龄增加、体重减轻和入院时患有高血压。有关进一步讨论,请参阅参考文献。(数据来自 Brass LM, Lichtman JH, Wang Y, et al. Intracranial hemorrhage associated with thrombolytic therapy for elderly patients with acute myocardial infarction: results from the Cooperative Cardiovascular Project. Stroke 2000;31:1802.)

括心肌破裂、致死性颅内出血和可能的心肌再灌注损伤风险增加。

在大多数患者中,近期暴露于链球菌或链激酶会在一定程度上产生抗体介导的链激酶(和阿尼普酶)抵抗。虽然这种抵抗很少产生临床后果,但如果在过去6个月内患者已接受了链激酶产品治疗,但患者不应当接受链激酶用于治疗STEMI。

关于溶栓治疗的建议

如前面章节所述,溶栓治疗在STEMI患者中产生明确获益,其中症状发作后最初12小时内的生存率呈时间依赖性改善。当患者到达能够行PCI的机构时,直接PCI是再灌注治疗的首选模式(参见下文中的再灌注策略选择)[1,2]。然而,许多医疗机构无法及时进行PCI;如果预期自首次医疗接触至进行直接PCI的时间延迟超过120分钟,则在没有禁忌证的情况下,于发作后12小时内给予纤维蛋白溶解剂用于治疗STEMI[1]。此外,在患有STEMI和极早出现低出血风险的患者中,即使预期院间转诊时间较短,立即开始溶栓治疗也较直接PCI之前引起任何延迟的情况更有利。

药物选择

医院系统内的溶栓治疗选择通常由医疗保健系统内确立一致性方案的预想驱动,其通过给药的方便性、成本和其他机构偏好来权衡。在早期出现可接受出血风险的患者中,通常优选高强度的特异性纤维蛋白方案,例如t-PA加速给药方案、瑞替普酶或替奈普酶[1]。在死亡风险较低(例如患有小面积下壁MI的年轻患者)和和颅内出血风险增加(例如急性高血压)的患者中,给予链激酶也是合理的,但在美国很少采用该方案。在将接受特异性纤维蛋白溶栓治疗的患者中,我们认为临床医生应当采用纤维蛋白溶解剂(例如瑞替普酶或替奈普酶)推注治疗。纤维蛋白溶解剂推注治疗出现用药错误的可能性较低,并且与脑出血事件较少相关,从而提供了院前治疗的可能性[4,53]。

晚期治疗

在LATE和EMERAS试验中证实了在12至24小时内常规给予纤维蛋白溶解剂时无死亡率获益,尽管我们认为,对于临床和心电图证据显示症状发作12至24小时内患有持续性缺血和大面积心肌处于风险中或血流动力学不稳定的适当选定患者而言,在无法进行PCI的情况下考虑溶栓治疗仍然是合理的。症状发作后晚期出现的持续性胸痛与梗死区内侧支或顺行血流的发生率较高相关,因此是可能被抢救的存活心肌的标志物。由于在症状发作后超过12小时接受纤维蛋白溶解剂治疗的老年患者出现心脏破裂的风险增加,我们认为限制晚期给予患有持续性缺血的65岁以下患者纤维蛋白溶解剂更为合适。出现持续性缺血症状但最初于晚期(>12小时)才观察到缺血症状的老年患者采用PCI进行治疗要优于溶栓治疗。

冠状动脉内纤维蛋白溶解

在当代实践中,患者更可能会接受PCI治疗。这一发展已重新恢复了通过冠状动脉内途径递送纤维蛋白溶解剂的概念,但当前的成果主要限于复杂PCI手术期间的辅助应用。

基于导管的再灌注策略

基于导管的策略可以实现梗死动脉的再灌注。该方法已从仅沿着病变血管中的导丝送入球囊导管而发展到现在包括有效的口服抗血小板治疗、多种选择的抗凝剂和冠状动脉支架以及可能涉及多支血管血运重建[1]。在STEMI患者中用作直接再灌注治疗的PCI被称为直接PCI(参见图59.2)。如果纤维蛋白溶解无法再灌注梗死血管,或者在纤维蛋白溶解后梗死血管中存在严重狭窄,则可以进行补救性PCI。另外,还可以考虑在血管造影和溶栓治疗成功后常规延迟PCI的策略[5]。最后,仅在出现自发或运动诱发缺血时,可将保守的择期PCI方法用于治疗STEMI患者(无论他们是否已接受既往疗程的溶栓治疗或未接受初始再灌注治疗)[1]。本章讨论了有关初始再灌注治疗选择以及已接受初始溶栓治疗的患者转诊至PCI的决策。

第62章讨论了直接PCI的方法,包括装置选择、经皮血运重建的技术方法以及关于非病变血管疾病的决策。作为药物再灌注治疗的替代方案,直接PCI已发生了显著变化。数个随机试验已表明,多支血管PCI策略,无论是在急诊直接PCI时还是在择期手术时,对于血流动力学稳定的STEMI患者而言,可能具有良好的安全性,并且可以改善预后[58-60]。这些研究结果促使将多支血管PCI在STEMI稳定患者中推荐级别从Ⅲ级升级为Ⅱb级。基于显示心血管(CV)结局未得到改善和可能增加卒中风险的试验数据,直接PCI时的抽吸血栓切除术现为Ⅲ级推荐[6,61]。基于证实出血和死亡率降低的MATRIX(通过桡动脉穿刺路径和Angiox的系统实施尽可能减少不良出血事件)试验,在直接PCI中,桡动脉入路目前往往优于股动脉入路[62]。最后,研究表明与当代裸金属支架(BMS)相比,新一代药物洗脱支架(DES)可能会带来较低的重复血运重建率,而支架血栓形成率相当[63]。

外科手术再灌注

从逻辑上来讲,及时提供外科手术再灌注通常是不可能的。因此,拟接受再灌注治疗的STEMI患者应立即进行纤维蛋白溶解或PCI。然而,当STEMI患者存在以下情况时可推荐行CABG:尽管已行纤维蛋白溶解或直接PCI但是因残留不适合PCI的冠状动脉疾病导致持续性或复发性缺血、在初始插管时发现了高风险冠状动脉解剖结构(例如左主干狭窄)、或出现STEMI并发症(如室间隔破裂)或由乳头肌功能障碍引起的严重二尖瓣反流。伴有持续性严重缺血和血流动力学不稳定的STEMI患者将可能会通过急诊血运重建获益。

成功接受纤维蛋白溶解但具有重要残余狭窄且在解剖学角度

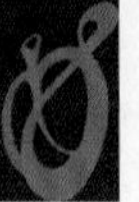

更适合进行外科手术血运重建而不是 PCI，在 STEMI 后超过 24 小时进行的 CABG，其死亡率（约 4%）和病死率相当低；对于 STEMI 后 24 至 48 小时内需要接受紧急或急诊 CABG 的患者，其死亡率介于 12%至 15%[1]。当在活动性和持续性缺血或心源性休克的紧急情况下进行手术时，手术死亡率较高，这在很大程度上反映了患者的总体状况需要进行紧急手术。

再灌注策略的选择

当可以在到达经验丰富的中心后迅速进行治疗时，直接 PCI 优于药物再灌注治疗[1,4,64]。然而，登记和随机数据提醒我们，极早进行溶栓治疗可能至少与直接 PCI 一样有效[14,65]。因此，就再灌注治疗的最佳策略而言，患者个体化的决策仍然非常复杂，在预期到行 PCI 之前可能会出现延迟的情况下尤其如此[1]。在处于症状发作后早期的患者中，院前溶栓治疗可能与 PCI 一样有效，但后者需要大量的基础设施，包括具有直接医生支持的、训练有素的 EMS 单位。在许多社区中，该基础设施可能在逻辑上并不可行，特别是那些没有资源来支持全天候可获得直接 PCI 的社区。同时，插管实验室设施的改善、新型支架、辅助抗血栓治疗的发展以及用于有创治疗快速转移的协作系统开发为 STEMI 患者（包括那些转诊至直接 PCI 的患者）带来了进行直接 PCI 时的疗效和安全性改善（参见第 62 章）[66]。因此，再灌注治疗最佳形式的选择涉及对系统资源和个体患者特征的判断。

对于到达经验丰富的直接 PCI 中心的患者，应在症状发作后 12 小时内出现 STEMI 的患者以及出现持续性缺血、HF 或休克而较晚到达中心的患者中进行直接 PCI。对于被送往无法进行 PCI 的中心的患者，主要考虑因素是被送往能够进行 PCI 的中心所需要的时间。常规实施 PCI 再灌注策略的最大操作性障碍是被送往技术娴熟 PCI 中心所带来的时间延迟（参见图 59.2 和表 59.1）[67]。在具有极短运送时间和 PCI 中心入院至球囊扩张时间的医疗保健系统中开展的试验证实，转诊至 PCI 中心可能优于在当地医院给予溶栓治疗[67]。然而，如果实施直接 PCI 的延迟时间相当长，则相对于给予特异性纤维蛋白药物的死亡率优势就不再有（图 59.10）。失去该优势的最佳时间延迟估计是 1 至 2 小时，但是可以因初始评估的时间和处于风险中的心肌面积而发生变化[67]。

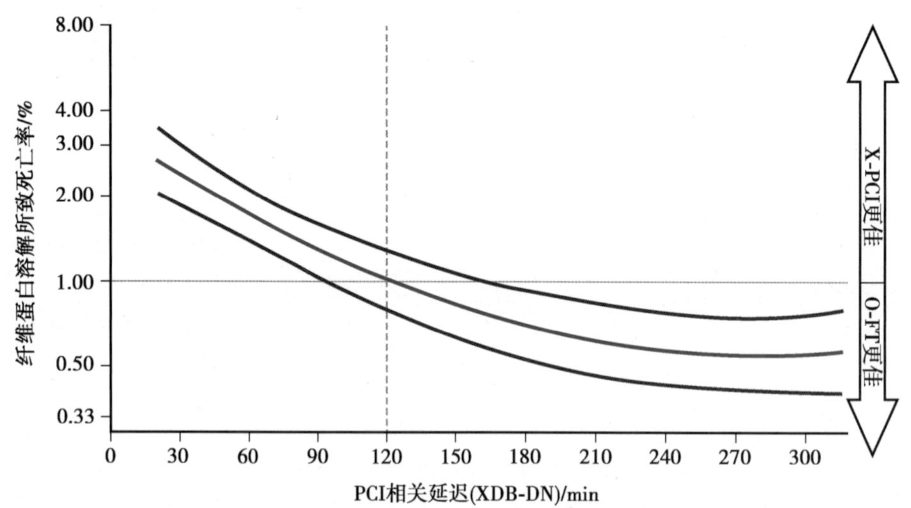

图 59.10 从无法进行 PCI 的医院转诊至能够进行 PCI 的医院期间 PCI 相关延迟（分钟）与住院死亡率之间的关系。红色线条代表 95% CI。XDB-DN 表示转诊延迟（转诊入院至球囊扩张时间减去入院至开始溶栓时间）。在接受医院现场给予溶栓治疗与球囊（或装置）扩张时间之间延迟超过 120 分钟的情况下，与转诊至 PCI 相比，现场溶栓治疗策略在死亡风险方面更为优选。O-FT：现场溶栓治疗；X-PCI：转诊至 PCI。（摘自 Pinto DS，Frederick PD，Anjan K，et al. Benefit of transferring ST-segment-elevation myocardial infarction patients for percutaneous coronary intervention compared with administration of onsite fibrinolytic as delays increase. Circulation 2011；124：2518.）

如果预计自首次医疗接触至进行 PCI 的时间延迟超过 120 分钟，则建议在没有①显著纤维蛋白溶解禁忌证、②休克或急性严重心力衰竭或③晚期表现的情况下进行溶栓治疗。否则，如果存在任何这些情况，则通常转诊至直接 PCI 更有利，即使血运重建的延迟时间将超过 120 分钟（参见图 59.2 和表 59.3）：

1. 高出血风险。在出血（特别是颅内出血）风险增加的患者中，治疗决策强烈支持基于 PCI 的再灌注策略。如果无法进行 PCI，则应权衡药物再灌注的获益与出血风险。决策分析表明，当无法进行 PCI 时，在危及生命的出血风险超过 4%的情形下，溶栓治疗应当仍优于不进行再灌注的治疗。

2. 存在休克或急性严重心力衰竭。如果心源性休克患者接受 PCI 和/或 CABG 早期血运重建策略的治疗，则其生存期会得到改善。因此，无论时间延迟如何，建议患有休克或急性严重 HF 的患者立即转诊至能够进行 PCI 的医院[68]。

3. 自症状发作至启用再灌注治疗的时间延长。PCI 适用于较晚到达的患者，尤其是症状发作后 12 至 24 小时最初观察到症状的患者。对于有持续性缺血证据且无法进行 PCI 的患者，可考虑在 12 至 24 小时的时间窗内进行溶栓治疗，但获益尚未确立[1]。

当 STEMI 的诊断存疑时，有创策略显然是首选，因为它不仅可以提供关于患者症状的关键诊断信息，而且没有与纤维蛋白溶解相关的颅内出血风险。

初始溶栓治疗后转诊至血管造影以进行血运重建

如果 STEMI 患者发生心源性休克或严重 HF 或纤维蛋白溶解再灌注治疗失败，则最初在无法进行 PCI 的医院进行溶栓治疗的患者应紧急转诊至可进行 PCI 的中心。另外，也应当将转诊视为拟进行血管造影的稳定患者中药物有创策略的一部分来考虑（Ⅱa级），以及必要时在溶栓治疗后3至24小时进行PCI[1,69]（表59.5；参见图59.2）。

与继续进行药物治疗（包括再次给予纤维蛋白溶解剂）的患者相比，疑似纤维蛋白溶解再灌注治疗失败后进行血管造影和PCI的患者中往往死亡率更低以及复发性MI和HF率显著更低。在REACT（用于冠状动脉治疗的快速早期措施）研究中，按心电图标准在第90分钟时疑似再灌注治疗失败的患者被随机分配至下述3个治疗组之一：补救性PCI、保守治疗或反复溶栓治疗。第6个月时的死亡、再灌注、卒中或严重HF复合终点在随机分配至补救性PCI的患者中显著低于其他两个治疗组[1]。然而，随机分配至补救性PCI的患者中出现轻度出血的发生率更高。

选择在无法进行PCI的医院给予纤维蛋白溶解剂，随后按临床指征常规转诊至血管造影和PCI，这已作为一种有吸引力的策略而出现，以提供及时再灌注治疗并为后续手术安排"非紧急"转诊，从而减少后续再梗死的风险。对溶栓治疗试验进行的回顾性分析可间接支持该方法，因为分析结果表明，在随后进行早期PCI的患者中复发性MI的风险较低以及2年死亡率较低。评估纤维蛋白溶解后常规导管术策略的有限随机试验已提供了不同结果。尽管如此，总的来说，这些试验已表明转诊至早期导管术的患者其临床结局得到了改善，尤其是那些处于更高死亡和复发性缺血风险的患者（图59.11和图59.5）[1]。在其中最大型的一项研究——TRANSFER-AMI（纤维蛋白溶解后常规血管成形术和支架置入术以增强急性心肌梗死再灌注的试验；$n=1\,059$）中，与保守治疗相比，转诊至血管造影术可降低第30天时的死亡、复发性MI、复发性缺血、新发HF或HF恶化或卒中复合终点[70]。在一项meta分析中，共纳入了7项早期转诊至插管术的随机试验，分析结果表明纤维蛋白溶解后常规早期导管术的策略可使第30天时的死亡或MI发生率降低35%，且具有统计学显著性意义（OR为0.65；95%CI为0.49~0.88），同时不伴主要出血风险增加（图59.11）[69]。

值得注意的是，评估初始纤维蛋白溶解后常规有创评价的临床试验将0~24小时的时间窗口用于"早期有创"策略，从而支持溶栓治疗后的早期转诊，即使对于没有高风险特征的患者也是如此。尽管我们认为，在初步再灌注治疗成功后，对于梗死冠状动脉开通但残留狭窄的患者，即使超过24小时仍将可能持续获益，但晚期的时间窗尚不明确。对于有纤维蛋白溶解失败和明显心肌濒危证据、适合进行补救性PCI的患者，由于相关出血风险增加，应在溶栓治疗后极早（<2至3小时）行导管术以进行血运重建。此外，当怀疑STEMI发生于冠状动脉粥样硬化斑块破裂血栓性闭塞以外的机制时，冠状动脉造影可以提供诊断信息和直接针对性治疗。

死亡-再梗死：30天

研究	早期PCI 事件	早期PCI 总计	标准治疗 事件	标准治疗 总计	比值比(95% CI)
CARESS-IN-AMI	13	299	20	301	0.64(0.31,1.31)
GRACIA-1	9	248	9	251	1.03(0.40,2.65)
CAPITAL-AMI	6	86	14	84	0.38(0.14,1.03)
SIAM-III	6	82	10	81	0.56(0.19,1.62)
TRANSFER-AMI	38	537	47	522	0.77(0.49,1.20)
WEST	7	104	13	100	0.48(0.18,1.27)
NORDISTEMI	5	134	10	132	0.47(0.16,1.42)
总计	84/1 490 (5.6%)		123/1 471 (8.3%)		**0.65(0.49,0.88)** NNT 37(22~113)

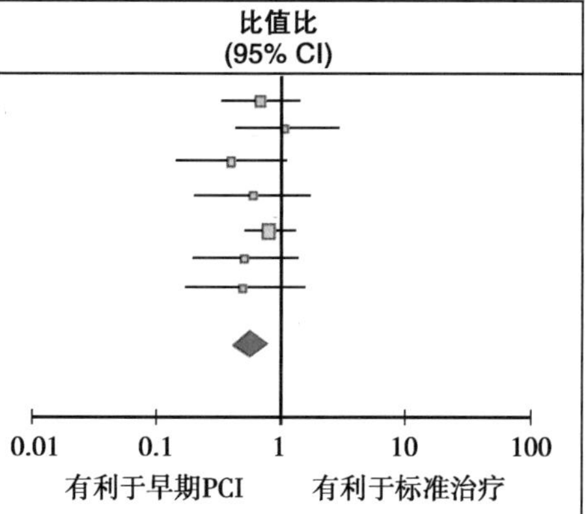

大出血

研究	早期PCI 事件	早期PCI 总计	标准治疗 事件	标准治疗 总计	比值比(95% CI)
CARESS-IN-AMI	10	299	7	301	1.45(0.55,3.87)
GRACIA-1	4	248	4	251	1.01(0.25,4.09)
CAPITAL-AMI	7	86	6	84	1.15(0.37,3.58)
SIAM-III	6	82	6	81	0.99(0.30,3.20)
TRANSFER-AMI	40	537	47	522	0.81(0.52,1.26)
WEST	2	104	1	100	1.94(0.17,21.7)
NORDISTEMI	2	134	3	132	0.65(0.11,3.96)
总计	71/1 490 (4.9%)		74/1 471 (5%)		**0.93(0.67,1.31)**

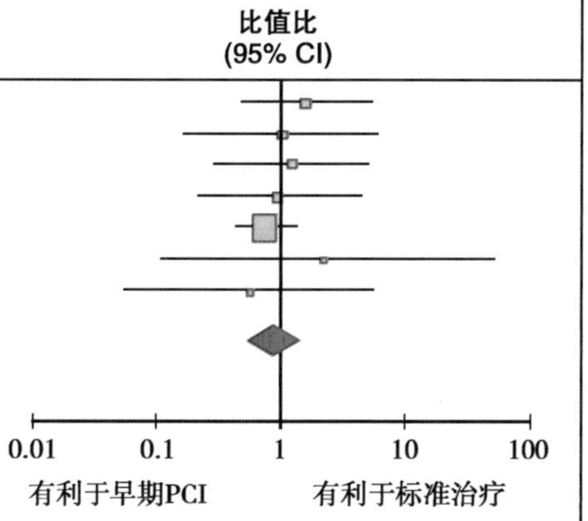

图59.11 一项关于早期转诊至导管术的7个随机试验的meta分析，对于早期PCI与标准治疗之间的死亡-再梗死和复发性缺血复合终点，纤维蛋白溶解后常规早期导管术的策略与第30天时死亡或MI率显著降低35%相关（上图），同时不伴主要出血增加（下图）。数据标记的大小表示每项试验的权重。（改编自Borgia，F.，Goodman，SG.，Halvorsen S，et al. Early routine percutaneous coronary intervention after fibrinolysis vs. standard therapy in ST-segment elevation myocardial infarction：a meta-analysis. Eur Heart J 2010；31（17）：2156-69.）

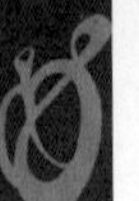

总之，对于最初采用无创策略（即纤维蛋白溶解或未进行再灌注治疗）治疗但变得不稳定且伴有心源性休克、急性严重 HF 或不稳定型心肌梗死后心绞痛的患者，如果有创治疗不被视为失败或不合适，则可以进行延迟冠状动脉造影以及梗死动脉 PCI（表 59.5）。另外，对于纤维蛋白溶解失败或梗死动脉再闭塞的患者或在初始无创治疗后于住院期间显示显著残余缺血的患者，延迟 PCI 也是合理的。常规（非缺血驱动型）PCI 对血管造影显示的、STEMI 后超过 24 小时显著狭窄的明显梗死动脉的益处尚未充分确立，并且对 STEMI 后超过 24 小时完全闭塞的梗死动脉进行的延迟 PCI 不应当在无严重缺血证据的临床稳定患者中进行[1]。

表 59.5　接受溶栓治疗或未接受再灌注治疗的患者中冠状动脉造影适应证

推荐	COR	LOE
初始评估后发生的心源性休克或急性严重心力衰竭	I	B
出院前无创性缺血试验中显示的中度或高风险研究结果	I	B
自发性或易诱发的心肌缺血	I	C
溶栓治疗后再灌注或再闭塞失败	Ⅱa	B
溶栓治疗成功后病情稳定*的患者（出院前，以及理想情况下介于 3 至 24 小时之间）	Ⅱa	B

COR，推荐级别；LOE，证据水平。

*虽然个体情况不同，但临床稳定定义为无低排血量、低血压、持续性心动过速、明显休克、高度室性或症状性室上性快速心律失常和自发性复发性缺血。

改编自 O'Gara PT, Kushner FG, Ascheim DD, et al. 2013 ACCF/AHA guideline for the management of ST-elevation myocardial infarction: a report of the American College of Cardiology Foundation/American Heart Association Task Force on Practice Guidelines. J Am Coll Cardiol 2013;61:e78.

不符合再灌注治疗条件的患者

对于因无法进行 PCI 以及存在纤维蛋白溶解禁忌证而无法进行急性再灌注的患者，可以采用阿司匹林和抗凝血酶治疗。在存在纤维蛋白溶解绝对禁忌证（参见表 59.3）和无法获得 PCI 设施的情况下，应开始进行抗血栓治疗，但是在梗死血管中恢复 TIMI 3 级血流且降低 STEMI 血栓并发症可能性的概率小而有限（约 10%）。

抗凝和抗血小板治疗

抗凝治疗

对 STEMI 患者尽早给予抗凝治疗的依据包括建立和维持梗死相关动脉的通畅（无论患者是否接受溶栓治疗）（图 59.6），并预防深静脉血栓形成、肺栓塞、心室附壁血栓形成和脑栓塞。

肝素对死亡率的影响

在纤维蛋白溶解前时代，对 STEMI 患者进行的随机试验显示，接受静脉肝素治疗的患者出现再梗死、肺栓塞和卒中的风险较低，从而支持将肝素给予未接受溶栓治疗的 STEMI 患者。随着纤维蛋白溶解时代的到来，以及重要的是，ISIS-2（梗死生存期的第二次国际研究）试验公布后，情况变得更加复杂，因为强有力的证据表明单用阿司匹林会导致死亡率显著降低，以及关于肝素（用作阿司匹林的辅助治疗或与阿司匹林和一种纤维蛋白溶解剂联用）风险/获益比的数据令人困惑且相互矛盾[1]。尽管如此，在纤维蛋白溶解时代对多项试验进行的一项 meta 分析表明，与单用阿司匹林相比，接受肝素治疗的每 1 000 名患者中减少 5 例死亡（P=0.03）以及 3 例复发性梗死（P=0.04），但代价是主要出血事件增加 3 例（P=0.001）[71]。

肝素的其他作用。几项血管造影研究已探究了肝素治疗在建立和维持 STEMI 患者梗死相关动脉通畅中的作用。尽管支持肝素联合纤维蛋白特异性纤维蛋白溶解剂用于增强梗死动脉通畅的证据尚无定论，但在 STEMI 后死亡率获益及左心室血栓改善方面的建议支持在纤维蛋白溶解后至少 48 小时使用肝素[1]。

抗凝治疗的最严重并发症是出血（参见第 93 章），尤其是颅内出血。主要出血事件在低体重、高龄、女性、活化部分凝血活酶时间（APTT）显著延长（>90 至 100 秒）和进行有创手术的患者中更为常见[72]。密切监测 APTT 可使接受肝素治疗患者中主要出血并发症的风险降低。然而，在溶栓治疗后的头 12 小时内，APTT 可能会由于单用纤维蛋白溶解剂而升高（特别是在给予链激酶的情况下），因此难以准确解释肝素输注对患者凝血状态的影响。

肝素的缺点。普通肝素（UFH）的潜在缺点包括在抑制凝血酶活性方面依赖于抗凝血酶 III、对血小板因子 4 敏感、无法抑制血块结合凝血酶、治疗反应存在明显的患者间变异以及需要频繁监测 APTT。即使采用标准化基于体重的剂量列线图，<35% 的初始 APTT 测量值也会落在治疗范围内[73]。有几种替代抗凝剂可以克服 UFH 的这些缺点。

水蛭素和比伐卢定

在接受溶栓治疗的患者中，与肝素相比，直接凝血酶抑制剂（如水蛭素或比伐卢定）可使 MI 率降低 25%~30%，但并不降低死亡率。此外，当与纤维蛋白溶解剂联合使用时，水蛭素和比伐卢定导致的主要出血率均高于肝素[74]。

相比之下，在 HORIZONS-AMI（急性心肌梗死中血运重建和支架置入术的协调结局）试验中，当作为直接 PCI 的辅助治疗短期内给予时，比伐卢定（开放标签）与肝素加用糖蛋白（GP）Ⅱb/Ⅲa 抑制剂相比可降低 30 天内的主要出血率或重大不良 CV 事件，包括死亡、再梗死、用于缺血的靶血管血运重建和卒中（RR 0.76；95% CI 0.63~0.92；P=0.005），其中所述重大不良 CV 事件发生率降低由主要出血显著降低 40% 驱动。比伐卢定治疗可显著降低第 30 天和第 1 年时的死亡率，但增加了支架内血栓形成的早期风险[72]。相似地，在 EUROMAX（欧洲救护车急性冠脉综合征血管造影）试验中，当 STEMI 患者在拟接受直接 PCI 的运送开始时使用，比伐卢定相比肝素联合 GP Ⅱb/Ⅲa 可降低死亡或主要出血风险，伴随主要出血事件减少的同时支架内血栓形成事件增加[75]。然而，在死亡率方面无显著差异。对 16 个随机对照试验（RCT，其中包括 4 项以 STEMI 患者为主的试验）进行的 meta 分析报告，重大不良心血管事件（MACE）的风险增加（RR 1.09；95% CI 1.01~1.17；P=0.020 4），这主要归因于 MI、由缺血驱动的血运重建以及急性支架内血栓形成增加（图 59.12）。在死亡率方面没有差异，比伐卢定组的出血率一般较低，其中降低幅度取决于是否联合 GP Ⅱb/Ⅲa 给药[76]。这些研究结果与 STEMI 亚组中的结果相一致。

低分子量肝素

低分子量肝素（LMWH）的优点包括稳定且可靠的抗凝作用、允许通过皮下（SC）途径给药的高生物利用度，以及在上游位置产生凝血级联阻断并大大减少凝血酶产生的抗-Xa/抗-Ⅱa 高比值。

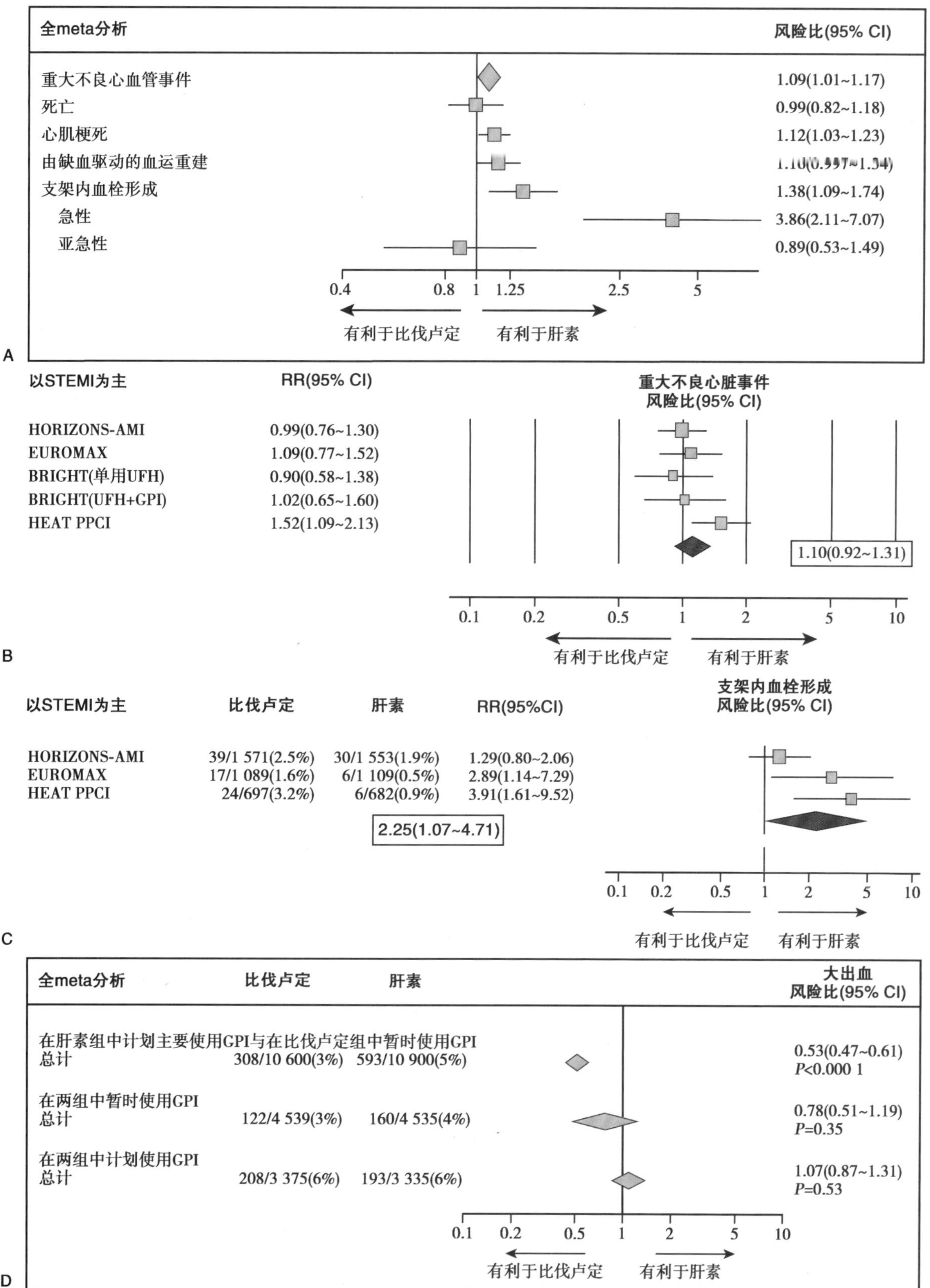

图59.12 对来自PCI期间比伐卢定与肝素比较的16项随机试验中的33 958名患者进行的meta分析。在总体研究人群中，与基于肝素的方案相比，基于比伐卢定的方案使第30天时的重大心脏不良事件（MACE）风险增加（风险比为1.09；95% CI为1.01～1.17；P=0.020 4）(**A**)。尽管在死亡或由缺血驱动的血运重建方面没有差异，但与基于肝素的方案相比，基于比伐卢定的方案使总体研究人群中的MI和急性支架内血栓形成事件显著增加。在以招募STEMI患者为主的4项试验中，MACE增加类似，即10%(**B**)，以及支架内血栓形成的相对风险在数值上更大（RR为2.25；95% CI为1.07～4.71）(**C**)。总体而言，基于比伐卢定的方案可降低主要出血的风险（RR为0.62；95% CI为0.49～0.78；P<0.000 1），但该效应的幅度取决于是否将糖蛋白Ⅱb/Ⅲa抑制剂（GPI）仅主要用于肝素组、暂时用于比伐卢定和肝素两组或计划用于比伐卢定和肝素两组(**D**)。（改编自Cavender M，Sabatine MS. Bivalirudin versus heparin in patients planned for percutaneous coronary intervention：a meta-analysis of randomised controlled trials. Lancet. 2014：384(9943)：599-606.）

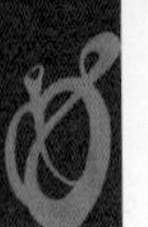

LMWH 在治疗 STEMI 方面的主要作用是作为溶栓治疗的辅助手段。尽管 LMWH 并不能改善梗死动脉早期(60 至 90 分钟)再灌注的速度,但 LMWH 可降低梗死动脉再闭塞、再梗死或复发性缺血事件的发生率[77]。在接受溶栓治疗的 STEMI 患者中,该效应可能是采用 LMWH 延长抗凝治疗策略或因子Ⅹa 拮抗剂显著降低复发性 MI(与标准治疗相比)的基础。

在 73%已接受一种纤维蛋白溶解剂(主要是非纤维蛋白特异性药物)[78]治疗的 15 570 例 STEMI 患者中,与安慰剂相比,LMWH 瑞维肝素钠(reviparin)可显著降低 30 天时的死亡、复发性 MI 或卒中发生率。该重要研究结果表明,LMWH 不仅在临床上对 STEMI 有效,而且其临床抗凝疗效可作为纤维蛋白溶解再灌注策略的一部分为患者带来获益。

几项试验对 LMWH 与 UFH 作为药物再灌注策略的一部分进行了比较,并证实 LMWH 更优[78]。在 ASSENT(一种新型溶栓剂的安全性和疗效评估)3 试验中,与 UFH 相比,依诺肝素(30mg 静脉推注,然后每隔 12 小时皮下注射 1mg/kg 直至出院)[79]可降低 30 天死亡率、住院再梗死或住院难治性缺血(RR 为 0.74;95% CI 为 0.63~0.87)。UFH 和依诺肝素组中颅内出血的发生率相似(0.93% vs 0.88%;P=0.98)。ExTRACT-TIMI 25(依诺肝素与溶栓再灌注用于急性心肌梗死治疗-心肌梗死溶栓治疗 25)试验考查了一项双盲、双模拟设计中的下述假设:在住院治疗期间给予依诺肝素的策略(根据年龄和肾功能进行校正)优于纤维蛋白溶解后 48 小时给予 UFH 的常规抗凝血酶策略[80]。与 UFH 相比,依诺肝素使 30 天内死亡或复发性非致死性 MI 的主要终点降低了 17%(P=0.001;图 59.13A),其中再梗死降低了 33%(P=0.001)以及总体死亡率显示有利趋势,但无显著性(P=0.11)。该复发性 MI 的改善被主要出血发生率的增加所抵消(1.4%和 2.1%,P=0.001)。在对 LMWH 与 UFH 的比较试验进行的一项 meta 分析中,LMWH 可明显减少复发性 MI,但同时会导致出血增加(图 59.13B)。

肠外因子Ⅹa 拮抗剂

OASIS-6(用于缺血综合征的策略评估组织)试验在 12 092 名 STEMI 患者中对Ⅹa 拮抗剂磺达肝素(2.5mg 皮下注射)进行了评估[81]。试验设计分别对患者给予 8 天磺达肝素与安慰剂(主治医生认为 UFH 不适用的情况下,分层Ⅰ)和给予 UFH 48 小时(主治医生认为肝素适用的情况下,分层 2)进行了比较。磺达肝素可降低分层Ⅰ中患者的死亡或再梗死复合终点(HR 为 0.79;95% CI 为 0.68~0.92),而在分层Ⅱ中并无该作用(HR 为 0.96;95% CI 为 0.81~1.13)。对于分层 2 中接受 PCI 的患者结局,磺达肝素往往较 UFH 治疗结局更差,这可能是由于导管内血栓形成的风险增加。

口服因子Ⅱa 和因子Ⅹa 拮抗剂

参见后面的章节急性心肌梗死的二级预防。

关于抗凝治疗的建议

抗凝联合纤维蛋白溶解。鉴于凝血酶在 STEMI 发病机制中的关键作用,抗血栓治疗仍然是一项重要的干预措施。静脉推注 UFH 60U/kg(至最多 4 000 单位)以及随后开始输注 12U/(kg·h)(至最多 1 000U/h)持续 48 小时的方案对接受溶栓治疗的患者有效,其中 UFH 给药剂量根据 APTT 进行调整,以维持 APTT 是对照值的 1.5 至 2 倍(50 至 70 秒)[1]。

ExTRACT-TIMI 25 和 OASIS-6 试验均表明,与仅给予 UFH 48 小时(除非存在持续抗凝的明确适应证)的既往实践相比,在住院期间长时间给予抗凝剂可实现获益。因此,接受药物再灌注治疗管理的患者应接受抗凝治疗至少 48 小时,并优选在 STEMI 后住院期间给予长达 8 天[1]。当在接受纤维蛋白溶解剂治疗的 STEMI 患者中计划给予抗凝血剂超过 48 小时时,可优选依诺肝素或磺达肝素。依诺肝素应根据年龄、体重和肌酐清除率给药,其中给药方法为静脉推注以及随后在住院期间通过 SC 注射给药 15 分钟,给药时间长达 8 天或直至血运重建。磺达肝素应先给予一个初始静脉剂量,随后在估算肌酐清除率高于 30ml/min 的情况下通过每日 SC 注射给药 24 小时。如果在接受磺达肝素治疗的患者中进行 PCI,则需要联合给予另一种具有抗因子Ⅱa 活性的抗凝血酶剂,从而减轻导管相关血栓形成的风险。

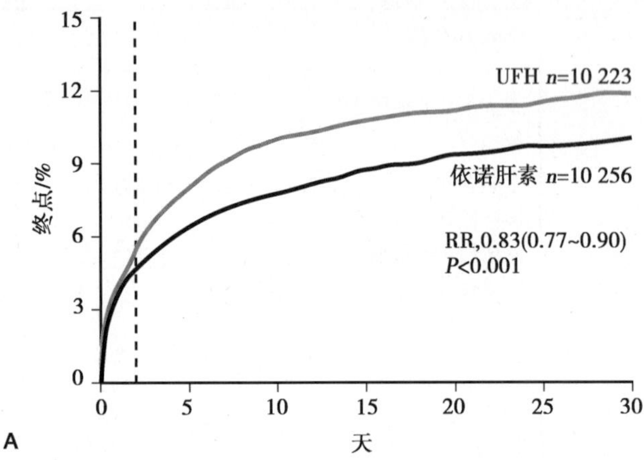

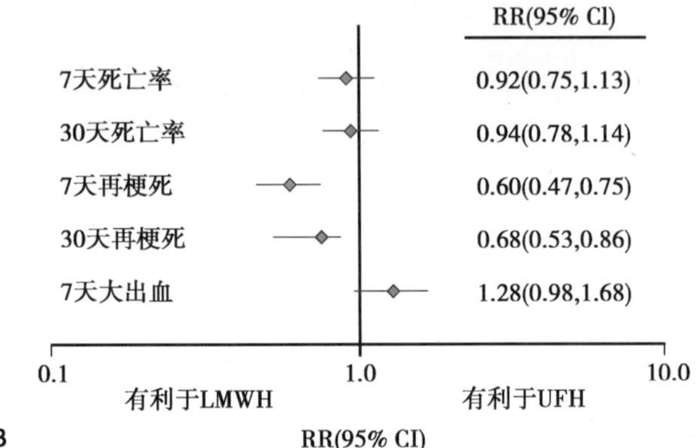

图 59.13 依诺肝素与普通肝素(UFH)作为接受溶栓治疗的 STEMI 患者辅助治疗的比较。**A**,自 ExTRACT-TIMI 25 试验的初步结果显示,依诺肝素组中第 30 天时的主要终点(死亡或非致死性 MI)发生率显著低于 UFH 组(9.9% vs 12%,采用对数秩检验的 P<0.001)。垂直虚线表示第 2 天时的比较结果(药物直接比较),在该时点上观察到有利于依诺肝素的趋势。**B**,对来自低分子量肝素(LMWH)与 UFH 比较的 7 项随机对照临床试验中的 27 577 名 STEMI 患者进行的 meta 分析结果。图中显示了 7 天内全因死亡、再梗死和主要出血的单个结局。(摘自 Antman EM et al. Enoxaparin versus unfractionated heparin with fibrinolysis for ST-elevation myocardial Infarction. N Engl J Med 2006;354:1477;以及 Singh S et al. Adjunctive low molecular weight heparin during fibrinolytic therapy in acute ST-elevation myocardial infarction: a meta-analysis of randomized control trials. Clin Cardiol 2009;32:358.)

在已知患有肝素诱导性血小板减少症病史的患者中,比伐卢定联合链激酶是肝素的有用替代方案[1]。对于转诊至 CABG 的患者，优选UFH作为抗凝血酶。

用于直接PCI的辅助抗凝治疗（参见第62章）。推荐使用UFH或比伐卢定作为支持直接PCI的抗凝剂，其中对于处于高出血风险的患者，在未合并使用GP Ⅱb/Ⅲa抑制剂的情况下优选比伐卢定或肝素[1,76]。在这种情况下，不建议将磺达肝素作为唯一的抗凝剂[1]。LMWH尚未在接受直接PCI的患者中进行制定治疗建议的充分评估。一些已使用依诺肝素来支持对STEMI进行直接PCI的研究者在手术时静脉给予0.5mg/kg。

未接受再灌注治疗的患者。接受抗凝血剂治疗非常合理，并且可优选在其他STEMI患者组中显示较UFH更有效的药物。例如，在未接受再灌注治疗的STEMI患者中，与安慰剂或UFH相比，磺达肝素可减少死亡或复发性MI的复合终点，同时不会增加重度出血[82]。

抗血小板治疗

血小板在对冠状动脉斑块破裂的反应中起主要作用，特别是在血栓形成的早期阶段。纤维蛋白溶解可以激活血小板，并且富含血小板的血栓较富含纤维蛋白和红细胞的血栓更能抵抗纤维蛋白溶解（图59.6）。因此，无论再灌注管理策略如何，在所有STEMI患者中都存在血小板聚集抑制的良好科学依据。阿司匹林是经测试最为广泛的一种药物，阿司匹林和第二代抗血小板药物（如氯吡格雷、普拉格雷、替格瑞洛或坎格雷洛）治疗已成为STEMI患者的标准治疗方法。

抗血小板治疗联合纤维蛋白溶解

ISIS-2研究是在STEMI患者中开展的一项关于阿司匹林的最大规模试验；它为阿司匹林可降低此类患者中的死亡率提供了最有力的证据[83]。与溶栓治疗时间依赖性死亡率效应的观察结果相反，阿司匹林对死亡率的降低作用在4小时内接受治疗（死亡率降低25%）、在5至12小时之间接受治疗（降低21%）以及在13至24小时之间接受治疗（减少21%）的患者中相似。在ISIS-2中，阿司匹林治疗下的总死亡率降低23%，与链激酶治疗下死亡率降低25%相叠加后，接受这两种治疗的患者死亡率可降低42%。在症状出现后6小时内接受阿司匹林和链激酶治疗的患者中，死亡率降低高达53%。

富含血小板的阻塞性动脉血栓可抵抗纤维蛋白溶解，并且在STEMI患者再灌注治疗初步成功后具有再闭塞增加的倾向。尽管阿司匹林可抑制环氧合酶（COX），但导致血小板聚集的血小板活化和凝血酶形成的增加可通过血栓素 A_2 非依赖性途径持续发生。阿司匹林加用其他抗血小板药物可为STEMI患者带来获益[72]。二磷酸腺苷 $P2Y_{12}$ 受体抑制剂有助于防止血小板的活化和聚集。在CLARITY-TIMI（氯吡格雷作为再灌注辅助治疗-心肌梗死溶栓治疗）28试验中，阿司匹林基础治疗加用 $P2Y_{12}$ 抑制剂氯吡格雷用于接受溶栓治疗的<75岁STEMI患者可降低临床事件（死亡、再梗死、卒中）和梗死动脉再灌注成功后再闭塞的风险（图59.14A）[72]。来自CLARITY-TIMI 28的ST段回落（STRes）心电图亚组研究提供了关于STEMI中氯吡格雷获益机制的深入见解。氯吡格雷组与安慰剂组之间在第90分钟时的完全STRes率并无差异（38.4% vs 36.6%）。当按STRes类别对患者进行分层时，氯吡格雷治疗在具有早期STRes证据的患者中产生的获益更大，其中达到部分（OR为1.4；$P=0.04$）或完全（OR为2.0；$P=0.001$）STRes的患者在晚期血管造影时动脉再通的概率更大，但在第90分钟时无STRes证据的患者中无改善作用（OR为0.89；$P=0.48$）（相互作用的 $P=0.003$）。另外，氯吡格雷也可显著降低在第90分钟时达到部分（OR为0.30；$P=0.003$）或完全（OR为0.49；$P=0.056$）STRes的患者中住院死亡或MI的概率，而临床获益在未达到STRes的患者中不明显（OR为0.98；$P=0.95$）（相互作用的 $P=0.027$）。因此，当给予溶栓治疗时，氯吡格雷似乎并未增加闭塞梗死动脉的完全再通率，但可有效防止梗死动脉初步再灌注后的再闭塞。

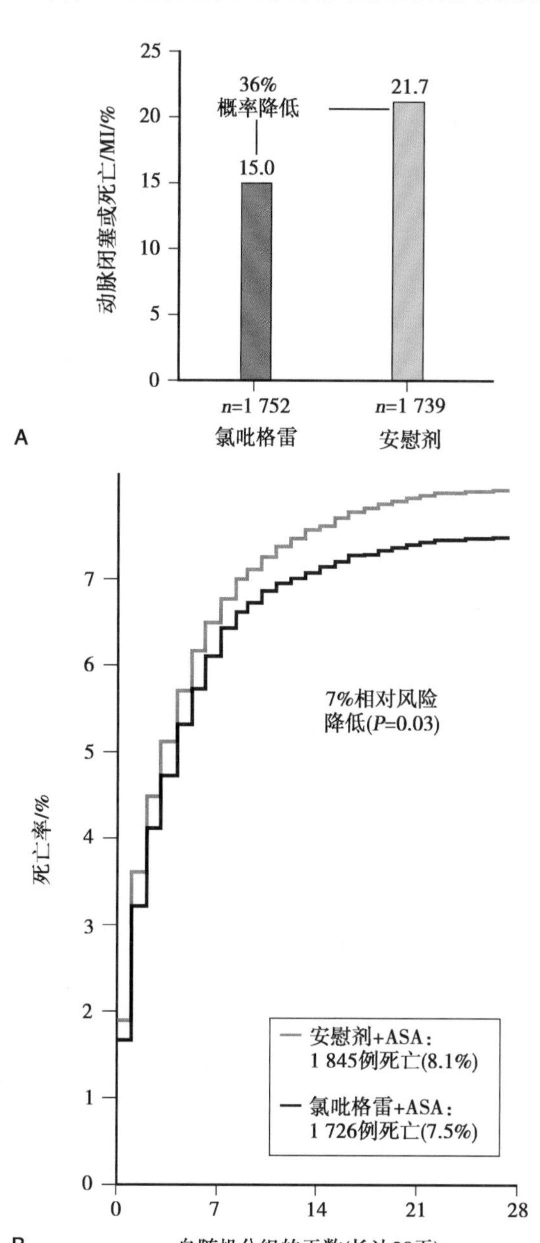

图59.14 加用氯吡格雷对接受阿司匹林（ASA）治疗的STEMI患者的影响。A，加用氯吡格雷对接受溶栓治疗的STEMI患者的影响。在CLARITY-TIMI 28试验中，与安慰剂组（$n=1\ 739$）相比，氯吡格雷组（$n=1\ 752$）中患者出现死亡、持续性复发性梗死或梗死动脉闭塞的概率降低36%。B，加用氯吡格雷对STEMI后住院死亡率的影响。这些时间-事件曲线显示，在COMMIT试验中接受阿司匹林加用氯吡格雷（$n=22\ 961$）的组中死亡率较阿司匹林加用安慰剂（$n=22\ 891$）组降低0.6%。（A，改编自Sabatine MS et al. Addition of clopidogrel to aspirin and fibrinolytic therapy for myocardial infarction with ST-segment elevation. N Engl J Med 2005；352：1179；B，改编自Chen ZM et al. Addition of clopidogrel to aspirin in 45 852 patients with acute myocardial infarction：randomised placebo-controlled trial. Lancet 2005；366：1607.）

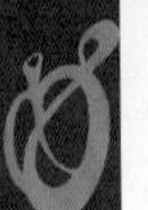

在COMMIT(氯吡格雷与美托洛尔用于心肌梗死的试验)中,45 852名疑似MI的患者被随机分配以接受氯吡格雷75mg/d(无负荷剂量)或安慰剂加用阿司匹林162mg/d[72](图59.14B)。氯吡格雷组中的患者具有较低的死亡、再梗死或卒中复合终点率(9.2% vs 10.1%;$P=0.002$)。另外,他们的死亡率也显著降低(7.5% vs 8.1%;$P=0.03$)。本试验中,未观察到氯吡格雷组出现出血过多事件。

联合药物再灌注

GPⅡb/Ⅲa抑制剂联合足量或减量纤维蛋白溶解剂的试验显示再灌注得到了改善,其中所述再灌注包括如增强STRes和更快速的血管造影血流帧数所反映的心肌灌注。然而,随后的大型结局试验显示对生存期并无显著影响,并且出血事件的增加超过了再梗死减少方面的获益[79]。因此,不推荐将GPⅡb/Ⅲa抑制剂与纤维蛋白溶解剂联合用作药物再灌注方案[1]。

抗血小板治疗用于ST段抬高型心肌梗死中PCI

所有STEMI患者在没有禁忌证的情况下,应在初次接触后尽快接受阿司匹林治疗。阿司匹林加用$P2Y_{12}$抑制剂似乎为STEMI后接受PCI的患者提供了额外获益。在STEMI初步治疗后接受直接PCI或延迟PCI的患者中,更有效的$P2Y_{12}$抑制剂普拉格雷在降低CV死亡、心肌梗死或卒中风险方面优于氯吡格雷[72]。在参加TRITON-TIMI 38(评估通过采用普拉格雷优化血小板抑制来改善治疗结局的试验-心肌梗死溶栓治疗;$n=3\,534$)的STEMI患者亚组中,与阿司匹林相比,普拉格雷可使第30天时的主要终点降低32%(6.5% vs 9.5%;$P=0.001\,7$)以及第15个月时的主要终点降低21%(10.0% vs 12.4%;$P=0.022$)(图59.15)[84]。与氯吡格雷相比,普拉格雷可使确定的或可能的支架内血栓形成减少42%。类似地,在PLATO(血小板抑制和患者结局)试验中,与氯吡格雷相比,$P2Y_{12}$可逆抑制剂替格瑞洛治疗可使接受直接PCI的患者($n=7\,544$)中CV死亡、复发性MI或卒中的主要终点趋于降低13%,该幅度与总体试验人群中的结果相似(见图59.15);确定的或可能的支架内血栓形成减少26%以及全因死亡率减少18%[85]。

关于在STEMI PCI之前开始$P2Y_{12}$抑制剂治疗的适当时间的证据是交错复杂的。作为PCI-CLARITY(PCI-氯吡格雷作为再灌注辅助治疗)研究的一部分,研究者对PCI-CLARITY、PCI-CURE(PCI-氯吡格雷用于不稳定型心绞痛以预防复发事件)和CREDO

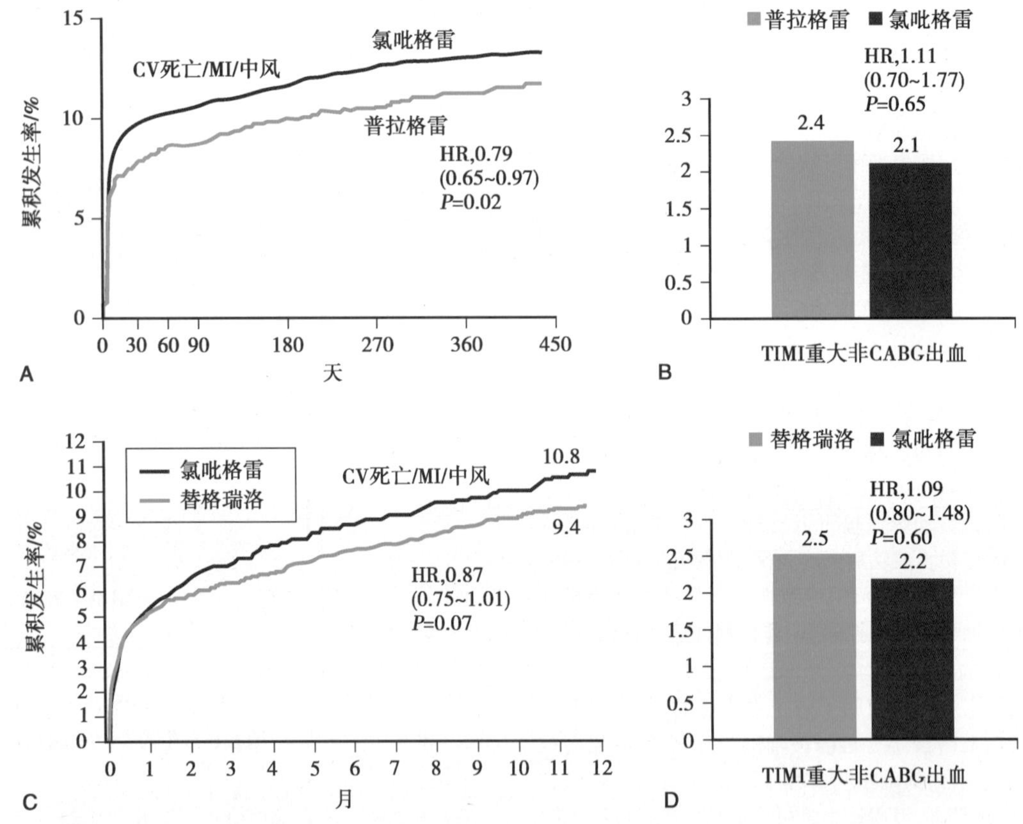

图59.15 A,普拉格雷在STEMI患者亚组中的疗效,其中所述患者参加了一项关于普拉格雷与氯吡格雷相比用于ACS后进行PCI的患者的随机临床试验。普拉格雷治疗与15个月随访期内的心血管(CV)死亡、MI或卒中风险相对降低21%相关。B,总体试验中普拉格雷治疗可使主要出血(TIMI非CABG)事件增加,但在STEMI患者中未达到统计学意义。C,替格瑞洛(与氯吡格雷相比)在参加PLATO试验的STEMI患者中的疗效结果。替格瑞洛对主要终点(MI、卒中或CV死亡的发生率)的影响与总体试验中替格瑞洛优于氯吡格雷的结果相一致。D,显示了主要出血(TIMI非CABG)发生率。CABG,冠状动脉旁路移植术。(A和B,摘自Montalescot G et al. Prasugrel compared with clopidogrel in patients undergoing percutaneous coronary intervention for ST-elevation myocardial infarction [TRITON-TIMI 38]: double-blind, randomised controlled trial. Lancet 2009;373:723;C和D,摘自Steg PG et al. Ticagrelor versus clopidogrel in patients with ST-elevation acute coronary syndromes intended for reperfusion with primary percutaneous coronary intervention: a Platelet Inhibition and Patient Outcomes (PLATO) trial subgroup analysis. Circulation 2010;122:2131.)

(氯吡格雷用于降低观察期事件)进行了meta分析,分析结果表明,氯吡格雷预治疗可显著减低纳入STEMI和非ST段抬高型ACS患者的人群中的30天CV死亡或MI风险[1,72]。在随后对纳入来自随机试验和登记中心的数据进行的meta分析中,高风险STEMI患者接受氯吡格雷预治疗后重大冠状动脉事件风险较低,但死亡率未降低或出血事件增加[86]。在ATLANTIC试验(在心导管实验室或救护车中给予替格瑞洛用于新型ST段抬高型心肌梗死以再通冠状动脉)中,与进行直接PCI的STEMI患者接受住院给药相比,院前给予替格瑞洛并未改善冠状动脉再灌注的主要终点,但降低了支架内血栓形成的次要终点,同时未增加任何出血事件[87]。第62章讨论了将GP Ⅱb/Ⅲa抑制剂作为辅助治疗的一部分用于进行PCI的STEMI患者。

关于抗血小板治疗的建议

在发生STEMI之前未服用阿司匹林的患者应咀嚼非肠溶阿司匹林,且初始剂量应为162至325mg。在STEMI后抗血小板治疗的维持期,阿司匹林的剂量应减少至75至162mg,以尽量减少出血风险[1]。应优选较低剂量,因为在一些研究中已报告出血风险随着剂量的增加而增加;CURRENT-OASIS 7试验未发现在随机分配至81mg与325mg阿司匹林组中的STEMI患者之间存在疗效或安全性差异。如果确实对阿司匹林过敏,则可以用其他抗血小板药物如氯吡格雷或噻氯匹定代替。

大多数STEMI患者除阿司匹林外还需加用$P2Y_{12}$抑制剂。根据COMMIT和CLARITY-TIMI 28试验的结果,口服氯吡格雷75mg/d是所有STEMI患者的选择,无论他们是否接受溶栓治疗、进行直接PCI或未接受再灌注治疗。现有数据表明,对于接受溶栓治疗的<75岁患者,应给予氯吡格雷300mg负荷剂量。老年患者中的数据不足以推荐将负荷剂量用于接受纤维蛋白溶解剂的≥75岁患者。当直接PCI是再灌注治疗的模式时,在支架置入前口服600mg负荷剂量的氯吡格雷是一种既定治疗方法,其随后的给药剂量是每日75mg[1,88]。可能会在氯吡格雷反应方面存在患者间差异(参见第8、60和93章),以及血小板抑制程度较低的个体出现死亡和缺血性并发症的风险增加[89]。

普拉格雷和替格瑞洛可获得的血小板抑制程度通常高于氯吡格雷,并且可用于治疗STEMI患者。根据TRITON-TIMI 38的结果,已证实普拉格雷按60mg口服负荷剂量以及随后每日10mg的方案给药可使STEMI患者获益,但不应用于有脑血管病史或处于更高的危及生命的出血风险的患者[1]。另外,与氯吡格雷相比,替格瑞洛还可减少CV事件,而在PLATO中,替格瑞洛按180mg口服负荷剂量以及随后90mg每日两次的方案给药[1,85]。当使用替格瑞洛时,阿司匹林的推荐维持剂量为每日81mg[1]。

医院管理

冠心病监护与过渡监护室

冠心病监护室(coronary care unit,CCU)的发展实现了由训练有素的护士进行持续心律监测的可能,护士需具备在医生不在场时可获得专用设备(除颤器、起搏器)立即开展心律失常处置的技能和权限[90]。STEMI患者在CCU中的集聚极大地提高了对经培训人员、设施和设备有效利用的需求,以期有助于改善患者的预后[90]。将训练有素的护士集中分布有助于实现对STEMI患者的最佳护理,在一些医院,还在CCU外的"中级护理"心电遥测病房配备了训练有素的工作人员提供类似护理服务[91]。当配备有连续心电图监测和复苏设备时,此类"中级护理"过渡监护室可能适合于具有低死亡风险STEMI患者的初次入院。该策略已证明具有成本效益比,可将CCU使用减少三分之一,并可缩短住院时间,同时对患者康复无不良影响[1]。

随着对资源限制和重症监护经济影响的日益重视,在过渡监护室中适当选择的STEMI患者比例将可能会增加。然而,专门的心脏病重症监护室(cardiac intensive care unit,CICU)在出现重大STEMI并发症的患者管理中发挥着关键作用,其中所述患者可能需要接受难治性心律失常的治疗、使用有创血流动力学监测或机械循环支持[90]。对于在CICU中接受STEMI管理的患者,那些不伴复杂状况的患者(例如无HF、低血压、心传导阻滞、血流动力学损害性室性心律失常或持续性缺血性不适的患者)可在24至36小时内安全地转出CICU。对于STEMI状况复杂的患者,CICU停留的持续时间应取决于对"重症监护"的需求,即血流动力学监测、密切护理监督、静脉注射血管活性药物以及医疗方案的频繁变化。

一般措施

负责CCU管理的临床人员应当意识到患者对疾病预后和未来生活能力的关注。平和和安静的氛围有助于缓解焦虑,降低肾上腺素能神经紧张度。在某些情况下,可能适合使用抗焦虑药物。为了降低梗死后早期恶心和呕吐风险并降低抽吸风险,我们认为在患者入院后的头4至12小时内将患者的饮食限制为禁食或流质比较稳妥。此后,饮食干预是二级预防总体策略的一个重要组成部分(参见第45章和第49章)。

对于可能导致心律失常的任何紊乱,例如酸碱平衡或电解质紊乱,应对实验室检查结果进行仔细检查。谵妄可以由医院常用的药物引起,所述药物包括抗心律失常药物、H_2受体阻滞剂、麻醉药和β受体阻滞剂。对于精神状态异常的患者,应停止使用可能有害的药物。氟哌啶醇是一种丁酰苯类药物,其可以安全地用于STEMI患者。大便软化剂可以防止便秘和紧张。

体力活动

在没有并发症的情况下,稳定型STEMI患者无需卧床超过12小时,除非他们伴有血流动力学损害,否则他们可在入院后不久使用床边洗脸台。运动进度应根据患者的临床状况、年龄和体能进行个体化安排。在没有血流动力学损害的患者中,早期活动(例如,坐在椅子上、站立、在床上走动)通常不会引起HR、BP或肺楔压发生重要变化。只要对BP和HR进行监测,早期运动就会带来相当大的心理和生理获益,同时没有明显的医疗风险。

药物治疗

β受体阻滞剂

使用β受体阻滞剂治疗STEMI患者可以产生即刻效应(当在梗死过程中早期给药时)和长期效应(二级预防)。立即静脉给予β受体阻滞剂可降低心排血指数、HR和BP[92]。净效应是每分钟和每次心跳的心肌耗氧量减少。急诊静脉给予β受体阻滞剂对心肌供氧和需氧平衡的有益效应反映在减轻胸痛、减少STEMI患者发生危及生命心肌梗死的比例,以及减少室性心律失常的发生。由于β-肾上腺素能阻滞剂可通过拮抗儿茶酚胺类的脂肪分解作用而减少循环中游离脂肪酸(free fatty acid,FFA)的水平,而FFA

水平升高可增加心肌耗氧量并可能会增加心律失常的发生率，因此β受体阻滞剂的这些代谢作用也可能有益于缺血的心脏。如前所述，由于早期静脉给予β受体阻滞剂会对某些患者造成不利影响，因此本指南为大多数患者删去了该疗法[1]。

有超过52 000例患者在临床试验中被随机分组旨在研究β-肾上腺素能阻滞剂在急性心肌梗死中的应用[1]。这些试验涵盖了各种β受体阻滞剂和各种给药时间，且大多数实施在STEMI开展再灌注治疗策略之前。在开展再灌注治疗前获得的数据显示，具有死亡率、再梗死率和心搏骤停发生率降低的有益趋势。在开展再灌注治疗时代，溶栓治疗加静脉给予β受体阻滞剂与死亡率降低无关，但有助于降低复发性缺血事件的发生率。如果所有STEMI患者常规给予早期静脉注射后续口服β-肾上腺素能阻滞剂，需要关注可能诱发心源性休克的潜在风险。将β受体阻滞剂用于急性MI患者的最大规模试验是COMMIT，该试验在MI后24小时内将45 852名患者进行随机分组，给予美托洛尔静脉推注5mg至15mg及后续口服200mg/d的序贯治疗或安慰剂[1]。美托洛尔组中死亡、再梗死或心搏骤停的复合终点发生率(9.4%)与安慰剂组(9.9%)并无差异。美托洛尔组中的再梗死和VF事件显著减少，这可转化为接受治疗的每1 000名患者中每个终点减少5例事件；然而，在接受治疗的每1 000名患者中，美托洛尔组中心源性休克事件增加11例。心源性休克(作为COMMIT方案的一部分记录，与早期研究相反)在患有中度至重度左心室功能障碍(Killip Ⅱ级或更高)的患者中的发生风险最大。

结合COMMIT试验中的低风险患者和早期试验中的资料可概述早期静脉给药及后续口服β受体阻滞剂治疗的疗效(图59.16)。研究结果显示，全因死亡率降低13%(接受治疗的每1 000名患者中7名患者的生命得到挽救)、再梗死减少22%(接受治疗的每1 000名患者中减少5例事件)以及VF或心搏骤停减少15%(接受治疗的每1 000名患者中减少5例事件)。为了安全地实现这些获益，应当避免在具有相对禁忌证的患者中早期给予β受体阻滞剂(表59.6)。

建议

鉴于早期给予β受体阻滞剂用于STEMI的获益证据，对于没有禁忌证的患者，无论其是否合并使用溶栓治疗或进行直接PCI，都应当在头24小时内接受口服β受体阻滞剂治疗(见表59.6)。如果存在快速性心律失常或高血压，在无HF/低排血量体征、无发生休克的高风险指征或无β受体阻滞剂其他相对禁忌证的情况下，在此期间静脉给予β受体阻滞剂治疗也是合理的[1]。

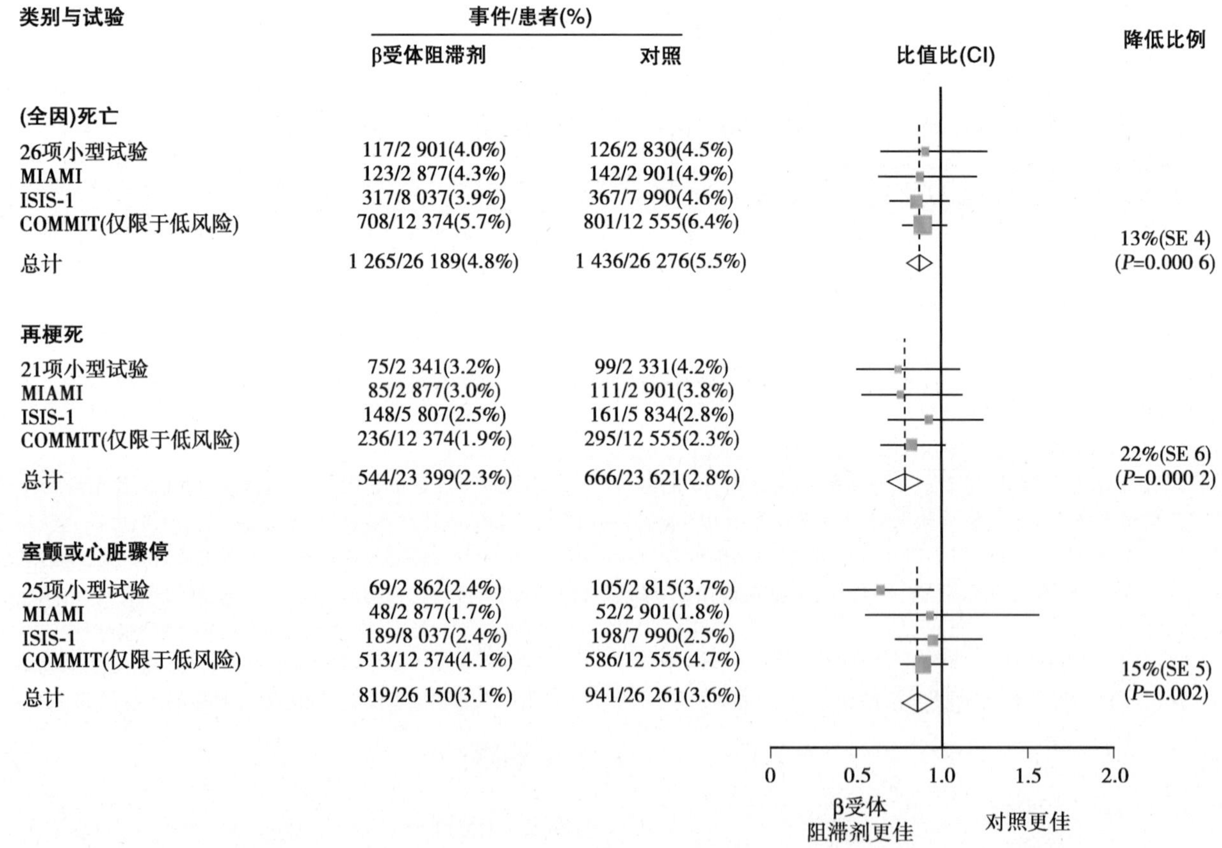

类别与试验
事件/患者(%)
β受体阻滞剂
对照
比值比(CI)
降低比例
(全因)死亡
26项小型试验 117/2 901(4.0%) 126/2 830(4.5%)
MIAMI 123/2 877(4.3%) 142/2 901(4.9%)
ISIS-1 317/8 037(3.9%) 367/7 990(4.6%)
COMMIT(仅限于低风险) 708/12 374(5.7%) 801/12 555(6.4%)
总计 1 265/26 189(4.8%) 1 436/26 276(5.5%)
13%(SE 4)
(P=0.000 6)
再梗死
21项小型试验 75/2 341(3.2%) 99/2 331(4.2%)
MIAMI 85/2 877(3.0%) 111/2 901(3.8%)
ISIS-1 148/5 807(2.5%) 161/5 834(2.8%)
COMMIT(仅限于低风险) 236/12 374(1.9%) 295/12 555(2.3%)
总计 544/23 399(2.3%) 666/23 621(2.8%)
22%(SE 6)
(P=0.000 2)
室颤或心脏骤停
25项小型试验 69/2 862(2.4%) 105/2 815(3.7%)
MIAMI 48/2 877(1.7%) 52/2 901(1.8%)
ISIS-1 189/8 037(2.4%) 198/7 990(2.5%)
COMMIT(仅限于低风险) 513/12 374(4.1%) 586/12 555(4.7%)
总计 819/26 150(3.1%) 941/26 261(3.6%)
15%(SE 5)
(P=0.002)
0
0.5
1.0
1.5
2.0
β受体
阻滞剂更佳
对照更佳

图59.16 在26个小型随机试验、MIAMI、ISIS-1和COMMIT低风险亚组中静脉及后续口服β受体阻滞剂治疗对预定治疗期间死亡、再梗死和心搏骤停影响的meta分析。对于COMMIT，仅包括收缩压>105mmHg、心率>65次/min以及Killip Ⅰ级(如MIAMI中所述)的患者中的数据。ISIS-1报告中所纳入的5项小型试验没有关于再梗死的数据。在ISIS-1试验中，可获得该研究最后3个季度内关于医院再梗死的数据，其中共涉及11 641名患者。通过比较分配至β受体阻滞剂治疗组与对照组中的患者结局以及99% CI(置信区间)(水平线)来确定每个结局(蓝色方块的面积与事件数量成比例)的OR(比值比)。总体OR和95% CI按菱形绘制，且并排给出了数值和显著性水平。(引自Chen ZM, Pan HC, Chen YP, et al. Early intravenous then oral metoprolol in 45 852 patients with acute myocardial infarction: randomised placebo-controlled trial. Lancet 2005;366:1622.)

表 59.6 关于β受体阻滞剂治疗ST段抬高型心肌梗死(STEMI)的建议

建议	COR	LOE
对于没有下述任何一项的STEMI患者,应在头24小时内开始口服β受体阻滞剂: 心力衰竭的体征或低心排血量状态的证据 心源性休克的风险增加*: • 年龄>70岁 • 收缩压<120mmHg • 窦性心动过速>110次/min或心率<60次/min • 自STEMI症状发作的时间增加 使用口服β受体阻滞剂的其他相对禁忌证: • PR间期超过0.24秒 • Ⅱ度或Ⅲ度传导阻滞 • 活动性哮喘或反应性气道疾病	Ⅰ	B
对于无使用禁忌证的所有STEMI患者,应在住院期间和住院后继续使用β受体阻滞剂	Ⅰ	B
应对STEMI后头24小时内对使用β受体阻滞剂具有初步禁忌证的患者进行再评估,以确定其随后是否适用	Ⅰ	C
在初次接触患有高血压病或持续性缺血的STEMI患者且无使用禁忌证的情况下,静脉给予β受体阻滞剂是合理的	Ⅱa	B

COR,推荐级别;LOE,证据水平。

*存在的风险因素越多,发生心源性休克的风险就越高。

改编自 O'Gara PT, Kushner FG, Ascheim DD, et al. 2013 ACCF/AHA guideline for the management of ST-elevation myocardial infarction: a report of the American College of Cardiology Foundation/American Heart Association Task Force on Practice Guidelines. J Am Coll Cardiol 2013;61:e78.

β受体阻滞剂对具有显著残留病变的未血运重建CAD患者和心肌梗死发作后早期出现复发性缺血或快速性心律失常证据的STEMI患者特别有帮助[93]。如果β受体阻滞剂出现不良反应,或者如果患者出现梗阻并发症(即这些药物的禁忌证),如HF或传导阻滞,则应禁止使用β受体阻滞剂。除非存在禁忌证(见表59.6),否则应在出现STEMI的患者中继续使用β受体阻滞剂。此外,对于最初存在β受体阻滞剂应用禁忌证的患者(如急性HF),应在24小时后对其适应证进行再评估[1]。

β受体阻滞剂的选择

已报告了美托洛尔、阿替洛尔、卡维地洛、噻吗洛尔和阿普洛尔具有良好效果;此外,普萘洛尔和艾司洛尔(一种超短效药物)也可能会产生这些获益。在缺乏任何有力证据支持具有内在拟交感活性的药物(例如吲哚洛尔和氧烯洛尔)可能获益且这些药物在二级预防中存在有害证据的情况下,不应选择具有内在拟交感活性的β受体阻滞剂来治疗STEMI。CAPRICORN(卡维地洛对梗死后左心室功能障碍的生存控制)试验将1 959例MI和收缩功能不全(EF<40%)患者随机分配,在现代药物治疗基础上给予卡维地洛或安慰剂,其中包括在98%的患者中使用了血管紧张素转换酶(angiotensin-converting enzyme, ACE)抑制剂。与安慰剂相比,卡维地洛治疗使平均随访期1.3年内的全因死亡率降低23%($P=0.031$),在试验头30天内也观察到了相似的结果[22]。因此,CAPRICORN试验证实了给予β受体阻滞剂加用ACE抑制剂治疗在MI后出现短暂或持续性左心室功能不全患者中的获益。

临床医生有时可能会决策即使在具有相对禁忌证的患者(如患有轻度哮喘、轻度心动过缓、轻度HF或Ⅰ度传导阻滞病史)中也继续进行β受体阻滞剂治疗。在这种情况下,针对艾司洛尔开展的试验可能有助于明确患者是否能够耐受β-肾上腺素能阻滞剂。由于该药物的血流动力学效应(半衰期为9分钟)会在不到30分钟内消失,因此当β受体阻滞剂存在的并发症风险相对较高时,它比长效药物更具优势。

肾素-血管紧张素-醛固酮系统的抑制

抑制肾素-血管紧张素-醛固酮系统(renin-angiotensin-aldosterone system, RAAS)的理由来自实验和临床证据显示其对心室重塑、血流动力学改善和HF发生率降低产生有益影响的。来自RCT的确切证据表明,ACE抑制剂可降低STEMI所致死亡[1]。这些试验可分为两大类。第一类临床试验选择有证据显示死亡率增加的MI患者进行随机分组,所述特征包括左心室射血分数(left ventricular ejection fraction, LVEF)低于40%、出现HF的临床体征和症状、前壁梗死和室壁运动评分指数异常(图59.17)。第二类临床试验为入选所有MI患者进行随机分组的非选择性试验,包括患者的最小收缩压约为100mmHg[ISIS-4、GISSI-3(Gruppo Italiano per lo Studio della Sopravvivenza nell'infarto Miocardico)、CONSENSUS Ⅱ(新斯堪的纳维亚协作的依那普利生存期研究Ⅱ)和国产卡托普利研究](图59.18)。除SMILE(心肌梗死生存期长期评估)

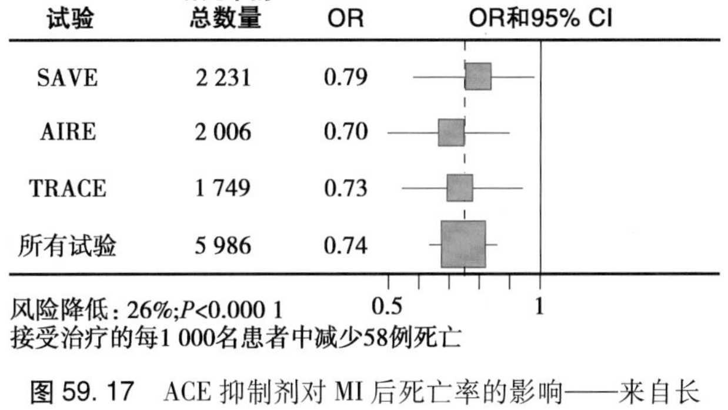

试验	研究中的总数量	OR	OR和95% CI
SAVE	2 231	0.79	
AIRE	2 006	0.70	
TRACE	1 749	0.73	
所有试验	5 986	0.74	

风险降低:26%;$P<0.000\ 1$ 0.5 1
接受治疗的每1 000名患者中减少58例死亡

图 59.17 ACE抑制剂对MI后死亡率的影响——来自长期试验中的结果。(引自 Gornik H, O'Gara PT. Adjunctive medical therapy. In Manson JE et al, editors. Clinical Trials in Heart Disease: a Companion to Braunwald's Heart Disease. Philadelphia: Saunders; 2004, p 114.)

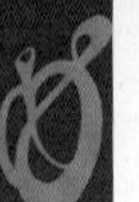

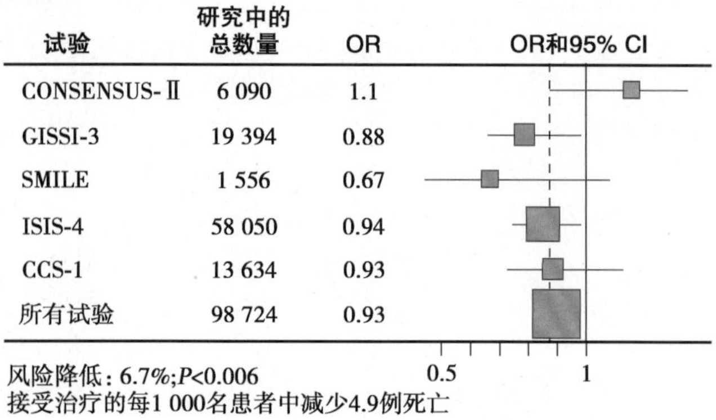

试验	研究中的总数量	OR	OR和95% CI
CONSENSUS-Ⅱ	6 090	1.1	
GISSI-3	19 394	0.88	
SMILE	1 556	0.67	
ISIS-4	58 050	0.94	
CCS-1	13 634	0.93	
所有试验	98 724	0.93	

风险降低：6.7%;P<0.006 0.5 1
接受治疗的每1 000名患者中减少4.9例死亡

图 59.18 ACE 抑制剂对 MI 后死亡率的影响——来自短期试验中的结果。(引自 Gornik H,O' Gara PT. Adjunctive medical therapy. In Manson JE et al,editors. Clinical Trials in Heart Disease:a Companion to Braunwald' s Heart Disease. Philadelphia:Saunders;2004,p 114.)

研究外,所有选择性试验均在 MI 后 3 至 16 天内开始进行 ACE 抑制剂治疗并维持治疗 1 至 4 年,而非选择性试验均在头 24 至 36 小时内开始进行治疗并维持治疗 4 至 6 周。

在已关注的所有试验中观察到了一致性的生存获益,除外 CONSENSUS Ⅱ研究,该研究是在 MI 过程中早期使用静脉制剂的一项研究。在进行短期治疗的非选择性试验中,ACE 抑制剂在死亡率上的获益估计是在每 1 000 例接受治疗的患者中可挽救 5 例患者的生命。对这些非选择性短期试验进行的分析表明,所挽救的生命大约三分之一发生在头 1 至 2 天内。按比例计算,某些亚组(例如患有前壁梗死的患者)中早期给予 ACE 抑制剂实现的获益更大(每 1 000 例患者中 11 例患者的生命得到挽救)。不出预料的是,在进行长期治疗的选择性试验中获得了更大生存获益,即每 1 000 例患者中 42 至 76 例患者的生命得到挽救。值得注意的是,在选择性试验中,ACE 抑制剂治疗可使死亡风险大致降低 20%。ACE 抑制剂带来的死亡率降低伴随着 HF 发生的显著降低,从而提供了 STEMI 患者处方这类药物的潜在病理生理学依据。此外,一些数据表明,STEMI 后长期给予 ACE 抑制剂可降低缺血事件的发生率,包括复发性 MI 和对冠状动脉血运重建的需求[26]。

ACE 抑制剂在死亡率上获益可增加阿司匹林和 β 受体阻滞剂所实现的获益。ACE 抑制的获益似乎是一种类效应,因为几种药物均与死亡率和发病率降低相关。然而,为了在临床实践中复制这些获益,医生应根据临床试验中使用的方案来选择特定药物并处方药物[94]。STEMI 患者中 ACE 抑制剂的主要禁忌证包括在充分预负荷的情况下存在低血压、已知的超敏反应以及妊娠。不良反应包括低血压(特别是在首次给药后)和无法耐受的咳嗽;更少见的是血管性水肿。

另一种 RAAS 药理学抑制的方法是给予血管紧张素Ⅱ受体阻断剂(ARB)。VALIANT(缬沙坦用于急性心肌梗死)试验在急性 MI 患者中比较了 ARB 缬沙坦、缬沙坦联合卡托普利以及单用卡托普利对 MI 后 10 天内并发左心室收缩功能不全和/或 HF 的死亡率的影响[26]。3 个治疗组中的死亡率相似:缬沙坦组为 19.9%、缬沙坦联合卡托普利组为 19.3%以及单用卡托普利组为 19.5%。ACE 联合 ARB 可产生更多不需要的作用;因此,来自这类药物不应联合应用。

阻断醛固酮是抑制 RAAS 的另一种药理学策略。EPHESUS (依普利酮 AMI 后心力衰竭疗效和生存期)试验将 6 642 例并发左心室功能不全和心力衰竭的急性 MI 患者随机分配至选择性醛固酮阻断剂依普利酮或安慰剂联合现代梗死后药物治疗[95,96]。在平均 16 个月的随访期内,死亡率的 RR 降低 15%,从而有利于依普利酮。另外,依普利酮还可降低 CV 死亡率或因 CV 事件导致的住院率(图 59.19)。依普利酮组中有 5.5%的患者出现严重高钾血症(血钾 K^+浓度为 6mmol/L),相比于安慰剂组中 3.9%的患者($P=0.002$)。相比之下,在 ALBATROSS(醛固酮阻断接受或未接受再灌注治疗的急性 MI 患者中的致死效应以改善 6 个月随访期内的结局和生存期)试验中,在 MI(包括 STEMI 和非 ST 段抬高型 MI)患者和无左心室功能不全或心力衰竭的更大范围人群中,与安慰剂相比,早期盐皮质激素拮抗剂并未降低死亡、心搏骤停、室性心律失常、植入型心律转复除颤器(ICD)置入或 HF 的主要终点[97]。然而,按 MI 类型进行的探索性分析发现,STEMI 患者亚组($n=1\ 229$)中的全因死亡率降低(HR 为 0.20;95% CI 为 0.06~0.70)。需要进一步研究来确定盐皮质激素受体拮抗剂(MRA)是否能改善所有 STEMI 患者的预后,无论其 HR 或左心室功能障碍如何。

建议

在给予阿司匹林和开始再灌注治疗策略以及 β 受体阻滞剂(适当时)后,所有 STEMI 患者都应考虑 RAAS 抑制。在高风险 STEMI 患者(老年人、前壁梗死、既往梗死、Killip Ⅱ级或更高以及存在影像学全心室功能受损证据的无症状患者)应接受 ACE 抑制剂终身治疗的建议上很少有意见不一致,有些专家已提出根据非选择性死亡率试验中的结果汇总应对更广泛的患者人群进行短期(4 至 6 周)治疗[1]。

鉴于所有可用数据,我们赞成早期试验中在所有 STEMI 和 HF 患者以及血流动力学稳定患者中于头 24 小时内开始口服 ACE 抑制剂的策略。对于 HF、存在全心功能受损证据或大面积室壁运动异常的患者,可以无限期地持续接受 ACE 抑制治疗。在无这些特征的患者中,ACE 抑制剂的长期治疗基于与二级预防潜在获益相关的其他考虑因素。ARB 是 ACE 抑制剂的临床有效替代药物。尽管尚未对急性 MI 患者进行专门研究,但对于慢性症状性 HF 伴 EF 减低患者(包括因既往 MI 所致缺血性心肌病患者)中的长期管理,可考虑使用血管紧张素受体-脑啡肽酶抑制剂(ARNI)来替代 ACE 抑制剂或 ARB[98]。最后,对于已正在接受 ACE 抑制剂和 β 受体阻滞剂并且没有禁忌证的 STEMI 后高风险患者(EF<40%、临床 HF、糖尿病)中,应开始进行长期醛固酮阻断剂治疗。当处方醛固酮阻断剂时,特别是当同时使用其他 RAAS 抑制措施时,严重高钾血症风险增加的幅度虽小但明确,故需要定期监测血清 K^+ 水平[96]。

硝酸盐类

具有降低心室充盈压、室壁张力和心脏做功潜能,结合其可改善冠状动脉血流(特别是在缺血区)和抗血小板作用,使得硝酸盐类成为 STEMI 患者治疗中一种合理且具有吸引力的药物干预措施[1]。给予硝酸盐类可降低肺毛细血管楔压(pulmonary capillary wedge pressure,PCWP)和全身动脉压、左心室腔室容积、梗死面积和机械并发症的发生率。然而,常规给予硝酸盐类并不会改变 STEMI 患者的生存期。尽管在纤维蛋白溶解前时代开展 10 项试验的荟萃分析显示,硝酸盐类治疗与死亡率降低有关[71],但在再灌注时代开展的关于硝酸盐类治疗的两项大型临床试验(GISSI-3 和 ISIS-4)显示在重大 CV 结果方面无获益[1]。

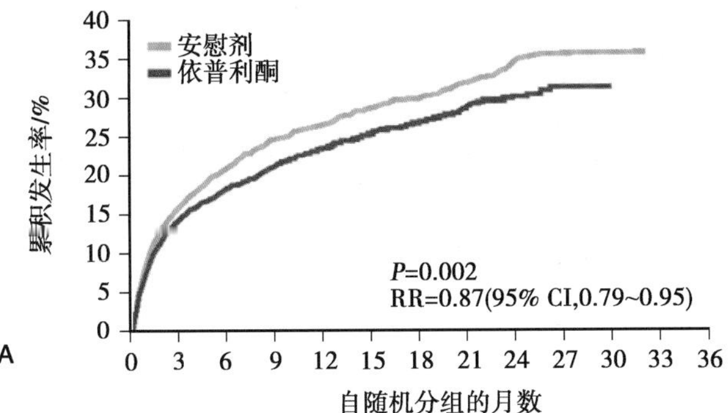

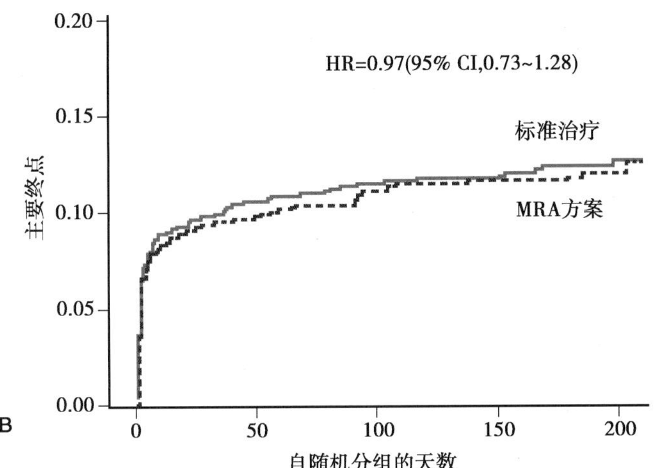

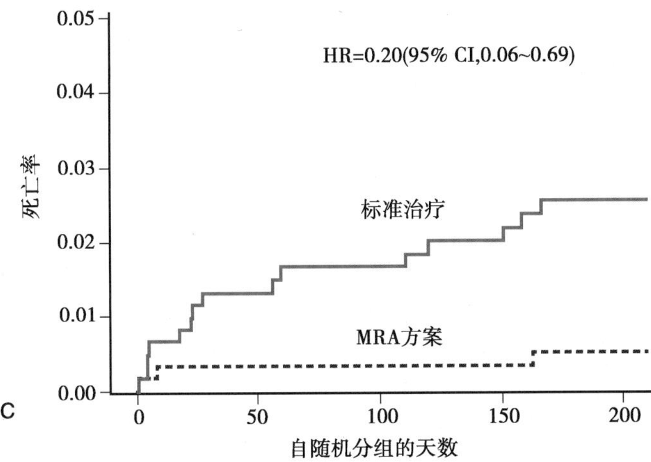

图 59.19 在患有和未患有心力衰竭或左心室功能不全的患者中 MI 后的盐皮质激素受体拮抗剂(MRA)。A,依普利酮可显著减少对急性 MI 并发左心室功能不全和心力衰竭患者开展的 EPHESUS(依普利酮 AMI 后心力衰竭疗效和生存期)试验中因心血管疾病所致死亡或因心血管事件所致住院治疗。B,ALBATROSS(醛固酮阻断接受或未接受再灌注治疗的急性 MI 患者中的致死效应以改善 6 个月随访期内的结局和生存期)试验发现在急性 MI 伴或不伴左心室功能不全和心力衰竭中,早期 MRA 与安慰剂相比在死亡、心搏骤停、室性心律失常、ICD 置入或心力衰竭的主要结局方面无差异。C,对 STEMI 患者进行的探索性亚组分析发现全因死亡率降低。(改编自 Pitt B et al. Eplerenone, a selective aldosterone blocker, in patients with left ventricular dysfunction after myocardial infarction. N Engl J Med 2003; 348: 14; 和 Beygui F et al. Early aldosterone blockade in acute myocardial infarction: the ALBATROSS randomized clinical trial. J Am Coll Cardiol 2016; 67(16): 1917-27.)

以控制高血压或治疗 HF 为目的,只要将剂量滴定至避免诱发反射性心动过速或全身动脉低血压,静脉注射硝酸甘油可以安全地应用于 STEMI 急性期患者。急性下壁梗死的患者可能对预负荷过度下降敏感,特别是在并发 RV 梗死的情况下。在此类情况下,硝酸盐类诱导的静脉扩张可能会损害心输出量并减少冠状动脉血流,从而使心肌氧合恶化而不是改善。

临床意义上的高铁血红蛋白血症虽然罕见,但会在给予异常大剂量的硝酸盐类时发生。该问题的重要性不仅在于其可能会引起困倦和头痛症状,而且因为高铁血红蛋白水平升高会损害血液的携氧能力并可能会加剧缺血。供应通气不良肺段的肺脉管系统的扩张可能会产生通气-灌注不匹配。许多患者通常会在静脉输注开始后 12 小时内对硝酸甘油产生耐受性(如通过增加硝酸盐类需求量所表现出现的那样)。

建议

硝酸甘油适用于缓解持续性疼痛,也可作为与左心室衰竭或高血压相关的梗死患者中的血管扩张剂。在无复发性心绞痛或 HF 的情况下,我们并不会为 STEMI 患者常规处方硝酸盐类。长期硝酸盐类对于无症状性患者而言并无明显获益,因此我们不会为无心绞痛或左心室衰竭的患者处方超过最初 48 小时的处方。

钙通道拮抗剂

尽管有良好的实验和临床证据证明其抗缺血作用,但钙通道阻滞剂在 STEMI 的急性期并无帮助,而且一些系统性综述提出了关于常规处方这类药物(特别是短效二氢吡啶类药物)时死亡风险增加的担忧。对于 β 受体阻滞剂无效的患者,可给予非二氢吡啶类钙通道阻滞剂(维拉帕米和地尔硫䓬)以缓解房颤的快速心室反应。Killip Ⅱ级或更高级别的患者应避免使用这些药物。

其他治疗

镁

STEMI 患者可能会出现有效镁的功能性缺陷。由于在梗死早期电解质缺乏时存在心律失常的风险,因此 STEMI 患者应在入院时测量其血清镁水平。我们主张补充镁缺乏以维持血清镁水平为 1mmol/L 或更高。在存在低钾血症的情况下,如果需要,应重新检查并补充血清镁水平,因为在并发镁缺乏的情况下通常难以纠正钾缺乏。对于 STEMI 患者,无常规静脉给予镁的指征。

ST 段抬高型心肌梗死期间的血糖控制

在 STEMI 的急性期,儿茶酚胺水平在血液和缺血性心肌中均增加。胰岛素水平仍然很低,而皮质醇、胰高血糖素和 FFA 水平增加。这些因素可能会导致血糖水平升高,故应在入院时进行常规测量。对于 MI 患者,不再常规推荐严格控制血糖的强化胰岛素治疗[99]。如果可能,血糖水平应维持在 180mg/dl 以下,同时避免低血糖[1](参见第 51 章)。

一系列小型试验表明,STEMI 患者会通过葡萄糖-胰岛素-钾(glucose-insulin-potassium, GIK)输注治疗获益,但 CREATE-ECLA(Clinical Trial of Metabolic Modulation in Acute Myocardial Infarction Treatment Evaluation-Estudios Cardiologicos Latinoamerica,急性心肌梗死治疗评估中关于代谢调节的临床试验-拉丁美洲心脏病研究)研究者将 20 201 例 STEMI 患者(其中 83%的患者接受了再灌注治疗)进行随机分配以给予 GIK 或安慰剂,结果未观察到对死亡率的影响(对于 30 天死亡率,对照组为 9.7%以及 GIK 组为 10%)[100,101]。此外,院前给予 GIK 并未改善 ACS 患者中 MI 进展这一主要终

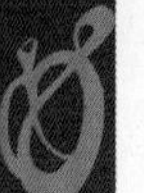

点[102]。因此,在给予其他有效治疗(再灌注、阿司匹林、ACE 抑制剂)的现代 STEMI 管理中,常规给予 GIK 输注似乎没有获益。

其他药物

已研究了多种辅助药物治疗来预防梗死区的炎性损伤,但尚未显示临床获益。例如,一种针对补体 C5 成分的单克隆抗体培克珠单抗对接受纤维蛋白溶解剂或 PCI 治疗的 STEMI 患者中梗死面积或接受直接 PCI 治疗患者中的死亡率无影响[103]。抗炎药 losmapimod 是一种 p38 丝裂原活化蛋白激酶(mitogen-activated protein kinase,MAPK)抑制剂,其可减少 ACS 中的细胞因子扩增,但并未降低 3 503 例急性 MI 患者中 CV 死亡、MI 或重度复发性缺血的短期风险[104]。类似地,darapladib 是一种脂蛋白相关磷脂酶 A_2 酶的口服选择性抑制剂,但在 SOLID-TIMI 52(将 darapladib 用于稳定斑块)试验中,并未改变 13 026 例急性 MI 患者中 CV 死亡、MI 或卒中的复合终点[105]。

血流动力学异常

血流动力学评价

无并发症的 STEMI 患者不需要做有创血流动力学监测,而可用临床方法评估循环状态。STEMI 患者常用的临床评估方法包括监测心率和心律,应用袖带血压计反复测定体循环动脉压,多次听诊肺部是否存在肺淤血,测定尿量,检查皮肤以判断灌注情况,监测低氧血症。

对有心力衰竭临床症状和体征的 STEMI 患者而言,评估血流动力学异常的程度非常重要。中心静脉压(central venous pressure,CVP)实际上反映了右心(并非左心)的功能。明显左心衰竭的患者,右心室功能(体循环静脉压)可以正常或接近正常。反之,因右心室梗死而出现右心衰竭的患者,尽管左心室功能正常,但可表现为右心房压和 CVP 升高。右心房压和 CVP 测值减低提示低血容量,而右心房压增高反映右心衰竭,通常继发于左心衰竭、肺动脉高压、右心室梗死或较少数为三尖瓣反流或心脏压塞。

在某些 STEMI 并发症患者,有创血流动力学监测非常有必要,包括体循环动脉插管,肺动脉导管检测肺动脉压、肺毛细血管楔压(PCWP)、右心房压及心输出量。对低血压患者,应考虑使用 Foley 导尿管持续测定尿量。

肺动脉压监测

在危重症患者中,通过临床评估来精确判断血流动力学状态,可能非常困难。应用肺动脉导管对于治疗来说具有重要价值。在为 STEMI 患者行肺动脉插管之前,临床医生需要权衡利弊,确信获益超过潜在的风险。肺动脉导管的严重并发症少见但仍可发生,包括败血症、肺梗死、肺动脉破裂。缩短导管留置时间和严格无菌操作可减少风险;应用含抗菌药物的导管也可减少相关的血流感染。

近年来,越来越多非 STEMI 积累的证据表明,常规有创血流动力学监测并不改善预后。ESCAPE 临床研究将 433 例心力衰竭不伴休克的患者随机分为两组,一组予以肺动脉导管监测,另一组予以无创标准治疗。结果证实,两组的 6 个月死亡率或再住院率无明显差异,肺动脉导管增加不良事件发生率(21.9% vs 11.5%;$P=0.04$)[94]。一项基于 13 个肺动脉导管随机对照试验[包括 5 051 例术后因严重心力衰竭、急性呼吸窘迫综合征(acute respiratory distress syndrome,ARDS)、脓毒血症而入住 ICU 的患者]的 meta 分析显示,死亡率无差异。根据这些有限的数据资料及专家共识,肺动脉导管测定仅被推荐用于一部分患者,包括:疑似心源性休克及需逐步增加血管加压药治疗或机械循环辅助装置患者;临床表现失代偿但充盈压、灌注、血管张力的评估还模棱两可的患者(协助判断休克的类型);即使无创优化治疗,但症状进行性加重或依赖正性肌力药物的患者(表 59.7)。STEMI 时,肺动脉导管用于以诊断和处理机械性(或疑似)并发症(例如,严重二尖瓣反流或室间隔破裂或右心室梗死)为目的,也是合理的[94,106]。目前也有无创测定心输出量(例如,脉搏波形状分析和胸腔电生物阻抗)[107]。

表 59.7 STEMI 患者血流动力学监测的指征

治疗急性心肌梗死并发症
休克临床血流动力学评估未明(如充盈压,血管张力)
室间隔破裂还是急性主动脉瓣反流
右/左心室功能衰竭所致重症心源性休克,需要血管加压药、正性肌力药物或机械循环支持
顽固性室性心动过速
难以鉴别重症肺部疾病或左心室心力衰竭
判断心脏压塞

数据引自 Gore JM,Zwernet PL. Hemodynamic monitoring of acute myocardial infarction. In Francis GS,Alpert JS,editors. Modern Coronary Care. Boston:Little,Brown;1990,p138;and Yancy CW et al. 2013 ACCF/AHA guideline for the management of heart failure:a report of the American College of Cardiology Foundation/American Heart Association Task Force on Practice Guideline. Circulation 2013;128(16):e240-327.

血流动力学异常

1976 年,Swan 和 Forrester 及其同事对一大组急性心肌梗死患者测定了心排出量和 PCWP,确定 4 个主要的血流动力学异常类型(表 59.8):①体循环灌注正常和无肺淤血(心排出量正常,PCWP 正常);②灌注正常伴肺淤血(心排出量正常,PCWP 升高);③灌注减少但无肺淤血(心排出量降低,PCWP 正常);④灌注减少和肺淤血(心排出量降低,PCWP 升高)。这些类型与早年 Killip 和 Kimball 提出的临床分型有重叠,但很有用(见表 59.8)。必须指出,经治疗后病人可以从一个分型进入另一分型,有时甚至可自发改变。

表 59.8 STEMI 患者血流动力学分型

A. 根据临床检查分型		B. 根据创伤性监测结果分型	
分级	定义	分型	定义
Ⅰ	无啰音或第三心音	Ⅰ	血流动力学正常 PCWP<18,CI>2.2
Ⅱ	有啰音,第三心音,颈静脉压升高	Ⅱ	肺淤血 PCWP>18,CI>2.2
Ⅲ	肺水肿	Ⅲ	周围器官灌注不足 PCWP<1.8,CI<2.2
Ⅳ	休克	Ⅳ	肺淤血,周围器官灌注不足 PCWP>18,CI<2.2

CI,心排血指数;PCWP,肺毛细血管楔压。

A,改编自 Killip T,Kimball J. Treatment of myocardial infarction in a coronary care unit:a two-year care unit:a two-year experience with 250 patients. Am JCardiol 1967;20:457;

B,引自 Forrester J et al. Medical therapy of acute myocardial infarction by the application of hemodynamic subsets. N Engl J Med 1976;295:1356.

血流动力学分型

表59.8和表59.9列出的血流动力学分型为治疗提供了合理的依据。血流动力学的治疗目标是维持左心室做功和血压以及保护受损的心肌。由于这些目标有时相互交叉，因此，在采取最佳治疗策略前，需首先了解血流动力学情况，包括临床评估或监测血流动力学的指标。

表59.9 临床常见的血流动力学改变分型

心脏情况	心室腔压力/mmHg				
	RA	RV	PA	PCWP	CI
正常	0~6	25/0~6	25/0~12	6~12	≥2.5
AMI，无LVF	0~6	25/0~6	30/12~18	≤18	≥2.5
AMI，伴LVF	0~6	30~40/0~6	30~40/18~25	>18	>2.0
双心室衰竭	>6	50~60/>6	50~60/25	18~25	>2.0
右心室梗死	12~20	30/12~20	30/12	≤12	<2.0
心脏压塞	12~16	25/12~16	25/12~16	12~16	<2.0
肺栓塞	12~20	50~60/12~20	50~60/12	<12	<2.0

AMI，急性心肌梗死；CI，心排血指数；LVF，左心室衰竭；PA，肺动脉；PCWP，肺毛细血管楔压；RA，右心房；RV，左心室。

数据引自 Gore JM，Zwernet PL. Hemodynamic monitoring of acute myocardial infarction. In Francis GS，Alpert JS，editors. Modern Coronary Care. Boston：Little，Brown：1990，pp 139-64.

入院前低血压

低血压伴心动过缓多反映迷走神经亢进。低血压伴正常或快速心率时，常有相对或绝对血容量不足。STEMI患者起病前或者发病时大量出汗、液体摄入减少或呕吐，均可引起血容量不足。由于STEMI患者心室顺应性降低，因此，即使有效血容量正常，依然存在相对的血容量不足。为了提供适当的前负荷，左心室充盈压需增高至20mmHg。

处理。在没有心力衰竭的情况下，当低血压疑似与迷走神经亢进相关时，患者应处仰卧头低位。若患者同时有窦缓和低血压，则应使用阿托品（0.3~0.6mg静脉注射，每隔3~10分钟重复，直到总量达2mg）。如上述措施都无法纠正低血压，则应予以静脉滴注生理盐水，并监测是否存在心力衰竭的迹象。由于左心室充盈压与平均右心房压相关性较差，因此，应用CVP作为液体治疗的指导，临床价值有限。在入院前阶段，若纠正低血容量和迷走神经亢进后仍存在体循环低血压的表现，应考虑使用正性肌力或血管加压药物。

高动力状态

对心肌梗死但未发生血流动力学异常患者，除一般的支持措施和抗心律失常治疗外，不需要其他治疗。然而，当血流动力学表现为高动力状态，即窦性心律加快、动脉压和心排血指数增高（单独或同时发生），并伴有左心室充盈压正常或偏低，可以考虑使用β阻滞剂。推测，心率加快和血压升高是交感神经系统不恰当激活的结果，可能继发于疼痛或焦虑所诱发的儿茶酚胺释放增多。

左心室衰竭

左心室功能异常是STEMI患者死亡率的最重要的预测因子之一[108-112]（图59.20）。STEMI患者可发生单纯收缩性心功能不全或同时存在收缩性和舒张性心功能异常。左心室舒张性功能异常可引起肺静脉高压和肺淤血。随着心肌损害加重，左心室衰竭的临床表现就更明显。除梗死面积外，糖尿病、高龄也是左心室功能障碍临床症状加重的预测因子[110]。随着血流动力学的严重程度加重，病死率增高[108]。

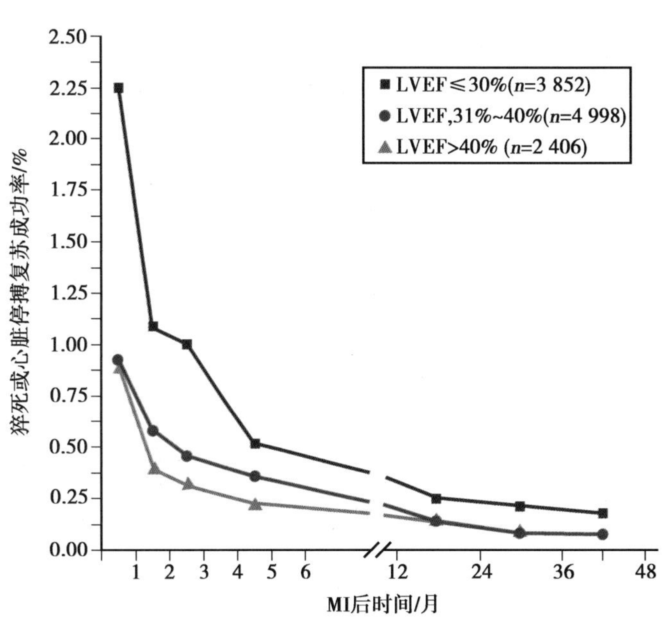

图59.20 心肌梗死（MI）后时间与猝死或心跳停搏复苏成功率。无论左心室射血分数多少，MI后1个月猝死或心跳停搏的发病率最高，并且在12个月降至平台。（数据引自 Zaman S，Kovoor P. Sudden cardiac death early after myocardial infarction：pathogenesis，risk stratification，and primary prevention. Circulation 2014；129（23）：2426-35.）

治疗意义

STEMI患者的血流动力学分类具有治疗意义。前面提到，PCWP减低或正常伴灌注不足的患者常能从补液中获益，因为这些患者通常需在左心室充盈压达到18~24mmHg时才能获得每搏输出量的峰值。然而，左心室充盈压减低并不一定反映左心室损害程度较轻。这些患者有可能存在较低的血容量、右心室心肌梗死伴或不伴重度左心室病变。

除基线测值外，补液使前负荷增加为左心室充盈压与心排血指数的变化关系提供有价值的信息。例如，左心室功能正常而血

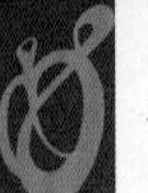

容量不足的患者,补液后心室功能曲线陡直升高(左心室充盈压轻度升高时,心排血指数显著增加)。但是,血容量不足和心室功能减退的患者,补液后心功能曲线逐渐升高或仍保持平坦。对重度左心室衰竭的患者[PCWP>18mmHg,心排血指数<2.5L/(min·m²)]行有创血流动力学监测以指导治疗是必要的。尽管正性肌力药物有效,但不代表其可以作为STEMI患者的最初治疗选择。心力衰竭若出现PCWP升高时,最先开始减轻心室前负荷是非常有效的治疗。之后,如若可能,减轻后负荷。左心衰竭患者中,心律失常可引起血流动力学失代偿,应迅速得到处理。

低氧血症

在STEMI并发心力衰竭患者,同时存在的肺血管充血(某些患者还有肺间质水肿)、肺活量减低和麻醉止痛药引起的呼吸功能抑制,可产生低氧血症。后者损害梗死区周围缺血心肌功能,从而形成恶性循环。然而,在无低氧血症的患者中,氧摄入可能会增加体循环阻力和动脉压,促进冠状动脉血管收缩,加重氧化应激,扩大梗死面积[20]。氧饱和度可通过脉搏血氧仪测得。若血氧检测正常,无需氧疗(详见一般治疗措施)[1]。另外,STEMI伴动脉低氧血症的患者,可先采用面罩吸氧,增加氧吸入量。但如果吸入100%的氧也不能维持患者的血氧饱和度在85%~90%时,则应慎重考虑改用气管内插管和呼气末正压通气(positive end-expiratory pressure,PEEP),以提高动脉血氧分压、改善心肌供氧。PEEP可减少体循环回血流量,降低左心室有效充盈压。这时要降低PEEP的幅度,输注生理盐水以维持左心室充盈压,或调整血管扩张剂(例如,硝酸甘油)的滴速。由于心肌缺血常发生在机械通气恢复至自主呼吸时,所以在停用机械通气的过程中,要密切观察心肌缺血的表现。

利尿剂

在STEMI患者,轻度心力衰竭常对利尿剂常治疗(例如,呋塞米10~40mg静脉注射,必要时隔3~4小时重复)有良好的反应。利尿剂减低PCWP、减轻气急、降低左心室壁张力、减少左心室舒张期末容积、降低心肌需氧量,改善心肌收缩力并增加射血分数、每搏输出量和心排出量。原先增高的左心室充盈压降低后,也能通过减少冠状动脉阻力而增加心肌供氧量。冠状动脉灌注阻力增高是由室壁张力增加而引起。利尿剂也通过减轻肺血管充血而提高动脉血的氧含量。

静脉注射呋塞米后,15分钟内即可降低肺静脉压,并减轻肺血管淤血。这些作用发生在肾排出钠和水之前,说明利尿剂对体循环动脉血管床有直接扩张作用。一般来讲,STEMI患者其左心室充盈压不应低于18mmHg,以维持最佳左心室做功。左心室充盈压过低则进一步减少心排出量,引起动脉低血压。过度利尿也会引起低血钾和低血镁。

降低后负荷

心肌需氧量取决于左心室壁应力,后者与左心室压力峰值、容量和室壁厚度的乘积成比例关系。建议有下列并发症的STEMI患者应用血管扩张剂:①心力衰竭用利尿剂治疗无效;②高血压;③二尖瓣反流;④室间隔缺损。上述情况用血管扩张剂治疗可增加每搏输出量,减少心肌需氧量,从而减轻心肌缺血。用血管扩张剂治疗的患者需监测动脉压,在许多情况下还需要监测PCWP和心排出量。改善心脏做功和能量利用需要以下3个方面的同时作用:①减轻左心室后负荷;②避免体循环动脉压过低,以维持有效的冠状动脉灌注;③避免过度减低左心室充盈压导致的心排出量降低。

STEMI并发二尖瓣反流或室间隔破裂时,血管扩张剂治疗特别有用。这些患者在单用血管扩张剂或与主动脉内气囊反搏合用时,可使血流动力学稳定,允许后续的明确检查,并为患者进行早期外科手术做准备。心肌梗死患者出现并发症后病情不稳定,需要精细调整剂量,最好开始静脉使用短效药物(例如,硝普钠或硝酸甘油)。

硝酸甘油

动物实验显示,与硝普钠相比,硝酸甘油不容易产生"冠状动脉窃血"(即将血流从心肌缺血区转入非缺血区)。硝酸甘油除常规应用外,其对并发左心衰竭的STEMI患者特别有用。硝酸甘油滴注从10~15μg/min开始,每5分钟增加10μg/min,直至预期效果(血流动力学改善或缺血性胸痛解除)或收缩压降到90mmHg以下或降幅大于15mmHg。虽然硝酸甘油和硝普钠都能降低体循环动脉压、体循环血管阻力以及心率与收缩压乘积,但硝酸甘油对静脉容量血管的作用较硝普钠更大,因此更明显降低左心室充盈压。而且,有重度左心衰竭的患者,尽管用硝酸甘油后左心室充盈压降低,心排出量增高。

口服血管扩张剂。口服血管扩张剂治疗慢性心力衰竭已在第25章中讨论。STEMI合并持续性心力衰竭的患者应长期接受肾素-血管紧张素-醛固酮系统抑制剂治疗,包括血管紧张素转化酶抑制剂、血管紧张素受体阻滞剂和醛固酮受体拮抗剂。心肌梗死后并发慢性心力衰竭且射血分数降低的患者,可应用血管紧张素受体和脑啡肽酶抑制剂。然而,沙库巴坦/缬沙坦的临床试验均剔除了新近发生冠脉综合征的患者。通过抑制肾素-血管紧张素-醛固酮系统,降低心室负荷、减轻STEMI后左心室重塑,从而减少心力衰竭发生和死亡风险。

洋地黄(见第25章)。虽然洋地黄增加正常心脏的收缩力和耗氧量,但心力衰竭时,该药物可缩小心脏大小和室壁张力,常导致心肌需氧量减低的净效应。动物实验发现,阻断冠状动脉后即刻,洋地黄不能改善心室做功,但数天后应用洋地黄则产生有益作用。早期不出现有益效应,可能是由于缺血心肌不对洋地黄起反应,或是因为正常心脏的收缩力已经受到血循环中由神经释放的儿茶酚胺的最大刺激。

尽管尚有争议,但STEMI发病后数小时,患者应用洋地黄会增加心律失常,特别当存在低钾血症时。住院期间STEMI患者应用洋地黄通常用于治疗室上性快速性心律失常(例如,心房颤动和心房扑动),或在应用利尿剂、血管扩张剂后仍持续有心力衰竭。

血管活性药物。急性心肌梗死伴心源性休克的患者,除了早期冠状动脉再灌注,维持心输出量、血压、终末器官灌注也很重要。正性肌力和血管加压药物的使用旨在维持终末器官的灌注,以保障正常运作。为达此目的,治疗通常以维持动脉压为目标。一旦复苏及血管加压治疗后血压稳定,可分析治疗方案潜在的病理生理学依据(作为进一步正性肌力或血管加压治疗的依据)。总的来说,由于血管加压及正性肌力治疗可能造成相反的结果(增加心肌氧耗、心律失常),所以这些药物应维持可达目标的最低剂量及最短疗程。

β肾上腺素能激动剂。重度左心室心力衰竭表现为心排血指数显著降低[<2L/(min·m²)]和用利尿剂后PCWP在适当范围(18~24mmHg)或过度升高(>24mmHg)。此时,有指征使用β肾上腺素能激动剂[114]。对于STEMI患者合并心输出量减少、左心室充盈压升高、肺淤血及低血压的患者,可应用多巴胺、去甲肾上腺素和多巴酚丁胺。

多巴胺呈剂量依赖性刺激多巴胺受体、β_1和α_1受体。低剂量时,主要激动多巴胺受体;中等剂量时,β1受体激动,导致心输出量和心率的增加;大剂量时,α_1受体激动占主导,主要表现为血管收缩(表59.10)。尽管在心力衰竭患者中,多巴胺的"肾脏剂量"被认为能改善尿

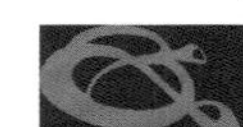

表 59.10 正性肌力药物与血管加压药物：适应证、剂量、受体结合和主要临床副作用

药物	临床指征	剂量	受体结合*				主要副作月
			A1	B1	B2	DA	
儿茶酚胺							
多巴胺	休克（血管舒张型，心源性） 症状性心动过缓，对阿托品或起搏无效	2.0～20（最大 50）μg/（kg・min）	+++	++++	++	+++++	严重的高血压（尤其使用非选择性 β 阻滞剂患者） 室性心律失常 心肌缺血 组织缺血，坏疽（大剂量时或丑织渗出）
多巴酚丁胺	低心输出量（失代偿性心力衰竭，心源性休克，脓毒血症引起的心肌功能异常） 症状性心动过缓，对阿托品或起搏无效	2.0～20（最大 40）μg/（kg・min）	+	+++++	+++	N/A	心动过速 房颤患者室率增快 室性心律失常 心肌缺血 低血压
去甲肾上腺素	休克（血管舒张型，心源性）	0.01～3μg/（kg・min）	+++++	+++	++	N/A	心律不齐 心动过缓 外周缺血 高血压（尤其是使用非选择忙 β 受体阻滞剂的患者）
肾上腺素	心脏停搏 过敏 休克（血管舒张型，心源性）	静滴：0.01～0.10μg/（kg・min） IV：1mg/3～5min（最大 0.2mg/kg） IM：（1∶1 000）：0.1～0.5mg（最大 1mg）	+++++	++++	+++	N/A	室性心律不齐 严重的高血压 心肌缺血
异丙肾上腺素	缓慢性心律失常（特别是尖端扭转性室性心动过速） Brugada 综合征	2～10μg/min	0	+++++	+++++	N/A	室性心律失常 心肌缺血 高血压
去氧肾上腺素	低血压（迷走介导，药物诱发） MAP 升高，伴随主动脉狭窄和低血压 降低 HCM 中 LVOT 压差	IV：0.1～0.5mg/10～15min 静滴：0.4～9.1μg/（kg・min）	+++++	0	0	N/A	反射性心动过缓 高血压（尤其是使用非选择忙 β 受体阻滞剂的患者） 严重的外周和脏器血管收缩 组织坏死伴渗出

续表

药物	临床指征	剂量	受体结合*				主要副作用
			A1	B1	B2	DA	
磷酸二致酶抑制剂							
米力农	低心输出量(失代偿 HF,心肌切开术后)	IV:50μg/kg 超过 10~30min 静滴:0.375~0.75μg/(kg·min) (根据肾功能情况调整剂量)	N/A				室性心律失常 低血压 心肌缺血 尖端扭转型室性心动过速
氨力农	低心输出量(难治性 HF)	IV:0.75mg/kg 超过 2~3min 静滴:5~10μg/(kg·min)	N/A				心律不齐;AV 传导增加(房颤患者室率增快) 低血压 血小板减少症 肝中毒
其他药物							
抗利尿激素	休克(血管舒张型,心源性)	静滴:0.01~0.1U/min(一般固定剂量 0.04U/min) IV:40U	V1 受体(血管平滑肌) V2 受体(肾集合管系统)				心律不齐 高血压 CO 降低(当剂量>0.4U/min) 心肌缺血 严重外周血管收缩导致缺血(尤其皮肤) 内脏血管收缩
左西孟旦	失代偿性 HF	负荷剂量:12~24μg/kg 超过 10min 静滴:0.05~0.2μg/(kg·min)	N/A				心动过缓 AV 传导增加 低血压

A1,α_1 肾上腺素受体;AV,房室的;B1,β_1 肾上腺素受体;B2,β_2 肾上腺素受体;CO,心输出量;DA,多巴胺受体;HCM,肥厚型心肌病;HF,心力衰竭;IM,肌内注射;IV,静脉注射;LVOT,左心室流出道;MAP,平均动脉压;max,最大。

*0,无受体亲和性:+到+++++,最小到最大受体亲和性;N/A,不适用。

数据引自 Overgaard CB,Dzavik V:Inotropes and vasopressor:review of physiology and clinical use in cardiovascular disease. Circulation 2008;118(10);1047-1056.

量且具有肾脏保护功能，但是，该效应在急性心力衰竭合并肾功能异常的患者的随机临床试验中并不显著[115]。尽管多巴胺是血管加压药的重要一员，但其可引起心动过速或快速性心律失常（尤其在低血压患者）。SOAP二期临床试验纳入1 679例休克患者，多巴胺20μg/(kg·min)所致快速性心律失常的发生率较去甲肾上腺素更高（24.1% vs 12.4%）。在心源性休克亚组（280例，17%）中，多巴胺不仅增加心律失常，还增高死亡率（28天：50% vs 40%，$P=0.03$）[116]。

去甲肾上腺素通过周围血管收缩及正性肌力作用，增加心肌耗氧。因此，既往一般禁用于心肌梗死及休克患者（见表59.10）。然而，基于SOAP-Ⅱ研究，除非出现相对心动过缓，去甲肾上腺素的推荐等级要高于多巴胺。

多巴酚丁胺具有与多巴胺类似的正性肌力作用，但正性变时效应略差，血管舒张而非血管收缩效应（见表59.10）[114]。因此，对于经过利尿剂治疗、无低血压、预计增加心肌收缩力及减少后负荷中可获益的心力衰竭患者，多巴酚丁胺治疗可能有效。与所有血管活性药物一样，应用多巴酚丁胺时，需持续心电图及体循环动脉压监测。STEMI并发心源性休克需使用多巴酚丁胺的患者中，一般建议放置肺动脉导管以监测PCWP及心输出量。若出现心动过缓、室上性或室性心动过速或ST段偏移，应予以减少剂量。

肾上腺素是α和β肾上腺素能受体激动剂，可导致心率、心输出量及血管张力增加（见表59.10）。一般认为，肾上腺素是难治性休克的二、三线用药，常用于过敏或心脏停搏患者。尽管根据高级生命支持指南，肾上腺素被推荐用于心脏停搏，研究提示那些在院外心脏停搏后使用肾上腺素的患者具有更高的自主循环复苏率，但是生存率及神经功能基本相似或更差[117,118]。

其他正性肌力药物。米力农为非儿茶酚胺、非糖甙、具有正性肌力作用和血管扩张的磷酸二酯酶抑制剂（见表59.10）[114]。与多巴酚丁胺类似，米力农对心源性休克并未出现明显低血压的患者有益。米力农半衰期较多巴酚丁胺延长（约2.5小时比2分钟，若肾功能正常），更易引起肺血管扩张，心律失常事件相对较少。钙增敏剂（例如，左西孟旦）可能对心血管预后有益，但这些药物的随机试验临床获益的依据仍较少[119]。

血管升压素。血管升压素治疗用于心源性或混合性休克患者的血压稳定。抗利尿激素通过激动体循环血管V1受体，导致动脉平滑肌收缩（见表59.10）。血管升压素或抗利尿激素一般用于难治性血管舒张性休克，尤其是脓毒症休克。然而，抗利尿激素偶尔作为严重心力衰竭患者的非肾上腺素能治疗方法（尤其是混合心源性和血管舒张性休克）。这些都基于一个假设，在严重患者中，内源性抗利尿激素减少。临床试验数据结果抗利尿激素都仅限于在心源性休克中使用。去氧肾上腺素是一种合成的、选择性α_1激动剂，由于具有较强的收缩血管的作用，在心源性休克中较少应用。

心源性休克

心源性休克的特点是肺淤血及继发于心脏衰竭的组织和终末器官的低灌注。低灌注引起组织中氧和营养减低，若加重或持续，可导致多器官功能障碍和死亡。心肌梗死并发心源性休克通常源于左心室功能异常（约80%），其他还有机械性并发症（例如，室间隔缺损，乳头肌破裂）或显著的右心室心肌梗死[108,110]（图59.21）。STEMI并发心源性休克的患者通常为高龄；糖尿病病史、既往心肌梗死病史或心功能衰竭；前壁心肌梗死。在过去，心源性休克在STEMI患者中的发生率占20%。但是，近期大型研究及数据资料提示，心源性休克发生率为5%~8%[120]。当发生休克时，预后很差，住院死亡率为40%~60%，迅速冠脉血运重建能提供获益[108,109]。

病理发现

尸检发现，三分之二以上心源性休克患者有多支冠状动脉狭窄，通常累及左前降支。几乎全部心源性休克患者近期都有主要梗死区供血的冠状动脉内血栓闭塞，左心室心肌质量丧失40%或

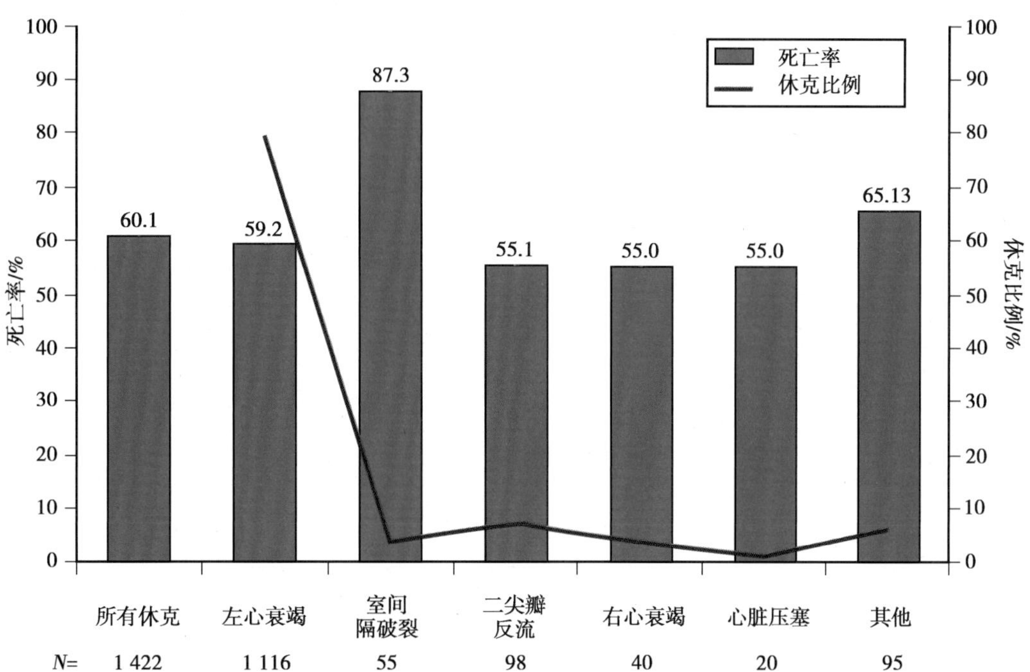

图59.21　急性心肌梗死（AMI）后心源性休克病因死亡率。住院期间AMI后心源性休克致死，将其相关死因进行分类，死亡率如上：左心衰竭，室间隔破裂，急性重度二尖瓣反流，单独的右心衰竭，心脏压塞/破裂，其他（包括之前严重的心脏瓣膜病以及过度的β或钙离子通道阻滞）。患者的各个分类的百分比如图所示。（改编自Hochman JS et al. Cardiogenic shock complicating acute myocardial infarction—etiologies，management and outcome：a report from the SHOCK Trial Registry. Should We Emergently Revascularize Occluded Coronaries for Cardiogenic Shock？J Am Coll Cardiol 2000；36（3 Suppl A）：1063-70.）

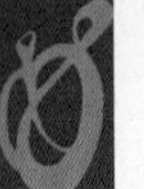

以上。死于心源性休克的患者常有心肌"碎屑状"坏死,即从梗死区中心向边缘的缺血心肌延伸的进行性心肌坏死。该发现通常伴有心脏生物标志物持续升高。这些局灶性坏死并延伸有可能是休克状态本身造成的。梗死早期左心室功能恶化是梗死区膨出的结果,而实际心肌坏死区域并没有扩大。心室收缩期产生的剪力使坏死的心肌束断裂,随之无收缩区的心肌变薄,在收缩期膨出,反过来又加重左心室整体功能恶化。

病理生理

STEMI 患者的休克状态似是病理生理恶性循环的结果,如图 58. 14 所示。

诊断

心源性休克的普遍接受的标准包括:①持续或相对低血压,定义为血压低于 80 或 90mmHg 或平均动脉压降低 30mmHg;②心排血指数低下[无机械或药物支持时,小于 1. 8L/(min · m^2);有支持时 1. 8L/(min · m^2)];③舒张末期压升高(右心室>10 ~ 15mmHg 和/或左心室>18mmHg);④显著终末器官低灌注[108,120],可能表现为精神状态失常、尿排出量减少、急性肾损伤、肢体冷或有花斑、急性肝损伤或乳酸酸中毒。

当存在明显的二尖瓣反流时,根据 PCWP 测定将错误估计左心室舒张期末压,因为左房压(PCWP)压力曲线中高大的 V 波,使平均动脉压高于左心室舒张期末压。为此,在诊断左心室功能减退引起心源性休克前,必须排除二尖瓣反流和其他机械性病变(例如,室间隔缺损、室壁瘤和假性室壁瘤)。任何 STEMI 患者发生循环衰竭时,均应怀疑有机械性并发症。心源性休克患者应立即行血流动力学、血管造影和超声心动图检查。排除机械并发症非常重要,因为这些患者的主要治疗是立即行侵入性治疗和机械循环支持。

内科治疗

对于心室功能异常引起心源性休克,正性肌力和血管加压药可提供药物支持,以维持平均动脉压和增加心输出量。这些药物应尽量给予最低有效剂量。尽管正性肌力药物可改善血流动力学,但并不能显著提高住院期生存率。同样,血管扩张剂可增加心输出量和减低左心室充盈压,但显著降低冠状动脉灌注压,影响心肌灌注,加速恶性循环(见图 58. 14)。然而,血管舒张剂可与机械循环支持(见下一节)和正性肌力药合用,以增加心排出量,同时维持或提高冠状动脉灌注压。

通常,心源性休克患者体循环阻力增高。心源性休克常伴全身炎症反应综合征和血管扩张状态,尤其是长期休克或非常严重低灌注时[108]。当心源性休克患者体循环阻力并没有升高[如<1 800dynes/(s · cm^5)]时,可以考虑使用正性肌力药物和血管舒张剂,以维持平均动脉压和心输出量,维持组织灌注。

机械循环支持

机械循环支持的理论益处如下:①维持终末器官灌注,防止休克进展;②减低心脏灌注压和循环充血,③减少左心室容积、室壁张力、心肌氧耗;④增加冠状动脉灌注;⑤复杂冠状动脉介入时提供循环支持;⑥顿抑或者冬眠心肌修复;⑦减小梗死面积[121](见第 29 章)。至今尚无决定性证据提示,心肌梗死后机械循环支持可改善预后,也缺乏决定性证据来指导装置应用的最佳时机和选择[121]。因此,根据以往的专家共识,建议在早期介入后对仍不稳定的心源性休克患者,早期置入机械循环支持,或者对严重心力衰竭或左心室功能障碍的患者,进行高风险 PCI(例如,多支或无保护的左主干)前,可考虑机械循环支持[121](图 59. 22)。

主动脉内气囊反搏

主动脉内气囊反搏用于治疗 3 类 STEMI 患者:①血流动力学不稳定需要循环支持以行心导管和造影术评估病变,确定是否适合外科手术还是血管成形术;②心源性休克患者用药物治疗无效;③其他治疗无法缓解的难治性缺血性疼痛,或是等待行血管重建以明确病变的患者。在动物实验中,主动脉内气囊反搏可降低前负荷,增加冠状动脉血流,改善心脏做功。不幸的是,在心源性休克患者中这种改善都是暂时的。某些观察性研究和小规模随机试验提示,对主动脉内气囊反搏有反应的患者能有更好的预后。然而,最新的大规模随机试验发现,单独主动脉内气囊反搏无法改变心肌梗死后心源性休克患者的总体生存率[122](图 59. 23)。并且,

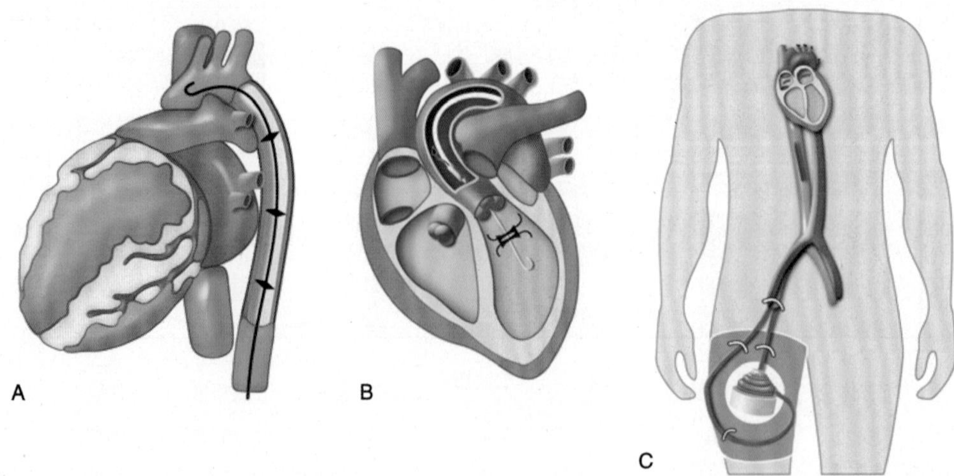

图 59. 22 非手术机械循环支持的几大分类的概要展示举例。A,主动脉内气囊反搏插入降主动脉,在主动脉弓和肾动脉之间。B,Impella Recover(Abiomed, Aachen, Germany)。这个旋转装置经皮从肾动脉置入,经过主动脉瓣,经血流进入左心室,再流出到主动脉。C,TandemHeart(CardiacAssist, Pittsburgh)。一根管子插入到外侧的旋转马达,任意一股动脉则作为流出端。(修订于 Desai NR, Bhatt DL. Evaluating percutaneous support for cardiogenic shock: data shock and sticker shock. Eur Heart J 2009;30:2073.)

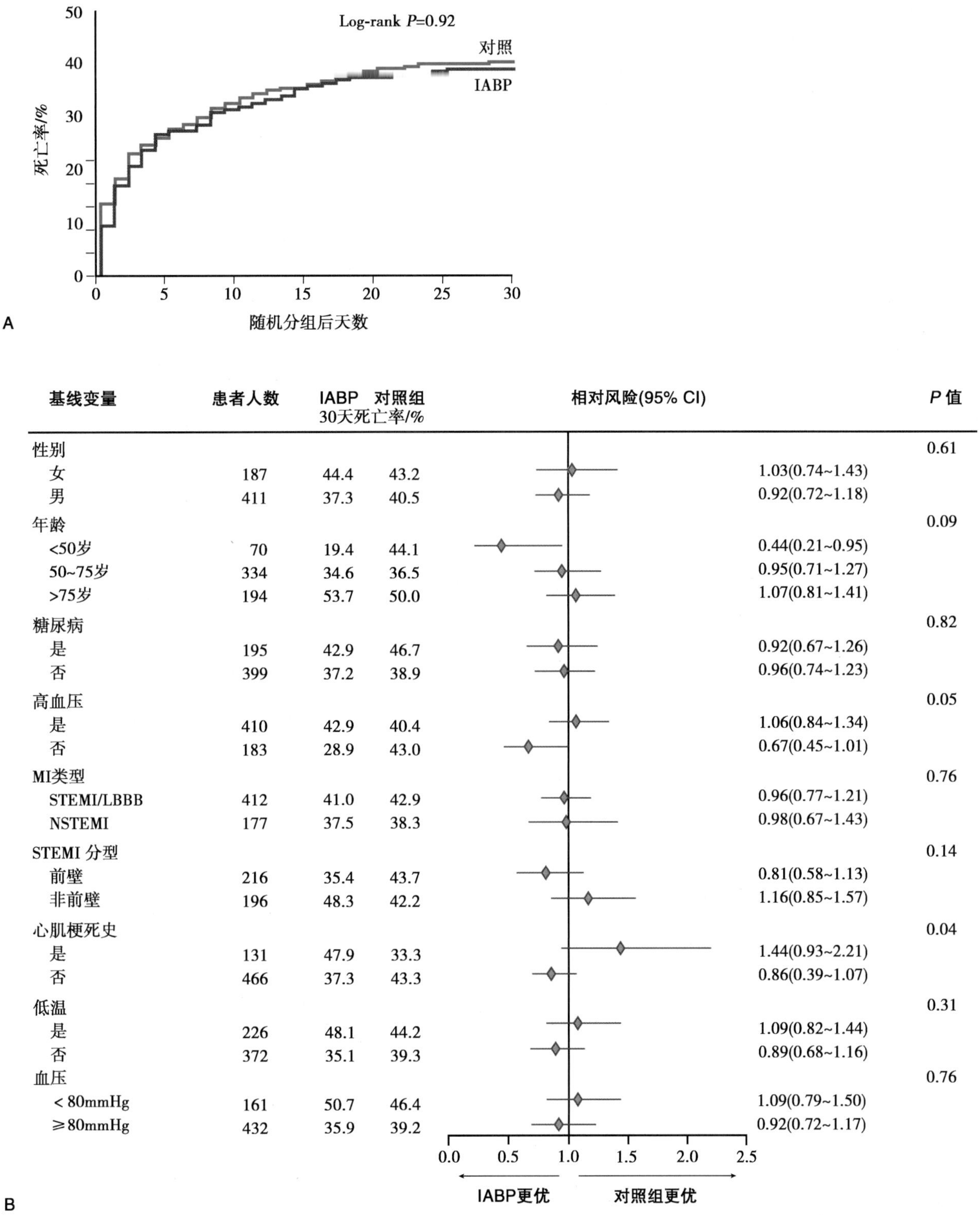

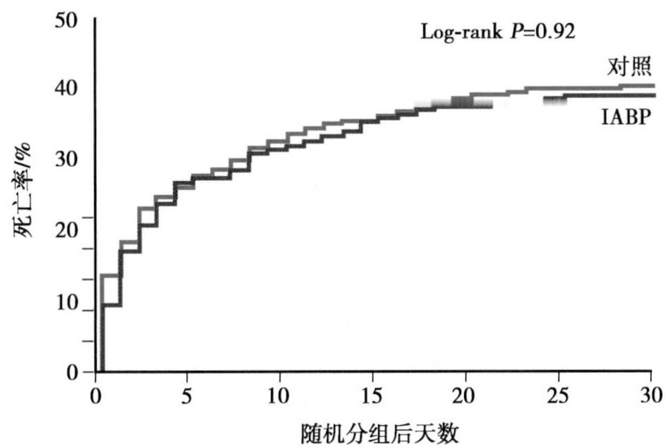

A

基线变量	患者人数	IABP 30天死亡率/%	对照组 30天死亡率/%	相对风险(95% CI)	P值
性别					0.61
女	187	44.4	43.2	1.03(0.74~1.43)	
男	411	37.3	40.5	0.92(0.72~1.18)	
年龄					0.09
<50岁	70	19.4	44.1	0.44(0.21~0.95)	
50~75岁	334	34.6	36.5	0.95(0.71~1.27)	
>75岁	194	53.7	50.0	1.07(0.81~1.41)	
糖尿病					0.82
是	195	42.9	46.7	0.92(0.67~1.26)	
否	399	37.2	38.9	0.96(0.74~1.23)	
高血压					0.05
是	410	42.9	40.4	1.06(0.84~1.34)	
否	183	28.9	43.0	0.67(0.45~1.01)	
MI类型					0.76
STEMI/LBBB	412	41.0	42.9	0.96(0.77~1.21)	
NSTEMI	177	37.5	38.3	0.98(0.67~1.43)	
STEMI 分型					0.14
前壁	216	35.4	43.7	0.81(0.58~1.13)	
非前壁	196	48.3	42.2	1.16(0.85~1.57)	
心肌梗死史					0.04
是	131	47.9	33.3	1.44(0.93~2.21)	
否	466	37.3	43.3	0.86(0.39~1.07)	
低温					0.31
是	226	48.1	44.2	1.09(0.82~1.44)	
否	372	35.1	39.3	0.89(0.68~1.16)	
血压					0.76
<80mmHg	161	50.7	46.4	1.09(0.79~1.50)	
≥80mmHg	432	35.9	39.2	0.92(0.72~1.17)	

0.0 0.5 1.0 1.5 2.0 2.5

IABP更优 ← → 对照组更优

B

图 59.23 一项随机研究不同治疗在 AMI 和休克患者的主要结果，分别是主动脉内气囊反搏置入和标准治疗。A，在 600 个随机分配的患者中，任意的主要终点死亡事件在两个治疗组无明显区别。B，主动脉内气囊反搏在休克中的使用具有显著获益，无论是在哪个亚组检验里。LBBB，左束支阻滞。（引自 Thiele H，Zeymer U，Neumann FJ，et al. Intraaortic balloon support for myocardial infarction with cardiogenic shock. N Engl J Med 2012；367：1287.）

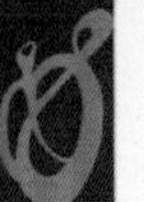

在亚组分析中未见任何临床获益。当心源性休克患者症状无法用现有治疗来稳定时，主动脉内气囊反搏的应用是合理的，可作为恢复和其他进一步治疗的桥梁。

经皮左心室辅助装置

经皮左心室辅助装置可以通过左股静脉置管的形式再经房间隔穿刺通入左心房（见图 59.22）。血流从左心房回到股动脉则通过非搏动的机动形式。该系统可以提供最大 5L/min 的血流。小样本随机试验并没有发现经皮左心室辅助装置相较于主动脉内气囊反搏其死亡率的区别，但是血流动力学的改善优于后者[121]。另一个经皮的选择是将马达装置穿过主动脉瓣，持续将血液从左心室驱动至主动脉，其对心肌梗死患者血流动力学支持优于主动脉内气囊反搏[121,123]。体外膜氧合器是另一种经皮循环支持选择，可以提供双心室支持和氧合。作为临时的机械辅助装置，左心室辅助装置可以用于顿抑或冬眠心肌的恢复或引入其他长期使用装置的桥梁。左心室辅助装置在器官移植或终末（destination）治疗中的应用参见第 28 章。

并发症

机械循环支持的并发症包括瓣膜损伤、远端心肌缺血、股动脉置管远端缺血、血小板减少症、溶血、动脉粥样硬化栓塞、感染、机械故障和抗凝出血。

血运重建

在心源性休克常用的 5 种治疗中（正性肌力/血管加压药、机械循环支持、溶栓、PCI 和 CABG），前两者是临时策略。血运重建能够改善生存率。

SHOCK 试验评估了早期血运重建治疗急性心肌梗死并发心源性休克患者的效果[108]。将左心室衰竭合并休克的 STEMI 患者随机分为急诊血运重建组（152 例），包括 CABG 和血管成形术，以及药物治疗组（150 例）。两组 86%使用了主动脉内气囊反搏。一级终点是 30 天内死亡，二级终点是 6 个月内死亡。30 天时，血运重建组病死率是 46.7%，药物治疗组 30 天病死率是 56.0%，差异无显著性（$P=0.11$）。SHOCK 试验中的亚组分析显示，血管重建对年龄小于 75 岁、有心肌梗死史、起病后 6 小时内随机分入血运再通组的患者特别有益（6 个月时病死率减低）。心源性休克早期行血运重建者其长期生存率显著改善（图 59.24）。随后的观察研究显示，充分选择的老年心肌梗死伴休克的患者，其 PCI 后一年生存率与年轻患者相似[124]。

70%~90%心源性休克和急性心肌梗死患者有多支血管病变。目前，最初血运重建的理想开通范围尚未清除[122]。尽管多个近期的小规模研究证实，在 STEMI 患者中，多支血管或完全血运重建较仅开通犯罪血管，使心血管事件发生率下降，但所有这些研究都排除心源性休克[58-60]（见“基于导管的再灌注策略”）。在一纳入 169 例心搏骤停复苏和心源性休克患者的前瞻性研究中，发现多支血管 PCI 较仅罪犯血管 PCI 死亡率更低[125]（图 59.25）。然而，在一项大型研究 CULPRIT-SHOCK 试验中，纳入 706 例 AMI（STEMI 和 NSTEMI）12 小时内发生心源性休克患者，随机分为仅处理梗死血管或多支血管重建组。发现仅行罪犯血管 PCI 组其 30 天死亡率、严重肾衰竭并导致肾脏替代治疗的发生率更低（RR 0.83；95% CI 0.71~0.96；$P=0.01$）[1,126,126]。同时，罪犯血管 PCI 的死亡率风险更低（$P=0.03$）[126a]。

推荐

我们推荐个体化评估患者，以决定其是否愿意积极治疗、是否适合进一步治疗（例如，年龄、认知状态、合并症）。可行血运重建的休克患者则应处理罪犯血管。直接 PCI 时不建议同时对非罪犯血管行血运重建，以免使预后恶化。对不适合 PCI 及 CABG 的 STEMI 和休克患者，若无禁忌可予以溶栓治疗[1]。主动脉内气囊反搏及左心室辅助装置适用于经过治疗后仍不稳定的难治性休克患者。

右心室梗死

右心室梗死的临床表现可从轻度 RV 功能障碍到心源性休

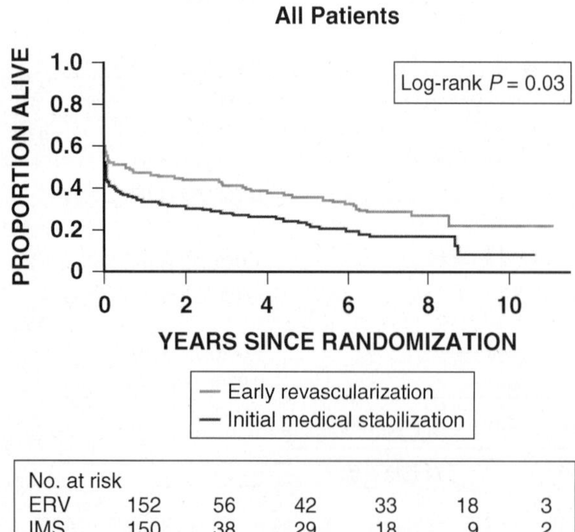

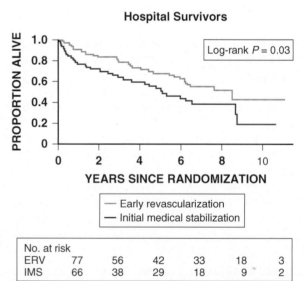

No. at risk						
ERV	152	56	42	33	18	3
IMS	150	38	29	18	9	2

No. at risk						
ERV	77	56	42	33	18	3
IMS	66	38	29	18	9	2

FIGURE 59.24 Impact of revascularization in patients in the SHOCK trial. Among all patients, survival rates in the early revascularization (ERV) and initial medical stabilization (IMS) groups, respectively, were 41.4% and 28.3% at 3 years and 32.8% and 19.6% at 6 years. Among hospital survivors, survival rates in the ERV and IMS groups, respectively were 78.8% and 64.3% at 3 years and 62.4% and 44.4% at 6 years. (From Hochman JS, Sleeper LA, Webb JG, et al. Early revascularization and long-term survival in cardiogenic shock complicating acute myocardial infarction. JAMA 2006;295:2511.)

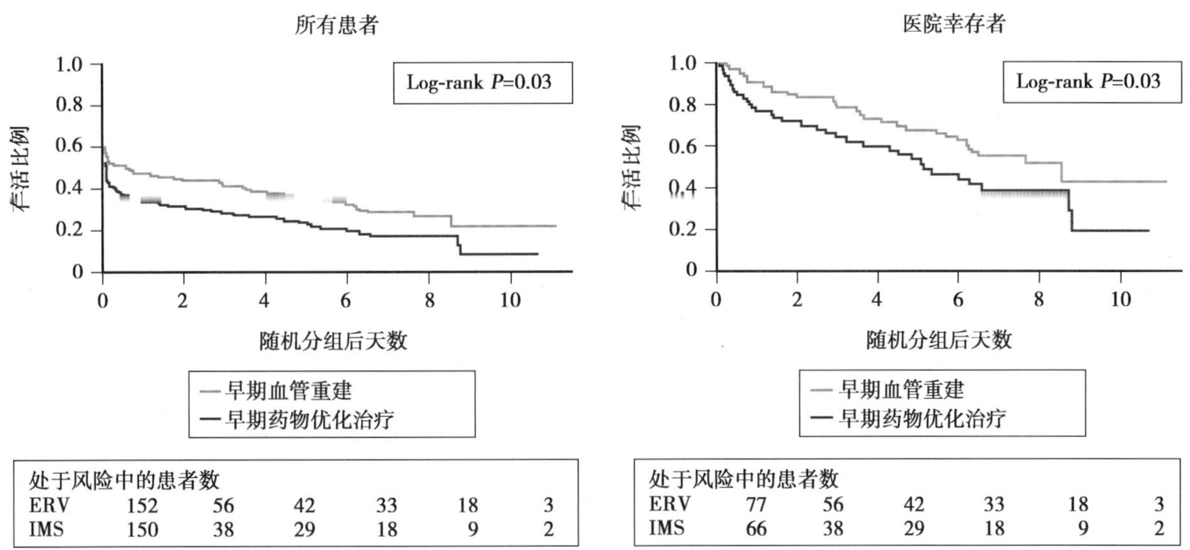

图 59.24 SHOCK 研究中患者血管重建的影响。在所有患者中,早期血管重建(ERV)和早期药物优化治疗(IMS)组生存率进行比较,3 年生存率分别是 41.4%和 28.3%,6 年生存率是 32.8%和 19.6%。在住院生存者中,ERV 和 IMS 组的生存率,3 年生存率是 78.8%和 64.3%,6 年生存率是 62.4%和 44.4%。(引自 Hochman JS,Sleeper LA,Webb JG,et al. Early revascularization and long-term survival in cardiogenic shock complicating acute myocardial infarction. JAMA 2006;295;2511.)

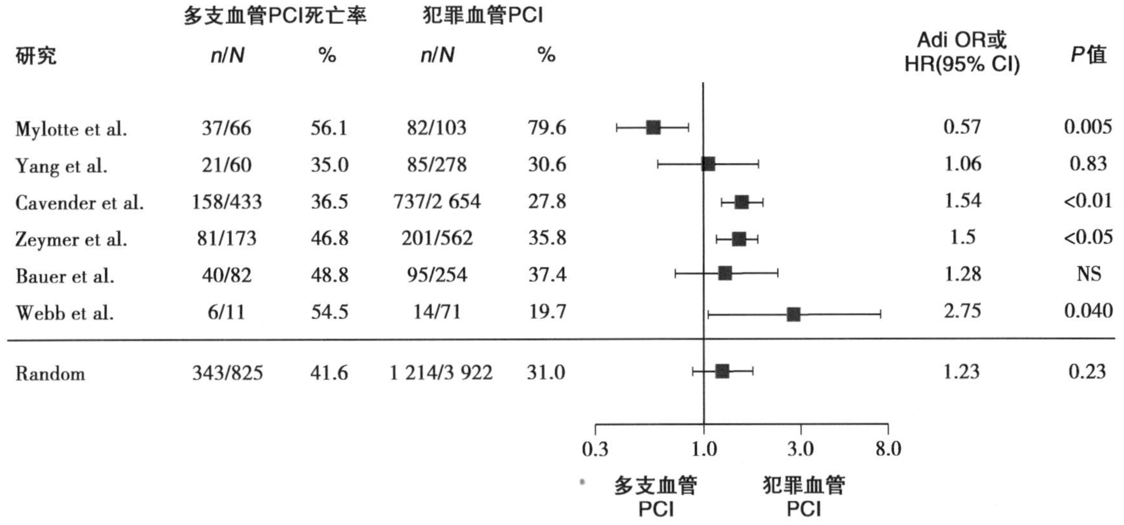

研究	多支血管PCI死亡率 n/N	%	犯罪血管PCI n/N	%	Adi OR或HR(95% CI)	P值
Mylotte et al.	37/66	56.1	82/103	79.6	0.57	0.005
Yang et al.	21/60	35.0	85/278	30.6	1.06	0.83
Cavender et al.	158/433	36.5	737/2 654	27.8	1.54	<0.01
Zeymer et al.	81/173	46.8	201/562	35.8	1.5	<0.05
Bauer et al.	40/82	48.8	95/254	37.4	1.28	NS
Webb et al.	6/11	54.5	14/71	19.7	2.75	0.040
Random	343/825	41.6	1 214/3 922	31.0	1.23	0.23

0.3 1.0 3.0 8.0

多支血管PCI 犯罪血管PCI

图 59.25 在多个心源性休克患者的注册研究中,对比多支血管 PCI 和犯罪血管 PCI 的死亡率。Meta 分析使用了随机效应模型。HR,危害比;NS,不重要;OR,优势比。(引自 Thiele H,Ohman EM,Desch S,et al. Management of cardiogenic shock. Eur Heart J 2015;36:1223-30.)

克。临床明显的 RV 梗死中,约 1/3 伴有左心室下壁梗死,存在特征性心电图和血流动力学表现(图 59.26)。右心充盈压(CVP、右心房和右心室舒张期末压)升高,而左心室充盈压正常或仅稍升高;右心室收缩压和脉压降低,心输出量通常大幅下降。

诊断

很多左心室充盈压正常且心排血指数下降的患者有右心室梗死(伴有左心室下壁梗死)。表面上,血流动力学特征可能与心包疾病患者中所见的相似(见第 83 章),包括右心室充盈压升高;右心房急剧 y 形下降;右心室压力曲线显示早期舒张压下降并出现平台期(与平方根征相似)。而且,右心室梗死患者可能会出现库斯莫尔征(吸气时颈静脉压增加)和奇脉(吸气时收缩压下降>10mmHg)(图 59.26C)。实际上,在下壁 STEMI 时出现的库斯莫尔征可高度预测右心室受累。

在下壁 STEMI 患者中,心电图可提供右心室受累的第一条线索(图 59.26B)。大多数右心室梗死患者 V_4R 导联显示 ST 段抬高(V_4 位置的右心前区导联)[1]。右心室心肌梗死时,任何右心前区导联均可发生短暂性 ST 段抬高,有急性心肌梗死临床特征的患者 V_4R、V_5R 和 V_6R 导联中的任意一个或多个出现 ST 段抬高 0.1mV 或以上,提示右心室梗死的诊断。除了观察有无 V_4R 导联 ST 段弓背向上抬高,临床医生还应该确定 T 波为正向或负向;这些变异有助于辨别右冠状动脉近端还是远端闭塞与左回旋支闭塞(图 59.26B)。右心室梗死引起的 V_1 至 V_4 导联 ST 段抬高可能会与前间壁梗死导致的抬高相混淆,尽管这两种情况的 ST 段抬高定位都在前方,但额面向量可提供重要的线索:右心室梗死时 ST 段定位向右(例如,+120°),而前间壁梗死时定位向左(例如,-30°)。

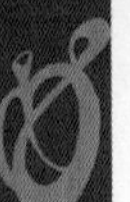

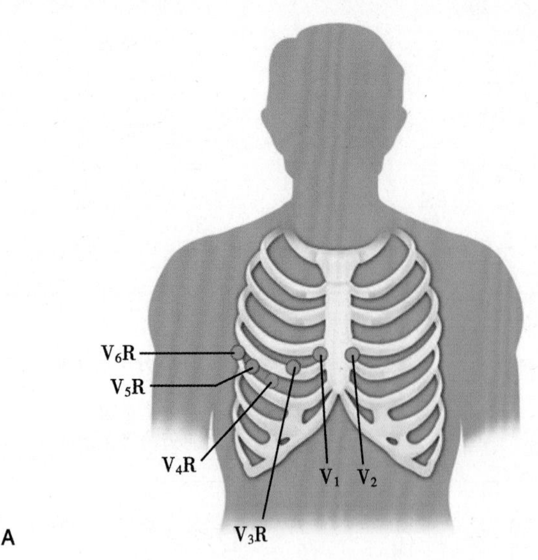

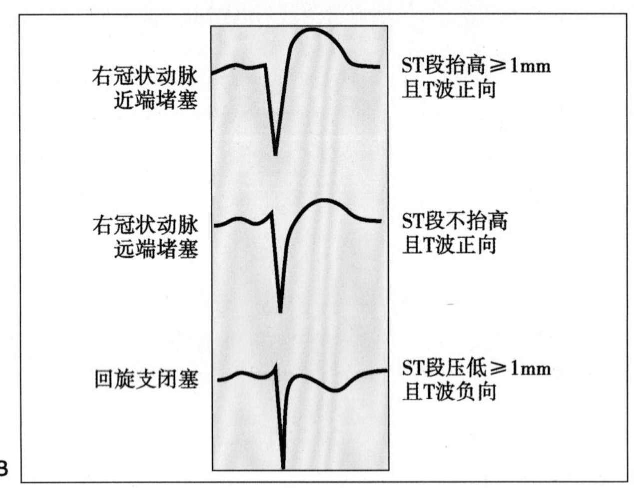

C

临床表现：
休克伴双肺清、JVP升高
库斯莫尔征

血流动力学：
RA压增加
RV追踪显示平方根征

ECG：
右侧导联有ST段抬高

Echo：
RV功能下降

管理：
维持RV前负荷
降低RV后负荷
恢复AV同步
强心支持
再灌注

图 59.26 右心室(RV)梗死：诊断、临床特征与管理。**A**，放置右侧导联进行 RV 梗死的心电图评估。**B**，右侧 ECG 导联(例如，V_4R 导联)可见 ST 段抬高，复极模式因梗死动脉和堵塞的位置而异。**C**，血流动力学明显 RV 梗死的患者有休克，但是双肺清且颈静脉压(JVP)升高。管理目标是维持适当的 RV 前负荷并降低肺动脉压，以减轻右心室的符合。一些病例可能需要强心治疗。Echo，超声心动图；RA，右心房。(改编自 Wellens HJ. The value of the right precordial leads of the electrocardiogram. N Engl J Med 1999;340:381；以及 Antman EM et al. ACC/AHA guidelines for the management of patients with ST-elevation myocardial infarction: a report of the American College of Cardiology/American Heart Association Task Force on Practice Guidelines [Committee to Revise the 1999 Guidelines for the Management of Patients with Acute Myocardial Infarction]. J Am Coll Cardiol 2004;44(3):e1.)

无创性评估

超声心动图有助于鉴别诊断，这是因为与心脏压塞不同，右心室梗死患者很少或没有心包积液。超声心动图显示右心室的室壁运动异常、右心室扩大和射血分数下降[127]。磁共振成像也可辅助鉴别右心室梗死。无论哪种方法描述的右心室功能受损，都与心肌梗死后死亡率增加相关[127,128]。此外，孤立性右心室功能障碍导致的休克死亡风险与左心室功能障碍所致的休克死亡风险一样高。然而，一系列研究显示，右心室梗死时一定程度的心室恢复比左心室梗死时更多见[18]。

治疗

常规用于左心室梗死治疗的药物由于其降低前负荷，因此引起右心室梗死患者明显低血压。具体而言，右心室梗死患者应避免使用硝酸盐、吗啡和利尿剂。在右心室梗死合并低血压患者中，血浆容量扩张可增加右心室前负荷及心输出量。当存在左心室衰竭时，使用动脉血管扩张剂也使血流动力学改善[1]。然而，如果低血压对快速给予 1L 或更多液体没有反应，则应考虑通过肺动脉导管进行血流动力学监测，因为进一步输液可能作用不大，而且有可能产生肺充血。动脉血管扩张剂可降低左心室的流出阻力，进而降低左心室舒张压、左房压和肺(动脉)压，因此可降低右心室的流出阻力并提高 RV 输出量。

右心室梗死常见于下壁左心室梗死的患者。因此，在下壁梗死患者中，小剂量硝酸甘油使动脉低血压(且伴有心输出量减少)，应立即考虑右心室梗死的诊断。在需要起搏的患者中，心室起搏可能无法增加心输出量，此时可能需要 AV 序贯起搏。右冠状动脉的成功再灌注可显著改善右心室机械功能，并降低右心室梗死患者的院内死亡率[18]。三尖瓣置换或修补伴瓣环成形术可治疗右心室梗死引起的重度三尖瓣反流。

心力衰竭的机械原因

STEMI 最凶险的并发症是急性梗死组织的撕裂或破裂(图 59.27)。这些病变的临床特征因破裂部位不同而有明显差异,破裂可累及心室的游离壁、室间隔和乳头肌。尽管由于临床报告和尸检差异很大,难以评估这些并发症的总发生率。但是,随着直接 PCI 的广泛开展,这些并发症的发生率大幅度降低[129]。表 59.11 显示了从不同研究采集的此类并发症的临床特征对比。

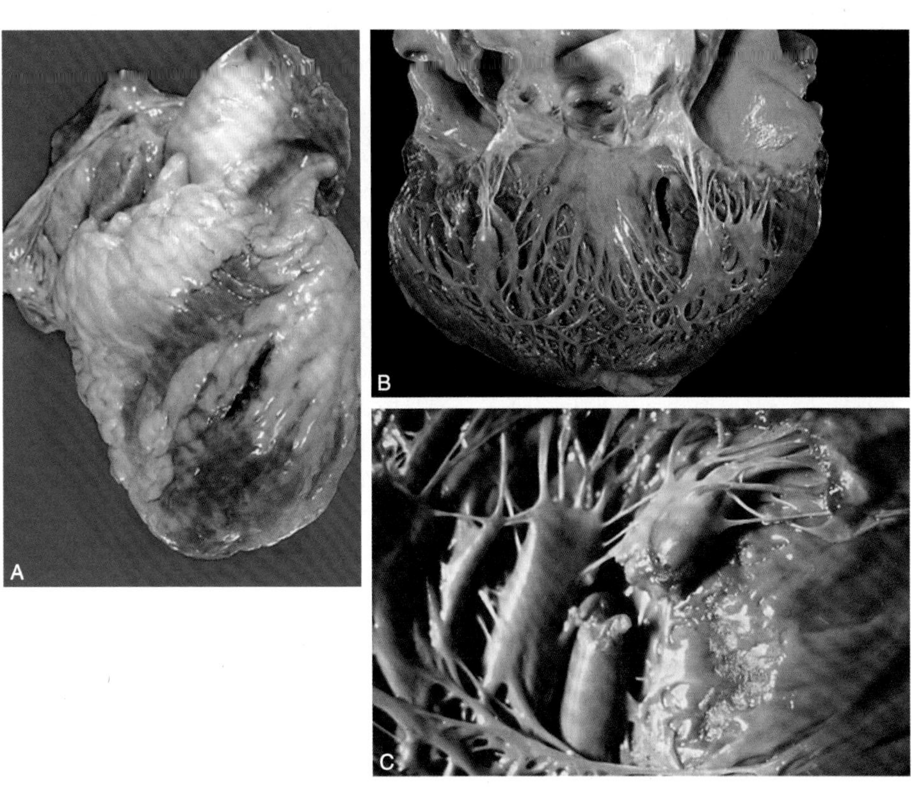

图 59.27　STEMI 并发的心脏破裂综合征。A,急性梗死灶中的前壁心肌破裂。B,室间隔破裂。C,坏死的乳头肌完全破裂。(引自 Schoen FJ:The heart. In Kumar V,Abbas AK,Fausto N,editors. Robbins & Cotran Pathologic Basis of Disease. 7th ed. Philadelphia:Saunders;2005.)

表 59.11　室间隔破裂、心室游离壁破裂及乳头肌破裂的特征

特征	室间隔破裂	心室游离壁破裂	乳头肌破裂
发生率	不进行再灌注治疗时发生率为 1%~3%,进行溶纤维蛋白原治疗时为 0.2%~0.34%,在心源性休克患者中为 3.9%	约为 1%;溶纤维蛋白原治疗不会降低风险;直接 PCI 似乎可降低风险	约为 1%(后内乳头肌破裂比前外侧乳头肌破裂频发)
时间进程	双峰;24 小时内和 3~5 天;范围 1~14 天	双峰;24 小时内和 3~5 天;范围 1~14 天	双峰;24 小时内和 3~5 天;范围 1~14 天
临床表现	胸痛、气短、低血压	心绞痛性、胸膜炎性或心包性胸痛;晕厥;低血压;烦躁;猝死	突发气短和肺水肿;低血压
体检结果	S_3 可闻及粗糙的全收缩期杂音,伴震颤,S_2 加重,肺水肿,RV 和 LV 衰竭,心源性休克	颈静脉扩张(29%的患者),奇脉(47%),电机械分离,心源性休克	一些病例有柔和杂音,无震颤,有 RV 超负荷的各种体征,重度肺水肿,心源性休克
超声心动图表现	室间隔破裂,彩色血流多普勒超声心动图检查显示左向右分流至室间隔,RV 超负荷模式	在所有病例中均未观察到>5mm 的心包积液;心包内有分层的高声抗回声(血块);直接观察到撕裂;心脏压塞体征	高收缩性 LV,乳头肌或腱索撕裂,连枷状瓣叶,彩色血流多普勒超声心动图可见重度二尖瓣反流
右心导管插入术	从 RA 至 RV 氧饱和度增加,有大的 v 波	心室造影术不敏感,有心脏压塞的典型特征,但是并不一定存在(心腔的舒张压均衡化)	RA 至 RV 氧饱和度不增加,有大的 v 波*,PCWP 非常高

LV,左心室/左心室的;PCI,经皮冠状动脉介入术;RA,右心房;RV,右心室/右心室的

*大的 v 波来自肺毛细血管楔压(PCWP)。

数据引自 Antman EM,Anbe DT,Armstrong PW,et al. ACC/AHA guidelines for the management of patients with ST-elevation myocardial infarction:a report of the American College of Cardiology/American Heart Association Task Force on Practice Guidelines(Committee to Revise the 1999 Guidelines for the Management of Patients with Acute Myocardial Infarction). Circulation 2004;110(9):e82.

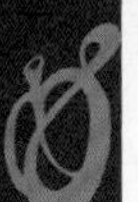

游离壁破裂

破裂的临床过程从灾难性(急性撕裂引起心脏压塞和立即死亡)到亚急性(主要临床线索为恶心、低血压和心前区不适)(见图59.27和表59.11)。撕裂前往往有大面积梗死伴梗死区膨胀,有时伴夹层血肿(常发生于梗死和正常肌肉的交界处)。左心室(特别是前壁或侧壁)破裂较右心室破裂更常见,很少发生于心房。与破裂相关的其他特征包括应用溶栓治疗(高于PCI后)、高龄、女性、高血压、无侧支循环的单支血管疾病以及前壁梗死或首次心肌梗死[129]。游离壁破裂后,死亡率可高达75%~90%。生存率取决于对该并发症的识别,最重要的是取决于迅速外科修复[1]。

假性动脉瘤

当机化的血栓和血肿与心包一起封盖了左心室破裂从而防止心包积血的发生时,可发生心脏不完全破裂(见图59.8)。随着时间推移,该机化血栓和心包区域会变成假性动脉瘤(假动脉瘤),维持与左心室腔连通。与真性动脉瘤(壁内常含有心肌成分)不同,假性动脉瘤的壁由机化的血肿和心包组成,无任何心肌成分。假性动脉瘤可变得非常大,甚至可以和真正的心室腔一样大,其通过狭窄的颈部与左心室腔连通。假性动脉瘤经常含有大量陈旧和新的血栓,其表面部分可导致动脉栓塞。假性动脉瘤可与真性动脉瘤完全相同地引流一部分心室搏出量。通常,应用超声心动图、对比剂增强血管造影术、心脏磁共振成像或计算机断层扫描(CT)明确假性动脉瘤的诊断,但有时任何成像技术都难以鉴别真性动脉瘤与假性动脉瘤[68,127]。

诊断

心肌游离壁破裂通常伴随突发深度休克,往往快速进展至心脏压塞导致的无脉性电活动。即时心包穿刺术可确诊。如果患者的状况足够稳定,超声心动图检查能够明确心脏压塞的诊断[127]。

治疗

对血流动力学严重受损的患者,在明确诊断后,应立即行外科切除坏死和破裂的心肌,并行原位重建。当破裂为亚急性且怀疑或存在假性动脉瘤时,由于未治疗病例的破裂风险接近50%,因此,须快速择期手术[68]。

室间隔破裂

与心室游离壁破裂一样,透壁性梗死构成室间隔破裂的基础。穿孔长度范围是1厘米至数厘米(图59.27)。室间隔破裂可以是直接的穿透性开口或较不规则和匐行性。间隔破裂伴前壁梗死的位置倾向于心尖,而下壁梗死与室间隔的基底部穿孔相关,预后较前间隔穿孔为差。

与室间隔破裂风险增加相关的临床特征包括,无侧支形成、年龄大、女性以及慢性肾脏病(见表59.11)。既往心肌缺血可诱发预适应,从而降低透壁性心肌坏死和室间隔破裂的可能性。有高血压、糖尿病、慢性心绞痛证据或既往有MI的患者发生破裂的可能性较小[110]。

室间隔破裂的特征是,胸骨左下缘清晰闻及新的、粗糙、响亮的全收缩期杂音,往往伴有震颤。通常数小时至数天内发生双心室衰竭。间隔缺损也可通过超声心动图和彩色血流多普勒成像发现(图59.28),或通过肺动脉漂浮导管记录左向右分流来证实。STEMI后室间隔破裂的预后差,死亡率达40%~75%[129]。生存的可能性取决于心室功能的损害程度和缺损的大小。由于破裂部位可扩大,因此必须迅速进行修复,即使血流动力学稳定的患者也是如此[1]。室间隔破裂最常用外科修复(图59.29),但也可以考虑经导管封堵,特别当患者无法手术和解剖学适合封堵时[130]。

乳头肌破裂

乳头肌部分或完全破裂是透壁性心肌梗死的一种罕见但通常致死的并发症[131](见图59.21)。完全切断左心室乳头肌不能生存,因患者无法耐受由此产生的大量二尖瓣反流。部分乳头肌(通常为乳头肌的尖部或头部)破裂较为频发,引起重度二尖瓣反流,可能不立即致死(图59.30)。下壁梗死可产生后内乳头肌破裂,该部位由于血供单一,比前外侧乳头肌破裂更频发,后者是由前侧壁心肌梗死所致。与室间隔破裂发生大的梗死灶不同,约半数乳头肌破裂病例发生的梗死灶较小。这些患者可能有中度冠状动脉病变。右心室乳头肌破裂不常见,但可导致大量三尖瓣反流和右心室衰竭。在少数患者中,临床上或尸检时观察到不止一处心脏

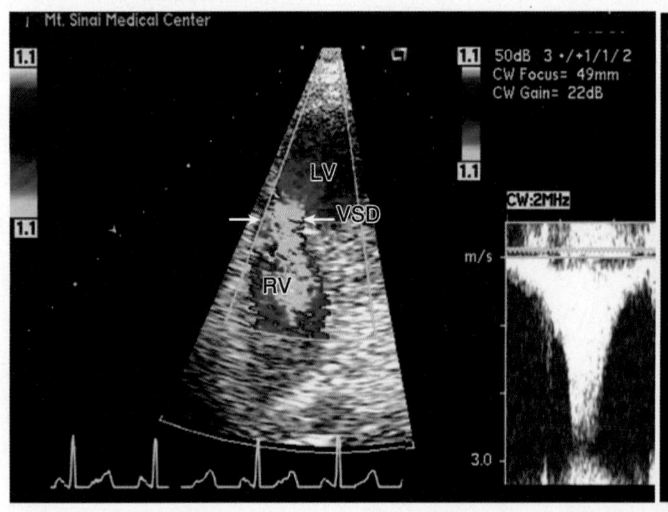

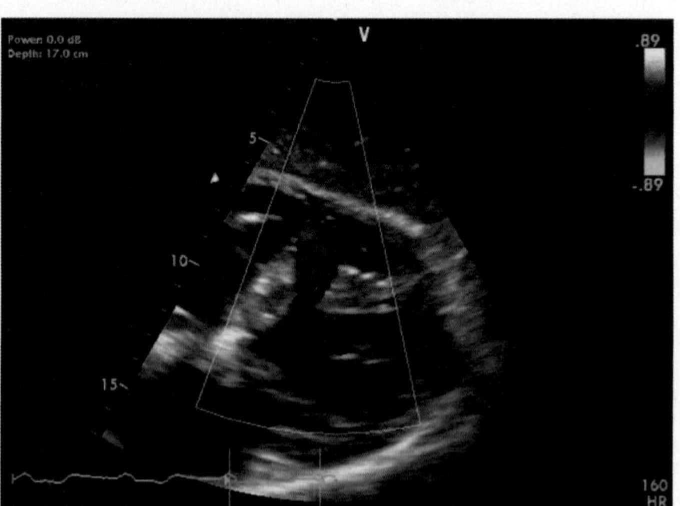

图59.28 STEMI后发生的两处室间隔缺陷(VSD)的超声心动图检查结果。室间隔闭合显湍急的收缩期多普勒彩色血流穿过VSD(白箭),多普勒连续波显示收缩期血流穿过VSD(**左**)。肋下视图显示多普勒彩色血流穿过VSD(**右**)。LV,左心室;RV,右心室。(**左**,引自Kamran M,Attari M,Webber G. Images in cardiovascular medicine. Ventricular septal defect complicating an acute myocardial infarction. Circulation 2005;112:e337;**右**,引自Brigham and Women's Hospital,2013)

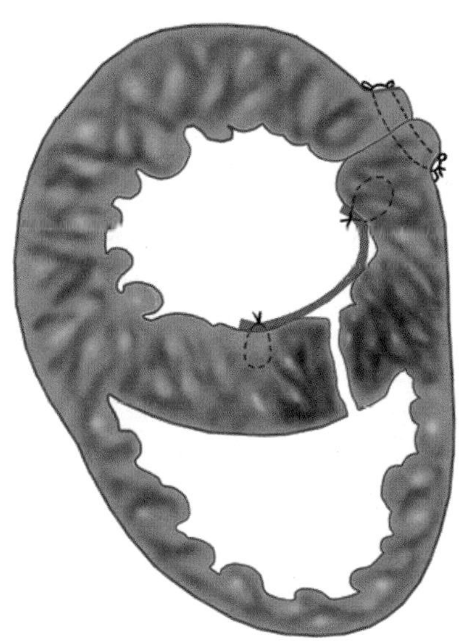

图 59.29　缺血性室间隔缺损的修复。梗死灶往往累及游离壁和室间隔。通过室壁梗死灶的切口进行缺损修复。用假体补片缝合间隔缺损，再用一个补片缝合游离壁的切口。(图片由 Dr. David Adams, Mt. Sinai Hospital, New York 惠赠)

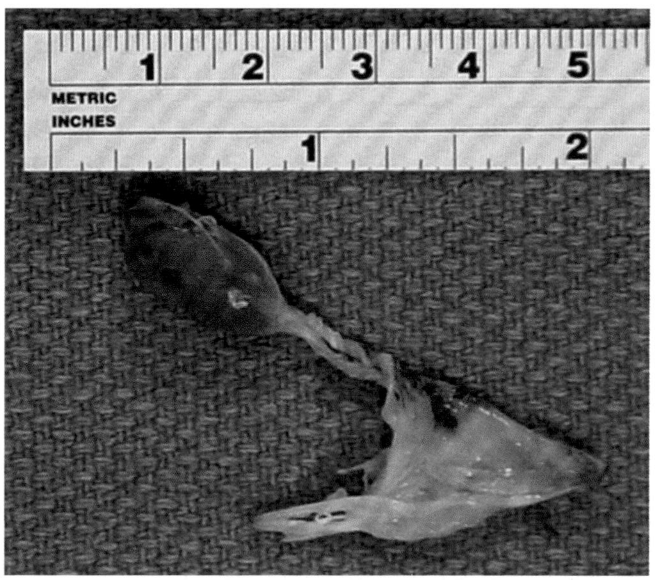

图 59.30　外科标本显示一例 STEMI 后乳头肌部分破裂、行二尖瓣置换术治疗重度二尖瓣反流的患者的乳头肌(左上)、腱索和二尖瓣前叶(右下)。(图片由 Dr. John Byrne, Brigham and Women's Hospital, Boston 惠赠)

结构破裂;左心室游离壁、室间隔和乳头肌破裂可联合并发。

与室间隔破裂一样，乳头肌破裂患者也表现心力衰竭进行性加重。这些患者还可能有全收缩期杂音，但是由于左房和左心室之间的压力迅速均衡，因此有剧烈急性二尖瓣反流的患者，其杂音不明显或无杂音[131]。在心室破裂或乳头肌破裂，随着动脉压下降，杂音都可以变得柔和或消失。超声心动图可快速识别继发于乳头肌部分或完全破裂的二尖瓣反流，并将之与其他伴随 STEMI 发生、严重程度通常较轻的二尖瓣反流类型区别开来。在 STEMI 时，彩色多普勒成像特别有助于区分急性二尖瓣反流和室间隔缺损(见表 59.11)[1]。然而，在偏心性、反流束直径较狭窄的病例，随着压力的快速均衡，经胸超声心动图检查难以诊断急性重度二尖瓣反流;因此，当高度怀疑急性重度二尖瓣反流时，应使用经食管超声心动图检查，这是因为其诊断准确性较大。

室间隔破裂和二尖瓣反流的鉴别

在突发响亮的收缩期杂音的 STEMI 患者中，根据临床可能难以区分急性二尖瓣反流和室间隔破裂。通过彩色多普勒超声心动图检查最容易进行鉴别。此外，右心导管检查易于区分这两种并发症。室间隔破裂时，与右心房相比，右心室和肺动脉血液样本中的氧饱和度(SaO_2)逐渐升高。急性二尖瓣反流患者则没有这种逐渐增加的现象;其 PCWP 和肺动脉压曲线可能显示高 c-v 波。

处理

一旦识别 STEMI 的主要机械性并发症，我们推荐开始对大多数患者进行有创监测。右心室和左心室充盈压(右心房压和 PCWP)可指导补液或利尿药的使用，而测量心输出量和平均动脉压可计算外周血管阻力，用以指导血管扩张剂治疗。对于急性二尖瓣反流和室间隔缺损的患者，除非收缩压低于 90mmHg，一旦可进行血流动力学监测，应尽快开始血管扩张剂治疗，通常用硝酸甘油或硝普钠。可能还需要用强心药来支持适当的心输出量。这些干预对稳定患者的状况、以备进一步诊断和修复极其重要。如果药物治疗无法耐受或不能获得血流动力学稳定性，应迅速开始主动脉内气囊反搏。对于大多数 STEMI 急性机械性并发症患者，应考虑将主动脉内气囊反搏作为最终外科修复手术的过渡。

当识别出并处理外科可纠正机械性病变(例如，室间隔缺损、乳头肌破裂)时，手术干预对于 STEMI 和循环衰竭患者最成功(图 59.31)。在大多数病例中，对于同意接受积极处理策略且要求药

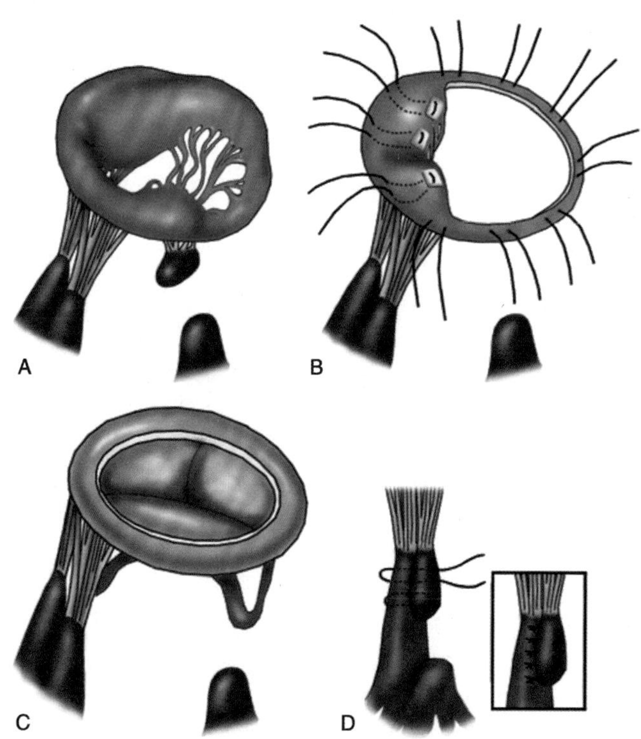

图 59.31　乳头肌破裂导致的二尖瓣反流(MR)的外科管理。A，由于瓣叶和交界区脱垂，急性乳头肌破裂导致重度 MR。通常必须进行二尖瓣置换术。B，进行二尖瓣清创术，保留未破裂交界区和瓣叶部分，以保持环状乳头肌的部分连续性。C，然后行二尖瓣置换术。D，偶尔可通过将乳头肌头部移动至非破裂部分，行二尖瓣修复。(图片由 Dr. David Adams, Mt. Sinai Hospital, New York 惠赠)

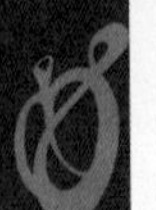

物和机械(反搏)支持的可纠正病变的患者,不应延迟外科治疗[1]。如果外科治疗延迟,这些患者通常会发生严重的并发症——感染、成人呼吸窘迫综合征、梗死灶扩大或肾衰竭。早期外科治疗、休克持续时间短以及右心室和左心室损害程度轻可预测外科生存率[1]。在血流动力学维持稳定的患者亚组中,手术可推迟2~4周,有助于梗死灶部分痊愈。外科治疗最佳时机的复杂决策,要求多学科"心脏"团队整合机械并发症的临床过程及解剖学多个方面。这些情况还要求认真考虑患者的治疗目标,以确保对患者意愿和价值的尊重,尤其是在高度无效的情况下(见第31章)。

对不能立即行外科纠正手术的患者,有时可行暂时导管室间隔缺损封堵,以便在梗死区愈合后行彻底修复[1,130]。最初的缺损封堵常常是不完全的,且封堵器血栓形成和内皮化需要一定的时间,因此大多数血液定力学明显的机械并发症患者,外科处理仍是最佳的选择[1,130]。

心律失常

心律失常可使STEMI患者的病程复杂化(表59.12)。在患者住院甚至在被监测之前,就会发生多种严重的心律失常。很多在医院接受治疗的STEMI患者还会发生一些心脏节律异常。这些心律失常可包括心动过速和心动过缓发作,两者均可引起血流动力学后果(也见本书的第五篇)。

表59.12 急性心肌梗死期间的心律失常和管理

分类	心律失常	治疗目的	治疗选择
1. 心电不稳定性	室性期前收缩	矫正电解质缺失和使交感紧张最小化	钾和镁溶液,β受体阻滞剂
	室性心动过速	预防心室颤动、恢复血流动力学稳定性	抗心律失常药、β受体阻滞剂;心脏复律/除颤;血运重建
	心房颤动	紧急恢复窦性节律	除颤;胺碘酮;利多卡因;血运重建
	加速性室性自主心律	观察,除非血流动力学功能受损	增加窦性心律(阿托品,心房起搏);抗心律失常药
	非阵发性房室交界性心动过速	寻找诱因(例如,洋地黄中毒);只有在血流动力学功能受损时才抑制心律失常	心房超速起搏;抗心律失常药;如果存在洋地黄中毒,心脏复律相对禁忌
2. 泵衰竭,过度交感神经刺激	窦性心动过速	减慢心率以减少心肌对氧的需求	解热药;镇痛药;考虑β受体阻滞剂,除非有心力衰竭
	心房颤动和/或心房扑动	减慢心室率;恢复窦性节律	维拉帕米、洋地黄强心苷;胺碘酮;治疗心力衰竭;心脏复律
	阵发性室上性心动过速	减慢心室率;恢复窦性节律	刺激迷走神经;维拉帕米、强心苷、β受体阻滞剂;心脏复律
3. 缓慢性心律失常,传导紊乱	窦性心动过缓	只有在血流动力学功能受损时才加速心率	阿托品;心房起搏
	交界性逸搏心律	只有在心房"强力收缩"导致血流动力学受损时才加速窦性心律	阿托品;心房起搏
	房室传导阻滞,室内传导阻滞		置入起搏器

改编自 Antman EM, Rutherford JD, editors. Coronary Care Medicine: a Practical Approach. Boston: Martinus Nijhoff; 1986, p 78.

血流动力学结果

左心室功能障碍患者的每搏输出量相对固定,心输出量的变化取决于心率变化。然而,最大心输出量时的心率范围窄:心率较快或较慢可导致输出量减少。因此,在STEMI患者中,所有类型的心动过速和心动过缓均会降低心输出量。由于心率是心肌耗氧量的主要决定因素之一,因此,尽管最佳心输出量要求心率大于100次/min,但更快速的心率会使心肌需氧量升高,对缺血心肌产生不良影响。因此,在STEMI患者中,最佳心率通常较低,范围在60~80次/min。

在评估特定心律失常的血流动力学后果时,需要考虑的第二个因素是心房对心室前负荷的作用丧失。在非STEMI患者中进行的研究显示,心房转运丧失会使输出量减少15%~20%。然而,对任何原因(包括STEMI)导致左心室舒张顺应性下降的患者,心房收缩对左心室充盈的意义更大。在STEMI患者中,心房收缩会使舒张末期容积增加约15%、舒张期末期压增加30%和每搏输出量增加35%。

室性心律失常(见第39章)

室性期前收缩

在阿司匹林、β受体阻滞剂以及再灌注治疗策略等广泛应用于STEMI治疗之前,频发(>5次/min)、多形、早期成对(R-on-T现象)以及反复发作的成对或成串的室性期前收缩被认为可以预警室颤(室颤)的发生。然而,实际上有很多出现过上述预警室性期前收缩的患者并未发生室颤。原发性室颤(见下文)可以在没有上述预警室性期前收缩的患者出现,而且也可以在室性期前收缩被抑制的状态下发生。室颤、室性期前收缩特别是R-on-T现象常发生于STEMI的早期,因为在这个阶段往往存在着心电活动的不均一性。尽管R-on-T现象的室性期前收缩可能在少数患者中诱发室颤,但实际上在STEMI已得到有效治疗的当代,室性期前收缩经常出现,而室颤发生率并不高。因此,在心电监测中捕捉到的心电变化对室颤预测的敏感性和特异性都很低。

治疗

在过去的30年中,心脏重症监护室收治STEMI患者的室颤发生率已经显著降低。因可能增加致命性缓慢心律失常和心脏停搏事件的风险,应用抗心律失常药物预防室性心律失常的策略已不被诊治指南推荐[1]。当STEMI患者出现室性期前收缩时,我们通常采取较为保守的治疗策略。除了β受体阻滞剂,将不再常规应用抗心律失常药物,取而代之的是对可能引起室性期前收缩的心肌缺血和水电解质及酸碱紊乱予以充分治疗[1]。在STEMI初期,室性期前收缩常常伴随着窦性心动过速出现,这可能与交感神经-肾上腺系统的激活有关,β受体阻滞剂往往有效。实际上,早期静脉内给予β受体阻滞剂可有效降低室颤的发生率[132]。

加速性室性自主节律

加速性室性自主节律往往在STEMI的最初两天出现,在前壁和下壁心肌梗死中的发生率相当。大多数发作较为短暂,往往发生于溶栓药物成功再灌注治疗后。因为没有接受再灌注治疗的患者也可以经常出现这种现象,其作为梗死相关血管再通标志的可靠性有所减弱,在直接PCI后它的出现也可能有不同含义[133]。与快室率的室性心动过速不同,加速性室性自主节律通常不影响预后,因此我们通常不常规处理这种心律失常。

室性心动过速和心室纤颤

心肌缺血引起心电活动的不均一性导致的折返现象是冠状动脉闭塞急性期室性心律失常的重要机制[133](图59.32)。再灌注心律失常的细胞电生理机制是包括乳酸盐、钾离子在内的各种离子以及在缺血区域蓄积的其他毒性物质的冲刷。在透壁性心肌梗死和左室功能障碍患者,室性心动过速和心室纤颤可以在STEMI较晚时期出现,这通常与血流动力学恶化有关。

预防

因低钾血症能增加发生室性心动过速的风险,当STEMI患者入院后,低血钾应当被早期识别和处理[134]。尽管低血镁和室性心律失常的关系还不十分肯定,镁缺乏仍可能与室性心律失常有关,因为STEMI患者存在血清检测无法确定的心肌细胞内镁缺乏。前文已经提及,血镁应该补充至1mmol/L左右。因早期使用β受体阻滞剂可以减少室颤的发生,在没有反指征的患者中应当尽早启动β受体阻滞剂治疗[1]。应用利多卡因预防心室纤颤不再被推荐[1]。

治疗

血流动力学不稳定的室性心动过速和心室纤颤需要尽早进行电复律[135]。静脉应用胺碘酮有助于不稳定快速性室性心律失常的转复,并预防难治性室性心律失常的发生。当转复为窦性心律后,应当注意纠正潜在的致心律失常因素,包括低氧血症、低血压、水电解质及酸碱平衡紊乱以及洋地黄中毒等。如果心肌缺血导致

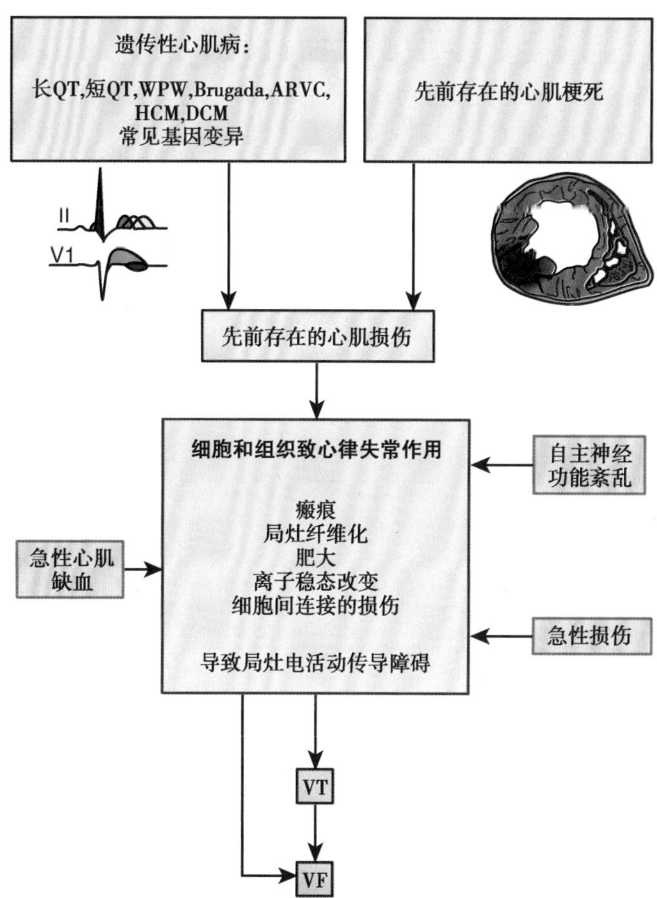

图59.32 急性冠脉综合征中心律失常的驱动因素。先前存在的室性心律失常的基质,先前存在的心肌梗死,心肌病,或遗传易感性,合并急性心肌缺血,自主神经功能紊乱和急性心室劳损等,易产生触发活动和心律失常。ARVC,致心律失常性右室心肌病;DCM,扩张型心肌病;HCM,肥厚型心肌病;VF,心室纤颤;VT,室性心动过速;WPW,WPW预激综合征。(改编自Kirchhof P,Breithardt G,Eckardt L. Primary prevention of sudden cardiac death. Heart 2006;92:1873-8,Copyright BMJ Publishing Group Ltd;and from Basso C,Rizzo S,Thiene G. The metamorphosis of myocardial infarction following coronary recanalization. Cardiovasc Pathol 2010;19:22-8.)

的室性心律失常持续发作,紧急再血管化应当被考虑。进一步的抗心律失常药物治疗包括胺碘酮、利多卡因等已在第36和39章讨论。在成功再血管化治疗一段时间之后,如果患者仍反复持续发作室性心动过速和室颤,我们应当继续使用抗心律失常药物,尤其是胺碘酮,直到安装心脏转律除颤器(implantable cardioverter-defibrillator,ICD)。

预后

在GUSTO-1(应用链激酶和重组纤维蛋白溶酶原激活剂治疗冠状动脉急性闭塞全球协作研究)研究中接受溶栓治疗的患者当中,大约10%发生了室性心动过速和/或心室纤颤。在APEX-AMI研究(Assessment of Pexelizumab in Acute Myocardial Infarction,培克珠单抗治疗急性心肌梗死研究)中,接受经皮冠状动脉介入治疗(PCI)的患者中有5.7%发生了持续性室性心动过速和/或心室纤颤。与早期发生持续性室性心动过速和/或心室纤颤的患者相比,晚期发生这些心律失常的患者死亡率更高。早期或晚期发生持续性室性心动过速和/或心室纤颤的STEMI患者比那些无心律失常

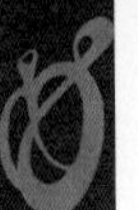

发生者的校正后的 90 天死亡风险增加了 2~6 倍[133]。在 STEMI 较晚期时相(如>48 小时)出现持续性室性心动过速和/或心室纤颤的患者,在出院前应当考虑是否应用 ICD 作为二级预防[1]。当然,接受再灌注治疗之前出现恶性心律失常的患者的情况有所不同,除 β 受体阻滞剂治疗之外的抗心律失常药物不被推荐。射血分数降低的 STEMI 患者是否应用 ICD 作为一级预防需要在后期再重新评估。

缓慢性心律失常(见第 40 和 41 章)

窦性心动过缓

窦性心动过缓通常发生在 STEMI 早期,尤其是下壁心肌梗死和后壁心肌梗死患者。有关 STEMI 的基础和临床研究发现,在 STEMI 早期,迷走神经张力增加导致窦性心动过缓,这可能具有保护作用,因为它会降低了心肌氧耗。因此,存在窦性心动过缓的 STEMI 患者的急性期死亡率与没有这种心律失常的患者相似[1]。

治疗

孤立的窦性心动过缓,如不伴有低血压或室性异位心律,应当以观察为主,可暂不处理。在心肌梗死的最初 4~6 小时内,如果窦性频率非常缓慢(<40~50 次/min),并且伴有低血压,建议静脉注射阿托品(每 3~10 分钟 0.3~0.6mg,总剂量不超过 3mg),使心率提升至 60 次/min 左右。

房室和室内传导阻滞

心肌缺血损伤可造成任何水平的房室或室内传导系统的传导障碍。这些传导障碍可以发生在房室结或希氏束,产生不同程度的房室传导阻滞。主要束支的损伤可产生右或左束支传导阻滞。而左束支前部或后部的损伤,可产生左前或左后分支阻滞。传导异常可以以各种组合行式发生。STEMI 患者近端和远端房室传导障碍的临床特点总结在表 59.13 中。

表 59.13 急性心肌梗死时的房室传导障碍

参数	房室传导阻滞的部位	
	近端	远端
阻滞的部位	房室结内	房室结下
心肌梗死部位	下壁后壁	前壁间隔
供血动脉病变	RCA(90%),LCX(10%)	LAD 的间隔支
发病机制	缺血,坏死,细胞水肿 副交感神经活性过度	缺血,坏死,细胞水肿
房室结阻滞的主要表现形式	一度(PR>0.2 秒),二度Ⅰ型(Mobitz Ⅰ型)	二度Ⅱ型房室传导阻滞(Mobitz Ⅱ型),三度阻滞
三度房室阻滞的常见先兆	一度、二度房室阻滞 Mobitz Ⅰ型	室内传导阻滞 Mobitz Ⅱ型
出现三度房室阻滞后逸搏心律的特点		
部位	近端传导系统(希氏束)	远端传导系统(束支)
QRS 波群宽度	<0.12 秒*	>0.12 秒
心率	45~60 次/min,可有 30 次/min	常<30 次/min
逸搏心律的稳定性	通常心率稳定,停搏少见	心率常不稳定,心室停搏危险中-高度
高度房室传导阻滞持续时间	通常短暂(2~3 天)	通常短暂,但有些房室传导阻滞和室内传导阻滞可持久
相关病死率	低,除非伴有低血压和/或泵功能衰竭或室性心律失常	高,因广泛心肌梗死引起泵功能衰竭
起搏器治疗		
临时性	很少需要,心动过缓伴左心室衰竭、晕厥、心绞痛时可考虑	有前间隔心肌梗死合并急性双支阻滞时应考虑
永久性	几乎从无指征,因传导阻滞时暂时的	有高度房室传导,希氏束-浦氏纤维阻滞,短暂的高度房室传导阻滞伴束支阻滞,是安装指征

LAD,左前降支;LCX,左回旋支;RCA,右冠状动脉。

* 有些研究提出,宽 QRS 性逸搏心律(>0.12 秒)出现于下壁心肌梗死患者的高度房室传导阻滞后,与预后较差有关。

改编自 Antman EM, Rutherford JD, editors. Coronary Care Medicine: A Practical Approach. Boston, Martinus Nijhoff, 1986; and Dreifus LS, et al. Guidelines for implantation of cardiac pacemakers and antiarrhythmia devices. J Am Coll Cardiol 1991;18:1.

一度房室传导阻滞

一度房室传导阻滞一般不需要特殊治疗。β受体阻滞剂和钙通道阻滞剂(二氢吡啶类钙通道阻滞剂除外)延长房室传导,可能会导致一度房室传导阻滞。然而,在STEMI患者停用这些药物有可能增加缺血和缺血性损伤。因此,我们通常的做法是不减少这些药物的剂量,除非PR间期超过0.24秒。仅当发生更高程度的传导阻滞或产生血流动力学障碍时,才考虑停用这些药物。如果传导阻滞是迷走神经张力增高的表现,并且伴随窦性心动过缓和低血压,如前文所述,使用阿托品可能有帮助。持续心电监测对这类患者很重要,因为有可能进展到更高程度的传导阻滞。

二度房室传导阻滞

一度和二度Ⅰ型房室传导阻滞似乎并不影响生存率,通常与右冠状动脉闭塞有关,由房室结缺血导致(见表59.13)。二度Ⅰ型房室传导阻滞患者若心室率超过50次/min,且无室性早搏、心力衰竭以及束支传导阻滞者,通常不需要特殊治疗。然而,如果合并出现这些状况,或者心率低于50次/min,且患者有症状,立即使用阿托品(0.3~0.6mg)进行治疗;在二度Ⅰ型房室传导阻滞的治疗中,很少有机会应用临时起搏系统。

在急性下壁或后壁心肌梗死中,二度Ⅱ型房室传导阻滞通常是暂时性的,常伴有窄QRS的交界性逸搏心律。我们在处理上述心律失常时常较为保守。在急性前壁或侧壁心肌梗死中,二度Ⅱ型房室传导阻滞通常来源于希氏束以下传导系统的损伤(见表59.13),在这种状态下的二度Ⅱ型房室传导阻滞有发展成完全性房室传导阻滞的风险,因此可能需要应用体外或经静脉植入临时起搏系统进行治疗[1]。

完全性(三度)房室传导阻滞

急性前壁梗死或下壁心肌梗死患者均可发生完全性房室传导阻滞,而在下壁心肌梗死患者出现频率更高。急性下壁心肌梗死患者的完全性心传导阻滞通常逐渐出现,常由从一度或二度Ⅰ型房室传导阻滞进展而来[133]。逸搏心律通常较稳定,一般没有心脏停搏,70%的患者为交界性逸搏,频率常超过40次/min,QRS波较窄;较少的患者逸搏心律频率较慢,QRS波较宽。这种完全性房室传导阻滞通常是短暂的,对腺苷和甲黄嘌呤类的拮抗可能敏感,而且数天内大多数患者可自行恢复(见表59.13)。

急性下壁心肌梗死患者常伴有房室结缺血或梗死,继发于房室结动脉的低灌注状态。然而,浦肯野纤维系统通常很少有损伤。与无房室传导阻滞的下壁STEMI患者相比,合并房室传导阻滞的下壁STEMI患者通常有更大的梗死面积和更差的右心室和左心室功能。如前文所述,在这种情况下,窄QRS逸搏节律通常会发生。

急性下壁心肌梗死的完全性房室传导阻滞常为短暂性的,通常不需要起搏治疗。但是如果有心室率缓慢相关的症状,存在室性心律失常或低血压,或出现泵衰竭,则需要起搏治疗;阿托品在这些患者中很少有价值。只有在心肌梗死症状出现后6小时内出现的完全性传导阻滞,阿托品才有可能消除房室传导阻滞或加快逸搏节律的频率。在这种情况下,房室传导阻滞更可能是短暂性的,与迷走神经张力的增加有关。与之不同的是,STEMI较晚时相出现的房室传导阻滞则较为持久,而通常需要心脏起搏治疗。

在一部分急性前壁心肌梗死患者,在梗死后12至24小时内可突然发生三度房室传导阻滞,尽管更多情况下是继发于室内传导阻滞和二度Ⅱ型(非一度或二度Ⅰ型)房室传导阻滞。这些患者通常有不稳定的逸搏节律,有增宽的QRS波,而且心率常低于40次/min;心室停搏可能突然发生。在急性前壁心肌梗死患者中,房室传导阻滞通常是由于广泛的间隔坏死引起的,束支常常受到累及。这些表现为缓慢室性逸搏心律和宽QRS波的患者死亡率很高,这是广泛心肌坏死的结果,常伴随严重的左心室衰竭和休克(见表59.13)。

经静脉临时起搏本身是否能提高急性前壁心肌梗死患者的生存率仍有争议。一些研究人员认为,由于这些前壁心肌梗死患者的预后较差,使用心室起搏纠正完全性房室传导阻滞的临床疗效有限。然而,起搏可以预防心脏停搏,防止短暂性低血压,伴随的风险是梗死面积扩大和诱发恶性室性心动过速。

室内传导阻滞

右束支和左后分支有来自左前降支和右冠状动脉的双重供血,而左前分支则由左前降支的间隔穿透支供血。不是所有在STEMI患者中观察到的传导阻滞都是心肌梗死的并发症,因为有一半患者的第一次心电图记录就已存在传导阻滞,可能是传导系统原已存在的疾病。与无传导障碍的患者相比,有束支传导阻滞的STEMI患者往往心肌损伤标记物的峰值更高,左心室射血分数更低,住院和长期死亡率更高[133,136-138]。在溶栓治疗前的年代,室内传导障碍(希氏束-浦肯野纤维系统的3个分支包括左束支的前后分支和右束支中的一个或多个分支出现传导障碍)在STEMI患者中的发生率为5%~10%。再灌注治疗时代最近的一系列研究表明,STEMI患者中室内传导阻滞的发生率为2%~5%[1]。

孤立的分支阻滞

孤立的左前分区阻滞不太可能进展到完全性房室传导阻滞。这些患者的死亡率有所增加,尽管比他形式传导阻滞患者的死亡率低。左后分支比左前分支大,一般情况下,较大面积的心肌梗死才会出现左后分支阻滞。因此,死亡率也会显著增加。完全性房室传导阻滞并不是孤立分支阻滞的常见并发症。

右束支传导阻滞

孤立的右束支传导阻滞有可能导致房室传导阻滞,因为它通常与前室间隔梗死有关。急性前壁心肌梗死患者中,孤立的右束支阻滞与死亡风险增加有关,即使完全性房室传导阻滞并没有发生,但这似乎只有在伴有充血性心力衰竭时才会发生[136,137]。

双分支传导阻滞(包括左束支传导阻滞)

右束支阻滞与左前或左后分支阻滞的组合,或左前与左后分支阻滞的组合(即左束支传导阻滞),称双分支传导阻滞。如果在传导系统中三分支中的两个发生新的传导阻滞,进展为完全性房室传导阻滞的风险很高。患者死亡率也很高,这是由于广泛的室内阻滞常常与大面积的心肌坏死有关,后者会导致严重的泵衰竭[1]。

与心肌梗死过程中发生的传导障碍相比,先前已存在的束支传导阻滞或分支阻滞较少发展为完全性房室传导阻滞。双分支阻滞合并P-R间期延长(一度房室传导阻滞)时,可能提示三分支传导阻滞,而非房室结病变;其发生完全性房室传导阻滞的风险比没有一度房室传导阻滞的更高。

完全性的束支传导阻滞(左束支或右束支阻滞),右束支阻滞合并左前分支阻滞,以及任何形式的三分支阻滞,在急性前壁心肌梗死的发生率比下后壁心肌梗死高。所有上述类型的传导阻滞在大面积梗死和老年患者中更常见,并且常常伴有其他类型的心律失常。

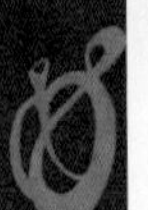

急性心肌梗死患者中起搏器的应用(见第 41 章)

临时起搏

与完全性房室传导阻滞的情况相似,经静脉心室起搏对发生室内传导阻滞的 STEMI 患者的预后没有统计学意义上的改善。然而,由于完全性房室传导阻滞的风险增高,仍推荐对这些患者应用临时起搏。这包括新出现的双分支阻滞和双束支阻滞(如右束支阻滞与左前分支或左后分支阻滞的组合,交替性左、右束支阻滞);合并一度房室传导阻滞增加了这种风险。三分支中的任意一分支新出现孤立的传导阻滞,即使存在 P-R 间期延长;或原先存在的双分支阻滞合并正常的 P-R 间期,这些风险会有所降低;这些患者应密切监测,暂不考虑安装临时起搏器,除非发生更高程度的房室传导阻滞。

心脏停搏

连续记录的心电监测提示明显的心室停搏不能误诊,因为心律实际上可能是细微的心室纤颤。在这种情况下,由于心室纤颤是导致心搏骤停的主要原因,所以初始治疗应包括电除颤,即使无法获得心室纤颤的明确心电图记录。

永久性心脏起搏

永久性心脏起搏器植入的指征评估是复杂的,因为并非所有 STEMI 患者的猝死都是由高度的房室传导阻滞引起的。合并左或右束支阻滞的急性前壁心肌梗死存活者的晚期室颤发生率较高。因此,与房室传导阻滞和结下起搏系统障碍导致的心室停搏相比,心室纤颤是导致晚期猝死的更常见原因。

在 STEMI 患者的整个住院阶段,当完全性房室传导阻滞持续存在,或窦房结功能明显受损,或二度Ⅱ型房室传导阻滞和三度阻滞间歇发生时,永久心脏起搏可能有帮助[139]。当高度房室阻滞伴随新获得的束支阻滞或其他形式的传导系统功能损害时,预防性的永久性起搏也可能是合理的。决定安装永久性心脏起搏器的其他考虑因素包括患者是否是 ICD 的候选者,或者是否合并双心室起搏以改善严重心力衰竭(见第 25 和 39 章)。

室上性快速性心律失常(见第 37 和 38 章)

窦性心动过速

窦性心动过速通常与交感神经活性增强有关,可引起短暂性高血压或低血压。常见的原因是焦虑、持续疼痛、左室衰竭、发热、心包炎、低血容量、肺栓塞,以及使用肾上腺素或多巴胺等增快心率药物;罕见的是患者有心房梗死。窦性心动过速在急性前壁心肌梗死患者中尤其常见,尤其是当伴有明显的左室功能障碍时。对于 STEMI 患者来说,窦性心动过速是不利的,因为它会导致心肌耗氧量增加,因缩短心室舒张期时间而减少冠状动脉灌注,从而加剧心肌缺血和心肌坏死。持续性窦性心动过速可能意味着持续性心力衰竭,在这种情况下,意味着预后不良和死亡率增加。应寻找潜在的病因并采取适当的治疗,如使用止痛剂止痛;利尿剂治疗心力衰竭;使用氧疗;β 受体阻滞剂及硝酸甘油治疗心肌缺血;使用阿司匹林治疗发热或心包炎等。使用 β 受体阻滞剂治疗疼痛、焦虑以及发热引起的窦性心动过速是可行的,然而对泵衰竭引起的窦性心动过速则不合理。

心房扑动和心房颤动

心房扑动和心房颤动(房扑和房颤)在 STEMI 中通常是短暂的,通常是交感神经激活对心房的刺激增加所致,也常发生于左室衰竭、肺动脉栓塞以及心房梗死,可以使这些疾病的血流动力学状态恶化(见表 59.11)。心室率增加,心房对左心室的充盈减少,会导致心输出量显著减少。STEMI 时房颤使死亡率和卒中发生率增加,尤其是在急性前壁梗死患者中[140-143]。然而,由于房颤常见于有广泛心肌梗死的临床和血流动力学表现以及预后不佳的患者,房颤可能是预后不佳的标志,对死亡率增加方面仅有很小的独立贡献作用[141-143]。

治疗

STEMI 患者的房扑和房颤的治疗策略与其他疾病状态下相似(见第 38 章)。如果反复发作房扑和房颤导致持续的低血压、心肌缺血以及心力衰竭,应当考虑复律。在无禁忌证的情况下,患者在 STEMI 发生后应接受 β 受体阻滞剂的治疗;这类药物除了其他的一些有益作用外,还有助于减缓房颤复发时的心室率。当 STEMI 合并心室功能不全时,洋地黄还可能有助于减慢房颤时的心室率。在某些情况下,胺碘酮可能有帮助。反复发作的房颤患者应使用口服抗凝药物治疗,以降低卒中风险,即使在出院时已经恢复为窦性节律,因为没有一种抗心律失常方案可以完全有效地抑制房颤。

其他并发症

反复胸痛不适

对心肌梗死后胸痛不适的评估可能会较为复杂,因为有时会受先前的心电图异常影响,患者对不适的描述也可能会较为模糊,有人可能对短暂的不适极为敏感,也有人可能否认症状的复发。临床医生的关键任务是对再发的心绞痛或梗死和非心肌缺血性的不适进行鉴别,患者的不适可能由心肌梗死扩展、心包炎、肺栓塞和非心脏疾病引起。缺血性原因包括直接 PCI 后再血管化血管的急性再闭塞,边支血管或远端血管的机械性或血栓性的闭塞;非梗死相关血管的非闭塞性狭窄病变或痉挛导致新的心肌缺血。重要的诊断方法包括反复体检,反复阅读心电图,评估对舌下硝酸甘油的反应(非创伤性评估方法可应用于症状仅出现于中度和重度体力活动时的反复心肌缺血患者,将在另处讨论)。

再发心肌缺血和再梗死

与溶栓治疗相比,接受直接 PCI 治疗 STEMI 患者的再发心肌缺血和再梗死的发生率较低。与单独溶栓治疗相比,如果接受溶栓治疗的高危 STEMI 患者在 6 小时内转运行 PCI 治疗,其再发心肌缺血的发生率较低[69]。更有效的抗血小板和抗凝治疗可显著降低 STEMI 患者溶栓治疗后再发缺血事件的发生率[1]。现阶段接受急诊和延迟 PCI 治疗的 STEMI 患者的早期再发心肌缺血事件的发生率小于 5%[4,69]。

诊断

原心肌坏死区扩大或另一个隔开的区域发生再次心肌梗死的诊断是较为困难的,特别是距上次心肌梗死时间还不到 24 小时。尽管诊断标准是确定的[144],但是在初次心肌梗死的基础上识别新的心肌梗死是不容易的,因为心肌损伤标记物在初次心肌梗死发生后仍然是升高的状态。以心电图来区分是初次心肌梗死的正常演变还是再发心肌梗死也是困难的。然而,如果有心电图 ST 段的动态改变,再发心肌梗死还是需要充分考虑的。

心包炎在这类患者中也有可能存在。心包摩擦音和对硝酸甘油缺乏反应有助于识别心包炎，但在实际的临床实践中鉴别诊断是有挑战性的，常常有必要应用诊断性冠脉造影术来排除急性支架内血栓或其他部位冠脉内血栓。在行直接PCI的患者中，主要的预测再梗死的血管造影表现是最终冠状动脉狭窄仍大于30%，PCI后冠状动脉夹层，PCI后冠状动脉内血栓以及使用较长的支架[145,146]。

预后

无论梗死后心绞痛是持续的还是短暂的，它的存在都很重要，因为这类患者的短期发病率较高。如果再发性缺血伴有心电图改变和血流动力学损害，则死亡率增加。再梗死患者通常住院期间并发症（如充血性心力衰竭、房室传导阻滞）发生率增加，早期和长期死亡率增高[145]。

治疗

在除外急性心包炎和其他心肌梗死后并发症之后，再次出现ST段抬高和相应临床症状的患者应当接受急诊冠脉造影术和PCI治疗（见图59.2），当然，如果不能进行PCI，再次溶栓术也可以考虑。对于那些存在再发心肌缺血但是没有ST段抬高的患者，并且没有血流动力学障碍的患者，可尝试通过舌下或静脉应用硝酸甘油来控制症状，静脉应用β受体阻滞剂以减慢心率到60次/min。再发心肌缺血伴有低血压，心力衰竭，或室性心律失常发生时，通常提示需要紧急冠脉造影和血运重建术。

接受溶栓治疗的STEMI高危患者可通过常规转运冠脉造影术和再血管化策略获益（3~24小时；见图52.5）[69]。然而，目前的临床试验显示，对预先溶栓治疗后再尽快PCI（易化PCI）和直接PCI进行比较，并没有发现前者更有效；甚至易化PCI组因出血率过多，反而导致死亡率上升[1]。

最后，随着PCI在STEMI患者治疗中的应用越来越多，临床医生应警惕支架内血栓形成是再发心肌缺血的原因之一。支架内血栓可发生在急性期（支架植入后数小时到数天）或亚急性期（支架植入后数月）（见第62章）。

心包积液和心包炎（见第83章）

心包积液

心包积液通常通过超声心动图检测发现，其发生率随检测技术、标准和经验而异。心包积液在前壁和侧壁心肌梗死、较大面积的梗死、微血管栓塞、左室功能障碍、再灌注不良和充血性心力衰竭时中更为常见[147-149]。大多数发生于STEMI后的心包积液不会引起血流动力学的损害。心肌梗死后心包积液的再吸收速度缓慢，通常需要几个月才能恢复。有心包积液并不代表心包炎存在；虽然它们可能同时发生，但大多数心包积液发生时并没有其他心包炎的证据。当心脏压塞发生时，通常由心室破裂或出血性心包炎引起[150]。

心包炎

心包炎可以产生疼痛，早在STEMI后第1天，晚至8周后。心包炎导致的疼痛可能与梗死后心绞痛或再发心肌梗死引起的胸痛混淆。一个重要的临床特征是心包炎的疼痛可以向任一侧斜方肌脊放射，这对心包炎有特征性诊断意义，很少出现在缺血性胸痛中。并且，心包炎的不适通常在深吸气时加重，但当患者坐起或前倾时可以缓解或减轻。

透壁心肌梗死延伸到心外膜表面，可引起局部心包炎症。急性纤维素性心包炎通常发生在透壁梗死后，但大多数患者没有任何症状。虽然短暂的心包摩擦音在透壁心肌梗死的最初48小时相对常见，但疼痛或心电图改变的发生率要低得多。然而，心包摩擦音的发展似乎与更大的梗死面积和更显著的血流动力学损害相关。

尽管抗凝治疗明显增加了STEMI早期出血性心包炎的风险，但这种并发症在肝素化或溶栓治疗后发生的频率并不高，并未达到在出现心包摩擦音时要禁用抗凝治疗的程度。然而，在心脏超声上发现显著心包积液（≥1cm）通常是停止抗凝的指征。对于那些需要继续或启动抗凝治疗的患者（例如在心导管术中），需要加强对凝血参数的监测，并观察是否合并心脏压塞的临床症状。抗凝治疗导致的心包积血引起的晚期心包缩窄已被报道。

心包疾病引起症状的治疗包括阿司匹林，但通常比心肌梗死后应用的常规剂量高，可能需要每4小时口服650mg。非甾体抗炎药（NSAIDs）和类固醇激素应当避免使用，因为它们可能干扰心肌组织的修复[151]。

Dressler综合征

也被称为心肌梗死后综合征，Dressler综合征通常发生在心肌梗死后1~8周。Dressler在1957年引证的资料是，该综合征在所有心肌梗死患者的发病率为3%~4%，但此后发病率大幅下降。在临床上，Dressler综合征表现为心神不安、发热、心包炎样不适、白细胞增多、红细胞沉降率（erythrocyte sedimentation rate，ESR）升高和心包积液。尸检时，Dressler综合征患者通常表现为局限性纤维素性心包炎，内含多形核白细胞（polymorphonuclear leukocytes，PMN）。这种综合征的病因尚不清楚，尽管对心脏组织自身抗体的检出提示本病涉及免疫性病理过程。每4小时服用650mg阿司匹林可能有效[151]。糖皮质激素和非甾体抗炎药在STEMI发生后4周内尽量避免使用，因为它们可能损害梗死组织修复，导致心室破裂和增加冠状动脉血管阻力。

静脉血栓形成和肺动脉栓塞

几乎所有围心肌梗死期的肺动脉栓子都起源于下肢静脉血栓；更不常见的是，它们来源于覆着在右心室梗死区域的附壁血栓。卧床休息和心力衰竭易导致静脉血栓和随后的肺栓塞（pulmonary embolism，PE），这两种状况在STEMI患者中普遍发生，尤其是大面积梗死患者。当STEMI患者常规延长卧床休息时间时，尸检时发现超过20%的STEMI患者可以检出肺栓塞，大块肺栓塞占心肌梗死死亡人数的10%。在当前的临床实践中，早期起床活动和广泛应用低剂量抗凝药物预防，肺栓塞已经不是STEMI患者死亡的常见原因。当STEMI患者发生肺栓塞时，治疗策略与非心肌梗死患者相似（见第84章）。

左心室室壁瘤

左心室室壁瘤（通常被称为真性室壁瘤）通常是指左心室壁的宽颈反常运动区（以区别于由心室破裂引起的假性室壁瘤）。在STEMI发生后，左心室反向收缩区或无收缩区的发生率远高于真性室壁瘤。真正的左心室室壁瘤可能在所有STEMI患者中发生率不足5%[1]。真性室壁瘤的瘤壁比左心室其余部分更薄，它通常由纤维组织和坏死心肌组成，偶尔混有存活心肌。

发病机制

室壁瘤的形成可能是由于心室内张力拉伸无收缩的梗死心

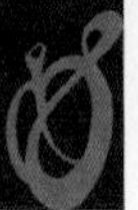

肌，从而导致梗死区膨出，随每次心脏收缩梗死区相对薄弱的坏死心肌和纤维组织隆起。随着时间的推移，室壁瘤的瘤壁成为致密的纤维组织，但仍随每次心脏收缩向外隆起，使左心室每搏输出量部分是无效的。

侧支循环差的左前降支完全闭塞与急性前壁心肌梗死的室壁瘤形成有关。当多支血管病变同时有广泛的侧支循环或左前降支未完全闭塞时，室壁瘤很少发生。室壁瘤在心尖和前壁的发生率大约是下壁和后壁的4倍。其上的心外膜通常与室壁瘤的瘤壁紧密粘连，甚至在数年后部分钙化。真性左心室室壁瘤（与假性室壁瘤相比）很少破裂。

诊断

心肌梗死部位对应的心电图区域存在持续性ST段抬高，通常被认为是室壁瘤形成的表现，显示大面积心肌梗死伴有局部室壁活动异常，但并非意味着一定是室壁瘤。室壁瘤通常通过超声心动图、心脏磁共振（CMR）、心脏CT或心导管检查时的左心室造影来诊断。

预后和治疗

与左室射血分数相当的心肌梗死患者相比，左室室壁瘤会增加死亡率。这些患者的死亡通常是突发性的，可能与室壁瘤相关的室性心动过速发生率增高有关[152]。随着室壁瘤区域心肌收缩力的减弱，心室的其他区域收缩加强作为代偿。然而，对于大的室壁瘤而言，完全性的代偿是困难的。心排血量通常会减少；如果射血分数能够维持，也是以增加心室舒张末期容积来代偿，但是会增加心室壁张力和心肌氧耗。心力衰竭会随之慢慢发生，或者心绞痛会出现或加重。

对STEMI的积极治疗，包括及时再灌注治疗，可能会降低室壁瘤的发生率。外科手术切除室壁瘤通常只有在左心室非室壁瘤部分心肌保持正常收缩做功才会成功。当室壁瘤手术用于治疗恶化的心力衰竭或心绞痛时，手术死亡率相对较低，预期可以改善预后[94]。与单纯CABG相比，对射血分数小于35%的患者同时进行左心室重建术可以减少左室容积，但不能改善症状和运动耐量，也不能减少死亡和心源性住院的复合终点发生率[153]。经导管室壁瘤隔绝术正在研究当中，到目前为止，器械植入通常较为成功，但是否能改善临床预后的数据还比较有限[154,155]。由于存在附壁血栓形成和全身栓塞的风险，推荐对STEMI后存在左室室壁瘤的患者予以长期口服抗凝剂治疗。

左心室血栓和动脉栓塞

心肌梗死急性期的心内膜炎症和相对的血流瘀滞可能提供左心室内能致血栓形成和凝血的表面。然而，在广泛的透壁间隔梗死时，两个心室都可有附于梗死心肌的附壁血栓。在更积极的应用抗血栓策略后，STEMI左心室血栓形成的发生率似乎已从20%左右降至5%，但是成像技术会影响检出率[156]。前瞻性研究表明，在早期心肌梗死（48到72小时内）产生附壁血栓的患者，早期预后较差，死亡率增高是由于大面积心肌梗死的并发症（如休克、再梗死、心脏破裂和室性快速性心律失常），而不是左心室血栓栓子所致。

尽管附壁血栓黏附在梗死心肌心内膜上，但其表面部分可分离并产生体循环动脉栓塞。尽管根据估计的发生率有变异，但大约10%的附壁血栓可导致体循环栓塞[156]。超声心动图检出的提示血栓较易引起体循环栓塞的特征是血栓活动度增加，凸入左室腔内，从多个超声检查切面可看到血栓，血栓位于无收缩心肌和收缩增强心肌的交界处。心脏磁共振能够检出左室血栓，有助于评估栓塞风险。

治疗

以往样本量有限的临床试验数据表明，抗凝（静脉注射肝素或高剂量皮下注射肝素）可使左心室血栓形成减少50%。但由于栓塞事件发生率低，未能显示抗凝治疗能减少体循环栓塞的发生率[156]。溶栓治疗可以降低血栓形成的发生率。然而，由于应用肝素抗血栓治疗和溶栓治疗混在一起，溶栓治疗临床试验的数据难以判断。有关抗凝治疗的各种建议差别很大，溶栓治疗曾导致致死性栓塞。而且，在PCI后常规双联抗血小板治疗的现代，用于指导左心室血栓防治的数据更少。尽管如此，仍建议对有心室附壁血栓的患者应用3~6个月的华法林抗凝治疗。存在前壁和心尖部无收缩和反向收缩情况的STEMI患者可能从一定时期的抗凝治疗中获益[1]。

康复、出院及心肌梗死后护理

STEMI患者自发病至出院诊疗的过渡期至关重要。对于所有STEMI患者，出院后的护理系统可减少再入院率，也可辅助出院后信息协作和循证医学数据的收集[1]（请参见第54章）。

出院的时机

在临床实践中，对患者出院时机的抉择差异较大。STEMI患者更易出现再发心肌缺血或心肌梗死、有血流动力学意义的室颤和严重的心力衰竭。以下因素可增加这类患者死亡的风险：有临床意义的心力衰竭（持续性窦性心动过速和肺淤血）、持续的室性心动过速和室颤，新发的房颤或房扑，室内传导阻滞或心脏传导阻滞、前壁心肌梗死、低运动量下再发伴有ST段变化的心绞痛（见下文，STEMI风险分层）。

积极地通过PCI或溶栓再灌注治疗可在不改变出院后死亡率的基础上减少住院天数[157,158]。对于接受成功灌注治疗的患者中，若存在较少的早期并发症，如室性心律失常、低血压或心力衰竭等，左心室射血分数尚好，预示着发生晚期并发症的概率较低。满足这些条件的患者，则5天内可安全出院。目前，在美国对于接受成功直接PCI的患者，大多可在3天内出院[158]。在住院期间，大部分阻碍患者早期出院的并发症，一般都会在住院3天内发生，这有助于识别那些适合早期出院的患者。几个临床对照试验和很多非临床对照试验均证明合理的选择STEMI后早期出院患者不会增加相关患者出院后发生心血管事件的风险。

在患STEMI后，患者通常很焦虑，想获取更多信息以获得安全感，他们被错误的信息和以往的印象所困扰，会出现否认患病的情况。确诊STEMI后住院治疗为开展心肌梗死后康复治疗提供了很多的机会。对于没有并发症的STEMI患者，确定其出院时间也应当参考其心理状态、必要药品（如β受体阻滞剂、RAAS抑制剂等）剂量的调整和其后续家庭医生或护士处随访的时间等因素。对于已经发生并发症的患者，出院应延至其病情稳定数日，且对治疗药物有很好的应答时。

咨询

出院前，所有患者均应接受关于日常活动量的指导建议。最初，患者日常活动应包括在家走路等活动，但应当避免等长运动例如举重物等。医师应向患者提供新的硝酸甘油片并向他们介绍使用的方法和时机(请参见第61章)。患者也适当了解其正在使用的其他药物。作为心脏康复的一部分,应鼓励患者进行阶梯式的日常活动量计划(请参见第54章)。目前,已经使用了很多种方法。从正式的严格指导原则到提倡适度但避免引起症状的活动的一般建议。此外,在STEMI患者的恢复过程中,经常被忽视的性行为指导也应当包含在患者教育过程中[159]。此外,医师应特别的与患者谈及继续吸烟的危害,并为其戒烟或尼古丁替代疗法提供一定的帮助[1,160]。

部分研究表明行为改变或可改善STEMI患者的预后。STEMI患者在出院后应在医生的监督和足够的患者教育下参加"出院后心脏康复计划"[161]。考虑到STEMI与抑郁症有一定关联,加入心理干预对减轻抑郁症的症状有较大的帮助。因此心理干预可作为心脏康复计划有效的附加内容[162](请参见第54和96章)。

ST段抬高型心肌梗死后的危险分层

STEMI发病后危险分层由发病初始评估、住院期间评估、出院时评估三个阶段组成。独立和动态评估指标包括:人口学资料、心电图动态变化、血清及血浆中心脏生物标志物变化、血流动力学监测数据、各种未侵入性测结果和心导管检查时的发现。这些评估结合院内出现的并发症情况,可为其预后情况的评估提供信息。

发病初始评估。下列人口学指标及既往史可提示STEMI患者预后较差:超过65岁、患糖尿病、既往心绞痛病史、既往心肌梗死病史。特别是合并糖尿病的STEMI患者入院后30天内死亡风险比不合并糖尿病的STEMI患者多40%[163](请参见第51章)。尚存活的STEMI合并糖尿病患者也面临着更复杂的心肌梗死后恢复过程,出现心肌梗死后心绞痛、梗死灶扩大和心力衰竭的可能性更大。这些并发症的高发或与动脉粥样硬化过程增快、高血栓风险和糖尿病相关心力衰竭有关。

此外,作为决定ST段抬高或不抬高急性冠脉综合征患者临床诊治流程的重要因素,12导联心电图可为预后提供重要信息[52]。即便是纠正梗死灶大小对预后的影响,前壁STEMI的患者死亡率仍比下壁STEMI患者死亡率高。右心室心肌梗死合并下壁心肌梗死的患者一般会出现V_4R导联ST段抬高,这类患者较单纯性下壁STEMI且右心室无梗死灶的患者死亡率更高。多导联ST段抬高且抬高总量较大,尤其存在前壁心肌梗死的患者死亡率更高。在STEMI的病程中,出现持续性严重传导阻滞(如二度Ⅱ型房室传导阻滞、三度房室传导阻滞)或出现新发的室内传导阻滞(如双分支、三分支)的患者,其预后较不出现上述异常的患者更差。对于右心室心肌梗死的患者来说,并发高度房室传导阻滞可明显地升高其死亡率[52]。下列心电图特征也提示预后较差:持续的水平或下斜性ST段压低、多导联出现Q波、下壁心肌梗死患者前壁导联出现ST段压低和房性心律失常(特别是房颤)。

目前在心肌梗死发病初始期,已有用于评估患者短期及长期死亡的量表[52]。除了患者年龄、糖尿病史、心肌梗死病史、心力衰竭临床表现以外,量表中还包含低血压、心动过速等指标。

住院期间评估。住院期间STEMI患者死亡的独立影响因素是左心室功能下降的程度。危险分层的因素包括:生命体征(如心率、收缩压等)、心力衰竭表现、休克、心搏骤停、梗死区面积估计。在部分合适患者中行有创性血流动力学监测可评估住院期间发生并发症的概率,也可以早期发现部分重要的异常情况,如有血流动力学意义的二尖瓣反流,可导致远期预后不佳[164](见表59.8)。特别是随心肌梗死后心力衰竭和左室功能异常的发展,患者猝死的风险有所增加[112]。在因STEMI住院期间,复发心肌梗死或新发卒中可增加死亡的风险。

出院时评估

STEMI发病后短期和长期预后与下面3个因素有关:静息左心功能、剩余的潜在缺血心肌和对严重室性心律失常的敏感性。以上最重要的因素是静息左心功能[52](请参见图59.20)。其次重要的是残余存活心肌供血冠脉的堵塞严重程度及心肌血流灌注情况。心肌血流灌注较差可增加心肌梗死复发及出现严重心律失常的发生率。因此,生存率与坏死心肌和尚存心肌的数量有关。第三重要的是严重室性心律失常的倾向性,体现在来自心室的异位电活动和其他提示心脏电活动不稳定的标志,如心律变异性的下降、压力感受器反射异常,或在信号平均化心电图中发现的其他异常[52]。这些因素均提示患者死亡风险增加。

左心室功能评估

左心室射血分数(LVEF)是评价左心室功能的检查中,一项较为容易获取的数据,对风险分层非常有用。然而,静息状态下左心室超声心动图检查不能区分梗死心肌、不可逆损伤、顿抑心肌和冬眠心肌。为了克服这些困难,目前已研发了一些用于评估剩余心肌活力及心脏微血管阻塞程度的技术,包括:运动及药理学负荷下的超声心动图、负荷核素心肌灌注显像、正电子发射断层摄影和钆增强的心脏磁共振[127,165,166]。这些技术可安全地应用于心肌梗死后患者中。目前并无研究证明上述哪种技术更好,因此临床医生可根据所在临床机构的专业程度及设备可及度为患者选择评价心室显像的技术[166]。

心肌缺血的评估

由于STEMI后再次出现心肌梗死将会产生较严重的后果,因此评估患者未来心肌缺血和心肌梗死的风险十分重要。在出院前,对初发STEMI后未行冠脉造影的患者行非侵入性的检查可为医师提供其冠脉缺血的重要信息。同时,非侵入性检查也有利于评估在行冠脉造影时发现冠脉病变但未植入支架的患者是否有存在功能意义上的狭窄(请参见表59.5),对这类患者进行负荷心脏显像可能会非常有益处。

运动试验。运动试验可为精确开具出院后日常运动处方及增强患者出院后进行日常活动的信心提供帮助。若不能进行运动,患者可通过药物负荷的心超或灌注显像来进行评估。以往的临床实践中,STEMI患者行平板运动试验使用亚极量方案,其方式为:患者持续运动,直至出现心绞痛、心电图提示有心肌缺血或已达到目标运动量(大约5个代谢当量)(请参见第13和54章)。对于没有并发症的心肌梗死患者,其出院前行症状限制性运动较为安全。STEMI后活动测试所得的指标可用于评估出院后死亡及再发非致命性心肌梗死的风险,这些检查指标包括:ST段压低的进展和程度、运动过程中心绞痛的进展、运动耐量及收缩压的变化[52]。

心脏电活动不稳定性评估

在STEMI后1~2年内,患者有很大的概率因恶性室性心律失常而出现心源性猝死[52]。STEMI患者心源性猝死风险分级的几个参考指标:QT间期离散度(各导联中QT间期的差别)、室性心律失常(动态心电图监测)、侵入性心电生理监测、信号平均心电图(测量在梗死区域延迟的分隔的传导)、监测心律变异性(R-R间期中的变异性)和压力反射器敏感性(血压与心率变化的相关性曲线的斜率大小)。然而,这些方法在日常诊疗过程中都还未被充分证明有效[52]。

尽管STEMI患者若一项多项无创检测出现异常结果,提示出现心律失常的风险增加,但有一些要点需要重视。若仅考虑单个无创检测结果,其较低的阳性预测值(<30%)限制了使用价值。尽管将多个无创检测的结果合并后可提高筛查的检出率,但目前对于出现心律失常风险增加的治疗提示并没有建立。考虑到广泛使用β受体阻滞剂、血管紧张素转化酶抑制剂、阿司匹林及血运重

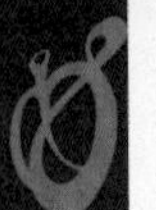

建等手段治疗 STEMI 在生存率方面的获益，以及抗心律失常药物安全性和效价的顾虑，同时植入 ICD 的昂贵金额，在无症状患者无创性检查结果提示心脏电活动异常为治疗提供的参考价值也将大打折扣。对于异常无创性检查结果，医师应等待更多的补充信息后再进行诊疗干预。对于持续性、有血流动力学显著异常的心律失常患者的临床诊疗原则已在第五篇中讨论。

预防性抗心律失常治疗

尽管抗心律失常治疗可以在很多患者中成功控制房性或室性心律失常，但常规预防性使用抗心律失常药物（β 受体阻滞剂除外）并不能改善预后，对于部分抗心律失常药，甚至会增加死亡的风险[1]。在心肌梗死后相关领域最著名的试验是 CAST（Cardiac Arrhythmia Suppression Trial），该试验评估用于治疗室性心律失常的恩卡尼、氟卡尼和莫雷西嗪药物，是否可以减少心脏停搏及死亡的风险。然而，CAST 试验却因试验组死亡率过高而被提前终止。与此相似，SWORD（Survival with Oral D-Sotalol）试验也是因为治疗组死亡率过高而被提起终止。与此相反，CAMIAT（Canadian Amiodarone Myocardial Infraction Trial）的结果显示在近期发生过心肌梗死的患者中，胺碘酮可减少室性期前收缩的次数，同时减少因心律失常而导致的死亡和因心室纤颤而进行的复苏。然而，42% 的患者却因胺碘酮较严重的副作用而停止使用。EMIAT（European Amiodarone Myocardial Infraction Trial）提示胺碘酮可降低左心室功能降低的心肌梗死患者因心律失常而造成的死亡，但试验组总死亡率及心血管事件死亡率并无明显下降。

因此，并不推荐常规使用抗心律失常手段（包括胺碘酮的药物治疗）。尽管研究表明，相较常规诊疗方案，在 STEMI 后患者中植入 ICD 可显著减少死亡率（请参见第 41 章），但心肌梗死后最初几周内，ICD 的使用并没有显示出任何的优势[167]。

因此，在 STEMI 发病早期，并不推荐使用是否需植入 ICD 的常规危险分层。在 STEMI 发病后 40 天或更久，对左心室射血分数的再次评估可指导植入 ICD，ICD 的植入可作为心源性猝死的一级预防[167]（图 59.33）。目前，包括可穿式体外除颤仪在内的预防和治疗心律失常的装置正在进行研发[168]。部分小型研究显示，心肌梗死后极短期（如 40 天）且左心室功能受损的患者，可穿式体外除颤仪可有效地检测并终止心室纤颤或室性心动过速，但目前为止尚未证明该仪器可延长此类患者的生存期[169]。

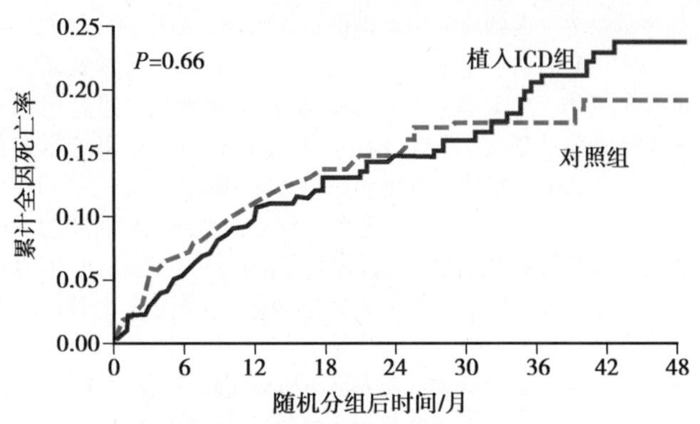

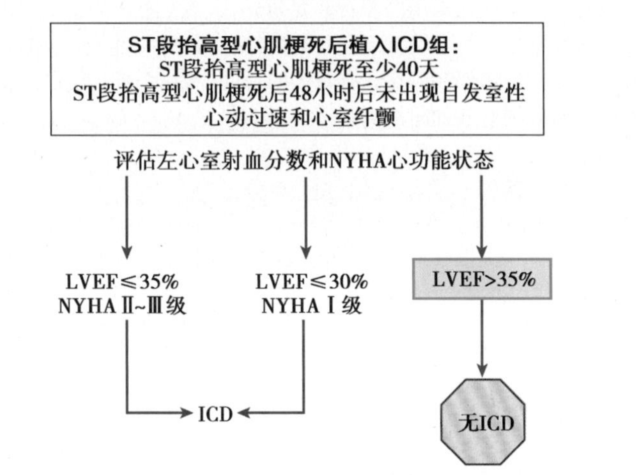

图 59.33 A，DINAMIT 试验：STEMI 发病 48 小时后不伴发心室纤颤、持续性室性心动过速患者的 ICD 植入研究。随机分组：试验组为植入心律转复除颤器（ICD），对照组采用常规诊疗策略。图示试验组和对照组累计全因死亡风险随时间的变化趋势。DINAMIT 是一项随机对照、非盲试验，比较了 674 名左心室射血分数少于 35%、自主神经反射受损的心肌梗死患者发病 6~40 天内是否使用 ICD 对其预后的影响。该试验提示这类患者 ICD 可减少因心律失常而造成死亡的发生率，但增加了因其他原因死亡的发生率。B，对于临床路径的合理规划基于左心室射血分数，STEMI 发病后 3 天及以内测量的左心室射血分数应复测后再进入临床路径。STEMI 发病至少 40 天，左心室射血分数小于 35%且 NYHA 分级在Ⅱ级或Ⅲ级的患者，应考虑植入 ICD。左心室射血分数小于 30%的患者，即便其纽约心脏协会心功能分级为Ⅰ级，也应考虑 ICD，因为其心源性猝死的发生率更高。左心室射血分数小于 40%的患者合并非持续性室性心动过速或可诱导的室性心动过速的情形，请参见第 42 章。左心室射血分数大于 40%的患者不考虑植入除颤器，并按临床诊疗常规进行治疗。（A，引自 Hohnloser SH et al. Prophylactic use of an implantable cardioverter-defibrillator after acute myocardial infarction. N Engl J Med 2004；351：2481；B，改编自 Al-Khatib SM，Stevenson WG，Ackerman MJ，et al. 2017 AHA/ACC/HRS guideline for management of patients with ventricular arrhythmias and the prevention of sudden cardiac death：a report of the ACCF/AHA Task Force on Clinical Practice Guidelines and the Heart Rhythm Society. Circulation. 2017.）

急性心肌梗死的二级预防

顺利度过 STEMI 发病初期的患者，仍有较大的心血管事件复发风险。这使预防策略变得更加重要（请参见第六篇）。

心脏康复（请参见第 54 章）

在 STEMI 后，同步基于体育锻炼进行心脏康复可增加运动耐量、减少残疾发生、提高生活质量、改变冠脉疾病发病风险以及降低并发症发生和降低死亡率[161,170]。心脏康复的关键环节包括：患者评估、医疗监督、营养咨询，高血压和高血脂及糖尿病的管理，以及戒烟管理、心理管理、体力劳动管理、运动量管理和药物治疗。与常规诊疗途径相比，心脏康复可降低全因和心源性死亡率，尽管效果确定，但心脏康复的临床应用仍然显著不足[171]。

生活方式改善（请参见第 45 章）

为提高心肌梗死患者生存率、改善生活质量，需改善高危生活方式。其中，戒烟和控制血压最为关键。参与基于医院的戒烟项目和心脏病康复项目可促成戒烟[1]。

抑郁（请参见第 96 章）

接诊 STEMI 患者的医师应了解，这些患者心肌梗死发病后，较容易产生严重的抑郁症状。抑郁是增加 STEMI 患者死亡率的独立危险因素。此外，这类患者在出院后若缺乏情感上的支持，将增加心血管事件再发风险。有关 STEMI 与抑郁、缺乏社会支持与较差预后的关系的机制，目前尚不清楚，但有一种可能是在出院后缺乏治疗依从性，导致后期心肌梗死的死亡率升高。因此，含有私人访视医生的综合心脏康复计划，可有效降低再发心脏缺血和再梗死的比例[171]。

调控血脂(请参见第 45、48 章)

在急性心肌梗死患者接诊过程中，应常规进行血脂分析。在心肌梗死后 24~48 小时，总胆固醇水平可能会下降。很多指南推荐急性冠脉综合征患者低密度脂蛋白胆固醇(LDL)需降至 70mg/dl[172]。在 STEMI 初期，只要没有无禁忌证，就应该开始或继续使用高强度的他汀类药物治疗[1]。根据 IMPROVE-IT(Improved Reduction of Outcome：Vytorin Efficacy International Trial)试验的结果，在住院期间，STEMI 的患者除服用他汀类药物以外，加用非他汀类降脂药依折麦布可降低再发心血管事件的风险[172,173]。前蛋白转化酶枯草溶菌素 9(PCSK9)抑制剂可减少低密度脂蛋白(LDL)受体的降解，可作为长期降脂疗法中他汀药物的补充[172,173a]，基于对事件减少的作用。有关前蛋白转化酶枯草溶菌素 9(PCSK9)抑制剂的临床试验正在进行中，因此其在降脂药物中的地位尚不十分明确[174]。

抗血小板药(请参见 93 章)

抗栓试验协作组令人瞩目的试验结果提示，为心血管高危患者提供长期抗血小板治疗，可降低这些患者 22%患卒中、再发心肌梗死、心源性死亡的风险。因此，除非有禁忌证，均推荐患 STEMI 的患者服用 75~325mg 阿司匹林，维持剂量建议为每天 81mg 阿司匹林[1]。此外，长期服用阿司匹林的另一个好处是，如果再发心肌梗死，梗死相关动脉的再通可能会增加，梗死面积会较小。对于真性阿司匹林过敏的患者，可每日服用氯吡格雷 75mg。对于不存在禁忌证的 STEMI 患者，除服用阿司匹林外，应在发病后 12 个月内，加服以下抗血小板药物：对于行单纯药物治疗、溶栓治疗、经皮冠状动脉介入治疗的患者，每日服用氯吡格雷 75mg；对于行经皮冠状动脉介入治疗的患者，每日服用普拉格雷 10mg；对于行单纯药物治疗、经皮冠状动脉介入治疗的患者，服用替格瑞洛 90mg(每日 2 次)[1,175](图 59.34)。坎格雷洛是一类强效可逆的静脉 $P2Y_{12}$ 拮抗剂，药效迅速。对于曾经未行该类药物治疗的患者，在行经皮冠状动脉介入治疗时可静脉使用该药物。CHAMPION-PHOENIX(A Clinical Trial Comparing Cangrelor to Clopidogrel Standard Therapy in Subjects Who Require Percutaneous Coronary Intervention)试验结果提示：对于首次行经皮冠状动脉介入治疗(包括首次因 STEMI 而行经皮冠状动脉介入治疗)的患者，与使用氯吡格雷相比，使用该药物可减少围介入手术期死亡、心肌梗死、再次血运重建、支架内血栓的风险[176]。

阿司匹林的应用应当是永久的。基于 DAPT 研究(Dual Antiplatelet Therapy)和 PEGASUS-TIMI 54 研究(Prevention of Cardio-

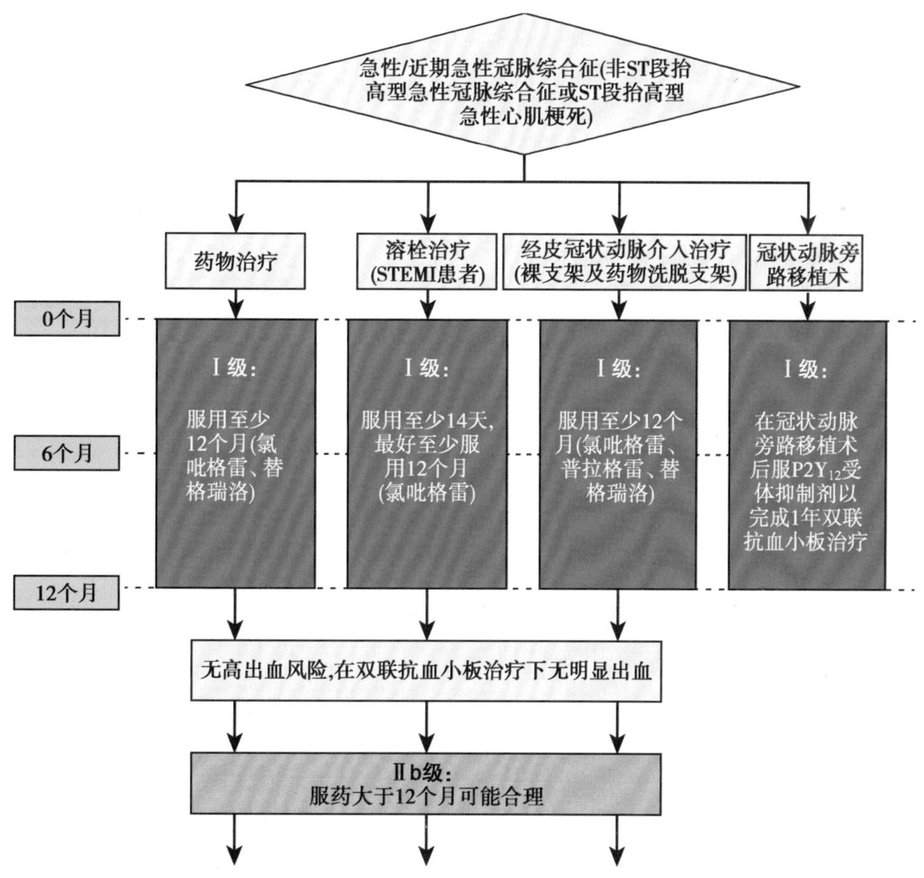

图 59.34 ACC/AHA 有关急性冠脉综合征(含 ST 段抬高型心肌梗死)急性期抗血小板药物的指南。急性冠脉综合征发病后，应当永久应用阿司匹林。对于使用药物洗脱支架并接受双联抗血小板治疗的患者，若其具有高出血风险(如口服抗凝药、重大颅内手术)或已出现明显的出血，$P2Y_{12}$ 受体抑制剂可在急性冠脉综合征后 6 个月停用。双联抗血小板的延长期治疗时间目前尚未明确。(修改自 Levine GN et al. 2016 ACC/AHA guideline focused update on duration of dual antiplatelet therapy in patients with coronary artery disease. J Am Coll Cardiol 2016;68(10):1082-115.)

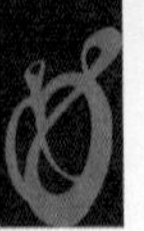

vascular Events in Patients with Prior Heart Attack Using Ticagrelor Compare to Placebo on a Background of Aspirin)[177,178]，如果没有明显的出血或出血的高危因素，持续双联抗血小板治疗超过12个月是合理的。PEGASUS-TIMI 54研究将心肌梗死后1~3年的21 162位患者随机分为替格瑞洛和安慰剂组。研究结果提示服用替格瑞洛可降低心源性死亡、心肌梗死和卒中的风险，但会增加出血的风险[178]。DAPT研究提示，包括1 045个STEMI患者在内的研究对象中，服用30个月阿司匹林和噻吩吡啶类药物（氯吡格雷或普拉格雷）的患者，较使用药物洗脱支架并服用12个月双联抗血小板药物的患者，出现死亡、心肌梗死、卒中和支架内血栓的概率更低[177]。一项关于凝血酶受体抑制剂沃拉帕沙（vorapaxar）的大型随机对照研究提示，对于出现病情稳定的陈旧性心肌梗死患者、缺血性卒中患者和有症状的外周血管病患者，除阿司匹林外，加用其他更强效的药物能使患者获益[179]。特别是对于既往出现心肌梗死的患者，在标准阿司匹林疗法的基础上，加服沃拉帕沙可减少约20%心血管死亡、心肌梗死、卒中的风险（HR 0.80，95%置信区间0.72~0.89，$P<0.001$）[180]。当然，这些获益是以沃拉帕沙造成的更高出血事件概率作为代价的。与此类似，作为一种远期二级预防，类似的研究提示口服抗凝药还可降低动脉粥样硬化疾病血栓事件的风险，这为动脉粥样硬化性疾病长期二级预防提供了证据支持（请参见抗凝剂章节）。在权衡出血风险和缺血风险后，危险分层可为病情稳定的缺血性心脏病患者提供个体化的抗血小板治疗方案[181,182]。

在部分指南中，更推荐经皮冠状动脉介入术后的患者使用普拉格雷和替格瑞洛，而并非是氯吡格雷[2,175]。然而，在部分临床实践中，因经济或相关规定的限制，导致部分患者无法获得普拉格雷或替格瑞洛。然而，对于植入药物洗脱支架的患者，双联抗血小板治疗至关重要，因此，应当至少使其服用一种$P2Y_{12}$受体抑制剂。

肾素-血管紧张素-醛固酮系统抑制的作用

为减少远期左心室重塑、降低缺血事件再发风险，我们提倡对于以下几类患者使用血管紧张素酶抑制剂：心力衰竭、心室射血分数中等程度下降、较大范围局灶性心室壁活动异常。甚至在心室射血分数大致正常时，也推荐使用血管紧张素酶抑制剂。（参见上文，药物治疗，肾素-血管紧张素-醛固酮系统抑制的作用）。

β受体阻滞剂

基于对超过24 000名处于康复期的STEMI患者的meta分析提示接受β受体阻滞剂治疗可降低23%远期死亡率。对于大部分康复期服用β受体阻滞剂的患者，主要是通过β受体阻滞剂的抗心律失常作用（预防心源性猝死）和预防再梗死而减少死亡率。

尽管β受体阻滞剂有很多临床获益，但目前在临床实践中仍未被充分利用，尤其是高危组（如老年人）患者。具有使用β受体阻滞剂相对禁忌证（如心动过缓）的患者，应在医院中进行监控下试用药。药物剂量应调整到心率在一定的压力和体育运动下无显著增加。β受体阻滞剂减少远期死亡率的作用，大部分发生在用药前几周内，因此应尽早使用。应为临床医师提供提高患者对指南依从性的项目。

有关患者应使用多久β受体阻滞剂目前仍存在不同意见。有关心肌梗死后服用β受体阻滞剂临床获益的五个研究提示，应在心肌梗死后至少服用2~3年β受体阻滞剂。在2~3年后，若患者可耐受β受体阻滞剂，则在大部分患者应继续坚持应用β受体阻滞剂（见第61章）。

硝酸酯类药物

尽管硝酸酯类药物较适宜治疗STEMI后符合某些特殊情形（如反复心绞痛）的患者，或作为心力衰竭诊疗的一部分。但目前没有临床证据证明常规应用硝酸酯类药物可降低心肌梗死患者死亡率。

抗凝剂（请参见93章）

在数十年的评估后，目前的临床证据表明抗凝剂可减少因STEMI而住院的患者远期死亡、卒中和再梗死的概率。然而，在多种抗凝剂的选择过程中，医师应基于抗凝剂使用指征、长期双联抗血小板治疗的使用原则和出血风险，来权衡口服抗凝剂的潜在获益是否大于风险。

对于STEMI患者，理论上至少有以下3个原因提示抗凝药物会使患者获益：第一，由于STEMI一般是由血栓导致冠脉堵塞造成，因此抗凝药物的使用可使血栓形成过程停止或减缓，或减少其他冠脉出现新发的堵塞；第二，抗凝药可减少附壁血栓的生成，从而减少体循环血管栓塞风险；第三，抗凝药可减少静脉血栓和肺栓塞的风险。

鉴于新型口服抗凝剂的剂量更加稳定，其抗凝作用更可预测。因此对急性冠脉综合征（包括STEMI）患者服用口服抗凝剂（如口服Ⅹa因子抑制剂利伐沙班）以替代华法林的效果进行评估。临床试验ATLAS ACS 2-TIMI 51研究了对于急性冠脉综合征患者，进行标准临床诊疗基础上，加用两种剂量口服Ⅹa因子抑制剂与对照组相比是否可减少心血管事件。与对照组相比，每日2次服用利伐沙班2.5mg或5mg可显著地降低心血管事件死亡、心肌梗死和卒中的概率（处理组8.9% vs 对照组10.7%；$P=0.008$）[183]。两种剂量都可减少支架内血栓形成。与对照组相比，2.5mg利伐沙班组心血管事件死亡率降低（处理组2.7% vs 对照组4.1%；$P=0.002$），但5mg利伐沙班组并未发现有显著性差异。利伐沙班导致了主要出血事件增加（处理组2.1% vs 对照组0.6%；$P<0.001$），但致命性出血并没有显著增加。

在包括有既往心肌梗死史的稳定性冠心病患者中进行的大型临床试验，为口服低剂量利伐沙班对心肌梗死患者二级预防的收益风险分析提供了重要的信息。在COMPASS临床研究中，272 395名稳定性冠心病或外周动脉疾病患者被随机分配为利伐沙班+阿司匹林组（2.5mg利伐沙班，每日2次；100mg阿司匹林每日1次）、利伐沙班组（5mg利伐沙班，每日2次）和阿司匹林组（100mg，每日1次）[183a]。稳定性冠心病包括多支血管病变或过去20年内有心肌梗死的患者。与单用阿司匹林相比，同时服用利伐沙班2.5mg每日2次加阿司匹林100mg每日1次可降低24%心血管事件死亡、心肌梗死或卒中的风险（HR 0.76，95% CI 0.66~0.86，$P<0.001$）。阿司匹林组主要出血事件发生率为1.9%，然而利伐沙班+阿司匹林组主要出血事件发生率为3.1%（HR：1.70，95% CI 1.40~2.05，$P<0.001$）。但是利伐沙班+阿司匹林组的全因死亡率相较阿司匹林组更低（HR 0.82，95% CI 0.71~0.96，$P=0.01$）。与阿司匹林组相比，服用利伐沙班5mg每日2次并没有显著地减少主要终点发生率。COMPASS临床研究的3个试验组均不接受正在接受ADP抑制剂治疗的患者。除阿司匹林以外的远期抗血栓的临床药物（如替格瑞洛、利伐沙班和沃拉帕沙）选择一般由临床医师的临床经验、额外研究决定，并会由专业的指南委员会审定。

尽管在类似的急性冠脉综合征Ⅱ期临床试验中利伐沙班（ATLAS ACS-TIMI 46临床试验）和另一种口服Ⅹa因子拮抗剂阿哌沙班（APPRAISE临床试验）得到了类似的试验结果，但APPRAISE-2 Ⅲ期临床试验由于临床效果未得到明显改善且大型出血事件发生率增高，因此被提前终止[72,184]。ATLAS ACS-TIMI 51和APPRAISE-2试验的结果有所差异，其主要原因可能与APPRAISE-2试验入选患者有较高的基线风险、纳入既往卒中史及短暂性脑缺血发作的患者以及更高程度的抗凝作用有关。

钙离子通道拮抗剂。我们不推荐将钙离子通道拮抗剂作为心肌梗死的常规二级预防措施。但对于不能耐受β受体阻滞剂(如患有支气管痉挛性肺部疾病的患者使用β受体阻滞剂后会产生不良反应)且左心功能尚可的患者,可使用钙离子通道拮抗剂。这类患者可使用减慢心率的钙离子通道拮抗剂,如地尔硫䓬和维拉帕米。

激素疗法(请参见第45和89章)。使用激素类药物的临床决定一般比较复杂。抑制患者绝经后症状和增加乳腺癌和子宫内膜癌及心血管事件发病风险之间,需进行权衡利弊。目前,我们不建议在STEMI后使用雌激素+孕激素的激素治疗。对于绝经后女性,若患STEMI,则应当停止使用激素疗法。

抗氧化剂(请参见第45章)。膳食补充Ω-3多不饱和脂肪酸可能减少心肌梗死后冠心病死亡及再发心肌梗死。但是临床随机试验提示在目前临床指南诊疗方案前提下其并未能提供额外获益的令人信服的证据[185,186]。因此,现有数据并不支持抗氧化剂可对STEMI进行二级预防。

非甾体抗炎药

有证据表明,选择性环氧化酶-2抑制剂和各种不同环氧化酶-1/环氧化酶-2抑制比率的非甾体抗炎药可促进血栓形成。它们的使用与动脉粥样硬化血栓事件风险增加有关[1]。考虑到使用非甾体抗炎药会干扰STEMI后服用低剂量阿司匹林的益处,以及部分报道提示心肌梗死后使用非甾体抗炎药导致死亡率和再梗死率升高,临床医生应尽量避免为STEMI患者开具非甾体抗炎药[1]。若为了缓解疼痛而不得不使用非甾体抗炎药,则应使用可控制症状的最低剂量,且使用时间应尽可能短。

未来展望和新疗法

尽管心肌梗死病死率已出现大幅下降,但仍留有相当大的提高空间。在此强调以下3个主要努力方向:①减轻缺血再灌注损伤和心肌组织灌注损伤;②心肌梗死后心脏性休克的管理;③改善不良心室重塑。

尽管PCI通常可恢复冠状动脉血流,但由于微血管复流程度较差,许多患者未能获得心肌水平的足够血流(见图59.7)。尽管PCI可有效地恢复了罪犯血管的血流,但微循环灌注受损的患者,生存率仍较低[42]。临床实践提示,对于直接PCI治疗和药物再灌注治疗的患者,找到可靠的改善微血管灌注的治疗方法仍具有一定挑战性。例如:尽管血栓抽吸被预测有可能改善冠脉远端微血管堵塞,从而可改善患者预后,但研究表明ST段的回落并没有使再发心血管事件有所减少[61,187,188]。

冠脉微血管的再灌注损伤也可在原先的缺血区域基础上扩大心肌损伤范围。迄今为止,多个研究提出可减少再灌注损伤的干预措施,但在最终的临床随机试验中均以失败告终。对因再灌注损伤而造成长期心肌功能障碍的改善,仍不能满足临床需求。因此,针对微血管阻塞和再灌注损伤的治疗手段值得继续研究[25,42]。

即使再灌注及时完成,且已尽量减少微血管阻塞,心肌梗死患者仍不可避免地会失去一些心肌细胞。心室衰竭或严重的机械并发症发生时,心源性休克会随之而来。心源性休克的死亡率超过40%。诊治心肌梗死后并发心源性休克患者的仍是一个巨大的挑战[108]。经皮器械支持临床试验结果令人失望,挑战着目前的临床期待[122,189,190]。提出诊治心肌梗死后心源性休克的新策略仍是临床上的迫切需求。

除了因急性心肌损伤而导致心室衰竭的早期风险,远期来看,STEMI后的心室损伤,或导致左心室重塑。使心室重塑最小化的治疗包括阻断肾素-血管紧张素-醛固酮系统(RAAS),还有一些新疗法如脑啡肽酶抑制剂的使用,它通过中枢神经系统减少醛固酮的生成、增加血管内皮一氧化氮合酶的合成、调节β-肾上腺素能信号,以及减弱心肌细胞凋亡通路的进行[191]。利用生物和机械干预改善心室结构的新方法正在研究中[192,193]。此外,心肌细胞能够进入细胞周期并分裂[194](请参见第30章)。评估心脏的再生应建立较为严格的标准,观察其改善心室重塑的效能、通过使用内源或外源性原始细胞进行心肌修复的能力(图59.35)[195]。

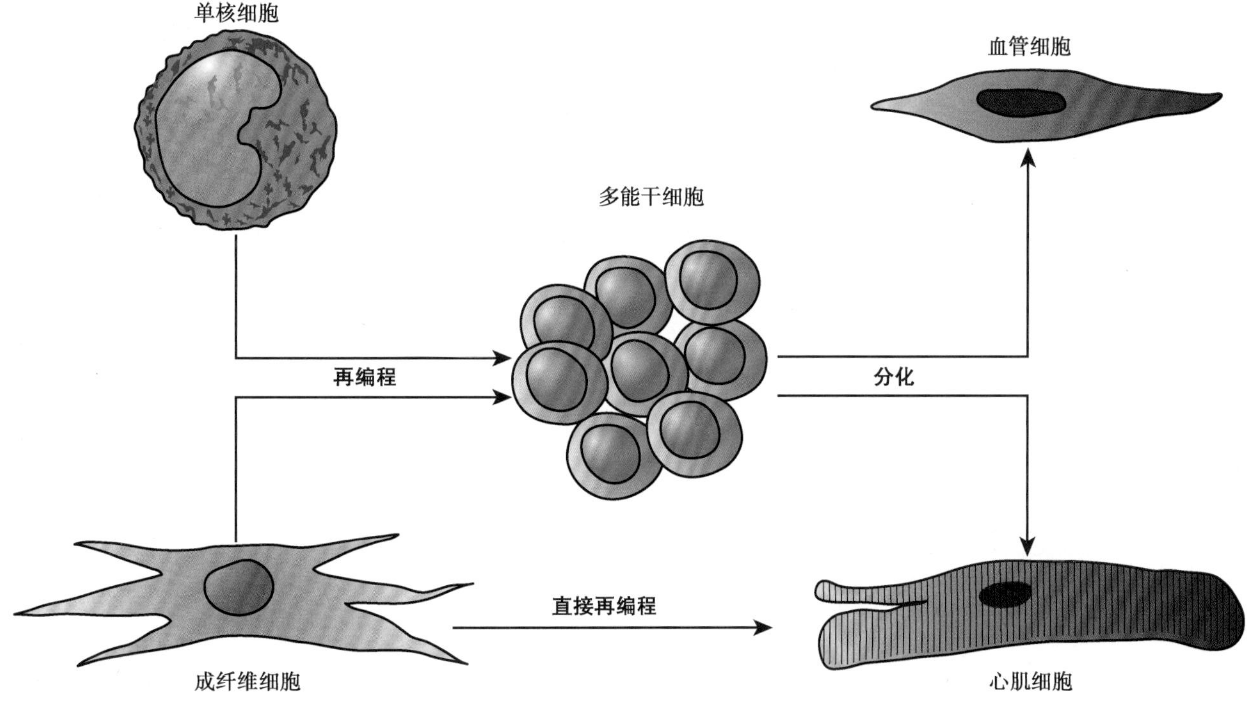

图59.35 不仅是胚胎干细胞可以分化为多种细胞,其他细胞,如单核细胞和成纤维细胞也可通过再编程过程分化为心肌细胞。(引自Lee RT,Walsh K. The future of cardiovascular regenerative medicine. Circulation 2016;133(25):2618.)

致谢

作者对为本章节做出过贡献的 Drs. Elliott M. Antman 和 Jessica L. Mega 致以衷心的感谢。

（倪靖炜 张文俐 王勇 译，杨振坤 胡健 沈卫峰 校）

参考文献

Guidelines and Temporal Shifts

1. O'Gara PT, et al. 2013 ACCF/AHA guideline for the management of ST-elevation myocardial infarction: a report of the American College of Cardiology Foundation/American Heart Association Task Force on Practice Guidelines. *J Am Coll Cardiol.* 2013;61(4):e78–e140.
2. Steg PG, et al. ESC guidelines for the management of acute myocardial infarction in patients presenting with ST-segment elevation. *Eur Heart J.* 2012;33(20):2569–2619.
3. Nabel EG, Braunwald E. A tale of coronary artery disease and myocardial infarction. *N Engl J Med.* 2012;366(1):54–63.
4. Van de Werf F. The history of coronary reperfusion. *Eur Heart J.* 2014;35(37):2510–2515.
5. Puymirat E, et al. Association of changes in clinical characteristics and management with improvement in survival among patients with ST-elevation myocardial infarction. *JAMA.* 2012;308(10):998–1006.
6. Levine GN, et al. 2015 ACC/AHA/SCAI focused update on primary percutaneous coronary intervention for patients with ST-elevation myocardial infarction: an update of the 2011 ACCF/AHA/SCAI guideline for percutaneous coronary intervention and the 2013 ACCF/AHA guideline for the management of ST-elevation myocardial infarction. A report of the American College of Cardiology/American Heart Association Task Force on Clinical Practice Guidelines and the Society for Cardiovascular Angiography and Interventions. *Circulation.* 2016;133(11):1135–1147.
7. Schiele F, et al. Reperfusion strategy in Europe: temporal trends in performance measures for reperfusion therapy in ST-elevation myocardial infarction. *Eur Heart J.* 2010;31(21):2614–2624.
8. Dasari TW, et al. Non-eligibility for reperfusion therapy in patients presenting with ST-segment elevation myocardial infarction: contemporary insights from the National Cardiovascular Data Registry (NCDR). *Am Heart J.* 2016;172:1–8.
9. Henry TD, et al. From concept to reality: a decade of progress in regional ST-elevation myocardial infarction systems. *Circulation.* 2012;126(2):166–168.
10. Jollis JG, et al. Systems of care for ST-segment-elevation myocardial infarction: a report from the American Heart Association's Mission: Lifeline. *Circ Cardiovasc Qual Outcomes.* 2012;5(4):423–428.

Prehospital Management and Emergency Department

11. Nguyen HL, et al. Age and sex differences in duration of prehospital delay in patients with acute myocardial infarction: a systematic review. *Circ Cardiovasc Qual Outcomes.* 2010;3(1):82–92.
12. Patel M, et al. Pre-hospital electrocardiography by emergency medical personnel: effects on scene and transport times for chest pain and ST-segment elevation myocardial infarction patients. *J Am Coll Cardiol.* 2012;60(9):806–811.
13. Postma S, et al. Pre-hospital diagnosis, triage and treatment in patients with ST elevation myocardial infarction. *Heart.* 2012;98(22):1674–1678.
14. Armstrong PW, et al. Fibrinolysis or primary PCI in ST-segment elevation myocardial infarction. *N Engl J Med.* 2013;368(15):1379–1387.
15. American Heart Association. Mission: Lifeline. http://www.heart.org/HEARTORG/Professional/MissionLifelineHomePage/Mission-Lifeline-Home-Page_UCM_305495_SubHomePage.jsp.
16. Hobl EL, et al. Morphine decreases clopidogrel concentrations and effects: a randomized, double-blind, placebo-controlled trial. *J Am Coll Cardiol.* 2014;63(7):630–635.
17. Kubica J, et al. Morphine delays and attenuates ticagrelor exposure and action in patients with myocardial infarction: the randomized, double-blind, placebo-controlled IMPRESSION trial. *Eur Heart J.* 2016;37(3):245–252.
18. Goldstein JA. Acute right ventricular infarction. *Cardiol Clin.* 2012;30(2):219–232.
19. Wiest DB, Haney JS. Clinical pharmacokinetics and therapeutic efficacy of esmolol. *Clin Pharmacokinet.* 2012;51(6):347–356.
20. Stub D, et al. Air versus oxygen in ST-segment-elevation myocardial infarction. *Circulation.* 2015;131(24):2143–2150.
21. Aissaoui N, et al. Improved outcome of cardiogenic shock at the acute stage of myocardial infarction: a report from the USIK 1995, USIC 2000, and FAST-MI French nationwide registries. *Eur Heart J.* 2012;33(20):2535–2543.
22. Minicucci MF, et al. Heart failure after myocardial infarction: clinical implications and treatment. *Clin Cardiol.* 2011;34(7):410–414.
23. Lonborg J, et al. Final infarct size measured by cardiovascular magnetic resonance in patients with ST elevation myocardial infarction predicts long-term clinical outcome: an observational study. *Eur Heart J Cardiovasc Imaging.* 2013;14:387–395.
24. Kloner RA, Hale HL. Reperfusion injury: prevention and management. In: Morrow D, ed. *Myocardial Infarction: a Companion to Braunwald's Heart Disease.* St Louis: Elsevier; 2016:286–294.
25. Hausenloy DJ, Yellon DM. Ischaemic conditioning and reperfusion injury. *Nat Rev Cardiol.* 2016;13(4):193–209.
26. Welch TD, et al. Modern management of acute myocardial infarction. *Curr Probl Cardiol.* 2012;37(7):237–310.
27. Lonborg J, et al. Impact of system delay on infarct size, myocardial salvage index, and left ventricular function in patients with ST-segment elevation myocardial infarction. *Am Heart J.* 2012;164(4):538–546.
28. Lassen JF, Botker HE, Terkelsen CJ. Timely and optimal treatment of patients with STEMI. *Nat Rev Cardiol.* 2013;10(1):41–48.
29. Kim EK, et al. A protective role of early collateral blood flow in patients with ST-segment elevation myocardial infarction. *Am Heart J.* 2016;171(1):56–63.
30. Hausenloy DJ, Yellon DM. Myocardial ischemia-reperfusion injury: a neglected therapeutic target. *J Clin Invest.* 2013;123(1):92–100.
31. Schwartz Longacre L, et al. New horizons in cardioprotection: recommendations from the 2010 National Heart, Lung, and Blood Institute Workshop. *Circulation.* 2011;124(10):1172–1179.
32. Kalogeris T, et al. Cell biology of ischemia/reperfusion injury. *Int Rev Cell Mol Biol.* 2012;298:229–317.
33. Hausenloy DJ, et al. Targeting reperfusion injury in patients with ST-segment elevation myocardial infarction: trials and tribulations. *Eur Heart J.* 2017;38(13):935–941.

Remote Preconditioning

34. Meybohm P, et al. A multicenter trial of remote ischemic preconditioning for heart surgery. *N Engl J Med.* 2015;373(15):1397–1407.
35. Hausenloy DJ, et al. Remote ischemic preconditioning and outcomes of cardiac surgery. *N Engl J Med.* 2015;373(15):1408–1417.
36. Thielmann M, et al. Cardioprotective and prognostic effects of remote ischaemic preconditioning in patients undergoing coronary artery bypass surgery: a single-centre randomised, double-blind, controlled trial. *Lancet.* 2013;382(9892):597–604.
37. Hausenloy DJ, et al. Effect of remote ischaemic conditioning on clinical outcomes in patients presenting with an ST-segment elevation myocardial infarction undergoing primary percutaneous coronary intervention. *Eur Heart J.* 2015;36(29):1846–1848.

Reperfusion Therapy

38. Hofsten DE, et al. The Third Danish Study of Optimal Acute Treatment of Patients with ST-Segment Elevation Myocardial Infarction. Ischemic postconditioning or deferred stent implantation versus conventional primary angioplasty and complete revascularization versus treatment of culprit lesion only: rationale and design of the DANAMI 3 trial program. *Am Heart J.* 2015;169(5):613–621.
39. Mielniczuk LM, Beanlands RS. Imaging-guided selection of patients with ischemic heart failure for high-risk revascularization improves identification of those with the highest clinical benefit. *Circ Cardiovasc Imaging.* 2012;5(2):262–270, discussion 270.
40. Krichavsky MZ, Losordo DW. Prevention and recovery of hibernating myocardium by microvascular repair. *Circulation.* 2011;124(9):998–1000.
41. TIMI Study Group. The Thrombolysis in Myocardial Infarction (TIMI) trial. Phase I findings. *N Engl J Med.* 1985;312(14):932–936.
42. Niccoli G, et al. Coronary microvascular obstruction in acute myocardial infarction. *Eur Heart J.* 2016;37(13):1024–1033.
43. Brener SJ, et al. Relationship between angiographic dynamic and densitometric assessment of myocardial reperfusion and survival in patients with acute myocardial infarction treated with primary percutaneous coronary intervention: the Harmonizing Outcomes with Revascularization and Stents in AMI (HORIZONS-AMI) trial. *Am Heart J.* 2011;162(6):1044–1051.
44. Lonborg J, et al. Comparison of outcome of patients with ST-segment elevation myocardial infarction and complete versus incomplete ST-resolution before primary percutaneous coronary intervention. *Am J Cardiol.* 2016;117(11):1735–1740.
45. Sherwood MW, et al. Early dynamic risk stratification with baseline troponin levels and 90-minute ST-segment resolution to predict 30-day cardiovascular mortality in ST-segment elevation myocardial infarction: analysis from CLopidogrel as Adjunctive Reperfusion TherapY (CLARITY)–Thrombolysis in Myocardial Infarction (TIMI) 28. *Am Heart J.* 2010;159(6):964–971, e1.
46. Weaver JC, et al. Dynamic changes in ST segment resolution after myocardial infarction and the association with microvascular injury on cardiac magnetic resonance imaging. *Heart Lung Circ.* 2011;20(2):111–118.
47. Porto I, et al. Angiographic assessment of microvascular perfusion–myocardial blush in clinical practice. *Am Heart J.* 2010;160(6):1015–1022.
48. Sadauskiene E, et al. Non-invasive evaluation of myocardial reperfusion by transthoracic Doppler echocardiography and single-photon emission computed tomography in patients with anterior acute myocardial infarction. *Cardiovasc Ultrasound.* 2011;9:16.
49. Reinstadler SJ, Thiele H, Eitel I. Risk stratification by cardiac magnetic resonance imaging after ST-elevation myocardial infarction. *Curr Opin Cardiol.* 2015;30(6):681–689.
50. Niccoli G, et al. Angiographic patterns of myocardial reperfusion after primary angioplasty and ventricular remodeling. *Coron Artery Dis.* 2011;22(7):507–514.
51. Gershlick AH. Managing myocardial infarction in the elderly: time to bury inappropriate concerns instead. *Eur Heart J.* 2009;30(8):887–889.
52. Morrow DA. Cardiovascular risk prediction in patients with stable and unstable coronary heart disease. *Circulation.* 2010;121(24):2681–2691.
53. Halvorsen S, Huber K. The role of fibrinolysis in the era of primary percutaneous coronary intervention. *Thromb Haemost.* 2011;105(3):390–395.
54. Botker HE, et al. Measuring myocardial salvage. *Cardiovasc Res.* 2012;94(2):266–275.
55. Bingham SE, Hachamovitch R. Incremental prognostic significance of combined cardiac magnetic resonance imaging, adenosine stress perfusion, delayed enhancement, and left ventricular function over preimaging information for the prediction of adverse events. *Circulation.* 2011;123(14):1509–1518.
56. Giugliano RP, et al. Relations between bleeding and outcomes in patients with ST-elevation myocardial infarction in the ExTRACT-TIMI 25 trial. *Eur Heart J.* 2010;31(17):2103–2110.
57. Suh JW, et al. Impact of in-hospital major bleeding on late clinical outcomes after primary percutaneous coronary intervention in acute myocardial infarction: the HORIZONS-AMI (Harmonizing Outcomes with Revascularization and Stents in Acute Myocardial Infarction) trial. *J Am Coll Cardiol.* 2011;58(17):1750–1756.
58. Engstrom T, et al. Complete revascularisation versus treatment of the culprit lesion only in patients with ST-segment elevation myocardial infarction and multivessel disease (DANAMI-3-PRIMULTI): an open-label, randomised controlled trial. *Lancet.* 2015;386(9994):665–671.
59. Wald DS, Morris JK, Wald NJ. Preventive angioplasty in myocardial infarction. *N Engl J Med.* 2014;370(3):283.
60. Gershlick AH, et al. Randomized trial of complete versus lesion-only revascularization in patients undergoing primary percutaneous coronary intervention for STEMI and multivessel disease: the CvLPRIT Trial. *J Am Coll Cardiol.* 2015;65(10):963–972.
61. Jolly SS, et al. Stroke in the TOTAL trial: a randomized trial of routine thrombectomy vs. percutaneous coronary intervention alone in ST elevation myocardial infarction. *Eur Heart J.* 2015;36(35):2364–2372.
62. Valgimigli M, et al. Radial versus femoral access in patients with acute coronary syndromes undergoing invasive management: a randomised multicentre trial. *Lancet.* 2015;385(9986):2465–2476.
63. Bonaa KH, et al. Drug-eluting or bare-metal stents for coronary artery disease. *N Engl J Med.* 2016;375(13):1242–1252.
64. Claeys MJ, et al. Contemporary mortality differences between primary percutaneous coronary intervention and thrombolysis in ST-segment elevation myocardial infarction. *Arch Intern Med.* 2011;171(6):544–549.
65. Danchin N, et al. Five-year survival in patients with ST-segment-elevation myocardial infarction according to modalities of reperfusion therapy: the French Registry on Acute ST-Elevation and Non-ST-Elevation Myocardial Infarction (FAST-MI) 2005 Cohort. *Circulation.* 2014;129(16):1629–1636.
66. Bagai A, et al. Reperfusion strategies in acute coronary syndromes. *Circ Res.* 2014;114(12):1918–1928.
67. Pinto DS, et al. Benefit of transferring ST-segment-elevation myocardial infarction patients for percutaneous coronary intervention compared with administration of onsite fibrinolytic declines as delays increase. *Circulation.* 2011;124(23):2512–2521.
68. Arsanjani R, et al. A multi-modality approach to left ventricular aneurysms: true vs false. *Am J Med.* 2016;129(8):e113–e116.
69. Borgia F, et al. Early routine percutaneous coronary intervention after fibrinolysis vs. standard therapy in ST-segment elevation myocardial infarction: a meta-analysis. *Eur Heart J.* 2010;31(17):2156–2169.
70. Bhan V, et al. Efficacy of early invasive management post-fibrinolysis in men versus women with ST-elevation myocardial infarction: a subgroup analysis from Trial of Routine Angioplasty

and Stenting after Fibrinolysis to Enhance Reperfusion in Acute Myocardial Infarction (TRANSFER-AMI). *Am Heart J.* 2012;164(3):343–350.

71. Kushner FG, Bates ER. ST-segment elevation myocardial infarction. In: Antman EM, Sabatine MS, eds. *Cardiovascular Therapeutics*. Philadelphia: Elsevier; 2013:178–213.

Anticoagulant and Antiplatelet Therapy

72. Bhatt DL, et al. Antiplatelet and anticoagulation therapy for acute coronary syndromes. *Circ Res.* 2014;114(12):1929–1943.
73. Cheng S, et al. Predictors of initial nontherapeutic anticoagulation with unfractionated heparin in ST-segment elevation myocardial infarction. *Circulation.* 2009;119(9):1195–1202.
74. Coppens M, et al. Translational success stories: development of direct thrombin inhibitors. *Circ Res.* 2012;111(7):920–929.
75. Steg PG, et al. Bivalirudin started during emergency transport for primary PCI. *N Engl J Med.* 2013;369(23):2207–2217.
76. Cavender MA, Sabatine MS. Bivalirudin versus heparin in patients planned for percutaneous coronary intervention: a meta-analysis of randomised controlled trials. *Lancet.* 2014;384(9943):599–606.
77. Singh S, et al. Adjunctive low molecular weight heparin during fibrinolytic therapy in acute ST-segment elevation myocardial infarction: a meta-analysis of randomized control trials. *Clin Cardiol.* 2009;32(7):358–364.
78. O'Connor RE, et al. Part 9. Acute coronary syndromes: 2010 International Consensus on Cardiopulmonary Resuscitation and Emergency Cardiovascular Care Science with Treatment Recommendations. *Circulation.* 2010;122(16 suppl 2):S422–S465.
79. Armstrong PW, et al. Refining clinical trial composite outcomes: an application to the Assessment of the Safety and Efficacy of a New Thrombolytic-3 (ASSENT-3) trial. *Am Heart J.* 2011;161(5):848–854.
80. Welsh RC, Armstrong PW. Contemporary pharmacological reperfusion in ST elevation myocardial infarction. *Curr Opin Cardiol.* 2012;27(4):340–346.
81. Showkathali R, Natarajan A. Antiplatelet and antithrombin strategies in acute coronary syndrome: state-of-the-art review. *Curr Cardiol Rev.* 2012;8(3):239–249.
82. Cohen M, Boiangiu C, Abidi M. Therapy for ST-segment elevation myocardial infarction patients who present late or are ineligible for reperfusion therapy. *J Am Coll Cardiol.* 2010;55(18):1895–1906.
83. Coller BS. Historical perspective and future directions in platelet research. *J Thromb Haemost.* 2011;9(suppl 1):374–395.
84. Montecucco F, Carbone F, Schindler TH. Pathophysiology of ST-segment elevation myocardial infarction: novel mechanisms and treatments. *Eur Heart J.* 2016;37(16):1268–1283.
85. Steg PG, et al. Ticagrelor versus clopidogrel in patients with ST-elevation acute coronary syndromes intended for reperfusion with primary percutaneous coronary intervention: a Platelet Inhibition and Patient Outcomes (PLATO) trial subgroup analysis. *Circulation.* 2010;122(21):2131–2141.
86. Bellemain-Appaix A, et al. Association of clopidogrel pretreatment with mortality, cardiovascular events, and major bleeding among patients undergoing percutaneous coronary intervention: a systematic review and meta-analysis. *JAMA.* 2012;308(23):2507–2516.
87. Montalescot G, van't Hof AW. Prehospital ticagrelor in ST-segment elevation myocardial infarction. *N Engl J Med.* 2014;371(24):2339.
88. Levine GN, et al. 2011 ACCF/AHA/SCAI guideline for percutaneous coronary intervention: executive summary: a report of the American College of Cardiology Foundation/American Heart Association Task Force on Practice Guidelines and the Society for Cardiovascular Angiography and Interventions. *Circulation.* 2011;124(23):2574–2609.
89. Bonello L, et al. Consensus and future directions on the definition of high on-treatment platelet reactivity to adenosine diphosphate. *J Am Coll Cardiol.* 2010;56(12):919–933.
90. Morrow DA, et al. Evolution of critical care cardiology: transformation of the cardiovascular intensive care unit and the emerging need for new medical staffing and training models: a scientific statement from the American Heart Association. *Circulation.* 2012;126(11):1408–1428.
91. Silverman MG, Morrow DA. Hospital triage of acute myocardial infarction: is admission to the coronary care unit still necessary? *Am Heart J.* 2016;175:172–174.

Other Pharmacotherapy

92. Kloner RA, Braunwald E. Intravenous beta-blockade for limiting myocardial infarct size: rejuvenation of a concept. *J Am Coll Cardiol.* 2016;67(18):2105–2107.
93. Priori SG, et al. 2015 ESC guidelines for the management of patients with ventricular arrhythmias and the prevention of sudden cardiac death. The Task Force for the Management of Patients with Ventricular Arrhythmias and the Prevention of Sudden Cardiac Death of the European Society of Cardiology (ESC). Endorsed by: Association for European Paediatric and Congenital Cardiology (AEPC). *Eur Heart J.* 2015;36(41):2793–2867.
94. Yancy CW, et al. 2013 ACCF/AHA guideline for the management of heart failure: a report of the American College of Cardiology Foundation/American Heart Association Task Force on Practice Guidelines. *Circulation.* 2013;128(16):e240–e327.
95. Lang CC, Struthers AD. Targeting the renin-angiotensin-aldosterone system in heart failure. *Nat Rev Cardiol.* 2013;10:125–134.
96. Rassi AN, et al. Temporal trends and predictors in the use of aldosterone antagonists post-acute myocardial infarction. *J Am Coll Cardiol.* 2013;61(1):35–40.
97. Beygui F, et al. early aldosterone blockade in acute myocardial infarction: the ALBATROSS randomized clinical trial. *J Am Coll Cardiol.* 2016;67(16):1917–1927.
98. Yancy CW, et al. 2016 ACC/AHA/HFSA Focused Update on New Pharmacological Therapy for Heart Failure: An Update of the 2013 ACCF/AHA Guideline for the Management of Heart Failure: A Report of the American College of Cardiology/American Heart Association Task Force on Clinical Practice Guidelines and the Heart Failure Society of America. *Circulation.* 2016;134(13):e282–e293.
99. Qaseem A, et al. Use of intensive insulin therapy for the management of glycemic control in hospitalized patients: a clinical practice guideline from the American College of Physicians. *Ann Intern Med.* 2011;154(4):260–267.
100. Califf RM. A new look at an old therapy. *JAMA.* 2012;307(18):1972–1973.
101. Van der Horst IC. Acute coronary syndromes: early metabolic modulation—a solution for MI? *Nat Rev Cardiol.* 2012;9(7):377–378.
102. Selker HP, et al. Out-of-hospital administration of intravenous glucose-insulin-potassium in patients with suspected acute coronary syndromes: the IMMEDIATE randomized controlled trial. *JAMA.* 2012;307(18):1925–1933.
103. Seropian IM, et al. Anti-inflammatory strategies for ventricular remodeling following ST-segment elevation acute myocardial infarction. *J Am Coll Cardiol.* 2014;63(16):1593–1603.
104. O'Donoghue ML, et al. Effect of losmapimod on cardiovascular outcomes in patients hospitalized with acute myocardial infarction: a randomized clinical trial. *JAMA.* 2016;315(15):1591–1599.
105. O'Donoghue ML, et al. Effect of darapladib on major coronary events after an acute coronary syndrome: the SOLID-TIMI 52 randomized clinical trial. *JAMA.* 2014;312(10):1006–1015.

Hemodynamic Monitoring and Complications

106. Chatterjee K. The Swan Ganz catheters: past, present, and future. A viewpoint. *Circulation.* 2009;119(1):147–152.
107. Marik PE. noninvasive cardiac output monitors: a state-of-the-art review. *J Cardiothorac Vasc Anesth.* 2013;27(1):121–134.
108. Thiele H, et al. Management of cardiogenic shock. *Eur Heart J.* 2015;36(20):1223–1230.
109. Stegman BM, et al. Post-myocardial infarction cardiogenic shock is a systemic illness in need of systemic treatment: is therapeutic hypothermia one possibility? *J Am Coll Cardiol.* 2012;59(7):644–647.
110. Westaby S, Kharbanda R, Banning AP. Cardiogenic shock in ACS. Part 1. Prediction, presentation and medical therapy. *Nat Rev Cardiol.* 2012;9(3):158–171.
111. Daneault B, et al. Comparison of three-year outcomes after primary percutaneous coronary intervention in patients with left ventricular ejection fraction <40% versus ≥40% (from the HORIZONS-AMI trial). *Am J Cardiol.* 2013;111(1):12–20.
112. Zaman S, Kovoor P. Sudden cardiac death early after myocardial infarction: pathogenesis, risk stratification, and primary prevention. *Circulation.* 2014;129(23):2426–2435.
113. McMurray JJ, et al. Angiotensin-neprilysin inhibition versus enalapril in heart failure. *N Engl J Med.* 2014;371(11):993–1004.
114. Overgaard CB, Dzavik V. Inotropes and vasopressors: review of physiology and clinical use in cardiovascular disease. *Circulation.* 2008;118(10):1047–1056.
115. Chen HH, et al. Low-dose dopamine or low-dose nesiritide in acute heart failure with renal dysfunction: the ROSE acute heart failure randomized trial. *JAMA.* 2013;310(23):2533–2543.
116. De Backer D, et al. Comparison of dopamine and norepinephrine in the treatment of shock. *N Engl J Med.* 2010;362(9):779–789.
117. Hagihara A, et al. Prehospital epinephrine use and survival among patients with out-of-hospital cardiac arrest. *JAMA.* 2012;307(11):1161–1168.
118. Dumas F, et al. Is epinephrine during cardiac arrest associated with worse outcomes in resuscitated patients? *J Am Coll Cardiol.* 2014;64(22):2360–2367.
119. Landoni G, et al. Effects of levosimendan on mortality and hospitalization: a meta-analysis of randomized controlled studies. *Crit Care Med.* 2012;40(2):634–646.
120. Thiele H, et al. Shock in acute myocardial infarction: the Cape Horn for trials? *Eur Heart J.* 2010;31(15):1828–1835.
121. Rihal CS, et al. 2015 SCAI/ACC/HFSA/STS Clinical Expert Consensus Statement on the Use of Percutaneous Mechanical Circulatory Support Devices in Cardiovascular Care. Endorsed by the American Heart Association, the Cardiological Society of India, and Sociedad Latino Americana de Cardiologia Intervencion; Affirmation of Value by the Canadian Association of Interventional Cardiology–Association Canadienne de Cardiologie d'Intervention. *J Am Coll Cardiol.* 2015;65(19):e7–e26.
122. Thiele H, et al. Intraaortic balloon support for myocardial infarction with cardiogenic shock. *N Engl J Med.* 2012;367(14):1287–1296.
123. Lauten A, et al. Percutaneous left-ventricular support with the Impella-2.5-assist device in acute cardiogenic shock: results of the Impella-EUROSHOCK-Registry. *Circ Heart Fail.* 2013;6(1):23–30.
124. Lim HS, et al. Survival of elderly patients undergoing percutaneous coronary intervention for acute myocardial infarction complicated by cardiogenic shock. *JACC Cardiovasc Interv.* 2009;2(2):146–152.
125. Mylotte D, et al. Primary percutaneous coronary intervention in patients with acute myocardial infarction, resuscitated cardiac arrest, and cardiogenic shock: the role of primary multivessel revascularization. *JACC Cardiovasc Interv.* 2013;6(2):115–125.
126. Thiele H, et al. Multivessel versus culprit lesion–only percutaneous revascularization plus potential staged revascularization in patients with acute myocardial infarction complicated by cardiogenic shock: design and rationale of CULPRIT-SHOCK trial. *Am Heart J.* 2016;172:160–169.
126a. Thiele H, Akin I, Sandri M, et al. PCI strategies in patients with acute myocardial infarction and cardiogenic shock. *N Engl J Med.* 2017;doi:10.1056/NEJMoa1710261.
127. Flachskampf FA, et al. Cardiac imaging after myocardial infarction. *Eur Heart J.* 2011;32(3):272–283.
128. Grothoff M, et al. Right ventricular injury in ST-elevation myocardial infarction: risk stratification by visualization of wall motion, edema, and delayed-enhancement cardiac magnetic resonance. *Circ Cardiovasc Imaging.* 2012;5(1):60–68.
129. Bates ER. Reperfusion therapy reduces the risk of myocardial rupture complicating ST-elevation myocardial infarction. *J Am Heart Assoc.* 2014;3(5):e001368.
130. Assenza GE, et al. Transcatheter closure of post–myocardial infarction ventricular septal rupture. *Circ Cardiovasc Interv.* 2013;6(1):59–67.
131. Nishimura RA, et al. 2014 AHA/ACC guideline for the management of patients with valvular heart disease: executive summary: a report of the American College of Cardiology/American Heart Association Task Force on Practice Guidelines. *Circulation.* 2014;129(23):2440–2492.
132. Roolvink V, et al. Early intravenous beta-blockers in patients with ST-segment elevation myocardial infarction before primary percutaneous coronary intervention. *J Am Coll Cardiol.* 2016;67(23):2705–2715.

Arrhythmias

133. Gorenek B, et al. Cardiac arrhythmias in acute coronary syndromes: position paper from the joint EHRA, ACCA, and EAPCI task force. *Eur Heart J Acute Cardiovasc Care.* 2015;4(4):386.
134. Scirica BM, Morrow DA. Potassium concentration and repletion in patients with acute myocardial infarction. *JAMA.* 2012;307(2):195–196.
135. Link MS, et al. Part 7. Adult advanced cardiovascular life support: 2015 American Heart Association guidelines update for cardiopulmonary resuscitation and emergency cardiovascular care. *Circulation.* 2015;132(18 suppl 2):S444–S464.
136. Chan WK, et al. Clinical characteristics, management, and outcomes of acute coronary syndrome in patients with right bundle branch block on presentation. *Am J Cardiol.* 2016;117(5):754–759.
137. Xiong Y, et al. The prognostic significance of right bundle branch block: a meta-analysis of prospective cohort studies. *Clin Cardiol.* 2015;38(10):604–613.
138. Kleemann T, et al. Incidence and clinical impact of right bundle branch block in patients with acute myocardial infarction: ST elevation myocardial infarction versus non-ST elevation myocardial infarction. *Am Heart J.* 2008;156(2):256–261.
139. Epstein AE, et al. 2012 ACCF/AHA/HRS focused update incorporated into the ACCF/AHA/HRS 2008 guidelines for device-based therapy of cardiac rhythm abnormalities: a report of the American College of Cardiology Foundation/American Heart Association Task Force on Practice Guidelines and the Heart Rhythm Society. *Circulation.* 2013;127(3):e283–e352.
140. Kundu A, et al. Relation of atrial fibrillation in acute myocardial infarction to in-hospital complications and early hospital readmission. *Am J Cardiol.* 2016;117(8):1213–1218.
141. Rene AG, et al. Impact of atrial fibrillation in patients with ST-elevation myocardial infarction treated with percutaneous coronary intervention (from the HORIZONS-AMI [Harmonizing Outcomes with Revascularization and Stents in Acute Myocardial Infarction] trial). *Am J Cardiol.* 2014;113(2):236–242.
142. Jabre P, et al. Mortality associated with atrial fibrillation in patients with myocardial infarction: a systematic review and meta-analysis. *Circulation.* 2011;123(15):1587–1593.
143. Jabre P, et al. Atrial fibrillation and death after myocardial infarction: a community study. *Circulation.* 2011;123(19):2094–2100.

Other Complications

144. Thygesen K, et al. Third universal definition of myocardial infarction. *Circulation.* 2012;126(16):2020–2035.

145. Stone SG, et al. Incidence, predictors, and implications of reinfarction after primary percutaneous coronary intervention in ST-segment-elevation myocardial infarction: the Harmonizing Outcomes with Revascularization and Stents in Acute Myocardial Infarction Trial. *Circ Cardiovasc Interv*. 2014;7(4):543–551.
146. Kruk M, et al. Predictors of outcome and the lack of effect of percutaneous coronary intervention across the risk strata in patients with persistent total occlusion after myocardial infarction: results from the OAT (Occluded Artery Trial) study. *JACC Cardiovasc Interv*. 2008;1(5):511–520.
147. Biere L, et al. Predictive factors of pericardial effusion after a first acute myocardial infarction and successful reperfusion. *Am J Cardiol*. 2015;116(4):497–503.
148. Jobs A, et al. Effect of pericardial effusion complicating ST-elevation myocardial infarction as predictor of extensive myocardial damage and prognosis. *Am J Cardiol*. 2015;116(7):1010–1016.
149. Figueras J, et al. Predictors of moderate-to-severe pericardial effusion, cardiac tamponade, and electromechanical dissociation in patients with ST-elevation myocardial infarction. *Am J Cardiol*. 2014;113(8):1291–1296.
150. Figueras J, et al. Hospital outcome of moderate to severe pericardial effusion complicating ST-elevation acute myocardial infarction. *Circulation*. 2010;122(19):1902–1909.
151. Imazio M, et al. Controversial issues in the management of pericardial diseases. *Circulation*. 2010;121(7):916–928.
152. Wissner E, Stevenson WG, Kuck KH. Catheter ablation of ventricular tachycardia in ischaemic and non-ischaemic cardiomyopathy: where are we today? A clinical review. *Eur Heart J*. 2012;33(12):1440–1450.
153. Jones RH, et al. Coronary bypass surgery with or without surgical ventricular reconstruction. *N Engl J Med*. 2009;360(17):1705–1717.
154. Costa MA, et al. The PARACHUTE IV trial design and rationale: percutaneous ventricular restoration using the parachute device in patients with ischemic heart failure and dilated left ventricles. *Am Heart J*. 2013;165(4):531–536.
155. Costa MA, et al. Percutaneous ventricular restoration using the parachute device in patients with ischemic heart failure: three-year outcomes of the PARACHUTE first-in-human study. *Circ Heart Fail*. 2014;7(5):752–758.
156. Delewi R, Zijlstra F, Piek JJ. Left ventricular thrombus formation after acute myocardial infarction. *Heart*. 2012;98(23):1743–1749.
157. Saczynski JS, et al. Declining length of stay for patients hospitalized with AMI: impact on mortality and readmissions. *Am J Med*. 2010;123(11):1007–1015.
158. Jones DA, et al. Safety and feasibility of hospital discharge 2 days following primary percutaneous intervention for ST-segment elevation myocardial infarction. *Heart*. 2012;98(23):1722–1727.
159. Levine GN, et al. Sexual activity and cardiovascular disease: a scientific statement from the American Heart Association. *Circulation*. 2012;125(8):1058–1072.
160. Woolf KJ, et al. Effect of nicotine replacement therapy on cardiovascular outcomes after acute coronary syndromes. *Am J Cardiol*. 2012;110(7):968–970.
161. Anderson L, et al. Exercise-based cardiac rehabilitation for coronary heart disease: Cochrane systematic review and meta-analysis. *J Am Coll Cardiol*. 2016;67(1):1–12.
162. Oranta O, et al. Depression-focused interpersonal counseling and the use of healthcare services after myocardial infarction. *Perspect Psychiatr Care*. 2012;48(1):47–55.

Secondary Prevention

163. Roffi M, Angiolillo DJ, Kappetein AP. Current concepts on coronary revascularization in diabetic patients. *Eur Heart J*. 2011;32(22):2748–2757.
164. McNamara RL, et al. Predicting in-hospital mortality in patients with acute myocardial infarction. *J Am Coll Cardiol*. 2016;68(6):626–635.
165. Van Kranenburg M, et al. Prognostic value of microvascular obstruction and infarct size, as measured by CMR in STEMI patients. *JACC Cardiovasc Imaging*. 2014;7(9):930–939.
166. Stillman AE, et al. Assessment of acute myocardial infarction: current status and recommendations from the North American Society for Cardiovascular Imaging and the European Society of Cardiac Radiology. *Int J Cardiovasc Imaging*. 2011;27(1):7–24.
167. Sjoblom J, et al. Primary prevention of defibrillator implantation after myocardial infarction: clinical practice and compliance to guidelines. *Europace*. 2012;14(4):490–495.
168. Adler A, Halkin A, Viskin S. Wearable cardioverter-defibrillators. *Circulation*. 2013;127(7):854–860.
169. Piccini JP, et al. Wearable cardioverter-defibrillator therapy for the prevention of sudden cardiac death: a science advisory from the American Heart Association. *Circulation*. 2016;133(17):1715–1727.
170. West RR, Jones DA, Henderson AH. Rehabilitation after Myocardial Infarction Trial (RAMIT): multi-centre randomised controlled trial of comprehensive cardiac rehabilitation in patients following acute myocardial infarction. *Heart*. 2012;98(8):637–644.
171. Sandesara PB, et al. Cardiac rehabilitation and risk reduction: time to "rebrand and reinvigorate.". *J Am Coll Cardiol*. 2015;65(4):389–395.
172. Lloyd-Jones DM, et al. 2016 ACC Expert Consensus Decision Pathway on the Role of Non-Statin Therapies for LDL-Cholesterol Lowering in the Management of Atherosclerotic Cardiovascular Disease Risk: a report of the American College of Cardiology Task Force on Clinical Expert Consensus Documents. *J Am Coll Cardiol*. 2016;68(1):92–125.
173. Cannon CP, et al. Ezetimibe added to statin therapy after acute coronary syndromes. *N Engl J Med*. 2015;372(25):2387–2397.
173a. Sabatine MS, Giugliano RP, Keechet AC, et al. Evolocumab and clinical outcomes in patients with cardiovascular disease. *N Engl J Med*. 2017;376:1713–1722.
174. Giugliano RP, Sabatine MS. Are PCSK9 inhibitors the next breakthrough in the cardiovascular field? *J Am Coll Cardiol*. 2015;65(24):2638–2651.
175. Levine GN, et al. 2016 ACC/AHA guideline focused update on duration of dual antiplatelet therapy in patients with coronary artery disease: a report of the American College of Cardiology/American Heart Association Task Force on Clinical Practice Guidelines. An update of the 2011 ACCF/AHA/SCAI guideline for percutaneous coronary intervention, 2011 ACCF/AHA guideline for coronary artery bypass graft surgery, 2012 ACC/AHA/ACP/AATS/PCNA/SCAI/STS guideline for the diagnosis and management of patients with stable ischemic heart disease, 2013 ACCF/AHA guideline for the management of ST-elevation myocardial infarction, 2014 AHA/ACC guideline for the management of patients with non-st-elevation acute coronary syndromes, and 2014 ACC/AHA guideline on perioperative cardiovascular evaluation and management of patients undergoing noncardiac surgery. *Circulation*. 2016;134(10):e123–e155.
176. Bhatt DL, et al. Effect of platelet inhibition with cangrelor during PCI on ischemic events. *N Engl J Med*. 2013;368(14):1303–1313.
177. Mauri L, et al. Twelve or 30 months of dual antiplatelet therapy after drug-eluting stents. *N Engl J Med*. 2014;371(23):2155–2166.
178. Bonaca MP, et al. Long-term use of ticagrelor in patients with prior myocardial infarction. *N Engl J Med*. 2015;372(19):1791–1800.
179. Morrow DA, et al. Vorapaxar in the secondary prevention of atherothrombotic events. *N Engl J Med*. 2012;366(15):1404–1413.
180. Scirica BM, et al. Vorapaxar for secondary prevention of thrombotic events for patients with previous myocardial infarction: a prespecified subgroup analysis of the TRA 2 degrees P-TIMI 50 trial. *Lancet*. 2012;380(9850):1317–1324.
181. Bohula EA, et al. Atherothrombotic risk stratification and the efficacy and safety of vorapaxar in patients with stable ischemic heart disease and previous myocardial infarction. *Circulation*. 2016;134(4):304–313.
182. Yeh RW, et al. Development and validation of a prediction rule for benefit and harm of dual antiplatelet therapy beyond 1 year after percutaneous coronary intervention. *JAMA*. 2016;315(16):1735–1749.
183. Mega JL, et al. Rivaroxaban in patients with a recent acute coronary syndrome. *N Engl J Med*. 2012;366(1):9–19.
183a. Eikelboom JW, Connolly SJ, Bosch J, et al. Rivaroxaban with or without aspirin in stable cardiovascular disease. *N Engl J Med*. 2017;377:1319–1330.
184. Alexander KP, et al. Randomized trial of targeted performance feedback to facilitate quality improvement in acute myocardial infarction care. *Circ Cardiovasc Qual Outcomes*. 2011;4(1):129–135.
185. Harris WS. Are n-3 fatty acids still cardioprotective? *Curr Opin Clin Nutr Metab Care*. 2013;16(2):141–149.
186. Rauch B, et al. OMEGA, a randomized, placebo-controlled trial to test the effect of highly purified omega-3 fatty acids on top of modern guideline-adjusted therapy after myocardial infarction. *Circulation*. 2010;122(21):2152–2159.
187. Lagerqvist B, et al. Outcomes 1 year after thrombus aspiration for myocardial infarction. *N Engl J Med*. 2014;371(12):1111–1120.
188. Jolly SS, et al. Outcomes after thrombus aspiration for ST elevation myocardial infarction: 1-year follow-up of the prospective randomised TOTAL trial. *Lancet*. 2016;387(10014):127–135.
189. Mehran R. We are "shocked," "frozen," and "freed" by new data. *Nat Rev Cardiol*. 2013;10(2):68–70.
190. Westaby S, Anastasiadis K, Wieselthaler GM. Cardiogenic shock in ACS. Part 2. Role of mechanical circulatory support. *Nat Rev Cardiol*. 2012;9(4):195–208.

Emerging Therapies

191. Van der Laan AM, Nahrendorf M, Piek JJ. Healing and adverse remodelling after acute myocardial infarction: role of the cellular immune response. *Heart*. 2012;98(18):1384–1390.
192. Johnson TD, Christman KL. Injectable hydrogel therapies and their delivery strategies for treating myocardial infarction. *Expert Opin Drug Deliv*. 2013;10(1):59–72.
193. Singelyn JM, et al. Catheter-deliverable hydrogel derived from decellularized ventricular extracellular matrix increases endogenous cardiomyocytes and preserves cardiac function post–myocardial infarction. *J Am Coll Cardiol*. 2012;59(8):751–763.
194. Bergmann O, Jovinge S. Cardiac regeneration in vivo: mending the heart from within? *Stem Cell Res*. 2014;13(3 Pt B):523–531.
195. Lee RT, Walsh K. The future of cardiovascular regenerative medicine. *Circulation*. 2016;133(25):2618–2625.

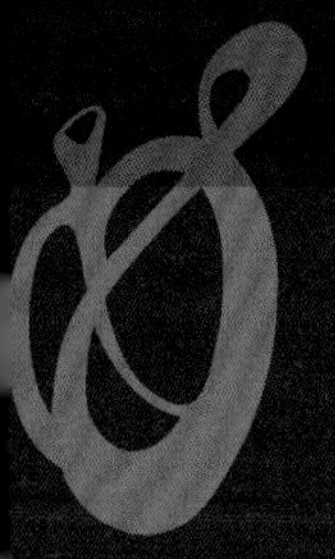

第 60 章　非 ST 段抬高型心肌梗死

ROBERT P. GIUGLIANO AND EUGENE BRAUNWALD

缺血性心脏病(Ischemic heart disease)临床可表现为慢性心绞痛(chronic stable angina,见第 61 章)或者急性冠脉综合征(acute coronary syndrome,ACS)[1]。急性冠脉综合征包括 ST 段抬高型心肌梗死(ST-segment elevation myocardial infarction,STEMI)(见第 58 和 59 章)和非 ST 段抬高型急性冠脉综合征(non-ST elevation acute coronary syndromes,NSTE-ACS),后者则包括非 ST 段抬高型心肌梗死(non-ST elevation myocardial infarction,NSTEMI)和不稳定型心绞痛(unstable angina,UA)(见图 60.1),这两者主要区别于初始阶段评估的临床表现。

以下几个特征能帮助区分 ACS 与慢性稳定型心绞痛:①静息时(或在最小的运动量)突发的症状持续至少 10 分钟(如果未及时处理);②胸部严重的疼痛,压迫感或者不适感;③进行性心绞痛出现更加频繁,程度更加严重,导致患者从睡眠中醒来。12 导联心电图和心肌坏死标志物是鉴别 3 种 ACS 的必要工具。若患者有典型症状(见第 56 章),心电图上至少两个连续的导联没有持续性(>20 分钟)ST 段抬高,但心肌标志物超过 99% 的参考值上限,则考虑 STEMI。若患者没有典型症状且心肌坏死标志物阴性,则考虑为有更好预后的 UA。

流行病学

尽管在过去 30 年心血管疾病(cardiovascular disease,CVD)死亡率有所下降[2,3],但是心血管及循环系统疾病仍是全世界最主要死亡原因,在 2013 年导致超过 5 400 万人死亡[4]。2016 年美国 ACS 患者超过 1 100 万人,其中 72% 的人为心肌梗死(myocardial infarction,MI)[5]。ACS 患者中 NSTEMI 所占比率仍在持续增加,而 STEMI 则在减少,有以下几个原因:①预防措施的普及,例如阿司匹林、他汀类药物的应用、戒烟等措施;②老年人口有更高的糖尿病及慢性肾脏病(chronic kidney disease,CKD)患病率,但吸烟率低;③对心肌坏死有更高敏感性的肌钙蛋白的广泛应用,使得部分患者诊断由 UA 转移至 NSTEMI[6]。

病理生理

NSTE-ACS 的病理生理主要包括 4 个过程,可由单个或多个过程组合导致:①不稳定的动脉粥样硬化斑块的破裂,导致部分炎症发生(图 60.2)[1];②冠脉收缩;③支架植入术后,进行性的动脉粥样硬化或者再狭窄导致心外膜血管的腔内狭窄;④氧气供需失衡(见 57 章)。我们对这些复杂的相互作用的途径仍在进行深入了解中。例如,近来研究发现前蛋白转化酶枯草杆菌蛋白酶 9(proprotein convertase subtilisin/kexin type 9,PCSK9)的升高是导致动脉粥样硬化加重的危险因素之一,是易损斑块的一个标志物,可加速斑块的不稳定性,导致 ACS 发生[7,8](见第 44 章和 58 章)。

冠状动脉血管斑块破裂引起血栓形成主要有 3 种形式:斑块破裂(PR)、斑块侵蚀和钙化结节破裂进入腔内(图 60.3)[9]。斑块破裂仍是最常见的形式,但是斑块侵蚀已经成为促进 ACS 增加的主要原因[10]。表 60.1 总结了作为导致 ACS 的诱因,斑块破裂与表层侵蚀的主要特征的鉴别。引起冠脉血流动态阻塞的血管收缩,主要由于心外膜下血管痉挛(Prinzmetal 心绞痛)或者由于小的肌性冠状动脉收缩导致。后者可能由于血小板释放的血管收缩剂、内皮功能障碍(X 综合征,见第 89 章)、肾上腺素能刺激、寒冷、可卡因或者安非他明(见第 80 章)导致,以上这些机制也可能多个同时存在。

凝血级联反应及血小板的激活在斑块破裂后血栓形成中起了重要作用(见第 93 章)。血栓形成第一步是血管损伤,通过血小板糖蛋白(platelet glycoprotein,GP)Ib 与血管性血友病因子(von Willebrand factor,vWF)结合使血小板黏附动脉壁,暴露的血管内皮胶原和/或循环凝血酶使得血小板活化,血小板变形,并释放腺苷二磷酸盐(ADP)和血栓素 A_2(thromboxane A2,TxA_2),反过来促进血小板活化和血小板 GP Ⅱb/Ⅲa 的表达。与此同时,动脉粥样硬化斑块内富含脂质的核心内表达的组织因子,当其暴露于循环血液时,便激活了凝血级联反应。组织因子与凝血因子Ⅶa 的复合物导致活化因子Ⅹ(Ⅹa)的形成,从而进一步扩大了活化因子Ⅱa(凝血酶)的产生。这个包括凝血酶在内的级联反应诱导了纤维蛋白原向纤维蛋白的转化。血小板和凝血系统结合形成凝血酶,同样促进了血小板的激活。GP Ⅱb/Ⅲa 结合纤维蛋白原,致使血小板聚集并最终形成血小板-纤维蛋白血栓,其中一部分于远端形成栓塞并导致心肌梗死。

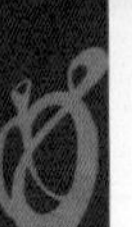

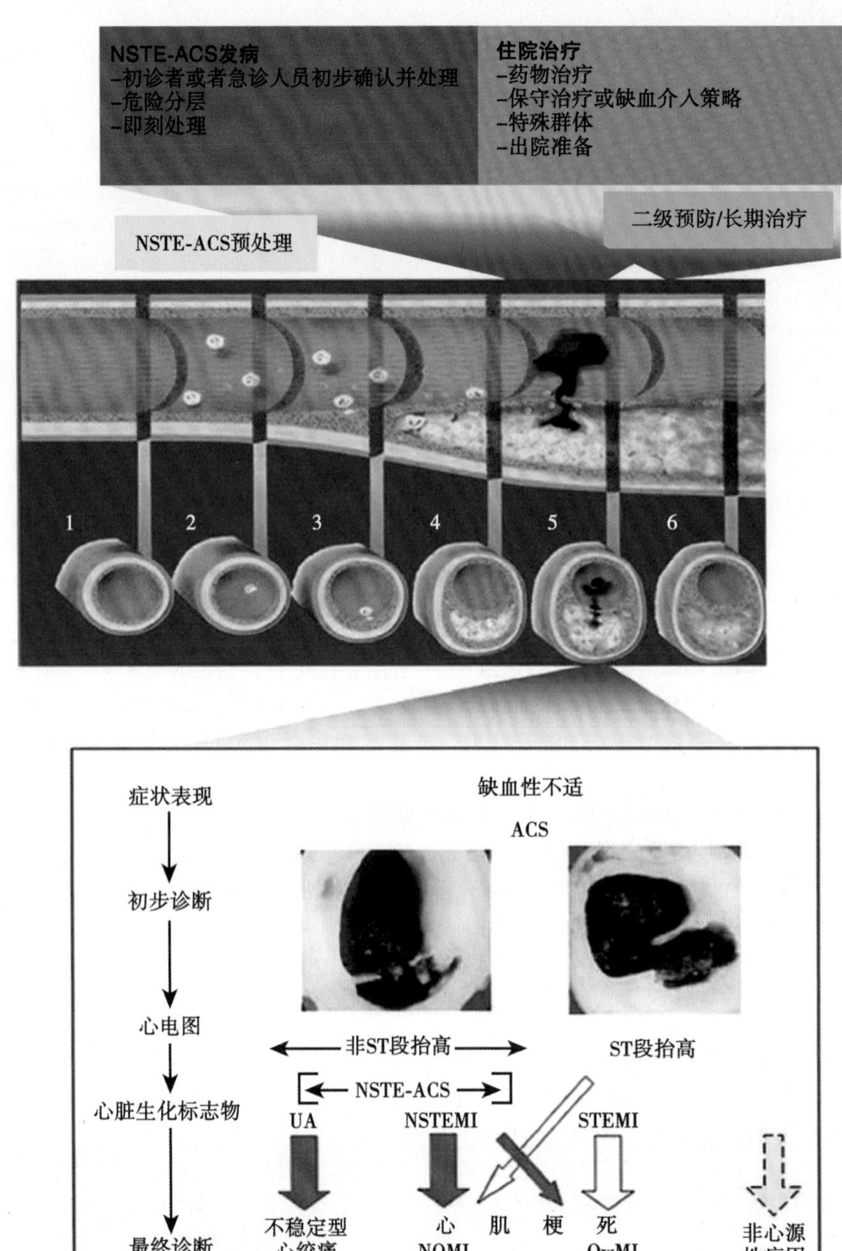

图 60.1　急性冠脉综合征(ACS)。该图上半部分显示了 NSTE-ACS 斑块形成,发病及并发症的发展过程,以及每一步的处理措施。动脉旁的数字显示了动脉粥样硬化过程,从(1)正常动脉到(2)不适宜的细胞外脂质到(3)纤维脂肪期到(4)促凝血表达和纤维帽的弱化。(5)纤维帽破裂,刺激血栓形成,发展为 ACS。(6)血栓吸收之后,胶原蛋白聚集及平滑肌细胞生长。血栓形成和可能的冠脉痉挛导致冠脉血流减少,并导致缺血性胸痛。该图下半部分显示了 ACS 的临床,病理,心电图和相关生化标志物以及一般的处理方法。血流减少可能由于完全的血栓阻塞(右边)或者血栓的亚完全阻塞(左边)。大部分伴有 ST 段抬高的患者(白色粗箭头)发展为 QwMI,一部分(白色细箭头)发展为 NQMI。不伴有 ST 段抬高的患者为 UA 或者 NSTEMI(红色粗箭头),可由心脏生化标志物鉴别。大部分表现为 STEMI 的患者会发展为 NQMI,一部分发展成 QwMI。包括 UA,NSTEMI,STEMI 临床统称为 ACS。NSTE-ACS 临床指南包括 NSTE-ACS 发病前、发病时及住院期间的管理。二级预防及长期管理计划应在住院早期开始。无心源性病因的胸痛患者占了其中绝大部分(虚线箭头)。NSTE-ACS,非 ST 段抬高型急性冠脉综合征;NQMI,无 Q 波型心肌梗死;QwMI,Q 波型心肌梗死。(引自 Amsterdam EA et al. 2014 ACC/AHA non-ST-segment elevation ACS guideline. J Am Coll Cardiol 2014;64(24):e139-228;and Libby P et al. Current concepts of the pathogenesis of the acute coronary syndromes. Circulation 2001;104:365-72.)

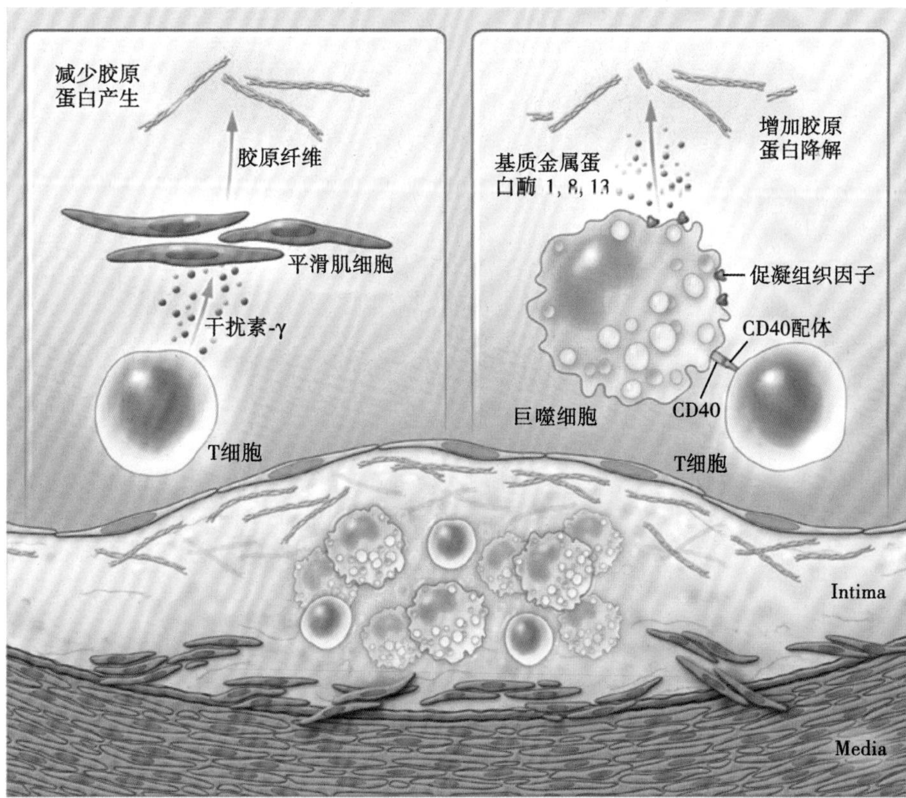

图 60.2 炎症通路使得冠状动脉斑块更加容易破裂和形成血栓。图底部的动脉粥样硬化斑块的横截面显示了含有泡沫细胞(黄色)和T细胞(蓝色)的中央脂质核心。位于内膜和中膜的动脉平滑肌细胞是动脉胶原(三螺旋结构)的来源。活化的T细胞分泌细胞因子干扰素-γ,抑制了修复和维持斑块纤维帽(**左上**)所需的间质胶原的产生。T细胞还可以通过表达CD40配体,与巨噬细胞膜上的CD40受体结合,从而激活内膜中的巨噬细胞。这个炎症信号引起了催化胶原蛋白分解的限速酶-基质金属蛋白酶(MMP)1、8和13的过量产生(**右上**)。另外CD40配体还能导致巨噬细胞过度产生促凝血的组织因子。而这些多重炎症信号最终导致了斑块纤维帽的不稳定性。(引自 Libby P. Mechanisms of acute coronary syndromes and their implications for therapy. N Engl J Med 2013;368:2004-13.)

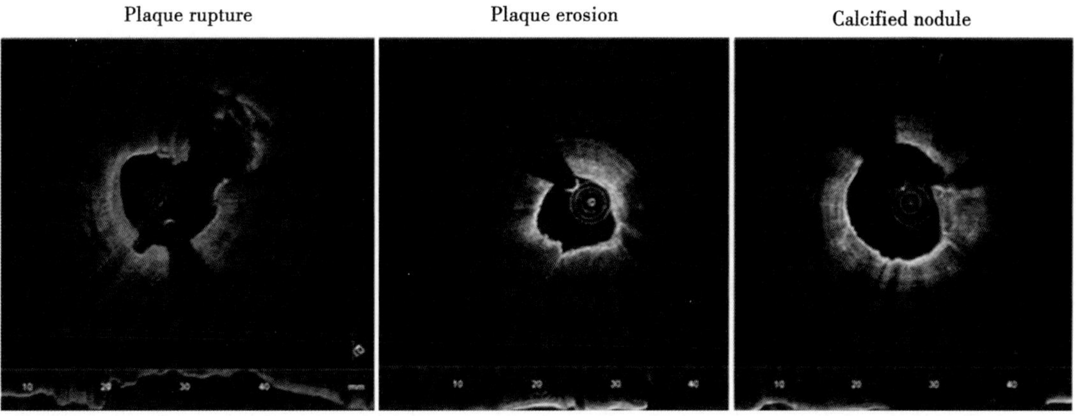

FIGURE 60.3 Representative optical coherence tomography images of underlying plaque morphologies. **Left,** Plaque rupture of a necrotic core with an overlying thin ruptured cap represents the most frequent pathophysiologic process leading to an acute coronary syndrome. **Center,** Plaque erosion with a thrombus in direct contact with an intimal plaque that is rich in smooth muscle cells and proteoglycan matrix. **Right,** The least common plaque morphology resulting in an acute coronary syndrome (ACS) is the calcified nodule, a heavy calcified plaque with a surrounding area of fibrosis. There are breaks in the calcified plate of the plaque with bone formation and interspersed fibrin, with a disrupted fibrous cap and overlying thrombus. A calcified nodule as the basis of ACS is more common in older men than in women or younger patients. (From Eisen A, Giugliano RP, Braunwald E. Update on acute coronary syndrome. JAMA Cardiol 2016;1(6):718-30.)

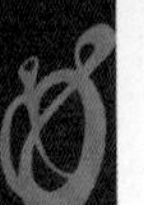

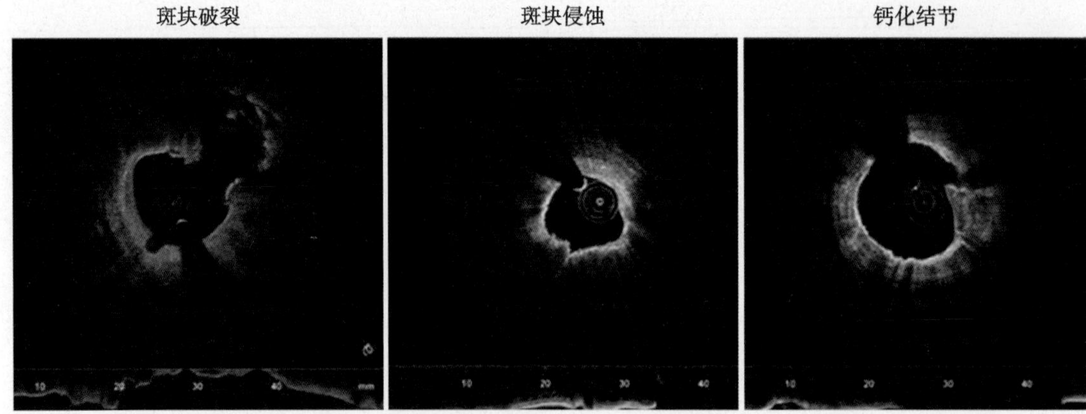

图 60.3 OCT 扫描下的斑块影像。**左**,覆盖薄的破裂帽的斑块破裂代表导致 ACS 的最常见的病理生理过程。**中**,斑块浸润,血栓与富含平滑肌细胞及蛋白多糖基质的内膜斑块直接接触。**右**,导致 ACS 最不常见的斑块形态是钙化结节,一个周围有纤维化区域的重度钙化斑块,具有骨形成和散布的纤维蛋白的斑块的钙化板中存在断裂,同时有破裂的纤维帽和血栓覆盖。以钙化结节为基础的 ACS 在老年男性中比在女性或年轻患者中更常见。(引自 Eisen A,Giugliano RP,Braunwald E. Update on acute coronary syndrome. JAMA Cardiol 2016;1(6):718-30.)

表 60.1 斑块破裂和表层侵蚀的主要特征

斑块破裂	斑块侵蚀
富含脂质	脂质成分少
胶原蛋白少,纤维帽薄	富含蛋白多糖和糖胺聚糖
间质胶原蛋白分解	非纤维化胶原蛋白降解
大量炎症	炎症细胞很少
平滑肌细胞凋亡	内皮细胞凋亡
巨噬细胞为主	继发中性粒细胞受累
男性为主	女性为主
高水平的低密度脂蛋白胆固醇	高水平的甘油三酯

改编自 Libby P,Pasterkamp G. Heart J 2015;36:2984-87.

四项观察支持冠状动脉血栓形成在 NSTE-ACS 发病机制中的核心作用:①尸检发现冠状动脉血栓通常位于动脉粥样硬化斑块破裂或侵蚀处;②通过光学相干断层扫描(见图 60.3)或计算机断层扫描血管造影(tomographic angiography,CTA)观察发现了动脉粥样硬化斑块纤维帽中的溃疡和/或表面不规则,这是与斑块破裂和血栓形成相符合;③血小板激活,凝血酶生成,血栓形成的相关血清标志物指标升高;④抗血小板及抗凝药物对临床预后的改善效果。

临床评估

病史

没有遗传性疾病如家族性高胆固醇血症的情况下,由动脉粥样硬化引起的 NSTE-ACS 在 40 岁以下男性和 50 岁以下女性相对不常见,但其发病率却在逐步上升。ACS 患者常有冠心病(coronary heart disease,CHD)的传统危险因素(见第 45 章)。然而,冠状动脉危险因素虽然能可靠地评估人群中的风险,但他们对个体患者的评估帮助却不大。

NSTE-ACS 初始症状常描述为胸骨后压迫感,沉重的或者明显疼痛感(见第 56 章),尽管它类似于稳定型劳力性心绞痛,但是通常更加剧烈且持续时间更长(>10 分钟)。常辐射至左上臂,肩部,颈部或下颌部,但一般可定位于耳与上腹的任何部位[11]。出汗、恶心、腹痛、呼吸困难和晕厥等症状常伴随该不适感。支持诊断的特征主要包括物理运动加剧症状,继发于严重贫血、感染、炎症、发热、代谢性或者内分泌性疾病(例如甲状腺疾病)。一些非典型症状,例如不伴胸部不适的呼吸困难,局限于上腹部的疼痛或消化不良,常代表心绞痛的前兆,这些不典型表现更多发生于女性、老年人及糖尿病、慢性肾脏病或痴呆患者,导致他们认识不足,处理不当,最终导致预后更差。胸膜炎性胸痛或者刺痛常常不是心脏缺血导致。临床多表现为在最小的运动量(CCSC Ⅲ)或者休息时(CCSC Ⅳ)突然发生,剧烈并且是新发症状,呈加速发展的心绞痛(频率更高,更严重,持续时间更长),或者短暂发生于完整心肌梗死后的心绞痛[12]。

体格检查

体格检查有可能是正常的,尽管有大量心肌缺血区域的患者可能听到第三和/或第四心音或肺部啰音。很少出现低血压,皮肤苍冷,窦性心动过速,或者心源性休克,这些在 STEMI 患者中出现率比在 NSTE-ACS 中更高。ACS 的潜在促发因素,如发热,难治性高血压,心动过速,深度心动过缓,甲状腺疾病和胃肠道(gastrointestinal,GI)出血,有些情况下可以被确定。两肺纹理清晰,但脉搏紊乱且颈静脉扩张的情况下,出现诸如脉搏短绌,呼吸急促和心动过速要考虑导致其他威胁生命的诊断,如主动脉夹层,肺栓塞或心脏压塞。

心电图

12 导联心电图上最常见的异常改变是 ST 段压低和 T 波倒置,多见于患者出现症状时。与最近的 ECG 相比较是非常重要的,因为 ST 段动态压低至 0.5mv 对于 NSTE-ACS 来说是一个敏感的指标(但非特异性)。ST 段更大程度的压低预示着较差的预后。短暂 ST 段抬高的持续时间少于 20 分钟,发生于多达 10%的患者中,并提示 UA 或冠状动脉痉挛。T 波深度倒置(>0.2mV)与 NSTE-ACS 相吻合,但不是诊断所必需的。然而较低幅度的孤立 T 波倒置由于其低特异性,对诊断并无特别用处。超过一半的确诊 NSTE-ACS 患者可能有正常的或非诊断性心电图。因为缺血可能发生在标准 12 导联心电图上无法很好表现出来的区域(见后文),或者因为患者可能有初始心电图遗漏的阵发性缺血,所以应每 20

至30分钟重复行心电图,直到症状消失,或心肌梗死诊断已确立或已排除。

冠脉造影发现三分之一的高风险 NSTE-ACS 患者的血管病变位于左回旋支[13]。因为标准的12导联心电图不能很好地表示出该区域,因此对于有 ACS 病史和非诊断性的初始心电图的患者,应考虑评估后壁导联 V7 至 V9(灵敏度增加至 20mm/mV)。同样的,由右冠状动脉的急性边缘支单独病变引起的 ACS 也经常未显示在标准12心电图导联上,但却能从 V3R 和 V4R 导联上寻找怀疑病变血管。因此,对于怀疑有 ACS 但12导联心电图正常的患者,获取这些额外的导联是有诊断帮助的。在 NSTE-ACS 发病后几天内持续监测心电图可以识别出复发风险较高的患者。若在 NSTE-ACS 后一周内监测到 ST 段压低,这与再梗死和死亡风险增加有密切联系。

实验室检查:生化标志物

许多反映 NSTE-ACS 各种病因的生物标志物可用于预后研究。这些标志物包括心肌坏死,血流压力,血管损伤(特别是肾血管性),加速动脉粥样硬化和炎症的标志物(图60.4)。心脏特异性肌钙蛋白 I(cTnI)和 T(cTnT)是鉴定心肌坏死的生物标志物,从而能鉴别 NSTE-ACS 和 UA。由于临床实践中不同肌钙蛋白测定方法的敏感性不同,因此统一的建议是定义 MI 为 cTnI 或 cTn 升高>所用测定方法的99%的参考值上限[14],且在时间上典型的上升与下降和 ACS 患者临床表现相一致。然而,尽管出现缺血性不适时肌钙蛋白升高通常表示了心肌坏死,但仍存在不少其他的肌钙蛋白释放机制,包括细胞凋亡,细胞释放肌钙蛋白的降解产物,细胞壁通透性增加,以及正常肌细胞更新换代[15]。此外,临床许多情况也与肌钙蛋白升高相关联(表60.2)。低敏感性的肌钙蛋白检测,在急诊(emergency department,ED)中仍有60%至70%的胸部不适患者可检测到 cTn,但其中只有少数患者被诊断为急性心肌梗死[16]。而高敏肌钙蛋白(high-sensitivity troponin,hsTn)检测[17],可以检测到大约90%的健康个体中存在超低浓度的肌钙蛋白。因此临床上慎重考虑肌钙蛋白升高的情况,对于误诊及改善患者的分类管理显得尤为重要(另见第56和58章)。

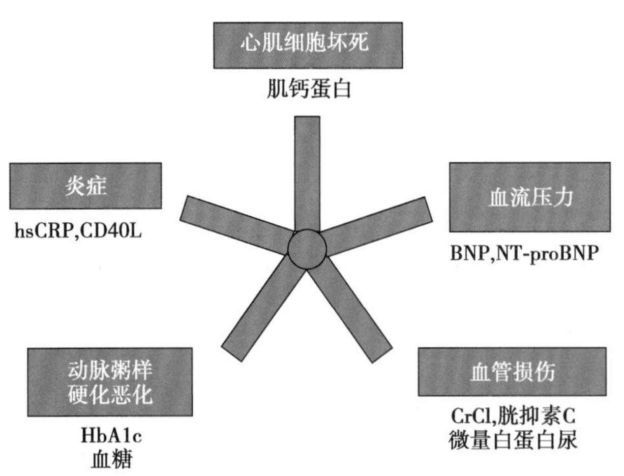

生化标志物	独立危险预测因子	作为多标志物策略的一员作用性	并发症治疗
肌钙蛋白	+++	++	+++
BNP	+++	++	0
肾衰竭	++	+	+
糖代谢*	+	0	+
CRP	++	++	++

图60.4 ACS 中多标志物策略的危险分层。* 高血糖或糖化血红蛋白(HbA1c)升高。hsCRP,高敏C反应蛋白;CD40L,CD40 配体;BNP,B型利尿钠肽;NT-proBNP,N末端B型利尿钠肽;HbA1c,糖化血红蛋白A1c;CrCl,肌酐清除率。(改编自 Morrow DA,Braunwald E. Future of biomarkers in acute coronary syndromes:moving toward a multimarker strategy. Circulation 2003;108:250.)

表60.2 肌钙蛋白升高除了自发性心肌梗死外其他导致心肌直接损伤的原因

心源性	非心源性或系统性
窦性心动过速	肺栓塞,肺动脉高压
充血性心力衰竭	创伤(例如电休克,烧伤,胸壁钝伤)
高血压急症	甲减或甲亢
感染,炎症(例如心肌炎,心包炎)	中毒(例如蒽环类,蛇毒)
应激性心肌病(takotsubo 心肌病)	肾衰竭
结构性心脏病(例如主动脉瓣狭窄)	败血症,休克
主动脉夹层	脑卒中或者其他急性神经系统疾病
冠脉痉挛	过重的体力活动(例如马拉松)
心脏操作或手术(心内膜活检,消融,CABG,PCI)	横纹肌溶解症
浸润性疾病(例如淀粉样变性,血色素沉着病,恶性肿瘤)	

改编自 Newby LK et al. JACC 2012;60:2427-63 and Roffi M et al. 2015 ESC guidelines for the management of acute coronary syndromes in patients presenting without persistent st-segment elevation. Task Force for the Management of Acute Coronary Syndromes in Patients Presenting without Persistent ST-Segment Elevation of the European Society of Cardiology. Eur Heart J 2016;37:267-315.

目前在美国使用的第四代肌钙蛋白测定法相比一些欧洲国家的高敏肌钙蛋白测定法灵敏度更低。因此,对于敏感性更低的检测方法,需要至少间隔6小时的两次阴性 cTn 测定才能排除 MI。然而,随着更新的 hsTn 检测方法的出现(2017年在美国批准),有可能通过单次测量小于 5ng/L,从而将近三分之二的疑似 ACS 急诊患者归类为 MI 或者心源性死亡的极低风险者[阴性预测值(negative predictive value,NPV),99.6%][18]。hsTn 绝对变化大于 9.2ng/L 甚至比单次测量或两次测量之间的相对变化更能预测急性 MI[19]。使用 hsTn 的绝对变化能快速简洁至1小时内将77%的急诊的未选择的急性胸痛患者确立或者排除 MI 诊断[20,21],结果与3小时方案相当[22]。除了应用于早期诊断和预后判断外,cTn 的水平高低能帮助 ACS 患者在随后的6个月中进行中期危险分层。当无法进行 hsTn 检测时,2015年欧洲心脏病学会(European Society of Cardiology,ESC)指南[23]建议检测和肽素(血管升压素原的C末端部分),以提高急性心肌梗死诊断的敏感性[24]。

其他几种生物标志物可用于预后评估并帮助护理指导。其中,利尿钠肽[即脑利尿钠肽(brain natriuretic peptide,BNP)和 N-末端 pro-BNP]在 NSTE-ACS 患者中有最广泛的应用。利钠肽(natriuretic peptides,NPs)与心室扩张程度(张力)成正相关,并且与不良事件(包括死亡、心力衰竭和 MI)的危险分级相关联。更重要的是,NP 基础值的升高代表着患者更有可能从高强度的抗缺血和降

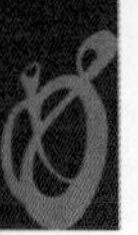

脂方案以及早期冠状动脉血运重建中获益。同样的，C-反应蛋白(C-reactive protein，CRP)，一个炎症标志物，在NSTE-ACS发病后升高，并且升高程度与长期心血管(cardiovascular，CV)预后相关。此外，CRP可以区分出哪些NSTE-ACS患者需要更高强度危险因素管理，包括脂质，血糖，血压和体重。在ACS中其他有前景的新型生物标志物已总结在表60.1中。

多标志物评估法(例如同时评估cTn、hs-CRP和BNP)可以进一步改进NSTE-ACS患者的危险分层[25]。虽然脂质测定不太有助于个体预测，但评估低密度脂蛋白胆固醇(low-density lipoprotein cholesterol，LDL-C)和甘油三酯，再联合葡萄糖或HBA1c可以识别出不受控制的危险因素，通过适当的管理，以可以减少未来心血管事件发生的风险(见第45章)。同样，动脉氧合、血细胞比容和甲状腺功能的联合评估可鉴定出引起继发性ACS的可治疗案例[26]。

非介入性检查

无创检查对已确诊或怀疑NSTE-ACS患者起着许多重要作用：①确定是否存在重大冠心病事件；②明确诊断为冠心病的患者cTn升高是否有其他原因(见前文)；③评估药物治疗开始后患者残余缺血的程度，并指导将来的管理；④患有多支血管病变的患者中在进行血运重建前定位其缺血区域；⑤评估左心室(LV)功能。

NSTE-ACS患者早期心脏负荷试验的安全性一直存在争议，但无活动性缺血症状或其他血流动力学、电生理不稳定现象的患者在稳定至少24小时后，行药物负荷试验认为是安全的。我们对各种负荷试验的优点进行了比较(见第13章)。运动负荷核素心肌灌注显像和多巴酚丁胺负荷试验比心电图运动负荷试验有更高的敏感性(见第14章和第16章)。选择一种可用的负荷试验需要根据患者的个体特征和偏好，以及符合当地的实用和专业水平。对于大多数患者来说，如果静息时心电图无明显的基线异常(例如ST段压低，束支传导阻滞，电起搏)，建议进行心电图负荷运动试验。如果基础心电图出现明显的基线异常，应在运动前和运动后立即进行负荷灌注或超声心动图检查。对于在无法实现大运动量的患者，建议进行药物成像负荷试验。负荷试验发现高风险患者(例如反映严重缺血的第3阶段前ST段压低>0.2mV，运动时低血压，室性快速性心律失常，新发的或进一步恶化的左室功能不全)是尽快行冠状动脉造影的指征。可能的话，需要进一行冠状动脉血运重建。

超声心动图可用于评估左心室收缩和舒张功能，还可用于识别左心房扩张，功能性二尖瓣关闭不全，三尖瓣环收缩期位移，舒张功能障碍，心室机械运动不同步和超声“肺彗星尾征”(超声观察到胸腔的血管外肺液)。这些每一个都与NSTE-ACS患者的不良预后相关。

NSTE-ACS患者或疑似患者行冠脉增强CTA(contrast-enhanced coronary CTA，CCTA)可以帮助：①识别或排除心外膜冠心病的存在；②识别哪根血管有冠状动脉粥样硬化；③有助于危险分层和预后(见第18章)。3项大型随机试验表明，CCTA与普通评估方法相比加快了急诊胸部不适患者分类，从而缩短了住院时间[27-29]，另外还能降低费用[30,31]和减少重回急诊次数[31]。一项随机试验比较了4 146名疑似心绞痛患者行CCTA和不行CCTA的治疗护理标准，结果表明行CCTA者能更好地诊断冠心病引起的心绞痛，减少了负荷试验的需要，但增加了冠状动脉造影的进行[32]。这些研究和其他证据使得美国放射学会和美国心脏病学会建议急诊胸部不适患者并且疑似ACS而风险较低者进行在CCTA检查[33,34](表60.3)。

表60.3 急性胸痛综合征患者冠脉CTA的适用性

合适的适应证
心电图阴性或尚不确定心肌缺血
危险分层为低-中等可能性
TIMI危险评分为0~2(低危)或某些情况下评分为3~4(中危)
HEART评分<3
评分>1，肌钙蛋白阴性，包括即时检测
急诊或之前6个月的功能检查不充分或者结果模糊
模棱两可的适应证
通过临床评估和危险分层(例如，TIMI评分>4)高度怀疑ACS
既往已知冠状动脉疾病
已知钙化评分≥400
相对禁忌证
碘试剂过敏史
eGFR在30至60ml/(min·1.73m^2)之间
最终可能是非诊断性扫描；具体视扫描技术和站点而异
使用β受体阻滞剂后心率仍大于能获取可靠诊断扫描的最大值(通常为70~80次/min)
有β受体阻滞剂的禁忌，心率无法控制
房颤或其他明显不规则心律
体重指数>39kg/m^2
绝对禁忌证
已知为ACS
eGFR<30且无长期透析
之前碘造影剂给药后出现过敏反应
经过充分的脱敏准备后仍对造影剂过敏者
绝经前妇女怀孕或尚不确定是否怀孕状态

ACS，急性冠脉综合征；eGFR，肾小球滤过率；TIMI，Thrombolysis in Myocardial Infarction，心肌梗死溶栓治疗。

改编自Hollander JE，Than M，Mueller C. State-of-the-art evaluation of emergency department patients presenting with potential acute coronary syndromes. Circulation 2016；134：547-64.

在有hsTn检测的医院中，CCTA的益处尚不是很清楚[35]，尽管一些研究表明CCTA可能改善那些靠hsTn仍无法最终确定或排除MI的患者的危险分层[36,37]。CCTA的好处在急诊可能超乎想象，它能更快速和准确地识别那些能从早期强化治疗中受益的高风险患者[32,38]。

心脏磁共振成像(cardiac magnetic resonance imaging，CMR)通过快速扫描方法，从而能精确测量心室容量和功能，评估心室壁水肿程度，识别梗死心肌与冬眠心肌，确定心肌灌注的存在，量化室壁运动，并识别NSTE-ACS患者心肌存在的风险[39]。这些详细的评估可以帮助指导几种常见临床情况的冠状动脉血运重建，比如当冠脉狭窄达到明显病变临界时，由于多支血管疾病而无法确定犯罪血管时，或者当一个区域的心肌活力受到威胁的情况下(见第17章)。

介入影像学检查

侵入性冠状动脉造影已成为近六十年来冠状动脉树成像的标准技术。典型的NSTE-ACS患者的犯罪血管通常表现为偏心狭窄，边缘突出颈部狭窄(见第20章)。这些血管造影结果代表动脉粥样硬化斑块或血栓可能已被破坏。病变的"朦胧处"常表示存在血栓,但这一发现并不具有特异性。

大约85%的NSTE-ACS患者有明显的冠脉病变(即至少一个主要冠状动脉管腔直径狭窄>50%)。大多数患者有闭塞性病变,包括多发心外膜动脉-左主干冠状动脉疾病约占10%,三支血管病变占35%,两支血管病变占20%,而只有约20%为单支血管病变。其余15%的患者没有明显的冠状动脉病变,这一结果在女性和少数民族中更常见,在这些患者中,NSTE-ACS可能与微血管冠状动脉阻塞,内皮功能障碍或冠状动脉痉挛有关,并且可能具有更好的预后。入选8项NSTE-ACS临床试验的37 101名患者中,无闭塞性冠状动脉疾病(coronary artery disease,CAD)患者的30天死亡率或MI发生率为2.2%,而闭塞性病变患者为13.3%[40]。

血管内超声(Intravascular ultrasound,IVUS)和光学相干断层扫描(optical coherence tomography,OCT)是两种侵入性横断面成像技术,可提供相关斑块形态的详细信息(见图60.3)。在临床上,IVUS和OCT最常用于指导冠状动脉支架置入(见第20章)。这些技术和其他技术(例如,近红外光谱,血管内磁共振成像,血管镜检查)可以提供详细的斑块形态并建立ACS的病理生理学病因,尽管目前这些额外信息的临床实用性尚不确定。

风险评估

剩余风险

ACS发病后缺血时间的复发风险主要取决于多处血管病变的稳定性,以及造成初始事件的犯罪血管[41]。需要对剩余斑块进行积极的治疗,同时预防新斑块以防止复发[41]。血管造影中具有一个以上活动斑块的患者的百分比与高敏(high-sensitivity,hs)CRP的水平相关。这些结果在ACS发病后数月及数年内,在炎症、弥漫性活动性CAD和心脏事件复发之间提供了重要联系。

自然病史

UA患者的短期死亡率(30天内<2.0%)低于NSTEMI或STEMI患者。然而,随着hsTn使用的增加,诊断为UA的NSTE-ACS患者比例正在下降[6]。

NSTEMI的早期死亡风险与心肌损伤程度及血流动力学稳定性有关,并且通常是低于STEMI患者的,后者通常有更大的梗死面积[42]。相反的是,NSTE-ACS患者的死亡率和非致死性事件发生率的远期结果更差。这一结果可能是由于NSTE-ACS患者的年龄更大,冠脉粥样硬化程度更广,既往有心肌梗死史,存在合并症(例如糖尿病,肾功能受损),以及NSTE-ACS患者的ACS复发的可能性大于STEMI患者。

风险评分

目前已经为NSTE-ACS患者建立了数个综合临床变量、心电图及血清生物标志物结果的风险评分[43-45]。UA/NSTEMI的TIMI(Thrombolysis in Myocardial Ischemia)风险评分由7个独立的危险因素组成;它们的总和与死亡或缺血事件复发直接相关[43](图60.5)。在初始评估中运用这种简单,快速的评分有助于区分出能从早期侵入性策略和强化的抗血栓治疗中获益的高风险患者。GRACE(Global Registry of Acute Coronary Events)风险评分[45]使用大量加权风险因子来预测NSTE-ACS发病后的死亡率;然而,它比TIMI风险评分更复杂,并且不容易手工计算。对于ACS患者的长期预后,一个基于9个独立临床预测因子的风险评分能建立复发性动脉粥样硬化血栓事件的风险梯度,即稳定缺血性冠心病TIMI风险评分(图60.6)。它能区分出通过强化的抗血栓和降脂治疗获得更大绝对益处的患者[46,47]。

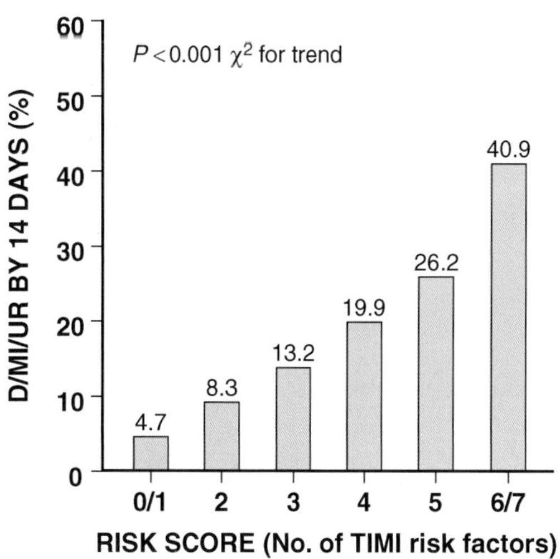

FIGURE 60.5 Thrombolysis in Myocardial Infarction (TIMI) risk score for UA/NSTE-MI (NSTE-ACS). The number of risk factors present is counted. CAD, Coronary artery disease; D/MI/UR, death, myocardial infarction, or urgent revascularization. (Modified from Antman EM, Cohen M, Bernink PJ, et al: The TIMI risk score for unstable angina/non-ST elevation MI: a method for prognostication and therapeutic decision making. JAMA 2000;284:835.)

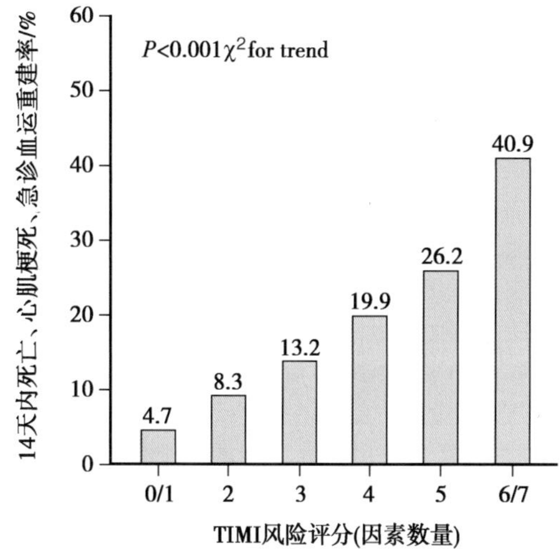

图60.5 UA/NSTE-MI(NSTE-ACS)的TIMI风险评分。(改编自Antman EM,Cohen M,Bernink PI,et al:The TIMI risk score for unstable angina/non-ST elevation MI:a method for prognostication and therapeutic decision making。JAMA 2000:284:835)

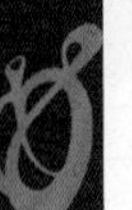

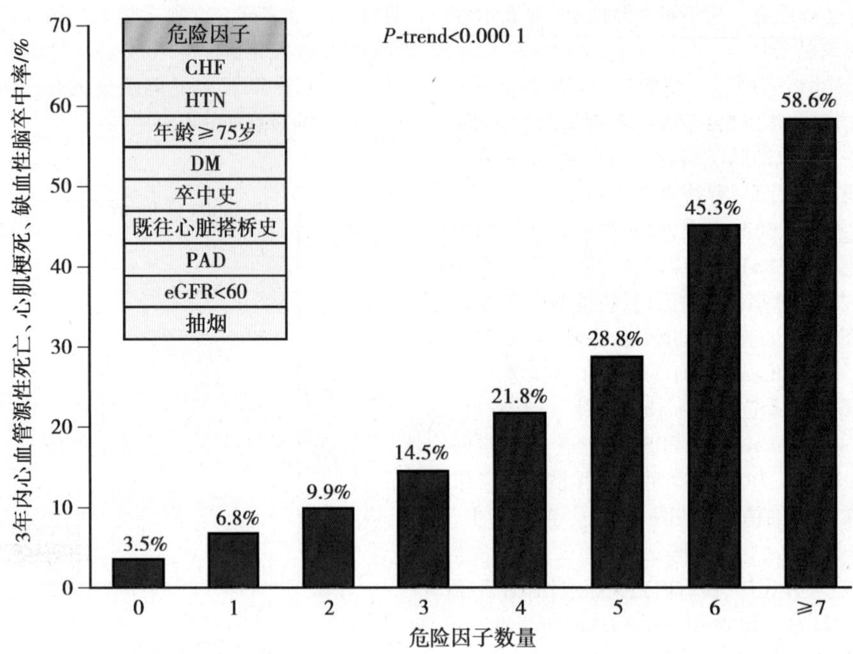

图 60.6 心肌梗死后运用稳定缺血性冠心病 TIMI 危险评分进行长期危险分层。9 个独立因子结合成为一个简单的长期危险评分，从而能明确心血管死亡、心肌梗死或缺血性脑卒中等不良事件的未来发生风险。CHF，冠心病；HTN，高血压；DM，糖尿病；PAD，外周动脉病变；eGFR，肾小球滤过率；（引自 Bohula EA，Bonaca MP，Braunwald E，et al：Atherothrombotic risk stratification and the efficacy and safety of vorapaxar in patients with stable ischemic heart disease and prior myocardial infarction. Circulation 2016；134(4)：304-313.）

治疗

NSTE-ACS 患者的治疗包括急性期治疗（重点关注临床症状和犯罪血管的稳定性），以及长期治疗（预防疾病进展和未来斑块破裂/侵蚀）。回顾性血管造影研究[48]和用 PCI 治疗的 NSTE-ACS 患者的前瞻性研究[41]表明，斑块引起的狭窄越严重，破裂导致 ACS 时间的风险就越高。然而，由于狭窄程度较轻的斑块更为普遍，这些阻塞性较小的病变也占了引起未来 ACS 事件的一半左右。

一般治疗措施

患有新发的或恶化的胸部不适或出现提示 ACS 的心绞痛症状的患者应尽快通过救护车运送到急诊，并立即进行评估[49]。初步评估包括定向病史、体格检查以及心电图，应在到达 10 分钟内进行[23]。同时应尽可能在救护车上完成心电图。应尽可能获得血液样本检测 cTn，hsTn 检验应通过治疗点的设备或者实验室测量快速完成，使得在 60 分钟内能提供结果。而其他实验室检验，如利钠肽、全血细胞计数、血清电解质、肌酐和葡萄糖，可以帮助指导早期策略制定和治疗。

cTn 升高或者新发的 ST 段异常或者根据经验性的危险评分为中度-高度危险的患者应进入专门的心血管重症监护病房（ICU）。不伴有 cTn 升高或心电图缺血性改变的 UA 患者应进入监测床位，最好是逐级降低心血管病房[11]。其中，使用遥测技术进行连续心电监护可以检测快速心律失常，房室传导和心室内传导的改变以及 ST 段偏移的变化。患者应卧床休息，并为动脉血氧饱和度（arterial oxygen saturation，SaO_2）低于 90%、心功能不全和有肺部啰音的患者提供氧气吸入。如果患者未再发胸部不适或心电图没有改变至少 12 至 24 小时，情况保持稳定，则可允许行走。非典型症状和低风险的患者或者症状与另一种非心脏病原因的疾病更一致的患者应在急诊或短期住院中观察注意到。第二次 cTn 测定应在第一次测定后 3 至 6 小时进行，并可考虑行非侵入性影像技术或负荷试验进一步评估以快速排除 ACS。

抗缺血治疗

指南强调应早期行抗缺血治疗来改善氧气供需之间的平衡[11,23]。抗缺血治疗的目标包括缓解症状和预防 ACS 的早期后遗症，包括复发性 MI、HF、心律失常和死亡。表 60.4 总结了传统和新型/实验药理学抗缺血治疗。

硝酸酯

硝酸酯属于血管扩张剂，可增加心肌血流量（动脉粥样硬化和正常的冠状动脉血管均可扩张），通过降低心脏前负荷（全身静脉扩张）降低心肌氧耗，减少心脏后负荷（全身动脉扩张），从而减少心室壁张力，并有温和的抗血小板作用。通过同时使用 β 受体阻滞剂可以减轻硝酸酯类引起反射性心率加快和心肌收缩力增强的从而增加心肌耗氧量的弊端。控制良好的临床试验未显示硝酸酯能减少心脏不良事件；然而，NSTE-ACS 中硝酸酯使用的基本原理是从病理生理学机制和广泛的临床观察中（缓解由心肌缺血引起的疼痛或其他不适的临床效果）推断出来的。

对于没有低血压的有症状的患者，建议在到达医院前尽可能早的给予速效硝酸甘油（通过舌下或口腔，0.3 至 0.6mg，间隔 5 分钟）。对于高血压患者和有持续或复发性缺血症状或有心力衰竭表现的患者，应给予静脉注射硝酸甘油（5 至 10μg/min，根据需要滴速可至最大 200μg/min），同时须保证收缩压（systolic blood pressure，SBP）至少为 90 至 100mmHg。对硝酸酯类的耐受性可能在

表 60.4 非 ST 段抬高急性冠脉综合征(NSTE-ACS)的抗缺血药物治疗

药物分类	药效机制	NSTE-ACS 中的临床效应
传统药物治疗		
β 阻滞剂	通过拮抗 β 受体,降低心率,血压和心肌收缩力	降低死亡率[51]
硝酸酯	通过血管扩张降低前负荷;扩张冠状动脉	对死亡率无改善作用
钙通道阻滞剂	视具体药物可扩张血管,降低心率,或降低心肌收缩力	对于死亡率及再梗率的无明确作用;单独使用短效硝苯地平可增加再梗率
新型或正在试验药物		
雷诺嗪	抑制后期钠离子内流	减少缺血复发和心律失常
曲美他嗪	将心肌代谢方式从脂肪酸转变为葡萄糖	减少短期死亡率
尼可地尔	激活 ATP 敏感的 K^+ 通道并扩张小动脉	减少心律失常和短暂性缺血
环孢素	抑制参与再灌注损伤的线粒体通透性转换孔	在小型研究中减少梗死面积;目前正在进行更大规模的临床试验

引自 American Fleart Association;Soukouii V,Boden WE,Smith SC Jr,O'Gara PT. Nonantithrombotic medical options in acute coronary syndromes:old agents and new lines on the horizon. Circ Res 2014;114:1944-58.

12 至 24 小时内出现,可以通过间歇使用硝酸酯类(如果症状允许)或增加剂量(如果症状持续)来减轻耐受。不建议长时间停止静脉给予高剂量的硝酸酯,因为这可能会导致复发性缺血和/或反跳性高血压;相反的是,每次静脉给予硝酸酯应该在几个小时内结束。

硝酸酯的重要禁忌证包括低血压和近期使用的 5 型磷酸二酯酶(PDE5)抑制剂,西地那非或伐地那非(24 小时内),以及他达拉非(48 小时内)。由于 PDE-5 的催化位点通常降解环磷酸鸟苷,因此 PDE-5 抑制剂能增强内源性 cGMP 水平,可能导致过度增强、延长硝酸酯类的扩血管作用,甚至产生危险。硝酸酯类的相对禁忌证包括低血压(SBP<90mmHg),左室流出道的严重阻塞,右心室大范围的梗死或血流动力学明显改变的肺栓塞。在这些患者中,应谨慎使用硝酸盐。

β 受体阻滞剂

β 受体阻滞剂竞争性地抑制释放循环儿茶酚胺类,并通过降低心率、血压和心肌收缩力来减少心肌耗氧量。支持 β 受体阻滞剂的证据主要来源于再灌注治疗时代之前对急性心肌梗死(通常为 STEMI)或新发左束支传导阻滞(left bundle branch block,LBBB)患者的较早研究。在急性心肌梗死患者的临床试验中,β 受体阻滞剂可减少再梗,室性心律失常和死亡率。这些试验的结果,其中一些包含没有 ST 段抬高的患者,即被认为是 UA 和 NSTEMI 患者。

一项系统回顾汇总了大约 4 700 名 UA 患者的数据,这些患者来自 1986 年之前进行的五项试验,结果显示 β 受体阻滞剂降低了进展为 MI 的风险[50]。目前还不清楚 β 受体阻滞剂在现今的强化药物治疗结合早期介入治疗中是否具有相似的功效。两个最近的大型注册的非随机化试验表明,使用 β 受体阻滞剂治疗的 NSTE-ACS 患者,在预出院[51]及长期随访[52]中能降低调整其风险。

慢性稳定型心绞痛患者口服 β 受体阻滞剂(见第 61 章)应在最初的 24 小时内开始[11,23],但有以下例外情况:①急性或重度心力衰竭;②心排出量低;③低血压;④β 受体阻滞剂治疗的禁忌证(例如高度房室传导阻滞,活动性支气管痉挛)。对 β 受体阻滞剂有禁忌证的患者应重新评估,以确定随后治疗中是否能接受其中一种药物。如果静脉予以硝酸酯治疗后缺血仍持续存在,则通常在初次口服给药后,可谨慎经静脉给予 β 受体阻滞剂(5mg,1 至 2 分钟,每 5 分钟重复一次,初始总剂量为 15mg)。低血压患者应避免静脉使用 β 受体阻滞剂[53]。对于冠状动脉痉挛或急性可卡因、甲基苯丙胺中毒的患者应避免使用 β 受体阻滞剂,因为可能会出现 α 受体介导的冠状动脉血管收缩反应,使冠状动脉痉挛进一步恶化。通常应避免使用具有内在拟交感活性的 β 受体阻滞剂(例如醋丁洛尔,吲哚洛尔),因为它们可能增加室性心动过速(ventricular tachycardia,VT)和室颤(ventricular fibrillation,VF)的风险。

吗啡

在没有禁忌证(例如低血压,过敏)的情况下,尽管使用了可最大耐受的抗缺血药物(硝酸酯,β 受体阻滞剂)治疗但仍存在缺血性不适或疼痛时,可合理使用静脉注射吗啡(1 至 5mg),但需要注意吗啡可能会减缓肠道对血小板抑制剂的吸收。吗啡剂量可每 5 至 30 分钟重复一次,以缓解及稳定症状。吗啡既可作为镇痛药又可作为抗焦虑药;通过静脉扩张效应来减少前负荷使患者受益(特别是急性肺水肿患者),并通过刺激迷走神经从而轻度降低心率和血压。吗啡可能会引起低血压;可通过仰卧位和静脉滴注生理盐水可恢复血压。对于吗啡过量而伴有呼吸或循环抑制者,可给予纳洛酮(0.4 至 2.0mg 静脉注射)。对吗啡过敏的患者,可用哌替啶替代。

钙通道阻滞剂

钙通道阻滞剂(calcium channel blockers,CCBs)具有扩张血管和降低动脉压的作用。一些钙离子阻滞剂,例如维拉帕米(verapamil)和地尔硫䓬(diltiazem),也能降低心率和心肌收缩力,从而减少心肌氧耗。对于使用全剂量硝酸酯和 β 受体阻滞剂后仍存在持续性缺血的 NSTE-ACS 患者,和有 β 受体阻滞剂禁忌证的高血压患者,使用钙离子阻滞剂仍能起到作用[10,25]。此类患者应接受非二氢吡啶类 CCB 来降低心率。二氢吡啶类的硝苯地平短效剂能加快心率,当不与 β 受体阻滞剂共同给药时,会对 ACS 患者造成损害。长期使用长效二氢吡啶类-氨氯地平(amlodipine)和非洛

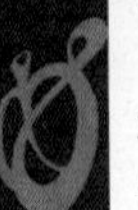

地平(felodipine)治疗左室功能不全和 CAD 患者均未发现任何危害,提示这些药物对 NSTE-ACS 和左室功能不全患者可能是安全的。对于疑似/确诊为血管痉挛性心绞痛的患者(见后文),应考虑使用 CCB 和硝酸酯类,同时避免使用 β 受体阻滞剂。非二氢吡啶类 CCBs 的禁忌证包括显著的左室功能不全,心源性休克风险升高,PR 间期超过 0.24 秒,以及高度房室传导阻滞。

抗血小板治疗

见图 60.7 和表 60.5。

口服抗血小板药物

阿司匹林

阿司匹林(acetylsalicylic acid,ASA)能乙酰化血小板环氧化酶 1(cyclooxygenase 1,COX-1),从而阻断血小板 A2(thromboxane A_2,TxA_2)(一种血小板活化剂)的合成和释放,并抑制了血小板聚集和动脉血栓形成。因为 ASA 对 COX-1 的抑制是不可逆的,所以其抗血小板作用在血小板的寿命中持续约 7 至 10 天。一些安慰剂对照试验证明了 ASA 对 NSTE-ACS 患者的益处[54]。除了治疗中能减少早期不良临床事件外,ASA 还降低了二级预防中缺血事件的发生频率。它是所有 ACS 患者以及慢性冠心病患者抗血小板治疗的基石[11]。

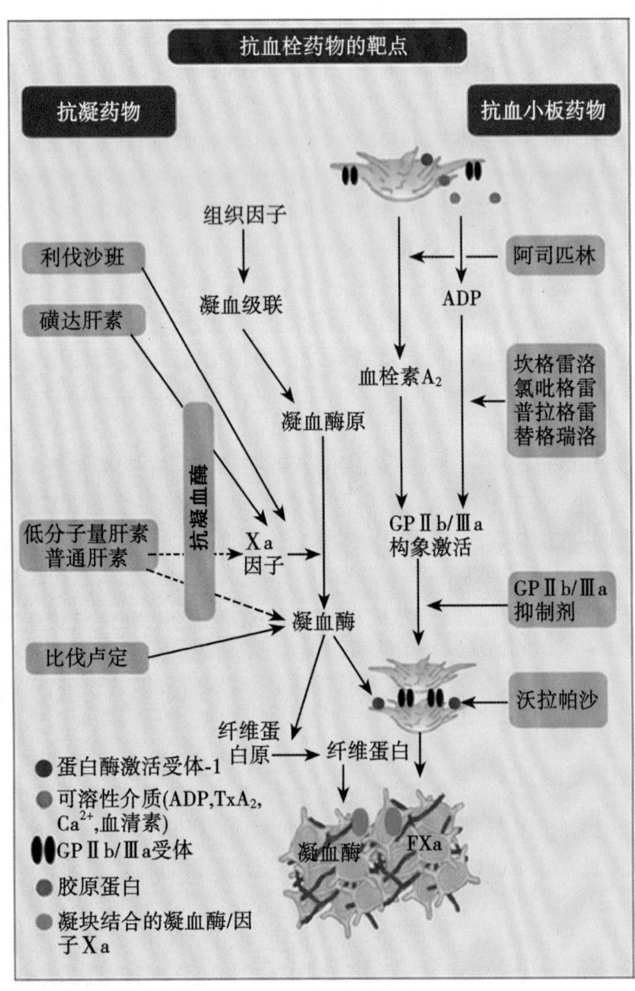

图 60.7 用于 NSTE-ACS 的抗血栓形成药物的靶点,可在血栓形成期间和之后抑制血液凝固和血小板聚集。(引自 Roffi M, Patrono C, Collet JP, et al. 2015 ESC guidelines for the management of acute coronary syndromes in patients presenting without persistent ST-segment elevation, Eur Heart J 2016;37:267-315.)

表 60.5 2014 年非 ST 段抬高急性冠脉综合征患者抗血栓药物的指南建议

抗血小板治疗
对于所有没有禁忌证的患者,应给予非肠溶衣、可咀嚼的阿司匹林(162 至 325mg),并且长期予以阿司匹林的维持剂量(81 至 325mg/d)
对于因超敏反应或胃肠道不耐受而无法服用阿司匹林的患者,应予以负荷剂量的氯吡格雷(300 或 600mg),然后每日维持剂量为 75mg
氯吡格雷或替格瑞洛最初可用于早期侵入性或缺血性指导策略(推荐等级Ⅰ;证据等级 B)
初始治疗中替格瑞洛可能优于氯吡格雷(推荐等级Ⅱa;证据等级 B)
在用替格瑞洛治疗的患者中,首选的阿司匹林维持剂量为 81mg/d
仅在接受冠状动脉支架的患者中使用普拉格雷(推荐等级Ⅰ;证据等级 B)
GP Ⅱb/Ⅲa 受体抑制剂主要在未充分予以 $P2Y_{12}$ 抑制剂预处理的高危患者 PCI 术中使用(推荐等级Ⅰ;证据等级 A)或者那些已予以 $P2Y_{12}$ 抑制剂充分预处理后仍有高风险的患者 PCI 术中使用(推荐等级Ⅱa;证据等级 B)
氯吡格雷和替格瑞洛应在大手术前至少停用 5 天(推荐等级Ⅰ;证据等级 B),普拉格雷至少 7 天(推荐等级Ⅰ;证据等级 C)
抗凝治疗
推荐使用依诺肝素(推荐等级Ⅰ;证据等级 A);其他选择包括普通肝素(推荐等级Ⅰ;证据等级 B)和磺达肝素(推荐等级Ⅰ;证据等级 B)。如果计划进行早期介入治疗,比伐卢定(推荐等级Ⅰ;证据等级 B)也是一种选择
如果最初使用磺达肝素,在 PCI 之前或期间加入普通肝素或比伐卢定,以防止导管相关的血栓形成(推荐等级Ⅰ;证据等级 B)
对于接受 PCI 的高出血风险患者,比伐卢定优于普通肝素加 GP Ⅱb/Ⅲa 抑制剂(推荐等级Ⅱa;证据等级 B)
在 PCI 期间作为初始抗凝剂可使用依诺肝素(推荐等级Ⅱb;证据等级 B)

改编自 Eisen A, Giugliano RP. Antiplatelet and anticoagulation treatment in patients with non-ST-segment elevation acute coronary syndrome: comparison of the updated North American and European guidelines. Cardiol Rev 2016;24:170-6; and Amsterdam EA, Wenger NK, Brindis RG, et al. 2014 AHA/ACC guideline for the management of patients with non-ST-elevation acute coronary syndromes: areport of the American College of Cardiology/American Heart Association Task Force on Practice Guidelines. J Am Coll Cardiol 2014;64:e139-228.

尽管在随机试验中 ASA 的剂量范围为 50 至 1 300mg/d,疗效并没有随着剂量改变而改变,然而在较高剂量时却增加胃肠道出血时间[54]。CURRENT OASIS-7 研究[55]随机分配 25 086 例 ACS 患者接受高剂量(300 至 325mg/d)或低剂量(75 至 100mg/d)的 ASA 持续 30 天,(同时接受高剂量与常规剂量的氯吡格雷;见后文)。两种剂量的 ASA 之间没有观察到心血管性死亡、心肌梗死或卒中风险有明显差异,但胃肠道出血时间随着剂量的增加而增加。指南建议，对于未服用 ASA 的 NSTE-ACS 患者，初始负荷剂量应为 162 至 325mg 的非肠溶包衣 ASA，然后每日维持剂量为 75 至 100mg[11]。最初应避免使用肠溶包衣 ASA，因为它会延迟并减少吸收[56]。根据一项大型替格瑞洛（一种抑制 $P2Y_{12}$ 受体的口服抗血小板药物）的临床试验-PLATO 研究的数据结果来看，它提供了另一个支持低剂量 ASA 的依据[57]。与低剂量（<160mg）阿司匹林相比，高剂量（>160mg）阿司匹林不仅未能改善预后，还和胃肠道出血风险增加相关[58]。大多数非甾体抗炎药（nonsteroidal anti-inflammatory drugs，NSAIDs）能可逆地与 COX-1 结合，并阻止它被阿司匹林所抑制，从而可能促进血栓形成，因此应避免使用 NSAID。

在慢性长期治疗期间可能出现所谓的 ASA 抵抗（ASA resistance），2%至 8%的患者表现出有限的抗血小板作用（即抑制血小板聚集的最小变化）。这些患者往往有更大的心脏事件复发风险。ASA 抵抗的原因是多样的，包括较差的顺应性（假抵抗），吸收量减少，与布洛芬或其他 NSAID 药物的相互作用，COX-2 的 mRNA 过表达和药物肠溶包衣形式的使用。极少情况下，存在遗传或者其他内在因素导致对 ASA 反应极小。没有证据表明可以通过调整 ASA 剂量来常规监测抗血小板作用[59]。

ASA 的禁忌证包括已记录的过敏史（例如 ASA 诱发的哮喘），鼻息肉，活动性出血或已知的血小板疾病。长期 ASA 治疗（即 ASA 不耐受）引起的消化不良或其他胃肠道症状通常不会在短期内影响治疗。若患者对 ASA 过敏，建议行脱敏治疗或者使用氯吡格雷、普拉格雷或替格瑞洛代替[11]。对于因为胃肠道出血而不能耐受 ASA 的患者，可用氯吡格雷代替 ASA。

$P2Y_{12}$ 抑制剂

ACS 的治疗通常包括由 ASA 和 $P2Y_{12}$ 抑制剂组成的双重抗血小板治疗（dual-antiplatelet therapy，DAPT）（表 60.5）。后者包括噻吩并吡啶类（噻氯匹定，氯吡格雷，普拉格雷）——不可逆地阻断 ADP 与血小板 $P2Y_{12}$ 表面受体的结合，以及环戊基三唑并嘧啶类（替卡格雷）——可逆的 ADP 抑制剂。噻吩并吡啶类药物需要通过肝细胞色素 P-450（hepatic cytochrome P-450，CYP）系统氧化以形成活性代谢物，不像替格瑞洛不需要依赖于 CYP 系统，因此，抑制 CYP 系统的药物能减少噻吩并吡啶活化物的产生。除抑制血小板活化和聚集外，噻吩并吡啶还通过独立于 ADP 以外的机制减少了纤维蛋白原，降低血黏度以及抑制红细胞变形和聚集。

氯吡格雷

氯吡格雷（clopidogrel）在很大程度上避免了与噻氯匹定（第一种广泛使用的噻吩吡啶）相关的血液学并发症（中性粒细胞减少症，较少的血栓性血小板减少性紫癜）。当氯吡格雷被吸收时，大约 85%被循环的酯酶水解，从而变得无活性。剩余的氯吡格雷必须被肝 CYP 系统氧化，产生抑制 $P2Y_{12}$ 受体的活性代谢物。

一项氯吡格雷联合 ASA 的研究-CURE 研究入选了 12 562 名 NSTE-ACS 患者，予以 ASA，普通肝素（unfractionated heparin，UFH）或者低分子量肝素（low-molecular-weight heparin，LMWH）以及其他的标准治疗方案，并随机分组接受 300mg 负荷剂量的氯吡格雷，而后每日 75mg 或者接受安慰剂[60]。结果显示，无论是采用药物治疗，PCI 还是冠状动脉旁路移植术治疗（coronary artery bypass grafting，CABG），不管是低风险还是高风险的 NSTE-ACS 患者，在 ASA 基础上联合氯吡格雷治疗均可使心血管性死亡，MI 或卒中减少 20%（图 60.8）。获益在 24 小时内就能看到，而 Kaplan-Meier 曲线仅在 2 小时后就开始出现差异[61]。此外，通过平均 8 个月随访发现，PCI 前后心肌梗死或心血管死亡降低率是相似的[62]。联合氯吡格雷的治疗导致出血事件略有增加，而危及生命和致死性出血事件的无显著增加[60]。

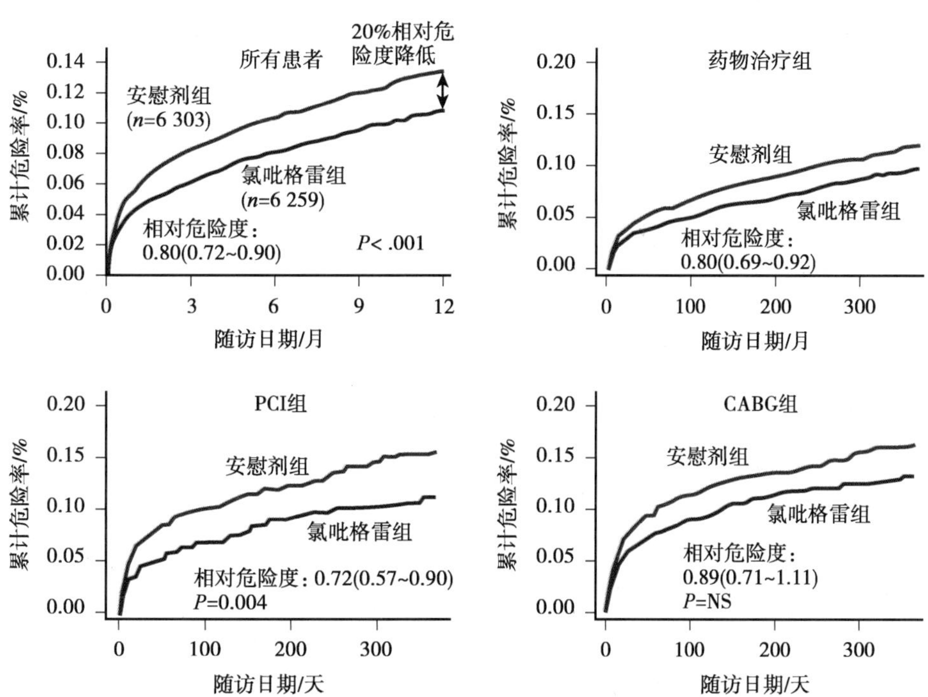

图 60.8　CURE 研究中药物治疗或 PCI 治疗或 CABG 治疗的 NSTE-ACS 患者使用氯吡格雷在减少心血管死亡、MI 或卒中方面的好处。（引自 Yusuf Set al. Effects of clopidogrel in addition to aspirin in patients with acute coronary syndromes without ST-segment elevation. N Engl J Med 2001；345：494；and Fox KA et al. Benefits and risks of the combination of clopidogrel and aspirin in patients undergoing surgical revascularization for non-ST-elevation acute coronary syndrome. The Clopidogrel in Unstable Angina to Prevent Recurrent Ischemic Events（CURE）trial. Circulation 2004；110：1202.）

其他研究中的类似发现使得在北美[11]和欧洲[63]指南中均把PCI之前使用氯吡格雷归为Ⅰ类推荐。在行CABG的患者中，手术5天内接受氯吡格雷治疗的患者出现主要出血事件并需要再次手术的风险增加，这使得指南建议在大手术前至少5天应停用氯吡格雷[11,63]。

在NSTE-ACS患者中，接受氯吡格雷初始负荷剂量300至600mg后应每日维持剂量为75mg。使用600mg负荷剂量仅在2小时后便达到了抑制血小板的稳态水平，比300mg剂量更快。因此，对于接受PCI的NSTE-ACS患者，600mg氯吡格雷是首选负荷剂量[11,23]。目前NSTE-ACS患者开始接受氯吡格雷治疗有两种策略：①在到达或入院时开始氯吡格雷治疗；②延迟氯吡格雷治疗直至冠状动脉造影后，如果需进行PCI，则在导管室给予。早期治疗策略是首选的，因为它能减少早期缺血事件，但是少部分造影后接受CABG的患者则会增加其出血概率。

虽然DAPT与单独使用ASA相比，可减少NSTE-ACS患者的复发性缺血事件，但在ASA加氯吡格雷治疗的患者中，高达10%的患者在ACS后的第一年内发生了不良事件，包括明确的支架内血栓形成在第一年中高达2%[64]。与ASA一样，已确定氯吡格雷存在低反应性，并且其有更高的复发心脏事件风险，包括支架内血栓形成、MI和死亡[59]。未达到氯吡格雷预期药理学反应的患者事件发生率在5%至30%之间，这取决于人群和对氯吡格雷反应的评估[59]。氯吡格雷的低反应性在糖尿病患者以及肥胖，高龄和存在CYP系统遗传多态性的患者中更常见。对氯吡格雷具有极小抗血小板反应的患者具有较低浓度的活性代谢物，这表明氯吡格雷必需的转化失败。编码CYP2C19酶的基因的几种多态性与氯吡格雷活性代谢产物的减少有关（见第8章）。这些多态性（特别是功能降低的*C2等位基因）发生在大约三分之一的白种人和多达一半的亚洲人中，并且与氯吡格雷治疗的不良临床事件相关。在其他研究中，功能减退的等位基因与支架内血栓形成增加有关。在用噻吩并吡啶治疗的候选者中测试这些多态性，可以鉴定那些可能对标准剂量的氯吡格雷无反应或低反应的患者，同时他们也是替换抗血小板治疗方案的候选者。3项随机试验入选了那些用标准ASA和氯吡格雷剂量治疗且有血小板高反应性的患者，来评估更激进的抗血小板方案的疗效，结果显示与标准剂量相比，更高剂量的抗血小板药物治疗并未明显减少临床心血管事件发生[65-67]。根据接受PCI的UA患者的研究数据显示，CYP2C19*2等位基因的杂合子携带者需要每日维持剂量225mg或更多的氯吡格雷量（至少是标准剂量的3倍）才能达到与每天接受75mg的非携带者相同水平的血小板抑制效应[68]。因此，在具有高血小板反应性的患者中，上述3项试验未能显示其使用更强化的抗血小板方案的临床益处，氯吡格雷剂量不足可能使其部分原因。当评估测定血小板功能时，质子泵抑制剂（proton pump inhibitor，PPI）可能会适度降低氯吡格雷的抗血小板作用[69]，因为对CYP3A4酶代谢的竞争作用。然而，一项随机双盲试验[70]表明氯吡格雷与PPI之间的临床相互作用不太可能会非常显著。

普拉格雷

与氯吡格雷类似，普拉格雷（prasugrel）是一种前体药物，需要肝脏氧化形成活性代谢物，不可逆地抑制血小板$P2Y_{12}$受体。然而，与氯吡格雷不同，普拉格雷的活性代谢物的形成仅需要一步，并且在摄取后30分钟内便能产生。虽然氯吡格雷和普拉格雷的活性代谢产物在体外均能发挥相同的抗血小板作用，但普拉格雷代谢产物的产生量约为氯吡格雷代谢产物的10倍，导致药效也相应提高约10倍。

TRITON-TIMI38研究[71]通过入选10 074名已知冠状动脉解剖结构的NSTE-ACS患者，来比较普拉格雷（60mg负荷剂量，10mg/d维持剂量）与氯吡格雷（300mg负荷剂量，75mg/d维持剂量）。随访15个月后，随机接受普拉格雷治疗的患者的包括心血管性死亡，心肌梗死或卒中的主要复合事件减少了19%（图60.9A）。其中心肌梗死发生率减少了24%，而糖尿病患者的卒中发生率尤其受益（减少了30%）[72]。此外，普拉格雷显著降低明确的或可能的支架内血栓形成率（52%），尤其是药物洗脱支架患者（64%）[73]；因此，尽管符合氯吡格雷治疗，但出现支架内血栓形成的患者也应考虑使用普拉格雷治疗。

严重的出血并发症在普拉格雷中常见，包括非CABG主要导致的（图60.9A），自发性的和致命性出血事件。普拉格雷禁用于既往卒中或短暂性脑缺血发作（transient ischemic attack，TIA）的患者，因为TRITON-TIMI 38研究中该组患者出现了损害。老年患者（>75岁）和体重减轻者（<60kg）的出血率特别高。因此，在这些患者中应避免使用普拉格雷，除非它们有高血栓形成风险，在这种情况下，首选5mg维持剂量。对于年龄小于75岁，体重至少60g以上且之前没有卒中或TIA史的患者，美国FDA批准使用普拉格雷，它与“核心”组患者的主要终点事件减少26%有关[74]。此外，在心脏手术前应尽可能停用普拉格雷至少7天。

在TRILOGY ACS随机研究中[75]，7 243名75岁以下的NSTE-ACS患者在同时使用ASA和其他标准疗法的背景下，通过比较普拉格雷（10mg/d）和氯吡格雷（75mg/d）来指导抗缺血治疗策略。结果显示普拉格雷相比于氯吡格雷治疗无优势，两者出血率相似。ACCOAST研究将接受早期介入治疗的高风险NSTE-ACS患者在行血管造影前，随机分为普拉格雷组与氯吡格雷组[76]。结果显示主要复合终点无明显差异，但与氯吡格雷相比，普拉格雷确实增加了出血事件。鉴于来自这3项随机试验的全部证据，普拉格雷最适合于75岁以下既往无卒中或TIA史，已行冠脉造影且计划行PCI患者。在血管造影前，不建议NSTE-ACS患者使用普拉格雷[10,25]。

替格瑞洛

替格瑞洛（ticagrelor）是第一个批准使用的非噻吩并吡啶类ADP阻滞剂。它是$P2Y_{12}$血小板受体的可逆抑制剂（半衰期约12小时），与口服噻吩并吡啶类相反，后者是不可逆抑制剂。前体药物及其代谢产物均具有活性，也具有相似的效力；因此，与普拉格雷相似，$P2Y_{12}$介导的血小板聚集的抑制作用几乎是完全的且比氯吡格雷作用更快。由于替格瑞洛不需要通过CYP2C19途径产生其活性代谢物，因此氯吡格雷在患者中的抗血小板活性的变异性不适用于替格瑞洛。

PLATO研究第3阶段在共同使用ASA的背景下比较了替格瑞洛（180mg负荷剂量，90mg每日两次维持剂量）与氯吡格雷（300mg或600mg负荷剂量，75mg/d维持剂量）。在PLATO研究中，18 624名患者中有11 067名（59%）为NSTE-ACS[77]。结果显示，替格瑞洛显著降低了16%的主要终点（心血管死亡、心肌梗死或卒中）（图60.9B），支架内血栓形成减少33%，心血管死亡减少21%，总死亡率减少22%。广泛的亚组研究显示替格瑞洛相对于氯吡格雷具有一致的益处，包括75岁或以上的患者，体重小于60kg，既往有卒中或TIA史，以及采用非介入性治疗策略的患者。然而，在美国入选的患者中，替格瑞洛并没显示出明显益处，而其中ASA的使用剂量平均高于其他国家[57]。更频繁地使用更高剂量的ASA（例如325mg/d），或在美国一些其他地方治疗方法不同，这一发现与最终结果是否相关目前仍然不确定。尽管如此，FDA仍建议将低剂量ASA（75至100mg/d）与替格瑞洛联合使用。

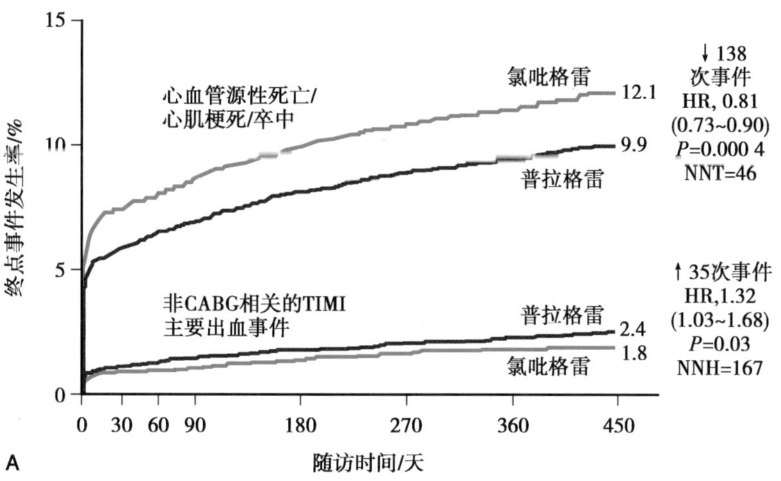

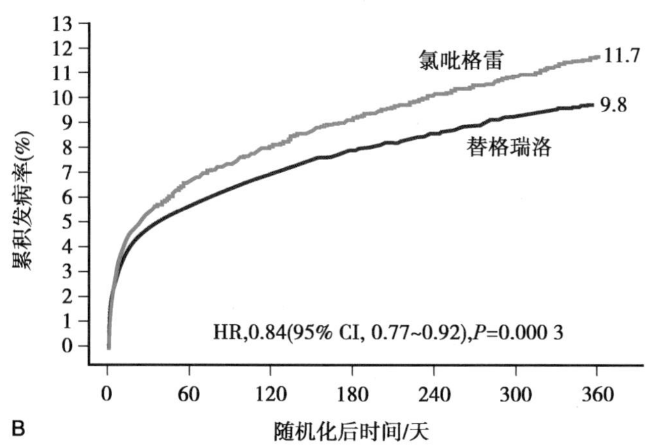

图 60.9 二磷酸腺苷(ADP)抑制剂与氯吡格雷的比较图。A,TRITON-TIMI 38 研究中比较普拉格雷与氯吡格雷对接受 PCI 的 ACS 患者的疗效和安全性。B,PLATO 研究的主要终点——血管源性死亡、心肌梗死(MI)或卒中的复合事件——替格瑞洛事件发生率明显低于氯吡格雷组。HR,风险比;NNT,预防一次主要终点事件所需的患者数量;NNH,治疗造成损伤(TIMI 主要出血事件)的患者数量。(A,引自 Wiviott SD et al. Prasugrel versus clopidogrel in patients with acute coronary syndromes. N Engl J Med 2007;347:2001;B,引自 Wallentin L et al. Ticagrelor versus clopidogrel in patients with acute coronary syndromes. N Engl J Med 2009;361:1045.)

替格瑞洛与氯吡格雷的安全性事件相似,但替格瑞洛有 3 例更加常见:非 CABG 相关的主要出血(4.5% vs 3.8%;$P=0.03$),呼吸困难(13.8% vs 7.8%;$P<0.001$),在第一周内持续超过 3 秒的窦性停搏(5.8% vs 3.6%;$P=0.01$)[77]。虽然可逆的 $P2Y_{12}$ 抑制剂的有效半衰期比氯吡格雷短,但替格瑞洛可以达到更高的血小板抑制水平,因此应在大手术前至少 5 天停药[11]。

在 PEGASUS-TIMI 54 研究中[78],对心肌梗死患者长期联合使用替格瑞洛和 ASA 进行了 1 到 3 年的评估。与安慰剂组相比,替格瑞洛的标准维持剂量(90mg 每天两次)和较低剂量(60mg 每天两次)可分别使主要复合终点(心血管死亡,心肌梗死或卒中)的发生率降低 15%和 16%。虽然替格瑞洛的 TIMI 主要出血事件率较高,但颅内和致死性出血的发生率并未增加。60mg 每日两次剂量的主要出血事件率较低且耐受性较好[79],FDA 批准可用于既往卒中的稳定患者预防其心血管性死亡、心肌梗死和再卒中。

蛋白酶激活受体-1 拮抗剂

蛋白酶激活受体-1(protease-activated receptor-1,PAR-1)拮抗剂沃拉帕沙(vorapaxar),能抑制凝血酶介导的血小板活化,但对 NSTE-ACS 患者无效[80]。在 TRA-2P-TIMI50 研究中,入选 26 449 例既往有 MI,缺血性卒中或外周血管疾病病史的稳定患者,与安慰剂组相比,在标准治疗中加入沃拉帕沙可减少缺血但增加出血的事件[81]。心肌梗死后 2 周至 1 年入组的患者的心血管死亡,MI 或卒中减少 20%。无论患者是否服用噻吩并吡啶类,沃拉帕沙的疗效和安全性相似[82]。该 PAR-1 拮抗剂可能在 NSTEMI 后稳定患者的二级预防中发挥作用。

静脉抗血小板药物

糖蛋白Ⅱb/Ⅲa 抑制剂

GPⅡb/Ⅲa 抑制剂阻断血小板聚集的最终共同途径-由多种因素(例如凝血酶,ADP,胶原蛋白,血清素)引起的纤维蛋白原介

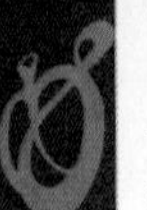

导的血小板交联(参见图 60.7),其在引入口服和静脉 $P2Y_{12}$ 抑制剂之前的时代更常使用。此类中有 3 种药物可供选择:阿昔单抗(abciximab),一种仅在接受 PCI 治疗的患者中批准使用的单克隆抗体,以及埃替非巴肽(eptifibatide)和替罗非班(tirofiban),两者都是可逆的小分子抑制剂,可用于 ACS 患者和接受 PCI 的患者(见表 98.4)。

以使用 ASA 且未联合 $P2Y_{12}$ 抑制剂为背景的一些临床研究表明,GPⅡb/Ⅲa 抑制剂对于 NSTE-ACS 患者的治疗总体来说益处较小(9%),但在一项 meta 分析中,统计学上其相对显著地减少了死亡或心肌梗死率[83],对于有 ST 段改变和/或肌钙蛋白浓度升高或有糖尿病的高风险患者来说获益更大[83,84]。然而,接受 GPⅡb/Ⅲa 抑制剂治疗的患者相对于安慰剂组出现主要出血事件的概率明显更高(2.4% vs 1.4%),严重血小板减少症(<50 000/mm^3)也有所增加[85]。两项大型临床试验研究了患者接受 PCI 之前(也都接受 $P2Y_{12}$ 抑制剂治疗,多在 PCI 前)常规早期给予 GPⅡb/Ⅲa 抑制剂或延迟给药的效果,发现对于改善出血风险增加没有明显益处[86,87]。基于以上全部证据,不建议对接受 ASA 和 $P2Y_{12}$ 抑制剂双抗治疗 NSTE-ACS 患者常规给予 GPⅡb/Ⅲa 抑制剂(即三联抗血小板治疗)。然而,可选择性地用于有缺血性并发症的高风险患者,例如有糖尿病或血栓形成证据的患者,以及接受 PCI 的低出血风险患者或用于 PCI 期间出现血栓性并发症的治疗,使用需要更为谨慎。

坎格瑞洛

坎格瑞洛(cangrelor)是一种静脉直接作用的 $P2Y_{12}$ 抑制剂,可阻断 ADP 诱导的血小板活化和聚集。母体化合物几乎立即起效,半衰期短,为 3 至 6 分钟[88]。3 项大型研究评估了在超过 25 000 名接受 PCI 的患者中应用坎格雷洛的广泛临床表现(稳定型心绞痛,UA,NSTEMI,STEMI)。在患者水平的 meta 分析中,在 NSTE-ACS 后接受 PCI 的 14 282 例患者中,坎格瑞洛相对于对照组,将 48 小时内包括死亡,心肌梗死,缺血导致的血运重建和支架内血栓形成的主要复合事件风险降低了 18%(2.9% vs 3.5%;$P=0.04$)[89]。

由于坎格瑞洛是静脉给药,起效、失效迅速,因此要接受 PCI 的 NSTE-ACS 患者实现口服给药需克服几个实际限制,这些限制包括:①口服给药起效较慢;②由于胃肠道灌注减少、恶心或接受阿片类药物治疗等可导致口服药物吸收延迟;③口服 $P2Y_{12}$ 抑制剂后需要推迟 CABG5 至 7 天,以降低出血风险。坎格雷洛于 2015 年在美国和欧洲获得批准,作为 PCI 的辅助手段,用于降低未接受 P2YI2 血小板抑制剂治疗且未给予 GPⅡb/Ⅲa 抑制剂的患者在围手术期 MI,重复冠状动脉血运重建和支架内血栓形成上的风险。

抗凝治疗

一旦确诊 NSTE-ACS,除 DAPT 治疗外,还应开始肠外抗凝,除非患者具有绝对禁忌证(例如不受控制的出血)(参见图 60.7)。

肝素

普通肝素是不同长度的多糖链的混合物,其通过阻断凝血酶(因子Ⅱa)和因子Ⅹa 来防止凝血。UFH 还能与循环血浆蛋白,急性期反应物和内皮细胞结合,因此具有不可预测的抗凝血作用。由于其半衰期短,UFH 必须作为静脉输注给药以确保稳定的抗凝水平。

包含 6 项试验共 1 353 名患者的 meta 分析显示,UFH 联合 ASA 与单独使用 ASA 相比,死亡或 MI 减少了 33%[90]。建议通过活化部分凝血活酶时间(activated partial thromboplastin time,APTT)来日常监测抗凝血反应,根据标准化的诺模图法(nomogram),以达到 APTT 50 至 70 秒或 1.5 至 2.5 倍的控制[23]。ACC/AHA 指南建议根据重量调整 UFH 的剂量[60U/kg 推注和 12U/(kg·h)输注],并且频繁监测 APTT(每 6 小时一次,直至达到目标范围,之后每 12 小时到 24 小时一次),并在必要时调整剂量[11]。不良反应包括出血,特别是当 APTT 过度升高时。免疫原性肝素诱导的血小板减少症(heparin-induced thrombocytopenia,HIT)是一种罕见但严重的并发症,可引起血栓形成和出血,甚至可能是致命的。对于 HIT 患者,应用直接凝血酶抑制剂[例如阿加曲班,2μg/(kg·min)输注,调整 APTT 至 1.5~3 倍[91]]或磺达肝素替代抗凝(见后文)。

肝素化逆转

鱼精蛋白与肝素结合形成稳定的盐,从而迅速逆转 UFH 的抗凝血作用。由于 UFH 的半衰期约为 1 至 1.5 小时,因此逆转输注的 UFH 所需的鱼精蛋白剂量应基于在之前 2 至 3 小时内施用的总 UFH 剂量。大约 1mg 鱼精蛋白能中和 100 单位的 UFH。建议缓慢静脉滴注以避免低血压或心动过缓。鱼精蛋白逆转了 LMWH 约 60%的抗凝血作用,但并未完全中和其抗Ⅹa 活性。

低分子量肝素

肝素的低分子形式富含较短的多糖链,使得它比 UFH 有更可预测的抗凝血作用。LMWH 比 UFH 具有几个潜在的优势:①其更强的抗Ⅹa 因子活性(相对于Ⅱa 因子)能更有效地抑制凝血酶的产生;②LMWH 比 UFH 诱导产生更多的释放组织因子通路抑制物,且不被血小板因子 4 所中和;③LMWH 较少引起 HIT;④高且一致的生物利用度允许 LMWH 皮下(sub-cutaneous,SC)给药;⑤无需监测抗凝水平;⑥LMWH 与血浆蛋白的结合度比 UFH 低,因此具有更一致性的抗凝血作用。

虽然目前已经批准了几种 LMWH,但根据临床证据的重要性仍支持首选依诺肝素(enoxaparin)[11,23]。依诺肝素的标准剂量为每 12 小时 1mg/kg 皮下注射,对于肌酐清除率(creatinine clearance,CrCl)小于 30ml/min 的患者,每日仅给药一次。对于 ACS 患者,给予长达 8 天(或直至出院)的依诺肝素治疗认为是有明显效果的,而延长疗程至 6 周并未使 NSTE-ACS 患者的缺血事件进一步减少[92]。在出血事件中,LMWH 的抗凝血作用可以被鱼精蛋白部分逆转。LMWH 不应用于有 HIT 史的患者。在使用 ASA 治疗的 NSTE-ACS 患者中,与安慰剂相比,LMWH 使死亡或 MI 的发生率降低了 66%。一份包含 6 项临床试验共 21 945 名 NSTE-ACS 患者的 meta 分析中,对依诺肝素与 UFH 进行了比较,依诺肝素出现新发或复发性 MI 的频率较低,而药物之间的主要出血事件发生率相似。

直接凝血酶抑制剂

直接凝血酶抑制剂相对于间接凝血酶抑制剂如 UFH 或 LMWH 具有潜在优势,因为它不需要抗凝血酶而是可以直接抑制与凝块结合的凝血酶。直接凝血酶抑制剂不与血浆蛋白相互作用,提供非常稳定的抗凝血水平,并且不引起血小板减少症,因此使其成为既往有 HIT 史的患者抗凝的最佳选择。

比伐卢定(bivalirudin)是最常用于 ACS 患者或接受 PCI 治疗的此类药物,其能可逆性结合凝血酶,半衰期约为 25 分钟。在 ACUITY 研究中[94],NSTE-ACS 患者随机分入比伐卢定不联合 GPⅡb/Ⅲa 抑制剂组,与 GPⅡb/Ⅲa 抑制剂联合 UFH 或依诺肝素组相比,其出血事件更少。然而,服用 GPⅡb/Ⅲa 抑制剂的患者(UFH 或依诺肝素与比伐卢定)之间的主要出血事件没有差异,另外 3 个治疗组之间的缺血事件亦没有差异。由主要分析 NSTE-ACS 患者的四项临床试验组成的 meta 分析显示,与基于比伐卢定的治疗方案相比,基于肝素的治疗方案略微减少了主要的不良心血管事件(major adverse cardiovascular events, MACE)(RR, 1.10; 95%置信区间 0.99 至 1.23)[95]。

在随后的 MATRIX 研究中[96],7 213 名计划行 PCI 的 ACS 患者(44%为高危 NSTE-ACS)以开放形式随机分为比伐卢定或 UFH 组。MACE(死亡,MI,卒中)、净临床不良事件(MACE 或主要出血事件)和死亡率在整个人群的治疗组或 3 203 名 NSTE-ACS 患者之间均没有明显差异。在 NSTE-ACS 患者中,比伐卢定组的主要出血事件明显减少了近 50%。然而,在试验设计中发现,此研究使用 GPⅡb/Ⅲa 抑制剂在 UFH 组中更常见(26% vs 5%),因此可能导致 UFH 组出血增加。

使用比伐卢定单药治疗(联合使用 ASA 和 $P2Y_{12}$ 抑制剂但不含 GPⅡb/Ⅲa 抑制剂),现在被认为是早期介入治疗 NSTE-ACS 患者时,对于基于肝素的治疗方法的可接受替代方案。也是接受 PCI 治疗而出血风险增加的患者的首选方案[11]。对于行血管造影前的 NSTE-ACS 患者,比伐卢定的推荐剂量为 0.10mg/kg 静脉推注,然后 0.25mg/(kg·h)静滴。如果在手术过程中开始治疗,应给予比伐卢定 0.75mg/kg 的推注剂量,然后在 PCI 期间以 1.75mg/(kg·h)静滴[11]。PCI 后不久即可以停止使用,以便移除动脉通路鞘。在肾功能不全和 CrCl 小于 30ml/min 的患者中,输注速度应降至 1mg/(kg·h)。

Ⅹa 因子抑制剂

目前已在研究 NSTE-ACS 患者中肠外和口服Ⅹa 因子抑制剂。

磺达肝素

这种合成的五糖能间接抑制因子Ⅹa,并且需要抗凝血酶的存在才能起作用。OASIS-5 试验对 20 078 例高风险 NSTE-ACS 患者每日皮下注射磺达肝素(2.5mg)与标准剂量依诺肝素治疗进行了比较[97]。在 9 天后主要缺血性复合事件无明显差异,尽管磺达肝素确实使主要出血事件减少近一半,30 天时磺达肝素组死亡率有更低的趋势。然而,在接受 PCI 的患者中,磺达肝素与导管相关性血栓的风险增加超过 3 倍相关。导管插入时的补充 UFH(如果不使用 GPⅡb/Ⅲa 抑制剂,则为 85u/kg;联合 GPⅡb/Ⅲa 抑制剂的话为 60U/kg)似乎可以最大限度地降低磺达肝素这一问题的风险[98]。因此,磺达肝素是 NSTE-ACS 患者行非介入治疗时的一个替代方案,尤其是对于出血风险高的患者。

口服Ⅹa 因子抑制剂

两种口服直接Ⅹa 因子抑制剂,利伐沙班(rivaroxaban)和阿哌沙班(apixaban),目前已对 ACS 患者进行了 3 期试验。在 ATLAS ACS 2-TIMI51 研究中,在行 DAPT 治疗的背景下,低剂量利伐沙班组(5mg,每日两次)和极低剂量利伐沙班组(2.5mg,每日两次)与安慰剂组相比,主要复合事件(死亡,心肌梗死或卒中)均显著减少了 16%[99]。利伐沙班联合 DAPT 治疗明显增加了出血事件(包括颅内出血)。由于 2.5mg 每日两次的剂量具有更高的安全性并且还显著降低了死亡率,因此 2013 年欧洲药品管理局批准其用于预防急性心肌梗死后预防动脉粥样硬化血栓形成事件。然而,利伐沙班尚未被 FDA 批准用于 ACS 发病之后。阿哌沙班联合抗血小板药物的研究表明,其出血事件增加而缺血性事件并没有减少,因此未进一步追求其使用指征。

长期口服抗凝及抗血小板治疗

大约 10%的 NSTE-ACS 患者有持续口服抗凝药的指征,如心房颤动(atrial fibrillation, AF),机械性心脏瓣膜或近期静脉血栓栓塞。由于口服抗凝药物与 DAPT 相结合,导致需要住院治疗的出血事件增加了 3~4 倍[100],因此这类患者的治疗很复杂,且存在争议。目前的声明共识关于三联疗法(ASA、ADP 抑制剂和抗凝剂)灵活建议可持续 1 至 12 个月,根据出血和血栓栓塞风险以及冠状动脉支架的类型而定[101]。当 NSTE-ACS 患者需要冠状动脉造影和血运重建时,需要通过增加出血风险来平衡长期中断口服抗凝药物影响[102]。

之前已接受过口服抗凝治疗的 NSTE-ACS 患者接受 DAPT 治疗时,一旦抗凝性治疗效果开始减弱时转变为肠外抗凝是合理的。如果需要立即进行血管造影,桡动脉入路是首选,因为它可以降低出血部位的出血风险。手术后,应尽量减少三联疗法的持续时间。由于大多数三联疗法是患者接受 ASA、氯吡格雷和维生素 K 拮抗剂(vitamin K antagonist, VKA),所以目前的指南[11,23]支持低剂量 ASA(75 至 100mg/d),氯吡格雷和 VKA 三联疗法(INR 目标 2.0 至 2.5)。尽管目前正在研究评估联合或排除 ASA 的情况下,ADP 抑制剂和口服抗凝剂[华法林和非维生素 K 拮抗口服抗凝剂(non-vitamin K antagonist oral anticoagulants, NOACs)]的不同组合。需要时应考虑使用裸金属支架(比药物洗脱支架所需的 DAPT 持续时间更短),同时建议使用胃保护剂[103]以降低出血风险。AF 和 NSTE-ACS 患者的抗血栓治疗应最大限度地减少出血,同时防止血栓形成和缺血事件(图 60.10)。

在之前的指南发布之后,一项临床试验[104]将 2 124 名接受冠脉支架置入术的患者随机分为低剂量利伐沙班(15mg,每日 1 次)加 $P2Y_{12}$ 抑制剂 12 个月,极低剂量利伐沙班(2.5mg,每日两次)加 DAPT 治疗 1 个月,6 个月或 12 个月,或剂量调整的 VKA(每日 1 次)加 DAPT 治疗 1 个月,6 个月或 12 个月。接受利伐沙班的两组比接受 VKA 加 DAPT 组的临床出血事件发生率明显降低了约 40%。心血管源性,心肌梗死或卒中导致的死亡率在 3 组中相似,尽管事件很少且置信区间较宽。与随机分配至 VKA 加 DAPT 组相比,基于利伐沙班的两种治疗方案均可减少死亡,减少因不良事件的住院治疗[105]。

出血:危险评估、预防和治疗

严重出血事件是抗血栓治疗中最常见的并发症,并且与接受 PCI 的 ACS 患者的预后较差相关[102],尽管目前对于出血最终导致死亡的独立贡献程度仍然存在争议[106]。无论如何,我们都建议尽量减少出血风险,包括:①使用已建立的危险评分评估出血(和缺血的)风险,例如 HAS-BLED 评分[23];②根据体重和肾功能调整抗血栓药物的剂量(见表 98.5);③选择具有低出血风险特征的抗凝剂(例如,磺达肝素用于药物保守治疗的患者或比伐卢定用于介入治疗时未使用 GPⅡb/Ⅲa 抑制剂的患者)和抗血小板(例如低剂量 ASA+氯吡格雷)方案[107];④避免使用其他增加出血风险的疗法(如 NSAIDs);⑤使用桡动脉通路,较小尺寸的动脉鞘,及时移除动脉鞘和股动脉闭合装置[108];⑥使用 DAPT 治疗持续时间较短(1 个月)的裸金属支架;⑦对上消化道出血风险增加的患者预防性给予胃保护剂,特别是 PPI[103]。

关于 NSTE-ACS 后决定抗血栓药物的数量和持续时间是复杂的,需要对风险和获益进行单独评估。使用临床预测规则来评估

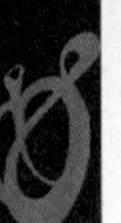

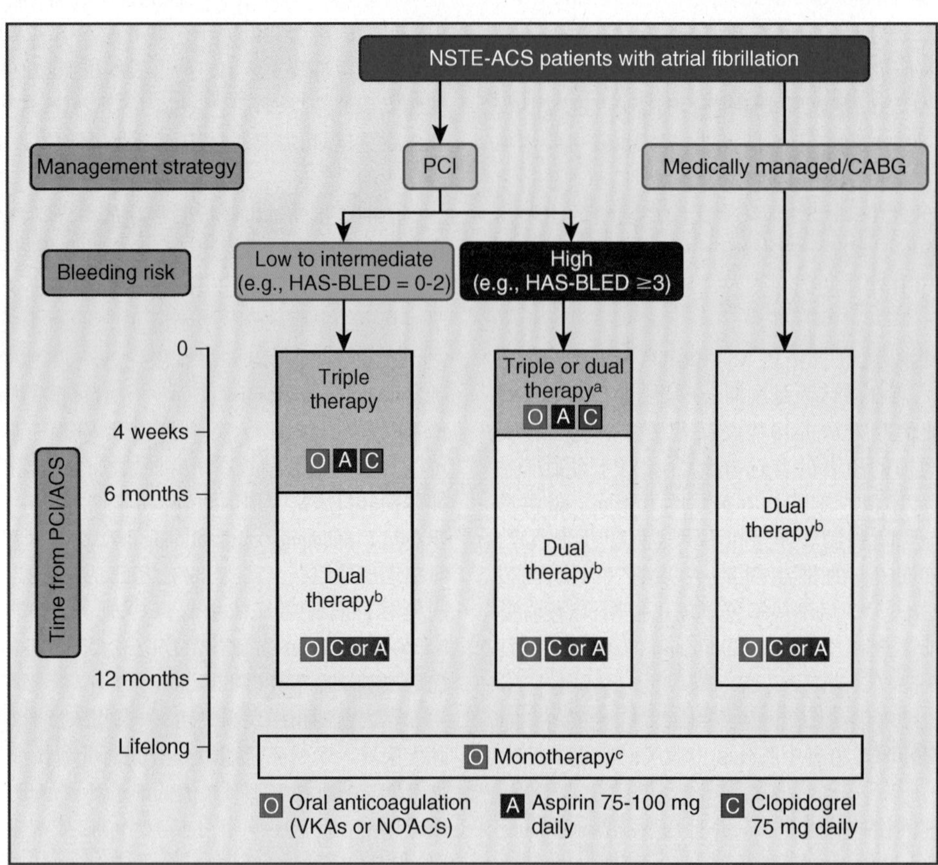

FIGURE 60. 10 Antithrombotic strategies in patients with non-ST elevation acute coronary syndrome (NSTE-ACS) and nonvalvular atrial fibrillation (AF). CABG, Coronary artery bypass graft; CHA_2DS_2-VASc, congestive heart failure, hypertension, age ≥75 years (2 points), diabetes, stroke, or systemic arterial embolism (2 points)-vascular disease, age 65-74, sex category; DAPT, dual-antiplatelet therapy; NOACs, non-vitamin K antagonist oral anticoagulants; PCI, percutaneous coronary intervention; VKAs, vitamin K antagonists. [a]Dual therapy with oral anticoagulation and clopidogrel may be considered in select patients (low ischemic risk). [b]Aspirin as an alternative to clopidogrel may be considered in patients on dual therapy (i. e. , oral anticoagulation plus single antiplatelet); triple therapy may be considered up to 12 months in very select patients at high risk of ischemic events (e. g. , prior stent thrombosis on adequate antiplatelet therapy, stenting in the left main or last remaining patent coronary artery, multiple stenting in proximal coronary segments, two stents bifurcation treatment, or diffuse multivessel disease, especially in diabetic patients). [c]Dual therapy with oral anticoagulation and an antiplatelet agent (aspirin or clopidogrel) beyond 1 year may be considered in patients at very high risk of coronary events. In patients undergoing coronary stenting, dual-antiplatelet therapy may be an alternative to triple or a combination of anticoagulants and single-antiplatelet therapy if the CHA_2DS_2-VASc score is 1 (males) or 2 (females). (Modified from Lip GY, Windecker S, Huber K, et al. Management of antithrombotic therapy in atrial fibrillation patients pr esenting with acute coronary syndrome and/or undergoing percutaneous coronary or valve interventions. Eur Heart J 2014;35:3155-79.)

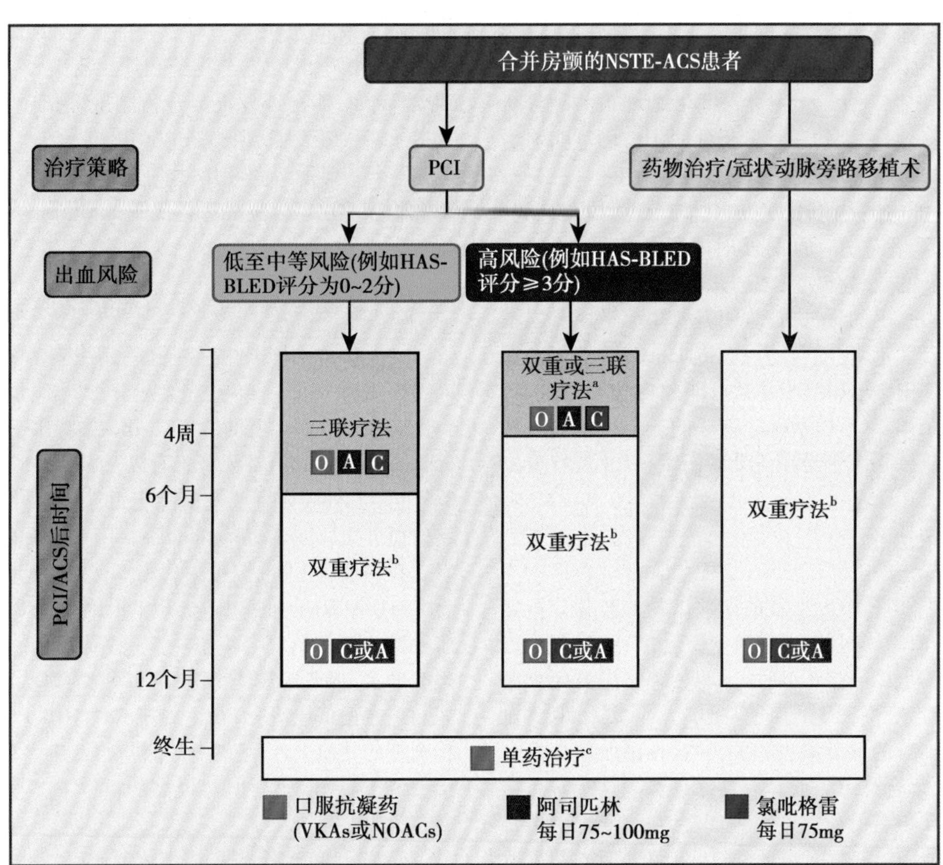

图60.10 非ST段抬高急性冠脉综合征(NSTE-ACS)和非瓣膜性心房颤动(AF)患者的抗血栓治疗策略。CHA_2DS_2-VASc,充血性心力衰竭,高血压,年龄>75岁(2分),糖尿病,卒中或系统动脉栓塞(2分),血管疾病,65~74岁,性别;DAPT,双重抗血小板治疗;NOACs,非维生素K拮抗口服抗凝剂;PCI,经皮冠状动脉介入治疗;VKAs,维生素K拮抗剂。[a] 一些选择性患者(低缺血性风险)可考虑口服抗凝和氯吡格雷的双重治疗。[b] 在双重治疗的患者(即口服抗凝剂加单一抗血小板药物)中可考虑使用阿司匹林替代氯吡格雷;被认为高风险发生缺血性事件的患者,可考虑三联疗法持续12个月(例如,经过充分抗血小板治疗后仍出现支架血栓形成,左主干或在最后剩下的冠状动脉中置入支架,冠状动脉近端多支架置入,两支架分叉处治疗,或弥漫性多支血管病变,尤其是糖尿病患者)。[c] 对于冠状动脉事件发生有极高风险的患者,可考虑超过1年的口服抗凝药物和抗血小板药物(阿司匹林或氯吡格雷)的双重疗法。在接受冠状动脉支架术的患者中,如果CHA_2DS_2-VASc评分为1(男性)或2(女性),则双重抗血小板治疗可以替代三联或抗凝血剂和单抗血小板治疗的组合。(改编自Lip GY, Windecker S, Huber K, et al. Management of antithrombotic therapy in atrial fibrillation patients presenting with acute coronary syndrome and/or undergoing percutaneous coronary or valve interventions. Eur Heart J 2014;35:3155-79.)

PCI术后DAPT持续超过12个月的益处和危害,可能有助于确定哪些患者应该继续长期进行DAPT[109]。接受口服抗凝药的NSTE-ACS患者代表了一个特殊的高危群体,他们需要仔细管理抗血栓治疗方案。建议采取以下步骤[23]:①对于INR大于2.5且服用VKA的患者,不要使用肝素;②对于服用NOAC的患者,在围手术期使用减量的肠外抗凝剂(如UFH,60U/kg或依诺肝素,0.5mg/kg);③避免使用$P2Y_{12}$抑制剂预处理;④限制GPⅡb/Ⅲa抑制剂,仅使用于围手术期并发症。

出现主要出血事件时,欧洲心脏病学会(European Society of Cardiology,ESC)提出以下建议[23]:①中断抗凝血和抗血小板治疗,除非通过特定的止血措施充分控制出血;②中和抗凝剂;③考虑血小板输注中和抗血小板药物;④由于输血可能对结果产生有害影响,建议对风险/获益比进行单独评估,对于血红蛋白高于7g/dl的血流动力学稳定患者,应停止输血;⑤促红细胞生成素不适用于治疗急性贫血或失血,因为它可能增加动脉或静脉血栓栓塞的风险;⑥轻微出血时应在不中断抗血栓治疗的情况下控制出血。

有创与保守管理

心导管术和血运重建的两种一般方法可用于管理NSTE-ACS患者:①早期有创策略,包括常规早期(初始评估48小时内)心导管检查术,然后根据冠状动脉解剖结构进行PCI、CABG或继续药物治疗;②根据缺血状态(或选择性侵入)方法,无论是在休息时还是在无创负荷检查中,对于血流动力学不稳定或复发性缺血的患者,给予常规治疗和侵入性导管检查术,随后如果解剖学是合适的,进行血运重建。对于伴有血运重建风险大于潜在获益的广泛合并症患者,或急性胸痛且ACS临床可能性低且肌钙蛋白检测阴性的患者,不建议采用早期有创策略[11]。

对7项试验进行的荟萃分析证实,在采用早期有创策略治疗的患者中,随访2年后,死亡率降低了25%,非致死性MI降低了17%[110]。在3项当前随机试验的个体患者水平荟萃分析中报告

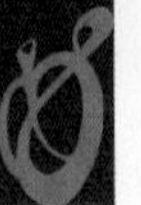

了类似的发现,涉及5 467名随访5年的患者[111]。早期有创策略的益处也适用于传统上不太可能接受早期血管造影的关键亚组,包括老年人[112]、CKD患者[113]和女性[114],尽管女性中的一项分析没有显示出获益[115]。针对性别的荟萃分析证明了有创策略对所有男性和高风险女性的益处,但对低风险女性则没有。

因此,在没有禁忌证的情况下,建议在入院时有ST段改变和/或肌钙蛋白阳性检测,或者在随后的24小时内发生这些高风险特征的NSTE-ACS患者采用早期有创策略。其他高风险指标,如复发性缺血或充血性心力衰竭的证据,也表明需要采取早期有创策略[11,23]。对于先前接受过CABG[11]治疗的NSTE-ACS患者以及在既往PCI后6个月内患有NSTE-ACS并且可能是再狭窄的患者,也建议采用早期有创策略[23]。初始保守策略的适应证包括具有危及生命的共病症状或风险大于潜在益处的患者,以及没有复发症状的低风险患者[11,23]。

有创方法的时机

一项涉及4 013名NSTE-ACS患者的四项试验的荟萃分析比较了早期有创策略(血管造影时间,出院后1.2至14小时)与延迟有创策略(血管造影时间,21至86小时)。两种策略中的死亡率和梗死发生率没有差异[116],但早期有创方法与复发性缺血(41%)和住院时间(28%)的显著减少相关,并且在出血和心血管死亡,心肌梗死或卒中复合终点方面具有良好趋势。这些研究结果在最近一项NSTEMI患者的研究中得到证实,在该研究中患者随机分配到即刻血管造影策略(中位数,入院后1.4小时),然后适时PCI,与延迟侵入策略(中位数,61小时)[117]相比,30天时死亡或MI(4.3 vs 13.0%;$P=0.008$)显著减少。虽然相对不常见(发病率<3%),NSTEMI后发生心源性休克的患者代表特别高风险的亚组,在NSTEMI入院的220多万患者的美国国家数据库中,院内死亡率为35%[118]。在这些患者中采用有创策略,风险调整后的死亡率降低了50%以上。

根据缺血状态指导管理策略的患者出院前风险分层

在根据缺血状态指导治疗策略的稳定患者中,建议在最近症状出现后至少12至24小时进行无创性应激测试[11]。选项包括运动测试(在没有静息ST段异常的患者中),ST段改变患者的成像模式运动测试,或无法运动的患者的药理学应激测试。影像学研究的另一个好处是可在所有确诊ACS的患者中测定左心室功能[11]。

经皮冠状动脉介入治疗(另见第62章)

接受PCI的NSTE-ACS患者中,即使是那些被认为处于高风险的患者,大多数(95%)能够实现血管造影成功(TIMI心外膜2级或3级血流)[119]。然而,术中并发症,例如侧支的短暂或持续丧失,突然闭合,远端栓塞或无复流现象的发展,可能导致在接下来的30天内缺血性并发症和死亡风险增加4至5倍[119]。尽管使用药物洗脱支架(DES)可降低再狭窄的风险,但DES植入后存在晚期支架内血栓形成的风险,特别是当停用DAPT(即ASA和$P2Y_{12}$抑制剂)时。通过在支架置入术后持续DAPT超过12个月,可以在植入DES患者中长期减少这种严重的并发症[109]。

与涂有西罗莫司或紫杉醇[120,121]的早期支架和裸金属支架(bare-metal stent,BMS)[122]相比,涂有依维莫司的新支架已经证明具有一致的益处。鉴于放置依维莫司洗脱支架后支架内血栓形成、再狭窄和其他缺血事件的减少,对延长(≥12个月)DAPT的需求尚不是很清楚,并且DAPT的持续时间可能较短。支架技术的持续创新(例如,无聚合物药物涂层支架[123])以降低支架失效的风险(例如,生物可吸收聚合物涂层支架)[124]以及对延长DAPT的需求正在开发中,但尚未在大规模NSTE-ACS患者人群中进行测试。与股动脉入路相比,桡动脉入路可减少出血,实现类似的手术和临床成功[96],应成为接受冠状动脉造影的ACS患者的标准治疗。

经皮冠状动脉介入治疗与冠状动脉旁路移植术

一些试验比较了稳定型冠心病患者的PCI和CABG,但没有大型研究将NSTE-ACS患者随机分配到不同的血运重建模式。根据稳定型冠心病患者的结果,CABG推荐用于左冠状动脉疾病(left main coronary artery,LMA)患者以及多支血管病变患者(包括所有3个主要心外膜血管或左前降支近端段合并其他冠脉病变)和左室射血分数(ejection fraction,EF)小于40%的患者和/或糖尿病患者。在一项对1 900名糖尿病和多支血管CAD患者(其中27%患有NSTE-ACS)的研究中,与PCI相比,CABG显著降低了死亡、心肌梗死或卒中的复合终点[125]。然而,随着多支血管和LMA PCI经验增多,越来越多具有这种更复杂的冠状动脉解剖结构的非糖尿病患者也可能适合PCI。对于CAD不太严重且冠状动脉解剖结构合理的其他患者,虽然PCI与初始发病率和死亡率略低,卒中发生率低于CABG[125],但与更高的重复PCI[125-127]需求和心绞痛缓解相关[128]。

北美[11]和欧洲[23]指南都建议使用"心脏团队"方法来指导血运重建的决策,其中包括LMA和复杂CAD患者的介入心脏病专家和心胸外科医生的意见。倾向于CABG的因素包括多发性和复杂的冠状动脉病变、糖尿病的存在、左室收缩功能障碍和DAPT不耐受。倾向于PCI的因素包括手术死亡率高、既往开胸手术史和晚期CKD[11]。

降脂治疗(另见第45和48章)

在一项包括13项随机对照试验的meta分析中,涉及17 963名ACS患者(STEMI和NSTE-ACS混合),早期(入院后平均4天)、强化他汀类药物治疗与对照组(通常是安慰剂)相比,2年随访的死亡率和心血管事件发生率为19%[129]。该获益在4至12个月之间开始出现,到12个月达到统计学显著性。与安慰剂相比,LIPID(Long-Term Intervention with Pravastatin in Ischemic Disease,普伐他汀治疗缺血性疾病的长期干预)试验的3 260名UA患者的预先指定的亚组患者的总死亡率降低了26%[130]。然而,在参加PROVE IT-TIMI 22(Pravastatin or Atorvastatin Evaluation and Infection Therapy-Thrombolysis in Myocardial Infarction 22,普伐他汀或阿托伐他汀评估和感染治疗-心肌梗死溶栓治疗22)[131]的2 724名NSTE-ACS后患者中,强效他汀类药物(阿托伐他汀,80mg)比普伐他汀(40mg)更有效,在平均2年的随访中,CV死亡、MACE或卒中的复合终点相对减少20%(绝对值5%)。阿托伐他汀(80mg)不仅达到了比普伐他汀(40mg)更低的治疗中LDL(平均值,62 vs 95mg/dl),而且在降低hsCRP方面也更有效(中位数,1.3 vs 2.1mg/dl),这可能也有助于随机化后2周开始的事件曲线的早期分叉[132]。

最近,IMPROVE-IT首次证明了添加非他汀疗法(依折麦布,胆固醇吸收抑制剂)对他汀类药物治疗基础上的额外临床益处。在18 144名ACS患者(其中71%患有NSTE-ACS)的总体试验人群中,依折麦布在7年时显著降低了CV死亡、MACE或卒中的风险,相对值为6.4%(绝对值2%)[133]。MI和卒中均显著下降,分别降低13%和21%。具体而言,在12 941名NSTE-ACS患者中,依折麦布治疗事件的绝对减少率相同,为2%[36.6% vs 34.4%;需要治疗的数量(number needed to treat,NNT)=50][133]。尽管试验期间LDL-C的时间加权平均值较低(依折麦布+辛伐他汀为54mg/dl,安慰剂+辛伐他汀为70mg/dl),依折麦布耐受性良好,严重副作用无增加[133]。在IMPROVE-IT结果的基础上,最近的一项专家共识决策途径建议在如下ACS患者中使用依折麦布[134],他们①尽管给予最大耐受剂量的他汀类药物,但仍有复发性CV事件,②对最大耐受剂量的他汀类药物的反应不足,或③不耐受几种他汀类药物。依那米贝的益处在MACE高风险的ACS后患者中最为突出,包括糖尿病患者和75岁以上患者[133]。特别高风险的群体是尽管先前已经接受过CABG但仍然患有ACS的患者。在这些患者中,尽管达到平均LDL-C低于70mg/dl,但使用包括辛伐他汀(40至80mg)在内的护理标准治疗,6年中位数MACE或卒中率仍为60%[47]。然而,添加依折麦布(平均将LDL-C降低至54mg/dl)导致MACE相对减少20%(NNT=11)(图60.11)。

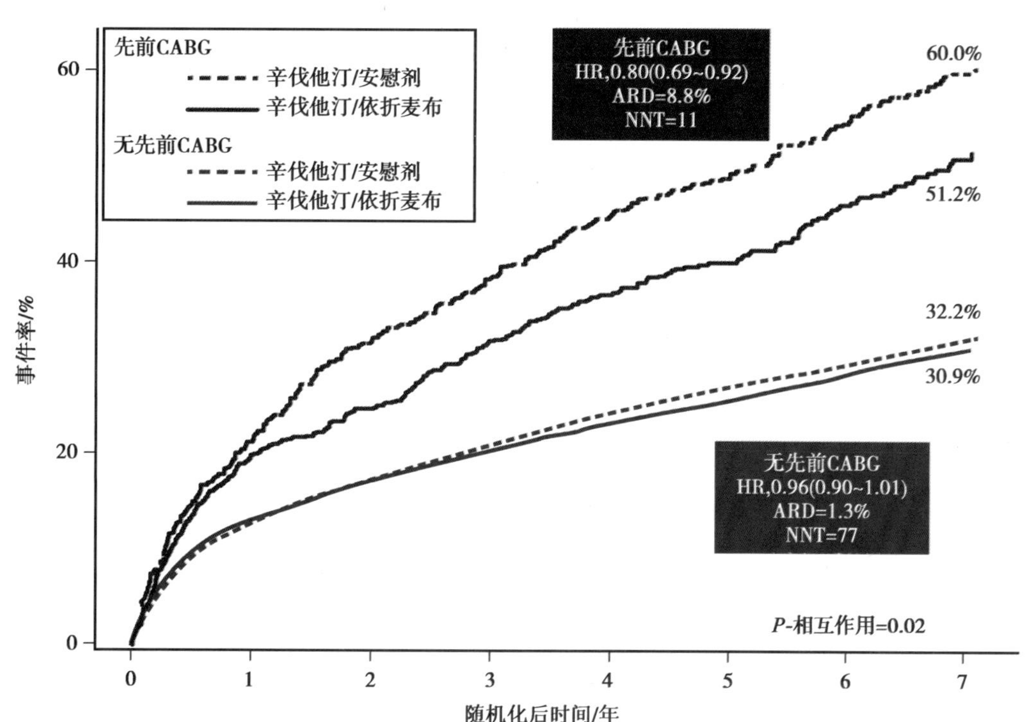

图60.11 急性冠脉综合征(ACS)和冠状动脉旁路移植术(CABG)患者除他汀类药物外的依折麦布的益处。图示为心血管(CV)疾病死亡的主要复合终点的累积事件发生率,主要冠状动脉事件(非致死性心肌梗死,记录的需要入院的不稳定型心绞痛,或随机化后至少30天发生的冠状动脉血运重建)或在IMPROVE-IT的整个研究期间在意向治疗人群中的非致死性卒中。既往CABG患者以红色显示,而无既往CABG的患者以蓝色显示。在既往CABG患者中,与安慰剂相比,依折麦布使初级CV复合终点降低了20%。ARD,绝对风险差异;HR,风险比;NNT,需要治疗的人数。(引自Eisen A,Cannon CP,Blazing MA,et al. The benefit of adding ezetimibe to statin therapy in patients with prior coronary artery bypass graft surgery and acute coronary syndrome in IMPROVE-IT. Eur Heart J 2016;37(48):3576-84.)

这些发现强调了在入院后使用NSTE-ACS尽快开始强化降脂治疗以实现LDL-C降低50%的重要性[23]。鉴于ACS试验随访期间的持续益处以及稳定冠心病患者曲线的后期差异,降脂治疗应无限期持续,无须减少耐受治疗患者的剂量,无论LDL-C如何低[134a]。NSTE-ACS患者早期高强度他汀类药物的另一个潜在好处是可以预防造影剂引起的肾病。在接受早期有创策略治疗的504名他汀类初治NSTE-ACS患者中,与安慰剂相比,入院后随机接受瑞舒伐他汀(40mg)治疗,随后每日20mg的患者,造影剂引起的急性肾损伤相对减少62%(6.7% vs 15.1,P=0.003)和不良CV和肾脏事件的数量减少一半多(3.6 vs 7.9%,P=0.04)[135]。

出院和院后护理

当医生和工作人员可以审查和优化医疗方案以进行长期治疗时,ACS发生至出院的时间应为患者提供"受教育的时刻"。NSTE-ACS患者和STEMI患者应接受二级预防方法(见第45、54和59章)。

特殊关注的亚组

老年人(另见第88章)

75岁或以上的患者发病率、患病率和NSTE-ACS不良预后发生率较高[5,136,137]。高龄伴随着更高程度的合并症,年龄和疾病相关的生理变化可以影响药代动力学/动力学、分布容积和药物敏感性,以及多药联合(增加药物-药物相互作用的风险),每一项都对NSTE-ACS的管理提出了额外的挑战。老年患者更可能出现非典型症状(例如,呼吸困难而非胸痛或不适),并且心电图异常的诊断不如年轻患者所见[138]。然而,与年轻患者相比,老年NSTE-

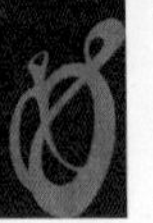

ACS 患者从指南导向治疗获得的益处相似甚至更大，然而，矛盾的是，他们不太可能接受这种已证实的治疗方法。在指南治疗中，一些实用的建议可以降低老年患者出血的风险，包括：①低剂量维持 ASA，75 至 100mg；②选择普拉格雷以外的 ADP 抑制剂；③使用比伐卢定而不是 UFH 加 GPⅡb/Ⅲa 抑制剂；④如果需要一种 GPⅡb/Ⅲa 抑制剂来控制 PCI 围手术期血栓形成并发症，则避免使用阿昔单抗[139]。

此外，根据体重和肾功能调整治疗剂量至关重要，以避免老年患者过量服用抗血栓药物，这可能导致出血过多[23,140]。单独使用血清肌酐可能会低估肾功能不全的真实程度，因为年龄对确定肌酐清除率有重要作用。指南建议所有患者在 ACS 时和长期随访期间评估肾功能，间隔时间等于 CrCl（以 ml/min 计）除以 10（例如，对于 CrCl 为 30mg/dl，在 30/10 = 3 个月内重新评估肾功能）[141]。

由于老龄患者更可能患有更严重和更弥漫的冠心病，因此与年轻的 NSTE-ACS 患者相比，他们更可能具有适合血运重建的冠状动脉解剖结构。然而，由于老年患者的手术并发症和出血风险较高，因此患者和医生在有创手术中经常更加谨慎，导致血运重建率降低。3 项随机试验的 meta 分析[142]显示，75 岁或以上患者采用早期有创策略，5 年时死亡或 MI 降低 29%（HR，0.71；95% CI 0.55 至 0.91）。最近，一项针对 457 名 80 岁或以上患者（中位数 85）的随机试验显示在 1.5 年的中位随访期间，与保守策略（仅针对最佳医疗）相比，采用早期有创策略需要紧急血运重建的 MI、卒中和死亡的复合终点降低 47%（HR，0.53；95% CI 0.41 至 0.69）[143]。除非被证明是禁忌的合并症，否则高龄不应该妨碍进行 NSTE-ACS 的其他综合治疗，包括使用早期有创策略和血运重建[11]。建议老年患者采用一种方法，仔细考虑潜在的风险和获益，估计的预期寿命、合并症、生活质量、虚弱状态、患者的价值观和偏好[23]。

女性（另见第 89 章）

心血管疾病是美国[5]和全世界[4]女性死亡的主要原因。自 1984 年以来，女性心血管疾病的年死亡率一直高于男性，但女性心血管疾病仍未得到充分研究，未诊断率和治疗率不足[144]。与年龄较大的 NSTE-ACS 患者相似，与男性相比，女性更容易出现非典型症状[137]和更多合并症[114,145]，并且不太可能被转诊进行心脏检查，包括冠状动脉造影[137,145]。然而，与男性和老年女性相比，年轻女性更容易患有非动脉粥样硬化性心绞痛，如微血管功能障碍和血管反应性异常。此外，NSTE-ACS 女性的生化特征与男性不同，因为女性更容易出现 BNP 和 hsCRP 水平异常，肌钙蛋白检测水平升高的可能性更小。然而，在急性护理和二级预防阶段，NSTE-ACS 女性应接受与男性相同的药物治疗，具有高风险特征的 NSTE-ACS 女性应接受早期有创策略[11]。相比之下，患有 NSTE-ACS 的低风险女性不应该常规接受早期有创策略，因为缺乏益处和潜在的伤害。在对来自 8 项试验的 3 550 名 NSTE-ACS 患者进行的汇总分析中，女性比男性在冠状动脉血管造影中更可能患有非梗阻性 CAD[40]。虽然非阻塞性疾病患者的 MACE 发生率低于阻塞性 CAD 患者，但这些发生率并不可忽略不计（参加 WISE 登记的女性在 5 年时为 16%[146]），因此不应在患有非阻塞性冠心病的女性或男性中停止二级预防措施。

由于女性平均体重较轻且比男性年龄大，因此更容易患肾功能受损，并且更可能过量服用需要根据肾脏功能调整剂量的抗血栓治疗药物。虽然较早的研究显示女性造影剂诱导的肾病（CIN）和血管并发症的发生率高于男性，但 MATRIX 研究的最新数据显示，女性和男性股骨动脉通路的径向相似[96]。此外，来自 ACS 登记处的分析表明，女性早期预后较差与基于证据的护理率低于男性有关[136]。女性出院后更容易出现心血管不良预后，并且心绞痛再入院率更高[147]。部分原因可能是女性，特别是 55 岁[148]以下女性的循证治疗（β 受体阻滞剂，他汀类药物，ACE 抑制剂）发生率较低。因此，需要提高 NSTE-ACS 患者的指南依从性和提高相似 CV 风险意识的策略，无论性别如何[144]。

糖尿病和葡萄糖不耐受（另见第 51 章）

超过 3 000 万美国人患有糖尿病，另有 8 400 万人患有前驱糖尿病[149]。2012 年 65 岁及以上成人诊断为糖尿病的患病率为 26%，另外 51%（>2 000 万）患有基于空腹血糖、口服葡萄糖耐量试验（oral glucose tolerance testing，OGTT）或 HbA_{1c} 的前驱糖尿病。冠心病导致糖尿病患者死亡的比例为 75%。

由于超过 30% 的 NSTE-ACS 患者患有糖尿病，并且此类患者的不良心血管预后发生率较高[150]，所有患有 NSTE-ACS 的患者应在住院期间接受糖尿病筛查。已知糖尿病或葡萄糖耐受不良的患者应接受糖代谢正常者的药物治疗，此外，出院后应进行频繁的血糖监测。大多数血糖高于 180mg/dl 的患者应考虑降糖治疗，同时避免低血糖（<90mg/dl），因为糖尿病患者血糖水平与预后之间存在 U 形关系。糖尿病患者对标准抗血小板治疗方案的反应迟钝，包括氯吡格雷和 ASA[151]。亚组分析比较有和没有糖尿病的患者的结果已经表明，在糖尿病患者中，一些更有效的抗血小板药物（包括普拉格雷[72]和 GPⅡb/Ⅲa 抑制剂）的获益逐渐增加。

关于血运重建，ESC NSTE-ACS 指南[23]建议在糖尿病和复杂（例如多支血管或 LMA）CAD 患者中采用早期有创策略并优先选择 CABG 而不是 PCI[125]。选择 PCI 时，应采用新一代 DES[63]。在肾功能不全患者或接受二甲双胍治疗的患者中，冠状动脉造影或 PCI 后应密切监测肾功能 2 至 3 天。如果肾功能恶化，二甲双胍应停用至少 48 小时，直至肾功能改善。

对 11 项 TIMI 试验中纳入的 15 459 名 NSTE-ACS 患者的汇总分析表明，糖尿病与在 30 天内（HR，1.78；95%CI 1.24 至 2.56）和 1 年时（HR，1.65；95%CI 1.30 至 2.10）[152]独立发生的高死亡风险有关。这种增加的风险也扩展到未诊断的糖尿病患者和新发现的葡萄糖耐受不良患者[153]。尽管预后较差，糖尿病和 NSTE-ACS 患者接受指南指导治疗和血运重建的可能性较小[150]。

慢性肾病（另见第 98 章）

2017 年，CKD 患病率在美国成年人中已增加至 15%（>3 000 万）[154]。肾功能受损和 NSTE-ACS 患者平均年龄较大，更有可能患其他合并症，包括糖尿病、外周动脉疾病（peripheral arterial disease，PAD）和 HF。因此，这些都增加了复发性缺血事件的风险[155]，包括支架内血栓形成和 PCI 后缺血事件[156]，以及治疗并发症[157]；但在临床试验中不太具代表性；并且经常在临床实践中接受治疗[155,157,158]。所有入院的 NSTE-ACS 患者均应在入院时检查肾功能，以便做出有关管理和抗血栓药物正确给药的明智决定。

关于晚期 CKD（Ⅳ期或Ⅴ期）和 ACS 患者的数据有限，因为大多数随机试验排除了 CrCl 小于 30ml/min 或估计肾小球滤过率（eGFR）小于 30ml/（min·1.73m²）的患者。对 1 453 名 NSTE-ACS 和 CKD 患者［均为 eGFR<60ml/（min·1.73m²）］进行的 5 项试验

的荟萃分析显示,与保守治疗相比,早期有创策略在全因死亡率、死亡或非致死性心肌梗死的复合终点以及再入院方面具有有利的趋势[113]。因此,CKD 患者应考虑冠状动脉造影,应明确快速血运重建的益处与出血和 CIN 的风险。在接受 PCI 的 CKD 患者中,新一代 DES 优于 BMS[23]。对于多支冠状动脉 CHD 患者,可接受的手术风险和超过 1 年的预期寿命,CABG 优于 PCI,而对于手术风险高或预期寿命较短的患者,建议使用 PCI[23]。

由于血小板功能受损和抗血栓治疗过量给药,CKD 患者出血的风险更高[159](表 98.5)。在患有 CKD 的患者中,需要调整肾脏清除药物的剂量;这些药物包括依诺肝素、比伐卢定、依替巴肽和替罗非班。此外,CKD 患者在血管造影和血运重建术后患 CIN 的风险增加。目前的指南建议通过测量造影剂体积与 eGFR 的比值来评估 CIN 的风险,并且该比值不超过 3.7[63]。在暴露于造影剂前 12 小时至 24 小时之间用等渗盐水充分水合是必要的。

心力衰竭

AHA/ACC[11] 和 ESC[23] 指南均针对 NSTE-ACS 并发心力衰竭(heart failure,HF)患者提供了具体的新建议。如果可能,建议采用早期有创方法,因为这些患者发生重大发病和死亡的风险增加,血运重建,特别是 CABG,可改善预后[160,161]。建议在冠状动脉造影前进行超声心动图评估左室收缩功能,室壁运动异常的程度和水平,以及相关的瓣膜功能障碍,并确定可能的机械性并发症。血运重建策略应根据冠状动脉解剖、左室受损程度和瓣膜功能障碍、合并症和手术风险来确定。在先前 CABG 或不适合 CABG 的解剖结构的患者中,可考虑 PCI。如果存在大面积的心肌缺血和严重的左室收缩功能障碍,左心室支持(例如,经皮心室辅助装置)可能是 PCI 围手术期血液动力学支持所必需的[162]。

虽然 NSTEMI-ACS 患者的心源性休克不如 STEMI 患者常见,但在 NSTEMI 中,休克往往发生在住院期间和合并症较多、冠心病弥漫病变和复发性缺血/梗死的患者中。在可能的情况下,建议通过 PCI 进行早期血运重建以提高生存率;如果冠状动脉解剖结构不适合 PCI,建议采用急诊 CABG。对于机械性并发症引起的血流动力学不稳定患者,应考虑短期使用机械循环支持。然而,由于缺乏经证实的获益,不建议在没有机械并发症的患者中常规使用主动脉内球囊反搏[163]。经皮左心室辅助装置(LV assist device,LVAD)可以在选定的患者中被认为是心脏移植或植入的 LVAD 的桥梁[164]。出现急性发作稳定但持续性 LV 收缩功能障碍的患者应接受第 25 章所述的治疗。

Prinzmetal 变异心绞痛

1959 年,Prinzmetal 及其同事描述了静息时发生的缺血性疼痛综合征,并伴有 ST 段抬高[165]。Prinzmetal 变异心绞痛(Prinzmetal variant angina,PVA)可能与急性心肌梗死、室性心动过速、室颤以及心源性猝死(sudden cardiac death,SCD)有关。冠状动脉近端痉挛导致透壁缺血和左室功能异常是 PVA 的诊断标志。PVA 患者往往比冠状动脉粥样硬化引起的 NSTE-ACS 患者更年轻,并且许多患者不会出现典型的冠状动脉危险因素,除非他们经常是重度吸烟者。心绞痛通常非常严重,倾向于在午夜和上午 8 点之间聚集,并且可能伴有与 AV 阻滞[166]、心搏停止或室性快速性心律失常相关的晕厥[167]。QT 离散度增加似乎是这些患者 SCD 的风险标志物。

大约三分之一的 PVA 患者也表现出严重的固定冠状动脉阻塞,并且可能伴有劳累性心绞痛伴 ST 段压低和 ST 段抬高静息时心绞痛发作[168]。极少数情况下,PVA 似乎是与偏头痛和/或雷诺现象相关的全身性血管痉挛症的表现。PVA 还可以与阿司匹林诱导的哮喘和 5-氟尿嘧啶和环磷酰胺给药相关联。用于治疗偏头痛的麦角衍生物和用于治疗抑郁症的 5-羟色胺拮抗剂可以促使 PVA 发作。日本的 PVA 发病率一直高于西方国家,但在全世界范围内,发病率似乎在过去三十年中明显下降,可能部分与钙通道阻滞剂的广泛使用有关。

诊断 PVA 的关键在于发作性 ST 段抬高的检测,常伴有严重的胸痛,通常发生在休息时。在许多患者中发生多个无症状的(静默)ST 段抬高事件。ST 段提高偏差可能存在于任何导联中取决于所涉及的动脉。没有或轻度固定冠状动脉阻塞的患者往往比 PVA 患者和相关的严重阻塞性病变经历更良性的病程[167]。

冠状动脉痉挛的 3 项挑衅测试可以在冠状动脉血管造影术中进行——过度通气,冠状动脉内乙酰胆碱和冠状动脉内的前列腺素——尽管在美国已不再有第三项测试。根据固定方案,乙酰胆碱现在是最广泛使用的[169]。这些挑衅性操作应仅用于无阻塞性冠心病且疑似 PVA 但尚未确诊的患者。在过去 30 年中,它们的使用一直在下降,部分与诱发罕见但有时致命的心律失常有关。

管理。应强烈要求 PVA 患者停止吸烟。治疗的主要方法是钙通道阻滞剂,单独或优选与长效硝酸盐联合。舌下或静脉注射硝酸甘油通常可以迅速消除 PVA 的发作,而长效硝酸盐可用于预防发作。PVA 患者对 β 受体阻滞的反应不同。一些患者,特别是那些伴有固定障碍的患者,显示出主要由心肌氧需求增加导致的劳累引起的心绞痛的频率降低。然而,在其他情况下,非选择性 β 受体阻滞剂实际上可能是有害的,因为介导冠状动脉扩张的 β_2 受体的阻断可能允许无选择的 α 受体介导的冠状血管收缩。在一项对 640 名通过乙酰胆碱激发试验证实并且没有明显的冠状动脉狭窄的血管痉挛性心绞痛日本患者的研究中,他汀类药物治疗显著降低了 MACE 的风险[170]。预防斑块形成或进展可以解释他汀类药物的部分益处,但他汀类药物的多效性作用,例如内皮功能障碍的改善,炎症的抑制和 Rho A/Rho 激酶途径的抑制也可能发挥作用。

PCI 和偶尔 CABG 可能适用于伴有离散,近端,固定阻塞性病变的 PVA 患者,但在没有伴随固定阻塞性疾病的孤立性冠状动脉痉挛患者中禁用血运重建。尽管经过最大限度的医学治疗,经历过缺血相关 VF 并继续表现缺血发作的患者应接受植入式心律转复除颤器(implantable cardioverter-defibrillator,ICD)。

许多 PVA 患者经历急性活动期,在诊断后的前 6 个月内频繁发生心绞痛和心脏事件。基础 CAD 的程度和严重程度以及综合征的节奏对晚期死亡率和 MI 的发生率有重要影响。在没有明显固定冠状动脉狭窄的患者和停止吸烟的患者中,缓解更频繁发生。由于不明原因,一些患者在数月或甚至数年的相对静止期后,经历了频繁和严重缺血发作的血管痉挛活动的复发。幸运的是,这些患者通常对钙通道阻滞剂和硝酸盐的再治疗有反应。在 CASPAR(Coronary Artery Spasm in Patients with Acute Coronary Syndrome,急性冠脉综合征患者的冠状动脉痉挛)研究中,76 名患者在监测 3 年内未发生心源性死亡或心肌梗死,尽管约有一半的患者经常发生心绞痛但临床结局非常好[171]。

心脏综合征 X(另见第 89 章)

大约 15% 的 NSTE-ACS 患者没有阻塞性心外膜冠状动脉疾病,尽管他们可能有心肌缺血的心电图证据。这种情况有时仍被称为"心脏综合征 X"。必须区别于代谢综合征(见第 45 章)。

可卡因和安非他明(另见第 80 章)

可卡因的使用通过阻断节前神经元从突触中再摄取去甲肾上腺素而导致交感神经张力显著增加,从而导致心肌需氧量增加和供应减少。这可能引起急性心肌缺血并可能表现为 ACS。这种情

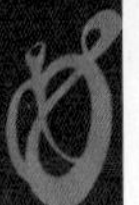

况与苯丙胺滥用具有相似的结果，在年轻人中更常发生，在30岁以下的男性中尤其应考虑[172]。使用含有可卡因样作用的合成卡西酮的精神活性"街头"药物称为"浴盐"，也可能引起包括ACS在内的CV并发症[173]。

NSTE-ACS患者和最近使用可卡因或甲基苯丙胺的患者应该接受与最近使用没有兴奋剂的患者相似的治疗，除了有急性中毒症状(如兴奋、心动过速、高血压)的患者由于冠状动脉痉挛的风险不应接受β受体阻滞剂[11]。血管扩张剂和CCB是优选的药物，苯并二氮杂䓬单独或与硝酸甘油联合也可用于控制高血压。

未来的前景

NSTE-ACS是一种异质性综合征，而非特定疾病。应确定对特定疗法有反应的患者亚组。具体而言，就疗效和安全性而言，对抗血小板药物和抗凝血药物的反应存在相当大的差异。应该加强投入以确定对这些药物的反应的预测因子。除了NSTE-ACS患者的表型亚组外，"组学"技术，尤其是基因组学、蛋白质组学和代谢组学，将在这项工作中发挥至关重要的作用。例如，炎性生物标志物hsCRP用于鉴定患有活动性或持续性炎症的NSTE-ACS患者。这些患者复发ACS的风险很高，应该接受强化的二级预防。由于炎症似乎在不稳定的动脉粥样硬化斑块的发展中起关键作用，因此应考虑使用强效抗炎药物，这些抗炎药物可长期安全地给予具有高斑块破坏风险的患者。抗炎药物——卡那单抗和甲氨蝶呤[175]——的两项大型试验正在进行中，前者可阻断白细胞介素-1[174]，一种促炎细胞因子。秋水仙碱是另一种可用于治疗急性心包炎的抗炎药，也应在NSTE-ACS中进行试验。表60.6总结了有关NSTE-ACS重要的其他尚未解决的问题。

TABLE 60. 6 Key Unanswered Questions in Non-ST Elevation Acute Coronary Syndromes (NSTE-ACS)

Pathophysiology
• Will superficial plaque erosion continue to rise to become the dominant pathophysiology?
• Should patients be treated differently based on their underlying pathophysiology?
• What are the critical determinants that cause one vulnerable plaque to cause a clinical event but another vulnerable plaque to be silent and heal?
Diagnosis
• What will be the role of concomitant use of coronary computed tomographic angiography and high-sensitivity troponin (hsTn) assays in evaluating patients with suspected ACS?
• Will shorter rule-out algorithms with hsTn assays improve patient outcomes?
• What will be the role of genetic testing to individualize treatment and improve patient outcomes?
Acute Treatment
• What is the preferred antithrombotic regimen peri-PCI?
• What is the optimal combination of and timing for administering high-potency lipid-lowering therapies?
• What is the optimal timing and dosing for administering beta blockers?
• What is the optimal timing of oral antiplatelet administration in patients undergoing an early invasive strategy?
• What are the indications for and timing of revascularization of obstructed nonculprit lesions?
• What is the role of FFR-guided PCI?
• What are the contemporary benefits of CABG versus PCI in patients with multivessel disease?
• Will novel pharmacologic and mechanical circulatory support strategies improve survival in patients with cardiogenic shock?
• What is the desired hemoglobin level, and what is the optimal timing for blood transfusion?
Chronic Treatment
• What is the optimal duration and regimen of antiplatelet therapy, and how does this differ if an oral anticoagulant is needed?
• Will newer-generation stents allow shortening of the duration of antiplatelet therapy?
• Can dual-antiplatelet therapy be replaced by a single potent $P2Y_{12}$ inhibitor?
• What is the role of PCSK9 inhibitors in patients admitted with ACS?
Prognosis and Secondary Prevention
• Can we improve prediction of the risk of sudden cardiac death and identify who might benefit more from prevention strategies?
• How can the rate of recurrent ischemic cardiovascular events be further reduced?
• What is the role of cardiac regenerative medicine in patients with left ventricular dysfunction after MI?

Modified from Eisen A, Giugliano RP, Braunwald E, Update on acute coronary syndrome, JAMA Cardiol 2016. doi:10.1001/jamacardio.2016.2049.

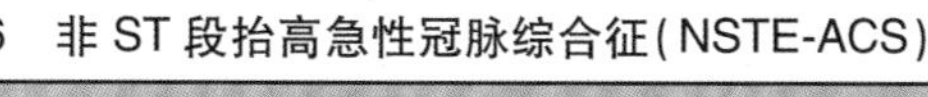

表 60.6 非 ST 段抬高急性冠脉综合征(NSTE-ACS)尚未解决的关键问题

病理生理学

- 浅表斑块侵蚀会继续增加,成为主要的病理生理学吗?
- 患者是否应根据其潜在的病理生理学进行不同的治疗?
- 导致一个易损斑块引起临床事件的关键决定因素是什么,而另一个易损斑块是否会发生沉默和愈合?

诊断

- 同时使用冠状动脉计算机断层扫描血管造影和高灵敏度肌钙蛋白(hsTn)检测在评估疑似 ACS 患者中的作用是什么?
- 使用 hsTn 检测的较短排除算法会改善患者的治疗效果吗?
- 基因检测在个体化治疗和改善患者预后方面的作用是什么?

急性治疗

- 围手术期首选的抗血栓治疗方案是什么?
- 施用高效降脂疗法的最佳组合和时机是什么?
- 给予 β 受体阻滞剂的最佳时机和剂量是什么?
- 接受早期有创策略的患者口服抗血小板药物的最佳时机是什么?
- 阻塞的非冠状动脉病变的血运重建的适应证和时机是什么?
- FFR 引导 PCI 的作用是什么?
- 目前多支血管病变患者行 CABG 与 PCI 的获益是什么?
- 新的药物和机械循环支持策略是否会改善心源性休克患者的生存?
- 什么是所需的血红蛋白水平,什么是输血的最佳时机?

长期治疗

- 抗血小板治疗的最佳持续时间和方案是什么,如果需要口服抗凝药,这有何不同?
- 新一代支架是否可以缩短抗血小板治疗的持续时间?
- 双重抗血小板治疗可以用一种有效的 $P2Y_{12}$ 抑制剂替代吗?
- PCSK9 抑制剂在 ACS 患者中的作用是什么?

预后和二级预防

- 我们能否改善心源性猝死风险的预测,并确定谁可能从预防策略中获益更多?
- 如何进一步减少复发性缺血性心血管事件的发生率?
- 心脏再生医学在心肌梗死后左心室功能不全患者中的作用是什么?

改编自 Eisen A,Giugliano RP,Braunwald E. Update on acute coronary syndrome,JAMA Cardiol 2016. doi:10.1001/jamacardio.2016.2049.

(朱政斌 译,张瑞岩 校)

参考文献

Epidemiology

1. Libby P. Mechanisms of acute coronary syndromes and their implications for therapy. *N Engl J Med.* 2013;368(21):2004–2013.
2. Hall M, Dondo TB, Yan AT, et al. Association of clinical factors and therapeutic strategies with improvements in survival following non-ST-elevation myocardial infarction, 2003–2013. *JAMA.* 2016;316(10):1073–1082.
3. Bohula EA, Antman EM. Management of non-ST-elevation myocardial infarction: the bright gleam of progress, but much work remains. *JAMA.* 2016;316(10):1045–1047.
4. Global, regional, and national age-sex specific all-cause and cause-specific mortality for 240 causes of death, 1990–2013: a systematic analysis for the Global Burden of Disease Study 2013. *Lancet.* 2015;385(9963):117–171.
5. Mozaffarian D, Benjamin EJ, Go AS, et al. Executive summary: heart disease and stroke statistics—2016 update: a report from the American Heart Association. *Circulation.* 2016;133(4):447–454.
6. Braunwald E, Morrow DA. Unstable angina: is it time for a requiem? *Circulation.* 2013;127(24):2452–2457.

Pathophysiology

7. Almontashiri NA, Vilmundarson RO, Ghasemzadeh N, et al. Plasma PCSK9 levels are elevated with acute myocardial infarction in two independent retrospective angiographic studies. *PLoS ONE.* 2014;9(9):e106294.
8. Cheng J, Oemrawsingh R, Garcia-Garcia H, et al. PCSK9 in relation to coronary plaque inflammation: Results of the ATEROREMO-IVUS study. *Atherosclerosis.* 2016;248:117–122.
9. Falk E, Nakano M, Bentzon JF, et al. Update on acute coronary syndromes: the pathologists' view. *Eur Heart J.* 2013;34(10):719–728.
10. Libby P, Pasterkamp G. Requiem for the 'vulnerable plaque.' *Eur Heart J.* 2015;36(43):2984–2987.

Clinical Assessment

11. Amsterdam EA, Wenger NK, Brindis RG, et al. 2014 AHA/ACC guideline for the management of patients with non-ST-elevation acute coronary syndromes: a report of the American College of Cardiology/American Heart Association Task Force on Practice Guidelines. *J Am Coll Cardiol.* 2014;64(24):e139–e228.
12. Braunwald E. Unstable angina and non-ST elevation myocardial infarction. *Am J Respir Crit Care Med.* 2012;185(9):924–932.
13. Zeymer U, Clare R, Schweiger MJ, et al. Frequency, clinical and angiographic characteristics, and outcomes of high-risk non-ST-segment elevation acute coronary syndromes in patients with left circulflex culprit lesions. *J Am Coll Cardiol.* 2012;59(13 suppl 1):E405.

Laboratory Testing: Biomarkers

14. Thygesen K, Alpert JS, Jaffe AS, et al. Third universal definition of myocardial infarction. *Circulation.* 2012;126(16):2020–2035.
15. White HD. Pathobiology of troponin elevations: do elevations occur with myocardial ischemia as well as necrosis? *J Am Coll Cardiol.* 2011;57(24):2406–2408.
16. De Lemos JA, Morrow DA, de Filippi CR. Highly sensitive troponin assays and the cardiology community: a love/hate relationship? *Clin Chem.* 2011;57(6):826–829.
17. Melki D, Lugnegard J, Alfredsson J, et al. Implications of introducing high-sensitivity cardiac troponin T into clinical practice: data from the SWEDEHEART Registry. *J Am Coll Cardiol.* 2015;65(16):1655–1664.
18. Shah AS, Anand A, Sandoval Y, et al. High-sensitivity cardiac troponin I at presentation in patients with suspected acute coronary syndrome: a cohort study. *Lancet.* 2015;386(10012):2481–2488.
19. Mueller M, Biener M, Vafaie M, et al. Absolute and relative kinetic changes of high-sensitivity cardiac troponin T in acute coronary syndrome and in patients with increased troponin in the absence of acute coronary syndrome. *Clin Chem.* 2012;58(1):209–218.
20. Reichlin T, Schindler C, Drexler B, et al. One-hour rule-out and rule-in of acute myocardial infarction using high-sensitivity cardiac troponin T. *Arch Intern Med.* 2012;172(16):1211–1218.
21. Mokhtari A, Borna C, Gilje P, et al. A 1-h combination algorithm allows fast rule-out and rule-in of major adverse cardiac events. *J Am Coll Cardiol.* 2016;67(13):1531–1540.
22. Neumann JT, Sorensen NA, Schwemer S, et al. Diagnosis of myocardial infarction using a high-sensitivity troponin I 1-hour algorithm. *JAMA Cardiol.* 2016;1(4):397–404.
23. Roffi M, Patrono C, Collet JP, et al. 2015 ESC guidelines for the management of acute coronary syndromes in patients presenting without persistent ST-segment elevation. Task Force for the Management of Acute Coronary Syndromes in Patients Presenting without

Persistent ST-Segment Elevation of the European Society of Cardiology (ESC). *Eur Heart J.* 2016;37(3):267–315.

24. Mockel M, Searle J, Hamm C, et al. Early discharge using single cardiac troponin and copeptin testing in patients with suspected acute coronary syndrome (ACS): a randomized, controlled clinical process study. *Eur Heart J.* 2015;36(6):369–376.
25. Scirica BM, Sabatine MS, Jarolim P, et al. Assessment of multiple cardiac biomarkers in non-ST-segment elevation acute coronary syndromes: observations from the MERLIN-TIMI 36 trial. *Eur Heart J.* 2011;32(6):697–705.
26. Braunwald E. Unstable angina: a classification. *Circulation.* 1989;80(2):410–414.

Noninvasive and Invasive Testing

27. Hoffmann U, Truong QA, Schoenfeld DA, et al. Effectiveness of cardiac CT angiography vs. standard evaluation in acute chest pain. *N Engl J Med.* 2012;367:299–308.
28. Litt HI, Gatsonis C, Snyder B, et al. CT angiography for safe discharge of patients with possible acute coronary syndromes. *N Engl J Med.* 2012;366(15):1393–1403.
29. Goldstein JA, Chinnaiyan KM, Abidov A, et al. The CT-STAT (Coronary Computed Tomographic Angiography for Systematic Triage of Acute Chest Pain Patients to Treatment) trial. *J Am Coll Cardiol.* 2011;58(14):1414–1422.
30. Hulten E, Pickett C, Bittencourt MS, et al. Outcomes after coronary computed tomography angiography in the emergency department: a systematic review and meta-analysis of randomized, controlled trials. *J Am Coll Cardiol.* 2013;61(8):880–892.
31. Poon M, Cortegiano M, Abramowicz AJ, et al. Associations between routine coronary computed tomographic angiography and reduced unnecessary hospital admissions, length of stay, recidivism rates, and invasive coronary angiography in the emergency department triage of chest pain. *J Am Coll Cardiol.* 2013;62(6):543–552.
32. SCOT-HEART Investigators. CT coronary angiography in patients with suspected angina due to coronary heart disease (SCOT-HEART): an open-label, parallel-group, multicentre trial. *Lancet.* 2015;385(9985):2383–2391.
33. Rybicki FJ, Udelson JE, Peacock WF, et al. 2015 ACR/ACC/AHA/AATS/ACEP/ASNC/NASCI/SAEM/SCCT/SCMR/SCPC/SNMMI/STR/STS appropriate utilization of cardiovascular imaging in emergency department patients with chest pain: a joint document of the American College of Radiology Appropriateness Criteria Committee and the American College of Cardiology Appropriate Use Criteria Task Force. *J Am Coll Cardiol.* 2016;67(7):853–879.
34. Hollander JE, Than M, Mueller C. State-of-the-art evaluation of emergency department patients presenting with potential acute coronary syndromes. *Circulation.* 2016;134(7):547–564.
35. Dedic A, Lubbers MM, Schaap J, et al. Coronary CT angiography for suspected ACS in the era of high-sensitivity troponins: randomized multicenter study. *J Am Coll Cardiol.* 2016;67(1):16–26.
36. Ferencik M, Liu T, Mayrhofer T, et al. hs-Troponin I followed by CT angiography improves acute coronary syndrome risk stratification accuracy and work-up in acute chest pain patients: results from ROMICAT II Trial. *JACC Cardiovasc Imaging.* 2015;8(11):1272–1281.
37. Ferencik M, Hoffmann U, Bamberg F, Januzzi JL. Highly sensitive troponin and coronary computed tomography angiography in the evaluation of suspected acute coronary syndrome in the emergency department. *Eur Heart J.* 2016;37(30):2397–2405.
38. Linde JJ, Hove JD, Sorgaard M, et al. Long-term clinical impact of coronary CT angiography in patients with recent acute-onset chest pain: the randomized controlled CATCH trial. *JACC Cardiovasc Imaging.* 2015;8(12):1404–1413.
39. Raman SV, Simonetti OP, Winner MW 3rd, et al. Cardiac magnetic resonance with edema imaging identifies myocardium at risk and predicts worse outcome in patients with non-ST-segment elevation acute coronary syndrome. *J Am Coll Cardiol.* 2010;55(22):2480–2488.
40. De Ferrari GM, Fox KA, White JA, et al. Outcomes among non-ST-segment elevation acute coronary syndromes patients with no angiographically obstructive coronary artery disease: observations from 37,101 patients. *Eur Heart J Acute Cardiovasc Care.* 2014;3(1):37–45.

Risk Assessment

41. Stone GW, Maehara A, Lansky AJ, et al. A prospective natural-history study of coronary atherosclerosis. *N Engl J Med.* 2011;364(3):226–235.
42. Yeh RW, Sidney S, Chandra M, et al. Population trends in the incidence and outcomes of acute myocardial infarction. *N Engl J Med.* 2010;362(23):2155–2165.
43. Antman EM, Cohen M, Bernink PJ, et al. The TIMI risk score for unstable angina/non-ST elevation MI: a method for prognostication and therapeutic decision making. *JAMA.* 2000; 284(7):835–842.
44. Boersma E, Pieper KS, Steyerberg EW, et al. Predictors of outcome in patients with acute coronary syndromes without persistent ST-segment elevation: results from an international trial of 9461 patients. The PURSUIT Investigators. *Circulation.* 2000;101(22):2557–2567.
45. Fox KA, Dabbous OH, Goldberg RJ, et al. Prediction of risk of death and myocardial infarction in the six months after presentation with acute coronary syndrome: prospective multinational observational study (GRACE). *BMJ.* 2006;333(7578):1091.
46. Bohula EA, Bonaca MP, Braunwald E, et al. Atherothrombotic risk stratification and the efficacy and safety of vorapaxar in patients with stable ischemic heart disease and previous myocardial infarction. *Circulation.* 2016;134(4):304–313.
47. Eisen A, Cannon CP, Blazing MA, et al. The benefit of adding ezetimibe to statin therapy in patients with prior coronary artery bypass graft surgery and acute coronary syndrome in the IMPROVE-IT trial. *Eur Heart J.* 2016;37(48):3576–3584.

Management

48. Falk E, Shah PK, Fuster V. Coronary plaque disruption. *Circulation.* 1995;92(3):657–671.
49. Mathews R, Peterson ED, Li S, et al. Use of emergency medical service transport among patients with ST-segment-elevation myocardial infarction: findings from the National Cardiovascular Data Registry Acute Coronary Treatment Intervention Outcomes Network Registry-Get With The Guidelines. *Circulation.* 2011;124(2):154–163.
50. Yusuf S, Wittes J, Friedman L. Overview of results of randomized clinical trials in heart disease. II. Unstable angina, heart failure, primary prevention with aspirin, and risk factor modification. *JAMA.* 1988;260(15):2259–2263.
51. Miller CD, Roe MT, Mulgund J, et al. Impact of acute beta-blocker therapy for patients with non-ST-segment elevation myocardial infarction. *Am J Med.* 2007;120(8):685–692.
52. Goldberger JJ, Bonow RO, Cuffe M, et al. Effect of beta-blocker dose on survival after acute myocardial infarction. *J Am Coll Cardiol.* 2015;66(13):1431–1441.
53. Kontos MC, Diercks DB, Ho PM, et al. Treatment and outcomes in patients with myocardial infarction treated with acute beta-blocker therapy: results from the American College of Cardiology's NCDR(R). *Am Heart J.* 2011;161(5):864–870.
54. Collaborative meta-analysis of randomised trials of antiplatelet therapy for prevention of death, myocardial infarction, and stroke in high risk patients. *BMJ.* 2002;324(7329):71–86.
55. Mehta SR, Bassand JP, Chrolavicius S, et al. Dose comparisons of clopidogrel and aspirin in acute coronary syndromes. *N Engl J Med.* 2010;363(10):930–942.
56. Grosser T, Fries S, Lawson JA, et al. Drug resistance and pseudoresistance: an unintended consequence of enteric coating aspirin. *Circulation.* 2013;127(3):377–385.
57. Mahaffey KW, Wojdyla DM, Carroll K, et al. Ticagrelor compared with clopidogrel by geographic region in the Platelet Inhibition and Patient Outcomes (PLATO) trial. *Circulation.* 2011;124(5):544–554.
58. Berger JS, Sallum RH, Katona B, et al. Is there an association between aspirin dosing and cardiac and bleeding events after treatment of acute coronary syndrome? A systematic review of the literature. *Am Heart J.* 2012;164(2):153–162 e155.
59. Bonello L, Tantry US, Marcucci R, et al. Consensus and future directions on the definition of high on-treatment platelet reactivity to adenosine diphosphate. *J Am Coll Cardiol.* 2010;56(12):919–933.
60. Yusuf S, Zhao F, Mehta SR, et al. Effects of clopidogrel in addition to aspirin in patients with acute coronary syndromes without ST-segment elevation. *N Engl J Med.* 2001;345(7):494–502.
61. Yusuf S, Mehta SR, Zhao F, et al. Early and late effects of clopidogrel in patients with acute coronary syndromes. *Circulation.* 2003;107(7):966–972.
62. Mehta SR, Yusuf S, Peters RJ, et al. Effects of pretreatment with clopidogrel and aspirin followed by long-term therapy in patients undergoing percutaneous coronary intervention: the PCI-CURE study. *Lancet.* 2001;358(9281):527–533.
63. Windecker S, Kolh P, Alfonso F, et al. 2014 ESC/EACTS guidelines on myocardial revascularization. The Task Force on Myocardial Revascularization of the European Society of Cardiology (ESC) and the European Association for Cardio-Thoracic Surgery (EACTS). Developed with the special contribution of the European Association of Percutaneous Cardiovascular Interventions (EAPCI). *Eur Heart J.* 2014;35(37):2541–2619.
64. Cannon CP, Harrington RA, James S, et al. Comparison of ticagrelor with clopidogrel in patients with a planned invasive strategy for acute coronary syndromes (PLATO): a randomised double-blind study. *Lancet.* 2010;375(9711):283–293.
65. Price MJ, Angiolillo DJ, Teirstein PS, et al. Platelet reactivity and cardiovascular outcomes after percutaneous coronary intervention: a time-dependent analysis of the Gauging Responsiveness with a VerifyNow P2Y12 assay. Impact on Thrombosis and Safety (GRAVITAS). *trial. Circulation.* 2011;124(10):1132–1137.
66. Parodi G, Marcucci R, Valenti R, et al. High residual platelet reactivity after clopidogrel loading and long-term cardiovascular events among patients with acute coronary syndromes undergoing PCI. *JAMA.* 2011;306(11):1215–1223.
67. Collet JP, Cuisset T, Range G, et al. Bedside monitoring to adjust antiplatelet therapy for coronary stenting. *N Engl J Med.* 2012;367(22):2100–2109.
68. Mega JL, Hochholzer W, Frelinger AL 3rd, et al. Dosing clopidogrel based on CYP2C19 genotype and the effect on platelet reactivity in patients with stable cardiovascular disease. *JAMA.* 2011;306(20):2221–2228.
69. Zuern CS, Geisler T, Lutilsky N, et al. Effect of comedication with proton pump inhibitors (PPIs) on post-interventional residual platelet aggregation in patients undergoing coronary stenting treated by dual antiplatelet therapy. *Thromb Res.* 2010;125(2):e51–e54.
70. Bhatt DL, Cryer BL, Contant CF, et al. Clopidogrel with or without omeprazole in coronary artery disease. *N Engl J Med.* 2010;363(20):1909–1917.
71. Wiviott SD, Braunwald E, McCabe CH, et al. Prasugrel versus clopidogrel in patients with acute coronary syndromes. *N Engl J Med.* 2007;357(20):2001–2015.
72. Wiviott SD, Braunwald E, Angiolillo DJ, et al. Greater clinical benefit of more intensive oral antiplatelet therapy with prasugrel in patients with diabetes mellitus in the trial to assess improvement in therapeutic outcomes by optimizing platelet inhibition with prasugrel. Thrombolysis in Myocardial Infarction 38. *Circulation.* 2008;118(16):1626–1636.
73. Wiviott SD, Braunwald E, McCabe CH, et al. Intensive oral antiplatelet therapy for reduction of ischaemic events including stent thrombosis in patients with acute coronary syndromes treated with percutaneous coronary intervention and stenting in the TRITON-TIMI 38 trial: a subanalysis of a randomised trial. *Lancet.* 2008;371(9621):1353–1363.
74. Wiviott SD, Desai N, Murphy SA, et al. Efficacy and safety of intensive antiplatelet therapy with prasugrel from TRITON-TIMI 38 in a core clinical cohort defined by worldwide regulatory agencies. *Am J Cardiol.* 2011;108(7):905–911.
75. Roe MT, Armstrong PW, Fox KA, et al. Prasugrel versus clopidogrel for acute coronary syndromes without revascularization. *N Engl J Med.* 2012;367(14):1297–1309.
76. Montalescot G, Bolognese L, Dudek D, et al. Pretreatment with prasugrel in non-ST-segment elevation acute coronary syndromes. *N Engl J Med.* 2013;369(11):999–1010.
77. Wallentin L, Becker RC, Budaj A, et al. Ticagrelor versus clopidogrel in patients with acute coronary syndromes. *N Engl J Med.* 2009;361(11):1045–1057.
78. Bonaca MP, Bhatt DL, Cohen M, et al. Long-term use of ticagrelor in patients with prior myocardial infarction. *N Engl J Med.* 2015;372(19):1791–1800.
79. Storey RF, Angiolillo DJ, Bonaca MP, et al. Platelet inhibition with ticagrelor 60 mg versus 90 mg twice daily in the PEGASUS-TIMI 54 trial. *J Am Coll Cardiol.* 2016;67(10):1145–1154.
80. Tricoci P, Huang Z, Held C, et al. Thrombin-receptor antagonist vorapaxar in acute coronary syndromes. *N Engl J Med.* 2012;366(1):20–33.
81. Morrow DA, Braunwald E, Bonaca MP, et al. Vorapaxar in the secondary prevention of atherothrombotic events. *N Engl J Med.* 2012;366(15):1404–1413.
82. Bohula EA, Aylward PE, Bonaca MP, et al. Efficacy and safety of vorapaxar with and without a thienopyridine for secondary prevention in patients with previous myocardial infarction and no history of stroke or transient ischemic attack: results from TRA 2 degrees P-TIMI 50. *Circulation.* 2015;132(20):1871–1879.
83. Boersma E, Harrington RA, Moliterno DJ, et al. Platelet glycoprotein IIb/IIIa inhibitors in acute coronary syndromes: a meta-analysis of all major randomised clinical trials. *Lancet.* 2002;359(9302):189–198.
84. Kastrati A, Mehilli J, Neumann FJ, et al. Abciximab in patients with acute coronary syndromes undergoing percutaneous coronary intervention after clopidogrel pretreatment: the ISAR-REACT 2 randomized trial. *JAMA.* 2006;295(13):1531–1538.
85. Wessler JD, Giugliano RP. Risk of thrombocytopenia with glycoprotein IIb/IIIa inhibitors across drugs and patient populations: a meta-analysis of 29 large placebo-controlled randomized trials. *Eur Heart J Cardiovasc Pharmacother.* 2015;1(2):97–106.
86. Stone GW, Bertrand ME, Moses JW, et al. Routine upstream initiation vs deferred selective use of glycoprotein IIb/IIIa inhibitors in acute coronary syndromes: the ACUITY Timing trial. *JAMA.* 2007;297(6):591–602.
87. Giugliano RP, White JA, Bode C, et al. Early versus delayed, provisional eptifibatide in acute coronary syndromes. *N Engl J Med.* 2009;360(21):2176–2190.
88. Angiolillo DJ, Schneider DJ, Bhatt DL, et al. Pharmacodynamic effects of cangrelor and clopidogrel: the platelet function substudy from the cangrelor versus standard therapy to achieve optimal management of platelet inhibition (CHAMPION) trials. *J Thromb Thrombolysis.* 2012;34(1):44–55.
89. Steg PG, Bhatt DL, Hamm CW, et al. Effect of cangrelor on periprocedural outcomes in percutaneous coronary interventions: a pooled analysis of patient-level data. *Lancet.* 2013; 382(9909):1981–1992.
90. Eikelboom JW, Anand SS, Malmberg K, et al. Unfractionated heparin and low-molecular-weight heparin in acute coronary syndrome without ST elevation: a meta-analysis [see comments]. *Lancet.* 2000;355(9219):1936–1942.
91. Linkins LA, Dans AL, Moores LK, et al. Treatment and prevention of heparin-induced thrombocytopenia. American College of Chest Physicians evidence-based clinical practice guidelines. *Chest.* 2012;141(2 suppl):e495S–530S.
92. Antman EM, McCabe CH, Gurfinkel EP, et al. Enoxaparin prevents death and cardiac ischemic events in unstable angina/non-Q-wave myocardial infarction: results of the Thrombolysis in Myocardial Infarction (TIMI) 11B trial [see comments]. *Circulation.* 1999;100(15): 1593–1601.
93. Murphy SA, Gibson CM, Morrow DA, et al. Efficacy and safety of the low-molecular weight

heparin enoxaparin compared with unfractionated heparin across the acute coronary syndrome spectrum: a meta-analysis. *Eur Heart J.* 2007;28(17):2077–2086.

94. Stone GW, McLaurin BT, Cox DA, et al. Bivalirudin for patients with acute coronary syndromes. *N Engl J Med.* 2006;355(21):2203–2216.
95. Cavender MA, Sabatine MS. Bivalirudin versus heparin in patients planned for percutaneous coronary intervention: a meta-analysis of randomised controlled trials. *Lancet.* 2014;384(9943):599–606.
96. Valgimigli M, Frigoli E, Leonardi S, et al. Bivalirudin or unfractionated heparin in acute coronary syndromes. *N Engl J Med.* 2015;373(11):997–1009.
97. Yusuf S, Mehta SR, Chrolavicius S, et al. Effects of fondaparinux on mortality and reinfarction in patients with acute ST-segment elevation myocardial infarction: the OASIS-6 randomized trial. *JAMA.* 2006;295(13):1519–1530.
98. Steg PG, Jolly SS, Mehta SR, et al. Low-dose vs standard-dose unfractionated heparin for percutaneous coronary intervention in acute coronary syndromes treated with fondaparinux: the FUTURA/OASIS-8 randomized trial. *JAMA.* 2010;304(12):1339–1349.
99. Mega JL, Braunwald E, Wiviott SD, et al. Rivaroxaban in patients with a recent acute coronary syndrome. *N Engl J Med.* 2012;366(1):9–19.
100. Jackson LR 2nd, Ju C, Zettler M, et al. Outcomes of patients with acute myocardial infarction undergoing percutaneous coronary intervention receiving an oral anticoagulant and dual antiplatelet therapy: a comparison of clopidogrel versus prasugrel from the TRANSLATE-ACS Study. *JACC Cardiovasc Interv.* 2015;8(14):1880–1889.
101. Faxon DP, Eikelboom JW, Berger PB, et al. Antithrombotic therapy in patients with atrial fibrillation undergoing coronary stenting: a North American perspective—executive summary. *Circ Cardiovasc Interv.* 2011;4(5):522–534.
102. Lip GY, Huber K, Andreotti F, et al. Antithrombotic management of atrial fibrillation patients presenting with acute coronary syndrome and/or undergoing coronary stenting: executive summary—a Consensus Document of the European Society of Cardiology Working Group on Thrombosis, endorsed by the European Heart Rhythm Association (EHRA) and the European Association of Percutaneous Cardiovascular Interventions (EAPCI). *Eur Heart J.* 2010;31(11):1311–1318.
103. Abraham NS, Hlatky MA, Antman EM, et al. ACCF/ACG/AHA 2010 expert consensus document on the concomitant use of proton pump inhibitors and thienopyridines: a focused update of the ACCF/ACG/AHA 2008 expert consensus document on reducing the gastrointestinal risks of antiplatelet therapy and NSAID use. A report of the American College of Cardiology Foundation Task Force on Expert Consensus Documents. *Circulation.* 2010;122(24):2619–2633.
104. Gibson CM, Mehran R, Bode C, et al. Prevention of bleeding in patients with atrial fibrillation undergoing PCI. *N Engl J Med.* 2016;375(25):2423–2434.
105. Gibson CM, Pinto DS, Chi G, et al. Recurrent hospitalization among patients with atrial fibrillation undergoing intracoronary stenting treated with 2 treatment strategies of rivaroxaban or a dose-adjusted oral vitamin K antagonist treatment strategy. *Circulation.* 2017;135(4):323–333.
106. Hochholzer W, Wiviott SD, Antman EM, et al. Predictors of bleeding and time dependence of association of bleeding with mortality: insights from the Trial to Assess Improvement in Therapeutic Outcomes by Optimizing Platelet Inhibition with Prasugrel–Thrombolysis in Myocardial Infarction 38 (TRITON-TIMI 38). *Circulation.* 2011;123(23):2681–2689.
107. Alexander KP, Peterson ED. Minimizing the risks of anticoagulants and platelet inhibitors. *Circulation.* 2010;121(17):1960–1970.
108. Marso SP, Amin AP, House JA, et al. Association between use of bleeding avoidance strategies and risk of periprocedural bleeding among patients undergoing percutaneous coronary intervention. *JAMA.* 2010;303(21):2156–2164.
109. Yeh RW, Secemsky EA, Kereiakes DJ, et al. Development and validation of a prediction rule for benefit and harm of dual antiplatelet therapy beyond 1 year after percutaneous coronary intervention. *JAMA.* 2016;315(16):1735–1749.
110. Bavry AA, Kumbhani DJ, Rassi AN, et al. Benefit of early invasive therapy in acute coronary syndromes: a meta-analysis of contemporary randomized clinical trials. *J Am Coll Cardiol.* 2006;48(7):1319–1325.
111. Fox KA, Clayton TC, Damman P, et al. Long-term outcome of a routine versus selective invasive strategy in patients with non-ST-segment elevation acute coronary syndrome a meta-analysis of individual patient data. *J Am Coll Cardiol.* 2010;55(22):2435–2445.
112. Savonitto S, Cavallini C, Petronio AS, et al. Early aggressive versus initially conservative treatment in elderly patients with non-ST-segment elevation acute coronary syndrome: a randomized controlled trial. *JACC Cardiovasc Interv.* 2012;5(9):906–916.
113. Charytan DM, Wallentin L, Lagerqvist B, et al. Early angiography in patients with chronic kidney disease: a collaborative systematic review. *Clin J Am Soc Nephrol.* 2009;4(6):1032–1043.
114. Alfredsson J, Lindback J, Wallentin L, Swahn E. Similar outcome with an invasive strategy in men and women with non-ST-elevation acute coronary syndromes: from the Swedish Web-System for Enhancement and Development of Evidence-Based Care in Heart Disease Evaluated According to Recommended Therapies (SWEDEHEART). *Eur Heart J.* 2011;32(24): 3128–3136.
115. Swahn E, Alfredsson J, Afzal R, et al. Early invasive compared with a selective invasive strategy in women with non-ST-elevation acute coronary syndromes: a substudy of the OASIS 5 trial and a meta-analysis of previous randomized trials. *Eur Heart J.* 2012;33(1):51–60.
116. Katritsis DG, Siontis GC, Kastrati A, et al. Optimal timing of coronary angiography and potential intervention in non-ST-elevation acute coronary syndromes. *Eur Heart J.* 2011;32(1): 32–40.
117. Milosevic A, Vasiljevic-Pokrajcic Z, Milasinovic D, et al. Immediate versus delayed invasive intervention for non-STEMI patients: the RIDDLE-NSTEMI study. *JACC Cardiovasc Interv.* 2016;9(6):541–549.
118. Kolte D, Khera S, Dabhadkar KC, et al. Trends in coronary angiography, revascularization, and outcomes of cardiogenic shock complicating non-ST-elevation myocardial infarction. *Am J Cardiol.* 2016;117(1):1–9.
119. Pride YB, Mohanavelu S, Zorkun C, et al. Association between angiographic complications and clinical outcomes among patients with acute coronary syndrome undergoing percutaneous coronary intervention: an EARLY ACS (Early Glycoprotein IIb/IIIa Inhibition in Non-ST-Segment Elevation Acute Coronary Syndrome) angiographic substudy. *JACC Cardiovasc Interv.* 2012;5(9):927–935.
120. Jensen LO, Thayssen P, Hansen HS, et al. Randomized comparison of everolimus-eluting and sirolimus-eluting stents in patients treated with percutaneous coronary intervention: the Scandinavian Organization for Randomized Trials with Clinical Outcome IV (SORT OUT IV). *Circulation.* 2012;125(10):1246–1255.
121. Raber L, Magro M, Stefanini GG, et al. Very late coronary stent thrombosis of a newer-generation everolimus-eluting stent compared with early-generation drug-eluting stents: a prospective cohort study. *Circulation.* 2012;125(9):1110–1121.
122. Palmerini T, Biondi-Zoccai G, Della Riva D, et al. Stent thrombosis with drug-eluting and bare-metal stents: evidence from a comprehensive network meta-analysis. *Lancet.* 2012;379(9824):1393–1402.
123. Urban P, Meredith IT, Abizaid A, et al. Polymer-free drug-coated coronary stents in patients at high bleeding risk. *N Engl J Med.* 2015;373(21):2038–2047.
124. Kereiakes DJ, Meredith IT, Windecker S, et al. Efficacy and safety of a novel bioabsorbable polymer-coated, everolimus-eluting coronary stent: the EVOLVE II randomized trial. *Circ Cardiovasc Interv.* 2015;8(4):e002372.
125. Farkouh ME, Domanski M, Sleeper LA, et al. Strategies for multivessel revascularization in patients with diabetes. *N Engl J Med.* 2012;367(25):2375–2384.
126. Boudriot E, Thiele H, Walther T, et al. Randomized comparison of percutaneous coronary intervention with sirolimus-eluting stents versus coronary artery bypass grafting in unprotected left main stem stenosis. *J Am Coll Cardiol.* 2011;57(5):538–545.
127. Morice MC, Serruys PW, Kappetein AP, et al. Outcomes in patients with de novo left main disease treated with either percutaneous coronary intervention using paclitaxel-eluting stents or coronary artery bypass graft treatment in the Synergy Between Percutaneous Coronary Intervention with TAXUS and Cardiac Surgery (SYNTAX) trial. *Circulation.* 2010; 121(24):2645–2653.
128. Cohen DJ, Van Hout B, Serruys PW, et al. Quality of life after PCI with drug-eluting stents or coronary-artery bypass surgery. *N Engl J Med.* 2011;364(11):1016–1026.

Lipid-Lowering Therapy

129. Hulten E, Jackson JL, Douglas K, et al. The effect of early, intensive statin therapy on acute coronary syndrome: a meta-analysis of randomized controlled trials. *Arch Intern Med.* 2006;166(17):1814–1821.
130. Tonkin AM, Colquhoun D, Emberson J, et al. Effects of pravastatin in 3260 patients with unstable angina: results from the LIPID study. *Lancet.* 2000;356(9245):1871–1875.
131. Cannon CP, Murphy SA, Braunwald E. Intensive lipid lowering with atorvastatin in coronary disease. *N Engl J Med.* 2005;353(1):93–96, author reply 93-6.
132. Ray KK, Cannon CP, McCabe CH, et al. Early and late benefits of high-dose atorvastatin in patients with acute coronary syndromes: results from the PROVE IT-TIMI 22 trial. *J Am Coll Cardiol.* 2005;46(8):1405–1410.
133. Cannon CP, Blazing MA, Giugliano RP, et al. Ezetimibe added to statin therapy after acute coronary syndromes. *N Engl J Med.* 2015;372(25):2387–2397.
134. Lloyd-Jones DM, Morris PB, Ballantyne CM, et al. 2016 ACC expert consensus decision pathway on the role of non-statin therapies for LDL-cholesterol lowering in the management of atherosclerotic cardiovascular disease risk: a report of the American College of Cardiology Task Force on Clinical Expert Consensus Documents. *J Am Coll Cardiol.* 2016;68(1):92–125.

134a. Giugliano RP, Wiviott SD, Blazing MA, et al. Long-term safety and efficacy of achieving very low levels of low-density lipoprotein cholesterol. *JAMA Cardiol.* 2017;2(5):547–555.

135. Leoncini M, Toso A, Maioli M, et al. Early high-dose rosuvastatin for contrast-induced nephropathy prevention in acute coronary syndrome: results from the PRATO-ACS Study (Protective effect of Rosuvastatin and Antiplatelet Therapy On contrast-induced acute kidney injury and myocardial damage in patients with Acute Coronary Syndrome). *J Am Coll Cardiol.* 2014;63(1):71–79.

Subgroups of Special Interest

136. Gale CP, Cattle BA, Woolston A, et al. Resolving inequalities in care? Reduced mortality in the elderly after acute coronary syndromes. The Myocardial Ischaemia National Audit Project 2003–2010. *Eur Heart J.* 2012;33(5):630–639.
137. Canto JG, Rogers WJ, Goldberg RJ, et al. Association of age and sex with myocardial infarction symptom presentation and in-hospital mortality. *JAMA.* 2012;307(8):813–822.
138. Nguyen HL, Goldberg RJ, Gore JM, et al. Age and sex differences, and changing trends, in the use of evidence-based therapies in acute coronary syndromes: perspectives from a multinational registry. *Coron Artery Dis.* 2010;21(6):336–344.
139. Eisen A, Giugliano RP. Antiplatelet and anticoagulation treatment in patients with non-ST-segment elevation acute coronary syndrome: comparison of the updated North American and European guidelines. *Cardiol Rev.* 2016;24(4):170–176.
140. Capodanno D, Angiolillo DJ. Antithrombotic therapy in the elderly. *J Am Coll Cardiol.* 2010;56(21):1683–1692.
141. Heidbuchel H, Verhamme P, Alings M, et al. Updated European Heart Rhythm Association practical guide on the use of non-vitamin K antagonist anticoagulants in patients with non-valvular atrial fibrillation. *Europace.* 2015;17(10):1467–1507.
142. Damman P, Clayton T, Wallentin L, et al. Effects of age on long-term outcomes after a routine invasive or selective invasive strategy in patients presenting with non-ST segment elevation acute coronary syndromes: a collaborative analysis of individual data from the FRISC II–ICTUS–RITA-3 (FIR) trials. *Heart.* 2012;98(3):207–213.
143. Tegn N, Abdelnoor M, Aaberge L, et al. Invasive versus conservative strategy in patients aged 80 years or older with non-ST-elevation myocardial infarction or unstable angina pectoris (After Eighty study): an open-label randomised controlled trial. *Lancet.* 2016;387(10023):1057–1065.
144. Mehta LS, Beckie TM, DeVon HA, et al. Acute myocardial infarction in women: a scientific statement from the American Heart Association. *Circulation.* 2016;133(9):916–947.
145. Poon S, Goodman SG, Yan RT, et al. Bridging the gender gap: insights from a contemporary analysis of sex-related differences in the treatment and outcomes of patients with acute coronary syndromes. *Am Heart J.* 2012;163(1):66–73.
146. Gulati M, Cooper-DeHoff RM, McClure C, et al. Adverse cardiovascular outcomes in women with nonobstructive coronary artery disease: a report from the Women's Ischemia Syndrome Evaluation Study and the St James Women Take Heart Project. *Arch Intern Med.* 2009;169(9):843–850.
147. Izadnegahdar M, Mackay M, Lee MK, et al. Sex and ethnic differences in outcomes of acute coronary syndrome and stable angina patients with obstructive coronary artery disease. *Circ Cardiovasc Qual Outcomes.* 2016;9(2 suppl 1):S26–S35.
148. Smolina K, Ball L, Humphries KH, et al. Sex disparities in post-acute myocardial infarction pharmacologic treatment initiation and adherence: problem for young women. *Circ Cardiovasc Qual Outcomes.* 2015;8(6):586–592.
149. US Centers for Disease Control and Prevention. National Diabetes Statistics Report: Estimates of diabetes and its burden in the United States, 2017. https://www.cdc.gov/diabetes/pdfs/data/statistics/national-diabetes-statistics-report.pdf. Accessed December 19, 2017.
150. Elbarouni B, Ismaeil N, Yan RT, et al. Temporal changes in the management and outcome of Canadian diabetic patients hospitalized for non-ST-elevation acute coronary syndromes. *Am Heart J.* 2011;162(2):347–355 e341.
151. Ferreiro JL, Angiolillo DJ. Diabetes and antiplatelet therapy in acute coronary syndrome. *Circulation.* 2011;123(7):798–813.
152. Donahoe SM, Stewart GC, McCabe CH, et al. Diabetes and mortality following acute coronary syndromes. *JAMA.* 2007;298(7):765–775.
153. Giraldez RR, Clare RM, Lopes RD, et al. Prevalence and clinical outcomes of undiagnosed diabetes mellitus and prediabetes among patients with high-risk non-ST-segment elevation acute coronary syndrome. *Am Heart J.* 2013;165(6):918–925 e912.
154. US Centers for Disease Control and Prevention. National Chronic Kidney Disease Fact Sheet, 2017. https://www.cdc.gov/diabetes/pubs/pdf/kidney_factsheet.pdf. Accessed December 19, 2017.
155. Fox CS, Muntner P, Chen AY, et al. Use of evidence-based therapies in short-term outcomes of ST-segment elevation myocardial infarction and non-ST-segment elevation myocardial infarction in patients with chronic kidney disease: a report from the National Cardiovascular Data Acute Coronary Treatment and Intervention Outcomes Network registry. *Circulation.* 2010;121(3):357–365.
156. Morel O, Muller C, Jesel L, et al. Impaired platelet $P2Y_{12}$ inhibition by thienopyridines in chronic kidney disease: mechanisms, clinical relevance and pharmacological options.

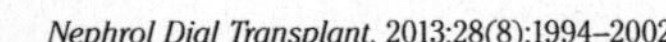

Nephrol Dial Transplant. 2013;28(8):1994–2002.

157. Navarro MA, Gosch KL, Spertus JA, et al. Chronic kidney disease and health status outcomes following acute myocardial infarction. *J Am Heart Assoc.* 2016;5(5):e002772.
158. Szummer K, Lundman P, Jacobson SH, et al. Relation between renal function, presentation, use of therapies and in-hospital complications in acute coronary syndrome: data from the SWEDEHEART register. *J Intern Med.* 2010;268(1):40–49.
159. Capodanno D, Angiolillo DJ. Antithrombotic therapy in patients with chronic kidney disease. *Circulation.* 2012;125(21):2649–2661.
160. Kunadian V, Zaman A, Qiu W. Revascularization among patients with severe left ventricular dysfunction: a meta-analysis of observational studies. *Eur J Heart Fail.* 2011;13(7):773–784.
161. Weintraub WS, Grau-Sepulveda MV, Weiss JM, et al. Comparative effectiveness of revascularization strategies. *N Engl J Med.* 2012;366(16):1467–1476.
162. Shah R, Thomson A, Atianzar K, et al. Percutaneous left ventricular support for high-risk PCI and cardiogenic shock: who gets what? *Cardiovasc Revasc Med.* 2012;13(2):101–105.
163. Thiele H, Zeymer U, Neumann FJ, et al. Intra-aortic balloon counterpulsation in acute myocardial infarction complicated by cardiogenic shock (IABP-SHOCK II): final 12 month results of a randomised, open-label trial. *Lancet.* 2013;382(9905):1638–1645.
164. Kirklin JK, Naftel DC, Kormos RL, et al. The Fourth INTERMACS Annual Report: 4,000 implants and counting. *J Heart Lung Transplant.* 2012;31(2):117–126.
165. Prinzmetal M, Kennamer R, Merliss R, et al. Angina pectoris. I. A variant form of angina pectoris: preliminary report. *Am J Med.* 1959;27:375–388.
166. Ghadri JR, Ruschitzka F, Luscher TF, Templin C. Prinzmetal angina. *Q J Med.* 2014;107(5):375–377.
167. De Luna AB, Cygankiewicz I, Baranchuk A, et al. Prinzmetal angina: ECG changes and clinical considerations—a consensus paper. *Ann Noninvasive Electrocardiol.* 2014;19(5):442–453.
168. Nakayama N, Kaikita K, Fukunaga T, et al. Clinical features and prognosis of patients with coronary spasm–induced non-ST-segment elevation acute coronary syndrome. *J Am Heart Assoc.* 2014;3(3):e000795.
169. Ong P, Athanasiadis A, Borgulya G, et al. Clinical usefulness, angiographic characteristics, and safety evaluation of intracoronary acetylcholine provocation testing among 921 consecutive white patients with unobstructed coronary arteries. *Circulation.* 2014;129(17):1723–1730.
170. Ishii M, Kaikita K, Sato K, et al. Impact of statin therapy on clinical outcome in patients with coronary spasm. *J Am Heart Assoc.* 2016;5(5):e003426.
171. Ong P, Athanasiadis A, Borgulya G, et al. 3-year follow-up of patients with coronary artery spasm as cause of acute coronary syndrome: the CASPAR (Coronary Artery Spasm in Patients with Acute Coronary Syndrome) study follow-up. *J Am Coll Cardiol.* 2011;57(2):147–152.
172. Carrillo X, Curos A, Muga R, et al. Acute coronary syndrome and cocaine use: 8-year prevalence and inhospital outcomes. *Eur Heart J.* 2011;32(10):1244–1250.
173. Slomski A. A trip on "Bath Salts" is cheaper than meth or cocaine but more more dangerous. *Lancet.* 2012;308(23):2445–2447.

Emerging Therapies

174. Ridker PM, Thuren T, Zalewski A, Libby P. Interleukin-1beta inhibition and the prevention of recurrent cardiovascular events: rationale and design of the Canakinumab Anti-Inflammatory Thrombosis Outcomes Study (CANTOS). *Am Heart J.* 2011;162(4):597–605.
175. Everett BM, Pradhan AD, Solomon DH, et al. Rationale and design of the Cardiovascular Inflammation Reduction Trial: a test of the inflammatory hypothesis of atherothrombosis. *Am Heart J.* 2013;166(2):199–207.

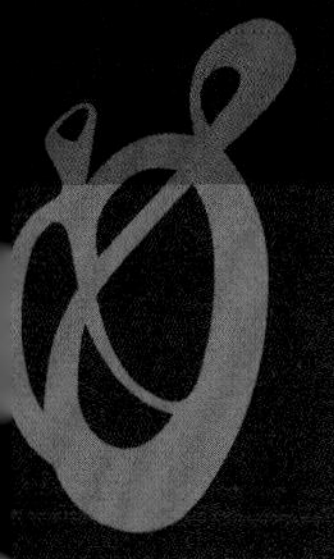

第 61 章 稳定型缺血性心脏病

DAVID A. MORROW AND JAMES A. DE LEMOS

稳定型缺血性心脏病(stable ischemic heart disease,SIHD)的概念比较宽泛,包括慢性稳定型心绞痛、无症状心肌缺血、陈旧性心肌梗死、既往冠状动脉再灌注治疗史,以及非阻塞性冠状动脉粥样硬化。SIHD 最常见的病因是动脉粥样硬化斑块阻塞心外膜下的冠状动脉。动脉粥样硬化的发病机制参见第 44 章。然而,在某些特定的情况下,包括血管内皮功能障碍、微血管疾病、血管痉挛等其他因素也可能单独或者与动脉粥样硬化共同作用,成为心肌缺血主要原因(图 61.1)。因此,将缺血性心脏病(ischemic heart disease,IHD)的概念简单地等同于"阻塞性冠状动脉粥样硬化"可能并不恰当[1-3]。

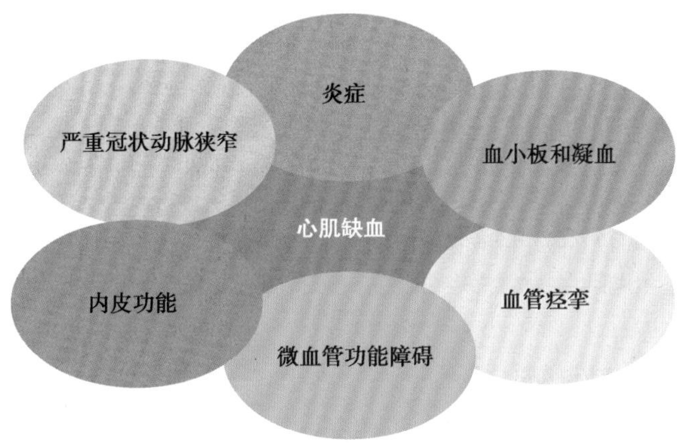

图 61.1 缺血性心脏病(IHD)的病理生理学。IHD 有多种潜在机制的参与,认为 IHD 等同于心外膜冠状动脉严重狭窄的观点过于简单化。(改编自 Marzilli M,Bairey Merz CN,Boden WE,et al. Obstructive coronary atherosclerosis and ischemic heart disease: an elusive link. J Am Coll Cardiol 2012;60:951.)

冠状动脉粥样硬化的易患因素参见第 45 章,冠状动脉的血流调节见第 57 章,经皮冠状动脉再血管化治疗见第 62 章,ST 段抬高型心肌梗死见第 58 和 59 章,非 ST 段抬高型急性冠脉综合征见第 60 章,心源性猝死见第 42 章。

IHD 的临床表现多变。胸部不适是慢性(稳定型)心绞痛、不稳定型心绞痛、变异性心绞痛、微血管型心绞痛,以及急性心肌梗死等多种疾病共同的主要临床表现。然而,有时 IHD 也可以不伴有或仅有轻度胸部不适,如无症状心肌缺血有时表现为心力衰竭、心律失常或猝死。另外值得注意的是,很多 IHD 患者心绞痛的表现并不典型,比如中上腹不适、呼吸困难、活动耐量下降、过度疲劳等,这些不典型表现在女性、老年人以及糖尿病患者中更常见。

冠状动脉阻塞也可能由非动脉粥样硬化因素所致,包括外源性压缩、心肌桥、与全身血管炎相关的冠状动脉炎,以及放射所致的冠状动脉疾病。此外,心肌缺血和心绞痛也可以发生在一些需氧量急剧增加的疾病中(可伴或不伴有冠状动脉阻塞),如主动脉疾病(见第 68 章)、肥厚型心肌病(见第 78 章)、特发性扩张型心肌病(见第 77 章),以及肺动脉高压(见第 85 章)。

问题的重要性

庞大的患病人数让 IHD 成为当今重要的社会问题(见第 1 章)。据估计,在美国约有 1 540 万人患有 IHD,780 万人有过心绞痛,750 万人曾遭遇心肌梗死[4]。根据 Franmingham 心脏研究,对于危险因素得到有效控制的患者,一生中罹患 IHD 的风险分别为 3.6%(男性)和 1%(女性),而对存在两项或更多危险因素的患者,一生中罹患 IHD 的风险飙升至 37.5%(男性)和 18.3%(女性)。在 2013 年,因 IHD 死亡的患者占因心血管病死亡患者总数的 46%,是全美单病种死亡率最高的疾病,约每 7 个死亡病人中就有 1 个死于 IHD。IHD 带来的经济负担也不容小视,仅在 2011 到 2012 年,大约 2073 亿美元被用于治疗 IHD。

尽管年龄校正的冠状动脉粥样硬化性心脏病(coronary artery disease,CAD)死亡率在过去的几十年中稳步下降,IHD 依旧是世界范围内的造成死亡最多的疾病,而且可以预见,其发病率在未来几十年里还会继续升高。另外,由于心肌梗死(MI)的病死率有所降低,尽管 IHD 患者中发生 MI 的比例相对稳定,存活的 SIHD 患者数量实际上有所增加。与此同时,由于人口老龄化、肥胖和 2 型糖尿病的发病率上升,以及心血管危险因素在年轻人中的增长,IHD 的负担出现了向低收入人群转移的趋势。WHO 预计,到 2030 年,全球因 IHD 死亡的人数将从 2012 年的 740 万增至 920 万。

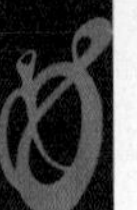

稳定型心绞痛

临床表现

心绞痛的特点(见第56章)

心绞痛是指由心肌缺血引起的,胸部或邻近区域的不适,通常由体力活动诱发,但情绪刺激也可以引起。而在静息状态下发生的,持续不缓解的,或者发作的频率有增加趋势的心绞痛则是不稳定型IHD的表现,其中又包括不稳定心绞痛和急性心肌梗死(分别见第58章和第60章)。Heberden最初用"被勒紧感和焦虑感"来描述心绞痛的症状,这一描述至今看来仍然非常准确。包括"压缩的、窒息的、压迫的、沉重的、挤压的"等形容词也常被用来描述这种不适。有一些患者的感受则不那么明确,他们将症状描述为:轻微的压迫样不适、紧缩感、麻木感或者烧灼感。不适的部位通常位于胸骨后,并常常向左臂的尺侧放射,但右臂和双臂的外侧面也可能受影响。上腹部不适可以单独或者伴随胸部压迫感存在,表现出类似消化不良的症状。心绞痛的不适症状很少出现在下颌以上或者上腹部以下的水平。心绞痛的等危症(即除心绞痛之外的心肌缺血症状),比如呼吸困难、虚弱、疲劳和嗳气,在女性和老年人中更常见。当没有心绞痛时,劳力性的呼吸困难也是IHD的一种表现。夜间心绞痛可能是不稳定心绞痛的表现,但也不能排除睡眠呼吸暂停(见第87章)。进食后的心绞痛可能和餐后血流重新分布(从冠状动脉向内脏循环)有关,可能是严重IHD的一个标志。

典型的心绞痛发作通常逐渐开始,在数分钟内达到高峰,然后缓解。对心绞痛来说,症状在几秒之内迅速达到高峰的情况并不常见。典型的心绞痛发作时,患者更倾向于休息、坐下或停止走动。在寒冷的天气中步行或登山时出现的胸部不适也提示存在心绞痛。而胸膜炎样的、尖锐的、针刺样的,或者与胸壁或手臂活动相关的,伴有压痛或者叩击痛的疼痛则可能不属于心绞痛。持续长达数小时或者短至几秒钟的胸痛也不太像心绞痛,典型的心绞痛常可以在患者休息或者服用硝酸甘油后数分钟内缓解。对硝酸甘油的反应也可以作为心绞痛的一个诊断方法,但需注意,一些食管疾病的疼痛也可以在服用硝酸甘油后缓解。如果休息或服用硝酸甘油5~10分钟后症状仍不缓解,说明要么症状并非由心肌缺血引起,要么发生了严重的心肌缺血,比如急性心肌梗死或者不稳定心绞痛。有些患者体力活动后出现心绞痛症状,但经过休息后,再次进行同样水平甚至更高水平的体力活动时,却不再出现心绞痛症状,这种现象被称为"warm up"现象,这种现象的出现可能与缺血预适应(ischemic preconditioning)有关(见第57章)。

心绞痛的分级

加拿大心血管学会(Canadian Cardiovascular Society,CCS)提出的心绞痛严重程度分级系统目前被广泛采用。这个分级系统根据纽约心脏协会(New York Heart Association,NYHA)功能分级修订而来,有助于对患者进行更准确的分类。其他分级系统还包括Goldman等根据具体活动的代谢消耗提出活动量分级。这些分级系统的主要缺陷是他们都依赖于患者本人的描述,而不同患者对症状的耐受程度个体差异很大。根据CCS评分做出的功能评估可重复性有限,且与客观运动试验的结果相关性并不好。

近期开展的新评估方法考虑了心绞痛对生活质量的影响,这些方法使用SF-36(Medical Outcomes Study 36-Item Short Form Health Survey)这样的一般性量表或者SAQ(Seattle Angina Questionnaire)这样专门针对心绞痛的量表作为评估工具。尽管目前这些客观评估方法主要用于科研,但像这样简短的、只有7个问题的SAQ在临床中也有一定的实用价值。在未来,在临床实践中引入更简单、客观,以病人为中心的量化方法对SIHD这样的慢性病的管理会越来越重要。

心绞痛疼痛的机制。目前对心源性疼痛及其神经传导的机制认识仍然不足。据推测心绞痛可能与缺血对心脏内化学感受器和机械感受器的兴奋作用有关。刺激这些受体会导致腺苷、缓激肽和其他物质的释放,从而兴奋交感和迷走神经传入纤维的感觉中枢。传入纤维经过的神经与第5胸椎以上的交感神经节和脊髓胸段第5节段以上的神经根相连接。冲动经脊髓传到丘脑,再到皮质。动物实验发现在心脏感觉神经末梢分布有VR1(vanilloid-1)受体,它也被称为TRPV1(transient receptor potential vanilloid-1)受体,是一种重要的躯体伤害感受器。VR1具有传导心肌组织缺血刺激的功能,并在缺血预适应的过程中发挥了作用。

在脊髓内,心脏交感神经传入冲动可以和来源于胸部躯体的神经冲动汇聚,从而成为心脏牵涉性疼痛的基础。而心脏迷走神经传入纤维在脊髓孤核束中形成突触,然后下降并激活颈脊髓丘脑束细胞,其与出现在颈部和颌部心绞痛有关。另外,孤核束传入的迷走冲动刺激自主神经系统传出冲动,引起恶性和呕吐。对无症状心绞痛患者脑部进行PET成像,发现存在丘脑到皮质前叶信号传递失败,以及信号传入障碍这些类似于自主神经病变的表现。而糖尿病患者出现的无症状心肌缺血可能和神经生长因子减少导致的心脏感受系统发育不良有关。

胸痛的鉴别诊断

食道疾病

常见的症状类似于心绞痛(或与心绞痛同时发生)的疾病包括胃食管反流和食管动力性疾病,后者包括弥漫性痉挛。由于它们都可以在服用硝酸甘油后缓解,心绞痛和食管疾病疼痛的鉴别更为困难。但食管疼痛在服用牛奶、抗酸药、食物或者温热液体后缓解。

食管动力性疾病

食管动力性疾病在不明原因的胸骨后疼痛患者中并不少见。除了胸痛以外,大多数患者同时伴有吞咽困难。IHD和食管疾病都是很常见的临床疾病,所以也常同时发生。如果患者对抗心绞痛治疗的反应不佳并缺乏心肌缺血的证据,则可考虑进行食管疾病的诊断评估。

胆绞痛

我们知道心肌缺血(特别是急性下壁心肌梗死,见第56章)可以导致内脏疼痛,而胆绞痛和肝胆疾病也可以出现类似心绞痛的症状。因此对于不典型的胸部不适,也应对肝胆疾病进行鉴别,尤其是对糖尿病患者。胆绞痛的疼痛部位多固定,一般持续2~4小时,可自行缓解,在两次发作之间无任何症状。最疼痛的部位常为右上腹,但也可以出现在上腹部或心前区。不适感常向肩胛部放射,可沿肋缘向背部放射,偶尔能放射到肩部,提示横膈膜受到刺激。

肋软骨炎

1921 年，Tietze 首先描述了一种表现为局部疼痛和压痛的综合征，常局限于前胸壁，常与肋软骨的肿胀有关。典型的 Tietze 综合征（与肋软骨连接处的轻微肿胀相关的疼痛）并不多见，但肋软骨炎导致肋软骨连接处的压痛相对常见。触诊时肋软骨连接处的压痛通常定位明确，是有价值的临床体征，不过如果触诊用力较大，在没有肋软骨炎的患者中也可能引起疼痛。虽然胸壁触诊时出现的疼痛常提示肌肉骨骼疾病，但并不能因此排除 CAD。

其他神经和肌肉骨骼疾病

颈脊神经根炎可能会与心绞痛混淆。它可以引起固定性疼痛，有时会导致感觉障碍。疼痛可以和颈部活动有关，类似肩关节活动导致滑囊炎。有时，臂丛神经受压迫、腱鞘炎、滑囊炎也会导致类似心绞痛的症状。体检时可发现由肩关节炎症或肩关节韧带的钙化引起的疼痛。带状疱疹常由带状疱疹病毒再发引起，可以表现为大片胸部的疼痛，从按皮区分布的小泡状或结痂的皮疹中不难识别。带状疱疹的疼痛在皮疹出现前几天就可以出现，而疱疹后的神经痛在皮疹消失后仍可能持续一段时间。

其他导致心绞痛样疼痛的疾病

严重的肺动脉高压可出现类似心绞痛的典型劳力性胸痛。这种疼痛实际上可能是由活动时的右心室缺血导致的（见第 85 章），其他伴随症状包括呼吸困难，头晕和晕厥。体检时常发现胸骨旁抬举感，第二心音的肺动脉瓣成分亢进。心电图可见右心室肥大的表现。

肺栓塞最初主要表现为呼吸困难，但也可能伴有胸痛（见第 84 章）。出现胸膜炎样的疼痛通常提示肺梗死，而随呼吸加重的疼痛以及胸膜摩擦音有助于和心绞痛鉴别。

急性心包炎的疼痛与心绞痛的鉴别有时是困难的（见第 83 章）。但心包炎常发生于更年轻的患者，可用于鉴别的诊断依据包括：胸痛不因休息或服硝酸甘油缓解，活动、深呼吸或平躺时胸痛加重，心包摩擦音（短暂出现），心电图出现 PR 段压低和/或广泛的 ST 段抬高。

典型的主动脉夹层表现是剧烈的，尖锐的，向后背部放射的疼痛。

体格检查

多数 SIHD 患者心脏体检并无异常，对诊断唯一有价值的线索还是病史。不过，细致的体检可以排除一些类似心绞痛的其他疾病，发现冠状动脉粥样硬化的危险因素，或者心肌缺血的并发症。

病理生理

心绞痛由心肌缺血导致，本质上是心肌需氧与供氧之间的不平衡造成的。增加心率，左心室室壁张力和收缩力会导致心肌需氧增加（见第 22 章），而冠状动脉血流量及冠状动脉血中的含氧量决定了心肌供氧量（图 61.2）。氧供需失衡引起的临床表现在以下章节讨论。动脉粥样硬化的病理生理见第 44 章。冠状动脉造影正常的胸痛参见本章后段，其他冠状动脉功能异常和无严重冠状动脉狭窄的心肌缺血见第 57 章。

心肌需氧量增加导致的心绞痛

这种情况也被称为需求性心绞痛，即心肌氧需求量增加而供氧量不变。这种需氧量增加通常是心脏对劳力、情绪波动或心理应激的生理反应。体力活动速度和强度对心肌需氧量至关重要。心理和情绪压力可以触发心绞痛，可能它们增强了血流动力学和儿茶酚胺对应激的反应，从而使交感兴奋，迷走活性下降。在性活动中，体力和情绪的应激同时发生，也可能触发心绞痛。其他可能导致心绞痛的诱因包括饱餐后的体力活动，以及发热、寒战、甲状腺功能亢进、各种原因引起的心动过速、未控制的高血压、寒冷和低血糖导致的代谢需求增加。

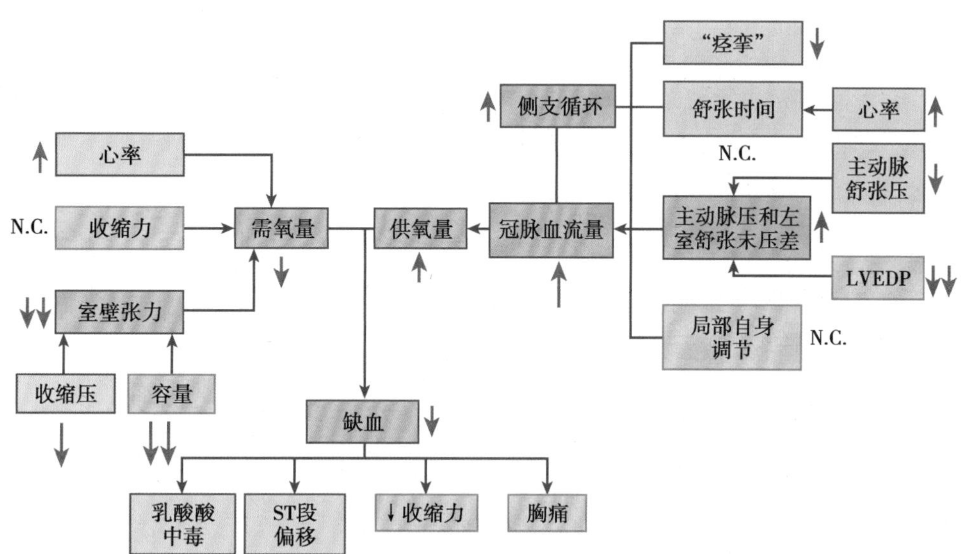

图 61.2　影响心肌氧需求（左）和供应（右）之间平衡的因素。箭头表示硝酸盐的影响。在缓解心绞痛方面，硝酸盐通过降低氧需求和增加供应而发挥有利作用。虽然心率的反射性增加倾向于减少冠状动脉血流的时间，但随着左心室舒张末期压（LVEDP）下降，侧支的扩张和血流压力梯度的增强倾向于增加冠状动脉血流。N. C.，没有变化。（引自 Frishman WH：Pharmacology of the nitrates in angina pectoris. Am J Cardiol 1985；56：8I. ）

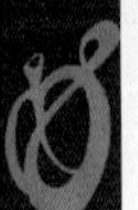

一过性供氧减少导致的心绞痛

和不稳定型心绞痛一样，一过性供氧减少也可以导致慢性稳定型心绞痛，这种情况也被称为供应性心绞痛，通常是冠状动脉痉挛导致的动力性狭窄造成的。存在动脉粥样硬化性狭窄时，血小板血栓和白细胞可以产生血管收缩物质，如 5 羟色胺和血栓素 A2。同时，粥样硬化的冠状动脉血管内皮损伤使血管舒张物质的产生减少，导致血管对体力活动和其他刺激产生异常的收缩反应。在慢性稳定型心绞痛患者中，缺血阈值的波动可能是平滑肌张力的动态变化和狭窄远端血管的收缩导致的。“阈值可变的心绞痛”患者有时状态好，能耐受大量的体力活动；有时状态不好，连轻微的活动都能引起心肌缺血的临床症状和心电图改变，甚至在休息时也可能发生心绞痛。这类患者描述其心绞痛症状具有昼夜节律，较常发生于清晨，而低温、情绪波动或者精神紧张也会诱发劳力性心绞痛甚至静息状态下的心绞痛。

在罕见情况下，没有阻塞性病灶的患者也会发生严重的动力性梗阻，引起静息状态下的心肌缺血和心绞痛（见后文，Prinzmetal 变异型心绞痛；另见第 57 和 60 章）。另一方面，对于一支或多支心外膜冠状动脉内存在严重固定性狭窄的患者，轻微的动力性梗阻就足以引起冠状动脉血流量低于阈值，导致心肌缺血。

病理生理在治疗方案选择中的重要性

SIHD 患者心肌缺血的病理生理和临床表现之间的关系在抗缺血药物种类以及使用时机的选择中有重要的提示作用。理论上，如果需氧量增加（快速性心律失常或者心脏收缩力增加）起的作用越大，那么 β 受体阻滞剂可能越有效；而硝酸酯类和钙通道阻滞剂对冠状动脉血管收缩导致的事件效果更明显。大部分慢性稳定型心绞痛患者，在缺血发作之前都有心肌耗氧量增加，也就是说这些患者是“需氧性心绞痛”，因此控制心率和血压是主要的治疗手段。

评估与治疗

生化检查

SIHD 的患者常能被检查出作为促进 CAD 危险因素的代谢异常。包括脂代谢异常（见第 48 章）和胰岛素抵抗。此外，慢性肾脏病和粥样硬化性血管疾病密切相关（见第 98 章）。所以确诊或疑似 CAD 的患者都应该评估：总胆固醇、低密度脂蛋白、高密度脂蛋白、甘油三酯、血肌酐（估算 eGFR）、空腹血糖和糖基化血红蛋白。

其他和动脉粥样硬化有关的脂质成分，包括载脂蛋白 B 和小密度 LDL 可以在总胆固醇和低密度脂蛋白的基础上提供更多的预测信息，可以作为患者在 LDL 治疗达标后的二级治疗目标[5,6]。然而，对于常规检测和通过简单计算得出的非 LDL 胆固醇（特别对于甘油三酯大于 200mg/dl 的患者）是否可以替代其他致粥样硬化的脂质成分提供的信息，目前尚无统一意见。同样，脂蛋白相关磷脂酶 A_2（Lp-PLA_2）被认为是传统危险因素之外的又一独立危险因素，与 CAD 及其再发事件相关。但 Lp-PLA_2 的抑制剂对 IHD 的治疗作用尚未被证实[7,8]。故现行指南并未推荐 Lp-PLA_2 作为常规的风险评估。脂蛋白 a[Lp(a)]是一种可遗传的危险因素，对于早发 CAD 和在规范治理的前提下仍再发缺血事件的患者应该进行评估，尤其对有明确 CAD 家族史的患者。经过数十年的探索，大型的遗传学研究明确证实 Lp(a) 是 CAD 的独立危险因素。烟酸类是目前唯一被广泛使用的降 Lp(a) 药物，但 PCSK9 的抑制剂也被证明能降低 Lp(a)，可以作为新的治疗选择[9]。

同型半胱氨酸也被发现与动脉粥样硬化相关。然而，前瞻性研究显示同型半胱氨酸仅能轻度增加 CAD 风险，并不能成为独立于传统的危险因素和生化标志物作为一种独立的预测因素。另外，安慰剂对照的临床试验未能证明用叶酸和维生素 B 替代治疗来降低同型半胱氨酸水平存在临床获益。因此，不推荐常规筛查同型半胱氨酸。

心肌细胞损伤、缺血以及血流动力学变化相关的生化标志物

血液中的肌钙蛋白 T 和 I 常被用于区分急性心肌梗死和 SIHD。然而，随着检测技术的发展，在 SIHD 患者中的循环中也能检出低剂量肌钙蛋白，并随着危险程度的增加而升高，其对患者之后的心血管死亡和心力衰竭有预测作用[12,13]。另外，高敏肌钙蛋白（high-sensitivity troponin，hsTn）小幅增高的 SIHD 患者出现不良预后的风险更大，尽管患者的临床状况没有明显的变化（图 61.3）。心源性肌钙蛋白在 SIHD 中的潜在应用另有综述深入讨论[14]。

反映神经激素活性的生化标志物也在 SIHD 患者中被大量研究。例如，脑钠肽[brain(B-type) natriuretic peptide，BNP]的血浆浓度在自发或者诱发的缺血刺激后都会升高。尽管 BNP 和 NT-proBNP 用于辅助诊断 SIHD 的特异性不足，但对于存在 CAD 风险

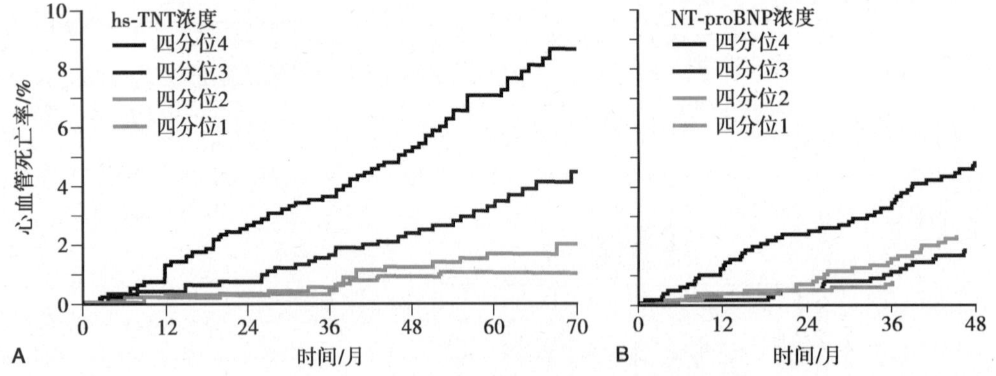

图 61.3 稳定型 CAD 患者根据高敏感肌钙蛋白 T(hs-TnT)(**A**)和 N 末端 pro-B 型利钠肽(NT-proBNP)(**B**)浓度的四分位数分组，不同组的心血管(CV)死亡率。**A**，通过 hs-TnT 可以在 97.7%的个体中检测到循环心肌肌钙蛋白 T，其中 11.1%具有超过参考浓度。在中位随访 5.2 年期间，CV 死亡的发生率与 hs-TnT 的基线浓度相关。当 hs-TnT 的浓度低于参考限(0.013μg/L)时，这种关系是明显的。**B**，NT-proBNP 浓度也与 CV 死亡风险密切相关；当 NT-proBNP 与传统临床风险指标一起考虑时，预后准确性得到改善。(**A**，引自 Omland T et al. A sensitive cardiac troponin T assay in stable coronary artery disease. N Engl J Med 2009;361:2538；**B**，引自 Omland T et al. Prognostic value of B-type natriuretic peptides in patients with stable coronary artery disease. J Am Coll Cardiol 2007;50:201.)

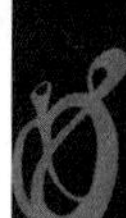

和确诊 CAD 的患者，这两项指标与发生心血管事件的风险密切相关。与 hsTn 相似，BNP 的连续监测也能为 SIHD 患者的预后提供更多的信息，尤其对门诊患者的监测[14]。尽管目前的研究结果尚可，是否应在 SIHD 患者中常规监测肌钙蛋白和 BNP 尚无定论，因为目前尚缺乏降低这些标志物的水平的最佳治疗方案。然而，强化的 CAD 二级预防，比如高强度他汀治疗，能降低肌钙蛋白升高患者的风险[15-17]。

在新近临床试验中，生长分化因子-15[18]，ST2，纤维生长因子-23[19]，半乳凝素-3[20] 这些被推测与心肌缺血有关的生化标志物也被报道与 SIHD 患者的心血管预后相关。另外，中央区肾上腺髓质素前体（MR-proADM）及中央区心房钠尿肽前体（midregional proadrenomedullin，MR-proANP）也能为预测 SIHD 患者的心血管死亡率提供信息[21]。然而，对 SIHD 患者，没有证据表明这些标志物能提供比利钠肽和高敏肌钙蛋白这些现有的指标更有效的信息。

炎症标志物

随着对动脉粥样硬化血栓形成病理学研究进展，非侵入性生物标志物作为动脉粥样硬化和心血管风险预测因子的作用引起了研究者的兴趣（见第 44 章）。研究发现急性期高敏 C-反应蛋白（high-sensitivity C-reactive protein，hsCRP）与心血管事件风险相关（见第 45 章）。hsCRP 是对包括脂类在内传统危险因素的补充，然而，对没有已知血管疾病的患者进行 hsCRP 筛查的临床价值仍存在争论。在 SIHD 患者中，hsCRP 的作用也已被广泛研究。多项研究证明 hsCRP 与不良心脏事件的明确相关。另有两项研究表明，hsCRP 可能是反映 ACS 患者接受他汀类降 LDL 治疗后残余风险的重要的指标。经治疗 LDL 达标（<70mg/dl），但 hsCRP 高于 2mg/L 的患者后续缺血事件的风险高于低 hsCRP 水平的患者[22a]。而且，hsCRP 已被用于筛选适合进行抗感染治疗的患者。在头对头研究中，hsCRP 与事件的相关性低于利钠肽和肌钙蛋白。

虽然其他生物标志物（如白细胞介素-6、髓过氧化物酶、生长因子、细胞因子和金属蛋白酶）也被作为反映动脉粥样硬化过程中的炎症通路的潜在的生物标志物研究[23]。但由于缺乏心脏特异性，它们不太可能成为有效临床标志物。

基因和转录组学标志物

利用全基因组关联的大规模遗传绘图程序研究（genetic mapping programs，utilizing genome-wide association studies，GWASs）和最近的下一代基因组测序技术发现了 50 多种独特的遗传变异可能在 IHD 中发挥作用（见第 7 章）。这些研究有助于发现潜在靶点，并使得以相对较低的成本同时监测大量的遗传变异成为可能。但由于基因在 IHD 发病过程中的贡献有限，现阶段，遗传风险评分中需要结合更多变量才可能被用于临床实践。然而，研究表明，对没有已知 IHD 的个体，遗传风险评分仅略微提高了风险预测的准确性；而对已知的 CAD 患者，遗传风险评分没有改善风险预测的准确性。在将来，使用纳入更多变量的、应用更精细基因定位策略的遗传风险评分，可能会更有效。到那时，基因检测有可能进入临床实践，作为指导治疗药物选择的工具（药物基因组学；见第 6 章）。已有两项研究表明，对 IHD 的易患基因进行评分，具有高遗传风险评分的个体，与评分低的个体相比，他汀类药物治疗可以带来更多获益[25]。

外周血细胞的多基因表达也成为人们研究的对象，即所谓的转录组学[26]。例如，一种基于 23 个基因的外周血细胞基因表达评分已被验证能评估阻塞性 CAD 的风险；评分较低的患者 1 年内主要不良心脏事件（major adverse cardiac events，MACE）发生率更低，表现出较高的阴性预测价值（negative predictive value，NPV）[26]。

非侵入性检查

静息心电图

大约一半的 SIHD 患者静息心电图并无异常，甚至严重 CAD 患者的静息心电图都可能是正常的（见第 12 章）。正常的静息心电图通常提示患者的左心室功能是正常的，通常不会出现在有严重的心肌梗死病史的患者中。SIHD 患者最常见的心电图异常是非特异性的 ST-T 改变，可伴或不伴有病理学 Q 波。在确诊的 CAD 患者中，静息心电图中 ST-T 改变的出现可能与基础心脏疾病的严重程度相关，并提示预后不良。相反，无论在确诊还是疑似 CAD 患者中，正常的静息心电图都是长期预后良好的标志。

在重复心电图监测中发现进展性 Q 波能帮助检出临床未识别的心肌梗死。在 SIHD 患者可能发现多种传导异常，最常见的是左束支阻滞和左前分支阻滞。它们常与左心室功能的减退相关，提示多支病变，是预后不良的预测因子。患者的心电图上可能出现多种心律失常，尤其是室性期前收缩（premature ventricular contraction，PVC），但通过 PVC 诊断 CAD 敏感性和特异性都不高。慢性稳定型心绞痛患者的心电图上出现左心室肥大的表现，提示预后不良，可能暗示存在潜在的高血压、主动脉狭窄、心肌病，或者既往心肌梗死后心室重塑，从而需要进一步检查评估，如超声心动图测量左心室大小、室壁厚度和心功能。

在心绞痛发作时，有 50%或更多静息心电图正常患者会出现异常的心电图改变。这其中最常见的是 ST 段压低，也可以是 ST 段抬高或者倒置的 T 波恢复正常（即假性正常化）。动态心电图监测（见后文，无症状心肌缺血）能量化在日常活动中缺血事件的发生频率和持续时间。但其诊断 CAD 的敏感性低于运动心电图检查。

静息超声心动图

左心室功能的评估是超声心动图最有价值的部分之一。区域性室壁运动异常可能提示 CAD，而其他结果如瓣膜狭窄或肺动脉高压可能提示其他诊断。对于 SIHD 患者的常规超声心动图检查，美国和欧洲指南的建议有明显的差异。对于 SIHD 患者，欧洲心脏病学（ESC）指南推荐常规超声心动图（Ⅰ类，B），而美国心脏病学会/美国心脏协会（American College of Cardiology/American Heart Association，ACC/AHA）指南不推荐常规超声心动图检查所有心绞痛患者（Ⅲ级，证据水平 C）；相反，对于有 MI 病史和心电图有 ST-T 波改变、传导异常或 Q 波的患者，推荐超声心动图检查（Ⅰ级，证据水平 B）[28]。我们也认为超声心动图适合的患者心脏生物标志物持续升高，包括 BNP（或 NT-proBNP）或心肌肌钙蛋白（cardiac troponin，cTn）。

胸部 X 线检查（见第 15 章）

SIHD 患者的胸部 X 线平片通常在正常范围内，特别是如果他们在静息心电图无异常且无心肌梗死病史的时候。心电图并没有经历过 MI。如果有异常，心脏扩大通常提示有心肌梗死病史的严重 CAD，既往高血压，或严重的非缺血性心脏病，如心脏瓣膜病或者心肌病。

负荷试验（见第 13、14 和 15 章）

对于疑似稳定型心绞痛的患者，非侵入性的负荷试验可以提供对建立诊断和评估预后有价值，有时甚至是不可或缺的信息。

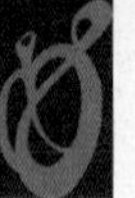

但是,不加选择地使用这些试验能提供附加信息有限,尤其是在临床医生已经进行了详细而全面的临床评估之后。适当应用非侵入性检查需要考虑贝叶斯原则(bayesian principles),即在研究人群中,任何测试的阴性和阳性预测价值不仅取决于检查的灵敏度和特异性,也和疾病的罹患率(验前概率)有关。只有当负荷试验提供的额外信息可能会影响治疗策略时,才应该进行该检查。无创负荷试验的最大价值体现在验前可能性中等的患者身上,因为此时测试结果可能对 CAD 的概率的判断产生最大的影响,从而影响临床决策。

早在 40 余年前,Diamond 和 Forrester 就提出了估算 CAD 验前概率的分类方案,考虑的因素包括年龄、性别、症状典型与否、是否和心绞痛相关。但是,由于危险因素谱的变化,对当代人群来说,上述分类方案大幅高估了阻塞性 CAD 概率[29,30]。欧洲协作组织开发了两种较新的算法用于预测 CAD 的风险,并在更现代化的人群中进行校准,其中包括一项基本评分(表 61.1)和更详细的临床得分。ESC 现行 SIHD 管理指南中推荐使用上述评分[27]。Diamond-Forrester 和 CAD 联盟得分的头对头比较显示:两个新评分系统对阻塞性 CAD 的有更好的预测价值,提示使用上述评分可以减少为了完善更多的检查而进行的不必要的转诊[31]。

表 61.1 根据年龄、性别和症状在有症状患者中进行预测试,得出的冠状动脉疾病(CAD)可能性

年龄/岁	非心绞痛性疼痛		不典型心绞痛		典型心绞痛	
	女性/%	男性/%	女性/%	男性/%	女性/%	男性/%
30~39	5	18	10	29	28	59
40~49	8	25	14	38	37	69
50~59	12	34	20	49	47	77
60~69	17	44	28	59	58	84
70~79	24	54	37	69	68	89
>80	32	65	47	78	76	93

改编自 Genders TS et al. A clinical prediction rule for the diagnosis of coronary artery disease: validation, updating, and extension. Eur Heart J 2011;32(11):1316-30.

负荷心电图(见第 13 章)

CAD 的诊断。对于有胸痛症状、CAD 中等可能性、静息心电图正常,且能到达完全运动负荷量的患者,运动心电图试验是有价值的。在估计 CAD 可能性很高或很低的人群中,运动负荷试验的诊断价值有限[32],但试验能为这两类患者,特别是高危患者,提供缺血严重程度,功能受限程度以及预后的额外信息。对这些运动试验结果的解读应该考虑到患者的运动耐量(持续时间和代谢当量)以及临床,血流动力学和心电图的反应。

无症状患者。通常不建议在没有已知 CAD 且无症状的个体中进行运动测试。运动测试仅适用于高心脏病风险并计划开始剧烈运动的无症状人群,高风险职业人群(例如,航空公司飞行员),以及通过其他非侵入性检查发现严重动脉粥样硬化证据的人,如在 CT 扫描中发现严重的冠状动脉钙化。

运动负荷试验中的高危表现。最大运动耐量是运动试验最重要且一致性最好的指标之一,无论它是通过运动持续时间还是通过运动当量评估的,或是否由于呼吸困难,疲劳或心绞痛测试终止。在根据年龄校正之后,用代谢当量表示的最大运动耐量是 CAD 患者死亡率最强预测因子之一。其他在运动负荷试验中与 SIHD 患者预后相关的因素包括:ST 段压低的幅度,HR 和 BP 反应异常。

无论症状是否严重,运动负荷试验提示高危很可能有 CAD。如果没有明显的血管重建的禁忌证,都应进行冠状动脉造影。这类患者,即使无症状,也存在左主干或三支血管病变的风险,其中很多人的左心室功能受损[33]。相反的,患者运动试验阴性的患者,无论是否有症状,通常预后良好,且常不能通过血运重建来改善症状。如果他们没有其他高风险的特征或这顽固性症状,一般不需要冠状动脉造影。同样,那些在高负荷(例如,>9~10 分钟,Bruce 方案)下才出现轻度缺血的客观证据的患者(例如,1mm ST 段压低),在充分的药物治疗试验之前,可能不需要冠状动脉造影。

抗心绞痛治疗的影响。抗心绞痛治疗可能会降低运动试验作为筛查工具的敏感性。如果运动试验的目的是诊断是否存在心肌缺血,应该在不服用抗心绞痛药物(特别是长效 β 受体阻滞剂)的情况下进行,如果可能,应该在测试之前停用 2 至 3 天。对于长效硝酸盐,钙通道阻滞剂和短效 β 受体阻滞剂,测试前一天停药通常就足够了。如果试验的目的是对确诊的 CAD 患者的进行危险分层,则没有必要停药。

是否应该常规进行辅助影像学检查(见后文,心脏核素技术和负荷超声心动图)。关于是否应该在运动负荷试验的基础上常规进行辅助影像学检查,美国和欧洲指南之间存在重大差异。在美国的指南中,胸痛患者且静息心电图正常的患者建议首先考虑运动负荷心电图用于筛查 CAD;而在欧洲指南中,如果条件允许,推荐负荷影像学检查作为初始测试[27]。这种差异反映了他们对运动负荷心电图及其局限性的不同解读,也与影像学检查成本-效益有关。欧洲指南作者强调了证实偏倚(verification bias)的问题,因为只有运动试验阳性的患者才会去做冠状动脉造影,这会导致运动试验的敏感性高于真实情况而特异性下降。当证实偏倚(verification bias)被排除后(包括使用 CT 血管造影),运动心电图的敏感性从 70%变为 50%,特异性从 75%变为 90%(表 61.2)。

运动试验诊断 CAD 中的性别差异(见第 13 和第 89 章)。早期研究表明,负荷试验中女性出现假阳性的频率与男性相比要高得多,所以人们普遍认为心电图负荷试验在女性中并不可靠[32,34]。但是,研究表明人群中女性的 CAD 患病率很低,并且女性运动心电图的阳性预测值(positive predictive value,PPV)较低可以在很大程度上可以通过贝叶斯原理来解释(见表 61.1)。一旦对男性和女性根据疾病的验前概率进行适当分层,负荷试验的结果是相似的,虽然妇女中的特异性稍低。无论对男性还是女性,负荷影像学检查比运动心电图具有更高的诊断准确性[35]。然而,ACC/AHA 仍推荐标准运动负荷心电图作为大多数可以运动的患者的初始负荷试验,包括女性。ESC 指南则推荐使用辅助心脏影像学检查。一项研究把有症状的女性患者随机分配到运动心电图或单光子发射计算机化断层显像(single photon emission computed tomography,SPECT)灌注成像组,结果显示 2 年 MACE 发生率没有显著差异,但显示运动心电图策略降低了成本,支持了美国指南的推荐[36]。

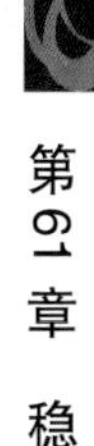

表 61.2 ACC/AHA 2012 和 ESC 2013 指南：用于检测冠状动脉疾病（CAD）的非侵入性检测的选择灵敏度和特异性

	敏感性		特异性	
	ACC/AHA 2012	ESC 2013	ACC/AHA 2012	ESC 2013
运动负荷心电图	0.68	0.45~0.50*	0.77	0.85~0.90*
超声心电图				
运动或药物负荷	0.76		0.88	
运动负荷		0.80~0.85		0.80~0.88
药物负荷		0.79~0.83		0.82~0.86
单光子发射型计算机断层显像（ECT）				
运动或药物负荷	0.88		0.77	
运动负荷		0.73~0.92		0.63~0.87
药物负荷		0.90~0.91		0.75~0.84
正电子发射型计算机断层显像（PET）				
运动或药物负荷	0.91		0.82	
药物负荷		0.81~0.97		0.74~0.91
心脏核磁共振显像（CMR）				
多巴酚丁胺		0.79~0.88		0.82~0.86
血管舒张期		0.67~0.94		0.61~0.85
冠状动脉 CTA		0.95~0.99		0.64~0.93

*纠正了转诊偏倚。

CTA，计算机断层血管造影。

American College of Cardiology/American Heart Association（ACC/AHA）2012 estimates 改编自 Garber and Solomon，1999.

European Society of Cardiology（ESC）2013 estimates were collated from multiple studies and 改编自 Montalescot G，Sechtem U，Achenbach S，et al. 2013 ESC guidelines on the management of stable coronary artery disease：the Task Force on the Management of Stable Coronary Artery Disease of the European Society of Cardiology. Eur Heart J 2013；34：2949-3003.

心脏核素技术（见第 16 章）

负荷心肌灌注显像。一般认为，运动负荷心肌灌注显像（myocardial perfusion imaging，MPI）在诊断 CAD，发现多支血管 CAD，定位病变血管，以及确定病变血管缺血程度和梗死心肌的大小等方面均优于运动负荷心电图。运动负荷 SPECT 的灵敏度和特异度均高于单独的运动负荷心电图（见表 61.2）[37]。

对于静息心电图异常和 ST 段变化无法准确解释的患者，负荷 MPI 对 CAD 诊断的价值很高，如心电图提示复极异常、左心室肥大和接受洋地黄治疗的患者。因为负荷 MPI 是一个相对昂贵的测试（3~4 倍于）运动心电图的费用，且有辐射暴露，在 CAD 的患病率较低的人群，负荷 MPI 不应该用作患者的常规筛查手段[38]。

药物负荷 MPI。对于无法达到足够运动量的患者，可以使用腺苷衍生物进行血管舒张负荷试验（少数情况使用双嘧达莫）。作为一般规则，为了完成标准的运动负荷试验，病人应该能够不间断地走上两层楼梯。对于年龄较大，或有跛行、肺部疾病、骨科问题，或严重肥胖的患者，应考虑药物负荷试验。在大多数心脏核素实验室，血管扩张剂负荷试验占全部检查人数的约 40%至 50%。虽然血管扩张剂诱发的负荷试验的诊断准确性与运动负荷相似（见表 61.2），运动负荷试验仍是首选。因为对于能够运动的患者，运动负荷试验能提供额外的诊断和预后信息，包括 ST 段改变、运动耐量、症状反应和 HR 和 BP 变化（表 61.3）。对于无法耐受腺苷或其类似物（regadenoson）的患者，可以进行多巴酚丁胺负荷 MPI。

TABLE 61.3 Risk Stratification Based on Noninvasive Testing

High Risk（>3% Annual Risk for Death or Myocardial Infarction）
1. Severe resting left ventricular dysfunction（LVEF<35%）not readily explained by noncoronary causes
2. Resting perfusion abnormalities involving≥10% of the myocardium without previous known MI
3. High-risk stress findings on the ECG，including • ≥2-mm ST-segment depression at low workload or persisting into recovery • Exercise-induced ST-segment elevation • Exercise-induced VT/VF
4. Severe stress-induced LV dysfunction（peak exercise LVEF<45% or drop in LVEF with stress≥10%）
5. Stress-induced perfusion abnormalities encumbering≥10% of the myocardium or stress segmental scores indicating multiple vascular territories with abnormalities
6. Stress-induced LV dilation
7. Inducible wall motion abnormality（involving>2 segments or 2 coronary beds）
8. Wall motion abnormality developing at a low dose of dobutamine（≤10 mg/kg/min）or at a low heart rate（<120 beats/min）
9. Multivessel obstructive CAD（≥70% stenosis）or left main stenosis（≥50% stenosis）on CCTA
Intermediate Risk（1-3% Annual Risk for Death or Myocardial Infarction）
1. Mild to moderate resting LV dysfunction（LVEF of 35% to 49%）not readily explained by noncoronary causes
2. Resting perfusion abnormalities involving 5-9.9% of the myocardium in patients without a history or previous evidence of MI
3. ≥1-mm ST-segment depression occurring with exertional symptoms
4. Stress-induced perfusion abnormalities encumbering 5-9.9% of the myocardium or stress segmental scores indicating 1 vascular territory with abnormalities but without LV dilation
5. Small wall motion abnormality involving 1-2 segments and only 1 coronary bed
6. 1-vessel CAD with ≥70% stenosis or moderate CAD stenosis（50-69% stenosis）in ≥2 arteries on CCTA
Low Risk（<1% Annual Risk for Death or Myocardial Infarction）
1. Low-risk treadmill score（score ≥5）or no new ST-segment changes or exercise-induced chest pain symptoms when achieving maximal levels of exercise
2. Normal or small myocardial perfusion defect at rest or with stress encumbering<5% of the myocardium*
3. Normal stress or no change in limited resting wall motion abnormalities during stress
4. No coronary stenosis>50% on CCTA

CCTA，Cardiac computed tomography angiography；*LVEF*，left ventricular ejection fraction；*VF*，ventricular fibrillation；*VT*，ventricular tachycardia.

*Although the published data are limited，patients with these findings will probably not be at low risk in the presence of either a high-risk treadmill score or severe resting LV dysfunction（LVEF <35%）.

Assessment of coronary artery calcium（CAC）can also be used to contribute to risk assessment.

Modified from Fihn SD，Gardin JM，Abrams J，ACCF/AHA/ACP/AATS/PCNA/SCAI/STS guideline for the diagnosis and management of patients with stable ischemic heart disease：a report of the American College of Cardiology Foundation/American Heart Association Task Force on Practice Guidelines，and the American College of Physicians，American Association for Thoracic Surgery，Preventive Cardiovascular Nurses Association，Society for Cardiovascular Angiography and Interventions，and Society of Thoracic Surgeons. Circulation 2012；126：e354.

表 61.3 基于无创检查的危险分层

高危(年化死亡或心肌梗死风险>3%)
1. 其他原因不能解释的,静息状态下的严重左心室功能不全(LVEF<35%)
2. 无心肌梗死史,静息状态下心肌灌注异常的面积>10%
3. 负荷心电图上的高危发现,包括: • 在低负荷状态下 ST 段压≥2mm • 运动诱发的 ST 段抬高 • 运动诱发的室速/室颤
4. 运动负荷后方的严重左心室功能不全(运动高峰时 LVEF<45%或 LVEF 在负荷时下降≥10%)
5. 负荷诱发的心肌灌注异常面积>10%,或负荷节段评分提示多支血管支配区域灌注异常
6. 负荷诱发左心室扩大
7. 可诱发的室壁运动异常(涉及>2 个节段或 2 支冠状动脉血管床区域)
8. 在低剂量多巴酚丁胺[≤10mg/(kg·min)]负荷或心率较低(<120 次/min)时出现室壁运动异常
9. CCTA 上显示多支血管病变(狭窄≥70%)或左主干病变(狭窄≥50%)
中危(年化死亡或心肌梗死风险 1%~3%)
1. 静息时轻到中度的左心室功能不全(35%<LVEF<49%)
2. 无心肌梗死史,静息状态下心肌灌注异常的面积 5%~9.9%
3. 有劳力性心绞痛症状时 ST 段压低≥1mm
4. 负荷诱发的心肌灌注异常面积 5%~9.9%,或负荷节段评分提示 1 支血管支配区域灌注异常,且没有左心室扩张
5. 室壁运动异常(涉及 1~2 个节段或 1 支冠状动脉血管床区域)
6. CCTA 上显示单支病变狭窄≥70%,或≥2 支血管中度狭窄(50%~59%)
低危(年化死亡或心肌梗死风险<1%)
1. 平板运动积分提示低危(积分≥5),或最大运动量下无新发 ST 段变化或无胸痛症状
2. 静息或负荷状态下心肌灌注无缺损或只有轻度缺损(面积<5%)*
3. 室壁运动正常,或静息时的局限性室壁运动异常在负荷时无变化

CCTA,心脏计算机断层扫描血管造影;LVEF,左心室射血分数;VF,心室颤动;VT,室性心动过速。

*尽管公布的数据有限,但这类患者在存在平板运动评分为高危或存在严重的静息左心室功能障碍(LVEF<35%),其风险可能并不低。

冠状动脉钙(CAC)的评估也可用于风险评估。

改编自 Fihn SD, Gardin JM, Abrams J, ACCF/AHA/ACP/AATS/PCNA/SCAI/STS guideline for the diagnosis and management of patients with stable ischemic heart disease: a report of the American College of Cardiology Foundation/American Heart Association Task Force on Practice Guidelines, and the American College of Physicians, American Association for Thoracic Surgery, Preventive Cardiovascular Nurses Association, Society for Cardiovascular Angiography and Interventions, and Society of Thoracic Surgeons. Circulation 2012;126:e354.

在 PET 检查中,也可以使用血管扩张剂负荷来诊断 CAD 并确定其严重程度(见第 16 章)。与 SPECT 相比,PET 能提高诊断准确性(见表 61.2)。PET 的另一个优势是较低的辐射剂量,这是因为其常用的放射性示踪剂的半衰期较短。但是 PET 的普及程度较低。SPECT 和 PET 对局部或整体的左心室功能障碍患者心肌活力的评估都很有价值,因此可能有助于那些缺血性心肌病患者最能从血运重建中获益(见后文,心肌冬眠)。

依据 MPI 的危险分层。负荷 MPI 的预测患者预后价值现已经十分明确。MPI 能识别低危(正常 MPI 风险<1%),中危(1%至 5%),或高危(>5%)患者未来发生心脏事件的风险,在治疗决策中很有价值(见表 61.3)。从 MPI 中获得的预后数据,包括左心室射血分数(ejection fraction,EF)以及灌注异常区域的大小和分布,是对临床和运动负荷心电图试验预测未来心脏事件的有效补充。

负荷超声心动图(见第 14 章)。二维超声心动图对慢性 CAD 患者的评估是有价值的,它可以在基础和缺血状态下对患者整体和局部的左心室功能进行评估,也可以发现患者是否存在左心室肥大和瓣膜疾病。负荷超声心动图可以通过运动或者药物激发,从而发现由局部缺血导致的新发室壁运动异常。85%以上的患者能获得满意的超声图像,这说明该检查具有很高的可重复性。大量研究显示运动负荷超声心动图对 CAD 的诊断的准确性与负荷心肌灌注显像相似,优于单独的运动负荷心电图(见表 61.2)。负荷超声心动图也有助于明确缺血心肌的位置和范围。心脏对比剂、三维成像、应变率成像等技术的运用,有限减少了部分患者在超声图像中心内膜边界不清对超声心动图检查的限制(见第 14 章)。尽管不像核素灌注显像那么昂贵,负荷超声心动图的经济性和普及性还是不如运动负荷心电图。同样,对于无法运动的患者,多巴胺药物负荷试验是有效的替代方案(见表 61.3)。

计算机断层扫描(见第 18 章)

心脏计算机断层扫描(computed tomography,CT)作为一种非侵入性检查方法在动脉粥样硬化方面取得了重大的进展[41,42]。除了能够敏感的检测冠状动脉钙化,有效的反应冠状动脉粥样硬化的总负担,心脏 CT 还可以提供冠状动脉树的影像并评估心室功能。新进技术让心脏 CT 评估心肌灌注甚至评估冠状动脉狭窄的血流动力学意义(fractional flow reserve,FFR)成为可能[43,44]。

冠状动脉钙化(coronary artery calcium,CAC)使用 CT 平扫即可快速评估,其过程仅使用低剂量的辐射。在预计有高 CAD 风险且有症状的患者中,冠状动脉钙化的筛查对阻塞性 CAD 的诊断中没有作用。然而,对中度 CAD 风险的无症状患者,冠状动脉钙化的筛查可能是合理的,因为很高钙化评分可能会将该患者重新归类为风险较高的人群,从而需要进一步强化危险因素的控制[43]。对低风险人群则不建议常规进行冠状动脉钙化的筛查。

除了使用 CT 平扫评估冠状动脉钙化之外,冠状动脉 CT 血管造影(coronary computed tomographic angiography,CCTA)也可用于具有相应检查指征的患者[45]。目前的技术已经使我们能在相对较低辐射暴露下获得高品质冠状动脉图像。因此,对于经初步评估后有中度 CAD 风险且有症状的患者,CCTA 检查可能是合理的,尤其对是那些在负荷试验中没能获得明确结果的患者[46]。对于存在未控制的心动过速、重度冠状动脉钙化,以及检测部位曾植入支架的患者,使用 CCTA 评估管腔狭窄严重程度的准确性可能受限。与其他非侵入性技术相比,CCTA 的敏感性和特异性均有优势(见表 61.2)。

一项对 10 003 未确诊 CAD 的有症状患者进行的 RCT 中,CCTA 被作为初步评估与功能学测试进行了比较。在中位随访时间为 2 年的随访后,结果显示 CCTA 和功能学测试组的临床结果

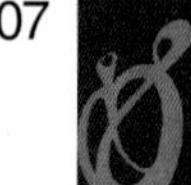

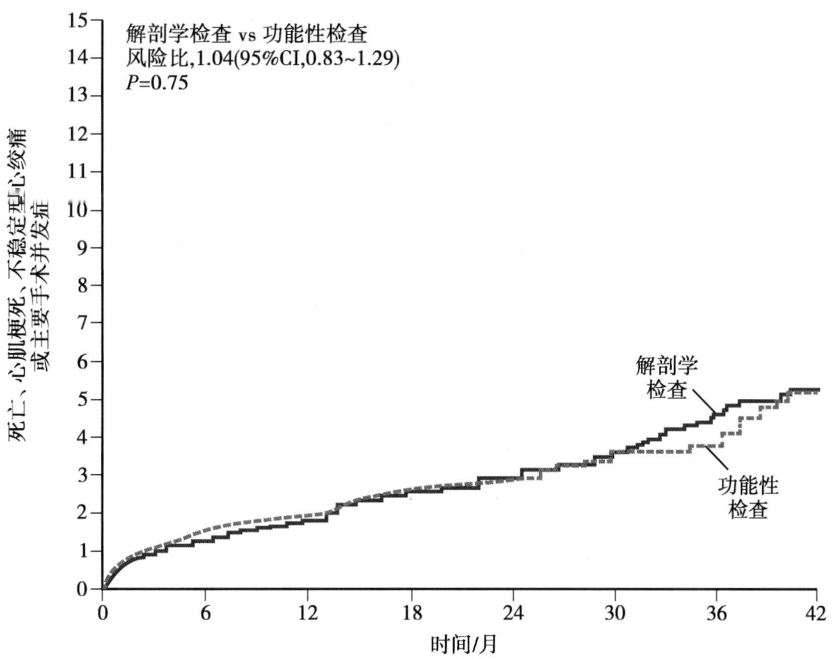

图 61.4 具有提示冠状动脉疾病症状的患者接受初始解剖学和功能学测试的结果。10 003 名患者被随机分配到解剖学测试组(冠状动脉计算机断层扫描血管造影)或功能测试组(运动负荷心电图,负荷核素测试,或负荷超声心动图),结果显示死亡、心肌梗死(MI)、因不稳定型心绞痛住院治疗或主要手术并发症的主要复合终点在两种诊断策略之间没有差异。(改编自 Douglas PS,Hoffman U,Patel MR et al. Outcomes of anatomical versus functional testing for coronary artery disease. N Engl J Med 2015;372:1298.)

和花费均相似(图 61.4)。更多的 CCTA 患者接受了的心导管检查,但在侵入性血管造影中发现无阻塞性疾病的可能性较小[30]。本研究的一个重要发现是两组的心血管事件发生率都比较低,提示对许多风险较低的人来说,延期进行测试可能是合理的。

负荷心肌 CT 灌注成像是一种新兴技术。它与 CCTA 结合,在一项检查中同时提供了解剖学和生理学信息,而辐射剂量与核灌注成像相似[47,48]。在一项涉及 16 个中心 381 名患者的研究中,CT 灌注成像诊断 CAD(≥50%狭窄)的敏感性和特异性分别为 88%和 55%,与 SPECT 相比(62%和 67%),整体精度更高(0.74 vs 0.64;$P=0.001$)[45]。

在技术先进、经验丰富的中心,CT 也可用于显示斑块成分,当与 PET 结合进行 PET/CT 混合扫描时,不仅可以提供冠状动脉的解剖结构评估,还同时能提供心肌血流量和代谢的相关信息[49]。然而,以 CT 测定斑块成分的能力,目前还适合进行常规应用[50,51]。通过复杂的计算方法,CT 血管造影图像还能够估算血流储备分数(CT angiogram images using complex computational algorithms,CTA-FFR),但其需要通过专门的软件进行离线处理来实现。PLATFORM 研究对比了 CTA 加 CTA-FFR 检查与常规方法,显示在血管造影前接受 CTA-FFR 评估的患者在造影中发现无阻塞性疾病的概率降低[44]。CTA-FFR 在临床中的常规应用可能有待进一步的技术进展来实现。

现阶段,CCTA 的主要临床作用还是体现在其较高的阴性预测值。未来心脏 CT 领域的快速创新和临床研究,可能会使其在 SIHD 的评估和管理发挥更重要的作用[44]。

心脏磁共振(见第 17 章)

心脏磁共振(cardiac magnetic resonance,CMR)已成为主动脉、脑和外周血管成像中有明确价值的临床工具,并逐步发展为一种对 SIHD 患者的多用途无创心脏成像方法。研究证实,CMR 能有效预测经皮冠状动脉介入治疗(percutaneous transluminal coronary intervention,PCI)或冠状动脉旁路移植术(coronary artery bypass grafting,CABG)后的心功能恢复情况,并显示出与 PET 良好的相关性,因此,CMR 作为评估心肌存活的手段越来越多在临床中被运用。CMR 的药物负荷试验的准确性与 SPECT 相当,并能准确的评估左心室功能(见表 61.2),勾勒出心肌疾病的模式,有助于鉴别缺血性和非缺血性心肌功能障碍。

因为能够提供动脉的三维图像并区分组织成分,CMR 能通过分析斑块成分,了解动脉粥样斑块的特征并评估其破裂的可能性。动脉斑块特征的评估在人类的主动脉和颈动脉中已经实现,且已被证明能预测随后的血管事件[53]。另外,CMR 冠状动脉血管成像已经成为一种诊断先天性冠状动脉异常的有效方法,尤其在发现近中段心外膜血管或桥血管狭窄方面前景良好。

侵入性评估

导管检查、血管造影和冠状动脉造影

上述的临床和非侵入性检查在明确 CAD 诊断中十分重要,对患者的全面评估必不可少。但现阶段,CAD 的精准解剖学评估仍然有赖于侵入性的冠状动脉造影(见第 19 和 20 章)。不过,一些无心外膜血管狭窄的疾病中也可发生心肌缺血(见后文,冠状动脉造影正常的胸痛)[1,2]。行冠状动脉造影的慢性稳定型心绞痛患者中,大约有 25%的患者存在一、二或三支血管病变(管腔直径狭窄>70%),5%~10%的患者存在左主干狭窄,而大约 15%的患者未发现明显狭窄。来自 NCDR(National Cardiovascular Data Registry)的报告显示,在 400 000 名无已知 CAD 的患者中,主诉心绞痛但冠状动脉造影未发现血管狭窄的患者高达近 50%[54]。

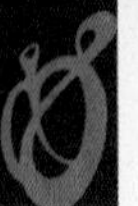

左心室功能可通过左心室造影评估(见第19章)。由左心室舒张末期和收缩末期容量的升高以及EF的减低提示左心室收缩功能的整体异常。然而,这些变化是非特异性的,可以在许多类型的心脏病中发生。而局部室壁的异常运动(例如运动功能减退,运动消失,运动障碍)对于CAD的诊断更具特征性。

冠状动脉造影中的高危表现。多支血管病变和左心室功能障碍与CAD患者预后的关系见图61.5。

CAD的严重程度。尽管我们试图用多种指标来量化CAD的范围或严重程度,但是简单的将其分为单血管、双血管、三血管或左主干病变依旧是最普及也是最有效的方法。而狭窄的位置和严重程度能提供额外的预后信息。具体风险梯度分层见图61.2。受损的心肌的存活数量与病变位置有关,研究显示,病变在前降支发出第一间隔支的位置近端,患者5年生存率约为90%,而病变在其远端,患者生存率为98%。更复杂的评分系统,如SYNTAX(Synergy between PCI with Taxus and Cardiac Surgery)评分,则能更详细的全面评估心外膜CAD的范围和严重程度[55]。

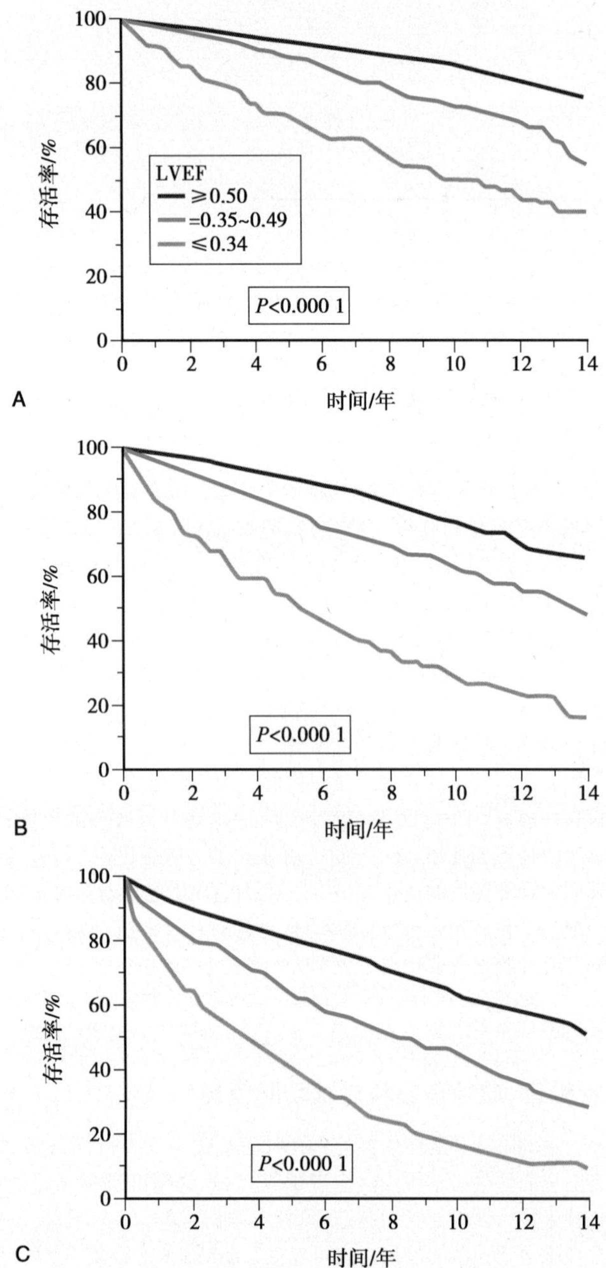

图61.5 图表显示了根据CASS分级分为正常,轻度或重度左心室功能减退患者经药物治疗后的存活率。A,单支CAD患者;B,患有CAD的患者;C,患有三支CAD的患者。(Emond M, Mock MB, Davis KB, et al. Long-term survival of medically treated patients in the Coronary Artery Surgery Study [CASS] Registry. Circulation 1994;90:2651)

左主干或其等同病变(包括前降支及回旋支近端的病变)尤其致命。在积极的冠状动脉血运重建治疗普及之前的时代,来就诊的有严重左主干病变的患者死亡率约为29%,而狭窄大于70%的左主干病变患者的3年死亡率高达59%。

血管造影的局限性。冠状动脉造影主要提供有关冠状动脉腔管狭窄程度的信息。然而,冠状动脉狭窄的病理生理学意义在于其对静息和运动状态下血流的影响,以及其在血栓负荷下出现斑块破裂的可能性。而冠状动脉造影不是一个评估狭窄功能学意义的可靠指标。此外,冠状动脉造影评估狭窄严重程度的评估基于病变部位的管腔直径与相邻参考节段管腔直径的比值,而有时参考节段血管实际上也存在病变,这种情况可能会导致对动脉粥样硬化的严重程度和范围的严重低估。而通过FFR评估病变的功能学意义并指导血运重建,可能是解决这种局限性一种有效方法。

对于SIHD患者常规进行冠状动脉造影的最严重的问题在于它无法识别那些高危的,容易引起事件的病变,如MI或心源性猝死(sudden cardiac death,SCD)。虽然人们普遍认为MI是斑块破裂或蚀损位置的血栓性闭塞引起的(见第58章)。但显然,最后破裂的并不一定是引起最严重狭窄的斑块。导致轻度阻塞的病变也可以破裂,形成血栓甚至闭塞,从而导致MI和SCD。事实上,大概三分之二到四分之三的急性心肌梗死来自狭窄程度小于50%冠状动脉狭窄。而量化CAD(包括非阻塞性病变)范围的方法,似乎可以提供额外的预后信息。

总的来说,血管造影为评估患者的死亡风险和预测未来缺血事件提供了有用的信息,对于哪些患者需要进行冠状动脉血运重建是不可或缺的一步,尤其是考虑到疾病的解剖特点,左心室功能和缺血的严重程度之间的相互作用时。但是,血管造影常常低估了冠状动脉粥样硬化的负担,且对判断后续可能引起MI或SCD的斑块破裂或蚀损的部位并没有帮助。其他可以改善冠状动脉狭窄的结构和功能学评估的方法将在后续章节讨论。

高级冠状动脉结构成像

包括血管内超声(intravascular ultrasonography,IVUS)在内的高级侵入性成像技术提供更全面的冠状动脉血管壁评估,大幅度提高了发现和量化冠状动脉粥样硬化的能力,并有助于评估冠状动脉粥样斑块破裂的可能性[56,57](见第20章)。联合冠状动脉造影和IVUS的研究证明,IVUS能够发现单纯血管造影未发现的动脉粥样硬化。虽然FFR在一定程度上取代了IVUS评估临界病变的功能,IVUS在评估左主干病变、分叉病变、及优化支架部署方面依然发挥着重要作用[58]。虚拟组织学(VH)IVUS使用超声反向散射数据来识别斑块组分,包括钙化、纤维化和纤维脂肪组织。在几项研究,VH-IVUS发现的薄壁纤维瘤(VH-IVUS-defined thin-capped fibroatheroma,VH-TCFA)与未来的MACE事件相关[59,60]。

血管内光学相干断层摄影(optical coherence tomography,OCT)是一种基于光的技术,可以为冠状动脉粥样硬化提供更高分辨率的图像(10~15μ vs IVUS的100~150μ),但是穿透深度限制在1~3mm。OCT在测量纤维帽厚度及评估冠状动脉剥离和支架内皮覆盖方面特别有用。冠状动脉镜和热成像是专门的研究工具,不似在临床上有用[23,61,62]。

功能学评估

血流储备分数(fractional flow reserve,FFR)逐渐成为重要的侵

入性检查手段。FFR 能提供冠状动脉狭窄病变的血流动力学和功能学评估,是冠状动脉造影的有效补充。FFR 的测量简单易行,重复性高。FFR 最重要的作用是指导在血管造影中显示中等程度狭窄的病变是否需要进行 PCI。FFR 被定义为在最大充血条件下(通常用腺苷实现),狭窄远端的压力与狭窄近端压力的比值(见图 62.1)。在临床实践中,常用指引导管在主动脉中测量近端压力。FFR 值小于 0.75 的狭窄很可能在核素灌注显像中被发现缺血灶,而 FFR 值大于 0.8 的狭窄则很少存在缺血。FFR 值介于 0.75 至 0.8 之间是一个“灰色地带”。最近,出现了一种名为 iFR (instantaneous wave free ratio)的技术,可以不借助腺苷评估冠状动脉狭窄的血流动力学意义。iFR 在心脏舒张,微血管阻力最低最稳定时测量跨病变的压力梯度[62]。

其他的功能学评估还包括测量冠状动脉血流储备(coronary flow reserve,CFR)(最大流量除以静息状态流量)和内皮功能。这些检查常能在 CAD 患者中发现异常,对微血管功能障碍的评估有重要作用,特别是对于那些非阻塞性的疾病[63-65]。微循环阻力指数(index of microcirculatory resistance,IMR)是一种新的评估冠状动脉微循环的工具[66,67]。IMR 用压力梯度除以冠状动脉血流,比 CFR 更容易获得,并且可以使用相同的设备,与 FFR 的测量同时进行(见后文,血运重建的病人选择,以及第 57 和 62 章)。

血管造影中的其他发现

冠状动脉扩张和动脉瘤。在尸检和血管造影时,可见 1%~3%的阻塞性 CAD 患者在主要心外膜冠状动脉的大部分血管都存在动脉瘤样扩张。多数冠状动脉扩张和冠状动脉瘤由冠状动脉粥样硬化(50%)引起,其他病因包括先天性异常和炎症性疾病(如川崎病)[68]。尽管没有明显的阻塞性病变,70%的存在多支冠状动脉梭性扩张或动脉瘤的患者有其他心肌缺血的证据。

冠状动脉扩张应该与散在的冠状动脉瘤相区别,后者几乎不会发生在没有严重狭窄的血管中,在前降支中最常见,通常提示严重的 CAD。这些散在的冠状动脉瘤通常不会破裂,也无需切除。

冠状动脉侧支血管(见第 20 章)。如果侧支血管足够大,那么即使血管闭塞时也不会发生 MI。与没有侧支循环的患者相比,侧支丰富的患者心肌梗死面积更小,在发生主要心外膜血管闭塞时也不一定会导致左心室功能障碍。对于主要冠状动脉血管慢性闭塞但没有发生心肌梗死的患者,侧支血管可提供近乎正常的基础血流量和耗氧量,但血流储备严重受限。这也是侧支循环能保护静息缺血但不能防止运动引发的心绞痛的主要原因。

心肌桥。冠状动脉造影结果显示,不伴有其他病变的心肌桥发生率低于 5%,一般不构成危险。个别情况下,心肌桥能压缩局部冠状动脉会导致剧烈体力时出现心肌缺血的临床表现,甚至可能导致 MI 或引起恶性心室心律失常。在尸检研究中,较厚的、较长的,以及位于冠状动脉血管近段的心肌桥,可能会导致 MI 的风险增加,有可能是因为其加重了动脉粥样硬化[69]。心肌桥对心功能的影响可以通过冠状动脉内多普勒或 MPI 来评估(见第 20 章)。

病史和危险分层

近 30%有稳定型心绞痛病史的患者每周经历一次或大于一次的心绞痛。稳定型心绞痛会导致活动耐量和生活质量的下降。不同中心报道的心绞痛发作频率差异巨大,反映了其在鉴别、描述和治疗心绞痛方面都有较大差异[70]。稳定型心绞痛在女性和男性中发生率相当,且无论男女,心绞痛患者比一般人群的死亡率更高。Framingham 研究数据显示(该数据在广泛使用阿司匹林、β-受体阻滞剂及强化危险因素控制之前获取),SIHD 患者年死亡率为 4%。而这些治疗的联合使用改善了预后,使年死亡率降至 1%~3%,而主要缺血事件降至 1%~2%。比如在 REACH 研究中纳入的 38 602 名门诊患者中,1 年的心血管死亡率为 1.9%(95% CI 1.7%~2.1%),全因死亡率为 2.9%(95% CI 2.6%~3.2%),心血管死亡、心肌梗死或卒中复合风险为 4.5%(95% CI 4.2%~4.8%)[71,72]。临床上,非侵入性和侵入性检查对精确评估 SIHD 患者的个体风险均有帮助。此外,非侵入性检查获得的信息有助于确定患者是否需要进一步进行心导管检查。

危险分层模型

危险分层是 SIHD 患者的管理和评估的一个组成部分。风险评估应被视为一个不断迭代的过程,即随着临床和实验室检查的更新或者症状的变化不断更新风险分层。SIHD 患者如果存在下述临床特征,包括较大的年龄、男性、糖尿病、心肌梗死史,以及存在典型的心绞痛症状等,提示存在 CAD,且有较高的 MACE 事件风险。多项研究证实,SIHD 患者发生心力衰竭(HF)提示预后不良。心绞痛的严重程度、加重的速度,以及呼吸困难的存在也是很重要的预测因子。每项非侵入性和侵入性测试都为评估 CAD 的程度,缺血负担和左心室功能提供了进一步的预后信息(见后文)。

人们开发了多项风险评分系统来预测临床结果,从而指导随访和治疗决策,这些风险评分系统整合了一些目前广泛应用的临床风险因子。SIHD 和既往 MI 患者复发 CV 事件的风险各不相同。用于二级预防的 TIMI 风险评分(TRS 2°P)是一种基于九项的常用临床特征(年龄、糖尿病、高血压、吸烟、外周动脉疾病、既往卒中、既往 CABG、HF 病史和肾功能不全)的实用评分体系。在一项纳入 8 598 例已确诊冠状动脉或者外周血管动脉粥样硬化患者的研究中,TRS 2°P 评分与心血管死亡、MI,或缺血性卒中的风险呈现明显的分级递增关系(图 61.6A)[73]。此外,该风险评分发现新型血小板抑制剂 vorapaxar 能增加绝对治疗获益。有关依折麦布的 IMPROVE IT 研究也使用 TRS 2°P 进行了类似的风险分层,并发现在辛伐他汀基础上加用依折麦布可以带来绝对和相对风险的进一步减低(图 61.6B)[74]。虽然以上两项研究中 TRS 2°P 仅有中等判别能力(C-statistic,0.68),其评估单一特定治疗方式获益的作用体现了它的临床价值。

此外,另有两项风险评分系统被用来评估 PCI 术后患者如何使用双联抗血小板治疗(dual-antiplatelet therapy,DAPT)[75,76]。DAPT 评分计算了将 DAPT 的持续时间从支架置入后 12 个月延长到 30 个月的净临床结果(权衡缺血的减少与出血的增加)[76]。是一项用来预测接受过 PCI 治疗的患者新发冠状动脉血栓事件(MI 或支架内血栓形成)风险的加权整数评分。PARIS 评分中变量与 TRS 2°P 相似,也包括 ACS、既往血运重建、糖尿病、肾功能不全和吸烟等。患者依据不同的冠状动脉血栓风险被分成 3 个等级,其随访 2 年内发生血栓的风险从 1.8%至 10%不等[75]。

内科治疗

SIHD 的综合治疗包括 5 个方面:①明确并治疗能诱发心绞痛/心肌缺血或者使其恶化的相关疾病;②减少冠心病的危险因素;③使用药物或非药物治疗手段作为二级预防;④药物治疗心绞痛;⑤对适合的患者进行血运重建(PCI 或 CABG)。尽管本章会分别阐述上述 5 个方面,但对每个患者,医生都必须同时考虑这 5 个方面。在药物治疗中,研究显示阿司匹林、他汀类、血管紧张素转

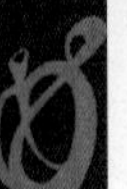

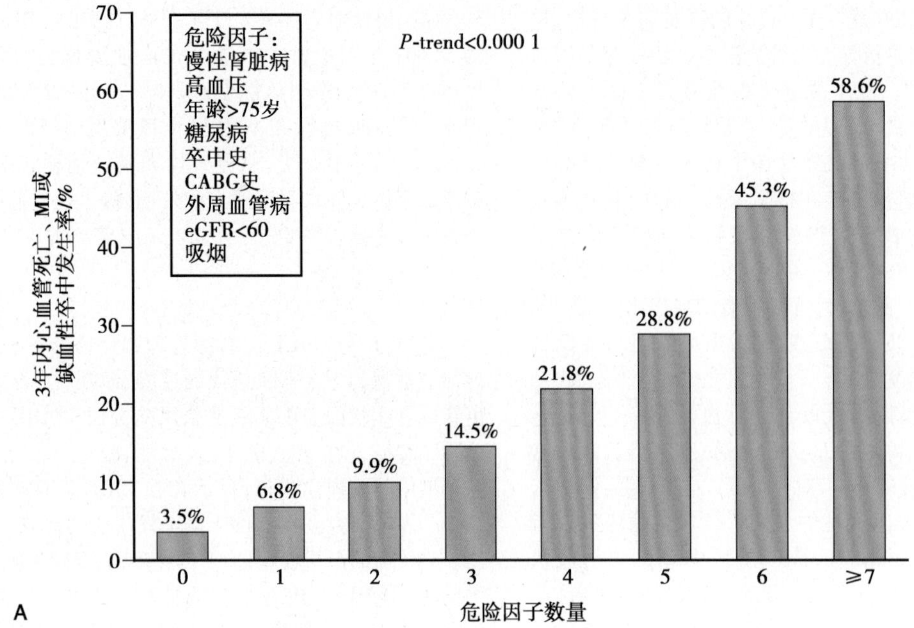

3年内心血管死亡、MI或缺血性卒中发生率/%

危险因子：
慢性肾脏病
高血压
年龄>75岁
糖尿病
卒中史
CABG史
外周血管病
eGFR<60
吸烟

P-trend<0.000 1

危险因子数量	0	1	2	3	4	5	6	≥7
发生率	3.5%	6.8%	9.9%	14.5%	21.8%	28.8%	45.3%	58.6%
暴露人数	1 626	2 953	2 176	1 094	470	179	79	21
占总人数比例	19	34	25	13	5.5	2.1	0.9	0.2
事件总数(*n*=)	52	178	187	133	87	46	32	9

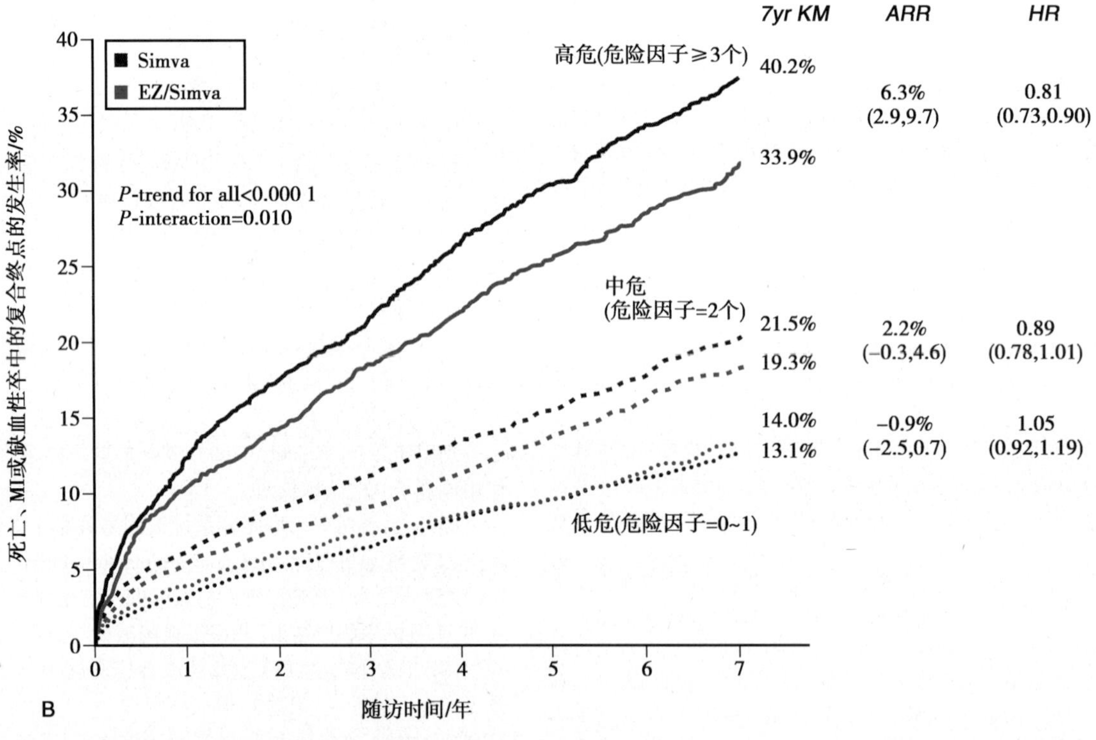

A

死亡、MI或缺血性卒中的复合终点的发生率/%

■ Simva
■ EZ/Simva

P-trend for all<0.000 1
P-interaction=0.010

	7yr KM	ARR	HR
高危(危险因子≥3个)	40.2% / 33.9%	6.3% (2.9,9.7)	0.81 (0.73,0.90)
中危(危险因子=2个)	21.5% / 19.3%	2.2% (−0.3,4.6)	0.89 (0.78,1.01)
低危(危险因子=0~1)	14.0% / 13.1%	−0.9% (−2.5,0.7)	1.05 (0.92,1.19)

随访时间/年

B

图 61.6　二级预防的 TIMI 风险评分。该风险评分(http://www.timi.org/index.php? page=trs2p)是从 8 589 例有既往心肌梗死(MI)史、既往卒中病史，或有症状的外周动脉疾病(PAD)的稳定患者中开发出的九变量风险分层工具。A，心血管(CV)死亡，MI 或缺血性卒中的 3 年风险由风险评分组以及每组占总人数比例显示。CABG，冠状动脉旁路移植术；eGFR，估计的肾小球滤过率。B，风险评分前瞻性应用于 17 717 例急性冠脉综合征后的稳定患者，并随机分为依折麦布/辛伐他汀(EZ/Simva)和辛伐他汀(simva)组。风险类别和治疗组显示 CV 死亡，心肌梗死或缺血性卒中的累积发生率，表明依折麦布在由评分确定的更高风险人群中获益增加。ARR，绝对风险降低；HR，风险比；KM，Kaplan-Meier 事件。(A，引自 Bohula EA et al. Atherothrombotic risk stratifcation and the effcacy and safety of vorapaxar in patients with stable ischemic heart disease and previous myocardial infarction. Circulation 2016;134:304-13；B，引自 Bohula EA et al. Atherothrombotic risk stratifcation and ezetimibe use in IMPROVE-IT. J Am Coll Cardiol 2016;67:2129.)

化酶抑制剂（angiotensin converting anzyme inhibitior, ACEI）能降低 SIHD 患者的发病率和死亡率。而包括硝酸酯类、β-受体阻滞剂、钙通道阻滞剂、雷诺嗪在内的药物则能改善症状证据运动能力，但研究尚未发现这些药物能够影响 SIHD 患者的死亡率。

对心肌梗死后左心室功能不全但相对稳定的患者，ACEI 和 β-受体阻滞剂能降低死亡率和心肌梗死再发的风险。故无论有没有慢性心绞痛症状，所有此类患者都应该服用上述两种药物以及阿司匹林和他汀类，其中一部分人还需服用醛固酮拮抗剂。

相关疾病的治疗

许多常见疾病都能增加心肌需氧量或减少供氧量，导致新发的心绞痛或者加重原有的稳定型心绞痛。这些疾病包括：贫血、隐匿性的甲亢、发热、感染和心动过速。可卡因能导致急性冠状动脉痉挛和心肌梗死。对 CAD 患者，心力衰竭可以引起心脏扩大，增加充盈压，导致快速性心律失常，从而增加心肌需氧量，增加心绞痛发作的频率和严重程度。明确并治疗这些疾病对 SIHD 患者的治疗至关重要。

危险因素的控制

高血压（见第 46 和 47 章）

流行病学研究显示，高血压与 CAD 严重程度及死亡率明确相关。对于 40~70 岁的人群，在收缩压 115~185mmHg 的范围内，收缩压每上升 20mmHg，IHD 的风险增加一倍。高血压使血管更易损伤，加速动脉粥样硬化的发展，增加心肌需氧量，并加重阻塞性 CAD 患者的心肌缺血。尽管高血压和 CAD 之间存在线性关系，左心室肥大是比血压升高程度更强的 MI 和 CAD 死亡的预测因子。一项有关轻中度高血压治疗的 meta 分析显示，接受降压治疗的患者 CAD 事件发生率和死亡率下降了 16%，并具有统计学意义。而老年患者降压治疗的获益是年轻患者的接近两倍。由此推断已确诊 CAD 的高血压患者也能从降压治疗中获益是合乎逻辑的。另外，在已确诊心血管疾病的患者中，降压治疗带来的获益（降低死亡率）更显著。因此，控制血压是 SIHD 患者综合治疗的重要组成部分，目前推荐的血压目标值为 140/90mmHg[78-80]。也有证据表明血压与临床结果之间存在 J 形风险关系，提示过度降压可能带来不良后果。因此，对于有心肌缺血证据的 CAD 患者，应缓慢地降低血压，并考虑到舒张压过低导致的风险增加，建议老年患者应避免舒张压低于 60mmHg。高血压治疗的新方法在第 47 章[81]中讨论。

尽管专家预计高血压会增加 SIHD 患者心血管事件的风险，而强化降压治疗能减少临床事件，几项将收缩压降至低于 140mmHg 的 RCT 所显示的结果并不一致。ACCORD-BP 研究显示，将收缩压目标值从 140mmHg 调整至 120mmHg，未能对 2 型糖尿病患者产生额外的获益[5,82]。然而，在另一项纳入了 9 361 名合并一项高危因素（非糖尿病）的高血压患者的研究中，强化降压治疗（将收缩压目标值从 140mmHg 调整至 120mmHg）显著降低了 ACS、卒中、心力衰竭或死亡的主要复合终点（1.65%/yr vs 2.19%/yr；HR，0.75；95% CI 0.64~0.89）以及全因死亡率（HR，0.73；95% CI 0.60~0.90）[83]。

吸烟

吸烟仍旧是各年龄组人群导致 CAD 进展的最强力的危险因素之一（见第 45 章）。在 CAD 患者中，吸烟者 5 年内猝死、心肌梗死发生率和全因死亡率都更高。除了促进动脉粥样硬化的进展外，吸烟还可能通过其他方式加重心绞痛。吸烟能增加心肌需氧量，并通过激活 α-肾上腺素使冠状动脉血管张力增加，从而引起急性缺血。此外，被动吸烟具有和主动吸烟几乎一样的心血管病风险。戒烟能降低已知 CAD 患者 MACE 事件风险，对吸烟的 CAD 患者是最有效且最经济的阻止病变进展的方法之一[79,84]。戒烟的策略见第 43 章[85]。对尼古丁药物和无烟烟草的研究表明，与香烟相比，无烟草燃烧的尼古丁制品引起风险较低，但仍然是心血管疾病患者不能忽略的问题。电子烟使用对健康的影响尚不明确[86]。

血脂异常的管理（见第 48 章）

临床研究显示，对于不同胆固醇和 LDL 水平的动脉粥样硬化性疾病患者，他汀类药物治疗均能减低其发生心血管事件的风险。大体上，慢性 CAD 患者降血脂治疗的研究显示，如果以血管造影作为主要评估方式，降血脂治疗减轻冠状动脉阻塞的作用弱于其最终降低心血管事件的作用，提示动脉粥样硬化的消退可能不是降血脂治疗获益的主要机制。尽管如此，在运用 IVUS 的研究中，强化他汀治疗能减轻冠状动脉的粥样硬化斑块负荷。同时，多项（非所有）研究显示，他汀类能显著改善高脂血症和已知动脉粥样硬化患者全身血管内皮的反应性。

使用他汀降脂可以降低血液循环中 hs-CRP 的水平，减少血栓形成，也能够改善动脉斑块中胶原和炎症的成分，提示他汀类具有的抗血栓形成的作用，而这些作用似乎与其降低血清 LDL 胆固醇水平无关。他汀类这些特性可以稳定斑块，改善血流，减少心肌缺血发生，从而减少了接受他汀治疗患者的冠状动脉事件。

关于有 SIHD、不稳定型心绞痛或心肌梗死病史患者的二级预防研究为他汀类药物的治疗作用提供了有力证据。研究结果显示：无论患者的胆固醇基线水平如何，有效的降脂治疗能显著地提高 CAD 患者的总体生存率全部并且降低他们的心得血管疾病死亡率。另外，有临床研究证实，对确诊 IHD 的患者，大剂量他汀对比中等剂量他汀治疗能进一步降低 MACE 事件的风险。2013 年 ACC/AHA 胆固醇管理指南建议：在没有禁忌证的情况下，对所有年龄小于 75 岁的 IHD 患者均采用高强度他汀类药物治疗，而不再像之前的指南那样强调特定的 LDL 目标值[87-89]。

自 2013 年的指南发布以后，又有几项非他汀类降脂药物相关的临床试验完成。18 144 例基线 LDL-C 水平在 50 至 100mg/dl 之间的 ACS 患者在病情稳定后，随机分为辛伐他汀（40mg）加依折麦布或单独辛伐他汀（40mg）组，结果显示依折麦布的加入降低了心血管病死亡、心肌梗死、需住院治疗的不稳定心绞痛，或冠状动脉血运重建的复合终点事件发生率，幅度为 6.4%（7 年绝对差异 2%；$P=0.016$）[90]。此外，PCSK9 抑制剂的多个以降脂作为主要终点小型试验的综合分析显示，这类药物有效降低 LDL-C 水平，并改善了心血管事件终点[91,92]。随后，一项大型随机安慰剂对照试验显示，PCSK9 抑制剂 evolocumab 在 27 564 名确诊为血管硬化性血管疾病的患者中较低了心血管死亡、心肌梗死、卒中、需住院的不稳定型心绞痛，或冠状动脉血运重建的复合终点的风险，降幅达 15%（3 年风险率，12.6% vs 14.6%；$P<0.001$）[92a]。ACC 制定的诊疗流程认为，患者用他汀类药物治疗已知的动脉粥样硬化血管疾病，如果反应低于预期（即 LDL-C 降低<50%或治疗中 LDL-C≥100mg/dl，或对伴其他危险因素的患者 LDL-C≥70mg/dl），则需要额外的临床方法。在我们的实践中，我们还是认为对已知 IHD 患者，LDL-C 最好能降至 70mg/dl 以下。如果已经使用了高强度他汀类药物治疗方案且依从性良好，医生应该考虑增加非他汀类药

物,并权衡风险、收益、成本和患者意愿[93]。

低 HDL-C 血症。即使 LDL 胆固醇水平较低,确诊冠心病且合并低 HDL 水平的患者仍是未来发生冠状动脉事件较多的亚组[94,95]。低 HDL 水平通常与肥胖、高甘油三酯、胰岛素抵抗及高血压相关。这些症状-通常被称为代谢综合征-通常表明存在小的脂蛋白残留物和小而密的 LDL 颗粒,这些物质特别容易引起动脉粥样硬化(见第 48 章)。提高 HDL 的疗法包括饮食、运动,以及戒烟。HDL 本身是否应该作为药物治疗的靶点目前仍存在争议[96]。关于纤维酸衍生物-能减低甘油三酯而升高 HDL-的研究显示出不同结果,当前大多数非诺贝特与他汀类药物联合治疗的研究没有观察到获益[97,98]。此外,两项随机对照试验显示,尽管能够显著提高 HDL-C 水平,烟酸缓释制剂没有取得临床获益[99,100]。一项对比烟酸缓释制剂与安慰剂的试验纳入了 3 414 名动脉粥样硬化血管疾病患者,他们具有低基线 HDL(男性<40mg/dl;女性<50mg/dl)和控制良好的 LDL-C[服用他汀类药物(含或不含依折麦布)时<70mg/dl]。在平均 3 年的随访中,在他汀基础上加用烟酸类未能取得进一步临床获益[99]。另外一项涉及 25 673 例 IHD 患者的二级预防试验(Heart Protection Study 2-Treatment of HDL to Reduce the Incidence of Vascular Events)显示,在平均 4 年的随访中,辛伐他汀联合缓释烟酸和 laropiprant(一种前列腺素 D_2 受体-1 拮抗剂,用于延缓烟酸治疗期间皮肤红肿)与单用他汀类药物治疗相比,没有降低主要血管事件的风险[100]。

胆固醇酯转运蛋白(cholesterol ester transport protein,CETP)抑制剂也同样一直很令人失望。在两项大型随机试验中,torcetrapib(一种 CETP 抑制剂),能使 HDL-C 水平增加 61%,LDL-C 水平减少 20%,但未能阻止动脉粥样硬化的进展以及与之相关缺血事件的增加。这可能与 torcetrapib 升高了血压有关[101]。此外,另一项关于 CETP 抑制剂 dalcetrapib 的大型临床研究由于缺乏临床效力被提前终止,而另一纳入 12 092 名高血管风险患者的多国随机试验的结果显示,与安慰剂相比,evacetrapib 对 MACE 没有任何影响[102,103]。作为一系列 CETP 抑制剂研究中的最后一项,对 anacetrapib 的研究纳入 30 449 名动脉粥样硬化患者,随访年限中位数为 4.1 年,anacetrapib 使 HDL 增加了 104%,LDL 降低了 18%,主要冠状动脉事件的绝对风险降低了 1%,基本与其降低 LDL 的作用相称,说明升高 HDL 没有额外的获益[103a]。虽然 CETP 抑制剂可能显著提高血浆 HDL 水平,这些药物可以产生大量功能失调的大 HDL 颗粒,而这些颗粒不能减低心脏事件的风险。这些试验的结果对以 HDL-C 作为二级预防的靶点的策略提出了质疑。

糖尿病的治疗(见第 51 章)。糖尿病患者发生动脉粥样硬化性疾病的风险显著升高。虽然控制血糖对糖尿病微血管并发症的改善作用已经被证实,但其对包括 CAD 在内的大血管并发症的作用尚不明确。糖尿病控制和并发症试验(DCCT)对入选者进行了长达 17 年的随访,结果显示,被分入强化降糖治疗组的 1 型糖尿病患者心血管并发症的风险较低。然而,在一些随访时间较短的研究中,特别对于 2 型糖尿病患者,结果并不一致[104]。几项评估口服降糖药对心血管事件影响的大型试验显示其未能降低 MACE 事件的发生率[105,106]。此外,在 3 个比较严格血糖控制与标准血糖控制策略的大型随机试验中,更激进血糖管理策略未表现出更多的获益。其中,ACCORD(Action to Control Cardiovascular Risk in Diabetes)试验由于严格控制血糖组的死亡率过高而被提前终止[107]。因此,虽然接近正常 HbA1c 水平[即<7%(53mmol/L)]对于缓解微血管并发症可能是最理想的。但对于老年患者和既往 CVD 患者,推荐将 HbA1c 目标设为 8%[108]。同时建议所有 SIHD 和糖尿病患者坚持进行体重管理、适量体力活动、血压控制和脂质管理[28,79]。

鉴于一些口服降糖药能增加心血管风险,降糖药物的心血管安全性和疗效已引起临床医生和研究人员的极大关注,特别是随着新药的不断推出。美国和欧洲监管机构的要求进行大型临床试验以确定这些新药的心血管安全性。因此,关于这些药物的心血管效应的新数据逐渐增加,其中一些药物被发现能改善心血管预后。EMPA-REG 试验在 7 020 例同时患有 2 型糖尿病和 SIHD 的患者中比较了两种不同剂量的 empagliflozin 与安慰剂[109]。Empagliflozin 是一种钠-葡糖糖转运蛋白 2(sodium-glucose transporter 2,SGLT2)的抑制剂,通过促进糖尿来降低血糖,它还具有利尿和排钠的作用。结果显示 empagliflozin 组的复合终点(CV 死亡、MI 或卒中)下降了 14%,其中心血管死亡率降低 38%(HR,0.62;95%CI 0.49~0.78;$P<0.001$)。全因死亡率(5.7 vs 8.3%;HR,0.68;95%CI 0.57~0.82)和因心力衰竭住院治疗的比率(HR,0.65;95%CI 0.50~0.85;$P<0.001$)均显著降低。类似的是,canagliflozin 在 10 142 名糖尿病患者和高心血管风险患者中使复合终点(心血管死亡率、MI 或卒中的发生率)降低了 14%。胰高血糖素样肽-1(glucagon-like peptide-1,GLP-1)激动剂利拉鲁肽,也被发现存在心血管获益。在 LEADER 试验中,利拉鲁肽使 MACE 事件的发生率降低了相对 13%(HR,0.87;95%CI 0.78~0.97;$P<0.001$),心血管死亡风险降低了 22%(HR,0.78;95%CI 0.66~0.93;$P=0.007$)。这项研究纳入了 9 340 例存在较高心血管病风险的 2 型糖尿病患者[110]。Semaglutide 是一种每周只需服用一次的 GLP-1 激动剂,与安慰剂相比,semaglutide 也可降低 CV 死亡率,MI 和卒中的发生率(HR,0.74;95%CI,0.58~0.95;$P<0.02$)[110a]。目前,多项以心血管事件为终点的,评估糖尿病最新治疗方法的大型临床试验正在进行中。

雌激素替代治疗。根据目前的随机对照临床研究汇总的数据,不推荐将激素替代疗法用于 CAD 女性患者的二级心血管事件预防,也不推荐原先服用雌激素的女性 CAD 患者继续服用雌激素作为二级预防手段(见第 89 章)[28,79]。

运动(见第 54 章)

骨骼肌的运动训练(见第 50 章)可以在任何一个总耗氧量水平增加最大做功负荷。任一运动水平时心率的降低都可以使得人体在同等的心肌耗氧量水平下达到更高的心搏出量。结合以上两种运动训练的效果,慢性稳定型心绞痛患者可以通过持续的运动训练课程增加活动能力[111]。

大多数有关运动对 CAD 患者的生理作用和转归影响的信息来源于参加心脏康复项目研究的患者,其中许多患者有 MI 病史,而无心肌梗死病史的 SIHD 患者运动获益的资料较少。总的来说,小规模随机试验显示运动训练可以提高 SIHD 患者的活动耐力降低耗氧量,改善生活质量,并且心肌灌注成像研究提示运动训练可以减少缺血[111]。另外,研究发现常规运动患者的住院率和再血管化治疗率较对照组低,这可能与炎症及血流动力学因素的改善有关。目前仍不清楚运动是否能加速慢性冠心病患者侧支循环的形成。

在指导下开始运动和提高运动能量是安全的,如果从 MI 幸存率看,运动可能是经济有效的[112]。运动在患者心理上带来的获益是难以估计的。然而,一项非随机试验显示:接受阶梯性运动课程的患者在健康指数和积极情感指数上有明显提高,同时残疾指数降低。参加运动训练课程的患者有更多的健康意识,会注意饮食和体重,并且坚持戒烟。因此,医师应积极劝说患者进行规律的运动(通常是散步),并结合药物治疗[79,112]。

肥胖(见第 50 和 51 章)

肥胖是导致 IHD 的独立危险因素,且与包括高血压、脂代谢异常、糖代谢异常等其他危险因素相关。减轻体重能改善或预防许多肥胖带来的代谢性并发症[113,114]。但是肥胖与已知SIHD患者预后的关系比较复杂，在超重和轻中度肥胖人群中预后较好，而正常体重和极度肥胖（BMI≥40kg/m^2）人群中预后较差。对这种在观察性研究中发现的"肥胖悖论"，目前尚无明确的解释。

炎症（见第44和45章）

动脉粥样硬化被认为是一种炎症性疾病[116,117]。全身炎症的标志物中hS-CRP得到了最广泛研究，它的升高预示着确诊血管疾病的患者发生死亡和未来缺血事件的危险性较高。另外，研究发现他汀治疗可以降低已知IHD患者hS-CRP的浓度并改善长期预后[118]。因此，炎症也被列为IHD患者治疗干预的潜在靶目标（见第48章）。为了阐明炎症是否应该被作为动脉粥样硬化患者常规治疗的靶点，更多的研究正在进行中[119]。至少有一项样本量足够的临床试验已经证明将炎症作为二级预防的靶点是有效的。在CANTOS研究中，尽管增加了致命性感染的发生率，白介素-1β的单克隆抗体canakinumab有效降低了心血管死亡、心肌梗死和卒中的复合终点的风险（见第48章）[22a]。

二级预防的药物治疗

阿司匹林（见第45、59和93章）。阿司匹林降低了有心肌梗死、卒中病史或CABG术后患者MACE事件的发生率。此外，一项小型研究显示阿司匹林对患有慢性稳定型心绞痛但无MI史的患者有益[28]。因此，对于没有禁忌证SIHD患者，建议每日服用阿司匹林。对二级预防，每日75~162mg剂量与每日160~325mg的剂量获益并无差异，而出血风险明显降低。甚至在冠状动脉内支架置入术后的患者中，低剂量阿司匹林也已被证明优于高剂量阿司匹林。因此，建议阿司匹林每日75~162mg作为冠心病的二级预防[28]。

其他口服血小板抑制剂。其他口服抗血小板药物也可用于SIHD患者。氯吡格雷，一种噻吩吡啶的衍生物，可替代阿司匹林用于阿司匹林过敏或不耐受的患者（见第93章）[28]。一项在确诊动脉粥样硬化性血管疾病的患者中进行的比较阿司匹林和氯吡格雷的研究（CAPRIE试验）显示：氯吡格雷组2年后的血管性死亡、缺血性卒中或心肌梗死发生率较阿司匹林组减少了8.7%（P=0.043）。对ACS患者或PCI术后患者在阿司匹林基础上联用二磷酸腺苷（ADP）受体拮抗剂，比如氯吡格雷、普拉格雷、替格瑞洛，能显著降低事件风险。因此，在ACS患者中应常规联用阿司匹林与上述药物中的一种。与此不同的是，对SIHD患者中使用双联抗血小板治疗（DAPT）应该更加个体化，慎重权衡风险和获益[120]。CHARISMA试验纳入了有明确症状的心血管病（n=12 153）和无症状但有多项危险因素（n=3 284）的患者，结果显示在一级终点事件（心血管死亡、心肌梗死和卒中）上阿司匹林联合氯吡格雷并未比单用阿司匹林带来更多获益，该研究平均随访28个月。而在确诊血管疾病的亚组中，加用氯吡格雷可以获得1%的绝对风险减低（6.9% vs 7.9%；P=0.046），支持了氯吡格雷在已服阿司匹林的SIHD患者中仍能取得获益。在一项后续研究中，已植入的冠状动脉内支架的患者随机分为两组，一组在术后12个月停用氯吡格雷，另一组持续DAPT 30个月。结果显示，长期DAPT减低死亡率、心肌梗死和卒中发生率达13%（绝对差异1.6%），降低支架内血栓发生率达72%（绝对1%），但明显增加了出血的发生率（0.9%）[121]。权衡缺血与出血事件，与择期PCI患者相比，ACS患者从长期DAPT中的获益更大[122]。一项多国随机安慰剂对照试验（RCT）显示，对于1~3年前曾发生过心肌梗死的患者，无论当时进行了药物治疗还是血运重建，在阿司匹林的基础上加用替格瑞洛显著降低心血管死亡、心肌梗死或卒中的发生率，尽管出血事件的发生率增加[123]。综合分析这些研究显示，长期DAPT治疗能显著降低心血管死亡率，尤其对有ACS病史的患者[124]。因此，治疗对于血栓风险高的患者，如果他们出血风险尚能接受，长期DAPT可能是合理的，特别是那些曾发生过ACS事件的患者。重要的是，缺血风险较低的患者，包括大多数接受过PCI但没有发生过ACS的SIHD患者，由于风险/获益不平衡，可能无法从延长的DAPT中获益。实际上，一些研究发现对择期植入支架的SIHD患者，最佳DAPT持续时间可能应该小于1年，此时缺血风险与更长时间的DAPT相当，而预期较低的出血率更低[123]。这样，最新的ACC/AHA指南建议，对大多数接受支架治疗的SIHD患者，DAPT的标准持续时间至少为6个月[120]。权衡缺血事件和出血风险的危险评分可能有助于临床决策。而对于动脉粥样硬化血栓形成风险较高，而出血风险较低的患者，DAPT可能应该持续更长的时间（超过6至12个月）[73,75,76]。

研究证实，对曾患心肌梗死的SIHD患者，口服血小板抑制剂vorapaxar能在阿司匹林的基础上进一步降低动脉粥样硬化性血栓再发的风险。在一项纳入了17 779例近一年发生过MI的患者的随机双盲安慰剂对照的研究中，vorapaxar（一种凝血酶激活血小板活性的拮抗剂）降低了再发MACE事件的风险[126,127]。然而，由于vorapaxar显著增加了出血风险，在使用之前需要权衡栓塞事件和出血的风险，据此制定个体化的治疗方案。

低剂量口服抗凝药。在IHD的二级预防研究中，维生素K拮抗剂降低了动脉粥样硬化血栓形成事件再发的风险，但显著增加了出血的风险。由于出血风险的存在和长期监测的困难，在SIHD的二级预防中，维生素K拮抗剂尚未常规使用。直接口服抗凝剂提供了有潜力实现有效性和安全性之间更好的平衡。在COMPASS研究中，272 395名患者已确诊稳定性CAD或外周动脉疾病的患者随机分为利伐沙班（每日两次2.5mg）加阿司匹林（100mg，每日1次）治疗组，单用利伐沙班组（每日两次，每次5mg），或单用阿司匹林组（100mg，每日1次）。结果显示，与单用阿司匹林组相比，加用利伐沙班2.5mg每天两次降低了心血管死亡、心肌梗死和卒中的风险，幅度达24%（HR，0.76；95% CI，0.66~0.86；P<0.001）。大出血事件的发生率从1.9%增至3.1%（HR，1.70；95% CI，1.40~2.05；P<0.001。然而，利伐沙班联合阿司匹林组的死亡率比单用阿司匹林更低（HR，0.82；95% CI，0.71~0.96；P=0.01）。单用利伐沙班5mg每天两次对比单用阿司匹林未降低主要终点事件的发生率。以上结果显示，小剂量利伐沙班抗凝也是SIHD患者二级预防的有效选择。然而，无论在哪一组，COMPASS研究都没有纳入服用ADP拮抗剂的患者。在未来，临床经验的丰富，研究的进展和指南的完善，将为抗栓药物的选择提供更可靠的依据[120]。

因其他原因需要长期口服抗凝药。当SIHD患者因为心房颤动（atrial fibrillation，AF），静脉血栓栓塞性疾病或机械性心脏瓣膜等其他疾病有口服抗凝（oral anticoagulation，OAC）治疗的适应证时，临床决策将面临挑战（见第93章）。由于事先存在ACS病史或已植入冠状动脉支架，这类患者除OAC外，通常还需要服用一种或两种抗血小板药。但是，即使在OAC的基础上加用单一的抗血小板药物也会显著增加大出血率的风险（超过50%），而如果需要联用OAC，阿司匹林和氯吡格雷进行"三联疗法"，其中出血将增加1倍以上[128]。

对有较强的OAC适应证，但缺血事件风险相对较低（近期没有MI或植入支架）的患者，完全不进行抗血小板治疗（单用OAC）是合理的，尤其是当出血风险较高时。而对于AF患者，应该把联合治疗增加的出血风险纳入考虑范围，并重新评估口服抗凝治疗的风险和获益。例如，在低卒中风险的AF患者中，可以在心肌梗死和/或植入支架后的一段时间内停用OAC，而在能够停用DAPT以后重新开始OAC治疗。当必须要进行三联疗法时，建议：①尽量缩短三联治疗的持续时间；②如果使用华法林，将国际标准化比率（international normalized ratio，INR）控制在较低的水平；③避免使用普拉格雷和替格瑞洛（即与OAC联用时优先使用氯吡格雷）；④常规给予质子泵抑制剂（proton pump inhibitors，PPIs）以预防胃肠道（gastrointestinal，GI）出血[129]。此外，一项小型试验表明，与使用三联疗法相比，在PCI术后停用阿司匹林（使用氯吡格雷+OAC）能降低出血风险且不增加血栓事件[130]。

两项后续研究为使用低剂量直接口服抗凝药物的治疗策略提供了

更多的证据。在PIONEER AF-PCI研究中,使用15mg的利伐沙班联合$P2Y_{12}$抑制剂作为抗栓治疗方案,与华法林、阿司匹林加$P2Y_{12}$抑制剂的标准三联方案相比,1年内大出血风险明显降低(16.8 vs 26.7%,$P<0.001$)[130a]。类似的,在RE-DUAL PCI研究中,应用低剂量的达比加群联合$P2Y_{12}$抑制剂抗栓,也观察到1年内出血风险低于标准的三联方案(包括华法林)(15.4% vs 26.9%,$P<0.001$)[130b]。在上述两项研究中,组间心脏缺血事件和卒中的发生率均无差异。这些结果表明,AF患者行PCI后,应用一种口服抗凝药(最好为低剂量的直接口服抗凝药)联合氯吡格雷(不用阿司匹林),可能在安全和疗效之间取得最好的平衡。

β-受体阻滞剂。β-受体阻滞剂降低MI患者死亡率和心梗再发率的作用已经非常明确,其在心绞痛治疗中的重要作用也已被证实(见第59和60章)。然而,MI后β-受体阻滞剂治疗的最佳持续时间尚未明确,尤其对不伴有左心室功能障碍的患者。另外,由于缺乏前瞻性安慰剂对照的临床研究,而对没有发生过MI的SIHD患者,这类药物是否能预防MI和心源性猝死的发生,目前尚不明确[131]。观察性研究的结果并不一致,有一项大型临床试验显示β-受体阻滞剂不能降低SIHD患者的死亡率[132](图61.7)。但这种观察性研究的结果收混杂因素的影响比较大。此外,临床试验已明确β-受体阻滞剂在有MI病史或LVEF减低的患者中能改善缺血和心律失常,这种作用在一定程度上可以被扩展到SIHD患者当中。因此,尽管在单纯高血压的一线治疗中,β-受体阻滞剂的地位收到了质疑,在患者能够耐受的前提下,对伴有心绞痛和/或高血压的

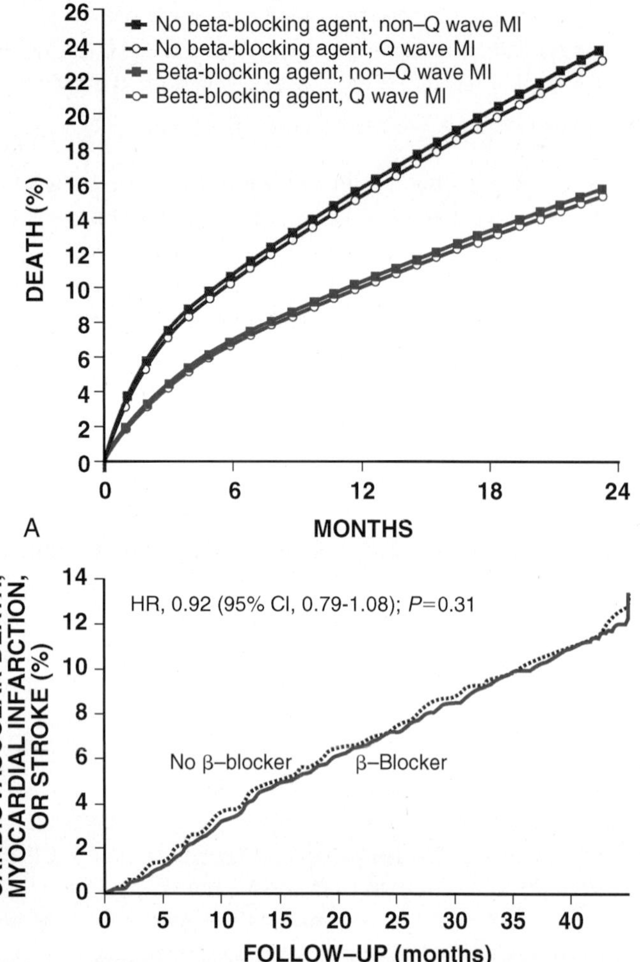

FIGURE 61.7 A, Assessment of the association between administration of a beta-blocking agent and the mortality rate in 201,752 individuals with previous myocardial infarction (MI) followed in a Medicare-based registry of patients discharged in 1994 to 1995 after MI. In patients with uncomplicated MI, prescription of a beta blocker was associated with a 40% relatively lower mortality rate. B, Longitudinal, observational study of patients in the REACH (Reduction of Atherothrombosis for Continued Health) registry in which a subgroup of 12,012 patients with known coronary artery disease (CAD) and no previous MI were monitored. In a propensity-matched analysis, the rate of cardiovascular death, MI, or stroke did not differ between those treated with or without a beta blocker (n=3 599) in each matched group; hazard ratio (HR), 0.92; 95% CI 0.79 to 1.08; P=0.31. (A, From Gottlieb SS, McCarter RJ, Vogel RA. Effect of beta-blockade on mortality among high-risk and low-risk patients after myocardial infarction. N Engl J 1998; Med 339: 493; B, from Bangalore S et al. Beta-blocker use and clinical outcomes in stable outpatients with and without coronary artery disease. JAMA 2012;308:1340.)

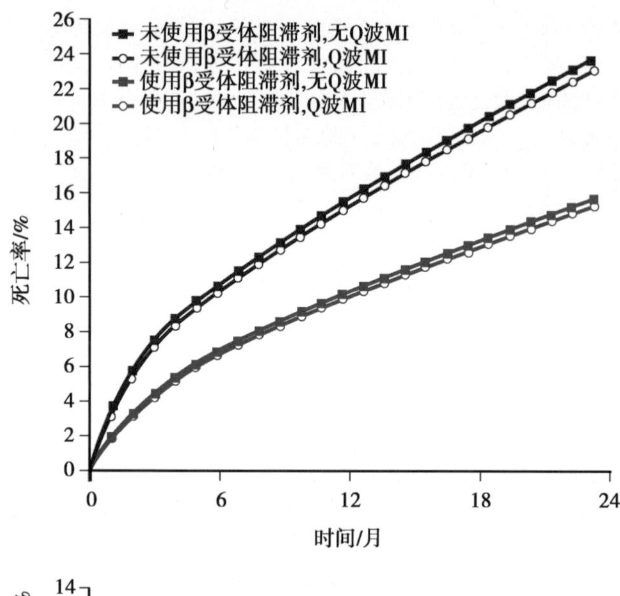

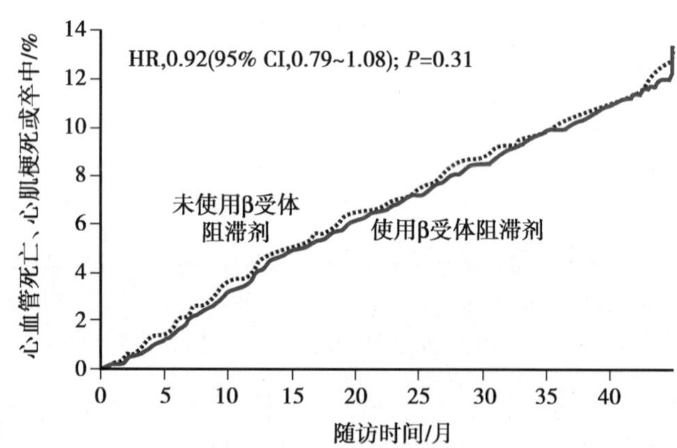

图61.7 A,一项基于Medicare的注册研究随访了201 752例1994年至1995年之间出院的MI患者,研究β受体阻滞剂的使用与死亡率的关联。在无并发症的MI患者中,β受体阻滞剂组死亡率下降了40%。B,一项纵向,观察性研究分析了REACH(减少持续健康的动脉粥样硬化血栓形成)研究中已知冠状动脉疾病(CAD)且之前没有MI的一个亚组,包括12 012患者。在倾向性匹配分析中,使用或不使用β受体阻滞剂(n=3 599)治疗的患者的心血管死亡率,MI或卒中发生率无差异;风险比(HR),0.92;95%CI 0.79至1.08;P=0.31。(A,引自Gottlieb SS, McCarter RJ, Vogel RA. Effect of beta-blockade on mortality among high-risk and low-risk patients after myocardial infarction. N Engl J 1998; Med 339:493; B,引自Bangalore S et al. Beta-blocker use and clinical outcomes in stable outpatients with and without coronary artery disease. JAMA 2012; 308:1340.)

SIHD 患者使用 β-受体阻滞剂仍是明智的。

ACEI 和血管紧张素受体拮抗剂(angiotensin receptor blockers,ARB)。尽管 RAAS 系统的抑制剂未被推荐用于心绞痛的患者进行的治疗,但是这些药物在部分心血管疾病患者中显示出减少未来心肌缺血事件风险性的重要价值[28]。ACEI 的作用包括减轻左心室肥大、血管增生、动脉粥样硬化进展、预防斑块破裂和血栓、改善心肌供氧/需氧平衡、心脏血流动力学、交感活性和血管内皮舒张和收缩功能。另外,体外试验发现血管紧张素Ⅱ能在人类血管平滑肌细胞中引起炎症反应,而 ACEI 能在动脉粥样硬化动物模型里能降低炎症指标。已有两项研究支持 ACEI 对左心室功能正常且无心力衰竭的患者也有获益(图 61.8)。HOPE(Heart Outcomes Protection Evaluation)研究纳入了 9 297 例动脉粥样硬化血管病或糖尿病患者。研究显示,与安慰剂相比,雷米普利组发生主要血管事件的风险下降了 22%。另外,EUROPA(European Trial on Reduction of Cardiac Events with Perindopril in Stable CAD)研究为 ACEI 抑制剂的治疗作用提供了更多可靠的证据。在 13 655 例不伴有心力衰竭的稳定型 CAD 患者中,ACEI 使得心血管死亡、心肌梗死或心脏停搏的相对风险减少了 20%。相反,PEACE(Prevention of Events with Angiotensin Converting Enzyme Inhibition)研究显示群多普利拉对心血管死亡、心肌梗死或冠状动脉再血管化的风险没有影响。该研究纳入了 8 290 例左心室功能正常且接受强化预防治疗的稳定型 CAD 患者(见图 61.8)。在所有伴有左心室功能不全、高血压、糖尿病或慢性肾脏病的 CAD 患者中均推荐使用 ACEI。而对 LVEF 正常的,已经再血管化且心血管危险因素控制良好的 SIHD 患者,也可以选择性的使用 ACEI[28]。正在进行的研究试图寻找可靠的指标,来确定哪些 SIHD 患者能从治疗中取得更大的获益。正在研究的指标包括:肾功能不全、心脏应激的生化标志物,以及基因多态性[21,133]。

在确诊血管疾病或者高危糖尿病的患者中,ARB 在二级预防中与 ACEI 的获益相当,在患者不能耐受 ACEI 时,ARB 可以作为替代。ARB 一般不应该与 ACEI 联用,因为这种组合增加了并发症的发生率,却没有带来额外的获益[134]。

抗氧化剂和维生素(见第 44 章)。氧化的 LDL 颗粒与动脉粥样硬化形成的病理生理过程相关。观察性研究显示在进食过程中摄入较多的抗氧化维生素(维生素 A、维生素 C 和 β-胡萝卜素)、类黄酮(多酚类抗氧化剂)能减少 CAD 事件的发生率(蔬菜、水果、茶和酒中天然含有这些成分)。但在大规模的 RCT 中,包括维生素 E、维生素 C、β-胡萝卜素、叶酸、维生素 B_6 和 B_{12} 在内的抗氧化成分,都未能降低 MACE 事件的发生率。类似的,尽管多项观察性研究发现低维生素 D 水平能导致心血管风险增加,但 RCT 显示维生素 D 补充治疗未能降低心血管危险因子或者亚临床疾病[135]。几项正在进行中的大规模 RCT 应该会为维生素 D 补充治疗的获益和风险提供更清晰的认识(www.clinicaltrials.gov;NCT01169259,NCT00736632)。因此,基于现有的证据,没有理由推荐 IHD 患者为了改善心血管预后额外补充叶酸、维生素 C、D、E,或 β-胡萝卜素[28]。

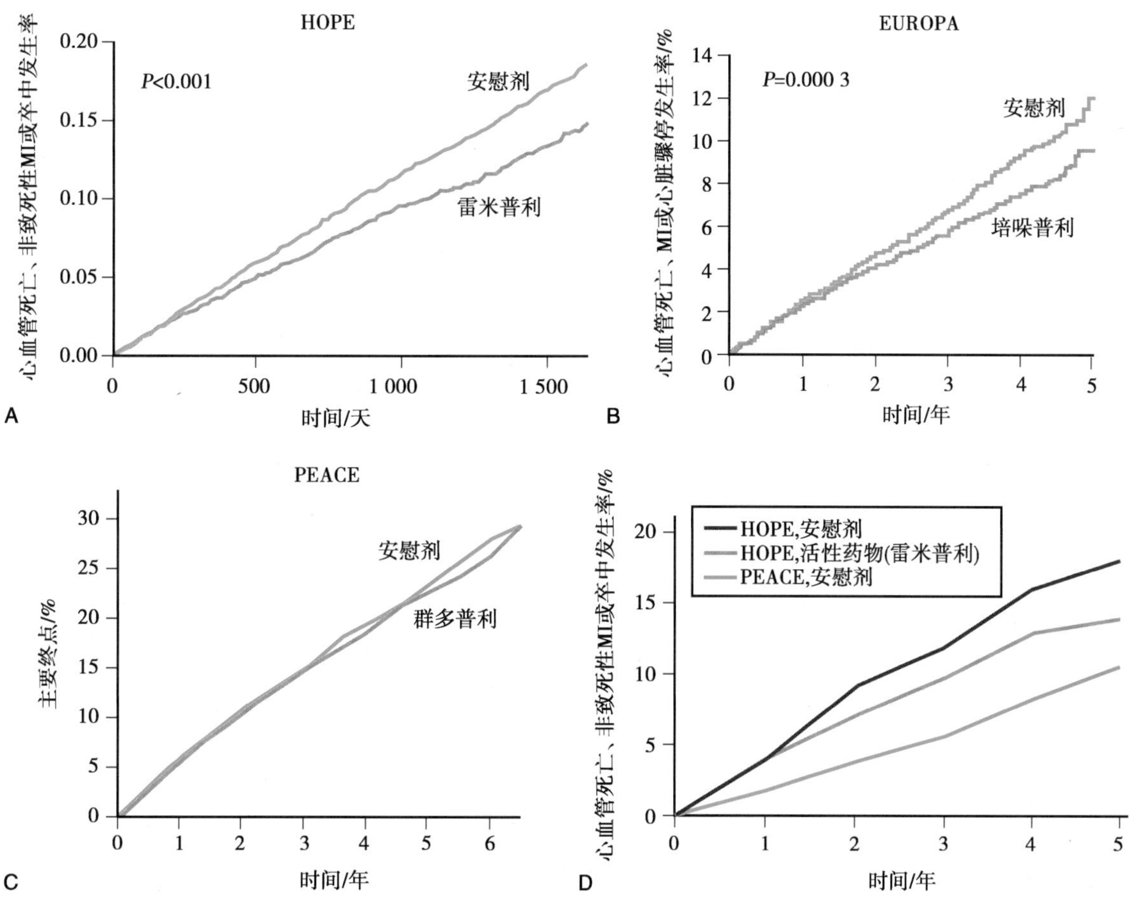

图 61.8 在 3 项血管紧张素转换酶(ACE)抑制剂的大型随机、安慰剂对照试验,对于没有心力衰竭的高风险或已确诊心血管(CV)疾病患者的主要终点的 Kaplan-Meier 时间-事件曲线。A,雷米普利治疗 CV 死亡、MI 或卒中的累积发生率与 HOPE 试验患者的安慰剂相比。B,EUROPA 中培哚普利或安慰剂的 CV 死亡、MI 或心搏骤停的累积发生率。C,PEACE 试验中使用群多普利或安慰剂治疗 CV 死亡、MI 或冠状动脉血运重建的累积发生率。D,HOPE 和 PEACE 试验中 CV 死亡、MI 或卒中的比较。PEACE 试验中接受安慰剂治疗的患者的主要 CV 事件的累积发生率低于在 HOPE 试验中接受雷米普利治疗的患者。(A,引自 HOPE Study Investigators. Effects of an angiotensin-converting enzyme inhibitor,ramipril,on cardiovascular events in high risk patients. N Engl J Med 2000;342:145;B,引自 EUROPA Investigators. Effcacy of perindopril in reduction of cardiovascular events among patients with stable coronary artery disease:randomized double-blind,placebo-controlled,multicenter trial[the EUROPA study]. Lancet 2003;363:782;and C,来自 PEACE Trial Investigators. Angiotensin-converting enzyme inhibition in stable coronary artery disease. N Engl J Med 2004;351:2058.)

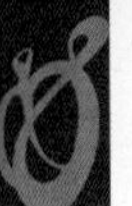

辅导和生活方式的改变

稳定型心绞痛患者面临的心理问题与急性 MI 患者类似，虽然在程度上往往不如后者。患者身体健康状况与抑郁情绪明显相关。抑郁常与症状负荷和整体生活质量有关，而与左心室功能和心肌缺血无关[136]。此外，抑郁与 IHD 之间的关系可能说明前者和动脉粥样硬化血栓形成之间可能存在因果关系，因为抑郁与血液循环中一些炎症标志物的水平升高相关。选择性 5 羟色胺再摄取抑制剂结合心理辅导的治疗方式对改善 IHD 患者的抑郁情绪是安全和有效的[138]。因此，对抑郁的评估和治疗是 CAD 患者整体治疗中的重要环节。此外，工作和/或家庭生活中遇到的心理应激都会引起 MI 风险的增加，所以前者也可以作为 MI 预防的靶点[139]。在一项小型 RCT 中，体育锻炼能进一步加强抗抑郁药物减轻抑郁症状的效果。

为患者提供咨询辅导也是内科医生重要的职责之一，内容包括饮食习惯、运动量目标、工作和业余活动的选择等。特定的生活方式改变是有益的，例如如果某种活动反复诱发心绞痛，那么就改变这种活动的强度。有冠心病和稳定型心绞痛病史的患者并非就一定不能进行体力活动，这不仅关系到患者的娱乐和生活方式，也关系到部分患者工作的需要。然而，最大氧耗量 60%～65% 的等长运动（如举重）或其他活动（如铲雪）以及越野滑雪或高坡滑雪都是不适宜的。另外，后两种运动需要较长时间暴露在寒冷环境下，而寒冷会对氧的供需关系存在偶然不利影响，故患者应尽可能避免这些活动。

减少甚至消除心绞痛的诱因显然是非常重要的。通过有意或无意的诱发症状，或者逐渐了解了自己心绞痛发作的阈值。患者应该避免活动量的突然增加，特别是在长时间休息或进餐后，以及在寒冷环境中。慢性心绞痛和不稳定型心绞痛均表现出昼夜节律，一个明显的特征是刚起床心绞痛阈值较低。性交的压力大约只相当于以正常速度攀爬一段楼梯或者导致心率加快大约为 120 次/min 的任何活动。因此大多数稳定型心绞痛患者能够继续进行令人满意的性活动。SIHD 患者可以使用西地那非和其他磷酸二酯酶抑制剂来治疗阳痿，但这些药物不能与硝酸酯类药物联合使用，因为这种联合用药可能会引起致命的低血压[142]。

虽然从生活质量和避免长时间缺血的角度来看，心绞痛的发作次数越少越好，但对偶尔的心绞痛的发作也不必过于紧张。事实上，如果患者从未达到心绞痛的阈值，他们可能无法了解自己真实的运动耐量。预防性使用短效硝酸盐（舌下硝酸甘油或硝基丙烯酸泵喷雾）是控制心绞痛的一种重要方式。如果能清楚地了解心绞痛的发作模式，在进行可能引起症状的活动前几分钟预防性使用短效硝酸盐，就可以提前舒张血管以预防心绞痛的发作。

心绞痛的药物治疗

β 肾上腺素能受体阻滞剂

β 受体阻滞剂是治疗心绞痛的基石[143]。除了抗心肌缺血外，β 受体阻滞剂还有少许降压（见第 47 章）和抗心律失常作用（第 36 章），并可以降低 MI 患者的死亡率、再次心肌梗死的发生率（第 59 章）以及射血分数降低的心衰患者的死亡率（第 25 章）。无论是单独使用或者联合其他抗心绞痛药物，β 受体阻滞剂可以降低心绞痛发作的频率并提高心绞痛阈值。这些特性使 β 受体阻滞剂在 SIHD 的治疗中非常有用。

β 受体阻滞剂通过竞争性抑制儿茶酚胺与 β 肾上腺素受体结合（表 61.4 和表 61.5）发挥药效作用。儿茶酚胺来自神经元释放及血液循环。通过减慢心率，降低心肌对氧气的需求。同时较慢的心率可以增加心脏舒张所占心动周期的比例，相应地增加冠状动脉灌注的时间（图 61.9；另见表 61.4）。此外，这些药物可减少运动引起的血压升高，减弱运动引起的心肌收缩力增加。综上所述，在运动或者兴奋状态，交感神经强烈兴奋，β 受体阻滞剂通过上述机制减少心肌对氧气的需求。如果此时存在心肌灌注受损，β 受体阻滞剂减低心肌氧耗的作用就能够显著改善氧气供需失衡，从而减轻缺血。

β 受体阻滞剂可以导致肾上腺素能 α 受体引起的血管收缩和 β_2 受体阻滞失控，导致多数器官的血流减少（见表 61.5）。其并发症相对少见。在有外周血管疾病的患者，同时使用非选择性 β 受体阻滞剂可能会减少骨骼肌的血流量，减低运动耐量。对于既往存在左心室功能异常的患者，β 受体阻滞剂可能会增加左心室容量，从而增加对氧气的需求。

表 61.4 抗心绞痛药物对心肌氧需求和氧供应指标的影响

指数	硝酸酯	β 肾上腺素受体阻滞剂				钙通道阻滞剂		
		内在拟交感活性		心脏选择性				
		无	有	无	有	硝苯地平	维拉帕米	地尔硫䓬
氧供应								
冠脉阻力								
血管张力	↓↓	↑	0	↑	0↑	↓↓↓	↓↓↓	↓↓↓
舒张期心肌内的张力	↓↓↓	↑	0	↑	↑	↓↓	0	0
冠脉侧支循环	↑	0	0	0	0	↑	0	↑
舒张期持续时间	0(↓)	↑↑↑	0↓	↑↑↑	↑↑↑	0↑(↓↓)	↑↑↑(↓)	↑↑(↓)
氧需求								
收缩期心肌内的张力								
前负荷	↓↓↓	↑	0	↑	↑	↓0	↑0↓	0↓
后负荷（外周血管阻力）	↓	↑	↑	↑↑	↑	↓↓	↓	↓
收缩力	0(↑)	↓↓↓	↓	↓↓↓	↓↓↓	↓(↑↑)*	↓↓(↑)*	↓(↑)*
心率	0(↑)	↓↓↓	0↓	↓↓↓	↓↓↓	0(↑↑)	↓↓(↑)	↓↓(↑)

↑ =增加；↓ =减少；0=无变化/不确定。箭头的数目代表效果的强度。括号内标志代表反射性的作用。ISA，内源性交感活性。

* 钙离子进入对左心室收缩力的影响，根据正常的动物模型评估。单纯左心室性能因后负荷、反射性心脏刺激和心肌的基础状态而多变。

引自 Shub C，Vlietstra RE，McGoon MD. Selection of optimal drug therapy for the patient with angina pectoris. Mayo Clin Proc 1985；60：539.

表 61.5 β 肾上腺素能受体的生理学作用

器官	受体类型	刺激反应
心脏		
窦房结	β_1	心率增加
心房	β_1	收缩力增加和传导速度加快
房室结	β_1	自律性增加和传导速度加快
希氏束-浦肯野系统	β_1	自律性增加和传导速度加快
心室	β_1	自律性增加、收缩力增强和传导速度加快
动脉		
外周动脉	β_2	扩张
冠状动脉	β_2	扩张
颈动脉	β_2	扩张
其他	β_2	促进胰岛素释放 增加肝脏和骨骼肌糖原分解
肺	β_2	支气管扩张
子宫	β_2	平滑肌舒张

引自 Abrams J. Medical therapy of stable angina pectoris. In Beller G, Braunwald E, editors. Chronic Ischemic Heart Disease. Atlas of Heart Disease. Vol 5. Philadelphia: Saunders; 1995, p7. 19.

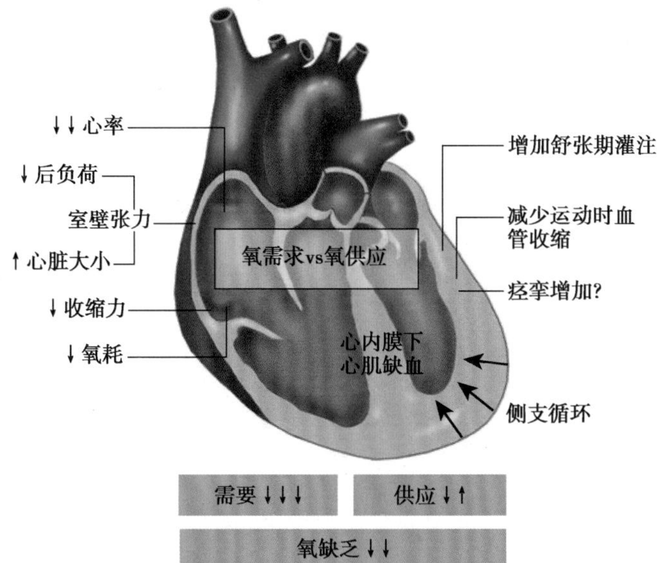

图 61.9 β 受体阻滞剂改善心肌缺血的作用需除外以下两点:①左心衰,前负荷大幅上升;②变异性心绞痛,可能加重血管痉挛。值得注意的是,β 受体阻滞剂可以抑制运动引起的血管收缩。(改编自 Opie LH: Drugs for the Heart. 4th ed. Philadelphia: Saunders; 1995, p6.)

不同 β 受体阻滞剂的特征

选择性。β 受体主要分为 β_1 和 β_2 两种亚型,在组织中以不同比例分布。心脏主要表达 β_1 受体,该受体激活可以加快心率,提高房室结传导速度和心肌收缩力,同时可以引起肾小球旁细胞肾素的释放和脂肪细胞中的脂肪分解。β_2 受体激活引起支气管扩张,血管舒张和糖原分解。非选择性 β 受体阻滞剂(如普萘洛尔,纳多洛尔,喷布洛尔,吲哚洛尔 pindolol,索他洛尔,噻吗洛尔,卡替洛尔)可阻滞 β_1 和 β_2 受体,而心脏选择性 β 受体阻滞剂(如醋丁洛尔,阿替洛尔,倍他洛尔,比索洛尔,艾司洛尔,美托洛尔,奈比洛尔)阻滞 β_1 受体,对 β_2 受体的影响较小。因此,心脏选择性 β 受体阻滞剂在降低心肌氧需求的同时,对支气管舒张,血管扩张或糖原分解的影响很小。随着这些药物的剂量增加,心脏选择性降低。因为心脏选择性仅是相对的。在控制心绞痛时,治疗剂量的心脏选择性 β 受体阻滞剂仍可能导致某些易感患者出现支气管收缩。然而,大多数阻塞性肺病患者对 β 受体阻滞剂的耐受性相对较好。

一些 β 受体阻滞剂也会引起血管扩张。这些药物包括拉贝洛尔(α 受体阻滞剂和 β_2 受体激动剂;见第 47 章)、卡维地洛(具有 α 和 β_1 受体阻断活性)、布吲哚醇(一种非选择性 β 受体阻滞剂,直接引起非 α 肾上腺素能受体介导的血管舒张)和奈必洛尔[一种心脏选择性 β 受体阻滞剂,对内皮型一氧化氮合酶(eNOS)具有直接激活作用]。

内在的拟交感神经活动。某些 β 受体阻滞剂具有内在拟交感神经活性(ISA),例如醋丁洛尔、布吲哚醇、卡替洛尔、塞利洛尔、喷布洛尔和吲哚洛尔。此类药物本身具有部分 β 受体激动作用,而与 β 受体结合后,阻碍 β 受体与更强的受体激动剂结合,从而发挥 β 受体阻止作用。比如,当静息状态交感神经活性较低时,吲哚洛尔和醋丁洛尔产生较低水平的 β 受体激动作用,而当交感神经活性较高时,这些部分激动剂的表现更像传统的 β 受体阻滞剂。与其他药物相比,这些在降低心率、改善 ST 段变化的频率、持续时间和幅度,或增加严重心绞痛患者的运动持续时间的效果略差。

药效。β 受体阻滞剂药效的评价是通过其对异丙肾上腺素诱发的心动过速的抑制作用来评价。所有药物以普萘洛尔为参照,其值记为 1.0(表 61.6)。噻吗洛尔和吲哚洛尔药效最强,醋丁洛尔和拉贝洛尔药效最弱。

脂溶性。β 受体阻滞剂的亲水性或脂溶性是其吸收和代谢的主要决定因素(见表 61.6)。脂溶性(亲脂性)β 受体阻滞剂包括普萘洛尔、美托洛尔和吲哚洛尔,很容易从胃肠道吸收并主要由肝脏代谢。水溶性 β 受体阻滞剂,例如阿替洛尔,通常以原型方式被肾脏消除。重度肾功能不全患者水溶性药物清除率降低,应首选脂溶性药剂。更高的脂溶性通常意味着更大的中枢神经系统(CNS)通透性,以及与 β 受体阻断阻滞活性不相关的副作用(嗜睡、抑郁、幻觉等)。

α 肾上腺素受体阻滞活性。口服拉贝洛尔的 α 受体阻断效力约为酚妥拉明的 10%,约为其自身 β 受体阻断效力的 20%(见表 61.6)。拉贝洛尔 α 和 β 受体联合阻断作用使其成为特别有用的抗高血压药(见第 47 章),对高血压和心绞痛患者尤其有用。拉贝洛尔的主要副作用是直立性低血压和逆行射精。卡维地洛还具有 α 受体阻断活性,其 α_1 与 β 受体阻断比约为 1∶10,因此当需要额外降低血压时,可能优于其他 β 受体阻滞剂。

遗传多态性。美托洛尔、卡维地洛和普萘洛尔的代谢受到遗传多态性或其他影响肝脏代谢的药物影响。美托洛尔的氧化代谢主要通过细胞色素 P-450 酶 CYP2D6,并表现出异喹胍类型的基因多态性;与羟化酶正常/强代谢者(extensive hydroxylators or metabolizers)相比,羟化酶缺陷/弱代谢者(poor hydroxylators or metabolizers,约占≤10%的白人)药物半衰期显著延长。因此,在强代谢者美托洛尔每日 1 次就可以控制心绞痛,而弱代谢者则需要相同剂量,每日 2~3 次服药。如果应用美托洛尔、普萘洛尔或其他脂溶性 β 受体阻滞剂后表现出严重的临床反应(例如,极度心动过缓),可能就是因为氧化代谢减慢导致的药物半衰期延长所致。某些与 CYP2D6 相互作用的药物亦可能改变美托洛尔的代谢。另有初步研究结果表明,在稳定型缺血性心脏病患者,β 受体阻滞剂治疗后存活率及诱发心肌缺血的比例不同,该差异乃是基于 β2 受体(*ADRB1* 和 *ADRB2*)的基因多态性[144,145]。

对血脂水平的影响。β 受体阻滞剂(无内源性交感活性者)通常不

表 61.6 部分 β 受体阻滞剂药代动力学和药理学

特征	阿替洛尔	美托洛尔/缓释片	纳多洛尔	吲哚洛尔	普萘洛尔/长效	噻吗洛尔	醋丁洛尔	拉贝洛尔	比索洛尔	倍他洛尔	卡替洛尔	喷布洛尔	卡维地洛/控释片	艾司洛尔（静脉）	索他洛尔
吸收度/%	≈50	>95	≈30	>90	>90	>90	≈70	>90	>90	>90	>90	100	ND	ND	ND
生物利用度/剂量的%	≈40	≈50/77	≈30	≈90	≈30/20	75	≈50	≈25	80	90	85	100	≈30/~25	100	>90
β 受体阻滞剂血浆浓度	0.2~0.5μg/ml	50~100ng/ml	50~100ng/ml	50~100ng/ml	50~100ng/ml	50~100ng/ml	0.2~2.0μg/ml	0.7~3.0μg/ml	0.01~0.1μg/ml	20~50ng/ml	40~160ng/ml	ND	ND	0.15~2.0μg/ml	ND
蛋白结合率/%	<5	12	≈30	57	93	≈10	30~40	≈50	30	50~60	23~30	80~98	95~98	55	0
嗜脂性*	低	中	低	中	高	低	低	低	中	中	低	高	高	低	低
半衰期/h	6~9	3~7	14~25	3~4	3.5~6/8~11	3~4	3~4[†]	≈6	7~15	12~22	5~7	17~26	6~10/11	4.5min	12
肾脏疾病时药物蓄积	是	否	是	否	否/否	否	是[‡]	否	是	是	是	是	否	否	是
排泄途径	肾脏排泄（多数原型）	肝脏代谢	肾脏排泄	肾脏排泄（40%原型、肝脏代谢产物）	肝脏代谢	肾脏排泄（20%原型、肝脏代谢产物）	肝脏代谢[‡]	肝脏代谢	肝脏 50%；肾脏 50%	肝脏代谢	肾脏排泄	肝脏代谢	肝脏代谢	[§]	肾脏排泄
β 受体阻滞效能比率（普萘洛尔=1）	1.0	1	1.0	6	1	6.0	0.3	0.3	10	4	10	1	10	0.02	0.3
肾上腺素能受体阻滞活性	β_1[‖]	β_1[‖]	β_1/β_2	β_1/β_2	β_1/β_2	β_1/β_2	β_1[‖]	$\beta_1/\beta_2/\alpha_1$	β_1[‖]	β_1[‖]	β_1/β_2	β_1/β_2	$\beta_1/\beta_2/\alpha_1$	β_1[‖]	β_1/β_2
内在拟交感活性（ISA）	0	0	0	+	0	0	+	0	0	0	+	+	0	0	0
膜稳定作用	0	0	0	+	++	0	+	0	0	0	0	0	+	0	0
常规维持剂量	50~100mg/d	50~100mg bid-qid/50~400mg/d	40~80mg/d	10~40mg/d（bid-tid）	80~320mg/d（bid-tid）/80~160mg/d	10~30mg bid	200~600mg bid	100~400mg bid	5~20mg/d	5~20mg/d	2.5~10mg/d	10~40mg/d	3.125~50mg bid/10~18mg/d	快速推注 500μg/kg；静滴 50~200μg/(kg min)	80~160mg bid
FDA 批准的适应证															
高血压	是	是/是	是	是	是/是	是	是	是	是	是	是	是	是/是	是	否
心绞痛	是	是/是	是	否	是/是	否	否	否	否	否	否	否	否/否	否	否
心梗后使用	是	是/否	否	否	是/否	是	否	否	否	否	否	否	否/否	是	否
心衰	否	是/是	否	否	否/否	否	否	否	否	否	否	否	是/是	否	否

FDA，美国食品药品管理委员会；HM，肝脏代谢；MI，心肌梗死；RE，肾脏排泄。

* 由辛醇和水的分配比决定。

† 活性代谢产物，diacetolol 的半衰期为 12 至 15 小时。

‡ 醋丁洛尔主要通过肝脏消除，但其主要代谢产物 diacetolol 由肾脏排泄。

§ 红细胞胞质中酯酶的快速代谢。

‖ 在较低剂量下维持 β 受体选择性，但在较高剂量时 β 受体受到抑制。

会导致总胆固醇或 LDL-C 水平显著变化，但会升高甘油三酯和降低 HDL-C 水平。研究最多的药物是普萘洛尔，它可使血浆甘油三酯水平升高 20%~50%，并使 HDL-C 水平降低 10%~20%。β_1 受体选择性越高，与对脂质水平的影响越小。与选择性阻滞剂相比，非选择性 β 受体阻滞剂对脂质的影响更为常见。

不良反应和禁忌证

β 受体阻滞剂的大部分不良反应是由这些药物的已知特性决定的，包括：心脏效应（如严重的窦性心动过缓，窦性停搏，房室传导阻滞，左心室收缩力降低），支气管收缩，疲劳，精神抑郁，梦魇，胃肠不适，性功能障碍，胰岛素诱导的低血糖症加剧和皮肤反应（表 61.7；另见表 61.5）。嗜睡、虚弱和疲劳可能是因为心输出量减少，也可能是药物直接作用于中枢神经系统的结果。已有左心功能不全的患者，有心衰的风险（见第 25 章）。由于其内源性交感活性，吲哚洛尔更适合窦房结功能不全的患者。卡维地洛具有一定的胰岛素敏感特性，可缓解代谢综合征的某些临床表现[146]。因为阻滞了 β_2 受体的血管舒张作用，α 受体收缩血管作用的拮抗作用减弱，外周血管收缩增强。非选择性 β 受体阻滞剂可以诱发雷诺病患者症状突发，或进一步较少外周血管疾病患者的四肢血供。

表 61.7　β 受体阻滞剂治疗心绞痛的使用范围

推荐使用
剧烈活动后产生心绞痛
高血压
室上性或室性心律失常史
既往心肌梗死
左心室收缩功能障碍
轻度至中度心力衰竭症状（NYHA 功能Ⅱ级和Ⅲ级）
严重的焦虑状态
不推荐使用
哮喘或慢性阻塞性肺疾病患者的可逆性阻塞分
严重左心功能不全伴严重心力衰竭症状（NYHA 功能Ⅳ级）
严重抑郁症病史
雷诺现象
有症状的外周动脉疾病
严重心动过缓或心脏传导阻滞
经常发生低血糖事件的糖尿病患者

NYHA，纽约心脏协会。

改编自 Abrams JA. Medical therapy of stable angina pectoris. In Beller G, Braunwald E, editors. Chronic Ischemic Heart Disease. Atlas of Heart Disease. Vol 5. Philadelphia：Saunders；1995，p 7.22.

慢性稳定型心绞痛患者在长期服药后，突然停药，可导致缺血症状加剧。如需要停药，应在 2 至 3 周内，逐步降阶梯停用。如果确实需要紧急停药，应指导患者尽量减少劳累，并用舌下硝酸甘油和/或钙通道阻滞剂替代控制心绞痛发作。

钙通道阻滞剂

钙离子（Ca^{2+}）在正常心肌和血管平滑肌的收缩中起到关键作用，详见第 22 和 57 章。钙通道阻滞剂（见第 47 章）为不同种类化合物的统称。这些化合物通过非竞争性抑制心肌或平滑肌细胞膜上的慢钙通道（电压敏感的 L 型钙离子通道），从而抑制钙离子的跨膜移动。钙通道阻滞剂分为 3 大类：二氢吡啶类（代表药物：硝苯地平）、苯烷胺类（代表药物：维拉帕米）和改良的地尔硫䓬类（代表药物：地尔硫䓬）。另外两种二氢吡啶类药物，氨氯地平和非洛地平，是美国最常用的钙通道阻滞剂。钙通道阻滞剂的两种主要作用：阻止 Ca^{2+} 进入，减缓钙离子通道的恢复。苯烷胺类显著影响钙离子通道的恢复，抑制心脏起搏和传导系统；二氢吡啶类不影响钙离子通道的恢复，对传导系统几乎没有影响。

钙通道阻滞剂的抗心绞痛作用与降低氧需求和增加氧供应有关（见表 61.4）。在血管收缩或血管痉挛为主的心绞痛患者（例如变异性心绞痛），后者尤其重要（参见第 57 和 60 章）。单独使用或者联合 β 受体阻滞剂和硝酸酯类药物均能有效改善慢性稳定型心绞痛患者症状。下列几种钙通道阻滞剂对治疗心绞痛有效（表 61.8），每种药物均可舒张全身动脉及冠状动脉的血管平滑肌。此外，钙通道阻滞引起的负性肌力作用可被以下两种机制抵消：药物引起的外周血管扩张和药物引起低血压的反射性交感神经系统的激活。对于严重左心功能不全的患者须特别注意其负性肌力作用。

抗动脉粥样硬化作用。高脂血症导致平滑肌细胞对钙离子通透性的改变，继而促进动脉粥样硬化形成。除了改善不利的膜改变之外，实验室研究表明，钙通道阻滞剂，特别是更亲脂的第二代药物如氨氯地平，能够改善内皮功能、抑制平滑肌细胞增殖和迁移、修复损伤的细胞膜结构。一些小型随机临床试验表明，使用氨氯地平和硝苯地平可延缓冠状动脉粥样硬化的进展并改善冠状动脉内皮功能，但一些大型的试验未能证实钙通道阻滞剂对动脉粥样硬化的作用。钙通道阻滞剂延缓动脉粥样硬化进程的假设自 20 世纪 70 年代提出，至今尚未得到明确的证实[147]。

第一代钙通道阻滞剂

硝苯地平。硝苯地平属于二氢吡啶类，是一种强烈的血管平滑肌扩张剂，其扩血管作用比地尔硫䓬或维拉帕米更强。硝苯地平治疗心绞痛的机制包括：降低后负荷而减少心肌需氧量；扩张冠状动脉而增加心肌供氧量（见表 61.4）。速效制剂可以引起血压骤降和其他不良事件，所以当给予硝苯地平时应该使用缓释剂。对 15 项临床研究进行荟萃分析表明，冠心病患者给予长效钙通道拮抗剂（包括硝苯地平）治疗后，心绞痛、卒中和心衰发生率显著减少，其他心血管事件无明显改善。对于已经接受 β 受体阻滞剂治疗的患者，不管是否已使用硝酸酯类药物，均可使用长效硝苯地平作为一种安全有效的抗心绞痛药物。

不良反应。15%~20%的患者会出现不良反应，大约 5%的患者需要停药。大多数不良反应与全身血管舒张有关，包括头痛、头晕、心悸、颜面潮红，低血压和与心衰无关的下肢水肿。极少见的严重不良反应主要发生在有严重不可逆冠状动脉狭窄的患者，硝苯地平可以加重心绞痛，可能是通过动脉压骤降继发的反射性心动过速。因此，硝苯地平和 β 受体阻滞剂的联合治疗心绞痛效果优于单独使用硝苯地平。硝苯地平可使慢性心衰患者心衰恶化。对于低血压或重度主动脉瓣狭窄的患者是禁忌。

维拉帕米。维拉帕米扩张全身血管、冠脉阻力血管和大的冠脉传导血管。同时有减慢心率和负性肌力作用，使得心肌氧需求降低，这是维拉帕米治疗慢性稳定型心绞痛的机制（见表 61.8）。维拉帕米-群多普利国际研究（International Verapamil-Trandolapril Study，INVEST）研究表明，缓释维拉帕米联合群多普利治疗高血压和冠心病（包括曾患有心肌梗死的患者），与阿替洛尔联合利尿剂相比，死亡、心肌梗死和卒中终点相等[147]。

表 61.8 钙通道阻滞剂治疗心绞痛的药代动力学

特征	地尔硫䓬/SR	尼卡地平	硝苯地平/SR	维拉帕米/SR	氨氯地平	非洛地平	伊拉地平	尼索地平
一般成人剂量	30~90mg tid-qid SR:60~180mg bid CD:120~480mg/d	20-40mg tid SR:30~60mg bid	IR:10 ~ 30mg tid SR:90mg/d	80~120mg tid-qid SR:180~480mg/d	2.5~10mg/d	SR:2.5~100mg/d	CR:2.5~10mg bid	SR:10~40mg/d
吸收率/%	80~90	100	90	90	>90	>90	>90	ND
生物利用度/%	40~70	30	65~75/86	20~35	60~90	20	25	5
起效时间	30~60min	20min	20min	30min	0.5~1.0h	2h	20min	1~3h
达到峰值血浆浓度时间/h	2~3/6~11	0.5~2.0	0.5/6	IV:3~5min Oral:1~2 SR:7~9	6~12	2~5	1.5	6~12
有效治疗浓度/(ng·ml^{-1})	50~200	30~50	25~100	80~300	5~20	1~5	2~10	ND
半衰期/h	3.5/5~7	2.0~4.0	2.0~5.0	3.0~7.0*	30~50	11~16	8	7~12
肝脏消除效应	60%肝脏代谢;剩下经过肾脏代谢	大部分在肝脏首过效应清除	大部分在肝脏首过效应清除	85%在肝脏首过效应清除	肝脏	大部分在肝脏首过效应清除	大部分在肝脏首过效应清除	肝脏
心率	↓	↑	↑↑	↓	0	↑	0	0
外周血管阻力	↓	↓↓↓	↓↓↓	↓↓	↓↓↓	↓↓↓	↓↓↓	↓↓↓
FDA-批准适应证								
	IR-SR		IR-SR	IR-SR				
高血压	无-有	有†	无-有	有-有	有	有	有	有
心绞痛	有-有	有	有-有	有-无	有	无	无	有
冠脉痉挛	有-无	无	有-有	有-无	有	无	无	无

* 剂量加倍半衰期 4.5~12 小时;在老年人半衰期可能延长。

† 高血压更适合持续释放制剂。

CD,联合用药;CR,控释;IR,快速释放;ND,无数据;SR,持续释放;FDA,美国食品药品管理局。

在心功能不全患者中，维拉帕米可能会降低心输出量，增加左心室充盈压，从而导致心力衰竭。维拉帕米减慢心率和房室结传导，已有房室结病变或病态窦房结综合征、心衰和疑似洋地黄或奎尼丁重中毒的患者禁用。维拉帕米通常不应与β受体阻滞剂一起使用，因为存在心动过缓或传导阻滞的风险。西咪替丁和卡马西平增加维拉帕米的生物利用度，而维拉帕米可增加环孢菌素和地高辛的血浆浓度。

大约10%的患者可发生维拉帕米的不良反应，主要是全身血管舒张引起的低血压和面部潮红；胃肠道症状如便秘、恶心；中枢神经系统反应如头痛、头晕等。牙龈增生为罕见副作用，多在服药1~9个月后出现。

地尔硫䓬。地尔硫䓬的作用介于硝苯地平和维拉帕米之间。在治疗剂量，地尔硫䓬的血管舒张作用较硝苯地平弱，其对窦房结、房室结和心肌的抑制作用小于维拉帕米，因此不良反应较少。地尔硫䓬是一种全身性血管扩张剂，可降低静息时和运动时的动脉压，提高心肌缺血阈值，同时增加心肌氧供应。在静息状态下，地尔硫䓬扩张心外膜冠状动脉作用有限，但可以增加已出现血流受限的狭窄冠脉远端心内膜下心肌灌注。在运动状态，可以阻滞运动引起的冠脉收缩。

地尔硫䓬的主要副作用与其他钙通道阻滞剂相似，主要与血管舒张有关。但更少见，如果剂量不超过每日240mg则更为罕见。与维拉帕米一样，病态窦房结综合征或房室传导阻滞患者慎用。在已有心功能不全患者，地尔硫䓬可能加剧或诱发心力衰竭。

地尔硫䓬可以与其他药物相互作用。例如，与β-受体阻滞剂联合可加剧其负性肌力、负性频率和负性传导作用；与氟卡尼和西咪替丁联用增加地尔硫䓬的生物利用度；地尔硫䓬可以升高CYP3A4底物以及非CYP3A4底物的血浆水平，前者包括阿哌沙班、阿托伐他汀、辛伐他汀、西洛他唑、多非利特、伊伐布雷定和雷诺嗪，后者包括卡马西平和环孢菌素。与丙吡胺联用可加重窦房结阻滞；地尔硫䓬可降低地高辛的清除率，尤其在肾衰竭患者。

第二代钙通道阻滞剂

第二代钙通道阻滞剂（尼卡地平、伊拉地平、氨氯地平、非洛地平）主要是二氢吡啶类衍生物，硝苯地平是原型药。尼莫地平、尼索地平和尼群地平也积累了丰富的经验。这些药物的效力，组织特异性和药代动力学虽然各不相同，但总体来说，血管选择性比第一代拮抗剂（维拉帕米，硝苯地平，地尔硫䓬）更高，因此是有效的血管扩张药物。

氨氯地平。与硝苯地平相比，氨氯地平脂溶性较低，因此起效缓慢平稳且作用持续时间很长（血浆半衰期为36小时）。它引起明显的冠状动脉和外周血管扩张，可用于心绞痛合并高血压的患者，每日服用一次。在一系列随机安慰剂对照研究中，氨氯地平可有效控制劳力性心绞痛症状且耐受性良好。有两项临床试验证实氨氯地平可降低明确诊断冠心病患者的MACE的风险。氨氯地平几乎没有任何负性肌力作用，尤其适用于慢性心绞痛和左心室功能不全患者。

氨氯地平的常用剂量为5~10mg，每日1次。肝病和老年患者的患者需酌情减量。服药后24~48小时才会出现显著的血压下降。7~8天方可达到稳定的血药浓度。

氨氯地平不应与辛伐他汀共同给药，因为它会增加辛伐他汀血药浓度，并增加肌病的风险。

尼卡地平。尼卡地平与硝苯地平有相似的半衰期（2~4小时），但具有更高的血管选择性。尼卡地平可用作抗心绞痛和抗高血压药，需要每日给药3次，某些用于降压的缓释制剂可每日两次给药。对于慢性稳定型心绞痛，尼卡地平与维拉帕米或地尔硫䓬一样有效，如与β-受体阻滞剂联用效果增强。非洛地平和伊拉地平。这两种药物都被美国食品药品管理局批准用于治疗高血压，但不用于治疗心绞痛。有研究表明非洛地平控制慢性稳定型心绞痛的疗效与硝苯地平相当。有报道称非洛地平比硝苯地平有更强的血管选择性，并且由于钙通道激动剂特性而具有轻微的正性肌力作用。伊拉地平具有比硝苯地平更长的半衰期并且有更高的血管敏感性。

硝酸酯类

作用机制

硝酸酯的作用机制是舒张血管平滑肌。硝酸酯可以扩张包括冠状动脉在内的全身动脉和全身静脉，但似乎以静脉系统为主。静脉扩张可减少心室前负荷，从而降低心室壁张力和氧需求。因同时减少前负荷和后负荷，硝酸酯可用于治疗心衰（见图61.2）以及心绞痛。通过降低心脏的机械活动、心脏容量和氧需求，硝酸酯可增加缺血性心脏病患者的活动耐量，使患者在达到心绞痛阈值之前容许更大的运动负荷。因此，在稳定性心绞痛患者，硝酸酯可以改善平板运动试验时的运动耐受性、延缓出现ST段压低的时间。当与钙通道阻滞剂和/或β受体阻滞剂联用时，抗心绞痛作用更强[28]。

对冠脉循环的作用（见表61.4）。硝酸甘油扩张狭窄的心外膜冠状动脉。在动脉的狭窄部位，即使小幅度的管腔增大也可以显著减少阻塞节段的血流阻力。硝酸酯类药物减轻阻力血管内皮功能障碍引起的血管收缩，恢复患者受损的冠状动脉血流储备，继而发挥药效。

血流重新分配。硝酸甘油导致血流从正常灌注的区域重新分配到缺血区域，尤其是心内膜下。这种再分布可能机制有两个：①侧支血流的增加；②左心室舒张压降低，心内膜下压力减弱。SPECT显像证实，硝酸甘油可以优先降低存活心肌的冠状血管阻力。硝酸甘油通过优先增加灌注减少区域的血流量来改善心肌灌注，而心脏整体灌注很少或没有变化。

抗血栓作用。除了血管舒张之外，硝酸酯通过一氧化氮（NO）刺激鸟苷酸环化酶，抑制血小板活性。尽管静脉注射硝酸甘油的抗血栓作用已经在不稳定型心绞痛和慢性缺血性心脏病患者中得到证实，但这些作用的临床意义尚不清楚，因为硝酸酯尚未显示降低能降低心肌梗死的发生率。

细胞内作用机制。硝酸酯扩张血管的作用并不依赖于完整的血管内皮结构。进入血管平滑肌细胞后，硝酸酯转化为活性NO或S-亚硝基硫醇，活化细胞内鸟苷酸环化酶以产生环磷酸鸟苷（cGMP），继而引起平滑肌松弛和抗血小板聚集作用（见图61.3）。现有的证据表明，硝酸甘油的生物转化主要通过线粒体醛脱氢酶，这种酶的抑制可能引起耐药[148]。后续的研究发现在细胞质内存在醛糖酶-2生物活化过程。尽管总体证据支持释放NO作为口服硝酸酯的主要细胞作用机制，也有实验数据对这一结论提出了挑战。例如体外实验中，硝酸甘油动脉血管舒张作用至少部分地依赖于血管内皮上钙激活的钾离子通道。

药物类型和使用方法

舌下（通过片剂或喷雾）给予短效硝酸甘油仍然是治疗急性

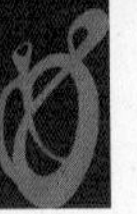

心绞痛发作的首选药物(表 61.9)。因为舌下给药(SL)避开了肝脏首过代谢,血液循环中迅速出现有效但短暂的药物浓度。在30至60分钟后,肝功能消除了药物的血液动力和临床效应。在进行可能引起心绞痛的活动前,预防性地舌下给予硝酸甘油也是有用的,可以预防心绞痛长达40分钟。

表 61.9 建议长期使用硝酸酯的剂量和方法

药物剂型	剂量	用法
硝酸甘油*		
油膏	0.5~2英寸	每日2~3次
皮肤贴片	0.2~0.8mg/h	每24小时1次,持续12~14小时,睡前去除
舌下含片	0.3~0.6mg	根据需要,每5分钟1次,最多3次
喷雾	1~2喷	根据需要,每5分钟1次,最多3次
二硝酸异山梨酯		
口服	10~40mg	每日2~3次
口服缓释剂	80~120mg	每日1~2次(不对称给药)
5-单硝酸异山梨酯		
口服	20mg	每日2次,间隔7~8小时
口服缓释剂	30~240mg	每日1次

*建议10~12小时内无药空窗期。

不良反应。不良反应很常见,包括头痛、颜面潮红和低血压。低血压多不严重,但在一些血容量不足或站立的患者中,硝酸酯引起的低血压伴有反常的心动过缓,与血管迷走反射或血管迷走性低血压一致。这种反应在老年人中更常见,他们对低血容量的耐受性较差,并且在炎热的天气该现象可能会被放大。高铁血红蛋白血症是大剂量硝酸酯的罕见并发症;常用的硝酸酯剂量会引起高铁血红蛋白水平的小幅升高,一般不具有临床意义。

短效硝酸甘油(硝酸甘油片和口服喷雾剂)。硝酸酯制剂有舌下,口腔含服,吞服,喷雾和软膏剂(见表 61.9)。如患者口腔黏膜干燥,舌下含服效果不佳,可以使用定量0.4mg的硝酸甘油口腔喷雾。它也可以被迅速喷到舌上或舌下。作为预防时,喷雾应在可能诱发心绞痛的活动前5至10分钟使用。泵式喷雾制剂的另一个优点是比舌下硝化甘油(约6个月)的保质期长(最长2年)。

5-单硝酸异山梨酯。口服5-单硝酸异山梨酯后30分钟至2小时,药物血浆水平达到峰值。药物的血浆半衰期约4~6小时。单次20mg片剂给药后活性持续8小时。每日1次或不等间隔给药不会引起耐药,但间隔12小时的每日两次给药则容易产生耐药。5-单硝酸异山梨酯的缓释剂型依姆多,30~240mg每日1次给药,通过维持较低的硝酸酯水平和低于12小时的作用持续时间来避免耐药。硝酸酯类每日1次口服可提高依从性并获得更好的抗心绞痛疗效。

局部硝酸甘油。硝酸甘油可以作为经皮贴片使用。使用有机硅凝胶或聚合物基质浸渍硝酸甘油,吸收速率由制备贴剂的方法决定,一般24~48小时不等。有研究表明,给予30天的贴片治疗,经皮使用硝酸甘油可以增加运动持续时间,维持抗缺血作用12小时,且没有明显的硝酸酯耐药或反弹现象,但前提是24小时内贴片使用时间小于12小时。

硝酸酯耐药性。使用硝酸酯的主要问题是耐药性。所有可以提供持续稳定的血药浓度的给药方式均可以出现耐药。然而,尽管硝酸酯耐药性很快出现,但经过短暂的停药"空白窗"后,药物敏感性很容易重新建立。大多数硝酸酯制剂均会出现耐药性。与接受短效硝酸酯疗程(例如不稳定型心绞痛或心肌梗死)的患者相比,硝酸酯耐药问题对慢性稳定型心绞痛患者尤为重要。硝酸酯耐药似乎仅限于大的容量血管和阻力血管,而在大的传导血管(包括心外膜冠状动脉和桡动脉)中,即使连续给予硝酸甘油48小时,也未发现硝酸甘油耐药。

机制。硝酸酯耐药的机制有很多。有研究表明,血管超氧阴离子(O_2^-)的生成增加是关键步骤[124]。氧自由基的产生途径很多,包括影响eNOS解偶联和对抗调节神经激素活性。超氧阴离子增加有很多后果,其中包括一些可能导致硝酸酯耐药性的机制,例如:①血浆容量扩张和神经激素激活;②硝酸酯向NO的生物转化障碍;③周围器官对一氧化氮反应减弱[124]。

处理。处理硝酸酯耐受性的主要策略是通过给药间隔来防止耐药的发生。最佳给药间隔未知,但是使用硝酸甘油的贴片或软膏、硝酸异山梨酯或5-硝酸异山梨酯的制剂,建议间隔12小时。实验数据表明,血管紧张素受体拮抗剂(ARB)可以抑制硝酸酯诱导的氧化应激,减轻硝酸酯耐受和内皮功能障碍[125]。此外,季戊四醇四硝酸酯是一种有机硝酸酯,可能对线粒体醛脱氢酶的不利影响较小。

硝酸酯停药。硝酸酯停药反应(反跳现象)主要见于使用大剂量长效硝酸酯药物的患者,突然停药,可能出现心绞痛加剧的现象。在这种情况下,患者对收缩刺激的敏感性也会提高。反跳现象可以通过调整给药的剂量和时间予以纠正,或者加用其他抗心绞痛药物。

与环鸟苷酸特异的5-磷酸二酯酶抑制剂的相互作用。硝酸酯和5型磷酸二酯酶(PDE5)抑制剂(西地那非,他达拉非和伐地那非)联合使用可能会导致严重、长期和可能危及生命的低血压[108]。使用这些药物的患者绝对禁用硝酸酯,反之亦然。希望服用PDE5抑制剂的患者应被告知这种严重的药物相互作用,并被警告在使用任何硝酸酯药物的24小时内,包括短效舌下含服硝酸甘油片,禁止服用此类药物。

其他药物制剂

雷诺嗪

雷诺嗪是一种哌嗪衍生物,2006年在美国被批准用于慢性稳定型心绞痛[155]。雷诺嗪与其他抗心绞痛药物不同,它的抗缺血作用不伴随有临床意义的心率或血压变化。体外实验中,高浓度雷诺嗪可以将心肌代谢底物从脂肪酸转变为葡萄糖,因此被认为是心肌代谢调节剂。

然而,随后对雷诺嗪浓度的研究与临床试验中剂量测试结果一致表明,雷诺嗪通过抑制晚期内向钠电流(I_{Na})减少缺血性心肌细胞的钙超载,改善局部缺血[154]。缺血再灌注动物模型中,雷诺嗪能够保留心肌组织中三磷酸腺苷(ATP)的水平,改善心肌收缩功能。

有4项随机对照临床研究(RCT)评价了雷诺嗪缓释剂的抗心绞痛作用。不论是单用还是与常见的阿替洛尔、氨氯地平或地尔硫䓬联合使用,雷诺嗪可以改善运动表现,延缓平板运动试验时缺血出现时间。当与β受体阻滞剂或钙通道阻滞剂联合使用时,雷诺嗪还可降低心绞痛发生频率,减少硝酸甘油的使用。该作用在糖尿病患者中也得到证实[153,155]。

尽管雷诺嗪可以改善缺血症状,但两项多国家 RCT 研究发现,雷诺嗪并未减少主要的心血管事件。在 6 560 名非 ST 段抬高急性冠脉综合征患者中,与标准治疗相比,雷诺嗪平均使用 1 年未进一步提升主要不良心脏事件(major adverse cardiovascular event, MACE)的二级预防效果。然而,雷诺嗪可以降低心肌缺血复发率,尤其是恶化型心绞痛,而且作用的人群更有多样化(图 61.10)。与先前的研究一致,雷诺嗪改善心绞痛和运动表现的作用仅在有慢性心绞痛病史的患者中明显,女性中的比例不低于男性[156]。一项入选 2 651 例非完全血运重建 PCI 术的临床研究发现,雷诺嗪并未减少为了改善心肌缺血而实行的血运重建或住院治疗(HR 0.95,95% CI 0.82～1.10;$P=0.48$)[157],亦不能改善这些患者的生活质量[158]。

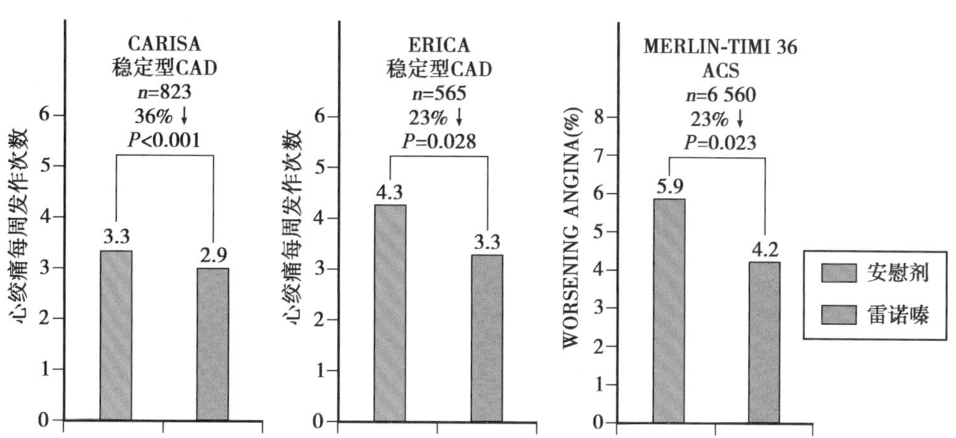

图 61.10 3 项随机、双盲、安慰剂对照的临床研究证实雷诺嗪降低冠心病患者心绞痛发作的频率。CARISA(雷诺嗪治疗稳定性心绞痛的联合评估)试验入选稳定冠心病和早期负荷试验阳性的患者,使用标准剂量的阿替洛尔、氨氯地平或地尔硫䓬治疗。ERICA(雷诺拉嗪治疗慢性心绞痛的疗效)试验中,入选稳定型冠心病患者,尽管每天使用氨氯地平 10mg,但每周至少有 3 次心绞痛发作。MERLIN(Metabolic Efficiency with Ranolazine for Less Ischemia in Non-ST-Elevation Acute Coronary Syndromes,雷诺嗪改善代谢而减少非 ST 段抬高型急性冠脉综合征患者心肌缺血)研究入选非 ST 段抬高的 ACS 患者,随访 12 小时。每一个临床研究中,雷诺嗪均可以降低心绞痛发生率。(引自 Chaitman BR et al. Effects of ranolazine with atenolol, amlodipine, or diltiazem on exercise tolerance and angina frequency in patients with severe chronic angina: a randomized controlled trial. JAMA 2004;291:309;Stone PS et al. Antianginal efficacy of ranolazine when added to treatment with amlodipine. J Am Coll Cardiol 2006;48:566;and Morrow DA et al. Effects of ranolazine on recurrent cardiovascular events in patients with non-ST-elevation acute coronary syndromes: the MERLIN-TIMI 36 randomized trial. JAMA 2007;297:1775.)

雷诺嗪主要作用于心肌细胞,对心率或血压影响较小,因此有研究选择了没有心外膜冠脉阻塞的心绞痛或心肌缺血的患者。有一项研究入选了 20 名女性,这些女性均有心绞痛症状,心脏磁共振证实冠状动脉血流储备受损,但无冠脉阻塞。研究发现,雷诺嗪可以改善这些患者的心绞痛症状和心肌灌注储备指数[159]。然而,随后的一项研究对有微血管功能障碍但无冠脉阻塞的 128 名女性进行了研究,雷诺嗪并未改善心绞痛症状或心肌灌注异常[160]。

雷诺嗪缓释剂的半衰期约为 7 小时。每日两次给药,3 天内达到稳态。雷诺嗪主要通过 CYP3A4 途径代谢。与中度(地尔硫䓬)或强效(酮康唑,大环内酯抗生素)CYP3A4 途径抑制剂联用可增加其血药浓度。维拉帕米通过抑制 P-糖蛋白增加雷诺嗪的吸收。雷诺嗪可使得辛伐他汀的血药浓度增加约两倍。不用将辛伐他汀与剂量大于 20mg/d 的雷诺嗪联用。

雷诺嗪的起始剂量为 500mg,每日两次。在持续性心绞痛患者中最大可给予 1 000mg,每日两次。最常见的不良反应是恶心、全身无力和便秘。除外还有眩晕,剂量依赖的校正的 QT(QTc)间期延长(500～1 000mg 每日两次的剂量范围内平均延长为 2～5 毫秒)。与 β 受体阻滞剂和钙通道阻滞剂相比,雷诺嗪对左心室收缩力没有影响。

雷诺嗪的电生理效应包括抑制延迟整流电流和抑制 I_{Na},净效应是缩短动作电位持续时间并抑制早期去极化[161,162]。有些延长 QT 间期的药物能够诱发尖端扭转型室性心动过速,但雷诺嗪不具有这些药物的电生理特征。相反,雷诺嗪似乎对心室和房性心律失常具有良好的电生理效应。例如,在新近发生的 ACS 患者中,与安慰剂相比,雷诺嗪降低了在动态心电图中检测到的心律失常的发生率。随后的实验室和小型临床研究显示雷诺嗪可以改善房颤,抑制尖端扭转型室速,减少内部除颤器(ICD)放电次数。已经有临床研究关注单独或联合其他药物时,雷诺嗪的潜在抗心律失常作用[163,164]。然而,由于其对 QT 间期的影响,对于接受其他延长 QT 间期药物治疗的患者、先前存在 QT 间期延长的患者,禁用雷诺嗪。肝功能损害患者雷诺嗪和 QTC 关系曲线十分陡峭,亦不推荐使用雷诺嗪。

除了电生理效应外,雷诺嗪还具有调控糖代谢的作用,如降低 HbA1c 水平,目前仍在研究中[165,166]。

伊伐布雷定。伊伐布雷定是 I_f 离子通道的特异性和选择性抑制剂,后者是窦房结起搏器电流的主要决定因素[167,168]。伊伐布雷定降低窦房起搏细胞的自发放电率,继而减慢心率,因此无负性肌力作用。在欧洲,伊伐布雷定可用于治疗窦性心律无法耐受或禁忌 β 受体阻滞剂的慢性稳定型心绞痛患者,亦可以用于已经给予最优 β 受体阻滞剂但心率仍高于 60 次/min 且心绞痛控制不佳者。美国则正在调研中。对于已接受标准治疗的心衰患者,如心率为大于等于 75 次/min,欧洲亦批准使用伊伐布雷定[168]。

与安慰剂相比,伊伐布雷定降低了运动时的峰值心率,延缓了出

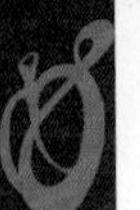

现心绞痛的时间。在运动平板试验的稳定性心绞痛患者中,运动表现和出现缺血现象(ST 段压低)的时间与服用阿替洛尔相当[169]。对阻塞性肺病患者,伊伐布雷定可以降低心率而不影响呼吸机参数。冠心病和左心功能不全患者亦可以耐受。在慢性心力衰竭或者射血分数降低的患者,伊伐布雷定可减少心率≥70 次/min 的患者心源性死亡或因心衰加重的住院率(见第 25 章)[169]。然而,在一项随机试验中,10 917 例冠心病和左心功能不全患者,伊伐布雷定未降低心血管死亡的主要终点、因心肌梗死或心力衰竭住院的比例。此外,在随后的一项试验中,将 19 102 名基线心率大于 70 次/min 的限制性心绞痛的患者随机分配到伊伐布雷定与安慰剂进行亚组分析发现,伊伐布雷定可减少因心肌梗死住院治疗的比例[170]。相反,在有活动限制型心绞痛病史的亚组患者中,伊伐布雷定可能对心源性死亡或心肌梗死的发生率有不良影响[170]。

尼可地尔。尼可地尔是一种烟酰胺酯,通过 ATP 敏感的钾通道发挥扩张外周血管和冠状动脉阻力血管的作用。尼可地尔具有部分硝酸酯类药物的作用,可以扩张全身静脉和冠状动脉[171]。由于这些双重作用,尼可地尔可以降低心脏的前、后负荷,增加冠状动脉血流量。此外,尼可地尔通过激活钾通道起到心脏保护作用。尼可地尔与胃肠道溃疡有关。

尼可地尔抗心绞痛的疗效与β受体阻滞剂、硝酸酯和钙通道阻滞剂相当。在一项随机临床试验(n=5 126)中,与安慰剂相比,尼可地尔联合标准抗心绞痛药物可以降低心源性死亡、心肌梗死和或需住院治疗的心绞痛风险[风险比(HR),0.83;P=0.014]。

代谢性药物。在慢性稳定型心绞痛患者中也研究了旨在提高心肌细胞代谢效率的药物。脂肪酸氧化的部分抑制剂似乎将心肌代谢转变为更能有效利用氧气的途径。曲美他嗪和哌可昔林可抑制脂肪酸代谢并降低慢性稳定性心绞痛患者心绞痛的发生率而不影响血流动力学[173]。这些药物在美国仍在研究中,世界其他地区已投入临床应用[174]。

心绞痛药物使用的其他思考

初始治疗的选择

心绞痛初始治疗的选择主要基于针对每个患者的个体化方法,综合考虑其他合并的心血管疾病,例如高血压、快速心律失常、传导系统疾病、外周血管疾病和左心室功能不全,以及非心脏相关的疾病,例如严重的气道反应性疾病、糖尿病或抑郁症。对于既往无心肌梗死的慢性稳定型心绞痛患者,对比性研究未发现某一类药物明显优于其他药物。因此,最佳的药物选择乃是基于对合并症、耐受性和费用的综合考虑。患者而言,物美价廉的β受体阻滞剂或钙通道阻滞剂仍是第一线治疗。

β受体阻滞剂和钙通道阻滞剂的相对优势

慢性稳定型心绞痛患者的初始治疗是选择β受体阻滞剂还是钙通道拮抗剂仍有争议。两种药物都能有效缓解症状并减少缺血[28](表 61.10)。直接对比β受体阻滞剂和钙通道阻滞剂疗效的研究未显示出死亡率或心肌梗死率有任何差异[70]。在另外一些研究中,β受体阻滞剂似乎有更好的临床疗效,其因副作用而停药的发生率也较低。由于研究表明长期使用β受体阻滞剂可以延长急性心肌梗死后患者的生存时间(见图 61.7A),慢性稳定型心绞痛患者优先使用β受体阻滞剂似乎更加合理。但一项大型观察性研究强调该观点仍未获得确切的证据支持(见图 61.7B)[132]。此外,β受体阻滞剂可能会导致疲劳、抑郁和性功能障碍。然而尽管钙通道阻滞剂没有显示出这些副作用,但是它们的长期给药尚未显示可改善急性心肌梗死后的长期存活率。

表 61.10 合并其他疾病的心绞痛患者使用钙通道阻滞剂或β受体阻滞剂治疗推荐

临床状况	推荐用药
心律失常或传导阻滞	
窦性心动过缓	硝苯地平、氨氯地平
窦性心动过速(非心衰所致)	β受体阻滞剂
阵发性室上性心动过速	β受体阻滞剂、维拉帕米、地尔硫䓬
房室传导阻滞	硝苯地平、氨氯地平
快房颤	β受体阻滞剂、维拉帕米、地尔硫䓬
室性心律失常	β受体阻滞剂
左心室功能不全	
心力衰竭	β受体阻滞剂
其他临床情况	
高血压	β受体阻滞剂或钙通道阻滞剂
严重的头痛史	β受体阻滞剂、维拉帕米、地尔硫䓬
慢性阻塞性肺疾病合并支气管痉挛或哮喘	硝苯地平、氨氯地平、维拉帕米、地尔硫䓬
甲亢	β受体阻滞剂
雷诺综合征	硝苯地平、氨氯地平
跛行	钙通道阻滞剂
严重抑郁	钙通道阻滞剂

药物的选择:

选择何种药物作为心绞痛的初始治疗受到许多临床因素的影响[28](见表 61.10):

1. 既往有哮喘、慢性阻塞性肺疾病或临床检查中出现喘息的患者,可能不能耐受β受体阻滞剂(甚至选择性β受体阻滞剂),优选钙通道阻滞剂或硝酸酯,或者雷诺嗪。如果此类患者既往有心肌梗死或左心功能不全病史,可考虑进行β受体阻滞剂试验。

2. 慢性稳定型心绞痛合并病窦综合征、窦性心动过缓或显著房室传导阻滞的患者首选钙通道阻滞剂,包括硝苯地平(长效)、氨氯地平和尼卡地平。这类患者慎用β受体阻滞剂和维拉帕米。对于有症状的传导性疾病的患者,只有在安装起搏器后才可使用β受体阻滞剂或有降低心率作用的钙通道阻滞剂。无症状的传导性疾病患者如需要使用β受体阻滞剂,ISA 作用最强的吲哚洛尔可能有效。在传导系统疾病患者使用钙通道阻滞剂的研究中,氨氯地平、硝苯地平和尼卡地平优于维拉帕米和地尔硫䓬。硝酸酯和雷诺嗪可作为备选。

3. 疑似变异性心绞痛的患者,钙通道阻滞剂或长效硝酸酯是首选。β受体阻滞剂甚至可能加重心绞痛。

4. 对于严重的有症状的外周动脉疾病的患者,钙通道阻滞剂优于β受体阻滞剂,因为后者可引起外周血管收缩。

5. 严重抑郁症患者避免使用β受体阻滞剂。性功能障碍、睡眠障碍、噩梦、疲劳和嗜睡患者避免使用β受体阻滞剂,一旦使用需密切监测病情恶化。

6. β受体阻滞剂提高心肌梗死后左心室功能不全患者存活率，改善心衰患者存活率和左心室功能，故与ACEI或ARBs一起，作为左心功能不全(有或无心衰症状)患者治疗药物类别。如果β受体阻滞剂不耐受或尽管使用β受体阻滞和硝酸酯仍然存在心绞痛，可以给予氨氯地平或雷诺嗪。心绞痛合并左心室功能不全的患者，使用β受体阻滞剂治疗后心率仍超过70次/min，可考虑使用伊伐布雷定。这类患者应避免使用维拉帕米，硝苯地平和地尔硫䓬。

7. β受体阻滞剂和钙通道阻滞剂均可用于心绞痛合并高血压的患者，因为两者都具有降压作用。冠心病合并高血压患者都应该考虑使用ACE抑制剂。尽管降压的效果较差，但目前的专业学会指南均推荐在心绞痛合并高血压患者中使用β受体阻滞剂，如果β受体阻滞剂的症状缓解或高血压控制不足，则使用非二氢吡啶类钙通道阻滞剂。卡维地洛比美托洛尔有更强的降压作用，并且比拉贝洛尔具有更好的耐受性，因此卡维地洛可作为心绞痛和高血压患者首选的β受体阻滞剂。

联合治疗

多种药物的组合被广泛用于治疗慢性稳定型心绞痛，其中包括β受体阻滞剂、钙通道阻滞剂、长效硝酸酯或雷诺嗪，当HR、BP或LV功能障碍受限时，这些药物可能特别有用。对于中度或重度左心室功能不全，窦性心动过缓或房室传导紊乱的患者，应避免使用非二氢吡啶类钙通道阻滞剂和β受体阻滞剂的联合治疗，或者应谨慎开始。钙通道阻滞剂的负性肌力作用在低剂量β受体阻滞剂的联合治疗中通常不是问题，但是在较高剂量下可能变得显著。使用这样的剂量，氨氯地平是首选的钙通道阻滞剂，但应谨慎使用。雷诺嗪可用于不耐受其他药剂的患者。

慢性心绞痛患者综合的治疗方法

1. 识别和处理促发因素，如贫血、未控制的高血压、甲状腺毒症、快速性心律失常、未控制的心力衰竭和伴发的瓣膜性心脏病。

2. 控制危险因素、体育锻炼、饮食控制和生活方式辅导。采用高强度他汀治疗。

3. 启用阿司匹林联合β受体阻滞剂或钙通道阻滞剂进行药物治疗。在左心室射血分数≤0.40的所有患者以及患有高血压，糖尿病或慢性肾病的患者中启动ACEI。此外，所有其他患者也应考虑使用ACEI。

4. 如果需要，使用舌下含服硝酸甘油缓解或预防心绞痛症状。

5. 如果心绞痛持续存在，下一步通常是添加第二种药物：钙通道阻滞剂或β受体阻滞剂，或长效硝酸酯(调整给药时间表以防止耐受)。根据是否合并高血压、左心功能不全和心衰症状决定选取何种药物。即使心绞痛发作次数很少也许考虑上述几种情况。雷诺嗪可以作为一些患者的备选方案，特别是首选药物因低血压或心动过缓而无法使用时。

6. 如果使用两种抗心绞痛药物(通常β受体阻滞剂联合长效硝酸酯制剂或钙通道阻滞剂)后心绞痛仍然存在，则加入第三种抗心绞痛药。药物的选择需考虑药物副作用及是否合并高血压、相对低血压、传导系统疾病、快速心律失常或左心功能不全。

7. 在接受指南指导的药物治疗后，仍有难治性心绞痛症状或者心肌缺血的患者，可以考虑行冠脉造影以了解是否需要行冠脉血运重建。冠状动脉造影同样适用于非侵入性检测结果提示“高危”的患者(见表61.3)和那些因职业或生活方式而需要更积极处理的患者。

非药物治疗方法。这些治疗方法仅用于药物治疗失败或冠脉再血管化后仍有顽固性心绞痛的患者。参见慢性稳定型心绞痛再血管化治疗。

增强型体外反搏。增强型体外反搏(enhanced external counterpulsation，EECP)的使用是难治性心绞痛的另一种替代治疗方法[175]。EECP通常治疗7周，共35次，每一次治疗1小时。观察型研究表明，EECP可降低心绞痛的发生率和使用硝酸甘油的频率，提高运动耐量和生活质量，该作用可持续长达2年。在针对慢性稳定型心绞痛患者的EECP随机，双盲，阴性对照研究中，主动反搏可以延缓运动试验期间ST段压低出现，减少心绞痛发作，提高健康相关的生活质量至少1年。没有明确的数据表明EECP可以减少由心肌灌注显像(MPI)检测出的心肌缺血程度。

EECP作用机制尚不明确，可能的机制包括：①持续的血流动力学变化减少心肌氧需求；②跨壁心肌压力容量改善，侧支循环开放从而改善了心肌灌注；③动脉血管床血流量增加，内皮功能和血管重塑改善，从而改善全身动脉顺应性[176]。然而，应该认识到安慰剂效应的可能性。大多数证明EECP有效的证据来自非对照的研究，来自假对照组的数据很少。

脊髓刺激。对于不适合冠状动脉血运重建的难治性心绞痛患者，可选择脊髓刺激。将特殊设计电极插入硬膜外腔隙，通过刺激脊髓，产生神经调节作用，以减轻疼痛[177]。其作用机制是基于门电路理论。刺激脊髓轴突可阻滞痛觉从轴突输入大脑。撇开机制不谈，一些观察性研究报道，在降低心绞痛的频率和严重程度方面，成功率高达80%[178]。一项小型随机、阴性对照研究显示症状和功能状态有所改善[17]。该技术有显著的改善缺血的作用，理论上很难解释。这种方法仅限于已经用尽所有其他治疗方案的患者。

经心肌血运重建术。参见缺血性心脏病的其他外科手术。

基因(血管生成)疗法。见第30章。

稳定型缺血性心脏病的血运重建方法(见第62章)

血运重建的决策

缺血性心脏病代表一个动态连续的疾病状态，疾病的自然进程可持续数十年且不断变化。临床表现分为许多阶段，包括无症状期，逐渐进展到慢性劳力性心绞痛，继而出现静止期，进展为恶化性心绞痛，最终可发展为不稳定型心绞痛、急性心肌梗死、心衰或心源性猝死(见第23、42、58和60章)。

因此，治疗方法应根据患者的临床状况进行调整。动脉粥样硬化通常是弥漫性或多部位，需要全面，系统的管理方法。此外，心肌缺血也可能在没有阻塞性CAD的情况下发生。一般而言，患者管理的原则基于两个目标：①针对病理状态的治疗，目的是延长患者生命和减少主要的不良心血管事件(MACE)，如急性心肌梗死，需住院治疗的ACS，或HF；②改善患者的健康状况，生活质量和能力，使心绞痛或缺血不会影响日常生活活动(ADL)[28]。

血运重建对SIHD自然史的益处与患者的潜在风险成正比，这使得尽可能准确地量化患者的预后至关重要(见表61.3)。除了患者的MACE风险之外，还应考虑社会人口学因素，如年龄、体能、依从性和生活方式干预的能力、总体生活质量、其他医疗条件和患者偏好。在考虑如何最好地实现SIHD患者的这两个基本治疗目标时，应该综合这些方面中的每一个。血运重建方法是心绞痛整体管理策略的一个组成部分，仅在使用了规范化药物治疗后

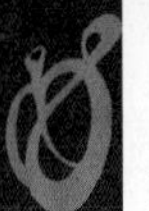

(GDMT)才考虑使用。正确的 GDMT 和生活方式干预是所有 SIHD 患者治疗的基石,决定了导管或手术治疗的能否成功。是否需要以及何时进行血管重建,应当经过深思熟虑方能决定。随后再考虑血运重建的最佳方式,选择导管或手术。该决策最好由包括非介入心脏病专家,介入心脏病专家和一位心脏外科医生在内的多学科心脏团队进行。患者也是决策方面的重要参与者[180]。

患者选择

血运重建的适应证和方式的选择应考虑以下因素:①症状和严重程度;②冠状动脉病变的生理意义和其他解剖学因素;③心肌缺血的程度和左心功能不全;④其他与经皮或外科血运重建手术相关的风险以及影响术后预期寿命的疾病。

症状的存在和严重程度

治疗的目标是尽可能彻底消除心绞痛并恢复生理功能[28]。如果在药物强化治疗后缺血症状持续存在,或者如果出现不可接受的副作用或患者服药习惯限制抗心绞痛治疗,则应考虑进行冠状动脉血运重建(导管或手术)(见前面,心绞痛的评估和分类)。

冠状动脉病变的意义(和其他解剖学考虑)

心外膜冠状动脉狭窄≥70%或左主干冠状动脉狭窄≥50%称为解剖学显著狭窄。临床实践指南的制定主要围绕一系列解剖学标准,包括病变血管的数量、病变的长度和病变严重程度,并额外整合一些功能学参数,例如缺血的程度、分布以及累及心肌的数量。血运重建和优化药物治疗的临床转归(Clinical Outcomes Utilization Revascularization and Aggressive Drug Evaluation,COURAGE)研究是一项大型前瞻性随机对照临床研究,该研究采用了单个核心实验室定量冠脉造影的方法,验证冠脉狭窄程度和心肌缺血范围的关系,并对比了 PCI 和药物治疗的效果。与传统观点大相径庭,PCI 相比药物治疗,不会对任何程度的冠脉狭窄(即使是79%~90%狭窄,甚至前降支 90%以上的狭窄)的长期临床事件产生更大的获益[28]。

此外,50%~70%的狭窄,被称为视觉上的“临界”病变,其重要性也是冠脉医生较难把握的。众所周知,血管造影时,狭窄的严重程度采用管腔狭窄的百分比来表述,这种方法对病变处功能学评估通常不够准确[2,3,65,181]。尽管心脏外科医生将≥50%的狭窄视为“显著狭窄”,但是另有许多因素可以使解剖学上 50%至 70%的狭窄达到功能学或者血流动力学的“显著意义”,这些因素包括偏心病变、血管纡曲、斑块破裂、不对称腔内充盈缺损,额外的长病变。IVUS、OCT 和冠状动脉压力/血流测量(见前文,侵入性评估和第 20 章)等技术可以提供对特定冠脉病变的解剖学和功能学意义的进一步评估,甚至可以进行压力测试,以帮助进行临床决策,对血运重建的潜在益处做出判断。

除病变严重程度外,其他解剖学特征也会影响患者和血运重建的方式和成功率[33]。这些特征包括血管大小、钙化程度、曲折度以及与侧支的关系(见第 62 章)。患有冠状动脉远端严重弥漫性病变的患者可能不适用于任何血运重建术。

流量储备分数

FFR 的测量对于指导临界病变的血运重建决策非常有用[65,182](见前面的入侵评估,以及第 57 和 62 章)。在一项针对 PCI 中度狭窄的 325 例患者的研究中,FFR 高于 0.75(占 56%)的患者被随机分配到 PCI 或药物治疗。单纯药物治疗的患者心脏病死亡或心肌梗死的风险在前 5 年每年低于 1%。随访 15 年后,相比支架植入组亦没有增加[188]。随后,评估了 FFR 在 FAME(分数流量储备与血管造影多支血管评估)试验中,患者被随机分配到常规 PCI(通过血管造影的视觉评估)或 FFR 引导 PCI(仅在 FFR≤0.8 的病变中进行 PCI)。结果显示,采用 FFR 指导,2 年死亡率或心肌梗死发生率较低。从第 2 年到 5 年,两种策略的风险相似。因此,两个治疗组 5 年的总风险相似。然而,FFR 引导组的支架处理的血管及医疗资源使用均小于常规 PCI 组[184]。值得注意的是,FAME 试验未纳入单纯药物治疗(GDMT)作为对照组。FAME 2 试验已纳入接受 GDMT 而无血运重建的对照组[64](见后,经皮冠状动脉介入治疗和药物治疗的比较)。FAME 3 试验用 FFR 来指导多支血管 PCI,并将试图对比三支血管病变患者采用 FFR 引导下现代药物洗脱支架 PCI 与心脏搭桥(CABG)术的优劣[185]。

缺血程度和左心室功能不全的存在

冠心病患者风险的三个决定性因素:缺血程度、病变血管数量和左心室功能[23]。无创检查的缺血程度是后续不良结局的重要预测指标,并确定哪些患者更可能通过血运重建而不是药物治疗缓解心绞痛症状。左心功能异常的患者从血运重建中获得的益处更大。此外,对于左心功能减退的患者(通常定义为 LVEF<0.40),CABG 的生存获益及症状和功能改善更加明显(表 61.11 和表 61.12)。

表 61.11 冠脉搭桥手术对比药物治疗对生存率的影响*

危险分层	病变血管数	缺血严重程度	射血分数	外科手术后存活者
轻度	2	轻度	>0.50	不变†
	3			不变†
中度	2	中度-重度	>0.50	不变†
	3	轻度	<0.50	改善†
	2			不变†
	3			改善‡
重度	2	中度-重度	<0.50	改善‡
	3			改善‡

*来自 CASS 随机注册研究亚组数据。

†随机试验。

‡外科手术比药物治疗能改善生存率。在欧洲冠脉外科试验中,患者 2 支冠状血管病变并累及左前降支近端冠脉病变的患者,不管左心室功能如何,外科手术后均能提高生存率。

表 61.12 冠脉旁路移植术对生存率的影响(自 1994 年冠脉旁路移植术实验者协助分析)*

亚组	药物治疗组死亡率/%	CABG 术与药物组治疗比较 P 值
冠状动脉病变		
1 支	9.9	0.18
2 支	11.7	0.45
3 支	17.6	<0.001
左主干	36.5	0.004
无前降支病变		
1 支或 2 支	8.3	0.88
3 支	14.5	0.02

续表

亚组	药物治疗组死亡率/%	CABG 术与药物组治疗比较 *P* 值
左主干	45.8	0.03
全部血管	12.3	0.05
有前降支病变		
1 支或 2 支	14.6	0.05
3 支	19.1	0.009
左主干	32.7	0.02
全部血管	18.3	0.001
左心室功能		
正常	13.3	<0.001
异常	25.2	0.02
运动试验结果		
缺失	17.4	0.10
正常	11.6	0.38
异常	16.8	<0.001
心绞痛分级		
0,Ⅰ,Ⅱ级	12.5	0.005
Ⅲ,Ⅳ级	22.4	0.001

*系统回顾分析冠脉旁路移植(CABG)术对比药物治疗对冠心病生存率影响。资料来自 7 个对比 CABG 术与药物治疗的随机临床研究。图中显示 5 年内亚组结果。

引自 Yusuf S, Zucker D, Peduzzi P, et al. Effect of coronary artery bypass surgery on survival: overview of 10-year results from randomized trials by the Coronary Artery Bypass Surgery Trialists Collaboration. Lancet 1994;344:563.

手术相关的风险

SIHD 患者可能合并其他疾病,如肾功能不全,外周血管动脉粥样硬化或肺部疾病,可能会影响患者对手术或经皮血运重建的适应性。例如,在有胃肠道出血病史的患者中,应考虑手术后长期双联抗血小板的需求。某些三支病变合并左心室功能不全的患者,CABG 即便可以提高远期的生存获益,如果临床手术风险太高,则更适合行多支血管 PCI。

此外,应考虑以下 SIHD 治疗的一般原则:

1. 大多数稳定型心绞痛患者,应当首先进行和优化循证指导下的医学治疗(包括抗心绞痛药物、病情控制治疗和生活方式干预)。血运重建不应作为初始治疗策略[28]。

2. 如果不考虑改善生存获益,是否再血管化更应注重考虑心绞痛的严重程度和健康状态被影响的程度,以确保血运重建能更加有效的改善生活质量。(例如,已接受 GDMT 仍有心绞痛的患者,相比仅使用很小的药物治疗下偶发的、劳累性心绞痛患者,前者有更强的再血管化指征)。

患者的治疗偏好应始终是治疗策略选择的首要考虑因素。

3. 患者的治疗偏好应始终是治疗策略选择的首要考虑因素。

4. 在某些情况下,很难确保心绞痛或类似症状(如劳力性呼吸困难或疲劳)是否是潜在冠心病的直接表现,尤其是肥胖症患者、久坐不动者或合并慢性阻塞性肺疾病的患者。这些不典型症状或者不能确定是阻塞性冠心病相关的症状可能无法通过再血管化改善,即使这些症状与生理学上明确的冠心病并存。

5. 对 SIHD 患者进行冠脉血运重建决策的慎之又慎,对所有拟行的治疗方案进行开诚布公的讨论,充分说明 PCI 或 CABG 相对于 GDMT 的预期益处和潜在风险。在导管室中,往往一旦明确了患者的冠脉解剖情况,PCI 的决定是临时做出的,因此很难临时组建"心脏团队",对所有治疗方案的潜在风险和益处进行全面的回顾和讨论。然而,如前所述,除非需要紧急/急诊 PCI 以减少死亡或心肌梗死,"心脏团队"的介入既是明智的也是可行的。

6. 总之,治疗方案必须根据患者自身的临床特点和个人偏好(通常需联合家庭成员和转诊医生)进行个性化制定,同时对所有 3 种治疗方案的潜在风险和益处进行知情讨论。

经皮冠状动脉介入治疗

经皮冠状动脉介入治疗(PCI),包括经皮腔内冠状动脉成形术(percutaneous transluminal coronary angioplasty,PTCA)、冠状动脉内支架植入术以及与前两者相关的技术,在过去的 30 年中迅猛发展。20 世纪 90 年代中期,金属裸支架(bare-metal stent,BMS)很大程度上取代了 PTCA。2003 年药物洗脱支架(DESs)出现,随后在支架设计方面不断改进,包括更薄的支架和改进药物洗脱平台和输送系统,以最大限度地减少再狭窄和急性、亚急性和晚期/超晚期支架内血栓形成。此外,介入心脏病学的实践随着辅助药物疗法的改进和支架术以外的技术进步而显著发展,例如针对特定技术问题的装置(旋磨和斑块切割导管)[186,187]。对已经给予最佳 GDMT 但仍有症状的慢性心绞痛患者,PCI 是 SIHD 患者的重要治疗方式。

第 62 章将讨论 PCI 的具体技术、早期和长期疗效。本节重点对 PCI 与药物治疗进行比较,并讨论将 PCI 纳入治疗方案的时机。

可以与诊断性血管造影同时进行是 PCI 的一个重要优势。病情稳定的患者可在当日或次日出院,1 周甚至更短时间内可完全恢复。许多情况下,症状缓解立竿见影。这促使一些患者更乐于选择 PCI,即使单独的药物治疗可以降低总体风险并获得相同的远期疗效。

早期疗效。PCI(主要是冠状动脉支架置入术)技术方面的持续改进以及操作者经验的增加,提高了首次成功率,减少了并发症发生率。美国心脏病协会国家心血管数据登记处(ACC National Cardiovascular Data Registry,ACC-NCDR)报告,接受 PCI 的患者血管造影成功率为 96%,手术成功率(无死亡、心脏病发作或紧急血运重建的血管造影成功率)为 93%。出院前死亡率低于 1%,0.3% 的病例需要急诊 CABG。ACC-NCDR 还报道围手术期心肌梗死发生率为 1%。某些研究术后常规行心脏生物标志物评估,这些研究报告的心肌梗死发生率通常较高,但是这些围手术期生物标志物增加的重要性仍有争议[188]。药物洗脱支架的再狭窄率低于 10%,与 BMS 时代相比,需要再次血运重建的比例减少了 20%。更复杂病例的预后,如慢性完全闭塞性病变或左主干狭窄,将在第 62 章讨论。技术的进步提高了这两种方法的成功率。例如,据报道,PCI 治疗慢性全闭塞的技术成功率超过 70%,这支持了在有适当临床指征和适当解剖的患者中,由有适当经验的操作人员进行手术时,这种方法是一种合理的选择(Ⅱa 类)[189]。

远期疗效

支架与血管成形术。与球囊血管成形术相比,冠状动脉支架置入术减少再次血运重建,因此减少 MACE 达 40%,但死亡率或心肌梗死发生率没有明显降低[33]。

再狭窄和晚期支架内血栓形成。见第 62 章。

PCI 与药物治疗的比较

当前对球囊血管成形术与药物治疗进行比较的研究临床相关性并不确切,因为 PCI 和药物治疗在过去二十年中经历了天翻地覆的变化。此外,将 PCI 与药物治疗进行比较的随机临床试验数

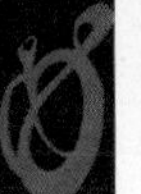

量很少，并且涉及的患者数量少于9 000(总计)。大多数登记的患者主要为单支血管疾病，并且在常规使用冠状动脉支架术和强化辅助药物治疗之前完成。总体而言，这16项试验的结果支持球囊成形术较药物治疗，可以更好地控制心绞痛、提高运动能力、改善患者的生活质量[28,190]。然而，对8项支架置入术与药物治疗试验的荟萃分析表明，相比药物治疗，PCI改善心绞痛症状的初期优势并未延续下去[28,190](图61.11)。此外，没有任何随机对照试验或荟萃分析显示，对于SIHD患者，PCI相比药物治疗更能减少死亡率或心肌梗死发生率。

在1999年至2004年期间，COURAGE试验入选2 287名有心肌缺血的客观证据以及造影提示近端血管冠心病(≥70%视觉狭窄)的患者，被随机分配到PCI或非PCI组，两组均联合GDMT[28]。具体而言，第一组PCI主要基于解剖学意义，在常规PCI基础联合GDMT策略。另一组起始GDMT治疗，GDMT治疗失败后根据需要可选择联合PCI。临床试验的目的是对比两组的差异。在4.6年的中位随访期间，两组的死亡率或心肌梗死发生率相似(PCI+GDMT与GDMT的比值为1.05;95%CI为0.87~1.27;P=0.62)(图61.12)。因此，主要研究结果表明，如果将PCI作为SIHD患者的初始治疗策略与GDMT联合，并未减少死亡、心肌梗死或其他MACE。接受PCI作为初始治疗的患者在第1年和第3年时心绞痛发生较少，但在第五年，心绞痛的发生并未比GDMT作为初始治疗的患者较少。正如预期的那样，在最初接受GDMT的患者，随访过程中PCI干预较使用PCI起始治疗组更加频繁。在随访的第一年中有16.5%的GDMT患者需要血运重建，而剩余的16.1%的患者在第1年和第7年之间进行血运重建。

COURAGE试验的亚组分析显示临床相关人群的一致性：冠心病多支血管并病变、左心室射血分数减退、CCS Ⅱ或Ⅲ级心绞痛或糖尿病患者亚群中，PCI联合最佳药物治疗与单独GDMT治疗无差异。两个治疗组的主要终点(死亡或心肌梗死)相似，无轻度缺血(分别为18%和19%，P=0.92)或中度至重度缺血的差异(分别为19%和22%;P=0.53;相互作用P值=0.65)。

此外，因为整个队列基于缺血的范围，无法评价临床事件是否按照级别增加。因此，重度缺血表现是否可以帮助识别出SIHD患者可能从PCI中获得临床益处的亚群，仍不能得出结论。

虽然新一代药物洗脱支架比COURAGE试验中使用的PCI技术更安全(更少支架血栓形成)和更有效(减少再狭窄)，有可能得到更好的结果，但截至目前，尚缺乏比较新一代DES与GDMT疗效的RCT研究。

流量储备分数策略

在FAME 2试验中，将FFR引导的PCI策略加上最佳药物治疗与单独的最佳药物治疗进行了比较[64,182]。在该试验中，有一个或多个视觉狭窄的冠状动脉(≥50%狭窄)且FFR为0.8或更低的病变的患者被随机分配到单独的药物治疗或PCI加药物治疗。计划招募1 632名患者进行研究，预计至少2年随访；然而，根据数据监测委员会的建议，在入组888例患者平均随访7个月后，试验提前终止。因为死亡、心肌梗死或紧急血运重建的复合主要终点显著降低。最终分析显示，主要终点的相对风险降低68%，从药物治疗组的12.7%降至PCI组的4.3%(HR，0.32;95% CI，0.19至

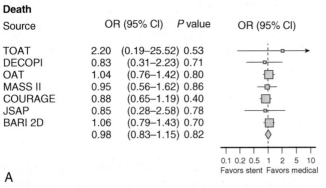

Death

Source	OR (95% CI)		*P* value
TOAT	2.20	(0.19–25.52)	0.53
DECOPI	0.83	(0.31–2.23)	0.71
OAT	1.04	(0.76–1.42)	0.80
MASS II	0.95	(0.56–1.62)	0.86
COURAGE	0.88	(0.65–1.19)	0.40
JSAP	0.85	(0.28–2.58)	0.78
BARI 2D	1.06	(0.79–1.43)	0.70
	0.98	(0.83–1.15)	0.82

Unplanned revascularization

Source	OR (95% CI)		*P* value
TOAT	2.89	(0.68–12.35)	0.15
Hambrect et al	4.00	(1.03–15.53)	0.05
DECOPI	0.81	(0.45–1.45)	0.47
OAT	0.80	(0.64–1.00)	0.05
MASS II	1.49	(0.97–2.31)	0.07
COURAGE	0.56	(0.46–0.68)	<0.001
JSAP	0.37	(0.24–0.58)	<0.001
BARI 2D	0.57	(0.46–0.70)	<0.001
	0.78	(0.57–1.06)	0.11

Nonfatal myocardial infarction

Source	OR (95% CI)		*P* value
TOAT	3.41	(0.34–34.65)	0.30
Hambrect et al	3.12	(0.12–78.45)	0.49
DECOPI	1.43	(0.23–8.73)	0.70
OAT	1.45	(0.96–2.19)	0.08
MASS II	0.70	(0.39–1.25)	0.23
COURAGE	1.12	(0.87–1.45)	0.38
JSAP	0.42	(0.11–1.65)	0.21
BARI 2D	1.12	(0.82–1.54)	0.47
	1.12	(0.93–1.34)	0.22

Persistent angina during follow-up

Source	OR (95% CI)		*P* value
TOAT	0.69	(0.11–4.42)	0.69
Hambrect et al	8.14	(0.96–68.81)	0.05
DECOPI	0.66	(0.26–1.72)	0.40
OAT	1.20	(0.68–2.13)	0.53
MASS II	0.60	(0.40–0.89)	0.01
COURAGE	0.91	(0.67–1.24)	0.56
JSAP	0.46	(0.29–0.72)	<0.001
BARI 2D	0.92	(0.75–1.12)	0.39
	0.79	(0.60–1.05)	0.10

FIGURE 61.11 Meta-analysis of coronary stent implantation versus medical therapy. Data are developed in eight trials enrolling 7 229 patients, including three trials of stable patients after myocardial infarction(MI), and five studies enrolled patients with stable angina and/or ischemia on stress testing. Mean weighted follow-up was 4.3 years. There was no evidence of benefit of initial coronary stenting compared with initial medical therapy for prevention of death(A), unplanned revascularization(B), nonfatal MI(C), or persistent angina(D). OR, Odds ratio. (Modified from Stergiopoulos K, Brown DL. Initial coronary stent implantation with medical therapy vs medical therapy alone for stable coronary artery disease: meta-analysis of randomized controlled trials. Arch Intern Med 2012;172:312-9.)

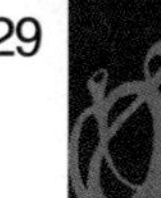

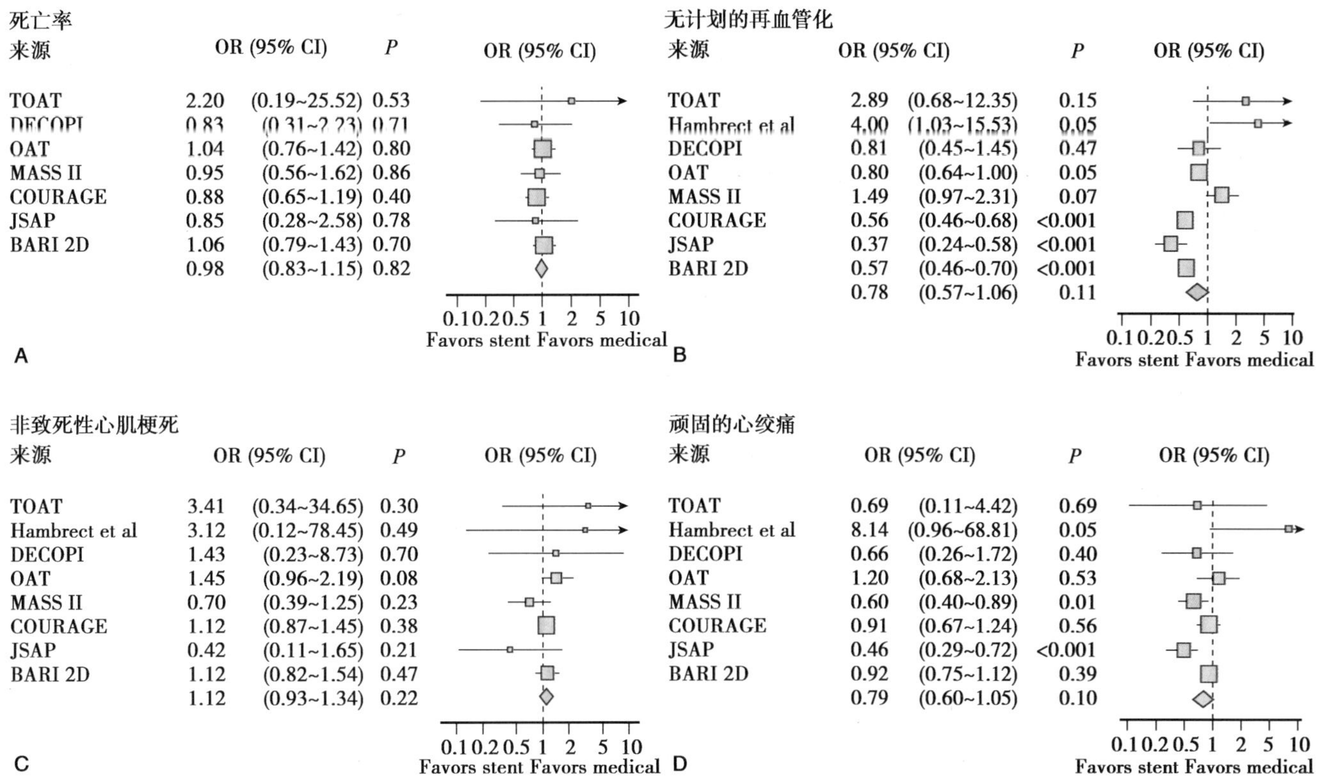

图 61.11 冠脉支架植入术与药物治疗的 meta 分析。入选 8 项临床研究共 7 299 例患者，其中 3 项临床研究入选心肌梗死后稳定的患者，另外 5 项入选稳定型心绞痛伴有负荷试验中出现心肌缺血或仅仅在负荷试验出现心肌缺血的患者。平均随访 4.3 年。没有证据表明初始治疗采用支架植入术较初始治疗采用药物治疗更能降低死亡率、无计划的再血管化、非致死性心肌梗死和顽固的心绞痛。OR，势比。（改编自 Stergiopoulos K，Brown DL. Initial coronary stent implantation with medical therapy vs medical therapy alone forstable coronary artery disease：meta-analysis of randomized controlled trials. Arch Intern Med 2012；172.）

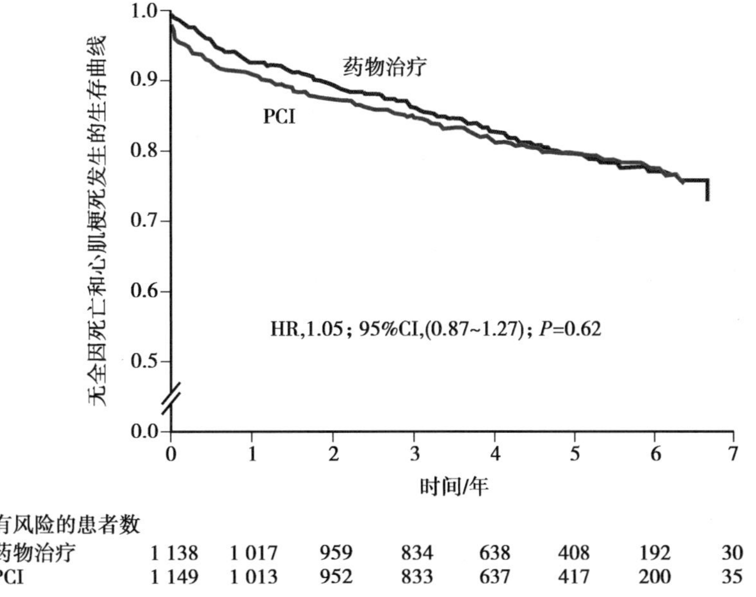

有风险的患者数								
药物治疗	1 138	1 017	959	834	638	408	192	30
PCI	1 149	1 013	952	833	637	417	200	35

图 61.12 有心肌梗死合并严重的冠心病的 2 287 例患者入选到 COURAGE 研究并被随机分配到 PCI 联合最优药物治疗组或者单纯药物治疗组。两组之间主要终点全因死亡率和心肌梗死发生率没有差异。（引自 Boden WE，O'Rourke RA，Teo KK，et al. Optimal medical therapy with or without PCI for stable coronary disease. N Engl J Med 2007；356：1503.）

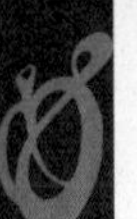

0.53;$P<0.001$)。值得注意的是,这项开放标签试验的差异完全是由于 PCI 组的紧急血运重建率低于药物治疗组(1.6% 对 11.1%;HR,0.13;95%CI 0.06 至 0.30;$P<0.001$),死亡或 MI 无显著差异[182](图 61.13)。

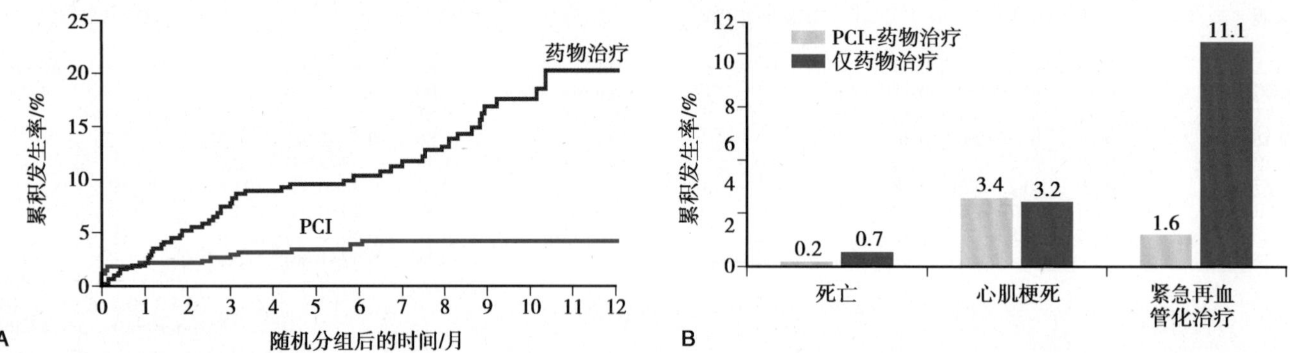

图 61.13 888 例稳定性心绞痛行 PCI 术后死亡、心肌梗死或急诊再血管化的结局。患者不论何种程度冠脉狭窄均使用血流储备分数指导,被随机分为 FFR 指导 PCI 加最优药物治疗组和单纯药物治疗组。A,入选提前终止,因为 FFR 指导再血管化显著下调了主要终点事件(PCI 组 4.3%,药物治疗组 12.7%,风险比 0.32,CI 0.19~0.53,$P<0.001$)。B,然而,PCI 改善主要终点的作用主要是减少了计划外的再血管化,对死亡率和心梗发生率无影响。PCI,冠状动脉介入术。(改编自 De Bruyne B,Piljs NH,Kalesan B et al. Fractional flow reserve-guided PCI versus medical therapy in stable coronary disease. N Engl J Med 2012;367:998.)

COURAGE 和 FAME 2 研究的结果表明,PCI 可以减少缺血症状和未来再血管化的需要。无论是 FAME 2 试验(平均随访 7 个月)还是 COURAGE 试验(平均随访 55 个月)均未显示 PCI 与 GDMT 相比死亡率或心肌梗死发生率降低。虽然 FAME 2 没有评价 FFR 使用的意义,但研究结果间接支持目前的指南,即有选择的使用 FFR 指导临界视觉病变(50%至 70%狭窄)的 PCI 决策[182]。

最近,两项随机对照试验比较了由较新的瞬时无波比(iFR)介导的 PCI 和由 FFR 介导的 PCI。随机化到 iFR,允许在不使用腺苷舒张血管的情况下评估狭窄处的血流动力学结果,这与相似的主要不良心脏事件发生率相关,但副作用较少且手术时间较短[182a,182b]。

总之,目前,关于稳定的 IHD 患者行 PCI 和药物治疗的随机试验的荟萃分析已证实,这两种策略在死亡率、心肌梗死、缺血程度和范围以及长期心绞痛方面并无差异[28]。然而,问题在于,对于缺血风险较高的患者,PCI 是否能够降低 CV 死亡或心肌梗死的风险仍需进一步探讨。由国家心肺和血液研究所(NHLBI)资助的 ISCHEMIA(比较药物和侵入性治疗与健康有效性的国际研究;ClinicalTrials. gov,NCT01471522)目前正在进行中,旨在评估血运重建联合指南导向药物治疗(GDMT)在降低稳定的 IHD 患者 CV 死亡或心肌梗死方面是否优于单纯 GDMT,并且记录的是中重度心肌缺血。

目前,根据最好的可用的随机研究资料分析,对于大多数稳定的 IHD 且 CCS Ⅰ级/Ⅱ级的患者,起始采用药物治疗是合理的;而对于存在持续的和/或更严重症状患者或者无创性检查结果提示高危的患者(如中等到大面积可诱发缺血的心肌),则需要在最优药物治疗的基础上采取再血管化的治疗策略[28]。

除了再血管化治疗常规需要考虑的适应证和手术方法(见"关于再血管化的决策方法"),当选择 PCI 作为患者的治疗方法时还需要考虑以下因素:

1. 根据病变的造影特点分析以导管为基础的再血管化治疗的成功概率。

2. 根据 CAD 的程度、心肌受累范围和缺血严重程度判定患者是否需要进行完全的再血管化治疗,并且 PCI 是否能够达到完全再血管化。

3. 尽管技术进步显著降低了 PCI 相关的急性心力衰竭和靶病变再狭窄的发生率,但考虑到这些风险及其潜在后果仍与 PCI 决策相关。受累心肌存活率、LV 功能受损以及 CAD 的弥漫性和解剖复杂性,包括特定的血管造影因素,如血管直径小、长病变、完全闭塞以及静脉桥血管疾病,可能与 PCI 潜在风险和获益相关。

稳定的 IHD 患者特异性亚组的经皮冠脉介入治疗

糖尿病。合并糖尿病的患者具有发生 PCI 术后并发症的潜在高风险(见 51 章)。对于不良结局发生率较高的可能解释包括更大的冠状动脉粥样硬化负担,对球囊损伤的血管生物反应的改变,非扩张节段病程进展迅速以及更高的血小板反应性。糖尿病动脉粥样硬化环境的特点为促凝血状态,纤溶蛋白活性降低,内膜增生增加以及炎症。再狭窄和病情进展在糖尿病患者中更加常见。因此,对于多支血管病变的 CAD 患者,CABG 术后的中远期效果更好,因为旁路可以解决多数血管问题而不只是局部病变。糖尿病患者最优血运重建策略将在本章随后的章节中进行讨论。最优药物治疗适用于多数合并糖尿病的稳定性 IHD 患者。

左心室功能障碍。尽管治疗技术发展,LV 功能障碍仍然是 PCI 术后住院率和长期死亡率的较重要的独立危险因素。尤其是,在国家心肺和血液研究所(NHLBI)动力学注册研究中,估测射血分数在≤40%、41%至 49%和≥50%的稳定的 CAD 患者 PCI 术后 1 年的死亡率分别为 11.0%、4.5%和 1.9%。目前 PCI 与药物治疗的对比试验较少纳入 LV 收缩功能异常的患者,试验结果不能用于指导该人群的治疗决策制定。

妇女和老年患者。关于女性和老年人 PCI 治疗的特殊之处本书在第 88 章和第 89 章进行讨论。观察性研究显示,与接受侵入性治疗的男性相比,女性的并发症,尤其是出血率更高。COURAGE 试验事后研究显示,40%的 65 岁以上的患者死亡或心肌梗死的发生率比年轻患者高 2 倍,尽管随机分配到 PCI 或 GDMT 组患者的临床结局无年龄相关差异。值得注意的是,尽管接受 PCI 的老年患者并发症的潜在风险增加,但没有观察到合并症(如局部血管并发症、肾功能恶化以及出血)的增加[193]。

肾功能不全。肾功能不全的患者(通常是指 eGFR<60ml/min),尤其是患糖尿病的患者,患氮质血症的风险增加(见第 98 章)。当医生在决定是否为这些患者行冠脉造影和 PCI 时,这往往是一个重要的决定因素。COURAGE 试验事后分析显示,肾功能下降患者 CV 事件的长期发生率显著高于 eGFR≥60ml/min 的患者,但是,接受 PCI 的肾功能减退患者和接受 GDMT 的肾功能减退患者相比较,既无临床获益也无临床受害

的证据。从而表明应根据预期获益和风险对这些患者采取适当个体化的治疗策略。

以往的冠状动脉搭桥手术。CABG 和 PCI 往往被看作是相互竞争的手术方式，然而我们应该将这两者视为相互补充的手术方法。越来越多接受了 CABG 并再发缺血的患者进行了 PCI 术。静脉桥血管 PCI 术的技术问题和手术转归在第 62 章中做了讨论。

冠状动脉搭桥术

1964 年，Garrett、Dennis 和 DeBakey 第一次使用冠状动脉搭手桥术作为“紧急”治疗手段。在 20 世纪 60 年代后期，Favoloro 和 Johnson 及各自的合作者将该技术进行推广。Kolessov 于 1967 年、Green 及其同事在 1970 年分别开创性地使用了内乳动脉（internal mammary artery，IMA）作为桥血管。此后，冠状动脉搭桥术五十年间逐步发展，目前仍是稳定性 IHD 患者重要的治疗方式。大多数旁路手术仍然需要通过胸骨正中切开，同时需要借助体外循环（cardiopulmonary bypass，CPB）在心脏停搏的条件下进行手术，也可以不借助体外循环在心脏持续跳动的情况下进行手术。创伤性较小的方法正逐渐在部分经选择的患者中普遍开展起来，尤其是病变较局限的血管重建手术患者。这些方法包括：前外侧切口开胸术、部分胸骨切开术及上腹部切口。旁路手术的技术目标是尽可能让近端存在生理意义狭窄的所有主要冠状动脉获得完全性血管重建。对于特定亚组的 CAD 患者，研究已证实 CABG 能延长生存、缓解心绞痛症状和提高生活质量[194-196]。

过去 30 年中，美国冠状动脉搭桥手术的数量稳步上升，在 20 世纪 90 年代晚期达到高峰。不过，自那时起，冠状动脉搭桥手术比例逐渐下降，这可能与 PCI 术持续增长有关，特别是在多支血管病变的 CAD 患者中[4]。对于稳定的 IHD 患者，CABG 提供了良好的短期和中期效果；但是它的长期效果受到静脉桥闭塞的影响。关于完全动脉血管重建术，即利用双侧 IMA 移植长期效果的数据很少。

微创冠状动脉旁路手术。根据手术方法和是否使用 CPB，创伤较小或者微创手术可以分为四大类。闭式体外循环下的 CABG（port access CABG）采用了限制性小切口进行股-股动脉 CPB 和心脏停搏手术[194]。目前，闭式体外循环技术已经能够在机械胸腔镜的辅助下完成全部的停搏心脏的手术，即 TECAB（totally endoscopic，robotically assisted CABG）[197]。非体外循环 CABG（off-pump CABG）依然是通过标准的胸骨正中切口，通常皮肤切口较小，只是在进行血管吻合时利用血管稳定装置来减少目标血管的运动，但是不需要 CPB[198-200]。胸部小切口冠状动脉旁路术（minimally invasive direct coronary artery bypass，MIDCAB）是在不借助 CPB 的情况下通过左前胸切口完成的。因此，非体外循环的 CABG 方法包括 off-pump CABG（OPCAB）和 MIDCAB 这两种技术。

微创方法的潜在优势包括：减少患者术后不适，伤口感染风险最小化，以及缩短恢复时间。避免使用体外循环可以减少出血、全身性血栓栓塞、肾功能不全、心肌顿抑以及卒中的风险。神经系统损害可能会导致认知障碍，特别是对于老年或者存在严重主动脉钙化的患者。另一个影响临床转归的额外好处在于减少了使用 CPB 所带来的全身性炎症反应。

短期的临床结果和血管造影结果表明创伤较小的技术可以与传统冠状动脉搭桥手术相媲美[201,202]。而且，2009 年，一项关于 OPCAB 与应用体外循环的 CABG 的对照试验（共纳入 2 230 例患者）显示：两组在 30 天内死亡或并发症（7.0% vs 5.6%；P=0.19）上无显著差别；但是，非体外循环组在术后 1 年的复合终点（全因死亡、非致死性心肌梗死及需要再次血管重建）上明显差于体外循环组（9.9% vs 7.4%，P=0.04）。此外，在接受造影随访患者中，OPCAB 组患者的移植血管通畅率明显降低，而两组在神经生理临床结构和资源利用上不存在治疗性差异。CORONAY 研究（非体外循环或体外循环 CABG 血运重建研究）中纳入 4 752 名患者，随机分配到 OPCAB 组和传统 CABG 组，两组在第 30 天的结果相似。尽管术中和术后的机械通气时间减少，术后出血和急性肾损伤的发生率降低，各组间主要复合结局（死亡、心肌梗死、卒中或需要透析的肾衰竭）并无差异（9.8% vs 10.3%；HR，0.95；95%CI 0.79~1.14；P=0.59），对早期血运重建的需求增加了[203]。此外，OPCAB 之后长期结局的数据相互矛盾[202]，但仍需担心较低的移植物通畅率和不完全血运重建可能导致 OPCAB 相关风险。因此，尽管大多数数据都支持失血和输血需求的减少，伤口感染减少、术后房颤减少、心肌损伤指数降低、机械通气时间缩短以及 OPCAB 提前出院，但仍需关注长期预后研究，需要有关长期生存和神经认知功能的其他数据来评估这两种方法的相对有效性[200]。

冠脉重建术的新方法可能是将 CABG 和 PCI 两者结合起来，即：对前降支冠状动脉进行微创外科搭桥术（如应用 OPCAB 方法将左内乳动脉移植至 LAD 近段），而对其他血管行 PCI 术[194]。这些所谓的杂交手术需要更多的经验来进一步确立合适患者的入选标准，以证明该策略确实比单纯多支血管搭桥术显现出重要的优势。尽管对 TECAB 最初的热情，机器人辅助的 CABG 仍然不到 CABG 总量的 1%[197]。

动脉和静脉桥。目前标准的旁路移植术提倡常规将左侧 IMA 移植至 LAD 冠状动脉，而将大隐静脉移植到其他血管[205,206]。尽管一侧 IMA 移植优于大隐静脉移植是无可争辩的，但是医学界并不认同双侧 IMA 移植优于一侧 IMA 移植加一条大隐静脉移植的观点。双侧 IMA 搭桥术最初的热情由于移植术后并发症的发生率较高而受到影响，包括出血、伤口感染、通气支持时间延长。伤口感染（特别是胸骨深处伤口感染）尤其受到关注，但是其发生率中等（<3%），除了糖尿病、肥胖或者长期需要通气支持的患者。纳入 3 102 名接受 CABG 患者的随机试验中，双侧 IMA 移植和一侧 IMA 移植在第 30 天、1 年和 5 年时呈现出相似的 CV 结果，但前者胸骨并发症的发生率更高[207]。目前的专业协会指南建议，在无过多胸骨并发症风险的情况下，对年轻患者采用双侧 IMA 移植是合理的（Ⅱa 类）[206,208]。

尽管如此，由于双侧 IMA 移植技术要求的增加和手术时间的延长，尚未被广泛采用。试图通过桡动脉移植与右侧 IMA 移植区分通畅和结果的研究尚无定论，因此作为严重狭窄的原生动脉的第二动脉导管。任何一种方法都是合理的选择。这种不确定性可能反映在专业协会不同的推荐强度中，从Ⅱb 级[196]到Ⅰ级[208]，以及 2015 胸外科医师协会的指南中的Ⅱa 级推荐[206]。

静脉和动脉桥的通畅。静脉桥的早期闭塞率（出院前）在 8%~12%，1 年后闭塞率达 15%~30%。此后，每年闭塞率为 2%，第 6 至 10 年后上升至 4%。IMA 移植的通畅率更高。关于桡动脉移植通畅率的数据是多样的；尽管如此，对至少随访 4 年的试验的网络荟萃分析表明，与静脉移植相比，桡动脉移植的通畅率更高[209]。由于，竞争性流动来自天然血管而不是隐静脉移植（saphenous vein graft，SVG），动脉移植更容易失败。因此，如果没有明确的流动限制证据，动脉移植不应用于血管闭合性狭窄。

远端血管。远端冠状动脉血管状况对桥血管的命运非常重要。移植物晚期通畅率与冠状动脉的血流量有关，后者取决于接受搭桥的冠状动脉直径、远端血管床大小和移植物吻合口远端冠状动脉粥样硬化严重程度。移植物吻合口远端血管腔直径大于 1.5mm、灌注血管床大以及吻合口远端血管粥样硬化闭塞少于 25% 的患者，其桥血管远期的通畅率最高。对大隐静脉而言，当管腔直径≥2.0mm 时通畅率最高。

自身动脉病情进展。已有病变的动脉段出现病情进展的可能性最大。搭桥后的自身冠状动脉出现疾病进展的发生率是非搭桥自身血管的 3 至 6 倍。这些数据表明，对于轻微病变进行动脉搭桥，即使最初获得非常成功，但最终仍可能对患者有害。患者不仅要承担桥血管闭塞的风险，也要承担更高的自身血管加速闭塞风险。病变长度超过 10 毫米和病变直径超过 70% 的自身血管进展至完全闭塞的风险将会增加。

静脉桥闭塞和自身血管病情进展的治疗效果。旨在提高长期通常率的措施通常是针对延缓动脉粥样硬化整个过程，因此可能存在额外的获益[210]。二级预防，特别是阿司匹林和降脂治疗，对降低静脉桥闭塞风险非常重要。长期抗凝治疗未能显示出令人信服的结果。

抗血小板治疗。部分试验证明术前24小时就开始阿司匹林治疗能保持早期移植物通畅率,但术后超过48小时才开始阿司匹林治疗并无获益。患者应无限期地服用阿司匹林(80~325mg/d)。尽管对于ACS患者,CABG术后阿司匹林加入氯吡格雷,但在一项纳入113例稳定的IHD患者的试验中,阿司匹林加入氯吡格雷并未影响SVG内膜增生的进展。因此,稳定的IHD患者(不含ACS)CABG术后不建议常规DAPT。氯吡格雷单药治疗应该用于阿司匹林过敏或不耐受的患者。

降脂治疗。3个降脂治疗随机试验显示降脂治疗对桥血管病变进展有益。高强度他汀类药物治疗适用于CABG术后患者,因为比较高强度和中强度他汀类药物剂量的临床试验证实,CABG术前两者具有相似的获益。

病例选择

CABG手术适应证主要是改善生活质量和/或延长生命[194,196,212]。选择通过PCI还是CABG进行血运重建主要是根据冠状动脉解剖、左心室功能、影响任何一种手术的其他临床合并症以及患者的意愿(见前文)。不论症状如何,对手术可能增加生存率且无创性检查提示高风险的多支血管病变的冠心病患者,应该推荐CABG(见表61.11)。对于大面积和严重CAD患者,CABG治疗比药物治疗带来更多获益(图61.14;见表61.12)。患有左主干和/或三支血管CAD的患者,特别是具有多支血管CAD和LV收缩功能障碍的患者应被视为CABG延长寿命的候选者。而如果需要血运重建,类似数据支持糖尿病合并多支血管CAD患者可从CABG中获益。需要考虑其他因素如患者的一般健康状况和非冠状动脉疾病的共存疾病,他们会影响手术相关风险和持久功能获益的可能性。

手术结果和长期疗效

接受CABG的患者数随着时间出现变化,尤其是随着PCI的广泛应用后。相对于20世纪70年代,如今接受CABG患者年龄更大,女性患者比例更多,疾病更重,且大部分患者存在不稳定型心绞痛、三支血管病变、此前接受过CABG或PCI等血管重建术、左心室功能不全或者存在合并症(如高血压、糖尿病和外周血管疾病)。尽管这部分患者的风险性增加,但是CABG的手术效果保持稳定甚至有所提高。

手术死亡率

为了预测围手术期死亡率,已经开发和完善了稳健的多变量模型。特别是,胸外科医师协会(Society of Thoracic Surgeons,STS)风险评估(riskcalc. sts. org)和欧洲心脏手术风险评估系统(EuroSCORE,www. euroscore. org)是经过充分验证的风险评估工具,可通过便捷的在线计算机获得。通过可获得性风险工具共享得到的CABG术后死亡风险指标包括:①术前CV因素,包括冠脉病变冠脉血管数量、左主干CAD、近期发生了急性心肌梗死或急性冠脉综

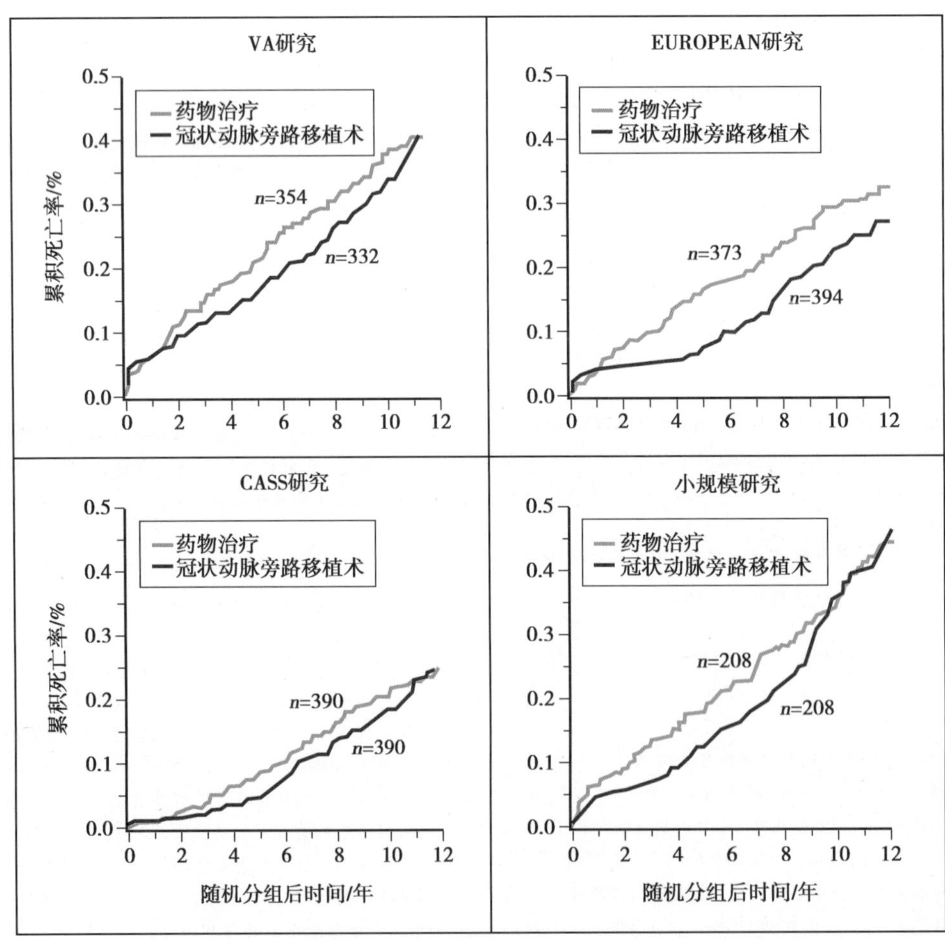

图61.14 3个关于药物治疗和CABG的大型随机试验和4个较小的研究相结合的生存曲线。(引自Eagle KA,Guyton RA,Davidoff R,et al. ACC/AHA guidelines for coronaryartery bypass graft surgery:A report of the American College of Cardiology/American Heart Association Task Force on Practice Guidelines[Committee to Revise the 1991 Guidelines for Coronary Artery Bypass Graft Surgery]. J Am Coll Cardiol 1999;34:1262.)

合征事件、既往CABG、血流动力学不稳定、左心室功能不全，伴发心脏瓣膜病，伴或不伴右心衰的肺动脉高压，以及相关的颈动脉或外周血管疾病；②术前非心脏合并症和其他个体因素（手术时的高龄、女性、糖尿病、肺脏和肾脏疾病以及整体虚弱）；③术中因素（术中缺血性损伤，无法进行IMA移植）。

STS数据记录，逾160万例单纯CABG的手术累积死亡率从1997年至1999年的3.05%下降到2008年的约2%，并且在2015年之前一直保持在这个水平[213]。而且，当校正了临床风险特征变化后，CABG相关死亡率在过去两年中大幅下降。

围手术期并发症。较大部分的高风险患者使得围手术期的并发症率增加。据STS数据库记录，2014年，在144 949例单纯CABG的患者中主要并发症（卒中、肾衰竭纵隔炎和心房颤动）的发生率分别为1.3%、2.0%、0.3%和23.4%。

心肌梗死。围手术期心肌梗死，尤其是合并血流动力学或心律失常并发症或术前就存在左心室功能不全，是早期和晚期转归不良的主要因素。文献报道的发病率差异很大（0%到10%以上），中位数为2.9%，这很大程度上是由于诊断标准不同造成的。在CABG的背景下，心肌梗死的诊断标准已经有了修订，心脏肌钙蛋白（CnT）和心肌肌酸激酶MB同工酶（CK-MB）水平超过正常上限10倍，新的心肌功能障碍的客观证据，基于无创成像或血管造影的移植物阻塞[214]。

脑血管并发症。心脏手术后神经系统异常是非常可怕的并发症，并且与较高的长期死亡率有关[215,216]。可能的机制包括主动脉或其他大血管动脉粥样硬化来源的栓子，可能来自体外循环机回路及其管道的栓子和术中低血压（特别是有高血压史的患者）[215]。Ⅰ型损伤与主要的神经障碍、木僵及昏迷有关，Ⅱ型损伤的特点是智力和记忆功能衰退。神经系统异常的发病率差异较大，它取决于如何定义障碍。CABG术后25%~50%的患者存在围手术期无症状性脑损伤，后者可通过MRI检测到[194]。据北新英格兰心血管病研究组报道的研究数据显示，1992年至2001年间卒中的发病率是1.6%，而前瞻性研究中的更高（1.5%至5%）。旨在仔细评估神经障碍的研究则报道了更多的神经系统后遗症；CABG术后早期Ⅰ型损伤的患者为6%，患者的短期认知能力下降了33%至83%。一项使用复杂神经认知测试的长期前瞻性研究显示，患者的认知能力在出院时下降了53%，6个星期时为36%，6个月时为24%。高龄、存在合并症（尤其是糖尿病）和术中主动脉手术是体外循环相关神经系统后遗症（包括卒中、谵妄和神经认知功能障碍）的较主要的预测因子[192]。大多数（但不是所有的）研究显示，近端主动脉粥样硬化和主动脉内球囊泵的使用亦为卒中重要的预测因子。无体外循环的CABG可能与卒中风险降低有关[182]。

心房颤动。这类心律失常是CABG最常见的并发症之一[195]，它的发生率高达40%，主要术后2至3天内发生。在术后早期，快速心室率和心房输送功能的丧失可能会危及全身血流动力学，增加栓塞的风险，并导致住院时间和住院成本的显著增加；它也会将术后卒中的风险增加2至3倍。高龄、高血压、既往存在房颤以及心力衰竭与心脏术后房颤发作的高发相关。既往他汀类药物治疗可能与术后较少发生房颤相关[196]。

预防性使用β-受体阻滞剂能降低术后房颤的发生率；对无禁忌证的患者CABG术前和术后均应该常规使用。胺碘酮也能有效预防术后房颤的发作，对术后房颤高风险患者也可应用（见第38章）。然而，当围手术期房颤发生时，在住院天数、并发症或60天房颤发生率方面，心律控制策略并不优于心率控制[218]。高达80%的患者在24小时内自发转复窦性心律，除心率控制外无需特殊治疗。CABG术后60天，94%的心率控制组患者和98%的心律控制组患者在过去30天内均心律平稳，无房颤出现（$P=0.02$）[218]。

肾功能不全。CABG术后需要透析的肾衰竭的发病率始终很低（0.5%至1.0%），但会导致更高的致残率和死亡率（见第88章）[221,222]。肾功能下降，包括术后血清肌酐水平高于2.0mg/dl或绝对值增加超过0.7mg/dl，更为常见（7%至8%）。术后肾功能不全的预测因子包括高龄、糖尿病、有肾功能不全史和心力衰竭。利钠肽浓度升高与围手术期急性肾损伤的风险升高相关，增加了临床危险因素。术前存在肾功能不全和血清肌酐水平高于2.5mg/dl的患者术后需要进行血液透析的风险明显增加，这些患者可能更适合其他血运重建方案或进行预防性透析治疗。一项纳入1 163名接受心脏手术患者的荟萃分析发现，使用半胱氨酸并不能预防术后肾功能障碍的发生[200,223,224]。

心绞痛缓解

主要的大样本随机试验都表明：术后5年，CABG患者在心绞痛的缓解、运动能力以及对抗心绞痛药物的需求上都优于药物治疗患者。心绞痛复发的独立预测因素包括女性、肥胖和未使用内乳动脉。对于因三支病变接受CABG患者，获得完全血运重建是1年甚至5年以上症状缓解的一个重要决定因素。综上所述，预计5年后约有75%的手术患者可免于缺血性事件、猝死、心肌梗死或心绞痛复发；10年后约50%左右，15年及以上约15%左右。

生存率的影响

目前的临床实践基于以下3个大型临床随机试验（注册的患者自1972年至1984年），即：Veterans Affairs（VA）试验，欧洲心脏协会研究（the European Cardiac Society Study，ECSS），以及国立卫生研究院（NIH）支持的CASS[194,196]（见图61.14）。临床证据来自这3个试验和其他几个较小的试验，共有2 649例患者。但是，这一证据在目前的临床应用中存在一些严重的局限性。因在这些试验之后，手术患者的危险性特征以及可选择的术式和药物干预治疗发生了根本性的改变。尤其需要指出的是，在这些试验的年代尚没有广泛使用IMA搭桥技术，也没有如今指南指导的GDMT强化药物治疗（包括阿司匹林、他汀类药物和RAS抑制剂）。

然而从meta分析结果可得出用于指导临床实践的要点。在每个试验中，CABG的生存获益出现在随访中期（2至6年），但这种优势在长期随访时减弱。综合考虑，这些试验结果认为CABG可将长期（10年）死亡率的绝对值减少4.1%（$P=0.03$）。亚组分析发现有几项高危标准可用于识别术后生存获益更多的患者：①左主干CAD；②合并LAD近段动脉病变的单或双支CAD；③左心收缩功能不全；④综合评价提示高危（包括症状严重程度、运动耐受性测试提示高危、有心肌梗死病史及静息状态下心电图ST段压低）。

综合所有临床试验和注册研究结果发现，病情越重，手术治疗较药物治疗的生存获益就越大（见表61.12）。而病情的危重性则是根据症状或缺血的严重程度、有无糖尿病、病变血管支数和是否存在左心室功能障碍判定得出的。与单纯药物治疗相比，CABG能延长左主干CAD患者（无论症状轻重）以及包括LAD近段病变的三支CAD患者（无论左心室功能如何）的生存时间。大量的证据表明，手术治疗可延长三支或两支冠脉病变且合并左心室功能不全患者的生命，尤其对于近端狭窄的一条或多条冠状动脉病变和严重心绞痛患者。心绞痛或轻中度运动时出现缺血症状的患者，特别是近端LAD阻塞的患者，可通过PCI或CABG进行冠状动脉血管重建获益。

左心功能低下的患者（见第57章）。左心室功能低下是围手术期和晚期死亡率最强烈的预测因子之一。在纽约州CABG注册研究中，射血分数≤25%的患者住院死亡率为6.5%，而射血分数大于40%的患者为1.4%[196]。随着人口老龄化和接受再次手术患者比例的增加，术前左心

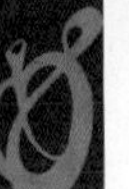

室功能不全和临床表现为心力衰竭的患者人数将会增加。CABG Patch 试验(入选患者的射血分数≤35%)显示,没有任何心力衰竭临床体征的患者围手术期死亡率为 3.5%,NYHA 分级Ⅰ至Ⅳ级的心力衰竭患者的围手术期死亡率为 7.7%[196]。

尽管不能消除射血分数降低对手术死亡率的影响,但是重视术中代谢、使用正性肌力药物和机械支持(包括对部分患者行术前应用主动脉内球囊反搏)仍可减少预期的围手术期死亡率。因此,在有经验的中心,合并有严重左心室功能不全患者的住院死亡率低于 4%~5%[225]。

术前射血分数对后期生存的强大影响,使得合并存在存活心肌的左心室功能不全从原先的 CABG 相对禁忌证转变为目前的强适应证。这样的转变是由于我们已经意识到冠状动脉血运重建可以使存活的功能失调心肌得到改善[196,226]。事实上,在对冠脉搭桥术与药物治疗疗效比较的随机试验进行的一项最大规模的荟萃分析中,冠脉搭桥术最显著的生存效益以及症状和功能的改善都是由左心室功能受损患者表现出来的,在这些患者中药物治疗的预后很差[196]。

这一结论也得到了大量目前的注册研究和随机对照临床试验的支持。这些临床试验对随机选择冠脉搭桥术加药物治疗和单独药物治疗的左心室功能障碍患者进行了长期随访。在一项倾向调整的观察分析提示,CABG 可使 LVEF 低于 35%且左主干管腔狭窄小于 50%的患者的 10 年生存率提高[227]。STICH 研究(缺血性心力衰竭的外科治疗)比较了 1 212 名 LVEF 低于 35%但无左主干病变或严重心绞痛患者随机接受 CABG 或单纯药物疗法的预后情况。两组患者 56 个月内的全因死亡率分别为 36%和 41%(HR 0.86;95% CI 0.72~1.04;P=0.12),无统计学差异。然而,CABG 组心源性死亡或住院的复合终点明显低于药物治疗组(58% vs. 68%;HR,0.74;95% CI 0.64~0.85;P<0.001)[228]。此外,在随访时间延长至 10 年的 STICHE 研究中,CABG 组的死亡率差异降低(58.9% vs. 66.1%;HR,0.84;95% CI 0.73~0.97;P=0.02(图 61.15)[229]。

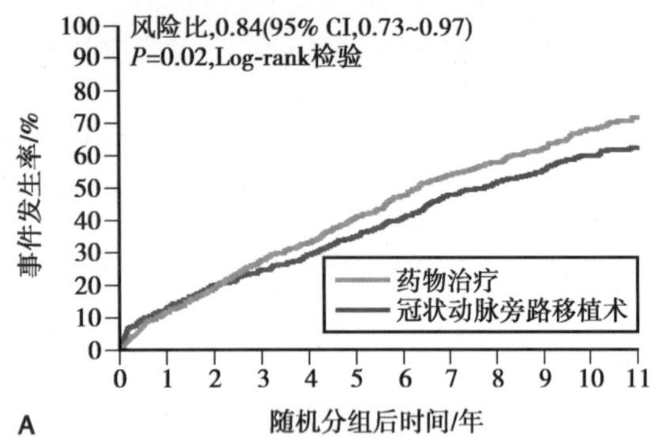

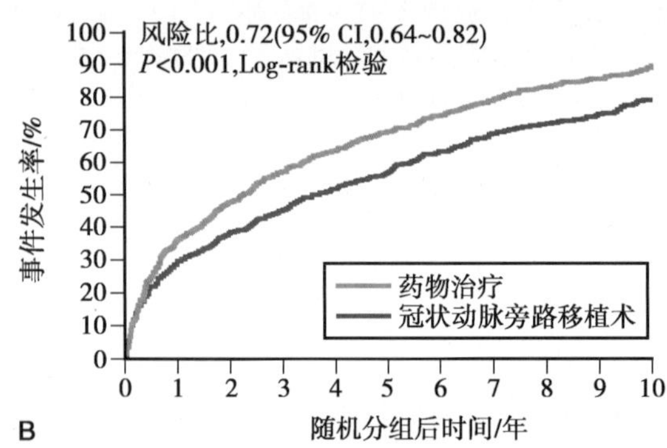

图 61.15 缺血性心力衰竭手术治疗(STICH)试验的长期结果。STICH 试验纳入 1 212 名射血分数为 35%以下且适合行冠状动脉旁路移植术(CABG)的患者,他们被随机分配接受 CABG 加药物治疗或单独药物治疗,随访 10 年。**A**,CABG 组的全因死亡率 58.9%,而药物治疗组 66.1%(HR,0.84;95% CI 0.73~0.97;P=0.02 通过对数秩检验获得)。**B**,与单独药物治疗相比,CABG 同样降低了全因死亡或心血管住院率。(改编自 Velazquez EJ, Lee KL, Jones RH, et al. Coronary-artery bypass surgery in patients with ischemic cardiomyopathy. N Engl J Med 2016;374:1511-20.)

虽然左心室功能障碍患者行 CABG 治疗可能会带来显著的益处,但在与患者共同决策时,必须充分考虑并权衡围手术期风险[226]。尽管 STICH 研究提示心肌存活对 CABG 的预后没有明显影响[230],但在考虑 CABG 治疗严重左心室功能障碍的高危患者时,选择性评估患者的存活心肌可能是一种合理的策略[225]。

心肌冬眠(见第 57 章)。成功对存活但不收缩或收缩不良的心肌再灌注是左心室功能障碍患者 CABG 的目标[225]。可以用两个相关的病理生理状况解释可逆性缺血性收缩功能障碍:①心肌顿抑(缺血后长期但暂时性的左心室功能不全,无心肌坏死);②心肌冬眠(持续的左心室功能不全,心肌灌注呈慢性减少或反复顿抑,但心肌灌注足以维持组织的存活)。冬眠心肌的心肌收缩力减弱可节省代谢需求,可能有保护作用,但长时间和严重的休眠状态可能导致心肌超微结构的严重异常(收缩单位不可逆转的损失)以及细胞凋亡。

冬眠心肌可引起左心室收缩或舒张功能异常,或两者兼而有之。PET、铊-201 和多巴酚丁胺超声心动图研究表明,有左心室功能障碍及冬眠心肌证据的患者仅接受药物治疗时死亡率很高。这些患者心肌缺血的主要临床特征可能不是心绞痛,而是由于左心室舒张压增加导致的呼吸困难。事实上,当冠状动脉血运重建缓解了慢性缺血后,患者的症状可能得到逆转。这个时候,把慢性左心室功能不全引起的心力衰竭症状归咎于心肌坏死和瘢痕形成可能并不恰当。

冬眠心肌的检测。一些临床和影像标记可以用来确定功能失调的心肌段的存活性(表 61.13)。存在心绞痛但是心电图没有 Q 波或有心肌梗死史的患者出现心绞痛是有价值的线索。舒张期室壁厚度显著减少可提示该左心室功能失调心肌节段为瘢痕组织。另一方面,舒张期室壁厚度尚可但运动静止或反向运动的节段可能是疤痕组织和存活心肌的混合区域。有很多影像工具可用于心肌存活性的评估,如多巴酚丁胺超声心动图、PET、对比增强 CMR、CT、铊静息再分布成像等,将在第 14、16 和 17 章中继续讨论。

特殊人群的外科治疗

女性患者(见第 89 章)

与男性相比,女性更不容易转诊行冠状动脉造影检查和随后的血运重建[231]。在一些研究中,这种性别差异完全可以由临床因素来解释。此外,尚不确定这种性别差异是否提示 CABG 在女性中施行得过少,或者在男性中过度施行,或两者兼而有之。与男性相比,接受 CABG 的女性在年龄、合并症、心绞痛严重程度和心力衰竭病史等方面的更严重。女性 CABG 后住院死亡率和围手术期发病率是男性的 1.5 至 2 倍。然而,大部分(而非全部)研究发现,对女性 CABG 的较大危险因素校正后,其短期死亡率以及长期结局与男性相似,CABG 较多支血管 PCI 的优势也是如此[232]。既然危险因素校正后外科手术血运重建后的长期结果与男性大致相似,那么女性不应当成为 CABG 决策的重要影响因素。

老年患者(见第 88 章)

人口老龄化、围手术期护理和 CABG 结果的显著改善,导致 CABG 术后高龄冠心病患者迅速增加[233]。美国超过 75 岁的人群

表 61.13 存活心肌的标记物

临床指标	心肌存活与否的特征	诊断试验	替代试验
舒张期室壁厚度	壁厚<6mm 高度提示无存活的瘢痕	标准超声	CT,CMR
局部室壁运动	小剂量多巴酚丁胺刺激后室壁运动改善(比如收缩功能储备)提示心肌存活	低量多巴酚丁胺超声心动图	CT,CMR,门控 SPECT
局部血流	晚期再分配或二次注入示踪剂的再分配提示心肌存活	SPECT	PET,CMR
心肌代谢	血流(低)和代谢(活跃)的不匹配提示心肌存活	PET	SPECT
心肌纤维化	局限于心内膜下的瘢痕提示心肌存活,而透壁或接近透壁瘢痕提示无存活能力	CMR	CT

CMR,心脏磁共振成像;CT,计算机断层扫描;PET,正电子发射断层扫描;SPECT,单光子发射计算机断层扫描。

预计未来 50 年内将翻两番。在该人群中,心血管疾病将成为发病和死亡的主要原因。很多人因此成为 CABG 的潜在目标。

老年患者比年轻患者病情更严重,因为常合并多种疾病,包括外周血管和脑血管疾病、广泛三支病变和左主病变、左心室功能不全和心衰等[196]。这种特点不可避免的导致围手术期死亡率和并发症发生率增高,突出表现为 70 岁以上老龄患者死亡率/年龄曲线斜率急剧增加。尽管如此,老年 CABG 患者院内死亡率已逐年降至 7%至 9%,其中无明显并发症的 80 岁以上患者的院内死亡率降至 3%至 4%。但是老年患者因体质虚弱和活动不便围手术期发病率和死亡率显著升高[234]。鉴于老年患者血运重建结果个体差异较大,手术决策应基于患者的需要和个体风险综合评估。

肾脏疾病患者

心血管疾病是终末期肾病(end-stage renal disease,ESRD)患者的主要死因,占死亡人数的 54%(见第 98 章)。ESRD 患者以及肾功能不全程度较轻的患者,存在多种危险因素。这些危险因素不仅加速了冠心病的发展,也使其医疗决策和管理更加复杂。常见危险因素包括糖尿病、高血压伴左心室肥大、收缩和舒张功能障碍、脂质代谢异常、贫血和同型半胱氨酸水平升高。因此,将近 50%的 CABG 术患者存在轻度或更严重的肾功能障碍。ESRD 患者常常经 PCI 或 CABG 进行冠状动脉重建,但死亡率和并发症发生率有所增加。即便是无需透析的轻度肾功能不全患者,也同样具有较高的围手术期并发症风险,需要较长的康复时间,短期和中期生存率降低。观察数据表明,对慢性透析患者而言,CABG 是多支冠脉病变患者血运重建的首选策略[235-237]。然而,相关随机研究数据很少,而且 ESRD 患者 CABG 术后 30 天死亡率高达 9%~20%。

糖尿病患者(见第 51 章)

糖尿病是外科手术血运重建患者死亡率的重要独立预测因子。糖尿病患者远端血管较小,不是血管搭桥的理想位置。然而,在糖尿病和非糖尿病患者动脉和静脉移植的通畅性类似。尽管手术风险较大,但由于糖尿病和重度冠心病患者行 CABG 术的潜在远期获益,这些患者仍应考虑行 CABG 术[238,239](见下文,经皮冠状动脉介入和冠状动脉搭桥手术的比较)。

合并相关血管疾病患者的冠脉搭桥手术。合并外周血管疾病(包括颈动脉、腹主动脉或下肢血管)的冠心病患者的医疗管理面临许多挑战(见第 64 章)。

冠状动脉疾病合并周围血管疾病的影响。周围血管疾病患者常合并症状明显的冠心病。对于接受外周血管手术的患者,晚期预后主要由心脏疾患的发病率和死亡率决定。反过来说,冠心病患者如果合并周围血管疾病,即使没有一点症状,也提示预后不良,这可能因为这些患者具有较重的动脉粥样硬化负担[240]。

由于冠心病合并周围动脉粥样硬化的患者往往比无周围动脉粥样硬化的患者年龄更大,血管疾病和末梢组织损害更广泛,CABG 围手术期死亡率和发病率较高,远期预后不理想。根据新英格兰北部心血管数据库资料,合并外周血管疾病患者 CABG 术后院内及远期死亡率是无冠脉疾病患者的 2~2.5 倍,尤其是下肢疾病患者。弥漫性动脉粥样硬化栓塞是动脉粥样硬化患者 CABG 术后特别严重的并发症。它是 CABG 术后围手术期死亡、卒中、神经认知功能障碍和多器官功能障碍的主要原因。然而,由于周围血管疾病患者冠脉病变弥漫,许多此类患者更适合行 CABG,而不是 PCI。

颈动脉疾病。对于有稳定型心绞痛且拟行颈动脉内膜切除术的患者,颈动脉术后通常进行运动负荷试验并考虑冠状动脉血运重建术的必要性。在考虑行 CABG 的老年患者中合并严重颈动脉疾病的比例越来越大,约 20%的患者存在≥50%的狭窄,6%至 12%的患者存在≥80%的狭窄,左主干 CAD 患者中的比例更高。对于既需要考虑颈动脉疾病手术又要考虑 CAD 手术的患者,合并手术还是分阶段手术目前仍存在争议[241]。此外,目前还不清楚无症状的颈动脉疾病是否会显著增加 CABG 术中的卒中风险。没有一种策略被证明优于另一种,最恰当的就是个体化治疗,也就是根据患者自身条件、症状的严重程度、冠状动脉和颈动脉血管的解剖条件以及医疗机构的经验决定治疗策略。CABG 术前或术中行颈动脉支架术是目前正在探究的作为颈动脉内膜切除术联合 CABG 的一种替代方法[242]。

合并有血管疾病患者的管理(见第 64 章)。根据伴随血管疾病的严重性和不稳定性,需要血运重建的严重或不稳定的冠心病患者可被分为两类。当非冠状动脉血管手术为择期手术时,他们通常被推迟到心脏症状已经稳定后实施。心脏症状的稳定可以通过强化药物治疗或血管重建术来获得。对于不稳定的冠心病合并存在不稳定的血管条件,即冠心病和血管情况都不稳定的患者,如经常反复发作的短暂性脑缺血发作或腹主动脉瘤迅速扩展的患者,必须进行联合手术。此类中的部分患者可以在最终的血管修复术前行 PCI 术以稳定心脏状况。支架植入后服用氯吡格雷会带来手术出血增多的麻烦,除非患者在停用氯吡格雷≥5 天后进行手术。

需要再次手术的患者

在一些心脏中心,高达 20%的单纯性 CABG 术是再次手术[243]。再次手术的主要适应证是大隐静脉桥晚期病变。症状复发的另外一个因素是两次手术之间固有血管病情进展。若干研究强调了再次手术患者术前病情较重的情况,包括年龄较大、并发症较严重、瓣膜性心脏病、更普遍的 LV 功能障碍和更大程度的缺血性危害。

毫无疑问,再次手术的死亡率明显高于首次 CABG 术。对于接受首次手术的患者,紧急手术死亡率为 2.6%,急诊手术的死亡率为6%,相应的再次手术的死亡率分别为 7.4%和 13.5%。由于再次 CABG 的风险和操作复杂性较高,PCI 越来越被视为 SVG 失败患者的一线选择。在这种情况下,由于较低的并发症发生率和较好的长期通畅性,固有冠状动脉 PCI 优于 SVG PCI。当固有冠状动脉完全慢性闭塞(CTO)时,血管重建的决策更加具有挑战性。许多 CTO 以前必须再次行 CABG,现在可由专门诊治中心的熟练 PCI 操作者成功行血运重建。然而,没有证据表明 CTO PCI 可以改善临床结果。

经皮冠状动脉介入治疗和冠状动脉搭桥术的比较

观察性研究

冠脉搭桥术与球囊血管成形术比较的观察性研究发现,在 1~5 年的随访期间,CABG 和 PTCA 在死亡率和心肌梗死率上没有显著不同。但 CABG 组在复发事件(包括心绞痛和需要再次血运重建术)上优于 PTCA 组,原因主要是后者容易造成血运重建不完全和再狭窄。更多的近期研究比较了 CABG 和 PCI 患者的临床结果。一项研究对大约 60 000 例接受冠状动脉支架术或 CABG 术的多支血管病变 CAD 患者进行了分析(这些资料记录在 1997—2000 年的纽约州注册研究中),结果发现:在校正了临床合并症后,CABG 术能给双支/多支血管病变的患者(无论是否累及 LAD)带来更高的生存率[196]。在 10 万多名 1992—2008 年接受 CABG 术或多支血管 PCI 的倾向匹配的医疗保险受益人中,结果是相似的[244]。同样,对 ACC-NCDR 和 STS 数据库中约 60 万名多支冠脉病变患者进行分析,冠脉搭桥者 1 年死亡率与 PCI 者相似。尽管如此,在对潜在混杂因素的多重敏感性分析中,CABG 组 4 年死亡率显著降低[245]。对大约 18 000 名接受第二代 DESs(everolimus)或 CABG 术的冠脉多支病变患者进行倾向匹配分析后发现,两组患者的死亡风险相似。PCI 组患者心肌梗死的风险更高,且需重复血管重建[246]。两种疗法生存率的相似性突出了临床判断在为个体患者选择最佳治疗方案中的作用,以及在适当选择的冠脉多支病变患者中取得良好结果的能力,特别是那些未涉及 LAD 近端的患者。

随机临床试验

总而言之,随机试验的结果表明:对于射血分数正常的多支血管病变冠心病患者,CABG 在血运重建治疗和症状改善上优于 PCI,但是生存率上两者之间没有显著差异。

多支血管病变患者 PCI 和 CABG 治疗的比较。十余篇已发表的随机研究对多支病变冠心病患者 PCI 和 CABG 治疗进行了比较。尽管各试验在设计、方法、入选病例等方面存在差异,但研究结果近似,故而为多支病变的冠心病患者 PCI 和 CABG 治疗选择提供了较为一致的观点。然而这些研究也存在一些局限。近几十年来,临床试验在手术技术和疾病改善预防治疗上发生了重大变化。此外,入选的大多数患者左心室功能完好。因此,纳入这些试验的患者危险性相对性较低,而且大部分是双支血管病变和左心室射血分数正常患者,因此既往研究显示 CABG 在这些患者生存率上并不优于药物治疗。因此,也无法期待 PCI 和 CABG 治疗后两者间存在死亡率的显著差异[28]。

随着支架技术的不断进步,冠脉高危风险患者逐渐被纳入临床研究中。在 SYNTAX 研究(2005—2007 年)中,1 800 例三支血管病变或左主干病变患者随机分配接受 CABG 或 PCI 治疗,术前由当地心脏外科医生和心脏介入医生组成的"多学科团队"判定任一治疗方式均可获得等效解剖学血运重建效果[247]。一级终点是随机分组后 12 个月内两组主要心脏不良事件或脑血管事件(即全因死亡、卒中、心肌梗死和再次血运重建)的非劣效性比较。12 个月随访后 PCI 组的 MACCE 发生率明显高于 CABG 组(PCI 17.8% vs CABG 12.4%;P=0.002),主要是因为再次血运重建率的增加(PCI 13.5% vs CABG 5.9%;P<0.001),故而没有达到非劣性标准。随访 12 个月后两组的死亡率和心肌梗死率相似,然而 CABG 组似乎更易发生卒中(CABG 2.2% vs PCI 0.6%;P=0.003)。继续随访后,CABG 组患者的 MACCE 发生率低于 PCI 组(随访 3 年:CABG 20.2% vs PCI 28.0%,P<0.001;随访 5 年:CABG 26.9% vs PCI 37.3%,P<0.001)[248];随访至 5 年时,CABG 组的心肌梗死率(CABG 3.8% vs PCI 9.7%;P<0.001)再血管化率也显著低于 PCI 组(CABG 13.7% vs PCI 25.9%;P<0.001),然而全因死亡率(CABG 11.4% vs PCI 13.9%;P=0.10)和卒中率(CABG 3.7% vs PCI 2.4%;P=0.09)两组未见显著差异(图 61.16)。

CABG 与 PCI 的相对有效性根据病变血管的解剖复杂性和严重程度而不同,具体取决于 SYNTAX 评分,该评分考量了冠状动脉狭窄的数量、部位和复杂性。在中或高 SYNTAX 评分的患者中,CABG 在主要心血管事件中明显优于 PCI,但在评分较低的患者中则结果相似。因此,对于复杂冠状动脉病变(中等或高 SYNTAX 评分)的患者,CABG 仍然是标准治疗,而对于复杂性较低(低 SYNTAX 评分)或左主干(低或中 SYNTAX 评分)的患者,PCI 仍然不失为可接受的选择。一项纳入 10 项随机试验的 meta 分析表明,多支病变亚组患者经 CABG 或 PCI 治疗后的长期死亡率相似[196,247,249,250]。然而,CABG 在糖尿病或高龄患者中疗效更好,CABG 组的死亡率亦更低。此外,多支病变且手术风险低的糖尿病患者通常是 CABG 的合适候选者,随着随访时间的延长而获益更多[251]。接受 PCI 的患者的住院费用较低,但长期来看因复发住院治疗和再次血运重建会导致 PCI 患者的出院后费用增加,最终使得两组 3~5 年的总费用相近。

糖尿病患者。BARI(Bypass Angioplasty Revascularization Investigation)试验最初意外发现是,接受治疗的糖尿病患者 PTCA 术后 5 年的死亡率为 34.5%而 CABG 为 9.4%(P=0.003)。而在 BARI 试验随访 10 年后发现糖尿病患者 CABG 治疗的优势更为明显,此结论亦得到其他研究支持。造成此差异的主要原因可能是 PCI 术后进展更为迅速的动脉粥样硬化和较高的再狭窄率。一项协同 meta 分析表明(共纳入 10 项 PCI 与 CABG 对比试验中 7 812 名患者的个体数据),1 233 例糖尿病患者的 CABG 总死亡率显著降低了 30%——剔除 BARI 试验后这个结果依然存在[196,252]。

BARI-2D 试验的结果并未对 PCI 和 CABG 进行直接比较,但为糖尿病患者血运重建提供了额外的信息和间接比较[196]。在 BARI 2D 试验中,2 368 例已经确诊糖尿病和冠心病患者被随机分入两组,一组接受早期血运重建术(接受 PCI 或 CABG 治疗),另一组接受最佳药物治疗(延迟血运重建或不行手术)。早期血运重建策略的一个显著特点在于随机化前预先指定 PCI 或 CABG 治疗,将更严重的冠心病患者分配至 CABG 亚组。BARI-2D 试验中大约三分之二的患者被分配到 PCI 组,而其余病情严重的患者依据"心脏团队"共识决策接受 CABG 治疗。两组 5 年随访后全因死亡率没有差异,但是两个次要复合终点(死亡、心肌梗死及卒中)的预先分析提供了重要的发现:①与未行血运重建的最佳药物治疗相比,CABG 组的死亡、心肌梗死及卒中发生率因非致死性心肌梗死的减少而显著降低,同时死亡率相对减少 16%但无显著意义;②与 CABG 相比,PCI 组与最佳药物治疗组在一级终点(生存率)和二级复合终点上并无差别,但值得注意的是在 BARI-2D 试验中仅有 35%的患者接受了 DES 治疗[196]。

随后,1 900 名多支血管冠心病患者随机分配至 DES 组或 CABG 组的 FREEDOM(Future Revascularization Evaluation in Patients with Diabetes Mellitus:Optimal Management of Multivessel Disease)试验显示,接受 CABG 治疗的糖尿病患者具有令人信服的临床获益。尤其是试验结果还显示 CABG 治疗显著降低糖尿病患者全因死亡率和死亡/心肌梗死的复合终

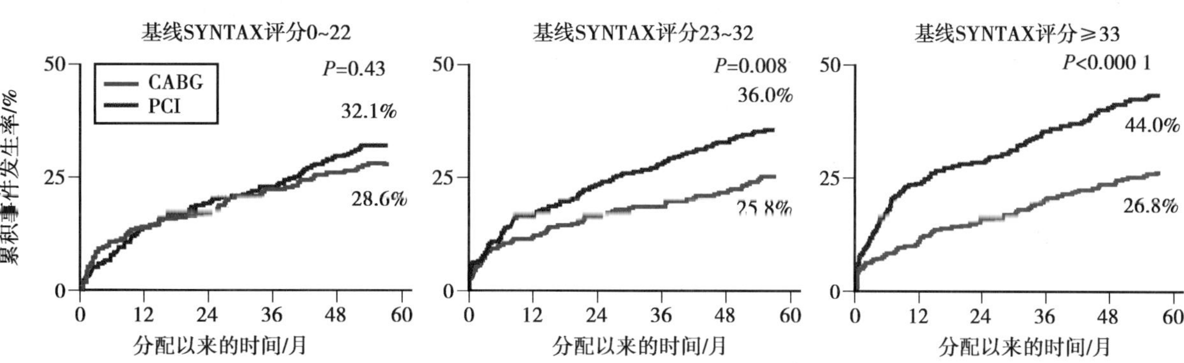

图 61.16 在 SYNTAX 研究(TAXUS 支架经皮冠状动脉介入治疗与心脏外科手术之间的对照研究)随访 5 年中,严重心脑血管不良事件的发生情况。通过基线 SYNTAX 评分三分位数对患者进行分层,SYNTAX 试验将左主干或三支冠状动脉疾病(CAD)患者的冠状动脉搭桥术(CABG)与经皮冠状动脉介入治疗(PCI)进行了比较。SYNTAX 评分描述了血管造影冠状动脉病变的位置,程度和复杂性,低评分提示病变较简单,高评分提示病变较复杂。在 SYNTAX 得分最低的三分位数中,CABG 和 PCI 在个体中产生相似的结果,但在最高的两个三分位数中,CABG 优于 PCI,在最复杂疾病患者中,CABG 的获益最大。(改编自 Mohr FW,Morice M-C,Kapetein AP,et al. Coronary artery bypass graft surgery versus percutaneous coronary intervention in patients with three-vessel disease and left main coronary disease:5-year follow-up of the randomised, clinical SYNTAX trial. Lancet 2013;381:629-38.)

点[253]。FREEDOM 试验的结果为稳定型缺血性心脏病和糖尿病患者提供更多的科学信息,特别是三支病变的冠心病患者,即使植入药物支架,CABG 的长期临床结果亦优于 PCI。CABG 相对于 PCI 的潜在优势是桥血管移植到冠状动脉既可以治疗罪犯病变(无论解剖复杂性如何)还可以预防新的近端病变进展,而支架仅仅治疗合适的冠脉狭窄段,对于新的病变进展并无益处[194]。

经皮冠状动脉介入治疗、冠状动脉搭桥术和药物治疗的选择

稳定型缺血性心脏病的最佳药物治疗包括:可逆性危险因素的减少、生活方式改变的咨询、加重心绞痛因素的控制以及抗缺血药物的管理。与 ACS 患者不同[33],没有证据表明血运重建能够减少稳定型缺血性心脏病患者死亡或心肌梗死的发生率(除外符合特定解剖标准的 CABG 治疗)。PCI 或 CABG 治疗推荐需根据缺血范围和严重程度的评估结果(无创性负荷试验或用于评估解剖狭窄处血流动力学意义的有创性检查)以及心绞痛症状或心功能不全的严重程度。当药物治疗后心绞痛症状仍控制不满意、患者出现困扰的抗心肌缺血药物副作用或进行无创性检查存在高危风险的时候,医师需明确患者的冠状动脉解剖情况以便选择适当的血运重建策略。当一种血运重建方法在改善患者生存方面优于另一种方法时,这种考虑通常优先于症状的改善。患者需理解手术治疗旨在改善症状、生存还是两者兼而有之。因此,依据冠状动脉解剖情况可以按照如下所述选择血运重建技术(表 61.14)[33,196]。

单支血管病变

对于有必要进行血运重建且解剖学特点适合的单支血管病变患者,PCI 几乎总是优于 CABG。

多支血管病变

首先需要评估冠脉病变的程度及复杂性,同时还需考虑此类患者手术血运重建后能否得到生存获益。

PCI 和 CABG 对比的临床试验中大多数患者风险较低,即二支血管病变且左心室功能保存完好。此外,一些试验还要求这两项技术达到相近的血运重建效果。大多数冠状动脉慢性闭塞的患者被排除,另外约三分之二临床条件符合的患者因血管造影也被剔除。尽管在 SYNTAX 试验中,左主干和/或多支病变的冠心病患者接受 PCI 和 CABG 治疗后 5 年死亡率没有显著差异,但 PCI 治疗的患者心肌梗死和再次血运重建的发生率明显升高。对于拒绝手术或不适合 CABG 治疗的患者,PCI 仍然是药物治疗外的合理选择,前提是患者需理解接受症状再发的可能和再次血运重建的必要。对于受累血管均为局灶性狭窄(低 SYNTAX 评分)以及左心功能完好的冠心病患者,PCI 通常为最佳选择。若存在其他解剖学因素,例如严重的前降支近端病变,则需慎重考虑并选择外科手术治疗。对于左主干病变或严重三支病变且左心室功能不全的患者 CABG 治疗通常是最好的办法,并且已得到多项专科治疗指南推荐(Ⅰ级)[28,194,248]。然而,在经筛选的左主干患者中仍然可以通过 PCI 治疗获得优异的技术和临床结果,但与 CABG 相比再次血运重建治疗的可能性更大。随着新一代药物支架问世,左主干 PCI 的临床结果已经得以改善,如果解剖学特征合适 PCI 已成为 CABG 合适的替代方案(不涉及分叉病变并且不存在弥散病变)。对于部分无保护性左主干病变的 PCI 治疗也是合理的(Ⅱa 类),此类患者冠状动脉解剖结构提示 PCI 手术并发症风险较低,

表 61.14 多血管病变的血运重建策略的对比

优势	劣势
经皮冠状动脉介入术	
侵入性较小	再狭窄
住院时间更短	不完全血运重建的发生率很高
降低初始成本	严重左心室功能不全患者的研究不足
容易重复	糖尿病患者的效果欠佳
有效缓解症状	限于特定的解剖亚群
	需要坚持长期双联抗血小板治疗
冠状动脉搭桥术	
有效缓解症状	成本
在特定人群改善生存率	发病率
可获得完全血运重建	围手术期死亡率较高
适用范围更广(解剖)	卒中和神经认知障碍并发症的风险更高

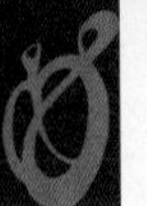

且获得良好长期结果的可能较大(SYNTAX 评分低于≤22,左主干开口或干段病变),特别是不良手术结局的风险较高的患者更宜选择 PCI 治疗(例如,手术死亡 STS 预测风险≥5%)[28]。总之,复杂多支病变患者的血运重建策略应由心脏外科医生和心脏介入医师组成的团队对其进行综合评估和讨论,以确定特定患者的最优治疗方案。

完全血运重建的需要

完全血运重建是左心室功能不全和/或多支血管病变冠心病患者的重要目标。CABG 相对 PCI 的主要优势在于它更有能力实现完全血运重建,特别是对于三支病变的冠心病患者,CABG 还会在新发冠脉狭窄下游的远端自身血管提供血运通路。对于左心室功能处于临界状态(射血分数 0.40~0.50)且中等缺血程度的患者,PCI 可提供足够的血运重建,即使非解剖意义的完全血运重建。

对很多患者来说,任何一种血运重建方式都是合适的,当然还要考虑以下因素:

1. 联系到高水平的手术团队和手术医生(外科医生或介入医生)。

2. 患者的意愿。有些患者不愿意接受症状再发和再次介入治疗,这样最好选择外科手术治疗。有些患者为 PCI 术的微创性和术后快速回复所吸引,可将 PCI 术作为此类患者首选的血运重建治疗,如果症状持续和/或不能达到很好的血运重建,可再计划行 CABG 治疗。

3. 高龄和合并症。体弱、高龄和存在合并症的患者通常更适合性 PCI 治疗。

4. 需长期口服抗凝治疗。对于出血风险较高的患者 CABG 更为可取,以降低阿司匹林、氯吡格雷和口服抗凝剂三联抗栓治疗带来的出血风险。

糖尿病患者(参见第 51 章)

BARI-2D 试验的结果再次证实了 COURAGE 试验的主要发现,即起始行 PCI 的策略在临床结果上并不优于最佳药物治疗,尤其是糖尿病患者[238,239]。当然,对于最佳药物治疗后仍有症状以及有明显缺血证据或严重的冠心病患者血运重建策略依然是必要的。PCI 或 CABG 都可成为合理的选择,主要取决于病变的解剖复杂性。然而,基于 BARI-2D、FREEDOM 实验和最近的 meta 分析的结果,当临床事件减少成为治疗的主要目标时,CABG 被认为是多支血管病变和糖尿病患者的首选血运重建方法[238](图 61.17)。

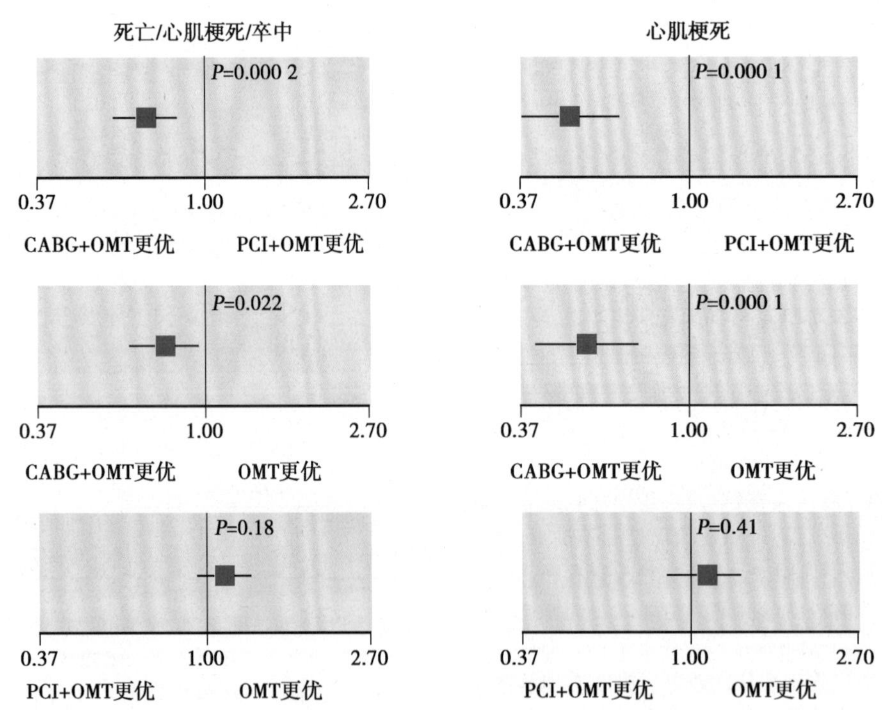

图 61.17 Meta 分析的随机试验比较了冠状动脉疾病和 2 型糖尿病患者不同血运重建策略。报告了冠状动脉搭桥术(CABG)手术与经皮冠状动脉介入治疗(PCI),CABG 与最佳药物治疗(OMT)以及 PCI 与 OMT 的比较经校正后的危险比。CABG 在综合结局以及心肌梗死终点方面均优于 PCI 和 OMT。相反,无论哪种结果,PCI 均不优于 OMT。(引自 Mancini GB, Farkouh ME, Brooks MM, et al. Medical Treatment and Revascularization Options in Patients With Type 2 Diabetes and Coronary Disease. J Am Coll Cardiol 2016;68:985-95.)

冠脉血运重建适应证小结

1. 不论症状或左心室功能不全的严重程度如何,具有特定解剖学特点的患者是 CABG 优选对象。此类患者包括左主干严重病变的患者和累及前降支近端的三支血管病变的大部分患者,尤其是合并左心室功能不全的(EF<50%)患者。慢性稳定型心绞痛的双支血管病变患者,若合并前降支近段严重病变和左心室功能不全(或者无创性检查提示高危),也应优先考虑 CABG[28]。

2. 无论症状如何,合并左心室功能不全及多支血管病变的冠心病患者接受 CABG 治疗的临床获益已得到 STICHES 研究结果以及其他汇总数据的证实,前提是此类患者没有其他能够降低预期寿命的疾病。对主要症状为心力衰竭但没有严重心绞痛患者,冠脉血运重建的获益尚不明确,但对于同时存在严重缺血证据(不论是否存在心绞痛症状)的患者还是应该考虑进行血运重建治疗,特别是存在较大范围潜在存活的功能障碍心肌(冬眠心肌)的情况下。

3. 单支血管病变患者冠脉血运重建的主要目的是缓解明显的症状或改善有客观证据的严重心肌缺血。对于大多数这类患者,PCI 是可以选择的血运重建方式。

4. 对存在心绞痛症状但不是高危的患者,CABG、PCI 及药物治疗的生存率相近。

5. 在上述讨论的适应证中,手术治疗相比较药物治疗有更多的生存获益。冠状动脉血运重建(PCI 或 CABG)可有效缓解心绞痛症状,适用于药物不能控制和/或不满足于药物治疗的中等程度至重度缺血症状患者,即使非高危的这类患者也可以考虑血运重建术。对于这类患者,可根据左心室功能、冠脉造影结果以及手术成功率来选择血运重建的最佳方式。

激光心肌血运重建术

激光心肌血运重建术(transmyocardial laser revascularization, TMLR)是通过侧面开胸暴露左心室,在左心室心外膜表面放置激光并制造从心外膜至内膜表面的小通道。经皮激光心肌血运重建的两项对照试验未显示任何获益,因此大大降低了临床对 TMLR 的兴趣。然而,由于 TMLR 能够辅助干细胞植入的潜力已促使其与干细胞治疗进行联合研究[254]。

冠心病的其他临床表现

变异型心绞痛(见第 57 和 60 章)。

冠状动脉造影正常的胸痛

冠状动脉造影正常的心绞痛或心绞痛样胸部不适既往被称为 X 综合征(需区别于代谢综合征 X)(见第 45 章),它是一个重要的临床综合征,常有临床症状及心肌缺血的心电图证据,但此前一直未得到充分认识。X 综合征通常被认为具有良好的长期预后,然而现已有证据提示与某些特定患者群的不良后果风险增加有关[1,2,181]。几十年来,在没有严重主动脉瓣狭窄或肥厚型心肌病等潜在病症的情况下,冠状动脉造影正常的心绞痛在很大程度上被临床医生认为与真正的心肌缺血无关,而是未被发现的非心脏原因的表现。既往对无血流限制证据的心绞痛的解释包括血管痉挛性心绞痛、误读的冠状动脉造影、位于主要动脉分叉处的水平(或残端)冠脉闭塞的误诊、导致冠状动脉压迫的心内膜下压力增加以及伴 EF 升高的高动力心室收缩导致的供需失衡。在部分患者中,特别是绝经前的女性,平板运动检查时运动负荷诱发的 ST 段压低,据此进行诊断性冠状动脉造影,最终血管造影结果为正常,因此这些异常的无创性检查结果被误认为"假阳性"。然而,实验和临床数据的不断积累为认识非严重冠状动脉狭窄的情况下发生心肌缺血的可能性提供了合理的科学依据,并且可以通过 FFR 或 IVUS 发现的隐藏弥漫性冠状动脉粥样硬化、内皮功能障碍、微血管功能障碍、冠状动脉痉挛以及部分心肌桥的叠加效应来解释[2,181,255,256]。

临床怀疑心绞痛而接受冠状动脉造影检查的患者中有 10%~30%造影结果正常[181]。这一比例在女性中还要更高。例如,在最初的 WISE(Women's Ischemic Syndrome Evaluation)研究中,约三分之二伴有胸痛症状且检查提示 SIHD 的女性经血管造影检查并无严重的冠状动脉狭窄发现[255]。来自参加 ACCNCDR 研究的 388 家美国医院的数据表明,至少有 50%的女性和 30%的男性经冠状动脉造影检查无阻塞性冠心病[256]。在部分患者中,确实可以出现心肌因运动或起搏生成乳酸而导致的心肌缺血。此外,冠状动脉反应性测试还提供了大部分此类患者的内皮和微血管存在功能障碍的证据[257]。CT 发现 X 症状患者冠脉钙化的发生率显著高于正常对照组(53% vs 20%),但明显低于阻塞性冠心病导致心绞痛的患者(96%)。然而,观察性研究数据提示临床结果并不完全如早期队列研究那样好[34,258]。此外,这些患者的内皮和微血管功能异常与死亡、心肌梗死或因心衰住院的较高风险密切相关。X 综合征的原因可能是多重的,并且在个体之间存在异质性[3]。如前所述,血管(内皮和微血管)功能障碍、冠状动脉血管痉挛和心肌代谢异常均与 X 综合征有关。该综合征的心绞痛可能是由于冠状动脉微血管(或小动脉阻力血管)异常引起的心内膜下缺血的直接后果,其微小管径超出了冠状动脉血管造影的识别范围。这种情况也经常被称为微血管性心绞痛。另外,无缺血证据的胸部不适可能是痛觉异常或痛觉过敏所致。此外,血管内超声检查已经证明 X 综合征患者在解剖和生理学上存在异质性,即可以从冠状动脉完全正常到血管内膜增厚甚至轻度狭窄的粥样硬化斑块及非血流限制的血管堵塞(管径减少 10%~30%),尽管其不足以单独因冠状动脉管腔狭窄引起心绞痛,但是在叠加动态冠状动脉血管舒缩张力的情况下,这种缺血症状便会容易发生。最后,可能很难区分有心绞痛症状但冠状动脉造影正常的缺血性胸痛患者和非心源性疼痛患者。然而,证据表明在所有这些患者中假设良好预后和消除症状的方法显然是不合理的。

微血管功能障碍(血管舒张功能储备不足)。许多有心肌缺血证据的患者在血管造影时并无明显的冠状动脉粥样硬化,相反,一些患有严重冠状动脉粥样硬化阻塞的患者既没有胸部不适也没有任何客观的心肌缺血表现[35,259]。动脉粥样硬化只是阻碍冠状动脉血流的无数复杂因素的其中一个,其他还包括炎症、冠状微血管功能障碍、内皮功能障碍及血栓形成。因此,此类患者存在胸痛症状,但是冠状动脉造影正常且没有大血管痉挛证据,甚至给予乙酰胆碱激发后也没有出现痉挛;但是,患者可能对运动、腺苷、双嘧达莫和心房起搏等刺激的反应能力(减少冠脉阻力,增加冠脉流量)异常下降。心外膜冠状动脉功能(通过 FFR 评估)和微血管功能(通过冠状动脉血流储备[CFR]或微循环阻力指数[IMR]评估)之间的不一致可以提供对冠状动脉微血管功能的了解。FFR 值正常表明没有梗阻性心外膜冠脉狭窄,但是 CFR 或 IMR 值降低,则提示显著的微血管疾病,与不良预后有关[260]。因此,冠脉血流评估可用于检测冠状动脉病变的功能缺失情况[3,181]。这些患者的冠脉小血管对收缩刺激的反应异常增强,而对冠状动脉内给予血管扩张剂的反应受损。异常的内皮依赖的血管反应性与 SPECT、PET 及 CMR 的局灶性心肌灌注缺损相关。据报道,有胸痛症状且冠状动脉造影正常的患者同时也存在前臂血管舒张储备受损及气道高反应性,表明除了冠脉循环,全身动脉系统及其他器官的平滑肌也受到影响。据报道,微血管心绞痛患者内皮功能障碍和内皮细胞活化可能参与释放细胞黏附分子、促炎因子和收缩介质,从而导致动脉壁的变化,导致微血管功能障碍和未来发展为阻塞性冠心病的风险升高。

缺血的证据。尽管 X 症状患者中许多人存在微血管和/或内皮功能障碍的这个观点已经被普遍接受,但是缺血是否就是这些患者的普遍病因尚不清楚。因此,关于心肌产生乳酸的研究带来了不同的结果。另外,部分患者在运动时出现左心室功能异常或心电图及心肌核素成像的异常,从而支持缺血是其病因。其中部分患者在多巴酚丁胺负荷超声心动图检测中发现局灶性收缩异常与缺血范围一致。一些敏感性更高的技术,如 CMR 灌注分析,提示 X 综合征可能与心内膜下心肌灌注异常关

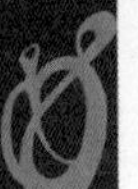

系更大。

痛觉异常。一些缺乏确切缺血证据的冠脉造影正常的心绞痛可能是非缺血的心脏相关性疼痛所导致的,包括痛阈下降。这种高敏状态可能导致心脏在受到动脉牵拉刺激或心脏频率、节律及收缩力变化时产生胸痛的感觉。部分患者可能出现交感神经占优势的自主神经系统功能失调。在心导管检查时,部分心绞痛患者会对心腔内器械异常敏感,直接右心房刺激和生理盐水灌注能够诱发典型胸痛。休息和胸痛发作时对局部脑血流量的测试结果提示X综合征和阻塞性冠心病患者对传入刺激的处理方式不同。

临床特征

心外膜动脉无堵塞的心绞痛或心绞痛样胸痛综合征好发于女性(见第89章),其中很多为绝经前女性,而阻塞性冠心病在男性和绝经后女性更为多见(图61.18)。与患有严重心外膜CAD的女性相似,许多微血管性心绞痛的女性会出现呼吸困难或疲劳,或者出现诸如恶心和中度腹痛等严重症状。尽管患者的胸痛特征往往不典型,但胸痛仍可能很严重,甚至致残。非阻塞性CAD的心绞痛亦可能对生活质量、就业、医疗资源的使用产生明显的负面影响。

体格检查和实验室检查

X综合征患者很少能被检出反映缺血的异常体征。静息心电图可以是正常的,但是通常可以观察到非特异性的ST-T异常,有时会与胸痛同时出现。大约20%~30%冠脉造影正常的胸痛患者运动试验结果为阳性。然而,许多此类综合征患者因为疲劳或轻度胸部不适而无法完成运动试验。他们在休息和负荷状态下的左心室功能通常是正常的,而阻塞性冠心病患者在负荷状态下左心室功能往往出现受损表现。

对无创检查的心肌缺血证据的患者进行全面的有创性评估可以为超过75%的无阻塞性CAD的患者提供诊断信息。这种全面的有创性检查包括FFR以评估血管造影、乙酰胆碱刺激的血管内皮功能检测、腺苷诱导的IMR和IVUS均未有明显发现的心外膜冠脉阻塞性疾病,主要评估弥漫性结构异常和心肌桥。在一些患者中,IVUS会提示此类患者有弥漫性冠状动脉粥样硬化,这些发现往往对指导疾病治疗很有帮助。

预后

越来越多的数据表明,非阻塞性CAD的胸痛患者的预后比既

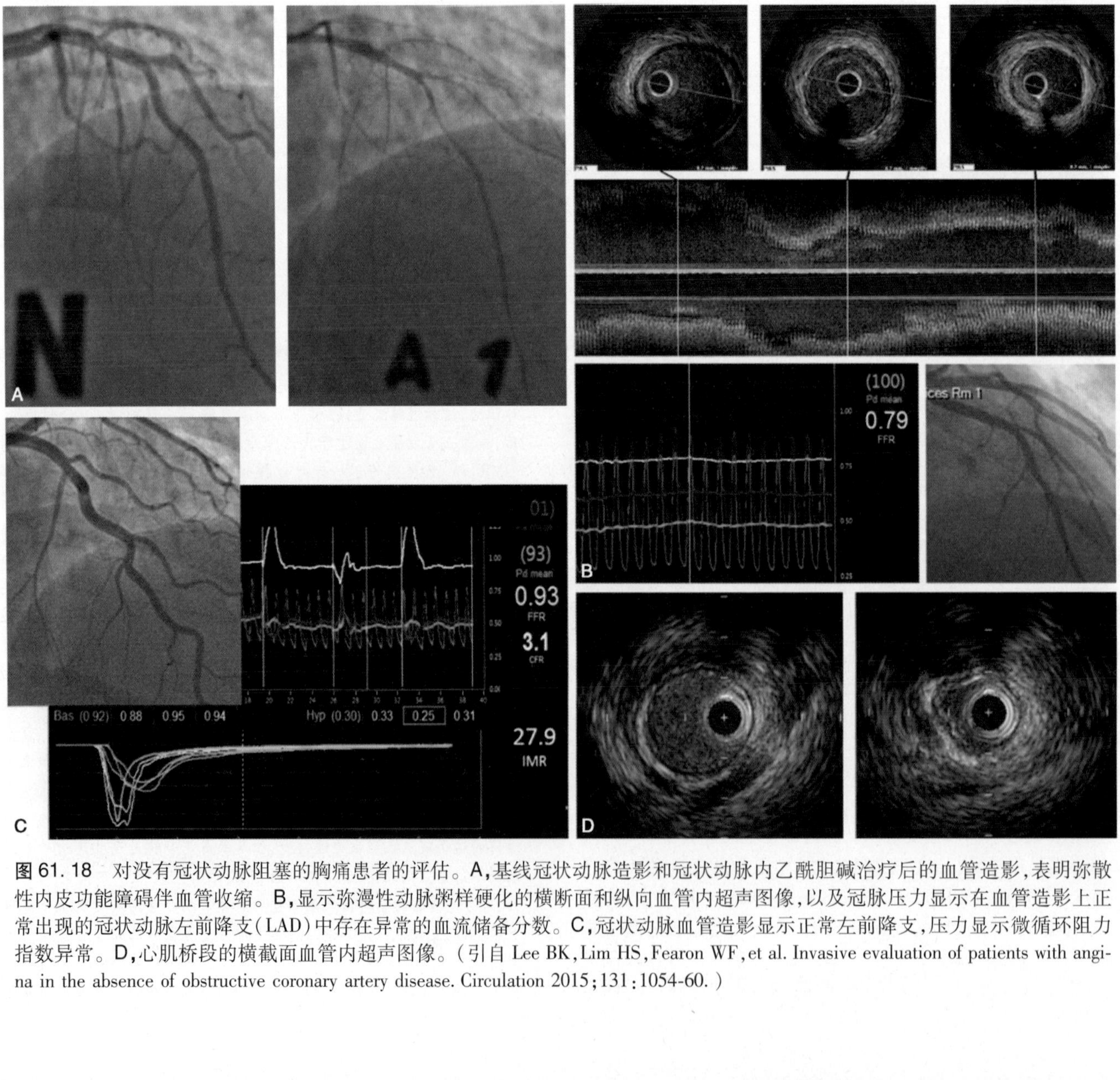

图61.18 对没有冠状动脉阻塞的胸痛患者的评估。A,基线冠状动脉造影和冠状动脉内乙酰胆碱治疗后的血管造影,表明弥散性内皮功能障碍伴血管收缩。B,显示弥漫性动脉粥样硬化的横断面和纵向血管内超声图像,以及冠脉压力显示在血管造影上正常出现的冠状动脉左前降支(LAD)中存在异常的血流储备分数。C,冠状动脉血管造影显示正常左前降支,压力显示微循环阻力指数异常。D,心肌桥段的横截面血管内超声图像。(引自Lee BK,Lim HS,Fearon WF,et al. Invasive evaluation of patients with angina in the absence of obstructive coronary artery disease. Circulation 2015;131:1054-60.)

往认知的更具异质性。在EF50%或者CASS注册研究中EF更好的患者中，血管造影正常者7年生存率为96%，血管造影发现轻度病变者（管腔狭窄50%）为92%。然而，随后的研究表明某些患者的预后并不理想[1,2,181]。例如，运动后的缺血反应与死亡率增加相关。此外，WISE研究入选了有心绞痛症状但无阻塞性冠心病的妇女。该研究发现症状持续的患者心血管事件的发生率将上升2倍。如果要进行血管功能及干预主要危险因素的正式研究，那么这些患者就是合适对象（见第89章）。

治疗

对于没有梗阻性CAD的IHD症状和体征的患者，目前无特定的指南推荐疗法（见图61.18）。动脉粥样硬化血管疾病的危险因素应该及时控制，而已明确诊断动脉粥样硬化的患者，即使是非阻塞性的也应予以最佳药物治疗[181]。对于有心绞痛患者尝试给予硝酸盐、钙通道阻滞剂和β受体阻滞剂等抗缺血药物治疗是合理的，但患者的治疗反应各种各样。也许是因为这些患者的异质性，导致这些抗心绞痛治疗的研究结果相互矛盾。例如，β受体阻滞剂可能对高肾上腺素状态的X综合征患者有效，高肾上腺素状态特点为交感神经兴奋性增强（如高血压、心动过速、心率变异性降低）。舌下含服硝酸甘油对血流量和运动耐受性产生不良结果，而在另一些研究中却显示有效。钙通道阻滞剂的观察性研究在改善症状方面的结果令人失望。尽管一项小型试验研究显示，雷诺嗪治疗有充分证据的微血管性心绞痛和心肌缺血的女性患者可以改善其功能状态和生活质量[159]，然而在随后的安慰剂对照试验中，雷诺嗪治疗心绞痛且有CFR受损证据的患者却未见临床获益[160]。

ACE抑制剂对血管内皮功能、血管重塑、交感神经张力有治疗作用，而这些与X综合征的病理生理改变有关。这类人群中ACE抑制剂的初步研究结果令人鼓舞。同样，研究已发现雌激素能减轻正常冠状动脉对乙酰胆碱刺激的血管收缩反应，增加冠脉血流量，增强绝经后妇女内皮依赖性血管舒张。在无严重心外膜CAD、有胸痛症状的绝经后女性中使用雌激素替代治疗的研究显示：该治疗能改善症状和/或提高运动能力，但是该治疗所用的外源性雌激素的作用存在疑问。有报道显示，为改变患者躯体和内脏的疼痛感觉，丙咪嗪（50mg）及结构式心理干预对部分患者可能有帮助。

无症状性心肌缺血

心源性猝死（sudden cardiac death，SCD）的流行病学研究以及无症状MI患者的临床和死后研究表明，许多严重IHD患者从未发生过心绞痛（见第42章）。这些患者可被认为具有缺陷的心绞痛警告系统，因此，他们可能不会主观地意识到心肌缺血。此外，高达三分之一的慢性稳定型心绞痛患者也表现无症状心肌缺血。这些患者的总缺血负担是指缺血的总时间，有症状和无症状。

对有症状和无症状心肌缺血的CAD患者进行动态心电图记录分析显示，85%的无症状缺血性发作没有胸痛，66%的心绞痛报告没有ST段压低。这些比例表明，明显的心绞痛仅仅是“缺血性冰山的一角”。大约三分之一的心绞痛患者可能出现无症状缺血事件，尽管糖尿病患者的患病率较高。

机制。外周和中枢神经系统对疼痛的反应差异被认为是无症状性心肌缺血的重要原因。在心绞痛和无症状性心肌缺血期间的脑血流PET成像表明中枢神经系统对传入信号的处理存在差异。具体来说，丘脑对传入信号的过度压制可能会降低大脑皮质的激活，而后者正是大脑感知来自心脏疼痛所需要的。自主神经病变也与缺血期疼痛感降低有关，这解释了患有自主神经功能障碍的糖尿病患者比非糖尿病患者更常出现心肌缺血而没有心绞痛症状。

预后。虽然仍然存在争议，但是充分的证据仍支持以下观点，无论有无症状心肌缺血的发作对冠心病患者预后同样重要[262]。在无症状患者中，运动可诱发ST段压低的患者的心脏病死亡率是无ST段压低者的4~5倍。同样，在稳定型心绞痛或有心肌梗死史的患者中，运动试验期间出现ST段压低或可逆的心肌灌注异常提示预后不良，是否存在症状并不重要。当缺血发生在低工作负荷时，缺血和不良预后的相关性更强。负荷核素成像的研究表明，在未知CAD的无症状患者中，心肌7.5%或更高的缺血阈值与心脏死亡或心肌梗死的高风险相关。

检查和治疗。虽然可行，但动态心电图监测作为无症状心肌缺血的广泛筛查工具并不合理。运动ECG可用于识别在日常活动期间可能出现显著心肌缺血的大多数患者（见第13章）。此外，可以通过在已行血管造影CAD患者或怀疑CAD高风险的无症状患者中进行的阳性闪烁扫描灌注以发现无症状缺血。然而，我们强调在没有临床状态变化的情况下，SIHD患者不会进行常规负荷试验或核素灌注检查。尽管缺乏获益的证据，但无创性检查在一些国家被过度使用。

心绞痛警觉系统缺陷的这类患者中，可以合理地推测无症状缺血具有与症状性缺血类似的预后意义，并且它们的治疗与改善疾病的预防性治疗相似。然而，评估无症状心肌缺血患者血运重建的研究产生了相互矛盾的结果。COURAGE试验的事后分析评估了无症状心肌缺血患者和有症状性缺血患者的5年随访临床结果[264]。依据诱导性缺血和显著血流受限冠状动脉狭窄（>70%）但缺乏心绞痛症状的客观基线发现，共有283名SIHD患者符合入组标准。无症状心肌缺血患者随机分配至PCI或药物治疗组，试验终点为死亡或心肌梗死，最终未发现两组的总体差异[264]。当这些结果与ACIP（Asymptomatic Cardiac Ischemia Pilot）试验和早期SWISSI-II研究相结合时，对1 042名无症状缺血患者的汇总分析显示，PCI治疗的死亡或心肌梗死复合终点显著降低了64%，而且死亡率单个终点减少即达56%。相比之下，在MPI记录的无症状心肌缺血患者接受再次血运重建的倾向调整分析显示，经平均5.7年随访全因死亡率却未得到改善[264]。COURAGE试验的核素亚组分析将1 381名患者随机分组（GDMT=699名患者；PCI+GDMT=682名患者），他们仅在基线时进行负荷心肌灌注SPECT检查（有或没有重复的随访扫描），结果由现场调查人员在当地解释。于基线时，三分之一的患者（n=468）存在中度至重度缺血，两个治疗组的事件发生率相当（$P=0.36$）。两个治疗组的主要终点（死亡或心肌梗死）相似，无轻度缺血（分别为18%和19%；$P=0.92$）或中度至重度缺血（分别为19%和22%；$P=0.53$；相互作用P值=0.65）。总之，尽管SIHD无症状患者的缺血抑制似乎是一个有价值的目标，但目前尚不清楚是否应该通过无创性检测确定的症状或心肌缺血来指导治疗。尽管如此，即使无症状，对有明确证据的心肌缺血患者使用抗缺血和改善疾病的药物治疗也是合理的。血运重建是否能改善伴或不伴有症状的大面积缺血负担的患者的预后，由于缺乏血运重建的其他指征，故结果仍有待确定。NHLBI赞助的ISCHEMIA研究目前将8 000名SIHD和中度至重度缺血患者随机分为最佳药物治疗组或OMT加血运重建组。该试验进一步深入了解缺血（和缺血监测）在SIHD患者靶向冠状动脉血运重建中的作用。

缺血性心脏病导致的心力衰竭（见第23章）

目前，发达国家心力衰竭的首要原因是CAD。在美国，三分之二至四分之三的心力衰竭病例是由冠心病及其并发症导致的。在许多患者中，心力衰竭的进展本质上反映了潜在CAD的进展。

缺血性心肌病

1970年，Burch及其同事首次使用了缺血性心肌病这一术语来描述这样一种情况：CAD导致了严重的心肌功能障碍，其临床表现与原发性扩张型心肌病难以区别（见第77章）。缺血性心肌功能障碍、心肌冬眠、弥漫性纤维化或多次心肌梗死，这些原因单独或共同导致了心衰症状的出现，并成为CAD的主要临床表现。在一些慢性CAD患者中，心绞痛可能一度是他们的主要临床表现，但随后这一症状逐渐减轻甚至消失，同时心力衰竭变得越发突出。有一部分缺血性心肌病患者并没有心绞痛或心肌梗死的病史，这一亚组的缺血性心肌病最容易与扩张型心肌病相混淆。当心绞痛与缺血性心肌病同时存在时，预后更差[267]。

值得注意的是缺血性心肌病患者存在冬眠心肌，因为慢性左心室功能不全导致的症状可能会被错误地认为是心肌坏死和瘢痕导致的，而不是由一个可逆的缺血性过程所致[268]（见前文，心肌冬眠）。冬眠心肌可能存在于确诊或疑似冠心病的患者中，这些患者存在一定程度的心功能不全或心力衰竭，但不能用既往的心肌梗死来解释。

缺血性心肌病患者药物治疗的效果不佳，可考虑血运重建或心脏移植[230]。以下病因导致的缺血性心肌病预后极差：多次心肌梗死，合并室性心律失常和存在大面积冬眠心肌。然而，最后一组患者的心力衰竭是由大节段可逆、功能失调但有活力的心肌导致的，心力衰竭即使很严重，但是血运重建后的预后似乎很好，而且能显著减轻心力衰竭症状。因此，缺血性心肌病治疗的关键是要仔细选择可能适合血运重建的患者，为心力衰竭提供循证医学依据[269]（见前文，冠状动脉旁路移植术，左心室功能降低患者）。

虽然看似具有直观价值，但是在指导缺血性心肌病患者血运重建决策中的可行性尚不明确。有观察性研究表明，合并大面积多支冠脉病变但有存活心肌的缺血性心肌病患者行冠状动脉搭桥手术可能获得较高的生存率，而对于那些很少或没有存活心肌的患者，其治疗方式同扩张型心肌病（见第25和77章）。尽管如此，在随机STICH试验中，心肌存活力测试似乎没有为确定CABG患者带来生存获益[230]。同样，在430例患者被随机分配到PET指导治疗和标准治疗组的小型PARR-2研究（PET and Recovery Following Revascularization-2）中，以活力测试为指导并未证明血运重建存在优势[225]。因此，需要额外的、更严格的、足够大的观察性研究和随机对照试验来确定心肌存活力测试的作用和地位。

左心室室壁瘤。左心室室壁瘤通常定义为收缩期反向扩张（运动障碍）的心室壁节段。慢性纤维化的室壁瘤由于收缩组织的丧失而影响到左心室的功能。室壁瘤也可由瘢痕组织和存活心肌混合构成，或者仅由薄薄的瘢痕组织构成，由此造成的反向扩张和有效收缩功能的丧失共同导致了左心室功能的损害。假性室壁瘤（pseudoaneurysms）指局部心肌破裂，但因心包附着而限制了出血；假性室壁瘤有一个瘤口，但瘤口的直径远远小于动脉瘤的最大直径。真假室壁瘤可能共存，但这种情况极为罕见。

左心室室壁瘤的发生频率取决于所研究人群中透壁性心肌梗死和心力衰竭的发病率。在过去的5~10年中，随着心肌梗死患者急诊再灌注治疗的广泛开展，左心室室壁瘤和室壁瘤切除术的需求急剧下降（见第59章）。超过80%的左心室室壁瘤位于近心尖部的前外侧壁。它们往往与冠状动脉左前降支的完全闭塞和侧支循环不佳有关。约5%~10%的室壁瘤位于后壁。四分之三的室壁瘤患者存在多支血管病变。

将近50%有中等或大型室壁瘤的患者存在心力衰竭症状，可伴有心绞痛症状，约33%的患者仅有严重的心绞痛，大约15%的患者存在有症状的室性心律失常（可能是顽固的或危及生命的）。几乎一半的慢性左心室室壁瘤患者存在附壁血栓，血栓可通过血管造影和二维超声心动图发现（见第14章）。合并有血栓的左心室室壁瘤患者的外周栓塞事件往往发生在心肌梗死后的早期。慢性左心室室壁瘤（心肌梗死至少1个月后发现）患者的外周栓塞事件极为少见[未接受抗凝治疗的患者为0.35/100（人·年）]。

诊断。室壁瘤的诊断线索包括静息心电图ST段持续性抬高（无胸痛）和胸部X光片见左心室轮廓有特征性隆起。也可出现左心室轮廓明显钙化。当这些临床特点显著时，其对诊断的特异性较高但敏感性较低。二维超声心动图能更容易地发现左心室室壁瘤，有助于区分真假室壁瘤，这是基于假性室壁瘤的瘤颈与瘤腔相比相对较小。彩色血流超声心动图成像有助于明确诊断，因为室壁瘤存在双向血流，瘤内也可见异常血流。随后的脉冲多普勒成像可以发现收缩期峰值血流速随呼吸变化往复的图像。CMR是一项新出现的无创技术，可用于术前评估室壁瘤的形状、浅薄和可切除性。

左心室室壁瘤切除术。真性左心室室壁瘤不会破裂，手术切除能改善其临床症状，主要是用于心力衰竭患者，但有时也适合于心绞痛、栓塞和致命性快速性心律失常患者[269,270]。特别是心绞痛合并心力衰竭的左心室室壁瘤患者，可在室壁瘤切除的同时行CABG术。

巨大左心室室壁瘤合并心衰是外科手术指征，特别是伴有心绞痛的患者。左心室室壁瘤切除术的手术死亡率约为8%（从2%~19%不等），近期报道的死亡率降低至3%左右。据报道，左心室室壁瘤切除术存活者左心室功能可得到改善，左心室前壁的恢复可以扭转不良重塑，重新排列收缩纤维并降低左心室壁应力，因此作为减轻缺血性心肌病进展的可能干预已引起关注。一系列小型、非盲试验显示外科手术左心室成形术（surgical ventricular restoration，SVR）可以改善左心室功能、提高患者生活质量[270]。STICH试验评价了SVR对没有明显左心室室壁瘤的缺血性心肌病患者的治疗效果，结果显示，SVR不能改善患者的死亡率或心脏病住院率（CABG组为56%，CABG加SVR组为57%）。因此，在新的研究证据出来之前，SVR在心力衰竭患者中的作用仍有待证实[270,271]。

继发于冠心病的二尖瓣关闭不全

一些冠心病患者中，二尖瓣关闭不全（mitral regurgitation，MR）是心力衰竭的重要原因。在急性心肌梗死病程中，乳突肌或乳突肌头部的断裂通常会导致严重的急性MR（见第58和69章）。冠心病患者慢性MR的原因是多重的，决定因素是复杂的，其中包括：连接处缺血和纤维化所致的乳突肌功能不全，合并乳突肌所在区域室壁运动异常及左心室形状改变，以及二尖瓣瓣环扩张。收缩末期二尖瓣瓣环的扩大是不对称的，扩大主要涉及后瓣环，导致连接在后乳突肌上的后瓣叶小叶脱垂以及连接在前瓣叶的小叶受限。大多数慢性冠心病合并存在MR的患者都有心肌梗死病史。继发于乳突肌功能不全的MR可导致急性肺水肿或症状较轻的左侧心力衰竭，临床特点为响亮的收缩期杂音和超声心动图发现二尖瓣连枷。部分患者的左心房小且顺应性差，故而严重MR造成的杂音可能很轻或根本听不到。多普勒超声心动图有利于评估反流的严重程度（见第14章）。至于其他原因导致的MR，左心房通常不会明显增大，除非MR持续时间超过6个月。心电图检查是非特异的，大部分患者造影发现冠脉存在多支血管病变。

处理

治疗严重MR的外科手术指征非常明确，通常是CABG手术的同时行外科校正手术[272]。由于左心室功能不全的进展及由此导致的结构异常，二尖瓣（MV）修补术并非永久适用。一项来自NHLBI心胸外科网络（Cardiothoracic Surgery Network，CTSN）的随机试验显示，MV 置换不仅可逆转 LV 重塑而且更持久耐用[273]。MV 手术方式的选择最终取决于形成 MV 环结构的解剖特点、手术治疗的紧迫性和左心室功能不全的严重程度。

一个常见的复杂问题是 MR 程度为中等的患者行 CABG 时二尖瓣手术的指征。在一项纳入 301 例中度缺血性 MR 患者的试验中，患者随机接受 CABG 或 CABG+MV 修补术，结果显示：MV 修补术降低了中度或重度残余 MV 的 2 年率（11.2% vs 32.3%；$P<0.001$），但是在左心室收缩末期容积指数（left ventricular end-systolic volume index，LVESVI）、1 年和 2 年随访存活率没有显著差异[274]（图 61.19）。个体化治疗决策需要平衡围手术期不良事件发生率增加的风险、联合手术的风险，以及术后中度或重度 MR 发生率降低的不确定性（见第 69 章）。

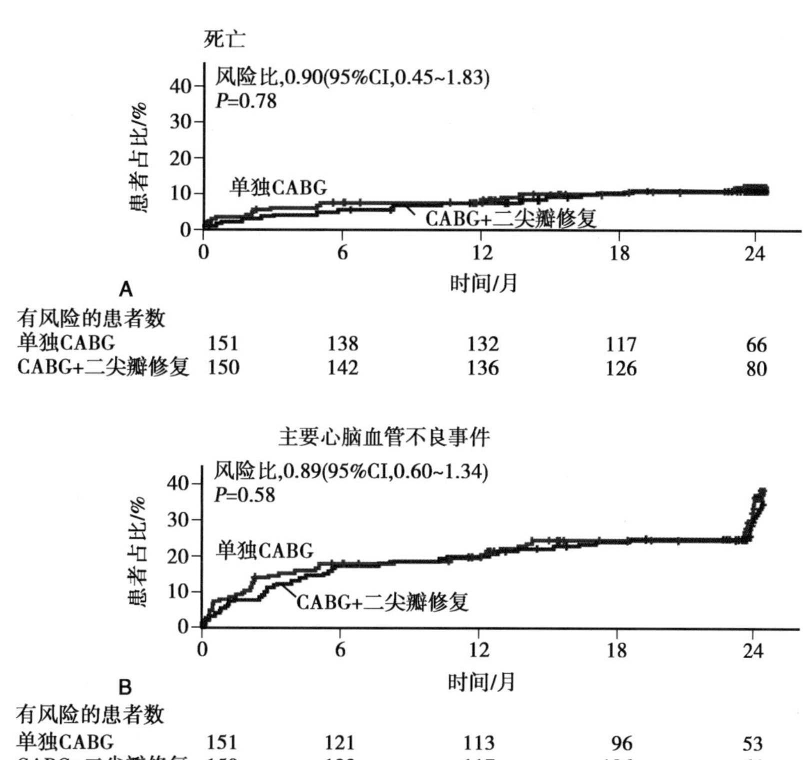

图 61.19 中度缺血性二尖瓣关闭不全（MR）患者的手术后结果。在一项随机试验中，301 例中度缺血性二尖瓣关闭不全患者接受计划的冠状动脉旁路移植术（CABG）被分配进行单独的 CABG 或 CABG 加二尖瓣修复。在 2 年的随访中，二尖瓣关闭不全修复对二尖瓣关闭不全的纠正更为持久，但并未显著提高生存率或减少重大不良心脏或脑血管事件。（引自 Michler RE，Smith PK，Parides MK，et al. Two-year outcomes of surgical treatment of moderate ischemic mitral regurgitation. N Engl J Med 2016；374：1932-41.）

在 2015 年，联合 CABG 和 MV 修复术的相关死亡率低于 6%[213]。需要置换瓣膜而不是修补（部分情况下）是早期死亡率的预测因素，除此之外，年龄、合并症、手术的紧迫性和左心功能等因素也可能有预测作用。MR 的病理生理机制对远期结果有重要影响，瓣环扩张或瓣膜运动受限导致反流的患者远期结果差于腱索或乳突肌断裂的患者。令人欣慰的是，尽管手术死亡率相对较高，住院生存者的远期生存非常好。对于左心室功能非常差及二尖瓣环扩张的患者，MR 能加剧左心衰竭的严重程度。这些患者手术风险高，且长期无法获益。因为良性重塑可以降低 MR 的程度，所以这些患者值得尝试强化药物治疗（包括减轻后负荷的药物和 β 受体阻滞剂）以及双心室起搏（见第 25 和 27 章）。对于接受 CABG 的患者，CABG 联合 MV 修复术的风险可能会超过 MR 改善所带来的获益[272]。

心律失常。心律失常是部分冠心病患者的主要临床表现。不同程度和形式的室性异位活动是冠心病患者中最常见的心律失常，严重室性心律失常可能是部分患者主要的临床表现。冠心病患者心律失常的临床表现及治疗在第 36 和 37 章中讨论。

非动脉粥样硬化的冠心病。虽然动脉粥样硬化是目前导致冠心病的最重要的原因，其他原因也可导致冠心病，包括先天性冠状动脉的起源或分布异常（见第 20 和 75 章），这些异常中最重要的是冠状动脉（通常是左支）起源于肺动脉、所有冠状动脉同时起源于左或右主动脉窦和冠状动静脉瘘[275]。左主干或右冠状动脉异常起源于主动脉并行走于主动脉和肺动脉干间是一种罕见但有时致命的冠状动脉异常。据报道，美国高中和大学运动员中有 12%~19% 的运动相关死亡由冠状动脉异常所致，并且美国部队非外伤性猝死中，冠状动脉异常占了心脏畸形的三分之一。

心肌桥。冠状动脉 LAD 在收缩期受挤压是心肌桥公认的冠状动脉造影现象。但临床意义尚存疑问[276]。

结缔组织疾病。有些遗传的结缔组织疾病与心肌缺血有关（见第 7 章），包括马方综合征（导致主动脉和冠状动脉夹层）、Hurler 综合征（导致冠状动脉阻塞）、Ehlers-Danlos 综合征（导致冠状动脉夹层）和弹性假黄瘤（导致 CAD 进展）。

自发性冠状动脉夹层。是导致心肌梗死和心脏猝死的罕见原因，女性多见，常无法确诊或出现误诊[277]。表现为心脏衰竭的慢性夹层此前已描述。有些病例与动脉粥样硬化有关。最新数据表明纤维肌性发育不良可能是其重要原因，建议使用血管造影术或 CCTA 进行肾动脉筛查。其他的因素包括使用雌激素和高血压。在急性期建议保守治疗，因为 PCI 失败率很高，医源性原因很常见，因可以完全愈合可能有时无需

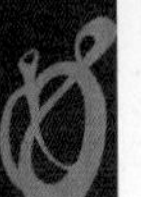

干预[277]。自发性冠状动脉夹层的幸存者3年的死亡率为20%，10%～15%的患者会出现复发性夹层。

冠状动脉血管炎和血管病变。冠状动脉炎由结缔组织疾病或自身免疫性血管炎导致，包括结节性多动脉炎、巨细胞（颞）动脉炎或血管病变（如硬皮病）（见第94章）。川崎病是一种皮肤黏膜淋巴结综合征，可能引起儿童冠状动脉瘤和缺血性心脏病。类风湿关节炎患者的尸检发现约20%合并有冠状动脉炎，但很少有临床表现。患有系统性红斑狼疮（systemic lupus erythematosus，SLE）的妇女CAD的患病率也会增加。在SLE患者中，冠心病的发病归结于血管炎（免疫复合物介导的内皮损伤）、抗磷脂抗体导致的冠状动脉血栓形成和动脉粥样硬化加速进展。抗磷脂综合征（特点为动静脉血栓形成和存在抗磷脂抗体）可能与心肌梗死、心绞痛及弥漫性左心室功能不全有关。Luetic（梅毒）主动脉炎也可能通过引起冠状动脉阻塞而导致心肌缺血。

Takayasu动脉炎。在极少数情况下，Takayasu动脉炎会造成40岁以下的患者出现心绞痛、心肌梗死以及心脏衰竭（见第94章）。病变会累及冠状动脉开口或近段，造成冠状动脉血流量减少，但远段冠状动脉段受累罕见。患者出现症状的平均年龄是24岁，诊断后10年内无事件生存率大约为60%。CCTA可用于检测Takayasu动脉炎中累及的冠状动脉。

后纵隔放射治疗。年轻患者接受纵隔放射治疗后冠心病及心脏事件发生率升高，这高度提示两者存在因果关系[278]。其病理变化包括外膜瘢痕化、中层肥厚以及严重的内膜粥样硬化。辐射损伤可能具有潜伏性，治疗后多年也无临床表现。接受了比推荐剂量高的辐射量以及存在心脏危险因素是致病的共同因素。中等照射总剂量（30和40Gy）且无心脏危险因素的患者心源性死亡和心肌梗死的风险较低。

心脏移植相关的冠状动脉病

见第28和44章。

展望

尽管Heberden在近两个半世纪前恰当地描述了“心绞痛”，但我们对该综合征，其原因和最佳治疗的理解仍在不断进展。3个主要领域需要继续进行调查研究。首先，在没有阻塞性心外膜冠状动脉疾病的情况下，心肌缺血的复杂且可能是异质的原因需要继续探索。大量数据挑战了缺血性心脏病需要严重的心外膜冠状动脉粥样硬化或其他导致心肌需氧量显着增加的结构性心脏病的范例。临床应用前、转化和临床流行病学数据均显示冠状动脉功能异常，可能在没有动脉粥样硬化阻塞的情况下导致心肌缺血。然而，到目前为止，提出解决这一重要综合征的疗法似乎还不够。因此，对缺血病理生物学的进一步了解可能会产生新的治疗方向。其次，很明显对于大多数SIHD患者来说，指南针对性医学治疗的最初方法是最好的方法，但是关于无创性检查发现中度或重度缺血的冠心病患者是否应该在没有症状且对药物治疗无效时常规接受冠状动脉血运重建依然是临床需要解决的问题。此外，在冠状动脉血运重建决策中，冠状动脉血流的有创性功能测试的作用无疑将继续得到发展。最后，关于使用活力和缺血评估来指导SIHD患者和伴随严重左心室功能不全的患者治疗的价值的确切证据仍然不明确。尽管我们在稳定的缺血性心脏病方面拥有丰富的治疗经验，但重要的一些临床问题仍未得到合理解答。

（陈衍凯　李帅　马健 译，沈成兴 校）

参考文献

Stable Coronary Artery Disease

1. Marzilli M, Merz CN, Boden WE, et al. Obstructive coronary atherosclerosis and ischemic heart disease: an elusive link! *J Am Coll Cardiol.* 2012;60:951–956.
2. Pepine CJ, Douglas PS. Rethinking stable ischemic heart disease: is this the beginning of a new era? *J Am Coll Cardiol.* 2012;60:957–959.
3. Pepine CJ. Multiple causes for ischemia without obstructive coronary artery disease: not a short list. *Circulation.* 2015;131:1044–1046.
4. Mozaffarian D, Benjamin EJ, Go AS, et al. Heart disease and stroke statistics-2016 update: a report from the American Heart Association. *Circulation.* 2016;133:e38–e60.

Biochemical Tests

5. O'Donoghue ML, Morrow DA, Tsimikas S, et al. Lipoprotein(a) for risk assessment in patients with established coronary artery disease. *J Am Coll Cardiol.* 2014;63:520–527.
6. Mora S, Caulfield MP, Wohlgemuth J, et al. Atherogenic lipoprotein subfractions determined by ion mobility and first cardiovascular events after random allocation to high-intensity statin or placebo: The Justification for the Use of Statins in Prevention: An Intervention Trial Evaluating Rosuvastatin (JUPITER) trial. *Circulation.* 2015;132:2220–2229.
7. O'Donoghue ML, Braunwald E, White HD, et al. Effect of darapladib on major coronary events after an acute coronary syndrome: the SOLID-TIMI 52 randomized clinical trial. *JAMA.* 2014;312:1006–1015.
8. STABILITY Investigators. Darapladib for preventing ischemic events in stable coronary heart disease. *N Engl J Med.* 2014;370:1702–1711.
9. Raal FJ, Giugliano RP, Sabatine MS, et al. PCSK9 inhibition-mediated reduction in Lp(a) with evolocumab: an analysis of 10 clinical trials and the LDL receptor's role. *J Lipid Res.* 2016;57:1086–1096.
10. Veeranna V, Zalawadiya SK, Niraj A, et al. Homocysteine and reclassification of cardiovascular disease risk. *J Am Coll Cardiol.* 2011;58:1025–1033.
11. Zhou YH, Tang JY, Wu MJ, et al. Effect of folic acid supplementation on cardiovascular outcomes: a systematic review and meta-analysis. *PLoS ONE.* 2011;6:e25142.
12. Omland T, Pfeffer MA, Solomon SD, et al. Prognostic value of cardiac troponin I measured with a highly sensitive assay in patients with stable coronary artery disease. *J Am Coll Cardiol.* 2013;61:1240–1249.
13. Everett BM, Brooks MM, Vlachos HE, et al. Troponin and cardiac events in stable ischemic heart disease and diabetes. *N Engl J Med.* 2015;373:610–620.
14. Omland T, White HD. State-of-the-art: biomarkers for risk stratification in patients with stable ischemic heart disease. *Clin Chem.* 2017;63:165–176.
15. White HD, Tonkin A, Simes J, et al. Association of contemporary sensitive troponin I levels at baseline and change at 1 year with long-term coronary events following myocardial infarction or unstable angina: results from the LIPID Study (Long-Term Intervention with Pravastatin in Ischaemic Disease). *J Am Coll Cardiol.* 2014;63:345–354.
16. Bonaca MP, O'Malley RG, Jarolim P, et al. Serial cardiac troponin measured using a high-sensitivity assay in stable patients with ischemic heart disease. *J Am Coll Cardiol.* 2016;68:322–323.
17. Eisen A, Bonaca MP, Jarolim P, et al. High sensitivity troponin I in stable patients with atherosclerotic disease in the TRA2°P-TIMI 50 trial. *Clin Chem.* 2017;63:307–315.
18. Bonaca MP, Morrow DA, Braunwald E, et al. Growth differentiation factor-15 and risk of recurrent events in patients stabilized after acute coronary syndrome: observations from PROVE IT-TIMI 22. *Arterioscler Thromb Vasc Biol.* 2011;31:203–210.
19. Udell JA, Morrow DA, Jarolim P, et al. Fibroblast growth factor-23, cardiovascular prognosis, and benefit of angiotensin-converting enzyme inhibition in stable ischemic heart disease. *J Am Coll Cardiol.* 2014;63:2421–2428.
20. Grandin EW, Jarolim P, Murphy SA, et al. Galectin-3 and the development of heart failure after acute coronary syndrome: pilot experience from PROVE IT-TIMI 22. *Clin Chem.* 2012;58:267–273.
21. Sabatine MS, Morrow DA, de Lemos JA, et al. Evaluation of multiple biomarkers of cardiovascular stress for risk prediction and guiding medical therapy in patients with stable coronary disease. *Circulation.* 2012;125:233–240.
22. Everett BM, Ridker PM. Biomarkers for cardiovascular screening: progress or passé. *Clin Chem.* 2017;63:248–251.
22a. Ridker PM, Everett BM, Thuren T, et al. Antiinflammatory therapy with canakinumab for atherosclerotic disease. *N Engl J Med.* 2017;377:1119–1131.
23. Morrow DA. Cardiovascular risk prediction in patients with stable and unstable coronary heart disease. *Circulation.* 2010;121:2681–2691.
24. Weijmans M, de Bakker PI, van der Graaf Y, et al. Incremental value of a genetic risk score for the prediction of new vascular events in patients with clinically manifest vascular disease. *Atherosclerosis.* 2015;239:451–458.
25. Mega JL, Stitziel NO, Smith JG, et al. Genetic risk, coronary heart disease events, and the clinical benefit of statin therapy: an analysis of primary and secondary prevention trials. *Lancet.* 2015;385:2264–2271.
26. Lansky A, Elashoff MR, Ng V, et al. A gender-specific blood-based gene expression score for assessing obstructive coronary artery disease in nondiabetic patients: results of the Personalized Risk Evaluation and Diagnosis in the Coronary Tree (PREDICT) trial. *Am Heart J.* 2012;164:320–326.

Noninvasive Tests

27. Montalescot G, Sechtem U, Achenbach S, et al. 2013 ESC guidelines on the management of stable coronary artery disease: the Task Force on the Management of Stable Coronary Artery Disease of the European Society of Cardiology. *Eur Heart J.* 2013;34:2949–3003.
28. Fihn SD, Blankenship JC, Alexander KP, et al. 2014 ACC/AHA/AATS/PCNA/SCAI/STS focused update of the guideline for the diagnosis and management of patients with stable ischemic heart disease: a report of the American College of Cardiology/American Heart Association Task Force on Practice Guidelines, and the American Association for Thoracic Surgery, Preventive Cardiovascular Nurses Association, Society for Cardiovascular Angiography and Interventions, and Society of Thoracic Surgeons. *J Am Coll Cardiol.* 2014;64:1929–1949.
29. Cheng VY, Berman DS, Rozanski A, et al. Performance of the traditional age, sex, and angina typicality-based approach for estimating pretest probability of angiographically significant coronary artery disease in patients undergoing coronary computed tomographic angiography: results from the multinational coronary ct angiography evaluation for clinical outcomes: an international multicenter registry (CONFIRM). *Circulation.* 2011;124:2423–2432.
30. Douglas PS, Hoffmann U, Patel MR, et al. Outcomes of anatomical versus functional testing for coronary artery disease. *N Engl J Med.* 2015;372:1291–1300.
31. Bittencourt MS, Hulten E, Polonsky TS, et al. European Society of Cardiology–recommended coronary artery disease consortium pretest probability scores more accurately predict obstructive coronary disease and cardiovascular events than the Diamond and Forrester score: The Partners Registry. *Circulation.* 2016;134:201–211.

32. Polonsky TS, Blankstein R. Exercise treadmill testing. *JAMA*. 2015;314:1968–1969.
33. Levine GN, Bates ER, Blankenship JC, et al. ACCF/AHA/SCAI guideline for percutaneous coronary intervention: executive summary: a report of the American College of Cardiology Foundation/American Heart Association Task Force on Practice Guidelines and the Society for Cardiovascular Angiography and Interventions. *Circulation*. 2011;124:2574–2609.
34. Mieres JH, Bonow RO. Ischemic heart disease in women: a need for sex-specific diagnostic algorithms. *JACC Cardiovasc Imaging*. 2016;9:347–349.
35. Baldassarre LA, Raman SV, Min JK, et al. Noninvasive imaging to evaluate women with stable ischemic heart disease. *JACC Cardiovasc Imaging*. 2016;9:421–435.
36. Shaw LJ, Mieres JH, Hendel RH, et al. Comparative effectiveness of exercise electrocardiography with or without myocardial perfusion single photon emission computed tomography in women with suspected coronary artery disease: results from the What Is the Optimal Method for Ischemia Evaluation in Women (WOMEN) Trial. *Circulation*. 2011;124:1239–1249.
37. Taqueti VR, Di Carli MF. Radionuclide myocardial perfusion imaging for the evaluation of patients with known or suspected coronary artery disease in the era of multimodality cardiovascular imaging. *Prog Cardiovasc Dis*. 2015;57:644–653.
38. Chou R. Cardiac screening with electrocardiography, stress echocardiography, or myocardial perfusion imaging: advice for high-value care from the American College of Physicians. *Ann Intern Med*. 2015;162:438–447.
39. Danad I. Prospective head-to-head comparison of coronary CT angiography, myocardial perfusion SPECT, PET, and hybrid imaging for diagnosis of ischemic heart disease using fractional flow reserve as index for functional severity of coronary stenoses [abstract]. *Eur Heart J*. 2016.
40. Tweet MS, Arruda-Olson AM, Anavekar NS, et al. Stress echocardiography: what is new and how does it compare with myocardial perfusion imaging and other modalities? *Curr Cardiol Rep*. 2015;17:43.
41. Den Harder AM, Willemink MJ, de Jong PA, et al. New horizons in cardiac CT. *Clin Radiol*. 2016;71:758–767.
42. Moss AJ, Newby DE. CT coronary angiographic evaluation of suspected anginal chest pain. *Heart*. 2016;102:263–268.
43. Mark DB, Berman DS, Budoff MJ, et al. ACCF/ACR/AHA/NASCI/SAIP/SCAI/SCCT 2010 expert consensus document on coronary computed tomographic angiography: a report of the American College of Cardiology Foundation Task Force on Expert Consensus Documents. *Circulation*. 2010;121:2509–2543.
44. Douglas PS, Pontone G, Hlatky MA, et al. Clinical outcomes of fractional flow reserve by computed tomographic angiography-guided diagnostic strategies vs. usual care in patients with suspected coronary artery disease: the prospective longitudinal trial of FFR(CT): outcome and resource impacts study. *Eur Heart J*. 2015;36:3359–3367.
45. George RT, Mehra VC, Chen MY, et al. Myocardial CT perfusion imaging and SPECT for the diagnosis of coronary artery disease: a head-to-head comparison from the CORE320 multicenter diagnostic performance study. *Radiology*. 2014;272:407–416.
46. Bittencourt MS, Hulten EA, Veeranna V, et al. Coronary computed tomography angiography in the evaluation of chest pain of suspected cardiac origin. *Circulation*. 2016;133:1963–1968.
47. Takx RA, Blomberg BA, El Aidi H, et al. Diagnostic accuracy of stress myocardial perfusion imaging compared to invasive coronary angiography with fractional flow reserve meta-analysis. *Circ Cardiovasc Imaging*. 2015;8.
48. Wong DT, Ko BS, Cameron JD, et al. Comparison of diagnostic accuracy of combined assessment using adenosine stress computed tomography perfusion + computed tomography angiography with transluminal attenuation gradient + computed tomography angiography against invasive fractional flow reserve. *J Am Coll Cardiol*. 2014;63:1904–1912.
49. Di Carli MF, Geva T, Davidoff R. The future of cardiovascular imaging. *Circulation*. 2016;133:2640–2661.
50. World Health Organization. Global Health Observatory Data Repository. Available at: http://apps.who.int/gho/data/node.main.PROJNUMWORLD?lang=en. Accessed July 13, 2016.
51. Sandfort V, Lima JA, Bluemke DA. Noninvasive imaging of atherosclerotic plaque progression: status of coronary computed tomography angiography. *Circ Cardiovasc Imaging*. 2015;8:e003316.
52. Chang SA, Kim RJ. The use of cardiac magnetic resonance in patients with suspected coronary artery disease: a clinical practice perspective. *J Cardiovasc Ultrasound*. 2016;24:96–103.
53. Joshi FR, Lindsay AC, Obaid DR, et al. Non-invasive imaging of atherosclerosis. *Eur Heart J Cardiovasc Imaging*. 2012;13:205–218.

Catheterization, Angiography, and Coronary Arteriography

54. Patel MR, Peterson ED, Dai D, et al. Low diagnostic yield of elective coronary angiography. *N Engl J Med*. 2010;362:886–895.
55. Farooq V, van Klaveren D, Steyerberg EW, et al. Anatomical and clinical characteristics to guide decision making between coronary artery bypass surgery and percutaneous coronary intervention for individual patients: development and validation of SYNTAX score II. *Lancet*. 2013;381:639–650.
56. Claessen BE, Maehara A, Fahy M, et al. Plaque composition by intravascular ultrasound and distal embolization after percutaneous coronary intervention. *JACC Cardiovasc Imaging*. 2012;5:S111–S118.
57. Steinvil A, Zhang YJ, Lee SY, et al. Intravascular ultrasound-guided drug-eluting stent implantation: an updated meta-analysis of randomized control trials and observational studies. *Int J Cardiol*. 2016;216:133–139.
58. Hong SJ, Kim BK, Shin DH, et al. Effect of intravascular ultrasound-guided vs angiography-guided everolimus-eluting stent implantation: the IVUS-XPL randomized clinical trial. *JAMA*. 2015;314:2155–2163.
59. Brown AJ, Obaid DR, Costopoulos C, et al. Direct comparison of virtual-histology intravascular ultrasound and optical coherence tomography imaging for identification of thin-cap fibroatheroma. *Circ Cardiovasc Imaging*. 2015;8:e003487.
60. Hirai T, Chen Z, Zhang L, et al. Evaluation of variable thin-cap fibroatheroma definitions and association of virtual histology-intravascular ultrasound findings with cavity rupture size. *Am J Cardiol*. 2016;118:162–169.
61. Puri R, Worthley MI, Nicholls SJ. Intravascular imaging of vulnerable coronary plaque: current and future concepts. *Nat Rev Cardiol*. 2011;8:131–139.
62. Falk E, Wilensky RL. Prediction of coronary events by intravascular imaging. *JACC Cardiovasc Imaging*. 2012;5:S38–S41.
62a. Sen S, Escaned J, Malik IS, et al. Development and validation of a new adenosine-independent index of stenosis severity from coronary wave-intensity analysis: results of the ADVISE (ADenosine Vasodilator Independent Stenosis Evaluation) study. *J Am Coll Cardiol*. 2012;59:1392–1402.
63. De Bruyne B, Oldroyd KG, Pijls NH. Microvascular (dys)function and clinical outcome in stable coronary disease. *J Am Coll Cardiol*. 2016;67:1170–1172.
64. De Bruyne B, Pijls NH, Kalesan B, et al. Fractional flow reserve-guided PCI versus medical therapy in stable coronary disease. *N Engl J Med*. 2012;367:991–1001.
65. Pijls NH, Sels JW. Functional measurement of coronary stenosis. *J Am Coll Cardiol*. 2012;59:1045–1057.
66. Luo C, Long M, Hu X, et al. Thermodilution-derived coronary microvascular resistance and flow reserve in patients with cardiac syndrome X. *Circ Cardiovasc Interv*. 2014;7:43–48.
67. Ng MK, Yong AS, Ho M, et al. The index of microcirculatory resistance predicts myocardial infarction related to percutaneous coronary intervention. *Circ Cardiovasc Interv*. 2012;5:515–522.
68. Miyamoto T, Ikeda K, Ishii Y, et al. Rupture of a coronary artery aneurysm in Kawasaki disease: a rare case and review of the literature for the past 15 years. *J Thorac Cardiovasc Surg*. 2014;147:e67–e69.
69. Lee MS, Chen CH. Myocardial bridging: an up-to-date review. *J Invasive Cardiol*. 2015;27:521–528.

Natural History and Risk Stratification

70. Ohman EM. Chronic stable angina. *N Engl J Med*. 2016;374:1167–1176.
71. Elbez Y, Cheong AP, Fassa AA, et al. Clinical outcomes in patients with stable coronary artery disease with vs. without a history of myocardial revascularization. *Eur Heart J Qual Care Clin Outcomes*. 2016;2:23–32.
72. Ducrocq G, Bhatt DL, Labreuche J, et al. Geographic differences in outcomes in outpatients with established atherothrombotic disease: results from the REACH Registry. *Eur J Prev Cardiol*. 2014;21:1509–1516.
73. Bohula EA, Bonaca MP, Braunwald E, et al. Atherothrombotic Risk stratification and the efficacy and safety of vorapaxar in patients with stable ischemic heart disease and previous myocardial infarction. *Circulation*. 2016;134:304–313.
74. Bohula EA, Morrow DA, Cannon CP, et al. Atherothrombotic risk stratification and ezetimibe use in Improve-It. *J Am Coll Cardiol*. 2016;67:2129.
75. Baber U, Mehran R, Giustino G, et al. Coronary thrombosis and major bleeding after PCI with drug-eluting stents: risk scores from PARIS. *J Am Coll Cardiol*. 2016;67:2224–2234.

Medical Management

76. Yeh RW, Secemsky EA, Kereiakes DJ, et al. Development and validation of a prediction rule for benefit and harm of dual antiplatelet therapy beyond 1 year after percutaneous coronary intervention. *JAMA*. 2016;315:1735–1749.
77. Bangalore S, Maron DJ, Hochman JS. Evidence-based management of stable ischemic heart disease: challenges and confusion. *JAMA*. 2015;314:1917–1918.
78. Rosendorff C, Lackland DT, Allison M, et al. Treatment of hypertension in patients with coronary artery disease: a scientific statement from the American Heart Association, American College of Cardiology, and American Society of Hypertension. *Circulation*. 2015;131:e435–e470.
79. Smith SC Jr, Benjamin EJ, Bonow RO, et al. AHA/ACCF secondary prevention and risk reduction therapy for patients with coronary and other atherosclerotic vascular disease: 2011 update. A guideline from the American Heart Association and American College of Cardiology Foundation. *Circulation*. 2011;124:2458–2473.
80. Go AS, Bauman MA, Coleman King SM, et al. An effective approach to high blood pressure control: a science advisory from the American Heart Association, the American College of Cardiology, and the Centers for Disease Control and Prevention. *J Am Coll Cardiol*. 2014;63:1230–1238.
81. Mankin LA. Update in hypertension therapy. *Med Clin North Am*. 2016;100:665–693.
82. ACCORD Study Group. Effects of intensive blood-pressure control in type 2 diabetes mellitus. *N Engl J Med*. 2010;362:1575–1585.
83. SPRINT Research Group. A Randomized trial of intensive versus standard blood-pressure control. *N Engl J Med*. 2015;373:2103–2116.
84. Mozaffarian D, Afshin A, Benowitz NL, et al. Population approaches to improve diet, physical activity, and smoking habits: a scientific statement from the American Heart Association. *Circulation*. 2012;126:1514–1563.
85. Prochaska JJ, Benowitz NL. The Past, present, and future of nicotine addiction therapy. *Annu Rev Med*. 2016;67:467–486.
86. Dinakar C, O'Connor GT. The Health effects of electronic cigarettes. *N Engl J Med*. 2016;375:1372–1381.
87. Goff DC Jr, Lloyd-Jones DM, Bennett G, et al. 2013 ACC/AHA guideline on the assessment of cardiovascular risk: a report of the American College of Cardiology/American Heart Association Task Force on Practice Guidelines. *J Am Coll Cardiol*. 2014;63:2935–2959.
88. Stone NJ, Robinson JG, Lichtenstein AH, et al. 2013 ACC/AHA guideline on the treatment of blood cholesterol to reduce atherosclerotic cardiovascular risk in adults: a report of the American College of Cardiology/American Heart Association Task Force on Practice Guidelines. *Circulation*. 2014;129:S1–S45.
89. Drozda JP Jr, Ferguson TB Jr, Jneid H, et al. 2015 ACC/AHA focused update of secondary prevention lipid performance measures: a report of the American College of Cardiology/American Heart Association Task Force on Performance Measures. *J Am Coll Cardiol*. 2016;67:558–587.
90. Cannon CP, Blazing MA, Giugliano RP, et al. Ezetimibe added to statin therapy after acute coronary syndromes. *N Engl J Med*. 2015;372:2387–2397.
91. Robinson JG, Farnier M, Krempf M, et al. Efficacy and safety of alirocumab in reducing lipids and cardiovascular events. *N Engl J Med*. 2015;372:1489–1499.
92. Sabatine MS, Giugliano RP, Wiviott SD, et al. Efficacy and safety of evolocumab in reducing lipids and cardiovascular events. *N Engl J Med*. 2015;372:1500–1509.
92a. Sabatine MS, Giugliano RP, Keech AC, et al. Evolocumab and clinical outcomes in patients with cardiovascular disease. *N Engl J Med*. 2017;376:1713–1772.
93. Lloyd-Jones DM, Morris PB, Ballantyne CM, et al. 2016 ACC expert consensus decision pathway on the role of non-statin therapies for LDL-cholesterol lowering in the management of atherosclerotic cardiovascular disease risk: a report of the American College of Cardiology Task Force on Clinical Expert Consensus Documents. *J Am Coll Cardiol*. 2016;68:92–125.
94. Chan PS, Jones PG, Arnold SA, et al. Development and validation of a short version of the Seattle angina questionnaire. *Circ Cardiovasc Qual Outcomes*. 2014;7:640–647.
95. Boekholdt SM, Arsenault BJ, Hovingh GK, et al. Levels and changes of HDL cholesterol and apolipoprotein A-I in relation to risk of cardiovascular events among statin-treated patients: a meta-analysis. *Circulation*. 2013;128:1504–1512.
96. Rosenson RS. The high-density lipoprotein puzzle: why classic epidemiology, genetic epidemiology, and clinical trials conflict? *Arterioscler Thromb Vasc Biol*. 2016;36:777–782.
97. Ginsberg HN, Elam MB, Lovato LC, et al. Effects of combination lipid therapy in type 2 diabetes mellitus. *N Engl J Med*. 2010;362:1563–1574.
98. Barter PJ, Rye KA. Cholesteryl ester transfer protein inhibition is not yet dead–pro. *Arterioscler Thromb Vasc Biol*. 2016;36:439–441.
99. Boden WE, Probstfield JL, Anderson T, et al. Niacin in patients with low HDL cholesterol levels receiving intensive statin therapy. *N Engl J Med*. 2011;365:2255–2267.
100. Landray MJ, Haynes R, Hopewell JC, et al. Effects of extended-release niacin with laropiprant in high-risk patients. *N Engl J Med*. 2014;371:203–212.
101. Barter PJ, Rye KA. New Era of lipid-lowering drugs. *Pharmacol Rev*. 2016;68:458–475.
102. Schwartz GG, Olsson AG, Abt M, et al. Effects of dalcetrapib in patients with a recent acute coronary syndrome. *N Engl J Med*. 2012;367:2089–2099.
103. Sheridan C. CETP inhibitors boost "good" cholesterol to no avail. *Nat Biotechnol*. 2016;34:5–6.
103a. The HPS3/TIMI55 -REVEAL Collaborative Group. Effects of anacetrapib in patients with atherosclerotic vascular disease. *N Engl J Med*. 2017;377:1217–1227.
104. Avitabile NA, Banka A, Fonseca VA. Glucose control and cardiovascular outcomes in individuals with diabetes mellitus: lessons learned from the megatrials. *Heart Fail Clin*. 2012;8:513–522.
105. Scirica BM, Bhatt DL, Braunwald E, et al. Saxagliptin and cardiovascular outcomes in patients

with type 2 diabetes mellitus. *N Engl J Med*. 2013;369:1317–1326.
106. White WB, Cannon CP, Heller SR, et al. Alogliptin after acute coronary syndrome in patients with type 2 diabetes. *N Engl J Med*. 2013;369:1327–1335.
107. Gerstein HC, Miller ME, Genuth S, et al. Long-term effects of intensive glucose lowering on cardiovascular outcomes. *N Engl J Med*. 2011;364:818–828.
108. American Diabetes Association. 5. Glycemic targets. *Diabetes Care*. 2016;39(suppl 1):S39–S46.
109. Zinman B, Wanner C, Lachin JM, et al. Empagliflozin, cardiovascular outcomes, and mortality in type 2 diabetes. *N Engl J Med*. 2015;373:2117–2128.
109a. Neal B, Perkovic V, Mahaffey KW, et al. Canagliflozin and cardiovascular and renal events in type 2 diabetes. *N Engl J Med*. 2017;377:644–657.
110. Marso SP, Daniels GH, Brown-Frandsen K, et al. Liraglutide and cardiovascular outcomes in type 2 diabetes. *N Engl J Med*. 2016;375:311–322.
110a. Marso SB, Bain SC, Consoli A. Semaglutide and cardiovascular outcomes in patients with type 2 diabetes. *N Engl J Med*. 2016;375:1834–1844.
111. Artinian NT, Fletcher GF, Mozaffarian D, et al. Interventions to promote physical activity and dietary lifestyle changes for cardiovascular risk factor reduction in adults: a scientific statement from the American Heart Association. *Circulation*. 2010;122:406–441.
112. Anderson L, Oldridge N, Thompson DR, et al. Exercise-based cardiac rehabilitation for coronary heart disease: Cochrane systematic review and meta-analysis. *J Am Coll Cardiol*. 2016;67:1–12.
113. Rao G, Burke LE, Spring BJ, et al. New and emerging weight management strategies for busy ambulatory settings: a scientific statement from the American Heart Association endorsed by the Society of Behavioral Medicine. *Circulation*. 2011;124:1182–1203.
114. Mozaffarian D. Dietary and policy priorities for cardiovascular disease, diabetes, and obesity: a comprehensive review. *Circulation*. 2016;133:187–225.
115. Wang ZJ, Zhou YJ, Galper BZ, et al. Association of body mass index with mortality and cardiovascular events for patients with coronary artery disease: a systematic review and meta-analysis. *Heart*. 2015;101:1631–1638.
116. Libby P, Hansson GK. Inflammation and immunity in diseases of the arterial tree: players and layers. *Circ Res*. 2015;116:307–311.
117. Libby P, Nahrendorf M, Swirski FK. Leukocytes link local and systemic inflammation in ischemic cardiovascular disease: an expanded "cardiovascular continuum". *J Am Coll Cardiol*. 2016;67:1091–1103.
118. Libby P, King K. Biomarkers: a challenging conundrum in cardiovascular disease. *Arterioscler Thromb Vasc Biol*. 2015;35:2491–2495.
119. Ridker PM. Residual inflammatory risk: addressing the obverse side of the atherosclerosis prevention coin. *Eur Heart J*. 2016;37:1720–1722.
120. Levine GN, Bates ER, Bittl JA, et al. 2016 ACC/AHA guideline focused update on duration of dual antiplatelet therapy in patients with coronary artery disease: a report of the American College of Cardiology/American Heart Association Task Force on Clinical Practice Guidelines. *J Am Coll Cardiol*. 2016;68:1082–1115.
121. Mauri L, Kereiakes DJ, Yeh RW, et al. Twelve or 30 months of dual antiplatelet therapy after drug-eluting stents. *N Engl J Med*. 2014;371:2155–2166.
122. Yeh RW, Kereiakes DJ, Steg PG, et al. Benefits and risks of extended duration dual antiplatelet therapy after PCI in patients with and without acute myocardial infarction. *J Am Coll Cardiol*. 2015;65:2211–2221.
123. Bonaca MP, Bhatt DL, Cohen M, et al. Long-term use of ticagrelor in patients with prior myocardial infarction. *N Engl J Med*. 2015;372:1791–1800.
124. Udell JA, Bonaca MP, Collet JP, et al. Long-term dual antiplatelet therapy for secondary prevention of cardiovascular events in the subgroup of patients with previous myocardial infarction: a collaborative meta-analysis of randomized trials. *Eur Heart J*. 2016;37:390–399.
125. Bittl JA, Baber U, Bradley SM, et al. Duration of dual antiplatelet therapy: a systematic review for the 2016 ACC/AHA guideline focused update on duration of dual antiplatelet therapy in patients with coronary artery disease: a report of the American College of Cardiology/American Heart Association Task Force on Clinical Practice Guidelines. *Circulation*. 2016;134:e156–e178.
126. Morrow DA, Braunwald E, Bonaca MP, et al. Vorapaxar in the secondary prevention of atherothrombotic events. *N Engl J Med*. 2012;366:1404–1413, 2012.
127. Scirica BM, Bonaca MP, Braunwald E, et al. Vorapaxar for secondary prevention of thrombotic events for patients with previous myocardial infarction: a prespecified subgroup analysis of the TRA 2 degrees P-TIMI 50 trial. *Lancet*. 2012;380:1317–1324.
127a. Eikelboom JW, Connolly SJ, Bosch J, et al. Rivaroxaban with or without aspirin in stable cardiovascular disease. *N Engl J Med*. 2017;377:1319–1330.
128. Lamberts M, Olesen JB, Ruwald MH, et al. Bleeding after initiation of multiple antithrombotic drugs, including triple therapy, in atrial fibrillation patients following myocardial infarction and coronary intervention: a nationwide cohort study. *Circulation*. 2012;126:1185–1193.
129. Coppens M, Eikelboom JW. Antithrombotic therapy after coronary artery stenting in patients with atrial fibrillation. *Circ Cardiovasc Interv*. 2012;5:454–455.
130. Dewilde WJ, Oirbans T, Verheugt FW, et al. Use of clopidogrel with or without aspirin in patients taking oral anticoagulant therapy and undergoing percutaneous coronary intervention: an open-label, randomised, controlled trial. *Lancet*. 2013;381:1107–1115.
130a. Gibson CM, Mehran R, Body C, et al. Prevention of bleeding in patients with atrial fibrillation undergoing PCI. *N Engl J Med*. 2016;375:2423–2434.
130b. Cannon CP, Bhatt DL, Oldren J, et al. Dual antithrombotic therapy with dabigatran after PCI in patients with atrial fibrillation. *N Engl J Med*. 2017;377:1513–1524.
131. Rossello X, Pocock SJ, Julian DG. Long-term use of cardiovascular drugs: challenges for research and for patient care. *J Am Coll Cardiol*. 2015;66:1273–1285.
132. Bangalore S, Steg G, Deedwania P, et al. Beta-blocker use and clinical outcomes in stable outpatients with and without coronary artery disease. *JAMA*. 2012;308:1340–1349.
133. Brugts JJ, Isaacs A, Boersma E, et al. Genetic determinants of treatment benefit of the angiotensin-converting enzyme-inhibitor perindopril in patients with stable coronary artery disease. *Eur Heart J*. 2010;31:1854–1864.
134. Mann JF, Bohm M. Dual renin-angiotensin system blockade and outcome benefits in hypertension: a narrative review. *Curr Opin Cardiol*. 2015;30:373–377.
135. Gepner AD, Haller IV, Krueger DC, et al. A randomized controlled trial of the effects of vitamin D supplementation on arterial stiffness and aortic blood pressure in Native American women. *Atherosclerosis*. 2015;240:526–528.
136. Seligman F, Nemeroff CB. The interface of depression and cardiovascular disease: therapeutic implications. *Ann N Y Acad Sci*. 2015;1345:25–35.
137. Ma Y, Balasubramanian R, Pagoto SL, et al. Relations of depressive symptoms and antidepressant use to body mass index and selected biomarkers for diabetes and cardiovascular disease. *Am J Public Health*. 2013;103:e34–e43.
138. Hare DL, Toukhsati SR, Johansson P, et al. Depression and cardiovascular disease: a clinical review. *Eur Heart J*. 2014;35:1365–1372.
139. Slopen N, Glynn RJ, Buring JE, et al. Job strain, job insecurity, and incident cardiovascular disease in the Women's Health Study: results from a 10-year prospective study. *PLoS ONE*. 2012;7:e40512.
140. Blumenthal JA, Sherwood A, Babyak MA, et al. Exercise and pharmacological treatment of depressive symptoms in patients with coronary heart disease: results from the UPBEAT (Understanding the Prognostic Benefits of Exercise and Antidepressant Therapy) study. *J Am Coll Cardiol*. 2012;60:1053–1063.
141. Franklin BA, Cushman M. Recent advances in preventive cardiology and lifestyle medicine: a themed series. *Circulation*. 2011;123:2274–2283.
142. Levine GN, Steinke EE, Bakaeen FG, et al. Sexual activity and cardiovascular disease: a scientific statement from the American Heart Association. *Circulation*. 2012;125:1058–1072.

Pharmacologic Management of Angina

143. Calhoun M, Cross LB, Cooper-DeHoff RM. Clinical utility of beta-blockers for primary and secondary prevention of coronary artery disease. *Expert Rev Cardiovasc Ther*. 2013;11:289–291.
144. Cresci S, Dorn GW 2nd, Jones PG, et al. Adrenergic-pathway gene variants influence beta-blocker-related outcomes after acute coronary syndrome in a race-specific manner. *J Am Coll Cardiol*. 2012;60:898–907.
145. Cooper-DeHoff RM, Johnson JA. Hypertension pharmacogenomics: in search of personalized treatment approaches. *Nat Rev Nephrol*. 2016;12:110–122.
146. Kveiborg B, Hermann TS, Major-Pedersen A, et al. Metoprolol compared to carvedilol deteriorates insulin-stimulated endothelial function in patients with type 2 diabetes: a randomized study. *Cardiovasc Diabetol*. 2010;9:21.
147. Cooper-DeHoff RM, Chang SW, Pepine CJ. Calcium antagonists in the treatment of coronary artery disease. *Curr Opin Pharmacol*. 2013;13:301–308.
148. Munzel T, Steven S, Daiber A. Organic nitrates: update on mechanisms underlying vasodilation, tolerance and endothelial dysfunction. *Vascul Pharmacol*. 2014;63:105–113.
149. Oelze M, Knorr M, Kroller-Schon S, et al. Chronic therapy with isosorbide-5-mononitrate causes endothelial dysfunction, oxidative stress, and a marked increase in vascular endothelin-1 expression. *Eur Heart J*. 2013;34:3206–3216.
150. Munzel T, Daiber A, Gori T. More answers to the still unresolved question of nitrate tolerance. *Eur Heart J*. 2013;34:2666–2673.
151. Knorr M, Hausding M, Kroller-Schuhmacher S, et al. Nitroglycerin-induced endothelial dysfunction and tolerance involve adverse phosphorylation and *S*-glutathionylation of endothelial nitric oxide synthase: beneficial effects of therapy with the AT1 receptor blocker telmisartan. *Arterioscler Thromb Vasc Biol*. 2011;31:2223–2231.
152. Munzel T, Meinertz T, Tebbe U, et al. Efficacy of the long-acting nitro vasodilator pentaerithrityl tetranitrate in patients with chronic stable angina pectoris receiving anti-anginal background therapy with beta-blockers: a 12-week, randomized, double-blind, placebo-controlled trial. *Eur Heart J*. 2014;35:895–903.
153. Rosano GM, Vitale C, Volterrani M. Pharmacological management of chronic stable angina: focus on ranolazine. *Cardiovasc Drugs Ther*. 2016;30:393–398.
154. Beyder A, Strege PR, Reyes S, et al. Ranolazine decreases mechanosensitivity of the voltage-gated sodium ion channel Na(v)1.5: a novel mechanism of drug action. *Circulation*. 2012;125:2698–2706.
155. Kosiborod M, Arnold SV, Spertus JA, et al. Evaluation of ranolazine in patients with type 2 diabetes mellitus and chronic stable angina: results from the TERISA randomized clinical trial (Type 2 Diabetes Evaluation of Ranolazine in Subjects with Chronic Stable Angina). *J Am Coll Cardiol*. 2013;61:2038–2045.
156. Mega JL, Hochman JS, Scirica BM, et al. Clinical features and outcomes of women with unstable ischemic heart disease: observations from Metabolic Efficiency with Ranolazine for less Ischemia in Non-ST-Elevation Acute Coronary Syndromes–Thrombolysis in Myocardial Infarction 36 (MERLIN-TIMI 36). *Circulation*. 2010;121:1809–1817.
157. Weisz G, Genereux P, Iniguez A, et al. Ranolazine in patients with incomplete revascularisation after percutaneous coronary intervention (RIVER-PCI): a multicentre, randomised, double-blind, placebo-controlled trial. *Lancet*. 2016;387:136–145.
158. Alexander KP, Weisz G, Prather K, et al. Effects of ranolazine on angina and quality of life after percutaneous coronary intervention with incomplete revascularization: results from the Ranolazine for Incomplete Vessel Revascularization (RIVER-PCI) Trial. *Circulation*. 2016;133:39–47.
159. Mehta PK, Goykhman P, Thomson LE, et al. Ranolazine improves angina in women with evidence of myocardial ischemia but no obstructive coronary artery disease. *JACC Cardiovasc Imaging*. 2014;4:514–522.
160. Bairey Merz CN, Handberg EM, Shufelt CL, et al. A randomized, placebo-controlled trial of late Na current inhibition (ranolazine) in coronary microvascular dysfunction (CMD): impact on angina and myocardial perfusion reserve. *Eur Heart J*. 2016;37:1504–1513.
161. Scirica BM, Belardinelli L, Chaitman BR, et al. Effect of ranolazine on atrial fibrillation in patients with non-ST elevation acute coronary syndromes: observations from the MERLIN-TIMI 36 trial. *Europace*. 2015;17:32–37.
162. Hartmann N, Mason FE, Braun I, et al. The combined effects of ranolazine and dronedarone on human atrial and ventricular electrophysiology. *J Mol Cell Cardiol*. 2016;94:95–106.
163. De Ferrari GM, Maier LS, Mont L, et al. Ranolazine in the treatment of atrial fibrillation: results of the dose-ranging RAFFAELLO (Ranolazine in Atrial Fibrillation Following An ELectricaL CardiOversion) study. *Heart Rhythm*. 2015;12:872–878.
164. Reiffel JA, Camm AJ, Belardinelli L, et al. The HARMONY Trial: combined ranolazine and dronedarone in the management of paroxysmal atrial fibrillation: mechanistic and therapeutic synergism. *Circ Arrhythm Electrophysiol*. 2015;8:1048–1056.
165. Caminiti G, Fossati C, Battaglia D, et al. Ranolazine improves insulin resistance in non-diabetic patients with coronary heart disease: a pilot study. *Int J Cardiol*. 2016;219:127–129.
166. Greiner L, Hurren K, Brenner M. Ranolazine and its effects on hemoglobin A_{1c}. *Ann Pharmacother*. 2016;50:410–415.
167. Cacciapuoti F. Ranolazine and ivabradine: two different modalities to act against ischemic heart disease. *Ther Adv Cardiovasc Dis*. 2016;10:98–102.
168. McMurray JJ. It is BEAUTIFUL we should be concerned about, not SIGNIFY: is ivabradine less effective in ischaemic compared with non-ischaemic LVSD? *Eur Heart J*. 2015;36:2047–2049.
169. Yancy CW, Jessup M, Bozkurt B, et al. 2016 ACC/AHA/HFSA focused update on new pharmacological therapy for heart failure: an update of the 2013 ACCF/AHA guideline for the management of heart failure: a report of the American College of Cardiology/American Heart Association Task Force on Clinical Practice Guidelines and the Heart Failure Society of America. *J Am Coll Cardiol*. 2016;68:1476–1488.
170. Fox K, Ford I, Steg PG, et al. Ivabradine in stable coronary artery disease without clinical heart failure. *N Engl J Med*. 2014;371:1091–1099.
171. Tarkin JM, Kaski JC. Vasodilator therapy: nitrates and nicorandil. *Cardiovasc Drugs Ther*. 2016;30:367–378.
172. Pisano U, Deosaran J, Leslie SJ, et al. Nicorandil, gastrointestinal adverse drug reactions and ulcerations: a systematic review. *Adv Ther*. 2016;33:320–344.
173. Danchin N, Marzilli M, Parkhomenko A, et al. Efficacy comparison of trimetazidine with therapeutic alternatives in stable angina pectoris: a network meta-analysis. *Cardiology*. 2011;120:59–72.
174. Zhao Y, Peng L, Luo Y, et al. Trimetazidine improves exercise tolerance in patients with ischemic heart disease : a meta-analysis. *Herz*. 2016;41:514–522.
175. Qin X, Deng Y, Wu D, et al. Does enhanced external counterpulsation (EECP) significantly affect myocardial perfusion?: A systematic review and meta-analysis. *PLoS ONE*. 2016;11:e0151822.
176. Casey DP, Beck DT, Nichols WW, et al. Effects of enhanced external counterpulsation on

arterial stiffness and myocardial oxygen demand in patients with chronic angina pectoris. *Am J Cardiol*. 2011;107:1466–1472.

177. Tsigaridas N, Naka K, Tsapogas P, et al. Spinal cord stimulation in refractory angina: a systematic review of randomized controlled trials. *Acta Cardiol*. 2015;70:233–243.
178. Eldabe S, Thomson S, Duarte R, et al. The Effectiveness and Cost-Effectiveness of Spinal Cord Stimulation for Refractory Angina (RASCAL Study): a pilot randomized controlled trial. *Neuromodulation*. 2016;19:60–70.
179. Saraste A, Ukkonen H, Varis A, et al. Effect of spinal cord stimulation on myocardial perfusion reserve in patients with refractory angina pectoris. *Eur Heart J Cardiovasc Imaging*. 2015;16:449–455.

Percutaneous Coronary Intervention

180. Piccolo R, Giustino G, Mehran R, et al. Stable coronary artery disease: revascularisation and invasive strategies. *Lancet*. 2015;386:702–713.
181. Pepine CJ, Ferdinand KC, Shaw LJ, et al. Emergence of nonobstructive coronary artery disease: a woman's problem and need for change in definition on angiography. *J Am Coll Cardiol*. 2015;66:1918–1933.
182. Park JY, Lerman A, Herrmann J. Use of fractional flow reserve in patients with coronary artery disease: the right choice for the right outcome. *Trends Cardiovasc Med*. 2016;27:106–120.

182a. Götberg M, Christiansen EH, Gudmundsdottir IJ, et al. Instantaneous wave-free ratio versus fractional flow reserve to guide PCI. *N Engl J Med*. 2017;376:1813–1823.

182b. Davies JE, Sen S, Dehbi HM, et al. Use of the instantaneous wave-free ratio or fractional flow reserve in PCI. *N Engl J Med*. 2017;376:1824–1834.

183. Zimmermann FM, Ferrara A, Johnson NP, et al. Deferral vs. performance of percutaneous coronary intervention of functionally non-significant coronary stenosis: 15-year follow-up of the DEFER trial. *Eur Heart J*. 2015;36:3182–3188.
184. Van Nunen LX, Zimmermann FM, Tonino PA, et al. Fractional flow reserve versus angiography for guidance of PCI in patients with multivessel coronary artery disease (FAME): 5-year follow-up of a randomised controlled trial. *Lancet*. 2015;386:1853–1860.
185. Zimmermann FM, De Bruyne B, Pijls NH, et al. Rationale and design of the Fractional Flow Reserve versus Angiography for Multivessel Evaluation (FAME) 3 Trial: a comparison of fractional flow reserve–guided percutaneous coronary intervention and coronary artery bypass graft surgery in patients with multivessel coronary artery disease. *Am Heart J*. 2015;170:619–626.e612.
186. Faxon DP, Williams DO. Interventional Cardiology: Current Status And Future Directions In Coronary Disease And Valvular Heart Disease. *Circulation*. 2016;133:2697–2711.
187. Agarwal S, Tuzcu EM, Kapadia SR. Choice and selection of treatment modalities for cardiac patients: an interventional cardiology perspective. *J Am Heart Assoc*. 2015;4:e002353.
188. Herrmann J, Lennon RJ, Jaffe AS, et al. Defining the optimal cardiac troponin T threshold for predicting death caused by periprocedural myocardial infarction after percutaneous coronary intervention. *Circ Cardiovasc Interv*. 2014;7:533–542.
189. Galassi AR, Brilakis ES, Boukhris M, et al. Appropriateness of percutaneous revascularization of coronary chronic total occlusions: an overview. *Eur Heart J*. 2016;37:2692–2700.
190. Stergiopoulos K, Brown DL. Initial coronary stent implantation with medical therapy vs medical therapy alone for stable coronary artery disease: meta-analysis of randomized controlled trials. *Arch Intern Med*. 2012;172:312–319.
191. Cheng-Torres KA, Desai KP, Sidhu MS, et al. Conservative versus invasive stable ischemic heart disease management strategies: what do we plan to learn from the ISCHEMIA trial? *Future Cardiol*. 2016;12:35–44.
192. Giustino G, Dangas GD. Surgical revascularization versus percutaneous coronary intervention and optimal medical therapy in diabetic patients with multi-vessel coronary artery disease. *Prog Cardiovasc Dis*. 2015;58:306–315.
193. Chung SC, Hlatky MA, Faxon D, et al. The effect of age on clinical outcomes and health status BARI 2D (Bypass Angioplasty Revascularization Investigation in Type 2 Diabetes). *J Am Coll Cardiol*. 2011;58:810–819.

Coronary Artery Bypass Grafting

194. Alexander JH, Smith PK. Coronary-artery bypass grafting. *N Engl J Med*. 2016;374:1954–1964.
195. Wijns W, Kolh P, Danchin N, et al. Guidelines on myocardial revascularization. *Eur Heart J*. 2010;31:2501–2555.
196. Hillis LD, Smith PK, Anderson JL, et al. 2011 ACCF/AHA guideline for coronary artery bypass graft surgery: a report of the American College of Cardiology Foundation/American Heart Association Task Force on Practice Guidelines. *Circulation*. 2011;124:e652–e735.
197. Whellan DJ, McCarey MM, Taylor BS, et al. Trends in robotic-assisted coronary artery bypass grafts: a study of the Society of Thoracic Surgeons Adult Cardiac Surgery Database, 2006 to 2012. *Ann Thorac Surg*. 2016;102:140–146.
198. Kowalewski M, Pawliszak W, Malvindi PG, et al. Off-pump coronary artery bypass grafting improves short-term outcomes in high-risk patients compared with on-pump coronary artery bypass grafting: meta-analysis. *J Thorac Cardiovasc Surg*. 2016;151:60–77.e61-58.
199. Chaudhry UA, Harling L, Sepehripour AH, et al. Beating-heart versus conventional on-pump coronary artery bypass grafting: a meta-analysis of clinical outcomes. *Ann Thorac Surg*. 2015;100:2251–2260.
200. Grover FL. Current status of off-pump coronary-artery bypass. *N Engl J Med*. 2012;366:1541–1543.
201. Bakaeen FG, Shroyer AL, Gammie JS, et al. Trends in use of off-pump coronary artery bypass grafting: results from the Society of Thoracic Surgeons Adult Cardiac Surgery Database. *J Thorac Cardiovasc Surg*. 2014;148:856–863.
202. Deppe AC, Arbash W, Kuhn EW, et al. Current evidence of coronary artery bypass grafting off-pump versus on-pump: a systematic review with meta-analysis of over 16,900 patients investigated in randomized controlled trials. *Eur J Cardiothorac Surg*. 2016;49:1031–1041.
203. Lamy A, Devereaux PJ, Prabhakaran D, et al. Off-pump or on-pump coronary-artery bypass grafting at 30 days. *N Engl J Med*. 2012;366:1489–1497.
204. Panoulas VF, Colombo A, Margonato A, et al. Hybrid coronary revascularization: promising, but yet to take off. *J Am Coll Cardiol*. 2015;65:85–97.
205. Puskas JD, Yanagawa B, Taggart DP. Advancing the state of the art in surgical coronary revascularization. *Ann Thorac Surg*. 2016;101:419–421.
206. Aldea GS, Bakaeen FG, Pal J, et al. The Society of Thoracic Surgeons Clinical practice guidelines on arterial conduits for coronary artery bypass grafting. *Ann Thorac Surg*. 2016;101:801–809.
207. Taggart DP, Altman DG, Gray AM, et al. Randomized trial to compare bilateral vs. single internal mammary coronary artery bypass grafting: 1-year results of the Arterial Revascularisation Trial (ART). *Eur Heart J*. 2010;31:2470–2481.
208. Kolh P, Windecker S, Alfonso F, et al. 2014 ESC/EACTS guidelines on myocardial revascularization: the Task Force on Myocardial Revascularization of the European Society of Cardiology (ESC) and the European Association for Cardio-Thoracic Surgery (EACTS). Developed with the special contribution of the European Association of Percutaneous Cardiovascular Interventions (EAPCI). *Eur J Cardiothorac Surg*. 2014;46:517–592.
209. Sousa Uva M, Kolh P. The radial artery for coronary artery bypass grafting: a second revival? *Eur J Cardiothorac Surg*. 2016;49:210–211.
210. Kulik A, Ruel M, Jneid H, et al. Secondary prevention after coronary artery bypass graft surgery: a scientific statement from the American Heart Association. *Circulation*. 2015;131:927–964.
211. Kulik A, Le May MR, Voisine P, et al. Aspirin plus clopidogrel versus aspirin alone after coronary artery bypass grafting: the clopidogrel after surgery for coronary artery disease (CASCADE) Trial. *Circulation*. 2010;122:2680–2687.
212. Windecker S, Kolh P, Alfonso F, et al. 2014 ESC/EACTS guidelines on myocardial revascularization. *EuroIntervention*. 2015;10:1024–1094.
213. Society of Thoracic Surgeons Database. www.sts.org. Accessed October 11, 2016.

213a. D'Agostino RS, Jacobs JP, Badhwar V, et al. The Society of Thoracic Surgeons Adult Cardiac Surgery Database: 2017 update on outcomes and quality. *Ann Thorac Surg*. 2017;103:18–24.

214. Thygesen K, Alpert JS, Jaffe AS, et al. Third universal definition of myocardial infarction. *Eur Heart J*. 2012;33:2551–2567.
215. Selnes OA, Gottesman RF, Grega MA, et al. Cognitive and neurologic outcomes after coronary-artery bypass surgery. *N Engl J Med*. 2012;366:250–257.
216. Mack M. Can we make stroke during cardiac surgery a never event? *J Thorac Cardiovasc Surg*. 2015;149:965–967.
217. Sun X, Lindsay J, Monsein LH, et al. Silent brain injury after cardiac surgery: a review. Cognitive dysfunction and magnetic resonance imaging diffusion-weighted imaging findings. *J Am Coll Cardiol*. 2012;60:791–797.
218. Gillinov AM, Bagiella E, Moskowitz AJ, et al. rate control versus rhythm control for atrial fibrillation after cardiac surgery. *N Engl J Med*. 2016;374:1911–1921.
219. Melduni RM, Schaff HV, Bailey KR, et al. Implications of new-onset atrial fibrillation after cardiac surgery on long-term prognosis: a community-based study. *Am Heart J*. 2015;170:659–668.
220. Elgendy IY, Mahmoud A, Huo T, et al. Meta-analysis of 12 trials evaluating the effects of statins on decreasing atrial fibrillation after coronary artery bypass grafting. *Am J Cardiol*. 2015;115:1523–1528.
221. Zakkar M, Bruno VD, Guida G, et al. Postoperative acute kidney injury defined by RIFLE criteria predicts early health outcome and long-term survival in patients undergoing redo coronary artery bypass graft surgery. *J Thorac Cardiovasc Surg*. 2016;152:235–242.
222. Ryden L, Sartipy U, Evans M, et al. Acute kidney injury after coronary artery bypass grafting and long-term risk of end-stage renal disease. *Circulation*. 2014;130:2005–2011.
223. Bove T, Zangrillo A, Guarracino F, et al. Effect of fenoldopam on use of renal replacement therapy among patients with acute kidney injury after cardiac surgery: a randomized clinical trial. *JAMA*. 2014;312:2244–2253.
224. Billings FT, Hendricks PA, Schildcrout JS, et al. High-dose perioperative atorvastatin and acute kidney injury following cardiac surgery: a randomized clinical trial. *JAMA*. 2016;315:877–888.
225. Anavekar NS, Chareonthaitawee P, Narula J, et al. Revascularization in patients with severe left ventricular dysfunction: is the assessment of viability still viable? *J Am Coll Cardiol*. 2016;67:2874–2887.
226. Guyton RA, Smith AL. Coronary bypass: survival benefit in heart failure. *N Engl J Med*. 2016;374:1576–1577.
227. Velazquez EJ, Williams JB, Yow E, et al. Long-term survival of patients with ischemic cardiomyopathy treated by coronary artery bypass grafting versus medical therapy. *Ann Thorac Surg*. 2012;93:523–530.
228. Velazquez EJ, Lee KL, Deja MA, et al. Coronary-artery bypass surgery in patients with left ventricular dysfunction. *N Engl J Med*. 2011;364:1607–1616.
229. Velazquez EJ, Lee KL, Jones RH, et al. Coronary-artery bypass surgery in patients with ischemic cardiomyopathy. *N Engl J Med*. 2016;374:1511–1520.
230. Bonow RO, Maurer G, Lee KL, et al. Myocardial viability and survival in ischemic left ventricular dysfunction. *N Engl J Med*. 2011;364:1617–1625.
231. Mohammad RM. Sex- and ethnic group–specific nationwide trends in the use of coronary artery bypass grafting in the United States. *J Thorac Cardiovasc Surg*. 2010;139:1545–1547.
232. Hannan EL, Zhong Y, Wu C, et al. Comparison of 3-year outcomes for coronary artery bypass graft surgery and drug-eluting stents: does sex matter? *Ann Thorac Surg*. 2015;100:2227–2236.
233. Li Z, Amsterdam EA, Yeo KK, et al. Coronary artery bypass operations for elderly patients in California, 2003 to 2008. *Ann Thorac Surg*. 2012;93:1167–1172.
234. Afilalo J, Mottillo S, Eisenberg MJ, et al. Addition of frailty and disability to cardiac surgery risk scores identifies elderly patients at high risk of mortality or major morbidity. *Circ Cardiovasc Qual Outcomes*. 2012;5:222–228.
235. Bangalore S, Guo Y, Samadashvili Z, et al. revascularization in patients with multivessel coronary artery disease and chronic kidney disease: everolimus-eluting stents versus coronary artery bypass graft surgery. *J Am Coll Cardiol*. 2015;66:1209–1220.
236. Krishnaswami A, McCulloch CE, Tawadrous M, et al. Coronary artery bypass grafting and percutaneous coronary intervention in patients with end-stage renal disease. *Eur J Cardiothorac Surg*. 2015;47:e193–e198.
237. Krishnaswami A, Goh AC, Go AS, et al. Effectiveness of percutaneous coronary intervention versus coronary artery bypass grafting in patients with end-stage renal disease. *Am J Cardiol*. 2016;117:1596–1603.
238. Razzouk L, Farkouh ME. Optimal approaches to diabetic patients with multivessel disease. *Trends Cardiovasc Med*. 2015;25:625–631.
239. Koskinas KC, Windecker S. Revascularization in complex multivessel coronary artery disease after FREEDOM: is there an indication for PCI and drug-eluting stents? *Herz*. 2016;41:224–232.
240. Van Straten AH, Firanescu C, Soliman Hamad MA, et al. Peripheral vascular disease as a predictor of survival after coronary artery bypass grafting: comparison with a matched general population. *Ann Thorac Surg*. 2010;89:414–420.
241. Sharma V, Deo SV, Park SJ, et al. Meta-analysis of staged versus combined carotid endarterectomy and coronary artery bypass grafting. *Ann Thorac Surg*. 2014;97:102–109.
242. Masabni K, Sabik JF 3rd, Raza S, et al. Nonselective carotid artery ultrasound screening in patients undergoing coronary artery bypass grafting: is it necessary? *J Thorac Cardiovasc Surg*. 2016;151:402–408.
243. Escaned J. Secondary revascularization after CABG surgery. *Nat Rev Cardiol*. 2012;9:540–549.

Comparisons Between Percutaneous Coronary Intervention and Coronary Artery Bypass Surgery

244. Hlatky MA, Boothroyd DB, Baker L, et al. Comparative effectiveness of multivessel coronary bypass surgery and multivessel percutaneous coronary intervention: a cohort study. *Ann Intern Med*. 2013;158:727–734.
245. Weintraub WS, Grau-Sepulveda MV, Weiss JM, et al. Comparative effectiveness of revascularization strategies. *N Engl J Med*. 2012;366:1467–1476.
246. Bangalore S, Guo Y, Samadashvili Z, et al. Everolimus-eluting stents or bypass surgery for multivessel coronary disease. *N Engl J Med*. 2015;372:1213–1222.
247. Holmes DR Jr, Taggart DP. Revascularization in stable coronary artery disease: a combined perspective from an interventional cardiologist and a cardiac surgeon. *Eur Heart J*. 2016;37:1873–1882.
248. Mohr FW, Morice MC, Kappetein AP, et al. Coronary artery bypass graft surgery versus percutaneous coronary intervention in patients with three-vessel disease and left main coronary disease: 5-year follow-up of the randomised, clinical SYNTAX trial. *Lancet*. 2013;381:629–638.
249. Taggart DP. CABG or stents in coronary artery disease: end of the debate? *Lancet*. 2013;381:605–607.
250. Iqbal J, Serruys PW, Taggart DP. Optimal revascularization for complex coronary artery disease. *Nat Rev Cardiol*. 2013;10:635–647.

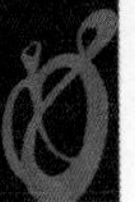

251. Hakeem A, Garg N, Bhatti S, et al. Effectiveness of percutaneous coronary intervention with drug-eluting stents compared with bypass surgery in diabetics with multivessel coronary disease: comprehensive systematic review and meta-analysis of randomized clinical data. *J Am Heart Assoc.* 2013;2:e000354.
252. Tu B, Rich B, Labos C, et al. Coronary revascularization in diabetic patients: a systematic review and Bayesian network meta-analysis. *Ann Intern Med.* 2014;161:724–732.
253. Farkouh ME, Domanski M, Sleeper LA, et al. Strategies for multivessel revascularization in patients with diabetes. *N Engl J Med.* 2012;367:2375–2384.
254. Shahzad U, Li G, Zhang Y, et al. Transmyocardial revascularization induces mesenchymal stem cell engraftment in infarcted hearts. *Ann Thorac Surg.* 2012;94:556–562.

Other Manifestations of Coronary Artery Disease

255. Agewall S, Beltrame JF, Reynolds HR, et al. ESC working group position paper on myocardial infarction with non-obstructive coronary arteries. *Eur Heart J.* 2016.
256. Della Rocca DG, Pepine CJ. Some thoughts on the continuing dilemma of angina pectoris. *Eur Heart J.* 2014;35:1361–1364.
257. Petersen JW, Pepine CJ. Microvascular coronary dysfunction and ischemic heart disease: where are we in 2014? *Trends Cardiovasc Med.* 2015;25:98–103.
258. Lee BK, Lim HS, Fearon WF, et al. Invasive evaluation of patients with angina in the absence of obstructive coronary artery disease. *Circulation.* 2015;131:1054–1060.
259. Sedlak TL, Guan M, Lee M, et al. Ischemic predictors of outcomes in women with signs and symptoms of ischemia and nonobstructive coronary artery disease. *JAMA Cardiol.* 2016;1:491–492.
260. Van de Hoef TP, van Lavieren MA, Damman P, et al. Physiological basis and long-term clinical outcome of discordance between fractional flow reserve and coronary flow velocity reserve in coronary stenoses of intermediate severity. *Circ Cardiovasc Interv.* 2014;7:301–311.
261. Thomson LE, Wei J, Agarwal M, et al. Cardiac magnetic resonance myocardial perfusion reserve index is reduced in women with coronary microvascular dysfunction. A National Heart, Lung, and Blood Institute–sponsored study from the Women's Ischemia Syndrome Evaluation. *Circ Cardiovasc Imaging.* 2015;8.
262. Conti CR, Bavry AA, Petersen JW. Silent ischemia: clinical relevance. *J Am Coll Cardiol.* 2012;59:435–441.
263. Beller GA. Tests that may be overused or misused in cardiology: the Choosing Wisely campaign. *J Nucl Cardiol.* 2012;19:401–403.
264. Gosselin G, Teo KK, Tanguay JF, et al. Effectiveness of percutaneous coronary intervention in patients with silent myocardial ischemia (post hoc analysis of the COURAGE trial). *Am J Cardiol.* 2012;109:954–959.
265. Aldweib N, Negishi K, Hachamovitch R, et al. Impact of repeat myocardial revascularization on outcome in patients with silent ischemia after previous revascularization. *J Am Coll Cardiol.* 2013;61:1616–1623.
266. Phillips LM, Hachamovitch R, Berman DS, et al. Lessons learned from MPI and physiologic testing in randomized trials of stable ischemic heart disease: COURAGE, BARI 2D, FAME, and ISCHEMIA. *J Nucl Cardiol.* 2013;20:969–975.
267. Mentz RJ, Phillips HR, Felker GM, et al. Comparison of clinical characteristics and long-term outcomes of patients with ischemic cardiomyopathy with versus without angina pectoris (from the Duke Databank for Cardiovascular Disease). *Am J Cardiol.* 2012;109:1272–1277.
268. Buckley O, Di Carli M. Predicting benefit from revascularization in patients with ischemic heart failure: imaging of myocardial ischemia and viability. *Circulation.* 2011;123:444–450.
269. Velazquez EJ, Bonow RO. Revascularization in severe left ventricular dysfunction. *J Am Coll Cardiol.* 2015;65:615–624.
270. Castelvecchio S, Garatti A, Gagliardotto PV, et al. Surgical ventricular reconstruction for ischaemic heart failure: state of the art. *Eur Heart J Suppl.* 2016;18:E8–E14.
271. Bonow RO. Surgical ventricular reconstruction for heart failure: is there life after STICH? *JACC Cardiovasc Imaging.* 2011;4:771–773.
272. Braun J, Klautz RJ. Mitral valve surgery in low ejection fraction, severe ischemic mitral regurgitation patients: should we repair them all? *Curr Opin Cardiol.* 2012;27:111–117.
273. Goldstein D, Moskowitz AJ, Gelijns AC, et al. Two-year outcomes of surgical treatment of severe ischemic mitral regurgitation. *N Engl J Med.* 2016;374:344–353.
274. Michler RE, Smith PK, Parides MK, et al. Two-year outcomes of surgical treatment of moderate ischemic mitral regurgitation. *N Engl J Med.* 2016;374:1932–1941.
275. Mavroudis C, Dodge-Khatami A, Stewart RD, et al. An overview of surgery options for congenital coronary artery anomalies. *Future Cardiol.* 2010;6:627–645.
276. Ishikawa Y, Kawawa Y, Kohda E, et al. Significance of the anatomical properties of a myocardial bridge in coronary heart disease. *Circ J.* 2011;75:1559–1566.
277. Saw J, Mancini GB, Humphries KH. Contemporary review on spontaneous coronary artery dissection. *J Am Coll Cardiol.* 2016;68:297–312.
278. Taunk NK, Haffty BG, Kostis JB, et al. Radiation-induced heart disease: pathologic abnormalities and putative mechanisms. *Front Oncol.* 2015;5:39.

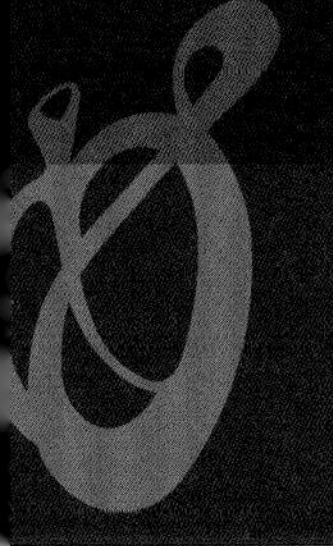

第62章 经皮冠状动脉介入治疗

LAURA MAURI AND DEEPAK L. BHATT

在过去的30年中,经皮冠状动脉介入治疗(percutaneous coronary intervention,PCI)用于缺血性冠状动脉疾病(coronary artery disease,CAD)的数量急剧增加。在美国,对于非左主干或非复杂多支病变患者,PCI是心肌血运重建的首选方法。目前美国每年估计有大约60万PCI手术量,超过了冠状动脉搭桥术(coronary artery bypass graft,CABG)的手术量[1]。然而在过去的几年里,随着危险因素的有效控制、药物洗脱支架防止再狭窄及对于适合血运重建患者人群的更好把控[2],PCI增长速度已经放缓。在美国,随着人口老龄化以及肥胖、糖尿病发病率增加,预计在未来10年内PCI的数量仍将会轻微增长(1%~5%)。其他促使对于复杂CAD患者进行PCI治疗的因素包括手术器械的改进(例如导管外径缩小和传送性增强)、药物治疗的进展(例如二磷酸腺苷受体拮抗剂和直接凝血酶抑制剂)及在"极高危"手术中使用血流动力学支持装置。另外,由于技术的进步,一些既往难以进行PCI治疗的CAD患者(例如左主干病变、慢性完全闭塞病)现在也可从PCI中获益,只要选择合适的患者,临床试验已证实PCI安全有效。

本章回顾了PCI患者选择的适应证和临床因素;讨论了PCI中目前常用的冠脉介入治疗器械、抗栓治疗以及血管入路和血管闭合装置;详细阐述了PCI短期和长期疗效;总结了对于术者及专业机构的要求。

冠状动脉球囊成形术,或称经皮腔内冠状动脉成形术(percutaneous transluminal coronary angioplasty,PTCA),最早是在1977年由Andreas Gruentzig使用固定导丝球囊导管完成。该手术最初仅限于不到10%的有症状的冠心病患者,并且病变类型为单支、近段、局灶、非钙化的病变。在其后的十年间,随着器械改进和术者经验的积累,PCI的应用范围不断拓宽,包括多支病变、闭塞病变、大隐静脉桥血管及急性ST段抬高心肌梗死(ST-segment elevation myocardial infarction,STEMI,见第59章)。两大因素限制了PTCA的广泛应用:5%~8%的患者发生靶血管急性闭塞,其中3%~5%的患者需要紧急CABG;术后一年内30%的患者由于再狭窄而出现临床症状。

20世纪80年代末,为了弥补PTCA的不足,新型冠脉介入器材陆续出现。冠状动脉支架可以支撑动脉内壁,从而防止早期和晚期的血管重塑。冠脉旋磨术可以去除钙化的粥样硬化斑块,成为治疗不可扩张性冠脉狭窄病变的独特方法,也可与冠脉支架联合使用。21世纪早期,出现了一些保护末梢循环、防止远端栓塞的装置(即栓子保护装置),还出现了血栓抽吸及血栓清除导管,用以清除中、大冠状动脉内的血栓。"经皮冠状动脉介入"的含义现在包括球囊、支架以及为安全有效进行复杂冠脉血运重建所需的辅助装置。

适应证

临床表现

经皮冠脉血运重建及外科血运重建的主要作用在于改善缺血性冠心病的症状和体征(见第59章和第61章)。对于急性冠脉综合征(acute coronary syndromes,ACS)的患者,与药物治疗相比,PCI可降低死亡率及之后心肌梗死(myocardial infarction,MI)的风险。虽然PCI在缓解症状和改善缺血方面更胜一筹,但对于稳定型心绞痛患者,最佳的药物治疗(optimal medical therapy,OMT)在减少死亡率及心肌梗死方面与PCI相当。PCI通常可以使缺血的危险性下降>5%,而残余缺血的严重程度与死亡及心肌梗死的发生相关。进一步比较对于中等程度心肌缺血的患者进行冠脉造影和PCI的研究尚在进行之中[例如,ISCHEMIA研究(International Study of Comparative Health Effectiveness with Medical and Invasive Approaches)][3],近期建立在FFR测得的生理性缺血证据基础上的随机临床试验发现PCI在预防紧急血运重建的发生方面优于药物治疗[4]。不论是否有血运重建的适应证,都推荐在PCI术后辅以OMT,如高血压和糖尿病的控制、运动、戒烟等(见第45章),除此之外,血脂的管理亦是OMT的一个重要组成部分。

与单纯PCI相比,在特定的高危患者,例如左主干病变、三支病变、具备多种解剖高危因素的PCI患者如SYNTAX评分较高[5]或糖尿病患者伴严重多支病变[6],CABG可在降低远期死亡率方面获益。这种获益在术后1至5年的随访期间比较显著,但在早期CABG患者围手术期风险较高,尤其是卒中,而且患者住院时间较长。医生需要与患者及其家庭成员一起详细讨论冠脉血运重建的风险与获益,有关PCI、CABG或OMT的选择也应在进行手术之前进行认真讨论。对于左主干病变或多支病变的患者如何处理,心外科医生、冠脉介入医生或相关心血管医生进行一起讨论是有

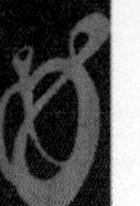

益的，权衡患者存在的多重因素意义重大。美国心脏病学会(American College of Cardiology，ACC)和美国心脏协会(American Heart Association，AHA)出版了一个关于PCI和CABG的指南手册[7-9]，多专科的编委会制定出了进行血运重建的临床指南[10-11]。

无症状患者或轻度心绞痛的患者。无症状的或仅有轻微症状的患者最好使用药物治疗，除非存在供应中到大面积存活心肌的一个或多个近端的血管病变，或者患者有保持积极生活方式的意愿，或从事高风险的职业，或者手术成功可能性很高而并发症的可能性很低[11]。在只有小面积心肌缺血而且症状轻微或者无症状的患者，或者缺乏心肌缺血的明确客观证据，或者手术成功的可能性低而并发症的可能性高的患者中，不应进行冠脉血运重建治疗[10]。

中重度心绞痛患者(见第61章)。对于加拿大心血管学会(Canadian Cardiovascular Society，CCS)分级Ⅲ级的心绞痛患者，特别是药物治疗无效的患者，无创性检查提示病变血管供应的是中到大面积的存活心肌，这部分人群可以从冠脉血运重建中获益[8]。对于接受药物治疗的同时症状再发的患者，尽管他们接受心肌血运重建术可能出现并发症的风险较高，仍然为血运重建的适应证。Ⅲ级心绞痛症状的患者如果在接受无创检查时没有发现心肌缺血的证据，或在还没有尝试接受药物治疗之前，不应该进行血运重建术，特别是当只有小面积的心肌受损时，因为其成功的可能性低而并发症风险较高[10]。

不稳定型心绞痛、非ST段抬高心肌梗死和ST段抬高心肌梗死患者(见第59和60章)。对于不稳定型心绞痛(unstable angina，UA)或非ST段抬高心肌梗死(non-STsegment elevation MI，NSTEMI)的中-高危患者行心导管检查和冠脉血运重建术，能改善转归及降低再梗死率[12]。在一个对长达2年观察8 375例患者的7个临床试验的meta分析中发现，早期介入治疗组的全因死亡率为4.9%，而保守治疗组为6.5%(RR=0.75，P=0.001)，介入组2年内非致死性MI的发病率为7.6%，而保守治疗组为9.1%(RR=0.83，P=0.012)，平均随访13个月发现介入组UA患者再住院率较低(RR=0.69，P<0.001)。指南建议，对于以下患者应当尽早行介入治疗：虽已接受药物治疗但仍时常出现心肌缺血症状、肌钙蛋白水平升高、新出现的ST段压低、新出现的或症状恶化的充血性心力衰竭(heart failure，HF)、左心室功能降低、血流动力学不稳定、持续性室性心动过速、或最近进行过PCI或CABG[12]。

对于STEMI的治疗方案已有特定的指南，包括直接PCI、补救PCI、易化PCI和成功溶栓后PCI等[13]。对于STEMI患者及时行PCI较药物治疗相比可以提高生存率，前提是实施PCI的医生熟练掌握了PCI技术，而就诊的医院又有足够的PCI数量保证其有完成直接PCI的能力。不管患者年龄多大，心源性休克或严重HF的患者均会得益于直接PCI。

左主干病变和冠脉三支病变

SYNTAX研究随机入组了1 800例多支病变或左主干病变的患者，接受药物洗脱支架(drug-eluting stent，DES)的PCI治疗或CABG[2]。两组的治疗目标均为完全血运重建，PCI组每位患者的平均靶血管数为3.6，平均支架数为4.6。随访1年，两组在全因死亡率和MI方面无差异，但PCI组心血管或脑血管重大不良事件(major adverse cardiovascular or cerebrovascular events，MACCE)的发生率显著升高，原因在于PCI组靶病变的血运重建率较高。随访5年，两组全因死亡率仍旧无差异，但PCI组由于MI导致的靶病变再次血运重建率持续升高[5]。此研究基于SYTAX评分系统，SYTAX评分可依据血管造影定量评价PCI的难易程度(见第20章)。低危组(≤22)，PCI和CABG组主要终点事件无差异。中、高危组(>33)，CABG组MACCE事件率较低。

合并糖尿病患者

评价糖尿病多支病变患者血运重建结果最大的临床试验为FREEDOM试验，此项为随机对照试验(RCT)，比较了合并糖尿病的多支病变患者接受PCI或CABG治疗的预后[6]。试验中，血管造影发现多支病变需要血运重建的糖尿病患者随机接受PCI或CABG进行完全血运重建治疗。随访5年后，PCI组的主要终点事件(全因死亡，非致死性心梗，非致死性卒中)发生率高于CABG组(26.6% vs 18.7%，P=0.005)。如果仅从主要终点方面看，在全因死亡和非致死心肌梗死方面，PCI的长期预后劣于CABG，但是CABG组非致死性卒中的发生率较高，并且CABG组卒中事件使患者致残的可能性是PCI组的两倍。

FREEDOM试验很大程度上验证了一些对于糖尿病多支病变进行血运重建的小型试验、亚组分析以及meta分析的结论。CARDia试验是一个比较糖尿病患者PCI与CABG的小型随机试验，大多数患者为多支病变[14]，此项试验缺乏足够的力度比较死亡率，但和FREEDOM类似，CARDia也发现CABG组卒中的风险较高，而PCI组再次血运重建率较高。

不能进行血运重建的患者

有心绞痛症状却不能进行血运重建的患者在治疗的选择方面有很大局限性。这些患者病变一般都为供应大范围心肌的单支、近端血管闭塞，或先前经历一次或多次的冠状动脉搭桥手术并发大隐静脉桥血管狭窄或闭塞而不适宜再次进行常规重复血运重建。接受冠脉造影的患者中4%~12%的患者接受的治疗为“有限选择”；另外有部分患者(20%~30%)由于冠脉解剖部位不适合外科手术或经皮介入治疗，只能进行不完全血运重建。更好的技术和器械已经有助于通过慢性完全闭塞病变，使部分患者受益(见后面章节)。抗心绞痛药物例如雷诺嗪也可能对部分此类患者有效(见第61章)。

经皮冠状动脉介入治疗患者的具体评估

评估PCI的潜在风险和获益必须考虑5个因素——受损心肌的范围、基础病变形态、潜在的心脏功能(包括左心室功能，节律稳定性和有无心脏瓣膜病)、有无肾功能不全，以及患者现有的其他可能导致其PCI风险较高的合并症，这些因素均独立地决定了PCI的风险和获益。一个计划合理的PCI手术，需要认真注意这些因素。

受损心肌的范围

靶血管的供血范围是评估PCI急性期风险的主要考虑因素。PCI过程中，冠脉血流会中断几秒钟到几分钟，患者所能耐受冠脉闭塞的能力依赖于“下游”存活心肌和侧支循环的程度。虽然冠脉支架的应用已大幅降低了突发血管闭塞的风险，但当一些并发症发生时，如一个大的分支血管闭塞、远端栓塞、穿孔或无复流，临床情况可能会迅速恶化。如果发生院外支架内血栓形成，其临床后果与闭塞支架对应的存活心肌相关。PCI失败发生“冠脉崩溃”的预测因素包括：靶血管供血范围；术前狭窄程度；多支病变；以及弥漫性病变。

多支病变的完全性缺血靶向干预

比较PCI和CABG的随机临床试验全都聚焦于完全性血运重建。目前支持根据造影结果进行PCI或CABG完全血运重建的数据均来源于观察性研究(非随机)，结果会出现选择偏移，完全血运重建多见于那些易于操作、术中术后风险低的患者。多支病变中需要接受 PCI 或 CABG 治疗的靶病变应该是能够改善预后的病变,此类病变应为生理学意义的狭窄,而非仅仅是影像学狭窄。

FFR 技术是将一压力导丝通过狭窄病变,在冠脉达到最大血流量情况下,测定病变远端与近端的压力比值(图 62.1)(见第 57 和 61 章)。与仅能提供解剖学评价的传统造影相比,FFR 提供了血流量减少的功能学评价,这与核素心肌显像下的心肌缺血相匹配。FAME 研究比较了在 FFR 指导下靶病变选择的 DES PCI 治疗,纳入 1 000 多例患者[15]。在 FFR 组,只有 FFR≤0.8 才会考虑 PCI 治疗。最终 FFR 指导的结果是需植入支架的病变数量总体减少,2 年随访显示 FFR 组的死亡率或心肌梗死发生率较单纯造影组显著降低。这样不但证实了 FFR 这项技术的益处,也说明了对于生理性狭窄病变进行支架治疗在患病率和死亡率上的获益[16]。

对于 STEMI 患者,建议只开通罪犯血管[10],除非在其他区域有持续的心肌损伤导致了心源性休克。但是,最新指南有所改变,建议可以考虑在血流动力学稳定的情况下对某些患者的非梗死血管进行 PCI 治疗[17]。近来一些小规模临床试验发现,完全性血运重建式的直接 PCI 可以降低后期血运重建的发生率,在"硬"终点方面也具有潜在益处[18](图 62.2)。对于不存在心源性休克患者的非罪犯血管在直接 PCI 时一并处理的较大规模临床试验正在进行之中。

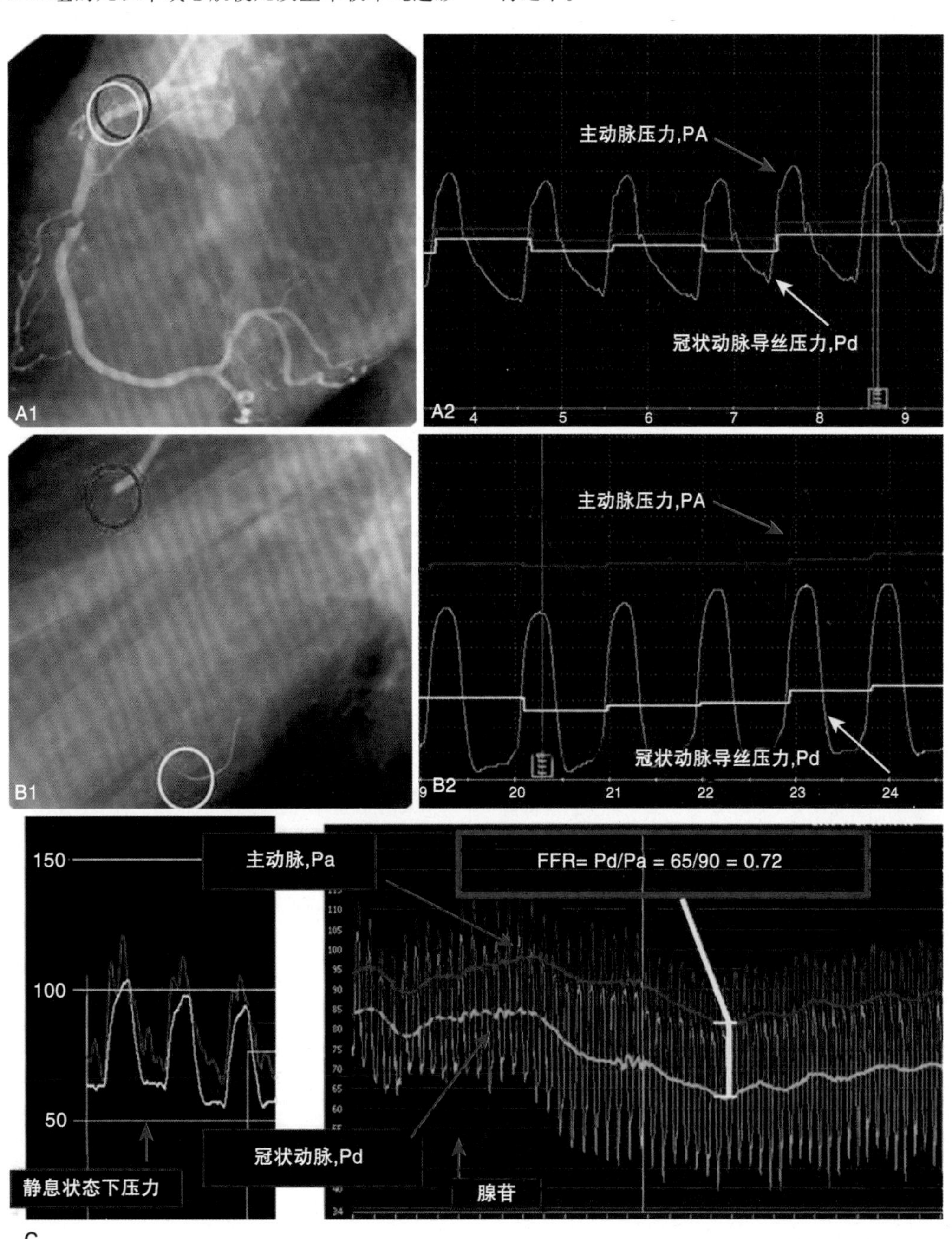

图 62.1 血流储备分数(FFR)测定方法。第一步是将压力导丝前进至导管顶端(A1)并确保压力曲线重叠(A2)。然后,导丝通过病变(B1)得到相应 FFR(B2)。C,小幅静息压差(**左侧栏**)在充血后增大(**右侧栏**)。FFR 在假定远端血管达到最大充血状态时由 Pd/Pa 计算测得。上图病例中,FFR=0.72。(引自 Kern,MJ. Fractional flow reserve. In Bhatt DL,editor. Cardiovascular intervention;A Companion to Braunwald's Heart Disease. Philadelphia;Elsevier;2016)

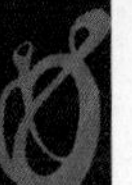

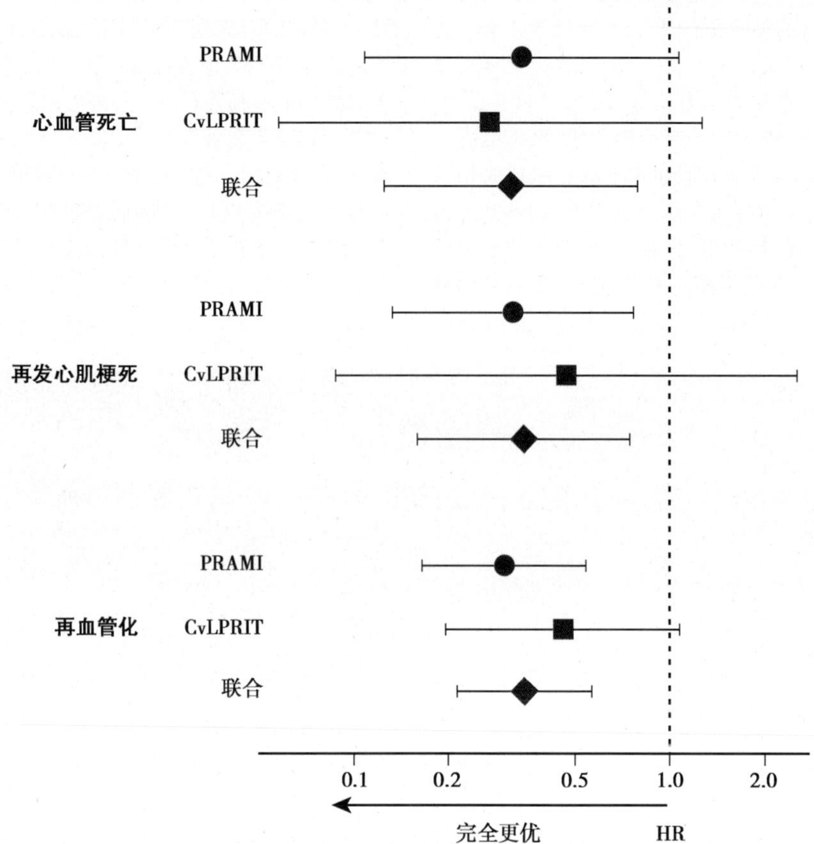

图 62.2 对于ST段抬高的心肌梗死,直接PCI时进行完全血运重建与仅处理罪犯血管相比较,减少了后期血运重建和“硬“终点事件。CvLPRIT, Complete versus Lesion-only Primary PCI Trial;HR,危险比;PRAMI,Preventive Angioplasty in Acute Myocardial Infarction。(引自 Bhatt DL. Do wei really know the CvLPRIT in myocardial infarction? Or just stent all lesions? J Am Coll Cardiol 2015;65:973-5)

基线病变形态。血管病变的复杂性增加了PCI难度,增加了急性期和远期并发症的风险。最近心血管造影和介入协会(SCAI)的病变分类系统对最初ACC/AHA的病变分类系统提出了改进,进一步根据是否存在完全闭塞进行了分类。虽然紧急CABG从使用单纯球囊扩张时的3%~8%,减少到了冠脉支架使用后的不足1%,但并未完全避免围手术期心肌梗死、支架内血栓形成、远端栓塞和无复流的风险。血管通畅程度和病变的复杂性仍然是预测冠状动脉支架置入术后患者转归的重要指标。注册研究的回顾性分析发现,高危病变与手术成功率以及短期和长期并发症直接相关。最近,结合临床因素,SYNTAX血管造影评分系统可作为进行复杂PCI还是CABG的参考方法[19]。此评分系统可在线使用(www.syntaxscore.com)。

慢性完全闭塞病变。慢性完全闭塞病(CTO)变在严重(>70%狭窄)CAD患者中占50%,这是导致目前推荐患者行CABG术而不是PCI的重要因素。导丝不能通过闭塞病变往往与闭塞时间较长、存在桥侧支、闭塞病变长度超过15mm、无“喙”形前端以方便导丝前进等因素有关。近些年来[20],在开通闭塞病变方面,虽然包括通过侧支循环的逆向导丝技术和新的指引技术等一些新方法的使用有所帮助,但很大程度上仍归功于更好的导丝和导丝操作技术的进展。一旦成功通过CTO,DES可减少后期临床再发。

大隐静脉桥血管(saphenous vein grafts,SVG)。SVG的介入治疗约占所有PCI术的8%,使得PCI过程中出现的动脉粥样硬化斑块栓塞导致术后心肌梗死的风险增加。当发生无复流时,给予动脉血管扩张剂(如硝普钠、维拉帕米或腺苷)可能会增加SVG远端循环的血流,但死亡和心肌梗死的风险仍持续增加。弥漫的SVG病变及斑块较大的病变与并发症的发生呈正相关。如果存在“高风险”的SVG病变,应该尽可能地处理自身冠状动脉。冠脉支架植入后再狭窄的发生率比单纯球囊成形术低,虽然对于直径在4.0mm以下的SVG,DES保证了更低的再狭窄率,但在直径超过4.5mm的SVG却很难找到合适的DES,这时可考虑金属裸支架(BMS)。为了降低远端栓塞的风险,在对SVG进行PCI时强烈建议使用远端保护装置。

分叉病变。采用何种方式处理冠状动脉分叉病变最好,仍存在争议。常规球囊成形术的主要局限性在于会将斑块“铲雪”到相邻的主支或边支血管。粥样斑块清除技术,例如旋磨术,并不能减少这种风险。分叉病变PCI的危险分层包括评估两支血管的动脉粥样硬化病变程度、相对血管大小、主支及边支血管的分布以及分叉血管的开口形态。即使在分支血管没有明显病变分叉病变中仍有高达30%的边支受累。

通常首选仅在主支植入支架,而不是在两支或仅在边支植入。一项6个随机试验的meta分析中,1642例冠状动脉分叉病变的患者随机接受双或单支架术,双支架组心肌梗死的风险明显增加($RR=1.78, P=0.001$)[21]。

当两支血管均存在广泛病变时,会使用包括对吻支架术(图62.3)、Crush术、Culotte术、T支架术及TAP术等在内的多种术式。无论使用何种术式,主支及边支的最终对吻扩张通常都是必不可少的。DES与BMS相比似乎能减少再狭窄,但DES治疗的患者发生再狭窄时,往往发生在边支的开口。新型的专用分叉支架和边支通向主支的支架正在研发中。造影发现边支血管狭窄时,也可使用FFR判别此狭窄可能对血流无明显影响而无须植入支架。

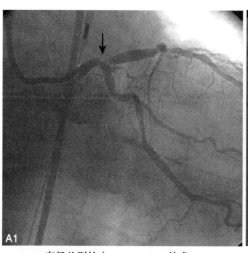

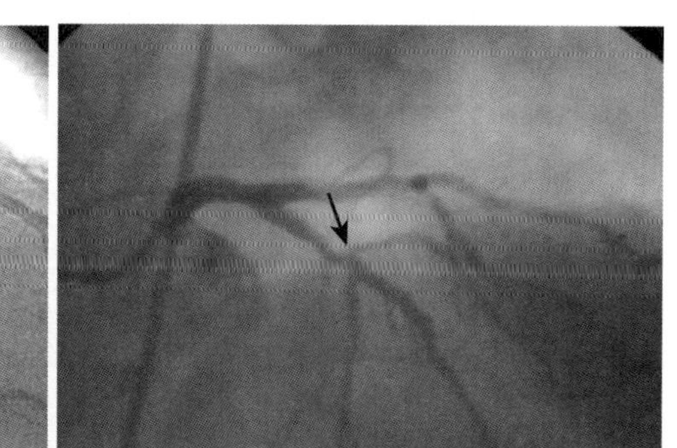

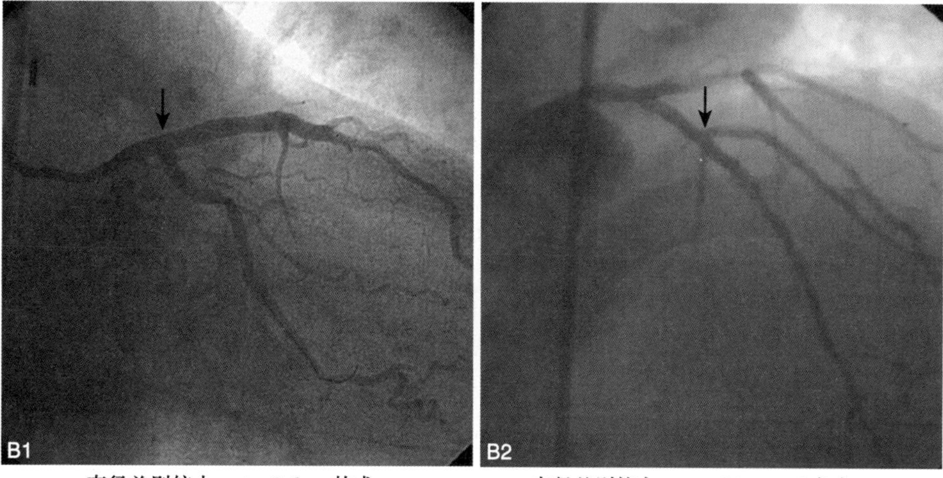

图 62.3 造影显示左主干分叉病变,左主干末端与回旋支直径差别较小(A1),适于 Culotte 术式(B1),而前降支与对角支分叉病变中前降支和对角支直径差别较大(A2),故不适合 Culotte 术式,更适合 Minicrush 术式(B2)。(引自 Colombo A, Latib A. Bifurcations. In Bhatt DL, editor. Cardiovascular Intervention: A Companion to Braunwald's Heart Disease. Philadelphia: Elsevier; 2016.)

钙化病变。冠状动脉广泛钙化对 PCI 造成了极大挑战,因为血管壁钙化导致管腔不规则且顺应性差,使导丝、球囊和支架的传送更加困难。广泛的冠状动脉钙化也使得血管壁僵硬,需要更高的球囊扩张压力才能使得支架完全扩张,有时甚至会有"不可扩张"的病变,可以抵抗任何球囊扩张可以达到的压力。旋磨术能够有效清除血管壁的钙化,并有利于支架传送及完全扩张(图 62.4)。

血栓。常规血管造影对于检测冠状动脉血栓的敏感性较差。但是大的、造影下明显可见的血栓增加了手术并发症的风险。较大的冠状动脉血栓可能会在 PCI 术中碎裂、造成栓塞,也可能从支架结构的缝隙中突出,导致管腔狭窄、血栓扩展和急性血栓形成。此外,大块冠状动脉血栓也可栓塞其他的冠状动脉分支,或脑血管及其他部位的血管。对于 STEMI 患者行直接 PCI 时,常规进行血栓抽吸并不能降低死亡率,并且会增加卒中风险[22],但在某些存在可视性血栓的患者中应该有所益处[3]。

左主干病变。存在左主干病变的 CAD 患者曾经是 CABG 的适应证,原因是 PCI 治疗可能会由于出现急性并发症、支架内血栓、左主干体部再狭窄或是再狭窄延伸至前降支或回旋支,而影响血流动力学。注册研究或者随机研究均发现,尽管行 PCI 患者的再次血运重建率偏高[3,25],但是行 CABG 或 PCI 治疗的死亡及心肌梗死的风险相当[3,23,24]。采用 PCI 治疗左主干近年来已提升为Ⅱb 类适应证(见本章末的 PCI 指南)。EXCEL 和 NOBLE 均是左主干病变接受 PCI 治疗对比 CABG 的非劣效性研究[25a,25b]。EXCEL 研究以死亡、卒中或心肌梗死作为主要终点,随访 3 年发现 PCI 不劣于 CABG[25a]。NOBLE 研究以死亡、卒中、心肌梗死或再次血运重建作为主要终点,随访 5 年后发现 CABG 占优,未能得出 PCI 非劣效的结论[25b]。但 NOBLE 研究的次要终点分析得出了不同结论,提示对于研究数据的分析应更加细致、及时,并且要考虑到左主干病变风险与获益的平衡[25c]。

基础心功能状态

左心室功能是预测 PCI 结局的重要因素。静息左心室射血分数(EF)每减少 10%,PCI 术后住院期间死亡风险增加约 2 倍。瓣膜病及室性心律失常进一步增加了在左心室功能下降的情况下行 PCI 的风险。当存在严重左心室功能低下(如 EF<35%),或当靶血管供应了大面积存活心肌时,建议使用主动脉内球囊反搏(IABP)。虽然心源性休克时建议使用 IABP,但对 STEMI 患者常规使用获益有限[26]。其他不能有效降低 LV 压力的经皮心肺支持装置渐被取代,代之以置入左心房的经皮 LV 辅助装置(例如,Tan-

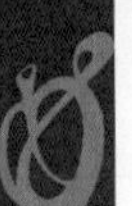

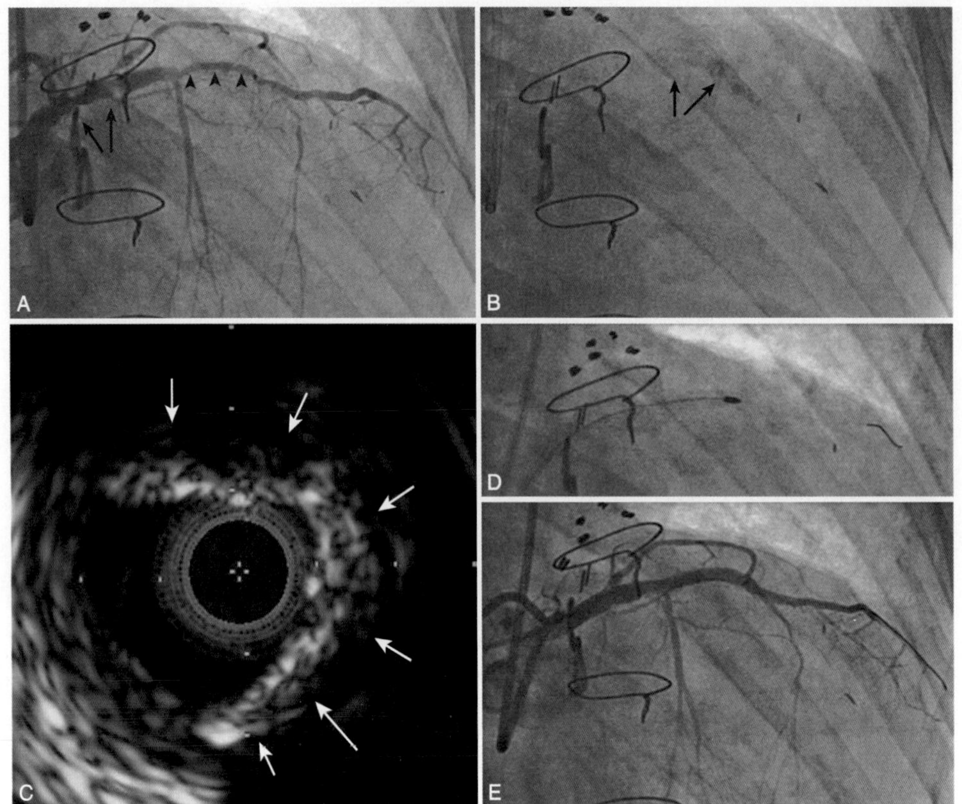

图 62.4 左前降支(LAD)/对角支旋磨术。A,初始造影显示 LAD 近段(长箭头)和中段(短箭头)严重钙化,并延伸至对角支。B,单纯 X 线透视显示严重钙化(箭头)。C,血管内超声显示 270 度钙化(箭头)伴钙化后声波缺失。D,LAD 中段旋磨。E,支架植入后最终造影结果。(引自 Krishnaswamy A,Whitlow PL. Calcified lesions. In Bhatt DL,editor. Cardiovascular Intervention:A Companion to Braunwald's Heart Disease. Philadelphia:Elsevier;2016.)

demHeart,CardiacAssist,Pittsburgh,Pa)[27,28],或是直接置入左心室的装置(例如,Impella,Abiomed,Danvers,Mass)[29-31](图 62.5)。虽然目前尚无足够证据表明这些装置优于 IABP,但其可降低在极高危的 PCI 过程中发生血流动力学崩溃的风险[32]。一旦出现心血管崩溃,体外膜氧合器或许有用。

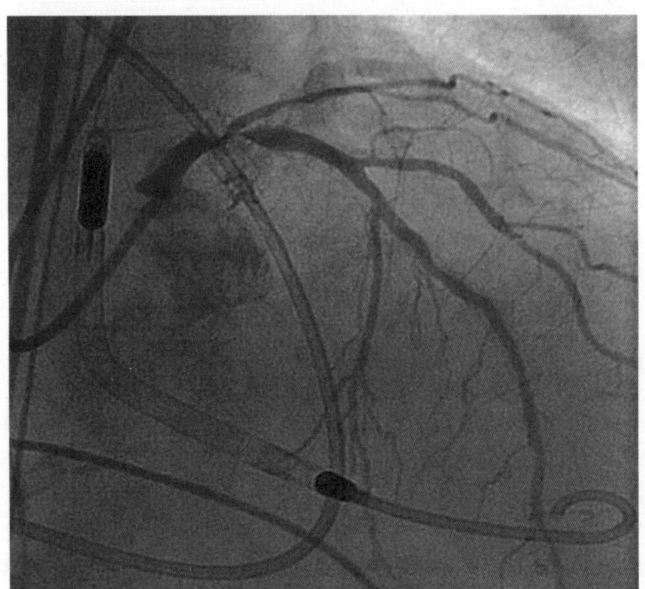

图 62.5 无保护左主干介入治疗前在左心室内置入 Impella

肾功能不全

PCI 相关的发病率和死亡率与基础肾脏疾病直接相关(见第 98 章)。轻度肾功能不全的患者在 PCI 后 1 年内的死亡风险比基础肾功能正常的患者高出 20%。血管造影后出现肾功能不全可能与造影剂肾病(见第 19 章)或胆固醇栓塞综合征相关(见第 64 章),或两者兼而有之。造影剂肾病的风险与造影剂用量、术前水化、患者残余肾功能、年龄、血流动力学稳定性、贫血和糖尿病等相关。胆固醇栓塞综合征的风险与导管在动脉粥样硬化的升主动脉或降主动脉中进行操作释放胆固醇结晶有关。虽然无合并症的造影剂肾病需要血液透析的风险不到 3%,但在需要血液透析的患者中,住院死亡率超过 30%。PCI 术后轻度肾功能不全的患者在 PCI 术后一年的死亡风险比肾功能正常的患者增加 4 倍,虽然二者并不一定存在因果关系。

其他相关合并症

出血体质或需要长期华法林治疗可能会妨碍 DES 植入后长期服用阿司匹林和氯吡格雷治疗,从而使得患者支架内血栓形成的风险较高。支架植入后不久即进行需要停用双联抗血小板治疗(duration of dual-antiplatelet therapy,DAPT)的非心脏手术,也容易导致支架内血栓形成。在这些情况下,植入 BMS 可能是更好的选择,尤其是如果这些手术可以推迟至支架植入术 6 周后[33,34](图 62.6)。

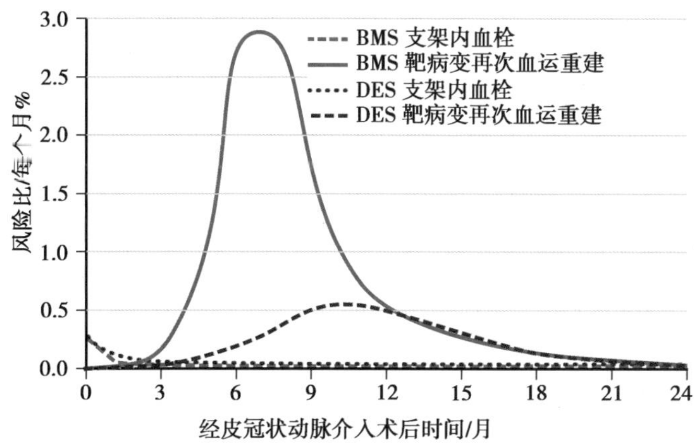

图 62.6 不同支架类型发生支架内血栓及靶病变再次血运重建的风险性。BMS，金属裸支架；DES，药物洗脱支架。（引自 Matteau A，Mauri L. Optimal timing of noncardiac surgery after stents. Circulation 2012;126:1322.）

血管路径

PCI 最常用的血管路径包括股动脉、肱动脉以及越来越多的桡动脉（见第 19 和 20 章）。经股动脉路径（左侧或者右侧）是美国行 PCI 最常用的血管路径，优点是血管管腔大（直径通常在 6~8mm），能容纳包括 IABP 在内的更大鞘管（>6F）。另外，由于从股动脉到升主动脉为典型的直线路径，所以经股动脉路径提供了极好的导管支撑和可操控性，并可以通过相邻的股静脉进入静脉系统。严重的周围动脉疾病、外周血管旁路移植术以及在术后需要制动，限制了经股动脉路径在部分患者中的使用。

肱动脉路径在过去常作为股动脉路径的主要替代方法。然而，由于肱动脉为前臂和手提供了唯一的血流循环（它是功能上的末端动脉），肱动脉的任何损伤都可能会导致手部严重缺血。

桡动脉路径在明显外周血管疾病，特别是在肥胖患者中作为股动脉路径的替代方法日益流行，可以直接压迫从而减少出血并发症[35,36]。经桡动脉路径提供了到升主动脉的直接通路，其独特优点是 PCI 术后可以立即活动。在桡动脉插管前行 Allen 试验可以有效评估手部的血供。头臂干的纡曲可能会限制该方法在 2%~3%患者中的使用。桡动脉尺寸小限制了 PCI 术中使用指引导管的大小（通常是女性 5F 或 6F，男性 7F，如果需要更大的，无鞘指引导管尚在实践中）。桡动脉路径相关的血管并发症率普遍较低（2%）[37]。一项 meta 分析指出经桡动脉与经股动脉相比可以降低主要出血事件[38]。RIVAL 研究中患者随机接受经股动脉或经桡动脉路径，两组在严重缺血事件或出血等主要终点方面无差异[39]（表 62.1），但经桡动脉组血管并发症显著减少。

表 62.1 RIVAL 研究中桡动脉和股动脉路径的结果对比

预后	经股动脉（n=3 514）	经桡动脉（n=3 507）	P 值
30 天时死亡、心肌梗死、卒中或非 CABG 相关的大出血的复合终点*	4.0%	3.7%	0.50
30 天时的死亡终点	1.5%	1.3%	0.47
30 天时的心肌梗死终点	1.9%	1.7%	0.65
30 天时的卒中终点	0.4%	0.6%	0.30
经皮冠状动脉介入成功	95.2%	95.4%	0.83
穿刺部位改变	2.0%	7.6%	<0.000 1
主要血管并发症	3.7%	1.4%	<0.000 1
穿刺部位大出血	0.3%	0.2%	无
症状性桡动脉闭塞	NA	0.2%	NA
手术时间/min	35	34	0.62
荧光镜检查时间/min	8.0	9.3	<0.000 1
对比剂剂量/ml	180	181	0.87
患者倾向于下次选择桡动脉入路	50.7%	90.2%	<0.000 1

* 主要终点。

改编自 Jolly SS，Yusuf S，Cairns J，et al. Radial versus femoral access for coronary angiography and intervention in patients with acute coronary syndromes (RIVAL): a randomised, parallel group, multicentre trial. Lancet 2011;377:1409.

血管并发症

3%~7%的患者 PCI 术后出现血管穿刺部位的并发症，明显增加住院时间、总费用、发病率和死亡率。血管并发症的范围从相对轻微的穿刺部位血肿到威胁生命需要紧急输血的腹膜后出血，以及需要及时手术干预的血管损伤。使 PCI 术后严重血管并发症风险升高的危险因素包括年龄、女性、鞘管直径较大、BMI 低、肾功能不全和术中抗凝治疗程度等。经股动脉路径穿刺点的位置可以预测血管并发症的风险和类型（见第 19 章）。如果穿刺点是在腹股沟韧带水平以上，腹膜后出血的风险大大增加，如果穿刺部位在股动脉分叉的远端，可能会出现假性动脉瘤（0.4%）和动静脉瘘（0.2%）。股动脉路径的严重血管并发症包括下肢严重缺血（0.1%）和腹膜后出血（0.4%），可使 PCI 术后 30 天内的死亡风险增加 2~10 倍。

血管闭合装置

在 20 世纪 90 年代中期，血管闭合装置作为新方法用于股动脉穿刺部位的闭合。血管闭合装置缩短了 PCI 术后患者的卧床时间，改善患者舒适度，并提高了导管室工作效率。

目前批准使用的血管闭合装置分为 3 类：①密封装置，包括胶原和凝血酶系统，在血管内外不遗留锚定装置；②机械闭合装置，包括血管缝合和镍钛记忆合金剪切系统，提供及时安全的血管闭合；③混合式闭合装置，如可溶性 Angioseal（St. Jude Medical），把胶原蛋白密封剂和内部机

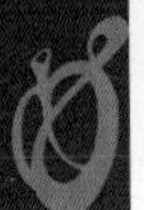

械闭合装置结合从而迅速止血[40]。虽然每种装置都相对安全有效,但尚没有数据比较各种装置的优缺点。meta 分析得出的结论是血管闭合装置与手工止血相比并不能降低血管并发症的风险,但缝合式的闭合装置感染发生较多,混合式闭合装置的血管闭塞发生率较高。注册研究已显示血管闭合装置在某些患者可减少出血并发症[41],尚需要随机临床研究的进一步支持。

冠脉装置

在过去的 30 年内,冠脉血运重建所使用装置的不断改进(例如,装置尺寸减小、导管灵活性的改进等)和“转化技术”的不断应用,如冠脉支架[包括最近的药物洗脱支架(DES)],扩大了 PCI 的临床适应证。同时,适合行 PCI 的病变类型也变得越来越复杂,而随着这些设备的使用,其临床疗效也逐步改善。下面就当前可用的冠脉装置简要做一概述。

球囊成形术

球囊成形术通过拉伸和撕裂动脉粥样硬化斑块及血管壁从而扩张冠脉管腔,并且使斑块在较小范围内沿纵向重新分布。被拉伸的血管由于弹性回缩会出现 30%~35%的再狭窄,同时扩张的球囊还可能导致冠脉夹层,5%~8%的患者出现血管闭塞。除非是在处理非常小的血管(<2.25mm)时,单纯球囊成形术已很少应用。但球囊成形术仍是 PCI 的重要组成部分,包括支架植入前的预扩张、支架释放及支架植入后的后扩张等。

球囊工艺的主要进步是过弯能力及跟踪性更强的低剖面球囊(球囊回缩后的剖面直径=0.7mm)和在超过 20atm 扩张压力下无过度过张或破裂的非顺应性球囊。球囊血管成形术的某些改进使得球囊更有效的扩张,如在球囊外部加上切割刀片或导丝从而减少球囊在扩张过程中的滑动。切割球囊(Boston Scientific, Natick, Mass)和 AngioScore 导管(AngioScore, Inc, Fremont, Calif)的应用不是很广泛,约在<5%的术中使用,这些球囊有时可以用在支架内再狭窄病变以防止球囊滑动。

冠状动脉斑块切除术

斑块切除术是指清除动脉粥样硬化斑块(而不是简单的使斑块移位)。斑块切除术通过清除钙化或纤维化斑块及改善病变血管壁顺应性,比仅通过球囊成形术获得更大的最终最小管腔直径。斑块切除术占 1992—1994 年间所有介入手术的 30%左右,但随着冠脉支架的应用,斑块切除术大幅下降。目前只有不到 5%的手术使用斑块切除装置,最常见的是旋磨术和冠脉支架联合使用。

冠状动脉斑块旋磨(Boston Scientific)装置是最常用的斑块切除装置。旋磨头为橄榄形,外表有 20~50μm 细微钻石颗粒,通过快速旋转(160 000r/min),磨损无弹性的钙化病变,从而清除动脉粥样硬化斑块。旋磨产生 2~5μm 的微粒,通过冠脉微循环转运到单核-吞噬细胞系统清除。旋磨头与特制的旋磨导丝相连,后者直径为 0.23mm(0.009 英寸),旋磨头直径从 1.25~2.5mm 不等。在严重钙化的情况下,初始可使用较小的旋磨头(1.25mm),然后以 0.25mm 或 0.5mm 的尺寸递增至旋磨头/血管比率为 70%的旋磨头。冠状动脉斑块旋切技术在术后再狭窄方面并不优于保守疗法,且往往会增加严重的急性并发症,如远端栓塞或冠脉穿孔。对于非钙化病变,旋磨术与球囊成形术相比并不能降低再狭窄的发生率。目前冠脉旋磨主要用于球囊扩张不能解决的开口病变、严重钙化病变及支架不能通过的病变。冠脉旋磨一般仅限于用在最终球囊扩张和支架植入之前,用单个 1.5mm 或 1.75mm 的磨头清除浅表钙化,从而增加病变的顺应性(斑块修饰)。目前冠脉旋磨术在 PCI 术中使用的比例不到 5%(图 62.7)。Orbital 旋磨系统是冠脉旋磨术的一种变异,近年来也已被用在冠状动脉及外周动脉的介入治疗。

血栓切除及抽吸装置

AngioJet 血栓抽吸导管(Possis Medical, Inc)是通过溶解及吸出血栓从而清除血栓的专用装置。从导管尖端喷射高速生理盐水通过漏斗效应产生强大的局部吸力,拉动周边的血液、血栓和生理盐水到导管的管腔近端开口,推动碎片通过管腔。治疗大块血栓时,血栓抽吸的远期疗效优于腔内注入尿激酶。但通过单光子发射计算机断层扫描成像(single-photon emission computed tomography, SPECT)检测显示,在 STEMI 患者常规进行血栓抽吸并不能显著减少梗死面积,并且可能造成更多并发症。当靶血管或 SVG 桥血管存在大块血栓时进行血栓抽吸是有效的。

目前,对于血栓性病变,已开发出新的抽吸导管,能够经 6F 指引导管进行血栓抽吸,可以代替流变血栓清除术(rheolytic thrombectomy)。虽然操作简单,但这些技术的效果可能比流变血栓清除术稍差(特别是对部分机化的血栓)。在一项多中心研究中,1 071 名患者被随机分为血栓抽吸组及常规 PCI 组,心肌血流灌注分级(myocardial blush grade)0 级或Ⅰ级的发生率在血栓抽吸组为 17.1%,而常规 PCI 组为 26.3%($P<0.001$)。心肌血流灌注分级 0 或 1 级、2 级、3 级的 30 天死亡率分别为 5.2%、2.9%和 1%($P=0.003$),不良事件的发生率分别为 14.1%、8.8%和 4.2%($P<0.001$)[42]。Meta 分析的数据表明,PCI 术前简单的人工血栓抽吸可以降低直接 PCI 患者的死亡率,但目前的大型随机临床研究却未能证明这一点[22]。

远端保护装置

远端保护装置的出现降低了 SVG PCI 术后不良事件的风险。在早年,动脉粥样硬化碎片栓塞并没有被认为是冠状动脉球囊成形术主要的并发症,但目前却已被公认为是 PCI 术后血管远端心肌坏死的可能原因,特别是在处理易碎 SVG 病变时。远端栓塞导致近 20% SVG 介入治疗患者术后出现心肌酶升高,而这种酶的升高被认为和高发病率和死亡率相关。许多以闭塞装置和过滤装置为基础的远端保护装置以及近端闭塞装置已被批准用于 SVG 介入治疗[43],目前以过滤装置最为常用。尽管理论上它们能够防止 STEMI 患者发生血栓栓塞,但是在直接 PCI 中这些保护装置并不能减少梗死面积。

远端栓子过滤器。远端栓子过滤器先是以较小的折叠形态通过病变,然后回撤鞘管,滤器打开并扩张贴附于血管壁。滤器保留在原位以捕捉介入治疗过程中产生的任何大于滤孔直径(120~150μm)的游离栓子碎片。当介入手术完成后,利用鞘管将滤器折叠,并将捕捉到的栓子碎片移出体外。此类装置的优点是保持血流通畅的同时可通过间歇造影指导治疗,但也有漏过小于滤孔直径碎片的风险(图 62.8)。

冠脉支架

目前世界范围内所有的 PCI 中植入冠脉支架的比例约为 90%,其已成为 PCI 的主要形式。冠脉支架作为可支撑血管壁撕裂夹层的架构,降低了血管闭塞和需要紧急冠脉搭桥的风险,并减少再狭窄的发生,因为支架可防止动脉弹性回缩,而弹性回缩是球

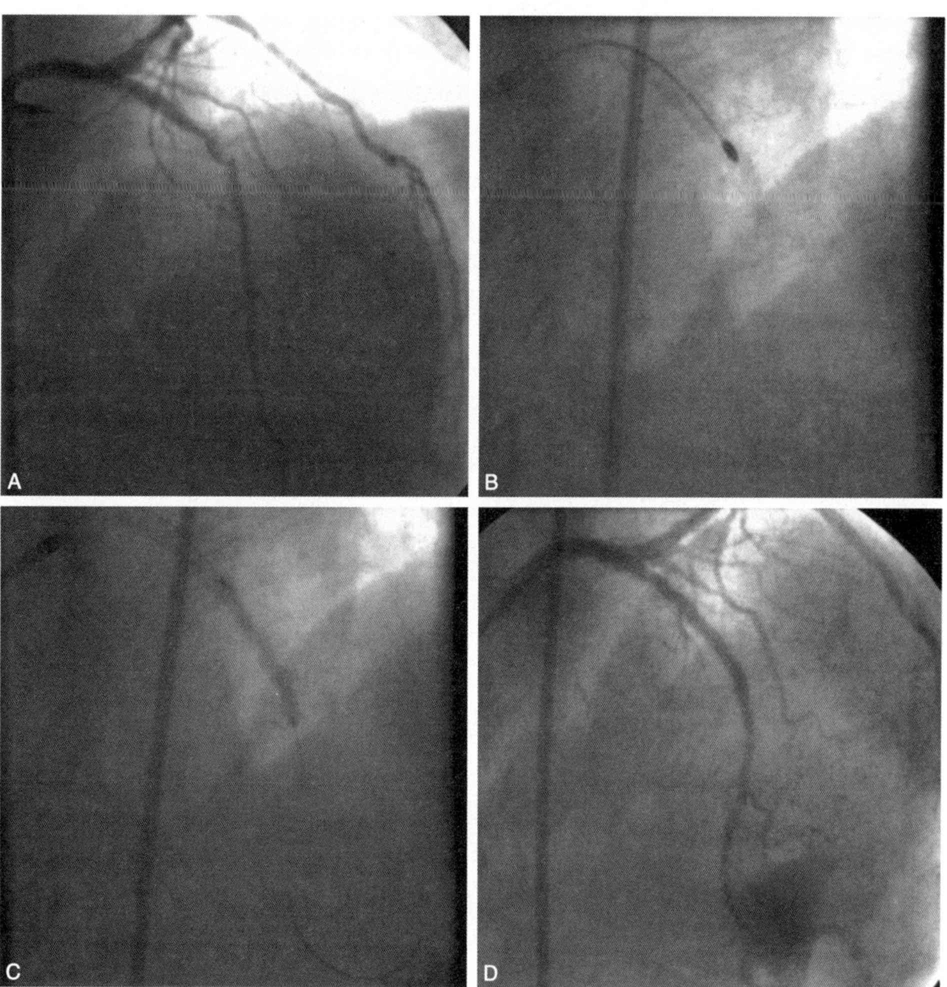

图 62.7 一例难以扩张的左前降支旋磨术。A,左前降支存在一个严重钙化、弥漫性病变,通过常规的球囊不能扩张。B,应用 1.5mm 旋磨头转速为 160 000r/min 清除钙化病变。C,病变处植入 3.0mm×28mm 支架,16atm 扩张。如不用旋磨术预处理,支架是不可能充分扩张的。D,最终的血管造影显示无残余狭窄,远端血流正常。

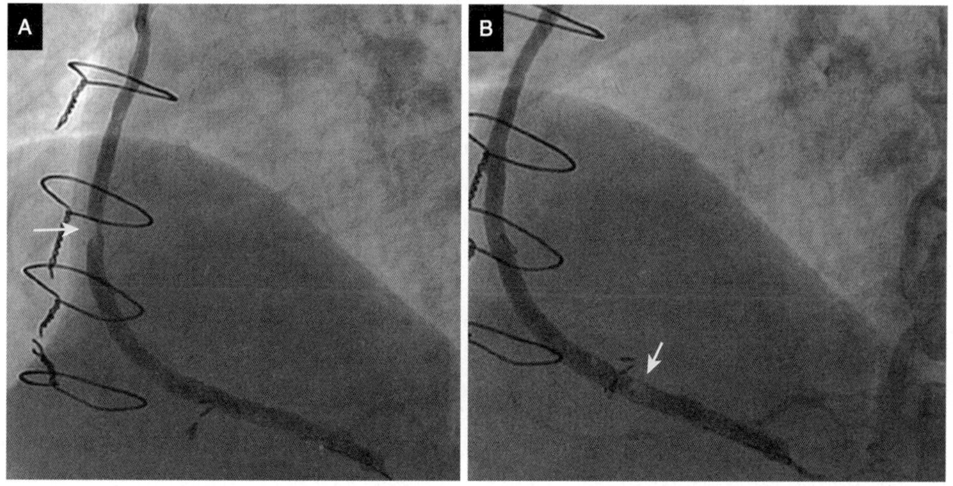

图 62.8 远端栓子过滤器。A,隐静脉移植物体病变远端放置 FilterWire。B,在 PCI 期间,栓子在远端栓塞并被过滤器捕获。(引自 Brilakis ES,Banerjee S. Bypass graft interventions. In Bhatt DL (ed.):Cardiovascular Intervention:A Companion to Braunwald's Heart Disease. Philadelphia,Elsevier,2016.)

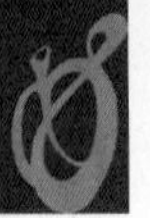

囊成形术后再狭窄的主要机制。冠脉支架植入术与球囊成形术相比，尽管改善了长期临床预后，但在一部分患者仍会由于支架内过度内膜增生发生再狭窄。第二代球囊扩张式支架在1997~2003年期间出现，和以前的支架相比，在金属成分（例如，钴铬或金属镀层而非316不锈钢）、结构设计、支架长度、传送和释放系统以及动脉管壁贴合面等方面有所不同。这些改变改善了支架灵活性和传送性，同时也改善了靶血管的扩张程度和分支血流。

早期，尽管经积极抗栓治疗，如抗血小板药物阿司匹林及双嘧达莫，围手术期使用低分子葡萄糖苷，以及从静脉持续使用肝素过渡到口服华法林，亚急性支架内血栓形成的发生率仍较高（3%~5%），使得冠脉支架的应用相当受限。亚急性血栓形成对临床结局产生了很大的影响，预后不佳（例如，死亡、心肌梗死或紧急血运重建）。在使用高压支架并在术前术后使用包括阿司匹林和ADP受体拮抗剂（氯吡格雷、普拉格雷、替格瑞洛或静脉坎格瑞洛）药物后，亚急性支架内血栓发生率明显降低（约0.5%~1%）（见第93章）。

虽然与球囊成形术相比，BMS减少了血管造影下及临床再狭窄率，但术后第一年内仍然会有20%~30%的患者发生冠脉造影再狭窄（随访血管直径狭窄>50%）、10%~15%的患者发生临床再狭窄（由于靶病变支架段再狭窄导致的心绞痛再发）。植入BMS后的再狭窄在小血管、长病变、糖尿病及其他因素存在的情况下更常见。术后的药物治疗并不能完全防止支架内再狭窄。

治疗支架内再狭窄的方法包括：球囊反复扩张、斑块切除术清除支架内增生的病变、再次植入BMS等。利用β射线及γ射线进行近距离放射治疗可以适度改善支架内再狭窄，但仍有很多局限性，包括需要放射治疗师、再狭窄晚期"追赶"效应（late"catch-up" restenosis），且由于内皮化受到抑制而导致同一病变节段再次植入支架时显著增加血栓形成的风险。两项随机研究结果显示近距离放射治疗再狭窄的效果劣于DES植入[44,45]。

目前约有10%~20%的PCI患者使用BMS，主要用于不能接受长期DAPT治疗的情况。但真实世界的数据显示即使是对于出血高危的患者，新一代DES仍然优于BMS[46]。

药物洗脱支架

药物洗脱支架于21世纪初研发，可以向血管病变部位不断释放抗增殖药物。目前DES由球囊扩张式支架、用以承载药物的持久性或可吸收性聚合物涂层、以及抑制内膜增生的药物三部分组成。

对于局灶性、新发的、斑块负荷较重的病变，参考血管直径2.5~3.5mm，病变长度15~30mm，DES效果较好。随机研究和注册研究也证实，DES在长病变（长度>30mm）、小血管（直径<2.5mm）、CTO、SVG及内乳动脉桥血管病变、支架内再狭窄、和STEMI[47]的治疗中也有优势。最新的DES，与第一代DES相比支架内血栓发生风险较低[48,49]，与BMS相比能够更加持续防止支架内再狭窄，而且由于外径减小使得通过性更好。同与支架无关的MI相比较，目前支架内血栓非常罕见。近期的随机对照试验显示，在支架内血栓方面，不管是早期血栓形成[48]还是1年后的极晚期血栓形成[49]，当代DES与BMS相比均有相似或更低的发生率。

基于当代DES，指南建议，非出血高危或耐受DAPT而无出血并发症的非ACS患者需要接受6个月或更长的DAPT治疗[50]。基于近期发表的临床试验，指南也已更新了长期DAPT的建议，指南推荐非出血高危或耐受DAPT而无出血并发症的患者接受12个月或更长的DAPT治疗是合理的[51]。虽然延长DAPT可以进一步降低DES支架内血栓形成的风险，但指南的更新主要是基于与支架无关的晚期MI风险的降低，而非基于支架内血栓形成[52-54]。

西罗莫司洗脱支架

CYPHER支架（Cordis，Warren，NJ）含有西罗莫司，是一种天然的可以抑制细胞增殖的免疫抑制剂。西罗莫司从非降解性聚合物中释放，持续30天。SIRIUS研究纳入了1 058例斑块负荷很重的患者，随机分为西罗莫司洗脱支架组及金属裸支架组。8个月的主要临床终点（靶血管治疗失败、靶血管血运重建、死亡及心肌梗死）在金属裸支架组为21%，而西罗莫司洗脱支架组减少到8.6%（$P<0.001$）。术后1年靶血管血运重建率在金属裸支架组为16.6%，而西罗莫司洗脱支架组降低至4.1%（$P<0.001$），这种差异持续至术后5年[55,56]。两组累计的心肌梗死率及靶血管以远部位病变的血运重建率无显著性差异。虽然CYPHER支架于2011年在美国停产，但在美国以外的其他国家依旧生产销售。

紫杉醇洗脱支架

TAXUS支架（Boston Scientific）由不锈钢支架、聚烯烃聚合物衍生物及具有抗感染及抑制细胞迁移和分化作用的微管稳定剂紫杉醇组成。虽然大量的紫杉醇（>90%）均储存在多聚物内，但会在支架植入30天内释放完成。TAXUS Ⅳ试验将1314名单支新发冠脉病变的患者随机分为TAXUS支架组及外观相同的BMS组。9个月时TAXUS支架组与BMS组缺血导致的靶血管血运重建率分别为3%和11.3%，12个月时为7.1%和17.1%（$P<0.001$）。目前TAXUS支架已经停产。

佐他莫司洗脱支架

佐他莫司（也被称为ABT-578）是一种西罗莫司的类似物。Endeavor支架（Medtronic Vascular，Santa Rosa，Calif）由磷酰胆碱包被，使用了佐他莫司。在Endeavor Ⅱ试验中，1 197名患者随机分为Endeavor佐他莫司支架组和BMS组，9个月时主要终点靶血管失败率在BMS组为15.1%，而Endeavor组降至7.9%（$P<0.0001$）[57]。Endeavor Ⅳ试验是一项前瞻性、单盲的随机对照研究，纳入1 548名单支新发病变的患者，比较佐他莫司洗脱支架和紫杉醇洗脱支架的安全性及有效性。主要复合终点为心源性死亡、心肌梗死或者靶血管血运重建，结果显示Endeavor支架并不劣于TAXUS支架，而且佐他莫司洗脱支架组围手术期心肌梗死发生率更低（0.5% vs 2.2%，$P=0.007$），原因是佐他莫司洗脱支架组边支闭塞较少[58]。一比较Endeavor支架和CYPHER支架的支架内血栓的大型随机试验显示，3年时两组主要终点事件明确的或可能的支架内血栓无差异[59]，但随访4年时有显著差异（1.6% vs 2.6%，$P=0.003$）[60]。Endeavor支架目前仍在制造但用得较少了，已被更新的Resolute佐他莫司洗脱支架所代替。RESOLUTE All Comers研究纳入2 292名患者，结果显示主要终点靶病变失败方面Resolute佐他莫司洗脱支架不劣于依维莫司洗脱支架（8.2% vs 8.3%，非劣性检验$P<0.001$）[61]。随访5年，在靶病变失败及其中的支架内血栓方面两组无显著性差异[62]。

依维莫司洗脱支架

XIENCE支架（Abbot Vascular）使用钴铬Vision支架平台，由非降解性含氟聚合物和有免疫抑制及抗增殖作用的西罗莫司类似物依维莫司制作而成。在评估可吸收多聚乳酸聚合物研究的基础上，SPIRIT研究显示这种支架较CYPHER支架晚期管腔丢失少。SPIRIT Ⅲ研究是一项前瞻性对照研究，入选1 002例接受PCI的患者，病变参考血管直径在2.5~3.75mm，长度≤28mm，造影显示依维莫司支架组晚期管腔丢失明显比紫杉醇组少（分别为0.14mm和0.28mm，$P=0.004$）[63]。在9个月的靶血管血运重建方面依维莫司支架不劣于紫杉醇支架（7.2% vs 9.0%，非劣性$P<0.001$）。依维莫司支架与紫杉醇支架相比可以显著降低9个月复合心脏不良事件（MACE）（4.6% vs 8.1%，$P=0.03$）和1年的复合MACE（6.0% vs 10.3%，$P=0.02$）[63]。SPIRIT Ⅳ是一项更大规模的对比依维莫司与紫杉醇支架的随机对照研究，纳入3 687名患者，得出了类似结果，依维莫司支架显著降低术后2年的靶病变失败、心肌梗死、支架内血栓和缺血性靶病变血运重建[64]。随访3年，对于SPIRIT Ⅱ、Ⅲ、Ⅳ的meta分析显示了同样的结果（靶病变失败8.9% vs 12.5%，$P=0.000\ 2$；心肌梗死3.2% vs 5.1%，$P=0.002$；支架内血栓0.7% vs 1.7%，$P=0.003$；缺血性靶病变血运重建6.0% vs 8.2%，$P=0.004$）[65]。

聚合物可吸收药物洗脱支架

聚合物可吸收使得在需要药物抑制内膜增生的一段时间之后无聚合物遗留于体内，也因此降低了其可能导致的血管反应和毒性作用。此类聚合物已被用于传统的药物洗脱金属支架[66,67]或生物完全可降解支架[68,69]。EVOLVE试验纳入1 687名患者，结果显示，具有生物可降解依维莫司涂层的钴铬合金SYNERGY支架，在术后12个月靶病变失败方面不劣于不含生物可降解依维莫司涂层的支架（6.7% vs 6.5%，非劣性$P=0.000\ 5$）[70]。由于支架植入3至4个月后多聚物和药物可被降解，关于此类支架用于出血高危患者是否可缩短DAPT时间的临床试验正在进行之中[71]。

植入后数年内完全可降解的DES已经出现[72]。ABSORB Ⅲ研究，主要终点为靶病变失败，术后1年依维莫司洗脱生物可降解支架（ABSORB）组为7.8%，不可降解支架组为6.1%（非劣性$P=0.007$；差异性$P=0.16$）[73]。而一项关于6个随机试验的meta分析，3 738例患者，发现与不可降解支架相比，ABSORB支架与明确的或可能的血栓形成风险增加相关（OR=1.99，CI 95%）[73]。目前，为避免在小血管或复杂病变中支架内血栓形成的风险，此类支架主要用于近段病变和简单的较大血管的病变。

抗血小板药物

阿司匹林

阿司匹林通过不可逆地抑制环氧化酶（COX）从而阻断血栓素A_2（TxA_2）的合成，而TxA_2是一种激活血小板的缩血管因子[74]。阿司匹林与安慰剂对比可显著降低由于血栓闭塞所致的围手术期心肌梗死，已作为所有行PCI患者的标准治疗。阿司匹林的抑制作用出现在服药60分钟以内，其对血小板的作用持续时间长达停药后的7天。虽然PCI术后使用阿司匹林的最低有效剂量仍不明确，但每天服用阿司匹林的患者仍应在PCI前服用75~325mg。尚未长期每天服用阿司匹林的患者应在PCI术前至少2小时，最好是24小时，服用300~325mg阿司匹林。PCI术后，如果患者没有过敏反应，最好坚持低剂量（如81mg）服用以降低胃肠道出血的风险。

ADP受体拮抗剂

噻吩吡啶类衍生物不可逆的抑制血小板生成，它们作用于$P2Y_{12}$ ADP受体从而抑制其激活糖蛋白Ⅱb/Ⅲa。由于阿司匹林和噻吩吡啶类衍生物作用机制截然不同，两类药物联合使用对血小板的抑制程度强于任何一种药物单独使用。阿司匹林和氯吡格雷（或以前的噻氯匹定）联合使用至少14~28天，对防止BMS植入后支架内血栓形成至关重要。阿司匹林和氯吡格雷联合使用也减少了NSTEMI、不稳定型心绞痛PCI及择期PCI术后12个月的死亡、心肌梗死和紧急血运重建。最近的研究表明，600mg氯吡格雷负荷剂量比300mg抑制血小板更加迅速（<2小时），并且可以改善临床转归，包括降低支架内血栓形成。对于长期服用氯吡格雷治疗的患者也需要额外增加300mg或600mg的负荷剂量，虽然这种做法是否能改善临床结果尚不明确[75]。CABG前是否需要氯吡格雷预处理仍有争议，需要平衡潜在的出血风险及临床获益。目前指南建议在PCI前或术中给予600mg负荷剂量的氯吡格雷。DES植入后的所有PCI患者，如果出血风险不高，应每天给予氯吡格雷75mg，至少6个月。对于植入BMS的患者，应服用氯吡格雷至少1个月，最理想12个月（除非患者出血风险增加，这种情况下应服用氯吡格雷至少2周）。但是，近期比较BMS与DES的研究均未显示出BMS的更好安全性，术后12个月BMS支架内血栓形成的风险与DES相比较类似或更高，BMS再次血运重建的风险更高[76,77]。

普拉格雷是一种更有效的$P2Y_{12}$受体抑制剂，比更大剂量的氯吡格雷作用更加迅速，抑制血小板作用更强[78]。在一项对13 608例行择期PCI的中高危ACS患者的研究中，随机分为普拉格雷组及氯吡格雷组，普拉格雷组接受60mg的负荷剂量及10mg/d的维持剂量，氯吡格雷组接受300mg的负荷剂量及75mg/d的维持剂量，时间为6~15个月，主要终点为心血管全因死亡、非致死性心肌梗死或非致死性卒中，氯吡格雷组发生率为12.1%，而普拉格雷组为9.9%（$P<0.01$）[79]。普拉格雷组在心肌梗死发生率（7.4% vs 9.7%，$P<0.001$）、紧急靶血管血运重建（3.7% vs 2.5%，$P<0.001$）、支架内血栓形成（2.4% vs 1.1%，$P<0.001$）方面均显著降低[79]。但是，大出血发生率在普拉格雷组为2.4%，氯吡格雷组为1.8%（$P=0.03$），普拉格雷组危及生命的出血发生率更高（1.4% vs 0.9%，$P=0.01$），其中包括致命性出血（0.4% vs 0.1%，$P=0.002$）[79,80]。在接受氯吡格雷治疗的患者中，CYP2C19等位基因携带者的活性代谢产物水平显著降低，血小板抑制减少，心血管不良事件发生率更高[81]。在接受普拉格雷治疗的患者中未发现有类似的关系。血小板遗传多态性检测的临床有效性尚未确定[82]，是否可以帮助进行合理治疗还需要进一步的研究。对于出血风险较低的接受PCI的ACS患者，明确冠脉解剖后应尽快给予普拉格雷60mg负荷剂量，并在支架植入后继续服用12个月。

替格瑞洛是一种可逆的口服$P2Y_{12}$受体拮抗剂，比氯吡格雷作用更快、更强、和ADP受体结合更加牢固[83]。在一项多中心双盲研究中，18 624例ACS患者（有或无ST段抬高）随机分为替格瑞洛组（180mg负荷剂量，之后90mg，2次/d）或氯吡格雷组（300~600mg负荷剂量，之后75mg/d）治疗12个月。主要终点为术后12个月的心血管原因、心肌梗死或卒中导致的全因死亡，替格瑞洛组和氯吡格雷组发生率分别为9.8%和11.7%（危险比0.84；$P<0.01$）[84]。替格瑞洛组在心肌梗死（5.8% vs 6.9%，$P=0.005$）心血管死亡（4.0% vs 5.1%，$P=0.001$）方面也显著减少[84]。替格瑞洛和氯吡格雷在主要出血事件方面无显著性差异（11.6% vs 11.2%，$P=0.43$），但替格瑞洛组出现与CABG不相关的主要出血事件发生率更高（4.5% vs 3.8%，$P=0.03$）[84]。

现有证据表明在没有出血风险的情况下，支架植入后 DAPT 至少应持续 12 个月[51]。DAPT 评分有助于进行个体化治疗，有助于识别超过 12 个月的 DAPT 对于哪类患者有利，对于哪类患者有害[85]。更长时间的 ADP 受体拮抗剂治疗不仅降低了晚期支架内血栓形成，也可以防止远离靶病变的复杂斑块血栓形成导致的心肌梗死。尽管如此，对于当代 DES，如患者出血风险高，缩短 DAPT 时间(6 个月)是合理的。对于接受血管内放射治疗的患者推荐无限期使用阿司匹林和氯吡格雷联合治疗，对于无保护左主干支架植入或仅存单支血管的支架植入的患者可以考虑使用长期大剂量氯吡格雷(150mg/d)或普拉格雷或替格瑞洛治疗[10]。但需注意一点，这些试验中患者均未接受抗凝治疗，当前已有多个关于冠脉支架植入伴房颤患者接受抗血小板联合华法林或新型口服抗凝药治疗的临床试验正在进行之中[86,87]。静脉制剂坎格瑞洛已被批准用于择期或急诊 PCI，对于那些在术前未服用过 ADP 受体拮抗剂的患者将是一个很好的选择[88,89]。

糖蛋白ⅡB/ⅢA 抑制剂

凝血酶和胶原都是强有力的血小板激活剂，它们能导致 ADP 和血清素的释放，激活血小板表面的糖蛋白(GP)Ⅱb/Ⅲa 受体(见第 93 章)。活化的 GP Ⅱb/Ⅲa 受体作为血小板聚集的“最后共同通路”结合纤维蛋白和其他黏合蛋白。目前有 3 种 GP Ⅱb/Ⅲa 受体拮抗剂被批准用于临床，早在广泛应用 DAPT 之前支持这些药物在 PCI 中使用的研究已在进行之中，本文对这些药物的使用进行了重新评估。

阿昔单抗是人类-小鼠嵌合单克隆抗体，能够不可逆地结合到人类血小板 GP Ⅱb/Ⅲa 受体。它还可以结合血小板上的玻连蛋白受体($\alpha_v\beta_3$)、血管壁内皮细胞和平滑肌细胞。阿昔单抗的推荐剂量为 0.25mg/kg 静脉注射，继之 0.125mg/(kg·min)(最高剂量 10mg/min)连续静脉滴注 12 小时。阿昔单抗对于肾功能不全的患者是安全的，输注血小板可以逆转该药物的作用(必要时需反复输注血小板)。

依替巴肽是一种可逆结合 GP Ⅱb/Ⅲa 受体的环肽衍生物。静脉注射双倍剂量依替巴肽(180μg/kg，弹丸式推注 10 分钟以上)，然后以 2.0μg/(kg·min)持续输注 18~24 小时，可以达到足够的血小板抑制作用，预防 PCI 患者的缺血性事件。依替巴肽联合负荷剂量氯吡格雷 600mg，也可增强血小板抑制作用。对于肌酐清除率<50ml/min 的患者，依替巴肽必须减量至 1μg/(kg·min)。输入血小板不能逆转依替巴肽的血小板抑制作用，但在停止输注 4 小时后，患者可以安全进行 CABG 术。

替罗非班是一种小分子肽，在急诊 PCI 中使用仅起到辅助作用，且其在 PCI 中预防缺血性事件的作用不如阿昔单抗。推荐剂量为初始速度 0.4μg/(kg·min)维持 30 分钟，继之以 0.1μg/(kg·min)输注。严重肾功能不全(肌酐清除率<30ml/min)患者剂量减半。此后的研究表明，在初始的 PCI 研究中给予的替罗非班常规静脉推注剂量并没有在 PCI 过程中产生最佳的抗血小板作用，较大的静脉推注剂量可以增强对血小板凝集的抑制作用。

临床研究表明 GP Ⅱb/Ⅲa 受体拮抗剂可改善 PCI 后 30 天的临床结果，原因可能主要是减少了缺血性并发症，包括围手术期心肌梗死和缺血再发。对于肌钙蛋白阳性的 ACS 患者尤其有效，但在减少后期再狭窄方面没有得到一致的效果。虽然 GP Ⅱb/Ⅲa 受体拮抗剂在结构、可逆性和作用时间上有所不同，但两个 meta 分析并没有发现其在接受直接 PCI 的患者中临床效果之间的差异[90,91]。出血是 GP Ⅱb/Ⅲa 受体拮抗剂的主要风险，推荐和普通肝素合用时将肝素剂量下调。GP Ⅱb/Ⅲa 受体拮抗剂推荐用于未接受氯吡格雷预处理的 NSTEMI 和不稳定型心绞痛患者，而对于肌钙蛋白阳性的 ACS 患者即使已接受氯吡格雷预处理，使用 GP Ⅱb/Ⅲa 受体拮抗剂也是合理的[92,93]。

抗凝药物

普通肝素(UFH)是 PCI 术中最常用的凝血酶抑制剂。在 PCI 过程中实时监测凝血酶时间(ACT)为调整肝素剂量提供了便利，对于球囊血管成形术的回顾性研究发现，PCI 后临床转归与 ACT 值有关。同时使用 GP Ⅱb/Ⅲa 抑制剂，若 ACT<250 秒后，其缺血性并发症的发生并不会明显减少，保持 ACT 在 350~375 秒范围可使复合缺血事件的发生率降至最低。近来更多的关于噻吩吡啶的研究未能证实在冠脉支架植入时使用 UFH 的抗凝程度与缺血性事件的相关性。根据体重调整肝素用量 50~70IU/kg，有助于避免“过度增加”ACT。在 PCI 术中，如果没有 GP Ⅱb/Ⅲa 抑制剂，应给予充足的 UFH 使得 ACT>250 秒，如果给予 GP Ⅱb/Ⅲa 抑制剂，应给予 UFH 维持 ACT>200 秒。已经不再推荐 PCI 术后常规使用静脉肝素，如果没有使用血管闭合装置，应当在 ACT<150~180 秒时尽早撤除鞘管(见第 93 章)。

低分子量肝素

对于非 ST 段抬高 ACS 行 PCI 的患者，依诺肝素是目前被认为可以替代普通肝素的药物(见第 60 章)，但由于在 PCI 过程中监测抗凝水平困难而限制了其临床使用[94]。SYNERGY 前瞻性试验随机纳入 10 027 例高危的非 ST 段抬高 ACS 患者，均拟行 PCI 治疗，分别进行依诺肝素皮下注射或普通肝素静脉注射治疗。30 天内主要终点包括全因死亡或非致死性心肌梗死，依诺肝素组为 14%，而普通肝素组为 14.5%。依诺肝素治疗的患者发生 TIMI 大出血更多(分别为 9.1%和 7.6%，$P=0.008$)。两者交替使用进行治疗的患者与前两组患者相比，出血危险性最高。PCI 术前，如果凭经验给予一定剂量依诺肝素也可以发挥在 PCI 术中额外的抗凝作用。如果最后一次给予的依诺肝素是在 PCI 术前 8 小时内，则不需要追加其他抗凝药物。如果是在术前 8~12 小时，应当给予剂量为 0.3mg/kg 的依诺肝素静脉注射。如果是在 PCI 术前 12 小时以上，建议使用传统的抗凝治疗。

比伐卢定

比伐卢定是一种直接凝血酶抑制剂，目前在 PCI 中被用于替代 UFH。因为其半衰期较短(25 分钟)、生物利用度高，比伐卢定通常比 UFH 的出血并发症少。比伐卢定也能与血块中的凝血酶结合，因为其抗凝血作用不依赖于与抗凝血酶的结合。在对于 6 010 例低危患者的 REPLACE-2 研究中，发现比伐卢定并不逊色于 UFH 和 GP Ⅱb/Ⅲa 抑制剂联合使用。在一项对于 13 819 例不稳定型心绞痛和 NSTEMI 患者的大型研究中，分别比较了比伐卢定、比伐卢定与 GP Ⅱb/Ⅲa 抑制剂联合应用、肝素与 GP Ⅱb/Ⅲa 抑制剂联合应用。观察复合缺血终点包括死亡、心肌梗死、因缺血必须进行的计划外血运重建以及主要出血事件来确定临床获益，单独使用比伐卢定与联合使用肝素及 GP Ⅱb/Ⅲa 抑制剂相比，复合缺血终点无劣势(分别为 7.8%和 7.3%)、严重出血率显著降低(3.0%和 5.7%，$P<0.001$)，且临床转归终点更好(10.1%和 11.7%，$P=0.02$)。因此对于低危 PCI 的患者，比伐卢定可以替代 UFH，并且可以减少不稳定型心绞痛和 NSTEMI 高危 PCI 患者的出血并发症。在 ACS 患者，比伐卢定可以安全地取代 UFH[95]，在替代 UFH 和 GP Ⅱb/Ⅲa 抑制剂的联合使用方面也有很好的性价比。在一项对于 3 602 例接受直接 PCI 的 STEMI 患者的随机对照研究中，单用比伐卢定抗凝与联合肝素及 GP Ⅱb/Ⅲa 抑制剂相

比，显著减少30天的主要出血事件率及临床不良事件发生率，降低死亡率[93]。对于ACS患者，如果可能的话应该尽快在PCI前(<30min)加服ADP受体拮抗剂。

Ⅹa 因子抑制剂

磺达肝癸钠是一种戊多糖，具有抗Ⅹa活性而不具有抗Ⅱa因子的作用，用于治疗ACS患者可以减少出血风险[96]。在OASIS-5试验中，20 078例ACS患者随机分为磺达肝癸钠组(2.5mg/d)或依诺肝素组(1mg/kg，2次/d)，治疗6天。随访9天的主要终点(死亡、心肌梗死或难治性缺血)在两组发生率相似(5.8%和5.7%)，而9天的严重出血发生率在磺达肝癸钠组显著降低(2.2% vs 4.1%，$P<0.001$)。随着出血风险减少，磺达肝癸钠组患者晚期死率也减少。这种治疗潜在的局限性是磺达肝癸钠半衰期较长，以及在PCI术中为避免出现导管内血栓需要辅助使用肝素抗凝。磺达肝癸钠并不能有效减少接受直接PCI的STEMI患者的缺血事件。

PCI 术后结局

手术成功率和并发症比率通常被用作衡量PCI手术结局的参数。早期(<30天)成功率(例如，心绞痛缓解；无死亡、心肌梗死和紧急再次血运重建)一般与PCI手术的安全性和有效性相关；而晚期(30天到1年)成功率(例如，无心绞痛再发，无靶血管再次血运重建、心肌梗死和死亡)则不仅与临床再狭窄而且也与远离靶病变部位的动脉粥样硬化进展息息相关。随着冠状动脉植入器械(例如，药物洗脱支架)、PCI术中辅助抗栓药物(例如，ADP拮抗剂，血小板糖蛋白Ⅱb/Ⅲa抑制剂，直接凝血酶抑制剂)、PCI术后二级预防(例如，降脂药物应用，倍他受体阻滞剂，抗血小板药物等；见第45章)的显著改进，PCI术后的早期和晚期临床结局都得到了很大改善。

早期临床结局

PCI手术解剖(或血管造影)成功定义为管腔直径残余狭窄小于50%，该结果一般使病变直径狭窄程度改善20%以上并带来心肌缺血的缓解。随着冠状动脉支架的广泛应用，当植入支架后，血管造影手术成功的标准被定义为管腔残余狭窄为20%或以下。PCI手术成功定义为血管造影成功并且在30天内没有主要并发症(死亡、心肌梗死或CABG)的发生。PCI临床成功定义为PCI手术成功并且在30天内没有出现需紧急再次PCI或外科紧急血运重建的情况。几项临床，血管造影和技术变量可被用来预测PCI患者手术失败的风险。主要的并发症包括死亡、心肌梗死或卒中。小并发症则包括TIA、血管相关并发症、造影剂肾病和血管造影相关并发症。

死亡率

尽管PCI术后死亡率少见(<1%)，但在STEMI、心源性休克和既往心功能较差的患者中，PCI术后死亡率更高。PCI术后早期死亡率的危险因素已经被研究确认[97,98]。

心肌梗死

围手术期心肌梗死是PCI最常见并发症之一[99]。之前，有两类分类系统用来分类PCI术后心肌梗死：第一种WHO分类，定义总肌酸激酶(creatine kinase，CK)升高2倍以上同时伴有肌酸激酶同工酶(CK-myocardial band，CK-MB)的升高；第二种是美国FDA经常采用的用来评价辅助药物心肌损害的标准，定义为PCI术后CK-MB升高3倍或以上。现在的共识对围手术期心肌梗死的定义是肌钙蛋白水平升高至正常5倍以上并伴随有心肌梗死症状，心电图改变，血管造影表现以及新的影像学异常[100]。在临床中，3%到11%的技术上成功的PCI术后患者会出现无症状的CK-MB升高(<5倍正常上限)，但很少会有明显的临床后果。而更大程度的心肌坏死(CK-MB升高到正常上限5到8倍)会有更高的1年死亡率，应该被认定为围手术期心肌梗死。这些临床上很多无症状的心肌梗死可能反映了发生这些临床事件的患者动脉粥样硬化的负荷更高，可能并不是因果关系。肌钙蛋白T和I比CK-MB升高更常见，但是肌钙蛋白优于CK-MB升高的预后价值并没有得到确立。PCI术后并发的心肌梗死较围手术期心肌酶升高更有预后价值[101]。

紧急再次血运重建

在冠状动脉支架时代，PCI术后急诊或紧急CABG的情况目前不常见，仅见于PCI术中出现灾难性并发症的情况，例如冠状动脉穿孔，严重夹层和急性闭塞。PCI术后胸痛相对常见，需要12导联即可心电图检查。PCI术后再发心肌缺血(表现为胸痛，心电图异常，心脏标志物水平升高)可能是由于急性或亚急性支架内血栓形成，残余冠脉夹层，斑块脱垂，边支闭塞或治疗部位血栓形成的原因。或者是由于残存冠脉病变而与起始PCI手术无关。一旦有再发可疑心肌缺血，冠状动脉造影是明确残余心肌缺血原因的最有价值方法。

冠状动脉造影并发症

PCI术中发生的并发症可能造成围手术期心肌梗死，这取决于并发症的严重程度与持续时间。如果冠状动脉夹层延展到中层或外膜导致血管真腔受压，就可以出现临床上心肌缺血。即使大多数的术中夹层被支架及时处理，仍然有1.7%的患者出现明显的残余夹层，这增加了术后发生心肌梗死，需要紧急CABG术，发生支架血栓以及增加3倍死亡的风险[102]。除了球囊或支架导致的夹层之外，指引导管造成的夹层引起血管阻断使得冠脉远端血流受累代表的另外一种机制。

冠状动脉穿孔在PCI患者中的发生率为0.2%~0.5%，与使用球囊扩张及传统指引导丝相比，斑块消融装置与亲水指引导丝的使用更容易发生该并发症。冠状动脉穿孔造成心脏压塞和血流动力学崩溃的严重程度取决于血管穿孔处的血流外流速度，可在数分钟内发生，需要立即识别和处理。控制冠状动脉穿孔的策略包括中和术中抗凝，使用稍大球囊低在穿孔处压力长时间(至少10分钟)扩张，以利于血管撕裂处的闭合。除了即可心包穿刺给心包减压之外，处理冠状动脉穿孔的策略包括使用灌注球囊，它能够提供少量的远端灌注血流；使用聚四氟乙烯覆膜支架，它可以控制游离穿孔。大约1/3的PCI相关冠状动脉穿孔患者需要外科紧急手术处理。

无复流的定义为在没有限制血流的冠脉狭窄的情况下，冠脉前向灌注血流下降。PCI术中发生率可达到2%~3%，多见于对退化的大隐静脉桥血管进行介入治疗时，钙化病变旋磨术中以及急性心肌梗死介入干预时。无复流很可能由于球囊扩张、斑块消融或支架释放时，被挤压出的动脉粥样斑块和血栓碎屑造成远端栓

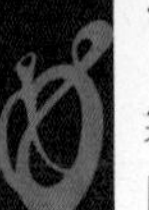

塞导致。无复流一旦发生,其短期和长期影响都是很严重的,包括围手术期心肌梗死发生率升高5倍和死亡率升高3倍。尽管已经有很多药物策略(例如冠脉内给予硝普钠)来处理无复流,但其在减少无复流发生频率和接下来不良事件的有效性方面还存在争议。

支架血栓。随着支架高压力后扩以及支架术后双联抗血小板治疗(DAPT)的常规应用,尽管术后第一年内支架血栓的发生率在ST段抬高型心肌梗死患者和复杂PCI患者中略高一点,但这一比例在普通PCI患者中下降到1%左右。某些临床,血管和手术因素促进了支架血栓的发生。增加支架血栓的病变因素包括支架边缘的残余夹层、进出支架的血流受损、小支架(直径<3mm、长支架和急性心肌梗死的处置。不遵从双联抗血小板医嘱,存在阿司匹林和氯吡格雷抵抗,高凝状态在支架血栓形成中也扮演了重要角色(表62.2)。

表62.2 与支架血栓相关的因素

临床因素
急性心肌梗死
未服用氯吡格雷和停药
氯吡格雷生物利用度
糖尿病
肾衰竭
充血性心力衰竭
既往做过冠脉放射治疗
解剖因素
长病变
小血管
多支病变
急性心肌梗死
分叉病变
手术因素
支架膨胀不全
支架贴壁不全
残存支架段流入和流出病变
支架边缘夹层
挤压技术
支架重叠
多聚合物材料

支架血栓按形成时间可分为急性(<24小时)、亚急性(24小时到30天)、晚期(30天到1年)和极晚期(>1年)。支架血栓的传统定义仅包括发生了ACS临床事件并且冠脉造影或病理学证实支架内或其边缘血栓形成这一情况。学术研究协会(Academic Research Consortium)已经提出了临床研究中所有可能的支架血栓的判断标准,包括明确的,很可能的和可能的。

早期报告提示,DES植入1年或更长时间后发生极晚期支架血栓的风险增加(每年0.2%~0.5%)[103]。DES所输送的药物具有很强的抗增殖作用抑制了冠脉内皮化,这可能显著延长了发生支架血栓风险的时间。尽管有所担心,但是这些事件并没有显示出其显著增加晚期冠心病发病率和死亡率的迹象。这很可能是由于DES在降低再次血运重建术需求和避免支架内再狭窄相关并发症等方面的益处所带来的效果[104-106]。对DES长期安全性的继续评价致使临床研究强度增加,努力的重点聚焦在明确是否是患者因素还是病变因素(例如对阿司匹林或氯吡格雷不敏感)有助于支架血栓形成;是否这些危险因素为支架相关还是药物相关的一种现象;以及是否延长DAPT能够减少这些危险因素。初步的数据显示第二代的DES较第一代支架血栓发生率更低。静脉抗血小板药物(例如ADP受体拮抗剂坎格瑞洛cangrelor)具有强大的进一步降低围手术期支架血栓发生率的作用[107]。

患者PCI术后数周需要非心脏外科手术的情况并不少见,这会显著增加支架血栓风险。众多对金属裸支架(bare-metal stent,BMS)PCI术后很快进行非心脏外科手术患者的研究显示,PCI术后2周内行非心脏外科手术发生支架血栓的风险高达8%,PCI术后8周内则支架血栓风险下降至基线水平。这种支架血栓风险增高的原因很可能与外科术前停用ADP受体拮抗剂以及围手术期间高凝状态有关。

长期临床结局

PCI术后第1年内发生缺血性事件的原因为无外乎以下3种情况之一。大约20%~30%的行球囊扩张的患者发生管腔狭窄而需要再次靶病变血运重建,这主要是由于修复性动脉收缩也就是广为人知的“负性重构”所导致的。支架植入术后临床再狭窄不那么常见(10%~20%),支架内内膜增生起到一定作用。DES植入后由于支架内或边缘发生的局限性组织生长导致再狭窄从而产生临床再发缺血事件的情况最少(3%~5%)。然而,PCI术后发生临床事件的另一原因则是远离靶病变处冠状动脉粥样硬化的进展。死亡和心肌梗死也可能是由于远离原先干预靶病变处斑块的突然破裂。

这些情形可以根据事件发生的时间在一定程度上对其进行区分开来。PCI靶病变处管腔狭窄所导致的临床再狭窄一般发生于PCI术后6~9个月之内,而由于斑块不稳定而发生的死亡和心肌梗死可以发生于PCI术后任何时间点,发生率较低但恒定(每年1%~2%的风险)。更高长期全因死亡风险的预测因素包括高龄、左心室功能下降、充血性心力衰竭、糖尿病、更多的病变血管、不能手术病变或并发严重合并症。PCI术后10年生存率在单支血管冠心病患者可以达到95%,在多支病变冠心病患者可以达到80%。一项对TAXUS支架治疗冠心病患者进行5年随访的研究显示,PCI术后1年内由靶病变再次血运重建驱动的靶血管再次血运重建与1年后靶血管再次血运重建包含有相似的靶病变和非靶病变再次血运重建事件数,这主要是动脉粥样硬化病变进展的结果。PCI术后超过1年,非靶病变再次血运重建和其他主要不良事件(包括死亡,心肌梗死和支架血栓)的年化危险比相对恒定,而且在紫杉醇洗脱支架与BMS之间没有明显差别[108]。

结果基准化与手术量

对诸如国家心肺血液研究所(National Heart,Lung and Blood Institute,NHLBI)动态注册研究和ACC国家心血管数据库(National Cardiovascular Data Repository,NCDR)等国家结构化结果注册研究进行过检查[9,109-111]发现,与CABG一道,PCI研究是美国所有手术研究中最多的。NCDR CathPCI注册研究也对数百家参加机构进行基准化后,提供了对危险因素进行校准后的现代结果。这些国家,地方或全州倡议将临床结果报告的参与者能够将他们风险调整后的临床结果与具有相似患者混杂和样本大小机构的临床结果进行比较。数据库中收集的数据涵盖了患者临床特征,病变的描述和器械水平信息。这些数据集的详细特性为各中心提供给了与同行机构的实践模式和结果的全面比较。超过50%的美国医院参加了NCDR CathPCI注册研究。推荐行PCI手术的各中心参加一个前瞻性质量评估和结果登记研究。

指南建议心脏内科医生要进行为期3年的全面心脏培训项目,包括12个月的诊断性导管检查培训,期间学员要完成300例诊断性导管检查,其中200例为学员主刀完成。介入培训还需要第四年的训练,包括250例以上的介入手术。这也是美国内科医学委员会介入心脏病学资格考试要求心脏内科医师达到的水平。

指南支持手术量大的术者进行PCI手术。手术量大的定义为在大的手术中心(每年手术量超过400例)每年手术量超过75例。这些推荐是基于过去的观察研究结果即手术量大的术者不良事件发生率更低[112]。一项研究分析了美国和加拿大的术者所做的1 338例PCI手术,结果显示与年手术量在100例或之上的术者相比,年手术量低于100例的术者其手术30天死亡率,心肌梗死比例更高,或者靶血管再次血运重建(13.2% vs 8.7%;$P=0.18$)和大面积心肌梗死(7.7% vs 3.3%,$P=0.06$)的比例更高[112]。然而,一项更近的对急诊PCI分析发现对那些参加质量改进计划的医院而言,PCI手术量与医院死亡率之间没有相关性[113]。

虽然原先的PCI术是在能够提供现场外科支持的中心进行的,但是更多最近的研究显示对STEMI行PCI和择期PCI术是安全的,只是要求术者手术量要大而对机构手术数量的要求很少[9,114-116]。没有现场外科支持的PCI最适合于地理上远离大中心的服务不足地区。

各机构必须有一套质量测定和包括有效同行评议的质量改进系统。指南建议质量评价审查应该考虑危险因素的校准,统计效力,和全国基准化统计。他们也应该包括对不良事件发生率进行登记造册,以便与基准化数值进行比较,以及对复杂手术和某些非复杂手术的病例审查。

未来展望

在冠脉介入技术快速成长和传播30年后,随之相关的用于再血管化治疗装置也越来越完美,但冠状动脉疾病的经皮介入治疗仍旧存在着许多挑战。正在进行的大规模多中心随机临床试验将评价无保护左主干狭窄患者PCI植入DES的安全性和有效性。现在正在临床上验证使用专门分叉支架系统处理复杂分叉病变的其他技术。处理CTO病变的更好技术也正在开发中。

DES设计在持续性演变之中以试图优化支架植入节段的有效早期内皮化,同时不能牺牲DES在降低靶病变再次血运重建风险的长期益处。理论上讲,支架,多聚物和药物设计上的进步可以带来支架再狭窄和血栓发生率上的改善,从而能够降低心肌梗死甚至死亡的发生率(图62.9)。当然,这一概念需要前瞻性、效力足够大、时间足够长的临床试验进行验证。但是,这也可能导致在多种临床情况下将PCI对药物治疗或者CABG术的相对价值进行重复检查。

DES植入后,确定最佳的抗血小板时间需要继续研究。生物可吸收支架产自生物可降解多聚物或镁合金,作为一种能够提供短期支撑力以防止血管急性闭塞,而数月后血管壁上无永久残留的机制具有很好的临床应用前景。所以,生物可吸收支架具有潜在降低极晚期支架血栓的风险,尽管目前为止,这一益处还没有被证实。

急性心肌梗死后通过经皮自身干细胞或祖细胞移植从而实现心肌再生的早期研究,使得人们对这种具有潜在改善心肌恢复的

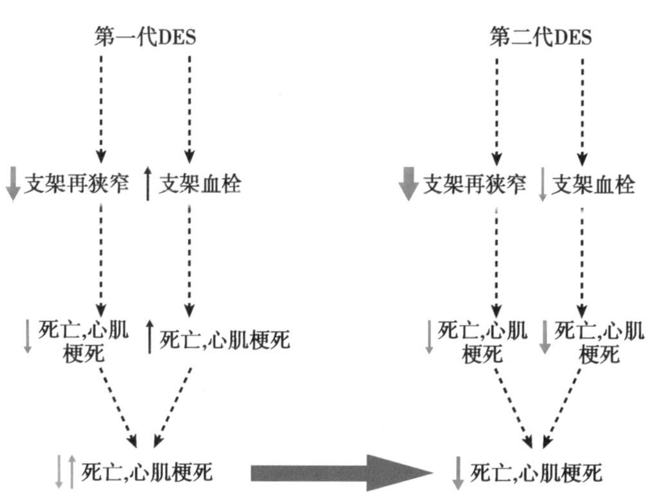

图62.9 与BMS相比,第二代DES可能降低心肌梗死和心血管死亡风险的理论框架。第一代DES则没有显示出如此益处。(引自Bhatt DL. Examination of new drug-eluting stents-top of the class! Lancet 2012;380:1453.)

治疗方式产生了很大兴趣(见第30章),但是需要更多临床数据支持。另外,心室辅助装置的持续改进给严重心力衰竭患者带来了曙光。

致谢

本章节作者对Donald Baim博士、Fred Resnic博士及Jeff Popma博士对该章节之前版本的贡献表示感谢。

(魏钧伯　马士新 译,沈成兴 校)

参考文献

1. Mozaffarian D, Benjamin EJ, Go AS, et al. Executive summary: heart disease and stroke statistics—2016 update. A report from the American Heart Association. *Circulation*. 2016;133:447.
2. Serruys PW, Morice MC, Kappetein AP, et al. Percutaneous coronary intervention versus coronary-artery bypass grafting for severe coronary artery disease. *N Engl J Med*. 2009;360:961.

Indications

3. New York University School of Medicine. International Study of Comparative Health Effectiveness With Medical and Invasive Approaches (ISCHEMIA). Available from: https://clinicaltrials.gov/ct2/show/NCT01471522. NLM Identifier: NCT01471522. Accessed December 6, 2017.
4. De Bruyne B, Pijls NH, Kalesan B, et al. Fractional flow reserve–guided PCI versus medical therapy in stable coronary disease. *N Engl J Med*. 2012;367:991.
5. Mohr FW, Morice MC, Kappetein AP, et al. Coronary artery bypass graft surgery versus percutaneous coronary intervention in patients with three-vessel disease and left main coronary disease: 5-year follow-up of the randomised, clinical SYNTAX trial. *Lancet*. 2013;381:629–638.
6. Farkouh ME, Domanski M, Sleeper LA, et al. Strategies for multivessel revascularization in patients with diabetes. *N Engl J Med*. 2012;367:2375.
7. Kutcher MA, Klein LW, Ou FS, et al. Percutaneous coronary interventions in facilities without cardiac surgery on site: a report from the National Cardiovascular Data Registry (NCDR). *J Am Coll Cardiol*. 2009;54:16.
8. King SB 3rd, Smith SC Jr, Hirshfeld JW Jr, et al. 2007 Focused update of the ACC/AHA/SCAI 2005 guideline update for percutaneous coronary intervention: a report of the American College of Cardiology/American Heart Association Task Force on Practice Guidelines. 2007 Writing Group to Review New Evidence and Update the ACC/AHA/SCAI 2005 Guideline Update for Percutaneous Coronary Intervention. *Circulation*. 2008;117:261.
9. Levine GN, Bates ER, Blankenship JC, et al. 2011 ACCF/AHA/SCAI guideline for percutaneous coronary intervention: executive summary. A report of the American College of Cardiology Foundation/American Heart Association Task Force on Practice Guidelines and the Society for Cardiovascular Angiography and Interventions. *Circulation*. 2011;124:2574.
10. Patel MR, Dehmer GJ, Hirshfeld JW, et al. ACCF/SCAI/STS/AATS/AHA/ASNC 2009 appropriateness criteria for coronary revascularization: a report by the American College of Cardiology Foundation Appropriateness Criteria Task Force, Society for Cardiovascular Angiography and Interventions, Society of Thoracic Surgeons, American Association for Thoracic Surgery, American Heart Association, and the American Society of Nuclear Cardiology. Endorsed by the American Society of Echocardiography, the Heart Failure Society of America, and the Society of Cardiovascular Computed Tomography. *J Am Coll Cardiol*. 2009;53:530.
11. Patel MR, Dehmer GJ, Hirshfeld JW, et al. ACCF/SCAI/STS/AATS/AHA/ASNC/HFSA/SCCT 2012 appropriate use criteria for coronary revascularization focused update: A report of the American College of Cardiology Foundation Appropriate Use Criteria Task Force, Society for Cardiovascular Angiography and Interventions, Society of Thoracic Surgeons, American Association for Thoracic Surgery, American Heart Association, American Society of Nuclear Cardiology, and the Society of Cardiovascular Computed Tomography. *J Am Coll Cardiol*. 2012;59:857.
12. Antman EM, Hand M, Armstrong PW, et al. 2007 Focused update of the ACC/AHA 2004 guidelines for the management of patients with ST-elevation myocardial infarction: A report

of the American College of Cardiology/American Heart Association Task Force on Practice Guidelines: Developed in collaboration with the Canadian Cardiovascular Society endorsed by the American Academy of Family Physicians. *Circulation*. 2008;117:296.
13. Kushner FG, Hand M, Smith SC Jr, et al. 2009 Focused updates: ACC/AHA guidelines for the management of patients with ST-elevation myocardial infarction (updating the 2004 guideline and 2007 focused update) and ACC/AHA/SCAI guidelines on percutaneous coronary intervention (updating the 2005 guideline and 2007 focused update): a report of the American College of Cardiology Foundation/American Heart Association Task Force on Practice Guidelines. *Circulation*. 2009;120:2271.
14. Kapur A, Hall RJ, Malik IS, et al. Randomized comparison of percutaneous coronary intervention with coronary artery bypass grafting in diabetic patients: 1-year results of the CARDia (Coronary Artery Revascularization in Diabetes) trial. *J Am Coll Cardiol*. 2010;55:432.
15. Pijls NH, Fearon WF, Tonino PA, et al. Fractional flow reserve versus angiography for guiding percutaneous coronary intervention in patients with multivessel coronary artery disease: 2-year follow-up of the FAME (Fractional Flow Reserve Versus Angiography for Multivessel Evaluation) study. *J Am Coll Cardiol*. 2010;56:177.
16. Kumbhani DJ, Bhatt DL. Fractional flow reserve in serial coronary artery stenoses. *JAMA Cardiol*. 2016;1:359.
17. Levine GN, Bates ER, Blankenship JC, et al. 2015 ACC/AHA/SCAI focused update on primary percutaneous coronary intervention for patients with ST-elevation myocardial infarction: an update of the 2011 ACCF/AHA/SCAI Guideline for Percutaneous Coronary Intervention and the 2013 ACCF/AHA Guideline for the Management of ST-Elevation Myocardial Infarction. *J Am Coll Cardiol*. 2016;67:1235.
18. Bhatt DL. Do we really know the CvLPRIT in myocardial infarction? Or just stent all lesions? *J Am Coll Cardiol*. 2015;65:973.
19. Serruys PW, Onuma Y, Garg S, et al. Assessment of the SYNTAX score in the Syntax study. *EuroIntervention*. 2009;5:50.
20. Thompson CA, Jayne JE, Robb JF, et al. Retrograde techniques and the impact of operator volume on percutaneous intervention for coronary chronic total occlusions an early U.S. experience. *J Am Coll Cardiol Interv*. 2009;2:834.
21. Katritsis D, Siontis G, Ioannidis J. Double versus single stenting for coronary bifurcation lesions: a meta-analysis. *Circ Cardiovasc Interv*. 2009;2:409.
22. Jolly SS, Cairns JA, Yusuf S, et al. Randomized trial of primary PCI with or without routine manual thrombectomy. *N Engl J Med*. 2015;372:1389.
23. Tamburino C, Angiolillo DJ, Capranzano P, et al. Long-term clinical outcomes after drug-eluting stent implantation in unprotected left main coronary artery disease. *Catheter Cardiovasc Interv*. 2009;73:291.
24. Kandzari DE, Colombo A, Park SJ, et al. Revascularization for unprotected left main disease: evolution of the evidence basis to redefine treatment standards. *J Am Coll Cardiol*. 2009;54:1576.
25. Gersh BJ, Stone GW, Bhatt DL. PCI vs. CABG in patients with left main and multivessel coronary artery disease: do we have the evidence? *Circulation*. 2017;135:[in press].
25a. Stone GW, Sabik JF, Serruys PW, et al. Everolimus-eluting stents or bypass surgery for left main coronary artery disease. *N Engl J Med*. 2016;375:2223–2235.
25b. Mäkikallio T, Holm NR, Lindsay M, et al. Percutaneous coronary angioplasty versus coronary artery bypass grafting in treatment of unprotected left main stenosis (NOBLE): a prospective, randomised, open-label, non-inferiority trial. *Lancet*. 2016;388:2743–2752.
25c. Ruel M, Verma S, Bhatt DL. What is the optimal revascularization strategy for left main coronary stenosis? *JAMA Cardiol*. 2017;2(10):1061–1062.
26. Sjauw KD, Engstrom AE, Vis MM, et al. A systematic review and meta-analysis of intra-aortic balloon pump therapy in ST-elevation myocardial infarction: should we change the guidelines? *Eur Heart J*. 2009;30:459.
27. Vranckx P, Otten A, Schultz C, et al. Assisted circulation using the TandemHeart, percutaneous transseptal left ventricular assist device during percutaneous aortic valve implantation: the Rotterdam experience. *EuroIntervention*. 2009;5:465.
28. Vranckx P, Schultz CJ, Valgimigli M, et al. Assisted circulation using the TandemHeart during very high-risk PCI of the unprotected left main coronary artery in patients declined for CABG. *Catheter Cardiovasc Interv*. 2009;74:302.
29. Dixon SR, Henriques JP, Mauri L, et al. A prospective feasibility trial investigating the use of the Impella 2.5 system in patients undergoing high-risk percutaneous coronary intervention (the PROTECT I trial): initial U.S. experience. *J Am Coll Cardiol Interv*. 2009;2:91.
30. Lam K, Sjauw KD, Henriques JP, et al. Improved microcirculation in patients with an acute ST-elevation myocardial infarction treated with the Impella LP2.5 percutaneous left ventricular assist device. *Clin Res Cardiol*. 2009;98:311.
31. O'Neill WW, Kleiman NS, Moses J, et al. A prospective, randomized clinical trial of hemodynamic support with Impella 2.5 versus intra-aortic balloon pump in patients undergoing high-risk percutaneous coronary intervention: the PROTECT II study. *Circulation*. 2012;126:1717.
32. Desai NR, Bhatt DL. Evaluating percutaneous support for cardiogenic shock: data shock and sticker shock. *Eur Heart J*. 2009;30:2073.
33. Matteau A, Mauri L. Optimal timing of noncardiac surgery after stents. *Circulation*. 2012;126:1322.
34. Wijeysundera DN, Wijeysundera HC, Yun L, et al. Risk of elective major noncardiac surgery after coronary stent insertion: a population-based study. *Circulation*. 2012;126:1355.

Vascular Access

35. Vavalle JP, Rao SV. The association between the transradial approach for percutaneous coronary interventions and bleeding. *J Invasive Cardiol*. 2009;21:21A.
36. Kern MJ. Cardiac catheterization on the road less traveled. *J Am Coll Cardiol Interv*. 2009;2:1055.
37. Ando G, Porto I, Montalescot G, et al. Radial access in patients with acute coronary syndrome without persistent ST-segment elevation: systematic review, collaborative meta-analysis, and meta-regression. *Int J Cardiol*. 2016;222:1031.
38. Jolly SS, Amlani S, Hamon M, et al. Radial versus femoral access for coronary angiography or intervention and the impact on major bleeding and ischemic events: a systematic review and meta-analysis of randomized trials. *Am Heart J*. 2009;157:132.
39. Jolly SS, Yusuf S, Cairns J, et al. Radial versus femoral access for coronary angiography and intervention in patients with acute coronary syndromes (RIVAL): a randomised, parallel group, multicentre trial. *Lancet*. 2011;377:1409.
40. Wong SC, Bachinsky W, Cambier P, et al. A randomized comparison of a novel bioabsorbable vascular closure device versus manual compression in the achievement of hemostasis after percutaneous femoral procedures: the ECLIPSE (Ensure's Vascular Closure Device Speeds Hemostasis Trial). *J Am Coll Cardiol Interv*. 2009;2:785.
41. Bhatt DL. Advancing the care of cardiac patients using registry data: going where randomized clinical trials dare not. *JAMA*. 2010;303:2188.

Coronary Devices

42. Elgendy IY, Huo T, Bhatt DL, Bavry AA. Is aspiration thrombectomy beneficial in patients undergoing primary percutaneous coronary intervention? Meta-analysis of randomized trials. *Circ Cardiovasc Interv*. 2015;8:e002258.
43. Naidu SS, Turco MA, Mauri L, et al. Contemporary incidence and predictors of major adverse cardiac events after saphenous vein graft intervention with embolic protection (an AMEthyst trial substudy). *Am J Cardiol*. 2010;105:1060.
44. Alli OO, Teirstein PS, Satler L, et al. Five-year follow-up of the Sirolimus-Eluting Stents vs Vascular Brachytherapy for Bare Metal In-Stent Restenosis (SISR) trial. *Am Heart J*. 2012;163:438.
45. Ellis SG, O'Shaughnessy CD, Martin SL, et al. Two-year clinical outcomes after paclitaxel-eluting stent or brachytherapy treatment for bare metal stent restenosis: the TAXUS V ISR trial. *Eur Heart J*. 2009;29:1625.
46. Urban P, Meredith IT, Abizaid A, et al. Polymer-free drug-coated coronary stents in patients at high bleeding risk. *N Engl J Med*. 2015;373:2038.
47. Stone GW, Lansky AJ, Pocock SJ, et al. Paclitaxel-eluting stents versus bare-metal stents in acute myocardial infarction. *N Engl J Med*. 2009;360:1946.
48. Sabate M, Cequier A, Iniguez A, et al. Everolimus-eluting stent versus bare-metal stent in ST-segment elevation myocardial infarction (EXAMINATION): 1 year results of a randomised controlled trial. *Lancet*. 2012;380:1482.
49. Bønaa KH, Mannsverk J, Wiseth R, et al. Drug-eluting or bare-metal stents for coronary artery disease. *N Engl J Med*. 2016;[Epub ahead of print].
50. Levine GN, Bates ER, Bittl JA, et al. 2016 ACC/AHA guideline focused update on duration of dual antiplatelet therapy in patients with coronary artery disease: a report of the American College of Cardiology/American Heart Association Task Force on Clinical Practice Guidelines. *J Am Coll Cardiol*. 2016;68:1082.
51. Mauri L, Smith SC. Focused update on duration of dual antiplatelet therapy for patients with coronary artery disease. *JAMA Cardiol*. 2016;1:733.
52. Mauri L, Kereiakes DJ, Yeh RW, et al. Twelve or 30 months of dual antiplatelet therapy after drug-eluting stents. *N Engl J Med*. 2014;371:2155.
53. Schulz-Schüpke S, Byrne RA, Ten Berg JM, et al. ISAR-SAFE: a randomized, double-blind, placebo-controlled trial of 6 vs. 12 months of clopidogrel therapy after drug-eluting stenting. *Eur Heart J*. 2015;36:1252.
54. Feres F, Costa RA, Abizaid A, et al. Three vs. twelve months of dual antiplatelet therapy after zotarolimus-eluting stents: the OPTIMIZE randomized trial. *JAMA*. 2013;310:2510.
55. Caixeta A, Leon MB, Lansky AJ, et al. 5-year clinical outcomes after sirolimus-eluting stent implantation: insights from a patient-level pooled analysis of 4 randomized trials comparing sirolimus-eluting stents with bare-metal stents. *J Am Coll Cardiol*. 2009;54:894.
56. Weisz G, Leon MB, Holmes DR Jr, et al. Five-year follow-up after sirolimus-eluting stent implantation: results of the SIRIUS (Sirolimus-Eluting Stent in De-Novo Native Coronary Lesions) trial. *J Am Coll Cardiol*. 2009;53:1488.
57. Eisenstein E, Wijns W, Fajadet J, et al. Long-term clinical and economic analysis of the Endeavor drug-eluting stent versus the Driver bare metal stent. *J Am Coll Cardiol Interv*. 2009;2:1178.
58. Popma JJ, Mauri L, O'Shaughnessy C, et al. Frequency and clinical consequences associated with sidebranch occlusion during stent implantation using zotarolimus-eluting and paclitaxel-eluting coronary stents. *Circ Cardiovasc Interv*. 2009;2:133.
59. Camenzind E, Wijns W, Mauri L, et al. Stent thrombosis and major clinical events at 3 years after zotarolimus-eluting or sirolimus-eluting coronary stent implantation: a randomized, multicenter, open-label controlled trial. *Lancet*. 2012;380:1396.
60. Wijns W, Steg PG, Mauri L, et al. Endeavour zotarolimus-eluting stent reduces stent thrombosis and improves clinical outcomes compared with Cypher sirolimus-eluting stent: 4-year results of the PROTECT randomized trial. *Eur Heart J*. 2014;40:2812.
61. Serruys PW1, Silber S, Garg S, et al. Comparison of zotarolimus-eluting and everolimus-eluting coronary stents. *N Engl J Med*. 2010;363:136.
62. Iqbal J, Serruys PW, Silber S, et al. Comparison of zotarolimus- and everolimus-eluting coronary stents: final 5-year report of the RESOLUTE all-comers trial. *Circ Cardiovasc Interv*. 2015;8:e002230.
63. Bangalore S, Kumar S, Fusaro M, et al. Short- and long-term outcomes with drug-eluting and bare-metal coronary stents: a mixed-treatment comparison analysis of 117,762 patient-years of follow-up from randomized trials. *Circulation*. 2012;125:2873.
64. Stone GW, Rizvi A, Sudhir K, et al. Randomized comparison of everolimus- and paclitaxel-eluting stents. 2-year follow-up from the SPIRIT (Clinical Evaluation of the XIENCE V Everolimus Eluting Coronary Stent System) IV trial. *J Am Coll Cardiol*. 2011;58:19.
65. Dangas GD, Serruys PW, Kereiakes DJ, et al. Meta-analysis of everolimus-eluting versus paclitaxel-eluting stents in coronary artery disease: final 3-year results of the SPIRIT clinical trials program (Clinical Evaluation of the Xience V Everolimus Eluting Coronary Stent System in the Treatment of Patients With De Novo Native Coronary Artery Lesions). *JACC Cardiovasc Interv*. 2013;6:914.
66. Meredith IT, Verheye S, Dubois CL, et al. Primary endpoint results of the EVOLVE trial: a randomized evaluation of a novel bioabsorbable polymer-coated, everolimus-eluting coronary stent. *J Am Coll Cardiol*. 2012;59:1362.
67. Stefanini GG, Byrne RA, Serruys PW, et al. Biodegradable polymer drug-eluting stents reduce the risk of stent thrombosis at 4 years in patients undergoing percutaneous coronary intervention: a pooled analysis of individual patient data from the ISAR-TEST 3, ISAR-TEST 4, and LEADERS randomized trials. *Eur Heart J*. 2012;33:1214.
68. Ormiston JA, Serruys PW, Regar E, et al. A bioabsorbable everolimus-eluting coronary stent system for patients with single de-novo coronary artery lesions (ABSORB): a prospective open-label trial. *Lancet*. 2008;371:899.
69. Serruys PW, Ormiston JA, Onuma Y, et al. A bioabsorbable everolimus-eluting coronary stent system (ABSORB): 2-year outcomes and results from multiple imaging metods. *Lancet*. 2009;373:897.
70. Kereiakes DJ, Meredith IT, Windecker S, et al. Efficacy and safety of a novel bioabsorbable polymer-coated, everolimus-eluting coronary stent: the EVOLVE II randomized trial. *Circ Cardiovasc Interv*. 2015;8:e002372.
71. Boston Scientific Corporation. EVOLVE Short DAPT Study. Available from: https://clinicaltrials.gov/ct2/show/NCT02605447. NLM identifier: NCT02605447. Accessed December 6, 2017.
72. Kereiakes DJ, Onuma Y, Serruys PW, et al. Bioresorbable vascular scaffolds for coronary revascularization. *Circulation*. 2016;134:168.
73. Ellis SG, Kereiakes DJ, Metzger DC, et al. Everolimus-eluting bioresorbable scaffolds for coronary artery disease. *N Engl J Med*. 2015;373:1905.

Antiplatelet Agents

74. Desai NR, Bhatt DL. The state of periprocedural antiplatelet therapy after recent trials. *J Am Coll Cardiol Interv*. 2010;3:571.
75. CURRENT-OASIS 7 Investigators, Mehta SR, Bassand JP, et al. Dose comparisons of clopidogrel and aspirin in acute coronary syndromes. *N Engl J Med*. 2010;363:930.
76. Cassese S, Byrne RA, Ndrepepa G, et al. Everolimus-eluting bioresorbable vascular scaffolds versus everolimus-eluting metallic stents: a meta-analysis of randomised controlled trials. *Lancet*. 2016;387:537.
77. Kereiakes DJ, Yeh RW, Massaro JM, et al. Antiplatelet therapy duration following bare metal or drug-eluting coronary stents: the dual antiplatelet therapy randomized clinical trial. *JAMA*. 2015;313:1113.
78. Majithia A, Bhatt DL. Optimal duration of dual antiplatelet therapy after percutaneous coronary intervention. *Interv Cardiol Clin*. 2017;6:25.
79. Eisen A, Bhatt DL. Antiplatelet therapy: defining the optimal duration of DAPT after PCI with DES. *Nat Rev Cardiol*. 2015;12:445.
80. Bhatt DL. Intensifying platelet inhibition—navigating between Scylla and Charybdis. *N Engl J Med*. 2007;357:2078.

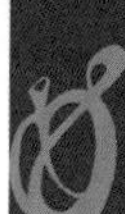

81. Bhatt DL. Tailoring antiplatelet therapy based on pharmacogenomics: how well do the data fit? *JAMA*. 2009;302:896.
82. Bhatt DL. Prasugrel in clinical practice. *N Engl J Med*. 2009;361:940.
83. James S, Akerblom A, Cannon CP, et al. Comparison of ticagrelor, the first reversible oral P2Y(12) receptor antagonist, with clopidogrel in patients with acute coronary syndromes: rationale, design, and baseline characteristics of the PLATelet inhibition and patient Outcomes (PLATO) trial. *Am Heart J*. 2009;157:599.
84. Wallentin L, Becker RC, Budaj A, et al. Ticagrelor versus clopidogrel in patients with acute coronary syndromes. *N Engl J Med*. 2009;361:1045.
85. Yeh RW, Secemsky EA, Kereiakes DJ, et al. Development and validation of a prediction rule for benefit and harm of dual antiplatelet therapy beyond 1 year after percutaneous coronary intervention. *JAMA*. 2016;315:1735.
86. Cannon CP, Gropper S, Bhatt DL, et al. Design and rationale of the RE-DUAL PCI trial: a prospective, randomized, phase 3b study comparing the safety and efficacy of dual antithrombotic therapy with dabigatran etexilate versus warfarin triple therapy in patients with nonvalvular atrial fibrillation who have undergone percutaneous coronary intervention with stenting. *Clin Cardiol*. 2016;35:555.
87. Gibson CM, Mehran R, Bode C, et al. An open-label, randomized, controlled, multicenter study exploring two treatment strategies of rivaroxaban and a dose-adjusted oral vitamin K antagonist treatment strategy in subjects with atrial fibrillation who undergo percutaneous coronary intervention (PIONEER AF-PCI). *Am Heart J*. 2015;169:472.
88. Bhatt DL, Stone GW, Mahaffey KW, et al. Effect of platelet inhibition with cangrelor during PCI on ischemic events. *N Engl J Med*. 2013;368:1303.
89. Steg PG, Bhatt DL, Hamm CW, et al. Effect of cangrelor on periprocedural outcomes in percutaneous coronary interventions: a pooled analysis of patient-level data. *Lancet*. 2013;382:1981.
90. Gurm HS, Tamhane U, Meier P, et al. A comparison of abciximab and small-molecule glycoprotein IIb/IIIa inhibitors in patients undergoing primary percutaneous coronary intervention: a meta-analysis of contemporary randomized controlled trials. *Circ Cardiovasc Interv*. 2009;2:230.
91. De Luca G, Ucci G, Cassetti E, Marino P. Benefits from small molecule administration as compared with abciximab among patients with ST-segment elevation myocardial infarction treated with primary angioplasty: a meta-analysis. *J Am Coll Cardiol*. 2009;53:1668.
92. Mehilli J, Kastrati A, Schulz S, et al. Abciximab in patients with acute ST-segment-elevation myocardial infarction undergoing primary percutaneous coronary intervention after clopidogrel loading: a randomized double-blind trial. *Circulation*. 2009;119:1933.
93. Gutierrez A, Bhatt DL. Balancing the risks of stent thrombosis and major bleeding during primary percutaneous coronary intervention. *Eur Heart J*. 2014;35:2448.

Antithrombin Agents

94. Bhatt DL, Hulot JS, Moliterno DJ, Harrington RA. Antiplatelet and anticoagulation therapy for acute coronary syndromes. *Circ Res*. 2014;114:1929.
95. White HD, Bhatt DL, Gibson CM, et al. Outcomes with cangrelor versus clopidogrel on a background of bivalirudin: insights from the CHAMPION PHOENIX (A Clinical Trial Comparing Cangrelor to Clopidogrel Standard of Care Therapy in Subjects Who Require Percutaneous Coronary Intervention). *JACC Cardiovasc Interv*. 2015;8:424.
96. Sakhuja R, Yeh RW, Bhatt DL. Anticoagulant agents in acute coronary syndromes. *Curr Probl Cardiol*. 2011;36:127.

Outcomes After Percutaneous Coronary Intervention

97. MacKenzie TA, Malenka DJ, Olmstead EM, et al. Prediction of survival after coronary revascularization: modeling short-term, mid-term, and long-term survival. *Ann Thorac Surg*. 2009;87:463.
98. Hamburger JN, Walsh SJ, Khurana R, et al. Percutaneous coronary intervention and 30-day mortality: the British Columbia PCI risk score. *Catheter Cardiovasc Interv*. 2009;74:377.
99. Cavender MA, Bhatt DL, Stone GW, et al. Consistent reduction in periprocedural myocardial infarction with cangrelor as assessed by multiple definitions: findings from CHAMPION PHOENIX (cangrelor versus standard therapy to achieve optimal management of platelet inhibition). *Circulation*. 2016;134:723.
100. Newby LK, Jesse RL, Babb JD, et al. ACCF 2012 expert consensus document on practical clinical considerations in the interpretation of troponin elevations: a report of the American College of Cardiology Foundation Task Force on Clinical Expert Consensus Documents. *J Am Coll Cardiol*. 2012;60:2427.
101. Prasad A, Gersh BJ, Bertrand ME, et al. Prognostic significance of periprocedural versus spontaneously occurring myocardial infarction after percutaneous coronary intervention in patients with acute coronary syndromes: an analysis from the ACUITY (Acute Catheterization and Urgent Intervention Triage Strategy) trial. *J Am Coll Cardiol*. 2009;54:477.
102. Javaid A, Buch AN, Satler LF, et al. Management and outcomes of coronary artery perforation during percutaneous coronary intervention. *Am J Cardiol*. 2006;98:911.
103. Bagai A, Bhatt DL, Eikelboom JW, et al. Individualizing duration of dual antiplatelet therapy after acute coronary syndrome or percutaneous coronary intervention. *Circulation*. 2016;133:2094.
104. Udell JA, Bonaca MP, Collet JP, et al. Long-term dual antiplatelet therapy for secondary prevention of cardiovascular events in the subgroup of patients with previous myocardial infarction: a collaborative meta-analysis of randomized trials. *Eur Heart J*. 2016;37:390.
105. Sarkees ML, Bavry AA, et al. Bare metal stent thrombosis 13 years after implantation. *Cardiovasc Revasc Med*. 2009;10:58.
106. Roukoz H, Bavry AA, Sarkees ML, et al. Comprehensive meta-analysis on drug-eluting stents versus bare-metal stents during extended follow-up. *Am J Med*. 2009;122:581.
107. Genereux P, Stone GW, Harrington RA, et al. Impact of intraprocedural stent thrombosis during percutaneous coronary intervention: insights from the CHAMPION PHOENIX Trial (A Clinical Trial Comparing Cangrelor to Clopidogrel Standard of Care Therapy in Subjects Who Require Percutaneous Coronary Intervention). *J Am Coll Cardiol*. 2014;63:619.
108. Leon MB, Allocco DJ, Dawkins KD, Baim DS. Late clinical events after drug-eluting stents: the interplay between stent-related and natural history–driven events. *J Am Coll Cardiol Interv*. 2009;2:504.
109. Frutkin AD, Lindsey JB, Mehta SK, et al. Drug-eluting stents and the use of percutaneous coronary intervention among patients with class I indications for coronary artery bypass surgery undergoing index revascularization: analysis from the NCDR (National Cardiovascular Data Registry). *J Am Coll Cardiol Interv*. 2009;2:614.
110. Diercks DB, Kontos MC, Chen AY, et al. Utilization and impact of pre-hospital electrocardiograms for patients with acute ST-segment elevation myocardial infarction: data from the NCDR (National Cardiovascular Data Registry) ACTION (Acute Coronary Treatment and Intervention Outcomes Network) Registry. *J Am Coll Cardiol*. 2009;53:161.
111. Akhter N, Milford-Beland S, Roe MT, et al. Gender differences among patients with acute coronary syndromes undergoing percutaneous coronary intervention in the American College of Cardiology–National Cardiovascular Data Registry (ACC-NCDR). *Am Heart J*. 2009;157:141.
112. Madan M, Nikhil J, Hellkamp AS, et al. Effect of operator and institutional volume on clinical outcomes after percutaneous coronary interventions performed in Canada and the United States: a brief report from the Enhanced Suppression of the Platelet Glycoprotein IIb/IIIa Receptor with Integrilin Therapy (ESPRIT) study. *Can J Cardiol*. 2009;25:e269.
113. Kumbhani DJ, Cannon CP, Fonarow GC, et al. Association of hospital primary angioplasty volume in ST-segment elevation myocardial infarction with quality and outcomes. *JAMA*. 2009;302:2207.
114. Singh M, Gersh BJ, Lennon RJ, et al. Outcomes of a system-wide protocol for elective and nonelective coronary angioplasty at sites without on-site surgery: the Mayo Clinic experience. *Mayo Clin Proc*. 2009;84:501.
115. Aversano T, Lemmon CC, Liu L, Atlantic CPORT Investigators. Outcomes of PCI at hospitals with or without on-site cardiac surgery. *N Engl J Med*. 2012;366:1792.
116. Mauri L, Normand SL, Pencina M, et al. Rationale and design of the MASS COMM trial: a randomized trial to compare percutaneous coronary intervention between MASSachusetts hospitals with cardiac surgery on-site and COMMunity hospitals without cardiac surgery on-site. *Am Heart J*. 2011;162:826.

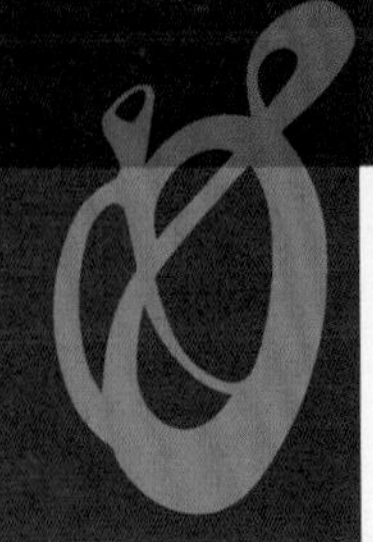

第 63 章　主动脉疾病

ALAN C. BRAVERMAN AND MARC SCHERMERHORN

正常主动脉

解剖学和生理学特点

主动脉是人体直径最大的动脉，划分为胸段和腹段（图 63.1）。胸主动脉可进一步分为升段、弓段和降段，腹主动脉则可分为肾上段和肾下段。

升主动脉分为两个部分，主动脉根部起始于主动脉瓣水平，延伸至窦管交界处。主动脉瓣叶的基底部依靠主动脉根部支撑，收缩期时主动脉根部向外膨出至 Valsalva 窦（主动脉窦）处。左右冠状动脉也起始于主动脉窦。升主动脉起始于窦管交界处，上连于主动脉弓，其近心端位于心包腔内，肺动脉分叉处的前方。主动脉弓又发出弓血管，即头臂干、左颈总动脉和左锁骨下动脉。

降主动脉起始部紧邻左锁骨下动脉发出点。主动脉弓和降主动脉交汇处被称为主动脉峡部，主动脉韧带的位置是其解剖学标志。主动脉峡部极容易受到血流减速创伤。因为在这个位置上，相对活动度较大的-升主动脉、主动脉弓以及降主动脉-在胸腔中变得相对固定。降主动脉逐渐向下行走，并在每个脊椎水平处于主动脉后壁发出成对的肋间动脉。其远端穿过横膈，移行为腹主动脉。

腹主动脉继续下行，于动脉前壁发出腹腔干和肠系膜上动脉，随后是左右肾动脉的后外侧起源点。这段动脉被称为肾上段或内脏段腹主动脉。腹主动脉继续沿着腰椎的前侧向下行走，并从后壁发出成对的腰动脉分支。腹主动脉终止于左右髂总动脉分叉处。

微观结构。主动脉壁包括 3 层结构：血管内膜、弹力膜及纤维外膜（图 63.2）（见第 44 章）。内膜由内皮细胞和内皮下间质组成，内膜的弹力膜将内膜与中层分开。中膜由同心圆排列的弹力纤维和血管平滑肌细胞（smooth muscle cell，SMC）交替组成，每一层的弹性结构和平滑肌细胞构成中层的结构单位。中层的微观结构使主动脉具有轴向恢复力（弹性），这对于抵抗血流压力是必要的。中层的外弹力膜将主动脉壁的外层和中层区分开来。主动脉外膜是由胶原纤维和成纤维细胞以及神经末梢和毛细血管组成。外膜中的胶原纤维是主动脉壁抗拉伸强度的最终决定因素。

人类的升主动脉通常含有约 55～60 层的弹力膜，随着主动脉的延长，弹力层的数量逐渐减少，至主动脉分叉处仅有 26 层。来自血管腔内的氧气和营养物质通过单纯扩散进入主动脉壁内，至少在 29 层以上的

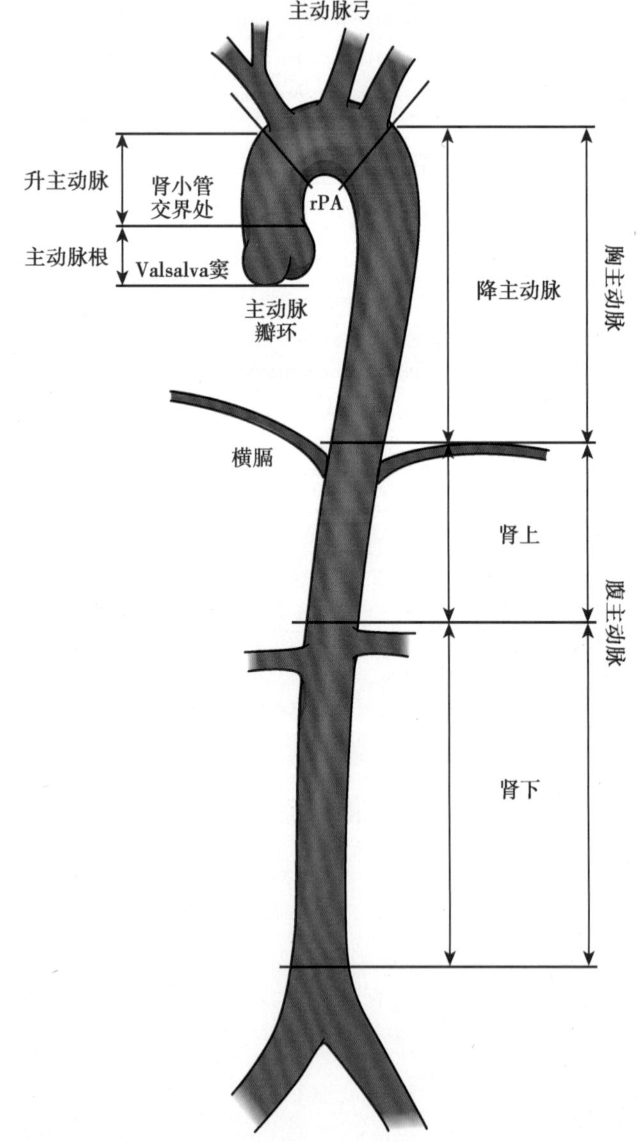

图 63.1　主动脉解剖学分段。rPA，右肺动脉。（引自 Erbel R，Aboyans V，Boileau C，et al. 2014 ESC guidelines on the diagnosis and treatment of aortic diseases：document covering acute and chronic aortic diseases of the thoracic and abdominal aorta of the adult. The Task Force for the Diagnosis and Treatment of Aortic Diseases of the European Society of Cardiology（ESC）. Eur Heart J 2014；35：2873-926.）

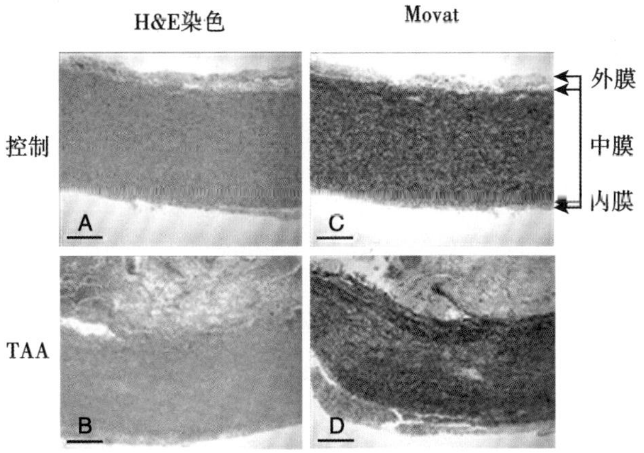

图 63.2 累及升主动脉的胸主动脉瘤的主动脉组织学和病理学切片。所有图片中从上到下上为外膜，下为内膜。一名对照（A）和 TAA 患者（B）的主动脉切片的苏木精和伊红（H&E）染色可见中膜的退行性变，包括弹性纤维的断裂，蛋白多糖的累积和平滑肌细胞的丢失。对照（C）和动脉瘤患者（D）的主动脉切片的 Movat 染色显示弹性纤维（黑色）的断裂，平滑肌细胞的丢失（红色：细胞，紫色：细胞核）和中膜蛋白多糖的累积（蓝色）。放大倍数：×40 倍；比例尺代表 500μm。（修改自 Milewicz DM et al. Genetic basis of thoracic aortic aneurysms and dissections：focus on smooth muscle cell contractile dysfunction. Ann Rev Genomics Hum Genet 2008；9：283-02；and Hiratzka LF et al. 2010 ACCF/AHA/AATS/ACR/ASA/SCA/SCAI/SIR/STS/SVM guidelines for the diagnosis and management of patients with thoracic aortic disease. J Am Coll Cardiol 2010；55：e27-129.）

弹力层的主动脉段内是通过这种方式实现的。在近端主动脉，胸主动脉壁中层的外三分之一包含多支滋养血管，为其提供额外的营养支持。但腹主动脉通常缺乏独立的微血管营养供应结构。

正常情况下，主动脉壁的弹性是由中层弹力膜的可逆性伸展形成。在超出中层弹力纤维抗拉伸力水平时，主动脉的抗拉伸强度会依赖于中膜和外膜的胶原纤维网状结构。尽管在正常情况下或系统性高血压时这种作用并不明显，但需要外膜胶原纤维来适应更大的血流动力学压力是腹主动脉瘤发生的重要原因。腹主动脉瘤中，扩张段内的动脉壁张力也许会超过正常主动脉段内张力几个数量级。因此，在腹主动脉瘤中胶原纤维可通过重构来适应更强的张力。

生理学特点

主动脉作为一个弹性储器将动脉血压脉冲式传递到动脉分支。主动脉能自我恢复弹性的生物力学特性源于中膜和外膜的弹性纤维和胶原蛋白。主动脉壁压力-直径曲线是非线性的，表现为低压力下动脉壁扩张性较高，而高压力下动脉壁的僵硬度更高，这种扩张到僵硬的压力转折点为 80mmHg。

主动脉的压力-直径曲线随着年龄的增加变得不那么陡峭（即动脉壁硬化和主动脉直径增加）。主动脉根部直径通常小于 40mm，远端逐渐变小。主动脉直径取决于年龄、性别、体型和血压，男性每十年增加 0.9mm，女性则每十年增加 0.7mm[1]。

主动脉评估

部分体型正常的人可于中腹部触及主动脉，分叉通常发生在脐和第四腰椎（L4）的水平。X 线平片在评估胸主动脉和腹主动脉时不敏感，通过超声（包括超声心动图）、计算机断层扫描（computed tomography，CT）、磁共振成像（magnetic resonance imaging，MRI）和较少应用的主动脉造影可获得大量针对主动脉的诊断细节。

主动脉瘤

所谓主动脉瘤指的是病理性扩张的主动脉段，并且具有进一步扩张和破裂的倾向。主动脉病理性扩张的标准是：与相同年龄和性别的正常人的同一主动脉段相比，病变段直径至少扩张 50% 以上[2]。主动脉瘤通常用它们的大小、位置、形态和病因来描述。主动脉瘤既可以是梭形也可以呈囊状。梭形动脉瘤最常见，一般累及整个主动脉壁圆周，以非常均匀对称的形状扩张。囊状动脉瘤表现为向外膨出的局部扩张。这些病变代表真正的动脉瘤，因为主动脉壁虽然完整但是累及到的主动脉壁所有层次均有扩张。相比之下，假性动脉瘤（假的动脉瘤）是指因主动脉壁出血导致的病变，而造成与主动脉腔相通的主动脉周围血肿。假性动脉瘤的病变源于外伤或主动脉瘤，主动脉夹层以及穿透性溃疡所致的主动脉破裂后血管外组织包裹血液所形成。

腹主动脉瘤

腹主动脉瘤（abdominal aortic aneurysm，AAA）的定义是指腹主动脉直径超过 3cm 以上[3]。AAA 在 50 岁以上男性中发病率为 3%~9%，是主动脉瘤最常见的形式。大多数 AAA（>80%）发生在肾下主动脉，但累及肾周或内脏主动脉的可能性高达 10%，甚至可以延伸到胸腹段。AAA 在男性中的发病率高于女性 5 倍以上，并且发病率与年龄密切相关，60 岁以上多见[4]。同时 AAA 也与吸烟密切相关，与不吸烟者相比，当前和既往吸烟者患该病的风险增加了 5 倍。其他危险因素包括肺气肿、高血压和高脂血症。高达 20% 的 AAA 患者有主动脉瘤家族史，提示该病具有遗传性。

发病机制

腹主动脉瘤的形成与主动脉壁慢性炎症，蛋白酶局部表达增加以及结缔组织蛋白降解密切相关（图 63.3）。主动脉瘤的扩张和破裂是由于动脉壁中层弹力蛋白和外膜胶原蛋白的机械性破坏所致。AAA 中通常可见到主动脉壁炎性细胞的浸润。炎性 AAA 患者炎性细胞可浸润到主动脉周边的腹膜后组织。炎性细胞释放的基质降解酶可导致主动脉壁中层退化，这一过程可能在主动脉瘤的扩张和破裂中起重要作用[5]。炎性细胞浸润主动脉中膜可能是由于血流动力学压力、缺血、自身免疫过程、内膜动脉粥样硬化扩展从而触发 SMC 的信号。致炎细胞因子在这一过程中可能扮演重要角色。虽然已经假定外来抗原或微生物感染在 AAA 进展中发挥作用，但动脉瘤组织的慢性炎症也体现了自身免疫反应的特征。中层弹力蛋白的破坏和显著减少是 AAA 的特点。实验研究表明弹力层的受损导致了动脉瘤的扩张和纡曲，弹力蛋白酶可能在其中发挥重要作用。主动脉壁的抗牵拉能力主要由间质胶原蛋白维持，AAA 通常伴有胶原蛋白含量的增加。基质金属蛋白酶（MMPs）和弹性溶解组织蛋白酶等酶可以降解动脉壁细胞外基质成分，促进动脉瘤扩张和破裂[5]。用四环素和其他 MMP 抑制剂处理实验动物，发现可以抑制实验性动脉瘤的发展[5]。

AAA 发展的自然病程，是降解和修复之间的一个平衡过程。因为在主动脉发育过程中血管 SMC 能够产生弹性蛋白和胶原蛋白，并且 SMC 是弹性中层中主要的细胞类型，因此它们可介导

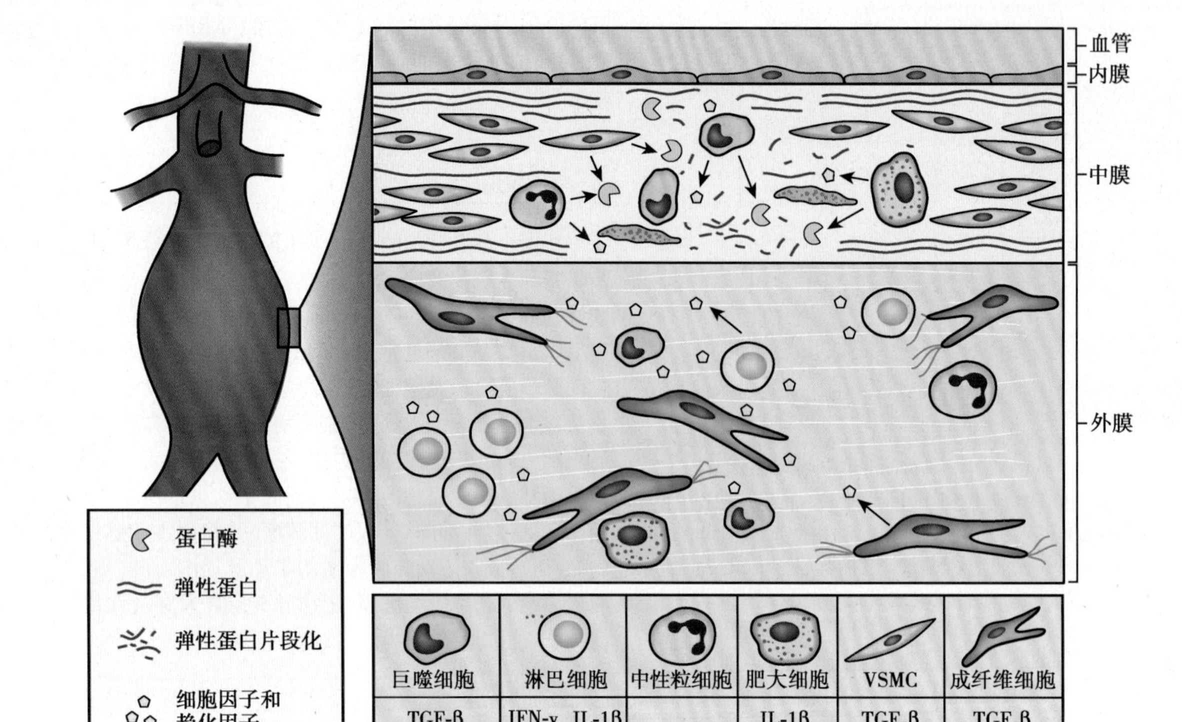

	巨噬细胞	淋巴细胞	中性粒细胞	肥大细胞	VSMC	成纤维细胞
细胞因子和趋化因子	TGF-β TNF-α IL-6 IL-23	IFN-γ TGF-β TNF-α IL-1β IL-6 IL-17 IL-23		IL-1β TNF-α IL-6	TGF-β MCP-1 IL-6	TGF-β MCP-1
蛋白酶	MMP-9	半胱氨酸蛋白酶	弹性蛋白酶	糜蛋白酶	MMP-2	

微小RNA	miR-21,miR-29b,miR-712
RAS	Renin,ACE,AT1R

图 63.3 腹主动脉瘤(AAA)的病理生理学特点和治疗靶点。主动脉壁的逐渐扩张与白细胞的募集、巨噬细胞的活化和促炎细胞因子的产生有关。随着时间的推移,平滑肌细胞的凋亡和衰老与淋巴细胞、肥大细胞和中性粒细胞的浸润同时发生。巨噬细胞和血管平滑肌细胞(VSMC)也产生酶原形式的蛋白酶,其在细胞外基质被激活并降解细胞外基质蛋白(弹性蛋白和间质胶原)。外膜成纤维细胞被认为可促进结构的修复,但间质的胶原蛋白变紊乱。表格中是 AAA 发病机制中涉及的主要细胞类型,并列举了未来的治疗靶标。AT1R,血管紧张素 1 型受体;IFN,干扰素;IL,白细胞介素;MCP,单核细胞趋化蛋白;MMP,基质金属蛋白酶;miR,microRNA;RAS,肾素-血管紧张素系统;TGF,转化生长因子;TNF,肿瘤坏死因子。(引自 Davis FM,Rateri DL,Daugherty A. Mechanisms of aortic aneurysm formation:translating preclinical studies into clinical therapies. Heart 2014;100:1498-505.)

AAA 内结缔组织的修复。AAA 的特征是主动脉壁中层 SMC 数量明显减少。AAA 中丢失 SMC 的机制包括中层缺血可能触发的细胞凋亡,分子信号或细胞免疫反应。由于缺乏营养血管,远端主动脉中层的营养供给依赖于从主动脉管腔扩散,该过程受到内膜增厚和动脉粥样硬化斑块的阻碍。

临床特点

AAA 可在数年时间里隐匿地发展,若没有发生远端动脉栓塞、瘤体增大或破裂,则很少出现症状。尽管明显的 AAA 有发生破裂的重大风险,但大多数 AAA 的瘤体并不大。正因为如此,大多数 AAA 是通过筛查或是在为了其他目的而进行的影像学检查中被偶然发现的。

体格检查 AAA 不敏感,但腹部触诊可发现上腹部或脐周围搏动性团块。体格检查中仅能发现 30%~40%的 AAA,尽管大约 75%患者的动脉瘤大于 5cm[4]。与 AAA 相关的附壁血栓可能会导致血栓栓塞,可见于 2%~5%的患者。高达 85%的股动脉瘤患者,60%的腘窝动脉瘤患者可同时发生 AAA[4]。AAA 患者可能并发胸主动脉瘤(TAA)(25%),同时髂动脉瘤和腘窝动脉瘤的患病率也增加[1]。

影像诊断

腹部超声诊断 AAA 具有非常高的精确度,在筛查 AAA 时优于 CT 检查,因为其具有费用低、非侵入性、无辐射和无需对比剂等优点[4]。由于超声测量动脉瘤直径的精度不如 CT 或 MRI 高,许多学者使用超声随访直径较小的 AAA 患者,而体积较大的 AAA 则需利用 CT 或 MRI 随访。腹部 CT 对于 AAA 的检测和动脉瘤直径的测量是非常精确的。腹部 CT 血管造影(CT angiography,CTA)比超声显示 AAA 更准确,尤其是结合对比剂增强扫描、薄层技术、与主动脉中心线相垂直的三维重建所获得的测量值。CTA 在显示 AAA 与肾脏、内脏、髂动脉的关系,显示附壁血栓形态、钙化或可能会对 AAA 的修复产生影响的闭塞性动脉粥样硬化等方面特别有用。血管内动脉瘤修复术(endovascular aneurysm repair,EVAR)前行 CT 三维重建可将 AAA 看得更清楚。CT 成像也可评估非典型 AAA,如炎性 AAA 和真菌性动脉瘤。磁共振主动脉造影

(MRA)对于 AAA 的检测、动脉瘤直径的测量以及术前评估也是非常准确的。MRA 具有无辐射和不需要碘对比剂的独特优点。CTA 常常取代主动脉造影用于评估和治疗 AAA。对于接受血管内 AAA 修复的患者而言,主动脉造影是手术初始步骤之一。主动脉造影也用于 AAA 支架植入修复后的介入治疗,例如腰或髂动脉分支的栓塞。

筛查

用超声筛查 AAA,并对超出特定阈值的 AAA 进行修复,可以减少 AAA 相关的死亡[3,4]。AAA 总的筛查率在小于 60 岁的人群中为 1:1 000,60 多岁的人群中为 7:1 000,但在具有高危因素如老年、男性、吸烟、家族史、其他动脉瘤病史、高血压、动脉粥样硬化疾病时可能会高达 10%。AAA 筛查可使 AAA 破裂减少 50%,使动脉瘤相关的死亡率下降 50%[3,4]。尽管对 65~74 岁的男性进行 AAA 筛查符合成本效益,但对女性的 AAA 是否应该进行常规筛查仍有争议,并且未见到生存效应[4]。AAA 在女性中发病时间比男性要晚大约 10 年,但女性 AAA 的瘤体破裂率和死亡率均较高。美国预防服务专责小组提出建议,对 65~75 岁有吸烟史的男性进行一次性的 AAA 超声筛查[3,4]。血管外科学会还建议对所有 65 岁及以上、有吸烟史或 AAA 家族史的男性和女性进行一次性的 AAA 筛查。

遗传学和分子遗传学

一些遗传性疾病与胸主动脉瘤相关,包括马方综合征、Loeys-Dietz 综合征、血管 Ehlers-Danlos 综合征,但是很少与腹主动脉瘤相关。高达 20%肾下 AAA 患者有 AAA 家族史,提示该病具有遗传性。许多基因的变异与 AAA 相关,包括 *DAB2IP*, *LRP1*, *CDKN2B-AS1*, *CNTN3*, *LAP*, *IL6R* 和 SORT1[6]。

自然病程

随着主动脉直径的增加,AAA 随着时间逐年扩大,直径为 3.0 至 5.5cm 的 AAA 以 0.2 至 0.3cm/年的平均速度扩张[3]。并非所有的 AAA 都遵循线性或持续性瘤体扩张速度。尽管动脉瘤的直径在预测 AAA 的破裂方面是最为重要,但仅靠瘤体大小无法预测破裂的风险。动脉壁的张力、动脉壁的硬度和峰值壁应力都可发挥作用。一些学者推荐主动脉直径与体表面积的比值(主动脉大小指数)较之单纯依靠瘤体直径能更好地预测女性瘤体的破裂风险[7]。直径在 6.0 至 7.0cm 的 AAA,1 年的预测破裂风险为 10%至 20%,直径在 7.0 至 8.0cm 的 AAA 为 20%至 40%,直径大于 8.0cm 的 AAA 为 30%至 50%。瘤体直径为 3.0 至 4.0cm 的 AAA 的 5 年的破裂风险约为 5%,4.0 至 5.5cm 的 AAA 为 10%至 20%,5.5 至 6.0cm 为 30%至 40%,大于 7.0cm 的 AAA 则大于 80%[4]。

腹主动脉瘤破裂

AAA 导致的症状通常是由动脉瘤破裂引发或由即将破裂的动脉瘤因迅速增大而引发。AAA 一旦在腹腔发生破裂将迅速出血,导致剧烈腹痛和失血性低血压。动脉瘤破入腹膜后可能会形成一个暂时包裹在主动脉周围的血肿,并伴有严重的腹部或背部疼痛,可放射至侧肋部或腹股沟处。通常可在腹部或肋腹部发现一个轻微搏动的团块,伴有低血压和/或晕厥。大约有 30%~50%发生破裂的 AAA 患者在到达医院之前死亡,另有 30%~40%虽然到达医院但在手术开始之前死亡[4]。AAA 破裂后,开放性手术(open surgical repair,OSR)的死亡率是 40%~50%,但 EVAR 可使死亡率下降[3,4]。对于有症状但动脉瘤未破裂的稳定患者应行 CT 检查,以确定是否已经发生破裂,因为即刻手术修复 AAA 可能会显著增加死亡率。如尚未发生破裂,在某些情况下,可以审慎推迟手术 4~24 小时,在此期间达到最佳修复条件后再进行手术[4]。

处理

监测和药物治疗

瘤体体积较小的 AAA 患者可进行影像学监测。一般情况下,AAA 的修复应针对于瘤体直径大于 5.0 至 5.5cm 的无症状动脉瘤[3,4],症状性动脉瘤和生长迅速(>1cm/年)的动脉瘤需要考虑即刻手术。对于 AAA 超过 4.5cm 的患者,首选 CT 检查,因其能更准确地测量 AAA 的大小。动态监测动脉瘤直到直径超过 5.5cm 可降低破裂率(每年约降低 1%)[4]。SVS 建议对以下各种尺寸的 AAA 进行影像学监测:2.5 至 2.9cm,每 7 年检查一次;3.0 至 3.9cm,每 3 年检查一次;4.0 至 4.9cm,每 12 个月检查一次;5.0 至 5.4cm,则每 6 个月检查一次。而针对直径在 4.5 和 5.4cm 之间的 AAA 的最终治疗存在争议,但是必须制订个性化治疗方案。健康的年轻患者(尤其是女性),若患有直径在 5~5.4cm 之间的 AAA 可能受益于早期修复[4]。

对于 AAA 患者,以下几个方面可能有助于降低动脉瘤扩张的风险。戒烟很重要,因为吸烟与 AAA 增长速度加快和瘤体破裂率增加有关。患有 AAA 合并动脉粥样硬化疾病的患者可能会受益于他汀类药物治疗,这些药物也抑制 AAA 的增长[5]。瘤体较小的 AAA 患者应该经常锻炼,因为适度锻炼不会增加动脉瘤破裂的风险,相反可能抑制 AAA 的增长速度。

研究性治疗。有学者对于通过药物治疗抑制瘤体体积较小的 AAA 的增长速度这方面愈加关注[5]。最早的方法之一是使用 β-肾上腺素能受体阻断剂(β 受体阻滞剂)来减少主动脉承受的机械压力。尽管普萘洛尔在 AAA 动物模型中取得了成功,但临床试验却发现普萘洛尔对瘤体较小的 AAA 患者没有效果[4]。第二种方法是抑制参与细胞外基质降解的蛋白酶[5]。MMP 抑制剂如多西环素是否可以降低人类的 AAA 扩张率,还需要进一步的临床观察。临床试验尚未证实血管紧张素转换酶(ACE)抑制剂在减缓体积较小的 AAA 增长方面的作用[8]。

外科手术

对于无症状的 AAA 患者进行择期修复,需要根据患者预期寿命和估计动脉瘤破裂以及 AAA 手术修复的风险来做决定。许多 AAA 患者伴有潜在的冠状动脉疾病(CAD),术后心肌梗死增加围手术期的并发症发生率和死亡率,因此择期 AAA 修复之前要特别注意患者伴有的冠心病。目前的指南指出,在没有活动性心脏病的情况下,进一步的非侵入性检查只能提示是否需要改变处理方案。一些患者受益于术前对冠脉进行的缺血性评估和治疗(见第11章)。围手术期的药物治疗,可降低 AAA 修复患者发生心脏病的风险,包括静滴 β 受体阻滞剂、使用他汀类药物和/或阿司匹林。AAA 可以通过两种常用手术即 OSR 或 EVAR。选择何种方法取决于个体解剖学特点和其他因素如患者的年龄以及对术中麻醉和手术风险的估计,多数患者选择 EVAR 修复 AAA[3,4]。

技术和手术结局。肾下 AAA 的 OSR,使用管状或分叉状人工支架通过经腹膜或左腹膜后暴露腹主动脉。据来自卓越中心独立机构的报告显示 OSR 的手术死亡率 1%~4%,大型数据库显示死亡率则为 4%~8%[4]。手术并发症发生率为 10%~30%,包括心、肺、肾以及结肠缺血等并发症的发病率。由于 OSR 的结局与医院和外科医生的手术量有关,因此学者们建议应该在手术死亡率低于 5%的医疗中心开展 AAA 的 OSR。在 AAA OSR 后的长期随访中,多达 15%至 30%的患者出现晚期并发症。这些并发症包括腹部切口(包括疝气和肠梗阻)相关问题,吻合口旁动脉瘤(包括继发于缝合线断裂所致的假性动脉瘤和继发于近端主动脉退行性变的真性动脉

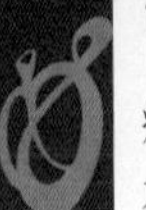

瘤),支架感染,支架-肠管肠瘘和支架闭塞导致下肢缺血等。OSR术后吻合部位晚期动脉瘤的形成并不常见,术后5年、10年和20年的发生率分别为1%、5%和20%[4]。开放性AAA修复后,建议患者一般应进行临床随访以及每隔5年进行一次CT检查。

腹主动脉瘤血管内修复。对于解剖学合适的患者,EVAR提供了较OSR侵入性更小的替代方案。EVAR需要合适的非动脉瘤近端和远端的附着部位[4]。在无症状肾下AAA患者中评估EVAR与OSR的随机对照试验(RCT)显示EVAR的30天死亡率低于OSR[3,9]。然而,发生在EVAR组的血管再次介入治疗的数量显著增加[9,10]。在对79 932名医保患者的研究中,EVAR在围手术期的死亡率(1.6% vs 5.2%)和并发症方面具有相似的早期益处,验证了RCT数据具有普遍性。但是,长期随访(8年)的数据显示,EVAR和OSR之间的AAA相关或全因死亡率没有显著差异[9]。EVAR患者较OSR患者更多地需要接受动脉瘤相关的再次介入治疗[9]。

观察性研究显示对于破裂的AAA,EVAR与OSR相比可降低死亡率[10]。而IMPROVE试验将破裂的AAA患者随机分为首选EVAR或OSR,该研究结果显示30天的死亡率并没有因为选择EVAR而得到显著改善[10]。虽然RCT尚未证实EVAR对破裂AAA的生存益处,但指南建议在能治疗破裂AAA的医疗中心建立快速评估和治疗的方案,针对解剖合适的患者应首选EVAR。

选择合适的择期AAA修复患者进行EVAR可使得围手术期死亡率(1%至2%)和并发症(10%至15%)的发生率降低[4]。目前,在解剖学特点合适以及身体状况良好的患者中选择EVAR和OSR。大多数患者选择EVAR是因为其具有围手术期早期优势和微创性。在DREAM和EVAR-1研究中经过6年和8年的随访显示,EVAR组的晚期并发症和再次介入治疗增多,EVAR的死亡率在初期可降低但几年后未能持续[4,9,10]。

随访中发现近25%的患者可出现“内漏”(支架外动脉瘤囊内的持续血流),并可导致EVAR后主动脉破裂[4]。Ⅰ型内漏,由支架的近端(Ⅰa型)或远端(Ⅰb型)未完全密封导致动脉瘤囊内压力增加,并伴有破裂风险增加[3](图63.4)。Ⅱ型内漏是最常见的,由腰椎或肠系膜下动脉逆行充填动脉瘤囊引起。Ⅲ型内漏是由支架结构分离或支架覆膜破坏引起,通常需要再次置入支架来治疗。Ⅳ型内漏与多孔支架材料血液渗出有关并具有自限性。“内扩张”(endotension)是指EVAR术后虽无内漏发生但瘤体直径扩张大于10mm的现象,通常需要修复。EVAR也可发生其他晚期并发症(支架移位,肢体血栓形成),移植物相关并发症和移植物感染等。临床结果的持久性需要对患者进行长期X线的监测随访。通常在装置植入后1个月及每年进行一次CTA增强造影成像[3]。发生内漏的患者则需要更频繁的监测随访。对于随访1年后具有稳定影像检查结果的患者,可用彩色多普勒超声来监测内漏和AAA瘤体直径的增大。对造影剂禁忌的患者,可使用多普勒超声结合CT平扫组合进行评估。

EVAR的广泛使用使AAA患者早期发病率和死亡率均降低,特别是在老年人中。但这种优势在长期随访中并未延续[9]。理想

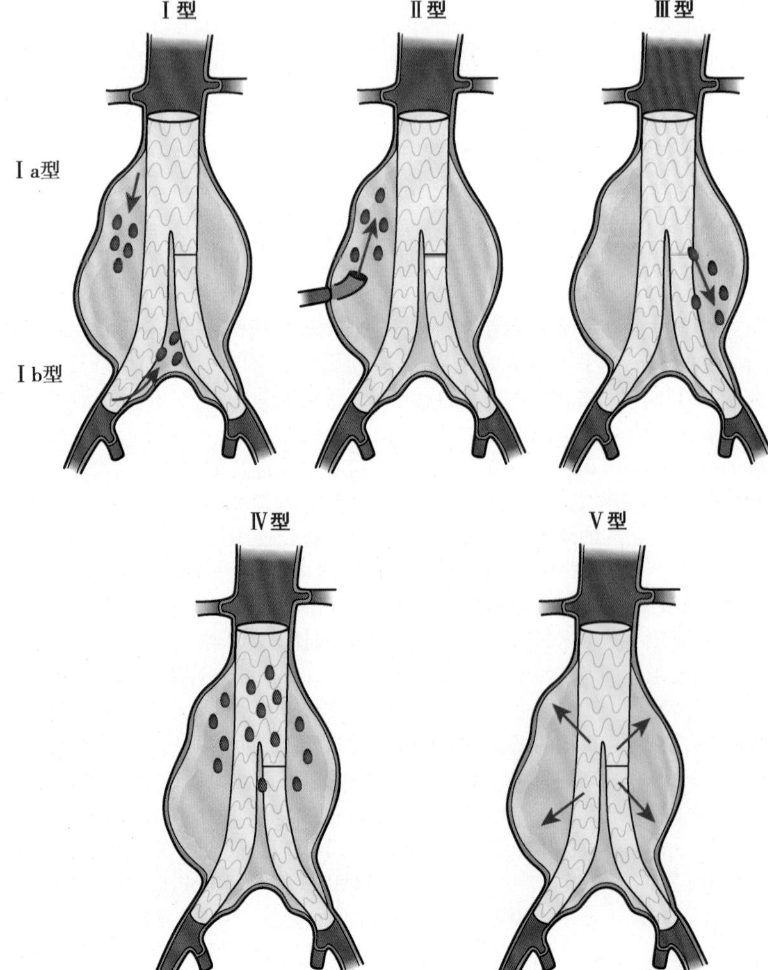

图63.4 内漏的分型。**Ⅰ型**:在覆膜支架的上方、下方或之间的附着部位处泄漏(Ⅰa,近端附着部位;Ⅰb,远端附着部位;Ⅰc,髂骨封堵器)。**Ⅱ型**:分支血管泄漏,支架附着部位无泄漏。由于单支(Ⅱa)或多支(Ⅱb)血管逆行填充动脉瘤囊导致。**Ⅲ型**:通过覆膜支架中的机械缺陷泄漏,例如模块化成分(Ⅲa)的连接分离,或支架结构(Ⅲb)的破坏或织物孔的孔隙。**Ⅳ型**:由于支架覆膜存在孔隙而泄漏。**Ⅴ型**:动脉瘤囊继续扩张,但造影显示无明显渗漏(内张力,有争议)。从覆膜支架放置时即存在内漏。(修改自White GH, May J, Petrasek P. Specific complications of endovascular aortic repair. Semin Interv Cardiol 2000;5:35-46.)

情况下，EVAR 应该在院内死亡率非常低（<3%）的医疗中心开展，并且择期修复时转换为 OSR 的概率应低于 2%[4]。有孔和分叉支架的发展正在将 EVAR 扩展到越来越具有挑战性的动脉瘤，这些动脉瘤向近端延伸涉及肾和肠系膜血管。

胸主动脉瘤

胸主动脉瘤（thoracic Aortic Aneurysms，TAA）的年发病率估计在 5~10/100 000 人[11]。TAA 的病因、自然病程、治疗方案有所不同，取决于瘤体发生位置。主动脉根部或升主动脉瘤最常见（约 60%），其次是降主动脉动脉瘤（约 35%）和主动脉弓动脉瘤（<10%）[2]。胸腹主动脉瘤（约 10%）的定义是指胸段降主动脉瘤向远端延伸累及腹主动脉。

原因和发病机制

TAA 的原因包括遗传性疾病，遗传性（先天性）疾病和退行性疾病（以前称为“动脉粥样硬化”）、机械性、炎症性和传染性疾病。许多遗传性疾病主要累及主动脉根和升主动脉，但也有可能累及主动脉弓和降主动脉。TAA 的危险因素包括吸烟、高血压、年龄、慢性阻塞性肺疾病、CAD 和家族史。在 AAA 患者中，20%~27%的患者合并 TAA，其 TAA 的发病可在 AAA 之前或之后[1]。主动脉中层囊状变性（cmystic medial degeneration，CMD）是指动脉壁中层弹力纤维变性、碎裂、平滑肌细胞凋亡、胶原沉积增加、以及表现为嗜碱性间质黏液囊肿（见图 63.2）。主动脉 CMD 可发生于马方综合征和许多其他 TAA 遗传性疾病的患者。年龄增长一定程度上与 CMD 有关，高血压可加速该过程。这些变化导致主动脉壁弹力逐渐减弱，从而导致主动脉扩张和动脉瘤形成。

遗传性胸主动脉瘤疾病

许多胸主动脉疾病与遗传性或遗传性疾病有关，其中一些与多系统综合征有关，另一些则与胸主动脉疾病和分叉血管疾病（非综合征）有关（表 63.1）[12]。某些疾病的表型可能是微妙的，且家庭内变异多见，突出了仔细体检的重要性[13]。这些疾病与主动脉壁中层、细胞外基质蛋白、血管 SMC 或收缩蛋白的异常有关[6,12]。这些遗传性疾病包括马方综合征、Loeys-Dietz 综合征、血管 Ehlers-Danlos 综合征、家族性胸主动脉瘤和夹层综合征、二叶主动脉瓣疾病、Turner 综合征以及与许多先天性心脏病相关的主动脉病。这些疾病患者动脉瘤预防性手术的时机取决于基因缺陷和其他因素，包括主动脉直径、主动脉生长速度、家族史、年龄、性别、以及患者和医生的偏好（表 63.2）[12]。

表 63.1 遗传性胸主动脉瘤综合征和疾病

基因（蛋白）	综合征或疾病	临床特点
细胞外基质蛋白基因		
FBN1（纤维蛋白原-1）	马方综合征	主动脉根部瘤，AD，TAA，MVP，长骨过度生长，脊柱侧凸，胸骨畸形，角膜异位，近视，身材高大，PTX
FBN2（纤维蛋白原-2）	先天性挛缩性蜘蛛指（趾），Beals 综合征	MVP，蜘蛛指（趾），马方体态，手指挛缩，轻度主动脉扩张
COL3A1（3 型前胶原）	血管 Ehlers-Danlos 综合征	TAA，AAA，动脉破裂，AD，MVP，肠和子宫破裂，PTX，半透明皮肤，萎缩性瘢痕，小关节过度活动，易瘀伤
FEMP2（fibulin-4）	皮肤松弛症	TAA，动脉弯曲，动脉狭窄，过度肥大，蜘蛛指（趾）
MFAP5（微纤丝关联蛋白 5）	FTAAD，AAT9	TAA，AD
TGF-β 信号通路相关基因		
TGFBR1（TGF-β 受体-1）	Ⅰ型 Loeys-Dietz 综合征，Furlong 综合征，FTAAD，AAT5	TAA，分支血管动脉瘤，AD，动脉纡曲，颅缝早闭，眼距过宽，蓝色巩膜，悬雍垂裂，半透明皮肤，可见静脉，MVP，马蹄足，容易瘀伤
TGFBR2（TGF-β 受体 2）	Ⅱ型 Loeys-Dietz 综合征，FTAAD，AAT3	TAA，分支血管动脉瘤，AD，动脉纡曲，颅缝早闭，眼距过宽，蓝色巩膜，悬雍垂裂，半透明皮肤，可见静脉，MVP，马蹄足，容易瘀伤
SMAD3（SMAD3）	动脉瘤-骨关节炎综合征，LDS 3	TAA，分支血管动脉瘤，AD，动脉纡曲，临床表现与 1 型 LDS 和 2 型 LDS 以及马方特征有重叠，悬雍垂裂，过早性骨关节炎，骨关节炎剥离
TGFB2（TGF-β2）	FTAAD，LDS 4	TAA，动脉纡曲，AD，MVP，PDA，马方和 LDS 临床表现，悬雍垂裂，眼距过宽
TGFB3（TGF-β3 配体）	Rienhoff 综合征，LDS 5	TAA，AAA，AD，眼距过宽，悬雍垂裂，MFS，LDS 和 MVP 的重叠临床表现
SKI（v-SKI 肉瘤癌同源基因）	Shprintzen-Goldberg 综合征（velocardiofacial 综合征）	TAA，马方体态，颅缝早闭，智力低下，肌张力减退
SLC2A10（葡萄糖转运体-10）	动脉纡曲综合征	广泛的主动脉和分支血管纡曲，TAA，主动脉和动脉夹层，圆锥角膜，马方体态，关节挛缩
SMAD2（SMAD2）	FTAAD	TAA，AD，颈颅动脉夹层
SMAD4（SMAD4）	青少年息肉综合征，HHT，FTAAD	毛细血管扩张，AVMs，TAA，AD

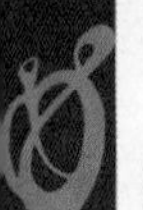

续表

基因(蛋白)	综合征或疾病	临床特点
血管平滑肌收缩组分或细胞骨架基因		
ACTA2(α-平滑肌肌动蛋白)	FTAAD,AAT6	TAA,AD,BAV,烟雾病,早发的 CAD 和 CVD,网状青斑,虹膜絮状物
MYH11(肌球蛋白重链-11)	FTAAD,AAT4	TAA,AD,PDA
MYLK(肌球蛋白轻链激酶)	FTAAD,AAT7	主动脉直径相对较小时发生 AD
PRKG1(cGMP 依赖的蛋白激酶)	FTAAD,AAT8	主动脉根部瘤和 AD
MAT2A(MAT Ⅱα)	FTAAD	TAA,AD,BAV
FLNA(细丝蛋白 A)	EDS 伴脑室周围结节性异位和心脏瓣膜发育不良	X 染色体连锁,TAA,BAV,MV,癫痫发作,关节过度活动
二叶主动脉瓣相关的升主动脉瘤		
NOTCH1(NOT CH1)	BAV 伴 TAA	主动脉狭窄,TAA
TGFBR1,*TGFBR2*,*TGFB2*,*TGFB3*,*ACTA2*,*MAT2A*,*GATA5*,*SMAD6*,*LOX*	BAV 伴 TAA	有症状和无症状的 FTAA 伴随 BAV 发病率升高
XO,*Xp*	Turner 综合征	BAV,COA,TAA,AD,身材短小,淋巴水肿,蹼颈,卵巢功能早衰;出生后存活的女婴中发生率为 1/250

AAA,腹主动脉瘤;AAT,主动脉瘤综合征;AD,主动脉夹层;AVM,动静脉畸形;BAV,二叶主动脉瓣;CAD,冠状动脉疾病;COA,主动脉缩窄;CVD,脑血管疾病;EDS,Ehlers-Danlos 综合征;FTAAD,家族性胸主动脉瘤和夹层综合征;HHT,遗传性出血性毛细血管扩张症;LDS,Loeys-Dietz 综合征;MFS,Marfan 综合征;MV,二尖瓣;MVP,二尖瓣脱垂;PDA,动脉导管未闭;PTX,气胸;TAA,胸主动脉瘤;TGF,转化生长因子。

表 63.2 各种条件下进行预防性主动脉根部或升主动脉瘤切除术的直径大小的阈值

条件	大小阈值*
退行性动脉瘤	≥5.5cm
二叶主动脉瓣	≥5.5cm
二叶主动脉瓣伴有危险因素或手术风险低†	≥5.0cm
二叶主动脉瓣需要主动脉瓣置换	>4.5cm
Marfan 综合征	≥5.0cm
Marfan 综合征伴有危险因素‡	>4.5cm
Loeys-Dietz 综合征§	4.0~4.5cm
家族性胸主动脉瘤综合征¶	4.5~5.0cm
Turner 综合征	>2.5cm/m²

* 针对身材矮小的患者因体表面积相对小或主动脉迅速增长的患者,可以考虑较低的干预阈值。年龄,体型,迅速增长,家族史,手术风险以及患者和医生的偏好可能会影响主动脉直径大小的阈值。

† 有主动脉夹层家族史或主动脉增长速率为每年 0.5cm 或以上,或者如果患者手术风险低(<4%)且手术在专业医疗中心由经验丰富的主动脉外科团队进行。主动脉夹层的其他危险因素包括主动脉缩窄,高血压和二叶主动脉瓣。

‡ 主动脉夹层家族史或主动脉迅速增长(>3mm/年)或严重主动脉或二尖瓣关闭不全,主动脉直径为 4.0 至 4.5cm 的患者,如果有怀孕需求,可考虑预防性主动脉手术。

§ 通过经食管超声心动图检查的主动脉直径为 4.2cm 或以上,或通过 CT 或 MRI 检查到的直径为 4.4 至 4.6cm 或以上的 Loeys-Dietz 综合征或明确的 TGFBR1 或 TGFBR2 突变的成人进行主动脉的修复手术是合理的。当存在严重的颅面畸形,迅速增长或主动脉夹层的家族史时,可在直径较小时即进行主动脉手术。

¶ 手术阈值取决于所涉及的特定基因突变。由 ACTA2、SMAD3 和 MYLK 引起的 TAA 可导致主动脉直径相对较小时发生主动脉夹层。

修改自 Erbel R et al. 2014 ESC guidelines on the diagnosis and treatment of aortic diseases: document covering acute and chronic aortic diseases of the thoracic and abdominal aorta of the adult. The Task Force for the Diagnosis and Treatment of Aortic Diseases of the European Society of Cardiology (ESC). Eur Heart J 2014;35:2873-926; Hiratzka LF et al. 2010 ACCF/AHA/AATS/ACR/ASA/SCA/SCAI/SIR/STS/SVM guidelines for the diagnosis and management of patients with thoracic aortic disease. Circulation 2010;121:e266-369; and Hiratzka et al. Surgery for aortic dilatation in patients with bicuspid aortic valves: a statement of clarification from the American College of Cardiology/American Heart Association Task Force on Clinical Practice Guidelines. J Am Coll Cardiol 2016;67:724-31.

马方综合征(Marfan syndrome,MFS),是结缔组织的一种常染色体显性遗传病,是由 *FBN1* 基因突变产生的异常纤维蛋白原-1所致[12]。MFS 的主动脉扩张主要累及 Valsalva 窦(图 63.5),也可发生远端主动脉瘤和夹层。纤维蛋白原-1 除了直接产生弹性蛋白和为组织提供结构支持外,还能与潜在的转化生长因子-β(TGF-β)结合蛋白交互作用,进而控制 TGF-β 的激活和信号转导。MFS 中的异常原纤维蛋白-1 导致游离的 TGF-β 过量,从而促进主动脉疾病的发生(图 63.6)。血管紧张素对 TGF-β 信号转导和阻断非常重要,无论是应用中和抗体或血管紧张素受体阻滞剂(ARB)氯沙坦,均可减弱或阻止马方综合征小鼠中主动脉瘤的形成[12]。在伴有严重主动脉疾病的马方综合征儿童中,ARB 治疗能够控制主动脉根部的体积大小[14]。然而,在随机试验中,用阿替洛尔或氯沙坦治疗的马方综合征患者的主动脉扩张率没有显著差异[14,15]。

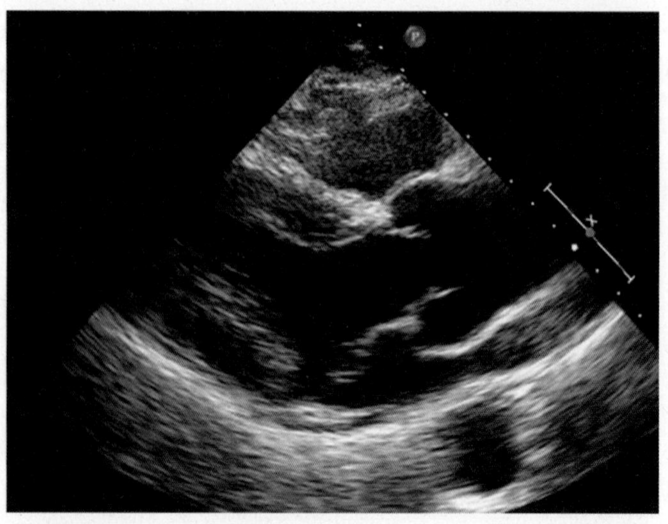

图 63.5 一名马方综合征患者扩张的主动脉根部的经胸超声心动图。主动脉扩张在 Valsalva 窦最为明显,并且主动脉在窦管交界处上方变窄

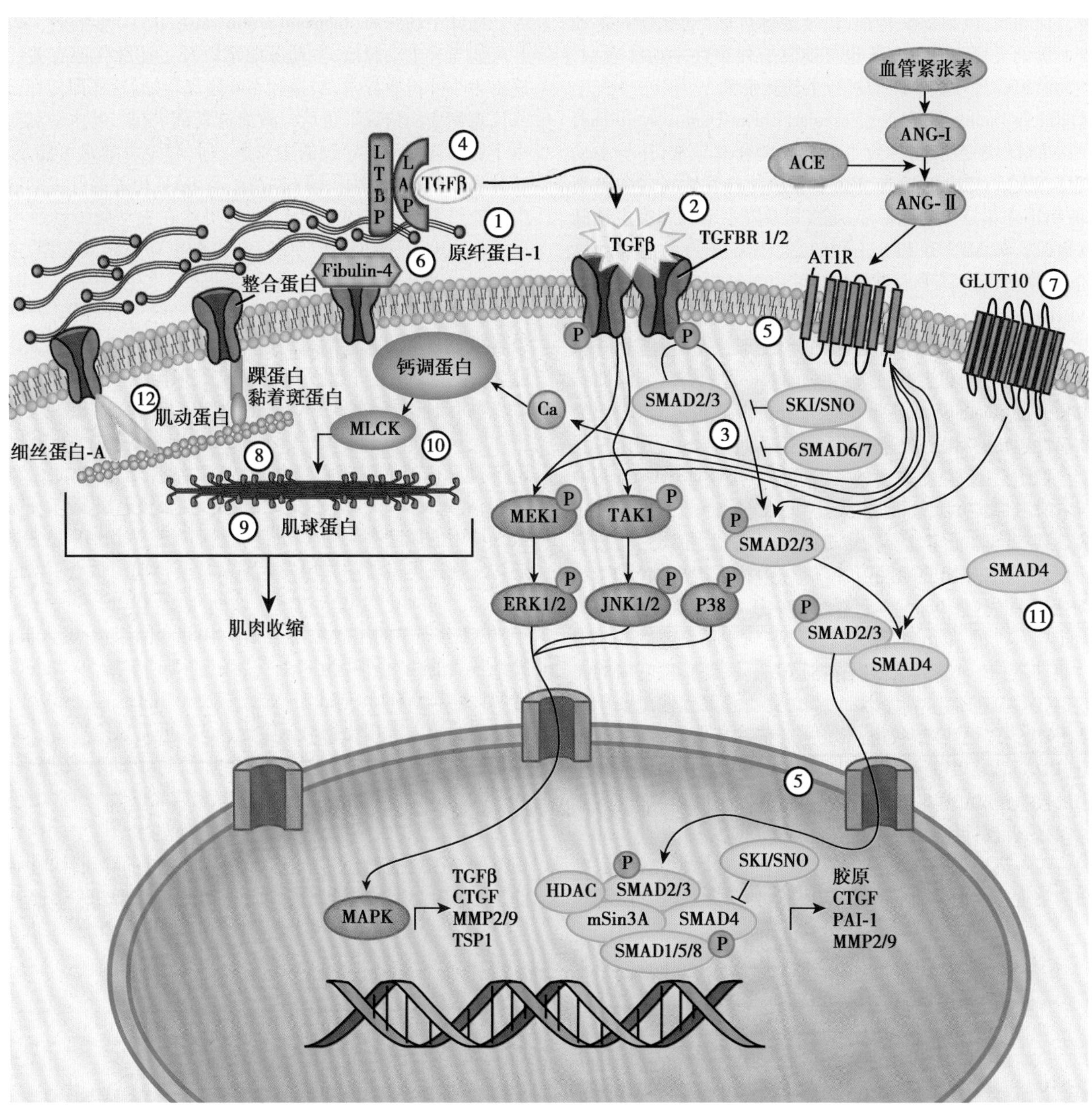

图 63.6 遗传性胸主动脉瘤疾病相关信号通路(见表 63.1)。数字表示由蛋白质突变引起的相应综合征:1,马方综合征;2,Loeys-Dietz 综合征 1 型或 2 型;3,Loeys-Dietz 综合征 3 型;4,Loeys-Dietz 综合征 4 型;5,Shprintzen-Goldberg 综合征;6,cutis laxa 1B 型;7,动脉纡曲综合征;8,9 和 10,家族性胸主动脉瘤和夹层;11,Myhre 综合征,青少年息肉综合征和出血性毛细血管扩张症;12,Ehlers-Danlos 相关综合征伴脑室周围结节性异位。ACE,血管紧张素转换酶;ANG,血管紧张素;ERK,细胞外信号调节激酶;HDAC,组蛋白去乙酰化酶;JNK,Jun N 末端激酶;MAPK,丝裂原活化蛋白激酶;MEK,丝裂原活化蛋白激酶/细胞外信号调节激酶;MLCK,肌球蛋白轻链激酶;MMP,基质金属蛋白酶;PAI,纤溶酶原激活物抑制剂;TAK,转化生长因子-β-激活的激酶;TGF,转化生长因子;TGFBR,转化生长因子-β 受体;TSP,血小板反应蛋白。(引自 Gillis E,Van Laer L,Loeys BL. Genetics of thoracic aortic aneurysm:at the crossroads of transforming growth factor-beta signaling and vascular smooth muscle contractility. Circ Res 2013;113:327-40.)

在荷兰 Marfan 试验中,比较氯沙坦与标准治疗(使用 β 受体阻滞剂>70%),氯沙坦治疗确实减缓了主动脉的扩张速度[1,16]。目前,MFS 推荐使用最大剂量 β 受体阻滞剂治疗或 ARB 来减缓主动脉的扩张速度。一项即将发表的荟萃分析将研究可能从特定治疗中获益的患者亚组[14,15]。

Loeys-Dietz 综合征(Loeys-Dietz syndrome,LDS),是由 *TGFBR1* 和 *TGFBR2* 突变引起,具有颅面特征性畸形(眼距过宽,悬雍垂裂,腭裂,颅缝早闭)、动脉纡曲、主动脉及其分支血管微动脉瘤和主动脉及分支血管的夹层等[1,12,17]。患有 LDS 的患者可能有皮肤特征,包括易擦伤,皮肤半透明可见静脉,以及面部粟粒。LDS 患者的病变组织含有过量的 TGF-β 信号[12](图 63.6)。LDS 比 MFS 更易侵袭血管,见于主动脉根部尺寸较小和年龄较小的患者。*TGFBR2* 突变的临床表现较 *TGFBR1* 突变的更为严重,尤其在男性患者中[12]。推荐对主动脉根部尺寸为 4 至 4.5cm 的 LDS 进行手术,尤其是存在更严重的颅面特征时[1,17]。

动脉瘤-骨关节炎综合征(aneurysms-osteoarthritis syndrome,AOS),也称为 LDS3 和家族性胸主动脉瘤和夹层综合征(FTAAD),由 *SMAD3* 突变引起,表现为早期严重的骨关节炎和剥脱性

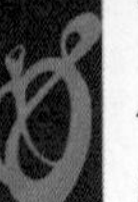

骨软骨炎，LDS的骨骼和皮肤特征，以及动脉纡曲，动脉瘤和主动脉和分支血管的夹层[1,17]。AOS也可能具有侵袭性主动脉表型，建议在主动脉根部尺寸较小时即进行主动脉手术[1,12]。

血管Ehlers-Danlos综合征（Vascular Ehlers-Danlos syndrome，vEDS）由*COL3A1*突变引起，导致Ⅲ型前胶原合成异常，并与主动脉瘤和夹层相关。vEDS的患者存在中型动脉自发性夹层和破裂的风险，该病不常累及主动脉根部，更多累及降主动脉和腹主动脉及其分支血管。与MFS和LDS不同的是，vEDS患者的患病动脉比较脆弱，这样使得修复手术更加困难。由于动脉疾病和内脏器官破裂，vEDS患者的寿命显著缩短。

在没有其他表型特点（非综合征）的情况下，TAA可能具有家族聚集性，高达20%的患者其一级亲属亦患病[1,6,12,17]。家族性胸主动脉瘤和夹层（thoracic aortic aneurysm and dissection，TAAD），为常染色体显性遗传，伴随外显率下降和外在表现多样（特别是在女性中）[6]。目前已发现越来越多的基因可导致家族性TAAD，其中一些也与AAA和脑动脉瘤相关[1,6,17]（见表63.1）。虽然TGF-β信号异常是某些动脉瘤综合征发病机制的基础，但导致主动脉瘤和夹层的SMC收缩功能的缺陷与*ACTA2*、*MYH11*、*MYLK*、*FLNA*和*PRKG1*突变有关[12]（图63.6）。纤维蛋白原-1可能是血管SMC构成的机械转导系统的一个组成部分，连接基质中的纤维蛋白原-1与细胞内肌动蛋白。*ACTA2*编码平滑肌α-肌动蛋白，该基因的突变是家族性TAAD的最常见原因；*ACTA2*突变占家族性TAAD的14%，其与网状青斑、虹膜絮状物、早发冠心病和脑血管疾病、动脉导管未闭（PDA）和二叶主动脉瓣相关[12,18]。直径小于5cm的主动脉夹层已被报道，大约50%的ACTA2患者发生主动脉事件，年龄为85岁的患者累计风险估计为76%[18]。不明原因的TAA或夹层患者的一级亲属应进行主动脉影像学检查或基因检测，当家庭中有已知的突变基因时需进行突变分析[1,6,17]。

二叶主动脉瓣（bicuspid aortic valve，BAV）影响约1%的人群，并可能与升主动脉瘤，主动脉缩窄以及主动脉夹层有关。BAV表现出为小叶折叠异常，皱褶和小叶隆起增加，这样即使在没有狭窄或反流病变的情况下也可导致血流紊乱。在二叶主动脉瓣环境中由于螺旋流动模式导致的主动脉壁剪切应力异常可能是BAV主动脉病变的基础[20,21]（图63.7）。与BAV相关的升主动脉瘤的发生可能与主动脉瓣膜功能无关，却可能在主动脉瓣置换术（AVR）后发生。BAV主动脉病变中存在多种主动脉病变表型，主动脉根部表型（10%）可能具有较高的主动脉瘤发生风险[21]。BAV疾病中的主动脉扩张最常发生在近端升主动脉，因此需要强调对BAV患者整个升主动脉范围进行显影检查的重要性[17]。CMD是主动脉瘤的基础，也是与BAV相关的夹层风险的基础[21]。当BAV和TAA共存时，与狭窄性BAV相比，CMD与反流性BAV关系更为紧密[21]。与三叶主动脉瓣（tricuspid aortic valve，TAV）动脉瘤相比，BAV动脉瘤的细胞凋亡增加，MMP-2活性增加，TGF-β和蛋白激酶C信号异常[19]。对于BAV患者，主动脉夹层的终身风险比一般人群中的风险高4到8倍[21]。然而，通过对BAV患者进行纵向随访发现该类患者的夹层发生率及接受择期动脉瘤手术的风险相对较低。对416例BAV患者（诊断年龄35±12岁）平均随访16年，主动脉夹层的年发生率为3.1/10 000例，与一般人群相比，年龄调整后的相对风险为8.4[21]。在基线时年龄50岁或以上的患者（17.4/10 000）和基线时有升主动脉瘤的患者（44.9/10 000，与年龄匹配的人群相比相对风险为0.31）可见风险更高。BAV和瘤体直径为5.3cm的升主动脉瘤患者的主动脉夹层风险约为4%[22]。BAV和升主动脉瘤可能有家族聚集性，为常染色体显性遗传，具有多变的临床表现和不完全外显率[12]。与BAV和TAA相关的基因突变已经列于表63.1中。遗传的异质性、性状的复杂性、非编码序列的变异和表观遗传因素可解释BAV，TAA疾病潜

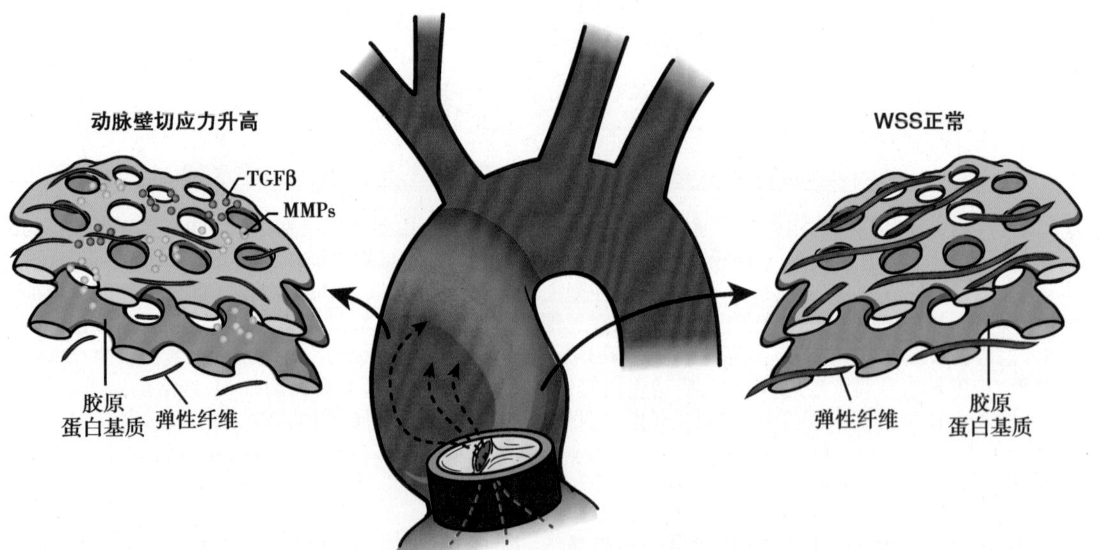

图63.7 二叶主动脉瓣（BAV）的主动脉病变与异常主动脉血流和升高的动脉壁切应力有关。四维血流心脏磁共振成像（4D flow CMR）可评估BAV患者的动脉壁切应力（WSS）与局部主动脉组织重塑之间的关系。由尖瓣融合异常流动导致的主动脉WSS升高相对应于同一患者邻近主动脉正常WSS的细胞外基质（ECM）失调更加严重。弹性纤维变性在WSS升高的区域（弹性蛋白越少，纤维越薄，薄层之间的距离越大）越严重，同时也可见ECM失调的调节因子［基质金属蛋白酶（MMPs）和转化生长因子β（TGFβ）］的浓度也越高。这些数据表明瓣膜相关的血流动力学是BAV主动脉病变的一个促成因素。（引自Guzzardi DG，Barker AJ，van Ooij P，et al. Valve-related hemodynamics mediate human bicuspid aortopathy insights from wall shear stress mapping. J Am Coll Cardiol 2016；66：892-900.）

在的遗传发病机制仍有待阐明[12]。BAV 患者的一级亲属,尤其是存在主动脉病变的患者,应对 BAV 和升主动脉 TAA 进行评估[17]。

Turner 综合征(Turner syndrome,TS)在出生后存活的女婴中发生率是 1/2 000,这是由二号性染色体(XO,Xp)完全或部分缺失导致。大约 50%~75%的 TS 患者存在心血管(cardiovascular,CV)方面的缺陷,包括 30%的患者罹患 BAV,12%的患者有主动脉缩窄,30%的患者横弓伸长以及 33%的患者存在升主动脉扩张[23]。TGF-β 信号异常可能在 TS 中的主动脉疾病中发挥作用。TS 患者与年龄匹配的对照组相比其主动脉夹层的发生率要高 100 倍[23]。大多数发生主动脉夹层的 TS 女性患者有危险因素,包括主动脉扩张、BAV、主动脉缩窄和系统性高血压[23]。患有 TS 但没有主动脉夹层危险因素的女性应每 5 到 10 年或在有临床适应证时(例如,考虑怀孕)对主动脉进行重新评估[17]。已有危险因素或已知有 CV 缺陷的女性需要更频繁的影像学监测。由于 TS 患者身材矮小,评估升主动脉尺寸时应考虑到体表面积(body surface area,BSA)。TS 患者相对于其体表面积而言,主动脉直径是增加的,并且在较小的主动脉绝对直径时发生夹层的风险较高[23,24]。

主动脉扩张和 CMD 可发生在其他先天性心脏病中,包括主动脉缩窄、大血管转位、室间隔缺损和法洛四联症。

退行性动脉瘤

退行性("动脉粥样硬化")动脉瘤在升主动脉中较为少见,与主动脉弥漫性粥样硬化有关。孤立的主动脉弓动脉瘤可能是退行性病变,或与穿透性主动脉溃疡,CMD 等有关,少数可能由梅毒或其他感染所致。大多数降主动脉 TAA 是退行性病变,但也可能是由遗传性疾病引起的。这些动脉瘤趋向于起源于左锁骨下动脉末梢,呈梭形或囊状,并且可以延伸到腹主动脉或与腹主动脉瘤共存。

主动脉夹层

夹层是胸降主动脉和主动脉弓动脉瘤的常见原因。动脉瘤通常在夹层的慢性期发生,因此较少累及升主动脉,因为在急性期间该段几乎总是通过外科手术置换(见后文)。

梅毒和主动脉炎

梅毒性心血管病发生在梅毒第三期,典型者累及升主动脉和主动脉弓。如今因为梅毒早期阶段即应用抗生素治疗,主动脉炎已经很少见。一般经过 10~25 年的潜伏期后,梅毒性心血管病才出现。病理改变包括血管外膜中的淋巴细胞和浆细胞炎,主动脉内膜表现为典型的"树皮"或皱纹样改变。40%的患者形成升主动脉瘤。三期梅毒可能引起主动脉瓣膜炎,主动脉瓣关闭不全(AR)和冠状动脉口狭窄。

感染性主动脉炎(通常为细菌,不常为真菌)将在后面进行讨论(另见第 73 章)。TAA 的其他原因包括非感染性主动脉炎,例如巨细胞动脉炎、其他血管炎、特发性主动脉炎和 IgG4 疾病。2%~8%的胸主动脉瘤由非感染性大动脉炎所致。

临床表现

很多胸主动脉瘤患者无明显症状,动脉瘤多是偶然被发现。体格检查时发现诸如主动脉瓣关闭不全进而诊断为胸主动脉瘤。胸主动脉瘤的症状通常包括局部肿块、进行性主动脉瓣关闭不全、或附壁血栓、动脉粥样硬化导致的体循环栓塞等。升主动脉或主动脉弓动脉瘤可导致上腔静脉或头臂静脉阻塞。胸主动脉瘤可压迫气管、支气管和食管。由于胸主动脉瘤直接压迫胸廓内结构或侵蚀毗连的骨组织,临床可出现持续的胸痛或背痛。胸主动脉瘤最严重的并发症是主动脉破裂或动脉夹层形成(图 63.8)。主动脉破裂导致突发严重的胸痛或背痛。动脉瘤破入胸腔(尤其是左侧)或纵隔会导致低血压,破入食管造成呕血,破入气管或支气管导致咯血。感染性 TAA 多有胸痛、发热及瘘管形成。急性主动脉扩张、包裹性撕裂、假性动脉瘤能导致严重的胸背痛。胸主动脉夹层比动脉瘤破裂更普遍(将会在后面章节进行讨论)。

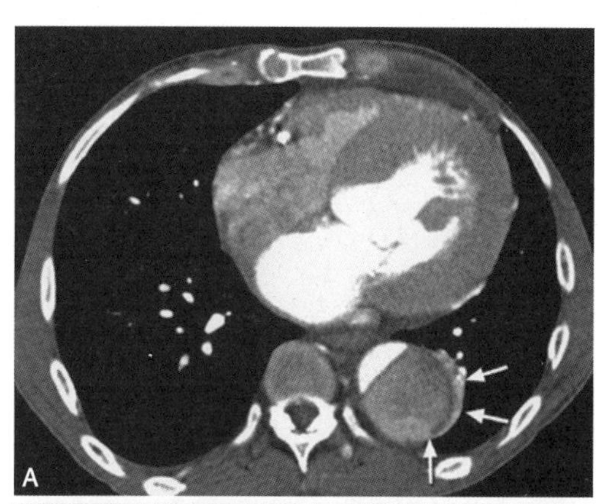

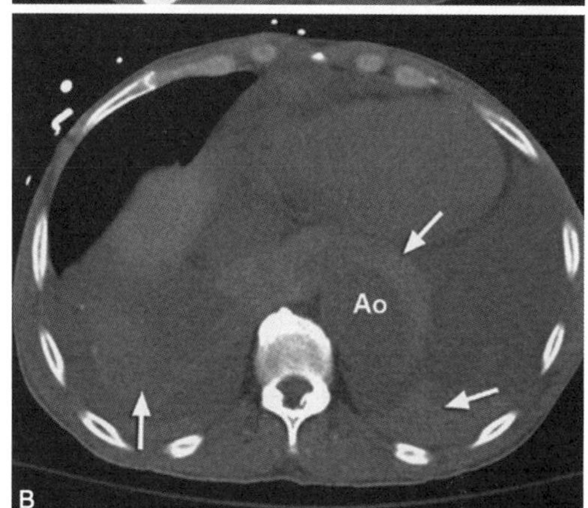

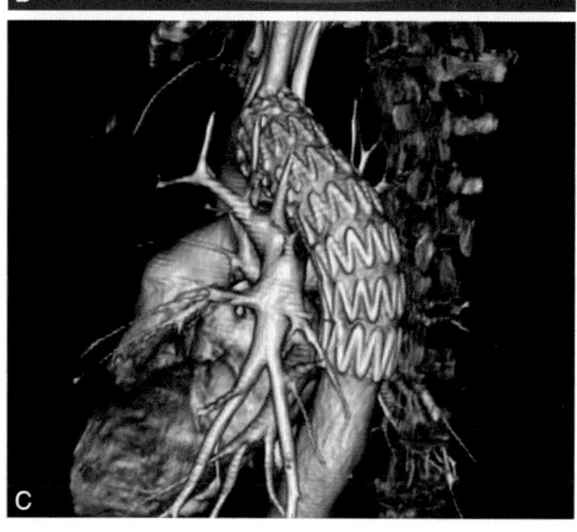

图 63.8 B 型主动脉夹层破裂。A,CT 增强扫描显示早期扩大的假腔内有血液流出(箭头),而小的真腔内充满对比剂。B,CT 平扫显示 B 型主动脉夹层破裂造成急性出血(箭头)。C,对发生破裂的胸段降主动脉夹层紧急腔内修补术后,进行三维图像重建。Ao,主动脉

诊断

胸主动脉瘤在胸部 X 线摄片中的特征性表现为:纵隔变宽、主动脉球突出或气管移位。小型动脉瘤在胸部 X 线摄片中难以被发

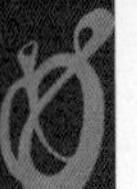

现。累及 Valsalva 窦和主动脉根部的动脉瘤常被胸骨、纵隔结构和椎骨掩盖,难以在胸部 X 线摄片中被发现。老年患者大动脉纡曲和伸展可能在 X 线平片中形成类似或掩盖胸主动脉瘤的影像表现。因此,胸部摄片不能作为排除胸主动脉瘤诊断的检查方法。

经胸廓超声心动图(transthoracic echocardiography,TTE)能显示累及 Valsalva 窦、升主动脉近端、主动脉弓和降主动脉近端的胸主动脉瘤[2](图 63.5)。主动脉根部尺寸大小随年龄、身高或体表面积和性别而变化,列线图提供了主动脉根部尺寸的正常范围[2,17]。虽然 TTE 不能完全显示主动脉弓和胸降主动脉瘤,但 TEE 可以对胸主动脉的绝大部分进行成像。

增强 CT 和 MRA 在明确 TAA 患者中主动脉及其分支血管解剖特点中有独特优势。处于扭曲状态的主动脉,仅进行轴向成像可能会误导并"夸大"主动脉的真实尺寸[2]。当轴向图像在扫描某一层面的降主动脉时出现偏离,则会导致错误地夸大主动脉直径。多源 CTA 和 MRA 可对轴向数据进行三维重建,因此可在正确的横截面上进行测量主动脉进而获得精确的直径数值[2](图 63.9)。超声心动图通常测量的是内径,而 CT 和 MRI 测量的是主动脉的外径,估计比内径大 0.2 至 0.4cm[2,17]。

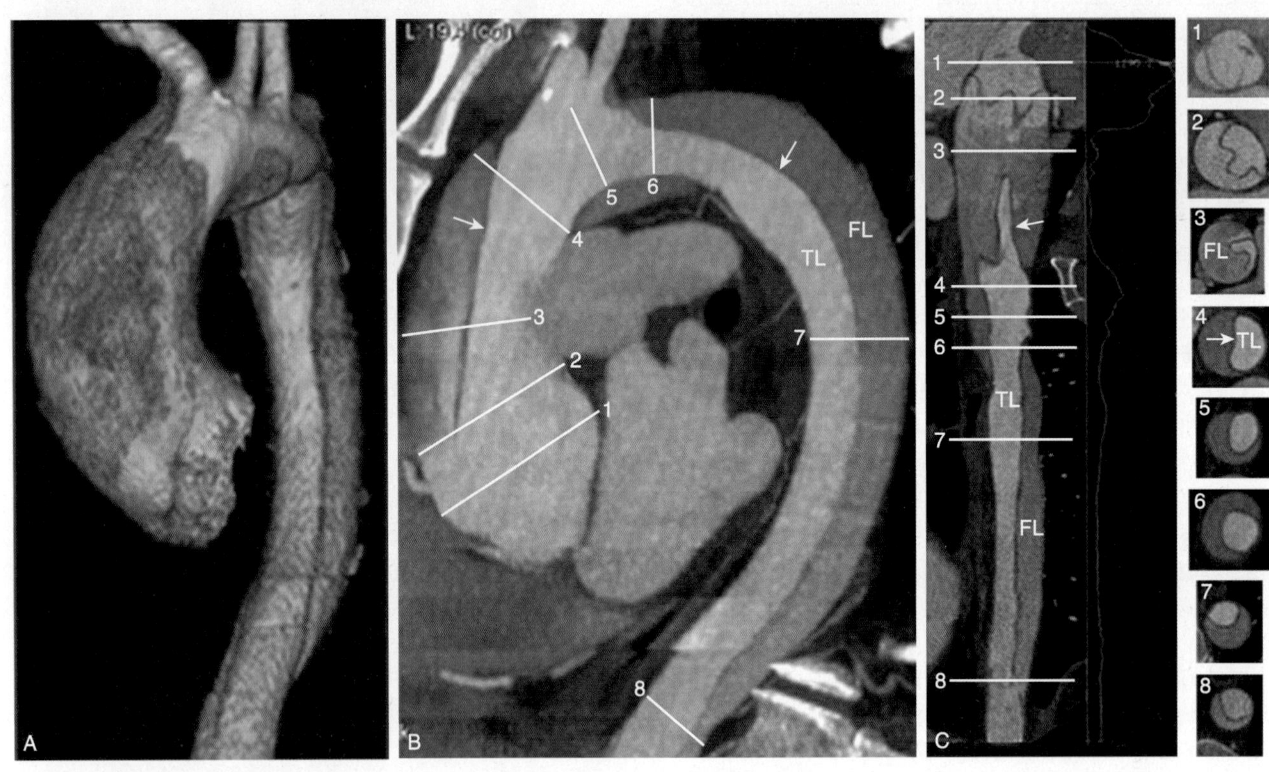

图 63.9 胸主动脉 CTA。A,三维体绘制。B,主动脉冠状位斜视图。线性门控标注工具。C,将主动脉看作直血管,沿其中心线进行重建,可消除弯曲,在真正的短轴(右侧面板)上测量,B 和 C 可见相应的测量水平。1,Valsalva 窦;2,窦管交界;3,近端升主动脉;4,远端升主动脉;5,主动脉弓;6,主动脉峡;7,中段降主动脉;8,横膈处远端降主动脉;B 和 C 中可见 A 型主动脉夹层内膜瓣(箭头)、真腔(TL)和假腔(FL)

自然病程

TAA 的自然病程受多因素的影响。MFS 和 BAV 患者的动脉瘤生长速度比退行性动脉瘤患者的生长速度更快[11]。胸主动脉瘤的发生位置和大小也影响其生长速度、动脉瘤破裂或夹层的发生。TAA 发展相对缓慢,以每年 0.1~0.2cm 的速度增长,并存在显著的个体差异[1,11]。较大的动脉瘤增长速度比较小的动脉瘤增长速度快。降主动脉瘤的增长速度(0.2cm/年)超过升主动脉瘤(0.1cm/年),伴有夹层的胸主动脉瘤的增长速度快于没有出现夹层的动脉瘤[11]。

破裂和急性夹层是 TAA 的主要并发症(见图 63.8 和图 63.9)。只有不到 50%的胸主动脉瘤破裂的患者能活着抵达医院,24 小时的死亡率高达 75%。主动脉直径和潜在疾病决定了主动脉并发症的发生。直径大于 6cm 的升主动脉瘤的破裂、夹层或死亡的风险为 15.6%[1,25]。对于马方综合征患者,主动脉根部直径为 4.5 至 4.9cm 时,主动脉夹层风险为每年 0.3%,直径为 5.0 至 5.4cm 则为每年 1.33%。在 BAV 患者中,升主动脉直径为 5.3cm 的患者主动脉夹层风险约为 3.8%,升主动脉直径为 6cm 时主动脉夹层风险则为 10%[22]。LDS 某些家族性 TAA 综合征和 vEDS,通过主动脉的直径预测夹层发生风险不准确,并且可能主动脉直径较小时即发生夹层。在退行性胸降主动脉或胸腹主动脉瘤患者中,主动脉直径为 50mm、55mm、60mm 和 70mm 时,明确的主动脉事件(夹层,破裂或死亡)风险估计分别为 5.5%、7.2%、9.3% 和 15.4%[27]。

胸主动脉瘤体积增大和破裂的危险因素包括年龄的增长、慢性阻塞性肺疾病、高血压、吸烟、瘤体迅速增大、主动脉夹层和阳性家族史[17]。主动脉直径是动脉瘤并发症最重要的危险因素。性别和体表面积也可帮助预测动脉瘤的并发症[17,25,27]。有些学者建议使用主动脉横截面积和身高[17],主动脉风险计算公式使用身高、体重和主动脉直径计算年破裂风险或夹层[25]。

TAA选择手术修复的时机取决于发生的疾病和患者特异性因素(见表63.2)。对于退行性动脉瘤,当主动脉根部或升主动脉直径达到5.5cm时;或主动脉弓直径大于5.5至6cm;或是降主动脉或胸腹主动脉直径达到5.5至6cm时,建议外科手术置换主动脉[1,17,27]。对于MFS患者,主动脉根部直径为5cm或以上时,建议手术,对于主动脉直径快速增长或有主动脉夹层家族史的患者,则应放宽手术指征[1,17];在家族性TAA综合征患者瘤体直径为4.5至5cm时建议手术[1];对于BAV动脉瘤直径为5.5cm或以上者,如果有主动脉夹层的危险因素并且直径5.0cm或以上者(夹层家族史,主动脉直径迅速增长(>0.3至0.5cm/年),主动脉缩窄或高血压)或患者手术风险较低者建议手术治疗[1,24]。如果对BAV患者进行手术,应尽量选择主动脉直径为4.0至4.5cm的患者进行主动脉瘤手术,对患有LDS的成人,当主动脉根部尺寸为4.0至4.5cm时,推荐进行手术,但也有学者建议一旦主动脉根部大于4cm,就应该接受手术治疗,特别是伴有高颅面指数的患者[1,12,17]。对于升主动脉直径指数为2.5cm/m^{2}或以上的TS患者,推荐进行预防性手术[23,24]。外科手术的时机还取决于家族史、性别、动脉瘤的增长速率、体型、并发的主动脉瓣疾病、因其他原因而进行的心脏手术、伴发疾病、以及患者和医生的偏好等。由于主动脉直径低于手术阈值时也可能发生并发症,因此医生必须根据手术风险和其他因素对治疗进行个性化的制定。某些条件下,腔内修复技术可使合适的患者得到早期治疗,但是对于遗传性动脉瘤,胸腔内主动脉修复术只限于急诊手术或杂交手术。

处理

外科手术治疗

升主动脉瘤。升主动脉瘤的治疗包括打开升主动脉、放置伴随或不伴随AVR的假体移植物。由涤纶管和人工主动脉瓣组成的复合移植物,缝于血管的一端(改良的Bentall手术),通常是对累及主动脉根部和伴有严重主动脉瓣膜疾病的升主动脉瘤选用的方法。

瓣膜和移植物直接缝入主动脉环,冠状动脉则重新植入涤纶主动脉移植物。对于选择性动脉瘤切除术,其患者死亡或卒中的发生率在1%~5%,这取决于患者本身的疾病、患者数量以及医生的手术经验[1,17]。主动脉弓夹层的形成导致发病率和死亡率增加。近端主动脉急诊手术的风险更高。对于主动脉瓣叶结构正常或因主动脉根部扩张继发的主动脉关闭不全患者,可以实施保留瓣叶的主动脉根部置换术,这可以通过在涤纶移植物中重新植入自身瓣叶(David手术)或对主动脉根部进行重建而实现(Yacoub手术)。再植入技术优于重建技术,因为它可稳定主动脉环并且防止主动脉扩张和晚期主动脉瓣反流的发生[28]。

对于具备手术指征的患者,另一种手术方式是肺动脉自体移植物替代人工主动脉复合移植物(ROSS法)。这种方法是将患者自身肺动脉根部植入主动脉的位置,来替换患者本身的主动脉根部。而肺动脉根部则由低温储藏的同种血管根部移植物替代。采用ROSS法的自身移植物存在动脉瘤形成的风险,而且该方法不能用于遗传性主动脉根部疾病。ROSS法在二叶式主动脉瓣和主动脉疾病的应用中存有争议。另一种方法是应用冷冻保存的同种异体主动脉移植物(尸体上的主动脉根部和近端升主动脉)替代人工复合移植物,但是组织的使用年限和晚期主动脉钙化限制了该选择。胸主动脉选择性切除术的死亡率估计如下:复合瓣叶移植术,1%至5%;单独的主动脉瓣置换和升主动脉切除术,1%至5%;保留瓣叶的根部置换术,小于1%至1.5%;二叶式主动脉瓣和升主动脉切除术为1.5%[17]。

主动脉弓动脉瘤。主动脉弓动脉瘤较难处置,因为重建主动脉弓血管需要中断流入主动脉弓的血流[17]。在一些病例中,切除近端约一半的动脉弓,并将残存的主动脉根部与顶部降主动脉血管连接。动脉弓扩大切除术是切除自身全部动脉弓组织,并重建一个连接大血管的旁路或再移植含有大血管起始处的动脉弓组织[17]。在动脉弓手术中有几种保护脑组织的方法。传统方法是深低温循环停搏。如果动脉瘤延伸到胸段降主动脉,就应类似于大象鼻子的聚酯纤维移植物延长至降主动脉瘤处,完成修复还需要进行这一步。在这一过程中,远端吻合口被置于移植物中部,移植物远端边缘置于主动脉弓远端管腔内,这样才可在不改变动脉弓原貌的基础上进行修复。该手术的最新改良,则使用腔内覆膜支架-移植物,以允许支架-移植物固定在降主动脉和重建主动脉弓移植物内[30]。这种"冷冻象鼻"手术允许复杂动脉瘤单个阶段的全弓和降主动脉替换,以及急性A型夹层的治疗[29]。脊髓损伤发生在9%的用于治疗广泛慢性主动脉夹层的冷冻象鼻手术中[29]。对于弓部动脉瘤手术,其患者死亡率和卒中的发生率和死亡率为2%~7%[1,17]。腔内技术和解剖外重建技术可治疗复杂的主动脉弓动脉瘤和完成象鼻手术[17,29]。当弓部动脉直径大于55mm时可考虑手术治疗。手术风险的增加需考虑采用主动脉腔内修复术作为混合脱支步骤。然而,这种方法涉及更高风险的逆行性A型主动脉夹层[1]。

降主动脉瘤。因为主动脉腔内修复术的迅速发展[1],降主动脉瘤的治疗原则已发生变化。主动脉腔内修复术治疗降主动脉瘤的早期死亡率低于开放式手术,而中期生存率相似[1]。当手术是患者唯一选择时,欧洲心脏病学会指南建议主动脉腔内修复术用于直径大于55mm的降主动脉瘤,开放式手术用于治疗直径大于60mm的降主动脉瘤[1]。较小的主动脉瘤直径可适用于结缔组织疾病,包括马方综合征和Loeys-Dietz综合征。主动脉腔内修复术治疗马方综合征和其他结缔组织疾病时出现并发症的风险较高,通常用于紧急并发症、极高风险患者、或近端和远端手工缝合移植物以"着陆"内移植物[1]。降主动脉瘤的治疗包括切除动脉瘤部分,并植入聚酯移植物。该步骤通常包括建立部分的股动静脉分流式旁路和依靠氧合器泵或构建动脉转流旁路来维持向重要动脉分支中的逆向灌流。降主动脉围手术期死亡率低于10%,截瘫发生率接近于2%,这具体取决于切除程度[17]。降主动脉切除术后5年生存率接近于70%。主动脉腔内修复术将在后面讨论。

胸腹部动脉瘤。胸腹部动脉瘤的发生位置从锁骨下动脉一直延伸到髂血管。Crawford分类(Safi修改)描述了动脉瘤的程度,并且预测了发病率、死亡率和切除后截瘫发生的风险[31]。在本章的在线补充中进一步讨论了胸腹部动脉瘤的手术治疗和预后。

胸主动脉瘤的腔内修复。主动脉腔内修复术是一种创伤小,能替代开放式手术治疗胸主动脉瘤的手术方式,并且具有更低的围手术期发病率和死亡率,但是选用该方法要求患者主动脉解剖学特点必须适合,动脉瘤近端和远端的长度至少20~25mm,并且动脉直径可以容纳血管内设备[1,17]。支架-移植物试验中报告的主动脉腔内修复术组的死亡率为1.9%~2.1%,卒中为2.4%~4%,下肢轻瘫为4.4%~7.2%,截瘫为1.3%~3%。开放式手术组,死亡率和神经系统发生率和死亡率为5.7%~11.7%,永久性卒中为4.3%~8.6%,下肢轻瘫为5.7%,截瘫为3.4%~8.5%[32]。

升主动脉自身的弯曲性和主动脉弓横向位置使得在近端主动

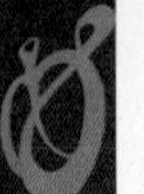

脉应用这些技术和现有设备很具有挑战性。利用混合技术，不需要大的开胸手术，而是通过构建解剖外旁路就能够为主动脉弓和升主动脉扩大或创建一个腔内移植物在近端动脉放置和缝合的区域。在高达50%的主动脉腔内修复术中，支架-移植物能覆盖左锁骨下动脉[17]。左锁骨下动脉置换术或构建左颈动脉-锁骨下动脉分流旁路可允许在不夹闭血管的条件下，除去锁骨下动脉，并在相应位置植入腔内移植物。尚未进行重建的锁骨下动脉阻塞，可增加脑血管的并发症风险，包括卒中，这些并发症可以通过提前重建锁骨下动脉而避免[1]。

如果对主动脉弓动脉瘤进行腔内修复时清除其所有分支的话，对这些患者可以采取以下几种方式。实现一个完整的解剖学外主动脉弓去分支手术，需要重建主动脉弓，并有足够的颈动脉-锁骨下动脉旁路分流。另一种方法是在心肺骤停时依靠体外循环实施象鼻法操作，将人工移植物缝合在正常的升主动脉或主动脉弓部分，并保留残缺主动脉弓的分支血管。该方法创建了一个腔内移植物可以附着的近端主动脉区域，从而完成对动脉瘤的修复。在部分患者中，可将腔内移植物自升主动脉弓近端绕过所有的主动脉弓分支机构，与残留的正常升主动脉部分进行缝合。用于治疗复杂胸主动脉瘤和胸腹部动脉瘤患者的分支装置正在进行早期评估。即使该混合方法的发病率和死亡率还未被证实低于针对内脏主动脉的标准开放式手术，内部移植物植入前仍可行包含内脏血管的去分支手术[17]。对胸主动脉瘤患者实施开放式手术或腔内修复与很多严重风险相关，包括心脏、肺脏、肾脏和脑血管并发症，而脊髓功能障碍是导致下肢轻瘫或截瘫的主要原因。在平均动脉压70mmHg时引流脑脊液可降低脊髓并发症的发生率[17]。

在入院前，胸主动脉瘤破裂通常是致命的。同开放式手术(33%)相比，胸主动脉瘤破裂行主动脉腔内修复术有较低的住院死亡率(19%)[33]。主动脉腔内修复术后30天内出现高达10%的器械相关并发症[17]。血管周围渗漏是腔内修复最常见的并发症，发生在10%~20%的患者中[17]。主动脉腔内修复术后需要进行长期影像学监测。随访5年，主动脉腔内修复术后平均主动脉直径从61mm减小到55mm[33]，到第10年时主动脉段免于再次干预的比例为85%。

医疗管理

胸主动脉瘤形成和破裂的危险因素包括高血压和吸烟，因此降压和戒烟是重要的治疗原则[17]。退行性胸主动脉瘤患者应接受降胆固醇治疗。建议对马方综合征患者使用β受体阻滞剂或ARB类药物[12,15]。虽然没有随机试验证据，但β受体阻滞剂经常被推荐用于非马方综合征患者和胸主动脉瘤修复后的患者。因为TGF-β信号与某些遗传的胸主动脉瘤疾病的发病机制有关，因此对该信号通路有影响的药物如ARB类药物，可能会带来益处[17]。

长期对主动脉进行影像学监测很重要。在发现动脉瘤后，应在6个月内对患者进行重新评估，以评估动脉瘤状态。一般而言，对于退行性胸主动脉瘤，当主动脉直径为4.0~4.5cm时，建议每年成像，对于主动脉直径为4.5~5.4cm的动脉瘤，间隔6~12个月成像，这取决于动脉瘤大小和生长速率。对于稳定的相对较小的动脉瘤，每2~3年成像[17]。对于马方综合征和家族性胸主动脉瘤患者，建议每年对主动脉直径为3.5~4.4cm的动脉瘤进行成像，每年或每半年对主动脉直径为4.5~5.0cm的动脉瘤进行影像检查。对于主动脉扩张的二叶式主动脉瓣，建议根据大小每年进行成像。在Loeys-Dietz综合征和家族性胸主动脉瘤疾病中，推荐从头部到骨盆进行成像，因为可能存在广泛的动脉瘤[6,12,17]。

对于胸主动脉瘤患者，生活方式的改变是必要的，包括对病情以及主动脉夹层和破裂风险的认识。避免剧烈运动很重要，尤其是等长运动和举重，这可能会影响与工作相关的建议[34,35]。在马方综合征和其他遗传性动脉瘤疾病患者中，妊娠与主动脉夹层风险增加有关，管理策略必须包括该风险在内。由于导致胸腹动脉瘤的许多疾病是家族性的，因此建议对胸腹动脉瘤或主动脉夹层患者的一级亲属进行主动脉成像，以确定无症状的该疾病人群。如果该患者有突变基因(见表63.1)，一级亲属应进行咨询和突变检测[17]。然后，只有基因突变的亲属才应进行主动脉成像。在没有确定突变的情况下，应该对一级亲属进行评估和成像。如果一级亲属患有胸主动脉疾病，还应筛查二级亲属[17]。

主动脉夹层

急性主动脉综合征包括典型主动脉夹层、主动脉壁内血肿和穿透性粥样硬化性主动脉溃疡[1,2,17](图63.10)。典型主动脉夹层在急性主动脉综合征中约占80%~90%。内膜撕裂导致中膜夹层沿着主动脉长轴向顺行方向延伸(偶尔也向逆行方向延伸)。外膜撕裂可能导致破裂，或者更常见的是，远端撕裂导致血液重新进入主动脉腔。在典型主动脉夹层中，在真腔和假腔之间存在内膜瓣。10%~20%的急性主动脉综合征是由主动脉壁内血肿引起的，其中主动脉壁出血无内膜撕裂或内膜瓣的证据[1,2]。穿透性粥样硬化性主动脉溃疡也能导致约5%的急性主动脉综合征。

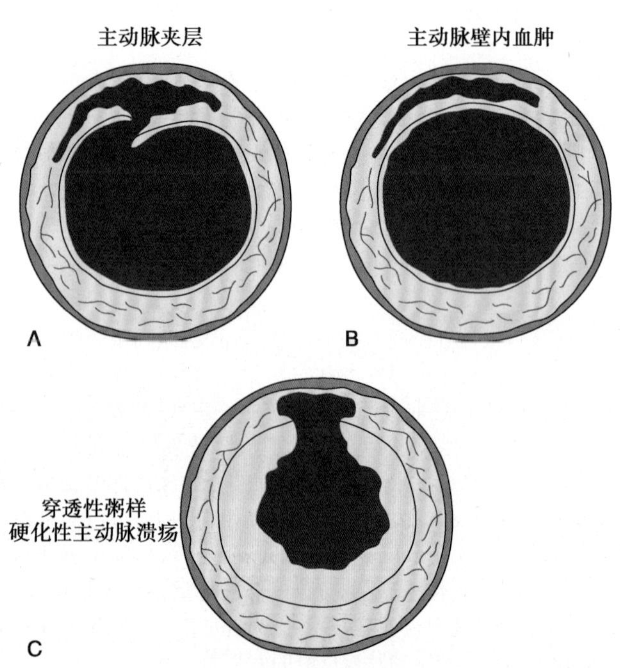

图63.10 主动脉综合征。A，典型主动脉夹层。内膜撕裂，血液进入中膜，夹层沿着主动脉壁长轴向顺行方向延伸(偶尔也向逆行方向延伸)。B，主动脉壁内血肿。滋养血管自发性出血导致中膜出血，无内膜撕裂和内膜瓣。C，穿透性粥样硬化性主动脉溃疡。溃疡性主动脉斑块破裂进入中膜，导致主动脉壁突出或溃疡。这可能与主动脉壁内血肿形成、假性动脉瘤或局灶性、厚壁主动脉夹层有关

明确主动脉夹层的确切发生率是困难的，因为许多患者在确诊之前已经死亡。美国人口研究估计主动脉夹层的发生率为2~6/100 000[1]。据报道，瑞典男性夹层发生率为16/100 000[17]。在一系列尸检研究报告中，主动脉夹层的发病率为0.2%~0.8%。

主动脉夹层的男女发病率之比至少为2:1。急性主动脉夹层的早期死亡率是非常高的,据报道,A型夹层术前24小时内其每小时死亡率高达1%[17,36]。A型主动脉夹层最好发于50~60岁年龄段,而B型主动脉夹层的高峰发病年龄为60~70岁。

急性主动脉夹层的发病机制有两种主要假说。第一种是主动脉内膜先发生撕裂,主动脉管腔内血液穿透病变的中层,从而形成了真腔和假腔,导致主动脉夹层的出现。第二种就是主动脉壁中层滋养血管的破裂导致壁内出血,随后造成内膜撕裂及动脉管壁剥离,从而造成主动脉夹层。假腔由于血液充盈而扩大,致使内膜瓣压迫真腔,使真腔缩小和变形,从而导致灌注不良综合征。

分类

基于主动脉夹层发生的位置,对其分类有两种主要的方法:DeBakey法和Stanford法(图63.11和表63.3)。升主动脉靠近头臂动脉,降主动脉起始于左锁骨下动脉。DeBakey法又将主动脉夹层分为Ⅰ、Ⅱ和Ⅲ型。DeBakey Ⅰ型主动脉夹层起源于升主动脉,通常累及主动脉弓、降主动脉,并可延伸至髂动脉;DeBakey Ⅱ型主动脉夹层范围局限于升主动脉;DeBakeyⅢ型主动脉夹层起源于降主动脉,通常在左锁骨下动脉远端开口处,DeBakeyⅢ型可进一步分为Ⅲa型(动脉夹层止于膈肌以上)和Ⅲb型(动脉夹层向下超过膈肌),Stanford法按照升主动脉是否受累的原则将主动脉夹层分为A型和B型。Stanford A型夹层是累及升主动脉的夹层,而不论是否累及降主动脉。Stanford B型夹层是不累及升主动脉的夹层。因此,Stanford法将累及主动脉弓但未累及升主动脉的夹层分类为B型。其他人将夹层分类为"升主动脉夹层"或"降主动脉夹层"。

表63.3 急性主动脉夹层分类方法

类型	起源以及主动脉累及范围
DeBakey	
Ⅰ型	起源于升主动脉,至少累及主动脉弓,经常累及至降主动脉(或更远处)
Ⅱ型	起源升主动脉并局限于升主动脉
Ⅲ型	起源于降主动脉左锁骨下动脉远端开口,通常沿着主动脉向远端延伸
Stanford	
A型	所有累及升主动脉的夹层,不论是否累及降主动脉
B型	所有不累及升主动脉的夹层

大多数A型夹层起始部通常在离主动脉瓣几公分处,而大多数B型夹层的起始端常在左锁骨下动脉远端开口处。大约65%的内膜撕裂发生在升主动脉,30%在降主动脉,不到10%在主动脉弓,大约1%在腹主动脉。主动脉夹层的治疗取决于病变部位,Stanford A型夹层首先考虑紧急手术,而Stanford B型夹层可先予以初步药物治疗。主动脉夹层也可根据其持续时间进行分类,经典定义为"急性"存在时间不超过2周,"慢性"存在时间超过2周。国际急性主动脉夹层注册的新分类系统,考虑到急性夹层的发病率和死亡率在前2周最高,尤其是前24~48小时[1,17,36],国际急性主动脉夹层注册分类包括超急性(小于24小时)/急性(2~7天)、亚急性(8~30天)和慢性(大于30天)(图63.12)[36]。其他将夹层分类为急性(小于2周),亚急性(2~6周),或慢性(大于6周)[17](表63.4)。DISSECT分类系统将患者划分为腔内修复的重要子集。

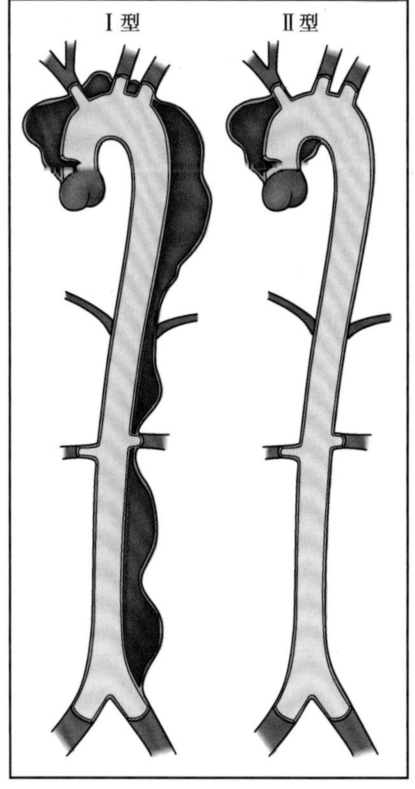

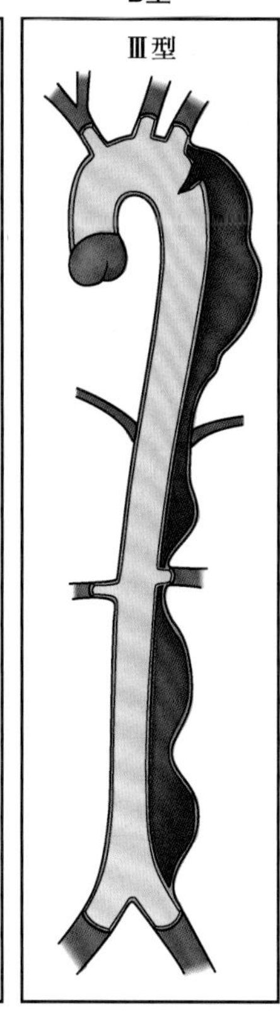

图63.11 急性主动脉夹层分类方法。Debakey分类法:Ⅰ型起源于升主动脉,至少累及主动脉弓,经常累及至降主动脉(或更远处)。Ⅱ型起源于升主动脉并局限于升主动脉。Ⅲ型起源于降主动脉左锁骨下动脉远端开口,通常沿着主动脉向远端延伸。Stanford分类法:A型所有累及升主动脉的夹层,不论是否累及降主动脉;B型所有不累及升主动脉的夹层

表63.4 基于症状持续时间的主动脉夹层分类

经典定义	TAD指南[1]	IRAD分类[2]	ESC指南[3]
急性:小于14d 慢性:小于14d	急性:小于14d 亚急性:小于2~6w 慢性:>6w	超急性:小于24h 急性:2~7d 亚急性:8~30d 慢性:大于30d	急性:小于14d 亚急性:14~90d 慢性:大于90d

TAD,胸主动脉疾病;IRAD,国际急性主动脉夹层注册;ESC,欧洲心脏病学会。

[1]Hiratzka LF, Bakris GL, Beckman JA, et al. Guidelines for the diagnosis and management of patients with thoracic aortic disease; a report of the American College of Cardiology Foundation/American Heart Association Task Force on Practice Guidelines, American Association for Thoracic Surgery, American College of Radiology, American Stroke Association, Society of Cardiovascular Anesthesiologists, Society for Cardiovascular Angiography and Interventions, Society of Interventional Radiology, Society of Thoracic Surgeons, and Society for Vascular Medicine. Circulation 2010;121:e266-369.

[2]Booher AM, Isselbacher EM, Nienaber CA, et al. The IRAD classification system for characterizing survival after aortic dissection. Am J Med 2013;126:730 e19-24.

[3]Erbel R, Aboyans V, Boileau C, et al. 2014 ESC guidelines on the diagnosis and treatment of aortic diseases: document covering acute and chronic aortic diseases of the thoracic and abdominal aorta of the adult. The Task Force for the Diagnosis and Treatment of Aortic Diseases of the European Society of Cardiology (ESC). Eur Heart J 2014;35:2873-926.

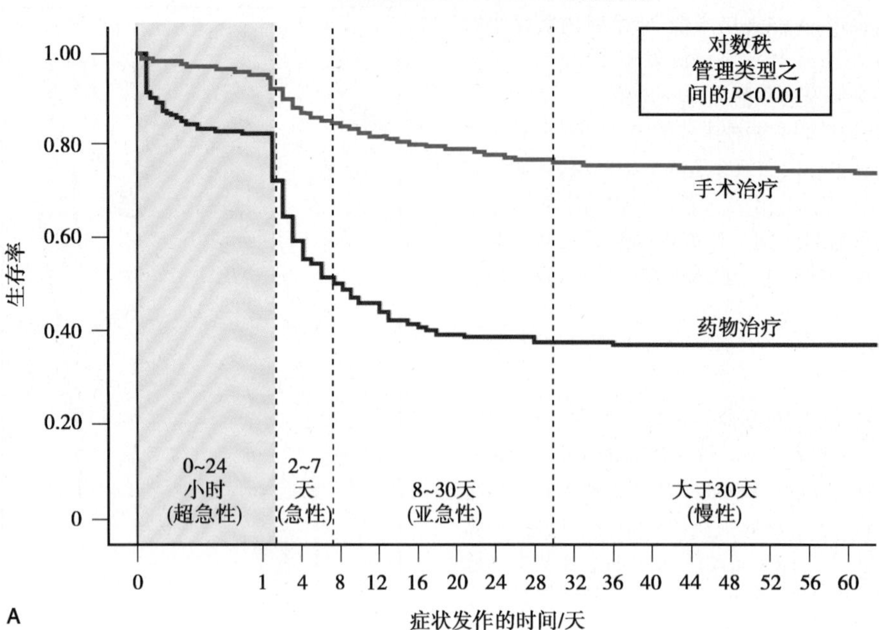

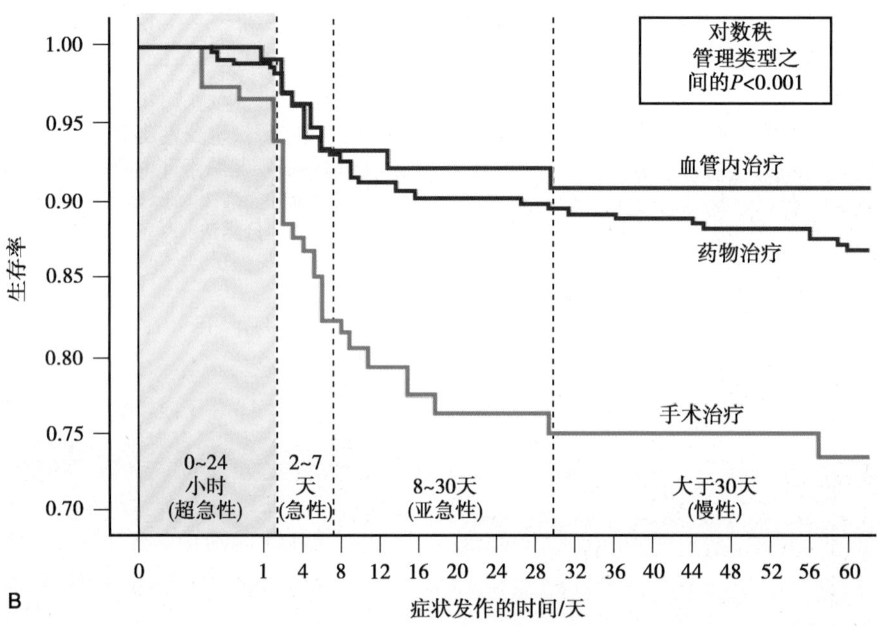

图 63.12 IRAD 主动脉夹层生存分类系统。按治疗方式分层，A 型夹层 K-M 生存曲线(A)和 B 型夹层 K-M 生存曲线(B)。(引自 Booher AM, Isselbacher EM, Nienaber CA, et al. The IRAD classification system for characterizing survival after aortic dissection. Am J Med 2013;126:730 e19-24.)

病因学和病理学

一些条件使主动脉易于发生夹层(表 63.5)，大部分是由于主动脉壁完整性的破坏或主动脉壁周围应力的显著增加(参考前文关于胸主动脉瘤的讨论)。大约 75%的主动脉夹层患者同时伴有高血压，而高血压可以改变主动脉壁弹性，使管壁变硬，进而诱发动脉瘤或夹层。然而，高血压本身通常并不会导致主动脉扩张，并且绝大多数高血压患者从未发生过主动脉夹层。在纳入 4 422 例患者的国际急性主动脉夹层注册中，与夹层相关的疾病包括：高血压(77%)、动脉粥样硬化(27%)、既往心脏手术(16%)、已知主动脉瘤(16%)、马方综合征(4%)和医源性原因(3%)[38]。

遗传性胸主动脉综合征、先天性心脏病、炎症性血管疾病以及可卡因和冰毒的滥用也是主动脉夹层的危险因素。囊性中层变性通常是主动脉夹层的基础，但原因不明(见图 63.2)。TGF-β 信号通路的过度激活和平滑肌细胞收缩功能的异常可能是某些主动脉瘤综合征的基础[6,12,17](见表 63.1 和图 63.6)。马方综合征患者是主动脉夹层动脉瘤的高危人群，尤其是 A 型主动脉夹层。虽然马方综合征的发病率只有 1/5 000，但它发生主动脉夹层数量占所

表 63.5 主动脉夹层的危险因素

主动脉夹层的危险因素
高血压
遗传性胸主动脉疾病或综合征(见表 63.1)
马凡氏综合征
Loeys-Dietz 综合征
家族性胸主动脉瘤综合征
血管 Ehlers-Danlos 综合征
Turner 综合征
先天性疾病/综合征
二叶式主动脉瓣
主动脉缩窄
法洛四联征
动脉粥样硬化
穿透性粥样硬化性主动脉溃疡
创伤性,钝挫伤或医源性
导管或支架
主动脉内球囊反搏泵
主动脉手术或血管相关性手术
车祸
冠状动脉搭桥术或主动脉瓣置换术或经导管主动脉瓣置换术
胸主动脉瘤腔内修复术
可卡因或冰毒滥用
炎症或感染性疾病
巨细胞动脉炎
多发性大动脉炎
白塞病
主动脉炎
梅毒
妊娠
举重

有主动脉夹层的4%左右,并且在年轻患者中其占主动脉夹层的比例很大[17,18]。马方综合征患者行选择性根部置换术后,每年有1.5%的风险发生B型主动脉夹层[39]。基因突变作为主动脉瘤和夹层原因的认识逐渐深入[6,12]。*FBN1* 基因上 rs2118181 位点的突变和 *KIF6* 基因的突变也易于发生主动脉夹层[40]。

二叶式主动脉瓣是升主动脉夹层动脉瘤和夹层的重要危险因素[19,21,22]。主动脉夹层还与先天性侏儒痴呆综合征、主动脉瓣单叶式畸形、主动脉瓣上狭窄、右锁骨下动脉异常(Kommerell 憩室)、右侧主动脉弓、多囊肾病和家族性出血性肾炎(男性)有关[1,17]。

累及到主动脉的动脉炎可使主动脉炎复杂化,尤其是巨细胞动脉炎、非特异性主动脉炎、多发性大动脉炎,IgG4 疾病和白塞病等疾病都与主动脉夹层发生有关。梅毒性主动脉炎也能造成主动脉夹层,但比较罕见。虽然与可卡因滥用有关的主动脉夹层不到2%,但该类患者更常伴有高血压和小的主动脉直径[41]。高血压和心动过速导致的动脉管壁中层病变和生物力学应激可能发挥作用。主动脉夹层可能发生在剧烈举重运动时,但通常存在潜在的主动脉疾病。

妊娠及产后期均可发生主动脉夹层[26]。但两者之间关系目前仍难以理解,可能与妊娠期血流动力学改变有关。此外,还与怀孕期间激素诱导的主动脉壁成分变化有关。虽然大部分与妊娠有关的主动脉夹层是由潜在的主动脉病变引起的,但是只有夹层发生后才会诊断出该综合征[42]。对于患有主动脉病变的妇女来说,包括马方综合征、Loeys-Dietz 综合征、家族性胸主动脉瘤、Ehlers-Danlos 综合征、Turner 综合征、二叶式主动脉瓣伴动脉瘤,妊娠会增加发生急性主动脉夹层的概率和风险[17,26]。当马方综合征妇女出现主动脉根部扩张时,其发生 A 型主动脉夹层的风险急剧升高。对于主动脉根部大于 40mm 的患者,其发病率高达 10%,而主动脉根部小于 40mm 的约为 1%[26]。即使根部置换后,患有主动脉疾病的妊娠期妇女依然容易发生夹层[43]。

主动脉钝性损伤通常会导致局部撕裂、主动脉横断,只有很少一部分会导致典型的主动脉夹层。医源性损伤性主动脉夹层约占3%[38]。动脉内插管和介入都可导致内膜破坏,从而形成夹层。冠状动脉介入相关的夹层少见,并且当影像学监测提示夹层范围有限且稳定时,通常可进行保守治疗[44]。心脏手术发生急性主动脉夹层的风险相对较小,并且夹层与主动脉插管、交叉钳、主动脉吻合术、股动脉插管导致的逆行性夹层有关。心脏手术后主动脉夹层发生较晚,其常发生于术后几个月或几年时间内。大约 1%~2%的急性或慢性 B 型主动脉夹层在主动脉腔内修复术后发生逆行性升主动脉夹层。夹层形成过程中可导致主动脉直径急剧增加[46]。在国际急性主动脉夹层注册纳入的 A 型主动脉夹层患者,其主动脉直径平均为 5.3cm,约 60%患者主动脉直径小于 5.5cm,约 40%患者主动脉直径小于 5.0cm(图 63.13)[45]。除主动脉直径外,年龄、性别、身材大小、主动脉生长速度、机械和血流动力学因素也起到一定作用。某一主动脉直径导致个体对急性夹层易感性的机制尚不清楚。

临床表现

症状

主动脉夹层的症状比较多变,可与很多常见病的症状相似,因此临床上需要高度警惕主动脉夹层。突然发生的剧烈胸痛或背痛是最典型的特征[1,38]。与冠状动脉缺血的疼痛不同,约 90%的患者的疼痛被描述为剧烈且通常突然发生,其最大强度发生在开始发病时。疼痛可能伴随着“厄运感”。疼痛性质通常被描述为“尖锐”“剧烈”或“刺痛”,诸如“撕裂”之类的形容词则使用较少[1,17,38]。某些症状会高度提示主动脉夹层,例如“在我胸口捅了一刀”或“背部被棒球棒打了一棒”的感觉,但是有些主动脉夹层可出现胸口烧灼感、压迫或胸膜不适感。疼痛可能减轻或消退,这使得诊断更具挑战性。在某些患者中,与并发症如晕厥、心力衰竭和中风相关的症状占主导,疼痛并未提及或比较轻微。造成诊断延误的因素包括女性、从其他医院转诊、发热和血压正常[37]。

约 17%急性主动脉夹层的疼痛具有从原发部位沿着夹层撕裂扩展的路径而游走的倾向[1,17]。疼痛可以从胸部放射到背部,也可以从背部放射到胸部。颈部、咽部、下颌或头部疼痛常提示夹层累及升主动脉(通常是大血管),而背部、腹部或下肢疼痛则提示夹层累及降主动脉。

其他临床表现包括充血性心力衰竭(<10%)、晕厥(9%)、急性卒中(6%)、急性心肌梗死、截瘫、心搏骤停或猝死[47]。急性充血性心力衰竭通常是由于 A 型夹层导致的严重主动脉瓣反流造成。晕厥常见于 A 型夹层,且与心包积液、主动脉破裂或卒中有关。少数主动脉夹层患者可出现腹痛症状,这些症状可能会延误

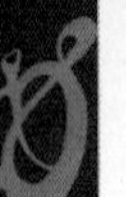

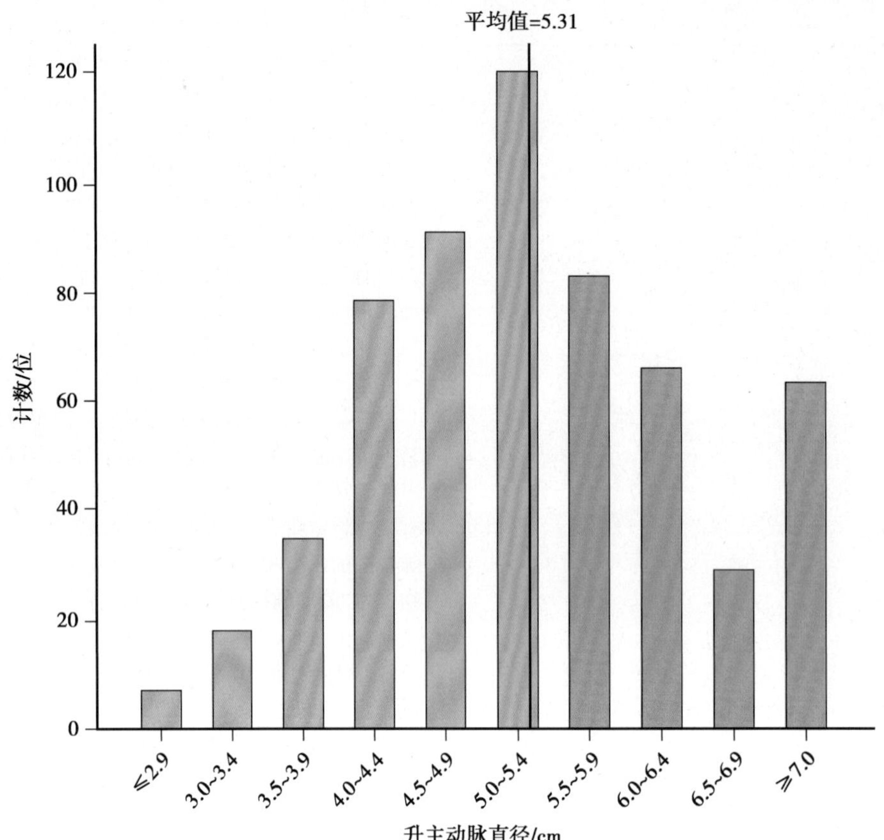

图 63.13 IRAD 中急性 A 型夹层患者主动脉直径分布图。蓝色/紫色条表示主动脉直径小于 5.5ccm 的患者。(引自 Elefterades JA,Farkas EA. Thoracic aortic aneurysm:clinically pertinent controversies and uncertainties. J Am Coll Cardiol 2010;55:841-57. 修改自 Pape L,Tsai TT,Isselbacher EM,et al. Aortic diameter≥5.5cm is not a good predictor of type A aortic dissection:observations from the International Registry of Acute Aortic Dissection(IRAD). Circulation 2007;116:1120-7. Illustration by Rob Flewell.)

诊断。6%的患者为无痛性主动脉夹层,这可能与糖尿病、主动脉瘤病史或心脏手术史有关[47]。

体格检查

急性主动脉夹层的体征有很大差异,轻则体征不明显,重则出现心搏骤停、心包积血或心脏破裂。主动脉夹层的常见并发症包括主动脉瓣反流、脉搏异常、脑卒中或充血性心力衰竭(表 63.6)。如果患者有类似表现,应高度警惕主动脉夹层[17],应进一步就诊予以明确。大约 70%的急性主动脉夹层患者有高血压病[38]。其中,大部分为 B 型夹层,但多数 A 型夹层常表现为正常血压或低血压[1,17,38,47]。低血压的出现往往是由于夹层伴发心脏压塞、急性主动脉破裂或急性严重主动脉瓣反流相关的充血性心力衰竭所致。

主动脉夹层的典型体征如脉搏缺失、主动脉瓣反流和神经系统表现等更多见于升主动脉夹层,而不是降主动脉夹层。分别有 31%A 型夹层和 19%B 型夹层伴随脉搏缺失,但下肢缺血较少见[1,38]。灌注不良可能是动态的,静态的或混合的。动态灌注不良是最常见的,是由于假腔的压力过大将隔膜推向真腔,导致真腔塌陷和分支血管阻塞。静态灌注不良是由于内膜瓣、血肿、栓塞或血栓形成引起的分支血管狭窄或阻塞引起的[17,48]。

动脉瓣反流是 A 型夹层重要的诊断依据,发生在 41%~76%的患者[17,38,47](图 63.14)。主动脉瓣反流 AR 的杂音强度不同,取决于血压和心力衰竭的程度,在某些情况下可能听不见。主动脉

表 63.6 急性主动脉夹层器官系统并发症

心血管系统	心搏骤停 晕厥 主动脉瓣反流 充血性心力衰竭 冠状动脉缺血 心肌梗死 心脏压塞 心包炎
肺脏	胸腔积液 血胸 咯血(来自主支气管或支气管瘘)
肾脏	急性肾衰竭 肾血管性高血压 肾缺血或梗死
神经系统	卒中 短暂性脑缺血发作 下肢轻瘫或截瘫 脑病 昏迷 脊髓综合征 缺血性神经病

续表

胃肠道	肠系膜缺血或梗死 胰腺炎 出血(来自主动脉瘘)
外周血管	上肢或下肢缺血
系统性	发热

瓣反流的潜在机制包括:①可能因为夹层主动脉根部和主动脉环扩大,导致主动脉瓣叶关闭不全,导致中央型主动脉瓣反流;②夹层最常累及主动脉瓣叶及其连接吻合处,或导致瓣叶结构扭曲,从而导致主动脉瓣脱垂(见图63.14);③当存在广泛或环状的内膜撕裂,失去支撑的内膜瓣会在舒张期脱落到左室流出道,出现严重的主动脉瓣反流;④夹层合并主动脉根部动脉瘤或二叶式主动脉瓣疾病也可出现主动脉瓣反流[17]。

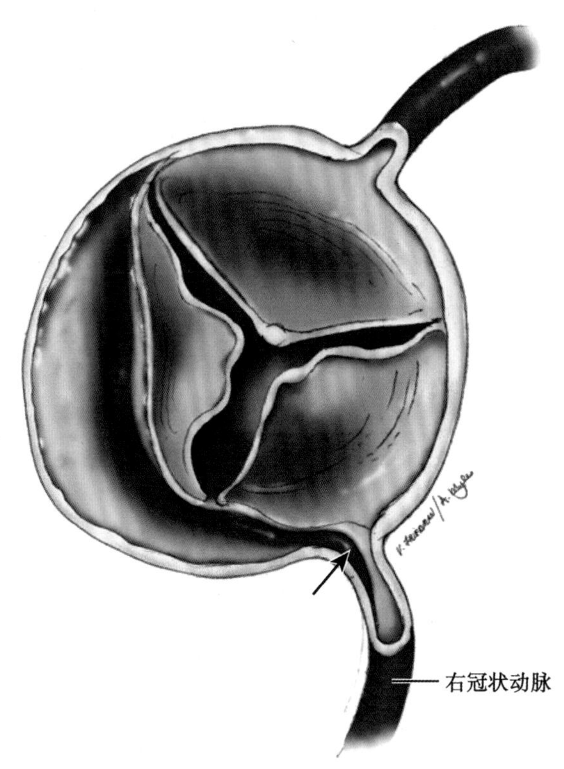

图63.14 A型急性主动脉夹层合并主动脉瓣反流。夹层内膜瓣扭曲了主动脉脉瓣的瓣叶,导致瓣叶无法恰当闭合,造成主动脉反流。在这个例子中,夹层内膜已经累及至右冠状动脉开口(箭头)

在各种主动脉夹层中,有17%~40%患者出现神经系统的临床表现,其中A型夹层更常见[49]。脑、脊髓或周围神经相关的一支或多个分支血流灌注不全,从而出现神经综合征,如持续性或短暂缺血性脑卒中,缺血性脊髓损伤、缺血性神经病变和缺氧性脑病。大约6%的A型夹层会发生缺血性脑卒中[47]。晕厥发生在19%的A型夹层和3%的B型夹层,可能与心脏压塞、严重主动脉瓣反流或主动脉破裂造成的急性低血压有关。脑血管阻塞或脑压力感受器的激活,会增加夹层患者死亡率[17,38,47]。其他与夹层有关的神经症状有癫痫、短暂性全身遗忘症、缺血性神经病变、意识障碍、昏迷、脊索缺血性损伤导致的下肢轻瘫或截瘫,但均比较少见。昏迷和脑灌注不良与预后不良有关[49],但许多研究未能证实脑血管灌注不良是否确定为手术修复后不良预后的独立危险因素[17,47]。

据报道,1%~2%的急性A型主动脉夹层可累及冠状动脉开口并导致急性心肌梗死。此外,夹层累及右冠状动脉(见图63.14)导致急性下壁心肌梗死更为常见。急性夹层可能导致肌钙蛋白升高和心电图改变[1]。主动脉夹层可能不被认为是冠状动脉缺血的原因,误诊可能导致治疗不当和治疗延误。在评价急性心肌梗死的患者时,尤其是急性下壁心肌梗死症状或症状、体征与夹层相似的急性心肌梗死,必须仔细地排除潜在的主动脉夹层。当ST段抬高型心肌梗死患者的冠状动脉造影显示无罪犯病变时,应排除主动脉夹层[17]。

主动脉夹层可以延伸至腹主动脉,从而导致血管并发症和灌注不良。一侧或双侧肾动脉受累的发生率为5%~10%,并可导肾脏缺血、肾脏梗死、肾功能不全或难治性高血压。肠系膜缺血或梗死的发生率约为5%,且与死亡率的增加有关。这些症状可能是隐匿性的,与非特异性腹部疾病有关。夹层患者如果有这种高度可疑并发症发生,应尽快明确诊断[1,17]。主动脉夹层可能导致左侧胸腔积液,通常与炎症反应有关。急性血胸可能由夹层破裂引起。A型主动脉夹层可出现急性心包炎,但心包积液更为常见。大约9%的A型夹层会出现心包膜破裂导致的急性心脏压塞,这与预后不良有关[17]。孤立的腹主动脉夹层是罕见的,约占1%,一般是由于腹主动脉瘤或医源性损伤所导致。

实验室检查

胸片可能成为诊断主动脉夹层的第一条线索,但胸片中的征象往往是非特异性的,且在许多情况下,胸片可能完全正常。少数患者的主动脉并不扩张,主动脉影也可能不增宽。但主动脉影增宽或主动脉轮廓异常是主动脉夹层最常见的胸部放射学表现,可以出现在80%的病例(83%A型夹层和72%B型夹层)[47]。约有20%患者的胸片有胸腔积液表现。在最近的国际急性主动脉夹层注册中,29%的A型夹层和36%的B型夹层患者胸片表现正常[38]。因此,胸片显示正常并不能完全排除主动脉夹层。在评估主动脉夹层并发症时,重要的实验室检查包括全血细胞计数、综合代谢指标、乳酸、肌钙蛋白、乳酸脱氢酶和肌酸激酶水平。

主动脉夹层患者的心电图改变是非特异性的,但可提示某些急性并发症,如急性心肌缺血、急性心肌梗死、心包积血导致的低电压QRS波综合征。10%B型夹层患者心电图有缺血改变[1]。1%~2%的急性A型主动脉夹层可导致急性心肌梗死。

生物标志物。生物标志物可以诊断或排除主动脉夹层。主动脉夹层患者发病后会释放出平滑肌蛋白、可溶性弹性蛋白、肌球蛋白重链和肌酸激酶BB、纤维蛋白降解产物和TGF-β[37]。但由于这些化验预测主动脉夹层的敏感性和特异性尚没有被证实,以及检测时间过长,所以临床上还没有被有效地开展和应用。D-二聚体在许多急性主动脉夹层患者中达到极高的水平,使其成为经典急性夹层的非常有用的生物学标志物[1,17,37]。在发病24小时内D-二聚体水平低于500ng/ml的患者出现主动脉夹层的阴性似然比为0.07,阴性预测值为95%。据报道,D-二聚体的敏感性为97%,特异性为47%[37]。需要注意的是,主动脉夹层伴假腔血栓形成、主动脉壁内血肿和主动脉穿透性粥样硬化性溃疡可能不会导致D-二聚体水平的升高[17]。此外,患者在发病24小时后才出现症状,这会影响D-二聚体水平。虽然D-二聚体阴性结果对于低危患者可能有用,但是在高危患者中,D-二聚体检测提供的阴性似然比是不充分的,且不能排除该疾病[17]。

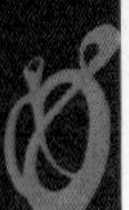

诊断技术

如果患者的临床表现提示主动脉夹层,及时准确地做出诊断十分重要。现有的诊断手段包括增强 CT、MRI、主动脉造影、经胸或经食管超声心动图。经食管超声心动图、螺旋 CT 和 MRI 对疑似主动脉夹层患者具有很高的诊断准确性[1,2,17]。每种诊断手段在诊断准确性、速度、便捷度及风险方面都有各自的优缺点。选择何种手段往往取决于当地医院的具体情况和现有设备条件。对于高度疑似主动脉夹层患者,如果第一种诊断成像技术提示阴性或无明确诊断结果的,应给予其他诊断手段进一步排除主动脉夹层。当比较这几种不同成像技术时,医生必须考虑需要获得何种诊断信息。除了诊断夹层类型和位置外,其他有用的信息包括解剖学特征、夹层并发症,包括范围、入口和出口、假腔通畅性、分支血管累及情况、主动脉瓣反流的严重程度、心包积血、冠状动脉受累情况、灌注不良和破裂。

CT

增强 CT 已成为诊断主动脉夹层最常用的方法。最好用心电门控多平面扫描,可消除主动脉搏动伪影[2]。如果增强 CT 图像中存在两个独特的主动脉管腔,不管是被内膜瓣所分隔或造影剂不同显影速率所区别,均可以诊断主动脉夹层(图 63.15;另见图 63.9)。假腔通常比真腔具有更慢的流量和更大的直径[1,2]。增强 CT 诊断主动脉夹层的准确性高,灵敏度和特异性为 98%~100%[2,17]。螺旋增强 CT 可对主动脉弓及其分支进行三维成像,有助于下一步行腔内修复。CT 需要静脉注射对比剂,如果没有进行对比剂造影,仅靠 CT 平扫很难发现主动脉夹层。CT 可识别假腔内血栓、主动脉破裂、分支血管受累情况和真假腔的血供情况。而它最大的弊端是无法评估冠状动脉和主动脉瓣受累情况、无法排除心脏运动伪影和植入式设备导丝伪影,此外还可能发生碘化造影剂相关并发症,特别是在肾衰竭患者中(见第 98 章)。

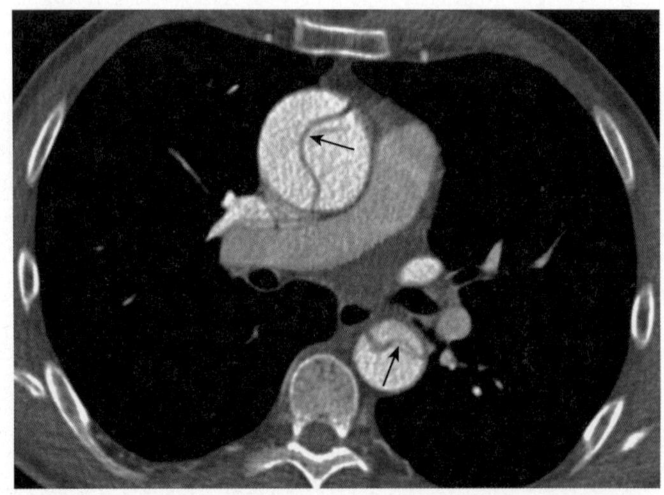

图 63.15 急性主动脉夹层的增强 CT 扫描。升主动脉扩张,升主动脉(上面箭头)和降主动脉(下面箭头)中均可见复杂的内膜瓣

磁共振成像

MRI 诊断主动脉夹层具有极高的准确率,敏感性和特异性为 98%,同时它不需要静脉碘化对比剂以及无辐射[1,2,17](图 63.16)。MRI 可以通过多平面三维重像技术和磁共振电影相位对比法来观察血管的血流情况,从而鉴别慢血流、血栓以及主动脉瓣反流情况。MRI 可以利用磁共振血管造影增强技术来观察主动脉分支的形态结构。MRI 可以准确地发现心包积液、主动脉破裂、内膜破裂的入口和出口。磁共振血管造影增强技术不仅可以检测主动脉瓣反流,还可以评估反流的严重程度。然而,MRI 也存在一些局限性。首先,MRI 禁用于安装有植入性装置(如心脏起搏器、除颤仪)和其他金属植入物的患者中。其次,在许多医院和急诊室中,MRI 一般不作为紧急检查设备,因为在紧急情况下,MRI 检查往往要比 CT 花费更长的时间。因此,MRI 一般不作为急性主动脉夹层的初始诊断手段。由于 MRI 高质量图像特点以及无电辐射等优点,所以 MRI 常作为主动脉夹层患者长期随访的首选检查手段。

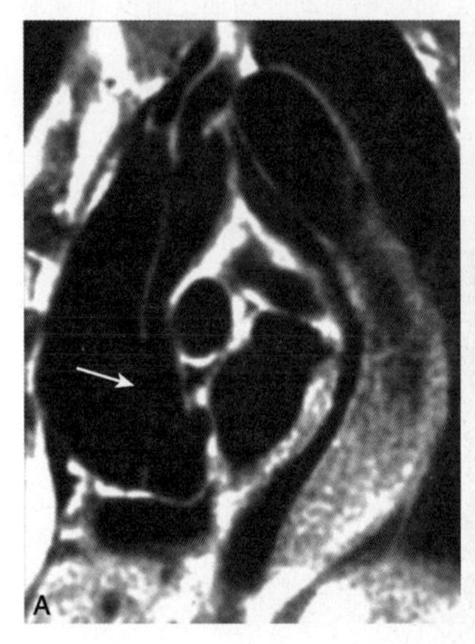

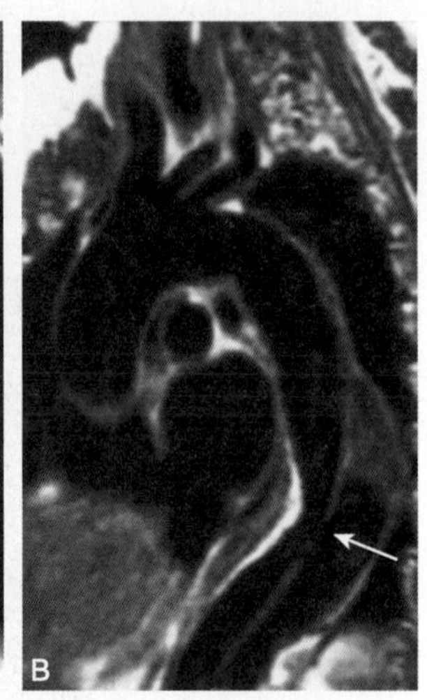

图 63.16 自旋回波磁共振成像。A,A 型夹层。B,B 型夹层。入口部位可视化为内膜瓣的线性图像的焦点中断(箭头)。(引自 Baliga RB, Nienaber CA, Bossone E, et al. The role of imaging in aortic dissection and related syndromes. JACC Cardiovasc Imaging 2014;7:406-24.)

超声心动图

诊断主动脉夹层的超声心动图表现是将主动脉腔分隔为真腔和假腔的漂动的内膜瓣[1,2]。当彩色多普勒血流显示真假腔的分流情况,且可检测内膜撕裂。当假腔内血栓形成、钙化内膜移位或主动脉壁增厚等可提示主动脉层的存在。

经胸超声心动图

TTE 诊断 A 型主动脉夹层的敏感性为 70%~80%,特异性为 93%~96%,但与其他诊断 B 型主动脉夹层的方法相比,它的敏感性较低(31%~55%)[17]。先进的成像技术和对比度增强可以提高 TTE 诊断 A 型主动脉夹层的准确性[1,2]。由于 TTE 检测主动脉夹层的敏感性降低,阴性结果不排除急性主动脉夹层,但是某些情况下如扩张的主动脉、主动脉瓣反流、或心包积液则支持主动脉夹层。

经食管超声心动图

TEE 对急性主动脉夹层具有很高的诊断准确率,其敏感性为约 98%,特异性为 95%,但其准确性取决于操作者(图 63.17)。TEE 检测远端升主动脉和近端主动脉弓的能力有限,但对胸主动脉其他部

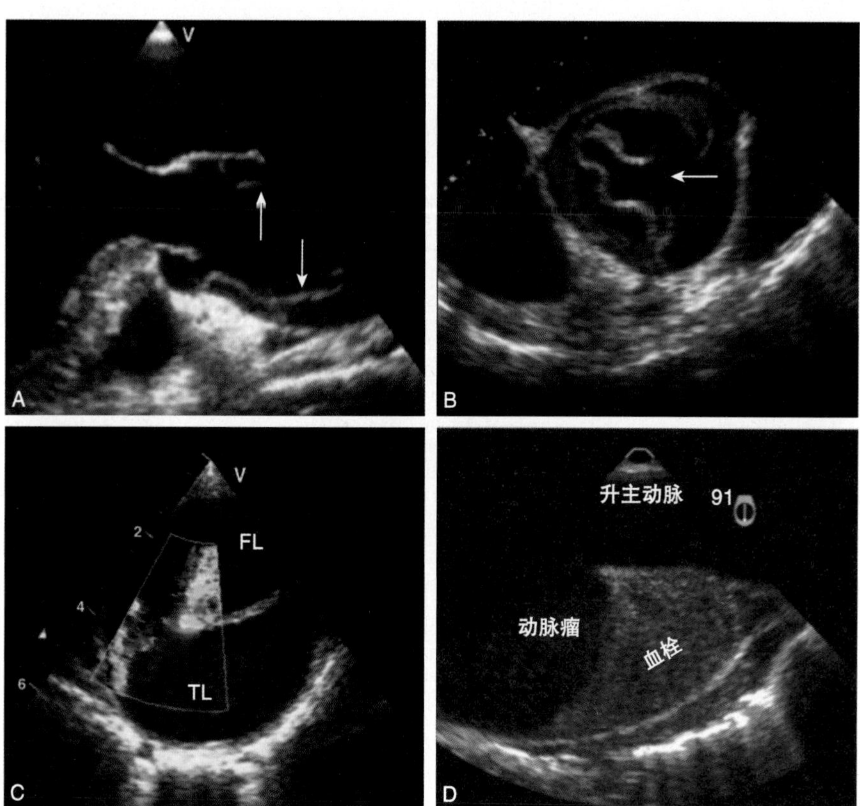

图 63. 17　经食管超声心动图评估胸主动脉疾病。在纵轴和短轴视图中可见急性 A 型夹层,箭头所示夹层内膜片(A)和靠近主动脉瓣叶的内膜撕裂(B)。C,慢性 B 型夹层的彩色血流图显示血液涌入假腔,证明真腔(TL)与假腔(FL)之间存在相交通的血流信号。D,慢性 B 型夹层动脉瘤假腔中可见部分血栓形成。(From Baliga RB, Nienaber CA, Bossone E, et al. The role of imaging in aortic dissection and related syndromes. JACC Cardiovasc Imaging 2014;7:406-24.)

位的探测能力和图像效果均比较良好。在 75%~100% 的病例中 TEE 可以观察到内膜撕裂,区分真假腔,并识别内膜瓣的开窗部位。TEE 显示真腔的特征包括较小的管腔、收缩期扩张、收缩期顺行血流、收缩期血流由真腔进入假腔,以及早期和快速对比增强的超声心动图[1,2]。TEE 诊断夹层并发主动脉瓣反流的敏感性为 100%,并可能定义其机制。TEE 还可以提供其他重要信息,如室壁运动情况、左室收缩功能、是否存在心包积液,可能有助于腔内治疗。

主动脉造影

主动脉造影不再用于对疑似急性主动脉夹层的患者作出初步诊断,现在主要用于腔内修复或冠状动脉造影。夹层在主动脉造影的表现,包括真假腔或内膜瓣、主动脉腔位移变形、主动脉壁增厚、分支血管受累和主动脉瓣反流。与其他影像学诊断技术相比,主动脉造影的诊断准确率相对较低。当假腔内血栓形成,真腔和假腔内对比剂密度相同或同时显影以及存在壁内血肿时,主动脉造影可出现假阴性结果。

成像手段的选择

由于增强 CT 在大部分急诊室可以进行,因此增强 CT 是主动脉夹层最常用的首选影像学检查手段。对于可能有造影剂肾病风险的患者,临床医生往往很难决定是否要进行增强 CT 检查,但要时刻记住单纯 CT 平扫是无法诊断主动脉夹层的。当存在对比剂禁忌证时,非增强 MRA 可诊断主动脉夹层。TTE 可能能够诊断主动脉夹层,但其排除主动脉夹层的灵敏度低。当急诊室或医院不具备 TEE 和 MRI 检查条件时,临床医生需要权衡造影剂带来的风险和延误诊断潜在的致命后果。

冠状动脉造影的作用

由于担心延误紧急手术,因此不建议在急性 A 型主动脉夹层手术前进行常规冠状动脉造影[17]。除了会延误治疗时间外,完成冠脉造影在技术上也存在困难。导管有可能无法进入真腔,并且导管或导丝有可能损伤主动脉,从而导致夹层扩展或主动脉壁穿孔。对于接受手术治疗的急性 A 型夹层患者,常可在术中矫正夹层累及的冠状动脉,且不需要血管造影。

评估和处理方法

胸主动脉疾病指南为患者提供了一种与急性主动脉夹层临床表现相符的处理方法[17,50](图 63.18)。床边风险评估确定患者是否具有以下 3 种高风险特征中的任何一种:①高风险病史(马方综合征或相关疾病、家族性胸主动脉瘤、主动脉疾病家族史、已知的主动脉瓣疾病如二叶式主动脉瓣、近期主动脉手术,或已知的胸主动脉瘤);②高风险疼痛特征,包括胸部、背部或腹部疼痛,描述为骤然出现、剧烈疼痛、撕裂样痛/锐痛/刺痛;③高风险体征,包括灌注不足表现(脉搏短绌、双侧收缩压不对称、局灶性神经功能缺损)、新发主动脉瓣关闭不全杂音或低血压。患者同时存在两个或更多高风险特征则高度提示主动脉夹层。高度疑似急性主动脉夹

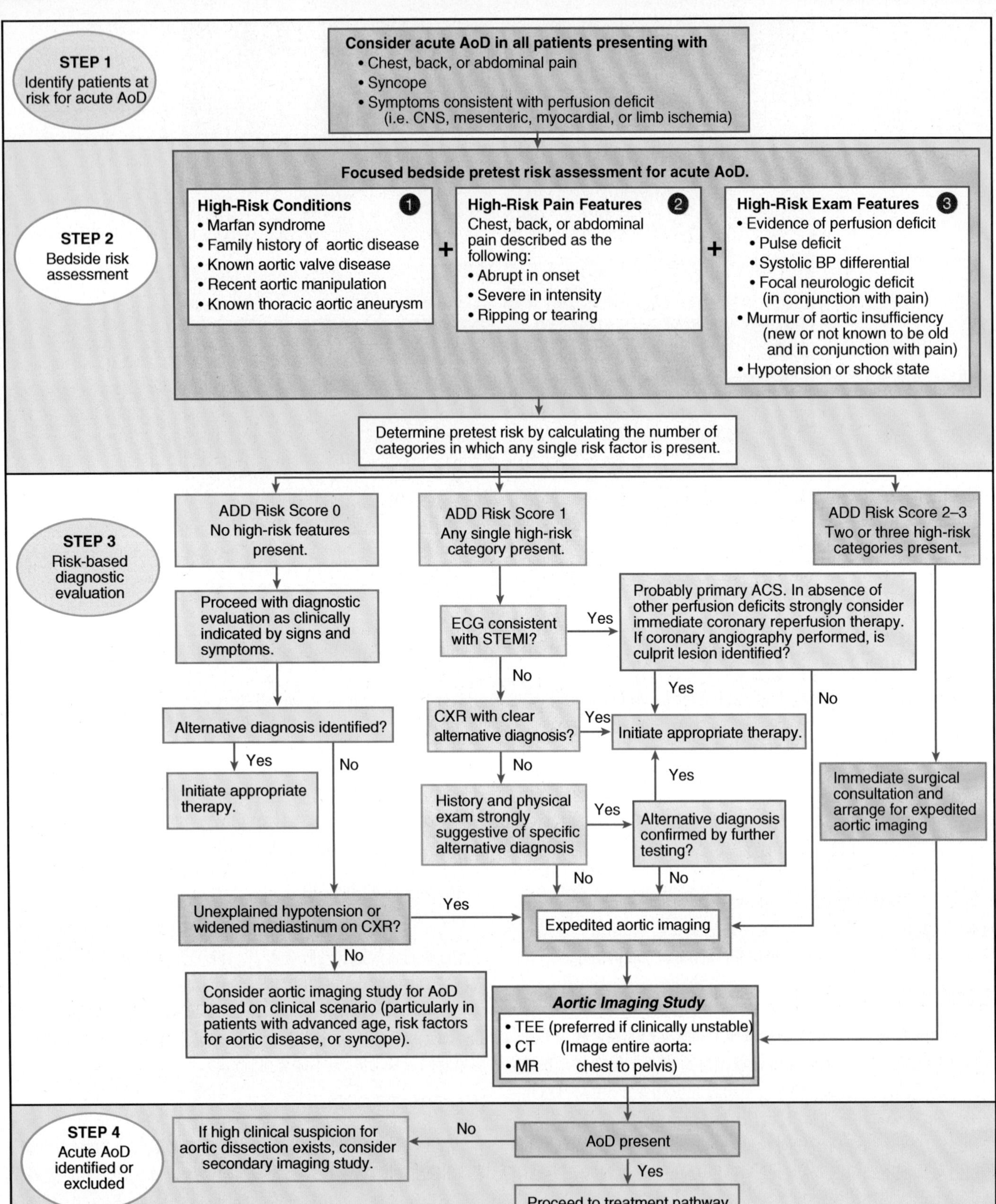

FIGURE 63.18 Evaluation pathway for aortic dissection(AoD). ACS, Acute coronary syndrome; ADD, aortic dissection detection; BP, blood pressure; CNS, central nervous system; CXR, chest x-ray film; STEMI, ST-segment elevation myocardial infarction. (Adapted from Hiratzka LF, Bakris GL, Beckman JA, et al. 2010 ACCF/AHA/AATS/ACR/ASA/SCA/SCAI/SIR/STS/SVM guidelines for the diagnosis and management of patients with thoracic aortic disease: a report of the American College of Cardiology Foundation/American Heart Association Task Force on Practice Guidelines, American Association for Thoracic Surgery, American College of Radiology, American Stroke Association, Society of Cardiovascular Anesthesiologists, Society for Cardiovascular Angiography and Interventions, Society of Interventional Radiology, Society of Thoracic Surgeons, and Society for Vascular Medicine. *Circulation*. 2010; 121: e266-e369.)

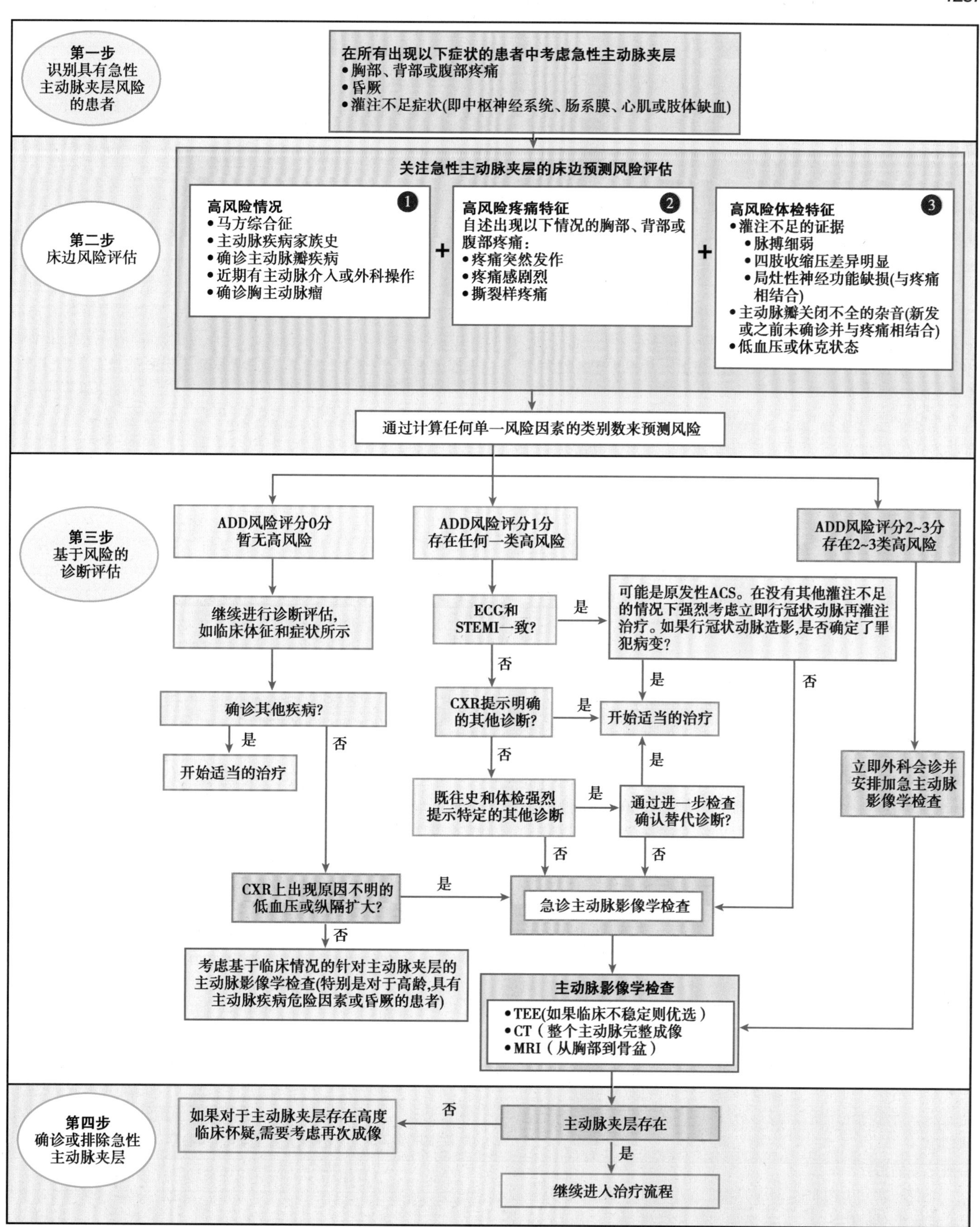

图 63.18 主动脉夹层(AoD)的评估流程。ACS,急性冠脉综合征;ADD,主动脉夹层检测;CXR,胸部X线片;STEMI,ST段抬高心肌梗死。(改编自 Hiratzka LF, Bakris GL, Beckman JA, et al. 2010 ACCF/AHA/AATS/ACR/ASA/SCA/SCAI/SIR/STS/SVM guidelines for the diagnosis and management of patients with thoracic aortic disease: a report of the American College of Cardiology Foundation/American Heart Association Task Force on Practice Guidelines, American Association for Thoracic Surgery, American College of Radiology, American Stroke Association, Society of Cardiovascular Anesthesiologists, Society for Cardiovascular Angiography and Interventions, Society of Interventional Radiology, Society of Thoracic Surgeons, and Society for Vascular Medicine. *Circulation*. 2010;121:e266-e369.)

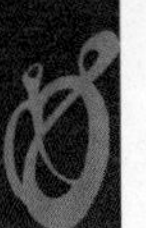

层的患者需要咨询是否行紧急手术和影像学检查。低主动脉夹层风险的患者需要考虑其他诊断，但当其他诊断被确定排除或可能性很小时，主动脉影像学检查则非常必要。目前仍需要进一步研究以验证该风险评分的准确性。

处理

胸主动脉疾病指南为急性主动脉夹层患者提供了可参考的处理方法（图 63.19）[17]。初步医疗处理包括保持病情稳定、控制疼痛、β 受体阻滞剂降低血压以减弱左心室收缩力（dP/dt），这些措施应该在对患者进行诊断评估的同时立即实施。降低血压可减少主动脉夹层延伸和主动脉破裂的风险。主动脉夹层死亡率很高。在国际急性主动脉夹层注册初次报告中，采取医疗处理的急性 A 型夹层患者，其在第 1 天死亡率为 20%，在 48 小时内死亡率为 30%[47]。最近的国际急性主动脉夹层注册更新报告中，经治疗急性的 A 型夹层患者，其 24 小时生存率为 82%，7 天时为 51%，30 天时为 40%，60 天时为 38%[36]。紧急手术可提高急性 A 型夹层患者的生存率，采取手术治疗的 A 型夹层患者，其住院死亡率为 18%；而采取药物治疗的患者，其死亡率为 56%[38]（见图 63.12）。年龄不应单独成为手术治疗的排除标准[1]。建议对急性 B 型夹层进行初步药物治疗。对急性主动脉夹层患者需要进行多学科紧急评估和处理。对于急性夹层患者，建议急诊转诊至具备心血管外科、血管外科、介入放射科和心血管内科的三级医疗中心[1,17]。手术量较高的医院，采取手术治疗的急性 A 型和 B 型夹层患者，其死亡率较低[1,51]。

降压治疗

建议将收缩压降至 100~120mmHg 或是维持重要脏器的最低灌注水平，使心率维持在 60~80 次/min[37]。无论是否存在收缩期高血压，均需使用 β 受体阻滞剂。为了更快地降低心率和左室收缩力（dP/dt），通常会静脉推注 β 受体阻滞剂。艾司洛尔通常采用 1 000μg/kg 静脉推注作为起始剂量，并以 150~300μg/(kg·min) 持续静脉滴注。拉贝洛尔最初剂量为静脉注射 20mg，注射时间超过 2min，之后每 10min 可追加 40~80mg（最大累积剂量 300mg），直至心率和血压得到控制为止。然后从 2~10mg/min 连续静脉推注，最大累积剂量 300mg。硝普钠对紧急降低动脉血压十分有效，但单独使用时可能会升高 dP/dt；因此，硝普钠必须与 β 受体阻滞剂连用来治疗急性主动脉夹层。硝普钠最初剂量为 0.3~0.5μg/(kg·min)，根据需要上调 0.5μg/(kg·min)。急性主动脉夹层往往需要多种药物来控制动脉血压和心率，静脉注射血管紧张素转化酶抑制剂和硝酸甘油非常有效。用于严重高血压的其他药物包括尼卡地平（5mg/h，可增加至最大 15mg/h）。评估急性夹层中的顽固性高血压患者时，临床医生必须考虑肾动脉灌注不良，这可能需要腔内治疗。前几天后，需要联合多种抗高血压药物来紧急控制血压。持续存在严重高血压或肾缺血征象应及时评估肾动脉受累情况。

心脏压塞的治疗

心脏压塞发生在 8%~31% 的急性 A 型夹层中，亦是这类患者死亡的最常见原因[1,17,52]。心脏压塞往往会出现低血压、晕厥或精神状态改变。主动脉夹层患者一旦合并出现心脏压塞，其住院死亡率会加倍[52]。夹层患者因急性心包积血行心包穿刺术可导致复发性出血和急性血流动力学崩溃，特别是如果患者丢失更大量的液体且血压增加导致心包进一步快速出血。因此，如果合并心脏压塞的 A 型主动脉夹层患者病情相对稳定时，进行心包穿刺的危险性超过获益。据报道，在 A 型主动脉壁内血肿的亚洲人群患者中，心包穿刺治疗心脏压塞还是比较有效的[17]。继发于升主动脉夹层的心包积血导致的低血压或休克需要紧急主动脉手术。然而对于只有手术才能存活的患者，术前只抽取少量心包积液，使病情尽量稳定，可能会挽救生命，这应被视为一种特殊情况下的治疗方案。

明确的治疗

急性主动脉夹层的最终治疗包括对具备手术修复指征的 A 型夹层患者的紧急手术治疗。A 型急性主动脉夹层常有疾病进展的风险，如主动脉破裂、主动脉瓣反流伴心力衰竭、脑卒中、心脏压塞和内脏血流灌注不足等。与药物治疗相比，紧急手术可显著提高 A 型急性主动脉夹层的生存率[17,18,47]。在最近的国际急性主动脉夹层注册中，手术治疗的 A 型主动脉夹层患者的死亡率为 18%，而药物治疗患者的死亡率高达 58%（通常是因为高龄和其他疾病无法进行手术治疗）[36,38]（见图 63.12）。在经验丰富的医疗中心，手术治疗的急性 A 型夹层，其 30 天死亡率为 10%~35%[37,38,47,49]。死亡率增加的因素包括休克、心力衰竭、心脏压塞、心肌梗死、肾衰竭、年龄和灌注不良[17,47,49,53]。在 70 多岁手术治疗的 A 型主动脉夹层患者中，其死亡率为 16%，在 80 多岁患者中为 35%[49]。尽管 A 型夹层急性期若出现休克则与高死亡率相关，但急性期无论是否存在休克，幸存者的远期死亡率相似[54]。术前和术后床边风险预测工具可以估计急性 A 型主动脉夹层的手术相关风险[55]。

选择性 A 型夹层的患者已经接受了成功的主动脉腔内修复和复合治疗，但由于技术和解剖学的限制，该领域需要更多的数据支持[37]。急性逆行性 A 型夹层主要是降主动脉内膜撕裂，通常需要外科手术治疗。据报道，少部分经选择的接受初步药物治疗的患者，当升主动脉扩张是血栓形成而不是动脉瘤时进行及时干预，预后良好。

B 型急性夹层患者的急性死亡率低于 A 型夹层患者，总体住院期间死亡率约为 10%[38,57]。无并发症的 B 型夹层患者住院期间死亡率是比较低的，在仅需要药物治疗的患者中，其死亡率低至 1%~6%[37,38]。但复杂的 B 型夹层具有更高的死亡率，特别是伴有休克或灌注不良时[57]。在国际急性主动脉夹层注册中，57% 的急性 B 型夹层患者接受药物治疗，32% 的患者接受腔内治疗，7% 的患者接受开放式手术治疗，其住院期间死亡率分别为 10%、14% 和 21%[38]（见图 63.12）。国家数据库趋势报告，手术治疗的 B 型夹层患者住院期间死亡率为 14.3%，而主动脉腔内修复术治疗的住院期间死亡率为 7.9%[51]。增长的年龄、女性性别、低血压/休克、主动脉周围血肿、主动脉直径大于 5.5cm 和灌注不足与死亡率增加有关。使用这些变量的模型能帮助预测住院死亡率[57]。复杂 B 型主动脉夹层患者 TEVAR 的典型指征包括内脏或肢体缺血、破裂或即将破裂、主动脉内径迅速扩张、难治性疼痛或夹层逆行延伸至升主动脉（表 63.7）。大多数并发症的首选疗法是血管内介入治疗[1,37]。

表 63.7　B 型主动脉夹层胸主动脉腔内修复的适应证*

破裂	难治性高血压
即将破裂	动脉瘤扩张（>55mm）
灌注不足	直径快速增加
出血性胸腔积液	症状复发
难治性疼痛	

* 如果解剖位置不适合 TEVAR，行开放手术修复。

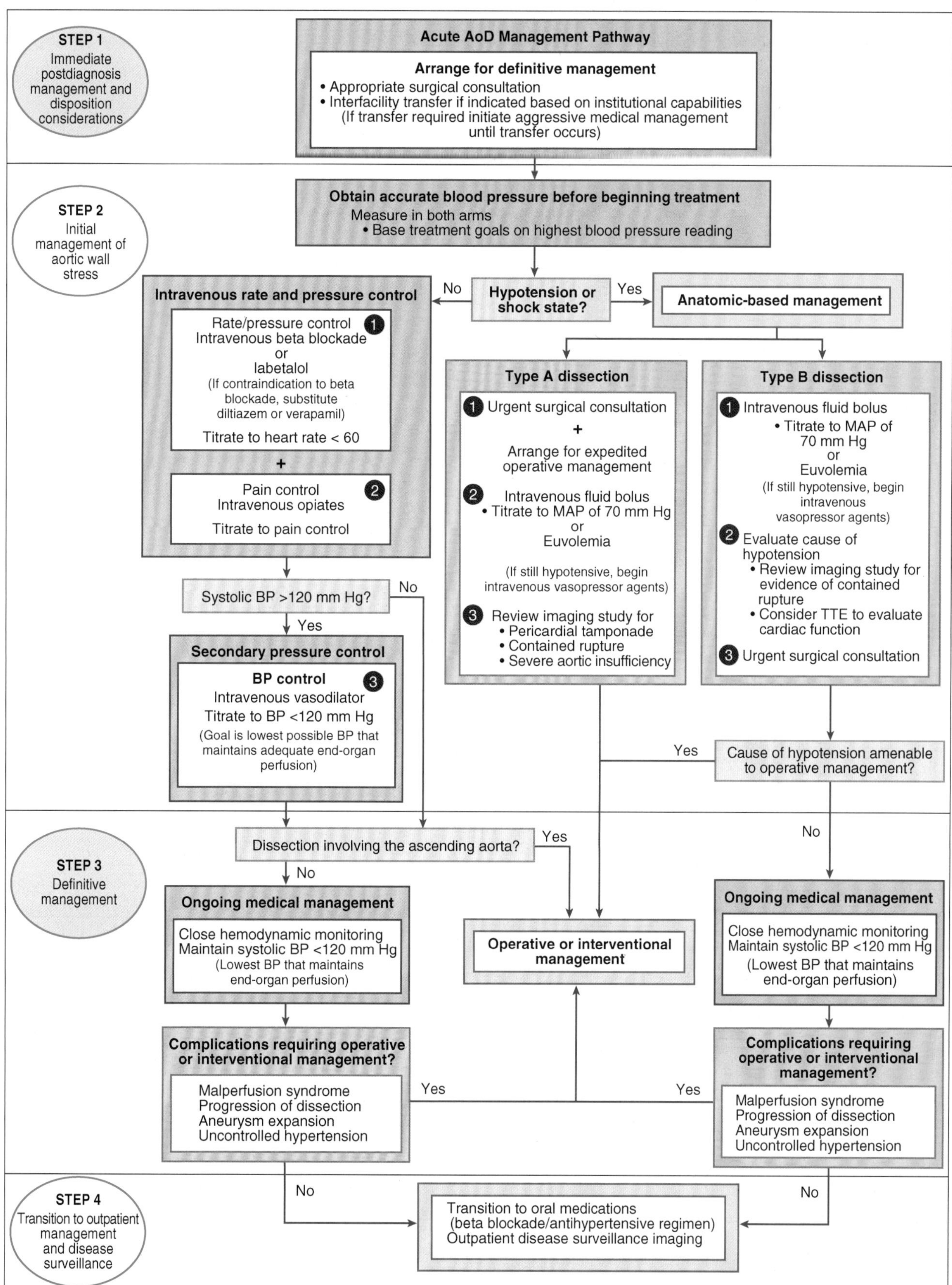

FIGURE 63.19 Management pathway for acute aortic dissection. AoD, Aortic dissection; BP, blood pressure; MAP, mean arterial pressure. (From Hiratzka LF, Bakris GL, Beckman JA, et al. 2010 ACCF/AHA/AATS/ACR/ASA/SCA/SCAI/SIR/STS/SVM guidelines for the diagnosis and management of patients with thoracic aortic disease: executive summary. A report of the American College of Cardiology Foundation/American Heart Association Task Force on Practice Guidelines, American Association for Thoracic Surgery, American College of Radiology, American Stroke Association, Society of Cardiovascular Anesthesiologists, Society for Cardiovascular Angiography and Interventions, Society of Interventional Radiology, Society of Thoracic Surgeons, and Society for Vascular Medicine. Circulation 2010; 121: e266.)

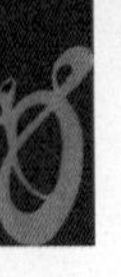

第一步
确诊后立即治疗和处理
急性主动脉夹层治疗流程
安排明确的治疗方案
• 相应的外科会诊
• 如果医疗机构能力有限,需转移至上级医疗机构(如果需要转移,应启动积极的医疗处理,直到转移完成)
第二步
针对主动脉壁压力初始治疗
在开始治疗前获得准确的血压值
测量双侧上臂
• 治疗目标基于最高血压读数
低血压或休克状态?
否
是
静脉药物控制心率和血压
❶ 心率/血压控制
静脉应用β受体阻滞剂
或拉贝洛尔
(如果有β受体阻滞的禁忌证,则用地尔硫䓬或维拉帕米代替)
滴注至心率小于60
+
❷ 疼痛控制
静脉应用阿片类药物滴注至疼痛控制
收缩压大于120mmHg?
是
否
再次血压控制
❸ 静脉应用血管扩张剂,滴注至血压小于120mmHg
(目标是尽可能低的血压,能够维持足够的靶器官灌注)
根据升主动脉是否受累治疗
A型主动脉夹层
❶ 紧急外科会诊
+
安排加急手术治疗
❷ 静脉内液体推注
• 滴定至MAP达到70mmHg
或
至正常血容量
(如果仍然低血压,开始静脉应用血管升压药物)
❸ 回顾影像检查判断是否出现:
• 心包填塞
• 夹层破裂
• 严重的主动脉瓣关闭不全
B型主动脉夹层
❶ 静脉内液体推注
• 滴定至MAP达到70mmHg
或
至正常血容量
(如果仍然低血压,开始静脉应用血管升压药物)
❷ 评估低血压原因
• 回顾影像学检查是否有夹层破裂的证据
• 考虑TTE来评估心脏功能
❸ 紧急外科会诊
低血压的原因适合于手术治疗?
是
否
第三步
明确的治疗
夹层累及升主动脉?
是
否
继续药物治疗
密切监测血流动力学,保持收缩压小于120mmHg(最低血压应保证靶器官灌注)
手术或血管介入治疗
继续药物治疗
密切监测血流动力学,保持收缩压小于120mmHg(最低血压应保证靶器官灌注)
并发症需要手术或血管介入治疗?
灌注不足综合征
主动脉夹层出现进展
动脉瘤扩大
不可控制的高血压
是
是
并发症需要手术或血管介入治疗?
灌注不足综合征
主动脉夹层出现进展
动脉瘤扩大
不可控制的高血压
否
否
第四步
过渡到门诊随访和疾病监测
过渡到口服药物治疗
(β受体阻滞剂/抗高血压治疗方案)
门诊影像学检查监测疾病情况

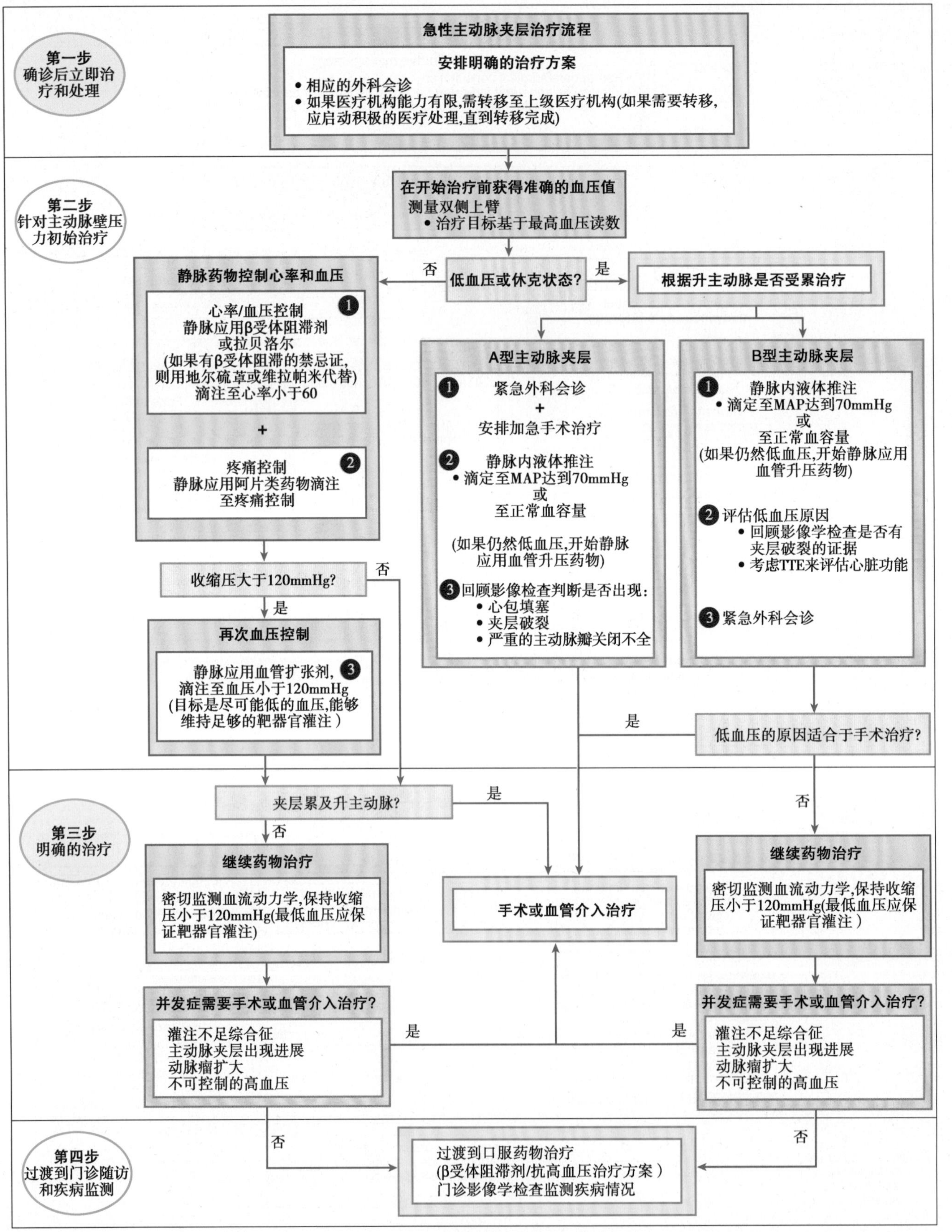

图 63.19 急性主动脉夹层的治疗流程。(引自 From Hiratzka LF, Bakris GL, Beckman JA, et al. 2010 ACCF/AHA/AATS/ACR/ASA/SCA/SCAI/SIR/STS/SVM guidelines for the diagnosis and management of patients with thoracic aortic disease: executive summary. A report of the American College of Cardiology Foundation/American Heart Association Task Force on Practice Guidelines, American Association for Thoracic Surgery, American College of Radiology, American Stroke Association, Society of Cardiovascular Anesthesiologists, Society for Cardiovascular Angiography and Interventions, Society of Interventional Radiology, Society of Thoracic Surgeons, and Society for Vascular Medicine. Circulation 2010; 121: e266.)

原发性主动脉弓夹层比较罕见，往往需要个性化治疗。急性主动脉弓夹层的手术修复死亡率在15%～29%之间。如果累及升主动脉，则被纳入A型主动脉夹层，常建议紧急手术治疗。许多学者主张对不累及升主动脉的原发性主动脉弓夹层进行初步的药物治疗，而也有学者则建议对一些原发性主动脉弓夹层，尤其是存在动脉瘤迅速扩大的患者进行紧急手术。对于逆行延伸至主动脉弓的B型夹层的处理尚存争议；大多数推荐初步的药物治疗。孤立性腹主动脉夹层很罕见，并与高血压、之前存在的动脉瘤疾病或遗传病有关，这种夹层大多数是自发的，但也有一些是创伤或医源性原因引起的。

手术治疗。急性主动脉夹层手术治疗在技术上要求非常高。由于病变主动脉壁薄弱易碎，常用特氟龙补片来支撑加固主动脉壁，从而防止缝线撕裂脆弱的主动脉瓣壁。

A型主动脉夹层。尽可能正确的开放性手术（OSR）是治疗急性A型主动脉夹层的首选方法，以防止危及生命的严重并发症[1,17]。急性A型夹层患者的手术死亡率与医院/外科医生数量之间存在反比关系[48]。医生必须权衡在缺少外科医生的医疗机构进行手术和转移到具有专业外科医生的医疗机构而延迟手术之间的风险。外科手术目的是治疗或预防主动脉夹层的常见并发症，包括心脏压塞、主动脉瓣反流、主动脉破裂、卒中和内脏缺血。即刻手术目的是切除撕裂的内膜；通过缝合主动脉边缘来封闭假通道；更常用的术式是直接植入移植物来重建主动脉。在A型夹层中，主动脉瓣反流也可通过主动脉瓣悬吊术或AVR来治疗。虽然对直接治疗主动脉重要分支严重灌注不足的时机存在一些争议，但是当这种并发症伴随急性A型夹层时，普遍的共识是首先修复主动脉，因为这将纠正大多数患者主动脉重要分支的灌注不足[1,17,48]。特定患者的治疗必须取决于主动脉分支灌注不足的机制[53]。当出现严重的肠系膜缺血或降主动脉假性缩窄引起的严重分支灌注不足综合征时，有研究提出了对降主动脉首先进行TEVAR[48]。然而，这一方法与最终手术延迟和中期破裂率为5%至23%有关[48]。

进行胸骨正中切开术时，体外循环插管一般从腋动脉或偶尔从股动脉插入以避免对薄弱的主动脉壁造成创伤[48,58]。用聚酯血管移植物取代升主动脉时外科医生会采用专用方法来完成吻合术[58]（图63.20）。大多数患者可以通过放置特氟龙补片和悬吊原有的主动脉瓣来消除假腔。术中主动脉瓣探查和TEE引导有助于了解近端主动脉夹层患者的主动脉瓣情况[58]。当AR使主动脉夹层情况变复杂时，主动脉壁修复、假腔减压和悬吊缝合口至主动脉壁时通常能恢复瓣膜功能。在大约20%到25%的接受保守瓣膜治疗的患者中，主动脉根部扩张或进行性AR可能会进展至非常严重，从而需要AVR或进行主动脉根部置换[58]。当主动脉瓣疾病影响修复时，建议行AVR加升主动脉置换术。若窦道明显扩大，通常用改良Bentall法进行复合瓣膜和根部置换术。如果夹层累及主动脉窦，最好是替换主动脉瓣根部以防止后期发生AR[1]。当主动脉根部扩张而主动脉瓣正常时，目前已经在很多病例上通过再移植技术进行保留瓣叶的主动脉根部置换术取得了成功[17,48]（图63.20）。这个复杂的过程需要更长的手术时间和更高的手术技术，对许多人来说，复合瓣膜和根部置换更合适。对于位于升主动脉的撕裂，在无远端灌注不良和正常形状大小的主动脉弓情况下，需在循环停止情况下行开放式远端吻合的部分置换术[48,58]。

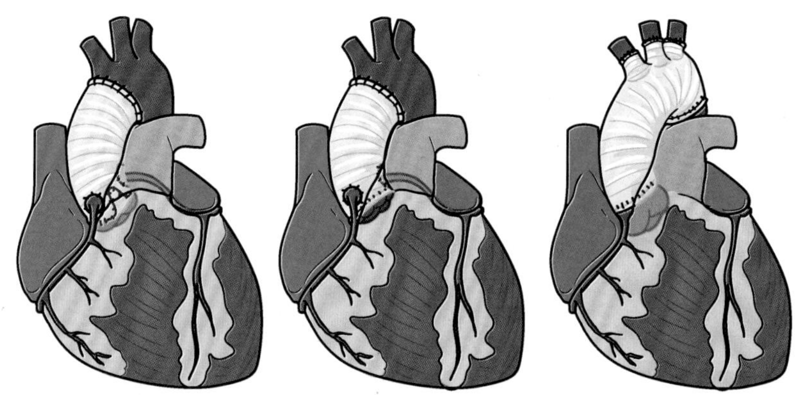

图63.20 不同手术方法修复近端主动脉夹层（A型）。**从左向右：**DAVID法保留原有主动脉瓣行冠状动脉再插入，升主动脉和原有主动脉瓣同时置换术，全主动脉弓置换并与所有头血管吻合。（引自From Nienaber CA，Divchev D，Palisch H，et al. Early and late management of type B aortic dissection. Heart 2014；100：1491-7.）

在超过70%的A型夹层病例中病变累及主动脉弓，而主动脉弓分支受累的比例达到28%～73%[1,17,49,58]。利用深低温循环阻断法，可对不适用于原位切除的广泛主动脉弓及其分支血管内膜撕裂、主动脉弓是动脉瘤或已发生破裂、术中发生主动脉弓撕裂和部分遗传性动脉瘤患者实施主动脉弓移植术。长时间的循环停止增加了发病率和死亡率。分支-移植技术更适合于主动脉弓血管累及的患者[48]。虽然替换整个主动脉弓的复杂手术可能减少假腔的开放，但这种复杂的手术比半主动脉弓或升主动脉手术有更高的风险。然而，德国急性主动脉夹层A型学会（GERAADA）[48]研究报告显示，部分主动脉弓和全动脉弓手术相比，30天死亡率无差异[49]。

扩大远端修补可用于封闭延伸至降主动脉的撕裂，并提高远端假腔的消除。象鼻和冷冻象鼻手术（见前TAAs章）可在急性A型夹层中进行，需要使用多种技术进行广泛的远端修复，包括开放、闭合和混合手术[48,58]（图63.21）。

B型主动脉夹层。B型主动脉夹层患者的治疗随着血管内设备的发展而不断改进。由于OSR死亡率高，稳定的B型主动脉夹层患者通常接受非手术治疗[1,17,37]。继发于主动脉破裂、顽固性疼痛、动脉瘤样肿大或因主动脉分支累及而导致靶器官缺血的复杂B型主动脉夹层，应接受TEVAR治疗，如此则可使发病率和致死率低于OSR[1,37]（见图63.8）。在IRAD登记的1 476例B型夹层患者中，63%的患者接受了药物治疗，死亡

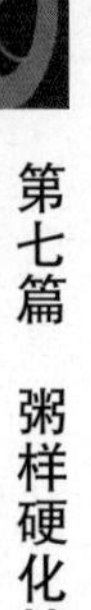

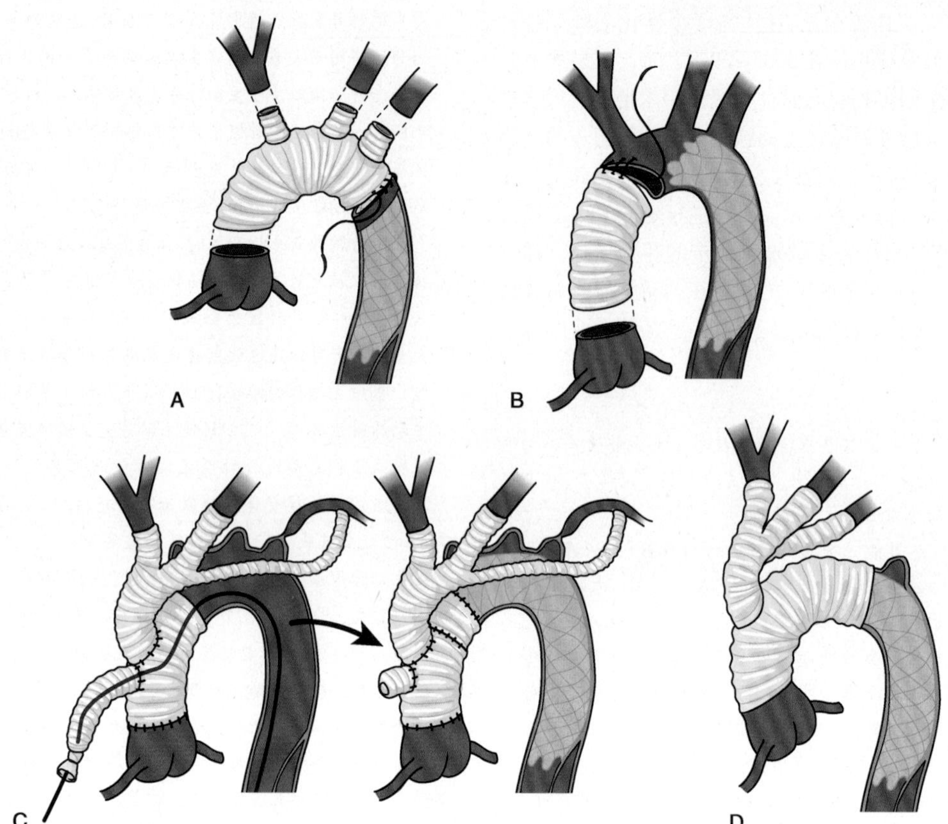

图 63.21 急性 A 型主动脉夹层延伸远端修补术。**A**,在循环停止时行开放式支架移植和伴顺行支架置入胸降主动脉的全主动脉弓置换术。**B**,在循环停止时行开放式支架移植和伴顺行支架置入胸降主动脉的部分主动脉弓置换术。**C**,闭合式混合型主动脉弓支架移植。脱离体外循环支持后,在 X 线透视下将主动脉弓血管近端重连至窦管接头,并将血管内支架展开入升主动脉移植物中。**D**,闭合式支架植入伴混合型主动脉弓置换术。将主动脉弓在左锁骨下动脉水平和聚酯近端着陆区置换用于横弓内支架移植。(引自 El-HamamsyI, Ouzounian M, Demers P, et al. State-of-the-art surgical management of acute type A aortic dissection. Can J Cardiol 2016;32:100-9. Images courtesy Dr. Jehangir Appoo.)

率为 8.7%;23%的患者接受了血管内修补术,死亡率为 12%;13%的患者接受了 OSR,死亡率为 17%[38]。其他大型登记研究报告了在急性 B 型夹层中 OSR 的死亡率约为 32%[37]。STABLE 试验评估血管内移植治疗复杂 B 型夹层的结果是其 30 天死亡率为 4.7%,术后 5 年随访显示有利的主动脉重塑正进行中[59]。DISSECTION 试验用 TEVAR 治疗复杂的 B 型夹层,报告其 30 天死亡率为 8%,12 个月死亡率为 15%[60]。

当一个顽固的假腔持续压迫真腔时,内膜瓣的球囊开窗术使血液从假腔流入真腔,从而解除扩张的假腔对真腔的压迫。然而,单用球囊开窗术和分支血管支架植入并不能缓解灌注不良,可能需要使用 TEVAR[1]。

TEVAR 覆盖原发性内膜撕裂的区域,并将血流导向真正的管腔,促进假腔血栓形成,并使主动脉重塑。这一治疗通常能够纠正灌注不足综合征和分支血管缺血,并且是应对正在扩大的明显的夹层和主动脉破裂的有效方法。目前,血管内器械被批准用于治疗 B 型夹层(急性、慢性、复杂或不复杂)。多达三分之二的患者有持续性灌注假腔,这可能需要再干预和手术转复。如果分支血管持续灌注不足,分支血管支架术或可以纠正这一问题。PETTICOAT 技术是用血管内移植物将假腔的入口封闭,并在开窗条件下向胸主动脉、腹主动脉和分支血管植入支架[37]。复合手术(TEVAR 和 OSR)治疗累及主动脉弓和降主动脉的夹层可能比 OSR 风险更低。升主动脉夹层逆行是一种潜在的致命并发症,可能会发生在 B 型夹层的 TEVAR 期间,这凸显了 OSR 团队在医疗机构进行主动脉夹层内移植时的重要性。

早期无并发症的 B 型主动脉夹层患者,其晚期容易发生动脉瘤形成、主动脉破裂等并发症。早期 TEVAR 是否会改变无并发症的 B 型主动脉的发病率和死亡率目前正在研究中。INSTEAD 试验报告与药物治疗相比,TEVAR 治疗无并发症的慢性 B 型夹层患者的全因死亡率无明显差异[61]。接受 TEVAR 治疗的患者主动脉重构率明显高于药物治疗,包括假腔血栓形成和真腔扩张(TEVAR 主动脉重塑率为 91%,药物治疗仅为 19%)(图 63.22)。TEVAR 治疗组和药物治疗组相比 5 年全因死亡率无差异,但 TEVAR 组主动脉相关死亡率和进行性动脉瘤增大速率明显降低[61](图 63.23)。ADSORB 研究将 TEVAR 与药物治疗无并发症的 B 型主动脉夹层相比较,发现 TEVAR 改善主动脉重构,但 1 年后破裂、与夹层相关事件或总死亡率无差异[62];该研究的 3 年研究数据即将公布。慢性 B 型主动脉夹层中 TEVAR(或 OSR)的典型指征包括进行性主动脉增大(>10mm/年)、动脉瘤样增大(>55mm)、分支灌注不足综合征和反复疼痛[1,37]。慢性 B 型主动脉夹层的治疗是复杂的,因为最近的 Meta 分析显示手术死亡率(OSR,5.6%~21%;TEVAR,0%~14%)和并发症很高(卒中:OSR,0%~13%;TEVAR,0%~12%;脊髓缺血:OSR,0%~16%;TEVAR,0%~13%;肾衰竭:OSR,0%~33%;TEVAR,0%~34%)[63]。再干预率也很高(OSR,6%~29%;TEVAR,4%至 47%)。目前,OSR 适合于动脉直径大于

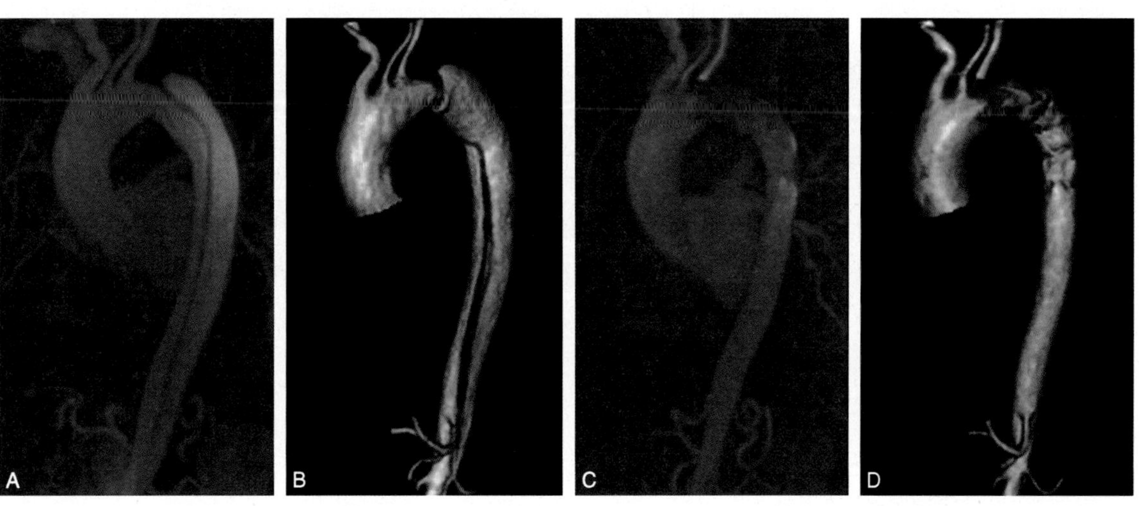

图 63.22 B 型主动脉夹层随机分组前(A,B)和血管内修复后 5 年(C,D)的钆增强矢状面磁共振血管造影。矢状面最大强度投影(A 和 C)和三维重建扫描(B 和 D)显示了完整的随着时间推移主动脉重塑过程;左锁骨下动脉在用血管内移植物引导覆盖后由侧支填充。(引自 From Nienaber CA,Kische S,MD,Rousseau H,et al;INSTEAD-XL trial. Long-term results of the randomized Investigation of Stent Grafts in Aortic Dissection Trial. Circulation Cardiovasc Interv 2013;6:407-16.)

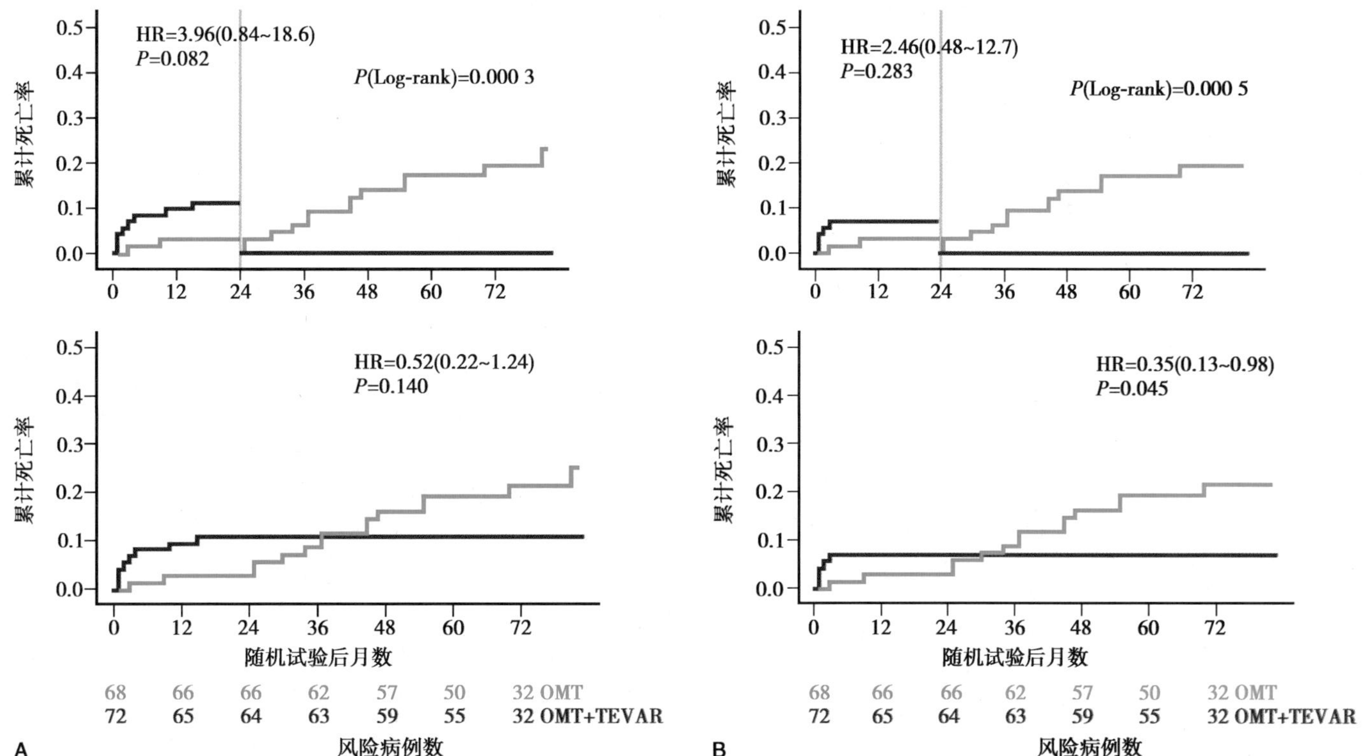

图 63.23 INSTEAD-XL 试验比较血管内介入治疗和药物治疗在非复杂性 A 型主动脉夹层的心血管死亡率。A,Kaplan-Meier 全因死亡率估计和 Landmark 分析优化的药物治疗(OMT)和 OMT+胸主动脉腔内修复(TEVAR)组随机试验断点为 24 个月。经过 2 年的随访,TEVAR 显示了更有益的预后价值。B,Kaplan-Meier 全因死亡率估计和 Landmark 分析优化的药物治疗(OMT)和 OMT+胸主动脉腔内修复(TEVAR)组随机试验断点为 24 个月。经过 2 年的随访,观测到 TEVAR 的死亡率低于单纯 OMT

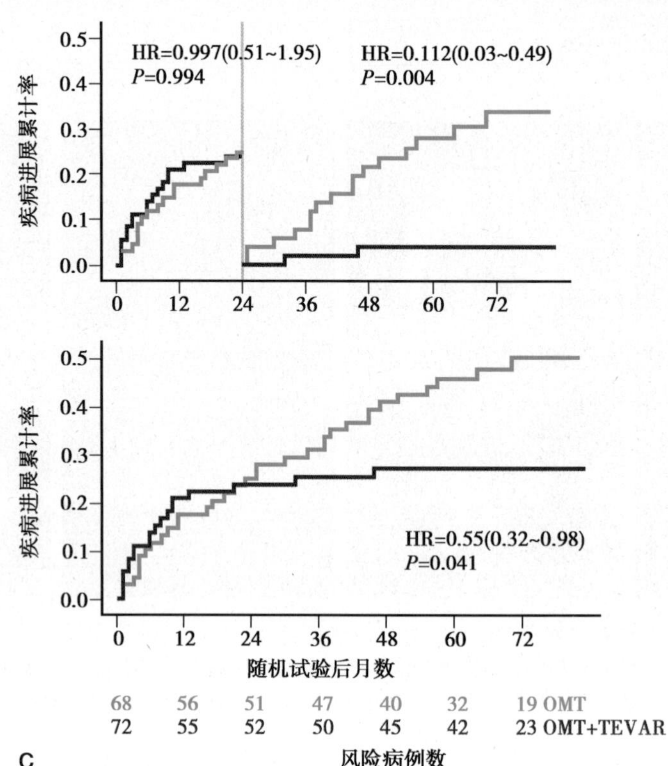

图 63.23(续) C,Kaplan-Meier 估计 OMT 和 OMT+TEVAR 疾病进展和不良事件的合并终点(主动脉相关死亡、转复和辅助干预,包括第二次支架移植手术、外科翻修手术、外周干预)的断点为 24 个月。与 OMT 相比,TEVAR 在随访晚期病情进展较少。HR,危害比。(引自 Nienaber CA,Kische S,MD,Rousseau H,et al;INSTEAD-XL trial. Long-term results of the randomized Investigation of Stent Grafts in Aortic Dissection Trial. Circulation Cardiovasc Interv 2013;6:407-16.)

55mm 的患者,对于主动脉直径大于 60mm 的患者也应接受 OSR,而那些具有手术高风险的患者则应考虑在专业的医疗中心进行血管内修复(欧洲血管外科学会指南)。

长期治疗和随访

A 型主动脉夹层患者 1 年的短期生存率范围为 52%至 94%,5 年长期生存率范围为 45%至 88%[17]。另有报告称,A 型夹层患者术后 1 年生存率约为 90%,5 年生存率为 75%,10 年生存率为 54%[58]。A 型主动脉夹层术后长期随访的单中心研究表明,10 年生存率为 55%~59%,20 年生存率为 24%~30%[64,65]。

仅接受药物治疗的 A 型主动脉夹层患者死亡率很高,诊断后 24 小时死亡率超过 20%,第一周死亡率超过 50%[38,47]。很少有关于药物治疗慢性 A 型主动脉夹层的自然病史资料。据报道仅靠药物治疗的患者,其生存率令人失望,即使对于最初经过住院治疗存活下来的患者亦如此,但 IRAD 报告在 60 天时存活率为 38%[36]。A 型主动脉夹层患者住院接受药物治疗后,1 年生存率变化很大,从不到 20%到 88%不等,3 年生存率据报告高达 68%[66]。不少患者原本处于在亚急性期,应接受手术治疗。有时,患者在评估 AR 或升主动脉扩张时偶然发现有慢性 A 型主动脉夹层。对于慢性 A 型主动脉患者,尤其是升主动脉瘤大于 5.5cm、AR 或出现症状的,建议进行手术治疗[46]。

急性 B 型主动脉夹层患者的长期生存率在 1 年时为 56%至 92%,5 年时为 48%至 82%[66]。这些研究包括有不同的登记标准和缺少血管内介入治疗的单中心报告。尽管如此,B 型主动脉夹层比 A 型主动脉夹层术后长期随访的结果更糟糕。先前的研究表明,在随访中许多患者的死亡与主动脉并发症有关,如破裂、夹层的延伸以及随后的主动脉和血管手术风险。急性 B 型主动脉夹层患者初次住院后 1~3 年生存率分别为药物治疗 78%、手术治疗 83%和血管内介入治疗 77%~98%[36]。

主动脉夹层后的长期治疗原则包括药物治疗、血压控制、筛选患者和一级亲属与主动脉夹层相关的遗传性疾病、主动脉的影像学随访、改善生活方式和宣传教育[34,42]。主动脉夹层一个重要的长期目标是控制高血压,大多数患者血压需控制在 120/80mmHg 以下。高血压控制不佳与晚期发病率和死亡率的增加有关[65,67]。目前还没有随机试验研究比较慢性主动脉夹层后应使用哪种特定药物。β 受体阻滞剂是夹层后最常用的药物,可能与改善生存率(特别是 A 型主动脉夹层)有关[1,68]。β 受体阻滞剂具有降低主动脉压力和 dP/dt 的作用,因此它是首选降压药物,也被推荐用于没有高血压的患者[17]。在随访中发现 β 受体阻滞剂的应用可减少远期手术率[65,67]。钙通道阻滞剂可延长 B 型主动脉夹层后的生存期[68],ACE 抑制剂可能与较低的晚期主动脉事件的发生率有关[67]。戒烟和减少退行性疾病的危险因素也很重要[17]。

许多动脉夹层患者最终确定是一种潜在的主动脉疾病遗传倾向。有些患者有被认为有 MFS 或 LDS 综合征的特征;具备这些特征的患者应进一步检查[13]。CT 或 MRI 显示的腰骶部脊髓内硬脑膜的增宽或扩张往往表明一种潜在的遗传性动脉瘤综合征(例如 MFS,LDS)。一些患者有潜在的 BAV,这种情况在 9%的病例中具有家族遗传性;另外一些患者会有非综合征性的家族性 TAA 或动脉夹层综合征[12]。对大量相关家庭进行调查研究显示,20%患有 TAA 或动脉夹层的患者,存在同样患有胸主动脉疾病的一级亲属,因此，如前面所述，家系筛查是很重要的[17]。

治疗主动脉夹层的长期措施包括定期进行主动脉及其分支的影像学检查，排除相关并发症，尤其是动脉瘤样增大。主动脉弓远端和降主动脉近端是急性主动脉夹层后晚期动脉瘤形成风险最高的部位。2%至13%的患者需要在5年内再次手术，A型主动脉夹层10年后再手术或干预治疗的风险从16%到25%不等[38]。通常对急性夹层患者术后随访的内容包括在出院后第1、3、6、12、18、24个月行CT或MRA检查，此后每年一次，具体时间间隔取决于主动脉的大小及直径的变化[1,17]。MRA检查可作为长期随访手段的优点是其无辐射性。

晚期动脉瘤形成的危险因素包括主动脉扩张、高血压、假腔未切除、假腔直径大于22mm、撕裂口直径大于10mm和部分假腔血栓形成。37 未闭假腔和扩张的降主动脉(>45mm)是动脉瘤和再干预治疗的危险因素[2]。随访时发现假腔内血栓部分形成的患者死亡率高于假腔完全未闭或假腔内血栓完全形成的患者[66]。在部分血栓形成的假腔内可能会因为假腔远端缺乏血液流出道而出现压力升高，并可能导致动脉继发扩张和破裂的风险增高[66]。在CT上显示与血栓形成的假腔相通的溃疡样病变(局限性血液充填囊)与晚期主动脉事件有关。应用四维相位对比法MRI可以鉴别存在主动脉扩张危险的患者[37]。

许多术后主动脉夹层患者晚期死亡的原因，是由于动脉夹层处主动脉破裂或者远端另一个动脉瘤破裂造成的。与假腔扩张相关的动脉瘤壁相对较薄，破裂风险高于退行性动脉瘤。主动脉快速增长(>5mm/年)或主动脉直径大于60mm是破裂的危险因素[2]。对于残余主动脉相关动脉瘤的手术修补时机取决于患者的年龄和一般状况、合并症、潜在疾病进程、动脉瘤扩大率和主动脉绝对大小。一般说来，主动脉夹层后降主动脉直径超过5.5至6cm的患者，或主动脉扩张率超过1cm/年的患者，应对其修复情况进行评估[1,17]。在风险相对较低和特定遗传因素引发TAA的患者中，开放外科修补术运用于较小主动脉直径者是合适的。

改善主动脉夹层患者的生活方式是非常必要的。等距锻炼、包括举重，都会导致血压和主动脉壁压力升高[34]。许多人由于体力活动受到限制需要更换工作、改善他们的工作方式，或因主动脉夹层和/或潜在主动脉疾病而被视为残疾。然而，低到中等水平的许多类型的体育活动，不论性别，被认为是安全的，参加运动可以减轻抑郁和降低血压[34]。

主动脉夹层的变异

除了急性主动脉夹层，急性主动脉夹层综合征还包括主动脉壁内血肿和穿透性动脉粥样硬化性溃疡(见图63.10)。这两种疾病与典型的主动脉夹层有着相似的临床表现，如急性胸痛或背痛，但在影像学和临床处理方面截然不同。主动脉壁内血肿与经典主动脉夹层有许多相同的危险因素，而穿透性动脉粥样硬化性溃疡更常见于降主动脉，并与严重的钙化及动脉粥样硬化有关。

主动脉壁内血肿

在急性主动脉综合征中，不伴有内膜撕裂或假腔形成的主动脉壁中层血肿被称为主动脉壁内血肿[1,2,17,69]。在影像学上显示主动脉壁圆形或新月形增厚5mm或以上。10%~20%的急性主动脉综合征是由主动脉壁内血肿(aortic intramural hematoma，IMH)引起的，亚洲研究比西方队列研究有更高的一致性，发病率可能存在地方差异[70-72]。IMH病例中，累及升主动脉占30%，主动脉弓占10%，降主动脉占60%至70%。IMH可能是滋养血管破裂和随后的壁内出血所致。支持这一理论的证据是IMH在主动脉中膜外侧，而不是经典动脉夹层的内侧位置。内膜的微小撕裂可引起IMH，常规CT检查难以发现内膜如此微小的撕裂。这一特征可能导致忽略不计的血流重新进入真腔内和假腔内血栓形成[1,71]。

用典型的主动脉夹层分型方法，主动脉IMH可分为A型和B型。其与主动脉夹层有许多相同的临床症状和危险因素，主要表现为急性胸背痛。升主动脉IMH可导致AR、心包积血或破裂，但灌注不足不太常见。IMH靠近外膜可以解释为什么IMH常伴发胸腔积液、心包积液和主动脉周围血肿，并是使主动脉破裂处于高危风险的基础[1,71]。

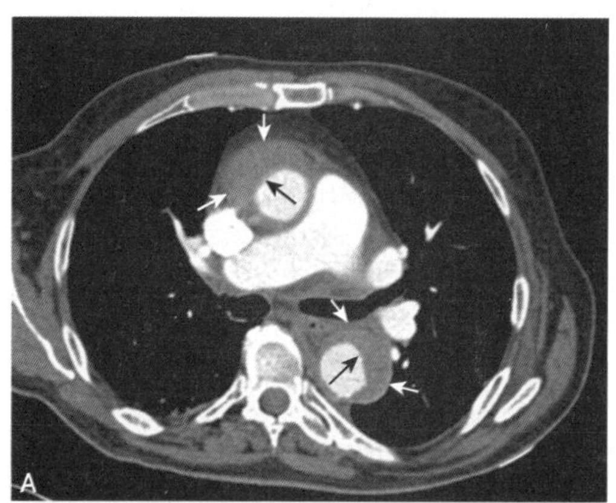

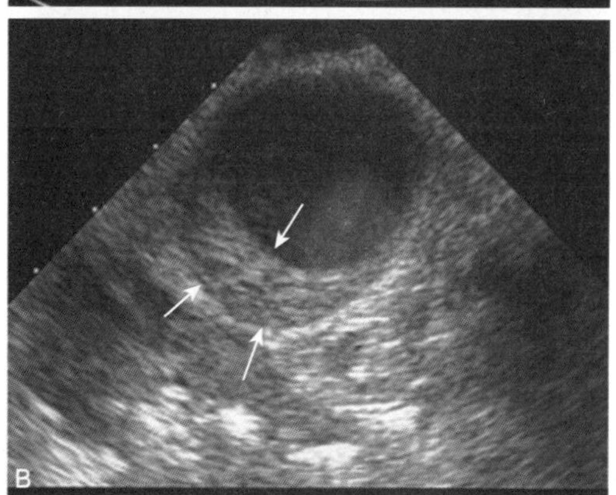

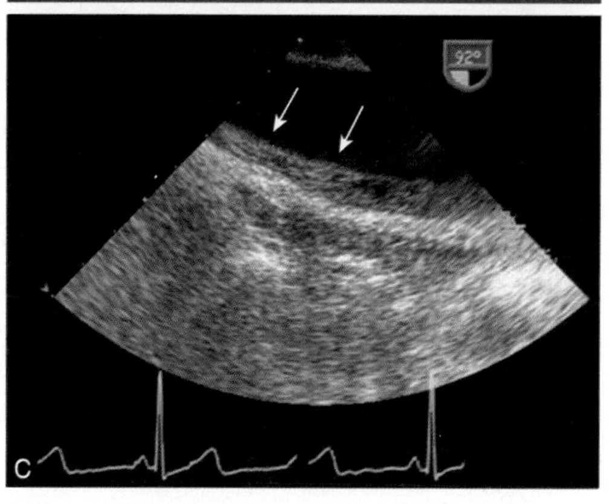

图63.24 主动脉壁内血肿(IMH)。A，增强CT扫描显示A型IMH。升主动脉的环状血肿(上箭头)和降主动脉的新月形血肿(下箭头)。B，经食管超声心动图显示急性B型IMH中降主动脉短轴视图显示管壁呈典型新月形增厚(箭头所示)。C，经食管超声心动图主动脉长轴视图显示出IMH(箭头所示)

IMH 的影像学检查包括 TEE、CT 和 MRI[2]。TEE 敏感性很低。其特征性的 TEE 表现为主动脉壁局灶的新月形或环形增厚 5mm 及以上、偏心的主动脉管腔、移位的内膜钙化、主动脉壁内的无回声区以及主动脉壁内没有内膜撕裂、血液流动的迹象[2]（图 63.24）。在 CT 平扫上，IMH 表现为在主动脉壁的高度衰减区域（由于出血），然而在增强 CT 上主动脉壁因为没有对比剂进入而表现为低衰减区域（见图 63.24）。由于相位差，MRI 显示局灶性的主动脉壁增厚，梯度回波显示主动脉壁内无血流。T2 加权像的高密度信号与 IMH 的血液有关。IMH 并发症的高危因素有溃疡样病变（ulcerlike projections，ULP；位于血肿内与主动脉壁血管腔相通，可能由微小内膜缺损引起）、血肿内局限对比剂增强、血肿增厚和主动脉直径增大[1,69,71]。

与附着血栓的动脉瘤不同之处在于，IMH 有光滑的管腔及曲线形的内壁（见图 63.24）。但有些病例，IMH 很难和有假腔内血栓的主动脉夹层、附壁血栓的主动脉瘤、严重的主动脉粥样硬化相鉴别。通过 TEE 辨别这些通常已经钙化回声增强的内膜是有帮助的，内膜下增厚往往提示 IMH，然而内膜上增厚（在腔面）则提示是动脉瘤内的附壁血栓。与主动脉粥样硬化不同的是，典型的 IMH 和弥漫性主动脉内膜不规则无关，除非伴有穿透性溃疡。

欧洲和美国的早期研究已经报道：A 型 IMH 患者出现并发症的风险很高，包括主动脉夹层（25%至 50%）、心包积血和破裂，单独采用药物治疗的患者死亡率超过 30%[72]。亚洲的研究报告提出了一个非常不同的 A 型 IMH 的初步治疗方案——药物治疗、系列成像以及延长住院时间后进行细致的观察，并已报告对许多患者来说会有更低的死亡率[71]。然而，采用这个方案，许多 A 型 IMH 患者进展为真正的动脉夹层（30%至 40%）、心包积血或破裂而需要紧急手术治疗、具有高死亡率相关的并发症[1,2,70,72]。鉴于 IMH 可能出现不可预知的严重并发症，建议对 A 型 IMH 患者行外科手术，对 B 型 IMH 患者采取药物治疗。

IMH 可能进展为真正的动脉夹层和形成晚期动脉瘤，或可能被完全吸收。对于局限性主动脉弓 IMH 的处理必须因人而异，一些学者推荐对该型患者采用初步药物治疗。B 型 IMH 患者的平均 30 天死亡率药物治疗为 4%，要求手术的患者为 16%。3 年死亡率药物治疗为 14%，手术治疗组为 23%[1]。B 型 IMH 患者术后及接受药物治疗时需继续监测。有研究指出，50%以上的 B 型 IMH 血肿完全消退，然而其余则进展为显而易见的主动脉夹层（5%）、局限性夹层或 ULP（25%）、破裂（4%）或晚期动脉瘤形成（27%）[1]。如果可见 ULP，建议随访中反复进行影像学检查。预测 B 型 IMH 可以消退的因素包括较低的年龄、较小的主动脉直径（<4～4.5cm）、血肿厚度小于 1cm 和术后应用 β 受体阻滞剂[1,69,72]。B 型 IMH 入出现持续疼痛、主动脉瘤、血肿进展、即将破裂或破裂等并发症时则需要手术或 TEVAR[1,69]。由于 IMH 没有内膜缺损或未闭假腔，TEVAR 在这种疾病中的作用尚不清楚，但研究的中期结果对部分患者是有利的[69,70]。

穿透性动脉粥样硬化性溃疡

穿透性动脉粥样硬化性溃疡（penetrating atherosclerotic ulcer，PAU）是动脉粥样硬化斑块穿透动脉壁内弹力层到达中层，常伴不同程度的 IMH 形成[1,2,17,69]。PAUs 可能导致假性动脉瘤形成、主动脉撕裂或晚期动脉瘤。主动脉溃疡可为单发或多发，直径在 5 至 25mm，厚度在 4 至 30mm。PAUS 发生在中至远端降主动脉比主动脉弓、升或腹主动脉常见[1,2]。PAUs 发生在 2%～7%的有症状的急性主动脉综合征患者中[1,69,73]。发生 PAU 的患者通常是具有高血压的老年人，同时有其他血管疾病及心血管疾病的高危因素，许多患者伴有其他部位的主动脉瘤。然而将近 25%的 PAU 是在影像学检查中无意被发现的，PAU 的典型症状包括胸背痛，与典型的主动脉夹层类似。因为 PAU 极易发生破裂，所以认识这种情况很重要。尽管 PAU 可能导致主动脉夹层，但大多数患者不会发生 AR、脉搏细弱或内脏缺血等情况。

PAUs 的影像学诊断技术包括 CT、MRI、TEE 和主动脉造影术。CT 表现包括局灶性主动脉溃疡、伴发的 IMH 和钙化内膜的移位[1,2]（图 63.25）。通常，PAU 表现为在严重动脉硬化背景下，边缘不规则的火山口样外观。在某些病例中，可能很难将 PAU 伴 IMH 与 IMH 伴溃疡样病变予以区分开来[1,2]。CT 也可以显示出胸腔积液、纵隔出血、共存的动脉瘤、不明显的管壁撕裂、假性动脉瘤以及明显的撕裂。大多数患者有不同程度的 IMH 形成。在

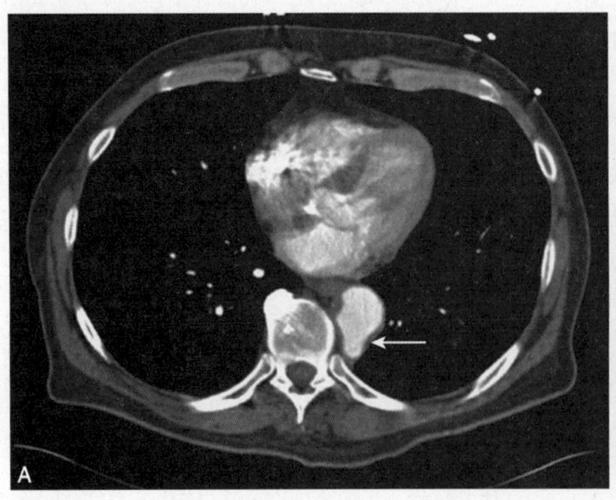

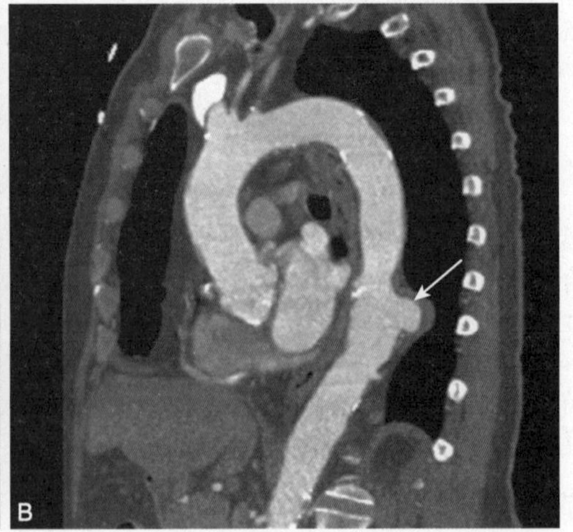

图 63.25 急性动脉粥样硬化性主动脉溃疡（PAU）的 CT 增强扫描。**A**，横断位图像显示主动脉溃疡典型的局灶性突出（箭头所示）。**B**，矢状位图像显示 PAU（箭头所示）伴壁内血肿。有症状的 PAU 增加了主动脉破裂的风险，通常可以通过接受血管内介入治疗来修复。（引自 Braverman AC. Aortic dissection. In Levine GN, editor. Color Atlas of Cardiovascular Disease. New Delhi，India：Jaypee Brothers Medical Publishers；2015，pp 895-903.）

PAU 伴有主动脉夹层情况下，夹层通常包括一小段主动脉和较厚的内膜瓣。PAU 的 MRI 成像表现包括与 IMH 一致的主动脉壁上的高信号区域、局灶性内膜增厚和溃疡样凸出[2]。TEE 能显示常伴有血肿的主动脉粥样硬化以及内膜局灶性溃疡[2]。

PAUs 的自然病史尚不明了，不同患者存在很大差别。这些患者可能很稳定，也可能出现并发症，包括 IMH、远端栓塞、主动脉破裂、假性主动脉瘤（无症状撕裂）、主动脉夹层和囊性或梭状动脉瘤形成[1]。有研究显示，PAU 的增长率是 0.31cm/年。一些研究报道 PAU 患者的主动脉缓慢扩张，而急性或者威胁生命的并发症发生概率很小，但另一些研究则提出相反的见解，认为 PAU 伴有较高的急性并发症发病率[69,73]。通常，升主动脉 PAU 患者应该行外科切除手术。稳定的 B 型 PAU 患者可以药物治疗，辅于严格的观察随访和影像跟踪。当发现无症状 PAU 时，需要进行一系列的影像学检查来证实其稳定性[69]。顽固性或复发性疼痛、覆有 IMH 或主动脉周围血肿，或快速增大破裂风险增加的患者应接受侵入性治疗[1,17,69,73]。TEVAR 或外科手术的适应证可能包括出血的间歇性发展、主动脉周围血肿、膨胀的假性动脉瘤、囊状动脉瘤形成、持续疼痛或破裂[69]。疾病进展的预测因素包括不断增厚的主动脉壁、溃疡直径超过 15 至 20mm 或深度超过 10mm、不断增加的主动脉血肿和胸腔积液[69,74]。因为 PAU 涉及相对局限的主动脉段，对这类高风险人群来说，TEVAR 比 OSR 更适合[69,73]。在 310 例经 TEVAR 治疗的 PAU 患者中，30 天死亡率为 5%，1 年生存率为 91%[73]。更多最近的研究报告显示内漏在 5% 至 20%TEVAR 治疗 PAU 的病例中出现时风险较低[69,73,74]。需要 TEVAR 治疗的 PAU 患者的住院死亡率估计为 4% 至 11%[74]，与主动脉相关的死亡率在 18 个月时为 4%[73]。其他研究报告显示 TEVAR 治疗 PAU 后 5 年生存率为 65%[1,69]。

主动脉炎综合征

主动脉细菌性感染

感染性主动脉瘤（真菌性动脉瘤）是一种罕见而致命的疾病，占所有接受手术治疗的动脉瘤患者中不到 1%[75]。感染可由邻近胸部组织（如纵隔炎、脓肿、感染性淋巴结、脓胸或椎旁脓肿）扩散引起。其他原因包括心内膜炎引起的脓毒症栓子和脓毒症或静脉注射药物滥用时细菌的血行播散。感染最常发生在病变的主动脉，无论是动脉瘤，动脉粥样硬化，或由于先前的主动脉插管或缝合而造成的创伤[75]。尽管这种疾病在发病时可能是隐匿的，但它也可能有一个暴发性病程，这个暴发性病程经常发生动脉瘤破裂（>50%）而且死亡率很高（>25% 至 50%）。标准治疗包括动脉瘤切除，感染软组织的清创，抗生素运用和主动脉重建。大多数患者接受了原位主动脉移植术，其他患者则采用了解剖外旁路手术。TEVAR 已经选择性用于高危患者[75-77]。

感染主动脉瘤的典型三联征包括发热、腹部、背部或胸部疼痛，和特征性的搏动性肿块等症状。然而，只有少数患者表现为典型的三联征。患者常有发热、炎症标志升高的表现。菌血症是常见的，但在 25% 以上的病例中，尤其是在抗生素治疗后，血液培养可能是阴性的。在一些患者中，只有在手术期间，通过培养和革兰氏染色主动脉壁才能查到细菌培养阳性[76,77]。患者通常同时患有如糖尿病、其他慢性疾病或处于免疫功能低下状态，或可能正在接受慢性皮质类固醇治疗。许多患者最近接受过胃肠道手术或侵入性检查。感染性动脉瘤最常涉及肾下主动脉。感染性 TAAs 很罕见，大多累及降主动脉，通常表现为动脉破裂或假性动脉瘤[77]。主动脉重建的移植物感染率在 1%～2%。主动脉移植物肠道腐蚀或瘘管形成是常见的并发症。

感染性主动脉瘤最常见的微生物包括金黄色葡萄球菌、链球菌和沙门菌，但也会发生革兰氏阴性杆菌和真菌的感染[75]。尽管沙门菌可以潜在感染主动脉粥样硬化性动脉瘤，但其也可能直接侵入正常主动脉壁的完整内膜，导致动脉炎和动脉瘤的形成。因此，当血液中出现沙门菌时应当警惕潜在的主动脉种植感染。

CT、MRI 和主动脉造影可作为感染性主动脉瘤的诊断依据。由快速局灶性动脉壁退化引起的囊形动脉瘤是最常见的感染性主动脉瘤[75]（图 63.26）。CT 表现包括破裂的钙化斑、动脉壁的不规则增厚、主动脉周围团块、边缘增强影和主动脉周围的滞后影。气体的出现和脊椎体的腐蚀高度提示感染的存在。动静脉瘘或者主动脉肠道瘘管可以使感染性动脉瘤情况变得复杂。感染性动脉瘤可能迅速扩张，并有破裂的可能。由于大多数降或腹主动脉瘤是动脉粥样硬化所致，因而主动脉瘤累及的主动脉段缺乏钙化时反而可以提示发生感染。感染性动脉瘤的 MRI 特征表现包括软组织团块、线性液体滞留以及边缘高信号。铟-111 标记的白细胞已经用于一些病例的影像学诊断中。氟脱氧葡萄糖正电子发射断层扫描（FDG-PET）可通过检测高代谢活性来帮助诊断真菌性动脉瘤和移植物感染，并可监测抗生素治疗的反应[2,75]。

未经治疗的感染性主动脉瘤一般会扩张并最终破裂，通常进展很快。沙门菌和其他革兰氏阴性菌感染有更强的早期破裂和引起死亡的倾向[77]。单用药物治疗，感染性主动脉瘤的总死亡率超过 50%。感染性 AAA 的治疗包括手术切除感染的主动脉组织，主动脉及其分支进行原位或解剖外移植，清除感染的主动脉周围组织以及长期抗生素治疗等。许多感染性动脉瘤都位于无法接受常规解剖外旁路移植术的位置。通常在肾下 AAA 合并主动脉及其周围化脓的情况下，采取解剖外旁路移植。而肾上动脉瘤和合并有微小化脓病灶的肾下动脉瘤通常采用主动脉原位移植。近年来外科报道的短期死亡率为 10%～40%，胸主动脉真菌瘤 OSR 治疗的死亡率较高[75-77]，2 年生存率为 60%[77]。随后的移植物感染使大约 10% 的患者病情变得复杂，解剖外旁路移植比原位修复导致的结果更糟糕[77]。由于许多主动脉瘤患者被认为存在较高的术后并发症风险，因此有学者提倡对不适合 OSR 的患者进行血管内修补术，血管内修补术也可作为切开修补术的过渡性治疗或者直接作为最终治疗[77]。在经血管内修补术治疗的 130 例主动脉真菌瘤中，感染相关死亡率为 19%，术后 1 个月、12 个月、60 个月和 120 个月生存率分别为 91%、75%、55% 和 41%[77]。

血管内腹部支架移植感染并不常见，发生率为 0.05% 至 5%[78]。假性动脉瘤和动脉瘤膨胀和破裂可能发生。治疗措施包括移除受感染的支架移植物。抗生素浸泡于原位移植处是最常用的方法，有些患者需要进行腋动脉股动脉分流术并进行全移植物切除和缝合主动脉残端[78]。

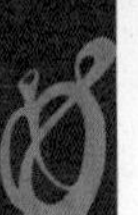

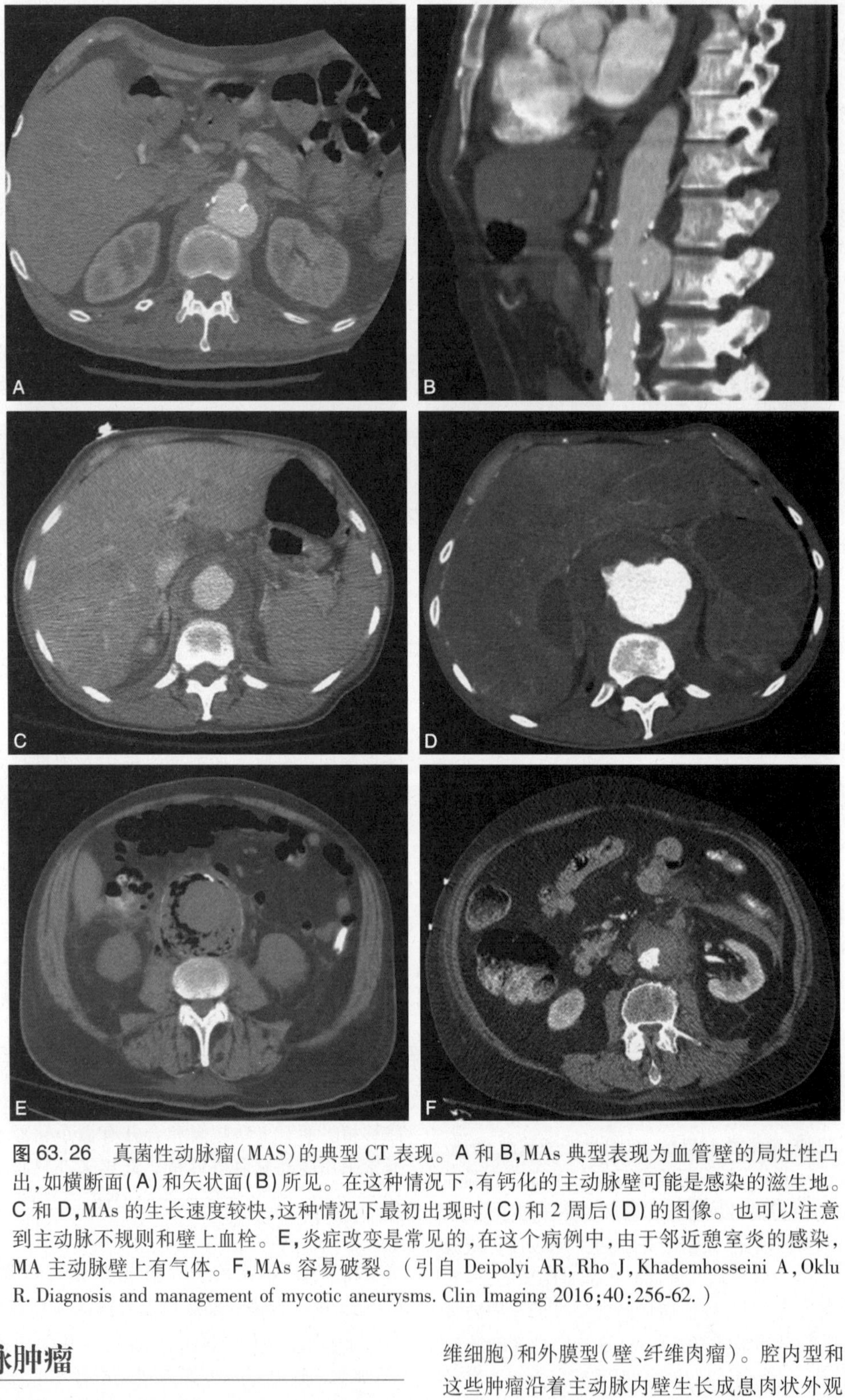

图 63.26 真菌性动脉瘤(MAS)的典型 CT 表现。A 和 B,MAs 典型表现为血管壁的局灶性凸出,如横断面(A)和矢状面(B)所见。在这种情况下,有钙化的主动脉壁可能是感染的滋生地。C 和 D,MAs 的生长速度较快,这种情况下最初出现时(C)和 2 周后(D)的图像。也可以注意到主动脉不规则和壁上血栓。E,炎症改变是常见的,在这个病例中,由于邻近憩室炎的感染,MA 主动脉壁上有气体。F,MAs 容易破裂。(引自 Deipolyi AR, Rho J, Khademhosseini A, Oklu R. Diagnosis and management of mycotic aneurysms. Clin Imaging 2016;40:256-62.)

原发性主动脉肿瘤

影响胸主动脉的肿瘤继发于邻近肿瘤或转移瘤的直接侵袭,尤其是从肺和食管。原发性主动脉肉瘤非常罕见,通常直到组织学检查分析提示恶性才能被发现。平均发病年龄为 60 岁,男性居多[79]。高度恶性肿瘤(87%)、动脉栓塞(47%)和诊断出转移性疾病(45%)较为常见[79]。这些肿瘤最常定位于胸、腹降主动脉。症状包括疼痛、血管栓塞、间歇性跛行、内脏缺血或全身症状。其次也可发生出血性并发症或者侵入邻近组织结构等。主动脉肿瘤分为 3 种类型:腔内型(息肉状)、内膜型(来源于内皮细胞或肌成纤维细胞)和外膜型(壁、纤维肉瘤)。腔内型和内膜型肿瘤最常见,这些肿瘤沿着主动脉内壁生长成息肉状外观,可造成急性动脉栓塞,栓子通常是肿瘤和血栓的混合物,可累及其他内脏动脉,也可造成癌栓广泛转移。外膜(壁)肿瘤很罕见,可侵犯主动脉周围组织和邻近器官。

主动脉肿瘤起源于间叶组织,包括血管肉瘤(37%)、平滑肌肉瘤(13%)、纤维瘤(7%)和未分化肉瘤(39%)。内膜肿瘤可以通过 CT 检查发现,但是常和凸出的动脉粥样硬化斑块相混淆。MRI 被认为是最可靠的诊断手段,能区分肿瘤组织和粥样硬化物质。如果还未发生恶性转移,建议行肿瘤切除术后并进行人工移植物主动脉替代。因为难以广泛切除肿瘤边缘，肿瘤存在复发的可能。肿瘤栓塞性姑息治疗的手段包括动脉内膜切除术、血管内移植和解剖外搭桥术。化疗和放疗用于某些病例取得了有限的成功。中位生存期为11个月，1、3和5年生存率分别为47%、17%和9%[79]。

展望

主动脉疾病已经在基础科学、动物实验、遗传学、临床联盟和注册机构以及翻译研究方面取得了显著的进展。在退行性AAA病和遗传性TAA疾病中的多项药物治疗试验已有先进的转化科学成果，刺激了新的发病机制的提出，确定了治疗的潜在靶点。倡导与患者形成伙伴关系提高了对主动脉疾病的认识。最近关于胸主动脉疾病的管理指南进一步加强了对这些疾病的评估和治疗。包括IRAD、GERAADA和GenTAC在内的大型注册中心为了解主动脉疾病提供了重要的临床和转化医学平台。

用于检测主动脉结构和功能影像学技术也取得了很大的进展，依靠影像手段检测主动脉壁的生物力学、四维血流特征和生物活性的技术，有望进一步了解和治疗主动脉疾病。在血管内治疗、混合治疗和开放手术修复方面的显著进展降低了许多主动脉疾病的发病率和死亡率。血管内介入治疗动脉瘤疾病和急慢性夹层的作用可能会随着时间的推移而发展，因为分支移植物和低剖面递送系统已经可用。应用TEVAR治疗非复杂B型主动脉夹层也许可改变本病的自然病程。

（金贤 译，沈成兴 校）

参考文献

The Normal Aorta

1. Erbel R, Aboyans V, Boileau C, et al. 2014 ESC guidelines on the diagnosis and treatment of aortic diseases: document covering acute and chronic aortic diseases of the thoracic and abdominal aorta of the adult. The Task Force for the Diagnosis and Treatment of Aortic Diseases of the European Society of Cardiology (ESC). *Eur Heart J.* 2014;35(41):2873–2926.

Aortic Aneurysms

2. Goldstein SA, Evangelista A, Abbara S, et al. Multimodality imaging of diseases of the thoracic aorta in adults: from the American Society of Echocardiography and the European Association of Cardiovascular Imaging. Endorsed by the Society of Cardiovascular Computed Tomography and Society for Cardiovascular Magnetic Resonance. *J Am Soc Echocardiogr.* 2015;28(2):119–182.
3. Moll FL, Powell JT, Fraedrich G, et al. Management of abdominal aortic aneurysms: clinical practice guidelines of the European Society for Vascular Surgery. *Eur J Vasc Endovasc Surg.* 2011;41(suppl 1):S1–S58.
4. Chaikof EL, Brewster DC, Dalman RL, et al. The care of patients with an abdominal aortic aneurysm: the Society for Vascular Surgery practice guidelines. *J Vasc Surg.* 2009;50(4 suppl):S2–S49.
5. Davis FM, Rateri DL, Daugherty A. Mechanisms of aortic aneurysm formation: translating preclinical studies into clinical therapies. *Heart.* 2014;100(19):1498–1505.
6. Luyckx I, Loeys BL. The genetic architecture of non-syndromic thoracic aortic aneurysm. *Heart.* 2015;101(20):1678–1684.
7. Lo RC, Lu B, Fokkema MT, et al. Relative importance of aneurysm diameter and body size for predicting abdominal aortic aneurysm rupture in men and women. *J Vasc Surg.* 2014;59(5):1209–1216.
8. Bicknell CD, Kiru G, Falaschetti E, et al. An evaluation of the effect of an angiotensin-converting enzyme inhibitor on the growth rate of small abdominal aortic aneurysms: a randomized placebo-controlled trial (AARDVARK). *Eur Heart J.* 2016;37(42):3213–3221.
9. Schermerhorn ML, Buck DB, O'Malley AJ, et al. Long-term outcomes of abdominal aortic aneurysm in the Medicare population. *N Engl J Med.* 2015;373(4):328–338.
10. Steuer J, Lachat M, Veith FJ, Wanhainen A. Endovascular grafts for abdominal aortic aneurysm. *Eur Heart J.* 2016;37(2):145–151.
11. Oladokun D, Patterson BO, Sobocinski J, et al. Systematic review of the growth rates and influencing factors in thoracic aortic aneurysms. *Eur J Vasc Endovasc Surg.* 2016;51(5):674–681.
12. Andelfinger G, Loeys B, Dietz H. A decade of discovery in the genetic understanding of thoracic aortic disease. *Can J Cardiol.* 2016;32(1):13–25.
13. Braverman AC. Heritable thoracic aortic aneurysm disease: recognizing phenotypes, exploring genotypes. *J Am Coll Cardiol.* 2015;65(13):1337–1339.
14. Verstraeten A, Alaerts M, Van Laer L, Loeys B. Marfan syndrome and related disorders: 25 years of gene discovery. *Hum Mutat.* 2016;37(6):524–531.
15. Lacro RV, Dietz HC, Sleeper LA, et al. Atenolol versus losartan in children and young adults with Marfan's syndrome. *N Engl J Med.* 2014;371(22):2061–2071.
16. Franken R, den Hartog AW, Radonic T, et al. Beneficial outcome of losartan therapy depends on type of *FBN1* mutation in Marfan syndrome. *Circ Cardiovasc Genet.* 2015;8(2):383–388.
17. Hiratzka LF, Bakris GL, Beckman JA, et al. 2010 ACCF/AHA/AATS/ACR/ASA/SCA/SCAI/SIR/STS/SVM guidelines for the diagnosis and management of patients with thoracic aortic disease: a report of the American College of Cardiology Foundation/American Heart Association Task Force on Practice Guidelines, American Association for Thoracic Surgery, American College of Radiology, American Stroke Association, Society of Cardiovascular Anesthesiologists, Society for Cardiovascular Angiography and Interventions, Society of Interventional Radiology, Society of Thoracic Surgeons, and Society for Vascular Medicine. *Circulation.* 2010;121(13):e266–e369.
18. Regalado ES, Guo DC, Prakash S, et al. Aortic disease presentation and outcome associated with *ACTA2* mutations. *Circ Cardiovasc Genet.* 2015;8(3):457–464.
19. Michelena HI, Prakash SK, Della Corte A, et al. Bicuspid aortic valve: identifying knowledge gaps and rising to the challenge from the International Bicuspid Aortic Valve Consortium (BAVCon). *Circulation.* 2014;129(25):2691–2704.
20. Guzzardi DG, Barker AJ, van Ooij P, et al. Valve-related hemodynamics mediate human bicuspid aortopathy: insights from wall shear stress mapping. *J Am Coll Cardiol.* 2015;66(8):892–900.
21. Adamo L, Braverman AC. Surgical threshold for bicuspid aortic valve aneurysm: a case for individual decision-making. *Heart.* 2015;101(17):1361–1367.
22. Wojnarski CM, Svensson LG, Roselli EE, et al. Aortic dissection in patients with bicuspid aortic valve-associated aneurysms. *Ann Thorac Surg.* 2015;100(5):1666–1673, discussion 1673.
23. Carlson M, Airhart N, Lopez L, Silberbach M. Moderate aortic enlargement and bicuspid aortic valve are associated with aortic dissection in Turner syndrome: report of the International Turner Syndrome Aortic Dissection Registry. *Circulation.* 2012;126(18):2220–2226.
24. Hiratzka LF, Creager MA, Isselbacher EM, et al. Surgery for aortic dilatation in patients with bicuspid aortic valves: a statement of clarification from the American College of Cardiology/American Heart Association Task Force on Clinical Practice Guidelines. *J Am Coll Cardiol.* 2016;67(6):724–731.
25. Davies RR, Gallo A, Coady MA, et al. Novel measurement of relative aortic size predicts rupture of thoracic aortic aneurysms. *Ann Thorac Surg.* 2006;81(1):169–177.
26. Wanga S, Silversides C, Dore A, et al. Pregnancy and thoracic aortic disease: managing the risks. *Can J Cardiol.* 2016;32(1):78–85.
27. Kim JB, Kim K, Lindsay ME, et al. Risk of rupture or dissection in descending thoracic aortic aneurysm. *Circulation.* 2015;132(17):1620–1629.
28. David TE, Feindel CM, David CM, Manlhiot C. A quarter of a century of experience with aortic valve-sparing operations. *J Thorac Cardiovasc Surg.* 2014;148(3):872–879, discussion 879.
29. Bonser RS, Ranasinghe AM, Loubani M, et al. Evidence, lack of evidence, controversy, and debate in the provision and performance of the surgery of acute type A aortic dissection. *J Am Coll Cardiol.* 2011;58(24):2455–2474.
30. Grabenwoger M, Alfonso F, Bachet J, et al. Thoracic endovascular aortic repair (TEVAR) for the treatment of aortic diseases: a position statement from the European Association for Cardio-Thoracic Surgery (EACTS) and the European Society of Cardiology (ESC), in collaboration with the European Association of Percutaneous Cardiovascular Interventions (EAPCI). *Eur J Cardiothorac Surg.* 2012;42(1):17–24.
31. Frederick JR, Woo YJ. Thoracoabdominal aortic aneurysm. *Ann Cardiothorac Surg.* 2012;1(3):277–285.
32. Desai ND, Burtch K, Moser W, et al. Long-term comparison of thoracic endovascular aortic repair (TEVAR) to open surgery for the treatment of thoracic aortic aneurysms. *J Thorac Cardiovasc Surg.* 2012;144(3):604–609, discussion 609.
33. Jonker FH, Trimarchi S, Verhagen HJ, et al. Meta-analysis of open versus endovascular repair for ruptured descending thoracic aortic aneurysm. *J Vasc Surg.* 2010;51(4):1026–1032, 1032 e1021-32 e1022.
34. Chaddha A, Eagle KA, Braverman AC, et al. Exercise and physical activity for the post–aortic dissection patient: the clinician's conundrum. *Clin Cardiol.* 2015;38(11):647–651.
35. Braverman AC, Harris KM, Kovacs RJ, et al. Eligibility and disqualification recommendations for competitive athletes with cardiovascular abnormalities. Task Force 7: Aortic Diseases, Including Marfan Syndrome. A scientific statement from the American Heart Association and American College of Cardiology. *Circulation.* 2015;132(22):e303–e309.

Aortic Dissection

36. Booher AM, Isselbacher EM, Nienaber CA, et al. The IRAD classification system for characterizing survival after aortic dissection. *Am J Med.* 2013;126(8):730 e719–730 e724.
37. Nienaber CA, Clough RE. Management of acute aortic dissection. *Lancet.* 2015;385(9970):800–811.
38. Pape LA, Awais M, Woznicki EM, et al. Presentation, diagnosis, and outcomes of acute aortic dissection: 17-year trends from the International Registry of Acute Aortic Dissection. *J Am Coll Cardiol.* 2015;66(4):350–358.
39. David TE, David CM, Manlhiot C, et al. Outcomes of aortic valve–sparing operations in Marfan syndrome. *J Am Coll Cardiol.* 2015;66(13):1445–1453.
40. Elefteriades JA, Ziganshin BA, Rizzo JA, et al. Indications and imaging for aortic surgery: size and other matters. *J Thorac Cardiovasc Surg.* 2015;149(2 suppl):S10–S13.
41. Dean JH, Woznicki EM, O'Gara P, et al. Cocaine-related aortic dissection: lessons from the International Registry of Acute Aortic Dissection. *Am J Med.* 2014;127(9):878–885.
42. Braverman AC. Acute aortic dissection: clinician update. *Circulation.* 2010;122(2):184–188.
43. Braverman AC, Moon MR, Geraghty P, et al. Pregnancy after aortic root replacement in Loeys-Dietz syndrome: high risk of aortic dissection. *Am J Med Genet A.* 2016;170(8):2177–2180.
44. Nunez-Gil IJ, Bautista D, Cerrato E, et al. Incidence, management, and immediate- and long-term outcomes after iatrogenic aortic dissection during diagnostic or interventional coronary procedures. *Circulation.* 2015;131(24):2114–2119.
45. Pape LA, Tsai TT, Isselbacher EM, et al. Aortic diameter ≥5.5 cm is not a good predictor of type A aortic dissection: observations from the International Registry of Acute Aortic Dissection (IRAD). *Circulation.* 2007;116(10):1120–1127.
46. Rylski B, Milewski RK, Bavaria JE, et al. Outcomes of surgery for chronic type A aortic dissection. *Ann Thorac Surg.* 2015;99(1):88–93.
47. Hagan PG, Nienaber CA, Isselbacher EM, et al. The International Registry of Acute Aortic Dissection (IRAD): new insights into an old disease. *JAMA.* 2000;283(7):897–903.
48. El-Hamamsy I, Ouzounian M, Demers P, et al. State-of-the-art surgical management of acute type A aortic dissection. *Can J Cardiol.* 2016;32(1):100–109.
49. Conzelmann LO, Weigang E, Mehlhorn U, et al. Mortality in patients with acute aortic dissection type A: analysis of pre- and intraoperative risk factors from the German Registry for Acute Aortic Dissection Type A (GERAADA). *Eur J Cardiothorac Surg.* 2016;49(2):e44–e52.
50. Rogers AM, Hermann LK, Booher AM, et al. Sensitivity of the aortic dissection detection risk score, a novel guideline-based tool for identification of acute aortic dissection at initial presentation: results from the International Registry of Acute Aortic Dissection. *Circulation.* 2011;123(20):2213–2218.
51. Zimmerman KP, Oderich G, Pochettino A, et al. Improving mortality trends for hospitalization of aortic dissection in the National Inpatient Sample. *J Vasc Surg.* 2016;64(3):606–615.
52. Cruz I, Stuart B, Caldeira D, et al. Controlled pericardiocentesis in patients with cardiac tamponade complicating aortic dissection: experience of a centre without cardiothoracic surgery. *Eur Heart J Acute Cardiovasc Care.* 2015;4(2):124–128.
53. Czerny M, Schoenhoff F, Etz C, et al. The impact of pre-operative malperfusion on outcome in acute type A aortic dissection: results from the GERAADA registry. *J Am Coll Cardiol.* 2015;65(24):2628–2635.
54. Bossone E, Pyeritz RE, Braverman AC, et al. Shock complicating type A acute aortic dissection: clinical correlates, management, and outcomes. *Am Heart J.* 2016;176:93–99.
55. Rampoldi V, Trimarchi S, Eagle KA, et al. Simple risk models to predict surgical mortality in acute type A aortic dissection: the International Registry of Acute Aortic Dissection score. *Ann Thorac Surg.* 2007;83(1):55–61.

56. Kim JB, Choo SJ, Kim WK, et al. Outcomes of acute retrograde type A aortic dissection with an entry tear in descending aorta. *Circulation.* 2014;130(11 suppl 1):S39–S44.
57. Tolenaar JL, Froehlich W, Jonker FH, et al. Predicting in-hospital mortality in acute type B aortic dissection: evidence from International Registry of Acute Aortic Dissection. *Circulation.* 2014;130(11 suppl 1):S45–S50.
58. Kruger T, Conzelmann LO, Bonser RS, et al. Acute aortic dissection type A. *Br J Surg.* 2012;99(10): 1331–1344.
59. Lombardi JV, Cambria RP, Nienaber CA, et al. Aortic remodeling after endovascular treatment of complicated type B aortic dissection with the use of a composite device design. *J Vasc Surg.* 2014;59(6):1544–1554.
60. Bavaria JE, Brinkman WT, Hughes GC, et al. Outcomes of thoracic endovascular aortic repair in acute type B aortic dissection: results from the Valiant United States Investigational Device Exemption Study. *Ann Thorac Surg.* 2015;100(3):802–808, discussion 808.
61. Nienaber CA, Kische S, Rousseau H, et al. Endovascular repair of type B aortic dissection: long-term results of the Randomized Investigation of Stent Grafts in Aortic Dissection trial. *Circ Cardiovasc Interv.* 2013;6(4):407–416.
62. Brunkwall J, Kasprzak P, Verhoeven E, et al. Endovascular repair of acute uncomplicated aortic type B dissection promotes aortic remodelling: 1 year results of the ADSORB trial. *Eur J Vasc Endovasc Surg.* 2014;48(3):285–291.
63. Kamman AV, de Beaufort HW, van Bogerijen GH, et al. Contemporary management strategies for chronic type B aortic dissections: a systematic review. *PLoS ONE.* 2016;11(5):e0154930.
64. Stevens LM, Madsen JC, Isselbacher EM, et al. Surgical management and long-term outcomes for acute ascending aortic dissection. *J Thorac Cardiovasc Surg.* 2009;138(6):1349–1357 e1341.
65. Melby SJ, Zierer A, Damiano RJ Jr, Moon MR. Importance of blood pressure control after repair of acute type A aortic dissection: 25-year follow-up in 252 patients. *J Clin Hypertens (Greenwich).* 2013;15(1):63–68.
66. Tsai TT, Trimarchi S, Nienaber CA. Acute aortic dissection: perspectives from the International Registry of Acute Aortic Dissection (IRAD). *Eur J Vasc Endovasc Surg.* 2009;37(2):149–159.
67. Chan KK, Lai P, Wright JM. First-line beta-blockers versus other antihypertensive medications for chronic type B aortic dissection. *Cochrane Database Syst Rev.* 2014;(2):CD010426.
68. Suzuki T, Isselbacher EM, Nienaber CA, et al. Type-selective benefits of medications in treatment of acute aortic dissection (from the International Registry of Acute Aortic Dissection [IRAD]. *Am J Cardiol.* 2012;109(1):122–127.

Aortic Dissection Variants

69. Evangelista A, Czerny M, Nienaber C, et al. Interdisciplinary expert consensus on management of type B intramural haematoma and penetrating aortic ulcer. *Eur J Cardiothorac Surg.* 2015;47(2):209–217.
70. Goldberg JB, Kim JB, Sundt TM. Current understandings and approach to the management of aortic intramural hematomas. *Semin Thorac Cardiovasc Surg.* 2014;26(2):123–131.
71. Song JK. Update in acute aortic syndrome: intramural hematoma and incomplete dissection as new disease entities. *J Cardiol.* 2014;64(3):153–161.
72. Harris KM, Braverman AC, Eagle KA, et al. Acute aortic intramural hematoma: an analysis from the International Registry of Acute Aortic Dissection. *Circulation.* 2012;126(11 suppl 1):S91–S96.
73. D'Annoville T, Ozdemir BA, Alric P, et al. Thoracic endovascular aortic repair for penetrating aortic ulcer: literature review. *Ann Thorac Surg.* 2016;101(6):2272–2278.
74. Janosi RA, Gorla R, Tsagakis K, et al. Thoracic endovascular repair of complicated penetrating aortic ulcer: an 11-year single-center experience. *J Endovasc Ther.* 2016;23(1):150–159.

Aortoarteritis Syndromes

75. Deipolyi AR, Rho J, Khademhosseini A, Oklu R. Diagnosis and management of mycotic aneurysms. *Clin Imaging.* 2016;40(2):256–262.
76. Deipolyi AR, Bailin A, Khademhosseini A, Oklu R. Imaging findings, diagnosis, and clinical outcomes in patients with mycotic aneurysms: single center experience. *Clin Imaging.* 2016;40(3):512–516.
77. Sorelius K, Mani K, Bjorck M, et al. Endovascular treatment of mycotic aortic aneurysms: a European multicenter study. *Circulation.* 2014;130(24):2136–2142.
78. Davila VJ, Stone W, Duncan AA, et al. A multicenter experience with the surgical treatment of infected abdominal aortic endografts. *J Vasc Surg.* 2015;62(4):877–883.

Primary Tumors of the Aorta

79. Rusthoven CG, Liu AK, Bui MM, et al. Sarcomas of the aorta: a systematic review and pooled analysis of published reports. *Ann Vasc Surg.* 2014;28(2):515–525.

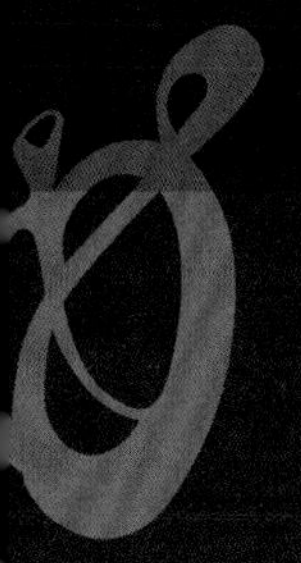

第64章　周围动脉疾病

MARC P. BONACA AND MARK A. CREAGER

周围动脉疾病(peripheral artery disease,PAD)一般是指急性或慢性下肢或上肢动脉阻塞,严重者可造成肢体远端缺血及潜在的组织损伤[1]。PAD 通常是由动脉粥样硬化引起的,其他原因包括血栓形成、栓塞、脉管炎、纤维肌性发育不良或血液瘀滞等。PAD 的定义暂不明确,它包含了一系列影响血管的疾病,包括其他动脉粥样硬化疾病,如肾动脉、颈动脉疾病,以及血管炎、血管痉挛、静脉血栓形成、静脉功能不全和淋巴管疾病等。

由于 PAD 的发生与冠状动脉和脑动脉粥样硬化相关,因此动脉粥样硬化性 PAD 与主要不良心血管事件(major adverse cardiovascular events,MACE)发生密切相关[1]。伴有症状性的脑血管或冠状动脉疾病的患者发生 MACE 事件风险特别高。PAD 患者常有肢体疾病,包括间歇性跛行、慢性严重肢体缺血、急性肢体缺血和组织丢失[2,3]。肢体症状影响患者生活质量和独立活动能力,严重者死亡率明显增加。

临床上 PAD 患者漏诊率很高,这部分病人也未能得到正确的治疗。作为与动脉粥样硬化及心血管风险增加相关的一种疾病,心脏病学家对其诊断和治疗越来越感兴趣。治疗 PAD 患者的临床医生不仅要熟练运用降低全身缺血风险的策略,还必须掌握如何鉴别肢体缺血的严重程度,并能通过治疗改善肢体功能及降低组织丢失的风险。本章将为 PAD 患者的诊断和管理提供一个总的框架。

流行病学

PAD 的患病率因研究人群、所使用的诊断方法以及估算时是否包括症状而相差很大。大多数流行病学研究均使用了一种无创测量方法即踝肱指数(ankle-brachial index,ABI)来诊断 PAD。ABI 是脚踝部与肱动脉收缩压的比值(见下文)。依据 ABI 值诊断 PAD 的患病率,40 岁及以上人群患病率约为 6%,65 岁及以上人群中为 15%~20%[6,7]。美国有 800 万~1 000 万 PAD 患者,而全世界有 2 亿以上 PAD 患者。在大多数研究中,男性 PAD 的患病率高于女性。然而,当考虑美国人口女性和男性总人数时,女性 PAD 患者多于男性[9]。黑人 PAD 患病率高于非西班牙裔白人[10]。

专为间歇性跛行症状设计的调查表可用于评估症状性疾病在这类人群中的患病率。总体而言,在 40 岁以上的人群中,跛行患病率估计在 1.0% 至 4.5% 之间。在大多数研究中,跛行的患病率和发病率随着年龄的增长而增加,男性比女性更高。估计数字因年龄和性别而异,但通常表明 10% 到 30% 的 PAD 患者有跛行。严重肢体缺血(critical limb ischemia,CLI)的发病率约为每年每 10 万人口 22 例,在 PAD 患者中占 1%~2%[1,11]。目前关于急性肢体缺血(acute limb ischemia,ALI)的患病率和发生率可用信息较少,对于有症状的 PAD 患者估计年发生率大约是 1%~2%[3,12]。每年截肢的发生病率在 112~250 例/百万之间。

周围动脉疾病的危险因素

冠状动脉粥样硬化常见的可控危险因素也可导致外周循环动脉粥样硬化的发生(见第 45 章)。与 PAD 发生关系最密切的危险因素是吸烟和糖尿病。血脂异常、高血压、慢性肾病和炎症(以 C 反应蛋白水平表示)也与 PAD 的发生风险有关(表 64.1)。几项观察性研究的数据表明,吸烟者 PAD 的患病率较无吸烟史者增加 2~4 倍,戒烟会降低 PAD 发病率。香烟终身暴露与症状性 PAD 发病率之间存在剂量-反应关系。在妇女健康研究(Women's Health Study)中,每天吸烟超过 15 支的吸烟者发生症状性 PAD 的危险比为 17(95% CI,11~27)。戒烟后 PAD 发病风险降低[13]。糖尿病患者常伴有广泛而严重的动脉粥样硬化,动脉钙化倾向也更大[15]。代谢综合征也与 PAD 的发生相关[16]。该类患者股动脉和腘动脉受累与非糖尿病患者相近,但远端胫动脉和腓动脉受累更加多见。PAD 患者中,合并糖尿病者比非糖尿病者更易出现严

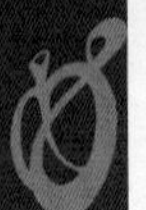

重的肢体缺血或截肢。脂质代谢异常也与 PAD 的发生有关。在大多数研究中,总胆固醇或低密度脂蛋白(low-density lipoprotein, LDL-c)升高增加了 PAD 和跛行的发生风险。当高甘油三酯血症被看作一个独立变量时可预测 PAD 发生的风险;但如果考虑到其他脂类成分,其预测效力则明显减弱。此外,高血压使 PAD 发生的风险增加 1.3~2.2 倍[17,18]。随着危险因素数目的增加,发生 PAD 和间歇性跛行的风险逐渐增加。

表 64.1 具有危险因素的患者患周围动脉疾病的比值比

危险因素	比值比(95% CI)
吸烟	4.46(2.25~8.84)
糖尿病	2.71(1.03~7.12)
高血压	1.75(0.97~3.13)
高脂血症	1.68(1.09~2.57)
高同型半胱氨酸血症	1.92(0.95~3.88)
慢性肾病	2.00(1.08~3.70)
胰岛素抵抗	2.06(1.10~4.00)
C 反应蛋白	2.20(1.30~3.60)

数据引自 Reports of the National Health and Nutrition Examination Survey (NHANES): Selvin E, Erlinger TP. Prevalence of and risk factors for peripheral arterial disease in the United States: results from NHANES, 1999—2000. Circulation 2004;110:738; Pande RL, Perlstein TS, Beckman JA, Creager MA. Association of insulin resistance and inflammation with peripheral arterial disease: NHANES, 1999—2004. Circulation 2008;118:33; O'Hare AM, Glidden DV, Fox CS, Hsu CY. High prevalence of peripheral arterial disease in persons with renal insufficiency: results from NHANES, 1999—2000. Circulation 2004; 109:320; and Guallar E et al. Confounding of the relation between homocysteine and peripheral arterial disease by lead, cadmium, and renal function. Am J Epidemiol 2006;163:700.)

与其他组织血管动脉粥样硬化的病理生理类似,PAD 的病理生理机制也涉及炎症[19]。高浓度纤维蛋白原与 PAD 发病风险增加有关,这很可能是炎症增加的一种表现,而与促凝作用无关。白细胞黏附分子的表达水平和白细胞-血小板聚集物的特性与 PAD 的发生、发展相关。与先天免疫和慢性炎症在 PAD 发病机制中的作用相一致,外周血中 CRP、单核细胞和脂蛋白相关磷脂酶 A_2 的水平也与 PAD 的发生独立相关。相反,血清胆红素具有内源性抗氧化和抗炎作用,它能降低 PAD 的患病率。炎症解释了动脉粥样硬化的许多常见危险因素与动脉壁变化的病理生理过程之间的机制联系,并最终导致了 PAD 的发生。

PAD 的病理生理学

间歇性跛行是由血氧供需不平衡引起的,其类似于稳定型心绞痛患者的疼痛症状。氧气输送能力的下降以及肌肉对氧气吸收和利用的障碍最终引起乳酸或其他代谢物蓄积,从而激活局部感觉神经受体,导致缺血性疼痛(图 64.1)。间歇性跛行患者的罪犯血管中可能存在单个或多个闭塞性病变。休息时腿部血流量和氧耗量正常,但闭塞性病变限制了运动过程中的腿部的血流量和氧供量,因此,肌肉运动的代谢需要超过了可用的氧气和营养。严重肢体缺血患者通常表现为多发闭塞性病变,即使静息状态下其血供也不能满足肢体营养需求,从而导致静息痛和组织损伤。

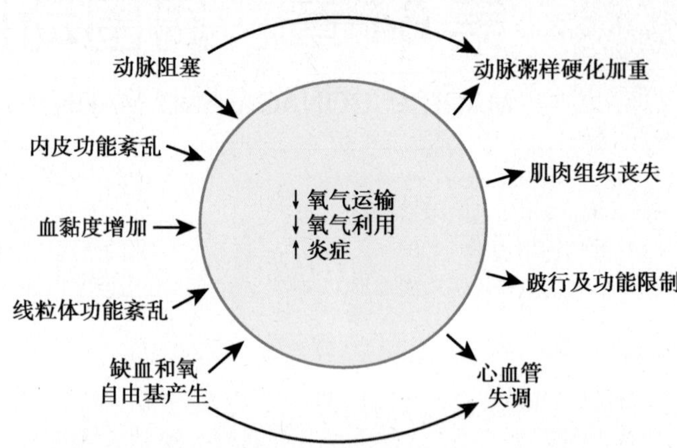

图 64.1 外周动脉疾病的功能受损机制。(改编自 Bonaca MP, Creager MA. Pharmacological treatment and current management of peripheral artery disease. Circ Res 2015;116:1579-98.)

调节血液供应的因素

流经动脉的血流与灌注压力直接相关,与血管阻力成反比(见第 57 章)。狭窄减少了流经动脉的血流(图 64.2),如泊肃叶方程所示:

$$Q=\frac{\Delta P\pi r^4}{8\eta l}$$

ΔP 是跨狭窄病变的压力梯度,r 是残留管腔的半径,η 是血液黏滞度,l 是受狭窄影响的血管长度。狭窄病变程度越重,血流量越小。跨狭窄病变的压力梯度是以非线性的模式增加,这就凸显了管腔狭窄在高速血流的严重性。一般情况下,如果狭窄导致管腔直径减少超过 50%时,畸变流就会形成,血流动能就会丧失,便可出现静息状态下的压力阶差。狭窄可能不会引起静息压力阶差,但运动时由于心输出量的增加以及外周血管阻力的下降,使得狭窄处血流量增加,从而产生压力阶差。因此,当通过狭窄的血流量增加时,远端灌注压力就会下降。当运动时肌肉代谢超出了血液供应量,局部代谢产物(包括腺苷、NO、钾和氢离子)开始累积,外周阻力血管扩张。然后狭窄限制血流,使灌注压进一步下降。此外,运动时肌肉内压上升,可能会超过远端动脉压导致血管闭塞,使血流停滞。静息时侧支血管的血流量通常可满足骨骼肌组织的代谢需求,但运动时无法满足。

血管舒缩功能异常也会干扰血液流动。周围动脉粥样硬化患者的传导血管和阻力血管的血管扩张力均有减退。通常情况下,药物和生化刺激,如乙酰胆碱、血清素、凝血酶、激肽以及剪应力能使动脉扩张,血流增加。内皮细胞释放生物活性物质,特别是 NO 能引发血管舒张。在运动等流动刺激作用下引起传导血管的扩张,可改善健康人肌肉运动时的血供。PAD 患者的股动脉和小腿阻力血管对于血流和药物刺激后的内皮依赖性的血管舒张功能受损。内皮来源的 NO 在缺血刺激后可促进肌肉供血。而这种内皮依赖性血管舒张功能受损影响了运动时肌肉的养分和血液供应的增加。

微循环异常也是肢体缺血的重要病理生理过程。严重肢体缺血的患者皮肤毛细血管数量是减少的。其他潜在的引起毛细血管灌注减少的原因还包括红细胞变形能力下降、白细胞黏附性升高、血小板聚集、纤维蛋白原、微血管血栓形成、血管过度收缩,以及间质水肿。由于局部血管活性代谢产物释放,使毛细血管前小动脉扩张,血管内压力也可能下降。

骨骼肌的结构和代谢功能

电生理学和组织病理学检查发现部分 PAD 患者腿部骨骼肌轴突失神经支配的证据。PAD 患者的骨骼肌中保留有Ⅰ型肌纤维即氧化型慢肌纤维型,但损失了Ⅱ型肌纤维(又称为糖酵解型快纤维型)。Ⅱ型肌纤维减少使肌力减退,运动能力下降。PAD 患

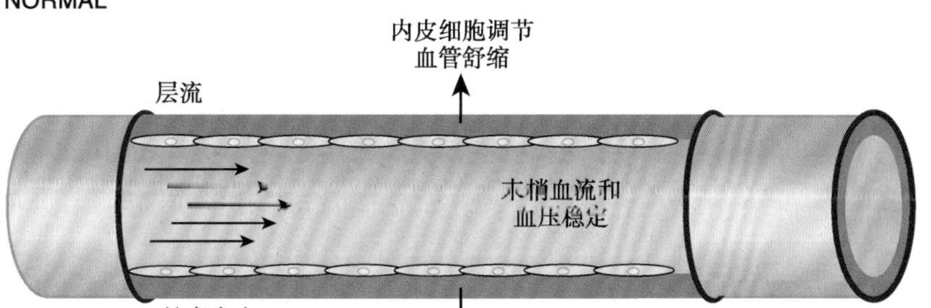

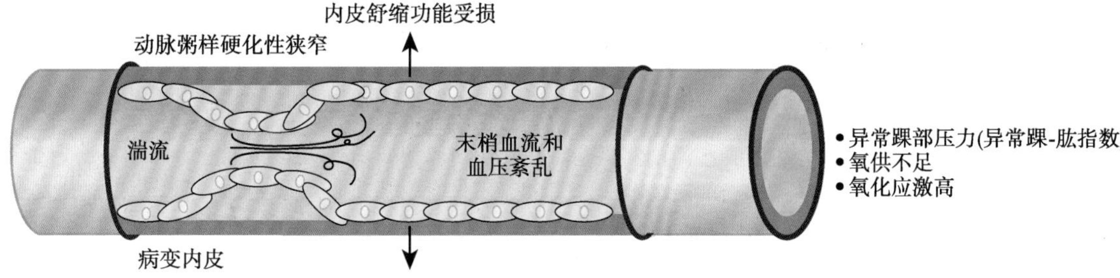

图 64.2 间歇性跛行的病理生理机制。在健康的动脉(**上图**),血流是层状的,内皮功能是正常的;因此,在静息和运动时血流和氧气输送能够满足肌肉的代谢需求。肌肉代谢是有效率的,氧化应激维持在较低的水平。相反,周围动脉疾病(**下图**),动脉狭窄导致血流紊乱,动能损失致使狭窄处压力下降。侧支血管阻力较大,只能部分代偿动脉狭窄。此外,血管内皮功能受损,使血管功能进一步下降。这些变化限制了活动时的血流增加,导致氧供不能满足肌肉代谢的需求。骨骼肌代谢的变化进一步损害了高能磷酸盐的氧化效率。氧化应激作为低效氧化的结果进一步损害了血管内皮功能和肌肉代谢效率

者运动时,远端骨骼肌越早发生无氧代谢,其停止运动后无氧代谢持续时间将越久。间歇性跛行患者运动时当出现乳酸释放增加、酰酯肉碱累积增加以及血氧去饱和动力学减缓时,则提示此时的氧化代谢是无效的[23]。此外,亚极量运动后磁共振波谱检测发现,PAD 患者小腿肌肉的线粒体呼吸活性、磷酸肌酸和三磷酸腺苷恢复时间延迟[23a]。

临床表现

症状

PAD 的主要症状包括间歇性跛行和静息时下肢疼痛。跛行的名称来源于拉丁文“*claudicare*”。间歇性跛行是指受影响肌肉群在活动时,特别是步行时产生疼痛、酸胀、易疲劳或其他不适,休息后缓解。症状的位置往往对应到血管最狭窄部位。腹主动脉和髂动脉阻塞者整个臀部和大腿行走时疼痛、酸胀,出现跛行。症状发生在小腿时则是股动脉或腘动脉狭窄的特征性表现。行走时腓肠肌较其他腿部肌肉群消耗更多氧气,故最常出现症状。胫动脉和腓动脉病变则症状发生在脚踝或足部。同样,锁骨下动脉、腋动脉或肱动脉狭窄可能会分别引起肩部、肱二头肌或前臂疼痛。停止活动几分钟后症状即可缓解。休息时小腿和大腿疼痛,如夜间抽筋,不是 PAD 的症状,不应与跛行混淆。询问间歇性跛行患者的病史时应关注步行距离、速度和偏斜度。此基线标准可评估残疾程度,并提供初步定性标准以确定患者随后的病情是稳定、改善还是恶化。除了疼痛引起的症状以外,PAD 可导致其他功能限制。与无 PAD 患者相比,PAD 患者步行速度更慢,耐力更差[24]。

目前临床上已有几种问卷评估跛行是否存在以及其严重性。在流行病学调查中,Rose 问卷最初用于诊断心绞痛和间歇性跛行。它包含的问题涉及:患者行走时小腿是否有疼痛发生,休息时疼痛是否发生,疼痛是在以正常或匆忙步伐走路时发生,还是在爬坡时发生。目前已经开发出几种修改版本,包括爱丁堡跛行问卷和圣迭戈跛行问卷[24]。这些问卷诊断间歇性跛行的敏感性和特异性都比医生基于步行距离、步行速度和症状性质的诊断要好。而另一项问卷,即行走障碍问卷调查,询问了一系列问题,并在步行距离、速度和症状性质的基础上给出了分数算法[23,25,26]。

类似肢体跛行的症状有时也会由非粥样硬化性动脉闭塞性疾病引起(表 64.2)。这些其他原因包括动脉栓塞,血管炎如血栓闭塞性脉管炎、多发性大动脉炎和巨细胞动脉炎,主动脉缩窄,纤维肌性发育不良,放射病,髂外动脉内膜纤维化和动脉包裹或外膜囊肿引起的血管外压缩(见第 94 章)。在间歇性跛行的鉴别诊断中应考虑几种非血管性劳累性腿痛的原因。退行性骨关节病、椎管狭窄、椎间盘突出引起的腰骶神经根病变可能会引起臀部、大腿、小腿或足部疼痛,往往行走很短距离即会引起疼痛,甚至站立时也会发生。这种症状被称为神经性假跛行。腰骶部疾病和 PAD 都多见于老年人,因此同一人可能同时存在这两种疾病。如使用购物车时身体前倾引起的体位变化可使症状或疼痛缓解,则提示症状是神经源性,而非血管源性。臀部和膝盖关节炎也会引起行走时腿部疼痛。通常情况下疼痛受影响的关节可通过体检时触诊和关节活动度的测量来确定。劳力性筋膜室综合征最常见于运动员的大小腿肌肉群,由于运动期间组织压力的增加限制了微血管的流动,导致小腿疼痛或紧绷。运动停止后症状即能改善。在极少数情况下,骨骼肌疾病,如肌炎,可引起劳力性腿部疼痛。糖原储存疾病 V 型(也被称为麦卡德尔综合征)可导致患者骨骼肌磷酸化酶缺乏进而引起类似于 PAD 跛行的症状。慢性静脉功能不全

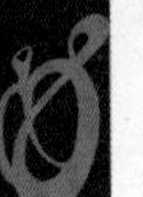

患者有时会出现劳累时腿部不适,称为静脉性跛行。运动时静脉高压使患肢动脉阻力增加并限制血液流动。静脉功能不全的患者因间质水肿使血管外压力升高,从而进一步减少毛细血管灌注。体检如发现存在周围性水肿、静脉淤滞色素沉着或偶有静脉曲张,可为这种罕见病因的劳力性腿痛提供诊断线索。

表 64.2 劳力性腿部疼痛的鉴别诊断

血管原因
动脉粥样硬化
血栓形成
栓塞
血管炎
血栓闭塞性脉管炎
多发性大动脉炎
巨细胞动脉炎
主动脉缩窄
纤维肌性发育不良
辐射
髂外动脉内膜纤维化
血管外压迫
动脉挤压(例如,腘动脉挤压,胸廓出口综合征)
外膜囊肿
非血管原因
腰骶神经根病变
退化性关节炎
椎管狭窄
椎间盘突出
关节炎
髋关节,膝关节
静脉功能不全
肌炎
麦卡德尔综合征

严重肢体缺血的患者休息时可能会发生症状。患者常会主诉患肢足部或脚趾疼痛或感觉异常。这种不适随着腿部抬高而加重,可能与重力影响了腿部的灌注压有关。皮肤皲裂、溃疡和坏死的部位疼痛尤为严重。患者的皮肤往往非常敏感,有时甚至床单或被褥都会引起疼痛。患者常坐在床沿上晃动腿部以缓解不适症状。与此相反,神经病变患者尽管存在严重肢体缺血,却很少或基本上没有疼痛。

多种动脉闭塞性病变可导致严重的肢体缺血。除动脉粥样硬化外,还包括血栓闭塞性脉管炎、血管炎如系统性红斑狼疮(systemic lupus erythematosus,SLE)或硬皮病、血管痉挛、动脉粥样硬化栓塞以及继发于血栓形成的急性动脉闭塞(见后面)。急性痛风性关节炎、外伤、糖尿病引起的感觉神经病变、腰骶部神经根病以及复杂区域疼痛综合征(以前称为反射性交感神经营养不良)均可引起足部疼痛。静脉瓣功能不全和感觉神经病变患者,特别是与糖尿病有关者,易发生腿部溃疡。这些溃疡似乎与 PAD 引起的有所不同。静脉瓣功能不全引发的溃疡通常在内踝附近,边界不规则,基底呈粉红色,有肉芽组织。引起疼痛的症状往往较 PAD 要轻。神经营养性溃疡多发生于承受压力较大或创伤的部位,通常在足底。这些溃疡很深,经常感染,且由于感觉丧失,通常无痛。

体格检查

完整的心血管检查包括触诊脉搏、视诊四肢(包括足部)和听诊杂音。脉搏异常和血管杂音提示 PAD 可能[23,24]。健康人容易摸到的脉搏包括上肢的肱动脉、桡动脉和尺动脉以及下肢的股动脉、腘动脉、足背动脉和胫后动脉。瘦的人还能摸到主动脉。动脉搏动减弱或消失提示存在动脉狭窄。例如右侧股动脉搏动正常,而左侧股动脉搏动消失,提示存在左侧髂股动脉狭窄。股动脉搏动正常,而腘动脉搏动消失则提示股浅动脉或腘动脉近端狭窄。同样,腘动脉搏动存在,而足背动脉和胫后动脉搏动消失则意味着胫前和胫后动脉病变。

杂音通常表明狭窄部位存在血流加速和血流紊乱。应在锁骨上窝和锁骨下窝处听诊以明确是否存在锁骨下动脉狭窄;在腰部、腹部和骨盆处听诊能发现主动脉及其分支狭窄的证据;在腹股沟处听诊可发现股动脉狭窄。有些 PAD 患者将脚抬高到超过心脏水平的位置或踝关节反复进行背伸和跖屈后,脚部皮肤会变苍白。将腿置于被动体位,还可测试腿部充血和静脉扩张的时间。这些数据取决于血流速度,反过来又反映了血管狭窄的严重程度以及有无充分侧支循环形成。

慢性主髂动脉疾病的患者可能出现腿部肌肉萎缩。慢性轻度缺血的其他症状包括脱发、营养不良、趾甲增厚易碎、皮肤光滑而有光泽、指/趾垫皮下脂肪萎缩。重症肢体缺血患者皮肤冰冷,亦可出现瘀斑、持久性发绀或苍白、炎性发红、足部压迫性水肿、皮肤皲裂、溃疡或坏疽。PAD 患者的溃疡通常边界不规则,基底部呈苍白色,通常发生于足部承受压力较大的部位,如脚趾或脚后跟(图 64.3)。这些溃疡大小不一,小至 3~5mm。

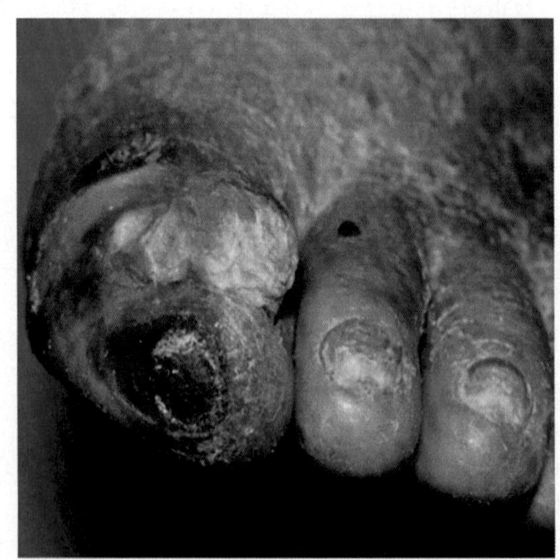

图 64.3 一个典型动脉溃疡,位于大脚趾上,为边界清楚孤立的坏死性溃疡

分类

PAD 患者的分类取决于 PAD 患者症状的严重程度和体检时的异常表现。对 PAD 临床表现的分类有助于识别风险,并为治疗干预的类型和强度提供基础。Fontaine 表描述了从无症状到严重肢体缺血的四个阶段,曾被广泛采用(表 64.3)。当代一些专业血管病学会采用了卢瑟福量表。这个量表中 PAD 的分类更具体,包

括无症状患者、跛行三个等级、肢体缺血三个等级，从仅有静息痛到轻至重度组织损伤（表 64.4）[23,24,27]。

表 64.3 Fontaine 外周动脉疾病分类

症状	分类
Ⅰ	无症状
Ⅱ	间歇性跛行
Ⅱa	仅有疼痛，跛行行走距离>200m
Ⅱb	仅有疼痛，跛行行走距离<200m
Ⅲ	静息痛和夜间痛
Ⅳ	坏死，坏疽

表 64.4 慢性肢体缺血的临床分类

临床	症状	分级
	0	无症状，无血流动力学障碍
Ⅰ	1	轻度跛行
	2	中度跛行
	3	重度跛行
Ⅱ	4	缺血性静息痛
	5	轻度组织受损：未愈合的溃疡、弥漫性踏板溃疡伴点状坏疽
Ⅲ	6	重度组织受损：延伸至跖骨水平以上，足部功能不可逆损伤

外周动脉病的辅助检查

具有疑似 PAD 症状或体征的患者应进行辅助检查以确诊该疾病，并确定疾患的分布和严重程度。对于伴有危险因素者，临床医生应注意观察非典型症状。对有疑似病史或 PAD 可疑的患者应进行血管体检，并进行确诊性检查。

分段压力测试

沿肢体分段测量收缩压是检测周围动脉狭窄和严重程度最简单的无创性措施之一。在下肢，气动袖口分别放置于大腿的上部和下部、小腿、踝关节以上，通常在足趾区域。同样，测量上肢血压，气动袖口置于上臂肱二头肌以上部位、前臂肘关节以下以及手腕上方。将气动袖口放置在相关肢体各节段测量收缩压，先充气至收缩压以上，然后放气，确定血流恢复时的压力值。测定血流恢复是将一个多普勒流量探头放置在袖带的动脉远端。在下肢，最好将多普勒探头置于足部胫后动脉处，因为它向下及向后对着内踝，或者置于足背跖骨弓处的足背动脉上方。在上肢，多普勒探头可置于肘窝的肱动脉处或手腕上的桡动脉和尺动脉处。

左心室收缩赋予血流动能，大血管和中血管则使其动能维持下去。由于血压波的放大和反射作用，远端血管的收缩压可能比主动脉和近端血管还高。由于血管狭窄处摩擦力增加、血流紊乱，狭窄会造成压力能量损耗。主动脉横截面积缩窄 90%才能形成压力梯度。在较小的血管，如髂动脉和股动脉，横截面积缩窄 70%～90%可产生静息压力梯度，其足以使收缩压降低至狭窄远端。考虑到这种非侵入性方法的精确度以及血压短时变异性，在下肢当血压梯度下降超过 20mmHg 即可诊断血管狭窄，而在上肢血压梯度达到 10mmHg 即可诊断血管狭窄。由于远端较小血管的压力会进一步下降，因此脚趾和手指的收缩压约为脚踝和手腕的收缩压的 60%。图 64.4 提供了左小腿跛行患者的腿节段血压测量的例子。在右腿，大腿上部和下部或小腿和脚踝之间没有压力梯度。在左腿，大腿上部和下部、大腿下部和小腿之间、小腿和踝关节之间的压力梯度提示股浅动脉、腘动脉和胫腓动脉狭窄。

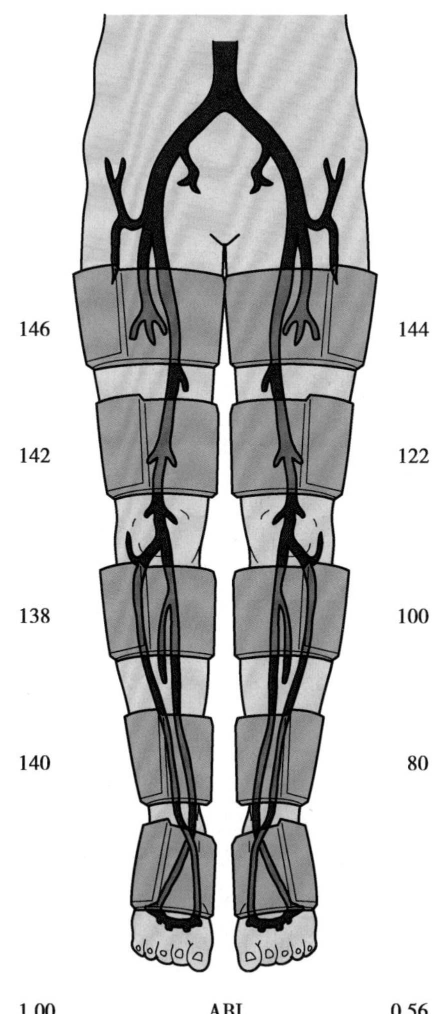

图 64.4 左侧间歇性跛行患者分段压力测量。在左大腿上部和下部之间、大腿下部和小腿之间、小腿和脚踝之间均有压力梯度存在，提示股-腘动脉和胫动脉存在多阶段病变。左侧踝-肱指数为 0.56，提示异常。右下肢分段压力测量值和踝-肱指数（ABI）均正常

踝肱指数

ABI 测定是一种随时可在床边测量腿部节段压力的简易方法。该指数是踝部测得的收缩压与肱动脉收缩压的比值[28]。气动袖带放置于踝关节处，充气至收缩压以上，多普勒探头置于足背动脉和胫后动脉，然后放气，检测到血流恢复的时刻即为测得的踝部收缩压。肱动脉收缩压可采用听诊器听到第一柯氏音或多普勒

探头探测到血流恢复的传统方法测得。正常 ABI 值的范围是 1.00 至 1.40。0.91 至 0.99 是临界值，小于等于 0.90 为异常[28,29]。当 ABI 小于等于 0.90 时，检测狭窄大于 50%时的灵敏度为 69%至 73%，特异性为 83%至 99%。而 ABI 小于 1.0 的灵敏度接近 100%。ABI 指数常被用来衡量 PAD 的严重性。伴跛行症状的 PAD 患者的 ABI 往往在 0.5 至 0.8 之间，严重肢体缺血患者的 ABI 通常小于 0.5。ABI 指数与步行距离和速度成反比。ABI 低于 0.40 的患者中，仅有不到 40%的人能够完成 6 分钟步行[24,30]。伴皮肤溃疡的患者，踝关节收缩压低于 55mmHg 预示溃疡愈合不佳。腿部血压测量也有局限性，其在钙化血管患者中不可靠，糖尿病患者或肾功能不全患者也可能出现不可靠的现象。由于气动袖带的充气不能压迫钙化血管，因此即便压力超过 250mmHg，多普勒探头也能显示出连续的血流量。ABI 高于 1.40 表示动脉不可压缩，对确诊或排除 PAD 均无意义。此时，脚趾指数（toe-brachial-index，TBI）可以提供有用信息，当该指数大于等于 0.70 可反映动脉正常灌注压力。

平板运动试验

平板运动试验具有评估外周动脉狭窄的临床意义，并能提供患者行走能力的客观证据。跛行起病时间是指跛行症状首次出现的时间，高峰时间是指患者因为腿部严重不适无法继续行走的时间。这种标准化、更为客观的行走能力测量方法可补充患者的病史，量化患者的残疾程度，并为治疗干预的检测提供标准。运动平板试验使用电动跑步机，采用固定或逐渐增加的速度和倾斜角度的方式进行。固定工作负载模式通常保持 12%的恒定等级和 2.4~3.2m/h 的速度。一种渐进式或分级式的跑步机运动模式通常保持 3.2m/h 的恒定速度，而每 2~3 分钟跑步机的速度就会逐渐增加 2%。渐进模式比固定模式的测试结果有更好的可重复性。

运动平板试验能判断劳力性腿部疼痛患者的症状是否是由动脉狭窄引起的。运动时，随着血管阻力的下降，通过狭窄处的血流量增加。根据前面所述的泊肃叶方程，穿过血管狭窄部位的血流量与压力梯度的增加成正比。因此，在运动平板试验前测定踝、肱血压，运动后 1 分钟内复测，直至重建基准值。正常情况下，运动时上肢和下肢血压都会升高，以维持 ABI 指数≥1.0。然而，当存在外周动脉狭窄时，由于上肢血压增加幅度与下肢血压升高幅度不匹配可导致 ABI 指数下降。运动后 ABI 指数下降 25%或以上的跛行患者，可以诊断为 PAD。对于静息 ABI 正常但伴有危险因素以及疑似伴有血管性跛行的患者可考虑行这种检查[31]。

脉冲量记录

脉冲量记录即用图形记录了每个脉冲出现时肢体节段的体积变化。体积描记一般采用张力记录仪或气动袖带，将肢体体积变化转化为图形记录。将传感器放置在肢体上，如大腿、小腿、脚踝、跖骨区域、脚趾或上臂、前臂和手指，来记录不同部位的脉冲量。正常的脉冲量轮廓取决于局部动脉血压和血管壁的扩张性，类似于血压波形。图形组成包括 1 个急剧收缩的上升波并迅速到达顶峰、1 个二重脉凹陷以及 1 个凹形下坡并逐渐下降至基线的 3 个图形。狭窄远端的脉冲波变化表现为二重脉凹陷，一个上升较缓慢、顶部较钝圆的波峰以及较慢的下降支。病变越严重波幅越低，肢体严重缺血时可能无法记录到脉冲波。分段分析脉冲波形能判断动脉狭窄的位置，狭窄处可能位于正常和异常脉搏记录之间的动脉。当血管无法充分压缩而不能获得准确血压值时，脉冲波能提供有关血流的完整信息。

多普勒超声

连续波和脉冲波多普勒系统可传输和接收高频超声波信号。红细胞流动引起多普勒频移，能直接反映血流速度变化。通常情况下，频率在 1~20kHz 之间，在人耳可听范围内。因此多普勒探头沿动脉放置的位置，能使操作者听到血流是否存在，血管是否通畅。多普勒信号处理和图形记录可对频率成分进行更详细的分析。

无或有灰度成像的多普勒仪器可用于评估动脉是否存在狭窄。多普勒探头通常以 60°角放在股总动脉、股浅动脉、腘动脉、足背动脉及胫后动脉。正常多普勒波形有 3 个组成部分：收缩期快速前向流、舒张早期瞬间逆向流和舒张晚期缓慢顺向流。血管狭窄时多普勒波形会有改变，如果探头放在动脉狭窄的远端，波形特点为收缩期血流减慢，舒张早期逆流消失，峰值频率减小。严重肢体缺血可能不会显示任何多普勒频移。与脉冲量记录一样，当多普勒波形从正常向不正常变化为诊断动脉远端存在狭窄提供了依据。

双相超声成像

多普勒超声成像技术提供了一个直接、无创的手段用于评估周围动脉的解剖特点和动脉狭窄的功能意义。该方法由灰度 B 型超声显像、脉冲多普勒速度测量和彩色编码多普勒频移信息组成（图 64.5）。实时超声扫描仪通过发射和接收高频率的声波（通常

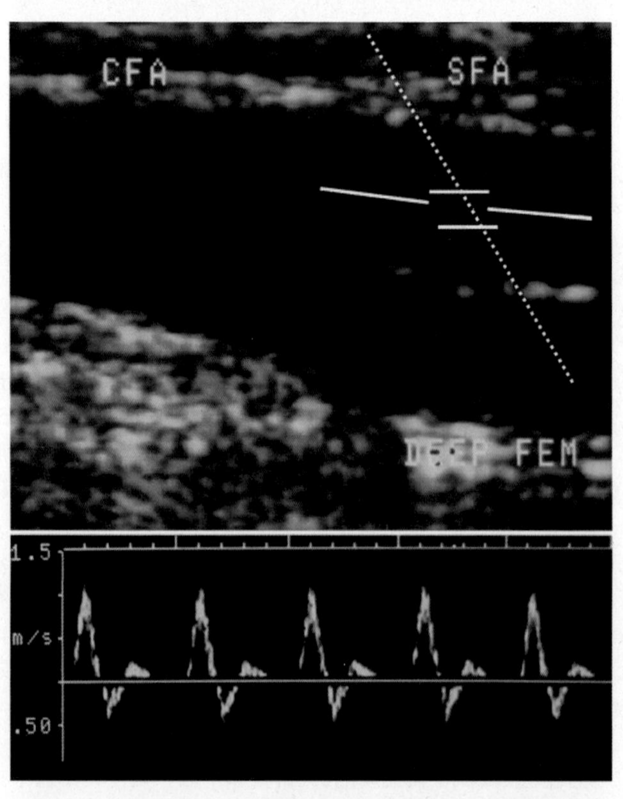

图 64.5 股总动脉分叉为股浅动脉和股深动脉的超声显像。上面的图像显示正常动脉的灰度成像，动脉内膜无增厚，管腔无狭窄。下方图像为股浅动脉的多普勒脉冲速率记录。三相资料显示血流收缩期峰值流速在正常范围内

从 2~10MHz 不等)构建图像。血管壁的声学特性不同于周围那些组织,因而能够轻松成像。动脉粥样硬化斑块可能呈现于灰度成像上。脉冲多普勒系统能在精确的时间段内发射超声束,并在特定深度采集反射的超声波,从而确定管腔中血流速度。将脉冲多普勒波束定位于已知角度,检查者能根据方程 $Df=2VF\cos\theta/C$ 计算血流速度,其中 Df 是频移,V 是速度,F 是传输声波的频率,θ 是传输声波和速度向量间的角度,C 是声波和组织的速度。为了获得最佳测量值,脉冲多普勒超声束的角度应小于60°。彩色多普勒可将整个区域内采集到的超声束频移信息叠加到灰度图像上。这种方法提供了血管内血流速度的复合实时显像。

彩色双相超声成像是定位外周动脉狭窄的有效手段(图 64.6)。正常动脉血流为层流,管腔中心流速最高。相应的彩色图像通常是均匀的,有相对稳定的色调和强度。如果存在动脉狭窄,血流通过狭窄的管腔流速会变快。随着流速的增快,彩色图像的色彩饱和度会增加,并且狭窄远端的流动干扰会引起彩色图像色相和颜色的变化。可沿动脉长轴,特别是在彩色图像显示为异常的区域测定脉冲多普勒速度。动脉粥样硬化斑块的部位具有双重或更大的收缩期流速峰值,说明病变处管腔狭窄至少达到 50%(见图 64.6)。流速增加 3 倍则提示管腔狭窄超过 75%。闭塞动脉不产生多普勒信号。多普勒超声确定动脉狭窄的特异性为 89%~99%,敏感性为 80%~98%[32]。测量连续收缩峰值速度可以评估周围血管支架或旁路移植的再狭窄情况,并明确是否需要重新介入治疗以保持血管通畅。

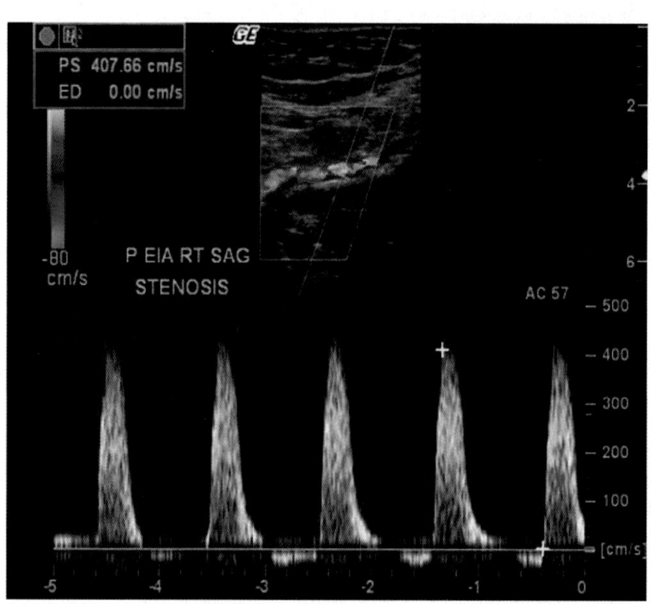

图 64.6 髂外动脉的双相超声图像。上图为动脉彩色图像中具有异质性和高饱和度的色彩,提示通过狭窄部位的高速血流。下图为右侧髂外动脉的脉冲多普勒流速记录。峰值流速为 350cm/s,较正常值升高。这些特点均提示血管存在明显狭窄

磁共振血管造影

磁共振血管造影术(magnetic resonance angiography,MRA)能无创地显示主动脉和周围动脉(见第 17 章和 66 章)。钆增强 MRA 的血管解剖分辨率与传统的数字减影血管造影(digital subtraction angiography,DSA)相近。32 项比较 MRA 和 DSA 的临床研究进行荟萃分析后发现,MRA 对节段性狭窄和闭塞性病变的检测灵敏度为 95%,特异性为 96%。目前,MRA 最适用于对有症状的患者行血管介入术或外科手术干预之前评估以协助决策,或者用于那些伴有肾功能不全、过敏或有其他常规血管造影并发症风险的患者。

CT 血管造影

计算机断层(CT)扫描仪是使用多探测器技术获得横断面图像(见第 18 章)。新的计算机扫描仪使用多排技术获得横断面图像。它能使周围动脉在较短的时间内成像,具有出色的空间分辨率,所需的造影剂较少(图 64.7)。三维重建的图像可旋转,以优化显示动脉狭窄。相比于传统 DSA,使用多探头技术的 CTA 诊断超过 50% 的血管狭窄或闭塞时,其敏感性为 95%,特异性为 96%[34]。CTA 较 MRA 有以下优势,即它可用于植入支架、金属夹及起搏器患者,缺点是需要造影剂和具有电离辐射。

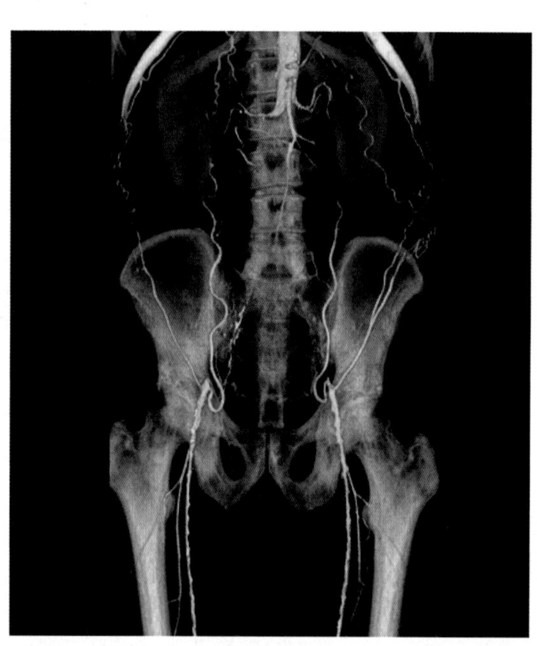

图 64.7 主动脉和双侧髂动脉均闭塞患者的电脑断层造影。有常见的股动脉重建

对比造影

传统血管造影能在血运重建前帮助评估动脉解剖情况。当诊断有疑问时,它仍然较为实用。当代多数造影实验室使用动脉内注射造影剂以提高数字减影技术的分辨率。主动脉注射造影剂可观察主动脉和髂动脉,腿部髂股动脉段注射造影剂可观察股动脉、腘动脉、胫动脉和腓动脉(图 64.8)。

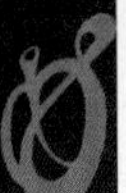

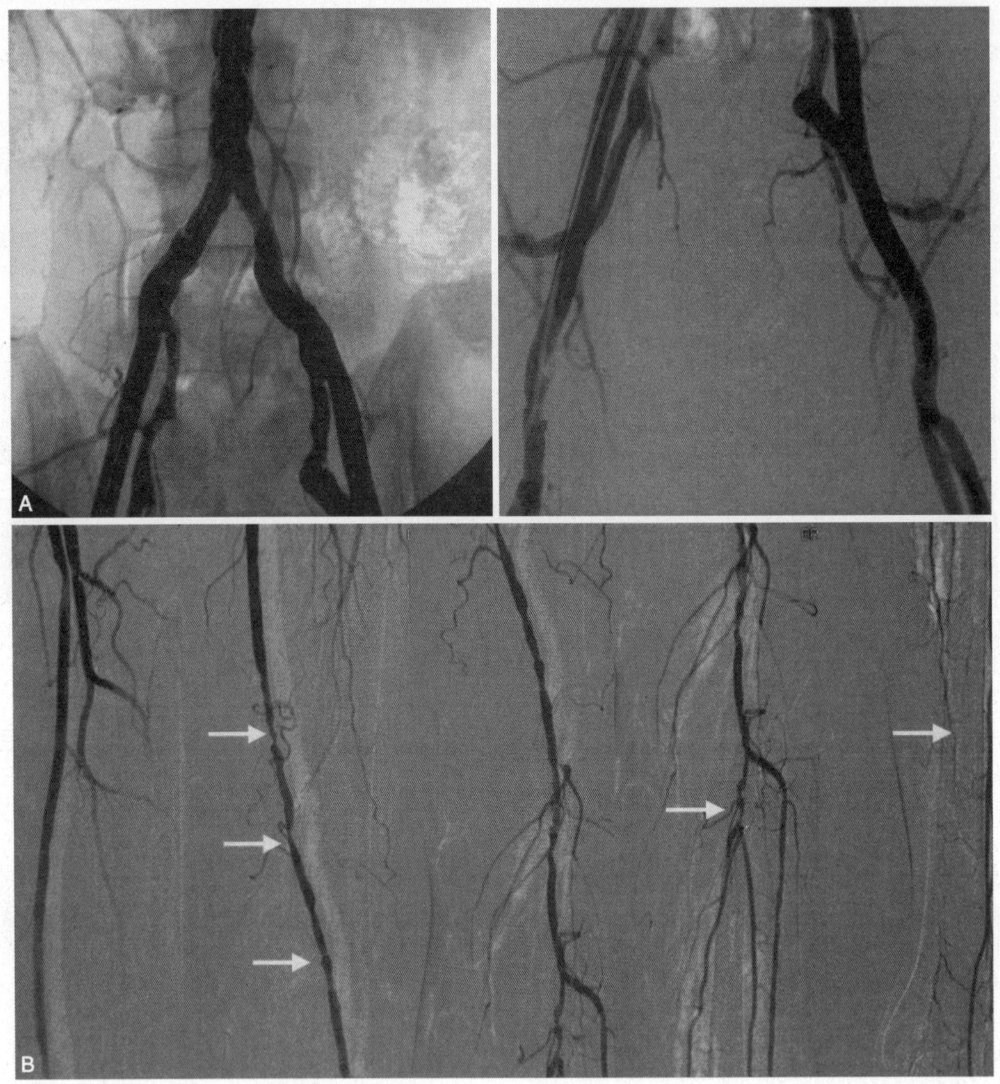

图 64.8 一位左侧小腿跛行患者的血管造影。A，主动脉和双侧髂总动脉很清晰。B，左侧股浅动脉有多个狭窄病变（箭头）。左侧胫腓动脉主干和左胫后动脉有明显的狭窄（箭头）

预后

PAD 患者发生心血管不良事件、肢体丢失和生活质量下降的风险增加（图 64.9）[2,7]。PAD 患者常伴 CAD 和脑血管疾病[35]。异常 ABI 患者比正常 ABI 患者合并心肌梗死（myocardial infarction，MI）、心绞痛、充血性心力衰竭或脑血管缺血史的比例高 2~4 倍[36]。双相超声检测发现，60%~80%的 PAD 患者合并 DSA 证实的冠心病，15%~25%的 PAD 患者存在明显的颈动脉狭窄。在 REACH 注册研究中，62%的 PAD 患者患有冠心病和/或脑血管疾病。异常 ABI 预测未来心血管事件的特异性约为 90%[28]。PAD 患者因心血管原因死亡的风险增加了 2.5~6 倍，年死亡率为 4.3%~4.9%[17,36]。PAD 合并 MI 患者的心血管预后特别差，3 年的心血管死亡、MI 或卒中的风险接近 20%，这表明与患有 MI 但不合并 PAD 的患者相比，心血管风险增加了 60%[37,37]。病情最严重的 PAD 患者死亡风险往往最大，死亡率与 ABI 指数下降有关（图 64.10）[7]。大约有 25%的严重肢体缺血患者在 1 年内死亡，而截肢的 PAD 患者 1 年死亡率可能高达 45%[39]。

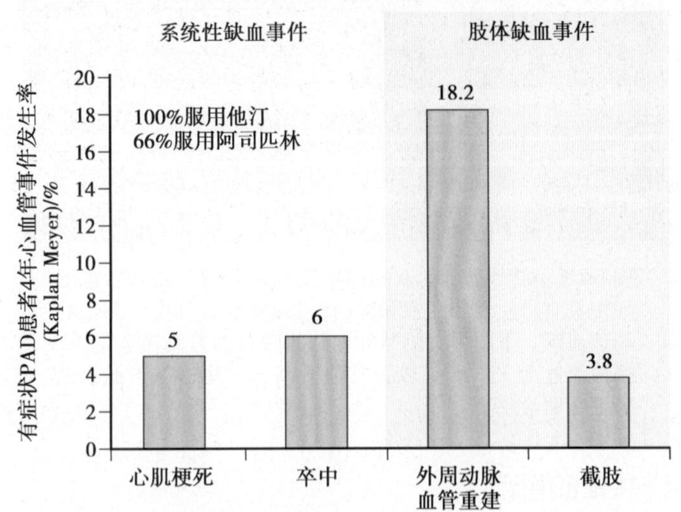

图 64.9 REACH 注册研究中 PAD 患者 4 年心血管事件发生率。（改编自 Kumbhani DJ, Steg PG, Cannon CP, et al. Statin therapy and long-term adverse limb outcomes in patients with peripheral artery disease: insights from the REACH registry. Eur Heart J 2014;35:2864-72.）

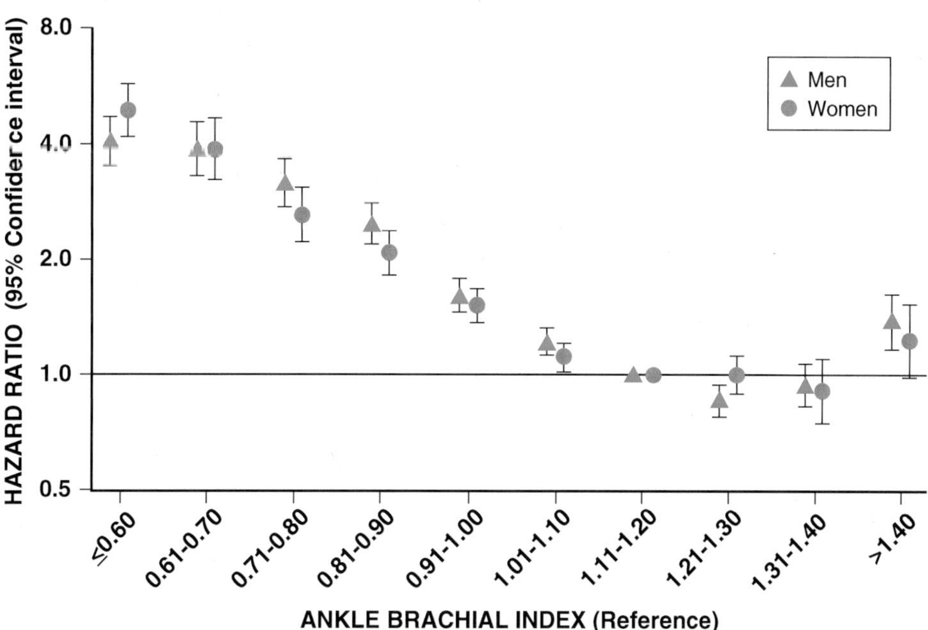

FIGURE 64.10 Association of ankle-brachial index (ABI) with all-cause mortality in a meta-analysis of 16 cohort studies. (From Fowkes FG, Murray GD, Butcher I, et al. Ankle brachial index combined with Framingham Risk Score to predict cardiovascular events and mortality: a meta-analysis. JAMA 2008;300:197.)

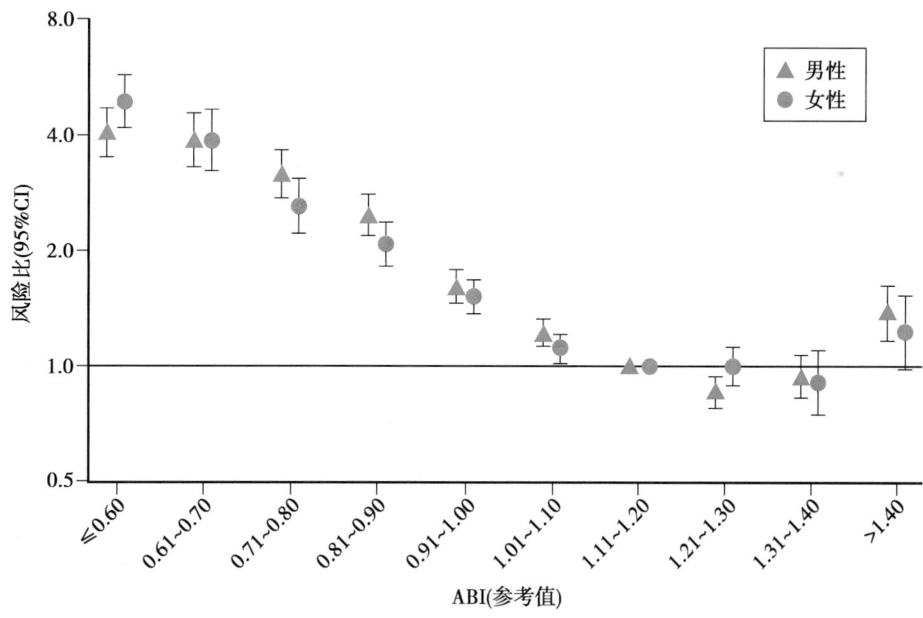

图 64.10 16个队列研究的荟萃分析提示踝-肱指数(ABI)与全因死亡率有关。(From Fowkes FG, Murray GD, Butcher I, et al. Ankle brachial index combined with Framingham Risk Score to predict cardiovascular events and mortality: a meta-analysis. JAMA 2008;300:197.)

大约有25%的跛行患者症状会加重,并且大约有20%的患者3年后需要干预以改善下肢灌注(见图64.9)。此外,PAD患者丧失活动能力的比率比无PAD的患者更高,甚至对于没有典型跛行症状的患者也一样[24]。吸烟和糖尿病都是疾病进展的独立预测因子[15,40]。糖尿病患者截肢的风险比非糖尿病者至少高出12倍[7]。对于血运重建失败或无法行血运重建的PAD合并CLI患者,发生肢体丢失的风险更高,6个月内发生率将近40%[11]。

治疗

PAD的治疗目标是减少心血管疾病的发病率和死亡率,改善生活质量,减少跛行症状,消除静息疼痛,以及尽可能地保留肢体。因此治疗方法包括生活方式的改变以及通过药物治疗来降低肢体症状的发病率以及心血管事件的发生风险,如心肌梗死、卒中和死亡。跛行症状可以通过药物治疗或运动康复来改善。严重肢体缺

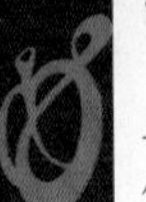

血的治疗方案包括血管内介入治疗或外科手术重建,以改善供血,保持肢体活力。对于一些有跛行症状的 PAD 患者即便一直坚持运动疗法和药物治疗,仍推荐行血运重建术,因为血运重建后对这些患者有益。

控制危险因素

降脂治疗能降低心血管不良事件的风险(见第 45 章和第 48 章)。心脏保护研究发现,辛伐他汀降脂疗法可以使动脉粥样硬化患者(其中包括 6 700 多名 PAD 患者)发生心血管事件风险降低 25%[41]。汇总 17 个降脂治疗临床试验的结果发现,降脂治疗使 PAD 患者的心血管事件风险减少 26%[41]。最近的降脂指南建议对所有 PAD 患者采用高强度或中等强度的他汀类药物治疗[42,43]。初步研究发现,PCSK9 抑制剂能够降低动脉粥样硬化患者心血管事件发生风险。目前多项大型心血管方面的试验正在研究该抑制剂的作用,这些研究的样本就包括有症状的 PAD 患者[44]。

戒烟

目前尚缺乏前瞻性研究证明戒烟的益处,但是观察性研究的证据明确表明吸烟会增加动脉粥样硬化风险,并导致临床后遗症。不吸烟的 PAD 患者发生 MI 和死亡的风险均较曾经吸烟和仍在吸烟的患者低,而戒烟患者的 5 年生存率是继续吸烟者的 2 倍。除了医生的常规建议外,能有效戒烟的药物干预包括尼古丁替代疗法、安非他酮和瓦伦尼克林[14,41]。

糖尿病治疗

积极治疗糖尿病能降低微血管事件如肾病和视网膜病变的风险(见第 51 章),但大多数降糖药物并没有改善大血管病变的作用[45]。在一些试验中,强化降糖治疗较标准治疗并没有降低与死亡率增加相关的缺血事件风险[45]。英国 2 型糖尿病患者前瞻性研究(United Kingdom Prospective Diabetes Study,UKPDS)长期随访发现,强化降糖治疗能使心肌梗死减少 15%,提示其对新发糖尿病且既往无心血管病史者降糖治疗具有积极意义[46]。最近研究表明,某些降糖剂可以降低动脉粥样硬化患者的心血管风险。在 EMPA-REG 试验中,SGLT2 抑制剂恩格列净可使 2 型糖尿病伴高心血管事件风险的患者全因死亡率下降 32%,该试验包括 600 多名 PAD 患者[47]。然而,在正在进行的相关药物研究中观察到 PAD 患者腿部和足部截肢率增加,提示恩格列净对 PAD 患者的肢体风险需要行进一步研究[48]。对于 2 型糖尿病合并有心血管疾病或者合并有心血管疾病高危风险的患者,GLP-1 激动剂利拉鲁肽和索马鲁肽可改善其大血管预后[49,50]。在高风险人群中,选择特殊的降糖药物治疗可能比血糖达标更有意义。

控制血压

降压治疗能降低卒中、冠心病和血管性死亡风险(见第 46 章和 47 章)。在 PAD 患者中,降压治疗的强度必须平衡减少心血管事件所带来的益处与可能加剧肢体症状的风险。虽然有几项研究表明,强化降压较中度降压可减少糖尿病合并 PAD 患者的心血管事件,但具体结局指标的数据却参差不齐[15]。国际多中心维拉帕米/群哚普利研究的一项事后分析发现,PAD 与缺血风险增高有关,但 SBP 与预后之间似乎存在 J 形关系,这表明 PAD 患者可能需要特定的降压目标值[51]。在 SPRINT 试验中,SBP 降到 120mmHg 以下可显著减少心血管事件,但 PAD 患者的结果没有报道[52]。目前还没有针对 PAD 患者的特定降压药物的比较研究,但一些临床试验的结果支持在动脉粥样硬化患者(包括 PAD 患者)中使用血管紧张素转换酶抑制剂和血管紧张素受体阻滞剂。在 HOPE 研究中,44%的人患有 PAD;ACE 抑制剂雷米普利降低了 22%的血管性死亡、心肌梗死或卒中的风险[41]。其他 ACE 抑制剂和 ARBs 也显示出类似的益处[41]。虽然在理论上,β 受体阻滞剂可能会加重 PAD 患者的下肢症状,但一篇纳入 6 项 β 受体阻滞剂治疗研究的系统性综述发现,β 受体阻滞剂对行走能力没有明显损害[53]。因此,如果存在临床适应证,β 受体阻滞剂不应该因合并 PAD 而停用。

抗血小板治疗

大量证据支持使用抗血小板药物能减少动脉粥样硬化患者的缺血风险(见第 93 章)。抗血栓试验者联盟对 9 000 多名有症状性 PAD 的患者进行荟萃分析后发现,单一抗血小板治疗可使血管性死亡、心肌梗死或卒中减少 23%[54]。虽然这些发现经常被用作支持阿司匹林使用的证据,但这些试验中包括几种不同抗血小板药物,如阿司匹林、噻吩嘧啶、双嘧达莫、匹考他胺。这种益处被颅外出血增加 60%所抵消。此外,这个荟萃分析中任何关于阿司匹林疗效的结论都不能外推到无症状 PAD 患者。POPADAD 和 AAA 两项临床试验都发现,在 ABI 异常但没有 PAD 症状的患者中,长期服用阿司匹林并没有影响心血管事件结局[55,56]。一项纳入 12 个随机临床试验和 5 269 名 PAD 患者(包括无症状患者)的荟萃分析发现,与安慰剂相比,阿司匹林并没有显著降低心血管死亡率或心肌梗死风险[41,56]。

CAPRIE 试验在近期发生过心肌梗死、近期缺血性卒中或 PAD 的 3 类患者中,比较了氯吡格雷和阿司匹林在减少缺血性事件的效能。总的来说,氯吡格雷比阿司匹林减少了 8.7%的血管死亡、心肌梗死或卒中事件[41,56]。值得注意的是,在 PAD 亚组的 6 452 名患者中,氯吡格雷治疗似乎能使相对风险降低 23.8%。最近,EUCLID 试验发现,与氯吡格雷相比,新型强效 $P2Y_{12}$ 抑制剂替格瑞洛并没有使有症状的 PAD 患者(包括先前接受周围血管重建者)的心血管死亡、心肌梗死或卒中事件风险降低[57,58]。综上所述,这些数据表明抗血小板单一疗法可降低有症状的 PAD 患者的心血管风险,但对于 ABI 略低和无症状的患者,其益处尚不明确。

已有几个试验研究了双重抗血小板或多重抗血小板的疗效。CHARISMA 试验在患有冠心病、脑血管病或 PAD 的患者以及有多种危险因素的患者中,比较了阿司匹林加用氯吡格雷的双重抗血小板疗法与单独服用阿司匹林的效果。总体上说,双重抗血小板治疗并没有带来额外的获益,虽然事后分析显示在部分人群,如已有心血管疾病,尤其 MI 患者有所益处[41]。TRA2°P-TIMI 50 试验在阿司匹林或氯吡格雷的基础上,对稳定性动脉粥样硬化患者加用了 PAR-1 拮抗剂沃拉帕沙。沃拉帕沙降低了心肌梗死、卒中和心血管死亡事件的风险,但增加了中度或重度出血事件[59,60]。亚组分析显示,加用沃拉帕沙心肌梗死或 PAD 患者获益最大,但其对卒中患者有害。PEGASUS-TIMI 54 试验发现,在阿司匹林基础上加用 60mg 替格瑞洛可使 PAD 和 MI 患者的心血管死亡、心肌梗死和卒中事件的绝对风险降低 5.2%,其中心血管死亡及全因死亡显著减少[37]。PRODIGY 试验延长了冠状动脉支架植入术后双重抗血小板治疗的时间,在 PAD 亚组人群中收到了相同的益处[38]。

抗凝治疗

WAVE(华法林抗血小板血管评估)试验比较了联合抗血小板

和口服抗凝治疗与单独使用抗血小板治疗 PAD 患者的复合终点事件[61]。结果表明联合华法林抗凝治疗并未降低 MI、卒中或 CV 死亡的主要复合终点事件，但有超过 3 倍以上危及生命的出血风险。目前很多研究正在比较不同剂量的非维生素 K 依赖性口服抗凝剂与抗血小板联合与单独抗血小板治疗对于 PAD 患者的复合终点事件，除了终点事件外，需提供这些抗凝药物对 PAD 患者治疗有效性和安全性的信息。

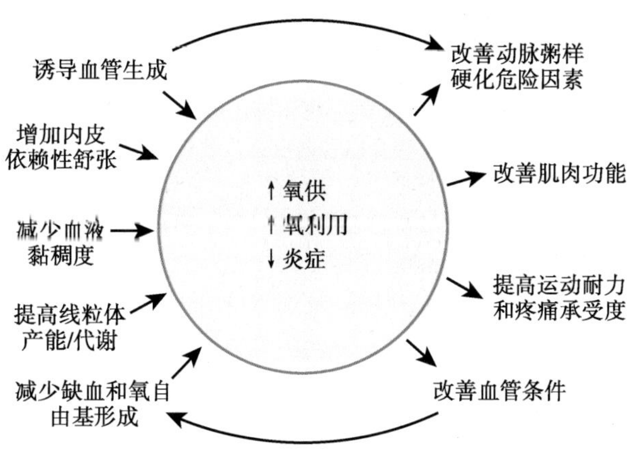

图 64.11 PAD 患者运动获益的机制。(改编自 Bonaca MP, Creager MA. Pharmacological treatment and current management of peripheral artery disease. Circ Res 2015; 116: 1579-98.)

治疗临床症状和预防肢体血管事件

肢体缺血事件的发病会对患者生活质量产生不利影响。治疗策略应包括改善肢体运动功能、缓解症状、保持肢体活力和减少肢体丢失的风险。

运动训练

运动训练是改善肢体跛行相关症状最有效的非侵入性干预措施。可能的获益机制包括侧支血管的形成、促进内皮源性血管舒张、血液流变学、肌肉结构和代谢以及步行效率的提高(图 64.11)[25]。运动能够增加血管生成因子的表达，特别是在缺氧组织中。运动训练还可以改善内皮依赖性血管舒张作用。跛行患者运动训练后小腿血流改善并未得到一致证实，但目前一些研究发现，运动训练可增加小腿肌肉的毛细血管密度，并且这种变化往往先于最大氧耗改善发生之前[62,63]。迄今为止，尚无影像学研究表明 PAD 患者在运动训练后侧支血管会增加。

PAD 患者进行运动训练的好处可能是骨骼肌结构或功能的变化所带来的，如肌肉线粒体酶活性增加，氧化代谢和 ATP 产生率增加(见图 64.11)。PAD 患者运动能力的提高与血浆和骨骼肌短链酰基肉碱浓度的降低相关，这表明氧化代谢的改善和峰值氧耗的增加。PAD 患者的小腿肌肉面积和密度越大，体力活动水平越高[23,24]。运动训练还可以提高肌肉的生物力学性能，使患者能够消耗更少的能量行走更远的距离。有监督的运动训练能使最大步行时间从 50%增加至 200%[64]。运动疗法有效且持久，通过监督运动和家庭计划运动训练能获得更有效的成果(图 64.12)。最有效的运动训练是每次步行锻炼持续最少 30 分钟，每周至少 3 次，共进行 6 周的康复训练。家庭运动训练采用步行监护仪时，也可改善 PAD 跛行患者的步行时间(见图 64.12)[65,66]。PAD 患者腿部力量训练可以改善步行时间，但功效并不能媲美跑步机运动训练[24]。此外，手臂测力也可以改善步行距离[67]。在髂动脉狭窄患者的 CLEVER(跛行运动与腔内血运重建)试验中，有监督的运动训练改善患者平均步行时间超过血管内介入治疗，两者都比

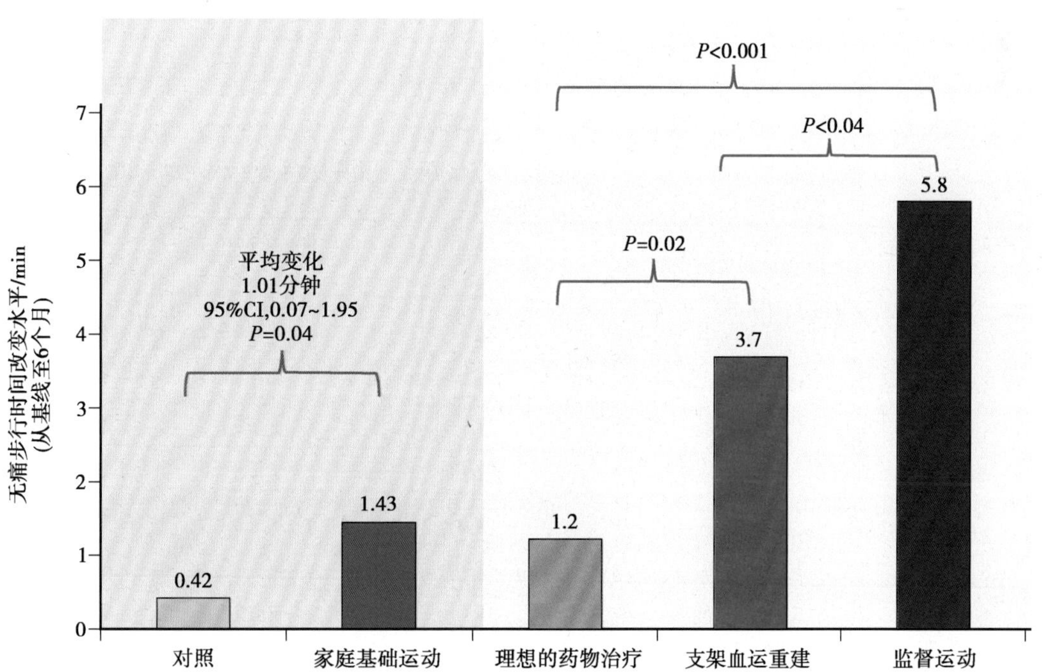

图 64.12 PAD 患者药物治疗、家庭基础运动、监督运动和支架血运重建的疗效比较。(改编自 McDermott MM et al. Home-based walking exercise intervention in peripheral artery disease: a randomized clinical trial. JAMA 2013;310:57-65; and Murphy TP et al. Supervised exercise versus primary stenting for claudication resulting from aortoiliac peripheral artery disease: six-month outcomes from the claudication: exercise versus endoluminal revascularization (CLEVER) study. Circulation 2012;125:130-9.)

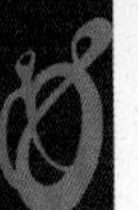

药物治疗更有效;然而,血管内介入治疗组患者的生活质量指标改善更明显(图 64.5)。在 ERASE(血管内血运重建和监督运动)试验中,入选患者行血管内血运重建和有监督的运动康复优于单独的运动康复治疗,因此,联合血管内血运重建以及有效的监督运动康复治疗是主动脉或髂股动脉疾病患者的有效治疗策略[68]。目前指南建议对间歇性跛行患者接受有监督的运动康复可作为所有治疗手段的初始治疗策略[1,43]。

戒烟

戒烟可降低 PAD 患者发生临床症状的风险,并降低 PAD 患者发生 CLI 和截肢的风险[40,41]。吸烟与 PAD 患者早期血管移植失败的风险相关,戒烟可降低该风险[69]。

改善跛行的药物治疗

己酮可可碱和西洛他唑均可用于治疗 PAD 患者的跛行(表 64.5)。己酮可可碱是一种黄嘌呤衍生物,其作用机制是通过调整血液流变学功能介导的,包括降低血液黏度和提高红细胞变形能力[41]。此外,该类药物还具有抗炎症和抗增殖等边界效应[41]。西洛他唑是一种抑制磷酸二酯酶 3(PDE3)的喹啉酮衍生物,减少环腺苷酸的降解,增加血小板和血管数量。虽然西洛他唑抑制血小板聚集并导致实验动物血管舒张,但其对 PAD 患者的作用机制尚不清楚。荟萃分析发现,与安慰剂组相比,西洛他唑可使有跛行的 PAD 患者步行距离提高 40%至 50%[70]。质量评估医疗成果量表(SF-36)和步行减值问卷也体现该药物对 PAD 跛行患者生活质量有所改善。美国食品药品管理局指出,考虑到其他 PDE3 抑制剂可降低充血性心力衰竭患者的生存率,故西洛他唑不应用于该类患者。一项长期安全性试验发现,西洛他唑(与安慰剂相比)并未增加总死亡率或心血管死亡率的风险,但该研究的结果具有局限性,因为有超过 60%的患者在试验结束前就中断了治疗[71]。

抗血栓治疗

评估动脉粥样硬化患者包括 PAD 患者抗血栓治疗益处的研究一般侧重于远期终点事件,包括 MI、卒中以及血管性死亡事件,也包括肢体血管事件的结果[54]。两项研究结果表明,对无症状稳定的 PAD 患者服用阿司匹林后无 CLI 事件或截肢的发生率[41,56]。与使用安慰剂的 PAD 患者相比,噻氯匹定($P2Y_{12}$ 抑制剂)可减少肢体事件的发生率和总的死亡率[41]。CAPRIE 试验中,相对于阿

表 64.5 PAD 患者的药物治疗

药物	作用机制	关键临床研究	欧洲药品管理局	欧洲心脏病学会	FDA	ACC/AHA
他汀类药物	降低胆固醇 HMG-CoA 还原酶抑制剂	心脏保护研究 与安慰剂相比辛伐他汀 40mg 每天可降低全因死亡率 13%,降低心血管死亡率 18% 可用于 PAD 患者是依据 6 748 位患者的亚临床研究,其中有 2 700 人患有 PAD 但无冠心病	减少 MACE 事件发生率和死亡率	降 LDL Ⅰ类推荐(<2.5mmol/L,最佳<1.8mmol/L)	减少 MACE 事件发生率和死亡率	Ⅰ类推荐,LOE A
ACEI 或 ARB 类药物	降压和其他血管效应 肾素-血管紧张素系统抑制剂	HOPE 研究 与安慰剂组相比,瑞米普利 10mg/d 可使心肌梗死、卒中以及 CV 死亡的发生率下降 22% 可用于 PAD 患者是依据 4 051 位患者的亚临床研究,其中 1 725 人是有临床症状的 PAD 患者	减少 MACE 事件发生率	降压Ⅰ类推荐:使血压<140/90mmHg	减少 MACE 事件发生率	降压治疗Ⅰ类推荐,LOE A. 其血管疾病Ⅱa 类推荐,LOE A.
氯吡格雷	抗血小板类药物 P2Y12 受体抑制剂	CAPRIE 研究 与阿司匹林组相比,氯吡格雷可使心肌梗死、卒中以及 CV 死亡的发生率下降 8.7% 可用于 PAD 患者是依据 6 452 位患者的亚组分析	单独使用可以降低 MACE 事件发生率	降低 PAD 患者风险作为Ⅰ类推荐,作为联合用药加入 ASA 治疗下肢支架植入术后的 PAD 患者为Ⅰ类推荐	单独使用可以降低 MACE 事件发生率	单独使用,Ⅰ类推荐,LOE A;与阿司匹林组成双抗血小板为Ⅱb 类推荐,B-R,C-LD

续表

药物	作用机制	关键临床研究	欧洲药品管理局	欧洲心脏病学会	FDA	ACC/AHA
沃拉帕沙	抗血小板类药物 PAR-1拮抗剂	TRA2P-TIMI 50研究 与安慰剂组比，沃拉帕沙可使心肌梗死、卒中以及CV死亡的发生率下降20% 可用于PAD患者是基于3 787位患者的亚组分析	与阿司匹林或者氯吡格雷联用可降低MACE事件发生率，同时对缺血的下肢有益	大多数指南目前推荐使用	与阿司匹林或者氯吡格雷联用可降低MACE事件发生率	与阿司匹林或者氯吡格雷联合使用，Ⅱb类推荐，LOE B-R
己酮可可碱	降低血液黏度 机制尚不明确	6项研究包括788名患者的meta分析显示最少能增加PAD患者最大步行距离59m	改善间歇性跛行患者的临床症状和肢体功能	有描述但尚无明确推荐	改善间歇性跛行患者的临床症状和肢体功能	Ⅲ类推荐，LOE B-R
西洛他唑	抗血小板和血管扩张剂： 机制尚不明确	研究分为3组：50mg bid（n=303），100mg bid（n=998）和安慰剂（n=973） 相对于安慰剂组患者最大步行距离从基线10%升至41%，100mg bid组从基线28%的水平直接升至100%	通过增加跛行患者的步行距离改善这类患者的症状	改善症状Ⅰ类推荐	通过增加跛行患者的步行距离改善这类患者的症状	Ⅰ类推荐，LOE A

FDA，美国食品药品管理局；ACC/AHA，美国心脏病学会/美国心脏协会；ACEI，血管紧张素转换酶抑制剂；ARB，血管紧张素受体阻滞剂；bid，每天两次；CHD，冠心病；CV，心血管疾病；DAPT，双抗血小板治疗；LDL，低密度脂蛋白；LOE，证据水平（B-R，来自一个或多个随机临床试验的中等质量证据；C-LD，随机或非随机观察/登记研究或荟萃分析）；MACE，主要不良心血管事件；MI，心肌梗死；PAR-1，蛋白酶激活受体1；RRR，相对风险降低。

司匹林，氯吡格雷可降低PAD患者发生CV事件的风险，但是截肢风险增加（52 vs 47）[41]。EUCLID试验显示没有预先行血运重建的PAD患者使用替格瑞洛与氯吡格雷相比，ALI或肢体事件的发生率无显著差异[57,58]。因此，尚不清楚阿司匹林或氯吡格雷作为单独药物治疗时能否够给肢体血管带来益处。

许多PAD患者在血运重建后接受DAPT治疗。目前尚缺乏支持这种做法的随机试验。在CASPAR（外周动脉疾病搭桥手术患者使用氯吡格雷和阿司匹林）试验中，对接受膝下搭桥手术的PAD患者而言，DAPT与单独使用阿司匹林药物治疗相比并未降低该类患者移植血管闭塞、血运重建、截肢或死亡的主要复合终点事件的发生率[72]。在TRA2°P-TIMI 50试验中，沃拉帕沙联合阿司匹林或氯吡格雷或DAPT后，可使PAD患者ALI发生风险降低42%，同时降低移植血管血栓形成、支架内血栓形成和再次血栓形成的风险[73]。在PEGASUS-TIMI 54试验中，替格瑞洛联合阿司匹林治疗可使PAD患者发生急性不良肢体事件包括ALI降低35%[37]。在WAVE试验中，华法林治疗并没有降低PAD患者肢体缺血事件[61]。在BOA或阿司匹林研究中同样发现，对行腹股沟搭桥手术的PAD患者使用华法林治疗对远期的肢体结果并没有益处[41]。目前仍有很多低剂量直接口服抗凝剂的试验正在进行中，其研究的终点事件包括ALI在内主要或次要终点。

他汀类药物

他汀类药物除了降低心血管风险外，还可改善PAD患者跛行症状并降低肢体丢失的风险[2,41]。在TREADMILL（Treatment of Peripheral Atherosclerotic Disease with Moderate or Intensive Lipid Lowering，中度或者强化降脂治疗外周动脉粥样硬化性疾病）试验中，相对于安慰剂增加PAD患者无痛步行距离38%而言，阿托伐他汀（80mg）可增加无痛步行80%，其他试验结果也支持本研究结果[41]。REACH登记处的倾向性研究结果显示，PAD患者使用他汀类药物可降低PAD患者截肢发生风险[2]。心脏保护研究指出，辛伐他汀降低PAD患者首次急性外周血管事件的发生风险，其中包括首次发生非冠状动脉血运重建、动脉瘤修复、大截肢或死亡[41]。

血管扩张剂

目前大多数血管扩张剂的研究未能显示对间歇性跛行患者有任何疗效。几种病理生理学原因可能解释该现象。运动时，为了改善机体缺血，远端的阻力血管扩张。因此，血管扩张剂对这些内生扩张的血管具有极小的影响，但会降低其他血管的阻力并产生相对的盗窃现象，从而降低患肢的血供和灌注压。此外，与这类药物对CAD患者心肌氧消耗的减低（减少后负荷）的作用相反，血管扩张剂不会减少骨骼肌对氧的需求。

其他药物治疗

其他类别的药物，包括5-羟色胺（5-HT_2）拮抗剂、α-肾上腺素能拮抗剂、L-精氨酸、肉碱衍生物、血管扩张剂前列腺素、抗生素和血管生长因子，目前也正在进行研究它们对PAD患者跛行及CLI的疗效[41]。这些药物在改善PAD患者症状方面尚未得到证实[1]。血管生长因子在CLI患者中取得了令人鼓舞的初步结果。

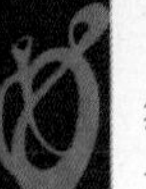

然而,大型 3 期临床试验并未显示血管生长因能够提高 CLI 患者无截肢生存率或改善间歇性跛行患者行走时间[74,75]。初步的研究结果表明,利用干细胞治疗慢性肢体缺血的患者可改善部分患者 ABI 指数、疼痛、无痛行走时间以及截肢发生风险[76,77]。然而,干细胞治疗的反应可能取决于患者的选择,目前认为患有晚期 CLI 患者并不是合适人群[78]。这些初步的试验结果需要通过其他临床试验进一步确认。

经皮腔内血管成形术和支架植入术

生活方式受限的跛行患者除了运动康复和药物治疗外,还可考虑外周血管介入治疗(见第 66 章)[79]。对于解剖结构适合的 CLI 患者也应该接受血管介入治疗。一项大型临床试验正在比较血管内介入治疗与外科血运重建术对严重肢体缺血患者的治疗效果的差异性[80]。

外周动脉手术

外科血运重建手术适用于不能进行经皮介入治疗的严重肢体缺血的患者,能缓解静休痛和保留肢体。在具体操作上必须考虑到动脉病变的解剖位置和并发症的可能。造影确定动脉阻塞后决定手术方案,确保移植的动脉血流流入道至流出道保持通畅。主动脉-股动脉旁路移植是腹主动脉-髂动脉最常选用的手术路径。通常,由涤纶或聚四氟乙烯(polytetrafluoroethylene,PTFE)制成的针织或编织假体将近端的主动脉和远端的股总动脉吻合起来[81]。有时将髂动脉作为吻合口远端,以保证顺行血流流入至少一根下腹部动脉。目前美国的高容量中心报告指出外科手术血运重建死亡率较低,然而对 1970 年至 2007 年的 29 项研究进行了系统 meta 分析,比较了 5 738 例接受主动脉-股动脉旁路移植术的患者后发现手术死亡率仍达 4%[82]。然而主动脉-股动脉旁路移植术后患者移植假体 5 年的通畅率超过 80%[83]。

主动脉病变手术重建的方式包括腋动脉-双股动脉旁路、髂动脉-双股动脉旁路和股动脉-股动脉旁路。这些旁路移植物绕过主动脉和髂动脉,通常用于 CLI 的高风险患者。腋动脉-股动脉旁路手术的移植血管 5 年通畅率为 50%~70%,股动脉-股动脉旁路移植术的移植血管 5 年通畅率为 70%~80%[83]。解剖外旁路手术的

无症状的PAD患者
无症状
+
无外周血运
重建病史
ABI < 0.90
有症状的PAD患者
有症状
+
ABI < 0.85
有病史
+
外周血运重建
减少MACE事件
• 改变生活方式
• 戒烟治疗
• 他汀类药物治疗
• 降压治疗(ACEI或ARB类药物)
• 对特定患者单抗血小板可能获益
减少MACE事件
• 改变生活方式
• 戒烟治疗
• 他汀类药物治疗
• 降压治疗(ACEI或ARB类药物)
• 抗血小板治疗
减少下肢血管事件风险
• 降低脂质可能获益
• 特定人群使用PAR-1拮抗剂
改善症状的治疗
• 锻炼
• 西洛他唑
• 他汀类药物可能获益
• 血运重建

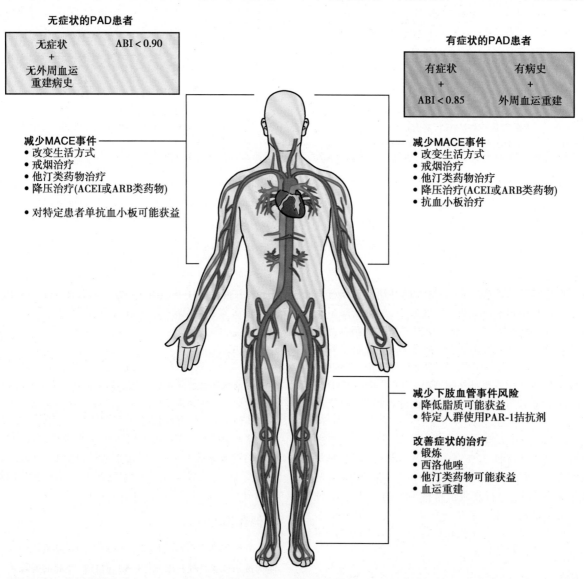

图 64.13 外周动脉疾病(PAD)患者的医疗管理概述。ABI,踝肱指数;ARB,血管紧张素受体阻滞剂;ACEI,血管紧张素转换酶抑制剂;MACE,主要不良心血管事件;PAR-1,蛋白酶激活受体 1。(改编自 BonacaMP, Creager-MA. Pharmacological treatment and current management of peripheral artery disease. Circ Res2015;116:1579-98.)

死亡率为 3%~5%，多为患有严重并发症和严重动脉粥样硬化的患者。

腹股沟下方动脉病变的重建手术包括股动脉-腘动脉、股动脉-胫动脉或股动脉-腓动脉搭桥手术。扭转自体大隐静脉或 PTFE 制成的移植物用于腹股沟下搭桥。自体大隐静脉搭桥术的血管通畅率超过 PTFE 移植物的通畅率[83]，吻合口远端在膝盖以上的移植动脉通畅率高于膝盖以下。跛行患者采用自体大隐静脉或 PTFE 移植物行股动脉-腘动脉重建术，其 5 年血管通畅率分别约为 80%和 75%，而伴 CLI 患者其 5 年血管通畅率分别约为 65%和 45%。对于股-膝关节下旁路，包括胫骨动脉重建，跛行或 CLI 患者的自体大隐静脉的 5 年通畅率与膝上股-腘动脉移植物相似（60%至 80%）。膝下位置 PTFE 移植物的 5 年通畅率大大降低，跛行患者约为 65%，CLI 患者约为 33%。腹股沟下搭桥手术死亡率约为 2%至 3%。

手术时技术错误可导致移植物狭窄，如保留袖口瓣或内膜片或瓣膜损伤；纤维性内膜增生也可导致管腔狭窄，通常在手术后 6 个月内发生；或术后 1~2 年移植血管发生动脉粥样硬化导致管腔狭窄。彩色多普勒超声监测可识别移植血管有无管腔狭窄，从而促进移植方案的改进，避免移植完全失败[1]。常规超声监测可提高移植血管通畅率。

图 64.13 提供了 PAD 患者的药物治疗的概述。表 64.5 详细列出了 PAD 患者批准的药物治疗。

血管炎

见第 94 章。

血栓闭塞性脉管炎

血栓闭塞性脉管炎（thromboangiitis obliterans，TAO）是一种节段性血管炎，影响上、下肢的远端动脉、静脉和神经，常见于吸烟的青年人[84,85]。

病理学和发病机制

TAO 主要影响手臂的中、小血管，包括桡动脉、尺动脉、掌动脉和指动脉，下肢主要影响胫动脉，腓动脉，足底动脉和趾动脉，还可影响脑动脉、冠状动脉、肾动脉、肠系膜动脉、主动脉和肺动脉[85]。病理结果包括血管闭塞、高度细胞性血栓结合的多形核白细胞、微小脓肿以及偶尔多核巨细胞。炎性浸润也可以影响血管壁，但内层弹性膜完好。疾病慢性期血栓发生机化，血管壁发生纤维化。

TAO 的确切原因尚不清楚。几乎每个患者都存在烟草史或者烟草暴露史。机体高凝状态，免疫机制以及内皮功能障碍可能是 TAO 的发病机制。潜在的免疫机制包括增加细胞对Ⅰ型和Ⅲ型胶原蛋白的敏感性以及抗内皮细胞抗体的存在。TAO 患者的血管确定存在 $CD4^+$ T 细胞的浸润[84]。受影响和未受影响的肢体血管均出现内皮依赖性血管舒张功能降低。目前一些报道指出 TAO 患者凝血酶原基因发生突变、血浆同型半胱氨酸浓度升高概率明显增加或者抗心磷脂抗体水平明显升高。

临床表现

TAO 的发病率在亚洲比在北美和西欧高。在美国，TAO 的发生率约为 13/10 万。大多数患者在 45 岁前出现症状，75%~90%的患者是男性。患者手、前臂、足部或者小腿均可发生跛行，多数 TAO 患者有静息痛和足趾溃疡，常有一个以上肢体受影响。约 45%的 TAO 患者出现雷诺现象，约 40%患者有游走性浅表性血栓性静脉炎。5 年之内截肢的风险约为 25%[85]。如果桡动脉、尺动脉、足背动脉和胫后动脉受到影响则相应的血管搏动减弱或者消失。2/3 患者 Allen 试验异常。四肢远端可能有不连续的、一触就痛的皮下红斑，表明存在血栓性静脉炎。

诊断

除了组织活检外，目前并没有特殊的实验室检查能诊断 TAO。因此，大多数临床检查主要是排除可能具有相似临床特征的其他疾病，包括自身免疫疾病，例如硬皮病或 SLE、高凝状态、DM 和继发于栓塞的急性动脉闭塞。急性期指标，如红细胞沉降率（ESR）或 CRP，通常是正常的。血清免疫标志物，包括抗核抗体和类风湿因子，都为阴性，血清补体水平也应正常。如果有临床表现，应行影像学检查排除栓塞的近端源头。患者血管造影结果如有节段性闭塞的中小动脉、动脉粥样硬化缺如以及有螺旋状的侧枝血管绕过阻塞病变的情况，可诊断为 TAO（图 64.14）。然而硬皮病、SLE、混合结缔组织病和抗磷脂抗体综合征的患者也可出现相同的血管造影结果。因此，诊断的确凿依据是典型的活检结果。但临床很少采用活检，因为取组织的部位可能因严重缺血而无法愈合。综上，诊断 TAO 通常需要结合几个方面，包括年龄（<45 岁）、吸烟史、体检提示远端肢体缺血并排除其他疾病，如有必要，可行血管造影发现典型病变即可确诊。

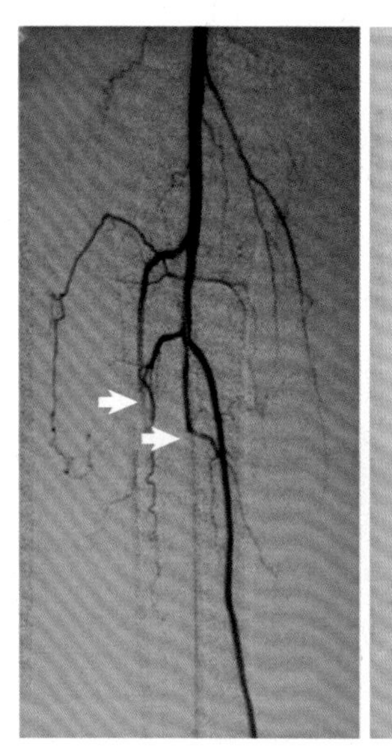
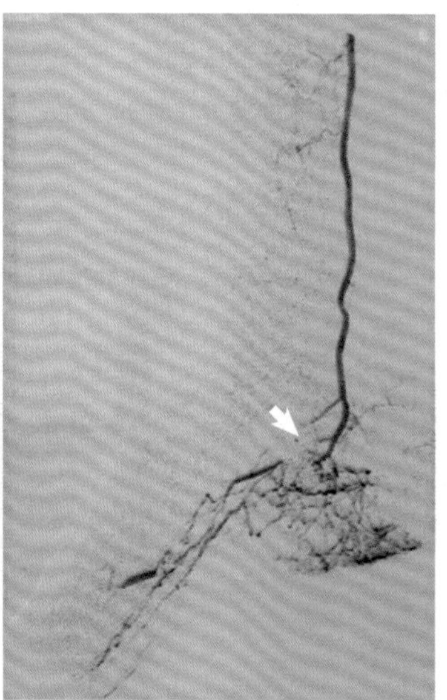

图 64.14 年轻女性血栓闭塞性脉管炎的血管造影图片。**左**，胫前动脉和腓动脉闭塞（箭头）。**右**，胫后动脉远端部分（箭头）与桥接侧支血管闭塞

治疗

治疗 TAO 疾病的基础是戒烟。未坏疽的患者戒烟后很少需要截肢[84]。相比之下，继续吸烟的 TAO 患者需要一次或者多次截肢的比例高达 40%~45%。迄今为止，没有一种药物对 TAO 患者肢体缺血有确切的疗效。相对于阿司匹林，静脉注射伊洛前列素（前列环素类似物）能更有效地治疗 TAO 患者的静息痛和缺血性溃疡，但口服伊洛前列素一般无效[86]。目前并没有足够的证据

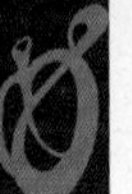

支持其他血管扩张剂前列腺素类似物使用的有效性[86]。血运重建术通常不是一个可行的选择，因为这种疾病的特点是血管病变呈节段性，而且主要涉及远端血管。如果靶血管远端吻合口可用，自体大隐静脉旁路移植术可以考虑。

多发性大动脉炎和巨细胞多动脉炎

见第 94 章。

纤维肌性发育不良

纤维肌性发育不良(fibromuscular dysplasia，FMD)是一种非炎症性疾病，影响大中动脉，尤其是肾动脉、颈动脉和椎动脉。也可能影响腿部的动脉，特别是髂动脉，股动脉、腘动脉、胫骨动脉和腓骨动脉相对少一些[87]。该类疾病很少引起间歇性跛行或 CLI。通常见于女性患者，也可以见于任何年龄和性别的人群。虽然传统上认为 FMD 主要见于年轻女性，但最近的疾病登记处已经发现 FMD 疾病主要发生于中年妇女[87]。此外，一直以来 FMD 疾病以肾动脉的发病频率最高，但疾病登记处的结果显示颈动脉、椎动脉与肾动脉受累结果相似，约 65%的患者有多支血管受累。超过 40%的 FMD 患者存在动脉瘤或动脉夹层[88]。自发性冠状动脉夹层(SCAD)是 FMD 的罕见并发症。临床出现高血压、头痛、搏动性耳鸣和头晕，应立即考虑患者患有 FMD 的可能(表 64.6)[87]。

疑诊为 FMD 的患者，可通过 CT、MRI 和多普勒超声等影像学检查进行确诊。DSA 是一种非诊断性无创的影像学检查，常用于临床症状高度典型的患者。FMD 可通过影像学检查以及年龄、有无动脉粥样硬化的危险因素与动脉粥样硬化患者进行临床鉴别，而与血管炎的鉴别则主要依靠是否具有典型的临床症状以及血管炎症指标的改变(升高的 ESR 或 CRP)。FMD 组织病理学检查显示纤维组织增生常影响血管中膜，但也可累及内膜或外膜，组织学分类包括中膜亚型(中膜纤维组织增生，近中膜纤维组织增生和中膜增生)、内膜纤维组织增生和外膜增生[89]。根据组织病理学类型，狭窄是由血管壁的纤维或肌肉组分的增生引起。血管造影可将该类疾病分为两种类型。第一种是多灶性 FMD，较常见，并呈现经典的“珠串”样改变，与内膜纤维组织增生、中膜增生和近中膜纤维组织病理学相关。第二种是局灶性 FMD，表现为管状狭窄，较罕见，在病理上与中膜增生和动脉周围增生相关(图 64.15)。临床上由于病理亚型重叠较多，故超过三分之一的病例并不能单纯使用血管造影标准进行分类。一方面临床上缺乏常规组织病理学诊断标准，另一方面考虑到血管造影分类标准的局限性，两方面共同促使人类开始寻找新的分类标准[87]。

表 64.6 临床症状提示患有纤维肌性发育不良

高血压<35 岁或任何年龄出现耐药性高血压
上腹部瘀伤和高血压
60 岁以下的患者出现短暂性脑缺血发作、卒中或宫颈瘀伤
无明显动脉粥样硬化风险且小于 60 岁的女性出现 PAD 临床症状
蛛网膜下腔出血
搏动性耳鸣
严重和反复发作性头痛
外周动脉夹层或自发性冠脉夹层
内脏或颅内动脉瘤
60 岁以下出现动脉瘤
肾梗死

改编自 Olin JW，Froehlich J，Gu X，et al. The United States Registry for Fibromuscular Dysplasia：results in the first 447 patients. Circulation 2012；125：3182-90.

有症状的 FMD 患者可行血管成形术。需对传统的危险因素进行药物治疗(如抗高血压治疗)，此外，根据临床需要，可利用实验室指标和影像学指标对患者进行临床评估。一般而言，药物使用差异因患者血管床是否受累而异[90]。吸烟与患者的远期预后相关，故强调早期戒烟重要性。

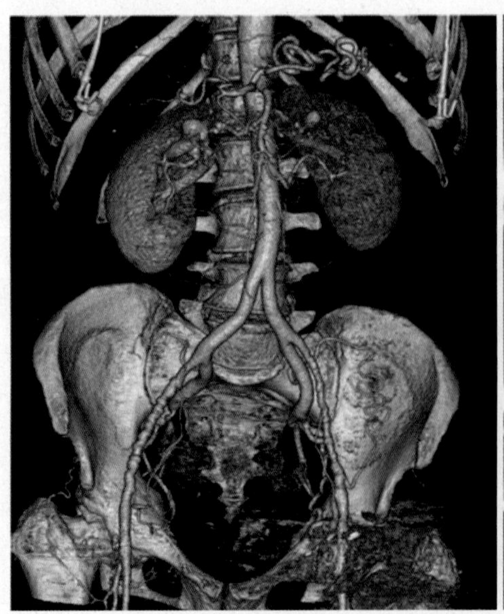

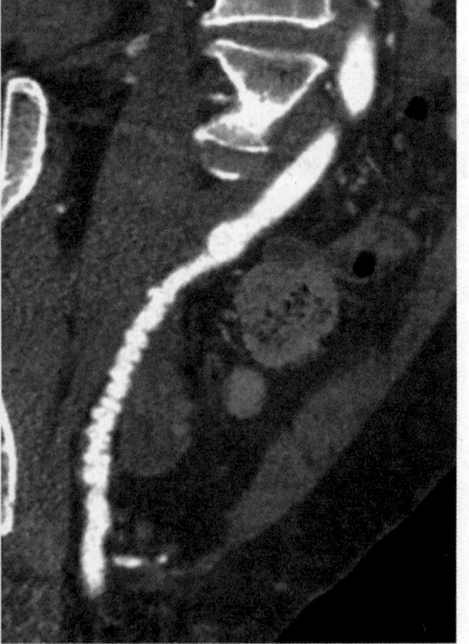

图 64.15 患有纤维肌性发育不良(FMD)的患者的血管造影图片。**左**，三维血管重建造影显示双侧髂外动脉 FMD。**右**，髂外动脉最大强度的投射。(图片由医生 Jeffrey Olin 提供)

腘动脉压迫综合征

腘动脉压迫综合征是间歇性跛行的一个罕见原因。是由于解剖变异导致腓肠肌内侧压迫腘动脉所致[92]。腘肌也会压迫腘动脉导致该综合征。患者中约有三分之一为双侧腘动脉受压迫。当一个年轻且喜好运动的男性出现跛行应怀疑该病。潜在的后果有腘动脉血栓形成、栓塞以及动脉瘤的发生。

外周搏动检查结果可能是正常的,除非进行刺激性检查。步行或者反复踝关节背屈和跖屈动作可能会导致足背动脉搏动减弱或者消失,并使 ABI 指数下降。在休息和踝关节屈伸动作时行影像学检查,如多普勒超声、CTA、MRA 或传统的血管造影检查,能确诊该疾病。该疾病的治疗是要松解腘动脉,可能需要分离和复位腓肠肌的内侧头。如果腘动脉闭塞,则必须行搭桥手术,手术治疗的血管五年通畅率超过 80%[93]。

急性肢体缺血

当动脉闭塞时流向上肢或者腿部的血液突然减少就会导致急性肢体缺血(ALI)[94]。组织的代谢需要超过灌注时就会危及肢体功能。疼痛可能在短时间内迅速发展,并影响血管阻塞远端的肢体。急性肢体缺血并不一定局限于脚或脚趾,手或手指,通常发展成为慢性肢体缺血(chronic limb ischemia,CLI)。并发外周神经缺血可导致感觉丧失和运动功能障碍。体格检查的结果包括阻塞远端脉搏消失、皮肤发冷、苍白、毛细血管充盈延迟、静脉充盈、感觉减退或消失、肌肉无力或瘫痪。这一系列的症状和体征总结起来是"6P",即疼痛、感觉异常、苍白、无脉、低体温和瘫痪(pain,paresthesias,pallor,pulselessness,poikilothermia,and paralysis)。

转归

ALI 的患者往往合并有心血管疾病,后者甚至就是导致缺血的原因。截肢的风险取决于缺血的严重程度和血运重建前所消耗的时间。最近的一项研究表明伴 ALI 的动脉粥样硬化患者约 18% 需要截肢,15%死亡或需长期住院维持生命[73]。依据神经系统检查和多普勒超声结果,目前血管外科学会和国际心血管外科学会已开发出一项缺血严重程度和肢体功能的分类方案[95]。

发病机制

ALI 的原因包括动脉栓塞、原位血栓形成、夹层和创伤。大多数原因是栓塞导致的(图 64.16)[96,97]。大多数动脉栓子来源于心脏血栓如心房颤动,或其他栓子来源如心脏人工瓣膜、反常性栓塞和心脏肿瘤如左心房黏液瘤等。主动脉或外周动脉的动脉瘤可能含有血栓,主要栓塞远端动脉,通常停留在动脉管腔较小的分支处。PAD 患者 ALI 的原因包括原位动脉粥样硬化血栓形成、移植物血栓形成或支架内血栓形成(见图 64.16)[73]。原位血栓形成可发生在动脉粥样硬化的外周动脉、腹股沟旁路移植物、外周动脉瘤和高凝状态患者的正常动脉中。PAD 患者原位血栓可使斑块破裂,从而导致急性动脉闭塞和肢体缺血,如冠状动脉急性闭塞导致急性 MI 的发生。PAD 患者中 ALI 血栓的另一个重要原因是腹股沟桥血管血栓性闭塞。正常动脉很少发生急性血栓栓塞,但当患者处于高凝状态时就有可能发生,如抗磷脂抗体综合征、肝素诱导的血小板减少症、弥散性血管内凝血和骨髓增生性疾病。有限的证据表明,遗传性血栓疾病如激活蛋白 C 抗性(因子 V Leiden),凝血酶原 *G20210* 基因突变或抗凝血酶Ⅲ和蛋白 C 和 S 缺乏都会增加急性外周动脉血栓形成的风险。

辅助检查

一般靠病史和体格检查即可诊断 ALI。一旦发生可能威胁到在肢体存活的缺血,可用于诊断的时间往往很有限,检查不应拖延实施紧急血运重建的时间。检查不应延迟紧急血运重建程序,以

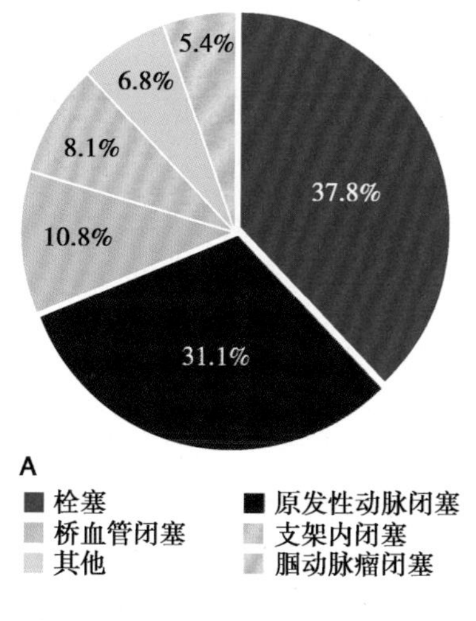

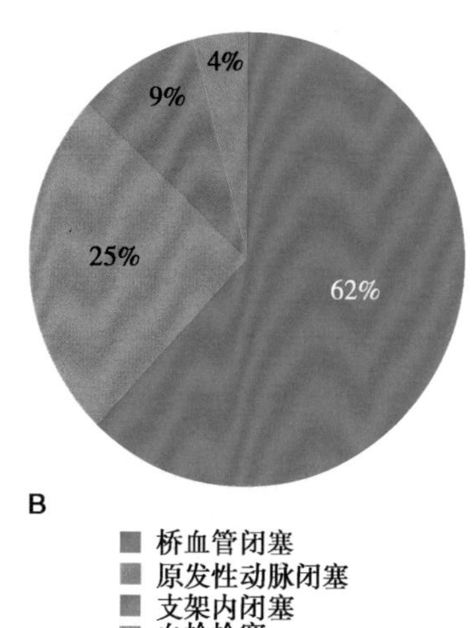

图 64.16 Comers 登记处 ALI 发生的病因(A)和无需抗凝治疗的有症状 PAD 患者(B)。(A,改编自 Duval S et al. The impact of prolonged lower limb ischemia on amputation,mortality,and functional status:the FRIENDS registry. Am Heart J 2014;168:577-87;B,改编自 Bonaca MP et al. Acute limb ischemia and outcomes with vorapaxar in patients with peripheral artery disease:results from the Trial to Assess the Effects of Vorapaxar in Preventing Heart Attack and Strokein Patients with Atherosclerosis-Thrombolysis in Myocardial Infarction 50(TRA2°P-TIMI 50). Circulation 2016;133:997-1005.)

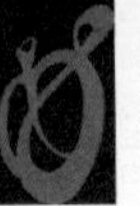

挽救肢体的活力。多普勒超声能测定患肢的压力和相应的 ABI。当脉搏无法扪及时，多普勒超声亦能探测外周动脉的血流是否存在。彩色多普勒超声能确定血管闭塞的部位，特别适用于评估腹股沟内动脉搭桥术后动脉血管的通畅性。MRA、CTA 和常规动脉造影可以显示闭塞部位并提供血运重建的解剖学指导。

治疗

急性腿部缺血的患者卧位时应采取足低于胸部的位置，从而通过静水压效应增加肢体灌注压。应尽量减少足跟、骨隆起处和足趾间的压力，可将软物（如羊毛）铺垫于床的适当位置，或将软物（如羊毛）置入足趾间。如确诊 ALI 就应尽快静脉给予肝素[94]。剂量应充足，使促凝血酶原激酶时间维持在 2.0~2.5 倍，以防止血栓扩散或复发性栓塞。

当肢体有可能坏死或缺血症状持续存在时，应进行血运重建（图 64.17）。血运重建的方法包括血管内血运重建、动脉内溶栓和外科手术血运重建。如果没有溶栓禁忌证，导管动脉溶栓加血栓切除术是Ⅰ型或Ⅱ型急性肢体缺血患者的初始治疗方案[94]。溶栓后犯罪血管的识别和修复能提高血管的长期通畅率。目前使用的溶栓药物包括重组组织型纤溶酶原激活剂阿替普酶、瑞替普酶和替奈普酶。导管溶栓治疗通常应持续 24 至 48 小时，以达到最佳效益并限制出血风险。辅助应用血小板糖蛋白Ⅱb/Ⅲa 抑制剂可缩短溶栓时间，但不能改善治疗效果。经皮抽吸切除栓子术是通过抽吸、碎片或高能超声来消除血栓发挥作用，可单独用于血栓治疗，也可与溶栓药物一起用于治疗 ALI 患者。外科血运重建，包括血栓栓塞切除术和闭塞区域搭桥术，是恢复缺血肢体血流的一个选择。5 项前瞻性随机试验比较了 ALI 患者溶栓和手术血运重建的益处和风险。总体而言，接受溶栓治疗的患者大出血的风险更高，但两种干预措施对 ALI 患者 1 年内的死亡率或截肢率无显著差异。这些研究表明，对于发病时间少于 14 天且活动受限或者肢体处于缺血边缘的患者，经导管的溶栓治疗可作为初始选择，而对于发病超过 14 天且肢体已经发生缺血则更加适合行手术血运重建。不可逆损伤的患者则需要截肢（见图 64.17）。

诊断
症状 疼痛
感觉异常
虚弱或者瘫痪
指征 无脉搏
下肢苍白
皮肤湿冷
感觉退化
力量减退
下肢血压<50mmHg
潜在原因 动脉或桥血管栓塞
来自心脏或者近端血管的栓子
夹层
外伤
管理
初始治疗：静脉注射肝素
依据患者疾病的严重程度进行影像学检查和治疗
第Ⅰ阶段 肢体活力正常 尚无威胁
第Ⅱa阶段 肢体活力受到轻微威胁
第Ⅱb阶段 肢体活力立刻受到威胁
第Ⅲ阶段 肢体活力受到不可逆损伤
影像学检查
影像学检查
不影响血运重建可行影像学检查
血运重建 血管介入、外科手术或联合治疗
跛行

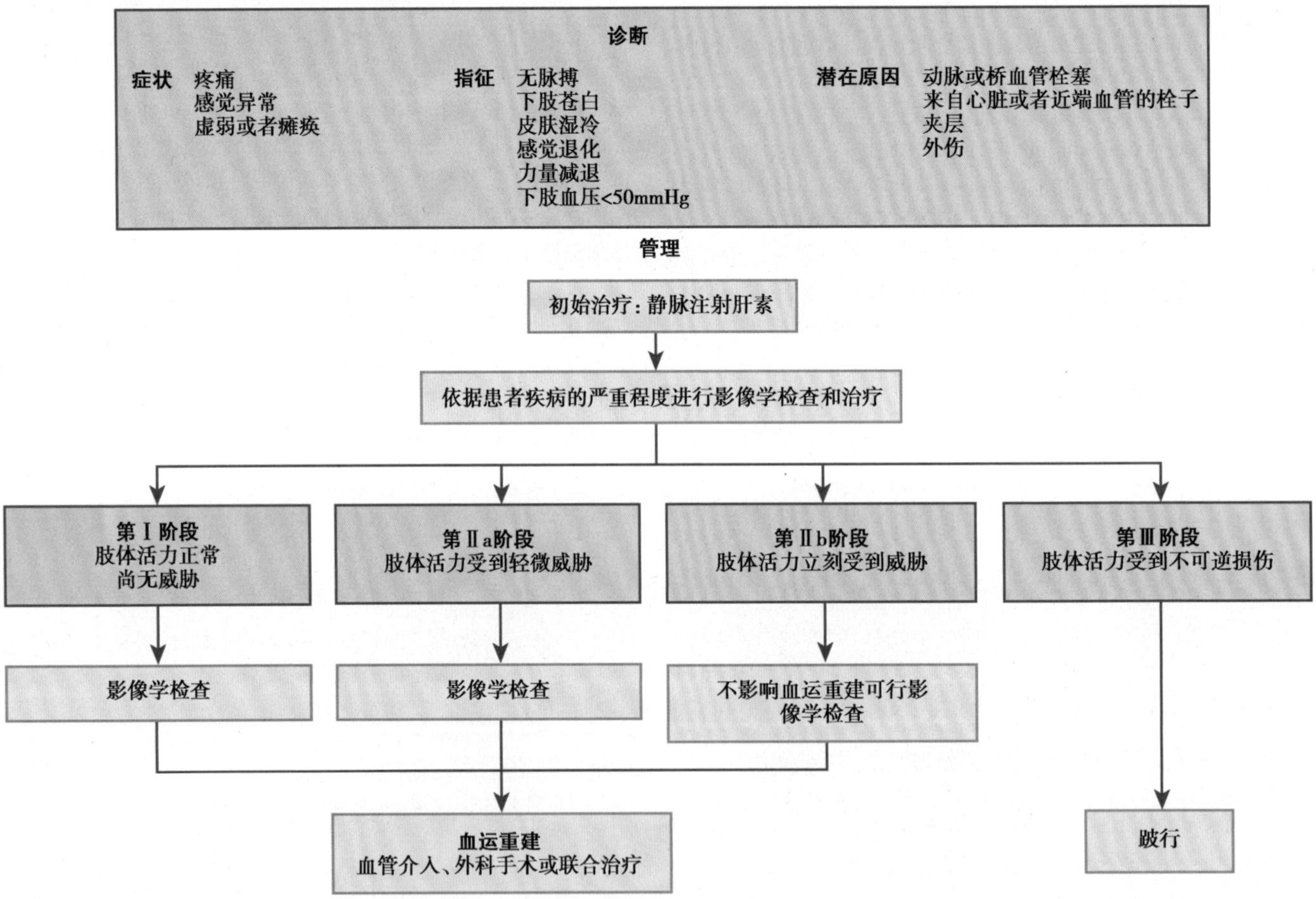

图 64.17 急性肢体缺血的患者的诊断和治疗方法

目前对于 ALI 患者最佳长期抗血栓治疗的策略仍不十分明确。长期抗凝治疗通常适用于明确有栓子来源的患者，如心房颤动。伴有肢体血栓性并发症（如搭桥血管闭塞、支架内血栓形成、原位血栓形成）的 PAD 患者发展成为 ALI 的过程中，强化抗血小板治疗可能比单用阿司匹林更能有效地减少复发事件的发生[3,37]。目前临床使用华法林更多是依据潜在的病因学（如心房颤动），但华法林尚未证实对于非栓子导致 ALI 患者的二级预防有益。

动脉粥样硬化性栓塞

动脉粥样硬化性栓塞是指由动脉粥样硬化碎片脱离和栓塞引起的动脉闭塞，粥样硬化碎片包括纤维蛋白、血小板、胆固醇晶体和钙化片段。该疾病其他名称还包括致动脉粥样硬化性栓塞和胆固醇栓塞。动脉粥样硬化最常源于主动脉凸出的毛茸茸的粥样斑块，分支动脉则较少见。动脉粥样硬化通常累积四肢小动脉、脑动脉、眼底动脉、肾动脉或肠系膜动脉。大多数患者都是具有动脉粥样硬化临床证据的60岁以上男性。

发病机制

动脉粥样硬化性栓塞的最大风险是患者的主动脉有巨大成分复杂的粥样硬化凸起。经食管超声识别出大而突出的粥样斑块能预测未来的栓塞事件。临床血管内导管操作也可能导致动脉粥样硬化,发生率约为1%至2%。同样,心脏或血管手术期间对主动脉进行手术操作也会导致动脉粥样硬化性栓塞。抗凝剂或溶栓药物对动脉粥样硬化性栓塞是否有效仍有争议。最近的抗凝血剂临床试验发现有巨大主动脉斑块的患者发生动脉粥样硬化性栓塞相对较少。

临床表现

四肢动脉粥样硬化性栓塞最显著的临床特征是足趾疼痛、发绀,称为"蓝趾综合征"(图64.18)。约50%的患者有网状青斑。足和足底的外侧或小腿可能有局部红斑或者紫罗兰色变色。其他临床表现包括足趾和足部溃疡、结节、紫癜和瘀点。由于栓子往往影响到远端的趾动脉和小动脉,故足背动脉搏动通常存在。动脉粥样硬化性栓塞累及其他脏器需依据症状和体征来识别。肾脏受累,表现为血压升高和氮质血症,通常发生在外周性动脉粥样硬化患者。患者有时还会出现肠系膜缺血或膀胱缺血以及脾梗死。

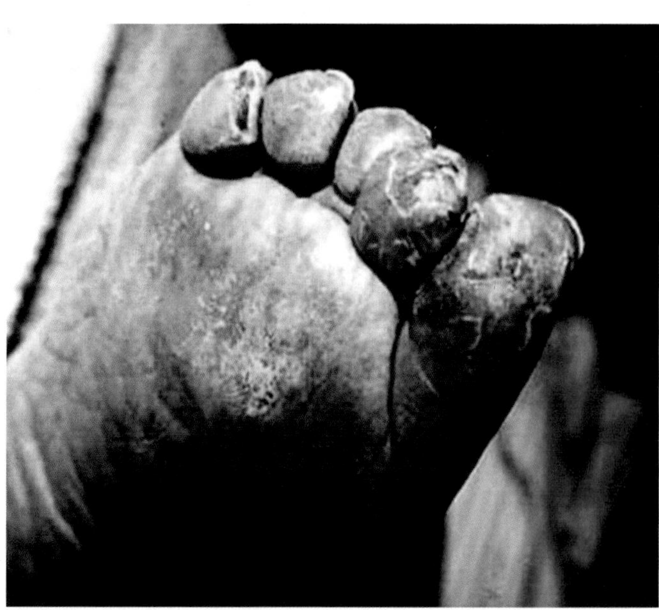

图64.18 涉及足部的动脉粥样斑块,或"蓝趾综合征"。脚趾有发绀变色以及局部区域的紫罗兰色变色。(改编自Beckman JA, Creager MA. Peripheral artery disease: clinical evaluation. In Creager MA, Beckman JA, Loscalzo J, editors. Vascular Medicine: A Companion to Braunwald's Heart Disease. 2nd ed. Philadelphia: Elsevier; 2013, p 231.)

临床表现和体征往往足以诊断动脉粥样硬化性栓塞,但是有一些表现在其他疾病也可能存在。继发于结缔组织疾病的过敏性血管炎、感染、药物、结节性多动脉炎或冷球蛋白血症(涉及多器官系统)均可引起紫癜、溃疡和足趾缺血的临床表现,类似于动脉粥样硬化性栓塞引起的临床症状(见第94章)。此外,促凝血异常如抗磷脂抗体综合征、肝素诱导的血小板减少症以及骨髓增生性疾病如原发性血小板增多症,均可导致足趾动脉栓塞,进而引起足趾缺血、发绀和溃疡。

辅助诊断

动脉粥样硬化性栓塞的实验室检查结果包括血沉升高、嗜酸性粒细胞增多和尿液中嗜酸性粒细胞增多。其他阳性结果可能包括贫血、血小板减少、低补体血症和氮质血症。TEE、MRA或CTA成像能确定严重动脉粥样硬化的部位和造成动脉粥样硬化性栓塞凹凸不平粉瘤的位置。唯一的确诊依据是皮肤和肌肉的病理活检结果。病理结果包括由胆固醇晶体造成的小动脉细长针状裂纹,往往伴有炎性淋巴细胞浸润,可能还有巨细胞和嗜酸性粒细胞浸润、内膜增厚以及血管外周纤维化的病理改变。

治疗

目前尚无有效治疗动脉粥样硬化性栓塞的方法。急性肢体缺血的患者足部需要特殊护理。有时可能需要切除坏死部分或者截肢。

对动脉粥样硬化性栓塞的危险因素需进行干预,如他汀类药物的降脂治疗和戒烟,对预后有积极的影响,但这种干预是否会预防动脉粥样硬化性栓塞的复发尚不清楚。华法林的使用存在争议,一些研究认为抗凝减少动脉粥样硬化性栓塞的发生,尤其是对有移动性主动脉粥样粉瘤的患者,而另一部研究则得出相反的结论。使用皮质醇类激素治疗该疾病也存在争议。

动脉粥样硬化性栓塞的患者应考虑手术切除病灶源头,特别是反复发作者。外科手术包括切除和替换有病灶部分的主动脉、动脉内膜切除术和搭桥手术。手术干预目标是针对有动脉瘤或有明显凹凸不平的易碎动脉粥样硬化斑块的主动脉、髂动脉或股动脉。一般情况下,弥漫性主动脉病变使得难以确定导致动脉粥样硬化性栓塞的确切区域。已有几个小规模的病例报道指出可以采用血管内植入支架和支架移植物来预防动脉粥样硬化性栓塞反复发作。

(刘亮 译,沈成兴 校)

参考文献

Guideline Document With References to Older Literature

1. Gerhard Herman MD, Gornik HL, Barrett C, et al. 2016 AHA/ACC guideline on the management of patients with lower extremity peripheral artery disease: a report of the American College of Cardiology/American Heart Association Task Force on Clinical Practice Guidelines. *Circulation*. 2017;135:e726–e779.

Epidemiology and Risk Factors

2. Kumbhani DJ, Steg PG, Cannon CP, et al. REACH Registry Investigators. Statin therapy and long-term adverse limb outcomes in patients with peripheral artery disease: insights from the REACH registry. *Eur Heart J*. 2014;35:2864–2872.
3. Bonaca MP, Scirica BM, Creager MA, et al. Vorapaxar in patients with peripheral artery disease: results from TRA2°P-TIMI 50. *Circulation*. 2013;127:1522–1529, 1529e1-6.
4. Abola MT, Bhatt DL, Duval S, et al. REACH Investigators. Fate of individuals with ischemic amputations in the REACH Registry: three-year cardiovascular and limb-related outcomes. *Atherosclerosis*. 2012;221:527–535.
5. Pande RL, Perlstein TS, Beckman JA, Creager MA. Secondary prevention and mortality in peripheral artery disease: National Health and Nutrition Examination Study, 1999 to 2004. *Circulation*. 2011;124:17–23.
6. Fowkes FG, Rudan D, Rudan I, et al. Comparison of global estimates of prevalence and risk factors for peripheral artery disease in 2000 and 2010: a systematic review and analysis. *Lancet*. 2013;382:1329–1340.
7. Criqui MH, Aboyans V. Epidemiology of peripheral artery disease. *Circ Res*. 2015;116:1509–1526.
8. Mozaffarian D, Benjamin EJ, Go AS, et al. Heart disease and stroke statistics—2016 update: a report from the American Heart Association. Writing Group Members, AHA Statistics Committee, Stroke Statistics Subcommittee. *Circulation*. 2016;133:e38–e60.
9. Hirsch AT, Allison MA, Gomes AS, et al. A call to action: women and peripheral artery disease: a scientific statement from the American Heart Association. AHA Council on Peripheral Vascular Disease, Council on Cardiovascular Nursing, Council on Cardiovascular Radiology and Intervention, Council on Cardiovascular Surgery and Anesthesia, Council on Clinical Cardiology, Council on Epidemiology and Prevention. *Circulation*. 2012;125:1449–1472.
10. Forbang NI, Criqui MH, Allison MA, et al. Sex and ethnic differences in the associations between lipoprotein(a) and peripheral arterial disease in the Multi-Ethnic Study of Atherosclerosis. *J Vasc Surg*. 2016;63:453–458.
11. Howard DP, Banerjee A, Fairhead JF, et al. Oxford Vascular Study: population-based study of incidence, risk factors, outcome, and prognosis of ischemic peripheral arterial events: implications for prevention. *Circulation*. 2015;132:1805–1815.

12. Duval S, Massaro JM, Jaff MR, et al. REACH Registry Investigators. An evidence-based score to detect prevalent peripheral artery disease (PAD). *Vasc Med.* 2012;17:342–351.
13. Conen D, Everett BM, Kurth T, et al. Smoking, smoking cessation, [corrected] and risk for symptomatic peripheral artery disease in women: a cohort study. *Ann Intern Med.* 2011;154:719–726.
14. Alvarez LR, Balibrea JM, Surinach JM, et al. FRENA Investigators. Smoking cessation and outcome in stable outpatients with coronary, cerebrovascular, or peripheral artery disease. *Eur J Prev Cardiol.* 2013;20:486–495.
15. Beckman JA, Paneni F, Cosentino F, Creager MA. Diabetes and vascular disease: pathophysiology, clinical consequences, and medical therapy. Part II. *Eur Heart J.* 2013;34:2444–2452.
16. Vidula H, Liu K, Criqui MH, et al. Metabolic syndrome and incident peripheral artery disease: the Multi-Ethnic Study of Atherosclerosis. *Atherosclerosis.* 2015;243:198–203.
17. Criqui MH. The epidemiology of peripheral artery disease. In: Creager MA, Beckman JA, Loscalzo J, eds. *Vascular Medicine: A Companion to Braunwald's Heart Disease.* 2nd ed. Philadelphia: Elsevier; 2013:211–222.
18. Powell TM, Glynn RJ, Buring JE, et al. The relative importance of systolic versus diastolic blood pressure control and incident symptomatic peripheral artery disease in women. *Vasc Med.* 2011;16:239–246.

Pathogenesis

19. Brevetti G, Giugliano G, Brevetti L, Hiatt WR. Inflammation in peripheral artery disease. *Circulation.* 2010;122:1862–1875.
20. Berardi C, Wassel CL, Decker PA, et al. Elevated levels of adhesion proteins are associated with low ankle-brachial index: Multi-Ethnic Study of Atherosclerosis. *Angiology.* 2017;68:322–329.
21. Dopheide JF, Rubrech J, Trumpp A, et al. Leukocyte-platelet aggregates: a phenotypic characterization of different stages of peripheral arterial disease. *Platelets.* 2016;1–10.
22. Garg PK, Arnold AM, Hinckley Stukovsky KD, et al. Lipoprotein-associated phospholipase A_2 and incident peripheral arterial disease in older adults: the Cardiovascular Health Study. *Arterioscler Thromb Vasc Biol.* 2016;36:750–756.
23. Hiatt WR, Armstrong EJ, Larson CJ, Brass EP. Pathogenesis of the limb manifestations and exercise limitations in peripheral artery disease. *Circ Res.* 2015;116:1527–1539.
23a. Isbell DC, Berr SS, Toledano AY, et al. Delayed calf muscle phosphocreatine recovery after exercise identifies peripheral arterial disease. *J Am Coll Cardiol.* 2006;47:2289.
24. McDermott MM. Lower extremity manifestations of peripheral artery disease: the pathophysiologic and functional implications of leg ischemia. *Circ Res.* 2015;116:1540–1550.
25. Hamburg NM, Balady GJ. Exercise rehabilitation in peripheral artery disease: functional impact and mechanisms of benefits. *Circulation.* 2011;123:87–97.
26. McDermott MM, Kibbe M, Guralnik JM, et al. Comparative effectiveness study of self-directed walking exercise, lower extremity revascularization, and functional decline in peripheral artery disease. *J Vasc Surg.* 2013;57:990–996, e1.
27. Jaff MR, White CJ, Hiatt WR, et al. TASC Steering Committee. An update on methods for revascularization and expansion of the TASC lesion classification to include below-the-knee arteries: a supplement to the Inter-Society Consensus for the Management of Peripheral Arterial Disease (TASC II). *Vasc Med.* 2015;20:465–478.

Assessment

28. Aboyans V, Criqui MH, Abraham P, et al. Measurement and interpretation of the ankle-brachial index: a scientific statement from the American Heart Association. AHA Council on Peripheral Vascular Disease, Council on Epidemiology and Prevention, Council on Clinical Cardiology, Council on Cardiovascular Nursing, Council on Cardiovascular Radiology and Intervention, and Council on Cardiovascular Surgery and Anesthesia. *Circulation.* 2012;126:2890–2909.
29. Rooke TW, Hirsch AT, Misra S, et al. 2011 ACCF/AHA focused update of the guideline for the management of patients with peripheral artery disease (updating the 2005 guideline): a report of the American College of Cardiology Foundation/American Heart Association Task Force on Practice Guidelines. *J Am Coll Cardiol.* 2011;58:2020–2045.
30. McDermott MM, Guralnik JM, Criqui MH, et al. Six-minute walk is a better outcome measure than treadmill walking tests in therapeutic trials of patients with peripheral artery disease. *Circulation.* 2014;130:61–68.
31. Hammad TA, Strefling JA, Zellers PR, et al. The effect of post-exercise ankle-brachial index on lower extremity revascularization. *JACC Cardiovasc Interv.* 2015;8:1238–1244.
32. Gerhard-Herman MA, Beckman JA, Creager MA. Vascular laboratory testing. In: Creager MA, Beckman JA, Loscalzo J, eds. *Vascular Medicine: A Companion to Braunwald's Heart Disease.* 2nd ed. Philadelphia: Elsevier; 2013:148–165.
33. Menke J, Larsen J. Meta-analysis. Accuracy of contrast-enhanced magnetic resonance angiography for assessing steno-occlusions in peripheral arterial disease. *Ann Intern Med.* 2010;153:325–334.
34. Met R, Bipat S, Legemate DA, et al. Diagnostic performance of computed tomography angiography in peripheral arterial disease: a systematic review and meta-analysis. *JAMA.* 2009;301:415–424.
35. Bhatt DL, Eagle KA, Ohman EM, et al. REACH Registry Investigators. Comparative determinants of 4-year cardiovascular event rates in stable outpatients at risk of or with atherothrombosis. *JAMA.* 2010;304:1350–1357.
36. Fowkes FG, Murray GD, Butcher I, et al. Development and validation of an ankle brachial index risk model for the prediction of cardiovascular events. Ankle Brachial Index Collaboration. *Eur J Prev Cardiol.* 2014;21:310–320.

Treatment

37. Bonaca MP, Bhatt DL, Storey RF, et al. Ticagrelor for prevention of ischemic events after myocardial infarction in patients with peripheral artery disease. *J Am Coll Cardiol.* 2016;67:2719–2728.
38. Franzone A, Piccolo R, Gargiulo G, et al. Prolonged vs short duration of dual antiplatelet therapy after percutaneous coronary intervention in patients with or without peripheral arterial disease: a subgroup analysis of the PRODIGY randomized clinical trial. *JAMA Cardiol.* 2016;1(7):795–803.
39. Abola MT, Bhatt DL, Duval S, et al. REACH Investigators. Fate of individuals with ischemic amputations in the REACH Registry: three-year cardiovascular and limb-related outcomes. *Atherosclerosis.* 2012;221:527–535.
40. Conen D, Everett BM, Kurth T, et al. Smoking, smoking cessation, [corrected] and risk for symptomatic peripheral artery disease in women: a cohort study. *Ann Intern Med.* 2011;154:719–726.
41. Bonaca MP, Creager MA. Pharmacological treatment and current management of peripheral artery disease. *Circ Res.* 2015;116:1579–1598.
42. Stone NJ, Robinson J, Lichtenstein AH, et al. 2013 ACC/AHA guideline on the treatment of blood cholesterol to reduce atherosclerotic cardiovascular risk in adults: a report of the American College of Cardiology/American Heart Association Task Force on Practice Guidelines. *Circulation.* 2014;129(25 suppl 2):S1–S45.
43. Tendera M, Aboyans V, Bartelink ML, et al. European Stroke Organisation. ESC guidelines on the diagnosis and treatment of peripheral artery diseases: document covering atherosclerotic disease of extracranial carotid and vertebral, mesenteric, renal, upper and lower extremity arteries. The Task Force on the Diagnosis and Treatment of Peripheral Artery Diseases of the European Society of Cardiology (ESC) and ESC Committee for Practice Guidelines. *Eur Heart J.* 2011;32:2851–2906.
44. Sabatine MS, Giugliano RP, Wiviott SD, et al. Efficacy and safety of evolocumab in reducing lipids and cardiovascular events. Open-Label Study of Long-Term Evaluation against LDL Cholesterol (OSLER) Investigators. *N Engl J Med.* 2015;372:1500–1509.
45. Inzucchi SE, Bergenstal RM, Buse JB, et al. Management of hyperglycemia in type 2 diabetes: a patient-centered approach: position statement of the American Diabetes Association (ADA) and the European Association for the Study of Diabetes (EASD). *Diabetes Care.* 2012;35:1364–1379.
46. Bianchi C, Del Prato S. Metabolic memory and individual treatment aims in type 2 diabetes: outcome-lessons learned from large clinical trials. *Rev Diabet Stud.* 2011;8:432–440.
47. Zinman B, Wanner C, Lachin JM, et al. Empagliflozin, cardiovascular outcomes, and mortality in type 2 diabetes. EMPA-REG OUTCOME Investigators. *N Engl J Med.* 2015;373:2117–2128.
48. US Food and Drug Administration. Interim clinical trial results find increased risk of leg and foot amputations, mostly affecting the toes, with the diabetes medicine canagliflozin (Invokana, Invokamet); FDA to investigate. FDA Drug Safety Communication. http://www.fda.gov/Drugs/DrugSafety/ucm500965.htm.
49. Marso SP, Daniels GH, Brown-Frandsen K, et al. Liraglutide and cardiovascular outcomes in type 2 diabetes. LEADER Steering Committee. *N Engl J Med.* 2016;375:311–322.
50. Marso SP, Bain SC, Consoli A, et al. SUSTAIN-6 Investigators. Semaglutide and cardiovascular outcomes in patients with type 2 diabetes. *N Engl J Med.* 2016;375:1834–1844.
51. Bavry AA, Anderson RD, Gong Y, et al. Outcomes among hypertensive patients with concomitant peripheral and coronary artery disease: findings from the INternational VErapamil-SR/Trandolapril STudy. *Hypertension.* 2010;55:48–53.
52. Wright JT Jr, Williamson JD, Whelton PK, et al. A randomized trial of intensive versus standard blood-pressure control. SPRINT Research Group. *N Engl J Med.* 2015;373:2103–2116.
53. Paravastu SC, Mendonca DA, Da Silva A. Beta blockers for peripheral arterial disease. *Cochrane Database Syst Rev.* 2013;(9):CD005508.
54. Baigent C, Blackwell L, Collins R, et al. Aspirin in the primary and secondary prevention of vascular disease: collaborative meta-analysis of individual participant data from randomised trials. Antithrombotic Trialists' (ATT) Collaboration. *Lancet.* 2009;373:1849–1860.
55. Fowkes FG, Price JF, Stewart MC, et al. Aspirin for prevention of cardiovascular events in a general population screened for a low ankle brachial index: a randomized controlled trial. Aspirin for Asymptomatic Atherosclerosis Trialists. *JAMA.* 2010;303:841–848.
56. Mora S, Ames JM, Manson JE. Low-dose aspirin in the primary prevention of cardiovascular disease: shared decision making in clinical practice. *JAMA.* 2016;316:709–710.
57. Hiatt WR, Fowkes FG, Heizer G, et al. Ticagrelor versus clopidogrel in symptomatic peripheral artery disease. EUCLID Trial Steering Committee. *N Engl J Med.* 2017;376:32–40.
58. Jones WS, Baumgartner I, Hiatt WR, et al. Ticagrelor compared with clopidogrel in patients with prior lower extremity revascularization for peripheral artery disease. International Steering Committee and Investigators of the EUCLID Trial (Examining Use of ticagreLor In paD). *Circulation.* 2017;135:241–250.
59. Morrow DA, Braunwald E, Bonaca MP, et al. Vorapaxar in the secondary prevention of atherothrombotic events. TRA2°P-TIMI 50 Steering Committee. *N Engl J Med.* 2012;366:1404–1413.
60. Magnani G, Bonaca MP, Braunwald E, et al. Efficacy and safety of vorapaxar as approved for clinical use in the United States. *J Am Heart Assoc.* 2015;4:e001505.
61. Anand S, Yusuf S, Xie C, et al. Oral anticoagulant and antiplatelet therapy and peripheral arterial disease. Warfarin Antiplatelet Vascular Evaluation Trial. *N Engl J Med.* 2007;357:217–227.
62. Parmenter BJ, Raymond J, Fiatarone Singh MA. The effect of exercise on haemodynamics in intermittent claudication: a systematic review of randomized controlled trials. *Sports Med.* 2010;40:433–447.
63. Duscha BD, Robbins JL, Jones WS, et al. Angiogenesis in skeletal muscle precede improvements in peak oxygen uptake in peripheral artery disease patients. *Arterioscler Thromb Vasc Biol.* 2011;31:2742–2748.
64. Fokkenrood HJ, Bendermacher BL, Lauret GJ, et al. Supervised exercise therapy versus non-supervised exercise therapy for intermittent claudication. *Cochrane Database Syst Rev.* 2013;(8):CD005263.
65. Murphy TP, Cutlip DE, Regensteiner JG, et al. CLEVER Study Investigators. Supervised exercise versus primary stenting for claudication resulting from aortoiliac peripheral artery disease: six-month outcomes from the Claudication: Exercise Versus Endoluminal Revascularization (CLEVER) study. *Circulation.* 2012;125:130–139.
66. McDermott MM, Liu K, Guralnik JM, et al. Home-based walking exercise intervention in peripheral artery disease: a randomized clinical trial. *JAMA.* 2013;310:57–65.
67. Bronas UG, Treat-Jacobson D, Leon AS. Comparison of the effect of upper body-ergometry aerobic training vs treadmill training on central cardiorespiratory improvement and walking distance in patients with claudication. *J Vasc Surg.* 2011;53:1557–1564.
68. Fakhry F, Hunink MG. Randomized comparison of endovascular revascularization plus supervised exercise therapy versus supervised exercise therapy only in patients with peripheral artery disease and intermittent claudication: results of the Endovascular Revascularization and Supervised Exercise (ERASE) trial. *Circulation.* 2013;128:2704–2722.
69. Selvarajah S, Black JH 3rd, Malas MB, et al. Preoperative smoking is associated with early graft failure after infrainguinal bypass surgery. *J Vasc Surg.* 2014;59:1308–1314.
70. Pande RL, Hiatt WR, Zhang P, et al. A pooled analysis of the durability and predictors of treatment response of cilostazol in patients with intermittent claudication. *Vasc Med.* 2010;15:181–188.
71. Hiatt WR, Money SR, Brass EP. Long-term safety of cilostazol in patients with peripheral artery disease: the CASTLE study (Cilostazol: A Study in Long-Term Effects). *J Vasc Surg.* 2008;47:330–336.
72. Belch JJ, Dormandy J, Biasi GM, et al. Results of the randomized, placebo-controlled Clopidogrel and Acetylsalicylic Acid in Bypass Surgery for Peripheral Arterial Disease (CASPAR) trial. *J Vasc Surg.* 2010;52:825–833, 833.e1-2.
73. Bonaca MP, Gutierrez JA, Creager MA, et al. Acute limb ischemia and outcomes with vorapaxar in patients with peripheral artery disease: results from the Trial to Assess the Effects of Vorapaxar in Preventing Heart Attack and Stroke in Patients with Atherosclerosis–Thrombolysis in Myocardial Infarction 50 (TRA2°P-TIMI 50). *Circulation.* 2016;133:997–1005.
74. Creager MA, Olin JW, Belch JJ, et al. Effect of hypoxia-inducible factor-1α gene therapy on walking performance in patients with intermittent claudication. *Circulation.* 2011;124:1765–1773.
75. Annex BH. Therapeutic angiogenesis for critical limb ischaemia. *Nat Rev Cardiol.* 2013;10:387–396.
76. Powell RJ, Comerota AJ, Berceli SA, et al. Interim analysis results from the RESTORE-CLI, a randomized, double-blind multicenter phase II trial comparing expanded autologous bone marrow–derived tissue repair cells and placebo in patients with critical limb ischemia. *J Vasc Surg.* 2011;54:1032–1041.
77. Perin EC, Silva G, Gahremanpour A, et al. A randomized, controlled study of autologous therapy with bone marrow–derived aldehyde dehydrogenase bright cells in patients with critical limb ischemia. *Catheter Cardiovasc Interv.* 2011;78:1060–1067.
78. Madaric J, Klepanec A, Valachovicova M, et al. Characteristics of responders to autologous bone marrow cell therapy for no-option critical limb ischemia. *Stem Cell Res Ther.* 2016;7:116. doi:10.1186/s13287-016-0379-z.
79. Schillinger M, Minar E. Percutaneous treatment of peripheral artery disease: novel techniques. *Circulation.* 2012;126:2433–2440.
80. Menard MT, Farber A, Assmann SF, et al. Design and rationale of the Best Endovascular Versus Best Surgical Therapy for Patients with Critical Limb Ischemia (BEST-CLI) trial. *J Am Heart Assoc.* 2016;5:doi:10.1161/JAHA.116.003219.
81. Slovut DP, Lipsitz EC. Surgical technique and peripheral artery disease. *Circulation.*

2012;126:1127–1138.
82. Chiu KW, Davies RS, Nightingale PG, et al. Review of direct anatomical open surgical management of atherosclerotic aorto-iliac occlusive disease. *Eur J Vasc Endovasc Surg.* 2010;39:460–471.
83. Burke CR, Henke PK, Hernandez R, et al. A contemporary comparison of aortofemoral bypass and aortoiliac stenting in the treatment of aortoiliac occlusive disease. *Ann Vasc Surg.* 2010;24:4–13.

Vasculitides and Other Arteriopathies

84. Rivera-Chavarría IJ, Brenes-Gutiérrez JD. Thromboangiitis obliterans (Buerger's disease). *Ann Med Surg (Lond).* 2016;7:79–82.
85. Piazza G, Creager MA. Thromboangiitis obliterans. *Circulation.* 2010;121:1858–1861.
86. Cacione DG, Macedo CR, Baptista-Silva JC. Pharmacological treatment for Buerger's disease. *Cochrane Database Syst Rev.* 2016;(3):CD011033.
87. Olin JW, Froehlich J, Gu X, et al. The United States Registry for Fibromuscular Dysplasia: results in the first 447 patients. *Circulation.* 2012;125:3182–3190.
88. Kadian-Dodov D, Gornik HL, Gu X, et al. Dissection and aneurysm in patients with fibromuscular dysplasia: findings from the U.S. Registry for FMD. *J Am Coll Cardiol.* 2016;68:176–185.
89. Poloskey SL, Olin JW, Mace P, Gornik HL. Fibromuscular dysplasia. *Circulation.* 2012;125:e636–e639.
90. Weinberg I, Gu X, Giri J, et al. Anti-platelet and anti-hypertension medication use in patients with fibromuscular dysplasia: results from the United States Registry for Fibromuscular Dysplasia. *Vasc Med.* 2015;20:447–453.
91. O'Connor S, Gornik HL, Froehlich JB, et al. Smoking and adverse outcomes in fibromuscular dysplasia: U.S. Registry Report. *J Am Coll Cardiol.* 2016;67:1750–1751.
92. Sinha S, Houghton J, Holt PJ, et al. Popliteal entrapment syndrome. *J Vasc Surg.* 2012;55:252–262. e30.
93. Lejay A, Delay C, Georg Y, et al. Five year outcomes of surgical treatment for popliteal artery entrapment syndrome. *Eur J Vasc Endovasc Surg.* 2016;51:557–564.

Acute Limb Ischemia

94. Creager MA, Kaufman JA, Conte MS. Clinical practice. Acute limb ischemia. *N Engl J Med.* 2012;366:2198–2206.
95. Rutherford RB. Clinical staging of acute limb ischemia as the basis for choice of revascularization method: when and how to intervene. *Semin Vasc Surg.* 2009;22:5–9.
96. Duval S, Keo HH, Oldenburg NC, et al. The impact of prolonged lower limb ischemia on amputation, mortality, and functional status: the FRIENDS Registry. *Am Heart J.* 2014;168:577–587.
97. Hirsch AT, Van't Hof JR, Bonaca M. The conundrum of ALI and systemic embolic events: SEEing our way to improved vascular health. *Vasc Med.* 2016;21(6):535–538.

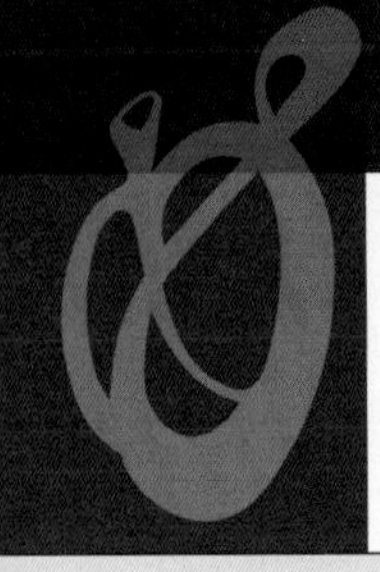

第 65 章　缺血性卒中的预防和管理

LARRY B. GOLDSTEIN

每年,有超过 79.5 万美国人罹患卒中(即脑血管意外),其中超过 15 万名患者死亡。在 2013 年时,卒中在全美死因中的排名由第 4 位下降至第 5 位[1]。目前有 660 万名 20 岁以上的美国人有卒中病史,卒中是导致长期、严重残疾的重要原因。卒中对不同群体的影响存在差异,2013 年卒中相关的死亡中,女性占 58%,而发生卒中后可独立生活的女性不及男性患者的一半。虽然年龄是卒中的主要危险因素之一,但仍有大约 10%的卒中发生于 18~50 岁的患者[1]。尽管卒中与冠心病及外周动脉疾病的危险因素有所重叠,但在卒中具有不同的病理生理过程,且治疗所产生的效果各异、伴随的风险也相差悬殊[2]。这里着重讨论与心血管医生密切相关的治疗措施;更为详尽的一级[2]和二级[3]预防措施、卒中患者的急诊处理可参考美国心脏病协会/美国卒中协会(American Heart Association/American Stroke Association,AHA/ASA)联合发布的相关指南[4-6]。

本章节主要回顾了缺血性卒中的多种药物治疗;有关颈动脉内膜剥脱术及血管成形术/支架植入术在卒中一级、二级预防中的应用,读者可以参考 AHA 的相关指南[2,3,7]或阅读第 66 章[7]。

卒中的药物预防

卒中发病中初发事件占到 78%,这使得一级预防至关重要[1]。其中 18%的幸存者会在 4 年内经历二次卒中。在一次短暂性脑缺血发作(transient ischemic attack,TIA)发生后的 90 天内,缺血性卒中的发生率高达 11%,其中又以 TIA 后第一周发病风险最高[1]。TIA 是指短时间内由局灶性脑、脊髓或视网膜缺血引起的神经功能障碍,不伴有急性梗死的发生,临床上易被误诊。晚近的一项临床研究发现 TIA 发病后 90 天内缺血性卒中发生风险为 3.7%[8]。ABCD2 评分可用于评估 TIA 患者短期内的卒中风险[9](表 65.1)。当 ABCD2 评分为 0~3 分(低危)时,2 日内卒中风险为 1%;评分为 4~5 分(中危)时,卒中风险为 4%;而当评分为 6~7 分[9](高危)时,短期内事件风险约为 8%。但即使是低危患者,也需要采取一些相应的快速处理[10]。实际上,有 22%的卒中发生于 ABCD2 评分<4 分的中低危患者[8]。

表 65.1　ABCD2 评分

评分因子	得分
年龄>60 岁	1
血压>140/90mmHg	1
临床特征	
不伴有肢体无力的言语障碍	1
单侧肢体无力	2
合并糖尿病	1
症状持续时间	
10~59 分钟	1
>60 分钟	2

抗血小板药物

一级预防

应用抗血小板聚集药物作为初发卒中的预防,取决于使用各种评估手段所得出的患者心脑血管事件的总体发病风险程度(详见第 45 章)。对于 10 年发病风险大于 10%的人群来说,阿司匹林作为心血管一级预防所带来的获益大于与之相关的出血风险。然而,由于目前没有证据表明抗血小板药物可以减少低危患者的卒中发病风险,也不能减少仅有糖尿病而无其他危险因素人群的卒中风险,因此,不推荐在上述人群中使用阿司匹林[2](详见第 45 章)。

女性健康研究(Woman's Health Study)发现阿司匹林(100mg,隔日服用)不能减少主要终点事件(包括非致死性心肌梗死、非致死性卒中或心血管源性死亡),虽然相应的出血风险有所增加,但可以减少约 17%的卒中发生[11]。这种获益在同时合并其他危险因素(如高血压、糖尿病)时更加明显。因此,可考虑将阿司匹林作为卒中风险高于出血风险的女性患者卒中的一级预防药物[2]。

心房颤动(atrial fibrillation,AF)患者预防卒中需接受抗凝治疗[3,12]。目前在非瓣膜性房颤患者中,除了华法林,尚有其他类型抗凝药物作为初发和复发性卒中的预防手段[3](具体见后;亦可参考第 38 及第 93 章)。阿司匹林单用或联合氯吡格雷对于 AF 患者来说,预防卒中的效果劣于华法林,因此只在无法接受抗凝治疗的 AF 患者中使用[13]。

二级预防

在非心源性栓塞的缺血性卒中患者中,与安慰剂相比,最低有效剂量(每日 50mg)的阿司匹林可以减少大约 15%的卒中复发风险(95% CI 6%~23%),但更高剂量并未使风险进一步降低[3,14]。缓释剂型的双嘧达莫(每日2次,每次200mg)减少卒中复发风险的效果与阿司匹林相当,并且当两药联用时可以进一步降低风险(37%);与阿司匹林单药相比,联用方案降低了23%的卒中风险[3,15]。心内科医生常会有双嘧达莫增加心肌缺风险的顾虑,但在临床研究中并无相关证据。

给予有心肌梗死、卒中或系统性外周动脉疾病病史的患者氯吡格雷单药治疗与阿司匹林相比,可以使心肌梗死、卒中和血管性死亡风险降低8.7%(95% CI 0.6%~16.5%;P=0.043)[3]。但效能相对较低的亚组分析中,未能发现两组间卒中复发风险有显著差异。与单用阿司匹林相比,联用氯吡格雷可以减少心血管疾病患者(包括卒中)或合并多个心血管疾病危险因素患者的心肌梗死、卒中和心血管源性死亡的发生率[16]。针对有卒中病史的患者进行分析则发现,联合用药并未进一步降低缺血性卒中的发病风险,却使出血风险进一步增加[17];SPS3研究发现在腔隙性脑卒中患者中联合使用阿司匹林及氯吡格雷并无获益但增加出血风险[18](图65.1)。

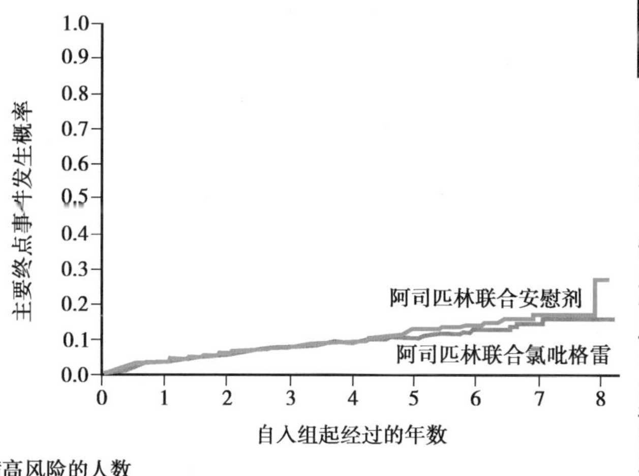

患病高风险的人数

阿司匹林联合安慰剂	1 517	1 272	1 027	788	574	355	189	83	3
阿司匹林联合氯吡格雷	1 503	1 288	1 030	802	589	371	205	90	5

图65.1 阿司匹林联合氯吡格雷与阿司匹林单药在腔隙性脑卒中患者中的疗效对比。图中所示为主要终点事件的发生概率。主要终点事件、卒中复发的风险比为0.92(95% CI 0.72~1.2)。(引自SPS3 Investigators. Effects of clopidogrel added to aspirin in patients with recent lacunar stroke. N Engl J Med 2012;367:817.)

来自中国的CHANCE(氯吡格雷在高风险的急性非致残性脑血管事件患者中的应用)"研究发现,与阿司匹林单药使用相比,轻度缺血性卒中或高危TIA患者发病24小时内启动阿司匹林联合氯吡格雷治疗并连续治疗21日,可以降低卒中发病风险且不增加出血的发生率(8.2% vs 11.7%,风险比0.68;95% CI 0.57~0.81;P<0.001)[19](图65.2)。在美国本土开展类似临床试验之前,对于该类患者可以参照前述试验采用短期联合阿司匹林及氯吡格雷的治疗[3]。而对于高危或近期有严重卒中发生的患者,不推荐长期应用阿司匹林及氯吡格雷预防卒中[3]。

非心源性栓塞性卒中患者的二级预防中,阿司匹林联合双嘧达莫治疗与氯吡格雷单药治疗效果相当[20]。因此在这些患者的二级预防中,可以考虑单用阿司匹林、阿司匹林联合缓释剂型双嘧达莫或单用氯吡格雷[3]。

尚无前瞻性、随机对照研究比较已接受一种抗血小板药物治疗的患者卒中复发后使用不同的抗栓治疗方案的临床疗效。一项

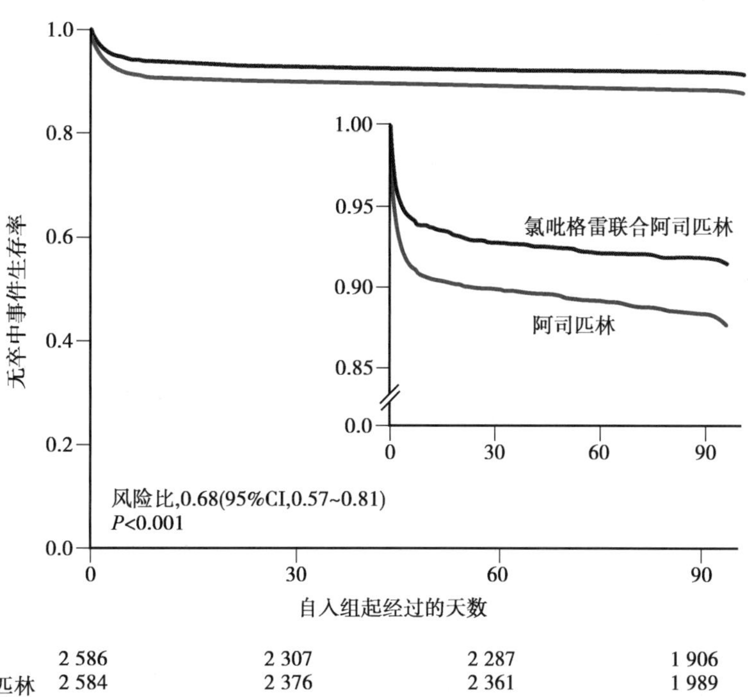

患病高风险的人数

阿司匹林	2 586	2 307	2 287	1 906
氯吡格雷联合阿司匹林	2 584	2 376	2 361	1 989

图65.2 轻度缺血性卒中或TIA患者24小时内启动抗血小板聚集治疗方案对比:氯吡格雷(300mg初始剂量,后予以75mg/d,连续服用90日)联合阿司匹林(75mg/d,最初连续服用21日)与单用阿司匹林组(75mg/d,连续服用90日)90天时的卒中风险比较。(引自Wang Y, Wang Y, Zhao X, et al. Clopidogrel with aspirin in acute minor stroke or transient ischemic attack. N Engl J Med 2013;369:11.)

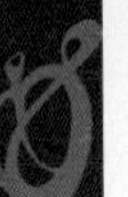

前瞻性注册研究发现,接受阿司匹林治疗的患者卒中发生后,换用另一种抗血小板药物或加用一种抗血小板药物,较维持阿司匹林单药治疗相比,可以减少卒中、心肌梗死和血管源性死亡的复合事件的发生率[21](图 65.3)。

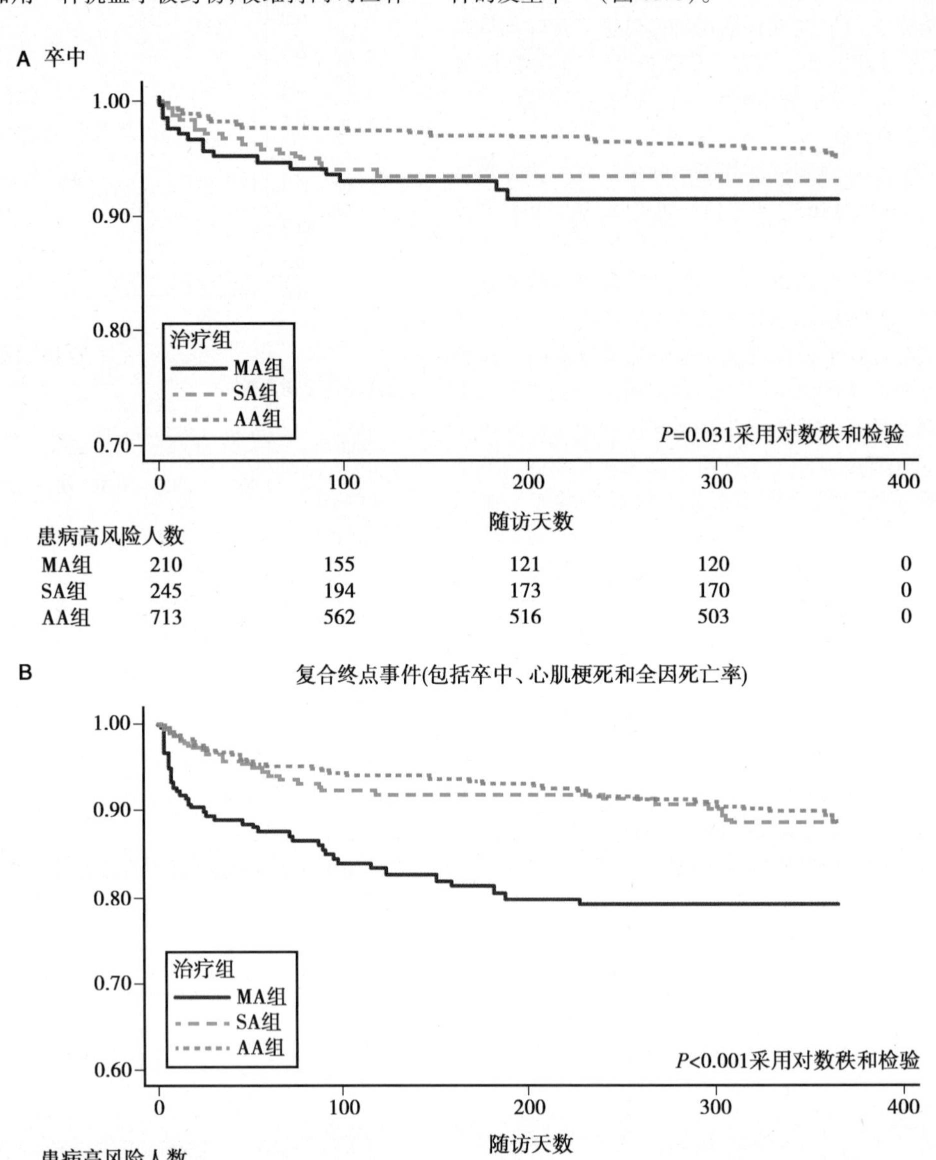

图 65.3 维持阿司匹林治疗与换用其他抗血小板聚集方案对有缺血性卒中病史患者的疗效对比。A,主要终点事件:卒中;B,复合终点事件:包括卒中、心肌梗死及全因死亡。AA,加用另一种抗血小板聚集药物;MA,维持阿司匹林治疗;SA,由阿司匹林更换为另一种抗血小板聚集药物。(引自 Kim JT, Park MS, Choi KH, et al. Different antiplatelet strategies in patients with new ischemic stroke while taking aspirin. Stroke 2016;47:128.)

抗凝药物

一级预防

高危患者如心脏机械瓣膜置换术后、房颤及心肌病患者,长期口服抗凝药物来降低首次心源性栓塞的风险,可参照本篇第 25、38、63、93 章及本书第八篇。

二级预防

对于无房颤或无其他心源性栓塞高危因素的患者来说,应用抗凝药物预防卒中复发的证据尚不充分,甚至有部分证据表明其所带来的获益小于华法林所带来的出血风险。因此,对于非心源性缺血性卒中患者来说,应该接受抗血小板聚集药物而不是抗凝药物治疗,以降低卒中复发及其他心血管事件风险[3]。

尽管华法林-阿司匹林复发卒中研究(Warfarin-Aspirin Recurrent Stroke Study, WARSS)的结果是基于析因分析,但该研究仍特别强调了“阿司匹林无反应者”这一因素的作用。该术语常用于指服用阿司匹林的患者无明显的抗血小板聚集的效果,或是患者在接受阿司匹林治疗时出现缺血事件例如卒中再发;在 WARSS 研究中主要是指后者。虽然中断阿司匹林治疗的患者继续接受阿司匹林治疗后仍有较高的卒中复发风险,但若是改为华法林也不能使风险进一步降低,并且如前所述,目前也没有随机试验来评价该种转换方案的疗效。

华法林-阿司匹林用于症状性颅内疾病研究(Warfarin-Aspirin Symptomatic Intracranial D,WASID)对比了华法林(INR维持在2~3)与阿司匹林(每日1300mg)的疗效[22]。结果显示两组间卒中复发率、脑出血或非卒中相关的血管源性死亡的事件发生率并无显著差异(22% vs 21%,$P=0.83$),但在大出血事件的发生率上,华法林组高于阿司匹林组(8.3% vs 3.2%;$P=0.01$)。由于华法林没有更显著的疗效却带来了更高的出血风险,因此不推荐华法林在有症状的颅内大血管急性闭塞病变患者中使用[3]。SAMMPRIS(Stenting and Aggressive Medical Management for Preventing Recurrent Stroke in Intracranial Stenosis,支架与强化药物治疗预防颅内血管狭窄患者再发卒中)研究进一步阐明了与血管成形术/支架植入术相比,积极的药物预防在有症状的颅内大血管急性闭塞患者中效果更优,这可能是由于血管内介入治疗早期有较高的卒中风险[23](图65.4)。其他的一些研究也表明颅内血管动脉粥样硬化性狭窄经药物治疗后程度减轻[24]。

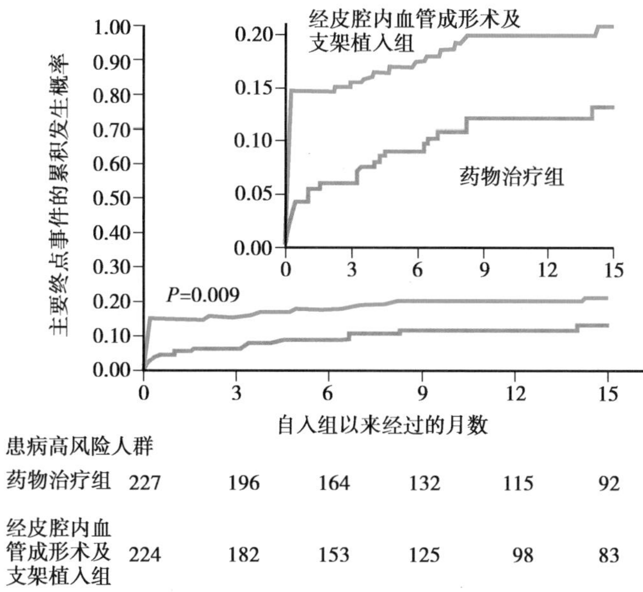

图65.4 症状性的颅内血管重度狭窄患者经皮腔内血管成形术/支架植入术联合药物治疗与单用药物治疗间的疗效对比。图示为不同治疗组的主要终点事件累积概率的Kaplan-Meier曲线。主要终点事件为入组后30天内或病变血运重建后随访时间内的卒中和死亡,以及30天后罪犯血管供给区域的脑卒中。曲线在15个月时截断,主要原因是15个月后随访病人数过少,仅有2例患者发生率主要终点事件,均来自血管内治疗组(1例发生于26.1月,1例发生于26.2月)。接受药物治疗组与介入联合药物治疗组最长随访患者的随访时间分别为28.9和28.1个月。嵌入图所示为纵轴放大后示意。(引自Chimowitz MI,Lynn MJ,Derdeyn CP,et al. Stenting versus aggressive medical therapy for intracranial arterial stenosis. N Engl J Med 2011;365:993.)

目前对于药物治疗"失败"的颅内血管狭窄的患者,可以在当地伦理委员会的批准下依据FDA的人道主义器材豁免政策尝试使用血管成形术/支架植入术;但仅限于经过药物治疗后,仍然出现狭窄动脉供血区域相关的复发性卒中,不适用于急性卒中。

卵圆孔未闭(patent foramen ovale,PFO),无论伴或不伴房间隔膜部瘤,是年轻患者出现不明原因卒中较常见的原因,但这类患者卒中的最佳二级预防方案尚不明确。实际上,卵圆孔未闭,无论大小、无论是否伴有房间隔瘤,与复发性卒中、死亡之间的关系尚不明确。有综述回顾分析了129篇相关论文,其中4篇符合最低标准,发现与无PFO患者相比,合并PFO的患者卒中复发和死亡率无明显增加,且无论PFO是小(比值比1.23,95% CI 0.76~2.00)还是大(比值比0.59;95% CI 0.28~1.24),以及是否合并房间隔瘤(比值比2.10;95% CI 0.86~5.06)[25]。这些发现与之后的PICSS(PFO与不明原因卒中)研究结果基本一致,即无论是否合并PFO,复发性卒中和死亡的发生率大致相当[26]。人们也提出了一个指数用来协助鉴别患者所合并的PFO是致病因素还是伴随疾病[27]。

尚无前瞻性随机对照试验对比PFO患者发生不明原因性卒中时,应用抗凝药物和抗血小板聚集药物的效果。PICSS的研究者们采用探索性分析的方法,发现有PFO和无PFO两组患者服用阿司匹林或华法林治疗卒中复发率及死亡率无差别[26]。因此,PFO患者发生不明原因性卒中或TIA,且无明显静脉来源的反常栓塞或无其他抗凝指征时,应接受抗血小板治疗[27]。

一些随机对照试验评价了PFO患者介入干预与药物治疗的效果,但结果发现介入途径封堵卵圆孔并未显示出更大的优越性(详见第75章)。也尚无关于PFO封堵预防卒中发生的临床试验证实其预先设定的主要终点,另外,meta分析也未能证实在不明原因卒中的二级预防上,PFO封堵效果优于药物治疗[28](图65.5)。因此,不推荐经导管封堵治疗卵圆孔未闭的作为卒中的二级预防[27]。目前FDA的人道主义器械豁免政策也仅允许在经过最佳药物治疗但失败的患者中行PFO封堵治疗。而即便是这类患者,卵圆孔未毕封堵的获益目前也是不明确的。

射血分数(ejection fraction,EF)降低的充血性心衰患者同样有系统性栓塞的风险。但就一些大型前瞻性随机对照试验的结果来看,目前尚无明确的最佳药物治疗方案。WATCH研究(Warfarin and Antiplatelet Therapy in Chronic Heart Failure,心衰患者华法林及抗血小板治疗)比较了窦性心律的充血性心衰患者(EF<35%),采用开放性华法林治疗(INR 2.5~3.0)及双盲氯吡格雷或阿司匹林治疗组的疗效[29],结果发现,无论是对比华法林和阿司匹林(风险比0.98;95% CI 0.86~1.12;$P=0.77$)还是华法林和氯吡格雷(风险比0.89;95% CI 0.68~1.16;$P=0.39$)抑或是阿司匹林和氯吡格雷(风险比1.08;95% CI 0.83~1.40;$P=0.57$),在主要终点事件(包括非致死性卒中、非致死性心肌梗死及死亡的发生时间)发生率上均无显著差异。在EF值较低的充血性心衰患者中,尚无足够证据证明华法林优于阿司匹林或氯吡格雷优于阿司匹林。WARCEF研究(华法林与阿司匹林治疗EF减低心衰的研究)比较了正常窦性心律伴EF减低患者使用华法林(INR2.0~3.5)与阿司匹林(325mg/d)的临床疗效[30],结果发现华法林组每患者年的缺血性卒中、颅内出血额或死亡(主要终点)发生率为7.47%,而阿司匹林组为7.93%(风险比0.93;95% CI 0.79~1.10;$P=0.40$)。华法林组虽然缺血性卒中发生率降低,但颅内出血发生率增加(图65.6)。因此,综合WATCH和WARCEF研究的结果,华法林与阿司匹林均不能减少充血性心衰或EF减低患者卒中的发生。

一些先天性(如蛋白C、蛋白S、抗凝血酶Ⅲ缺乏;第五莱登因子;凝血酶原基因*G2010A*突变)或获得性(如狼疮抗凝物、抗心磷脂抗体或抗磷脂抗体)凝血功能障碍更易引起静脉系统血栓[31,32]

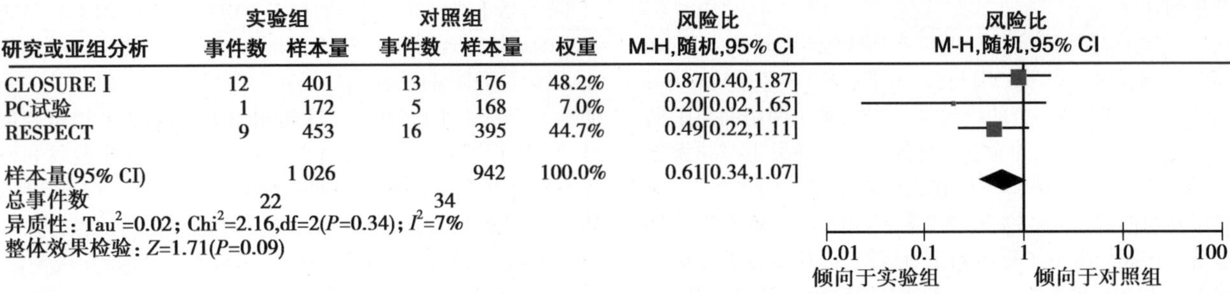

实验组
对照组
风险比
风险比
研究或亚组分析
事件数 样本量
事件数 样本量
权重
M-H,随机,95% CI
M-H,随机,95% CI
CLOSURE I 12 401 13 176 48.2% 0.87[0.40,1.87]
PC试验 1 172 5 168 7.0% 0.20[0.02,1.65]
RESPECT 9 453 16 395 44.7% 0.49[0.22,1.11]
样本量(95% CI) 1 026 942 100.0% 0.61[0.34,1.07]
总事件数 22 34
异质性：Tau²=0.02；Chi²=2.16,df=2(P=0.34)；I²=7%
整体效果检验：Z=1.71(P=0.09)
0.01 0.1 1 10 100
倾向于实验组
倾向于对照组

图 65.5 不明原因卒中患者行卵圆孔未闭封堵与药物治疗后发生非致死性卒中风险比较的 meta 分析。M-H，Mantel Haenszel 法。（引自 Spencer FA，Lopes LC，Kennedy SA，Guyatt G. Systematic review of percutaneous closure versus medical therapy in patients with cryptogenic stroke and patent foramen ovale. BMJ Open 2014；4：e004282.）

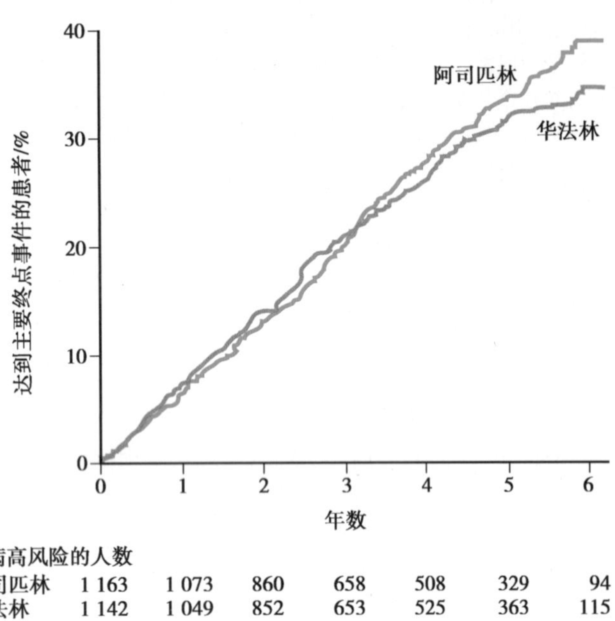

图 65.6 心衰无房颤患者华法林与阿司匹林疗效对比。图示为主要终点事件累积发生概率。主要终点事件指第一次发生任一项复合终点事件的时间（包括缺血性卒中、颅内出血及全因死亡）。（引自 Homma S，Thompson JLP，Pullicino PM，et al. Warfarin and aspirin in patients with heart failure and sinus rhythm. N Engl J Med 2012；366：1859.）

（见第 93 章）。在个别病例中缺血性卒中的发生与前述凝血功能异常明确相关，尤其是在儿童和年轻人的病例中，但它们之间的因果关系尚不明确。例如，在 WARSS 研究的另一个亚组研究——APASS 研究中，发现 1 770 例受试者中，有 41%的受试者可有 1 种以上抗磷脂抗体阳性，虽然在阳性组复发性血栓栓塞发生率更高，但阳性组用华法林与用阿司匹林预防相比，并无显著差异[33]。那些有凝血功能异常并发生了静脉血栓事件的患者或是那些发生了卒中或 TIA 同时符合抗磷脂抗体综合征诊断的患者，需适当地接受华法林治疗。由于易栓症（尤其是前述中基因异常所致的类型）通常与静脉血栓形成相关，因此在这种背景下的隐源性卒中患者急需完善反常栓塞的相关评估。骨盆和下肢的磁共振检查优于多普勒超声，当高度疑诊患者合并反常栓塞时，应考虑行 MRI 检查[34]。对于那些抗磷脂抗体血液水平高，但仅有动脉血栓且不合并抗磷脂抗体综合征的患者，接受抗血小板聚集治疗更为合理[27]。

他汀类药物（见第 45 和 48 章）

一级预防

患有冠心病或冠心病高风险患者接受 HMG-CoA 还原酶抑制剂（即他汀类药物，以下简称他汀）治疗不仅可以减少心血管事件的发生，还可以降低初发性卒中的发生率[35]。一篇集合了多项随机试验的 meta 分析，纳入了 165 792 名受试者，其结果发现低密度脂蛋白胆固醇（LDL-C）每降低 40mg/dl 的水平，初发性卒中的风险降低 21.1%（95% CI 6.5%~33.5%；$P=0.009$）[35]。另有一些针对特殊人群的研究发现在老年人群、合并糖尿病[36,37]或高血压[38]的患者中，他汀也可以降低他们的初发性卒中的风险[39]。

JUPITER 研究（Justification for the Use of Statin in Prevention：An Intervention Trial Evaluating Rosuvastatin，他汀类预防作用评估——洛伐他汀干预研究）评估了他汀在高敏 C 反应蛋白升高（>中位数水平，即 2mg/dl）患者中的疗效，而这类患者本不是他汀治疗的适应证[40]。该组中，他汀治疗可以使卒中发生率减少约 50%。他汀治疗所带来的卒中发生率降低的获益或许可以扩大到血管事件较低风险人群（指 5 年发病率在 5%~10%的患者）[41]。HOPE3（The Heart Outcomes Prevention Evaluation-3，心脏获益的预防性评估）试验评估了瑞舒伐他汀（每日 10mg）在无心血管疾病的中度风险人群（指年事件发生率约 1%）的预防获益[42]。在之后随访的 5.6 年间，他汀治疗组的心血管原因所致死亡率、非致死性心肌梗死或非致死性卒中发生率由 4.8%下降至 3.7%（风险比 0.76；95% CI 0.64~0.9；$P=0.002$）；血运重建、心力衰竭以及心搏骤停后复苏发生率由 5.7%下降至 4.4%（风险比 0.75；95% CI 0.64~0.88；$P<0.001$）。卒中发生率由 1.6%下降至 1.1%（风险比 0.70；95% CI 0.52~0.95）。目前可以采用 AHA/ACC 所提供的风险评估模型来挑选出可以从他汀治疗中获益的患者[43,44]。

二级预防

HPS 研究（Heart Protection Study，心脏保护性研究）纳入了 3 280 位有卒中病史（包括 1 820 位有卒中但无冠心病史的患者），分为他汀治疗组和安慰剂组[45]。在既往有卒中发生的患者中，他汀治疗可以降低主要心血管事件（包括心肌梗死、卒中、血运重建或血管源性死亡）的发生率达 20%，但它并不能降低卒中复发风险（安慰剂组发生率为 10.5%，他汀治疗组为 10.4%），最主要的原因可能是这些患者的入组时间平均是在基线时间发生后的 4 年左右，而大部分复发性卒中多是在初次发生后不久（最初的几年内），所以 HPS 研究中的观察对象都是复发性卒中发生风险相对较低的患者。

SPARCL（强化降胆固醇治疗预防卒中）研究在 6 个月内将 4 700 名非心源性卒中或 TIA、且未冠心病的患者随机分配至高剂量他汀组和安慰剂组，研究的主要终点是两组的致死和非致死性卒中的发生率[46]。最终结果显示高剂量他汀治疗组非致死性和致死性卒中发生率降低了 16%，而心血管事件发生率降低了 35%。SPARCL 研究与之前一些研究的结果均证实了，高剂量他汀治疗可以减少卒中或 TIA 后卒中复发的风险。基于此试验，同样也建议无明确冠心病史、但有动脉粥样硬化性缺血性卒中或 TIA 的患者接受高剂量他汀治疗，以此来降低卒中或其他心血管事件风险[3]。

降压治疗（见第 46 及 47 章）

一级预防

高血压是缺血性卒中和脑实质出血危险因素中最主要的可治疗因素之一。尽管降压方案有所不同，面对不同患者需要进行个体化选择，但降压幅度比使用何种降压药更能影响预后[31,47]。

SPRINT 研究（Systolic Blood Pressure Intervention Trial，降低收缩压干预性研究）入选了具有高心血管事件发生风险且收缩压在 130～180mmHg 的人群，比较了降压目标为收缩压<120mmHg 与降压目标为收缩压<140mmHg 两组间的临床获益[48]。结果显示，虽然卒中发生率由 1.5%（目标值为 140mmHg 以下）下降至 1.3%（目标值为 120mmHg 以下），但两组间并无统计学差异（风险比 0.89；95% CI 0.63～1.25；$P=0.5$）。HOPE-3 试验得出了类似的结论，该试验结果显示在未患心血管疾病但有中等发病风险的患者降压治疗并未带来明显的获益[49]。得出这种中性结果的原因，可能与选择的降压药物（坎地沙坦、氢氯噻嗪）及研究中降压幅度较小（均值为 6/3mmHg）等因素有关。

一项早期关于多个随机对照研究（randomized controlled trial，RCT）的 meta 分析对比了不同降压药物与安慰剂或未治疗组间的疗效差异，该 meta 分析纳入超过 73 500 名患者，最终有将近 2 900 例卒中事件的发生，结果发现 ACEI、β 受体阻滞剂或利尿剂及钙离子通道阻滞剂治疗降低卒中风险的效果相当（分别为 28%、35% 及 39%），3 组血压分别降低了 5/2mmHg、13/6mmHg 和 10/5mmHg[50]。随后的研究认为，血压变异度大（即血压波动大）时，卒中减少不显著[51,52]。与其他种类降压药相比，β 受体阻滞剂降压时血压变异度大，因此在卒中预防上 β 受体阻滞剂作用有限[53]。在减少心血管事件方面，氯噻酮作用优于氢氯噻嗪[54]。

二级预防

一篇包括了 16 项随机对照研究（RCT）的 meta 分析，共计纳入 40 292 名受试者，评价了降压在卒中二级预防中的作用，发现降压治疗可使复发性卒中的相对危险度降低约 18%（95% CI 9%～26%）（图 65.7）[55]。收缩压每降低 10mmHg，卒中复发风险降低 33%（95% CI 9%～15%）。而关于特定降压方案在卒中二级预防中作用的相关研究很少。另一项 meta 分析发现，单用利尿剂治疗，卒中复发风险降低 32%；利尿剂与 ACEI 联用，卒中复发风险降低 45%；但 β 受体阻滞剂或单用 ACEI 治疗并无此获益[56]。卒中以及所有血管事件的总体减少度与降压幅度相关。

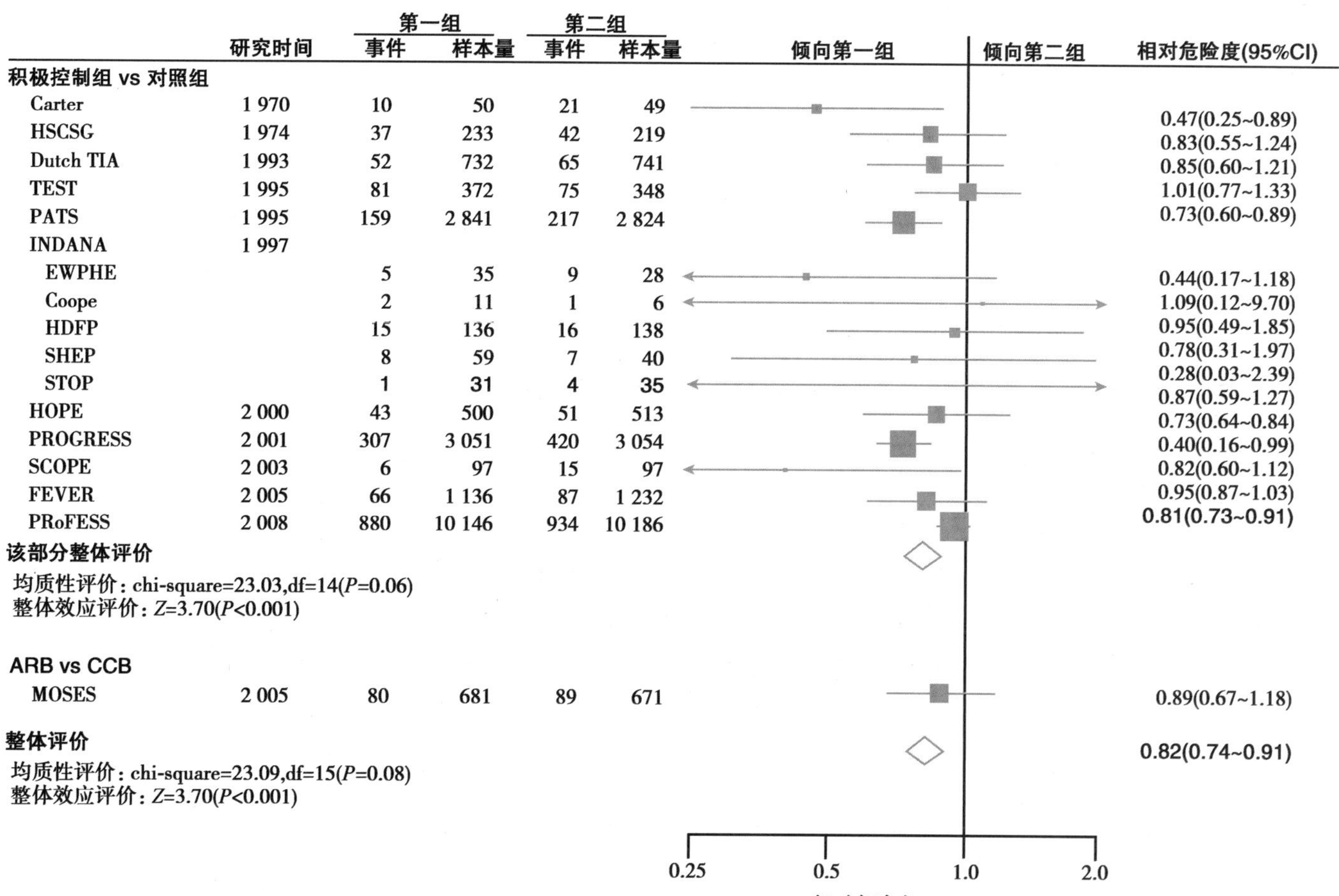

研究时间 | 第一组 事件 样本量 | 第二组 事件 样本量
倾向第一组
倾向第二组
相对危险度(95%CI)
积极控制组 vs 对照组
Carter 1 970 10 50 21 49
HSCSG 1 974 37 233 42 219
Dutch TIA 1 993 52 732 65 741
TEST 1 995 81 372 75 348
PATS 1 995 159 2 841 217 2 824
INDANA 1 997
EWPHE 5 35 9 28
Coope 2 11 1 6
HDFP 15 136 16 138
SHEP 8 59 7 40
STOP 1 31 4 35
HOPE 2 000 43 500 51 513
PROGRESS 2 001 307 3 051 420 3 054
SCOPE 2 003 6 97 15 97
FEVER 2 005 66 1 136 87 1 232
PRoFESS 2 008 880 10 146 934 10 186
0.47(0.25~0.89)
0.83(0.55~1.24)
0.85(0.60~1.21)
1.01(0.77~1.33)
0.73(0.60~0.89)
0.44(0.17~1.18)
1.09(0.12~9.70)
0.95(0.49~1.85)
0.78(0.31~1.97)
0.28(0.03~2.39)
0.87(0.59~1.27)
0.73(0.64~0.84)
0.40(0.16~0.99)
0.82(0.60~1.12)
0.95(0.87~1.03)
0.81(0.73~0.91)
该部分整体评价
均质性评价：chi-square=23.03,df=14(P=0.06)
整体效应评价：Z=3.70(P<0.001)
ARB vs CCB
MOSES 2 005 80 681 89 671
0.89(0.67~1.18)
整体评价
0.82(0.74~0.91)
均质性评价：chi-square=23.09,df=15(P=0.08)
整体效应评价：Z=3.70(P<0.001)
0.25
0.5
1.0
2.0
相对危险度,95% CI

图 65.7 卒中二级预防中血压控制相关随机对照研究的 meta 分析。ARB，血管紧张素受体拮抗剂；CCB，钙离子通道阻滞剂（引自 Arima H，Chalmers J. PROGRESS：prevention of recurrent stroke. J Clin Hypertens 2011；13：693.）

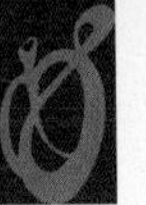

ACEI 类药物是否可以降低卒中复发风险目前也尚不明确；HOPE 研究结果显示在 1 013 名有卒中病史或 TIA 病史患者的高风险人群中，与安慰剂组相比，ACEI 可使卒中复发、MI 或血管性死亡发生率降低 24%[57]。PROGRESS（Perindopril Protection Against Recurrent Stroke Study，培哚普利预防卒中复发）研究，入选了 6 105 名 5 年内发生过卒中或 TIA 的患者，比较了不同降压方案（包括 ACEI 这类药物）的临床效果。将合并高血压（收缩压>160mmHg 或舒张压>90mmHg）和未合并高血压的患者，均随机予以 ACEI 单药或联用利尿剂治疗[3]。结果发现，联合用药组血压平均低 12/5mmHg，使复发性卒中发生率下降了 43%，主要血管事件发生率下降了 40%，且无论是否合并高血压，均存在前述获益；而无论使用 ACEI 或利尿剂，单药治疗者均无此种收益。降压方案的选择还是应该依据不同患者个体情况、合并症情况进行考虑。

糖尿病及糖耐量异常

尚无证据显示无论是一级预防还是二级预防，严格控制血糖水平可以降低卒中风险。如前述，糖尿病患者中控制血压和使用他汀可以减少卒中风险。

IRIS（卒中后胰岛素抵抗干预研究）证实了吡格列酮可以降低尚未患糖尿病但已有胰岛素抵抗的缺血性卒中或 TIA 患者发生心肌梗死和卒中复发的风险[58]。在 4.8 年的随访期间，吡格列酮组卒中或心肌梗死发生率为 9.0%，而安慰剂组为 11.8%（吡格列酮组风险比 0.76；95% CI 0.62～0.93；$P=0.007$）（图 65.8）。最主要的副作用包括平均体重增加超过 4.5kg（52.2% vs 33.7%；$P<0.001$）、水肿（35.6% vs 24.9%；$P<0.001$）以及需要外科手术或住院治疗的骨折（5.1% vs 3.2%；$P=0.003$）。

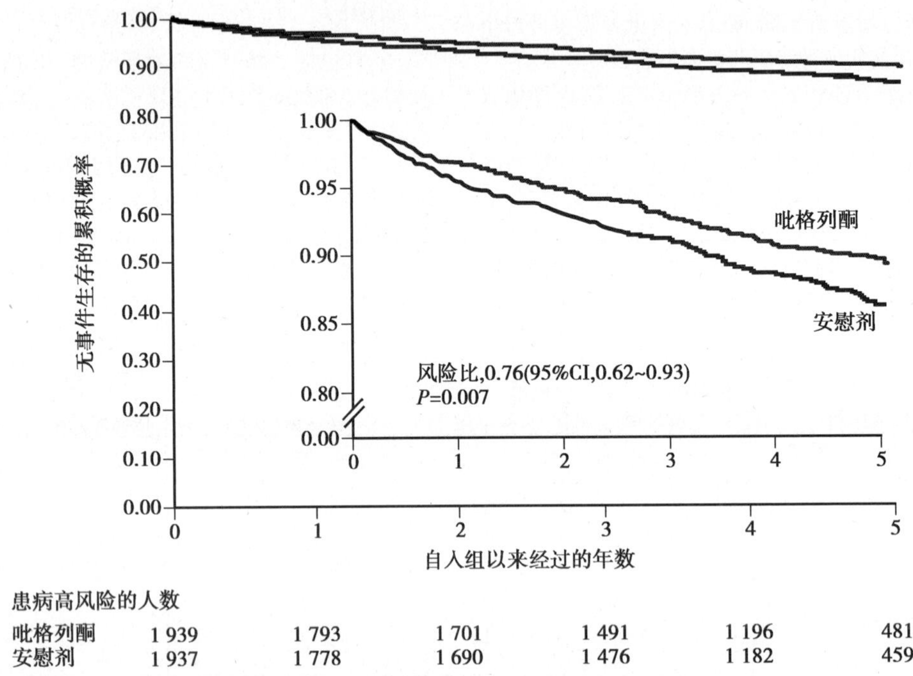

患病高风险的人数						
吡格列酮	1 939	1 793	1 701	1 491	1 196	481
安慰剂	1 937	1 778	1 690	1 476	1 182	459

图 65.8 吡格列酮对近期发生卒中或 TIA 的胰岛素抵抗（未患糖尿病）者心肌梗死和卒中风险的影响。（引自 Kernan WN, Viscoli CM, Furie KL, et al. Pioglitazone after ischemic stroke or transient ischemic attack. N Engl J Med 2016；374：1321.）

急性缺血性卒中的管理

出现了神经系统症状的急性缺血性卒中患者，诊治流程见图 65.9。与急性冠脉综合征（acute coronary syndrome，ACS）一样，时间是治疗的关键。急性缺血性卒中患者发病原因有很多，潜在的病理生理过程也不同，因此需根据具体情况制定个体化的二级预防方案。一些其他疾病的症状、体征有可能会被误诊为卒中。缺血症状发作后要及时评估患者是否需要接受再灌注治疗（图 65.9）。

美国国立卫生研究院卒中量表（National Institutes of Health Stroke Scale，NIHSS）较为可靠、有效，可作为卒中严重程度的评估标准，也可用于监测卒中患者临床状况是否恶化或改善，以及帮助决定患者是否需要接受经静脉使用组织型纤溶酶原激活物（intravenous tissue plasminogen activator，IV t-PA）治疗[59]。

经静脉使用重组组织型纤溶酶原激活物

目前仅静脉使用重组组织型纤溶酶原激活物（recombinant t-PA，rt-PA，阿替普酶）通过了 FDA 的认证，可用于急性缺血性卒中的治疗。对合适的患者采取恰当、及时的溶栓治疗，可以提高 3 个月后无残疾生存率约 13%（相对提高 32%）[4]。而在由小穿支动脉与大的颅内动脉阻塞引起的缺血性卒中患者中，溶栓治疗的获益相当，尽管溶栓治疗会增加颅内出血的风险（与安慰剂相比，有症状性颅内出血风险：6.4% vs 0.6%；致死性出血：2.9% vs 0.3%），但净效果仍使得其治疗能够产生临床获益（使前述的临床结局得到改善，包括出血）。依据指南的意见，应在症状发生 4.5 小时内应用阿替普酶，也就意味着除去一些必要的检查、评估的时间，例如行头颅 CT 排除出血或其他特殊情况，患者应在 3.5 小时内到达一家具备相应条件、设施的医院（图 65.9）。而在时间窗内，也是越早启动溶栓治疗，越有可能获得理想的治疗效果[60]（图 65.10）。虽然静脉应用 t-PA 治疗的期间，颅内出血有增加趋势，但并不显著。

临床指南关于静脉 t-PA 推荐用法起初是基于一些阿替普酶的临床试验，较为严格、繁琐[61]。后来这些指南依据随后的试验

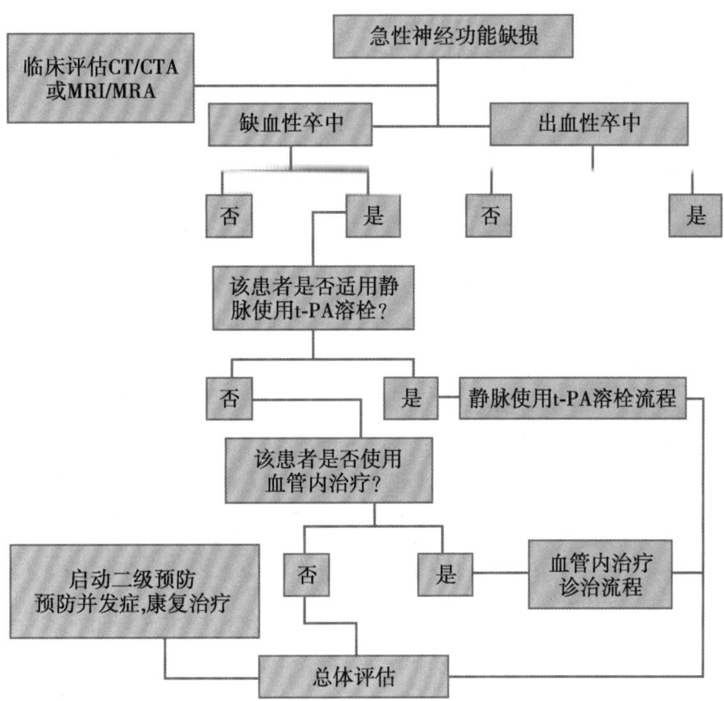

图 65.9 症状提示急性缺血性卒中患者诊治流程图。表现为神经功能缺损的患者接诊第一步需要排除其他情况及脑出血。包括各种脑成像及血管成像的影像学方法,以指导患者进一步诊治,特别是对于疑似大动脉堵塞的患者,因该类患者适合行血管内介入治疗。CT,电子计算机断层显像;CTA,CT 血管造影;t-PA,组织型纤溶酶原激活物;MRI,磁共振成像;MRA,MR 血管造影。(改编自 Goldstein LB. Modern medical management of acute ischemic stroke. Methodist DeBakey Cardiovasc J 2014;10:39.)

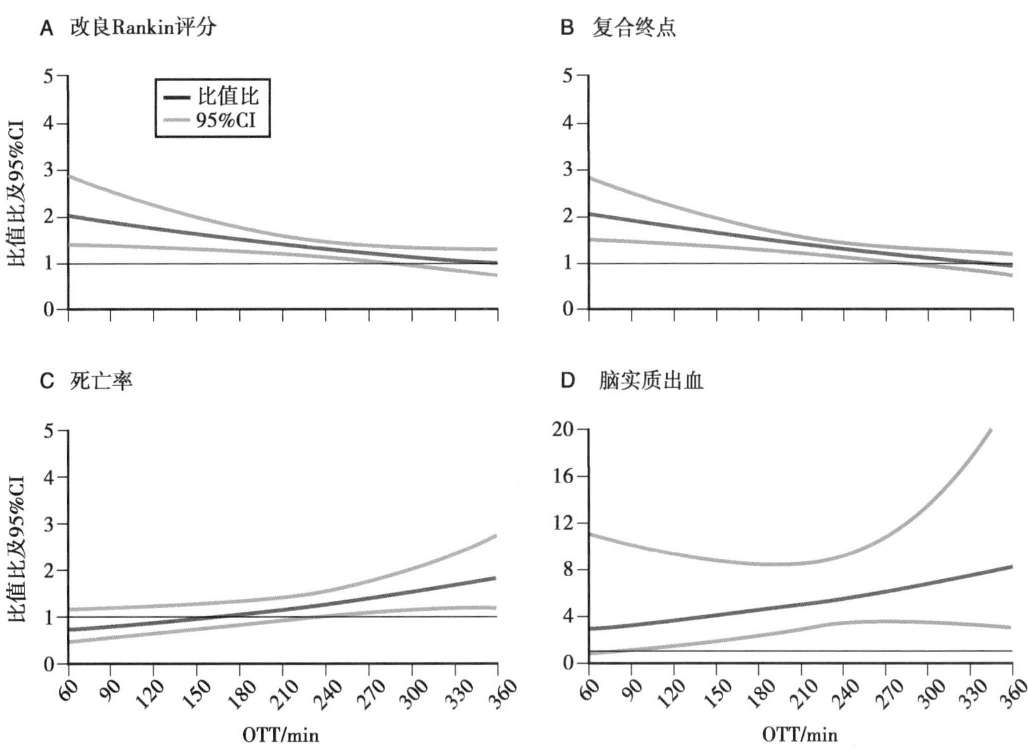

图 65.10 调整预后因素后多项临床研究结果合并分析静脉 t-PA 溶栓疗效与症状发作至启动治疗之间时间(onset to start treatment,OTT)的相关性。(引自 Lees KR,Bluhmki E,von Kummer R,et al. Time to treatment with intravenous alteplase and outcome in stroke:an updated pooled analysis of ECASS,ATLANTIS,NINDS,and EPITHET trials. Lancet 2010;375:1695.)

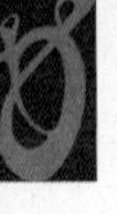

数据、临床经验进行了一些修改[6](表 65.2 和表 65.3)。很多临床决策都是基于临床判断,因此指南推荐不一定完全与 FDA 所批准的适应证、用法相符。例如,尽管 AHA/ASA 指南认同溶栓时间窗为发病后的 4.5 小时内,但 FDA 批准药品使用说明上的应用时间窗为 3 小时(表 65.2)。有序的卒中诊治系统的发展,应当优化临床评估的过程,做到快速决策、尽可能缩短治疗的延误时间,确保还有其他干预措施可以改善预后,确保患者接受了合适的二级预防[62]。

表 65.2 不同指南关于静脉使用阿替普酶治疗的推荐

2013 AHA/ASA 指南	2016 AHA/ASA 更新意见	2016 FDA 批准的适应证
入选标准		
引起明显神经功能缺失的缺血性卒中	引起明显神经功能缺失的缺血性卒中(Ⅰ;LOE A)	急性缺血性卒中患者;并排除颅内出血
发病距治疗时间<4.5 小时	<3 小时(Ⅰ;LOE A) 3~4.5 小时(Ⅰ;LOE B)	发病距治疗时间<3 小时
年龄≥18 岁	年龄≥18 岁,无论年龄>80 岁还是<80 岁的患者均推荐。与 80 岁以下者相比,年龄超过 80 岁的患者预后差、死亡率高以及症状性颅内出血发生率高。但在所有年龄段中,静脉阿替普酶治疗均可使患者在发病 3 个月时获得更多独立生存的机会(Ⅰ;LOE A) 新生儿、儿童、<18 岁的青少年行溶栓治疗的风险和疗效尚不明确(Ⅱb;LOE B)	儿科中的应用指征尚不确定;年龄>77 岁是颅内出血风险增加的危险因素之一;研究数据提示获益减少,但仍可以改善临床预后
排除标准		
既往 3 个月内卒中史	治疗可能有害(Ⅲ,LOE B) 有潜在症状性颅内出血风险、卒中相关的发病和死亡风险增加,但尚不明确时(Ⅱb;LOE B)	无
既往 3 个月内头部外伤史	禁忌证	禁忌证
过去 14 天内严重创伤史	可以考虑溶栓治疗;但需权衡创伤相关的出血风险与卒中的严重性及卒中可能带来的致残后果(Ⅱb;LOE C)	无
症状提示蛛网膜下腔出血	禁忌证(Ⅲ;LOE C)	禁忌证
过去 7 天内无法压迫部位的动脉穿刺	安全性和有效性尚不明确(Ⅱb;LOE C)	无
既往颅内出血病史	颅内微小出血病史患者可以考虑溶栓治疗(Ⅱa;LOE B) 有颅内出血病史者治疗可能有害(Ⅲ;LOE C)	无
颅内肿瘤、动静脉畸形或动脉瘤	合并<10mm 的未破裂且未治疗的颅内动脉瘤时,可采用溶栓治疗(Ⅱa,C) 合并动脉瘤>10mm 以上者疗效与风险尚不明确(Ⅱb,C) 合并动静脉畸形者疗效与风险尚不明确;有严重的神经功能缺损,且死亡、致残风险大于预期颅内出血风险时,可考虑溶栓(Ⅱb,C) 合并颅外组织起源的颅内肿瘤,可考虑溶栓(Ⅱa,C) 合并颅内组织起源的颅内肿瘤,溶栓可能有害(Ⅲ,C)	当颅内病变使出血风险增加时,禁忌使用
3 个月内的颅内或脊髓手术	治疗可能有害(Ⅲ,C)	禁忌证
血压明显升高(收缩压>185mmHg 或舒张压>110mmHg)	如果血压可用药物降至 185/110mmHg 以下且较稳定,则可启动溶栓(Ⅰ,B) 治疗后至少 24 小时内血压需维持在 180/105mmHg 以下(Ⅰ,B)	有重度、未控制的高血压时禁忌;无指定血压目标值;血压超过 175/110mmHg 需谨慎
活动性内出血	-	禁忌证

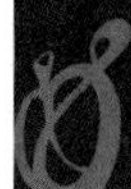

续表

2013 AHA/ASA 指南	2016 AHA/ASA 更新意见	2016 FDA 批准的适应证
易出现急性出血的因素,包括但不仅限于: 血小板<100 000mm^3; 48 小时内使用了肝素且 APTT 大于正常上限; 目前正在接受抗凝治疗且 INR>1.7 或 PT>15 秒; 目前正在接受直接凝血酶抑制剂或Ⅹa 因子抑制剂,且相关实验室指标增高(包括 APTT,INR,血小板计数以及 ECT,TT,或Ⅹa 因子活性监测)	不推荐用于血小板计数<100 000/mm^3,INR>1.7,APTT>40 秒或 PT>15 秒的患者(Ⅲ,C) 不推荐用于 24 小时内使用过低分子量肝素(无论是预防剂量还是治疗剂量)(Ⅲ,B) 不推荐用于正在接受直接凝血酶抑制剂或直接Ⅹa 因子抑制剂的患者,但当这些患者的实验室指标(包括 APTT,INR,血小板计数,ECT,TT 或者相关的Ⅹa 因子活性监测指标)恢复正常水平,或患者 48 小时内未使用过上述药物仍可考虑溶栓(Ⅲ,C) 如其他相关检查无明显异常,当血压及出凝血指标尚未回报前不应拖延溶栓治疗(Ⅱb,B)	有出血倾向时,不推荐使用(未划定明确的实验室检测值)
血糖浓度<50mg/dl 或>400mg/dl	高血糖或低血糖均可与急性卒中相混淆;因此治疗前应常规进行血糖测定(Ⅲ,B) 建议血糖初始水平应>50mg/dL(Ⅰ,A) 初始血糖水平>400mg/dL 但随后得以纠正时可考虑溶栓治疗(Ⅱb,C)	无
CT 证实多个脑叶发生梗死(>1/3 的大脑半球表现为低密度)	CT 表现为多个脑叶轻至中度早期缺血性改变(而非明显低密度)者可行溶栓治疗(Ⅰ,A) 尚不明确基线头颅 CT 信号衰减程度和范围是否影响阿替普酶疗效;然而在 CT 存在大片明显衰减时不推荐阿替普酶的使用(Ⅲ,A)	无
严重卒中	尽管此类患者梗死后出血风险高,但仍能从溶栓治疗中获益(Ⅰ,A)	无
相对禁忌证		
症状轻微	轻微但致残性卒中,可采取溶栓(Ⅰ,A) 轻微非致残性卒中,也可考虑溶栓(Ⅱb,C)	无
症状迅速缓解	早期症状改善的中重度卒中,但仍然遗留中度损害和潜在残疾的可能性证实,可以考虑溶栓(Ⅱa,A) 不推荐因观察症状是否继续好转而耽误溶栓治疗(Ⅲ,C)	无
妊娠	治疗预期获益大于子宫出血预期风险的中重度卒中,可采用溶栓治疗(Ⅱb,C) 既往 14 天内分娩者阿替普酶溶栓有效性和安全性尚不明确(Ⅱb,C)	妊娠列为 C 类
癫痫发作后的残留神经功能受损	若考虑残留缺损继发于卒中而不是发作后现象,则可以溶栓(Ⅱa,C)	无
14 天内的大手术或严重外伤	需权衡手术部位出血风险与溶栓可改善的卒中相关神经功能缺损获益(Ⅱb,C)	无
21 日内的胃肠道或泌尿系出血	合并消化道肿瘤或近期(21 天内)出血的患者风险较高,阿替普酶静脉溶栓治疗是有害的(Ⅲ,B) 对既往有胃肠道/泌尿系出血的患者,可以采用阿替普酶溶栓治疗(Ⅱb,C)	需谨慎对待既往有胃肠道/泌尿系出血的患者

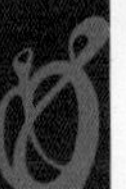

续表

2013 AHA/ASA 指南	2016 AHA/ASA 更新意见	2016 FDA 批准的适应证
3 个月内的急性心肌梗死	近期心肌梗死为非 ST 段抬高心肌梗死时，溶栓是合理的（Ⅱa,C） 近期心肌梗死为 ST 段抬高心肌梗死，但累及右室或下壁者，溶栓是合理的（Ⅱa,C） 近期心肌梗死为 ST 段抬高心肌梗死，累及左室前壁者，溶栓可能是合理的（Ⅱb,C） 同时合并缺血性卒中和急性心肌梗死的患者，IV t-PA 的剂量应按照卒中溶栓，且溶栓后如有必要继续行 PTCA 和支架植入是合理的（Ⅱa,C）	无
发病时间为 3~4.5 小时的排除标准[*]		
年龄>80 岁	溶栓效果和安全性年轻者相当（Ⅱa,B）	不适用
NIHSS 评分>25 分	获益不明确（Ⅱb,C）	不适用
正在接受口服抗凝药物（无论 INR 值）	若服用华法林的患者目前 INR<1.7，则治疗是安全、有效的（Ⅱb,B）	不适用
有糖尿病及既往缺血性卒中病史者	与发病时间在 0~3 小时者的疗效相当，可作为治疗选择考虑（Ⅱb,B）	不适用

[*] FDA 未批准的 3~4.5 小时治疗。

AHA/ASA，美国心脏协会/美国卒中协会；FDA，美国食品药品管理局；LOE，证据等级水平；APTT，活化部分凝血酶原时间；ECT，蛇静脉酶凝血时间；INR，国际标准化比值；IV t-PA，静脉使用组织型纤溶酶原激活物；NIHSS，美国国立卫生研究院卒中量表；PT，凝血酶原时间；PTCA，经皮冠状动脉成形术；TT，凝血酶时间。

表 65.3 其他情况下阿替普酶治疗的推荐

心腔内血栓
可能出现严重致残的重度急性缺血性卒中合并左心房或心室血栓者，可以溶栓（Ⅱb,LOE C） 可能出现轻度致残的中度急性缺血性卒中合并左心房或心室血栓者，溶栓治疗净获益尚不明确（Ⅱb,LOE C）
感染性心内膜炎
不推荐溶栓治疗，因有潜在增加颅内出血的风险
严重合并症
终末期肾病
正在接受透析治疗的终末期肾病患者且 APTT 正常者可以溶栓（Ⅰ,LOE C）
痴呆
合并痴呆者可从溶栓治疗中获益；需个体化考虑，例如评估预期寿命和发病前的功能情况，均影响溶栓治疗的效果（Ⅱb,LOE C）
恶性肿瘤
合并恶性肿瘤且预期生存期>6 个月、不合并其他禁忌证（如凝血功能异常、近期手术、全身出血等）可从治疗中获益（Ⅱb,LOE B）
既往残疾
既往残疾不是溶栓相关的症状性颅内出血风险增高的独立危险因素，但此类患者溶栓后神经功能改善小，死亡率高。可予既往残疾（mRS≥2）的急性缺血性卒中患者溶栓治疗，但策略的制定需综合考虑其他因素，包括生存质量、社会支持、居住场所、看护、患者及家属意愿和治疗目标（Ⅱb,LOE B）
出血性视网膜病变
可以采用阿替普酶溶栓治疗，但需权衡溶栓降低卒中相关的神经功能缺损的预期获益与出血增加视力丧失的风险（Ⅱa,LOE B）
心腔内占位
合并心房黏液瘤的严重致残性急性缺血性卒中，可以溶栓治疗（Ⅱb,LOE C） 合并乳头状纤维组织瘤的严重致残性急性缺血性卒中，可以溶栓治疗（Ⅱb,LOE C）
镰状细胞病
尚不明确

续表

醒后卒中
发病时间不确定或已知发病时间>4.5 小时,不推荐溶栓(Ⅲ,LOE B)
不推荐临床试验以外采用基于影像特征来筛选可行阿替普酶溶栓治疗的醒后卒中或发病时间不明的卒中(Ⅲ,LOE B)
月经期和月经过多:推荐意见
行经期但既往无月经过多病史的患者,可采用溶栓治疗,但应告知女性患者治疗会增加月经量(Ⅱa,LOE C)
有月经过多病史者,但临床尚未合并贫血或低血压者,溶栓治疗获益大于出血风险,可采用溶栓治疗(Ⅱb,LOE C)
近期或有活动性阴道出血引起的严重贫血者,溶栓治疗前应妇科急会诊评估(Ⅱa,LOE C)
行经期或有活动性阴道出血者,溶栓治疗后 24 小时内需监测阴道出血(Ⅰ,LOE C)
主动脉弓和颈动脉/颅内动脉夹层
合并已知或可疑的主动脉弓夹层者,治疗可能有害,不推荐溶栓治疗(Ⅲ,LOE C)
合并已知或可疑的颈动脉颅外段夹层,发病时间<4.5 小时溶栓治疗相对安全,可行溶栓治疗(Ⅱa,LOE C)
合并已知或可疑的颈动脉颅内段夹层溶栓治疗的安全性和有效性尚不明确(Ⅱb,LOE C)
7 天内行硬脊膜穿刺
7 天内行腰椎硬脊膜穿刺者,可行溶栓治疗(Ⅱa,LOE B)
精神因素/癔症
此类患者症状性颅内出血风险低,故无需因进一步检查而延误溶栓治疗(Ⅱa,LOE B)
导管室/血管内治疗并发症
心脑血管造影过程中出现的急性缺血性卒中,若符合常规溶栓标准,可行溶栓治疗(Ⅱa,LOE A)
可卡因药物使用者
如无其他禁忌,违禁药物相关的急性缺血性卒中可行溶栓治疗(Ⅱa,LOE C)

LOE,证据等级水平;mRS,修正的 Ranking 量表。

在静脉 t-PA 溶栓治疗后的早期,约有 1/3 的患者会出现动脉再次闭塞。有一项研究建议在溶栓过程中应用经颅多普勒超声,有助于血栓溶解,同时也可以利用超声监测血栓溶解情况[63]。不过,目前尚无证据表明辅助神经保护措施的有效性如何[64]。

血管内治疗

对于急性缺血性卒中患者,应用血管内治疗技术,对大血管闭塞(large-vessel occlusions,LVOs)患者的急性期再灌注有一定作用[5]。早期试验多采用单独或联合使用动脉内 t-PA 和第一代血栓回收装置,均未得出有效的结果。近期发表的使用血管内治疗的临床研究,均发现血管内治疗可以改善患者预后,这些试验中几乎所有患者在一开始即接受了静脉 t-PA 治疗,并且其中的大部分有大脑中动脉(middle cerebral artery,MCA)近端或颈内动脉(internal carotid artery,ICA)闭塞。尽管与血管内治疗相关的临床试验中存在受试者选择、影像方法学等不同,这些研究依然证实了该技术的有效性。部分试验采用 ASPECTS 评分系统排除了那些有大片、已明确的梗死区域的患者,因为既往研究认为这部分患者不太可能从再灌注治疗中获益[5,65,66]。无论治疗方式如何选择,与静脉 t-PA 一样,尽快重建缺血区域的血供才更有可能改善患者的预后[66]。AHA 目前已发布了血管内治疗的相关指南[5](表 65.4)。

表 65.4 AHA 急性缺血性卒中患者血管内治疗的推荐意见

若符合以下标准,患者可考虑采用血管内治疗:
1. 卒中前 mRS 评分为 0~1 分(功能独立个体)
2. 急性缺血性卒中,发病 4.5 小时内了接受专业的 rt-PA 治疗
3. 梗死由颈内动脉或大脑中动脉近段段闭塞所致
4. 年龄≥18 岁
5. NIHSS 评分≥6 分
6. ASPECTS 评分≥6 分
7. 发病 6 小时内开始治疗(开始腹股沟穿刺)

卒中的其他治疗方法

在对急性缺血性卒中患者的管理中仍有其他的一些重要的问题不断出现,并且还有一些干预手段缺少足够的实验数据的支撑。

抗凝治疗和抗血小板聚集治疗

缺血性脑卒中患者急性期抗凝治疗的适应证十分有限。最新的 AHA 指南提出该观点,并明确建议不要在急性期给予抗凝治疗来改善神经功能和预防早期卒中复发,因为抗凝治疗的颅内出血并发症风险高,另外指南也不建议在静脉 rt-PA 应用的 24 小时内启动抗凝治疗[61]。房颤相关性卒中患者可从长期抗凝治疗中获益,除非患者存在出血相关禁忌证(例如既往有颅内出血病史)[3]。房颤相关性卒中患者早期复发风险普遍较低(发病后 2 周内,0.3%~0.5%/d),因此启动抗凝治疗的时机需要平衡其所带来的出血风险。那些有大面积卒中、以及血压未控制的患者缺血性卒中后转变为自发性出血的风险最高。

感染相关的卒中患者抗凝治疗效果尚不明确。感染性心内膜炎患者全身栓塞的发生率为 22%~50%,这其中大约有 65%的栓子影响到中枢神经系统,而 95%会累及大脑中动脉[67]。对于自体瓣膜的心内膜炎患者抗凝治疗无明显获益,并且一般不建议金黄色葡萄球菌所致的人工瓣膜心内膜炎患者在开始接受抗生素治疗后 2 周内即开始抗栓治疗[67]。值得注意的是真菌性颅内动脉瘤有进展的可能。这种动脉瘤常呈多发性,可无症状,可表现出局灶的神经系统的体征,亦可因其最易累及大脑中动脉的远端分支而出现蛛网膜下腔出血或脑膜炎相关的症状、体征[67]。虽然 CT 血管造影(CT angiography,CTA)或 MR 血管造影(MR angiography,

MRA)可以筛查出有症状、疑诊为真菌性动脉瘤的患者,但由于它多累及动脉远端分支,因此经导管颅内血管造影仍是这些病变最准确的检查方式(因 CTA 和 MRA 中大脑中动脉的远端部分显影不清)。许多颅内真菌性动脉瘤在接受抗菌治疗后可以消退,特殊情况下也考虑手术治疗。由于真菌性动脉瘤有破裂倾向,因此不推荐这些患者使用抗凝药物。

如前所述,抗血小板聚集治疗可以减少有缺血性卒中或 TIA 病史患者卒中复发风险。在急性期,卒中发作 48 小时内启动阿司匹林治疗可使患者获益(应用静脉 rt-PA 患者治疗的 24 小时内禁止给予抗血小板聚集药物)。综合分析两个相关的试验数据发现,应用阿司匹林治疗(每日 160mg 或 325mg)可以带来获益,表现为每 1 000 名治疗患者可以减少 9(±3)例死亡或非致死性卒中的发生,尽管看起来收益较小,但仍具有统计学意义[68]。来自中国的 CHANCE 试验发现小范围缺血性卒中或 TIA 患者发病后接受阿司匹林联合短期应用氯吡格雷与单用阿司匹林相比可以减少早期卒中复发的风险[19]。目前尚不明确这一结果是否同样适用于其他人种,对 CHANCE 研究数据的二次分析发现氯吡格雷(前体药)带来的获益仅限于不携带 CYP2C19 功能性等位基因缺失的患者(即对氯吡格雷有代谢活性)[69]。由于人种不同,等位基因频率存在差异,因此试验可出现不同的结果。

血压管理

急性缺血性卒中患者的血压管理目前仍是经验性的。适合接受静脉 t-PA 治疗的患者血压控制方案有别于不适合溶栓治疗的患者,并且应遵循特定的降压方案[4](表 65.5 和表 65.6)。接受溶栓治疗的患者若出现血压升高,由于其出血并发症风险增加,降压治疗应该更为积极。

TABLE 65.5 Potential Approaches to Arterial Hypertension in Patients with Acute Ischemic Stroke Who Are Potential Candidates for Acute Reperfusion Therapy

Patient otherwise eligible for acute reperfusion therapy except that BP is>185/110mmHg:
Labetalol, 10-20mg IV over 1-2min, may repeat once, or
Nicardipine, 5mg/hr IV, titrate up by 2.5mg/hr every 5-15min, maximum 15mg/hr; when desired BP reached, lower to maintain BP in proper limits, or
Other agents (e.g., hydralazine, enalaprilat) may be considered when appropriate.
If BP is not maintained at or below 185/110mmHg, do not administer rt-PA.
Management of BP during and after rt-PA or other acute reperfusion therapy:
Monitor BP every 15min for 2 hr from start of rt-PA therapy; then every 30min for 6 hr and then every hour for 16hr.
If systolic BP 180-230mm Hg or diastolic BP 105-120mmHg:
Labetalol, 10mg IV, followed by continuous IV infusion 2-8mg/min, or Nicardipine, 5 mg/hr IV; titrate up to desired effect by 2.5mg/hr every 5-15min (max, 15mg/hr).
If BP not controlled or diastolic BP>140mmHg, consider sodium nitroprusside

BP, Blood pressure; *IV*, intravenous(ly); *rt-PA*, recombinant tissue plasminogenactivator.

From Jauch EC, Saver JL, Adams HP, et al. Guidelines for the early management of patients with acute ischemic stroke. Stroke 2013;44:870-947. Copyright 2013 American Heart Association, Inc.

表 65.5 有接受再灌注治疗指征的急性缺血性卒中患者血压管理方式

对于其他均符合早期再灌注治疗但血压>185/110mmHg 的患者:
拉贝洛尔,1~2 分钟内静脉注射 10~20mg,必要时可重复使用
尼卡地平,起始剂量为 5mg/h,后每 5~15 分钟可增加 2.5mg/h,最大走速为 15mg/h;当达到预期血压值时即减量以维持血压水平
或其他降压药物(如肼苯达嗪、依那普利)也可以考虑使用
当血压无法维持在 185/110mmHg 以下,不要使用 rt-PA
静脉 rt-PA 或其他急性再灌注治疗中及治疗后的血压管理:
自启动 rt-PA 治疗,前 2 小时内每 15 分钟监测一次血压,随后 6 小时每 30 分钟监测一次血压,之后 16 小时每小时监测一次血压
收缩压在 180~230mmHg 或舒张压 105~120mmHg 时:
拉贝洛尔,10mg 静脉推注,后 2~8mg/min 静脉维持
尼卡地平,起始为 5mg/h,后每 5~15 分钟可增加 2.5mg/h,最大走速为 15mg/h
若血压仍未控制或舒张压>140mmHg 时,可予以硝普钠降压

rt-PA,重组组织型纤溶酶原激活物。

引自 Jauch EC, Saver JL, Adams HP, et al. Guidelines for the early management ofpatients with acute ischemic stroke. Stroke 2013;44:870-947. Copyright 2013 AmericanHeart Association, Inc.

表 65.6 无接受再灌注治疗指征的急性缺血性卒中患者血压管理方式

收缩压>220mmHg 或舒张压>120mmHg 的急性缺血性脑卒中患者需考虑降压
合并其他相关器官系统损害时,需考虑降压:
急性心肌梗死
充血性心力衰竭
急性主动脉夹层
发病第 1 天推荐降压目标为基线值的 15%~25%

引自 Jauch EC, Saver JL, Adams HP, et al. Guidelines for the early management of patients with acute ischemic stroke. Stroke 2013;44:870-947.

既往证据显示未行溶栓的急性缺血性卒中患者,如果不存在恶性高血压(即合并高血压性脑病、主动脉夹层、急性肾衰、急性肺水肿、急性心肌梗死或血压超过 220/120mmHg),需谨慎进行血压管理[4]。突然降低血压可能会进一步损害已经缺血的大脑,并且可能会增加梗死面积。如果必须要进行降压治疗,也应避免血压骤降。CATIS 研究(China Antihypertensive Trial in Acute Ischemic Strok,中国急性缺血性卒中降压治疗研究)为一单盲研究,研究者将超过 4 000 名患者随机分配至接受降压治疗组(靶目标是使入院 24 小时内血压下降 10%~25%)和住院期间中断所有降压药物组[70];其结果显示血压降低并未减少 14 天或出院时的死亡率或严重致残的发生率。

PCI 术后及心肌梗死溶栓后的卒中

尽管少见,但卒中会使 PCI 患者的管理变得更为复杂。急性卒中的管理原则基本也适用于合并其他情况时。只要患者有治疗的适应证,且没有禁忌证,患者可以选择接受静脉 rt-PA 溶栓治疗,也可以接受血管内治疗的相关评估。建立完善的系统来快速评估和治疗 PCI 术后卒中非常重要。

急性心肌梗死或肺动脉栓塞溶栓后脑出血是与溶栓治疗相关的严重并发症。当患者出现急性神经系统症状时,应立即停止溶栓药输注,并停止肝素的应用。由于症状可能来自缺血也有可能来自出血,因此在继续治疗之前必须进行脑成像检查。缺少能够在溶栓相关颅内出血发生后减少出血量的有效方法。目前主张输注冷凝蛋白和/或冰冻血浆。由于小脑出血引起脑干压迫的患者,可能会从手术切除血肿中获益。当然这些患者需要转入专门的神经重症监护室中进一步监护治疗。

未来展望

美国卒中死亡率下降超过 40%,这得益于过去十年间美国实行的有效的预防措施。一项分析发现了 10 个潜在的可以控制的危险因素占卒中的人群归因危险度的 90%[71],因此对卒中预防的持续重视势必会对预后的改善产生重要的影响。开发可用于临床的先进的神经系统成像手段将会使需要紧急血流再灌注的患者的筛选流程进一步优化,当然这还需要更多的努力。目前已有针对那些在发病急性期过后仍有功能缺失患者的新康复手段,对预后的改善也有一定的帮助。

(叶梓 译,谭红伟 刘学波 校)

参考文献

1. Mozaffarian D, Benjamin EJ, Go AS, et al. Heart disease and stroke statistics—2016 update. *Circulation*. 2016;133:e38–e360.
2. Meschia JF, Bushnell C, Boden-Albala B, et al. Guidelines for the primary prevention of stroke. *Stroke*. 2014;45:3754–3832.
3. Kernan WN, Ovbiagele B, Black HR, et al. Guidelines for the prevention of stroke in patients with stroke and transient ischemic attack: a guideline for healthcare professionals from the American Heart Association/American Stroke Association. *Stroke*. 2014;45:2160–2236.
4. Jauch EC, Cucchiara B, Adeoye O, et al. Part 11. Adult stroke. 2010 American Heart Association guidelines for cardiopulmonary resuscitation and emergency cardiovascular care. *Circulation*. 2010;122(suppl 3):S818–S828.
5. Powers WJ, Derdeyn CP, Biller J, et al. 2015 AHA/ASA focused update of the 2013 guidelines for the early management of patients with acute ischemic stroke regarding endovascular treatment. *Stroke*. 2015;46:3024–3039.
6. Demaerschalk BM, Kleindorfer DO, Adeoye OM, et al. Scientific rationale for the inclusion and exclusion criteria for intravenous alteplase in acute ischemic stroke. *Stroke*. 2016;47:581–641.
7. Brott TG, Halperin JL, Abbara S, et al. 2011 guideline on the management of patients with extracranial carotid and vertebral artery disease. *Stroke*. 2011;42:e464–e540.
8. Amarenco P, Lavallee PC, Labreuche J, et al. One-year risk of stroke after transient ischemic attack or minor stroke. *N Engl J Med*. 2016;374:1533–1542.
9. Johnston SC, Rothwell PM, Nguyen-Huynh MN, et al. Validation and refinement of scores to predict very early stroke risk after transient ischaemic attack. *Lancet*. 2007;369:283–292.
10. Amarenco P, Labreuche J, Lavallee P. Patients with transient ischemic attack with ABCD2 <4 can have similar 90-day stroke risk as patients with transient ischemic attack with ABCD2 ≥4. *Stroke*. 2012;43:863–865.
11. Ridker PM, Cook NR, Lee IM, et al. A randomized trial of low-dose aspirin in the primary prevention of cardiovascular disease in women. *N Engl J Med*. 2005;352:1293–1304.
12. Ruff CT, Ansell JE, Becker RC, et al. North American Thrombosis Forum, AF Action Initiative consensus document. *Am J Med*. 2016;129:S1–S29.
13. ACTIVE Investigators. Clopidogrel plus aspirin versus oral anticoagulation for atrial fibrillation in the Atrial Fibrillation Clopidogrel Trial with Irbesartan for Prevention of Vascular Events (ACTIVE W): a randomised controlled trial. *Lancet*. 2006;367:1903–1912.
14. Johnson ES, Lanes SF, Wentworth CE, et al. A metaregression analysis of the dose-response efffect of aspirin on stroke. *Arch Intern Med*. 1999;159:1248–1253.
15. ESPRIT Study Group. Aspirin plus dipyridamole versus aspirin alone after cerebral ischaemia of arterial origin (ESPRIT): randomised controlled trial. *Lancet*. 2006;367:1665–1673.
16. Bhatt DL, Fox KA, Hacke W, et al. Clopidogrel and aspirin versus aspirin alone for the prevention of atherothrombotic events. *N Engl J Med*. 2006;354:1706–1717.
17. Diener HC, Bogousslavsky J, Brass LM, et al. Aspirin and clopidogrel compared with clopidogrel alone after recent ischaemic stroke or transient ischaemic attack in high-risk patients (MATCH): randomised, double-blind, placebo-controlled trial. *Lancet*. 2004;364:331–337.
18. SPS3 Investigators. Effects of clopidogrel added to aspirin in patients with recent lacunar stroke. *N Engl J Med*. 2012;367:817–825.
19. Wang Y, Wang Y, Zhao X, et al. Clopidogrel with aspirin in acute minor stroke or transient ischemic attack. *N Engl J Med*. 2013;369:11–19.
20. Sacco RL, Diener HC, Yusuf S, et al. Aspirin and extended-release dipyridamole versus clopidogrel for recurrent stroke. *N Engl J Med*. 2008;359:1238–1251.
21. Kim JT, Park MS, Choi KH, et al. Different antiplatelet strategies in patients with new ischemic stroke while taking aspirin. *Stroke*. 2016;47:128–134.
22. Chimowitz MI, Lynn MJ, Howlett-Smith H, et al. Comparison of warfarin and aspirin for symptomatic intracranial arterial stenosis. *N Engl J Med*. 2005;352:1305–1316.
23. Chimowitz MI, Lynn MJ, Derdeyn CP, et al. Stenting versus aggressive medical therapy for intracranial arterial stenosis. *N Engl J Med*. 2011;365:993–1003.
24. Leung TW, Wang L, Soo YO, et al. Evolution of intracranial atherosclerotic disease under modern medical therapy. *Ann Neurol*. 2015;77:478–486.
25. Messé SR, Silverman IE, Kizer JR, et al. Practice parameter. Recurrent stroke with patent foramen ovale and atrial septal aneurysm: report of the Quality Standards Subcommittee of the American Academy of Neurology. *Neurology*. 2004;62:1042–1050.
26. Homma S, Sacco RL, Di Tullio MR, et al. Effect of medical treatment in stroke patients with patent foramen ovale: patent foramen ovale in cryptogenic stroke study. *Circulation*. 2002;105:2625–2631.
27. Kent DM, Ruthazer R, Weimar C, et al. An index to identify stroke-related vs incidental patent foramen ovale in cryptogenic stroke. *Neurology*. 2013;81:619–625.
28. Spencer FA, Lopes LC, Kennedy SA, Guyatt G. Systematic review of percutaneous closure versus medical therapy in patients with cryptogenic stroke and patent foramen ovale. *BMJ Open*. 2014;4:e004282.
29. Massie BM, Collins JF, Ammon SE, et al. Randomized trial of warfarin, aspirin, and clopidogrel in patients with chronic heart failure: the Warfarin and Antiplatelet Therapy in Chronic Heart Failure (WATCH) trial. *Circulation*. 2009;119:1616–1624.
30. Homma S, Thompson JLP, Pullicino PM, et al. Warfarin and aspirin in patients with heart failure and sinus rhythm. *N Engl J Med*. 2012;366:1859–1869.
31. Goldstein LB, Bushnell CD, Adams RJ, et al. Guidelines for the primary prevention of stroke. A guideline for healthcare professionals from the American Heart Association/American Stroke Association. *Stroke*. 2011;42:517–584.
32. Furie KL, Kasner SE, Adams RJ, et al. Guidelines for the prevention of stroke in patients with stroke or transient ischemic attack. *Stroke*. 2011;42:227–276.
33. Levine SR, Brey RL, Tilley BC, et al. Antiphospholipid antibodies and subsequent thrombo-occlusive events in patients with ischemic stroke. *JAMA*. 2004;291:576–584.
34. Cramer SC, Rordorf G, Maki JH, et al. Increased pelvic vein thrombi in cryptogenic stroke: results of the Paradoxical Emboli from Large Veins in Ischemic Stroke (PELVIS) study. *Stroke*. 2004;35:46–50.
35. Amarenco P, Labreuche J. Lipid management in the prevention of stroke: review and updated meta-analysis of statins for stroke prevention. *Lancet Neurol*. 2009;8:453–463.
36. Heart Protection Study Collaborative Group. MRC/BHF Heart Protection Study of cholesterol-lowering with simvastatin in 5963 people with diabetes: a randomized placebo-controlled trial. *Lancet*. 2003;361:2005–2016.
37. Colhoun HM, Betteridge DJ, Durrington PN, et al. Primary prevention of cardiovascular disease with atorvastatin in type 2 diabetes in the Collaborative Atorvastatin Diabetes Study (CARDS): multicentre randomised placebo-controlled trial. *Lancet*. 2004;364:685–696.
38. Sever PS, Dahlof B, Poulter NR, et al. Prevention of coronary and stroke events with atorvastatin in hypertensive patients who have average or lower-than-average cholesterol concentrations, in the Anglo-Scandinavian Cardiac Outcomes Trial–Lipid Lowering Arm (ASCOT-LLA): a multicentre randomised controlled trial. *Lancet*. 2003;361:1149–1158.
39. Shepherd J, Blauw GJ, Murphy MB, et al. Pravastatin in Elderly Individuals at Risk of Vascular Disease (PROSPER): a randomised controlled trial. *Lancet*. 2002;360:1623–1630.
40. Ridker PM, Danielson E, Fonseca FAH, et al. Rosuvastatin to prevent vascular events in men and women with elevated C-reactive protein. *N Engl J Med*. 2008;359:2195–2207.
41. Cholesterol Treatment Trialists' (CTT) Collaborators. The effects of lowering LDL cholesterol with statin therapy in people at low risk of vascular disease: meta-analysis of individual data from 27 randomised trials. *Lancet*. 2012;380:581.
42. Yusuf S, Bosch J, Dagenais G, et al. Cholesterol lowering in intermediate-risk persons without cardiovascular disease. *N Engl J Med*. 2016;374:2021–2031.
43. Goff DC Jr, Lloyd-Jones DM, Bennett G, et al. 2013 ACC/AHA guideline on the assessment of cardiovascular risk: a report of the American College of Cardiology/American Heart Association Task Force on Practice Guidelines. *J Am Coll Cardiol*. 2014;129:S49–S73.
44. Muntner P, Colantonio LD, Cushman M, et al. Validation of the atherosclerotic cardiovascular disease pooled cohort risk equations. *JAMA*. 2014;311:1406–1415.
45. Heart Protection Study Collaborative Group. Effects of cholesterol-lowering with simvastatin on stroke and other major vascular events in 20,536 people with cerebrovascular disease or other high-risk conditions. *Lancet*. 2004;363:757–767.
46. Stroke Prevention by Aggressive Reduction in Cholesterol Levels (SPARCL) Investigators. High-dose atorvastatin after stroke or transient ischemic attack. *N Engl J Med*. 2006;355:549–559.
47. Chobanian AV, Bakris GL, Black HR, et al. The Seventh Report of the Joint National Committee on Prevention, Detection, Evaluation, and Treatment of High Blood Pressure: the JNC 7 report. *JAMA*. 2003;289:2560–2571.
48. Wright JT Jr, Williamson JD, Whelton PK, et al. A randomized trial of intensive versus standard blood-pressure control. *N Engl J Med*. 2015;373:2103–2116.
49. Lonn EM, Bosch J, López-Jaramillo P, et al. Blood-pressure lowering in intermediate-risk persons without cardiovascular disease. *N Engl J Med*. 2016;374:2009–2020.
50. Lawes CMM, Bennett DA, Feigin VL, Rodgers A. Blood pressure and stroke: an overview of published reviews. *Stroke*. 2004;35:776–785.
51. Rothwell PM. Limitations of the usual blood-pressure hypothesis and importance of variability, instability, and episodic hypertension. *Lancet*. 2010;375:938–948.
52. Muntner P, Whittle J, Lynch AI, et al. Visit-to-visit variability of blood pressure and coronary heart disease, stroke, heart failure, and mortality: a cohort study. *Ann Intern Med*. 2015;163:329–338.
53. Webb AJS, Fischer U, Rothwell PM. Effects of β-blocker selectivity on blood pressure variability and stroke. *Neurology*. 2011;77:731–737.
54. Roush GC, Holford TR, Guddati AK. Chlorthalidone compared with hydrochlorothiazide in reducing cardiovascular events: systematic review and network meta-analyses. *Hypertension*. 2012;59:1110–1117.
55. Arima H, Chalmers J. Progress. Prevention of recurrent stroke. *J Clin Hypertens*. 2011;13:693–702.
56. Rashid P, Leonardi-Bee J, Bath P. Blood pressure reduction and secondary prevention of stroke and other vascular events: a systematic review. *Stroke*. 2003;34:2741–2748.
57. Yusuf S, Sleight P, Pogue J, et al. Effects of an angiotensin-converting enzyme inhibitor, ramipril, on cardiovascular events in high-risk patients. The Heart Outcomes Prevention Evaluation Study Investigators. *N Engl J Med*. 2000;342:145–153.
58. Kernan WN, Viscoli CM, Furie KL, et al. Pioglitazone after ischemic stroke or transient ischemic attack. *N Engl J Med*. 2016;374:1321–1331.
59. Goldstein LB, Bertels C, Davis JN. Interrater reliability of the nih stroke scale. *Arch Neurol*. 1989;46:660–662.
60. Lees KR, Bluhmki E, von Kummer R, et al. Time to treatment with intravenous alteplase and outcome in stroke: an updated pooled analysis of ECASS, ATLANTIS, NINDS, and EPITHET trials. *Lancet*. 2010;375:1695–1703.
61. Jauch EC, Saver JL, Adams HP, et al. Guidelines for the early management of patients with acute ischemic stroke. *Stroke*. 2013;44:870–947.
62. Schwamm LH, Pancioli A, Acker JE 3rd, et al. Recommendations for the establishment of stroke systems of care. *Circulation*. 2005;111:1078–1091.
63. Alexandrov AV, Molina CA, Grotta JC, et al. Ultrasound-enhanced systemic thrombolysis for acute ischemic stroke. *N Engl J Med*. 2004;351:2170–2178.
64. O'Collins VE, Macleod MR, Donnan GA, et al. 1,026 experimental treatments in acute stroke. *Ann*

Neurol. 2006;59:467–477.
65. Pexman JH, Barber PA, Hill MD, et al. Use of the Alberta Stroke Program Early CT Score (ASPECTS) for assessing CT scans in patients with acute stroke. *AJNR Am J Neuroradiol.* 2001;22:1534–1542.
66. Prabhakaran S, Ruff I, Bernstein RA. Acute stroke intervention: a systematic review. *JAMA.* 2015;313:1451–1462.
67. Baddour LM, Wilson WR, Bayer AS, et al. Infective endocarditis: diagnosis, antimicrobial therapy, and management of complications. *Circulation.* 2005;111:e394–e433.
68. Coull BM, Williams LS, Goldstein LB, et al. Anticoagulants and antiplatelet agents in acute ischemic stroke: report of the Joint Stroke Guideline Development Committee of the American Academy of Neurology and the American Stroke Association. *Neurology.* 2002;59:13–22.
69. Wang Y, Zhao X, Lin J, et al. Association between CYP2C19 loss-of-function allele status and efficacy of clopidogrel for risk reduction among patients with minor stroke or transient ischemic attack. *JAMA.* 2016;316:70–78.
70. He J, Zhang Y, Xu T, et al. Effects of immediate blood pressure reduction on death and major disability in patients with acute ischemic stroke: the CATIS randomized clinical trial. *JAMA.* 2014;311:479–489.
71. O'Donnell MJ, Chin SL, Rangarajan S, et al. Global and regional effects of potentially modifiable risk factors associated with acute stroke in 32 countries (INTERSTROKE): a case-control study. *Lancet.* 2016;388(10046):761–775.

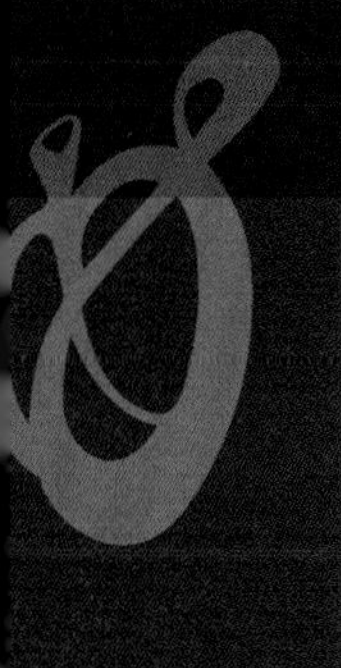

第 66 章　非冠状动脉的阻塞性血管疾病的治疗

SCOTT KINLAY AND DEEPAK L. BHATT

外周血管疾病的范畴十分广泛，包含冠状动脉之外所有的动脉、静脉和淋巴管疾病(见第 64 章)。本章重点介绍外周动脉(大动脉和中动脉)粥样硬化性疾病和继发于慢性疾病的静脉疾病的经导管血管腔内治疗。虽然外周动脉疾病(peripheral artery disease,PAD)通常是指下肢动脉疾病，但是有时也包括上肢动脉、颈动脉和肠系膜动脉的大、中动脉疾病。随着人口老龄化，动脉粥样硬化的危险因素逐渐增加，这两方面因素导致 PAD 的发病率和患病率在全球范围内增加(见第 1 章)。

医生和患者越来越清楚地意识到 PAD 对心血管(cardiovascular,CV)风险和生活质量的影响，经皮血运重建技术高速发展也使得 PAD 血管腔内手术量快速增加，临床医师需要清楚地了解药物和血运重建治疗的目标，以合理地应用这些费用昂贵的技术。

外周动脉疾病的治疗

慢性 PAD 可以表现为跛行、严重肢体缺血或者远端脏器的栓塞性梗死(例如，卒中)，但也可以没有症状。在下肢动脉疾病中，至少有一半患者没有症状。功能学检查[踝肱指数(ankle-brachial index,ABI)等]明确诊断为梗阻性动脉疾病的患者中只有 20%患者有症状。但是，即使没有症状，CV 风险也会升高[1-5]。因此，为了减少 PAD 患者心肌梗死和脑梗死的风险，需要积极纠正动脉粥样硬化的危险因素[1,4-8]。

典型的跛行指与活动相关的腿部不适或疼痛，休息后症状缓解。同时，也包括上肢活动后引起的缺血相关不适。跛行影响行走和肢体活动能力，降低生活质量。因此，对跛行的治疗旨在改善活动功能，尽量减轻患者活动时的症状。对于跛行患者，在采取药物或手术之前，应该首先干预生活方式，包括戒烟和开始规律的步行疗法。这些干预措施协同减少促进疾病进展的发病机制，改善动脉生理状态，包括血管舒张功能、肌肉代谢和血管生成[1,5,6,8]。必须要告诫患者，与跛行相关的疼痛和其他不适本身是无害的，只要休息后症状有所缓解，就应该继续进行活动训练，这样才能逐渐提高活动耐量。对于阻塞性大中动脉患者，当非侵入治疗失败时，就应该对病变血管行血运重建。但是即使需要进行经导管介入治疗，也必须同时干预生活方式，进行药物治疗[9]。

严重肢体缺血(critical limb ischemia,CLI)是指静息状态下有缺血相关疼痛或组织坏死(例如溃疡或坏疽)的外周血管疾病[1,4,5,10]。此时患者短期内需要进行大范围截肢的风险较大，因此应该进行更积极的治疗。下肢大范围截肢是指在踝关节水平或以上进行截肢，术后患者需要佩戴假肢才能行走[10]。越是高位截肢，对患者日常的自理能力影响越大。相反，小范围截肢(例如脚趾或跖骨)几乎对患者的行走功能没有影响。经导管治疗严重肢体缺血可以改善血流，促进缺血组织愈合，挽救患肢。即使必须截肢，也可以尽量减少截肢的范围，减轻对行走功能的影响。

颈动脉、椎动脉和锁骨下动脉疾病通常没有明显的症状，但是都可以引起动脉系统栓塞，导致短暂性脑缺血发作(transient ischemic attack,TIA)和卒中。没有症状的患者出现大范围卒中的风险比较低，但是如果出现症状，短期内出现大范围卒中的风险很高，几个月后风险逐渐降低[11]。肠系膜动脉和肾动脉疾病均会影响脏器功能。慢性肠道缺血引起餐后腹部不适和厌食，导致体重减轻，同时可能进展为死亡率很高的肠系膜动脉梗死[12]。肾动脉狭窄可引起与肺水肿相关的高血压危象和难治性高血压，迅速导致肾功能恶化[13]。

对于引起临床症状危及远端脏器的疾病(例如 CLA、TIA 和肠系膜绞痛)，需要更加积极的治疗。因为如果延误治疗，脏器功能不全和死亡的风险非常高。倘若是风险较低的外周血管疾病(跛行等)，可以先干预生活方式和进行药物治疗，评估疗效后再决定下一步治疗方案(图 66.1)。对于无症状的四肢 PAD、肠系膜动脉疾病和锁骨下动脉或椎动脉疾病，到底是选择经导管还是外科血运重建目前仍无定论。对于无症状的颈动脉疾病进行介入治疗是否优于单纯药物治疗尚无定论，尽管最近的指南建议对卒中高风险及围手术期不良事件低风险的无症状颅外颈动脉疾病患者进行血运重建[11]。

评价血管腔内治疗的证据质量

相较于冠状动脉疾病，很少有高质量的对照研究评估外周血管和静脉疾病的血管腔内治疗。大多数的研究缺乏对照组，随访时间短，仅仅评估管腔是否通畅(不关注是否有再狭窄)或是否需要再行血运重建。虽然这些研究的事件终点提示了再灌注治疗控制症状、改善功能、生活质量和保护肢体的可能机制，但是无法提供这些治疗改善跛行或 CLI 的直接证据。介入医生需要认识到这些研究的局限，并且在未来的研究中制定以患者为导向的终点事件和心脑血管事件终点[14-16]。

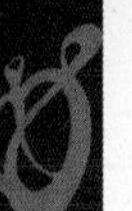

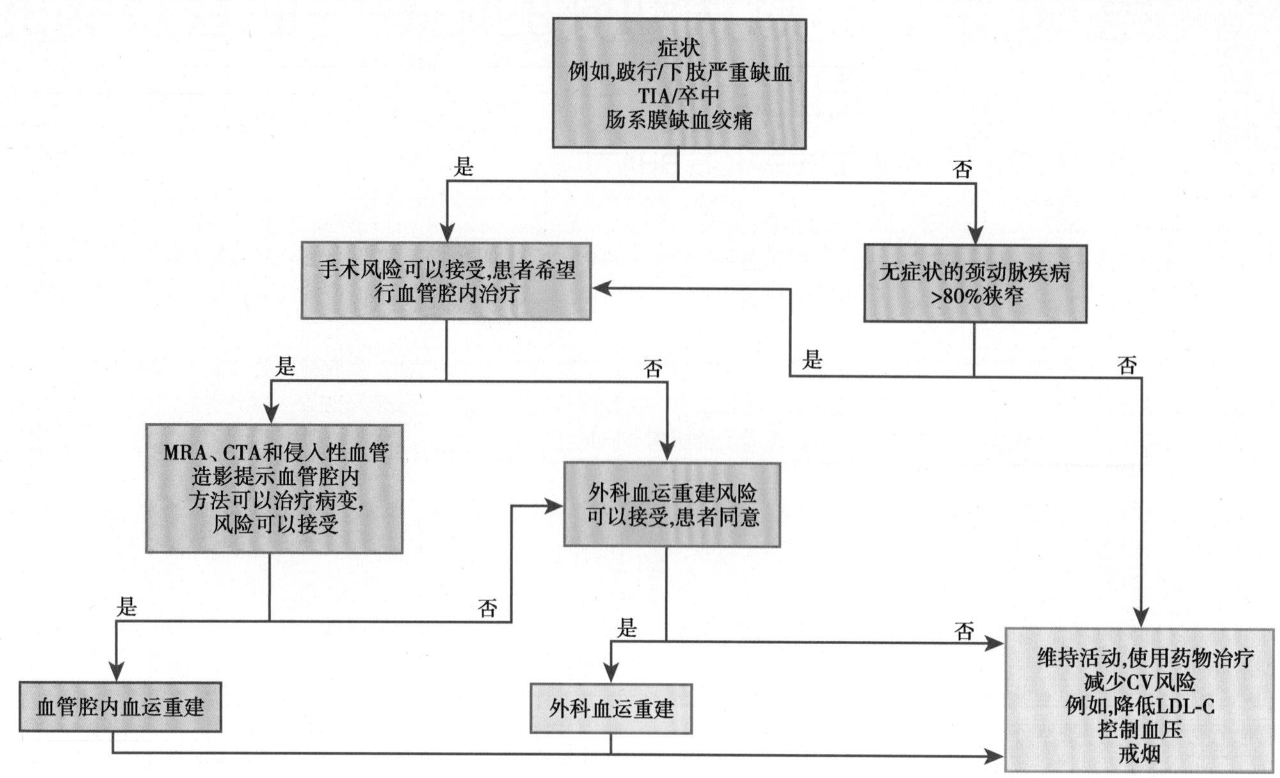

图 66.1 外周动脉疾病患者的治疗策略。这个策略首先考虑介入和手术风险和患者意愿,进而在评估治疗或不治疗的情况下不良事件的风险的基础上制定的。CTA,计算机断层血管造影;CV,心血管;LDL,低密度脂蛋白;MRA,磁共振血管造影;TIA,短暂缺血性卒中

血管腔内技术

球囊血管成形术

球囊血管成形术目前仍是外周血管疾病和静脉疾病血管腔内介入治疗的基石[17,18](图 66.2)。通过球囊扩张挤压粥样硬化斑块,增加血管管腔面积,重塑血管形态,但是该手术方式经常会引起夹层,可能会影响血流。血管成形术主要的局限是术后即刻动脉有闭塞的风险,主要原因包括管腔在短时间内发生弹性回缩,和出现影响血流的夹层。另外,术后中期随访显示过度的新生内膜增生和动脉负性重构可能引起症状性再狭窄。即使存在这些不足,球囊血管成形术仍然能够获得持续的治疗效果,尤其是治疗局

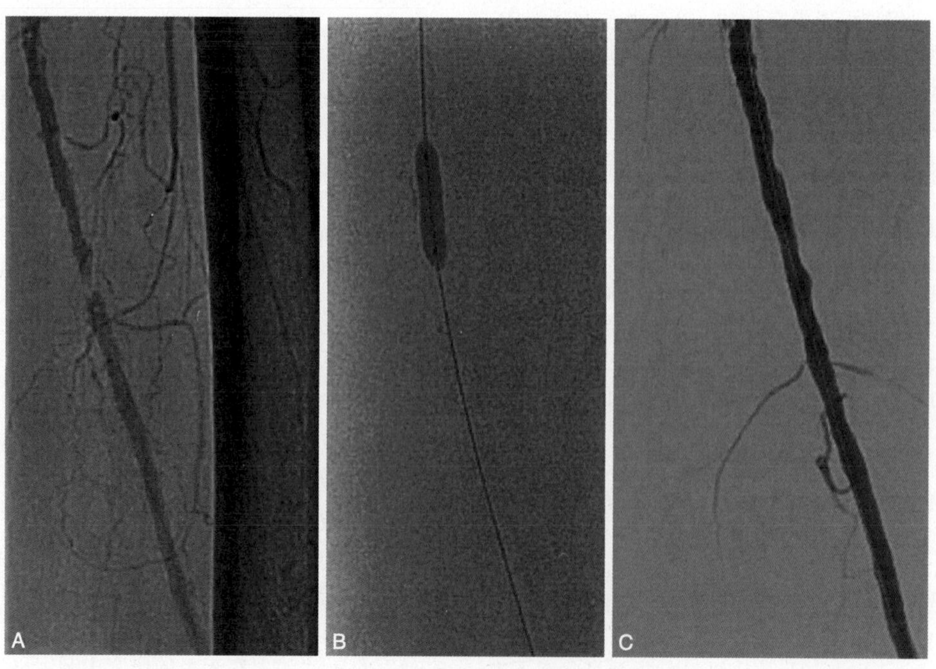

图 66.2 股浅动脉中段狭窄病变的治疗(A),球囊血管成形术(B),最终结果(C)

限的病变时，而且球囊扩张术相较于支架，对边支影响更小。大部分术者应用球囊血管成形术时采用延长球囊扩张时间的策略，一般至少大于 1 分钟。球囊导管有快速交换系统（rapid-exchange）和整体交换系统（over-the-wire）两种。推送杆也有多种长度，可以根据病变和血管通路位置的距离选择。

裸金属支架

裸金属支架（bare-metal stents，BMSs）分为两种类型：球囊扩张支架（图 66.3）和自膨胀式支架[17,18]（图 66.4）。外周血管植入支架后也需要服用阿司匹林和腺苷受体拮抗剂（ADP 受体拮抗剂，氯吡格雷等），进行双联抗血小板（dual-antiplatelet therapy，DAPT）治疗，但是这个策略的证据大部分来自冠状动脉支架术的临床研究。

球囊扩张支架轴向支撑力更强，植入时定位更加精准，适用于处理开口病变。但球囊扩张支架本身缺乏弹性，受压后易变形，不适用于躯干外的血管。但是有时球囊扩张支架也会用于治疗胫动脉疾病，但是只适用于严重肢体缺血患者，因为一旦组织愈合，一般来说支架可以保持长期通畅。

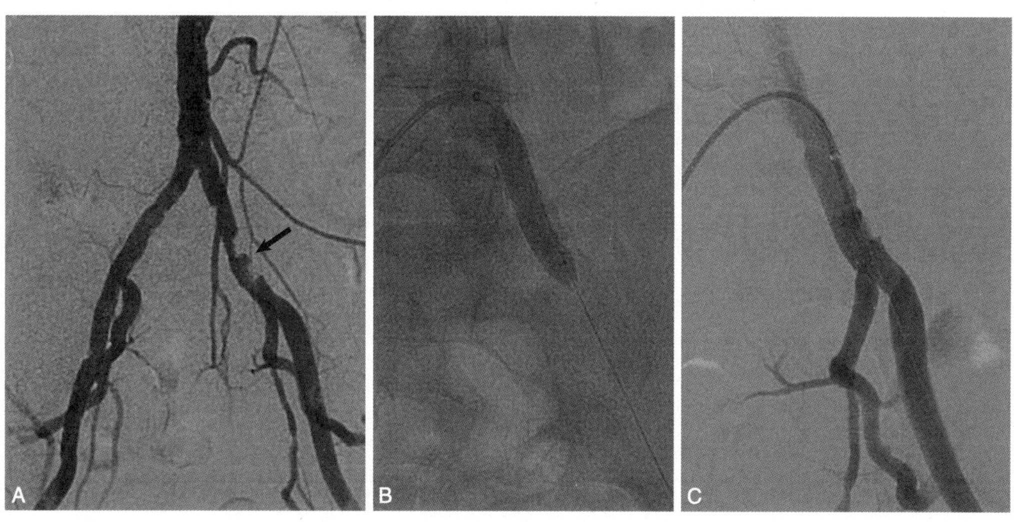

图 66.3 从对侧右股动脉，使用球囊扩张支架治疗左髂总动脉狭窄。A，左髂总动脉弥漫狭窄（箭头）；B，植入球囊扩张支架；C，最后的造影结果

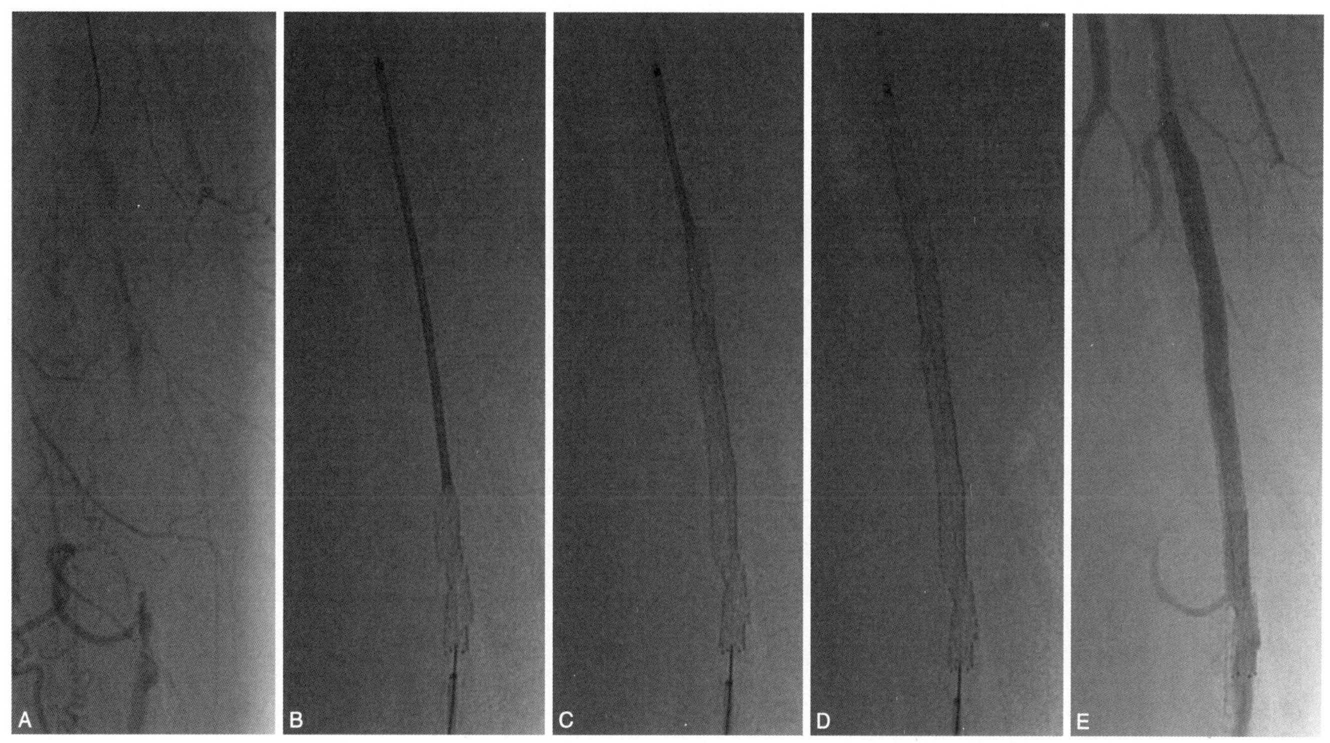

图 66.4 自膨胀式镍钛支架治疗股浅动脉闭塞病变。A，导丝接近闭塞段；B-D，回撤输送导管释放自膨胀式支架；E，最后的造影结果

早期的自膨胀式支架是不锈钢材质的，但是目前临床上应用的通常是镍钛合金材质的自膨胀式支架[17]。镍钛合金支架富有弹性和柔韧性，挤压后能重新膨胀，避免变形。因此可以应用在躯干等容易受压的部位。自膨胀式支架顺应性更佳，因此可用于扭曲病变。然而，由于轴向支撑力稍差，因此发生弹性回缩的风险较高。目前临床应用的自膨胀式支架通过改进，更加耐用，且不易断裂[17,18]。镍钛合金支架释放后，即使支架尺寸偏小，也不能对其进行后扩张。因此，支架贴壁不良或膨胀不良的风险会增加。

外周药物洗脱支架

早期研制的外周涂层自膨胀式支架短期疗效好，再狭窄发生率低，但是因为支架平台设计的不足，支架断裂发生率高，因此远期随访支架失败发生率较高。支架设计的改进[17-19]、依维莫司[20]或紫杉醇[21]涂层的应用降低了支架再狭窄的发生率。Zilver PTX研究的5年随访结果显示自膨胀式药物洗脱支架（drug-eluting stents，DESs）优于球囊成形术和BMSs，减少股腘动脉临床缺血症状和再次血运重建的发生率[22]。但是仍不清楚在植入这些支架后，DAPT需要维持多久，近期的随机研究采用2~6个月不等的ADP受体拮抗剂策略[20,21]。

覆膜支架

覆膜支架已被证明能够有效治疗血管腔内治疗相关的穿孔或修补动脉瘤（图66.5）。覆膜支架一般用聚四氟乙烯（polytetrafluoroethylene，PTFE）等聚合物覆盖，或支架夹住聚合物形成“三明治”型。几项随机研究得出的结果并不一致，一些研究提示覆膜支架并不优于BMSs[23]，其他有些研究提示覆膜支架治疗股动脉或髂动脉疾病时12个月再狭窄率低[24,25]。一项研究提示当覆膜支架在膝关节位置植入时，相较于膝盖上方，支架闭塞和大截肢的概率更高（34% vs 10%）[26]。覆膜支架的缺点是植入后可能堵塞重要的边支血管开口[21]，有发生晚期支架血栓的风险，另外覆膜支架可能只是延缓而不能预防再次发生狭窄。

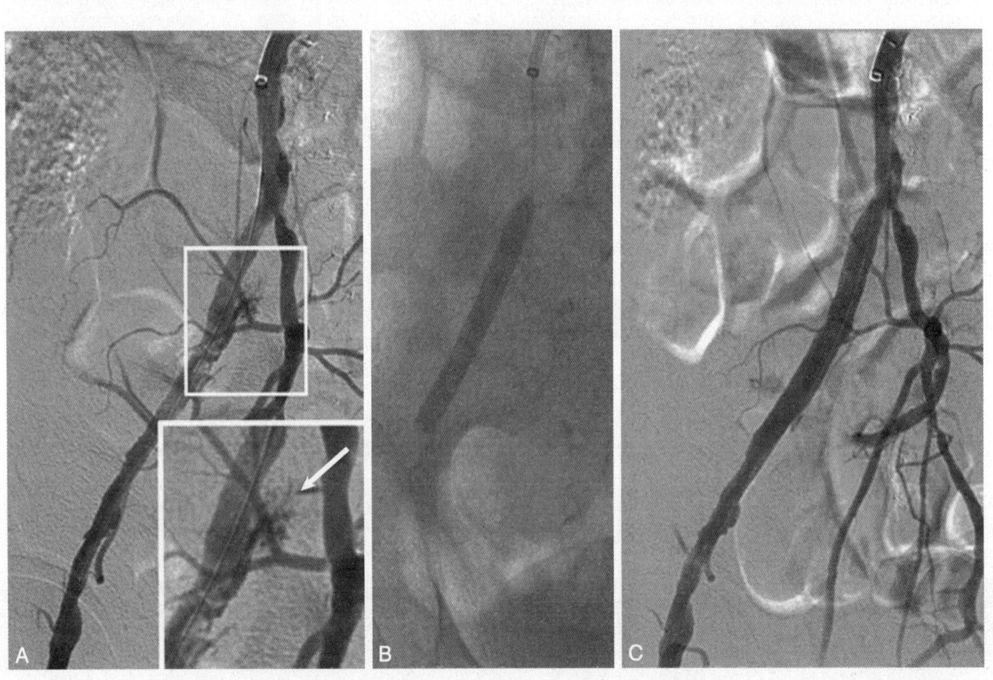

图66.5 覆膜支架治疗髂外动脉穿孔。A，右下方框示定向斑块切除术后穿孔；B，植入球囊扩张覆膜支架；C，最后造影示穿孔部位已经被封住

药物涂层球囊

近期，表面覆盖抗增殖药物的球囊（药物洗脱球囊）呈现出可喜的发展前景。药物洗脱球囊是通过球囊扩张成形术同时将紫杉醇等抗增殖药物在动脉壁上释放。相较于普通的球囊成形术，药物洗脱球囊治疗股腘动脉再狭窄率和再次血运重建发生率更低[27-30]。另外，处理支架内再狭窄病变时，药物涂层球囊能减少再次再狭窄发生的比率[31]。两项随机研究（随访2年和5年）比较药物涂层球囊和普通球囊治疗股腘动脉的远期预后，提示药物涂层球囊在血管通畅和再次血运重建等事件终点上均优于普通球囊，并且远期动脉瘤或再狭窄的发生率没有增加[30,32]。目前仍不明确药物涂层球囊治疗股腘动脉后DAPT应该持续多久，之前的随机研究中从1月到6月不等。

药物涂层球囊对膝盖以下动脉（主要是CLI）行血管成形术中的效果仍不明确。一项随机试验显示，与普通球囊血管成形术相比，应用药物涂层球囊可以降低再次血运重建的风险，但对大截肢或死亡没有影响[33]。只有IN. PACT DEEP这一项随机研究提示两者在再狭窄率方面无明显差别，但是药物涂层球囊会增加截肢风险，因此导致公司从市场上撤回药物涂层球囊[34]。药物涂层和药物洗脱技术不同可能是药物涂层球囊治疗膝盖以下动脉疗效欠佳的原因，其治疗价值仍然有待进一步评估[18]。

溶栓和血栓切除术

经导管溶栓治疗是治疗动脉血栓、支架血栓和梗阻性栓塞性静脉疾病的重要辅助治疗手段。在治疗之前，我们需要先评估肢体血管急性血栓形成的情况，如果肢体有截肢风险但是目前情况尚可，可以先考虑溶栓。但是如果病变直接威胁到肢体（比如出现感觉或早期运动障碍）时，为了快速使血管再灌注，减少累及组织，防止骨筋膜室综合征的发生，应该尽快行外科血运重建[35]。经导管溶栓的大部分经验证据都来自治疗急性肢体缺血、静脉血栓或肺栓塞。它可以作为亚急性外周动脉支架血栓的辅助治疗方案。如果经导管溶栓时发现可能与血栓形成有关的固定狭窄病变，可以同时用血管成形术，获得更好的远期疗效。

经导管溶栓时，当灌注导管（有许多灌注孔）能够进入栓塞血管时，治疗效果会比静脉溶栓更好。如果血栓事件发生14天后再行经导管溶栓，会影响治疗的效果[5,18]。一般来说，输注时间持续12~24小时，如果超过48小时会大量消耗循环中的纤维蛋白原，增加大出血的风险[36]。经导管溶栓治疗近端（髂）深静脉血栓时，不论是否行血管成形术或支架术，都能减少血栓后综合征的发生率[35,37]。同时，经导管溶栓也是大块肺栓塞的辅助治疗方式[38,39]（见第84章）。

任何溶栓治疗都会增加致命出血或大出血的风险。溶栓的绝对禁忌证[38]包括：①2个月内发生过脑血管事件；②活动性出血；③先前10天内发生过消化道出血；④先前3月内进行过神经（颅内或脊髓）外科手术或有过外伤。相对禁忌证包括：①先前10天内进行过心肺复苏；②先前10天内进行过非血管外科手术或有过外伤；③难以控制的高血压（持续收缩压>180mmHg或舒张压>110mmHg）；④对无法压迫的血管行穿刺术；⑤颅内肿瘤；⑥近期眼部手术。

经导管血栓切除抽吸术使用具有快速交换端口的导管，将导管置入血栓处，然后换用大的抽吸端口的导管，使用大尺寸的注射器进行抽吸。这些导管能够抽吸较小的栓子，但是不足以抽出负荷较重的血栓（例如股动脉长支架血栓）。

机械碎栓术使用不同的装置，其中有些可能包含溶栓制剂帮助溶解血栓，之后再通过抽吸导管或利用文丘里效应的导管进行抽吸[39]。虽然机械碎栓术相对于经导管溶栓更快速，但是即使联合应用血栓保护装置，血栓仍可能堵塞远端动脉，导致组织梗死和坏死。

斑块切除术和其他治疗

斑块切除装置就其概念来说十分具有吸引力，但是在大部分临床研究中并不优于血管成形术[17,18]。最近一项Cochrane系统评价纳入四项研究，比较斑块切除术和其他方法治疗外周血管病的效果，发现没有证据可以证明血栓切除术可以替代球囊扩张术[40]。斑块切除术目前有几种可用的装置，尤其当旋磨术应用于重度钙化的动脉时，可以改善球囊和支架膨胀。另外斑块切除术可以用于血管经常会屈曲和扭转的区域，例如关节部位，在这样的部位应避免支架，因为支架变形和断裂的风险很大。斑块切除术可以使动脉更易扩张，在进行球囊血管成形术时允许球囊充分扩张，避免导致影响血流的夹层。药物洗脱球囊的应用使斑块切除术更受到重视，因为药物洗脱球囊可以进一步减少斑块切除术后引起的过度内膜增生，避免再狭窄。但是目前这个治疗策略仍需要临床研究验证其疗效。

冠脉旋磨装置对于外周大动脉来说太小，而且目前仍不知道当对大的环形斑块旋磨时，大量组织斑块到底会对远端微循环造成怎样的影响（图66.6）。外周旋磨装置包括Jetstream，有2.0、3.1和3.5mm的切割尺寸（图66.7）。另外Diamondbac旋磨系统采用偏心金刚石做磨头，增加切割的角度[17,18]。直接斑块切除装置包括Silverhawk装置[17,18]（图66.8）。所有的外周斑块切除装置都有可能让斑块栓塞远端微血管，因此需要远端栓塞保护装置避免并发症的发生。

冷冻球囊成形术使用专门的球囊和充气技术，使用一氧化氮将球囊扩张的同时将温度降低至-10℃（图66.9）。目前一项初步研究比较使用冷冻球囊和传统球囊扩张术后植入镍钛支架的疗效，提示冷冻球囊组再狭窄率更低，但是目前仍没有更长期的随访结果，且需要样本量更大的研究验证其疗效[41]。

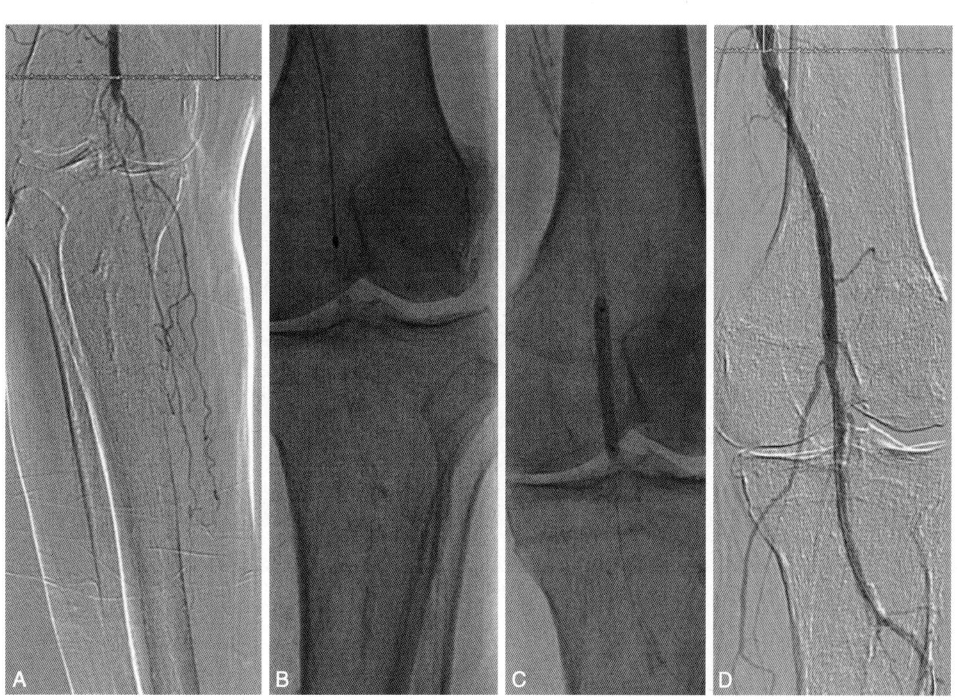

图66.6 旋磨和球囊血管成形术治疗腘动脉闭塞病变。A，闭塞血管；B，正在旋磨中的磨头；C，球囊血管成形术；D，最后的造影结果

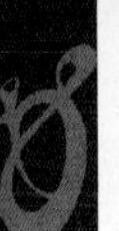

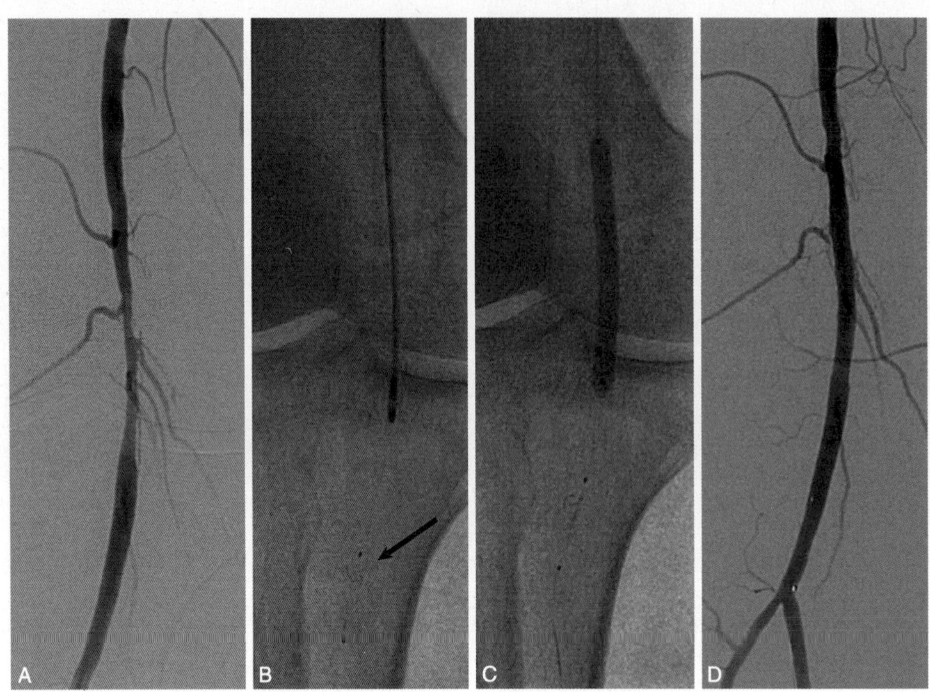

图 66.7 Jetstream 旋磨术治疗腘动脉狭窄病变。A,腘动脉狭窄;B,Jetstream 导管和血栓保护滤器(箭头);C,辅助球囊血管成形术;D,最后的造影结果

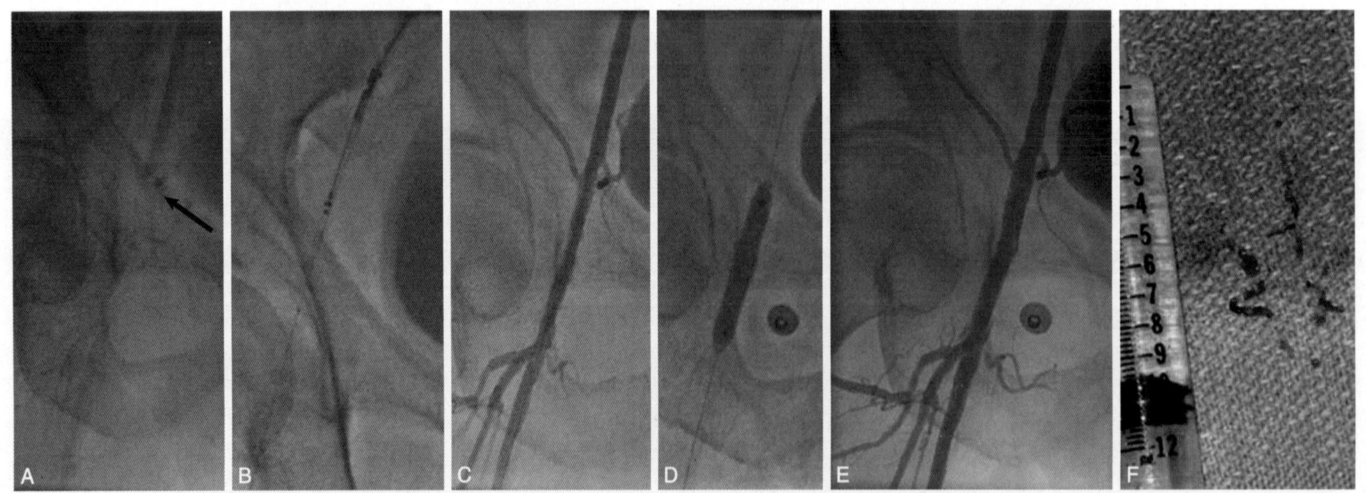

图 66.8 定向斑块切除术治疗股总动脉闭塞病变。A,右股总动脉闭塞病变(箭头);B,定向斑块切除术导管;C,经过 8 次切割后的造影图;D,辅助球囊血管成形术;E,最后的造影图像;F,斑块切除术装置中的粥样斑块物质

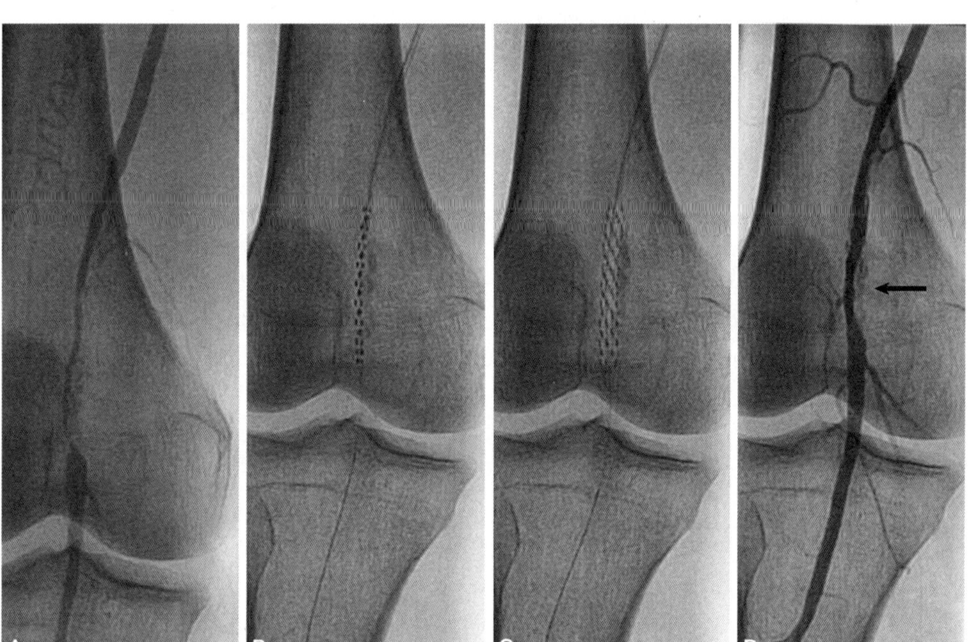

图 66.9 冷冻球囊成形术治疗腘动脉狭窄。A,腘动脉狭窄;B,冷冻球囊预扩张;C,冷冻球囊扩张中;D,最后的造影结果,在重度钙化节段,由于管腔回缩,仍有残余狭窄(箭头)

介入治疗的策略

血管成像

制定血管腔内介入治疗策略的第一步是先行血管造影[4,5,10,18](图 66.10)。用侵入性血管造影确定阻塞性病变的范围和严重程度是比较传统的做法。相较于冠状动脉造影术,其他血管造影所需的帧速率更低,因为大多数外周动脉血流流速较慢。数字减影血管造影(digital subtraction angiography,DSA)通过移除图像上的骨骼和软组织,留下对比剂增强的动脉,只要肢体在采集图像时相对保持静止,就能获得清晰的图像。

非侵入性成像技术可以用于选择血管通路和术中可能用到的器械[10,18,42]。磁共振成像技术(magnetic resonance imaging,MRI)使用钆或其他对比剂,也可以使用飞行时间技术(time-of-flight),该技术是依靠血液层流,优势是不需要使用对比剂,避免引起肾功能不全患者严重不良反应(例如,肾源性硬化性纤维化)。但是,在斑块附近区域产生的湍流可能使该技术高估病变的严重程度。计算机断层血管造影技术(computed tomographic angiography,CTA)使用碘造影剂提供更快速的成像,但是重度钙化病变可能形成高亮声影掩盖狭窄,给评估病变严重程度带来困难。另外,碘造影剂可能会导致过敏反应或损害肾功能。

体内有铁金属的患者无法行 MRI(例如大部分起搏器或弹片)。目前大部分支架都与 MRI 兼容,但是支架会引起"流空效应",无法准确地评估支架内的狭窄情况。高分辨率对比剂增强计算机断层扫描在评估支架是否通畅方面有优势。不论是 MRI 还是 CT,相较于传统侵入性造影,都有高估狭窄严重程度的倾向。

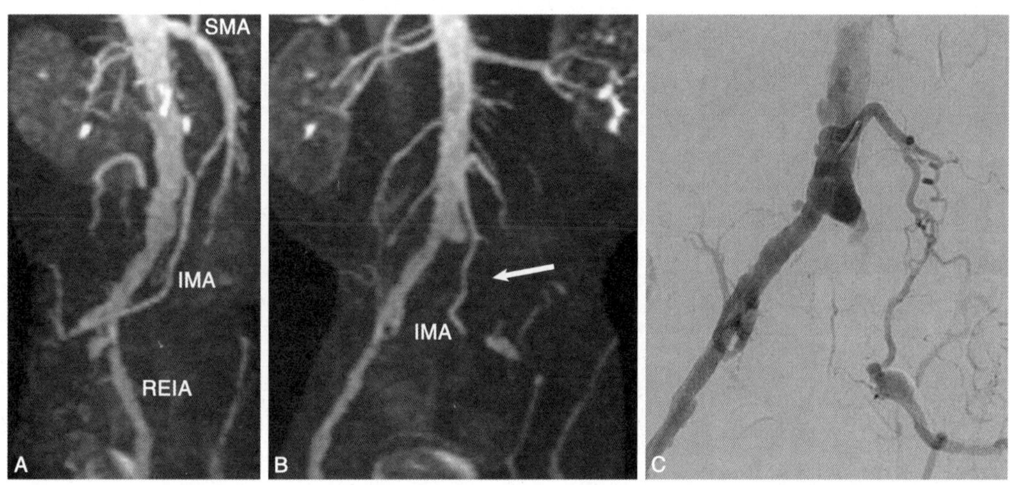

图 66.10 磁共振血管造影(MRA)和数字减影血管造影(DSA)的比较。A,主动脉下端和髂动脉的侧方最大强度投射图像;IMA,肠系膜下动脉;REIA,右髂外动脉;SMA,肠系膜上动脉。B,前后方最大强度投射显示左髂总动脉闭塞病变(箭头)和 IMA 供应左髂外动脉侧支。C,传统血管造影的对应图像

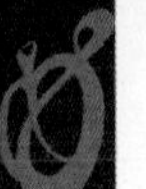

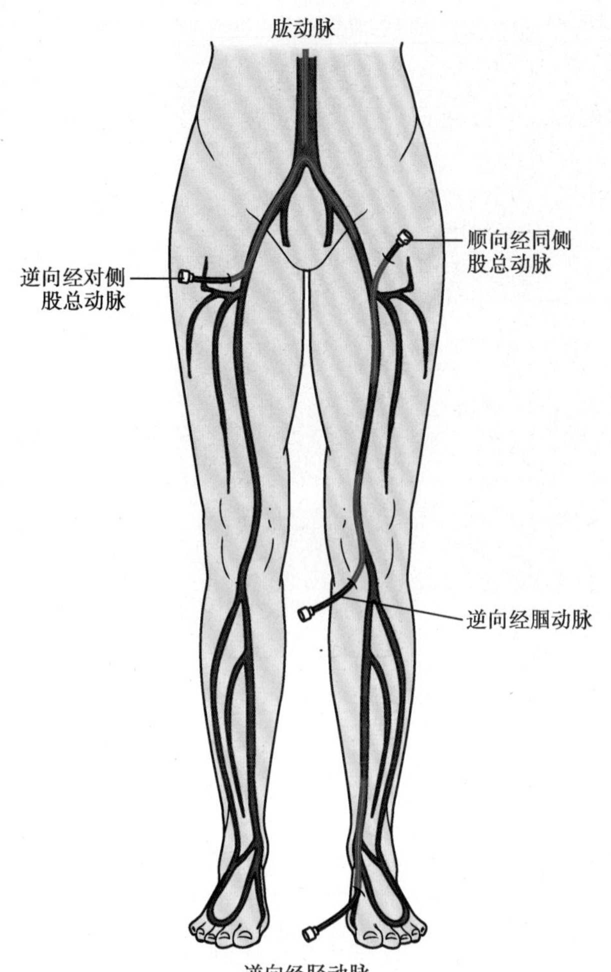

图 66.11 下肢动脉介入治疗的正向和逆向动脉通路。(Kinlay S. Management of critical limb ischemia. Circ Cardiovasc Interv 2016;9:e001946.)

多普勒超声对下肢和颈部动脉和静脉是很重要的成像技术。但是超声成像技术对于获得血管解剖信息需要更长的时间,因此非侵入技术的磁共振造影技术(MRA)和 CTA 在协助血管腔内介入治疗方面应用更多。

血管通路

对外周血管进行造影时,血管通路可以使用正向或逆向方法(图 66.11)[10]。对侧股总动脉(common femoral artery,CFA)为下肢血管介入治疗的常用通路。导管进入穿刺位置后,通过支撑导丝穿过主动脉分叉处进入目标髂动脉。鞘管也顺着导丝,先向上,然后越过主动脉分叉处,指向目标髂动脉(图 66.12)。许多术者都非常熟悉这个手术方法,因为这个通路对于 CFA 来说是皮肤最表浅的位置。拔鞘后,也可以依靠股骨头压迫股动脉进行止血。

正向股动脉通路一般位于股总动脉头端几厘米处,角度与股骨头平行(图 66.12)。该方法可以大大提高开通完全闭塞病变的成功率,并且离远端胫动脉距离更近。但是对超重病人采用该血管通路可能有些困难,因为穿刺针必须穿过很厚的皮下脂肪。

在有些少见的情况下,从腘动脉或从胫动脉逆向可以帮助开通无法正向开通的完全闭塞病变[10,18,43](图 66.13 和图 66.14)。该通路的缺点是由于远段通路的动脉管径较细(胫动脉),损伤到穿刺部位血管的可能性更大。另外,由于血管位置更深(腘窝),因此止血更困难。将正向和逆向技术相结合能够提高开通完全闭塞病变的成功率。但是采用逆向技术,可能会导致无法愈合的溃疡病变和 CLI,因此逆向通路一般作为最后的手段。

肱动脉通路也可以作为处理下肢病变的入路,但是对于大部分球囊和支架投送装置来说,从肱动脉通路到股浅动脉的距离太远了。也通过股动脉通路或逆向从桡或肱动脉通路评估上肢血管病变。通过肱动脉或桡动脉末作为入路处理肠系膜和肾动脉病变通常可以获得更优的支撑。

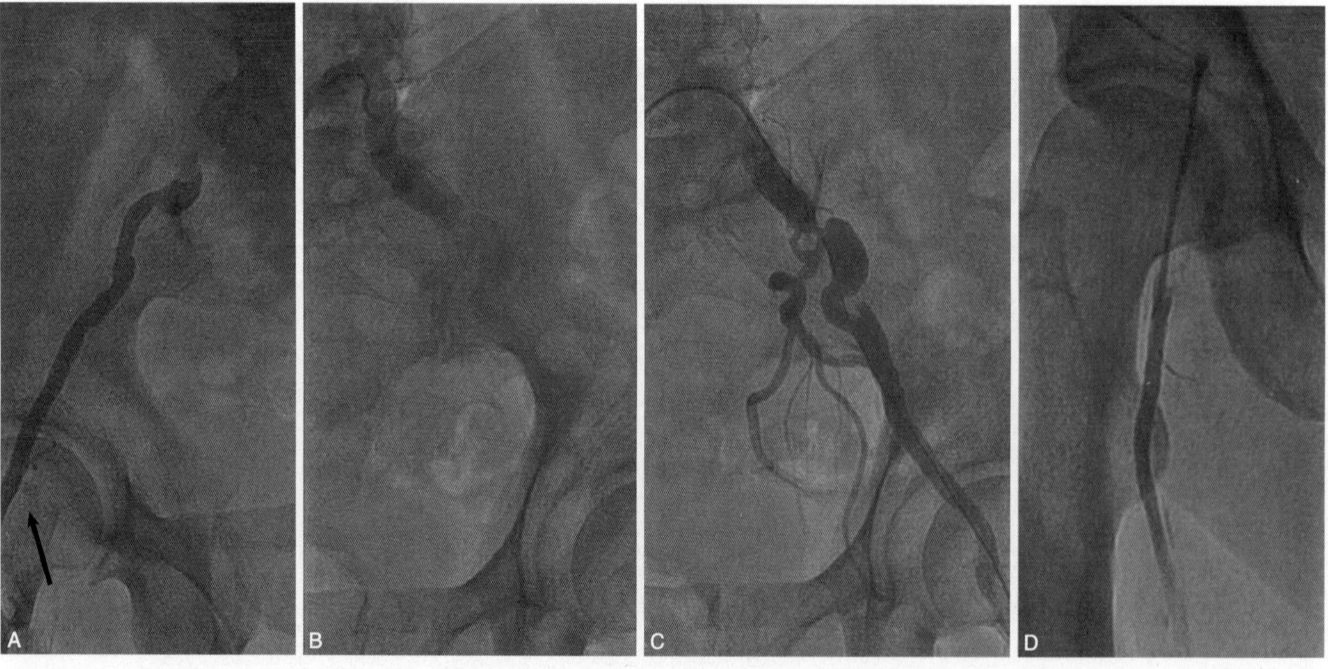

图 66.12 A~C,通过右股总动脉进入左髂动脉狭窄。A,右股动脉通路。箭头示股动脉鞘管入路位置;B,Omniflush 导管从右髂动脉指向左髂动脉起始处;C,通过支撑导丝使鞘管指向左髂总动脉,进行介入治疗;D,股总动脉的正向入路,鞘管头端指向股浅动脉

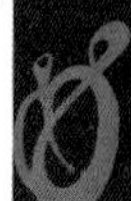

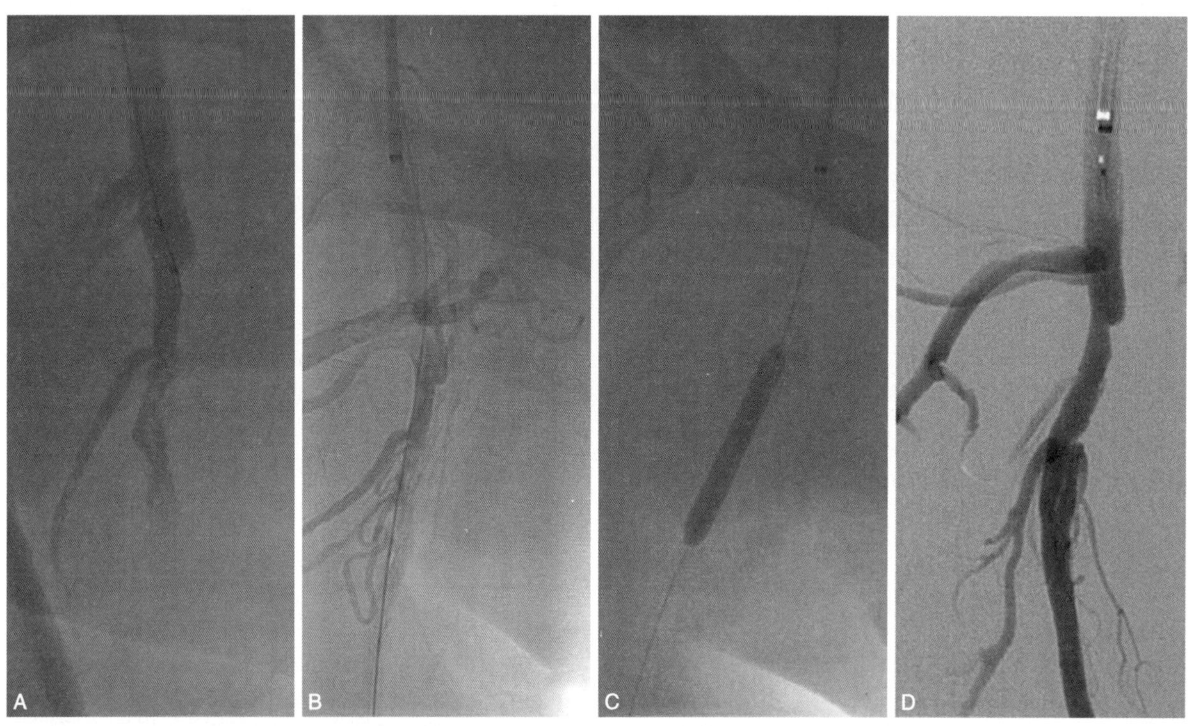

图 66.13 正向和逆向治疗肱动脉狭窄。A,从股动脉入路,shuttle 鞘管指向肱动脉,无法正向通过狭窄病变;B,导丝从桡动脉逆向成功通过闭塞病变,导丝被 shuttle 鞘管咬合住;C,正向从 shuttle 鞘管应用球囊血管成形术;D,最后的造影结果

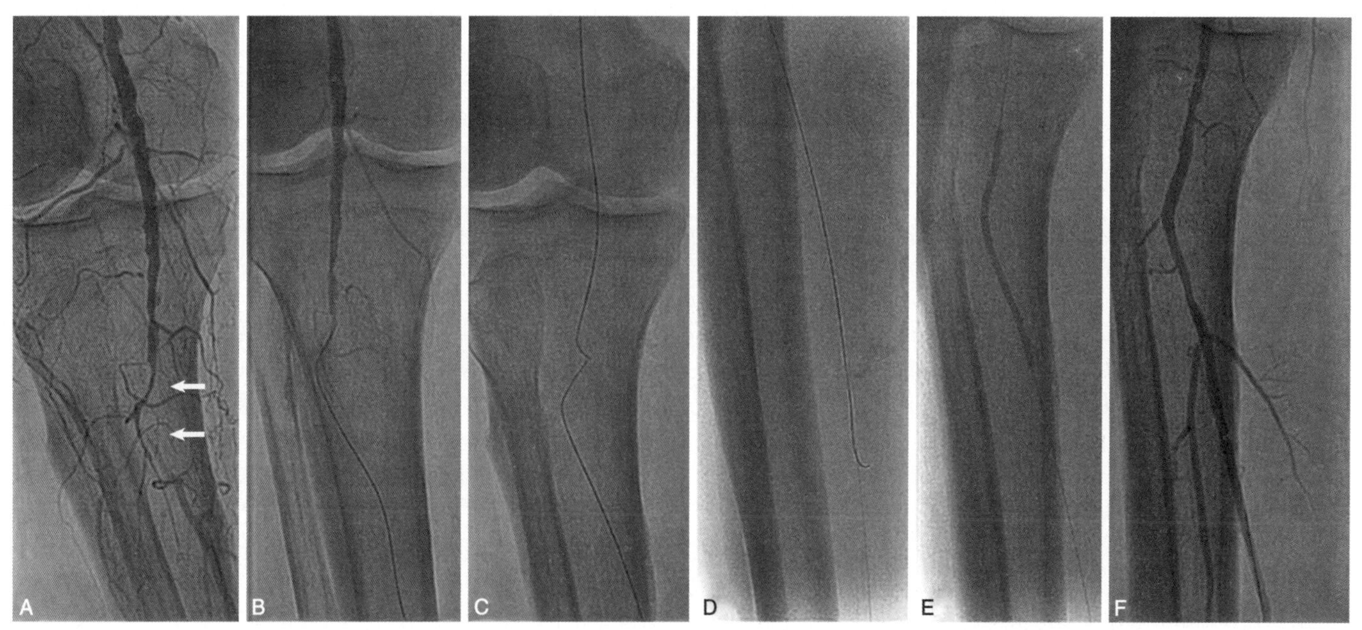

图 66.14 正向和逆向开通膝下腘动脉和胫后动脉闭塞病变。A,闭塞段(箭头);B,从脚踝处血管通路,经胫后动脉导丝逆向进入;C,正向和逆向导丝通过闭塞病变;D,正向导丝通过闭塞病变进入胫后动脉远端;E,球囊血管成形术后,在闭塞段植入短指甲;F,最后的造影结果

下肢外周动脉疾病

临床病史和体格检查通常可以鉴别下肢血管病和其他引起肢体不适的疾病。ABI 等生理学检查可以简单快速地实施，另外节段地测量下肢血压可以提示梗阻的位置。腹股沟处的血管疾病会减弱远端脉搏，影响静息 ABI 的测量。如果有典型的下肢血管疾病的症状，但是静息 ABI 正常，需要高度怀疑是否有髂动脉或主动脉疾病，在这种情况下运动 ABI 通常是异常的(见第 64 章)。如果有血运重建的可能性，需要考虑应用 MRA、CTA 或侵入性血管造影等更先进的成像技术。MRI 和 CT 可以评估外周血管病的位置、范围和严重程度，预测血管腔内治疗的可能性，决定采用何种血管通路位置和辅助血管腔内技术。通常近端病变比远端病变远期疗效更佳。

主髂动脉疾病

治疗主髂动脉疾病通常采用对侧股动脉、同侧股动脉或肱动脉作为入路。对侧股动脉入路更直接，导丝通过闭塞病变的能力更强。许多术者会在使用对策股动脉入路时选择小尺寸的鞘管，当出现动脉穿孔和出血时可以快速将球囊送至主动脉和髂动脉近端进行封堵。虽然单纯球囊血管成形术已经可以获得能够接受的结果，但是球囊扩张支架能够得到更优的远期临床结果，尤其是治疗长病变时[3-5]。对于累及主动脉末端的病变，可以选择“对吻支架”术式。但是对于许多髂动脉疾病，在髂动脉开口精确定位释放支架也可以获得良好的临床结局，并且在未来需要从腿部行动脉介入治疗时，对侧血管仍能作为血管通路。球囊扩张支架的轴向支撑力更强，植入更精确，但是自膨胀式支架更适合于治疗纡曲病变(图 66.15)。虽然覆膜支架可以防止斑块脱出，但是如果植入位置太高，可能影响对侧髂动脉，植入位置太低，又可能影响到同侧髂内动脉，另外植入覆膜支架后可能增加血栓的风险，其临床应用价值仍不明确。但是，覆膜支架在治疗动脉瘤上十分有用。另外对于血管破裂和穿孔，覆膜支架是挽救生命的一种方法[17,18]。当狭窄病变累及到主动脉远端时通常需要外科治疗，但是目前经皮腔内血管成形术和支架术对于外科风险大和 CLI 的患者来说也是一种选择。

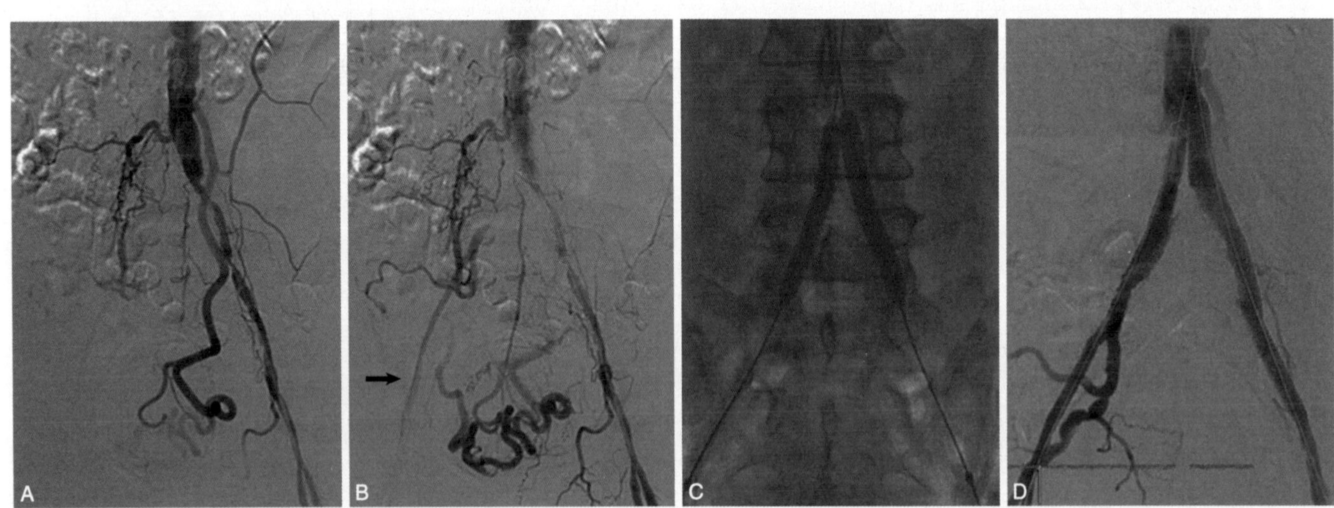

图 66.15 对右髂总动脉和左髂动脉弥漫狭窄进行主动脉-髂动脉介入治疗。A，造影提示右股总动脉闭塞病变；B，术中造影示右髂总动脉血流恢复(箭头)；C，在髂总动脉处用球囊扩张支架行双侧对吻扩张；D，最后的造影结果

髂外动脉从骨盆内发出，至股骨头水平移行为股总动脉。从骨盆向上发出在造影上具有欺骗性，这可能增加血管腔内治疗穿孔或夹层的风险。只要动脉离开骨盆，就可能受压，在这种情况下，自膨胀式支架可能更合适。5 年随访提示血管腔内成形术和支架术具有优异的结果(>80%通畅)，尤其是短病变和髂总动脉病变，与外科血运重建疗效相当[3,4,17]。

股腘动脉疾病

股浅动脉梗阻性动脉粥样硬化病变的发生率比腘动脉或股总动脉更高。通常，股深动脉是阻塞性股浅动脉患者重要的侧支血管来源。由于膝关节运动幅度大，屈伸运动多，为 CFA 的治疗增添了难度。如果术后出现并发症使 CFA 闭塞，可能进一步影响到股深动脉和股浅动脉，立即威胁到下肢的血供。尽管球囊血管成形术可以治疗 CFA 动脉粥样硬化病变，也可以治疗 CFA 术后并发症，但是对于可以耐受外科手术的患者，外科修补血管成形术仍是首选的治疗方法。由于髋关节运动期间会反复受压，因此不能在该位置使用球囊扩张支架，也应该尽量避免使用自膨胀式支架，因为仍不明确自膨胀式支架的远期疗效，而且植入后可能失去一条未来手术可以采用的血管通路。股深动脉比股浅动脉壁更薄，并发症的发生率更高，且经导管介入治疗的远期成功率仍不明确。

大部分经皮股动脉介入涉及股浅动脉和股深动脉，两者介入治疗技术没有太大差别。外周血管病经常会累及到这些动脉，这些动脉随着腿的运动拉伸和屈曲。当腿伸直时，支架通常应该避免低于髌骨顶部水平，高于胫骨骺板以上(图 66.16)。植入在该区域的支架随着下肢的弯曲、受压和扭转，易发生支架断裂、再狭窄，远期疗效不佳。因此，只有 CLI 且血管成形术效果差的患者，或者外科手术风险高的患者才考虑在膝关节位置植入支架。

目前经导管介入手术即刻成功率接近 90%，主要是因为多种适用于完全闭塞病变的导丝、重返真腔导管系统、疏通导管系统的应用。髂动脉植入支架后再狭窄率高，可能需要再次介入治疗。术后患者也应行经导管介入检查是否出现再狭窄和新发动脉疾病，需要的时候再次干预病变[44-46]。对于短病变(<50 至

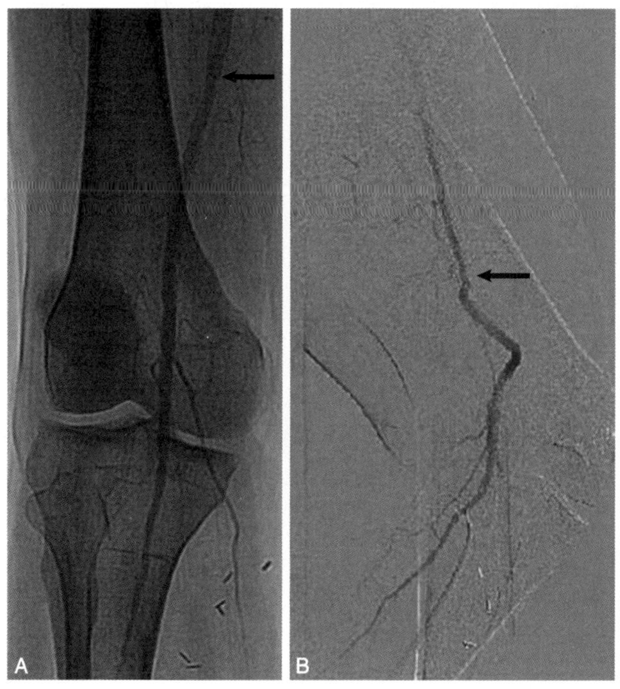

图 66.16 当膝盖弯曲时，扭转与弯曲的腘动脉。**A**，当膝盖直立时，正位的腘动脉造影图；**B**，当膝盖弯曲 90°时，纡曲的腘动脉。箭头提示股浅动脉自膨胀式支架的远端边缘

100mm)，单独行球囊血管成形术与支架术疗效相当[3,8,17]，在这种情况下，如出现即刻管腔闭塞、影响血流的夹层或膨胀不良时(残余狭窄>30%至 50%)，可以考虑行必要时支架术。对于较长的病变(>100mm)，自膨胀式镍钛合金支架比球囊血管成形术联合必要时支架术远期效果更好，且能更好地改善行走功能[3,8,17](图 66.17；图 66.4)。球囊血管成形术后不论是否植入镍钛合金裸支架，再狭窄率均比药物洗脱镍钛合金自膨胀式支架高[22]。为了进一步研究长度更长的药物洗脱镍钛支架的远期效果，需要比较其与合并使用药物洗脱球囊的裸支架的远期疗效。

尽管斑块切除术(定向、旋磨或激光)、切割球囊和冷冻球囊成形术理论有巨大的价值，但是其在临床应用上仍未展现优势[3,5,18,40]。但是，当治疗钙化病变时，应用斑块切除术可以改善支架和球囊膨胀。由于有些病例行斑块切除术后会发生远端栓塞事件，因此许多术者推荐使用血栓保护装置，但是随机对照研究没有证实其效果。目前没有随机研究直接比较上述治疗方法合并球囊血管成形术或支架术治疗股动脉病变时的效果，基本都是基于冠脉治疗的经验推测而来。常规应用这些辅助技术并不减少远期再狭窄事件的发生。药物洗脱球囊再狭窄率比球囊血管成形术低[27,29,31,47]，因此不论是否进行斑块切除术，均可以应用于植入支架疗效不佳的区域(例如关节上方)，且可以获得较好的远期预后。介入医生需要建立随访体系，以了解患者是否复发或出现新发疾病，并集中管理患者动脉粥样硬化的危险因素，与外科医生和血管科专家多学科合作以改善患者临床预后。

胫动脉疾病

腘动脉分出 3 条胫动脉：胫前动脉，在足部延续为足背动脉；胫后动脉，和胫前动脉形成足部动脉连环拱(pedal arcade)；腓动脉通常止于踝部上方，但是是足部重要的侧支来源。通常，3 条胫

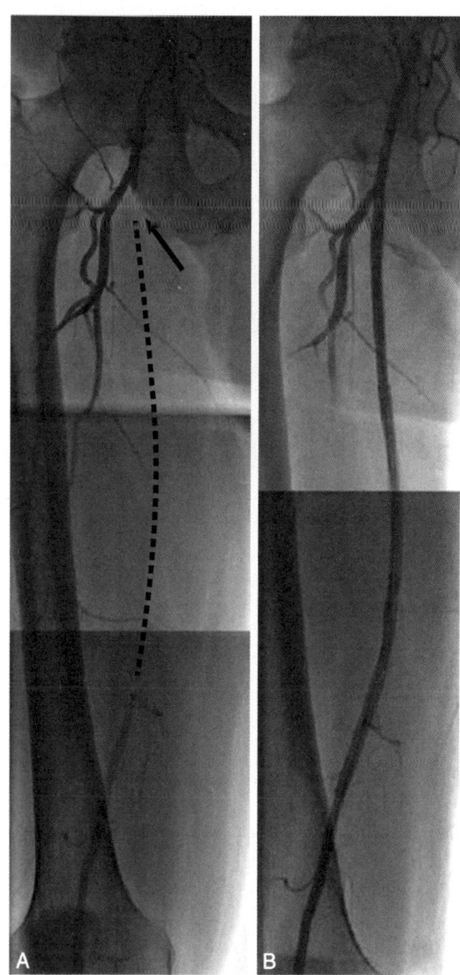

图 66.17 造影提示右股浅动脉(A 中的箭头和虚线)长闭塞病变。B，在股浅动脉植入 3 枚镍钛自膨胀式支架，动脉血流恢复

动脉即使闭塞两条也较少引起跛行。经导管介入治疗再狭窄率高，主要是因为胫动脉管径小、病变长，而且在跛行患者中很少适合行介入治疗。通常只处理近端梗阻病变，即使仍存在广泛残余狭窄，也能缓解跛行。

相比之下，治疗 CLI 患者的严重胫动脉病变可以促进组织愈合，缓解静息痛，避免大截肢(图 66.18)。对于远端胫动脉病变，血管通路的选择较局限，因为对大部分 130~150mm 的器械来说，对侧股动脉或肱动脉入路(图 66.11)[10]都太远了。正常 CFA 通路可以允许器械到达足部，而且能够提供较好的推送性开通长闭塞病变。使用无创超声微穿刺针采用逆向足背动脉入路(见图 66.11)进入足部或踝部的一支胫动脉。以上通路(正常 CFA 等)可以使逆向导丝从足部进入斑块内，为球囊血管成形术建立支撑性强的通道(图 66.14)。但是如果介入治疗失败，足背部入路位置可能会成为非愈合溃疡，因此这常常是最后的方法[10]。

血管灌注区段(angiosome)指导的血运重建指对非愈合溃疡或坏疽区域供血的胫动脉进行血运重建(图 66.19)[10]。Angiosome 指导的血运重建与非选择性修复所有前向血流两者之间孰优孰劣目前仍不明确。在观察性研究中，angiosome 指导治疗胫动脉疾病比非选择性介入治疗效果更佳，截肢发生率更低[48]。这些观察性研究的结果可能令人困惑，非选择性介入治疗的患者可能存在更复杂的胫动脉疾病，因此临床疗效较差[10]。另一项研究显

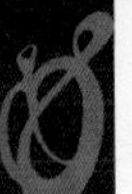

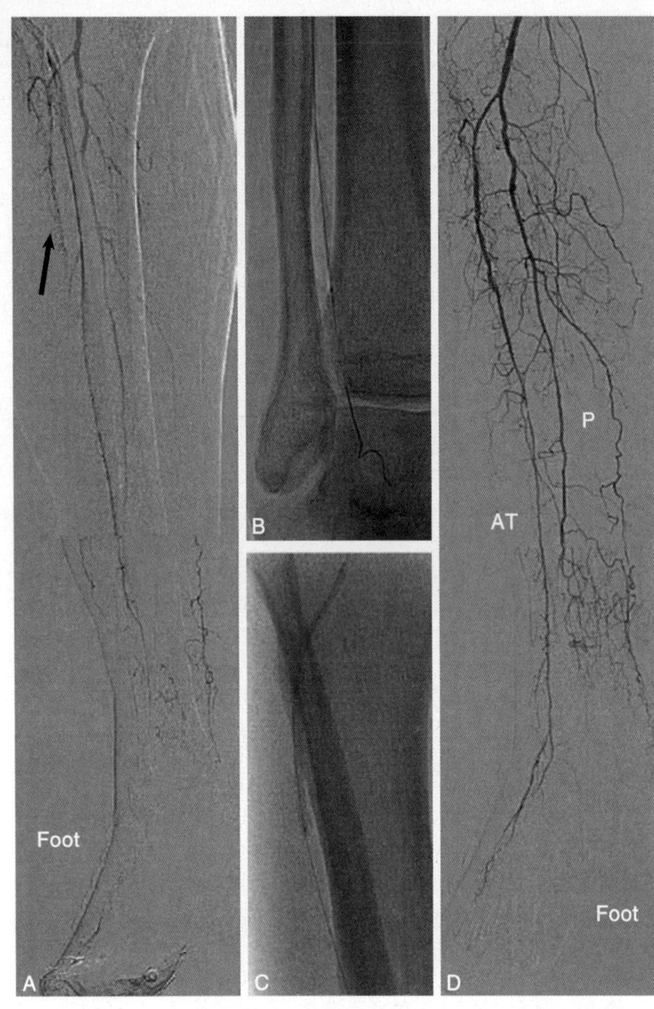

图 66.18 右脚大脚趾难愈性溃疡患者，对胫前动脉完全闭塞病变行血运重建。A，胫前动脉（箭头）近端闭塞，足部没有血流；B，导丝在脚踝水平穿过胫前动脉；C，对整条胫前动脉行球囊血管成形术（图示球囊在胫前动脉近端）；D，最后的造影图像。AT，胫前动脉；P，腓动脉

示，通过评估皮肤灌注压，angiosome 和非 Angiosome 指导的胫动脉血运重建对足部微循环的改善类似[49]。

治疗胫动脉病变需要延长球囊扩张时间，但是如果出现影响血流的夹层，需要紧急植入支架[10,18]（图 66.20；见图 66.14）。即使使用球囊扩张冠脉支架，它们也易于受到外部压迫。随机研究提示冠状动脉 DESs 比 BMSs[50,51]、单独球囊血管成形术[52]，或药物涂层球囊血管成形术[53]在管腔通畅方面更优，减少再狭窄后再介入治疗的概率。这些研究大多数没有显示对大截肢或生存的影响，因此对这些重点事件没有说服力。如上所述，新型的药物涂层球囊目前正在研发中，并正在胫动脉病变中进行试验。

由于再狭窄延缓溃疡愈合，几个月内可能需要进行数次经导管介入治疗。然后只要溃疡愈合，是否再狭窄可能就无关紧要了，此时重要的是充分的足部护理和防止皮肤破裂。治疗合并溃疡或坏疽的 CLI 需要密切的随访，清除溃疡区域的坏死组织帮助愈合。坏疽的脚趾需要保持干燥，直到它们发生自我截肢，或者当失活组织与周围组织有清晰的边界时，可以进行手术截肢。发生感染的坏疽必须行外科截肢，避免骨髓炎的发生。这些复杂的策略制定及手术实施需要一个包括创伤专家、足病专家、外科专家和假肢专家组成的专业团队，以保证最优的管理。

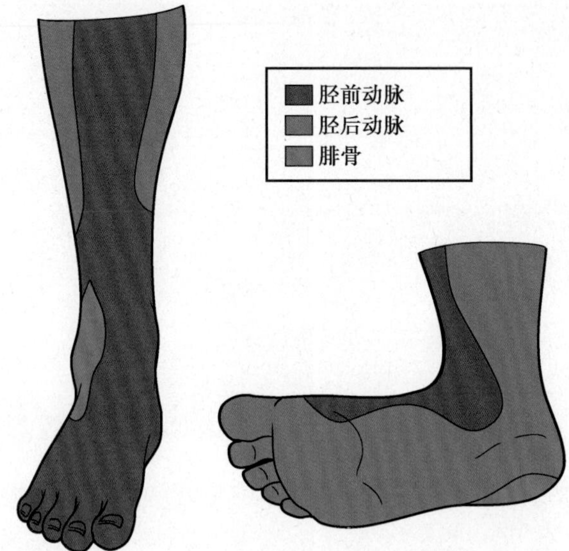

图 66.19 Angiosome 分布图示 3 条膝下动脉的供应区域。（引自 Kinlay S. Management of critical limb ischemia. Circ Cardiovasc Interv 2016;9:e001946.）

颈动脉疾病

颅外颈动脉疾病

颅外颈动脉包括颈内动脉和颈总动脉疾病是动脉系统栓塞的来源，是缺血性卒中的原因之一（见第 65 章）。过去 20 年，经导管介入技术的革新使接受该治疗的卒中高危患者的风险大大下降，相当于传统颈动脉内膜剥脱术[11]。

症状是致残性卒中风险的最重要的因素，提示需要进行血运重建。症状性疾病指小卒中或短暂缺血发作（transient ischemic attack，TIA）。在颈动脉循环中，症状通常是语言障碍，对侧偏瘫或偏瘫，或同侧短暂性单眼失明（黑矇）[54]。TIA 的定义为症状持续少于 24 小时，且影像学上没有发现梗死病灶。小卒中被归类为“轻度临床缺陷”或“没有临床残留缺陷”，并且影像学有梗死迹象[54]。与既往的技术相比，较新的成像技术（如弥漫加权 MRI）的灵敏度较高，可能会增加没有残留临床缺陷的小梗死的发现[54]。

与卒中风险相关的第二个因素是颅外颈内动脉的狭窄严重程度。近期有症状且狭窄程度大于 70%的患者，5 年内卒中风险有 30%，前 3 个月内风险有 10%[5,11,54]。3 个月后卒中的风险逐渐下降，接近相同狭窄程度的无症状患者（每年 2%~3%）[55]。

颈内动脉内膜剥脱术和支架术都会引起较小的手术相关卒中风险（表 66.1 和表 66.2）。基于最近 20 年的手术和药物治疗对比研究，对于侵入性血管造影提示狭窄程度介于 50%~99%的有症状患者，和无创影像学检查提示狭窄程度>70%，且围手术期卒中、死亡风险<6%的患者，推荐行颈动脉内膜剥离术[5,11,54]。对于无症状患者，狭窄 80%~99%，围手术期卒中或死亡风险低于 3%，是颈动脉内膜剥离术的适应证[5,11]。

表 66.1 颈动脉支架术后合并症风险增加的相关因素

主动脉弓扭曲	可以看到的血栓
血小板功能或凝血障碍	高龄（大于 75~80 岁）*
血管通路困难	

* 颈动脉支架植入术后脑血管意外（卒中）风险增加，颈动脉内膜剥脱术后心肌梗死的风险增加。

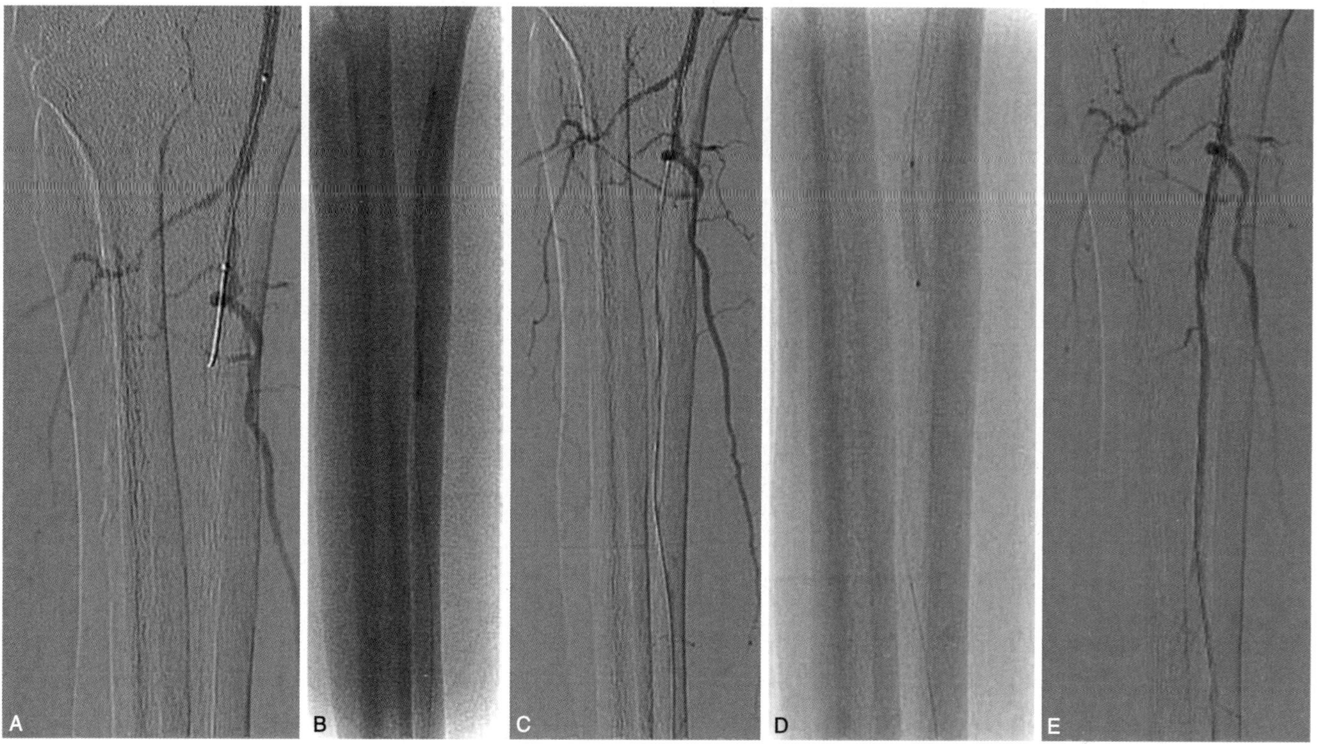

图 66.20 对严重肢体缺血和足部坏疽患者行紧急支架植入术。A,导丝通过闭塞的腓动脉;B,对腓动脉行球囊血管成形术;C,近端腓动脉夹层和回缩;D,植入支架;E,最后的造影图像

表 66.2 颈动脉手术术后风险增加的相关因素

解剖标准
高位颈动脉或胸内病变
既往颈部手术史或放疗史
对侧颈动脉闭塞
既往同侧颈动脉内膜剥脱术史
对侧喉神经麻痹
气管造口术
内科并发症
年龄大于 80 岁*
充血性心衰,心功能Ⅲ/Ⅳ级
心绞痛Ⅲ/Ⅳ级
左主干病变
冠脉两支或三支病变
需要开胸心脏手术
射血分数<30%
近期心肌梗死病史
重度慢性阻塞性肺疾病

*颈动脉支架植入术后脑血管意外(卒中)风险增加,颈动脉内膜剥脱术后心肌梗死的风险增加。

纳入患者人群为外科围手术期 CV 事件中高危患者的临床随机研究显示,颈动脉支架术联合血栓保护装置的术式效果与外科颈动脉剥离术相当[56-59]。颈动脉疾病患者无论有无症状,随机研究显示 5~10 年外科内膜剥脱术和颈动脉支架术临床结局无区别[56,57]。低围手术期风险主要取决于术者的手术熟练程度,并且术前针对性选择并发症低风险的患者[5,55,60]。颈动脉支架术和剥脱术的适应证类似。和剥脱术一样,颈动脉支架术是否成功取决于许多因素。对于无症状患者或几个月前发生过症状的患者,手术时机的选择尤其重要,因为这部分患者相较于近期出现过症状的患者,从外科剥脱术和支架术中的绝对获益较低[5,11]。

对于无症状患者,血运重建后的风险随着时间逐渐减小,并且抵消了较小但是后果严重的围手术期/手术风险。这种获益需要数年才能出现,对于无症状患者,一般需要 5 年时间才能获得血运重建的净获益。临床研究一般纳入低围手术期卒中、心肌梗死或死亡的患者,以最大化远期净获益。对于颈动脉支架术的临床研究,纳入没有严重血管纡曲、重度钙化或显著认知障碍的患者[55]。80 岁以上的患者支架或手术后围手术期不良事件风险明显升高。CREST 研究显示,外科手术中危患者不论行手术还是支架术,2.5 年[61]或 10 年随访临床结局无差别[57]。

颈动脉支架术首先使用诊断导管,利用颈总动脉作为血管通路,然后送入输送鞘。可以在颈动脉狭窄远端使用滤网或球囊阻断进行血栓保护,也可以在狭窄近端使用阻断器械。滤网允许血流持续通过,理论减少了大脑缺血的时间。自膨胀式支架使用基于 0.014inch(1inch≈2.54cm)导丝的输送系统,能够避免外部受压(图 66.21 和图 66.22)。

椎动脉和锁骨下动脉疾病

左侧和右侧椎动脉通常起自左侧和右侧锁骨下动脉,通过上方椎骨进入颅骨后方,参与形成基底动脉。一条椎动脉(优势)通常比另一条粗,较细的椎动脉即使丢失通常也不会引起非常严重的后果。椎基底动脉供血不足的临床症状主要包括头晕、共济失调、复视和晕厥,通常都是由于影响到脑干和小脑[5,54]。动脉粥样硬化通常影响到近端椎动脉,但锁骨下或头臂动脉近端广泛病变也可引起椎动脉供血不足。椎基底动脉供血不足患者如果不治疗,5 年发生卒中的风险为 30%左右。椎动脉疾病的药物治疗包括

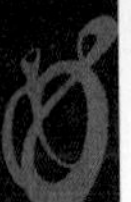

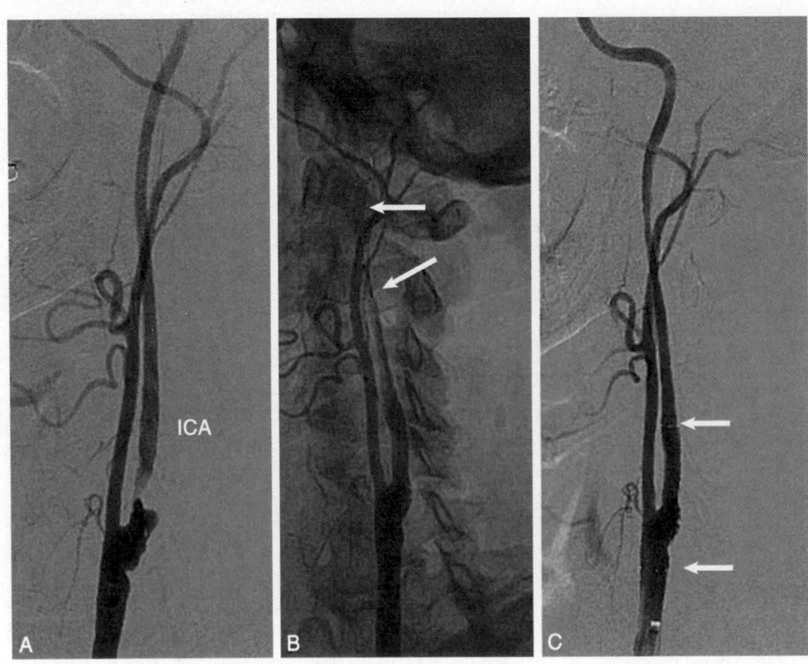

图 66.21 颈动脉支架术治疗症状性颈动脉狭窄。A,左颈内动脉起始处狭窄;B,支架植入,箭头示血栓保护滤器的标志;C,最后的造影图像,箭头示支架边缘

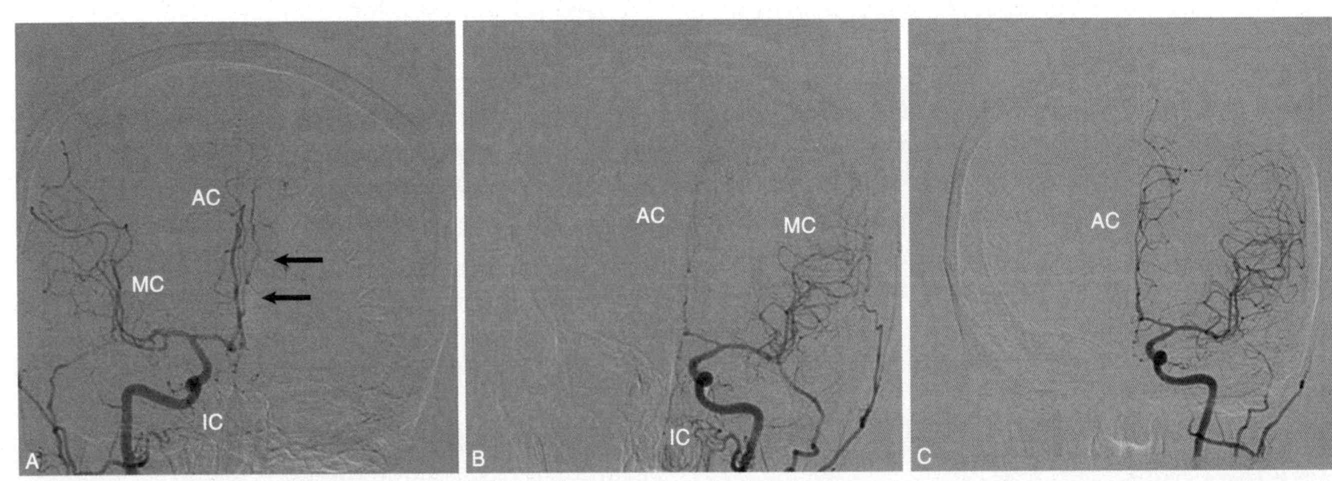

图 66.22 图 66.21 中患者的颅内动脉造影图。A,右侧颈动脉造影示右颈内动脉(IC)、大脑中动脉(MC)和大脑前动脉(AC)。由于左侧颈内动脉狭窄,左侧动脉灌注不足,血流通过前交通动脉进入左侧大脑前动脉。B,左侧颈动脉造影提示由于大脑中动脉,左侧大脑前动脉灌注不佳。C,对左侧颈内动脉行支架术后,灌注改善

抗血小板药物和 3-羟基-3-甲基戊二酰辅酶 A(HMG-CoA)还原酶抑制剂。为了减少缺血性卒中风险,需要逐渐滴定降压药物,在控制血压的同时尽量避免出现低血压和低灌注。外科治疗包括横断然后再与邻近锁骨下动脉连接,该术式发生合并症的概率较高,包括霍纳综合征(2%)、淋巴囊肿(10%至 15%)、乳糜胸(<1%)和血栓形成(5%至 10%),并且死亡率高(5%)。颅外经皮介入治疗,尤其是支架术,合并症和短期死亡率低,长期死亡率和外科手术相似(随访 3 年 10%到 20%),主要是由于其他合并症的高发生率[62]。

锁骨下动脉狭窄多累及左侧锁骨下起始段,发生率高于头臂干和右侧锁骨下动脉。这可能与左侧锁骨下动脉起始处的血流紊乱相关。如果不是明显的双侧病变,锁骨下动脉狭窄会导致两臂之间无创肱动脉血压差达到 15mmhg 以上[5]。然而,大多数锁骨下动脉狭窄没有症状,不需要常规随访或血运重建。锁骨下动脉狭窄的症状主要包括活动时的手臂乏力,先前使用左内乳/胸动脉作为搭桥手术旁路血管的患者的心绞痛(图 66.23),手臂活动时由于椎动脉窃血出现的椎基底动脉供血不足,或透析造瘘患者的手部缺血性窃血综合征。虽然非侵入性检查可以明确锁骨下狭窄远端椎动脉的逆流,但是这样的病理现象通常不会引起症状,尤其是当病变椎动脉并非优势椎动脉,或对侧椎动脉血流没有影响时。因此,椎动脉生理性的血流逆流,如果没有症状,就不需要行血运重建。

药物治疗的主要目的是防止动脉粥样硬化进展(例如,抗血小板药,HMG-CoA 还原酶抑制剂,控制血压)。由于大多数锁骨下病变位于近端和开口,外科血运重建通常采用锁骨下至颈总动脉旁路术,该手术有 5%的并发症的风险,包括卒中,这也解释了为什么更多地使用经皮血运重建治疗症状性锁骨下动脉疾病。治疗锁骨下动脉大多应用球囊膨胀支架,因为球囊膨胀支架定位更精准,较少影响到椎动脉和左内乳动脉的开口。如果远端分支因为斑块移

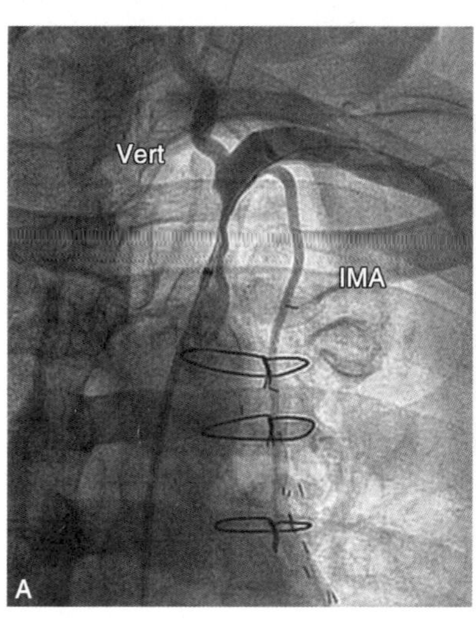

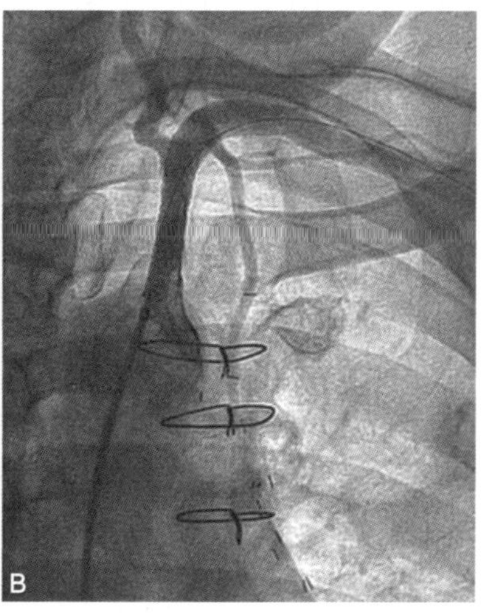

图 66.23 该患者有心绞痛,运动负荷试验提示左室前壁缺血,对左锁骨下动脉行支架术。A,在锁骨下动脉起始处和狭窄处置入 Shuttle 鞘管。IMA,内乳动脉;Vert,椎动脉。B,在内乳动脉处植入支架,改善血流

位进入到分支血管,可以通过球囊膨胀支架的支架梁进入到分支血管进行扩张。血栓性卒中事件比较罕见,可能是因为在球囊扩张和支架植入过程中椎动脉的逆流。因此,对椎动脉和锁骨下动脉行支架术时,不推荐常规使用血栓保护装置。支架治疗锁骨下动脉和头臂动脉远期疗效非常好(>90%通畅率)[5]。

肠系膜动脉和肾动脉疾病

肠系膜动脉疾病

肠系膜脏器的血供主要来自 3 条动脉:腹腔动脉、肠系膜上动脉和肠系膜下动脉。虽然主动脉发生动脉粥样硬化非常常见,但是因为肠系膜动脉有许多侧支网络,发生梗死和绞痛比较少见。急性肠系膜动脉梗死是外科急症,因为它通常会导致小肠或大肠的梗死[12]。栓塞(例如房颤相关的心房中的血栓)是肠系膜动脉栓塞的常见原因,一般累及肠系膜近端动脉(通常是肠系膜上动脉)。如果发生肠系膜动脉栓塞,24 小时内需要行急诊手术,尽快切除坏死肠段,对缺血肠段行血运重建。几乎所有的死亡病例均是超过了该时间窗。

慢性肠系膜动脉缺血的临床表现更加隐匿,通常为进食后腹部不适或疼痛和体重减轻[12]。经典的慢性肠系膜动脉缺血是两

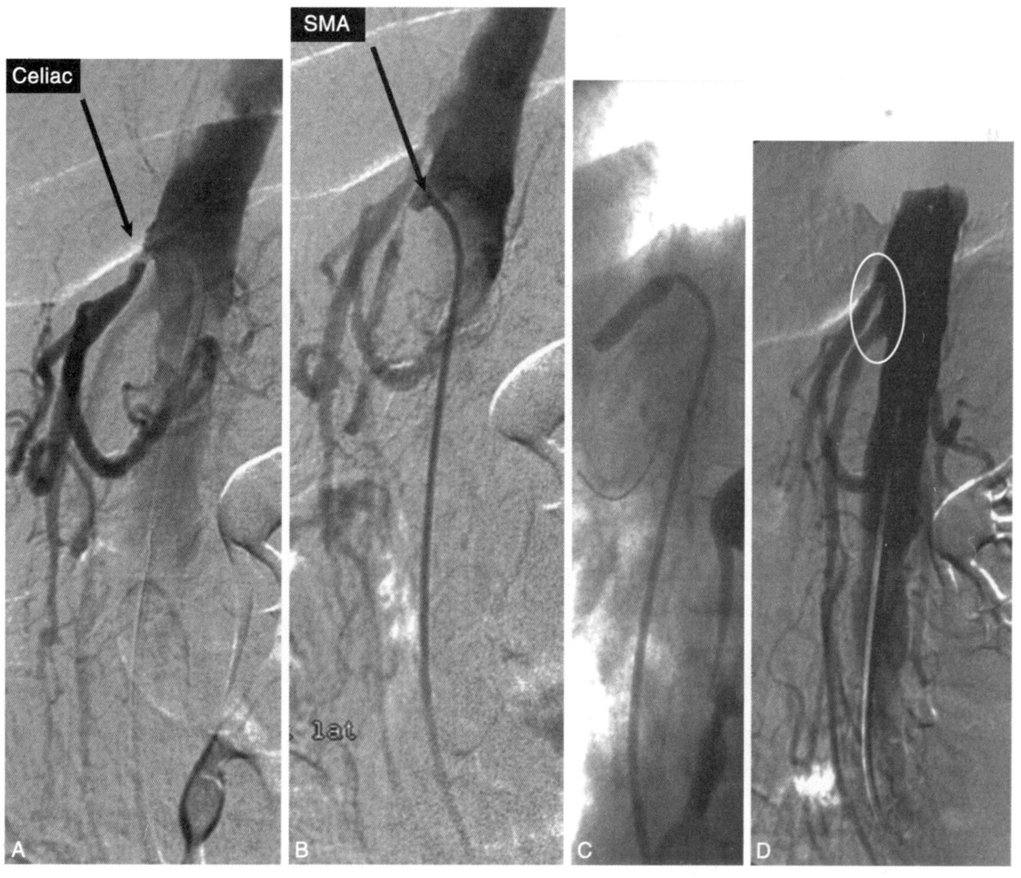

图 66.24 肠系膜动脉狭窄。A 和 B,这些血管均有重度狭窄。SMA,肠系膜上动脉。C,对腹腔动脉和 SMA 性介入治疗,恢复了这 2 条动脉的血流(D)。这个患者的症状缓解,体重开始增加

个以上的肠系膜动脉狭窄或闭塞。该疾病通常邻近并且与主动脉的动脉粥样硬化相关，累及肠系膜动脉的起源。肠系膜动脉疾病如果没有症状，就不需要进行血运重建。肠镜可以观察到肠道缺血相关的表现，多普勒超声、MRA 或 CTA 这些无创动脉成像可以明确疾病累及的范围。

侵入性血管造影通常需要侧位主动脉造影来明确肠系膜动脉的起源。由于疾病人群高龄患者多，外科血运重建的死亡率和病残率高（10%～15%）。经皮植入支架行血管成形术死亡率和病残率低，70%～80%患者术后数年症状可以改善（图 66.24）。多普勒超声和 CTA/MRA 可以检查支架有无出现再狭窄，如果出现再狭窄，需要进一步行介入治疗。

肾动脉疾病

肾动脉狭窄可以引起继发性高血压或肾功能迅速恶化。临床上，55 岁前出现高血压，难治性或恶性高血压（特别是之前血压控制良好的患者）、肌酐水平在几个月或更短的时间内迅速升高，没有明确心脏原因的肺水肿（例如，由于伴或不伴急性二尖瓣关闭不全的急性高血压升高），如果出现这些情况，需要高度怀疑有无肾动脉狭窄。多普勒超声或 MRA，CTA 或侵入性血管造影可以帮助诊断肾动脉狭窄。虽然肾动脉狭窄相对常见，但很难确定它是否直接导致血压升高或肾功能下降。在上述临床情况之外常规筛查可能没有太大的帮助，因为针对肾动脉狭窄的治疗通常无法改善血压和肾功能[63,64]。虽然一些肾功能不全和明显狭窄的患者经过支架治疗后肾功能可能有所改善，但大约三分之一的患者没有改善，并且在另外 20% 至 30%的患者中，肾功能可能进一步恶化，可能是由于远端动脉血栓栓塞。尽管许多操作者在肾动脉支架植入时使用栓塞保护装置，但目前仍不清楚这些装置在预防动脉粥样硬化或肾功能恶化方面的作用。

3 项随机研究纳入造影肾动脉 40%～60%狭窄植入支架的患者，结果显示支架对控制难治性高血压或保护肾功能和防止 CV 事件没有帮助[63,65]。CORAL 研究显示，即使肾动脉狭窄超过 80%的患者也没有从肾动脉支架术中获益[65]。因此目前肾动脉支架的热度逐渐减退。但是如果出现无心脏原因的一过性肺水肿、肾功能急剧下降以及进行性或难治性高血压，基于病例报道或病例系列报道，部分医生还是建议对肾功能狭窄行支架术（图 66.25）[66]。对于双侧肾动脉狭窄或单肾肾动脉狭窄，支架植入术尤其有价值。

纤维肌性发育不良（fibromuscular dysplasia，FMD）是肾动脉狭窄和高血压的罕见原因，更常见于年轻患者，女性患病率较高[67]。虽然过去在组织学上有定义，但近期基于成像的分类（多焦点“串珠”）对疾病预后具有一定价值[68]。FMD 通常累及中动脉或远端肾动脉，而动脉粥样硬化通常涉及开口或近端肾动脉。FMD 也经常会累及其他动脉（颈动脉）[67]。明确诊断 FMD 非常重要，因为球囊血管成形术后不植入支架通常也可以有效地控制血压，并且远期效果良好。

即使目前有多种降压药物，但是难治性高血压仍和 CV 风险升高相关[69]。肾动脉外膜中丰富的交感神经被认为和难治性高血压相关，因此经导管肾动脉交感神经被用来控制血压和心血管风险（见第 46 和 47 章）。既往早期的研究显示患者血压明显降低，但大型的 SYMPLICITY HTN-3 研究提示肾动脉消融对血压和 CV 事件没有帮助[70]。

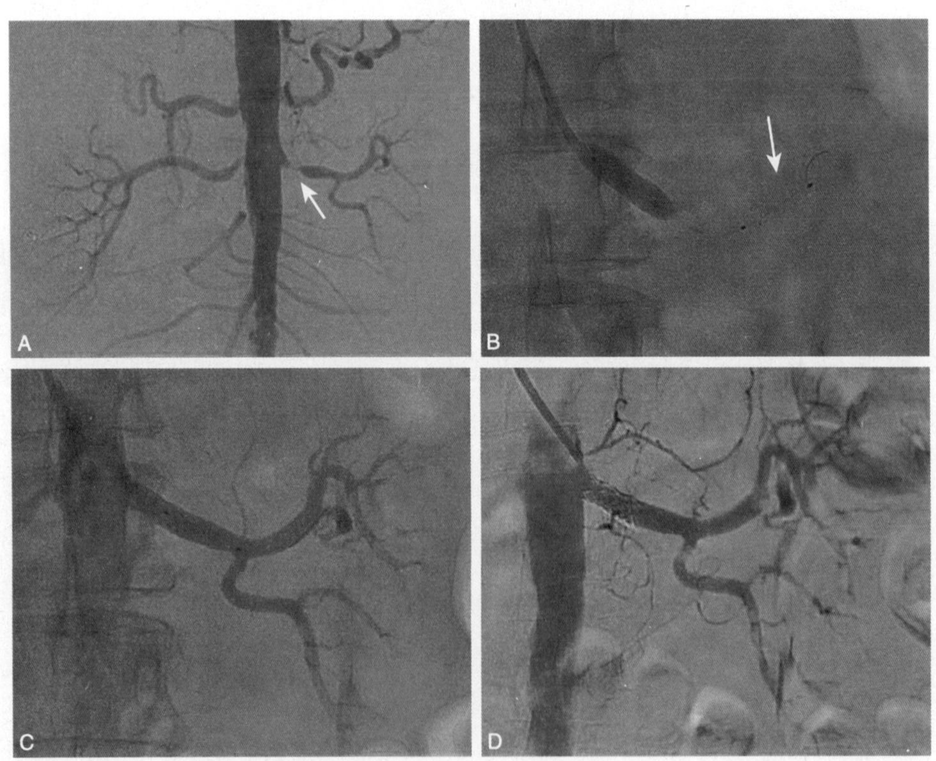

图 66.25　与高血压相关的肾功能进行性恶化患者，对左肾动脉行支架术。A，主动脉造影示左侧肾动脉狭窄（箭头），左肾相较于右肾，血流充盈延迟；B，在血栓保护滤器（箭头）的保护下行支架植入术，植入的支架部分凸入主动脉；C，支架植入术后的造影图像；D，移除滤器后最后的造影图像

静脉疾病的血管腔内治疗

下肢深静脉血栓

上肢和下肢深静脉血栓形成(deep venous thrombosis,DVT)通常由Virchow三联征中的因素引起:凝血异常,血流动力学改变和内皮损伤(见第84章)。这些因素包括高凝状态、静脉淤滞、外部阻塞、静脉瘢痕形成或先天性异常,或静脉损伤。

下肢DVT主要通过抗凝治疗,但血管腔内治疗也是近端静脉(股静脉水平或更高)血栓形成患者的选择。该部位的血栓形成占所有下肢DVT病例的三分之一左右[38],影响下肢的静脉回流。近端DVT通常发生于左腿,主要原因是左髂静脉被其上方的右髂动脉压迫(May-Thurne综合征)。急性近端深静脉闭塞,其特征为肢体发绀,疼痛和肢体缺血(蓝色炎性疼痛症),通常与恶性肿瘤相关。半数髂股DVT患者随后几年会发展为慢性血栓后综合征,症状包括肢体肿胀,乏力和疼痛。治疗手段主要包括弹力袜和抗凝。通过经导管溶栓可以进行血管腔内治疗,同时也可以行球囊血管成形术或植入自膨胀式支架,可使血栓后综合征的发生率降低约20%(图66.26)[37]。

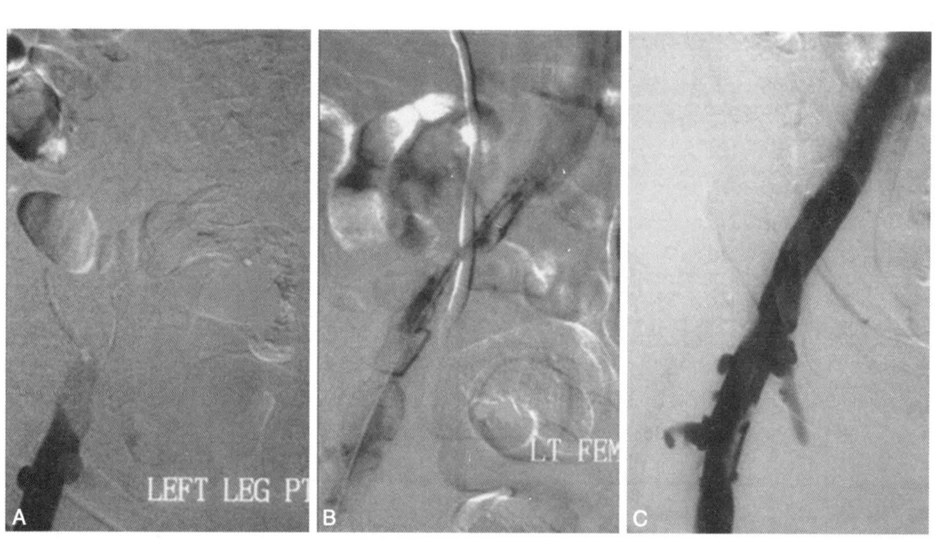

图66.26 静脉造影和介入治疗。在超声引导下通过腘静脉通路获得左股静脉图像。这个患者俯卧,得以采用腘静脉通路。A,左腘静脉闭塞病变;B,多孔导管进入静脉闭塞处;开始注入溶栓药物;C,溶栓4小时后开始对病变处行经皮腔内血管成形术,并且植入自膨胀式支架保持管腔通畅

上肢DVT与运动员的用力相关的近端静脉血栓形成(腋静脉创伤性血栓形成综合征),静脉胸廓出口综合征,导管相关的血栓形成或恶性肿瘤有关[71]。用力相关的血栓形成通常与剧烈的手臂运动有关(例如举重)。静脉胸廓出口综合征与锁骨下静脉受压有关,因为从第一肋骨,锁骨韧带,锁骨下和前斜角肌之间组成的间隙中离开胸廓。与导管相关的血栓形成与留置导管、输液港

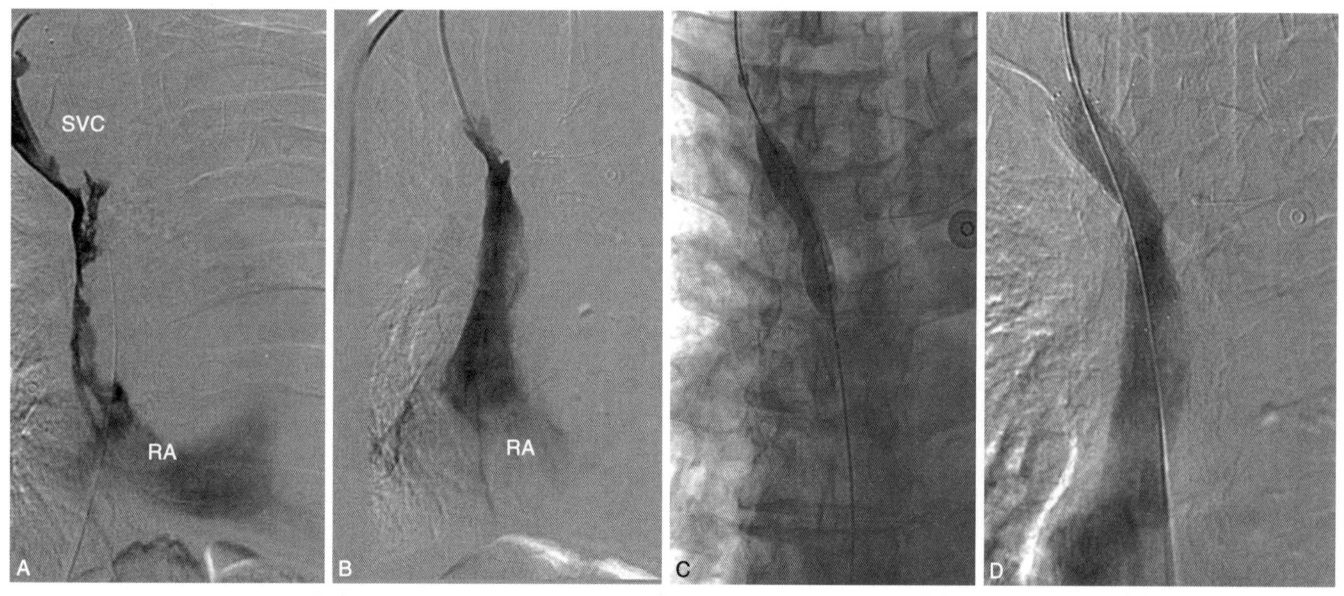

图66.27 由于肺肿瘤从外部压迫上腔静脉和上腔静脉血栓导致的上腔静脉综合征。A,静脉造影示被压迫的上腔静脉和因血栓引起的充盈缺损;RA,右房。B,使用经的导管溶栓24小时后,血栓部分溶解,仍有残余狭窄。C,球囊静脉成形术。D,植入自膨胀式支架后最后的造影图像

和起搏器或除颤器导线有关。伴有外部阻塞的恶性肿瘤通常与上腔静脉综合征相关(见下文)。抗凝治疗是上肢DVT最常见的治疗方法,但血管腔内治疗可以缓解血栓后综合征。血管腔内治疗包括导管引导的溶栓和对病因的治疗。例如,胸腔出口综合征通常需要在溶栓后不久进行手术减压(切除第一肋或其他结构)和静脉成形术,因为支架通常在该位置挤压或断裂。如果不再需要中心静脉导管,则应将其移除,或者应对患者进行长期抗凝治疗。

上腔静脉综合征

上腔静脉综合征是由于上腔静脉梗阻导致头部和上肢静脉回流受损(见第81和84章)。典型的原因包括外部压迫、肿瘤扩散、与留置中心导管、起搏器或除颤器的引线相关的血栓形成(例如,用于化疗)。症状包括颜面部水肿、头痛,呼吸困难和窒息感。由于血管的弹性回缩,单用血管成形术很少能成功地缓解症状,但支架术可以有效减轻症状。血栓形成常伴有管腔狭窄,需要在球囊和支架治疗前行经导管溶栓治疗(图66.27)。支架的尺寸通常需要比管腔更大,并且需要完全覆盖住病变,以使其保持固定并且减少栓塞事件的发生。通常需要常规抗凝,对于上腔静脉阻塞或与恶性肿瘤相关的血栓形成,需要终身抗凝。症状通常在24小时内迅速缓解。理想情况下,留置导管和起搏器导线应在支架植入前移除,并在必要时再次植入。远期临床结局更多地取决于上腔静脉阻塞的原因,在非恶性肿瘤病例中,几年内通畅率较高(>80%)[72,73]。

未来前景

新技术的发明已经使血管腔内治疗成为非冠状动脉血管病治疗中的基石。在许多病例中,通常微创血管腔内方法的心脏介入技术已经使复杂外周血管病的治疗产生革命性的变化。在未来几年,越来越多的外周血管疾病将会在导管室而不是手术室中进行治疗。

(汤佳旎 译,来晏 刘学波 校)

参考文献

Approach to the Patient with Peripheral Artery Disease

1. 2011 ACCF/AHA focused update of the guideline for the management of patients with peripheral artery disease (updating the 2005 guideline): a report of the American College of Cardiology Foundation/American Heart Association Task Force on Practice Guidelines. *Circulation*. 2011;124:2020–2045.
2. Aboyans V, Criqui MH, Abraham P, et al. Measurement and interpretation of the ankle-brachial index: a scientific statement from the American Heart Association. *Circulation*. 2012;126:2890–2909.
3. Jaff MR, White CJ, Hiatt WR, et al. An update on methods for revascularization and expansion of the TASC lesion classification to include below-the-knee arteries: a supplement to the Inter-Society Consensus for the Management of Peripheral Arterial Disease (TASC II). *Vasc Med*. 2015;20:465–478.
4. Gerhard-Herman MD, Gornik HL, Barshes NR, et al. 2016 ACC/AHA guideline for lower extremity peripheral artery disease. *Circulation*. 2016.
5. Tendera M, Aboyans V, Bartelink ML, et al. ESC guidelines on the diagnosis and treatment of peripheral artery diseases: document covering atherosclerotic disease of extracranial carotid and vertebral, mesenteric, renal, upper and lower extremity arteries. The Task Force on the Diagnosis and Treatment of Peripheral Artery Diseases of the European Society of Cardiology (ESC). *Eur Heart J*. 2011;32:2851–2906.
6. Hamburg NM, Balady GJ. Exercise rehabilitation in peripheral artery disease: functional impact and mechanisms of benefits. *Circulation*. 2011;123:87–97.
7. Kullo IJ, Rooke TW. Clinical practice. Peripheral artery disease. *N Engl J Med*. 2016;374:861–871.
8. Olin JW, White CJ, Armstrong EJ, et al. Peripheral artery disease: evolving role of exercise, medical therapy, and endovascular options. *J Am Coll Cardiol*. 2016;67:1338–1357.
9. Fakhry F, Spronk S, van der Laan L, et al. Endovascular revascularization and supervised exercise for peripheral artery disease and intermittent claudication: a randomized clinical trial. *JAMA*. 2015;314:1936–1944.
10. Kinlay S. Management of critical limb ischemia. *Circ Cardiovasc Interv*. 2016;9:e001946.
11. Brott TG, Halperin JL, Abbara S, et al. 2011 ASA/ACCF/AHA/AANN/AANS/ACR/ASNR/CNS/SAIP/SCAI/SIR/SNIS/SVM/SVS guideline on the management of patients with extracranial carotid and vertebral artery disease: executive summary. A report of the American College of Cardiology Foundation/American Heart Association Task Force on Practice Guidelines, and the American Stroke Association, American Association of Neuroscience Nurses, American Association of Neurological Surgeons, American College of Radiology, American Society of Neuroradiology, Congress of Neurological Surgeons, Society of Atherosclerosis Imaging and Prevention, Society for Cardiovascular Angiography and Interventions, Society of Interventional Radiology, Society of NeuroInterventional Surgery, Society for Vascular Medicine, and Society for Vascular Surgery. *Circulation*. 2011;124:489–532.
12. Zeller T, Rastan A, Sixt S. Chronic atherosclerotic mesenteric ischemia (CMI). *Vasc Med*. 2010;15:333–338.
13. Jennings CG, Houston JG, Severn A, et al. Renal artery stenosis: when to screen, what to stent? *Curr Atheroscler Rep*. 2014;16:416.
14. Abbott JD. Lessons learned from recent randomized clinical trials for intermittent claudication. *Circ Cardiovasc Interv*. 2012;5:139–141.
15. Kinlay S. Outcomes for clinical studies assessing drug and revascularization therapies for claudication and critical limb ischemia in peripheral artery disease. *Circulation*. 2013;127:1241–1250.
16. Patel MR, Conte MS, Cutlip DE, et al. Evaluation and treatment of patients with lower extremity peripheral artery disease: consensus definitions from Peripheral Academic Research Consortium (PARC). *J Am Coll Cardiol*. 2015;65:931–941.

Endovascular Technologies

17. Schillinger M, Minar E. Percutaneous treatment of peripheral artery disease: novel techniques. *Circulation*. 2012;126:2433–2440.
18. Thukkani AK, Kinlay S. Endovascular intervention for peripheral artery disease. *Circ Res*. 2015;116:1599–1613.
19. Laird JR, Katzen BT, Scheinert D, et al. Nitinol stent implantation versus balloon angioplasty for lesions in the superficial femoral artery and proximal popliteal artery: twelve-month results from the RESILIENT randomized trial. *Circ Cardiovasc Interv*. 2010;3:267–276.
20. Lammer J, Bosiers M, Zeller T, et al. First clinical trial of nitinol self-expanding everolimus-eluting stent implantation for peripheral arterial occlusive disease. *J Vasc Surg*. 2011;54:394–401.
21. Dake MD, Ansel GM, Jaff MR, et al. Paclitaxel-eluting stents show superiority to balloon angioplasty and bare metal stents in femoropopliteal disease: 12-month Zilver PTX randomized study results. *Circ Cardiovasc Interv*. 2011;4:495–504.
22. Dake MD, Ansel GM, Jaff MR, et al. Durable clinical effectiveness with paclitaxel-eluting stents in the femoropopliteal artery: 5-year results of the Zilver PTX randomized trial. *Circulation*. 2016;133:1472–1483.
23. Geraghty PJ, Mewissen MW, Jaff MR, Ansel GM. Three-year results of the VIBRANT trial of VIABAHN endoprosthesis versus bare nitinol stent implantation for complex superficial femoral artery occlusive disease. *J Vasc Surg*. 2013;58:386–95 e4.
24. Lammer J, Zeller T, Hausegger KA, et al. Heparin-bonded covered stents versus bare-metal stents for complex femoropopliteal artery lesions: the randomized VIASTAR trial (Viabahn endoprosthesis with PROPATEN bioactive surface [VIA] versus bare nitinol stent in the treatment of long lesions in superficial femoral artery occlusive disease). *J Am Coll Cardiol*. 2013;62:1320–1327.
25. Mwipatayi BP, Thomas S, Wong J, et al. A comparison of covered vs bare expandable stents for the treatment of aortoiliac occlusive disease. *J Vasc Surg*. 2011;54:1561–1570.
26. Shackles C, Rundback JH, Herman K, et al. Above and below knee femoropopliteal Viabahn. *Catheter Cardiovasc Interv*. 2015;85:859–867.
27. Cassese S, Byrne RA, Ott I, et al. Paclitaxel-coated versus uncoated balloon angioplasty reduces target lesion revascularization in patients with femoropopliteal arterial disease: a meta-analysis of randomized trials. *Circ Cardiovasc Interv*. 2012;5:582–589.
28. Rosenfield K, Jaff MR, White CJ, et al. Trial of a paclitaxel-coated balloon for femoropopliteal artery disease. *N Engl J Med*. 2015;373:145–153.
29. Scheinert D, Duda S, Zeller T, et al. The LEVANT I (Lutonix Paclitaxel-Coated Balloon for the Prevention of Femoropopliteal Restenosis) trial for femoropopliteal revascularization: first-in-human randomized trial of low-dose drug-coated balloon versus uncoated balloon angioplasty. *JACC Cardiovasc Interv*. 2014;7:10–19.
30. Tepe G, Laird J, Schneider P, et al. Drug-coated balloon versus standard percutaneous transluminal angioplasty for the treatment of superficial femoral and popliteal peripheral artery disease: 12-month results from the IN.PACT SFA randomized trial. *Circulation*. 2015;131:495–502.
31. Krankenberg H, Tubler T, Ingwersen M, et al. Drug-Coated balloon versus standard balloon for superficial femoral artery in-stent restenosis: the Randomized Femoral Artery In-Stent Restenosis (FAIR) Trial. *Circulation*. 2015;132:2230–2236.
32. Laird JR, Schneider PA, Tepe G, et al. Durability of treatment effect using a drug-coated balloon for femoropopliteal lesions: 24-month results of IN.PACT SFA. *J Am Coll Cardiol*. 2015;66:2329–2338.
33. Liistro F, Grotti S, Porto I, et al. Drug-eluting balloon in peripheral intervention for the superficial femoral artery: the DEBATE-SFA randomized trial (Drug Eluting Balloon in Peripheral Intervention for the Superficial Femoral Artery). *JACC Cardiovasc Interv*. 2013;6:1295–1302.
34. Zeller T, Rastan A, Macharzina R, et al. Drug-coated balloons vs. drug-eluting stents for treatment of long femoropopliteal lesions. *J Endovasc Ther*. 2014;21:359–368.
35. Creager MA, Kaufman JA, Conte MS. Clinical practice. Acute limb ischemia. *N Engl J Med*. 2012;366:2198–2206.
36. Van den Berg JC. Thrombolysis for acute arterial occlusion. *J Vasc Surg*. 2010;52:512–515.
37. Enden T, Haig Y, Klow NE, et al. Long-term outcome after additional catheter-directed thrombolysis versus standard treatment for acute iliofemoral deep vein thrombosis (the CaVenT study): a randomised controlled trial. *Lancet*. 2012;379:31–38.
38. Jaff MR, McMurtry MS, Archer SL, et al. Management of massive and submassive pulmonary embolism, iliofemoral deep vein thrombosis, and chronic thromboembolic pulmonary hypertension: a scientific statement from the American Heart Association. *Circulation*. 2011;123:1788–1830.
39. Sobieszczyk P. Catheter-assisted pulmonary embolectomy. *Circulation*. 2012;126:1917–1922.
40. Ambler GK, Radwan R, Hayes PD, Twine CP. Atherectomy for peripheral arterial disease. *Cochrane Database Syst Rev*. 2014;(3):CD006680.
41. Banerjee S, Das TS, Abu-Fadel MS, et al. Pilot trial of cryoplasty or conventional balloon post-dilation of nitinol stents for revascularization of peripheral arterial segments: the COBRA trial. *J Am Coll Cardiol*. 2012;60:1352–1359.

Planning an Intervention

42. Wennberg PW. Approach to the patient with peripheral arterial disease. *Circulation*. 2013;128:2241–2250.
43. Rogers RK, Dattilo PB, Garcia JA, et al. Retrograde approach to recanalization of complex tibial disease. *Catheter Cardiovasc Interv*. 2011;77:915–925.

Endovascular Treatment of Arterial Disease

44. Connors G, Todoran TM, Engelson BA, et al. Percutaneous revascularization of long femoral artery lesions for claudication: patency over 2.5 years and impact of systematic surveillance. *Catheter Cardiovasc Interv*. 2011;77:1055–1062.
45. Sobieszczyk P, Eisenhauer A. Management of patients after endovascular interventions for peripheral artery disease. *Circulation*. 2013;128:749–757.
46. Todoran TM, Connors G, Engelson BA, et al. Femoral artery percutaneous revascularization for patients with critical limb ischemia: outcomes compared to patients with claudication over 2.5 years. *Vasc Med*. 2012;17:138–144.

47. Tepe G, Schnorr B, Albrecht T, et al. Angioplasty of femoral-popliteal arteries with drug-coated balloons: 5-year follow-up of the THUNDER trial. *JACC Cardiovasc Interv*. 2015;8:102–108.
48. Biancari F, Juvonen T. Angiosome-targeted lower limb revascularization for ischemic foot wounds: systematic review and meta-analysis. *Eur J Vasc Endovasc Surg*. 2014;47:517–522.
49. Kawarada O, Yasuda S, Nishimura K, et al. Effect of single tibial artery revascularization on microcirculation in the setting of critical limb ischemia. *Circ Cardiovasc Interv*. 2014;7:684–691.
50. Bosiers M, Scheinert D, Peeters P, et al. Randomized comparison of everolimus-eluting versus bare-metal stents in patients with critical limb ischemia and infrapopliteal arterial occlusive disease. *J Vasc Surg*. 2012;55:390–398.
51. Rastan A, Tepe G, Krankenberg H, et al. Sirolimus-eluting stents vs. bare-metal stents for treatment of focal lesions in infrapopliteal arteries: a double-blind, multi-centre, randomized clinical trial. *Eur Heart J*. 2011;32:2274–2281.
52. Scheinert D, Katsanos K, Zeller T, et al. A prospective randomized multicenter comparison of balloon angioplasty and infrapopliteal stenting with the sirolimus-eluting stent in patients with ischemic peripheral arterial disease: 1-year results from the ACHILLES trial. *J Am Coll Cardiol*. 2012;60:2290–2295.
53. Siablis D, Kraniotis P, Karnabatidis D, et al. Sirolimus-eluting versus bare stents for bailout after suboptimal infrapopliteal angioplasty for critical limb ischemia: 6-month angiographic results from a nonrandomized prospective single-center study. *J Endovasc Ther*. 2005;12:685–695.
54. Furie KL, Kasner SE, Adams RJ, et al. Guidelines for the prevention of stroke in patients with stroke or transient ischemic attack: a guideline for healthcare professionals from the American Heart Association/American Stroke Association. *Stroke*. 2011;42: 227–276.
55. Kinlay S. Fire in the hole: carotid stenting versus endarterectomy. *Circulation*. 2011;123:2522–2525.
56. Bonati LH, Dobson J, Featherstone RL, et al. Long-term outcomes after stenting versus endarterectomy for treatment of symptomatic carotid stenosis: the International Carotid Stenting Study (ICSS) randomised trial. *Lancet*. 2015;385:529–538.
57. Brott TG, Howard G, Roubin GS, et al. Long-term results of stenting versus endarterectomy for carotid-artery stenosis. *N Engl J Med*. 2016;374:1021–1031.
58. Cutlip DE, Pinto DS. Extracranial carotid disease revascularization. *Circulation*. 2012;126:2636–2644.
59. Rosenfield K, Matsumura JS, Chaturvedi S, et al. Randomized trial of stent versus surgery for asymptomatic carotid stenosis. *N Engl J Med*. 2016;374:1011–1020.
60. Aronow HD, Collins TJ, Gray WA, et al. SCAI/SVM expert consensus statement on carotid stenting: training and credentialing for carotid stenting. *Catheter Cardiovasc Interv*. 2016;87:188–199.
61. Brott TG, Hobson RW 2nd, Howard G, et al. Stenting versus endarterectomy for treatment of carotid-artery stenosis. *N Engl J Med*. 2010;363:11–23.
62. Jenkins JS, Patel SN, White CJ, et al. Endovascular stenting for vertebral artery stenosis. *J Am Coll Cardiol*. 2010;55:538–542.
63. Bohlke M, Barcellos FC. From the 1990s to CORAL (Cardiovascular Outcomes in Renal Atherosclerotic Lesions) trial results and beyond: does stenting have a role in ischemic nephropathy? *Am J Kidney Dis*. 2015;65:611–622.
64. Jenks S, Yeoh SE, Conway BR. Balloon angioplasty, with and without stenting, versus medical therapy for hypertensive patients with renal artery stenosis. *Cochrane Database Syst Rev*. 2014;(12):CD002944.
65. Cooper CJ, Murphy TP, Cutlip DE, et al. Stenting and medical therapy for atherosclerotic renal-artery stenosis. *N Engl J Med*. 2014;370:13–22.
66. Parikh SA, Shishehbor MH, Gray BH, et al. SCAI expert consensus statement for renal artery stenting appropriate use. *Catheter Cardiovasc Interv*. 2014;84:1163–1171.
67. Olin JW, Gornik HL, Bacharach JM, et al. Fibromuscular dysplasia: state of the science and critical unanswered questions: a scientific statement from the American Heart Association. *Circulation*. 2014;129:1048–1078.
68. Savard S, Steichen O, Azarine A, et al. Association between two angiographic subtypes of renal fibromuscular dysplasia and clinical characteristics. *Circulation*. 2012;126:3062–3069.
69. Kumbhani DJ, Steg PG, Cannon CP, et al. Resistant hypertension: a frequent and ominous finding among hypertensive patients with atherothrombosis. *Eur Heart J*. 2013;34:1204–1214.
70. Bhatt DL, Kandzari DE, O'Neill WW, et al. A controlled trial of renal denervation for resistant hypertension. *N Engl J Med*. 2014;370:1393–1401.

Endovascular Treatment of Venous Disease

71. Engelberger RP, Kucher N. Management of deep vein thrombosis of the upper extremity. *Circulation*. 2012;126:768–773.
72. Canales JF, Cardenas JC, Dougherty K, Krajcer Z. Single center experience with percutaneous endovascular repair of superior vena cava syndrome. *Catheter Cardiovasc Interv*. 2011;77:733–739.
73. Zartner P, Toussaint-Goetz N, Wiebe W, Schneider M. Vascular interventions in young patients undergoing transvenous pacemaker revision. *Catheter Cardiovasc Interv*. 2011;78:920–925.

第八篇　瓣膜性心脏病

第 67 章　瓣膜性心脏病患者的评估与治疗

CATHERINE M. OTTO AND ROBERT O. BONOW

在瓣膜性心脏病患者的一生中,医疗保健最重要的几个方面:

1. 准确诊断瓣膜性心脏病的病因和严重程度。

2. 通过预防风湿热和心内膜炎预防进一步瓣膜功能障碍。

3. 做好关于疾病的自然病程的教育,包括预期的分型和症状发作的时间。

4. 动脉粥样硬化性心血管疾病(cardiovascular disease,CVD)的一级和二级预防。

5. 定期进行医学评估和影像学检查以监测疾病进展。

6. 及时识别和治疗相关心脏疾病,包括心房颤动(atrial fibrillation,AF)、高血压、冠心病(coronary artery disease,CAD)、心内膜炎和主动脉扩张。

7. 掌握手术或经导管介入的最佳时机,及时纠正或改善瓣膜功能障碍。

虽然我们更多的关注治疗干预的时机和方法,但精准和规范化医疗评估可能在提高患者生活质量和延长寿命方面具有同等或更大的作用。作为临床医生,我们长期随访瓣膜性心脏病患者,外科手术或经导管介入治疗只是其中一部分(尽管是主要的),但对于每个瓣膜病患者的医疗过程包括手术干预前后都进行了长期随访。我们需要注意的是,大多数干预措施都会给患者遗留一种新的问题:假体瓣膜。外科手术和经导管介入治疗固然是一种革命性的技术,可以预防死亡和残疾,但是患者在介入治疗后瓣膜性心脏病仍然存在,并且需要进行长期治疗,这也是本章所讨论的内容。

心脏瓣膜的临床分级

瓣膜性心脏病患者的临床表现、诊断、自然史和最佳干预时机取决于具体的瓣膜病变(见第 68~70 章)。然而,许多患者评估和医疗治疗的原则对所有瓣膜性心脏病患者都是通用的。瓣膜性心脏病患者现在按照疾病分期分类如下[1,2]:

A 期:有发展成瓣膜性心脏病风险的患者

B 期:无症状进展性瓣膜性心脏病(轻度至中度严重)患者

C 期:无症状的重症瓣膜性心脏病患者,右、左心室收缩功能正常(C1 期)或失代偿性心室功能(C2 期)

D 期:有症状的重度瓣膜性心脏病患者

考虑到这些患者的诊断和临床决策的复杂性,有明显瓣膜性心脏病的患者最好在心脏瓣膜中心,由心脏瓣膜团队(图 67.1)进行评估[3,4]。然而,瓣膜性心脏病的最初诊断依赖于基本医疗提供者或普通心脏病专科医师的检测。瓣膜性心脏病患者可能因为出现新发心脏症状而被诊断,但更常见的是在体检时发现杂音或因其他原因要求超声心动图检查结果,而对无症状患者作出诊断。

临床病史

在疑似或已知的瓣膜性心脏病患者中,病史是诊断和临床决策的最重要因素(见第 10 章)。根据这些情况的流行病学,患者的人口统计学提供了关于瓣膜性心脏病的可能性和类型的重要线索。例如,无症状的青年舒张杂音最有可能来自二叶式主动脉瓣;风湿性心脏病流行地区的心力衰竭孕妇最可能患有风湿性二尖瓣狭窄;中年男性出现响亮的收缩期杂音,伴运动耐量下降,可能有二尖瓣脱垂;老年男性的收缩期杂音和心力衰竭可能有钙化性主动脉瓣狭窄。

危险因素。瓣膜性心脏病的潜在风险包括遗传、临床和传染性因素。虽然还没有确定具体的遗传原因,但瓣膜性心脏病患者阳性的家族史可见于二叶式主动脉瓣或二尖瓣脱垂患者,以及继发于结缔组织疾病如马方综合征。与钙化性瓣膜疾病有关的临床因素包括老年、男性、高血压、高脂血症、吸烟、糖尿病和肾功能不全[5]。仅有约 50%的风湿性瓣膜病患者知晓曾有风湿热病史,因此对于任何居住在风湿热流行高发区的患者都应考虑风湿性瓣膜性心脏病[6](见第 74 章)。

症状。由瓣膜性心脏病引起的症状包括心力衰竭,心绞痛和晕厥,虽然最初的症状通常更轻,如运动耐量下降,运动时头晕或呼吸困难。由于瓣膜性心脏病通常会随着心脏的适应性变化而在多年内缓慢发展,患者可能会逐渐减少活动,而没有意识到由于健康原因引起运动受限,因此即使在运动能力严重下降的情况下,也可能会否认症状。与此不同,心内膜炎、腱索断裂或主动脉夹层引起的急性瓣膜反流则表现为心源性休克、肺水肿或心力衰竭。

活动耐量。临床医师应特别要求患者将他们目前的身体活动水平与过去的活动水平进行比较,以便发现明显"无症状"的患者的运动能力下降[7]。对患者进行仔细的询问和宣教,使之了解瓣膜性心脏病的可能症状,很多患者会意识到症状的存在,并在下次随访时报告。如果对症状状况有疑问,运动试验可能有帮助(见第 68 和 69 章)。

其他因素。在瓣膜性心脏病患者中,除了瓣膜性心脏病的存在和严重程度外,临床决策还涉及许多其他因素。因此,临床病史还应包括心脏和非心脏疾病、功能状况、认知功能、家庭和社会支持,以及关于患者爱好和价值观的讨论。

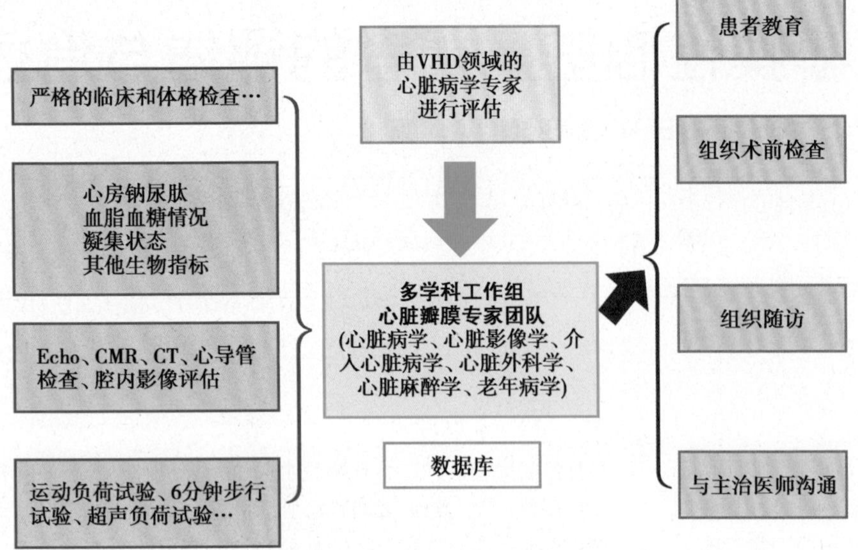

图 67.1 最新的心脏瓣膜疾病诊断机制。CMR,心脏磁共振;CT,计算机断层扫描;Echo,超声心动图;VHD,瓣膜性心脏病。(引自 Lancellotti P, Rosenhek R, Pibarot P, et al: ESC Working Group on Valvular Heart Disease position paper. Heart valve clinics: organization, structure, and experiences. Eur Heart J 2013;34:1597.)

体检

在已知或怀疑有瓣膜性心脏病的患者中,体格检查很重要(见第10章)。心脏杂音是瓣膜性心脏病的一个特征性体征,也是最初诊断的最常见的原因。此外,体格检查结果与诊断性试验之间的差异可能导致进行更多的评估。然而,体格检查对于确定瓣膜性心脏病的确切原因和严重程度的可靠性很低。因此,尽管倾听杂音、运用技巧评估杂音变化是智力上的挑战,但身体检查的真正价值在于监测患者的一般情况;寻找心力衰竭的迹象;评估虚弱,体育活动水平和认知功能;以及寻找可能提示与瓣膜性心脏病相关的系统性疾病的发现。在临床实践中,超声心动图的广泛应用确保了每个患者都能正确诊断出瓣膜解剖和功能(见第14章)。

心脏杂音

杂音的特性、响度、辐射和相关的发现提供了有用的线索,说明涉及哪些阀门,以及阀门是狭窄的还是反流的。然而,除了少数例外,临床研究表明,体格检查对于评估瓣膜性心脏病的严重程度是不可靠的,即使在较高的教育和培训水平下也是不可靠的。因此,超声心动图建议用于:①任何与心脏症状有关的杂音;②3级或更大的收缩压杂音;③舒张压杂音。

杂音位置

胸壁上杂音最大的部位、传导方向、杂音的时间以及伴随的第一和第二心音的变化都与瓣膜病变的解剖和血流动力学密切相关(图67.2)。收缩期杂音是由半月瓣(主动脉瓣或肺动脉瓣)狭窄或房室瓣(二尖瓣或三尖瓣)瓣膜反流引起的,鉴别诊断包括其他异常的收缩期心脏血流(如室间隔缺损)(表67.1)。舒张期杂音是由半月瓣(主动脉瓣或肺动脉瓣)瓣膜反流或房室瓣(二尖瓣或三尖瓣)瓣膜狭窄引起的。

杂音时相

心脏周期的开始时间和消失时间以及杂音的变化反映了瓣膜血流动力学。主动脉瓣狭窄的杂音在第一心音(S_1)之后开始出

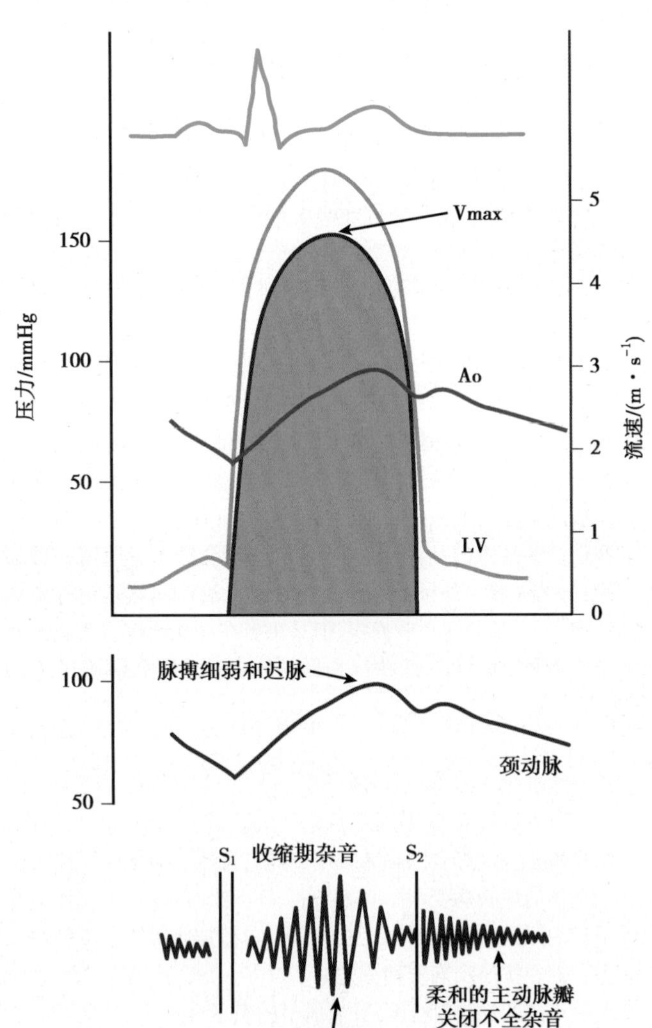

图 67.2 主动脉瓣狭窄的血流动力学、多普勒血流速度和体格检查结果之间的密切关系清晰的在此图解中得到诠释,心电图(上图)、主动脉(AO)和左心室(LV)压力示踪,主动脉血流速度(红色阴影区),颈动脉脉冲轮廓和听诊结果(底部)。AR,主动脉瓣反流;Vmax,最大速度

表 67.1 瓣膜疾病相关杂音的体格检查特点

类型	特征和持续时间	部位	放射	变化效果	相关阳性体征	鉴别诊断
无血流杂音	柔和收缩中期	基线	多变或无放射	无变化	无	见于怀孕期间及高输出状态(如发热、贫血)的患者中
主动脉瓣狭窄(AS)	渐强收缩期	基线(右侧第二肋间)	通常向颈动脉,有时老年人见心尖部放射	握拳或站立时减弱	单独 S2,颈动脉搏动延迟和减少,先天性 AS 伴有收缩中期喀喇音	左室流出道梗阻杂音峰值出现在收缩晚期,并在站立及 Vasalva 动作时加重
二尖瓣反流(MR)	全收缩期	心尖部	向背部或腋窝放射,有时向胸骨左缘头部放射	握拳时增强	动态心尖冲动	室间隔缺损的杂音通常在左侧胸骨旁最响亮,不会随着握拳动作加重,急性二尖瓣反流可能存在非常柔和的杂音
三尖瓣反流(TR)	全收缩期呼吸变异	左侧胸骨旁	右下胸骨旁	吸气时增强	颈静脉搏动波中明显 V 波,肝-颈静脉回流征	—
肺动脉瓣狭窄(PS)	渐强收缩期	左侧第二肋间	无	无变化	如果瓣膜活动度大,可出现收缩期喀喇音	在没有肺动脉瓣狭窄的情况下,ASD 可出现由于流量增加而产生的脉冲流杂音
主动脉瓣反流(AR)	高调渐强舒张期	在患者坐位前倾位左侧胸骨旁	无	握拳时增强	脉压大,心尖冲动范围大且强度增强	急性二尖瓣反流杂音可能是粗糙的,持续时间短,并且脉压变小
二尖瓣狭窄(MS)	低调隆隆样舒张期	在患者左侧卧位心尖部	无	左侧卧位时明显	响亮 S1 及舒张早中期开瓣音	—
肺动脉瓣反流(PR)	柔和渐强舒张期	左侧第二肋间	胸骨左缘	随吸气时增强	严重肺动脉瓣反流导致右心室扩张,压力增大	—
三尖瓣狭窄(TS)	低调隆隆样舒张期	右侧胸骨旁	右上腹部	随吸气时增强	颈静脉搏动波增大,周围水肿,腹水	—

ASD,房间隔缺损;HCM,肥厚梗阻性心肌病;ICS,肋间;JVP,颈静脉压力;LSB,左侧胸骨旁;RV,右心室。

现,响度逐渐增加,在收缩中期到收缩末期达到高峰,然后降低,在第二心音(S_2)之前结束。这个渐强杂音的心音图是菱形或喷流式的杂音。相比之下,二尖瓣反流的杂音掩盖了 S_1 和 S_2,因为在二尖瓣反流开始得比在主动脉瓣反流早,结束得晚。典型的二尖瓣反流杂音从开始到消失的响度是一致的,这种模式称为全收缩期杂音。在二尖瓣脱垂患者中,杂音可能只在收缩期的后期出现,可以清楚听到 S_1。

杂音强度

在受影响的瓣膜的解剖位置上,杂音往往是最响亮的,例如,胸骨右缘第二肋间的心脏底部为主动脉瓣区,左心室心尖部为二尖瓣区。右心瓣膜而非左心瓣膜病变的杂音响度可随呼吸而变化。一般来说,杂音的响度与严重程度相关;在许多患者中,更严重的主动脉瓣狭窄对应的杂音更大,但这种关系并不是疾病严重程度的可靠指标。例如,轻度二尖瓣反流杂音也可能很大,反之,如果心脏输出量低或声音传输到胸壁的情况不佳,重度主动脉瓣狭窄也可能出现轻微的杂音。

杂音传导

杂音也可在远离瓣膜病变的位置被闻及,通常响度降低。杂音的"传导"遵循血流方向:主动脉瓣狭窄的杂音向颈动脉传导,二尖瓣反流的杂音放射到腋窝。然而,体检结果有很大差异。在一些患者(通常是老年人)中,主动脉瓣狭窄的杂音传导到心尖部(Gallavardin 现象)。朝向后叶的二尖瓣反流,其杂音可以放射到背部,或者在反流束向上的患者,杂音可以向上方传导。

第一心音和第二心音的变化

杂音与 S_1 和 S_2 的关系,以及声音本身也提供了关于瓣膜疾

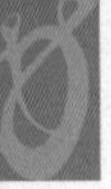

病存在的信息。随着主动脉瓣狭窄的出现，S_2 的主动脉成分减少；缺乏主动脉瓣闭合音对严重主动脉瓣狭窄的患者是一个相对敏感和特异的表现。二尖瓣狭窄时出现开瓣音伴舒张期杂音，S_2 的时间间隙以及开瓣音反映瓣膜狭窄的严重程度。其他瓣膜病变与其他变化有关（见表 67.1）。

其他心血管阳性体征

颈静脉检查有助于估计右心房充盈压力和检测异常的静脉搏动，如三尖瓣反流引起的 V 波，在严重的情况下，它可能与点头样运动和心脏的跳动有关。严重主动脉瓣反流患者的颈动脉冲动呈束缚状，由于脉冲压力的增加（de musset 征），可能与头部有节奏地与心脏跳动同步相关。颈动脉搏动波延迟，收缩期缓慢上升，是严重主动脉瓣狭窄的特殊表现。然而，这一发现对于诊断并不敏感，因为如果同时存在血管硬度增加或主动脉瓣反流，即使存在严重的主动脉瓣狭窄，颈动脉搏动也可能缺乏此特征的。瓣膜性心脏病患者体格检查的其他标准内容包括肺、腹部和四肢检查。

诊断方法

心脏成像对瓣膜性心脏病患者的诊断和管理至关重要。胸部 X 线造影用于评估急性失代偿，但不常用于诊断或监测。12 导联心电图和不同类型的动态监测被用于心律失常的诊断和治疗，就像任何心脏病患者一样，但是心电图对腔室肥大或扩张的诊断在很大程度上已经被直接影像学检查所取代[8]。

影像学

超声心动图（见第 14 章）

超声心动图是诊断瓣膜性心脏病病因、瓣膜功能障碍的严重程度、左室大小和收缩功能，以及与之相关的发现如肺动脉高压和左心房扩大的主要方法[9]。标准超声心动图方法适用于瓣膜性心脏病的初步诊断，但是更精确的评估和定量需要特殊的专业知识。并非所有的超声心动图实验室或超声心动图技师都训练有素，可以胜任这些测量，因此最好在心脏瓣膜中心进行成像。先进的成像方法，包括三维成像和应变率成像，以及经食管超声心动图，进一步扩大了超声心动图的临床适应证。超声心动图对于评估手术或导管干预的最佳时机（见第 72 章）和监测疾病进展（表 67.2）都是必不可少的。

心脏磁共振成像（见第 17 章）

心脏磁共振（cardiac magnetic resonance，CMR）成像提供了更准确和可重复的左室质量和射血分数（EF）的测量，但很少使用这种方法来预测瓣膜性心脏病患者的预后。心脏磁共振还可对主动脉瓣反流和二尖瓣反流进行定量，如果超声心动图无法确诊，或者左室扩张的程度似乎与反流严重程度不成比例时，这可能是有帮助的。由于最大速度可能被低估，心脏磁共振对评价主动脉瓣狭窄的帮助较小。然而，心脏磁共振对左室心肌纤维化的评价提供了对疾病过程的认识，将来可能在临床上具有相关性。

表 67.2 无症状且左室功能正常的心脏瓣膜性心脏病患者超声心动图的随访时机

阶段	AS	主动脉瓣反流	MS	MR
阶段 B（进展期）	轻度（Vmax 2.0～2.9m/s）1 次/3～5 年	轻度 1 次/3～5 年（根据瓣膜及窦情况）	轻度（MVA＞1.5cm²）1 次/3～5 年	1 次/3～5 年（轻度）
	中度（Vmax 3.0～3.9m/s）1 次/1～2 年	中度 1 次/1～2 年		1 次/1～2 年（中度）
阶段 C（重度）	1 次/6 个月～1 年（Vmax≥4m/s）	1 次/6～12 个月（如果左室扩大，则应更频繁）	1 次/1～2 年（MVA 1.0～1.5cm²）1 次/1 年（MVA＜1cm²）	1 次/6～12 个月（如果左室扩大，则应更频繁）

* 联合瓣膜疾病的患者可能需要比单一瓣膜病变的建议更早开始连续评估。

+有正常每搏输出量。

LV，左心室；MVA，二尖瓣瓣口面积；Vmax：最大主动脉喷射速度。

改编自 Nishimura RA，Otto CM，Bonow RO，et al. 2014 AHA/ACC guideline for the management of patients with valvular heart disease：executive summary：a report of the American College of Cardiology/American Heart Association Task Force on Practice Guidelines. J Am Coll Cardiol 2014；63：e57-185.

计算机断层扫描（见第 18 章）

心脏磁共振和计算机断层扫描（computed tomography，CT）都对合并主动脉扩张的瓣膜性心脏病患者有用。对于二叶式主动脉瓣患者，建议进行基线的心脏磁共振或 CT 评估主动脉瓣，除非在超声心动图中可观察到升主动脉，并且在受累患者中随访主动脉扩张的进程[1,10]（见第 63 和 68 章）。CT 还对评估人工瓣膜功能障碍，可以准确直接观察机械瓣叶运动受限和血栓形成（见第 71 章）。CT 在心内膜炎患者中也很有用，可以观察到主动脉或心室假性动脉瘤及其他并发症的全部程度。结合正电子发射断层扫描（positron emission tomography，PET）和 CT 也被用于评估感染性心内膜炎的部位（见第 16 章和第 73 章）。

负荷试验

压力测试用于瓣膜性心脏病患者，有几个原因[7,11]（表 67.3）：

1. 平板运动测试用于评估运动能力、血压反应，以及临床病史中症状不明时的情况（见第 13 章）。

2. 低剂量的多巴酚丁胺负荷超声心动图用于评价合并左室功能障碍时的严重程度（见第 14 和 68 章）。

3. 自行车或平板负荷试验，与多普勒超声心动图的压力评估，用于二尖瓣疾病和静息时疾病仅为中等程度而运动时出现症状的患者（见第 69 章）。

表 67.3 心脏瓣膜疾病负荷试验的主要指标

指标	负荷类型	超声数据采集	临床决策使用参数	补充
AS:症状情况	跑步机	可选的	运动时间 症状 血压反应	—
低输出低梯度 AS	低剂量多巴酚丁胺试验	主动脉喷射速度(CWD) LV 流出速度(PDE)射血分数(2D)	AS 严重程度,如:Vmax>4.0m/s 或平均 ΔP>40mmHg 伴 AVA ≤1.0cm²	收缩储备的定义为射血分数或跨主动脉瓣搏出量增加>20%
二尖瓣狭窄(MS)	跑步机或自行车	三尖瓣喷射速度	运动状态下肺动脉收缩压>60mmHg	—
二尖瓣反流(MR)	跑步机或自行车	三尖瓣喷射速度	运动状态下肺动脉收缩压>60mmHg	—

2D,二维成像;AVA,主动脉瓣;CWD,连续波多普勒;LV,左心室;ΔP,压力梯度;PA,肺动脉;PDE,脉冲多普勒超声心动图;TR,三尖瓣反流;Vmax,最大主动脉喷射速度。

* 定义为:a<1.0cm²,LV 射血分数<40%,平均 ΔP<30~40mmHg,心指数为 35 ml/m² 或更小。

在使用任何类型的压力测试来诊断瓣膜性心脏病患者的冠心病时都需要谨慎。冠脉血流量异常的患者有显著的瓣膜性心脏病,负荷试验诊断冠心病的准确性还不确定。例如,心肌氧供需不匹配可能导致"平衡缺血"的患者没有区域功能障碍的证据,即使有明显的心外膜下心肌缺血。在瓣膜性心脏病患者怀疑有冠心病时,建议采用冠状动脉造影。

心导管检查

在瓣膜性心脏病患者中经常存在伴发冠心病。建议在手术或经导管瓣膜介入前进行冠脉造影:

1. 心绞痛症状患者,缺血、左室收缩功能降低、冠心病病史或冠状动脉危险因素(包括 40 岁以上男性和绝经后女性)的客观证据。

2. 患有慢性严重重度继发性二尖瓣反流的患者(见第 69 章)。

3. 在选择接受外科瓣膜手术的患者中,冠状动脉 CT 造影是一种合理的替代有创性血管造影的方法(见第 18 章)。不正常的冠状动脉 CT 血管造影(存在心外膜冠状动脉疾病)需要进一步的心脏导管检查。

4. 当急性瓣膜反流、主动脉窦或升主动脉疾病或感染性心内膜炎需要紧急手术时,宜直接进行无冠状动脉造影的手术。

治疗原则

对所有瓣膜性心脏病患者的医学治疗包括预防瓣膜功能障碍进展性加重,原发性和继发性动脉粥样硬化性心脏病的预防,以及并发心脏疾病的治疗。

风湿性瓣膜性心脏病的预防

在全球范围内,风湿性瓣膜性心脏病的一级和二级预防是降低瓣膜性心脏病整体负担的关键(见第 74 章)。尽管由于通过治疗链球菌性咽炎进行初级预防在发达国家不太常见,但二级预防对所有风湿性瓣膜性心脏病患者都很重要。

心内膜炎的预防

最佳的牙科卫生和定期的牙科护理对于预防感染性心内膜炎至关重要(见第 73 章);所有患者都应接受关于预防心内膜炎的重要性、早期心内膜炎的迹象和症状的教育;并且需要及时报告任何无法解释的发热或其他症状[12-15]。在基层医疗提供者推荐使用抗生素治疗时,应首先要求患者进行血培养。此外,建议对所有类型的心脏瓣膜修复和瓣膜修复以及其他高风险情况的患者在进行牙科手术时采取抗生素预防措施[15,16]。

冠状动脉疾病的预防和治疗

钙化性瓣膜疾病的危险因素与动脉粥样硬化性心脏病的危险因素相似(见第 45 章)。因此,对常规心血管疾病危险因素进行适当的评价和管理,对于瓣膜性心脏病患者的管理具有重要意义。在瓣膜性心脏病患者中冠心病很常见,应采用药物为基础的医学、介入治疗和外科治疗(见第 61 章)。应考虑在手术或介入治疗时进行血管重建,以缓解症状,改善长期结果。

心房颤动

心房颤动常伴随二尖瓣疾病,可能与左心房压力和大小的增加有关,并可能预示症状的发生。与二尖瓣疾病相关的房颤的医疗管理可能包括经导管或外科消融术来恢复窦性节律是一些患者作为治疗速率或节律控制的替代疗法(见第 38 章)。建议所有房颤和二尖瓣疾病患者采用抗凝治疗,以预防栓塞事件(表 67.4)。当出现风湿病时,特别是二尖瓣狭窄时,考虑到极高的栓塞风险,需要维生素 K 拮抗剂治疗,而目前的指导方针建议对于二尖瓣关闭不全合并房颤的患者直接口服抗凝药物(见第 93 章)是合理的[17-20]。主动脉瓣狭窄经常伴有房颤,尤其是在老年人中。管理的重点是心室率控制和预防栓塞事件,对于选择性的患者可以考虑消融程序。

高血压病

高血压通常也存在于瓣膜性心脏病患者中,应该使用指导药物治疗(见第 47 章)。对于合并主动脉瓣狭窄的患者,药物治疗可能需要从小剂量开始,缓慢向上滴定,但通常是耐受良好的。特别重要的是,当患者血压正常时,测量经瓣膜的速度、压力阶差和面积,会因为高血压而导致严重程度被低估(见第 68 章)。

左室功能异常

由瓣膜性心脏病引起的左心室功能障碍是进行干预的指征。然而,许多患者因冠心病或原发性心肌病出现左心室功能障碍伴轻度或中度瓣膜病变。特别是,淀粉样心脏病可表现为老年钙化性瓣膜疾病(见第 77 章)。因此,建议对左心室功能障碍的其他原因进行完整的评估,特

表 67.4 瓣膜性心脏病患者伴有房颤的抗凝治疗

患者类型	建议	基本原理
瓣膜性心脏病合并房颤	抗凝治疗应该充分考虑利弊后个体化使用，还应考虑患者的偏好和价值观	有新资料显示直接口服抗凝血药与维生素 K 拮抗剂在预防栓塞事件中的等效性，应采用共同决策的方法来确定每个患者的抗凝治疗
二尖瓣狭窄	抗凝（维生素 k 拮抗剂或肝素）用于二尖瓣反流和房颤（阵发性、持续性或永久性）患者	二尖瓣反流和房颤的患者，即使在窦性节律的情况下，也是最容易发生左心房血栓的栓塞事件。直接口服抗凝血药与华法林的临床试验并不包括二尖瓣狭窄患者
其他原发的瓣膜疾病	在主动脉瓣疾病、三尖瓣疾病或二尖瓣反流的患者中，心房血栓治疗应遵循标准房颤指南	直接口服抗凝血药与华法林的随机临床试验，包括自身瓣膜疾病（二尖瓣狭窄除外）的患者亚群，显示了这些疗法的等效性
置换生物瓣膜	对于植入生物瓣膜的患者，房颤的抗血栓治疗应遵循标准房颤指南，以及对瓣膜植入后的管理建议（见第 71 章）	直接口服抗凝血药与华法林的随机临床试验显示了这些治疗方法的等价性，试验包括生物瓣膜的亚群患者
置换机械瓣膜	对于植入机械瓣膜的患者，应建议使用维生素 K 拮抗剂或肝素抗凝，而不论是否存在房颤	机械瓣膜患者需要华法林治疗（或肝素）来预防血栓栓塞事件。植入瓣膜指南涉及在并发房颤时是否应增加 INR 的目标值（见第 72 章）

INR，国际化标准比值。

别是当左心室收缩压、肥大或舒张功能障碍的程度似乎与瓣膜性心脏病的严重程度不成比例时。这一评估有助于指导决策，以预测介入性治疗恢复左心室功能的可能性。管理合并 EF 保存或降低的心力衰竭的瓣膜疾病患者，遵循与其他患者相同的一般原则（见第 25 和 26 章），由于容量状态的管理可能是有难度的，因为只有一个有限的左室容量/压力范围能保证够的前向心脏输出，而不会过度增加充盈压力，通常被称为“狭窄的负荷窗口”。患者经常在肺淤血和低输出症状之间来回摆动。这些患者需要细致的门诊医疗管理。

主动脉疾病

主动脉扩张经常伴随主动脉瓣疾病（见第 68 章）。在许多进展性的主动脉扩张和主动脉夹层风险增加的患者中，二叶式主动脉瓣疾病往往伴随着主动脉扩张（见第 63 章）。这些患者需要对主动脉解剖和大小进行额外的影像学检查和监测。一些钙化性主动脉瓣疾病患者也有主动脉扩张，常伴系统性高血压，也需要对特定的患者进行额外的影像学检查和随访。

（王昊 黄靖娟 纪睿圳 译，何奔 校）

参考文献

1. Nishimura RA, Otto CM, Bonow RO, et al. 2017 AHA/ACC Focused Update of the 2014 AHA/ACC Guideline for the Management of Patients With Valvular Heart Disease: A Report of the American College of Cardiology/American Heart Association Task Force on Clinical Practice Guidelines. *J Am Coll Cardiol.* 2017;70(2):252–289.
2. Baumgartner H, Falk V, Bax JJ, et al. ESC Scientific Document Group. 2017 ESC/EACTS guidelines for the management of valvular heart disease. *Eur Heart J.* 2017;38(36):2739–2791.
3. Chambers JB, Ray S, Prendergast B, et al. Specialist valve clinics: recommendations from the British Heart Valve Society working group on improving quality in the delivery of care for patients with heart valve disease. *Heart.* 2013;99:1714–1716.
4. Lancellotti P, Rosenhek R, Pibarot P. Heart valve clinic: rationale and organization. *Can J Cardiol.* 2014;30:1104–1107.
5. Lindman BR, Clavel MA, Mathieu P, et al. Calcific aortic stenosis. *Nat Rev Dis Primers.* 2016;2:16006.
6. Gerber MA, Baltimore RS, Eaton CB, et al. Prevention of rheumatic fever and diagnosis and treatment of acute streptococcal pharyngitis: a scientific statement from the American Heart Association Rheumatic Fever, Endocarditis, and Kawasaki Disease Committee of the Council on Cardiovascular Disease in the Young, the Interdisciplinary Council on Functional Genomics and Translational Biology, and the Interdisciplinary Council on Quality of Care and Outcomes Research, endorsed by the American Academy of Pediatrics. *Circulation.* 2009;119:1541–1551.
7. Redfors B, Pibarot P, Gillam LD, et al. Stress testing in asymptomatic aortic stenosis. *Circulation.* 2017;135(20):1956–1976.
8. Dulgheru R, Pibarot P, Sengupta PP, et al. Multimodality imaging strategies for the assessment of aortic stenosis: viewpoint of the Heart Valve Clinic International Database (HAVEC) Group. *Circ Cardiovasc Imaging.* 2016;9:e004352.
9. Baumgartner H, Hung J, Bermejo J, et al. Recommendations on the echocardiographic assessment of aortic valve stenosis: a focused update from the European Association of Cardiovascular Imaging and the American Society of Echocardiography. *J Am Soc Echocardiogr.* 2017;30(4):372–392.
10. Freeman RV, Otto CM. Bicuspid aortic valve and aortopathy: see the first, then look at the second. *JACC Cardiovasc Imaging.* 2013;6:162–164.
11. Garbi M, Chambers J, Vannan MA, Lancellotti P. Valve stress echocardiography: a practical guide for referral, procedure, reporting, and clinical implementation of results from the HAVEC Group. *JACC Cardiovasc Imaging.* 2015;8:724–736.
12. Glenny AM, Oliver R, Roberts GJ, et al. Antibiotics for the prophylaxis of bacterial endocarditis in dentistry. *Cochrane Database Syst Rev.* 2013;CD003813.
13. Mougeot FK, Saunders SE, Brennan MT, Lockhart PB. Associations between bacteremia from oral sources and distant-site infections: tooth brushing versus single tooth extraction. *Oral Surg Oral Med Oral Pathol Oral Radiol.* 2015;119:430–435.
14. Thornhill MH, Dayer MJ, Forde JM, et al. Impact of the NICE guideline recommending cessation of antibiotic prophylaxis for prevention of infective endocarditis: before and after study. *BMJ.* 2011;342:d2392.
15. Wilson W, Taubert KA, Gewitz M, et al. Prevention of infective endocarditis: recommendations from the American Heart Association. *Circulation.* 2007;116:1736–1754.
16. Habib G, Lancellotti P, Antunes MJ, et al. 2015 ESC guidelines for the management of infective endocarditis: the Task Force for the Management of Infective Endocarditis of the European Society of Cardiology (ESC). Endorsed by: European Association for Cardio-Thoracic Surgery (EACTS), the European Association of Nuclear Medicine (EANM). *Eur Heart J.* 2015;36:3075–3128.
17. Noseworthy PA, Yao X, Shah ND, Gersh BJ. Comparative effectiveness and safety of non–vitamin K antagonist oral anticoagulants versus warfarin in patients with atrial fibrillation and valvular heart disease. *Int J Cardiol.* 2016;209:181–183.
18. January CT, Wann LS, Alpert JS, et al. 2014 AHA/ACC/HRS guideline for the management of patients with atrial fibrillation: a report of the American College of Cardiology/American Heart Association Task Force on Practice Guidelines and the Heart Rhythm Society. *J Am Coll Cardiol.* 2014;64:e1–e76.
19. Avezum A, Lopes RD, Schulte PJ, et al. Apixaban in comparison with warfarin in patients with atrial fibrillation and valvular heart disease: findings from the Apixaban for Reduction in Stroke and Other Thromboembolic Events in Atrial Fibrillation (ARISTOTLE) trial. *Circulation.* 2015;132:624–632.
20. Breithardt G, Baumgartner H, Berkowitz SD, et al. Clinical characteristics and outcomes with rivaroxaban vs. warfarin in patients with non-valvular atrial fibrillation but underlying native mitral and aortic valve disease participating in the ROCKET AF trial. *Eur Heart J.* 2014;35:3377–3385.
21. Lindman BR, Bonow RO, Otto CM. Current management of calcific aortic stenosis. *Circ Res.* 2013;113:223–237.

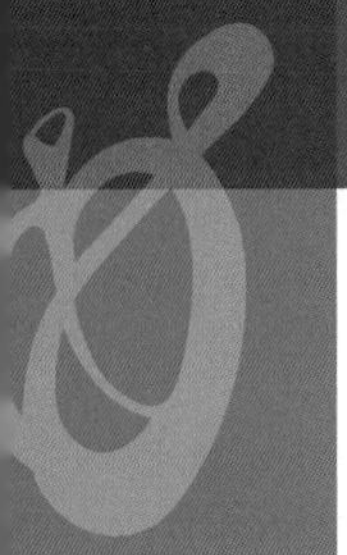

第 68 章 主动脉瓣膜疾病

BRIAN R. LINDMAN, ROBERT O. BONOW, AND CATHERINE M. OTTO

主动脉瓣狭窄

流行病学

在最近以人群为基础的超声心动图研究中,65 岁以上人群中有 1%~2%的人患有钙化主动脉瓣狭窄(aortic stenosis,AS),75 岁以上的人有 12%的人有钙化 AS[1,2](见第 88 章)。在 75 岁以上人群中,有 3.4%[95%置信区间(CI)1.1%~5.7%]的人存在重度主动脉瓣狭窄[2]。无狭窄主动脉瓣硬化(定义为主动脉瓣小叶不规则增厚或钙化)的患病率随年龄增加而增加,平均年龄 54 岁的人群中发病率为 9%,平均年龄 81 岁的人群中发病率为 42%[1,3]。从主动脉瓣硬化到狭窄的进展率每年是 1.8%~1.9%[3]。随着人口的老龄化,预计在未来的几十年里,发达国家拥有 AS 的人数将增加 2~3 倍[1,3,4]。

病因和病理

瓣膜性 AS 有 3 个主要病因:先天性二叶式主动脉瓣伴钙化、正常三叶瓣的钙化和风湿性瓣膜病(图 68.1)。在美国进行主动脉瓣置换术(AVR)治疗 AS 的 933 例患者中,超过 50%的患者存在二叶式主动脉瓣,在 70 岁以下的患者占 2/3,年龄在 70 岁以上的患者占 2/5(参见经典参考文献 Roberts 和 Ko)。此外,AS 也可能由于婴儿期或儿童期先天性瓣膜狭窄引起。少数情况下,由严重的主动脉和主动脉瓣粥样硬化引起,这种形式的 AS 最常发生在严重的高胆固醇血症患者中,在儿童纯合子Ⅱ型高脂血症患者中被观察到。类风湿累及瓣膜是一种罕见的 AS 病因,导致瓣膜小叶增厚和主动脉近端受累。伴有尿黑酸尿的褐黄病是造成 AS 的另一种罕见原因。固定的左心室流出道阻塞也可能发生在瓣膜上方(瓣膜上狭窄)或瓣膜下方(离散的瓣膜下狭窄)(见图 14.45)。进行性主动脉下梗阻可能由肥厚型心肌病引起(见第 78 章)。

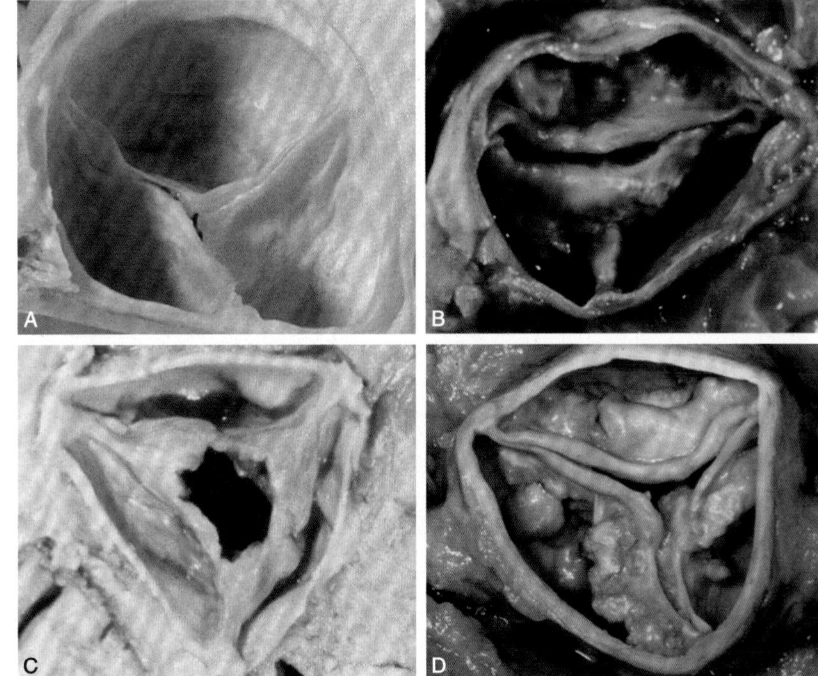

图 68.1 主动脉瓣狭窄的主要类型。A,正常主动脉瓣。B,先天性二叶式主动脉瓣狭窄。6 点钟位有假嵴。C,风湿性主动脉瓣狭窄。交界处融合为固定的中心孔。D,钙化性主动脉瓣狭窄

先天性主动脉瓣疾病。主动脉瓣的先天性畸形可以是单叶瓣、二叶瓣或三叶瓣，或者异常可以表现为穹状隔膜（见图 14.44 和第 75 章）。在婴儿期，单瓣类瓣膜通常会产生严重的阻塞，是致命的瓣膜病中最常见的畸形，多见 1 岁以下的儿童，但也可能出现在具有类似于双瓣类瓣膜疾病的解剖结构的年轻人中。先天性二叶瓣很少在儿童时期造成严重的主动脉口狭窄[5]，但在成年早期，在一部分患者中确实会导致严重的主动脉反流（aortic regurgitation，AR），需要进行瓣膜手术。然而，除重叠的钙化病变导致瓣膜阻塞时（见后文，二叶瓣主动脉瓣疾病），大多数受影响的患者在生命晚期之前都能维持正常的瓣膜功能。

钙化主动脉瓣疾病。钙化（以前称“老年性”或“退行性”）的主动脉瓣疾病，影响先天性的二叶瓣或正常的三叶瓣，现在是成人最常见的 AS 病因。主动脉硬化，通过超声心动图或 CT（computed tomography，CT）诊断，是钙化瓣膜病的初始阶段，即使没有瓣膜阻塞或明确的心血管疾病，也会增加心肌梗死（myocardial infarction，MI）和心血管及全因死亡的风险[3,6]。流行病学方面已明确了心血管危险因素和钙化主动脉瓣疾病之间的关系，提示治疗及预防这些危险因素能降低 AS 发展的风险（表 68.1）。

虽然钙化曾被认为是正常瓣膜长期机械应力（“磨损”）的结果，但现在很清楚，活跃的生物学基础是主动脉瓣钙化疾病的开始和进展（图 68.2）[7]。生物学差异驱使主动脉瓣钙化疾病的起始和进展可能对医学

表 68.1 临床危险因素与钙化主动脉瓣疾病（calcific aortic valve disease，CAVD）的观察性和流行病学研究关联强度

危险因素	CAVD 分析			危险因素	CAVD 分析		
	横断面	事件	进展		横断面	事件	进展
年龄	+++	+++	+++	血脂异常	++	++	0
男性	++/-	++	0	吸烟	++	++	+
身高	++	++	0	肾功能不全	+	0	0
体重指数	++	++	0	炎症因子	+	0	0
高血压	++	++	0	磷含量	++	0	N/A
糖尿病	+++	+++	0	钙含量	0	0	N/A
代谢综合征	++	++	+	基线钙分数	N/A	N/A	+++

+，弱阳性相关；++，适度正向相关；+++，强积极相关；-，弱负相关；0，未见相关；N/A，没有/资料不足。
引自 Owens DS，O'Brien KD：Clinical and genetic risk factors for calcific valve disease. In Otto CM，Bonow RO，editors. Valvular Heart Disease：A Companion to Braunwald's Heart Disease. 4th ed. Philadelphia：Saunders；2013，pp 53-62.

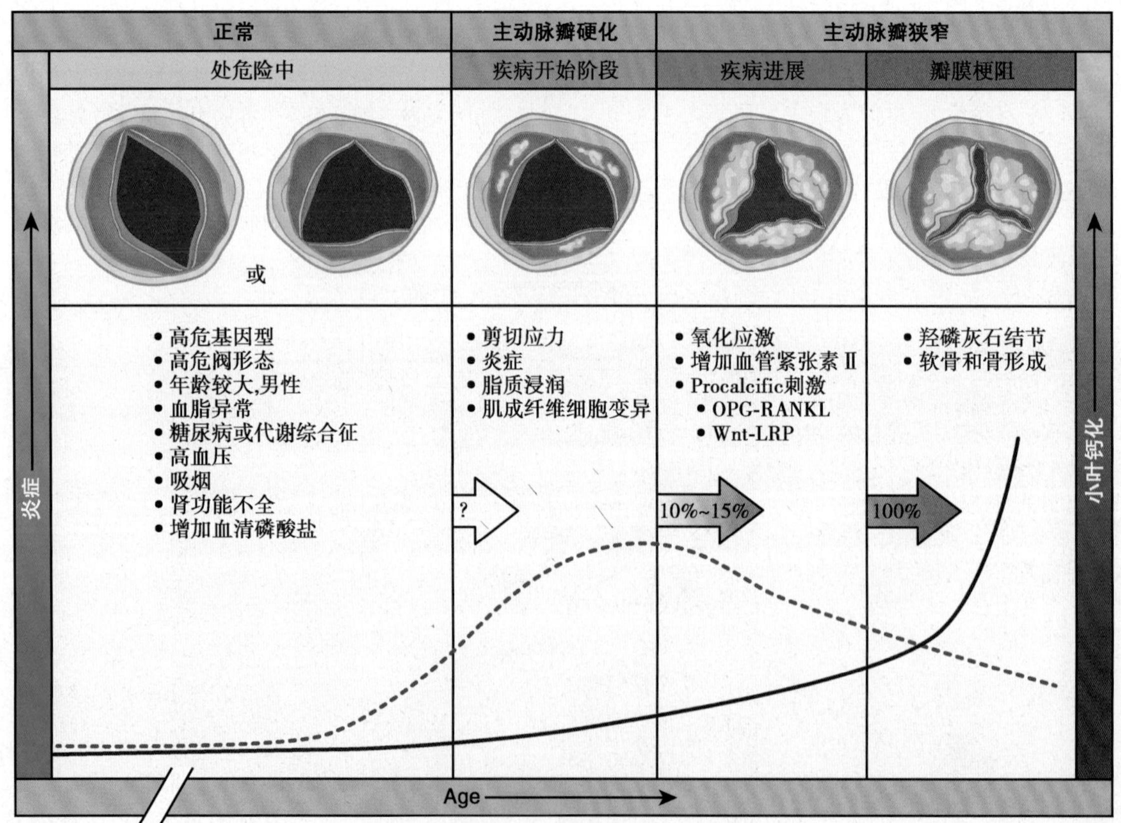

图 68.2 钙化主动脉狭窄（AS）的发病机制及时间：疾病分期、瓣膜解剖、临床危险因素、发病机制和患者年龄的关系。炎症（虚线）和脂质浸润是引起疾病的关键因素。关于高危患者发病流行的数据很少，而且进展性疾病只在这些患者的一个亚组中发生。进行性小叶病与多种疾病途径有关，有 10%至 15%的 AS 患者发生。一旦这些疾病机制被激活，小叶钙化就会导致几乎所有患者严重的 AS。终末期病变以组织钙化（红线）为主，导致瓣膜阻塞。目前的影像学方法只有在出现实质性的单张改变（对于进展性疾病或瓣膜阻塞患者）时才可靠，这限制了预防或减缓早期疾病进展的干预临床研究。LRP，脂蛋白受体相关蛋白复合物；OPG，骨保护蛋白；RANKL，受体激活核 factor-κB 配体。（引自 Otto CM，Prendergast B. Aortic-valve stenosis：from patients at risk to severe valve obstruction. N Engl J Med 2014；371：744-56.）

疗法有着重要影响,旨在防止、放缓或逆转主动脉硬化到严重主动脉瓣狭窄的过程,无论是从靶向途径还是疾病谱,针对性的药物治疗可能是有效的。

正常瓣叶由纤维膜(面朝主动脉)、室肌(面朝心室)和骨松质(位于纤维膜与室肌之间)组成。瓣膜间质细胞是最主要的细胞类型,同时也包含内皮细胞和平滑肌细胞。通过分子机制的复杂相互作用,可弯曲、灵活的瓣膜变得僵硬和不动,其特征是严重的纤维化和钙化。这一过程是由脂质浸润和氧化应激引起的,它们吸引和激活炎性细胞,促进细胞因子的形成(图 68.3)。瓣膜间质细胞(valve interstitial cells,VICs)经历了成骨重组,促进细胞外基质矿化和瓣膜纤维化重塑的进程。

如前所述,钙化的家族性聚集,提示瓣膜钙化的遗传易感性[8,9]。基因多态性与钙化型 AS 的存在有关,包括涉及维生素 D 受体、白细胞介素(interleukin,IL)-10 等位基因、雌激素受体、转化生长因子(transforming growth factor,TGF)受体和载脂蛋白 E4 等位基因[10]。在一项全基因组相关研究(genome-wide association study,GWAS)中,基于对来自 3 个人群队列的近 7 000 名患者的数据的 meta 分析,低密度脂蛋白(low-density lipoprotein,LDL)位点的单核苷酸多态性(single-nucleotide polymorphism,SNP)与主动脉瓣钙化、血清脂蛋白(a)[lipoprotein(a),Lp(a)]水平以及 AS 事件有关[风险比(HR)1.68;CI 1.32~2.15][11]。这种相关性评估证实了丹麦注册超过 77 000 名患者中的两个 Lp(a)基因型明显与 AS 事

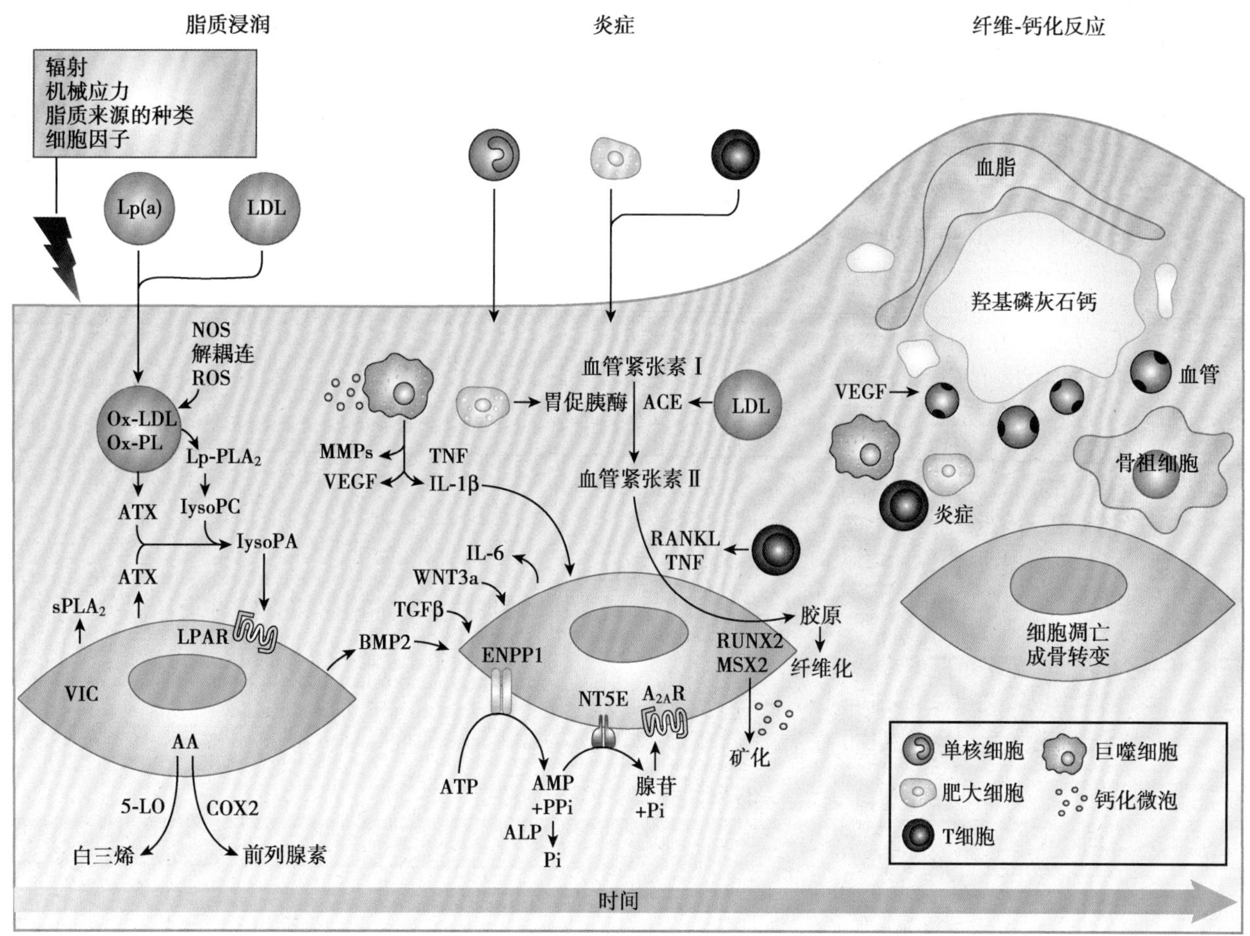

图 68.3 钙化主动脉狭窄的发病机制。内皮损伤使脂质,特别是低密度脂蛋白(LDL)和脂蛋白(a)[Lp(a)]浸润到纤维组织中,引发炎症细胞进入主动脉瓣。内皮损伤可由多种因素引起,包括脂源物质、细胞因子、机械应力和辐射损伤。活性氧(ROS)的产生是通过一氧化氮合酶(NOS)的解耦作用来促进的,它增加了脂质的氧化,进一步增强了细胞因子的分泌。在主动脉瓣中通过脂蛋白运输酶,LDL,Lp(a),如脂蛋白相关磷脂酶 A2(Lp-pla2)和外核苷酸焦磷酸酶/磷酸二酯酶 2(ENPP2),也称为自毒素(ATX),产生溶血磷脂衍生物。ATX 由瓣膜间质细胞(VIC)分泌,将溶血磷脂酰胆碱(lysophatilcholine,lysophatidic acid,lysophatidic acid)转化为溶血磷脂酸(lysophatidic acid,lysoPA)。几个因素,包括 lysoPA 核 factor-κB 配体的受体激活剂(RANKL;也被称为 TNFSF11)和 WNT3a,促进 VIC 的成骨转变。胞质 PLA2 产生的花生四烯酸(AA)通过前列腺素 G/H 合成酶 2(PTGS2)促进前列腺素和白三烯等类二十碳类化合物的产生;也被称为环氧合酶 2(COX-2)和 5-脂氧合酶(5-LO)通路。相应地,类二十烷类会促进炎症和矿化。胃促胰酶和血管紧张素转换酶(ACE)促进血管紧张素Ⅱ的生成,增加 VIC 合成和胶原蛋白的分泌。由于基质金属蛋白酶(MMPs)的生成增加和组织抑制剂(TIMPs)的合成减少,主动脉瓣内聚集了组织紊乱的纤维组织。微钙化在疾病早期开始,由 VIC 和巨噬细胞分泌的微泡驱动。此外,过度的外核苷酸酶[ENPP1 5′核苷酸酶星质(NT5E)和碱性磷酸酶(ALP)]促进细胞凋亡和矿化。骨形态发生蛋白 2(BMP2)导致成骨转分化,与骨相关转录因子[如 runt 相关转录因子 2(RUNX2)和同源框蛋白 MSX2]的表达有关。成骨细胞样细胞随后协调主动脉瓣的钙化,作为高度调控过程的一部分,类似于骨骼的形成。矿化基质的沉积伴随着纤维化和新生血管化,血管内皮生长因子(VEGF)的参与。反过来,新血管化增加了炎症细胞和骨髓源性骨祖细胞的招募。A2AR,腺苷酸 A_{2A} 受体;$sPLA_2$,分泌磷脂酶 A_2;LPAR,溶血磷脂酸受体;Ox-PL 氧化磷脂;Ox-LDL,氧化低密度脂蛋白;TGFβ,转化生长因子 β;TNF,肿瘤坏死因子。(引自 Lindman BR, Clavel M-A, Mathieu P, et al. Calcific aortic stenosis. *Nat Rev Dis Primers*. 2016;2:16006.)

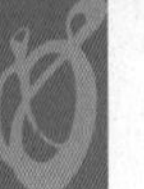

件相关[12]。通过脂蛋白相关性磷脂酶 A_2(Lp-PLA$_2$)和焦磷酸酶/磷酸二酯酶家族成员 2(ectonucleotide pyrophosphatase/phosphodiesterase family member 2,ENPP2),也称为自毒素,最近的证据显示 Lp(a)与 AS 之间的潜在联系[13-17]。Lp(a)转运 Lp-PLA$_2$ 和自毒素,发现都存在于狭窄的主动脉瓣中[15,16,18]。Lp-PLA$_2$ 将氧化磷脂转化为溶磷脂酰胆碱,反过来,自毒素将溶血素转化为溶血磷脂酸(lysophatidic acid,lysoPA),这似乎在 VICs 的成骨重塑中发挥了作用[16,17]。

风湿性主动脉瓣狭窄。风湿病是由于结合物和瓣叶粘连和融合以及瓣环小叶的血管化引起的,导致瓣叶边缘的收缩和硬化。接触面出现钙化结节,瓣口缩小为小圆形或三角形开口(图 68.1C)。因此,风湿性瓣膜常出现反流和狭窄。风湿性关节炎的患者通常有二尖瓣的风湿性病变(见第 74 章)。随着发达国家风湿热的下降,风湿病的频率正在下降,尽管它仍然是世界范围内的一个主要问题。

病理生理学

瓣膜梗阻

成人钙化型 AS 中,在流出道梗阻发生前,有着明显的瓣膜疾病负担。然而,一旦出现轻度梗阻,几乎所有患者都会发生血流动力学改变,从轻度到重度梗阻的时间间隔在少于 5 年至 10 年以上(图 68.4)。在婴儿和先天性 AS 的儿童中,随着儿童成长,瓣膜口几乎没有变化,但随着时间的推移会导致相对的梗阻。表 68.2 列出了反映主动脉狭窄进展的临床分期。

左心室流出道的严重阻塞通常有以下特征:①主动脉喷射速度大于或等于 4m/s;②在正常流动的情况下,平均跨瓣膜压梯度至少为 40mmHg;③在成年人有效主动脉口不超过 1.0cm^2(由连续性方程计算);如图 14.48 所示,即≤0.6cm^2/m^2 的身体表面积,大约是 25%的正常主动脉口(3.0~4.0cm^2)[19]。中度 AS 的特点是主动脉喷射速度约 3.0~3.9m/s 或跨瓣压差 20~39mmHg,主动脉瓣口面积 1.0~1.5cm^2。轻度 AS 的特征是主动脉的喷射速度为 2.0~2.9m/s,或平均跨瓣压梯度小于 20mmHg,主动脉瓣口面积为 1.5~2.0cm^2(表 68.2)[4,19-21]。

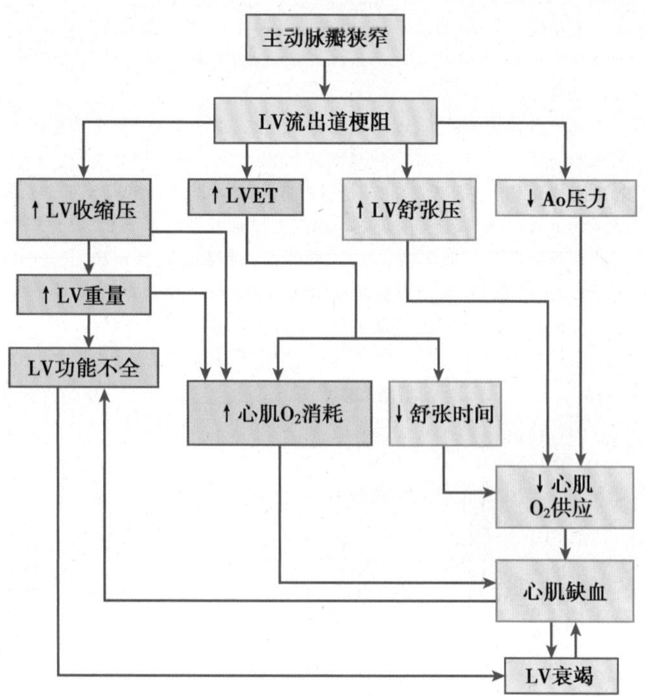

图 68.4 主动脉瓣狭窄的病理生理学。左心室(LV)流出道阻塞导致左心室收缩压增加,左心室射血时间(LVET)延长,左心室舒张压增加和主动脉(Ao)压降低。左心室容积过载导致左心室收缩压升高会增加左心室重量,这可能导致左心室功能障碍和衰竭。左心室收缩压,左心室重量和左心室射血时间增加会增加心肌氧(O_2)消耗。左心室射血时间增加导致舒张时间(心肌灌注时间)减少。左心室舒张压升高和主动脉舒张压降低可降低冠状动脉灌注压。舒张期缩短和冠状动脉灌注压降低心脏 O_2 供应。心肌 O_2 消耗增加和心肌 O_2 供应减少导致心肌缺血,左心室功能进一步恶化。(引自 Boudoulas H,Gravanis MB:Valvular heart disease. In Gravanis MB, editor. cardiovascular Disorders: Pathogenesis and Pathophysiology. St Louis;Mosby;1993,p 64.)

表 68.2 主动脉瓣狭窄的分期

分期	定义	瓣膜解剖结构	瓣膜血流动力学	血流动力学后果	症状
A	AS 风险期	二叶式主动脉瓣(或其他先天性瓣膜异常) 主动脉瓣硬化	主动脉峰值流速(V_{max})<2m/s	无	无
B	AS 进展期	二叶或三叶式主动脉瓣轻-中度瓣膜钙化出现收缩期运动部分受限或风湿性心脏病瓣膜病合并瓣叶交界处融合	**轻度 AS:** V_{max}2.0~2.9m/s 或平均 ΔP <20mmHg **中度 AS:** V_{max}3.0~3.9m/s 或平均 ΔP 20~39mmHg	可能出现早期舒张功能降低 LVEF 正常	无
C	无症状严重 AS 期				
C1	无症状严重 AS 期	严重瓣膜钙化或先天性狭窄瓣膜开放严重受限	**重度 AS:** V_{max}≥4m/s 或平均ΔP≥40mmHg 通常 AVA≤1.0cm^2(或 AVAi≤0.6cm^2/m^2) 极严重 AS 是 V_{max}≥5m/s 或平均ΔP≥60mmHg	左心室舒张功能降低 轻度左心室肥大 LVEF 正常	无 对验证症状情况进行运动试验是合理的

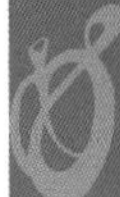

续表

分期	定义	瓣膜解剖结构	瓣膜血流动力学	血流动力学后果	症状
C2	无症状严重AS期合并左心室功能障碍	严重瓣膜钙化或先天性狭窄瓣膜开放严重受限	V_{max}≥4m/s或平均ΔP≥40mmHg 通常AVA≤1.0cm²(或AVAi≤0.6cm²/m²)	LVEF<50%	无
D	**有症状严重AS期**				
D1	有症状严重AS合并高跨瓣压差	严重瓣叶钙化或先天性狭窄瓣膜开放严重受限	**重度AS:** V_{max}≥4m/s或平均ΔP≥40mmHg 通常AVA≤1.0cm²(或AVAi≤0.6cm²/m²)但AS合并AR可能较大	左心室舒张功能降低 左心室肥大 可能出现肺动脉高压	劳力性呼吸困难或运动耐量下降 劳累性心绞痛 劳力性晕厥或先兆晕厥
D2	有症状严重AS合并低跨瓣血流量/低跨瓣压差以及LVEF降低	严重瓣膜钙化合并瓣膜运动严重受限	AVA≤1.0cm²同时静息V_{max}<4m/s或平均ΔP<40mmHg 多巴酚丁胺超声心动图试验显示任何血流量时AVA≤1.0cm²同时V_{max}≥4m/s	左心室舒张功能降低 左心室肥大 LVEF<50%	心衰 心绞痛 晕厥或先兆晕厥
D3	有症状严重AS合并低跨瓣血流量和LVEF正常 或严重AS合并跨瓣血流量反常低	严重瓣膜钙化合并瓣膜运动严重受限	AVA≤1.0cm²同时V_{max}<4m/s或平均ΔP<40mmHg AVAi≤0.6cm²/m² 每搏输出量指数<35ml/m² 血压正常(收缩压<140mmHg)时测量	相对室壁厚度而言左心室增大 左心室腔小和每搏输出量低 舒张充盈受限 LVEF>50%	心衰 心绞痛 晕厥或先兆晕厥

AVA,主动脉瓣面积;AVAi,按体表面积测算主动脉瓣面积指数;LVEF,左心室射血分数;ΔP,跨瓣压差,V_{max},最大主动脉射流速度。

引自 Nishimura RA, Otto CM, Bonow RO, et al, 2014 AHA/ACCF guideline for the management of patients with valvular heart disease: a report of the American College of Cardiology Foundation/American Heart Association Task Force on Practice Guidelines. J Am Coll Cardiol 2014;63:e57.

然而,与症状发作相关的狭窄程度在不同的患者之间是不同的,在个体患者中,没有一个单独的数据能确定重度或临界的AS。临床判断是基于症状状态和LV对慢性压力过载反馈来考虑,并结合血流动力学的严重程度。在某些情况下,对血流动力学严重程度的测量,如能量损失指数、瓣膜阻抗、随着负荷条件的变化(如多巴酚丁胺试验)或运动评估,对于全面评估疾病的严重程度是必要的[22-26]。

肥厚性心肌重塑

在主动脉瓣阻塞的情况下维持心排血量会增加LV的压力。作为反应,LV重塑的典型表现为心肌细胞肥大和室壁厚度增加(图68.5)。LV重塑可表现为向心重塑、向心肥大或偏心肥大。基于拉普拉斯定律,LV重塑,降低了室壁压力(后负荷),被认为是维持LV射血功能的重要补偿机制之一,后负荷直接影响LV射血功能(见经典参考文献Grossman)。

然而,LV肥大不仅仅与后负荷的增加有关。临床前研究表明,尽管心室压力增加,但阻断压力超载引起的肥厚反应对心室性能并没有影响(参见经典参考文献,Hill)。在AS患者中,一些研究已经证明,LV肥厚性重塑加重与更严重的心室功能障碍和心力衰竭症状以及更高的死亡率有关[27-29]。因此,虽然它可能减少LV压力,但LV肥厚性重塑也可能长期有害,转化为受损的LV功能和更糟的临床结果。

压力过载引起的心肌肥大包括适应性和非适应性[30]。此外,AS患者的肥厚性重塑由多种因素决定,包括性别、遗传、血管负荷和代谢异常等,而非瓣膜阻塞的严重程度[31,32]。此外,LV肥厚性重塑的代偿与失代偿程度以及由此产生的功能和临床效果并不仅是LV总体质量和几何形状的问题,心肌的组成和能量学也很重要[30]。

左心室舒张功能

增生性重塑还会损害舒张期心室的舒张度[33,34],增加其僵硬度,作为心血管和代谢合并症[35]。心肌细胞僵硬度升高,心肌纤维化增加,糖基化产物增加,代谢异常均导致心室僵硬度升高和舒张末期压力升高[33]。心房收缩在AS左心室充盈中起着特别重要的作用,因为它增加了左心室舒张末期压力,而没有引起左心房平均压力升高。左心房的"增压泵"功能防止肺静脉和毛细血管压力上升到可能导致肺充血的水平,同时将左心室舒张末期压力维持在肥大的左心室所必需有效收缩水平。适当时机的丧失,剧烈的心房收缩,如发生在心房颤动或房室分离,可能导致心房颤动患者的临床恶化。在AS手术缓解后,舒张功能障碍可能会随着左心室肥大的消退而恢复正常,但某种程度,长期舒张功能障碍通常会持续存在。

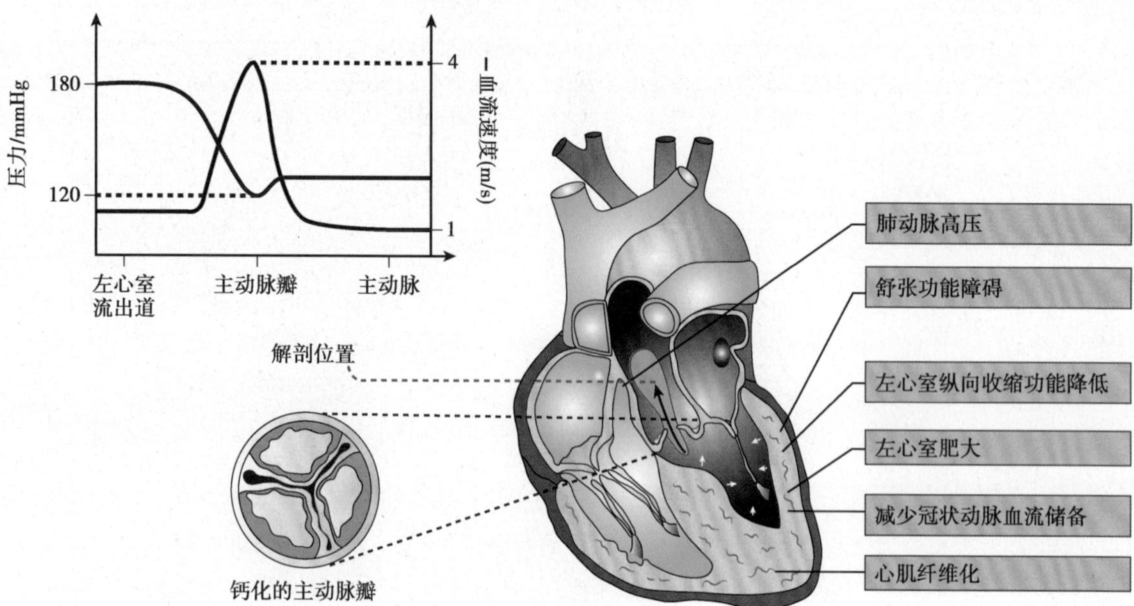

图 68.5 主动脉瓣狭窄引起的压力超负荷后左心室的适应不良性重塑和功能受损。主动脉瓣口狭窄导致血流速度的加速,同时伴随左心室流出道(LVOT)和主动脉之间的收缩压降低。主动脉狭窄导致左心室压力增加使得左心室肥大(左心室心肌质量增加),冠状动脉血流储备减少,心肌纤维化,舒张功能障碍和纵向收缩期缩短,尽管大多数患者的射血分数仍然正常。左心房扩大是常见的,因为左心室的充盈压升高,在疾病的晚期阶段通常导致继发性肺动脉高压和右心室功能障碍。(引自 Lindman BR, Clavel M-A, Mathieu P 等, Calcific aortic stenosis. Nat Rev Dis Primers 2016;2:16006.)

左心室收缩功能

大多数 AS,用射血分数(ejection fraction,EF)测量左心室收缩功能[4]。多数患者的病程后期之前 EF 都是正常的,然而,在 EF 减退之前,更细微的收缩功能障碍可以被检测为纵向收缩应变减少[36,37](见第 14 章)。收缩功能障碍的发展和严重程度是多种因素相互作用的结果,包括瓣膜梗阻的严重程度、代谢异常、血管负荷、肥厚不良(考虑到壁压与收缩功能负相关)、代偿性肥大(导致收缩功能受损)、缺血和纤维化。最终,一部分患者出现明显的收缩功能障碍,表现为 LVEF 降低。在这些患者中,收缩期功能通常在 AVR 解除心室负荷后得到改善,恢复程度取决于许多因素,包括后负荷不协调和收缩力改变对收缩期功能障碍的影响程度[39,40]。

心肌纤维化。对于 AS 患者,心肌纤维化是一个新兴的致病危险因素[41-44]。作为肥厚性重塑过程的一部分,弥漫性和替换心肌纤维化(并非陈旧性 MI 的纤维化)是会进展的[41],虽然纤维化的发生率和程度是可变的和不可预知的,潜在的生物机制尚未阐明。重要的是,与瓣膜置换前没有纤维化或纤维化程度最低的患者相比,严重纤维化的患者,尽管 EF 正常,但更有可能出现更严重的心衰症状,在瓣膜置换后,症状改善的可能性更小[42]。

肺和全身血管。左心室肥大和压力超载将压力传递到肺血管,导致许多 AS 患者出现肺动脉高压,15%~20% 的患者会出现[45]。虽然患者最初可能单独表现为肺静脉高压,但有些患者会继续发展为肺血管阻力增加,这可能受特定的合并症和肺静脉高压的慢性影响[46-48]。在无症状患者中,运动诱发肺动脉高压与无事件生存率降低有关[49]。在接受手术或经导管 AVR 的患者中,严重的肺动脉高压与术后死亡增加有关[46,48,50]。

全身血管系统对 LV 后负荷也有重要贡献。血流动力学研究显示,使用全身血管扩张药物会使左心室搏出量急剧增加,尽管瓣膜梗阻没有改变,但血管性质的改变可以减缓左心室负荷[47,51](见经典参考文献,Khot)。血管负荷增加的因素,包括血管硬度、整体负荷(包括瓣膜负荷和血管负荷)和收缩压,与 LV 重塑、LV 功能下降和更差的临床结果相关[38,52-54]。

心肌缺血。AS 患者左心室肥大、收缩压增高、射血时间延长均使心肌耗氧量增加。与此同时,即使不存在冠心病的情况下,也会使心室舒张末期压升高,心肌毛细血管密度降低,心肌血流减少,冠状动脉灌注压梯度降低。总之,这造成了心肌氧供应和需求的失衡,心内膜下缺血最为明显(见图 68.4)。

随着瓣膜梗阻程度加重,冠脉血流储备也随之逐渐降低[55]。体力活动或其他机体需氧量增加的情况可加重氧气的供需失衡,并导致与心外膜冠脉梗阻难以鉴别的心绞痛。

临床表现

症状

获得性主动脉瓣狭窄的主要临床表现为劳力性呼吸困难,心绞痛,晕厥,最终发展为心衰[25,56]。根据主动脉瓣听诊区收缩期杂音,多数患者在症状出现前即可作出初步诊断,并由超声心动图明确。二叶主动脉瓣畸形狭窄的临床症状一般出现于 50~70 岁;三叶主动脉瓣的钙化型狭窄一般于 70 岁后出现,而此年龄组的主动脉瓣狭窄中有 40% 患者有先天性二叶主动脉瓣畸形(见经典参考文献,Robert 和 Ko)。

前瞻性随访发现,确诊的主动脉瓣狭窄患者最常见的临床表现为逐渐降低的运动耐量,疲劳,或劳力性呼吸困难。劳力性呼吸困难可能为左心室舒张功能不全伴舒张末期压力升高导致的肺静脉充血。此外,劳力性症状也可能由活动时心输出量增加受限引起。加重的劳力性呼吸困难,伴端坐呼吸,阵发性夜间呼吸困难及肺水肿反映了肺静脉高压的不同水平。上述为主动脉狭窄患者相对晚期的症状，而现行的治疗方案要求在此阶段前开始治疗。

重度主动脉狭窄患者常有心绞痛，其发作类似冠心病，由活动诱发而休息后缓解（见56章和61章）。在无冠心病的主动脉瓣狭窄患者，心绞痛由肥厚心肌需氧量增加，以及其继发于冠脉过度受压管壁所致供氧减少引起。伴冠心病的主动脉瓣狭窄患者，其心绞痛由心外膜冠脉阻塞及上述特征性的氧供需失衡联合作用所致。冠脉血管床的钙化性栓子很少引起心绞痛。

晕厥最常见的原因是脑血流灌注降低，常发生于运动时，原因为全身血管扩张、主动脉瓣狭窄导致心输出量增加不足，造成动脉血压下降。晕厥也可能由于严重主动脉瓣狭窄导致压力感受器功能障碍（见第99章），以及运动中左心室收缩压大幅升高引起的血管减压反应所致。晕厥常有先兆症状。运动性低血压常表现为"昏昏沉沉"或用力时眩晕。静息时眩晕可因短暂心房颤动导致心房收缩下降，心室充盈降低，引起心输出量急剧下降；或因瓣膜钙化延伸至传导系统，导致短暂的房室传导阻滞。

胃肠道出血可发生于重度主动脉瓣狭窄患者，常与血管发育不良（大多见于右结肠）或其他血管畸形相关。这一并发症是由于血管壁剪切应力诱导的血小板聚集，von Willebrand 因子的高分子量多聚体减少和蛋白水解亚单位片段引起[57]。这些与主动脉瓣狭窄程度相关的异常可由主动脉瓣置换纠正。

据文献记载，主动脉瓣疾病患者，特别是伴主动脉瓣二叶畸形的年轻患者，罹患感染性心内膜炎的风险升高（见第73章）。增厚的主动脉瓣二叶畸形引发的微血栓可导致脑栓塞，引起卒中和短暂性脑缺血。钙化性主动脉瓣狭窄可导致各种器官的钙栓塞，如心、肾及脑。

体格检查。主动脉瓣狭窄患者的关键体征包括触诊可及颈动脉上冲震颤，评估主动脉瓣听诊区收缩期杂音，第二心音分裂程度，以及心衰体征的检查（见第10章和第67章）。

颈动脉上冲直接反应动脉压力波状态。重度主动脉狭窄的动脉搏动呈特征性缓慢上升、滞后达峰、低幅的颈动脉搏动，即小脉和迟脉。一旦查及此体征，即明确提示重度主动脉瓣狭窄。然而，主动脉瓣狭窄成年患者多有发疾病，如主动脉瓣关闭不全或体循环高血压，可影响动脉血压曲线及颈动脉搏动。故明显正常的颈动脉搏动并不能排除重度主动脉瓣狭窄。同时，重度主动脉瓣狭窄的收缩期杂音可传导至颈动脉，触诊可及心前区震颤或颈动脉震颤。

听诊。主动脉瓣狭窄收缩期杂音一般呈晚峰状，在心底部最易听到，常延颈动脉传导。杂音在 A_2 前消失，有助于与全收缩期二尖瓣杂音相鉴别。主动脉瓣钙化的患者心底部杂音最为响亮，但其高频成分向心尖区传导，称为 Gallavardin 现象，此杂音在心尖区更为明显，可被误认为二尖瓣反流的杂音。一般来说，杂音越响亮、持续时间越长，提示主动脉瓣狭窄越严重。然而，3级以上的收缩期杂音只是重度主动脉瓣狭窄相对特异的体征，许多重度主动脉瓣狭窄患者只有2级收缩期杂音。当左心室功能衰竭、每搏量下降时，主动脉瓣狭窄患者的收缩期杂音变轻；少数情况下，杂音甚至可完全消失。

正常的心音分裂提示主动脉瓣叶尚柔软，足以产生可闻及的瓣膜关闭音（A_2），故 S_2 分裂有助排除重度主动脉瓣狭窄。重度主动脉瓣狭窄时，S_2 可呈单音，其原因包括：①主动脉瓣钙化、僵硬使 A_2 难以闻及；②肺动脉瓣关闭音（P_2）被延长的主动脉射血杂音所掩盖；③左心室收缩延长导致 A_2 与 P_2 重叠。

动态听诊。随着心脏舒张期充盈时间变化，如心房颤动或期前收缩后，主动脉瓣狭窄的收缩期杂音的强度可随逐次心搏而有所不同。这一特点有助鉴别主动脉瓣狭窄与二尖瓣关闭不全，后者杂音常无变化。主动脉瓣狭窄的瓣膜杂音可在蹲位时增强，因此时每搏量增加。在 Valsalva 动作或站立时跨瓣膜血流量减少，杂音强度减弱。

诊断性检查

超声心动图

超声心动图是用于评价、随访及选取适合手术患者的标准检查方法（见第14章及图14.46~图14.49）。超声心动图可获得高清晰度的瓣膜解剖图像，包括主动脉瓣狭窄的病因，瓣膜钙化的严重程度，有时甚至可通过三维重建直接测定瓣口面积[58-60]。超声心动图在评估左心室心肌肥厚及收缩功能、计算左心室射血分数、测量主动脉窦大小及评价合并二尖瓣膜疾病程度具有十分重要的价值[60]。收缩期长轴应变成像技术作为一种敏感性较高的手段，已用于评价左心室功能、预测包括死亡在内的临床不良事件[36,61-63]。

多普勒超声心动图可测量跨主动脉瓣血流速度，作为评定疾病严重程度和预测临床结果最重要的指标。狭窄的主动脉瓣口面积通过连续性方程测算，而平均跨主动脉压力阶差通过改良的 Bernoulli 方程计算得出[60]（见图14.48）。经侵入性血流动力学测量方法证明，多普勒超声测得的瓣口面积和压力阶差数据的准确性良好；而临床实践证明其对患者临床结果的判断亦较为可靠。不过，上述检查的准确性依赖于经验丰富的超声科，同时要求超声技师的操作细致入微，一丝不苟。

脉冲多普勒、连续多普勒和彩色多普勒超声心动图的组合对于检测和确定主动脉瓣反流的严重程度（约75%以主动脉瓣狭窄为主要表现的患者伴有主动脉瓣反流）并估测肺动脉压力。部分患者可能需要对主动脉瓣狭窄严重程度做额外测量，例如对狭窄后压力回复校正或经食管超声心动图进行瓣膜解剖三维重建。如患者有高血压，则主动脉瓣狭窄严重程度评估的准确性可能受影响，需要待血压稳定后进行重新评估[64]。在左心室功能不全伴心输出量降低的患者，可在注射多巴酚丁胺时评估主动脉瓣狭窄严重程度的动态变化，从而提高评估效果。

运动负荷试验

尽管在仔细问诊时，多数主动脉瓣患者自述疲劳、呼吸困难等病史，但在症状刚出现时，患者会调节生活方式以减轻不适感；部分患者认为疲劳和呼吸困难是适应能力减退或年龄增长所致，导致其未能将早期症状识别为重要的警告信号。对明显无症状的患者，运动试验可使患者症状发作，明确患者运动耐量受限或血压反应异常[65]。有症状的患者绝对禁行运动负荷试验。

心脏 CT

CT 的使用范围在钙化性主动脉瓣疾病患者中正在不断扩大（见第18章）。对超声心动图或胸片有证据或怀疑主动脉根部疾病，特别是二叶主动脉瓣畸形的患者，CT 可用于评估其主动脉扩张程度。CT 可从不同层面对主动脉进行测量，包括主动脉窦、窦管交界及升主动脉，在制订临床决策和手术计划时必不可少。除此之外，CT 越来越广泛用于评估瓣膜钙化，以预测疾病进展程度；更常用于评估低流量、低压力梯度的主动脉瓣狭窄患者的狭窄程度[66,67]。CT 也是主动脉瓣置换术前的常规检查，主要用于鉴别陶瓷样主动脉并确定合适的瓣膜尺寸，且在行经导管主动脉置换术时评估主动脉、外周血管解剖结构（见图18.15和图72.5）[68]。

心导管检查

超声心动图可以为几乎所有患者的治疗提供重要的血流动力学资料。目前只有在非侵入检查结果不可靠,临床资料和超声数据相矛盾,以及外科手术前行冠脉造影时才考虑进行心导管检查(见第 19 章和第 20 章)。

其他影像学检查

心肌磁共振成像(见第 17 章)。心肌磁共振对评估左心室容积、功能及质量非常有用,在超声无法获得这些信息时其价值更加明显[72]。心肌磁共振也适用于评价主动脉瓣二叶畸形患者的主动脉尺寸,尤其是多年随访需要连续行影像学检查而又要避免辐射的患者。心肌纤维化的存在与否及严重程度与不良预后密切相关,而延迟钆增强(late gadolinium enhancement,LGE)心肌磁共振可用于主动脉瓣狭窄患者的危险分层(见图 68.6)。磁共振测得的跨瓣血流速度常偏低,因而未推荐用于评价瓣膜狭窄程度,但心肌磁共振有时也作为 CT 的替代手段,用于评估瓣膜形态、血管解剖和经导管主动脉瓣置换术前评估瓣环尺寸[73]。

正电子发射断层扫描(见第 16 章)。行正电子发射断层扫描(positron emission tomography,PET)时,根据主动脉瓣主动摄取^{18}F-氟化钠的程度,可识别活动性组织钙化并预测 1~2 年后随访 CT 测得主动脉瓣钙化程度的变化[74-76]。新发瓣膜钙化的 18F-氟化钠摄取分布与基线水平相似,可据此特征加以识别(图 68.7)。此特点可能作为替代终点,用于延缓钙化性主动脉瓣疾病进展的治疗试验,但尚需进一步研究证实。

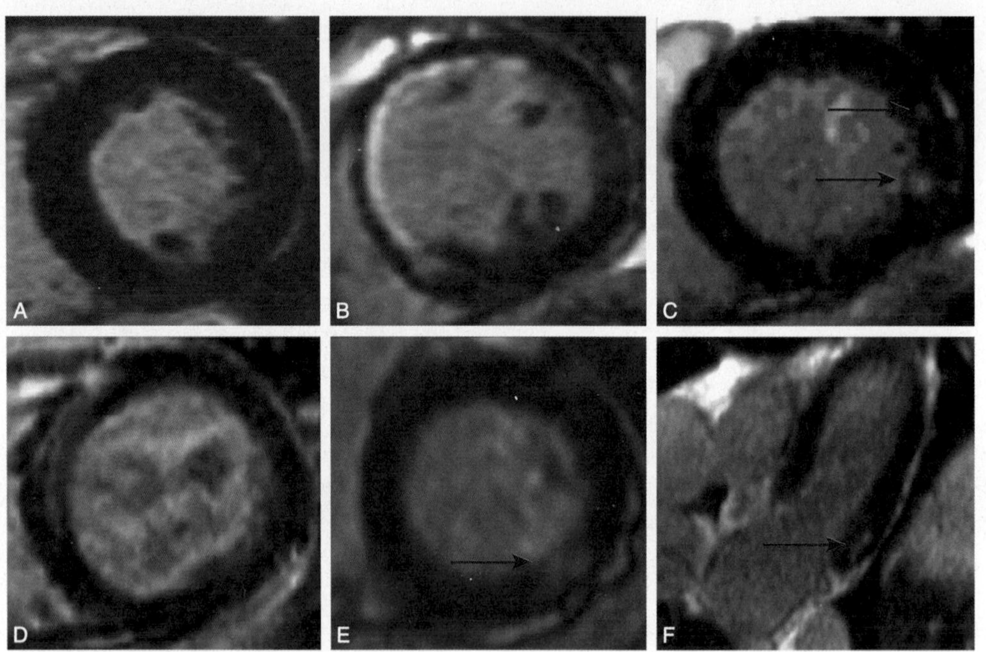

图 68.6 心脏磁共振图像显示在主动脉瓣狭窄患者中观察到的延迟钆增强(LGE)的不同模式。A,无延迟钆增强。B,在室间隔和前壁中观察到心内膜下梗死延迟钆增强模式。C,左心室侧壁壁内延迟钆增强的两个焦点区域(红色箭头)。D,壁内延迟钆增强更多呈线性模式,影响室间隔。E,短轴视图和 F,长轴视图,在同一患者的下侧壁壁内延迟钆增强(红色箭头)。(Dweck MR, Joshi S, Murigu T, et al. Midwall fibrosis is an independent predictor of mortality in patients with aortic stenosis. J Am Coll Cardiol 2011;58:1271-9.)

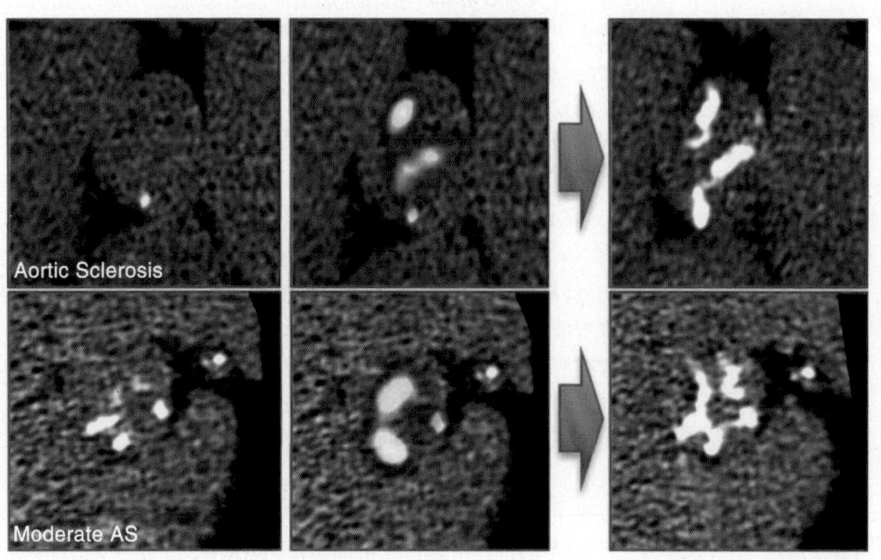

图 68.7 瓣膜^{18}F-氟化物摄取可预测主动脉瓣狭窄(AS)中钙化的进展。两名患有主动脉瓣钙化疾病的患者。**左**,基线计算机断层扫描(CT)图像。**中间**,融合正电子发射断层扫描(PET)/CT 图像显示 18F-氟化物瓣膜摄取增加(红色/黄色区域)。**右**,2 年后重复 CT 扫描,新的肉眼可见钙化区域(白色区域)与基线 PET 摄取的分布相似。(Jenkins WS, Vesey AT, Shah AS, et al. Valvular (18) F-fluoride and (18) F-fluorodeoxyglucose uptake predict disease progression and clinical outcome in patients with aortic stenosis. J Am Coll Cardiol 2015;66:1200-1.)

疾病过程

无症状患者

主动脉瓣狭窄的诊断通常基于听诊提示主动脉瓣狭窄，并经心脏超声确诊。当主动脉瓣狭窄不严重且无症状时，需根据临床表现及心脏超声测得的主动脉瓣狭窄程度对患者进行再评估。一般情况下，如患者有症状或体征改变须立即复查心脏超声，否则重度主动脉瓣狭窄每6至12月复查一次，中度主动脉瓣狭窄每1至2年一次，轻度主动脉瓣狭窄每3至5年一次[19,69]。

流出道梗阻的严重程度在10至15年内逐渐进展，故主动脉瓣狭窄的临床过程包括了一段较长的潜伏期。在此期间，主动脉瓣狭窄仅为轻至中度，其临床结果与年龄匹配的正常患者相似[77,78]。主动脉瓣狭窄的进展速度范围很大，难以预测。临床研究中，与加速血流动力学改变有关的因素包括老龄、严重的瓣叶钙化、肾功能不全、高血压、肥胖、代谢综合征、吸烟、高脂血症、循环Lp(a)水平升高和Lp-PLA$_2$活性增加[4,13,14]。

对于瓣膜轻度增厚但无流出道梗阻的患者(如主动脉硬化)，16%的患者在随访1年时会出现瓣膜梗阻，但只有2.5%会在诊断为主动脉硬化症后平均8年内出现严重的瓣膜梗阻。疾病进展可能与不同的因素有关，与疾病发病无关[79]。

中重度主动脉瓣狭窄患者若无临床症状，则预后仍然保持良好[80]。不过，由于主动脉瓣狭窄具备不断进展的特点，必须密切随访患者。总的来讲，尽管症状性狭窄比无症状性狭窄病情更严重，但两组患者的严重程度可有明显重叠。表68.1中总结了无症状性主动脉瓣狭窄患者进展为症状性主动脉瓣狭窄的前瞻性研究。疾病进展的最强预测因子为超声多普勒主动脉血流速度[20,81,82]。当主动脉血流速度小于3m/s时，84%的无症状性患者在2年的随访后仍无症状出现；而当主动脉血流大于4m/s时(见图68.8)，2年后仅21%患者无症状出现。重度主动脉瓣狭窄患者(多普勒超声提示主动脉血流>4m/s)的预后可通过多普勒超声测得的血流速度(图68.8B)和主动脉瓣钙化严重程度来预测[63,83,84]。在这些研究中，多数事件是指需行主动脉瓣置换术纠正的症状进展，而无症状患者猝死不包括在内。然而，有回顾性研究报道了明显无症状性患者猝死的病例。一项前瞻性观察性研究针对日本的最初无症状的重度主动脉瓣狭窄患者，对比了早期接受手术治疗和"观察等待"策略患者的预后[85]，通过倾向性匹配以调整两组之间的基线水平差异，291例接受早期手术患者的生存率显著高于最初保守治疗的291例患者。但值得注意的是，保守治疗组出现症状的患者中有31%未接受主动脉瓣置换，"观察等待"期间死亡人数的17%属于这部分患者。因此早期手术干预对无症状性患者的作用尚不明确，只能通过前瞻性随机对照研究(randomized controlled trial，RCT)来确定。

由于症状发作时血流动力学改变严重程度不同，且很多患者不能认识到疾病隐匿进展最终导致症状发作，故运动负荷试验和血清N型利钠肽(B-type natriuretic peptide，BNP)水平已作为评估疾病进展、症状发作的预测指标。当疾病状态不明确时，医生监测下的运动测试在成年重度主动脉瓣狭窄患者中较为安全，当患者有症状发作或血压降低时，应考虑患者为症状性主动脉瓣狭窄[65]。当症状不明显或中度狭窄时，BNP水平升高可能有帮助，但BNP对评估疾病进展的作用尚不明确[86]。表68.3列出了有助风险分层以预测症状发作和无事件生存率的其他因素。

症状性患者

除非流出道梗阻得到缓解，否则患者的生存率在轻度症状出现后将大大降低。症状性重度主动脉瓣狭窄患者的预期生存率随年龄、并发症数量及心衰的严重程度有很大变化，但未行主动脉瓣置换术的患者在症状出现后的平均生存时间仅为1~3年[87,88]。在PARTNER(Placement of Transcatheter Aortic Valves，经导管主动脉瓣置入)研究中，随机分配到常规治疗组(如未行经导管主动

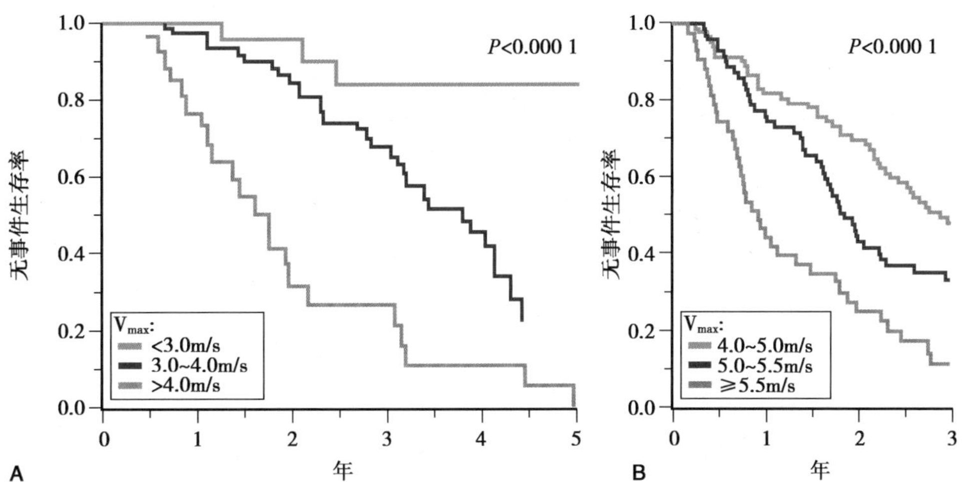

图68.8 A，无症状主动脉瓣狭窄患者无事件生存所反映的自然病史。主动脉射流速度初始峰值(V_{max})对病人分层，根据随时间发展可能需要瓣膜置换的症状。B，非常严重主动脉瓣狭窄的结局。V_{max}为4.0m/s或更高的患者的Kaplan-Meier无事件生存率。在A和B中，大多数"事件"包括需要主动脉瓣置换的症状的发作。(A，引自Otto CM et al. A prospective study of asymptomatic valvular aortic stenosis：clinical，echocardiographic，and exercise predictors of outcome. Circulation 1997；95：2262；B，引自Rosenhek R et al. Natural history of very severe aortic stenosis. Circulation 2010；121：151.)

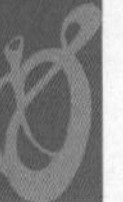

表 68.3 主动脉瓣重度狭窄患者的风险分层

无症状患者*	有症状患者†
运动试验异常	低 EF 主动脉瓣患者低流量，低梯度，缺乏收缩储备
BNP 升高	
中度至重度瓣膜钙化	平均压差极低(<20mmHg)
主动脉速度很高(>5 或 5.5m/s)	BNP 明显升高
主动脉速度迅速增加	严重的心室纤维化
LV 肥厚性重塑	依赖吸氧的肺部疾病
LV 纵向收缩应变减少	虚弱
心肌纤维化	严重肾功能不全
肺动脉高压	STS 分数很高

BNP，脑(B 型)利钠肽；EF，射血分数；LV，左心室；STS，胸外科医师学会。

*疾病进展速度增加和/或无事件发生率降低的标志生存物。

†风险和/或潜在徒劳增加的标志。

脉瓣置换术而采取药物治疗)的症状性重度主动脉瓣狭窄患者，临床结果非常差，其 1 年死亡率为 50.9%，2 年死亡率为 68%[88,89]。在症状性重度主动脉瓣狭窄患者中，左心室衰竭且心输出量、跨瓣压力梯度均较低的患者预后最差。症状性重度主动脉瓣狭窄患者，其猝死风险很高，故此类患者应及时转诊行主动脉瓣置换。对于未接受主动脉瓣置换的患者，心绞痛和失代偿性心衰导致的反复住院较为常见，这将导致医疗资源大量消耗[90]。

重度主动脉瓣狭窄分类。重度主动脉瓣狭窄定义为主动脉瓣口面积≤1.0cm^2，平均跨瓣压≥40mmHg，或峰值血流速度≥4m/s(见表 68.2)。当主动脉血流速度或压力梯度满足该标准时，存在重度主动脉瓣狭窄且在无症状患者中分类为 C 期，在有症状患者中分类为 D1 期。当主动脉瓣口面积≤1.0cm^2 但平均跨瓣压力梯度<40mmHg 且峰值血流速度<4m/s 时，狭窄程度的分类方法将更加复杂。很多此类指标"矛盾"的患者被诊断为中度主动脉瓣狭窄。不过，压力梯度偏低的重度主动脉瓣狭窄患者的诊断应当斟酌，特别是症状与主动脉瓣狭窄程度一致的患者。流出受限，应当排除测量复查，特别是低估左心室流出道尺寸，否则将导致测得的主动脉瓣口面积小于实际瓣口面积(见第 14 章)。根据患者体格校正主动脉瓣面积对较瘦小患者可能有帮助，但不建议用于正常体格或较健壮患者。接下来的步骤是测量左心室射血分数和每搏输出量，评估瓣膜解剖结构和瓣叶钙化程度，再考虑进一步测量。

低血流、低压力梯度伴左心室射血分数降低的重度主动脉瓣狭窄。经典的低流量、低压力梯度的主动脉瓣狭窄(D2 期)定义为主动脉瓣口面积≤1.0cm^2，主动脉血流速度<4m/s 或平均跨瓣压力梯度<40mmHg，左心室射血分数<50%(见表 68.2)。患有心衰症状的 D2 期主动脉瓣狭窄患者在临床上常难于诊断，因其临床表现和血流动力学参数易于与扩张型心肌病伴非严重狭窄性钙化瓣膜患者相混淆[91,92]。重度与中度主动脉瓣狭窄可通过血流瞬时增加，通常用多巴酚丁胺[92,93]增加心输出量时瓣膜血流动力学变化引起原发性左心功能不全加以区分(见第 14 章)。如果在任意流速下，主动脉血流速度增加到 4m/s 以上而主动脉瓣口面积仍小于 1.0cm^2，则存在重度主动脉瓣狭窄[58]。多巴酚丁胺负荷超声心动图还提供了心肌收缩储备的依据(卒中容量较基线水平增加>20%)，这是重度主动脉瓣狭窄患者行主动脉瓣置换术后风险和生存率的重要预测因素[92,94-96]。不过，因主动脉瓣置换术后生存率(5 年生存率约为 50%)优于药物治疗，即便在心肌收缩储备不足的患者，如平均跨瓣梯度大于 20mmHg 仍应考虑行主动脉瓣置换术[96,97]。在无心肌收缩储备的患者，以 250ml/s 的跨瓣流速预测主动脉瓣口面积，或用心脏 CT 评估瓣膜钙化可能有助于鉴别重度主动脉瓣狭窄和中度主动脉瓣狭窄伴心肌功能障碍[95]。

低血流、低压力梯度伴左心室射血分数正常的重度主动脉瓣狭窄。低血流、低压力梯度的主动脉瓣狭窄也可在左心室射血分数正常(≥50%)的患者发生(见表 68.2)，通常见于左心室肥大的老年患者或并发高血压患者。通常称为"矛盾"低血流、低压力梯度主动脉瓣狭窄(ACC/AHA D3 期；主动脉瓣口面积≤1.0cm$_2$，主动脉流速<4.0m/s 或平均压力梯度<40mmHg，左心室射血分数≥50%)。因为尽管射血分数正常，但主动脉血流量较低(每搏输出量指数<35ml/m^2)[19,98]。区分真正的重度主动脉瓣狭窄和中度主动脉瓣狭窄会有一定难度。测量时应排除误差并考虑到针对体型较小患者进行校正(校正后主动脉瓣口面积≤0.6cm^2/m^2，与严重 AS 一致)。多巴酚丁胺可增加主动脉内血流，以区分真性和假性主动脉瓣狭窄，但不适用于心室肥大、左心室腔小和明显舒张功能障碍的患者[99]。纠治高血压可能有助于评估瓣膜血流动力学指标，而经 CT 瓣膜钙化评估已越来越多地应用于识别严重瓣膜钙化患者[64,66]。

治疗

医疗管理

目前尚未证实药物治疗可影响主动脉瓣狭窄患者的病程进展[4,7,20]。此外，观察性研究和随机对照研究证明主动脉瓣置换术对重度症状性主动脉瓣狭窄患者的疗效优于药物治疗，其结论令人信服[88,100]。一旦患者出现症状，其猝死风险急剧增加，故应嘱患者将任何可能与主动脉瓣狭窄有关的症状及时告知医生。对无症状的主动脉瓣狭窄患者，不论其严重程度，均建议根据指南评估常规心血管危险因素并进行治疗(见第 45 章)。

大多数主动脉瓣狭窄患者均伴有高血压[101]。传统观点认为主动脉瓣狭窄是一种心脏后负荷固定不变的疾病，因担心每搏输出量的增加无法代偿血管扩张，故往往拒绝行降压治疗。然而，一些研究表明血管舒张后，每搏输出量随之增加，在重度主动脉瓣狭窄患者亦如此[47](见经典参考文献，Khot)。高血压额外增加左心室负荷并与肥厚性左心室重塑相关。虽然高血压治疗不能减少主动脉瓣狭窄相关性事件，但已知高血压与血管事件和死亡相关[53,54]，故仍应根据现有指南进行治疗(见第 47 章)。目前各类高血压药物均未作为主动脉瓣狭窄伴高血压患者的首选降血压药物，但因主动脉瓣狭窄患者的瓣膜和心室中肾素-血管紧张素系统活性上调，血管紧张素转换酶(angiotensin-converting-enzyme，ACE)抑制剂或血管紧张素受体阻滞剂(angiotensin receptor blocker，ARB)可优先考虑。一些小型研究已证明 ACEI 和 ARB 的安全性，部分研究甚至提示两者使患者临床获益，而这些发现仍需大型随机研究证实[20]。

伴发冠心病的情况与患者年龄有关，但在主动脉瓣狭窄患者中很常见。此类患者应遵循一级和二级预防指南进行相应治疗，且他汀类药物的开具不受主动脉瓣狭窄病情的影响。调查轻度及以上主动脉瓣狭窄患者使用他汀类药物的治疗效果的随机对照研究结论可信，发现治疗组的死亡率、行主动脉瓣置换术的时间、主动脉瓣狭窄的进展速度与安慰剂组对比无差异[102]。

高达三分之一的老年主动脉瓣狭窄患者可能同时伴有房颤(atrial fibrillation,AF)或房扑,且舒张功能不全相关的左房扩大可加重病情。当主动脉瓣狭窄患者中观察到此类心律失常时,应考虑并发相关二尖瓣疾病可能。心房颤动发作时,加快的心室率可能诱发心绞痛。心房颤动时心房对心室充盈作用缺失和心输出量突然下降可导致严重的低血压。在这种情况下,必须马上治疗心房颤动,通常行电复律。既往无症状的重度主动脉瓣狭窄患者新发心房颤动是患者可能即将出现症状的标志[103]。

心衰和容量超负荷的患者需行主动脉瓣置换术,但利尿剂可减少充血并在瓣膜置换术前部分缓解症状。瓣膜置换术作为最终治疗,术前可行药物治疗作为衔接,患者可从中获益。在重症监护室,硝普钠可在血流动力学检测时用于减轻左心负荷、减轻充血症状、改善前向血流。与之类似的,现已发现5型磷酸二酯酶抑制剂可迅速改善肺循环和体循环的血流动力学状态,减轻左右心室负荷。这些药物可改善患者血流动力学状态,提高主动脉瓣置换术安全性。

球囊主动脉瓣成形术

主动脉瓣置换是缓解确诊瓣膜性主动脉瓣狭窄的首选治疗方法。球囊主动脉瓣成形术对钙化性主动脉瓣狭窄的改善十分有限。它可在短期内改善生存率和生活质量,但无法持久[104]。因此,不推荐将球囊主动脉瓣成形术作为钙化性主动脉瓣狭窄患者瓣膜置换的替代治疗方案。针对一些特定患者,球囊主动脉瓣成形术作为不稳定患者行主动脉瓣置换术前的过渡方案,或作为不适合行瓣膜置换患者的姑息性手术可能是合理的[105]。

主动脉瓣置换术

成年重度主动脉瓣狭窄患者即使症状轻微,也建议行主动脉瓣置换术治疗(图68.9)。尽管指南明确建议[19,69],手术风险较

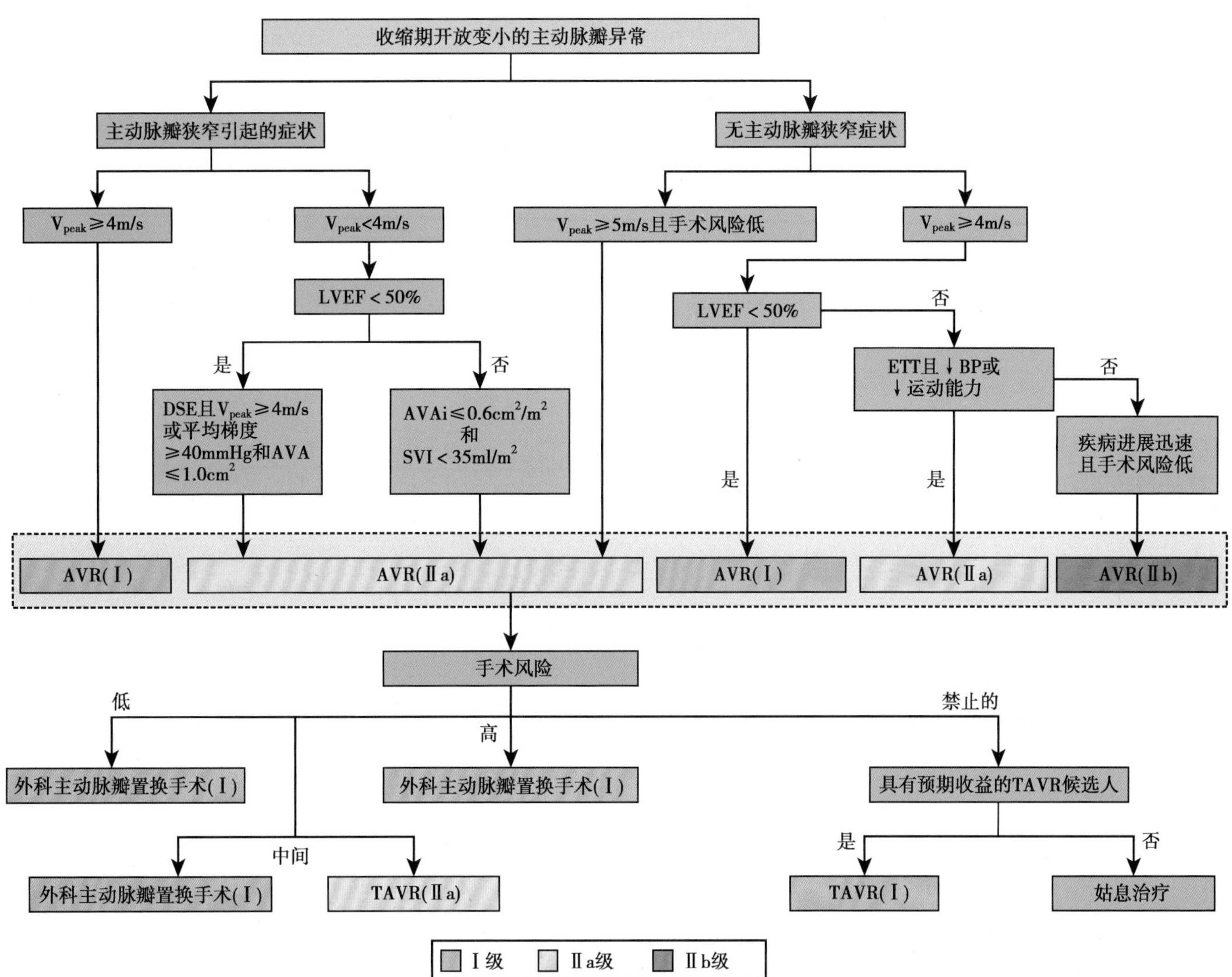

图68.9 2014年美国心脏病学会/美国心脏协会指南推荐的主动脉瓣狭窄(AS)管理算法,用于指导严重主动脉狭窄的主动脉瓣置换(AVR),包括2017年更新对外科主动脉瓣置换和经导管主动脉瓣置换(TAVR)的考量。AVA,主动脉瓣面积;AVAi,按体表面积测算主动脉瓣面积指数;DSE,多巴酚丁胺负荷超声心动图;ETT,运动跑步机测试;LVEF,左心室射血分数;SVI,每搏量指数;V_{peak},峰值主动脉射流速度。(改编自 Lindman BR,Clavel M-A,Mathieu P,et al. Calcific aortic stenosis. Nat Rev Dis Primers 2016;2:16006.)

低，许多症状性患者仍未接受手术治疗[87]。主动脉瓣置换术也作为左心室射血分数低于50%的重度主动脉瓣狭窄患者、正在接受冠脉旁路移植术或其他心脏手术的无症状性重度主动脉瓣狭窄患者的推荐治疗方案[19,20,69]。此外，无症状性重度主动脉瓣狭窄患者如在运动试验中出现症状或血压下降，也应行主动脉瓣置换术。伴主动脉瓣反流的主动脉瓣狭窄患者预后与单纯性主动脉瓣狭窄患者相似，标准的治疗规范对此亚组患者同样适用[106,107]。对手术风险较低的无症状重度主动脉瓣狭窄患者，如存在疾病快速进展的标志（如严重的瓣膜钙化）或狭窄程度很严重时，可考虑行主动脉瓣置换术，具体取决于患者在考虑早期干预风险后是否决定在严密监护下及时治疗。一旦决定行主动脉瓣置换术，即应考虑经外科手术或经导管手术（见图68.9）[108]。

主动脉瓣置换术后，几乎所有患者的肺充血症状（劳力性呼吸困难）和心肌缺血症状（心绞痛）均可获缓解，且大多数患者运动耐量均有所改善，即使较术前仅有轻度缓解。主动脉瓣置换后，降低的射血分数常可改善甚至正常，但受损的纵向应力可仍明显[109]。主动脉瓣置换术后，左心室肥大趋向减轻，但逆转的速度和程度因人而异，常不能完全逆转。心肌纤维化的消退速度比心肌细胞肥大的速度慢，因此舒张功能不全虽可改善，但在瓣膜置换成功后仍将持续数年。

外科主动脉瓣置换术

自1960年第一例成功的主动脉瓣置换术（surgical AVR，SAVR）以来，尽管患者的年龄和合并症都在增加，但人工瓣膜的设计、手术技术和围手术期处理的进步降低了手术并发症的发病率和死亡率。根据胸外科医师协会（Society of Thoracic Surgeons，STS）国家数据库委员会的报告，67 292名接受单独主动脉瓣置换的患者总体手术死亡率为3.2%，66 774名接受主动脉瓣置换术和冠状动脉旁路移植术的患者为5.6%[110-112]。在70岁以下且患有少量合并症的患者中，许多中心的手术死亡风险低于1%。过去10年的医疗保险数据表明，美国65岁及以上患者行外科主动脉瓣置换术后的30天死亡率已从7.6%降至2011年的4.2%，85岁及以上患者的同期术后30天死亡率降幅最大，从12.3%降至5.8%[113]。因此，高龄不应视为手术的禁忌证[114]。术后30天死亡率也与每家医院的手术量显著相关。与较高死亡率相关的风险因素包括较高的纽约心脏病协会（New York Heart Association，NYHA）功能分级、LV功能受损、高龄、相关CAD的存在及其他合并症[115-118]。

经导管主动脉瓣置换术

在过去的十年中，经导管主动脉瓣置换术（transcatheter AVR，TAVR）改变了钙化性主动脉瓣狭窄患者的治疗方法[119]。首先，现已证明TAVR对不适合外科治疗的患者的效果优于药物（常包括球囊主动脉瓣膜成形术）[88-100]。而后，TAVR在高手术风险患者的治疗效果不劣于SAVR，甚至优于SAVR[120-122]。最近发现，TAVR对中度风险患者疗效优于SAVR[123-125]。比较低风险患者行TAVR和SAVR的随机研究正在进行中。随着鞘管尺寸逐渐缩小，瓣膜植入最常见入路是经股动脉。经导管瓣膜植入的长期耐用度仍有待确定，这点在我们将目光转向更年轻、更低风险患者时尤为重要（见第72章）。

TAVR或SAVR的患者选择。在决定要进行AVR之后，应选择SAVR还是TAVR（见图68.9）[108]。鉴于要考虑的问题的复杂性，建议这些决定由心脏外科医生，介入心脏病学家，瓣膜临床和影像专家组成的心脏瓣膜小组决定[126]。SAVR或TAVR患者的总体手术风险取决于多种因素，包括年龄、合并症、虚弱、LV功能和解剖学问题（表68.4）。随着试验不断揭晓，这些决策的内容正在迅速更新（见第72章）。目前，在2017年更新的美国心脏病学会/美国心脏协会（American College of Cardiology/American Heart Association，ACC/AHA）指南中已对TAVR制订了建议，TAVR已在美国被批准用于具有极高风险，中等或中等手术风险的患者。在未来几年中，低风险瓣膜性心脏病试验的结果值得期待[127]。最近为经导管外科瓣膜置换术制定了新的临床实践指南，为TAVR提供了建议[128-131]（图68.10）。对于高危患者，需要谨慎评估相对于治疗无效的TAVR潜在收益[132]（图68.11）。尽管TAVR与药物治疗相比可降低死亡率，但相当一部分患者会在TAVR后死亡或生活质量无改善[133]。如果不良健康状况更多是由合并症和虚弱而不是症状性AS引起，那么AVR可能不会产生任何临床效果受益，应该考虑姑息治疗。

表68.4 选择患者进行经导管与外科主动脉瓣置换术时应考虑的因素

年龄（包括瓣膜术卒中险和预期的术后的存活）
左心室功能
瓣膜解剖（二尖瓣对三尖瓣）
合并症的数量
肺功能
肾功能
肝功能
虚弱
失能
解剖结构（例如陶瓷样主动脉，室间隔膨出，股血管大小，主动脉粥样硬化，“有妨碍的胸部解剖形态”，移植物的解剖形态）
冠状动脉疾病：需要血运重建，最佳策略
如果仅治疗主动脉瓣狭窄，则伴有严重的二尖瓣或三尖瓣瓣膜疾病，并有改善的可能性
特殊并发症的可能性（例如，瓣周漏，冠状动脉阻塞，心脏传导阻滞，卒中，急性肾损伤）

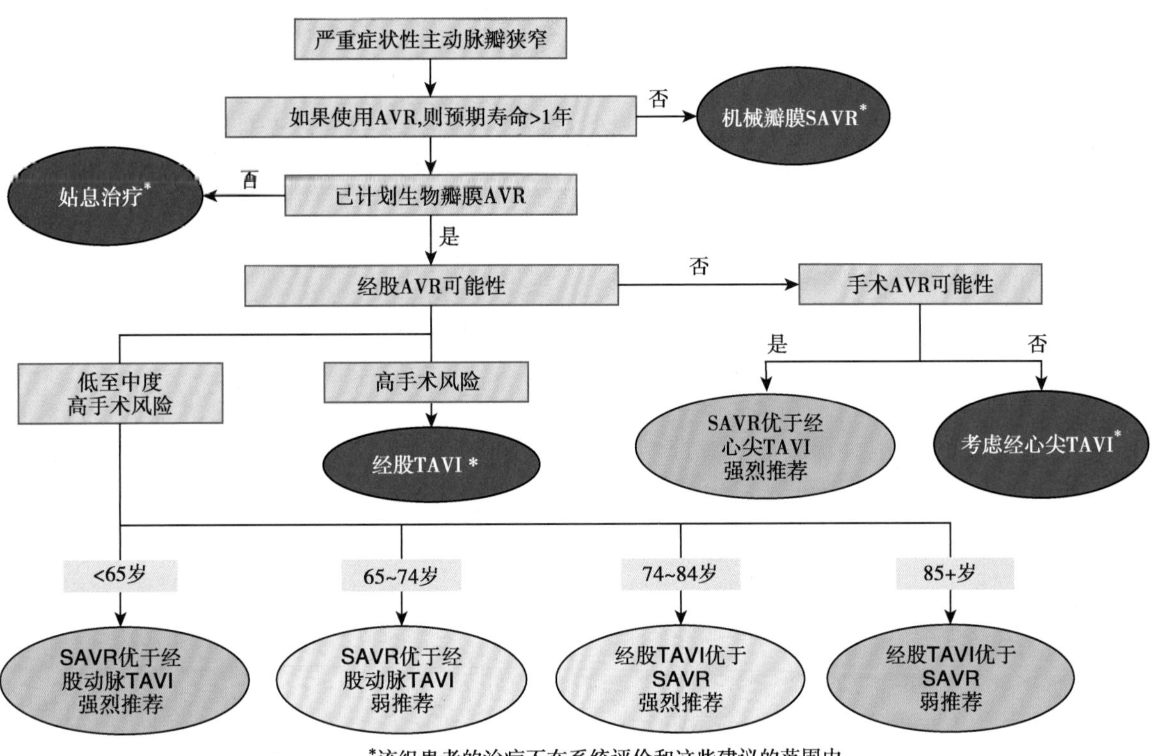

图 68.10 严重主动脉瓣狭窄(AS)管理算法。彩色框表示本研究涵盖的建议。AVR,主动脉瓣置换术;SAVR,外科主动脉瓣置换术;TAVI,经导管主动脉瓣插入术。(引自 Vandvik PO,Otto CM,Siemieniuk RA,et al. Transcatheter or surgical aortic valve replacement for patients with severe,symptomatic,aortic stenosis at low to intermediate surgical risk:a clinical practice guideline. BMJ 2016;354:i5085.)

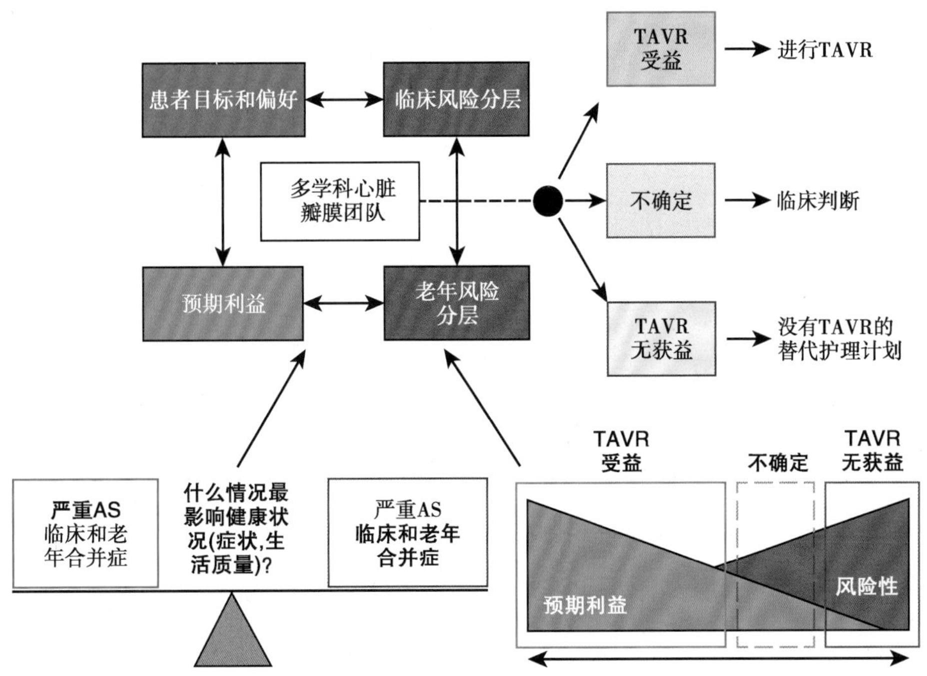

图 68.11 多学科心脏瓣膜小组对经导管主动脉瓣置换术(TAVR)患者的决策。该团队考虑并权衡所表现的各种因素,并确定经导管主动脉瓣膜置换术是否有益或无效。不确定的领域需要临床判断。影响患者当前健康状况的最重要因素会影响对经导管主动脉瓣膜置换术预期效益的评估。预期的收益或风险可能会彼此超过,但在某些情况下,患者目标和偏好对于是否执行经导管主动脉瓣膜置换术的决策尤为重要。AS,主动脉瓣狭窄;QoL,生活质量。(引自 Lindman BR,Alexander KP,O'Gara PT,Afilalo J. Futility,benefit,and transcatheter aortic valve replacement. JACC Cardiovasc Interv 2014;7:707-16.)

主动脉瓣关闭不全

病因和病理

主动脉关闭不全可由主动脉瓣叶和/或主动脉根部壁的原发性疾病受累所引起(图 68.12)。在过去的几十年中,行瓣膜置换术的单纯主动脉瓣关闭不全患者中,主动脉根部病变的比例稳定增长;目前已成为主动脉瓣关闭不全最常见的病因,有时候甚至占患者的 50%以上。

瓣膜疾病

引起主动脉瓣关闭不全的原发性瓣膜疾病包括:①年龄较大的钙化性主动脉瓣狭窄患者,常有一定程度(常为轻度)的主动脉瓣关闭不全(75%患者);②感染性心内膜炎(见第 73 章),感染可破坏瓣叶或引起瓣叶穿孔,或赘生物可影响瓣膜尖的正常闭合;③外伤可引起升主动脉撕裂,使瓣膜交界处的支撑受损从而引起主动脉瓣脱垂。尽管先天性二叶型主动脉瓣在成年患者中最常见的并发症是主动脉瓣狭窄,但瓣膜关闭不全或二叶瓣膜之一脱垂也可导致单纯主动脉瓣关闭不全或主动脉瓣狭窄伴关闭不全[5]。在全世界范围内,风湿热仍然是主动脉瓣关闭不全的常见病因。瓣膜尖被纤维组织浸润而挛缩,造成舒张期瓣膜尖不能闭合;常导致血流通过瓣膜中央的缺损反流至左心室(见图 68.1C)。伴发的交界处粘连可限制瓣膜的开放,引起主动脉狭窄和主动脉瓣关闭不全联合病变,也常并发二尖瓣疾病(见第 74 章)。进行性主动

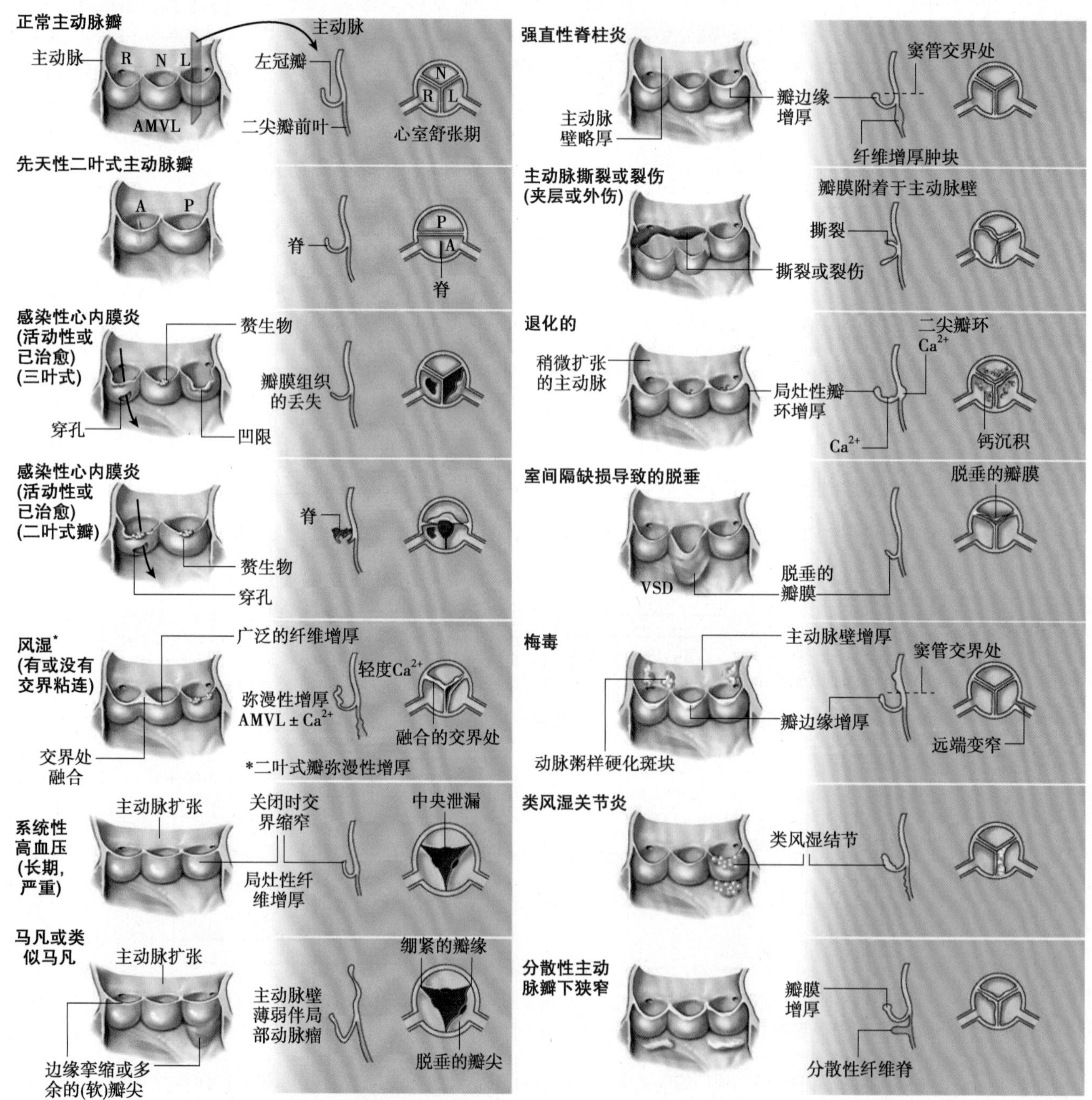

图 68.12 导致单纯主动脉瓣关闭不全的各种原因图。A,前部;AMVL,前二尖瓣小叶;Ca^{2+},钙化;L,左冠状动脉尖;N,非冠状尖瓣;P,后部;R,右冠状动脉尖瓣;VSD,室间隔缺损。(引自 Waller BF. Rheumatic and nonrheumatic conditions producing valvular heart disease. Cardiovasc Clin 1986;16:30.)

脉瓣关闭不全可见于较大的室间隔缺损，膜性主动脉下狭窄（见第75章）和经皮球囊扩张主动脉瓣膜成形术后的并发症。进行性主动脉瓣狭窄也可发生于主动脉瓣黏液瘤增生患者。生物瓣膜结构损害也是瓣膜性主动脉瓣关闭不全日趋增多的常见原因（见第71章）。

主动脉瓣关闭不全的少见病因为各种类型的先天性主动脉瓣关闭不全，例如单瓣膜和四叶瓣，或先天性有孔瓣膜破裂，特别是患者有高血压时。主动脉瓣关闭不全的其他少见病因包括系统性红斑狼疮、类风湿性关节炎、强直性脊柱炎、Jaccoud 关节病、Takayasu 病、Whipple 病、克罗恩病及某些食欲抑制剂。尸检研究发现，孤立性先天性主动脉瓣关闭不全罕见，但常与主动脉瓣二叶畸形相关。

主动脉根部疾病

因孤立性主动脉瓣关闭不全行主动脉瓣置换术的患者中，继发于升主动脉显著扩张的主动脉瓣关闭不全患者比原发性主动脉瓣关闭不全更为常见（见第63章）[134]。主动脉根部疾病的病因包括年龄相关性（退行性）主动脉扩张、主动脉内侧囊性坏死（孤立性或与经典的马凡氏综合征相关）、与主动脉瓣二叶畸形相关的主动脉扩张[5]、主动脉夹层、成骨不全、梅毒性主动脉炎、强直性脊柱炎、Behçet 综合征、银屑病关节炎、溃疡性结肠炎相关性关节炎、复发性多软骨炎、反应性关节炎、巨细胞动脉炎和体循环高血压，以及部分食欲抑制剂接触史。

当主动脉瓣环扩张程度十分严重时，主动脉瓣叶会分离且主动脉关闭不全可能能随之发生。病变的主动脉壁可能发生夹层从而加重主动脉瓣反流。主动脉根部扩张可导致各瓣叶张力增加和弯曲，继发性导致瓣叶增厚和挛缩。这种缺陷将加剧主动脉瓣反流，进一步扩张升主动脉，形成恶性循环，对于二尖瓣反流患者，主动脉瓣反流越严重，二尖瓣反流越严重。

慢性主动脉瓣关闭不全的病理生理学

左心室重塑和功能。二尖瓣关闭不全时，左心室每搏输出量有一部分被喷射到压力低的左房，与之相比，主动脉瓣关闭不全时左心室每搏输出量全部喷射到高压强（主动脉）中，而较低的主动脉舒张压有助于收缩早期时心室排空（图68.13）。在二尖瓣关闭不全，尤其是急性二尖瓣关闭不全患者，心室壁张力降低（后负荷减少）允许心室收缩排空更加完全；在主动脉瓣关闭不全患者，左心室舒张末期容积增加（前负荷增加）提供了血流动力学补偿。

重度主动脉瓣关闭不全患者，其有效正向每搏输出量和左心室射血分数可以均为正常（正向+反流性每搏输出量/舒张末期容积），而左心室舒张末期容积、压力和室壁张力升高（图68.14）[106]。根据 Laplace 定律，室壁张力与心室内压和内径除以室壁厚度有关（见第22章），左心室扩张也增加左心室壁收缩期张力，以增加收缩压。因此，主动脉瓣关闭不全时心脏前后负荷均增加。左心室收缩功能由心腔扩张和心肌肥厚共同维持。由此导致心脏离心性肥大、肌小节串联复制、肌细胞和肌纤维伸长（参见经典参考文献，Grossman）。在主动脉瓣关闭不全的代偿期，足够程度的室壁增厚可使左心室壁厚度与左心室内径保持正常比率。满足这些条件时，舒张末期室壁张力可维持或恢复到正常水平。相比之下，主动脉瓣关闭不全时的病理生理学改变包括压力负荷过度性（向心性）肥大、肌小节复制以及室壁厚度与左心室内径比例增加，而在主动脉瓣狭窄和关闭不全，心肌间质结缔组织增加。主动脉瓣关闭不全时左心室质量常大幅增加，常达到高于孤立性主动脉瓣狭窄时的水平。然而，随着主动脉瓣关闭不全持续存在且严重程度逐渐进展，收缩末期室壁张力增加，而增厚的室壁带来的心肌收缩力增强已不能满足快速增长的血流动力学负荷。此时，过高的后负荷导致心肌收缩功能下降，左心室射血分数下降（见图68.14）。

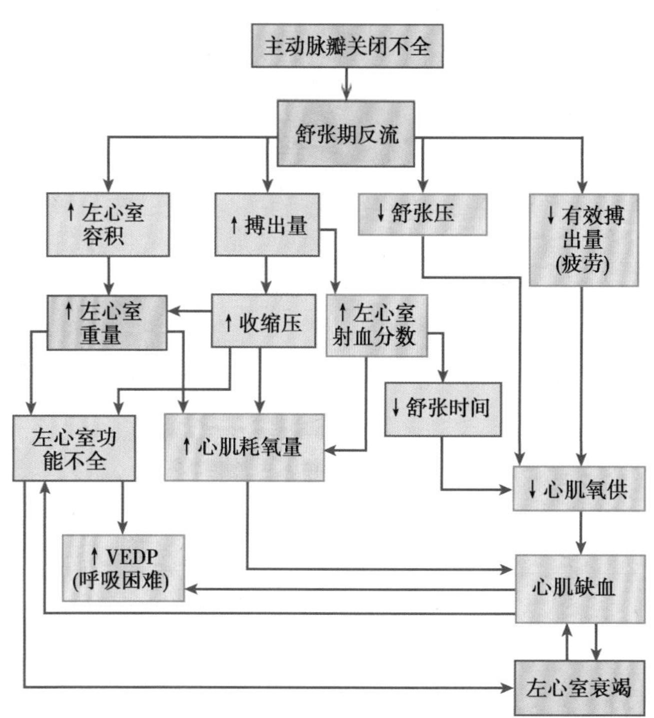

图68.13　主动脉瓣关闭不全的病理生理学。反流导致左心室（LV）体积增加，心搏出量增加，主动脉（Ao）收缩压增加和有效每搏输出量减少。左心室容量增加导致左心室质量增加，这可能导致左心室功能障碍和衰竭。增加的左心室每搏输出量使收缩压增加和左心室射血时间（LVET）延长。左心室收缩压增加导致舒张时间缩短。舒张期缩短（心肌灌注时间），舒张期主动脉压和有效搏出量降低导致心肌氧供应减少。心肌氧耗增加和心肌氧供减少导致心肌缺血，进一步损害左心室功能。LVEDP，LV 舒张末期压力。（引自 Boudoulas H，Gravanis MB：Valvular heart disease. In Gravanis MB，editor. Cardiovascular Disorders：Pathogenesis and Pathophysiology. St Louis：Mosby；1993，p 64.）

在所有类型的心脏病中，重度慢性主动脉瓣关闭不全患者左心室末舒张容积最大，称为“巨心”。然而，舒张末压力并非均匀升高（左心室顺应性通常增加，见图68.14）。慢性主动脉瓣关闭不全逐渐进展，心脏对此过程的适应性反应使得心室发挥有效泵功能而保持高顺应性：保证每搏输出量大的同时充盈压仅稍有升高。运动时，外周血管阻力下降，且随着心率增加，舒张期缩短而每次心搏的反流量减少，从而使有效（正向）每搏输出量增加而舒张末期容量和压力无明显增加。由收缩末期压力-容量关系曲线的斜率可见，心肌梗死时，心室射血分数和与之相关的射血期指标下降，除此之外，不论静息或运动状态，主动脉瓣关闭不全患者的这些指标常保持在正常范围内。

随着左心室失代偿程度的进展，心肌间质纤维化加重，顺应性降低，左心室舒张末期压力和容积上升（见图68.14）。在失代偿阶段晚期，左房压力、肺动脉楔压、肺动脉压力、右室压力和右房压力均升高，有效（正向）心输出量下降，最早仅出现于运动时，而后期休息时亦如此。运动时左心室收缩末期容量的正常下降和射血分数上升现象也将消失。心衰症状逐渐出现，尤其是继发于肺充血的症状。

心肌缺血。实验中诱导急性主动脉瓣关闭不全时，由于室壁张力增加，心肌需氧量明显上升。在慢性重度主动脉瓣关闭不全患者，心肌总体需氧量也随着左心室质量增加而增加。由于冠脉血供主要来源于心脏舒张期，因此主动脉瓣反流患者主动脉压低于正常时，冠脉灌注压降低。实验诱导主动脉瓣关闭不全的研究表明，冠脉血流储备减少，伴心脏舒张期到收缩期的正向冠脉血流改变。其结果是心肌需氧量增加而供氧量下降，这为心肌缺血发展奠定了基础，尤其是运动期间。因此，重度主动脉瓣关闭不全患者表现为冠脉储备减少，作为心肌缺血的可能原因，并转而在左心室功能恶化中发挥作用。

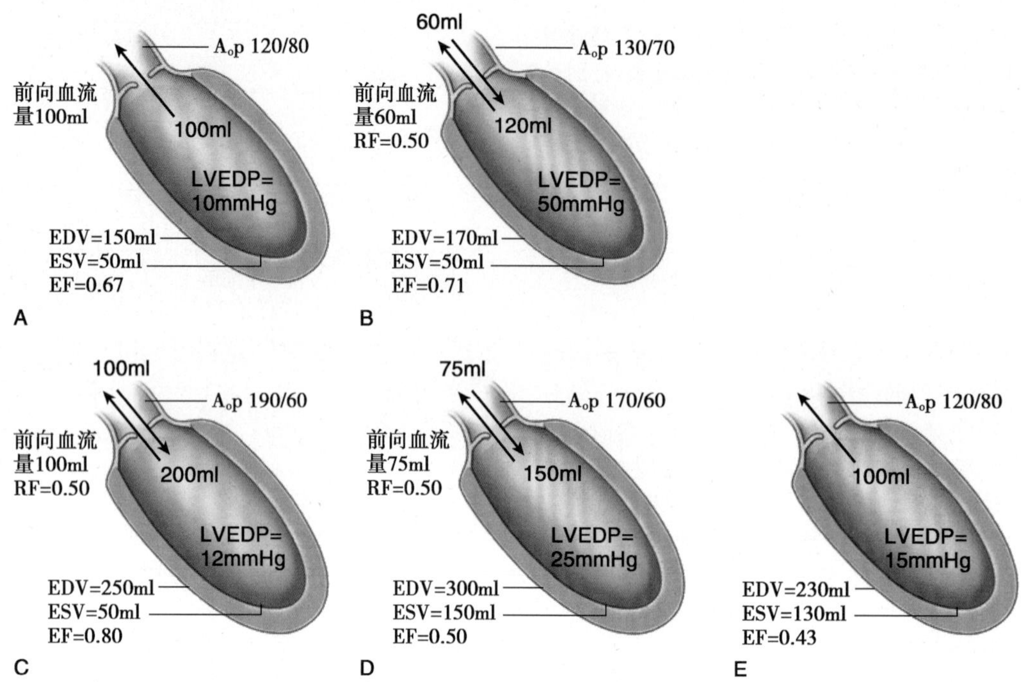

图 68.14 主动脉反流（AR）时的血流动力学。**A**，正常情况下。**B**，严重急性 AR 的血流动力学变化。虽然总每搏输出量增加，但前向每搏输出量减少。左心室舒张末期压（LVEDP）显著升高。**C**，慢性代偿性 AR 的血流动力学变化。偏心性肥厚导致舒张末期容积（EDV）增加，从而引起总每搏输出量以及前向每搏输出量增加。容量过甚被适应，LV 充盈压正常。心室排空和收缩末期容积（ESV）保持正常。**D**，在慢性失代偿 AR 中，LV 排空障碍导致 ESV 增加，射血分数（EF）、总每搏输出量和前向每搏输出量下降。进一步可导致心脏扩张和 LV 充盈压力的重新升高。**E**，在瓣膜置换后即刻，由 EDV 估计的前负荷和充盈压力均下降。ESV 也减少，但减少程度较小。结果导致 EF 开始下降。尽管发生了这些变化，但消除 AR 导致前向每搏输出量的增加，并且随着时间的推移，EF 可以增加。AoP，主动脉压力；RF，反流分数。（引自 Carabello BA. Aortic regurgitation：hemodynamic determinants of prognosis. In Cohn LH, DiSesa VJ, editors. Aortic Regurgitation：Medical and Surgical Management. New York：Marcel Dekker；1986, pp 99-101.）

慢性主动脉瓣关闭不全的临床表现

慢性 AR 的临床分期显示疾病的渐进性（表 68.5）。

症状

在慢性重度 AR 中，左心室逐渐增大，而患者仍无明显症状[134,135]。患者常在 40~50 岁左右，出现心脏储备减少或心肌缺血的症状，并且通常仅在发生相当明显的心脏肥大和心肌功能障碍之后。主要表现为运动性呼吸困难、端坐呼吸和夜间阵发性呼吸困难，并通常呈逐渐加重趋势。心绞痛在病程后期非常明显；夜间心绞痛可能很麻烦，经常伴有发汗，常在心率减慢和动脉舒张压降至极低水平时发生。严重 AR 患者常抱怨对心跳的不适感，特别是平躺时，以及心脏撞击胸壁引起的胸部不适。因情绪紧张或劳累而产生的心动过速，会导致心悸和头部撞击感。室性期前收缩（premature ventricular contractions，PVCs）尤其令人痛苦，因为在期前收缩搏动期间左心室容积负荷很大。这些不适症状可能在症状明显的 LV 功能障碍发生之前存在多年。

体格检查。慢性重度 AR 患者每次心跳时头部会有跳动感（Musset 征），同时还有水肿脉，表现为脉搏波突然扩张和快速塌陷（Corrigan 脉）。动脉脉搏搏动通常是明显的，并且通过触诊患者手臂抬高的桡动脉可以更好地理解（见第 11 章和第 67 章）。肱动脉和股动脉中可能存在比颈动脉更容易识别的二尖瓣脉冲。听诊结果可证实脉压增大。Traube 征（也称为“枪击音”）是指在股动脉上听到的收缩期和舒张期高调音，Müller 征包括悬雍垂的收缩期搏动，Duroziez 征是股动脉受压时听到的收缩期杂音。毛细血管搏动（Quincke 征）可以通过透射光通过患者的指末梢或在指甲尖施加轻微的压力来检测。

收缩压升高，舒张压异常降低。即使动脉内压很少低于 30mmHg，Korotkoff 音常持续至 0mmHg。Korotkoff 音的变化点（即在第四相中这些声音的消声）与舒张压相关。随着心衰的发展，即使存在严重的 AR，也可发生周围血管收缩，可能导致动脉舒张压升高。

心尖冲动呈弥散而有力，并且向侧方和下方移位。迅速的心室充盈感在心尖处可触及。增加的每搏输出量可致在心底部、胸骨上切迹处以及颈动脉上方触及收缩期震颤。在一些患者中，还可以触及颈动脉震颤。

表 68.5 慢性主动脉瓣关闭不全(AR)的临床分期

分期	定义	瓣膜解剖	瓣膜血流动力学	血流动力学结果	临床症状
A	AR 风险	二叶主动脉瓣(或其他先天性瓣膜变异) 主动脉瓣硬化 主动脉窦或升主动脉疾病 风湿热或不明原因风湿性心脏病史 IE	无严重 AR	无	无
B	临床前 AR	轻中度三叶瓣或二叶主动脉瓣钙化(或其他先天性瓣膜变异) 主动脉窦扩张 风湿性瓣膜病改变 IE 病史	**轻度 AR:** 射流宽度<LVOT 25% 射流紧缩<0. 3cm RVol<30ml/心搏 RF<30% ERO<0. 10cm^2 血管造影分级 1+ **中度 AR:** 射流宽度 LVOT 25%~64% 射流紧缩 0. 3~0. 6cm RVol 30~59ml/心搏 RF 30%~49% ERO 0. 10~0. 29cm^2 血管造影分级 2+	LV 收缩功能正常 LV 容量正常或轻度 LV 扩张	无
C	无症状严重 AR	主动脉瓣钙化 二叶主动脉瓣(或其他先天性异常) 主动脉窦或升主动脉扩张 风湿性瓣膜病改变 IE 导致瓣叶关闭异常或穿孔	**重度 AR:** 射流宽度≥LVOT 65% 射流紧缩>0. 6cm 近端腹主动脉全反流翻转术 RVol≥60ml/心搏 RF≥50% ERO≥0. 3cm^2 血管造影分级 3+至 4+ 此外,具备诊断慢性严重 AR 需要的 LV 扩张的证据。	C1:LVEF(≥50%)正常,轻-中度 LV 扩张(LVESD≤50mm) C2:LV 收缩功能正常伴有 LVEF(<50%)减低或严重 LV 扩张(LVESD>50mm 或 LVESD>25mm/m^2)	无,运动试验是确定症状严重程度的合理方法
D	症状性严重 AR	主动脉瓣钙化 二叶主动脉瓣(或其他先天性异常) 主动脉窦或升主动脉扩张 风湿性瓣膜病改变 IE 导致瓣叶关闭异常或穿孔病史	**重度 AR:** 多普勒射流宽度≥LVOT 65% 射流紧缩>0. 6cm 近端腹主动脉全反流翻转术 RVol≥60ml/心搏 RF≥50% ERO≥0. 3cm^2 血管造影分级 3+至 4+ 此外,具备诊断慢性严重 AR 需要的 LV 扩张的证据	可能发生严重症状性 AR,伴随正常收缩功能 LVEF(≥50%),轻-中度 LV 功能障碍(LVEF 40%~50%),或严重 LV 功能障碍(LVEF <40%)	劳累性呼吸困难或心绞痛,或更严重的 HF 症状

ERO,有效反流孔;HF,心力衰竭;IE,感染性心内膜炎;LVEF,左心室射血分数;LVESD,左心室收缩末内径;LVOT,左心室流出道;RF,反流分数;RVol,反流体积。

引自 Nishimura RA,Otto CM,Bonow RO,et al. 2014 AHA/ACCF guideline for the management of patients with valvular heart disease:a report of the American College of Cardiology Foundation/American Heart Association Task Force on Practice Guidelines. J Am Coll Cardiol 2014;63:e57.

听诊。舒张期杂音是AR体检时主要阳性体征,这是一种高频、开始于A2期起始阶段的杂音。AR时的舒张期杂音出现更早(即在A2后立即出现,而不是出现在P2后),且通常伴随有更加大的脉压,从而与其他肺动脉关闭不全的杂音相区别。当病人取坐位向前倾时,深呼气屏气时用听诊器的膈膜片听到杂音效果最好。在重度AR患者中,这一杂音在早期即达到高峰,并呈舒张期递减。

与杂音的强度相比,AR的严重程度与杂音的持续时间关系更加密切。轻度AR时,杂音可能限于舒张早期,通常呈高调叹气样。严重AR时,杂音呈全舒张期、性质粗糙。当杂音呈"乐音"("cooing dove"杂音)时,通常提示主动脉瓣尖外翻或穿孔。在严重AR和LV失代偿的患者中,舒张晚期主动脉和LV压力的平衡消除了反流性杂音的舒张晚期成分。当AR由原发性瓣膜病引起时,舒张期杂音最佳听诊部位在左胸骨旁第三和第四肋间。然而,当主要由升主动脉扩张引起主动脉反流时,沿右胸骨边界常常更容易听到杂音。

许多慢性AR患者有明显的收缩期流出道杂音,这是由增加的总LV每搏输出量和射血速度引起,这些杂音通常传导到颈动脉。收缩期杂音常比舒张期杂音更容易听到,可能比AS的杂音音调更高、更尖锐,但通常伴有收缩性颤动。颈动脉搏动触诊会更好的解释收缩性杂音的原因,并将其与AS的杂音区分开来。

第三心音(S3)与LV舒张末期容积增加有关。S3产生可能是LV功能受损的标志,这对于判定严重AR患者是否适合外科治疗很有用。心尖部隆样舒张中晚期杂音,即Austin Flint杂音,在严重AR中很常见,并且可能在二尖瓣正常时发生。这种杂音可能是由严重AR撞击二尖瓣前叶或LV游离壁引起的;缺乏确凿的证据证明这些患者二尖瓣流入道受阻。

诊断检查

超声心动图

超声心动图有助于确定AR的病因(图68.15),并可显示二叶瓣、瓣尖增厚、其他先天性异常、瓣膜脱垂、连枷状瓣叶或赘生物(见第14章)。除了瓣叶解剖和运动之外,超声心动图还可以评估主动脉根部的大小和形状,尽管升主动脉图像不甚理想,甚至在某些情况下还需要额外的成像检查。虽然经胸超声心动图通常已经足够,但经食管超声心动图常可提供更多的细节,特别是主动脉根部的情况。经胸超声心动图可用于测量左心室舒张末期和收缩末期内径和体积、EF和质量[59,134]。在可能情况下,建议采用二维图像引导的M模式测量左心室内径,因为这种方式具有高时间分辨率使得其可以更准确得识别心内膜边界。需要仔细确保在后续的研究中,测量不是倾斜的,而是在同一部位。当M线倾斜时,结合双平面心室舒张末期容积和收缩末期容积的计算进行二维测量。最近有研究表明左心室收缩末期容积是临床不良结局的强预测因子[135-138]。连续进行这些测量,对于选择外科干预的最佳时间具有非常大的价值。

在急性和慢性AR中可见二尖瓣前叶舒张期高频震动。而当二尖瓣僵硬,如风湿性病变时,不会出现二尖瓣前叶舒张期高频震动。与Austin Flint杂音不同,这个征象甚至在轻度AR中也存在,是由主动脉回流的血液射流传递至二尖瓣前叶引起的。

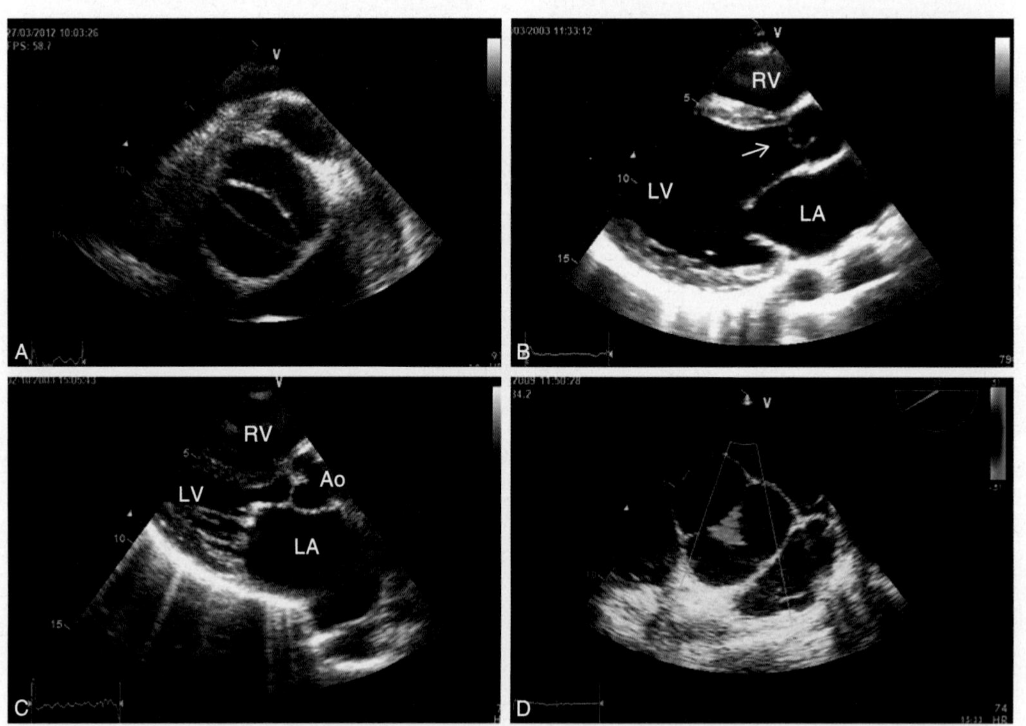

图68.15 超声心动图在主动脉瓣反流病因检查中的作用。A,胸骨旁短轴切面显示二尖主动脉瓣。B,黏液瘤导致主动脉瓣右冠瓣尖端脱垂(箭头)。C,风湿性心脏瓣膜病时二尖瓣和主动脉瓣受累。D,食管图像显示主动脉瓣环扩张后继发的中央反流孔。Ao,主动脉;LA,左心房;LV,左心室;RV,右心室。(引自Tornos P,Evangelista A,Bonow RO. Aortic regurgitation. In Otto CM,Bonow RO,editors. Valvular Heart Disease:A Companion to Braunwald's Heart Disease. 4th ed. Philadelphia:Saunders;2013,pp 163-78.)

多普勒超声心动图和彩色多普勒超声心动图是诊断和评估AR最灵敏、最准确的无创技术。这两种方法很容易检测出体格检查中可能听不到的轻度AR，并定量估测主动脉反流孔径和主动脉反流量[59,139]（参见图14.50），故强烈推荐这两种检查方法[19,140]。这些定量数据是定义轻度、中度和重度AR的基础（参见表68.5）。连续进行观察可确定AR的进展及其对左心室的影响。

心脏磁共振成像。CMR可精确测量AR反流体积和反流孔径（见图68.16）。它是评估左心室收缩末期容积、舒张容量和质量的最准确的非侵入性检查手段（见第17章）。CMR根据升主动脉顺行和逆行血流量精确的定量AR严重程度，特别是当超声心动图评价反流效果不佳时推荐使用。

血管造影术。对AR进行血管造影评估，造影剂应快速注入主动脉根部（即25~35ml/s），并且应在右前斜投影和左前斜投影处进行电影显像（见第19章）。Valslva动作可以改善电影成像不清状况。

疾病病程

无症状慢性主动脉瓣关闭不全患者

轻度或中度AR患者无症状，心脏大小正常或仅轻度增大，无需治疗，但应该临床随访，每12或24个月进行超声心动图检查。慢性严重AR和LV功能正常的无症状患者应每6个月检查一次。除了临床检查外，还应连续进行LV大小和EF的超声心动图评估。通常不必要进行CMR检查，但对于那些非侵入性检测结果与临床发现不一致或需要进一步评估主动脉大小的患者CMR是有用的（图68.16）。左心室射血分数正常或只有轻度心室扩张的轻度至中度AR患者以及重度AR患者，可以进行有氧运动。然而，有心脏储备功能受限和左心室功能下降证据的AR患者不应从事竞技运动或剧烈活动。

中度甚至严重的慢性AR患者长期预后一般良好。AR严重程度的定量测量可预测其临床结果，LV大小和收缩功能也是临床转归的强预测因子。在一项251例无症状患者（平均年龄61岁）的临床研究中，轻度AR患者的10年生存率为94%±4%，而重度AR患者的10年生存率为69%±9%（图68.17）[137]。相比之下，在年轻无症状患者（平均年龄39岁）的严重AR和正常左心室射血的系列中，死亡率低于每年1%，并且超过45%的患者在10年时仍无临床症状且LV功能正常。在后一组中，出现症状或左心室收缩功能障碍的平均比率每年低于6%（图68.18）。

即使在无症状期也可能发生LV功能的逐渐恶化，并且一些患者可能在症状出现之前已经发生了收缩功能的显著损害（见表68.5）。过去20年来，许多外科手术表明，LVEF降低是主动脉瓣置换术（ARV）后死亡的最重要决定因素之一，特别是因为LV功能障碍在AVR术后可能变得无法逆转，也可能不会得到改善。如果早期进行检查，包括：在EF严重受损之前，在左心室变得显著扩张之前，以及在出现明显临床症状之前，LV功能障碍可能是可逆的。因此，在这些变化不可逆之前，手术干预是很重要的[134]。左心室收缩容积和收缩功能的测量是无症状患者临床病程的最重要的预测指标[135-137]。根据迄今为止出版的少量系列文章，生物标志物如BNP[145]，以及心肌应变评估[146]，也可能在将来在识别高危患者方面发挥作用，但是在推荐这些附加措施用于患者常规管理之前，还需要做更多的研究工作。

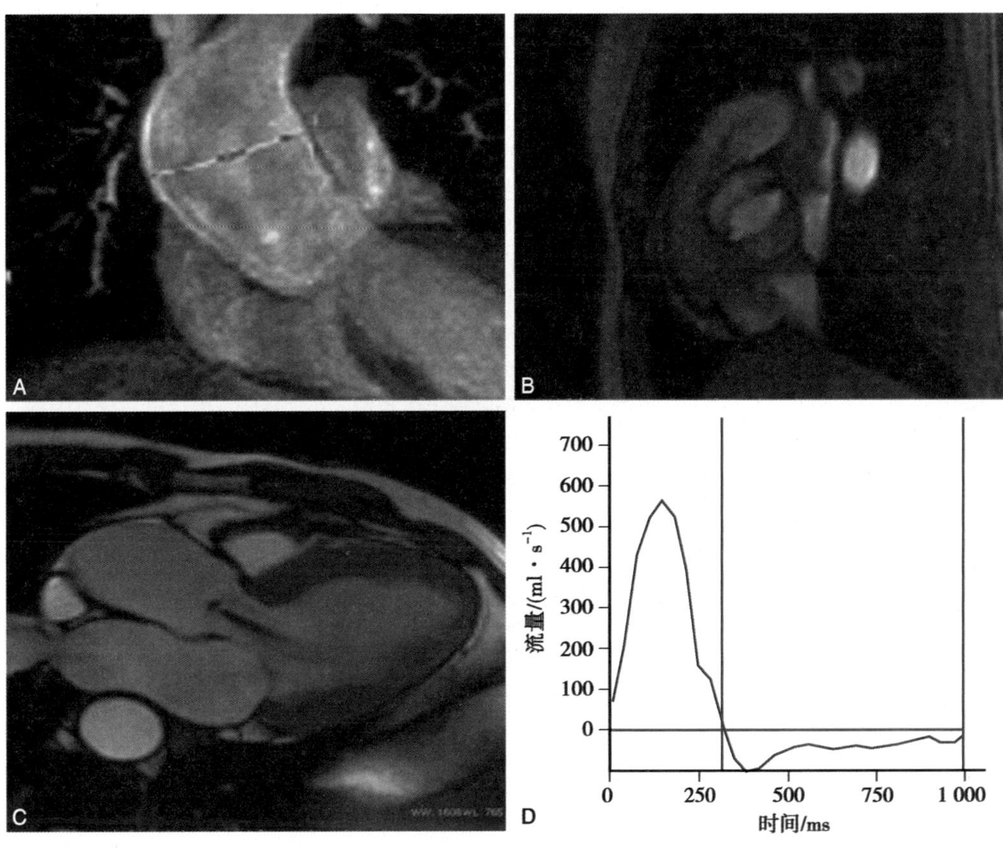

图68.16 心脏磁共振成像显示二叶主动脉瓣有主动脉瓣反流和升主动脉扩张。**A**，冠状位快速单次激发稳态自由进动（SSFP）成像。**B**，回顾性重建来自二叶主动脉瓣的相位对比序列的幅度图像。**C**，平衡SSFP成像。左心室流入流出道斜面，显示主动脉反流2级。**D**，升主动脉血流随时间变化图。估算前向血流量为140 ml/心搏、逆向流量40 ml/心搏，主动脉反流分数为33%。（引自Tornos P，Evangelista A，Bonow RO. Aortic regurgitation. In Otto CM，Bonow RO，editors. Valvular Heart Disease：A Companion to Braunwald's Heart Disease. 4th ed. Philadelphia：Saunders；2013，pp 163-78.）

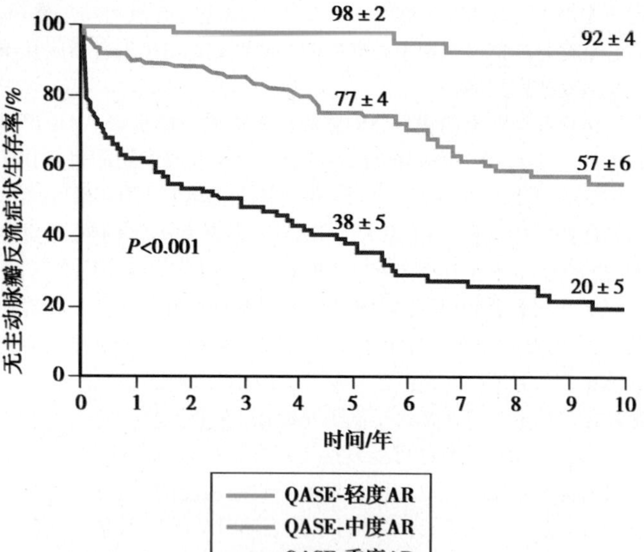

图 68.17 无症状患者诊断为主动脉瓣反流后无外科手术的复合生存终点；AVR，主动脉瓣置换术。根据美国心脏超声学会的量化标准(QASE)对患者进行 AR 分级。QASE-严重 AR 定义为反流容积(RV)大于 60ml/心搏或有效反流孔(ERO)大于 30mm²。QASE-轻度 AR 定义为 RV 小于 30ml/心搏，ERO 小于 10mm²，QASE-中度 AR 标准为介于轻重度两者之间。5 年和 10 年的终点用(±标准误差)表示。注意根据基线的 QASE 分级结果差异很大。(引自 Detaint D, Messika-Zeitoun D, Maalouf J, et al. Quantitative echocardiographic determinants of clinical outcome in asymptomatic patients with aortic regurgitation: a prospective study. J Am Coll Cardiol Imaging 2008;1:1.)

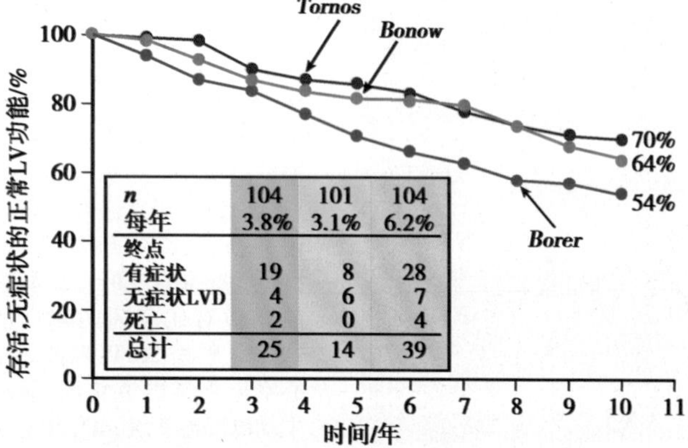

n	104	101	104
每年	3.8%	3.1%	6.2%
终点			
有症状	19	8	28
无症状LVD	4	6	7
死亡	2	0	4
总计	25	14	39

图 68.18 3 个系列研究观察静息状态下左心室射血分数正常的慢性无症状主动脉瓣反流患者的自然病史，每个系列研究包括 100 多名患者。10 年时 54%至 70%的患者仍无症状且左心室功能正常，因此出现症状、LV 功能障碍(LVD)或死亡的风险每年约为 3%至 6%。这些系列研究中遇到的终点可估测。大多数患者临床症状恶化导致行主动脉瓣置换术。然而，25%至 30%的终点事件，或出现无症状 LVD(ASYM LVD)或死亡，并没有警告症状发生。(引自 Bonow RO. Chronic mitral regurgitation and aortic regurgitation: have indications for surgery changed? J Am Coll Cardiol 2013;61:693. 数据引自 Bonow RO et al. Serial long-term assessment of the natural history of asymptomatic patients with chronic aortic regurgitation and normal left ventricular systolic function. Circulation 1991;84:1625; Tornos MP et al. Clinical outcome of severe asymptomatic chronic aortic regurgitation: a long term prospective follow up study. Am Heart J 1995;130:333; and Borer JS et al. Prediction of indications for valve replacement among asymptomatic and minimally symptomatic patients with chronic aortic regurgitation and normal left ventricular performance. Circulation 1998;97:525.)

症状性慢性主动脉瓣关闭不全患者

然而，与主动脉瓣狭窄一样，一旦主动脉瓣关闭不全患者出现症状，病情恶化就会迅速发展。通常在先前有症状并有相当大的左心室扩张的患者中会出现充血性心力衰竭，间歇急性肺水肿发作，并可能发生猝死。外科手术前收集的数据表明，如果没有外科治疗，死亡通常发生在心绞痛发展后的 4 年内和心衰发病后的 2 年内。即使在当今时代，NYHA Ⅲ或Ⅳ类症状患者未经手术治疗 4 年生存率也只有大约 30%。

慢性主动脉瓣关闭不全的治疗

药物治疗

目前还没有特异治疗方法来预防慢性 AR 的疾病进展。关于慢性 AR 患者以及有明显容量过甚(舒张末内径或容积增加)患者，是否应考虑血管扩张剂治疗以改变慢性 LV 容积过载的自然病程，仍存在不确定性[147]。6 个月至 2 年的短期研究已经证实，口服肼屈嗪、硝苯地平、非洛地平和 ACE 抑制剂对血流动力学改善有益。然而，有关改善 LV 功能或延迟主动脉瓣置换术方面的前瞻性 RCT 研究并没有显示出一致的临床益处。鉴于这些研究，关于长效硝苯地平或 ACE 抑制剂的适应证的最终推荐是不太可能的。

可以推测，除了扩张外周血管之外，阻断肾素-血管紧张素系统可以通过减少间质纤维化和延缓心脏重塑的直接机制，发挥保护心肌的作用。这种有希望的效果已经在动物模型中得到证实[148]，但在前瞻性 RCT 研究中尚待验证。苏格兰一项纳入 2 266 名至少中度 AR 患者的回顾性登记研究表明，平均 4.4 年期间，与未接受 ACE 抑制剂或 ARB 治疗的 1 390 名患者相比，876 名服用 ACE 抑制剂或 ARB 的患者的全因死亡率(HR，0.56；95%CI 0.64～0.89；$P<0.01$)降低了 44%[149]。然而，服用 ACE 抑制剂和 ARB 的患者更年轻，使用其他可能影响预后的药物(包括阿司匹林、他汀类、β 受体阻滞剂和钙通道阻滞剂)显著增加，因为大多数事件被认为是心血管相关并且与主动脉瓣关闭不全没有直接关系。然而，ACE 抑制剂/ARB 治疗伴随着 AR 相关事件(包括主动脉瓣置换术、心衰住院、心衰死亡)减少 32%($P<0.01$)。另一项回顾性研究报道了β 受体阻滞剂治疗对 AR 患者生存的有益影响[150]。然而，接受β 受体阻滞剂的患者比不服用β 受体阻滞剂的患者更年轻，并且更频繁地同时使用 ACE 抑制剂、他汀类药物、阿司匹林和可能影响预后的钙通道阻滞剂。在这项研究中超过三分之二的患者有心衰，25%的患者有心房颤动，所以外推到无症状患者是困难的。此外，对服用β 受体阻滞剂的患者进行 AVR 和 CABG 等更大的干预，使生存结果的分析变得更复杂。因此，这些研究结果是不确定的，并且提示在 ACE 抑制剂或β 受体阻滞剂治疗用于慢性无症状 AR 患者之前，需要设计更多前瞻性 RCT 研究。

虽然目前尚无改善慢性 AR 患者临床预后的特异性治疗方法，但建议根据既定指南治疗高血压(收缩压>140mmHg)、冠心病、房性心律失常和其他心血管并发症。对于有症状的患者，并且拒绝手术或由于合并症被认为不能手术的患者，可能需要慢性药物治疗。这些患者应该接受更积极的心衰治疗方案(详见第 25 章)，包括具有 ACE 抑制剂(或其他血管扩张剂)、利尿剂和限盐治疗，β 受体阻滞剂可能有益[150]。尽管硝酸甘油和其他硝酸盐在缓解 AR 患者心绞痛方面没有像对 CAD 或 AS 患者那么有帮助，但是这些是值得尝试的合理疗法。对于那些需要手术治疗，但 LV

功能严重失代偿的患者，血管扩张治疗可能有助于主动脉瓣置换术前的稳定。

外科主动脉瓣置换术

瓣膜置换术适应证

图68.19展示了一种针对慢性严重AR患者的管理策略[19]。因为其在短期和中期内预后良好，在无症状的慢性重度AR患者中延迟外科手术矫正，这些慢性重度AR患者表现出良好的运动耐受性，并且EF大于50%，没有严重的左心室扩张（即收缩末内径小于50mm）或持续LV扩张的心动超声图表现。在没有明显禁忌证或严重合并症的情况下，对于有症状的重度AR患者和无症状患者均推荐外科手术治疗，无论是EF为50%或更低，或重度LV扩张（收缩末内径>50mm或25mm/m^2）[19,69]。在临床血流动力学终末期的患者中，许多人可能难以平衡AVR的直接危险和植入人工瓣膜的持续危险与允许严重容积过载导致左心室损害的危险。

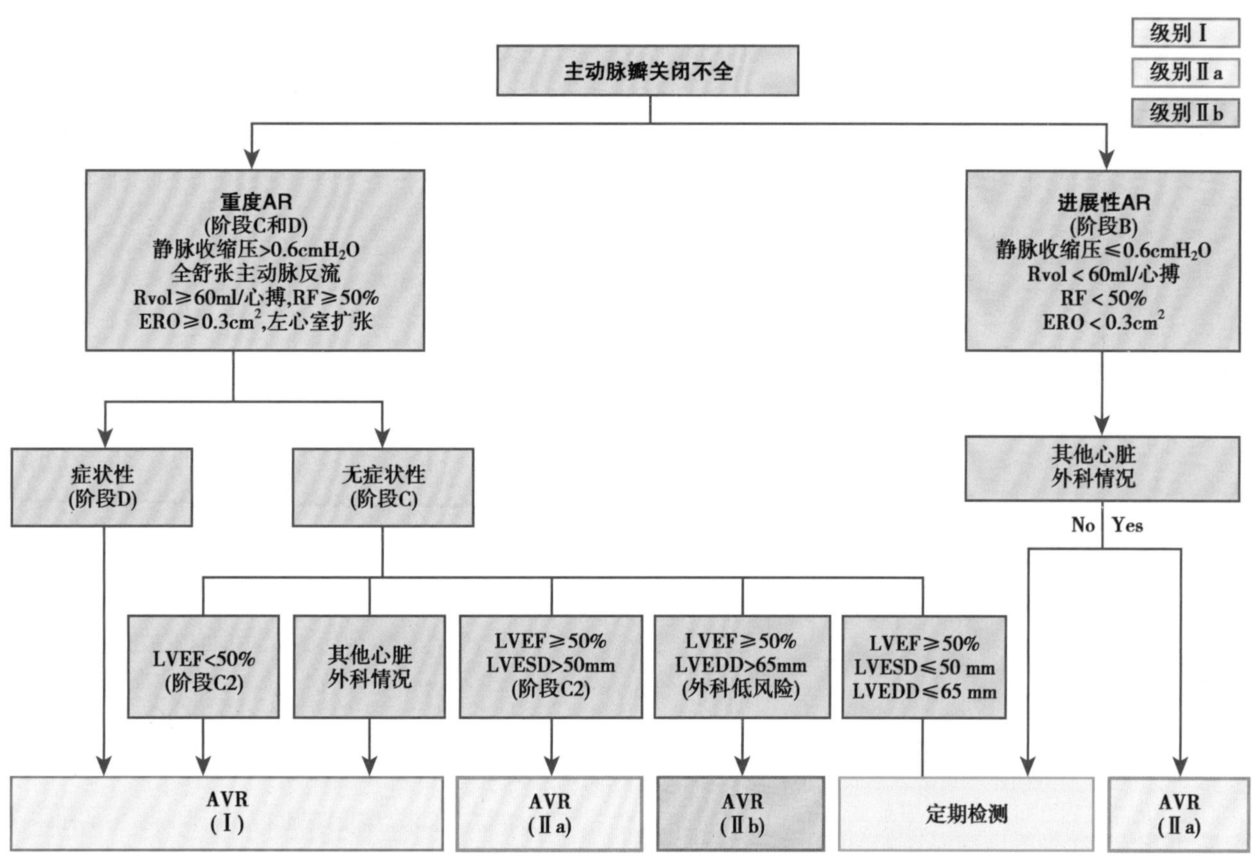

图68.19 慢性重度主动脉瓣关闭不全患者的治疗策略。AVR，主动脉瓣置换术（瓣膜修补术在某些患者中是合适的）；ERO，有效反流孔；LVEDD，左心室舒张末内径；LVEF，左心室射血分数；LVESD，左心室收缩末内径；RF，反流分数；RVol，反流体积。（引自 Nishimura RA, Otto CM, Bonow RO, et al. 2014 AHA/ACCF guideline for the management of patients with valvular heart disease: a report of the American College of Cardiology Foundation/American Heart Association Task Force on Practice Guidelines. J Am Coll Cardiol 2014;63:e57.）

因为严重临床症状（NYHA Ⅲ或Ⅳ级）和EF小于50%的LV功能障碍是术后生存不良的独立危险因素（图68.20），所以在严重LV功能障碍形成之前，应该对有轻微症状（NYHA Ⅱ级）的患者进行手术。即使在AR成功矫正后，严重LV功能障碍患者也可能存在持续性心脏肥大和LV功能低下。这些患者经常表现为左心室持续的组织学改变，包括大量的纤维组织增生和间质纤维化。因此，在不可逆LV变化发生之前，外科手术是非常必要的。

由于AR对前负荷和后负荷的影响是复杂的，因此选择合适的心室收缩性指标来识别手术患者是具有挑战性的。左心室收缩末期室壁应力与左心室射血分数或缩短百分比之间的关系是一个有用的检测指标[56]，与负荷无关的左心室收缩性测量值也是如此。然而，在没有这种复杂检测指标的情况下，LV舒张末期和收缩末期容积或内径的连续变化可以用来评估LV功能的相对恶化情况。尽管受负荷条件的显著影响，左心室舒张末期容积和收缩末期容积以及射血时像指数（如EF、缩短分数）仍然是有用的经验性的术后功能预测因子。

应当系统的进行超声心动图检查来评估无症状的严重AR患者左心室大小和功能的变化（见图68.19）。静息时LV功能受损是选择外科手术患者的基本条件；静息时LV功能正常，EF不能随着运动而正常升高，并不是外科手术指征，但静息时LV功能受损是早期预警信号。超声心动图测量左心室大小也很重要，如果可能的话，用M型超声测量左心室舒张末期和收缩末期内径，以及用心尖双平面法计算收缩末期容积指数。超声心动图测量应与先前的一系列检查并行比较。在仅仅根据这些数字为无症状患者推荐AVR之前，必须确保尺寸或体积的一致性变化大于测量的可变性。

LV功能正常，无症状的严重AR患者预后良好，不需要预防性外科手术。一般来说，由于症状的发展或LV功能障碍进展，每

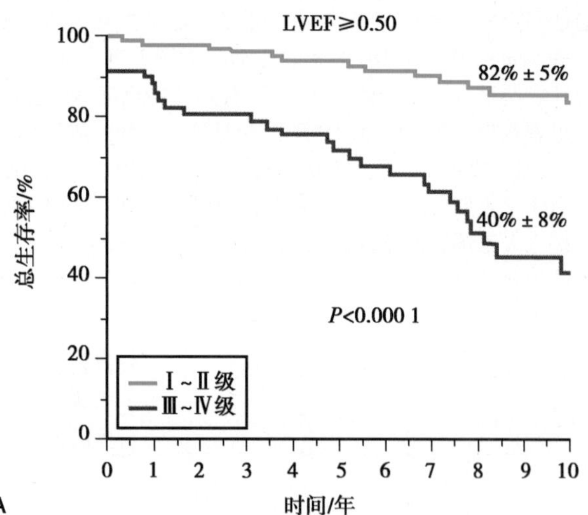

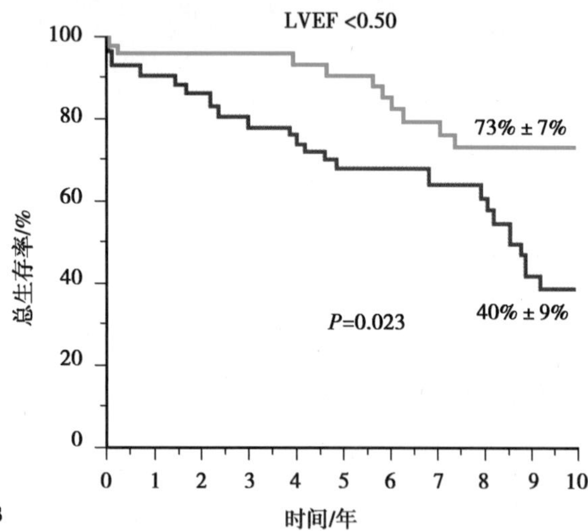

图 68.20 主动脉瓣关闭不全患者术后长期生存率。根据术前症状的严重程度和术前左心室射血分数(LVEF)进行分层。无论超声心动图 LVEF 是否高于 0.50(A)或低于 0.50(B),若不合并冠心病,NYHA Ⅲ或Ⅳ级症状患者的存活率显著低于Ⅰ或Ⅱ级症状患者。(引自 Klodas E, Enriquez-Sarano M, Tajik AJ, et al. Optimizing timing of surgical correction in patients with severe aortic regurgitation: role of symptoms. J Am Coll Cardiol 1997;30:746.)

年需要手术的患者不到 6%(见图 68.18),尽管在大于 60 岁患者中症状的发生率较高[137]。超声心动图测定左心室收缩末期容积对预测无症状患者预后有一定的价值。严重 AR 和收缩末期内径小于 40mm 的患者几乎总是保持稳定状态,并且可以在近期内不需要手术。然而,收缩末期内径大于 50mm 的患者每年发生左心室功能障碍症状的可能性为 19%,而收缩末期内径大于 55mm 的患者如果不进行 AVR,则其发生不可逆左心室功能障碍的风险显著增加。后一组(收缩末期内径大于 55mm)患者术后功能和存活率取决于症状的严重程度、左心室功能障碍的程度及其持续时间[134,135]。收缩末期内径指数(end-systolic dimension index, ESDI)或收缩末期容积指数(end-systolic volume index, ESVI)可能是更好的外科干预时机指标。

综上所述,慢性 AR 患者符合以下条件者可考虑外科治疗[19,69]。对 LV 功能正常、稳定的无症状患者应推迟手术,对有症状患者应予推荐外科治疗(详见图 68.19)。在 LV 扩张或功能障碍的无症状患者中,临床决策不应基于单次异常检测值,而应基于以 2~4 个月间隔,观察到的功能下降和运动耐力受损表现。如果 LV 功能障碍的证据是临界状态的或不一致的,则继续密切随访。如果异常状况是进行性的和一致性的(即 LVEF<50%或 LV 收缩末期内径增加到>50mm),即使无症状的患者,也应当强烈考虑 AVR。严重 AR 患者有临床症状,且合并正常、轻度或中度 LV 功能下降,应进行 AVR。即使是 LV 功能严重低下的患者,手术和远期存活率也是可以接受的[151]。心室辅助装置或心脏移植也可以作为一种治疗选择,尤其是对那些长期存在严重 LV 功能障碍,但是药物疗效差的患者来说。

对于继发于主动脉窦或升主动脉病变的严重主动脉瓣关闭不全患者,主动脉瓣置换术的适应证与原发性瓣膜病患者相似。此外,如果主动脉扩张大于 45mm,则提示外科手术时应同时手术修复主动脉窦或替换升主动脉[19,152]。对于合并有其他瓣膜病变的患者,根据症状、年龄、性别和危险因素等,判断可能有潜在冠心病的、拟行手术的成年患者,术前应进行冠状动脉造影。对于有明显冠状动脉狭窄的患者应在主动脉瓣置换术时进行血运重建。

手术过程

治疗慢性主动脉瓣关闭不全的标准术式是主动脉瓣置换术。当主动脉扩张引起或伴随瓣膜功能障碍的情况下可同期进行主动脉根部置换。然而,随着外科主动脉瓣修复经验的不断积累,在有经验的中心主动脉瓣修复术也可供患者选择[153-156]。有时,当瓣叶由于外伤而从其附着的主动脉瓣环撕裂时,外科修复是可行的;在继发于主动脉瓣叶脱垂的主动脉瓣关闭不全患者中,可以使用主动脉瓣膜再悬术或瓣膜切除术。当主动脉瓣关闭不全由已愈感染性心内膜炎导致的瓣叶穿孔引起时,可以使用心包补片进行修复。然而,与慢性二尖瓣关闭不全患者不同,大多数单纯主动脉瓣关闭不全患者需要主动脉瓣置换而不是瓣膜修复。经导管主动脉瓣置换术治疗主动脉瓣关闭不全正在研究中,但还不是一个成熟的方法[157,158]。

因为在接受手术治疗的严重孤立性主动脉瓣关闭不全患者中,合并原发性主动脉根部疾病患者,而不是原发性瓣膜病的患者比例逐渐增高,所以越来越多的患者可以通过手术矫正扩张的主动脉根部得以治疗[155,156]。若升主动脉动脉瘤样扩张需要切除,建议使用包括人工瓣膜在内的移植治疗,以及冠状动脉移植。在一些罹患主动脉根部疾病的患者中,当主动脉根部被替换或修复时,原有自身瓣膜可以得到保留(图 68.21)。

在重度主动脉瓣关闭不全患者行主动脉瓣置换术时,主动脉瓣环常大于主动脉瓣狭窄患者。因此,推荐植入较大的人工瓣膜,术后轻度左心室流出的梗阻较主动脉瓣狭窄患者带来的问题小。一般来说,主动脉瓣关闭不全患者行主动脉瓣置换术的相关风险和结果,与主动脉瓣狭窄患者相似,其中相当一部分患者症状明显缓解。大多数患者的心脏大小、左心室舒张容积和质量显著减少。除外 NYHA Ⅲ级或Ⅳ级心衰患者和术前严重左心室功能障碍的患者。至于主动脉瓣狭窄患者,主动脉瓣关闭不全患者的主动脉瓣置换手术风险取决于患者的一般情况、左心室功能状态以及手术团队的技能和经验。大多数医学中心的死亡率在 3%至 8%之间。在术前有明显心脏增大和/或延缓左心室功能障碍的幸存者中,晚期死亡率约 5%~10%/年。随访研究显示,在 AR 手术缓解后,左心室质量、EF、心肌细胞肥大和心室纤维化含量,在早期迅速降低,而后长期缓慢降低。通过将手术适应证扩展到 LV 功能

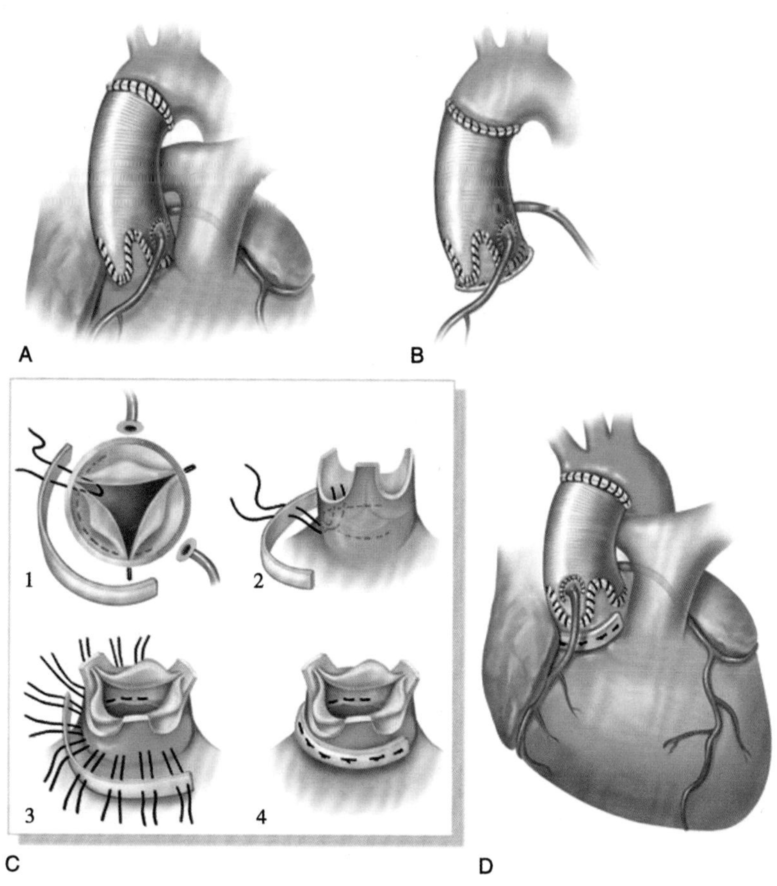

图 68.21 主动脉根部扩张导致主动脉瓣关闭不全的修复。A,重建主动脉根部并置换所有4个主动脉窦。B,主动脉瓣再移植在主动脉瓣扩张和主动脉根部动脉瘤患者中的应用。C和D,主动脉瓣环成形术在主动脉瓣扩张中的应用。(引自 David TE. Aortic root aneurysms: remodeling or composite replacement? Ann Thorac Surg 1997;64:1564.)

正常的有症状患者以及LV功能不全的无症状患者中,早期和晚期的结果都有所改善。随着手术技巧和结果的不断改善,有可能将手术推荐范围扩大到无症状的严重AR、正常的LV收缩功能以及只有轻度LV扩张的患者。然而,鉴于操作风险以及目前可用人工瓣膜的远期并发症,我们认为,这种治疗策略的时机尚未到来。

急性主动脉瓣关闭不全

病理生理学与临床表现。急性AR最常见于感染性心内膜炎、主动脉夹层或外伤[159](见第63章和第73章)。急性AR的特征是心动过速和左心室舒张压升高。与前述慢性AR的病理生理机制不同。在慢性AR中,随着时间推移,左心室能逐渐适应增加的血流动力学负荷。而急性AR中反流血液充斥于正常大小的心室,而心室不能容纳大量的反流血液以及来自左房的血液。由于总搏出量急剧增加的能力有限,前向搏出量下降。在舒张早期,左心室充盈量的突然增加会导致左心室舒张压迅速高于左房压(见图68.14),从而导致二尖瓣在舒张期过早关闭。心动过速可以补偿前向搏出量的减少,而左心室和主动脉收缩压变化不明显。然而,急性重度AR可引起低血压和心源性休克。由于左心室对急性重度AR的代偿能力有限,此类瓣膜病变病人常发展为突发心血管系统衰竭,临床表现包括虚弱、严重呼吸困难、由心输出量减少和左房压升高导致的严重低血压。在一些患者中,主动脉舒张压与升高的左心室舒张压达到平衡状态。

体格检查。急性重症AR患者表现为严重疾病状态,如心动过速、严重的周围血管收缩、发绀,有时伴有肺淤血和水肿。根据急性AR的病因学不同,可能存在提示心内膜炎或主动脉夹层的体征。AR的周围体征通常比较隐匿,当然也不像慢性AR患者那么容易引人注意。正常或仅仅稍增宽的脉压可能导致瓣膜病变严重程度被显著低估。LV脉搏正常或接近正常,慢性AR胸部特征性的摇摆运动可能不明显。由于二尖瓣过早关闭,S1可能较轻柔,甚至缺失,偶尔可闻及舒张中期或晚期二尖瓣关闭音。二尖瓣关闭可能是不完全的,也可能发生舒张期二尖瓣关闭不全。

与慢性AR相比,急性AR的舒张期早期杂音音调较低,持续时间较短,这是因为随着左心室舒张压升高,主动脉和左心室之间的(反向)压力梯度迅速减小。收缩期杂音常见,多为连续性杂音。常出现Austin Flint杂音,但持续时间短,当左心室压力超过舒张期左心房压力时停止。随着二尖瓣舒张期过早结束,Austin Flint杂音的收缩前期部分消除。

超声心动图。在急性AR中,超声心动图显示密集的舒张期多普勒信号,舒张末期速度接近零,二尖瓣过早关闭和延迟开放。可以观察到舒张期二尖瓣关闭不全。虽然由于代偿性肾上腺素能激增,收缩性和EF可能增加,但LV大小和EF通常是正常的。急性AR的这些结果与慢性AR相比,舒张末期容积和室壁运动增加。偶然情况下,随着主动脉舒张压和左心室舒张压的平衡,可以检测到主动脉瓣的过早开放。TEE常常有助于明确急性反流的潜在原因,尤其是鉴别升主动脉夹层或心内膜炎。

心电图。急性AR时,心电图常表现为窦性心动过速。如果心内膜炎是可能的病因,则在连续心电图记录的心脏阻滞的进展性严重程度,可能提示所伴发的主动脉根部脓肿的存在和扩大。

放射影像学。在急性 AR 中,放射学检查常显示有明显肺水肿的证据。尽管可能存在左心房扩大,根据 AR 的原因不同可以看到升主动脉扩大,但心脏轮廓通常正常。

管理。由于 LV 衰竭是早期导致急性重症 AR 患者死亡的最常见原因,提示手术干预的必要性。即使是正常的心室也不能承受急性、严重容量过载的负担。因此,急性 AR 的风险远大于慢性 AR。当患者准备手术时,经常需要静脉注射正性肌力药物(多巴胺或多巴酚丁胺)和/或血管扩张剂(硝普钠)进行治疗。应根据动脉压选择药物和剂量(见第 24 章)。禁忌使用 β 受体阻滞剂和主动脉内球囊反搏,因为在舒张期无论降低心率,还是增加外周阻力都可能导致快速血流动力学失代偿。在血流动力学稳定的,继发于活动性感染性心内膜炎的急性 AR 患者中,手术可以推迟到允许 5 到 7 天的强化抗生素治疗后(见第 73 章)。然而,在血流动力学出现不稳定的最早征象时,或者如果有任何脓肿形成的证据时,都应进行 AVR。如果急性主动脉夹层是导致 AR 的原因,主动脉也需要在手术时进行加固。

二叶主动脉瓣疾病

流行病学

先天性二叶主动脉瓣(bicuspid aortic valve,BAV)约占总人口的 1%至 2%,在男性中更为常见,占 70%至 80%。在一个 BAV 患者的亚群中,已经记录到与具有不完全外显性的常染色体显性遗传一致的家族性聚类[5]。在一些有 BAV 和相关的先天性异常的家族中,可见 *NOTCH1* 基因的突变。

病理生理学

最常见的二叶瓣畸形的解剖结构是两个瓣叶,这两个瓣叶具有右-左收缩期开口,与先天性右冠瓣和左冠瓣瓣叶融合一致,这在 70%至 80%的患者中可见(图 68.22;另见图 68.15 和图 14.44)。右冠瓣和无冠瓣融合的前后位二叶瓣较少见,见于 20%至 30%的患者[160,161]。左冠瓣和无冠瓣的融合很少见。两个瓣叶中的较大部分可能存在明显的组织脊或中缝,因此舒张期关闭的瓣膜可以模拟三叶瓣。超声心动图诊断依赖于仅用两个主动脉连合部成像形成的收缩期小叶开口。单叶瓣与二尖瓣的区别在于只有一个与主动脉连合。

二尖瓣主动脉瓣病变与主动脉病变相关,升主动脉扩张与加速有关。双尖瓣病变与主动脉病变有关,升主动脉扩张与主动脉中膜的加速变性有关[5,161-163](见第 63 章)。主动脉扩张的存在、位置和严重程度与瓣膜形态有关(见图 17.16),但似乎与瓣膜功能障碍的严重程度无关[164,165]。BAV 患者合并主动脉夹层的风险比一般人群高 5~9 倍,但绝对风险仍然相当低(图 68.23)[5,166,167]。一些研究提示 BAV(前后位二叶瓣)和二叶瓣脱垂(mitral valve prolapse,MVP)之间存在一定的相关性[168]。

临床表现

BAV 患者可在任何年龄根据主动脉喷射音、收缩期或舒张期杂音进行诊断。然而,有些患者最初是因为其他原因要求超声心动图诊断的,而另一些则是通过 BAV 病家族史诊断的[169]。通常,直到体格检查显示瓣膜功能障碍的表现或患者出现临床症状,才能做出诊断。

病程

大多数二尖瓣功能患者可以保持正常直到生命的晚期,尽管有一部分患者在儿童期或青春期出现瓣膜功能障碍。总的来说,存活率与人口估计值没有差别[167,170,171]。在平均 9 年的随访中,642 名 BAV 门诊成人患者中有 25%发生心源性事件。事件包括主动脉瓣或根部置换(22%)、心力衰竭住院(2%)和心脏死亡(3%)。心脏事件的危险因素是年龄大于 30 岁,中度或重度 AR 或 AS(图 68.24)。在另一组 212 例 BAV 无或轻度瓣膜功能障碍的患者中,在 20 年随访中,主动脉瓣手术、升主动脉手术或任何心血管手术发生率分别为 24%、5%和 27%[171]。BAV 患者罹患心内膜炎的风险也增高(每 100 000 人中有 0.4 人),据此推算美国每年约有 1 200 人因此死亡。然而,大多数 BAV 患者在生命后期会发展成钙化性瓣膜狭窄,通常在 50 岁以后出现严重的 AS。尽管 BAV 钙化性狭窄的组织病理学特征与三叶瓣并无不同,但由异常解剖结构引起的湍流和增加的瓣膜应力可导致瓣膜病变加速,这解释了二叶主动脉瓣患者较三叶瓣、狭窄瓣膜患者,出现临床表现的年龄较早。在美国 BAV 疾病占 AVR 的 50%以上,并且是钙化性 AS 的常见原因,即使在老年人中也是如此。

与 BAV 疾病相关的主动脉病变常导致主动脉扩张,并增加主动脉夹层的风险。风险的大小可能与瓣膜、主动脉形态以及主动脉受累家族史而有所不同[162,172,173]。

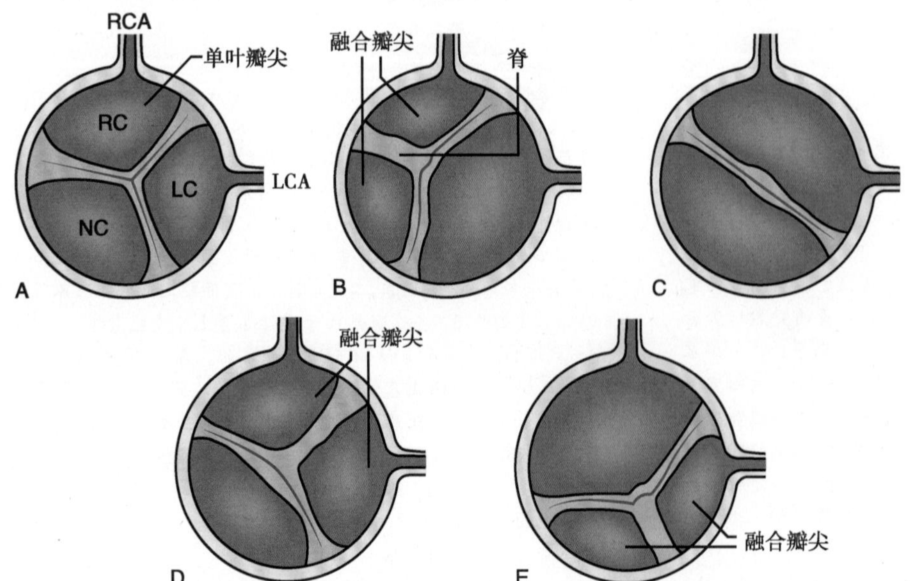

图 68.22 三叶和二叶主动脉瓣结构的比较。A,正常三叶主动脉瓣三个瓣尖示意图。LC,左冠;LCA,左冠状动脉,NC,无冠;RC,右冠;RCA,右冠状动脉。B,二叶瓣右侧无冠瓣尖融合,形成一个脊(融合瓣尖之间的结合线)。C,二叶瓣右-左冠瓣尖融合而无脊形成。D,二叶瓣右-左冠瓣尖融合和形成一个脊。E,二叶瓣左冠和无冠瓣尖融合和形成一个脊。(引自 Lindman BR, Clavel M-A, Mathieu P, et al. Calcific aortic stenosis. Nat Rev Dis Primers 2016;2:16006.)

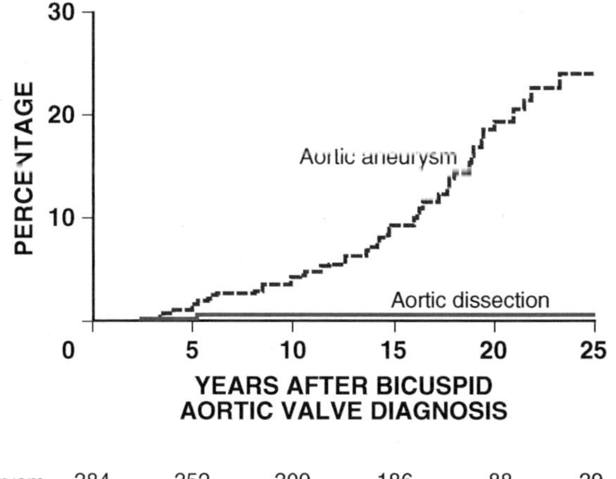

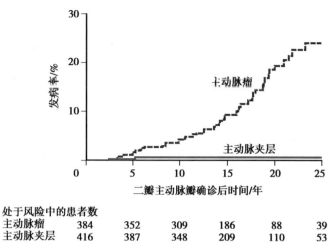

No. at risk						
Aortic aneurysm	384	352	309	186	88	39
Aortic dissection	416	387	348	209	110	53

FIGURE 68.23 Risk of aneurysm formation and aortic dissection after definite bicuspid aortic valve diagnosis. Kaplan-Meier risk of aortic aneurysm (*dashed red line*) 25 years after echocardiographic diagnosis in 384 patients (32 patients with baseline aneurysm excluded) and risk of aortic dissection (*blue bar*) 25 years after echocardiographic diagnosis in 416 patients. (From Michelena HI, Khanna AD, Mahoney D, et al. Incidence of aortic complications in patients with bicuspid aortic valves. JAMA 2011;306:1104-12.)

30
20
10
0
发病率/%
主动脉瘤
主动脉夹层
5 10 15 20 25
二瓣主动脉瓣确诊后时间/年

处于风险中的患者数						
主动脉瘤	384	352	309	186	88	39
主动脉夹层	416	387	348	209	110	53

图 68.23 二瓣主动脉瓣诊断后出现动脉瘤和主动脉夹层的风险。384 例患者(32 例基线动脉瘤除外)超声心动图诊断后 25 年出现的风险(Kaplan-Meier 曲线,红色),416 例患者超声心动图诊断后 25 年出现主动脉夹层的风险(蓝色)。(引自 Michelena HI, Khanna AD, Mahoney D, et al. Incidence of aortic complications in patients with bicuspid aortic valves. JAMA 2011;306:1104-12.)

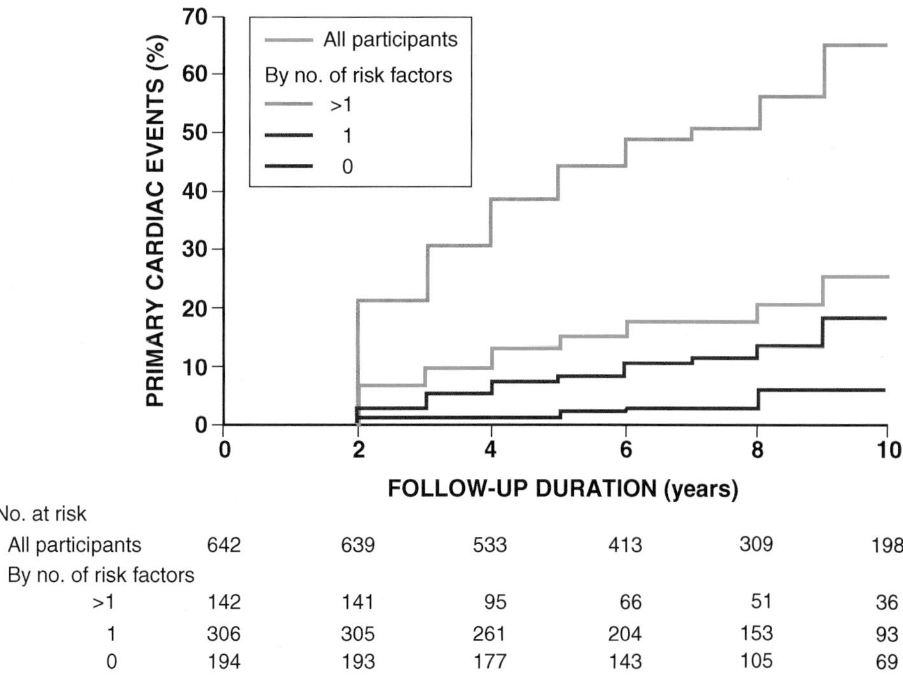

No. at risk						
All participants	642	639	533	413	309	198
By no. of risk factors						
>1	142	141	95	66	51	36
1	306	305	261	204	153	93
0	194	193	177	143	105	69

FIGURE 68.24 Outcome of patients with bicuspid aortic valves. The frequency of primary cardiac events in patients with more than one risk factor at baseline ($n=142$) was 65% (standard deviation [SD], 5%); in all participants ($n=642$), 25% (SD, 2%); in patients with one risk factor at baseline ($n=306$), 18% (SD, 3%); and in patients with no risk factors at baseline ($n=194$), 6% (SD, 2%). The risk factors for primary cardiac events were age older than 30 years, moderate or severe aortic regurgitation, and moderate or severe aortic stenosis. (From Tzemos N, Therrien J, Yip J, et al. Outcomes in adults with bicuspid aortic valves. JAMA 2008;300:1317.)

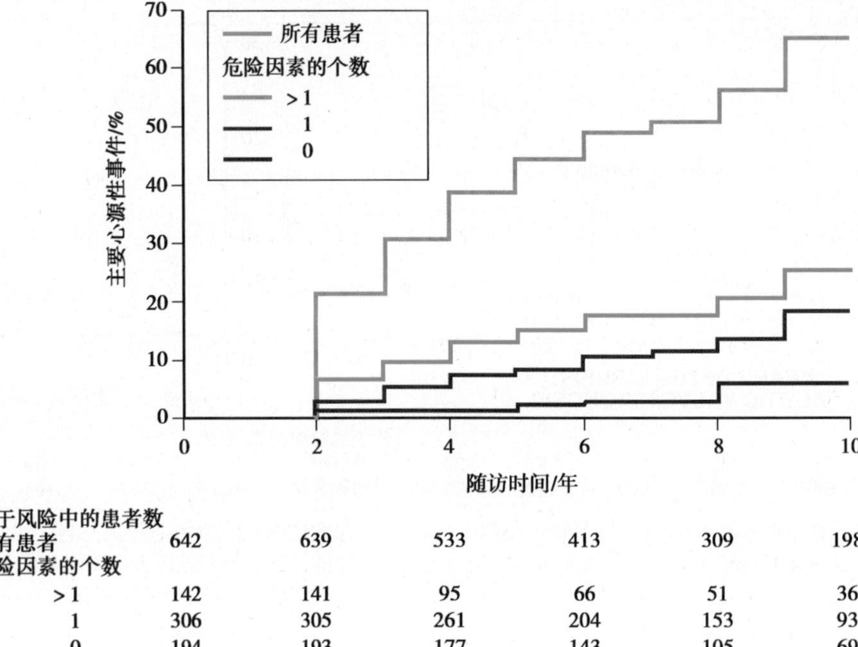

处于风险中的患者数						
所有患者	642	639	533	413	309	198
危险因素的个数						
>1	142	141	95	66	51	36
1	306	305	261	204	153	93
0	194	193	177	143	105	69

图 68.24 二叶主动脉瓣患者的预后。在基线($n=142$)具有一个以上危险因素的患者中,原发性心脏事件的发生率为 65%(SD,5%);在所有参与者中($n=642$)为 25%(SD,2%);在基线具有一个危险因素的患者($n=306$)为 18%(SD,3%);在无危险因素的患者中,原发性心脏事件的发生率为 65%(SD,5%)($n=194$),6%(SD,2%)。原发性心脏事件的危险因素为年龄大于 30 岁、中度或重度主动脉瓣反流、中度或重度主动脉狭窄。(引自 Tzemos N,Therrien J,Yip J,et al. Outcomes in adults with bicuspid aortic valves. JAMA 2008;300:1317.)

管理

如前所述,BAV 病的治疗是针对瓣膜功能障碍的血流动力学后果 AS 或 AR 进行的。目前,还没有有效的医学疗法来预防二叶瓣进行性瓣膜恶化。除了对瓣膜功能障碍进行适当的随访外,还需要评估升主动脉情况,通常使用 CT 或 CMR,以确保主动脉窦和升主动脉的充分可见并进行准确测量(见图 68.16)[174]。如果狭窄或反流需要 AVR 时,主动脉最大直径(舒张末期测量)超过 45mm,建议同时行主动脉根部置换[152]。即使在没有主动脉瓣疾病的情况下,对于 BAV 的成年人,当主动脉直径为 55mm 或更大时,也建议进行主动脉根部置换。如果存在主动脉夹层家族史或病情进展迅速的证据,则可考虑主动脉直径为 50mm 时,进行主动脉根部置换[152]。

(王昊 黄靖娟 纪睿圳 译,何奔 校)

经典参考文献

Grossman W, Jones D, McLaurin LP. Wall stress and patterns of hypertrophy in the human left ventricle. *J Clin Invest.* 1975;56:56–64.

Hill JA, Karimi M, Kutschke W, et al. Cardiac hypertrophy is not a required compensatory response to short-term pressure overload. *Circulation.* 2000;101:2863–2869.

Khot UN, Novaro GM, Popovic ZB, et al. Nitroprusside in critically ill patients with left ventricular dysfunction and aortic stenosis. *N Engl J Med.* 2003;348:1756–1763.

Roberts WC, Ko JM. Frequency by decades of unicuspid, bicuspid, and tricuspid aortic valves in adults having isolated aortic valve replacement for aortic stenosis, with or without associated aortic regurgitation. *Circulation.* 2005;111:920–925.

参考文献

Aortic Stenosis: Epidemiology and Pathology

1. D'Arcy JL, Coffey S, Loudon MA, et al. Large-scale community echocardiographic screening reveals a major burden of undiagnosed valvular heart disease in older people: the OxVALVE Population Cohort Study. *Eur Heart J.* 2016;37:3515–3522.
2. Osnabrugge RL, Mylotte D, Head SJ, et al. Aortic stenosis in the elderly: disease prevalence and number of candidates for transcatheter aortic valve replacement: a meta-analysis and modeling study. *J Am Coll Cardiol.* 2013;62:1002–1012.
3. Coffey S, Cox B, Williams MJ. The prevalence, incidence, progression, and risks of aortic valve sclerosis: a systematic review and meta-analysis. *J Am Coll Cardiol.* 2014;63:2852–2861.
4. Lindman BR, Clavel M-A, Mathieu P, et al. Calcific aortic stenosis. *Nat Rev Dis Primers.* 2016;2:16006.
5. Braverman AC. The bicuspid aortic valve. In: Otto CM, Bonow RO, eds. *Valvular Heart Disease. A Companion to Braunwald's Heart Disease.* 4th ed. Philadelphia: Elsevier-Saunders; 2013:179–198.
6. Owens DS, Budoff MJ, Katz R, et al. Aortic valve calcium independently predicts coronary and cardiovascular events in a primary prevention population. *JACC Cardiovasc Imaging.* 2012;5:619–625.
7. Otto CM, Prendergast B. Aortic-valve stenosis: from patients at risk to severe valve obstruction. *N Engl J Med.* 2014;371:744–756.
8. Bella JN, Tang W, Kraja A, et al. Genome-wide linkage mapping for valve calcification susceptibility loci in hypertensive sibships: the Hypertension Genetic Epidemiology Network Study. *Hypertension.* 2007;49:453–460.
9. Bosse Y, Mathieu P, Pibarot P. Genomics: the next step to elucidate the etiology of calcific aortic valve stenosis. *J Am Coll Cardiol.* 2008;51:1327–1336.
10. Owens DS, O'Brien KD. Clinical and genetic risk factors for calcific valve disease. In: Otto CM, Bonow RO, eds. *Valvular Heart Disease. A Companion to Braunwald's Heart Disease.* 4th ed. Philadelphia: Elsevier-Saunders; 2013:53–62.
11. Thanassoulis G, Campbell CY, Owens DS, et al. Genetic associations with valvular calcification and aortic stenosis. *N Engl J Med.* 2013;368:503–512.
12. Kamstrup PR, Tybjaerg-Hansen A, Nordestgaard BG. Elevated lipoprotein(a) and risk of aortic valve stenosis in the general population. *J Am Coll Cardiol.* 2014;63:470–477.
13. Capoulade R, Chan KL, Yeang C, et al. Oxidized phospholipids, lipoprotein(a), and progression of calcific aortic valve stenosis. *J Am Coll Cardiol.* 2015;66:1236–1246.
14. Capoulade R, Mahmut A, Tastet L, et al. Impact of plasma Lp-PLA2 activity on the progression of aortic stenosis: the PROGRESSA study. *JACC Cardiovasc Imaging.* 2015;8:26–33.
15. Mahmut A, Boulanger MC, El Husseini D, et al. Elevated expression of lipoprotein-associated phospholipase A_2 in calcific aortic valve disease: implications for valve mineralization. *J Am Coll Cardiol.* 2014;63:460–469.
16. Bouchareb R, Mahmut A, Nsaibia MJ, et al. Autotaxin derived from lipoprotein(a) and valve interstitial cells promotes inflammation and mineralization of the aortic valve. *Circulation.* 2015;132:677–690.
17. Rogers MA, Aikawa E. A not-so-little role for lipoprotein(a) in the development of calcific aortic valve disease. *Circulation.* 2015;132:621–623.

Aortic Stenosis: Pathophysiology

18. Tellis CC, Tselepis AD. The role of lipoprotein-associated phospholipase A_2 in atherosclerosis may depend on its lipoprotein carrier in plasma. *Biochim Biophys Acta.* 2009;1791:327–338.
19. Nishimura RA, Otto CM, Bonow RO, et al. 2014 AHA/ACC guideline for the management of patients with valvular heart disease: a report of the American College of Cardiology/American Heart Association Task Force on Practice Guidelines. *Circulation.* 2014;129:e521–e643.
20. Lindman BR, Bonow RO, Otto CM. Current management of calcific aortic stenosis. *Circ Res.* 2013;113:223–237.
21. Baumgartner H, Hung J, Bermejo J, et al. Echocardiographic assessment of valve stenosis: EAE/ASE recommendations for clinical practice. *J Am Soc Echocardiogr.* 2009;22:1–23, quiz 101–102.
22. Monin JL, Lancellotti P, Monchi M, et al. Risk score for predicting outcome in patients with

asymptomatic aortic stenosis. *Circulation*. 2009;120:69–75.

23. Coglianese EE, Davidoff R. Predicting outcome in patients with asymptomatic aortic stenosis. *Circulation*. 2009;120:9–11.
24. Marechaux S, Hachicha Z, Bellouin A, et al. Usefulness of exercise-stress echocardiography for risk stratification of true asymptomatic patients with aortic valve stenosis. *Eur Heart J*. 2010;31:1390–1397.
25. Pibarot P, Garcia D, Dumesnil JG. Energy loss index in aortic stenosis: from fluid mechanics concept to clinical application. *Circulation*. 2013;127:1101–1104.
26. Bahlmann E, Gerdts E, Cramariuc D, et al. Prognostic value of energy loss index in asymptomatic aortic stenosis. *Circulation*. 2013;127:1149–1156.
27. Duncan AI, Lowe BS, Garcia MJ, et al. Influence of concentric left ventricular remodeling on early mortality after aortic valve replacement. *Ann Thorac Surg*. 2008;85:2030–2039.
28. Mihaljevic T, Nowicki ER, Rajeswaran J, et al. Survival after valve replacement for aortic stenosis: implications for decision making. *J Thorac Cardiovasc Surg*. 2008;135:1270–1278, discussion 1278–1279.
29. Beach JM, Mihaljevic T, Rajeswaran J, et al. Ventricular hypertrophy and left atrial dilatation persist and are associated with reduced survival after valve replacement for aortic stenosis. *J Thorac Cardiovasc Surg*. 2014;147:362–369 e8.
30. Carabello BA. Is cardiac hypertrophy good or bad? The answer, of course, is yes. *JACC Cardiovasc Imaging*. 2014;7:1081–1083.
31. Petrov G, Dworatzek E, Schulze TM, et al. Maladaptive remodeling is associated with impaired survival in women but not in men after aortic valve replacement. *JACC Cardiovasc Imaging*. 2014;7:1073–1080.
32. Lindman BR, Arnold SV, Madrazo JA, et al. The adverse impact of diabetes mellitus on left ventricular remodeling and function in patients with severe aortic stenosis. *Circ Heart Fail*. 2011;4:286–292.
33. Falcao-Pires I, Hamdani N, Borbely A, et al. Diabetes mellitus worsens diastolic left ventricular dysfunction in aortic stenosis through altered myocardial structure and cardiomyocyte stiffness. *Circulation*. 2011;124:1151–1159.
34. Falcao-Pires I, Palladini G, Goncalves N, et al. Distinct mechanisms for diastolic dysfunction in diabetes mellitus and chronic pressure-overload. *Basic Res Cardiol*. 2011;106:801–814.
35. Page A, Dumesnil JG, Clavel MA, et al. Metabolic syndrome is associated with more pronounced impairment of left ventricle geometry and function in patients with calcific aortic stenosis: a substudy of the ASTRONOMER (Aortic Stenosis Progression Observation Measuring Effects of Rosuvastatin). *J Am Coll Cardiol*. 2010;55:1867–1874.
36. Kearney LG, Lu K, Ord M, et al. Global longitudinal strain is a strong independent predictor of all-cause mortality in patients with aortic stenosis. *Eur Hear J Cardiovasc Imaging*. 2012;13:827–833.
37. Yingchoncharoen T, Gibby C, Rodriguez LL, et al. Association of myocardial deformation with outcome in asymptomatic aortic stenosis with normal ejection fraction. *Circ Cardiovasc Imaging*. 2012;5:719–725.
38. Briand M, Dumesnil JG, Kadem L, et al. Reduced systemic arterial compliance impacts significantly on left ventricular afterload and function in aortic stenosis: implications for diagnosis and treatment. *J Am Coll Cardiol*. 2005;46:291–298.
39. Elmariah S, Palacios IF, McAndrew T, et al. Outcomes of transcatheter and surgical aortic valve replacement in high-risk patients with aortic stenosis and left ventricular dysfunction: results from the Placement of Aortic Transcatheter Valves (PARTNER) trial (cohort A). *Circ Cardiovasc Interv*. 2013;6:604–614.
40. Dauerman HL, Reardon MJ, Popma JJ, et al. Early recovery of left ventricular systolic function after CoreValve transcatheter aortic valve replacement. *Circ Cardiovasc Interv*. 2016;9.
41. Dweck MR, Joshi S, Murigu T, et al. Midwall fibrosis is an independent predictor of mortality in patients with aortic stenosis. *J Am Coll Cardiol*. 2011;58:1271–1279.
42. Weidemann F, Herrmann S, Stork S, et al. Impact of myocardial fibrosis in patients with symptomatic severe aortic stenosis. *Circulation*. 2009;120:577–584.
43. Azevedo CF, Nigri M, Higuchi ML, et al. Prognostic significance of myocardial fibrosis quantification by histopathology and magnetic resonance imaging in patients with severe aortic valve disease. *J Am Coll Cardiol*. 2010;56:278–287.
44. Herrmann S, Stork S, Niemann M, et al. Low-gradient aortic valve stenosis myocardial fibrosis and its influence on function and outcome. *J Am Coll Cardiol*. 2011;58:402–412.
45. Lindman BR, Chakinala MM. Modulating the nitric oxide–cyclic GMP pathway in the pressure-overloaded left ventricle and group II pulmonary hypertension. *Int J Clin Pract Suppl*. 2010;64(168):15–22.
46. Lindman BR, Zajarias A, Maniar HS, et al. Risk stratification in patients with pulmonary hypertension undergoing transcatheter aortic valve replacement. *Heart*. 2015;101:1656–1664.
47. Lindman BR, Zajarias A, Madrazo JA, et al. Effects of phosphodiesterase type 5 inhibition on systemic and pulmonary hemodynamics and ventricular function in patients with severe symptomatic aortic stenosis. *Circulation*. 2012;125:2353–2362.
48. O'Sullivan CJ, Wenaweser P, Ceylan O, et al. Effect of pulmonary hypertension hemodynamic presentation on clinical outcomes in patients with severe symptomatic aortic valve stenosis undergoing transcatheter aortic valve implantation: insights from the new proposed pulmonary hypertension classification. *Circ Cardiovasc Interv*. 2015;8:e002358.
49. Lancellotti P, Magne J, Donal E, et al. Determinants and prognostic significance of exercise pulmonary hypertension in asymptomatic severe aortic stenosis. *Circulation*. 2012;126:851–859.
50. Melby SJ, Moon MR, Lindman BR, et al. Impact of pulmonary hypertension on outcomes after aortic valve replacement for aortic valve stenosis. *J Thorac Cardiovasc Surg*. 2011;141:1424–1430.
51. Carabello BA. Georg Ohm and the changing character of aortic stenosis: it's not your grandfather's Oldsmobile. *Circulation*. 2012;125:2295–2297.
52. Hachicha Z, Dumesnil JG, Pibarot P. Usefulness of the valvuloarterial impedance to predict adverse outcome in asymptomatic aortic stenosis. *J Am Coll Cardiol*. 2009;54:1003–1011.
53. Rieck AE, Cramariuc D, Boman K, et al. Hypertension in aortic stenosis: implications for left ventricular structure and cardiovascular events. *Hypertension*. 2012;60:90–97.
54. Nielsen OW, Sajadieh A, Sabbah M, et al. Assessing optimal blood pressure in patients with asymptomatic aortic valve stenosis: the SEAS Study. *Circulation*. 2016;134:455–468.
55. Garcia D, Camici PG, Durand LG, et al. Impairment of coronary flow reserve in aortic stenosis. *J Appl Physiol*. 2009;106:113–121.

Aortic Stenosis: Clinical Presentation and Diagnostic Testing

56. Carabello BA, Paulus WJ. Aortic stenosis. *Lancet*. 2009;373:956–966.
57. Loscalzo J. From clinical observation to mechanism: Heyde's syndrome. *N Engl J Med*. 2012;367:1954–1956.
58. Baumgartner H, Hung J, Bermejo J, et al. Echocardiographic assessment of valve stenosis: EAE/ASE recommendations for clinical practice. *Eur J Echocardiogr*. 2009;10:1–25.
59. Otto CM. *Textbook of Clinical Echocardiography*. 5th ed. Philadelphia: Saunders; 2013.
60. Rosenhek R, Baumgartner H. Aortic stenosis. In: Otto CM, Bonow RO, eds. *Valvular Heart Disease. A Companion to Braunwald's Heart Disease*. 4th ed. Philadelphia: Elsevier-Saunders; 2013:139–162.
61. Lafitte S, Perlant M, Reant P, et al. Impact of impaired myocardial deformations on exercise tolerance and prognosis in patients with asymptomatic aortic stenosis. *Eur J Echocardiogr*. 2009;10:414–419.
62. Dahl JS, Videbaek L, Poulsen MK, et al. Global strain in severe aortic valve stenosis: relation to clinical outcome after aortic valve replacement. *Circ Cardiovasc Imaging*. 2012;5:613–620.
63. Lancellotti P, Donal E, Magne J, et al. Risk stratification in asymptomatic moderate to severe aortic stenosis: the importance of the valvular, arterial and ventricular interplay. *Heart*. 2010;96:1364–1371.
64. Eleid MF, Nishimura RA, Sorajja P, Borlaug BA. Systemic hypertension in low-gradient severe aortic stenosis with preserved ejection fraction. *Circulation*. 2013;128:1349–1353.
65. Magne J, Lancellotti P, Pierard LA. Exercise testing in asymptomatic severe aortic stenosis. *JACC Cardiovasc Imaging*. 2014;7:188–199.
66. Clavel MA, Messika-Zeitoun D, Pibarot P, et al. The complex nature of discordant severe calcified aortic valve disease grading: new insights from combined Doppler echocardiographic and computed tomographic study. *J Am Coll Cardiol*. 2013;62:2329–2338.
67. Clavel MA, Pibarot P, Messika-Zeitoun D, et al. Impact of aortic valve calcification, as measured by MDCT, on survival in patients with aortic stenosis: results of an international registry study. *J Am Coll Cardiol*. 2014;64:1202–1213.
68. Holmes DR Jr, Mack MJ, Kaul S, et al. 2012 ACCF/AATS/SCAI/STS expert consensus document on transcatheter aortic valve replacement. *J Am Coll Cardiol*. 2012;59:1200–1254.
69. Vahanian A, Alfieri O, Andreotti F, et al. Guidelines on the management of valvular heart disease (version 2012). Joint Task Force on the Management of Valvular Heart Disease of the European Society of Cardiology and the European Association for Cardio-Thoracic Surgery. *Eur Heart J*. 2012;33:2451–2496.
70. Nishimura RA, Carabello BA. Hemodynamics in the cardiac catheterization laboratory of the 21st century. *Circulation*. 2012;125:2138–2150.
71. Shavelle DM. Evaluation of valvular heart disease by cardiac catheterization and angiography. In: Otto CM, Bonow RO, eds. *Valvular Heart Disease. A Companion to Braunwald's Heart Disease*. 4th ed. Philadelphia: Elsevier-Saunders; 2013:91–106.
72. Garcia MJ. Evaluation of valvular heart disease by cardiac magnetic resonance and computed tomography. In: Otto CM, Bonow RO, eds. *Valvular Heart Disease. A Companion to Braunwald's Heart Disease*. 4th ed. Philadelphia: Elsevier-Saunders; 2013:107–118.
73. Cavalcante JL, Lalude OO, Schoenhagen P, Lerakis S. Cardiovascular magnetic resonance imaging for structural and valvular heart disease interventions. *JACC Cardiovasc Interv*. 2016;9:399–425.
74. Dweck MR, Jones C, Joshi NV, et al. Assessment of valvular calcification and inflammation by positron emission tomography in patients with aortic stenosis. *Circulation*. 2012;125:76–86.
75. Dweck MR, Jenkins WS, Vesey AT, et al. ^{18}F-sodium fluoride uptake is a marker of active calcification and disease progression in patients with aortic stenosis. *Circ Cardiovasc Imaging*. 2014;7:371–378.
76. Jenkins WS, Vesey AT, Shah AS, et al. Valvular (18)F-fluoride and (18)F-fluorodeoxyglucose uptake predict disease progression and clinical outcome in patients with aortic stenosis. *J Am Coll Cardiol*. 2015;66:1200–1201.

Aortic Stenosis: Disease Course

77. Otto CM. Calcific aortic valve disease: outflow obstruction is the end stage of a systemic disease process. *Eur Heart J*. 2009;30:1940–1942.
78. Nistri S, Faggiano P, Olivotto I, et al. Hemodynamic progression and outcome of asymptomatic aortic stenosis in primary care. *Am J Cardiol*. 2012;109:718–723.
79. Owens DS, Katz R, Takasu J, et al. Incidence and progression of aortic valve calcium in the Multi-Ethnic Study of Atherosclerosis (MESA). *Am J Cardiol*. 2010;105:701–708.
80. Dal Bianco JP, Khandheria BK, Mookadam F, et al. Management of asymptomatic severe aortic stenosis. *J Am Coll Cardiol*. 2008;52:1279–1292.
81. Stewart RA, Kerr AJ, Whalley GA, et al. Left ventricular systolic and diastolic function assessed by tissue Doppler imaging and outcome in asymptomatic aortic stenosis. *Eur Heart J*. 2010;31:2216–2222.
82. Capoulade R, Le Ven F, Clavel MA, et al. Echocardiographic predictors of outcomes in adults with aortic stenosis. *Heart*. 2016;102:934–942.
83. Rosenhek R, Zilberszac R, Schemper M, et al. Natural history of very severe aortic stenosis. *Circulation*. 2010;121:151–156.
84. Cueff C, Serfaty JM, Cimadevilla C, et al. Measurement of aortic valve calcification using multislice computed tomography: correlation with haemodynamic severity of aortic stenosis and clinical implication for patients with low ejection fraction. *Heart*. 2011;97:721–726.
85. Taniguchi T, Morimoto T, Shiomi H, et al. Initial surgical versus conservative strategies in patients with asymptomatic severe aortic stenosis. *J Am Coll Cardiol*. 2015;66:2827–2838.
86. Clavel MA, Malouf J, Michelena HI, et al. B-type natriuretic peptide clinical activation in aortic stenosis: impact on long-term survival. *J Am Coll Cardiol*. 2014;63:2016–2025.
87. Bach DS, Siao D, Girard SE, et al. Evaluation of patients with severe symptomatic aortic stenosis who do not undergo aortic valve replacement: the potential role of subjectively overestimated operative risk. *Circ Cardiovasc Qual Outcomes*. 2009;2:533–539.
88. Leon MB, Smith CR, Mack M, et al. Transcatheter aortic-valve implantation for aortic stenosis in patients who cannot undergo surgery. *N Engl J Med*. 2010;363:1597–1607.
89. Makkar RR, Fontana GP, Jilaihawi H, et al. Transcatheter aortic-valve replacement for inoperable severe aortic stenosis. *N Engl J Med*. 2012;366:1696–1704.
90. Clark MA, Arnold SV, Duhay FG, et al. Five-year clinical and economic outcomes among patients with medically managed severe aortic stenosis: results from a Medicare claims analysis. *Circ Cardiovasc Qual Outcomes*. 2012;5:697–704.
91. Rosenhek R. Disease severity, progression, timing of intervention, and role in monitoring transcatheter valve implantation. In: Otto CM, ed. *The Practice of Clinical Echocardiography*. 4th ed. Philadelphia: Saunders; 2012.
92. Pibarot P, Dumesnil JG. Low-flow, low-gradient aortic stenosis with normal and depressed left ventricular ejection fraction. *J Am Coll Cardiol*. 2012;60:1845–1853.
93. Clavel MA, Fuchs C, Burwash IG, et al. Predictors of outcomes in low-flow, low-gradient aortic stenosis: results of the multicenter TOPAS study. *Circulation*. 2008;118:S234–S242.
94. Picano E, Pibarot P, Lancellotti P, et al. The emerging role of exercise testing and stress echocardiography in valvular heart disease. *J Am Coll Cardiol*. 2009;54:2251–2260.
95. Clavel MA, Magne J, Pibarot P. Low-gradient aortic stenosis. *Eur Heart J*. 2016;37:2645–2657.
96. Levy F, Laurent M, Monin JL, et al. Aortic valve replacement for low-flow/low-gradient aortic stenosis operative risk stratification and long-term outcome: a European multicenter study. *J Am Coll Cardiol*. 2008;51:1466–1472.
97. Tribouilloy C, Levy F, Rusinaru D, et al. Outcome after aortic valve replacement for low-flow/low-gradient aortic stenosis without contractile reserve on dobutamine stress echocardiography. *J Am Coll Cardiol*. 2009;53:1865–1873.
98. Dahl JS, Eleid MF, Pislaru SV, et al. Development of paradoxical low-flow, low-gradient severe aortic stenosis. *Heart*. 2015;101:1015–1023.
99. Clavel MA, Ennezat PV, Marechaux S, et al. Stress echocardiography to assess stenosis severity and predict outcome in patients with paradoxical low-flow, low-gradient aortic stenosis and preserved LVEF. *JACC Cardiovasc Imaging*. 2013;6:175–183.

Aortic Stenosis: Treatment

100. Kapadia SR, Leon MB, Makkar RR, et al. 5-year outcomes of transcatheter aortic valve

replacement compared with standard treatment for patients with inoperable aortic stenosis (PARTNER 1): a randomised controlled trial. *Lancet*. 2015;385:2485–2491.
101. Lindman BR, Otto CM. Time to treat hypertension in patients with aortic stenosis. *Circulation*. 2013;128:1281–1283.
102. Dweck MR, Boon NA, Newby DE. Calcific aortic stenosis: a disease of the valve and the myocardium. *J Am Coll Cardiol*. 2012;60:1854–1863.
103. Burup Kristensen C, Jensen JS, et al. Atrial fibrillation in aortic stenosis: echocardiographic assessment and prognostic importance. *Cardiovasc Ultrasound*. 2012;10:38.
104. Kapadia S, Stewart WJ, Anderson WN, et al. Outcomes of inoperable symptomatic aortic stenosis patients not undergoing aortic valve replacement: insight into the impact of balloon aortic valvuloplasty from the PARTNER trial (Placement of AoRtic TraNscathetER Valve trial). *JACC Cardiovasc Interv*. 2015;8:324–333.
105. Kapadia SR, Goel SS, Yuksel U, et al. Lessons learned from balloon aortic valvuloplasty experience from the pre–transcatheter aortic valve implantation era. *J Interv Cardiol*. 2010;23:499–508.
106. Zilberszac R, Gabriel H, Schemper M, et al. Outcome of combined stenotic and regurgitant aortic valve disease. *J Am Coll Cardiol*. 2013;61:1489–1495.
107. Byrd B, Baker M. Mixed aortic stenosis and regurgitation demands our attention. *J Am Coll Cardiol*. 2013;61:1496–1497.
108. Bonow RO, Leon MB, Doshi D, Moat N. Aortic valve disease: current management and future challenges. *Lancet*. 2016;387:1312–1323.
109. Kafa R, Kusunose K, Goodman AL, et al. Association of abnormal postoperative left ventricular global longitudinal strain with outcomes in severe aortic stenosis following aortic valve replacement. *JAMA Cardiol*. 2016;1:494–496.
110. Brown JM, O'Brien SM, Wu C, et al. Isolated aortic valve replacement in North America comprising 108,687 patients in 10 years: changes in risks, valve types, and outcomes in the Society of Thoracic Surgeons National Database. *J Thorac Cardiovasc Surg*. 2009;137:82–90.
111. Shahian DM, O'Brien SM, et al. The Society of Thoracic Surgeons 2008 cardiac surgery risk models. Part 3. Valve plus coronary artery bypass grafting surgery. *Ann Thorac Surg*. 2009;88:S43–S62.
112. O'Brien SM, Shahian DM, Filardo G, et al. The Society of Thoracic Surgeons 2008 cardiac surgery risk models. Part 2. Isolated valve surgery. *Ann Thorac Surg*. 2009;88:S23–S42.
113. Barreto-Filho JA, Wang Y, Dodson JA, et al. Trends in aortic valve replacement for elderly patients in the United States, 1999–2011. *JAMA*. 2013;310:2078–2085.
114. Bonow RO. Improving outlook for elderly patients with aortic stenosis. *JAMA*. 2013;310:2045–2047.
115. Wendt D, Osswald BR, Kayser K, et al. Society of Thoracic Surgeons score is superior to the EuroSCORE determining mortality in high risk patients undergoing isolated aortic valve replacement. *Ann Thorac Surg*. 2009;88:468–474, discussion 474-475.
116. Hannan EL, Wu C, Bennett EV, et al. Risk index for predicting in-hospital mortality for cardiac valve surgery. *Ann Thorac Surg*. 2007;83:921–929.
117. Pedrazzini GB, Masson S, Latini R, et al. Comparison of brain natriuretic peptide plasma levels versus logistic EuroSCORE in predicting in-hospital and late postoperative mortality in patients undergoing aortic valve replacement for symptomatic aortic stenosis. *Am J Cardiol*. 2008;102:749–754.
118. Kolh P, Kerzmann A, Honore C, et al. Aortic valve surgery in octogenarians: predictive factors for operative and long-term results. *Eur J Cardiothorac Surg*. 2007;31:600–606.
119. Vahl TP, Kodali SK, Leon MB. Transcatheter aortic valve replacement 2016: a modern-day "Through the Looking-Glass" adventure. *J Am Coll Cardiol*. 2016;67:1472–1487.
120. Smith CR, Leon MB, Mack MJ, et al. Transcatheter versus surgical aortic-valve replacement in high-risk patients. *N Engl J Med*. 2011;364:2187–2198.
121. Kodali SK, Williams MR, Smith CR, et al. Two-year outcomes after transcatheter or surgical aortic-valve replacement. *N Engl J Med*. 2012;366:1686–1695.
122. Adams DH, Popma JJ, Reardon MJ, et al. Transcatheter aortic-valve replacement with a self-expanding prosthesis. *N Engl J Med*. 2014;370:1790–1798.
123. Leon MB, Smith CR, Mack MJ, et al. Transcatheter or surgical aortic-valve replacement in intermediate-risk patients. *N Engl J Med*. 2016;374:1609–1620.
124. Thourani VH, Kodali S, Makkar RR, et al. Transcatheter aortic valve replacement versus surgical valve replacement in intermediate-risk patients: a propensity score analysis. *Lancet*. 2016;387:2218–2225.
125. Reardon MJ, Van Mieghem NM, Popma JJ, et al. Surgical or transcatheter aortic-valve replacement in intermediate-risk patients. *N Engl J Med*. 2017;376:1321–1331.
126. Holmes DR Jr, Mack MJ, Kaul S, et al. ACCF/AATS/SCAI/STS expert consensus document on transcatheter aortic valve replacement. Developed in collaboration with the American Heart Association, American Society of Echocardiography, European Association for Cardio-Thoracic Surgery, Heart Failure Society of America, Mended Hearts, Society of Cardiovascular Anesthesiologists, Society of Cardiovascular Computed Tomography, and Society for Cardiovascular Magnetic Resonance. *J Am Coll Cardiol*. 2012;9:1200–1254.
127. Nishimura RA, Otto CM, Bonow RO, et al. 2017 AHA/ACC focused update of the 2014 AHA/ACC guideline for the management of patients with valvular heart disease. *J Am Coll Cardiol*. 2017;doi:10.1016/j.jacc.2017.03.011.
128. Vandvik PO, Otto CM, Siemieniuk RA, et al. Transcatheter or surgical aortic valve replacement for patients with severe, symptomatic, aortic stenosis at low to intermediate surgical risk: a clinical practice guideline. *BMJ*. 2016;354:i5085.
129. Siemieniuk RA, Agoritsas T, Manja V, et al. Transcatheter versus surgical aortic valve replacement in patients with severe aortic stenosis at low and intermediate risk: systematic review and meta-analysis. *BMJ*. 2016;354:i5130.
130. Foroutan F, Guyatt GH, O'Brien K, et al. Prognosis after surgical replacement with a bioprosthetic aortic valve in patients with severe symptomatic aortic stenosis: systematic review of observational studies. *BMJ*. 2016;354:i5065.
131. Lytvyn L, Guyatt GH, Manja V, et al. Patient values and preferences on transcatheter or surgical aortic valve replacement therapy for aortic stenosis: a systematic review. *BMJ Open*. 2016;6:e014327.
132. Lindman BR, Alexander KP, O'Gara PT, Afilalo J. Futility, benefit, and transcatheter aortic valve replacement. *JACC Cardiovasc Interv*. 2014;7:707–716.
133. Arnold SV, Reynolds MR, Lei Y, et al. Predictors of poor outcomes after transcatheter aortic valve replacement: results from the PARTNER (Placement of Aortic Transcatheter Valve) trial. *Circulation*. 2014;129:2682–2690.

Aortic Regurgitation: Causes, Pathophysiology, and Diagnosis

134. Tornos P, Evangelista A, Bonow RO. Aortic regurgitation. In: Otto CM, Bonow RO, eds. *Valvular Heart Disease. A Companion to Braunwald's Heart Disease*. 4th ed. Philadelphia: Elsevier-Saunders; 2013:163–178.
135. Bonow RO. Chronic mitral regurgitation and aortic regurgitation: have indications for surgery changed? *J Am Coll Cardiol*. 2013;61:693–701.
136. Sambola A, Tornos P, Ferreira-Gonzalez I, Evangelista A. Prognostic value of preoperative indexed end-systolic left ventricle diameter in the outcome after surgery in patients with chronic aortic regurgitation. *Am Heart J*. 2008;155:1114–1120.
137. Detaint D, Messika-Zeitoun D, Maalouf J, et al. Quantitative echocardiographic determinants of clinical outcome in asymptomatic patients with aortic regurgitation: a prospective study. *JACC Cardiovasc Imaging*. 2008;1:1–11.
138. Mentias A, Feng K, Alashi A, et al. Long-term outcomes in patients with aortic regurgitation and preserved left ventricular ejection fraction. *J Am Coll Cardiol*. 2016;68:2144–2153.
139. Otto CM. Echocardiographic evaluation of valvular heart disease. In: Otto CM, Bonow RO, eds. *Valvular Heart Disease. A Companion to Braunwald's Heart Disease*. 4th ed. Philadelphia: Elsevier-Saunders; 2013:70–90.
140. Zoghbi WA, Adams D, Bonow RO, et al. Recommendations for non-invasive evaluation of native valvular regurgitation: a report from the American Society of Echocardiography developed in collaboration with the Society for Cardiovascular Magnetic Resonance. *J Am Soc Echocardiogr*. 2017;30:303–371.
141. Cawley PJ, Maki JH, Otto CM. Cardiovascular magnetic resonance imaging for valvular heart disease: technique and validation. *Circulation*. 2009;119:468–478.
142. Myerson SG, d'Arcy J, Mohiaddin R, et al. Aortic regurgitation quantification using cardiovascular magnetic resonance: association with clinical outcome. *Circulation*. 2012;126:1452–1460.
143. Cawley PJ, Hamilton-Craig C, Owens DS, et al. Prospective comparison of valve regurgitation quantitation by cardiac magnetic resonance imaging and transthoracic echocardiography. *Circ Cardiovasc Imaging*. 2013;6:48–57.
144. Bonow RO, Nishimura R, Thompson PD, Udelson JE. Eligibility and disqualification recommendations for competitive athletes with cardiovascular abnormalities. Task Force 5: Valvular Heart Disease: a scientific statement from the American Heart Association and American College of Cardiology. *J Am Coll Cardiol*. 2015;66:2385–2392.

Aortic Regurgitation: Disease Course and Treatment

145. Pizarro R, Bazzino OO, Oberti PF, et al. Prospective validation of the prognostic usefulness of B-type natriuretic peptide in asymptomatic patients with chronic severe aortic regurgitation. *J Am Coll Cardiol*. 2011;58:1705–1714.
146. Olsen NT, Sogaard P, Larsson HB, et al. Speckle-tracking echocardiography for predicting outcome in chronic aortic regurgitation during conservative management and after surgery. *JACC Cardiovasc Imaging*. 2011;4:223–230.
147. Mahajerin A, Gurm HS, Tsai TT, et al. Vasodilator therapy in patients with aortic insufficiency: a systematic review. *Am Heart J*. 2007;153:454–461.
148. Arsenault M, Zendaoui A, Roussel E, et al. Angiotensin II–converting enzyme inhibition improves survival, ventricular remodeling, and myocardial energetics in experimental aortic regurgitation. *Circ Heart Fail*. 2013;6:1021–1028.
149. Elder DH, Wei L, Szwejkowski BR, et al. The impact of renin-angiotensin-aldosterone system blockade on heart failure outcomes and mortality in patients identified to have aortic regurgitation: a large population cohort study. *J Am Coll Cardiol*. 2011;58:2084–2091.
150. Sampat U, Varadarajan P, Turk R, et al. Effect of beta-blocker therapy on survival in patients with severe aortic regurgitation results from a cohort of 756 patients. *J Am Coll Cardiol*. 2009;54:452–457.
151. Bhudia SK, McCarthy PM, Kumpati GS, et al. Improved outcomes after aortic valve surgery for chronic aortic regurgitation with severe left ventricular dysfunction. *J Am Coll Cardiol*. 2007;49:1465–1471.
152. Hiratzka LF, Creager MA, Isselbacher EM, et al. Surgery for aortic dilatation in patients with bicuspid aortic valves: a statement of clarification from the American College of Cardiology/American Heart Association Task Force on Clinical Practice Guidelines. *J Am Coll Cardiol*. 2016;67:724–731.
153. Pettersson GB, Crucean AC, Savage R, et al. Toward predictable repair of regurgitant aortic valves: a systematic morphology-directed approach to bicommissural repair. *J Am Coll Cardiol*. 2008;52:40–49.
154. Aicher D, Kunihara T, Abou Issa O, et al. Valve configuration determines long-term results after repair of the bicuspid aortic valve. *Circulation*. 2011;123:178–185.
155. Malaisrie SC, McCarthy PM. Surgical approach to diseases of the aortic valve and aortic root. In: Otto CM, Bonow RO, eds. *Valvular Heart Disease. A Companion to Braunwald's Heart Disease*. 4th ed. Philadelphia: Elsevier-Saunders; 2013:199–218.
156. Kari FA, Siepe M, Sievers HH, Beyersdorf F. Repair of the regurgitant bicuspid or tricuspid aortic valve: background, principles, and outcomes. *Circulation*. 2013;128:854–863.
157. Roy DA, Schaefer U, Guetta V, et al. Transcatheter aortic valve implantation for pure severe native aortic valve regurgitation. *J Am Coll Cardiol*. 2013;61:1577–1584.
158. Testa L, Latib A, Rossi ML, et al. CoreValve implantation for severe aortic regurgitation: a multicentre registry. *EuroIntervention*. 2014;10:739–745.
159. Stout KK, Verrier ED. Acute valvular regurgitation. *Circulation*. 2009;119:3232–3241.

Bicuspid Aortic Valve Disease

160. Schaefer BM, Lewin MB, Stout KK, et al. Usefulness of bicuspid aortic valve phenotype to predict elastic properties of the ascending aorta. *Am J Cardiol*. 2007;99:686–690.
161. Fernandez B, Duran AC, Fernandez-Gallego T, et al. Bicuspid aortic valves with different spatial orientations of the leaflets are distinct etiological entities. *J Am Coll Cardiol*. 2009;54:2312–2318.
162. Detaint D, Michelena HI, Nkomo VT, et al. Aortic dilatation patterns and rates in adults with bicuspid aortic valves: a comparative study with Marfan syndrome and degenerative aortopathy. *Heart*. 2014;100:126–134.
163. Verma S, Siu SC. Aortic dilatation in patients with bicuspid aortic valve. *N Engl J Med*. 2014;370:1920–1929.
164. Kang JW, Song HG, Yang DH, et al. Association between bicuspid aortic valve phenotype and patterns of valvular dysfunction and bicuspid aortopathy: comprehensive evaluation using MDCT and echocardiography. *JACC Cardiovasc Imaging*. 2013;6:150–161.
165. Mahadevia R, Barker AJ, Schnell S, et al. Bicuspid aortic cusp fusion morphology alters aortic three-dimensional outflow patterns, wall shear stress, and expression of aortopathy. *Circulation*. 2014;129:673–682.
166. Bonow RO. Bicuspid aortic valves and dilated aortas: a critical review of the ACC/AHA practice guidelines recommendations. *Am J Cardiol*. 2008;102:111–114.
167. Michelena HI, Khanna AD, Mahoney D, et al. Incidence of aortic complications in patients with bicuspid aortic valves. *JAMA*. 2011;306:1104–1112.
168. Schaefer BM, Lewin MB, Stout KK, et al. The bicuspid aortic valve: an integrated phenotypic classification of leaflet morphology and aortic root shape. *Heart*. 2008;94:1634–1638.
169. Arden C, Chambers JB, Sandoe J, et al. Can we improve the detection of heart valve disease? *Heart*. 2014;100:271–273.
170. Tzemos N, Therrien J, Yip J, et al. Outcomes in adults with bicuspid aortic valves. *JAMA*. 2008;300:1317–1325.
171. Michelena HI, Desjardins VA, Avierinos JF, et al. Natural history of asymptomatic patients with normally functioning or minimally dysfunctional bicuspid aortic valve in the community. *Circulation*. 2008;117:2776–2784.
172. Braverman AC. Aortic involvement in patients with a bicuspid aortic valve. *Heart*. 2011;97:506–513.
173. Eleid MF, Forde I, Edwards WD, et al. Type A aortic dissection in patients with bicuspid aortic valves: clinical and pathological comparison with tricuspid aortic valves. *Heart*. 2013;99:1668–1674.
174. Leong DP, Joseph MX, Selvanayagam JB. The evolving role of multimodality imaging in valvular heart disease. *Heart*. 2014;100:336–346.

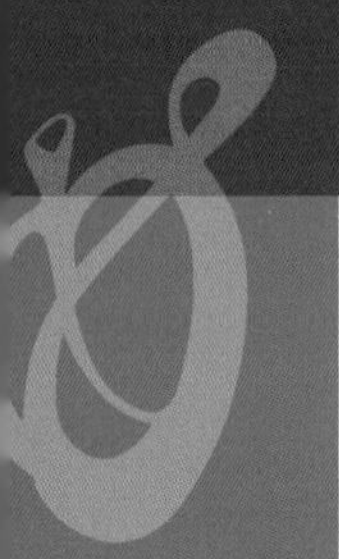

第 69 章　二尖瓣疾病

JAMES D. THOMAS AND ROBERT O. BONOW

二尖瓣狭窄

病因和病理学

风湿热是二尖瓣狭窄(mitral stenosis,MS)的主要病因[1],在换瓣手术时切除的狭窄二尖瓣中99%存在风湿性改变。在所有风湿性心脏病患者中,大约有25%存在孤立性MS,40%左右伴随MS和二尖瓣反流(mitral regurgitation,MR)。在存在MS的患者中,有38%存在多瓣膜受累,其中主动脉瓣受累者约占35%,三尖瓣受累者约占6%,而肺动脉瓣很少受累。存在风湿性MS的患者中有2/3是女性。从风湿热首次发作到探测到明显二尖瓣阻塞证据的间隔时间变异性较大(见第74章),从风湿热首次发作后几年到超过20年之间波动。

风湿热导致二尖瓣特征性改变。典型的诊断特征包括瓣叶边缘增厚,瓣叶连接处相互融合以及腱索缩短和融合(图69.1)[2]。存在风湿热时,二尖瓣瓣叶呈炎症和水肿改变,沿着瓣叶连接带还存在小的纤维-血小板性血栓。随后的瘢痕化导致特征性瓣膜变形,由于纤维化、新生血管形成、胶原增生和组织细胞增生导致正常瓣叶结构发生闭塞。风湿病的典型病理特征——阿绍夫(Aschoff)小体在心肌组织中最为常见,而在瓣膜组织上则不常见,仅有2%的慢性瓣膜病患者在尸解中发现瓣膜上存在阿绍夫小体。

这些解剖改变导致风湿性二尖瓣患者产生典型的功能表现。在疾病的早期阶段,由于小叶顶端活动受限,相对柔软的瓣叶在舒张期突然张开成弯曲的形状(见图69.1和图14.36)。在舒张期瓣叶打开突然受限,这是听诊特征性开瓣音(opening snap,OS)产生的原因,第二心音(S_2)和开瓣音间隔时间长短与左心房(left atrial,LA)压力成反比关系。这种"舒张期穹窿样改变"在二尖瓣前叶运动中最为明显,当瓣叶发生纤维化和钙化时则变得不太明显,这也抑制了开瓣音。瓣叶连接处对称性融合导致舒张期小的、中心卵圆形小孔形成,这在病理标本上形状看起来像鱼嘴状或者纽扣孔状,其原因在于二尖瓣前叶不处于生理开放位置(图69.2;见图69.1和图14.37)。在疾病的终末期,瓣叶更加增厚,变得更加容易粘着和僵硬,致使瓣叶不能打开和关闭,从而第一心音(S_1)减少,很少能听到,甚至完全消失,最后导致MS和MR联合病变。这时风湿热主要导致腱索收缩和融合,而瓣膜连接处很少有融合,其结果主要表现为MR。

是反复发作的风湿热导致严重MS的解剖学改变?还是由于链球菌蛋白和瓣膜组织交互反应的慢性免疫过程导致严重MS的解剖学改变(见第74章),还是钙化瓣膜病相互叠加导致的严重MS的解剖学改变?这些争论持续存在。支持反复感染是疾病进

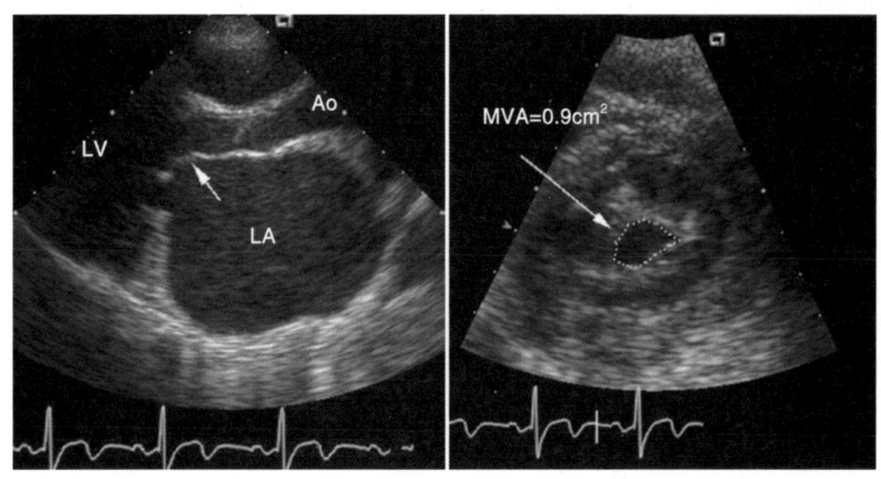

图69.1　左图为胸骨旁长轴切面观,**右图**为胸骨旁短轴切面观显示风湿性二尖瓣狭窄二维超声心动图的特征。注意:瓣叶连接处融合导致长轴切面观瓣叶穹窿样改变,短轴切面观瓣口宽度降低。患者的瓣叶较薄和柔软时,瓣下结构很少受累。Ao,主动脉;LA,左心房;LV,左心室;MVA,二尖瓣瓣口横截面积。(引自Otto CM. Valvular Heart Disease. Philadelphia:Saunders;2004.)

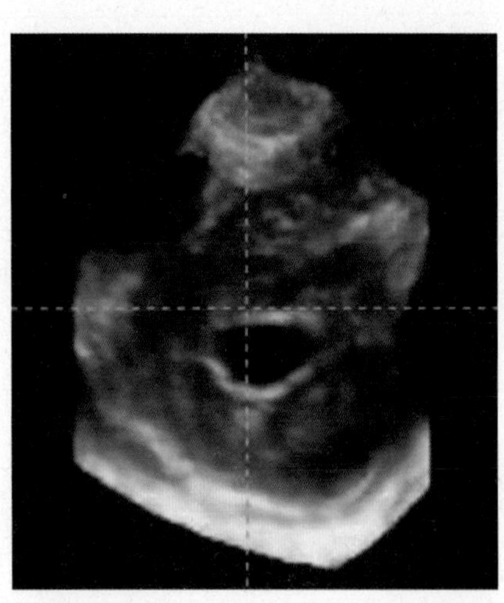

图 69.2 显示风湿性二尖瓣狭窄的经食管超声三维图像。瓣叶连接处融合时使二尖瓣瓣叶呈现小而圆形鱼嘴样改变

展的重要因素的证据包括风湿性心脏病发病的地理变异性与严重 MS 患者年龄之间的相关性。在北美和欧洲，大概每 10 万人有 1 例发生 MS，患者多在 60 岁左右出现严重瓣膜梗阻表现。相比之下，在非洲 MS 发病率为 35/10 万人，在青少年经常见到严重瓣膜狭窄。相反，支持瓣膜叠加钙化的证据在于：二尖瓣成形术后再狭窄是由瓣叶增厚和纤维化引起的，而不是反复发生的瓣叶连接处融合引起的[3]。

先天性 MS 不太常见，通常在婴儿期或幼儿期诊断(见第 75 章)，通常作为 Shone 综合征的一部分。MS 是恶性类癌病变的一种罕见并发症，通常仅仅在肺转移或右向左分流、系统性红斑狼疮(systemic lupus erythematosus，SLE)、类风湿性关节炎、Hunter-Hurler 表型的黏多糖累积症、Fabry 病和 Whipple 病中发现。二甲基麦角新碱治疗是文献证实的 MS 的不常见原因，其原因在于其与饮食药物芬氟拉明(fenfluramine)相关(Fen-Phen 联合是最臭名昭著的)。房间隔缺损与风湿性 MS 的相关性又称为 Lutembacher 综合征。

其他的状况可能也导致左心室流入道梗阻，这些状况包括左心房肿瘤，特别是黏液瘤(见第 95 章)，左心房球瓣血栓(通常与 MS 相关)，伴随大赘生物的感染性心内膜炎(见第 73 章)，或者先天性左心房隔膜(例如三房心，见第 75 章)。老年患者二尖瓣广泛钙化可能也导致瓣环大小和活动受限，并可能延伸到二尖瓣叶基部，尽管梗阻很少见，但也可能导致功能性 MS[4]。二尖瓣环钙化通常也发生在主动脉瓣钙化患者中[5]。胸部或乳腺癌放疗后可见到一种特别麻烦的 MS，其特征是主动脉夹层幕增厚和严重钙化[6]，这通常要求多模态充分显像[7]。

病理生理学

衡量二尖瓣阻塞严重程度最有用的描述是舒张期瓣膜开放的程度或者瓣口面积。正常成年人二尖瓣口横截面积(mitral valve orifice，MVA)是 4~6cm^2(表 69.1)。当瓣口面积降低到大约 2cm^{2}时，一般认为存在中度 MS 表现，在异常的、小的压力阶差推动下，血流可以从左心房流入左心室；当瓣口开放面积减少到 1cm^{2}时，一般认为存在严重 MS 表现[8]，正常情况下左心房室压力阶差大约 20mmHg 才可以在静息时维持正常的心排量(平均左心房压>25mmHg 才可以维持正常的左心室舒张压)(图 69.3；见图 19.13)。

表 69.1 二尖瓣狭窄(MS)的分期

分期	定义	瓣膜解剖学特征	瓣膜血流动力学特征	血流动力学后果	症状
A	存在 MS 风险	舒张期瓣膜轻度隆起	跨二尖瓣流速正常	无	无
B	MS 进展期	存在典型风湿性心脏瓣膜病变的典型特征：瓣叶连接处融合和舒张期瓣叶穹窿样改变 MVA>1.5cm^2	跨二尖瓣流速增加 MVA>1.5cm^2 舒张压半衰期<150 毫秒	轻到中度左心房扩大 静息状态肺动脉压力正常	无
C	无症状严重 MS	存在典型风湿性心脏瓣膜病变的典型特征：瓣叶连接处融合和舒张期瓣叶穹窿样改变 二尖瓣横截面积≤1.5cm^2(≤1.0cm^2 为重度 MS)	MVA≤1.5cm^2(MVA≤1cm^2 为极重度 MS) 舒张压半衰期≥150 毫秒(极重度 MS 时舒张压半衰期≥220 毫秒)	重度左心房扩大 PASP 升高(>30mmHg)	无
D	症状性严重 MS	存在典型风湿性心脏瓣膜病变的典型特征：瓣叶连接处融合和舒张期瓣叶穹窿样改变 二尖瓣横截面积≤1.5CM	MVA≤1.5cm^2(MVA≤1cm^2 为极重度 MS) 舒张压半衰期≥150 毫秒(极重度 MS 时舒张压半衰期≥220 毫秒)	重度左心房扩大 PASP 升高(>30mmHg)	运动耐量降低 劳力性呼吸困难

备注：通过测定二尖瓣平均跨瓣压差确定 MS 的全部血流动力学影响，在重度 MS 时二尖瓣跨瓣压差通常大于 5~10mmHg。然而，由于平均跨瓣压差随心率和前向流量而发生变化，因此目前该项指标还没有被纳入评价二尖瓣狭窄严重程度的标准当中。LA，左心房；MVA，二尖瓣横截面积；PASP，肺动脉收缩压。

引自 Nishimura RA，Otto CM，Bonow RO，et al. 2014 AHA/ACCF guideline for the management of patients with valvular heart disease：a report of the American College of Cardiology Foundation/American Heart Association Task Force on Practice Guidelines. J Am Coll Cardiol 2014；63：e57-185.

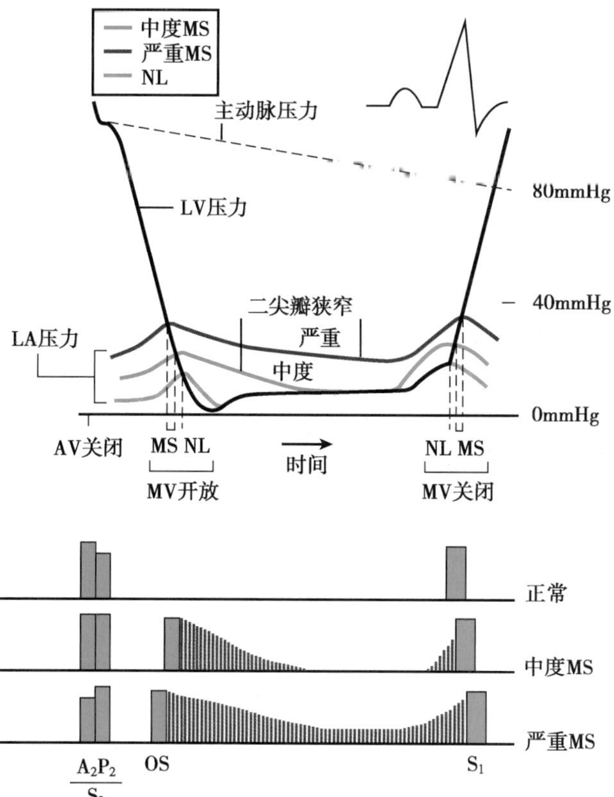

图69.3 左心室(LV)、主动脉(AO)和左心房(LA)压力示意图,表明三者间的正常关系和二尖瓣轻度和重度狭窄时的变化。在图的底部显示了与二尖瓣狭窄(MS)对应的经典听诊标志。重度MS左心房v波越高,压力交叉和二尖瓣(MV)开放越早,导致主动脉瓣(AV)关闭和开放(OS)的间隙时间缩短。重度MS患者左心房舒张末压越高,也可能导致二尖瓣关闭延迟。随着二尖瓣狭窄的加重,舒张期隆隆样杂音越响,肺动脉第二心音(P_2)存在与主动脉第二心音(A_2)相关的重音

任意特定瓣膜面积的跨瓣膜压差是简化伯努利方程中跨瓣膜血流速度(v)平方的函数,通过$1/2\rho v^2$的动能平衡势能(ρ表示血液密度)。特定流速大约等于瞬时流速Q除以MVA,压力梯度与流速的平方成正比,与瓣口面积的平方成反比[8]。因此,流量倍增后压力梯度为原来的4倍,瓣口面积减少可能加剧这一状况。增大的左心房压可能反过来增加肺静脉和肺毛细血管压,产生劳力性呼吸困难。MS患者最初的呼吸困难通常是由运动、妊娠、甲状腺功能亢进、贫血、感染或心房颤动引起的心动过速引起的。所有这些情况:①增加二尖瓣口血流速度,导致LA压力进一步升高;②降低舒张期充盈时间,导致前向心输出量减少。因为随着心率的增加,舒张期缩短的比例大于收缩期,所以在更高的心率下,流经二尖瓣的可用时间减少。因此,在任何给定的搏出量情况下,心动过速导致更高的瞬时容积流速和更高的跨二尖瓣压力梯度,从而进一步升高左心房压力。跨二尖瓣高压力梯度通常也与左心室充盈不足合并存在(左心室舒张充盈时间缩短所致),这可以解释以前没有症状的MS患者在心房颤动伴快速心室率情况下突然发生呼吸困难和肺水肿,同时也是这类患者在心室率减慢后临床症状同时快速改善的原因。此外,左心房压对肺毛细血管楔压(pulmonary capillary wedge pressure,PCWP)的综合直接影响是发生反射性肺动脉痉挛,这可能进一步升高肺动脉压力,导致右心衰竭[9]。

心房收缩可使MS患者收缩前期跨瓣压梯度增加约30%(图69.3),心房颤动在MS患者中常见,随着年龄增长发病率增加。在年龄小于30岁的严重MS患者中,仅仅有10%存在心房颤动,而在50岁以上患者中则有50%存在心房颤动。心房颤动发生时由于心房转运的血流量减少使心输出量减少约20%,这常导致心房颤动症状发作。

二尖瓣梗阻程度也有其他的血流动力学后果,这是MS相关不良临床后果的原因。左心房压升高导致肺动脉压升高,并进而影响肺血管和右心室。此外,左心房扩大和血流瘀滞还增加血栓形成和系统性血栓栓塞的风险。通常情况下,左心室相对正常,甚至缩小,除非同时存在MR时,左心室可表现为左心室充盈不足,右心室扩大和功能障碍导致的间隔反常运动。

二尖瓣狭窄的血流动力学后果

肺动脉高压。在具有MS和窦性心律的患者中,平均左心房压是升高的(见图69.3),左心房压力曲线表现明显的左心房收缩波形,二尖瓣打开后压力逐渐下降(Y下降)。轻中度MS患者,肺血管阻力(pulmonary vascular resistance,PVR)不增加,肺动脉压(pulmonary artery pressure,PAP)可能正常或静息时轻微增高,但在运动时则明显上升。然而,重度MS和PVR显著增加的患者中,肺动脉压在静息状态也是增高的。很少情况下,在PVR非常高的患者中,PAP可能超过系统性动脉血压。在运动和心动过速,特别是在发生心房颤动情况下,还需要进一步评估左心房压和肺动脉血管压力。

MS患者发生肺动脉高压的原因包括:①左心房压升高引起的血流被动反向流动;②左心房压升高和肺静脉压升高引起的肺小动脉收缩(反应性肺动脉高压);③肺血管床组织阻塞性改变(可能是长程、严重MS的并发症)(见第85章)。肺动脉压轻度升高(收缩压30~60mmHg),右心室收缩能力通常能够维持。重度肺动脉高压会导致右心衰竭,伴随右心室及其瓣环扩大,继发三尖瓣反流,有时候也会引起肺动脉反流。肺血管床的这些改变可能也能产生某种保护作用。肺毛细血管前阻力增加可以阻止血流涌入肺毛细血管床,就像在狭窄的二尖瓣后筑起了一道水坝,使肺动脉充血症状发生减少,然而,这种保护作用以降低心脏输出量为代价。严重MS患者常发生肺静脉-支气管静脉分流,一旦发生血管破裂就会引起咯血。严重MS患者还表现为肺顺应性降低,呼吸功增加和肺血流从肺底部向顶部的再分配。

左心室功能。左心室腔大小通常正常和变小,收缩功能正常和左心室舒张末期压正常。然而,一旦并存MR、主动脉瓣病变、系统性高血压、缺血性心脏病和心肌病都可能是引起左心室舒张压升高。

运动血流动力学。在一定程度的瓣膜狭窄情况下,临床表现很大程度上取决于心输出量水平和运动状态肺血管阻力大小。对一定程度二尖瓣阻塞的应答在血流动力学频谱的一端,可能以正常心输出量和高左心房室压力阶差为特征;或者在频谱的另一端,以心输出量显著降低和低跨瓣压差为特征。因此,某些符合严重MS的患者(MVA 1.0~1.5cm²),心输出量在休息时可能正常,而在运动状态增加。然而,运动状态高跨瓣压差增加了左心房和肺毛细血管压力,导致运动时肺充血。相比之下,同一狭窄范围的MS患者,在运动状态心输出量上升不足,导致肺静脉压增加的更小,这些患者症状是由低心输出量引起,而不是肺充血。对于极重度MS患者(MVA<1cm²),特别是PVR增高的时候,心输出量在休息状态通常也降低,在运动状态也不能增加,这些患者由于低心排在休息状态也频繁发生虚弱和疲劳,出现运动时低心排和肺充血症状。

左心房改变。二尖瓣疾病和继发于风湿性心肌炎的心房炎症联合可以引起:①左心房扩大;②心房壁纤维化;③心房肌束的紊乱。这些改变导致不同的传导速度和不应期不均匀。房性期前收缩可能在易颤期

刺激左心房，从而诱发心房颤动。这种心律失常与MS的严重程度、左心房大小和左心房压力上升的高度不相关。然而，在接受二尖瓣球囊成形术(balloon mitral valvotomy, BMV)的严重MS患者的多数研究中，心房颤动的强预测因子是老年。心房颤动最初是发作性的，然后变成持续性。心房颤动导致心房肌弥漫性萎缩，心房进一步扩大，不应性和传导也进一步不均匀(见第38章)，这些变化反过来又导致不可逆性心房颤动。

临床表现

症状

呼吸困难

MS表现的最常见症状是呼吸困难、乏力和运动耐量降低[3]，这些症状可能源于运动后心输出量不能正常增加、肺静脉压升高和肺顺应性降低。呼吸困难可能伴发咳嗽和气喘。肺活量降低大概是与存在肺血管充血与肺间质水肿有关。左心房排空存在极重度梗阻时，普通活动情况下也存在呼吸困难(NYHA心功能Ⅲ级)，也可能存在端坐呼吸和发生急性肺水肿。后者可能由体力活动、情感应激、呼吸道感染、孕期发热、发生快心室率心房颤动或其他的心动过速诱发。肺水肿的发生可能由任何增加通过狭窄二尖瓣血流的状态诱发，这些因素要么增加总心输出量，要么减少血流穿过二尖瓣口的时间。肺血管阻力明显增加的患者，右心室功能也通常受损，临床表现可能也包括右心衰竭的症状和体征。

MS是一种慢性进行性疾病，许多患者通过调整生活方式到更加安静、久坐的方式仍然看似没有什么症状。通常情况下，患者的症状可以通过直接询问病史，比较目前最大运动耐力水平和过去特定时间的状况就可以准确评估。和家庭成员沟通可以揭示患者对目前病情不认可的局限性。运动试验可以客观判断功能状况，可以联合多普勒超声心动图评估负荷状态血流动力学，对某些选择的患者可能有用。

咯血

MS患者很少发生咯血，因为患者在严重梗阻变成慢性之前通常就已经接受了介入治疗。当咯血发生时，可能突然发生、症状严重，主要原因在于左心房压突然升高(可能是轻度升高)导致的薄壁、扩张的支气管静脉破裂引起，患者可以仅表现为与阵发性夜间呼吸困难相关的痰中带血。具有特征性粉红色、泡沫样痰，肺泡毛细血管破裂引起的急性肺水肿在这类患者中可能也会发生。肺梗死、MS合并心力衰竭的晚期并发症可能也引发咯血。

胸痛

胸痛不是MS的典型症状，有此症状者仅占很小一部分，大约有15%，这些患者胸部不适经历和心绞痛不易区分。胸痛症状可能由继发于肺血管疾病的右心室高压引起，也可能由伴发的冠状动脉粥样硬化引起。罕见情况下，胸痛也可能由冠状动脉血栓引起的冠脉闭塞引起。然而，多数患者即使进行比较完整的血流动力学和造影检查也不能对胸痛的原因进行满意解释。

心悸和栓塞事件

MS患者通常在出现心房颤动或栓塞事件时被首次诊断。

其他症状

左心房扩大，气管支气管淋巴结肿大，肺动脉扩张压迫左喉返神经可引起声音嘶哑(Ortner综合征)。反复发生咯血病史在肺含铁血黄素沉着症患者中常见。全身性静脉高压、肝大、水肿、腹水和胸水都是伴有PVR升高和右心衰竭的严重MS患者的征兆。

体格检查

MS患者体格检查最常见的发现是由心房颤动引起的心律不齐和左右心力衰竭征象(见第10章)。经典的舒张期杂音和响亮的S_1通常很难以听到。严重的慢性MS患者，由于低心输出量和系统性血管收缩，可出现以面颊上粉红色-紫色斑点为特征的所谓“二尖瓣面容”。动脉脉搏通常正常，但心输出量降低的患者脉搏可能较弱。颈静脉搏动(jugular venous pulse, JVP)在窦性心律和PVR升高患者中通常表现出明显的α波。合并心房颤动的患者，JVP的x波降段消失，每个心动周期只有一个波峰，一个显著的v或c-v波。心尖部触诊左心室通常触诊不明显，如果扪及舒张前期扩张波或早期舒张期快速充盈波，则强烈不支持严重MS。一个容易触及的拍击样S_1表明二尖瓣前叶是柔和的。当患者处于左侧卧位时，MS典型的舒张期震颤可以在心尖部扪及，存在肺动脉高压的患者，右心室抬举样搏动可以在左胸骨旁区扪及。显著扩大的右心室可能使左心室向后移位，并产生一个显著的右心室心尖冲动，这可能与左心室抬举样搏动相混淆。在存在肺动脉高压的MS患者中，左侧第二肋间隙中可以触及一个响亮的P_2。

听诊

MS的听诊特征(见图69.3)，包括与左心房压水平相关的Q-S_1间期延长的加重S_1。当二尖瓣瓣叶活动灵活情况下，S_1加重就会发生。其部分原因是二尖瓣关闭时左心室压力迅速上升，以及瓣叶闭合偏移。二尖瓣瓣叶明显的钙化和/或增厚会降低S_1的幅度，其原因是瓣叶活动减弱。当PAP升高时，P_2开始变得加重，并广泛传播，通常在二尖瓣和主动脉听诊区容易听到。随着PAP进一步升高，由于肺血管床顺应性降低和肺动脉瓣关闭过早，S_2变窄分裂，最后，S_2变得单一且加重。合并严重肺动脉高压的其他征象包括在吸气时降低的非瓣膜性肺动脉射血音，其原因与肺动脉扩张，三尖瓣反流收缩期杂音和起源于右心室的S_4。除非伴随显著的二尖瓣或主动脉瓣反流，否则MS患者中不存在起源于左心室的S_3奔马律。

开瓣音。二尖瓣开瓣音(opening snap, OS)是由瓣尖完成开放运动后，瓣叶突然拉紧引起的。当二尖瓣穹隆进入左心室的运动突然停止时，开瓣音就发生了。开瓣音使用听诊器在心尖部最容易听到。开瓣音通常能够与P_2区分，因为除非存在右束支阻滞时，开瓣音发生较晚。此外，开瓣音在心尖部最响，而S_2在心底部最容易听到。假设二尖瓣产生开瓣音，意味着二尖瓣不可能完全僵硬，所以开瓣音通常与加重的S_1相伴随。局限于二尖瓣瓣叶尖端的钙化不能够排除开瓣音，尽管瓣膜体部和尖端钙化确实存在听不到开瓣音的情况。二尖瓣开瓣音之后0.04~0.12秒紧跟A_2，间歇时间因左心房压不同而不同(见图69.3)。A_2-OS时间间隔缩短是严重MS的可靠指标，但准确估计这个时间间隔需要相当多的经验。

舒张期杂音。患者左侧卧位，在心尖部用听诊器(低频电子听诊器)最容易听到舒张期隆隆样杂音。杂音柔和时，往往局限于心尖部，杂音响亮时，可以放射到左腋窝或左下胸骨区域。尽管舒张期杂音的强度与MS的严重程度不紧密相关，但杂音的音调高低和持续时间则是衡量MS程度的重要指标。只要左心房室压力梯度超过约3mmHg，杂音就会持续存在，跨瓣流速越高，音调就越高。杂音通常在开瓣音之后立即产生。轻度MS患者舒张早期杂音持续时间短暂，但在窦性节律情况下于收缩前期恢复。严重MS患者杂音持续直至舒张期末，在窦性节律情况下伴随收缩前期加重(见图 69.3)。

其他听诊发现。三尖瓣反流全收缩期杂音和起源于右心室的 S_3,在重度 MS 患者左侧胸骨旁区第四肋间可听见。这些征象继发于肺动脉高压,可能与 MR 杂音相混淆。然而,杂音和 S_3 在吸气相加强以及颈静脉搏动的显著 v 波有助于确定杂音起源于三尖瓣。具有 MS 和肺动脉高压的患者沿胸骨左缘可以听到高调递减舒张期杂音,可能源于肺动脉反流(Graham Steell 杂音),但更多情况下由伴随的主动脉瓣反流引起。

诊断和评估

鉴别诊断

MS 在发达国家罕见诊断,绝大多数心尖部舒张期杂音存在其他原因。老年患者,心尖部舒张期隆隆样杂音最可能由二尖瓣瓣环钙化引起,90%心尖部存在舒张期杂音的患者在心脏超声下不存在明显 MS。具有正常功能的二尖瓣修复术后患者,经常发现舒张期杂音。实际上,严重 MR 患者,在任何情况下穿过非狭窄二尖瓣的血流是增加的(例如室间隔缺损)——也可能在 S_3 之后闻及一个短暂的舒张期杂音。左心房黏液瘤(见第 95 章)可能也产生与风湿性 MS 相似的听诊结果。舒张期隆隆样杂音可能在某些肥厚型心肌病(hypertrophic cardiomyopathy, HCM)患者也存在,这种杂音可能由舒张早期血流流入肥厚的非扩张性左心室引起(见第 78 章)。

心脏超声心动图

心脏超声心动图是 MS 诊断和评估的最准确方法[8,10](见第 14 章)。对所有的 MS 患者在首次出现临床表现,症状和体征改变后再次评估均建议使用心脏超声,同时也要定期复查心脏超声监控疾病进展(见表 69.1)。超声图像显示,瓣叶连接处融合会引起以瓣叶增厚和开放受限为特征的解剖改变,在心脏舒张期瓣叶会产生穹窿样改变(见图 69.1;图 14.36)。当疾病加重时,瓣叶增厚从顶端扩展到基部,进一步出现瓣叶活动受限,舒张期瓣叶弯曲度减小。二尖瓣弦容易增厚,融合和缩短,在多种情况下,瓣膜会出现重叠钙化。通常用采用二维短轴切面直接测定二尖瓣瓣口面积(见图 69.1 右和图 14.38),通过多普勒压力半衰期或等速表面积法(proximal isovelocity surface area, PISA)计算(见图 14.39 和 14.40),每种方法都有技术上挑战[11]。根据公认的指南,二尖瓣跨瓣压差需要计算,合并的 MR 需要定量[12,13]。三维超声心动图在评估二尖瓣形态学和定量瓣膜狭窄程度上起重要作用[14-18](见图 69.2 和图 14.38)。评估瓣膜的形态学特征有助于预测血流动力学结构和介入二尖瓣球囊成形术效果。Wilkins 评分由 4 个部分组合而成,分为 0~4 个"+"用于评估瓣叶厚度,移动度,钙化和累积的瓣弦,从而提供一个大致的评分来评估是支持或不支持瓣膜球囊成形术(见表 14.9)。正如早期报告所证实的样,Wilkins 评分法可持续预测二尖瓣球囊成形的长期效果(见图 72.7)。二尖瓣其他重要的解剖特征包括前叶穹窿样改变的程度,对称性瓣叶连接处融合和瓣叶钙化的分布范围[8]。

其他心脏超声下的关键特征还有左心房大小,肺动脉压,左心室大小和收缩功能,以及右心室大小和收缩功能。当存在肺动脉高压时,右心室常见扩大和收缩功能降低。三尖瓣反流可继发于右心室功能障碍和瓣环扩张,或者由风湿活动累计三尖瓣引起(参见第 70 章)。全面评估主动脉瓣解剖和功能也非常重要,因为大约有三分之一的 MS 患者主动脉瓣受影响。如果经胸超声图像不理想,可以行经食管超声心动图(transesophageal echocardiography, TEE)检查。在考虑执行二尖瓣球囊成形术时,TEE 对排除左心房血栓和评估 MR 程度非常有必要。

运动负荷超声心动图

运动负荷测试对于许多 MS 患者来说有助于确定身体状况和诱发隐性心脏症状。运动试验联合超声心动图可以评估运动负荷状态下肺动脉压力[20],通常在平板运动结束后休息时进行心脏多普勒超声检查,但是有时候也可以在踏车运动试验时进行(见第 14 章)。当静息状态心脏超声与临床症状严重程度不一致时也建议行运动负荷超声检查[21]。在运动负荷状态检测的有用参数包括运动耐量,血压和心率应答,二尖瓣跨瓣压峰值水平和平均压,以及与预期正常值相比在运动状态肺动脉压的增长幅度。运动状态肺动脉收缩压高于 60mmHg 可能是这些患者需要治疗的关键指标节点。

其他诊断评估方式

心电图。心电图(electrocardiogram, ECG)对探测轻度 MS 相对不敏感,但对中度或重度 MS 患者而言确实能表现某些特征性改变(见第 12 章)。左心房增大(Ⅱ导联 P 波持续时间>12 秒和/或 P 波轴在±45°和 30°之间)是 MS 的主要心电图特征,在窦性节律情况下大约 90%存在明显 MS 的患者可以看到这种特征性心电图改变。左心房增大的心电图特征与左心房容积增加的相关性比左心房压增加更为密切,通常在成功球囊成形术后会得到改善。心房颤动在长程持续性 MS 患者常见。右心室肥大的心电图表现与右心室收缩压相关。当右心室收缩压介于 70~100mmHg 时,大约 50%的患者心电图表现符合右心室肥大的标准,这些标准包括平均 QRS 轴在额面上超过 80°,在 V1 导联 R∶S 比值大于1;而其他同种肺动脉高压的患者则没有右心室肥大的真实证据,但是 R∶S 比值从右侧到胸前导联没有增加。对于单纯 MS 或以 MS 为主的患者,当右心室收缩压超过 100mmHg 时,右心室肥大的心电图特征表现一致。

放射检查。有血流动力学意义、明显的 MS 患者在侧位和左前斜位几乎总是有左心房扩大的证据(见图 15.3),尽管左心房在额面观轮廓是正常的。特别大的左心房在单纯 MS 患者很少发生,如果存在,通常提示 MR 非常严重。肺动脉扩张,右心室和右心房扩大(也包括左心房)在严重 MS 患者极为常见,由肺动脉压升高引起。偶然情况下,二尖瓣钙化在胸片上表现明显,但探测瓣膜钙化通常需要更多的 X 射线量。

肺野影像学改变间接反映 MS 的严重程度。肺间质水肿,是严重二尖瓣梗阻的标志,表现为 Kerley B 线(在肋膈角中最常见的密集的、短的、水平的线)(见图 15.5)。在 PCWP 小于 20mmHg 的患者中有 30%存在这种表现,PCWP 大于 20mmHg 的患者有 70%存在这种表现。严重持续性二尖瓣梗阻通常导致 Kerley A 线(朝向脐部的长度为 4cm,密集的直线),也是肺含铁血黄素沉着症的表现,罕见情况下也是肺实质骨化的表现。

心脏计算机断层扫描与磁共振成像。心脏 CT 在多个平面重建可以提供 MS 患者 MVA 的估计值,尽管这个估计值在某种程度上比心脏超声或导管检查测量值偏大[22,23]。心脏磁共振显像也可以通过平面测量或连续性测量方法估计狭窄的瓣膜面积,测量值与 CT 相比更接近心脏超声[23,24]。这些断层技术可能也提供左心房腔内和附属结构内血栓的信息。

心导管检查。导管测量左心房和左心室压力可以显示预期的血流动力学特征(见图 19.13),也能够测量平均跨瓣压差,结合跨二尖瓣容积流速测量值,使用 Gorlin 公式计算瓣口面积。当超声检查诊断结果与临床发现不一致时,有时候也需要诊断性导管检查。在二尖瓣球囊成形术前、术中和术后通常需要记录这些测量值。然而,诊断性心导管检查不建议常规用来评估 MS。

发病过程

急性风湿热与二尖瓣阻塞的时间间隔

在温带地区,例如美国和西欧,急性风湿热患者在出现 MS 症状之前经过大约 15~20 年的无症状期。大多数患者从轻度失能(例如 NYHA 心功能分级≤Ⅱ级)进展到重度失能(NYHA 心功能分级Ⅲ或Ⅳ级)一般再经过 5~10 年。在热带和亚热带地区,例如波利尼亚人和阿拉斯加土著居民的病情进展更为迅速。在印度,年龄在 6~12 岁的儿童可能也存在严重的 MS,而在北美和西欧,症状发展更加缓慢,通常在 45~65 岁之间才出现症状。这些差别的最可能原因是,在发展中国家风湿热的相对流行,并且缺乏一级和二级预防措施,这些因素导致瓣膜反复瘢痕形成(见第 74 章)。

血流动力学进展

系列超声心动图研究数据描述了轻度 MS 患者的血流动力学进展速度[3,8]。两个最大的系列心脏超声研究共纳入 153 名成年人,平均年龄约 60 岁,平均随访时间略高于 3 年,在大多数 MS 系列研究中,75%至 80%是女性。最开始,MVA 面积是 1.7±0.6cm^2,整体进展速率是每年瓣口面积减少 0.09cm^2。大约 1/3 的患者进展速度快,进展速度快的标准定义是每年瓣口面积减少超过 0.1cm,这些数据适用于发达国家的老年 MS 患者。在不发达国家,风湿性 MS 患者的血流动力学进展数据很少获得,在这些地区出现症状的年龄更加年轻。

临床结局

根据获得的国家历史病例数据,在外科手术前时代,有症状的 MS 患者预后很差,心功能 NYHA Ⅲ级的患者 5 年生存率仅 62%,而心功能 NYHA Ⅳ级的患者 5 年生存率仅 15%。即使在外科手术时代,那些未接受外科手术、同时又拒绝二尖瓣球囊成形术的有症状的 MS 患者 5 年生存率仅为 44%。根据目前指南,接受外科手术或者瓣膜球囊成形缓解梗阻的患者整体的临床结局都大幅改善[21,25]。然而,与年龄预期相比,MS 患者寿命仍然缩短,原因主要来源于疾病过程的并发症(心房颤动、系统性血栓栓塞、肺动脉高压)和治疗的副作用(例如,人工瓣膜、抗凝)。

并发症

心房颤动

MS 最常见并发症是心房颤动[3](见第 38 章)。MS 患者并发心房颤动的比率与瓣膜阻塞的严重程度和年龄相关。根据历史数据,20~30 岁之间的 MS 患者 17%合并心房颤动,31~45 岁患者 45%,41~50 岁 60%,年龄超过 51 岁 80%合并心房颤动。即使 MS 严重,心房颤动发生率也与年龄相关。根据最近的二尖瓣球囊成形研究数据,印度 600 位 MS 患者(平均年龄 27 岁)心房颤动的发生率 4%,而在中国 4 832 位 MS 患者(平均年龄 37 岁)中心房颤动的发生率为 27%,而来自法国 1 024 位 MS 患者(平均年龄 49 岁)心房颤动的发生率为 40%。

当心室率未被很好地控制时,由于心房失去充盈作用和舒张充盈期缩短,心房颤动可引起症状或使症状加重。此外,心房颤动患者左心房内容易血栓形成和产生系统性血栓栓塞事件。MS 合并心房颤动预后比一般心房颤动人群更差,同时合并 MS 和心房颤动的患者 5 年生存率仅 64%,而没有 MS 的心房颤动患者 5 年生存率为 85%。

系统性栓塞

MS 患者系统性血栓栓塞原因在于左心房内血栓形成。尽管心房颤动患者系统性血栓栓塞事件经常发生,但 20%的 MS 患者和发生系统性血栓栓塞事件者为窦性心律。当窦性心律患者发生血栓栓塞时,需要考虑一过性心房颤动和潜在的感染性心内膜炎。然而,超过 45%的存在窦性心律的 MS 患者,在食管超声下可见左心房内自发显影(血栓风险标志)(见第 14 章)。窦性心律的 MS 患者左心房血栓少见,而许多合并新发心房颤动的 MS 患者左心房内经常看到血栓。据推测,尽管存在窦性节律,由于左心耳收缩能力丧失导致血流瘀滞和血栓形成。此外,还有证据表明,炎症因子,内皮功能障碍和血小板激活也可能是血栓栓塞的诱发机制[26,27]。

血栓栓塞的风险直接与患者年龄和左心房大小正相关[28],而与心输出量负相关。在外科手术开始之前,在其病程中的某一时间段,发生这种血栓栓塞并发症的概率至少 20%。在抗凝治疗和外科手术之前,大约 25%的 MS 患者死亡是继发的系统性血栓栓塞引起的。

临床上大约有一半的栓子在脑血管中发现。冠状动脉血栓可能导致心肌梗死和心绞痛;肾动脉血栓可能导致系统性高血压。大约 25%的患者发生这种系统性栓塞并发症,而且栓塞事件具有复发和多发特点。罕见情况下左心房内可形成大块血栓,导致带蒂球瓣血栓形成,这在某个特定的躯体位置可能突然加重左心房血流排空梗阻程度,甚至可能导致猝死。此外,左心房内漂浮的血栓也可能导致类似的严重后果。这两种状态在体格检查中均存在易变性,通常在某一个位置下发生。这种状况非常危险,往往需要外科紧急处理。

感染性心内膜炎

MS 是心内膜炎的易感因素,在临床细菌性心内膜炎病例中占比不到 1%(见第 73 章)。MS 患者预估发生心内膜炎的风险发生率为 0.17/1 000(患者·年),这个发生率比 MR 患者或主动脉瓣疾病患者低得多。

治疗

药物治疗

MS 的治疗主要目的在于:①预防风湿热再发;②预防和治疗并发症;③监测疾病进展,以便在最佳时间进行介入治疗[3]。风湿性心脏病引起 MS 患者应接受青霉素预防乙型溶血性链球菌感染,以预防风湿热复发(见第 74 章)。但目前指南不再推荐对感染性心内膜炎进行预防(见第 73 章)。贫血和感染治疗应该及时,在合并瓣膜性心脏病的患者中治疗需要强化。然而,值得注意的是,由于存在心内膜炎表现的患者通常被误诊为非心脏感染,因此在心脏瓣膜病患者开始启动抗生素治疗前应该首先考虑血培养。

对于合并 MS 和心房颤动,既往血栓栓塞史和左心房或左心耳内存在血栓的患者必须确保使用维生素 K 拮抗剂(VKAs)预防系统性血栓事件[21]。当有左心房显著扩大(直径>55mm)或超声心动图提示自发显影时,存在窦性心律的严重 MS 患者也可考虑抗凝治疗。使用华法林抗凝治疗应答维持国际化标准比值(INR)在 2~3 之间[29]。由于在 NOAC 相关的临床试验中 MS 患者一般被排除在外,因此关于新型口服抗凝药(NOACs)在 MS 患者中的应用及其安全性很少有数据涉及(见第93章),但最近有人发文呼吁开展随机化试验对VKAs和NOACs在MS患者中的作用进行验证[30]。

存在轻度-中度风湿性二尖瓣疾病的无症状患者每年应该进行体格检查和病史记录,轻度MS患者每隔3~5年复查心脏超声,中度MS患者每隔1~2年复查心脏超声,严重MS患者应当每年复查1次。如果体征或症状发生改变,检查和评估可以再频繁一些。所有存在明显MS的患者都应该建议避免从事需要重体力活动的职业。

介入治疗术后或者介入不可能的存在持续症状的严重MS患者,使用利尿剂和限制钠盐摄入可以改善症状。洋地黄苷不改善血流动力学,窦性心律的MS患者无受益;但对控制心房颤动心室率是有益的,还可以用于治疗右心衰竭。咯血可用降低肺静脉压力的方法来处理,包括镇静、立位、强化利尿。β受体阻滞剂和降低心率的钙通道阻滞剂可以通过降低心率来提高运动耐量,对窦性心律时有效,对心房颤动患者尤其有效。

抗心律失常治疗。心房颤动是重度MS的常见并发症。其治疗与其他原因所致的心房颤动是一致的(见第38章)。但左心房压力超负荷以及风湿热对心房肌和心房内传导系统的损害,此类心房颤动很难转复并维持窦性心律。

心房颤动的即刻治疗为静脉注射肝素随后口服华法林。根据美国心脏病学/美国心脏协会(American College of Cardiology/American Heart Association,ACC/AHA)指南[29],开始采用静脉注射β受体阻滞剂或非二氢吡啶类钙通道阻滞剂来减缓心房颤动室率,继之以口服上述制剂以长期控制心率;无效时可以增加其他控制室率的药物,如地高辛或胺碘酮。左心室功能不全和久坐少动的患者可单用地高辛长期控制心房颤动心室率。心房颤动患者应该积极尝试恢复窦性心律,可采用药物治疗和心脏电复律相结合。如果心房颤动已经持续24小时以上,行电复律前应抗凝治疗,至少口服3周华法林。如果TEE证实左心房内无血栓形成,可立即进行电复律,但在复律前后均需静脉注射肝素有效地抗凝,随后逐渐改为华法林长期口服。阵发性心房颤动、再发性心房颤动、自发或诱发的心房颤动均增加栓塞风险;因此,不能转复或维持窦性心律者,可使用β受体阻滞剂或洋地黄控制静息状态下的心室率,一般建议维持在60次/min上下。β受体阻滞剂可以有效控制运动所致的快速心室率。对于足量的抗心律失常药物仍无法维持窦性心律者,不建议反复行电复律治疗。

慢性心房颤动患者拟行外科二尖瓣修复或置换术时,可同时进行迷宫手术。约超过80%的患者接受迷路手术后可维持窦性心律,并可恢复正常的心房功能,即使是左心房明显增大的患者仍可获得较高的成功率。早期行经皮球囊扩张术可预防心房颤动的发生。

二尖瓣扩张术

经皮二尖瓣球囊扩张术

轻度和中度的MS患者可以数年无症状,其日常表现与不患病的正常年龄成人相同。然而,严重的或有症状的MS患者,如不能机械性的解除狭窄,则长期转归不佳。经皮二尖瓣球囊扩张术(percutaneous balloon mitral valvotomy,PBMV)是MS的首选治疗,而外科手术仅适用于无法进行经皮介入治疗的患者(见第72章)。

BMV适用于有临床症状的中重度MS,即二尖瓣面积<1cm²/m²[体表面积(body surface area,BSA)]或是正常体形的成人<1.5cm²,且满足瓣膜形态合适、无(或仅有轻度)MR、无左心房血栓等要求(图69.4)。由于介入治疗不仅可缓解症状,改善长期转归,而且手术风险也相对较小,因此即使症状轻微,例如运动耐量轻微下降,亦为介入治疗的适应证。此外,对于有良好的瓣膜解剖结构的非常严重的MS(<1cm²),或二尖瓣梗阻导致心房颤动的无症状患者,BMV是合理的选择。值得注意的是,心房颤动会在大多数具有显著MS的患者中引起症状。

外科手术发生不良事件或结局风险高的有症状的患者,即使瓣膜形态不理想,也可以考虑BMV治疗,包括因极高风险而不适合外科手术的既往BMV治疗或外科切开后再狭窄的患者。这包括年老体弱、合并有严重缺血性心脏病、合并肺动脉疾病、肾功能损害、恶性肿瘤、准备生育不能实施MVR的女性及孕妇。

对于症状不能用其他原因解释的轻度MS患者和运动状态下肺高压(肺毛细血管楔压>25mmHg)的患者(见图69.4),也可以考虑BMV。后者虽然瓣膜面积尚未达到重度狭窄的诊断标准,瓣膜狭窄仍可能是导致肺高压的原因。

经皮介入的操作技术包括:房间隔穿刺后,推送球囊漂浮导管跨过房间隔进入瓣口位置,送入另一个23~25mm的沙漏型球囊(Ionue球囊),在瓣口处扩张[19,31](见图69.5;图72.6);也有用两个半径为15~20mm气囊并列穿过二尖瓣口的方法;此外,第三种技术为不穿刺房间隔的使用导丝引导逆向放置球囊的技术。

交界分离和钙化结节碎裂是改善瓣膜功能的机制。多项研究表明,BMV可显著改善血流动力学,明显降低跨瓣压差,多数患者的跨瓣压差从18mmHg降至6mmHg(见第72章)。此外,患者二尖瓣面积从1cm²增加至2cm²,心输出量也可有20%左右的小幅增加[8,19,31]。无严重瓣膜增厚或钙化的年轻患者手术效果尤为明显(见图69.1)。虽未能完全正常,肺血管阻力迅速下降。据报道,手术死亡率为1%~2%,各种并发症中脑栓塞和心脏压塞约各占1%;不同程度的MR约占15%;需手术的重度MR占2%[32];约5%的患者出现房间隔缺损,其中大部分可自行闭合和缩小,少数因缺损过大导致右心衰竭,常见于扩张手术失败。

狭窄瓣膜的解剖形态可以预测BMV的血流动力学疗效和手术并发症的风险。瓣膜增厚僵硬,伴有瓣下广泛的纤维化、钙化,治疗效果不理想。采用超声心动图评分系统可将患者分为3组:第一组,二尖瓣前叶柔软无钙化,无腱索病变;第二组,二尖瓣前叶柔软无钙化,但腱索增厚挛缩,长度<10mm;第三组,透视下,二尖瓣装置任何部分的钙化。第一组的3年生存率最高,为89%;第二组为78%;第三组为65%。另一超声心动图评分系统(Wilkins评分)对瓣叶僵硬度,瓣叶增厚、瓣叶钙化、瓣下病变情况分别设定0~4分的分值(见表14.9)[3,19,21],总分≤8分者即刻和长期的疗效良好;超过8分者,疗效相对较差(图69.6;见图72.7),发生MR的风险增加。存在交界处钙化是疗效不佳的预测因子。

BMV术前应进行TEE检查以排除左心房血栓和中重度MR。TTE图像不理想时,TEE还可评价MS程度、二尖瓣形态,尽管其评价腱索病变不如TTE清晰。手术过程中常采用TTE、TEE或心腔内超声(intracardiac echocardiography,ICE)来监测导管和球囊的放置,评价每一次扩张的血流动力学效果并检测并发症,如MR。

瓣膜解剖形态合适者手术的长期疗效较好,长期生存率高,无致残,无需再次手术或介入。重度MS患者随机分组进行BMV、闭式及直视的二尖瓣分离术,结果显示直视手术和BMV类似,均优于闭式二尖瓣分离术。术后7年,BMV组与直视手术组的二尖瓣面积均明显大于闭式二尖瓣分离术组。另一项随机试验纳入的是瓣膜条件较差的老年患者,和直视瓣膜交界分离术相比,随机接受BMV的患者瓣膜面积增加较少,再狭窄发生率高(4年的狭窄率分

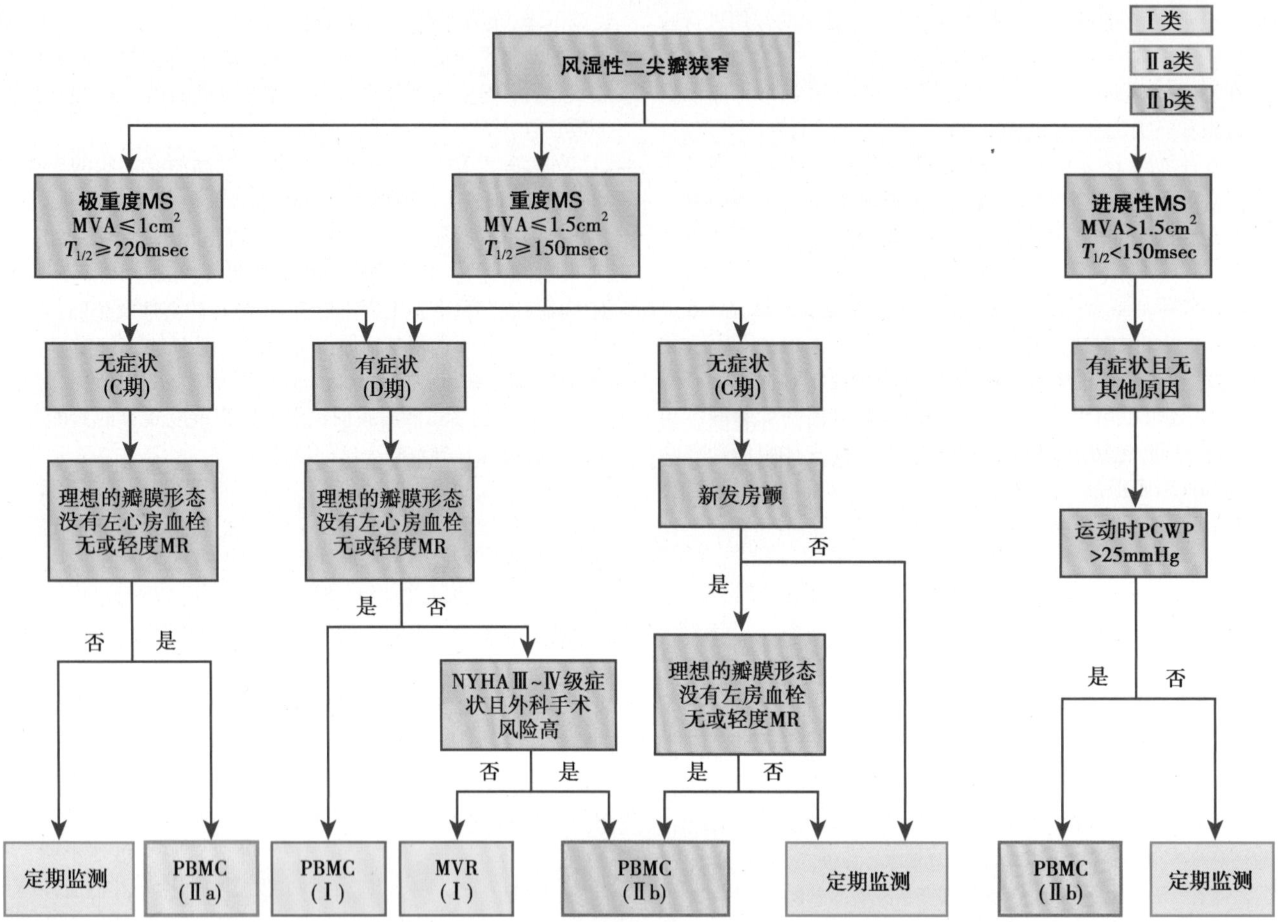

Ⅰ类
Ⅱa类
Ⅱb类

风湿性二尖瓣狭窄

- 极重度MS（MVA≤1cm²，$T_{1/2}$≥220msec）
  - 无症状（C期）→ 理想的瓣膜形态，没有左心房血栓，无或轻度MR
    - 否 → 定期监测
    - 是 → PBMC（Ⅱa）
  - 有症状（D期）（见下）
- 重度MS（MVA≤1.5cm²，$T_{1/2}$≥150msec）
  - 有症状（D期）→ 理想的瓣膜形态，没有左心房血栓，无或轻度MR
    - 是 → PBMC（Ⅰ）
    - 否 → NYHA Ⅲ~Ⅳ级症状且外科手术风险高
      - 否 → MVR（Ⅰ）
      - 是 → PBMC（Ⅱb）
  - 无症状（C期）→ 新发房颤
    - 是 → 理想的瓣膜形态，没有左房血栓，无或轻度MR
      - 是 → PBMC（Ⅱb）
      - 否 → 定期监测
    - 否 → 定期监测
- 进展性MS（MVA>1.5cm²，$T_{1/2}$<150msec）
  - 有症状且无其他原因 → 运动时PCWP >25mmHg
    - 是 → PBMC（Ⅱb）
    - 否 → 定期监测

图 69.4 风湿性二尖瓣狭窄(MS)的介入指征。MR,二尖瓣反流;MVA,二尖瓣面积;MVR,二尖瓣手术(修补或置换);PBMC,经皮二尖瓣球囊扩张术;PCWP,肺毛细血管楔压;$T_{1/2}$,压力半衰期。(引自 Nishimura RA,Otto CM,Bonow RO,et al. 2014 AHA/ACCF guideline for the management of patients with valvular heart disease:a report of the American College of Cardiology Foundation/American Heart Association Task Force on Practice Guidelines. J Am Coll Cardiol 014;63:e57-185.)

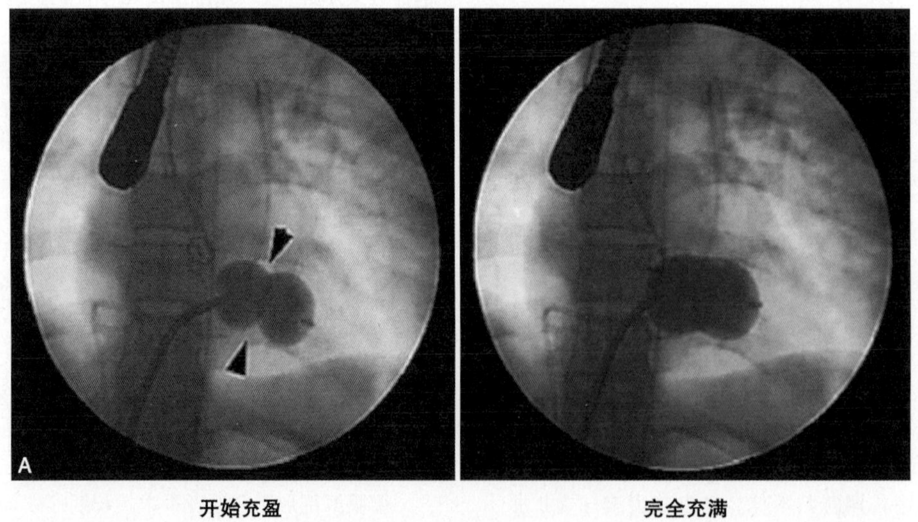

图 69.5 经皮球囊二尖瓣交界扩张术(PBMV)(见第 72 章)。A,导管穿过房间隔入左心房,顺行进入二尖瓣口。球囊充盈后,其远端部分首先膨胀,回撤球囊使其紧贴瓣口(箭头)。继续充盈球囊,其近端膨大,致使狭窄瓣口位于球囊的中央段(**左图**)。进一步充盈球囊,使中央“腰”部扩张(**右图**)

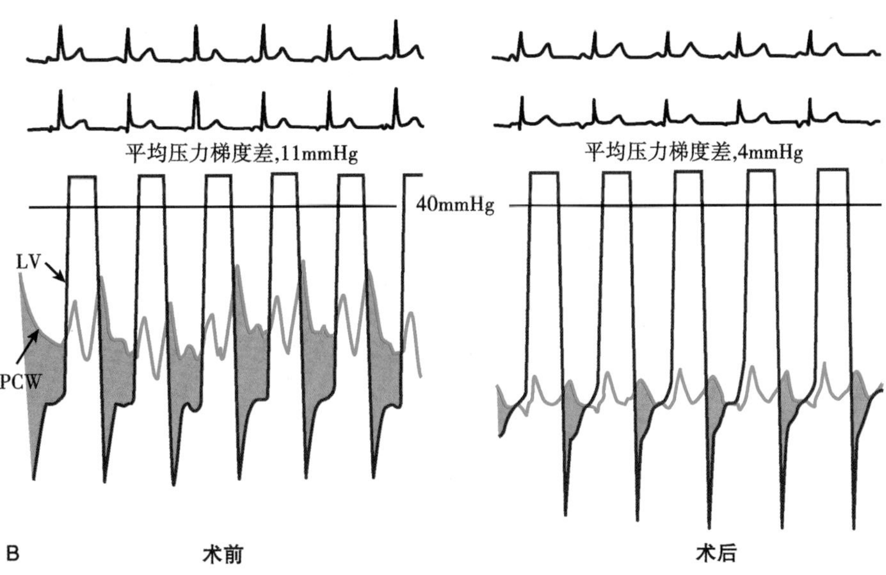

图 69.5(续) B,成功的PBMV术可以显著增加MS患者的瓣口面积,反映为肺毛血管楔压(蓝色)与左心室舒张压(洋红色)间的差值缩小(阴影部分所示)。(引自 Delabays A,Goy JJ. Images in clinical medicine:percutaneous mitral valvuloplasty. N Engl J Med 2001;345:e4.)

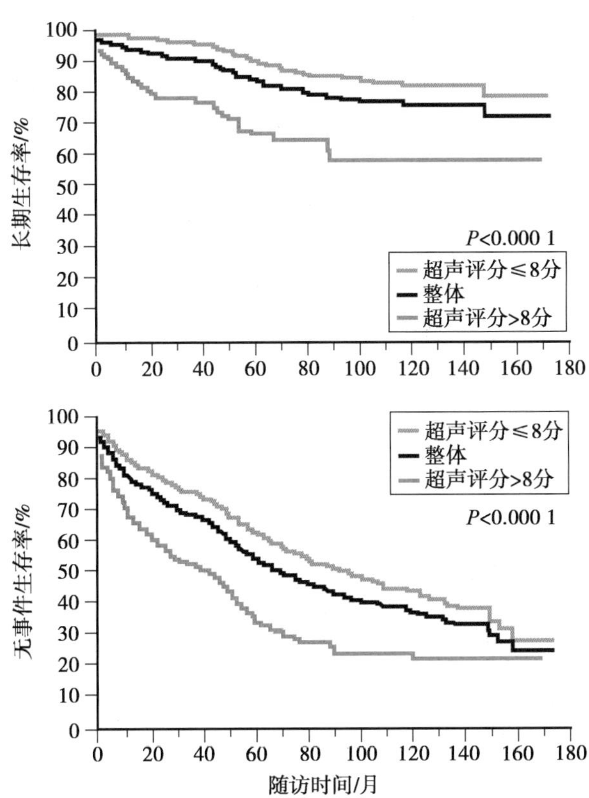

图 69.6 球囊二尖瓣扩张术后的长期生存(上图)和无事件生存(下图)曲线图。879例患者根据超声心动图评分分为≤8分(蓝线)或>8分(金线)组。事件包括死亡、再次行球囊扩张术和外科二尖瓣置换。术后早期,及12~13年后,低分值组的疗效均显著优于高分组。(引自 Palacios IF,Sanchez PL,Harrell LC,et al. Which patients benefit from percutaneous mitral balloon valvuloplasty? Prevalvuloplasty and postvalvuloplasty variables that predict long-term outcome. Circulation 2002;105:1465-71.)

别为28%和18%)。发展中国家的患者通常较年轻,瓣膜弹性较好,非常适合BMV手术,所报道的儿童及青少年患者的BMV疗效理想。同时,既往分离术后再狭窄的合适患者仍可通过BMV有效治疗[33]。

外科瓣膜分离术

风湿性MS有3种外科手术方法:①经心房或经心室路径的闭式二尖瓣分离术;②直视瓣膜分离术:例如体外循环辅助直视手术,可联合其他瓣膜修复技术,例如有MR时,可实施瓣膜切除或扩增、腱索修复及瓣环成形等;③MVR术(表69.2)[34]。外科手术推荐用于有明显症状(NYHA Ⅲ~Ⅳ级),不适合或禁忌BMV(如左心房血栓形成、瓣膜钙化)而手术风险尚可接受的中重度MS。任何情况下都首选瓣膜修复术(直视瓣膜切开术,伴或不伴其他手术),尽管接受手术的患者通常瓣膜解剖形态较差无法行BMV,瓣膜置换通常是最佳选择。重度MS伴重度肺高压而无法行BMV时,外科手术时合理的;中重度MS经充分抗凝治疗后仍再发生栓塞事件者,也可考虑外科手术。

闭式二尖瓣分离术。闭式二尖瓣分离术在当今美国已很少使用,由于适合闭式二尖瓣分离术的患者行BMV疗效更佳,故已被BMV所替代。但在发展中国家仍较普及,主要受开胸手术或BMV的高额治疗费用所限,另外也与患者相对年轻,瓣膜弹性较好有关。但即使是这些地区,通过球囊再灭菌来降低手术费用的方法,闭式二尖瓣分离术也正逐步被BMV所取代。

这项技术不需要体外循环支持,仅需一个经心室扩张器。对于无左心房血栓、瓣膜钙化程度较低、腱索无严重粘连挛缩的患者而言,确是一项有效的手术。超声心动图可以识别无瓣膜钙化及致密纤维化,有助于选择合适的患者。施行闭式二尖瓣分离术时需准备体外循环,当改术式无法获得满意疗效时,可转为体外循环直视下手术,修复或置换瓣膜。

手术平均增加二尖瓣面积1cm^2,15年内仅有20%~30%的患者需行MVR。有经验的医疗机构,此手术的住院死亡率约为1%~2%。多数患

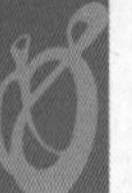

表 69.2 机械消除 MS 的方法比较

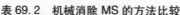

术式	优点	缺点
闭式分离术	费用低 手术简易 合适的患者中可获良好的血流动力学改善 良好的长期疗效	无法直视瓣膜结构 仅适用于有弹性,无钙化的瓣膜 MR>2+为禁忌证 全麻下手术
直视下分离术	直视下手术 可同时行瓣环成形术治疗 MR	瓣膜仍有弹性,无钙化者疗效最佳 全麻下手术
MVR	适用于所有患者,无须考虑瓣膜钙化以及 MR 程度	全麻下手术 乳突肌与瓣环连接中断影响左心室功能 人工瓣膜 需长期抗凝治疗
PBMV	经皮途径 局部麻醉 合适的患者中可获良好的血流动力学改善 长期疗效好	无法直视瓣膜结构 仅适用于有弹性、无钙化的瓣膜 MR>2+为禁忌证

者症状改善明显,超声心动图检查评分较低者长期转归尤为乐观。长期随访结果显示,在慢性心房颤动、重度肺高压和慢性心力衰竭发生前实施手术治疗[34],效果最佳且并发症发生率更低。瓣膜存在钙化和/或严重增厚时,手术并发症发生率较高。

直视瓣膜分离术。目前大多数外科医生倾向于行直视下或开放式切开术。此术式常用于瓣膜严重变形或钙化不能行 BMV 者。术中需要建立体外循环,以获得清晰的手术野。术中还需要低温、心脏停搏、主动脉短暂阻断。术中清除左心房及左心耳内的血栓,左心耳通常被扎闭以消除术后栓子的来源。切开瓣膜交界处,必要时分离粘连挛缩的腱索和乳突肌,清楚瓣叶上的钙化。可采用修复原发性 MR 的术式纠治合并的轻度和中度 MR。术中可临时中断体外循环,运用术中超声心动图(如无条件,则测量左心房和左心室压)以评价手术疗效,如不满意,可及时改进。和钙化不可能进行修复,或合并不能纠治的 MR 时,应进行 MVR。合并心房颤动者可同时行左心房迷路术或射频消融术,增加术后长期维持窦性心律的可能。拟行直视下瓣膜分离术的患者中,约 80%该术式是可行的成功的。手术死亡率约为 1%,术后 30~53 个月再行 MVR 者约 0%~16%,10 年实际生存率 81%~100%。

切开术后再狭窄

任何一种二尖瓣切开术,不论是经皮介入还是外科手术,也不论是闭式还是直视下手术,都是姑息性的而非根治性的,其治疗目的和结果都是改善瓣膜功能,而不能完全恢复瓣膜功能。因此即使手术十分成功,仍会有残余一定程度的狭窄和二尖瓣功能不全。由于术后瓣膜形态并未恢复正常,瓣膜附近区域的湍流仍然存在,由此引发的损害对再狭窄起着重要作用,其改变类似于先天性 BAV 逐渐出现狭窄,而非风湿热再发的结果。风湿性瓣膜病变基础上叠加瓣膜硬化和钙化过程可能与 AS 中瓣膜钙化的过程类似。

若单以临床上症状再发作为标准,估计的再狭窄发生率范围较大,约为 2%~60%。症状再发通常并非由再狭窄所致,而是由以下一项或多项情况所致:①初次手术不充分,有残余狭窄;②手术损伤或是术后的感染性心内膜炎加重了 MR 程度;③主动脉瓣或三尖瓣病变进展;④冠心病进展。10 年随访中真正再狭窄发生率不足 20%[3]。

对于合适的患者,无论采用何种手术方式,二尖瓣扩张术均属低风险手术,可使二尖瓣口面积明显增加,阻断病变进展,改善临床病程。二尖瓣梗阻被有效缓解后,肺动脉压力迅速下降。多数患者其临床改善可保持 10~15 年。因症状再发而再次手术时,瓣膜通常钙化,较初次手术时变形更加严重,瓣膜重建多不可能,因而常需行 MVR,尽管在合适的患者中,再次行瓣膜分离术可能相当有效[33]。

二尖瓣置换

MVR 适用于症状明显且合并严重 MR,无法行 PBMV 或外科修复术者。通常,MVR 适用于:MS 合并中或重度 MR、交界处广泛的钙化、严重纤维化、瓣下结构粘连,或者曾经做过二尖瓣扩张术的患者。根据美国胸外科协会(society of thoracic surgeons,STS)数据库提供的 16 105 例因 MS 和/或 MR 而行单纯 MVR 的登记资料,在大多数医疗机构中,该手术的死亡率约为 3%~8%,平均为 6.04%[35]。由于人工瓣存在瓣膜老化和需长期抗凝治疗的风险,MVR 的适应证选择较二尖瓣扩张术更为严格。

一般而言,合并心房颤动的 MS 患者行 MVR 倾向于选择人工机械瓣,因为心房颤动原本就需要长期抗凝治疗;为避免因生物瓣老化而再次手术的风险,年龄<65 岁的窦性心律患者也可选用人工机械瓣;但有些年轻患者出于对生活方式的考虑,尽管存在瓣膜老化的风险,仍选择生物瓣。人工生物瓣适用于不能接受华法林治疗的患者;运用于所有年龄>65 岁的患者是合理的。经皮 MVR 的发展,特别是在失去功能的生物二尖瓣中植入新瓣膜的技术,使得初始手术决策的制定更为复杂,一些年轻患者更倾向于选择生物瓣[36]。

MVR 的指征包括瓣膜面积<1.5cm^2 的 MS 患者,心功能 NYHA Ⅲ~Ⅳ级且不适合行瓣膜扩张术(见图 69.4)。NYHA Ⅳ级的患者手术死亡率高(约 10%~20%),因此应尽可能在此阶段前手术;但另一方面,即便是这些高危的患者也不应放弃手术,除非存在并发症导致无法手术或手术效果不佳。

经皮二尖瓣置换术在二尖瓣狭窄中的应用

与经导管主动脉瓣置换术(transcatheter aortic valve replacement,TAVR)治疗主动脉瓣狭窄的巨大进展不同,经皮二尖瓣修复或置换的发展仍处于早期阶段(见第 72 章)。批准用于器质性MR的二尖瓣夹闭术,在MS中没有作用,因为夹闭只能使瓣膜面积变小。已经发表了一些病例报道,经心尖[37]或经间隔[38]将可球囊扩张的经皮人工主动脉瓣送入狭窄的二尖瓣,获得了不错的结果,但在大规模人群中的有效性仍尚未证实。

二尖瓣关闭不全

病因和病理

二尖瓣装置包含瓣叶、腱索、乳突肌和二尖瓣环(图 69.7),任何一个结构发生异常都会导致二尖瓣关闭不全(mitral regurgitation,MR)[12,39-41]。MR的主要病因包括黏液样变性(二尖瓣脱垂和腱索断裂)、风湿性心脏病、感染性心内膜炎、肥厚型心肌病、瓣环钙化、扩张型心肌病和缺血性心脏病。少见的MR的病因包括胶原性血管病、外伤、嗜酸性粒细胞增多症、心脏类癌综合征及接触某些药物。

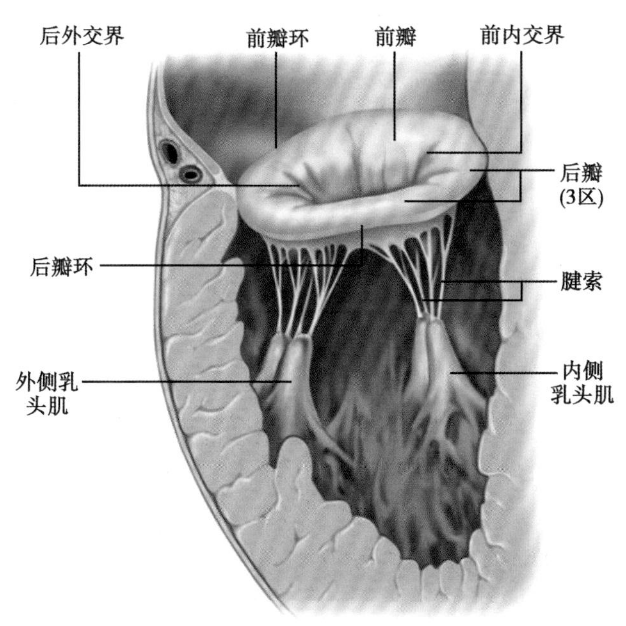

图 69.7 二尖瓣装置和LV心肌的连贯性。任何影响瓣叶或LV结构和功能的情况都可导致MR。同理,意图纠正MR而干扰二尖瓣装置的手术也会对LV的形态、容积和功能产生不良影响(引自 Otto CM. Evaluation and management of chronic mitral regurgitation. N Engl J Med 2001;345:740-6.)

MR的许多潜在病因可以通过Carpentier提出的瓣叶运动异常的类型大致分类(图 69.8),因为这些机制也提出了手术矫正的策略[39]。小叶运动在Ⅰ型是正常的,在Ⅱ型中增加,在Ⅲ型中受限(Ⅲa打开受限、Ⅲb关闭受限)。通常,Ⅱ型和Ⅲa型通常由瓣叶的原发性疾病引起,而Ⅰ型和Ⅲb型具有相对正常的瓣叶,受左心室和瓣环重塑的影响发生变形,导致继发性MR。外科医生眼中这4种情况的二尖瓣经典表现如图 69.9 所示。出于临床目的,MR被分类为由二尖瓣瓣叶内在疾病引起的原发性(或器质性/退行性)MR,以及由左心室和/或二尖瓣环疾病引起的继发性(或功能性)MR。缺血性MR是心肌梗死后局部室壁功能障碍引起的继发性MR的一个亚组。原发性和继发性MR是两种截然不同的疾病状况,具有不同的病理生理学、结局和治疗方法。

瓣叶异常。由瓣叶的原发性异常引起的MR会在很多情况下发生[39,42]。在发达国家,黏液样变性是器质性MR的主要原因。过去十年的大量研究表明,二尖瓣是一种动态结构,其蛋白质转化和重塑持续一生。正常的二尖瓣是一个薄的(<3 mm)内皮覆盖的双叶结构,在心室侧有致密的胶原蛋白(纤维层),心房侧由胶原蛋白和弹力蛋白组成(心房层),两者之间是含有丰富的糖胺聚糖的疏松结缔组织(海绵层)。散布在海绵层中的是瓣膜间质细胞(valvular interstitial cells,VICs),它们来源于心内膜内皮细胞,通常是无活性的[42]。在黏液样变性中,这些瓣膜间质细胞可以转化为肌成纤维细胞,分泌过量的糖胺聚糖和基质金属蛋白酶,导致纤维层和心房层碎裂,而海绵层增厚(图 69.10)。这会降低二尖瓣的拉伸强度,使其容易因左心室压的重复作用而脱入左心房[43]。

少数黏液样变性病例具有明确的遗传因素,MVP常见于结缔组织疾病,如马方综合征、Loeys-Dietz综合征、Ehlers-Danlos综合征和弹力纤维性假黄瘤(见第 7 章)[44]。这些综合征中的共同点可能是转化生长因子β(TGF-β)的过度刺激。更常见的非综合征型MVP可以具有遗传因素,Framingham研究证明了其家族聚集性,但这可能涉及许多不完全外显的基因。尽管父母患病可使MVP的风险增加五倍,但后代的总体患病率仅为5.4%[45]。

根据瓣叶的增厚和冗余与腱索无力的相对程度,黏液性疾病可有一系列表现。一个极端是Barlow综合征(见图 69.9B),瓣叶整体增厚和冗余,多小叶深度脱垂,以及瓣膜闭合线上多点的严重反流。另一个极端是弹性纤维缺乏,瓣叶相对较薄,呈现单个小叶的连枷样运动和非常局限的反流,但仍然可能是严重的。其他中间类型可能介于这两个极端之间[46]。

感染性心内膜炎时瓣叶穿孔可能导致MR(见第 73 章)。赘生物可以影响瓣叶接合,且心内膜炎愈合阶段的瓣膜回缩可以引起MR。二尖瓣小叶的破坏也可发生在穿透性和非穿透性创伤的患者中。

在发展中国家,慢性风湿性心脏病仍然是MR的常见原因。与MS相比,风湿性MR在男性中比在女性中更常见。它是一个或两个二尖瓣尖的缩短、僵硬、畸形和收缩的结果,并且与腱索和乳头肌的缩短和融合有关。

MR也可以在暴露于某些药物的情况下发生,这些药物会引起瓣叶的纤维化改变[47]。与MR相关的药物包括:麦角生物碱甲基麦角酰胺和麦角胺,anorexigens(一种包含酚氟拉明的减肥药)和苯氟雷司,多巴胺激动剂培高利特和卡麦角林,以及3,4-亚甲二氧基甲基苯丙胺(MDMA,"迷魂药")。增厚僵硬的瓣叶与类癌患者右心常见的瓣叶类似,提示血清素2B受体过度刺激的共同病理生理原因。在局限于胃肠道的类癌中,过量的5-羟色胺在肺中代谢,未见二尖瓣受累。然而,随着肺转移或右向左分流,可能发生二尖瓣和主动脉增厚及反流。

二尖瓣瓣环异常

瓣环扩张。正常成人二尖瓣环的周长约为10cm。瓣环柔软而有弹性,收缩期可以随周围左心室心肌的收缩而环缩,这对于瓣膜关闭十分重要[2]。瓣环内的平滑肌细胞和二尖瓣瓣叶本身也可以对瓣膜施加括约肌作用[48]。继发于瓣环扩张的MR可见于任何形式的以左心室和/或左心房扩张为特征的心脏病,尤其是扩张型心肌病和长程心房颤动[49,50]。在撒哈拉以南的非洲地区左心室二尖瓣瓣下室壁瘤亦为导致MR的病因,与后瓣环的先天性缺损有关。此外,瓣叶的原发疾病,如黏液性疾病,与瓣环扩张和异常瓣环运动有关,这可能加重MR的严重程度[51,52]。

钙化。二尖瓣环原发性(退行性)钙化是尸检中最常发现的心脏异常,对大多数心脏的功能不产生影响。但严重时,它可能会导致MR,甚至可能侵入孔内引起显著的MS。二尖瓣环钙化和动脉硬化具有相同的危险因素,包括高血压病、高胆固醇血症和糖尿病。因此二尖瓣环钙化可合并冠脉和颈动脉的粥样硬化,可用以识别具有较高心血管病变和死亡风险的患者。瓣环钙化也可因纤维骨骼存在自身缺陷而加剧,如Marfan综合征和Hurler综合征,瓣环扩张进一步导致了MR。慢性肾衰竭患者合并继发性甲状旁腺功能亢进以及风湿性疾病时,其二尖瓣环钙化的发生率也会增加。

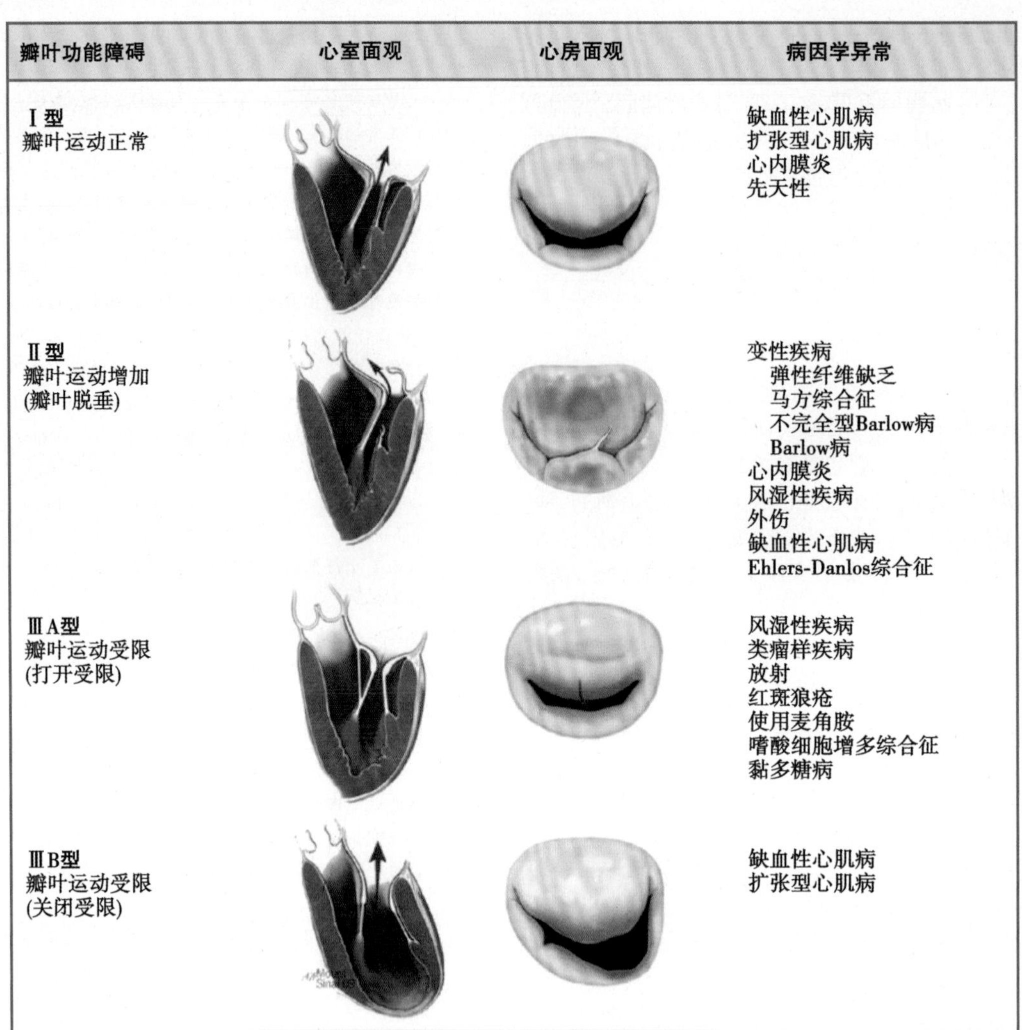

瓣叶功能障碍	心室面观	心房面观	病因学异常
Ⅰ型 瓣叶运动正常			缺血性心肌病 扩张型心肌病 心内膜炎 先天性
Ⅱ型 瓣叶运动增加 (瓣叶脱垂)			变性疾病 弹性纤维缺乏 马方综合征 不完全型Barlow病 Barlow病 心内膜炎 风湿性疾病 外伤 缺血性心肌病 Ehlers-Danlos综合征
ⅢA型 瓣叶运动受限 (打开受限)			风湿性疾病 类瘤样疾病 放射 红斑狼疮 使用麦角胺 嗜酸细胞增多综合征 黏多糖病
ⅢB型 瓣叶运动受限 (关闭受限)			缺血性心肌病 扩张型心肌病

图 69.8 二尖瓣关闭不全(MR)的三方面病理生理表现及其多因素病因。根据瓣叶功能障碍的机制将 MR 分为三种类型。(引自 Castillo JG, Adams DH. Mitral valve repair and replacement. In Otto CM, Bonow RO, editors. Valvular Heart Disease: A Companion to Braunwald's Heart Disease. Philadelphia: Saunders; 2013, pp 327-340.)

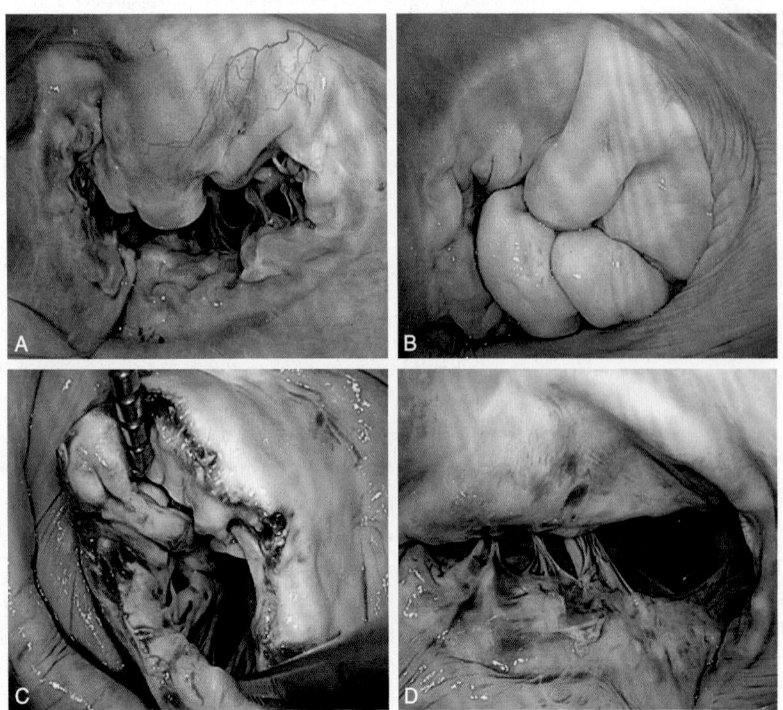

图 69.9 二尖瓣关闭不全的瓣膜病变。A,重度瓣环扩张导致Ⅰ型功能障碍。B,Barlow 病和Ⅱ型功能障碍患者,重度黏液样改变产生冗余、增厚、大块的节段。C,风湿性二尖瓣疾病,具有典型的"鱼嘴"外观和ⅢA 型功能障碍。D,P_3 小叶的严重牵拉引起的缺血性二尖瓣疾病导致ⅢB 型功能障碍。(引自 Castillo JG, Adams DH: Mitral valve repair and replacement. In Otto CM, Bonow RO, editors. Valvular Heart Disease: A Companion to Braunwald's Heart Disease. Philadelphia: Saunders; 2013, pp 327-340.)

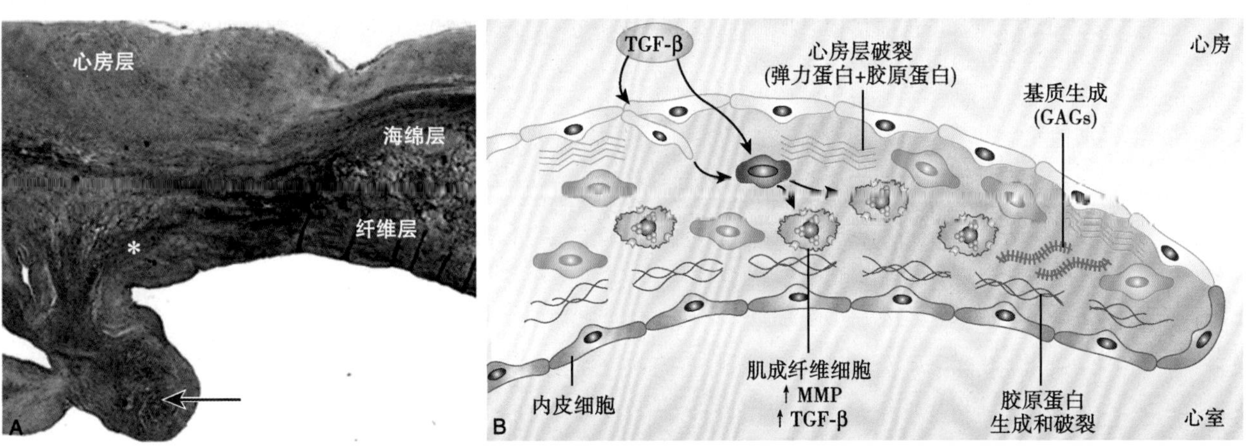

图 69.10 二尖瓣脱垂(MVP)的机制。A,二尖瓣用苏木精和曙红染色,以确定 MVP 的病变,即黏液样细胞外基质(*)对纤维层的破坏,它也渗透到腱索的胶原核心中,其中一个已被破坏(箭头)。心房下方的弹力蛋白层也被破坏。B,该图显示了黏液样变性的机制,通过瓣膜间质细胞激活肌成纤维细胞,增加基质生成和转换,分泌促进胶原蛋白和弹力蛋白破裂的 MMP,并释放转化生长因子(TGF)-β,进而进一步促进细胞增殖和肌成纤维细胞分化。GAGs,葡萄糖胺聚糖;MMP,基质金属蛋白酶。(引自 Levine RA, Hagege AA, Judge DP, et al. Mitral valve disease: morphology and mechanisms. Nat Rev Cardiol 2015; 12: 689-710.)

腱索异常。腱索异常是 MR 的重要病因(见图 14.30)。腱索延长和断裂是 MVP 最重要的特征(见图 14.40),尤其是弹力纤维缺乏。腱索可存在先天性异常,断裂可以是自发的(原发性)或继发于感染性心内膜炎、外伤、风湿热、或较少见的成骨不良、多发性软骨炎再发。除了薄的黏液样腱索机械受力增加外,大多数患者的腱索断裂没有明显的原因。后叶腱索断裂较前叶更多见。根据断裂腱索的数量,MR 可分为轻度、中等度或重度;根据断裂的速度,反流可以是急性、亚急性或慢性。腱索断裂也可以继发于经皮循环支持装置所引起的损伤[53]。

乳突肌受累。左心室乳突肌病变也会导致 MR。由于乳突肌是由冠脉血管床的末梢灌注,因而特别易发生缺血,任何冠状动脉灌注异常都会导致乳突肌功能异常。一过性的缺血可导致短时的乳突肌功能异常和 MR 的短暂发作,有时同时伴有心绞痛或肺水肿。严重而长期的乳突肌缺血可导致乳突肌功能异常和瘢痕形成,以及慢性的 MR。后乳突肌由右冠状动脉后降支供血,较前外乳突肌更常出现缺血和梗死;这是因为后者除由冠脉左前降支的对角支供血外,还常常同时受左旋支的边缘支供血。缺血多由冠脉粥样硬化所致,但亦可见于严重的贫血、休克、各种原因的冠状动脉炎、及左冠状动脉的畸形。MR 还常见于心肌梗死愈合后,多因乳突肌根部的左心室心肌局部功能异常导致二尖瓣叶受到牵连,瓣叶闭合不充分所致,通常发生在右冠和左回旋支区域。尽管乳突肌坏死是心肌梗死常见的并发症,但完全断裂极为罕见,后者常因引发极严重的 MR 而致命(见第 58 和 59 章);而 1 或 2 支乳突肌心尖端的断裂可以导致连枷二尖瓣,其造成的 MR 程度略轻(但通常仍较严重),及时的手术治疗后有可能存活[56,57],经皮修补术也有报道[58]。

其他各种乳突肌病变也会导致 MR(见第 23、61 和 77 章),包括先天性乳突肌异位、一组乳突肌缺失导致的所谓降落伞样二尖瓣综合征、各种病变累及或浸润乳突肌,包括脓肿、肉芽肿、肿瘤、淀粉样变性和结节病。

左心室功能障碍。缺血性左心室功能不全和扩张型心肌病是造成 MR 的重要原因,在美国是继 MVP 的第二大病因[55]。包括缺血在内的任何原因导致的 LV 扩张都会改变乳突肌和腱索的空间关系,从而导致功能性 MR(见图 69.6、图 14.31B 和图 14.41)。一般而言,对于一定程度的左心室扩张,与扩张型心肌病的对称扩张相比,心室下壁和下后壁瘢痕引起的二尖瓣不对称牵拉所导致的 MR 程度更大(图 69.11)[54]。

冠心病拟行 CABG 的患者中约 30%存在不同程度的 MR,绝大多数是由于左心室局部功能异常导致后叶受到牵拉所致。由于同时存在冠心病、左心室重塑和收缩功能不全,所以缺血性 MR 的转归比其他原因导致的 MR 明显较差。其他病例改变包括乳突肌的缺血损害,瓣环扩张和收缩期瓣环不能收缩,进一步加重 MR。大多数患者为轻度 MR;但与没有 MR 的患者相比,任何程度的 MR 预后都较差。反流程度和 LVEF 呈反比,和 LVEDP 直接相关。急性心肌梗死患者中 20%有 MR,即使轻度也会增加不良事件的风险[55,59,60]。

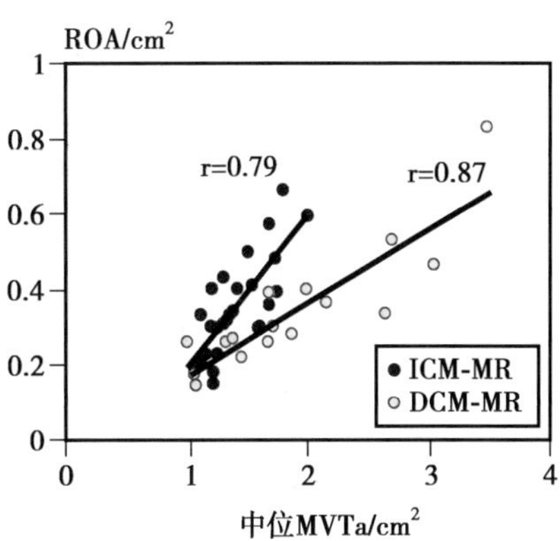

图 69.11 与扩张型心肌病(DCM-MR)相比,缺血性心肌病(ICM-MR)相关的继发性二尖瓣反流,其二尖瓣牵拉面积(MVTa)与有效反流口面积(ROA)之间存在显著相关性。对于给定的 MVTa,ICM 患者的 MR 比 DCM 患者更严重。(引自 Kwan J, Shiota T, Agler DA, et al. Geometric differences of the mitral apparatus between ischemic and dilated cardiomyopathy with significant mitral regurgitation: real-time three-dimensional echocardiography study. Circulation 2003;107:1135-40.)

其他原因导致的 MR 包括梗阻性 HCM(见第 78 章)、嗜伊红细胞增多症、心内膜下心肌纤维化、外伤累及瓣叶和/或乳突肌、川崎病、左心房黏液瘤以及各种先天性缺损,如前叶裂缺和原发孔型房间隔缺损(见第 75 和 94 章)等。

慢性原发性二尖瓣关闭不全

病理生理

由于反流口在功能上与主动脉瓣相同,MR 患者的左心室排血阻力下降,左心室排空提高。相当一部分的反流量在主动脉瓣

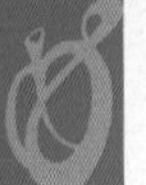

开放前和关闭后射入左心房。MR 的反流量同时取决于反流口大小和左心室与左心房之间的(逆向)压差,但这两者都是不固定的[61]。左心室收缩压以及左心室-左心房压差取决于循环血管阻力,有时收缩末期的左心室-左心房压可降至零。对于二尖瓣环弹性正常的患者,二尖瓣环的横截面积会随许多因素而变化,增加前负荷和后负荷,以及抑制左心室收缩都会扩大左心室,扩大二尖瓣环及反流口;而缩小左心室的治疗如正性肌力药物、利尿剂,尤其是扩血管药物都会减小反流口和反流量,显示为左心房压力曲线上 v 波的高度降低,以及收缩期杂音的强度减弱,持续时间缩短。与之相反,任何原因导致左心室扩张都会加重 MR。

左心室代偿

对于急性 MR,左心室最初通过更彻底的排空和增加前负荷(即 Frank-Starling 原理)来代偿。由于急性 MR 降低了左心室收缩晚期的压力和半径,左心室壁的张力显著降低(程度上超过左心室压的降低),导致心肌纤维缩短的程度和速度均明显增加,收缩末容积(end-systolic volume,ESV)降低(图 69.12)。随着反流,特别是重度反流变成慢性,左心室舒张末容积(end-diastolic volume,EDV)增加,而 ESV 回到正常。根据 Laplace 原理所阐述的室壁张力与心室内压力和半径的乘积除以壁厚有关,在慢性重度 MR 的代偿期,LVEDV 升高提高了室壁张力,使之达到或超过正常水平。LVEDV 升高和二尖瓣环的扩大形成恶性循环,即 MR 加重 MR。慢性 MR 患者,LVEDV 和质量均增加,即典型的容量过负荷性(离心性)心肌肥厚。但肥厚的程度通常和左心室扩张的程度不匹配,左心室质量和 EDV 的比值低于正常,增加了左心室壁的张力。尽管如此,后负荷的降低使得 EF 维持在正常或高于正常的范围,这给出了错误的信息,因为"有效射血分数"(EFE,前向搏出量除以 LVEDV)可能非常低,通常在二尖瓣手术后被发现[62,63]。后负荷的降低使得心肌收缩的能量更多地用于缩短而不是产生张力,这可以解释为什么左心室能适应 MR 增加的负荷。

慢性 MR 离心性的心室肥大伴随 EDV 的升高,这和肌节的增生有关。慢性 MR 患者左心室的舒张压力,容积曲线右移(压力产生更大的容积)。一旦失代偿,心腔的硬度增加,舒张期压力升高。

绝大多数原发性的重度 MR 患者代偿期可以维持很多年,但某些患者长期的血流动力学过负荷最终导致心肌功能失代偿[61]。ESV、前负荷和后负荷均显著升高,而 EF 和搏出量下降。有证据显示这些患者神经体液系统被激活,循环中的致炎因子升高。反映容量负荷的血浆利钠尿肽水平也升高,多见于有症状的失代偿患者[64]。

重度 MR 的患者冠脉血流速度升高,但心肌的氧耗(myocardial oxygen consumption,MVO_2)的升高和 AS 和 AR 患者相比仅为中等程度。尽管心肌纤维收缩在 MR 患者中是加强的,但它不是决定 MVO_2 的主要因素(见第 22 章);而主要决定因素之一的平均左心室室壁张力在 MR 患者中实际上是降低的;而另外 2 个因素,收缩力和心率,仅有轻微变化。因此 MR 患者临床上很少发生心肌缺血,而 AS 和 AR 患者的 MVO_2 明显升高,发生心肌缺血的概率要高很多。

心肌收缩力评估

由于射血期心肌收缩力的指标与后负荷呈负相关,MR 早期(后负荷降低)常常表现为射血指标升高,如 EF、FS 和环向心肌收缩速度(velocity of circumferential fiber shortening,VCF)[63]。反流使得左心房压和肺静脉压升高,许多患者因此出现症状,但其收缩期指标并无变化,仍然较正常升高;而在另外一些患者中,症状反映了左心室存在严重的收缩功能不全,此时,EF、FC 和平均 VCF 下降至正常低值或低于正常水平(见图 69.12)。随着 MR 持续存在,后负荷降低所导致的心肌收缩增强和上述指标的升高逐渐被以慢性重度舒张过负荷为主的心肌功能损害所抵消。但即使 MR 继发明显心力衰竭,EF 和 FS 仅略有降低;因此,慢性 MR 患者的射血指标处于正常低值实际上反映了心肌功能已经受损,而中等程度降低(即 EF 为 40%~50%)通常提示严重的常常不可逆的收缩功能损害,即使 MR 被手术纠治后转归仍然很差。在这些患者中,纵向缩短的参数,如全局纵向应变(GLS),可以比 EF 更好地预测术后左心室功能障碍[62]。慢性重度器质性 MR 如 EF<35%通常提示心肌功能严重受损,这些患者具有极高的手术风险,MVR 术后可能无明显改善。

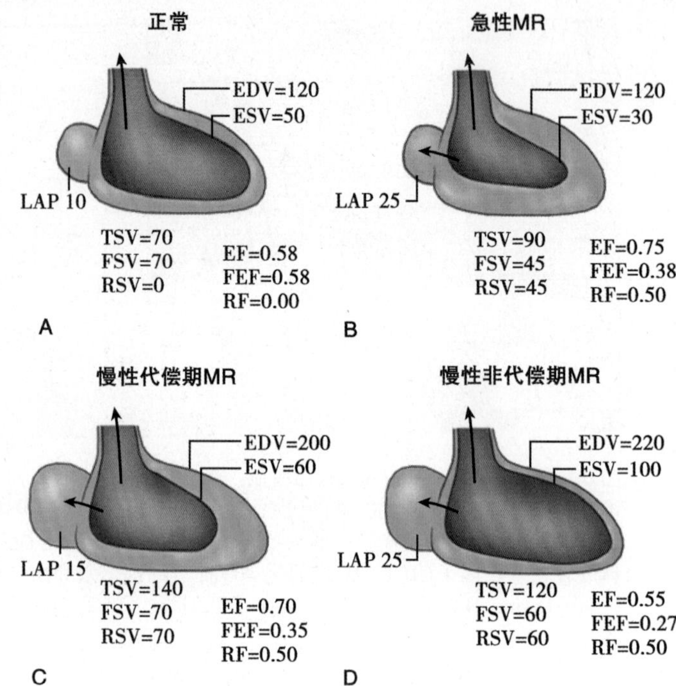

图 69.12 该图描绘了 MR 的 3 个阶段,并与正常生理状况(**A**)相比较。**B**,急性 MR,前负荷的增加和后负荷的降低导致舒张末容积(EDV)升高及收缩末容积(FSV)的降低,心脏总排血量(TSV)升高。但是由于 50%TSV 成为反流量(RSV),导致前向搏出量(ESV)的降低,以及左心房压(LAP)升高。尽管左心室(LV)射血分数(EF)保留在 0.75,实际上前向或"有效"EF(FEF,定义为 FSV/EDV)只有 0.38,此时反流分数(RF,定义为 RSV/TSV)是 0.50。**C**,慢性代偿期出现了离心性肥厚,EDV 明显增大,导致心脏半径增大,根据 Laplace 关系后负荷朝向正常恢复。心肌功能正常以及 EDV 的增加,使得 TSV 较急性期明显增加,这进一步保障了 FSV 正常。左心房适应反流量而扩张,使得 LAP 处于较低水平。EF 仍高于正常,但 FEF 表现出心功能的下降。**D**,慢性失代偿期出现心肌功能异常,EF 受损,TSV 和 FSV 降低。EF 虽然仍正常,但降低到 0.55。由于收缩期射血量减少,ESV 升高,LAP 也再次升高。在全部三种情况下,RF 都保持在 0.50。(引自 Carabello BA. Progress in mitral and aortic regurgitation. Curr Probl Cardiol 2003;28:553-82.)

收缩末容积(ESV)。术前心肌收缩力是决定手术死亡、围手术期心力衰竭风险以及术后左心室功能的重要决定因素。因此,收缩末压力-容积(或张力-腔径)关系是评价 MR 患者左心室功能的有用指标[61,65]。简单的测量 ESV 或 ESD 可有效地预测二尖瓣手术后的功能和生存率。术前 LVESD>40mm 提示患者术后左心室收缩功能损害的可能较大[21]。GLS 幅度(见第 14 章)小于 19.3%(没有严重 MR 时的正常值)已被证明比传统参数如 EF 和收缩末径更能预测术后左心室功能不全[62]。

血流动力学后果。症状严重的 MR 患者有效(前向)心脏排血量和 EF 通常降低,但左心室总排血量(前向血流和反流量之和)通常升高直到病程晚期。运动时所能达到的心排血量(而非反流量)决定了功能状态。MR 患者的左心房压力曲线上心房收缩产生的波和 MS 一样也不明显,但 v 波明显高出许多(见第 19 章);因为后者发生于心室收缩时,此时左心房被肺静脉回流和来自左心室的反流充盈。偶尔,高的 v 波可以向后传导到肺动脉床,产生舒张早期的肺动脉 v 波。孤立性 MR 患者由于舒张早期左心房迅速排空,肺毛细血管压力曲线的 y 波下降特别快速;但合并 MS 和 MR 的患者,y 波下降平缓。尽管左心房室间的压差持续整个舒张期提示合并明显的 MS,舒张早期短暂的压差也可见于孤立性的重度 MR,这是由于舒张早期血流快速流经正常大小的二尖瓣口所致,常伴有心尖部的舒张早期杂音。

左心房顺应性。左心房(和肺静脉床)的顺应性是严重 MR 患者血流动力学和临床表现的重要决定因素。根据左心房顺应性可将重度 MR 患者分为 3 个主要的亚组,下面会介绍它们的特征。这些通常也与重度反流的慢性化相关。

当重度 MR 急性发生时(如腱索破裂,乳头肌头部梗死,创伤或心内膜炎导致的瓣叶破裂),左心房的大小和顺应性最初是正常的。松弛心房的压力-容积关系呈一条曲线,突然来自 MR 的容量负荷作用于该曲线的陡直段,对于给定的反流量,压力(v 波)的升高更大。平均左心房压的显著升高使肺淤血成为其突出症状。至少在初期,窦性节律通常存在。随着时间的推移,左心房扩张,左心房壁肥厚以维持收缩功能。心腔扩张使压力-容积曲线向右移动,增加一定容积下的顺应性,而肥厚具有相反的效果,使曲线向上移动。这两个重塑过程的平衡将决定对平均左心房压和 v 波的总体影响。当重度 MR 变为慢性,扩张将占主导地位,并且 v 波可能随着顺应性的增加而下降。如果症状可以耐受(或不存在),这个阶段可能持续数年,左心房逐渐增大,心房颤动风险增加。在极端情况下,患者可能出现显著的心房扩大和顺应性升高,而左心房压升高相对适中。这容易引起心房颤动,且心房壁可能很大程度上被纤维组织取代。

临床表现

原发性慢性退行性 MR 的临床分级展现了疾病的自然进展(表 69.3)。

表 69.3 慢性原发性二尖瓣关闭不全的分期

分期	定义	瓣膜解剖结构	瓣膜血流动力学*	对血流动力学影响	症状
A	危险期	轻度脱垂,瓣环良好 轻度瓣膜增厚,瓣叶活动受限	多普勒上无 MR 喷射或喷射面积<20% LA 腔静脉收缩<0.3cm	无	无
B	进展期	重度脱垂,结合处良好 风湿性心脏瓣膜改变,瓣叶后动受限,失去中心瓣环控制; IE 前	MR 中央喷射面积 20%~40% LA 或收缩晚期反常血流信号 腔静脉收缩<0.7cm 反流容量<60ml 反流分数<50% ERO<0.4cm² 血管造影 1~2+	中-重度左心房扩张 左心室扩张 静息或运动状态下可能出现肺动脉高压	无
C	无症状期	重度脱垂,瓣环控制功能丧失;风湿性心脏瓣膜改变,瓣叶后动受限,失去中心瓣环控制; IE 前 放射性心脏病瓣叶增厚	MR 中央喷射面积>40%LA 或瓣膜血流反常血流信号 腔静脉收缩≥0.7cm 反流容量≥60ml 反流分数≥50% ERO≥0.4cm² 血管造影 3~4+	中-重度左心房扩张 左心室扩张 静息或运动状态下可能出现肺动脉高压 C1:LVEF>60%且 LVESD<40mm C2:LVEF≤60%且 LVESD≥40mm	无
D	有症状期	重度脱垂,瓣环控制功能丧失;风湿性心脏瓣膜改变,瓣叶后动受限,失去中心瓣环控制; IE 前 放射性心脏病瓣叶增厚	MR 中央喷射面积>40%LA 或瓣膜血流反常血流信号 腔静脉收缩≥0.7cm 反流容量≥60ml 反流分数≥50% ERO≥0.4cm² 血管造影 3~4+	中-重度左心房扩张 左心室扩张 肺动脉高压	运动耐量降低;劳力性呼吸困难

ERO,有效反流孔面积;IE,感染性心内膜炎;LA,左心房;LV,左心室;LVEF,左心室射血分数;LVESD,左心室收缩末期直径;

* 许多评估瓣膜血流动力学的标准被用以评估二尖瓣反流的严重程度,但并非所有标准都能在每个级别患者身上呈现。MR 的严重程度通常分为轻、中、重度,取决于数据的质量以及其他临床证据。

引自 Nishimura RA, Otto CM, Bonow RO, et al. 2014 AHA/ACCF guideline for the management of patients with valvular heart disease: a report of the American College of Cardiology Foundation/American Heart Association Task Force on Practice Guidelines. J Am Coll Cardiol 2014; 63: e57-185.

症状

慢性MR患者症状的性质和严重程度是多个因素的相互作用,包括:MR的程度,病情进展的速度,左心房、肺静脉和肺动脉压的水平,是否存在阵发性或持续性的房性快速性心律失常,是否并存其他瓣膜病变、心肌病或冠心病。此外,可能存在与MR的潜在致病原因相关的症状(如心内膜炎、SLE、马方综合征)。许多患有严重MR的患者可以完全无症状,尽管对患者或家属的仔细询问可能会发现活动能力的轻微下降。慢性MR合并肺静脉压明显升高或心房颤动的患者,症状可发生于左心室收缩功能尚可时;而另一些患者,症状预示了左心室失代偿。风湿性MR的患者风湿热首次发作到出现症状的间期较MS更长,通常超过20年。孤立性MR或以MR为主的患者发生血流瘀滞和体循环栓塞较MS少见。出现心房颤动会对病程产生不利的影响,但不像MS那样明显。但低心排量导致的长期的虚弱和疲乏在MR中表现更加突出。

慢性的重度MR患者通常具有一个显著扩张的左心房和相对轻度的左心房压升高(左心房顺应性升高),而肺血管阻力通常无明显升高。倦怠和乏力作为主要症状与心排量的降低有关。右侧心力衰竭,表现为瘀血性肝大、水肿、腹水,在急性MR合并肺血管阻力升高及肺高压的患者中更加明显。心绞痛罕见,除非合并冠心病。

绝大多数患有黏液样变性和MVP的患者可终身无症状。尽管早期的研究将典型的收缩期非喷射性喀喇音及其伴随的许多非特异性症状,如易疲劳、心悸、直立性低血压、焦虑和其他神经精神症状,以及自主神经功能紊乱的表现统称为"MVP综合征",但严格的对照研究并未证实这些症状之间的关联[66]。这些症状与MVP有无及怎样联系也尚不清楚。患者可自诉有晕厥、晕厥前发作、心悸、胸部不适,当MR严重时,还会出现劳力性呼吸困难和心脏储备减少的症状。胸部不适可以是典型的心绞痛,但大多数不典型,表现为持续的、与劳累关系不明显、定时的短暂发作性胸痛或心尖部严重刺痛感。这种不适感可能是继发于乳突肌张力异常增高。MVP合并重度MR的患者往往会出现易疲劳、呼吸困难、运动受限等症状,MVP患者还可发生症状性心律失常(见后文)。

体格检查

AS和MR均伴有心底部和心尖部的明显的收缩期杂音(见第10章),触诊动脉搏动有助于鉴别。重度MR患者颈动脉抬举样搏动较短促,而AS较迟缓;搏动可正常,或于心力衰竭时降低。心脏搏动如同动脉搏动一样,快速有力,常向左移位。常可触及明显的左心室充盈波。

听诊。瓣叶异常导致慢性重度MR时,二尖瓣关闭所产生的S_1通常减弱。由于左心室射血阻力降低使左心室射血时间缩短,A_2提前,常可导致S_2分裂增宽。MR合并重度肺高压时,P_2较A_2更响。快速充盈期跨二尖瓣口的血流速度异常升高可导致,常伴短促的舒张期隆隆样杂音;这种患者中S_3不再被视为心力衰竭的特征。

收缩期杂音是最主要的体检发现,但必须和AS、三尖瓣反流(tricuspid regurgitation,TR)以及室间隔缺损的收缩期杂音相鉴别。大多数重度MR的收缩期杂音紧接着柔和的后立即出现,由于主动脉瓣关闭后左心室和左心房间的压差仍持续存在,杂音可超过并掩盖A_2。慢性MR的全收缩期杂音的强度通常不变,呈吹风样,高调,心尖部最响,并常向左腋下和左侧肩胛间区传导,特别是后向射流。但是当后叶存在异常,杂音可向胸骨或主动脉瓣区传导,这在MVP累及后叶时尤其常见。即使每搏的左心室搏出量存在明显变异(如心房颤动)时,杂音强度也无明显变化,这与大多数收缩中期(喷射样)杂音(如AS)明显不同。后者的强度随心搏出量和舒张期持续时间的变化而明显改变。收缩期杂音的强度和MR的严重度无明显相关性。左心室扩张和急性心肌梗死导致的重度MR、人工瓣瓣周反流、存在明显肺气肿、肥胖、胸廓畸形、人工瓣时,杂音很难闻及甚至消失,也被称为"安静"的MR。

MR的杂音可以是全收缩期、收缩晚期或收缩早期的。局限于收缩晚期的杂音反流通常继发于MVP,并不严重,在一或多次收缩中期喀喇音后出现。这种收缩晚期的MR通常S_1正常,因为二尖瓣最初的关闭并未受损。有时可能会出现乳突肌功能异常导致的收缩晚期杂音,在急性心肌缺血时杂音增强或为全收缩期,而当缺血缓解后杂音通常消失。收缩中期喀喇音继以收缩中期或晚期的杂音,且杂音对各种操作的反应有助于诊断MVP(后续讨论)。收缩早期的杂音是急性MR的典型表现;此时,左心房的v波显著升高,收缩晚期逆向压差降低,杂音可减弱或消失。如上所述,即使不伴有MS,重度MR患者也可闻及短促的低调的舒张期杂音继以S_3。

动态听诊。体位改变或Valsalva动作非常有助于突出MR的杂音。MR产生的全收缩期杂音不随呼吸而改变。但突然直立时杂音减弱,而蹲踞时杂音增强。MVP产生的收缩晚期杂音呈相反的变化趋势,蹲踞时减弱,直立时增强。类似的,Valsalva动作时,MVP产生的喀喇音可能在收缩期更早出现,使杂音延长。全收缩期的MR杂音在Valsalva动作时减轻,且呈左侧反应(即Valsalva动作结束后6、8个心动周期杂音增强)。MR杂音在等容运动时增强,这有助于与AS和梗阻性HCM的收缩期杂音相鉴别,后两者在等容运动时都减弱。左心室扩张导致的MR的杂音在经过强心苷、利尿剂、休息,尤其是血管扩张剂等有效治疗后,其强度和持续时间均明显降低。

诊断和评估

鉴别诊断

MR的全收缩期杂音类似于室间隔缺损产生的杂音,但后者通常在胸骨边缘最响,并伴随着胸骨旁区域的震颤。MR的杂音也可能与TR的杂音相混淆,但后者的音调通常较低,左胸骨边缘是听诊最佳区域,在吸气期间增强,在颈静脉压(JVP)中有明显的v波和y下降。

当腱索到二尖瓣后叶破裂时,反流喷射通常指向前方,使其撞击到主动脉根部附近的房间隔,并在心脏底部引起明显的收缩期杂音,这可以与动脉粥样硬化(AS)相混淆。另一方面,当腱索至前叶破裂时,射流通常被引导到左心房的后壁,并且杂音辐射到腋窝并且可以传递到脊柱甚至头顶部。

患有二尖瓣风湿性疾病的患者表现出一系列异常,从单纯MS到单纯MR。第三心音(S_3),快速左心室充盈波和触诊时显著的左心室搏动,以及软第一心音(S_1)的出现都有提示明显的MR。相比之下,第一心音加重,在短主动脉关闭-开瓣音(A_2-OS)间期具有突出的开瓣音(OS)和柔软的短收缩期杂音都表明有明显的MS。在患有单纯MS和肺动脉高压的患者中存在TR的全收缩期杂音可能使主要瓣膜病变的阐明复杂化;当右心室显著扩大时,有时会在心尖部听到这种杂音,因此可能被误认为是MS的杂音。

超声心动图

超声心动图在MS的诊断,确定其原因和修复潜力以及量化其严重程度方面起着重要作用(见第14章)。在患有严重MR的患者中，超声心动图成像显示左心房和左心室扩大，两心腔的收缩运动增加。反流的根本原因有腱索破裂、二尖瓣脱垂（MVP）（图69.6；见图14.40）、风湿性二尖瓣疾病、连枷状瓣叶（图69.7）、赘生物（见第73章），通常可以通过经胸超声心动图（transthoracic echocardiography，TTE）确定局部或整体LV扩张伴随瓣叶移位（图69.8）。它还可以显示二尖瓣环的钙化，以及在二尖瓣和心脏后壁之间形成的一束密集回声带。该技术也可用于估计MR对左心房和左心室的血流动力学影响；在左心室功能障碍患者中，左心室舒张期容积（EDV）和左心室收缩期容积（ESV）增加，射血分数（EF）和缩短率可能下降[12,65,67-69]。

MS时，多普勒超声心动图特征性地显示在心脏收缩期间左心房中的高速射流。反流的严重程度反映在穿过瓣膜的射流宽度和左心房的大小。使用彩色血流多普勒成像或脉冲技术对MS严重程度进行的定性评估与定量的估计方法关联性很好。然而，彩色射流区域受到驱动压力（左心室-左心房梯度）、射流偏心率以及许多仪器因素的显著影响，例如发射功率和频率，接收器增益，奈奎斯特极限和墙壁滤波器，从而限制了这种方法的准确性。然而，重要的是，射流形态可以提供关于MR机制的重要线索。在功能性MR中，射流通常远离最重要的解剖学损伤，因此后脱垂或连枷瓣叶通常产生前射流，反之亦然。这个规则在功能性MR中被破坏，其中典型的原因是前叶覆盖受牵拉的后叶并产生后向射流。

当使用定量方法仔细测量反流分数、反流量和反流口区域时具有更高的准确度（图69.13，另见图14.42和图14.43），强烈建议采用这些方法（见表69.3）[12,21,71]。

反流量（regurgitant volume，RVol）在理论上是简单的概念，但在实践中具有挑战性。原则上，需要在两个位置测量每搏输出量，一个包括MR（二尖瓣环向前流量或总左心室每搏输出量）和一个不包括［通过左心室流出道前向血流（如果没有主动脉关闭不全）或右心室每搏输出量］。可惜，这些每搏输出量中的每一个值都需要多次测量，在整个计算过程中，任何错误都会传播，最后需要从另一个大数字中减去一个大数字。静脉收缩，定义为彩色血流多普勒超声心动图绘制的反流射流的最窄横截面积，也预测MR的严重程度（见图69.13），但可能遭受"颜色晕染"伪影和横向分辨率的限制。

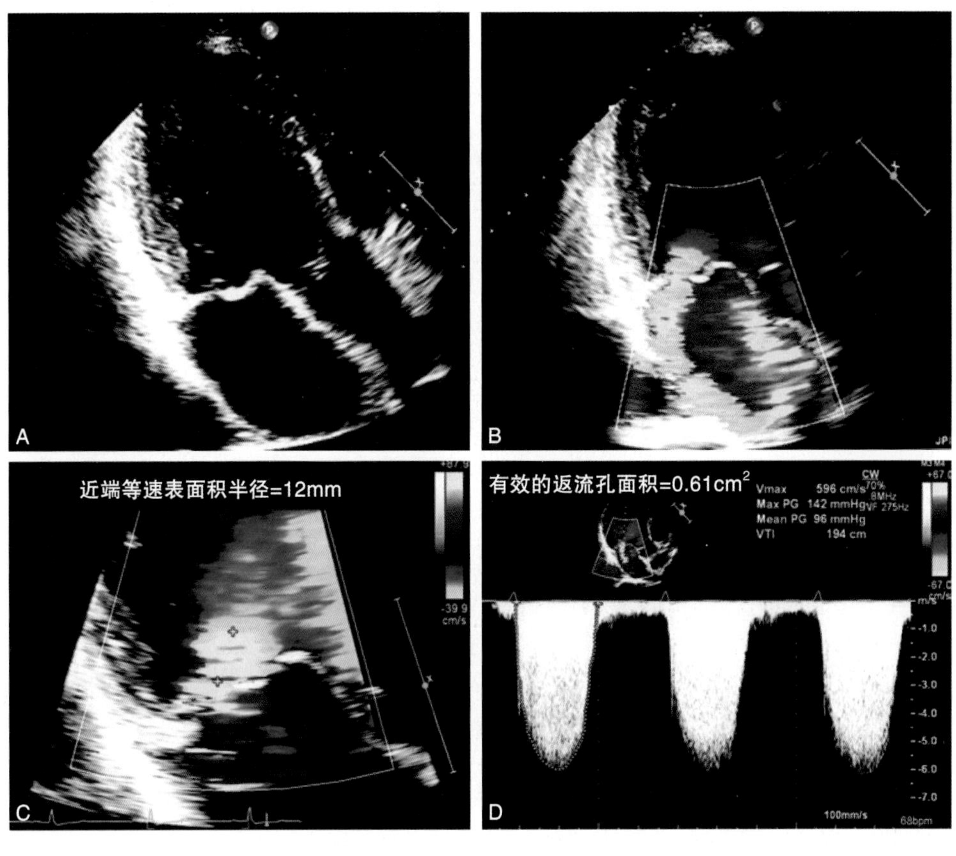

图69.13　由二尖瓣脱垂引起的严重二尖瓣反流（MR），定量测定超声心动图上有效的反流孔面积（ERO）。A，B，二尖瓣严重脱垂伴严重二尖瓣反流。C，D，用近端等速表面积（PISA）半径和MR射流的峰值速度计算有效的反流孔面积（ERO）。（引自Kang DH，Kim JH，Rim JH，et al. Comparison of early surgery versus conventional treatment in asymptomatic severe mitral regurgitation. Circulation 2009；119：797-804.）

近端等速表面积（PISA）方法可能是日常使用中最实用的定量方法（见第14章）。它利用通向二尖瓣的可预测的流动加速度，形成大致半球形的等速面，可通过移动彩色显示器的混叠速度来突出显示，并确定颜色从蓝色变为红色的位置（见图14.42）。如果从静脉收缩到等高线的径向距离是r，速度为v，则流速Q将由下式给出：

$$Q=2\pi r^2 v$$

通过将Q除以通过连续波（CW）多普勒V_{max}获得的孔的最大速度，可以获得有效的反流孔面积（EROA）。在大多数情况下简化模型是有效的，假设反流孔上的驱动压力约为100mmHg（使用伯努利方程得出V_{max}为5m/s）。如果混叠速度设置为（大约）40cm/s，则计算简化为$EROA=r^2/2$。通过将EROA乘以反流CW信号的速度时间积分（VTI），可以获得RVol的近似值。图69.14显示了如何在实践中完成这种简化方法。

PISA方法最重要的警告涉及非心脏收缩喷射。图69.15显示了一个大的近端会聚区，有效的反流孔面积（effective regurgitant orifice area，EROA）为0.6cm²，但连续波（continuous-wave，CW）多普勒证明这是MVP的情况，其中反流直到收缩的后半段才开始，因此反流的严重程度远远低于单帧显示的最大射流，静脉收缩或会聚区。在计算RVol时，应该将有效的EROA乘以来自CW信号

- 假设左心室-左心房压力差(LV-LA的、Δp)是100mmHg
- 设置混叠速度到(接近)40cm/s
- 然后ROA = $r^2/2$

ROA = $9^2/2$ = 40mm^2

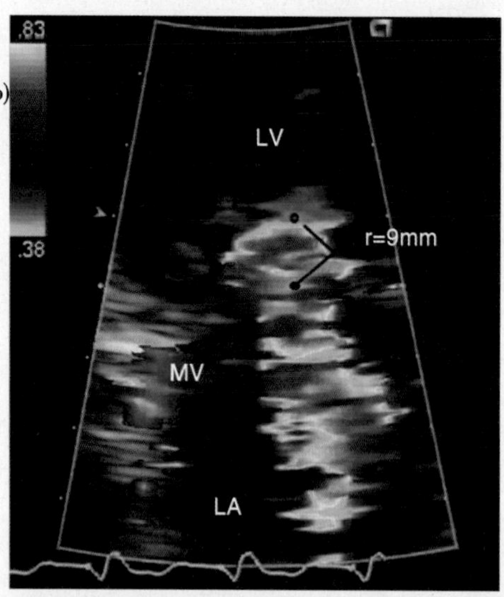

图 69.14 使用近端收敛法估算反流口面积(ROA)的简化方法。该方法假设左心室(LV)与收缩期左心房(LA)之间的压差约为 100mmHg(产生 5m/s 反流射流速度),并将颜色混叠速度设定为约 40cm/s。然后,通过测量从红蓝区域到孔口的半径 r(通过关闭和打开颜色来辅助),有效 ROA(EROA)简单地由 $r^2/2$ 给出。这是根据 Pu M, Prior DL, Fan X, et al. Calculation of mitralregurgitant orifice area with use of a simplified proximal convergence method: initial clinicalapplication. J Am Soc Echocardiogr 2001; 14: 180-5. 中完整的公式进行验证的

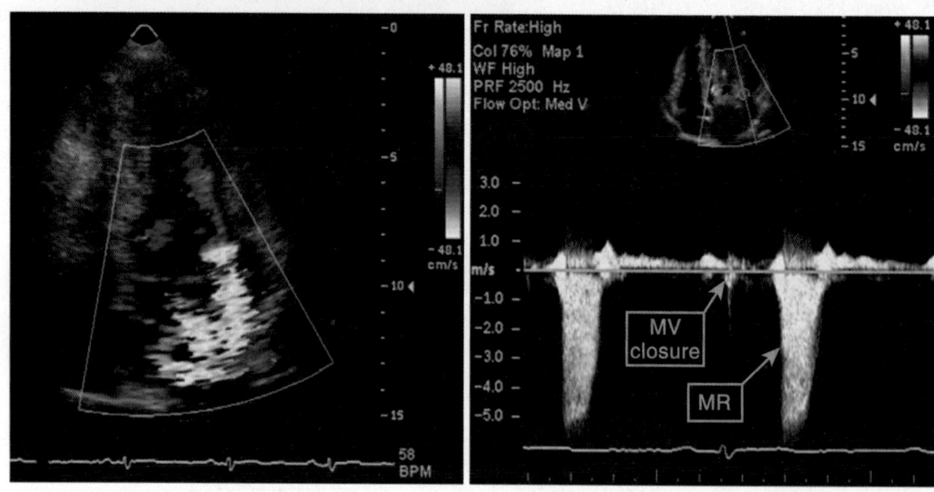

图 69.15 当二尖瓣反流(MR)不是全收缩期时,近端等速表面积(PISA)方法的局限性。虽然有一个大的近端会聚区,有效反流孔面积(EROA)为 0.6cm^2(**左图**),连续波多普勒(CWD)模式(**右图**)表明反流不会开始,直到后半部分心脏收缩,在二尖瓣(MV)脱垂中很常见。因此,因此,反流比单帧显示的最大喷流、静脉收缩或会聚带的程度要轻得多。在计算反流量时,应将 EROA 乘以来自 CWD 信号的密集部分的速度时间积分(VTI),当二尖瓣反流为轻度时,不包括微弱的收缩早期部分

的密集部分的速度时间积分(velocity time integral, VTI),不包括反流轻微时微弱的早期收缩部分。非心脏收缩喷射在二尖瓣脱垂(无连枷)和功能性 MR 中非常常见,其中 MR 在收缩早期和等容舒张期最突出,收缩中期相对较少,此时二尖瓣因左心室压力牢固关闭。PISA 方法的其他缺陷包括轻微流量低估(按 v/v_{max} 顺序排列),接近孔口的轮廓逐渐变平;由于周围的室壁扭曲了会聚区域(这个问题通常局限于已经很严重的 MR),因此有些会高估;并且当反流孔被拉长时进一步低估,这在功能性 MR 中是常见的。

在肺静脉血流中可以发现 MR 严重程度的支持性证据,其中正常的模式收缩波(S)大于舒张波(D)通常表示轻度 MR,而明显的收缩期逆转表明严重 MR,但常见的"钝性"模式(可以在所有程度的 MR 中看到 S<D)。大于 1.2m/s 的二尖瓣口 E 波支持严重的 MR,而 E<A 的模式实际上排除了严重的 MR。多普勒超声心动图也是估计收缩期肺动脉压(PAP)和确定主动脉瓣关闭不全(AR)或三尖瓣关闭不全(TR)的存在和严重程度相关的重要工具。

在探查二尖瓣时,重要的是定位反流血流的起源和方向。胸骨旁和顶端长轴切面识别后叶与前叶和喷流方向的病理,而经常忽略的胸骨旁短轴和顶端双腔切面可以显示出沿合流闭合线的主要射流来源(图 69.16)。

三维超声心动图在 MR 评估中扮演更重要的角色,常规用于左心室容积,并且瓣膜表面的表现直接显示了病理。多平面成像允许对瓣膜进行结构化探查,以优化病理定位。

除了 TTE 之外,可能还需要 TEE 来评估反流性二尖瓣的详细解剖结构(见图 14.35 和图 14.40)以及一些患者的 MR 严重程度。当 TTE 图像不是最理想,并且尚未确定二尖瓣修复或修剪是否可行或二尖瓣置换是否必要时,TEE 是有用的。三维成像和三维彩色多普勒[2,52,72]有助于阐明 MR 的机制。图 69.17 显示了多平面成像如何探查瓣膜完整的内侧-外侧范围并定位射流的来源。

运动超声心动图对于确定运动过程中 MR 和血流动力学异常(如肺动脉高压)的严重程度非常有帮助[73-75]。这是一种有用的客观方法,用于评估静息时只有轻度 MR 患者的症状,或者确定病情稳定且无症状的患者的血流动力学功能状态和动态变化。一项

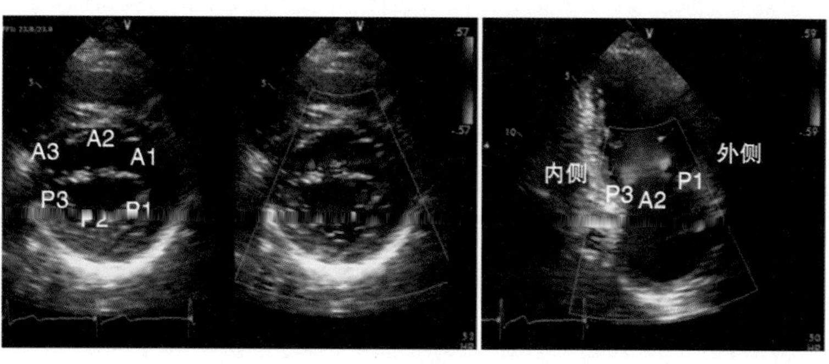

图 69.16 当以超声心动图检查二尖瓣时,非常重要的是要获得解剖定位的图像,以定位反流束的起源,尤其是沿合缝闭合线的内侧-外侧范围。胸骨旁短轴切面(左)和心尖二腔切面(右)都可以进行观察。在这些切面中定位近端反流束会聚区可能对评估反流机制特别有帮助

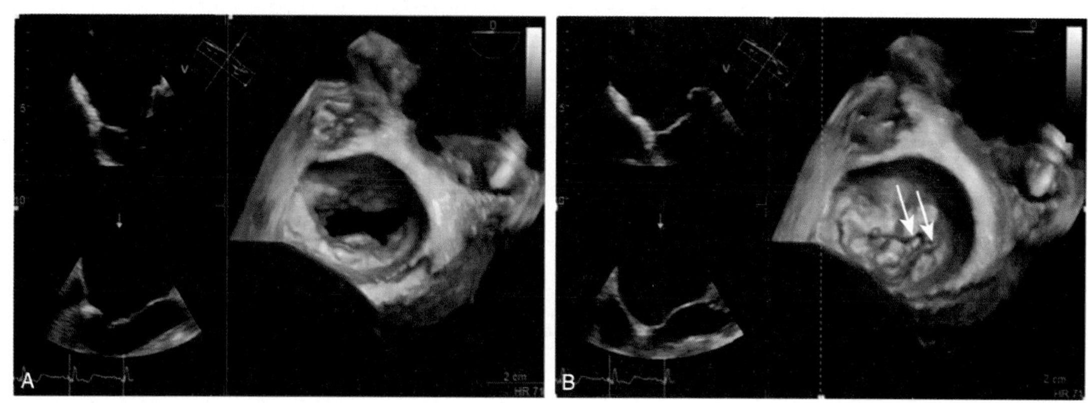

图 69.17 三维超声心动图现在允许直接观察病理变化,这里显示破裂的腱索到 P2 和 P3(箭头)。A,心室舒张;B,心室收缩

特别有帮助的观察是收缩晚期的 MR 会随运动变成全收缩期反流,特别是当肺动脉压(PAP)显著上升时。在安排运动超声心动图检查时,医生应该为超声检查者提供指导,关于运动后获得的各种数据的优先级别,因为处于最佳心率时通常不可能获得诊断性二尖瓣和三尖瓣成像以及心壁运动评估。如果重点是二尖瓣,通常应优先快速采集二尖瓣彩色血流和多普勒连续波和三尖瓣多普勒连续波图像。如果运动是在仰卧自行车上,则可以获得所有相关参数的综合影像。多巴酚丁胺超声心动图在评估器质性 MR 方面几乎没有作用,但可用于功能性 MR 的缺血或活力评估。

其他诊断评估方式

心电图。心电图检查结果主要是左心房扩大和心房颤动。大约三分之一的严重 MR 患者出现左心室扩大的心电图证据。大约 15%的患者表现出右心室肥大的心电图证据,这一变化反映了足够严重的肺动脉高压的存在以抵消 MR 引起的左心室肥大。

放射影像。心脏扩大伴左心室增大,尤其是左心房增大,是慢性重度 MR 患者胸部平片的常见表现。尽管左心房可能严重增大,但在左心房大小和压力之间几乎没有相关性。在患有急性 MR 或进行性左心室衰竭的患者中经常看到具有 Kerley B 线的间质水肿。

在合并 MS 和 MR 的患者中,心脏整体扩大,左心房扩张最显著。MS 主要表现为相对轻微的心脏扩大(主要是心脏左边缘变直)和肺野显著变化,而当心脏显著增大且肺部变化相对不明显时,更可能出现明显的 MR。二尖瓣环的钙化是老年人 MR 的重要原因,在心脏轮廓的后三分之一中最为突出。病变在侧向或右前斜向胸部平片上能最好地观察到,其表现为致密的,粗糙的,C 形的不透明物。

心脏磁共振成像。心脏磁共振成像能提供精确的反流流量与定量多普勒成像测量相关性很好[76]。它也是用于测量左心室舒张末期容积(LV EDV)、收缩末期容积(ESV)和质量[77]的最准确的非侵入性技术,最近已被收入瓣膜反流成像指南中[12]。虽然超声心动图更可靠地获得详细的可视化的二尖瓣结构和功能,特别是 TEE,CMR 提供了一种有前景的方法,可以更准确地评估反流的严重程度及其对心腔大小的影响[78,79]。

心脏计算机断层扫描。心脏 CT 成像可提供关于反流二尖瓣[80-83]有用的结构信息,对于确定二尖瓣环的大小和量化环状钙化的程度具有特殊价值[84]。CT 似乎在设计经皮 MVR[85]时特别有用,并且已经与三维打印结合使用,以确保提供适当的二尖瓣瓣膜[86,87]。一些人提出 CT 成像来量化实际的反流严重程度,特别是有效反流面积(EROA)的平面尺寸,但鉴于超声心动图和 CMR 的实用性,这可能仍然是辅助的[88]。

左心室造影。同样,考虑到超声心动图和 CMR 的适用性,没有理由进行左心室造影来证明 MR。在造影剂注入左心室后,左心房中迅速出现的造影剂表明存在 MR。注射应该足够快使左心室显影,虽然足够慢可以避免发生室性早搏(premature ventricular contractions,PVCs),但却会引起虚假的反流。RVol 可以通过心血管造影估计的总左心室每搏输出量与 Fick 方法同步测量的有效前向搏动量之间的差异来确定。在患有严重 MR 的患者中,RVol 可接近或甚至超过有效的前向搏动量。MR 严重程度的定性除了临床上有效的估算,还可以通过心血管造影观察造影剂注入左心室后,左心房和肺静脉的浑浊程度来进行。

疾病进程

慢性原发性 MR 的自然病史变化很大,并且取决于反流量,心肌状态和潜在病症原因的组合。患有轻度原发性 MR 的无症状患

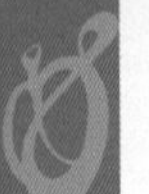

者通常可以保持稳定状态许多年。严重的 MR 仅由这些患者中的一小部分发展而来，通常是因为介入感染性心内膜炎或腱索的破裂。在轻度 MR 与 MS 相关的患者中，二尖瓣关闭不全严重程度的进展率变化很大；在大多数情况下，发展是渐进的，除非破裂的腱索随后引起连枷二尖瓣叶。结缔组织疾病（如马方综合征）患者的反流往往比风湿性或黏液性慢性 MR 患者进展更快。在严重 MR 的无症状患者中，5 年发展到有左心室功能不全，肺动脉高压或心房颤动症状的比率为 30% 至 40%[89]（图 69.18）。急性风湿热是发展中国家青少年中孤立性严重 MR 的常见原因，并且这些患者病程进展迅速。

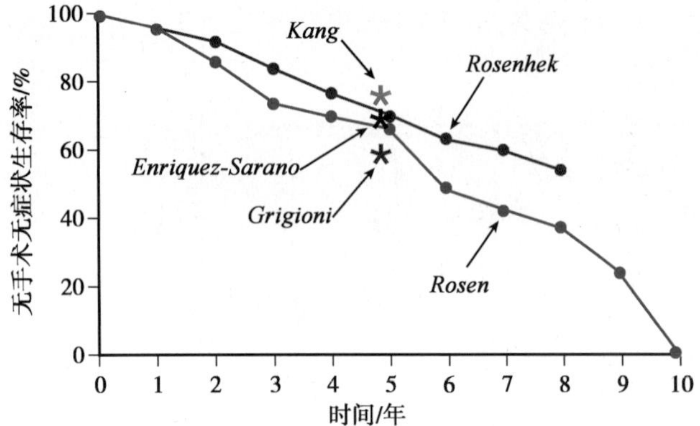

图 69.18　5 个系列研究了最初无症状且左心室收缩功能正常的患者原发性退行性二尖瓣关闭不全的自然史。（引自 Bonow RO. Chronic mitral regurgitation and aortic regurgitation: have indications for surgery changed? J Am Coll Cardiol 2013; 61: 693-701; Rosen SF et al. Natural history of the asymptomatic patient with severe mitral regurgitation secondary to mitral valve prolapse and normal right and left ventricular performance. Am J Cardiol 1994; 74: 374-80; Enriquez-Sarano M et al. Quantitative determinants of the outcome of asymptomatic mitral regurgitation. N Engl J Med 2005; 352: 875-83; Rosenhek R et al. Outcome of watchful waiting in asymptomatic severe mitral regurgitation. Circulation 2006; 113: 2238-44; Grigioni F et al. Outcomes in mitral regurgitation due to flail leaflets: a multicenter European study. J Am Coll Cardiol Imaging 2008; 1: 133-41; and Kang DH et al. Comparison of early surgery versus conventional treatment in asymptomatic severe mitral regurgitation. Circulation 2009; 119: 797-804.）

心房颤动是慢性 MR 患者常见的心律失常，与年龄和左心房扩张有关，其发病是疾病进展的标志。心房颤动患者与窦性心律患者相比具有不良后果[61]，心房颤动的出现被认为是手术干预的指征，特别是对于二尖瓣修复的患者而言。

因为严重 MR 的自然病史已被外科手术的干预极大地改变了，现在很难预测单独接受药物治疗患者的临床进程。然而，据报告需要手术但拒绝手术的患者 5 年生存率仅为 30%，可能是因为症状。在由连枷二尖瓣小叶引起的严重 MR 的患者中，未手术的患者年死亡率高达 3%[90,91]。20 年，60% 的患者将死亡（图 69.19）。左心室收缩功能障碍的患者死亡率特别高，定义为左心室射血分数（LVEF）为 60%或更低[91]。

患有严重 MR，无症状且 LV 功能正常的患者是否有死亡风险是一个有争论的话题[61,89,92,93]。在一项对 286 例无严重 MR 和左心室功能正常的无症状患者进行的研究中，年死亡率低于 1%（7

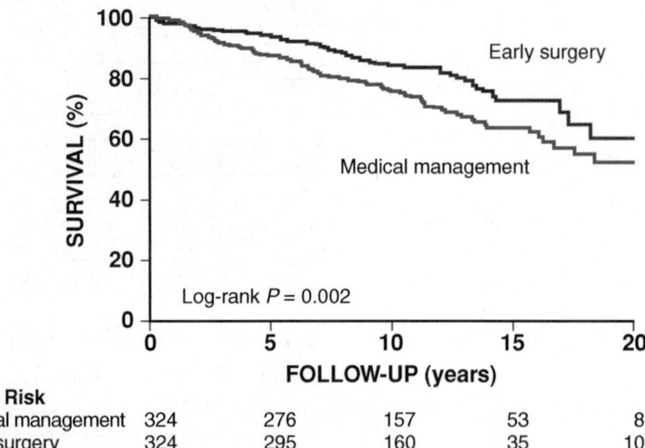

FIGURE 69.19　Long-term survival in patients with severe mitral regurgitation related to flail leaflets, comparing outcomes in patients who underwent early surgery (within 3 months of detection) and in those who initially were managed medically. The medically treated group either never underwent surgery or underwent surgery at a later date. Data are shown after propensity matching to adjust for age and comorbidity. (From Suri RM, Vanoverschelde JL, Grigioni F, et al. Association between early surgical intervention vs watchful waiting and outcomes for mitral regurgitation due to flail mitral valve leaflets. JAMA 2013; 310: 609-16.)

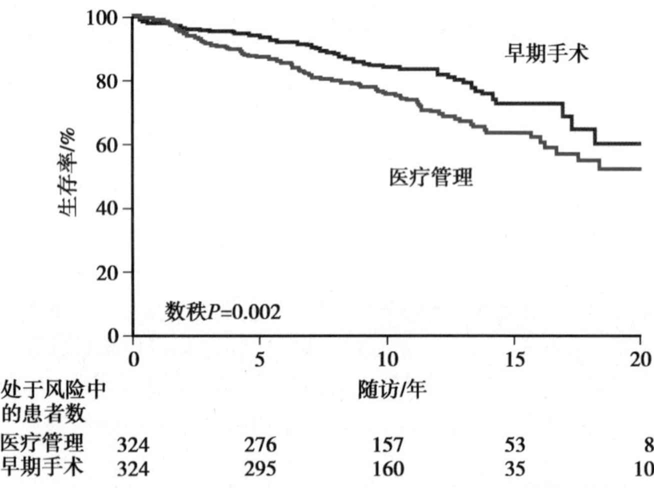

图 69.19　与连枷小叶相关的严重二尖瓣反流患者的长期生存率，比较接受早期手术（检测后 3 个月内）和最初接受药物治疗的患者的预后。医学治疗组从未接受过手术或在以后接受手术。在倾向匹配后显示数据以调整年龄和合并症。（引自 Suri RM, Vanoverschelde JL, Grigioni F, et al. Association between early surgical intervention vs watchful waiting and outcomes for mitral regurgitation due to flail mitral valve leaflets. JAMA 2013; 310: 609-16.）

年死亡率为 5%）。然而，在该研究中 127 名倾向评分匹配的患者中，早期手术治疗组的精算 7 年生存率估计为 99%±1%，而按现行观察等待的指导方针治疗的患者仅为 85%±4%。如前所述，另一项关于连枷小叶患者的研究报道，在左心室收缩功能保留的患者中，年死亡率相似，不到 1%（8 年死亡率<6%）。

然而，除了死亡率论点之外，所有研究均一致表明，在最初左心室射血分数正常的无症状患者中，由于心力衰竭，左心室功能不全或心房颤动症状，严重的MR在未来6至10年内需要手术的可能性很高(见图69.18)。此外，与接受手术治疗的无症状患者相比，原发性退行性二尖瓣关闭不全有轻度术前症状或左心室功能不全的患者成功手术修复后的长期生存率降低(图69.20)。这些考虑因素促使了手术修复候选患者早期手术的建议[21,37,61,89,92,95]，特别是有连枷小叶时。应始终注意，反流确实是很严重的症状。一个常见的混淆因素是MVP中的MR仅限于收缩晚期，这可能在单个画面上看起来很严重，但在体积定量时实际上是轻度或中度的。已经显示这些患者的长期预后比具有全心房收缩MR的患者更好[96]。

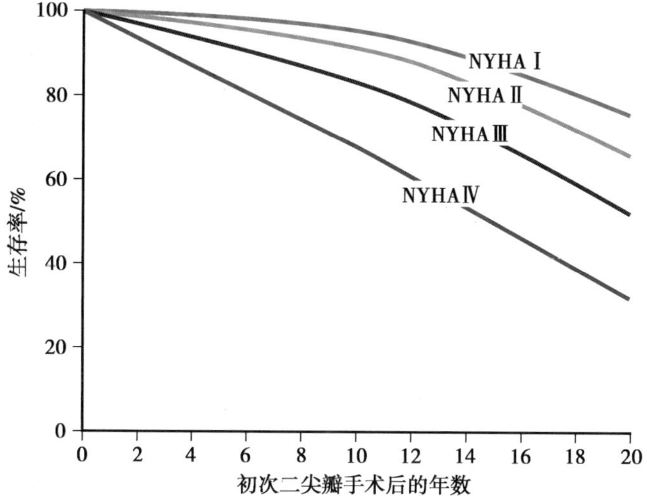

图69.20 基于术前纽约心脏病协会(NYHA)840例原发性退行性二尖瓣反流患者的二尖瓣(MV)修复后的长期生存率。中位随访时间为10.4年。(引自David TE, Armstrong S, McCrindle BW, Manlhiot C. Late outcomes of mitral valve repair for mitral regurgitation due to degenerative disease. Circulation 2013;127:1485-92.)

原发性二尖瓣反流的医学治疗

药物治疗对MR的作用仍然是另一个不确定和有争论的主题。尽管在急性MR和继发性慢性MR患者中表明后负荷减少治疗可能挽救生命(见后文)，但慢性原发性MR患者的此类治疗指征尚不清楚。因为大多数慢性MR患者的后负荷并不过量，其中由于收缩期室壁应力降低而促使收缩期缩短，全身血管扩张剂治疗以进一步减少后负荷可能无法提供额外的益处。在一些研究中，已经证明对严重症状患者急性给予硝普钠，硝苯地平和血管紧张素转换酶(angiotensin-converting enzyme, ACE)抑制剂有利于改变血流动力学，但这些影响可能与保留收缩功能的无症状患者无关。一些关于ACE抑制剂慢性治疗的小型研究，持续时间从4周到6个月，未能提供血流动力学益处的证据，并且没有进行长期研究或随机试验来提出明确的建议。目前，缺乏令人信服的数据，在没有症状或高血压的情况下血管扩张剂治疗是不利地影响左心室容量或收缩功能，目前的指南不建议使用这些药物慢性治疗原发性退行性MR[21,25]。

在MR的动物模型和慢性MR患者神经内分泌激活的证据基础上，回顾性研究和一项小型前瞻性试验的数据表明，β受体阻滞剂可能延缓左心室功能不全的进展并改善患者预后[97,98]。然而，在没有确定临床试验数据的情况下，目前不推荐这种疗法。患有严重慢性MR，伴有症状或左心室功能障碍(或两者)的患者是一个例外，由于年龄或其他合并症或促成因素而不适合进行手术或经导管治疗。这些患者应接受ACE抑制剂和β受体阻滞剂标准的，积极的治疗心功能衰竭(见第25章)。对于MR患者，不再推荐常规预防性抗生素治疗以预防感染性心内膜炎(见第73章)。所有阵发性或慢性心房颤动的患者应接受慢性抗凝治疗，如果可能，应采取适当措施控制心室率并恢复窦性心律。

原发性二尖瓣反流的外科治疗

正如非侵入性研究所记录的那样，对于心功能不全患者以及无症状或仅有轻微症状但左心室功能逐渐恶化或左心室尺寸逐渐增加的患者，应考虑手术治疗。在考虑进行手术的患者中，二维经胸超声心动图或经食管超声心动图多普勒评估和彩色血流多普勒成像提供了二尖瓣结构和功能的详细评估[65]。左心导管检查和冠状动脉造影主要用于确定CAD的存在和程度。在选定的病例中，右心导管检查和左心室造影可能有助于解决超声心动图检查结果与临床表现之间的差异，以及检测和评估其他相关瓣膜病变的严重程度。

没有手术治疗，MR和心功能衰竭患者的预后很差，因此对于有症状的患者，需要进行二尖瓣修复或置换。在考虑手术治疗时，MR的慢性且通常缓慢但残酷无情的进展性，必须与手术中的直接风险和长期不确定性进行权衡，尤其是在需要MVR的情况下。手术死亡率取决于：患者的临床和血流动力学状态，尤其是左心室功能；年龄[99,100](见第88章)；存在合并症如肾脏，肝脏或肺部疾病[101]；以及手术团队的技能和经验[37,102]。更换或修复瓣膜的决定至关重要，强烈建议尽可能进行二尖瓣修复(图69.21)。更换涉及操作风险，以及接受机械假体的患者血栓栓塞和抗凝治疗的风险，接受生物假体的患者的晚期结构性瓣膜恶化以及晚期死亡率，尤其是患有CAD且需要CABG的患者。二尖瓣修复术最好是在每年超过20次MR手术的外科中心进行，强调手术经验和专业知识的重要性[103]。需要MVR的患者手术死亡率并不显著取决于目前选择使用的组织或机械瓣膜假体。

成功修复的原发性退化性MR最常见于：①有柔韧瓣膜的儿童和青少年；②成人的MR继发于MVP；③环状扩张的病例；④伴有腱索破裂的病例；⑤由感染性心内膜炎引起的二尖瓣小叶穿孔的病例。这些临床类别代表了美国和其他发达国家绝大多数MR患者。在患有风湿性或放射性心脏病伴有硬化、钙化、变形瓣膜的老年患者或具有严重的瓣膜下腱膜增厚和小叶严重损伤的患者中这些手术不太可能成功，他们中的许多人需要MVR。二尖瓣环存在严重的钙化对修复和替换策略提出了挑战[104]。然而，患有严重风湿性MR的年轻患者在没有活动性心肌炎的情况下可能会修复成功[37,102]。这种考虑在发展中国家尤为重要。

退行性MR的二尖瓣修复包括重建瓣膜，通常使用刚性或柔性假体环的二尖瓣环成形术(见图69.21)[105]。引起严重MR的脱垂瓣膜通常通过折叠术切除脱垂节段并加强瓣环来治疗。更换，重新植入，延长或缩短腱索，分裂乳头肌和修复瓣膜下结构在具有单纯的或主要的二尖瓣关闭不全的患者中已经非常成功，其中瓣膜下病变会促进MR[37,105]。在经验丰富的外科中心修复前，后脱垂小叶是成功的，尽管不如病变局限于一个小叶的病例成功。瓣叶之间有时会发现深裂缝，这可以简单地封闭[106]。术中多普勒TEE对于评估二尖瓣修复的充分性至关重要。在少数持续明

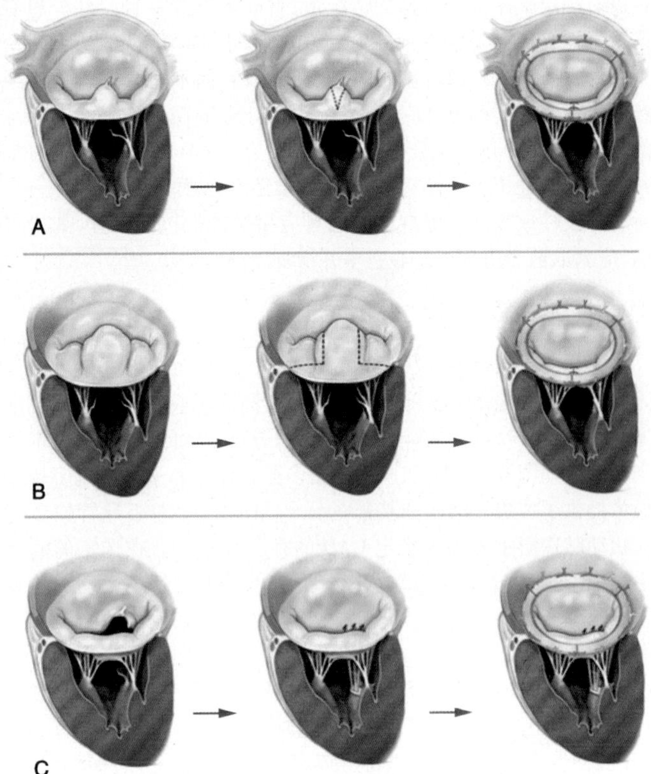

图 69.21 用于修复后小叶脱垂的最常用手术方法。A,三角切除术;B,四角切除和滑动小叶成形术;C,使用聚四氟乙烯缝合线进行新脊索成形术。虚线表示要切除的小叶的区域。(引自 Castillo JG, Adams DH. Mitral valve repair and replacement. In Otto CM, Bonow RO, editors. Valvular Heart Disease: A Companion to Braunwald's Heart Disease. Philadelphia: Saunders; 2013, pp 327-340.)

显 MR 的患者中,手术结果不令人满意,通常可以立即纠正该问题,或者如果需要,可以更换瓣膜。在退行性 MR 修复后,二尖瓣收缩前运动引起的左心室流出道阻塞发生在 5% 至 10% 的患者中[39]。原因是多因素的,但可能包括具有严重小叶冗余和/或室间隔过度突起形成一个小的,高动力的左心室。这些并发症也可在术中通过 TEE 识别,指导用于体积负荷和 β 受体阻滞剂的治疗,这通常是有帮助的。阻塞通常会随着时间消失;如果没有,可能需要第二次泵运行并再次修复或二尖瓣置换(MVR)。认识到流出道梗阻的风险,术前 TEE 允许采用预防性手术策略:后叶长度过长的移动瓣环成形术(小叶脱离和再附着以缩短它);收缩以拉回过长的前叶游离边缘;和肌瘤切除术治疗室间隔隆起[107]。

术前心房颤动是慢性 MR 二尖瓣手术后长期生存率降低的独立预测因子。术后心房颤动的持续存在需要长期抗凝,从而部分地抵消了二尖瓣修复的优势。对于已发生心房颤动的患者,无论是慢性还是阵发性,如果在二尖瓣修复或置换时进行迷宫手术,结果会得到改善[61,108],可降低术后卒中风险。执行迷宫手术的决定应基于手术专业知识以及患者年龄和合并症,因为此过程可能会增加手术时间和复杂性。该技术包括使心房相互电隔离和肺静脉使用缝合线("切割和缝合"),射频能量或冷冻疗法[109,110]。

二尖瓣修复与更换。尽管 MVR 已成功用于治疗 MR 近 60 年,但已有报道对该手术的结果有一些不满意。首先,MVR 后左心室功能常常恶化,导致早期、晚期死亡和晚期残疾。开始认为是由于消除低阻力泄漏后导致后负荷增加,但是现在很清楚是因为环状-乳头肌连续性的丧失(见图 69.7)会影响经历过 MVR 患者的左心室几何形状,体积和功能。二尖瓣修复后不会发生这种限制。动物实验有力地表明,正常的二尖瓣结构使左心室正常收缩,这在手术导致该结构不连续时被阻止。动物实验和人体试验表明,保留乳头肌及其腱索附着于二尖瓣环有利于二尖瓣重建和置换术后的左心室功能。因此,尽可能保留这些组织,现在被认为是 MVR 的关键特征[39,105,109,110]。

MVR 的第二个缺点是假体本身的内在问题,包括与机械假体相关的血栓栓塞或出血的风险,生物假体的晚期结构恶化,以及所有假体的感染性心内膜炎。在比较研究中,二尖瓣修复后的结果比二尖瓣置换术更有利[100],尽管这种益处从未对功能性 MR 患者进行过前瞻性随机试验(见后面的功能性 MR 随机试验)。由于这些原因,正在加大力度尽可能地在孤立的或主要的 MR 患者中修复二尖瓣[39,89,102,105,111,112]。

随着退行性原因引起 MR(包括二尖瓣关闭不全和腱索破裂)的二尖瓣修复经验的增加,瓣膜重建的患者数量每年都在增加。在美国的许多外科中心,超过三分之二的需要手术治疗的单纯或主要 MR 的患者现在接受二尖瓣修复术。这一百分比稳步增加,目前 STS 数据库中 69%孤立的原发性 MR 患者接受二尖瓣修复[103]。然而,许多接受修复的患者继续接受二尖瓣置换治疗,而且大多数二尖瓣手术均在美国由低容量瓣膜外科医生进行,其中成功进行二尖瓣修复的可能性低于高容量瓣膜外科医生[113]。二尖瓣修复技术要求比二尖瓣置换要求更高,外科医生具有陡峭的学习曲线。此外,在患有退行性瓣膜病的部分患者中,MR 在二尖瓣修复后再次出现,其部分由于在修复后存在残余二尖瓣置换是可预测的[114,115]。因此,越来越强调将需要手术治疗的单纯 MR 的患者转诊到能进行二尖瓣修复术的卓越治疗中心[21,25,39,89,116]。

使用小的,低的,不对称的胸骨切开术或前胸廓切开术和经皮体外循环(CPB)[117]的微创技术,手术创伤较小并且可以用于二尖瓣修复和置换。据报道,这种方法可以降低成本,改善外观,缩短恢复时间。然而,它在技术上也是苛刻的并且仅少数心脏外科医生能成功实施。机器人手术的最新进展使得该方法可用于广泛的二尖瓣手术,但学习曲线也非常陡峭并且技术要求很高[118]。

经皮二尖瓣修复术。2013 年,美国食品药品管理局(FDA)批准 MitraClip 系统用于功能性 MR 患者的经皮二尖瓣修复和心脏直视手术(预测死亡率>8%)。随后在 2014 年的瓣膜指南中给出了Ⅱb 类指示,现已在超过 30 000 名患者中使用(见第 72 章)。

外科手术结果

对于接受选择性孤立二尖瓣修复或置换的单纯 MR 或主要 MR(NYHA Ⅱ级或Ⅲ级)患者,许多外科中心的手术死亡率现在普遍为 1%至 9%。在 STS 数据库中,2002 年至 2010 年间接受孤立性二尖瓣手术的 77 836 例患者的总体死亡率为 3.0%[119],接受二尖瓣修复手术的患者比例从 54.8%(2002—2006 年)显著增加至 61.8%(2007—2010 年)。瓣膜修复患者的死亡率明显低于瓣膜替换患者(2007—2010 年为 1.4%对 5.4%)。接受二尖瓣修复的患者比接受 MVR 的患者更年轻且症状更少,并且合并症显著减少,并且这些因素导致手术死亡率的差异。在 STS 数据库中也不可能将原发性 MR 接受手术的患者与患有左心室功能障碍和继发 MR 的患者区分开来。在 2007 年至 2010 年接受二尖瓣修复的 22 786 例患者中,STS 预测死亡率(PROM)评分为 0 至 4%,手术死亡率为 0.9%。

二尖瓣手术与冠状动脉旁路移植术(CABG)相结合,2011 年至 2014 年的死亡率为 6.2%[120],并且严重左心室功能不全患者的死亡率甚至更高(高达 25%),特别是当肺功能或肾功能受损时,或者当该手术必须在紧急情况下进行时。在最高(三星级)评级的手术中心之间出现了强烈的梯度,一星级中心的风险调整死亡率为 2.6%到 11.1%。年龄本身并不是成功手术的障碍;如果一般健康状况足够,可以对年龄超过 75 岁的患者进行二尖瓣修复或置换[99,100,121],尽管这些患者的手术风险高于年轻患者(见第 88 章)。2000—2009 年的医疗保险数据显示,65 岁以上接受二尖瓣修复的患者手术死亡率为 3.9%,接受 MVR 的患者手术死亡率为 8.9%[122]。接受二尖瓣修复患者的 1 年、2 年和 10 年生存率分别为 90.9%、77.1%和 53.6%,接受 MVR 的患者分别为 82.6%、64.7%和 37.2%。与 STS 数据库一样,联邦医疗保险(Medicare)患者中接受二尖瓣修复比接受 MVR 的患者更年轻且合并症更少。老年患者接受二尖瓣手术,特别是修复术,以上有利结果支持了该年龄组的早期识别和手术转诊。

手术治疗可显著提高有症状 MR 患者的生存率。术前因素,如年龄小于 60 岁,NYHAⅠ级或Ⅱ级,心排血指数超过 2.0L/(min·m^2),左心室舒张末期压力小于 12mmHg,以及正常射血分数(严重原发性 MR 患者应大于 60%)和左心室收缩末期容量(ESV)患者,均与良好的短期和长期生存率相关。术前左心室射血分数(LVEF)(见图 69.4 和图 69.9)和收缩末期直径都是短期和长期预后的重要预测指标。对于收缩末期直径小于 40mm 且射血分数(EF)为 60%或更高的患者,预计会有很好的效果。在收缩末期直径为 40 至 50mm 且 EF 为 50%至 60%的患者中观察到中等结果。不良结果与超出这些范围的值相关联。

随着改进的超声心动图和磁共振技术(包括三维成像),现在可以有更准确的心室容量来指导手术时间,详见最近的指南[12],尽管长期数据有限。最近的一项磁共振研究表明,左心室舒张末期容量(LVEDV)指数大于 100ml/m^2,RVol 大于 55ml,反流分数为 40%的患者更有可能需要手术治疗。在指导干预时间方面可能越来越重要的一个参数是整体纵向张力(GLS)。在 233 名功能性 MR 患者接受二尖瓣修复的研究中,整体纵向张力(GLS)是术后左心室功能障碍的最佳预测因子,其值接近于 0,术后 1 年左心室射血分数(LVEF)低于 50%时其值接近于-19.9%,敏感性和特异性分别为 90%和 79%。

大部分手术幸存者在二尖瓣修复或置换后表现出临床状态,生活质量和运动耐量明显改善。严重的肺动脉高压减少,左心室舒张末期容量(LVEDV)和左心室质量减少,冠状动脉血流储备增加。受抑制的收缩功能得到改善,特别是如果乳头肌和腱索与瓣环的连接保持完整。然而,有时 MR 患者术前仍有明显左心室功能不全症状,伴随左心室功能低下,尽管外科手术技术上是令人满意的。却可能发生进行性左心室功能不全和心功能衰竭而死亡,可能是因为左心室功能不全是进行性的,并且单纯 MR 患者在出现严重症状后基本上是不可逆的。因此,应尽一切努力在患者出现严重症状之前对患者进行手术,如果 MR 患者瓣膜能成功修复的概率很大(>95%),而且没有残留,那么即使是无症状的严重 MR 患者也应考虑在有经验的中心进行手术[22,25,61,89,95,123]。

尽管出现严重症状或左心室功能不全的 MR 患者的手术效果不是很理想,但大多数患者仍然需要进行手术,因为保守治疗几乎无效。心房颤动患者的术后生存率低于窦性心律患者。与 MS 患者一样,心律失常本身并不会对结果产生不利影响,但却是老年人和其他临床和血流动力学特征的标志,这些特征与不太理想的结果相关。

外科手术适应证

2017 年瓣膜指南的重点更新[124],是根据 2014 年瓣膜指南[21]对慢性重度原发性 MR 患者的拟议管理策略略微修改(图 69.22)。由于手术死亡率降低,二尖瓣修复手术过程的改善,长期结果表明经验丰富的中心的修复持久性以及认识到在许多患者中长期不良结果的,原发性 MR 手术治疗的阈值正在下降。在许多患者中仅在长期的症状,左心室功能受损,心房颤动或肺动脉高压得到纠正后,才识别出严重的原发性 MR。应进行详细的超声心动图检查,以评估二尖瓣修复的可能性,而非替代,在决定是否继续时,应权衡这些程序之间的结果差异。

无症状患者。如果无症状患者(NYHA Ⅰ级)患有左心室收缩功能障碍(EF≤60%和/或 LV 收缩末期直径为 40mm)[21],应考虑进行二尖瓣修复。无症状患者出现心房颤动或肺动脉高压时,考虑二尖瓣修复也是合理的。关键是这类患者 MR 确实非常严重。对于 MVP 和晚期收缩期 MR 患者应特别小心(见图 69.15),因为 MR 幅度的瞬时参数(射流面积,近端会聚的有效反流面积)可能看起来很严重,而反流的短暂持续时间只能达到体积中等幅度。运动超声心动图可能有助于对这类患者进行危险分层。

许多中心正朝着更积极的手术方式迈进,他们建议对所有患有严重 MR 的患者进行二尖瓣修复,而不依赖于症状或左心室功能[39,61,89,123]。这种方法得到的数据表明,术前无症状患者明显比症状轻微(NYHA Ⅱ级)的患者二尖瓣修复术后长期生存率高(见图 69.20)[94]。此外,患有严重的 MR 伴连枷小叶的患者如果及时进行手术,而不是等待发展为更严重的症状或更严重的血流动力学损害,则具有更长的生存期(见图 69.19)[90]。然而,建议对无症状患者进行二尖瓣修复,应该只考虑把那些真正严重 MR[12](见表 69.3)的患者推荐到手术修复成功率很高的中心[39,105]。不幸的是,无法保证二尖瓣修复能成功,甚至在最好的情况下,一些年轻的无症状患者可能会过早地承受人工瓣膜的风险和不必要用这种方法。

当不建议进行二尖瓣修复时,左心室功能正常的无症状患者应每 6 至 12 个月进行一次临床和超声心动图检查,并警惕功能性容量的下降。详细的病史或运动测试经常表明这些患者并非真正无症状。

如果可能需要更换二尖瓣,与二尖瓣修复相比,应该使用更高的临床和血流动力学损伤阈值,并且除了左心室收缩功能障碍之外,真正无症状患者的 MR 几乎没有迹象(见图 69.22)。由于手术死亡率较高,老年患者(>75 岁)一般只有在有症状时才接受手术治疗。在手术风险过大的情况下,可以考虑对二尖瓣缩短的原发性 MR 患者进行经皮介入治疗。

有症状患者。患有严重原发性 MR 和中度或重度症状(NYHA Ⅱ,Ⅲ和Ⅳ级)的患者应考虑进行手术。左心室射血分数(LVEF)小于 30%和超声心动图表明需要二尖瓣置换并且不能保留瓣膜下结构的患者是例外。由于手术的高风险和这些患者的长期不良后果,可能会建议进行药物治疗,但在任何情况下效果都很差。然而,当二尖瓣可能被修复时,即使患有严重左心室功能不全的患者也可以考虑进行手术(见图 69.22)[125]。

经导管二尖瓣修复术

随着采用边缘到边缘技术或冠状窦入路的经皮二尖瓣环成形术的发展,经皮二尖瓣修复越来越受到关注(见第 72 章)[126]。边缘到边缘方法产生了最好的临床经验,通过缝合两个二尖瓣小叶来创建双二尖瓣口,反映了 Alfieri 手术方法修复 MR 的概念[127]。经导管 MitraClip 装置(Abbot Vascular)已受到欧洲和美国的监管局批准。该装置通过心房经中隔入路进行输送,并连接前二尖瓣和后二尖瓣小叶的尖端,以减少并在某些情况下消除 MR(见图 72.8)。

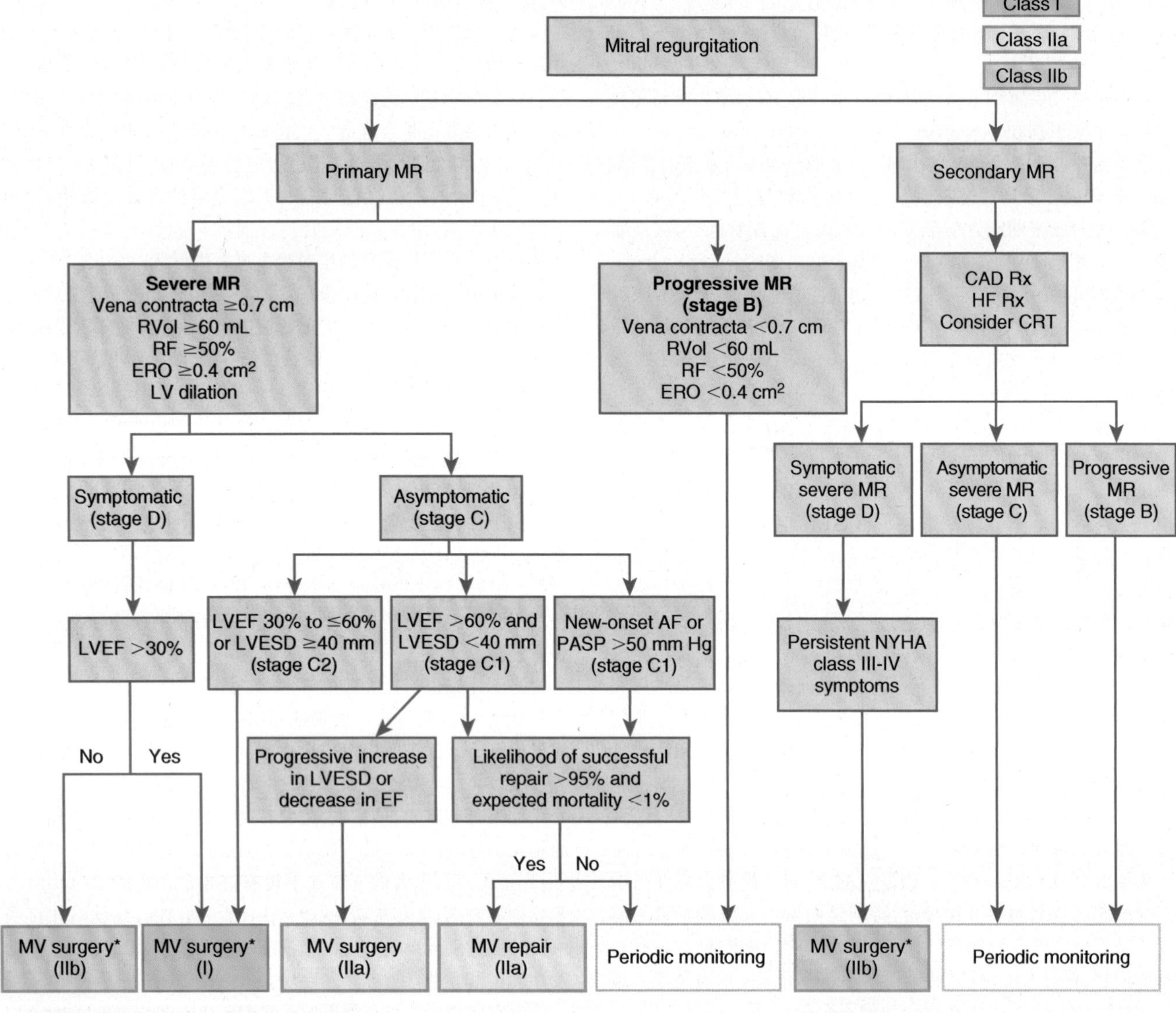

FIGURE 69.22 Updated 2017 indications for mitral valve(MV) surgery for chronic severe mitral regurgitation(MR). * Mitral valve repair preferred over mitral valve replacement when possible. AF, Atrial fibrillation; CAD, coronary artery disease; CRT, cardiac resynchronization therapy; ERO, effective regurgitant orifice; HF, heart failure; LVEF, left ventricular ejection fraction; LVESD, left ventricular end-systolic dimension; PASP, pulmonary artery systolic pressure; RF, regurgitant fraction; RVol, regurgitant volume; Rx, therapy. (From Nishimura RA, Otto CM, Bonow RO, et al. 2017 AHA/ACC focused update of the 2014 AHA/ACC guideline for the management of patients with valvular heart disease: a report of the American College of Cardiology/American Heart Association Task Force on Clinical Practice Guidelines. Circulation 2017; 135: e1159-95.)

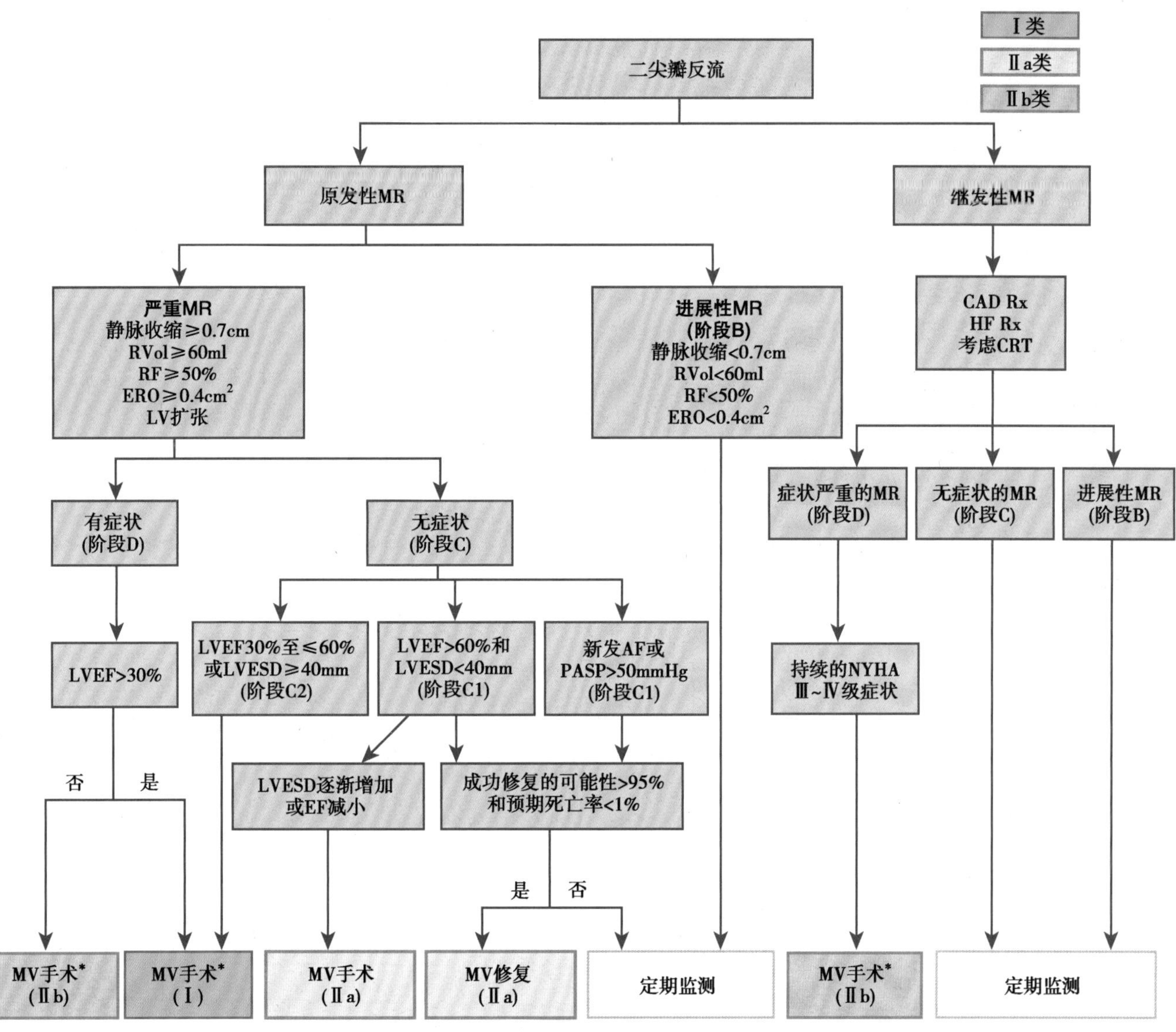

图 69.22 2017 年慢性严重二尖瓣反流(MR)二尖瓣(MV)手术的适应证更新。* 如果可能,二尖瓣修复优于二尖瓣置换。AF,心房颤动;CAD,冠状动脉疾病;CRT,心脏再同步治疗;ERO,有效的反流口;HF,心力衰竭;LVEF,左心室射血分数;LVESD,左心室收缩末期维度;PASP,肺动脉收缩压;射频,反流分数;RVol,反流量;Rx,治疗。(引自 Nishimura RA, Otto CM, Bonow RO, et al. 2017 AHA/ACC focused update of the 2014 AHA/ACC guideline for the management of patients with valvular heart disease: a report of the American College of Cardiology/American Heart Association Task Force on Clinical Practice Guidelines. Circulation 2017;135:e1159-95.)

来自临床登记中心和前瞻性临床试验的数据表明,该设备在经验丰富的医疗中心成功植入大多数患者中[128,129],虽然许多患者需要第二次修剪以实现 MR 的有效减少。MR 的减少与良好的左心室重塑和症状的改善相关,与手术实现的临床结果相当,无论是当前还是长达 4 年[130,131],在瓣膜病变复杂的患者中观察到的效果更差[132]。长期效果尚获得。鉴于手术修复原发性 MR(包括老年患者)的优异和持久的效果,MitraClip 仅被 FDA 批准用于那些由于广泛的医学合并症而被认为具有高度手术风险的患者。使用边缘到边缘装置治疗的这一特定患者子集中的数据已显示出功能改善和症状缓解的有效性[133]。值得注意的是,虽然 MitraClip 在欧洲被批准用于原发和继发 MR,但 FDA 仅批准了它适用于美国的原发 MR。

慢性继发性二尖瓣反流

源于左心室扩张和收缩功能障碍的继发性 MR,通常伴有二尖瓣环扩张,是缺血性和非缺血性心肌病的常见后果[55](见第 61 章和第 77 章)。表 69.4 概述了继发 MR 的临床分期,更新以反映 2017 年的瓣膜指南[124],重新建立 MR 的单一严重程度量表,无论病因如何,也反映在最新的美国超声心动图学会评定瓣膜反流指南中[12]。大量研究已经证实,继发性 MR 伴随心功能衰竭患者的血流动力学恶化和死亡风险高于没有 MR 的患者(见第 23 章)。即使 MS 引起的原发性 MR 患者能很好地耐受几十年的轻度反流,但 3 至 5 年的死亡率也会增加[59,60]。因为缺血性和非缺血性(或功能性)MR 的机制与左心室重塑的程度,MR 患者通常比没有 MR 的患者具有更低的射血分数(EF)和更高的左心室收缩末期容量(ESV),并且严重的 MR 与严重的左心室功能障碍和重塑相关。因此,MR 是重要区域或整个左心室功能障碍的标志。不太清楚的是,继发性 MR 一旦出现,是否促进左心室功能障碍,并且在观察到的更差结果中起着致病作用,或者即使 MR 不存在也能成为预后不良的标志物。因此,继发性 MR 是否应该是手术或设备干预的指标仍然是不确定的。

TABLE 69.4 Stages of Chronic Secondary Mitral Regurgitation (MR)

STAGE	DEFINITION	VALVE ANATOMY	VALVE HEMODYNAMICS*	ASSOCIATED CLINICAL FINDINGS	SYMPTOMS
A	At risk of MR	Normal valve leaflets, chords, and annulus in a patient with coronary disease or cardiomyopathy	No MR jet or small central jet area<20% LA on Doppler Small vena contracta<0.30cm	Normal or mildly dilated LV size with fixed (infarction) or inducible (ischemia) regional wall motion abnormalities Primary myocardial disease with LV dilation and systolic dysfunction	Symptoms caused by coronary ischemia or HF may be present that respond to revascularization and appropriate medical therapy.
B	Progressive MR	Regional wall motion abnormalities with mild tethering of mitral leaflet Annular dilation with mild loss of central coaptation of the mitral leaflets	ERO†<0.40cm² RVol<60mL RF<50%	Regional wall motion abnormalities with reduced LV systolic function LV dilation and systolic dysfunction caused by primary myocardial disease	Symptoms caused by coronary ischemia or HF may be present that respond to revascularization and appropriate medical therapy.
C	Asymptomatic severe MR	Regional wall motion abnormalities and/or LV dilation with severe tethering of mitral leaflet Annular dilation with severe loss of central coaptation of the mitral leaflets	ERO†≥0.40cm² RVol≥60mL RF≥50%	Regional wall motion abnormalities with reduced LV systolic function LV dilation and systolic dysfunction caused by primary myocardial disease	Symptoms caused by coronary ischemia or HF may be present that respond to revascularization and appropriate medical therapy.
D	Symptomatic severe MR	Regional wall motion abnormalities and/or LV dilation with severe tethering of mitral leaflet Annular dilation with severe loss of central coaptation of mitralleaflets	ERO†≥0.40cm² RVol≥60mL RF≥50%	Regional wall motion abnormalities with reduced LV systolic function LV dilation and systolic dysfunction caused by primary myocardial disease	HF symptoms caused by MR persist even after revascularization and optimization of medicaltherapy. Decreased exercise tolerance Exertional dyspnea

* Several valve hemodynamic criteria are provided for assessment of MR severity, but not all criteria for each category will be present in each patient. Categorization of MR severity as mild, moderate, or severe depends on data quality and integration of these parameters in conjunction with other clinical evidence.

† The measurement of the proximal isovelocity surface area (PISA) by two-dimensional transthoracic echocardiography (TTE) in patients with secondary MR underestimates the true ERO because of the crescentic shape of the proximal convergence.

ERO, Effective regurgitant orifice; *HF*, heart failure; *LA*, left atrium; *LV*, left ventricular; *RF*, regurgitant fraction; *RVol*, regurgitant volume.

From Nishimura RA, Otto CM, Bonow RO, et al. 2017 AHA/ACC focused update of the 2014 AHA/ACC guideline for the management of patients with valvular heart disease: a report of the American College of Cardiology/American Heart Association Task Force on Clinical Practice Guidelines. Circulation 2017;135:e1159-95.

表 69.4 继发性二尖瓣反流(MR)的分期

分类	定义	瓣膜解剖	瓣膜血流动力学*	相关临床发现	症状
A	有 MR 风险	患有冠状动脉疾病或心肌病的患者的瓣叶和环正常	没有 MR 射流或小中心射流面积<20% LA 多普勒 小静脉挛缩<0.30cm	LV 正常或轻度扩张大小与固定(梗死)或诱导(缺血)局部室壁运动异常 原发性心肌病伴 LV 扩张和收缩功能障碍	冠状动脉缺血或心力衰竭引起的症状可能对血运重建和适当的药物治疗有反应
B	进展性 MR	局部室壁运动异常伴二尖瓣小叶轻度受限 环状扩张伴二尖瓣小叶轻度关闭不全	ERO†<0.40cm² RVol<60ml RF<50%	局部室壁运动异常伴 LV 收缩功能降低 LV 扩张和原发性心肌病引起的收缩功能障碍	冠状动脉缺血或心力衰竭引起的症状可能对血运重建和适当的药物治疗有反应

续表

分类	定义	瓣膜解剖	瓣膜血流动力学*	相关临床发现	症状
C	无症状严重 MR	局部壁运动异常和/或左心室扩张伴二尖瓣严重受限 二尖瓣环状扩张伴二尖瓣小叶严重关闭不全	ERO[†]≥0.40cm² RVol≥60ml RF≥50%	局部室壁运动异常伴 LV 收缩功能降低 LV 扩张和原发性心肌病引起的收缩功能障碍	冠状动脉缺血或心力衰竭引起的症状可能对血运重建和适当的药物治疗有反应
D	有症状严重 MR	局部室壁运动异常和/或左心室扩张伴二尖瓣严重受限 二尖瓣环状扩张伴二尖瓣小叶严重关闭不全	ERO[†]≥0.40cm² RVol≥60ml RF≥50%	局部室壁运动异常伴 LV 收缩功能降低 LV 扩张和原发性心肌病引起的收缩功能障碍	即使在血运重建和最佳的药物治疗后，由 MR 引起的 HF 症状仍然存在 运动耐量下降 劳力性呼吸困难

* 提供了几种瓣膜血流动力学标准来评估二尖瓣反流的严重程度，但并非每个患者都会出现每个类别的所有标准。将二尖瓣反流严重程度分类为轻度，中度或严重程度取决于数据质量以及这些参数与其他临床证据的整合。

[†]通过二维经胸超声心动图（TTE）对继发性二尖瓣反流患者的近端等速表面积（PISA）的测量由于近端会聚的新月形状而低估了真实的 ERO。

ERO，有效的反流口；HF，心力衰竭；LA，左心房；LV，左心室；RF，反流分数；RVol，反流量。

引自 Nishimura RA，Otto CM，Bonow RO，et al. 2017 AHA/ACC focused update of the 2014 AHA/ACC guideline for the management of patients with valvular heart disease：a report of the American College of Cardiology/American Heart Association Task Force on Clinical Practice Guidelines. Circulation 2017；135：e1159-95.

临床表现

症状

与左心室功能障碍相关的继发性 MR 患者通常出现心功能症状，但许多患者无症状（至少在 MR 方面），MR 是在体检或超声心动图检查中偶然发现。心房颤动很常见。

体格检查

心尖部第三心音（S_3）是常见的。如前所述，与左心室扩张相关的继发性 MR 的收缩期杂音可能是柔软的并且几乎听不到，特别是在非全收缩期 MR 的患者中，其在收缩中期变得最小。因此，体检可能受误导关于继发性 MR 的存在和严重程度。乳头肌功能障碍的杂音可能发生在收缩晚期并且是高度可变的，在急性心肌缺血期间通常音调加重或是全收缩期的，并且在缺血减轻时消失。

诊断和评估

超声心动图

超声心动图对于确定左心室扩张和收缩功能障碍的程度，MR 的存在和严重程度以及造成继发 MR 的机制非常重要（见第 14 章）[2,55,134]。几何位移的二尖瓣小叶环状扩张和牵拉或乳头肌的牵引导致 MR 发展，并且这种束缚导致受限的小叶在心脏收缩期间不完全的闭合（见图 14.31B 和图 14.41）。大多数情况下，后叶在闭合时受到更严重的限制，允许前叶覆盖它，产生可沿着连合闭合线广泛出现的 MR 后向射流。由于 MR 的大小可以随着负荷情况和缺血而广泛变化，运动超声心动图评估可以提供相关信息。

心脏磁共振成像

心脏磁共振成像（CMR）可用于评估左心室重塑和收缩功能障碍的严重程度，以及心肌纤维化的模式，因为它涉及局部功能障碍和乳头肌功能障碍[12,135]。

继发性 MR 的医疗管理。由左心室扩张和功能障碍引起的继发性 MR 患者应接受针对左心室收缩功能障碍的积极的循证医学管理（见第 25 章）。有益的药物逆向重塑治疗，特别是 β 受体阻滞剂，在很多患者身上将降低 MR 的严重程度。

心脏再同步治疗。在患有扩张型或缺血性心肌病和继发性 MR 的患者中，通过双心室起搏进行重新同步治疗的成功逆向重塑（见第 25 章和第 26 章）显著降低了 MR 的严重程度[136,137]。这种作用的机制可能类似于在一些医疗管理患者中所实现的机制，即左心室重塑、心室减小、乳头肌排列的相关改善。这导致瓣叶闭合的改善和减少穿过 MR。

继发性二尖瓣反流的外科治疗

局部左心室功能障碍导致环状扩张的继发性缺血性 MR 可通过瓣环成形术治疗[138]（见第 28 章），环状设计可减少环状扩张并恢复环形（图 69.23）。扩张型心肌病引起的功能性 MR 的患者使用瓣膜成形术也是非常成功的。在挑选出来的患者中，二尖瓣手术可以改善症状[139,140]。由短暂性缺血引起的短期通常可以通过冠状动脉血运重建消除，而继发于缺血性心脏病的中度至重度慢性 MR 通常需要二尖瓣修复或置换[39,55]。在接受 CABG 治疗的患者中，一些研究者建议，即使是轻度 MR，也应考虑同时进行二尖瓣修复。一些随机试验提供了有关该课题相互矛盾的数据。在 POINT 研究中，对 102 例缺血性 MR 患者进行 CABG 与 CABG 加二尖瓣修复的前瞻性试验，接受二尖瓣修复的患者与单独接受 CABG 的患者相比，症状改善更明显，LVEF 更高，左心室直径和肺动脉压（PAP）更低。已证实两组患者的生存率并无差异[55,141]。随后，RIME 试验报告 73 例中重度缺血性 MR 患者 CABG 与 CABG 加二尖瓣修复相比，接受二尖瓣修复患者的氧消耗峰值更高，左心室收缩末期容积（LVESV）指数更低，B 型利钠肽更低。但是，两组的生存率没有依然没有差异[142]。与这些小型研究相反的是心胸外科试验网络（CTSN）试验，选取需要 CABG 的 301 名中度 MR 患者（定义为 ROA 0.2 至 0.4cm²），并随机进行二尖瓣修复（使用瓣环成形术）和单独使用 CABG。12 个月时，尽管在非修复组中，中度或更高 MR 患者明显增多（31.0% vs 11.2%；$P<0.001$），术后收缩末期容积（ESV）预设主要终点无差异，死亡率或主要不良心脏事件亦无差异[143]，在随访 2 年时报告了类

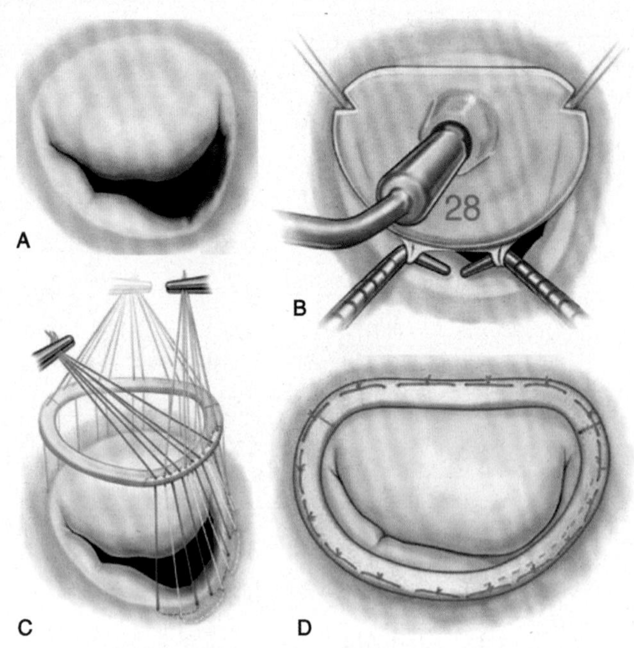

图 69.23 缺血性二尖瓣反流的手术方法。A,典型的发现,小叶萎缩主要在 P2～P3 区域导致二尖瓣小叶的恶化。B,使用 Carpentier-Edwards 分级器确定环的大小主要取决于前叶的表面积和高度。C,缝合瓣环成形术环。D,放置完整的重塑瓣环成形术环后,恢复表面对合。(改编自 Carpentier A,Adams DH,Filsoufi F,editors. Carpentier's Reconstructive Valve Surgery. Philadelphia:Saunders;2010.)

似的结果(图 69.24)[144]。

这些试验表明,在功能性 MR 的患者中,基本问题是左心室心肌疾病,并且预后受左心室功能障碍和残余缺血程度的强烈影响。晚期患者二尖瓣修复或替换远期预后受益处很小,与退行性 MR 患者相比,缺血性 MR 患者受益更小。因此,关于二尖瓣手术的适应证,继发性 MR 不如原发性 MR 明显,例如,在继发性 MR 中没有用于分离手术的 Ⅰ 类或 Ⅱ a 类指征(见图 69.22)。此外,由黏液性疾病或纤维弹性缺乏引起的原发性 MR 由有经验的外科医生手术修复,效果可以维持数十年,而继发性 MR 的二尖瓣修复效果通常维持不了多久,是因为潜在的左心室心肌疾病的进展[145],这推动了二尖瓣置换可能为继发性 MR 提供更持久的手术解决方案并降低复发率的建议[146]。这是在 1 006 例缺血性 MR 患者进行 MVR 与二尖瓣修复的回顾性、倾向性匹配研究中提出的。两组之间的生存率没有差异,但接受二尖瓣修复的患者需要再次手术的可能性要大得多[147]。这些结果在一项 CTSN 前瞻性随机临床试验中得到进一步证实,该临床试验对 251 例严重缺血性 MR 患者进行了二尖瓣修复与置换[148],结果显示 MVR 通过置换和修复实现了左心室容积同等程度的减少,且随访期 MR 较少复发,现已随访 2 年[149](图 69.25)。这种均衡主要由 32.6%的修复患者推动,这些患者在 1 年时复发中度或更重的 MR(2 年时升至 58.8%)。在复发性 MR 患者中,LV 收缩末期容积指数显著大于无复发患者(分别为 62.6±26.9 和 42.7±26.4ml;P<0.001)。这些数据为预测模型提供了信息,以尽可能识别二尖瓣修复失败的患者[150],包括那些 EROA 较大,瓣膜向外翻和有下壁动脉瘤的患者。在多变量分析中,左心室收缩末期直径与瓣环成形术环直径的比率最能预测复发性 MR[151]。这种患者似乎通过保留瓣下结构的 MVR 能得到更好的效果。

经导管治疗继发性二尖瓣关闭不全

考虑到左心室功能不全的继发性 MR 的高死亡率和发病率,无论是内科药物还是外科手术治疗,以及一些患者在手术二尖瓣修复或置换后症状改善的证据,减少或消除 MR 的微创干预措施都具有很强吸引力。在欧洲,MitraClip 是所有 MR 病因认可的设备,大约三分之二的器械植入是患有继发性 MR 的患者[152],注册数据表明 MR 的严重程度显著降低,症状明显改善[129],缺血性和非缺血性引起的功能性 MR 患者具有相同的效果[153](见第 72 章)。一项欧洲研究报告称,对 β 阻滞和再同步治疗没有反应的严重 MR 和心功能衰竭患者植入 MitraClip 后症状改善并且左心室重塑逆转[154]。MitraClip 在美国尚未被批准用于继发二尖瓣反流,因此正在进行的前瞻性临床试验结果未知。

急性二尖瓣反流

急性 MR 的原因是多种多样的,并且代表疾病过程的急性表现,在其他情况下可能导致慢性 MR。急性 MR 特别重要的原因是腱索自发性破裂,感染性心内膜炎,瓣膜小叶破裂或腱索破裂,缺血性功能障碍或乳头肌破裂,以及假体瓣膜功能障碍。

临床表现

急性严重 MR 导致前向搏出量明显减少,收缩末期容积(ESV)轻微下降,舒张末期容积(EDV)增加。急性和慢性 MR 之间的一个主要血流动力学差异源于左心房顺应性的差异。发生急性严重 MR 的患者通常具有正常大小的左心房,LA 顺应性正常或降低。LA 压力突然上升,常导致肺水肿,肺动脉压(PVR)明显升高和右侧心功能衰竭。

由于急性重度 MR 患者的 v 波明显升高,左心室和左心房之间的反向压力梯度在收缩末期下降,并且杂音可能是渐弱而不是全收缩期,在 A_2 之前结束。它通常比慢性 MR 的低音更低更柔和。经常在左侧发现 S_4。急性 MR 患者常见的肺动脉高压可能会增加 P_2 的强度,并且可能会出现肺动脉反流和三尖瓣反流(TR)的杂音,以及左侧 S_4。在患有严重急性 MR 的患者中,肺动脉压(PAP)脉冲中的 v 波(晚期收缩压升高)(见图 69.5)可能很少导致肺功能瓣膜的过早闭合,早期的肺动脉第二心音(P_2),自相矛盾的第二心音(S_2)分裂。急性 MR 即使严重,也常常不会增加整体心脏大小,如胸片所示,尽管左心房压力明显升高,但可能仅产生轻度左心房增大。此外,超声心动图很少显示 LV 或 LA 内径的初始增加,但左心室收缩运动是显著增加的。多普勒超声心动图的特征是严重的 MR 射流(见图 14.30)和收缩期肺动脉压(PAP)的升高。与体格检查相似,高心房 v 波可导致 MR 的早期停止和三角形的 CW 多普勒轮廓,而不是通常的抛物线形状。通过经胸超声心动图(TTE)和经食管超声心动图(TEE)仔细检查对于确定急性瓣膜功能障碍的机制和潜在病因至关重要。

在急性心肌梗死继发的严重 MR 中,可能出现肺水肿,低血压和明显的心源性休克。确定 MR 的原因至关重要,MR 可能是乳头肌破裂(见图 14.30),严重左心室扩张引起的环状扩张,或小叶萎缩引起的乳头肌移位[155]。

急性二尖瓣反流的医疗管理

后负荷降低对于治疗急性 MR 患者尤为重要。对于由急性心

A 死亡

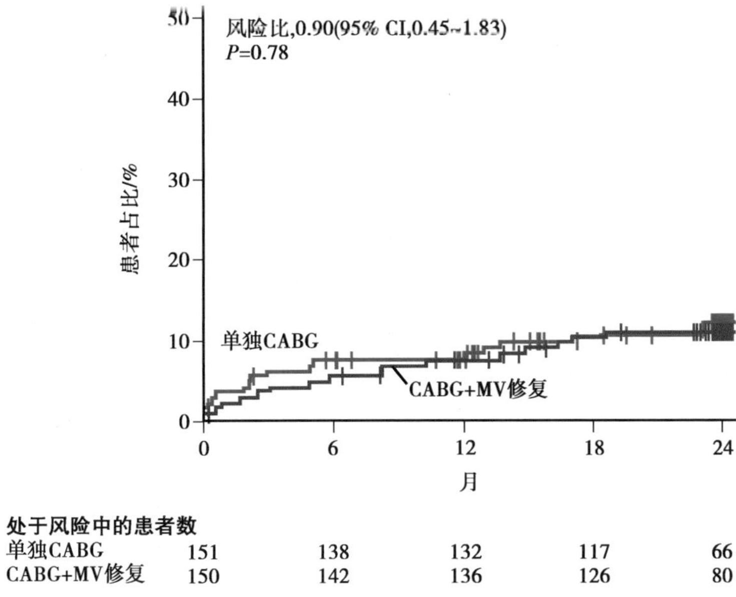

B 主要不良心脏或脑血管事件

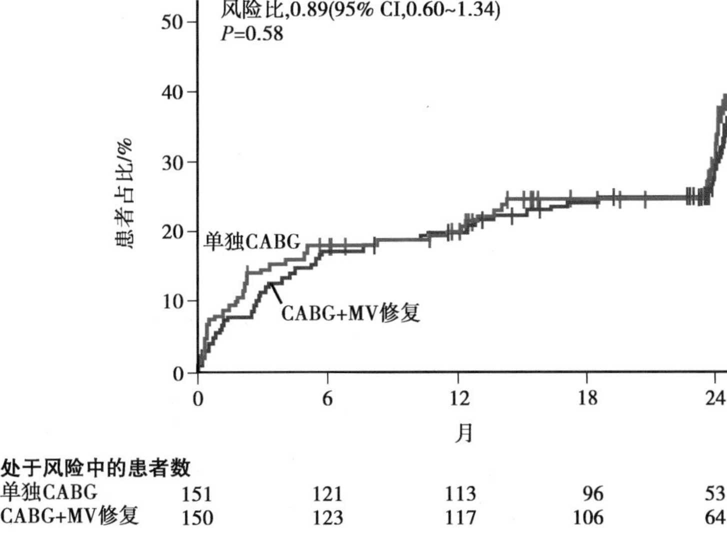

图69.24 接受冠状动脉搭桥手术(CABG)的中度二尖瓣反流患者的两年结果随机分为CABG组和CABG加二尖瓣(MV)修复组。A,死亡。B,主要不良心脏或脑血管事件的复合终点。(引自Michler RE,Smith PK,Parides MK,et al. Two-year outcomes of surgical treatment of moderate ischemic mitral regurgitation. N Engl J Med 2016;374:1932-41.)

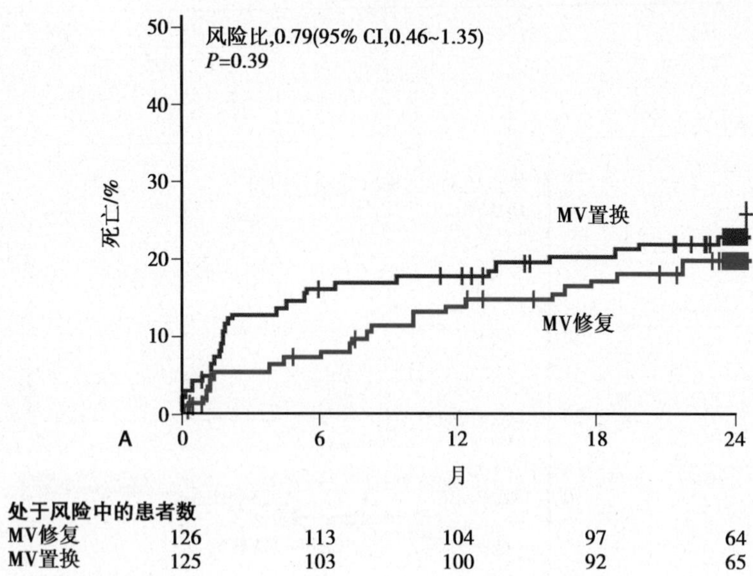

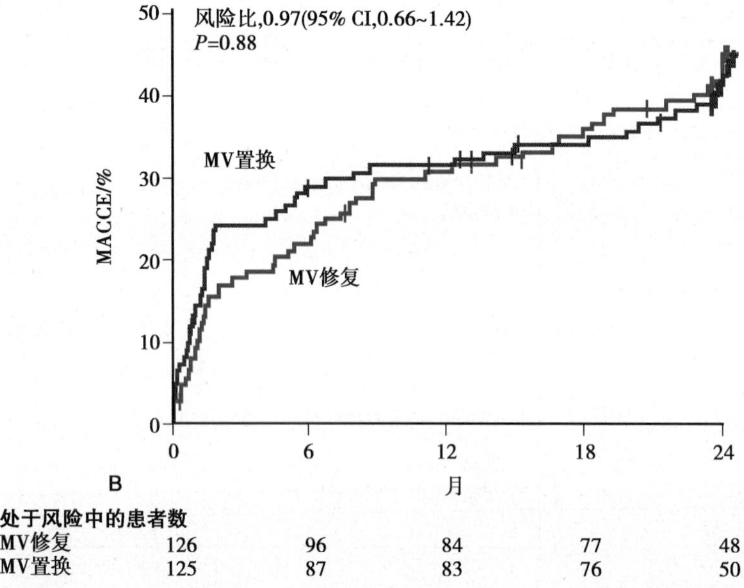

图 69.25 缺血性二尖瓣反流患者随机分配二尖瓣(MV)修复与替换的术后结果。A,死亡率。B,死亡,卒中,重复 MV 手术,心力衰竭住院和 NYHA 功能等级增加 1 级或以上的复合终点;MACCE,主要不良心脏或脑血管事件。(引自 Goldstein D, Moskowitz AJ, Gelijns AC, et al. Two-year outcomes of surgical treatment of severe ischemic mitral regurgitation. N Engl J Med 2016;374:344-53.)

肌梗死(MI)引起的乳头肌破裂而导致的急性 MR 患者,IV 硝普钠可能会挽救其生命。它可以稳定患者临床状态,从而使患者处于最佳状态的情况进行冠状动脉造影和手术。在患有低血压的急性 MR 患者中,应使用一种正性肌力药如多巴酚丁胺与硝普钠一起给药。在进行手术准备时,可能需要主动脉内球囊反搏来稳定患者。

急性二尖瓣反流的外科治疗

由急性严重 MR 引起的急性左心室衰竭患者可能需要紧急手术治疗。与慢性 MR 的择期手术相比,急诊手术的死亡率更高。但是,患有急性严重 MR 和心功能衰竭的患者除非接受积极的治疗,否则死亡的结果几乎是肯定的。

急性乳头肌破裂需要紧急二尖瓣修复或更换手术。在患有乳头肌功能障碍的患者中,初始治疗应该包括血流动力学稳定,通常借助于主动脉内球囊反搏,并且对于那些经历积极药物治疗而没有改善的患者应该考虑手术。如果 MR 患者可以通过药物治疗来稳定,优选手术推迟至梗死后 4 至 6 周。在此期间,血管扩张剂治疗是很有用的。但是,如果出现多系统(肾和/或肺)衰竭,则不应延长医疗管理。

急性 MR 和难治性心功能衰竭(NYHA Ⅳ级),人工瓣膜功能障碍患者和活动性感染性心内膜炎(原发性或人工瓣膜)患者的手术死亡率也较高。尽管手术风险较高,但感染性心内膜炎并发医学上无法控制的充血性心力衰竭和复发性栓子的患者早期手术的疗效已经确定(见第 73 章)。

经皮介入治疗急性二尖瓣反流

尽管早期报道支持梗死后 MR[156] 甚至心内膜炎在感染被清除后选择性使用 MitraClip[157],但是经皮方法治疗急性 MR 的经验有限。

(郝子雍　张维峰 译,何奔　江立生 校)

参考文献

Mitral Stenosis

1. Chambers J, Bridgewater B. Epidemiology of valvular heart disease. In: Otto CM, Bonow RO, eds. *Valvular Heart Disease: A Companion to Braunwald's Heart Disease*. Philadelphia: Saunders; 2013:1–13.
2. Tsang W, Freed BH, Lang RM. Three-dimensional anatomy of the aortic and mitral valves. In: Otto CM, Bonow RO, eds. *Valvular Heart Disease: A Companion to Braunwald's Heart Disease*. Philadelphia: Saunders; 2013:14–29.
3. Iung B, Vahanian A. Rheumatic mitral valve disease. In: Otto CM, Bonow RO, eds. *Valvular Heart Disease: A Companion to Braunwald's Heart Disease*. Philadelphia: Saunders; 2013:255–277.
4. Pressman GS, Agarwal A, Braitman LE. Muddassir SM. Mitral annular calcium causing mitral stenosis. *Am J Cardiol*. 2010;105:389–391.
5. Abramowitz Y, Kazuno Y, Chakravarty T, et al. Concomitant mitral annular calcification and severe aortic stenosis: prevalence, characteristics and outcome following transcatheter aortic valve replacement. *Eur Heart J*. 2017;38:1194–1203.
6. Desai MY, Wu W, Masri A, et al. Increased aorto-mitral curtain thickness independently predicts mortality in patients with radiation-associated cardiac disease undergoing cardiac surgery. *Ann Thorac Surg*. 2014;97:1348–1355.
7. Lancellotti P, Nkomo VT, Badano LP, et al. Expert consensus for multi-modality imaging evaluation of cardiovascular complications of radiotherapy in adults: a report from the European Association of Cardiovascular Imaging and the American Society of Echocardiography. *J Am Soc Echocardiogr*. 2013;26:1013–1032.
8. Iung B, Vahanian A. Echocardiography in the patient undergoing catheter balloon mitral valvulotomy: patient selection, hemodynamic results, complications and long term outcome. In: Otto CM, ed. *The Clinical Practice of Echocardiography*. 4th ed. Philadelphia: Saunders; 2012:389–407.
9. Yang B, Likosky DS, Bolling SF. Mitral stenosis with pulmonary hypertension: we should operate early. *J Thorac Cardiovasc Surg*. 2017;153:1082–1083.
10. Otto CM. *Textbook of Clinical Echocardiography*. 5th ed. Philadelphia: Saunders; 2013.
11. Omar AMS, Tanaka H, AbdelDayem TK, et al. Comparison of mitral valve area by pressure half-time and proximal isovelocity surface area method in patients with mitral stenosis: effect of net atrioventricular compliance. *Eur J Echocardiogr*. 2011;12:283–290.
12. Zoghbi WA, Adams D, Bonow RO, et al. Recommendations for noninvasive evaluation of native valvular regurgitation: a report from the American Society of Echocardiography. Developed in collaboration with the Society for Cardiovascular Magnetic Resonance. *J Am Soc Echocardiogr*. 2017;30:303–371.
13. Baumgartner H, Hung J, Bermejo J, et al. Echocardiographic assessment of valve stenosis: EAE/ASE recommendations for clinical practice. *Eur J Echocardiogr*. 2009;10:1–25.
14. Dreyfus J, Brochet E, Lepage L, et al. Real-time 3D transesophageal measurement of the mitral valve area in patients with mitral stenosis. *Eur J Echocardiogr*. 2011;12:750–755.
15. Min S-Y, Song J-M, Kim Y-J, et al. Discrepancy between mitral valve areas measured by two-dimensional planimetry and three-dimensional transoesophageal echocardiography in patients with mitral stenosis. *Heart*. 2013;99:253–258.
16. Schlosshan D, Aggarwal G, Mathur G, et al. Real-time 3D transesophageal echocardiography for the evaluation of rheumatic mitral stenosis. *JACC Cardiovasc Imaging*. 2011;4:580–588.
17. Weyman AE. Assessment of mitral stenosis: role of real-time 3D TEE. *JACC Cardiovasc Imaging*. 2011;4:589–591.
18. Wunderlich NC, Beigel R, Siegel RJ. Management of mitral stenosis using 2D and 3D echo-Doppler imaging. *JACC Cardiovasc Imaging*. 2013;6:1191–1205.
19. Jorge E, Pan M, Baptista R, et al. Predictors of very late events after percutaneous mitral valvuloplasty in patients with mitral stenosis. *Am J Cardiol*. 2016;117:1978–1984.
20. Laufer-Perl M, Gura Y, Shimiaie J, et al. Mechanisms of effort intolerance in patients with rheumatic mitral stenosis: combined echocardiography and cardiopulmonary stress protocol. *JACC Cardiovasc Imaging*. 2017;10:622–633.
21. Nishimura RA, Otto CM, Bonow RO, et al. 2014 AHA/ACC guideline for the management of patients with valvular heart disease: a report of the American College of Cardiology/American Heart Association Task Force on Practice Guidelines. *J Am Coll Cardiol*. 2014;63:e57–e185.
22. Lembcke A, Durmus T, Westermann Y, et al. Assessment of mitral valve stenosis by helical MDCT: comparison with transthoracic Doppler echocardiography and cardiac catheterization. *AJR Am J Roentgenol*. 2011;197:614–622.
23. Kim SS, Ko SM, Song MG, et al. Quantification of stenotic mitral valve area and diagnostic accuracy of mitral stenosis by dual-source computed tomography in patients with atrial fibrillation: comparison with cardiovascular magnetic resonance and transthoracic echocardiography. *Int J Cardiovasc Imaging*. 2015;31(suppl 1):103–114.
24. Helvacioglu F, Yildirimturk O, Duran C, et al. The evaluation of mitral valve stenosis: comparison of transthoracic echocardiography and cardiac magnetic resonance. *Eur Heart J Cardiovasc Imaging*. 2014;15:164–169.
25. Vahanian A, Alfieri O, Andreotti F, et al. Guidelines on the management of valvular heart disease (version 2012): the Joint Task Force on the Management of Valvular Heart Disease of the European Society of Cardiology (ESC) and the European Association for Cardio-Thoracic Surgery (EACTS). *Eur Heart J*. 2012;33:2451–2496.
26. Kaya MG, Akpek M, Elcik D, et al. Relation of left atrial spontaneous echocardiographic contrast in patients with mitral stenosis to inflammatory markers. *Am J Cardiol*. 2012;109:851–855.
27. Luo Z-Q, Hao X-H, Li J-H, et al. Left atrial endocardial dysfunction and platelet activation in patients with atrial fibrillation and mitral stenosis. *J Thorac Cardiovasc Surg*. 2014;148:1970–1976.
28. Keenan NG, Cueff C, Cimadevilla C, et al. Usefulness of left atrial volume versus diameter to assess thromboembolic risk in mitral stenosis. *Am J Cardiol*. 2010;106:1152–1156.
29. Wann LS, Curtis AB, January CT, et al. 2011 ACCF/AHA/HRS focused update on the management of patients with atrial fibrillation (updating the 2006 guideline): a report of the American College of Cardiology Foundation/American Heart Association Task Force on Practice Guidelines. *Circulation*. 2010;123;104–123.
30. De Caterina R, Camm AJ. Non–vitamin K antagonist oral anticoagulants in atrial fibrillation accompanying mitral stenosis: the concept for a trial. *Europace*. 2016;18:6–11.
31. Tuzcu EM, Kapadia SR. Long-term efficacy of percutaneous mitral commissurotomy for recurrent mitral stenosis. *Heart*. 2013;99:1307–1308.
32. Jneid H, Cruz-Gonzalez I, Sanchez-Ledesma M, et al. Impact of pre- and postprocedural mitral regurgitation on outcomes after percutaneous mitral valvuloplasty for mitral stenosis. *Am J Cardiol*. 2009;104:1122–1127.
33. Bouleti C, Iung B, Himbert D, et al. Long-term efficacy of percutaneous mitral commissurotomy for restenosis after previous mitral commissurotomy. *Heart*. 2013;99:1336–1341.
34. Yang B, DeBenedictus C, Watt T, et al. The impact of concomitant pulmonary hypertension on early and late outcomes following surgery for mitral stenosis. *J Thorac Cardiovasc Surg*. 2016;152:394–400 e1.
35. O'Brien SM, Shahian DM, Filardo G, et al. The Society of Thoracic Surgeons 2008 cardiac surgery risk models. Part 2. Isolated valve surgery. *Ann Thorac Surg*. 2009;88(suppl):S23–S42.
36. Condado JF, Kaebnick B, Babaliaros V. Transcatheter mitral valve-in-valve therapy. *Interv Cardiol Clin*. 2016;5:117–123.
37. Attizzani GF, Fares A, Tam CC, et al. Transapical mitral valve implantation for the treatment of severe native mitral valve stenosis in a prohibitive surgical risk patient: importance of comprehensive cardiac computed tomography procedural planning. *JACC Cardiovasc Interv*. 2015;8:1522–1525.
38. Fassa AA, Himbert D, Brochet E, et al. Transseptal transcatheter mitral valve implantation for severely calcified mitral stenosis. *JACC Cardiovasc Interv*. 2014;7:696–697.

Mitral Regurgitation: Causes and Pathology

39. Castillo JG, Adams DH. Mitral valve repair and replacement. In: Otto CM, Bonow RO, eds. *Valvular Heart Disease: A Companion to Braunwald's Heart Disease*. Philadelphia: Saunders; 2013:326–340.
40. Thavendiranathan P, Phelan D, Thomas JD, et al. Quantitative assessment of mitral regurgitation. *J Am Coll Cardiol*. 2012;60:1470–1483.
41. McCarthy KP, Ring L, Rana BS. Anatomy of the mitral valve: understanding the mitral valve complex in mitral regurgitation. *Eur J Echocardiogr*. 2010;11:i3–i9.
42. Levine RA, Hagege AA, Judge DP, et al. Mitral valve disease: morphology and mechanisms. *Nat Rev Cardiol*. 2015;12:689–710.
43. Gould RA, Sinha R, Aziz H, et al. Multi-scale biomechanical remodeling in aging and genetic mutant murine mitral valve leaflets: insights into Marfan syndrome. *PLoS ONE*. 2012;7:e44639.
44. Judge DP, Rouf R, Habashi J, Dietz HC. Mitral valve disease in Marfan syndrome and related disorders. *J Cardiovasc Transl Res*. 2011;4:741–747.
45. Delling FN, Rong J, Larson MG, et al. Familial clustering of mitral valve prolapse in the community. *Circulation*. 2015;131:263–268.
46. Adams DH, Rosenhek R, Falk V. Degenerative mitral valve regurgitation: best practice revolution. *Eur Heart J*. 2010;31:1958–1966.
47. Cosyns B, Droogmans S, Rosenhek R, Lancellotti P. Drug-induced valvular heart disease. *Heart*. 2013;99:7–12.
48. Nordrum IS. Skallerud B. Smooth muscle in the human mitral valve: extent and implications for dynamic modelling. *APMIS*. 2012;120:484–494.
49. Kilic A, Schwartzman DS, Subramaniam K, Zenati MA. Severe functional mitral regurgitation arising from isolated annular dilatation. *Ann Thorac Surg*. 2010;90:1343–1345.
50. Gertz ZM, Raina A, Saghy L, et al. Evidence of atrial functional mitral regurgitation due to atrial fibrillation. *J Am Coll Cardiol*. 2011;58:1474–1481.
51. Grewal J, Suri R, Mankad S, et al. Mitral annular dynamics in myxomatous valve disease: new insights with real-time 3-dimensional echocardiography. *Circulation*. 2010;121:1423–1431.
52. Little SH, Ben Zekry S, Lawrie GM, Zoghbi WA. Dynamic annular geometry and function in patients with mitral regurgitation: insight from three-dimensional annular tracking. *J Am Soc Echocardiogr*. 2010;23:872–879.
53. Bhatia N, Richardson TD, Coffin ST, Keebler ME. Acute mitral regurgitation after removal of an Impella device. *Am J Cardiol*. 2017;119:1290–1291.
54. Bertrand PB, Schwammenthal E, Levine RA, Vandervoort PM. Exercise dynamics in secondary mitral regurgitation: pathophysiology and therapeutic implications. *Circulation*. 2017;135:297–314.
55. Foster E, Rao RK. Secondary mitral regurgitation. In: Otto CM, Bonow RO, eds. *Valvular Heart Disease: A Companion to Braunwald's Heart Disease*. Philadelphia: Saunders; 2013:295–309.
56. Bouma W, Wijdh-den Hamer IJ, Koene BM, et al. Long-term survival after mitral valve surgery for post–myocardial infarction papillary muscle rupture. *J Cardiothorac Surg*. 2015;10:11. doi:10.1186/s13019-015-0213-1.
57. Bouma W, Wijdh-den Hamer IJ, Koene BM, et al. Predictors of in-hospital mortality after mitral valve surgery for post–myocardial infarction papillary muscle rupture. *J Cardiothorac Surg*. 2014;9:171.
58. Wolff R, Cohen G, Peterson C, et al. MitraClip for papillary muscle rupture in patient with cardiogenic shock. *Can J Cardiol*. 2014;30(1461):e13–e14.
59. Deja MA, Grayburn PA, Sun B, et al. Influence of mitral regurgitation repair on survival in the Surgical Treatment for Ischemic Heart Failure Trial. *Circulation*. 2012;125:2639–2648.
60. Rossi A, Dini FL, Faggiano P, et al. Independent prognostic value of functional mitral regurgitation in patients with heart failure: a quantitative analysis of 1256 patients with ischaemic and non-ischaemic dilated cardiomyopathy. *Heart*. 2011;97:1675–1680.

Chronic Primary Mitral Regurgitation

61. Nishimura RA, Schaff HV. Mitral regurgitation: timing of surgery. In: Otto CM, Bonow RO, eds. *Valvular Heart Disease: A Companion to Braunwald's Heart Disease*. Philadelphia: Saunders; 2013:310–325.
62. Witkowski TG, Thomas JD, Debonnaire PJ, et al. Global longitudinal strain predicts left ventricular dysfunction after mitral valve repair. *Eur Heart J Cardiovasc Imaging*. 2013;14:69–76.
63. Witkowski TG, Thomas JD, Delgado V, et al. Changes in left ventricular function after mitral valve repair for severe organic mitral regurgitation. *Ann Thorac Surg*. 2012;93:754–760.
64. Magne J, Mahjoub H, Pierard LA, et al. Prognostic importance of brain natriuretic peptide and left ventricular longitudinal function in asymptomatic degenerative mitral regurgitation. *Heart*. 2012;98:584–591.
65. Hung J. Mitral valve anatomy, quantification of mitral regurgitation, and timing of surgical intervention for mitral regurgitation. In: Otto CM, ed. *The Clinical Practice of Echocardiography*. 4th ed. Philadelphia: Saunders; 2012:330–350.
66. Krishnaswamy A, Griffin BP. Myxomatous mitral valve disease. In: Otto CM, Bonow RO, eds. *Valvular Heart Disease: A Companion to Braunwald's Heart Disease*. Philadelphia: Saunders; 2013:278–294.
67. Otto CM. Echocardiographic evaluation of valvular heart disease. In: Otto CM, Bonow RO, eds. *Valvular Heart Disease: A Companion to Braunwald's Heart Disease*. Philadelphia: Saunders; 2013:62–85.
68. Grayburn PA, Weissman NJ, Zamorano JL. Quantitation of mitral regurgitation. *Circulation*. 2012;126:2005–2017.
69. Thavendiranathan P, Phelan D, Collier P, et al. Quantitative assessment of mitral regurgitation:

how best to do it. *JACC Cardiovasc Imaging*. 2012;5:1161–1175.
70. Thavendiranathan P, Phelan D, Thomas JD, et al. Quantitative assessment of mitral regurgitation: validation of new methods. *J Am Coll Cardiol*. 2012;60:1470–1483.
71. Lancellotti P, Moura L, Pierard LA, et al. European Association of Echocardiography recommendations for the assessment of valvular regurgitation. Part 2. Mitral and tricuspid regurgitation (native valve disease). *Eur J Echocardiogr*. 2010;11:307–332.
72. Tsang W, Lang RM. Three-dimensional echocardiography is essential for intraoperative assessment of mitral regurgitation. *Circulation*. 2013;128:643–652.
73. Lancellotti P, Magne J. Stress testing for the evaluation of patients with mitral regurgitation. *Curr Opin Cardiol*. 2012;27:492–498.
74. Magne J, Lancellotti P, Pierard LA. Stress echocardiography and mitral valvular heart disease. *Cardiol Clin*. 2013;31:311–321.
75. Rosenhek R, Maurer G. Management of valvular mitral regurgitation: the importance of risk stratification. *J Cardiol*. 2010;56:255–261.
76. Cawley PJ, Hamilton-Craig C, Owens DS, et al. Prospective comparison of valve regurgitation quantitation by cardiac magnetic resonance imaging and transthoracic echocardiography. *Circ Cardiovasc Imaging*. 2012;6:48–57.
77. Schiros CG, Dell'Italia LJ, Gladden JD, et al. Magnetic resonance imaging with 3-dimensional analysis of left ventricular remodeling in isolated mitral regurgitation: implications beyond dimensions. *Circulation*. 2012;125:2334–2342.
78. Myerson SG, Francis JM, Neubauer S. Direct and indirect quantification of mitral regurgitation with cardiovascular magnetic resonance, and the effect of heart rate variability. *MAGMA*. 2010;23:243–249.
79. Uretsky S, Gillam L, Lang R, et al. Discordance between echocardiography and MRI in the assessment of mitral regurgitation severity: a prospective multicenter trial. *J Am Coll Cardiol*. 2015;65:1078–1088.
80. Naoum C, Blanke P, Cavalcante JL, Leipsic J. Cardiac computed tomography and magnetic resonance imaging in the evaluation of mitral and tricuspid valve disease: implications for transcatheter interventions. *Circ Cardiovasc Imaging*. 2017;10:pii: e005331. doi:10.1161/CIRCIMAGING.116.005331.
81. Koo HJ, Yang DH, Oh SY, et al. Demonstration of mitral valve prolapse with CT for planning of mitral valve repair. *Radiographics*. 2014;34:1537–1552.
82. Van Rosendael PJ, Katsanos S, Kamperidis V, et al. New insights on Carpentier I mitral regurgitation from multidetector row computed tomography. *Am J Cardiol*. 2014;114:763–768.
83. Pontone G, Andreini D, Bertella E, et al. Pre-operative CT coronary angiography in patients with mitral valve prolapse referred for surgical repair: comparison of accuracy, radiation dose and cost versus invasive coronary angiography. *Int J Cardiol*. 2013;167:2889–2894.
84. Mak GJ, Blanke P, Ong K, et al. Three-dimensional echocardiography compared with computed tomography to determine mitral annulus size before transcatheter mitral valve Implantation. *Circ Cardiovasc Imaging*. 2016;9:pii: e004176. doi:10.1161/CIRCIMAGING.115.004176.
85. Blanke P, Dvir D, Cheung A, et al. Mitral annular evaluation with CT in the context of transcatheter mitral valve replacement. *JACC Cardiovasc Imaging*. 2015;8:612–615.
86. Vukicevic M, Mosadegh B, Min JK, Little SH. Cardiac 3D printing and its future directions. *JACC Cardiovasc Imaging*. 2017;10:171–184.
87. Vukicevic M, Puperi DS, Grande-Allen KJ, Little SH. 3D Printed modeling of the mitral valve for catheter-based structural interventions. *Ann Biomed Eng*. 2017;45:508–519.
88. Arnous S, Killeen RP, Martos R, et al. Quantification of mitral regurgitation on cardiac computed tomography: comparison with qualitative and quantitative echocardiographic parameters. *J Comput Assist Tomogr*. 2011;35:625–630.
89. Bonow RO. Chronic mitral regurgitation and aortic regurgitation: have indications for surgery changed? *J Am Coll Cardiol*. 2013;61:693–701.
90. Suri RM, Vanoverschelde J-L, Grigioni F, et al. Association between early surgical intervention vs watchful waiting and outcomes for mitral regurgitation due to flail mitral valve leaflets. *JAMA*. 2013;310:609–616.
91. Tribouilloy C, Rusinaru D, Grigioni F, et al. Long-term mortality associated with left ventricular dysfunction in mitral regurgitation due to flail leaflets: a multicenter analysis. *Circ Cardiovasc Imaging*. 2013;7:363–370.
92. Enriquez-Sarano M, Sundt TM. Early surgery is recommended for mitral regurgitation. *Circulation*. 2010;121:804–812.
93. Gillam LD, Schwartz A. Primum non nocere: the case for watchful waiting in asymptomatic "severe" degenerative mitral regurgitation. *Circulation*. 2010;121:813–821.
94. David TE, Armstrong S, McCrindle BW, Manlhiot C. Late outcomes of mitral valve repair for mitral regurgitation due to degenerative disease. *Circulation*. 2013;127:1485–1492.
95. Gillinov AM, Mihaljevic T, Blackstone EH, et al. Should patients with severe degenerative mitral regurgitation delay surgery until symptoms develop? *Ann Thorac Surg*. 2010;90:481–488.
96. Naji P, Asfahan F, Barr T, et al. Impact of duration of mitral regurgitation on outcomes in asymptomatic patients with myxomatous mitral valve undergoing exercise stress echocardiography. *J Am Heart Assoc*. 2015;4(2):pii: e001348. doi:10.1161/JAHA.114.001348.
97. Ahmed MI, Aban I, Lloyd SG, et al. A randomized controlled phase IIb trial of beta$_1$-receptor blockade for chronic degenerative mitral regurgitation. *J Am Coll Cardiol*. 2012;60:833–838.
98. Carabello BA. Beta-blockade for mitral regurgitation. *J Am Coll Cardiol*. 2012;60:839–840.
99. Badhwar V, Peterson ED, Jacobs JP, et al. Longitudinal outcome of isolated mitral repair in older patients: results from 14,604 procedures performed from 1991 to 2007. *Ann Thorac Surg*. 2012;94:1870–1879.
100. Chikwe J, Goldstone AB, Passage J, et al. A propensity score-adjusted retrospective comparison of early and mid-term results of mitral valve repair versus replacement in octogenarians. *Eur Heart J*. 2010;32:618–626.
101. Herman CR, Buth KJ, Legare JF, et al. Development of a predictive model for major adverse cardiac events in a coronary artery bypass and valve population. *J Cardiothorac Surg*. 2013;8:177.
102. Castillo JG, Anyanwu AC, Fuster V, Adams DH. A near 100% repair rate for mitral valve prolapse is achievable in a reference center: implications for future guidelines. *J Thorac Cardiovasc Surg*. 2012;144:308–312.
103. LaPar DJ, Ailawadi G, Isbell JM, et al. Mitral valve repair rates correlate with surgeon and institutional experience. *J Thorac Cardiovasc Surg*. 2014;148:995–1003, discussion 1003–1004.
104. Hussain ST, Idrees J, Brozzi NA, et al. Use of annulus washer after debridement: a new mitral valve replacement technique for patients with severe mitral annular calcification. *J Thorac Cardiovasc Surg*. 2013;145:1672–1674.
105. Glower DD. Surgical approaches to mitral regurgitation. *J Am Coll Cardiol*. 2012;60:1315–1322.
106. Oxorn DC. Intraoperative echocardiography for mitral valve surgery. In: Otto CM, Bonow RO, eds. *Valvular Heart Disease: A Companion to Braunwald's Heart Disease*. Philadelphia: Saunders; 2013:353–374.
107. Bellitti R, Petrone G, Buonocore M, et al. Anatomic reconstruction in degenerative mitral valve bileaflet prolapse: long-term results. *Ann Thorac Surg*. 2014;97:563–568.
108. Kim GS, Lee CH, Kim JB, et al. Echocardiographic evaluation of mitral durability following valve repair in rheumatic mitral valve disease: impact of Maze procedure. *J Thorac Cardiovasc Surg*. 2014;147:247–253.
109. Badhwar V, Rankin JS, Damiano RJ Jr, et al. The Society of Thoracic Surgeons 2017 clinical practice guidelines for the surgical treatment of atrial fibrillation. *Ann Thorac Surg*. 2017;103:329–341.
110. Huffman MD, Karmali KN, Berendsen MA, et al. Concomitant atrial fibrillation surgery for people undergoing cardiac surgery. *Cochrane Database Syst Rev*. 2016;(8):CD011814.
111. Abicht TO, Andrei AC, Kruse J, et al. A simple approach to mitral valve repair: posterior leaflet height adjustment using a partial fold of the free edge. *J Thorac Cardiovasc Surg*. 2014;148:2780–2786.
112. Grady KL, Lee R, Subacius H, et al. Improvements in health-related quality of life before and after isolated cardiac operations. *Ann Thorac Surg*. 2011;91:777–783.
113. Bolling SF, Li S, O'Brien SM, et al. Predictors of mitral valve repair: clinical and surgeon factors. *Ann Thorac Surg*. 2010;90:1904–1912.
114. Mery CM, Nieto RM, De Leon LE, et al. The role of echocardiography and intracardiac exploration in the evaluation of candidacy for biventricular repair in patients with borderline left heart structures. *Ann Thorac Surg*. 2017;103:853–861.
115. Wijdh-den Hamer IJ, Bouma W, Lai EK, et al. The value of preoperative 3-dimensional over 2-dimensional valve analysis in predicting recurrent ischemic mitral regurgitation after mitral annuloplasty. *J Thorac Cardiovasc Surg*. 2016;152:847–859.
116. Lancellotti P, Rosenhek R, Pibarot P, et al. ESC Working Group on Valvular Heart Disease position paper: heart valve clinics: organization, structure, and experiences. *Eur Heart J*. 2013;34:1597–1606.
117. McClure RS, Athanasopoulos LV, McGurk S, et al. One thousand minimally invasive mitral valve operations: early outcomes, late outcomes, and echocardiographic follow-up. *J Thorac Cardiovasc Surg*. 2013;145:1199–1206.
118. Javadikasgari H, Suri RM, Tappuni B, et al. Robotic mitral valve repair for degenerative posterior leaflet prolapse. *Ann Cardiothorac Surg*. 2017;6:27–32.
119. Chatterjee S, Rankin JS, Gammie JS, et al. Isolated mitral valve surgery risk in 77,836 patients from the Society of Thoracic Surgeons Database. *Ann Thorac Surg*. 2013;96:1587–1595.
120. Rankin JS, Badhwar V, He X, et al. The Society of Thoracic Surgeons mitral valve repair/replacement plus coronary artery bypass grafting composite score: a report of the Society of Thoracic Surgeons Quality Measurement Task Force. *Ann Thorac Surg*. 2017;103:1475–1481.
121. Rao RK, Foster E. Rethinking mitral valve surgery during the golden years. *Circulation*. 2013;127:1843–1846.
122. Looi JL, Lee AP-W, Wong RHL, Yu C-M. 3D Echocardiography for traumatic tricuspid regurgitation. *JACC Cardiovasc Imaging*. 2012;5:1285–1287.
123. Otto CM. Surgery for mitral regurgitation. *JAMA*. 2013;310:587.
124. Nishimura RA, Otto CM, Bonow RO, et al. 2017 AHA/ACC focused update of the 2014 AHA/ACC guideline for the management of patients with valvular heart disease: a report of the American College of Cardiology/American Heart Association Task Force on Clinical Practice Guidelines. *Circulation*. 2017;135:e1159–e1195.
125. Wang J, Han J, Li Y, et al. Preoperative risk factors of medium-term mitral valve repair outcome. *Interact Cardiovasc Thorac Surg*. 2014;19:946–954.
126. Herrmann HC. Transcatheter mitral valve repair and replacement. In: Otto CM, Bonow RO, eds. *Valvular Heart Disease: A Companion to Braunwald's Heart Disease*. Philadelphia: Saunders; 2013:341–352.
127. Maisano F, La Canna G, Colombo A, Alfieri O. The evolution from surgery to percutaneous mitral valve interventions. *J Am Coll Cardiol*. 2011;58:2174–2182.
128. Feldman T, Foster E, Glower DD, et al. Percutaneous repair or surgery for mitral regurgitation. *N Engl J Med*. 2011;364:1395–1406.
129. Maisano F, Franzen O, Baldus S, et al. Percutaneous mitral valve interventions in the real world: early and 1-year results from the ACCESS-EU, a prospective, multicenter, nonrandomized post-approval study of the MitraClip therapy in Europe. *J Am Coll Cardiol*. 2013;62:1052–1061.
130. Grayburn PA, Foster E, Sangli C, et al. Relationship between the magnitude of reduction in mitral regurgitation severity and left ventricular and left atrial reverse remodeling after MitraClip therapy. *Circulation*. 2013;128:1667–1674.
131. Mauri L, Foster E, Glower DD, et al. 4-Year results of a randomized controlled trial of percutaneous repair versus surgery for mitral regurgitation. *J Am Coll Cardiol*. 2013;62:317–328.
132. Lesevic H, Karl M, Braun D, et al. Long-term outcomes after MitraClip implantation according to the presence or absence of EVEREST inclusion criteria. *Am J Cardiol*. 2017;119:1255–1261.
133. Lim DS, Reynolds MR, Feldman T, et al. Improved functional status and quality of life in prohibitive surgical risk patients with degenerative mitral regurgitation after transcatheter mitral valve repair. *J Am Coll Cardiol*. 2014;64:182–192.

Chronic Secondary Mitral Regurgitation

134. Hung JW. Ischemic (functional) mitral regurgitation. *Cardiol Clin*. 2013;31:231–236.
135. Chinitz JS, Chen D, Goyal P, et al. Mitral apparatus assessment by delayed enhancement CMR: relative impact of infarct distribution on mitral regurgitation. *JACC Cardiovasc Imaging*. 2013;6:220–234.
136. Onishi T, Onishi T, Marek JJ, et al. Mechanistic features associated with improvement in mitral regurgitation after cardiac resynchronization therapy and their relation to long-term patient outcome. *Circ Heart Fail*. 2013;6:685–693.
137. Van Bommel RJ, Marsan NA, Delgado V, et al. Cardiac resynchronization therapy as a therapeutic option in patients with moderate-severe functional mitral regurgitation and high operative risk. *Circulation*. 2011;124:912–919.
138. Szymanski C, Bel A, Cohen I, et al. Comprehensive annular and subvalvular repair of chronic ischemic mitral regurgitation improves long-term results with the least ventricular remodeling. *Circulation*. 2012;126:2720–2727.
139. Di Salvo TG, Acker MA, Dec GW, Byrne JG. Mitral valve surgery in advanced heart failure. *J Am Coll Cardiol*. 2010;55:271–282.
140. Kainuma S, Taniguchi K, Daimon T, et al. Mitral valve repair for medically refractory functional mitral regurgitation in patients with end-stage renal disease and advanced heart failure. *Circulation*. 2012;126:S205–S213.
141. Fattouch K, Guccione F, Sampognaro R, et al. POINT: Efficacy of adding mitral valve restrictive annuloplasty to coronary artery bypass grafting in patients with moderate ischemic mitral valve regurgitation: a randomized trial. *J Thorac Cardiovasc Surg*. 2009;138:278–285.
142. Chan KMJ, Punjabi PP, Flather M, et al. Coronary artery bypass surgery with or without mitral valve annuloplasty in moderate functional ischemic mitral regurgitation: final results of the Randomized Ischemic Mitral Evaluation (RIME) Trial. *Circulation*. 2012;126:2502–2510.
143. Smith PK, Puskas JD, Ascheim DD, et al. Surgical treatment of moderate ischemic mitral regurgitation. *N Engl J Med*. 2014;371:2178–2188.
144. Michler RE, Smith PK, Parides MK, et al. Two-year outcomes of surgical treatment of moderate ischemic mitral regurgitation. *N Engl J Med*. 2016;374:1932–1941.
145. Kwon MH, Cevasco M, Chen FY. Functional, ischemic mitral regurgitation: to repair or not to repair? *Circulation*. 2012;125:2563–2565.
146. Perrault LP, Moskowitz AJ, Kron IL, et al. Optimal surgical management of severe ischemic mitral regurgitation: to repair or to replace? *J Thorac Cardiovasc Surg*. 2012;143:1396–1403.
147. Lorusso R, Gelsomino S, Vizzardi E, et al. Mitral valve repair or replacement for ischemic mitral regurgitation? The Italian Study on the Treatment of Ischemic Mitral Regurgitation (ISTIMIR). *J Thorac Cardiovasc Surg*. 2013;145:128–139.
148. Acker MA, Parides MK, Perrault LP, et al. Mitral-valve repair versus replacement for severe ischemic mitral regurgitation. *N Engl J Med*. 2014;370:23–32.
149. Goldstein D, Moskowitz AJ, Gelijns AC, et al. Two-year outcomes of surgical treatment of severe ischemic mitral regurgitation. *N Engl J Med*. 2016;374:344–353.
150. Kron IL, Hung J, Overbey JR, et al. Predicting recurrent mitral regurgitation after mitral valve

repair for severe ischemic mitral regurgitation. *J Thorac Cardiovasc Surg*. 2015;149:752–761 e1.
151. Capoulade R, Zeng X, Overbey JR, et al. Impact of left ventricular to mitral valve ring mismatch on recurrent ischemic mitral regurgitation after ring annuloplasty. *Circulation*. 2016;134:1247–1256.
152. Nielsen SL. Current status of transcatheter mitral valve repair therapies: from surgical concepts towards future directions. *Scand Cardiovasc J*. 2016;50:367–376.
153. Pighi M, Estevez-Loureiro R, Maisano F, et al. Immediate and 12-month outcomes of ischemic versus nonischemic functional mitral regurgitation in patients treated with MitraClip (from the 2011 to 2012 Pilot Sentinel Registry of Percutaneous Edge-to-Edge Mitral Valve Repair of the European Society of Cardiology). *Am J Cardiol*. 2017;119:630–637.
154. Auricchio A, Schillinger W, Meyer S, et al. Correction of mitral regurgitation in nonresponders to cardiac resynchronization therapy by MitraClip improves symptoms and promotes reverse remodeling. *J Am Coll Cardiol*. 2011;58:2183–2189.

Acute Mitral Regurgitation

155. Bajaj A, Sethi A, Rathor P, et al. Acute complications of myocardial infarction in the current era: diagnosis and management. *J Investig Med*. 2015;63:844–855.
156. Adamo M, Curello S, Chiari E, et al. Percutaneous edge-to-edge mitral valve repair for the treatment of acute mitral regurgitation complicating myocardial infarction: a single centre experience. *Int J Cardiol*. 2017;234:53–57.
157. Chandrashekar P, Fender EA, Al-Hijji MA, et al. Novel use of MitraClip for severe mitral regurgitation due to infective endocarditis. *J Invasive Cardiol*. 2017;[illegible]

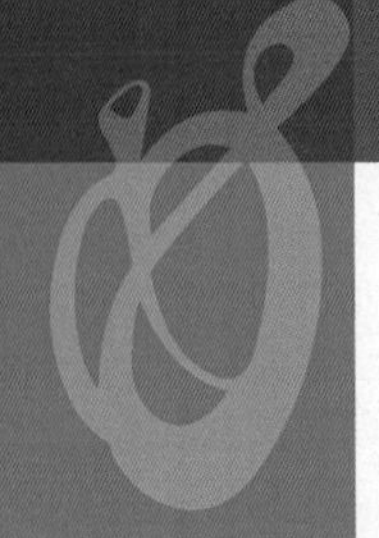

第 70 章　三尖瓣、肺动脉瓣和多瓣膜病变

PATRICIA A. PELLIKKA

三尖瓣狭窄

病因与病理学

尽管风湿性瓣膜病更多累及左心系统，但三尖瓣狭窄的病因大多数仍是风湿性的[1]。其他原因造成的右心房排空障碍很少见，包括先天性的三尖瓣闭锁（见第 75 章）；右心房肿瘤，临床上表现为迅速进展的三尖瓣狭窄（见第 95 章）；器械损伤引起，通常会引起三尖瓣反流，但也会引起三尖瓣融合，引起狭窄。类癌综合征（见第 77 章）或应用麦角相关药物更容易产生三尖瓣反流，但如果严重的话也会造成三尖瓣压差[2]。三尖瓣机械瓣或生物瓣功能不全，包括血栓形成也会导致狭窄。少见情况下，心内膜心肌纤维化、三尖瓣赘生物和心外肿瘤也会引起右心室血流的梗阻。

风湿性三尖瓣病变的患者大多有三尖瓣反流或合并有三尖瓣狭窄及反流。非风湿性的三尖瓣病变很少见，并通常伴有二尖瓣病变（见第 69 章）。许多三尖瓣狭窄的患者也合并有主动脉瓣病变。在尸体解剖中，风湿性心脏病的患者中约 15% 存在三尖瓣狭窄，但只有 5% 的患者存在显著的临床症状。三尖瓣病变较多见于印度、巴基斯坦等赤道附近的发展中国家，而北美洲或西欧的发病则比较少见。解剖学上，风湿性心脏病的三尖瓣狭窄病变与二尖瓣狭窄类似，腱索融合、缩短，瓣叶边缘融合，从而形成中间有固定孔洞的隔膜。但是，瓣膜钙化很罕见。和二尖瓣狭窄一样，三尖瓣狭窄在女性中更为常见。三尖瓣狭窄患者的右心房往往很大，心房壁变厚。患者有明显的充血症状，伴有肝脏脾脏的肿大。

病理生理学

当患者吸气或运动时，跨瓣血流增加，三尖瓣狭窄会造成右心房和心室之间的舒张压梯度增加。一般情况下，存在轻度的压差（即平均压差 5mmHg）就会造成右心房的平均压升高，从而导致体静脉系统的淤血，患者出现颈静脉怒张、腹水和水肿的症状。限制钠盐摄入和利尿剂治疗是有效的。

窦性心律的患者，右心房的 a 波通常很高。静息时，患者的右心输出量减少且运动时也不易提升。左心房压、肺动脉压力及右心室收缩压基本正常或轻度升高，但患者有二尖瓣疾病时例外。

三尖瓣舒张期平均跨瓣压差一般低至 2mmHg，典型的超声心动图表现为瓣叶活动受到限制或形成“穹顶”状，三尖瓣狭窄的诊断就能成立。运动、深吸气和快速液体输注、使用阿托品能显著增加三尖瓣狭窄患者的跨瓣压差。诊断需经胸超声心动图（transthoracic echocardiography，TTE）明确。偶尔也需要进一步的经食管超声心动图（transesophageal echocardiography，TEE）或其他影像学评估。基本上没有必要进行侵入性检查评估。

临床表现与诊断

症状。三尖瓣狭窄的患者因其心输出量降低，常容易导致疲劳，患者也常因肝大、腹水和水肿导致不适（表 70.1）。这些症状继发于全身静脉压升高，其严重程度与呼吸困难程度成正比。有些患者主诉颈部搏动感及不适，这是由于颈静脉搏动（jugular venous pulse，JVP）时巨大的 a 波造成的。少见情况下，由于严重的三尖瓣狭窄阻碍了过多的血流进入肺循环，患者二尖瓣狭窄的症状（如严重呼吸困难、阵发性夜间呼吸困难）可能被掩盖。如果患者有明确的二尖瓣狭窄，但肺循环淤血的症状不明显的话，需要警惕三尖瓣狭窄的可能。

体格检查。三尖瓣狭窄的患者常常合并有二尖瓣狭窄，两者的体征也比较类似。三尖瓣狭窄的体征比较细微，确诊还需要依靠超声心动图。通常情况下，三尖瓣狭窄的体征会被二尖瓣狭窄的体征所掩盖，后者发病更加常见，杂音也更响亮。因此临床上对三尖瓣狭窄还需要保持更高的警惕。对于窦性心律的患者，颈静脉搏动的 a 波更高，并伴有明显的收缩期前的肝脏搏动。静脉压波形的 y 降支下降速度缓慢。患者的肺野清晰，尽管存在颈静脉充盈、腹水和水肿，患者仍会在卧位时感觉更舒适。如果一个二尖瓣狭窄的患者存在颈静脉搏动，但临床上没有肺动脉高压的证据，此时就要怀疑三尖瓣狭窄。如果合并有胸骨左下缘的舒张期震颤时，并且吸气时震颤增强，更要高度的怀疑。

听诊时，二尖瓣狭窄的杂音更为明显，常常会掩盖伴发的三尖瓣狭窄微弱的体征。可以听见三尖瓣的开瓣音，但这很难和二尖瓣开瓣音进行区分。三尖瓣的开瓣音往往在二尖瓣开瓣音之后，位于胸骨左缘下方，而二尖瓣开瓣音则位于心尖，更明显且传导更加广泛。三尖瓣狭窄的舒张期杂音最常位于胸骨左下缘的第四肋间处，相较于二尖瓣狭窄，杂音更为柔和、高调，持续时间也短。三尖瓣狭窄的杂音位于收缩期前，性质表现为粗糙且递增，至第一心音前减弱。三尖瓣狭窄的杂音和开瓣音会在跨瓣血流增加时增强，包括吸气、Müller 吸气（关闭声门强行吸气）、右侧卧位、抬腿、吸入亚硝酸戊酯、蹲下、运动等。同时，在患者呼气或进行 Valsalva 动作时，杂音和开瓣音都会减轻，Valsalva 动作结束即恢复往常（2~3 个心搏内）。

心电图。如果心脏瓣膜病的患者存在三尖瓣狭窄且不合并房颤时，心电图表现为明显的右心房扩大（见 12 章）。Ⅱ导联和 V_1 导联 P 波增高，超过 0.25mV。由于大多数三尖瓣狭窄的患者合并有二尖瓣的病变，心电图可表现为双心房的扩大。由于右心房扩大，可能导致 V_1 导联 QRS 波振幅降低。

表 70.1 风湿性三尖瓣狭窄的临床特点和实验室检查

病史
进行性疲劳、水肿、厌食
端坐呼吸少见,阵发性夜间呼吸困难
三分之二的患者有风湿性发热
女性多见
肺水肿咯血比较少见
体格检查
多瓣膜病变的体征
胸骨左下缘舒张期隆隆样杂音,吸气时增强
常合并有二尖瓣狭窄的体征
周围性发绀
颈静脉扩张,有明显的 a 波,y 降支下降速度缓慢
没有右心室抬举感
合并有二尖瓣和主动脉瓣疾病的相关杂音
肝脏搏动
腹水,周围水肿
医学影像学表现
心电图:右心房 P 波高尖,没有右心室肥大
胸片:右心房扩大,但无肺动脉段扩大
超声心动图:三尖瓣瓣叶舒张期隆起,瓣膜增厚。舒张期三尖瓣跨瓣压差,右心房增大

引自 Ockene IS. Tricuspid valve disease. In Dalon JE, Alpert JS, editors. Valvular Heart Disease. 2nd ed. Boston: Little Brown; 1987, pp 356, 390.

放射影像检查。胸片的主要表现为心脏肥大,以右心房最为显著(右心缘突出),同时也可能导致上腔静脉和奇静脉扩张,但不会有肺动脉的扩张。由于存在三尖瓣狭窄,患者原有的二尖瓣病变的肺部表现可能会减轻,少有或不伴有胸腔积液及肺淤血,但存在左心房扩大的征象。

心脏磁共振和 CT 检查也可以发现狭窄的三尖瓣,同时也可以据此测量右心房和右心室的容积。

超声心动图

对于确诊或疑似有风湿性瓣膜病的患者或其他可能导致多瓣膜病变的患者,在做超声心动图检查时都应该仔细检查三尖瓣的情况。风湿性三尖瓣狭窄时,三尖瓣在超声心动图下的表现与风湿性二尖瓣狭窄类似(见 14 章)[3]。二维超声可以观察到舒张期瓣叶的隆起(见图 14.51),瓣叶间增厚粘连,瓣叶顶部间距缩短,三尖瓣口直径变小。同时,超声心动图还应该仔细评估瓣叶的连接处、瓣叶解剖以及瓣下结构,因为这些检查结果决定了后续的治疗。经食管超声可以更清楚地看到瓣膜结构的细节。相较于二维超声,多普勒超声对于三尖瓣狭窄严重程度的评估更具优势。在三尖瓣狭窄的患者中,多普勒超声可以看到前向血流缓慢的延长,并对三尖瓣狭窄及伴随的反流进行量化评估,检查结果与心导管检查的结果基本一致。因此可以基本代替心导管检查。瓣口面积小于 $1cm^2$ 提示为严重的三尖瓣狭窄。压力半衰期一般大于 190ms,伴有右心房及下腔静脉的扩张。三尖瓣的跨瓣压差可随心率产生变化,但一般压差大于 5mmHg 提示存在显著的三尖瓣狭窄[4]。三维超声可以更加细致的评估三尖瓣的形态,既可以看到三尖瓣的整体结构,对于三个瓣叶也能清晰的显示[3]。

心导管检查

对于三尖瓣狭窄的患者,很少需要进行侵入性的心导管检查。但对于部分有症状的患者,体格检查和无创检查不一致时,仍需要进行心导管检查。还有少部分患者因为其他的适应证也需要侵入性的导管检查。检查时可以使用两根导管,或者使用一根双腔导管,使得两个管腔位于三尖瓣的两侧,这样就能同时记录右心房和右心室的压力。

治疗

严重的三尖瓣狭窄患者根本的治疗方法就是外科手术,但严格的限盐和利尿治疗可以显著改善水钠潴留引起的症状。如果患者合并房颤,应该控制心室率从而增加舒张期的充盈。对手术患者进行预防性的利尿,可以减少肝脏淤血,改善肝功能,从而减少手术风险。

大多数的患者因同时合并其他瓣膜病变而需要外科手术。当二尖瓣修补或置换的患者同时合并有三尖瓣狭窄,且舒张期跨瓣压差大于 5mmHg,三尖瓣瓣口面积小于 $2cm^2$ 时,需要同时对三尖瓣进行手术。有时,患者的手术方案需要根据手术中的实际情况才能最终决定。

由于三尖瓣狭窄的患者多数合并有三尖瓣的反流,因而简单的瓣叶分离术并不能有效改善患者的血流动力学,反而会使严重的三尖瓣狭窄变为三尖瓣反流。对于严重的三尖瓣狭窄患者行瓣叶分离术或瓣口增大术,使得三尖瓣变为功能性的二叶瓣,这样可以使患者得到改善。与此同时,如果合并有瓣环的扩张,还需要同时进行瓣环成形术[5]。手术中,需要打开三尖瓣前叶和隔叶、后叶和隔叶间的粘连,但前叶和后叶间的粘连不能打开,因为这会造成严重的三尖瓣反流。如果瓣膜分离术不能使患者的三尖瓣功能得到恢复的话,就需要行瓣膜置换术。和主动脉瓣或二尖瓣相比,三尖瓣置换术后发生血栓的风险要高得多,因此使用生物瓣比机械瓣更为合适。三尖瓣球囊扩张是可行的,但效果有限并容易导致严重的三尖瓣反流。极少部分没有三尖瓣反流的患者可以考虑这项手术,但缺乏长期随访的结果。因此,外科手术似乎更为合适。

三尖瓣反流

病因与病理学

许多右心和三尖瓣结构正常的患者在行超声检查的时候,常能发现轻中度的三尖瓣反流。这一般不会造成后果,而且一般情况下不会加重。但与此同时,其他一些原因会引起严重的三尖瓣反流。大多数引起三尖瓣反流的病因都不是瓣膜本身的结构异常(原发性三闭)所造成的,而是由于右心室和三尖瓣环扩大造成的功能性三尖瓣反流[6-8](见表 70.2 及图 14.52)。一些疾病,如房间隔缺损、肺静脉异位引流等会造成右心系统容量负荷过重,从而造成右心扩大。同时,一些心肺血管疾病也会造成右心室后负荷增加。所以,许多二尖瓣疾病的患者[8,9]、急慢性肺栓塞的患者以及慢性阻塞性肺部疾病的患者往往都存在着继发性的三尖瓣反流。一般而言,右心室收缩压大于 55mmHg 可导致功能性的三尖瓣反流。此外,右心室心肌梗死、部分先天性心脏病(如肺动脉狭窄、继发于艾森门格综合征的肺动脉高压等,见第 75 章)、原发性肺动脉高压(见第 85 章)、肺心病等都可能导致二尖瓣反流。在婴

表 70.2 单纯三尖瓣反流的原因和机制

病因			
瓣膜解剖异常			
风湿性			
非风湿性			
感染性心内膜炎			
埃布斯坦畸形			
三尖瓣脱垂			
先天性(非埃布斯坦畸形)			
肿瘤性			
乳头肌功能失调			
创伤			
结缔组织疾病(马方综合征)			
类风湿关节炎			
辐射损伤			
瓣膜解剖正常(功能性瓣环扩张)			
右心室收缩压增高			
慢性心房颤动			
限制性心肌病			
机制			
病因	瓣叶面积	瓣环直径	瓣叶反流
脱垂	↑	↑	正常
埃布斯坦畸形	↑	↑	异常
肺高压/右心室高压	↓/正常	↑	正常
类癌	↓/正常	正常	正常
风湿病	↓/正常	正常	正常
感染性心内膜炎	↓/正常	正常	正常

引自 Waller BF. Rheumatic and nonrheumatic conditions producing valvular heart disease. In Frankl WS, Brest AN, editors. Cardiovascular Clinics. Valvular Heart Disease: Comprehensive Evaluation and Management. Philadelphia: FA Davis; 1989, pp 35, 95.

儿中,新生儿肺部疾病以及婴儿肺动脉高压引起的右心室功能衰竭时,也会发生三尖瓣反流。在上述病因中,三尖瓣反流反映了严重的右心室功能衰竭,反过来也加重了右心衰竭。当患者经过抗心衰治疗后,右心室扩大得以改善时,功能性的三尖瓣反流也会减少或消失。马方综合征的患者瓣环扩大,也会导致三尖瓣反流,但不会合并有肺动脉高压导致的右心室扩大。

各种疾病也会直接损伤三尖瓣及其附属结构,直接导致三尖瓣反流(原发性三闭)[1,10]。原发性的三尖瓣反流可以由先天性心脏病引起(见 75 章),例如埃布斯坦畸形、房室管畸形、室间隔动脉瘤形成累及三尖瓣、纠正性大动脉转位等。也有一部分患者是单纯的先天性的三尖瓣反流。风湿热也可以直接损害三尖瓣,造成瓣叶和腱索的瘢痕挛缩,限制瓣叶的活动,从而引起三尖瓣的反流或反流伴狭窄。风湿热也常常累及二尖瓣以及主动脉瓣。

三尖瓣反流也可由三尖瓣脱垂引起,患者的瓣膜和腱索发生黏液样变性,这些患者通常也合并有二尖瓣脱垂。二尖瓣脱垂的患者中有大约 20% 合并有三尖瓣脱垂,但与二脱相比,三脱的诊断标准尚不明确。三尖瓣脱垂也可能与房间隔缺损有关。

还有一种三尖瓣反流的原因是永久性起搏器或除颤器导线对三尖瓣瓣叶造成的变形,这在临床上越来越常见[11]。心内膜下心肌活检也可能损伤三尖瓣及瓣下结构。

类癌综合征的也常常造成三尖瓣反流或三尖瓣狭窄合并反流(见图 70.1 及图 14.53),在这些患者中,纤维组织局限或弥漫性的沉积于心内膜上,累及瓣叶、心腔、大静脉及冠状窦。白色纤维状的类癌斑块广泛沉积于右心内,常见位置是三尖瓣的心室面,使得瓣叶的尖端黏附于右心室下壁,这造成了三尖瓣的反流。服用药物增加血清 5-羟色胺水平或 5-羟色胺受体激动剂也会产生类似的病理过程。这些药物包括治疗厌食症的药物氟苯拉明和苯丁胺、用于治疗偏头痛的麦角衍生物(麦角胺、麦角新碱)以及治疗帕金森病的药物(培高利特,卡麦角林)、合成兴奋剂和致幻剂 3,4-亚甲基二氧基甲基苯丙胺(摇头丸)。

三尖瓣反流的其他病因包括外伤(贯穿伤或非贯穿伤)[12]、扩张型心肌病、感染性心内膜炎,尤其是静脉吸毒引起的葡萄球菌心内膜炎。在热带非洲,心内膜心肌纤维化造成的三尖瓣瓣叶和腱索的缩短是造成三尖瓣反流的重要原因。还有一些罕见的病因包括心脏肿瘤(尤其是右心房黏液瘤)、心内膜心肌纤维化、甲巯咪胍引起的瓣膜病以及系统性红斑狼疮累及三尖瓣等。

临床表现与诊断

三尖瓣反流的分期见表 70.3[13]。

症状。如果不合并有肺动脉高压或右心室功能衰竭的话,患者往往对三尖瓣反流有着比较好的耐受性。一旦三尖瓣反流合并有肺动脉高压,患者的心输出量下降,右心功能衰竭加剧。因此,三尖瓣反流的症状主要来自心输出量下降以及腹水、肝脏淤血疼痛以及严重的水肿。偶尔也有患者主诉颈部的搏动感,这是由于颈静脉扩张造成的,也有患者主诉有眼球的收缩搏动。对于那些三尖瓣反流合并二尖瓣病变的患者,后者的症状更为显著。肺淤血的症状可能会因三尖瓣反流而减轻,但患者也容易出现虚弱、疲劳等心输出量下降的症状。

体格检查。对于一些严重的三尖瓣反流患者,体检时常常会发现恶病质、发绀以及黄疸。房颤很常见,颈静脉怒张也较为多见,正常的 x 波下降支消失,收缩期出现一个突出的波形 c-v 波(或 s 波)。Y 波下降支的波形变得陡峭,并成为主要波形,但合并三尖瓣狭窄的患者例外。严重的三尖瓣反流患者会在颈部触及震颤并闻及杂音。右心室搏动呈高动力性增强。早期患者常出现肝脏收缩期搏动,但慢性三尖瓣反流患者因长期肝淤血而出现肝硬化,肝脏质地变硬而缺乏上述体征。腹水和水肿也很常见。

听诊时,轻度三尖瓣反流的杂音很微弱,持续时间也短。如果三尖瓣反流不合并有肺动脉高压(如感染性心内膜炎或创伤),杂音的程度较低且局限于收缩期的前半程。而当三尖瓣反流加重时,听诊时可闻及起源于右心室的第三心音 S_3,且吸气时加重。但三尖瓣反流继发于肺动脉高压时,P_2 心音增强,杂音高调且贯穿收缩期全程,最响处位于胸骨旁第四肋间(偶尔剑突下最响)。但右心室极度扩大造成心脏转位时,杂音可能位于心尖部,这就很难和二尖瓣反流的杂音进行区分。

收缩期杂音,在呼吸时增强,这对三尖瓣反流的诊断很有帮助。杂音在吸气时增强(Carvallo 征),因为在吸气时,右心室容量增大,三尖瓣环也相应地增大,因而反流口面积和反流量也相应增大[14]。由于患者处于卧位或坐位时,心室容量增大不明显,上述体征只有患者在立位时引出。在患者进行 Müller 动作(见前)、运动、抬腿及按压肝脏时,杂音也会增强。在进行 Valsalva 动作且患者处于立位时,杂音的程度和持续时间都会减少,但 Valsalva 动作结束后,杂音迅速增强。在舒张期,跨三尖瓣的心房心室间血流增加,在胸骨左缘第三心音后可能出现一个短促的

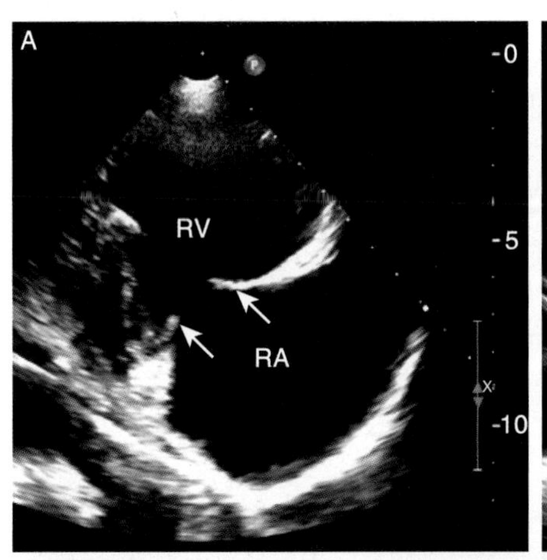

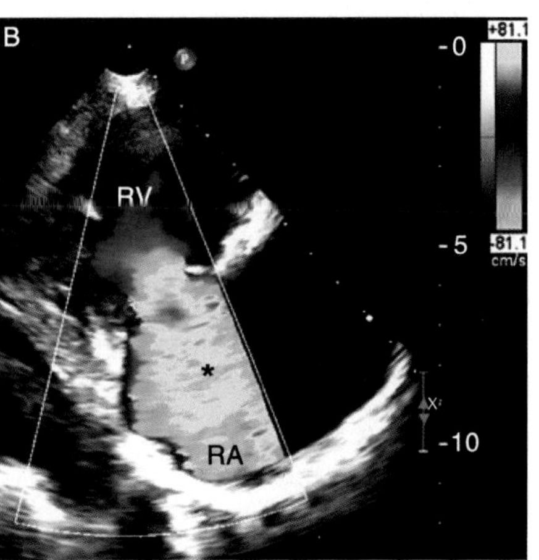

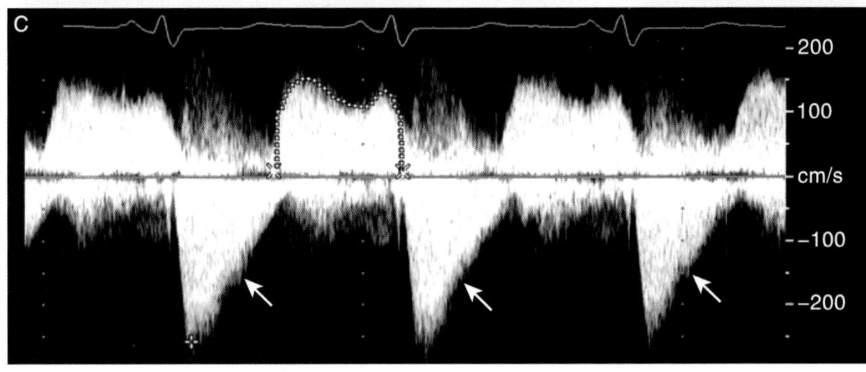

图 70.1 一个类癌性心脏瓣膜患者三尖瓣的超声心动图检查。A，二维超声胸骨旁长轴面，收缩中期的三尖瓣明显增厚以及瓣叶挛缩（箭头处），导致其关闭不全。B，彩色多普勒超声胸骨旁长轴面，可见收缩中期的三尖瓣大量反流，反流的血流占据整个右心房，考虑为重度的三尖瓣反流（RA，右心房；RV，右心室）。C，连续多普勒成像，CW 波形表现为致密的收缩期三角形的三尖瓣反流，考虑重度三闭（箭头处）。轻中度的三尖瓣反流则表现为类似于抛物线样的波形。（引自 Luis SA，Pellikka PA. Carcinoid heart disease：diagnosis and management. Best Pract Res Clin Endocrinol Metab，2016；30：149.）

表 70.3 三尖瓣反流的分期

分期	名称	瓣膜解剖	瓣膜的血流动力学	血流动力学检查	症状
A	存在三尖瓣反流的危险因素	原发性： 轻度风湿病改变 轻度脱垂 其他（如 IE 赘生物、早期类癌沉积和辐射） 瓣环相关： 右心室起搏器 ICD 导线 心脏移植术后（活检相关） 功能性： 正常 早期瓣环扩张	无或轻微的三尖瓣反流	无异常	无症状或左心、肺/肺血管疾病的相关症状
B	进展性三尖瓣反流	原发性： 进行性的瓣叶损伤 中重度脱垂，腱索断裂 功能性： 早期轻度瓣环扩张，瓣叶受牵拉	轻度的三尖瓣反流： 中央空面积<5cm^2 缩脉不确定 CW 波形致密且抛物线形 肝静脉血流收缩期明显 中度的三尖瓣反流： 中央空面积 5~10cm^2 缩脉不确定，宽度<0.70cm CW 波形致密且轮廓发生变化 肝静脉血流收缩期变钝	轻度的三尖瓣反流： 右心房/右心室/下腔静脉大小正常 中度的三尖瓣反流： 无右心室扩大 右心房正常或轻度扩大 下腔静脉正常或轻度扩大，但呼吸相的变化正常 右心房压正常	无症状或左心、肺/肺血管疾病的相关症状
C	无症状的，严重的三尖瓣反流	原发性： 连枷瓣或瓣叶严重变形 功能性： 瓣环重度扩大（>40mm 或 21mm/m^2） 瓣叶明显受牵拉	重度的三尖瓣反流： 中央空面积>10cm^2 缩脉宽度>0.70cm CW 波形致密且波形为锋利的三角形 肝静脉血流收缩期逆流	右心房/右心室/下腔静脉扩张 下腔静脉呼吸相的变化减少 右心房压增高出现 c-v 波 舒张期或可见室间隔摆动	无症状或左心、肺/肺血管疾病的相关症状

续表

分期	名称	瓣膜解剖	瓣膜的血流动力学	血流动力学检查	症状
D	有症状的,严重的三尖瓣反流	同C期相同	同C期相同	同C期相同 右心室收缩功能明显下降	疲劳,心悸,呼吸困难,腹胀,食欲减退,水肿

为了评估三尖瓣反流的严重程度,提供了几个瓣膜血流动力学的标准。但并非所有患者中都会出现上述全部标准。对三尖瓣反流轻度、中度和重度的还依赖于影像质量和临床的综合评估。

CW,连续波;ICD,植入性心脏除颤器;IE,感染性心内膜炎。

引自 Nishimura RA, Otto CM, Bonow RO, et al. 2014 AHA/ACCF guideline for the management of patients with valvular heart disease: a report of the American College of Cardiology Foundation/American Heart Association Task Force on Practice Guidelines. J Am Coll Cardiol 2014;63:e57.

舒张早期隆隆音。和二尖瓣脱垂一样,三尖瓣脱垂也会引起收缩期喀喇音和收缩晚期的杂音。三尖瓣脱垂患者的这些体征在胸骨左缘较低的位置更为清晰。在吸气时,喀喇音会延后,而杂音的强度增强,持续时间缩短。

心电图。三尖瓣反流的心电图表现往往是非特异性的,因引起三尖瓣反流的原发病的变化而变化。不完全右束支传导阻滞、V_1 导联的 Q 波和房颤都比较常见。

放射影像检查。功能性三尖瓣反流的患者胸片可以看到明显的心脏肥大,以右心房为甚。右心房压力的增高会使奇静脉扩张并引起胸腔积液。腹水可能引起膈肌上抬。透视时可发现收缩期右心房搏动。

超声心动图

超声心动图检查的目的是评估三尖瓣反流的严重程度,测定肺动脉的压力和评价右心室功能[6,15](见 14 章)。对于那些三尖瓣环扩大的继发性三尖瓣反流患者,超声心动图可以发现患者的右心房、右心室及三尖瓣环显著扩大[15-17]。可以看到右心室因扩大及负荷过重而在室间隔出现矛盾运动,这和房间隔缺损类似。埃布斯坦畸形患者三尖瓣活动幅度增大,闭合延迟。黏液样变性引起的三尖瓣脱垂也能被超声心动图容易的发现。许多类癌性心脏病的患者都应该行超声心动图检查,尤其是多普勒超声来评估三尖瓣反流(见图 70.1)。超声心动图对于那些服用药物增加血清 5-羟色胺水平或 5-羟色胺受体激动剂的患者也会有类似的发现。心内膜炎的患者在超声心动图检查时可能看到瓣膜上的赘生物或连枷瓣。经食管超声观三尖瓣反流更为清晰。多普勒超声对于观察三尖瓣反流时的血流更为敏感,和二尖瓣反流一样,可以对三尖瓣反流进行量化评估[14,17,18]。

心脏磁共振成像

对于功能性的三尖瓣反流患者,心脏磁共振能够对右心室、三尖瓣环和瓣叶间的关系进行三维且有效的评估[19,20]。

血流动力学检查

无论是三尖瓣原发病变还是继发于右心室收缩负荷过重,三尖瓣反流的患者右心房和右心室舒张末期压力通常都会升高。右心房压可以看到 x 波消失,取而代之的是明显的 v 波或 c-v 波(心房心室化)。一般只有中重度三尖瓣反流才会有上述表现。随着三尖瓣反流的逐渐加重,右心房的压力波形越来越和右心室相似。深呼吸时右心室压力不变或增大而不是通常的下降,这是三尖瓣反流的特征[21]。测定肺动脉(或右心室)收缩期压力有助于判断三尖瓣反流是原发性的还是继发于右心室扩大。肺动脉或右心室收缩压小于 40mmHg 时考虑原发性三尖瓣反流,,而压力大于 55mmHg 时则提示继发性三尖瓣反流。

治疗

对于不伴有肺动脉高压的三尖瓣反流,患者一般开始时耐受良好且无需手术干预。但是随着三尖瓣反流的加重或持续,最终会造成右心功能衰竭,这时就需要适时考虑手术(见第 72 章)。肺动脉高压引起的功能性三尖瓣反流往往出现心力衰竭且预后不佳[22,23](见第 85 章)。

随着瓣环成形术的发展进步,无论是否使用人工瓣环,继发于瓣环扩张的引起三尖瓣反流外科手术治疗都取得了长足的进步[5,24]。瓣膜修复的比率不断增高,尤其在过去十年中。由于三尖瓣病变往往合并有其他瓣膜病变,因此在北美,三尖瓣手术在所有瓣膜手术中位列第三[8]。三尖瓣修补术占所有三尖瓣手术的 73%。对于三尖瓣人工瓣膜置换术而言,医生们越来越多的使用生物瓣,这一比例占到了所有三尖瓣置换术的 46%[25]。对于二尖瓣手术的患者,常常会因为肺动脉高压继发三尖瓣反流,因此有必要评估三闭的严重程度。必须明确三尖瓣反流是否继发于肺动脉高压,瓣膜的结构是否正常,患者是否是继发于其他疾病。轻度三尖瓣反流且没有瓣环扩张的患者不需要外科手术,当二尖瓣手术成功后,肺血管压力下降,轻度的三尖瓣反流也会消失。但是,如果三尖瓣环扩大的话,轻度的三尖瓣反流也需要手术修复,因为不治疗的话三尖瓣反流可能会进展加重[26]。

有医生报道了轻中度三尖瓣反流的患者接受了瓣环后部的缝合术并取得了非常好的效果。但是,重度三尖瓣反流的患者仍需要人工瓣环进行成形[24,27]。从美国心胸外科医师协会(Society of Thoracic Surgeons, STS)的数据上看,手术的死亡率由 2000 年的 10.6%下降至 2010 年的 8.2%,但手术的并发症增加[8]。伴随外科手术的进行,患者可能出现肝肾功能不全,术前的身体基础状况决定了手术风险[8,19,28]。再次手术会使住院期间的死亡率增加到 13.9%,但患者的心功能状况会得到改善[29]。三尖瓣瓣环成形术后残留的三尖瓣反流程度主要由术前三尖瓣瓣叶受牵拉的程度决定[27,30]。如果在手术台上,通过经食管超声的评估,上述的手术方法都不能在功能上取得满意的结果,就需要使用生物瓣行三尖瓣人工瓣膜置换术。目前有多种方法或装置可以经导管对三尖瓣进行修补或置换,这是可行的,相关临床试验也正在进行中[31,32](见第 72 章)。

当器质性三尖瓣疾病(如埃布斯坦畸形或类癌性心脏病)的三尖瓣反流严重到需要手术时,采用的往往是三尖瓣置换术。相较于主动脉瓣或二尖瓣而言,三尖瓣机械瓣发生血栓的风险要高得多,可能的原因是右心系统的压力和流速要低得多。所以成人三尖瓣置换时最好使用生物瓣。生物瓣的耐久性可以达到十年以上。由于仍然存在发生血栓的可能,类癌性心脏病患者在三尖瓣生物瓣置换术后仍需要接受口服维生素 K 拮抗剂的治疗[33]。

静脉吸毒者的三尖瓣心内膜炎的治疗非常困难(见第73章),三尖瓣完全切除后不植入人工瓣似乎是可行的,因为这类患者通常没有肺高压,所以或能耐受。应该由一个团队来制定治疗决策,包括心脏病学、心外科手术及传染病学的专家组成。病变的瓣膜组织应该完全切除以根治心内膜炎,之后还要持续使用抗生素治疗。如果严重三尖瓣反流没有得到治疗的话,最终还是会发生右心功能衰竭。如果瓣膜切除后数月患者的感染得到控制后,可以选择植入生物瓣膜。

肺动脉瓣狭窄

病因与病理学

先天性肺动脉瓣狭窄是最常见的病因(见第75章),估计世界范围内的发生率约为0.5/1 000,而亚裔的发病率更高[34]。Noonan综合征、法洛四联症、Williams综合征及其他一些先天性心脏病患者也会合并有肺动脉瓣狭窄,肺动脉瓣畸形包括两叶的、不分叶的、缺如的或混合性的。风湿感染累及肺动脉瓣非常罕见,也很少造成严重的畸形,患者往往同时也有其他瓣膜受累及。类癌性心脏病常常会累及肺动脉瓣,所形成的斑块与三尖瓣病变类似,恶性类癌性心脏病患者常在右心室流出道发现斑块。斑块会造成肺动脉环的回缩变小及瓣叶的融合,造成肺动脉瓣狭窄合并反流(见图70.2)[35]。造成肺动脉伴狭窄的另一个原因是心脏肿瘤或主动脉窦瘤的外源性压迫。

临床表现

严重的肺动脉瓣狭窄才会出现症状,如疲劳、呼吸困难、运动后的晕倒或晕厥,最后都会发展为右心衰竭。肺动脉瓣狭窄的收缩期喷射样杂音可在胸骨左缘第二肋间听诊,随吸气增强。随着肺动脉瓣狭窄的逐渐加重,喷射性喀喇音逐渐向第一心音 S_1 靠拢,直至完全消失。严重肺动脉瓣狭窄患者的颈静脉搏动a波高尖,并可触及右心室抬举。

治疗

先天性肺动脉瓣狭窄的患者当狭窄严重或出现症状时,可以使用球囊扩张进行治疗。类癌性心脏病患者累及肺动脉瓣造成肺动脉瓣狭窄合并反流时,可以考虑肺动脉瓣置换及补片成形术。这一术式越来越广泛的适用于肺动脉瓣狭窄、闭锁及反流的患者[36](见72章)。外科手术治疗的长期疗效都非常不错[37]。

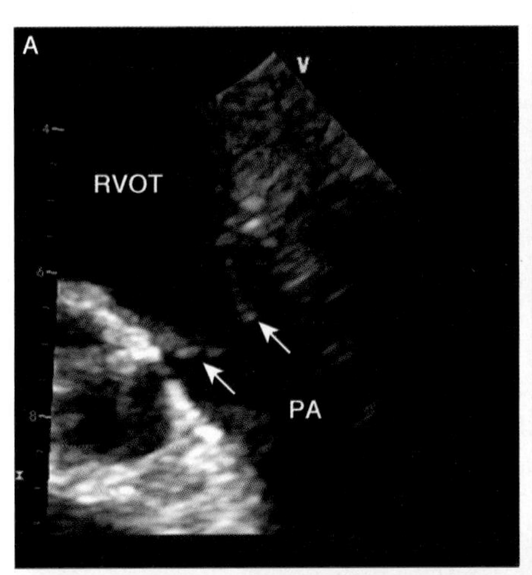

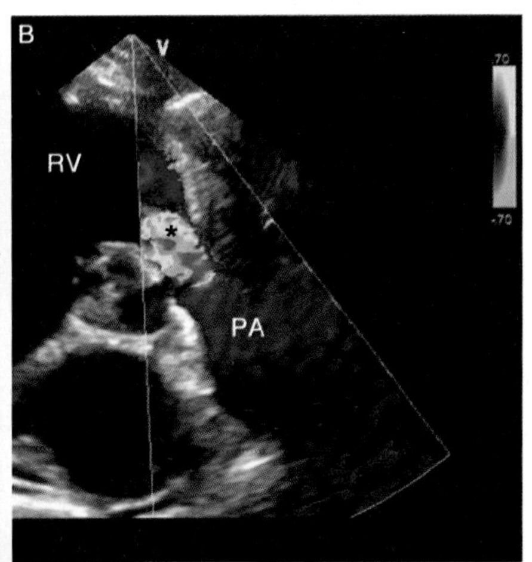

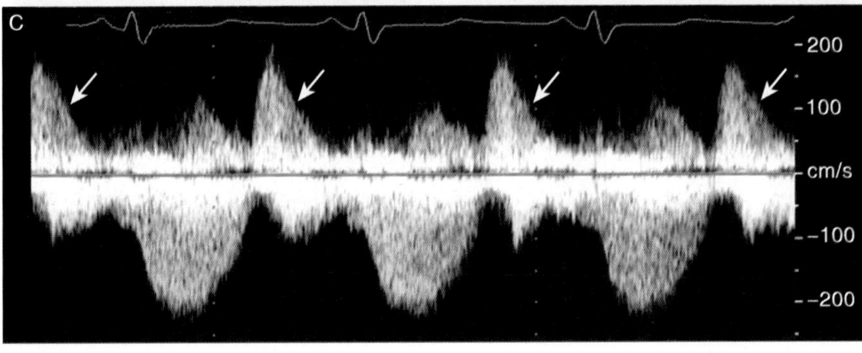

图70.2 类癌性心脏病患者肺动脉瓣的经胸超声影像。A,二维超声胸骨旁短轴主动脉瓣水平的影像,肺动脉瓣长轴在舒张中期,肺动脉瓣叶显著增厚回缩(箭头所指)导致瓣叶关闭不全。B,彩色多普勒超声在同一界面的影像,可以看到广泛的反流充满了右心室流出道。考虑重度肺动脉瓣反流。RV,右心室。PA,肺动脉。C,连续多普勒成像,跨肺动脉瓣波形表现为致密的肺动脉瓣舒张期反流波,在舒张期结束前回到基线,由重度肺动脉瓣反流引起(箭头)。(引自Luis SA, Pellikka PA. Carcinoid heart disease: diagnosis and management. Best Pract Res Clin Endocrinol Metab 2016;30:149.)

肺动脉瓣反流

病因与病理学

肺动脉瓣反流可以由肺动脉高压(任何原因)引起的瓣环扩张或肺动脉扩张导致。心内膜炎也会累及肺动脉瓣,造成瓣膜关闭不全。由于现在很多先天性心脏病的患者都存活到了成年期(见第75章),很多法洛四联症的外科手术后患者(图70.3)或经导管治疗的先天性肺动脉瓣狭窄的患者(见图14.54)都会残留有肺动脉瓣反流,一般这些患者都是年轻人。各种损伤因子直接作用于肺动脉瓣也会造成反流。先天性畸形包括瓣叶缺如、畸形、穿孔或增多。这些畸形可孤立发生,更多情况下则是先天性心脏病的一部分,尤其多见于法洛四联症、室间隔缺损及肺动脉瓣狭窄的患者。少见的病因包括创伤、类癌性心脏病瓣叶增厚挛缩造成关闭不全合并狭窄(见图70.2)、风湿病、肺动脉导管介入时的医源性损伤、梅毒及胸部创伤。

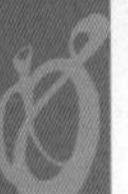

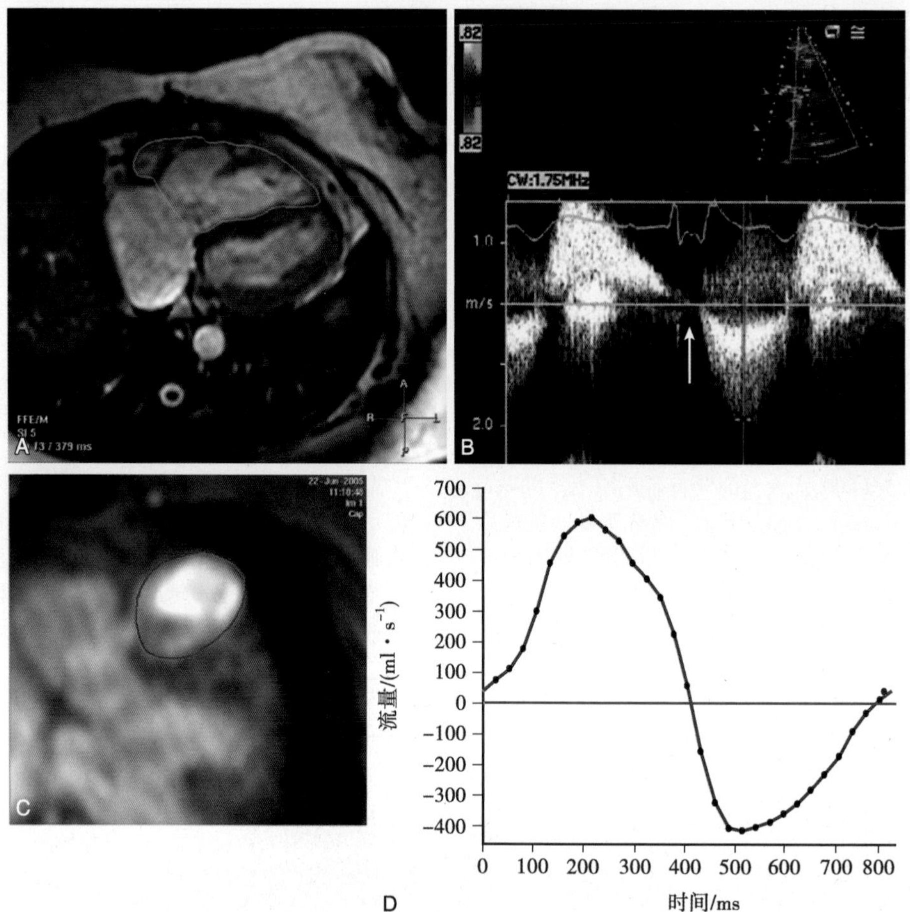

D

图 70.3 40 岁的女性患者,因法洛四联症于儿童时进行了外科手术。心脏磁共振及经胸多普勒超声进行检查。患者没有临床症状,但超声心动图提示右心室显著增大。A,磁共振可见右心室增大(绿圈区域),右心室收缩末容积为 444ml。B,多普勒追踪提示舒张期致密信号,在舒张末期急速下降至基线(箭头所指)。C,磁共振肺动脉血流检查,肺动脉区域以红圈标注。D,C 中所标注区域的肺动脉血流图,可见同时存在前向和逆向的血流。右心室每搏输出总量为 245ml,前向血流 98ml,反流分数 67%

临床表现

三尖瓣反流的患者中,孤立性的肺动脉瓣反流造成的右心室容量负荷过重往往症状不明显,患者可以耐受很多年,但合并有肺动脉高压者例外。肺动脉高压时,肺动脉瓣反流会加重右心功能不全。感染性心内膜炎患者的肺动脉瓣反流由细菌性肺栓塞及肺高压造成,表现为严重的右心衰竭。大多数患者的症状来自原发疾病,从而掩盖了肺动脉瓣反流的症状。

体格检查。右心室呈现出高动力状态,因而在胸骨左缘可触及收缩期搏动,同时由于肺动脉扩张,左侧第二肋间也可触及搏动。上述区域或可触及收缩期及舒张期震颤。肺动脉高压及继发性肺动脉瓣反流的患者,于第二肋间隙或可触及反流的肺动脉瓣关闭。

听诊。先天性肺动脉瓣缺如的患者听诊时 P_2 可未及,但继发于肺动脉高压的肺动脉瓣反流患者 P_2 增强。右心室射血时间延长以及射血量的增大导致的 S_2 分裂可闻及。可以闻及非瓣膜性的收缩期喀喇音,这是由于右心室扩大及射血量增多,肺动脉瓣突然开放引起的,常伴有收缩中期的喷射性杂音,左侧第二肋间最为清晰。还可闻及右心室产生的第三心音 S_3 及第四心音 S_4,位于胸骨左缘第四肋间,吸气时增强。

没有肺动脉高压时,肺动脉瓣反流患者其舒张期杂音较低钝,在胸骨左缘第三四肋间听诊最为清楚。反流的杂音反映了舒张期肺动脉到右心室的压力差,由于这一压差与左心系统相比要小得多,因此肺动脉瓣反流的杂音与主动脉瓣反流相比不容易闻及。肺动脉瓣反流的杂音开始于肺动脉及右心室压力阶差出现变化时,大约为 P_2 后的 0.04 秒。吸气时杂音增强。

当收缩期肺动脉压大于 55mmHg 时,肺动脉环扩张会导致高速的反流,可闻及肺动脉瓣反流的杂音或 Graham Steell 杂音。杂音性质为高调、吹风样,逐渐减弱,开始于 P_2 后即刻,于胸骨左缘二、四肋间听诊最为清晰。尽管与主动脉瓣反流的杂音类似,但患者往往伴有严重的肺动脉高压,P_2 增强或与 S_2 融合,有喷射音以及收缩期三尖瓣反流的杂音,脉压不增宽。偶尔也会闻及收缩期前的杂音,这是由于舒张期穿过三尖瓣的血流增多引起的。

继发于肺动脉高压的肺动脉瓣反流杂音在吸气时增强,在做 Valsalva 动作时减弱,在 Valsalva 动作结束时迅速恢复基线水平。肺动脉瓣反流的杂音类似于主动脉瓣反流的舒张期吹气样杂音,两者间也可能发生混淆。当然,当一个风湿性心脏病合并肺动脉高压患者在胸骨左缘闻及舒张期吹风样杂音时,可能性更大的还是主动脉瓣反流而非肺动脉瓣反流(甚至有些患者没有明显的主闭外周血管征)。

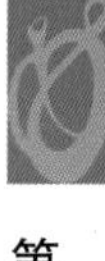

心电图。当不合并有肺动脉高压时,肺动脉瓣反流患者的心电图表现为右心室舒张负荷过重——右心导联表现为 rSr(或 rsR)波形。继发于肺动脉高压的肺动脉瓣反流患者,其心电图常表现为明显的右心室肥大。

放射影像检查。肺动脉和右心室都会扩大,但这些表现都是非特异性的。透视或能见到主肺动脉有明显的搏动。

心脏磁共振成像。可以评估肺动脉瓣的解剖,发现瓣上或瓣下的梗阻,测量肺动脉扩张的程度,定量分析肺动脉瓣反流的严重程度(见图 70.3)。磁共振对于评估右心室的收缩和舒张功能也非常有用[38]。

超声心动图

大多数正常人在行多普勒超声检查时都会测及轻微或轻度的肺动脉瓣反流。严重的肺动脉瓣反流患者行二维超声检查会发现右心室扩大,合并肺动脉高压的患者会发现有右心室肥大。超声心动图还可以评估右心室功能。右心室舒张期容量负荷过重造成的特征性的室间隔活动异常或室间隔摆动。肺动脉瓣的运动状态可以提示其反流的原因。a 波缺如和收缩期后叶瓣开裂提示肺动脉高压,而大的 a 波则提示肺动脉瓣狭窄。多普勒超声对于肺动脉瓣反流非常敏感,并可以评估其严重程度(见图 70.2、图 70.3 及图 14.54)。严重肺动脉瓣反流表现为压力半衰期的减少,提示右心室和肺动脉压力很快就变为一致。此外,多普勒超声峰的密度增加,在距离瓣膜一定距离的肺动脉处就能探及彩色的逆向血流。继发于肺动脉高压,肺动脉瓣环扩张引起反流的患者,其右心室流出道能探及异常的多普勒信号,整个舒张期流速不变。而当流速衰减时,肺动脉压力往往是正常的,这时肺动脉瓣反流的原因则考虑瓣膜自身因素。

治疗

单纯的肺动脉瓣反流很少严重到需要治疗的地步,除非患者合并有既往法洛四联症手术史、类似的右心室流出道梗阻性疾病或类癌性心脏病。针对原发病的治疗,如感染性心内膜炎、二尖瓣疾病造成的肺动脉高压等都会改善患者的肺动脉瓣反流。严重肺动脉瓣反流手术的时机取决于右心室扩张的程度以及是否存在收缩功能不全[13,39]。肺动脉瓣置换术是可行的,有些患者则需要进行肺移植。对于那些原发性肺动脉高压或先天性心脏病造成的肺动脉瓣反流,越来越多的医生采用了经导管肺动脉瓣置换手术[36](见第 72 章)。

多瓣膜病变

多瓣膜病变中不同瓣膜病变的组合可以产生各种临床综合征和血流动力学紊乱。造成多瓣膜病变的原因有很多(表 70.4)。病因多为风湿性心脏病,也见于先天性心脏病、类癌性心脏病、放射性心脏病以及结缔组织病等。黏液样变性造成的二尖瓣反流或脱垂也会合并三尖瓣的脱垂和反流,或造成肺动脉高压,三尖瓣环扩大引起反流。马方综合征和其他一些结缔组织病会造成多个瓣膜脱垂,造成多个瓣膜反流。主动脉瓣的退化和钙化常常会合并有二尖瓣环的钙化和退变,导致患者主动脉瓣狭窄合并二尖瓣反流。不同的病因也会累及同一患者的两个不同瓣膜(如心内膜炎累及主动脉瓣造成反流合并缺血造成二尖瓣反流)。

表 70.4 多瓣膜病变的原因

获得性
系统性疾病
感染性心内膜炎
类癌性心脏病
系统性红斑狼疮
心脏病变
感染性心内膜炎
风湿性心脏病
退行性变
钙化性疾病,年龄增长,辐射,慢性肾脏疾病
医源性的
药物不良反应:麦角相关拮抗剂
放疗
功能性(瓣环扩张)
缺血性心脏病
高血压性心脏病
慢性心律失常
肺动脉高压
心肌病
先天性
结缔组织病
马方综合征
Ehlers Danlos 综合征
其他
18、13 和 15-三体综合征
肖恩综合征
黄褐病(黑酸尿症)
混合性
多种情况都可能导致瓣膜功能障碍,如:
退行性疾病可导致各种功能性疾病
先天性心脏病患者易发生感染性心内膜炎或瓣膜退行性改变

多瓣膜病变患者的临床症状取决于每个瓣膜病变的相对严重程度。当几个瓣膜病变严重程度差不多时,临床症状主要来自相近的两个(上游的)瓣膜(如二尖瓣合并主动脉瓣病变,症状来自二尖瓣;三尖瓣合并二尖瓣病变,症状来自三尖瓣)而非下游的瓣膜。因此,上游瓣膜的病变可能会掩盖下游病变。

在手术之前能够明确多瓣膜病变的所有瓣膜受累的情况非常重要,因为一旦术中有遗漏,会增加患者的死亡率。对于患者在一个瓣膜接受外科手术时是否需要干预其他瓣膜,指南有明确的提示[13,40]。对于多瓣膜病变的患者而言,单凭临床检查来评估每个瓣膜的病变严重程度并不可靠,因为一个瓣膜的病变可能会掩盖另一个的病变。因此,怀疑多瓣膜病变的患者在外科手术前必须接受仔细的术前评估以及全套的多普勒超声检查。负荷超声检查对于多瓣膜病变的评估非常有用,尤其是那些症状与静息血流动力学检查不符的患者。病变合并有狭窄和反流时,需要结合二维及三维的影像,包括瓣口面积测量、血流彩超及多普勒超声。需要在运动时对各个瓣膜的病变进行系统的评估[41],这对于那些劳累后出现症状或症状与静息血流动力学检查不符的患者尤为重要。必要时还需要进行左右心导管的检查。当接受二尖瓣手术的患者可能合并有主动脉瓣狭窄时,需要仔细检查主动脉瓣,一旦遗漏会增加患者围手术期死亡率。同样,二尖瓣手术的患者也需要仔细检查三尖瓣的情况。手术中进行食管超声评估也非常重要,可以评估一个瓣膜修复后对另一个产生的影响。

二尖瓣狭窄合并主动脉瓣疾病

约三分之一的风湿性二尖瓣狭窄患者的主动脉瓣受累。风湿性主动脉瓣病变可能导致反流、狭窄或两者兼有。严重主动脉瓣狭窄患者中约三分之二存在着主动脉瓣反流的体征,约10%为严重主闭。由于体检时上游瓣膜病变的体征会掩盖下游的体征,严重的二尖瓣狭窄患者可能会漏诊主动脉瓣反流,因为可能不存在脉压增大的体征。主动脉瓣反流患者的 S_1 增强及开瓣音提示可能存在二尖瓣病变。由于主动脉瓣狭窄杂音较为典型,体检时很容易发现,但当患者合并有二尖瓣狭窄时,心输出量要比单纯主动脉瓣狭窄减少的更多。体检时通常不能闻及S4(单纯主狭的患者常闻及 S_4)。主动脉瓣狭窄特征性的收缩中期杂音在强度和持续时间上都会减少,因为合并二尖瓣狭窄后每搏输出量减少。

超声心动图在诊断风湿性心脏病患者时具有决定性的价值,而且能够准确评估多个瓣膜是否受累及其严重程度,对一系列病变造成的血流动力学紊乱进行评估并引发思考。例如,二尖瓣狭窄患者合并主狭时,其跨瓣压差相对较小,原因是心输出量降低,这个时候计算瓣口面积就显得十分重要。

由于双瓣置换手术短期和长期的风险都会增加,如果病变以二尖瓣狭窄为主,可以先行二尖瓣球囊扩张术,需要时再行主动脉瓣置换术。如果经皮二尖瓣病变不适合行球囊扩张术而患者又需同时行主动脉瓣置换时,可以考虑行外科瓣膜分离术。

如果患者需行二尖瓣球囊扩张术,术前就应对主动脉瓣病变(主动脉瓣狭窄或反流)造成的血流动力学紊乱存在认识。这种手术流程存在风险,因为左心室容量负荷会因为二尖瓣狭窄的改善而突然过重,诱发急性肺水肿。

主动脉瓣狭窄合并二尖瓣反流

主动脉瓣狭窄常常合并有二尖瓣反流,原因包括二尖瓣瓣膜修复后、瓣环钙化、风湿性疾病及功能性二闭。左心室流出道梗阻造成的左心室压力增高会加重二尖瓣反流的程度,而二尖瓣反流的存在会减少主狭患者过重的左心室容量负荷,维持相对正常的每搏输出量。结果就造成了前向血流减少,左心房压与肺静脉压增高。合并心输出量降低的主动脉瓣狭窄,其原因之一就是二尖瓣反流[42](见68章)。主动脉瓣狭窄后期造成的血流动力学紊乱还包括房颤(由左心房扩大引起)。体格检查的结果有时会令人困惑,因为很难区分两种不同的收缩期杂音。但超声能够准确地发现主动脉瓣狭窄及二尖瓣反流的病因及严重程度。很多患者的二尖瓣反流为轻到中度,这时只需治疗主动脉瓣狭窄即可。但当二尖瓣反流为重度或合并有显著的器质性病变时,需考虑在主动脉瓣置换术时同时行二尖瓣修复(如果可能)或置换。

主动脉瓣反流合并二尖瓣反流

风湿性心脏病很少同时引起主动脉瓣和二尖瓣的反流。而黏液样变性引起的瓣膜脱垂或结缔组织病引起的瓣环扩大常会导致上述情况。在症状体征上的表现以主动脉瓣反流为主,有时很难判断二尖瓣反流是因瓣膜自身原因引起还是继发于主闭引起的左心室及瓣环扩大。当两者的反流都很严重时,患者往往很难耐受。正常的二尖瓣可视作主动脉瓣的后备,急性主动脉瓣反流时,二尖瓣于舒张期提早关闭,从而限制了反流的流量。而当两个瓣膜的反流都很严重时,不管二尖瓣病变病因为何,血液都能通过左心室心房直接反流至肺静脉。体格检查和实验室检查都能发现两个瓣膜病变的证据。可闻及 S_3 及周围血管征。多普勒超声可以很好地评估瓣膜反流的严重程度,使用等速表面积法、静脉收缩法、三维超声或对比剂造影能够更清晰地进行检查。这两个瓣膜同时病变会导致严重的左心室扩大。主动脉瓣反流患者因左心室扩大引起继发性二尖瓣反流时,往往可以忽视二尖瓣病变而仅进行主动脉瓣置换。如果是严重的二尖瓣反流,也可以在置换主动脉瓣时行二尖瓣瓣环成形术。如果二尖瓣瓣膜本身没有问题,而仅仅是瓣环扩大的话,不应该行二尖瓣置换。

多瓣膜病变的手术治疗

多瓣膜病变的置换或修补手术占瓣膜手术的12%,与单个瓣膜手术相比,其风险较高而生存率较低[43]。双瓣置换手术的风险要比单瓣置换术高出约70%。根据STS的数据,3 840名多瓣膜病变(通常是双瓣)的患者,其手术死亡率达到了9.6%,而相比之下单纯主动脉瓣置换和二尖瓣置换的手术死亡率则为3.2%和5.7%[44,45]。长期的生存率则取决于患者术前的身体功能。和其他双瓣置换术或其他类型的多瓣膜病变相比,主动脉瓣反流合并二尖瓣反流患者的预后更差,可能两者病变造成了左心室不可逆的损伤。二尖瓣修补或二尖瓣狭窄球囊扩张同时行主动脉瓣置换,效果可能要好于双瓣置换。在主动脉瓣置换术后,大多数功能性二尖瓣反流患者的反流程度都会减轻。在计划行主动脉瓣置换术时,需要认真考虑同时合并的二尖瓣反流的严重程度、瓣膜结构、手术风险及并发症[46]。双瓣置换术后影响长期生存率的危险因素包括:年龄、身体基础功能状态不佳、左心室收缩功能下降、左心室扩大,以及合并有缺血性心脏病需要行冠脉搭桥术等[45,47]。

鉴于手术风险较大,多瓣膜病变的手术与单瓣相比需要更高的门槛。一般都建议患者不要去接受多瓣膜手术,除非他们的心功能已经到了纽约心功能分级(New York Heart Association,NYHA)的Ⅱ~Ⅲ级,或有左心室功能减退的证据。当决定要处理1个以上的瓣膜时,除了要进行详细的无创或有创检查外,也需要根据手术时的直视下触摸检查以及术中的经食管超声来决定手术方案。

(戴锦杰 译,何奔 校)

参考文献

Tricuspid Stenosis

1. Rodes-Cabau J, Taramasso M, O'Gara PT. Diagnosis and treatment of tricuspid valve disease: current and future perspectives. *Lancet*. 2016;388:2431–2442.
2. Luis SA, Pellikka PA. Carcinoid heart disease: diagnosis and management. *Best Pract Res Clin Endocrinol Metab*. 2016;30:149–158.
3. Muraru D, Badano LP, Sarais C, et al. Evaluation of tricuspid valve morphology and function by transthoracic three-dimensional echocardiography. *Curr Cardiol Rep*. 2011;13:242–249.
4. Baumgartner H, Hung J, Bermejo J, et al. Echocardiographic assessment of valve stenosis: EAE/ASE recommendations for clinical practice. *J Am Soc Echocardiogr*. 2009;22:1–23, quiz 101-2.
5. Shinn SH, Schaff HV. Evidence-based surgical management of acquired tricuspid valve disease. *Nat Rev Cardiol*. 2013;10:190–203.

Tricuspid Regurgitation

6. Badano LP, Muraru D, Enriquez-Sarano M. Assessment of functional tricuspid regurgitation. *Eur Heart J*. 2013;34:1875–1885.
7. Taramasso M, Vanermen H, Maisano F, et al. The growing clinical importance of secondary tricuspid regurgitation. *J Am Coll Cardiol*. 2012;59:703–710.
8. Kilic A, Saha-Chaudhuri P, Rankin JS, Conte JV. Trends and outcomes of tricuspid valve surgery in North America: an analysis of more than 50,000 patients from the Society of Thoracic Surgeons database. *Ann Thorac Surg*. 2013;96:1546–1552, discussion 1552.
9. Le Tourneau T, Deswarte G, Lamblin N, et al. Right ventricular systolic function in organic mitral regurgitation: impact of biventricular impairment. *Circulation*. 2013;127:1597–1608.
10. Lin G, Bruce C, Connolly H. Diseases of the tricuspid and pulmonic valves. In: Otto CM, Bonow RO, eds. *Valvular Heart Disease: A Companion to Braunwald's Heart Disease*. 3rd ed. Philadelphia: Elsevier-Saunders; 2013:375–395.
11. Hoke U, Auger D, Thijssen J, et al. Significant lead-induced tricuspid regurgitation is associated

with poor prognosis at long-term follow-up. *Heart.* 2014;100:960–968.

12. Looi J, Lee P, Wong R, Yu C. 3D echocardiography for traumatic tricuspid regurgitation. *J Am Coll Cardiol Img.* 2012;5:1285.
13. Nishimura RA, Otto CM, Bonow RO, et al. 2014 AHA/ACC guideline for the management of patients with valvular heart disease: executive summary. A report of the American College of Cardiology/American Heart Association Task Force on Practice Guidelines. *J Am Coll Cardiol.* 2014;63:2438–2488.
14. Topilsky Y, Tribouilloy C, Michelena HI, et al. Pathophysiology of tricuspid regurgitation: quantitative Doppler echocardiographic assessment of respiratory dependence. *Circulation.* 2016;133:1505–1512.
15. Kurtz C. Right ventricular anatomy, function and echocardiography evaluation. In: Otto CM, ed. *The Clinical Practice of Echocardiography.* 4th ed. Philadelphia: Saunders; 2012:614–628.
16. Spinner EM, Shannon P, Buice D, et al. In vitro characterization of the mechanisms responsible for functional tricuspid regurgitation. *Circulation.* 2011;124:920–929.
17. Ring L, Rana BS, Kydd A, et al. Dynamics of the tricuspid valve annulus in normal and dilated right hearts: a three-dimensional transoesophageal echocardiography study. *Eur Heart J Cardiovasc Imaging.* 2012;13:756–762.
18. Mutlak D, Carasso S, Lessick J, et al. Excessive respiratory variation in tricuspid regurgitation systolic velocities in patients with severe tricuspid regurgitation. *Eur Heart J Cardiovasc Imaging.* 2013;14:957–962.
19. Kim JB, Jung SH, Choo SJ, et al. Surgical outcomes of severe tricuspid regurgitation: predictors of adverse clinical outcomes. *Heart.* 2013;99:181–187.
20. Maffessanti F, Gripari P, Pontone G, et al. Three-dimensional dynamic assessment of tricuspid and mitral annuli using cardiovascular magnetic resonance. *Eur Heart J Cardiovasc Imaging.* 2013;14:986–995.
21. Jaber WA, Sorajja P, Borlaug BA, Nishimura RA. Differentiation of tricuspid regurgitation from constrictive pericarditis: novel criteria for diagnosis in the cardiac catheterisation laboratory. *Heart.* 2009;95:1449–1454.
22. Agricola E, Stella S, Gullace M, et al. Impact of functional tricuspid regurgitation on heart failure and death in patients with functional mitral regurgitation and left ventricular dysfunction. *Eur J Heart Fail.* 2012;14:902–908.
23. Neuhold S, Huelsmann M, Pernicka E, et al. Impact of tricuspid regurgitation on survival in patients with chronic heart failure: unexpected findings of a long-term observational study. *Eur Heart J.* 2013;34:844–852.
24. Alfieri O, De Bonis M. Tricuspid valve surgery for severe tricuspid regurgitation. *Heart.* 2013;99:149–150.
25. Vassileva CM, Shabosky J, Boley T, et al. Tricuspid valve surgery: the past 10 years from the Nationwide Inpatient Sample (NIS) database. *J Thorac Cardiovasc Surg.* 2012;143:1043–1049.
26. Bernal JM, Ponton A, Diaz B, et al. Combined mitral and tricuspid valve repair in rheumatic valve disease: fewer reoperations with prosthetic ring annuloplasty. *Circulation.* 2010;121:1934–1940.
27. Yiu KH, Wong A, Pu L, et al. Prognostic value of preoperative right ventricular geometry and tricuspid valve tethering area in patients undergoing tricuspid annuloplasty. *Circulation.* 2014;129:87–92.
28. Topilsky Y, Khanna AD, Oh JK, et al. Preoperative factors associated with adverse outcome after tricuspid valve replacement. *Circulation.* 2011;123:1929–1939.
29. Jeganathan R, Armstrong S, Al-Alao B, David T. The risk and outcomes of reoperative tricuspid valve surgery. *Ann Thorac Surg.* 2013;95:119–124.
30. Min SY, Song JM, Kim JH, et al. Geometric changes after tricuspid annuloplasty and predictors of residual tricuspid regurgitation: a real-time three-dimensional echocardiography study. *Eur Heart J.* 2010;31:2871–2880.
31. Lauten A, Ferrari M, Hekmat K, et al. Heterotopic transcatheter tricuspid valve implantation: first-in-man application of a novel approach to tricuspid regurgitation. *Eur Heart J.* 2011;32:1207–1213.
32. Taramasso M, Pozzoli A, Guidotti A, et al. Percutaneous tricuspid valve therapies: the new frontier. *Eur Heart J.* 2017;38:639–647.
33. Connolly HM, Schaff HV, Abel MD, et al. Early and late outcomes of surgical treatment in carcinoid heart disease. *J Am Coll Cardiol.* 2015;66:2189–2196.

Pulmonic Stenosis and Pulmonic Regurgitation

34. Van der Linde D, Konings EE, Slager MA, et al. Birth prevalence of congenital heart disease worldwide: a systematic review and meta-analysis. *J Am Coll Cardiol.* 2011;58:2241–2247.
35. Luis SA, Pellikka PA. Carcinoid heart disease: diagnosis and management. *Best Pract Res Clin Endocrinol Metab.* 2016;30:149–158.
36. McElhinney DB, Hellenbrand WE, Zahn EM, et al. Short- and medium-term outcomes after transcatheter pulmonary valve placement in the expanded multicenter US Melody Valve trial. *Circulation.* 2010;122:507–516.
37. Cuypers JA, Menting ME, Opić P, et al. The unnatural history of pulmonary stenosis up to 40 years after surgical repair. *Heart.* 2017;103:273–279.
38. Chambers JB, Myerson SG, Rajani R, et al. Multimodality imaging in heart valve disease. *Open Heart.* 2016;3(1):e000330.
39. Lee C, Kim YM, Lee C-H, et al. Outcomes of pulmonary valve replacement in 170 patients with chronic pulmonary regurgitation after relief of right ventricular outflow tract obstruction: implications for optimal timing of pulmonary valve replacement. *J Am Coll Cardiol.* 2012;60:1005–1014.

Multivalvular Disease

40. Vahanian A, Alfieri O, Andreotti F, et al. Guidelines on the management of valvular heart disease (version 2012). The Joint Task Force on the Management of Valvular Heart Disease of the European Society of Cardiology (ESC) and the European Association for Cardio-Thoracic Surgery (EACTS). *Eur Heart J.* 2012;33:2451–2496.
41. Lancellotti P, Pellikka P, Budts W, et al. The clinical use of stress echocardiography in non-ischaemic heart disease: recommendations from the European Society of Cardiovascular Imaging and the American Society of Echocardiography. *Eur Heart J Cardiovasc Imaging.* 2016;17(11):1191–1229.
42. Pislaru S, Pellikka P. The spectrum of low-output low-gradient aortic stenosis with normal ejection fraction. *Heart.* 2016;102(9):665–671.
43. Rankin JS, He X, O'Brien SM, et al. The Society of Thoracic Surgeons risk model for operative mortality after multiple valve surgery. *Ann Thorac Surg.* 2013;95:1484–1490.
44. Shahian DM, O'Brien SM, Filardo G, et al. The Society of Thoracic Surgeons 2008 cardiac surgery risk models. Part 3. Valve plus coronary artery bypass grafting surgery. *Ann Thorac Surg.* 2009;88:S43–S62.
45. O'Brien SM, Shahian DM, Filardo G, et al. The Society of Thoracic Surgeons 2008 cardiac surgery risk models. Part 2. Isolated valve surgery. *Ann Thorac Surg.* 2009;88:S23–S42.
46. Unger P, Rosenhek R, Dedobbeleer C, et al. Management of multiple valve disease. *Heart.* 2011;97:272–277.
47. Pagni S, Ganzel BL, Singh R, et al. Clinical outcome after triple-valve operations in the modern era: are elderly patients at increased surgical risk? *Ann Thorac Surg.* 2014;97:569–576.

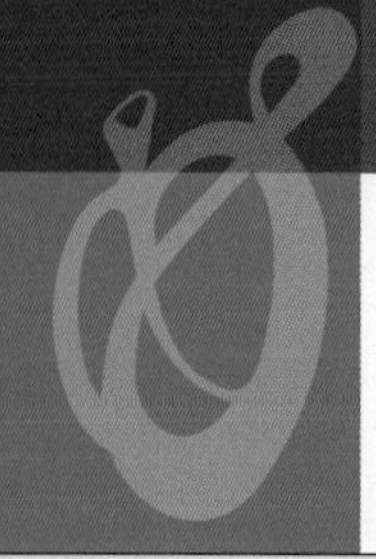

第71章 人工瓣膜

PHILIPPE PIBAROT AND PATRICK T. O'GARA

在过去60年里，心脏瓣膜置换术后患者的生活质量和生存寿命得到明显提高[1]。瓣膜设计和功能的不断改良、外科技术、心肌保护、体外循环灌注、脑保护和麻醉管理推动了外科和经导管瓣膜置换术的临床应用范围扩大。微创外科技术和广泛应用瓣膜修复术治疗合适患者在一些大的心脏中心已成常规技术。心脏瓣膜诊治团队的建立可以提供多学科评估和治疗复杂患者，包括经导管瓣膜置换术或修复术的合理应用[2]（见第72章）。2015年胸外科医师学会（Society of Thoracic Surgeons，STS）成人心脏数据库报道了超过43 000例主动脉瓣或二尖瓣置换（合并或不合并冠脉搭桥）[3]。当一个患者不合适行瓣膜修复时，熟悉现有人工瓣膜的血流动力学特性、耐久性、血栓栓塞风险等各种缺陷和远期潜在并发症对临床决策是很重要的。人工瓣膜的选择本质上是瓣膜的耐久性和血栓栓塞的风险之间寻找一个平衡点，以及由此带来的危害和抗凝导致的生活方式改变。理想的人工瓣膜目前依旧很难实现。

人工瓣膜种类

机械瓣

机械瓣有3大种类双叶瓣、倾碟瓣和球笼瓣（图71.1，也见图14.55）。St. Jude双叶瓣于1977年首先应用于临床，也是目前全球范围内最常用的双叶瓣。这个瓣膜包括两个热解碳半月形瓣叶或碟片，当瓣叶对合时中间有一缝隙，瓣叶开放时形成两个大的半月型开口。瓣叶开放时相对瓣环的角度从75°~90°。CarboMedics瓣是St. Jude瓣的一种改型，可以旋转以预防瓣下组织导致的瓣叶活动受限。在同样的瓣环直径，双叶瓣相对倾碟瓣有更大的开口面积和低跨瓣压差。因为双叶瓣碟片中间面积比侧方面积小，中央开口流速比侧方开口流速大，这个现象可能导致经胸超声高估流速和低估有效开口面积[4,5]（见第14章）。典型的双叶瓣正常有一细束反流（冲洗流束），这种设计部分是为了减少血栓形成的风险。多普勒血流影像上可见从碟片枢纽点发出两细束中心反流。

倾碟瓣或单叶瓣使用一个圆形碟片在一个固定瓣环里旋转开放或关闭瓣口。这个碟片固定于一个中央或侧方的支柱上。碟片开放时和瓣环的角度约60°~80°，形成两个不一样大小的开口。这种瓣膜的非垂直开口角度有可能轻度增加血流阻力，在大开口更显著。倾碟瓣从瓣膜周边细缝里可有少量反流。

1965年世界上最早的商品化人工瓣膜Starr-Edwards球笼瓣首次应用于临床，这种笨重的瓣膜现在已很少使用。球笼瓣更易形成血栓栓塞且血流动力学特性不如双叶瓣或倾碟瓣。

目前可使用的机械瓣表现出良好的长久耐用性，Starr-Edwards瓣达到45年而St. Jude瓣达到30年。很少见结构损坏，如一些老一代的Björk-Shiley瓣（支柱断裂和碟片血栓形成）和Starr-Edwards瓣（球损坏）。St. Jude瓣和CarboMedics双叶瓣10年无瓣膜相关生存率超过90%。所有机械瓣植入患者均需要维生素K拮抗剂（vitamin k antagonist，VKA）终身抗凝。机械瓣远期事件包括感染性心内膜炎、瓣周漏、溶血性贫血、血栓形成/瓣膜栓塞、瓣下翳状增生和抗凝相关出血。

组织瓣

组织瓣或生物瓣包括有支架和无支架瓣膜（猪、牛），从尸体上获取的同种异体移植物和自体移植物（心包或肺动脉瓣）（见图71.1，也见图14.57）。组织瓣是不需要长期抗凝而血栓形成相对较少的人工植入物，为没有血栓高危因素患者提供另外一种选择。

有支架生物瓣

传统异种生物瓣的设计包括3个生物瓣叶（猪主动脉瓣叶或牛心包经戊二醛处理去除其抗原性）。瓣叶缝合在一个金属或合成材料支架圈上，收缩期瓣叶开放成圆形开口，模拟自体主动脉瓣的解剖形态（见图71.1）。绝大多数生物瓣都经抗钙化剂或抗钙化程序处理。新一代牛心包瓣（Carpentier-Edwards Magna或St. Jude Trifecta）相对原来生物瓣有更好的血流动力学性能。10%的正常生物瓣在Doppler血流显像可见少量反流。早期生物瓣一个显著缺陷是其因瓣膜结构衰败导致的耐久性较差。生物瓣衰败（structural valve deterioration，SVD）一般从植入后5~7年开始，但和植入位置和年龄相关，主要病理改变特征有钙化，纤维化，撕裂和穿孔。SVD在二尖瓣位比在主动脉瓣位更易发生，可能和二尖瓣位承受更高的左心室压力有关。SVD的发生和年龄、钙代谢紊乱（终末期肾病）有关。孕妇可能是一个独立于年龄的因素。新一代牛心包瓣的耐久性比较满意，10年、15年、20年的SVD发生率分别为2%~10%、10%~20%和40%[6,7]。

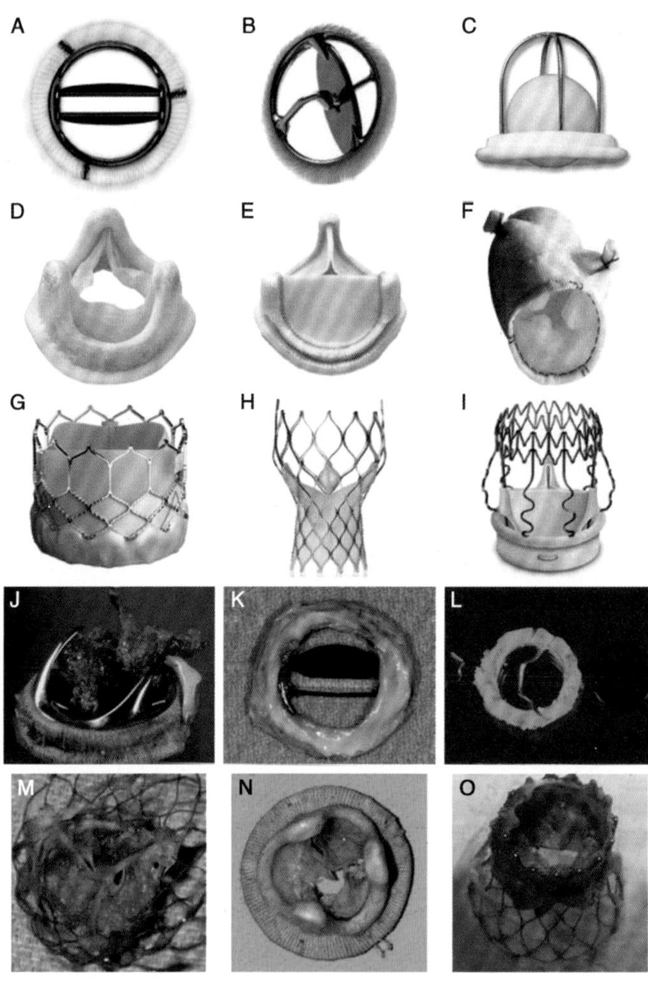

图71.1 不同的人工瓣膜及并发症。A,St. Jude双叶机械瓣;B,Medtronic Hall单叶瓣;C,Starr-Edwards球笼瓣;D,Medtronic Mosaic猪瓣;E,Edwards牛心包瓣;F,Medtronic Freestyle无支架生物瓣;G,经导管球扩生物瓣Edwards Sapiens 3;H,经导管自膨式Medtronic CoreValve Evolut生物瓣;I,无缝合生物瓣Sorin Perceval;J,倾碟瓣血栓形成阻塞瓣口;K,瓣下翳状增生影响双叶瓣叶开闭;L,Björk-Shiley支柱断裂碟片飞离;M,自膨式经导管主动脉瓣血栓形成;N,猪瓣瓣叶钙化撕裂;O,自膨式经导管主动脉瓣瓣叶钙化狭窄。(F,引自Seeburger J, Weiss G, Borger MA, Mohr FW. Structural valve deterioration of a CoreValve prosthesis 9 months after implantation. Eur Heart J 2013;34:1607;I,Courtesy LivaNova PLC/Sorin Group;K,courtesy Dr. Christian Couture, Québec Heart & Lung Institute;M,引自American Heart Association. Latib A, Naganuma T, Abdel-Wahab M, et al. Treatment and clinical outcomes of transcatheter heart valve thrombosis. Circ Cardiovasc Interv 2015;8:1-8;N,courtesy Gosta Petterson, Cleveland Clinic.)

无支架生物瓣

有支架生物瓣其硬质缝合圈使瓣膜易于植入,保护瓣叶三维空间关系。然而这些结构对血流动力学有负面影响。基于以上考虑研发出无支架生物猪瓣(见图71.1),这种瓣膜仅限用于主动脉瓣位。不管是冠脉开口下植入还是作为小根部的一部分,这种瓣膜植入需要更高的手术技巧,因此只有少数外科医生喜欢使用这种瓣膜。术后早期跨瓣平均压差小于15mmHg,经过主动脉根部重塑后瓣叶血流动力学进一步改善,左心室容积明显缩小[8]。无缝合生物瓣的研发应用降低生物瓣植入的外科技术要求和植入时间(见图71.1)。

同种异体移植物

主动脉瓣同种异体移植物获取需在死亡24小时内,经抗生素和-196℃冷冻保存。这种瓣膜一般用于主动脉根部置换同期冠脉移植。因其对感染有一定抵抗力,一些外科医生在处理急性期主动脉瓣和根部心内膜时喜欢使用同种异体移植物。术后不需要免疫抑制和抗凝治疗。即使有这些早期的优点,但超过10年的远期耐久性并不优于目前的牛心包瓣[9],再次手术的技术要求更高。

自体移植物

Ross术包括获取患者的肺动脉瓣或自体移植物作为其局部组织(包括瓣叶、瓣环和近端肺动脉),植入主动脉瓣位,并行主动脉根部置换和冠脉移植[9]。使用同种异体肺动脉或主动脉瓣重建右室流出道和肺动脉。这种技术需要两个独立的瓣膜手术,体外循环时间延长,更长的学习曲线。选择合适的年轻患者在有经验的中心由专业外科医生进行,手术死亡率小于1%,20年的生存率高达95%接近正常人群[10]。自体移植物有可以随着生长发育长大的能力,且对感染有一定抵抗力。肺动脉瓣自体移植物的血流动力学媲美正常的自体主动脉瓣。这个技术一般仅应用于儿童和年轻人,不宜用于根部扩大的患者,这类患者往往有出乎意料的退行性变加速,肺动脉自体移植物扩张,明显反流。

经导管人工生物瓣

经导管主动脉瓣置换术是对开胸瓣膜置换术的一种很好的补充手段,它适用于有症状的重度主动脉瓣狭窄患者伴有极高、高以及中等手术风险(见第72章)。目前有两种经导管主动脉瓣在使用:球囊扩张型和自扩张型瓣膜(图71.1)。

Edwards公司的SAPIEN XT和SAPIEN 3球囊扩张型瓣膜由3片牛心包瓣叶固定在钴铬合金的框架上制成。这些瓣膜的可选型号有20、23、26和29mm。常用的经导管主动脉瓣置换术入路途径包括经股动脉、经心尖以及经主动脉等。大约75%至80%的经导管主动脉瓣置换术手术为经股动脉入路。随着导管鞘体积的减小(现在多为14F或16F),路入的方式将更偏向经股动脉。相较其他路入方式,股动脉入路经导管主动脉瓣置换术的死亡率更低,患者恢复更快。

CoreValve球囊扩张瓣的3片猪心包瓣叶置于镍钛记忆合金框架的较高的位置以提供主动脉瓣环上的确切放置,可选型号有26、29和31mm。CoreValve瓣膜最常经股动脉方式植入。

对于一个确定的主动脉瓣瓣环的型号,经导管瓣膜比手术生物瓣膜具有更大的有效开口面积和更低的跨瓣压差[11]。然而,瓣周漏在经导管主动脉瓣置换术术后远比开胸手术后常见(见图14.61),并造成不良的长期结果[12]。经导管主动脉瓣置换术术后轻度瓣周反流的比例在25%~60%之间,中度或重度瓣周反流的比例约3%~20%[13,14]。中度或重度瓣周漏可增加2~2.5倍的死亡率。最新的经导管球囊扩张瓣膜(SAPIEN 3)具有裙带设计可以减少瓣周漏,可将中度或重度瓣周反流的比例降至3%以下[15]。一些研究证明,自扩张瓣比球囊扩张瓣具有稍高的有效开口面积以及更低的跨瓣压差,但瓣周漏的比例更高[16]。

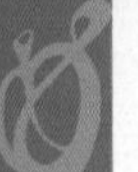

机械瓣和生物瓣的比较

两种瓣膜最明显的区别在于耐久度(即,机械瓣的永久性和生物瓣的年限性)以及抗凝需求(即机械瓣必须抗凝而生物瓣无其他栓塞风险时无需抗凝)。近中期的血流动力学表现方面,低瓣架的机械瓣(如St. Jude)和相同尺寸的有架生物瓣接近。在人工瓣膜心内膜炎的发生率方面两者无明显差异(见第73章),尽管在一些病例中机械瓣更容易出现早期(<1年)感染[17]。在1977—1982年进行的美国退伍军人事务随机化试验中,主动脉瓣植入机械瓣的患者的15年生存率要高于植入生物瓣的患者,然而在二尖瓣位两种瓣膜无明显生存率差异。在植入生物瓣患者中,死亡率升高的主要原因是更多出现的结构瓣膜衰败。机械瓣置换后出血风险更高,但其他瓣膜相关并发症,比如栓塞或人工瓣膜心内膜炎方面无明显差异。一项更新但规模小的随机化试验中,55~70岁的主动脉瓣病变的患者接受机械瓣和生物瓣置换,除生物瓣具有更高的结构瓣膜衰败率和再手术率外,其余次要终点事件无明显差异[18]。一项研究分析胸外科医师协会成人心脏手术数据库和医疗保险记录中的39 000余例65~80岁行主动脉瓣置换术病例,生物瓣患者比机械瓣患者具有相似的校正后死亡率,更高的再手术率和心内膜炎率,以及更低的卒中和出血概率[19]。两项来自纽约州计划与研究协作系统的倾向性配对分析中,50~69岁患者选择两种瓣膜进行主动脉瓣或二尖瓣置换,生存率无差异[20,21]。机械瓣患者中,卒中和出血风险更高而再手术率更低。在这个年龄组中,显示机械瓣生存率高于生物瓣的优势由SWEDEHEART注册研究报告[22]。卒中风险两组类似,机械瓣患者出血风险更高而再手术率更低。

外科手术和经导管瓣膜的比较

经导管主动脉瓣置换术是治疗高危或无法手术的有症状的重度主动脉瓣狭窄患者的成熟手段[2,12,23](见第72章)。不仅如此,最近的试验中,外科中危患者经导管主动脉瓣置换术显示了跟外科手术置换相同或更好的效果[15,24,25]。在这些试验中,经导管主动脉瓣置换术为经股动脉路入,具有更低的死亡/卒中率,然而经胸入路的结果与外科手术类似。经导管主动脉瓣置换术也具有更大的有效瓣口面积,更低的急性肾损伤、严重出血和新发房颤的风险。外科手术主动脉瓣置换有更低的主要血管并发症和更少的瓣周反流。

瓣膜置换方式和瓣膜种类的选择

一旦瓣膜置换的指征明确,下一步就是选择手术方式(成形或置换)以及瓣膜种类。2014年美国心脏协会(American Heart Association,AHA)和美国心脏病学院(American College of Cardiology,ACC)的瓣膜病指南中推荐共同(患者-心内科医生-心外科医生)决定介入的方式(修复或置换,手术或经导管)以及瓣膜种类(机械瓣或生物瓣)[2,26]。这项决定要考虑几种因素,包括瓣膜耐久性、血流动力学、手术或介入风险、长期抗凝的潜在需求及患者意愿。

手术方式的选择

有瓣膜置换指征的重度主动脉瓣狭窄患者(见第68章),基于手术风险选择手术置换还是经导管置换,可由STS-PROM模型、患者虚弱程度、主要脏器系统衰竭以及方式相关的阻碍来评估[2]。经导管置换推荐用于有瓣膜置换指征的重度主动脉瓣狭窄,手术风险极高和预计术后生存长于1年的患者。手术和经导管置换推荐用于具有高手术风险的患者,取决于患者自身的手术风险和倾向。在中危患者中经导管置换是外科换瓣的合理替代,而外科换瓣推荐用于低手术风险的患者[26]。

慢性重度原发性二尖瓣关闭不全,有手术指征的患者中,若预计成形效果良好,二尖瓣成形推荐高于置换。对于慢性继发性二尖瓣关闭不全,置换术可能优于成形术,因为其二尖瓣反流复发率更低[27]。

三尖瓣成形术常出现在左心瓣膜手术时,如果此时出现三尖瓣重度关闭不全或轻中度关闭不全合并严重的三尖瓣瓣环扩张(>40mm)[2](见第70章)。三尖瓣置换用于无法成形的病例,如严重风湿性心脏病,类癌或毁损性心内膜炎。

手术或经导管肺动脉瓣置换术在成人中罕见。

瓣膜种类的选择

生物瓣膜推荐用于任何年龄的患者,只要该患者具有抗凝禁忌、无法合理控制抗凝水平以及无抗凝意愿[2,26]。机械瓣膜在低于50岁的行主动脉瓣或二尖瓣置换的无抗凝禁忌的患者是合理的,而生物瓣膜在70岁以上患者是合理的[26]。50~70岁患者中机械瓣膜和生物瓣膜都是合理的。生物瓣膜可用于有生育要求的年轻女性以避免抗凝。

瓣膜置换后的药物管理和监测

抗凝治疗

总体原则

表71.1显示了2014年AHA/ACC指南中推荐的针对不同手术方式和瓣膜种类的抗凝用药。所有机械瓣患者需要终生维生素K拮抗剂抗凝,其抗凝强度根据瓣膜种类/易栓性、瓣膜位置和数量,以及其他栓塞的风险因素,如房颤、左心室收缩功能不全、栓塞史及高凝状态。机械瓣膜患者不应该使用口服直接凝血酶抑制剂或Ⅹa因子拮抗剂抗凝[2](见第93章)。尽管没有明确的共识,生物瓣主动脉瓣及二尖瓣置换术后,甚至在没有栓塞的危险因素时维生素K拮抗剂可以使用3~6个月[26]。对于低危的生物瓣主动脉瓣和二尖瓣置换患者,长期抗凝可使用低剂量阿司匹林,尽管没有证据支持这么做。

抗凝治疗的中止

非心脏手术计划性中止维生素K拮抗剂,必须考虑以下因素:手术的性质,瓣膜种类、位置和数量决定的栓塞风险的高低,潜在的风险因素,以及与其相竞争的围手术期出血风险[2]。主动脉瓣位置装有低瓣架双叶瓣或斜碟瓣可以在术前3~5天停服维生素K拮抗剂,然后术后立即重新服用是安全的,无需肝素过渡。对于其他所有的患者,低分子量肝素或静脉普通肝素应在外科医师的指导下在术前及术后给予。使用低分子量肝素可免术前住院。对于非心脏手术的抗凝过渡策略,随机化试验数据匮乏,同时中心间/操作者间差异巨大。

孕期

植入人工瓣的孕妇需认真随访,因为人工瓣膜失功或孕期的高凝状态导致的瓣膜栓塞风险升高会增加血流动力学负担,从而导致或加重心力衰竭(见第90章)。所有的抗凝剂增加胎儿风险,增加流产风险以及对母亲出血并发症的风险。因此,患者需要适当的咨询、密切的监测以及调整抗凝治疗。对于植入机械瓣的孕妇,在孕期前3个月使用华法林5mg/d或更低剂量是合理的(Ⅱa级推荐),同时在孕期后6个月推荐国际标准化比值达到治

表 71.1 人工瓣膜患者的抗凝治疗

人工瓣膜	维生素K拮抗剂（目标国际标准化比值）	阿司匹林（75~100mg）	氯吡格雷（75mg）	等级
机械瓣膜				
主动脉瓣置换：二叶或当前代数单叶斜碟瓣，无栓塞危险因素*	是（国际标准化比值：2.5）	是	否	Ⅰ
主动脉瓣置换：旧代瓣和/或任何栓塞风险	是（国际标准化比值：3.0）	是	否	Ⅰ
二尖瓣置换：机械瓣	是（国际标准化比值：3.0）	是	否	Ⅰ
主动脉瓣置换：On-X 瓣，无栓塞风险因素	是（国际标准化比值：1.5~2.0）	是	否	Ⅱb
生物瓣膜				
主动脉瓣或二尖瓣置换：术后3~6个月	是（国际标准化比值：2.5）	是	否	Ⅱa
主动脉瓣或二尖瓣置换：术后3~6个月以后	否	是	否	Ⅰ
经导管主动脉瓣				
术后3个月	是	是	是	Ⅱb
术后3~6个月	否	是	是	Ⅱb
术后6个月以后	否	是	否	Ⅱb

* 栓塞的风险因素：房颤、左心室功能不全（左心室收缩分数≤35%）、左房扩大（直径≥50mm）、栓塞史以及高凝状态。

† 球笼瓣、旧代的单叶斜碟瓣。

引用自 Nishimura RA，Otto CM，Bonow RO et al. 2017 AHA/ACC focused update of the 2014 AHA/ACC guideline on the management of patients with valvular heart disease. J Am Coll Cardiol 2017；70：252-890.

疗标准（Ⅰ级推荐）。对于计划阴道分娩的植入机械瓣的孕妇，推荐停用华法林并开始静脉使用肝素。

预防感染性心内膜炎

因为存在瓣膜表面和缝合环等异物，装有人工瓣膜的患者具有更高的感染性心内膜炎的风险。对于植入人工瓣膜需要进行牙科手术的患者，预防性使用抗生素的指征仅针对涉及牙龈组织、根尖周或口腔黏膜穿孔的手术（Ⅱa级推荐，见第73章）。预防性使用抗生素对于非牙科手术如经食管超声检查、胃十二指肠镜或膀胱镜检查已不作推荐（除非这些区域存在活动性感染）[17,26]。

临床评估

瓣膜置换术后的随访应在第3~4周时开始。第一次随访应侧重于保证从医院/康复所到家庭的平稳过渡，调节药物，检查神经认知功能，伤口愈合，容量状态，心脏节律以及人工瓣膜听诊。接下来的随访应因人而异，重点是检测心力衰竭症状或心功能下降，心律失常，栓塞或感染。对抗凝患者应评估是否坚持推荐的国际标准化比值目标以及达到抗凝范围的所需时间。出血的问题应及时发现。有目的的心血管检查应在每次随访重复一次，并重复预防性使用抗生素的指导。6个月后，除非期间有问题，随访可每年进行一次。

在第一次随访时，胸部摄片可使外科医师评估残余胸腔积液、气胸、肺部膨胀情况以及心脏大小。心电图是常规检查，应关注心律、传导以及动态复极化变化。对于机械瓣患者，应该建立术后血红蛋白、红细胞压积、乳酸脱氢酶和胆红素的基础值水平以用作今后怀疑溶血时比较。随访血清珠蛋白用处较低。其他实验室检查可根据临床相关性进行。

多普勒超声心动图。推荐在人工瓣膜植入术后6周至3个月进行第一次经胸心脏超声检查，评估手术效果同时作为基线值如果并发症或衰败发生时用于比较。如出现临床症状变化或提示瓣膜功能异常的体征，推荐重复经胸和经食管超声检查。对于生物瓣患者，美国超声协会推荐在术后第5年后常规的每年经胸超声随访[4]，而这一年限在2014年AHA/ACC指南中为第10年[2]。最近的研究估计，25%~30%的主动脉瓣植入生物瓣患者在10年内出现不同程度的瓣膜退行性变或失功[7]。对于机械瓣的患者，如无临床情况的改变，无需每年常规超声心动图检查[2]。

一项完整的超声心动图检查包括人工瓣的二维成像、瓣叶/阻挡物的形态和活动度评估、多普勒流速指数、反流程度的估计、左心室大小和收缩功能的评估以及肺动脉收缩压[4,5]（见第14章）。瓣周反流在经导管主动脉瓣置换比外科换瓣更常见，因为左心室流出道的瓣膜支架，瓣膜有效瓣口面积在经导管瓣膜更难测量。鉴于经导管瓣膜是相对新的器械，更加频繁的随访是推荐的，对这些新的瓣膜，美国超声协会和瓣膜学术研究协会有专门的推荐[28]。

人工瓣膜失功和并发症的评估和治疗

对人工瓣膜失功的怀疑可来自新发的心脏杂音、人工瓣患者的心力衰竭症状或常规超声心动图发现的异常的高流速和压差。多普勒超声是首选的评价人工瓣膜功能、确认和量化人工瓣狭窄

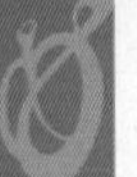

或反流以及确认患者-人工瓣膜不匹配的方法[4,5]（图 71.2 和图 71.3）。荧光屏电影摄影检查术和多排 CT（见第 18 章）可能有助于评估机械瓣和生物瓣的瓣叶活动度[5]。人工瓣膜狭窄可能由于血栓形成，翳状增生（或者两者均有），生物瓣瓣叶钙化和人工瓣膜心内膜炎相关赘生物形成。人工瓣膜反流成因有血栓形成（机械瓣）、瓣叶撕裂（生物瓣）、赘生物或瓣周瘘。

人工瓣膜-患者不匹配

当一个功能正常的人工瓣膜的尺寸相对于患者的身体尺寸及心输出量需求过小时将出现人工瓣膜-患者不匹配（patient-prosthesis mismatch，PPM），进而导致术后异常的高跨瓣压差。主动脉瓣人工瓣膜-患者不匹配定义为有效瓣口面积指数小于 0.85cm²/m²（严重者小于 0.65cm²/m²），而二尖瓣人工瓣膜-患者不匹配定义为有效瓣口面积指数小于 1.2cm²/m²（严重者小于 0.9cm²/m²）。主动脉瓣或二尖瓣置换术后中度人工瓣膜-患者不匹配的发生率为 20%~70%，而重度人工瓣膜-患者不匹配的发生率则为 2%~10%[29]。相对于主动脉瓣置换术后没有发生人工瓣膜-患者不匹配的患者而言，发生主动脉瓣人工瓣膜-患者不匹配的患者其心功能分级和活动耐量均较差，左心室肥大心肌的逆重塑受到影响，有更多的心脏不良事件发生以及增加围手术期及远期的死亡风险。对于出现二尖瓣人工瓣膜-患者不匹配的患者而言，其肺动脉高压将持续存在并增加心力衰竭及死亡的发生率。对于那些已经合并左心室功能降低或左心室肥大和/或合并二尖瓣关闭不全以及年龄小于 65~70 岁的特殊群体患者，其主动脉瓣人工瓣膜-患者不匹配的临床影响则更为明显。相对于外科主动脉瓣置换术患者，尤其是小主动脉瓣环的亚组患者，经导管入路的主动脉瓣置换术后的人工瓣膜-患者不匹配发生率较低[11,30]。图 71.2 和图 71.3 表示区别由人工瓣膜结构损害、血栓形成或血管云翳形成而导致人工瓣膜失功、人工瓣膜功能正常、人工瓣膜-患者不匹配的方法。

瓣膜结构毁损

机械瓣有较好的耐久性，现在使用的机械瓣很少出现瓣膜结构毁损，虽然一些老型号机械瓣有失功（如支柱断裂、碟片飘离、脂质吸附导致的阻塞）。从另一方面说，生物瓣瓣叶钙化或胶原纤维断裂是瓣膜毁损主要原因。瓣膜毁损导致瓣叶僵硬逐步狭窄或瓣叶撕裂导致瓣膜反流（图 71.4，也见图 14.60）。虽然长期以来一直认为瓣膜毁损是一个被动的退行性变过程，近来更多研究发现主动的可以干预的机制参与其中，包括脂质浸润、炎症、免疫排斥和矿物质活化。经导管瓣中瓣植入对一些外科手术极高危和高危生物瓣衰败患者是很好的替代方案[26,31]（见第 72 章）。

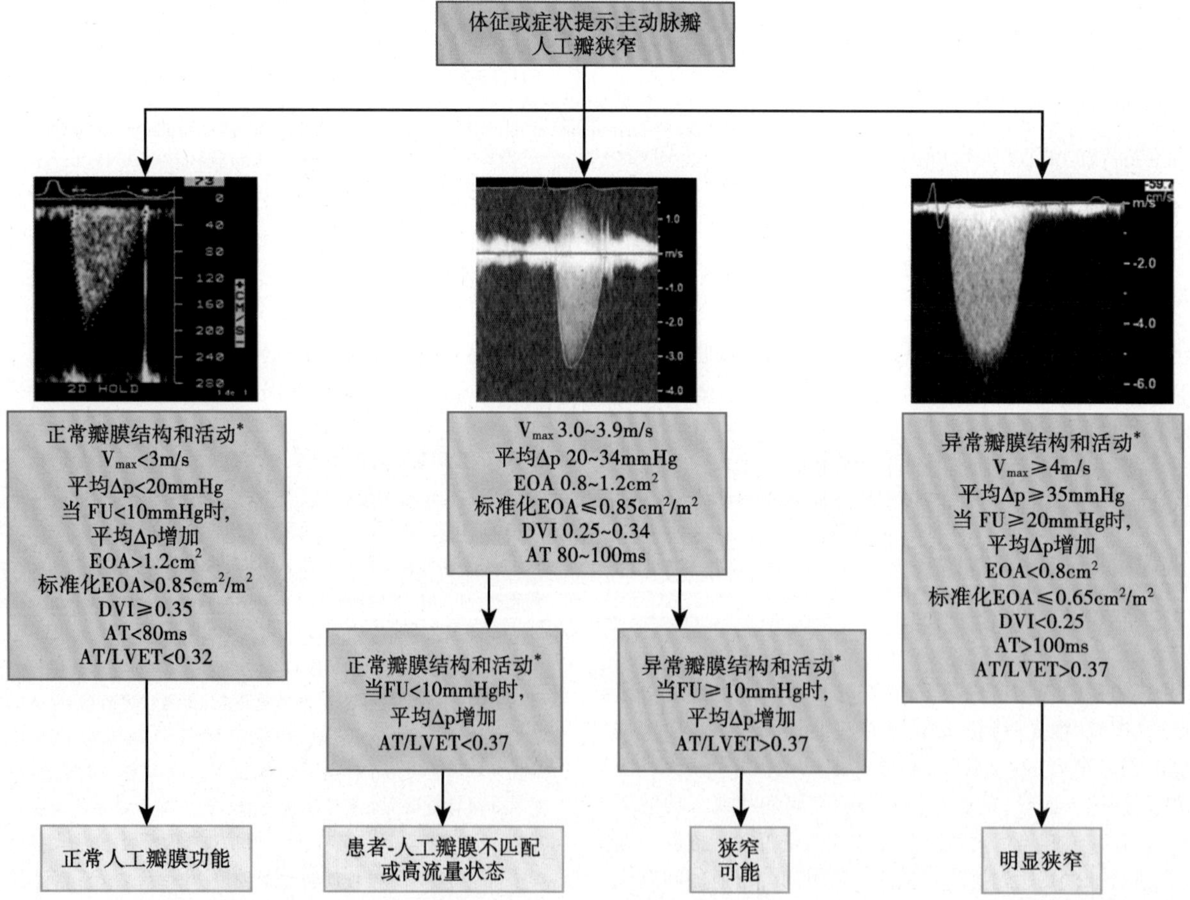

图 71.2 主动脉瓣人工瓣的评估从狭窄程度的标准测量开始，包括最大速度（V_{max}）、平均压差（Δp）、有效瓣口面积（EOA）、多普勒流速指数（DVI）（经二尖瓣和左心室流出道流速比值）。每种瓣膜的种类和大小可以查到，但临界值是可以提供一个快速的初步评估（V_{max} 3~4m/s 和平均 Δp 20~35mmHg）。对于中等狭窄程度的患者，随访（FU）中对瓣膜结构和活动的评估包括压差、有效瓣口面积、多普勒流速指数对鉴别患者-人工瓣不匹配或高流量状态的正常功能瓣膜与人工瓣狭窄。速度曲线的形状也会有用，三角形的形状提示正常瓣功能，圆形的波形代表明显狭窄。* 需进一步影像学检查评估瓣叶结构和活动包括超声心动图、CT 和荧光屏摄影检查技术

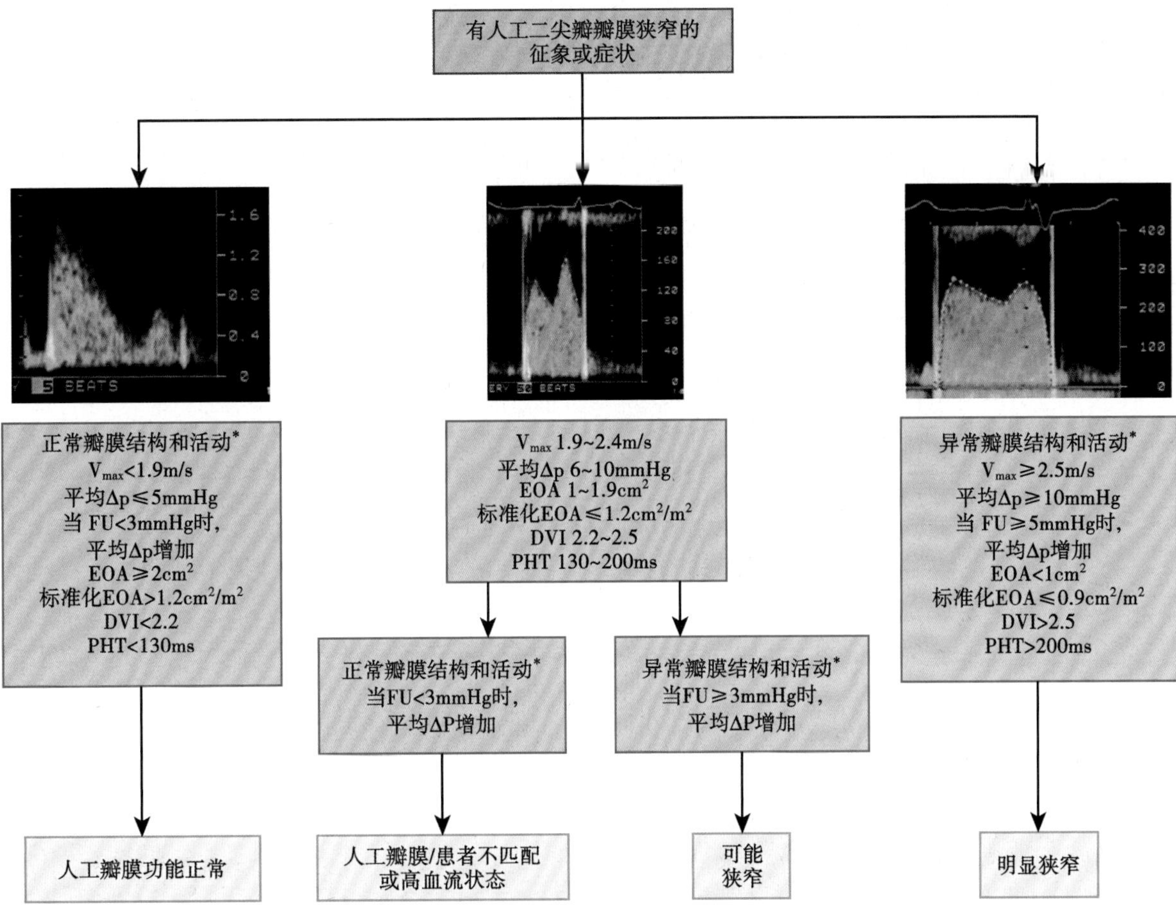

图 71.3 评估二尖瓣人工瓣膜狭窄首先测量狭窄严重程度,包括最大流速(V_{max};m/s)、平均压差(Δp)、有效瓣口面积(EOA)和加速时间(PHT,毫秒)。FU,随访。多普勒流速指数(DVI)指经二尖瓣和左心室流出道流速比值,一般大于2.2是异常的。应参考每种瓣膜的型号和尺寸,但临界值是可以提供一个快速的初步评估。对狭窄程度的评估有多种手段,包括明显狭窄、患者/植入物不匹配和高流速状态。* 需进一步影像学检查评估瓣叶结构和活动包括超声心动图、CT 和荧光屏摄影检查技术

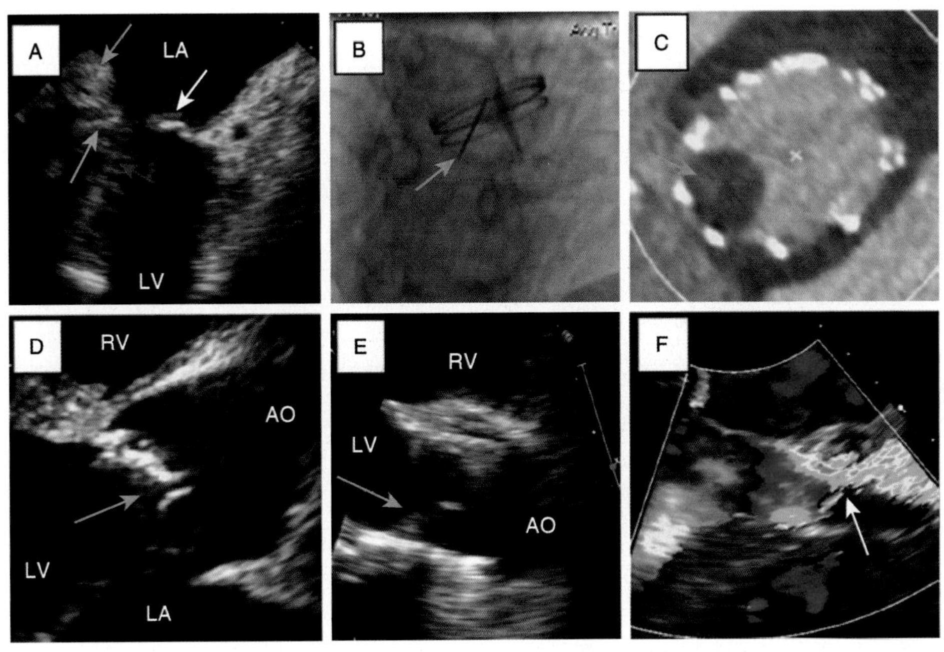

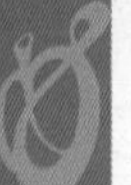

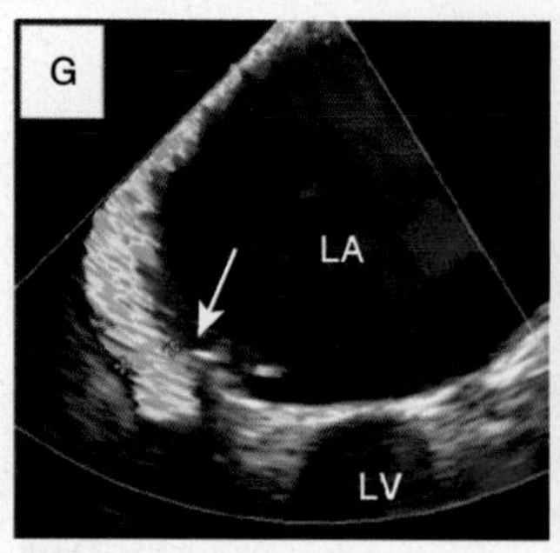

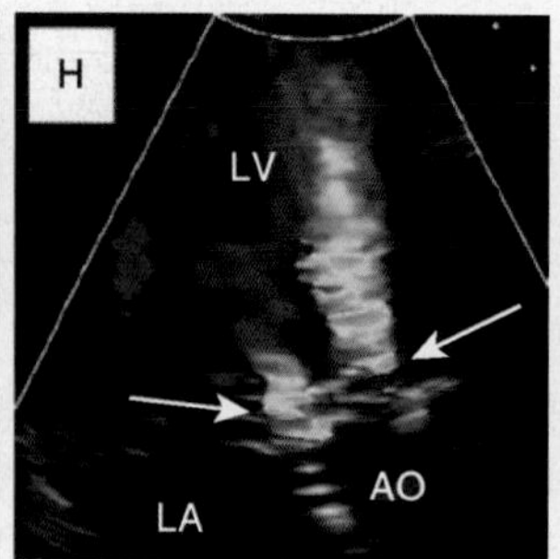

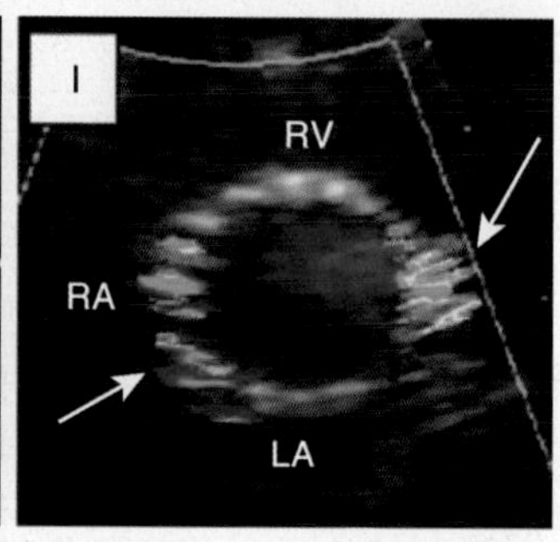

图 71.4 假体瓣膜失功影像。AO,主动脉;LA,左房;LV,左心室;RA,右房;RV,右室。A,二尖瓣位双叶机械瓣失功的经食管超声影像;橘黄色箭头,大血栓;白色箭头,血管翳;红色箭头,能活动的瓣叶;绿色箭头,不能活动的瓣叶。B,双叶机械瓣透视下提示存在不能活动的瓣叶,橘黄色箭头。C,增强 CT 提示经导管球囊扩张瓣膜的一叶瓣叶上存在低密度影(橘黄色箭头),提示血栓形成。D,经胸超声提示带支架生物瓣所存在的退行性钙化,瓣叶增厚,瓣叶活动受限(橘黄色箭头)。E 和 F,TEE 提示血栓引起球囊扩张的经导管主动脉瓣的瓣膜梗阻。瓣叶已增厚(橘黄色箭头),跨瓣流速的宽度已变窄(F,白色箭头)。G,彩色多普勒 TEE 提示二尖瓣机械瓣严重瓣周漏(白色箭头)。H,经心尖三腔心切面和;I,胸骨旁短轴切面,彩色多普勒 TTE 提示在经导管主动脉瓣上两处瓣周反流束(白色箭头)。(D,Courtesy John Chambers,Guy's and St. Thomas Hospitals,London,and G,courtesy Arsène Basmadjian,Montreal Heart Institute.)

瓣周漏

缝合环与钙化变硬的瓣环摩擦引起慢性磨损。漏口的大小决定了反流量的大小。一个小(轻度)、不影响血流动力学的瓣周漏经常是在例行彩色多普勒超声心动图检查中偶然发现,临床上并无提示。然而,小(轻度)瓣周漏可能引起明显的血管内溶血,以及由于红细胞高速流过狭窄漏口导致的(溶血性)贫血。尽管出现溶血或贫血时,临床上因高度怀疑瓣周漏的发生,但也可能听不到新的反流性杂音。瓣周漏与瓣内反流的鉴别需要依靠经食管内超声,尤其在二尖瓣位,可以更好地显露缺损部位。大(中重度)瓣周漏可能会导致明显的容量负荷及心脏衰竭,出现类似情况需考虑再次手术。心内膜炎通常是术后远期出现明显的(中重度)瓣周漏的发生原因。对于临床症状严重的瓣周漏进行经导管封堵术的经验已逐步增加,但远期结果仍不明确[32]。瓣周漏的治疗仍具挑战。通常会选择相对保守的药物治疗,某种程度上也是考虑到一些患者二次手术的风险。

经导管主动脉瓣置换相对于常规外科主动脉瓣置换来说更容易发生瓣周漏,这种情况在新一代的 TAVR 瓣膜出现后明显改善。经导管 AVR 导致的瓣周漏反流束是多发的,不规则的,向心性的,所以瓣周漏的影像评估与程度分级更具挑战(图 71.4)。用多普勒超声心动图评估此瓣周漏严重程度的关键在于需要一个不同切面,多种测量参数综合评价的方法[14,28]。其他影像方法,如血管造影、心脏 CT、心脏磁共振,可以对超声心动图结果进行补充和佐证[5,14,33]。通过对瓣周漏严重程度以及手术并发症的风险评估,一些修补瓣周漏的方法,如反复球囊扩张、瓣中瓣植入技术、经导管瓣周漏封堵,均可以使用。

血栓与出血

具有人工心脏瓣膜的患者中,血栓性栓塞的发病率较高。临床上可以诊断的栓塞发病率为 0.6%~2.3%/(患者·年)[2],其中需要高敏感性影像检查才能发现的亚临床栓塞并没有计算在内[34]。血栓性栓塞的发病率与无需抗凝的生物瓣患者的发病率、抗凝稳定的机械瓣患者的发病率类似。血栓性栓塞的高危因素包括对假体瓣膜的遗传性高凝状态,瓣膜位置(二尖瓣发病率大于主动脉瓣),瓣膜置换数量,处于抗凝不达标的时间,既往有血栓性栓塞史,高凝状态,心房颤动,左房扩大,以及左心室收缩功能障碍。

出血的发病率为 1%/(患者·年),随着年龄的增加以及抗凝强度的增大而增高。对于难以控制的出血,需要用药逆转抗凝的患者,应考虑新鲜冰冻血浆和凝血酶原复合物治疗。

治疗机械瓣膜置换患者的血栓性栓塞流程如下[2]:

- 对于 INR 未达标的患者,增加 VKA 剂量使 INR 达到目标治疗范围
- 对于 INR 已达标的患者,增加 VKA 剂量使 INR 达到较高的目标治疗范围。之前没有使用过阿司匹林的患者可以单用或联合应用低剂量的阿司匹林
- 告知患者和家属该治疗会增加出血风险
- 需要考虑潜在的药物互相作用

对于一些尽管接受了积极的抗血栓治疗仍存在反复血栓性栓塞的患者,一般很少选择再次植入一种低抗凝要求的瓣膜。

人工瓣膜血栓形成

机械瓣血栓形成的概率在发达国家大约 0.3%~1.3%/(患者·年),而在发展中国家约 6%[2]。机械瓣血栓形成后果严重(见图 71.1 和图 71.4)。生物瓣(外科或经导管植入)血栓形成相对少见,大约 5%~15%/(患者·年)[35]。然而,最近的研究发现亚临床血栓形成在经导管瓣膜置换术后 2 年发生率约 5%~15%[36-38]。

当患者出现心力衰竭、血栓栓塞或低心排症状,结合机械瓣音强度下降,新出现或病理性杂音,或抗凝不足依据,考虑人工瓣膜血栓形成。血栓形成二尖瓣和三尖瓣位比主动脉瓣位更常见。虽然和翳状增生很难区分,但临床表现经常可以明确诊断。TTE/TEE 检查有助于治疗决策[4,5](见图 14.59)。机械瓣植入患者,荧光屏电影摄影检查术在阻塞性血栓形成时可以发现瓣叶异常或碟片飘离[5]。MDCT 可以用来明确生物瓣置换后瓣叶增厚和活动度下降[36](见图 71.4)。

当患者出现左心瓣膜血栓形成,休克或 NYHA Ⅲ或Ⅳ级,超声发现大的血栓(TEE 显示≥0.8cm^2)时,急诊手术是合理的[2]。纤维蛋白溶解疗法可用于近期发生(<2 周)NYHA Ⅰ或Ⅱ级和小血

栓（<0.8cm^2），一些虚弱患者且血栓较大犹豫外科手术是否合适时亦可溶栓治疗。溶栓治疗一般建议用于右心瓣膜血栓形成[2]。一些患者无或较轻症状可以单纯静脉注入肝素，如果效果不好可以继以溶栓治疗。有报道孕妇发生瓣膜血栓形成经低剂量组织纤溶酶原激活物治疗疗效满意[39]。溶栓治疗后继以维生素 K 拮抗剂口服，在达到满意的 INR 值前一段时间可以肝素持续静滴，同期可以用也可以不用阿司匹林。定期复查 TTE 以评估治疗效果。生物瓣置换患者怀疑或明确有血栓形成，而血流动力学稳定无抗凝禁忌，使用维生素 K 拮抗剂初始治疗是合理的[26,35,36,38]。

感染性心内膜炎

人工瓣膜心内膜炎是感染性心内膜炎中最严重的，在人工瓣膜植入的患者中发生率为 1%～6%，占所有心内膜炎患者 10%～30%[17]（见第 73 章）。人工瓣膜心内膜炎是一个比较严重的疾病，死亡率高（30%～50%）。基于改良 Duke 标准，主要依据有血培养阳性，超声心动图发现人工瓣膜感染包括赘生物，瓣周脓肿或者新发的瓣周瘘[17]。TEE 对有人工瓣膜患者是很重要的，因为其发现这些异常很敏感。最近研究 PET-CT 显示^{18}F-氟氧脱葡萄糖摄取增加可能有助于人工瓣膜心内膜炎早期诊断[40]（见图 16.47）。及时有效的抗生素治疗依旧不能避免很多患者最后需要外科手术。单纯药物治疗多在晚期（外科手术后>6 个月）非葡萄球菌人工瓣膜心内膜炎有效。当患者出现心力衰竭；抗生素无效；发现明显人工瓣膜反流，尤其合并左心室功能衰竭；大的赘生物；持续血培养阳性；反复出现赘生物脱落栓塞；心内异常分流形成应考虑外科手术[2]（见图 73.4）。经导管瓣膜置换术后人工瓣膜心内膜炎主要发生在术后 1 年，发生率较低[约 1%/（患者・年）]，但其住院死亡率（约 35%）和 2 年的死亡率（67%）均较高[41]，可能和患者年龄和合并症有关。

溶血性贫血

瓣膜手术后非免疫性溶血性贫血的发生多和瓣周漏导致血管内红细胞损害有关。诊断依据临床表现，实验室有溶血的特征发现，包括破裂红细胞、间接胆红素和 LDH 升高，网织红细胞计数增加，血清结合珠蛋白下降。当出现心力衰竭，需要反复输血，生活质量差应考虑再次手术或导管封堵缺损。经验治疗包括补充铁和叶酸及 β 肾上腺素受体阻滞剂。需要注意的是排除人工瓣膜心内膜炎导致的溶血性贫血。

（朱丹 译，何奔 校）

经典参考文献

Hammermeister K, Sethi GK, Henderson WG, et al. Outcomes 15 years after valve replacement with a mechanical versus a bioprosthetic valve: final report of the Veterans Affairs randomized trial. *J Am Coll Cardiol.* 2000;36:1152–1158.

参考文献

1. Hermiller J, Sampson AJ. Utilization and mortality trends in transcatheter and surgical aortic valve replacement: the New York State experience—2011 to 2012. *JACC Cardiovasc Interv.* 2016;9:586–588.
2. Nishimura RA, Otto CM, Bonow RO, et al. 2014 AHA/ACC guideline for the management of patients with valvular heart disease: executive summary. A report of the American College of Cardiology/American Heart Association Task Force on Practice Guidelines. *J Am Coll Cardiol.* 2014;63:2438–2488.
3. Society of Thoracic Surgeons. 2015 Executive report. http://www.sts.org/sites/default/files/documents/2015Harvest4_ExecutiveSummary.pdf. Accessed October 7, 2016.
4. Zoghbi WA, Chambers JB, Dumesnil JG, et al. Recommendations for evaluation of prosthetic valves with echocardiography and Doppler ultrasound: a report from the American Society of Echocardiography's Guidelines and Standards Committee and the Task Force on Prosthetic Valves, developed in conjunction with the American College of Cardiology Cardiovascular Imaging Committee, Cardiac Imaging Committee of the American Heart Association, the European Association of Echocardiography, a registered branch of the European Society of Cardiology, the Japanese Society of Echocardiography and the Canadian Society of Echocardiography. *J Am Soc Echocardiogr.* 2009;22:975–1014.
5. Lancellotti P, Pibarot P, Chambers J, et al. Recommendations for the imaging assessment of prosthetic heart valves: a report from the European Association of Cardiovascular Imaging, endorsed by the Chinese Society of Echocardiography, the Inter-American Society of Echocardiography and the Brazilian Department of Cardiovascular Imaging. *Eur Heart J Cardiovasc Imaging.* 2016;17:589–590.
6. Johnston DR, Soltesz EG, Vakil N, et al. Long-term durability of bioprosthetic aortic valves: implications from 12,569 implants. *Ann Thorac Surg.* 2015;99:1239–1247.
7. Bourguignon T, Bouquiaux-Stablo AL, Candolfi P, et al. Very long-term outcomes of the Carpentier-Edwards Perimount valve in aortic position. *Ann Thorac Surg.* 2015;99:831–837.
8. Kunadian B, Vijayalakshmi K, Thornley AR, et al. Meta-analysis of valve hemodynamics and left ventricular mass regression for stentless versus stented aortic valves. *Ann Thorac Surg.* 2007;84:73–78.
9. El-Hamamsy I, Eryigit Z, Stevens LM, et al. Long-term outcomes after autograft versus homograft aortic root replacement in adults with aortic valve disease: a randomised controlled trial. *Lancet.* 2010;376:524–531.
10. David TE, David C, Woo A, Manlhiot C. The Ross procedure: outcomes at 20 years. *J Thorac Cardiovasc Surg.* 2014;147:85–93.
11. Pibarot P, Weissman N, Stewart W, et al. Reduced incidence of prosthesis-patient mismatch and its sequelae in transcatheter versus surgical valve replacement in high-risk patients with severe aortic stenosis: a PARTNER trial Cohort A analysis. *J Am Coll Cardiol.* 2013;61:E1865.
12. Kodali SK, Williams MR, Smith CR, et al. Two-year outcomes after transcatheter or surgical aortic-valve replacement. *N Engl J Med.* 2012;366:1686–1695.
13. Athappan G, Patvardhan E, Tuzcu EM, et al. Incidence, predictors, and outcomes of aortic regurgitation after transcatheter aortic valve replacement: meta-analysis and systematic review of literature. *J Am Coll Cardiol.* 2013;61:1585–1595.
14. Pibarot P, Hahn RT, Weissman NJ, Monaghan MJ. Assessment of paravalvular regurgitation following TAVR: a proposal of unifying grading scheme. *JACC Cardiovasc Imaging.* 2015;8:340–360.
15. Thourani VH, Kodali S, Makkar RR, et al. Transcatheter aortic valve replacement versus surgical valve replacement in intermediate-risk patients: a propensity score analysis. *Lancet.* 2016;387:2218–2225.
16. Abdel-Wahab M, Mehilli J, Frerker C, et al. Comparison of balloon-expandable vs self-expandable valves in patients undergoing transcatheter aortic valve replacement: the CHOICE randomized clinical trial. *JAMA.* 2014;311:1503–1514.
17. Habib G, Lancellotti P, Antunes MJ, et al. 2015 ESC guidelines for the management of infective endocarditis. The Task Force for the Management of Infective Endocarditis of the European Society of Cardiology (ESC), endorsed by the European Association for Cardio-Thoracic Surgery (EACTS) and the European Association of Nuclear Medicine (EANM). *Eur Heart J.* 2015;36:3075–3128.
18. Stassano P, Tommaso LD, Monaco M, et al. Aortic valve replacement: a prospective randomized evaluation of mechanical versus biological valves in patients ages 55 to 70 years. *J Am Coll Cardiol.* 2009;54:1862–1868.
19. Brennan JM, Edwards FH, Zhao Y, et al. Long-term safety and effectiveness of mechanical versus biologic aortic valve prostheses in older patients: results from the Society of Thoracic Surgeons Adult Cardiac Surgery National Database. *Circulation.* 2013;127:1647–1655.
20. Chiang YP, Chikwe J, Moskowitz AJ, et al. Survival and long-term outcomes following bioprosthetic vs mechanical aortic valve replacement in patients aged 50 to 69 years. *JAMA.* 2014;312:1323–1329.
21. Chikwe J, Chiang YP, Egorova NN, et al. Survival and outcomes following bioprosthetic vs mechanical mitral valve replacement in patients aged 50 to 69 years. *JAMA.* 2015;313:1435–1442.
22. Glaser N, Jackson V, Holzmann MJ, et al. Aortic valve replacement with mechanical vs. biological prostheses in patients aged 50-69 years. *Eur Heart J.* 2016;37:2658–2667.
23. Adams DH, Popma JJ, Reardon MJ, et al. Transcatheter aortic-valve replacement with a self-expanding prosthesis. *N Engl J Med.* 2014;370:1790–1798.
24. Leon MB, Smith CR, Mack MJ, et al. Transcatheter or surgical aortic-valve replacement in intermediate-risk patients. *N Engl J Med.* 2016;374:1609–1620.
25. Reardon MJ, Van Mieghem NM, Popma JJ, et al. Surgical or transcatheter aortic-valve replacement in intermediate-risk patients. *N Engl J Med.* 2017;376:1321–1331.
26. Nishimura RA, Otto CM, Bonow RO, et al. 2017 AHA/ACC focused update of the 2014 AHA/ACC guideline on the management of patients with valvular heart disease. *J Am Coll Cardiol.* 2017;70:252–289.
27. Acker MA, Parides MK, Perrault LP, et al. Mitral-valve repair versus replacement for severe ischemic mitral regurgitation. *N Engl J Med.* 2014;370:23–32.
28. Kappetein AP, Head SJ, Généreux P, et al. Updated standardized endpoint definitions for transcatheter aortic valve implantation: the Valve Academic Research Consortium-2 consensus document. *Eur J Cardiothorac Surg.* 2012;42:S45–S60.
29. Pibarot P, Dumesnil JG. Valve prosthesis-patient mismatch, 1978 to 2011: from original concept to compelling evidence. *J Am Coll Cardiol.* 2012;60:1136–1139.
30. Zorn GL 3rd, Little SH, Tadros P, et al. Prosthesis-patient mismatch in high-risk patients with severe aortic stenosis: a randomized trial of a self-expanding prosthesis. *J Thorac Cardiovasc Surg.* 2016;151:1014–1123 e3.
31. Dvir D, Webb JG, Bleiziffer S, et al. Transcatheter aortic valve implantation in failed bioprosthetic surgical valves. *JAMA.* 2014;312:162–170.
32. Rihal CS, Sorajja P, Booker JD, et al. Principles of percutaneous paravalvular leak closure. *JACC Cardiovasc Interv.* 2012;5:121–130.
33. Van Belle E, Rauch A, Vincent F, et al. Von Willebrand factor multimers during transcatheter aortic-valve replacement. *N Engl J Med.* 2016;375:335–344.
34. Al-Atassi T, Lam K, Forgie M, et al. Cerebral microembolization after bioprosthetic aortic valve replacement: comparison of warfarin plus aspirin versus aspirin only. *Circulation.* 2012;126:S239–S244.
35. Latib A, Naganuma T, Abdel-Wahab M, et al. Treatment and clinical outcomes of transcatheter heart valve thrombosis. *Circ Cardiovasc Interv.* 2015;8:1–8.
36. Makkar RR, Fontana G, Jilaihawi H, et al. Possible subclinical leaflet thrombosis in bioprosthetic aortic valves. *N Engl J Med.* 2015;373:2015–2024.
37. Kodali SK, Thourani VH, Kirtane AJ. Possible subclinical leaflet thrombosis in bioprosthetic aortic valves. *N Engl J Med.* 2016;374:1591.
38. Del Trigo M, Munoz-Garcia AJ, Wijeysundera HC, et al. Incidence, timing and predictors of valve hemodynamic deterioration after transcatheter aortic valve replacement: multicenter registry. *J Am Coll Cardiol.* 2016;67:644–655.
39. Ozkan A, Hachamovitch R, Kapadia SR, et al. Impact of aortic valve replacement on outcome of symptomatic patients with severe aortic stenosis with low gradient and preserved left ventricular ejection fraction. *Circulation.* 2013;128:622–631.
40. Saby L, Laas O, Habib G, et al. Positron emission tomography/computed tomography for diagnosis of prosthetic valve endocarditis: increased valvular ^{18}F-fluorodeoxyglucose uptake as a novel major criterion. *J Am Coll Cardiol.* 2013;61:2374–2382.
41. Regueiro A, Linke A, Latib A, et al. Association between transcatheter aortic valve replacement and subsequent infective endocarditis and in-hospital death. *JAMA.* 2016;316:1083–1092.

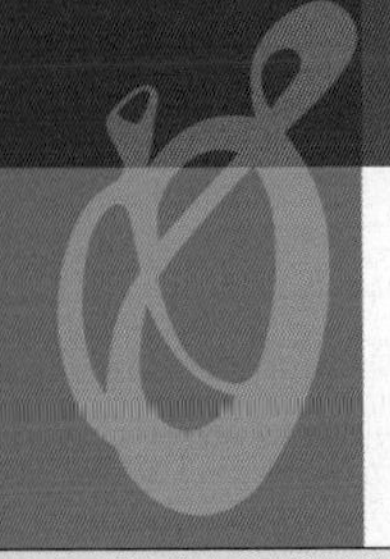

第 72 章 经导管治疗瓣膜性心脏病

HOWARD C. HERRMANN AND MICHAEL J. MACK

经导管治疗瓣膜性心脏病(valvular heart disease,VHD)的实施动力来自两个主要因素。首先,经导管治疗可以避免侵入性手术带来的风险,特别是体外循环和正中胸骨切开术的相关风险,同时还能保留甚至改善治疗效果。其次,患者更希望避免外科手术相关的创伤和较长的恢复期。然而,这些因素必须与经导管方法的有效性相匹配。这样,患者将会首先选择经导管治疗,理由就是,其具有较小创伤,恢复更快,并且具有与开放性手术方法相类似的临床效果。然而,如果仅仅是一种疗效欠佳的方法,即使安全性高且术后恢复快,往往也要慎重决策,并需要参考患者的年龄、合并症和治疗目标。

从发展历程上看,第一例成功的 VHD 经导管治疗是 1982 年由 Jean Kan 博士实施的先天性肺动脉狭窄球囊瓣膜成形术。这推动球囊扩张疗法治疗二尖瓣狭窄(mitral stenosis,MS)和主动脉瓣狭窄(aortic stenosis,AS),并为其他经导管治疗反流性病变打开了大门,如 MitraClip(Abbott Vascular,Santa Clara,California)装置用于二尖瓣关闭不全(mitral regurgitation,MR)。最近,在严重、症状性 AS 患者中,使用球扩瓣和自膨瓣成功实施经导管主动脉瓣膜置换术(transcatheter aortic valve replacement,TAVR),引领整个医学专业聚焦于 VHD 经导管治疗。本章介绍 AS、MS、MR 和三尖瓣关闭不全(tricuspid regurgitation,TR)的介入治疗适应证、技术以及临床研究。

主动脉瓣狭窄(见第 68 章)

Paul Dudley White 在 1931 年表示"主动脉瓣疾病没有治疗方法"。然而,1952 年,Hufnagel 在降主动脉中植入了一个"球笼"瓣膜,用于治疗主动脉瓣关闭不全(aortic regurgitation,AR)。在 Harken,Braunwald 和 Starr 先导性工作推动下,1960 年使用机械瓣膜对患有严重 AS 的患者行手术主动脉瓣置换术(surgical aortic valve replacement,SAVR)(参见经典参考文献,Harken)。目前,各种机械和生物瓣膜用于治疗 AS,超过 90%的 SAVR 使用组织瓣膜(见第 71 章)。

主动脉瓣球囊成形术

1985 年,Cribier 实施主动脉瓣球囊成形术(balloon aortic valvuloplasty,BAV),开启了 AS 的经导管治疗的先河(参见经典参考文献)。瓣口面积适度改善和临床症状缓解证实了早期的可行性和安全性。虽然已广泛使用多年,但 BAV 在很大程度上已被弃用,主要是由于患者受益时间短,症状缓解持续仅数月,1 年时再狭窄率超过 80%,且患者存活率没有延长(参见经典参考文献,NHLBI)。

尽管如此,目前 BAV 仍然作为主要的"桥接"治疗。尽管在老年人或发病前的患者中偶尔会有缓解的作用,但 BAV 在有以下两种情况下最常用于临床决策[1,2]。首先,作为一种诊断工具,BAV 可以帮助查明症状的原因,例如慢性阻塞性肺疾病或心力衰竭,哪个可能是 AS 患者呼吸困难的原因。这种情况下,BAV 风险和瓣口面积的改善都必须在预期净效益考虑范围内。其次,BAV 除了作为"决策桥梁"的作用外,其作为"治疗桥梁"的作用比较有限。对于近期急性失代偿性心力衰竭、急性肾衰竭或失代偿性左心室(left ventricular,LV)功能的患者,用 BAV 作为临时治疗可使终末器官和心脏恢复。

经导管主动脉瓣膜置换术

在球囊瓣膜成形术后植入人工瓣膜以防止再狭窄的理念是丹麦心脏病学家 Henning Andersen 首创,他用不锈钢手术线制作支架,并在支架内安装了生物瓣膜。他最初的动物实验展示了可行性,并于 1992 年在欧洲心脏病学会上展示实验结果(参见经典参考文献,Andersen)。随后的 10 年,随着瓣膜和支架设计改进以及输送系统的完善,最终 Cribier 于 2002 年在人体首次成功植入支架瓣植(参见经典参考文献,Andersen)。尽管在接下来的几年内又进行了一些成功的植入,但是由于无法安全地复制 Cribier 顺行房间隔输送途径,该技术未能扩展到其他中心。Webb 及其同事[3]开发的逆行经股动脉路径和 Walther 及其同事[4]的顺行经心尖入路将该手术推广到其他术者和中心,直径更小和可操控的输送系统发展促进了该技术的进步。

TAVR 使用两种主要类型的瓣膜设计:球扩式和自膨式(图 72.1),均获得美国食品药品管理局(Food and Drug Administration,FDA)的批准。爱德华 Sapien 瓣膜(Edwards Lifesciences,Irvine,California)是一种钴铬合金球囊扩张瓣膜,其瓣叶由经处理的牛心包膜制成;最初的 Sapien THV 瓣膜被第二代 Sapien XT 瓣膜取代,现在已发展到第三代 Sapien 3 瓣膜。大多数其他 TAVR 瓣膜设计是自膨胀镍钛合金瓣膜。CoreValve(Medtronic,Minneapolis,Minnesota)是最常见的自膨式瓣膜,现已发展到第三代 Evolut-PRO 瓣膜。这两款瓣膜均已获 FDA 批准在美国商业化使用,到 2016 年底商业化瓣膜植入量已超过 75 000 个[5]。而许多其他瓣膜已在欧洲获得商业批准,并且正在美国进行上市前的临床试验。

目前,85%~90%的 TAVR 瓣膜均采用经股动脉入路植入[5]。对于不能进行经股动脉入路的患者,应用其他"替代进入"途径。最初的经心尖途径现已很少应用,通过上部胸骨切开术或局限的右前胸廓切开术进行直接主动脉路径也较少使用。目前更优选的替代入路是锁骨下入路,通常从左侧。其他创新的替代方法包括经颈动脉、经下腔静脉和经纵隔途径。

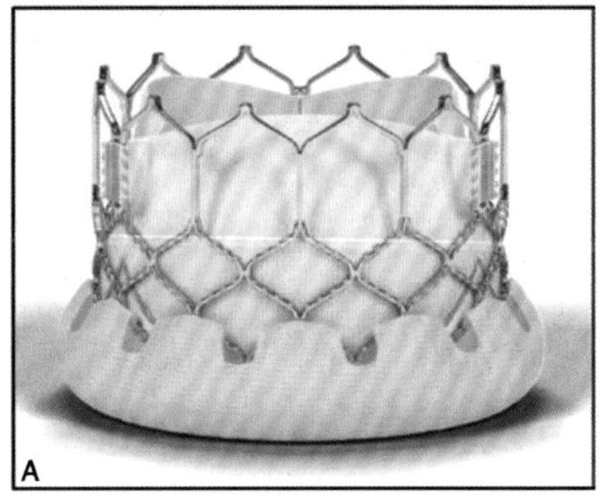

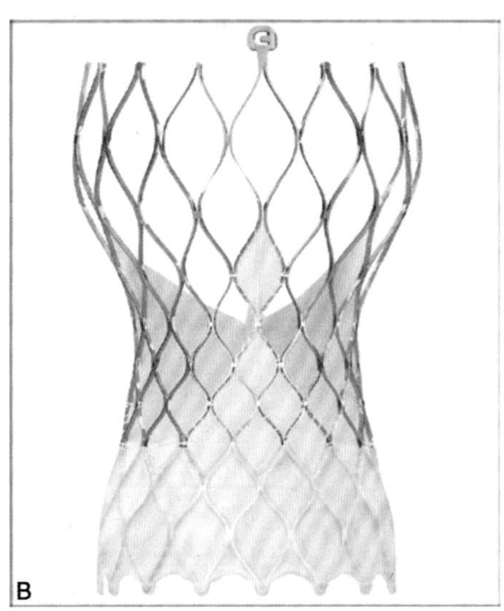

图 72.1 目前批准在美国使用的经导管主动脉瓣。A,Sapien 3 球囊扩张瓣。B,第三代 CoreValve(Evolut-PRO)自膨胀瓣

证据基础

TAVR 与 AS 标准治疗的比较已有很强的证据基础(表 72.1)。PARTNER 系列试验中 PARTNER 1B,证明了 TAVR 在无法手术的患者中相对药物疗法的优越性,5 年的绝对生存优势为 23%[6]。PARTNER 1A 和 CoreValve 试验将手术高危的患者在 TAVR 和 SAVR 之间随机分组[7,8],两项试验均为非劣效性试验,结果显示与 SAVR 相比,TAVR 在 1 年时存活率无差异或提高。PARTNER 1A 患者随访 5 年,未见生存差异[9]。

两项多中心随机试验在中度手术风险、有症状的患者中比较 TAVR 与 SAVR。PARTNER 2A 试验[10]将 2 036 例患者随机分配至球扩式 Sapien 瓣膜与 SAVR,SURTAVI 试验[11]将 1 746 例患者随机分配至自膨式 TAVR(84% CoreValve,16% Evolut-R)与 SAVR。两项试验的结果均表明,2 年时死亡和卒中的复合终点 TAVR 不等于 SAVR。

在过去 10 年中,TAVR 的死亡率一直在不断降低。更多的中心正在积累经验和掌握学习曲线。使用较小直径的瓣膜系统以及输送系统不断改进,使更多患者成为经股动脉治疗的候选者。更好患者选择也是改善结果的主要因素,临床经验已经确定患有严重 AS 的患者,伴有过度虚弱、较多合并症以及活动能力弱,手术并不能改善其预后("队列 C 患者")。在使用球扩式 Sapien 3 系统接受 TAVR 治疗的有症状、中度风险的患者,生存明显优于 PARTNER 2A 的手术组[12](重要的是,PARTNER 2A 不是一项前瞻性随机试验,使用了回顾性手术对照)。目前正在进行低危患者 TAVR 与 SAVR 比较的试验。

并发症。通过装置、输送系统、技术的改进和患者的选择,已经在一定程度上解决了与 TAVR 相关的并发症,包括卒中、瓣周漏、需要植入永久性起搏器和瓣膜血栓形成。

表 72.1 经导管主动脉瓣膜置换的随机试验

风险	试验	TAVR(*n*)	对照(*n*)	结果
手术禁忌	PARTNER 1B	179	药物治疗(179)	TAVR 优于药物
高危	PARTNER 1A	348	SAVR(351)	TAVR=SAVR
	CoreValve	394	SAVR(401)	TAVR 优于 SAVR
中危	PARTNER 2A	1 011	SAVR(1 021)	TAVR=SAVR
	SURTAVI	864	SAVR(796)	TAVR=SAVR
低危*	PARTNER 3		TAVR 与 SAVR,总招募人数=1 228	
	CoreValve		TAVR 与 SAVR,总招募人数=1 200	
	Evolut-R			

*低危试验正在进行中。

TAVR 早期关注是与操作相关的卒中风险增加。在由神经科医生和临床商业注册的随机试验中,临床明显卒中的发生率为 2%~9%[13]。然而,使用弥散加权(diffusion-weighted,DW)磁共振成像(magnetic resonance imaging,MRI)的复杂神经影像学证明 68%~100%接受 TAVR 的患者脑内存在栓塞性病变[9](图 72.2)。这促进脑保护装置的发展,其在手术期间捕获或偏转栓子。迄今为止的结果好坏参半;一些研究显示 DW MRI 检测到的病变数量和体积都有所减少,但最近一项主要的脑保护装置的随机试验未能达到其主要终点[14]。尽管如此,该设备(Sentinal,Claret Medical,Santa Rosa,California)最近获得了 FDA 的批准。尚不清楚的是这些影像学病变的临床意义和重要性。其他临床证据表明这些发现与长期的神经认知下降有关。

在 TAVR 的早期试验中,中度至重度瓣周漏的发生率较高。然而,由于瓣膜设计的改进和瓣膜尺寸的选择增加,以及术前常规使用三维(3D)计算机断层扫描(computed tomography,CT)重建(见第 18 章),可以更准确地选择合适的瓣膜尺寸(图 72.3;另见图 18.15)。目前,尽管有三分之一的患者出现轻度瓣周漏,但是中度至重度瓣周漏的发生率已降至 3%~6%[15,16]。

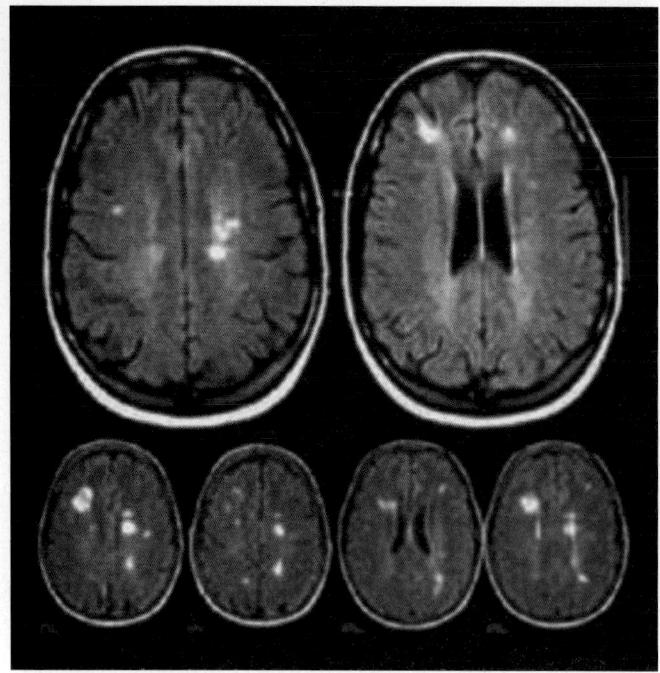

图 72.2 经导管主动脉瓣置换术(TAVR)后弥散加权MRI显示多发性栓塞病变的典型发现

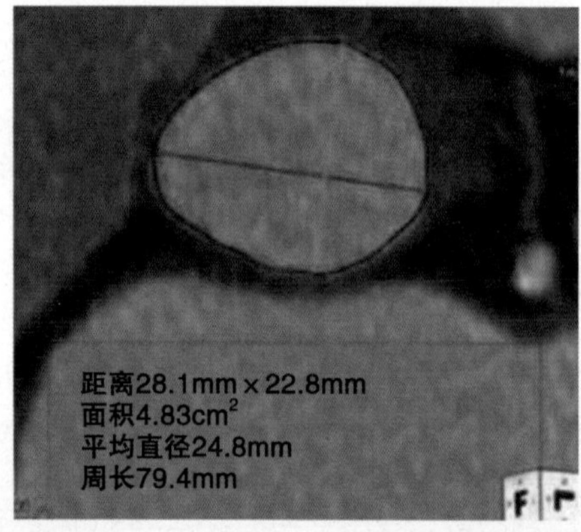

图 72.3 用于 TAVR 瓣环尺寸的多层 CT 扫描的三维重建

许多患者术后需要植入永久起搏器仍然是 TAVR 的一个问题。发生率大约 10%到 30%,目前大多数的研究数据接近该范围的下限[17-19]。先前存在传导系统异常的患者在 TAVR 后特别容易发生传导系统阻滞,因此需要植入永久性起搏器。随着 TAVR 越来越多地用于具有更长预期寿命的相对年轻的患者,术后植入永久性起搏器可能变得越来越重要。另一方面,这类患者不太可能先前存在传导系统疾病,因此不太可能需要永久性起搏器植入。在瓣膜植入过程中,避免选择过大的瓣膜和减少后扩张的压力,以及略高的瓣膜放置位置都可能有助于减少永久性起搏器的植入。

与 TAVR 相关的另一个问题是瓣叶增厚和血栓形成。这个问题最初是通过临床试验和注册研究期间使用复杂成像和多层 CT 扫描四维重建(4D CT)技术发现的[20],随后的研究中扩大使用这些成像模式,显示发生率约为 7%~10%[21]。大量研究显示这些成像异常与抗凝治疗有关,明确瓣膜血栓形成是病因(图 72.4)[22]。目前的推荐:在临床迹象提示出现小叶血栓形成时,使用 CT 进行检测;临床迹象包括平均跨瓣梯度增加、新发或持续性心力衰竭或围手术期发生的卒中。

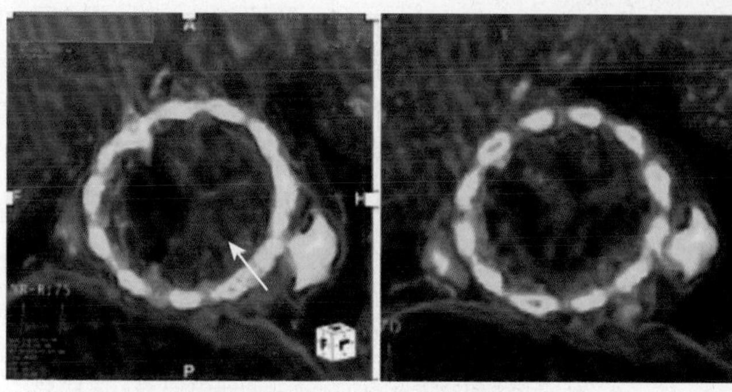

图 72.4 四维 CT 扫描显示 TAVR 瓣膜上的血栓(箭头)(左),华法林治疗 30 天后溶解消失(右)

瓣膜的耐用性。TAVR 瓣膜耐用性的问题仍未得到回答,5 年的随机研究和长达 10 年的单中心经验尚未找出耐用性的主要原因[9,23]。然而,所有的研究都存在生存偏差,并且在手术后 5 年或更长时间内,少量患者存活,瓣膜耐久性的最终问题仍未确定。

影像

先进的成像技术对 TAVR 的成功操作至关重要。使用高质量经胸超声心动图(transthoracic echocardiography,TTE)来确定 AS 的诊断和严重程度非常必要(见第 14 章),多层 CT 扫描使用对于术前计划至关重要(第 18 章)。环形大小、冠状动脉高度的测量以及有升主动脉和 LV 流出道钙化对于手术成功都非常重要(图 72.5)。若存在二叶瓣和慢性肾病无法 CT 成像时,使用经食管超声心动图(transesophageal echocardiography,TEE)诊断可能会有所帮助。而使用 TTE 进行患者随访和使用 4D CT 或 TEE 查明临床"原因"已成为常规做法。

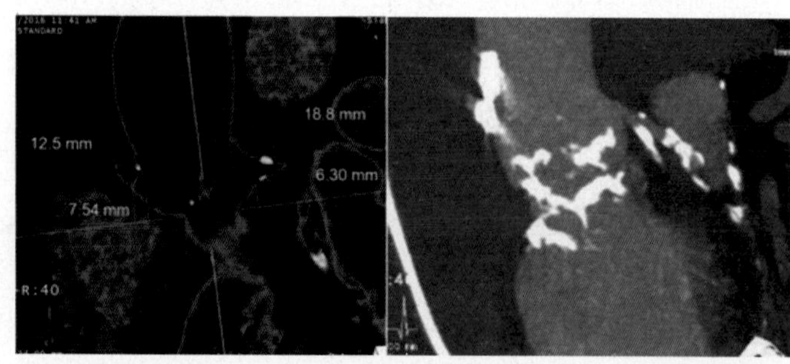

图 72.5 三维 CT 扫描。左,冠状动脉高度相对于主动脉瓣环。右,主动脉根、瓣环和左心室流出道钙化

心脏团队组建

多学科心脏团队是将 TAVR 引入临床实践的重要部分[24](见第 67 章)。心脏团队的成员包括介入心脏病专家、心脏外科医生、影像专家、麻醉师、供应商、研究协调员、培训中的研究员和老年病专家。最近关注的是,由于患者的决策变得更加直截了当,心脏病团队在运作方面很烦琐,并且在某种程度上已经过时[25]。然而,随着 TAVR 在中危和低危 AS 患者中的作用变得更大,并且经导管治疗应用于其他瓣膜病变,心脏团队在以患者为中心的决策中的作用将更加重要。

极简术式

目前,TAVR 术通常采用经股动脉途径,无需全身麻醉。"极简式”手术一般在局麻下进行，给患者轻至中度镇静，不常规使用术中 TEE，在减少器械使用同时不影响手术结果[26]。目前，这种 TAVR 操作在美国约占 15%～20%，而在某些成熟中心使用率高达 90%[5]。

未来前景。TAVR 操作在未来具有更好前景。目前，在手术低危患者中正在进行两项随机试验，比较 TAVR 和 SAVR 的治疗效果。这两项试验还包括一组患者接受 4D CT 扫描监测瓣膜血栓形成，以确定其真实发生率、易感因素和与先前提到影像学异常的临床相关性。其他正在进行的注册研究包括 TAVR 在二叶式主动脉瓣中的作用，以及在退化的生物假体手术瓣膜中的主动脉和二尖瓣“瓣中瓣”的放置（见第 71 章）。两种 FDA 批准的装置都已经增加了结构退化的主动脉生物瓣膜高风险患者的适应证。完成或正在进行研究的最新 TAVR 瓣膜很可能在不久的将来被引入临床实践。

辅助治疗的作用仍存在问题。尽管使用双重抗血小板治疗已成为常规治疗，但没有强有力的证据基础支持 DAPT。新型口服抗凝药利伐沙班和阿哌沙班单独以及与抗血小板治疗方案相结合的临床试验正在进行中。TAVR 的成本效益仍然是一个悬而未决的问题，该装置的成本高，约为 32 000 美元，引发了对该操作最终成本效益的质疑。然而，一些证据表明，资源利用下降，包括较短的住院时间，现在多数操作住院时间为 1～2 天，抵消了较高的装置成本[27]。

二尖瓣狭窄（见第 69 章）

在患有严重和症状性 MS 的患者中，TTE 是诊断和确认狭窄功能严重程度的关键（见第 14 章）。

二尖瓣球囊瓣膜成形术

确定二尖瓣和瓣膜下装置形态在二尖瓣球囊成形术（balloon valvuloplasty，MBV）术前计划中非常重要。可以使用形态学评分确定用于 MBV 瓣膜的适合性；最广泛使用的是 Wilkins 系统（参见经典参考文献），其为瓣叶移动性、瓣膜增厚、钙化和瓣膜下增厚指定 1～4 分（见表 14.9）。并存 MR 的严重程度也是 MBV 的关键决定因素，原因是这与最终结果有关，可能会增加到 1 级，并确认患者的症状确实是由瓣膜阻塞引起的，而不是伴随的反流。在后一种情况下，二尖瓣置换可能是症状缓解的更好选择。TEE 是进一步评估 MR 和瓣膜形态的严重程度并确保 MBV 前没有左心房（left atrial，LA）血栓的最后一步。

适应证

MBV 适用于有症状的 MS 患者，其具有至少中度至重度 MS、有利的瓣膜形态、无 LA 血栓，以及低于中度至重度 MR。对于风湿性 MS 和钙化不可穿透瓣膜的高风险或不适合外科手术的患者，MBV 可能是提供姑息性症状缓解的合理替代方案。MBV 也可以用于中度至重度 MS 的无症状患者和排除 LA 血栓后的新发房颤（Ⅱb 类）。对于有症状且轻度 MS［二尖瓣面积（mitral valve area，MVA）>1.5cm^2］的患者，如果运动试验有明显的 MS 证据，可考虑 MBV（Ⅱb 类）[28]。获益的机制是融合瓣叶的分离，减轻了物理障碍，从而减少了梯度并增加了 MVA。

操作。通常，经静脉顺行经房间隔途径进入左心房以实施 MBV，1982 年，Inoue 首先使用一个用尼龙网包裹的自定位乳胶球囊，进行相控球囊扩张，并在 1984 年描述了该技术（参见经典参考文献）。导丝放置在左心室中，双气囊技术涉及两个外周动脉气球，其在单独的导丝上跟踪，并同时充气。

双气囊技术首先在美国使用。经房间隔导管插入和治疗性抗凝治疗后，使用球囊尖端导管通过经房间隔穿刺部位穿过二尖瓣；将该导管放至左心室的心尖，并且一旦定位，将 260cm 的导丝放置在 LV 心尖或者穿过主动脉瓣环进入降主动脉。使用类似技术或通过使用双腔导管放置第二导丝。两个 18 或 20mm 的扩张球囊被跟踪并定位在线上并同时充气以扩张瓣膜。

Inoue 技术取代双气囊技术，部分原因是 Inoue 气囊没有 LV 穿孔的风险（图 72.6）。Inoue 气囊的初始尺寸基于患者的身高。一旦沿导丝进入左心房，可以通过内部导丝操纵穿过二尖瓣口，然后在 4mm 直径范围内连续多次充气，同时评估血流动力学和超声心动图结果，以实现最大扩张，并且 MR 的等级增加最少。因此，术前仔细评估连接处钙化的严重程度显得尤为重要，钙化部位不会随着球囊膨胀而分裂，但会增加撕裂小叶产生 MR 的可能性。

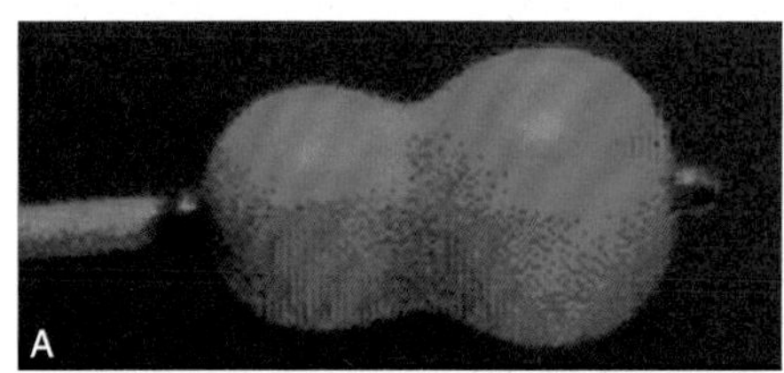

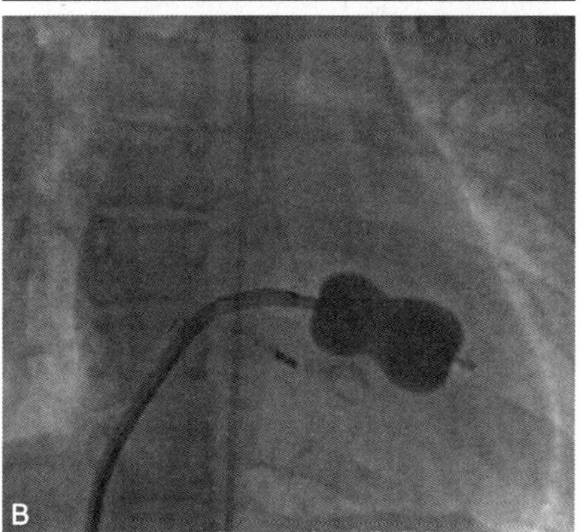

图 72.6 A，Inoue 二尖瓣球囊瓣膜成形术导管和球囊。B，部分充气的 Inoue 气囊横跨二尖瓣定位

平均二尖瓣跨瓣梯度减少 50%或 MVA 增加大于 1.5cm^2 是介入术成功的标志，可以在超过 80%的适当选择的患者中实现。尽管有残余梯度，但在球囊充气后 MR 增加超过 1 级则手术结束。MBV 后的无事件生存受瓣膜形态的影响。在一项针对 879 名北美患者的大型研究中，平均随访时间为 4.4±3.7 年，Wilkins 评分为 8 或更低，MBV 后 MVA 立即增加，并且长期生存率提高（82% vs 57%；$P<0.0001$）（图 72.7）。具有较高超声心动图评分的患者，长期随访具有更多事件的发生，包括需要重复 MBV、需要二尖瓣手术和死亡（图 72.7B）。在多变量分析中，年龄、MBV 后 MR 等级为 3+或更高、既往手术切开术、纽约心脏病协会（NYHA）Ⅳ级和 MBV 后肺动脉收缩压升高，均与恶化的结果独立相关。

MBV 中最常见的并发症，即严重的 MR，发生在 2%至 10%的患者中，Inoue 和双气囊技术之间没有显著差异。总体手术死亡率约为 1%。其他不太常见的手术并发症包括心脏压塞、栓塞事件、血管并发症、心律失常、出血、卒中、心肌梗死、残余房间隔缺损和 LV 穿孔。

超声心动图对 MBV 的许多方面都是必不可少的，包括经房间隔穿刺和评估术后结果和并发症（见第 14 章）。TEE 被认为是黄金标准，并且 3D TEE 在减少透视时间和从第一次房间隔穿刺到第一个球囊扩张期间已被证明优于 TTE[29]。也可以使用心腔内超声心动图，其优点是避免了 TEE 通常需要的气管内插管和全身麻醉。

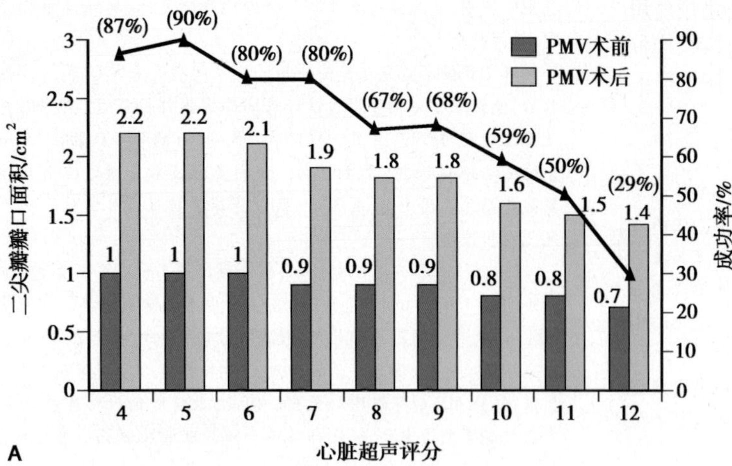

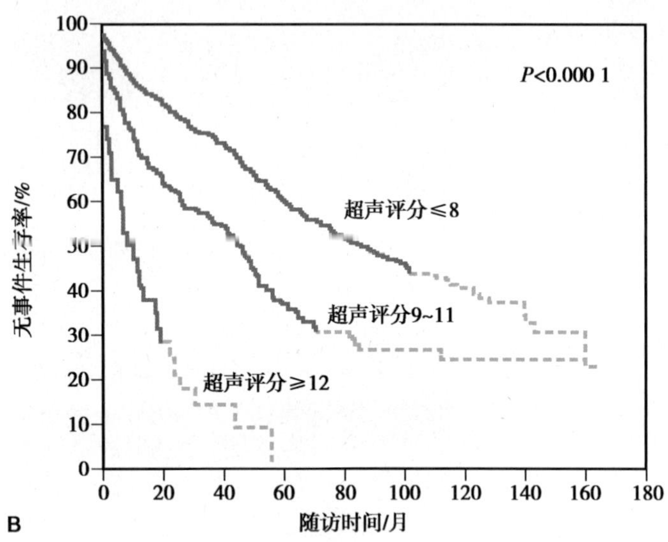

图 72.7 二尖瓣球囊成形术相对于超声心动图的术前 Wilkins 评分结果。A，*Bar* 表示经皮二尖瓣成形术（PMV）前后的二尖瓣面积作为超声心动图评分的函数，连接的三角形表示手术成功率。B，超声心动图评分与术后无事件生存率之间的关联。（引自 Palacios IF，Sanchez PL，Harrell LC，et al. Which patients benefit from percutaneous mitral valvuloplasty? Prevalvuloplasty and postvalvuloplasty variables that predict long-term outcome. Circulation 2002；105：1465-71. Copyright 2002 American Heart Association Inc.）

二尖瓣反流

与主要由风湿热引起的 MS 不同，MR 是一种更多样化的疾病，其由复杂二尖瓣装置任何部分（包括瓣叶、腱索、瓣环和左心室）的功能障碍引起。如第 69 章所述，MR 通常进一步分为原发性（退行性）疾病，即瓣膜受累型（例如，纤维肌性发育不良、二尖瓣脱垂、风湿性疾病）和继发性（缺血性或功能性）疾病，非瓣膜受累型（例如，心房和心室疾病，包括缺血性功能障碍和扩张型心肌病）。严重 MR 患者，无论是否有症状，其生存率降低，通常推荐进行手术治疗[30]。对于原发性 MR 和保留 LV 功能的无症状患者，可以考虑采取“观察等待”或“主动监测”方法，直至出现症状、左室功能不全、肺动脉高压或心房颤动[31]；对于已到达这些临床终点的患者，现行指南推荐对患者进行手术治疗[28]。对于 LV 功能正常的无症状患者，也可考虑进行手术，其中二尖瓣成功修复的可能性很高[28]。

经导管治疗的基本原理

在观察性研究中，外科手术可提高存活率，但死亡率为 1%～5%，其他发病率为 10%～20%，包括卒中、再次手术、肾衰竭和通气时间延长[32]。老年患者或患有左心室功能不全和继发性 MR 的患者手术风险特别高。在一项对超过 30 000 名接受二尖瓣置换术患者进行的研究中，死亡率从 50 岁以下患者的 4.1%增加到 80 多岁患者的 17.0%[33]，尽管这些结果在最近的一份报告中有所改善[34]。手术的风险和死亡率加上患者的意愿促进了微创方案的尝试。

当考虑经皮或经导管二尖瓣修复方法时，根据它们所处理的主要结构异常对它们进行分类是有用的[35]。外科医生可用的工具很多，但经导管方法局限，并且通常只能解决导致 MR 功能失调瓣膜的单个主要因素[36]。

表 72.2 列出了一些装置、它们的制造商和当前的研发状态。

MitraClip 装置修复瓣叶

MitraClip（Abbott Vascular）是第一个获得 CE（欧盟）认证的经导管二尖瓣修复技术；现在也获得 FDA 批准用于原发性（退行性）MR 和外科手术风禁忌的患者（图 72.8）。该系统模仿 Alfieri 缝合操作，将二尖瓣后叶和前叶的中间扇形体（分别为 P2 和 A2）缝合在一起以形成双孔二尖瓣。该手术虽然通常采用辅助环瓣成形术，但已经证明在各种病理学和无瓣环成形术的患者中都有效且耐用[37]。

MitraClip 的临床试验证实了其可行性［例如，血管内缘对缘修复研究（Endovascular Valve Edge-to-Edge Repair Study，EVEREST）Ⅰ］，其安全性和有效性在随机试验（EVEREST Ⅱ）中与外科手术修复进行了比较[38]。该操作过程使用标准导管技术，右股静脉入路、经房间隔的方法[39]。整套输送系统通过 24F 鞘进入左心房，通过 TEE 引导，调整输送系统上的旋钮，使输送系统通过二尖瓣进入左心室。正确对齐和定向夹子，从心室侧抓住瓣叶的 P2 和

A2 区段使瓣叶并置。一旦超声心动图确认瓣叶夹合良好,就可以释放夹子。如果抓握不良,可以释放瓣叶,可在第二次抓握尝试之前重新定位。另外,可以根据需要放置第二个或更多夹子以实现最佳 MR 减少。

在随机的 EVEREST Ⅱ试验中,184 名患者接受了 MitraClip 治疗,95 名患者接受了手术修复或瓣膜置换[40],研究入组的患者比常规手术患者年龄大近 10 岁(平均年龄 67 岁)并且有更多的合并症。使用 MitraClip 治疗 30 天时的主要不良事件发生率显著降低(9.6%对手术时的 57%;$P<0.0001$),这种差异可能是由于手术输血需求增加所致。手术组术后,12 个月时无死亡、二尖瓣手术和 MR 严重程度超过 2+的复合终点事件为 73%,高于 MitraClip 治疗组(55%;$P=0.0007$)。急性 MitraClip 治疗成功的患者中,结果似乎持久,后期的二尖瓣手术率非常低[41]。

随后对该研究和其他注册研究的分析表明,使用 MitraClip 治疗可以持续降低 MR 等级、改善 NYHA 功能分级、降低 LV 大小[41]。其他相关研究表明:无 MS、初始节律对结果没有影响,重要的是,对于手术高风险患者,MitraClip 获益比手术更大(图 72.9)[42]。

表 72.2 经导管二尖瓣修复和置换装置

类型/适应证	商品名	制造商	研发状态
瓣叶/腱索	MitraClip	Abbott Vascular, Abbott Park, Ill	CE 认证,FDA 批准
	NeoChord DS1000 System	NeoChord, Eden Prairie, Minn	CE 认证,美国 IDE 试验
	Harpoon NeoChord	Edwards LifeSciences, Irvine, Calif	1 期(OUS)
	Mitra-Spacer	Cardiosolutions, West Bridgewater, Mass	1 期(OUS)
	MitraFlex	TransCardiac Therapeutics, Atlanta, Ga	临床前期
	Middle Peak Medical	Middle Peak Medical, Palo Alto, Calif	1 期(OUS)
间接瓣环成形术	CARILLON XE2 Mitral Contour System	Cardiac Dimensions, Kirkland, Wis	CE 认证
	Kardium MR	Kardium, Richmond, British Columbia, Canada	临床前期
	Cerclage annuloplasty	National Heart, Lung and Blood Institute, Bethesda, Md	1 期(OUS)
直接或左心室瓣环成形术	Mitralign Percutaneous Annuloplasty System	Mitralign, Tewksbury, Mass	CE 认证
	GDS Accucinch System	Guided Delivery Systems, Santa Clara, Calif	1 期(OUS)
	Boa RF Catheter	QuantumCor, Laguna Niguel, Calif	临床前期
	Cardioband	Valtech Cardio, Or Yehuda, Israel	CE 认证
	Millipede System	Millipede, Santa Rosa, Calif	1 期(OUS)
	Arto System	MVRx, Belmont, Calif	1 期(OUS)
杂交手术	Adjustable Annuloplasty Ring	Mitral Solutions, Fort Lauderdale, Fla	1 期(OUS)
	enCor ring	MiCardia Corporation, Irvine, Calif	CE 认证 1 期
左心室重塑	The Basal Annuloplasty of the Cardia Externally(BACE)	Mardil Medical, Minneapolis, Minnesota	1 期(OUS)
	Tendyne Repair	Tendyne Holdings, Baltimore, Md	临床前期
	MitraSpacer	Cardiosolutions, Stoughton, Mass	1 期(OUS)
置换	CardiAQ-Edwards	Edwards Lifesciences, Irvine, Calif	1 期(OUS) U.S. EFS
	Tendyne	Abbott Vascular, Chicago	1 期(OUS) U.S. EFS
	Tiara	Neovasc, Richmond, British Columbia, Canada	1 期(OUS) U.S. EFS
	Intrepid(Twelve)	Medtronic, Minneapolis, Minn	1 期(OUS) U.S. EFS
	Caisson	Caisson Interventional, Maple Grove, Minn	U.S. EFS

CE,欧盟;EFS,早期可行性研究;FDA,美国食品药品管理局;IDE,器械临床实验豁免;OUS,美国以外。

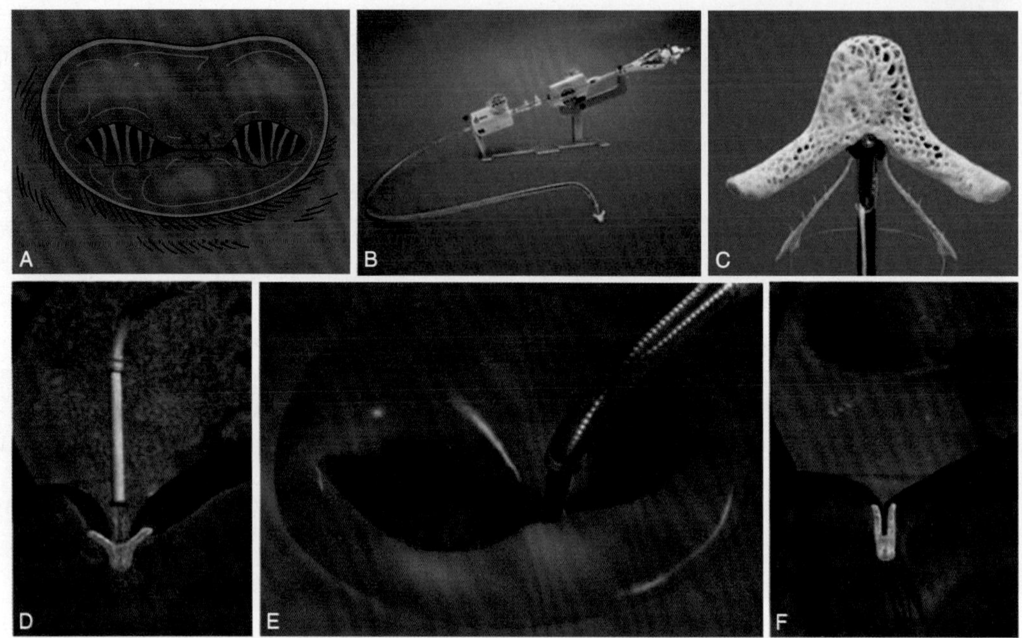

图 72.8 MitraClip 瓣叶夹合系统(Abbott Vascular)在二尖瓣的 P2 和 A2 区段之间利用夹子输送系统(B)和 MitraClip NT(C)进行夹接,类似于 Alfieri 缝合操作(A)。夹子输送系统的侧视图(D)和左心房视图(E),其在抓住瓣叶之前在打开状态通过二尖瓣。F,夹子释放并移除传送系统之后的最终结果。(由 Abbott Vascular,Inc. 提供)

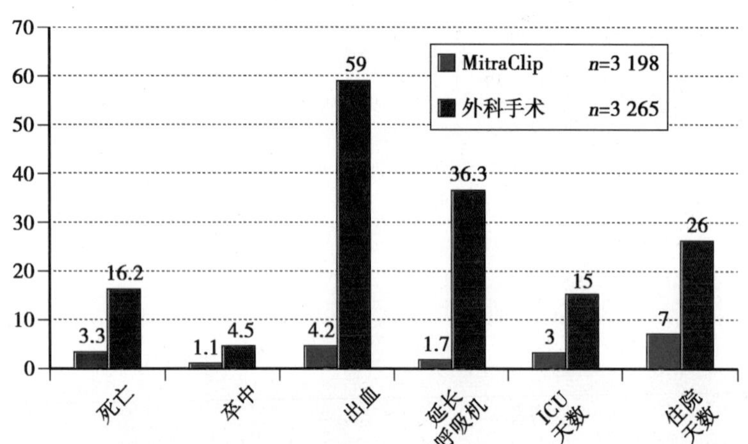

图 72.9 高危患者中 MitraClip 与二尖瓣手术相比的 Meta 分析结果。ICU,重症监护病房。(来自 Philip F,Athappan G,Tuzcu EM,et al. MitraClip for severe symptomatic mitral regurgitation in patients at high surgical risk. Catheter Cardiovasc Interv 2014;84:581-90.)

在多种风险和病因不同的患者中,尽管 EVEREST Ⅱ试验未能证明 MitraClip 与手术疗效相当,但 EVEREST 高危患者注册研究和手术禁忌患者亚组,并结合美国境外的经验,表明 MitraClip 在高风险和继发功能性和缺血性 MR 患者中发挥更好的作用。除了改善症状外,观察到 MitraClip 植入术后 1 年内心力衰竭住院率降低 50%~70%,这就促使实施 COAPT(MitraClip 经皮治疗高危患者的临床结果评估)随机试验,在继发性 MR 患者中,比较该装置与药物治疗疗效[42]。其他一些设计用于提供瓣叶修复的装置,包括 NeoChord、Mitra-Spacer 和 MitraFlex,都处于临床前或阶段 1 评估中(见表 72.2)。

间接瓣膜成形术

心脏的静脉解剖结构,由于其容易进入(从右颈内静脉),并且心大静脉靠近二尖瓣环的后部,所以常凭借心脏的静脉治疗 MR。首先不经外科手术治疗 MR 的一些尝试,通过在冠状窦中放置装置来模仿外科环瓣成形术,即所谓的间接或经皮冠状窦瓣环成形术。这种方法的目标是重塑后环、收紧心脏大静脉或从静脉推动后环以改善瓣叶接合。

CARILLON XE2 二尖瓣外围收缩系统(心脏大小)已获得 CE 认证,将锚固件置于冠状窦中,这些锚固件通过束紧装置相互拉动,通过牵引力减小二尖瓣环大小(图 72.10)。Amadeus 研究的早期评估证明了其临床使用的可行性,48 例患者中有 30 例植入,MR 定量测量适度改善,冠状动脉损害(15%)和死亡风险(1 例患者)风险较小。最近,重新设计的装置在 TITAN(经导管植入 Carillon 二尖瓣成形术装置)试验中进行了测试[43]。在 65 例继发性 MR 患者(62%为缺血性)中,36 例患者成功植入该装置,平均年龄 62 岁,平均射血分数(EF)29%,主要是 NYHA Ⅲ级症状和 MR 2+(30%)、3 +(55%)或 4 +(15%)级的患者。在 6 个月和 12 个月时,接受该装置患者的 MR 定量测量比 17 个未接受植入的患者更好。

一般而言,间接瓣环成形术装置能够在选择的患者中达到适度的 MR 减少,但 MR 减少量要小于外科手术所能够达到的效果,外科手术是将完整的环直接放置在瓣环上。有限的功效与冠状窦相对于瓣膜环的位置(距离多达 10mm)、巨大的个体解剖变异性以及部分环形重塑的有限益处有关。这种功效是否会引起足够的症状改善和 LV 重塑以证明手

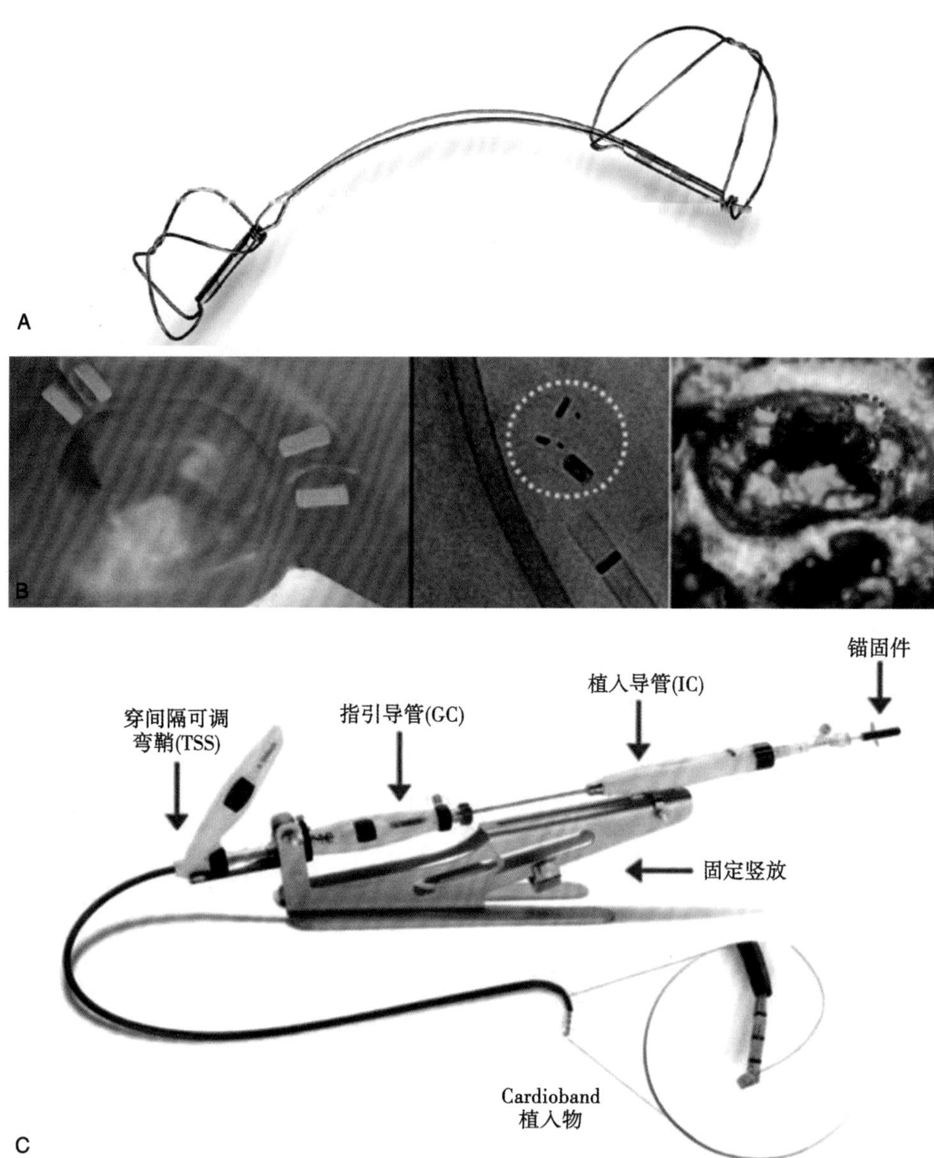

图 72.10 用于二尖瓣修复的演变装置。**A**，Carillon XE2 二尖瓣外围收缩系统（Cardiac Dimensions）。**B**，Mitralign 经皮瓣环成形术系统（Mitralign，Tewksbury，Mass）。**C**，Cardioband 瓣环成形术系统（Valtech Cardio，Or Yehuda，Israel）。（引自 Nickenig G，Schueler R，Dager A，et al. Treatment of functional mitral valve regurgitation with a percutaneous annuloplasty system. J Am Coll Cardiol 2016；67：2927-2936.）

术的合理性需要进一步研究。在手术之前可以基于解剖学考虑来识别一些"超级反应者"，还必须考虑这种方法的风险。除了心脏静脉系统受损的风险之外，该位置的装置还可能压迫冠状动脉的左回旋支或对角支，大多数患者的这些动脉横贯于冠状窦和二尖瓣环之间[43]。

在这方面，寻找一种新的减少间隔-侧壁距离的间接方法，即环扎瓣膜成形术，该技术最近进入了临床评估。这种方法试图通过缝合线从冠状窦穿过隔膜穿孔静脉进入右心房或心室来达到更完整的周围瓣环成形术，在右心房抓捕缝线，与右心房的近端拉紧以形成闭合的束带缝合线[44]。该过程由心脏 MRI 引导，并且还使用新型刚性保护装置以避免冠状动脉压迫。

直接瓣环成形术和左心室重塑技术

已经研发了几种装置来更直接地重塑二尖瓣环，部分原因是前面描述的间接冠状窦瓣环成形术的局限性（见表 72.2）。Mitralign 经皮瓣环成形术系统（Mitralign）最初是基于 Paneth 后部缝合折叠的手术技术。在这个过程中，经主动脉导管前进到左心室并用于通过瓣环后部递送锚，拉紧锚缩短（褶皱）瓣环直至 17mm（具有两个植入物）（图 72.10B）。在 1 期试验成功治疗的 71 例患者中，50 例患者中隔室侧面距离减少约 2 mm，6 个月时 MR 评分在 50%患者中平均减少 1.3 级，并且观察到适度的症状改善[45]。CE 认证前试验正在进行中。Accucinch（引导输送系统）装置利用导管方法沿后二尖瓣环的心室表面放置多达 12 个锚固件，收紧穿过锚固件的缆绳以产生后环折叠。在后来的发展中，锚固件被放置在瓣膜平面正下方的心室心肌中（经皮心室成形术）。

最近，Cardioband 瓣环成形术系统（Valtech Cardio，Or Yehuda，Israel）获得了 CE 认证。这是一种可调节的、导管递送的、无缝合的装置，其经间隔插入并直接固定在瓣环的心房侧，随后进行调整（图 72.10C）。在欧洲 1 期研究中，31 名患有严重继发性 MR 的高风险患者接受了治疗[46]。平均中隔-侧面距离从 37 mm 减小到 29 mm，93%的患者 MR 级别初始降低至"微量"或"轻微"；30 天时，88%的患者 MR 降至中等或更少[46]。

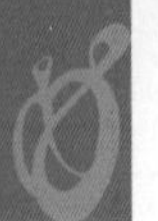

通过影响左心室形状来治疗 MR 的装置,其基础来自继发性缺血性或功能性 MR 的病理生理学(参见第 69 章)。梗死左室下壁和侧壁的变化可引起后叶的束缚或隆起,前叶覆盖是 MR 的机制。同样,全部左心室扩大引起瓣环扩张,瓣叶无法完全闭合是扩张型心肌病 MR 的主要机制[42]。环形瓣环成形术可以改善由 LV 变形引起的 MR,也解决 LV 病理学机制,患者可能更获益。Cardia Externally(BACE)装置(Mardil)的基底瓣环成形术是外科植入的外部张力带,放置在心脏外部,在冠状动脉旁路移植术(CABG)手术时治疗缺血性 MR。在印度接受治疗的 11 名患者的初步报告中,MR 等级从 3.3 急剧下降至 0.6。采用经导管方法使用类似乳头肌的临床前工作也在研发中(Tendyne Repair)。

经导管二尖瓣置换术

经导管二尖瓣置换术(transcatheter mitral valve replacement,TMVR)的基本原理是基于外科手术瓣膜置换术中获得的一些经验[47]以及迄今为止经导管二尖瓣修复的结果。根据目前的技术发展状况和临床经验,经导管修复似乎不会将 MR 降低到与手术修复相同的程度。此外,在继发性缺血性 MR 患者中,二尖瓣置换术(mitral valve replacement,MVR)似乎比瓣膜修复更完整和持久地消除 MR。在 1 项共 251 例重度缺血性 MR 患者的外科手术试验中,随机分为二尖瓣修复和保留键索 MVR 手术[48],修复组(32.6%)12 个月复发性中度或重度 MR 高于置换组(2.3%)。

在先前植入的、退化手术二尖瓣生物瓣膜和瓣环成形术环中,使用 TAVR 装置进行瓣中瓣治疗的早期经验证实了这种方法的可行性。球囊扩张的 TAVR 瓣膜最初通过经心尖入路在退行性生物瓣膜和外科成形瓣环中植入[49]。随后,证实了经间隔途径和经心房途径递送的可行性。尽管已报道包括瓣膜栓塞、出血和死亡在内的并发症,但早期试验结果非常好,MR 等级大幅度降低和低残余跨瓣反流,促使 Sapien 3 装置获得 FDA 批准用于该适应证。

尽管这些结果初步证明了经导管二尖瓣瓣中瓣植入的可行性,但这种装置在自身瓣膜中的放置,即使在那些具有二尖瓣环钙化的患者中,也证明更具挑战性[50]。与 TAVR 相比,二尖瓣装置往往更大,并且由于更大的瓣膜复杂性、缺乏钙化、潜在的定位需求和非圆形环形形状,而妨碍了对病态二尖瓣装置的固定。

大多数当前设计是基于支架、自膨胀生物瓣膜以及附接到瓣环和/或瓣叶的锚固件和密封裙边。因为二尖瓣环的结构需要更大尺寸的瓣膜,尽管早期经历了几种经房间隔和经心房的输送方法,而最初经验仍是来源于经心尖传递系统。目前,具有单独锚固件和瓣膜的两部分的新型装置仍处在试验测试阶段。

至少有 5 种 TMVR 装置已在美国临床上进入早期可行性研究(图 72.11;另见表 72.2),超过 30 种装置处于早期开发阶段。TMVR 的初步经验一直具有挑战性,部分原因在于包括患有多种合并症治疗的患者,主要是由于采用相对侵入性的经心尖入路治疗。因此,目前的试验针对具有原发性和继发性 MR 的高风险但不能手术的患者。第二阶段,研究调查人员将解决由于大多数继发性 MR 患者的短期死亡率不高而经常接受药物治疗的问题。克服 TMVR 的操作并发症对于实现与药物治疗相比的症状益处至关重要。患有合并症、心脏和非心脏疾病,可能会妨碍和混淆比较评估。

在迄今为止对此类装置进行的最大规模研究中,Muller 及其同事[51]采用经导管心尖途径植入自膨式镍钛合金瓣膜治疗 30 例高危手术患者,该瓣膜为三叶猪心包瓣膜(Tendyne Mitral Valve System,Abbott Vascular,Roseville,Minnesota)。该装置成功植入 28 例患者(93%),在其他 2 例患者中成功收回装置,均未发生并发症。除 1 例患者外,所有患者均报告 0 级 MR。没有装置栓塞、卒中或 LV 流出道阻塞。在 30 天时,1 例患者死于肺炎,只有 1 例患者患有轻度 MR。83%的患者无主要不良事件,NYHA 分级、步行时间和生活质量均有显著改善。

装置、操作术者和操作经验的改善以及患者选择将带来更好的结果,这种方法的潜在优点包括避免手术切口和心肺分流术的影响。这样的装置可以完全保留瓣下装置并使 MR 减少,其相当于通过手术瓣膜置换实现的 MR 减少。然而,尽管在极高风险患者中使用该装置作为最后一步治疗,但早期死亡率高 TMVR 早期的热情有所降低[52]。

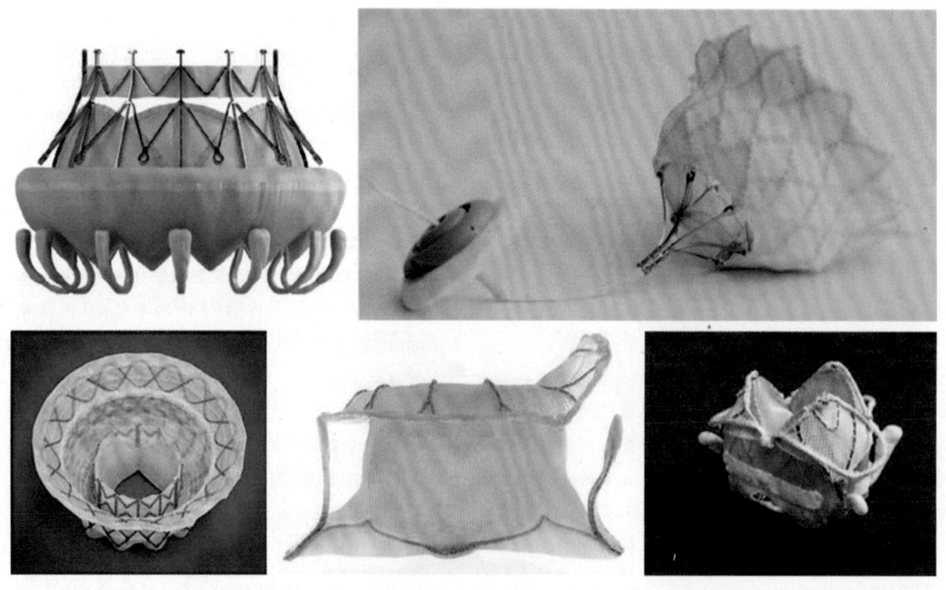

图 72.11 美国早期可行性评估中的经导管二尖瓣置换装置。上面一排是 CardiAQ-Edwards(Edwards Lifesciences,Irvine,Calif)和 Tendyne(Courtesy Abbott)经导管二尖瓣。下面一排是 Intrepid(Medtronic,Minneapolis),Tiara(Neovasc,Richmond,BC,Canada)和 Caisson(Caisson Interventional,Maple Grove,Minn)经导管二尖瓣

在这方面，有必要强调 TMVR 不是“二尖瓣 TAVR”[52,53]。二尖瓣比主动脉瓣更复杂，并且 MR 病因多样。与 AS 不同，MR 不是老年人常见疾病，并且修复（不是置换）是首选的手术疗法，特别是对于原发性 MR 患者。与成功修复相比，置换对正常涡流和 LV 重塑的获益可能较小[54]。二尖瓣位置的经导管瓣膜可能耐久性较短，与瓣膜周围渗漏相关的风险更高[55]，并且栓塞、LV 流出道梗阻和血栓形成的风险更大。最后，可能需要解决的与 TR 更频繁的关联、较低的短期死亡率将成为严格的临床试验设计的障碍[52,53]。

三尖瓣反流

中度或重度 TR 影响约 160 万美国患者，但不到 1% 接受手术治疗[56]。目前的指南建议在左侧心脏手术期间对严重 TR 和环形扩张的非严重 TR 同时进行三尖瓣修复或置换[28]。许多治疗 TR 的经导管装置正在研发中，其中一些正处于早期临床可行性评估中[57]。有些是基于先前的经导管二尖瓣方法（MitraClip，Mitralign），而其他的则使用更新颖的方法。TriCinch 装置将一个螺旋形环形锚固件拉紧到下腔静脉的支架上；FORMA 装置用气球填充孔口以减少有效的反流孔面积。一些公司正在研发环形瓣膜成形术的类似物，直接放置在瓣膜上（Millipede）或通过心包腔从外部植入（Triapta）。此外，使用当前 TAVR 装置植入腔静脉和专门为此目的设计的新型装置（Tric Valve）正在评估中。

总结

经导管治疗心脏瓣膜病是心血管医学的一个令人兴奋的领域。球囊瓣膜成形术对狭窄病变的初步成功推动了最近 TAVR 的增长，这已经彻底改变了现代主动脉瓣狭窄的方法。二尖瓣装置的复杂性和二尖瓣反流的无数原因已经减缓了经导管二尖瓣修复和置换的发展。在美国人口老龄化、心衰日益增加的推动下[58]，大多数老年心力衰竭患者具有显著的 MR，并且在医生和工程师的聪明才智的帮助下，我们预期经导管二尖瓣和三尖瓣治疗将在不久的将来成为许多患者的选择。

（李艳杰　苗雨桐 译，何奔　潘欣 校）

经典参考文献

Andersen HR, Knudsen LL, Hasemkam JM. Transluminal implantation of artificial heart valves: description of a new expandable aortic valve and initial results with implantation by catheter technique in closed chest pigs. *Eur Heart J.* 1992;13:704–708.

Cribier A, Savin TSN, Rocha PBJ, Letac B. Percutaneous transluminal valvuloplasty of acquired aortic stenosis in elderly patients: an alternative to valve replacement? *Lancet.* 1986;1:63–67.

Cribier A, Eltchaninoff H, Bash A, et al. Percutaneous transcatheter implantation of an aortic valve prosthesis for calcific aortic stenosis: first human case description. *Circulation.* 2002;106:3006–3008.

Harken DE, Scroff MS, Taylor MC. Partial and complete prostheses in aortic insufficiency. *J Thorac Cardiovasc Surg.* 1960;40:744–762.

Inoue K, Owaki T, Nakamura T, et al. Clinical application of transvenous mitral commissurotomy by a new balloon catheter. *J Thorac Cardiovasc Surg.* 1984;87:394–402.

National Heart, Lung and Blood Institute (NHLBI). Percutaneous balloon aortic valvuloplasty: acute and 30 day follow up results in 674 patients from the NHLBI Balloon Valvuplasty Registry. *Circulation.* 1991;84:2383–2397.

Wilkins GT, Weyman AE, Abascal VM, et al. Percutaneous balloon dilatation of the mitral valve: an analysis of echocardiographic variables related to outcome and the mechanism of dilatation. *Br Heart J.* 1988;60:299–308.

参考文献

Aortic Stenosis

1. Malkin CJ, Judd J, Chew DP, Sinhal A. Balloon aortic valvuloplasty to bridge and triage patients in the era of trans-catheter aortic valve implantation. *Catheter Cardiovasc Interv.* 2013;81:358–363.
2. Kapadia S, Stewart WJ, Anderson WN, et al. Outcomes of inoperable symptomatic aortic stenosis patients not undergoing aortic valve replacement: insight into the impact of balloon aortic valvuloplasty from the PARTNER Trial (Placement of AoRtic TraNscathetER Valve Trial). *JACC Cardiovasc Interv.* 2015;8:324–333.
3. Webb JG, Chandavimol M, Thomspon CR, et al. Percutaneous aortic valve implantation retrograde from the femoral artery. *Circulation.* 2006;113:842–950.
4. Walther T, Simon P, Dewey T, et al. Transapical minimally invasive aortic valve implantation: multicenter experience. *Circulation.* 2007;116(supplII):240–245.
5. Grover FL, Vermulapalli S, Carroll JD, et al. 2016 Annual report of the Society of Thoracic Surgeons/American College of Cardiology Transcatheter Valve Therapy Registry. *J Am Coll Cardiol.* 2017;69:1215–1230.
6. Leon MB, Smith CR, Mack M, et al. Transcatheter aortic-valve implantation for aortic stenosis in patients who cannot undergo surgery. *N Engl J Med.* 2010;363:1597–1607.
7. Smith CR, Leon MB, Mack MJ, et al. Transcatheter versus surgical aortic-valve replacement in high-risk patients. *N Engl J Med.* 2011;364:2187–2198.
8. Adams DH, Popma JJ, Reardon MJ, et al. Transcatheter aortic-valve replacement with a self-expanding prosthesis. *N Engl J Med.* 2014;370:1790–1798.
9. Mack MJ, Leon MB, Smith CR, et al. 5-Year outcomes of transcatheter aortic valve replacement or surgical aortic valve replacement for high surgical risk patients with aortic stenosis (PARTNER 1): a randomized controlled trial. *Lancet.* 2015;385:2477–2484.
10. Leon MB, Smith CR, Mack MJ, et al. PARTNER 2 Investigators. Transcatheter or surgical aortic-valve replacement in intermediate-risk patients. *N Engl J Med.* 2016;374:1609–1620.
11. Reardon MJ, Van Mieghem NM, Popma JJ, et al. Surgical or transcatheter aortic-valve replacement in intermediate-risk patients. *N Engl J Med.* 2017;376:1321–1331.
12. Thourani VH, Kodali S, Makkar R, et al. Transcatheter aortic valve replacement versus surgical valve replacement in intermediate-risk patients: a propensity score analysis. *Lancet.* 2016;387:2218–2225.
13. Kapadia S, Agarwal S, Miller DC, et al. Insights into timing, risk factors, and outcomes of stroke and transient ischemic attack after transcatheter aortic valve replacement in the PARTNER Trial (Placement of Aortic Transcatheter Valves). *Circ Cardiovasc Interv.* 2016;9(9):pii: e002981.
14. Kapadia SR, Kodali S, Makkar R, et al. Protection against cerebral embolism during transcatheter aortic valve replacement. *J Am Coll Cardiol.* 2016;69:367–377.
15. Kodali S, Pibarot P, Douglas PS, et al. Paravalvular regurgitation after transcatheter aortic valve replacement with the Edwards Sapien valve in the PARTNER trial: characterizing patients and impact on outcomes. *Eur Heart J.* 2015;36:449–456.
16. Jilaihawi H, Doctor N, Kashif M, et al. Aortic annular sizing for transcatheter aortic valve replacement using cross-sectional 3-dimensional transesophageal echocardiography. *J Am Coll Cardiol.* 2013;61:908–916.
17. Nazif TM, Dixon JM, Hahn RT, et al. Predictors and clinical outcomes of permanent pacemaker implantation after transcatheter aortic valve replacement: the PARTNER (Placement of AoRtic TraNscathetER Valves) trial and registry. *JACC Cardiovasc Interv.* 2015;8:60–69.
18. Gooley RP, Talman AH, Cameron JD, et al. Comparison of self-expanding and mechanically expanded transcatheter aortic valve prostheses. *JACC Cardiovasc Interv.* 2015;8:962–971.
19. Urena M, Webb JG, Tamburino C, et al. Permanent pacemaker implantation after transcatheter aortic valve implantation: impact on late clinical outcomes and left ventricular function. *Circulation.* 2014;129:1233–1243.
20. Makkar RR, Fontana G, Jilaihawi H. Possible subclinical leaflet thrombosis in bioprosthetic aortic valves. *N Engl J Med.* 2015;373:2015–2024.
21. Hansson NC, Grove EL, Andersen HR, et al. Transcatheter aortic valve thrombosis: incidence, predisposing factors, and clinical implications. *J Am Coll Cardiol.* 2016;68:2059–2069.
22. Latib A, Messika-Zeitoun D, Maisano F, et al. Reversible Edwards Sapien XT dysfunction due to prosthesis thrombosis presenting as early structural deterioration. *J Am Coll Cardiol.* 2013;61:787–789.
23. Daubert M, Weissman NJ, Hahn RT, et al. Long-term performance of TAVR and SAVR: a report from the PARTNER I Trial. *JACC Cardiovasc Imaging.* 2017;10:15–25.
24. Holmes DR, Rich JB, Zoghbi WA, Mack MJ. The heart team of cardiovascular care. *J Am Coll Cardiol.* 2013;61:903–907.
25. Coylewright M, Mack MJ, Holmes DR, O'Gara PT. A call for an evidence-based approach to the heart team for patients with severe aortic stenosis. *J Am Coll Cardiol.* 2015;65:1472–1480.
26. Wood DA, Poulter RS, Cook R, et al. A multidisciplinary, multimodality, but minimalist (3M) approach to transfemoral transcatheter aortic valve replacement facilitates safe next-day discharge home in high risk patients: 1-year follow up. *Can J Cardiol.* 2014;30:S130.
27. Meduri C, Potter B, Osnabrugge RLJ, et al. Reducing the cost of TAVR: an evaluation of the impact of length of stay on the cost of transcatheter aortic valve replacement. *J Am Coll Cardiol.* 2014;63:A1748.

Mitral Stenosis

28. Nishimura RA, Otto CM, Bonow RO, et al. 2014 AHA/ACC guideline for the management of patients with valvular heart disease: a report of the American College of Cardiology/American Heart Association Task Force on Practice Guidelines. *J Am Coll Cardiol.* 2014;63:e57–e185.
29. Eng MH, Salcedo EE, Kim M, et al. Implementation of real-time three-dimensional trans-esophageal echocardiography for mitral balloon valvuloplasty. *Catheter Cardiovasc Interv.* 2013;82:994–998.

Mitral Regurgitation

30. Glower DD. Surgical approaches to mitral regurgitation. *J Am Coll Cardiol.* 2012;60:1315–1322.
31. Rosenhek R, Rader F, Klaar U, et al. Outcome of watchful waiting in asymptomatic severe mitral regurgitation. *Circulation.* 2006;113:2238–2244.
32. Gammie JS, O'Brien SM, Griffith BP, et al. Influence of hospital procedural volume on care process and mortality for patients undergoing elective surgery for mitral regurgitation. *Circulation.* 2007;115:881–887.
33. Mehta RH, Eagle KA, Coombs LP, et al. Influence of age on outcomes in patients undergoing mitral valve replacement. *Ann Thorac Surg.* 2002;74:1459–1467.
34. Chatterjee S, Rankin JS, Gammie JS, et al. Isolated mitral valve surgery risk in 77,836 patients from the Society of Thoracic Surgeons database. *Ann Thorac Surg.* 2013;96:1587–1594.
35. Chaim PTL, Ruiz CE. Percutaneous mitral valve repair: a classification of the technology. *JACC Cardiovasc Interv.* 2011;4:1–13.
36. Herrmann HC, Maisano F. Transcatheter therapy of mitral regurgitation. *Circulation.* 2014;130:1712–1722.
37. Maisano F, Caldarola A, Blasio A, et al. Midterm results of edge-to-edge mitral valve repair without annuloplasty. *J Thorac Cardiovasc Surg.* 2003;126:1987–1997.
38. Feldman T, Foster E, Glower D, et al. Percutaneous repair or surgery for mitral regurgitation. *N Engl J Med.* 2011;364:1395–1406.
39. Silvestry FE, Rodriguez LL, Herrmann HC, et al. Echocardiographic guidance and assessment of percutaneous repair for mitral regurgitation with the Evalve MitraClip: lessons learned from EVEREST 1. *J Am Soc Echocardiogr.* 2007;20:1131–1140.
40. Feldman T, Kar S, Elmariah S, et al. Randomized comparison of percutaneous repair and surgery for mitral regurgitation. *J Am Coll Cardiol.* 2015;66:2844–2854.
41. Philip F, Athappan G, Tuzcu EM, et al. MitraClip for severe symptomatic mitral regurgitation in patients at high surgical risk. *Catheter Cardiovasc Interv.* 2014;84:581–590.
42. Asgar AW, Mack MJ, Stone GW. Secondary mitral regurgitation in heart failure. *J Am Coll Cardiol.* 2015;65:1231–1248.
43. Siminiak T, Wu JC, Haude M, et al. Treatment of functional mitral regurgitation by percutaneous annuloplasty: results of the TITAN Trial. *Eur J Heart Fail.* 2012;14:931–938.

44. Kim JH, Kocaturk O, Ozturk C, et al. Mitral cerclage annuloplasty, a novel transcatheter treatment for secondary mitral valve regurgitation: initial results in swine. *J Am Coll Cardiol.* 2009;54:638–651.
45. Nickenig G, Schueler R, Dager A, et al. Treatment of functional mitral valve regurgitation with a percutaneous annuloplasty system. *J Am Coll Cardiol.* 2016;67:2927–2936.
46. Maisano F, Taramasso M, Nickenig G, et al. Cardioband, a transcatheter surgical-like direct mitral valve annuloplasty system: early results of the feasibility trial. *Eur Heart J.* 2016;37:817–825.
47. Herrmann HC. Transcatheter mitral valve implantation. *Cardiac Interv Today.* 2009;82–85.
48. Acker MA, Parides MK, Perrault LP, et al. Mitral valve repair versus replacement for severe ischemic mitral regurgitation. *N Engl J Med.* 2014;370:23–32.
49. Chueng A, Webb JG, Barbanti M, et al. 5-Year experience with transcatheter transapical mitral valve-in-valve implantation for bioprosthetic valve dysfunction. *J Am Coll Cardiol.* 2013;61:1759–1766.
50. Guerrero M, Dvir D, Himbert D, et al. Transcatheter mitral valve replacement in native mitral valve disease with severe mitral annular calcification. *JACC Cardiovasc Interv.* 2016;9:1361–1371.
51. Muller D, Farivar RS, Jansz P, et al. Transcatheter mitral valve replacement for patients with symptomatic mitral regurgitation: global feasibility trial. *J Am Coll Cardiol.* 2017;69:381–391.
52. Herrmann HC, Chitwood WR. Transcatheter mitral valve replacement clears the first hurdle. *J Am Coll Cardiol.* 2017;69:392–394.
53. Anyanwu AC, Adams DH. Transcatheter mitral valve replacement. *J Am Coll Cardiol.* 2014;64:1820–1824.
54. Pedrizetti G, La Canna G, Alfieri O, et al. The vortex: an early predictor of cardiovascular outcome? *Nat Rev Cardiol.* 2014;11:545–553.
55. Taramasso M, Maisano F, Denti P, et al. Surgical treatment of paravalvular leak: long-term results in a single center experience (up to 14 years). *J Thorac Cardiovasc Surg.* 2015;149:1270–1275.

Tricuspid Regurgitation

56. Taramasso M, Pozzoli A, Guidotti A, et al. Percutaneous tricuspid valve therapies: the new frontier. *Eur Heart J.* 2017;38:639–647.
57. Rodes-Cabau J, Hahn RT, Latib A, et al. Transcatheter therapies for treating tricuspid regurgitation. *J Am Coll Cardiol.* 2016;67:1829–1845.

Conclusion

58. Benjamin EJ, Blaha MJ, Chiuve SE, et al. Heart disease and stroke statistics—2017 update. A report from the American Heart Association. *Circulation.* 2017;135:e146–e603.

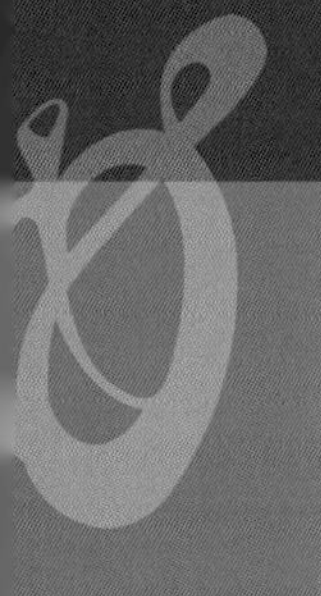

第 73 章　心血管感染

LARRY M. BADDOUR, WILLIAM K. FREEMAN, RAKESH M. SURI, AND WALTER R. WILSON

传统意义上的心血管感染性疾病主要是感染性心内膜炎(infective endocarditis,IE)。随着心血管植入器械应用的增多,本章节还进一步深入探讨了植入器械包括永久性起搏器、植入性心脏电复律装置,冠状动脉支架以及心室辅助装置等导致的感染性疾病。随着植入性器械适应证的拓宽,更多的人群通过植入性器械的治疗提高了生存率和生活质量,其中更有一大部分群体是发达国家的老年人群。这些植入性器械一旦诱发心血管系统的感染往往需要及时移除这些植入物来控制感染,而移除植入物的操作本身同样也伴随着死亡率及病死率的增高。对于 IE 而言由于致病菌常见多种药物耐药,因此治疗过程中多需要使用到特殊类型的抗生素,随之而来的则是这类特殊抗生素所带来的药物毒性问题。同时长疗程的治疗也增加了药物相关性不良事件的发生率。

感染性心内膜炎

在人类免疫缺陷性病毒(human immunodeficiency virus,HIV)广泛流行前,IE 是临床医师所需要面对的最重要的感染性疾病。由于 IE 不仅仅会累及心脏瓣膜的本身,其一系列并发症还可累及全身多处脏器的病变从而导致患者的死亡率及病死率的升高。因此,IE 患者的治疗往往需要感染科、心脏内科以及心脏外科的专家进行团队治疗。患者一旦怀疑 IE 诊断应该及时收治入有条件进行快速诊断及心脏外科干预条件的医疗中心进行救治。

流行病学

全球 IE 相关疾病的流行病学数据目前很难预估。大部分的 IE 患者集中在发展中国家,这部分患者往往没有条件获得有效的治疗,同时这些国家的医疗机构也尚未有完善的疾病报告体系(见第 1 章)。因此关于 IE 的临床表现也无法从流行病学数据中获得完整的概述,其经验主要来源于那些患者能够得到及时诊治的国家中的大型教学医院。即便是在美国这样的发达国家 IE 也并未被列入需要强制向卫生机构上报可能威胁国家公共安全的疾病名单。

IE 作为一类异质性的综合征其流行病学特点取决于不同的感染源。例如在发展中国家,风湿热仍然是主要的流行性疾病。作为长期合并风湿性心脏病的年轻患者往往容易出现病程长达几周的亚急性 IE 感染,其发病特点主要是由草绿色链球菌诱发左心系统自身瓣膜的病变;而在发达国家中患者则呈现另一种态势。患者多为急性发病,表现为预后较差的金黄色葡萄球菌诱导的全身多发感染。

IE 的发病率主要与人群本身的感染风险存在相关性。例如心脏结构本身异常(主要是瓣膜病变)导致心腔内湍流形成及内膜细胞的损伤能够增加患者感染的概率。在发达国家随着老龄化的进程,二尖瓣的黏液样退化所导致的二尖瓣脱垂及关闭不全同样是导致 IE 发生率升高的重要原因(详见第 69 章)。风湿热发生率的降低则显著减少了青少年人群中 IE 发生的比例。此外,医疗水平的进步同样是 IE 的发病率降低的重要原因之一。例如长期透析患者通过动静脉瘘管取代隧道导管的应用大大降低了这类患者发生血行性感染的概率。同时发达国家对于口腔健康的重视也在一定程度上对 IE 发病率的降低起到了一定的作用。

基于人口数据的研究[1,2]虽然能够预测 IE 的发病率及其临床表现,但想要完整地获取患者资料仍然十分困难。在美国,这部分患者往往不一定在其所居住的地区就诊,从而导致所在地的临床医疗中心无法获取患者完整的资料。因此,基于人口学的数据由于往往无法涵盖所有人群的完整资料而并不具有推广性。

IE 的发病率研究则受到人口数量及地域人口覆盖范围的影响[1,2]。在西欧、Olmsted 县及明尼苏达的发病率研究中,IE 的发病率多年维持在每年 10 例/100 000 人次以下,仅有一项意大利西北部的研究[3]发现 IE 的发病率具有小幅的增长趋势。既往资料同时还显示男性在 IE 的发病率上要高于女性,多数报道认为这与男性中静脉应用药物(injection drug use,IDU)比例较高相关。然而也有队列研究指出即便 IDU 比例较低的男性仍然较女性具有更高的 IE 发病率。近期的研究则表明 IE 发病率中性别的差异正在逐渐减小,医疗接触性感染正成为新的 IE 发病率影响因素。

医疗接触性感染,包括院内感染和非院内感染在近期已逐渐成为 IE 发生的主要高危因素[2,4]。除了留置中心静脉导管及长期透析所致的血行性感染外耐药菌的接触也是医源性接触感染的重要途径之一。通常耐药菌群毒力较强可导致 IE 患者死亡率的显著升高,其中最为常见的是耐甲氧西林金黄色葡萄球菌(methicillin-resistant S. aureus,MRSA)。

IDU 患者是 IE 的一大类特殊群体。在 Duke 诊断标准中静脉药物应用被归类为次要诊断标准。这类患者在发达国家多集中在中城区的年轻健康男性,他们所接受的医疗服务也仅仅限于急诊短暂的治疗过程。部分患者还存在潜在的慢性血源性感染病毒,例如肝炎病毒及 HIV。这部分患者往往都是在诊断为 IE 后的后续检查中才发现自身慢性血源性的病毒感染。IDU 人群中最常见的是金黄色葡萄球菌感染,其他一些类似于好氧的革兰氏阴性菌及好氧/厌氧的口腔菌群也可见于这类人群。少部分患者存在多种菌群的混合感染情况。由于右心系统的感染往往表现为肺部体征(特别是海洛因吸食后累及三尖瓣患者[5])包括细菌性肺栓塞、脓胸及肺脓肿等,患者往往会因此延误治疗的时机。当感染累

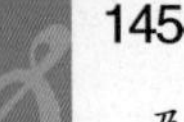

及双侧心腔时除了肺循环病理表现外还可合并外周循环系统的累及从而造成更为严重的全身并发症。虽然累及右心系统的IDU患者预后相对较好，但如果他们仍然持续非法应用静脉药物或是原有瓣膜已需要人工瓣膜替代的患者仍是IE复发的高危人群。

微生物学

根据病例报道或是文献综述任何大量的细菌或真菌都可以导致IE的发生[6]。近年来IE的发病率有逐渐增高的趋势，这主要来源于发达国家IE流行病学疾病谱的改变[2,7]。目前导致IE发病的主要微生物仍然是以革兰氏阳性球菌为主，其中主要包括链球菌、葡萄球菌以及肠球菌。每个菌种在发病机制上均有其特殊的地方，而Duke诊断标准也因此将这三种菌群血培养阳性作为IE诊断的主要标准之一。

链球菌种

链球菌种中草绿色链球菌（viridans group streptococci，VGS）是IE最常见的致病菌。数周至数月的亚急性起病是典型病程，病程中患者多表现为持续低热、夜间盗汗以及乏力等表现。这类细菌通常存在于人类口腔表现为慢性持续感染。由于其他感染性疾病很少有持续血行性感染表现，因此临床上如果合并持续性菌血症合并草绿色链球菌感染应当高度怀疑IE。此外链球菌种属中还包括了一系列的其他菌群种其中包括：血链球菌、口腔链球菌、唾液链球菌、变形链球菌、中间链球菌、咽峡炎链球菌以及星座链球菌。其中后3种菌群可归类于咽峡炎链球菌或米氏链球菌类，该类细菌能够产生毒力较强的成分导致局部脓肿及转移性感染灶的形成，从而使得IE患者同时在心脏和外周其他器官受累。

草绿色链球菌群中还可以分为孪生菌属、贫养菌属以及颗粒链菌属。孪生球菌属最早被列为链球菌属中的麻疹孪生球菌种。由于这类细菌引起IE外还表现为营养变异链球菌的代谢特性，因此目前归类于贫养菌属和颗粒链球菌属中。关于该类细菌的治疗方案将在后续章节详述。

无论在发展中国家或是发达国家草绿色链球菌是社区获得性原发瓣膜感染最常见的致病菌。虽然风湿性瓣膜病变仍是最常见的感染性疾病，但就如前文所述随着疾病谱的改变，急性风湿热的发生在发达国家的发病率已经显著降低。

与其他细菌一样，VGS同样存在耐药问题。幸运的是耐青霉素的菌群仅在少部分的IE患者中出现。该类细菌的耐药与β-内酰胺酶的产生并无明显关系，因此“耐青霉素”细菌这一概念并不适用于该类细菌。临床医生在理解这一概念的过程中可能会略有困惑，毕竟抗生素的选择主要还是基于体外敏感性的结果。

不同于草绿色链球菌，β-溶血性链球菌通常导致急性IE的发生。IDU和老年人是β-溶血性链球菌感染的高危人群。这类感染的并发症要高于草绿色链球菌，其中包括瓣膜的损毁及远处部位的感染（肌肉与骨骼常见）。幸运的是β-溶血性链球菌感染在IE的整体发生率中低于10%，且其对青霉素较为敏感很少耐药。但尽管如此药敏实验在抗生素的应用中仍然至关重要。一旦病变累及瓣膜或是瓣膜周围结构都需要进行手术治疗。

溶血性链球菌（既往称为牛链球菌）感染需要引起特别重视。该类细菌主要存在于胃肠道，一旦血培养中发现这类细菌无论是否存在IE都应当进一步进行胃肠道检查以除外类似于结肠癌等胃肠道的原发性疾病可能。虽然目前该类细菌感染相关的IE低于10%，但在高龄人口以及肿瘤筛查率受限的人口中它仍然可能是一种主要致病菌。

从既往的数据来看，肺炎链球菌所致的IE在临床上已经受到了相当大的重视。虽然该菌群是社区获得性肺炎的主要致病菌种，但在IE的发生中依旧十分罕见。然而一旦发生肺炎链球菌导致的IE临床往往合并有瓣膜的损毁，同时可以合并脑膜炎等颅内感染的并发症。虽然侵袭性分离株肺炎链球菌对青霉素敏感，但在使用抗生素时仍然应当进行药敏试验。与β-溶血性链球菌感染所致的IE一样，一旦肺炎链球菌导致瓣膜损毁需要及时进行外科手术治疗。

葡萄球菌种

葡萄球菌是IE病原体中排名第二位的革兰氏阳性菌。金黄色葡萄球菌是最常见的自体瓣膜和人工瓣膜心内膜炎的致病菌[6,7]。金黄色葡萄球菌引起的IE大多表现为起病较急的全身性毒素侵入。对于左心系统受累的患者即便接受了及时的治疗抑或是外科手术其病死率及死亡率仍然非常之高。而对于右心系统受累的患者大多为累及三尖瓣的IDU患者，通常只要不累及左心系统其死亡率及病死率要明显低于左心系统的感染。不幸的是金黄色葡萄球菌所致的IE发病率持续上升，部分原因来自医源性接触的增多。此外由于耐苯唑西林及其他抗生素菌群的增多使得该类感染的治疗更为困难。

凝固酶阴性的葡萄球菌主要累及人工瓣膜术后的感染，但也有少部分可见于自身瓣膜的感染。虽然临床表现上以亚急性发作为主，但其病死率及死亡率相当之高。在超过30种的凝固酶阴性葡萄球菌中有两种细菌需要临床特别关注，表皮葡萄球菌是临床最常见引起菌血症和IE的菌群；路邓葡萄球菌则是毒力较其他凝固酶阴性葡萄球菌都要高且最易导致人工瓣膜和自身瓣膜感染的菌种。此外，由于葡萄球菌是临床最易污染血培养标本的菌群，在血培养检测时往往容易导致诊断的延误，因此多次血培养至关重要。除了路邓葡萄球菌外大部分的葡萄球菌对于青霉素都不耐药，而相较于金黄色葡萄球菌，凝固酶阴性的葡萄球菌耐药性更高，这也使得其治疗手段十分受限。

肠球菌种

肠球菌种导致的IE主要与年龄相关，高龄人群的发病率几乎为年轻人的两倍。其中最常见的是由于泌尿生殖系统解剖异常所导致的粪肠球菌感染。既往概念中肠球菌大多为人体肠道正常菌群的一部分，其感染大多为社区获得性。近期的研究则指出医源性接触及中心静脉导管的应用都是肠球菌感染的高危因素。肠球菌种所致的IE通常为亚急性起病，通过青霉素或氨苄西林联合氨基糖苷类（大多为庆大霉素）能够有效治疗。而对于多重耐药的肠球菌种，特别是粪肠球菌导致的IE其治疗往往异常困难，其中还包括了部分耐万古霉素的肠球菌种感染。

HACEK菌群

HACEK菌群是一类革兰氏阴性杆菌的总称，其中包括嗜血杆菌（除流行性感冒嗜血杆菌）、伴放线凝聚杆菌和嗜沫嗜血杆菌、人形心杆菌、啮蚀艾肯氏菌、金格氏杆菌及反硝化金氏菌。这类菌群主要存在于口咽部及上呼吸道可导致亚急性IE的发生。大部分的菌种需要数天才会在血培养中出现阳性结果。由于其临床表现不典型往往在超声发现赘生物后才会确诊，因而其脑栓塞及其他部位栓塞的发生率明显高于其他菌种。

需氧革兰氏阴性杆菌

通常而言该类细菌很少引起IE的发生。其毒力因子与诱发IE的革兰氏阳性球菌完全不同。该类菌属包括了大肠杆菌、克雷伯氏菌、肠杆菌属以及假单胞菌属。这类细菌一旦引起IE往往起病较快且合并全身症状,包括脓毒血症及其并发症。这类感染可以来源于社区获得亦可来源于医院获得。其预后相对较差。

真菌

IE感染中真菌感染极其罕见。由于血培养很难发现真菌生长因此对于该类微生物感染的确诊也十分困难。即便是使用了适合真菌培养的培养基仍有可能无法获得真菌培养阳性的结果。因此真菌感染的IE往往血培养既可表现为阳性也可表现为阴性。

虽然许多真菌可以导致IE的发生,但主要致病菌种为念珠菌属。这类感染大多为医院获得性,主要可见于人工瓣膜术后置入中心静脉的患者。留置的右心系统导管,例如漂浮导管可导致瓣膜本身或是非瓣膜结构内皮的损伤从而导致患者发生真菌感染(抑或是细菌感染)相关的IE。此外,IDU人群也是真菌感染IE的高发人群。

真菌感染的IE病程既可为急性也可为亚急性,大部分情况下可合并多种并发症且需要外科手术,特别是在曲霉菌感染的患者中。由于需要预防真菌感染的复发大多临床医师都推荐这类IE患者在初次治疗痊愈后终身使用唑类药物进行抗真菌治疗。

血培养阴性心内膜炎病原体

对于大部分的血培养阴性心内膜炎病原体都无法从血培养中检测出阳性。这部分患者由于早期的抗生素使用已经抑制或是杀死了大部分菌群的活力。此外还有小部分原因是病原体在常规血培养基不生长或是生长缓慢导致血培养结果阴性。对于前一种情况临床上并没有很好的解决手段。但对于后一种情况临床上可以通过延长血培养时间、改换特殊培养基以及进行血清学试验来明确感染源。这类病原体主要包括有真菌、贝氏柯克斯体、巴尔通体、布鲁氏菌属、惠普尔养障体及军团菌属。

发病机制

IE的发病机制对于指引将来治疗的方向至关重要。随着对于发病机制研究的深入大家发现除了传统抗菌药物的应用仍有诸多手段对IE进行预防及治疗。

目前有两大类机制在IE的发生中是得到公认的。对于IE而言主要好发于伴有瓣膜或非瓣膜性心脏结构异常的患者。这类患者由于心脏结构的异常容易导致心腔内血液湍流形成、内皮损伤以及血小板及纤维蛋白的沉积。这些病变通常被称为非细菌性血栓性心内膜炎(nonbacterial thrombotic endocarditis,NBTE),这些非细菌性的病变日后会成为后续细菌或真菌定植的部位。这一机制是构成IE发病的主要因素,其中大多以累及左心系统瓣膜的狭窄和关闭不全为主。这一机制已经经由大量的动物实验证实同时应用于寻找IE的预防及治疗手段。另一项IE的发病机制主要用于解释正常瓣膜结构的人群发病情况。由于在瓣膜感染前无法完全确定是否瓣膜存在内皮损伤这类肉眼不可见的情况大家对该机制仍存在一些保留意见。在动物实验中如果没有原发的结构损伤在人为接种侵袭性微生物(特别是金黄色葡萄球菌)并没有使动物模型发生IE。因此该机制也仅仅是在体外研究中通过内皮细胞对微生物的摄取取得了部分的证据。

此外,还有一套新的理论来解释革兰氏阳性球菌来解释其发病机制。分子生物学技术的进步使得我们能够进一步明确该类微生物独特的毒力因子。感染相关的研究通过比较野生型菌株与分子生物学手段诱导的IE模型已经明确了葡萄球菌、链球菌以及肠球菌的致病毒力因子。部分毒力因子主要以黏附因子的形式存在,通过帮助细菌黏附于NBTE或内皮细胞致IE发生。这些毒力因子同样可以作为黏附因子导致医疗相关器械的黏附,其中包括人工瓣膜及心脏植入电子设备的导线。因此,这类微生物在自身组织或是人工瓣膜所形成的生物膜是导致细菌黏附导致IE的主要原因。

这些研究的发现能够有效推动IE的预防及治疗。一些包含黏附因子相关蛋白的新型疫苗作为一种有效抗原能够在试验中起到有效预防IE的作用。在这种情况下草绿色链球菌的发病也被认为与其表达的FimA蛋白具有一定相关性。因而可以想象治疗及预防草绿色链球菌导致的龋齿对IE的防治工作势必也具有重要的作用。

临床表现

心脏易感性

IE的易感因素在经由首次临床报道后不断地为临床所认识。近期一项IE相关的国际性前瞻性队列研究(International Collaboration on Endocarditis-Prospective Cohort Study,ICE-PCS)对2 781例确诊IE的患者进行了总结,其中自身瓣膜相关IE占72%,人工瓣膜相关IE占21%,心脏起搏器或ICD相关IE占7%。与既往大规模的研究结果类似,ICE-PCS研究发现二尖瓣赘生物的发生比例最高可达到41%,随后是主动脉瓣38%、三尖瓣12%及肺动脉瓣1%[7]。

原先存在瓣膜关闭不全的病变较瓣膜狭窄病变更易发生IE。IE的发生与关闭的瓣膜所承受的压力具有重要的联系。反流所造成的喷射血流形成的剪切力可对其周围瓣膜内皮组织造成损伤,从而增加IE的风险。根据Venturi原理,在接受反流的心腔瓣膜口的高速低压更容易形成涡流,而循环中的各类组织及微生物更容易沉积在这些部位。因此赘生物则更容易发生于这些感染瓣膜的上游部位。

退行性的二尖瓣脱垂(mitral valve prolapse,MVP)导致的二尖瓣反流合并进行性的黏液样瓣叶增厚也是IE发生的最主要原因,其发生比例甚至要高于风湿性的二尖瓣病变[7]。一项基于人口学的研究发现,合并中度以上二尖瓣反流或是连枷二尖瓣叶的MVP患者更容易发生IE[8]。左心室重塑所致二尖瓣叶结构错位导致的二尖瓣反流由于处于低压低排状态(见第69章)因此发生IE的可能性相对较小。在导致IE的瓣膜反流中排名第二的是主动脉瓣反流,其中二叶瓣病变(bicuspid aortic valve,BVA)患者发生IE的比例并不十分很高(见第68章),在9~20年的随访研究中发现其发生率仅在2%[9,10]。而在确诊IE的患者中BAV的患者比例则可达到16%~43%[11,12],其瓣环受累并发症比例高达50%~64%。在超过65岁的老年人中非风湿性主动脉狭窄所导致的IE较年轻人中要高于3倍(2% vs 10%)[13]。当然在瓣膜结构正常的人群中同样可以发生IE,而这类人群的易感因素则来源于年龄的增长,需要血透的肾功能不全以及由金黄色葡萄球菌或肠球菌导致的感染[14]。

除主动脉瓣二叶畸形外的先天性心脏病发生IE的比例差不多在5%~12%(详见75章)[1,7,15]。未经矫正的室间隔缺损特别

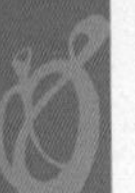

是合并左心室流出道梗阻的患者(例如法洛四联症)是IE发生的最常见人群[16]。由于各类能够造成湍流的病变都是导致IE的高危因素,人工修补术后的患者如果存在残余分流造成的姑息性分流、瘘管或是分流闭合都有可能造成IE的发生。而那些低压低湍流的病变例如继发性房间隔缺损发生IE的概率就非常之低[16]。

其他一些IE发生的高危因素则包括既往IE病史、长期的静脉通路、静脉药物滥用及腔内的留置导管。疾病相关的易感性包括糖尿病、潜在的恶性肿瘤、需要血透的肾衰竭、长期接受免疫抑制治疗[7,15]。在诊断IE的患者中约有25%的患者在60天内接受过有创性操作或是牙科手术,约有50%~65%的患者合并有心脏疾病[17]。目前最严重的问题是医院获得性IE发生比例的持续升高,ICE-PCS调查[18]发现,在1 622例IE患者的队列研究中约有19%的患者都考虑为院内感染(IE发生前在院时间超过2天)。另有16%患者在IE确诊30天内接受过门诊血透、静脉化疗、外伤治疗及长时间居住在护理机构的病史。

近期的一项研究对IE患者进行系统性的追踪,有75%的患者可以找到病原体致病的途径[19]。这项研究中发现有40%的病原体通过医源性相关的皮肤途径进入人体,其中包括血管途径、外科手术部位及静脉药物滥用的部位。次要侵入途径包括口腔或牙齿,占到了29%。随后第三位的侵入途径是胃肠道,约占了23%。其主要途径包括了结肠肿瘤、溃疡性结肠炎或是一些肠道炎症性的疾病。而泌尿道、耳鼻喉部位及呼吸道的侵入总共不超过5%[19]。

症状

IE的临床症状包括范围很广,且受到多种因素的影响。这些因素包括了:①致病菌的毒力程度及感染时间;②IE累及瓣膜部位破坏的严重程度以及造成血流动力学异常后果的严重性;③瓣膜周围组织感染的程度;④外周循环或是其他远处器官是否存在坏死性栓塞,若累及右心系统是否存在肺栓塞;⑤循环中免疫复合物及全身免疫病理因素。

IE相关可能症状列举在表73.1中。其中其发生的比例参照既往及近期的文献详细进行了列举。发热是所有症状中最为常见的症状,大约95%的患者会出现该症状,但也约有20%的IE病例可不伴有发热,其中大部分为老年人、免疫功能低下的患者、使用经验性抗生素治疗以及心血管植入电子装置(cardiovascular implantable electronic device,CIED)感染的患者[20,21]。通常如果合理进行抗感染治疗体温大多在5~7天内可以消退。持续不退的高热往往提示了瓣膜周围脓肿、脓毒性栓塞、心脏外部位的感染(包括自身部位及人工修补物)、被感染的导管或是器械、耐药菌的抗感染治疗强度不足以及抗生素本身所导致的药物热。

其他一些非特异性症状包括:寒战、盗汗、咳嗽、头痛、全身乏力、恶心、肌肉酸痛以及关节疼痛等。这些不典型症状约在20%~40%的患者中会有表现。而在一些持续性亚急性感染的病例中类似于厌食、体重减轻、关节疼痛、以及腹痛等症状(约有5%~30%患者出现)往往容易使得临床医师误诊为恶性肿瘤、结缔组织病或是其他一些慢性感染或炎症性的疾病。

呼吸困难在临床上特别需要得到重视,这往往提示IE导致左心系统的瓣膜损伤后引起瓣膜反流,从而引起患者的血流动力学障碍。其伴行的症状还包括了心力衰竭相关的阵发性夜间呼吸困难和端坐位呼吸。早期识别心力衰竭对IE患者至关重要,是否发生心力衰竭是影响IE预后的重要因素。此外,心力衰竭的发生及严重程度是外科手术的主要适应证以及评估预后的指标[22]。心力衰竭的发生会导致30%~50%IE患者的病情复杂程度增高[7,15,23,24],即便早期进行外科干预这部分患者的死亡率仍可以达到约25%,而这一数字是其他IE患者的2倍[24]。

表73.1 感染性心内膜炎患者症状

症状	感染患者比例/%
发热	80~95
寒战	40~70
易疲劳	40~50
全身乏力	20~40
盗汗	20~40
厌食	20~40
头痛	20~40
呼吸困难	20~40
咳嗽	20~30
体重减轻	20~30
肌肉疼痛/关节疼痛	10~30
卒中	10~20
意识不清/谵妄	10~20
恶心、呕吐	10~20
水肿	5~15
胸痛	5~15
腹痛	5~15
咯血	5~10
背痛	5~10

IE患者还会伴有一系列各种不同类型的胸痛症状。胸膜炎样的胸痛大多与化脓性肺栓塞及梗死并发三尖瓣病变相关。心绞痛样的胸痛与赘生物形成的冠状动脉栓塞相关,但其发生率较低(仅1%)。胸部肌肉及骨骼的疼痛则大多与感染并发的全身系统症状或是并发的肺炎有一定相关性。

体格检查

可能的阳性体格检查已列举在表73.2中(数据来源于既往及近期的各类临床研究)[7,15,18,22-24]。至少80%的患者中可以听到心脏杂音,这部分患者以左心系统的心内膜炎居多。在ICE-PCS研究中,约有50%的患者出现了新发的心脏杂音[7],同时在其队列研究中约有20%的病例合并有原先存在杂音增强的表现。同时新发杂音还可见于IE合并心衰的患者中,第三心音奔马律及肺部啰音有助于明确心衰诊断。心脏杂音在植入性心脏装置或是右心系统感染的IE患者中基本很少出现。对于严重瓣膜损毁的患者而言其心脏杂音也可表现并不明显,由于急性的严重瓣膜反流可导致这类患者严重的血流动力学失代偿从而导致杂音被掩盖。严重的心力衰竭、肺水肿以及心源性休克在IE导致的急性主动脉瓣反流的患者中要远高于二尖瓣反流的患者。即便是IE导致的重度三尖瓣反流,患者对其耐受度也要高于主动脉瓣膜的病变。

中枢神经系统的异常多表现为局灶性卒中,约可在10%~20%的患者中出现[7,22](详见第65章)。在一些亚急性发病的IE患者中,急性卒中往往是他们就医的首发症状。通常情况下,大部分的卒中患者是由于心源性栓子的脱落,但也有一小部分患者是由于颅内脑血管真菌性动脉瘤的并发症所致,例如瘤体的出血性破裂。其他一些中枢神经系统的并发症还包括了癫痫发作、视觉丧失、脑神经缺失、蛛网膜下腔出血以及中毒性脑病等其他并发症。中枢神经系统的受累同样是IE患者死亡率增加的重要因素之一[7,15,18]。

表 73.2 感染性心内膜炎患者体征

体征	感染患者比例/%
发热	80~90
心脏杂音	75~85
新发杂音	10~50
杂音改变	5~20
中枢神经系统异常	20~40
脾大	10~40
皮肤瘀点/结膜出血	10~40
甲下线状出血	5~15
Janeway 结节	5~10
Osler 结节	3~10
视网膜病变或 Roth 红斑	2~10

腹部体检主要用于检查患者是否存在腹部不适或是腹肌紧张。特别在左上象限的检查有利于除外是否存在脾脓肿合并的脾动脉栓塞及脾坏死。脾脏是 IE 患者最常出现化脓性栓塞的部位。通常情况下除了 CT 等影像手段很难通过症状进行诊断。在持续性的亚急性 IE 患者中,约有 10%的患者会在诊断早期出现脾大。

随着 IE 诊断及治疗的进步,典型的 IE 外周累及症状在临床已经十分少见。结膜、口腔黏膜及四肢的瘀斑是临床最为常见的外周累及症状。Janeway 结节是常见于足底及手掌的无痛出血性瘀斑,金黄色葡萄球菌感染 IE 导致的外周脓毒性栓塞为主要原因。甲床下无痛性出血同样也可见于 IE 外周受累患者,患者多可在近端指甲处见暗红色分离出血性线性表现。而甲床远端褐色的病变多为外伤表现而非感染所致。Osler 结节可见于手指或脚趾肉垫部位的疼痛性红色结节,发生大多与感染所致的局部血管炎的免疫反应相关。Roth 红斑是继发于 IE 的免疫复合物介导的血管炎的结果,多表现为视网膜出血点,出血点中心伴有白色的凝固纤维蛋白表现。部分患者还会发生免疫复合物介导的弥漫性肾小球肾炎。Osler 结节和 Roth 红斑还可见于其他一些疾病中如系统性红斑狼疮(lupus erythematosus,SLE)、白血病以及非细菌性感染性心内膜炎。在 ICE-PCS 研究中发现,除了皮肤瘀斑及出血性瘀点外,其他的外周累及症状在 IE 患者中不足 10%会有表现。近期一项多中心前瞻性队列研究发现,在 1 804 例确诊 IE 患者中所涉及的临床表现及体征也较前类似[25]。

诊断

IE 临床表现的多样性使得对于那些伴有发热却找不到明确病因的患者进行确诊时需要与诸多疾病进行鉴别诊断。部分心脏相关的疾病也可表现为类 IE 的症状,其中包括急性风湿热、左房黏液瘤、抗磷脂体综合征、非细菌性栓塞或非细菌性血栓栓塞。另有一系列的结缔组织病例如 SLE、反应性关节炎、风湿性多发性肌痛、血管炎以及其他一些感染性的疾病在诊断 IE 时也应当进行鉴别诊断。临床上,患者如果合并心脏疾病基础、出现新发或近期改变的杂音、有血行性感染、临床具有肺栓塞依据、存在心力衰竭或是明显的血流动力学障碍情况下其诊断 IE 的可能性会提高许多。

1994 年 Durack 及其同事制定了目前广泛应用的 IE 诊断及排除标准。其诊断主要通过 IE 的组织病理学证据,主要临床诊断标准(血培养阳性、心内膜受累证据)辅助以次要诊断标准来诊断 IE。此后,大量临床研究应用 Duke 标准来诊断 IE 报道中指出其诊断的敏感性可以达到 80%,特异性及阴性预测率达到 90%。考虑到金黄色葡萄球菌所致 IE 发生比例的升高、贝氏柯克斯体导致的 Q 型发热的增多以及经食管超声心动图(transesophageal echocardiography,TEE)在 IE 诊断中的应用,Li 及其同事(见经典参考文献)提出了改良的 Duke 诊断标准(表 73.3)。其中主要诊断标准包括了:①血培养提示 IE 相关的典型致病菌阳性,或 IE 非典型致病菌持续血培养阳性,或血培养或血清学检测提示贝氏柯克斯体阳性;②经由超声证实的心内膜下感染的证据:包括赘生物形成、明显的新发瓣膜反流、人工瓣膜的损毁以及其他一些符合瓣膜周围感染的发现(例如瓣周脓肿)。

次要临床诊断标准包括:①存在 IE 易感心脏基础疾病及静脉应用药物;②无法解释的持续性体温高于 38℃;③外周血管征如体循环或是肺循环的栓塞,真菌性动脉瘤颅内及皮肤的出血性病灶;④自身免疫性反应如 Osler 结节,Roth 红斑或是肾小球肾炎;⑤血培养阳性但不符合上述主要诊断标准中的情况或血清学证据找到符合 IE 相关的病原体。参照这项诊断分类对于临床确诊 IE 需要符合以下条件:①符合两项主要标准;②符合 1 项主要标准及 3 项次要标准;③符合 5 项次要标准。临床可疑的 IE 诊断则需要符合以下条件:①符合 1 项主要标准及 1 项次要标准;②符合 3 项次要标准。IE 的排除诊断标准则为:①不符合 IE 可能的诊断标准;②应用抗生素治疗小于 4 天所有 IE 相关症状缓解或抗生素治疗小于 4 天的情况下外科手术及尸检未见到 IE 证据;③有其他诊断能够解释 IE 可疑症状。

自 2000 年该标准发布来已经被证实在 IE 的诊断中具有很高的准确性,同时各类流行病学及临床研究及指南也都应用该标准作为 IE 诊断的主要参考。由于 IE 的临床表现存在较大差异,临床诊断仍需结合具体情况参照改良的 Duke 标准对 IE 进行诊断。

基础实验室检查

微生物学检查

病原体的微生物学及流行病学情况在本章的前文中已经阐述[7,18,26-29],其具体的发生比例在表 73.4 中已经详细列举。在社区获得性感染的 IE 中草绿色链球菌依旧是排名第一的致病菌,紧随其后的是金黄色葡萄球菌,同时其也是医院获得性感染的主要致病菌,其院内外感染的比例达到 40%。致病途径则主要集中于留置于血管内的导管或是外科或牙科手术所致的开放性伤口,其比例占到 25%~67%[15,18,26]。耐甲氧西林的葡萄球菌(methicillin-resistant *Staphylococcus aureus*, MRSA)感染院内感染的比例要远高于社区获得性感染(47% vs 12%)[18]。在静脉药物滥用的 IE 中金黄色葡萄球菌感染比例达到约 70%[7]。

对于换瓣术后的患者早期人工瓣膜心内膜炎(prothetic valve endocarditis,PVE)感染定义为术后 60 天内[27],也有定义为 1 年之内[22,28,29](详见第 71 章)。金黄色葡萄球菌是早期人工瓣膜心内膜炎的主要致病菌,其发生比例约占 35%,其中 1/4 为 MRSA 感染[27],紧随其后的是凝固酶阴性葡萄球菌。链球菌在早期人工瓣膜心内膜炎中较为少见。晚期 PVE 主要由草绿色链球菌及溶血性链球菌引起。社区获得性肠球菌感染的自身瓣膜病变与 PVE 比例类似,早期或晚期的发生率都在 10%左右。

血培养阴性的 IE 在自身瓣膜或是人工瓣膜的心内膜炎中比例均在 5%~15%。造成这一差异的主要原因还在于血培养前抗生素的使用,部分感染源不明的 IE 患者经常在血培养前就接受了经验性的抗感染治疗。在 ICE-PCS 研究中,62%血培养阴性的患

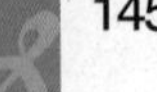

表 73.3 改良的 Duke 诊断标准

确定的感染性心内膜炎
病理学标准
• 经由培养或来自赘生物、栓塞性赘生物或是心腔内脓肿组织学检查获得的微生物标本;或
• 病理性改变;经由组织学检查确诊的赘生物或心腔内脓肿表明存在活动性心内膜炎
临床标准
• 2 项主要标准;或
• 1 项主要标准及 3 项次要标准;或
• 5 项次要标准
可能的感染性心内膜炎
• 1 项主要标准及 1 项次要标准;或
• 3 项次要标准
除外感染性心内膜炎诊断
• 有明确其他诊断能够解释 IE 可疑症状;或
• 应用抗生素治疗小于 4 天所有 IE 相关症状缓解;或
• 抗生素治疗小于 4 天的情况下外科手术及尸检未见到 IE 证据;或
• 不符合 IE 可能的诊断标准
用于诊断感染性心内膜炎的改良 Duke 标准中的定义
主要诊断标准
• 血培养阳性 IE
IE 相关菌群两次独立血培养阳性结果一致
• 草绿色链球菌、溶血性链球菌(牛链球菌)、金黄色葡萄球菌、HACEK 菌群;或
• 社区获得性肠球菌(且无原发病灶);或
IE 相关菌群持续性血培养阳性
• 至少 2 次以上且间隔 12 小时以上的独立血培养标本阳性;或
• 连续 3 次或大于等于 4 次血培养结果中大部分结果为阳性(首次血培养结果与最后 1 次至少大于 1 小时);或
• 单次贝氏柯克斯体培养阳性或 Anti phase-1 IgG 滴度大于等于 1∶800
• 心内膜炎症受累证据
心脏超声明确的 IE 证据定义如下(对于换瓣术后、临床诊断可疑 IE、伴有瓣周脓肿并发症的患者首选经食管超声心动图,其他患者则可选择经胸超声):
• 心腔内的团块出现在瓣膜或其支持结构上,瓣膜反流路径上抑或是无法经由正常结构解释的人工植入物上;或
• 心腔内脓肿;或
• 人工瓣膜新的毁损
次要诊断标准
• IE 易感体质,存在 IE 易感心脏基础疾病,静脉应用毒品
• 发热:体温高于 38℃
• 外周血管征、主要动脉栓塞、脓毒性肺梗死、真菌性动脉瘤、颅内出血、结膜出血、Janeway 损害;
• 自身免疫反应:肾小球肾炎、Osler 结节、Roth 红斑以及类风湿因子增高
• 微生物学证据:血培养阳性但不符合上述主要诊断标准中的情况(除外凝固酶阴性葡萄球菌及非 IE 相关微生物单次血培养阳性)或与感染相关微生物的血清学证据符合 IE 病原体

改编自 Li JS, Sexton DJ, Mick N, et al. Proposed modifications to the Duke criteria for the diagnosis of infective endocarditis. Clin Infect Dis 2000;30:633.

表 73.4 感染性心内膜炎(IE)相关的病原学

病原体	自身瓣膜医院获得性 IE/%				人工瓣膜	
	社区获得性 IE/% (n=1 201)	院内感染 (n=370)	院外感染 (n=254)	静脉毒品滥用(%) (n=237)	早期 IE/% (n=140)	晚期 IE/% (n=390)
金黄色葡萄球菌	21	45	42	68	34	19
凝固酶阴性的葡萄球菌	6	12	15	3	28	20
肠球菌属	10	14	16	5	10	13
草绿色链球菌	26	10	6	10	1	11
溶血性链球菌*	10	3	3	1	1	7
HACEK	3	0	0	0	0	2
真菌	0	2	2	1	6	3
其他微生物	13	7	10	7	6	15
血培养阴性	11	7	6	5	14	10

* 既往称为牛链球菌。

HACEK,包括嗜血杆菌(除流感嗜血杆菌)、伴放线凝聚杆菌和嗜沫嗜血杆菌、人形心杆菌、啮蚀艾肯菌、金格杆菌及反硝化金菌。

者在接受血培养前7天内都接受了抗生素治疗[7]。其他一些导致血培养阴性的原因包括了IE感染源为“挑剔的微生物”或是非常见病原菌例如巴尔通氏体、军团菌、贝氏柯克斯体及真菌。对于这类患者聚合酶链反应(polymerase chain reaction,PCR)技术或许较常规血培养来得更加可靠[30]。

其他血液检查

IE患者的全血标本计数检查通常都不正常。在亚急性感染的IE患者中不同程度的正细胞性贫血十分常见,多表现为血清铁或是总铁结合力的降低。即便是在全身性感染的IE患者中,急性期及亚急性期都可以在50%~60%患者出现白细胞增多伴有核左移的现象[23]。白细胞减少相对在亚急性IE患者中较为少见,通常发生在伴有脾大的患者。血小板减少仅在10%的患者中会发生,但其是IE早期发生不良事件的主要预测因子。Sy及其同事[30]的一项研究中指出对于确诊IE的患者其1~15天的死亡率中血小板每降低20*10^9/L其多因素风险比率约为1.13[31]。

血沉(erythrocyte sedimentation rate,ESR)在ICE-PCS研究中约有61%的IE患者会出现升高的表现。研究中还发现血沉升高是住院期间死亡率降低的独立预测因子,其原因可能是由于亚急性的IE大多为慢性隐匿性的过程[7]。此外,研究还发现约有60%的患者会出现CRP的升高,但作为持续性亚急性IE特异性标志物的风湿因子却仅有5%的患者会有变化[5]。因而虽然目前在改良Duke诊断中ESR和CRP存在一定价值但仍未被指南列入诊断标准[6]。

降钙素原(procalcitonin,PCT)是另一种在严重细菌感染促炎症刺激下升高的蛋白。meta分析研究指出,在1 006例可疑IE患者中,PCT最终诊断IE的敏感性在64%,特异性在73%,因而其诊断价值并不如CRP更为精准[32]。PCT如同其他一些细菌活性标志物如细胞血管黏附分子等目前仍未被列为IE诊断的生物学标记物[33]。

IE患者中约有10%~30%的患者会出现新发血肌酐升高的情况,其原因可能来自重度感染或心衰导致的肾灌注不足、肾血管栓塞导致的肾梗死、免疫复合物介导的肾小球肾炎以及抗生素或是造影剂导致的肾毒性损伤。发病后8天内肌酐水平每升高0.23mg/dl的死亡率风险增加比率在1.13[31],这是患者8天内死亡率的主要预测因子。而发病后若肌酐持续高于2mg/dl,则是2年死亡率的主要预测因子[25]。尿常规的检查主要包括血尿和蛋白尿的检查。在免疫复合物介导的肾小球肾炎中红细胞脱落伴有血清补体的降低是重要诊断依据之一。

对少数患者进行的有限研究评估了心脏生物标记物在IE中的预后价值。心肌肌钙蛋白在心力衰竭、心肌损伤伴心肌脓肿或栓塞性梗死或单纯败血症时可因心室壁应力升高。肌钙蛋白I水平增加到大于0.4 ng/ml显著增加住院死亡率和早期瓣膜置换术的风险[34]。ICE-PCS的亚群分析表明,在IE患者中肌钙蛋白T水平为0.08ng/ml或更高与心脏脓肿、中枢神经系统疾病和IE死亡的风险增加相关(参见经典参考文献,Stancoven)。即使排除左室功能障碍或严重左侧瓣膜反流的患者,B型钠尿肽(BNP)水平升高至400pg/ml或更高也与发生IE相同的3种并发症的风险增加4倍[35]。在另一项研究中,NT-proBNP水平在入院时升高到1 500pg/ml或更高是需要手术干预或30天内死亡的独立预测因子[36]。

心电图

对于没有并发症的IE患者而言普通12导联心电图无法提供特异性的诊断依据。由于房室结交界起始部及室内传导系统近段位于主动脉根部及主动脉瓣处,一旦IE累及瓣周组织影响到这些部位往往可以引起不同程度的房室传导阻滞(atrioventricular block,AVB)及束支传导阻滞(bundle branch block,BBB)。其中AVB的发生率约在10%~20%,BBB的发生率约在3%[18,28]。新出现的传导功能障碍同样是IE相关死亡的预测因素[18]。还有部分少见的患者会出现类似于急性冠脉综合征的心电图ST段抬高表现,这类患者大多是由于IE累及主动脉瓣周围后导致冠状动脉开口受压或是IE形成的赘生物脱落导致栓塞所致[22]。另有一些房性或是室性心律失常的发作则大多是由于并发的心脏结构或是血流动力学改变所致。近期的一项研究则指出在507例患者的研究中发现IE累及的左心系统自身瓣膜病变导致的新发房颤与心力衰竭和住院期间死亡率密切相关[37]。

影像学

影像学在感染性心内膜炎诊断中的应用

在改良的Duke诊断标准中心内膜炎导致的赘生物形成、瓣周感染扩散或是自身或人工瓣膜毁损是重要标准之一(见表73.3)。过去的几十年中心脏超声一直是最常用于诊断以上现象的手段(见第14章)。早期的影像学诊断中,传统经胸超声(transthoracic echocardiography,TTE)对于自身瓣膜赘生物的诊断的敏感性约在40%~60%,对于人工瓣膜赘生物的诊断率则更低[38]。随着谐波影像技术及其他影像技术的提高目前经胸超声对于自身瓣膜赘生物的空间分辨率及敏感性已经可以达到82%,而在高分辨率超声仪器上更是可以达到89%(图73.1,也见图14.77A)[39]。此外TTE在诊断IE的特异性上基本保持在70%~90%[24,38-40]。

TEE避免了许多TTE存在的问题,例如体位习惯、合并肺部疾病的患者以及其他一些在胸壁与心脏间可能造成声学干扰的情况。由于TEE更为贴近心脏,因此能够提供更为清晰的超声图像帮助诊断(图73.2,也可见图14.77B)。通过多种成像技术多平面的二维及三维超声图像对于赘生物的分辨率可以达到2~3mm,其敏感性可以达到90%~100%,特异性可以达到90%[38-41]。对于PVE患者其瓣膜赘生物发生比例相对较低(60%~70%),其瓣环感染的风险相对更高,同时瓣环感染合并其他并发症的比例可以达到30%~50%。对于这部分患者TTE诊断敏感性要低于50%[22]。经导管置换主动脉瓣生物瓣的瓣膜赘生物发生比例相对较高(详见第72章),而外科术瓣周并发症的概率更高[42,43]。对于可疑的PVE患者TEE在诊断中具有更大的优势,其敏感性可以达到95%[24,44],特异性可以达到90%(图73.3及图73.4)。

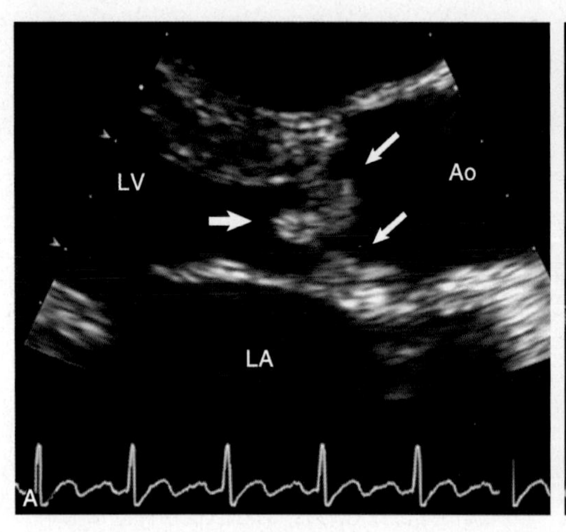

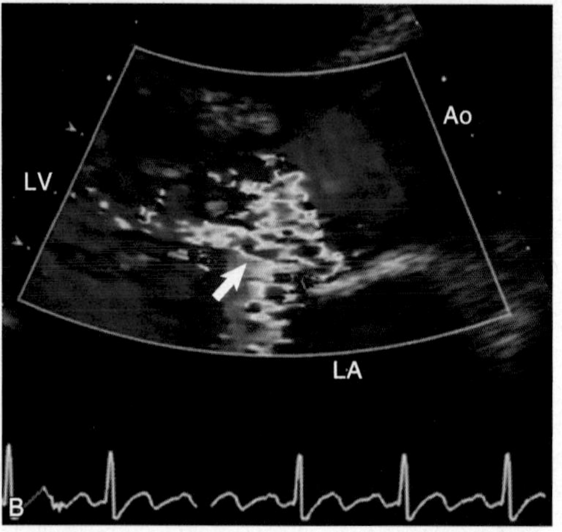

图73.1 感染性心内膜炎累及自身主动脉瓣。A,经胸超声可见赘生物形成(小箭头所示)附着于主动脉瓣尖左室面,同时可见舒张期向左室流出道内脱垂(大箭头所示)。B,彩色多普勒提示严重主动脉瓣反流(箭头所示)。Ao,升主动脉;LA,左心房;LV,左心室

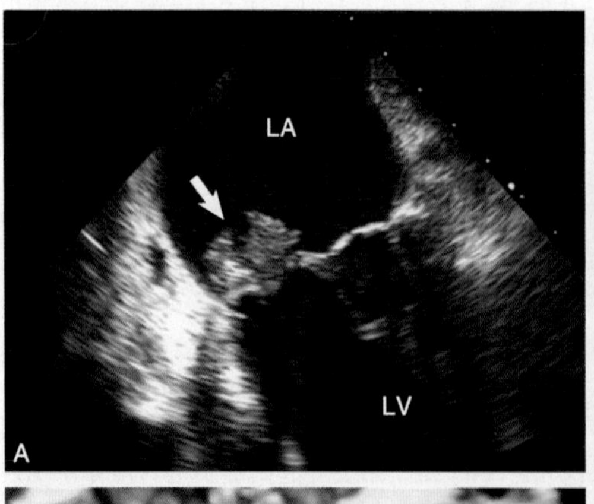

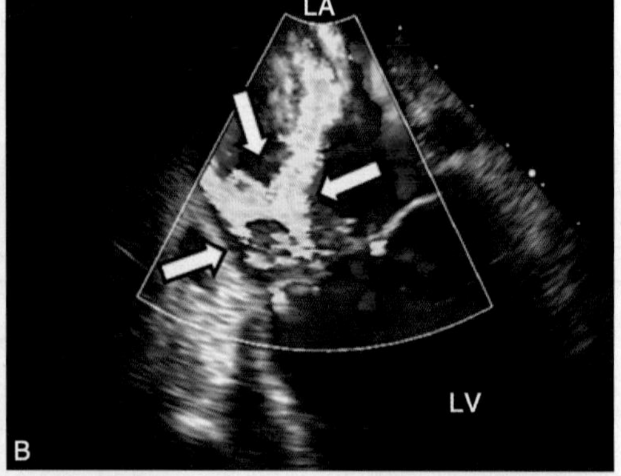

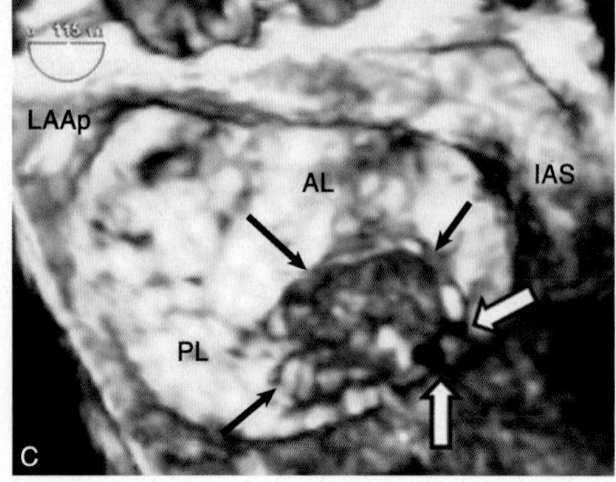

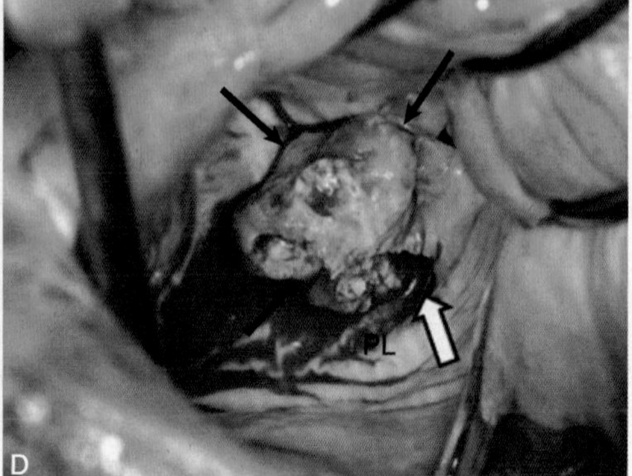

图73.2 感染性心内膜炎累及二尖瓣。A,经食管超声心动图(TEE)提示巨大赘生物(箭头所示)附着在二尖瓣后叶心房面;B,彩色多普勒超声提示混合反流喷射信号(箭头所示)穿过二尖瓣后叶体部及赘生物,合并有二尖瓣穿孔;C,二尖瓣(由左房面观察)3-D TEE图像,巨大赘生物(黑色箭头所示)附着在二尖瓣后叶(PL)内侧面,二尖瓣后叶边缘可见穿孔(白色箭头所示);D,术中二尖瓣图像,可见巨大赘生物附着于二尖瓣后叶(黑色箭头所示),二尖瓣后叶内侧穿孔(白色箭头所示)。AL,二尖瓣前叶;IAS,房间隔;LAAp,左心耳;LV,左心室

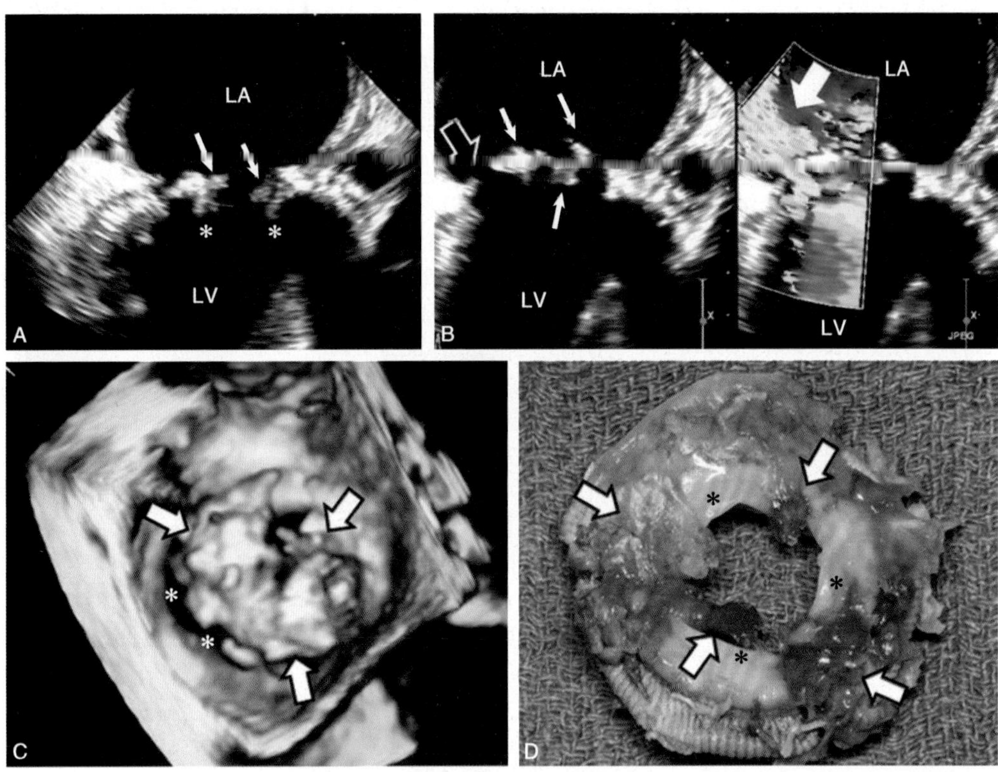

图 73.3 感染性心内膜炎累及人工生物瓣。A，TEE可见舒张期人工生物瓣膜流入处多发赘生物形成（箭头所示）；B，（左图）收缩期随着人工瓣膜大幅摆动可见人工瓣环下侧方的缺损（空心大箭头所示），赘生物附着于关闭的人工瓣叶及瓣环周围（小箭头）。（右图）彩色多普勒提示由瓣环周围缺损处严重偏心二尖瓣反流。LA，左心房；LV，左心室。C，经左房三维影像，可以见到二维超声不能完全探查到的瓣环边缘大量赘生物（箭头）。瓣环边缘可见巨大新月形缺损（＊）；D，外科切除的人工瓣环可见大量赘生物（箭头）附着于人工瓣膜的心房面。瓣环口部可见新生的血管翳（＊）表现

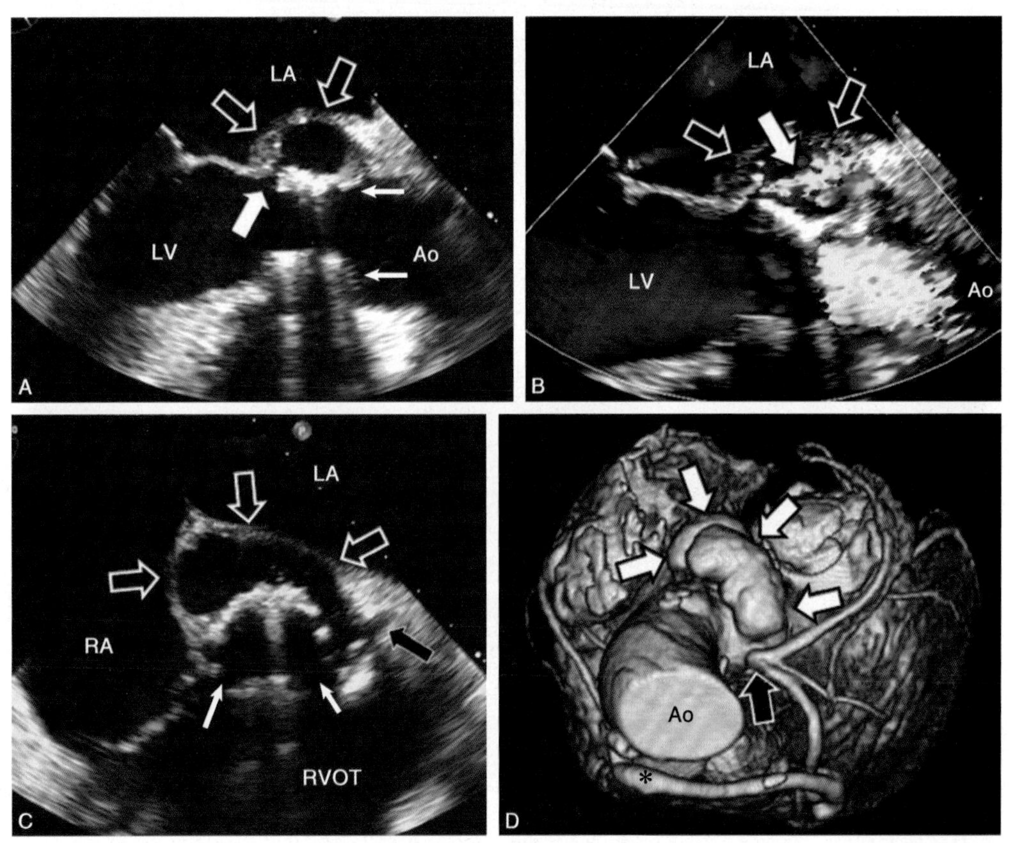

图 73.4 机械性主动脉瓣膜心内膜炎伴发瓣环周围感染。A，经食管超声心动图可见二尖瓣-主动脉间隙纤维与人工瓣膜邻近处（小箭头）可见巨大真菌性假性动脉瘤形成（空心箭头）。该动脉瘤可见与左室流出道部位交通（白色大箭头）；B，彩色多普勒超声可见收缩期血流（箭头）进入真菌性假性动脉瘤交通（空心箭头）。同时可见彩色血流信号由主动脉人工瓣进入升主动脉（Ao）。C，经食管超声心动图短轴切面观察主动脉瓣机械瓣（小箭头）可见真菌性假性动脉瘤（空心大箭头）向后接近左心房（LA），向前凸向右心房（RA），延伸至冠状动脉左主干（黑色箭头）。D，三维重建的CT图像从上方向前倾斜观察主动脉根后部可见主动脉根部后侧方的巨大真菌性假性动脉瘤（白色箭头）由主动脉根部向上压迫冠状动脉左主干（黑色箭头）。图像还可见大隐静脉桥至前降支。LV，左心室；RVOT，右心室流出道

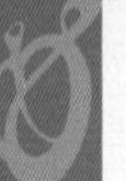

TTE 在临床上使用更为便捷,但 TEE 在某些疾病及参数的测量上较 TTE 要更为准确,例如三尖瓣感染性心内膜炎及其瓣膜反流所致的血流动力学定量检测、心室功能障碍的评估、升高的左心室及右室充盈压及肺动脉压力测定。由于 TTE 与 TEE 的互补性近期 AHA 指南[6]对于可疑的 IE 推荐同时进行 TTE 及 TEE 的检查进行确诊(图 73.5)。通过超声特别是 TEE 可以发现许多可变的动态回声密度。对于超声的鉴别诊断包括了瓣膜退行性改变,如 Lambl 息肉;心内膜开窗、断裂或萎缩的腱索、钙化病变造成的伪影等。超声检查中如瓣膜增厚、黏液瘤样改变以及钙化病变多可随瓣叶或瓣叶尖端运动,因此很难与无蒂的赘生物进行鉴别。丝状瓣膜在自身瓣膜及人工瓣膜都可见到。人工瓣膜上的血栓与感染则并不完全相关。瓣膜性肿瘤如乳头状纤维弹性细胞瘤或少见的黏液瘤也需要与瓣膜赘生物进行鉴别。IE 相关的赘生物通常见于反流瓣膜的上游及低压区域,超声下多表现为软组织密度影(特别是感染早期),大多可表现为多块及分叶状,与瓣膜结构活动无明显关系。如果在瓣膜下游发现高折光样改变、分散装结节及丝状回声均不太可能是 IE 相关的赘生物表现。

此外,除了帮助诊断 IE 外超声影像还能够提供 IE 患者是否需要外科手术的影像学依据(表 73.5)。

感染性心内膜炎并发症的影像学表现

局部瓣膜破坏。局部瓣膜的损毁大多源于左心系统瓣膜反流性病变,心力衰竭则是其主要并发症,约 30%~40%的 IE 患者中可有此类表现。自身瓣膜损毁约为人工瓣膜的 2 倍以上,这类患者中至少有 50%~60%的患者需要早期外科手术干预[22,24,40,45]。纽约心功能分级(NYHA)在Ⅲ至Ⅳ级的心力衰竭是 IE 药物或手术治疗后影响预后的重要因素,在 ICE-PCS 研究中其住院期间死亡率可以达到 25%~55%[45]。心力衰竭相关的 IE 最常见的原因是主动脉瓣病变(30%),其次是二尖瓣病变(20%),再其次是三尖瓣的病变(小于 10%)[6]。

在 IE 患者中,有 70%的新发或是中重度瓣膜反流可经由 TEE 发现[15]。经由 TTE 特别是 TEE 发现瓣膜反流的主要原因包括瓣膜穿孔、瓣膜脱垂以及瓣叶或瓣尖黏连。自身瓣膜穿孔在 IE 患者中的比例约在 10%~30%[11,15,23,46]。即便通过敏感性更高的 TEE 检查,对于瓣膜穿孔的诊断依旧很难在二维超声上发现。通过三维超声则能够有效提高 IE 伴发瓣膜穿孔的诊断率(见图 73.2)[41]。彩色多普勒对于穿孔诊断具有一定帮助,超声可见彩色血流汇聚由出口腔室进入穿孔部位随后可见反流束穿过瓣叶或瓣尖。囊性真菌性动脉瘤大多存在于二尖瓣的心房面,一旦破裂可造成二尖瓣瓣叶的缺损。多发性的赘生物同样可以导致瓣膜功能的异常导致瓣膜关闭不全,少部分情况下也可导致瓣膜狭窄。

感染损毁的左心系统瓣叶或是瓣尖结构及瓣膜支持结构会导致急性瓣膜反流从而导致心力衰竭、肺水肿及血流动力学不稳定等一系列的并发症(详见第 68、69 章)。除了提供瓣膜反流的机制外,超声还能评估左心室大小及左心室射血分数的情况。在急

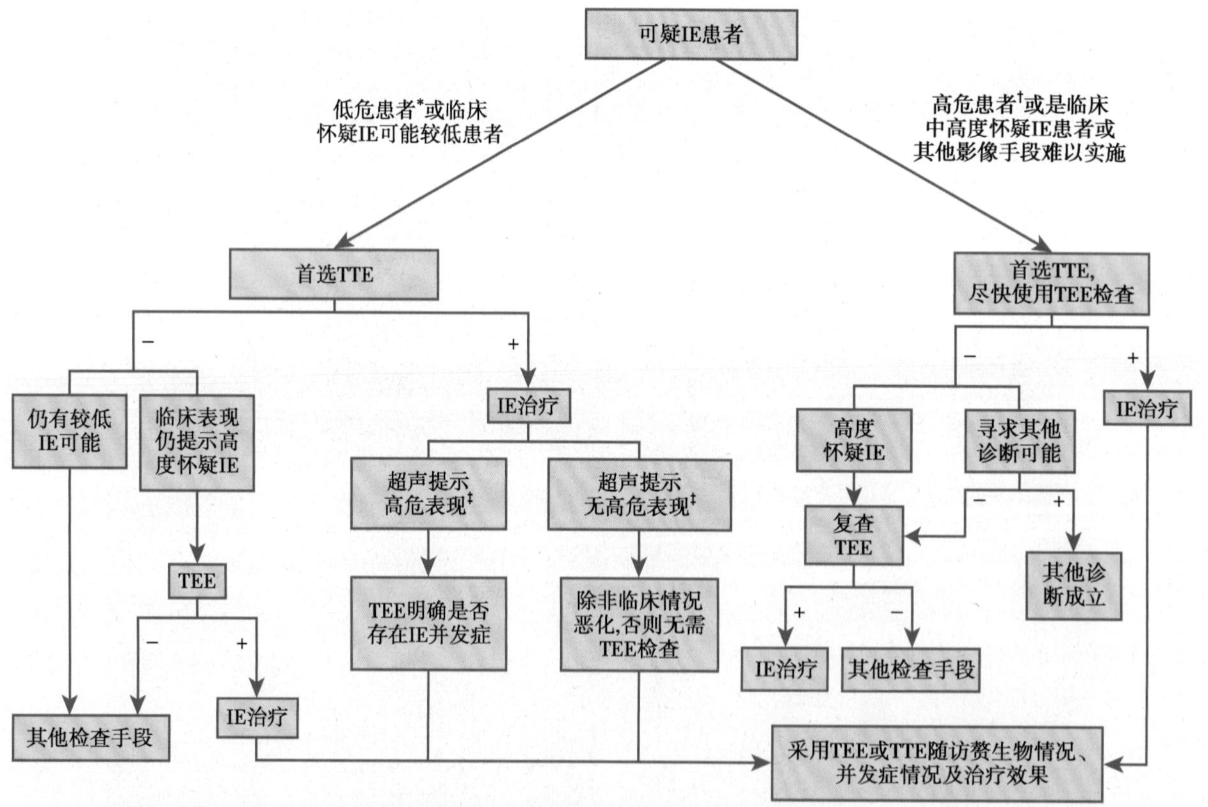

图 73.5 超声诊断流程图。* 例如患者伴有发热、既往有心脏杂音病史但无其他 IE 相关风险;† 高危患者包括具有人工瓣膜、先天性心脏病史、既往感染心内膜炎、新发心脏杂音、心力衰竭或其他 IE 相关风险;‡ 超声提示高危表现包括巨大或活动度大的赘生物、提示有瓣周感染的瓣膜缺损或继发性心室功能不全(详见正文)。(改编自 Baddour LM et al. Infective endocarditis in adults: diagnosis, antimicrobial therapy, and management of complications. A scientific statement for healthcare professionals from the American Heart Association. Circulation 2015;132:1435;and Habib G et al. 2015 ESC guidelines for the management of infective endocarditis. The Task Force for the Management of Infective Endocarditis of the European Society of Cardiology. Eur Heart J 2015;36:3075.)

表 73.5 超声学提示可能需要外科干预的情况

赘生物
发生外周栓塞后持续存在的赘生物
二尖瓣前叶赘生物，特别是>10mm*且活动度较大的赘生物
正规抗感染治疗最初 2 周内出现超过一次的栓塞事件*
正规抗感染治疗过程中赘生物持续长大*†
瓣膜功能不全
急性主动脉瓣或二尖瓣功能不全合并心室功能障碍†
药物治疗无效的心力衰竭†
瓣膜穿孔或破裂†
瓣周感染
瓣膜开裂、破裂或瘘管形成†
新发心脏肿块†‡
正规抗感染过程中出现大的脓肿或是原有脓肿迁延†

详见正文内容

*鉴于栓塞风险可能需要手术

†鉴于心衰或是药物治疗无效可能需要手术

‡心脏超声不应当作为首选的心脏内团块的检查及随访手段

性主动脉瓣反流的患者中，多普勒超声能够评估极短的主动脉反流压力情况下快速升高的左心室舒张末压力及二尖瓣进入血流受限的情况。这些情况都是源于收缩期尚未开始前二尖瓣的提早关闭。在急性重度二尖瓣反流的情况中，抛物线连续多普勒反刍信号的中断往往提示左心室收缩末期及左房压力均等，如果在导管检查中可以见到左房压力波的大 V 样改变。定量多普勒超声对于明确诊断急性重度反流十分有益，定性多普勒往往由于跨瓣压差的消失使得彩色血流出现混杂、偏心及快速消散等干扰情况。

瓣周感染。IE 导致的瓣周感染并发症主要包括瓣环感染或是心肌内脓肿、真菌性假性动脉瘤及瘘管形成。IE 相关的自身瓣膜瓣周感染比例在 10%~30%不等但在人工瓣膜患者中这一比例可以达到 30%~55%(见图 73.3 及图 73.4)。经导管主动脉瓣生物瓣植入的 IE 相关瓣周感染比例较低，其中脓肿发生率约 15%，主动脉真菌性假性动脉瘤约 4%，主动脉心房瘘 4%[42]。早期报道中主动脉瓣人工瓣置换的瓣周感染率要接近 100%[6,22]。对于 PVE 而言其发生瓣周感染的预测因子包括了主动脉瓣置换、葡萄球菌感染(包括凝固酶阴性葡萄球菌及金黄色葡萄球菌)。IE 相关的瓣周脓肿在主动脉瓣先天性二叶瓣畸形的患者中发生率可以达到 50%(见图 14.77C)，而在解剖正常的主动脉瓣患者中其比例仅有 20%[11]。临床上一旦出现持续性高热、抗生素治疗无效的持续性感染、胸痛、新发的心脏杂音、反向栓塞以及心力衰竭均应当考虑是否存在瓣周感染扩散的可能性。除了心力衰竭外，瓣周脓肿是排名第二的外科早期手术指征。虽然外科手术能够使患者早期生存率得到提高[46]，但 IE 相关的瓣周感染依旧是患者住院期间及 1 年死亡率的独立预测因子[7,22,23,45]。左心系统金黄色葡萄球菌感染的自身瓣膜 IE 患者中，经由超声发现类似心肌脓肿及左心室射血分数小于 40%等瓣周感染的征象是患者住院期间早期死亡率的重要预测因子[47]。

研究表明 TTE 在诊断瓣周感染的敏感性上最多也就达到 50%，在人工瓣膜病变中的敏感性进一步降低。TEE 在研究中其敏感性约在 80%~90%，特异性则要高于 90%，其对 IE 所致的瓣周感染阴性预测率及阳性预测率均可达到 85%~90%[6,40]。虽然 TEE 对主动脉瓣瓣周感染的诊断率非常高，但对于伴有二尖瓣环钙化的患者其对瓣周感染的诊断率有所降低，特别是对位于瓣环后叶处的病变[48]。在超声表现中，早期瓣周脓肿主要表现为瓣膜周围边缘组织正常解剖结构非均质、软组织样的高密度样改变。

对于累及主动脉瓣感染的 IE，其瓣周感染好发部位主要位于二尖瓣-主动脉间隙纤维(mitral-aortic intervalvular fibrosa，MAIF)。MAIF 主要是指由主动脉瓣的无冠瓣至二尖瓣前叶的连续纤维样结构区域。在心脏结构中血管分布最少的区域中 MAIF 是最易感染和形成真菌性假性动脉瘤的部位。在超声图像上可以见到感染的 MAIF 部位中这类假性动脉瘤在收缩期的回声腔扩张样表现(见图 73.4)。彩色多普勒中则多表现为瓣下左心室流出道的血流交汇。MAIF 真菌性假性动脉瘤的并发症主要包括心房-主动脉瘘、主动脉根部迁延感染、左侧冠状动脉压迫导致心肌缺血、系统性栓塞以及瘤体破裂至心包等[49]。理论上来说主动脉瓣瓣周感染导致的瘘管可以进入心脏的任何腔室，需要通过 TEE 彩色多普勒超声进行明确诊断。相对而言二尖瓣 IE 并发瓣周感染的概率较小，最终导致解剖结构或是传导结构异常的后遗症很少。人工瓣膜 IE 感染后的瓣周感染所致瓣膜开裂是另一种常见的并发症，通常这类患者很少见到附着在人工瓣本身的赘生物(见图 73.3)。TEE 图像上可以见到瓣环缝合处新月样缺损、瓣膜摆动以及瓣周反流等表现。

心脏 64 排 CT 在 IE 及瓣周感染的评估中也能够提供准确的影像学信息(见第 18 章)。在一个小样本研究中 CT 对于可疑 IE 检出赘生物的敏感性达到了 96%(通过手术结果参照)，这一数字与多平面的 TEE 结果相当[50]。而这两项技术的特异性在阴性及阳性预测率上也均超过了 95%。CT 影像的结果与超声结果在最终诊断赘生物的大小和活动度上具有非常高的匹配度。而作为 TEE 则对于诊断≤4mm 的赘生物及瓣膜穿孔上更具有右室，而通过手术证实 CT 诊断瓣周延伸感染的准确率可以达到 100%[50]。与 TEE 与手术结果比较，另一项针对主动脉瓣瓣人工瓣 IE 患者的研究中，通过 64 排心脏 CT 同样能够获取精确的诊断信息包括早期瓣周感染(见图 73.4)、瓣环脓肿、假性动脉瘤和人工瓣开裂等[51]。

近来随着 PET/CT 影响技术的进步，通过 18F-FDG 显影来诊断可疑的 PVE 准确率得到极大的提升。特别是针对诊断 CIED IE，它将诊断敏感性从改良 Dukc 标准中的 60%~70%(TEE 诊断)提高到了 87%~97%[52,53](见图 16.47)。这一提高的结果主要是提高了针对附着在人工瓣膜或是植入性器械上的感染诊断率而非继发性感染的诊断率。虽然 18F-FDG PET/CT 已经作为 Duke 诊断标准诊断人工植入物 IE 的补充[52]，但由于目前仍缺乏大型的研究数据支撑仍未被写入指南作为常规检测手段[6,22]。此外，该项技术在自身瓣膜的 IE 诊断中也尚未体现出明显的优势。

栓塞。在 IE 早期栓塞是非常多见的并发症，特别是在未能及时得到合理抗生素治疗的患者。过去的 20 年，各类研究中所报道的 IE 相关栓塞事件率约在 20%~50%之间[6,22]。而近期的临床研究中则发现源于 IE 相关栓塞的卒中时间发生率约在 1%~23%[7,13,15,18,23]。而形成栓塞却未导致卒中的比例在 15%~25%。大部分 IE 相关的栓塞事件主要发生在 65 岁以下的人群中[13]，而这也是 IE 相关预后及生存率的主要预测因子之一[6,22]。在一项多中心的研究中对 384 名 IE 患者进行 CT 检查发现，约有 26%的患者存在一处栓塞，约9%的患者存在多处栓塞，其部位包括：中枢神经系统（38%）、脾脏（30%）、肾脏（13%）、肺（10%）、外周动脉（6%）、肠系膜动脉（2%）和冠状动脉（1%）。15%的患者栓塞后可没有任何临床表现，其中颅内栓塞是临床上最易被忽视的情况，在一项小型研究中，130例确诊或可疑IE患者进行MRI检查发现约有52%的患者存在颅内急性缺血灶，然而却仅有12%的患者存在急性神经系统体征[55]。同时，这项研究中MRI还发现约有52%的患者存在颅内轻微出血灶，其他出血性改变约8%、无症状的颅内真菌性假性动脉瘤8%、脓肿6%。鉴于该研究中的MRI结果有28%的患者修正了其诊断及治疗方法[55]。

在一项小型研究中发现，无论是否存在转移性感染约有28%的患者可通过PET/CT发现临床无法发现的外周栓塞证据[56]。此外PET/CT同样对于瓣周感染，特别是主动脉根部及CIED感染更为敏感。

多项研究已经证实了超声在发现IE相关赘生物栓塞中的作用。近期的研究则进一步证实超过10mm的赘生物是发生栓塞时间的独立预测因子而一旦赘生物超过15mm其栓塞事件的发生率更是会进一步上升[6,40,57-59]。在合理抗生素治疗前大体积的赘生物造成临床栓塞或是无症状栓塞的风险高达40%。活动度较大的带蒂赘生物同样是发生栓塞的高危因素[40]。即便是在接受了合理的抗生素治疗，超过10mm或是高活动度的赘生物均是发生栓塞的高危因素。二尖瓣前叶赘生物较其他部位的感染更易发生栓塞事件，而无论是自身瓣膜或是人工瓣膜，其栓塞事件的风险都无显著差异[6,40,60]。

作为感染源的微生物同样可以以细菌性栓子的形式造成栓塞。临床上金黄色葡萄球菌感染导致的IE就是栓塞事件的独立预测因子，而溶血性链球菌和草绿色链球菌的发生比例就相对较低。瓣周感染合并心内脓肿同样是IE并发卒中的高危因素。

对于有症状性栓塞的风险预测专家建议引用相关的风险因子计算器来进行分析，其中包括患者的年龄、是否有糖尿病、是否有房颤、接受抗生素治疗前是否有栓塞病史、赘生物的长度、是否金黄色葡萄球菌感染。这项称为“Embolic Risk French”计算器的公式可以通过网络直接进行计算。例如一例70岁感染金黄色葡萄球菌的IE患者，临床检查发现具有超过10mm长度的赘生物其7天的栓塞风险约为23%。而同样年龄感染金黄色葡萄球菌的IE患者若没有赘生物超过10mm及其他临床风险，其7天栓塞的风险则仅为2%[61]。

过去的几十年间，如果早期接受合理抗生素治疗其1周内的栓塞风险已经显著降低到10%~15%。而在接受正规抗生素治疗1周后卒中发生的风险可降低到3%[6,22]，而在第二周治疗中期事件发生率可由每天4.82/1 000降低到每天1.71/1 000[60]。基于这些研究既往对于存在高危栓塞风险的赘生物患者在临床治疗选择上正规抗生素应用已逐渐取代了早期外科干预的手段。而仅在那些持续应用抗生素过程中仍有栓塞发生的患者推荐进行早期的外科干预[6,22]。而这一结果也被另一项小型研究的结果挑战，针对左心来源IE合并超过10mm的赘生物的患者随机进行药物保守及早期外科治疗（48小时）[62]。每组中均由接近30%的患者具有脑血管栓塞的证据而没有需要紧急外科手术的指征。在接受药物保守治疗的患者中约有13%患者发生了脑血管的卒中，6周的发生比率在21%，而这一数据在外科手术中则为0%。此外两组在住院期间死亡率上无显著差异[62]。

在正规抗生素治疗后仍有反复的栓塞发生或是赘生物的持续生长是早期外科干预的重要指征，而这些情况大多发生在合并心衰或是瓣周感染的患者中[6,22]。

至今为止，尚没有大型临床随机对照研究证实早期应用抗血小板或是抗凝药物能够减少IE患者的栓塞概率。一项回顾性研究表明在发生IE前长期服用抗血小板药物的患者其栓塞事件的发生率较低[63]。而另一项大型前瞻性队列研究则提示抗血小板药物的服用并不能减少IE相关的脑血管并发症，但同样也不会增加出血相关的并发症[64]。关于抗凝的研究则指出既往持续服用华法林的患者（左心系统自身瓣膜的IE）在治疗期间若持续服用华法林其卒中、短暂性脑缺血（transient ischemic attack，TIA）以及中枢感染的发生率较未接受过华法林的患者更低（6% vs 26%），而两组的出血事件则都在2%左右[65]。

超声心动图的应用。对于临床怀疑IE的患者进行临床评估的第一步便是选择何种超声成像方法进行诊断（见图73.5；表73.6）。临床上对于没有特殊发热、无新发杂音，体检无异常、无高危心脏解剖异常（例如人工瓣膜或先天性心脏病）的患者，均可定义为IE可能性较低的患者。而对于合并有显著新发杂音、IE相关外周血管征、新发的心力衰竭、金黄色葡萄球菌感染及高危心脏解剖结构异常（包括换瓣术后及复杂先天性心脏病）的患者，都定义为临床IE诊断高危人群。存在金黄色葡萄球菌感染的IE的其他独立危险因素（在10%~15%病例中）包括：社区获得性疾病，静脉药物滥用，原先存在的自身瓣膜疾病，心内假体或心脏内伴有植入电极，超过72小时的菌血症，继发真菌感染，以及栓塞事件[66-68]。

表73.6　心脏超声在IE诊断及治疗中的应用

早期诊断
尽早进行心脏超声检查（12小时内）
推荐使用TEE，TTE获得的异常图像可用以后期对照
如果无法及时进行TEE检查可采用TTE
对于儿童进行TTE检查
复查心脏超声
TTE发现存在高危并发症征象后应当复查TEE
早期TEE检查后仍未能确证IE或在IE治疗过程中存在临床病程的异常应当复查TEE
术中检查
体外循环前
评估赘生物情况、瓣膜反流机制、脓肿情况、瘘管情况、假性动脉瘤情况
体外循环后
确认手术成功修复病变情况
评估瓣膜残余功能
术后后负荷升高，超声复查可避免低估瓣膜功能不足或明确残余血流存在的可能性
治疗完成
建立治疗后瓣膜功能及形态学、心室大小及功能正常的基线
TTE通常能够满足临床需求，TEE或是回顾术中TEE对于解剖复杂的患者有助于建立新基线

TTE，经胸超声心动图；TEE，经食管超声心动图。

如同图 73.5 所示，低危患者应当接受 TTE 检查。对于既往没有自身瓣膜病变或是没有人工瓣膜或心腔内植入器械的患者 TTE 能够提供足够的证据来除外 IE 相关的赘生物形成，其阴性预测率可以达到 97%，而其敏感性则超过 90%[69]。对于既往有瓣膜病变的患者其敏感性可能降低至 60%，但如果 TTE 图像质量满意其阴性预测率仍能达到与前相似的水平[70]。即使是金黄色葡萄球菌感染，在没有其他危险因素的情况下，TTE 仍然是合理的超声手段[6,66-68]。当然，一旦 TTE 的图像质量无法满足临床要求，就应当及时采用 TEE 进行诊断。一旦 TTE 发现超过 10mm 的赘生物或是赘生物高活动度，存在瓣周感染的可疑征象，以及发现Ⅲ~Ⅳ级的瓣膜反流或是新发的左心室功能不全，均应当进一步进行 TEE 检查。对于高危患者（例如合并新发的心力衰竭，显著的新发杂音，IE 相关的瘀斑，既往 IE 感染病史，具有人工瓣膜或心脏植入物，复杂先天性心脏病，金黄色葡萄球菌感染），应当首选 TEE 检查（见图 73.5），它较 TTE 能更详细提供瓣膜反流的半定量结果及左右心室血流动力学情况以及心室功能情况。如果 TEE 无法及时获取，则可以采用 TTE 先行检查以避免延误诊断。

对于 IE 低危患者 TTE 影像学能够排除诊断 IE，临床上应当寻找其他可能的诊断可能（见图 73.5）。随着临床上越来越多的可疑 IE 被诊断，初始 TTE 筛查后应当进行 TEE 检查明确 IE 诊断。如果 TTE 为阳性诊断而临床没有高危证据支持，那 TEE 并非强制性检查除非患者对抗生素治疗无反应或是临床情况伴有恶化。任何 TTE 能发现的高危表现都值得进一步进行 TEE 的评估。

如同图 73.5 所示，如果 TEE 结果提示 IE 诊断不成立但临床高度怀疑则应当进一步应用其他检查手段进行鉴别诊断。若仍然怀疑 IE 可能性较高也可以在 3~5 天后复查 TEE，重复 TEE 的阴性预测率高达 98%[6]。如果除此 TEE 结果为 IE 阳性，在患者治疗过程中应当根据临床情况进行定期复查，以此评估临床抗生素治疗的效果、患者临床情况以及血流动力学的情况。

在完成抗感染治疗后应当重复心脏超声检查以留取治疗后患者瓣膜情况，残余赘生物，瓣膜反流情况及其他血流动力学及左心室功能情况（见表 73.6）。对于图像治疗满意的超声结果，TTE 已经足够提供治疗效果的依据，但对于解剖复杂或是人工瓣功能依旧存在问题的患者仍然应当应用 TEE 进行复查。

抗微生物治疗

诊断 IE 很重要，获得病因诊断以提供最佳的抗菌治疗同样重要[6,71]。由于表现的罕见，IE 的诊断常常误导非专科医师，这导致针对其他各种常见的发热性疾病的经验性用药。当最终诊断 IE 时，这种经验性用药可以大大降低后续血培养的敏感性。因此，最初的经验性用药导致血培养阴性，这促使对 IE 进行经验性抗菌治疗。这种情形对传染病专家很不利，传统上由传染病专家治疗这类 IE 患者。基于细菌培养阴性的抗菌方案可能治疗 IE。此外，经验性方案可能包含具有毒性风险的药物，特别是氨基糖苷类药物。如果能确定病原体，这些风险本来是可以避免的。最终，这可能导致最坏的情况，即微生物治疗未达到却出现不可逆毒性。

治疗 IE 的一些方案是基于小样本（数十例患者）临床试验。然而，许多方案是基于国际学会或协会颁布的指南中提出的共识性意见。不足为奇的是，各个指南提出的建议各异，这可能会混淆执业医生。

多学科协作确定每一例 IE 的最佳抗菌治疗方案非常重要。第一，必须咨询在治疗 IE 患者方面有经验的医生；这通常涉及受过传染病训练的专家。第二，抗菌治疗的选择和剂量取决于特定药物的药代动力学和药效学特征以及血液或组织标本培养阳性病例中分离病原体的体外药敏试验结果。第三，抗菌治疗需要长期（超过数周），高剂量，肠外和“灭菌”级别，以达到患者对病原体的隔离。药物治疗的这些方面之所以必要，主要是因为一旦较高浓度的病原体聚集在无血管结构的赘生物中，感染的赘生物内的病原体代谢会下调。

链球菌

草绿色链球菌和解没食子酸链球菌

根据瓣膜类型（自身或假体）和分离的链球菌是否对青霉素敏感，治疗方案也各不一样[6]。有关后者，青霉素是否敏感的确定，如前所述，基于特异性治疗 IE 的最小抑菌浓度；高青霉素敏感状态指的是针对青霉素的 MIC 0.12μg/ml。采用水溶结晶型青霉素 G 钠或头孢曲松钠治疗对于完成 4 周治疗的自身瓣膜 IE 的患者应该达到 98%微生物治疗有效率（表 73.7）。因为头孢曲松仅需每天一次胃肠外应用，而水溶结晶型青霉素 G 每天需要 4~6 次应用，所以大量的治疗都采用头孢曲松而不是水溶结晶型青霉素 G。头孢曲松钠每天一次的用法可避免每天多次抗生素治疗所需的家庭护理，这对某些患者非常重要。每天应用一次头孢曲松治疗这类患者已经在很多常规应用胃肠外治疗的门诊部开展了。

对于由于免疫球蛋白 E（IgE）介导的过敏反应而无法耐受青霉素和头孢菌素治疗的患者，推荐采用万古霉素治疗（见表 73.7）。在确定首选的水溶结晶型青霉素 G 或头孢曲松无法应用之前，应该征询过敏专家的意见，过敏专家将进行皮肤测试证实β-内酰胺类药物不是治疗方案的选择。如果剂量稳定和肾功能状态不变，万古霉素应该连续静脉内应用 4 周，通常每周监测血药谷浓度。目标血药谷浓度为 10~15μg/ml，而万古霉素血清峰值水平不需要检测。

对于特定患者，在感染科专家建议基础上可以给予 2 周治疗方案。联合治疗方案包括水溶结晶型青霉素 G 钠或头孢曲松钠和硫酸庆大霉素（见表 73.7）。2 周治疗方案应用仅限于对青霉素高度敏感的草绿色链球菌或解没食子酸链球菌菌株引起的无并发症的自身瓣膜 IE。这个方案对于潜在肾功能不全或第八脑神经功能不全的患者可能不太合适。如果采用包含头孢曲松的联合方案，每天头孢曲松应该紧接庆大霉素之前或之后应用。指南不推荐检测血浆庆大霉素浓度。

在草绿色链球菌或解没食子酸链球菌菌株引起的自身瓣膜 IE 患者，青霉素抵抗分为两类。一类是青霉素相对抵抗，定义为青霉素 MIC 高于 0.12μg/ml，低于 0.5μg/ml。这类患者推荐 4 周水溶结晶型青霉素 G 或头孢曲松治疗，前两周联合庆大霉素每天一次治疗（表 73.8）。对于不适合 β 内酰胺自化疗的患者可以采用万古霉素治疗。另一类是青霉素抵抗，定义为青霉素 MIC 高于 0.5μg/ml。幸运的是，这种青霉素抵抗菌株引起的自身瓣膜 IE 非常罕见。这类患者推荐治疗时间更长，治疗方案与青霉素和氨基糖甙敏感的肠球菌一样（见表 73.7）。对于不适合联合方案的患者可以采用万古霉素单药治疗。草绿色链球菌或解没食子酸链球菌菌株引起的累及假体瓣膜或假体材料（如瓣膜成型环）的 IE 患者应该接受 6 周的抗生素治疗（表 73.9）。对于青霉素高度敏感的菌株引起的 IE，在青霉素或头孢菌素治疗基础上可选择在前 2 周加用庆大霉素。在任何水平青霉素抵抗（MIC >0.12μg/ml）的链球菌感染的 IE 患者推荐给予 6 周的联合治疗。不能耐受 β 内酰胺治疗的患者，万古霉素单药治疗应当应用 6 周。

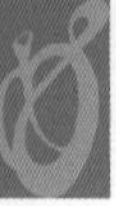

TABLE 73. 7 Therapy of Native Valve Endocarditis Caused by Highly Penicillin-Susceptible Viridans Group Streptococci and *Streptococcus gallolyticus*

REGIMEN	DOSE* AND ROUTE	DURATION (wk)	STRENGTH OF RECOMMENDATION	COMMENTS
Aqueous crystalline penicillin G sodium	12-18 million U/24 hr IV either continuously or in 4 or 6 equally divided doses	4	Class Ⅱa, LOE: B	Preferred in most patients>65 yr or patients with impairment of eighth cranial nerve function or renal function Ampicillin, 2 g IV every 4 hr, is reasonable alternative to penicillin if a penicillin shortage exists.
or				
Ceftriaxone sodium	2 g/24 hr IV/IM in 1 dose	4	Class Ⅱa, LOE: B	
Aqueous crystalline penicillin G sodium	12-18 million U/24 hr IV either continuously or in 6 equally divided doses	2	Class Ⅱa, LOE: B	Two-week regimen not intended for patients with known cardiac or extracardiac abscess or for those with creatinine clearance of <20 mL/min, impaired eighth cranial nerve function, or *Abiotrophia*, *Granulicatella*, or *Gemella* spp. infection; gentamicin dose should be adjusted to achieve peak serum concentration of 3-4 μg/mL and trough serum concentration of <1 μg/mL when 3 divided doses are used; there are no optimal drug concentrations for single daily dosing.†
or				
Ceftriaxone sodium	2 g/24 hr IV or IM in 1 dose	2	Class Ⅱa, LOE: B	
plus				
Gentamicin sulfate‡	3 mg/kg/24 hr IV or IM in 1 dose	2		
Vancomycin hydrochloride§	30 mg/kg/24 hr IV in 2 equally divided doses	4	Class Ⅱa, LOE: B	Vancomycin therapy is reasonable only for patients unable to tolerate penicillin or ceftriaxone; vancomycin dose should be adjusted to a trough concentration range of 10-15 μg/mL.

Minimum inhibitory concentration (MIC) is ≤0. 12 μg/mL. The subdivisions differ from Clinical and Laboratory Standards Institute-recommended break points that are used to define penicillin susceptibility.

* Doses recommended are for patients with normal renal function.

† Data for once-daily dosing of aminoglycosides for children exist, but no data for treatment of infective endocarditis (IE) exist.

‡ Other potentially nephrotoxic drugs (e. g. , nonsteroidal anti-inflammatory drugs) should be used with caution in patients receiving gentamicin therapy. Although it is preferred that gentamicin (3 mg/kg) be given as a single daily dose to adult patients with endocarditis caused by viridans group streptococci, as a second option, gentamicin can be administered daily in 3 equally divided doses.

§ Vancomycin dosages should be infused during the course of at least 1 hour to reduce the risk of histamine-release "red man" syndrome.

IM, Intramuscularly; *IV*, intravenously; *LOE*, level of evidence.

From Baddour LM, Wilson WR, Bayer AS, et al. Infective endocarditis in adults: diagnosis, antimicrobial therapy, and management of complications. A scientific statement for healthcare professionals from the American Heart Association. Circulation 2015; 132: 1435-86.

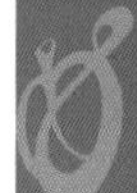

表 73.7 青霉素高度敏感的草绿色链球菌和解没食子酸链球菌引起的自身瓣膜感染性心内膜炎的治疗

方案	剂量*和途径	疗程/周	推荐强度	备注
水溶结晶型青霉素 G 钠	1 200~1 800 万 U/24h IV 持续性滴注,或分 4~6 次	4	Ⅱa 级,LOE:B	在大部分>65 岁或肾功能受损的患者优先考虑 在青霉素短缺的情况,氨苄西林 2g/4h IV 是青霉素合理的替代
或				
头孢曲松钠	2 g/24 h IV 或 IM 一次性	4	Ⅱa 级,LOE:B	
水溶结晶型青霉素 G 钠	1 200 万~1 800 万 U/24 h IV 持续性滴注,或分 6 次	2	Ⅱa 级,LOE:B	2 周方案不适于已知心脏或心外脓肿或肌酐清除率<20ml/min，或第八脑神经功能受损或软弱贫养菌、颗粒球菌和孪生球菌感染 庆大霉素分 3 次应用时应调整至峰血药浓度 3~4μg/ml 和谷血药浓度<1μg/ml;对于每天 1 次用法,没有理想的血药浓度[†]
或				
头孢曲松钠	2 g/24h IV 或 IM 一次性	2	Ⅱa 级,LOE:B	
加				
硫酸庆大霉素[‡]	3mg/(kg·24h) IV 或 IM 一次性	2		
盐酸万古霉素[§]	30mg/(kg·24h) IV,分 2 次	4	Ⅱa 级,LOE:B	万古霉素仅用于无法耐受青霉素或头孢曲松的患者;万古霉素剂量应调整至谷血药浓度 10~15μg/ml

最小抑菌浓度(minimum inhibitory concentration ,MIC) 为≤0. 12μg/ml。不同部门临床和实验室标准研究所推荐确定青霉素敏感的临界值不同。

* 推荐的剂量适用于正常肾功能的患者。

[†] 庆大霉素在小孩每天 1 次的应用有数据支持,但没有治疗感染性心内膜炎的数据。

[‡] 其他潜在肾毒性药物(如非甾体抗炎药)在接受庆大霉素治疗的患者中应谨慎使用。尽管在草绿色链球菌引起的成人心内膜炎庆大霉素作为第二选择,优先考虑每天 1 次的用法(3mg/kg),但也可以每天平均分为 3 次应用。

[§] 万古霉素剂量滴注至少应该持续 1 小时以避免组胺释放"红人"综合征。

IM,肌内注射; IV, 静脉注射; LOE, 证据级别。

引自 Baddour LM, Wilson WR, Bayer AS, et al. Infective endocarditis in adults: diagnosis, antimicrobial therapy, and management of complications. A scientific statement for healthcare professionals from the American Heart Association. Circulation 2015;132:1435-86.

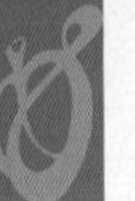

TABLE 73.8 Therapy of Native Valve Endocarditis Caused by Strains of Viridans Group Streptococci (VGS) and *Streptococcus gallolyticus* Relatively Resistant to Penicillin

REGIMEN	DOSE* AND ROUTE	DURATION (WK)	STRENGTH OF RECOMMENDATION	COMMENTS
Aqueous crystalline penicillin G sodium	24 million U/24 hr IV either continuously or in 4-6 equally divided doses	4	Class Ⅱa, LOE: B	It is reasonable to treat patients with IE caused penicillin-resistant (MIC ≥0.5 μg/mL) VGS strains with a combination of ampicillin or penicillin plus gentamicin as done for enterococcal IE with infectious diseases consultation. (Class Ⅱa, LOE: C) Ampicillin, 2 g IV every 4 hr, is a reasonable alternative to penicillin if a penicillin shortage exists.
plus				
Gentamicin sulfate†	3 mg/kg/24 hr IV or IM in 1 dose	2		Ceftriaxone may be a reasonable alternative treatment option for VGS isolates that are susceptible to ceftriaxone. (Class Ⅱb, LOE: C)
Vancomycin hydrochloride‡	30 mg/kg/24 hr IV in 2 equally divided doses	4	Class Ⅱa, LOE: C	Vancomycin therapy is reasonable only for patients unable to tolerate penicillin or ceftriaxone therapy.

Minimum inhibitory concentration (MIC) is >0.12 to <0.5 μg/mL for penicillin. The subdivisions differ from Clinical and Laboratory Standards Institute-recommended break points that are used to define penicillin susceptibility.

* Doses recommended are for patients with normal renal function.

† See Table 73.7 for appropriate dose of gentamicin. Although it is preferred that gentamicin (3 mg/kg) be given as a single daily dose to adult patients with endocarditis caused by VGS, as a second option, gentamicin can be administered daily in 3 equally divided doses.

‡ See Table 73.7 for appropriate dosage of vancomycin.

IE, Infective endocarditis; *IM*, intramuscularly; *IV*, intravenously *LOE*, level of evidence.

From Baddour LM, Wilson WR, Bayer AS, et al. Infective endocarditis in adults: diagnosis, antimicrobial therapy, and management of complications. A scientific statement for healthcare professionals from the American Heart Association. Circulation 2015;132:1435-86.

表 73.8 青霉素相对抵抗的草绿色链球菌(VGS)和解没食子酸链球菌引起的自身瓣膜感染性心内膜炎的治疗

方案	剂量*和途径	疗程/周	推荐强度	备注
水溶结晶型青霉素 G 钠	2 400 万 U/24 h IV 持续性滴注，或分 4~6 次	4	Ⅱa 级，LOE:B	在咨询感染科专家后，应用氨苄西林或青霉素联合庆大霉素治疗青霉素抵抗(MIC ≥0.5μg/ml)的 VGS 引起的 IE 及肠球菌引起的 IE 是合理的(Ⅱa 级，LOE:C) 在青霉素短缺的情况，氨苄西林 2g/4h IV 是青霉素的合理替代
加				
硫酸庆大霉素†	3mg/(kg·24h) IV 或 IM 一次性	2		对头孢曲松敏感的 VGS 分离物，头孢曲松是合理的替代治疗(Ⅱb 级，LOE: C)
盐酸万古霉素‡	30mg/(kg·24h) IV 分 2 次	4	Ⅱa 级，LOE:C	万古霉素仅用于无法耐受青霉素或头孢曲松的患者

对青霉素的最小抑菌浓度(MIC)为>0.12~<0.5μg/ml。不同部门临床和实验室标准研究所推荐确定青霉素敏感的临界值不同。

* 推荐的剂量适用于正常肾功能的患者。

† 庆大霉素的合适剂量见表 73.7。尽管在 VGS 引起的成人心内膜炎庆大霉素作为第二选择，优先考虑每天 1 次的用法(3mg/kg)，但也可以每天平均分为 3 次应用。

‡ 万古霉素的合适剂量见表 73.7。

IE，感染性心内膜炎；IM，肌内注射；IV，静脉注射；LOE，证据级别。

引自 Baddour LM, Wilson WR, Bayer AS, et al. Infective endocarditis in adults: diagnosis, antimicrobial therapy, and management of complications. A scientific statement for healthcare professionals from the American Heart Association. Circulation 2015;132:1435-86.

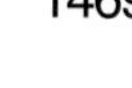

TABLE 73.9 Therapy for Endocarditis of Prosthetic Valves or Other Prosthetic Material Caused by Viridans Group Streptococci (VGS) and *Streptococcus gallolyticus*

REGIMEN	DOSE* AND ROUTE	DURATION (WK)	STRENGTH OF RECOMMENDATION	COMMENTS
Penicillin-Susceptible Strain (≤0.12μg/mL)				
Aqueous crystalline penicillin G sodium	24 million U/24 hr IV either continuously or in 4-6 equally divided doses	6	Class Ⅱa, LOE: B	Penicillin or ceftriaxone together with gentamicin has not demonstrated superior cure rates compared with monotherapy with penicillin or ceftriaxone for patients with highly susceptible strain. Ampicillin, 2 g IV every 4 hr, is reasonable alternative to penicillin if a penicillin shortage exists.
or				
Ceftriaxone	2 g/24 hr IV or IM in 1 dose	6	Class Ⅱa, LOE:B	
with or without				
Gentamicin sulfate[†]	3 mg/kg/24 hr IV or IM in 1 dose	2		Gentamicin therapy should not be administered to patients with creatinine clearance <30 mL/min.
Vancomycin hydrochloride[‡]	30 mg/kg/24 hr IV in 2 equally divided doses	6	Class Ⅱa, LOE:B	Vancomycin is reasonable only for patients unable to tolerate penicillin or ceftriaxone.
Penicillin Relatively or Fully Resistant Strain (MIC >0.12 μg/mL)				
Aqueous crystalline penicillin sodium	24 million U/24 hr IV either continuously or in 4-6 equally divided doses	6	Class Ⅱa,LOE:B	Ampicillin, 2 g IV every 4 hr, is a reasonable alternative to penicillin if a penicillin shortage exists.
or				
Ceftriaxone	2 g /24 hr IV/IM in 1 dose	6	Class Ⅱa,LOE:B	
plus				
Gentamicin sulfate	3 mg /kg per 24 hr IV/IM in 1 dose	6		
Vancomycin hydrochloride	30 mg /kg /24 hr IV in 2 equally divided doses	6	Class Ⅱa,LOE:B	Vancomycin is reasonable only for patients unable to tolerate penicillin or ceftriaxone.

* Doses recommended are for patients with normal renal function.

† See Table 73.7 for appropriate dose of gentamicin. Although it is preferred that gentamicin (3 mg/kg) be given as a single daily dose to adult patients with endocarditis resulting from VGS, as a second option, gentamicin can be administered daily in 3 equally divided doses.

‡ See text and Table 73.7 for appropriate dose of vancomycin.

IM, Intramuscularly; *IV*, intravenously; *LOE*, level of evidence.

From Baddour LM, Wilson WR, Bayer AS, et al. Infective endocarditis in adults: diagnosis, antimicrobial therapy, and management of complications. A scientific statement for healthcare professionals from the American Heart Association. Circulation 2015;132:1435-86.

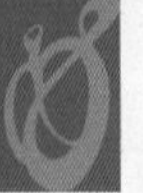

表 73.9 草绿色链球菌(VGS)和解没食子酸链球菌引起的假体瓣膜或其他假体材料感染性心内膜炎的治疗

方案	剂量*和途径	疗程/周	推荐强度	备注
青霉素敏感菌株(≤0.12μg/ml)				
水溶结晶型青霉素G钠	2400万U/24h IV持续性滴注,或分4~6次	6	Ⅱa级,LOE:B	对于青霉素高度敏感的菌株,青霉素或头孢曲松与庆大霉素联用在治愈率上并未优于青霉素或头孢曲松单药治疗 在青霉素短缺的情况,氨苄西林2g/4h IV是青霉素的合理替代
或				
头孢曲松钠	2g/24h IV或IM一次性	6	Ⅱa级,LOE:B	
加或不加				
硫酸庆大霉素†	3mg/kg/24h IV或IM一次性	2		肌酐清除率<30ml/min的患者禁用庆大霉素
盐酸万古霉素‡	30mg/kg/24h IV分2次	6	Ⅱa级,LOE:B	万古霉素仅用于无法耐受青霉素或头孢曲松的患者
青霉素相对或完全抵抗菌株(MIC>0.12μg/ml)				
水溶结晶型青霉素G钠	2400万U/24h IV持续性滴注,或分4~6次	6	Ⅱa级,LOE:B	在青霉素短缺的情况,氨苄西林2g/4h IV是青霉素的合理替代
或				
头孢曲松钠	2g/24h IV或IM一次性	6	Ⅱa级,LOE:B	
加				
硫酸庆大霉素	3mg/kg/24h IV或IM一次性	6		
盐酸万古霉素	30mg/kg/24h IV分2次	6	Ⅱa级,LOE:B	万古霉素仅用于无法耐受青霉素或头孢曲松的患者

* 推荐的剂量适用于正常肾功能的患者。

† 庆大霉素的合适剂量见表73.7。尽管在VGS引起的成人心内膜炎庆大霉素作为第二选择,优先考虑每天1次的用法(3mg/kg),但也可以每天平均分为3次应用。

‡ 万古霉素的合适剂量见表73.7

IM,肌内注射;IV,静脉注射;LOE,证据级别。

引自Baddour LM,Wilson WR,Bayer AS,et al. Infective endocarditis in adults:diagnosis,antimicrobial therapy,and management of complications. A scientific statement for healthcare professionals from the American Heart Association. Circulation 2015;132:1435-86.

旧称"营养变异链球菌"的细菌

因为它们以前被称作"营养变异链球菌",现在尽管这类细菌引起IE的发生率很低,作为非链球菌种类中讨论这类细菌还是合适的。软弱贫养菌(*Abiotrophia defective*)、颗粒球菌(*Granulicatella* spp.)和孪生球菌(*Gemella* spp.)具有异常的代谢特性,这些特性会导致细胞壁活性抗生素杀死这些病原体的活性降低,从而降低治愈率。此外,由于这种特性,体外药敏试验的能力受到负性影响,结果可能不可靠。因此,推荐用于治疗自身瓣膜IE的方案(见表73.7)。

β-溶血性链球菌

与草绿色链球菌和解没食子酸链球菌引起的IE不同,典型β-溶血性链球菌引起的IE的特点是急性发病,瓣膜破坏和其他并发症发生迅速,通常需要心血管外科干预。建议与传染病和心脏病专家商讨。由于IE很少由这些生物体引起,因此缺乏用于制定治疗决策的前瞻性临床试验数据。然而,对于化脓链球菌(A组)引起的IE,推荐的治疗包括水溶结晶型青霉素G或头孢曲松或头孢唑林,治疗至少4周。对于其他类型的(B、C、F和G组)溶血性链球菌感染,一些临床医生建议在治疗的前2周应用庆大霉素。

葡萄球菌

如前所述,在发达国家,葡萄球菌作为IE致病菌已变得更加突出。此外,多年来抗生素耐药急剧增加,对许多患者来说,治疗选择有限,即使这些药物的使用大部分未经前瞻性临床试验验证。

由苯唑西林敏感的葡萄球菌引起的感染可以用萘夫西林或苯唑西林治疗,静脉注射苯唑西林6周以上治疗左心自身瓣膜IE或复杂的右心IE(表73.10)。尽管以前推荐在治疗最初3~5天,庆大霉素作为可选的药物可用于治疗IE[6],但是由于肾毒性风险,

TABLE 73.10 Therapy for Endocarditis Caused by Staphylococci in the Absence of Prosthetic Materials

REGIMEN	DOSE* AND ROUTE	DURATION (wk)	STRENGTH OF RECOMMENDATION	COMMENTS
Oxacillin-Susceptible Strains				
Nafcillin or oxacillin	12 g/24 hr IV in 4-6 equally divided doses	6	Class Ⅰ,LOE:C	For complicated right-sided IE and for left-sided IE. For uncomplicated right-sided IE, 2 wk (see text).
For penicillin-allergic(nonanaphylactoid-type)patients:				Consider skin testing for oxacillin-susceptible staphylococci and questionable history of immediate-type hypersensitivity to penicillin.
Cefazolin	6 g/24 hr IV in 3 equally divided doses	6	Class Ⅰ,LOE:B	Cephalosporins should be avoided in patients with anaphylactoid-type hypersensitivity to β-lactams; vancomycin should be used in these cases.
Oxacillin-Resistant Strains				
Vancomycin†	30 mg/kg/24 hr IV in 2 equally divide doses	6	Class Ⅰ,LOE:C	Adjust vancomycin dose to achieve trough concentration of 10-20 μg/mL(see text for vancomycin alternatives).
Daptomycin	≥8 mg/kg/dose	6	Class Ⅱb,LOE:B	Await additional study data to define optimal dosing.

*Doses recommended are for patients with normal renal function.

†For specific dosing adjustment and issues concerning vancomycin, see Table 73.7 footnotes.

IE, Infective endocarditis; *IV*, intravenously; *LOE*, level of evidence.

From Baddour LM, Wilson WR, Bayer AS, et al. Infective endocarditis in adults: diagnosis, antimicrobial therapy, and management of complications. A scientific statement for healthcare professionals from the American Heart Association. Circulation 2015;132:1435-86.

表73.10 无假体材料葡萄球菌引起的心内膜炎的治疗

方案	剂量*和途径	疗程/周	推荐强度	备注
苯唑西林敏感菌株				
萘夫西林或苯唑西林	12g/24h IV 分4~6次	6	Ⅰ级,LOE:C	适用于具有并发症的右心IE或左心IE 适用于无并发症的右心IE,2周(见正文)
青霉素过敏(非过敏性休克型)				对苯唑西林可疑过敏或可疑速发型青霉素高敏史的患者可考虑行皮试
头孢唑啉	6g/24h IV 分3次	6	Ⅰ级, LOE:B	对于β内酰胺过敏性休克型的高敏患者应避免使用头孢菌素;这类患者应给予万古霉素治疗
苯唑西林抵抗菌株 Strains				
万古霉素†	30mg/kg/24h b IV 分2次	6	Ⅰ级, LOE:C	万古霉素剂量应调整至谷血药浓度10~20μg/ml(见正文万古霉素替代部分)
达托霉素	≥8mg/(kg·剂)	6	Ⅱb级, LOE:B	有待进一步研究确定理想剂量

*推荐的剂量适用于正常肾功能的患者。

†万古霉素的特定剂量调整及问题见表73.7补充说明。

IE, 感染性心内膜炎;IV, 静脉注射; LOE, 证据级别。

From Baddour LM, Wilson WR, Bayer AS, et al. Infective endocarditis in adults:diagnosis, antimicrobial therapy, and management of complications. A scientific statement for healthcare professionals from the American Heart Association. Circulation 2015;132:1435-86.

现在不再建议使用庆大霉素[72]。在不常见的情况下,分离物对青霉素敏感(MIC≤0.1g/ml,筛查β-内酰胺酶产物结果阴性),可采用水溶结晶型青霉素G。头孢唑林是无法耐受青霉素且对青霉素没有IgE介导的过敏反应的左心感染患者的一种选择。

对于由苯唑西林敏感的葡萄球菌引起的无并发症的右心自身瓣膜IE,可选择纳夫西林或苯唑西林2周的抗生素治疗。对于不耐受β-内酰胺治疗的患者,万古霉素可以使用,但许多人赞成更长的治疗。达托霉素,6mg/(kg·d)静脉注射,是治疗不耐受β-内酰胺治疗的患者的另一种选择。

确定由耐苯唑西林葡萄球菌引起的包括左心和右心感染在内

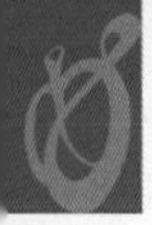

的自身瓣膜 IE 的最佳治疗方案是更困难的任务。目前,推荐静脉使用万古霉素,但治愈率低于预期。达托霉素和头孢洛林是不耐受万古霉素或对万古霉素治疗无应答的患者的治疗选择,但缺乏大样本前瞻行研究数据。

葡萄球菌引起的假体瓣膜感染(PVE)的治疗更复杂,因为很难根治累及人工瓣膜材料的感染。对于苯唑西林敏感菌株,给予萘夫西林或苯唑西林与利福平联合治疗至少 6 周,利福平可以静脉或口服给药(表 73.11)。如果患者不耐受青霉素,并且没有 IgE 介导的过敏反应,可以应用头孢挫林。庆大霉素也推荐用于治疗的最初 2 周。对庆大霉素不耐受的患者,或者如果感染的分离物对庆大霉素和其他氨基糖苷类抗生素耐药,可以给予左氧氟沙星,只要该分离物对这种药物敏感。对苯唑西林耐药菌株引起的 PVE,万古霉素静脉滴注联合利福平治疗至少 2 周和庆大霉素 2 周。

肠球菌属。肠球菌是 IE 的常见病原体,特别是在老年人群中,治疗需要青霉素或氨苄西林和氨基糖苷(通常是庆大霉素)联合应用。由于建议 4~6 周的治疗,这些老年患者通常很难在不发展肾毒性和/或耳毒性的情况下完成含氨基糖苷的治疗方案。在不适合青霉素治疗的患者中,通常是由于先前的过敏反应,需要万古霉素与氨基糖苷联合应用,这些不良反应更该引起重视。

对于由对青霉素和庆大霉素都敏感的菌株引起的自身瓣膜 IE,症状为 3 个月或更少的患者,建议给予 4 周的抗生素治疗;对于症状超过 3 个月或 PVE 的患者,建议使用 6 周的抗生素治疗。如果分离的病原体对庆大霉素耐药,链霉素敏感,应该联合链霉素和氨苄西林或青霉素治疗。当分离物对所有氨基糖苷类抗生素耐药或患者不能耐受含氨基糖苷的方案时,联合"大剂量"头孢曲松(每天 4g,分两次)与氨苄西林的组合曾被成功应用[73,74],但尚无头对头试验以比较双 β-内酰胺方案与含氨基糖苷类的方案的疗效。然而,历史数据表明,两种治疗方案的结果相当,因此双 β-内酰胺治疗可作为由粪肠球菌引起的 IE 的一种治疗选择[6,22]。β-内酰胺联合应用应持续 6 周。一些肠球菌对青霉素耐药,其机制在于大多数肠球菌不产生 β-内酰胺酶,应联合万古霉素和庆大霉素治疗。对于极端罕见的产生 β-内酰胺酶的分离物,氨苄西林-舒巴坦钠可以与庆大霉素一起使用。对于耐万古霉素(VRE)和青霉素的肠球菌菌株,目前尚缺乏最佳治疗方案,应咨询传染病专家后确定。通常,根据额外的药物敏感性结果,这可能需要将分离物送往参考实验室,选择达托霉素或利奈唑胺与其他药物联合应用。

TABLE 73.11 Therapy for Endocarditis of Prosthetic Valves or Other Prosthetic Material Caused by Staphylococci

REGIMEN	DOSE* AND ROUTE	DURATION (WK)	STRENGTH OF RECOMMENDATION	COMMENTS
Oxacillin-Susceptible Strains				
Nafcillin or oxacillin	12 g/24 hr IV in 6 equally divided doses	≥6	Class Ⅰ, LOE: B	Vancomycin should be used in patients with immediate-type hypersensitivity reactions to β-lactam antibiotics (see Table 73.7 for dosing guidelines). Cefazolin may be substituted for nafcillin or oxacillin in patients with non-immediate-type hypersensitivity reactions to penicillins.
plus				
Rifampin	900 mg/24 hr IV or orally in 3 equally divided doses	≥6		
plus				
Gentamicin†	3mg/kg/24 hr IV or IM in 2 or 3 equally divided doses	2		
Oxacillin-Resistant Strains				
Vancomycin	30 mg/kg/24 hr in 2 equally divided doses	≥6	Class I, LOE: B	Adjust vancomycin to a trough concentration of 10-20 μg/mL.
plus				
Rifampin	900 mg/24 hr IV/PO in 3 equally divided doses	≥6		
plus				
Gentamicin	3 mg/kg/24 hr IV/IM in 2 or 3 equally divided doses	2		See text for gentamicin alternatives.

* Doses recommended are for patients with normal renal function.

†Gentamicin should be administered in close proximity to vancomycin, nafcillin, or oxacillin dosing. See Table 73.7 for appropriate dose of gentamicin.

IM, Intramuscularly; *IV*, intravenously; *LOE*, level of evidence.

From Baddour LM, Wilson WR, Bayer AS, et al. Infective endocarditis in adults: diagnosis, antimicrobial therapy, and management of complications. A scientific statement for healthcare professionals from the American Heart Association. Circulation 2015; 132: 1435-86.

表 73.11 假体瓣膜或其他假体材料的葡萄球菌引起的心内膜炎的治疗

方案	剂量*和途径	疗程/周	推荐强度	备注
苯唑西林敏感的菌株				
萘夫西林或苯唑西林	12 g/24h IV 分6次	≥6	I级，LOE：B	万古霉素应用于对β内酰胺抗体速发型高敏反应的患者（剂量指南见表73.7） 对于青霉素非速发型高敏反应的患者可由头孢唑林代替萘夫西林或苯唑西林
加				
利福平	900mg/24h IV 或口服，分3次	≥6		
加				
庆大霉素†	3mg/kg/24h IV或IM，分2或3次	2		
苯唑西林抵抗的菌株				
万古霉素	30mg/kg/24h IV 分2次	≥6	I级，LOE：B	万古霉素剂量应调整至谷血药浓度10~20μg/ml
加				
利福平	900mg/24h IV 或口服，分3次	≥6		
加				
庆大霉素	3mg/kg/24h IV或IM，分2或3次	2		庆大霉素替代治疗见正文

* 推荐的剂量适用于正常肾功能的患者。

† 庆大霉素给药时间应在万古霉素、萘夫西林或苯唑西林之前，庆大霉素合理用药见表73.7。

IM，肌内注射；IV，静脉注射；LOE，证据级别。

From Baddour LM, Wilson WR, Bayer AS, et al. Infective endocarditis in adults: diagnosis, antimicrobial therapy, and management of complications. A scientific statement for healthcare professionals from the American Heart Association. Circulation 2015;132:1435-86.

HACEK微生物。对于由HACEK生物群引起的IE，首选的治疗方法是头孢曲松，对于自身瓣膜感染给予4周，对于PVE给予6周。头孢噻肟和氨苄西林-舒巴坦是可接受的替代治疗药物，但是它们的使用受到限制，因为这两个药物使用不像头孢曲松那么方便（每天1次）。氟喹诺酮类药物应该有效，可作为二线药物，但临床经验有限。

需氧革兰氏阴性杆菌和真菌。虽然它们很少引起IE，因为专家建议采用内外科相结合的方法来处理由这些病原体引起的IE[6]，所以在本章节内涵盖了有氧革兰氏阴性杆菌和真菌。在这些情况下应该寻求感染科、心脏科和心血管外科多学科协作。缺乏临床试验数据，部分反映了这些综合征的罕见性，使得确定最佳治疗方案变得困难。

然而，对于由需氧革兰氏阴性杆菌引起的IE，推荐β-内酰胺与氨基糖苷联合使用，并且这些药物的选择应基于体外药敏试验结果。如果感染分离物对氨基糖苷类抗生素耐药或患者对氨基糖苷类抗生素不耐受，可使用对分离的病原体具有活性的氟喹诺酮类抗生素代替氨基糖苷。

真菌IE主要涉及人工瓣膜，其特点是预后不良。在某些情况下，病原体在常规血液培养中不生长，感染可表现为培养阴性心内膜炎（下文讨论）。如前所述，大多数病例是由念珠菌引起的，并且许多感染是与院内相关的。因为临床试验数据匮乏，所以很难确定最佳的治疗方案，并且药物疗法，通常包括含两性霉素B的产品，与输液不良反应（剧烈、发热、背痛、低血压、支气管痉挛、快速心律失常）和延迟不良反应（肾毒性、贫血、阳离子浪费）有关，这些不良反应可能很严重，限制了使用这些药物的不良事件[6]。此外，即使进行瓣膜手术，复发率也很高。棘白菌素类药物（卡泊芬净、米卡芬净和阿尼芬净）在一些不能耐受含两性霉素B的治疗方案的患者中是有用的。因此，许多专家主张一旦最初的“诱导”治疗完成并鉴定出活性口服剂，就使用长期口服抑制疗法。吡咯类药物最常应用，包括氟康唑和伏立康唑。最常用。不幸的是，目前没有口服的棘白菌素类药物。选择抗真菌很复杂，所有需要与传染病专家协商。

培养阴性的心内膜炎。经验医学产生于既往的经验性治疗。在大多数情况下，当血液培养或其他标本（栓塞、瓣膜组织）中没有分离出病原体时，在标本采集之前开始经验性抗菌治疗。因此，为这些患者选择最佳的治疗方案是困难的。当然，每种病例都应评估流行病学特征以帮助确定治疗方案（表73.12）。此外，与心内膜炎表现相关的病程可以提供感染原因和已给予的抗生素的线索，这些抗生素可能是标本（通常是血液）培养阴性的原因。此外，应进行血液和组织的评估，以确定罕见的心内膜炎病因是否可以解释培养阴性表现，特别是在最近没有接受抗菌治疗的患者。这些培养阴性的心内膜炎的罕见病因如前概述。

根据流行病学特征和最有可能的病原体，可征询具有IE管理经验的传染病内科医生的建议设计抗菌治疗策略。临床上需要考虑的方面包括瓣膜类型（自身或假体）和如果是假体，还需要考虑假体植入时间。治疗药物必须广泛覆盖最可能的病原体，包括链球菌、葡萄球菌、肠球菌和HACEK病原体。某些流行病学特征可能需要更广泛的覆盖范围。这种方法最令人不安的方面是，所选择的经验疗法可能不足以治疗特定的病原体，并且如果确定病原体后，一些本来不用的具有严重不完全可逆毒性反应的药物将被应用。

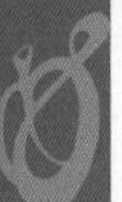

TABLE 73.12 Epidemiologic Clues in Etiologic Diagnosis of Culture-Negative Endocarditis

EPIDEMIOLOGIC FEATURE	COMMON MICROORGANISM
Injection drug use (IDU)	*Staphylococcus aureus*, including community-acquired oxacillin-resistant strains Coagulase-negative staphylococci β-Hemolytic streptococci Fungi Aerobic gram-negative bacilli, including *Pseudomonas aeruginosa* Polymicrobial
Indwelling cardiovascular medical devices	*S. aureus* Coagulase-negative staphylococci Fungi Aerobic gram-negative bacilli *Corynebacterium* spp.
Genitourinary disorders, infection, and manipulation, including pregnancy, delivery, and abortion	*Enterococcus* spp. Group B streptococci (*S agalactiae*) *Listeria monocytogenes* Aerobic gram negative bacilli *Neisseria gonorrhoeae*
Chronic skin disorders, including recurrent infections	*S. aureus* β-Hemolytic streptococci *S. aureus* β-Hemolytic streptococci
Poor dental health, dental procedures	Viridans group streptococci (VGS) Nutritionally variant streptococci *Abiotrophia defectiva* *Granulicatella* spp. *Gemella* spp. HACEK organisms
Alcoholism, cirrhosis	*Bartonella* spp. *Aeromonas* spp. *Listeria* spp. *Streptococcus pneumoniae* β-Hemolytic streptococci
Burns	*S. aureus* Aerobic gram-negative bacilli, including *P. aeruginosa* Fungi
Diabetes mellitus	*S. aureus* β-Hemolytic streptococci *S. pneumoniae*
Early (≤1 yr) prosthetic valve placement	Coagulase-negative staphylococci *S. aureus* Aerobic gram-negative bacilli Fungi *Corynebacterium* spp. *Legionella* spp.
Late (>1 yr) prosthetic valve placement	Coagulase-negative staphylococci *S. aureus* Viridans group streptococci *Enterococcus* spp. Fungi *Corynebacterium* spp.
Dog or cat exposure	*Bartonella* spp. *Pasteurella* spp. *Capnocytophaga* spp.
Contact with contaminated milk or infected farm animals	*Brucella* spp. *Coxiella burnetii* *Erysipelothrix* spp.
Homeless, body lice	*Bartonella* spp.
HIV/AIDS	*Salmonella* spp. *S. pneumoniae* *S. aureus*
Pneumonia, meningitis	*S. pneumoniae*
Solid-organ transplantation	*S. aureus* *Aspergillus fumigatus* *Enterococcus* spp. *Candida* spp.
Gastrointestinal lesions	*Streptococcus gallolyticus* (*bovis*) *Enterococcus* spp. *Clostridium septicum*

HACEK, *Haemophilus* spp., *Aggregatibacter* spp., *Cardiobacterium hominis*, *Eikenella corrodens*, and *Kingella* spp; HIV/AIDS, human immunodeficiency virus infection and acquired immunodeficiency syndrome.

From Baddour LM, Wilson WR, Bayer AS, et al. Infective endocarditis in adults: diagnosis, antimicrobial therapy, and management of complications. A scientific statement for healthcare professionals from the American Heart Association. Circulation 2015;132:1435-86.

表 73.12 培养阴性的心内膜炎病原体诊断的流行病学线索

流行病学特征	常见微生物
注射药物(IDU)	金黄色葡萄球菌,包括社区获得性苯唑西林抵抗菌株 凝固酶阴性葡萄球菌 β溶血性链球菌 真菌 需氧革兰氏阴性杆菌 多种微生物
植入心血管设备	金黄色葡萄球菌 凝固酶阴性葡萄球菌 真菌 需氧革兰氏阴性杆菌,包括铜绿假单胞菌 棒状杆菌
泌尿系统异常、感染和操作,包括怀孕、分娩和流产	肠球菌属 B 群链球菌(无乳链球菌) 产单核细胞李斯特菌 需氧革兰氏阴性杆菌 淋病奈瑟氏菌
慢性皮肤病,包括反复感染	金黄色葡萄球菌 乙型溶血性链球菌
牙齿不健康,牙科操作	草绿色链球菌(VGS) 营养变异链球菌 软弱贫养菌 颗粒链球菌 孪生链球菌 HACEK 微生物
酗酒,肝硬化	巴尔通体 气单胞菌 李斯特菌 肺炎链球菌 β溶血性链球菌
烧伤	金黄色葡萄球菌 需氧革兰氏阴性杆菌,包括绿脓杆菌 真菌
糖尿病	金黄色葡萄球菌 β溶血性链球菌 肺炎链球菌
早期人工瓣膜置换(≤1 年)	凝固酶阴性葡萄球菌 金黄色葡萄球菌 需氧革兰氏阴性杆菌 真菌 棒状杆菌. 军团菌属
晚期人工瓣膜置换(>1 年)	凝固酶阴性葡萄球菌 金黄色葡萄球菌 草绿色链球菌 肠球菌 真菌 棒状杆菌
犬或猫暴露	巴尔通体 巴斯特菌属 棒状杆菌
与污染的牛奶或感染的家畜接触	布鲁氏菌 贝纳特氏立克次体 丹毒丝菌属
无家可归,体虱	巴尔通体
HIV/AIDS	沙门菌 肺炎链球菌 金黄色葡萄球菌
肺炎,脑膜炎	肺炎链球菌
实质器官移植	金黄色葡萄球菌 烟曲霉 肠球菌 念珠菌
胃肠道病变	解没食子酸链球菌(牛链球菌) 肠球菌 败血梭状芽孢杆菌

HACEK,嗜血菌属(*Haemophilus* spp.)、放线杆菌属(*Aggregatibacter* spp.)、人心杆菌属(*Cardiobacteriumhominis*)、艾肯菌属(*Eikenellacorrodens*)、金氏杆菌属(*Kingella* spp);HIV/AIDS,人类免疫缺陷病毒感染和获得性免疫缺陷综合征。

From Baddour LM, Wilson WR, Bayer AS, et al. Infective endocarditis in adults: diagnosis, antimicrobial therapy, and management of complications. A scientific statement for healthcare professionals from the American Heart Association. Circulation 2015;132:1435-86.

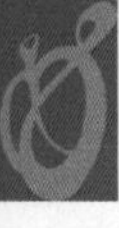

外科手术时机与指征

从 1996 到 2000 年,IE 外科手术治疗率平均每十年增加 7%,同时伴随早期死亡率的下降。当前,外科手术是复杂 IE 的主要治疗手段。现行实践指南(主要基于观察性研究和专家共识)建议如有下述情况应考虑外科手术:①心力衰竭;②临床提示高栓塞风险;③感染无法控制[22,75]。Bannay 等的综述[76]中提到早期外科手术可以显著提高已经药物治疗的左心 IE 存活率(校正死亡率为 0.55;95%置信区间为 0.35~0.87;P=0.01)。另一大型、前瞻性、多中心临床研究进一步证实早期外科手术的优势,并且对治疗选择、生存及隐藏偏差进行解释[46]。研究者发现,早期外科手术联合抗感染治疗(与单纯药物治疗相比)显著减少总队列中的死亡率(12.1% vs 20.7%),并且基于倾向性匹配和调整生存偏差后死亡风险仍显著降低(-5.9%;P<0.01)。这些和其他研究已经导致指南推荐在诊断自体瓣膜 IE 后尽早外科手术。

心力衰竭为急诊外科手术的首要适应证。严重的主动脉瓣或二尖瓣反流、心内瘘管或赘生物相关瓣膜梗阻是心力衰竭的常见原因。对于药物治疗无反应的心力衰竭患者,立即急诊外科手术至关重要。即使没有心力衰竭临床表现,对于急性心内膜炎病灶愈合后,出于增加自体瓣膜修复可能性的考虑,也推荐择期行外科手术治疗。

感染无法控制是第二类常见的手术原因。持续性感染的解剖特征主要表现为感染范围扩大、脓肿形成、假性动脉瘤、瘘管形成。对于持续性感染或耐药菌株所致感染推荐早期外科手术,虽然理论上手术应在排除合并心外感染灶后。对于主动脉瓣 IE 瓣周感染更为常见(自体瓣膜 IE 中为 10%~40%,PVE 中为 56%~100%)。一些临床医生观察到瓣周脓肿常见于二尖瓣后部或侧部,而主动脉瓣 IE 感染可通过瓣间纤维膜扩散。瓣间纤维膜侵袭的预测因素包括人工瓣膜(见图 73.4)、凝固酶阴性菌感染。假性动脉瘤和瘘管形成年发生率为 1.6%,与金黄色葡萄球菌感染相关(46%)。其他少见的提示感染进展的临床表现包括室间隔缺损、三度房室传导阻滞和急性冠脉综合征。对于由真菌、多重耐药菌、革兰氏阴性菌引起瓣周感染建议紧急外科手术。通常,瓣周感染或侵袭性微生物感染无论合并疾病,均建议早期外科手术以改善预后。

IE 相关栓塞较为常见(20%~50%的发生率)且致死性高。近 20%患者存在隐匿性栓塞。2007 年一研究提示抗生素治疗的第一周栓塞风险最高(每日 4.8/1 000),之后明显降低(每日 1.7/1 000)[60]。故部分专家认为外科手术预防栓塞发生的获益最大,并最好能在抗生素治疗第一周进行。

预防栓塞的外科手术时机需全面考虑以下因素:是否存在陈旧栓塞、IE 的其他并发症、赘生物大小及活动度、保守外科治疗的可能性、抗生素治疗的持续时间[77]。应权衡外科手术治疗的获益与风险,并个体化评估患者的一般状况及合并症。

若赘生物较大、非固定(>10mm)[57],特别在适当抗生素治疗下仍有栓塞事件发生情况下,推荐外科手术。即使无栓塞事件发生,若存在心力衰竭、严重瓣膜功能障碍、适当抗生素治疗下仍有持续性感染,或者脓肿形成伴大赘生物(>10mm),均建议早期外科手术。只有一个小型随机试验评价外科手术在 IE 治疗中作用[62]。在确诊 IE 后 48 小时内随机分组决定是否行外科手术。入选标准包括左心系统 IE、严重瓣膜反流合并心力衰竭及赘生物大于 10mm。外科手术组栓塞事件发生率减少,但其他临床结局包括死亡率、感染复发率在两组间无明显差异(每组均小于 40 例患者)。

对于近期有神经系统栓塞表现 IE 患者,外科手术存在争议。Lung 等[78]在早期 IE 患者中系统地进行脑部和腹部 MRI;发现 82%患者存在神经系统病变(其中缺血性病变 25 例,微出血 32 例,无症状动脉瘤 6 例),20 例患者(34%)存在腹部病变。重要的是,这些发现改变了 28%的患者分类和/或治疗。Rossi 等[79]详细阐述了对于有脑血管并发症(包括颅内出血、动脉瘤破裂、TIA、脑膜炎、脑病和脑脓肿)IE 患者是否有最佳外科手术治疗时机,并推荐术前 1~2 周抗生素治疗疗程。然而,尽早外科手术仍推荐于存在心力衰竭(Ⅰ B)、感染无法控制(Ⅰ B)和栓塞高危(Ⅰ B/C)的 IE 患者。对于出现卒中患者,若无昏迷且头颅 CT 排除脑出血,也应立即行外科手术(Ⅱa B)。在 TIA 或无症状脑栓塞后,建议立即手术(Ⅰ B)。明确颅内出血后,外科手术应推迟至少 1 个月(Ⅰ C)。对于 PVE 患者,外科手术原则与自体瓣膜 IE 基本一致。每个患者均应在术前重复头颅 CT 检查,以排除脑梗死后出血的发生。颅内血肿需联系神经外科会诊、考虑脑血管造影排除真菌性动脉瘤。

药物治疗为右心系统 IE 的主要治疗手段;除合并下列情况,外科手术应被避免:①严重三尖瓣反流致右心衰竭且利尿剂抵抗;②病原菌难以根除(如真菌)或足量抗生素治疗 7 天仍有菌血症;③赘生物大于 20mm 致反复肺栓塞、无论是否合并右心衰竭。

外科干预

在外科干预前,适当抗感染治疗是基础,推荐行心导管检查或 CT 造影评估冠状动脉情况,以判断是否需同期行冠脉血运重建。同时需鉴别原发或继发心脏外感染病灶,并尽可能清除。

指导 IE 外科手术的主要原则有:①尽可能移除所有感染组织;②重建心脏结构或瓣膜以恢复正常心脏功能。瓣膜修复是治疗瓣膜性 IE 优先选择[80]。如因感染较重需扩大清创感染病灶,无法瓣膜重建,应考虑人工瓣膜置换。

手术中主要需关注补片材料。瓣叶穿孔修复建议使用心包补片或其他基质材料。通常尽量避免使用假体材料;如需行瓣膜置换,专家共识中没有推荐机械或生物瓣膜哪种更优[75]。

报告提示在有经验团队和中心,80%二尖瓣 IE 可以外科修复[81]。推荐传统瓣膜成形术配合术中 TEE 监测[82]。虽然理论上有其优势,但二尖瓣同种移植、自体肺动脉瓣移植未获得广泛接受。

急性 IE,主动脉瓣机械瓣或生物瓣置换可能需考虑,两者优劣无相关比较[83,84]。同种移植物和无支架主动脉根部异种移植导管可被选择用于重建严重感染的主动脉窦、修复脓肿相关破坏、纠正主动脉-心室离断[85]。

外科术后预后与感染病原微生物、组织破坏程度、收缩或舒张性心力衰竭及共存疾病相关。早期死亡率在 5%~15%[86]。2008 年一研究显示在抗感染治疗 1 周内行手术治疗,住院期间死亡率为 15%,主要预测因子为瓣周扩张程度;而 IE 复发风险为 12%[87]。若为孤立的瓣叶或瓣尖感染(特别是在亚急性或慢性期),早期死亡率较低,与常规瓣膜修复或置换术接近。

高危患者中术后常见并发症有:术中凝血功能障碍、因出血需二次开胸、急性肾衰竭、卒中、低心排综合征、肺炎和房室传导阻滞需行起搏器植入[80,86,88]。

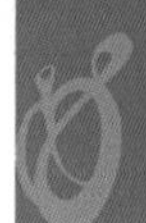

出院患者管理及随访评估

IE的抗生素治疗在门诊仍需继续至感染控制，且必要时完成外科手术或其他干预措施，观察临床康复情况[6]。胃肠外给药可以有多种方式，与患者个人医疗保险相关；通常由一名接受过静脉注射培训的家庭成员完成。必须实验室连续监测药物毒性和药物血清浓度，可在家庭卫生机构、初级保健机构或感染病诊所完成。监测还包括一名经验丰富医生的定期随访以评价临床状况、药物耐受性及留置静脉导管相关并发症。如前所述，β-内酰胺类抗生素常用于治疗多种细菌感染引起的IE。但这类药物可能引起多种不良反应，包括腹泻（可能或不是由于梭状芽孢杆菌感染所致）、皮疹、发热、中性粒细胞减少，还有较少见的肝肾毒性。

一旦胃肠外抗感染治疗结束（表73.13），如无其他静脉用药需求，应立即移除留置静脉导管，因其可能继发一些感染或非感染相关并发症。治疗完成时，应复查超声心动图（见表73.6），因为初发IE患者不论瓣膜是否置换均有可能复发IE。应由心血管专家决定行经胸超声心动图还是TEE。应加强日常口腔卫生及牙科检查以保持牙齿健康。

对患者及其家属进行宣教，告知再次出现发热时，在使用抗生素前完成3次血培养检查，并再三强调其重要性。如果明确血液感染，除抗感染治疗外，需评价是否为IE复发，可考虑行TEE检查。

TABLE 73.13 Patient Care During and After Completion of Antimicrobial Treatment

Initiation Before or at Completion of Therapy
Echocardiography to establish new baseline
Drug rehabilitation referral for patients who use illicit injection drugs
Education on the signs of endocarditis and need for antibiotic prophylaxis for certain dental/surgical/invasive procedures
Thorough dental evaluation and treatment if not performed earlier in evaluation
Prompt removal of intravenous catheter at completion of antimicrobial therapy
Short-Term Follow-Up
At least 3 sets of blood cultures from separate sites for any febrile illness and before initiation of antibiotic therapy
Physical examination for evidence of heart failure
Evaluation for toxicity resulting from current/previous antimicrobial therapy
Long-Term Follow-Up
At least 3 sets of blood cultures from separate sites for any febrile illness and before initiation of antibiotic therapy
Evaluation of valvular and ventricular function (echocardiography)
Scrupulous oral hygiene and frequent dental professional office visits

From Baddour LM, Wilson WR, Bayer AS, et al. Infective endocarditis in adults: diagnosis, antimicrobial therapy, and management of complications. A scientific statement for healthcare professionals from the American Heart Association. Circulation 2015;132:1435-86.

表73.13 抗生素治疗期间及结束后患者护理

治疗开始或完成时
超声心动图检查以留取新基线资料
使用非法药物注射患者予康复转诊
教育告知心内膜炎可能症状，在牙科操作、外科手术及其他侵入性操作前预防性抗感染治疗
全面口腔科检查及治疗
在抗生素治疗结束时及时移除静脉留置导管
短期随访
如出现发热，在抗生素使用前至少3次不同位点血培养
临床心功能评估
评价现在或先前抗生素治疗的毒性
长期随访
如出现发热，在抗生素使用前至少3次不同位点血培养
超声心动图评价瓣膜及心室功能
注意口腔卫生，定期口腔检查

引自 Baddour LM, Wilson WR, Bayer AS, et al. Infective endocarditis in adults: diagnosis, antimicrobial therapy, and management of complications. A scientific statement for healthcare professionals from the American Heart Association. Circulation 2015;132:1435-86.

心血管植入电子装置感染

CIED植入量近20年显著增加，并且由于适应证扩宽及人口老年化（见第27和41章），这一趋势仍将继续。伴随CIED植入量增长，其感染发生率明显升高[89-91]。CIED感染发病率、死亡率及相关经济负担已相当严重。

流行病学

若干数据显示CIED感染发生率的升高高于植入数量的增加[91-93]。增加CIED感染的危险因素包括高龄、多根电极植入、导线调整或更换、囊袋并发症（特别是囊袋血肿、切口延迟愈合或愈合不良）。在脉冲发生器植入或移除前植入部位预先抗感染处理、植入医生经验丰富可降低感染发生。

临床症状

CIED感染最常见的临床表现为脉冲发生器囊袋处破溃和/或炎症改变，合并或不合并全身感染表现[92]。另外，如有全身感染表现，需评估囊袋是否有感染。感染若累及肺部，可有胸膜炎、肺脓肿等。此外，CIED感染出现心脏及周围气门累及，需考虑瓣膜感染相关。

微生物学

CIED感染的致病菌中，葡萄球菌属占60%~80%[89-93]。金黄色葡萄球菌和凝固酶阴性葡萄球菌是常见病原菌，且常为苯唑西林耐药。其他革兰氏阳性球菌，包括链球菌和肠球菌属，也可引起

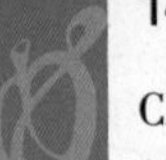

CIED 感染。需氧革兰氏阴性杆菌和真菌是少见感染病原菌。非结核分枝杆菌也被认定为罕见的 CIED 感染病原菌。

发病机制

CIED 感染是装置、病原菌和宿主的相互作用的结果[93]。宿主相关危险因素前面已有概述。对于植入设备和病原菌，可能不是 CIED 感染特有，在所有类型植入设备感染中均被认为是有效的。生物膜在病原菌相关发病机制中发挥重要作用。细菌和酵母菌可以附着、聚集在设备表面，形成一层由有机物和无定形材料组成的生物膜，该生物膜包裹的病原体对抗生素与宿主防御反应有很强抵抗力。除了生物膜的机械屏障，生物膜中聚集的微生物会改变其代谢状态，从而保护自己免受部分静止期抗菌剂的杀菌作用。

由于手术部位预防性抗感染处理被证实可减少 CIED 感染的发生，绝大多数 CIED 感染考虑源自设备植入时囊袋局部的细菌或真菌感染。而从患者全身其他部位感染沿电极逆行累及植入装置系统的情况仅为少数。

正在进行的研究考虑设备表面特性、物理和化学成分以及这些特性与病原体细胞表面结构的相互作用可以促进或抑制初始有机物对设备的黏附。提示初始病原菌的黏附可能减少设备感染。而且，放置设备时的辅助治疗或设备植入前疫苗注射将来可能减少感染风险。

诊断

发生囊袋局部表皮破溃或流脓即可明确 CIED 感染；囊袋局部皮疹、肿胀和疼痛提示感染可能。术后早期局部伤口愈合的表现有时和感染难以鉴别，需进行一系列相关检查来协助鉴别。

所有考虑 CIED 感染包括仅为囊袋局部感染的患者均需进行血培养检查。对于血流感染患者需考虑 CIED 感染的可能性。血培养阳性患者均需行 TEE 检查。TEE 对于电极或瓣膜相关感染的检测敏感性优于 TTE[89,90]。而 TEE 检查为阴性不能除外电极存在感染。此外，TEE 检测出的电极上团块有 5%～10% 为血栓。

最终，术中探查、革兰氏染色、囊袋深部组织培养以及整个设备移除后从其表面获取的样本培养有助于确诊 CIED 感染。

治疗

CIED 感染若目标为治愈感染，则首要原则是整个装置的清除[90,94]。尽管拔除电极的风险很高[94,95]，但为减少感染复发拔除电极是必要的。目前已有相应流程来协助 CIED 感染患者的治疗管理（图 73.6 和图 73.7）。抗菌治疗持续时间需结合临床表现及病原学特点。不同感染表现的抗菌治疗推荐没有足够循证医学证据。且没有循证医学证据来指出首选治疗方案。如并发瓣膜 IE，抗菌治疗需延长至 6 周或更长。

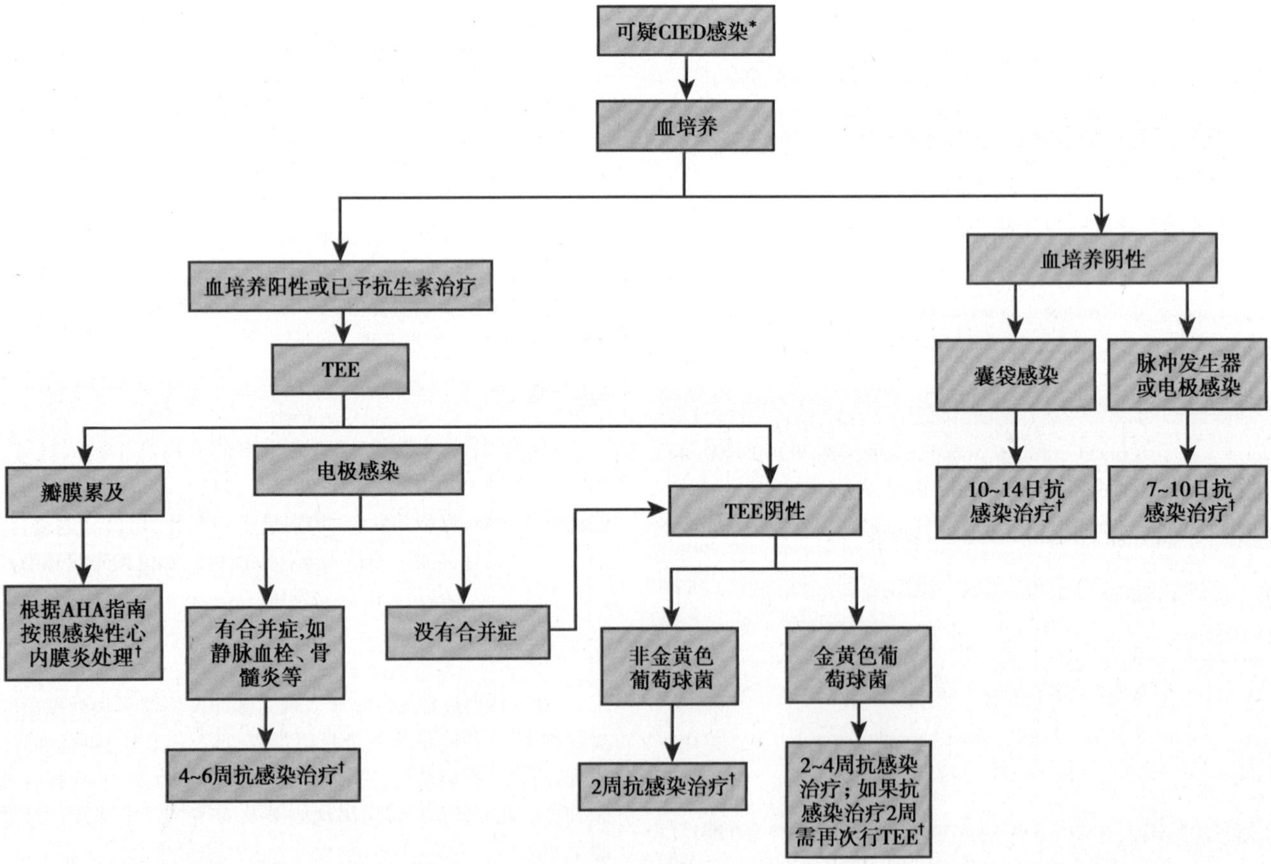

可疑CIED感染*
血培养
血培养阳性或已予抗生素治疗
血培养阴性
TEE
囊袋感染
脉冲发生器或电极感染
瓣膜累及
电极感染
TEE阴性
10~14日抗感染治疗†
7~10日抗感染治疗†
根据AHA指南按照感染性心内膜炎处理†
有合并症，如静脉血栓、骨髓炎等
没有合并症
非金黄色葡萄球菌
金黄色葡萄球菌
4~6周抗感染治疗†
2周抗感染治疗†
2~4周抗感染治疗；如果抗感染治疗2周需再次行TEE†

图 73.6　成人心血管植入性电子装置感染管理。*病史、体格检查、胸片、心电图和超声心动图检查在 CIED 移除前必须完善。†抗感染治疗持续时间应从设备移除开始。在转移性脓毒症并发症（包括骨髓炎、气管或深部脓肿）或持续血流感染情况下，尽管 CIED 被移除，抗感染治疗尽可能延长至 4 周及以上。AHA，美国心脏协会；TEE，经食管超声心动图。（改编自 Sohail MR, Uslan DZ, Khan AH, et al. Management and outcome of permanent pacemaker and implantable cardioverter-defbrillator infections. J Am Coll Cardiol 2007;49:1851.）

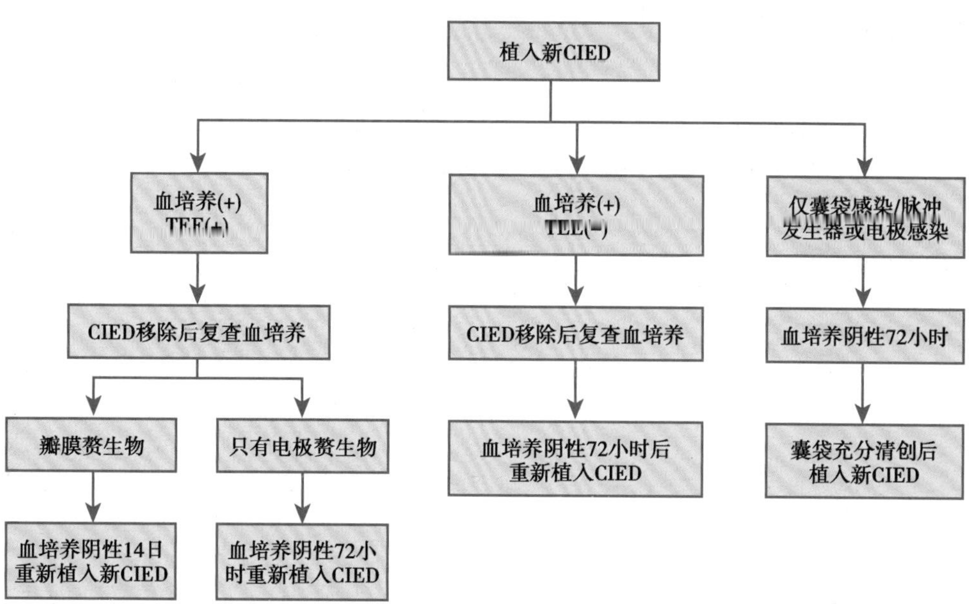

图 73.7 移除感染 CIED 后植入新 CIED 时机。TEE,经食管超声心动图。(改编自 Sohail MR, Uslan DZ, Khan AH, et al. Management and outcome of permanent pacemaker and implantable cardioverter-defbrillator infections. J Am Coll Cardiol 49:1851, 2007.)

新装置的再次植入时机也无定论,每个患者需个性化评价最佳植入时机。一些专家主张,只要血培养为阴性、没有瓣膜 IE 并且囊袋局部感染控制,可在移除感染装置 72 小时后再次植入新的装置[90,92]。

以血流感染为唯一表现的感染患者更难管理[90]。在这些患者中,需进行包括 TEE 在内的全面评估血流感染的病灶。需要考虑的是 CIED 是否感染且造成血流感染还是 CIED 感染可能继发于血流感染。关于装置是否需移除存在争议。如果装置感染为血流感染的病因,若不移除该装置,血流感染复发不可避免。相反,若 CIED 未被感染但被移除,则患者在没有受益情况下暴露于装置移除的风险和并发症,以及带来相当大的手术费用。

预防治疗

前瞻性、安慰剂对照临床试验及病例对照、meta 分析研究[96]一致表明,在装置植入或移除术前 30~60 分钟静脉注射抗葡萄球菌属抗生素,通常是头孢挫林,可以有效减少 CIED 感染发生。如果万古霉素被认为是更为合适的抗菌方案,静脉用药时间应在术前 2 小时。头孢挫林或万古霉素均不推荐术后继续给药。

对于拟进行侵入性操作的 CIED 患者,包括牙科、上消化道或下消化道操作,不推荐预防性使用抗菌药物;因为缺乏循证医学证据支持这些操作会增加 CIED 感染风险。葡萄球菌属为 ICED 感染主要病原菌提示这些侵入性操作与装置感染可能无关,没有必要进行“二次”预防。

左心室辅助装置感染

左心室辅助装置(LV assist device,LVAD)技术进展对影响患者生存方面起着重要作用[97,98],并且对这类装置的需求在美国持续增长(见第29章)。故只要 LVAD 是经皮植入装置,装置感染就会是其主要并发症之一。LVAD 感染发生率有所下降,很大程度上因为设备设计的改进,包括尺寸减小。

LVAD 感染的发病率、流行病学特征和危险因素很难明确,因为这类装置自诞生以来一直在设计上有所改进[97,98]。包括 Novacor、Heartmate XVE 和其他 Thoratec 设备在内的第一代脉动式容积置换设备,比起最近报道的第二代连续式容积置换设备,包括 Heartmate Ⅱ、VentrAssist 和 MicroMedDeBakey,感染率更高。

依据感染装置组分的不同,LVAD 感染被分为 3 类。然而这种分类方法有些武断,因为感染可能涉及 LVAD 一个以上组分。最常见的描述是传动系统感染。传动系统局部皮疹、渗液较为常见,不论有无合并全身系统感染。

囊袋的感染可能继发于传动系统感染。可有局部疼痛或全身不适,超声或 CT 检查可见异常液体聚积。抽吸或外科引流出脓性物质。

LVAD 相关 IE 是 3 种 LVAD 感染中最不常被诊断的类型;因为包括 TEE 在内诊断工具缺乏敏感性,有些病例可能未被诊断(或可能仅在尸检时被诊断)。存在持续性血流感染和没有其他心血管植入装置作为持续细菌血症或真菌血症病灶的患者,均应考虑该诊断。

微生物学

葡萄球菌属是引起 LVAD 感染的主要病原菌[97,98],且常为苯唑西林耐药。较少见的病原菌有包括肠球菌(包括 VRE)、假单胞菌和真菌(*Candida* spp)在内的一大群其他微生物。治疗的选择,特别是口服抗菌药物选择通常很有限,因为这些病原菌常为多重耐药菌。

治疗

LVAD 感染的内科治疗困难重重。理想情况下,整个装置应被移除,但需外科干预且死亡率很高。因此,抗感染治疗为主要手段,并需长期使用以预防感染复发。此外,由于多重耐药的存在,抗生素选择很困难,且可能带来药物毒副作用(例如,黏菌素或氨基糖苷类抗生素治疗多重耐药铜绿假单胞菌感染可能引起的慢性肾衰竭)。

无论感染部位如何,均需进行血培养检查。血培养阳性可能发生在没有全身感染迹象的患者中,并提示存在更复杂的感染(例如,IE,而不仅仅是传动系统感染)或另一心血管装置的感染,如人工假体瓣膜或 CIED。

多种外科干预用来治疗 LVAD 感染。从局部软组织清创到 LVAD 移除并心脏移植,以控制难治性 LVAD 心内膜炎及其相关并发症。

预防

目前缺乏安慰剂对照临床研究来证实在 LVAD 放置部位预防性使

用抗生素可以减少感染发生。然而,最普遍采用多种抗生素(最多5种)同时使用[97,98],具有代表性的是联合万古霉素、利福平、头孢吡肟、环丙沙星和氟康唑。LVAD 植入术后抗生素预防性使用持续时间也有争议,但最少为24小时。在一些中心,鼻腔莫匹罗星也用于LVAD术前及术后持续给药。

推荐对传动系统出口部位进行日常细致护理。患者及家属的教育,以及专业护理人员定期访视对于预防感染和确保早期诊断至关重要。

冠状动脉支架感染

尽管冠状动脉支架感染非常罕见,但鉴于全世界放置支架的数量在数百万,在血液感染患者中常会出现这种感染的可能性。本节回顾了目前有关心脏装置感染综合征的知识。

临床表现

冠脉支架感染非常罕见。支架植入后1个月内(多数为7日内)出现发热,需考虑冠脉支架感染[99]。胸痛较为常见,可能由一系列并发症如心肌梗死、化脓性心包炎、心包积脓等引起。支架植入与发热之间潜伏期较短主要与金黄色葡萄球菌感染相关,可能引起脓毒症及其并发症。铜绿假单胞菌和凝固酶阴性葡萄球菌也被证实可引起冠状动脉支架感染。

诊断

诊断通常需TEE检查以排除心肌脓肿形成和冠状动脉瘤或假性动脉瘤。若TEE检查为阴性或者打算外科手术干预,应进行CT或MRI检查。

治疗

由于病例罕见,没有优化的治疗策略。文献中仅报道了约24例[99,100],难以给出基于共识的建议。报道中死亡率接近50%,故目前治疗方法仍需改进。金黄色葡萄球菌为最主要病原体,而装置移除似乎是治疗的必要条件。故应考虑早期外科干预,包括支架切除、血管修复和血管移植。根据病原体鉴定和药敏结果进行抗菌治疗,应静脉给药约6周。

(韩文正　张魏巍　干倩 译,何奔　施鸿毓 校)

经典参考文献

Li JS, Sexton DJ, Mick N, et al. Proposed modifications to the Duke criteria for the diagnosis of infective endocarditis. *Clin Infect Dis*. 2000;30:633.

Moreillon P, Que YA, Bayer AS. Pathogenesis of streptococcal and staphylococcal endocarditis. *Infect Dis Clin North Am*. 2002;16:297.

Stancoven AB, Shiue AB, Khera A, et al. Association of troponin T, detected with highly sensitive assay, and outcomes in infective endocarditis. *Am J Cardiol*. 2001;108:416.

参考文献

Infective Endocarditis: Epidemiology, Microbiology, Pathogenesis, Clinical Presentation

1. Tleyjeh IM, Abdel-Latif A, Rahbi H, et al. A systematic review of population-based studies of infective endocarditis. *Chest*. 2007;132:1025.
2. De Sa DD, Tleyjeh IM, Anavekar NS, et al. Epidemiological trends of infective endocarditis: a population-based study in Olmsted County, Minnesota. *Mayo Clin Proc*. 2010;85:422.
3. Fedeli U, Schievano E, Buonfrate D, et al. Increasing incidence and mortality of infective endocarditis: a population-based study through a record-linkage system. *BMC Infect Dis*. 2011;11:48.
4. Siegman-Ingra Y, Keifman B, Porat R, Giladi M. Healthcare associated infective endocarditis: a distinct entity. *Scand J Infect Dis*. 2008;40:474.
5. Jain V, Kovacicova-Lezcano G, Juhle LS, et al. Infective endocarditis in an urban medical center: association of individual drugs with valvular involvement. *J Infect*. 2008;57:132.
6. Baddour LM, Wilson WR, Bayer AS, et al. Infective endocarditis in adults: diagnosis, antimicrobial therapy, and management of complications. A scientific statement for healthcare professionals from the American Heart Association. *Circulation*. 2015;132:1435–1486.
7. Murdoch DR, Corey GR, Hoen B, et al. Clinical presentation, etiology, and outcome of infective endocarditis in the 21st century. The International Collaboration on Endocarditis–Prospective Cohort Study. *Arch Intern Med*. 2009;169:463.
8. Katan O, Michelena HI, Avierinos JF, et al. Incidence and predictors of endocarditis in mitral valve prolapse: a population-based study. *Mayo Clin Proc*. 2016;91:336.
9. Tzemos N, Therrien J, Yip J, et al. Outcome in adults with bicuspid aortic valves. *JAMA*. 2008;300:1317.
10. Michelena HI, Desjardins VA, Avierinos JF, et al. Natural history of asymptomatic patients with normally functioning or minimally dysfunctional bicuspid aortic valve in the community. *Circulation*. 2008;117:2776.
11. Tribouilloy C, Rusinaru D, Sorel C, et al. Clinical characteristics and outcome of infective endocarditis in adults with bicuspid aortic valves: a multicentre observational study. *Heart*. 2010;96:1723.
12. Kahveci G, Bayrak F, Pala S, et al. Impact of bicuspid aortic valve on complications and death in infective endocarditis of native aortic valves. *Tex Heart Inst J*. 2009;36:11.
13. Durante-Mangoni E, Bradley S, Selton-Suty C, et al. Current features of infective endocarditis in elderly patients: results of the International Collaboration on Endocarditis–Prospective Cohort Study. *Arch Intern Med*. 2008;168:2095.
14. Sun BJ, Choi SW, Park KH, et al. Infective endocarditis involving apparently structurally normal valves in patients without previously recognized predisposing heart disease. *J Am Coll Cardiol*. 2015;65:307.
15. Lopez J, Revilla A, Vilacosta I, et al. Age-dependent profile of left-sided infective endocarditis: a three center experience. *Circulation*. 2010;121:892.
16. Knirsch W, Nadal D. Infective endocarditis in congenital heart disease. *Eur J Pediatr*. 2011;170:1111.
17. Duval X, Delahaye F, Alla F, et al. Temporal trends in infective endocarditis in the context of prophylaxis guideline modifications: three successive population-based surveys. *J Am Coll Cardiol*. 2012;59:1968.
18. Benito N, Miro J, de Lazzari E, et al. Health care–associated native valve endocarditis: importance of non-nosocomial acquisition. *Ann Intern Med*. 2009;150:586.
19. Delahaye F, M'Hammedi A, Guerpillon B, et al. Systematic search for present and potential portals of entry for infective endocarditis. *J Am Coll Cardiol*. 2016;67:151.
20. Sohail MR, Uslan DZ, Khan AH, et al. Infective endocarditis complicating permanent pacemaker and implantable cardioverter-defibrillator infection. *Mayo Clin Proc*. 2008;83:46.
21. Athan E, Chu VH, Tattevin P, et al. Clinical characteristics and outcome of infective endocarditis involving implantable cardiac devices. *JAMA*. 2012;307:1727.
22. Habib G, Lancellotti P, Antunes MJ, et al. 2015 ESC guidelines for the management of infective endocarditis. The Task Force for the Management of Infective Endocarditis of the European Society of Cardiology. *Eur Heart J*. 2015;36:3075.
23. Lopez J, Fernandez-Hidalgo N, Revilla A, et al. Internal and external validation of a model to predict adverse outcomes in patients with left-sided infective endocarditis. *Heart*. 2011;97:1138.
24. Nadji G, Rusinaru D, Remadi JP, et al. Heart failure in left-sided native valve infective endocarditis: characteristics, prognosis, and results of surgical treatment. *Eur J Heart Fail*. 2009;11:668.
25. Munoz P, Kestler M, Alarcon AD, et al. Current epidemiology and outcome of infective endocarditis: a multicenter, prospective, cohort study. *Medicine (Baltimore)*. 2015;94:1.

Infectious Endocarditis: Diagnosis

26. Hill EE, Herijgers P, Claus P, et al. Infective endocarditis: changing epidemiology and predictors of 6-month mortality—a prospective cohort study. *Eur Heart J*. 2007;28:196.
27. Wang A, Athan E, Pappas PA, et al. Contemporary clinical profile and outcome of prosthetic valve endocarditis. *JAMA*. 2007;297:1354.
28. Lopez J, Revilla A, Vilacosta I, et al. Definition, clinical profile, microbiological spectrum, and prognostic factors of early-onset prosthetic valve endocarditis. *Eur Heart J*. 2007;28:760.
29. Hill EE, Herregods MC, Vanderschueren S, et al. Management of prosthetic valve endocarditis. *Am J Cardiol*. 2008;101:1174.
30. Que YA, Moreillon P. Infective endocarditis. *Nat Rev Cardiol*. 2011;322.
31. Sy RW, Chawantanpipat C, Richmond DR, Kritharides L. Development and validation of a time-dependent risk model for predicting mortality in infective endocarditis. *Eur Heart J*. 2011;32:2016.
32. Yu CW, Juan LI, Hsu SC, et al. Role of procalcitonin in the diagnosis of infective endocarditis: a meta-analysis. *Am J Emerg Med*. 2013;31:935.
33. Snipsoyr MG, Ludvigsen M, Petersen E, et al. A systematic review of biomarkers in the diagnosis of infective endocarditis. *Int J Cardiol*. 2016;202:564.
34. Tsenovoy P, Aronow WS, Kopacz MS. Patients with infective endocarditis and increased cardiac troponin I levels have a higher incidence of in-hospital mortality and valve replacement than those with normal cardiac troponin I levels. *Cardiology*. 2009;112:202.
35. Shiue AB, Stancoven AB, Purcell JB, et al. Relation of level of B-type natriuretic peptide with outcomes inpatients with infective endocarditis. *Am J Cardiol*. 2010;106:1011.
36. Kahveci G, Bayrak F, Mutlu B, et al. Prognostic value of N-terminal pro-B-type natriuretic peptide in patients with active infective endocarditis. *Am J Cardiol*. 2007;99:1429.
37. Ferrera C, Vilacosta I, Fernandez C, et al. Usefulness of new-onset atrial fibrillation, as a strong predictor of heart failure and death in patients with left-sided infective endocarditis. *Am J Cardiol*. 2016;117:427.
38. Tornos P, Gonzalez-Alujas T, Thuny F, Habib G. Infective endocarditis: the European viewpoint. *Curr Probl Cardol*. 2011;36:175.
39. Casella F, Rana B, Casazza G, et al. The potential impact of contemporary transthoracic echocardiography on the management of patients with native valve endocarditis: a comparison with transesophageal echocardiography. *Echocardiography*. 2009;26:900.
40. Habib G, Badano L, Tribouilloy C, et al. Recommendations for the practice of echocardiography in infective endocarditis. *Eur J Echocardiogr*. 2010;11:202.
41. Hansalia S, Biswas M, Dutta R, et al. The value of live/real time three-dimensional transesophageal echocardiography in the assessment of valvular vegetations. *Echocardiography*. 2009;26:1264.
42. Amat-Santos IJ, Messika-Zeitoun D, Eltchaninoff H, et al. Infective endocarditis after transcatheter aortic valve implantation: results from a large multicenter registry. *Circulation*. 2015;131:1566.
43. Latib A, Naim C, De Bonis M, et al. TAVR-associated prosthetic valve infective endocarditis. *J Am Coll Cardiol*. 2014;64:2176.
44. Banchs J, Yusuf SW. Echocardiographic evaluation of cardiac infections. *Expert Rev Cardiovasc Ther*. 2012;10:1.
45. Kiefer T, Park L, Tribouilloy C, et al. Association between valvular surgery and mortality among patients with infective endocarditis complicated by heart failure. *JAMA*. 2011;306:2239.
46. Lalani T, Cabell CH, Benjamin DK, et al. Analysis of the impact of early surgery on in-hospital mortality of native valve endocarditis. Use of propensity score and instrumental variable methods to adjust for treatment-selection bias. *Circulation*. 2010;121:1005.
47. Lauridsen TK, Park L, Tong SYC, et al. Echocardiographic findings predict in-hospital and 1-year mortality in left-sided native valve *Staphylococcus aureus* infective endocarditis: analysis from the International Collaboration on Endocarditis–Prospective Echo Cohort Study. *Circ Cardiovasc Imaging*. 2015;8:1.
48. Hill EE, Herijgers P, Claus P, et al. Abscess in infective endocarditis: the value of transesophageal echocardiography and outcome—a 5-year study. *Am Heart J*. 2007;154:923.
49. Sudhakar S, Sewani A, Agrawal M, Uretsky BF. Pseudoaneurysm of the mitral-aortic intervalvular fibrosa (MAIVF): a comprehensive review. *J Am Soc Echocardiogr*. 2010;23:1009.
50. Feuchtner GM, Stolzmann P, Dichtl W, et al. Multislice computed tomography in infective

endocarditis. *J Am Coll Cardiol.* 2009;53:436.
51. Fagman E, Perrotta S, Bech-Hanssen O, et al. ECG-gated computed tomography: a new role for patients with suspected aortic prosthetic valve endocarditis. *Eur Radiol.* 2012;22:2407.
52. Saby L, Laas O, Habib G, et al. Positron emission tomography/computed tomography for diagnosis of prosthetic valve endocarditis. *J Am Coll Cardiol.* 2013;61:2374.
53. Pizzi MN, Fernandez-Hildalgo N, et al. Improving the diagnosis of infective endocarditis in prosthetic valves and intracardiac devices with ^{18}F-fluorodeoxyglucose positron emission tomography/computed tomography angiography: initial results at an infective endocarditis referral center. *Circulation.* 2015;132:1113.
54. Millar BC, Habib G, Moore JE. New diagnostic approaches in infective endocarditis. *Heart.* 2016;102:796.
55. Duval X, Iung B, Klein I, et al. Effect of early cerebral magnetic resonance imaging on clinical decisions in infective endocarditis. *Ann Intern Med.* 2010;152:497
56. Van Riet J, Hill EE, Gheysens O, et al. ^{18}F-FDG PET/CT for early detection of embolism and metastatic infection in patients with infective endocarditis. *Eur J Nucl Med Mol Imaging.* 2010;37:1189.
57. Kang DH, Kim YJ, Kim SH, et al. Early surgery versus conventional treatment for infective endocarditis. *N Engl J Med.* 2012;366:2466.
58. Berdejo J, Shibayama K, Harada K, et al. Evaluation of vegetation size and its relationship to embolism in infective endocarditis: a real-time 3-dimensional transesophageal study. *Circ Cardiovasc Imaging.* 2014;7:149.
59. Pfister R, Betton Y, Freyhaus HT, et al. Three-dimensional compared to two-dimensional transesophageal echocardiography for diagnosis of infective endocarditis. *Infection.* 2016;44:725.
60. Dickerman SA, Abrutyn E, Barsic B, et al. The relationship between the initiation of antimicrobial therapy and the incidence of stroke in infective endocarditis: an analysis from the ICE Prospective Cohort Study (ICE-PCS). *Am Heart J.* 2007;154:1086.
61. Hubert S, Thuny F, Resseguier N, et al. Prediction of symptomatic embolism in infective endocarditis: construction and validation of a risk calculator in a multicenter cohort. *J Am Coll Cardiol.* 2013;62:1384.
62. Kang DH, Kim YJ, Kim SH, et al. Early surgery versus conventional treatment for infective endocarditis. *N Engl J Med.* 2012;366:2466.
63. Anavekar NS, Tleyjey IM, Anavekar NS, et al. Impact of prior antiplatelet therapy on risk of embolism infective endocarditis. *Clin Infect Dis.* 2007;44:1180.
64. Snygg-Martin U, Rasmussen RV, Hassager C, et al. The relationship between cerebrovascular complications and previously established use of antiplatelet therapy in left-sided infective endocarditis. *Scand J Infect Dis.* 2011;43:899.
65. Snygg-Martin U, Rasmussen RV, Hassager C, et al. Warfarin therapy and incidence of cerebrovascular complications in left-sided native valve endocarditis. *Eur J Clin Microbiol Infect Dis.* 2011;30:151.
66. Tubiana S, Duval X, Alla F, et al. The VIRSTA score, a prediction score to estimate risk of infective endocarditis and determine priority for echocardiography in patients with *Staphylococcus aureus* bacteremia. *J Infect.* 2016;72:544.
67. Showler A, Burry L, Bai AD, et al. Use of transthoracic echocardiography in the management of low-risk *Staphylococcus aureus* bacteremia: results form a retrospective multicenter cohort study. *J Am Coll Cardiol Imaging.* 2015;8:924.
68. Palraj BR, Baddour LM, Hess EP, et al. Predicting risk of endocarditis using a clinical tool (PREDICT): scoring system to guide use of echocardiography in the management of *Staphylococcus aureus* bacteremia. *Clin Infect Dis.* 2015;61:18.
69. Sivak JA, Vora AN, Navar AM, et al. An approach to improve the negative predictive value and clinical utility of transthoracic echocardiography in suspected native valve infective endocarditis. *J Am Soc Echocardiogr.* 2016;29:315.
70. Barton TL, Mottram PM, Stuart RL, et al. Transthoracic echocardiography is still useful in the initial evaluation of patients with suspected infective endocarditis: evaluation of a large cohort at a tertiary referral center. *Mayo Clin Proc.* 2014;89:799.

Infectious Endocarditis: Management

71. Thuny F, Grisoli D, Collart F, et al. Management of infective endocarditis: challenges and perspectives. *Lancet.* 2012;379:965.
72. Cosgrove SE, Vigliani GA, Campion M, et al. Initial low-dose gentamicin for *Staphylococcus aureus* bacteremia and endocarditis is nephrotoxic. *Clin Infect Dis.* 2009;49:325.
73. Gavalda J, Len O, Miro JM, et al. Treatment of *Enterococcus faecalis* endocarditis with ampicillin plus ceftriaxone. *Ann Intern Med.* 2007;146:574.
74. Fernandez-Hidalgo N, Almirante B, Gavalda J, et al. Ampicillin plus ceftriaxone is as effective as ampicillin plus gentamicin for treating *Enterococcus faecalis* infective endocarditis. *Clin Infect Dis.* 2013;56:1261.
75. Nishimura RA, Otto CM, Bonow RO, et al. 2014 AHA/ACCF guideline for the management of patients with valvular heart disease. A report of the American College of Cardiology Foundation/American Heart Association Task Force on Practice Guidelines. *Circulation.* 2014;129:e521–e643.
76. Bannay A, Hoen B, Duval X, et al. The impact of valve surgery on short- and long-term mortality in left-sided infective endocarditis: do differences in methodological approaches explain previous conflicting results? AEPEI Study Group. *Eur Heart J.* 2011;32:2003.
77. Thuny F, Beurtheret S, Mancini J, et al. The timing of surgery influences mortality and morbidity in adults with severe complicated infective endocarditis: a propensity analysis. *Eur Heart J.* 2011;32:2027.
78. Iung B, Klein I, Mourvillier B, et al. Respective effects of early cerebral and abdominal magnetic resonance imaging on clinical decisions in infective endocarditis. *Eur Heart J Cardiovasc Imaging.* 2012;13:703.
79. Rossi M, Gallo A, De Silva RJ, Sayeed R. What is the optimal timing for surgery in infective endocarditis with cerebrovascular complications? *Interact Cardiovasc Thorac Surg.* 2012;14:72.
80. De Kerchove L, Vanoverschelde JL, Poncelet A, et al. Reconstructive surgery in active mitral valve endocarditis: feasibility, safety and durability. *Eur J Cardiothorac Surg.* 2007;31:592.
81. Prendergast BD, Tornos P. Valvular heart disease: changing concepts of disease management. Surgery for infective endocarditis: who and when? *Circulation.* 2010;120:1141.
82. Suri RM, Burkhart HM, Daly RC, et al. Robotic mitral valve repair for all prolapse subsets using techniques identical to open valvuloplasty: establishing the benchmark against which percutaneous interventions should be judged. *J Thorac Cardiovasc Surg.* 2011;142:970.
83. Minakata K, Schaff HV, Zehr KJ, et al. Is repair of aortic valve regurgitation a safe alternative to valve replacement? *J Thorac Cardiovasc Surg.* 2004;127:645.
84. Avierinos JF, Thuny F, Chalvignac V, et al. Surgical treatment of active aortic endocarditis: homografts are not the cornerstone of outcome. *Ann Thorac Surg.* 2007;84:1935.
85. Lopes S, Calvinho P, de Oliveira F, Antunes M. Allograft aortic root replacement in complex prosthetic endocarditis. *Eur J Cardiothorac Surg.* 2007;32:126.
86. David TE, Gavra G, Feindel CM, et al. Surgical treatment of active infective endocarditis: a continued challenge. *J Thorac Cardiovasc Surg.* 2007;133:144.
87. Thuny F, Beurtheret S, Gariboldi V, et al. Outcome after surgical treatment performed within the first week of antimicrobial therapy during infective endocarditis: a prospective study. *Arch Cardiovasc Dis.* 2008;101:687.
88. Gaca JG, Sheng S, Daneshmand MA, et al. Outcomes for endocarditis surgery in North America: a simplified risk scoring system. *J Thorac Cardiovasc Surg.* 2011;141:98.

Cardiovascular Implantable Electronic Device Infections

89. Baddour LM, Cha Y-M, Wilson WR. Infections of cardiovascular implantable electronic devices. *N Engl J Med.* 2012;367:842.
90. Baddour LM, Epstein AE, Erickson CC, et al. Update on cardiovascular implantable electronic device infections and their management. A scientific statement from the American Heart Association. *Circulation.* 2010;121:458.
91. Greenspon AJ, Patel JD, Lau E, et al. 16-Year trends in the infection burden for pacemakers and implantable cardioverter-defibrillators in the United States, 1993 to 2008. *J Am Coll Cardiol.* 2011;58:1001.
92. Sohail MR, Uslan DZ, Khan AH, et al. Management and outcome of permanent pacemaker and implantable cardioverter-defibrillator infections. *J Am Coll Cardiol.* 2007;49:1851.
93. Nagpal A, Baddour LM, Sohail MR. Microbiology and pathogenesis of cardiovascular implantable electronic device infections. *Circ Arrhythm Electrophysiol.* 2012;5:433.
94. Wilkoff BL, Love CJ, Byrd CL, et al. Transvenous lead extraction: Heart Rhythm Society expert consensus on facilities, training, indications, and patient management. Endorsed by the American Heart Association. *Heart Rhythm.* 2009;6:1085.
95. Bracke F. Complications and lead extraction in cardiac pacing and defibrillation. *Neth Heart J.* 2008;16(suppl 1):S31.
96. De Oliveira JC, Martinelli M, Nishioka SA, et al. Efficacy of antibiotic prophylaxis before the implantation of pacemakers and cardioverter-defibrillators: results of a large, prospective, randomized, double-blinded, placebo-controlled trial. *Circ Arrhythm Electrophysiol.* 2009;2:29.

Left Ventricular Assist Device Infections

97. Nienaber JJ, Kusne S, Riaz T, et al. Clinical manifestations and management of left ventricular assist device–associated infections. *Clin Infect Dis.* 2013;57:1438.
98. Califano S, Pagani FD, Malani PN. Left ventricular assist device–associated infections. *Infect Dis Clin North Am.* 2012;26:77.

Coronary Artery Stent Infections

99. Elieson M, Mixon T, Carpenter J. Coronary stent infection: a case report and literature review. *Tex Heart Inst J.* 2012;39:884.
100. Lim CP, Ho KL, Tan TT, et al. Infected coronary artery pseudoaneurysm after repeated percutaneous coronary intervention. *Ann Thorac Surg.* 2011;91:e17.

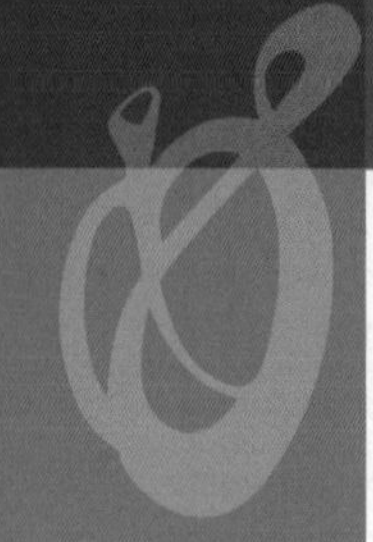

第74章　风湿热

BONGANI M. MAYOSI

在全球范围内，风湿热是儿童和年轻人后天性心脏病的首要病因。该疾病由A组乙型溶血性链球菌(group A beta-hemolytic streptococci，GAS)引起的咽部感染引发，有约2至3周的潜伏期，特征为心脏、关节、皮肤、皮下组织和中枢神经系统的急性炎症。在病理学上，炎症过程导致对胶原纤维和结缔组织基质的损害(即纤维蛋白样变性)，因此风湿热可分为结缔组织或胶原血管疾病。

风湿热对心脏瓣膜的损害将导致风湿性心脏病的慢性后遗症，包括可导致心力衰竭的严重血流动力学紊乱，以及含卒中和感染性心内膜炎在内的其他并发症。在谈到风湿热的短暂性关节炎和破坏性心肌炎时，法国医生Ernst-CharlesLasègu在1884年有过一句名言，“病理学家早已知道风湿热舔舐关节，但它却啃噬心脏。”几乎所有的风湿热、风湿性心脏病及相关死亡是完全可以预防的。

流行病学

在过去的150年中，风湿热和风湿性心脏病的负荷至少有4种变化模式(图74.1)。第一种模式代表了在抗生素出现前风湿热发病率的下降，这是工业化国家典型特征(曲线A，见图74.1)。例如，在美国，20世纪初发病率为100/10万，1935年至1960年间为45/10万至65/10万，目前估计不到10/10万[1]。风湿热发病率下降先于20世纪40年代抗生素的引入，几乎可以肯定是社会经济标准提高，住房过度拥挤程度下降，以及医疗保健服务改善的结果。

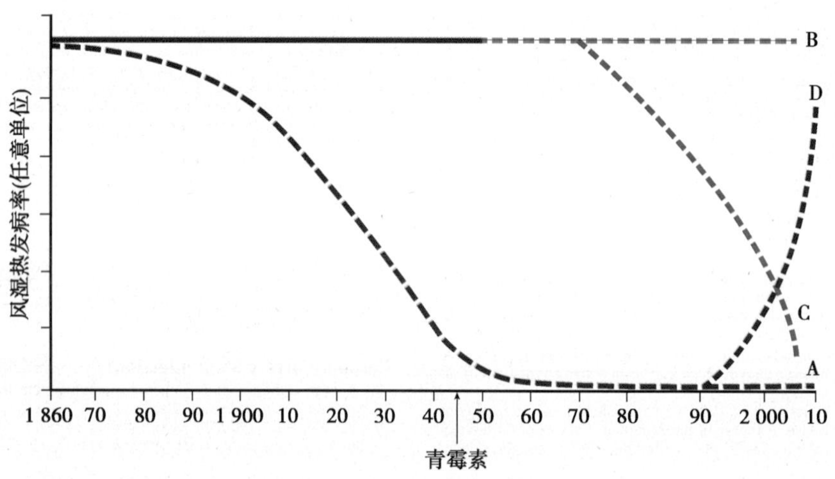

图74.1　风湿热的发病率：过去150年中的4种模式。曲线A代表工业化国家典型的风湿热发病率特征：在抗生素出现前风湿热发病率已经下降。曲线B是世界上没有全面预防的地区风湿热持续高发，如非洲和南亚。曲线C显示了古巴，哥斯达黎加，马提尼克岛和瓜德罗普岛制定全面的风湿热一级和二级预防计划后的国家的风湿热发病率下降。曲线D显示了前苏联中亚共和国风湿热的下降和上升。(改编自Parry E，Godfrey R，MabeyD，Gill G，editors. Principles of Medicine in Africa. 3rd ed. Cambridge：Cambridge University Press；2004，p 861.)

第二种模式的特点是风湿热在发展中地区和一些发达国家(如澳大利亚和新西兰)的土著居民中持续高发(曲线B，见图74.1)。在5至14岁澳大利亚土著儿童中，风湿热发病率男性高达每年162/10万，女性高达每年228/10万[2]。这种风湿热的高度流行模式影响了生活在非洲，中东，亚洲，东欧，南美洲和澳大利亚的土著社群的世界大多数人口[3]。

第三模式是一些发展中国家，如古巴、哥斯达黎加、法国马提尼克岛和瓜德罗普岛及突尼斯，在实施风湿热一级和二级预防综合公共卫生方案后，风湿热发病率下降[4](曲线C，见图74.1)。相比之下，尚未实施预防风湿热公共卫生计划的非洲国家继续存在着风湿热和风湿性心脏病的高发病率[5]。

据报道，美国和意大利的富人区暴发了风湿热[6](参见经典参考文献，Veasy)。前苏联的流行病学转变不仅与俄罗斯动脉粥样硬化疾病和创伤的死亡率增加有关，而且还与中亚地区风湿热和风湿性心脏病持续复发有关[7]。中亚风湿热的发病率在20世纪70年代中期下降到与日本相同的水平，但在后苏联时期急剧上升到与发展中国家相关的水平(曲线 D,图 74.1)。在发展中国家中,吉尔吉斯斯坦可能是风湿热和风湿性心脏病发病率最高的国家,每年每 10 万人中约有 543 人,因此使得中亚各共和国成为世界风湿热"热点"。前苏联时期风湿热的复发可能反映了初级卫生保健系统的弱化和后苏联时期的经济危机(参见经典参考文献,Tulchinsky 和 Varavikova)。

发病机制

风湿热是一种多因素疾病,发生在贫困社会条件(环境)下的易感个体(宿主)感染 GAS 咽炎(病原)后。分子模拟理论认为,GAS 咽炎引发机体内表位的自身免疫反应,与心脏,大脑,关节和皮肤中的类似表位交叉反应,反复发作的风湿热导致风湿性心脏病[1,8](图 74.2)。

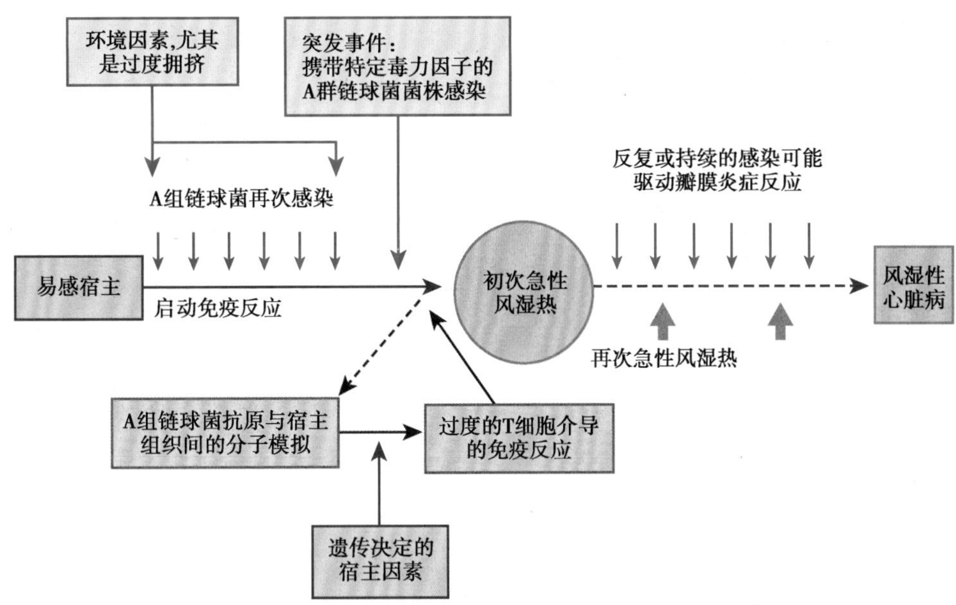

图 74.2 急性风湿热(ARF)和风湿性心脏病(RHD)的发病机制。(引自 Carapetis J,McDonald M,Wilson NJ。Acute rheumatic fever. Lancet 2005;366:155.)

病原

在临床试验中证实的流行病学和免疫学观察以及抗生素治疗咽炎的预防作用强有力的支持未治疗的 GAS 咽炎在风湿热中的致病作用[9]。据信,链球菌皮肤感染不会引起风湿热。然而,有关链球菌伤口感染后风湿热的报告(参见经典参考文献,Popat 和 Riding),以及在风湿热发病率高的澳大利亚原住民社区中相对缺乏的链球菌性咽炎及高发病率的脓皮病,使得对关于链球菌皮肤感染与风湿热之间的联系产生了疑问[10]。虽然有效的抗生素治疗大大降低了风湿热的风险,但在未经治疗的流行性 GAS 咽炎的情况下,高达 3%的患者会患上这种疾病[11]。

文献报道了风湿热发病机制中分子模拟的假设[1,9]。有证据表明,风湿性心脏病患者具有交叉反应性自身抗体,其靶向 A 组链球菌抗原,N-乙酰-β-D-葡萄糖胺(GlcNAc)的显性 GAS 表位,心脏瓣膜内皮中的层粘连蛋白和层流基底膜。风湿性心脏病患者的外周血和心脏瓣膜中的 T 细胞与链球菌 M 蛋白和心肌肌球蛋白交叉反应。此外,在风湿性心脏病进展期间出现针对 GAS 碳水化合物表位 GlcNAc 和心肌肌球蛋白的自身抗体。此外,由于胶原蛋白从受损的瓣膜中释放,可能形成针对不具有交叉反应性的胶原蛋白的自身抗体。对于疾病发作的双重假设提出,抗体攻击瓣膜内皮促进 T 细胞通过活化的上皮瓣膜组织外渗,导致形成称为 Aschoff 小体的肉芽肿结节,这是风湿性心肌炎的特征。中央坏死区域被一圈饱满的组织细胞包围,称为 Anitschkow 细胞(图 74.3)。这些结节由 Ludwig Aschoff 和 Paul Rudolf 独立发现,因此被称为 Aschoff 小体。

在 Sydenham 舞蹈症中,来自患有疾病,靶向 GlcNAc,神经节苷脂和多巴胺受体的患者的人单克隆抗体(mAb)存在于脑中的神经元细胞表面。Sydenham 舞蹈症中的人单克隆抗体和自身抗体激活神经元细胞中的钙/钙调蛋白依赖性蛋白激酶Ⅱ(CaMKⅡ)并识别细胞内蛋白质生物标志物微管蛋白。因此,风湿热分子模拟的主题的特点是识别靶向细胞内生物标志物抗原(心肌肌球蛋白和脑微管蛋白),同时识别靶向细胞外膜抗原(层粘连蛋白在瓣膜表面内皮或溶血神经节苷脂和大脑中的多巴胺受体)[1,9]。

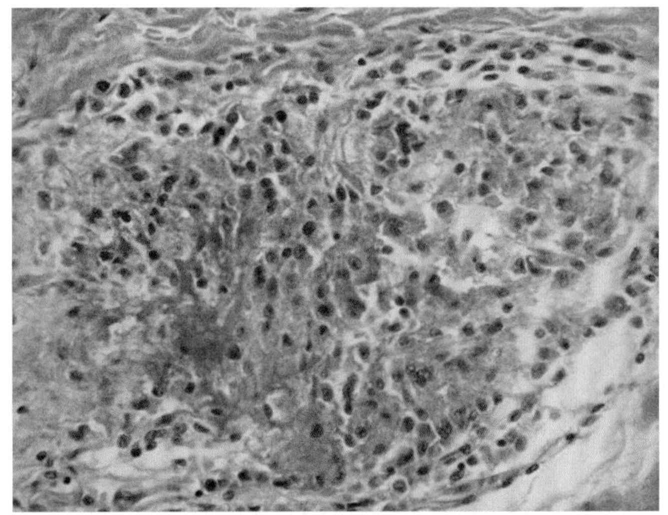

图 74.3 风湿热的 Aschoff 小体。在急性风湿热的情况下,来自心脏的 Aschoff 结节的显微照片。结节由 Anitschkow 细胞组成;它们具有清晰的细胞核,中央有染色质条,据说它类似于毛虫。有一个纤维蛋白的中心区域。这种中央坏死进一步被浸润的单核细胞所包围。与 Aschoff 小体相邻的心肌纤维正在遭受破坏。(来自 Sebire NJ,Ashworth M,Malone M,Jacques TS,editors. Diagnostic Pediatric Surgical Pathology. London: Churchill Livingstone;2010.)

宿主

一些流行病学证据支持遗传因素在风湿热易感性中的作用。首先,不论地理位置或种族，暴露于风湿性GAS感染的人群中风湿热的终身累积发生率始终为3%至6%[12]。这表明世界上所有大陆人口中易感个体的比例相同[13]。其次，早在1889年，Cheadle就报道了风湿热的家族性聚集。据报道，有风湿热家族史的人得此病的概率几乎是没有这种遗传缺陷的人的5倍。风湿性心脏病的家族性聚集得到了一项研究的支持，该研究是分开抚养父母患有风湿性心脏病的孩子，与父母没有患有风湿性心脏病的儿童相比，他们患风湿热的相对风险为2.93[13]。一项对435对双胞胎进行的研究发现，在单卵双胞胎中有双胞胎先前患有风湿热时，单卵双胞胎中风湿热的风险是双卵双胞胎的6倍多。风湿热的遗传率为60%，这凸显了遗传作为该疾病的主要易感因素的重要性[14]。

在寻找风湿热中特定的遗传易感因素上已经进行了大量研究[15]。控制适应性免疫应答的几个基因（例如HLA Ⅱ类等位基因，细胞毒性T细胞淋巴细胞抗原4）、先天免疫反应（例如ficolin 2，甘露糖，结合凝集素2，IgG的Fc片段受体，Toll样受体2）、细胞因子基因（例如肿瘤坏死因子α，转化生长因子β，白细胞介素-1受体A，白细胞介素-10）和B细胞同种异体抗原涉及疾病的发展过程。虽然已发现遗传因素与风湿热之间存在显着关联，但结果要么相互冲突，要么不能复制[13]。因此，目前不可能预测未经治疗的链球菌咽炎发作后的个体有发生风湿热风险。

环境

众所周知，风湿热通常与低社会经济地位相关。自19世纪中期以来，工业化国家风湿热的发病率一直在下降，与青霉素的出现无关，而可能是因为拥挤程度较低，住房和营养条件改善，父母就业水平较高，以及获得更好的医疗保健（曲线A，见图74.1）。在新西兰，风湿热的风险与家庭收入、电话和汽车的使用、教育水平和住房的严重贫乏有关[16]。乌干达也证明了社会梯度的影响，风湿性心脏病风险增加与过度拥挤和失业有关。此外，过度拥挤及与距离最近的保健中心的距离之间存在相互作用，这表明过度拥挤对风湿性心脏病的风险的影响随着距离最近的保健中心每公里增加而增加[17]。此外，在乌干达风湿性心脏病超声心动图筛查研究中，社会经济地位较低的学童的发病率更高，疾病也更严重[18]。

临床特征

风湿热的典型发作是在潜伏期为2至3周后发生链球菌性咽炎。在潜伏期间，没有活动性炎症的临床或实验室证据。然而，多达三分之一的风湿热患者在无症状的GAS后也是这种情况，并且在暴发时，58%的患者没有咽炎症状。这是仅用抗生素治疗GAS咽炎的风湿热一级预防效果的潜在阻碍之一，这为开发抗GAS疫苗作为控制风湿热和其他链球菌疾病的策略之一提供了合理的理由。

风湿热最常发生在4至15岁的儿童中。在沙特阿拉伯和印度等发展中国家，青少年二尖瓣狭窄可能发生在3至5岁[19]。各种临床流行特征因不同的研究而有所不同，取决于患者是否进行前瞻性研究或回顾性研究。这种疾病通常始于高烧，但在某些患者中，有可能是低烧或者不发热。最常见的主要诊断标准是多关节炎，其发生在三分之二到四分之三的患者中，其次是心肌炎和舞蹈症。

关节炎

年轻人的关节比青少年（82%）和儿童（66%）受累更常见（几乎100%）且更严重[20]。关节疼痛通常被描述为"游走"，指的是关节的连续受累，炎症在一个关节中消退，然后从另一个关节开始。在某些情况下，关节受累可能是增加而非迁移，同时涉及多个关节。在未治疗的患者中，所涉及的关节数量可以从6个到16个不等[20]。

在炎症消退之前，受影响的关节可能仅发炎几天到1周。在三分之二的患者中，多关节炎严重大约1周，并且在其完全消退之前可能另外持续1至2周。如果4周后关节肿胀持续，则有必要考虑其他疾病，如幼年特发性关节炎或系统性红斑狼疮（SLE）[20]。

在疾病发作时，关节受累是不对称的，并且通常在扩散到上肢之前最初影响下肢。据报道，17%至25%的患者患有单关节炎[21]。最常涉及诸如膝盖、脚踝、肘部和手腕的大关节。髋关节、肩关节和小关节不太常见。对滑液的分析表明存在无菌的炎性液体。补体成分C1q、C3和C4可能减少，表明它们被免疫复合物消耗。放射片可能显示关节积液的特征，但不能观察到其他异常[20]。

Jaccoud关节炎或关节病（或慢性风湿热后关节病）是风湿热的罕见表现，其特征是手指和脚趾畸形（图74.4）。该病症可能在风湿热反复发作后发生，并且由纤维性关节囊的反复发炎引起。手指，特别是第四和第五手指的尺骨偏离，掌指关节的屈曲和近端指间关节的过度伸展（即天鹅颈畸形）。手通常是无痛的，并且没有炎症的迹象。畸形通常是可纠正的，但可能在后期阶段会固定。射线片上没有真正的侵蚀，且类风湿因子通常是阴性的。在SLE患者中可见类似的关节病[20]。

风湿热关节炎对非甾体抗炎药反应迅速，因此典型的迁移性多关节炎可能并不常见，因为自行使用非甾体抗炎药或不考虑诊断的处方很常见。一些发展中国家风湿热发病率的明显下降可能与滥用非甾体抗炎药而不考虑风湿热的诊断有关[22]。儿童和青少年多关节炎的鉴别诊断包括链球菌后反应性关节炎、其他自身免疫性疾病、化脓性关节炎、感染性心内膜炎、莱姆病、淋巴瘤/白血病、病毒性关节病和镰状细胞病。

对于不具有典型风湿热的关节炎但有近期链球菌感染证据的患者，可诊断链球菌后反应性关节炎。据说这种情况发生在比风湿热更短的潜伏期，对非甾体抗炎药反应较小，可能与肾脏表现有关，并且通常没有心肌炎的证据。链球菌后反应性关节炎和风湿热之间的区别尚不清楚，许多人建议不要在风湿热常见的人群中诊断为后链球菌反应性关节炎。即使考虑这个诊断，在这些人群中提供一段时间的青霉素二级预防也是合适的，以预防急性风湿热（ARF）的发作[23]。

心肌炎

心肌炎是风湿热最严重的表现，因为它可能导致慢性风湿性心脏病，伴随着心房颤动、卒中、心力衰竭、感染性心内膜炎和死亡等并发症。在一些患者中，心肌炎可以是无症状的，且只有在患有关节炎或舞蹈症的患者的临床检查期间才能被检测到。风湿热初始发作期间心肌炎的发生率从40%到91%不等，这取决于患者的选择以及诊断是单独进行临床评估还是结合超声心动图进行[23]。

风湿热中心肌炎的发病率随患者年龄而变化。据报道，首次发作风湿热，3岁以下儿童是90%~92%，3~6岁儿童是50%，14~17岁青少年是32%，而成年人只有15%[20]。在1951年对1 000名患者的评估中，65%被诊断为患有心肌炎（参见经典参考文献，Bland和Duckett Jones），而在1987年美国犹他州暴发的报告中，在结合超声心动图的临床检查时，发现91%患有心肌炎（见经典参考文献，Veasy）。

心肌炎的症状和体征取决于是否累及心包膜、心肌或心脏瓣膜。心肌炎的临床诊断基于检测到以前不存在的器质性杂音（表示心内膜炎），存在心包摩擦或心包积液的迹象（表示心包炎），或心脏扩大或充血性心力衰竭（CHF）（表示心肌炎）。

没有瓣膜炎的心肌炎不太可能是风湿病的起源。它应伴有心尖收缩期或基底舒张期杂音。心肌炎患者可能出现心脏肥大和慢性心力衰竭，这可能很严重且危及生命。心肌损伤可能表现为心

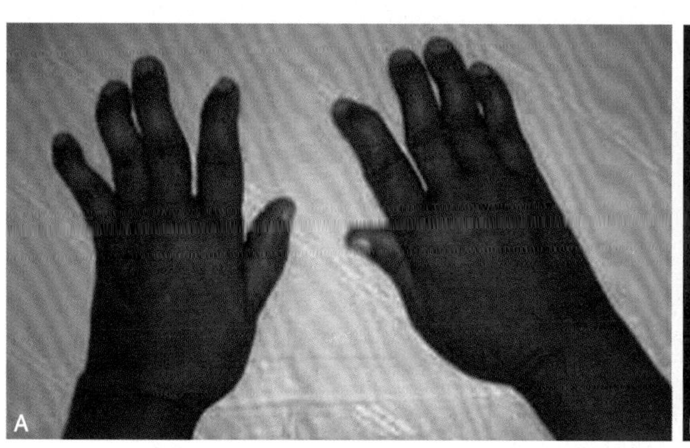

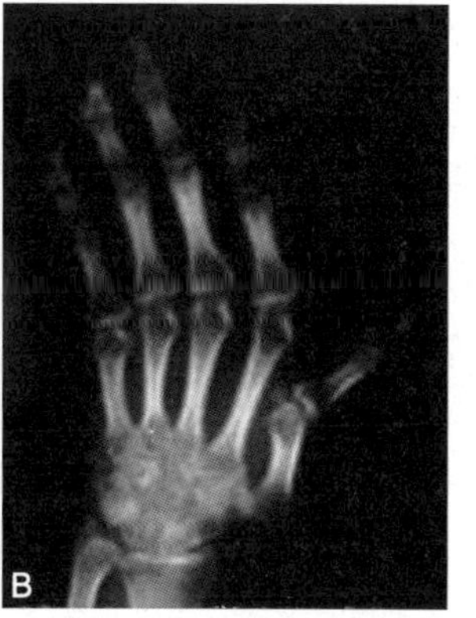

图 74.4 风湿热后 Jaccoud 关节病。A,Jaccoud 关节病的大鹅颈畸形,尺骨偏离和掌指半脱位。B,左手平片显示畸形但不是侵蚀。(来自 Santiago MB:Jaccoud's arthropathy. Best Prac Res Clin Rheumatol 2011;25:715)

电图改变,包括不同程度的心脏传导阻滞。一度心脏传导阻滞的患者通常无症状。患有二度和三度心脏传导阻滞的患者可能有症状,如果他们患有慢性心力衰竭则需要起搏器治疗[20]。慢性心力衰竭可能由心肌炎或一个或多个心脏瓣膜的严重受累引起。它在初始发作的发生率为 5%至 10%,且在风湿热复发期间更常见。

心包炎与胸前区疼痛有关(见第 83 章),临床检查可能会发现心包摩擦。临床上可以在约 10%的患者中检测到心包炎。心包积液有时可能很多,但心脏压塞很少见,并且不会发生缩窄性心包炎。

最常见的瓣膜病变是二尖瓣关闭不全,引起心尖收缩期杂音。主动脉瓣关闭不全并不常见。在疾病的早期阶段,狭窄病变并不常见,但短暂的心尖舒张中期杂音(Carey-Coombs)可能与二尖瓣关闭不全的杂音有关。在既往有风湿性心脏病病史的患者中,杂音性质的改变或新杂音的出现表明存在急性风湿性心肌炎。

对于急性风湿性心肌炎的检测,超声心动图比心脏听诊更敏感和特异,因此建议所有疑似或确定风湿热的患者都应进行超声心动图检查[24](参见经典参考文献,Vasan)。表 74.1 概述了世界心脏联合会诊断风湿性瓣膜炎引起的病理性反流的最低超声标准[25]。便携式超声心动图的出现增加了许多发展中国家的人们的心脏超声检查的应用,使得其在亚临床风湿性心脏瓣膜病筛查中的使用越来越多。

表 74.1 世界心脏病联合会最低超声心动图标准诊断风湿性心肌炎引起的病理性瓣膜反流

二尖瓣反流的病理改变
1. 至少在两个不同切面观察*
2. 至少在一个切面,喷射长度≥2cm†
3. 峰值速度≥3m/s
4. 至少一个膜全收缩期喷射
主动脉瓣反流的病理改变
1. 至少在两个不同切面观察*
2. 至少在一个切面,喷射长度≥1cm†
3. 峰值速度≥3m/s
4. 至少一个膜全舒张期喷射

* 在非放大的图像上。

† 反流喷射长度应从静脉收缩到最后一个反流颜色(蓝色或红色)像素进行测量。

引自 Reményi B,Wilson N,Steer A,et al. World Heart Federation criteria forechocardiographic diagnosis of rheumatic heart disease: an evidence-based guideline. Nat Rev Cardiol 2012;9:297-309.

Sydenham 舞蹈症

舞蹈症可能是风湿热的唯一表现形式。女性更常见,尤其是青春期后女性。链球菌性咽炎发作与舞蹈症发展之间的潜伏期比起关节炎和心肌炎来,相对较长(6 至 8 周)。舞蹈症的特征在于存在与张力减退相关的手、手臂、肩膀、脚、腿、面部和躯干的无意识的,无目的的,不平稳的运动。无目的的运动干扰了正常的活动,且会在睡眠中消失。最初,舞蹈症可能局限于面部或一只手臂,有时可能是单侧(偏侧舞蹈症)。

患者还间歇性地表现为运动不持久,当试图吐出舌头 30 秒时会不自觉地撤回舌头(玩偶匣舌)。通过要求患者挤压检查者的手也可以证明患者存在运动不持久。患者出现的重复、不规则的挤压,称为"挤奶征"。情绪不稳定表现在性格变化、行为不当、烦躁不安、突然愤怒或哭泣,以及学习困难。

舞蹈症可持续 1 周至 2 年,但通常持续 8 至 15 周。因为长潜伏期以及原始感染的消退,当单独发生舞蹈症时,红细胞沉降率(ESR)、C-反应蛋白(CRP)和链球菌抗体滴度可能是正常的。舞蹈症不会与关节炎同时发生,但可能与心肌炎同时发生。一些舞蹈症患者可能有心脏杂音,而其他患者可能仅在以后表现出二尖瓣受累。

伴随运动抽搐的 Sydenham 舞蹈症可能与 Tourette 综合征(抽动秽语综合征)的非自愿性抽搐有重叠。与链球菌感染相关的儿科自身免疫性神经精神疾病(pediatric autoimmune neuropsychiatric disorders associated with streptococcal infections,PANDAS)已被用于描述由 GAS 感染引起的没有相关的心脏瓣膜损伤的抽动或强迫症患儿的亚组[26]。但是,支持 PANDAS 作为一个独立的临床疾病的证据受到了质疑,因此建议在风湿热高风险人群中,临床医生应该很少(如果有的话)将其诊断为 PANDAS;不然他们会在诊断风湿热和二级预防方面犯错误[24]。

皮下结节

风湿热的皮下结节类似于类风湿性关节炎的结节,可以出现在枕骨,肘部,膝盖,脚踝和跟腱上。风湿热肘部周围的结节往往发生在鹰嘴上,而类风湿的结节往往发生在前臂上端沿着伸肌方向更远端。它们位于皮下组织上面,通常坚固、无痛,可自由移动。结节的大小从 0.5 到 2cm 不等,并且往往成簇出现(图 74.5)。它们通常更小,更分散,

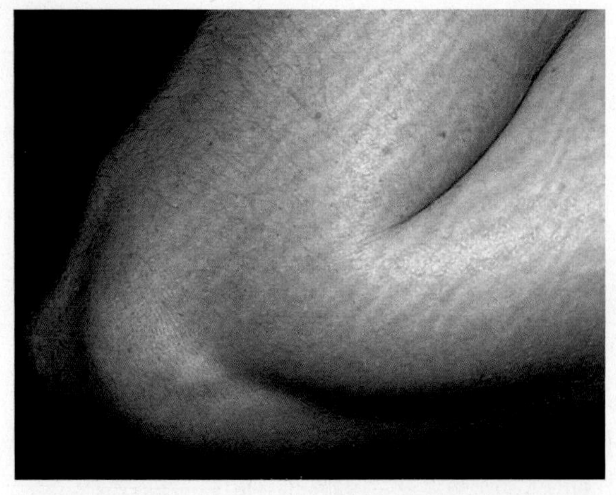

图 74.5 肘部骨突起上的风湿热皮下结节。(引自 Beerman, LB, Kreutzer J, Allada V. Cardiology. In Zitelli BJ, McIntireSC, Nowalk AJ, editors. Atlas of Pediatric Physical Diagnosis. 6th ed. Philadelphia: Saunders; 2012.)

不如关风湿结节持久。虽然早期研究中报道结节的患病率较高,但在一个786名患者的研究中发现仅有1.5%的风湿热患者发现有结节[20]。结节通常见于患有长期活动性心肌炎的儿童,而不是在风湿热的早期阶段。它们可能会持续几周,但很少超过1个月。多簇的结节可能与风湿性心肌炎的严重程度有关。

边缘性红斑

边缘性红斑是风湿热的较少见的表现,其发生在上臂或躯干而不是面部(图 74.6)。它具有独特的外观,因此有助于风湿热的诊断但不是该疾病确诊的特征。皮疹呈渐逝,粉红色,无瘙痒。它以离心方式延伸而中心的皮肤恢复正常,有不规则的波形边界。皮疹也可能在一个热水澡之后变得更加突出。边缘性红斑通常发生在心肌炎患者身上,可出现于疾病的早期或晚期。

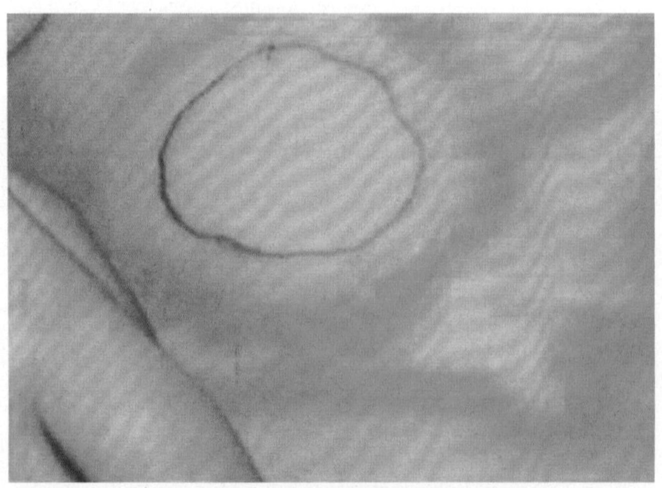

图 74.6 急性风湿热时边缘性红斑。钢笔标记显示约 60 分钟前皮疹的位置。(引自 Cohen J, Powderly WG. Infectious Diseases. 2nd ed. St Louis: Mosby; 2004.)

其他表现形式

体温通常在风湿热发作期间升高,范围可以从38.4~40℃。当把体温作为次要诊断标准时,高于37.5℃将90%的流行社区的风湿热的疑似病例诊断为发热,比如土著澳洲人。体温通常在1周内恢复,很少有病例发热超过4周。腹痛可能会很严重,可能会类似急性阑尾炎发作。据报道,鼻出血是过去风湿热常见的临床表现,但现在不常见了。睡眠时的快速脉搏率,与发热不成比例的心动过速,心神不宁以及贫血这些症状在急性风湿热的患者会比较显著。风湿性肺炎并不常见,而且很难区分其与肺水肿以及其他各种原因的肺泡炎。

诊断

虽然没有特定的临床、实验室或其他测试来确定风湿热的最终诊断,通常使用的是 T. Duckett Jones 在 1944 年首次制定的临床标准。此后,该标准经历了多次修改,美国心脏协会(AHA)最近一次修订是在 2015 年[13,27](表 74.2)。如果存在前期的 GAS 感染,符合两项主要标准,或一项主要标准和两项次要标准,就可作出的初步诊断。急性风湿热复发的诊断需要存在前期的 GAS 感染的基础上符合 2 个主要标准,或 1 个主要和 2 个次要标准,或 3 个次要标准。对于诊断至关重要的 GAS 感染的证据,可从咽喉拭子培养物(仅在诊断为风湿热的大约 11%的患者中呈阳性)或通过抗链球菌抗体滴度上升,抗链球菌溶血素 O(antistreptolysin O, ASO)或抗脱氧核糖核酸酶 B(anti-DNase B),或者在临床表现高度提示链球菌咽炎的患儿中进行链球菌糖抗原的快速阳性检测[13,28]。

表 74.2 2015 年 AHA 修订的 Jones 风湿热诊断标准*

主要标准	
低风险人群	中-高风险人群
心肌炎(临床或亚临床†)	心肌炎(临床或亚临床)
关节炎(仅指多发性关节炎)	关节炎(包括多发性关节炎,单关节炎,或多发性关节痛‡)
舞蹈症	舞蹈症
边缘性红斑	边缘性红斑
皮下结节	皮下结节
次要标准	
低风险人群	**中-高风险人群**
多发性关节痛	单关节痛
发热(≥38.5℃)	发热(≥38℃)
ESR≥60mm 在第 1 小时和/或 CRP≥3.0mg/dl	ESR≥30mm 在第一小时和/或 CRP≥3.0mg/dl§
延长的 PR 间期,校正年龄变异因素(除非心肌炎是主要标准)	延长的 PR 间期,校正年龄变异因素(除非心肌炎是主要标准)

关节的临床表现只考虑在主要或者次要的类别,但同一患者不可以同时在两个类别。

* 年度急性风湿热(ARF)每 100 000 学龄孩子发生率≤2 或所有年龄段风湿性心脏病(RHD)患病率≤1/(1 000 人·年)。

† 定义为超声心动图瓣膜炎,如表 74.1 所示。

‡ 多关节痛被认为是中-高风险人群的主要临床表现,但只能是排除其他原因后。

§ C 反应蛋白(CRP)值必须大于正常的实验室上限。此外,因为在 ARF 病程中红细胞沉降率(ESR)可能会演变,所以应使用峰值 ESR 值。

在 2015 年修订的 Jones 标准中有 3 个主要变化。首先,超声心动图检测的亚临床瓣膜炎(定义见表 74.1)被认为是所有急性风湿热患者诊断的主要标准。其次，人们认识到这一点 Jones 标准的临床效用取决于人口中疾病流行的概率和背景。为了避免在低发病率人群中过度诊断和在高危人群中诊断不足，诊断标准在低风险和高风险人群的可变性已被引入澳大利亚的指南[13,24]。低风险社区的定义是 ARF 发病率低于每年每 10 万学龄儿童 2 例儿童（通常是 5~14 岁），或所有年龄段的风湿性心脏病的流行情况是每 1 000 人每年 1 人或以下。在中等和高风险社区，单关节炎和多关节痛已经被添加为多发性关节炎的主要标准，体温超过 38℃和单关节痛则成为修改后的次要标准（见表 74.2）。

单关节炎或多关节痛增加成为主要标准，以及发热超过 38℃与单关节痛作为次要标准提高了修改后的 Jones 标准在 ARF 高流行社区的灵敏度[24]。

2015 年 Jones 标准也承认临床存在"可能的"风湿热。适用于在世界上一些地方，风湿热仍然很常见，但由于缺乏实验室设施而没有可能满足 Jones 标准，对疑似的风湿热患者按照推荐标准进行调查，标准见表 74.3[23,24]。在高发病率的环境下，当可能的风湿热的诊断被确立，就应当考虑给予患者 12 个月的二级预防，以及根据病史、体格检查、反复的超声心动图检查做重新评估的随访。

表 74.3 疑似风湿热的调查

适用于所有情况
白细胞计数
红细胞沉降率（ESR）或 C 反应蛋白（CRP）
在用抗生素使用前采集咽拭子进行 GAS 培养
如果发热，血培养
抗链球菌血清学：抗链霉素 O（ASO）和抗脱氧核糖核酸酶 B 滴度（如果第一次测试不确定，10 至 14 天后重复）
心电图
胸片
超声心动图
根据临床特征进行备选诊断的测试
如果怀疑感染性心内膜炎，温度升高时，重复血液培养
可能为感染性关节炎时行关节抽吸检查（显微镜和培养）
舞蹈症时，检测铜、血浆铜蓝蛋白、抗核抗体和药物筛选
虫媒病毒性、自身免疫性或反应性关节炎：检测血清学和自身免疫标记物
镰状细胞病外周血涂片

GAS，A 组乙型溶血性链球菌。

引自 RHD Australia（ARF/RHD writing group），National Heart Foundation of Australia and Cardiac Society of Australia and New Zealand. Australian guideline for prevention, diagnosis and management of acute rheumatic fever and rheumatic heart disease. 2nd ed. Darwin, Australia: Menzies School of Health Research; 2012.

治疗

治疗已证实的风湿热的目标是：①抑制炎症反应，从而减少炎症对心脏和关节的影响；②清除咽部的 GAS；③缓解症状；④开始二级预防。

长期卧床休息的建议主要是用于减轻关节疼痛。卧床休息的时间应该具体病例单独确定，但一旦退热和急性期反应物回归正常通常就可以开始移动。应避免剧烈运动，尤其是对那些心肌炎的患者。

即使是在风湿热急性发作时咽拭子测试也很少出现 GAS 阳性，建议患者接受肌内注射 剂苄星青霉素（或红霉素，如果对青霉素过敏）。尽管是惯例，但这个策略是未经检验的。此后，应开始进行二级预防（参见经典参考文献，Manyemba and Mayosi）。

抗炎药的选择是水杨酸盐、非甾体抗炎药和糖皮质激素。有一项随机对照试验的系统性回顾在按照 Jones 标准或修改后的 Jones 标准诊断的成人和儿童风湿热患者，比较抗炎药物（如阿司匹林、糖皮质激素、免疫球蛋白、己酮可可碱）与安慰剂或对照组或比较任何一种消炎药与另一种消炎药的疗效[28]。主要预后标准为治疗 1 年后出现心脏疾病。一共纳入 8 项随机对照试验研究，共 996 例患者。几种甾体类药物（促肾上腺皮质激素、可的松、氢化可的松、地塞米松、泼尼松）和静脉注射免疫球蛋白与阿司匹林，安慰剂或无治疗组在各个研究中进行比较。其中有 6 个研究是在 1950 年到 1965 年间进行，1990 年进行了一次，最后一次是 2001 年的研究。总体而言，对于 1 年后心脏疾病的风险，糖皮质激素治疗和阿斯匹林治疗组没有显著差异［6 个研究，907 人；相对危险度（RR），0.87；95%置信区间（CI）0.66~1.15］。同样，使用泼尼松（两项研究，212 名参与者；RR 1.13；95% CI 0.52~2.45）与阿司匹林相比，没有降低 1 年后心脏疾病的患病风险。有 3 项研究报告了不良事件，都是发现严重的不良事件。因此，几乎没有证据表明通过使用糖皮质激素或静脉注射免疫球蛋白来降低 ARF 患者心脏瓣膜病变的风险是有益的[28]。

这些研究至少有两个方面存在问题。首先，评价心脏受累的方法为临床方法，心脏收缩末期杂音的发生或持续作为标准。这是值得商榷的，观察者的错误和观察者之间临床方法的差异性可能使结果无效，这个问题应该用现代的，非侵入性的方法比如超声心动图等技术来重新审视。然而，事实证明，至少在疾病的急性阶段，带彩色血流图像的经胸二维超声心动图不能够显著增加对心脏受累程度的临床评价。第二点与随访时间有关。急性风湿热最初发病 1 或 2 年后的心脏受累情况不能保证瓣膜功能不全或狭窄这些重要的后遗症在随后的几十年一定不会发生，这缺乏相关的临床证据。

抗炎药的适宜剂量是阿司匹林，100mg/（kg·d），分 4 或 5 次服用；泼尼松，1~2mg/（kg·d）。治疗的持续时间必须考虑疾病发作的严重程度，心肌炎的存在，以及对治疗的反应率。对于轻微或无心肌炎的轻度风湿热患者，可以用水杨酸治疗约 1 个月或治疗直到临床和实验室证据评估炎症已经消退。而对于更严重的病例，可能需要 2~3 个月的皮质类固醇治疗后才可以逐渐停药。多达 5%的患者尽管接受了 6 个月的治疗可能仍有风湿活动。当抗感染治疗减少时，偶尔会出现炎症的"反弹"，这时可能需要水杨酸的治疗。

对于最初风湿热发作治疗不充分的患者，风湿性活动很有可能会继续，从而导致瓣膜功能不全，通常累及二尖瓣。风湿病病情恶化的最终结果是瓣膜功能恶化导致心力衰竭。经验表明，在这种情况下，及时的手术治疗是唯一的选择，并且这些患者的存活率高达 90%[29]。瓣膜手术后心脏负荷的减少可以使风湿病缓解，类似于卧床休息的有益作用[30]。

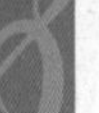

预防

对于风湿热的预防分3级:基于解除风湿热危险的社会决定因素的原始预防、对于风湿热初发的一级预防和对于风湿热复发的二级预防。

原始预防

原始预防主要包括减少未来对健康的危险因素,从而避免已知的环境、经济、社会、文化等疾病危险因素形成。原始预防主要强调广泛的健康决定因素而不是预防个体对危险因素的暴露,后者属于一级预防的范围。对于风湿热来说,即便在抗生素发现之前,生活条件的进步和初级医疗保健的可及性提高使得风湿热发病率大幅下降(曲线A,见图74.1)。所以,预防风湿热需要提高高危人群的生活水平。

一级预防

抗生素治疗证实的GAS咽炎可以有效地使风湿热罹患率降低70%。肌内注射青霉素可以使罹患率降低80%。每使用抗生素治疗50~60个患者就可以减少一个风湿热[11]。表74.4提供可选择的药物方案[27]。

表74.4 风湿热一级预防药物和剂量

抗生素	给药途径	剂量
苄星青霉素	单次肌内注射	120万单位;如果体重不足30kg剂量减半
苯甲青霉素(青霉素VK)	口服10天	每日3次,每次250~500mg,10天
红霉素	口服10天	随剂型不同而不同

数据引自World Health Organization. Rheumatic fever and rheumatic heart disease:report of a WHO expert panel. WHO Technical Report Series No. 923. Geneva:WHO;2004.

治疗证实或者假定的GAS咽炎的目标是从上呼吸道消灭这种细菌。感染通常使用一剂肌内注射苄星青霉素或者口服10天青霉素[11]。虽然肌内注射青霉素预防风湿热有临床试验证据,但是口服青霉素用于风湿热一级预防的临床试验几乎无几。然而,在一些发展中国家肌内青霉素的应用有一些阻力,这主要是因为医生认为它过敏性休克风险更高和潜在的针头反复使用风险。对于肌内注射青霉素安全性的担忧使某些政府禁止在医院和诊所中肌内注射青霉素。基于这些担忧的政府规定,尤其是在感染控制领域预防针头反复使用。但是,在对于过敏性休克的担忧这方面,超过60年的肌内注射青霉素的经验显示,虽然有不良反应的报道,严重的过敏性反复非常少见,尤其是在儿童中。所以,如果有无菌环境和合适的注射技术,对于非口服青霉素的担忧是不必要的。

围绕风湿热一级预防的3个主要争议。第一个是对基于学校的主动咽痛评估项目。在新西兰奥克兰一个风湿热高发区[发病率约60人/(10万人·年)]进行了一项由53个学校(22 000名学生)参与的整群随机试验检验这一策略[31]。对照组接受了常规初级保健。干预措施是在学校建立咽痛诊所并由学校诊所护士观察口服青霉素治疗GAS咽炎。这项研究分析了86 874人·年的数据,结果显示并未显著减少风湿热发病。

第二项争议是一级预防作为一项公共卫生政策预防风湿热是否有用。尽管没有验证这一措施的随机对照试验,已经有多个成功将风湿热一级预防措施整合到全面的公共卫生项目中的案例,其中包括古巴、哥斯达黎加、法属马提尼克岛和瓜德罗普岛(曲线C,见图74.1)[4,16]。

第三项争议是初级预防作为一项公共卫生项目的成本效益被质疑[4,8]。一项在南非的研究显示用临床决策规则而不用培养来诊断并用一次肌内注射青霉素治疗GAS咽炎这在高危社区里有较好的成本效益比[32]。给所有儿童取咽部培养的策略花费过高。结合临床试验证据[11],现有证据显示在综合性国家项目中进行对凭病史体检诊断的有症状的GAS咽炎进行治疗是一项成本效益比较好的风湿热预防公共卫生策略[27]。

二级预防

一项针对抗生素应用于风湿热的二级预防的系统综述有两项主要发现(参见经典参考文献,Manyemba和Mayosi)。第一,临床试验证据强烈支持在预防风湿热复发中肌内注射青霉素优于口服青霉素。第二,相对每4周注射青霉素,更频繁的注射对预防风湿热复发效果更好。证据强烈支持每2周注射,这样比起每4周注射可以减少近50%的复发风险。每3周注射的证据不如每2周强,而且当考虑到研究的随机化和分组盲法的漏洞后这一证据可能更弱。尽管有这些证据,世界卫生组织还是推荐在风湿热二级预防中,每3~4周进行肌内注射(表74.5)。

对于二级预防持续时间的推荐大致是经验性的或是基于观察性的研究。预防的时间应该个体化并且考虑到患者社会经济状况和GAS再暴露危险。曾患心肌炎的患者复发风险高,不管有没有瓣膜累及,二级预防应持续到成年以后多年或者终生使用。如有持续的瓣膜性心脏病,应终生使用二级预防。无风湿性心肌炎的患者可以用药到21岁或者末次复发之后5年[27](表74.6)。

表74.5 风湿热二级预防的首选药物和剂量

抗生素	给药途径	剂量
苄星青霉素	每3~4周一次肌内注射	成人或体重超过30kg的儿童:120万单位 体重小于30kg的儿童:60万单位
青霉素V	口服	每日2次,每次250mg
磺胺类*	口服	成人或体重超过30kg的儿童:每日1g 体重小于30kg的儿童:每日500mg
红霉素	口服	每日2次,每次250mg

*包括磺胺嘧啶、磺胺多辛和磺胺异噁唑。

数据引自World Health Organization. Rheumatic fever and rheumatic heart disease:report of a WHO expert panel. WHO Technical Report Series No. 923. Geneva:WHO;2004.

表 74.6 风湿热二级预防的持续时间

患者类别	预防持续时间
无明确心肌炎的患者	在上次发病后 5 年,或者直到 18 岁(无论哪个更长)
心肌炎患者(轻度的二尖瓣反流或者治愈的心肌炎)	在上次发病后 10 年,或者直到 25 岁(无论哪个更长)
严重的瓣膜病	终生
瓣膜手术后	终生

数据引自 World Health Organization. Rheumatic fever and rheumatic heart disease:report of a WHO expert panel. WHO Technical Report Series No. 923. Geneva:WHO;2004.

展望未来

风湿热控制面临的关键挑战是识别和消除将现有知识转化为政策、计划和实践的障碍。有很好的证据表明在风湿热和风湿心脏病的流行国家,一个全面的国家计划,包括初级和二级预防干预措施在降低发病率方面是有效的[4]。因此,在疾病流行的国家,心血管医生和其他参与者都需要与当地的卫生管理部门合作去建立国家公共卫生预防规划,就像 WHO 于 2001 年建议的那样[27]。

促进预防和控制风湿热的努力包括,通过改进而获得和开发出更好的青霉素配方,识别 3%~5%具有风湿热遗传易感性的个体,研制出有效的预防 GAS 感染的疫苗。苄星青霉素是世界卫生组织必不可少的药物,但在受疾病影响的国家,并非所有需要这种药物的人都能得到。此外,目前注射青霉素的处方需要频繁的管理和随访,这给发展中国家脆弱的初级卫生保健系统造成了沉重的负担。因此,不仅要通过改进来提供高质量的苄星青霉素,也要开发新的、长效的配方,这将改善预防项目的依从性和有效性。

对宿主的易感性的分子遗传机制的理解可以对风湿热发病机制提供重要的认识,这反过来又可以影响诊断,新的治疗方法和疫苗的开发。目前,Jones 标准在发病率高的国家敏感性和特异性不是很理想,而且敏感性测试可能会增加特异性。通过全基因组分析风湿热的所有遗传易感性因素来制定能够预测遗传风险的评分从而在将来能够改进 Jones 标准[14]。

一种安全、有效和可负担得起的用于预防 GAS 感染的疫苗可能对数百万有风湿热风险的人的健康产生重大影响。几十年来研究已经产生了许多不同的候选疫苗,分别处在临床前期和临床阶段。疫苗的开发现在遇到了一些阻碍,但通过全球合作努力来确定关键点和确保金融资源安全,这将加快这一进程,将为整个世界成功地为提供一种安全、有效的疫苗[33]。

(张道良 译,何奔 赵亮 校)

经典参考文献

Bland EF, Duckett Jones T. Rheumatic fever and rheumatic heart disease; a twenty year report on 1000 patients followed since childhood. *Circulation.* 1951;4:836–843.

Dajani AS. Current status of nonsuppurative complications of group A streptococci. *Pediatr Infect Dis J.* 1991;10:S25–S27.

Manyemba J, Mayosi BM. Intramuscular penicillin is more effective than oral penicillin in secondary prevention of rheumatic fever: a systematic review. *S Afr Med J.* 2003;93:212–218.

Popat K, Riding W. Acute rheumatic fever following streptococcal wound infection. *Postgrad Med J.* 1976;52:165–170.

Tulchinsky TH, Varavikova EA. Addressing the epidemiologic transition in the former Soviet Union: strategies for health system and public health reform in Russia. *Am J Public Health.* 1996;86:313–320.

Vasan RS, Shrivastava S, Vijayakumar M, et al. Echocardiographic evaluation of patients with acute rheumatic fever and rheumatic carditis. *Circulation.* 1996;94:73–82.

Veasy LG, Wiedmeier SE, Orsmond GS, et al. Resurgence of acute rheumatic fever in the intermountain area of the United States. *N Engl J Med.* 1987;316:421–427.

参考文献

Epidemiology

1. Carapetis JR, Beaton A, Cunningham MW, et al. Acute rheumatic fever and rheumatic heart disease. *Nat Rev Dis Primers.* 2016;2:15084.
2. Lawrence JG, Carapetis JR, Griffiths K, et al. Acute rheumatic fever and rheumatic heart disease: incidence and progression in the Northern Territory of Australia, 1997 to 2010. *Circulation.* 2013;128:492–501.
3. Seckeler MD, Hoke TR. The worldwide epidemiology of acute rheumatic fever and rheumatic heart disease. *Clin Epidemiol.* 2011;3:67–84.
4. Mayosi BM. Screening for rheumatic heart disease in eastern Nepal. *JAMA Cardiol.* 2016;1:96–97.
5. Sliwa K, Carrington M, Mayosi BM, et al. Incidence and characteristics of newly diagnosed rheumatic heart disease in urban African adults: insights from the heart of Soweto study. *Eur Heart J.* 2010;31:719–727.
6. Pastore S, De Cunto A, Benettoni A, et al. The resurgence of rheumatic fever in a developed country area: the role of echocardiography. *Rheumatology (Oxford).* 2011;50:396–400.
7. Nulu S, Bukhman G, Kwan GF. Rheumatic heart disease: the unfinished global agenda. *Cardiol Clin.* 2017;35:165–180.

Pathogenesis

8. Bright PD, Mayosi BM, Martin WJ. An immunological perspective on rheumatic heart disease pathogenesis: more questions than answers. *Heart.* 2016;102:1527–1532.
9. Cunningham MW. Streptococcus and rheumatic fever. *Curr Opin Rheumatol.* 2012;24:408–416.
10. Parks T, Smeesters PR, Steer AC. Streptococcal skin infection and rheumatic heart disease. *Curr Opin Infect Dis.* 2012;25:145–153.
11. Lennon D, Stewart J, Anderson P. Primary prevention of rheumatic fever. *Pediatr Infect Dis J.* 2016;35:820.
12. Woldu B, Bloomfield GS. Rheumatic heart disease in the twenty-first century. *Curr Cardiol Rep.* 2016;18:96.
13. Gewitz MH, Baltimore RS, Tani LY, et al. Revision of the Jones Criteria for the diagnosis of acute rheumatic fever in the era of Doppler echocardiography: a scientific statement from the American Heart Association. *Circulation.* 2015;131:1806–1818.
14. Engel ME, Stander R, Vogel J, et al. Genetic susceptibility to acute rheumatic fever: a systematic review and meta-analysis of twin studies. *PLoS ONE.* 2011;6:e25326.
15. Guilherme L, Köhler KF, Postol E, Kalil J. Genes, autoimmunity and pathogenesis of rheumatic heart disease. *Ann Pediatr Cardiol.* 2011;4:13–21.
16. Kerdemelidis M, Lennon DR, Arroll B, et al. The primary prevention of rheumatic fever. *J Paediatr Child Health.* 2010;46:534–548.
17. Okello E, Kakande B, Sebatta E, et al. Socioeconomic and environmental risk factors among rheumatic heart disease patients in Uganda. *PLoS ONE.* 2012;7:e43917.
18. Beaton A, Okello E, Lwabi P, et al. Echocardiography screening for rheumatic heart disease in Ugandan schoolchildren. *Circulation.* 2012;125:3127–3132.

Clinical Features

19. Shah B, Sharma M, Kumar R, et al. Rheumatic heart disease: progress and challenges in India. *Indian J Pediatr.* 2013;80(suppl 1):S77–S86.
20. Mody GM, Mayosi BM. Acute rheumatic fever. In: Hochberg MC, Silman AJ, Smolen JS, et al, eds. *Rheumatology.* 5th ed. St Louis: Elsevier; 2010:1093–1102.
21. Cann MP, Sive AA, Norton RE, et al. Clinical presentation of rheumatic fever in an endemic area. *Arch Dis Child.* 2010;95:455–457.
22. Branco CE, Sampaio RO, Bracco MM, et al. Rheumatic fever: a neglected and underdiagnosed disease—new perspective on diagnosis and prevention. *Arq Bras Cardiol.* 2016;107:482–484.
23. Mayosi BM, Carapetis JR. Acute rheumatic fever. In: Fuster V, O'Rourke R, Walsh R, Poole-Wilson P, eds. *Hurst's The Heart.* 12th ed. New York: McGraw Hill; 2007.
24. RHDAustralia (ARF/RHD writing group), National Heart Foundation of Australia and Cardiac Society of Australia and New Zealand. *Australian Guideline for Prevention, Diagnosis and Management of Acute Rheumatic Fever and Rheumatic Heart Disease.* 2nd ed. Darwin, Australia: Menzies School of Health Research; 2012.
25. Reményi B, Wilson N, Steer A, et al. World Heart Federation criteria for echocardiographic diagnosis of rheumatic heart disease: an evidence-based guideline. *Nat Rev Cardiol.* 2012;9:297–309.
26. Maini B, Bathla M, Dhanjal GS, Sharma PD. Pediatric autoimmune neuropsychiatric disorders after streptococcus infection. *Indian J Psychiatry.* 2012;54:375–377.

Diagnosis

27. World Health Organization. Rheumatic fever and rheumatic heart disease: report of a WHO expert panel. WHO Technical Report Series No. 923. Geneva: WHO; 2004.

Treatment

28. Cilliers A, Manyemba J, Adler AJ, Saloojee H. Anti-inflammatory treatment for carditis in acute rheumatic fever. *Cochrane Database Syst Rev.* 2012;(6):CD003176.
29. Essop MR, Nkomo VT. Rheumatic and nonrheumatic valvular heart disease: epidemiology, management, and prevention in Africa. *Circulation.* 2005;112:3584–3591.
30. Mayosi BM, Commerford PJ. Rheumatic heart disease: prevention and acute treatment. In: Yusuf S, Cairns JA, Camm AJ, et al, eds. *Evidence Based Cardiology.* 3rd ed. London: BMJ Books; 2009.

Prevention

31. Lennon D, Stewart J, Farrell E, et al. School-based prevention of acute rheumatic fever: a group randomized trial in New Zealand. *Pediatr Infect Dis J.* 2009;28:787–794.
32. Irlam J, Mayosi BM, Engel M, Gaziano T. Primary prevention of acute rheumatic fever and rheumatic heart disease with penicillin in South African children with pharyngitis: a cost-effectiveness analysis. *Circ Cardiovasc Qual Outcomes.* 2013;6:343–351.

Future Perspectives

33. Steer AC, Carapetis JR, Dale JB, et al. Status of research and development of vaccines for Streptococcus pyogenes. *Vaccine.* 2016;34:2953–2958.

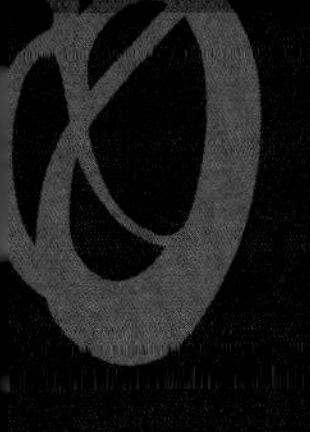

第九篇 心肌、心包和肺血管床疾病

第 75 章 成人和儿童先天性心脏病

GARY D. WEBB, JEFFREY F. SMALLHORN, JUDITH THERRIEN, AND ANDREW N. REDINGTON

概述

本章主要是为成人心脏病医生编写的，并兼顾现有的专家管理建议，这些建议用于治疗具有先天性心脏病的成人患者。本章主要讨论成人和青少年后期的问题，这些问题最好在充分理解解剖、生理学、儿时事件的基础上，并且这些问题将在后文进行讨论。更多信息可参考其他资源[1-3]。先天性心血管疾病被定义为出生时存在的心脏循环结构或功能的异常，即使在成年后发现。先天性心血管畸形多是因为正常结构在胚胎发育期发生改变，或这种结构在胚胎发育或胎儿早期阶段的失败。解剖缺陷导致的血流异常模式，反过来可能会影响其余的心血管结构和功能发展。例如，宫内二尖瓣闭锁可能会影响左心室、主动脉瓣、升主动脉的发育。类似地，胎儿动脉导管缩窄可能会导致胎儿和新生儿的右心室扩和三尖瓣反流。

出生后的事件可显著影响一些特定的“孤立”畸形的临床表现。三尖瓣 Ebstein 畸形的婴儿，出生后肺血管阻力的正常下降，从而减轻三尖瓣反流。胎儿肺动脉闭锁或者重度狭窄只有在肺动脉导管闭合后才出现发绀。出生后数天的导管收缩可能是导致主动脉缩窄的主要原因。晚期，室间隔缺损（ventricular septal defect，VSD）的患者可能会经历自发性闭合，并且随着随访时间的延长，可能会发展为右心室流出道梗阻和/或主动脉瓣反流。这些例子都说明心脏循环的解剖和生理改变，从出生到成年都存在持续变化。

儿童时期发生率。先天性心血管畸形的真实发生率很难准确估计，很大一部分是因为难以定义。婴儿时期的发病率超过儿童早期，因为非常复杂的病变与早期不能存活或晚期宫内死亡有关。因此，新生儿中约有 0.8%合并有心血管畸形。这一数据没有将两种常见的先天性心脏病计算在内：功能正常的先天性主动脉瓣二叶瓣畸形和二尖瓣脱垂。

某些畸形有明显的性别倾向，动脉导管未闭（patent ductus arteriosus，PDA）、三尖瓣 Ebstein 畸形，房间隔缺损（atrial septal defect，ASD）女性常见，主动脉瓣狭窄、主动脉缩窄、左心发育不全、肺动脉和三尖瓣闭锁、大动脉转位（transposition of the great arteries，TGA）男性多见。

存在显著心脏疾病的婴儿中，约 25%合并存在心外结构异常，这会显著增加死亡率。心外结构异常往往累及多器官，三分之一合并有心脏和心外结构异常的婴儿属于一些已定义的临床综合征。

成人患者。得益于儿童心脏病治疗的极大成功，目前先天性心脏病（congenital heart disease，CHD）成人患者数量已经超过儿童患者。1990 年比利时出生的先天性心脏病患儿，超过 90%均生存到了 18 岁。在美国，每年有 4 000 个先天性心脏病患儿出生[4]。超过 35 000 个患儿活到了 18 岁。目前美国有 130 万先天性心脏病患者，超过 50%是复杂先天性心脏病患者，需要终生监测。中重度的先天性心脏病患者存在生存期缩短、再次手术、并发症和治疗的长期风险。很多患者，特别是中度或重度先天性心脏病患者，需要专业治疗，但是人力物力尚不足够。成人患者在青少年时期就应接受对他们的身体状况、长期表现和未来可能实行的手术和并发症的教育，如果可能，医生也应告知他们有自我照顾和接受专业调查的责任。患者由幼儿期转入成人期治疗时，必须携带手术记录和其他关键资料。

表 75.1 列出了成人简单先天性心脏病的类型。表 75.2 和表 75.3 显示了成人中度复杂和高度复杂先天性心脏病的类型。中度复杂和高度复杂的先天性心脏病患者应该在专门的中心进行终生监测。

表 75.1 成人简单先天性心脏病的类型*

先天性疾病
孤立性先天性主动脉瓣疾病
孤立性先天性二尖瓣疾病（除外降落伞瓣叶、瓣叶裂缺）
孤立的卵圆孔未闭或小房间隔缺损
孤立的小室间隔缺损（无相关病变）
轻度肺动脉狭窄
修复后状态
先前结扎或封堵的动脉导管
修复继发性或静脉窦型房间隔缺损，无残留
修复的室间隔缺损，无残留

* 这些患者通常可以在普通医学界得到护理

引自 Webb G，Williams R，Alpert J，et al：32nd Bethesda Conference：Care of the Adult with Congenital Heart Disease，October 2-3，2000. J Am Coll Cardiol 37：1161，2001.

表 75.2　成人中度复杂先天性心脏病的类型*

主动脉-左心室瘘
肺静脉异位引流，部分或完全性
房室间隔缺损(部分或全部)
主动脉缩窄
Ebstein 畸形
有意义的漏斗状右心室流出道梗阻
原发孔性房间隔缺损
动脉导管未闭(未闭合)
肺动脉瓣关闭不全(中度至重度)
肺动脉瓣狭窄(中度至重度)
Valsava 窦瘤/动脉瘤
静脉窦型房间隔缺损
瓣下或瓣上主动脉狭窄(除外梗阻性肥厚型心肌病)
法洛四联症
室间隔缺损伴以下情况： 瓣膜缺如 主动脉瓣关闭不全 主动脉缩窄 二尖瓣疾病 右心室流出道梗阻 三尖瓣/二尖瓣骑跨 主动脉瓣下狭窄

*这些患者应在当地成人先天性心脏病的诊治中心定期接受随访。

引自 Webb G，Williams R，Alpert J，et al：32nd Bethesda Conference：Care of the Adult with Congenital Heart Disease，October 2-3，2000. J Am Coll Cardiol 37：1161，2001.

表 75.3　成人高度复杂先天性心脏病的类型*

Conduits，valved ornonvalved 有或无瓣膜导管
发绀性先天性心脏病(所有类型)
双出口心室
艾森门格综合征
Fontan 术后
二尖瓣闭锁
肺动脉闭锁(所有类型)
肺血管阻塞性疾病
单心室(也称为双入口或双出口，普通型或原始心室)
大动脉转位
三尖瓣闭锁
动脉单干/半干
上面未包括的房室或心室-动脉连接的其他异常(即十字交叉心，心房异构，内脏异位综合征，心室反位 crisscross heart，isomerism，heterotaxy syndromes，ventricular inversion)

*这些患者应在当地成人先天性心脏病的诊治中心定期接受随访。

引自 Webb G，Williams R，Alpert J，et al：32nd Bethesda Conference：Care of the Adult with Congenital Heart Disease，October 2-3，2000. J Am Coll Cardiol 37：1161，2001.

成人先天性心脏病并不是简单的儿童期疾病的延续。很多疾病的特点在成人时期会发生变化。心律失常很常见，并有不同的特点(见第 32 章)。心腔通常是扩大的，出现心室收缩功能不全。生物瓣容易在儿童期就出现功能不全，在年龄较大的患者植入时，使用期限更长。成年后出现的并发症是主要关注的重点。所以，成人先天性心脏病患者最好由一个或者一组对儿童和成人先天性心脏病均熟悉的专家诊治。先天性心脏病的手术和导管介入治疗应在各年龄段均有一定治疗经验的医疗中心进行。患者在非先天性心脏病专业的医疗中心接受手术，尽管是专业心脏手术医生实施手术，与在专业先天性心脏病中心接受手术相比，死亡率升高 3 倍[5]。在很多案例中，专业的手术环境都在儿童医院，但是该模式可能不适用于为不断增长的心脏病患提供最佳的护理。

超声心动图检查、诊断性心脏导管检查、电生理检查、心脏磁共振和其他复杂病例的影像检查(见第 14~19 章)最好由经相关训练、有经验的医师进行。理想情况下，患者的治疗应该是多学科联合。心脏专科医生和超声心动图医生固然重要，但是其他经过专业训练的、有一定经验和兴趣的人员也应该加入，如心脏外科医生团队、护士、健康教育人员、精神专科医生和医学影像人员、呼吸顾问等。

病因

先天性心脏畸形可直接由基因异常导致，或受潜在基因影响(如三染色体)，或者直接由环境毒物引起(例如酒精，妊娠糖尿病)，或者由基因和环境多因素共同影响(如 CHARGE 综合征，见后续先天性心脏病章节)，最后一组疾病正在减少，因为基因研究可能发现潜在的新基因异常。

遗传因素。单基因突变是引起家族性 ASD 合并房室传导延长、二尖瓣脱垂、VSD、先天性心脏传导阻滞、内脏转位、肺动脉高压、Noonan 综合征、LWOPARD、Ellis-van Creveld 综合征、Kartagener 综合征(见后文的先天性心脏病综合征)的原因。部分先天性畸形的致病基因已经明确(如长 QT 综合征、Holt-Oram 综合征、马方综合征、肥厚型心肌病、主动脉瓣上狭窄)，染色体 22 号长臂附近基因缺陷是 Di-georoge 畸形和软腭-心-面综合征的潜在病因。但是，目前仅有不到 15%的心脏畸形能用染色体畸变或基因突变或染色体转染来解释。

有趣但难以解释的是几个不同基因突变可导致相同的心脏畸形(如房间隔缺损)。而且，研究发现，除了个别现象外，同卵双胞胎中往往只有一个先天性心脏病，这表明大多数先天性心脏病不是一个以简单的方式遗传的。但是既往研究低估了基因与遗传病的关系，因为近期的同卵双胞胎发现单卵双胞胎的心脏畸形发生率增高了 2 倍，但是通常只影响一个个体。家庭研究提示父母或者兄妹中有先天性心脏病病史家庭新生儿心脏畸形的概率增加 2~10 倍。畸形类型和家庭其他成员一致或者部分一致。因此，这种情况下，多次妊娠时应该加强常规胎儿心脏筛查。

环境因素。妊娠糖尿病、母体风疹、孕早期服用萨立多胺和异维 A 酸、母亲慢性酗酒都是干扰人体正常心脏发育的环境因素。例如，糖尿病母亲的后代发生法洛四联症合并肺动脉闭锁的概率提高了 10 倍。风疹综合征可能表现为白内障、耳聋、小头畸形，可单一或者全部出现，并合并 PDA、肺动脉瓣或者主动脉瓣狭窄及 ASD。萨立多胺主要与肢体畸形相关，偶尔合并心脏畸形，但无特定类型。孕期服用锂制剂与三尖瓣异常有关。胎儿酒精综合征包括小头、小领、小眼畸形、发育迟缓，约 45%患儿有心脏畸形(主要是 VSD)。

预防

产科医生在处理孕妇时必须警惕有致畸作用的物质和药物(如血管紧张素转换酶和胎儿肾发育)，它们不但会导致胎儿和新生儿心脏和循环结构改变，更可能导致功能受损。更重要的是很多药物关于致畸作用的说明并不充分。同样，对放射设备和技术进行改造，以减少对性腺和胎儿射线暴露，对降低潜在新生儿畸形危险非常重要。

胎儿时期进行基因检测已经逐渐变为现实，一般可从羊水和绒毛膜细胞中获得胚胎细胞。许多被检测出有先天性心脏病的胎儿都会进行基因检测。因为其他原因检测出基因异常的胎儿应该进行多次超声心动图检测。是否终止妊娠应根据社会、宗教和法律角度综合决定，不过由于目前最复杂先天性心脏病的转归已经有极大改善，单凭心脏原因做出终止妊娠的决定尚有争议。对儿童进行风疹疫苗接种是最有效预防胎儿风疹综合征和相关心脏异常的重要措施。

解剖

正常心脏解剖

理解先天性心脏病的关键是对简单先天性心脏病和复杂先天性心脏病都采用分段诊断的方法。

心脏位置

这与左心耳的状况有关。正常的左心耳结构呈指状，基底窄，无脊，而右心耳基底宽，有守卫肌和梳状肌。心脏异构是指心脏拥有两个形态学左心耳或者右心耳。这些结构对分辨心脏内和心脏外畸形都有重要作用。

房室连接

房室连接是指心房和心室的连接。房室连接一致是指形态学左心房与形态学左心室通过二尖瓣连接，形态学右心房与形态学右心室通过三尖瓣连接。其他情况，则称为房室连接不一致，如先天性矫正性大动脉转位(congenitally corrected TGA，cc-TGA)。

心室动脉连接

是指半月瓣和心室的连接。心室动脉连接一致是指形态学左心室应连接至主动脉，形态学右心室连接至肺动脉。心室动脉连接不一致是指形态学左心室与肺动脉连接，主动脉与形态学右心室连接。右心室双出口是指两支大动脉超过50%都与形态学右心室相连。心脏单出口是指只有一支大动脉与心脏相连。

心房

形态学左心房和右心房的区分是根据左右心耳的位置，而不是根据体静脉和肺静脉引流入的情况。右心耳较宽，呈三角形，左心耳较小，呈指状。其内部结构是准确辨别左右心耳的关键，右心耳内部有较多梳状肌，左心耳无此特征。尽管肺静脉通常引流入形态学左心房，体循环流入形态学右心房，但有时并非绝对。

房室瓣

二尖瓣的形式为二叶式，前叶或主动脉瓣叶位于纤维联合处与主动脉瓣无冠窦相连，二尖瓣瓣叶由两组乳突肌支撑，后者分别位于前侧壁和后间隔位置。每组乳突肌支撑两个瓣叶的相连部分，乳突肌的形态也存在很多变异。

三尖瓣由三个瓣叶组成，有时难以完全分清所有三个瓣叶，因此前后瓣联合部会有变异，仔细辨别从乳突肌发出的联合部会有变异，仔细辨别从乳突肌发出的联合部腱锁有可能有助于分清三个瓣叶。三个瓣叶分别位于间隔前方、上方和下放三个位置，瓣叶间联合部有间隔、前下和小联合部。支撑瓣叶的乳突肌大多从中隔小梁及其心尖分叉支发出。

右心室

右心室呈一三角形结构，由流入道、肌小梁和流出道组成。右心室流入道与三尖隔瓣相连，其下是调节束，从中隔小梁基底部发出，有广泛肌小梁朝向右心室心尖部。右心室流出道由三种结构组成(如间隔漏斗部分隔主动脉与肺动脉瓣，心室漏斗部褶皱分隔三尖瓣与肺动脉瓣，隔缘支的前后束)。

左心室

左心室是一椭圆形结构，肌小梁细小，正常心脏二尖瓣与室间隔无连接。左心室包括流入道，即二尖瓣及其瓣环装置，心尖部肌小梁区内小梁细小，流出道连接主动脉瓣。

半月瓣

主动脉瓣是三叶式结构。左瓣和右瓣分别是左右冠脉的起源。无冠瓣不与冠脉连接，值得注意的是，无冠瓣位于二尖瓣前叶纤维连接处。主动脉瓣是心室流出道上半月型附着物。主动脉瓣中心有纤维组织核心，在中央位置增厚，形成一小结。肺动脉瓣的特征和主动脉瓣相似，但无冠状动脉从窦部发出。

主动脉弓和肺动脉

正常心脏，主动脉弓指向左侧，第一分支是无名动脉，右颈动脉和锁骨下动脉分别从主动脉发出。从定义上讲，升主动脉是指主动脉从起始到无名动脉近端，横向的主动脉弓是从无名动脉至左锁骨下动脉。主动脉颊部是指位于左锁骨下动脉与动脉导管或动脉导管韧带之间的动脉段。

体静脉连接

正常心脏，左右无名静脉汇成上腔静脉，后者连接右心房顶部。下腔静脉与形态学右心房的下部连接，在汇入右心房前，与肝静脉汇合。冠状静脉与房室沟后侧行走，引流入冠状窦，汇入右心房。下腔静脉通常有腔静脉瓣，但其大小在不同心脏有很大差异。

肺静脉引流入正常心脏

肺静脉引流入左侧心房。通常三支肺静脉起源于右肺三个肺叶，两支肺静脉起源于左肺两个肺叶，肺静脉在左心房上、下部引流入左心房。肺静脉在消失于肺门附近前有一小段位于肺实质外。

胎儿时期的解剖学变异及在儿童、青少年、成人的意义

目前，先天性心脏病在胎儿阶段就被诊断明确的比例逐年增高。我们进行干预的能力，如纠正心脏结构(通过胎儿介入治疗)，和调节生理功能(药物治疗)，也在逐渐增强。因此，了解胎儿发育期间心血管结构、功能和代谢变化在当今时代尤其重要。

幼儿和青少年时期是躯体快速生长阶段，也是血流动力学变化比较快速的阶段。狭窄病变在整个幼儿期进展相对缓慢，但青春期需要更频繁的监测。此阶段的患儿可与父母一起接受教育，包括他们的心脏疾病情况和他们该如何处置，比如，该如何提高服药依从性，避免吸烟和滥用药物，怀孕和避孕咨询已不再局限于成人先天性心脏病患者，在儿科心脏病诊所也需要更多的重视。

事实上，青少年早期应被视为成人随访前的过渡时期。治疗大龄的青少年及既往或新诊断先天性心脏病成人患者的随访已成为一个新兴的亚专业，这需要仔细规划，以确保为日益增长的儿科诊疗计划“毕业”后的成人提供足够的资源。由成人先天性心脏病中心的专家进行协调是非常需要的。

患者需和家庭成员一起，了解他们的心脏状况，包括既往已接受什

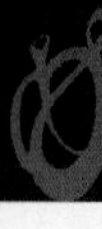

么治疗，将来可能会怎么样。这对年轻的刚进入成人世界的患者来说十分重要。患者需要各种信息，并成为治疗组中的一个成员。

相对高危的成人先天性心脏病患者需要了解其可能出现潜在的长期并发症（如心律失常、心室衰竭、导管阻塞和心内膜炎）。对短期和中短期需要治疗的患者，需要和他们讨论可能的治疗方案，包括药物治疗（抗心律失常药，抗凝药物，心力衰竭药物）、导管相关治疗（瓣膜扩张，支架，心律失常消融）或手术治疗（再次手术，移植）。对这类年轻的成人患者需要阐明日常生活注意点，例如运动处方、驾驶限制和旅行限制。许多先天性心脏病的年轻人需要职业选择的建议，工作负荷，保险和预期寿命。

许多患者渴望建立家庭，这就需要讨论生育问题。与某些患者讨论适当的避孕方式是重要的。在怀孕前需向专科医生了解怀孕对母体和胎儿的风险。和他们一起探讨母亲的心脏结构，母体功能状态，母体预期寿命，先天性心脏病遗传给后代的风险，以及早产的风险。高危患者（例如马方综合征的患者、严重肺动脉高压、NYHA Ⅲ～Ⅳ级患者和严重主动脉狭窄）必须避孕。中危患者（例如发绀、机械瓣和其他需要服用华法林的患者、中度左心室流出道梗阻、中度左心室功能不全）必须了解怀孕可能产生的并发症，并严密随访。

最后，随着年龄增长，肥胖、吸烟、高血压，糖尿病和高胆固醇等因素增加了这些成人先天性心脏病患者的病情复杂程度，也是患者及心脏病专家的必须同时考虑的问题。

先天性心脏疾病的病理生理

充血性心力衰竭

虽然各年龄阶段心力衰竭的基本病理机制相似，常见原因，发病时间，以及治疗方式因年龄而异（另见第 21 至 31 章）。胎儿超声心动图现在可以诊断宫内心脏衰竭，主要表现是头皮水肿、腹水、心包积液、胎动减少。在早产儿，特别是那些出生体重低于 1 500g 者，动脉导管持续未闭是心脏失代偿的最常见原因，其他的结构性心脏病较少见。对于足月新生儿早期诱发心力衰竭的重要原因有左心发育不全综合征和主动脉缩窄综合征，持续性心动过速，脑或肝动静脉瘘管和心肌炎。出生后 1 至 2 周以后诱发心力衰竭的常见的病因有 VSD、房室间隔缺损、TGA、共同动脉干及肺静脉连接异常，这些病变是在肺血管的阻力下降后，出现大量的左向右分流。1 岁以下婴儿出现充血性衰竭，80% 至 90% 由心脏畸形导致的。在年龄较大的儿童中发生心力衰竭，通常是因为获得性疾病、手术或介入的并发症所致。获得性疾病包括风湿性和心内膜疾病、感染性心内膜炎，血液和营养异常及严重的心律失常。

虽然预防心肌功能障碍是成人先天性心脏病治疗的重要内容，但充血性心力衰竭在成人先天性心脏病患者中并不常见。成人先天性心脏病患者可因存在基础病变（如心肌功能不全，瓣膜反流）和促发因素（如持续的心律失常，怀孕，甲状腺功能亢进）而出现心力衰竭。容易发生充血性衰竭的患者包括那些具有长期的容量超负荷（如瓣膜反流和左到右分流）和原发性心肌功能抑制（如系统性右心室、术中心室破坏或因为心室超负荷治疗较晚者）。治疗取决于能否明确失代偿的原因，并尽量治疗可纠正的病因。标准的成人心力衰竭治疗方案是经常使用的，包括 ACE 抑制剂、血管紧张素受体阻滞剂、β 受体阻滞剂、利尿剂、再同步治疗、移植及其他创新疗法。这些策略相对缺乏有效的证据，许多已证实的治疗获得性心脏病心衰的方法，在先天性心脏病心衰患者中没有得到明显的益处。

先天性心脏病占小儿心脏移植的 40%，但仅占成人心脏移植的 2%。成人先天性心脏病心脏受体的平均生存时间为 11 年，与其他心脏病相似。曾行 Fontan 手术的患者转归较差，可能的原因是多器官受累。人约三分之一的心肺移植患者主要是因为先天性心脏病进行的治疗，3 年生存率约为 50%，优于艾森门格综合征患者。

发绀

中央型发绀指的是因分流或混有体静脉血导致动脉内血氧饱和度下降。分流的程度和混有静脉血的量决定血氧不饱和程度。

形态

导致中央型发绀的心脏缺陷可分为两类：①肺血流量增加者；②肺血流量减少者（表 75.4）。

表 75.4　导致中心性发绀的心脏缺损

大动脉转位	Ebstein 畸形
法洛四联症	艾森门格综合征
三尖瓣闭锁	严重肺动脉狭窄或闭锁
动脉单干	功能性单心室
完全性肺静脉异位引流	

病理生理

低氧血症会增加肾脏分泌促红细胞生成素，后者能刺激骨髓生成循环中的红细胞，增加携氧能力。所有发绀患者都有继发的红细胞增多症因为这是组织缺氧的生理反应[6]。通过这种适应性，氧供的改善可能平衡于一个新的血细胞比容水平。但是，如果全血黏度上升太多会影响氧供，而出现适应性障碍。

临床表现

可能是因为发达国家未经治疗的发绀型先天性心脏病的患者比例的减少，现在红细胞增多很少见，但这可能会引起高血黏度综合征。其症状包括头痛、眩晕、头晕、乏力、精神状态改变、视物模糊、感觉异常、耳鸣和肌痛。缺铁在反复行放血治疗或存在持续性出血倾向的发绀型先天性心脏病患者中很常见，且应及时治疗，因为这会显著增加患者并发症的风险[8]。

发绀合并红细胞增多症患者被发现有止血功能异常者增多，高达 20%。出血程度可能是轻微和表层，导致容易出现瘀伤、皮肤瘀点、黏膜出血，或出现中度甚至危及生命的咯血或颅内、胃肠道或术后出血。凝血酶原升高和部分凝血活酶时间延长，各因子水平下降（如因子Ⅴ、Ⅶ、Ⅷ和Ⅸ），血小板功能和数量异常，纤溶亢进，以及体循环内皮功能不全。矛盾的是，最近也有先天性心脏病患者血栓形成的报道，47% 的发绀患者患有无症状性脑梗死和 31% 患者有肺动脉血栓形成[7]。

神经系统并发症包括脑出血，可在继发凝血功能障碍时发生，或发生于服用抗凝剂的患者。右向左分流的患者如果存在铁缺乏，可能有脑栓塞的风险。发绀患者如果出现头痛或新的神经症状，应怀疑有无脑脓肿。右向左分流患者在留置外周和中心静脉通路时必须采用空气过滤器以防止栓子通过右向左分流导致栓塞。

发绀型先天性心脏病患者可出现肾功能不全,如蛋白尿、高尿酸血症或肾衰竭。病理学研究发现,肾小球内有血管异常,细胞呈多孔泡沫结构和纤维化。高尿酸血症很常见,除红细胞增多症导致代谢产物增多外,更主要原因是尿酸重吸收减少。尿酸盐肾病、尿酸肾结石和痛风性关节炎也有可能发生。

发绀型先天性心脏病的风湿性并发症包括痛风,特别是增生性骨关节炎导致关节痛和骨痛可影响高达三分之一的发绀患者。在右向左分流的患者中,骨髓释放的巨核细胞可以通过肺组织,在体循环动脉和毛细血管中被俘获,导致血小板来源的生长因子的释放,促进局部细胞增殖。伴随骨膜炎的新骨形成,继之引起关节痛和骨痛。

中央发绀患者通常表现为冠状动脉扩张,但无狭窄阻塞。他们的总胆固醇水平还低于普通人群。

干预措施和结果

完整的修复过程

生理或解剖学修复是指完全或接近完全地将复杂的发绀型患者的肺循环和体循环系统分离,以缓解发绀和分流。无论何时,只要可行,都必须进行这样治疗。完全修复几乎都存在长期并发症,医生和患者都应该意识到所有患者都需要终身定期随访。

姑息性手术治疗

姑息性外科手术是指发绀病变的患者通过手术增加肺血流量,可允许发绀持续存在。姑息性手术分流类型总结见表75.5。Blalock-Taussig-Thomas,central 和 Glenn(也称为腔静脉吻合术)分流术目前仍在应用中。Blalock-Taussig-Thomas 分流术与中央(Waterston 和 Potts)分流术相比,很少引起肺动脉高压或肺动脉扭曲。Glenn 分流的优势在于增加肺血流量而不会对心室造成容量负荷。glenn 分流需要在低肺动脉压力情况下发挥作用,时间长久后,可能会形成肺动静脉瘘,后者可加重发绀。

表75.5 姑息性全腔肺分流

动脉的
Blalock-Taussig-Thomas 分流(锁骨下动脉至PA)
经典:端到端,同侧上肢搏动无或减弱
分流:侧侧并联管状移植物,保留上肢搏动
中央分流(从侧面到侧面的管状移植物,主动脉至肺动脉)
Potts 分流(降主动脉至LPA)
Waterston 分流(主动脉升至RPA)
静脉的
Glenn 分流(SVC至同侧PA,无心脏或其他PA连接)
双向腔肺(Glenn)分流(端到端SVC到LPA和RPA分流)

LPA,左肺动脉;PA,肺动脉;RPA,右肺动脉;SVC,上腔静脉。

移植

发绀患者,无论是否已行姑息性手术,如果他们已不再适合其他形式的干预治疗,可选择心脏移植、心脏修补单或双肺移植或心肺联合移植(见第28章)。有肺血管阻塞性疾病不可单单行心脏移植。先前曾接受姑息治疗和心室衰竭的先天性心脏病患者成功接受心脏移植的人数也在不断增加,但对这些患者移植时机的选择仍然很困难。

其他治疗

放血的目标是缓解症状。当患者有复杂的高血黏度表现,铁过多(红细胞比积正常,血细胞比容>65%),并且不脱水,30至45分钟内放血250至500ml,同时补充相同容量的液体。每天可以重复该治疗,直至症状改善,或血红蛋白水平低于18至19g/dl。放血不适用于无症状患者。

如果有缺铁性贫血,应补充铁剂。发绀患者应避免缺铁,后者可导致功能恶化,增加卒中和心血管不良后果的风险。

血小板输注、新鲜冰冻血浆、维生素K、冷凝蛋白和去氨加压素可用于治疗严重出血。鉴于发绀患者出血的内在倾向,不宜使用阿司匹林,肝素、华法林,除非不治疗风险明显超过用药风险。同样,应避免使用非甾体抗炎药药物,以防止消化道出血。

症状性高尿酸血症和痛风性关节炎需要标准疗法。

生育

发绀型先天性心脏病患者(除外艾森门格综合征)生育过程可导致32%患者发生母体心血管并发症,胎儿早产的发生率为37%。静息血氧饱和度超过85%的孕妇的转归优于静息血氧饱和度低于85%的孕妇(见第90章)。

随访

虽然发达国家的先天性心脏病患者的人数急剧下降,所有发绀患者都应该由先天性心脏病专家跟踪随访,尤其是以下患者:有基础疾病的心脏病;高血黏度症状的患者;有发绀系统并发症;运动耐量有变化;饱和度有变化;行心内膜炎预防治疗者;流行性感冒和肺炎球菌感染者等。就诊时,临床医生应该在患者已经休息至少5分钟后检测血氧饱和度,并测量双侧血压。在稳定的发绀患者中,建议每年进行一次随访,应包括每年接种流行性感冒疫苗、阶段性接种肺炎球菌疫苗,每年一次血液生化检查(全血细胞计数,铁蛋白,凝血,肾功能,尿酸)和定期心脏彩超。家庭氧疗可能偶尔会发挥作用。

肺动脉高压

在发达国家先天性心脏病患者中,严重肺动脉高压是一种越来越少见的伴发症,除非是延误诊治。肺血管床的状态往往是其临床表现,病程以及能否进行矫正治疗的主要决定因素(见第85章)。近期指南对这一主题提供了重要的参考信息。肺动脉高压源于肺血流和阻力增加,后者有时因为血管张力增加而引起,但通常是肺血管发育不全的结果和/或阻碍或闭塞的结构改变。虽然肺动脉高压通常影响整个肺血管床,但它可能发生于局部,如单侧肺动脉高压可能发生在一侧过度分流的肺组织(另一肺可能因Glenn分流术得到保护),或由主动脉肺动脉剑突下循环供血的肺段。

出生后,由于肺通气开始和随后的肺部血管扩张,肺血管阻力立即迅速下降,随后,肺动脉阻力血管中层平滑肌变薄。在有较大肺动脉和主动脉心室沟通的婴儿,这一个过程常延迟至几个月,而且肺血管阻力始终有一定程度的升高。患者在出生时肺动脉压力升高,可能出现肺循环不能正常发育,解剖结构可能出现内皮细胞增殖、内中膜增厚,因此到大龄儿童或成人后,肺血管阻力因肺血管床闭塞而相对固定。很可能,肺血管内皮细胞的损伤,释放或激活了一些能改变细胞外基质的因子,诱发肥厚发生,血管平滑肌增生，结缔组织蛋白合成增加，这些可能会永久性地改变血管结构和功能。

发育机制

内膜损伤似乎与剪切应力有关，因为高剪切应力时，内皮细胞损伤。中层肌肉增厚导致的肺动脉管腔径下降和血管收缩会使血流速度加快。剪切应力也随着血液黏度升高。婴儿低氧血症和高红细胞比容及增加的肺血流量，导致婴儿发生肺血管疾病的风险增加。左向右分流的幼年或儿童期患者，如果在婴儿和幼儿期没有发生肺动脉高压，那么在30~40岁前不会再发生。一旦肺动脉高压发生，内膜增殖性改变合并透明样变不会随着心脏畸形得到纠正而发生逆转，严重肺血管阻塞性疾病，可能发生动静脉畸形并有大量咯血的风险。

最棘手的是相同或类似的心脏病患者，其发生肺血管柱塞性病变的时机和进程变异性很大。虽然遗传病变本身可能还存在手术机会（例如先天性心脏病患者合并21-三体综合征），已有越来越多的证据，出生前和出生后发现的重要肺血管床改变，部分与心脏病变相关，而定量的差异在于受累动脉的数量不同，且与受累动脉的大小和管壁结构有关，所有这些都受共存先天性心脏病的影响。

艾森门格综合征

发生率在发达世界普遍明显减低，但如果未得到早期治疗，却仍然存在。艾森门格综合征（Eisenmenger syndrome），由Paul Wood定义，指左向右分流存在，导致肺血管阻塞性病变，肺动脉压力接近体循环压力，分流方向变为双向的或右向左。可导致艾森门格综合征的先天性心脏缺陷包括ASD、VSD和PDA，以及更多的“复杂”的缺陷，如AV间隔缺损、主-肺动脉窗和单心室。高肺血管阻力通常在婴儿期表现出来（除了ASD，通常在4岁以下），有时刚出生就有。

未治疗患者的自然病程

肺循环和体循环在主动脉或心室水平有单独交通支的先天性心脏病患者，通常有一个相对健康的童年，20~30岁开始出现明显的发绀。运动耐量的下降（呼吸困难和疲劳）与低氧血症和发绀的程度成正比。在没有并发症的情况下，这些患者一般在30岁前都有良好的功能状况，此后出现进展性的体力活动能力下降。大多数患者能生存到成年，有报道称，15岁的存活率是77% 25岁的存活率为42%。

艾森门格综合征患者一般在40岁以后发生充血性心力衰竭，这些患者常见死因是猝死（约30%）、充血性心力衰竭（约25%），和肺出血（约15%）。剩余患者的死因包括怀孕，非心脏手术围手术期死亡和传染性原因（脑脓肿和心内膜炎）。

临床表现

患者可出现以下并发症；发绀及相关症状；半数以上患者有心悸（约35%有心房颤动或心房扑动，约10%室性心动过速）；20%有咯血；肺血栓栓塞、心绞痛、晕厥、心内膜炎各占10%；充血性心力衰竭。咯血通常是由于出血支气管血管出血或肺梗死。体检发现有中心性发绀和杵状指。艾森门格PDA患者可有粉红色甲床（右手多于左手）、发绀和双足杵状趾，被称为特别性发绀。发生这种情况的原因是静脉血通过导管分流进入主动脉远端流入锁骨下动脉所致，艾森门格综合征患者颈静脉压可正常或升高，当三尖瓣反流存在可见显著v波。可以存在典型的肺动脉高压体征（右心室抬举样波动，明显和响亮的P2，右侧S4）。在许多患者中，肺动脉主干增大，可闻及肺动脉喀喇音，和收缩期柔软杂音，高调递减型舒张期杂音（Graham Shell）是可听见的。除非发生右心衰竭，否则外周水肿少见。

实验室检查

心电图。右心房负荷加重，P波高尖，右心室肥大，出现电轴右偏。常见房性心律失常。

胸部X线片（胸片）。主动脉扩张、外周肺血管床快速变细是艾森门格综合征的影像学特征。可见肺动脉钙化，是长期肺动脉高压的证据。PDA或VSD导致的艾森门格综合征或通常心胸比正常或轻度增高。ASD导致的艾森门格综合征通常右心房、右心室大，心胸比显著增大，主动脉显影模糊，PDA导致的艾森门格可能有动脉导管钙化。

超声心动图。可容易分辨心内缺损应以及双向分流。肺动脉高压的PDA难以通过超声心动图分辨。超声心动图可直接显示发现肺动脉高压的证据。评估右心室功能增加转归价值。

心导管。心导管不仅可以直接测量肺动脉压力，也评估肺血管反应性。给予肺动脉血管扩张剂（氧气、一氧化氮、前列腺素I_2）可以区分哪些患者有手术修补的禁忌证，哪些患者肺动脉压力可以逆转，后者可以从手术甚至导管修复中受益。造影剂可能导致低血压和发绀恶化，应谨慎使用。

开肺活检。开肺活检在目前很少使用，应该被认为血流动力学数据不能明确肺动脉高压是否可逆性。通常需要专家意见来决定肺高压的严重性，通常使用Heath-Edwards分类。

干预指征

历史上，艾森门格综合征患者临床管理的基本原则是避免任何可能影响患者已经建立的生理平衡的因素。直到最后十年，因此，建议不做任何干预。始于2006年，肺血管扩张剂在艾森门格患者中的广泛应用，报道的BREATHE-5随机对照试验（见下文）。从那以后，一些药剂的试验在不同的患者中取得良好的效果[11]。

除了替代先进的疗法（相当昂贵），治疗重点是防止并发症（例如，流行性感冒疫苗和肺炎球菌疫苗减少呼吸道感染的发病率）或恢复病理生理平衡（例如，铁缺乏补铁，房性心律失常抗心律失常药物治疗与右心衰竭时应用利尿剂）。作为一般规则，首次咯血应该立刻检查，建议卧床休息；虽然咯血有自限性，每次咯血认为都有潜在的生命威胁，必须寻找可治疗的病因。当患者严重低氧血症或充血性心力衰竭出现严重不适时，可选择的主要干预手段就是肺移植（同时心脏修补），或心肺移植，后者可能转归更好。只有1年的生存率低于50%的患者，若无相对禁忌证，可申请等待移植，这种生存率评估很有困难，因为疾病本身的病程和猝死的风险都无法预知。

先天性心脏病非心脏手术只有在绝对需要时才考虑，因为围手术期死亡率很高。艾森门格综合征患者在麻醉或手术时容易发生血流动力学变化，如很小的体循环阻力改变，就可以增加从右向左分流，促发循环衰竭。只要有可能，尽量使用局部麻醉。避免长时间空腹或脱水时间过长，建议进行适当的抗生素预防时，术中密切监测。选择硬膜外或全身麻醉的是有争议的。推荐由熟悉艾森门格综合征病理生理的有经验的麻醉师施行麻醉。其他的手术风险包括过量出血，术后心律失常和深静脉血栓形成。发绀患者给予静脉通路时，都需置入“空气过滤器”或“气泡排除器”。建议术后及早活动。术后治疗在重症监护病房中进行是最佳的。

干预措施和结果

吸氧

近期研究发现，夜间吸氧已被证明对成人艾森门格患者的运动能力或生存期的没有影响。推荐飞行旅行时需要补充氧气，但这个建议缺乏科学依据。

移植

肺移植可与心血管畸形手术一起进行。如果心内解剖学畸形不能纠正，可选择心肺联合移植术。先天性心脏病患者心肺联合移植后3年生存率为50%。其中艾森门格综合征患者亚群转归更好，5年的生存率达到50%，对先天性心脏病终末期患者而言，面对无法忍受的生活质量和死亡风险，移植手术提供了最好的希望。

药物治疗

在2006年，BREATHE-5研究结果公布，表明艾森门格综合征患者可以安全的使用波生坦。它改善了他们6分钟的步行距离。从那时起，一些试验表明，不同类型的艾森门格患者使用3种不同类别的肺血管扩张剂（内皮素受体拮抗剂、磷酸二酯酶抑制剂和环前列腺素）后转归均有改善。最近的一篇综述文章提出了对于这些患者的药物使用建议（图75.1）。

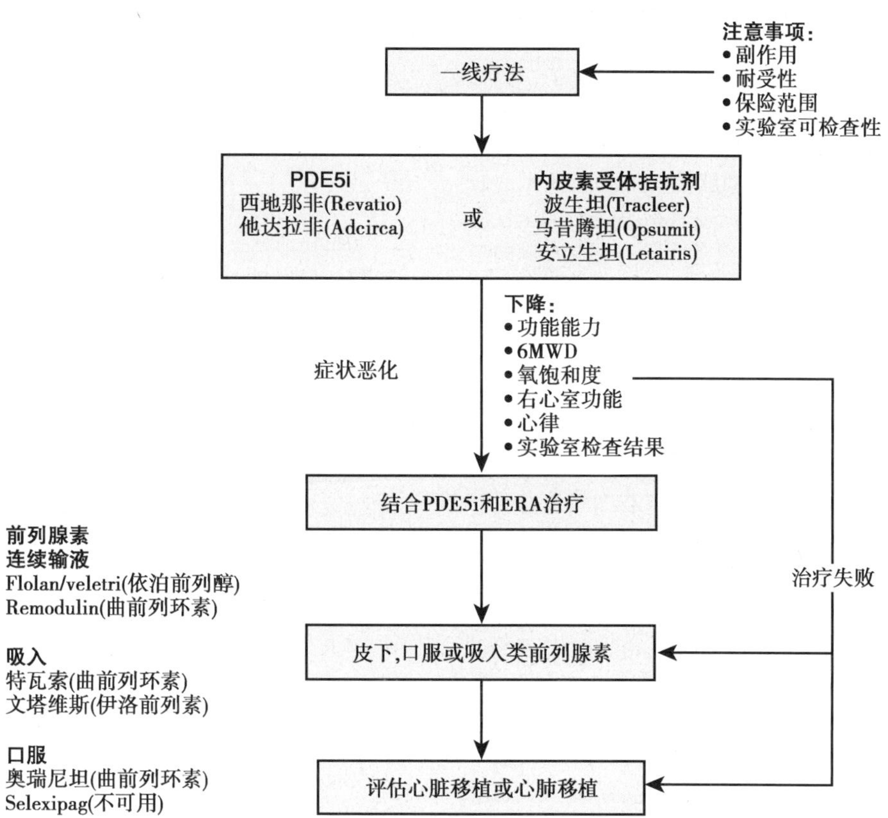

图75.1 针对肺动脉高压和艾森门格综合征的建议治疗算法。6MWD，6分钟步行距离。（引自Roth TS，Aboulhosn JA：Pulmonary Hypertension And Congenital Heart Disease. Cardiol Clin 2016；34（3）：391-400.）

随访

耐心教育是至关重要的。强调避免使用非处方药、脱水、吸烟、高空暴露、过度消耗体力，还要强调避孕的重要性。每年接种流行性感冒疫苗、单剂量肺炎球菌疫苗和采用预防心内膜炎药物，建议注意口腔卫生。每年评估完整的血细胞计数和尿酸、肌酐和铁蛋白水平，监测有无病情恶化。

心律失常

在青少年和年轻成人中遇到的大多数心律失常都与既往的先天性心脏病修补术有关。（参见第32～38章）。心律失常可能是青春期和成人先天性心脏病患者的主要临床挑战，是急诊就诊和住院治疗最常见的原因，通常反复发作或恶化，且病程越长，治疗反应越差。因此，心律失常治疗难度很大。

房性心律失常

心房颤动、心房扑动是最常见的心律失常（见38章）。心房扑动多见于右心房异常，而心房颤动多见于左心房异常。先天性心脏患者心房扑动往往不典型，更准确称为房内折返性心动过速，明确诊断心房扑动是很困难的，研究者必须警惕地认识到2∶1传导可被误认为窦性心律（静息心率约为100次/min）。心房扑动反复发作多见，不能以此作为治疗失败的标准。最容易发生心房扑动的是：Mustard/Senning修复后的TGA，修补或未修补的ASD，修补后的法洛症四联症，以及三尖瓣Bstein畸形（Fontan手术后）。心房扑动可能反映Mustard、Senning、法四联症，或Fontan修补后患者血流动力学的恶化。它的出现通常导致更多的症状和功能下降。

最常用的药物包括华法林、β阻滞剂、胺碘酮、索他洛尔和地高辛。一般来说,心室功能良好的患者可以使用索他洛尔或普罗帕酮,心室功能下降应使用胺碘酮。其他疗法,包括心脏起搏器、消融治疗和手术,也同样适用。持续性室性心动过速或室颤少见,一般发生于有心室扩张、心功能不全和有瘢痕的患者中。虽然这类患者猝死少见,但机制尚未明了。

室性心动过速

急性心肌损伤或梗死,或合并严重的心室功能障碍的先天性心脏病患者,室性心动过速可视为不同药物本身致心律失常药物的作用,特别是法洛四联症修补后的患者,持续性室性心动过速被视为:血流动力学不稳定(通常是严重的肺反流),需要修补;反映右心室扩张和功能障碍;也与心室瘢痕有关。

猝死

与成人不同,儿童很少因为心血管疾病发生猝死。尽管如此,任何年龄的猝死可见于:心律失常,主动脉狭窄,肥厚梗阻型心肌病,特发性肺动脉高压,艾森门格综合征,心肌炎,先天性完全性房室传导阻滞,原发性心内膜纤维弹性组织增生,部分冠状动脉畸形(参见 42 章)[12]。

房室传导阻滞

一度房室传导阻滞多见于 AV 间隔缺损患者、Ebstein 异常,或完全性 TGA(D-TFA)和高龄 ASD 患者。完全性房室传导阻滞多见于纠正性大血管转位,有的在术后出现。由于栓塞风险,当需要植入起搏器时,通常防止心外膜起搏。既往的手术、导管通路或起搏导线导致许多成人先天性心脏病患者容易出现血管通路问题。

感染性心内膜炎

2 岁内较少发生先天性心脏病合并感染性心内膜炎,除了患者有新近手术史(另见章 73)。最近关于心内膜炎预防的治疗指南强烈鼓励保持良好的口腔卫生。既往有人工心脏瓣膜手术或用人工材料协助瓣膜修补的患者、既往有感染性心内膜炎病史、持续发绀型先天性心脏病、人工补片或装置旁边有残余缺损者、置入人工材料或装置治疗最初 6 个月都在进行牙科前的预防性运用抗生素。

胸痛

心绞痛是先天性心脏病的少见症状,虽然有典型的疼痛。冠状动脉畸形(如异常起源和病程,开口狭窄,心肌桥)则会出现典型心绞痛。心包炎引起的疼痛通常是急性发作,而且与发热相关,可以通过具体的物理,影像学和超声心动图的结果确诊。最常见的是,术后胸痛大多是骨骼肌疼痛,上肢活动或按压时出现。另见第 56 章。

先天性心脏病的综合征

ALCAPA 综合征中的缩写 ALCAPA 代表左冠状动脉异常起源于肺动脉(anomalous left coronary artery arising from the pulmonary artery)的首字母缩写。它也被称为 Bland-White-Garland 综合征。

Alagille 综合征是一种常染色体显性综合征,包括肝内胆汁淤积、特征面容、蝴蝶样椎体异常和不同程度的外周肺动脉狭窄或弥漫性肺动脉及其分支的发育不良。它与染色体 20p 上 *JAG1* 基因突变有关,少见 20p 染色体缺失(7%)或 *NOTCH2* 的点突变(1%)。

22q11 缺失综合征是由染色体 22q11 缺失引起的,导致一系列的临床综合征。它也被称为 DiGeorge 或 velocardiofacial 或 Takao 综合征。心脏缺损包括主动脉弓中断、法洛四联症、共同动脉干,右心室双出口。

CHARGE 综合征是眼缺损、先天性心脏缺损、鼻孔闭锁、发育迟缓、生殖器发育不良、和耳朵异常相关耳聋的首字母组成的缩写,其表型是高度可变的。CHARGE 综合征中可见的先天性心脏缺损有法洛四联合并或不合并其他心脏缺损,、房室间隔缺损、右心室双出口、双进左心室、TGA、主动脉弓中断。大多数病例是由基因 *CHD7* 编码的突变或缺失引起的,这是一种编码染色质重塑蛋白的基因。

唐氏综合征是最常见的遗传畸形,是由 21-三体导致。大多数患者(95%)有完整的 21 号染色体;部分为染色体易位或镶嵌导致。表型由诊断价值(身材矮小,特征面容、智力迟钝,手指过短、寰枢椎不稳定,甲状腺异常和白细胞异常)。先天性心脏缺损出现率高(40%),最常见房室间隔缺损、VSD 和 PDA。唐氏综合征患者较其他心脏畸形患者更早出现肺血管疾病。健康监护指南为唐氏综合征患者提供了管理和筛查建议[13]。

Ellis-van Creveld 综合征是一种常染色体隐性骨骼发育不良疾病,最常见的心脏病变包括共同心房、原发性 ASD 和部分 AV 间隔缺损的综合征。这一综合征是一个不断增长的"ciliopathies"类疾病,是由 *EVC1* 或 *EVC2* 的突变引起的。

Holt-Oram 综合征是一种常染色体显性综合征,前臂和双手放射状异常,合并继发孔 ASD(最常见);VSD 或者其他心脏畸形很少见。它是由 *TBX5* 的突变引起的,其特点是表型家系内部和家系之间的变异性。

LEOPARD 综合征是一种常染色体显性综合征。是 Noonan 综合征的孪生兄弟,有共同的基因背景(*PTPN11* 基因的缺失)。包括黑痣、心电图异常、瞳距过宽、肺动脉狭窄,生殖器异常,智力迟钝和耳聋。偶尔伴心肌病或复杂的先天性心脏病。

Noonan 综合征是常染色体显性综合征。有点类似于 Turner 综合征,但染色体互补正常。Noonan 综合征是由基因 *PTPN11* 突变引起的,以及 *KRAS*、*SOS-1*、*NRAS*、*RAF-1* 基因,影响 RAS 通路的基因导致出现 Noonan 综合征和相关症状。与 Noonan 综合征相关的先天性心脏异常,特别是肺动脉发育异常导致的肺动脉瓣狭窄,肺动脉狭窄和 ASD。肥厚型心肌病不常见。先天性淋巴水肿是一种常见的异常。

风疹综合征曾经是一个严重疾病,但它在很大程度上在有疫苗接种计划的地方已经被根除。这是妊娠早期风疹感染引起的广泛的临床表现,包括白内障、视网膜病变、耳聋、先天性心脏病、骨损害和智力迟钝。先天性心脏病变的种类较多,包括肺动脉狭窄、PDA、法洛氏四联症和 VSD。

Scimitar 综合征是一个系列异常综合征,包括完全或部分肺静脉异常连接(partial anomalous pulmonary venous connection,PAPVC)右肺和下腔静脉,多伴有右肺和右肺动脉发育不良。右肺的下部(肺叶)接受腹主动脉的额外动脉供应。该综合征的名称来源于后前位胸片的外观,异常肺静脉形成的连续的显影,类似于土耳其剑或弯刀。

SHONE 综合征是一个左心室流入和流出的多水平梗阻[左心室瓣上或瓣下流出道梗阻、主动脉缩窄和二尖瓣狭窄(伞状二尖瓣和二尖瓣上环)]。左心病变的遗传基础,包括二尖瓣狭窄,主动脉狭窄,左心室发育不全、缩窄,但大部分致病基因尚未明确。*NOTCH-1* 突变与主动脉狭窄有关。

Turner 综合征是一个临床综合征,约 50%此临床综合征的患者是 45 XO 染色组型,其他是 X 染色体异常。其表型特异,常合并先天性心脏,特别是主动脉导管后缩窄与其他左侧梗阻病变,以及不伴 ASD 的部分肺静脉连接异常。女性表型变化随年龄不同,有点类似于 Noonan 综合征。

Williams 综合征通常与遗传或散发的染色体 7q11. 23 缺失有关。心血管特征与 ELASTIN 蛋白功能的丧失有关,缺失大约 30 个基因中的一个。Williams 综合征包括智力缺陷,婴儿高钙血症,特征外形和先天性心脏病,特别是主动脉瓣上狭窄和多发性周围肺动脉狭窄。特发的主动脉瓣上狭窄发生于智力和其他表型正常家庭,ELASTIN 基因存在突变,但是并未完全缺失。

先天性心脏病患者的评估

体格检查

随着技术的进步,尽管我们的诊断能力有了极大的提高,但无论是未经手术治疗、姑息性手术治疗还是纠正性手术治疗的患者,对其进行详细的体格检查在患者评估和随访中都起到了重要的作用。相关章节中列出了一些特定情况下的体征(见第10章),下文总结了检查的一般原则。

身体评估

无论患者年龄多大,如果患者存在一些特征性的面部或者躯体改变,则强烈提示患者可能存在某种心脏疾病(如Williams综合征,Noonan综合征,唐氏综合征)。因为中心性发绀,尤其是程度比较轻的发绀临床诊断较为困难,因此对于所有怀疑患有先天性心脏病的患者,都需要监测其血氧饱和度。体检时必须评估心脏和其他内脏的位置,不能直接假定心脏位于胸腔左侧。检查年龄较大的患者或成人患者时,仔细观察胸壁瘢痕的情况也是十分重要的,这些患者不一定清楚他们既往手术的类型。

检查上下肢动脉的情况也是非常必要的。动脉搏动减弱、延缓或消失是提示动脉闭塞及其位置的重要线索。既往因主动脉缩窄行手术治疗的患者常出现左侧肱动脉搏动减弱,因此,测量血压时不能仅在左上肢测量。类似的,其他姑息性手术(Blalock-Taussig-Thomas分流术、间置移植术)也可影响单侧或双侧上肢动脉搏动,在检查这些患者上肢动脉搏动时,需同时检查股动脉和颈动脉搏动情况。与获得性疾病相似,脉搏容积和特点也能提供关于左心梗死或反流情况的重要信息。脉搏容积较低(通常表现为脉压低)提示心输出量较低。交替脉提示严重的心功能不全。奇脉提示心脏压塞。无论是青少年还是成人,颈静脉压力检查都是非常重要的,它可能在心脏失代偿、心室肥大或活动受限、瓣膜反流或狭窄、心律失常或传导异常、心脏压塞或心包缩窄等情况下给出提示。

听诊

先天性心脏病的听诊原则与获得性心脏病的原则一致。然而,心脏和血管位置异常可显著影响心音和杂音。例如,大动脉转位患者经心房转位术治疗后,主动脉仍位于肺动脉前方。相应的,患者第二心音中的主动脉成分可明显增强,而肺动脉成分可减弱不能闻及,因此临床上不能根据第二心音来估计肺动脉压力。相反,如果在右心室和肺动脉间有一带瓣管道,即使肺动脉舒张压很低,肺动脉瓣关闭的声音也可能格外响亮。这是因为管道经常会紧贴胸壁,声音更易经胸壁传至听诊器。由于儿童和年轻的成人半月瓣钙化少见,射血期喀喇音的闻及对于鉴别这类患者瓣上或瓣下狭窄意义更大。有时对多种杂音的鉴别相对比较困难。多种原因均可导致患者出现收缩期和/或舒张期杂音,有时需要根据临床资料来明确这些杂音的意义。听诊时胸部和背部都需听及,这一点是非常重要的。例如,主动脉缩窄患者主动脉旁路血管的连续性杂音只有在背部两肩胛之间可以闻及。与之相似,肺动脉远端局限狭窄或体-肺侧支血管的杂音仅可在局部胸壁闻及。

心电图

心电图仍然是评估先天性心脏病的重要工具。心电图可评估节律、心率及房室传导情况(见第12章)。先天性心脏病患者行心电图时,一个重要的作用是明确是否存在右心系统疾病,表现为电轴右偏和右心室肥大。右心室肥大可反映肺动脉高压、右心室流出道梗阻或主动脉下右心室。不完全性右束支传导障碍常提示压力(如肺动脉高压或肺动脉狭窄)或容量(如ASD)负荷过重造成的右心室肥大。右心室容量负荷过重时可见V_1导联r''振幅低于7mm。非常宽大的QRS波群可能是心室扩大和功能不全的表现,特别当患者合并存在法洛四联症术后、完全性右束支传导阻滞及严重的肺动脉反流时。对心脏和内脏位置异常患者,除非能明确其导联和电极放置的位置,否则其心电图很难解释。

年轻患者的心房扑动(通常为不典型心房扑动,可称为房内折返性心动过速)比心房颤动更多见。房间隔或室间隔缺损、矫正型大动脉转位和三尖瓣下移时可出现一度房室传导阻滞。完全性传导阻滞常见于矫正型大动脉转位患者和早期行修补术的室间隔缺损患者。

左心房容量负荷过重可提示肺血流增加、房室瓣功能不全和心力衰竭。发现电轴左偏需联想到房间隔或室间隔缺损、单心室和/或右心室发育不全。年轻的主动脉瓣或二尖瓣反流患者左心室容量负荷过重,可致左胸导联深Q波。病理性Q波可作为左冠状动脉异常起源于肺动脉的诊断依据之一。

胸片

胸片是临床医生诊断先天性心脏病的另一个有价值的工具(见第15章)。尽管近年来出现了很多新技术,但学习如何阅读胸片仍然很有意义。先天性心脏病患者的胸片中有很多知识点。下文提供了一些诊断要点。

分流型血管分布

诊断标准包括:①血管影分布均匀,但缺乏正常的下肺叶优势血管影;②右下肺动脉直径大于17mm;③肺动脉分支直径大于伴行的支气管(在右肺门旁区域更常见)。只有当肺-体流量比大于1.5:1时,血管影比较明显。一般来说,心脏明显增大提示分流比大于2.5:1。贫血、甲状腺功能亢进、肺动静脉瘘和妊娠状态也可能出现类似表现。

发绀伴分流型血管分布的患者,常见情况包括单心室合并转位、永存动脉干、三尖瓣闭锁不伴肺流出道梗阻、完全性肺静脉连接异常、右心室双出口和共同心房。

发绀伴VSD、肺血管床正常或减少的患者常见情况包括法洛四联症、三尖瓣闭锁伴肺动脉狭窄、单心室和肺动脉狭窄、右心室双出口伴肺动脉狭窄、肺动脉闭锁和无脾综合征。

胸部侧位片显示胸骨后充盈的常见原因包括右心室扩大、大动脉转位、升主动脉瘤和非心血管肿块(如淋巴瘤、胸腺瘤、畸胎瘤和甲状腺瘤)。

左心轮廓变直的原因包括右心扩大、左心房扩大、矫正型大动脉转位心包积液、Ebstein畸形和先天性左心包缺如。

与脊柱侧凸相关的心血管疾病包括发绀型先天性心脏病、艾森门格综合征、Marfan综合征,以及偶发的二尖瓣脱垂。

主肺动脉增大的原因包括肺血流增加(主肺动脉和分支)、肺动脉压增高(主肺动脉和分支)、肺动脉狭窄(主肺动脉和左肺动脉)、原发性肺动脉扩张(主肺动脉)。

心脏正位合并右转超过90%与先天性心脏病相关,至多有80%患者有矫正型大动脉转位,且有很高的概率并发室间隔缺损、肺动脉狭窄和三尖瓣闭锁。内脏反转伴右位心的患者先天性心脏病发病率较低,而内脏反转伴左位心的患者往往合并有严重的先天性心脏病。

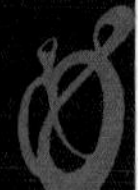

心血管磁共振成像

心脏磁共振在青少年和成人先天性心脏病中正变得越来越重要(见第17章)。对于成人患者特别是术后的患者而言,相较于超声可能存在的视野受限等问题,CMR的评估更加全面,可以提供传统方法无法获得的大量信息,且操作简便,准确度高。新的MR成像技术让MR成像更快,时间和空间分辨率更高。硬件设计、脉冲序列和图像重建技术的巨大进步让MR快速、清晰地显示复杂的心血管结构成为可能。CMR可定量测量心室容积、质量和射血分数,也可以测量任意血管的血流情况。

当超声心动图无法提供诊断所需的足够信息时,CMR就显得尤其重要。CMR也可作为诊断性心导管检查的替代方法;它还有独特的优势,如组织显影、心肌标记和血管特异性血流定量。目前越来越公认的是CMR对右心室的评估价值大于超声心动图。CMR还可以评估瓣膜反流、术后体静脉和肺静脉通路、Fontan通路和大血管情况。CMR被认为是评价青少年或成人法洛四联症术后、TGA、Fontan术后和主动脉疾病的最佳影像学检查手段。钆剂延迟增强显像可以评估心肌术前和术后的瘢痕情况,并且越来越多的报道显示其与心脏功能和节律的预后相关。在不久的将来,我们可以见到引导介入手术的实时CMR,以及可以进一步增加CMR应用范围的分子成像。

超声心动图

胎儿超声心动图

胎儿的超声心动图已由儿科医生的专业领域变成了一项胎儿评估的常规项目。若孕妇本人或其配偶有先天性心脏病,或有典型家族史,其胎儿患先天性心脏病的风险较高,需进行胎儿超声心动图检查。早至孕16周,就可经腹部路径获得胎儿心脏结构的清晰图像,以及通过多普勒技术获得心脏和胎盘生理功能信息。经阴道超声是一项更新的技术,它能在孕13~14周时获得心脏影像。关于经阴道超声技术的临床益处的研究资料正在逐渐增多,不过目前仍推荐在孕18周时进行常规心脏检查。尽管经阴道超声在再发性先天性心脏病(如左侧梗阻性病变)上的应用比较多,但它的准确度还有待确认,部分原因可能是由于超声探头位置受限,导致能看到的视野有限。

胎儿超声心动图的作用

目前胎儿超声心动图能准确分类大部分结构性先天性心脏病。一旦发现异常,产科医生需与家属沟通,告知家属这种异常将给胎儿和家庭带来的影响,并根据各个家庭和胎儿情况采取适当的决定。尽管产前诊断可能导致终止妊娠,但这并不是产前诊断的目的。事实上,已经有文献显示,对一些严重的心脏畸形而言,产前诊断可以显著提高生存率,降低死亡率和花费。这可能是因为一旦产前诊断明确,医务人员即可预计出生后的状态,并在出生后立即给予相应的医疗支持。例如,在有胎儿超声的医疗机构,左心发育不良综合征和其他导管依赖型先天性心脏病的患儿可以在一出生时就使用前列腺素 E_1 治疗。

胎儿超声心动图还提高了我们对某些先天心脏畸形演变过程的理解。例如,尽管产前检查时胎儿心脏已经形成,但之后心脏结构仍然会发生巨大变化。在某些情况下,孕16周时心脏腔室可能只有轻度发育不全,但出生时发育不全则变得十分显著。这将对新生儿管理和孕16周时的沟通产生重要影响。

直接胎儿介入治疗

确定心脏畸形类型后,某些特定的类型可以直接进行治疗。最初,治疗主要针对阻塞性病变,主要是左心室流出道梗阻。这一治疗的理论基础是缓解流出道梗阻可改善受影响心室的发育,并有可能将单心室转变为双心室。未来,胎儿心脏手术也可用于治疗,事实上,目前已有很多动物实验的报导。

先天性心脏病的超声节段分析法

下文中超声节段分析的4个步骤适用于所有先天性心脏病患者。从标准剑突下切面开始,检查者必须明确心尖部、心房位置,房室关系,以及心室和大动脉的关系。

1. **心尖**

选取标准剑突下切面,明确心尖指向左侧(左位心)、右侧(右位心)还是中间(中位心)(图75.2)。

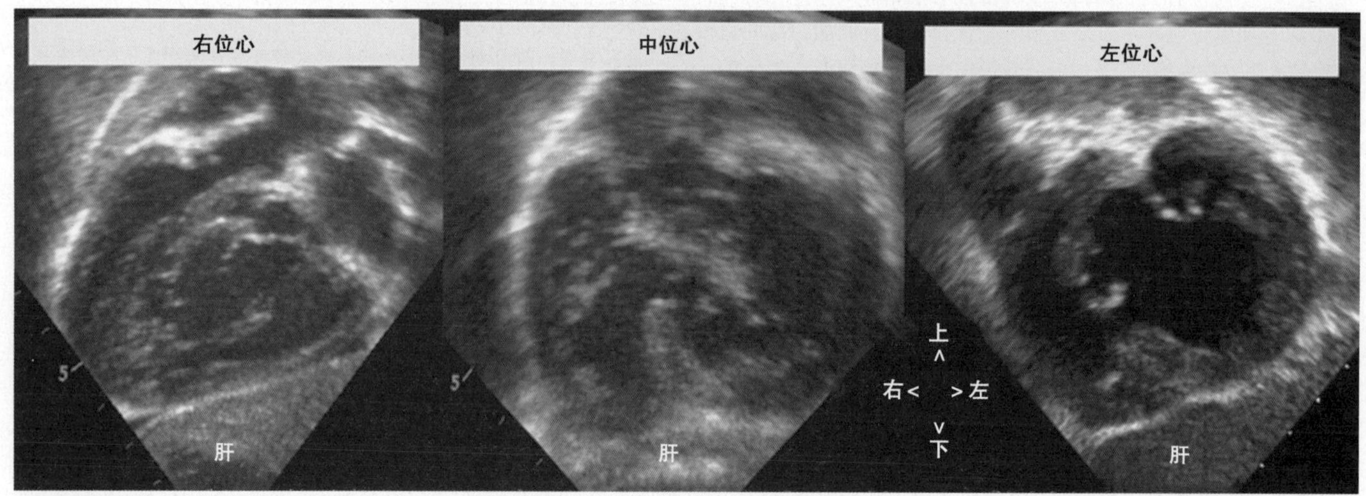

图75.2　心脏位置:该图显示了复杂先天性心脏病患者心脏位置的评估。探头位于剑突下,切面为冠状面。这是确定心尖位置的最佳平面

2. **心房位置**(图 75.3)

可以根据左右心耳的特点来区分形态学上的左右心房。形态学右心房有宽大的右心耳,形态学左心房有一个细窄的左心耳。但左右心耳很难从经胸超声心动图来辨别,通常可以通过腹部内脏位置来判断心房位置。70%~80%的患者中内脏位置与心房位置相同。标准剑突下切面,探头与脊柱成直角时,可见腹主动脉、下腔静脉和靠后的脊柱。若腹主动脉在脊柱左侧,腔静脉位于脊柱右侧,此为内脏正位,大多数情况下,此时心房也为正位(形态学右心房在右侧,形态学左心房在左侧)。这时,腔静脉通常连接形态学右心房,肺静脉通常连接形态学左心房(图 75.4)。但腔静脉和肺静脉的连接关系并不能确定心房形态。

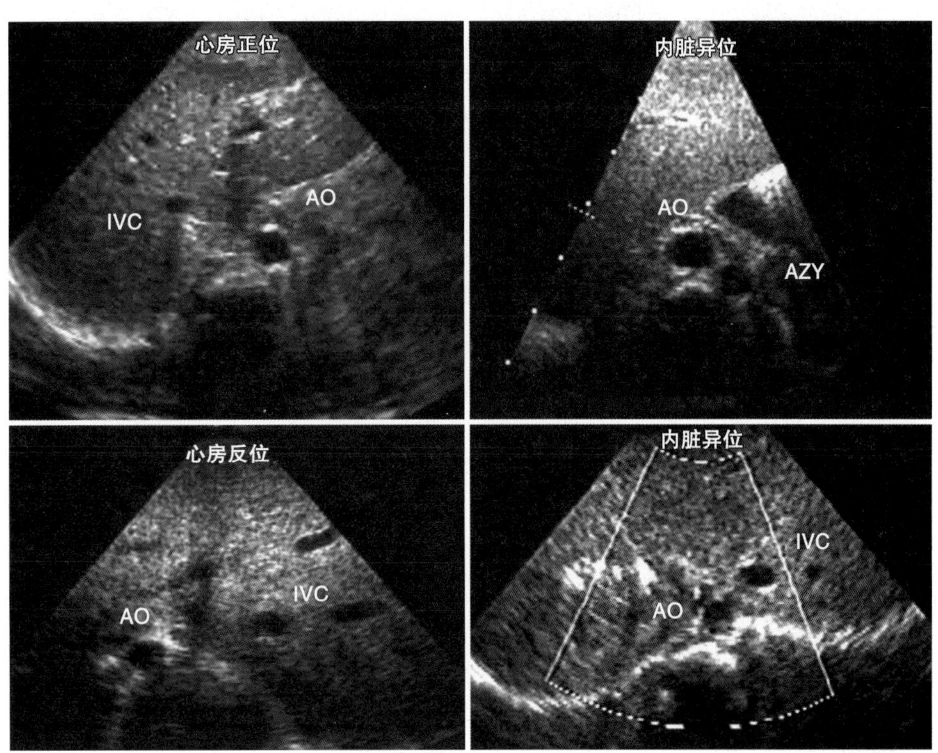

图 75.3 该图显示了剑突下超声心房的不同位置。注意,正位和反位仅是彼此的镜像改变。右上图片提示内脏异位合并肝内下腔静脉离断,伴左侧奇静脉连续,多见于左心房异构。右下图片提示有内脏异位,且肝内下腔静脉较正位或反位更贴近主动脉。同时请注意肝脏位置位于中线。此多见于右心房异构。AO,主动脉。AZY,奇静脉。IVC,下腔静脉

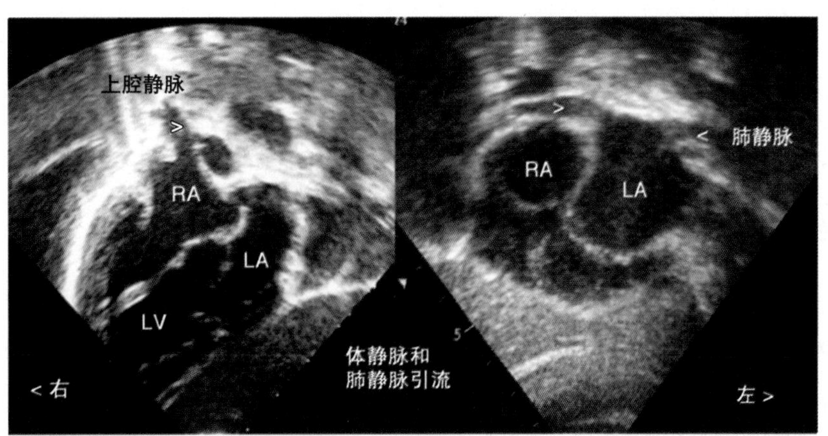

图 75.4 体静脉和肺静脉引流:该图显示了右位心及左心室双入口时体肺静脉引流情况。左侧图片显示上腔静脉与右心房相连。右侧图片显示,在同一患者上肺静脉与左心房相连。LA,左心房。LV,左心室。RA,右心房

若腹主动脉在脊柱右侧,腔静脉位于脊柱左侧,此为内脏反位,大多数情况下,此时心房也为反位[形态学右心房在左侧,形态学左心房在右侧(例如镜像心房改变)]。若腹主动脉和腔静脉位于脊柱的同侧,通常为右心房异构(两个形态学右心房)。发现肝内下腔静脉中断,同时伴有左或右脊柱旁间隙的奇静脉连接,可推测有左心房异构(两个形态学左心房)。

3. **房室关系**

确定心房位置之后,则须明确房室关系。形态学右心室和形

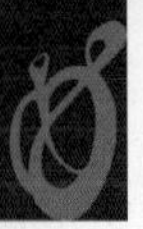

态学左心室有4个显著区别:①心尖部肌小梁;②节制索;③三尖瓣与室间隔连接;④三尖瓣位置更低(靠近心尖)。三尖瓣总是与形态学右心室联系在一起(图75.5)。形态学左心室有以下特点:①心尖部光滑;②无节制索;③二尖瓣与室间隔不相连;④二尖瓣位置更高(靠近基底)。二尖瓣总是与形态学左心室相联系(图75.5)。确定了心室位置之后,就可以明确房室关系。若形态学右心房通向形态学右心室,形态学左心房通向形态学左心室,则房室序列关系一致。若形态学右心房通向形态学左心室,形态学左心房通向形态学右心室,则房室序列关系不一致(图75.5)。

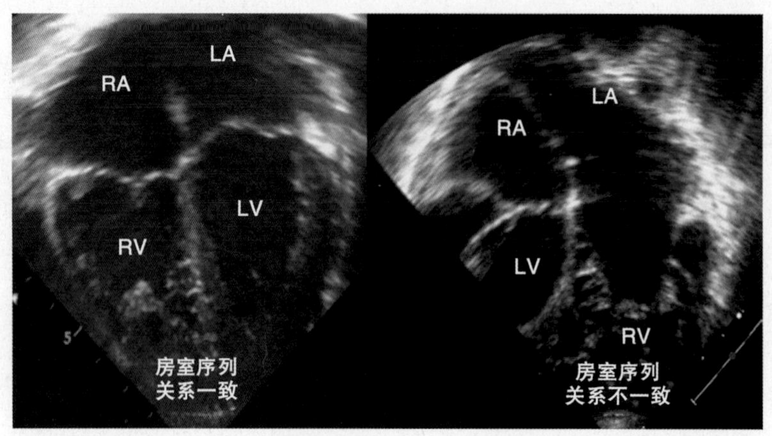

图75.5 房室序列关系一致和房室序列关系不一致:左侧图显示房室序列关系一致。请注意三尖瓣的位置低于二尖瓣。同时注意高度小梁化的右心室可显示出节制索。右侧图显示房室序列关系不一致。请注意此图中左侧的三尖瓣低于对应的二尖瓣。同时右侧室间隔光滑,与右侧的二尖瓣无连接。LA,左心房。LV,左心室。RA,右心房。RV,右心室

形态学右心室通常呈三角形,由流入道、肌小梁和流出道组成。流入道右心室部分与三尖瓣隔叶相连。其前方为节制索,起自间隔小梁缘基底部,有众多向右心室心尖部走行的小梁。右心室流出道由三种结构融合而成(由主动脉瓣到肺动脉瓣的圆锥隔,由三尖瓣到肺动脉瓣的心室漏斗皱褶,以及间隔小梁缘的前后肢)。

形态学左心室为一个拥有梁柱型模式(trabecular pattern)的椭圆形结构,正常心脏中二尖瓣与室间隔不相连。它包括流入道和流出道两部分。流入道包括二尖瓣及其牵拉装置(包含可见很多小梁形成的顶端小梁区),流出道主要支持主动脉瓣。

当上述条件不满足时会发生什么?这种情况主要见于两个心房同时连接到一个心室时(单心室房室连接),无论房室瓣是一个还是两个。最近,对该类型心脏的命名已经达成了共识,称为“功能性单心室”。通常来说,该类心脏的两个心室无法同时承担体循环和肺循环的功能,只能选择Fontan手术。这种术式已经成了连接欧洲和美国分类标准的重要形态学纽带。值得注意的是,该类心脏的心尖可指向左、中、右侧,无论心尖指向何处,都不影响功能性单心室的分类。心房位置(心房正位、心房反位或心房异构)也不影响功能性单心室的分类,心室大动脉连接关系亦是如此。大动脉连接可能是正常的、异常的,或者因主动脉或肺动脉闭锁导致单流出道。当有两个心室时,常常存在室间隔缺损,肌性缺损占其中大多数。

当心脏呈心室双入口时,双房可分别经房室瓣或共用一个房室瓣与一个心室腔相连。这是由50%定律决定的,凭此,超过50%的总周长与一个心室质量一致,这与房室瓣的状态无关(图75.6)。需要注意的是,明确是否为双入口与形态学特点和连接处房室瓣的大小无关。双流入道可出现在具有左或右心室形态学特点的心室上,个别情况下,也会出现在形态学难以区分的心室上(图75.7)。心室形态学特点上文中已提到一部分,判断左右心室还有一个重要的方法,就是根据不与房室瓣相连接的较小的心腔相对于较大的心腔的位置来判断。例如,若小一些的心室在大心室之后,则小心室几乎都是形态学左心室;若小心室在大心室之前,则小心室几乎都是形态学右心室(图75.8)。

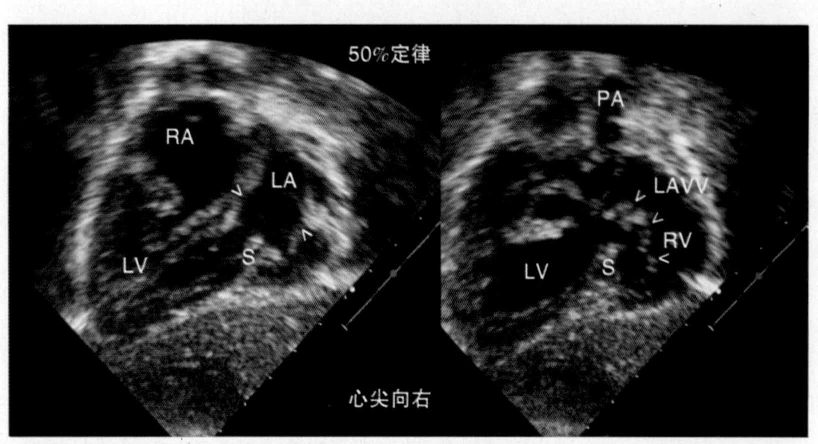

图75.6 左侧房室瓣50%定律:该图源自一个右位心伴左心室双入口的患者。注意左图的左心房室瓣(白色箭头显示)覆盖室间隔至少50%。如不足50%,则为房室序列关系不一致。右图中白色箭头显示为左侧房室瓣骑跨。瓣膜根部存在于2个心室。这显示了确诊该类疾病的一个缺陷,即精确测量瓣膜覆盖的程度。重要的是,房室瓣是否骑跨对盘对房室序列关系没有影响。LA,左心房。LAVV,左心房室瓣。LV,左心室。PA,肺动脉。RA,右心房。RV,右心室。S,室间隔

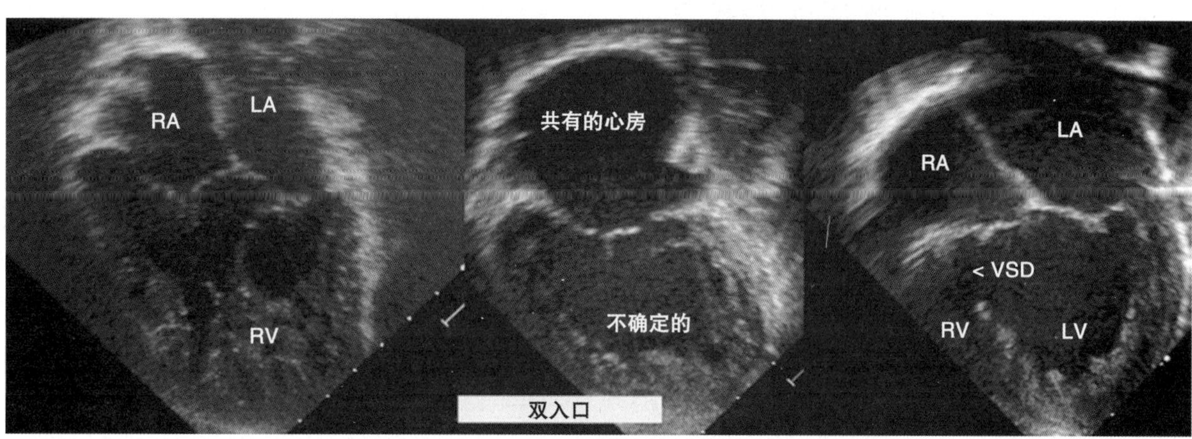

图 75.7 双入口标志:此处3图源自双入口的病例。左侧图片显示心脏为右心室双入口(注意粗糙的小梁),两个房室瓣都与巨大的右心室相连。最右侧图片显示心脏为左心室双入口。注意位于该图右边的发育不良的右心室以及巨大的室间隔缺损。中间图片显示心室双入口、单房室瓣以及伴随的单心房(常见于心房异构)。此心脏中再无其他心腔,诊断形态学心室类型存在困难。LA,左心房。LV,左心室。RA,右心房。RV,右心室。VSD,室间隔缺损

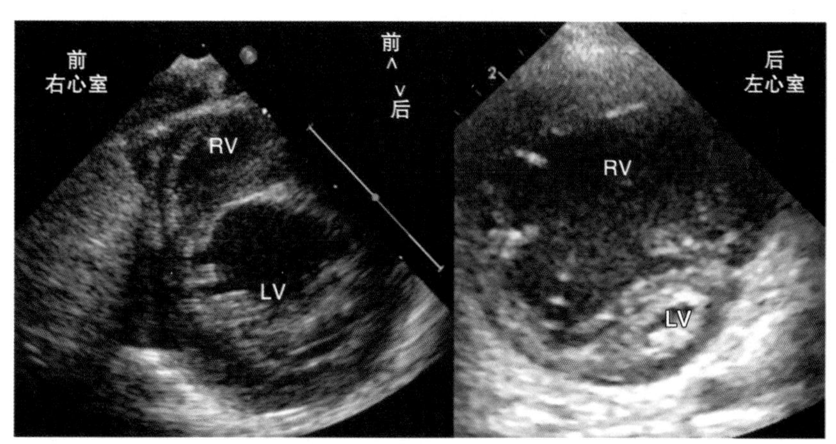

图 75.8 心腔位置:此处2张图片显示了心室位置可以帮助确定其形态学特点。左图上,大心腔在后,小心腔在前,故大的心腔为形态学左心室。右图与之相反,大右心室在小左心室之前。LV,左心室。RV,右心室

心室循环也是一项重要的考虑因素。例如,左心室双入口时形态学左心室位于发育不全的形态学右心室的右侧,形态学左心室中L循环更为常见。D循环可见于形态学左心室位于发育不全的形态学右心室的左侧(图75.9)。

若心脏中缺乏必要的连接,即左侧或右侧的房室瓣缺如,只有一个连接心房和心室的瓣膜,目前仍将这种情况称为二尖瓣或三尖瓣闭锁(图75.10)。尽管剩余的房室瓣常被称为二尖瓣或三尖瓣,但这可能会引起误解,因为一些情况下这些瓣膜的形态学特点的确与正常心脏不同。缺如的瓣膜底部包含沟组织。如果一根针能够经右方穿过该组织,针将会到达心脏外而不是发育不全的左右心室内。

若心脏存在功能性单心室,心房位置可能是正位或者反位,但与一个发育不全的心室相关,则需行 Fontan 手术,或单心室缓解术,因为发育不良的心室无法承担体循环或者肺循环的任务。这些情况包括经典的左心室发育不全综合征、肺动脉闭锁室间隔完整(图75.11)。分流型房间隔缺损或室间隔缺损、位置正确但心室发育不良。再次强调,分类并不受房室瓣连接的影响,也不受心室大动脉关系的影响。

4. 心室动脉连接关系

房室关系确定后,需要明确心室大动脉连接关系(图75.12和图75.13)。患者可能只有一个主动脉和一个肺动脉,或某一心室只有单出口而其他动脉闭锁。同样的,在一些患者中,患者可能只有一个血管主干作为流出道,该主干可发出走行至头颈部的血管、肺动脉、冠状动脉等分支。肺动脉较早分出左右肺动脉,可借此辨别肺动脉。肺动脉瓣总是与肺动脉相连。类似的,可以根据主动脉特殊的形状(拐杖糖样)和向头颈部发出的分支(无名动脉、颈动脉和锁骨下动脉)来辨别主动脉。主动脉瓣也总是与主动脉相连。确定了大动脉位置之后,就可以明确心室大动脉连接关系。当形态学右心室向肺动脉射血,形态学左心室向主动脉射血,属于心室大动脉连接一致。当形态学左心室向肺动脉射血,形态学右心室向主动脉射血,属于心室大动脉连接不一致。当两支大动脉超过50%从一个心室发出(左或右),称为(左或右)心室双出口。

节段分析完成后,可行常规超声心动图检查,明确病变的性质及其血流动力学关系。

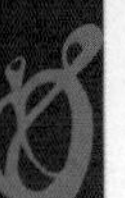

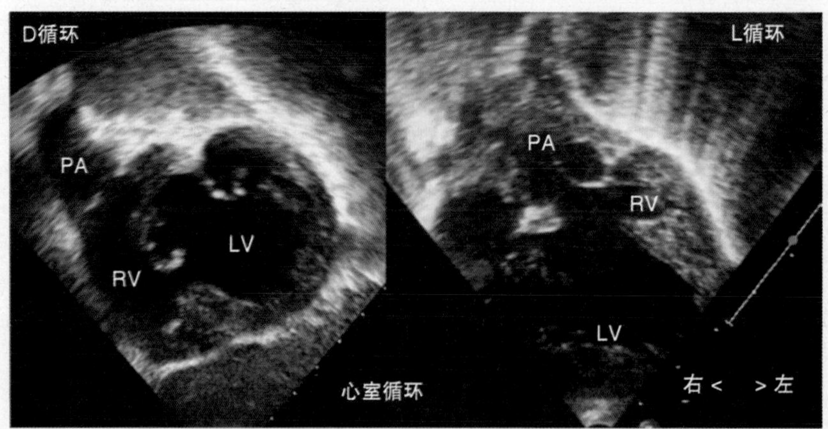

图 75.9 心室循环：左侧图片为剑突下切面，该心脏为左位心，D 循环，左心室双入口（例如，形态学左心室在左侧，发育不良的右心室在右侧）。右图同为剑突下切面，左位心，左心室双入口，然而，其为 L 循环，即形态学右心室在左侧，且在大的形态学左心室之前。需要注意的是，左侧图片中肺动脉发自位于右侧的右心室，单右侧图片中它发自左心室。LV，左心室。PA，肺动脉。RV，右心室

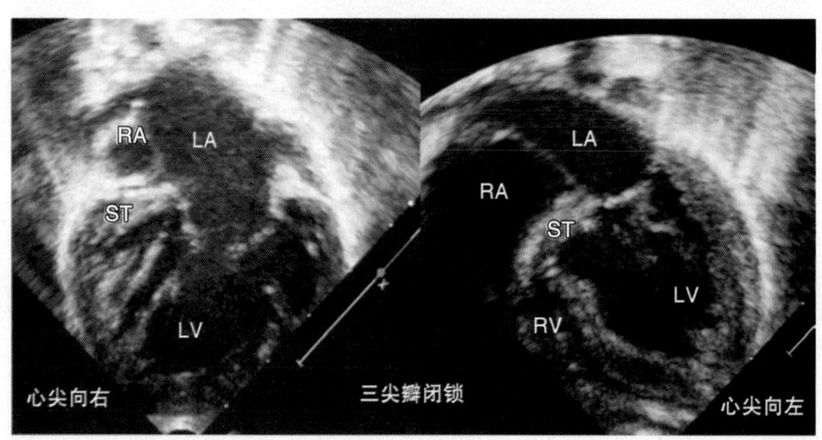

图 75.10 缺乏正确的连接：此处 2 张图片显示心脏中三尖瓣闭锁，左侧是右位心，右侧是左位心。注意，两图中显示肺静脉与左心房相连，以及在右心房底部的沟组织。与无闭锁的房室瓣不同，如果一根针能够经右心房穿过该组织，针将会到达心脏外。同时看右图，发育不全的右心室在较大的左心室右侧。LA，左心房。LV，左心室。RA，右心房。RV，右心室。ST，沟组织

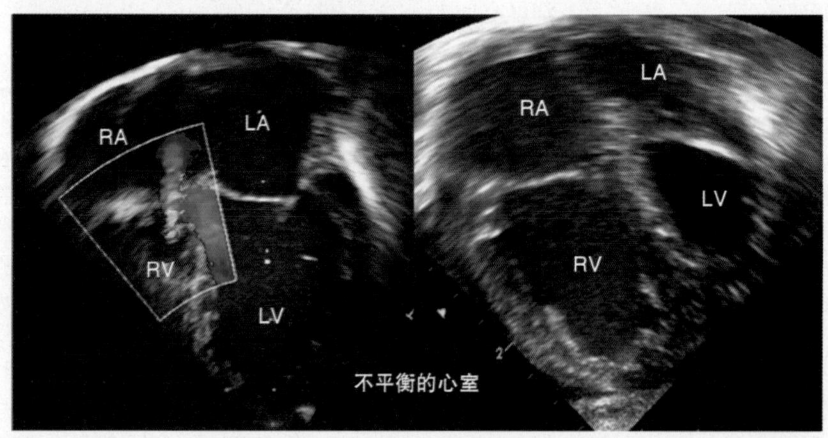

图 75.11 不平衡的心室：左图示心脏房室序列关系一致，但形态学右心室发育不良。注意三尖瓣有穿孔，因为彩色多普勒显示三尖瓣反流。该图源自一位肺动脉闭锁，室间隔完整的患者。右图显示形态学左心室发育不良，为左心室发育不良综合征，心脏房室序列关系一致。两图中均为“功能性单心室”，因为发育不良的另一心室无法支持体循环或肺循环。LA，左心房。LV，左心室。RA，右心房。RV，右心室

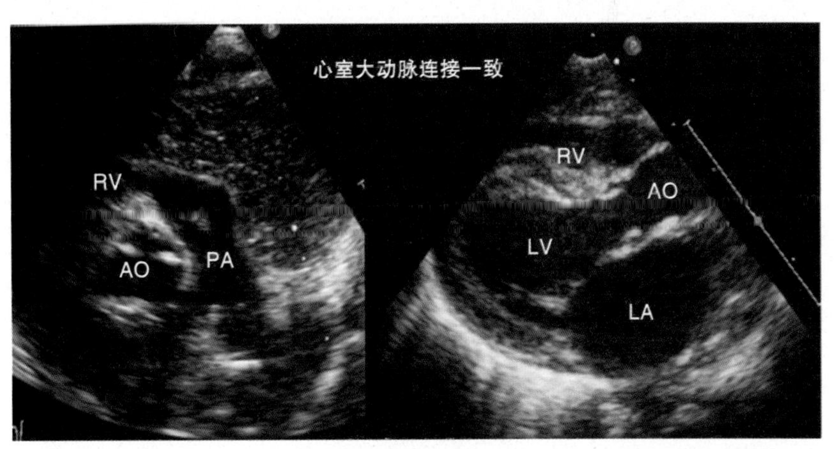

图 75. 12 心室大动脉连接一致:此处 2 张图片显示三尖瓣闭锁,但心室大动脉连接一致。即主动脉起自形态学左心室,肺动脉起自更靠前的功能学右心室。AO,主动脉。LA,左心房。LV,左心室。PA,肺动脉。RV,右心室

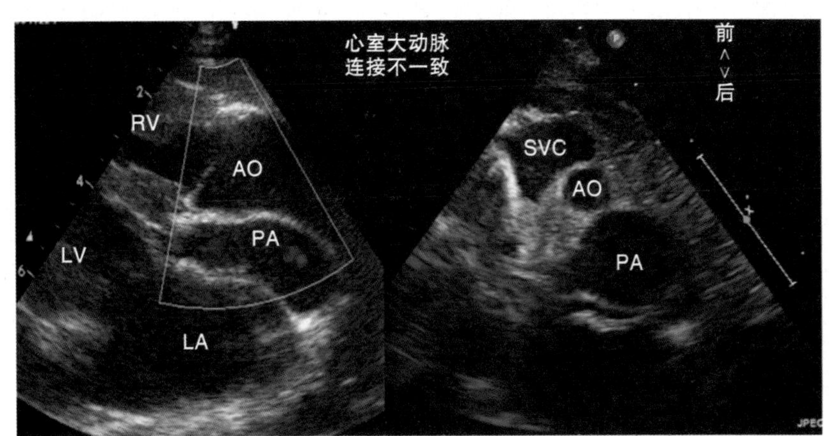

图 75. 13 心室大动脉连接不一致:此处 2 张图片源自不同心脏。左图主肺动脉发育不全,右图主动脉发育不全。注意两图中主动脉均在肺动脉之前。左图中两条大动脉互相平行,而右图中靠前的肺动脉与主动脉交叉。右图显示的是短轴切面。AO,主动脉。LA,左心房。LV,左心室。PA,肺动脉。RV,右心室。SVC,上腔静脉

其他超声心动图成像模式

经食管超声和三维(3D)超声

经食管超声心动图(transesophageal echocardiography,TEE)比经胸超声心动图的二维分辨率更好。对于有多次心脏手术史的成人患者,而言,这非常重要,因为他们的经胸超声心动图成像质量可能不佳。

当经胸超声心动图或 MRI 不能提供足够的解剖学或功能学信息时,可行 TEE。实时三维 TEE 为诊断先天性心脏病提供了新的助力。它可被用于:①描述心脏内众多结构的空间关系;②定量测量心腔的大小、质量和功能;③引导介入治疗[14]。TEE 比经胸超声心动图(TTE)提供更好的二维分辨率,这在有多次心脏手术史的成年患者中特别重要,因为后者不能获得很好的 TTE 窗,以下情况必须采用 TEE 检查。

继发房性房间隔缺损患者中,TEE 可评估封堵可行性,测量 ASD 大小,评估缺损边缘有无封堵器可利用的残边,排除异常肺静脉连接。实时三维影像能提供更准确的 ASD 解剖信息(图 75.14)。

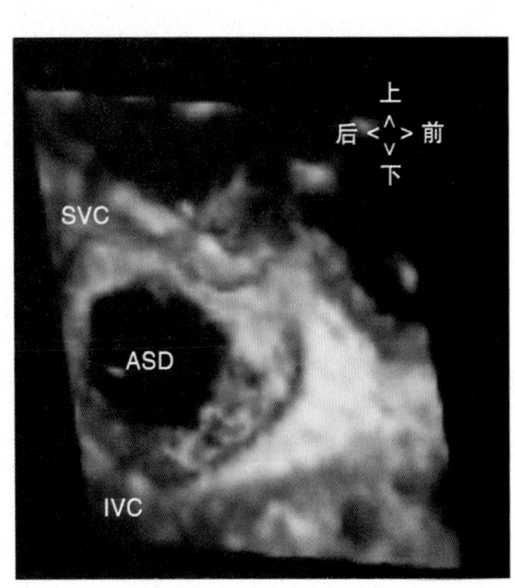

图 75. 14 三维图像下的继发性房间隔缺损:实时三维 TEE 显示一较大的继发性房间隔缺损的缺口,源于右心房。ASD,房间隔缺损。IVC,下腔静脉。SVC,上腔静脉

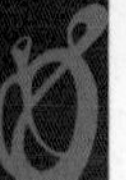

房室瓣反流时，使用TEE对二尖瓣形态、对二尖瓣修复还是置换进行术前评估。实时三维TEE正逐渐成为术前评估二尖瓣形态和功能的最重要标准。同时，这种成像方式对伴有房室瓣异常的复杂先天性心脏病患者有非常重要的价值。包括房间隔/室间隔术后缺损、纠正型转位(图75.15)、伴有体循环房室瓣反流的Fontan心等在内的病变常常需要进一步干预。实时三维TEE在评估连接关系正常和无心室发育不全中的表现不能令人满意。然而，仍可使用它来评估Fontan术后心脏情况，因为术后瓣膜总是更垂直于超声束(与正常三尖瓣不同，斜位影响三尖瓣的图像分辨率)。做手术计划时，联合使用包括实时三维彩色多普勒超声在内的影像学检查有利于确定合适的修复方案(图75.16)。彩色多普勒评估反流位置比标准盐水测试更敏感[15]，应常规使用。

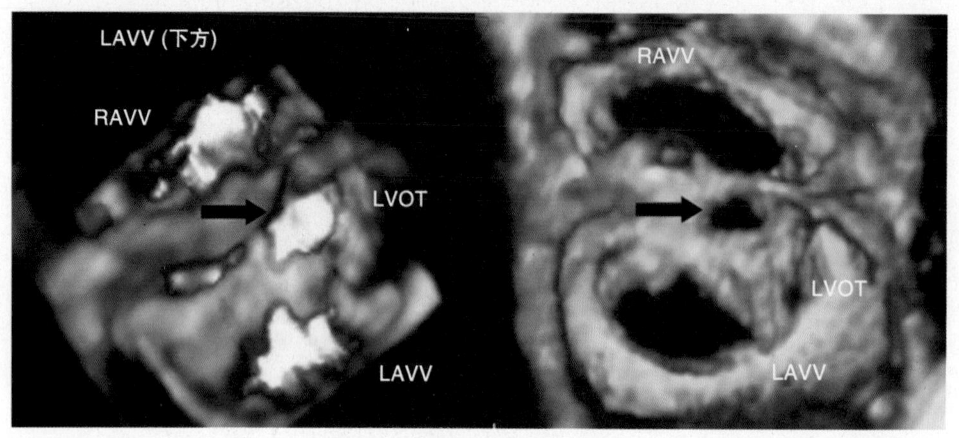

图75.15　三维房室间隔术后缺损：这张实时三维TEE图像源自一位房室间隔缺损修复术后的患者。图中从下方显示LAVV。图中提示反流存在两个机制，其一是如黑色箭头所示，房室瓣存在缺损；其二位于中心，为瓣膜关闭不全。LAVV，左侧房室瓣；LVOT，左心室流出道；RAVV，右侧房室瓣

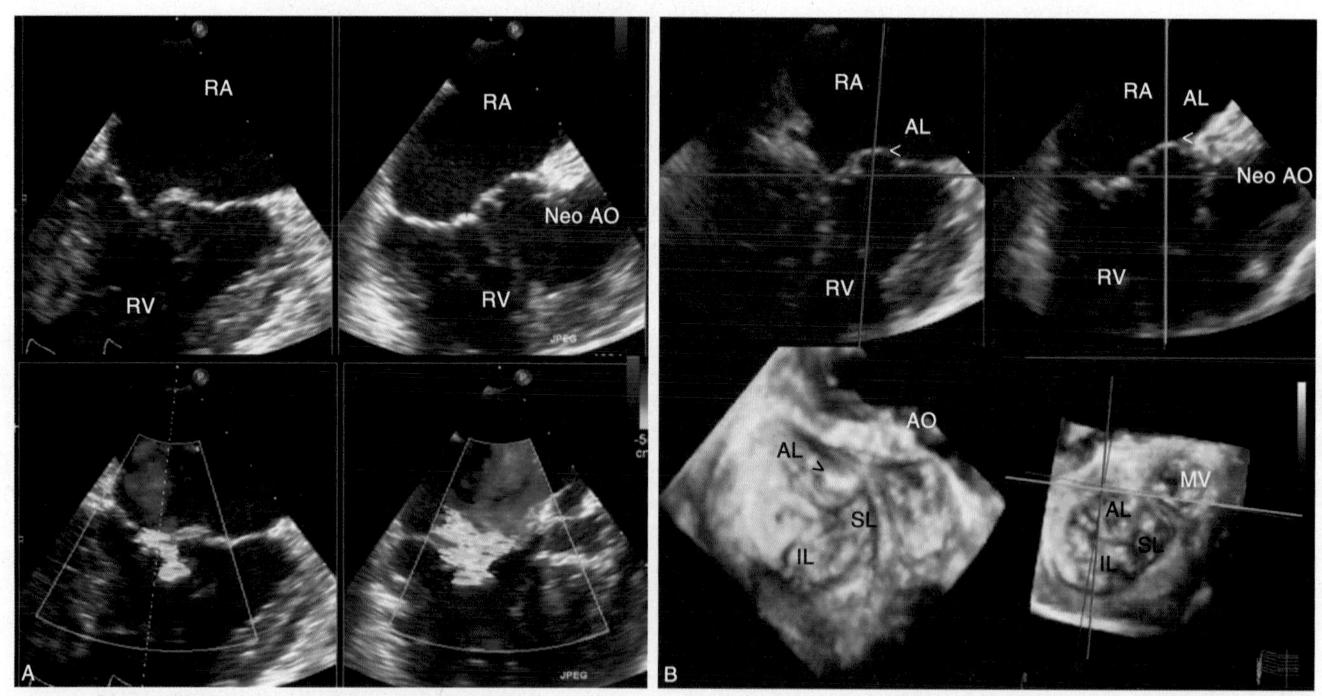

图75.16　Fontan手术后的三维三尖瓣。A，TEE显示了左心发育不全综合征和右位心患者在Fontan手术后出现中度三尖瓣反流。虽然从彩色多普勒信号可见中度反流，但其确切的机制和位置尚不清楚。B，实时三维超声心动图显示了MPR模式下的三尖瓣(多平面重塑)，以及三尖瓣的手术面视图。红色和绿色的线互相成直角，表明主要问题是三尖瓣前瓣脱垂。右下角的图像是在与上面两张图像完全相同的空间位置拍摄的；左下角的图像已成角度，以更详细显示脱垂。虽然从手术面视图上看不出来，但主动脉的位置已经被注意到，有助于定位。AL，前瓣；AO，主动脉；IL，中瓣；MV，二尖瓣；SL，隔瓣

Ebstein畸形时，使用TEE对三尖瓣形态及三尖瓣修复的可能性进行术前评估。目前为止，实时三维TEE不适用于该类病变的评估，因为瓣叶太薄，图像的很多区域会存在缺失。

血栓评估时，当根据临床证据或经胸超声心动图怀疑Fontan术后右

心房血栓时,或怀疑管道阻塞时,可行 TEE。

心脏复律前。若患者未充分抗凝,心房扑动或心房颤动超过 24 小时,在化学或电复律前均应行 TEE。若患者有 Fontan 管道,无论房性快速型心律失常持续时间多长,均应行 TEE 排除右心房或左心房血栓。

引导干预性治疗。标准二维 TEE 和实时三维 TEE 均可在介入或外科手术中进行引导。以下情况时 TEE 可能会非常有帮助。

经皮器械封堵。除非有心内超声(见后章),ASD 封堵时必须行 TEE,以帮助确定球囊的大小和封堵器的位置。

心室容积评估。实时三维超声心动图可准确评估左心房容积和功能。近期数据表明,尽管只是在年轻患者中,实时三维超声心动图亦可成功评估右心室情况,特别是对于法洛四联症的患者。

心腔内超声心动图

心内超声心动图(intracardiac echocardiography,ICE)采用低频小型探头,探讨安置于经皮插入心脏的导管顶部。ICE 不仅能提供高分辨率的二维和血流动力学多普勒资料,而且避免了 TEE 检查时经常需要的全身麻醉。

目前 ICE 的应用范围包括:

经皮 ASD 封堵。ICE 能为经皮 ASD 封堵治疗提供缺损大小信息,协助封堵器定位,避免全麻的需求。最近,实时三维 TEE 不仅可用于评价 ASD 大小和封堵可行性,而且可用来监测封堵过程,无论是介入封堵或机器人手术封堵。

电生理检查。电生理检查时,ICE 可引导房间隔穿刺,暴露心内视野,保证消融时刻电极-组织的接触。不久前,已研制出前向视野消融探头,它能更准确将能量输送至致心律失常的部位(见第 34 章)。

心脏导管检查

随着超声、CMR 和快速 CT 等方法的发展,单纯的诊断性心导管检查(见第 19 章)已经很少见。在创伤比较小的检查手段无法明确疾病或需要获得血流动力学参数时,可行"诊断性"导管检查。一个很好的例子就是,评估法洛四联症合并肺动闭锁患者的主动脉肺动脉侧支血管。磁共振血管成像可清楚显示血管形态和分布,但是心导管检查可证实主肺动脉间有无沟通支,并评估他们的压差。因评估 Fontan 循环或要精确制定手术计划时,需测量心室舒张末期压力和肺动脉压力及阻力,须行心导管检查且目前暂无可以替代的其他方法。例外,特别是在成人心脏手术前,可能需进行诊断性检查以明确有无冠心病。

心脏导管治疗

球囊房间隔造瘘术是最早被证实有意义的心脏导管介入治疗,至今它仍是许多 D-TGA 患儿早期的标准的姑息性治疗方法。目前已发展了很多经导管治疗先天性心脏病的技术:房间隔造瘘术,PDA 封堵,ASD 和卵圆孔未闭封堵,肺动脉瓣和主动脉瓣狭窄球囊扩张,肺动脉闭锁的射频穿孔,右心室流出道、肺动脉、主动脉及其他血管狭窄病变的球囊扩张及支架植入,封堵不需要的侧支血管和瘘管。在有这种临床能力的医疗机构中,都已成为一般性的治疗手段。有些措施已成为治疗标准(如球囊肺动脉瓣成形术),有些措施还存在争议(如缩窄的治疗)。最令人兴奋的新进展是使用带瓣膜支架治疗先天性右心室流出道狭窄或反流患者,这使得利用经导管瓣膜技术治疗获得性疾病患者也取得长足进展。与介入技术治疗结构异常一起发展的是消融技术,目前已成为先天性心脏病电生理问题的常规治疗方法。在处理手术后或未手术的成人先天性心脏病患者时,该方法也起到了重要作用,因为心律失常是导致他们死亡的重要原因,亦是影响其生活质量的重要疾病负担。这些技术的指征、预后和现状将在后续章节中进行详细讨论。

特定的心脏缺陷

左向右分流

房间隔缺损与部分性肺静脉畸形分流

形态学

区分"房间隔缺损"和心房间沟通很重要。要了解这个问题,首先要对房间隔胚胎发育进行相应的回顾。胎龄约第 4 周,从原始心房壁的背部上方沿中线生长出第一房间隔,房室交界处也分别从背侧和腹侧向内生长出心内膜垫。第一房间隔呈马蹄形向心内膜垫方向生长,它的前、后部分分别与相应的心内膜垫互相连接,而在马蹄的中央部分则仍留有新月形的心房间孔,称为第一孔,右心房血液即经此孔流入左心房。当第一孔闭合时,第一隔上部组织又自行吸收形成另一个心房间孔,称为第二孔,以保持两侧心房间的血流通道。在第一房间隔右侧出现第二房间隔,目前则被认为是进一步形成卵圆窝的纤维皱襞组织。真正的房间隔区域则是左右心房间的一个相对较小的组成部分。

有 4 种类型的心房间沟通:原发孔、窦口、静脉窦和冠状窦缺损(图 75.17A 和 D)(原发孔已经在房室间隔缺损的章节讨论)。只有继发孔房间隔缺损是真正的房间隔缺损;其他情况都是没有房间隔组织包绕的心房水平的分流。第二房间隔缺损是在胚胎发育时期第一房间隔缺损基础上形成的,大部分缺损是分散的,其他缺损是第一孔上的未闭合的小窗。

上腔静脉缺损即静脉窦缺损位于上腔静脉开口与右心房连接的部位。缺损下缘为房间隔组织。缺损上缘即为骑跨于左右心房上方的上腔静脉。高位房间隔缺损经常伴有上腔静脉-肺静脉-左心房异常回流。极少数情况下,静脉窦缺损会向后引流至奇静脉。下腔静脉型缺损即低位缺损位于心房间隔的后下部分。缺损下缘接近下腔静脉入口处,右肺动脉开口位于缺损区,亦可伴有右肺静脉异常回流入右心房或下腔静脉。冠状窦间隔缺损比较少见,起源于左心房壁开口,产生左向右心房分流。

另外,尚存在存部分性肺静脉畸形连接;在大多数情况下是将整个肺静脉或左肺上叶肺静脉血流引流至无名静脉;这种情况可以与 ASD 同时存在。不太常见的是,右侧肺部的大部分或全部肺静脉,形成右共同肺静脉,经右侧肺门前方或后方,从心包右侧下降,在右心房与下腔静脉交界处,呈弯刀状向左侧行进,引流入下腔静脉,称为弯刀综合征。其可能与右肺发育不全、右肺隔离症和主-肺动脉侧支循环有关。这在一些继发性 ASD 以及冠心病患者中可以看到。

病理生理学

在任何类型的心房分流中,左向右分流的程度取决于缺损的大小和两个心室腔内舒张期充盈压力差。任何可能导致左心室顺应性降低(例如高血压,心肌病,心肌梗死)或左心房压力增加(例如,二尖瓣狭窄和/或反流)的疾病都会增加左向右分流。如果右心存在类似的变化,这将减少左向右分流并促进从右向左分流。

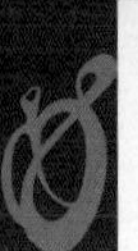

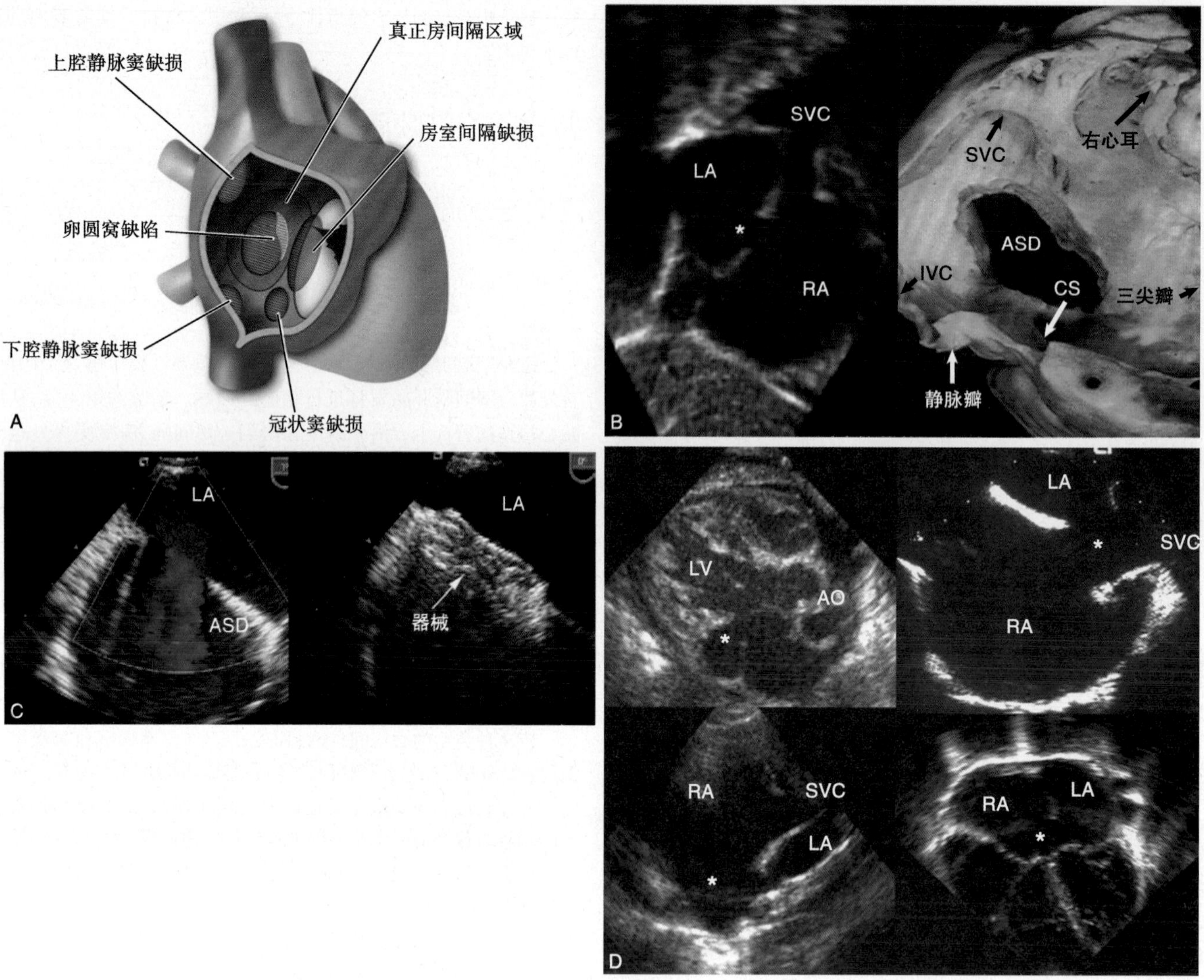

图 75.17 A,不同类型的房内分流的示意图。请注意,只有中央型缺陷适合于器械封堵。B,适合器械封堵的继发孔房间隔缺损剑突下右前斜位观(*)。右图为同样切面观的大体标本,给出了缺陷的轮廓。C,经食管超声心动图彩色多普勒成像显示器械封堵前(左)和 Amplatzer 封堵器装置后(右)图像。D,非房间隔缺损(*)导致的房间隔沟通,因此不适合器械封堵。左上图显示冠状窦缺损,为冠状窦顶部无覆盖;右上图上窦静脉窦缺损;左下图为下窦静脉窦缺损;右下图为房室间隔缺损。AO,主动脉;ASD,房间隔缺损;CS,冠状窦;IVC,下腔静脉;LA,左心房;LV,左心室;RA,右心房;SVC,上腔静脉

自然病程

多数真正的大型继发性 ASD[肺动脉血流与体循环血流比值(Qp/Qs)>2.0/1.0]的患者在童年时期就会接受外科修补或封堵治疗。未被发现伴有明显的分流(Qp/Qs>1.5/1.0)的 ASD 可能会在青春期或成年期才出现症状,并且有症状的患者随着年龄的增长通常会逐渐出现体力受限。大约 30%的患者在 30 多岁时出现劳累性呼吸困难,这一比例在 50 多岁患者人群中超过了 75%。运动耐量下降更为常见,这反映了这类患者通常不知道何为"正常"的感觉。大约 10%的患者在 40 岁时出现室上性心律失常(心房颤动或扑动)和右心衰竭,并且随着年龄增长而变得更加普遍。导致短暂性脑缺血发作或卒中的反常栓塞可对诊断有一定的帮助。肺动脉高压的发展尽管可能不在疾病初期普遍出现,但也可能在很小的时候就会发生。如果肺动脉高压严重,应寻求第二病因诊断。尽管没有早期研究中报道的那么严重(因为那些研究中只有年长 ASD 患者的数据),但 ASD 明显降低患者预期寿命。

临床表现

成人最常见的症状是运动耐量下降(劳累性呼吸困难和疲劳)和心悸(典型表现为心房扑动、心房颤动或病态窦房结综合征)。高龄患者可出现右心室衰竭的症状。发绀的出现提示患者存在双向分流和/或艾森门格综合征的可能,或因突出的腔静脉瓣通过继发房间隔缺损或下腔静脉窦缺损将下腔静脉血流导入左心房。

PAPVC/PAPVD 患者的临床表现与 ASD 相似;首次临床诊断通常是 ASD,而后续检查明确了病理。体检示颈静脉压力波呈"左心房化"改变(a 波=v 波)。胸骨左缘呼气末或剑突下深吸气末可扪及较强的右心室搏动。可在第二左肋间隙中扪及扩张的肺动脉干搏动。广泛的第二心音固定分裂是 ASD 的另一特征,虽然并不

是每个患者均发生。胸骨左缘第二肋间可闻及Ⅱ级刮擦样收缩期射血杂音，以及舒张中期隆隆样杂音，这是因为流经二尖瓣的血流增加所致，也可出现在左胸骨下端。当存在右心衰竭时，三尖瓣反流的心脏全收缩期杂音较常见。

实验室检查

心电图。可能为窦性心律或心房颤动或心房扑动。通常继发ASD和PAPVD/PAPVC患者具有典型QRS电轴右偏，且在下壁导联中可能存在勾型QRS复合波。下壁导联P波倒置，且心房率慢，常见于静脉窦型上腔静脉缺损，常位于窦房结附件区域并代偿不充分。随着年龄增大，可出现完全性右束支传导阻滞。V_1导联高R或R'波常提示合并肺动脉高压。

胸片。典型的胸片特征是心影增大(右心房和右心室扩大)，主肺动脉及胸腔积液，提示肺血流量增加，主动脉结变小(反映慢性心输出量减少的状态)。弯刀综合征的患者通常会出现右胸发育不全，有些人会有经典的弯刀征，这代表了右侧肺静脉的病变。

超声心动图。经胸超声心动图可明确ASD的类型和大小(缺损直径)，分流的方向(见图75.17B)，还可辨别是否存在肺静脉连接异常。通过右心室大小、有无右心室高负荷(室间隔矛盾运动)的存在估计ASD导致的功能变化。如果ASD的大小与右心室的大小不一致，则怀疑存在肺静脉引流或连接异常。根据三尖瓣反流束的多普勒血流速度，可间接测量肺动脉压。在冠状窦的PAPVC中可见扩张的冠状窦。在弯刀综合征患者中，在评估下腔静脉时可以从肋下看到畸形肺静脉，并可存在相关的肺静脉狭窄。在青少年和成人中，TEE不仅可用于评估真实ASD大小，而且可用于检测任何相关PAPVD/PAPVC。

TEE。能更好地观察房内间隔情况，并用于封堵治疗ASD前的检查以了解肺静脉引流是否正常。在器械封堵期间可以使用ICE代替TEE，以帮助引导装置，可减少X线暴露时间、手术时间和全麻时间。

MRI。虽然TEE可以在具有较差超声窗的老年患者中以相当高的准确度使用，但MRI是一种获取数据的侵入性较小的手段。MRI提供了更加远端的连接静脉及其与肺门连接的优质图像。通常不需要进行血流动力学评估就可以计算任何心房分流的肺-体循环血流比。肺-体循环血流比也可通过放射性核素技术估测。

干预治疗指征

目前已经较少测定分流指数，除非需对“临界病变”进行决策。血流动力学改变不明显的ASD(Qp/Qs<1.5)通常不需要干预；除非是预防卒中后的老年患者的再发栓塞，给予干预治疗。“显著”ASD(Qp/Qs>1.5，或合并右心室容量超负荷的ASD)必须干预治疗，尤其是在器械封堵可用的情况下。对于肺动脉高压患者(肺动脉压>2/3体循环动脉压，或肺动脉阻力>2/3体循环动脉阻力)，如果存在左向右净分流量大于1.5∶1，或肺动脉仍对扩血管药物(例如氧气和NO)敏感，可考虑封堵治疗。

器械封堵。在X线和TEE或ICE指导下，经皮行器械封堵继发型ASD是适当的治疗选择(见图75.17C。器械封堵的指征与手术闭合相同，但入选标准更严格。根据封堵器械的不同，该技术仅适用于牵拉直径小于36至40mm并且具有足够的缺损边缘(>5mm)以确保封堵器展开的继发ASD患者[16]。存在肺静脉异常连接或缺损靠近房室瓣或冠状窦或上下腔静脉通常会限制这种技术的使用。这项操作由有经验医生执行是非常安全有效的；主要并发症(如器械导致血栓栓塞、心房穿孔和局部血栓形成)发生率低于1%，且缺损封闭率达到80%以上。ASD的装置封堵改善了有症状患者的功能状况，无论他们的年龄如何[17,18]和有无症状，都能提高患者运动耐量。中期随访数据表明ASD装置封堵安全有效[19]，右心室功能保护较好，且并发症发生率低于外科手术。它的成本也低于手术费用[20]。

手术。对于患有静脉窦缺损或原发孔缺损及继发孔缺损但解剖结构不适合的患者，不宜行器械封堵。根据缺损的大小和形状，ASD的手术闭合可以采用局部缝合或使用心包/合成补片来进行。该手术通常采用正中切口，但对于美观要求很高的典型继发性ASD患者，也可考虑乳头下切口或胸部小切口手术。无肺动脉高压的成人手术患者的死亡率低于1%。ASD的手术修补改善了有症状患者的功能状态和运动耐量，并改善(但通常与正常人不同)存活率；它还可以改善或减少充血性心力衰竭，尤其对于25岁以下就接受手术的患者。然而，成人阶段才接受修补ASD手术并不能预防心房颤动、心房扑动或卒中，尤其是40岁以后进行手术的患者。对既往心房扑动或心房颤动的患者应考虑同时行Cox迷宫手术(见第34章和第35章)。在预先存在的快速性心律失常的情况下，手术及器械封堵ASD确实降低了术后房性快速性心律失常的发生率[21-23]。

当单个反常引流静脉未引起右心室容量负荷时，不需要手术。在右心室容量负荷的患者中，手术方式取决于异常连接的性质；其目的使肺静脉血回流至左心房。对于右心房存在PAPVD的患者，放置心房补片是为了使右侧肺静脉回流至左心房。对于上窦静脉缺损的患者，是为了封闭上腔静脉和右肺静脉之间的缺陷。

生育问题

ASD修补后患者的妊娠耐受性良好。对于未修补ASD的女性，也能较好耐受妊娠，但在孕期和产后血栓栓塞的风险增加(仍然非常低)。艾森门格综合征是妊娠的禁忌，因为由于母体死亡率(≈50%)和胎儿死亡率(≈60%)都很高。

随访

行器械封堵后，患者需要服用6个月的阿司匹林和预防心内膜炎，直至封堵器表面内皮化，在确定没有残余分流后，患者不需要再接受任何特殊治疗或心内膜炎预防治疗。静脉窦缺损患者易发生腔静脉和/或肺静脉狭窄，因此必须保持间断随访。成人阶段再行手术修补或器械封堵、术前或术后患有房性心律失常的患者，以及有心功能不全的患者必须有长期的心脏病学随访。事实上，所有接受过器械封堵的患者应该每5年左右进行一次超声心动图，因为可能会出现迟发问题，尤其是糜烂。尽管目前对出现修复后静脉狭窄的统计学资料较少。接受PAPVC/PAPVD手术的患者的恢复整体上较好，但依靠修复后超声心动图确定单根静脉通畅的方式不可靠，因为右心室恢复正常大小后，患者并无明显症状，所以大多数患者未进行MRI随访。

卵圆孔未闭

解剖

卵圆孔是位于继发间隔和原始间隔重叠处的隧道样结构，75%的人在出生时关闭。在子宫内，卵圆孔是血液流经胎儿房间隔所必经之路。来自胎盘的氧合血液由下腔静脉回流，经过卵圆孔，进入体循环。在大约25%的人中，卵圆孔未闭(PFO)可持续到成年期。PFO可能合并房间隔瘤(房内间隔冗长)、腔静脉瓣(静脉窦瓣膜残余)和Chiari网(右心房内纤维条状物)。

病理生理学

PFO与原因不明卒中的关系目前尚不明确。研究认为PFO和卒中有较强的相关性，但尚未得到证实。目前的观点可概括如下：PFO可以作为从静脉通路到体循环易发栓塞的管道，或者由于它们的管道状结构和使血液停滞流动的倾向，成为原位血栓形成的病灶。PFO的大小、右心房解剖结构、不同的血流动力学状态以及静脉血栓的产生都可能于血栓栓塞的发生相关。对于较大的PFO，不明原因卒中的风险增加。房间隔瘤合并PFO也增加了不良事件的风险，也许是因为动脉瘤组织中的原位血栓形成风险增加，或者仅仅因为合并房间隔瘤的PFO发生率更高。腔静脉瓣和Chiari网可以将血液从下腔静脉引流至房间隔，促进有房内间隔交通的患者右向左分流。生理因素（如Valsalva动作）和增加右心室压力的病理因素都将提高右心房压力，促进右向左分流。最后，在患有原因不明卒中的年轻患者中发现盆腔静脉血栓的频率高于已知卒中病因的患者，因此可能探明静脉血栓的来源。

PFO还对于减压病（静脉侧来源的动脉气体栓塞）的病理生理机制有一定作用，同样其对偏头痛的发病机制也有一定意义。斜卧-直立低氧综合征（直立位时呼吸困难，氧饱和度下降，平卧时有改善）也被认为与PFO的存在有关。

临床影响

PFO与不明原因卒中之间的因果关系仍然只是假设。最近大量文献资料表明，即使不是因果关系，两者的关联性很强，尤其是在年轻患者中。实际上，患有不明原因卒中的年轻患者的PFO发生率（36%至54%）显著高于正常对照组（15%至25%）。这种关系在老年患者群体中更具争议性。老年患者通常有更多的卒中风险因素，PFO在这些患者中的致病作用更难验证。

当患者出现卒中合并PFO时，必须首先排除卒中的常见原因。卒中的潜在原因包括颈动脉疾病、升主动脉粥样硬化、心房颤动、脑血管异常和/或血栓形成倾向。经过详尽的排查后（见下文），若没有其他引起卒中的原因，则PFO可视为导致不明原因卒中最可能的病因。PFO作为不明原因卒中的病因诊断充其量是排除诊断。

检查

PFO经常通过TTE、TEE或经颅多普勒成像检测。其中TEE是最敏感的测试，特别是在咳嗽或Valsalva动作时注射造影剂效果更好。如果在右心房微球造影剂充满后3个心动周期内左侧心腔中出现微球，则判断存在PFO。

在考虑PFO是卒中的原因之前，必须对每位患者进行血栓前状态筛查（例如蛋白C或S缺乏，抗凝血酶Ⅲ或狼疮抗凝物）、有无心房颤动、颈动脉多普勒成像有无颈动脉粥样硬化和脑MRA检测有无脑血管异常。

治疗措施

一旦确定了卒中是由PFO引起的诊断，必须采取措施预防再发，治疗方式包括抗血小板或抗凝药物，经皮器械封堵或手术PFO修补。用华法林或抗血小板药物进行卒中二级预防的一线治疗，两者用作疗效相似（即每年卒中复发率约为2%）。患有卒中的PFO合并房间隔瘤患者卒中复发的风险曾高（≤每年15%），必须采用除阿司匹林或华法林之外的预防策略。器械封堵安全有效，卒中的复发率在每年0%~3.8%之间。当由于其他原因需要心脏手术时，通常会同时进行PFO的手术修补。

近期的三项随机临床试验将器械封堵与药物治疗（ASA或华法林）的合并PFO的卒中患者进行比较，并未发现两种治疗方式对卒中复发率以及的显著差异（平均随访时间为2~4年）[24-26]。

然而，最近一篇对经导管封堵与药物治疗的荟萃分析汇总了上述3项研究的数据，表明不明原因卒中和PFO患者卒中复发率较低（1%/年），但器械封堵可使复发风险减半[27]。目前仍需要进一步的研究来确定PFO合并不明原因卒中患者的最佳治疗策略[28]。

房室间隔缺损

房室间隔缺损、房室管缺损和心内膜垫缺损都可用来描述这组疾病。这些疾病组成部分的差异将在以下部分中解释：

形态学

房室间隔缺损的基本形态特征是无论有无ASD或VSD，房室间隔都有缺损。其共同特征（图75.18和图75.19）是膜性与肌性AV间隔缺如（导致房室瓣在超声心动图上处于同一水平面）；流入/流出道比例失调（导致左心室流出道延长）；后中乳头肌向侧壁异常转位，以及房室瓣形态异常。左侧房室瓣是一个三叶瓣阀，由上叶、下叶及附着于壁上的瓣叶组成，由桥瓣分隔开。上下小叶跨于心室间隔的裂隙称为左心房室瓣的裂瓣。

所有患有房室间隔缺损的心脏共有的另一个特征是一个“弹性”房室结（图75.20）；这是由于主动脉未被夹在左右心房室结之间，而是位于其上方的原因。

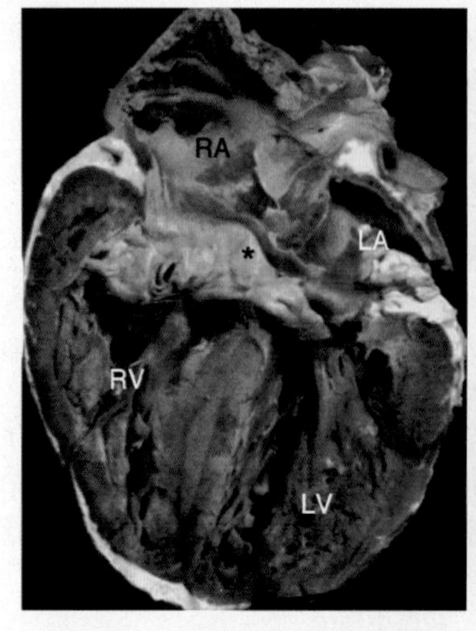

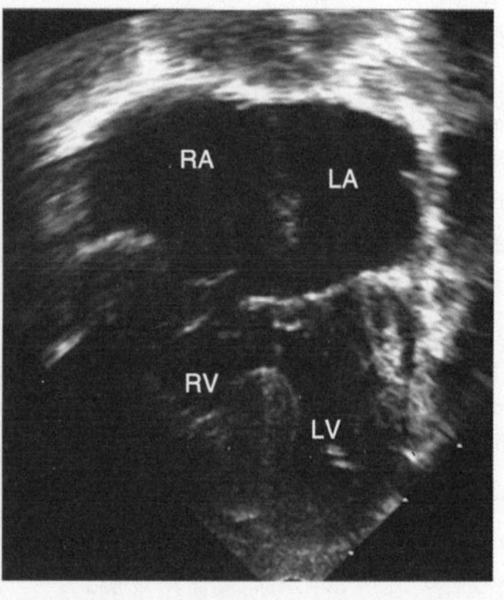

图75.18 心尖四腔位显示完全性房室间隔缺损，有共同的房室瓣孔（＊）。注意图中有大的心房和心室沟通以及大的自由浮动的上叶。LA，左心房；LV，左心室；RA，右心房；RV，右心室

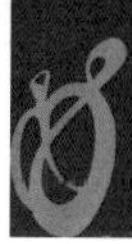

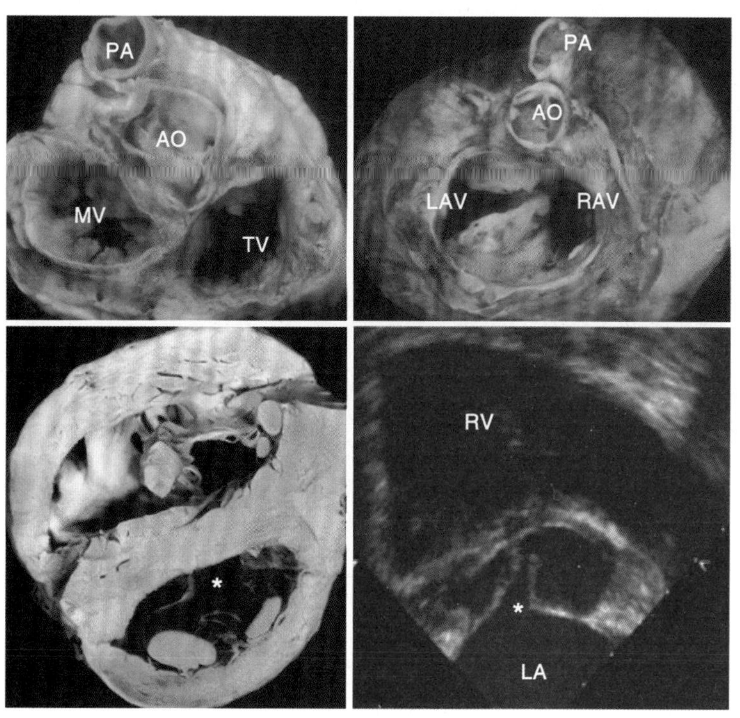

图 75.19 正常房室间隔与房室间隔缺损的截图比较。左上图是从上往下看到的正常方式结构。注意二尖瓣和三尖瓣的正常形态,主动脉夹在它们之间。右上图是房室间隔缺损的视图。注意主动脉不夹在房室瓣间,左侧为三叶的房室瓣,上下叶之间有裂隙。左下图是房室间隔缺损的大体标本,有瓣叶裂隙。右下图是瓣叶裂隙的超声心动图。AO,主动脉;LA,左心房;LAV,左心房室瓣;MV,二尖瓣;PA,肺动脉;RAV,右心房室瓣;RV,右心室;TV,三尖瓣

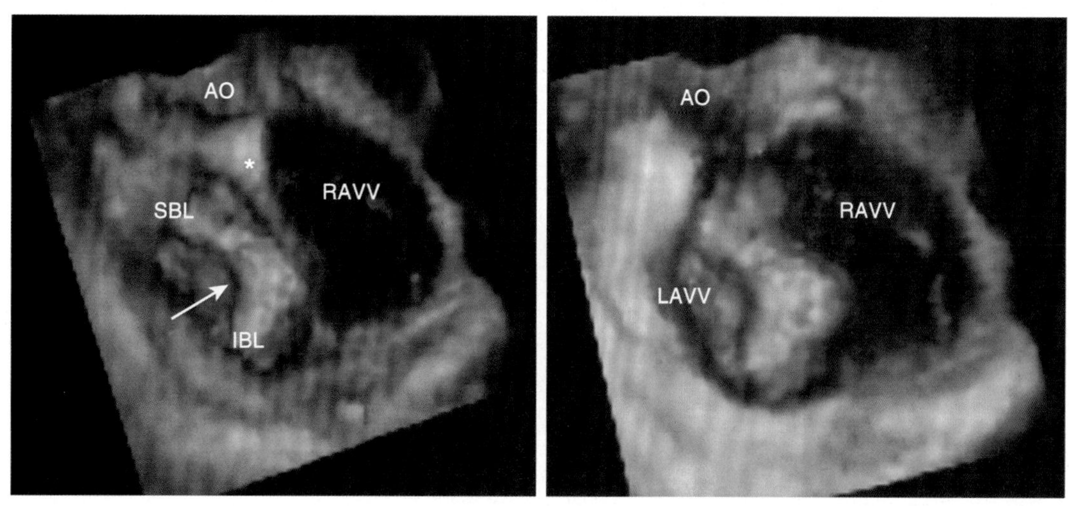

图 75.20 图像显示了从上方可见具有房间隔缺损和分隔孔的心脏的弹性房室结。注意主动脉的未弯曲位置和上下小叶之间的舌状连接。AO,主动脉;LAVV,左心房室瓣;IBL,下桥瓣;RAVV,右心房室瓣;SBL,上桥瓣

桥瓣可以完全黏附到室间隔的顶部,自由浮动,或附着于腱索装置。可以在单一个桥瓣下面进行室间沟通,上叶和下叶下方的连接角度也是可变的。

部分的或完全的房室间隔缺损。部分房室间隔缺损时,上叶和下叶通过一舌状组织作为桥梁与心室间隔连接,房间隔被分隔为单独的左孔和右孔。完全房室间隔缺损是指有一共同的房室瓣口,没有起连接作用的舌状组织,导致房室间为一大孔,包含了左右侧所有成分。房间隔缺损(原发孔)和室间隔缺损在房室间隔缺损中很常见。虽然大部分心室间沟通出现于完全房室间隔缺损,部分房室间隔缺损的患者也可能出现“连接”小叶以下的心室水平引流。心房沟通并不是由真正的房间隔缺损引起的,是由于原发隔的前缘与心室垫的融合失败。同样,真正的继发性 ASD 可以与原发缺陷引起的分流共存。

就其本质而言,左心室流出道在所有房室间隔缺损的心脏中都变长。这同时构成了主动脉狭窄的多种潜在原因,通常在同一心脏中共存有几种机制。可能的机制包括孤立的纤维肌肉架,附属组织标记,通道由于固有的流出道变长而变窄,前外侧乳头肌的异常位置和附属乳头肌。

双口左心房室瓣是修复和术后反流的一个危险因素。第二个孔通常位于后外侧乳头肌附近。乳头肌比正常心脏距离更接近,并且在某些

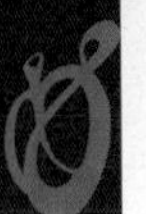

情况下,存在单个或降落伞状的乳头肌。其他情况下,其中一块乳头肌(通常是前外侧肌)占主导地位,这通常与缩短的和融合的腱索相关,并伴有钝的上-侧壁连接。这一发现可能对左心房室瓣功能有长期影响[29]。不对称房间隔缺损指的是伴有某侧心室发育不全的情况。这更多见于内脏异位和左侧阻塞性畸形的患者。

病理生理

单独心房水平分流的病理生理(通常称为原发性缺损)类似于大的继发性 ASD,通过原发孔 ASD 不受限制地从左向右分流,导致右侧心房和心室容量超负荷。慢性左侧房室瓣反流可能会导致左侧心室和心房容量超负荷。若到了成人阶段仍未修复完全性房室隔缺损,通常会产生不可逆的肺血管疾病,且不再适宜手术。

纠正术后,病理相关的中期和长期问题与左侧房室瓣反流有关(随着每过十年其频率增加)和左心室流出道梗阻(5%的病例)。后者在患有原发性缺损且无室间沟通的患者或具有分隔孔和室间通讯的患者中更常见。此外,左心室中的单乳头肌,或左侧房室瓣的双孔,与更多的长期反流相关。某些纤维肌性的主动脉瓣下狭窄,在初次修复时并未发现;或是在初次修复时已经出现的解剖特征,但当时其严重程度并不需要处理。残余的显著左侧房室瓣反流可能发生并导致显著的左心房及左心室扩张。瓣膜过度修补导致左心房室瓣狭窄也可能发生。

自然病程

单纯性原发孔 ASD 的患者与大型继发性 ASD 的患者具有相似的病程,尽管当存在显著的左侧房室瓣反流时症状可能更早出现。患者可能在 30~40 岁之前一直无症状,但是几乎所有患者都会在 50 岁以后出现进展性的充血性心衰、房性心律失常、完全性房室传导阻滞和不同程度的肺动脉高压。

大部分完全性房室间隔缺损的患者在婴儿时期都已经接受了手术修补。若未进行修补;大多数成人患者将会出现肺血管疾病。

临床情况

在唐氏综合征患者中,房室间隔缺损的发生率为 35%。这些患者通常具有完全性的房室间隔缺损,有共同的房室瓣、房室孔和相关的大型 VSD。如今,大多数患者都在出生后 6 个月内进行修复,因此远期肺动脉高压的发病率较低。

对于没有唐氏综合征的患者,临床表现取决于心房水平和心室水平分流的存在和大小以及左侧房室瓣的能力。大的左向右分流会引起心力衰竭(劳累性呼吸困难或疲劳)或肺血管疾病(劳累性晕厥或发绀)的症状。在成年期,房性心律失常引起的心悸很常见。单纯心房水平分流患者体检的心脏检查结果与继发性 ASD 患者相似,当存在显著的左心房室瓣反流时,左心室心尖部可闻及全收缩期杂音。具有原发性缺损和限制性 VSD 患者具有相似的表现,但 VSD 患者可在胸骨左缘闻及全收缩期杂音。完全性房室间隔缺损患者可出现单一 S_1(共同房室瓣),这是由于房室瓣流量的增加造成舒张中期杂音,以及肺动脉高压和/或右向左分流。

实验室检查

心电图。大多数患者电轴左偏。老年患者可能存在完全性房室传导阻滞和/或新房颤动或心房扑动。部分或完全性右束支传导阻滞通常与右心室扩张或既往手术史相关。

胸片。如果缺损尚未修补,胸片检查可显示心影扩大,伴有右心房和右心室扩大,肺血管影增加。在房间隔沟通较小伴明显左心房室瓣反流的患者中,由于左心室扩大而肺血管影正常,常导致心影扩大。有时可出现艾森门格综合征的表现。如果缺损已经修补,胸片表现可正常。

超声心动图。超声心动图已取代血管造影用于评估所有房室隔缺损患者。通过超声心动图可以容易地识别常见的形态学特征。经四腔位切面,无论是否存在心室水平分流,都可使房室瓣出现在同一水平面。在该视图中可以看到典型的下部原发性缺损。可同时评估房室瓣反流程度、左向右分流情况和右心室收缩压。当以右侧房室瓣反流评估右心室压力时,必须注意区分经瓣反流束与左心室右心房分流术。

心脏导管。心脏导管用于评估房室间隔缺损现大多已被超声心动图取代。但目前仍适用于评估较晚出现症状并可能伴有肺血管或冠状动脉疾病的患者。

干预指征

未进行修补或新诊断的房室间隔缺损且存在明显血流动力学影响的患者都需要手术修补。同样,存在持续性左心房室瓣反流(或修补后再狭窄)导致症状,房性心律失常或心室功能下降,以及主动脉瓣下梗阻的患者(静息时平均压力差>50mmHg)需要进行外科手术。

在存在严重的肺动脉高压(肺动脉压>体循环压力的 2/3 或肺小动脉阻力高于>体循环阻力的 2/3)的情况下,一如存在左向右净分流比值超过 1.5∶1,或肺动脉对肺血管扩张剂(如氧气、NO 和/或前列腺素)刺激有反应性中的一项须行干预治疗。

干预措施和结果

单纯心房水平分流(原发孔 ASD)。通常可采用心包补片闭合原发孔 ASD,同时缝合左心房室瓣裂隙(行或不行瓣环成形)。当无法进行左心房室瓣修补时,可能需要进行瓣膜置换。从短期来看,部分房室间隔缺损的修补效果与继发孔 ASD 修补后的效果类似,但远期可能出现左侧房室(“二尖瓣”)瓣膜反流、主动脉瓣下狭窄和房室传导阻滞。成人左侧房室瓣的修复更具挑战性,因为成人的小叶通常不如儿童柔韧。

完全性房室间隔缺损。“阶段性治疗”(心内修补继以肺动脉结扎)已被婴儿期心内直视修补所取代。心内修补的目的是分离心室和心房,并给予适当左右心房室瓣重建。单片、双片和无贴片技术用于修补心房水平和心室水平分流的效果相似。“澳大利亚”技术也用于完全性房室间隔缺损;将小叶直接缝在室间隔的顶部,并用贴片修补原发性缺损。具有单个乳头肌或双孔左心房室瓣的患者有持续左心房室瓣反流的概率更高。有时,在无法进行左心房室瓣修补时,需要进行房室瓣置换。修复后的中长期存活率较好;然而,术后每 10 年患者需要进一步手术治疗及评估进展性左心房室瓣反流的概率越来越高。

与具有共同房室瓣和大心室组件的患者相比,具有单一原发性缺损或小的室间沟通的患者发生显著左侧房室瓣反流的风险更大。这与具有单纯原发性缺陷或小的室间沟通的患者更多缺乏的小叶组织有关。

生育问题

对已经完全修补并且没有明显残余病变的患者来说,能完全耐受妊娠。心功能 NYHA Ⅰ级和Ⅱ级的围手术单纯性原发孔 ASD 女性,通常也可以耐受妊娠。但由于母亲(约 50%)和胎儿(约 60%)的高死亡率,妊娠在艾森门格综合征的患者中是禁忌的。

随访

所有接受过修补的患者都需要由心血管医生定期随访,因为 5 年内未再次手术治疗的概率仅为 74%[30]。长期并发症包括补片裂开或残余间隔缺损(1%)、完全性心脏传导障碍(3%)、晚期出现心房颤动或心房扑动、左心房瓣功能不全(10%)和主动脉瓣下狭窄(5%~10%)。需要左心房室瓣修补或置换的左心房室瓣反流发生在至少 10%至 20%的患者中[31,32]。5%至 10%的患者术后出现主动脉瓣下狭窄，特别是原发孔ASD，尤其是如果已经更换了左侧房室瓣（“二尖瓣”）的患者。术前就存在肺动脉高压的患者必须格外注意。除非有补片瘘或使用了假体瓣，只可在手术后的前6个月内用抗生素预防感染。

单纯室间隔缺损

形态学

室间隔可分为3个主要部分：流入道，小梁部和流出道。这3个部分都与主动脉瓣下小片状膜部间隔相毗邻。VSD（图75.21）根据其位置和边界分为3大类（图75.22）：肌部VSD的边界全为心肌组织，并可位于小梁、流入道或流出道。膜性VSD通常可延展至流入道、流出道或小梁部，其边界部分为房室瓣和动脉瓣之间的纤维连接。双动脉瓣下VSD在亚洲和南美洲患者中更为常见，位于流出道间隔，边界为主动脉和肺动脉瓣纤维连接。本节主要讨论无其他心血管畸形的孤立VSD。

病理生理学

小型限制性VSD是指能使右心室和右心室之间产生显著压力的缺损（肺-主动脉收缩压比值<0.3），其分流量小（≤1.4/1）。中型限制性VSD是指存在中等分流量（Qp/Qs为1.4/1～2.2/1），且肺-主动脉收缩压力比值小于0.66的缺损。大型或非限制性VSD是指存在大分流量（Qp/Qs>2.2）合并肺-主动脉收缩压值比大于0.66的缺失。艾森门格合并VSD的患者收缩压比值为1，且QP/Qs比值小于1∶1，或存在右向左分流。

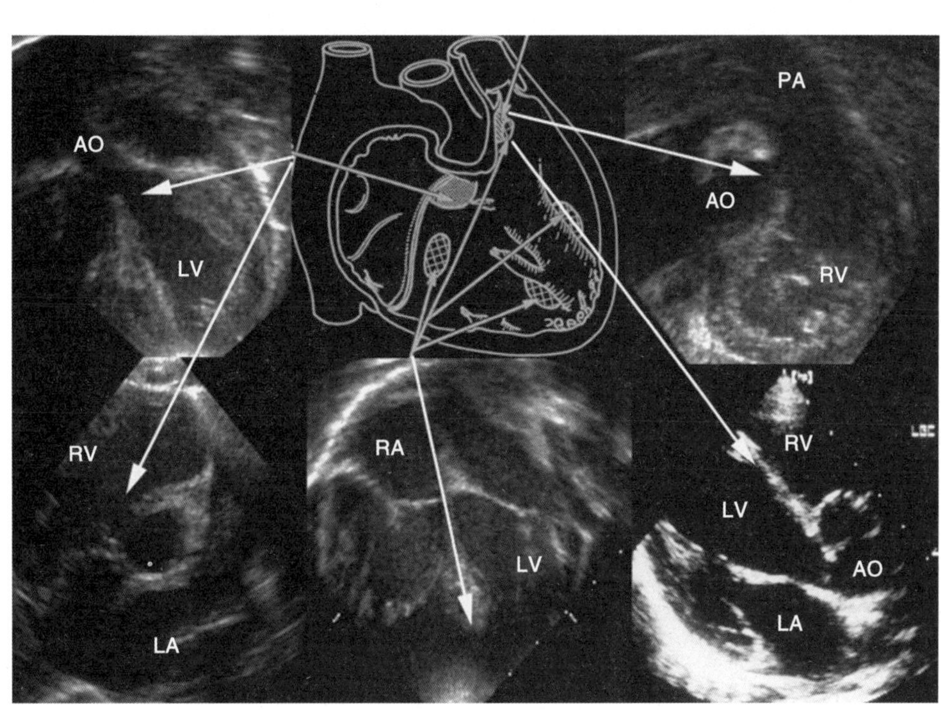

图75.21 不同室间隔缺损的截图。中部为从右心室面观不同VSD缺损所在位置的示意图。左侧两幅图分别显示了五腔位和短轴位中的膜周位VSD。注意：缺损顶部为主动脉，并与三尖瓣毗邻。下部中间超声心动图显示为一肌部VSD。右上图是右前斜位显示双通道VSD。右下图是短轴位显示流出道VSD合并右冠瓣脱垂。AO，主动脉；LV，左心室；PA，肺动脉；RA，右心房；RV，右心室

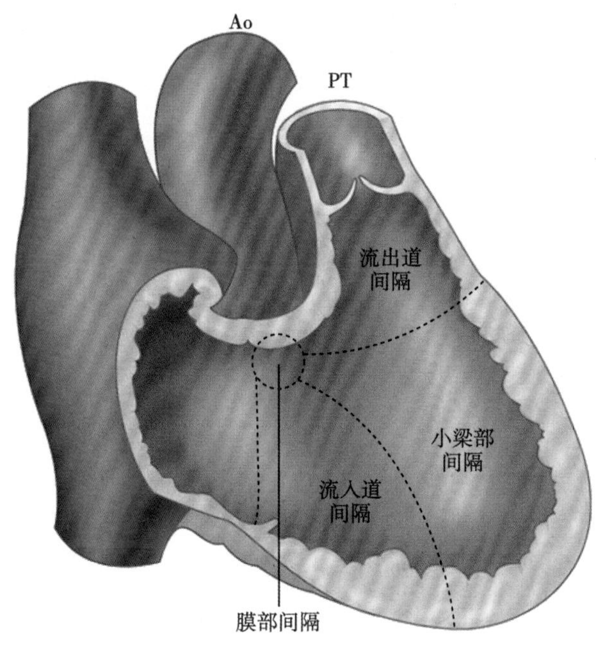

图75.22 Anderson等描绘的右心室观室间隔的4个组成部分，其中右心室流入道和流出道部分与以往定义的间隔组成不同。Ao，主动脉；PT，肺动脉干。（引自Anderson RH，Becker AE，Lucchese E，et al：Morphology of congenital heart disease. Baltimore，University Park Press，1983.）

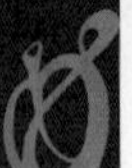

自然病程

小型限制性 VSD 不会引起显著的血流动力学紊乱，在童年时可行封堵，甚至成人后也可封堵。紧邻主动脉瓣下或双动脉瓣下的 VSD 膜周缺损可能会造成的明显的主动脉瓣反流。应在随访时排除主动脉瓣下和肺动脉瓣下狭窄的晚期形成（见右心室双腔章节），以及左心室-右心房分流的形成。中型限制性 VSD 加重了左心室的血流动力学负荷，这导致了左心房和左心室扩大和晚期功能下降，肺血管可变阻力增加。大型或非限制性 VSD 在没有肺血流阻塞的情况下，早期即出现左心室容量超负荷，引起肺动脉压力逐渐升高，左向右分流减少。由此造成了更高的肺血管阻力并最终导致艾森门格综合征的发生。

临床表现

与患有 ASD 和房室间隔缺损的患者一样，在发达国家，大多数患者的明显缺陷的将在童年时期进行封堵治疗。大型 VSD 通常会在婴儿早期出现症状，通常会在 3~6 个月大时行修补治疗。"预防性"VSD 修补在主动脉瓣关闭不全的儿童中的治疗效果是有争议的，大多数建议手术时应至少出现轻度至中度的主动脉瓣反流（通常会逆转或稳定其进展）。大多数具有小型限制性 VSD 的成年患者没有症状。体格检查可闻及粗糙或高频的全收缩期杂音，通常为 3~4 级，以胸骨左缘第三或第四肋间最为明显。具有中度限制性 VSD 的患者可在成人后经常出现呼吸困难，也可能由心房颤动引起。体格检查通常表现为有类似的心脏收缩期杂音及心尖位置变化，且偶尔出现心尖部舒张期隆隆样杂音以及经二尖瓣血流增加导致的心尖部第三心音。具有大的非限制性 VSD 合并艾森门格综合征的患者成年后可出现中心性发绀和杵状指，肺动脉高压（表现为右心室心尖抬举样搏动，P_2 亢进、明显右侧心腔 S_4），还可能闻及肺血管收缩喀喇音，以及肺动脉瓣反流引起的高调递减的舒张期杂音（Graham Steell 杂音）。外周水肿通常反映右心衰竭。

实验室检查

*心电图。*心电图能镜像反映分流的大小和肺动脉高压的程度。小型限制性的 VSD 心电图患者心电图通常正常。中型 VSD 患者心电图可产生宽大有切迹的 P 波，表明左心房超负荷，同时也存在左心室容量负荷增大的表现，即深 Q 波和高 R 波，V_5 和 V_6 导联高 T 波，并且可能最终产生心房颤动。膜周缺损修复后，通常会产生右束支传导阻滞。

*胸片。*胸片反映了分流的大小以及肺动脉高压的程度。一个中型 VSD 可导致左心室增大和不同程度的肺淤血表现。

*超声心动图。*经胸超声心动图可以识别 VSD 的位置、大小和血流动力学变化，以及任何相关的病变（主动脉瓣反流、右心室流出道梗阻或左心室流出道梗阻）。

*心脏导管检查。*当 VSD 导致显著的血流动力学改变不能确定或者需要评估肺动脉压力和阻力时，可能需要心脏导管检查。在一些医疗中心，经皮心脏导管技术还用于某些缺损的封堵治疗（见后文）。

干预治疗指征

在没有不可逆的肺动脉高压的情况下，存在显著的 VSD（有症状；左心室和左心房明显变大；或左心室功能下降）需要手术修补。如果存在严重的肺动脉高压（见 ASD 章节），则不可手术。VSD 封闭的其他相对适应证包括膜周或流出道 VSD，合并轻度以上主动脉瓣反流或反复发作的心内膜炎病史。

干预措施和结果

手术。通过手术直接缝合或补片缝合已经使用超过 50 年，即使在成人中，其围手术期死亡率也很低，封闭率很高。补片修补后瘘并不罕见，但很少需要再手术。

器械封堵。目前已有报道成功的经导管行器械封堵小梁（肌部）和膜部 VSD。肌部 VSD 已被证明更适合采用这种技术，因为它们具有相对笔直的解剖结构可以使封堵器械附着在肌肉边缘；因此有很高的闭合率，操作死亡率很低，即刻以及短期疗效都很好。由于接近瓣膜结构，膜周 VSD 的封堵在技术上更具挑战性；需要仔细筛选合适的患者。该操作尚未得到广泛接受，应在具有经验的医疗中心进行。短期随访数据显示完全封闭率为 96%；发生主动脉瓣或三尖瓣反流，或完全性房室传导障碍的患者比例小于 15%。

生育问题

对于患有中小型 VSD 的女性和修补后 VSD 的女性，妊娠耐受性良好。由于母亲（≈50%）和胎儿（≈60%）的高死亡率，艾森门格综合征是妊娠的禁忌。

随访

对于术前状态及左心室功能良好的患者，经手术修补后，预期寿命接近正常人。除非有残留的 VSD 持续存在，手术后进展性主动脉瓣反流的风险降低，心内膜炎的风险也会降低。对于右心室流出道梗阻、左心室流出道梗阻和未进行手术修补的主动脉瓣反流患者、艾森门格综合征患者、及有显著房性或室性心律失常的成年患者，建议每年进行心脏评估；中型或大型缺损较晚修补的患者，也建议进行心脏监测，因为这些患者通常在手术前已经出现左心室功能损害和肺动脉压升高。

动脉导管未闭

形态学

动脉导管来源于左测第 6 原始主动脉弓，并连接左侧肺动脉近端和降主动脉，即左锁骨下动脉的远端。

病理生理

在正常胎儿中，导管通畅，将未氧合的血液从右心室通过降主动脉输送到胎盘进行血液氧合。足月儿出生后不久，血管收缩引起的导管功能性闭合，此后几周，因内膜增生和纤维化，导管解剖闭合完成。

某些患者例如新生儿具有"导管依赖"的生理状况，这意味着他们的循环依赖导管流入肺循环，如严重的主动脉缩窄、左心发育不良综合征、部分 D-TGA 患者。如果在这样的新生儿中发生导管的自发闭合，则临床状况循环恶化和通常很快发生死亡。

本章节的主要内容是单纯的 PDA，通常属于左向右分流的疾病，由导管的大小、长度以及体循环和肺血管阻力差值所决定分类，如下所示：

- 静息型：仅通过非临床手段（通常是超声心动图检查）检测到微小的 PDA
- 小型：常见连续杂音；Qp/Qs<1. 5/1
- 中型：常见连续杂音；Qp/Qs 为 1. 5/1~2. 2/1
- 大型：可见连续杂音；Qp/Qs>2. 2/1
- 艾森门格综合征：连续持续杂音；显著肺动脉高压，特定的低氧血症和发绀（粉红手指，蓝脚趾）

临床表现

小型的可闻及杂音的动脉导管通常不会引起症状，很少发生血管内膜感染。体格检查可发现Ⅰ级或Ⅱ级连续性杂音，在胸骨左缘第一或第二肋间明显。中型 PDA 患者可出现因房性心律失常引起的呼吸困难或心悸、典型的响亮的胸骨左缘第一或第二肋间机械声样连续性杂音伴有体循环脉压增大（主动脉舒张期血流进入肺动脉干）、左心室容量超负荷（如左心室心尖移位），有时可

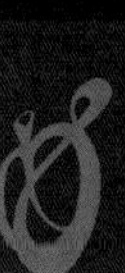

闻及左侧 S_3(仅在成人有意义)。当发生中等程度的肺动脉高压,杂音的舒张期成分消失,表现为一种收缩期杂音。若成人存在未矫正的大型 PDA,则表现出短促的收缩期射血杂音、下肢比上肢更明显的低氧血症(差异性发绀)和艾森门格综合征。

实验室检查

心电图。心电图反映了通过导管分流的大小和程度。小型 PDA 心电图可表现为正常。中型 PDA 可有左心室体积超负荷的表现,P 波宽大有切迹,深 Q 波,高大的 R 波,以及 V_5、V_6 高尖 T 波。大型 PDA 合并艾森门格综合征可产生右心室肥大的表现。

胸片。小型 PDA 胸片表现可正常。中型 PDA 会导致中等程度的心影扩大,以左侧心脏明显,主动脉结突出,肺灌注增加。老年患者可通过的主动脉弓或肺动脉干的软组织密度辨别导管的环形钙化影。大型 PDA 可有艾森门格综合征表现及主动脉结突出。

超声心动图。超声心动图可以确定 PDA 的存在、大小和分流程度以及分流导致的病理生理结果。当患者患有艾森门格综合征时,PDA 较难识别。此时微球试验可显示 PDA 的分流。

干预指征

毫无疑问,对导致血流动力学改变的重要 PDA 在任何年龄段都必须修补。但对于修补小型 PDA 以防止内膜炎的意义尚有争议[33]。当存在严重肺动脉高压的情况下(见前述房间隔缺损章节),不能闭合 PDA。动脉导管闭合的禁忌证包括不可逆的肺动脉高压或活动性心内膜炎。

治疗措施和结果

经导管治疗

在过去的 20 年中,经导管器械闭合小于 8mm 导管的有效性和安全性已经得到证实,超过 85% 的患者在行器械封堵后 1 年内完成导管闭合,死亡率低于 1%[34]。因此在具有适当资源和经验的医疗中心,经导管器械封堵应该作为 PDA 闭合的首选方法。

手术治疗。手术结扎或切除已经进行了 50 多年,其 PDA 闭合率略高于器械封堵,但死亡率和病残率也略高。超过 95% 的患者可获得临床即刻的闭合率(体检杂音消失)。手术闭合 PDA 在儿童中属于低风险手术。成人的手术死亡率为 1% 至 3.5%,并且与有无肺动脉高压和动脉导管解剖是否复杂(钙化或动脉瘤样改变)有关。对于 PDA 太大而无法行器械封堵的患者或在无法行器械封堵的医疗中心,应采用手术治疗。

生育问题

对于患有静息型和小型 PDA 的女性以及怀孕前无症状的患者,对妊娠的耐受性良好。对于存在血流动力学改变的 PDA 女性,妊娠可能会引发或加重心衰。由于母体($\approx$50%)和胎儿($\approx$60%)的高死亡率,妊娠在艾森门格综合征中是禁忌的。

随访

既往行器械封堵或手术闭合的患者应定期随访,评估有无可能管腔再通。通过经胸超声心动图检查可以发现无杂音的残余分流。行 PDA 器械封堵后 6 个月内建议进行心内膜炎预防性治疗,如果器械封闭后仍存在任何残余分流,则需要终生预防心内膜炎。患有静息型或小型 PDA 的患者不需要预防心内膜炎或终生随访。

永存动脉干

形态学

永存动脉干是一种解剖异常疾病,两个心室的出口连接同一单支血管,此血管延伸发出主动脉、肺动脉和冠状动脉。永存动脉干往往伴发 VSD,且常合并右侧主动脉弓。其动脉干瓣膜通常是三叶式,但在约三分之一的患者中是四叶式。在 10% 至 15% 的患者中可见到动脉下瓣膜反流或狭窄。永存动脉干的患者仅可以有一支冠状动脉。

可根据肺血管起源于共同动脉干的解剖,对动脉干进行解剖学分类。在最常见的类型(Ⅰ型)中,存在长度不一的部分的肺动脉干并由其产生左和右肺动脉。在Ⅱ型患者中,每侧肺动脉均分别从共同动脉干的后壁发出,但两支血管位置邻近。在Ⅲ型患者中,每侧肺动脉都分别发自共同动脉干侧壁。不太常见的是,一侧肺动脉缺如,由主要肺动脉剑突下而非发自共同动脉干的肺动脉分支提供肺的血供。

病理生理

肺血流量由肺动脉大小和肺血管阻力决定。在婴儿期,由于肺血管阻力没有大大增加,肺血流通常较多。因此,在新生儿中,仅表现为最轻微的发绀。随着时间的推移,肺血管阻力增加,左心室容量负荷减轻,但发绀加重。当肺血管阻力与体循环阻力接近时,会发生艾森门格综合征的病理变化和双向分流。由于动脉干的双心室起源,显著的动脉干瓣膜反流可使左右心室容量负荷加重。

自然病程

大多数由充血性心衰引起的死亡发生在 1 岁之前。存活 1 年以上的未经手术患者大多出现肺动脉高压的表现。动脉干瓣膜反流的发生率随年龄增长而增加。

临床表现

患有永存动脉干的婴儿通常表现为轻度发绀,伴有大量的左向右分流。这是由于肺血管阻力低导致肺血流过多的结果。心力衰竭和体格发育不良通常出现在出生后的几周或几个月内。最常见的体征包括心影扩大、水冲脉、单一响亮的第二心音、射血喀喇音之后出现的粗糙收缩期杂音以及低音调的舒张期中期隆隆样杂音和洪脉。递减性舒张期杂音提示存在相关的共同动脉干瓣膜反流。

共同动脉干可见 DiGeorge 综合征。面部畸形、心外畸形(特别是四肢、肾和肠)的发生率高,胸腺的萎缩或缺如、T 淋巴细胞功能缺陷和易感染倾向也可能是其临床表现的特征。

如果存在高肺血管阻力导致肺血流减少,则体征也是不同的:可产生明显发绀,并且仅闻及收缩期杂音及相关收缩期喀喇音。1 岁前的肺血管阻塞通常不会限制肺血流量。

患有未修复的共同动脉干的成人可能会出现艾森门格综合征及其典型发现。

未修复的共同动脉干患者的实验室检查

心电图。随着肺阻力的增加,出现双室肥厚。

胸片。表现为心影扩大、肺动脉影显著和非多见的高肺门位置。50% 患者发生右侧肺动脉弓。

超声心动图。在大多数情况下,二维超声心动图可提供全面诊断。明确骑跨的动脉干根部、肺动脉的起源、动脉干瓣膜数量、冠状动脉的起源、动脉干瓣膜的功能状态和 VSD 大小。

心脏导管和造影检查。心脏导管和造影检查较少应用,因为其存在发病和死亡的风险。通常,在没有分支肺动脉缺如的情况下,显著的动脉血氧饱和度下降常提示病变不能修补。

干预治疗的指征

几乎在所有病例中都应在出生后 2 个月内应进行早期手术治疗。在存在严重肺动脉高压的情况下(参见 ASD 章节),不能进行手术。

干预措施和转归

手术内容包括闭合 VSD,将主动脉与左心室相连;从动脉干肺动脉起源切开,以及在右心室和肺动脉之间放置含有瓣膜的人工

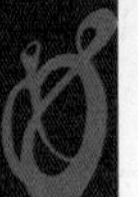

血管或主动脉自体瓣膜导管以建立完整循环。动脉干瓣膜反流是一个具有挑战性的问题，可能需要瓣膜置换或修补。

围手术期死亡的重要危险因素是严重的动脉干瓣膜反流、主动脉弓中断、冠状动脉异常以及初始手术时年龄低于 100 天。仅有一支肺动脉的患者，早期特别容易发生严重的肺血管疾病。

生育问题

共同动脉干修补术后，如果没有重要的易导致血流动力学改变的残留病变，患者应该能够很好地耐受妊娠。有严重导管阻塞和/或重要动脉干瓣膜反流的患者需要进行孕前咨询，并考虑在怀孕前先行畸形纠正。整个怀孕期间需要密切随访。由于其高母体高死亡率（约 50%），艾森门格综合征被视为妊娠的禁忌。

随访

低龄接受手术的患者（<1 岁）通常恢复较好，然而随着患儿的正常发育，手术后最初几年内血管的相对大小出现变化，后期出现显著动脉干瓣膜狭窄和/或反流的患者，最终可能需要动脉躯干瓣膜置换手术[35]。对于较晚进行手术的患者（>1 岁）需要密切随访有无任何肺动脉高压的进展迹象。所有患者都需要进行预防性心内膜炎治疗。

发绀型心脏病

法洛四联症（包括四联症合并肺动脉闭锁）

形态学

法洛四联症的形态学改变主要包括四个部分：流出道 VSD、右心室流出道梗阻、主动脉骑跨（<5%）、右心室肥大（图 75.23 和图 75.24）。造成上述形态学特征性改变的基本异常是流出道间隔呈前向头位偏移，导致流出道间隔与肌部间隔错位。因此，四联症可能会发生在右心室流出道双出口的患者（主动脉骑跨>50%），并且可能与房室间隔缺损并存。右心室流出道梗阻存在多种变异，常见二叶式肺动脉瓣狭窄合并瓣上发育不全。梗阻最主要的部位通常在瓣下水平。一些病例中，患者流出道闭锁，可被诊断为法洛四联症合并肺动脉闭锁（也称为复杂性肺动脉闭锁伴主-肺血管剑突下动脉形成）。合并大型主-肺血管剑突下动脉形成的患者其临床管理及结局与其它类型四联症有明显的差别。关于这方面的内容将在本节的最后会单独讨论。

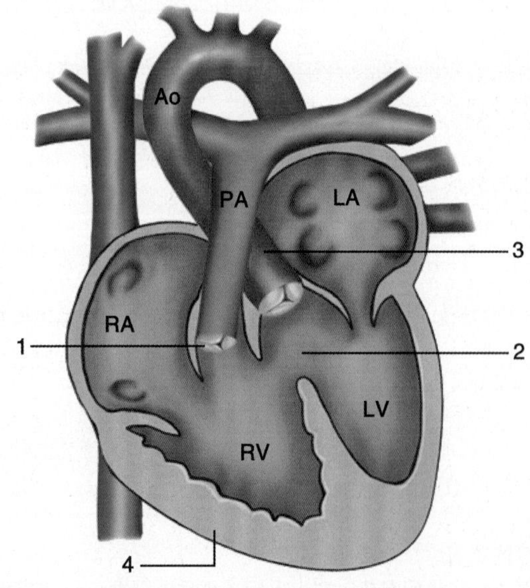

图 75.23　法洛四联症示意图。1，肺动脉狭窄；2，室间隔缺损；3，主动脉骑跨；4，右心室肥大。Ao，主动脉；LA，左心房；LV，左心室；PA，肺动脉；RA，右心房；RV，右心室。（图片引自 Mullins CE，Mayer DC：Congenital heart disease：a diagrammatic atlas. New York，Wiley-Liss，1988.）

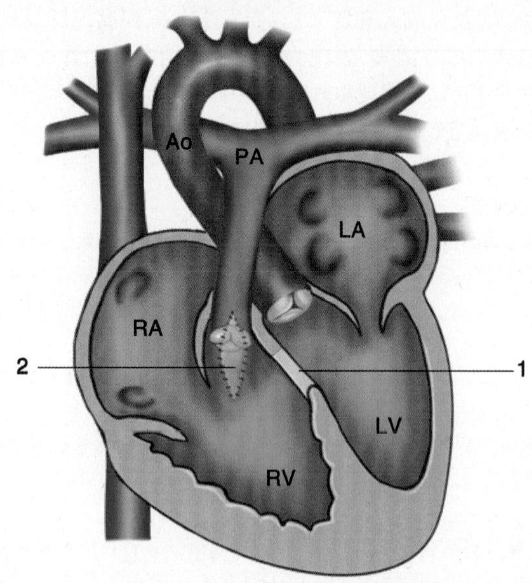

图 75.24　法洛四联症的外科修补示意图。1，补片修补室间隔缺损；2，右心室流出道/主肺动脉流出道补片（绕环补片）。Ao，主动脉；LA，左心房；LV，左心室；PA，肺动脉；RA，右心房；RV，右心室。（图片引自 Mullins CE，Mayer DC：Congenital heart disease：a diagrammatic atlas. New York，Wiley-Liss，1988.）

相关畸形

约 25%的患者为右侧主动脉弓；约 5%的患者存在冠状动脉走行异常，冠状动脉走行异常中最常见的是左前降支起源于右冠状动脉，并前向跨越右心室漏斗部。除此之外，左主干起始部常顺时针旋转，增加了右心室流出道支架或支架-瓣膜植入术后压迫冠状动脉的风险。肺动脉瓣缺如综合征是四联症中较为罕见的形式，其特征是由于肺动脉环显著狭窄合并肺动脉瓣叶发育不良或缺如导致右心室流出道狭窄伴反流。在该综合征中肺动脉通常显著扩张或形成瘤样扩张，从而可能在出生时导致气道压迫，是患者预后不良的特征。

病理生理

由于无其他来源的肺血流，患者发绀的程度可反映右心室流出道梗阻的程度。法洛四联症存在经 VSD 的右向左分流，未手术的患者可能由于肺动脉下梗阻导致动脉血氧饱和度的急剧下降，从而威胁患者生命。法洛四联症的治疗目标是减轻梗阻程度并增加体循环阻力。通过氧气吸入、吗啡、静脉普萘洛尔、体循环血管收缩治疗（如蹲位、膝胸位、血管收缩药物）缓解缺氧通常可以改善患者发绀情况。

自然病程

患者常在出生后第一年内即会出现进展性低氧血症，如不进行纠正手术或姑息手术很难存活至成年。额外来源的血供（见后文）可改善发绀的进展及相关并发症的发生。

临床表现

未手术患者。可存在不同程度的发绀。在患者胸骨左缘常可触及明显的右心室搏动及收缩期震颤。在胸骨左缘下端及心尖区可闻及来源于主动脉的收缩早期射血杂音。第二心音通常为单一成分。患者收缩期杂音的强度和持续时间与肺动脉瓣下梗阻程度呈反比关系。在极度严重的流出道狭窄或肺动脉闭锁患者出现突发性低氧血症时，可能出现无杂音或仅可闻及短暂而模糊杂音的情况。如在胸前壁及后壁闻及连续性微弱杂音则提示血流通过主肺动脉侧支血管或导管。

姑息手术后。右心室流出道梗阻加重、逐渐狭窄及姑息性主肺动脉分流血管术后再次堵塞（见表75.5）或肺动脉高压进展（有时可见于使用Waterson或Potts分流术后）均可导致一系列并发症及进行性发绀。有时可出现进行性升主动脉扩张及主动脉瓣反流。绝大部分患者会出现中心性发绀及杵状指。

修补手术后。在心内修补手术后，虽然客观指标通常提示患者最大活动耐量会下降，但超过85%的患者在随访中无明显症状。在首次修补术后的20年内，有大约10%～15%的患者会因为慢性肺动脉瓣反流或严重残余右心室流出道梗阻导致进行性右心室扩张，从而出现劳力性呼吸困难及房性或室性心律失常引起的心悸。患者还可出现因主动脉根部扩张导致的升主动脉瘤及显著主动脉瓣反流。由于肺动脉瓣反流，在患者胸骨旁发现右心室抬举样搏动及肺动脉瓣区第二心音柔和延迟的低调舒张期杂音。患者可能出现的体征还包括：右心室流出道梗阻导致的收缩期杂音、主动脉瓣反流导致的高调舒张期杂音及由于VSD补片漏导致的全收缩期杂音。

法洛四联症合并肺动脉闭锁和大型主肺动脉侧支血管

这类疾病是先天性心脏病中最具有挑战性的疾病之一。手术治疗的单一目标就是合并所有肺动脉血流，建立无梗阻的右心室—肺动脉连续性通道，并使患者获得正常的肺动脉压力及闭合的室间隔。如无法达到上述目标时，可考虑介入手术与外科手术联合进行。对狭窄血管进行球囊扩张及支架植入并进行血管吻合可“修复”节段血供，随后进行VSD修补术；或已修补VSD的患者，降低右心室压力。

辅助检查

心电图。经修补术后的成年法洛四联症患者均可见完全性右束支传导阻滞。心电图QRS波的宽度可反映右心室扩张的程度，当QRS波时程>180毫秒或进行性增宽时，可能是出现持续性室速及猝死的危险因素。

胸片。未行修补术的患者的典型胸片表现为大小正常的靴型心伴右心室突出及发育不良的右心室流出道和主肺动脉区域凹陷。在修补术后，右心室仍常突出，而左心边缘可由于右心室流出道扩张呈直线型。主动脉弓可能在右侧（25%）。升主动脉有时会比较明显。

超声心动图（图75.25）。在未手术患者中，通常单用超声心动图即可完全诊断本病。超声心动图检查必须明确非轴向分布、非限制性的VSD，同时合并主动脉骑跨（<50%骑跨），以及不同部位不同程度的右心室流出道梗阻（漏斗部、膜部和/或肺动脉狭窄）。目前术前很少使用心导管检查，除非存在额外来源的肺血流。

在矫正手术后的患者中，超声心动图必须评估残余肺动脉狭窄及反流程度、残余VSD程度、左右心室大小及功能、主动脉根部大小以及主动脉瓣反流程度。

心导管检查及血管造影术。尽管超声心动图、磁共振血管造影、快速CT检查可显示肺血管病变的存在及近段走行，但合并肺动脉闭锁及大型主肺动脉侧支血管的四联症患者术前评估还需导管检查明确两肺的动脉血供及血管造影来显示侧支动脉及中央肺动脉的走行其节段供血区域。大型主肺动脉侧支血管通常起源于降主动脉气管分叉平面。

磁共振。法洛四联症患者术后MRI检查的目标包括：①定量评估左右心室容积，尤其是右心室及每搏量和射血分数；②右心室流出道、肺动脉、主动脉及主肺动脉侧支的解剖影像；③定量分析肺动脉、主动脉及三尖瓣反流情况。

干预治疗的适应证

儿童。有症状的患者可在任何年龄行修补手术治疗。许多专家建议无症状的患儿可在出生后的最初6个月内接受择期修补手术。修补手术的风险是右心室流出道绕环补片扩大，而这是未来再次行干预治疗的危险因素。显著的肺动脉发育不良、患儿体态较小及早产均是早期矫正手术的相对禁忌证。这些患儿的症状可能通过右心室流出道及肺动脉球囊扩张得到改善。

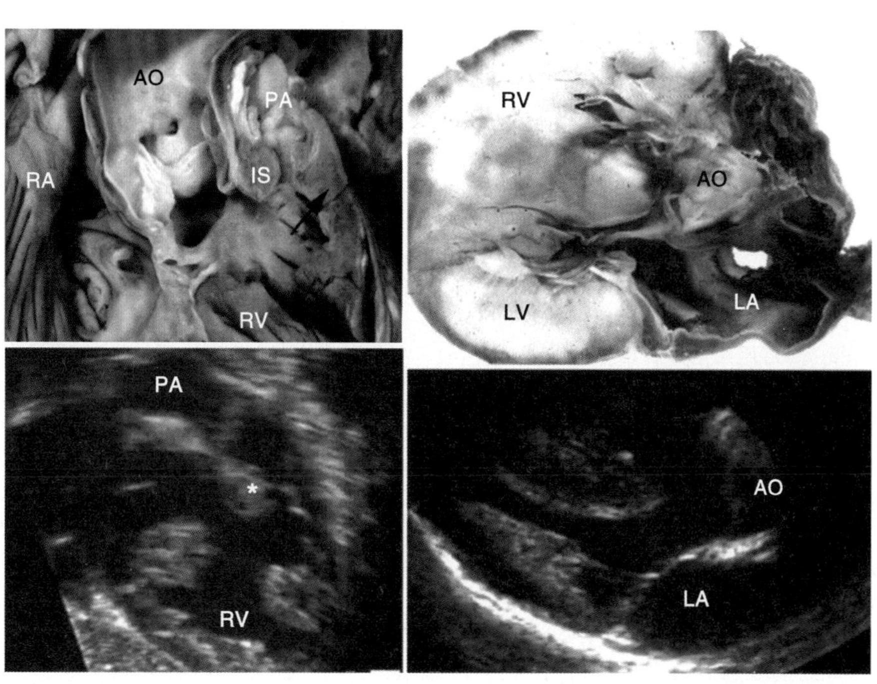

图75.25 法洛四联症组图。左侧两张图是右前斜位显示前向变异的漏斗状间隔（星号处）及室间隔缺损。在解剖切片中箭头所指向的是肥厚的间隔小梁。右侧两张图可观察到主动脉骑跨和室间隔缺损。AO，主动脉；IS，漏斗状间隔；LA，1左心房；PA，肺动脉；RA，右心房；RV，右心室

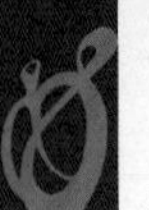

未手术的成年患者。对于未手术的成年患者，仍推荐外科修补治疗。因为手术的效果较满意，并且与儿童期手术相比，在无合并疾病的情况下不会增加手术风险。

姑息手术患者。姑息手术很少作为永久性治疗策略被使用，大多数行姑息手术的患者都应该考虑随后行外科修补术。尤其是对于进行性发绀及红细胞增多（由于分流处逐渐狭窄或肺动脉高压进展导致）、左心室扩张、分流处动脉瘤形成的患者均应该考虑行心内修补术以清除分流部分，除非患者已存在不可逆的肺动脉高压。

修补术后患者。出现以下情况的患者可能需要在修补术后再次行干预治疗：残余室间隔缺损分流量大于 1.5∶1；伴右心室收缩压大于体循环收缩压的 2/3 的残留肺动脉狭窄（自体右心室流出道或带瓣膜的管腔其中之一）；与右心室显著扩张或功能不全相关的严重肺动脉瓣反流（如右心室舒张末容积分数>150~170ml/m^2 或右心室射血额分数<45%）；无法耐受运动；持续性心律失常。当上述症状合并左心室功能严重不全或 ORS 时程大于 180 毫秒时则更加支持行再次干预治疗。主要心律失常将随着时间推移而发展，最常见的心律失常包括心房扑动、心房颤动（发生于≤20%患者）或持续性室性心动过速（发生于≤14%患者）。心律失常的发生通常提示来自右心和/或左心血流动力学恶化，提示应该接受进一步治疗。当主动脉瓣反流导致明显症状、进展性的左心室显著扩张及主动脉根部扩张大于或等于 55mm 时，可能部分患者需要接受再次外科手术治疗。而右心室流出道动脉瘤快速进展也需要考虑外科手术。

干预治疗的选择

外科手术。修补手术包括通过 Dacron 补片关闭室间隔缺损，减轻右心室流出道梗阻。后者可能包括漏斗部肌肉切除术及植入右心室流出道或环瓣膜补片（如补片可能通过肺动脉瓣环，从而导致肺动脉完整性破坏，最后导致肺动脉瓣反流）。当异常冠状动脉通过右心室流出道时可能会影响补片，因此需要在右心室及肺动脉间建立一个心外管腔，从而绕过梗阻的右心室流出道。手术中可同期闭合未闭的卵圆孔或继发型房间隔缺损。在手术中其他可治疗的病变包括：肌部室间隔缺损，动脉导管未闭，主肺动脉侧支。

在一项超过 20 年的随访中发现，大约 10%~15%的修补手术患者可能需要再次手术。对于永久性右心室流出道梗阻患者，可行残余漏斗部狭窄切开术，放置右心室流出道或环瓣膜补片，行或不行肺动脉修补术。心外带瓣膜导管在少数患者可能需要。肺动脉置换术（同种或异种移植均可）可用来治疗严重肺动脉瓣反流。同期行三尖瓣环成形术可用于中-重度三尖瓣反流患者。同期行冷冻消融可用于伴随房性或室性心律失常的患者。

经导管瓣膜置换术。可行经皮肺动脉瓣置换术。经皮肺动脉瓣置换术的死亡率与外科肺动脉瓣置类似，短期及中期血流动力学结果提示其可能优于手术置换，同时其并发症发生率更低。然而，经皮置换术必须在成人心脏中心由相关专家进行。虽然经皮肺动脉瓣置换术已经用于存在未手术的右心室流出道患者中，但目前这种治疗方式主要用于有环右心室-肺动脉管腔（如自体移植或带瓣膜管腔），且导管小于 22mm 的患者。当存在肺动脉分支狭窄时，球囊扩张并植入支架是可选的治疗方案。

植入性心脏除颤仪（implantable cardioverter-defibrillator，ICD）。当患者出现持续性室性心动过速或出现猝死并成功抢救后，应考虑植入 ICD 作为二级预防措施[39]，除非有强有力的证据显示血流动力学事件可纠正此后发生事件的风险。对于哪些患者应将 ICD 作为一级预防措施目前仍存在争议。ICD 植入可能对心血管不良事件高危人群（≥3.5%/年）有益，这类患者通常包括存在缓解性分流、QRS 波时程大于 180 毫秒、可诱导的室性心动过速及左心室舒张末压力升高的患者。

治疗结局

如手术后 VSD 完全闭合并且右心室流出道梗阻解除，接受初次修补手术患者的总体生存率是非常好的，有报道称 25 年生存率高达 94%。在初次心内修补后如出现慢性肺动脉瓣反流或右心室流出道梗阻，行肺动脉瓣置换术是安全的，其死亡率为 2%。当肺动脉瓣明显反流时，行肺动脉瓣置换可提升运动耐量，改善右心室重塑[36]。修补术后可能出现猝死，右心室切口处及 VSD 补片缝合处或右心室流出道可能成为触发室性心动过速的来源。猝死高危人群包括右心室扩张和心电图 QRS 时程大于 180 毫秒。中至重度的左心室功能障碍是导致猝死的另一个危险因素[37,39,40]。据报道，猝死率大约为 5%，占初次手术后 20 年随访中晚期死亡患者的三分之一。

生殖相关事宜

修补术后的法洛四联症患者怀孕是相对安全的，其发生不良心血管时间的概率在 8%~17%[23,40]。主要的心血管不良事件包括心律失常及由于右心衰导致的 NYHA 分级下降[41]。新生儿的结局最主要与母体怀孕前的心脏状态及怀孕时的心血管时间发生相关。修补术后的法洛四联症孕妇需要在怀孕期间严密随访。如父母存在染色体异常，如 CATCH22 综合征，则有 50%的概率传至下一代。

随访

所有患者均需每 1~2 年在心血管专科随访一次。

需要行 Fontan 手术的病变

在接下来四部分所描述的病变通常都需要行 Fontan 手术治疗，包括三尖瓣闭锁、左心发育不良综合征、心室双入口及心脏异构。Fontan 手术是一类手术的通称，指的是一种可通过手术操作改变体静脉血流方向，使其不经肺动脉下心室直接进入肺动脉的姑息性手术。这类手术一般用于治疗存在功能单心室或虽然存在正常大小的双心室，但无法行双心室心内修补的患者。毫无疑问，Fontan 手术不是完美的，但其可建立顺序的肺动脉至体循环的正常通路，从而移除了治疗前由于肺循环及体循环平行供血导致的慢性容量负荷过重。最初的 Fontan 手术仅仅是一种心房肺动脉连接，通过手术将右心房及其心耳与肺动脉吻合。但由于长期的心房扩张、心律失常及血栓形成，该术式已经被对血流动力学更有利的改进版本所取代。在 20 世纪 90 年代早期，腔静脉肺动脉完整吻合或 Fontan 侧壁隧道术出现，该术式直接将上腔静脉肺动脉行端-侧吻合（双向 Glenn 手术）联合心房内阻隔组织或通过人工同道将下腔静脉与肺动脉下部汇合处连接。近年来，术式发展为将下腔静脉直接与肺动脉通过心外导管连接，从而完全将心房排除在该环路中。该改进术式是否能获得降低晚期并发症的良好效果仍需要通过临床观察验证。并且行该类手术的患者均需要在专业心脏中心进行定期及细致的随访。

三尖瓣闭锁（右心房室连接缺如）

形态学

经典的三尖瓣闭锁指的是右心房室连接缺如（图 75.26 及图 75.27），因此，必定存在房间隔缺损。该病通常由于右心室形态上发育不良，该右心室主要通过室间隔缺损与主要心室互通。该病患者可细分为两类，一类患者心室大动脉连接一致，大动脉形态正常（占总患者的

70%～80%)。另一类患者心室大动脉连接不一致,主动脉起源于较小的右心室,其血供主要来源于室间隔缺损,这类患者相关的病变包括主动脉瓣下狭窄及主动脉弓异常。

病理生理

患者的临床特征及管理上均与心室大动脉连接的情况相关。所有患者均存在心房血供“混合”,因此患者的发绀程度主要由肺动脉血流量及体静脉血氧饱和度决定。心室大动脉连接一致的患者通常发绀程度较重(与室间隔缺损大小相关),然而连接不一致的患者通常皮肤粉红,容易导致心衰(因为未梗阻的肺循环直接起源于左心室)。一些患者由于室间隔缺损处梗阻和/或主动脉弓异常导致严重的体循环血流量下降,其临床表现与左心发育不良综合征患者非常类似。

实验室检查

心电图。常会出现电轴左偏,右心室扩张及左心室肥大的心电图表现。在肺动脉血流量很高时可能出现左心房扩张表现。

胸片。常见内脏正位,左位心及左侧主动脉弓。心脏的大小与肺血管影因肺血流量的大小而不同。主肺动脉干不显影,在25%的患者中会出现右侧主动脉弓。

超声心动图。可根据该检查建立完整的诊断。房间隔缺损、室间隔缺损的大小及主动脉弓的大小必须通过该检查仔细评估。

心导管检查。该检查对于最初的诊断及疾病管理是极少使用的。该检查可用于评估主动脉下狭窄程度(通过异丙肾上腺素或多巴酚丁胺负荷状态下测量左心室至主动脉压力阶差来测量),也常用来评估肺动脉压力及静脉肺血管连接前的阻力。

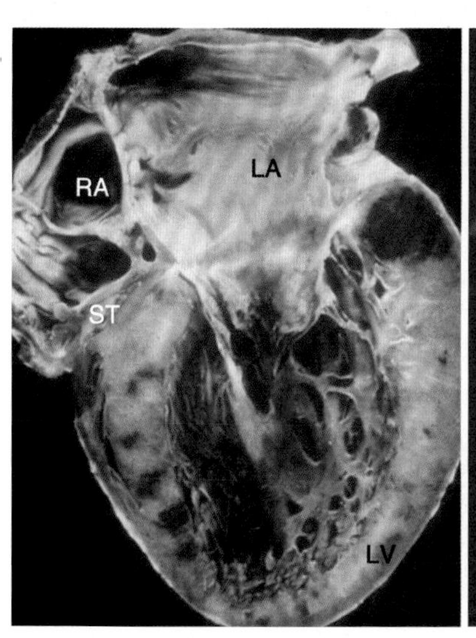

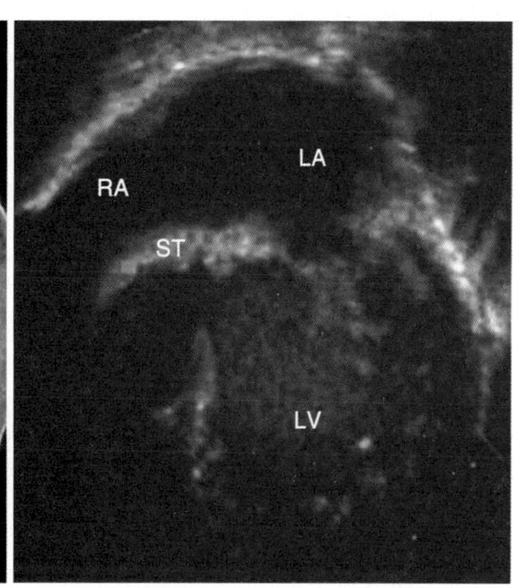

图75.26 心尖四腔位显示单心室连接中的左心室单心腔合并右心房室连接缺如(三尖瓣闭锁)。注意右心房底部楔形沟槽组织。LA,左心房;LV,左心室;RA,右心房;ST,沟槽组织

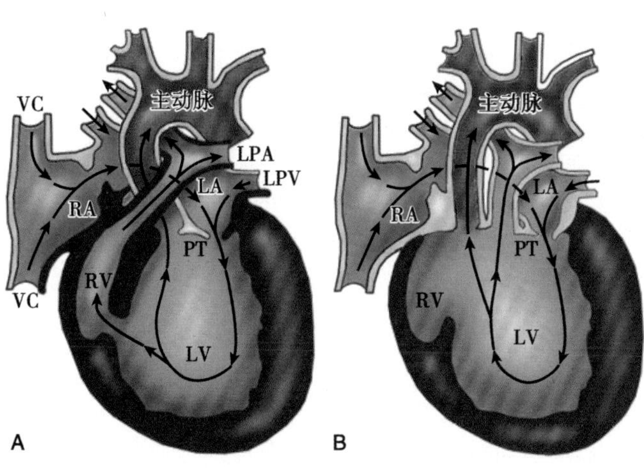

图75.27 A,三尖瓣闭锁伴正常大血管连接,小室间隔缺损,小右心室心腔及流出道狭窄。B,三尖瓣闭锁伴完全性大动脉转位,这其中左心室是最重要的共同心室,合并主动脉起源于共同心室肌部部分(右心室)。LA,LPA,左肺动脉;LPV,左肺静脉;LV,左心室;PT,肺动脉干;RA,右心房;RV,右心室;VC,腔静脉。(A和B,Edwards JE,Burchell HB Congenital tricuspid atresia:classifcation. Med Clin North Am 33:1177,1949.)

患者管理。对于具有心室大动脉一致连接并存在严重发绀的患者,出生6～8周时应行体循环-肺循环分流术。对于较大的儿童,可考虑Glenn双向分流术治疗。对于存在动脉连接不一致的新生儿,早期治疗包括对无主动脉下狭窄患儿进行肺动脉环缩术以减少肺动脉血流,直至对有严重狭窄和升主动脉至主动脉弓发育不良的患者进行完全一期Norwood手术。

早期姑息治疗的目的是为Fontan手术做准备。该手术应该在具有良好心室功能、体循环无梗阻及最小的房室瓣反流的前体下进行。考虑行该矫正手术的患者还需要有较低的肺循环阻力(平均肺动脉压小于15mmHg),并且肺动脉内径必须足够大。

左心发育不良综合征

左心发育不良综合征是一个遗传学术语,用来描述一系列高度相关的心脏异常,其特征包括未发育完全的左心腔、与之相关的主动脉瓣和/或二尖瓣环闭锁或狭窄及主动脉发育不良。这个术语必须应用于那些具有正常房室及心室大动脉连接的情况。左心发育不良综合征(图75.28)的特征是其体循环是导管依赖的,也因此在出生后的第1周,由于导管收缩会导致严重的症状。如不治疗,几乎所有患者均在新生儿期死亡。既往许多患者表现为严重的循环酸中毒。但随着胎儿超声检测的普及及对心脏结构异常诊断愈发成熟,这种情况变得较为少见了。胎儿期诊断为未来有计划的分娩及前列环素治疗提供了时间。这些诊断治疗措施的使

用被证明可降低此后手术前发病率及第一阶段修补手术的围手术期死亡率。

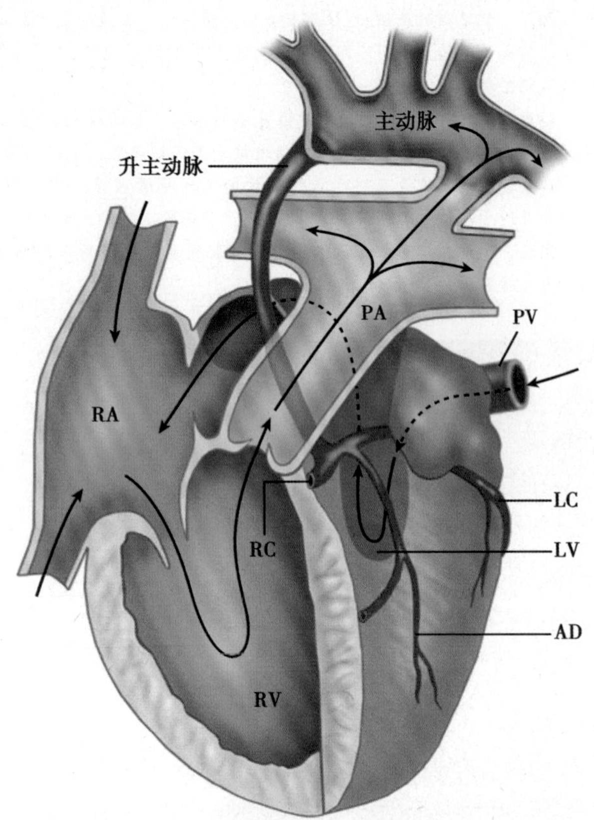

图 75.28 左心发育不良伴主动脉发育不全,主动脉瓣闭锁,二尖瓣和左心室发育不良。AD,前降支;LC,左旋支;LV,左心室;PA,肺动脉;PV,肺静脉;RA,右心房 RC,右冠状动脉;RV,右心室。(引自 Neufeld HN, Adams P Jr, Edwards JE, et al: Diagnosis of aortic atresia by retrograde aortography. Circulation 25:278, 1962.)

病理生理

目前对于左心发育不良综合征是一种原发性心肌疾病还是心脏结构及血流动力学异常导致的结果仍没有定论。毫无疑问的是部分患者在胎儿早期出现非常明显的单纯性扩张型心肌病可能会在孕晚期发展为左心功能不全综合征(由于左心室未进一步发育导致的结果)。很明显,先天性的结构异常也在其中起重要作用。如单纯瓣膜狭窄可能导致左心发育不良综合征,而严重的主动脉瓣狭窄也可能与正常大小心室并存。因此目前来看左心发育不良综合征更像是一个多因素的疾病。

临床表现。所有新生儿出现突发循环衰竭及严重的乳酸酸中毒均需考虑本病。但是必须排除新生儿败血症及代谢异常。在排除上述疾病后,所有出现上述情况的患儿均需接受前列腺素治疗,该治疗对存在心脏异常的患者有显著疗效,而无心脏异常的患儿则几乎无效。

实验室检查

心电图。常显示右束支传导阻滞、右心房及心室扩张、左胸导联 ST 及 T 波异常。

胸片。常在出生后不久即表现出心脏扩大,在临床情况恶化时,可观察到显著的心影增大和肺血管影增粗。

超声心动图。超声心动图横截面扫描可提供完整诊断。超声心动图经典表现为:左心室腔较小、二尖瓣较小。心肌可变薄或正常,但心内膜通常变薄且常合并心内膜纤维弹性组织增生。左心室腔及冠状动脉间常存在瘘管,这种情况在二尖存在且主动脉瓣闭锁时更容易发生。主动脉根部通常缩小,一般在瓦氏窦平面的直径小于 4~5mm,同时在升主动脉处常会变窄。通常主动脉弓较粗大,但存在管腔缩窄,管腔的大小会因治疗而改变,对主动脉管腔及心房间沟通的大小进行评估对治疗至关重要。当患者存在完整的房间隔或限制性的卵圆孔未闭时可能出现明显的血氧饱和度下降或死亡(因为肺血流量降低及肺水肿)。

患者管理。早期使用前列腺素至关重要。对于有休克症状的患者,需要麻醉、机械通气、正性肌力药物。处理该类患者最重要的是平衡肺循环及体循环的血流量。心输出量是固定的,但血流分布情况将会根据体循环及肺循环阻力的相对程度调节。因此对于该类患者常常需要升高肺循环阻力(通过增加高碳酸血症程度及肺泡内低氧程度)并降低体循环阻力(通过扩血管药物)。

目前通过分阶段外科手术可使得大部分左心发育不良综合征患者得到长期缓解。第一阶段,通常被称为 Norwood 手术,目前有许多不同版本的术氏,但其关键点在于建立右心室与无梗阻主动脉之间的顺畅血流通路。这种右心室 主动脉通路通过直接将近段肺动脉干与升主动脉直接连接来完成,通常需要在扩张的主动脉弓处包裹延展补片。肺动脉血流通过建立体-肺血管分流或最近出现的右心室肺动脉导管来构建。动脉导管将被结扎,并建立大型心房间的血流沟通。该术氏的早期结果不理想,但最近报道该手术的存活率达到了 85%以上。不过必须考虑不同医院间的治疗差异、间断死亡率及患者不适合进入第二阶段治疗等情况。但是在一些心脏中心更倾向于心脏移植手术。

第二阶段,一般使用上腔静脉与肺动脉的端-侧吻合(双向 Glenn 术)或半 Fontan 手术(将心房顶部与肺动脉吻合)。这将作为第三阶段治疗(Fontan 手术)前的中间步骤,在患者 6 月龄左右时进行。有一种更新的创新术氏:杂交手术,该手术在第一阶段手术时将所有肺动脉分别结扎好,然后通过介入手术植入支架以保证管腔的开放,支架可直接在外科手术时通过主肺动脉植入或经皮植入,而第二阶段手术则将外科主-肺动脉吻合及双向 Glenn 术融合,目前该术氏的术后生存率及生理改善情况仍需要进一步观察。

最早尝试使用 Norwood 姑息手术的存活患者目前均已进入成年期。他们今后需要面临的是所有 Fontan 手术后采用右心室体循环存活患者所共同面临的问题。

心室双入口

心室双入口指的是一侧心室的房室连接存在 2 个开口。在这种心脏结构中,每侧的房室连接都有超过 50%与某一优势心室相连。在实践中,这通常表示一个完整的房室连接及超过 50%另一房室连接都连接于一个心室(左心室或右心室)。当存在共同连接时,超过 75%的连接必将连接于优势心室。

形态学

大约 75%的优势心室是左心室,优势左心室通过室间隔缺损与右心室相连。20%的优势心室是右心室,而那个较小、不完整的心室的形态类似于左心尖结构。只有大约 5%的患者仅存在一个心室。在双入口的左心室,最常见的是心室大动脉连接不一致。因此主动脉起源于较小的右心室并通过室间隔缺损供血,同时通常未梗阻的肺动脉起源于左心室。主动脉及主动脉弓异常在该类患者中很常见。

病理生理

左心室双入口患者的基础循环生理与三尖瓣闭锁相同。通常出现体循环及肺循环血混合，而这些血液从左心室进入肺动脉（通过异常连接）或主动脉（正常连接）。前者血流必须通过室间隔进入主动脉。因此主动脉下狭窄，主动脉发育不良及主动脉弓异常常见。在右心室双入口患者中，其心室大动脉连接通常是正常的，合并体循环流出道梗阻的危险性特别高。任何一侧或两侧房室瓣均可能出现狭窄、闭锁或反流。在这种情况下房间隔完整性就变得非常重要，如果左心房或右心房出现流出道梗阻，则需要房间隔切除术或房间隔造口术。

临床表现。当出现体循环血流量严重下降时，患儿可能依赖导管生存并出现酸中毒休克。相反的，当肺动脉血流量下降时，临床表现可能出现严重的发绀或导管依赖的肺动脉血流。另一些患者可能在新生儿期无症状并由于肺血流量增加逐渐发展为心衰。患者的外科治疗策略与三尖瓣闭锁相同，最终也需要行Fontan手术。手术后这类患者的临床表现与其他行该手术的患者都相同。

实验室检查

心电图。心电图无特征性改变，通常会出现优势心室的心室肥大样心电图改变。

胸片。胸片检查无特征性改变，很少用来诊断本病。

超声心动图（图 75.29）

所有患者基本均可通过超声心动图检查形成完整的诊断。需要特别注意的是必须对房室瓣异常及任何主动脉瓣下梗阻的存在及相关解剖进行评估。梗阻可能逐渐发展，即使在患儿出生时无梗阻。这类患者必须常规行超声心动图随访以监测心脏结构的改变。

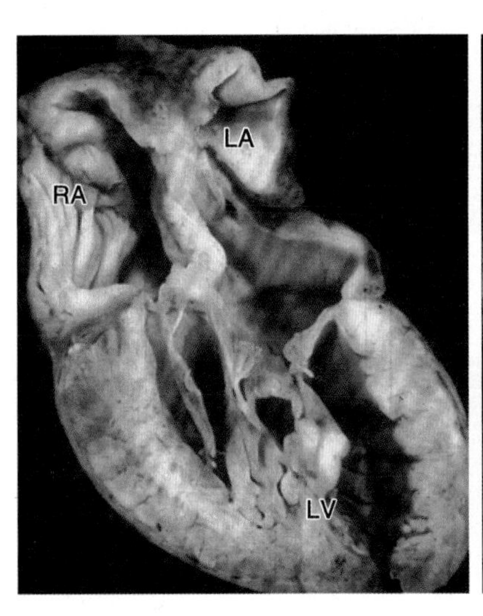

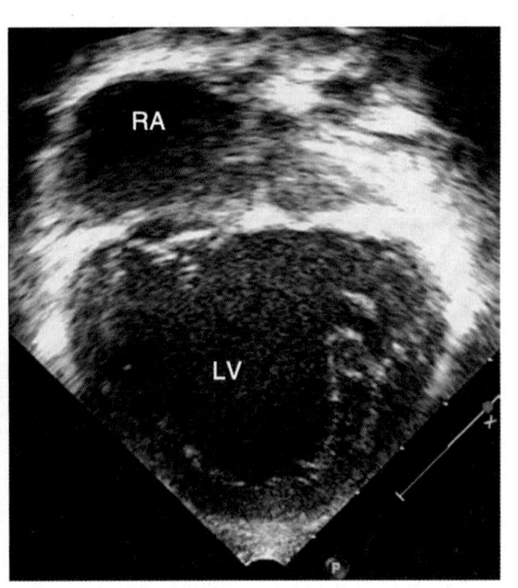

图 75.29 存在两个房室瓣膜的左心室型单心室双入口的心尖四腔心切面。LA，左心房；LV，左心室；RA，右心房

干预治疗的适应证及选择。该病患者不进行干预治疗的生存期可能很长，但存在出现进行性发绀（当肺血流量严重受限时）及肺血管疾病（当肺血流不受限时）的潜在风险。出生时即出现体循环血流受限的患者需要急诊外科干预，通常该类患者行Norwood型修补术以建立肺动脉瓣，使其成为无梗阻的体循环流出道。肺动脉结扎术仅用于存在肺血流量过量、心衰及无体循环流出道梗阻的新生儿患者。接着行双向Glenn吻合术（有时也作为首选治疗）作为Fontan手术的前期准备。

随访。该类患者必须在精通Fontan手术的医学中心进行频繁的随访。

心耳异构

为了描述心脏的形态，心耳异构是指双侧心耳均表现为左心耳或右心耳样的解剖特征的情况（如双侧右心耳或双侧左心耳）。

形态学

在左心耳异构中存在双心室房室连接并不少见，同时合并分离的房室连接。房室连接（合并房室间隔缺损）可见于30%的左心耳异构及90%的右心耳异构。心室大动脉连接一致主要见于左心耳异构，而右心室双出口合并主动脉前置多见于右心耳异构。静脉系统的连接有很多变异，而这种变异的类型会极大地影响临床症状及患者的处理。

右心耳异构

临床特征。双侧右心耳导致的一系列内脏异常有时被称为“无脾综合征”。该类患者肝脏位于中线位置，两侧肺均有三叶，在胸片上显示为对称的短细支气管，同时脾脏发育异常或缺失。由于脾脏是防御肺炎球菌感染的重要免疫器官，因此该类患者需要持续青霉素治疗以预防革兰氏阳性菌败血症。通过胸片中支气管形态特征可推测该疾病的可能性，但由于该类患者可能在早期就出现严重的冠心病导致胸片无法清楚显示，因此最常用的诊断方法还是超声心动图检查。腹部扫描检车可见主动脉位于前置下腔静脉的同侧。心脏内解剖中多见房室间隔缺损合并不同程度的优势右心室。同时常合并右心室双出口、前置主动脉及肺动脉瓣下狭窄或闭锁。因此发绀是本病最常见的症状。下腔静脉可能与任一右心房相连，同时上腔静脉在同侧并单独存在。对于这类患儿，肺静脉引流对患儿症状及预后至关重要。从定义上说，肺静脉引流通常异常连接于一侧右心房，但这一连接通常是间接连接或梗阻的。对于梗阻的患者，完全修复手术对于预后十分关键，最终该病患儿均需要接受Fontan手术。

治疗措施及结局。直接针对肺静脉血流调节及处理异常肺静脉连接可首先改善患者的症状。然后，所有患者（即使存在两个相同大小的心室）均需要接受Fontan手术治疗。因为在存在心室大动脉连接不一致的情况下完全修复房室间隔缺损在技术上是非常困难甚至不可能的。因此在患儿6月龄时行单侧或双侧上腔静脉-肺动脉吻合术,如果可能的话在患儿2~4岁时行Fontan手术。

右心耳异构手术后的长期预后较差,很少患者能存活至成年。但是,随着早期姑息手术及分阶段Fontan手术的实施,越来越多存在极度复杂病变的患者有希望能存活至成年。

左心耳异构

临床特征。这类患者存在双侧的"左位心脏"。因此该类患者存在2个左肺及支气管,可能存在多脾症及肠道旋转不良。这类患者的心脏异常相对没有右心耳异构的严重。这类患者容易出现房性心律失常,因为窦房结是通常存在于右心房的结构,因此在该类患者中常缺失。心电图常显示为P波异常或逸搏心率,完全性传导阻滞也可能存在。解剖诊断通常通过超声心动图建立。腹部大血管一般位于脊柱两侧,与右心耳异构相同。但左心耳异构患者一般存在后位奇静脉并延续连接左侧或右侧上腔静脉。90%患者肝内下腔静脉缺失,在这种情况下肝静脉直接与右心房相连。肺静脉连接关系必须在任何外科干预前精确评估。肺动静脉畸形在这类患者中并不少见。这种畸形可在未手术或手术后患者中导致发绀。心内解剖结构多变,可能接近正常也可能非常复杂。另外,房室间隔缺损(完全或部分)出现较多,但心室不平衡及心室大动脉连接异常较少见。

治疗措施。这类患者使用双心室修复的比例更高,虽然该类患者同时需要复杂的外科隔板术以分离体静脉与肺静脉回流。左心耳异构患者的长期预后比右心耳预后好许多。预后与手术的类型有相关性,但这类患者必须更加严格的监测心律失常的情况。

Fontan 手术患者(图 75.30)

正如在本章节介绍中提到的,由于Fontan术后血液循环情况不明确,同时常出现手术失败情况,因此行该手术患者必须在特定的先天性心脏病中心定期随访,一旦出现新的症状必须在该类中心进行早期的再评估。

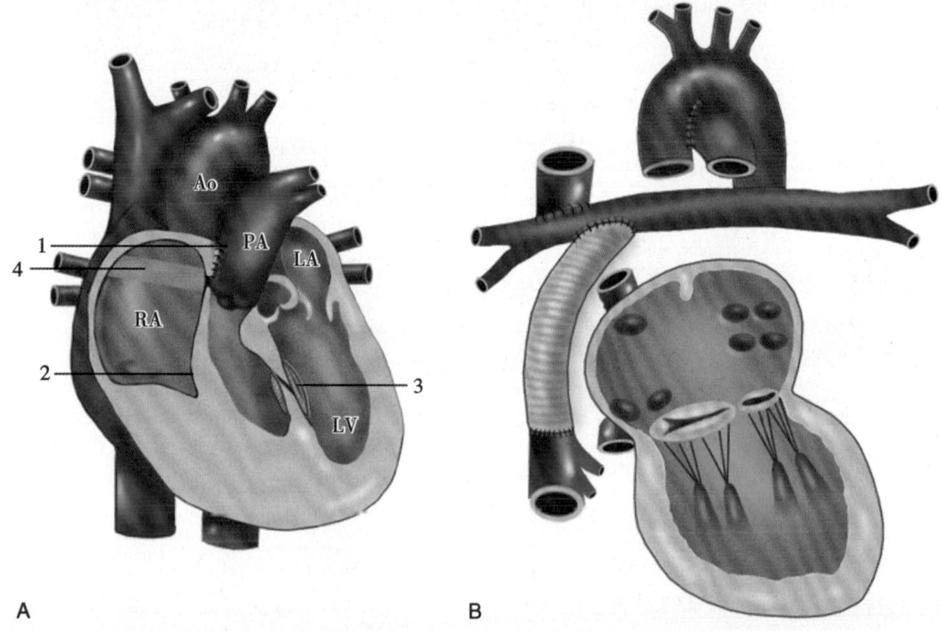

图 75.30 改良 Fontan 手术。A,直接心房肺动脉连接(1),针对三尖瓣环闭锁(2);VSD,室间隔缺损缝合(3);房间隔缺损补片闭合(4)。B,将涤纶移植物旁路绕过右心房直接将下腔静脉连接于右下肺动脉,成为心外导管。上腔静脉与右上肺动脉吻合。Ao,主动脉;LA,左心房;LV,左心室;PA,肺动脉;RA,右心房。(A,引自 Mullins CE, Mayer DC: Congenital heart disease: a diagrammatic atlas. New York, Wiley-Liss, 1988; B,引自 Marcelletti C: Inferior vena cava-pulmonary artery extracardiac conduit: a new form of right heart bypass. J Thorac Cardiovasc Surg 100:228, 1990.)

自Fontan手术在1971年被用于治疗三尖瓣闭锁开始,该术式开始成为无法行双心室修补手术患者姑息手术的标准术式。该手术的目的是将体静脉改道,使其不经过肺下心室而直接进入肺动脉。随着时间推移,该术式经过多次改良,并相应命名为:直接心房肺动脉连接、全腔静脉肺动脉连接、心外导管连接等。有时高危患者可能还需行Fontan循环开窗术(窗口直径4~5mm),直接进入左心房,造成右向左分流,从而缓解Fontan循环的压力。

病理生理学

中心静脉压升高和心输出量减少(有时在休息时,但大多数在运动过程中出现)是Fontan手术不可避免的结果。轻微的心室功能减退(尤其是舒张期)循环受阻(肺阻力升高,阻塞,血栓形成);或心律失常的发作都可能导致严重的症状恶化。

尽管在Fontan手术后将患者描述为存在慢性心力衰竭是合理的(因为他们的中心静脉压一定很高),但这通常不是由于明显的收缩功能障碍引起的。实际上,心室舒张压的小幅升高可能更可能产生不利影响。因此,用传统的心力衰竭药物治疗这些患者可能是不正确的。实际上,在一项随机盲法安慰剂对照研究中,ACEI抑制不能改善心室功能[42]或心衰表现,并且运动期间的心输出量发生恶化。

从循环中隔离右心房的更"精简"的Fontan循环(全腔肺吻合,心外导管)具有更好的血流动力学特性,心脏功能获得改善。但是,任何或所有手术吻合处,远端肺动脉或肺静脉的物理阻塞(通常是由于右心房扩张引起的)会降低循环效率。同样,肺小动脉阻力增高也会产生不利影响。这是因为肺血管阻力是导致静脉回流受损和静脉压力升高的最大因素。在手术后期,人们对肺血管阻力的了解相对较少,但已显示肺血管阻力在许多患者中升高,并且对吸入的一氧化氮有反应,提示存在肺内皮功能障碍。

最近,用波生坦[43]和西地那非[44]治疗显示出对运动表现的有益作用,但这仍有待更大规模的研究证实。

临床表现

在Fontan手术后的5年随访中,大多数患者(约90%)患有心脏功能异常方面的疾病。随着时间的流逝,常规出现心脏功能的逐渐恶化。室上性心律失常较常见,如房性心动过速、心房扑动和心房颤动。在其他没有并发症的患者中进行的体格检查发现,通常存在为非搏动性的颈静脉搏动升高,早期为肝肿大,此后出现肝硬化而肝脏缩小,在此之后心尖搏动减弱,正常的 S_1 和单音的 S_2(肺动脉瓣第二心音消失)。不应出现心脏杂音,如果出现心脏杂音可能表明存在体循环房室瓣膜反流或主动脉瓣下狭窄。全身性水肿和腹水可能是蛋白质失调性肠病的征兆(见下文)。

并发症和后遗症

尽管通常伴有明显的症状改变,但心律失常往往提示前文所述的心室功能和循环功能异常。房肺连接后右心房的大面积扩张通常与房扑和房颤有关(5年随访时为15%至20%)。心房扑动或纤颤的发病率很高[45],可伴有严重的血液动力学恶化,需要及时就医。Fontan手术时结合心房切口和多条缝合线,加上右房压力和大小增加,可能解释了此类患者房性心律失常的高发率。房性快速性心律失常风险较高的患者是那些年龄较大,心室功能不佳,体循环房室瓣膜反流或肺动脉压增高的患者。有人提出,将右心房排除在全身静脉高压升高之外(如在全腔肺连接或心外导管中)会导致房性心律不齐的发生率降低[46]。但是,这种明显的好处可能完全是由于该组患者的随访时间较短。可能会发生窦房结功能障碍和完整的心脏传导阻滞,需要植入起搏器。据报告,在Fontan血管回路中血栓栓塞并发症(包括中风)的发生率从6%到25%不等,具体取决于所用的诊断方法和随访时间。

实验室检查

心电图。心电图上可能存在窦性心律,心房扑动,连接节律或完全性心脏传导阻滞。QRS波反映了基本的潜在心脏异常。

胸片。在房肺连接的患者中,经常见到右下心房从扩张的右心房轻度隆起。

超声心动图。应注意观察是否存在右心房血流淤滞,血栓,手术窗通畅和Fontan回路阻塞。上腔静脉和下腔静脉血流通常是随呼吸变化的和低流速的。肺静脉血流模式的评估对于检测有时由右心房扩大引起的肺静脉阻塞(右肺静脉>左肺静脉)很重要。可以便捷完成对系统性心室功能和房室瓣关闭不全的评估。如果Fontan吻合的可视化不充分或需要排除右心房中的血栓,可能需要TEE。

磁共振。Fontan患者的磁共振检查目的包括评估从全身静脉到肺动脉的阻塞和血栓形成途径。检测Fontan挡板开窗或吻合口瘘;评估肺静脉是否受压;评估全身心室容积,心肌质量和射血分数;全身性心室流出道影像学检查是否有梗阻;对房室瓣和半月形瓣膜返流的定量评估;对主动脉阻塞或动脉瘤以及主肺动脉,全身静脉或全身至肺静脉侧支血管进行定量评估。

诊断性导管插入术。如果计划进行外科手术干预或通过非侵入性手段未获得充分的血流动力学评估,则建议进行完全的心脏导管术。

患者管理及结局

患者的选择是Fontan手术最重要,同时也是对临床结局影响最大的一环。对于非常适合该类手术的患者,其十年生存率为81%,而所有行该手术患者的10年生存率仅60%~71%。多数患者因充血性心力衰竭或房性心律失常死亡。Fontan手术目前仍是姑息性手术,而非治愈性手术。目前针对心房肺动脉Fontan循环重建失败患者的一项更激进手术方案包括通过心外导管建立循环,同时使用Cox迷宫术合并心外膜起搏器植入的手术方案,这种方案显示出较好的早期及中期症状缓解。最终,对于部分患者还是需要行心脏移植手术,虽然这些患者的预后不甚理想。

房性快速性心律失常的管理非常困难,并且需要即可开始长期抗凝治疗。当患者出现心房扑动或心房颤动时,必须考虑是否存在血流动力学改变,另外需要特别注意是否存在Fontan循环梗阻情况。出现房性快速性心律失常时必须尽快处理使心率恢复窦率。抗心律失常药物或合并使用心外膜抗快速性心律失常起搏装置及经导管射频消融等手段均未取得较好的疗效。有报道称通过外科手术将心房肺动脉Fontan连接转换为全腔静脉肺动脉连接并在手术同时行心房冷冻消融术取得了较好的中期疗效。在窦房结功能障碍和/或完全传导阻滞的患者中植入心外膜起搏器可能是必须的。只要可行,均应行心外膜房室顺序起搏。

是否需要预防性长期使用抗凝药物目前仍存在争议。专家建议既往有明确心律失常病史、Fontan连接中存在开窗术或超声心动图提示右心房自发性显影的患者需要抗凝治疗。对于已形成血栓的患者,目前报道无论通过溶栓或外科取栓并改变Fontan循环都存在很高的死亡率。

治疗肠道蛋白丢失病的方案包括:低脂、高蛋白、中链甘油三酯饮食,从而降低肠道淋巴管产物;白蛋白输注以提高血管内渗透压;使用利尿剂、降低后负荷药物、正性肌力药物从而降低中心静脉压。通常情况下,如果尝试所有上述方法仍无法改善,则应停用。通过导管介入治疗如通过球囊扩张梗阻通路或心房开窗;通过外科治疗切除Fontan循环并行心脏移植均是可行的手段。此外另外一些被报道有效的治疗措施包括皮下注射肝素、奥曲肽治疗、类固醇治疗等。所有这些治疗措施均存在50%左右的失败率。

当右肺静脉梗受压或梗阻导致血流动力学障碍时,推荐通过手术将Fontan循环转变为完全腔静脉肺动脉连接或心外导管。

当Fontan连接梗阻(如梗阻的右心房至肺动脉连接或上下腔静脉至肺动脉连接)时,推荐使用外科手术进行修补,该手术通常需要建立心外Fontan通路。另外通过血管球囊扩张术并植入/不植入支架也是一个可选择的方案。

对心室功能衰竭及瓣膜反流患者,ACEI的疗效不确切,并且未能增加患者运动能力。患者出现房室瓣反流时可能需要房室瓣修补或置换术。心脏移植也是可考虑的方案。

如Fontan开窗术情况下出现发绀,外科手术或经导管闭合术均可尝试,更倾向于经导管手术。经典A型Glenn分流术患者出现肺动静脉瘘可通过手术将其改为双向Glenn连接。

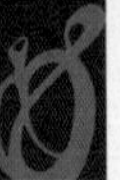

生育相关事宜

由于Fontan循环的心输出量不足及血流流速较慢成为该类患者怀孕所面临的巨大问题。心血管并发症,包括心律失常、静脉充血及产科并发症如早产、宫内发育迟缓等问题使得一旦这类患者怀孕,必须通过多学科成立高危产妇管理小组以应对。

随访

该类患者建议进行严密且专业的随访,必须特别关注心室功能及房室瓣反流。如出现房性快速性心律失常则必须寻找可能存在的Fontan吻合口梗阻、右肺静脉梗阻或右心房血栓形成。一些医疗中心已经建立了多学科Fontan临床中心以推动该类患者相关的临床研究及患者管理的进步。

完全性肺静脉异常连接

完全性肺静脉异常连接是指所有肺静脉不能直接连接到形态学左心房的情况。因此,所有的体静脉和肺静脉回流通常引流入右心房,尽管使用的路径不同。

形态学

根据异常引流的路径,完全性肺静脉异常连接的解剖类型可以被细分(图75.31)。异常连接最常见的是膈上,通过垂直静脉连接到左侧头臂静脉,直接连接到右心房,连接到冠状窦,或直接连接到上腔静脉。约有10%至15%的通路在膈下。异常的大血管然后连接到门静脉或其分支之一;连接到静脉导管;或者,很少,连接到肝脏或其他腹部静脉。

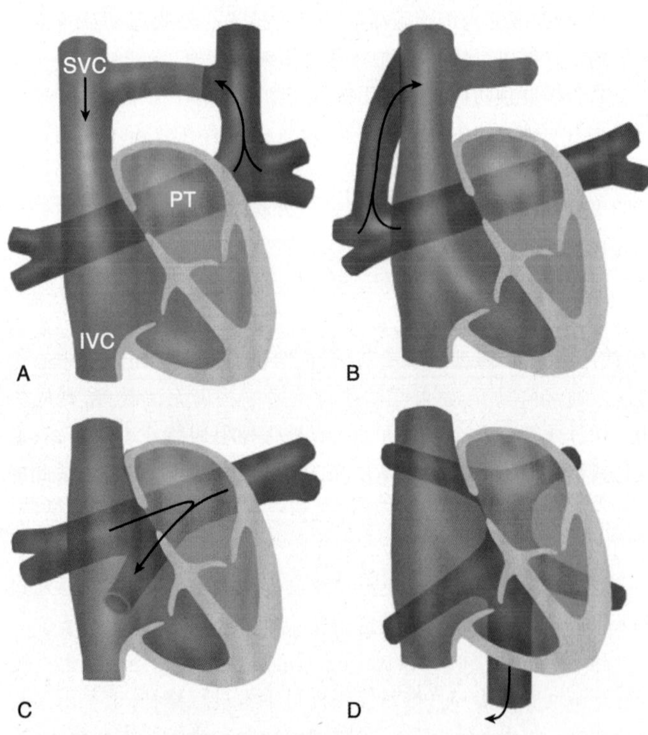

图75.31 完全性肺静脉异常连接反流的解剖类型:心上型,其中肺静脉或经垂直静脉引流至异常静脉(A),或直接引流至上腔静脉(SVC),其开口靠近奇静脉口(B)。C,通过冠状窦引流至右心房。D,心下型引流经垂直静脉进入门静脉或下腔静脉(IVC)。PT,肺动脉干(From Mullins CE, Mayer DC: Congenital heart disease: a diagrammatic atlas. New York, Wiley-Liss, 1988.)

自然病程

大多数完全性肺静脉连接异常的患者在出生后第一年出现症状并进行修复,因此在青少年晚期和成年患者中很少见到这种实例。如果患者有房间隔缺损(Atrial septal defect, ASD)的典型体征,但伴有发绀,因为在心房水平从右向左分流。年龄较大的未修复患者也有肺动脉压升高的危险。

实验室检查

心电图。通常表现出心电轴右偏和右心房和右心室肥大。

胸部X线摄影:在伴有与冠状窦或左垂直静脉异常连接的未修复的老年患者中,有心脏增大和肺血流量增加。右心房和心室扩张并肥大,肺动脉段扩大。所谓的8字形,或雪人心脏,是因为心脏增大,和右上腔静脉扩张,无名静脉和左侧垂直静脉的存在。

超声心动图(图75.32):超声心动图通常显示右心室明显扩大和一个小的左心房。通常可以在年轻患者中显示肺静脉引流的整个通路,并且在该组中几乎从不进行心导管检查(可能是危险的)。在左心房后面通常可以看到代表肺静脉汇合的无回声空间。所有四条肺静脉的引流和它们的连接必须明确。

MRI。MRI可能有助于老年患者当有多个混合部位时描述完全性肺静脉异常连接回流的部位。并在患者术后检测狭窄。

干预结果

手术通常在儿童时期进行,经常出现在文献中。但从历史上看,再狭窄的外科修复是令人失望的。然而,无缝线技术,即肺静脉被广泛开放进入心房后间隙,已明显改善了这种手术的结果。成年患者几乎总是在儿童时期进行手术修复。一般来说,它们功能正常并且不太容易发生心律失常或其他问题。他们被认为是低风险成人。

随访

早期随访应该经常进行,旨在早期发现肺静脉狭窄或手术吻合狭窄。如果在第一年内不发生,狭窄就很罕见。

大动脉转位

这组诊断的主要解剖特征是心室动脉连接不一致。这在房室连接一致的情况下最常见,也称为完全性转位或右型完全性转位(dextro-transposition, D-TGA)。本部分讨论的第二个病症是心室大动脉连接不一致和房室连接不一致的结合,通常称为先天性矫正型TGA或左转位(levotransposition, L-TGA)。这里不考虑更复杂的排列。

完全型大动脉转位

定义与自然史。在新生儿和婴儿中,这是一种常见并且潜在致命性心脏病。畸形包括主动脉起源于形态学右心室,肺动脉起源于形态学左心室。因此,肺循环和体循环是并联连接而不是正常的串联连接。在一个回路中,全身静脉血通过右心房,右心室,然后进入主动脉,然后回到全身静脉。另一条中,肺静脉血通过左心房和左心室进入肺动脉,然后回到肺静脉。这种情况与生命不协调除非出现两条回路的交合。

大约三分之二的患者没有主要的相关异常("简单"转位),三分之一的患者有相关的异常("复杂"转位)。最常见的相关异常是室间隔缺损(VSD)和肺动脉瓣或肺动脉瓣下狭窄。它越来越多地在子宫内被诊断出来。如果不进行治疗,这些婴儿中约有30%会在出生后第一周内死亡,并有90%会在第一年内死亡。

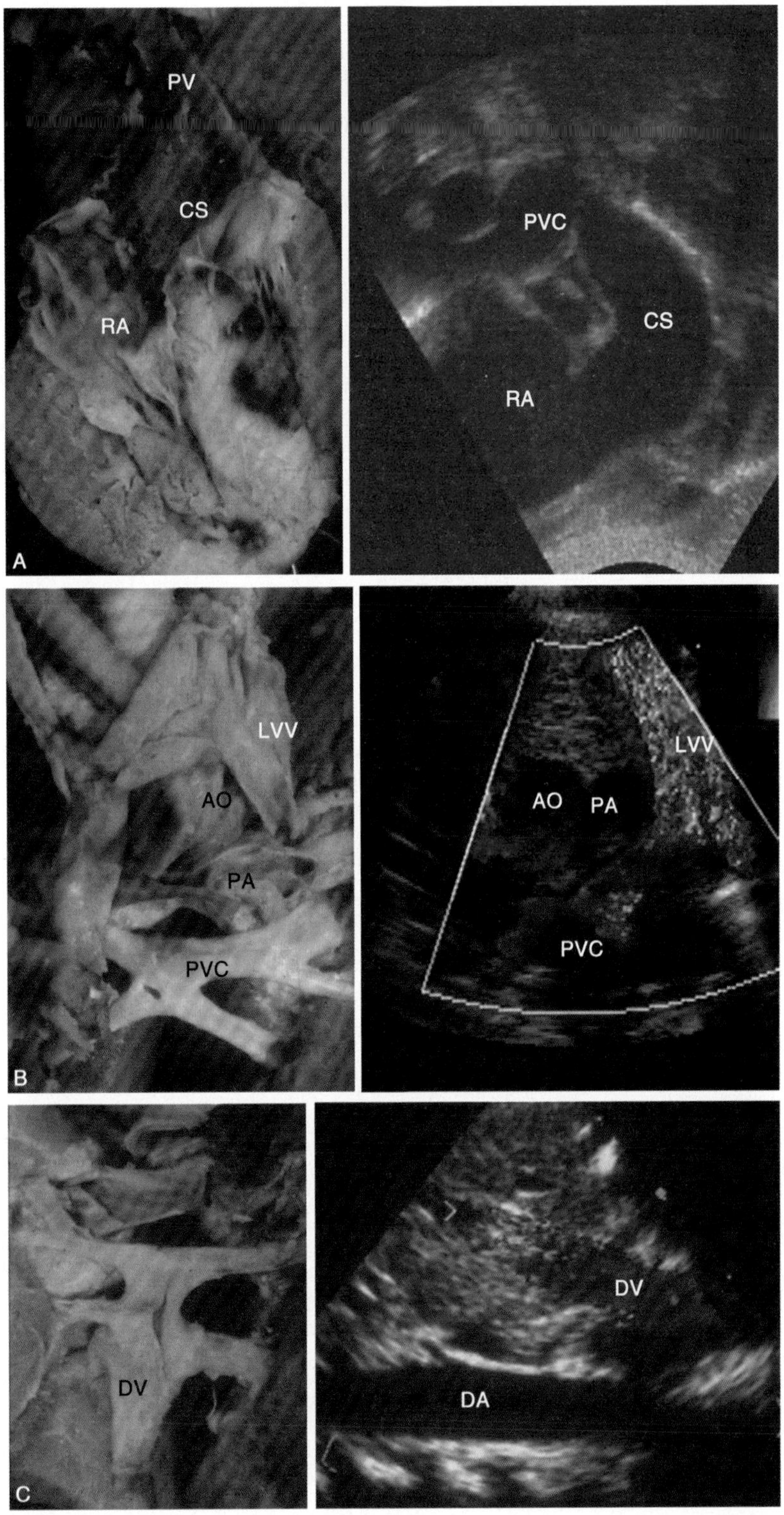

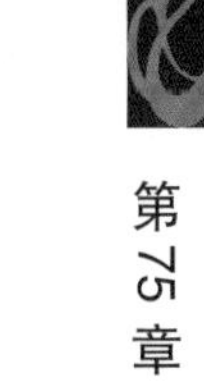

图 75.32 A，心尖四腔切面显示完全性肺静脉连接异常引流至冠状窦。在两张图像中标记了扩张的冠状窦。超声心动图还显示了连接到冠状窦的一个相关汇合处。B，胸骨上切面显示完全性肺静脉连接异常引流至左侧垂直静脉。指出垂直静脉的血流流动方向以区别于左侧上腔静脉。C，完全性肺静脉连接异常引流至膈下。标本显示肺静脉进入汇合处，而超声心动图显示下行静脉进入肝脏。指出流动的方向远离心脏

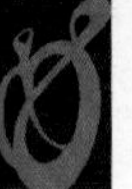

形态学

出生后必须存在两个循环之间的一些沟通来维持生命。三分之二有动脉导管未闭(Patent ductus arteriosus,PDA),并且大约三分之一有相关的 VSD。如果没有明显的心内分流或沟通,则进行球囊房间隔造口术。

病理生理学

组织缺氧程度,相关心血管的性质异常,以及肺部血管床的解剖和功能状态决定了临床过程。患有 D-TGA 的婴儿特别容易早期发生肺血管阻塞疾病,即使不存在 PDA 的情况和拥有完整的室间隔。

临床特征。所有患有 TGA 的成年患者都将会有某种类型的手术修复。

手术治疗选择。尽管新生儿球囊房间隔造口术通常是挽救生命的,它是姑息性并且是预期"矫正"手术。心房重建术在 20 世纪 50 年代和 60 年代发展,但是到了 20 世纪 80 年代被广泛采用的动脉转位术所取代。

心房转位术。在老年患者中最常见的手术治疗是心房转位术(图 75.33)。患者可以选择 Mustard 术或者 Senning 术。血液可以被由涤纶制成的板障或者心包(Mustard 手术)或者采用心房瓣膜(Senning 手术)重定向至心房水平,实现生理矫正。全身静脉回流通过二尖瓣转入肺动脉下左心室,肺静脉回流被改道通过三尖瓣进入主动脉下右心室。通过这种修复可使形态学右心室来支持体循环。

减状性心房转位术。罕见地,在具有严重的 VSD 和确定的肺血管疾病的患者中,进行减状性心房转位手术以改善全身氧合。在心房阻滞手术时,VSD 保持开放或扩大。这些患者与患有艾森门格 VSD 的患者相似,应按此治疗。

动脉转位术。在动脉转位术中,动脉干被切断并重新吻合到对侧根部(图 75.34)。如果存在,则 VSD 被关闭。冠状动脉必须转位到新主动脉。这是该手术中最具挑战性的部分,也是大多数死亡的原因。尽管如此,在大多数大型中心中,这一比率已降至不到 2%。与心房转位术相比,动脉转位术的主要优点是恢复左心室作为全身泵以及长期维持窦性心律的可能性。

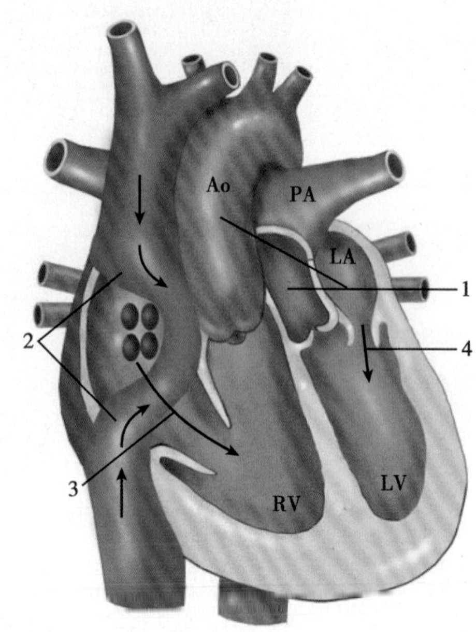

图 75.33 心房转位术的图解说明。上腔静脉(SVC)和下腔静脉(IVC)血液被重定向至形态学左心室(LV),其将血液泵入肺动脉(PA),而肺静脉血流被改道入形态学右心室(RV),流入主动脉(Ao)。1,大动脉转位;2,心房板障;3,肺静脉血液经三尖瓣至右心室;4,下腔静脉和上腔静脉血液经二尖瓣流入左心室。(From Mullins CE, Mayer DC: Congenital heart disease: a diagrammatic atlas. New York, Wiley-Liss, 1988.)

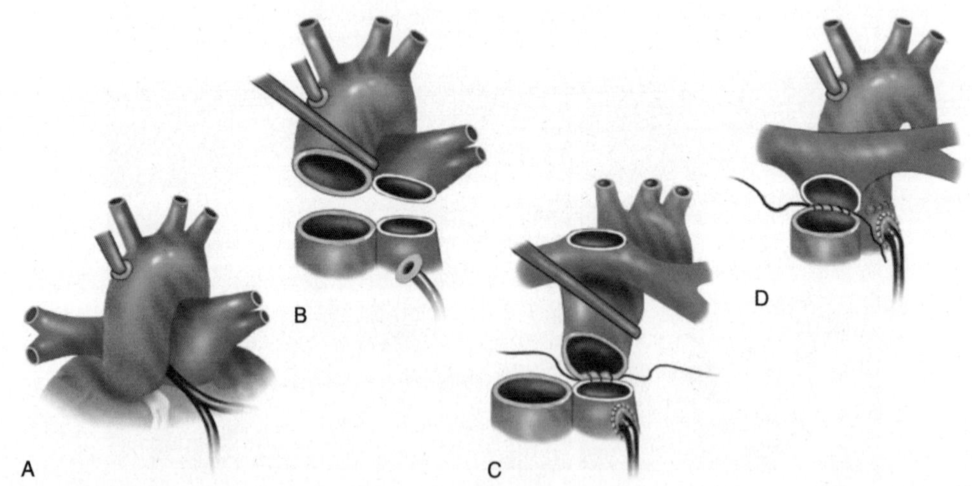

图 75.34 通过改良的动脉转位术纠正完全型大动脉转位(A)。主动脉和肺动脉被切断,冠状动脉的开口与相邻的主动脉壁的边缘被切除(B)。主动脉置于肺动脉分叉处,肺动脉与主动脉吻合不需插入移植。冠状动脉被移植到肺动脉(C)。动员的肺动脉直接与近端主动脉残端吻合(D)。(A~D, From Stark J, de Leval M: Surgery for congenital heart defects. New York, Grune & Stratton, 1983, p 379.)

动脉转位术后的随访研究表明左心室功能良好且运动能力正常。手术潜在的后遗症包括冠状动脉闭塞;肺动脉瓣上狭窄(可通过再次手术或球囊血管成形术治疗);主动脉瓣上狭窄;升主动脉瘤;和新主动脉反流,通常是轻微的。冠状动脉的长期通畅和生长似乎是令人满意的,但是长期的结果还有待确定。

RASTELLI 术。患有大动脉转位(Transpoition of the great arterics,TGA)加VSD和左心室流出道梗阻的婴儿当存在明显的肺血流量减少时可能需要早期行体-肺动脉分流术。之后的这些患者的矫正手术在右心室与远端肺动脉分叉末端之间用心外导管绕过左心室流出道阻塞并使用心内心室板障将左心室通入主动脉(Rastelli术)。该Rastelli术的后期结果特别差(见下面),近年来另一种手术,Nikaidoh手术,在TGA合并VSD和肺动脉瓣狭窄的几种形式中取代了Rastelli术。

在该手术中肺动脉流出道被切除并且主动脉向后移位,使主动脉更符合解剖学坐于左心室上方,从而使随后的左心室流出道阻塞的可能性较小。就像在Rastelli术中一样,在这个手术中右心室流出道用导管重建,但由于主动脉向后移位,胸骨后面有更多空间,希望可以使导管寿命增强。当不需要用导管修复肺动脉流出道时,REV(手术过程)手术也被引入作为D-TGA合并VSD和肺狭窄替代治疗。

治疗结果

心房转位术。心房阻滞手术后,大多数到达成年期的患者属于NYHA Ⅰ级和Ⅱ级,但在许多情况下,由于心房路径异常导致的心室充盈异常可能比右心室功能问题对功能容量有更直接的重要性。一些患者有充血性心力衰竭的症状(2%至15%)。高达40%的患者超声心动图证实存在中度或重度全身性右心室功能障碍。超过轻度全身性三尖瓣反流的比例为10%至40%,均反映和加剧右心室功能障碍。心律失常引起的心悸和近晕厥或晕厥相当常见。到20岁时,20%的患者发生心房扑动,并且到那时半数患者出现窦房结功能障碍。这些心律失常是心房阻滞手术时直接和间接损伤心房和窦房结的结果。

通常预期寿命缩短,在20至30年的随访中存活率为70%至80%。具有"复杂"TGA的患者通常比具有"简单"TGA的患者更差。这些患者可能发生心源性猝死并且可能与全身性右心室功能障碍、心房扑动和/或肺动脉高压有关。原发性ICD在这些患者中的作用尚未完全确定[49]。随着时间的推移,严重的肺血管疾病可能会发展,并且与心房转换手术时的年龄较大有关,特别是对于具有大量VSD的患者,以及那些通过板障泄漏长期从左到右分流的人。上腔静脉或下腔静脉阻塞常常未被发现,因为通过奇静脉的侧支引流可防止全身静脉充血[50]。

肺静脉阻塞引起肺动脉压升高,患者可出现呼吸困难和肺静脉充血特征。病情严重的患者的体格检查显示右心室胸骨旁抬高,正常S_1,一个响亮的单个S_2(P_2通常没有听到因为它的位置靠后),来自三尖瓣反流的心脏收缩杂音(如果存在,最好听诊部位在左下胸骨缘,但是不要增强吸气)和右侧S_3,当存在严重的全身性心室功能障碍。

动脉转位术。有关经历过动脉转位术的成人长期并发症的数据正在产生[51-54]。由于新生主动脉根部扩张导致的进展性新生主动脉瓣反流的发展是最常见的长期后遗症。这取决于时间,因此需要定期随访。新生肺动脉瓣上狭窄是一种常见的发现[55],但很少有临床后果。冠状动脉口疾病的发展也在一些患者中得到描述。心律失常在这组患者中可能是一个较小的问题,无并发症患者的心脏检查是正常的。

RASTELLI术。与动脉转位术或Mustard手术相比,Rastelli手术后的存活率较差,并且重复干预的需求高。进行性右心室-肺动脉导管阻塞可引起运动不耐受或右心室心绞痛。左心室通道阻塞是常见的,可表现为劳力性呼吸困难或晕厥。存活患者不可避免地需要更换导管或经导管支架或支架-瓣膜植入术[56]。与那些心房转位术后的患者相比,无并发症患者的体格检查显示,没有右心室升高,来自导管的收缩期射血杂音,以及S_2的两个成分。对Nikaidoh术和REV术的长期比较结果研究是缺乏的[56]。

实验室检查

心电图。患者在心房转位术后有证据显示出现特征性的显著右心室肥大伴有窦性心动过缓或交界节律(没有右心房超负荷模式)。在动脉转位术后,患者的心电图通常是正常的。在Rastelli手术后,心电图通常显示右束支传导阻滞。

胸片。在后前位胸片上,在心房转位术后患者中通常会看到狭长的血管蒂,其有长方形的心影轮廓("侧面的鸡蛋")。在侧视图中,可以看到前主动脉填充胸骨后空间。对于大动脉转位,存在正常的纵隔边界。在Rastelli术后,胸片可能是正常的除非导管钙化。

超声心动图。在心房转位术后,平行的大动脉是TGA的特点(图75.35)。它们最好的直视角度是从胸骨旁长轴观(并排运行)或胸骨旁短轴观(从正面看,主动脉前部和右侧)。全身右心室功能的定性评估,全身三尖瓣反流程度以及肺动脉下左心室阻塞(动态的或固定的)的存在是重要的。板障泄漏或阻塞的评估(图75.36)最好使用彩色多普勒血流成像。正常的板障流量应该是周期性的并且随着呼吸而变化,峰值速度小于1m/s。在动脉转位术后,新主动脉瓣关闭不全,新肺动脉瓣前狭窄,缺血致节段性血管壁运动异常应该被探寻。对于接受过Rastelli术的患者,左心室-主动脉通道阻塞 以及右心室-肺动脉导管变性(狭窄或反流)必须进行评估。

MRI。MRI对经历过心房转位术的患者的主要作用是评估板障和系统性右心室容积和射血分数。一般来说,MRI比超声心动图能更好地报告右心室大小和功能。对于患有幽闭恐怖症或有心脏起搏器的患者,CT血管造影可作为替代。

心导管检查。对于评估全身性或肺动脉板障阻塞,板障泄漏和肺动脉高压的存在或严重程度可能需要诊断性心导管检查。或者当通道或者导管阻塞不能通过无创手段来充分评估时。

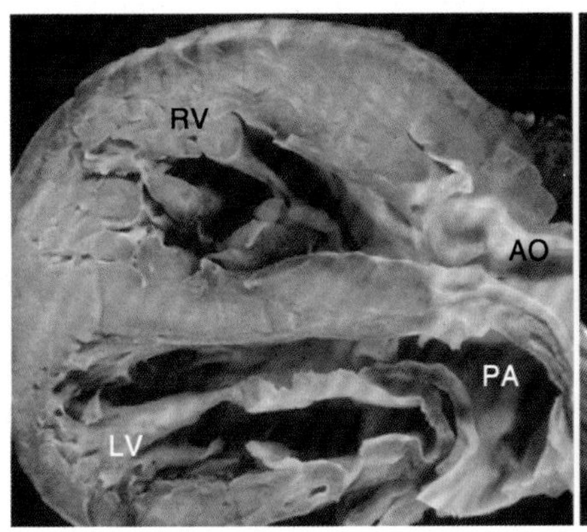

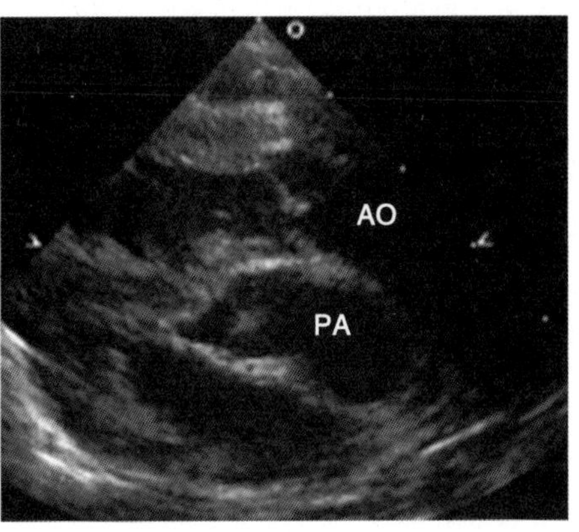

图75.35 大动脉转位的胸骨旁长轴切面。显示主动脉和肺动脉的平行性

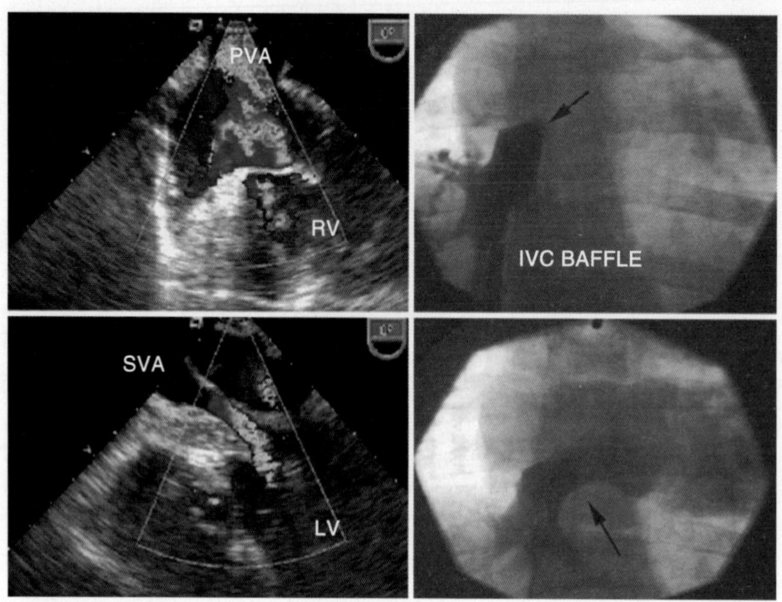

图 75.36 接受过 Mustard 术的患者的 Montage 图像。右上图的血管造影显示由全身静脉板障的下肢造成的完全阻塞，而右下图显示支架术后的相同情况。左上图是 TEE，显示肺静脉板障在其中点有一些轻微的流动加速度。左下图显示了左心室末端的全身静脉板障

再干预的指征。在心房转位术后，严重的症状性右心室功能障碍可能需要以两阶段动脉转位术或心脏移植的形式进行手术治疗。对于严重的全身（三尖瓣）AV 瓣膜反流很少进行三尖瓣修复或置换，但如果是对于连枷瓣叶或尖瓣穿孔可能是合适的，提供右心室功能就足够。板障泄漏导致显著的左向右分流（>1.5/1），任何从右向左分流或可归因的症状需要手术或经导管闭合。上腔静脉或下腔静脉通路阻塞可能需要干预。上腔静脉狭窄通常是良性的，而下腔静脉狭窄可能具有更严重的血流动力学后果，这取决于静脉回流的替代途径的充分性，通常通过奇静脉到上腔静脉。球囊扩张上腔静脉或下腔静脉狭窄是专家手中的一种选择。支架通常可以完全缓解狭窄的血流动力学后果。

Senning 手术后的通路阻塞通常更适合球囊扩张和支架术。肺静脉阻塞虽然通常早期见到并且在儿童时期再次手术，但在成年期可能出现。有症状的心动过缓需要永久性起搏器植入，而快速性心律失常可能需要导管消融，抗心动过速起搏器或药物治疗。在心房转位术后，经静脉起搏导线必须穿过板障的上肢进入形态学左心室。由于形态学左心室中紧密堆积的精细顶端肌小梁，因此需要主动固定。对于残余心内通信的患者，应避免经静脉起搏，因为可能会发生交叉性栓塞。

在动脉转位术后，任何水平的显著右心室流出道阻塞（梯度>50mmHg 或右至左心室压力比>0.6）可能需要右心室流出道的手术或导管扩张。冠状动脉阻塞引起的心肌缺血可能需要冠状动脉旁路移植术，最好是动脉导管。明显的新主动脉瓣反流可能是主动脉瓣置换术的理由。在已经接受 Rastelli 术，显著的右心室-肺动脉导管狭窄（>50mmHg 退缩梯度或平均超声心动图梯度）或者明显的主动脉瓣膜反流需要干预的患者。经过左心室到主动脉通道的主动脉下阻塞需要左心室到主动脉的板障重建。显著的残余 VSD（分流>1.5/1）可能需要手术闭合。

再干预选择。在接受心房转位术的患者中，药物治疗尚不确定。ACE 抑制剂、血管紧张素受体阻滞剂[57]或 β 受体阻滞剂通过减轻后负荷的作用来保护全身右心室功能是值得商榷的，短期和中期研究表明没有益处。采用心房转位术后，患有严重的、有症状的、全身（右）心室功能不全并伴有或不伴有严重的全身（三尖瓣）房室反流的患者可能需要考虑心脏移植[57]。

生殖问题。严重的全身性心室功能不全或难治性心律失常可能是妊娠的禁忌证，理想状况下，阻塞性阻塞应在怀孕前缓解。接受过心房转位手术的女性通常可以很好地耐受怀孕，但在怀孕期间，约有 15%的女性会出现右心室功能恶化或全身三尖瓣反流[58]。在这些病例中，有一半在分娩后问题没有改善。如果在怀孕前没有明显的血流动力学损害，动脉转位术后的妊娠可以更好地耐受[59]。

随访。建议由具有冠心病专业知识的医生定期进行随访。

心房转位术。有必要对全身性右心室功能进行连续随访监测。应采用超声心动图或 MRI 寻求无症状的板障阻塞和渗漏。建议定期进行动态心电图监测，以诊断难以耐受的心动过缓或者心动过速。

动脉转位术和 RASTELLI 术。建议定期随访超声心动图。随着患者年龄的增长，MRI 更适合在 LeCompte 调转（将肺动脉置于主动脉前方）之后评估肺动脉分支，因为这是超声心动图检查的一个具有挑战性的区域。

对于 Rastelli 手术，建议定期随访超声心动图。应特别注意右心室-肺动脉导管以及左心室-主动脉隧道。

先天性矫正型大动脉转位

术语先天性矫正型大动脉转位（Congenital corrected transpoition of the great arteries，cc-TGA）描述了存在 AV 连接不一致合并心室大动脉连接不一致的心脏。

形态学

cc-TGA 是一种罕见疾病，占所有冠心病的不到 1%（图 75.37）。当

存在通常的心房排列时，全身静脉血从右心房通过二尖瓣进入左心室，然后进入位于后方的肺动脉。肺静脉血从左心房穿过三尖瓣到达左侧右心室，然后到达左前侧主动脉。因此，循环被“生理上”校正，但形态学右心室支持体循环。高达95%的患者出现相关异常，包括VSD(75%)，肺动脉或肺动脉下狭窄(75%)和左侧(三尖瓣和常常“Ebstein样”)瓣膜异常(75%)。由于固有的异常传导系统，5%的cc-TGA患者出生时患有先天性完全性心脏传导阻滞，大约25%的人以后会发展，自发的或最终以手术作为结果。

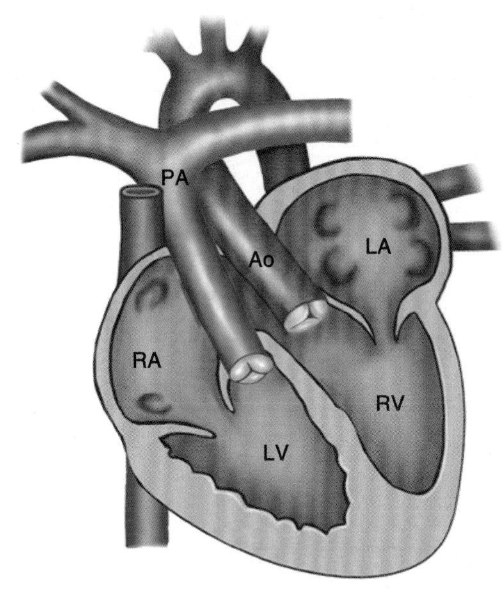

图 75.37 先天性矫正型大动脉转位示意图。(引自 Mullins CE，Mayer DC：Congenital heart disease：a diagrammatic atlas. New York，Wiley-Liss，1988.)

病理生理学

没有相关异常的患者(“孤立的”cc-TGA)可以特别存活到第七或第八个十年。进行性全身(三尖瓣)AV瓣反流和全身(右)心室功能障碍往往发生在第四个十年以后，而房性快速性心律失常从第五个十年开始更常见。除了出生患有先天性完全性心脏传导阻滞的患者外，获得性完全性房室传导阻滞继续以每年2%的速度发展，主要集中在心脏手术时。伴有相关异常[VSD，肺动脉狭窄，左侧(三尖瓣)异常]的患者经常接受手术缓解(全身-肺动脉分流治疗发绀)或修复相关异常(见外科手术)，但有相当多的患者通过VSD和肺下左心室流出道梗阻的结合自然而然的取得平衡。

临床特征

未经手术的患者。没有相关缺陷的患者直到成年后才能无症状。进展性充血性心力衰竭引发的呼吸困难，运动不耐受，以及室上性心律失常引起的心悸最常产生于第五个十年。VSD和肺动脉狭窄取得平衡的患者可出现反常栓塞或发绀，尤其是肺动脉狭窄严重时。对其状况不复杂的患者进行体格检查显示由于两个心室的并行方向向而稍微更内侧的顶点。由于主动脉的前部位置，A2通常可在第二左肋间隙中闻及。听到单个$S_2(A_2)$，P_2由于其后部位置而经常是低沉的。可能会听到相关的VSD或左侧AV瓣反流的杂音。考虑到肺动脉主干的向右方向，肺动脉狭窄的杂音向上和向右辐射。如果存在完全的心脏传导阻滞，则存在具有可变强度的S1和大炮音。

VSD修补和左心室-肺动脉导管修复。尽管手术修复后全身三尖瓣反流和全身性右心室功能障碍共同发展，大多数患者在手术后5至10年处于功能性Ⅰ级。呼吸困难，运动不耐受以及室上性心律失常引起的心悸通常发生在第四个十年。体格检查反映了基本心脏畸形和是否有残留并存的异常。

实验室检查

心电图。从右到左的初始(隔膜)去极化的异常方向导致心前区Q波图案的反转(Q波通常存在于右心前导联中并且在左侧不存在)。一度房室传导阻滞发生率约为50%，完全房室传导阻滞发生在高达25%的患者中。可见心房心律失常。

胸部X线片。胸部X线特征性显示左侧升主动脉产生的左心外边界的平滑凸起提示正常肺动脉段缺失。肺动脉主干中度移位并且心脏轮廓缺失；与左侧相比，右侧肺门通常突出且隆起，产生右侧“瀑布”外观。

超声心动图(图 75.38)

超声心动图可以识别基本畸形以及任何相关的异常。右侧形态学左心室的特征在于其平滑的心内膜表面，并且由双叶AV(二尖瓣)瓣膜保护，没有直接的隔膜附着。形态学右心室通过其顶端小梁和隔缘肉柱识别，并由三叶瓣保护，顶部移位的AV瓣膜(三尖瓣)直接附着于隔膜。因此，AV瓣显示出反向偏移，这是诊断的有力线索。左(三尖瓣)房室的Ebstein样畸形定义是左(三尖瓣)瓣过度(>8mm/m^2体表面积)根尖移位，并伴有或不伴有异型增生。

MRI。MRI在cc-TGA患者中的主要作用是评估系统性右心室容积和射血分数。它比目前超声心动图呈现的更好。对于幽闭恐怖症患者或植有心脏起搏器的患者，高质量的放射性核素血管造影或CT血管造影可作为替代。MRI还可以评估其他问题，包括导管功能和AV瓣膜反流。

心导管术。这在诊断时很少需要，但可在手术修复前显示，以证明冠状动脉解剖以及心室舒张末期和肺动脉压力。

干预和再干预的指征。如果发生中度或严重的全身(三尖瓣，左侧)AV瓣膜反流，应考虑更换瓣膜。在右心室功能恶化之前，应该做左心房室瓣膜置换术，即射血分数为45%或更高。当三尖瓣反流合并全身(右)心室功能不全时，也许应考虑双心室矫正术。患有终末期症状性心力衰竭的患者应转诊进行心脏移植。存在显著血流动力学的VSD(Qp/Qs>1.5/1)或残余VSD伴有明显的原发性或术后(导管)肺流出道狭窄。(超声心动图平均值或导管梯度>50mmHg)可能需要手术矫正，尽管后者有时最好单独采用，因为它可以保持中立的隔膜位置并把全身三尖瓣反流降到最低。如果伴有左侧AV瓣反流，应考虑在VSD和肺动脉狭窄手术时更换左AV瓣膜。当存在完全的AV阻滞时，通常用起搏器植入。最佳起搏方式是DDD。由于形态学左心室缺乏顶端小梁，因此需要主动固定电极。如果有心内分流，应该避免经静脉起搏，因为可能会发生交叉性栓塞。在这些情况下优选心外膜导联。

干预选择。对于患有全身性心室功能障碍的患者，使用ACE抑制剂、血管紧张素受体阻滞剂或β受体阻滞剂治疗的药物治疗可能是直观的，但目前还没有显示出任何好处[60]。这种初次手术的幸存者不可避免地需要更换或修理导管。幸运的是，现在有可能在一些患者和许多国家用经皮输送的支架瓣膜修复失败的导管。由于瓣膜解剖的异常，通常是Ebstein样瓣膜，瓣膜修复通常是不成功的。因此，对于显著的反流，三尖瓣置换更适用于修复，但如果存在显著的右心室功能障碍(射血分数<45%)，则其具有更高的风险。

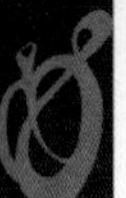

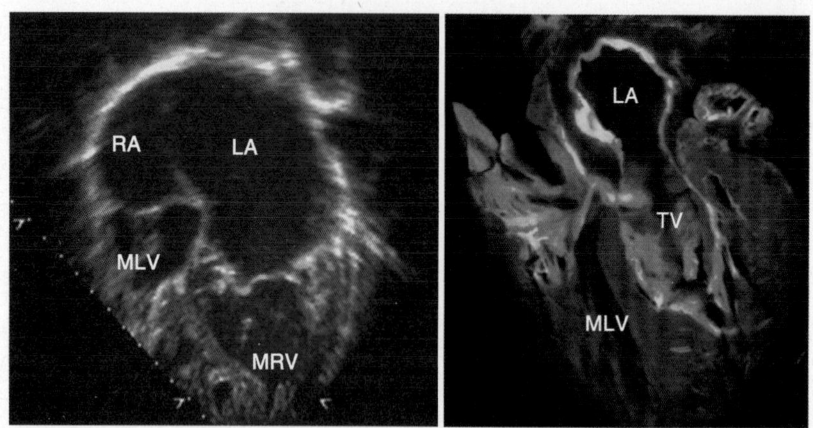

图 75.38 CC-TGA 伴异型增生和形态学左侧三尖瓣位移的心尖四腔心显像

双心室矫正术已成功地在儿童[61,62]和精心挑选的成人中实施。患有严重的三尖瓣反流和全身性心室功能障碍的患者应该考虑。其目的是将左心室重新引流到全身循环中,将右心室重新引流到肺循环中,实现生理矫正。心房转位术(Mustard 或 Senning),以及动脉转位术(当不存在肺动脉狭窄时)或 Rastelli 型修复术,即所谓的 Ilbawi 手术(当出现 VSD 和肺动脉瓣狭窄时,左心室通入主动脉和右心室-肺动脉瓣导管)可以在充分的左心室再训练后进行,遗留三尖瓣反流和肺动脉侧的右心室衰竭。全身(右)心室功能恶化的患者应采用药物积极治疗,但可能需要考虑进行心脏移植。

干预结果。在导管修复和 VSD 修补后,到达成年期的患者的中位生存时间为 40 年。通常的死亡原因是猝死(假定为心律失常),或更常见的是伴有全身(三尖瓣)AV 瓣反流的进行性全身性右心室功能障碍。预后不良的主要预测因素是左侧 AV(三尖瓣)瓣膜反流的存在。再次手术很常见(15%至 25%),左侧 AV 瓣置换通常是主要原因。使用双心室矫正术的成人数据缺乏,并且该手术在该患者群体中应被视为试验性的。

生殖问题。严重的全身性心室功能不全或难治性心律失常可能是妊娠的禁忌证,理想情况下,严重的全身三尖瓣反流或导管问题应在怀孕前缓解。在具有良好功能的女性中,妊娠通常耐受良好,但可能出现三尖瓣反流恶化或心室功能障碍或心律失常,而且耐受性差。

随访。所有患者应至少每年进行一次与具有先天性心脏病患者护理方面的专业知识的心脏病专家随访,应通过连续的超声心动图研究和 MRI 检查全身性心室功能或放射性核素血管造影定期评估全身(三尖瓣)AV 瓣膜反流。如果怀疑发生阵发性房性心律失常或短暂的完全房室传导阻滞,动态心电图记录将非常有用。

右心室双出口

术语右心室双出口描述了其中 50%以上的半月瓣来源于形态学右心室的心脏。它可以与任何形式的心房排列或 AV 连接共存,并且独立于漏斗(锥形)解剖结构。

形态学(图 75.39)

很少有形态描述比右心室双出口引起更多的讨论和争议。上面给出的定义是有缺陷的但是实际。在某种程度上,这种解剖学定义不如理解大血管和 VSD 之间的关系以及大血管流出道的解剖结构那么重要,这两者都是临床表现和治疗的关键决定因素。

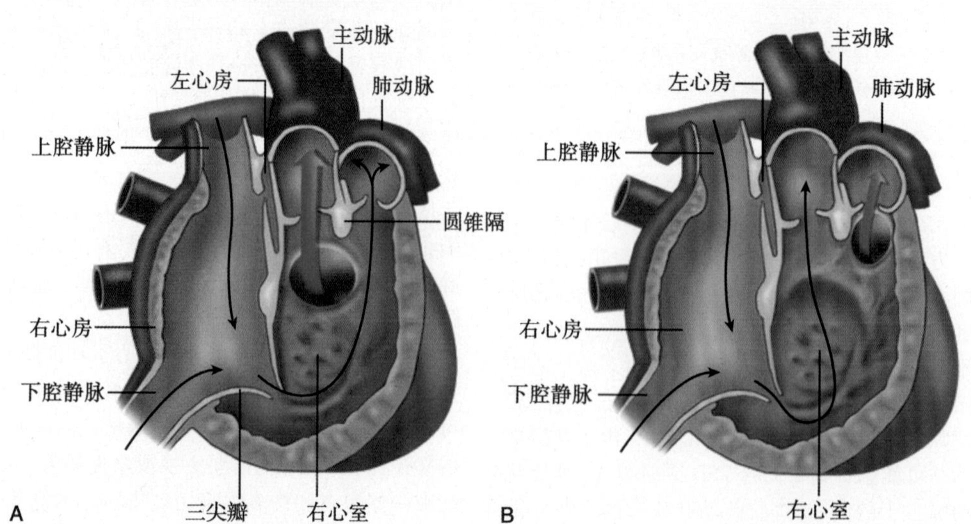

图 75.39 在两张图中说明了右心室双出口大动脉并排的关系。A,室上嵴下方的主动脉下 VSD 倾向于将左心室血液输送到主动脉。B,位于嵴上方的肺动脉下 VSD 倾向于流向肺动脉干。(A and B,引自 Castañeda A,Jonas RA,Mayer JE,et al:Cardiac surgery of the neonate and infant. Philadelphia,WB Saunders,1994,p 446.)

临床特征

存在3种主要类型的右心室双出口：①右心室双出口合并主动脉瓣下VSD；②右心室双出口合并肺动脉瓣下VSD；③右心室双出口合并双动脉无关VSD，当存在时，漏斗部隔膜的解剖结构进一步改变了血流动力学。以右心室双出口合并主动脉瓣下VSD为例，其中主动脉及其半月瓣最接近或最重要的小梁间隔，流出道隔前偏引起肺动脉瓣下狭窄，其临床情景和手术方法与法洛四联症相似或相同。

相反，如果流出道隔向后偏离，则会出现主动脉瓣下狭窄，通常伴有主动脉弓的共存异常。因此，因此对于这种变异的解剖结构手术方式完全不同。如果流出道隔没有偏离，并且没有流出道阻塞，则临床情况将是简单的VSD。右心室双出口合并肺动脉瓣下VSD（Taussig-Bing异常）可与TGA一起考虑。这是因为肺动脉的通常位置（主动脉的后部和左侧）意味着去氧和含氧血液的流动类似于转位，即使大多数肺动脉瓣与右心室连接。流出道隔前偏导致主动脉瓣下狭窄和主动脉异常，后偏导致肺动脉瓣下狭窄和限制肺血流量。识别右心室双出口合并双动脉无关VSD也很重要。这定义了VSD远离流出道的心脏，使得外科手术治疗特别困难。

相关病变

超过一半的右心室双出口患者有AV瓣的相关异常。与左心室发育不良相关的二尖瓣狭窄或闭锁是常见的。三尖瓣Ebstein样异常，完全房间隔缺损，以及任何AV瓣的骑跨可能发生。

实验室检查

由于潜在解剖结构的多样性这里不包括心电图和放射学特征的讨论。超声心动图。这是诊断的主要依据。半月瓣对心室的性质是确定的。当存在时，半月瓣下方的流出道隔偏离可能对下游大血管的发展产生影响。例如，当存在主动脉瓣下狭窄时，超声心动图检查是不完整的直到排除了主动脉弓的异常。术前评估还必须特别考虑潜在的AV瓣膜异常和瓣膜骑跨。

干预指征

手术治疗的目标是建立左心室和主动脉之间的连续性，创造足够的右心室到肺的连续性，并修复相关的损伤。姑息性手术仅适用于无法进行双心室修复的患者和肺血流量明显减少的患者。在后者，可以在完全矫正之前施行主动脉肺分流术以进行拖延。对大多数剩余人来说，现在主要是施行完全修复手术。在右心室双出口合并主动脉瓣下VSD中，通过创建将左心室血液传导至主动脉的心室内板障来完成修复。如果存在共存的肺动脉下狭窄，则修复过程类似于法洛四联症。当VSD是肺动脉下型时，但没有肺动脉下狭窄，通过闭合VSD和动脉转位术来完成修复。肺动脉下狭窄通常存在于右心室双出口合并肺动脉下型中。在这些情况下，使用心室内板障将主动脉连接到左心室，并且放置右心室到肺动脉导管来完成修复（Rastelli术）。当VSD远离并且未进入半月瓣口时，不能使用经典的手术方法。有时VSD会向主动脉方向受阻，但是当这些情况不可能时，右心室可以作为全身心室使用。这需要Mustard或Senning心房重定向术，闭合VSD，以及在左心室和肺动脉干之间放置导管。

干预选择和结果

前文所述的外科手术（如法洛四联症修补术、动脉转位术、Rastelli手术）的后期随访当出现右心室双出口时往往比出现更多经典指征时更不太令人满意。主动脉瓣下狭窄的发展更可能是由于左心室流出道的几何形状异常所致。这往往是校正后的结果。同样，右心室至肺动脉导管更可能发生阻塞因为就右心室和胸骨的位置而言，导管的放置存在空间上的困难。由于这些考虑因素，导管介入的选择通常是相当有限的。然而，复发性弓阻塞和远端肺动脉阻塞可采用球囊扩张术，不论是否有支架置入。

随访

所有这些患者至少需要每年由先天性心脏病专家进行复查。

左心室流出道病变（图75.40）

主动脉缩窄

主动脉弓梗阻可分为：①靠近动脉导管或韧带的局部缩窄；②主动脉弓部分管状发育不全；③主动脉弓中断。

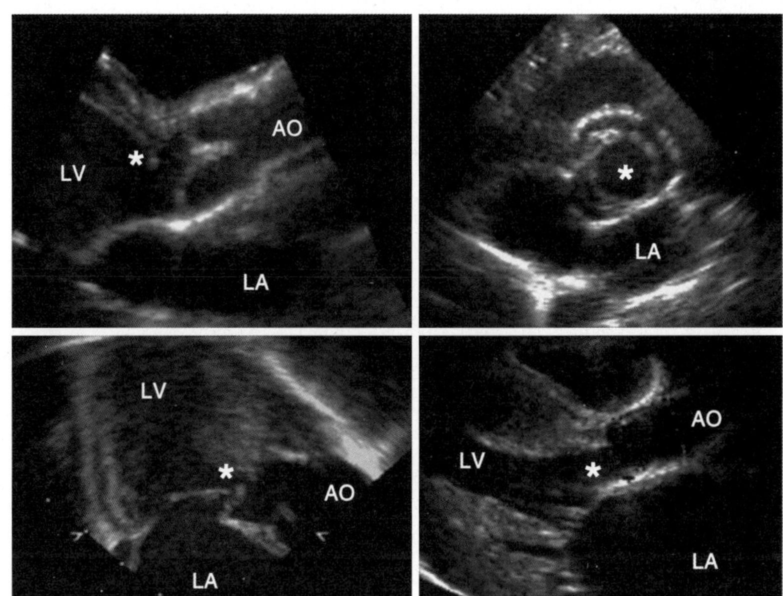

图75.40 显示不同类型的左心室外流道梗阻（星号）。左上图显示了孤立的血栓阻塞；右上方，由于二尖瓣主动脉瓣引起的狭窄；左下方，由于来自前二尖瓣的腱索装置阻塞；右下方，由于隧道在瓣膜，环状和瓣膜下水平变窄而引起的阻塞。AO，主动脉；LA，左心房；LV，左心室

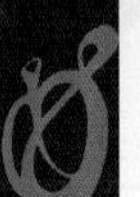

局部的主动脉缩窄

形态

此病变包括动脉导管对面后外侧主动脉壁的一个定位架。相关的峡部发育不全,在婴儿的表现中很常见,具有重要的长期意义,因为持续的足弓发育不全,即使在没有离散的梗阻的情况下,也是持续高血压的机制之一。

临床特征。男性通常更常见,有 2~5 倍,而且与性腺的发育不全(Turner 综合征)和二叶主动脉瓣(≥50%)高度相关。其他常见的相关异常包括 VSD 和二尖瓣狭窄或反流。额外的病灶对预后有影响。

在新生儿期后,大多数孤立性缩窄的患者无症状,表现为股骨搏动减少和/或高血压。心脏衰竭是罕见的,因为左心室会代偿性肥大,从而保持正常的壁应力。老年患者可出现头痛、四肢冷、腿部运动疲劳等症状。

成年期的表现可能完全没有症状,在常规健康检查中发现,通常是由于杂音或不明原因的高血压。事实上,通过临床检查脉搏和上肢和下肢血压测量(见下文),所有新发高血压病例都应排除主动脉缩窄。在一些青少年和成人中,表现为功能性衰退,在同心圆左心室肥大的情况下,或在更极端的情况下,表现为左心室扩张和功能障碍。相关的异常包括 2%~10%的颅内动脉瘤(最常见的 Willis 环)和获得性肋间动脉瘤。主动脉缩窄的主要定义要求在血管造影时,有或无近端全身性高血压的主动脉缩窄处的梯度超过 20mmHg。主动脉缩窄的第二个定义要求在超声心动图或血管造影显示主动脉缩窄的同时存在近端高血压。如果有广泛的侧支循环,可能有最小的压力梯度或根本没有梯度和获得性主动脉闭锁。

未进行修复的患者的死亡最常见的原因是心力衰竭(通常是>30 岁的患者),冠状动脉疾病,主动脉破裂或夹层,伴随的主动脉瓣疾病,感染性动脉内膜炎或心内膜炎,或脑出血。特纳综合征患者中,35%有主动脉缩窄。

除非伴有腹主动脉缩窄,否则很少出现腿部跛行(疼痛)。彻底的临床检查显示上肢全身性高血压,以及至少 10mmHg(臂动脉>腘动脉压力)的差异收缩压。除非有明显的主动脉反流并存,否则桡动脉-股动脉脉冲延迟明显。听诊可显示肩胛间收缩期杂音从缩窄处发出,并可显示从肋间侧支动脉到胸壁的广泛渐缩性杂音。眼底镜检查可显示视网膜小动脉"螺旋形"弯曲。

实验室检查

心电图。这显示不同程度的左心室肥大,取决于动脉压高于梗阻的高度和患者的年龄。并存的右心室肥大通常意味着一个复杂的病灶。

胸片。典型的后前膜特征是胸降主动脉近端由于狭窄前和狭窄后扩张而形成的所谓图 3 结构。50%的病例有肋骨切迹(单侧或双侧,第二至第九肋骨)。肋骨切迹是单侧的,如果右锁骨下动脉或左锁骨下动脉从大动脉远端到缩窄。肋骨切迹是指后肋骨下表面的切迹,通常在其外三分之一处,有硬化的边缘。

超声心动图。典型特征为动脉后壁凹陷,扩张的峡部和横主动脉弓(大多数情况下),血流高速喷射,在舒张期持续通过缩窄点。有趣的是,在腹主动脉的速度分布图上,与升主动脉的速度分布图相比,出现了缓慢的上行趋势。

磁共振成像。这提供了这一年龄组的详细信息,可在治疗前进行[63],特别是如果选择球囊扩张治疗。这是治疗后评估的最佳工具[64],在许多中心已成为常规。

心血管造影术。为了描述球囊扩张或支架放置的情况。在那些扩张良好的病例中进行初次治疗。

干预结果。手术修复简单的缩窄通常可以减轻梗阻,死亡率最低(1%)。由脊髓缺血引起的截瘫在 65 例患者中并不常见(0.4%或更少)[65],这可能发生在没有发育良好的侧支循环的患者中。文献中报道,本病复发的流行程度差异很大,从 7%到 60%不等,但根据使用的定义、随访时间和手术年龄,可能约为 10%。手术修复对特定解剖结构的适宜性可能是决定恢复机会的主要因素,而不是手术修复本身的类型。在狭窄修复部位的动脉瘤形成也是一个公认的事实,据报道发病率在 2%到 27%之间。动脉瘤在涤纶补片主动脉成形术后特别常见,通常发生在补片对面的主动脉。在修复部位晚期解剖是少见的,但假性动脉瘤通常发生在缝合线。手术矫正主动脉缩窄后的长期随访仍然显示心血管疾病和死亡的发生率增加,主要是由于普遍存在的相关危险因素(即,男性,高血压,高脂血症)[66]。在主动脉缩窄的球囊扩张中,支架治疗和外科治疗各自的作用越来越明确[67]。

经导管技术的结果可能涉及并发症。球囊扩张后(图 75.41),主动脉夹层、再狭窄和狭窄部位的动脉瘤形成均有文献记录。如果不是完全使用原发性支架置入术和在部分成人中这些并发症已经减少了[68]。儿童支架治疗的中期结果也比较理想。动脉瘤形成的重要性通常是未知的,需要更长期的数据[69]。

既往高血压可在 50%的患者中消失,但可能在以后的生活中复发,特别是如果治疗是在年龄较大时进行的[70]。在其中一些患者中,这可能是原发性高血压,但应寻求血流动力学基础和血压控制。收缩性高血压在运动中也很常见,并不是主动脉复位的替代标志[70,71]。可能与弓发育不全有关,也可能与缩前血管功能异常引起的肾素和儿茶酚胺活性增加有关。劳力性收缩期高血压的标准及意义尚存争议,但其存在可能预示着高血压的未来发展。晚期脑血管事件发生,特别是在成人接受修复的患者和残余高血压患者中。心内膜炎或动脉内膜炎可发生在收缩部位或心内病变;如果发生在缩窄处,则栓塞表现仅限于腿部。

生殖问题。主动脉缩窄修复后的患者通常能很好地耐受妊娠,除非他们有明显影响血流动力学的残余病灶,如双瓣主动脉瓣严重的缩窄或主动脉狭窄。然而,据报道怀孕期间更容易患高血压[72]。

随访。所有患者应每 1~3 年进行一次随访检查。应特别注意残余高血压;心力衰竭;心内疾病,如相关的二尖瓣主动脉瓣,可在未来成为狭窄或反流;或升主动脉病变,有时可见于双瓣主动脉瓣。修复部位的并发症,如再狭窄和动脉瘤形成也应通过临床检查、胸部 X 线片、超声心动图和定期 MRI 或 CT 扫描来检查[64]。涤纶补片修复患者可能需要每 3~5 年进行一次 MRI 或螺旋 CT 检查,以发现亚临床动脉瘤的形成。破裂或渗漏的动脉瘤引起的咯血是一种严重的并发症,需要立即进行调查和手术。新的或不寻常的头痛增加了动脉瘤的可能性。长期以来人们一直认为,缩窄性患者易发生冠状动脉疾病,但是最近的研究没有能够证明这种猜想[66]。有大量证据表明在缩窄患者中存在全身性动脉病,而缓解梗阻并未解决这一问题[73]。

主动脉弓中断。主动脉弓中断是一种罕见的病变,但外科手术的成功导致越来越多的年龄较大的儿童、青少年、成人有手术干预的历史。重要的是,它与第 22 号染色体微缺失的 DiGeorge 综合征有关。左锁骨下动脉远端中断(A 型)发生的频率几乎与左侧颈总动脉远端中断(B 型)发生的频率一样高。

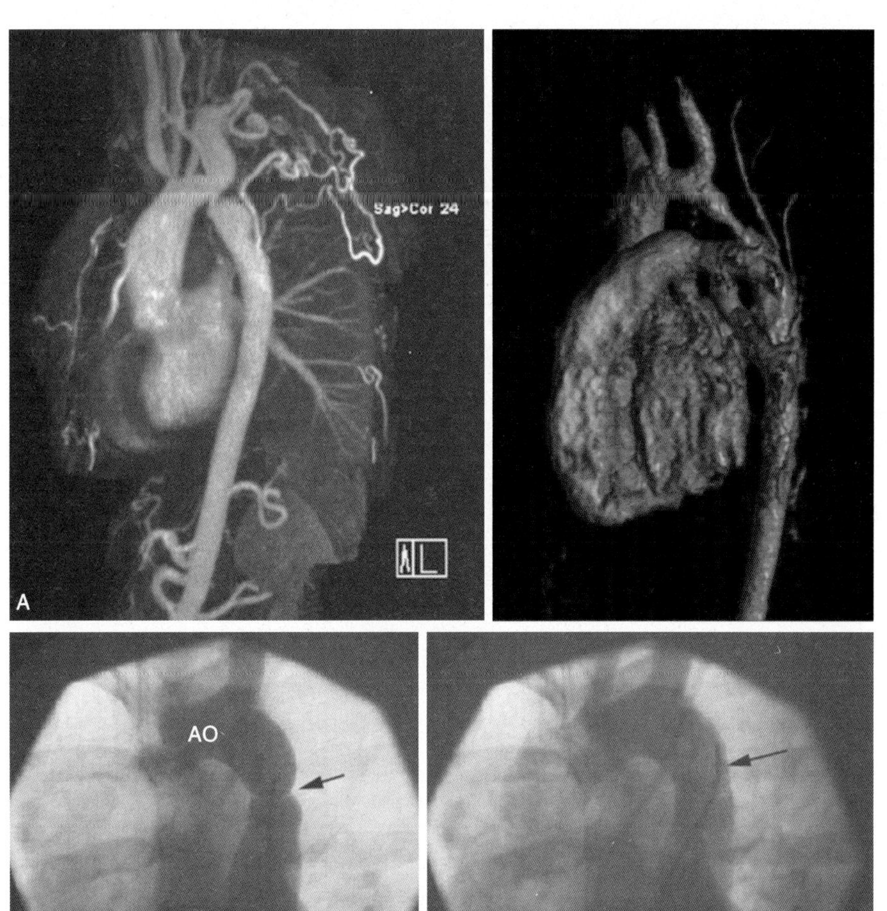

图 75.41 A，主动脉缩窄示意图。左图显示了后架的位置。右图来自 MRI 并显示后架和一些相关的横弓发育不全。B，支架植入前后主动脉缩窄的血管造影。AO，主动脉

几乎所有患者都伴有心内异常，通常是 VSD（80%～90%）或主动脉-肺窗（10%～20%）。同样，肌肉性左心室流出道梗阻在 VSD 患者中也是常见的一种，这是由于出口隔隔后偏位所致。其他复杂的心内畸形如 TGA、主动脉肺窗、动脉干等也很常见。

发病时初次修复是主要的治疗方式，包括中断段之间的直接连接以及 VSD 的关闭。在一些中心，手术切除后偏出的出口隔隔是在初次修复时进行的，而其他中心则在较晚的时候进行。

中期和长期结果是合理的[74]，但可能需要对左心室流出道梗阻进行干预。

先天性主动脉瓣狭窄

先天性主动脉瓣狭窄是比较常见的异常。这种情况在男性中更为常见，性别比例为 4∶1。在多达 20% 的患者中发现了相关的心血管异常。动脉导管和主动脉缩窄在主动脉瓣狭窄时最常见；这三个病灶可能同时存在。此外，二尖瓣和心内膜纤维化的先天性异常在早期表现中更为常见，但临床后遗症可能会持续到成年期。

形态

基本畸形包括瓣膜组织的增厚和不同程度的融合。尽管存在单一融合，在大多数情况下仍然有三个冠状窦。瓣膜最常见的是双尖瓣；在大多数情况下，这是两个小叶融合的结果，而不是其中一个小叶的实际缺失。融合通常涉及两个冠状窦，或右和非冠状窦。在一些患者（通常是新生儿）中，狭窄的主动脉瓣是单瓣形的，呈穹隆状，没有附着或仅在主动脉口水平处有一个外侧附着。对于严重主动脉瓣狭窄的婴幼儿，主动脉瓣环可能相对发育不全。主动脉病是一种常见的疾病，会导致升主动脉和窦部的扩张。

临床表现

对于成人心脏科医生来说，新生儿主动脉瓣狭窄的病史是相关的，因为这表明这个人群没有孤立的主动脉瓣病理。他们通常有相关的内盘纤维弹性变性，以及二尖瓣异常。这些患者，比如新生儿，常见心力衰竭，通常在出现时以球囊扩张治疗，并且主动脉瓣的问题始终以残余狭窄和/或反流的形式存在。许多人在年轻时需要以进一步球囊扩张或主动脉瓣置换术的形式进行再干预。这些患者活到青少年和年轻人的年龄，会比那些在以后出现的患者有更多的问题。对于年龄较大的儿童和成人，诊断通常是在检测到杂音后进行的。症状性功能减退、晕厥前期和晕厥很少是第一个表现特征。几年前进行的研究表明，主动脉瓣狭窄的进展速度越快，在生命的头 2 年内发生的可能性就越大，此后进行性梗阻

的发生率就越均匀。

临床发现

通常,大多数新生儿期以后的患者是无症状的,如果狭窄程度较轻,则外周脉搏正常,进展时脉搏血流量低,波动缓慢。仅在狭窄严重时才会发生运动疲劳和胸痛。严重狭窄时,在同一区域会出现收缩期震颤,在胸骨上切迹和颈动脉也能感觉到搏动。在新生儿期之后,通常在杂音之前先有一个喷射声。儿童的第二心音通常是正常的,只有在患有严重狭窄的老年患者中才能出现反向分裂。

实验室检查

心电图。标志性特征是左心室肥大,伴或不伴劳损。

胸片。除非左心室重塑严重或有重要的相关的瓣膜反流,否则总体心脏大小正常。在伴有主动脉病变的患者中可以看到升主动脉扩张。

超声心动图。二维超声心动图可提供有关瓣膜形态,左心室功能以及相关左侧病变的详细信息。多普勒超声心动图可用于确定狭窄的严重程度以及是否存在相关的主动脉瓣关闭不全。多普勒成像提供的峰值瞬时压差高于从心脏导管检查确定的峰-峰压差。由多普勒成像和心导管术得出的平均压差密切相关,可用于儿童年龄组以外患者的决策过程。成年人群使用主动脉瓣面积(由改良的Gorlin方程确定,该方程可提供有关瓣面积的准确信息)。无论选择使用什么绝对数字,在ECG和超声心动图上发现的左心室肥大都可以提供有关干预时机的支持性数据。儿科界普遍同意,即使没有症状,峰-峰值梯度为60mmHg或更高也可能值得干预,尽管显然成人的干预阈值有所不同[75]。

心脏导管术。现在很少使用心脏导管检查来确定阻塞左心室流出的部位和严重程度。相反,当在儿童和年轻人中指示进行治疗性介入性球囊主动脉瓣膜成形术时进行心导管术,并确定成年人中是否存在相关的冠状动脉疾病。

心脏磁共振。对于年龄较大的患者,超声心动图很难对升主动脉进行充分的评估。磁共振克服了这一局限性,提供了可独立或在主动脉瓣膜介入手术时确定是否需要进行主动脉根部手术的数据。

管理建议

目前,球囊扩张术已几乎完全取代了儿科患者的原发性手术瓣膜切开术。球囊瓣膜成形术在青少年和年轻人的治疗中仍然占有一席之地,但随着年龄的增长,它已成为一种不太吸引人的选择。无论年龄多大,在患有硬化性和钙化瓣膜的患者中,这种治疗都很少成功。2012年的一篇论文比较了先天性主动脉瓣狭窄的手术治疗与球囊治疗的结果[76]。另一份描述了婴儿Ross手术的中期结局[77]。

遗传意义

一级亲属中二叶式主动脉瓣的发生概率,使得在诊断出新的宪政病例时,应对家庭成员进行筛查。这通常涉及父母和任何兄弟姐妹。这很重要,因为一些具有二叶式主动脉瓣的个体既没有明显的狭窄也没有反流,但确实存在与主动脉病相关的主动脉根进行性扩张,可能导致主动脉夹层分离。

随访

随访研究表明,儿童和青少年的主动脉瓣膜切开术是一种安全有效的姑息治疗手段,可缓解症状。主动脉瓣反流有时可能会发生进展,需要更换瓣膜。而且,在进行缝合术后,瓣叶仍存在一定程度的变形,包括钙化在内的进一步退行性改变很可能在以后导致明显的狭窄。因此,在一期手术后的15至20年内,约35%的患者需要更换人工主动脉瓣。对于那些需要更换主动脉瓣的儿童和青少年,手术选择包括在主动脉位置进行机械主动脉瓣置换,主动脉同种异体移植或肺自体移植(Ross手术)。越来越多的证据表明,Ross手术可能最终优于主动脉同种异体移植。在自体肺移植中,取下患者的肺瓣膜替换病变的主动脉瓣,用同种肺瓣膜移植重建右心室流出道。这种方法似乎在较年轻的年龄组中具有生存优势,在这一年龄组中,重复机械瓣膜替换与死亡率增加有关。尽管有这一优点,但对于双尖瓣主动脉瓣和主动脉反流患者,仍需谨慎。这是由于伴随的主动脉根部扩张,这是这个病变固有的,可能会使Ross手术的长期耐久性复杂化。这种手术方法可用于任何年龄的患者,从新生儿到成人。同种移植和自体移植都不需要抗凝血。

主动脉下狭窄

形态

离散纤维肌性的病变。这些病变由一个脊或纤维环在距离主动脉瓣不同距离围绕左心室流出道。瓣膜下纤维嵴可能延伸到主动脉瓣尖,并且几乎总是与位于其基部的二尖瓣前小叶的心室面接触。在二尖瓣和主动脉瓣之间存在纤维性不连续的病例中,它更多地形成隧道梗阻。

局灶性肌肉损伤。室间隔嵴上很少有局灶性肌梗阻;在一些患者中,这是肥厚型心肌病的一种变体,在另一些患者中则不是。区分这两种疾病的方法是通过基因检测,如果检测结果为阴性,通过超声心动图随访。

左心室流出道发育不全。在某些情况下,瓣膜和瓣膜下主动脉狭窄与主动脉瓣环发育不全和增厚的瓣膜小叶并存,造成左心室流出道隧道样狭窄。附加的发现通常包括一个小的升主动脉。

离散型主动脉下狭窄和VSD。这种组合在儿童年龄组中经常遇到,在最初的超声心动图评估中常常缺少纤维肌成分。当VSD患者的主动脉前壁与间隔部的位置关系紊乱或甚至呈锐角时,应考虑本病。这些心脏也会从右心室肌束的肥大发展为双室型右心室。在主动脉弓中断和VSD患者的另一个不同的亚群中,由于漏斗形隔膜后偏位而导致肌肉性主动脉下狭窄。

临床特征

这些类型的梗阻并不是真正的"先天性",因为它们很少在出生时出现,但在其他正常的心脏中,或当有相关的VSDs或主动脉弓梗阻时,会在稍后获得。大多数患者有收缩期杂音,因此需要转介评估。这是一种收缩期射血杂音,沿左下胸骨边界最容易听到,没有射血滴答声。然而,颈动脉经常会有。

实验室检查

心电图。对于有相关缺陷的患者,心电图反映了主要的异常,而不是相关的左心室外流道梗阻。对于孤立形式的左心室外出梗阻,若阻塞明显,则可能存在左心室肥大。

胸片。这通常对这些患者无益。

超声心动图。超声心动图是该病变的标准诊断工具。它不仅可以准确描述阻塞机制,而且可以提供有关相关病变的详细数据。在所有形式中,胸骨旁长轴视图是提供准确诊断的关键。在这种视角中,二尖瓣和主动脉存在不连续,血管脊与主动脉瓣的关系,附属阻塞性组织的存在以及主动脉环和根的尺寸都得到很好的成像。此外,彩色图谱允许识别相关的主动脉瓣反流,并提供阻塞发作部位的血流动力学证据。在顶端视腔室视图中,最好地了解到处于前二尖瓣的扩展。这也为脉冲或连续波多普勒评估左心室外流道最大梯度提供了最佳位置。在老年患者中,TEE 在描绘病理学有重要作用。实时 3D 超声心动图提供了额外的信息,特别是对于具有复杂的左心室外流道梗阻机制的患者。

心导管术。这种技术在评估这种病变方面不再重要。虽然球囊扩张术在本病中极少使用,但最近一个中心报告使用球囊扩张术获得较好的长期随访结果[78]。

MRI。通常,除非通过超声心动图获得所需信息存在问题,否则 MRI 是不必要的。

介入选择

对于修复潜在的原发病灶时或在阻塞严重的那些患有离散阻塞的患者需要外科手术干预。

离散型主动脉下狭窄(纤维性和肌性狭窄)。进展速度是变化的,可能很慢。一般来说,当左心室外流出的平均超声心动图梯度大于 30mmHg 时,后一组的方法是进行干预,以避免将来的主动脉损伤和复发。手术涉及全切除术,其方法是通过主动脉根部,注意避免损伤主动脉瓣或产生医源性 VSD。主动脉瓣下狭窄的复发率需要再次手术,高达 20%的患者再次手术。在某些情况下,复发是以瘢痕形成的形式,而在其他情况下,以狭窄的形式获得主动脉瓣的病理学和/或反流。再次手术可能仅涉及重复切除复发性瘢痕脊,或者对于主动脉瓣反流明显的患者,可能需要对主动脉瓣进行手术。

左心室流出道阻塞的复杂形式和完整的心室周围。对于室间隔完整的患者,干预的适应证与离散性梗阻相似。不同之处在于必须根据潜在的病理学修改手术方法,并且再次手术更频繁。切除任何红色组件或辅助组织(前提是它不是二尖瓣的主要支撑机制);保护瓣膜的 Konno 操作;并且,在具有发育不全的主动脉瓣环的情况下,具有主动脉瓣膜置换的经典 Konno 手术是潜在的手术选择。

左心室流出道阻塞和冠状动脉复合体形成。一般而言,左心室流出道的手术是病变的一般修复的一部分,并且不依赖于该部位的阻塞程度。

结果

与手术相关的即刻并发症包括完全性 AV 阻滞,无意中产生 VSD,或二尖瓣反流术对二尖瓣装置的术中损伤。长期并发症包括复发胸膜下左心室外出血管阻塞(≤20%),临床上重要的主动脉瓣关闭不全和瓣膜主动脉瓣狭窄(特别是在二尖瓣主动脉瓣或主动脉缩窄的情况下)[79,80]。主要获得性主动脉瓣狭窄的患者,球囊扩张一直是治疗的首选。

随访

应特别注意残留或复发性主动脉瓣下狭窄或伴有二尖瓣主动脉瓣或重要主动脉瓣关闭不全的患者,因为他们最有可能最终需要手术治疗。对于复杂形式的梗阻患者,手术时较年轻的患者和初始手术时梗阻不完全缓解的患者,更有可能再次手术。在主动脉位置(遵循 Konno 手术)或肺部位置(遵循 Ross-Konno 手术)的生物假体主动脉瓣的患者需要密切随访。对于人工瓣膜患者,应使用心内膜炎预防。

瓣上主动脉瓣狭窄

形态

三种解剖类型的主动脉上狭窄是公认的,尽管一些患者可能有超过一种类型。最常见的是沙漏型,在这种情况下,主动脉中层的显著增厚和紊乱在主动脉窦的上缘产生了一个狭窄的环状脊。膜质型是纤维状或纤维状半圆形隔膜的结果,半圆形隔膜有一个小的中心开口横跨主动脉的管腔。第二种类型为升主动脉弥漫性发育不全。

由于冠状动脉在肺动脉上狭窄的流出道梗阻部位的近端出现,它们受到了存在于左心室内的高压。这些血管经常存在扩张和扭曲,同时存在过早的冠状动脉粥样硬化。此外,如果一些或所有主动脉尖瓣的自由边缘粘附到瓣膜上腔狭窄部位,那么冠状动脉流入可能受到损害。左心室可能有一个"芭蕾舞脚"构型,这可能导致肌性左心室流出道梗阻,特别是当与明显的瓣膜上梗阻相关时。

临床特征

瓣上梗阻的临床表现与其他形式的主动脉狭窄不同。其中最主要的差异是肺动脉上狭窄与 Williams 综合征的关系。

Williams 综合征

主动脉瓣上狭窄综合征、Williams 综合征或 William-Beuren 综合征均是指一组特定心内病变与其他多系统疾病共存的情况。在这些患者的婴儿期后,维生素 D 或钙负荷测试提示存在循环 25-羟基维生素 D 的调节异常。

整个综合征的临床表现包括听觉过敏,腹股沟疝,嘶哑的声音,和一个典型的外向和迷人的性格。该综合征的其他表现包括智力障碍、"精灵相"、周围系统动脉狭窄(注意同时存在肾动脉狭窄)和肺动脉、斜视,以及牙齿发育异常(包括小牙、牙釉质发育不全和错骀)。

这个综合征在年龄较大的儿童或成人,渐进性关节限制和高张力可能成为一个问题。成人患者通常因发育障碍而残疾。

Williams 综合征以前被认为是非家族性的;然而,大多数患者在 7q11.23 号染色体上的弹性蛋白基因存在异常。弹力蛋白是动脉壁的重要组成部分,但弹力蛋白基因的突变如何导致主动脉瓣上狭窄的表型尚不清楚。

家族性常染色体显性表示

偶尔也会发现主动脉异常和周围肺动脉狭窄,表现为家族性和散发性,与该综合征的其他特征无关。患者智力正常,面部外形正常。遗传研究表明,当这种异常是家族性的,它会以常染色体显性遗传和变异表达的形式传播。有些家庭成员可能患有周围性肺动脉狭窄,要么是孤立的病灶,要么是合并了上肺动脉异常。

临床特征

Williams 综合征患者智力障碍。典型的外观类似于特发性小儿血钙过多的严重形式——"小精灵相",特点是高额头突出,星状或花边虹膜模式,内眦折叠,一个不发达的鼻梁和下颌骨,悬臂上唇,斜视,异常的牙齿。

先前对这些患者主要血管病变的研究——肺动脉上狭窄和周围肺动脉狭窄——表明主动脉病变通常是进行性的,与升主动脉生长不良有关的阻塞强度增加。最近在一项纵向单中心研究中,这一观点受到了质疑。在这项研究中,那些在展示时梯度较小的人似乎有其狭窄退化的证据。有肺动脉分支狭窄者,与主动脉病变与否相关,往往表明右心室压力没有随时间的变化或减少。

除了少数例外,主要的体格检查结果和主动脉瓣狭窄患者中观察到的结果类似。在这些例外中,主动脉瓣闭合的加剧是由于狭窄近端的主动脉压力升高,没有弹射咔哒声,以及特别突出的杂音传递到颈静脉缺口和沿颈动脉血管。周围肺动脉变窄可能会在肺部听到收缩期或连续性杂音,并且通常会在吸气时更明显。瓣膜上主动脉瓣狭窄的另一个标志是右臂的收缩压通常高于左臂的收缩压。这种脉波的差异可能和射血附着到血管壁的趋势相关(康达效应)也可能和血液选择性地流入无名动脉相关。

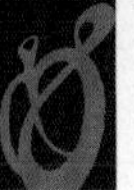

实验室检查

心电图。当梗阻严重时会出现左心室肥大。如果周围肺动脉明显变窄,可能会发现双心室甚至右心室肥大。

胸片。与瓣膜狭窄相反,不存在升主动脉或肺动脉的扩张。

超声心动图。在定位瓣膜上的阻塞部位方面很有价值。大多数情况下,主动脉窦扩张,升主动脉和弓形看起来很小或正常。主动脉瓣环的直径总是大于窦管结的直径。近端冠状动脉可能发生动脉瘤。多普勒检查确定阻塞的位置,但与心导管术相比,这项技术通常高估了多普勒梯度。这是因为阻塞很长,并且由于压力恢复现象而高估了多普勒梯度。

心血管造影术。对于确定左心室外流道的准确血液动态梯度以及确定冠状动脉的状态是必要的。单独的超声心动图提供的冠状动脉成像不充分,并且在一些情况下,由于近端冠状动脉灌注压高,在手术前没有冠状动脉损害的临床证据,这在灌注压下降时变得明显。这些现象是因为阻碍的缓解。

通常它还涉及对肺动脉分支,以及头臂动脉,肾动脉和肠系膜动脉的评估,所有动脉都可以是狭窄的。由于解剖学的缺陷,经导管球囊血管成形术(有或没有支架置入术)并不是有效的治疗选择。

介入选择和结果

在大多数情况下,对于瓣上主动脉瓣狭窄的外科手术干预已经很成功,具有良好的中期和长期结果。可以进行各种外科手术,所有这些手术都适合于病理类型。使用 Y 贴片,端对端吻合切除术或 Ross 手术是采用的主要技术。在某些情况下,可能需要其他手术,包括骨成形术或冠状动脉旁路术,口腔狭窄,主动脉瓣膜成形术和主动脉瓣下切除术。

心脏预后良好,部分患者需要进一步手术治疗复发性瓣上狭窄[81]。由于外周肺动脉狭窄趋于随着时间的推移而改善,因此我们不愿意尝试干预,无论是手术还是球囊血管成形术。但是长期的行为和智力问题仍然存在。

先天性二尖瓣和三尖瓣异常

先天性二尖瓣狭窄

形态学

解剖类型的二尖瓣狭窄包括瓣膜的降落伞畸形,其中缩短的腱索会聚并插入单个大的乳头肌中,或插入一个主要的肌肉中,其中一些腱索插入第二个较小的乳头肌中;瓣叶增厚缩短并与腱索融合;拱廊样改变的梗阻型乳头肌;二尖瓣附属组织,心房的二尖瓣基部产生的结缔组织的上圆周脊或“环”。相关的心脏缺陷是常见的,包括心内膜弹性区,主动脉缩窄,PDA 和左心室外流道梗阻。还存在左上腔静脉与阻塞性左侧病变之间的关联。

临床表现。在大多数情况下,在评估左侧阻塞性病变时,这些结果是偶然的,例如主动脉缩窄或主动脉瓣狭窄。风湿性二尖瓣狭窄所见的经典听诊在这种情况下通常不存在。典型的结果包括正常的 S1,中间的窦性杂音,有或没有一些预收缩的重音,并且没有开口。

实验室检查

心电图。轻症患者中,这通常是正常的,或者可能存在左心房肥大,伴有或不伴有由于相关肺动脉高压引起的右心室肥大。

胸片。这种形式较为正常,可以提供严重梗阻的肺水肿证据。

超声心动图。二维和最近的 3D 超声心动图结合多普勒研究,通常提供先天性二尖瓣狭窄的解剖和功能的完整分析。在心前短轴视图中最好地了解乳头肌的状态。如果存在两个乳头肌,它们通常比在正常心脏中看到的更靠近。心前区长轴视图允许识别瓣膜上二尖瓣环,以及瓣膜的移动程度。在某些情况下,瓣膜上环从环形水平开始,但稍微向远端延伸到叶片上。彩色多普勒成像可以识别梗阻水平,以及二尖瓣反流的存在。脉冲或连续波多普勒成像提供了对二尖瓣平均梯度的准确评估。压力半衰期的优点在于,与二尖瓣的平均梯度不同,它与心输出量无关。在是否进行干预的决策过程中,肺动脉压力的间接评估也很重要。

干预选项和结果。在无症状的病例中,临床和超声心动图随访是必要的。单个乳头肌本身的存在不能预测进行性狭窄。如果患者开始出现肺动脉高压或症状,通常需要进行手术干预。二尖瓣球囊扩张通常不像风湿性二尖瓣狭窄那样成功。手术通常包括移除二尖瓣上环,并在患有更常见形式的先天性二尖瓣狭窄的患者中分裂乳头肌和融合的腱索装置[82,83]。一般来说,外科手术干预提供暂时缓解,许多手术病例需要在晚些时候更换瓣膜[84,85]。

先天性二尖瓣反流

形态学

孤立的先天性二尖瓣反流。这通常是由于二尖瓣前部的孤立性裂隙引起的,或者是由于瓣叶异常的结果。在后一种情况下,有证据表明缩短的腱索与发育不良的瓣膜病变相结合。在那些具有孤立的二尖瓣裂隙的患者中,前二尖瓣的缺乏指向左心室流出道,与具有房室隔缺损的那些病例不同。通常,前二尖瓣的裂隙越大,反流程度越大。

在发育不良的二尖瓣的情况下,腱索装置缩短,不同程度的发育不良。

复杂的瓣膜重新定位。这更常见于与心室动脉连接的异常相关,例如双出口右心室,转位和 VSD,以及校正的转位。在前两个中,在二尖瓣前部通常存在裂隙,其中一些腱索支撑装置使得瓣膜比具有孤立裂隙的患者更不易反流。在 cc-TGA 中,形态学上二尖瓣可能伴随与其相关的裂隙,发育不良或具有多个乳头肌,所有这些都增加了其反流的倾向。

临床表现。症状与患者的瓣膜的反流严重性有关。运动不耐受,结合心尖部的心脏收缩杂音,有或没有中期舒张期杂音是主要的临床特征。

实验室检查

心电图。正常的或表现出左心房和左心室肥大。

胸片。这表明心脏肥大主要涉及左心室和心房。

超声心动图。多普勒超声心动图和 2D 和 3D 超声心动图可准确评估瓣膜反流的机制和程度。前二尖瓣的裂隙最常见于心前短轴视图,指向左心室流出道。三维超声心动图评估有助于确定裂隙的程度。患有二尖瓣发育不良的患者缺乏瓣膜活动并且腱索缩短,导致瓣膜束缚和不良接合。彩色多普勒交叉有助于定位反流部位。以标准方式评估反流的严重程度。三维超声心动图允许对反流机制进行综合评估,并获得关于连合长度,面积和彩色多普勒成像反流部位的额外信息。

心血管造影和 MRI。这些手术在管理规划中很少有用。

干预选项和结果。干预的需要取决于反流的严重程度及其对左心室功能的影响。在患者出现症状之前,不应推迟手术。手术包括缝合孤立的裂隙,有或没有相关的缝隙成形术。在发育不良的二尖瓣的患者中,与瓣环成形术和组织成形术相结合的延长和延伸通常可以在短期和中期内有效控制反流。尽管如此,这些患者中的许多患者在将来的某个阶段最终会更换二尖瓣。

Ebstein 畸形

形态学

所有Ebstein畸形病例的共同特征是中隔三尖瓣的顶端移位以及瓣叶发育不良(图75.42)。许多(但不是全部)都有相关的后瓣叶位移,前面的瓣叶从未被移位。虽然前部皮瓣从未在顶部移位,但它可能粘附在右心室的自由壁上,导致右心室外流道梗阻。三尖瓣的移位导致右心室内侧管道的"心房化"(起心房作用),因此产生可变的小功能性右心室。大约50%的患者伴有异常,包括PFO或ASD;辅助传导通路25%(通常是右侧);并且偶尔会出现不同程度的右心室外梗阻,VSD,主动脉缩窄,PDA或二尖瓣病变。还描述了类似非致密综合征的左心室异常。

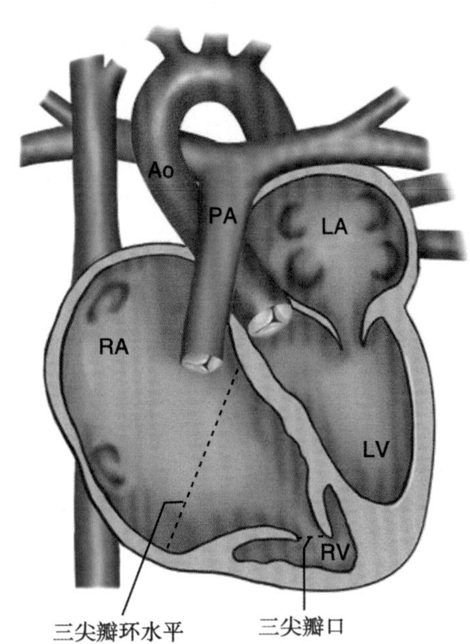

图75.42 Ebstein畸形的图解表示。Ao,主动脉;LA,左心房;LV,左心室;PA,肺动脉;RA,右心房;RV,右心室。(引自Mullins CE,Mayer DC:先天性心脏病:图解地图集。纽约,Wiley-Liss,1988。)

病理生理学

不同程度的三尖瓣反流(或特别是三尖瓣狭窄)由异常的三尖瓣形态和随后的右心房扩大引起。也可能存在明显的三尖瓣反流和漏斗部扩张引起的右心室容量超负荷。如果右心房压力超过左心房压力(通常是严重的三尖瓣反流时),则通过PFO或ASD进行右向左分流。

自然历史。Ebstein畸形患者的自然病史取决于其严重程度。当三尖瓣畸形和功能障碍极端时,胎儿水肿常常引起子宫内死亡。当三尖瓣畸形严重时,新生儿通常会出现症状。患有中度三尖瓣畸形和功能障碍的患者通常在青春期后期或年轻成年期出现症状。如果异常轻微,Ebstein畸形的成人在整个生命中偶尔会保持无症状;据报道,第九个十年的特殊生存期。

临床表现。严重的三尖瓣畸形,新生儿和婴儿常常无法成长并且伴有右侧充血性心力衰竭。一般而言,在新生儿期后出现的儿童在青春期后期或成年早期仍然无症状。大多数成人患者存在运动不耐受(劳力性呼吸困难和疲劳),室上性心悸或心房水平从右向左分流的发绀。偶尔导致短暂性脑缺血发作或卒中的矛盾栓塞需要在诊断的时候引起注意。严重的三尖瓣反流和右心室功能障碍可能导致右侧心力衰竭。猝死(假定为心律失常)也曾见于临床。由于右心房和右心室顺应性增大,体格检查通常显示正常的颈静脉压;一个广泛分裂的S1,有一个响亮的三尖瓣组件("帆声");从右束支传导阻滞中广泛分裂的S2;和右侧第三心音。在左下胸骨边缘最容易听到三尖瓣反流引起的心脏收缩杂音(通常在吸气时增加)。来自心房水平的右向左分流的发绀可能存在也可能不存在。

实验室检查

心电图。Ebstein畸形的心电图表现差异很大。低电压是典型的。导联Ⅱ和 V_1 中的尖峰P波反射右心房扩大。PR间期通常延长,但短PR间期和来自早期激活通过辅助途径的delta波可以存在。通常在 V_1 导联中观察到与右心室传导延迟一致的rsr'模式,并且右束支传导阻滞在成人中是常见的。心房扑动和心房颤动是常见的。心电图可能正常。

胸片。来自扩大的右心房和心房化右心室的向右凸起与来自扩张的漏斗部的向左凸起相结合,使得心脏在胸部放射照相上具有"水瓶"外观。心脏扩大,其特征是心脏扩大的程度多变。主动脉关节和肺动脉干不明显。肺血管系统通常正常至减少。

超声心动图。Ebstein畸形的诊断通常通过超声心动图进行(图75.43)。三尖瓣隔膜的顶端位移为 $8mm/m^2$ 或更大,结合前叶的细长帆状外观,可以证实诊断。可以估计右心室的心房部分的大小(在三尖瓣环和三尖瓣的心室附着之间确定)和功能性右心室的收缩性能。可以评估三尖瓣反流(并且很少狭窄)的程度。还可以识别诸如ASD之类的相关缺陷,以及分流的存在和方向。

血管造影。主要在怀疑伴有冠状动脉疾病时需要进行心导管检查,并确定肺动脉压是否升高。进行选择性右心室血管造影时,显示三尖瓣移位的范围,右心室功能的大小及其外延的构造。

MRI检查。这项调查可以提供有关功能性右心室容量和功能的参数。

干预的指征。干预的指征包括大量发绀,右侧心力衰竭,功能能力差,以及可能出现的反常栓塞。经医学或消融治疗无法控制的复发性室上性心律失常和无症状的实质性心脏扩大(心胸比>60%)是相对适应证[86-88]。

干预选项。可行时三尖瓣修复优于三尖瓣置换术。三尖瓣修复的可行性主要取决于外科医生的经验和技能,以及三尖瓣前部等形成单焦点瓣膜或锥形结构的充分性[89]。当功能性右心室足够大时(>右心室总数的35%),若三尖瓣前部的边缘没有严重束缚到心肌,则三尖瓣修复是可能的。如果三尖瓣无法修复,则需要更换瓣膜,通常使用生物假体三尖瓣。

对于"高风险"患者[严重的三尖瓣关闭不全,右心室功能不足(因为大小或功能)和/或慢性室上性心律失常],可以增加双向腔肺连接以减少右心室前负荷如果肺动脉压低(这种方法在成人中是有争议的,因为它可能导致上腔静脉综合征)[90]。偶尔,Fontan手术可能是三尖瓣狭窄和/或右心室发育不良患者的最佳选择。在患有慢性心房扑动、心房颤动的患者中,应考虑在手术时伴随的右心房或双侧迷宫手术。如果存在辅助通路,则应在手术修复时或术前在导管室中对其进行射频消融。由于多种途径和不同的解剖结构,确实发生消融后的复发性心律失常,并且可能需要重复导管消融[91]。心房通讯,如果存在,应该关闭。在静息氧饱和度超过90%的偶然患者和由低氧血症恶化引起的运动不耐受的情况下,可以指示PFO/ASD的闭合而不解决三尖瓣本身。

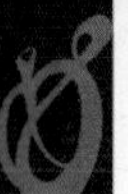

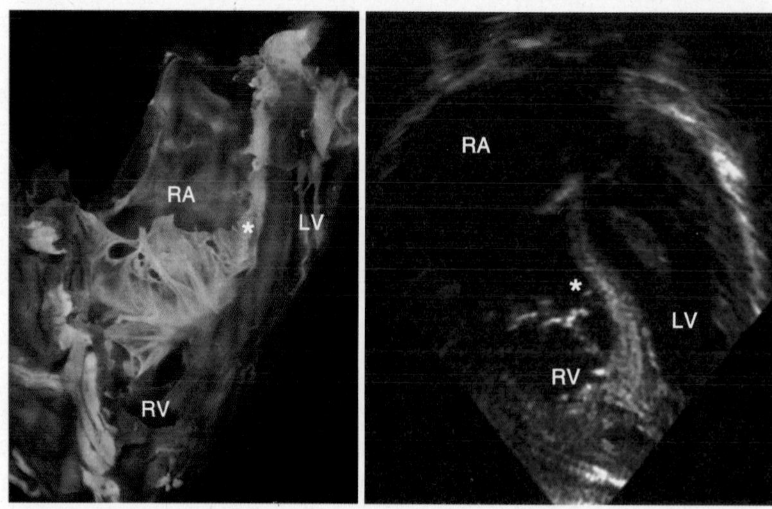

图 75.43 三尖瓣 Ebstein 畸形的心尖四腔视图。注意隔膜三尖瓣(星号)的显著位移,伴有瓣膜发育不良。LV,左心室;RA,右心房;RV,右心室

通过良好的瓣膜修复,中期和远期预后良好。通常会发生右心室重塑并且症状改善是常态。然而,可能会发生晚期心律失常。更换瓣膜后,结果同样令人满意。由于先前的修复失败,生物假体或血栓形成的机械瓣膜,可能需要更换瓣膜。

生殖问题。在没有母体发绀,右侧心力衰竭或心律失常的情况下,通常可以很好地耐受妊娠[95]。

随访。所有患有 Ebstein 畸形的患者应定期随访,其频率取决于其疾病的严重程度。应特别注意患有发绀,大量心脏扩大,右心室功能差和复发性房性心律失常的患者。三尖瓣修复术后发生严重三尖瓣反流的患者需要密切随访,患有复发性房性心律失常,退行性生物假体或机械瓣功能障碍的患者也需要密切随访。

瓣膜和血管状况(见第 63 和 67~70 章)

主动脉窦瘤和瘘管窦道

形态

结构上的畸形包括主动脉和主动脉瓣环之间的分离或不融合。右主动脉窦、主动脉至心脏瘘的容纳腔通常为右心室,但偶尔涉及非冠状动脉根部时,瘘管注入右心房。大约 5%到 15%的动脉瘤并非起源于冠状动脉窦。左主动脉窦很少累及。相关的结构异常包括 VSD、二叶型主动脉瓣和主动脉缩窄。

临床特点

主动脉中膜的缺陷是先天性的。婴儿及幼儿较少发生,由于弱化区域的动脉瘤扩张逐渐形成,因此可能直到三四十岁,当弱化区域破裂内容物进入心脏腔内时才被发现。主动脉窦的先天性动脉瘤,特别是右冠状窦,是一种罕见的异常,男性的发生率比女性高出 3 倍。未破裂的动脉瘤通常不会引起血流动力学异常。而动脉瘤破裂通常是突然发生,进而引起胸痛,造成动静脉连续分流,左、右心室急性容量负荷升高,迅速导致心力衰竭。另一种并发症是感染性心内膜炎,它可能发生于动脉瘤边缘或心脏右侧因流进瘘管的急流而受损的区域。

主动脉窦瘤可能出现突发的胸痛、静息或劳力性呼吸困难、脉搏搏动及当瘘管打开进入右心室时,巨大的、浅表的、持续的杂音在心脏舒张期加重,以及沿右或左胸骨下缘的震颤。

实验室检查

心电图。可表现为正常心电图或者双心室肥大心电图。

胸片。可能显示心脏扩大,通着瘘管的发展进而出现心力衰竭。

超声心动图。基于二维和脉冲多普勒超声心动图的研究,可以发现动脉瘤壁和动脉瘤内或穿孔部位的血流异常。经食管超声心动图可更精确显示相应结果。

心导管检查。可显示左向右的心室分流,或不太常见的心房水平分流;逆向胸主动脉造影可明确诊断。

治疗方法及预后

术前治疗包括纠正心衰和治疗同时存在的心律失常或心内膜炎,手术闭合并切除动脉瘤,主动脉壁通过直接缝合或人工瓣膜连接至心脏。对于儿童则应当尽量保留主动脉瓣,因为缺损的部分闭合或与人工瓣膜置换相结合,大大增加儿童患者的死亡风险。手术患者预后一般较好[96]。也有主动脉瘤破裂成功行器械治疗的相关病例报道。

血管环和压缩

形态学

术语血管环用于表述与食管和气管异常关系的主动脉弓或肺动脉畸形,通常引起吞咽困难和/或呼吸道症状。

双主动脉弓。最常见的血管环由双主动脉弓产生,其中左右第四胚胎主动脉弓持续存在。在最常见类型的双主动脉弓中,存在左侧动脉韧带或偶尔有动脉导管。尽管在诊断时两个弓都可能是专利的,但左锁骨下动脉远端的左弓仍然是闭锁的,并且通过完成环的纤维残余物与降主动脉连接。在两个拱门都是专利的环境中,右拱门通常比左侧大。这通常作为孤立的病变发生,呼吸道症状由气管受压和经常相关的喉软化引起,通常在新生儿和幼儿中。

右主动脉弓。右主动脉弓左侧导管或动脉硬化连接左肺动脉和降主动脉上部是下一个最常见的血管环。尽管所有患有这种病变的病例都有血管环,但并非所有病例都有症状。实际上,那些有症状的患者通常会有

相关的 Kommerell 憩室。这是左锁骨下动脉从降主动脉远端起飞时的大量输出。它是导致气道压迫的憩室和环的组合。没有 Kommerell 憩室的其他病例有松散的血管环,由异常的左锁骨下动脉和左韧带组成。

右锁骨下动脉的异常起源。右锁骨下动脉的异常起源是主动脉弓最常见的异常之一。虽然异常的右锁骨下动脉在食管后面延伸,但它不会形成血管环,除非有相关的右侧导管或韧带来完成环。在成年期,由于异常血管的钙化,大约5%以上的异常右锁骨下动脉(和左导管)异常的患者出现症状(通常是吞咽困难而不是呼吸道症状)。

食管下行主动脉。这是一种罕见但更有问题的血管压迫类型。在此设置中,可能存在左右主动脉升降或右主动脉升降,左主动脉升降。降主动脉的食管后组分与左侧或右侧韧带一起引起食管,有时是气管压迫。肺动脉吊带。这通常由右肺动脉产生的左肺动脉组成,该动脉在气管后面但在食管前面。这通常是孤立地看到的,并且可能与气管支气管树的显著发育不全有关,气管支气管树是气道的主要原因。

临床特点

血管环产生的症状取决于气管和食管的解剖学压迫的紧张程度,主要包括呼吸困难,喘息和吞咽障碍。并非所有的血管环患者都有症状,在评估相关冠心病(如法洛四联症)时,经常发现左锁骨下动脉异常的病例。虽然大多数患者有一个真正的环和一些气道压缩存在于早期的生活中,有些人后来出现吞咽困难,但仍然永远逃避诊断。

实验室检查

心电图。心电图表现是正常的,除非有相关的心血管异常。

胸片。如果有症状的患者有右主动脉弓的胸片证据,应怀疑有血管环。在某些情况下,如果有证据表明一些气道狭窄。钡剂食管造影是一种有用的筛查方法。在许多常见的血管环排列中可见明显的食管后压痕,尽管肺动脉血管吊索产生前压痕。

超声心动图。虽然超声心动图是评估主动脉弓侧向性的敏感工具,包括对相关头臂血管的详细评估,MRI 正在快速地成为干预前的首选检查方式。这项技术有额外的优势,能在食管和气管的后侧成像更多后部结构。一般情况下,如果无名动脉分支正常,向右为左主动脉弓,向左为右主动脉弓,以及降主动脉的"侧向性"正确,则可以排除血管环。大多数双主动脉弓的病例都有一个明显的右主动脉弓,当降主动脉位于食管后方时,它呈现向后倾斜状态。动脉导管未闭或韧带通常可以通过超声心动图来鉴别。当两个动脉弓都存在时,从正平面从下到上扫描显示它们,以及他们的头臂血管。如果不能确定左侧无名动脉的正常分支,则怀疑左锁骨下动脉异常的右主动脉弓。当升主动脉及其头臂动脉易于识别时,应怀疑是食管后降主动脉,但当降主动脉穿过食管后方时,则很难识别到降主动脉。如果不能确定肺动脉的正常分支模式,则怀疑左肺动脉吊索。在这种设置中,彩色多普勒成像能够识别左肺动脉,因为它是从右肺动脉起源的,并向后和左方运行。

MRI 和 CT。MRI 和 CT 在评估血管环患者中起着重要作用。事实上,MRI 已经成为评估主动脉及其分支的金标准。对婴儿来说,唯一的缺点是全身麻醉常常是成功检查所必需的。另一方面,螺旋 CT 是一种快速的技术,为受影响的气管提供了更好的定位。后一种技术对肺动脉吊索的患者特别有价值,因为肺动脉吊索中血管环通常在气道异常中起次要作用。这些技术的优势在于,与超声心动图不同的是,它们可以精确评估更靠后的血管结构以及它们与食管和气道的关系。这些技术在更为复杂的情况中特别有价值,如食管后降主动脉。

管理选择与结果

症状的严重程度和畸形的解剖是决定治疗的最重要因素。患有呼吸道阻塞的患者,尤其是婴儿,需要及时外科干预。对于大多数有血管环的患者,左侧胸廓切开术是一种手术方法。双主动脉弓的手术修复需要分离小弓(通常是左侧)和韧带。右主动脉弓和左导管或动脉韧带的患者需要分离导管或韧带,和/或结扎和分离左锁骨下动脉,这是环的后部。电视辅助胸腔镜是开胸手术治疗的替代方法。对于肺动脉血管悬吊的患者,手术包括左肺动脉的起始处脱离和与主肺动脉直接吻合,或者通过导管将近端带到气管的前面。在这组患者中,需要手术干预的气管狭窄的增加了死亡率,与心内畸形的联系也一样。

肺动脉狭窄伴室间隔完整

这一病变作为一个连续体存在,有的患者有孤立的瓣膜狭窄,有的患者有完全的肺流出道闭锁(图 75.44)肺动脉瓣可能从结构良好的三瓣膜到闭锁膜融合程度不同。在瓣膜发育不良引起的肺动脉瓣狭窄中,梗阻不是由合并症引起的,而是由增厚和结构异常的肺动脉瓣瓣膜结合不同程度的瓣上肺动脉狭窄引起的。瓣膜上狭窄典型地位于肺动脉瓣窦的远端,通常没有狭窄后的肺动脉扩张。其本质与努南综合征有关,进而可能与肥厚型心肌病有关。

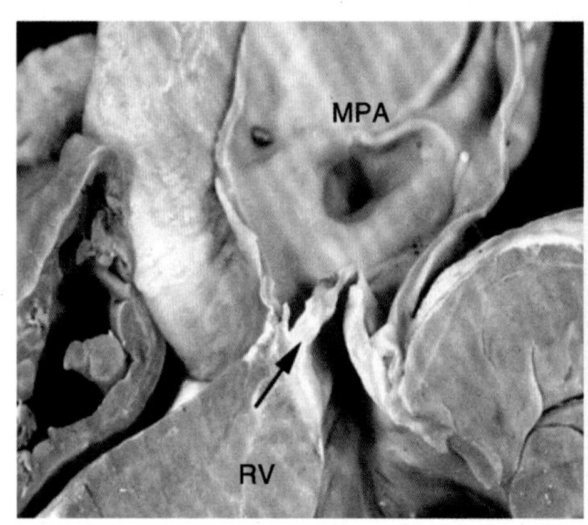

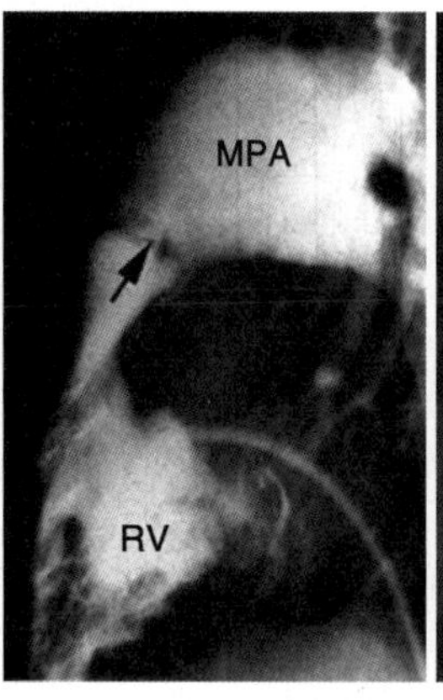

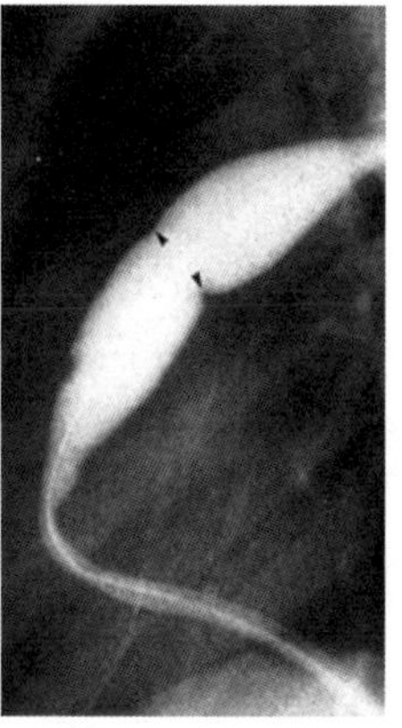

图 75.44 肺动脉瓣狭窄的表现为典型的病理形态(左,箭头),肺动脉瓣增厚,由于交界处融合而狭窄。请注意狭窄后扩张。血管造影显示在球囊扩张之前(中间,箭头)和扩张过程中(右)的情况。MPA,主肺动脉;RV,右心室

在新生儿期后出现孤立的肺瓣膜狭窄患者中，右心室和三尖瓣通常是正常的。然而，在新生儿期出现瓣膜狭窄的病例往往有三尖瓣异常，特别是一些瓣膜结构异常和脊索相关的支持装置。

另一组，肺瓣膜闭锁组，有不同程度的右心室发育不全，从异常三尖瓣到伴随漏斗部闭锁的病症，都有持续一生的内源性心肌异常。那些具有最小右心室的人通常具有原始的冠状动脉-右心室连接(有时称为血窦)，在某些情况下通过大脑皮质外的途径右心室负责心肌灌注(所谓的心室依赖性)。右心室常伴有原发性心内膜弹力纤维增生症。三尖瓣总是不正常，通常有增厚的瓣膜和不同程度的束缚，这都由于一个缩短的脊索设备所致。

了解右心室和三尖瓣异常的重要性在于，这些异常在整个生命中持续存在，并且对于以双心室循环结束的患者的右心室和三尖瓣功能具有显著影响。而且，那些拥有最小右心室的患者可能有持续的冠状动脉异常，最终导致左心室和右心室心肌灌注问题。

呈现的方式有两种。第一种模式见于新生儿期患者，通常伴有三尖瓣、右心室和/或冠状动脉的相关病理。第二种模式见于新生儿期后，瓣膜狭窄通常是孤立的。

临床特征

在新生儿期单独出现轻至中度右心室流出道梗阻的患者通常没有症状。严重右心室流出道梗阻的患者可能出现劳累性疲劳、呼吸困难头晕和胸部不适(右心室心绞痛)。体格检查可显露出突出的颈静脉 a 波、右心室抬高和可能在第二左肋间隙有震颤。听诊显示正常的 S_1，单发或分裂的 S_2与 P_2 减轻，和收缩期射血杂音最好在第二肋间间隙听到。当肺瓣膜变薄且易弯曲时，就会听到收缩期喷射样杂音，吸气时会减弱。随着肺部狭窄程度的增加，S_1与收缩期喷射样杂音之间的间隔缩短，S_2更广泛地分裂，P2 减少或消失，收缩期喷射样杂音延长并在收缩期后期达到最响，通常延申超过 A_2。发育不良性肺动脉狭窄则很少发生收缩期喷射样杂音。当卵圆孔未闭或急性应激障碍允许右向左分流时，可能出现发绀。

轻度和中度右心室流出道梗阻的患者，其右心室流出道梗阻不会随着时间的推移而恶化。中度瓣膜性右心室流出道梗阻可在20%的未手术患者中进行性发展，尤其在成人患者中，由于瓣膜钙化，可能需要干预治疗。由于右心室压力超负荷和三尖瓣反流引起的房性心律失常，其中一些患者也会出现症状，特别是在晚年。严重右心室流出道梗阻的患者需要通过球囊或外科瓣膜切开术以存活到成年。肺动脉瓣狭窄修复后患者的长期生存率与一般人群相似，多数患者在长期随访中表现具有优异至良好的功能性分级。少数患者有严重的肺动脉瓣反流，有些则需要肺动脉瓣置换术。由于右心室的限制性，大多数患者即使有游离性肺反流，也不会发生进行性右心室扩张。

在新生儿期和早期婴儿期之后，Noonan 综合征患者的身材矮小，颈蹼和宽大的胸膛，与 Turner 综合征症状相似。Noonan 综合征是一种常染色体显性遗传病，85%至 90%的患者存在基因突变(*PTPN11* 占 50%，*SOSI* 占 10%至 15%，*RAFI* 和 *RITI* 占 5%)。Noonan 综合征同样影响两性。Noonan 综合征通常难以在新生儿中诊断，并且在某些情况下，发育不良的肺动脉瓣的诊断是诊断的首要线索。

实验室检查

心电图。在新生儿期，对于右心室发育不良的患者或伴有肥厚型心肌病的 Noonan(努南)综合征患者，心电图可能显示左轴偏离和左心室优势。其他患者可能具有正常的 QRS 波。右心房压力增加的患者存在右心房超负荷。在婴儿，儿童和成人中，发现取决于狭窄的严重程度。在较轻微的情况下，心电图应该是正常的。随着狭窄的进展，出现右心室肥大的现象。右心房超负荷与中度至重度肺动脉狭窄有关。

胸片。在患有轻度或中度肺动脉狭窄的婴儿，儿童和成人中，胸片通常显示正常大小的心脏和正常的肺血管。除非存在肺动脉瓣膜发育不良，否则经常会看到主肺动脉和左肺动脉的后椎间扩张。在严重梗阻和右心室衰竭的患者中观察到右心房和右心室扩大。在没有右向左心房分流的情况下，肺血管通常是正常的，但在严重狭窄和右心室衰竭的患者中情况可能会减少。

超声心动图。二维超声心动图和连续波多普勒检查了解解剖瓣膜异常及其严重程度，并且基本上消除了对心脏导管诊断的要求。尽管传统上已经使用最大瞬时变化程度来选择患者进行球囊瓣膜成形术，但最近的数据表明情况正好相反。平均多普勒梯度似乎与导管衍生的峰-峰梯度更好地相关，50mmHg 的值是干预的切点。

目前右心室大小最好从三尖瓣环维度间接评估。在没有 VSD(室间隔缺损)的情况下，两个右心室压力之间存在极好的相关性，可以间接评估三尖瓣反流梯度。三尖瓣的形态和功能以及房间隔的状态都需要联系起来。三维超声心动图对于预期手术治疗相关的三尖瓣反流的患者是有帮助的。

患有肺动脉瓣膜发育不良的患者的肺动脉瓣增厚，缺乏狭窄后扩张，以及不同程度的瓣膜上肺动脉狭窄。可以确诊或排除肥厚型心肌病的相关诊断。如果最初的超声心动图未显示肥厚型心肌病，则应在整个儿童期和青春期进行进一步的研究，特别是在左轴偏离的情况下。

治疗方法和预后

新生儿患者右心室和瓣膜发育良好，通过选择性的肺动脉瓣球囊扩张的治疗能有好的短期以及中期的预后效果。虽然对很多肺动脉瓣发育不良的患者来说，当病情加重时只有通过手术才能部分的缓解患者症状，但是选择性的肺动脉瓣球囊扩张的治疗方法是仍然适用的。在这些患者中，肺瓣膜部分切除术或补片的插入对改善梗阻是很有必要的，也能改善患者瓣膜狭窄的问题。虽然关于心肌肥厚影响患者治疗效果者的问题一直在讨论，但是在这组，选择性的肺动脉瓣球囊扩张的长期的治疗效果还是非常好的。

尽管相应研究指出手术瓣膜切除可以显著改善患者的预后(在手术瓣膜切除后患者生存率为 95.7%，性别匹配对照组生存率为 96.6%)，但是更长期的数据显示这样的情况在面对持续不断的挑战。在一个手术瓣膜切除的系列研究中，患者随访时间平均为 33 年，结果是 53%的患者术后需要再次介入治疗，38%的患者患有房性或者室性心律失常；在另一个关于球囊瓣膜切开术后的系列研究中，26%的患者 20 年内因为再狭窄需要再次介入；一篇 2012 年的文章将患者手术治疗后和球囊肺动脉瓣膜成形术后的结果进行比较[97]，虽然在开始的手术治疗后 20 年结果非常好，但是在 20~40 年相比于球囊扩张，那些经历手术治疗的患者需要进行再介入治疗。

对那些患有肺动脉闭锁和完整室间隔的患者来说，有相对复杂的算法用来确定右心室是否足够大满足两心室的循环血量(有时在新生儿期通过射频穿孔和肺动脉瓣扩张获得)。在经历过肺动脉瓣穿孔但是永久有小右心室的患者中，一个半心室的方法被应用，而这种方法增加了心肺双向的血流进入循环。

虽然有一小部分患者的病程与“单纯”瓣膜狭窄患者的病程

相同,但许多患有肺动脉闭锁和完整室间隔患者有高死亡率以及高心律失常发生率(与三尖瓣异常有关),这些患者最后可能只能通过姑息手术进行治疗[98]。

外周肺动脉狭窄

在患有外周肺动脉狭窄的患者中,显示了外周肺动脉狭窄和完整的室间隔。这里排除了那些与室间隔缺损有相关性患者(包括法洛四联症、合并肺动脉闭锁、Noonan 综合征)。

病因

过去,在新生儿中引起肺动脉狭窄导致症状的最重要原因是其母亲在怀孕过程中感染了风疹病毒。

外周肺动脉狭窄在有 Williams 综合征患者中是和主动脉瓣狭窄有关的,这一内容会在主动脉瓣狭窄部分讨论。

外周肺动脉狭窄是 Alagille 综合征的一部分,部分与 *JAG1* 基因变异有关。

肺动脉孤立支的狭窄主要是在左肺动脉近端,而且是和一种导管组织有关的,这种导管组织吊索会在出生后动脉导管关闭时引起肺动脉的狭窄。在大多数情况下,这样的病情是相当轻微的,但有时重度的梗阻会导致左肺动脉远端生长不良。

形态学

除了刚刚提到的肺动脉孤立支狭窄的形式,狭窄通经常是弥漫和双侧的,并且可以扩展到纵隔膜、肺门、器官实质内的肺动脉。

临床特点

临床症状的严重程度主要由梗阻的程度来决定,介入治疗的可行性主要由梗阻的类型决定。大多数患者是无症状的,心脏听诊时收缩期杂音可在左侧上端胸骨旁听到,而且可以传导到腋下和背部;由于近端肺动脉高压,心脏听诊时第二心音中的肺动脉瓣关闭的声音增强;患有重要肺动脉分支狭窄的患者可听到连续性心脏杂音,在患者兴奋时可诱发肺区杂音增强。

辅助检查

心电图。当阻塞严重时,可观察到右心室肥大的心电图。患有风疹综合征和合并主动脉狭窄的患者心电图电轴左偏,QRS 向量逆时针改变。

胸片。轻度或中度肺动脉狭窄的患者胸片上常常是没有表现的。明显的肺纹理增粗或者扩张的肺动脉部位在胸片上不常见,而当双侧严重阻塞时,胸片上可观察到右心房和右心室肥大。

超声心动图。超声心动图对确诊和鉴别诊断是很有帮助的,但是在肺门之上的远端肺动脉血管是很难见到的,右心室压力的测定对评估三尖瓣血流反流的程度是有帮助的。

MRI 和螺旋 CT。通过这两个检查,我们可以对肺动脉分支的远端进行评价,螺旋 CT 的优势在于对于儿童血管情况的评估不需要完全的镇静或全身的麻醉。尽管大多数患者还是会需要动脉造影,但是这些辅助检查对初步的诊断和接下来对病灶的确定是相当有价值的。

放射性核素肺灌注扫描。这个检查对于决定单边的狭窄是否要介入治疗是有价值的,相似的评估也可以通过 MRI 进行。

心脏导管介入造影。可评估右心室压力以及肺动脉压力,造影是能够精确评估狭窄的程度和严重性的关键方法。

治疗方法和预后

对于那些左肺动脉狭窄不超过 30%的患者,球囊扩张对梗阻的缓解是很有效果的,对于那些有更严重的弥漫性双侧血管狭窄的患者,介入治疗的可行性由右心室的压力决定。由于在有 Williams 综合征的患者中,弥漫性外周肺动脉狭窄是一种随时间推移可能消退的疾病,因此对于全身性的右心室压力的患者,一般都要进行干预,有时对血管的扩张可以改善血管管径。高压力的球囊通常都是有必要的,但是一些病灶也无法通过高压力的球囊进行扩张。最近"剪切性"的球囊的运用可以帮助不能被扩张的病灶扩张。手术的方法对于弥漫性的外周肺动脉狭窄是几乎没有帮助的,甚至还会加重病情。

右心室流出道梗阻(异常肌束或者双腔右心室)

形态学

异常肌束造成的右心室梗阻形成了双腔的右心室,虽然这样的情况可以独立存在,但是这样的情况常常合并有右心室肌束、膜部室间隔缺损和主动脉瓣狭窄(伴或不伴有主动脉瓣脱垂)。

临床特点

大多数患者是在室间隔缺损随访时做常规检查时意外查出右心室流出道梗阻的,在一些患者中,听诊心脏时只能听到收缩期喷射性的杂音,如果梗阻是单独存在的,在左上胸骨旁可听清收缩期喷射性的杂音。如果室间隔缺损是主要的病情,那么右心室流出道的杂音则难以听到。在超声心动图常规使用之前,诊断常常依靠于室间隔缺损患者随访时体格检查,常常可以听到全收缩期杂音的减弱以及收缩期喷射性杂音的增强。患者常常是没有症状的,除非是合并有室间隔缺损的肺动脉瓣狭窄的患者。成人的诊断则更是困难。

辅助检查

心电图。心电图和新生儿单纯肺动脉瓣狭窄的患者心电图表现类似,在合并患有非限制性室间隔缺损和轻度肺动脉瓣狭窄的患者中,典型的心电图表现为由左向右分流和肺动脉高压引起的双心室肥大,如果狭窄更严重,可观察到右心室肥大的心电图表现。那些患有限制性的室间隔缺损的患者常有正常心电图的表现或者左心室肥大的表现,后者在狭窄程度增加的情况下会转变为右心室肥大的心电图表现。

胸片。在只患有肺动脉瓣狭窄的患者中,胸片常常是正常的,然而那些合并有室间隔缺损的患者胸片上会显示有肺动脉血流的改变,这主要是决定于狭窄的程度。

超声心动图。通过多普勒和 2D 超声心动图常常能给出完整的诊断,肋下右前斜和心前区短轴角度的超声心动图能最好的评估肺动脉瓣下的梗阻,同时还可以证实室间隔缺损和肌束的关系以及圆锥隔前端排列不齐的程度。心前区短轴的观察可以最好的评估肺动脉瓣下的狭窄以及主动脉瓣尖端的脱垂。彩超、脉冲或连续波的多普勒评估通常可以鉴别来源于肌束的室间隔缺损。总之,超声心动图可以对肺动脉瓣下梗阻的血流动力学影响有相对精确的评估。

心导管介入造影。比较少用,在年龄较大的患者中超声心动图对于肺动脉瓣下的区域评估不是最佳选择,而 MRI 则具有一定的优势。

治疗方法和预后

治疗方法要通过对梗阻程度以及治疗的副作用综合评价来决定,对于那些单纯肺动脉瓣狭窄的患者来说,手术适用于右心室压力大于基础值 60%的患者,手术方法是通过右心房切开肌束以达到治疗目的。对于合并有室间隔缺损的患者,方案的确定需要由室间隔缺损的面积、主动脉狭窄、主动脉瓣脱垂、右心室梗阻的程度来决定，这些患者常常有更严重的病情，所以很多患者在保守治疗几年的情况下最终还是会进行手术治疗。总的来说，在切除造成梗阻的肌束后复发率还是很低的，很少有患者主动脉瓣梗阻会复发。

其他

三房心

形态学

肺静脉重吸收的畸形和失败引起左心房被纤维肌性的隔膜分成后上和前下两个腔室，前者主要是接受肺静脉，后者主要是连接左心房的附件以及二尖瓣口，这两个腔室的联系主要是依靠隔膜的开口，同时开口也决定了肺静脉回流受阻的程度，肺静脉压力和肺血管抵抗的增加会导致严重的肺动脉高压。

临床特点

患者常常因为其他原因进行超声心动图检查而诊断为三房心，常常是无梗阻的三房心，这样的患者是不需要进行早期干预的，而有严重梗阻的患者的症状主要和患有先天性肺静脉狭窄的患者相似。

辅助检查

心电图。无梗阻三房心的患者心电图是正常的，而有严重梗阻患者的心电图常常是由于肺动脉高压引起的右心室肥大的心电图表现。

胸片。轻微梗阻患者胸片通常正常，但是严重梗阻患者胸片则表现为肺水肿。

超声心动图。二维超声心动图或者经食管超声心动图可以诊断明确，三维重建则是进一步的提升，通过胸骨旁的长短轴和四腔角度的超声心动图对梗阻隔膜的观察，可以将其与左心房附器(形成远端心腔)上方的二尖瓣环区别开，在远端心房腔室以及二尖瓣口行多普勒检查可以评估舒张期血流通过二尖瓣小叶的速度。

心导管介入造影。非必要检查，可用于严重血流动力学异常时。

治疗方法和预后

通过手术切除隔膜对于有严重梗阻的患者是一种很好的选择，术后患者症状以及肺动脉压力会得到改善，总的来说手术预后较好。但随着超声心动图的广泛使用，越来越多的无梗阻型三房心被诊断出来，而这些患者是无症状的，大多都是不需要通过手术来干预治疗的。

肺静脉狭窄

先天性肺静脉狭窄可以发生在心房与肺静脉交接处，也可以发生在一个或多个肺静脉中，相关的心脏畸形发生率也很高，包括有室间隔缺损、房间隔缺损、法洛四联症、三尖瓣和二尖瓣闭锁、房室隔缺损，导致肺静脉狭窄。除了先天性的因素，因为手术治疗导致肺静脉的异常连接也可出现肺静脉狭窄。患有肺静脉狭窄的儿童会频繁地发生呼吸道感染，而成人则会表现出运动耐量下降。无论是先天性还是后天性获得的肺静脉狭窄，肺静脉狭窄最终会导致肺动脉高压。而少数单侧肺静脉受累的患者由于肺部的血流重新分布而不会出现肺动脉高压。

辅助检查

心电图。心电图表现往往是正常的，而在一些肺动脉高压的患者中，心电图的表现可能是右心室肥大的表现。

胸片。在单侧肺静脉受累的患者中，病变侧肺血流是减少的，而对侧肺的血流是增加的。当梗阻是双侧的，那么胸片上可以出现肺水肿。

超声心动图。可以通过超声心动图确定肺静脉狭窄的诊断，而且可以评估来自三尖瓣和肺动脉瓣血流反流后的肺动脉压力，多普勒彩超是观测左右肺静脉最好的工具，如果在彩超中发现湍流，那么根据脉冲多普勒现象的光谱分析可帮助确诊。一般来说，肺静脉血流是低速层流的，所以如果发现肺静脉是高速湍流的，那么就说明其中有干扰因素。多普勒斜率的数值不是绝对的，其原因有二，首先血流的绝对值是由肺血流量决定的，其二是由于从肺静脉得出的曲线很难是一条直线，这会影响到对斜率的评价，所以通过超声心动图计算出的血流速度的绝对值相较于对肺静脉狭窄的诊断以及其对肺动脉压力的影响。

MRI。MRI现在已经成为肺静脉狭窄诊断的金标准，它能够对肺静脉以及肺血流有更详尽和精确的分析，MRI可测算实际静脉中的血流速度，而超声心动图则是测算静脉和心房交界处的血流速度。

心导管介入造影。总的来说，超声心动图和MRI的广泛应用已经使这项创检查地位下降了许多，只有病变非常严重时可考虑采用。

治疗方法和预后

如果单侧的肺静脉狭窄且肺动脉压力正常，可以随访观察而不做积极的干预，因为肺静脉狭窄是一种逐步发展的疾病，所以长期连续的随访是很重要的。而既往认为双侧肺静脉狭窄的患者有100%的死亡率，支架只能够有暂缓疾病进展，但最近心包折返等治疗方法的应用对于肺静脉狭窄有好的早期效果，这种治疗方法主要是运用原生的心房组织、心包膜、胸膜在狭窄的区域周围形成一个荷包以达到治疗效果。

肺动静脉瘘

通常来源于肺动脉和肺静脉的异常发育，很多肺动脉直接连通肺静脉的分支。大多数患者有Weber-Osler-Rendu综合征的表现，抑或是复杂性的充血性心力衰竭的表现，同时这种患者常常合并有支气管扩张和其他的支气管发育不良(如肺右下叶的缺失)。肺动静脉瘘也会让CHD上运用的Glenn分流术更复杂，它是由在流向上腔静脉的血液中缺乏肝静脉回流造成的，肝肺综合征也与肺内血流右向左分流有关，这种右向左分流的程度由肺动静脉瘘的程度决定，最终会造成患者发绀，另外逆向流动的栓子可造成脑部血管梗阻形成脑卒中及脑水肿从而伴有重要神经损伤。而在遗传的性出血性毛细血管扩张征的患者中，由于失血性贫血则很少发生发绀。肺动静脉瘘的患者常常能在相应位置听到收缩期和连续性的杂音，胸片上圆形的不显影区域即病灶处。

辅助检查

运用静脉注射生理盐水超声心动图对比的方法在最初的诊断是很有帮助的，主要表现是肺静脉血流过早回流入左心房，但是相对于卵圆孔未闭或者房间隔缺损以及右向左分流的患者其回流速度仍偏慢。最近CT和MRI技术也提供了很有价值的诊断信息，肺血管造影可以显示出异常血管交通的位置和程度。

治疗方法

除非病灶弥漫分布在双侧肺无法手术，其他患者都可以通过手术治疗切除病灶，以保护正常的肺组织，这样的治疗方法可以预防大量出血、细菌性心内膜炎、动静脉瘘破裂；经导管球囊或者栓或者心导管栓塞术也是不错的治疗选择。心衰患者中，重新引导肝静脉回流到受影响的肺中可以逆转动静脉发育不良的问题以及可以改善低氧血症。

冠状动静脉瘘

形态学

冠状动静脉瘘指的是冠状动脉中的一支与心脏腔室或静脉联系，右冠状动脉（或它的分支）占55%；左冠状动脉占35%；两支冠状动脉同时受累则比较少见。冠状动脉系统和心腔之间的连接代表了胚胎小梁间隙和窦腔是持续存在的，大多数这些瘘会流向右心室、右心房、冠状动脉窦，冠状动脉-肺动脉瘘经常在冠状动脉造影的偶然发现的。

临床特点

通过瘘的分流通常比较少且心肌血流一般不受影响，如果存在大的右向左分流的情况，最终会引起肺动脉高压和充血性心力衰竭，此外还可能发生细菌性心内膜炎、瘘的破裂和栓塞、相关的动脉瘤以及由“心肌窃血”引起的远端心肌缺血的表现。

大多数儿童患者是没有症状的，可以通过心脏听诊辅助诊断，在胸骨中下缘可以听到响亮而又持续的心脏杂音，杂音的位置和强度和分流的位置有关，而且杂音常常远离左第二肋间（动脉导管未闭时听到连续性杂音的经典位置）。

辅助检查

心电图。除非有大的左向右的分流，一般来说心电图是正常的。

胸片。胸片常常是正常的，很少会显示相关腔室的扩大。

超声心动图。在大多数儿童患者超声心动图检查中，冠状动脉瘘常常能在做常规冠状动脉评估时诊断出，通过超声心动图可以观察到扩张的冠状动脉，而通过多普勒彩超可以观察到冠状动静脉瘘的位置，分流入口位置可通过超声心动图连续的湍流收缩期和舒张期流动模式确定，多平面的经食管超声心动图也可以准确评估瘘管的起源、病程和流动部位。

心导管介入造影。如果超声心动图显示出有明显的冠状动脉瘘，那么血流动力的评估以及介入是有必要的，标准的逆行胸主动脉造影、用前向尾部45度的相机拍摄的球囊主动脉根部造影、冠状动脉造影可以用来诊断瘘管的大小和结构特征。

治疗方法和预后

小瘘管有很好的长期预后，未处理的大瘘管会使患者过早的出现相应冠状动脉的疾病，心导管介入弹簧圈栓塞术是相对较好的治疗选择，但手术治疗仍然在一些患者中被运用。

（熊婧　迟琛　刘宝鑫　李海玲　纪宏伟　赵逸凡　郭荣 译，徐亚伟　张毅 校）

参考文献

1. Baumgartner H, Bonhoeffer P, De Groot NM, et al. ESC Guidelines for the management of grown-up congenital heart disease (new version 2010). *Eur Heart J.* 2010;31(23):2915–2957.
2. Michael A, Gatzoulis GDW, Daubeney PEF. *Diagnosis and Management of Adult Congenital Heart Disease.* St. Louis: Elsevier; 2011.
3. Michael A, Gatzoulis GDW, Broberg CS, Uemura H. *Cases in Adult Congenital Heart Disease.* New York: Churchill Livingstone; 2010.
4. Moons P, Bovijn L, Budts W, et al. Temporal trends in survival to adulthood among patients born with congenital heart disease from 1970 to 1992 in Belgium. *Circulation.* 2010;122(22):2264–2272.
5. Karamlou T, Diggs BS, Ungerleider RM, Welke KF. Adults or big kids: what is the ideal clinical environment for management of grown-up patients with congenital heart disease? *Ann Thorac Surg.* 2010;90(2):573–579.

Cyanosis

6. Broberg CS, Jayaweera AR, Diller GP, et al. Seeking optimal relation between oxygen saturation and hemoglobin concentration in adults with cyanosis from congenital heart disease. *Am J Cardiol.* 2011;107(4):595–599.
7. Jensen AS, Idorn L, Thomsen C, et al. Prevalence of cerebral and pulmonary thrombosis in patients with cyanotic congenital heart disease. *Heart.* 2015;101(19):1540–1546.
8. Tay EL, Peset A, Papaphylactou M, et al. Replacement therapy for iron deficiency improves exercise capacity and quality of life in patients with cyanotic congenital heart disease and/or the Eisenmenger syndrome. *Int J Cardiol.* 2011;151(3):307–312.

Pulmonry Hypertension

9. Hoeper MM, Bogaard HJ, Condliffe R, et al. Definitions and diagnosis of pulmonary hypertension. *J Am Coll Cardiol.* 2013;62(25 suppl):D42–D50.
10. Simonneau G, Gatzoulis MA, Adatia I, et al. Updated clinical classification of pulmonary hypertension. *J Am Coll Cardiol.* 2013;62(25 suppl):D34–D41.
11. Roth TS, Aboulhosn JA. Pulmonary Hypertension and Congenital Heart Disease. *Cardiol Clin.* 2016;34(3):391–400.
12. Penalver JM, Mosca RS, Weitz D, Phoon CK. Anomalous aortic origin of coronary arteries from the opposite sinus: a critical appraisal of risk. *BMC Cardiovasc Disord.* 2012;12:83.

Evaluation of Patients With Congenital Heart Disease

13. Bull MJ. Health supervision for children with Down syndrome. *Pediatrics.* 2011;128(2):393–406. PubMed PMID: 21788214, Epub 2011/07/27. eng.
14. Khoshhal S. Feasibility and effectiveness of three-dimensional echocardiography in diagnosing congenital heart diseases. *Pediatr Cardiol.* 2013;34(7):1525–1531. PubMed PMID: 23677391.
15. Takahashi K, Mackie AS, Thompson R, et al. Quantitative real-time three-dimensional echocardiography provides new insight into the mechanisms of mitral valve regurgitation post-repair of atrioventricular septal defect. *J Am Soc Echocardiogr.* 2012;25(11):1231–1244. PubMed PMID: 23022090, Epub 2012/10/02. eng.

Left-to-Right Shunts

16. Akagi T. Current concept of transcatheter closure of atrial septal defect in adults. *J Cardiol.* 2015;65(1):17–25. PubMed PMID: 25308548.
17. Humenberger M, Rosenhek R, Gabriel H, et al. Benefit of atrial septal defect closure in adults: impact of age. *Eur Heart J.* 2011;32(5):553–560. PubMed PMID: ISI:000288028600012. English.
18. Khan AA, Tan JL, Li W, et al. The impact of transcatheter atrial septal defect closure in the older population: a prospective study. *JACC Cardiovasc Interv.* 2010;3(3):276–281. PubMed PMID: 20298984, Epub 2010/03/20. eng.
19. Knepp MD, Rocchini AP, Lloyd TR, Aiyagari RM. Long-term follow up of secundum atrial septal defect closure with the amplatzer septal occluder. *Congenit Heart Dis.* 2010;5(1):32–37. PubMed PMID: 20136855, Epub 2010/02/09. eng.
20. Mylotte D, Quenneville SP, Kotowycz MA, et al. Long-term cost-effectiveness of transcatheter versus surgical closure of secundum atrial septal defect in adults. *Int J Cardiol.* 2014;172(1):109–114. PubMed PMID: 24485223.
21. Vecht JA, Saso S, Rao C, et al. Atrial septal defect closure is associated with a reduced prevalence of atrial tachyarrhythmia in the short to medium term: a systematic review and meta-analysis. *Heart.* 2010;96(22):1789–1797. PubMed PMID: 20965992, Epub 2010/10/23. eng.
22. Kutty S, Hazeem AA, Brown K, et al. Long-term (5- to 20-year) outcomes after transcatheter or surgical treatment of hemodynamically significant isolated secundum atrial septal defect. *Am J Cardiol.* 2012;109(9):1348–1352. PubMed PMID: 22335856, Epub 2012/02/18. eng.
23. Kamiya CA, Iwamiya T, Neki R, et al. Outcome of pregnancy and effects on the right heart in women with repaired tetralogy of fallot. *Circ J.* 2012;76(4):957–963. PubMed PMID: 22277318, Epub 2012/01/27. eng.
24. Furlan AJ, Reisman M, Massaro J, et al. Closure or medical therapy for cryptogenic stroke with patent foramen ovale. *N Engl J Med.* 2012;366(11):991–999. PubMed PMID: 22417252, Epub 2012/03/16. eng.
25. Carroll JD, Saver JL, Steering Committee of the RI. Patent foramen ovale and cryptogenic stroke. *N Engl J Med.* 2013;369(1):91–92. PubMed PMID: 23833784.
26. Meier B, Kalesan B, Mattle HP, et al. Percutaneous closure of patent foramen ovale in cryptogenic embolism. *N Engl J Med.* 2013;368(12):1083–1091. PubMed PMID: 23514285.
27. Kutty S, Sengupta PP, Khandheria BK. Patent foramen ovale: the known and the to be known. *J Am Coll Cardiol.* 2012;59(19):1665–1671. PubMed PMID: 22554596.
28. Kent DM, Dahabreh IJ, Ruthazer R, et al. Device Closure of Patent Foramen Ovale After Stroke: Pooled Analysis of Completed Randomized Trials. *J Am Coll Cardiol.* 2016;67(8):907–917. PubMed PMID: 26916479, Pubmed Central PMCID: 4769377.
29. Colen TM, Khoo NS, Ross DB, Smallhorn JF. Partial zone of apposition closure in atrioventricular septal defect: are papillary muscles the clue. *Ann Thorac Surg.* 2013;96(2):637–643. PubMed PMID: 23702229.
30. Vohra HA, Chia AX, Yuen HM, et al. Primary biventricular repair of atrioventricular septal defects: an analysis of reoperations. *Ann Thorac Surg.* 2010;90(3):830–837. PubMed PMID: 20732503, Epub 2010/08/25. eng.
31. Stulak JM, Burkhart HM, Dearani JA, et al. Reoperations after repair of partial atrioventricular septal defect: a 45-year single-center experience. *Ann Thorac Surg.* 2010;89(5):1352–1359. PubMed PMID: 20417744, Epub 2010/04/27. eng.
32. Bianchi G, Bevilacqua S, Solinas M, Glauber M. In adult patients undergoing redo surgery for left atrioventricular valve regurgitation after atrioventricular septal defect correction, is replacement superior to repair? *Interact Cardiovasc Thorac Surg.* 2011;12(6):1033–1039. PubMed PMID: 21398648, Epub 2011/03/15. eng.
33. Fortescue EB, Lock JE, Galvin T, McElhinney DB. To close or not to close: the very small patent ductus arteriosus. *Congenit Heart Dis.* 2010;5(4):354–365. PubMed PMID: 20653702, Epub 2010/07/27. eng.
34. Cuaso CC, Tan RB, Del Rosario JD, et al. Update on the Amplatzer duct occluder: a 10-year experience in Asia. *Pediatr Cardiol.* 2012;33(4):533–538. PubMed PMID: 22105493, Epub 2011/11/23. eng.
35. de Siena P, Ghorbel M, Chen Q, et al. Common arterial trunk: review of surgical strategies and future research. *Expert Rev Cardiovasc Ther.* 2011;9(12):1527–1538. PubMed PMID: 22103872.

Cyanotic Heart Disease

36. Lee C, Kim YM, Lee CH, et al. Outcomes of pulmonary valve replacement in 170 patients with chronic pulmonary regurgitation after relief of right ventricular outflow tract obstruction: implications for optimal timing of pulmonary valve replacement. *J Am Coll Cardiol.* 2012;60(11):1005–1014. PubMed PMID: 22921969, Epub 2012/08/28. eng.
37. Khairy P, Aboulhosn J, Gurvitz MZ, et al. Arrhythmia burden in adults with surgically repaired tetralogy of Fallot: a multi-institutional study. *Circulation.* 2010;122(9):868–875. PubMed PMID: 20713900, Epub 2010/08/18. eng.
38. Guccione P, Milanesi O, Hijazi ZM, Pongiglione G. Transcatheter pulmonary valve implantation in native pulmonary outflow tract using the Edwards SAPIEN (TM) transcatheter heart valve. *Eur J Cardiothorac Surg.* 2012;41(5):1192–1194. PubMed PMID: ISI:000303161800060. English.
39. Le Gloan L, Khairy P. Management of arrhythmias in patients with tetralogy of Fallot. *Curr Opin Cardiol.* 2011;26(1):60–65. PubMed PMID: 21076290, Epub 2010/11/16. eng.
40. Diller GP, Kempny A, Liodakis E, et al. Left ventricular longitudinal function predicts life-threatening ventricular arrhythmia and death in adults with repaired tetralogy of fallot. *Circulation.* 2012;125(20):2440–2446. PubMed PMID: 22496160, Epub 2012/04/13. eng.
41. Balci A, Drenthen W, Mulder BJ, et al. Pregnancy in women with corrected tetralogy of Fallot: occurrence and predictors of adverse events. *Am Heart J.* 2011;161(2):307–313. PubMed PMID: 21315213, Epub 2011/02/15. eng.
42. Hsu DT, Zak V, Mahony L, et al. Enalapril in infants with single ventricle: results of a multicenter randomized trial. *Circulation.* 2010;122(4):333–340. PubMed PMID: 20625111, Epub 2010/07/14. eng.

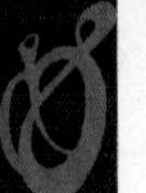

43. Bowater SE, Weaver RA, Thorne SA, Clift PF. The safety and effects of bosentan in patients with a Fontan circulation. *Congenit Heart Dis*. 2012;7(3):243–249. PubMed PMID: 22348734. Epub 2012/02/22. eng.
44. Goldberg DJ, French B, McBride MG, et al. Impact of oral sildenafil on exercise performance in children and young adults after the fontan operation: a randomized, double-blind, placebo-controlled, crossover trial. *Circulation*. 2011;123(11):1185–1193. PubMed PMID: 21382896, Pubmed Central PMCID: 3073351. Epub 2011/03/09. eng.
45. Diller GP, Giardini A, Dimopoulos K, et al. Predictors of morbidity and mortality in contemporary Fontan patients: results from a multicenter study including cardiopulmonary exercise testing in 321 patients. *Eur Heart J*. 2010;31(24):3073–3083. PubMed PMID: 20929979, Epub 2010/10/12. eng.
46. Stephenson EA, Lu M, Berul CI, et al. Arrhythmias in a contemporary fontan cohort: prevalence and clinical associations in a multicenter cross-sectional study. *J Am Coll Cardiol*. 2010;56(11):890–896. PubMed PMID: 20813285, Pubmed Central PMCID: 3200364. Epub 2010/09/04. eng.
47. Monagle P, Cochrane A, Roberts R, et al. A multicenter, randomized trial comparing heparin/warfarin and acetylsalicylic acid as primary thromboprophylaxis for 2 years after the Fontan procedure in children. *J Am Coll Cardiol*. 2011;58(6):645–651. PubMed PMID: 21798429, Epub 2011/07/30. eng.
48. Wu FM, Ukomadu C, Odze RD, et al. Liver disease in the patient with Fontan circulation. *Congenit Heart Dis*. 2011;6(3):190–201. PubMed PMID: 21443554, Epub 2011/03/30. eng.
49. Wheeler M, Grigg L, Zentner D. Can we predict sudden cardiac death in long-term survivors of atrial switch surgery for transposition of the great arteries? *Congenit Heart Dis*. 2014;9(4):326–332. PubMed PMID: 24151816.
50. Cuypers JA, Eindhoven JA, Slager MA, et al. The natural and unnatural history of the Mustard procedure: long-term outcome up to 40 years. *Eur Heart J*. 2014;35(25):1666–1674. PubMed PMID: 24644309.
51. Fricke TA, d'Udekem Y, Richardson M, et al. Outcomes of the arterial switch operation for transposition of the great arteries: 25 years of experience. *Ann Thorac Surg*. 2012;94(1):139–145. PubMed PMID: 22607787, Epub 2012/05/23. eng.
52. Rudra HS, Mavroudis C, Backer CL, et al. The arterial switch operation: 25-year experience with 258 patients. *Ann Thorac Surg*. 2011;92(5):1742–1746. PubMed PMID: 21925641, Epub 2011/09/20. eng.
53. Lalezari S, Bruggemans EF, Blom NA, Hazekamp MG. Thirty-year experience with the arterial switch operation. *Ann Thorac Surg*. 2011;92(3):973–979. PubMed PMID: 21871285. Epub 2011/08/30. eng.
54. Tobler D, Williams WG, Jegatheeswaran A, et al. Cardiac outcomes in young adult survivors of the arterial switch operation for transposition of the great arteries. *J Am Coll Cardiol*. 2010;56(1):58–64. PubMed PMID: 20620718, Epub 2010/07/14. eng.
55. Kempny A, Wustmann K, Borgia F, et al. Outcome in adult patients after arterial switch operation for transposition of the great arteries. *Int J Cardiol*. 2013;167(6):2588–2593. PubMed PMID: 22884697.
56. Brown JW, Ruzmetov M, Huynh D, et al. Rastelli operation for transposition of the great arteries with ventricular septal defect and pulmonary stenosis. *Ann Thorac Surg*. 2011;91(1):188–193, discussion 93-4. PubMed PMID: 21172511, Epub 2010/12/22. eng.
57. Tutarel O, Meyer GP, Bertram H, et al. Safety and efficiency of chronic ACE inhibition in symptomatic heart failure patients with a systemic right ventricle. *Int J Cardiol*. 2012;154(1):14–16. PubMed PMID: 20843567. Epub 2010/09/17. eng.
58. Metz TD, Jackson GM, Yetman AT. Pregnancy outcomes in women who have undergone an atrial switch repair for congenital d-transposition of the great arteries. *Am J Obstet Gynecol*. 2011;205(3):273.e1–273.e5. PubMed PMID: 22071062, Epub 2011/11/11. eng.
59. Tobler D, Fernandes SM, Wald RM, et al. Pregnancy outcomes in women with transposition of the great arteries and arterial switch operation. *Am J Cardiol*. 2010;106(3):417–420. PubMed PMID: 20643256, Epub 2010/07/21. eng.
60. van der Bom T, Winter MM, Bouma BJ, et al. Rationale and design of a trial on the effect of angiotensin II receptor blockers on the function of the systemic right ventricle. *Am Heart J*. 2010;160(5):812–818. PubMed PMID: 21095266, Epub 2010/11/26. eng.
61. Lim HG, Lee JR, Kim YJ, et al. Outcomes of biventricular repair for congenitally corrected transposition of the great arteries. *Ann Thorac Surg*. 2010;89(1):159–167. PubMed PMID: 20103227, Epub 2010/01/28. eng.
62. Murtuza B, Barron DJ, Stumper O, et al. Anatomic repair for congenitally corrected transposition of the great arteries: a single-institution 19-year experience. *J Thorac Cardiovasc Surg*. 2011;142(6):1348–1357.e1. PubMed PMID: 21955471, Epub 2011/10/01. eng.
63. Muzzarelli S, Meadows AK, Ordovas KG, et al. Usefulness of cardiovascular magnetic resonance imaging to predict the need for intervention in patients with coarctation of the aorta. *Am J Cardiol*. 2012;109(6):861–865. PubMed PMID: 22196785, Epub 2011/12/27. eng.

Other

64. Tsai SF, Trivedi M, Boettner B, Daniels CJ. Usefulness of screening cardiovascular magnetic resonance imaging to detect aortic abnormalities after repair of coarctation of the aorta. *Am J Cardiol*. 2011;107(2):297–301. PubMed PMID: 21211607, Epub 2011/01/08. eng.
65. Ungerleider RM, Pasquali SK, Welke KF, et al. Contemporary patterns of surgery and outcomes for aortic coarctation: an analysis of the Society of Thoracic Surgeons Congenital Heart Surgery Database. *J Thorac Cardiovasc Surg*. 2013;145(1):10–1016.
66. Roifman I, Therrien J, Ionescu-Ittu R, et al. Coarctation of the aorta and coronary artery disease: fact or fiction? *Circulation*. 2012;126(1):16–21. PubMed PMID: 22675158, Epub 2012/06/08. eng.
67. Fruh S, Knirsch W, Dodge-Khatami A, et al. Comparison of surgical and interventional therapy of native and recurrent aortic coarctation regarding different age groups during childhood. *Eur J Cardiothorac Surg*. 2011;39(6):898–904. PubMed PMID: 21169030, Epub 2010/12/21. eng.
68. Forbes TJ, Kim DW, Du W, et al. Comparison of surgical, stent, and balloon angioplasty treatment of native coarctation of the aorta: an observational study by the CCISC (Congenital Cardiovascular Interventional Study Consortium). *J Am Coll Cardiol*. 2011;58(25):2664–2674. PubMed PMID: 22152954, Epub 2011/12/14. eng.
69. Thanopoulos BD, Giannakoulas G, Giannopoulos A, et al. Initial and Six-Year Results of Stent Implantation for Aortic Coarctation in Children. *Am J Cardiol*. 2012;109(10):1499–1503. PubMed PMID: ISI:000304502300018. English.
70. Canniffe C, Ou P, Walsh K, et al. Hypertension after repair of aortic coarctation: a systematic review. *Int J Cardiol*. 2013;167(6):2456–2461.
71. Luijendijk P, Bouma BJ, Vriend JW, et al. Usefulness of exercise-induced hypertension as predictor of chronic hypertension in adults after operative therapy for aortic isthmic coarctation in childhood. *Am J Cardiol*. 2011;108(3):435–439. PubMed PMID: 21550580, Epub 2011/05/10. eng.
72. Krieger EV, Landzberg MJ, Economy KE, et al. Comparison of risk of hypertensive complications of pregnancy among women with versus without coarctation of the aorta. *Am J Cardiol*. 2011;107(10):1529–1534. PubMed PMID: 21420058, Epub 2011/03/23. eng.
73. Sarkola T, Redington AN, Slorach C, et al. Assessment of vascular phenotype using a novel very-high-resolution ultrasound technique in adolescents after aortic coarctation repair and/or stent implantation: relationship to central haemodynamics and left ventricular mass. *Heart*. 2011;97(21):1788–1793. PubMed PMID: 21795301, Epub 2011/07/29. eng.
74. Hussein A, Iyengar AJ, Jones B, et al. Twenty-three years of single-stage end-to-side anastomosis repair of interrupted aortic arches. *J Thorac Cardiovasc Surg*. 2010;139(4):942–947, 9; discussion 8. PubMed PMID: 20304139, Epub 2010/03/23. eng.
75. Nishimura RA, Otto CM, Bonow RO, et al. 2014 AHA/ACC guideline for the management of patients with valvular heart disease: a report of the American College of Cardiology/American Heart Association Task Force on Practice Guidelines. *J Thorac Cardiovasc Surg*. 2014;148(1):e1–e132. PubMed PMID: 24939033.
76. Brown JW, Rodefeld MD, Ruzmetov M, et al. Surgical valvuloplasty versus balloon aortic dilation for congenital aortic stenosis: are evidence-based outcomes relevant? *Ann Thorac Surg*. 2012;94(1):146–153, discussion 53-5. PubMed PMID: 22537535, Epub 2012/04/28. eng.
77. Elder RW, Quaegebeur JM, Bacha EA, et al. Outcomes of the infant Ross procedure for congenital aortic stenosis followed into adolescence. *J Thorac Cardiovasc Surg*. 2013;145(6):1504–1511.
78. de Lezo JS, Romero M, Segura J, et al. Long-term outcome of patients with isolated thin discrete subaortic stenosis treated by balloon dilation: a 25-year study. *Circulation*. 2011;124(13):1461–1468. PubMed PMID: 21875907, Epub 2011/08/31. eng.
79. Laksman ZW, Silversides CK, Sedlak T, et al. Valvular aortic stenosis as a major sequelae in patients with pre-existing subaortic stenosis changing spectrum of outcomes. *J Am Coll Cardiol*. 2011;58(9):962–965. PubMed PMID: 21851886, Epub 2011/08/20. eng.
80. Lopes R, Lourenco P, Goncalves A, et al. The natural history of congenital subaortic stenosis. *Congenit Heart Dis*. 2011;6(5):417–423. PubMed PMID: 21801312, Epub 2011/08/02. eng.
81. Greutmann M, Tobler D, Sharma NC, et al. Cardiac outcomes in adults with supravalvar aortic stenosis. *Eur Heart J*. 2012;33(19):2442–2450. PubMed PMID: 22815328, Epub 2012/07/21. eng.
82. del Nido PJ, Baird C. Congenital mitral valve stenosis: anatomic variants and surgical reconstruction. *Semin Thorac Cardiovasc Surg Pediatr Card Surg Annu*. 2012;15(1):69–74. PubMed PMID: 22424510, Epub 2012/03/20. eng.
83. Delmo Walter EM, Komoda T, Siniawski H, Hetzer R. Surgical reconstruction techniques for mitral valve insufficiency from lesions with restricted leaflet motion in infants and children. *J Thorac Cardiovasc Surg*. 2012;143(4 suppl):S48–S53. PubMed PMID: 22169677, Epub 2011/12/16. eng.
84. Stellin G, Padalino MA, Vida VL, et al. Surgical repair of congenital mitral valve malformations in infancy and childhood: a single-center 36-year experience. *J Thorac Cardiovasc Surg*. 2010;140(6):1238–1244. PubMed PMID: 20554294, Epub 2010/06/18. eng.
85. Brown JW, Fiore AC, Ruzmetov M, et al. Evolution of mitral valve replacement in children: a 40-year experience. *Ann Thorac Surg*. 2012;93(2):626–633, discussion 33. PubMed PMID: 22153051, Epub 2011/12/14. eng.
86. Badiu CC, Schreiber C, Horer J, et al. Early timing of surgical intervention in patients with Ebstein's anomaly predicts superior long-term outcome. *Eur J Cardiothorac Surg*. 2010;37(1):186–192. PubMed PMID: 19695893, Epub 2009/08/22. eng.
87. Attenhofer Jost CH, Connolly HM, Scott CG, et al. Outcome of cardiac surgery in patients 50 years of age or older with Ebstein anomaly: survival and functional improvement. *J Am Coll Cardiol*. 2012;59(23):2101–2106. PubMed PMID: 22651867.
88. Anderson HN, Dearani JA, Said SM, et al. Cone reconstruction in children with Ebstein anomaly: the Mayo Clinic experience. *Congenit Heart Dis*. 2014;9(3):266–271. PubMed PMID: 24373319.
89. Vogel M, Marx GR, Tworetzky W, et al. Ebstein's malformation of the tricuspid valve: short-term outcomes of the "cone procedure" versus conventional surgery. *Congenit Heart Dis*. 2012;7(1):50–58. PubMed PMID: 22176641, Epub 2011/12/20. eng.
90. Chung JW, Goo HW, Im YM, et al. One and a half ventricle repair in adults: postoperative hemodynamic assessment using phase-contrast magnetic resonance imaging. *Ann Thorac Surg*. 2011;92(1):193–198. PubMed PMID: 21620369.
91. Roten L, Lukac P, DE Groot N, et al. Catheter ablation of arrhythmias in ebstein's anomaly: a multicenter study. *J Cardiovasc Electrophysiol*. 2011;22(12):1391–1396. PubMed PMID: 21914017, Epub 2011/09/15. eng.
92. Sirivella S, Gielchinsky I. Surgery of the Ebstein's anomaly: early and late outcomes. *J Card Surg*. 2011;26(2):227–233. PubMed PMID: 21395687, Epub 2011/03/15. eng.
93. Lange R, Burri M, Eschenbach LK, et al. Da Silva's cone repair for Ebstein's anomaly: effect on right ventricular size and function. *Eur J Cardiothorac Surg*. 2015;48(2):316–320, discussion 20-1. PubMed PMID: 25535206.
94. Ibrahim M, Tsang VT, Caruana M, et al. Cone reconstruction for Ebstein's anomaly: Patient outcomes, biventricular function, and cardiopulmonary exercise capacity. *J Thorac Cardiovasc Surg*. 2015;149(4):1144–1150. PubMed PMID: 25702323.
95. Chopra S, Suri V, Aggarwal N, et al. Ebstein's anomaly in pregnancy: maternal and neonatal outcomes. *J Obstet Gynaecol Res*. 2010;36(2):278–283. PubMed PMID: 20492377, Epub 2010/05/25. eng.
96. Sarikaya S, Adademir T, Elibol A, et al. Surgery for ruptured sinus of Valsalva aneurysm: 25-year experience with 55 patients. *Eur J Cardiothorac Surg*. 2013;43(3):591–596.
97. Voet A, Rega F, de Bruaene AV, et al. Long-term outcome after treatment of isolated pulmonary valve stenosis. *Int J Cardiol*. 2012;156(1):11–15. PubMed PMID: 21078529, Epub 2010/11/17. eng.
98. John AS, Warnes CA. Clinical outcomes of adult survivors of pulmonary atresia with intact ventricular septum. *Int J Cardiol*. 2012;161(1):13–17. PubMed PMID: 21596450, Epub 2011/05/21. eng.

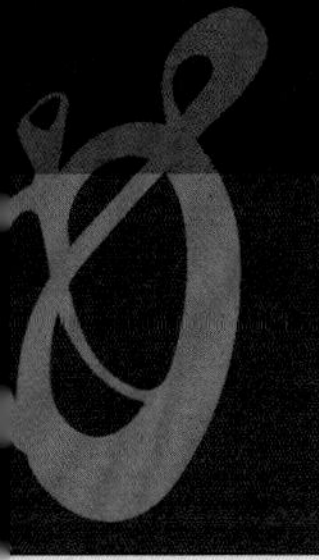

第 76 章　成人先天性心脏病的导管介入治疗

JOHN M. LASALA AND DAVID T. BALZER

成人罹患先天性心血管病的人数逐渐增加,近期的数据估算已经超过了患病儿童(见第 75 章)。因此,越来越多的成人患者需要介入治疗。由于先天性心血管病极为复杂,涉及心血管生理的方方面面,因此针对这类患者的医护人员需要经过专门的训练。对此,ACC/AHA 指南要求成人先天性心血管病的介入治疗,必须在地区成人先天性心血管病中心进行,且需要先天性心血管病外科手术或介入治疗的专业经验[1]。而且,由于成人先天性心血管病治疗的复杂性,任何治疗的机构需要配备一个成熟的多学科治疗团队,其中需要包括心胸外科医生、心脏麻醉医生、心脏危重病学专家及先天性心血管病心内科专家[1]。小儿心脏介入医生也是团队中不可缺少的一个环节。而且,成人心脏介入医生与小儿心脏介入医生的合作是不可或缺的。先天性心血管病导管治疗的持续进展,使得外科手术和导管介入治疗的界限越来越模糊。很多介入操作在杂交手术室和心胸外科手术同时进行。这种杂交手术模式在成人先天性心血管病治疗中不断改进,使得这个领域不断推陈出新。而且,随着介入方式的改变,其适应证将会变得灵活。因此,国家的指南可能会过时,介入心脏病学专家需要不断地从日新月异的医学文献中汲取知识。在这一章节中,我们综述了成人先天性心血管病导管介入治疗中已经较为成熟的几大领域。成人先天性心血管病的主题详见第 75 章。

瓣膜的介入治疗

1982 年完成了第 1 例静态的肺动脉瓣膜成形术(pulmonary valvuloplasty,PVP),此后所有类型心脏瓣膜病的导管治疗都成功开展[2]。尽管如此,瓣膜成形术,仍然被定义为先天性心血管病介入治疗的早期阶段,而最新的阶段是瓣膜置换。

肺动脉瓣成形术

经典的肺动脉瓣狭窄,指的是有一些正常的瓣叶由于"部分融合"(partial fusion)而造成了活动受限。静态的肺动脉球囊瓣膜成形术,旨在分离融合的瓣叶,在 19 世纪 80 年代早期被第一次报道,用来代替外科瓣膜成形术。这一术式成为处理典型的孤立瓣膜型肺动脉狭窄的主流术式[3]。然而,瓣膜成形术,对于厚的或者发育不良的瓣膜,罕有成功;而且,对于缓解肌肉性的瓣膜下狭窄,球囊扩张也无效。PVP 的适应证详见第 75 章[1]。在进行 PVP 之前,需要进行一个完整的右心导管检查及右室造影,去显示右室流出道(RVOT)。根据造影测量肺动脉瓣环,来选择合适的球囊型号。选择球囊直径大约是肺动脉瓣环的 120%大小。成功的 PVP,通常采用手动扩张选择的球囊。完成球囊扩张后,再次造影显示肺血管损伤及评估肺动脉瓣反流(pulmonary regurgitation,PR)的严重程度。

结局及并发症

最优结果来自病例的严格筛选。经典的肺动脉瓣膜狭窄患者通常"部分融合"瓣叶相对较薄,对球囊成形术反应较好[4]。最常见的并发症是 PR,但发生 2 度或 2 度以上的比例<10%,因此通常都耐受较好。根据最新的美国国家心血管注册数据(National Cardiovascular Data Registry,NCDR)显示,在经典的瓣膜狭窄患者中行 PVP,还没有主要不良事件(Major adverse events)或者非计划的外科补救手术的报道。

肺动脉瓣膜置换术

肺动脉瓣是一个半月瓣,分开了右室和肺血管。肺动脉瓣几乎不阻碍来自右心室的射血,同时又通过有效的瓣叶接合(coaptation),保持了肺动脉的舒张压。不幸的是,一些患有先天性心脏病的病人,会有肺动脉瓣膜疾病,如狭窄、反流或者两者兼备。而且,在婴幼儿中,通过植入人造生物瓣膜来重建 RVOT,总是面临失败。成人解剖改变最严重的先天性心血管病是法洛四联症(Tetralogy of Fallot)[5],外科手术将导致严重的肺动脉瓣反流和不同程度的 RVOT 梗阻。

随着病程进展,肺动脉疾病的症状将会变得明显,如运动不耐受、充血性心力衰竭、心脏节律异常等,提示着显著的 RV 功能异常。因此,缓解狭窄及置换合适的瓣膜势在必行。而 PVR 的时机也是需要讨论的,目前肺动脉疾病有症状[1]和无症状[6]患者适应证已经阐述(见第 75 章)。

人工肺动脉瓣膜系统

目前美国 FDA 批准了两款人工肺动脉瓣膜系统:Melody 经导管肺动脉瓣膜(Medtronic,Inc.,Minneapolis)和 SAPIEN XT 肺动脉瓣膜系统(Edwards Lifesciences,Irvine,CA)。每种都各有其优缺点。

Melody 瓣膜

Melody 瓣膜由 Philipp Bonhoeffer 及美敦力公司创建,包含一套牛颈静脉瓣缝合铂铱支架框架及专用的输送展开系统(图 76.1)。该瓣膜有两种型号,适用于直径在 16~22mm 间的右室-肺动脉段(RV-PA)。许多报道描述了该瓣膜在 RVOT 及失败的人工瓣膜中的非常规应用[7,8]。一些作者甚至报道了 Melody 瓣膜成功应用于 24mm 直径的案例[9]。Melody 瓣膜最大可应用于 24mm，这一尺寸大小限制了它的应用。而且，该瓣膜非手动释放的特点，也限制了一定的使用。该瓣膜专用的输送系统是亮点。该系统能较为精确地输送瓣膜定位于 RV-PA。

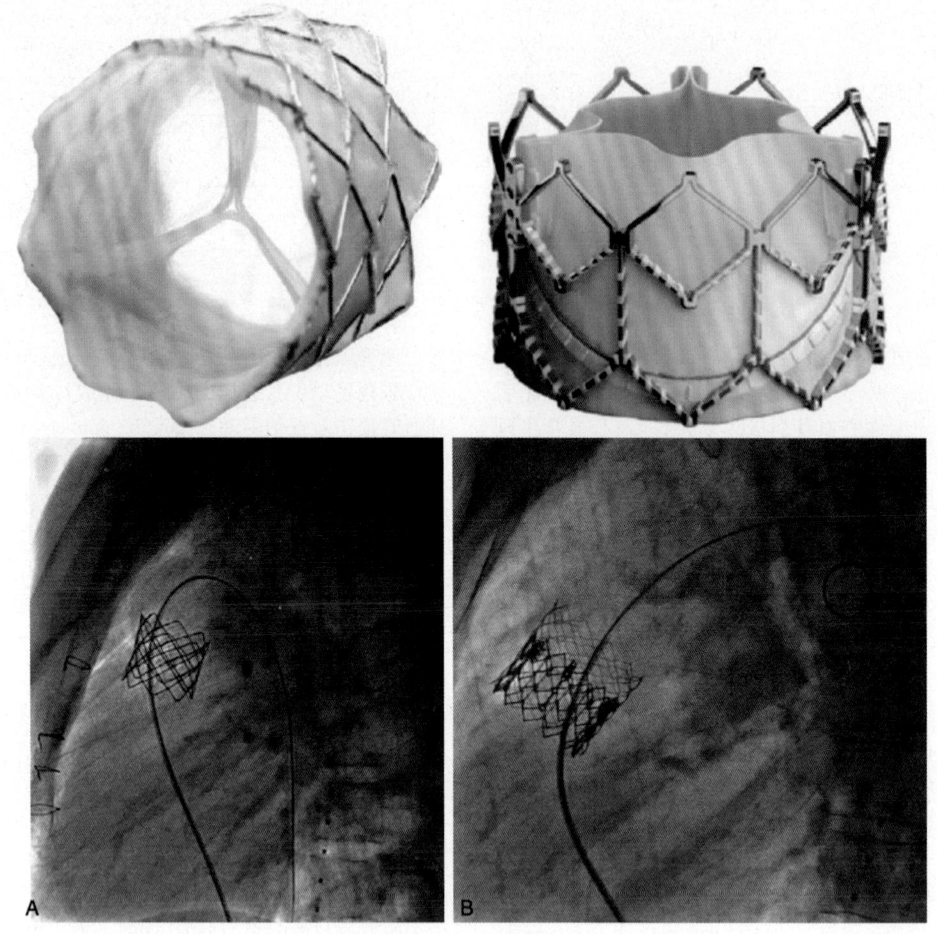

图 76.1　美国 FDA 批准的可用于经导管途径的瓣膜及其 X 线透视的侧位图。**A**，Melody 瓣膜(Medtronic，Minneapolis)。**B**，Edwards SAPIEN XT 瓣膜(Edwards Lifesciences LLC，Irvine，CA)

SAPIEN 瓣膜

SAPIEN 瓣膜(见图 76.1)原本被设计用于治疗主动脉瓣膜疾病，并在 PARTNER 临床研究中得到验证[10]。该瓣膜是近期才被批准应用于肺动脉瓣膜。该瓣膜自 20 世纪初期诞生以来，其安全性和操作性得到持续改进[11]。目前最新的是 SAPIEN 第 3 代瓣膜。该瓣膜上的三尖瓣取自牛心包。该瓣膜具有与 Carpentier-Edwards 外科瓣膜一样的"热固定"(ThermaFix)专利。与 Melody 瓣膜相比，Edwards 家族的瓣膜具有更好的 X 线透视性能及更为广泛的应用直径(可适用于 RV-PA 直径在 18 到 28mm)，但该系统的输送装置操作较为困难。

结局及并发症

Melody 瓣膜在 2010 年被美国 FDA 批准。其早期[12]及中期[13]结果提示其卓越的手术成功率及较低的 RVOT 再次手术比例，其 3 年避免再次 RVOT 比例为 98%，而 5 年是 91%。SAPIEN 瓣膜显示了相似的较好早期结果[14]，且相比 Melody 瓣膜更优越[15]。重要的手术并发症，包括血管损伤、管道破坏、肺动脉穿孔、支架或瓣膜的栓塞、冠脉压缩、室性心律失常及三尖瓣损伤[8]。长期的并发症，包括支架梁断裂、瓣膜功能损伤及心内膜炎[8,13,16,17]。

动脉干预

先天性心血管病介入学家最常遇到的"动脉"病变主要和肺动脉的解剖疾患有关，其次是主动脉缩窄。正如其他的介入领域一样，科技的进步拓展了先心导管介入治疗的领域、提高了治疗的质量并保证了效果的持久。对于成人先天性心血管病，血管成形术后继之支架植入的技术较为成熟，即刻效果及长期预后显著改善。

肺血管成形术

大量的先天性心血管病涉及肺动脉疾患，先天性心血管病的外科手术涉及 RV-PA 管道、系统性-肺动脉分流术及肺动脉带，这些操作会扭曲肺动脉的正常解剖，因此，很多患者术后遗留固定的肺血流梗阻。不同的梗阻造成 RV 压力升高或者肺段之间血流的显著差异。长此以往,将损伤 RV 功能及肺血管。肺动脉介入的适应证见第 75 章。

目前还没有美国 FDA 批准的肺动脉支架。Palmaz Genesis 支架(Cordis,Milpitas,CA)和 EV3 系列支架(Covidien/Medtronic,Minneapolis)已经被使用过并被证实了其有较好的 X 线透视、低剖面及较好的可达直径。在一些儿童的肺血管、成人较小的或者较远端的肺血管,使用非预装的支架更为合适。

结局及并发症

肺动脉疾患的多样性导致了在接受导管介入术后不同的临床结局。肺血管狭窄部位的解剖结构及周边组织,可能与术后不同临床结局相关。并发症包括血管撕裂、支架栓塞或移位、肺水肿或计划外的操作或外科手术、死亡等。波士顿儿童医院的一些回顾研究阐述了近端病变和远端病变的差异[18]、对于阻力型病变使用切割和/或高压球囊的疗效的差异[19]。一份来自 NCDR 的研究证实了该术式相对安全,在所有年龄段的 245 例接受术式的患者中,不良事件发生率 13.2%,严重不良事件率 1.2%,2 例死亡。

主动脉缩窄的支架植入

主动脉缩窄是指主动脉弓狭窄(见第 75 章)。主动脉缩窄的部位,通常发生在中动脉的峡部,也是动脉导管汇入处。通常在胚胎早期,主动脉缩窄导致后负荷增加,导致 LV 功能异常及心源性休克。更为常见的是,主动脉缩窄导致胸壁大量的侧支血管形成以减少升高的后负荷,从而保留心功能。长此以往,将导致不同程度的高血压,最终导致冠心病及 LV 功能不全[20]。主动脉缩窄,传统上一般采用外科手术,然而,经导管介入也逐渐改善并涉足。主动脉缩窄支架植入,通常采用经股动脉逆向途径。测量术前压力差后,进行动脉造影,测量缩窄段后的主动脉弓和升主动脉(横膈水平)。尽管 Cheatham Pulmonary(CP)覆膜支架(NuMED,Inc.,Hopkinton,NY)已经被美国 FDA 认证可用于主动脉缩窄治疗,但其他未被认证的支架更常用。支架的球囊直径不应大于周围非缩窄动脉直径或者缩窄段动脉直径的 3.5 倍以上[21]。为了提高操作的可控性,通常采用球囊套球囊(balloon-in-balloon)的输送鞘管来定位支架。加硬的导引导丝穿过缩窄段后,通过长鞘引导预装的支架定位在缩窄处。通过球囊导管的膨胀释放支架。支架成功释放后,可选择后扩张球囊对支架残余狭窄进行扩张。主动脉造影确认排除夹层及动脉瘤形成,最后再次测量。主动脉缩窄的介入治疗适应证已经在第 75 章讨论过。相比于球囊扩张成形术、外科切除,主动脉缩窄的经导管介入治疗,在年长的儿童和成人中更为合适[20]。

结局及并发症

主动脉缩窄的支架植入安全且有效降低压力负荷[4,20-23]。NCDR 推荐在年长的儿童和成人中更为合适,几乎 84%接受支架植入的患者术后能降低压力 10mmHg 以上[4]。并发症包括径路损伤、血管撕裂或夹层、支架栓塞或移位、支架再狭窄、动脉瘤和死亡等。NCDR 报道成人中 8.6%的患者术后有不良反应,但 92 例中仅 1 例较为严重[4]。长期的随访正在持续观察晚期动脉瘤或再狭窄的发生。对于还没有发育完全的小儿,预期将对支架进行进一步扩张以适应机体生长发育。

间隔部的介入治疗

房间隔缺损封堵术

房间隔缺损(atrial septal defects,ASD)是第三种最常见的先天性心血管病。发生率为 56~100/10 万人[24]。孤立性房间隔缺损将导致左向右分流,分流的压力取决于心室的顺应性及二尖瓣的狭窄程度。显著的左向右分流,将导致右室扩大,若不及时纠正,将导致肺动脉肌化(pulmonary arterial muscularization),在患病的 60 多年后会进展到肺血管阻力升高[24]。为避免进展到不可逆的肺血管阻力升高,早期封堵明显的房间隔缺损已经成为标准的治疗[24]。第一例房间隔缺损封堵术在 1976 年由 King 及同事完成,此后无论封堵器还是术式均不断改进。目前各种封堵器各有其优缺点(图 76.2)[24]。房间隔缺损封堵的适应证详见前述。

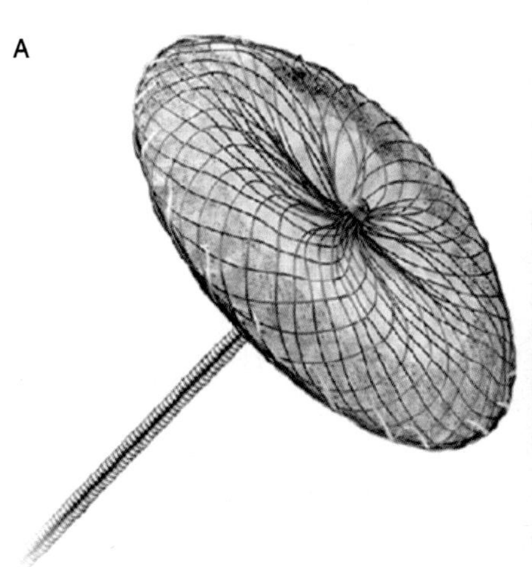

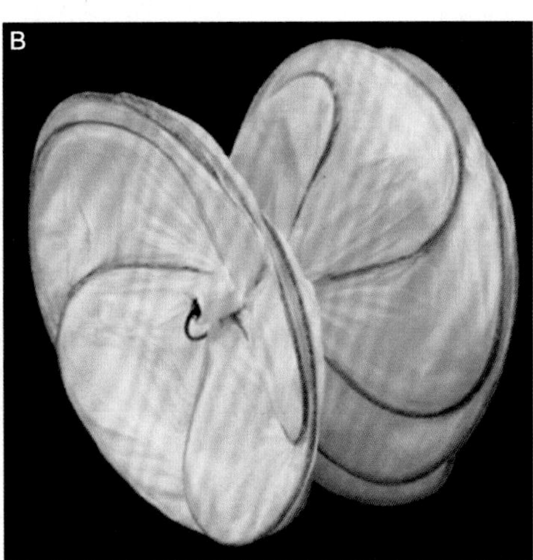

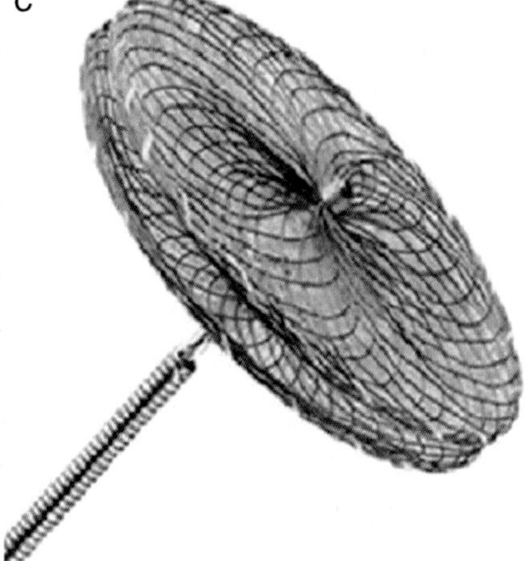

图 76.2 各种间隔封堵器。A,Amplatzer 筛板型封堵器(St. Jude Medical,St. Paul)。B,GORE Cardioform 封堵器(W. L. GORE and Associates,Inc.,Flagstaff,AZ)。C,Amplatzer 间隔封堵器(St. Jude Medical,St. Paul)

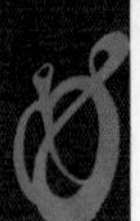

Amplatzer 间隔封堵器

始创于 19 世纪 90 年代，Amplatzer 间隔封堵器（Amplatzer septal occluder，ASO）（St. Jude Medical，Inc.，St. Paul）已经在全球植入超过数千例。ASO 由镍钛诺编织而成自成中心，包括左房盘、右房盘及腰部。封堵器填充有涤纶交织纤维，来提供血小板的聚集及内皮化。封堵器通过适合大小的专用鞘管推送至左房。只要房间隔缺损边缘足够长，ASO 有多种型号可以安全稳定的封闭房间隔缺损。一旦缺损的边缘不够长（缺损边缘距离毗邻<5mm），ASO 的稳定将较为困难，甚至不能实现。有多种释放技术可采用[25-27]，但不在本章讨论范围。

在发明了 ASO 后，Amplatzer 又发明了多孔的间隔封堵器，也叫筛板型封堵器（Cribriform device）。筛板型封堵器没有腰。其最大的优势是可以通过放置在一个小中心缺损的同时覆盖周边卫星缺损，其释放有与 ASO 类似的输送导管及连接导丝。

结局及并发症

美国 Pivotal 研究（the US Pivotal Trial）提示，相比于外科手术，ASO 安全性更好，两者的房间隔缺损封闭率相似。上市后研究及多中心社区应用研究（multicenter community use trial）奠定了 ASO 的地位，ASO 能有效、安全地封堵房间隔缺损及卵圆孔未闭（patent foramen ovale）[28,29]。严重不良事件报道有心律失常事件、器械栓塞、器械腐蚀（device erosion）、器械断裂、卒中及左房血栓形成。器械腐蚀（device erosion）是最严重的不良事件之一。自 2002 年首次报道后，AGA/St. Jude 重新修订了 ASO 的使用指南，但器械腐蚀（device erosion）在用户设施设备使用经验（User Facility Device Experience，MAUDE）数据库中依然有报道。器械腐蚀（device erosion）占全球销售的不足 0.05%，植入后预估发生率为 0.1%。为降低对此事件发生，美国 FDA 及 AGA/St. Jude 额外在用户使用指南中做了说明并建议更频繁的随访心脏超声。

数个个案报道提示 ASO 植入在心内膜炎患者中将延缓内皮化形成（delayed endothelialization in the setting of endocarditis），因此术后如何优化亚急性细菌性心内膜炎的抗菌治疗时间备受关注[30]。

GORE 封堵器

GORE 螺旋式封堵器（已经不再商业化使用）于 2006 年被获准使用，它不是自动定心（self-centering），因此相对受限于其实际能够封堵的缺损大小（例如，封堵器必须是缺损的 2 倍大小）。早期的 Helex 输送鞘太笨重而封堵器太灵活，因而 GORE 又重新设计了间隔封堵系统。现在上市的这一版本的封堵器是 GORE Cardioform Septal Occluder（GSO）（W. L. Gore and Associates，Flagstaff，AZ）。这一款新式封堵器包括 5 根导丝组成的镍钛框架（a five-wire Nitinol frame），从而增加其 X 线显影性能，提高了结构的完整性。其覆盖着一层相同的自膨式的聚四氟乙烯（ePTFE）膜。被重新设计的输送系统变得较为直观，并保留了其新颖的保留索机制（retention cord mechanism）。由于其非 self-centering 设计，GSO 最大能封堵的 ASO 直径限制在 18mm。

结局及并发症

自 2012 年被美国 FDA 获准使用后，GSO 显示了其在房间隔缺损及动脉导管未闭上的相对安全和有效的性能[31-33]。GORE 正在组织一项多中心多国随机对照的研究（REDUCE Clinical Study [NCT00738894]），纳入动脉导管接受抗血小板治疗患者，接受 GSO 植入（GSO 组）或不接受 GSO 植入（ASO 组），比较其再发原因不明的事件。其中 GSO 组中，没有器械腐蚀的报道。总的来说，因其卓越的临床结局和安全性，经导管封堵已经成为房间隔缺损治疗的首选术式[34]。

室间隔缺损封堵术

室间隔缺损（Ventricular septal defects）是最常见的先天性心血管病，缺损范围可从针孔大小到室间隔完全没有（见第 75 章）[35]。室间隔缺损可以孤立性存在，也可合并其他复杂先心（如法洛四联症、右室流出道双出口、大血管转位等），最常见的是锥干缺失（conotruncal defects）。室间隔包括四部分：流入道、流出道、膜周部及肌部，缺损可在任何部分出现，也可扩展至邻近结构。通过室间隔缺损孔的分流，可导致心室流出道梗阻及增加下游血管阻力。对于室间隔缺损的处理是复杂的，超出了本章的范围，室间隔缺损介入治疗的适应证详见前述（第 75 章）[1]。

经导管封堵器植入的方法，可在一定范围内替代外科手术，封堵肌部室间隔缺损、外伤性室间隔缺损、术后残余室间隔缺损、心梗后室间隔缺损。因与心脏传导阻滞（heart block）相关，经导管封堵膜周部室间隔缺损尚有争议。流入道的室间隔缺损不适合经导管封堵，因为没有周围组织能安全地承载封堵器[35,36]。

结局及并发症

经导管植入封堵器途径来封堵室间隔缺损的并发症，包括了主动脉瓣反流、三尖瓣反流、心律失常事件及房室传导阻滞，较少发生死亡。Carminati 及同事发现膜周部室间隔缺损术后出现完全性房室传导阻滞的风险，较其他部位的缺损显著增加[37]。而其他研究发现[38-40]，其他部位的室间隔缺损封堵后发生完全性房室传导阻滞的风险是相似的，发生率在 2%～6%。而有趣的是，第一代 Amplatzer 封堵器术后出现房室传导阻滞较少[41]。

动脉导管未闭的治疗

动脉导管未闭（patent ductus arteriosus，PDA）是常见的先心疾病，并因杂音存在而是婴儿最常探测到的先天性心血管病（见第 75 章）。动脉导管是胎儿期连接肺动脉及主动脉弓的第六个分支的残余结构。它构建了右室流出道与降主动脉的直接联系。胎儿出生后的数周至数月，由于一系列重大的生理性改变（循环胎盘前列腺素和氧张力增加）导致动脉导管早期功能性闭锁。如果动脉导管持续未闭合，将导致体循环压力增加及肺循环阻力降低，导致左向右分流进而导致肺循环过度（pulmonary over circulation）及左心耳扩大。如果不及时纠正，PDA 将加重心衰、房性心律失常（继发于心房压增高）及肺高压。比较少见的情况是，PDA 也是感染性心内膜炎的发作部位[42]。在经导管治疗前，PDA 通常通过后外侧开胸手术来结扎。PDA 的介入治疗适应证见前述[1]。首例经导管封堵 PDA 的病例在 1967 年报道，此后各种器械不断推陈出新以覆盖不同的动脉导管解剖。从线圈、到血管塞、再到封堵器（见图 76.3），介入医生可以有多种选择方案。目前的共识认为对于大的合并左心扩大的 PDA，需要进行介入封堵。而对于“沉默”的 PDA（“silent” PDAs）是否需要干预存在争议。

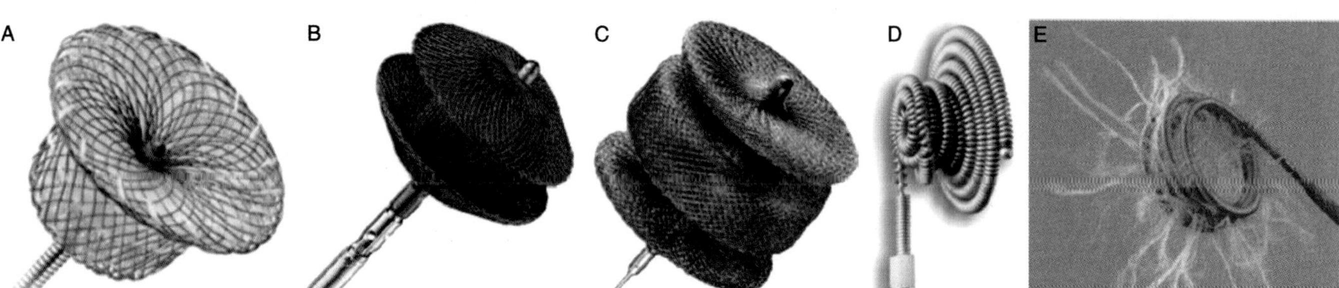

图 76.3 各种 PDA 封堵器械。A，Amplatzer Ductal Occluder（St. Jude Medical，St. Paul）。B，Amplatzer Ductal Occluder Ⅱ（St. Jude Medical，St. Paul）。C，Amplatzer Vascular Plug Ⅱ（St. Jude Medical，St. Paul）。D，Nit-Occlud PDA Occluder（PFM Medical AG，Köln，Germany）

Amplatzer 管状封堵器（ADO 第一代及第二代）

第一代的 Amplatzer 封堵器（ADO-Ⅰ）由镍钛合金丝网编织而成，塞进了涤纶聚酯织物膜以防止血小板聚集及促进内皮化。ADO-Ⅱ是对称的裙摆样结构，从而可以允许前向或者逆向的植入。由于镍钛合金丝网较 ADO-Ⅰ更紧密，ADO-Ⅱ没有塞入涤纶聚酯织物。

Amplatzer 血栓塞

对于长的、管状的 PDA，血栓塞将是理想的封堵器选择。血栓塞不会造成左肺动脉及主动脉阻塞. AVP-Ⅱ血管塞拥有非常宽的型号选择（从 3mm 到 22mm）。AVP-Ⅳ型号较少（仅 4 到 8mm），比 AVP-Ⅱ稍长，但它有更低的剖面，因此它能够更加容易地引导穿过扭曲的血管解剖。

Nit-Occlud 封堵器

Nit-Occlud 封堵器（PFM Medical，Carlsbad，CA）是一根单独的镍钛合金线圈，从鞘管出头以后会自动卷成漏斗状。该封堵器可通过 4F 导引外鞘以可控的方式释放。该封堵器根据不同的导丝硬度具有多种型号。

标准线圈

小的 PDA 可通过一个或多个线圈来封堵。

结局及并发症

通过经导管途径封闭 PDA 具有极高的手术成功率[4]。多种文献报道的 PDA 经导管途径封堵，主要应用了可拆分线圈及 Amplatzer 封堵器，总的 PDA 封闭率达到 94%[43]。中国研究汇总了 1 500 例病例，发现手术成功率 99%，而 6 个月后的随访发现 PDA 100%完全封闭[44]。严重的不良事件非常少[4]。小的并发症，包括血管损伤、器械栓塞、残余分流、导致需要输血治疗的失血、溶血、不需要干预的主动脉/肺动脉狭窄，主要发生在极年轻的病人，成人中罕见[4]。

前景展望

在过去的数十年，结构性先天性心脏病的经导管治疗发展迅速。肺动脉瓣膜植入已经是肺动脉瓣膜狭窄/反流的主要术式。瓣中瓣的瓣膜植入术（valve-in-valve implants）将可能是处理退化的人工瓣膜的一种重要术式。

以上疗法将可预期的快速发展。结构性先天性心脏病的经导管治疗其他一些新的、出人意料的及精致的术式也将得到快速发展。目前二尖瓣及主动脉瓣的 Edwards 瓣中瓣注册研究（dwards valve-in-valve registry）正在进行。Medtronic Evolute R 已经被批准用于主动脉瓣中瓣术式。

（李双 译，徐亚伟　张毅）

参考文献

Valvular Interventions

1. Warnes CA, et al. ACC/AHA 2008 guidelines for the management of adults with congenital heart disease: a report of the American College of Cardiology/American Heart Association Task Force on Practice Guidelines (Writing Committee to Develop Guidelines on the Management of Adults With Congenital Heart Disease). Developed in Collaboration With the American Society of Echocardiography, Heart Rhythm Society, International Society for Adult Congenital Heart Disease, Society for Cardiovascular Angiography and Interventions, and Society of Thoracic Surgeons. *J Am Coll Cardiol*. 2008;52(23):e143–e263.
2. Nishimura RA, et al. 2014 AHA/ACC guideline for the management of patients with valvular heart disease: a report of the American College of Cardiology/American Heart Association Task Force on Practice Guidelines. *J Am Coll Cardiol*. 2014;63(22):e57–e185.
3. Rao PS. Percutaneous balloon pulmonary valvuloplasty: state of the art. *Catheter Cardiovasc Interv*. 2007;69(5):747–763.
4. Moore JW, et al. Procedural results and safety of common interventional procedures in congenital heart disease: initial report from the National Cardiovascular Data Registry. *J Am Coll Cardiol*. 2014;64(23):2439–2451.
5. Marelli AJ, et al. Lifetime prevalence of congenital heart disease in the general population from 2000 to 2010. *Circulation*. 2014;130(9):749–756.
6. Geva T. Indications for pulmonary valve replacement in repaired tetralogy of Fallot: the quest continues. *Circulation*. 2013;128(17):1855–1857.
7. Ruiz CE, Kliger C. Transcatheter pulmonary valve implants: the unchained Melody. *JACC Cardiovasc Interv*. 2014;7(11):1263–1265.
8. Holzer RJ, Hijazi ZM. Transcatheter pulmonary valve replacement: state of the art. *Catheter Cardiovasc Interv*. 2016;87(1):117–128.
9. Cheatham SL, et al. The Medtronic Melody transcatheter pulmonary valve implanted at 24-mm diameter: it works. *Catheter Cardiovasc Interv*. 2013;82(5):816–823.
10. Leon MB, et al. Transcatheter aortic-valve implantation for aortic stenosis in patients who cannot undergo surgery. *N Engl J Med*. 2010;363(17):1597–1607.
11. Amat-Santos IJ, et al. Comparison of hemodynamic performance of the balloon-expandable SAPIEN 3 versus SAPIEN XT transcatheter valve. *Am J Cardiol*. 2014;114(7):1075–1082.
12. Armstrong AK, et al. One-year follow-up of the Melody transcatheter pulmonary valve multicenter post-approval study. *JACC Cardiovasc Interv*. 2014;7(11):1254–1262.
13. Cheatham JP, et al. Clinical and hemodynamic outcomes up to 7 years after transcatheter pulmonary valve replacement in the US Melody valve investigational device exemption trial. *Circulation*. 2015;131(22):1960–1970.
14. Kenny D, et al. Percutaneous implantation of the Edwards SAPIEN transcatheter heart valve for conduit failure in the pulmonary position: early phase 1 results from an international multicenter clinical trial. *J Am Coll Cardiol*. 2011;58(21):2248–2256.
15. Faza N, et al. Single-center comparative outcomes of the Edwards SAPIEN and Medtronic Melody transcatheter heart valves in the pulmonary position. *Catheter Cardiovasc Interv*. 2013;82(4):E535–E541.
16. McElhinney DB, et al. Short- and medium-term outcomes after transcatheter pulmonary valve placement in the expanded multicenter US Melody valve trial. *Circulation*. 2010;122(5):507–516.
17. McElhinney DB, et al. Infective endocarditis after transcatheter pulmonary valve replacement using the Melody valve: combined results of 3 prospective North American and European studies. *Circ Cardiovasc Interv*. 2013;6(3):292–300.
18. Bergersen L, et al. Recent results of pulmonary arterial angioplasty: the differences between proximal and distal lesions. *Cardiol Young*. 2005;15(6):597–604.
19. Bergersen L, et al. Randomized trial of cutting balloon compared with high-pressure angioplasty for the treatment of resistant pulmonary artery stenosis. *Circulation*. 2011;124(22):2388–2396.

Arterial Interventions

20. Salcher M, et al. Balloon dilatation and stenting for aortic coarctation: a systematic review and meta-analysis. *Circ Cardiovasc Interv*. 2016;9(6):e003153.
21. Forbes TJ, Gowda ST. Intravascular stent therapy for coarctation of the aorta. *Methodist*

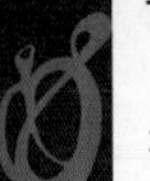

Debakey Cardiovasc J. 2014;10(2):82–87.
22. Forbes TJ, et al. Procedural results and acute complications in stenting native and recurrent coarctation of the aorta in patients over 4 years of age: a multi-institutional study. *Catheter Cardiovasc Interv.* 2007;70(2):276–285.
23. Forbes TJ, et al. Intermediate follow-up following intravascular stenting for treatment of coarctation of the aorta. *Catheter Cardiovasc Interv.* 2007;70(4):569–577.

Septal Interventions

24. Geva T, Martins JD, Wald RM. Atrial septal defects. *Lancet.* 2014;383(9932):1921–1932.
25. Dalvi B. Balloon assisted technique for closure of large atrial septal defects. *Images Paediatr Cardiol.* 2008;10(4):5–9.
26. Pinto R, Jain S, Dalvi B. Transcatheter closure of large atrial septal defects in children using the left atrial disc engagement-disengagement technique (LADEDT): technical considerations and short term results. *Catheter Cardiovasc Interv.* 2013;82(6):935–943.
27. Varma C, et al. Outcomes and alternative techniques for device closure of the large secundum atrial septal defect. *Catheter Cardiovasc Interv.* 2004;61(1):131–139.
28. Everett AD, et al. Community use of the Amplatzer atrial septal defect occluder: results of the multicenter MAGIC atrial septal defect study. *Pediatr Cardiol.* 2009;30(3):240–247.
29. Knepp MD, et al. Long-term follow up of secundum atrial septal defect closure with the Amplatzer septal occluder. *Congenit Heart Dis.* 2010;5(1):32–37.
30. Nguyen AK, et al. Endocarditis and incomplete endothelialization 12 years after Amplatzer septal occluder deployment. *Tex Heart Inst J.* 2016;43(3):227–231.
31. Grohmann J, et al. Transcatheter closure of atrial septal defects in children and adolescents: single-center experience with the GORE septal occluder. *Catheter Cardiovasc Interv.* 2014;84(6):E51–E57.
32. Nyboe C, Hjortdal VE, Nielsen-Kudsk JE. First experiences with the GORE Septal Occluder in children and adults with atrial septal defects. *Catheter Cardiovasc Interv.* 2013;82(6):929–934.
33. Musto C, et al. Comparison between the new Gore septal and Amplatzer devices for transcatheter closure of patent foramen ovale: short- and mid-term clinical and echocardiographic outcomes. *Circ J.* 2013;77(12):2922–2927.
34. Tobis J, Shenoda M. Percutaneous treatment of patent foramen ovale and atrial septal defects. *J Am Coll Cardiol.* 2012;60(18):1722–1732.
35. Balzer D. Current status of percutaneous closure of ventricular septal defects. *Pediatr Therapeut.* 2012;2(2):4.
36. Yang L, et al. A systematic review on the efficacy and safety of transcatheter device closure of ventricular septal defects (VSD). *J Interv Cardiol.* 2014;27(3):260–272.
37. Carminati M, et al. Transcatheter closure of congenital ventricular septal defects: results of the European Registry. *Eur Heart J.* 2007;28(19):2361–2368.
38. Fu YC, et al. Transcatheter closure of perimembranous ventricular septal defects using the new Amplatzer membranous VSD occluder: results of the U.S. phase I trial. *J Am Coll Cardiol.* 2006;47(2):319–325.
39. Butera G, et al. Transcatheter closure of perimembranous ventricular septal defects: early and long-term results. *J Am Coll Cardiol.* 2007;50(12):1189–1195.
40. Butera G, Gaio G, Carminati M. Is steroid therapy enough to reverse complete atrioventricular block after percutaneous perimembranous ventricular septal defect closure? *J Cardiovasc Med (Hagerstown).* 2009;10(5):412–414.
41. Mahimarangaiah J, et al. Transcatheter closure of perimembranous ventricular septal defects with ductal occluders. *Cardiol Young.* 2015;25(5):918–926.
42. Sabzi F, Faraji R. Adult patent ductus arteriosus complicated by endocarditis and hemolytic anemia. *Colomb Med.* 2015;46(2):80–83.
43. Fortescue EB, et al. To close or not to close: the very small patent ductus arteriosus. *Congenit Heart Dis.* 2010;5(4):354–365.
44. Jin M, et al. A retrospective study of 1,526 cases of transcatheter occlusion of patent ductus arteriosus. *Chin Med J.* 2015;128(17):2284–2289.

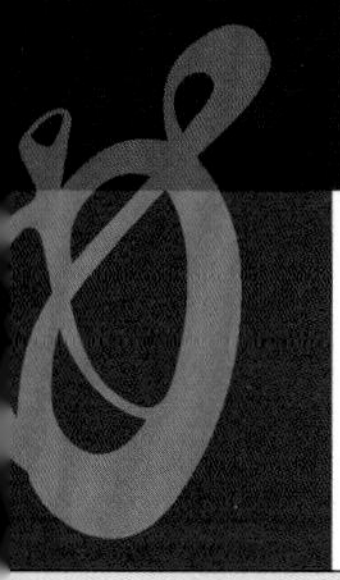

第 77 章　扩张型、限制型和浸润型心肌病

RODNEY H. FALK AND RAY E. HERSHBERGER

目前,还没有关于心肌病的统一定义。目前为止,冠状动脉粥样硬化性心脏病、瓣膜病、充血性心力衰竭、系统性高血压继发的心肌病都被认为不应该属于心肌病,但是也有人存有异议,认为是否应该根据形态学定义心肌病,以及是否应该包括分子水平表达异常,例如离子通道疾病。美国心脏学会对心肌病的定义[1]是与机械和/或电生理功能障碍相关的一组特异性的心肌疾病,其通常(但不总是)表现出多种原因引起的不相匹配的心室肥大或扩张,并且通常是遗传的原因。心肌病既是局限于心脏,也是导致心血管死亡或进行性心力衰竭等相关残疾的全身性系统性疾病的一部分。这种分类主要包括了心脏电生理功能异常的患者,但在欧洲工作组的定义中,这类患者不包括在内[2]。然而,因为这方面相关文章陆续发表,美国和欧洲专家一致意识到心肌病患者基因组学的重要性。

将基因组学信息与左心室和右心室功能结构表型相结合的能力构成了心血管遗传医学的基础(图 77.1)。心肌病患者的临床基因检测不仅对通过适当的危险分层的无症状患者和家庭成员有益,而且也可能加强有症状患者的护理。因为,很可能在不久的将来,基因组学信息将不仅能预测疾病进展,也能指导治疗。二代测序使得临床基因检测扩展成为可能,知道选择什么样的检测、检测前如何准备、如何阐述分子基因检测结果,这也带来了新的挑战。表 77.1[3,4]是根据表型和基因组学信息对心肌病的分类概述总览表。表型包括心脏形态学、生理学、细胞和分子病理学数据,以及与所讨论的特定疾病相关环境的其他方面[5]。尽管整合了遗传学和基因组学,尽管没有普遍接受的心肌病定义,但从临床护理的角度来看,关于左心室(left ventricle,LV)和右心室(right ventricle,RV)大小和功能的信息得出的表型信息仍然高度相关。已经注意到许多基因,其具有与一种或多种遗传性心肌病相关的罕见突变,并且已经报道了一些基因引起一种以上的表型(图 77.2)。虽然本章主要关注非综合征型心肌病,但有多种综合征,其中心肌病与多器官系统受累同时发生。本章还简要提及肥厚型心肌病(hypertrophic cardiomyopathy,HCM,见第 78 章),因为其与扩张型心肌病(dilated cardiomyopathy,DCM)和限制型心肌病(restrictive cardiomyopathy,RCM)有显著的遗传重叠。同样重要的是要认识到尽管由于过度劳累和缺血性心脏病导致的心肌功能障碍必须与心肌病相鉴别,但这些疾病通常并存,并且可能加重潜在的原发性心肌病。

表型 ⟵⟶ 基因组

图 77.1　基因组和表型之间的相互作用。箭头描绘了基因与环境或基因组与表型之间的双峰相互作用。人类遗传学研究的目标一直是了解基因组变异及其对表型的影响,反之亦然。心血管疾病的遗传和基因组效应现在正在融入心血管医学的实践中

表 77.1　按表型和基因组对心肌病予以分类

类型	表型				基因组	
	形态学	生理学	病理学	系统性疾病,临床特征,危险因素	非综合征,通常单一基因	综合征
扩张型(DCM)	LV 和 RV 扩张,伴有很少或没有室壁增厚	最初检测到收缩能力下降;不同程度的舒张功能障碍	心肌细胞肥大;散在纤维化	高血压;酒精;甲状腺毒症;黏液性水肿;持续性心动过速;毒素(如化疗,尤其是蒽环类药物);辐射	多样的基因本体论(见图 77.2)涉及>30 个基因	各种相关病症,尤其是肌肉营养不良症: Emery-Dreifuss 肌营养不良症,肢带肌营养不良,Duchenne/Becker 肌肉萎缩;Laing 远端型肌病;巴斯综合征;Kearns-Sayre 综合征;其他[3,4]

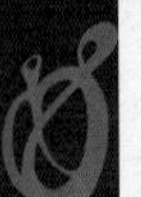

续表

类型	表型				基因组	
	形态学	生理学	病理学	系统性疾病，临床特征，危险因素	非综合征，通常单一基因	综合征
限制型(RCM)	通常正常的腔室大小，很少室壁增厚	收缩能力正常或接近正常，伴有舒张末期充盈压显著增加	特异性类型，诊断：淀粉样变性，铁，糖原贮积病，其他	心内膜纤维化，淀粉样变性，结节病，硬皮病，Churg-Strauss 综合征，胱氨酸病，淋巴瘤，营养不良性弹力纤维病，嗜酸性粒细胞增多症，类癌	如果不与系统性遗传疾病相关，遗传原因通常来自肌节基因突变	戈谢病，血红蛋白沉着病，法布里病，家族性淀粉样变性病；黏多糖贮积症，Noonan 综合征
肥厚型(HCM)	通常正常或减少的心腔尺寸；室壁增厚明显，尤其是室间隔肥厚	收缩功能增加或正常	心肌细胞肥大，经典的伴有混乱	严重的高血压可以混淆临床，形态学诊断	编码肌节蛋白的基因突变(见第 78 章)	Noonan 综合征，LEOPARD 综合征，Danon 综合征，法布里病，Wolff-Parkinson-White 综合征，Friedreich 共济失调，MERRF，MELAS(见第 97 章)
致心律失常性右心室心肌病(ARVC)	散在的纤维脂肪浸润，经典的 RV，但也有 LV；常见 RV 或 LV 扩张，或两者都有，但不是普遍的	早期或晚期室性心律失常(VT，VF)，随着疾病进展，收缩力下降；可以模仿 DCM	脂肪替代，纤维化	掌跖角化病和毛茸茸毛发的 Naxos 综合征	编码桥粒蛋白的基因突变(图 77.2)	Naxos 综合征
左心室致密化不全(LVNC)	非压缩心肌与压缩心肌的比例增加，伴有正常 LV 或 RV 或任何其他表型	正常到降低的收缩功能	心肌正常，并与其他共存心肌病一致的发现	在其他类型心肌病的情况下观察到的表型	各种心肌病基因相关，但不确定是遗传原因还是器官形成过程中的发育缺陷；见正文	
浸润型	通常增厚的室壁；偶尔扩张	限制型生理；收缩功能通常轻度降低	特异性类型，诊断：淀粉样变性，铁，糖原贮积病，其他		见上述 RCM	见上述 RCM
炎症性	正常或扩张而无肥厚	收缩功能下降	炎症浸润	嗜酸性粒细胞增多症(见文字部分)，急性心肌炎(见第 79 章)		
缺血性	正常或扩张而无肥厚	收缩功能下降	梗死心肌的面积	高脂血症，高血压，糖尿病，吸烟史，家族史	家族性高胆固醇血症；其他遗传性血脂异常疾病	家族性高胆固醇血症
感染性	正常或扩张而无肥厚	收缩功能下降	感染特异性	病毒性(特别是急性心肌炎)；原生动物(如恰加斯病)；细菌，直接感染(如莱姆病)或全身性毒素引起的急性细胞毒性(如链球菌，革兰氏阴性，其他)(见第 79 章)	感染的遗传易感性和/或对感染因子的可变反应	

LV，左心室；MELAS，线粒体肌病脑病伴乳酸中毒及卒中样发作；MERRF，肌阵挛性癫痫伴碎红纤维病；RV，右心室；VF，心室颤动；VT，室性心动过速。

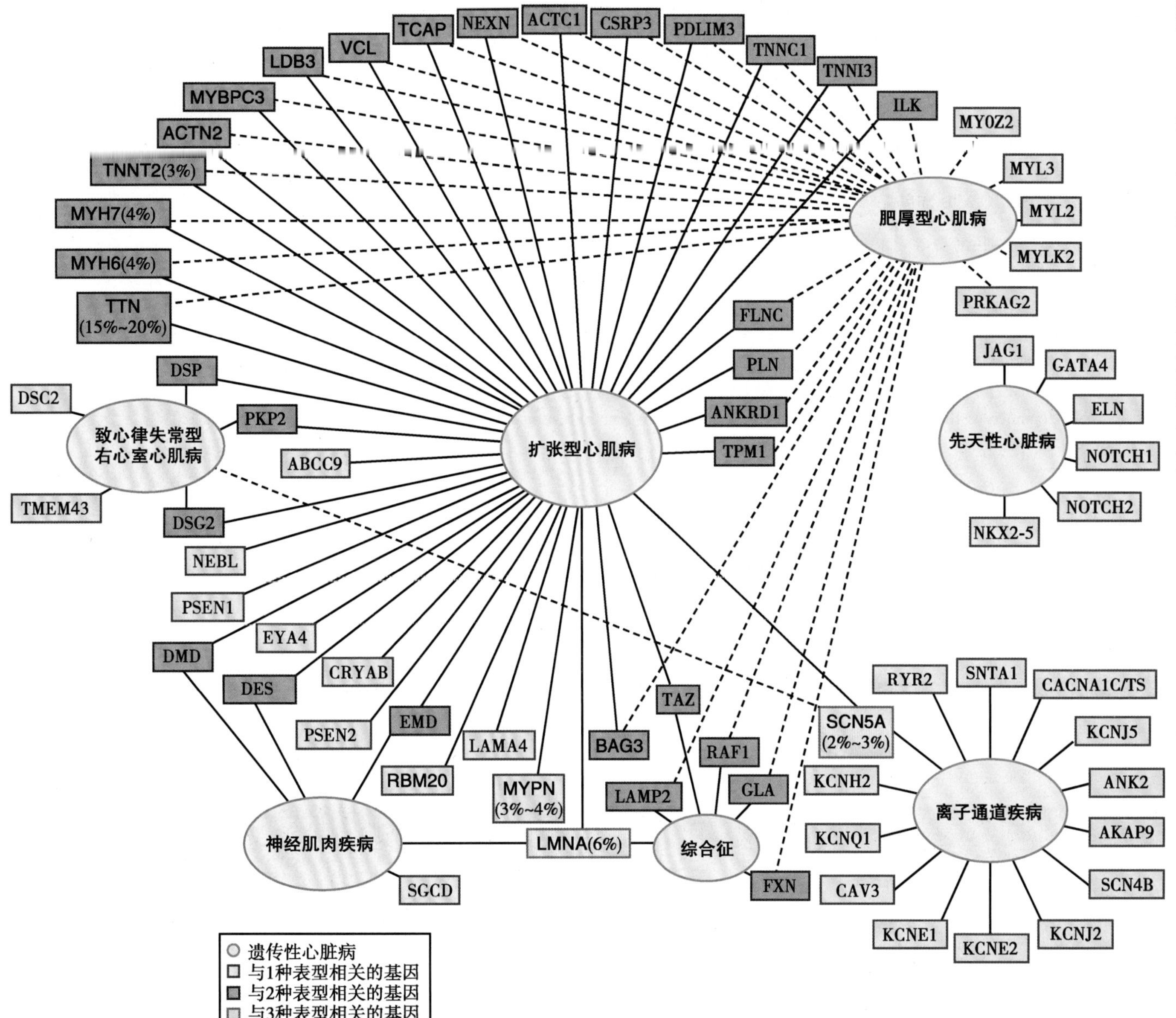

图 77.2 心血管表型相关基因的关系。图中显示了几种心血管表型的基因关系，主要关注扩张型心肌病的遗传学。常见的心脏表型显示在紫色椭圆中，而线将每种表型与一个或多个基因（显示在框中）连接，这些基因的罕见突变与引起的表型有关。根据与它们相关的表型数量对基因盒进行颜色编码：蓝色表示一种表型，红色表示两种表型，橙色表示3种表型（如图左下方所示）。对于导致3%或更多家族性扩张型心肌病病例的基因，其发生率包含在其名称中。肥厚型心肌病基因关联用虚线表示。明确的肥厚型心肌病基因包括两个肌节基因（*MYH7* 和 *MYBPC3*），它们共同占据了已经行遗传鉴定明确肥厚型心肌病病例的80%。其他3种肌节基因（*TNNT2*、*TNNI3* 和 *TPM1*）占此类病例的15%。涉及的其他众多基因仅引起一例或少数报道病例。支持所显示基因中罕见突变的证据及其与特定心肌病的相关性差异很大

扩张型心肌病

扩张型心肌病的特征是有收缩功能障碍的左心室扩张，但不是由缺血型或瓣膜型心脏病引起的。在将心肌病诊断为特发性疾病之前，应考虑大量DCM遗传原因（见图77.2），“特发性心肌病”这一术语反映了我们无法做出特定的诊断。在DCM患者临床症状进展中，经常存在左心室收缩功能障碍非典型的潜伏期（图77.3）。DCM患者经常有发生室性心律失常的风险，可能偶尔会因为心脏猝死而发现（见第42章）。

当研究一个DCM患者时，需要一个完整的病史，包括心血管危险因素。除了需要详细询问患者病史外，症状的持续时间也需要认真评估。可能发生心绞痛，甚至在没有心外膜冠心病的情况下，但是提示心绞痛的症状应该考虑到冠状动脉疾病的可能性，无论是作为共存疾病还是作为主要致病因素。需要详细询问患者饮酒史（见第80章），包括现在和既往。如果有配偶，那个人的摄入量可能很有价值，因为少报大量饮酒是常见的。家族史不仅是提示心力衰竭的症状，还有心源性猝死的重要因素，患者可称其为“大规模心脏病死亡”。偶尔，症状的相似可能允许精明的临床医生检测到一种罕见的原因，例如，相对年轻的患者合并有耳聋，母系遗传性糖尿病和心力衰竭，这种组合表明这是一种线粒体心脏病。

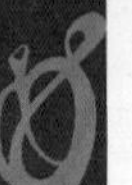

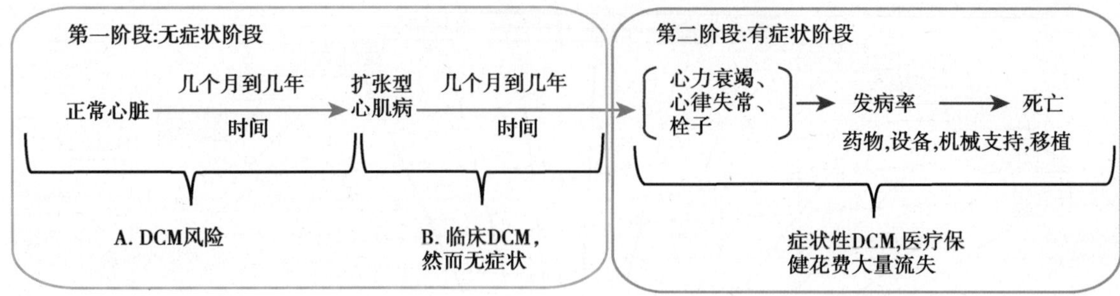

图 77.3 扩张型心肌病的无症状和有症状两个阶段。第一阶段无症状阶段包括两个阶段,都没有临床症状。在第一阶段(1A),携带一种或多种罕见 DCM 突变的个体具有随时间发展 DCM 的风险。在该阶段,遗传信息识别为检测早期临床疾病从定期临床筛查中受益的个体。在阶段 1B 中,DCM 存在但是无症状,有时多年,并且可能逃避检测,除非定期临床心血管成像努力检测到它。一旦检测到疾病,就可以启动药物治疗以防止进展到第 2 阶段。在第 2 阶段,晚期疾病变得有症状,伴有心力衰竭,心律失常或栓子,DCM 的呈现特征。(引自 Morales A, Hershberger RE: The rational and timing of molecular genetic testing for dilated cardiomyopathy. Can J Cardio 2015;31:1309-12.)

临床检查的发现反映了在 DCM 患者中存在双心室功能障碍(见第 21 章)。心电图通常显示左心室肥大,非特异性 ST-T 改变,或束支转导阻滞(见第 21 章)。可能会出现病理性 Q 波,尽管他们的存在应该考虑进展性动脉粥样硬化性心脏病的可能,而不是原发性心肌病。在患有广泛纤维化的晚期病例中,可能会看到肢导联低电压。

超声心动图(见第 14 章)显示双心室扩大,从轻度到重度,左心室收缩功能障碍也可以显示(图 77.4)。左心室壁厚度通常在正常范围内,但是左心室重量几乎无一例外的增加。最常见的是全左心室运动功能减退,但是也有可能出现节段性的运动异常,尤其是那些有左束支传导阻滞的节段性运动功能减退。运动障碍的心室壁,不成比例的变薄应该提示冠状动脉粥样硬化性心脏病的可能性大,而不是原发性心肌病。心肌病患者通常存在二尖瓣和三尖瓣反流,也有可能重度,即使临床检查结果不是很严重。除了瓣膜小叶结合处受损,二尖瓣和三尖瓣似乎结构正常,结构的不正常提示原发性瓣膜疾病,而非心肌病。DCM 患者舒张功能障碍从正常到限制型都有(见第 26 章)。限制型模式最常见于失代偿性心力衰竭中容积超负荷的患者,并且通常随着开始使用利尿剂或血管扩张剂治疗而改善。

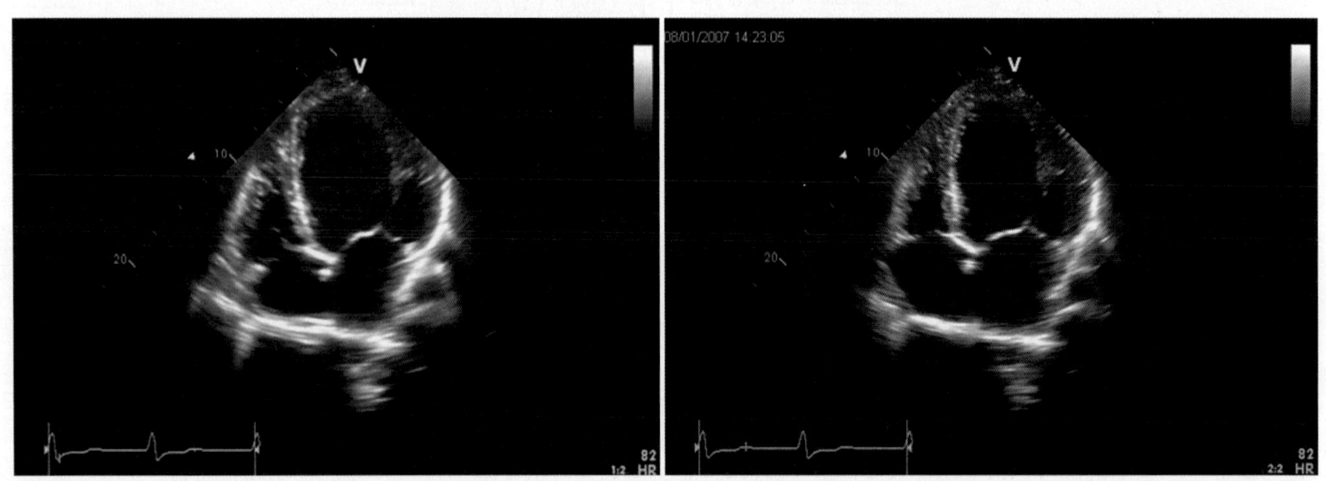

图 77.4 扩张型心肌病患者的超声心动图。显示了一名患有严重 DCM(射血分数<20%)的 40 岁男性的舒张末期(**左**)和收缩末期(**右**)图像。注意球状 LV 形状,典型的晚期 DCM。尽管左心室射血分数严重下降,但他只有轻度症状,部分原因可归因于左心室舒张末容量明显增加,可以保留每搏输出量

所有患有冠状动脉疾病危险因素或年龄可能是致病因素的患者都应考虑行冠状动脉造影(见第 20 章)。或者,也可用冠状动脉血管 CT 血管造影(见第 18 章),尽管它不可用于血流动力学研究,但可能对有些患者有用。因为冠心病是常见的,所以发现的任何阻塞性冠状动脉病变的功能意义都应该仔细评估,因为它们的存在可能与 DCM 同时发生。

心脏磁共振(cardiac magnetic resonance, CMR)(见第 17 章)能在评估心肌病方面有帮助。某些病症,例如结节病,可能具有相当典型的外观[6]。CMR 能够评估 DCM 中的心肌纤维化程度,并且可能为心脏活检获得的信息提供补充信息。除非怀疑某一特定病症,否则心脏活组织检查在评估 DCM 时通常没有价值的,但偶尔可能会出现一个意想不到的诊断[7]。心脏活检期间应该评估穿孔的风险,还有发现可治疗原因的可能性很小的风险。

扩张型心脏病的遗传学

在很大比例的 DCM 患者中,即使进行综合评估也没有明显的

原因;这些患者被诊断为特发性 DCM。以家庭为基础的研究表明如果在患有 DCM 的患者的一级家庭成员中进行心电图和/或超声心动图的临床筛查,将发现 DCM 的证据至少占其中的 20%~35%,从而建立家族性 DCM 的诊断[8]。现在认为家族性 DCM 具有多样性本体论的遗传基础(见图 77.2)[9]。近期关于家族性 DCM 的研究显示从个体基因研究中,可以推断出一个遗传因素在至少 30% 的病例中,也有可能多达 40%。巨型支架蛋白 titin(TTN)的断裂突变被认为是常见的和 15%~20%的 DCM 病例有关(图 77.5)[10,11]。被认为是由任何特定基因引起的 DCM 的罕见突变体的比例要小得多,通常从小于 1%到 2%~3%不等。即使现在家族性 DCM 被认为是一种遗传性疾病,然而在没有家族性 DCM 证据的病例里,特发性 DCM 是否具有遗传基础的问题尚未解决。患有 DCM 的患者通常在症状性心力衰竭,心律失常或在疾病过程后期发生栓塞事件之前多年具有无症状期(见图 77.3)[12]。偶尔,在常规或预先医学检查期间偶然发现无症状但临床可检测的 DCM,通常由心电图的微妙提示去做超声心动图发现的。尽管临床上可检测到无症状的 DCM,但是临床疾病发展所需的时间跨度说明心肌仍有显著能力来维持持续几年的心输出量和充盈压正常或接近正常。这一原则强调了这样的观察结果:在具有特发性 DCM 的新诊断个体的家庭成员中检测 DCM 时,家族病史不如通过超声心动图进行临床筛查敏感。同时也强调了对刚诊断为任何类型心肌病患者的所有一级家庭成员进行临床筛查的必要性(图 77.6)。

家族性扩张型心肌病的遗传学

引起家族性 DCM 的基因通过亚细胞定位(基因本体论)分类,如图 77.2 显示,大部分涉及基因编码的肌节,Z 盘或细胞骨架蛋白。对编码多种蛋白质的其他基因的大量研究显示了可导致 DCM 最终表型的多种通路[9]。据推测,其他尚未知的通路也可能与 DCM 的发病机制有关。目前,已有超过 30 种基因明确可以引起 DCM(称为基因座异质性)。DCM 中涉及基因的不同亚细胞定位将这种形式的心肌病与 HCM(见第 78 章)和致心律失常性右心室心肌病(arrhythmogenic right ventricular cardiomyopathy,ARVC)区分开,后者分别由编码肌细胞或桥粒基因发生突变引起(见图 77.2)。除了基因座异质性之外,DCM 的分子遗传学还具有等位基因异质性的特征,即突变通常发生在 DCM 基因的许多位置,并且许多可同时导致 DCM 和 HCM 突变位点在心肌病中都具有特异性。所谓的重叠表型并不罕见,特别是对于肌节基因,其中已显示引起 DCM、HCM 和 RCM 的突变可以在延伸的谱系中看到。实际上,已经报道了所有 3 种表型(HCM,RCM,DCM)在扩展家族中具有相同的突变[13]。

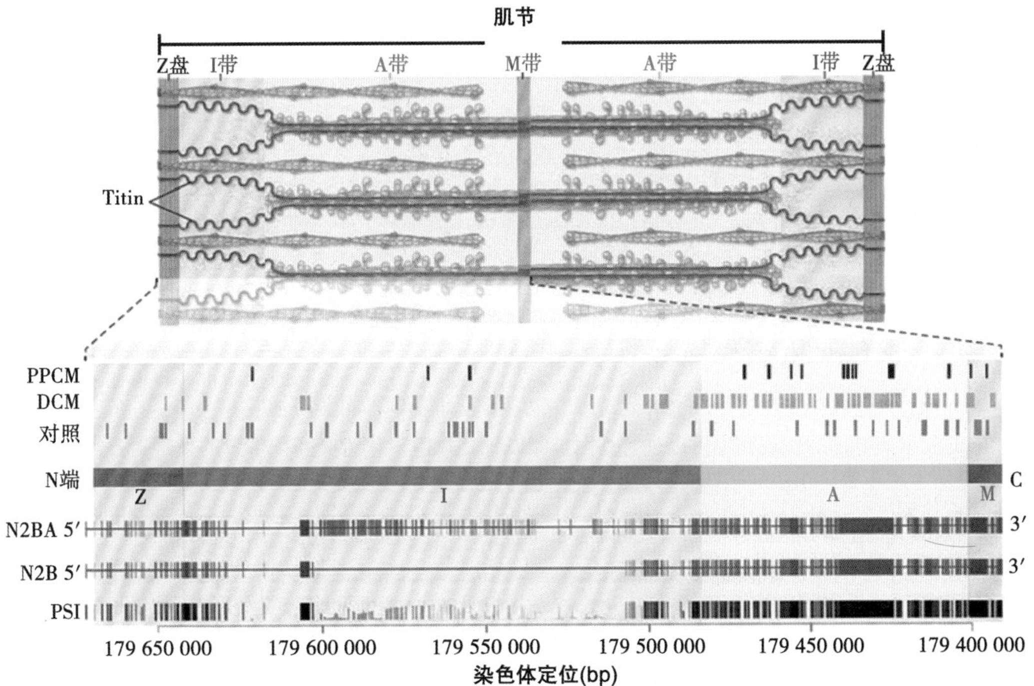

图 77.5 巨蛋白 titin 及其参与 DCM。Titin 是体内最大的蛋白质,由超过 35 000 个氨基酸组成,由 TTN 编码,TTN 作为肌节组装的支架蛋白。最大规格的 TTN 使得二代测序策略开发之前的调查极具挑战性。最近的研究表明,15%至 25%的家族性 DCM 患者和 10%至 15%的非家族性 DCM 患者中 TTN 的截短突变。截短突变包括无义、移码、剪接位点或导致蛋白质被截短的其他突变。图的上半部分显示了蛋白质结构,标记了肌节区域(Z 盘,I、A 和 M 带)。图的下半部分显示了围生期心肌病(PPCM)、DCM 或对照中截短突变的位置。也显示了两种初级的心血管转录体外显子(N2BA,N2B)的表达,随着它们在(PSI)中的拼接比例。(引自 Ware JS,Li J,Mazaika E,et al:Shared genetic predisposition in peripartum and dilated cardiomyopathies,N Engl J Med 2016;374:233-41.)

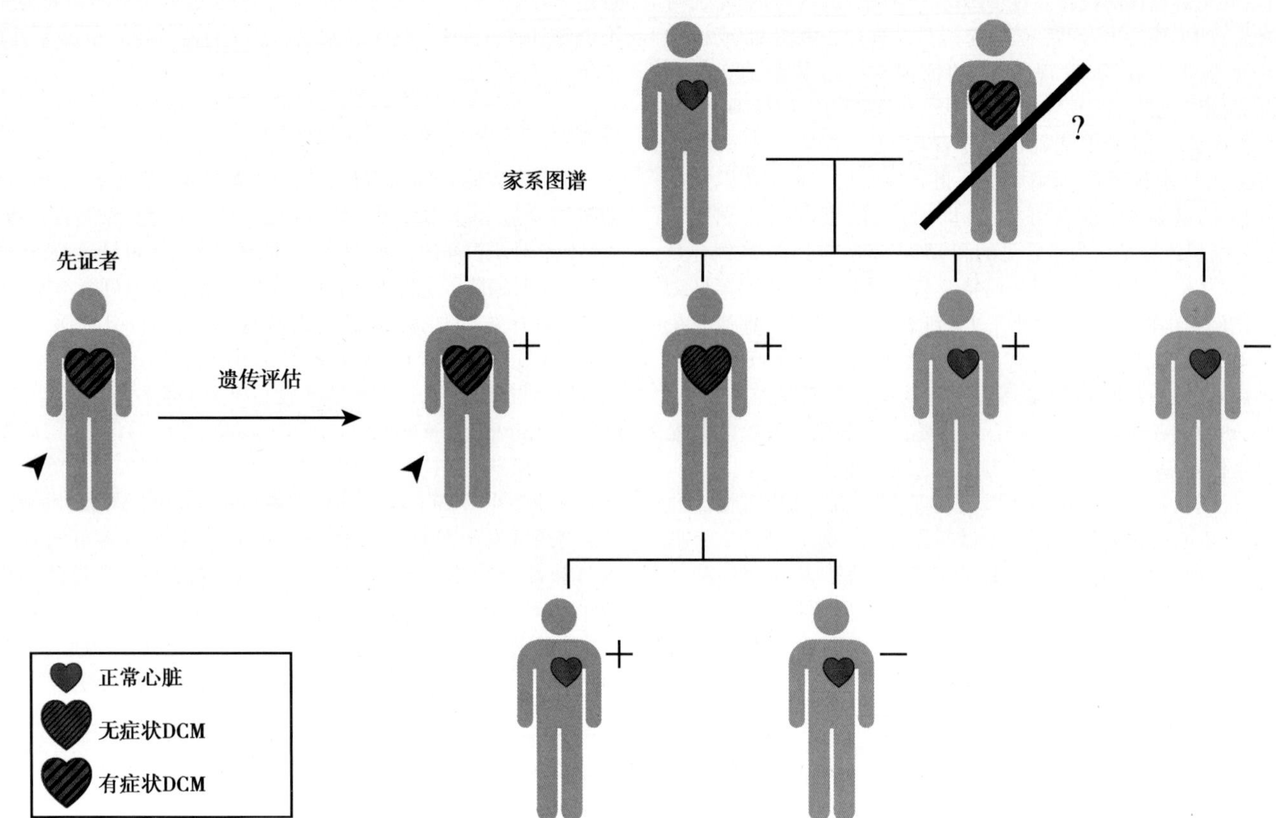

图 77.6　心肌病的遗传评估。遗传评估的目标是评估先证者和先证者的高危家庭成员的遗传风险。先证者根据感兴趣的特征或疾病第一个被确诊的患者，这里描述为具有 DCM 的个体并且显示为扩大的心脏。有风险的亲属可以通过谱系或家庭关系的图形描绘来显示。遗传评估包括三代或更长时间的综合家族史以及所有患者和家属的遗传和家庭咨询。在这个例子中，先证者的母亲死于已知的 DCM 诊断，但既未进行遗传评估也未进行家庭筛查。对于新诊断的心肌病，需要对其一级亲属进行临床筛查。在这个例子中，已经对先证者的 3 个兄弟姐妹进行了临床评估。1 个被发现是无症状的 DCM；另外 2 个没有 DCM 的临床证据。因为在其兄弟姐妹中发现了 1 例 DCM，对该兄弟姐妹的孩子也进行了临床心血管筛查。同时还进行了遗传评估。在大多数情况下，应对家庭中明显受影响的人进行基因检测，以便于家庭筛查和管理。在这种情况下，首先对先证者进行测序，并鉴定致病突变。这允许对有风险的家庭成员进行排序。受影响的兄弟姐妹是一个突变载体，就像一个未受影响的兄弟姐妹一样，他们将被建议通过对早发性 DCM 的临床筛查进行持续监测，以便在症状性 DCM 发生之前开始治疗。一个兄弟姐妹被证明不携带突变，以便可以从临床监测中释放出来。受影响的兄弟姐妹的后代现在也可以进行基因检测以评估风险。作为突变携带者的人将需要临床监测 DCM 的发展，并通过早期干预来尝试预防症状性疾病。在该谱系中，第一代未受影响的个体的阴性遗传测试结果表明，第二代中由多个个体遗传的突变是在第一代中从受影响的个体遗传的。3 个受影响的家庭成员都携带相同突变的发现构成了该突变确实是该家族中致病突变的证据。第一代的实线对角线描绘了一个减少的个体

家族性扩张型心肌病的临床遗传学

家族性 DCM 的特征是"通用"DCM 的相对单一的最终表型[9]。也就是说，对于几乎所有涉及 DCM 的基因，没有特定基因突变相关的特有或有区别性的基因型或表型特征。唯一明显的表型变异是"具有显著转导系统疾病的 DCM"[8,14]，这是在核纤层蛋白 A/C(LMNA)DCM 和某些钠通道(SCN5A)和结蛋白(DES)DCM 病例中观察到的表型。偶尔，在 LNMA 心肌病患者和 DCM 的新诊断患者中，可能存在临床上轻度的肌肉萎缩症表型。然而，如果肌肉萎缩非常明显，在大多数病例中，患者通常会就诊于神经肌肉诊所来明确诊断，DCM 是在评估时偶然发现的。无论情况如何，当进行特发性 DCM 的新诊断时，警惕检测综合征疾病是必要的，特别是针对神经肌肉表型。

大多数家族性 DCM 病例是通过常染色体显性遗传，突变携带者的后代有 50%的机会遗传突变。常染色体隐性遗传也有报道，特别是在近亲结婚的家庭中。在男性和携带者女性中均报告了由于 Duchenne 肌营养不良(Duchenne muscular dystrophy，DMD)基因突变导致的 X 连锁的 DCM，但未发现任何肌营养不良症，尽管未对患有特发性 DCM 的患者队列中 DMD-DCM 的患病率进行系统地研究。另外，线粒体遗传的 DCM 也有报道，尤其是在患有综合征疾病的情况下[3]。

家族性 DCM 具有年龄依赖性外显率特征，这意味着携带引起 DCM 等位基因的个体随着年龄增加，更容易出现 DCM 表型[8,14]。大多数遗传性 DCM 病例在第四至第七个十年 DCM 表型变得明显，尽管 DCM 在青春期，儿童期或婴儿期出现并不少见。DCM 发病年龄的变化在相同 DCM 基因突变的家族中比较常见，在特定的时间，甚至在具有相同突变的扩展谱系的家族成员中。家族性 DCM 中的外显率通常是不完全的，即具有致病等位基因的个体可能不表现出疾病表型的任何方面。此外，表达是可变的，因为临床特征和表型可以在同一家族中的个体之间或具有相同突变的家族之间有着显著不同。不完全外显率和可变表

达性混淆了家族家系中家族性 DCM 的评估。这与家族中新发现的或新的候选突变基因特别相关,因为候选突变与一个或多个扩展家族中的疾病表型的完全分离是确定此类变体的致病性的最有用方法之一[15]。

不完全外显率和可变表达性可能导致 DCM 的家族内和家族之间,即使具有相同的突变,也具有显著表型差异。对这种现象的解释尚不清楚。假定环境因素和遗传因素,从内在(如高血压)和外在(如有毒物质、病毒、不良药物暴露)的表型结合在一起形成各种基因组突变体的组合,导致不同的遗传环境(不同疾病基因中的第二个突变,相同或其他相关 DCM 通路中的风险等位基因,表观遗传学和基因表达的变异性,以及其他)。

一些 DCM 基因中也观察到等位基因异质性。在等位基因异质性中,其中一个基因的突变可以产生不同和看起来与另一个基因彼此不相关的不同表型(见图 77.2)。并且当考虑 DCM 的遗传诊断时,这些等位基因突变体的知识可能是关键的。其中一个最典型的例子是 LMNA,它编码的是核纤层蛋白 A 和核纤层蛋白 C,它是内核膜的关键成分。例如,LMNA 中的突变引起独特的 DCM 表型,其中导致系统性疾病和心律失常发生在 DCM 之前。突变核纤层蛋白还会引起横纹肌、脂肪、神经和血管组织等各种综合征疾病。这些表型,统称为椎板病,包括骨骼肌病[常染色体显性遗传性 Emery-Dreifuss 肌营养不良症,肢带型肌营养不良症 1B 型等(第 97 章)],脂肪营养不良综合征,外周神经病变和加速衰老综合征,最显著的是 Hutchinson-Gilford 早衰。

临床遗传评估方法,包括基因检测

用于 DCM 的评估和临床基因检测的指南,适用于所有可能遗传因素引起的心肌病(见图 77.6),包括对任何类型的心肌病,肌营养不良症或可能患有心肌病的综合征性疾病患者的家族史进行全面的三至四代基因研究[4,16]。然而,如前所述,即使是由熟练的专业人员获得,家族病史也可能是阴性的,因为 DCM 可能在家庭成员中无症状。因此,对所有一级亲属进行心血管临床筛查至关重要;应至少进行病史采集、体格检查、心电图和超声心动图。如果在亲属中发现 DCM 的证据,则提示对该亲属的一级亲属也应进行筛查(即逐步或级联临床筛查)。在遗传咨询的背景下,基因检测适用于有任何家族性疾病的证据时,因为鉴定疾病相关突变(在一个或多个明显受影响的家庭成员中)能允许其他有风险的家庭成员进行临床前基因检测疾病,从而有助于他们的风险分层。那些家族突变的测试阴性的患者应该 DCM 发展风险显著降低;那些具有家族 DCM 突变的患者应进行强化的临床筛查以检测早期 DCM,主要是为了给予早期干预,通常使用血管紧张素转换酶(angiotensin converting enzyme,ACE)抑制剂或 β 受体阻滞剂,这可能会延迟或阻止疾病的进展。

现在通过二代测序进行基因检测,其中 DCM 的基因组合检测从 20 到 30 或更多,并且最近已被提倡用于患有心肌病的个体,无论家族临床心血管筛查结果如何[12]。

心肌病基因组合检测现在还包含超过 50 个基因,它们具有竞争力的成本结构表明大型测试板很快就会成为常态。基因检测应始终在背景咨询中进行,其目的是审查基因遗传模式和关于特发性和家族性 DCM 的临床相关事实,并确保已完成和解释完整的家族史,包括有风险亲属的诊断。咨询临床基因检测的风险、益处和局限性的信息也是必不可少的,包括不能肯定或不确定的结果或遗传性疾病的发现可能引起的后果及其潜在的生理学影响。这些过程耗费时间,需要专业知识;指南建议,如果当地资源难以完成该过程,应考虑将患者转诊给有经验的个人或中心[4]。

基因检测的建议,随着在心肌病基因组合中测试的基因数量越来越多,可能会遇到更多未知或不确定的基因突变[12]。要求做临床基因检测的临床医生必须了解这一概念,并准备好在结果可用时能处理。新一代基因组合测序的出现推动了重新评估测试策略进入一个极其活跃的时期,包括阐述大量突变的方法。所有这些都需要仔细,全面的转化研究,以了解最佳的检测策略,包括疾病相关突变的大型数据库。

扩张型心肌病的治疗

DCM 的治疗类似于各种射血分数降低的心力衰竭,在第 25 章已被详细介绍。同时,也应注意房性心律失常的治疗(见后文,心动过速诱发的心肌病)。在特定的患者中,应考虑心脏再同步治疗,和/或转诊可能需要对心脏移植的心室辅助装置患者(见第 28 和 29 章)。

酒精型和糖尿病型心肌病

过量饮酒是有心脏毒性的,可能表现为 DCM,详见第 80 章[17]。在评估 DCM 患者时获得尽可能准确的饮酒史非常重要。如果特定的糖尿病性心肌病不依赖于糖尿病对血管系统的影响,这是存在争议的。就其存在而言,以及在认为其存在的人中,都是以它影响的方式进行讨论的[18]。收缩和舒张功能的微妙异常确实在糖尿病患者中普遍存在,但其与疾病明显发展的临床相关性尚不清楚。然而,研究数据确实支持良好的血糖控制来对抗心力衰竭的发展[19](第 51 章)。

致心律失常型右心室心肌病

致心律失常型右心室心肌病是一种遗传决定的心肌病,其特征在于心肌被纤维脂质替代。尽管双心室受累发生在高达 50% 的病例中,并且一小部分病例主要影响左心室,但保留右心室命名法以反映当前的医学文献。这种疾病分为 3 个阶段:①早期亚临床阶段,其中影像学研究是阴性但在此期间仍可能发生心源性猝死;②下一个阶段,其中(通常)RV 异常是明显的,没有 RV 功能障碍的任何临床表现,但伴有症状性室性心律失常;③最后,心肌逐渐被纤维脂质替代和浸润,导致严重的 RV 扩张和动脉瘤形成以及相关的右侧心力衰竭。LV 扩大和衰竭可能出现在这个阶段,或者可能发生更晚(有时被认为是第四阶段)[20]。

ARVC 的电生理表现是病理性干扰的反映。在早期阶段,缓慢传导和电耦联可能导致胎儿心律失常。随着疾病的进展,纤维脂肪浸润导致不均匀的激活和进一步的传导延迟。心脏受累的主要部位,称为发育不良的三角形,被认为涉及 RV 流出道,三尖瓣下方的区域和 RV 顶点。然而,最近的数据表明 RV 顶点仅涉及晚期疾病,并且最常涉及右心室基底下部和前部以及左心室后外侧的区域[21]。患有 ARVC 的患者表现出典型的单形室性心动过速(ventricular tachycardia,VT),其特征在于具有左束支传导阻滞形态[22]和延伸至 V_3 或更高的典型 T 波倒置。右前导联中的经典“epsilon 波”是一种特定但不敏感的发现(图 77.7)。

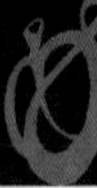

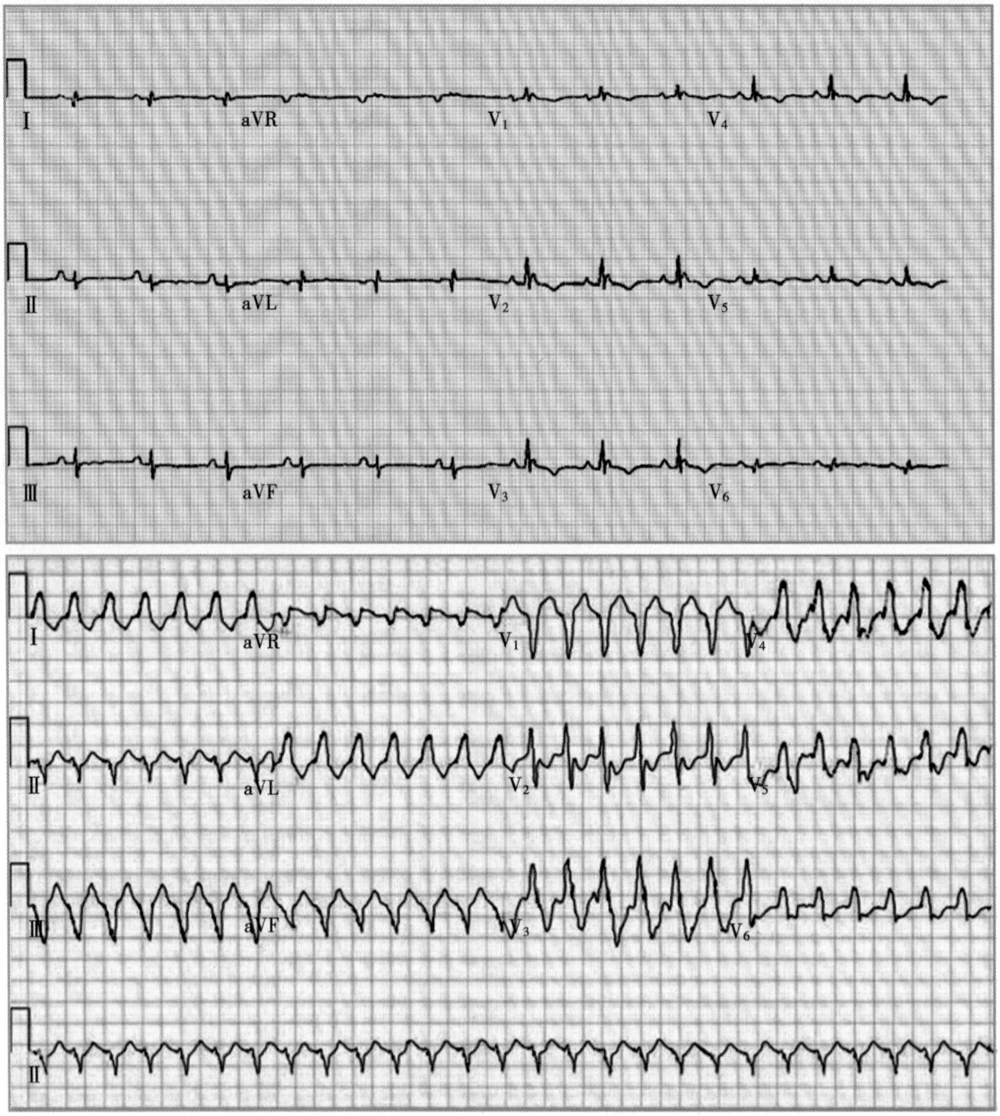

图 77.7 致心律失常型右心室心肌病。A,ARVC 患者的心电图。典型的 ECG 显示心前导联中的倒 T 波和心室复极早期的"ε 电位",这个电位表示由右心室区域的延迟去极化引起的"晚期潜能"。B,ARVC 患者的室性心动过速。发现有左束支传导阻滞形态学改变和电轴左偏。(引自 Hauer RN,Cox MG,Groeneweg JA:Impact of new electrocardiographic criteria in ARVC. Front Physiol 2012;3:352.)

致心律失常性右心室心肌病的基因组因素

尽管遗传性 DCM 具有广泛的基因异质性,但其具有最终的共同表型,与其不同,ARVC 由编码蛋白质基因的分子改变引起的,而突变的蛋白质是细胞与细胞黏附的关键[23]。过去 10 年的大量研究表明,在 ARVC 的发病机制中,编码桥粒的基因是插入的肌间盘的 3 个关键组成部分之一,形成心室肌细胞之间的端对端连接[23]。除了桥粒外,插入的肌间盘还包括介导小分子交换的间隙连接。机械耦联是通过桥粒和黏附连接介导的(第 22 章),并且桥粒蛋白的破坏与 ARVC 有关。ARVC 的经典标志,纤维脂质替代,现在被理解为与桥粒蛋白的异常 Wnt 信号转导,以及直接的 plakoglobin 信号转导有关,在疾病进展过程中将心肌细胞转化为脂肪细胞。

分子遗传学。当遗传因素可以被识别时,编码基因 plakophilin2 (*PKP2*)、desmoglein2(*DSG2*)、desmoplakin(*DSP*)的突变是最常见引起 ARVC 的遗传因素(见图 77.2)。其他编码桥粒的蛋白[desmocollin(*DSC2*),junction plakoglobin(*JUP*)]或者影响桥粒生理功能[例如:跨膜蛋白(*TMEM*)]的都已受累。HCM 和 ARVC 的基因座异质性程度相似,其中五个或更少的基因对大多数可明确的遗传因素有贡献。然而,对于 DCM 和 HCM,涉及 ARVC 的基因显示出广泛的等位基因异质性。

临床遗传学。常染色体隐性综合征 Naxos 病,因其在希腊 Naxos 岛上发现而得名,表现为 ARVC 与掌跖角化病和毛茸茸的毛发混合。分子遗传学分析显示 *JUP* 的纯合双碱基对移码缺失,其编码 plakoglobin。这一观察结果首先涉及 ARVC 中的桥粒,并促使其他桥粒蛋白的分子遗传发现。尽管在大多数这些等位基因突变中尚未鉴定出心血管表型[23],但 *JUP* 中的其他突变也与皮肤疾病或毛发表型有关。第二种常染色体隐性综合征,Carvajal 综合征,类似于 Naxos 病,因为个体患有掌跖角化病和毛茸茸的毛发,但患有 Carvajal 综合征的患者会患 DCM,而不是 ARVC。Carvajal 综合征是由 DSP 中的移码突变引起的,其编码 DSP[23]。*DSP* 中的其他突变仅用 ARVC 鉴定或仅用皮肤或毛发表现。在所有遗传性心肌病中，尽管通常观察到外显率和可变表达性降低，但这些特征在ARVC中可能特别突出，部分原因是难以评估表型，也因为在部分患者结构病变出现前心律失常可能是唯一的疾病特征。

诊断

疾病发展越快，诊断越容易，但对早期阶段的认识可能很困难，这可能表现为消失的猝死而没有检测到结构异常。此外，随着越来越多应用CMR来诊断心脏病，现在已经认识到ARVC过度诊断的趋势(见第17章)。虽然在有经验的医生中，CMR是诊断和评估ARVC结构异常程度的有效工具，但是早期疾病可能不明显，尽管有室性心律失常[24]，并且已经认识到经验不足的CMR读者对疾病的过度诊断[25]。ARVC的心内膜心肌活检是诊断标准之一，但现在很少进行，因为可能出现较高的大并发症发生率和假阴性结果[26]。ARVC的诊断目前主要依赖于临床，心电图和遗传发现的组合，这些在2010年专家共识中被提出建议分为主要和次要诊断标准。

临床遗传评估方法，包括基因检测

目前的研究估计，在大约一半的ARVC病例中可以发现似乎合理的遗传原因[27-29]。已经强调了桥粒基因中多个突变的影响，以及修订的专责小组临床标准的影响，这增加了分子遗传检测的敏感性[28]。最近对439名指数患者及其562名家庭成员的研究显示，对于突变阳性的患者，疾病发病时间较早，尽管两组患者的临床特征相似[30]。对于明确的ARVC病例，需要进行基因检测，以便完成对有风险的家庭成员进行级联检测。心律失常，尤其是心源性猝死对于ARVC特别相关，因为在其他表型特征变得明显之前可能发生。ARVC中涉及的基因显示出显著的等位基因异质性，因此难以从不常见的多态性中辨别致病突变，如同所有心肌病的临床基因检测的情况一样[29]。全心血管基因检测，特别是对于显著的VT，心室颤动或心源性猝死伴有不明原因引起的双心室扩大和收缩功能异常，除了与DCM一致的表型，也可能在ARVC相关的基因中发现罕见的突变。尽管传统建议目前不鼓励使用基因检测来诊断ARVC，但分子基因检测可能会在不久的将来更频繁地用于帮助诊断，并且更常用于所有心肌病，无论表型如何。

鉴别诊断

ARVC在早期阶段(可见结构异常发生)的鉴别诊断包括特发性和RVOT。经典ARVC相关VT的形态不同于那些实体，并且在窦性心律期间存在在心前区T波倒置时，ARVC应该作为初始诊断。即使有多种成像方式，心脏结节病可能偶尔会在形态上模仿ARVC并且难以区分。结节病患者的心脏活检常常不能显示出这种特征性肉芽肿，但可能会发现广泛的纤维化，这也可能与ARVC相混淆。

治疗

目前，ARVC的主要治疗方法是抑制和预防室性心律失常和心源性猝死的风险，以及预防疾病进展。有证据表明，强烈的体力消耗与早期症状的发作和持续性VT的风险增加有关，因此建议明确诊断为ARVC的患者不要参加体育活动[31,32]。ARVC中具有主要RV受累的经典单形性VT通常具有良好的耐受性，即使在很快的速度下，可能是因为大多数患者保留了LV功能。尽管如此，可能会出现不同形态的VT，并且猝死并不常见。抗心律失常药物可能会抑制症状性心律失常，但尚未证实可以预防猝死。β受体阻滞剂可抑制儿茶酚胺引发的心律失常，减缓心室功能障碍的进展，并被推荐适用于所有ARVC患者，有潜在价值[32]。植入式除颤器(implantable defibrillator，ICD)推荐用于猝死，晕厥或LV功能下降的患者，其他患者也可考虑使用。导管消融尚未显示可减少猝死，但对于ICD和频繁心律失常的患者或偶尔患有单一形态VT耐受性良好的患者是很有价值的。当在心外膜和心内膜表面进行切口时，消融似乎是最成功的；它应仅在有技术经验的中心进行，作为联合手术，或者心内膜消融术后复发的心外膜消融术[33]。在晚期ARVC中可能发生心力衰竭并且用标准药物治疗。因为致病性ARVC桥粒突变的携带者剧烈持续运动的病史与早期症状的发作和VT或心室颤动的较高患病率相关，因此有专责小组建议有明确或疑似ARVC的患者不应参加竞争性运动比赛[34]。

左心室致密化不全

由于左心室致密化不全(left ventricular noncompaction，LVNC)是一种形态学特征，许多心肌病以及其他疾病如离子通道疾病和先天性心脏病共有，因此左心室致密化不全是否应直接归类为心肌病一直存在争议。这场争议的基础是LVNC本身缺乏不良反应，因此公布的不良事件源于其他明确的心肌病或心律失常表型。LVNC是否是另一种遗传驱动的心血管疾病的标志物。结合LVNC基因本体缺乏特异性，LVNC表型与心肌病的问题仍未解决，尽管越来越多的证据偏向于表型[35]。2006年，LVNC在AHA科学声明中被纳入遗传性心肌病[1]。2008年，欧洲心脏病学会质疑LVNC是否应归类为心肌病或“仅仅是先天性或获得性形态学特征，这是许多表型不同的心肌病所共有的”[2]。LVNC没有自己的基因本体，但与DCM，HCM和ARVC相交叉。为了支持其遗传基础，最近对诊断为LVNC的先证者家族进行一项系统研究，结果显示50名先证者中有32名(64%)患有家族性疾病，许多家庭成员的表型也仅限于LVNC(即没有DCM或HCM)。有趣的是，在41%的这些患者中(41名患者中的23名)确定了肌节基因中似乎合理的突变，即使在携带这些突变的家庭成员中不表现出LVNC表型也很常见[36]。

定义LVNC表型已经被各种超声心动图或CMR方法所混淆，导致在基于人群的研究中估计其频率高达23%；此外，3种不同超声心动图诊断图示的一致性仅在30%的病例中是一致的[37]。这些诊断标准已被总结，包括4个基于超声心动图和两个心脏CMR。过去用于定义压缩与未压缩心肌的LVNC使用比率以及LV大小和功能的标准不是诊断的组成部分。基于超声心动图的方法在收缩末期或舒张末期是否存在测量方面的差异，并且压缩与未压缩心肌的比例不同。CMR接近度量小梁到压缩心肌(T/M>2.3比率被认为LVNC)的比率或未压缩心肌与压缩心肌质量(小梁>20%被认为是LVNC)的比率。基于人群的动脉粥样硬化多种族研究评估了1 000例参与者的8个心室壁区域的正常LV壁厚度范围，使用的T/M为2.3[38]。在323例无心脏病或高血压的全方面可评估的个体中，140例(43%)在至少一个LV区域的T/M大于2.3，在20例(6%)中，有超过两个的区域中T/M大于2.3。没有发现与年龄，性别，种族，身高或体重有关的相关性。

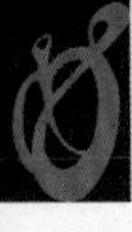

左心室致密化不全的分子和临床遗传学

LVNC 在所有的心肌病表型中均可以观察到[39]。尽管一些研究显示有正常 LV 收缩功能、生理和大小的 LVNC 导致后期收缩功能障碍发生的风险增加，以及与非压缩（小梁）质量明显增加相关的血栓栓塞风险持续增加，但是很难估计 LVNC 特异性的疾病相关风险，而且与潜在的心肌病本身无关。已经在家族性 LVNC 个体中鉴定了已知导致家族性 DCM 或 HCM 的大约十二种基因的突变[36]，但这些突变没有预测 LVNC 表型的独特特征。

左心室致密化不全的临床遗传评估方法，包括临床基因检测

如果 LVNC 与另一种心肌病（DCM，HCM，RCM）被认为是一致的，那么原发性心肌病的方法将推动遗传评估过程，如前所述。这应该包括适当的成像方式（超声心动图或 CMR），需要用来定义高危家族成员的表型。对于已经确定了 LVNC 但是完全没有症状并且除了 LVNC 之外具有正常心血管表型的先证者，基于家族的筛查尚未被研究并且未被推荐。

左心室致密化不全的临床管理

目前尚不清楚任何特定的管理是否适用于 LVNC，如果它被认为是独立于另外心血管诊断的疾病。当 LVNC 与另一种心肌病（例如 DCM，HCM，ARVC）一起被诊断出时，根据常规指南，特定的心肌病诊断将指导监测和任何治疗方法。LVNC 和心功能正常的患者卒中发生率是否增加尚不确定，目前没有可用的一级预防建议。病例报告表明，血栓栓塞性疾病可能发生在仅确诊为 LVNC 的病例中，特别是有大量致密化不全证据的病例。在临床情况下，有明确证据表明短暂性缺血事件，可逆性神经功能缺损或无其他明显原因的卒中，应考虑二级预防，并对高凝状态进行评估。

心动过速诱发的心肌病

即使在没有其他心脏疾病的情况下，长时间的心动过速也可导致舒张期和收缩期的心室功能障碍。这种情况被称为为心动过速诱发的心肌病[40]。这是一种诊断，只有当心律失常的纠正与心室功能改善相关时，才能进行回顾性诊断。然而，对于没有窦性心律的任何心动过速和左心室收缩功能不全的患者，应考虑这一点。心肌病可表现为孤立状态或与先前存在的心脏病相关。因此，患有轻度 DCM 的患者出现房颤可能具有失代偿性心力衰竭的发展趋势，这不仅是因为心房功能的丧失，而且还因为快速、不规则的房颤心率导致收缩功能进一步下降。应该排除甲状腺功能亢进症，因为它可能导致心动过速和很少独立的 DCM。"最纯粹"的心动过速诱发的心肌病可能是由于持续或极其频繁的房性心动过速或永久性折返交界性心动过速引起的，通常发生在患有收缩功能障碍的儿童或年轻患者中[41]。然而，几乎任何心律失常都可能引起心动过速诱发的心肌病，包括非常频繁的室性期前收缩或反复发作的非持续性 VT[42]。持续性房性心动过速引起的心动过速诱发的心肌病可能被误认为是窦性心动过速。如果有以前的心电图，比较一下可能会有所帮助，特别注意 P 波形态的细微差别。

心律失常的持续时间，超过心率，可能是心动过速诱发的心肌病的一个关键因素。在 30 例患有不断的房性心动过速和心动过速诱发的心肌病的患者中，症状的平均持续时间为 6 年。平均心室率仅为 117 次/min，并且心率控制（主要通过消融）与所有患者的射血分数的正常化相关，除外一名患者[41]。在窦性心律恢复后，房颤时射血分数的减少可能偶尔会有所改善。如果心室率控制良好，射血分数降低的心房颤动患者 LV 收缩功能的改善并不常见，但重要的是通过 24 小时监测评估心室率控制，以确认控制运动和休息期间的心室率。大多数患有 PVC 相关性心动过速诱发的心肌病的患者在 24 小时内有超过 20 000 个 PVC，但这种情况也被描述为心律失常的频率较低[33]。如果可能，PVC 导管消融通常与这些患者的心室功能改善有关。

大多数心动过速诱发的心肌病病例在心律失常纠正后 3～6 个月内有所改善，但偶尔患者会有后期改善，最长可达 1 年。因为对房颤的快速、不规则的心室反应与射血分数的每搏变化相关，因此，确定收缩功能是否确实发生改善的最准确方法是在恢复窦性心律后早期评估射血分数，然后将其与 3～6 个月后的再次评估进行比较。

在恢复窦性心律之后，LV 功能的细微异常可能仍然存在，例如轻度 LV 扩张，尽管射血分数正常化，并且心律失常的复发可以与 LV 功能的恶化有关[43]。在动物模型中，心动过速通常在收缩功能降低之前与舒张功能障碍有关。在存在正常射血分数的情况下，人类可能发生心动过速诱发的 LV 舒张功能障碍。虽然研究不足，但这在一些心律失常和 LV 射血分数保持不变的患者是可能出现心衰症状的原因[44]。关于心律失常纠正后舒张功能障碍改善的数据很少。

围生期心肌病

围生期心肌病（peripartum cardiomyopathy，PPCM）是一种发生在妊娠期间的 DCM（也见第 90 章）。PPCM 的发病率和临床特征可能因地理区域而异，美国的发病率估计在活产婴儿中是 1/1 150 到 1/3 200，而南非的 1 000 例活产婴儿和海地的 300 例活产婴儿中有 1 例。在美国，PPCM 在黑人患者中不成比例地被发现。年龄较大和多胎妊娠似乎是危险因素。

PPCM 的遗传基础得到了两项研究的支持，这两项研究表明，至少在一定比例的病例中，一种罕见的变异遗传原因与家族性 DCM（早期综述）类似，正在起作用[45,46]。来自 520 例 DCM 先证者的数据库，确定了符合 PPCM 正式标准的所有那些或其 DCM 家族成员，并且已知 DCM 基因（*MYH7*、*SCN5A*、*PSEN2*、*MYH6*、*TNNT2* 和 *MYBPC3*）中的罕见变异突变 19 位女性中 6 位有序列信息[45]。在第二个早期研究中，在 90 个 DCM 家庭中，6%被发现至少有一个患有 PPCM 的成员，并且 3 个 PPCM 未能显示完全恢复的患者亲属的遗传筛查显示在所有 3 个家庭中未诊断出 DCM[46]。从这项研究中得出的建议是，如果出现前面提到的 DCM，应该遵循，即获得一个全面的家族病史，并对一级亲属进行临床筛查，包括超声心动图（见图 77.6）。有家族性疾病的证据，至于特发性 DCM，用临床基因检测。

最近的一项研究[11]为 PPCM 罕见的变异遗传基础提供了更明确的证据，其中 172 名患有 PPCM 的女性接受了 DCM 基因测

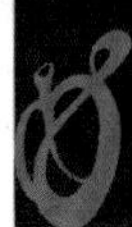

序,172 例患者中有 26 例(15%)发现 *TTN* 转录变异(*TTN* truncating variants,TTNtv),与之前关于 TTNtv 在 DCM 中的研究相似。这一遗传证据与之前的研究相结合,提供了大量证据,表明 PPCM 的罕见变异遗传原因与其他形式的 DCM 相似。

临床特征

在患有 PPCM 的患者中,在妊娠期间或分娩后出现心力衰竭的症状和体征,类似于由 LV 收缩功能障碍引起的任何心力衰竭患者。大多数诊断是在分娩后 4 个月内确诊;产前诊断最常见于怀孕的最后 1 个月。然而,这种疾病也已在妊娠早期(妊娠相关型心肌病)中被描述。因为在正常妊娠中可能出现类似于心力衰竭(呼吸困难、疲劳和水肿)的症状,所以有可能一部分病例有延迟的诊断。此外,由于已知 LV 功能障碍会发生自发消退,因此可能会忽略围生期的轻微病例。由于这种疾病很罕见,因此不可能准确地确定在先前发作的患者后续妊娠中 PPCM 的发生率。然而,复发似乎与最初发作的恢复程度有关;PPCM 似乎不太可能在进行第二次妊娠时射血分数正常的女性复发,而是在那些射血分数持续减少的女性中复发[47]。

在大约 50%接受标准药物治疗的 PPCM 患者中,LV 射血分数恢复正常,尽管患者可能仍有复发性 PPCM 的风险。其余部分经常用药物治疗稳定;然而,一部分患者可能会出现进行性心力衰竭。在分娩后,PPCM 的治疗与其他原因引起的收缩功能障碍的治疗相同。然而,如果在怀孕期间发生心力衰竭,禁忌使用 ACE 抑制剂或血管紧张素受体阻滞剂,因为有胎儿毒性的风险。应谨慎使用利尿剂,应使用美托洛尔而不是卡维地洛。应避免使用依普利酮,但在怀孕后期可谨慎使用螺内酯。

在哺乳母亲中出现升高的催乳素,并且在实验研究中已经显示切割的 160kDa 的催乳素 N-末端片段产生显著的内皮损伤和心肌细胞功能障碍。此外,全长催乳素可促进围生期心肌病的炎症反应。这导致了 PPCM 中溴隐亭的临床应用,一项小型试验研究表明,与对照组相比,左心室射血分数标准化率更高[47a]。尽管这种疾病在不同的种族群体中具有不同的患病率和结果[47b],但在欧洲强烈提倡在围生期心肌病中早期使用短期的溴隐亭[47c]。尽管缺乏较大的对照试验证据,但似乎是安全的,在 PPCM 的情况下应予以考虑。已有患有严重 PPCM 的患者中进行了心脏移植。在美国,接受心脏移植的女性中约有 5%以 PPCM 为主要指征;它代表了女性第四大常见原因。PPCM 的移植后结果与其他适应证相似。

Takotsubo 心肌病

Takotsubo 心肌病(Takotsubo cardiomyopathy,TC)(在欧洲称为 Takotsubo 综合征),或应激性心肌病(心碎综合征),是一种在 20 世纪 90 年代首次被认可的急性、可逆的疾病。最近欧洲的一个责任小组提出了统一的定义(表 77.2)。据估计,2012 年,约有 5 500 名 TC 患者入住美国医院,其中更多的患者是在住院时继发于并发症或压力。在入选了 1 750 例患者的国际 Takotsubo 临床试验中,88.9%是女性,绝大多数是绝经后的[49]。胸痛是主要症状,占 76%,呼吸困难占 47%,晕厥占 7.7%。先前的物理触发发生率为 36%,情绪触发发生率为 28%,肌钙蛋白值升高 87%,几乎一半患者的心电图显示 ST 段抬高。

表 77.2 定义 Takotsubo 综合征/心肌病,根据欧洲心脏病学会心力衰竭协会 Takotsubo 综合征专责小组的立场声明

1. LV 和 RV 心肌的短暂区域性室壁运动异常发生并且经常发生(但并非总是)之前有紧张(情绪或身体)的触发
2. 区域性室壁运动异常[a] 通常延伸超过单个心外膜血管分布范围,并且经常导致所涉及的心室节段的周向功能障碍
3. 没有罪魁祸首冠状动脉疾病,包括急性斑块破裂,血栓形成和冠状动脉夹层或其他病理状况,以解释观察到的暂时性左心室功能不全的模式(如肥厚型心肌病,病毒性心肌炎)
4. 在急性期(前 3 个月)可见新的和可逆的心电图异常(ST 段抬高,ST 段压低,LBBB[b],T 波倒置和/或 QTc 延长)
5. 在急性期观察到血清利钠肽(BNP 和 NT-proBNP)水平显著升高
6. 常规测定法测量心肌肌钙蛋白呈阳性但升高相对较少(即肌钙蛋白水平与存在功能障碍的心肌数量之间的差异)[c]
7. 在随访(3 至 6 个月)时,心脏成像显示心室收缩功能障碍恢复[d]

[a] 据报道,单一冠状区的急性、可逆性功能障碍。

[b] 左束支传导阻滞对于 Takotsubo 综合征可能是永久性的,但其出现应提醒临床医生排除其他心肌病。在恢复 LV 功能后,T 波变化和 QTc 延长可能需要数周至数月才能恢复正常。

[c] 已报告肌钙蛋白阴性病例但不典型。

[d] 已有报道小的心尖部心肌梗死。心内膜下心肌梗死也有报道,涉及一小部分急性功能障碍的心肌。这些梗死不足以解释观察到的急性局部室壁运动异常。

引自 Lyon AR, Bossone E, Schneider B, et al. Current state of knowledge on Takotsubo syndrome: a Position Statement from the Taskforce on Takotsubo Syndrome of the Heart Failure Association of the European Society of Cardiology. Eur J Heart Fail 2016;18:8-27.

TC 的 LV 收缩异常是显著的,虽然超过 80%的患者病变涉及 LV 尖部(导致"心尖球囊综合征"的同义词),但局部室壁运动异常可能仅限于少数患者的室间隔或其他 LV 壁。室壁运动异常的特征是缺乏单一的冠状动脉分布,冠状动脉造影显示没有急性阻塞性冠状动脉疾病的证据。由于二尖瓣的收缩期前向运动伴有相关的流出道梯度和低血压,LV 基底段的补偿性高动力收缩伴有相关的 LV 心尖部运动障碍可能导致急性 LV 流出道梗阻。虽然长期预后良好,但已报告住院死亡率为 4.1%,主要原因是不可逆的心源性休克,LV 破裂或 LV 血栓栓塞。可能发生恶性室性心律失常,特别是与 Takotsubo 相关的 QT 延长相关的扭转点,因为(很少)可能完全性心脏传导阻滞[50]。

应激性心肌病的心肌功能障碍机制尚未完全阐明,但一项主要假设认为,儿茶酚胺激增会导致易感患者的局部微血管功能障碍,并伴有细胞钙超载[51]。Takotbuso 心肌病的复发并不常见,估计每年有 1.5%至 2%的病例发生,一些复发发生在初始事件后的早期,其他复发发生在多年后[52]。复发可能与心脏区域的运动障碍有关,该区域与初始表现中受影响的区域不同。

治疗

Takotsubo 心肌病是一种自限性疾病,通常具有症状和 LV 功能障碍的快速消退。欧洲专责小组声明建议将风险分类为低风险和高风险类别,后者基于 LV 射血分数低于 45%、低血压和流出道梯度大于 40mmHg 和/或出现心律失常[48]。在高风险组中,建议

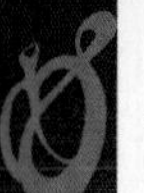

考虑使用 ACE 抑制剂和/或 β 受体阻滞剂。由于与急性 QT 延长的偶发关联，应注意避免使用延长 QT 的药物，如大环内酯类抗生素或某些抗心律失常药物。在 Takotsubo 心肌病相关的低血压患者中，升压药物应用需当心，因为 LV 流出道梗阻可能会加重。偶尔，在运动障碍部分可能发生血栓形成。肉眼可见的血栓要求抗凝治疗，不推荐无血栓无运动障碍者的常规抗凝治疗，因为病情会迅速消退。尽管儿茶酚胺引发该病可能是在所有患者中使用 β 受体阻滞剂以防止复发的一个原因，但是在接受 β 受体阻滞剂的患者中复发的罕见性以及对新发和复发性 Takotsubo 心肌病的描述降低了对该方法的热情。

限制型和浸润性心肌病

限制型心肌病是一类以左心室不扩张，通常伴有射血分数保留为特征的异质性疾病。其主要特征是由于心脏疾病导致的扩张功能障碍。尽管严重的高血压、主动脉狭窄及一些肥厚型心脏病可能表现为限制型病理生理特点，但是这些情况不能被分类为限制型心肌病。一些浸润性心肌病例如淀粉样变会导致限制型心肌病，而其他情况，例如结节病具有浸润性成分，但是主要表现为扩张型心肌病。因此，正如扩张型心肌病是一种包括几种原因导致的心肌病的形态学状态，限制型心肌病和浸润性心肌病是心肌病的病理生理与解剖学定义中几种明确定义状态的重合。

明确限制型心肌病病因的方法

由于限制型心肌病通常不是一种单一的心脏疾病而是继发于其他获得性或遗传性的疾病，因而其诊断方法对于心血管专业医生是具有挑战性的(见表 77.1)。相比于扩张型心肌病和肥厚型心肌病，心内膜活检在诊断特定原因引起的限制型心肌病的病人中更为相关，因为限制型心肌病可能是由没有全身受累或其他器官的亚临床受累的浸润性心脏病引起的[53]。病因不明确的限制型心肌病称作特发性限制型心肌病。与扩张型心肌病不同，家族性限制型心肌病显然不常见。无论病因是否会被发现，始终应该采集一份完整的家族史并且一级亲属的临床筛查应该被着重考虑[3,54]。如果家族史具有提示性或者一级亲属的筛查显示相关的心肌异常，可通过心肌病指南寻找遗传病因(见图 77.6)。

限制型心肌病的临床和分子遗传学

家族性限制型心肌病的临床遗传特征与扩张型心肌病类似，因为通常观察到外显率降低和发病年龄变化。与特发性和非综合征型限制性心肌病的病因密切相关的罕见变异基因在大多数病例中是编码肌节蛋白的基因[13,55,56]。尽管一些基因座异质性很明显，但与扩张型心肌病相比要少得多。由于在肥厚型心肌病中心脏血流动力学表型通常表现为限制性，肥厚型心肌病和限制型心肌病具有遗传相似性提示在这些病例中限制型心肌病表型可被视为具有明显限制性生理学的最低程度肥厚的肥厚型心肌病表型。如前所述，有时在有肌节基因突变的家族中观察到限制型心肌病和肥厚型心脏病的"重叠"或"杂交"表型证明了这一原理[13,55,56]。

特发性限制型心肌病的临床特征

特发性限制型心肌病见于从婴儿期到老年期的个体；它通常预后不良，尤其是在儿童中[57]。这种疾病很罕见，最多的成人组中包含见于 17 年内仅发现的 91 例病例[58]。在一组 32 名患有终末期疾病的无关患者中，限制型心肌病或是通过鉴定致病突变(60%)或是通过家族性疾病没有已知的致病突变的证据(另外 5 名患者)被认为是由遗传决定，这些患者中总共有 75%具有遗传病因[59]。特发性限制型心肌病的症状是非特异性的并且反映了心力衰竭的存在。大多数患者中，呼吸困难是最初的主诉，大约半数的人出现水肿，并且据报告，心悸、疲劳和端坐呼吸的比例为 22%至 33%。体格检查通常与双心室心力衰竭一致，大多数患者注意到颈静脉扩张，但在晚期病例中发现腹水和严重水肿。心房颤动很常见，四分之一的患者听到第三心音；杂音不是一个特征，心电图具有正常电压，只有少数患者表现出心室内传导延迟。

超声心动图显示典型的双房增大和非扩张心室模式，左心室射血分数和左心室壁厚度正常(图 77.8)。在心脏导管术中，右心室和左心室充盈压均升高。心内膜心肌活检显示非特异性发现，如肌细胞肥大，间质纤维化，以及并非常见的心内膜纤维化。与年龄和性别匹配的人群相比，存活率降低；从诊断时起观察到的存活率在 5 年时为 64%，在 10 年时为 37%[60]。大多数死亡与心脏病原因有关，无论是突然还是继发于心力衰竭，但是有三分之一患者死于非心脏病因与年龄进展有关。

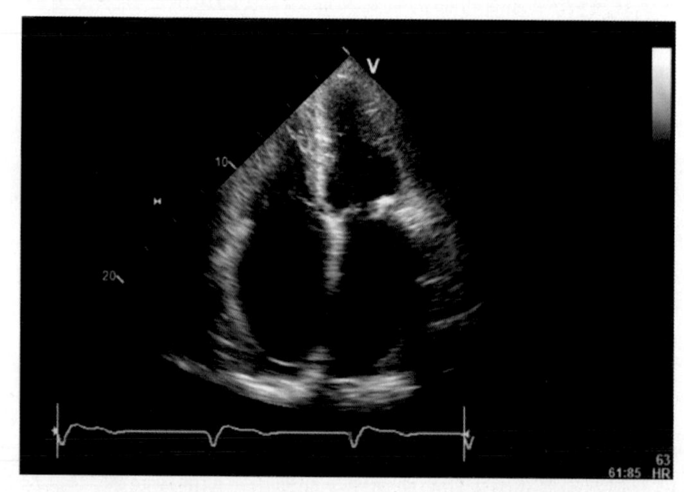

图 77.8 限制型心肌病心超图像。一名长期患有限制型心肌病的 80 岁男子的心尖四腔心视图。左心室射血分数正常，超声心动图和心导管检查显示有严重的舒张功能障碍。注意双房增大和正常的左心室室壁厚度

特发性限制型心肌病的鉴别诊断包括浸润性心肌病，例如淀粉样变性或缩窄性心包炎。与特发性限制型心肌病不同，淀粉样变性与左心室壁厚度增加和左心室收缩功能轻微异常有关，并且在心脏活检中具有特异性发现。缩窄性心包炎更难以与限制型心肌病区分，因为大多数临床特征在两种疾病之间重叠。在心力衰竭患者的超声心动图、CT 或心脏磁共振中观察到增厚的心包，并且射血分数保留未合并室壁增厚提示缩窄性心包炎；然而，值得强调的是，18%的缩窄性心包炎患者的心包厚度正常[61]。先进的超声心动图技术可能有助于区分缩窄性心包炎与限制型心肌病(另见第 14 章)，但可能需要进行心内膜心肌活检，除非明确替代诊断。特发性限制型心肌病的治疗通常仅限于心力衰竭的内科治疗，但在选定的晚期病例中，心脏移植的效果与在非限制型心肌病中相似[58]。

心脏淀粉样变性

心脏淀粉样变性是一种浸润性心肌病，在一些形式下与有毒成分相关。淀粉样物质是指衍生自多种前体蛋白的错折叠产物的蛋白质。在电子显微镜下，淀粉样物质纤维是直径为7至10nm的细胞外的、无分支的纤维。淀粉样沉积物还包含血清淀粉样物质P组分，以及几种其他常见成分，例如肝素和硫酸皮肤素蛋白多糖和糖胺聚糖，载脂蛋白E，Ⅳ型胶原和层粘连蛋白。

淀粉样变性的类型由前体蛋白定义。与心脏淀粉样变性相关的四种最常见的前体蛋白是由浆细胞恶病质[淀粉样蛋白轻链(light-chain，AL)淀粉样变性]产生的轻链，来自野生型甲状腺素转运蛋白(ATTRwt)的淀粉样蛋白(以前称为老年性系统性淀粉样变性)或突变甲状腺素转运蛋白(ATTRm或家族性淀粉样变性)和源自心房钠尿肽的局部心房淀粉样沉积物。继发性(secondary AA)淀粉样变性，其沉积物来源于炎症蛋白血清淀粉样蛋白A，很少累及心脏(表77.3)。

表77.3 不同心脏淀粉样变特征

淀粉样变类型	前体蛋白	常见发病年龄	主要器官受累	未治疗患者平均生存时间	特异性治疗
原发性	异常轻链	50+	除中枢神经系统外均受累；50%的病例涉及心脏病	非心脏病，24个月；患有心力衰竭的疾病，<9个月	针对浆细胞化疗
家族性	突变TTR	20～70+(部分取决于突变)	外周和自主神经病变 心脏	神经病变7至10年	肝移植；研究性药物(tafamidis)用于稳定TTR或抑制其产生
老年系统性	野生型TTR	70+	心脏	5至7年	研究性药物(tafamidis)用于稳定TTR或抑制其产生
孤立房性	心房钠尿肽	不明	心脏心房(特别是已患病的心脏)	对生存没有影响	不需要
继发性	血清淀粉样蛋白A(SAA)，一种炎症蛋白	青少年以上，取决于炎症状况	肝，肾；心很少	10年以上	治疗潜在的炎症

不同亚型的心脏淀粉样变性的临床表现和预后不同；AL淀粉样变性通常是一种多器官累及的疾病；ATTRm淀粉样变性累及心脏或者外周或者自主神经系统，或两者兼有；而ATTRw淀粉样变性主要影响心脏。不同类型的心脏淀粉样变性在随后的章节具体描述。

淀粉样蛋白轻链淀粉样变性

AL淀粉样变性的前体蛋白是由功能失调的浆细胞产生的异常轻链。AL淀粉样变性与多发性骨髓瘤密切相关，可能与之重叠，治疗所用药物类似。在所有的淀粉样变性病中，AL淀粉样变性累及器官最多，除了中枢神经系统外几乎每个器官系统都可能受累。大约50%的AL淀粉样变性患者在初始评价时有心脏受累的证据，其临床显著性约为75%[62]。AL心脏淀粉样变性的临床表现是快速进展性心力衰竭，通常有其他地方全身性疾病的其他证据。虽然心力衰竭是双心室，但右侧体征常常占主导地位，伴有明显的外周水肿和偶尔的腹水。有时由于淀粉样蛋白浸润小血管，患者可能有典型的心绞痛表现。体位性晕厥可能是由于自主神经功能紊乱，但复发性劳累性晕厥或晕厥前期可能表明伴有严重的固定的低心输出量心脏病。

体格检查通常显示窦性心律，或者较少见的伴有正常至低容量脉搏的心房颤动。颈静脉压力可能明显升高，并且经常出现Kussmaul征。心尖冲动通常无法触及，心音通常是正常的。心脏淀粉样变性，特别是AL淀粉样变性的一个特殊的特征是尽管心室小而僵硬，但没有第四心音。这与继发于心房浸润的心房收缩障碍有关。如果存在第三心音，则通常表示右心室功能障碍。体格检查通常可查见胸腔积液，尤其是存在胸膜淀粉样蛋白浸润时，胸腔积液量可能较大。充血性肝大较为常见，有时可能出现腹水。非心脏受累的表现是系统性疾病存在的有力证据，可能包括眶周紫癜(AL淀粉样变性特征性)，重度蛋白尿，外周或自主神经病变，巨舌症或恶病质。

心电图通常表现为肢体导联低电压，通常具有异常的电轴右偏(图77.9A)。Ⅰ度房室传导阻滞常见，并且在V_1至V_3导联中经常看到Q波。左束支传导阻滞在AL淀粉样变性病中很少见。

超声心动图通常显示的图像有力的显示了浸润性心肌病，并且在所有类型的心脏淀粉样变性中都相似。左心室腔大小正常或较小，左心室壁以及右心室壁厚度增加，并且可能出现心肌回声增强(图77.9B)。如果存在二尖瓣反流，很少超过中度，并且主动脉瓣膜很少出现明显淀粉样蛋白相关的功能障碍。多普勒组织成像经常显示左心室充盈压升高并且左心室纵向收缩功能严重受损，即使LV射血分数接近正常。斑点追踪显示出典型的局部纵向功能障碍，其特征为心尖功能相对保留和舒张期延长[63]。有时可能出现不对称的室间隔增厚以及左心室流出道压力阶差，类似于肥厚型心肌病。心导管检查表现为双侧增高的充盈压以及平方根征象，与缩窄性心包炎不同，舒张压等匀性并不常见。在淀粉样变性以及其他限制型心肌病中，左心室、右心室收缩压随呼吸运动变化一致，而在缩窄性心包炎中左心室、右心室收缩压变化不一致(表现为吸气时右心室收缩压增高而同时左心室压力降低)[64]。

心脏磁共振检查是适用于所有类型的心脏淀粉样变性的诊断工具。心脏淀粉样变性的典型特征(图77.10)包括正常心腔大小的双心室增厚，以及房间隔增厚。使用钆显像时通常难以标记心肌，晚期钆增强通常显示为心房弥漫性或斑片状的心内膜下增强。上述两种表现若同时存在一般不见于其他心肌病，高度提示心脏淀粉样变性。

使用标准同位素(例如铊)的核成像通常对局部缺血是阴性的，即使

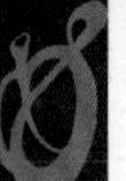

在患有心绞痛的患者中也是如此。正电子发射断层扫描(positron emission tomography,PET)联合具有血管舒张的腺苷可能显示出与小血管疾病相关的广泛应激诱导的心内膜下缺血;批准用于阿尔茨海默病成像的淀粉样蛋白高结合物质 florbetapir 的早期研究可能显示出强烈的心肌摄取。如第 21 章所述,^{99m}焦磷酸锝(^{99m}Tc-PYP)扫描可能对于诊断 AL 淀粉样变性具有可观的前景。

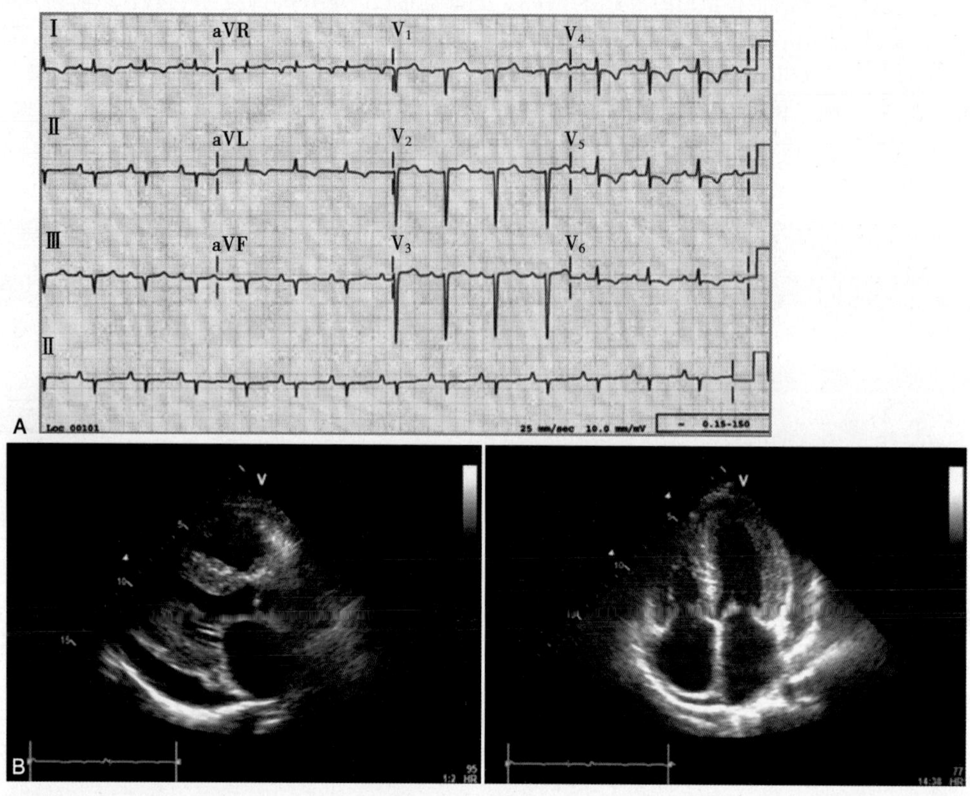

图 77.9 心脏淀粉样变。A,AL 淀粉样变性患者的心电图。注意低压肢体导联具有异常电轴,下部和中隔导联中的假性心肌梗死模式以及 T 波倒置。B,AL 淀粉样变性患者的超声心动图。显示了与 A 中相同的患者的胸骨旁(左)和心尖四腔心(右)视图。明显的心包积液双房增大,心壁增厚。患者出现严重心力衰竭,接受心脏移植,然后进行化疗和自体干细胞移植

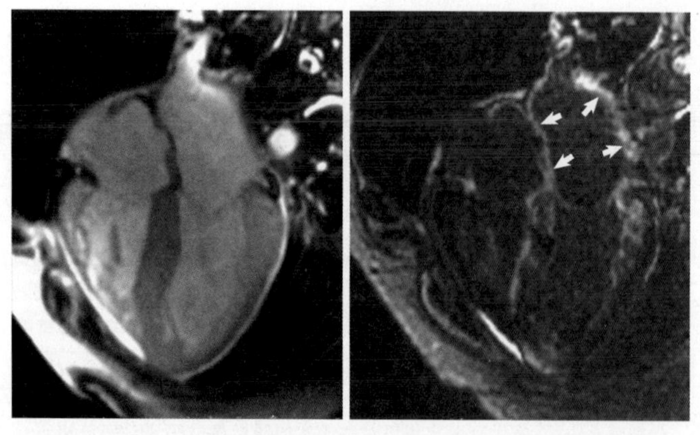

图 77.10 患有淀粉样蛋白心肌病的患者的心脏磁共振。**左图**显示左心室增厚,伴有双房增大和房间隔增厚。**右图**来自同一患者钆延迟增强扫描,心室及广泛的心房强化(箭头)。心房淀粉样蛋白沉积与心房收缩受损和心房内血栓形成有关

家族性和老年系统性淀粉样变性

家族性淀粉样变性是一种常染色体显性疾病,具有相对较高的外显率,这通常是由于编码的肝脏表达的蛋白质的基因 TTR 点突变导致的。TTR 是一种 55kDa 的蛋白质,可作为甲状腺激素甲状腺素(T_4)和与维生素结合的维生素结合蛋白的载体。已知大约 100 个 TTR 点突变,几乎所有这些突变都产生不稳定的蛋白质,导致心脏和/或外周或自主神经系统功能障碍。两种最常见的突变是 Val30Met 和 Val122Ile。Val30Met 已在全球范围内发现,流行于日本,巴西,瑞典和葡萄牙。在年轻患者中,该疾病主要表现为神经病变,如果发生心脏受累,则表现为窦房结功能障碍和轻度心脏浸润。相反,当疾病发生在中年以后,往往主要表现为心肌病。Val122Ile 是淀粉样蛋白心肌病的一个相对常见的原因。大约 3.4%的美国黑人人群和英国的非洲裔加勒比人群是 Val122Ile 突变的杂合子,这可能在 60~70 岁时导致心肌淀粉样变性。即使不存在明显的心肌淀粉样变性,该突变也与发生心力衰竭的风险增加有关[65]。除了腕管综合征,Val122Ile 几乎从不与神经病变相关[66]。

野生型 ATTRwt 是由于来自正常 TTR 的淀粉样蛋白的沉积。心脏是临床上唯一主要累及的器官,但在尸检中肺和胃肠道也经常发现淀粉样蛋白沉积物。ATTRw 患病率男女比例约为 20∶1[67]。虽然来自野生型 TTR 的淀粉样蛋白的小沉积物在老年心脏的病理检查中也很常见,但临床上明显的 ATTRwt 患者具有广泛沉积物最终导致心脏功能障碍。该疾病的特征是进行性双心室衰竭而没有神经病变。以前认为是比 ATTRm 或 AL 淀粉样变性更罕见的疾病,目前看来它可能是最常见的心肌淀粉样变性。

临床特征。与 AL 淀粉样变性的低电压不同,TTR 淀粉样变性中的心电图经常显示为正常电压伴有非特异性传导紊乱和 ST-T 波变化。特别是在 ATTRwt 中,左束支传导阻滞更常见,随着疾病的进展可能发展为高度房室传导阻滞。无论是由突变 TTR 蛋白还是野生型 TTR 蛋白引起的心肌病,其超声心动图外观与前面描述的 AL 淀粉样变性相似。尽管如此,ATTRwt 病程进展缓慢,未经治疗的 ATTRwt 存活率远远高于未治疗的 AL 淀粉样变性,ATTRm 的存活率介于上述两者之间。该观察结果产生了一种假设,即在 AL 淀粉样变性病中,除了浸润造成的损伤外,还可能存在来自循环游离轻链的毒性成分。随后的观察显示治疗 AL 淀粉样变性后心力衰竭的临床症状快速改善,实验室数据也证实轻链毒性,证实了之前的假设[69]。

焦磷酸锝扫描(欧洲 DPD 扫描)已在疑似 TTR 淀粉样变性病患者中成为一种非常有用的诊断工具。对于 TTR 淀粉样变性,强阳性扫描的发现实际上是特异性的,患有 AL 淀粉样变性的患者在心肌中几乎没有摄取同位素。对具有典型超声心动图表现的淀粉样变性患者和没有浆细胞恶液质的证据的患者进行强阳性扫描被认为是 TTR 淀粉样变性的诊断并且可能避免进行组织活检[70,71]。

孤立的心房淀粉样蛋白变性只能通过活检标本进行诊断。其主要表现为心房颤动发病率增高,其主要意义在于如果在心耳切除术中获取的活检标本出现能够识别,它与心室淀粉样变性无关。

诊断

淀粉样变性的诊断依赖于对疾病的临床认识,临床特征,血液和组织分析以及活组织检查的阳性结果。在 AL 淀粉样变性患者中,血清和/或尿液免疫固定电泳通常显示为单克隆丙种球蛋白病。血清游离 κ 和 λ 轻链的检测显示超过 90% 的 AL 淀粉样变性病例中 κ 或 λ 轻链过量,该检测用于监测对治疗反应非常有效。患有 TTR 淀粉样变性病的患者没有与疾病相关的单克隆丙种球蛋白病并且具有正常的游离血清轻链比率。然而,超过 5% 的 70 岁以上患者存在意义不明的无关单克隆丙种球蛋白病,如果在患有 TTR 淀粉样变性病的患者中发现,可能会使情况变得复杂。AL 淀粉样变性患者的骨髓活检通常显示浆细胞过多,通常在总细胞数的 10% 至 20% 范围内。骨髓中的浆细胞数超过 30% 则表明为多发性骨髓瘤的重叠综合征。

对淀粉样变性的明确诊断通常需要活组织检查。超过 80% 的 AL 淀粉样变性患者可能在皮下脂肪垫针吸中显示淀粉样沉积物,该检测需要染色小沉积物的经验以避免假阳性或假阴性结果。脂肪垫活组织检查的使用率在 TTR 淀粉样变性中较低。不像其他心肌病,心脏淀粉样变性心内膜活检几乎都是阳性的。它还具有能够在活组织检查时测量右侧心脏压力的优点,并且在熟练的操作下,并发症发生率低。

仅仅通过组织学诊断心脏淀粉样变性而不明确具体淀粉样蛋白的类型是不够的,因为根据潜在的前体蛋白,不同类型的心脏淀粉样变性治疗差别很大。新鲜组织的免疫组化检查具有中等的特异性,即便在熟练地操作员操作下仍会发生不准确性。在临床症状不明确的情况下,需要分子分析淀粉样蛋白类型,激光显微切割淀粉样沉积物随后进行蛋白质组学分析是目前的“金标准”[72]。

治疗

治疗的目的有两方面:治疗心力衰竭和处理潜在的淀粉样蛋白。在 AL 淀粉样变性中,利尿剂是心力衰竭治疗的主要支柱。低血压经常出现(通常是由于自主神经功能障碍合并低心输出量的组合),ACE 抑制剂耐受性差;即使用低剂量,它们也可以促使低血压恶化。没有证据表明 β 受体阻滞(即使耐受)会影响结果(尽管低剂量可能有助于控制心房颤动的心室率),钙通道阻滞剂是禁忌的,因为它们经常使心力衰竭恶化。对于严重的心力衰竭,使用静脉输注利尿剂和肾脏剂量多巴胺可能有助于利尿,但是正性肌力药物的作用尚不清楚。无自主神经病变的 TTR 淀粉样变性比 AL 淀粉样变性更耐受低剂量的 ACE 抑制剂。如果发展为高度房室传导阻滞需要起搏,应尝试双心室起搏,因为在僵硬的小心室腔中起搏似乎是有害的。

浆细胞恶液质引起的 AL 淀粉样变性需要心脏病专家和熟练治疗该疾病的血液学家配合,并且包括针对浆细胞的化学疗法。对于心脏淀粉样变性患者,高剂量化疗联合自体干细胞移植通常耐受性差,但基于硼替佐米的方案在快速控制潜在的浆细胞恶病质和稳定患者方面显示出巨大的希望[73]。长期生存越来越普遍。在许多患者中,血清游离轻链的正常化与心力衰竭的显著改善相关,尽管超声心动图上无明显改变,该作用可能是与去除淀粉样蛋白前体对心脏的毒性相关[74]。

在 ATTRm 淀粉样变性病中,去除淀粉样蛋白的来源需要肝移植。不幸的是,一些因 ATTRm 引起的心脏淀粉样变性患者甚至在肝移植后仍有浸润性心肌病的进展,上述现象被认为是由于来自野生型(与突变体相反)TTR 的持续淀粉样蛋白沉积。一些患者需要考虑联合肝脏-心脏移植,特别是如果神经病和心肌病共存的话。一些 ATTRm 患者,特别是那些与 Val122Ile 相关的患者,可能会受益于单独的心脏移植,因为移植的心脏中似乎不会发生淀粉样蛋白沉积。心脏移植需要精心挑选在移植后也愿意接受强化化疗以消除浆细胞恶液质的 AL 淀粉样变性患者。虽然许多 ATTRwt 患者超出了心脏移植的通常年龄范围,但也可成功完成心脏移植并具有良好的长期疗效。由于 ATTRwt 患者不产生突变 TTR,因此肝移植没有作用。与扩张型和缺血性心肌病不同,ICD 在淀粉样变性病中的作用尚不清楚。许多植入 ICD 的淀粉样变性患者仍然突然死于无脉博性电活动,ICD 的使用可能仅限于明显因室性心律失常而猝死或晕厥的患者。甲状腺素相关性淀粉样变性结果调查(THAOS;NCT00628745)是一项全球性,多中心,纵向观察性调查,最短持续时间为 10 年,旨在通过研究大型异质患者群体来更好地了解和描述疾病的自然史。

肉瘤样心肌病

类肉瘤病是一种原因不明的多系统疾病,其组织学表现为非干酪性肉芽肿。在美国,这种疾病最常见于黑人群体,女性比男性更常见。类肉瘤病在斯堪的纳维亚半岛和日本的发病率较高。心脏受累主要表现为心室功能障碍,心脏传导阻滞和/或室性心律失常。尽管经常被描述为限制型心肌病,但最常见的类肉瘤心肌病表型是扩张型心肌病,偶尔会形成动脉瘤。尽管大多数患有类肉瘤性心肌病的患者也有非心脏疾病,尤其是肺部疾病的证据,但临床上孤立的心脏类肉瘤病越来越多地被认为是导致心脏传导阻滞和室性心律失常的原因。室性心律失常导致的猝死可能是类肉瘤性心肌病患者的首次表现。早先认为肺肉瘤病患者心脏受累的比例不超过 5%,但尸检研究表明心脏受累的比例高得多,最近的心脏成像研究显示至少 25% 的肺结节病患者出现心脏受累[75]。在先进的影像研究和高度怀疑下,越来越多的在没有明显临床特征

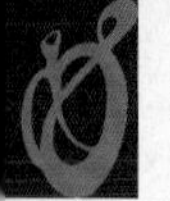

的非心脏性疾病中的类肉瘤心肌病被诊断出来。

病理学

类肉瘤心肌病导致的心脏收缩功能障碍可能是很严重的，而其病理学基础令人费解。非干酪性肉芽肿，即疾病的标志，即使在严重疾病中也是片状分布的，因此不能单独解释严重的收缩功能障碍。肉芽肿性病变与水肿和炎症有关，并且在疾病晚期可见广泛的心肌纤维化（图 77.11）。肉芽肿浸润的斑片状性质和有时广泛的纤维化使得心脏活组织检查检出率较低，并且即使在尸检时也可能难以发现肉芽肿，因为终末期疾病主要表现为心肌纤维化[76]。偶尔，可能主要累及右心室并且程度较重，多个在多模式生物成像中具有典型外观的 ARVC 的病例，随后被发现是由于心脏结节病[77]。患有严重肺结节病和肺动脉高压的患者右心室功能可能受损，即使在没有心脏直接结节受累的情况下。

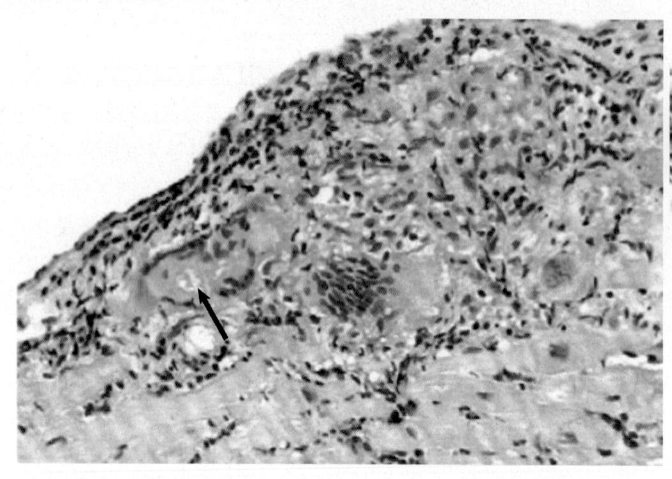

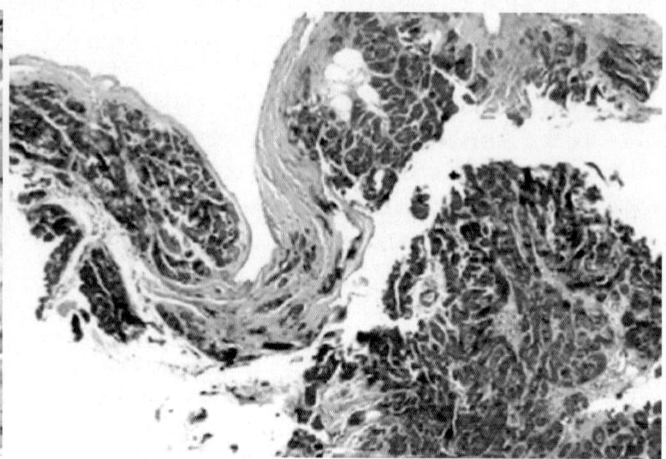

图 77.11 类肉瘤心肌病心肌活检。左图显示了初始活检标本（苏木精 - 伊红染色），其具有典型的结节病的炎性非干酪性肉芽肿。箭头指向巨细胞的细胞质中的“小行星体”；这是各种肉芽肿病的常见发现。右图显示同一患者的随访活检标本（Masson 三色染色，初始放大倍数 100 倍）。没有肉芽肿，并且现在存在广泛的间质纤维化（绿色染色区域）。这表明在纤维化广泛的情况下，活组织检查可能遗漏肉芽肿，特别是在晚期类肉瘤心肌病中。（引自 Leone O，Veinot JP，Angelini A，et al：2011 Consensus statement on endomyocardial biopsy from the Association for European Cardiovascular Pathology and the Society for Cardiovascular Pathology. Cardiovasc Pathol 2012；21：245.）

临床特征

类肉瘤最常见的非心脏部位是肺部，大约一半的患者有明显的实质性疾病，其余患者有孤立的双侧肺门淋巴结肿大。其他受累部位按频率递减顺序，是肝脏和胃肠道、眼部和神经。皮肤受累并不罕见，病变似乎偏爱瘢痕和文身。在明确的心外肉瘤病患者中，左心室收缩功能障碍几乎总是与类肉瘤心脏病相关。

心脏类肉瘤病最常见的临床特征是双心室心力衰竭。由于左心室扩张，乳头肌受累可能引起严重的二尖瓣反流。肉瘤样肉芽肿对心脏传导系统有偏好，可能会导致高度房室传导阻滞，可以是肉瘤性心肌病的最初表现，或者是晚期表现（图 77.12）。房性和室性心律失常都很常见，后者来自任一心室。对于出现完全心脏传导阻滞的年轻病人，一旦排除莱姆病等病因，应当考虑肉瘤性心肌病，特别是如果出现室性心律失常，应该进行影像学检查。心脏猝死几乎总是与尸检中明显可见的瘢痕和纤维化有关。肉瘤性心肌病的罕见表现是急性肉瘤性心肌炎，其特征在于高度房室传导阻滞、恶性室性心律失常和心力衰竭。除非还存在肉瘤的全身特征，否则可能难以将其与巨细胞心肌炎区分开。

诊断

类肉瘤的实验室检查通常是无益的。可能出现血沉以及免疫球蛋白升高，但是是非特异的。高钙血症（被认为是由于肉瘤肉芽肿中巨噬细胞激活维生素 D）虽然不常见，但却是一种有用的线索。尽管血清 ACE 升高可能有助于诊断，但由于 ACE 基因的多态性，正常人群中存在广泛的范围。未经治疗的结节病患者可见正常 ACE 水平，连续 ACE 水平似乎与治疗反应无关。

增强钆的心脏磁共振（另见第 17 章）是检测类肉瘤心脏病异常的敏感检查（图 77.13）。延迟钆增强可以在冠状动脉或非冠状动脉分布中发现，通常是非透壁的，并且对于基底和/或中间隔具有偏好[75]。心外类肉瘤患者通过心脏磁共振发现心肌晚期钆增强是随后主要心脏事件（包括猝死）的标志，并且重大事件的风险与晚期钆增强的量成比例[78]。在急性期，T_2 加权成像可能显示心肌水肿，其特征是在 T_2 加权和早期钆增强图像中区域的增厚和信号强度的增加[79]。

^{18}F-氟脱氧葡萄糖（fluorodeoxyglucose，FDG）PET 扫描（见第 16 章）与类肉瘤患者的心脏磁共振互补；它反映了活动性疾病中的炎症区域，允许对治疗反应进行连续评估，并且逐渐成为心脏病诊断和治疗的重要工具[80]。图 77.14 显示了心脏淀粉样变性患者的 PET-CT 联合扫描示例。

组织活检。如果排除巨细胞心肌炎，显示非干酪性肉芽肿的阳性心脏活检可诊断为心脏类肉瘤。然而，肉芽肿浸润的斑片状性质导致阳性活组织检查的检出率低。另一器官的靶向活检，例如扩大的肺门淋巴结，可以提供更高的检出率，或者在 PET 或心脏磁共振上看到的明确异常区域的活组织检查可能是有价值的。2006 年日本结节病和肉芽肿病学会建议诊断由主要和次要标准相结合，包括心肌活检、PET-CT 和心脏磁共振更敏感，并且正在发挥越来越大的作用。

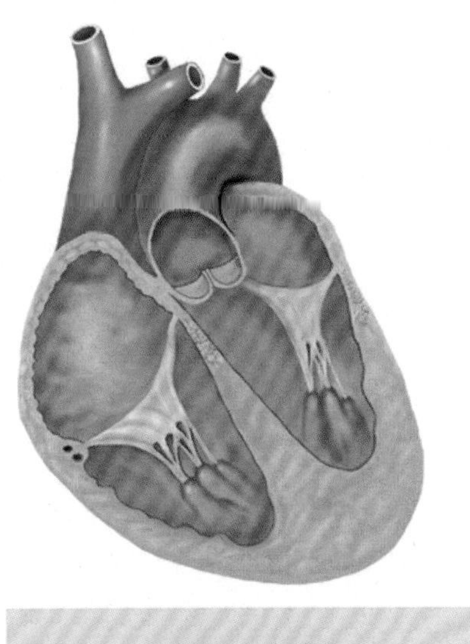

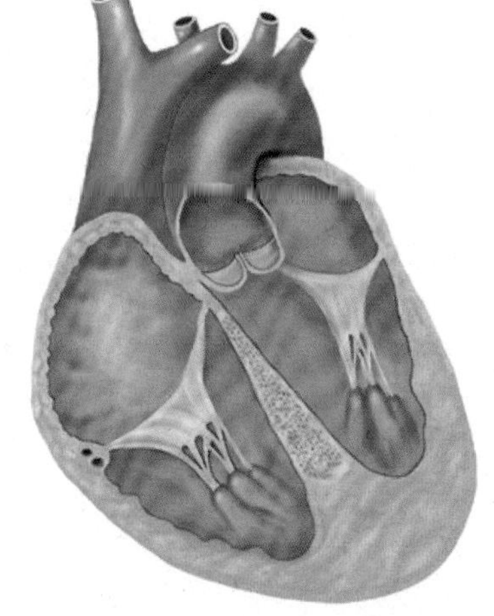

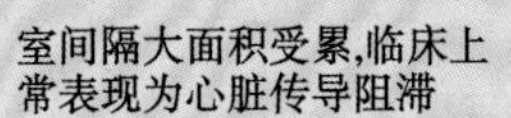

室间隔大面积受累,临床上
常表现为心脏传导阻滞

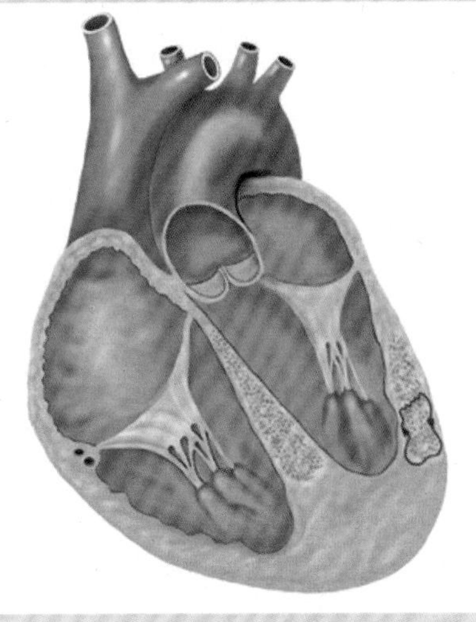

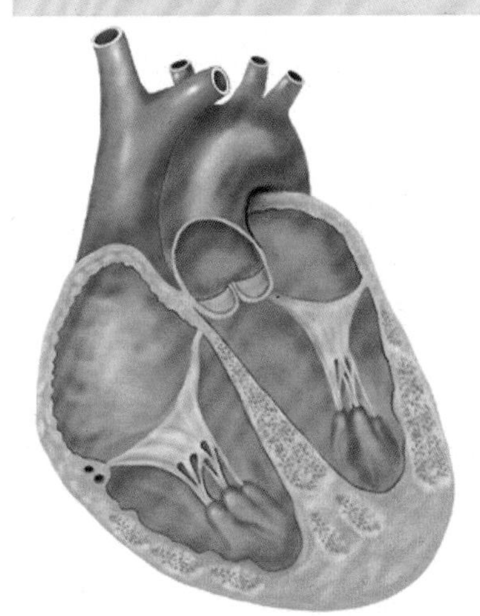

左心室和右心室广泛受累,
临床表现为心力衰竭和/或
心脏阻滞和/或室性心动过速

图 77.12 与该疾病的临床表现相关的心脏结节病变程度的说明性实例。(引自 Birnie DH, Nery PB, Ha AC, Beanlands RS. Cardiac sarcoidosis. J Am Coll Cardiol. 2016;68:411-21.)

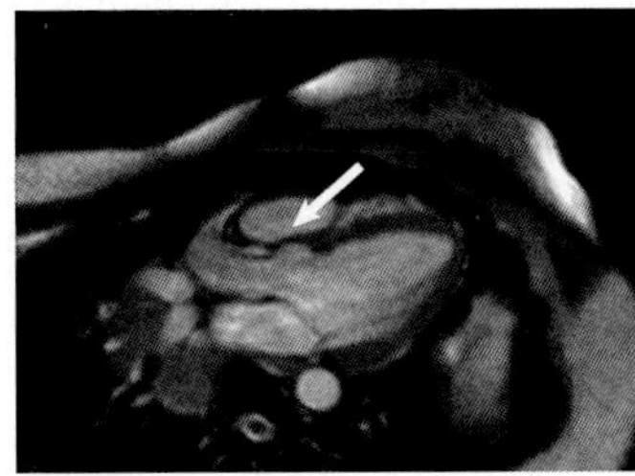

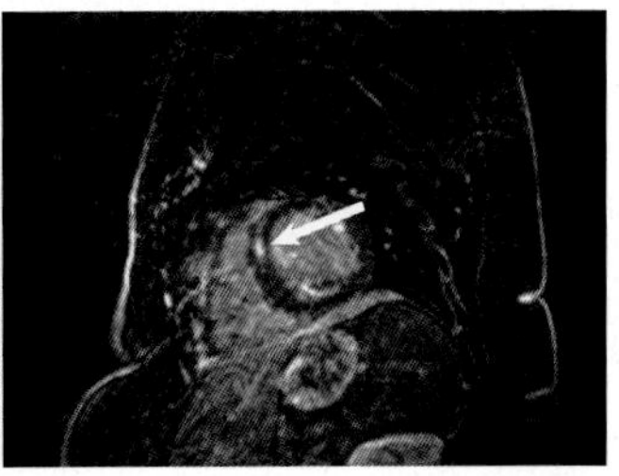

图 77.13 心脏结节病患者心脏磁共振。心力衰竭在妊娠晚期发生,最初被诊断为 PPCM。超声心动图显示射血分数减少,伴有结节病典型的基底间隔变薄。该特征在磁共振上被证实(**左图**,箭头)。延迟的钆摄取显像显示中层心肌钆摄取(**右图**,箭头)与结节病一致,随后在活检标本上证实

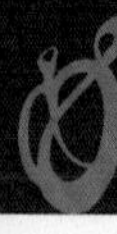

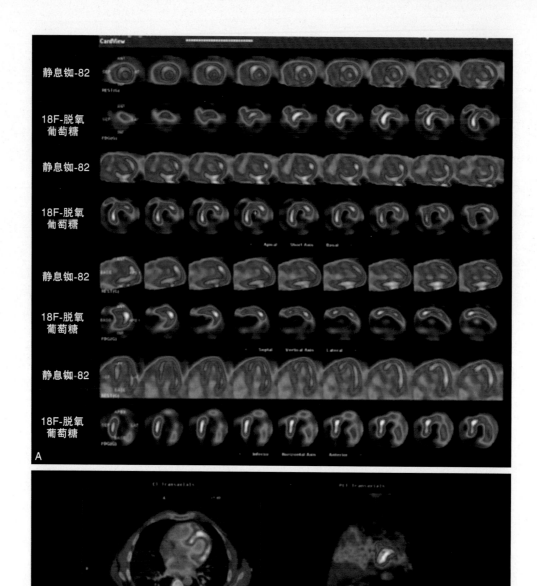

图 77.14 心脏结节病的患者的 PET 扫描。有心悸和心房扑动的具有肺结节病史的 53 岁男性使用铷-82 和 18F-FDG(葡萄糖类似物)组合的静息 PET 扫描。**A**,从顶部开始,每对图像代表铷-82 扫描,下面是相应的 18F-FDG 图像。扫描显示基底和中间隔灌注缺损,在这些区域中具有强烈的 FDG 摄取,提示心肌炎症。正常心肌没有表现出任何 FDG 摄取,因为它摄取游离脂肪酸。**B**,同一患者的联合 CT-PET 图像显示强烈的心脏摄取。(Courtesy Dr. Sharmila Dorbala, Brigham and Women's Hospital, Boston. From Dubrey SW, Falk RH: Diagnosis and management of cardiac sarcoidosis. Prog Cardiovasc Dis 2010;52:336.)

治疗

目前尚未发表治疗心脏结节病的随机临床试验结果。如果存在心力衰竭,应该进行标准的心力衰竭治疗,此外,特别是在新诊断的结节病和收缩功能障碍的患者中应当给予类固醇治疗。类固醇通常在非心脏结节病中有效,非随机数据表明对于心脏病患者合并心力衰竭,尤其是在不可逆性纤维化尚未发展的疾病早期患者有益。泼尼松通常以每天 1mg/kg 至 40mg/d 的剂量开始,并且在几个月的时间内在严密监测下逐渐减量[81]。如果类固醇治疗不成功,甲氨蝶呤通常被用作二线药物[82],此外最近的一些病例报告显示抗肿瘤坏死因子单克隆抗体可能有效。

心律失常的治疗通常需要起搏器和/或植入式除颤器。假设系统性结节病中的高度房室传导阻滞是相关心肌结节病的标志,建议对于任何需要起搏的肉瘤病患者使用起搏器-ICD。与其他伴有射血分数降低的心衰患者类似,预防性使用 ICD 是合适的。但是对于没有高度房室传导阻滞或者频发室性心律失常的结节病和轻度心脏病患者,ICD 的作用尚不明确[83]。2014 年心律协会对心脏结节病患者 ICD 植入的共识建议是一个有用的参考,并建议将这些患者中纳入先进影像学和可能的电生理学研究中[84]。在仔细评估非心脏受累后,可对患有严重肉瘤性心肌病的患者进行心

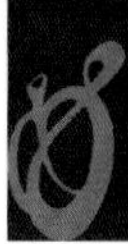

脏移植。在美国,不到 0.2%的心脏移植用于肉瘤性心肌病,移植治疗效果至少与其他心脏移植患者的效果相当[85]。

法布里病

法布里病(Fabry disease)是由中性糖鞘脂(主要是球形三酰基神经酰胺)的进行性溶酶体积聚引起的;它是由α-半乳糖苷酶 A 缺乏引起的,它是由 X 染色体上的 GLA 编码的[86]。作为一种 X 染色体连锁的遗传病,大多数疾病由女性携带者传播并且发生在男性,尽管晚年的重大疾病也可以见于女性。疾病表型包括多种体征和症状,主要表现有以下几种:血管角化瘤,肢端感觉异常,无汗症,眼球改变,最终导致心血管,脑血管和肾脏疾病,这些都与糖鞘脂沉积和随后的血管功能不全引起的中枢小血管病变病理生理学紧密有关。儿童男性早发病例的经典标志是严重的四肢疼痛(肢端感觉异常),其特征在于四肢远端的灼痛,是由于各种压力导致的周围神经缺血。血管角膜瘤,红色和紫色的点状真皮病变,包括下腹部、臀部、大腿和小腿的上半部分,可能是该疾病的最早迹象之一,并随着年龄逐渐累积。在大多数情况下,无汗症见于疾病早期。一项对于法布里病表型特征的调查[87]显示,发病年龄和表型变异与α-半乳糖苷酶 A 缺乏程度有关,α-半乳糖苷酶 A 缺乏低于 1%与疾病早发以及高侵袭性相关[86-88]。

法布里病的大多数病态和致命表现与心血管疾病、脑血管疾病和肾病有关。发生于中年的男性,他们在早年生活中具有典型的表型和发病,虽然晚期疾病发病年龄是不固定的,在某些情况下可能发生在 20~30 岁。小血管疾病相关的脑血管问题包括短暂性脑缺血发作和血栓形成,导致多达四分之一的患者在各种位置发生中风,最常见于后循环。心血管受累通常在临床上表现不明显,直到第三或第四个十年,最终在大多数患者出现心血管疾病的一些表现。最常见的表现是超声心动图上的左心室肥大,尽管在第三个十年中大多数病例的左心室肥大程度是轻微的,但随着年龄的增长而左心室肥大程度逐渐增加。恶化的左心室肥大与小血管疾病引起的心绞痛相关,心外膜冠状动脉疾病并不常见。心电图上的表现最初包括短 PR 间期和左心室肥大,后来有心脏传导阻滞的证据。心动过缓很常见,少数患者需要心脏起搏器。非特异性 ST-T 变化也很常见。超声心动图的特征包括轻度至重度左心室肥大,后者在老年患者中更常见,以及轻度至显著的舒张功能障碍。在大多数情况下,收缩功能是正常的,尽管已经报道了晚期疾病的心力衰竭。心悸和心律失常也会发生。

法布里病的非典型表型已被分类为心脏或肾脏变体。尽管大多数经典的法布里病是综合征,并且在绝大多数病例中,在转诊进行心血管或肾脏咨询之前,将确定法布里病的诊断,偶尔会将患者在做出法布里病的诊断之前转诊给心血管或肾脏专科医生治疗器官特异性疾病。非典型心脏变异表型具有很少或没有经典体征和症状,但可能在 60~80 岁时表现为不明原因的左心室肥大,有时伴有心肌病,二尖瓣关闭不全和轻度蛋白尿,很少或没有肾功能障碍。由于其千变万化的表现,原因不明的左心室肥大的患者中法布里病的发病率已经被研究。在一项针对 13 个欧洲中心的 1 386 名患者的研究中,其中分别包括大于 35 岁和 40 岁的男性和女性,均被诊断为肥厚型心肌病,通过搜索 *GLA* 突变进行法布里病的系统筛查,最终通过α-半乳糖苷酶 A 水平确诊[89]。确定了 7 个个体(0.5%),其中 4 个是 45 至 72 岁的女性,均具有显著的 LV 肥大(15 至 22mm)。只有 3 例有法布里病的其他迹象,最常见的是血管角化瘤。在该研究中没有报道排除编码已知导致肥厚型心肌病的肌节蛋白的其他基因中的突变,但是肥厚型心肌病的综合分子(组)测试现在将鉴定肌节变体以及 GLA 变体。

法布里病的诊断依赖于显示降低的α-半乳糖苷酶 A 活性和 GLA 突变的分子遗传学测试。在光学或电子显微镜下心内膜心肌活检标本显示血管内皮细胞中的内含物的也可以诊断。因为患有法布里病的成年人的心血管发现几乎总是包括左心室肥大,在此情况下多数病例会被诊断为肥厚型心肌病,应该行包括 GLA 的基因组的基因检测以确保不会错过法布里病的非典型病例。

法布里病的治疗可利用酶替代物,通过阻止球形三酰基神经酰胺的沉积并且在一些情况下逆转疾病表型,改善症状和恢复器官功能。因而,尽管大多数医生很少遇到,法布里病的诊断也很重要。

戈谢病和糖原贮积病

戈谢病(Gaucher disease)是一种常染色体隐性糖原贮积病,由 GBA 中纯合或复合杂合突变引起的β葡糖脑苷脂酶活性缺陷引起[90]。疾病的临床表现变化很大,从致命的急性围生期形式和亚急性青少年形式,两者都有主要的中枢神经系统疾病,以及大多数是无症状的成人形式;所有形式均有脾大、肝大、血细胞减少和肺部疾病,因为葡萄糖神经酰胺在网状内皮细胞中的沉积,包括外周血白细胞。心脏受累罕见,但已报道显示患有等位基因变异的患者,二尖瓣和主动脉瓣钙化导致瓣膜功能不全和狭窄,以及角膜混浊和脾大。此外还有报道戈谢病导致复发性心包炎以及具有收缩功能障碍的扩张型心肌病。现在可以使用酶替代疗法,并且在大多数情况下可以稳定或逆转疾病过程,因此戈谢病的诊断显得尤为重要。

血色素沉积症

血色素沉积症是一种由铁超负荷引起的疾病,其中铁渗入主要器官,尤其是肝脏、心脏、甲状腺、性腺、皮肤和胰岛细胞,导致了包括肝硬化、心肌病、糖尿病和内分泌疾病在内的晚期疾病的特征性临床表现。当由遗传疾病引起时,血色素沉积症被归类为遗传性(或原发性)或被归为继发性,包括与地中海贫血,镰状细胞病或铁粒细胞性贫血相关的吸收增加或与骨髓增生异常或再生障碍性贫血的过量输血有关而引起。由于铁具有毒性并且身体不能排出铁因而其含量和分布受到严格的调节。近来,对于铁的吸收,使用,储存和再循环的分子机制研究取得了进展[91]。

HFE(hemochromatosis gene,血色素沉积症基因)相关的遗传性血色素沉积症是一种常染色体隐性遗传疾病,几乎在所有病例中均来自纯合突变 Cys282Tyr,尽管 3%至 8%的病例是 Cys282Tyr 和 His63Asp 的复合杂合子。Cys282Tyr 变异体的携带频率在欧洲血统的个体中高达 11%,尽管该疾病在女性中发生的可能性是其两倍,并且即使 Cys282Tyr 纯合子也存在外显率变化[92]。铁过载引起的临床疾病的发病是隐密的,症状和体征不敏感、非特异性。筛查测试包括血清铁蛋白和转铁蛋白饱和度,女性接受水平为 200ng/ml,男性为 300ng/ml,女性为 45%,男性为 50%。如果两个测试均为阴性,则可以排除铁过载。随着转铁蛋白饱和度升高,需要对血色素沉积症基因进行分子遗传学检测。随着转铁蛋白饱和度升高和铁蛋白水平高于 1 000,通常通过静脉切开术进行除铁,并进行肝脏和心脏功能的评估。

无论何种原因导致的血色素沉积症的心血管表现都是类似

的，可能会在被诊断前引起患者的医疗行为，由于很少累及其他系统，因而对于具有轻度或者中度收缩功能障碍的非扩张型心肌病的鉴别诊断中需要考虑血色素沉积症。心血管功能障碍始于限制型的非扩张表型，随着疾病的进展，进展为收缩功能障碍，与扩张型心肌病一致的轻度至中度的左心室扩张，然后是晚期疾病和最终的心力衰竭[93]。在大多数情况下，心律失常和传导系统疾病伴随进行性心肌功能障碍，包括房室传导阻滞和束支传导阻滞和缓慢性心律失常和快速性心律失常，其中一些可能导致晕厥和心源性猝死。心脏磁共振已经发展成为一种敏感的非侵入性诊断方式。通过心内膜心肌活检可以明确铁超负荷导致心脏功能障碍的诊断，如果其他检查尚无定论或血色病的心血管受累程度被其他心血管疾病（如冠心病）混淆，心内膜心肌活检特别有效。最终治疗集中在去除铁，通常通过静脉切开术，并且随着铁储备耗尽，在大多数情况下心脏功能将改善，有时改善显著。及时诊断和静脉切开术可以使大多数患者避免心脏移植。

心内膜心肌病

心内膜心肌病是限制型心肌病的另一个原因，它通过心内膜纤维化的发现得到统一。几种情况共享心内膜纤维化的病理学终点表型，但没有出现这种病理学的统一假设，并且每种病症都有其独特的原因。心内膜心肌纤维化（endomyocardial fibrosis，EMF）是 1948 年乌干达首次描述的一种疾病（最初称为热带心内膜疾病或心内膜弹力纤维增生症），可能是全世界限制型心肌病最常见的原因。虽然在北美很少见，病理上与心内膜心肌纤维化相似的相关病症包括通常在成人中观察到的 Löffler 心内膜炎，或与发育不全的左心综合征和其他先天性心脏病或子宫内相关的新生儿心内膜弹力纤维增生症（endocardial fibroelastosis，EFE）明显不同的发作或腮腺炎感染。最近在模型系统[94]中概括的心内膜弹力纤维增生症可以通过其流行病学和左心室的更多扩散浸润来区分心内膜心肌纤维化，而心内膜纤维化更多地涉及右心室和左心室顶点和瓣膜下装置。已经在一些家族中观察到新生儿心内膜弹力纤维增生症，并且已经考虑了遗传原因［参见在线孟德尔遗传（Online Mendelian Inheritance in Man，OMIM）226000］，并且 X-连锁的 Barth 综合征（参见 OMIM 302060）被归类为具有相关心内膜弹力纤维增生症的扩张型心肌病，近端骨骼肌病和生长迟缓。有时，在 Barth 综合征中也观察到非致密化。

类癌心脏病

类癌心脏病是一种罕见病，是类癌综合征的一部分，是由血管活性物质循环水平升高介导的全身性疾病，包括 5-羟色胺（5-HT）、5-羟色氨酸、组胺、缓激肽、速激肽和前列腺素产生的罕见转移性神经内分泌恶性肿瘤——类癌[95]。类癌综合征的特征在于与肝转移相关的 3 种症状——潮红、腹泻和支气管痉挛。转移产生高水平的血管活性物质，特别是 5-HT，其通过肝静脉到达全身循环。心脏右侧的高水平引起进行性纤维化心内膜斑块[96]。肺中对羟基吲哚乙酸（5-HIAA）的灭活通常保护左侧心脏结构，但是如果水平非常高或卵圆孔未闭允许从右向左分流，这些结构可能会受累[97]。与非转移性卵巢癌相关的类癌心脏病很少被描述。

类癌性心脏病的特征性病理特征是由肌成纤维细胞增殖以及胶原和平滑肌细胞沉积引起的右侧瓣膜增厚和回缩。有时还发生三尖瓣环状和亚窝状受累和肺根收缩，从而增加了瓣膜功能障碍。很少有心脏直接涉及类癌转移[95,96]。体格检查显示右心室容量和压力超负荷的证据，伴有三尖瓣和肺部反流和狭窄的杂音。在疾病的晚期，发生外周性水肿和心输出量低的腹水，尽管在发生显著的临床恶化之前瓣膜病可能是血流动力学严重的。在已知类癌综合征的情况下右侧心力衰竭的症状高度提示类癌性心脏病，但心脏受累有时可能是类癌综合征的最初特征。胸部 X 线摄影和心电图通常在类癌性心脏病中没有发现。尿 5-HIAA 水平升高对类癌综合征的诊断具有高度特异性和中度敏感性，超声心动图和心脏磁共振的特征性三尖瓣固定增厚和肺动脉瓣联合狭窄和反流病变高度提示类癌性心脏病[98]。

未经治疗的类癌综合征患者的中位生存时间为 3 至 4 年，类癌性心脏病的存在时间缩短至不到 1 年[95]。治疗通常不具有治愈作用，包括通过栓塞或部分肝切除术和使用奥曲肽（octreotide）来减少肝转移，奥曲肽是一种生长抑素类似物，其与类癌肿瘤细胞表面上的生长抑素受体结合并抑制血管活性物质的分泌。尽管类癌性心脏病的发展和进展与 5-HIAA 水平升高有关[99]，但之后 5-HIAA 水平的降低似乎不会引起心脏瓣膜病变的改变，甚至可能进展[95]。类癌性心脏病可以成功进行瓣膜置换[100]，但也存在独特的挑战，例如以严重低血压，严重的支气管收缩和心律失常为特征的急性类癌危象的发展。因此，在术中和围手术期，了解病情并与内分泌科医生合作的外科和麻醉团队至关重要。一旦超声心动图识别出晚期类癌病，即使没有明显的右侧心脏功能障碍，也建议进行手术治疗；接受手术的患者可能会有更好的结果[95]。

Löffler（嗜酸性粒细胞）心内膜炎

Löffler 心内膜炎（Löffler endocarditis）发生在嗜酸性粒细胞增多的病症范围内，其中嗜酸性粒细胞的数量增加，通过释放高活性的生物物质侵入并破坏各种器官（包括心内膜和心肌）中的组织。Löffler 心内膜炎中嗜酸性粒细胞增多的原因包括已知和特发性原因，如广泛的蠕虫或其他寄生虫感染，包括癌症或嗜酸性粒细胞白血病在内的恶性肿瘤，以及包括药物反应在内的过敏症，所有这些都可能伴有嗜酸性粒细胞增多症，以及 特发性嗜酸性粒细胞增多症。嗜酸性粒细胞增多被定义为慢性绝对嗜酸性粒细胞计数高于 1 500 细胞/ml 至少 1 个月，尽管持续 6 个月或更长时间的嗜酸性粒细胞增多是常见的，或者是嗜酸性粒细胞组织侵袭的病理证据。据报道，有一个家庭的常染色体显性传播与 5q31-q33 有关，最近，骨髓增生性疾病中的嗜酸性粒细胞增多综合征对酪氨酸激酶抑制剂有反应，但目前还没有统一的遗传或环境假说。

影响心脏的嗜酸性粒细胞增多症，虽然罕见，但如果存在，会导致相当大的发病率和死亡率。在评估特发性 RCM 期间，可以在心内膜心肌活检中鉴定一些心肌嗜酸性粒细胞增多症的病例，并且在这种情况下，应该完成对潜在病因的全面评估。无论原因如何，嗜酸性粒细胞介导的心脏病已分为 3 个阶段：急性、中间和纤维化。在急性期，通常以很少或没有体征或症状为特征，嗜酸性粒细胞侵入心肌，脱颗粒，并由淋巴细胞辅助，引起强烈的心肌炎症并最终导致心肌坏死。尽管超声心动图的发现在此阶段可能是正常的，但对比度增强的心脏磁共振可以检测疾病[101,102]，并且心肌生物标志物可以升高到不同程度。在第二阶段，有利于血栓在心尖部覆盖受影响的心内膜。症状包括胸痛或呼吸困难。其他疾病的证据包括二尖瓣或三尖瓣瓣膜反流，心脏扩大和心力衰竭。心内膜血栓对脑或其他器官的栓塞是常见的，并且可能是该疾病的

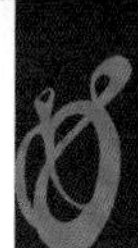

最初特征。心电图可能显示T波倒置,成像研究将揭示受影响区域的壁血栓,有时会如此广泛,以至于大部分心肌腔被凝块堵塞。第三个纤维化阶段伴有弥漫性瘢痕形成,导致心内膜纤维化和限制型心肌病。瘢痕通常涉及二尖瓣和三尖瓣下瓣膜结构;它会损害他们的活动能力并导致瓣膜反流。也可发生瓣膜小叶瘢痕形成。如果在第一阶段可以识别疾病,则治疗集中在治疗潜在病症。皮质类固醇和细胞溶解疗法已被采用。纤维化阶段需要通过瓣膜切除,修复或置换以及通过切除心内膜瘢痕来手术解决,以减轻心内膜纤维化的限制性质。

心内膜心肌纤维化

心内膜心肌纤维化是以左心室及右心室心尖心内膜纤维化为特征的最终导致限制型心肌病的一种疾病,在北美少见但是在非洲高发。该疾病首先在乌干达被报道,主要发病于非洲热带地区,南亚次大陆,巴西,也见于非洲亚热带地区,极少的病例发生在温带气候地区,包括北美。在莫桑比克农村地区人群中该病的发病率大约在20%左右[103],男性发病率(23%)较女性高(17%)。此外本研究中确定了家庭聚集性,尽管这是否与选择用于研究的家庭单位,遗传倾向或两者的共同环境暴露有关,但未得到证实。在一些研究中发现,该病发病的两个高峰,第一个峰值在10岁以内,第二个峰值位于30~40岁。

心内膜心肌纤维化的病因尚不明确,但它的病理学变化与一些北美相对高发的其他疾病类似,例如嗜酸性粒细胞心肌炎或者嗜酸性粒细胞增多症。但是在心内膜心肌纤维化病例中极少观察到外周血或者心内膜活检的心脏组织中嗜酸性粒细胞计数增高。尽管一种或多种的感染因子可能与疾病相关,但尚未发现。还考虑了对铈(一种存在于受影响地区的稀有元素)的环境暴露。在一些报告中已经观察到基于家庭的疾病,但是家族性倾向是否与环境或遗传原因有关,或者两者都存在,仍然未知。

在大多数情况下,主要表现为左侧或右侧的限制性的心力衰竭,包括运动时呼吸困难,阵发性夜间呼吸困难和水肿。腹水,有时是一个主要的特征,是所有心内膜心肌疾病的共同特征。心血管成像显示具有顶端硬化的限制性瘢痕,其通常涉及二尖瓣和三尖瓣膜下瓣膜,伴有心房扩大。如前所述,通过瓣膜修复或置换成功手术切除心内膜纤维化可对症状和生存产生明显影响,尽管手术本身与发病率和死亡率的显著风险相关。

未来展望

最近在了解心肌病的遗传基础方面取得了巨大进展,这在很大程度上得益于下一代测序策略。外显子的测序,定义为人类基因组的1%至2%编码大约19 000个基因,极大地促进了了解心肌病的基因组基础的进展。本文综述的基因组信息,通过对一个或者少数候选基因的突变调查发现在大多数病例中受限,将让位于全面的全基因组策略,以识别和理解与疾病易感性和原因相关的罕见和常见变异,包括结构和其他非蛋白质编码基因组变异,在更大的心肌病患者群体中。这将使人们对人类疾病的基因组基础有更全面和深刻的理解,包括影响心肌的疾病。我们目前对"孟德尔遗传学"的初步理解,对"单基因"遗传学的过度简化的概念,正在迅速演变成更加复杂的问题。

(吕煜焱 廖懿腾 译,徐亚伟 张毅 校)

参考文献

The Dilated Cardiomyopathies

1. Maron BJ, Towbin JA, Thiene G, et al. Contemporary definitions and classification of the cardiomyopathies: an American Heart Association Scientific Statement from the Council on Clinical Cardiology, Heart Failure and Transplantation Committee; Quality of Care and Outcomes Research and Functional Genomics and Translational Biology Interdisciplinary Working Groups; and Council on Epidemiology and Prevention. *Circulation*. 2006;113:1807–1816.
2. Elliott P, Andersson B, Arbustini E, et al. Classification of the cardiomyopathies: a position statement from the European Society of Cardiology Working Group on Myocardial and Pericardial Diseases. *Eur Heart J*. 2008;29:270–276.
3. Hershberger RE, Cowan J, Morales A, Siegfried JD. Progress with genetic cardiomyopathies: screening, counseling, and testing in dilated, hypertrophic, and arrhythmogenic right ventricular dysplasia/cardiomyopathy. *Circ Heart Fail*. 2009;2:253–261.
4. Hershberger RE, Lindenfeld J, Mestroni L, et al. Genetic evaluation of cardiomyopathy: -a Heart Failure Society of America practice guideline. *J Card Fail*. 2009;15:83–97.
5. Piran S, Liu P, Morales A, Hershberger RE. Where genome meets phenome: rationale for integrating genetic and protein biomarkers in the diagnosis and management of dilated cardiomyopathy and heart failure. *J Am Coll Cardiol*. 2012;60:283–289.
6. Sanz J. Evolving diagnostic and prognostic imaging of the various cardiomyopathies. *Ann N Y Acad Sci*. 2012;1254:123–130.
7. Leone O, Veinot JP, Angelini A, et al. 2011 consensus statement on endomyocardial biopsy from the Association for European Cardiovascular Pathology and the Society for Cardiovascular Pathology. *Cardiovasc Pathol*. 2012;21:245–274.
8. Burkett EL, Hershberger RE. Clinical and genetic issues in familial dilated cardiomyopathy. *J Am Coll Cardiol*. 2005;45:969–981.
9. Hershberger RE, Hedges DJ, Morales A. Dilated cardiomyopathy: the complexity of a diverse genetic architecture. *Nat Rev Cardiol*. 2013;10:531–547.
10. Herman DS, Lam L, Taylor MR, et al. Truncations of titin causing dilated cardiomyopathy. *N Engl J Med*. 2012;366:619–628.
11. Ware JS, Li J, Mazaika E, et al. Shared genetic predisposition in peripartum and dilated cardiomyopathies. *N Engl J Med*. 2016;374:233–241.
12. Morales A, Hershberger RE. The rationale and timing of molecular genetic testing for dilated cardiomyopathy. *Can J Cardiol*. 2015;31:1309–1312.
13. Menon S, Michels V, Pellikka P, et al. Cardiac troponin T mutation in familial cardiomyopathy with variable remodeling and restrictive physiology. *Clin Genet*. 2008;74:445–454.
14. Hershberger RE, Siegfried JD. State of the Art Review. Update 2011: clinical and genetic issues in familial dilated cardiomyopathy. *J Am Coll Cardiol*. 2011;57:1641–1649.
15. Ho CY, MacRae CA. Defining the pathogenicity of DNA sequence variation. *Circ Cardiovasc Genet*. 2009;2:95–97.
16. Ackerman MJ, Priori SG, Willems S, et al. HRS/EHRA Expert Consensus Statement on the State of Genetic Testing for the Channelopathies and Cardiomyopathies (this document was developed as a partnership between the Heart Rhythm Society [HRS] and the European Heart Rhythm Association [EHRA]). *Heart Rhythm*. 2011;8:1308–1339.
17. Guzzo-Merello G, Segovia J, Dominguez F, et al. Natural history and prognostic factors in alcoholic cardiomyopathy. *JACC Heart Fail*. 2015;3:78–86.
18. Maisch B, Alter P, Pankuweit S. Diabetic cardiomyopathy: fact or fiction? *Herz*. 2011;36:102–115.
19. Fitchett D, Zinman B, Wanner C, et al. Heart failure outcomes with empagliflozin in patients with type 2 diabetes at high cardiovascular risk: results of the EMPA-REG OUTCOME(R) trial. *Eur Heart J*. 2016;37:1526–1534.
20. Rizzo S, Pilichou K, Thiene G, Basso C. The changing spectrum of arrhythmogenic (right ventricular) cardiomyopathy. *Cell Tissue Res*. 2012;348:319–323.
21. Te Riele AS, James CA, Philips B, et al. Mutation-positive arrhythmogenic right ventricular dysplasia/cardiomyopathy: the triangle of dysplasia displaced. *J Cardiovasc Electrophysiol*. 2013;24:1311–1320.
22. Hauer RN, Cox MG, Groeneweg JA. Impact of new electrocardiographic criteria in arrhythmogenic cardiomyopathy. *Front Physiol*. 2012;3:352.
23. Swope D, Li J, Radice GL. Beyond cell adhesion: the role of armadillo proteins in the heart. *Cell Signal*. 2013;25:93–100.
24. te Riele AS, James CA, Rastegar N, et al. Yield of serial evaluation in at-risk family members of patients with ARVD/C. *J Am Coll Cardiol*. 2014;64:293–301.
25. te Riele AS, Tandri H, Bluemke DA. Arrhythmogenic right ventricular cardiomyopathy (ARVC): cardiovascular magnetic resonance update. *J Cardiovasc Magn Reson*. 2014;16:50.
26. Basso C, Ronco F, Marcus F, et al. Quantitative assessment of endomyocardial biopsy in arrhythmogenic right ventricular cardiomyopathy/dysplasia: an in vitro validation of diagnostic criteria. *Eur Heart J*. 2008;29:2760–2771.
27. den Haan AD, Tan BY, Zikusoka MN, et al. Comprehensive desmosome mutation analysis in North Americans with arrhythmogenic right ventricular dysplasia/cardiomyopathy. *Circ Cardiovasc Genet*. 2009;2:428–435.
28. Quarta G, Muir A, Pantazis A, et al. Familial evaluation in arrhythmogenic right ventricular cardiomyopathy: impact of genetics and revised task force criteria. *Circulation*. 2011;123:2701–2709.
29. Murray B. Arrhythmogenic right ventricular dysplasia/cardiomyopathy (ARVD/C): a review of molecular and clinical literature. *J Genet Couns*. 2012;21:494–504.
30. Groeneweg JA, Bhonsale A, James CA, et al. Clinical presentation, long-term follow-up, and outcomes of 1001 arrhythmogenic right ventricular dysplasia/cardiomyopathy patients and family members. *Circ Cardiovasc Genet*. 2015;8:437–446.
31. James CA, Bhonsale A, Tichnell C, et al. Exercise increases age-related penetrance and arrhythmic risk in arrhythmogenic right ventricular dysplasia/cardiomyopathy-associated desmosomal mutation carriers. *J Am Coll Cardiol*. 2013;62:1290–1297.
32. Corrado D, Wichter T, Link MS, et al. Treatment of arrhythmogenic right ventricular cardiomyopathy/dysplasia: an International Task Force Consensus Statement. *Circulation*. 2015;132:441–453.
33. Santangeli P, Zado ES, Supple GE, et al. Long-term outcome with catheter ablation of ventricular tachycardia in patients with arrhythmogenic right ventricular cardiomyopathy. *Circ Arrhythm Electrophysiol*. 2015;8:1413–1421.
34. Maron BJ, Udelson JE, Bonow RO, et al. Eligibility and disqualification recommendations for competitive athletes with cardiovascular abnormalities: Task Force 3: Hypertrophic cardiomyopathy, arrhythmogenic right ventricular cardiomyopathy and other cardiomyopathies, and myocarditis: a scientific statement from the American Heart Association and American College of Cardiology. *Circulation*. 2015;132:e273–e280.
35. Arbustini E, Favalli V, Narula N, et al. Left ventricular noncompaction: a distinct genetic cardiomyopathy? *J Am Coll Cardiol*. 2016;68:949–966.
36. Hoedemaekers YM, Caliskan K, Michels M, et al. The importance of genetic counseling, DNA diagnostics, and cardiologic family screening in left ventricular noncompaction cardiomyopathy. *Circ Cardiovasc Genet*. 2010;3:232–239.

37. Kohli SK, Pantazis AA, Shah JS, et al. Diagnosis of left-ventricular non-compaction in patients with left-ventricular systolic dysfunction: time for a reappraisal of diagnostic criteria? *Eur Heart J.* 2008;29:89–95.
38. Kawel N, Nacif M, Arai AE, et al. Trabeculated (noncompacted) and compact myocardium in adults: the multi-ethnic study of atherosclerosis. *Circ Cardiovasc Imaging.* 2012;5:357–366.
39. Towbin JA, Lorts A, Jefferies JL. Left ventricular non-compaction cardiomyopathy. *Lancet.* 2015;386:813–825.
40. Gopinathannair R, Etheridge SP, Marchlinski FE, et al. Arrhythmia-induced cardiomyopathies: mechanisms, recognition, and management. *J Am Coll Cardiol.* 2015;66:1714–1728.
41. Medi C, Kalman JM, Haqqani H, et al. Tachycardia-mediated cardiomyopathy secondary to focal atrial tachycardia: long-term outcome after catheter ablation. *J Am Coll Cardiol.* 2009;53:1791–1797.
42. Hasdemir C, Ulucan C, Yavuzgil O, et al. Tachycardia-induced cardiomyopathy in patients with idiopathic ventricular arrhythmias: the incidence, clinical and electrophysiologic characteristics, and the predictors. *J Cardiovasc Electrophysiol.* 2011;22:663–668.
43. Dandamudi G, Rampurwala AY, Mahenthiran J, et al. Persistent left ventricular dilatation in tachycardia-induced cardiomyopathy patients after appropriate treatment and normalization of ejection fraction. *Heart Rhythm.* 2008;5:1111–1114.
44. Selby DE, Palmer BM, LeWinter MM, Meyer M. Tachycardia-induced diastolic dysfunction and resting tone in myocardium from patients with a normal ejection fraction. *J Am Coll Cardiol.* 2011;58:147–154.
45. Morales A, Painter T, Li R, et al. Rare variant mutations in pregnancy-associated or peripartum cardiomyopathy. *Circulation.* 2010;121:2176–2182.
46. van Spaendonck-Zwarts KY, van Tintelen JP, van Veldhuisen DJ, et al. Peripartum cardiomyopathy as a part of familial dilated cardiomyopathy. *Circulation.* 2010;121:2169–2175.
47. Elkayam U, Tummala PP, Rao K, et al. Maternal and fetal outcomes of subsequent pregnancies in women with peripartum cardiomyopathy. *N Engl J Med.* 2001;344:1567–1571.
47a. Sliwa K, Blauwet L, Tibazarwa K, et al. Evaluation of bromocriptine in the treatment of acute severe peripartum cardiomyopathy: a proof-of-concept pilot study. *Circulation.* 2010;121:1465–1473.
47b. Irizarry OC, Levine LD, Lewey JJ, et al. Comparison of clinical characteristics and outcomes of peripartum cardiomyopathy between African American and non–African American women. *JAMA Cardiol.* doi:10.1001/jamacardio.2017.3574. [Published online October 11, 2017.]
47c. Hilfiker-Kleiner D, Haghikia A, Berliner D, et al. Bromocriptine for the treatment of peripartum cardiomyopathy: a multicentre randomized study. *Eur Heart J.* 2017;38:2671–2679.
48. Lyon AR, Bossone E, Schneider B, et al. Current state of knowledge on Takotsubo syndrome: a Position Statement from the Taskforce on Takotsubo Syndrome of the Heart Failure Association of the European Society of Cardiology. *Eur J Heart Fail.* 2016;18:8–27.
49. Templin C, Ghadri JR, Diekmann J, et al. Clinical features and outcomes of Takotsubo (stress) cardiomyopathy. *N Engl J Med.* 2015;373:929–938.
50. Syed FF, Asirvatham SJ, Francis J. Arrhythmia occurrence with Takotsubo cardiomyopathy: a literature review. *Europace.* 2011;13:780–788.
51. Wittstein IS. Stress cardiomyopathy: a syndrome of catecholamine-mediated myocardial stunning? *Cell Mol Neurobiol.* 2012;32:847–857.
52. Parodi G, Bellandi B, Del Pace S, et al. Natural history of Tako-tsubo cardiomyopathy. *Chest.* 2011;139:887–892.

Restrictive and Infiltrative Cardiomyopathies

53. Stollberger C, Finsterer J. Extracardiac medical and neuromuscular implications in restrictive cardiomyopathy. *Clin Cardiol.* 2007;30:375–380.
54. Daneshvar DA, Kedia G, Fishbein MC, Siegel RJ. Familial restrictive cardiomyopathy with 12 affected family members. *Am J Cardiol.* 2012;109:445–447.
55. Kaski JP, Syrris P, Burch M, et al. Idiopathic restrictive cardiomyopathy in children is caused by mutations in cardiac sarcomere protein genes. *Heart.* 2008;94:1478–1484.
56. Caleshu C, Sakhuja R, Nussbaum RL, et al. Furthering the link between the sarcomere and primary cardiomyopathies: restrictive cardiomyopathy associated with multiple mutations in genes previously associated with hypertrophic or dilated cardiomyopathy. *Am J Med Genet.* 2011;155A:2229–2235.
57. Webber SA, Lipshultz SE, Sleeper LA, et al. Outcomes of restrictive cardiomyopathy in childhood and the influence of phenotype: a report from the Pediatric Cardiomyopathy Registry. *Circulation.* 2012;126:1237–1244.
58. Depasquale EC, Nasir K, Jacoby DL. Outcomes of adults with restrictive cardiomyopathy after heart transplantation. *J Heart Lung Transplant.* 2012;31:1269–1275.
59. Gallego-Delgado M, Delgado JF, Brossa-Loidi V, et al. Idiopathic restrictive cardiomyopathy is primarily a genetic disease. *J Am Coll Cardiol.* 2016;67:3021–3023.
60. Ammash NM, Seward JB, Bailey KR, et al. Clinical profile and outcome of idiopathic restrictive cardiomyopathy. *Circulation.* 2000;101:2490–2496.
61. Talreja DR, Edwards WD, Danielson GK, et al. Constrictive pericarditis in 26 patients with histologically normal pericardial thickness. *Circulation.* 2003;108:1852–1857.
62. Falk RH, Alexander KM, Liao R, Dorbala S. AL (light-chain) cardiac amyloidosis: a review of diagnosis and therapy. *J Am Coll Cardiol.* 2016;68(12):1323–1341.
63. Phelan D, Collier P, Thavendiranathan P, et al. Relative apical sparing of longitudinal strain using two-dimensional speckle-tracking echocardiography is both sensitive and specific for the diagnosis of cardiac amyloidosis. *Heart.* 2012;98:1442–1448.
64. Talreja DR, Nishimura RA, Oh JK, Holmes DR. Constrictive pericarditis in the modern era: novel criteria for diagnosis in the cardiac catheterization laboratory. *J Am Coll Cardiol.* 2008;51:315–319.
65. Quarta CC, Buxbaum JN, Shah AM, et al. The amyloidogenic V122I transthyretin variant in elderly black Americans. *N Engl J Med.* 2015;372:21–29.
66. Connors LH, Prokaeva T, Lim A, et al. Cardiac amyloidosis in African Americans: comparison of clinical and laboratory features of transthyretin V122I amyloidosis and immunoglobulin light chain amyloidosis. *Am Heart J.* 2009;158:607–614.
67. Pinney JH, Whelan CJ, Petrie A, et al. Senile systemic amyloidosis: clinical features at presentation and outcome. *J Am Heart Assoc.* 2013;2:e000098.
68. Grogan M, Scott CG, Kyle RA, et al. Natural history of wild-type transthyretin cardiac amyloidosis and risk stratification using a novel staging system. *J Am Coll Cardiol.* 2016;68:1014–1020.
69. Guan J, Mishra S, Falk RH, Liao R. Current perspectives on cardiac amyloidosis. *Am J Physiol Heart Circ Physiol.* 2012;302:H544–H552.
70. Gillmore JD, Maurer MS, Falk RH, et al. Nonbiopsy diagnosis of cardiac transthyretin amyloidosis. *Circulation.* 2016;133:2404–2412.
71. Bokhari S, Castano A, Pozniakoff T, et al. (99m)Tc-pyrophosphate scintigraphy for differentiating light-chain cardiac amyloidosis from the transthyretin-related familial and senile cardiac amyloidoses. *Circ Cardiovasc Imaging.* 2013;6:195–201.
72. Vrana JA, Gamez JD, Madden BJ, et al. Classification of amyloidosis by laser microdissection and mass spectrometry-based proteomic analysis in clinical biopsy specimens. *Blood.* 2009;114:4957–4959.
73. Sperry BW, Ikram A, Hachamovitch R, et al. Efficacy of chemotherapy for light-chain amyloidosis in patients presenting with symptomatic heart failure. *J Am Coll Cardiol.* 2016;67:2941–2948.
74. Gatt ME, Palladini G. Light chain amyloidosis 2012: a new era. *Br J Haematol.* 2013;160(5):582–598.
75. Patel MR, Cawley PJ, Heitner JF, et al. Detection of myocardial damage in patients with sarcoidosis. *Circulation.* 2009;120:1969–1977.
76. Bagwan IN, Hooper LV, Sheppard MN. Cardiac sarcoidosis and sudden death: the heart may look normal or mimic other cardiomyopathies. *Virchows Arch.* 2011;458:671–678.
77. Vasaiwala SC, Finn C, Delpriore J, et al. Prospective study of cardiac sarcoid mimicking arrhythmogenic right ventricular dysplasia. *J Cardiovasc Electrophysiol.* 2009;20:473–476.
78. Murtagh G, Laffin LJ, Beshai JF, et al. Prognosis of myocardial damage in sarcoidosis patients with preserved left ventricular ejection fraction: risk stratification using cardiovascular magnetic resonance. *Circ Cardiovasc Imaging.* 2016;9:e003738.
79. Gupta A, Singh Gulati G, Seth S, Sharma S. Cardiac MRI in restrictive cardiomyopathy. *Clin Radiol.* 2012;67:95–105.
80. Ohira H, Tsujino I, Yoshinaga K. (1)(8)F-Fluoro-2-deoxyglucose positron emission tomography in cardiac sarcoidosis. *Eur J Nucl Med Mol Imaging.* 2011;38:1773–1783.
81. Sadek MM, Yung D, Birnie DH, et al. Corticosteroid therapy for cardiac sarcoidosis: a systematic review. *Can J Cardiol.* 2013;29:1034–1041.
82. Cremers JP, Drent M, Bast A, et al. Multinational evidence-based World Association of Sarcoidosis and Other Granulomatous Disorders recommendations for the use of methotrexate in sarcoidosis: integrating systematic literature research and expert opinion of sarcoidologists worldwide. *Curr Opin Pulm Med.* 2013;19:545–561.
83. Birnie DH, Nery PB, Ha AC, Beanlands RS. Cardiac sarcoidosis. *J Am Coll Cardiol.* 2016;68:411–421.
84. Birnie DH, Sauer WH, Bogun F, et al. HRS expert consensus statement on the diagnosis and management of arrhythmias associated with cardiac sarcoidosis. *Heart Rhythm.* 2014;11:1301–1323.
85. Perkel D, Czer LS, Morrissey RP, et al. Heart transplantation for end-stage heart failure due to cardiac sarcoidosis. *Transplant Proc.* 2013;45:2384–2386.
86. Mehta A, Hughes DA. Fabry disease. In: Pagon RA, Adam MP, Ardinger HH, et al, eds. *Gene Reviews.* Seattle: University of Washington; Initial posting August 5, 2002; last update January 5, 2017.
87. Eng CM, Fletcher J, Wilcox WR, et al. Fabry disease: baseline medical characteristics of a cohort of 1765 males and females in the Fabry Registry. *J Inherit Metab Dis.* 2007;30:184–192.
88. Wilcox WR, Oliveira JP, Hopkin RJ, et al. Females with Fabry disease frequently have major organ involvement: lessons from the Fabry Registry. *Mol Genet Metab.* 2008;93:112–128.
89. Elliott P, Baker R, Pasquale F, et al. Prevalence of Anderson-Fabry disease in patients with hypertrophic cardiomyopathy: the European Anderson-Fabry Disease survey. *Heart.* 2011;97:1957–1960.
90. Pastores GM, Hughes DA. Gaucher disease. In: Pagon RA, Adams MP, Ardinger HH, et al, eds. *Gene Reviews.* Seattle: University of Washington; Initial posting July 27, 2000; last update February 26, 2015.
91. Fleming RE, Ponka P. Iron overload in human disease. *N Engl J Med.* 2012;366:348–359.
92. Seckington R, Powell L. HFE-associated hereditary hemochromatosis. *GeneReviews.* 2000;3 [updated 2015 Sep 17]. https://www.ncbi.nlm.nih.gov/books/NBK1440/.
93. Murphy CJ, Oudit GY. Iron-overload cardiomyopathy: pathophysiology, diagnosis, and treatment. *J Card Fail.* 2010;16:888–900.
94. Friehs I, Illigens B, Melnychenko I, et al. An animal model of endocardial fibroelastosis. *J Surg Res.* 2013;182(1):94–100.
95. Bernheim AM, Connolly HM, Hobday TJ, et al. Carcinoid heart disease. *Prog Cardiovasc Dis.* 2007;49:439–451.
96. Bhattacharyya S, Davar J, Dreyfus G, Caplin ME. Carcinoid heart disease. *Circulation.* 2007;116:2860–2865.
97. Castillo JG, Silvay G, Solis J. Current concepts in diagnosis and perioperative management of carcinoid heart disease. *Semin Cardiothorac Vasc Anesth.* 2013;17(3):212–223.
98. Bhattacharyya S, Toumpanakis C, Burke M, et al. Features of carcinoid heart disease identified by 2- and 3-dimensional echocardiography and cardiac MRI. *Circ Cardiovasc Imaging.* 2010;3:103–111.
99. Bhattacharyya S, Toumpanakis C, Chilkunda D, et al. Risk factors for the development and progression of carcinoid heart disease. *Am J Cardiol.* 2011;107:1221–1226.
100. Mokhles P, van Herwerden LA, de Jong PL, et al. Carcinoid heart disease: outcomes after surgical valve replacement. *Eur J Cardiothorac Surg.* 2012;41:1278–1283.
101. Debl K, Djavidani B, Buchner S, et al. Time course of eosinophilic myocarditis visualized by CMR. *J Cardiovasc Magn Reson.* 2008;10:21.
102. Qureshi N, Amin F, Chatterjee D, et al. MR imaging of endomyocardial fibrosis (EMF). *Int J Cardiol.* 2011;149:e36–e37.
103. Mocumbi AO, Ferreira MB, Sidi D, Yacoub MH. A population study of endomyocardial fibrosis in a rural area of Mozambique. *N Engl J Med.* 2008;359:43–49.

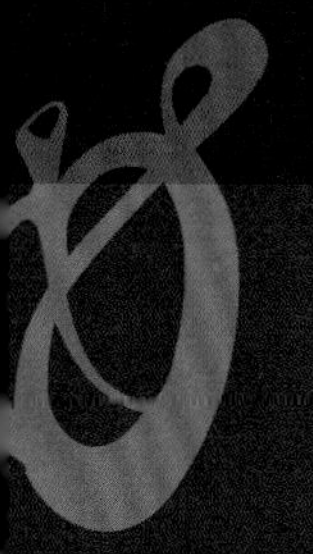

第 78 章　肥厚型心肌病

BARRY J. MARON, MARTIN S. MARON, AND IACOPO OLIVOTTO

肥厚型心肌病（hypertrophic cardiomyopathy，HCM）是最常见的遗传性心血管疾病，具有临床表现多样、病理生理特征明确和疾病进程多样等特点[1-5]。肥厚型心肌病是由于多种编码心脏肌节蛋白的基因发生突变而引起的[6-10]。尽管多数肥厚型心肌病患者寿命正常，但其被认为是包括竞技运动员在内的年轻人最常见的猝死原因之一[11-13]。同时，肥厚型心肌病患者发生房颤的概率增加，在各个年龄层均有发生心力衰竭并导致残疾的风险[9,14-16]。现代医学对于肥厚型心肌病的描述已经超过 50 年，心血管医生对该疾病的认识也在不断进步[17]。更重要的是，当代的心血管治疗手段已能显著降低肥厚型心肌病相关的死亡率[18-22]。本章将就最新的肥厚型心肌病、疾病演变和管理进行总结。

定义、发病率和命名

肥厚型心肌病的特征是左心室肥大而不伴有左心室腔扩大，需排除其他能引起左心室明显肥厚的心脏疾病或系统性疾病（例如主动脉瓣狭窄、高血压以及某些运动员心脏的生理状态）（图 78.1 和图 78.2）[1,3,23,24]。流行病学研究报道肥厚型心肌病的发病率在 1∶500，即在美国大约有 700 000 名肥厚型心肌病患者。近年来依据基因学和影像学诊断平台，预测肥厚型心肌病的发病率接近 1∶200[25]，普通人群患病率超过了在心血管临床实践中发现并确诊的比例（估计 100 000）[26]，提示了多数患病人群终生未明确诊断，未出现相应症状及未发生心血管事件。

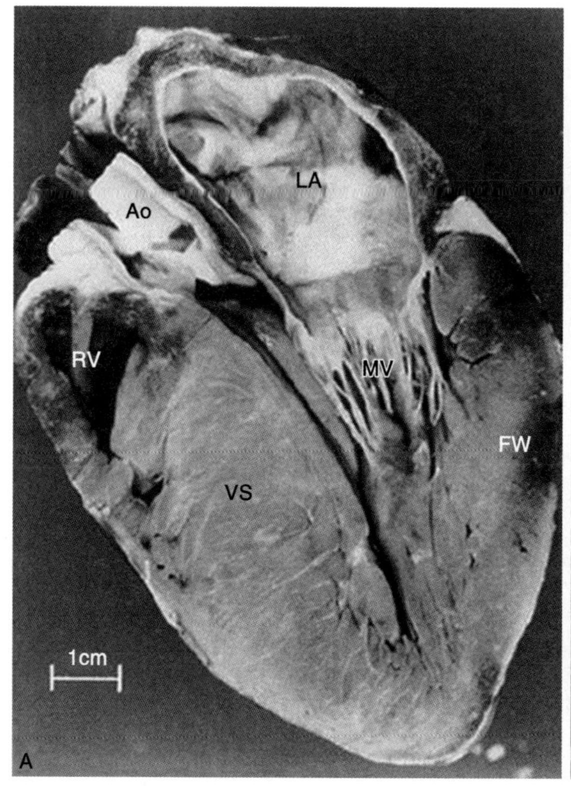

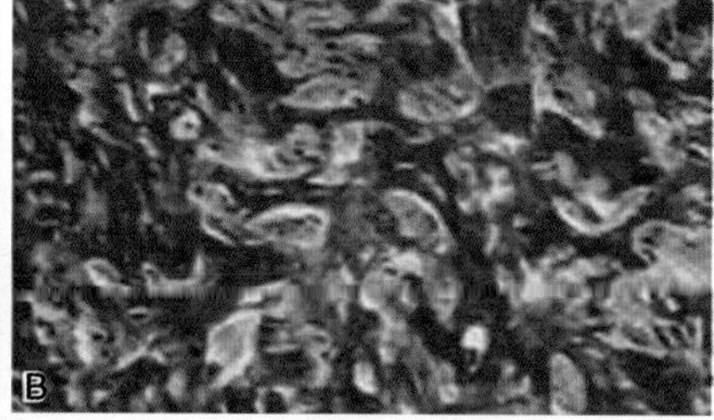

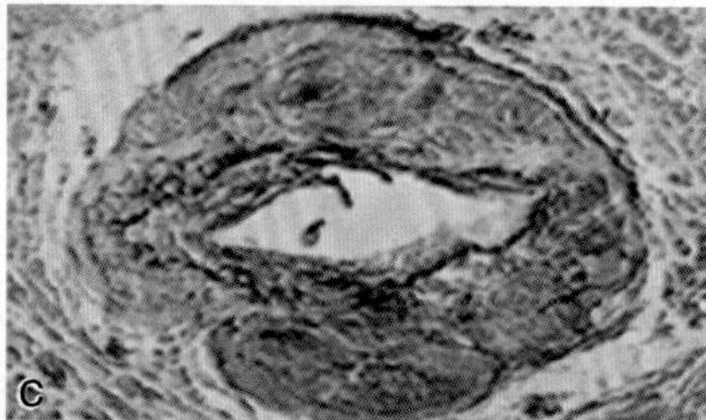

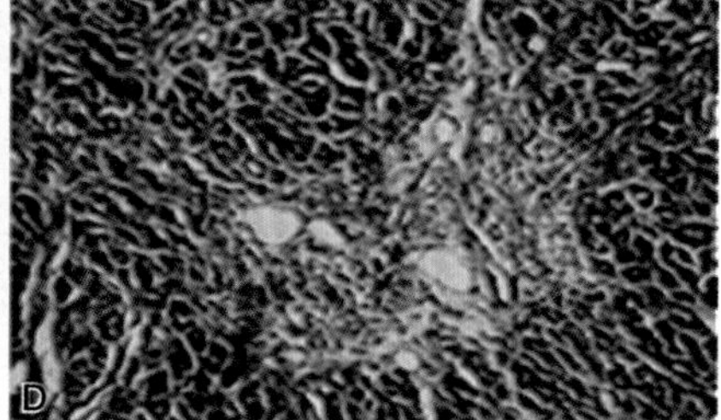

图 78.1　肥厚型心肌病的大体形态和组织病理染色。A，近似心脏超声长轴切面（胸骨旁）的心脏大体标本横切面；左心室肥大的类型为非对称性，主要分布在心室间隔部（VS），显著突入左心室流出道。Ao，主动脉；FW，左心室游离壁；LA，左心房；RV，右心室。B，肥厚型心肌病的左心室组织病理学特征，显示间隔部心肌细胞结构和排列极度紊乱，邻近的肥厚心肌细胞呈垂直角和斜角排列。C. 由于中膜层（M）增生而导致壁冠状动脉的管腔狭窄和管壁增厚。D. 室间隔瘢痕组织，代表临床隐匿性心肌缺血和心肌细胞坏死后的修复过程。（引自 Maron BJ. J Cardiovasc Transl Res 2009；2：368-80.）

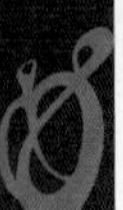

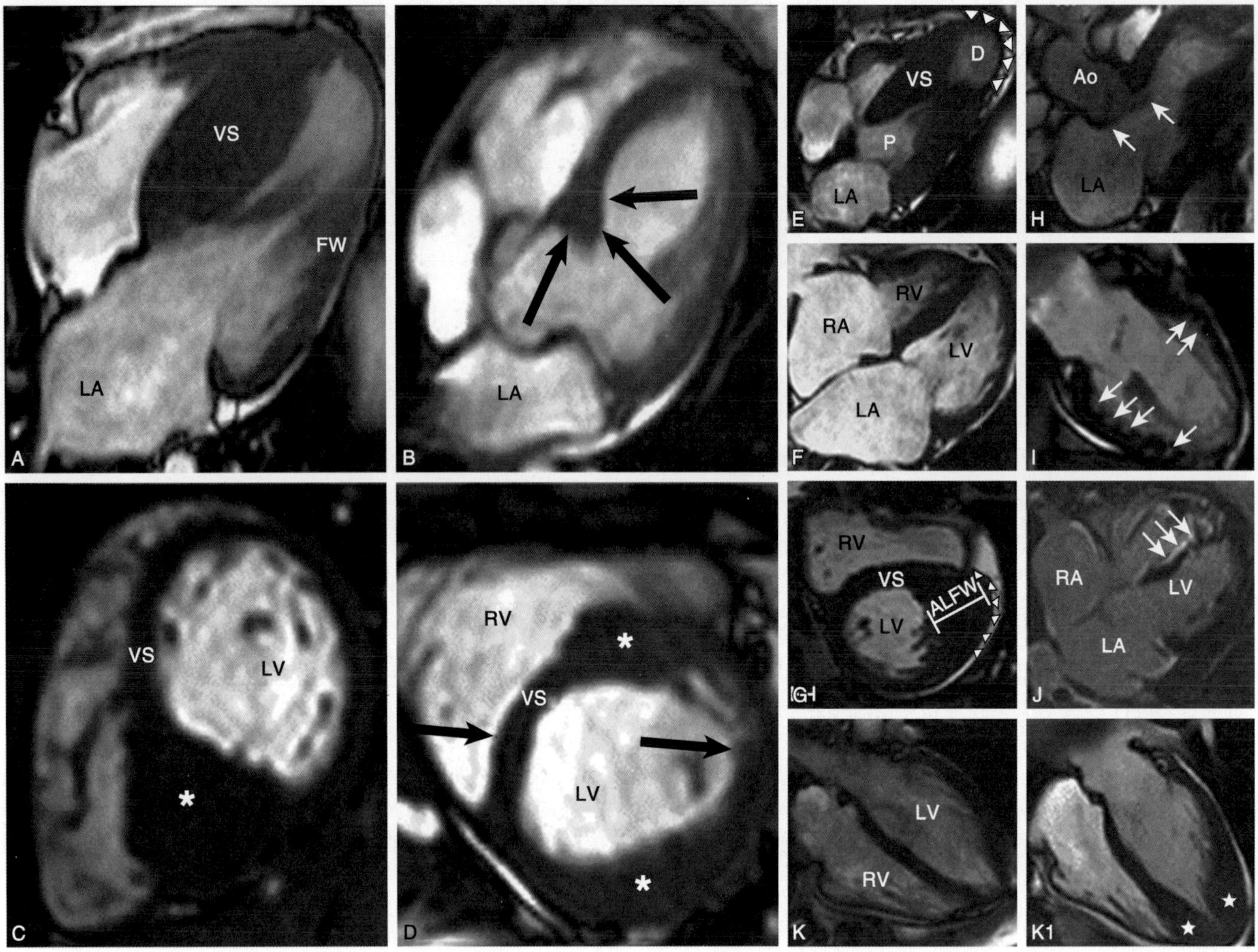

图 78.2 肥厚型心肌病的磁共振影像和表型类别。A，包含室间隔（VS）和零星左心室游离壁（FW）的心肌肥厚。B，严格局限于室间隔基底部前段的心肌肥厚（箭头所指）。C，室间隔后部急剧增厚达 33mm（星号标记）。D，以左心室壁厚度正常的区域为界（箭头所指），划分出的室间隔基底部前段和游离壁后部（星号标记）呈非连续性节段性的心肌肥厚。E，左心室心尖室壁瘤（箭头所指），合并心室腔内梗阻。F，左心腔扩大和室壁增厚出现的"终末期"重塑，存在收缩功能障碍（射血分数<50%）。G，左心室游离壁前外侧（AFLW）严重的心肌肥厚（室壁厚度 34mm）。H、I 和 J，携带基因型而不存在左心室肥大的患者的形态学异常表现。H，二尖瓣前叶主体延长（箭头所指）。I，左心室多个心肌隐窝（箭头所指）。J. 延迟钆增强（LGE）显示心肌纤维化替代的组织。K 和 K1，高龄患者的从头表型转换。K，46 岁患者不存在左心室肥大。K1，51 岁患者，心尖部肥厚型心肌病。（A 到 D 引自 Maron BJ，Maron MS. Lancet 2013；318：242. E 到 K1 引自 Maron BJ，Haas TS，Kitner C，et al. Am J Cardiol 2011；108：1783.）

肥厚型心肌病是一种全球性疾病，已有超过 50 个国家进行了相关报道[1,2]。近代最早关于肥厚型心肌病是 1958 年由 Brock（在心导管室）和 Teare（尸体解剖）报道的，他们将部分年轻人的猝死描述为"非对称性心肌肥厚"所致。此疾病一时间命名混乱，多数强调显著的左心室流出道梗阻为特征性表现[27]。然而，由于左心室流出道梗阻不是常有的临床表现，大约 1/3 的肥厚型心肌病患者为非梗阻性心肌肥厚，因此这类疾病最优先和广泛接受的命名为肥厚型心肌病，伴或不伴流出道梗阻[1-4,19,23]。

性别和种族。作为常染色体显性遗传病，肥厚型心肌病的发病率在男性和女性中比例相当。文献报道肥厚型心肌病以男性为主，可能反映了女性患病存在漏诊的情况，主要原因是临床发现率低以及发现时年龄大于男性。尽管性别与猝死风险或肥厚型心肌病相关的死亡率无关，但女性比男性肥厚型心肌病患者有更大风险发展为晚期心力衰竭（常与流出道梗阻相关）。肥厚型心肌病在许多种族中均有报道；其在非裔美国人中可能存在漏诊，大多数因肥厚型心肌病猝死的黑人竞技运动员在生前并未得到诊断。全球的肥厚型心肌病患者基因表型、临床症状和病程大致相同，但日本人群更常表现为左室心尖部肥厚的形态学特征[1,2]。

遗传基础和检测。肥厚型心肌病的遗传遵循常染色体显性遗传的孟德尔定律（见第 7 章）；亲代中有一人罹患肥厚型心肌病，则每个新生儿有 50%的概率遗传获得该病[1-2,23]。逾 20 年来，分子生物学技术的进展能够帮助我们明确致病突变的位点，为 HCM 的诊断提供实验室依据，并能进一步发现肥厚型心肌病的重要临床表现，包括那些携带致病基因突变却无明显疾病表型证据（如左心室肥大）的患者。

目前已知逾11个编码蛋白的基因发生突变会导致肥厚型心肌病，这些基因可以编码心脏肌节、邻近肌间盘的薄或厚收缩肌丝蛋白等(图78.3和图78.4)。两个心脏肌节蛋白，β-肌球蛋白重链(*MYH7*)和肌球蛋白结合蛋白(*MYBP3*)，是目前为止最常见的突变基因，约70%的肥厚型心肌病发现存在该基因型突变。肌钙蛋白T(*TNNT2*)、肌钙蛋白I(*TNNI3*)和其他一些基因突变约占到5%不到的病例。需要强调的是，肥厚型心肌病存在显著的遗传异质性，目前已识别超过1 300个个体基因突变(大部分为无义突变)，它们中大多数又是散发于个体家庭[6,28-32]。

临床实践中，商品化基因检测手段(图78.5)最大的优势是能给临床医生提供机会鉴定或排除无左心室肥大临床表现的家族成员是否存在肥厚型心肌病[6,29]。该技术一开始被应用于鉴定临床表现符合肥厚型心肌病的亲代(先证者)的致病基因突变。尽管如此，应用目前商品化基因检测手段得到的疾病相关基因突变也只能鉴定约35%的家系，这亦是对家系成员进行级联式筛查的主要障碍。基因检测也常能发现新的而致病机制不详的不明确的序列突变(不明意义突变)，此类突变不可用于临床家系的筛查。这一问题，以及不算罕见的调整突变危险程度评级的现象(不同时期内某些突变的危险程度可能会被高估或低估)，显示了从基础的分子科学到实际的临床应用转化存在的挑战。将来应该考虑二代测序诸如全外显子和全基因组测序分析的可行性，因为它们可能会提供更全面的筛查信息且费用更低，但同时也会增加不明意义突变的检出率[32]。

仍需强调的是，基于特殊肌节基因突变的检测即便能用于早期筛查，但用于预测肥厚型心肌病个体预后和评估发生心源性猝死的风险时并不可靠，因而患者的治疗决策不能取决于基因检测的结果[2,4,30]。基于人群相关性研究发现，包括厚收缩肌丝蛋白(*MYBPC3*和*MYH7*)和薄收缩肌丝蛋白(*TNNT2*和*TNNI3*)在内的基因突变阳性的患者较基因突变阴性的患者疾病进展更严重[8,10,31]。关于一名肥厚型心肌病患者同时携带多个致病肌节基因突变是否会导致疾病早发和/或更严重的临床进展，目前证据仍不一致[6]。

基因检测对于鉴别诊断临床表现相似的代谢和能量储备异常的患者也非常重要，其左心室肥大类型接近肌节相关的肥厚型心肌病，但在病理生理机制，自然病程和诊疗管理上并不相同。例如，LAMP2心肌病具有难以除颤复律的致命疾病进程(多数生存期不超过25年)，需要早期诊断并尽可能接受心脏移植[33]；Fabry病需要酶替代疗法[34]。

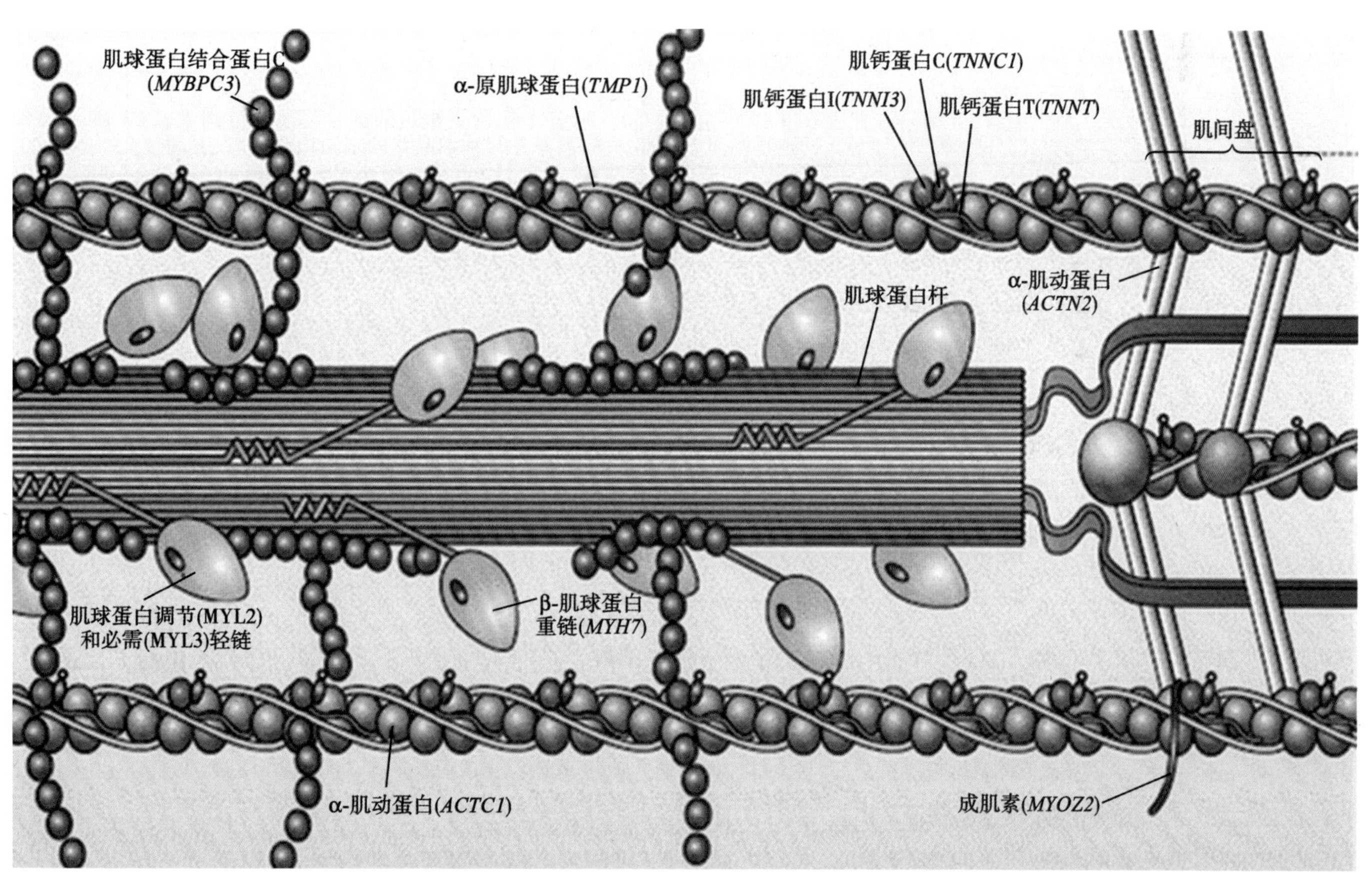

图78.3 已知能引起肥厚型心肌病的基因在心脏肌节的分布位置。(引自Maron BJ，Maron MS. Lancet 2013；381：242.)

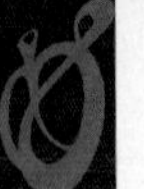

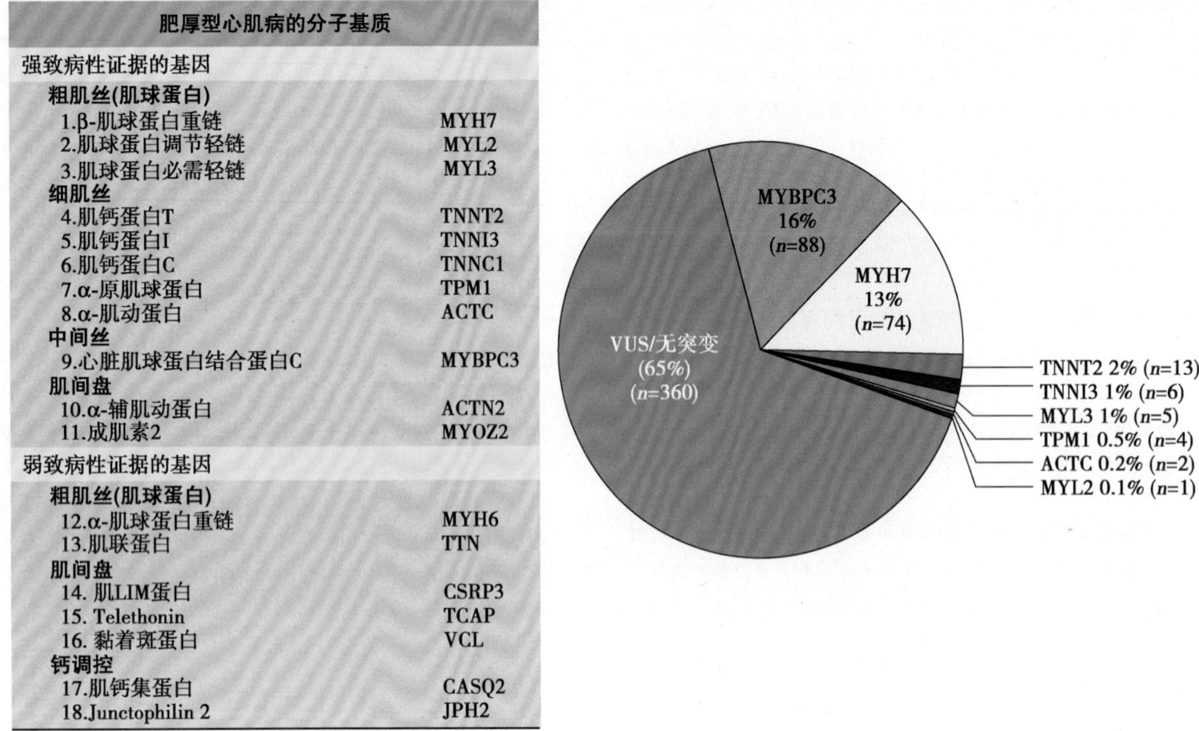

肥厚型心肌病的分子基质	
强致病性证据的基因	
粗肌丝(肌球蛋白)	
1.β-肌球蛋白重链	MYH7
2.肌球蛋白调节轻链	MYL2
3.肌球蛋白必需轻链	MYL3
细肌丝	
4.肌钙蛋白T	TNNT2
5.肌钙蛋白I	TNNI3
6.肌钙蛋白C	TNNC1
7.α-原肌球蛋白	TPM1
8.α-肌动蛋白	ACTC
中间丝	
9.心脏肌球蛋白结合蛋白C	MYBPC3
肌间盘	
10.α-辅肌动蛋白	ACTN2
11.成肌素2	MYOZ2
弱致病性证据的基因	
粗肌丝(肌球蛋白)	
12.α-肌球蛋白重链	MYH6
13.肌联蛋白	TTN
肌间盘	
14. 肌LIM蛋白	CSRP3
15. Telethonin	TCAP
16. 黏着斑蛋白	VCL
钙调控	
17.肌钙集蛋白	CASQ2
18.Junctophilin 2	JPH2

图 78.4 肥厚型心肌病的遗传本质。**左图**,已知与肥厚型心肌病相关的基因。**右图**,采用临床基因检测技术鉴定肥厚型心肌病先证者无关联的患者,其编码心脏肌节蛋白的基因分布比例,各个实验室报道的突变率波动范围大(24%到63%),剩下相当重要的一部分肥厚型心肌病人群则是基因型阴性。然而,基于目前商品化的基因检测技术,大约仅35%的家庭可以分型得到致病突变基因。VUS,意义不明确的基因多态性。(引自 Maron BJ, Maron MS, Semsarian C. J Am Coll Cardiol 2012;60:705.)

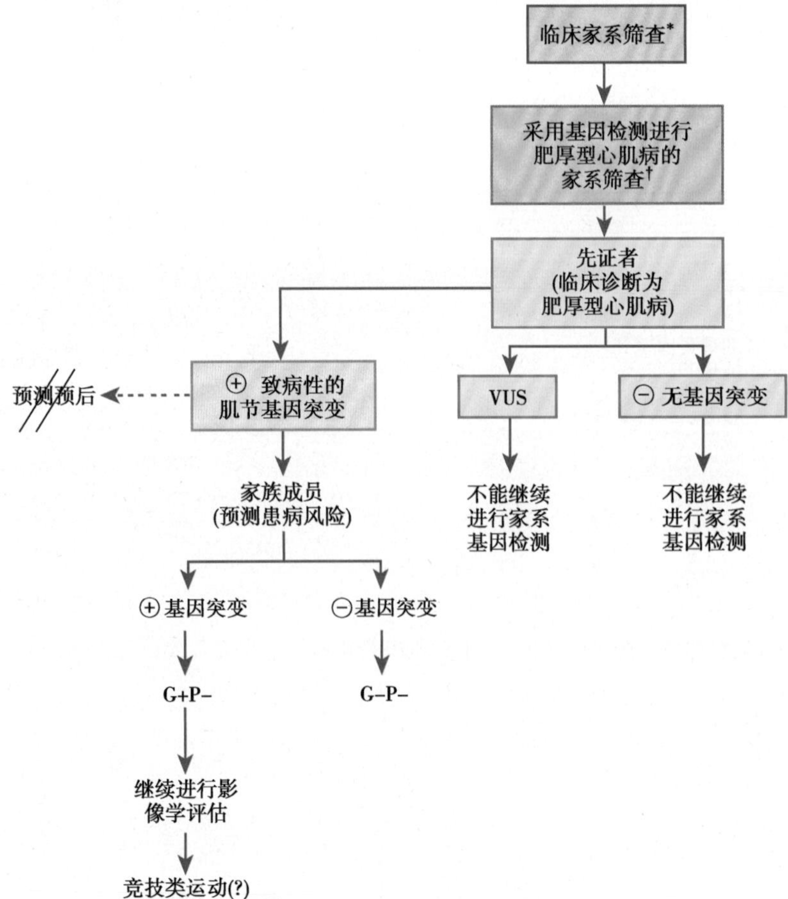

图 78.5 肥厚型心肌病家族的基因筛查策略。*家庭成员首选的评估方式应是结合影像学手段和心电图进行的临床筛查评价;† 基因检测大多应用于经过众多的临床检查和影像未证实存在左心室肥大的患者家属。VUS,意义不明确的基因多态性。(引自 Maron BJ, Maron MS, Semsarian C. J Am Coll Cardiol 2012;60:705.)

形态学表现和心脏影像学的地位

表型和左心室肥大

二维心脏超声常规应用于肥厚型心肌病的临床诊断。然而，鉴于心血管磁共振能提供高分辨率断层影像的能力和价值，其在肥厚型心肌病患者的诊断和管理上起到了更多的作用（见图78.2）。心脏磁共振通过延迟钆增强对心肌纤维化进行定量。心脏磁共振也弥补了心脏超声测量左心室壁厚度精度不足或肥厚相关区域存在盲区（例如前外侧游离壁，室间隔后部或左室心尖部）的不足[35-40]。

临床上，心脏影像所记录的典型肥厚型心肌病是指成人或儿童左心室室壁厚度绝对值增加超过15mm（平均21～22mm，最大超过50mm），而遗传易感人群的左心室厚度基本相近（包括那些左心室厚度正常范围内的患者）[40]。左心室厚度在13～14mm临界范围可能增加诊断不确定性，尤其是对运动员心脏进行鉴别诊断。

肥厚型心肌病患者具有多种多样的非对称性左心室肥大特征（见图78.2），甚至同样存在于患者相关亲属中（同卵双胞胎则携带相同表型）。典型的肥厚型心肌病，有一个部位以上的左心室肥大程度远大于其他区域，通常在心室厚度增加的过渡上可以看到明确界限，或非连续形式的节段性肥厚，亦或有些患者心肌肥厚延伸至右心室。总而言之，没有一种形态学类型被认为是经典或典型的肥厚型心肌病。

心肌肥厚涉及范围广，包括室间隔和左心室游离壁。在相当大一部分未成年人中，室壁增厚局限于间隔部，包括左心腔远端（例如心尖肥厚型心肌病），这一系列典型的形态学改变部分是由于肌节基因突变所致[9]，并伴有心电图上显著的T波倒置[1,33,40]。事实上，大约20%的肥厚型心肌病患者，由于心肌肥厚局限于左心室小范围心肌内，心脏磁共振测算的左心室质量位于正常范围或接近正常范围[38]。

青春期前，肥厚型心肌病的表型通常不完整，随着身体快速发育和成熟，左室壁厚度自发性（常显著性）增加，肥厚面积更加广泛。这种结构改变偶尔可以到中年甚至中年以后才发生（迟发成人左心室肥大）（见图78.2），但这种表型通常不与体征进展或心律失常事件相关。在存在遗传因素而不伴有左心室肥大的家族成员中（如基因检测阳性而表型阴性的患者），已经发现了一系列临床和影像学表现，包括亚临床心脏舒张功能障碍、心肌隐窝充血、二尖瓣叶延长以及胶原前体标志物、心肌瘢痕和12导联心电图异常（见图78.2）[28,36,41]。少数存在心电图复极化异常（而左室壁厚度正常）的运动员可能发展为具有临床表型的肥厚型心肌病。

二尖瓣结构

二尖瓣结构异常所致左室流出道梗阻是肥厚型心肌病临床表型的一部分（见图78.2）。由于二尖瓣前叶和后叶延长，或者由于二尖瓣前叶或后叶节段性增大，二尖瓣面积可能超过正常大小两倍以上，这一表型更常见于年轻患者[41]。老年患者中，流出道梗阻常见于左室流出道异常狭小，二尖瓣叶长度正常以及二尖瓣前叶前向运动和室间隔反向运动所导致的二尖瓣前叶与室间隔接触。

组织病理学

在肥厚型心肌病患者中，室间隔和左室游离壁的肥厚心肌细胞形态异常，常以紊乱无序的形式排列（见图78.1）[1]。尸检报告中，95%的肥厚型心肌病患者心肌细胞排列紊乱；在肥厚型心肌病患者中，这样排列紊乱的区域常占肥厚和正常左心室心肌组织的大部分。

在绝大多数肥厚型心肌病患者中，同时存在壁冠状动脉的中层平滑肌过度增殖，进而导致冠状动脉的血管壁增厚。这些微循环改变会造成血管管腔狭窄，并可能导致血管扩张反应受损和冠脉血流储备能力减弱（见图78.1）。这些异常改变会导致“微血管性”心肌缺血，逐年累月后最终出现心肌细胞死亡和心肌纤维化修复（见图78.1）[12,37]。同时，细胞间质（基质）的胶原蛋白大量增加，形成左心室心肌组织的主要结构成分。

综上，心肌细胞排列紊乱、微血管性心肌缺血和心肌纤维化易于增加心肌细胞去极化和复极化的离散度，构成心电生理活动不稳定的基础，最终导致折返性室性心动过速，并成为心源性猝死的可能机制。

病理生理学

左心室流出道梗阻

机械性梗阻是肥厚型心肌病的主要特征，大约70%的肥厚型心肌病患者在静息或运动情况下有倾向进展成左室流出道压力阶差≥30mmHg[1-4,27,42]。长期的流出道梗阻是肥厚型心肌病相关的进展性心力衰竭最主要的因素之一（图78.6和图78.7）[18,19]。然而，流出道梗阻与发生心源性猝死的危险仅存在很小的相关性。

主动脉瓣下梗阻通常是由于二尖瓣延长的瓣叶高度弯曲，收缩中期二尖瓣收缩期前向运动（SAM）而触碰到室间隔形成的牵拉效应，例如血流直接推动瓣叶，导致心室内压显著增加，随着时间推移，增加心室壁应力和耗氧量（见图78.6）[43]。连续多普勒超声能可靠地评估流出道压力阶差，其与二尖瓣-室间隔接触时间及伴随的后部二尖瓣反流直接相关。中央或前部的二尖瓣反流常提示二尖瓣本身存在异常（例如黏液瘤的恶化）。心室前外侧乳头肌直接侵入二尖瓣前叶（并未涉及腱索）所致的先天性异常会导致心室腔内梗阻，可以通过心脏超声和心脏磁共振诊断[35,36]。

主动脉压力阶差（及相关的收缩期喷射样杂音）具有自发性和可变性的特征，各种干预手段，如减轻心肌收缩力（β肾上腺素能受体抑制剂），增加左心室容量或动脉压（下蹲、等长运动和去氧肾上腺素），均可以使其减弱或消失。相反的，动脉压或左心室容积减少（Valsalva动作、失血和脱水），或左心室收缩力增加（例如室性期前收缩，注射异丙肾上腺素或多巴酚丁胺或体力运动）的情况下主动脉压力阶差会增加[3,4]。进食难以消化的食物或小剂量酒精摄入也可能一过性致使主动脉压

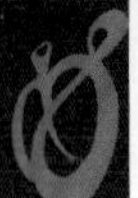

力阶差增加。

部分患者存在可诱导的生理性主动脉压力阶差，这与严重心力衰竭症状相关，这部分患者可以接受室间隔缩减手术[2,42]。在无症状或轻度症状的肥厚型心肌病患者中，这类潜在的主动脉压力阶差可以预测数年后心力衰竭症状的发展。可诱导的主动脉压力阶差在采用β受体阻滞剂抑制交感神经兴奋后可以得到改善。

非梗阻性肥厚型心肌病；舒张功能障碍

罕见情况下（约占10%），非梗阻性肥厚型心肌病患者会发展到纽约心功能分级（NYHA）Ⅲ级或Ⅳ级的进展性心功能不全，伴或不伴收缩功能障碍，而成为心脏移植的候选人群。与梗阻型相比，非梗阻性肥厚型心肌病患者发展为NYHA Ⅲ级或Ⅳ级心力衰竭的可能性大约是其1/5[19]。因此，无症状或轻度症状的非梗阻性肥厚型心肌病患者占到所有临床肥厚型心肌病患者的大多数（至少1/3），其中一部分患者既往未曾确诊过该病（图78.8）。

通过脉冲和组织多普勒技术或负荷测定技术发现，绝大多数肥厚型心肌病患者的左心室松弛和充盈受损，尽管与左心室肥大的严重程度无关，但可能会导致劳力性呼吸困难的症状[10,21]。舒张功能障碍（见第26章）可能是非梗阻性肥厚型心肌病患者有限的症状来源；它可以表现为左心室收缩功能保留的情况下发展为进展性心力衰竭，少数情况下药物治疗无效，最终需要心脏移植[19,45]。最常见的类型是心室松弛延迟，特征为与左心室充盈率和容积下降以及心房收缩所致整体充盈代偿性增加有关的快速充盈期的延长。

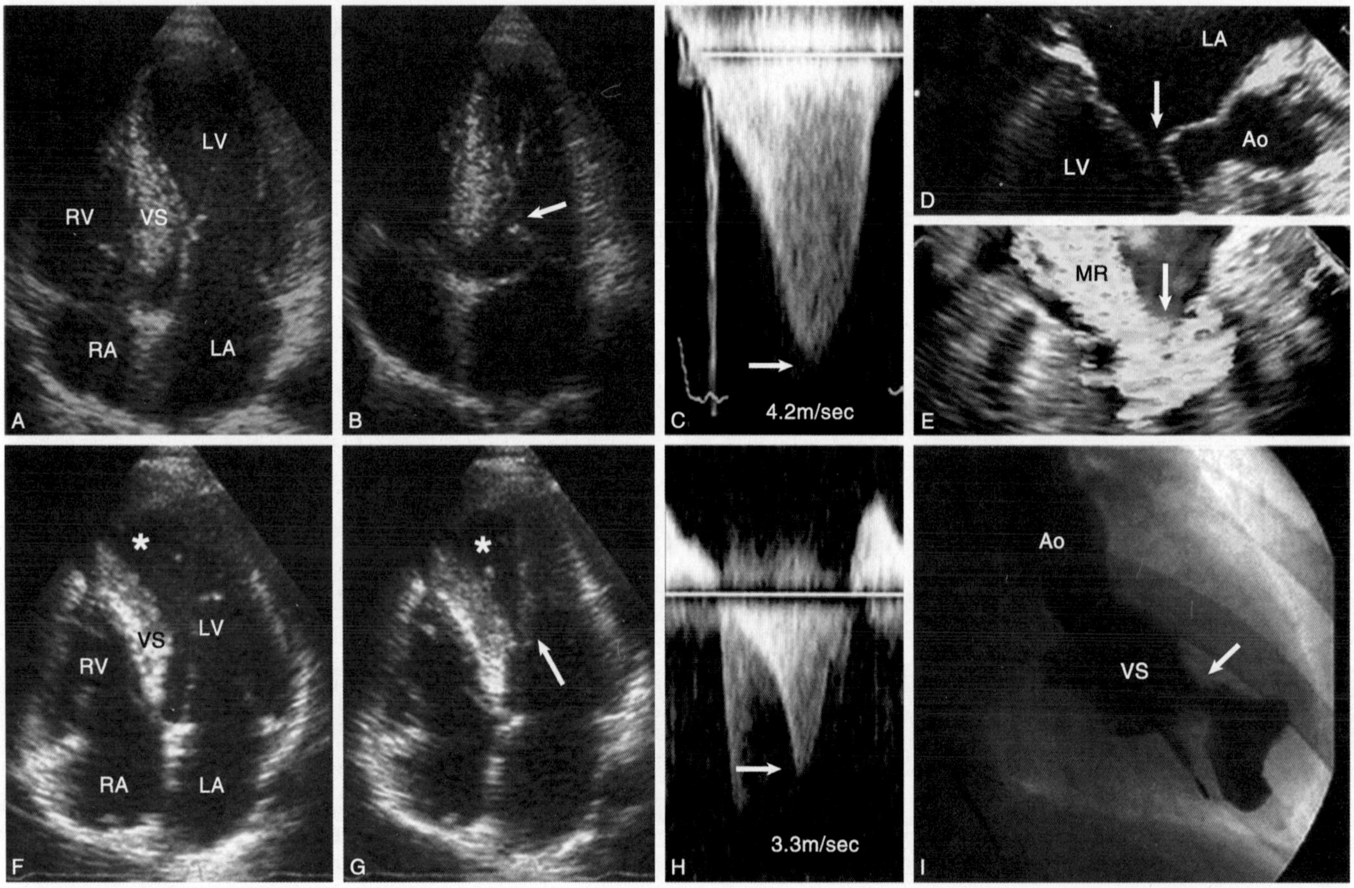

图78.6 左室流出道梗阻的动态变化。A到E. 二尖瓣收缩期前向运动（SAM）所致主动脉瓣下梗阻。在心尖四腔心切面下，心超观察到舒张末期（A）和收缩末期（B）二尖瓣前叶与室间隔接触后急性弯曲的形态（箭头所指）。C. 连续多普勒超声评估左室流出道梗阻，可见经典的延迟峰值波形，收缩中期速率为4.2m/s，估测压力阶差为70mmHg（箭头所指）。D和E. 经食管超声心动图平面观察到发生SAM期间，二尖瓣叶不能完全接合（箭头所指），继而由此产生二尖瓣返流（MR）。F到I. 心室腔中部梗阻。在心尖四腔心切面下，超声心动图观察到舒张末期（F）和收缩末期肥厚的前外侧乳头肌直接伸入到二尖瓣前叶，造成心室腔中部梗阻（G）（箭头所指）。H. 连续多普勒超声评估左室流出道梗阻，显示延迟峰值波形的峰值速率为3.3m/s，估测压力阶差为45mmHg（箭头所指）。I. 左心室造影显示心腔呈沙漏样轮廓，考虑与心室腔中部梗阻有关（箭头所指）。Ao，主动脉；LA，左心房；LV，左心室；MR，二尖瓣返流；RA，右心房；RV，右心室；VS，室间隔。（引自Yacoub MH，El-Hamamy I，Said K等. J Cardiovasc Transl Res 2009；2：510-517；Olivotto I，Girolami F，Nistri等. J Cardiovasc Transl Res 2009；2：349-67.）

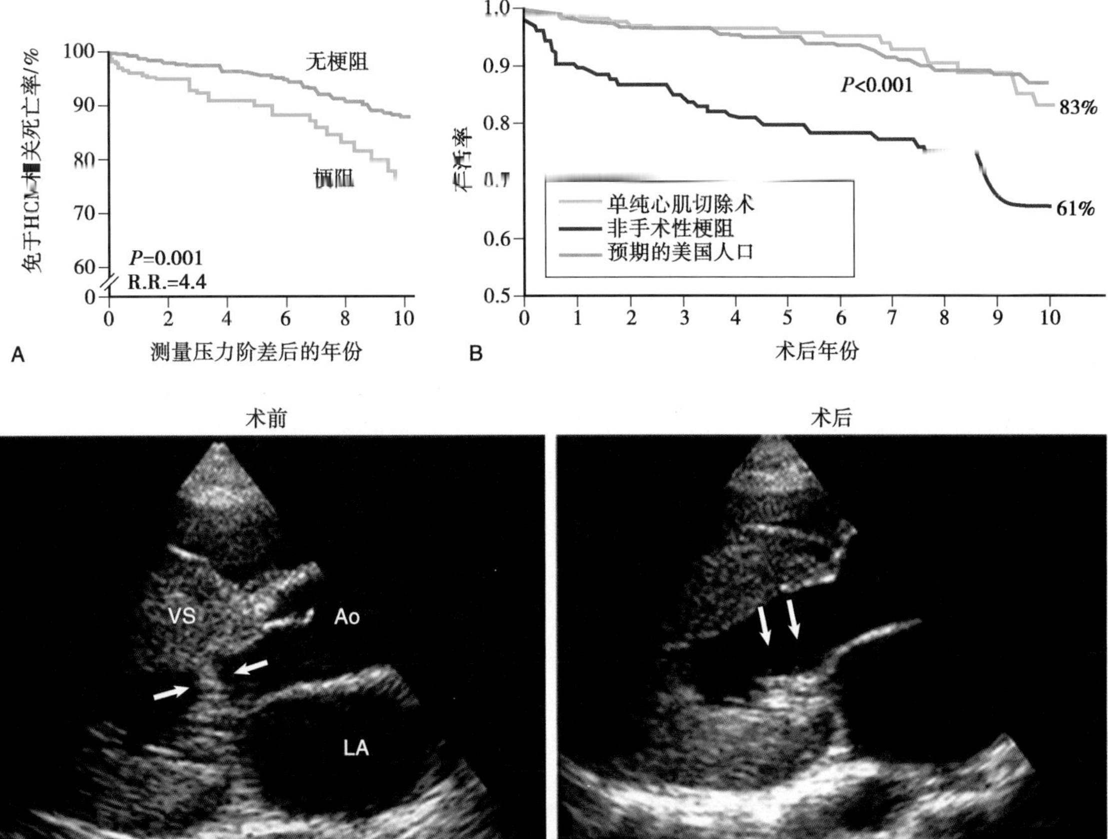

图78.7 HCM左室流出道梗阻的临床意义。A,有左室流出道梗阻的患者发生严重心力衰竭(NYHA Ⅲ级或Ⅳ级)或卒中的可能性明显超过无梗阻的患者(相对风险,4.4;$P<0.001$)。B,心肌切除后,左室流出道梗阻缓解和心室内压力正常化,与年龄和性别相匹配的美国人群相比,以及与没有手术的有梗阻的患者相比($P<0.001$),全因死亡率改善。(C)来自26岁HCM女性的超声心动图胸骨旁左室长轴切面舒张切面,由于收缩期前向运动,二尖瓣和间隔接触而引起的动力性左室梗阻(箭头)。(D)肌瘤切除术后,SAM和梗阻均消失(箭头)。(A引自Maron MS,Olivotto I,Betocchi S,et al:Effect of left ventricular outflow tract obstruction on clinical outcome in hypertrophic cardiomyopathy. N Engl J Med 2003;348:295. B引自Ommen SR,Maron BJ,Olivotto I,et al:Long-term effects of surgical septal myectomy on survival in patients with obstructive hypertrophic cardiomyopathy. J Am Coll Cardiol 2005;46:470.)

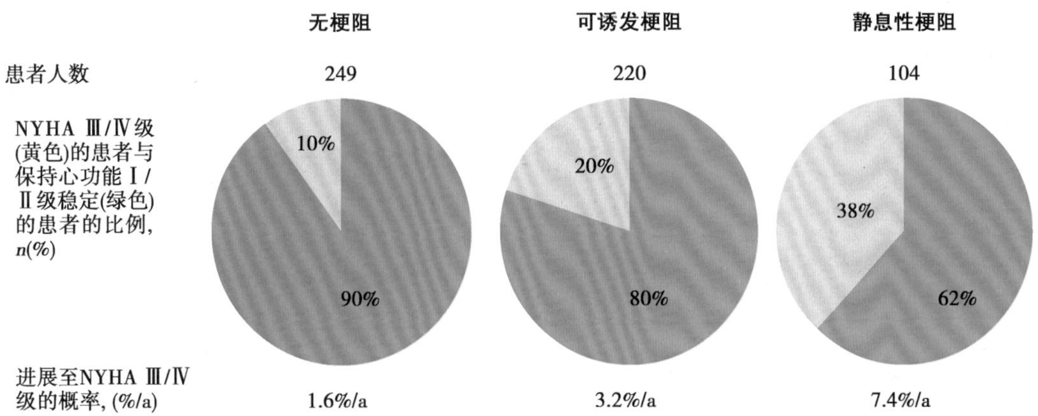

图78.8 3个血液动力学亚组的晚期和进行性心力衰竭(进展至NYHA Ⅲ/Ⅳ级)的发生概率。在非梗阻性肥厚型心肌病患者中,发生严重心力衰竭(和进展的速度)的患者远少于可诱发梗阻或静息性梗阻的患者。(引自Rowin EJ,Olivotto I,et al:Contemporary natural history and management of nonobstructive hypertrophic cardiomyopathy. J Am Coll Cardiol 2016;67:1399.)

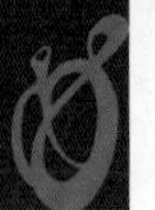

肥厚型心肌病患者的心室顺应性下降大都是由那些决定左心室被动弹性能力的因素导致的，例如心肌肥厚，瘢痕组织替代，间质纤维化，微血管血流异常和心肌细胞排列紊乱。此外，能量利用障碍和舒张期晚钠电流异常所致的钙超载，均可引起舒张功能障碍[8]。可惜的是，目前临床实践中除了组织多普勒影像评估二尖瓣环 E'速率[44]和限制性充盈类型[46]外，心脏超声缺乏评价心脏舒张功能障碍的其他手段，尚不能可靠预测此类肥厚型心肌病患者的预后、症状或充盈压。

微循环障碍

微循环障碍所致的心肌缺血是肥厚型心肌病病程中一个重要的病理生理组成部分，促进左心室负性重塑并最终影响临床病程[47]。尽管正电子发射断层显像（positron emission tomography，PET）未列为常规心血管疾病的诊断技术，但它却是评估微循环障碍最常用的手段。已有报道在疾病进程早期，通过 PET 发现冠脉血流储备显著下降是影响预后的决定因素之一。

临床特征

体格检查

在 HCM 中，体检的异常（见第 10 章）很大程度与血流动力学状态相关，伴有左室流出道梗阻的患者特征性地在胸骨左缘下方和心尖部有一个中等强度的收缩期喷射样杂音，随着主动脉瓣下压力强度等级变化而变化，Valsalva 呼吸、运动期间或运动后即刻、或者站立的时候，杂音都可增强。这种没有向颈部放射为特征的杂音，能够帮助我们辨别动态的主动脉下梗阻和固定的主动脉狭窄。许多伴有 3/6 级以上强度杂音的 HCM 患者很可能左室流出道压力阶差≥30mmHg；动脉脉搏呈现快速上升、双峰脉的特征。

最初临床怀疑 HCM 疾病可能是在一次常规体检或者运动参赛前的体检中发现杂音开始的，也有许多患者是因为症状或者心脏事件的发生而被发现是 HCM 疾病。没有主动脉下瓣压力阶差的患者，其体检表现更加微妙，仅有轻微的收缩期杂音或者甚至没有杂音，若心尖收缩杂音增强，提示有 HCM 可能。

症状

心力衰竭的症状可以发生在任何年龄，症状主要是因劳力性呼吸困难和疲劳引起的功能受限。偶然在晚期阶段出现端坐性呼吸或阵发性夜间呼吸困难。这些症状可以因为饱餐或饮酒而加剧，并且经常伴有胸痛，无论是典型还是非典型的心绞痛，可能与微血管结构异常有关。患者也可能出现头晕、晕厥或近似晕厥等意识障碍，可以用心律失常或者流出道阻塞而解释。心悸是常见的症状，可能与多种快速性心律失常有关，最常见的包括室上性心动过速，包括心房颤动，较少见的是室性早搏。无论患者有无流出道梗阻，肥厚型心肌病的症状性质通常是相似的[1-4,19]。

心电图

在肥厚型心肌病的约 90%的先证者和 75%的无症状亲属中，12 导联心电图通常是不正常的（见第 12 章）[1-4]。不正常的心电图可以呈现各种异常，其中一些甚至明显异常，但没有一种是对疾病存在特异性的，或可以单独用于预测结果的。常见异常包括与左心室肥大相对应的左室电压升高，ST-T 改变（包括在胸前外侧导联明显的 T 波倒置），左心房扩大，深而窄的 Q 波，以及前胸外侧导联的 R 波降低。

正常的心电图模式通常与轻度左室肥大和良好的临床病程相关，但不排除未来猝死事件的可能性。电压升高（R 波高或深 S 波）仅与 LV 肥厚程度弱相关，并且不能有效区分梗阻性和非梗阻性 HCM。

心脏影像

HCM 的二维超声心动图影像第 14 章描述，心脏磁共振成像在第 17 章中描述。

家庭筛查策略。HCM 家庭亲属的临床筛查包括二维超声心动图、CMR 和 12 导联心电图，以及病史询问和体格检查（表 78.1）。临床筛查评估通常从 12 岁开始，每 12 到 18 个月的时间内进行一次，大约 12 年。如果等到完全成年时（18 至 21 岁），这些检查未显示 HCM 表现，可能没有导致 HCM 的突变。进展到形态上出现左心室肥大可以延迟到成年后，因此无法保证正常的超声心动图能明确提示不受遗传影响。在这种临床情况下，谨慎选择成年后每隔 5 年监测超声心动图，或者进行基因检测[1-4]。

表 78.1 推荐通过超声心动图或心血管磁共振（和 12 导联心电图）检测左心室肥大的 HCM 家系的筛查策略*

年龄<12 岁
可选做，除非有：
因 HCM 或其他原因过早死亡的恶性家族病史，不良并发症
参加激烈训练的运动员
有症状发作
其他临床怀疑早期左心室肥大的情况
12 至 21 岁†
每 12 至 18 个月
年龄>21 岁
在出现症状时进行影像学检查，或者至少每隔 5 年进行一次影像学检查
中年适用于更频繁的检查间隔
临床病程恶性或迟发性 HCM 病史的家庭

* 未经过基因测试的家庭成员，或测试结果不确定的家庭成员。

† 年龄范围在达到身体成熟度时考虑个体差异，在某些患者中筛查年龄可能更早；初步评估应不早于青春期。

引自 Maron BJ, Maron MS, Semsarian C: Genetics of hypertrophic cardiomyopathy after 20 years: clinical perspectives. J Am Coll Cardiol 60:705, 2012.

临床过程

自然病史

HCM在心血管疾病中可能是独一无二的,因为它具有从婴儿期到老年的生命各个阶段都可以出现临床症状[1-4,17-22]。在这个年龄范围内的的受影响患者似乎具有相同的基本疾病进展,尽管临床病程不一定相同。在过去的10年中,对于HCM的自然病史和临床过程的认识更加清晰。例如,队列研究现在报告,使用现代治疗方案,每年与HCM相关的总体死亡率低于1%,与较早的HCM文献形成鲜明对比。现在已经过时的4%至6%的年死亡率来自于三级中心的高度选择的队列,这些队列合并了向高风险患者倾斜的大量患者转诊偏倚,并且报道于在植入心脏复律除颤器(ICD),外科手术切除术和心脏移植之前的时代。在大多数患者中,HCM与正常的预期寿命和良好的生活质量相适应,几乎没有或毫无残疾。确实,患有HCM的成年人存活到70到80岁甚至90岁并非罕见,通常患者没有症状或症状较轻[48-50],在统计学上与年龄和性别匹配的美国一般人群的寿命相似。这种认识强调了一个重要的原则,即大多数HCM患者在其预后方面都应得到很大程度的保证[1,2,4,19-22]。在HCM的广大人群中还存在特定的亚组,这些人群具有发生重大疾病并发症和过早死亡的较高风险。此类患者可能会沿着特定的不利进程发展(图78.9和图78.10),并因临床事件而改变他们的自然病史并最终决定了针对性的治疗策略:①猝死和意外死亡;②进行性心力衰竭伴劳累性呼吸困难和功能受限(有无梗阻);③反复发作的、持续性、永久性房颤,有栓塞性卒中的风险。在这些主要的疾病终点中,可以通过当代的干预措施(例如ICD,室间隔心肌切除术,心脏移植和除颤)进行治疗,现在,进行性心力衰竭占主导地位。心律失常的猝死事件最少见。大约40%的三级HCM中心患者将经历这些终点之一,尽管在任何单个患者中发生两种并发症的风险并不常见(<10%)。

心力衰竭

HCM患者常常可出现心力衰竭症状,如劳力性呼吸困难(见第25和26章)。左室流出道梗阻是进展性心力衰竭表现的主要决定因素,而在非梗阻患者中出现舒张功能障碍可作为心力衰竭进展的次要决定因素(见图78.9)[1-3,18,19,21,22]。

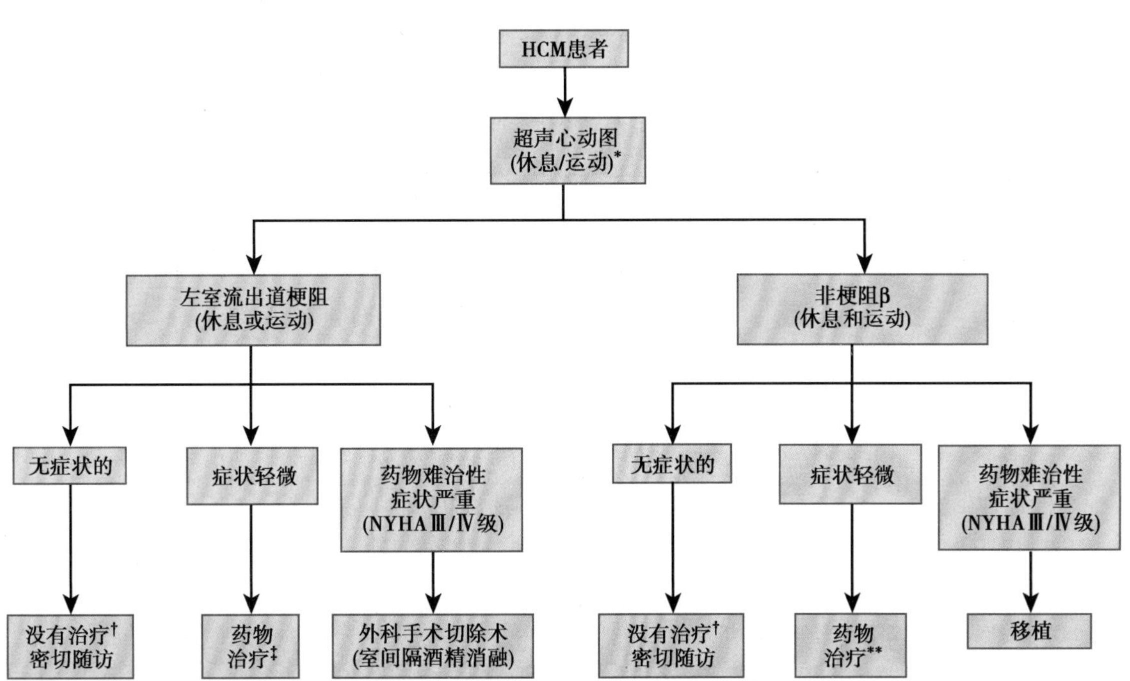

图78.9 基于超声心动图的心力衰竭治疗策略。*静止时没有左室流出道压力阶差(<30mmHg)的患者应接受负荷(运动)超声心动图检查。†没有药物治疗获益的数据,但在临床实践中经常预防性地使用β受体阻滞剂。**β阻滞剂、钙通道拮抗剂以及可能慎用利尿剂。‡β受体阻滞剂或钙通道拮抗剂(维拉帕米)或丙吡胺。通常,α根据定义设定为压力阶差≥30mmHg,但当考虑干预室间隔(室间隔心肌切除术;酒精消融)时,设定为压力阶差≥50mmHg,β设定为压力阶差无或很小(<30mmHg)。(引自Maron BJ,Ommen SR,Semsarian C,et al:State-of the Art Review:hypertrophic cardiomyopathy:present and future,with translation into contemporary cardiovascular medicine. J Am Coll Cardiol 2014;64:83.)

转诊中心大于2%~3%的HCM患者会发展为终末期心力衰竭,通常表现为左室收缩功能障碍(EF<50%),与小血管介导的心肌缺血和弥漫性透壁瘢痕形成相关(见图78.2)[2,4,54-57]。演变为终末期心力衰竭的最可信的风险标志是有着收缩功能障碍的HCM家族史。这种心力衰竭的表现与不良左心室重塑相关,通常会导致左室壁变薄和/或心室腔增大。它通常会导致进展型心力衰竭持续数年,并且需要年轻的时候(43+13岁)就进行心脏移植,这比其他非HCD患者要早。一些非阻塞性HCM患者EF值在低-正常水平(50%~60%),在增强型CMR检查中出现显著的延迟造影剂增强可作为一个潜在的预后指标(图78.10和图78.11)[39]。HCM终末期疾病具有多种遗传基质,因而不与任何特定的致病基因或突变相关。除了更高频率的多个肌节突变外,很难区分HCM终末期疾病伴有正常的射血分数[45]。

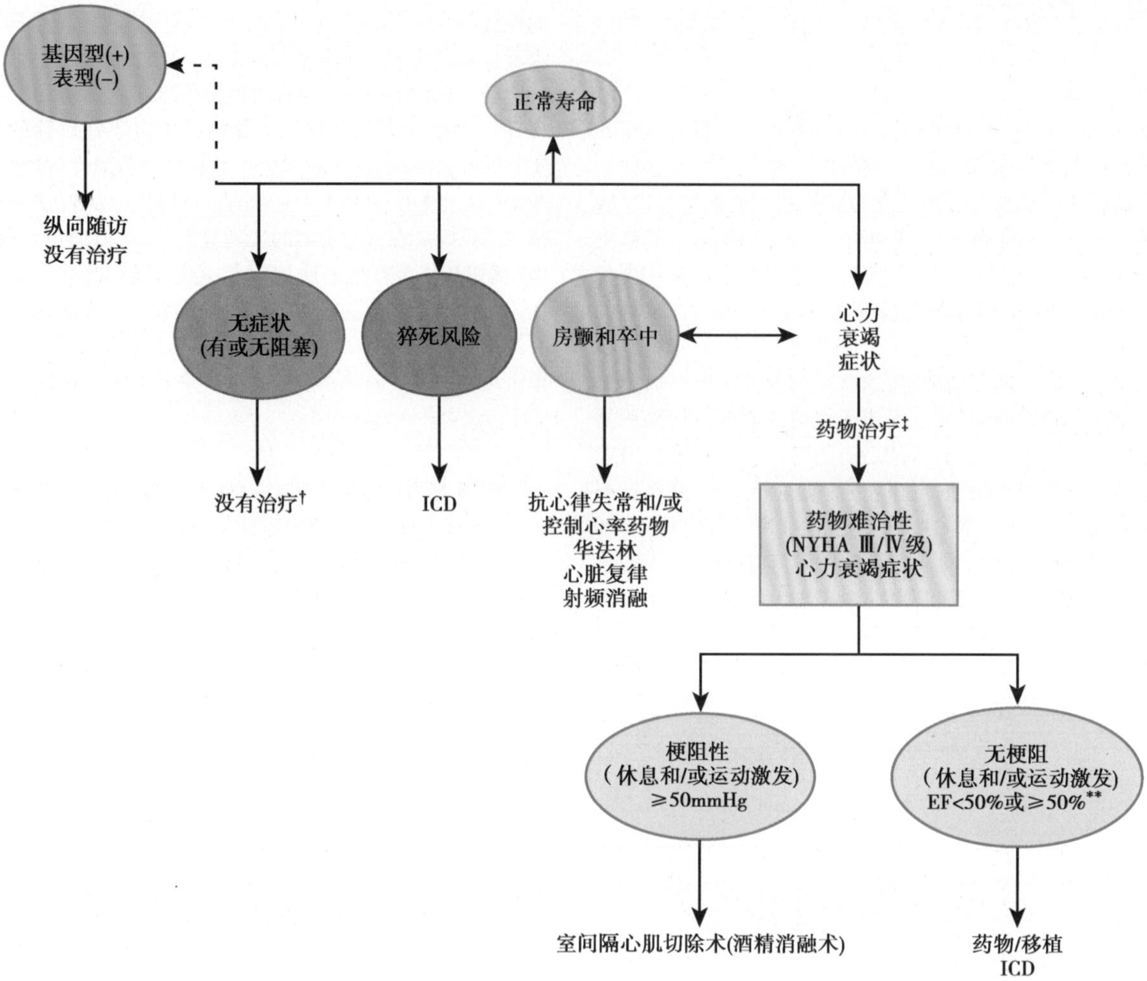

基因型(+)
表型(–)

纵向随访
没有治疗

正常寿命

无症状
(有或无阻塞)

没有治疗†

猝死风险

ICD

房颤和卒中

抗心律失常和/或
控制心率药物
华法林
心脏复律
射频消融

心力
衰竭
症状

药物治疗‡

药物难治性
(NYHA Ⅲ/Ⅳ级)
心力衰竭症状

梗阻性
（休息和/或运动激发)
≥50mmHg

室间隔心肌切除术(酒精消融术)

无梗阻
（休息和/或运动激发)
EF<50%或≥50%**

药物/移植
ICD

图 78.10 HCM 的预后途径和治疗策略。大多数 HCM 患者的临床过程良性且稳定，可能无须进行重大治疗干预。预后不良(即猝死、心力衰竭和心房颤动)不一定仅仅出现其中之一，因为患者可能会沿着多个途径发展。NYHA，组约心脏协会。检查发现基因型阳性而表型阴性的患者在青春期可能会或可能不会发生形态学转变出现左室肥大。† 没有数据可提供有关无症状患者的药物治疗益处的信息，尽管在临床实践中，有时会预防性地使用 β 受体阻滞剂或钙通道阻滞剂。‡ 通常，β 受体阻滞剂和钙通道阻滞剂，偶有丙吡胺，可能还有利尿剂(慎用)。** 该亚组的患者适合进行射血分数<50%或≥50%的心脏移植。(引自 Maron BJ，Maron MS：Hypertrophic cardiomyopathy. Lancet 2013；381：242.)

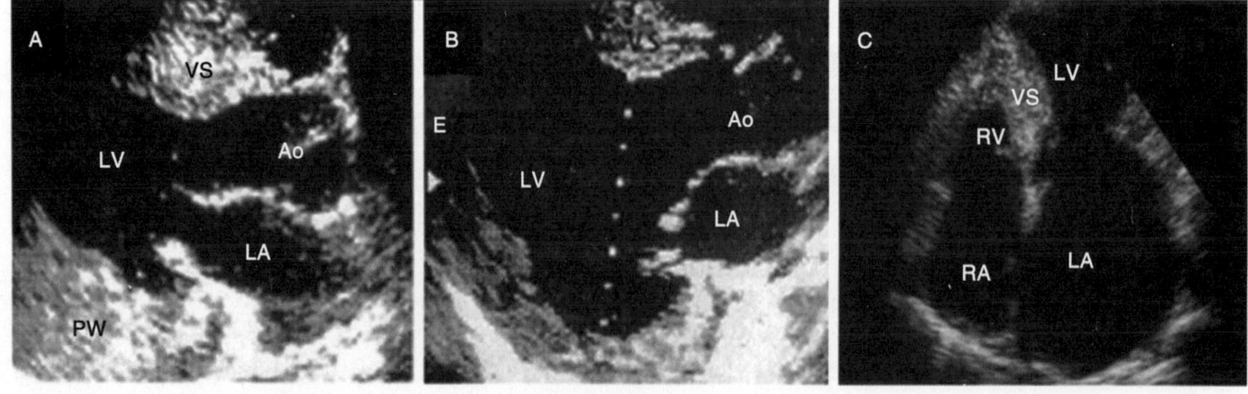

图 78.11 HCM 的心肌瘢痕形成和预后。A 到 C，终末期 HCM。A，37 岁男子的胸骨旁长轴超声心动图图像显示肥大的心室间隔和左心室后壁，心腔缩小，射血分数正常。B，同一患者显示其后来转变为终末期 HCM 和收缩功能障碍，并出现左心室重塑，表现为室间隔和游离壁变薄以及左心室扩大。C，限制性模式，伴有双心房扩大，心室腔缩小和正常射血分数，常伴有心肌瘢痕形成

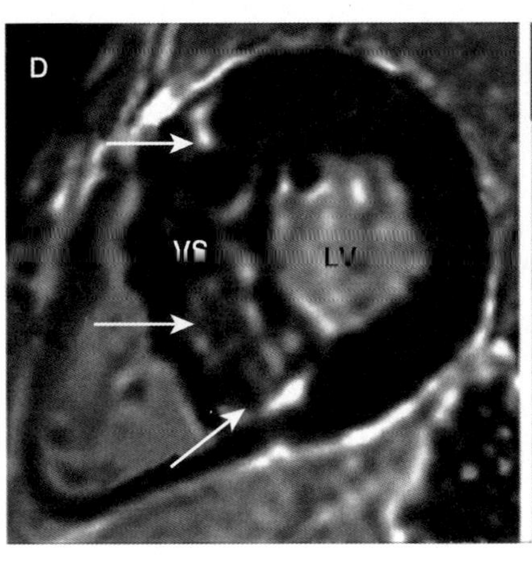

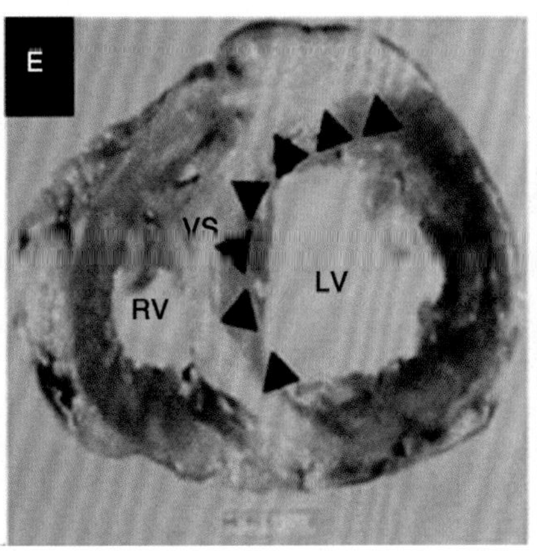

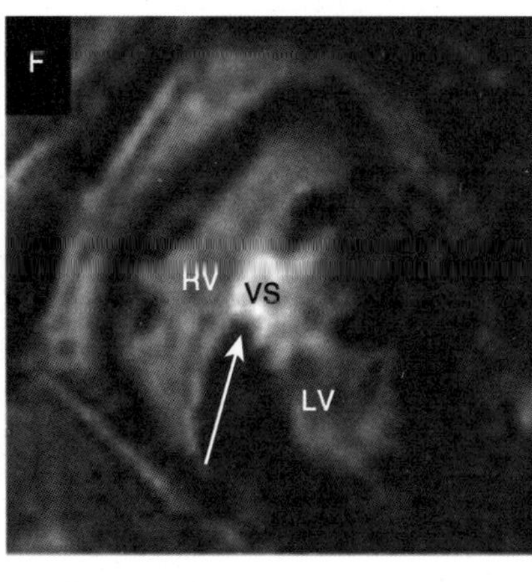

图78.11(续) D,一名高危32岁男性的对比剂增强MRI,显示室间隔透壁性钆延迟强化占LV质量的15%以上(箭头),与动态心电图(Holter)上多次非持续性室性心动过速有关。E,"终末期"心脏显示广泛的透壁瘢痕,累及室间隔,并延伸至前壁(箭头)。F,酒精间隔消融术产生的大片透壁室间隔瘢痕(箭头)。Ao,主动脉;LA,左心房;LV,左室;PW,后壁;RV,右心室;VS,室间隔。(A、B和D引自Maron BJ,Maron MS:Hypertrophic cardiomyopathy. Lancet 2013;381:242. F引自Valeti US,Nishimura RA,Holmes DR et al:Comparison of surgical septal myectomy and alcohol septal ablation with cardiac magnetic resonance imaging in patients with hypertrophic obstructive cardiomyopathy. J Am Coll Cardiol 2007;49:350.)

猝死的病因;危险分层

在HCM的猝死事件(见第42章)可发生在任何年龄段,最常见于青少年和小于30岁的成年,但是不多见于中年(见图78.10和图78.11)[20,22]。潜在的基础是无法预测的不稳定状态,猝死(sudden death,SD)可能是无症状(或有轻微症状)HCM的首发症状[1-4]。虽然SD的风险可能会延伸到中年,但是60岁及以上患者SD显著较少,这代表着像HCM这样的遗传性疾病,致命性室性心动过速发生的可能性随着年龄的增长而逐渐降低(即使存在传统风险标志),就像这个疾病在某个节点宣布它不会再发生不良临床事件了(图78.12)[50]。事实上,HCM患者大约75%的死亡都与HCM无关,尤其是在老年患者中[49]。

多数猝死发生在静坐或者中度体力活动时,这样的猝死事件也不罕见于剧烈活动时;这与长期观察到的结果一致:HCM是竞技运动员猝死最常见的心血管病因,包括高中、大学和研究生运动员(见图78.12)[12,13]。HCM与运动相关猝死的这种关系成为了第36届Bethesda会议(和后续的AHA/ACC指南)取消HCM运动员激烈的竞技运动项目资格来降低猝死风险的基础[11]。

在广大的HCM人群中,猝死最大的风险是与一些特定的临床标志相关的(见图78.12):

二级预防:以前发生过心脏事件和有持续性室性心动过速(VT)的患者必须植入ICD作为二级预防。

一级预防:有一项或多项以下标志的患者需考虑植入ICD作为一级预防(这些标志对于小于50岁的年轻患者更为重要)[1,2,4,20,22,34,52,53,59-61]:①家族史:一个或者多个早发HCM相关的死亡,尤其是死亡发生的突然或者发生在近亲;②不能解释的晕厥,尤其发生在最近和发生在年轻患者身上的;③运动中血压降低;④连续动态心电图中多形的、重复的(或长时的)非持续的VT发生;⑤巨大的左心室肥大(室壁厚度≥30mmHg)(见图78.2),也包括左室心尖部室壁瘤(表78.2)。猝死的风险与左心室肥大的模式或者部位不相关,较厚的左室壁并不代表心力衰竭症状进展更快。

表78.2 肥厚型心肌病中猝死的危险因素

二级预防
心搏骤停或持续性室性心动过速
常规一级预防风险标志
因HCM猝死的家族病史
近期无法解释的晕厥
多次或重复性非持续性室性心动过速(动态心电图)
对运动的低血压或血压降低反应
左心室肥大(壁厚≥30mm*)
晚期或广泛或弥漫性增强(增强CMR)
一级预防的潜在高危亚群
疾病末期(射血分数<50%)
左室心尖部室壁瘤伴瘢痕
一级预防的潜在人群†
静止时有明显左室流出道压力阶差
透壁或弥漫性钆延迟强化
酒精消融伴透壁瘢痕
多个肌节突变位点
可调控的 激烈的竞技运动 动脉粥样硬化性冠状动脉疾病

* 或与儿童相当的体型。

† 经过常规的危险因素算法评估后风险水平仍不明确的患者关于预防性植入式除颤器的决策。

CMR,心血管磁共振;ECG,心电图;HCM,肥厚型心肌病;LV,左室;VT,室性心动过速。

引自Maron BJ,Maron MS:Hypertrophic cardiomyopathy. Lancet 381:242,2013.

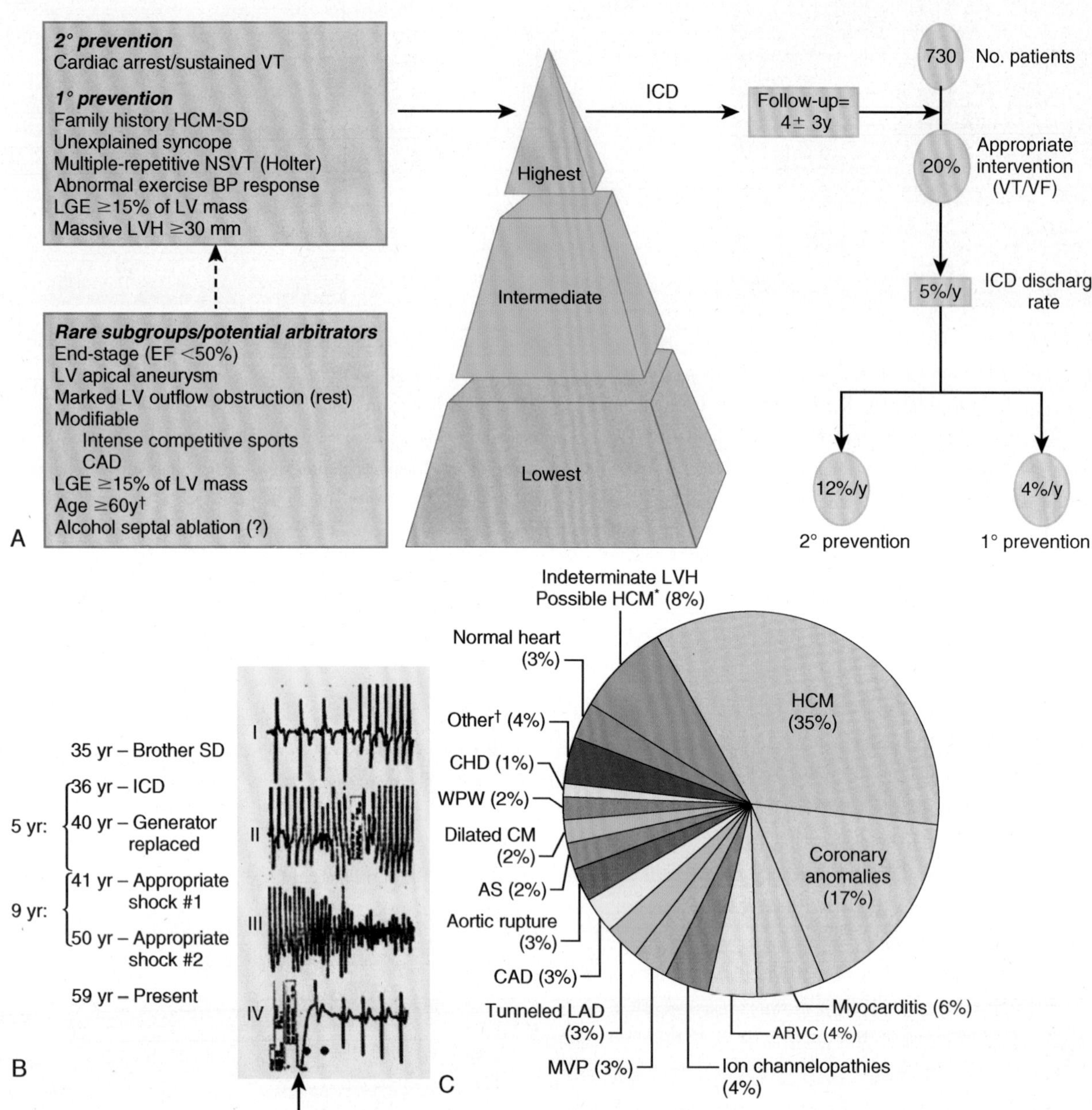

FIGURE 78. 12 Prevention of sudden death. **A**, Flow-diagram summarizing HCM risk markers (to left) and ICD-related outcome in 730 high-risk children and adults from the HCM international and multicenter ICD registry studies (to right). **B**, Intracardiac electrogram obtained at 1:20 AM (while asleep) 5 years after implant from a 35-year-old man with HCM who received a prophylactic ICD because of a family history of SD and marked ventricular septal thickness (31mm). Tracing Ⅰ: Ventricular tachycardia (VT) at 200 bpm begins abruptly; Ⅱ: Defibrillator senses VT and charges; Ⅲ: VT deteriorates to ventricular fibrillation (VF); Ⅳ: Defibrillator issues a 20-J shock (*arrow*), restoring sinus rhythm. A virtually identical sequence occurred 9 years later during sleep; this patient is now 56 years old and asymptomatic. **C**, HCM is the single most common cause of sudden death in young competitive athletes in the United States, although several other largely genetic heart diseases also account for many of these events. ARVC, arrhythmogenic right ventricular cardiomyopathy; AS, aortic valve stenosis; CAD, coronary artery disease; CHD, congenital heart disease; CM, cardiomyopathy; LAD, left anterior descending; LVH, left ventricular hypertrophy; MVP, mitral valve prolapse; WPW, Wolff-Parkinson-White syndrome. * Regarded as possible (but not definitive) evidence for HCM at autopsy with mildly increased LV wall thicknesses (18±4mm) and heart weight (447±76g). (**B** from Maron BJ, Spirito P, Shen W-K, et al: Implantable cardioverter-defibrillators and prevention of sudden cardiac death in hypertrophic cardiomyopathy. JAMA 298:405, 2007. **C** from Maron BJ. Historical perspectives on sudden death in young athletes with evolution over 35 years. Am J Cardiol 116:1461, 2015.)

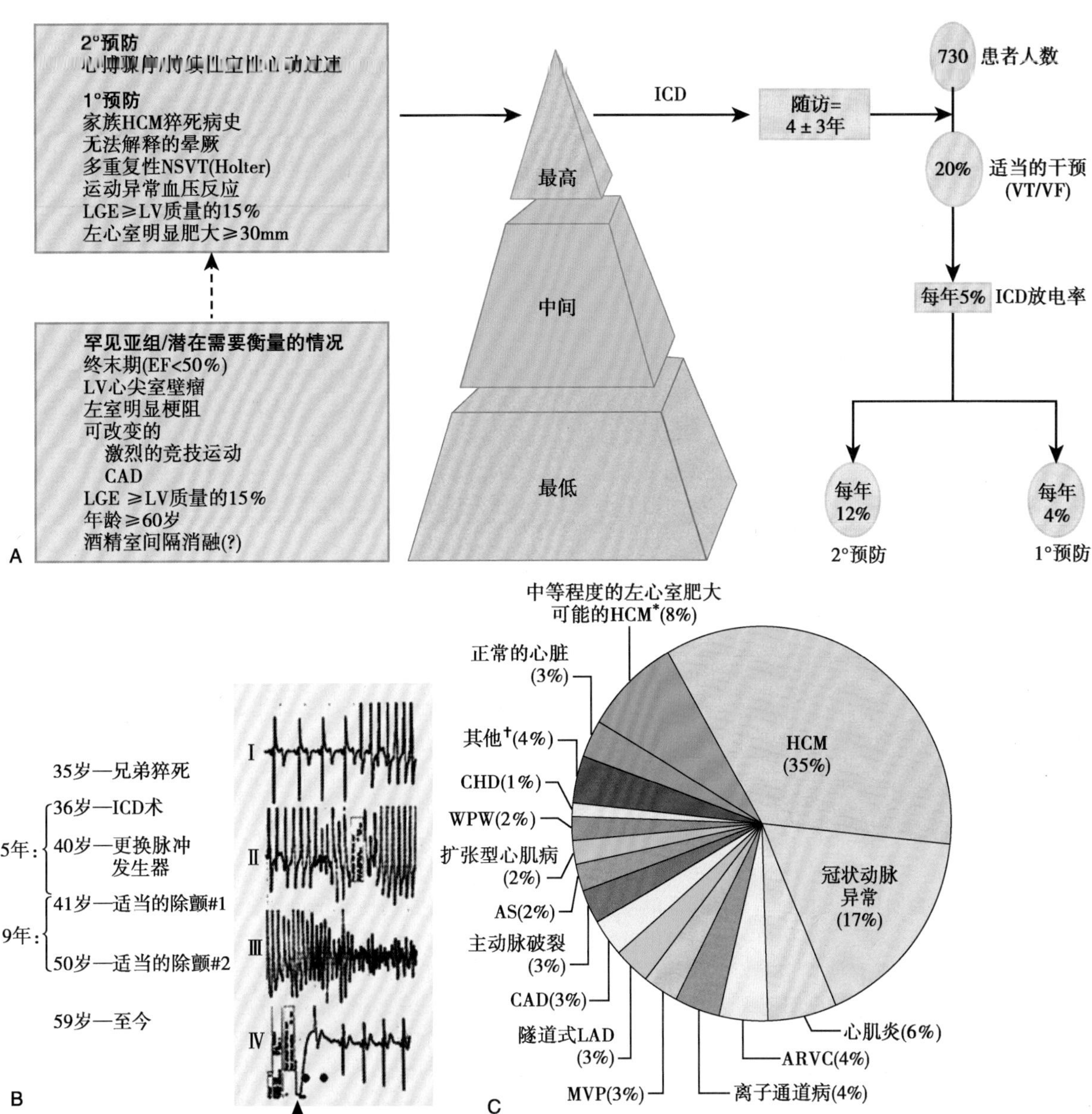

图 78.12 预防猝死。A,图中总结了来自 HCM 国际和多中心 ICD 注册研究的 730 名高危儿童和成人的 HCM 危险标志物(左)和 ICD 相关结果(右)。B,植入后 5 年,在 1:20 AM(入睡时)从一名 35 岁的 HCM 男性获得心内电图,该男性由于 SD 家族史和明显的室间隔厚度(31mm)而接受了预防性 ICD。Ⅰ,突发 200 次/min 的室性心动过速(VT);Ⅱ,除颤器监测到室性心动过速并充电;Ⅲ,VT 恶化为心室纤颤(VF);Ⅳ,除颤器发出 20-J 的电击(箭头),恢复窦性心律。9 年后的睡眠中发生了几乎相同的过程。该患者现年 56 岁,无症状。C,在美国,HCM 是导致年轻的竞技运动员猝死的最常见原因,尽管还包括其他几种遗传性心脏病也可引起猝死。ARVC,致心律失常性右室心肌病;AS,主动脉瓣狭窄;CAD,冠状动脉疾病;CHD,先天性心脏病;LAD,左前降支;LV,左心室;MVP,二尖瓣脱垂;WPW,Wolff-Parkinson-White 综合征。* 尸检时有可能(但不是确定的)HCM 证据,LV 壁厚(18±4mm)和心脏重量(447±76g)轻度增加。(B 引自 Maron BJ, Spirito P, Shen W-K, et al: Implantable cardioverter-defibrillators and prevention of sudden cardiac death in hypertrophic cardiomyopathy. JAMA 298:405, 2007. C 引自 Maron BJ. Historical perspectives on sudden death in young athletes with evolution over 35 years. Am J Cardiol 116:1461, 2015.)

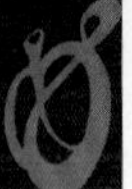

一个或多个主要的危险因素存在时，需考虑植入 ICD 作为一级预防，尤其是当家族史中有猝死、不能解释的晕厥或者巨大的左心室肥大（这些也同样是 HCM 儿童用来评估风险的可信指标）。基于美国/加拿大（ACC/AHA）指南，专家共识和其他的数据以及实验，现有的 HCM 的危险分层策略，可靠地辨识出了许多高风险的患者，并且数据显示，这样的分层策略能够大力减少 HCM 相关死亡率到每年 0.5%[18-22]。为了解决包括猝死的一级预防治疗在内的复杂风险评估难题，可能需要一个共享的决定形成策略，这个策略需要考虑到患者完全知情的愿望和临床医生个人的经验和判断。

然而，风险法则是不完善的，少数没有任何需要一级预防的传统危险因素的患者仍然容易猝死[58]。考虑到这点，在对比剂增强的心脏磁共振（CMR）广泛的钆延迟增强（late gadolinium enhancement，LGE）（尤其超过 15%的左室存在延迟强化）呈现出与猝死风险增加的相关性；CMR 中广泛的 LGE 是一个新的猝死标志物，也是猝死独立的预测因素，甚至在缺乏传统危险因素的情况下，CMR 中广泛的 LGE 也可考虑预防性植入 ICD（见表 78.2 和图 78.12）[37]。因此，广泛的 LGE 扩大了危险分层法则来合并那些本来不够高风险的患者，也是进展到收缩功能障碍的终末期心力衰竭的一个标志（见图 78.2 和图 78.11）。没有 LGE 或局灶性 LGE，以及 LGE 位于右室与室间隔连接部位时，提示低风险。在 2014 年，欧洲心脏病协会（ESC）提议一个新的数学/统计学风险积分模型来识别哪些患者能够从 ICD 治疗中获益，哪些不需要一级预防性植入 ICD[59]。目前正在确定这种评分策略在临床领域的确切作用[60]。

有些个别患者在传统的指标进行危险分层比较模糊的时候，许多其他的疾病临床特征也可被视作预防性植入 ICD 的潜在决策因素（见表 78.2）。这些包括异质 HCM 疾病谱中的亚组（例如，薄壁而活动低下的左室心尖部室壁瘤伴局部心肌瘢痕形成而导致的心室中腔阻塞，见图 78.2）[61]，CMR 中广泛的 LGE（≥15%的左室心肌），与阻塞性冠脉粥样硬化性疾病共存，静息期显著的左室流出道梗阻，向收缩功能障碍演变（见图 78.2 和图 78.11）以及经皮酒精室间隔消融导致的透壁性梗死（见图 78.11）[62-67]。

没有强有力的证据证明特殊的心电图模式、T 波改变或者左前降支心肌桥（虽然在 HCM 患者中左前降支心肌桥多于普通人群）能够预测 HCM 猝死的风险[68]。而且，无左心室肥大的基因携带者预后良好，几乎没有证据显示取消这类人群进行竞争性体育或就业机会是合理的[11]。

管理

猝死的预防

心搏骤停后的二级预防（每年 12%）和一级预防（每年 4%）基于危险因子分析，ICD 植入有效而可靠地终止了潜在致命性室性快速心律失常，改变了 HCM 的自然病程（见图 78.12）[1-4,8,20,22,52,59]。ICD 的除颤干预率在儿童、青少年和成人的 HCM 中是相似的。高危患者 ICD 的除颤干预频率与那些因 1 个、2 个、3 个或者更多危险因素而植入 ICD 患者的除颤干预频率相同（一个危险因素的患者 ICD 除颤干预率是 35%）[18,20,21,69]。ICD 事件发生的时间缺乏可预测性，这主要是由于以下因素：室性心动过速的发生缺乏明显节律性、从医生决定植入 ICD 到 ICD 对室性心动过速发生干预的时间间期可长可短、一次心搏骤停后很少接着再次发生等。值得注意的是，恰当地植入 ICD 后很少发生心衰症状的进展，这与缺血性心脏病植入 ICD 电击后的临床情况不同。考虑到 HCM 相关性猝死在老年患者（≥60 岁）不常见，因此对这个年龄组的患者较少进行一级预防性植入 ICD（见图 78.12）[50]。预防性植入除颤仪的决定必须考虑到经静脉植入 ICD 相关并发症的风险（每年 5%）[70,71] 和长期 ICD 治疗的社会心理学后果，尤其是对于儿童和青少年。为了避免导线经静脉的慢性植入而对脉管系统造成潜在危害，皮下 ICD 对年轻的 HCM 患者是个不错的选择。然而，猝死预防仍有它的不确定性，这是因为对实验室设置外自发性室性心动过速进行终止经验有限，而且这些设备缺乏抗快速心动过速起搏能力。

对于高猝死风险的患者使用胺碘酮或者其他抗心律失常药物的治疗进行一级预防是一个过时的策略；它缺乏 ICD 已证实的有效性，而且在较长的风险间期可能有严重的不良反应发生，尤其那些年青的 HCM 患者[72]。触发 ICD 的复发室性心动过速在 HCM 中不常见；由于 HCM 通常为弥漫性基质异常，射频消融是未经证实的治疗策略，但左室心尖部室壁瘤的患者除外，在这类患者中，心律失常点可以被消除[61]。

心力衰竭的治疗

药物

心力衰竭的限制性症状（例如，劳力性呼吸困难伴或不伴胸痛）是由于舒张功能障碍、流出道梗阻、二尖瓣反流、微血管性缺血或者这些病理生理变化的综合作用所致（见图 78.9）[1,2]。药物治疗对症状的缓解变异性很高，而且药物的给与通常是根据个体患者的需求而经验性制定的。自从 19 世纪 60 年代中期起，β 肾上腺素受体阻滞剂药物已经被广泛应用于缓解 HCM 患者心力衰竭症状，其机制为通过减慢心率而降低心肌氧耗和增加心室充盈，同时通过降低左室收缩力而减轻运动所致的流出道压力阶差。

在没有左室流出道梗阻的患者中，维拉帕米能改善心力衰竭症状和运动能力。这是因为它有利于心率控制和心室的松弛和充盈，而且它能通过增加心肌血流而治疗胸痛症状[1,2]。虽然 β 受体阻滞剂通常是首选药物，但是没有证据证明 β 受体阻滞剂与维拉帕米的联用是有利的。而且，这两种药物联用可能会过度地减慢心率和/或降低血压。

丙吡胺是流出道梗阻患者其他药物控制症状失败时，为了缓解压力阶差和症状的第三选择（与房室结阻滞剂联合），虽然它的使用可能被副交感神经的不良反应所限制[73]。利尿剂需谨慎使用，而且主要应用于非梗阻性患者中，它可以缓解肺淤血和左室充盈压。新的用来缓解 HCM 症状的药物尚在研发包括小分子、变构肌球蛋白抑制剂[5]。

对于收缩功能障碍和晚期心力衰竭患者的药物治疗策略与非 HCM 心脏疾病导致的充血性心力衰竭一样，包括 β 受体阻滞剂、ACEI/ARB、利尿剂、螺内酯（见图 78.9）。双心室起搏用于治疗 HCM 终末期心力衰竭的疗效仍不确定。HCM 患者同样可能有严重的难治性心力衰竭，伴随收缩功能保留、没有广泛的瘢痕形成、显著的左心室肥大、以及非扩张的心室腔。

有着严重的限制性心力衰竭症状的终末期 HCM（伴或不伴收缩功能障碍）实际上是心脏移植唯一的指征[1-4]。HCM 患者心脏移植后的存活率与其他心脏疾病患者移植后的存活率相似（或者可能更高)(5年存活率75%;10年存活率60%)[56]。

心肌切除术

左室流出道梗阻导致的心力衰竭通过室间隔缩减(例如,心肌切除术或选择性酒精室间隔消融)后是可逆的。根据50年以上的广泛的全球性经验,和在指南以及来自主要的国际心血管协会的专家共识的推荐,室间隔心肌切除术被判定为,严重的药物难治性心力衰竭[例如,在基础情况或生理运动情况下左室流出道梗阻(例如,压力阶差≥50mmHg)所导致NYHA功能Ⅲ级或Ⅳ级(儿童中一致)]患者优选和首要的治疗措施(见图78.9)[1-4,23,74-80]。

经主动脉室间隔切除术(Morrow术式)包括从基底段室间隔切除一小部分心肌(通常为3~10g)。许多外科医生开展了一种更为积极的心肌切除术,心肌切除从室间隔延伸至乳头肌基底部,重新定位了被认为梗阻相关的异常分布的乳头肌。二尖瓣腱索切除术(与室间隔浅切相联合)已得到改进,可以有效地降低轻度HCM患者的压力阶差[77]。值得重视的是,预期的手术死亡率已经稳定低降低,并且在有经验的HCM中心手术死亡率已低于1%,这使得心肌切除术成为最安全的心脏开放式手术[75,78]。

外科心肌切除术的首要目的是通过有效解除流出道梗阻(和SAM征)和相关的二尖瓣反流,造成左室压力的正常化,从而减少心力衰竭症状和改善生活质量(见图78.7)。的确,在长期随访研究报道中,90%~95%接受过心肌切除术的患者能够永久性解除基底流出道压力阶差,不伴有整个左室功能的损害,缓解症状最长超过25年,证实了HCM疾病中由流出道梗阻导致的心力衰竭为可逆性的[2,74,76,78]。

除了生活质量很大改进外,非随机研究中还得出证据:与那些年龄和性别相匹配的非手术患者相比,心肌切除术可提高流出道梗阻患者的生存率,也包括可能的猝死率下降[74]。外科心肌切除术对无症状(或轻微症状)的患者是不推荐的,因为缺乏结论性证据证明对梗阻进行预防性缓解是有利的或者必要的,因为就算非常低的手术死亡率也可能超过疾病带给患者的风险。

室间隔酒精消融

经皮酒精室间隔消融,是向一支主要的穿间隔冠脉内注射1~3ml 95%酒精造成室间隔近端坏死和永久的透壁性心肌梗死,它是选择性患者进行心肌切除术的替代治疗[62-67]。占据大约10%左室壁(≤30%的室间隔)的瘢痕,造成室间隔逐渐变薄和限制性间隔基底段偏离,流出道扩大,而且在许多患者中,降低左室流出道压力阶差、二尖瓣反流[20]。

酒精消融在很多患者中极大地改善了心力衰竭症状,虽然长期预后和与手术有效性的对比的数据目前还欠缺[62-67]。非随机数据显示,酒精消融后压力阶差和症状的缓解与心肌切除术相似;超过65岁的患者,心肌切除术对症状的改善可能优于酒精消融的效果。大约10%~20%的患者在酒精消融后会造成高度房室传导阻滞而需要永久性起搏器,或经过多次分步操作才获得满意的临床结果。甚至在有经验的中心,酒精消融可能与操作死亡率和并发症发生率相关,且与心肌切除术相似。

但问题并没有完全解决,最重要的是,酒精导致的透壁瘢痕的临床后果,它代表了一种潜在的不稳定电活动病理基础和致命性室性心动过速的病灶,使得易感患者猝死的风险增加。有证据支持致心律失常水平的增加直接归咎于酒精导致的透壁性心肌梗死(见图78.11),超出了心肌切除术。酒精消融相关的远期风险仍然没有解决,因为心肌切除术对比消融术随机对照临床试验是不可行的。对于酒精消融后预防性植入ICD的决定需个体化制定[20,63-67,75]。

所有的共识和指南都把酒精消融视作梗阻性HCM无法接受优化的心肌切除术患者(例如,高龄、有显著合并症、手术风险高、或个人强烈拒绝开胸手术的)的替代治疗策略(见图78.9)。另外,酒精室间隔消融术不可以在有其他伴随情况的HCM患者中进行,包括本身有二尖瓣疾病或者冠状动脉疾病需要旁路移植,并且需要在患者室间隔非常肥厚和/或二尖瓣膜下装置这种复杂的结构异常[4]。

双腔起搏器

大约25年前,永久双腔起搏器作为梗阻性伴心力衰竭症状的HCM患者外科心肌切除术的替代治疗方法被推广。然而,HCM患者中起搏器的作用变得非常有限,因为一些随机研究证明与起搏器相关的主观感知到的症状获益似乎主要是安慰剂效应。

房颤的治疗

症状性房颤是HCM最常见的持续性心律失常,它频繁地导致住院、工作能力丧失、生活质量下降[1-4,14,15,81-91]。房颤与增加的HCM相关性死亡不相关,也不是心力衰竭症状进展的促进因素。阵发性、持续性、永久性房颤发生在20%~25%的HCM患者中,其发生率随着年龄的增加和左心房的扩大以及功能障碍而增加。症状性阵发性房颤因为需要频繁进入急诊室转复心律而给生活质量造成不利影响。然而,由于房颤而造成的HCM死亡率是很低的(每年<1%),主要还是因为缺乏抗凝治疗而发生的血栓性卒中。没有HCM基因与AF相关[85]。

由于存在血栓形成和栓塞的潜在风险,有房颤的患者需要抗凝治疗(见图78.10)[2-4,81,82]。虽然维生素K拮抗剂华法林仍然被广泛应用,但是新型口服抗凝药也是HCM患者合理的选择方案。抗凝治疗决定需在考虑生活方式的改变、出血风险和用药依从性的预期后,对患者进行个体化制定。CHA2DS2-VASc评分在HCM患者中未得到验证也不完全适用,阵发性房颤发作多少次后必须开始治疗还没有明确规定,但是谨慎起见发作次数较少的时候就应该开始治疗。虽然在特定HCM中的数据尚较少,但是胺碘酮仍然被认为是最有效的减少房颤再发的药物;β受体阻滞剂和维拉帕米通常用来控制持续性或永久性房颤患者的心率。

在一些较小的相关研究中,用射频导管消融(肺静脉隔离)的方法来控制药物-难治性阵发性房颤的复发,仅达到部分或者短期的成功[83,84,87]。在HCM中,短期结果是40%的患者在1年内未在发生房颤,长期结果是相当多的重复消融手术率和房颤复发率,大部分房颤还是未被解决。有房颤病史的患者,施行外科心肌切除术时,应当考虑做辅助迷宫手术。

其他问题管理

没有证据证明HCM患者在怀孕和生产的时候风险增加。产妇的发病和死亡仅出现在极少数具有高风险临床特征的有症状的女性中(例如,严重的心力衰竭、室性心动过速、或左室流出到梗阻),这群人需要特殊的和预防性的产科护理。否则,大多数有着HCM的母亲可以进行正常(顺产)生产,而不需要剖宫产。

细菌性心内膜炎是HCM一个不常见但潜在的严重并发症(发

病率<1%),赘生物通常波及二尖瓣前叶或二尖瓣接触水平的室间隔内膜部位。在牙科或外科手术前预防性抗菌治疗仍然是需要的,尤其是伴有流出道梗阻的 HCM 患者[88]。

结果;肥厚型心肌病相关死亡率。在过去的 15 年里,随着致力于 HCM 优秀中心的涌现[89],关于 HCM 的综合性诊断和管理策略已根据美国/加拿大(ACC/AHA)指南有了很大的改进[4]。它们包括扩展的风险分层算法,可以更好地评估有风险的患者。一项三级中心队列研究指出,治疗的进展已经改变了许多患者疾病的临床病程,使得 HCM 相关死亡显著下降[17-22,90]。受益于目前的治疗策略(例如,ICD 作为猝死的一级预防,非梗阻性难治性心力衰竭进行移植,左室流出道梗阻导致的严重心力衰竭进行外科心肌切除术,与治疗低体温相关的现代除颤技术),HCM 的死亡率可以减少至每年 0.5%,独立于患者年龄。这些数据重新定义了 HCM 疾病的死亡率,改变了既往对 HCM 疾病呈持续性进展且不间歇的认识[90]。

未来展望

过去的十年见证了人们对 HCM 诊断、临床表现和自然病史理解的一个极大进步,并且非常值得关注的是在 HCM 疾病的管理上取得了关键的进展。HCM 从一个看似预后不良的疾病转变成了一个可正常生活的一种疾病,其主要并发症都有有效的治疗措施。一些这方面经典的参考文献已在网上提供,标题是经典肥厚型心肌病参考文献。

然而,未来进一步的研究仍然是必要的,包括将危险分层策略改进,使其可信地识别所有需要 ICD 治疗的猝死高风险人群,同时减少不必要的植入。酒精消融相对于外科心肌切除术在流出道梗阻且有症状的患者中的治疗作用、商业化基因检测结果的使用、二代基因测序的影响、和进一步澄清基因型-表型关系等问题仍需进一步探索。

最后,由于晚期心力衰竭逐渐成为 HCM 越来越普遍的并发症,我们需要更可靠地预测识别高危患者,开发出新的、靶向的、疾病特异的药物选择去缓解心力衰竭症状,尤其是在没有流出道梗阻的情况下。以 HCM 病理生理过程中靶向的疾病特异性药物的基础研究和临床试验正在进行。

(庄剑辉 苏杨 译,徐亚伟 张毅 校)

参考文献

Definition, Prevalence, and Nomenclature

1. Maron BJ, Maron MS. Hypertrophic cardiomyopathy. *Lancet*. 2013;381:242.
2. Maron BJ, Ommen SR, Semsarian C, et al. State-of-the Art Review. Hypertrophic cardiomyopathy: Present and future, with translation into contemporary cardiovascular medicine. *J Am Coll Cardiol*. 2014;64:83.
3. Elliott PM, Anastasakis A, Borger MA, et al. 2014 ESC Guidelines on diagnosis and management of hypertrophic cardiomyopathy: The Task Force for the Diagnosis and Management of Hypertrophic Cardiomyopathy of the European Society of Cardiology (ESC). *Eur Heart J*. 2014;35:2733.
4. Gersh BJ, Maron BJ, Bonow RO, et al. 2011 ACCF/AHA guidelines for the diagnosis and treatment of hypertrophic cardiomyopathy. A report of the American College of Cardiology Foundation/American Heart Association Task Force on Practice Guidelines. *Circulation* 124:2761, 2011; *J Am Coll Cardiol* 58:e212, 2011. *J Thorac Cardiovasc Surg*. 2011;142:e153.
5. Olivotto I, Hellawell JL, Farzaneh-Far R, et al. Novel approach targeting the complex pathophysiology of hypertrophic cardiomyopathy. *Circ Heart Fail*. 2016;9.
6. Maron BJ, Maron MS, Semsarian C. Genetics of hypertrophic cardiomyopathy after 20 years: clinical perspectives. *J Am Coll Cardiol*. 2012;60:705.
7. Seidman CE, Seidman JG. Identifying sarcomere gene mutations in hypertrophic cardiomyopathy: a personal history. *Circ Res*. 2011;108:743.
8. Coppini R, Ho CY, Ashley E, et al. Clinical phenotype and outcome of hypertrophic cardiomyopathy associated with thin-filament gene mutations. *J Am Coll Cardiol*. 2014;64:2589.
9. Olivotto I, d'Amati G, Basso C, et al. Defining phenotypes and disease progression in sarcomeric cardiomyopathies: contemporary role of clinical investigations. *Cardiovasc Res*. 2015;105:409.
10. Olivotto I, Girolami F, Ackerman MJ, et al. Myofilament protein gene mutation screening and outcome of patients with hypertrophic cardiomyopathy. *Mayo Clin Proc*. 2008;83:630.
11. Maron BJ, Nishimura RA, Cooper LT Jr, et al. Eligibility and disqualification recommendations for competitive athletes with cardiovascular abnormalities: Task Force 3: hypertrophic cardiomyopathy, arrhythmogenic right ventricular cardiomyopathy and other cardiomyopathies, and myocarditis. *J Am Coll Cardiol* 66:2362, 2015. *Circulation*. 2015;132:e273.
12. Maron BJ. Historical perspectives on sudden death in young athletes with evolution over 35 years. *Am J Cardiol*. 2015;116:1461.
13. Maron BJ, Haas TS, Ahluwalia A, et al. Demographics and epidemiology of sudden deaths in young competitive athletes: from the U.S. National Registry. *Am J Med*. 2016;129:1170.
14. Olivotto I, Cecchi F, Casey SA, et al. Impact of atrial fibrillation on the clinical course of hypertrophic cardiomyopathy. *Circulation*. 2001;104:2517.
15. Kubo T, Kitaoka H, Okawa M, et al. Clinical impact of atrial fibrillation in patients with hypertrophic cardiomyopathy. Results from Kochi RYOMA Study. *Circ J*. 2009;73:1599.
16. Bongini C, Ferrantini C, Girolami F, et al. Impact of genotype on the occurrence of atrial fibrillation in patients with hypertrophic cardiomyopathy. *Am J Cardiol*. 2016;117:1151.
17. Maron BJ, Braunwald E. Evolution of hypertrophic cardiomyopathy to a contemporary treatable disease. *Circulation*. 2012;126:1640.
18. Maron BJ, Rowin EJ, Casey SA, et al. Hypertrophic cardiomyopathy associated with low cardiovascular mortality with contemporary management strategies. *J Am Coll Cardiol*. 2015;65:1915.
19. Maron MS, Rowin EJ, Olivotto I, et al. Contemporary natural history and management of nonobstructive hypertrophic cardiomyopathy. *J Am Coll Cardiol*. 2016;67:1399.
20. Maron BJ, Maron MS. Contemporary strategies for risk stratification and prevention of sudden death with the implantable defibrillator in hypertrophic cardiomyopathy. *Heart Rhythm*. 2016;1:1683.
21. Maron BJ, Rowin EJ, Casey SA, et al. Hypertrophic cardiomyopathy in children, adolescents and young adults associated with low cardiovascular mortality with contemporary management strategies. *Circulation*. 2016;133:62.
22. Maron BJ, Rowin EJ, Casey SA, et al. How hypertrophic cardiomyopathy became a contemporary treatable genetic disease with low mortality: shaped by 50-years of clinical research and practice. *JAMA Cardiol*. 2016;1:98.
23. Maron BJ, McKenna WJ, Danielson GK, et al. American college of cardiology/european society of cardiology clinical expert consensus document on hypertrophic cardiomyopathy. *J Am Coll Cardiol*. 2003;42:1687.
24. Rapezzi C, Arbustini E, Caforio AL, et al. Diagnostic work-up in cardiomyopathies: bridging the gap between clinical phenotypes and final diagnosis. A position statement from the ESC Working Group on Myocardial and Pericardial Diseases. *Eur Heart J*. 2013;34:1448.
25. Semsarian C, Ingles J, Maron MS, et al. New perspectives on the prevalence of hypertrophic cardiomyopathy. *J Am Coll Cardiol*. 2015;65:1249.
26. Maron MS, Hellawell JL, Lucove JC, et al. Occurrence of clinically diagnosed hypertrophic cardiomyopathy in the United States. *Am J Cardiol*. 2016;117:1651.

Gender, Race, and Genetic Basis and Testing

27. Maron BJ, Maron MS, Wigle ED, et al. 50 year history of left ventricular outflow tract obstruction in hypertrophic cardiomyopathy: From idiopathic hypertrophic subaortic stenosis to hypertrophic cardiomyopathy. *J Am Coll Cardiol*. 2009;54:191.
28. Watkins H, Ashrafian H, Redwood C. Inherited cardiomyopathies. *N Engl J Med*. 2011;364:1643.
29. Charron P, Arad M, Arbustini E, et al. European Society of Cardiology Working Group on Myocardial and Pericardial Diseases. Genetic counselling and testing in cardiomyopathies: a position statement of the European Society of Cardiology Working Group on Myocardial and Pericardial Diseases. *Eur Heart J*. 2010;3:2715.
30. Landstrom AP, Ackerman MJ. Mutation type is not clinically useful in predicting prognosis in hypertrophic cardiomyopathy. *Circulation*. 2010;122:2441.
31. Li Q, Gruner C, Chan RH, et al. Genotype-positive status in patients with hypertrophic cardiomyopathy is associated with higher rates of heart failure events. *Circ Cardiovasc Genet*. 2014;7:416.
32. Mogensen J, van Tintelen JP, Fokstuen S, et al. The current role of next-generation DNA sequencing in routine care of patients with hereditary cardiovascular conditions: a viewpoint paper of the European Society of Cardiology working group on myocardial and pericardial disease and members of the European Society of Human Genetics. *Eur Heart J*. 2015;36:1367.
33. Maron BJ, Roberts WC, Arad M, et al. Clinical outcome and phenotypic expression in LAMP2 cardiomyopathy. *JAMA*. 2009;301:1253.
34. Desnick RJ, Brady R, Barranger J, et al. Fabry disease, an under-recognized multisystemic disorder: expert recommendations for diagnosis, management, and enzyme replacement therapy. *Ann Intern Med*. 2003;138:338.

Morphologic Findings and the Role of Cardiac Imaging

35. Maron BJ, Maron MS. The remarkable 50 years of imaging in hypertrophic cardiomyopathy and how it has changed diagnosis and management: from M-mode echocardiography to cardiovascular magnetic resonance. *J Am Coll Cardiol Img*. 2016;9:858.
36. Maron MS, Maron BJ. Clinical impact of contemporary cardiovascular magnetic resonance imaging in hypertrophic cardiomyopathy. *Circulation*. 2015;132:292.
37. Chan RH, Maron BJ, Olivotto I, et al. Prognostic value of quantitative contrast-enhanced cardiovascular magnetic resonance for the evaluation of sudden death risk in patients with hypertrophic cardiomyopathy. *Circulation*. 2014;130:484.
38. Olivotto I, Maron MS, Autore C, et al. Assessment and significance of left ventricular mass by cardiovascular magnetic resonance in hypertrophic cardiomyopathy. *J Am Coll Cardiol*. 2008;52:559.
39. Olivotto I, Maron BJ, Appelbaum E, et al. Spectrum and clinical significance of systolic function and myocardial fibrosis assessed by cardiovascular magnetic resonance in hypertrophic cardiomyopathy. *Am J Cardiol*. 2010;106:261.
40. Maron MS, Maron BJ, Harrigan C, et al. Hypertrophic cardiomyopathy phenotype revisited at 50 years with cardiovascular magnetic resonance. *J Am Coll Cardiol*. 2009;54:220.
41. Maron MS, Olivotto I, Harrigan C, et al. Mitral valve abnormalities identified by cardiovascular magnetic resonance represent a primary phenotypic expression of hypertrophic cardiomyopathy. *Circulation*. 2011;124:40.

Pathophysiology

42. Maron MS, Olivotto I, Zenovich AG, et al. Hypertrophic cardiomyopathy is predominantly a disease of left ventricular outflow tract obstruction. *Circulation*. 2006;114:2232.
43. Sherrid MV, Balaram S, Kim B, et al. The mitral valve in obstructive hypertrophic cardiomyopathy: A text in context. *J Am Coll Cardiol*. 2016;67:1846.
44. Kalra A, Harris KM, Maron BA, et al. Relation of Doppler tissue imaging parameters with heart failure progression in hypertrophic cardiomyopathy. *Am J Cardiol*. 2016;117:1808.
45. Biagini E, Olivotto I, Iascone M, et al. Significance of sarcomere gene mutations analysis in the end-stage phase of hypertrophic cardiomyopathy. *Am J Cardiol*. 2014;114:769.
46. Biagini E, Spirito P, Rocchi G, et al. Prognostic implications of the Doppler restrictive filling pattern in hypertrophic cardiomyopathy. *Am J Cardiol*. 2009;104:1727.
47. Olivotto I, Girolami F, Sciagra R, et al. Microvascular function is selectively impaired in patients with hypertrophic cardiomyopathy and sarcomere myofilament gene mutations. *J Am Coll Cardiol*. 2011;58:839.

Clinical Features, Family Screening Strategies, and Clinical Course

48. Maron BJ, Haas TS, Kitner C, et al. Onset of apical hypertrophic cardiomyopathy in adulthood.

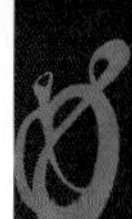

Am J Cardiol. 2011;108:1783.

49. Maron BJ, Rowin EJ, Casey SA, et al. What do patients with hypertrophic cardiomyopathy die from? *Am J Cardiol.* 2016;117:434.
50. Maron BJ, Rowin EJ, Casey SA, et al. Risk stratification and outcome of patients with hypertrophic cardiomyopathy over 60 years of age. *Circulation.* 2013;127:585.
51. Maron BJ, Spirito P, Ackerman MJ, et al. Prevention of sudden cardiac death with the implantable cardioverter-defibrillator in children and adolescents with hypertrophic cardiomyopathy. *J Am Coll Cardiol.* 2013;61:1527.
52. Bos JM, Maron BJ, Ackerman MJ, et al. Role of family history of sudden death in risk stratification and prevention of sudden death with implantable defibrillators in hypertrophic cardiomyopathy. [illegible]
53. Spirito P, Autore C, Rapezzi C, et al. Syncope and risk of sudden death in hypertrophic cardiomyopathy. *Circulation.* 2009;119:1703.
54. Melacini P, Basso C, Angelini A, et al. Clinicopathological profiles of progressive heart failure in hypertrophic cardiomyopathy. *Eur Heart J.* 2010;31:2111.
55. Pasqualucci D, Fornaro A, Castelli G, et al. Clinical spectrum, therapeutic options, and outcome of advanced heart failure in hypertrophic cardiomyopathy. *Circ Heart Fail.* 2015;8:1014.
56. Maron MS, Kalsmith BM, Udelson JE, et al. Survival after cardiac transplantation in patients with hypertrophic cardiomyopathy. *Circ Heart Fail.* 2010;3:574.
57. Rowin EJ, Maron BJ, Kiernan MS, et al. Advanced heart failure with preserved systolic function in nonobstructive hypertrophic cardiomyopathy: under-recognized subset of candidates for heart transplant. *Circ Heart Fail.* 2014;7:967.
58. Spirito P, Autore C, Formisano F, et al. Risk of sudden death and outcome in patients with hypertrophic cardiomyopathy with benign clinical presentation and without risk factors. *Am J Cardiol.* 2014;113:1550.

Management

59. O'Mahony C, Jichi F, Pavlou M, et al. A novel clinical risk prediction model for sudden cardiac death in hypertrophic cardiomyopathy (HCM risk-SCD). *Eur Heart J.* 2010;35:2014.
60. Maron BJ, Casey SA, Chan RH, et al. Independent assessment of the European Society of Cardiology (ESC) sudden death risk model for hypertrophic cardiomyopathy. *Am J Cardiol.* 2015;116:757.
61. Rowin E, Maron BJ, Haas TS, et al. Hypertrophic cardiomyopathy with left ventricular apical aneurysm expands risk stratification and management. *J Am Coll Cardiol.* 2017;69:761–773.
62. Sorajja P, Ommen SR, Holmes DR, et al. Survival after alcohol ablation for obstructive hypertrophic cardiomyopathy. *Circulation.* 2012;126:2374.
63. ten Cate FJ, Soliman OI, Michels M, et al. Long-term outcome of alcohol septal ablation in patients with obstructive hypertrophic cardiomyopathy: a word of caution. *Circ Heart Fail.* 2010;3:362.
64. Maron BJ, Nishimura RA. Surgical septal myectomy versus alcohol septal ablation: assessing the status of the controversy in 2014. *Circulation.* 2014;130:1617.
65. Maron BJ, Nishimura RA. Revisiting arrhythmic risk after alcohol septal ablation: is the pendulum finally swinging back to myectomy? *JACC Heart Fail.* 2014;2:637.
66. Nagueh SF, Groves BM, Schwartz L, et al. Alcohol septal ablation for the treatment of hypertrophic obstructive cardiomyopathy. A multicenter North American registry. *J Am Coll Cardiol.* 2011;58:2322.
67. Noseworthy PA, Rosenberg MA, Fifer MA, et al. Ventricular arrhythmia following alcohol septal ablation for obstructive hypertrophic cardiomyopathy. *Am J Cardiol.* 2009;104:128.
68. Basso C, Thiene G, Mackey-Bojack S, et al. Myocardial bridging, a frequent component of the hypertrophic cardiomyopathy phenotype, lacks systematic association with sudden cardiac death. *Eur Heart J.* 2009;30:1627.
69. Maron BJ, Spirito P, Shen W-K, et al. Implantable cardioverter-defibrillators and prevention of sudden cardiac death in hypertrophic cardiomyopathy. *JAMA.* 2007;298:405.
70. Lin G, Nishimura RA, Gersh BJ, et al. Device complications and inappropriate implantable cardioverter defibrillator shocks in patients with hypertrophic cardiomyopathy. *Heart.* 2009;95:709.
71. O'Mahony C, Lambiase PD, Quarta G, et al. The long-term survival and the risks and benefits of implantable cardioverter defibrillators in patients with hypertrophic cardiomyopathy. *Heart.* 2012;98:116.
72. Weinstock J, Bader YH, Maron MS, et al. Subcutaneous implantable cardioverter defibrillator in patients with hypertrophic cardiomyopathy: an initial experience. *J Am Heart Assoc.* 2016;5.
73. Sherrid MV, Barac I, McKenna WJ, et al. Multicenter study of the efficacy and safety of disopyramide in obstructive hypertrophic cardiomyopathy. *J Am Coll Cardiol.* 2005;45:1251.
74. Ommen SR, Maron BJ, Olivotto I, et al. Long-term effects of surgical septal myectomy on survival in patients with obstructive hypertrophic cardiomyopathy. *J Am Coll Cardiol.* 2005;46:470.
75. Maron BJ, Dearani JA, Maron MS, et al. Why we need more septal myectomy surgeons: an emerging recognition. *J Thorac Cardiovasc Surg.* 2016;12:[epub ahead of print].
76. Ball W, Ivanov J, Rakowski H, et al. Long-term survival in patients with resting obstructive hypertrophic cardiomyopathy comparison of conservative versus invasive treatment. *J Am Coll Cardiol.* 2011;58:2313.
77. Ferrazzi P, Spirito P, Iacovoni A, et al. Transaortic chordal cutting: mitral valve repair for obstructive hypertrophic cardiomyopathy and mild septal hypertrophy. *J Am Coll Cardiol.* 2015;66:1687.
78. Maron BJ, Dearani JA, Ommen SR, et al. Low operative mortality achieved with surgical septal myectomy: role of dedicated hypertrophic cardiomyopathy centers in the management of dynamic subaortic obstruction. *J Am Coll Cardiol.* 2015;66:1307.
79. Maron BJ, Rastegar H, Udelson JE, et al. Contemporary surgical management of hypertrophic cardiomyopathy, the need for more myectomy surgeons and disease-specific centers, and the Tufts initiative. *Am J Cardiol.* 2013;112:1512.
80. Desai MY, Smedira NG, Bhonsale A, et al. Symptom assessment and exercise impairment in surgical decision making in hypertrophic obstructive cardiomyopathy: Relationship to outcomes. *J Thorac Cardiovasc Surg.* 2015;150:928.
81. Guttman OP, Pavlou M, O'Mahoney C, et al. Prediction of thrombo-embolic risk in patients with hypertrophic cardiomyopathy (HCM Risk-CVA). *Eur J Heart Fail.* 2015;17:837.
82. Maron BJ, Haas TS, Maron MS, et al. Left atrial remodeling in hypertrophic cardiomyopathy and susceptibility markers for atrial fibrillation identified by cardiovascular magnetic resonance. *Am J Cardiol.* 2014;113:1394.
83. Santangeli P, DiBase I, Themistoclakis S, et al. Catheter ablation of atrial fibrillation in hypertrophic cardiomyopathy: long-term outcomes and mechanism of recurrence. *Circ Arrhythm Electrophysiol.* 2013;6:1089.
84. Bassiouny M, Lindsay BD, Lever H, et al. Outcomes of nonpharmacologic treatment of atrial fibrillation in patients with hypertrophic cardiomyopathy. *Heart Rhythm.* 2015;12:1438.
85. Bongini C, Ferrantini C, Girolami F, et al. Impact of genotype on the occurrence of atrial fibrillation in patients with hypertrophic cardiomyopathy. *Am J Cardiol.* 2016;117:1151.
86. Siontis KC, Geske JB, Ong K, et al. Atrial fibrillation in hypertrophic cardiomyopathy: prevalence, clinical correlations and mortality in a large high risk population. *J Am Heart Assoc.* 2014;3:e001002.
87. Providencia R, Elliott P, Patel K, et al. Catheter ablation for atrial fibrillation in hypertrophic cardiomyopathy: a systematic review and meta-analysis. *Heart.* 2016;102:1533–1543.
88. Maron BJ, Lever H. In defense of antimicrobial prophylaxis for prevention of infective endocarditis in patients with hypertrophic cardiomyopathy. *J Am Coll Cardiol.* 2009;54:2339.
89. Maron BJ. Hypertrophic cardiomyopathy Centers. *Am J Cardiol.* 2009;104:1158.
90. Spirito P. The dawn of a better day for patients with hypertrophic cardiomyopathy. *J Am Coll Cardiol.* 2015;65:1929.
91. Rowin EJ, Hausvater A, Link MS, et al. Clinical profile and consequences of atrial fibrillation in hypertrophic cardiomyopathy. *Circulation.* 2017 Sep 15.

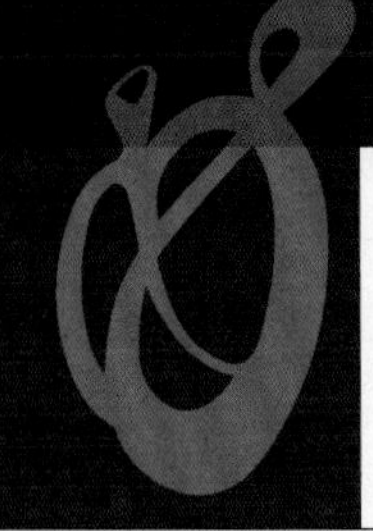

第 79 章　心肌炎

LESLIE T. COOPER JR AND KIRK U. KNOWLTON

概述和定义

心肌炎广义上是指继发于任何形式的心脏损害而出现的心肌炎症，包括缺血性损伤、机械性损伤以及遗传性心肌病。然而，典型的心肌炎是指心肌受到外在抗原（如病毒、细菌、寄生虫、毒物、药物等）或内在触发机制（如自身免疫反应激活）影响所导致的心肌炎症。尽管病毒感染仍是心肌炎最被广泛认同的发病原因，但药物过敏、药物毒性反应、其他感染以及围生期心肌病也可以导致心肌炎发生。

心肌炎的发病机制是典型的继发于宿主心脏炎症后免疫应答所致的心肌损伤。随着基于分子流行病学新诊断方法的出现，病毒病因导致的相关发病率也在不断进展。事实上，有 20 多种病毒与心肌炎有关，目前最常见的是细小病毒 B19（B19V）和人类疱疹病毒 6[1]。既往柯萨奇病毒 B 等肠道病毒是最常见的病原体，肠道病毒株在啮齿类动物的疾病模型中仍然广泛使用[2]。如果宿主的免疫反应过激或不恰当，这种炎症可能会导致严重的急性或持续性心肌损伤，从而出现心脏重塑，导致扩张型心肌病（dilated cardiomyopathy，DCM）、心力衰竭或死亡。幸运的是，对于大多数患者而言，在适当的支持治疗和后续护理下，心肌炎往往是自限的。在多数情况下，病毒可被成功清除，免疫反应下调。然而在一些患者中，内源性抗原引起的自身免疫反应会持续存在，并导致持续性的心功能障碍。有时，心脏中持续存在着病毒的基因组，但并不一定会导致急性炎症[3]。病毒基因组通常存在于扩张型心肌病患者的心内膜活检（endomyocardial biopsy，EMB）标本中，可能预示着 DCM 继发于相关病毒感染。随着对心肌炎病理生理学的认识和心肌炎新疗法的深入理解，心肌炎患者的预后将会持续改善。

流行病学

全球心肌炎的病例数从 2013 年接近 148 万，至 2015 年增长到了接近 220 万[4]。2015 年，接近 20 万男性和 15 万女性死于心肌炎和心肌病，死亡率男性为 5/10 万人～6/10 万人，女性 4/10 万人～5/10 万人（图 79.1）。心肌炎占心衰患病率的比例因年龄和地区而异，大约 0.5%到 4.0%不等[5]。

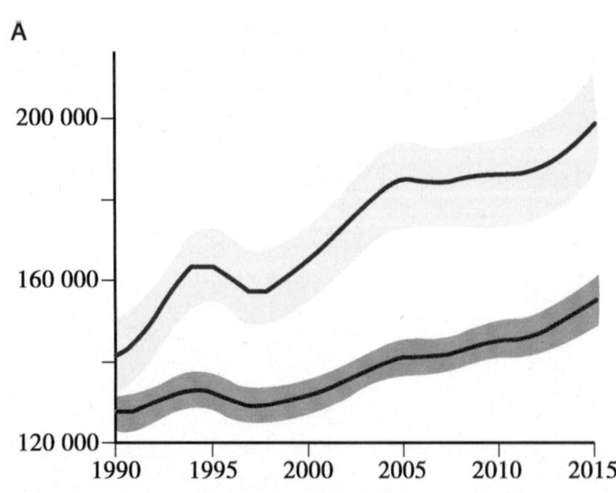

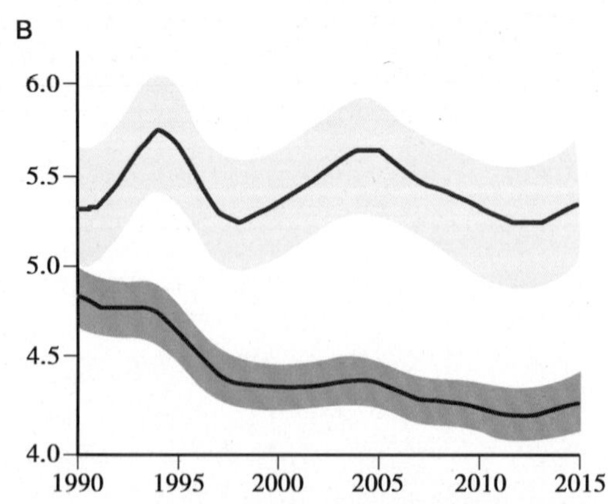

图 79.1　A，从 1990 年至 2015 年全球因心肌炎和心肌病死亡的女性（红色）和男性（蓝色）人数和 95%置信区间。B，从 1990 年至 2015 年全球每 10 万人中女性（红色）和男性（蓝色）因心肌病和心肌炎导致的死亡率和 95%置信区间。（数据引自卫生计量和评价研究所数据库、全球疾病负担项目。（图片由华盛顿大学心脏病学部卫生计量和评价研究所 Greg A. Roth 博士和 Catherine O. Johnson 提供。Heymans S，Eriksson U，Lehtonen J，Cooper LT Jr：The quest for new approaches in myocarditis and inflammatory cardiomyopathy. J Am Coll Cardiol 2016；68：2348-64.）

在猝死的临床病例中，心肌炎往往是继肥厚型心肌病、冠状动脉粥样硬化性心脏病之后的第三大猝死病因。心肌炎导致大约 2%的婴儿、5%的儿童和 5%至 14%的年轻运动员发生心血管性猝死[6,7]。日本猝死病人的尸检中发现，心肌炎总发生率为 3%（200 人中有 6 人死于心肌炎）[8]。1958 年至 1977 年日本登记的尸检结果显示，377 481 例患者中有 0.11%的患者死于心肌炎，但未被诊断为心肌炎。

心肌炎是少数扩张型心肌病病例的病因(另见第21章和77章)。在1978年至1995年进行心内膜活检的扩张型心肌病病例系列回顾中,经活检证实的心肌炎的发病率差别巨大,0.5%到67%不等,平均为10.3%。美国小儿心肌病登记研究最近的报告显示,46%(222/485)的扩张型心肌病患儿患有心肌炎。在大多数罹患扩张型心肌病的儿科案例中,只有少数扩张型心肌病儿童(1 426名中的34%)可明确DCM的病因[9]。

大多数病例系列研究显示男性发病率更高,这可能与性激素介导的有关。心肌炎是心肌病的一个病因,发病率在1岁时相对较高,从2岁到11岁呈下降趋势,青春期到大约40岁再次上升。基于人群的心肌炎患病率可能更高,因为诊断试验、心内膜活检很少在转诊医疗中心之外的医疗机构进行。

定义心肌炎的不同组织学标准也会影响心肌炎发病率的计算。标准的达拉斯标准将特发性心肌炎定义为心肌炎性浸润,伴有邻近心肌细胞的坏死和/或变性,并除外冠状动脉病变导致的典型缺血性损害(图79.2A和表79.1)[10]。由于读片者的变异性、缺乏预测价值、抽样误差造成的敏感性低,使得达拉斯标准备受批评。相比苏木精-伊红染色,特异性免疫组化染色检测细胞抗原,如抗CD3(T淋巴细胞)、抗CD68(巨噬细胞)及Ⅰ类和Ⅱ类人类白细胞抗原(图79.2B),可能在炎性浸润的诊断方面具有更高的敏感性。补体活性标记物如C4d也常见于原发性心肌病患者的心脏。新的免疫组化染色对心血管事件的预测价值大于达拉斯标准[11]。

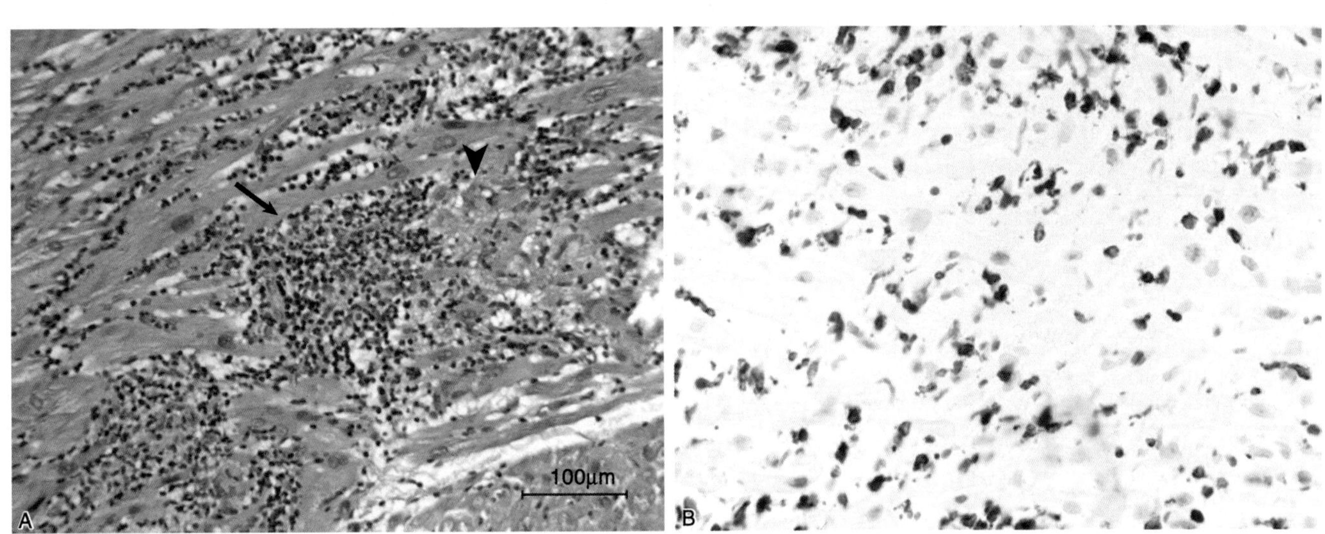

图79.2 A,急性心肌炎伴广泛淋巴细胞和组织细胞浸润(箭)和相关的肌细胞损害(箭头)。B,急性心肌炎患者CD3免疫染色检测T淋巴细胞。(Courtesy Dylan Miller, MD. From Cooper LT: Myocarditis. N Engl J Med 2009;360:1526.)

表79.1 心肌炎的心内膜活检诊断:达拉斯标准

定义		
特发性心肌炎:“心肌炎性浸润伴心肌细胞坏死和/或变性,除外冠状动脉病变导致的典型缺血性损害”		
分类		
首次活检: • 心肌炎,伴或不伴纤维化 • 边界性心肌炎(可重复活检) • 无心肌炎 后续活检: • 持续性心肌炎,伴或不伴纤维化 • 恢复期(愈合期)心肌炎,伴或不伴纤维化 • 已恢复(治愈)心肌炎,伴或不伴纤维化		
描述	**炎症浸润**	**纤维化**
分布	点状、斑片状、弥散性	心内膜,间质
程度	轻度、中度、重度	轻度、中度、重度
类型	淋巴细胞、嗜酸性粒细胞、肉芽肿、大细胞、中性粒细胞、混合性	血管周围纤维化、纤维替代

改编自 Leone O, Veinot JP, Angelini A, et al: 2011 Consensus statement on endomyocardial biopsy from the Association for European Cardiovascular Pathology and the Society for Cardiovascular Pathology. Cardiovasc Pathol 2012;21:245.

心脏组织中检测到病毒基因组可能提示存在活跃的感染性心肌炎。在儿童心脏移植后,心肌活检标本中存在的病毒基因组预示着未来的排斥事件和心脏移植物的丢失[12]。在怀疑心肌炎的病例中,通常进行检测的病毒包括细小病毒B19、腺病毒、巨细胞病毒、肠病毒、EB病毒、丙型肝炎病毒及1型、2型和6型单纯疱疹病毒,以及A型、B型流感病毒。目前提倡将细小病毒B19拷贝数或病毒复制的证据作为新的诊断标准[2]。对于不可能全部进行心内膜活检的流行病学研究,应依据临床症状、生物标志物和/或影像学异常的情况进行诊断分类[13](表79.2)。

表 79.2 基于诊断确定性的心肌炎临床三层次分型诊断标准

诊断分类	标准	组织学确诊	与心肌炎相关的生物标志物、心电图及影像学异常	是否需要治疗
可能的亚临床急性心肌炎	在可能存在心肌损伤的临床背景下无心血管疾病症状，但具有以下至少一点： 心肌损伤的标志物升高 心电图提示心脏损伤 心超或心脏磁共振检查提示心功能异常	缺失	需要	未知
可能的急性心肌炎	在可能存在心肌损伤的临床背景下出现心血管疾病症状，并具有以下至少一点： 心肌损伤的标志物升高 心电图提示心脏损伤 心超或心脏磁共振检查提示心功能异常	缺失	需要	对症治疗
明确的心肌炎	组织学检查或免疫组化提示心肌炎	确诊	不需要	针对具体病因

改编自 Sagar S，Liu PP，Cooper LT，Jr：Myocarditis. Lancet 2012；379：738.

特异性病原体

心肌炎在大多数情况下是由于感染或接触能激活免疫反应的药物或毒素而触发的，一部分是由于患者原发的免疫异常。病毒学、免疫学和分子生物学方面的先进技术已经证实心肌炎存在许多潜在的病因，几乎所有的感染性因子都与心肌炎有关。然而在临床实践中，通常很难确定心肌炎特定的病因。

病毒

病毒感染是心肌炎最常见的感染病因之一（表 79.3）。早期的研究证据显示心肌炎和心包炎的发生与流感病毒、脊髓灰质炎病毒、麻疹和腮腺炎的爆发、可导致胸痛的肠道病毒感染有关[14]。现代病毒学和分子生物学技术已经证实腺病毒、肠道病毒和细小病毒是心肌炎中最常见的致病因素。这些因素所引起的心肌炎确切发病率在地理位置和时间上有所不同。荟萃分析结果显示，对临床疑似心肌炎或心肌病的患者进行病毒基因组聚合酶链反应（polymerase chain reaction，PCR）检测后行心肌活检，病毒检出率是对照组的 3.8 倍以上。进一步的研究证实，心肌病患者随访时持续的病毒基因组残留与心功能不全的发生率和不良预后事件发生率增加有关。

表 79.3 心肌炎的病因

病毒和病毒性疾病	细菌和细菌性疾病	心脏毒素	超敏反应介质和因素
腺病毒*	衣原体属	蒽环类抗癌药物*	头孢菌素
细小病毒 B19V	霍乱	砷剂	氯氮平
柯萨奇病毒 B 型*	钩端螺旋体	一氧化碳	利尿剂
巨细胞病毒*	莱姆病	儿茶酚胺类	嗜酸性粒细胞增多
EB 病毒	支原体属	查加斯病	昆虫叮咬
丙型肝炎病毒	奈瑟氏菌属	可卡因*	川崎病
单纯疱疹病毒	回归热性疾病	铜	锂
人类免疫缺陷病毒(HIV)*	沙门氏菌属	乙醇*	结节病
流感病毒	螺旋体	重金属物质	毒蛇咬伤
流行性腮腺炎	葡萄球菌属	铅	磺胺类药物
脊髓灰质炎病毒	链球菌属	利什曼病	系统性疾病
狂犬病毒	梅毒	疟疾	破伤风类毒素
风疹病毒	破伤风	水银	四环素
水痘-带状疱疹病毒	结核	原生生物	韦格纳肉芽肿病
黄热病			

* 心肌炎常见病因。

改编自 Elamm C，Fairweather D，Cooper LT：Pathogenesis and diagnosis of myocarditis. Heart J 2012；98：835.

肠道病毒，包括柯萨奇病毒。柯萨奇病毒是肠道病毒属，小 RNA 病毒科家族中的一员，是一种无包膜病毒，其衣壳蛋白内包含一个 7.4Kb 的单股正链 RNA。纵观涉及寻找心肌炎病因的研究历史，柯萨奇病毒 B3 或埃可病毒等肠道病毒的检出率显著高于对照组。尽管在不同的研究中发病率差别很大，但利用 PCR 和原位杂交等分子技术，已经在 15% 至 30% 的心肌炎患者的心脏和 7% 至 30% 的扩张型心肌病患者的心脏样本中检出了肠道病毒基因组。柯萨奇病毒感染符合科赫法则中微生物导致人类心肌炎的标准：可以在病灶中发现；可从心肌炎患者中分离并在培养基中得到纯培养；被接种到小鼠体内时，可再现心肌炎这种疾病；病毒可以从受感染的老鼠的心脏中再度分离培养。

柯萨奇病毒是脊髓灰质炎病毒和鼻病毒的近亲，这些病毒已经被广泛研究，虽然疾病毒型不同，但病毒复制周期的许多类似之处促进了对柯萨奇病毒引起心肌炎机制的了解。柯萨奇病毒通常通过柯萨奇病毒-腺病毒受体(coxsackievirus-adenovirus receptor，CAR)，一种柯萨奇病毒进入细胞的首要跨膜黏附蛋白受体，经胃肠或呼吸系统进入宿主。柯萨奇病毒可引起多种临床表现，包括脑膜炎、皮疹、急性呼吸道疾病、骨骼肌炎和心肌炎。

最近对心肌炎患者的评估显示，由肠道病毒所引起的心肌炎发病率有所下降，在西欧尤为明显。这种下降的原因尚不清楚，但可能与长期暴露于病毒后发生的群体免疫有关。肠病毒感染的季节性暴发也可能使发病率降低，从而使确切的心肌炎发病率依赖于肠道病毒是否暴发。

腺病毒。腺病毒是一种无包膜的DNA病毒，以CAR(腺病毒2型和5型)和整合蛋白作为进入靶细胞的受体。腺病毒衣壳包含双链DNA基因组，通常感染黏膜表面。在心肌炎患者的亚群中可检出腺病毒基因组。既往研究记录显示，在心肌炎患者中腺病毒基因组检出率可高达23%，低至2%以下[15]。虽然腺病毒感染的机制已经在细胞培养和其他疾病中得到了非常详细的研究，但如何使用同种类型的腺病毒建立合适的心肌炎动物模型，以研究腺病毒对心肌炎的调控一直是一个具有挑战性的课题。

细小病毒。由于B19V DNA在心肌炎患者心脏中的高检出率，近十年来，人们对红病毒属的B19V在心肌炎发病机制中的作用进行了大量的研究。细小病毒是一种无包膜、非溶细胞性的病毒，其单股正链DNA约为5.6Kb。人类是B19V已知的唯一宿主，因此很难在动物模型中进行研究，但已有报道使用衣壳蛋白VP1或抗VP1抗体刺激小鼠发生心肌炎的动物模型[15]。B19V主要受体为球蛋白，也称为P组抗原，这种抗原主要存在于红系造血祖细胞、幼红细胞和巨核细胞上，在内皮细胞上也有表达。这一发现可能对其在心肌炎发病机制中的作用具有重要意义。一般认为，B19V通过呼吸道传播，普通人群中的感染率很高，15岁的儿童中有大约50%有B19V感染的证据，在80%的老年人中检出了B19V的IgG[16]。通过PCR研究，在11%至56%的心肌炎患者、10%至51%的扩张型心肌病患者中检出了细胞病毒基因组。

鉴于B19V在普通人群中的高检出率，B19V的致病作用仍需继续探究。在一项研究中，采用B19V的免疫组织和PCR检测，研究人员发现，65%的心肌炎患者、35%的扩张型心肌病患者和8%的非炎症对照组患者心脏中检出B19V。对免疫组化检出的阳性患者检测B19V病毒基因组拷贝数以评估病毒载量，检测结果显示急性心肌炎患者的病毒载量显著增高，其次是扩张型心肌病患者，无炎症的正常心脏中病毒载量最低[17]。此外，病毒RNA复制中间产物只在有炎症的患者心脏中检出，病毒转录的证据也被证实与宿主异常的心肌转录组有关[18]。这些发现表明，B19V病毒DNA的数量与疾病表型有关，更重要的是，病毒是在内皮细胞中检出的，而不是心肌细胞。其他研究表明，B19V在成人心肌炎中扮演旁观者的角色[16]，持续存在的低滴度水平的B19V与持续的心肌损伤无关。还需要进一步的实验来确定B19V导致心肌炎和心肌病的发病机制。

人类免疫缺陷病毒。人类免疫缺陷病毒(human immunodeficiency virus，HIV)感染患者生存率的提高(另见第82章)影响了该人群的心脏疾病发病率，出现了从心肌和心包疾病向冠状动脉疾病的高发转移的趋势。回顾性系列和尸检研究显示，HIV感染者心脏受累的发生率从25%到75%不等。与HIV感染相关的临床心血管表现包括心肌炎、心包炎、扩张型心肌病、心律失常和血管疾病。死于艾滋病的患者中40%到52%被报道有心肌炎伴淋巴细胞浸润。然而，随着抗逆转录病毒疗法的增加，心肌疾病的发病率似乎有所下降，尤其是扩张型心肌病、心包疾病和心律失常。心肌病、心肌炎和心包疾病的发生率与$CD4^+$水平较低、病毒滴度较高的严重HIV感染相关。由于艾滋病感染治疗的不断变化，心肌疾病的确切发病率尚不清楚，但仍是尚待解决的问题。此外，世界上发展中地区的许多HIV感染患者没有接受高效的抗逆转录病毒疗法，这些患者可能出现心脏病。虽然HIV感染可能与心室功能障碍有关，但其发生机制尚未完全阐明。然而，影响心脏功能的细胞因子激活和免疫细胞改变可能是潜在的发病机制。目前尚无具有说服力的证据证明HIV直接感染心肌导致心脏病发生。HIV感染相关的心肌病发病机制比较复杂，包括感染病原体与免疫抑制、营养不良以及其他混杂的影响。在抗逆转录病毒治疗后的时代，急性冠脉综合征和冠状动脉疾病是发生在美国HIV感染者的主要心血管疾病[19]。

丙型肝炎病毒。在日本等亚洲国家，丙型肝炎病毒感染似乎主要与心肌病有关。在心肌炎治疗临床研究的患者中，丙型肝炎病毒抗体的检出率较低(4.4%)。然而，这一检出率仍然比美国普通人口1.8%的检出率高。也许丙型肝炎病毒感染在扩张型心肌病中占有较高的比率，与丙型肝炎病毒感染在亚洲总的检出率偏高有关。心肌病患者的心肌活检标本显示存在丙型肝炎病毒基因组，并且血清中相关抗体滴度在感染的患者中也有所上升。与丙型肝炎病毒相关的疾病表型也包括肥厚型心肌病，这表明丙型肝炎可能对心肌细胞的生长和肥大有直接影响。症状性心肌炎通常在发病后1~3周出现。据报道，丙肝病毒清除后心脏功能可以恢复正常。

流感病毒。A型流感病毒感染是引起心肌炎的一个众所周知的病因，在A型流感的周期性暴发期间要谨记其与心肌炎发病的相关性。目前尚不清楚A型流感病毒引起心肌炎的确切发病率，但一般认为在5%的范围内。在诸如2009年H1N1流感病毒大流行期间，有5%至15%的患者出现了心电图改变和心脏症状，并被诊断为心肌炎。部分病例表现为暴发性心肌炎，组织病理学检查通常显示心肌炎的典型炎性浸润[20]。

细菌

非病毒性病原体如细菌和寄生虫也可影响心脏，在某些情况下激活心脏的免疫反应。几乎任何细菌感染都能引起心肌功能异常，但这并不一定意味着细菌已经感染了心肌。在脓毒血症或其他严重细菌感染的情况下，心肌功能障碍通常是由炎症介质激活引起的(见第23章)。然而，值得注意的是几乎任何细菌感染的血流感染都会导致心肌转移灶。这一发现通常与细菌性心内膜炎有关。众所周知，一些细菌感染对心脏有特定的影响，可以通过直接感染或炎症的激活来介导，其中最常见的包括白喉、风湿性心脏病和链球菌感染。

棒状杆菌感染。白喉棒状杆菌引起的心肌损害是一种严重的并发症，也是白喉患者死亡的最常见原因，在多达一半的致死案例中可以找到心脏受累的证据。过去十年的研究表明，22%到28%的患者有心肌受累的证据。发达国家的总发病率因接种疫苗而下降，但最近发达国家中无疫苗保护而出现白喉棒状杆菌导致的心肌炎人数也在增加，这可能与拒绝疫苗接种有关。白喉杆菌可产生一种外毒素，严重损害心肌和心脏传导系统。释放的这种外毒素通过干扰宿主的翻译机制而抑制蛋白质的合成，从而引起心脏损伤。同时，这种毒素与心脏传导系统有亲和力。因此抗毒素治疗和抗感染治疗在白喉治疗中都很重要。

链球菌感染。β-溶血性链球菌感染后最常见的心脏表现是急性风湿热，其次是风湿性瓣膜病，约占60%的患者。很少情况下，链球菌感染累及心脏可产生有别于急性风湿性心脏病的非风湿性心肌炎，其本质性的表现是单核细胞及少见的分叶核粒细胞组成的局灶性或弥漫性间质浸润。与风湿性心脏病相反，链球菌性心肌炎通常在急性感染期或咽炎发生的几天内出现，心电图异常通常表现为ST段抬高、

PR间期和QT间期延长，其导致的猝死、传导异常及心律失常则较为罕见。

结核。结核分枝杆菌累及心肌(非结核性心包炎)较为罕见。结核的心肌受累主要由于血源性传播、淋巴传播或由邻近结构直接传播引起的结节状、粟粒状或弥漫性浸润性病变。有时可导致心律失常(包括房颤、室性心动过速、完全性房室传导阻滞)、心力衰竭、左心室室壁瘤以及猝死。

Whipple病。尽管显著性的累及较为罕见，但肠道脂质代谢异常或Whipple病导致的心脏疾病并不少见。患者的心肌、心包、冠状动脉和心脏瓣膜中可见PAS染色阳性的巨噬细胞存在。电镜显示心肌的杆状结构与小肠中发现的结构相似，表明其发病原因均为鞭状滋养细胞(一种与放线菌有关的革兰氏阴性杆菌)，也可能在心肌中发现炎性浸润和纤维化灶。瓣膜纤维化可能导致严重的主动脉瓣反流和二尖瓣狭窄。尽管患者无任何症状，非特异性心电图改变却较为常见，收缩期杂音、心包炎、完全性传导阻滞，甚至可能发生明显充血性心力衰竭。抗生素治疗对基础疾病的治疗较为有效，但感染容易复发，好发于初次诊断后两年以上。

莱姆心肌炎。莱姆病是由蜱携带的螺旋体(*Borrelia burgdorferi*)引起的。最初表现为夏季开始出现特征性皮疹(慢性游走性红斑)，随后会出现急性神经系统、关节或心脏受累，通常很少会遗留长期后遗症。早期研究表明，多达10%未经治疗的莱姆病患者有短暂心脏受累的证据，最常见的表现是不同程度的房室传导阻滞。然而，随着抗生素的早期使用，现在莱姆病被认为是一种罕见的表现[21]。在疾病控制中心报告的莱姆病患者中，只有1.1%被确诊为莱姆性心肌炎[22]。心脏受累后由于完全性传导阻滞而导致的晕厥发作较为多见，其发生主要与抑制节律后的室性逸搏有关，弥漫性ST段和T波异常多为一过性的，且通常无症状。心脏累及时常有镓(Ga)扫描显像的异常，在莱姆心肌炎患者心肌活检标本中检出螺旋体也证实该病对心脏的直接影响。伴有二度及完全传导阻滞的患者应该住院治疗，并进行持续心电监测，对于高度传导阻滞的患者，需行1周甚至更久的经静脉临时起搏治疗。抗感染治疗可预防随后的并发症，也可能可以缩短疾病周期，因此，在莱姆心肌炎患者中推荐常规静脉使用抗生素，口服抗生素仅用于轻微感染的患者。糖皮质激素可能可以减少心肌炎症和水肿，缩短心脏传导阻滞的时间。目前认为疾病出现早期即给予治疗可以防止后续并发症的发生。

原虫感染

Chagas病。尽管发病率在不断变化，Chagas病仍是世界范围内非缺血性心肌病的主要病因之一。20世纪初，卡洛斯·查加斯几乎是独立发现了导致了Chagas病的寄生虫——克氏锥虫。他还阐述了巴西贫困农村地区这种寄生虫相对复杂的生命周期。这种寄生虫存在于受感染的寄主体内(如犰狳或家猫)并在其体内复制，随后会感染锥蝽昆虫，包括以受感染脊椎动物携带者的血液为食的猎蝽臭虫。锥蝽昆虫是感染的载体，当其咬伤人类时，将排泄物中携带的寄生虫排在咬伤部位、结膜或其他黏膜传播至人类。一旦寄生虫进入了已经感染的个体就会复制并感染目标器官(如心脏)。寄生虫感染的心肌细胞和激活的相关免疫功能可损害心脏和其他器官，并导致Chagas病的临床表现；图79.3显示克氏锥虫的生命周期。

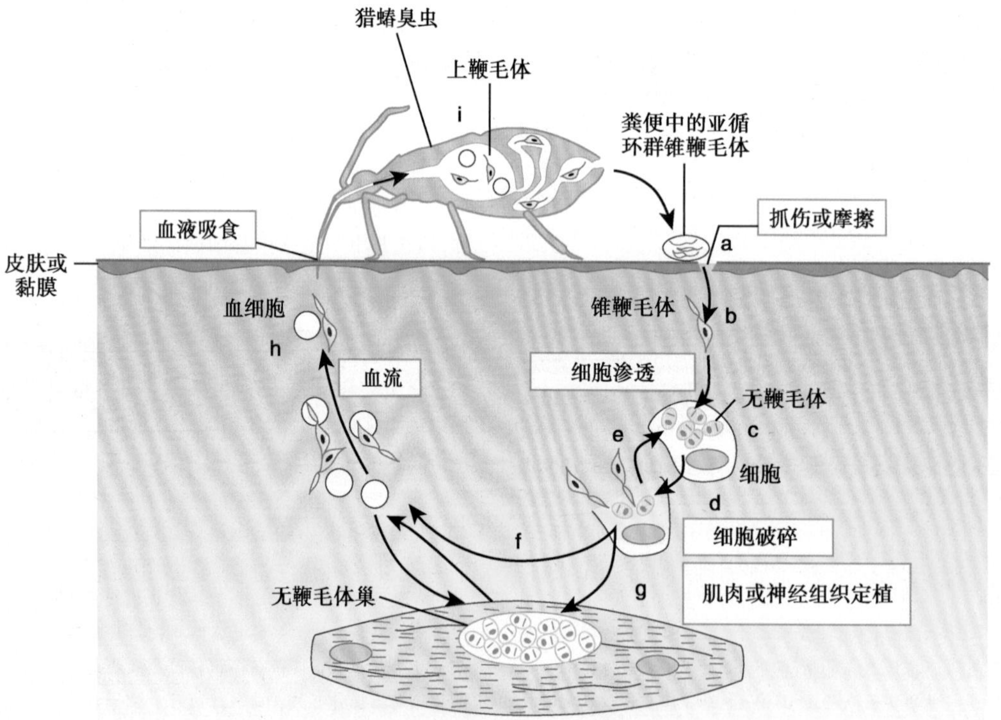

图79.3 克氏锥虫的生活史。猎蝽臭虫传播克氏锥虫。在吸食血液(a)的同时，昆虫会在宿主的皮肤上排便，释放出寄生虫的传染性锥鞭毛体。锥鞭毛体通过抓伤或摩擦部位(b)穿透宿主的皮肤或黏膜。锥鞭毛体可以感染宿主的心脏、骨骼、平滑肌或神经细胞，随后产生圆形的无鞭毛体，可以进行细胞内复制(c)。无鞭毛体能产生可裂解细胞(d)的锥鞭毛体。从死亡细胞中释放的无鞭毛体和锥鞭毛体可传播感染或重新进入循环(e到g)。昆虫在吸食血液(h)时，会吸入寄生虫；在昆虫体内发育成为上鞭毛体，并在昆虫肠道内复制(i)。(Macedo AM, Oliveira RP, Pena SD: Chagas' disease: role of parasite genetic variation in pathogenesis. Expert Rev Mol Med 2002;4:1.)

Chagas病是中美洲和南美洲贫穷农村地区的流行病。由于感染者从农村迁移到城市，chagas病的分布区域包含了更多的城市和传统上的非流行地区。在疾病流行地区采取病媒控制举措，并对血液供应进行积极的筛选，已经降低了Chagas病的总体发病率，在20世纪80年代，18个流行国家有1 740万人受到感染[25]，据估计，2010年chagas病感染人数已降至近570万人。1990年，估计每年有70万个新发病例，至2010年，每年新发病例数已下降到29 925。类似的，chagas病的年死亡人数也从1990年的每年50 000人下降到每年约12 500人[24 26]。然而，由于来自chagas病流行区的移民增多，在全世界chagas病正在减少的同时，发达国家chagas病的发病率正在增加。据估计，美国目前约有23.8万人感染chagas病[27]。这对于输血和器官捐赠具有重要影响，因为病原体可以从供者转移到受者，这对于免疫功能不全的受者来说是一个特别重要的考虑因素。

克氏锥虫感染的典型症状通常在受感染的锥虫咬伤后1~2周开始，也可能在输血后几个月内出现，寄生虫负荷会影响临床症状的严重程度。克氏锥虫感染的急性期持续4~8周，急性期可在外周血涂片中检出寄生虫，大多数患者在急性期并无症状，或仅有轻微的、亚急性的发热，其他可能的临床表现包括腺病、肝大、心肌炎和脑膜脑炎。急性期的心血管异常包括非特异性心电图改变、一度房室传导阻滞，胸片可见心影增大。死于心肌炎或脑膜脑炎的有症状患者不足5%~10%，90%的患者症状可自行消失，其中大约60%~70%的患者在没有使用锥虫药物治疗的情况下亦未出现慢性chagas病的表现，但这些患者克氏锥虫血清学检查将保持终身阳性。除此之外，无症状的患者无chagas病的慢性症状或其他实验室表现。另外30%~40%的患者最终会出现典型的慢性chagas病表现，使用苯并咪唑等抗寄生虫药物治疗通常能治愈急性期的感染[23,24]。慢性感染的克氏锥虫在宿主的整个生命周期中持续存在，30%~40%的急性病患者在开始感染后的5~15年内出现慢性chagas病。然而，只有不到1%的慢性chagas病患既往有急性chagas病史。慢性型chagas病的特征是心肌纤维化、心脏传导系统破坏、心室扩张、心尖变薄和心脏尖部血栓的形成。这些变化将导致心力衰竭、心律失常、房室束支传导阻滞和可能的血栓栓塞。胃肠功能紊乱也是一种重要的临床表现。据报道，尽管患者病理过程在逐步进展，50%~90%的慢性chagas病患者仍然没有症状[23,24]。

寄生虫从母体向胎儿的先天传播是这种寄生虫传播的另一个重要机制，寄生虫也可以在婴儿出生时由母亲传给婴儿，克氏锥虫还被证实可在感染胎盘后感染子宫内的胎儿。如果母亲患有慢性chagas病，则有1%~5%的概率发生妊娠期先天性传染。这种疾病的先天性传播也可导致自然流产、早产或胎儿器官感染[23,24]。

Chagas病治疗的目标是消灭寄生虫。急性、先天性、感染复发及18岁及以下的所有患有慢性克氏锥虫感染的患者均强烈建议抗锥虫治疗。对19岁至50岁的无晚期心脏病症状的患者也应治疗。既往感染克氏锥虫但未接受治疗的艾滋病患者或正在考虑进行器官移植的患者应积极抗锥虫治疗。chagas病与寄生虫感染以及感染的免疫反应（可能是宿主对寄生虫感染后直接清除的免疫反应，也可能是宿主自身的免疫异常）有关[28]。对于已发生晚期心力衰竭的chagas病患者，一般不推荐抗寄生虫治疗。

蠕虫感染

蠕虫棘球蚴病（包虫囊）

棘球蚴病在全世界牧羊区流行，特别是阿根廷、新西兰、希腊、北非和冰岛。然而，发生棘球蚴病的患者心脏受累的情况并不常见（<2%）。棘球蚴虫的常见宿主是犬类，但人类如果误食被犬类粪便中虫卵所污染的食物，人类可能会被感染并成为中间宿主。当心脏受累时，虫囊常位于室间隔或左心室游离壁的心肌内。

心肌内的虫囊可退化和钙化，产生子虫囊或破裂。破裂的虫囊可导致最可怕的并发症。破裂至心包可导致急性心包炎，并可能发展为慢性缩窄性心包炎；破裂入心腔可导致全身或肺部的栓子。右室内虫囊破裂可导致急进性肺动脉高压，较日小头节（即绦虫碎片）栓塞到肺循环中可导致大面积肺栓塞。包虫囊液释放到循环系统中，由于液体中的蛋白组分诱导致使机体发生过敏反应，会导致严重的、致命的循环衰竭。据估计，大约只有10%的心脏包虫囊肿患者有临床症状。心电图一定程度上可以反映虫囊的位置。胸痛常因囊肿破裂进入心包腔造成心包炎而引起，巨大的虫囊有时会导致右侧梗阻。胸片可显示左心室旁异常的心脏轮廓或钙化的小叶状肿块。二维超声心动图、计算机断层扫描或心脏磁共振（cardiac magnetic resonance，CMR）成像可有助于心脏内虫囊的发现和定位。如果出现嗜酸性粒细胞增多症，是一个有用的辅助诊断。包虫皮内试验或者血清学评价对于心脏累及的诊断作用相对有限。就治疗而言，尽管甲苯达唑和阿苯达唑有一定疗效，但一般还是建议外科手术切除，即使无症状的患者。这是因为虫囊破裂的风险极高，易产生非常严重，甚至致命的后果。

旋毛虫

旋毛虫感染常发生于食用感染的肉类（通常是猪肉）后。这种寄生虫通常感染骨骼肌，临床检测的心脏受累发生率约占旋毛虫感染患者的25%。心肌病和心律失常是旋毛虫感染后导致死亡的最常见的原因，少数情况下，继发于静脉血栓或神经系统并发症导致的肺动脉栓塞也可引起死亡。尽管旋毛虫可侵入心脏，但通常并不会在心脏定植，在心肌中发现幼虫或幼虫碎片的情况十分罕见。心脏可表现为扩张松弛，并可出现心包积液。也可见由嗜酸性粒细胞组成的显著灶性浸润，偶尔可见壁内小动脉内微血栓形成，并呈现出区域性的心肌变性或坏死。

临床上旋毛虫病导致的心肌炎较轻且难以被察觉，但在少数病例中表现为心力衰竭和胸痛，通常发生于发病后的第三周左右。约20%的旋毛虫病患者会出现心电图异常，与临床心脏受累的时间过程平行，最初出现在第二或第三周，通常在第七周得到缓解，最常见的心电图异常是复极异常和室性早搏。旋毛虫感染的诊断通常基于间接免疫荧光抗体检测和患者的临床症状特征。如果存在嗜酸性粒细胞增多症，可作为诊断的一项支持性依据。皮肤测试的结果通常但不一定是阳性。治疗药物常使用驱虫药和皮质醇激素，接受这些药物的适当治疗后心功能有显著改善。

物理制剂，包括药物不良反应

除感染性因素外还有多种其他物质可作用于心脏并产生心肌损害。在某些情况下，心肌损伤表现为急性、短暂的，并伴随着心肌细胞坏死及心肌炎症浸润（如砷和锂中毒），其他损害心肌的因素可导致慢性病变，导致心肌组织纤维化、出现扩张性或限制性心肌病的临床表现。多种化学制品和药物（包括工业上或医疗领域）会导致心脏损伤和心功能不全。多种物理因素（如辐射、过热）也可直接导致心肌损害。

药物

药物导致过敏综合征可累及心脏并引发心肌炎。该综合征常见于新药开始使用后8周内，但可在服药后的任何时候出现。常见的致敏药物包括抗癫痫药、抗菌药、别嘌呤醇和磺胺类药物。多巴酚丁胺，是常用于心脏衰竭患者血流动力学支持的药物，可能与嗜

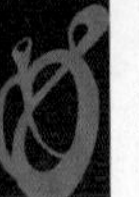

酸粒细胞性心肌炎有关,因此当嗜酸性粒细胞增多出现或左心室功能意外下降时应及时停药。所表现的特征症状可能包括皮疹(除非患者有免疫缺陷)、发热和多器官功能障碍(包括肝炎、肾炎和心肌炎)。弥漫性心肌损害可导致系统性低血压和血栓栓塞事件。CMR成像和心脏生物标志物检测有助于识别心脏受累的患者,心内膜心肌活检可见嗜酸性粒细胞、组织细胞、淋巴细胞、心肌坏死,偶可见肉芽肿和血管炎。由于心肌受累呈斑片状,所以只有在活检结果为阳性时才能作出明确诊断。皮质醇激素和及时停药通常可以治愈此综合征,然而,有些病人可能会出现病程延长和疾病复发的情况。

氯氮平是一种用于治疗严重的、难治性精神分裂症有效的抗精神病药物,其导致的心肌炎是一种罕见的药物副作用,最初的发病率在 0.01%~0.001%之间。然而,最近的观察研究显示有 1%~10%的患者服用氯氮平后出现心肌炎,发病率的增加可能与对风险的认识的提高有关。在治疗期间任何时刻都有可能发生心肌炎,但最常见的是在开始使用氯氮平后 4 天~22 周,发病高峰期约为 19~21 天。氯氮平相关性心肌炎可能是过敏反应的结果,可伴有嗜酸性粒细胞增多,心肌活检标本中可见嗜酸性粒细胞浸润。氯氮平也是一种强效的抗胆碱能化合物,与 CYP450 酶的代谢改变密切有关,这也会对心脏产生影响。服用该药的患者有明显的心肌炎迹象,建议立即停药[29]。

在军警人员中接种天花疫苗已被证明与心肌心包炎有关。在对天花疫苗接种后心肌炎的前瞻性评估中,临床心肌心包炎和亚临床心肌炎的发病率分别为每 10 万人 463 例和 2 868 例(健康队列中,临床心肌心包炎患者的发病率为每 10 万人中有 2.2 例患者)。在接受三价流感疫苗接种的对照组中,没有出现临床心肌心包炎或亚临床心肌炎的病例[30]。

随着靶向于心脏特定通路的新型化疗药物开发,癌症化疗诱发心肌病的情况越来越明显(另见第 81 章)[31]。在两个使用伊匹单抗(ipilimumab)和纳武单抗(nivolumab)联合免疫检查点阻断治疗的癌症患者中,出现了暴发性心肌炎[32]。化疗药物诱发心肌病的机制有助于进一步了解心肌炎发病的机制。

病理生理学

目前我们对心肌炎的发病机制的认识主要来源于对肠道病毒(尤其是柯萨奇病毒 B3)感染的小鼠心肌炎模型和啮齿类动物的自身免疫性心肌炎模型[33]。通过这些模型得出的原则已推广至各种原因导致的人类心肌炎[2]。本节心肌炎发病机制的阐述主要来自细胞、动物和人类的研究结果。病毒性心肌炎的发病机制主要分为 3 个阶段:病毒感染与复制、免疫应答(包括固有和适应性免疫应答)和最终的慢性心脏重塑阶段(图 79.4)。此外,MicroRNAs 也有参与心肌炎的发病过程。

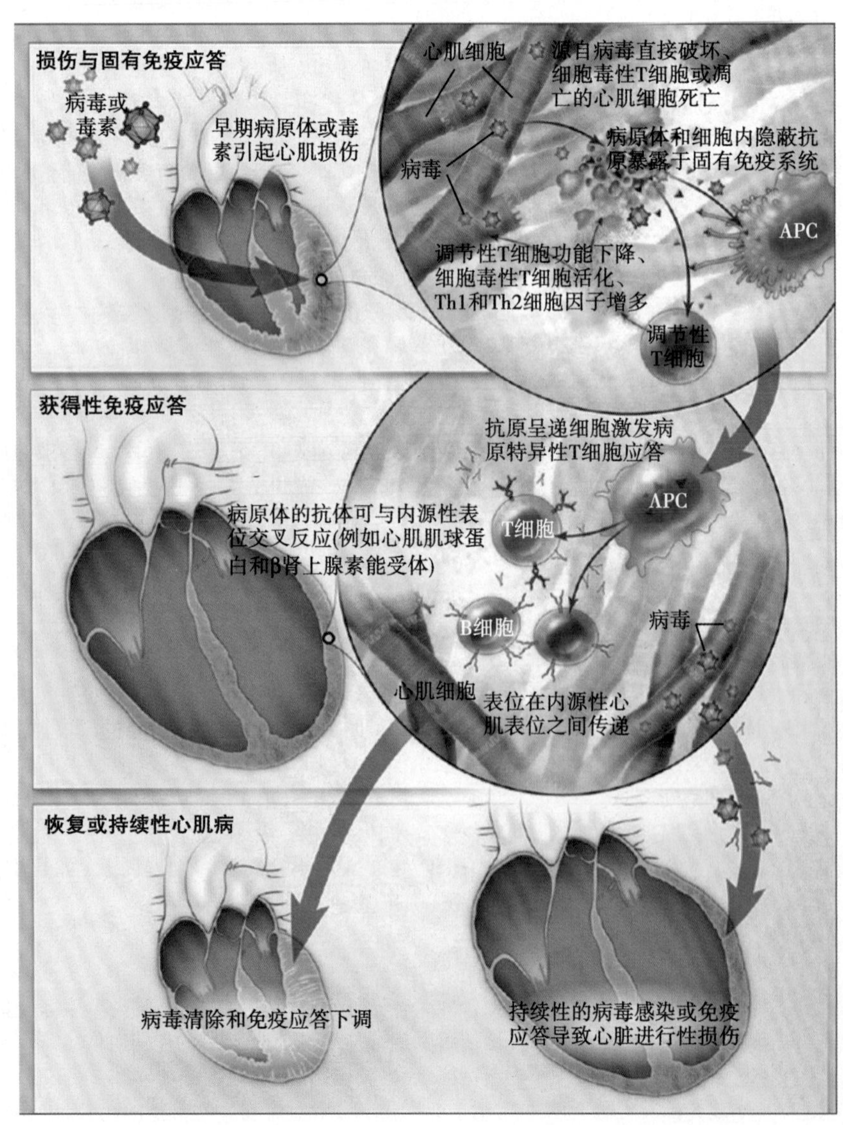

图 79.4 心肌炎的发病机制。目前对病毒性和自身免疫性心肌炎的细胞及分子机制的认识全部基于动物模型。在此类模型中,急性损伤到慢性 DCM 的进程可简单分为 3 个阶段。急性损伤导致心脏损害,细胞内抗原如心肌肌球蛋白的暴露及固有免疫系统的激活。数周之内,由 T 细胞和抗体介导的特异性免疫直接对抗病原体和类似内源性心脏表位并引发强烈的炎症反应。在大多数患者中,病原体被清除,免疫反应得以下调且少有后遗症。然而,在其他患者中,病毒未被清除,导致持续性的心肌损害;心脏特异性炎症仍持续存在可能由于误将内源性心脏抗原识别为病原体。APC,抗原呈递细胞。(引自 Cooper LT:Myocarditis. N Engl J Med 2009;360:1526.)

病毒侵入

病毒可通过多个部位入侵宿主，如胃肠系统、呼吸系统。病毒常先在宿主体内的肝脏、脾脏、胰腺等器官进行复制，最终经血液或淋巴回流到达心脏。这个过程包括病毒与受体的结合、侵入细胞及在受感染的心脏细胞内的复制；对于裂解性病毒，还包括病毒从心脏细胞的释放及对邻近其他细胞的感染。柯萨奇病毒通常感染心脏的心肌细胞。然而，其他病毒（如 B19V）可能感染心脏的其他细胞；B19V 已被证实能感染心内膜细胞，但在心肌细胞中未发现该病毒[18]。

病毒先与病毒受体结合，再完成其内在化（图 79.5）。此过程包括病毒衣壳蛋白和基因组两部分侵入细胞。就柯萨奇病毒和腺病毒而言，它们的病毒受体为以这两种病毒命名的跨膜分子柯萨奇病毒-腺病毒受体（coxsackievirus-adenovirus receptor，CAR）[34]。心肌细胞 CAR 基因缺失可显著抑制病毒侵入心脏和心肌炎的发生[35]。除 CAR 之外，柯萨奇病毒还可通过与衰变加速因子（decay accelerating factor，DAF）或 CD55 相互作用以易化自身对细胞的感染过程。CAR 在人和小鼠细胞中都作为一种受体发挥作用，其在非心脏细胞为一种紧密连接蛋白，在心肌细胞的闰盘中高水平表达。病毒通过受体的侵入同时激活包含 $p56^{lck}$、Abl、Fyn 激酶的信号转导复合体[34]。

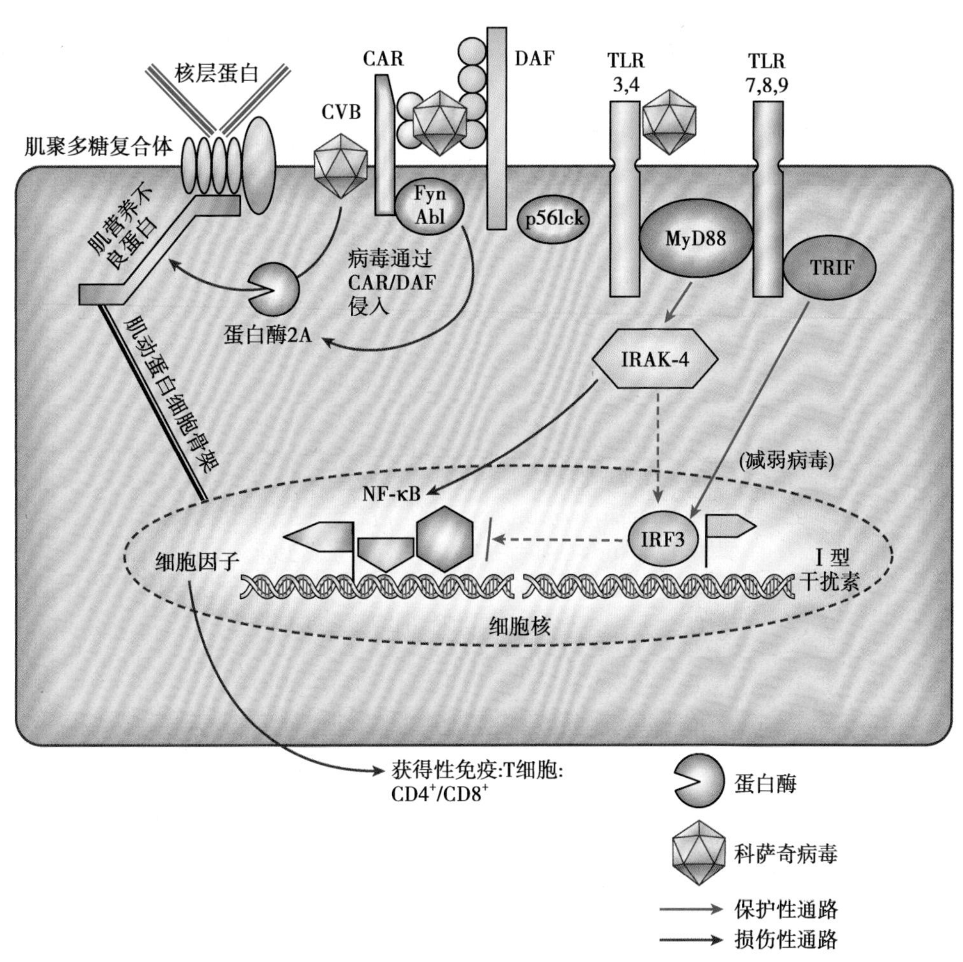

图 79.5　病毒性心肌炎的发病机制，以柯萨奇病毒为例。病毒通过内化受体柯萨奇病毒-腺病毒受体（CAR）进入细胞膜，并激活受体相关激酶如 p56lck、Fyn 和 Abl 以改变宿主肌细胞骨架，从而易化病毒的侵入。诸如柯萨奇病毒 B（CVB）等病毒可以直接产生蛋白酶 2A 等酶用以分解肌营养不良蛋白肌聚多糖复合体等细胞骨架的重要组成部分，从而导致心肌细胞重塑和破坏。受体的参与还可激活酪氨酸激酶，这对 T 细胞克隆扩增及固有免疫系统与获得性免疫系统之间的连接很重要。病毒还通过衔接子如 MyD88 和 TRIF 与 Toll 样受体（TLR）结合而激活固有免疫。一方面，NF-κB 的激活和转位能产生细胞因子并激活诸如 $CD4^+/CD8^+$ T 细胞动员等获得性免疫；另一方面，IRF3 的活化和Ⅰ型干扰素（IFN）的产生可减弱这一过程。后者可通过多种机制起到保护作用，如减弱病毒。DAF=衰减加速因子（柯萨奇病毒共同受体）；IRAK，白细胞介素受体相关激酶（一种先天免疫途径中的信号蛋白）；IRF，干扰素调节因子

肠道病毒一旦侵入细胞，便从二十面体衣壳释放单股正链 RNA 并利用宿主翻译系统开始翻译。病毒 RNA 先被翻译为一个单顺反子性的多聚蛋白，该蛋白后被病毒蛋白酶 2A 和 3C 分解成单独的肽链；通过自催化分解过程，VP0 被分解成 VP2 和 VP4。此过程产生衣壳蛋白和非结构蛋白，其中包括病毒基因复制所必需的 RNA 依赖性 RNA 聚合酶。其他的非结构蛋白也是通过负链中间体复制正链 RNA 所必需的。一旦病毒衣壳蛋白的数量扩增和正链 RNA 的复制完成，正链 RNA 便被包裹进新形成的病毒衣壳蛋白 VP1、VP2、VP3 和 VP4 中，完成病毒组装。通过细胞裂解和肌纤维膜破裂的过程，新组装的柯萨奇病毒 RNA 从心肌细胞中

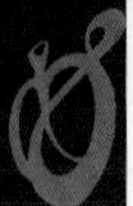

释放。

几种机制被认识到影响膜的完整性，从而反过来影响病毒复制后的释放。肌肉细胞依靠肌营养不良蛋白和肌营养不良蛋白糖蛋白复合体中的相关蛋白来维持肌纤维膜的完整性。例如，在迪谢内肌营养不良，遗传性肌营养不良蛋白缺乏导致心脏和骨骼肌功能障碍。在肠道病毒诱导的小鼠心肌炎中，一种非结构蛋白（蛋白酶 2A）被证明能直接分解肌营养不良蛋白，从而破坏肌营养不良蛋白糖蛋白复合体。肌营养不良蛋白糖蛋白复合体的破坏导致肌纤维膜完整性降低，从而促进了病毒从心肌细胞中的释放。如同在迪谢内肌营养不良所发生的，当小鼠心脏缺乏肌营养不良蛋白时，柯萨奇病毒能更有效地从肌细胞释放并感染邻近细胞[36]。然而，当肌营养不良蛋白在心肌细胞得到表达且不能被蛋白酶 2A 水解时，病毒的复制和心肌损害的程度都降低[37]。蛋白酶 2A 和 3C 亦能分解参与维持膜完整性、启动宿主蛋白翻译、调节细胞凋亡、固有免疫应答和血清应答因子的其他宿主蛋白[38]。除了肠道病毒，其他裂解性病毒作用机制类似。例如，腺病毒可通过表达一种蛋白酶来分解一种细胞骨架蛋白（细胞角蛋白 18）。

通常，固有免疫和适应性免疫应答的激活能消除或大大减少病毒在宿主细胞内的复制。然而，一些情况下病毒可以在心肌内持续存在。一部分 DCM 患者的心肌中发现有持续存在肠道病毒基因，有人因此认为肠道病毒基因的持续存在能加重 DCM 患者原本的心肌重塑。这种想法已在小鼠模型中得到初步验证，低水平、心脏特异性表达的复制缺陷型肠病毒基因组可导致心肌病。然而，可用逆转录 PCR（RT-PCR）或原位杂交技术检出肠病毒基因组的患者比例总体上小于 10%。现在，我们可以在能分化为心肌细胞的人的诱导多能干细胞中研究肠病毒感染和心肌内固有免疫的早期阶段。

在 DCM 患者的心脏活检标本中也检出了其他类型的病毒。这些病毒包括 B19V、疱疹病毒、巨细胞病毒、丙型肝炎病毒等[15]。区分每一个患者心肌标本中检出的病毒基因组是病因还是偶然发现是很重要的。例如，很高比例的患者可以检出 B19V 病毒的基因组，无论其是否患有心肌病。研究表明心肌活检检出 B19V DNA 的患者中只有 15.9%的患者检出了 B19V mRNA。有趣的是，在 B19V 转录活跃的病理组织中可观察到明显不同的基因表达谱，这提示 B19V 的转录活性可能参与了发病机制[18]。

固有免疫

固有免疫在病毒感染的最早期发挥作用。其为一种非特异性防御机制，可以保护宿主免受各种微生物病原体的侵害。固有免疫在肠道病毒感染的最初几天便被启动，并且是在感染后最初 4 至 5 天内抑制病毒感染和复制的主要免疫机制。除了心脏外器官的固有免疫被激活外，心肌细胞中重要的固有免疫应答也被激活[36]。关于固有免疫最经典、最具特征的例子莫过于病毒感染后干扰素信号转导通路的激活。两大类干扰素具有不同的受体：Ⅰ型干扰素与 IFN-α 受体结合，包括 IFN-α 和 IFN-β，而Ⅱ型干扰素仅包括 IFN-γ 一个成员。当被添加到受感染的细胞或用于柯萨奇病毒感染的小鼠时，两种类型的干扰素都能发挥限制病毒复制的作用[36]。Ⅰ型干扰素受体或 IFN-β 的缺乏与显著增加小鼠死亡率，而对心脏感染早期病毒复制的抑制作用较弱。一项Ⅱ期临床试验证明，给予具有心力衰竭症状的病毒阳性患者 IFN-β 能显著清除或减少病毒载量，改善患者纽约心脏病协会（New York Heart Association，NYHA）心功能分级和生活质量。对于肠道病毒阳性的患者，IFN-β 可提高存活率[39]。

获得性免疫

尽管激活的顶峰和模式是变化的，获得性免疫在病毒感染约 4 至 5 天后出现病毒性心肌炎的临床表现。获得性免疫应答是由 T 细胞和 B 细胞介导的针对抗原的特异性免疫应答。T 细胞可靶定受感染的宿主细胞，通过分泌细胞因子或穿孔素破坏宿主细胞试图限制感染。这些可通过坏死和/或凋亡机制使受感染细胞死亡。因此，尽管 T 细胞介导的免疫应答对于控制和限制病毒复制很重要，但是其同时也造成宿主细胞死亡而对受病毒感染的器官产生损害。适当抑制 T 细胞和 B 细胞介导的免疫反应可以缩小心脏损害，但需要权衡抑制病毒复制的需要[40]。

当 T 细胞受体的可变区与具有可被识别为外来物的特定氨基酸序列的肽结合时，获得性免疫被激活。当 $CD4^+$ T 细胞与抗原呈递细胞如树突细胞相互作用时，$CD4^+$ 细胞可分化成不同的效应细胞，例如经典的 Th1 和 Th2 细胞亚型；Th17 和调节性 T（Treg）细胞。细胞微环境中的细胞因子可以控制细胞的分化。不同 T 细胞亚型分化相关的精细信号转导级联反应和细胞因子产生模式别处已有阐述[40,41]，此处不再赘述。控制感染需要对效应 T 细胞进行适当的调节，但同时应避免对宿主组织如心肌细胞的免疫破坏。T 细胞的活化同时导致 B 细胞活化并分泌针对入侵病原体的特异性抗体。初始激活之后，免疫细胞通过克隆性扩增来攻击抗原的来源，其可为病毒衣壳蛋白或某些情况下的心肌细胞中的蛋白质如肌球蛋白。有证据表明由于病毒与宿主之间存在“分子模拟”，这可能引起宿主发生交叉反应。Treg 细胞具有抑制 Th1 细胞和 Th2 细胞免疫应答的重要功能，早期其被归类为辅助性 T 细胞。Treg 细胞的特殊之处在于能表达叉头转录因子 Foxp3，因此也被称为 $CD4^+$ $CD25^+$ $Foxp3^+$ 调节性 T 细胞。经典模型认为 $CD4^+$ 细胞向不同效应细胞系的分化涉及稳定的基因表达编码；一旦分化，即使微环境发生变化，它们仍保持相应的效应表型。然而，这个模型已发生演变，因为有证据表明 $CD4^+$ T 细胞具有可塑性，这让它们可以改变自己的功能性编程，并以此方式改变 Treg 细胞和产细胞因子的 T 细胞之间的平衡以及改变所产生的细胞因子的类型[40]。随着新的治疗策略发展，这种可塑性可能很重要。T 细胞的活化高度依赖于与固有免疫信号级联反应的相互作用。例如，T 细胞受体下游信号转导通路利用 p56lck 进行。有趣的是，*p56lck* 被证明也能与 CAR-DAF 受体复合物结合，从而参与病毒的侵入。当敲除小鼠的 *p56lck* 基因，病毒感染后，典型的心肌炎几乎被消除，且没有明显的死亡率[42]。

前面所述致病机制的任何改变理论上都可以影响对病毒的易感性。例如，在特定的病毒暴露下，病毒的侵入和复制、固有免疫或获得性免疫信号转导机制、肌纤维膜完整性的改变都可影响心肌炎的易感性。营养也可能对病毒的易感性产生影响。如关于中国克山县的报道，硒缺乏可增加心肌炎的患病风险。当预防硒缺乏的措施施行后，心肌炎和 DCM 的发病率下降。并且，在动物实验中，硒缺乏增加了小鼠对肠道病毒性心肌炎的易感性。已知的影响人类心肌炎易感性的机制还远远不够。

心脏重塑

心肌损伤（见第 23 章）后的心脏重塑能显著影响心脏的结构与功能，并且心脏重塑的程度可能意味着适当的愈合与发展为扩张型心肌病之间的差异。病毒可直接进入内皮细胞和心肌细胞,引起病理变化导致细胞直接死亡或肥大。如前所述,病毒可以通过改变心肌细胞骨架导致扩张型心肌病。此外,前面述及的固有免疫和获得性免疫引起的炎症反应可导致细胞因子释放和消化心脏间质胶原蛋白和弹性蛋白骨架的基质金属蛋白酶激活(见第23章)。

临床表现

心肌炎具有广泛的临床表现,这一特征增加了心肌炎诊断和分类的难度。心肌炎的临床表现可以是无症状性心电图或超声心动图异常中的一个,也可以包括胸痛、心功能不全、心律失常或心力衰竭的症状和体征和/或血流动力学障碍,短暂性的心电图或超声心动图异常可频繁见于社区病毒暴发或流感流行期间,但大多数患者从心脏角度而言无任何症状且几乎没有长期的后遗症发生。心肌炎引起的胸痛可与典型心绞痛相似,可伴有心电图改变,包括ST段抬高。冠状动脉痉挛(可通过冠状动脉内输注乙酰胆碱诱发)是具有心肌炎的临床体征但无明显冠状动脉粥样硬化的患者发生胸痛的原因之一[43]。心肌炎的胸痛有时与心包炎的胸痛类似,这提示心外膜炎症累及邻近的心包。心肌心包炎的预后通常较好,在已发表的4篇病例系列报道($n=128$)中仅有两例猝死(表79.4)。

表79.4 近期临床研究中心肌心包炎和心包心肌炎的预后

研究	人群	肌钙蛋白(峰值)	随访时间	死亡率
Imazio等,2008	心肌心包炎/成年人(40名)	TnI:7.7±6.7μg/L(1.5~22.5)	12个月	0%
Machado等,2010	心肌心包炎/成年人(14名)	TnI:7.3μg/L(4.4~10.2)	20个月	21.4%
Kobayashi等,2012	心肌心包炎/儿童(12名)	TnI:4.75μg/L(1.35~9.72)	2个月(2周至3年)	0%
Buiatti等,2012	心包心肌炎/成年人(62名)	TnI:10.5±17.0μg/L	4.5±0.8年	0%

TnI,肌钙蛋白I。
改编自Imazio M,Cooper LT:Management of myopericarditis. Expert Rev Cardiovasc Ther 2013;11:193.

心肌炎的发病按年龄呈双峰分布,急性或暴发性心肌炎常见于幼儿和青少年。相比之下,老年人群的心肌炎的症状更加隐匿、不易察觉,且常伴有扩张型心肌病和心力衰竭。此差异可能与免疫系统的成熟度有关,年轻人倾向于对挑衅性抗原的初始暴露产生强烈的免疫反应。而老年人已发展出较高程度的耐受性,仅对外来抗原的慢性刺激表现出慢性炎症反应或倾向于自身免疫的免疫系统紊乱。原发性扩张型心肌病新发病例的10%~50%可能由心肌炎引起,但这一比例因诊断标准的不同而异。研究表明病毒性心肌炎与收缩性心功能不全和单纯舒张性心功能不全都显著相关[44]。

心肌炎的表现因病因而异。例如,B19V常通过内皮功能障碍导致胸痛,而室性心律失常和心脏传导阻滞则常见于巨细胞性心肌炎[44]。相关的体格检查发现可指向特殊病因导致的心肌炎。胸部摄片显示淋巴结肿大伴肺间质病变可能提示系统性结节病。瘙痒性斑丘疹伴嗜酸性粒细胞计数升高提示药物或毒素的过敏反应。扩张型心肌病合并持续性或症状性室性心动过速或高度心脏传导阻滞的表现提示巨细胞性心肌炎或心脏结节病的可能性较高。一项针对不明原因房室传导阻滞研究显示,在入选的72名芬兰年轻患者中,18(25%)名患有心脏结节病(19%)或巨细胞性心肌炎(6%)。在平均48个月的随访期间,这18名患者中7名(39%)发生了持续性室性心动过速或心源性猝死或需要心脏移植治疗(图79.6)[45]。一项包含12名经活检明确为巨细胞性心肌炎的前瞻性研究显示,25%的病程少于6个月的心肌病患者对常规治疗没有反应或合并室性心动过速或高度心脏传导阻滞[46]。对于未能从心肌炎急性期恢复的患者,其持续存在的左心室功能障碍可能是由于持续的免疫激活或慢性心肌炎导致。据推测,心脏中病毒的清除失败是导致一些持续性心力衰竭的原因。将内源性蛋白质如心肌肌球蛋白识别为"外来物"可导致持续的炎症,这种情况甚至在病毒成功清除后仍可能发生[47,48]。在临床实践中,鉴别非炎症性扩张型心肌病和慢性炎症性扩张型心肌病(无论是否合并病毒感染)需要进行心内膜心肌活检。然而正如将要进一步讨论的,免疫抑制或抗病毒治疗缺乏来自大规模临床试验的阳性证据支持,限制了目前心内膜心肌活检的临床应用。

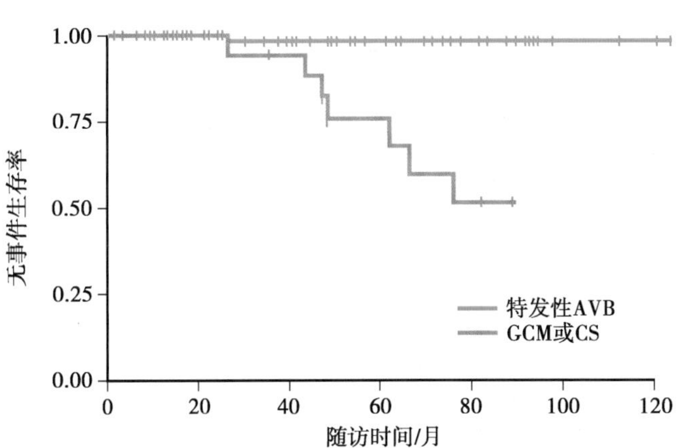

图79.6 心脏结节病或巨细胞性心肌炎导致的房室传导阻滞与特发性房室传导阻滞起搏器植入后患者的无不良心脏事件(心因性死亡、心脏移植、心室颤动或治疗后持续性室性心动过速)的Kaplan-Meier生存曲线。AVB,房室传导阻滞;GCM,巨细胞性心肌炎;CS,心脏结节病。(引自Kandolin R,Lehtonen J,Kupari M:Cardiac sarcoidosis and giant cell myocarditis as causes of atrioventricular block in young and middle-aged adults. Circ Arrhythm Electrophysiol 2011;4:303.)

诊断方法

传统意义上的心肌炎诊断需要参照经典的达拉斯标准的组

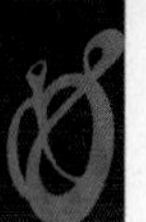

织学诊断。然而，由于心肌中炎症浸润呈斑片状分布导致的低敏感性以及临床医生不愿意行心肌活检这一有创操作，心肌炎的诊断存在严重不足。因心肌炎的发病率可能远比所估计的水平要高，高度的疑似性结合复合的临床与实验室标准以及新的影像手段可确保诊断，而非必须依靠活检（见表79.2）[2]。尽管临床和影像标准已在多个没有行心内膜心肌活检确诊的队列中被用于评估心肌炎的患病率，然而，这些标准可能牺牲了诊断的特异性。

实验室检查

在急性病毒感染的患者，出现心脏损伤可能表明心律失常或心肌病的风险较高。鉴于此，心脏损伤标志物对急性病毒感染患者的心肌炎的筛查作用已被广泛研究。在这方面，心肌肌钙蛋白水平升高有助于明确疑似心肌炎的诊断。虽然早期研究表明肌钙蛋白对心肌炎的诊断敏感性较低，但在少数慢性病中采用更敏感的检测方法的最新研究支持了肌钙蛋白的诊断价值。例如，一项包含65例儿童心肌炎的病例系列报道显示，肌钙蛋白水平可预测心肌炎的严重程度和短期预后。与急性心肌炎相比，暴发性心肌炎与更高水平的肌钙蛋白I和T（cTnI和cTnT）相关，且肌钙蛋白水平升高与左心室射血分数降低相关[49]。另外一项入选成人急性或暴发性心肌炎的住院患者的病例系列报道发现，CK-MB浓度大于29.5ng/ml预测院内死亡的敏感性为83%、特异性为73%。总之，越来越多的文献支持TnI作为自身抗原和诊断标志物的价值[50]。

在1998—1999年的日本甲型流感流行（H3N2）期间，11.4%没有心脏相关症状的患者肌球蛋白轻链浓度升高[51]。最近，Renko及其同事前瞻性地测量了1 009名儿童cTnI水平以确定因急性感染住院的儿童心肌炎发病率。其发现仅6名儿童的TnI水平超过筛查界值（0.06μg/L），且这6名儿童都没有心电图或超声心动图异常。因此，儿童住院期间病毒感染导致的急性心肌炎的发病率似乎较低，所以没有指征对无心脏相关症状的儿童常规行TnI检查以筛查无症状性心肌炎[52]。天花疫苗接种后肌钙蛋白无症状性升高的发生率高达28.7/1 000[30]。虽然天花疫苗接种后第一年的急性心肌病的发病率较低，但这种情况下肌钙蛋白升高的长期意义尚不清楚[53]。

其他一些生物标志物也被证实对急性心肌炎的预后具有预测价值。在儿童暴发性心肌炎中，血肌酐、乳酸和谷草转氨酶水平升高与院内死亡率增加相关[54]。NT-pro-BNP在心肌炎引起的急性扩张型心肌病患儿中升高，而在左心室功能恢复的患儿中常迅速下降[55]。在成人心肌炎中，IL-10和可溶性Fas浓度升高与死亡风险增加相关。据报道，抗心脏抗体可预测死亡或移植风险的增加[56]。然而，目前尚无可应用的标准化抗心脏抗体的检测手段。炎症的非特异性生物标志物诸如白细胞计数、C-反应蛋白、红细胞沉降率的特异性较低。血液循环中病毒抗体滴度与组织病毒基因组无显著相关，因此在临床实践中不具备诊断价值[57]。

急性心肌炎缺乏特异性的心电图表现，但非特异性复极化改变和窦性心动过速在心肌炎中较常见（另见第12章）。PR段压低和弥漫性ST段抬高提示可能合并心包炎[58]。QRS宽度大于120毫秒及Q波与心因性死亡或需要心脏移植相关[59]。

心脏影像

对于所有疑似心肌炎的病例，利用心脏影像方法（见第14至17章）进行左心室功能的评估是必要的。尽管心肌炎没有特征性的超声心动图表现，但超声心动图仍不失为一项较佳的心脏影像手段。在急性心肌病患者中，最常见表现的是心室球形扩张伴收缩功能减退。暴发性心肌炎导致的心力衰竭通常表现为小心腔及炎症引起的轻度的、可逆性的心室增厚。右心室功能不全不常见，但预示预后不良。有趣的是，心肌炎的节段性室壁运动异常常出现在心肌炎早期，且和心肌梗死的节段性室壁运动异常表现类似。心包积液通常提示心肌心包炎。

CMR可以区分大多数缺血性和非缺血性心肌病，且特定的信号异常模式可强烈提示急性心肌炎[60]。此外，T1加权的心肌延迟增强成像技术可以对损伤区域进行定量分析，并能预测心肌炎后心血管死亡及室性心律失常的风险[61]。延迟增强成像上的异常发现也与冠状动脉正常的胸痛患者的心肌炎相关。然而，急性心肌炎中T2加权的脂肪抑制技术（STIR）和T1加权的延迟性对比信号异常通常随着时间的推移而衰减。在最近的一项研究中，CMR对症状发作后超过14天的疑似心肌炎患者的诊断敏感性和特异性较差，敏感性63%，特异性40%[62]。因此，CMR在急性心肌病或胸痛伴肌钙蛋白升高的情况下具有最佳的诊断表现。应同时使用T1和T2加权序列，以最优化灵敏度和特异度[63]。最近，T2 Mapping成像被投入使用，其可以减少T2加权序列常见的伪影。

虽然大多数核成像技术是评估疑似心肌炎的辅助手段，但正电子发射断层扫描（PET）成像可用于诊断心脏结节病[64]。最近，Isiguzo及其同事发现铷-FDG PET检测到的代谢与灌注不匹配与心脏结节病患者的疾病临床活动性显著相关[65]。病例对照系列研究表明由心脏结节病引起的心肌病或室性心律失常患者可获益于类固醇治疗。

心内膜心肌活检

心内膜心肌活检对于诊断特殊形式的心肌炎是必不可少的。当由经验丰富的操作者实施活检时，心内膜心肌活检的主要并发症发生率低于1/1 000[67]。对于疑似心肌炎的儿童，心内膜心肌活检可明确药物治疗的反应。心肌炎可能仅涉及一个心室的部分区域，但规模较大的心脏中心目前常规进行左心室和右心室活检。在这些心脏中心，左心室活检与右心室活检的安全性相当，且诊断价值更高[68,69]。

心内膜心肌活检最能发挥作用的情形是明确诊断疑似巨细胞性心肌炎和暴发性淋巴细胞性心肌炎的病例（图79.7）[70,71]。对于对常规治疗无反应或合并高度传导阻滞或持续性室性心动过速的急性扩张型心肌病患者，应该考虑诊断巨细胞性心肌炎。包括环孢素在内的免疫抑制治疗可提升症状持续时间少于6个月的巨细胞性心肌炎患者的无移植存活率[46,72]。组织学上，巨细胞性心肌炎表现为无肉芽肿的淋巴细胞和多核巨细胞的弥漫性或多灶性炎性浸润。与之相反，心脏结节病的组织学表现为巨细胞位于肉芽肿内及受损心肌细胞所在的炎症区域边缘。嗜酸性粒细胞在巨细胞性心肌炎中更加常见，而纤维化在心脏结节病中更常见。免疫组织化学有助于巨细胞性心肌炎和心脏结节病的鉴别诊断。

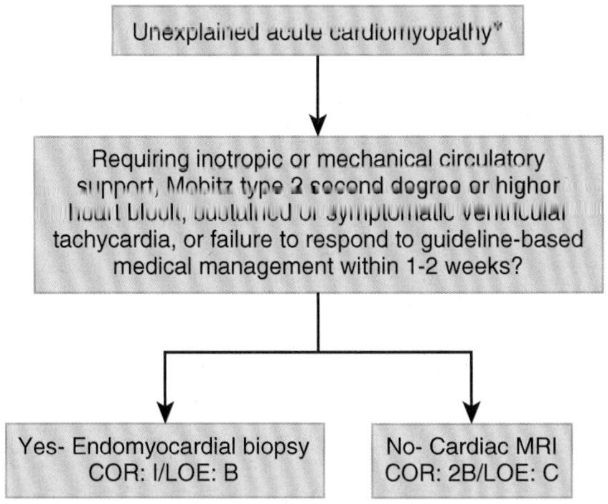

Unexplained acute cardiomyopathy*

Requiring inotropic or mechanical circulatory support, Mobitz type 2 second degree or higher heart block, sustained or symptomatic ventricular tachycardia, or failure to respond to guideline-based medical management within 1-2 weeks?

Yes- Endomyocardial biopsy
COR: I/LOE: B

No- Cardiac MRI
COR: 2B/LOE: C

FIGURE 79. 7 Algorithm for the evaluation of suspected myocarditis in the setting of unexplained acute cardiomyopathy. *COR*, class of recommendation; *LOE*, level of evidence; *MRI*, magnetic resonance imaging. * Usually a DCM. Fulminant myocarditis may have normal end-diastolic diameter with mildly thickened walls. Exclude ischemic, hemodynamic (valvular, hypertensive), metabolic, and toxic causes of cardiomyopathy as indicated clinically. (From Yancy CW, Jessup M, Bozkurt B, et al. 2016 ACC/AHA/HFSA Focused Update on New Pharmacological Therapy for Heart Failure: An Update of the 2013 ACCF/AHA Guideline for the Management of Heart Failure: A Report of the American College of Cardiology/American Heart Association Task Force on Clinical Practice Guidelines and the Heart Failure Society of America. Circulation. 2016; 134: e282-93.)

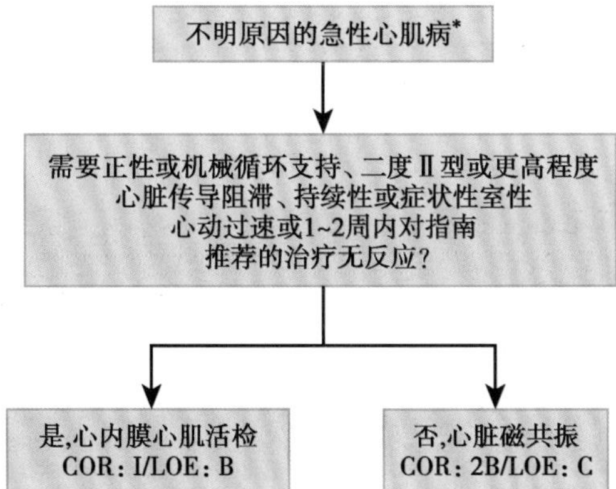

图 79.7 难以解释的急性心肌病疑似心肌炎患者的诊断流程。COR,推荐级别;LOE,证据等级。* 通常为扩张型心肌病。暴发性心肌炎可能具有舒张末期内径正常和室壁轻度增厚的表现。临床中应排除缺血、血流动力学(瓣膜、高血压)、代谢及毒素原因导致的心肌病。(引自 Yancy CW, Jessup M, Bozkurt B, et al. 2016 ACC/AHA/HFSA Focused Update on New Pharmacological Therapy for Heart Failure: An Update of the 2013 ACCF/AHA Guideline for the Management of Heart Failure: A Report of the American College of Cardiology/American Heart Association Task Force on Clinical Practice Guidelines and the Heart Failure Society of America. Circulation. 2016; 134: e282-93.)

预后

急性心肌炎的预后与相应的临床治疗方案和左心室功能障碍程度相关[73]。左心室功能正常或接近正常的心肌心包炎或呈现急性冠脉综合征样胸痛的心肌炎患者的预后通常较好[74]。然而,大约15%的心肌心包炎患者可能出现复发性心肌心包炎。在急性扩张型心肌病中,合并左心室和右心室功能减退及肺动脉压升高的心肌炎患者的死亡或需要心脏移植的风险增加。在儿童心肌炎中,左心室功能恢复的时间可延长至至少8年,死亡或需要移植的总体发生率接近30%(图 79.8)[75,76]。在采用左心室辅助装置进行桥接治疗至恢复的新发扩张型心肌病患者,可观察到心肌炎症,但很少观察到纤维化[77]。由于舒张功能不全的存在,急性心肌炎患者在心肌炎明显消退数年后仍存在发生晚期心力衰竭的风险[44]。

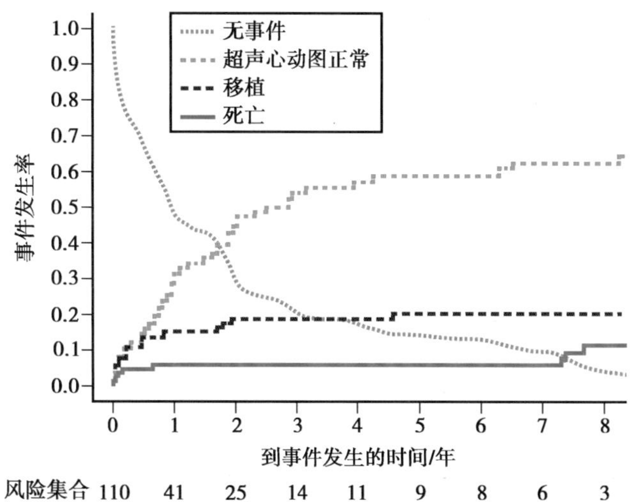

图 79.8 活检确诊的儿童心肌炎患者超声心动图正常、心脏移植和死亡的粗累积发生率。(引自 Foerster SR, Canter CE, Cinar A, et al: Ventricular remodeling and survival are more favorable for myocarditis than for idiopathic dilated cardiomyopathy in childhood: an outcomes study from the Pediatric Cardiomyopathy Registry. Circ Heart Fail 2010; 3: 689.)

在慢性扩张型心肌病中,心内膜心肌活检可在部分患者发现炎性细胞,短程免疫抑制治疗可使这类患者获益。一些研究者发现用免疫组织学而非传统的达拉斯标准诊断活动性心肌炎可预测死亡或需要移植的风险。心内膜心肌活检检出病毒基因可能预示不良预后。关于急性心肌病与肠道病毒研究的早期临床数据与该结论大体一致,然而近些年,病毒基因组对预后的影响受到了质疑。结果的不一致或许是由于从肠道病毒到B19V和人类疱疹病毒的病毒谱的改变导致。此外,研究人群中的遗传背景差异以及可能未衡量的环境毒素或营养缺乏也可能导致研究结果的差异。最近,评估延迟钆增强相关的心脏磁共振成像对急性心肌炎后心血管风险的影响的研究整体上支持延迟的钆增强与后续的心律失常事件之间的关联性[63]。

治疗

所有心肌炎和心力衰竭的一线治疗均为支持治疗(见第25章)。其中一小部分患者可能需要血流动力学的支持治疗,包括从

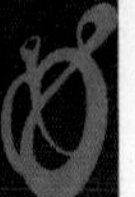

血管加压药（见第 24 章）到主动脉内球囊泵以及心室辅助装置（见第 29 章）（图 79.9）。美国心脏协会（AHA）[78]、日本循环学会和欧洲心脏病学会（European Society of Cardiology，ESC）的心肌炎和心包炎工作组都发布了心肌炎管理指南[66]。表现为急性扩张型心肌病和心力衰竭综合征的患者的管理应遵循现行的美国心脏病学会/美国心脏协会（American College of Cardiology/American Heart Association，ACC/AHA）心力衰竭管理指南[79]。尽管心肌炎所致的心力衰竭的管理相关的临床试验还未完成，但临床经验表明标准药物治疗对心肌炎有效。

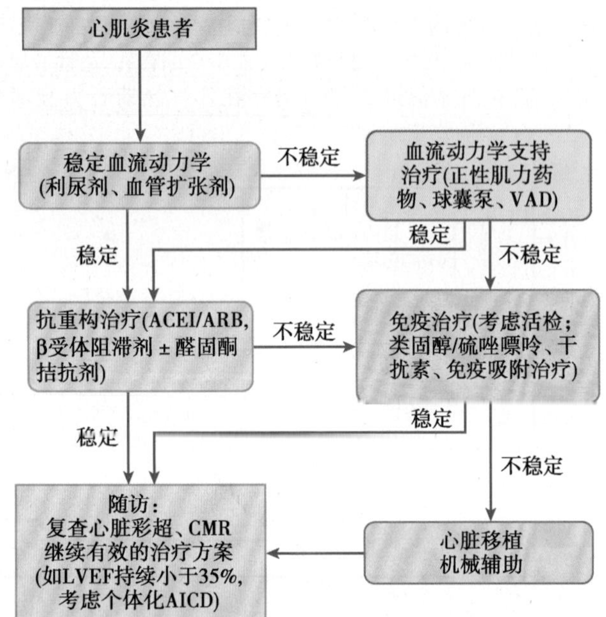

图 79.9　心肌炎患者的治疗流程，根据血流动力学稳定性、常规支持治疗和抗重塑治疗方案的效果而定。所有患者都需要积极的支持治疗和恰当的随访。免疫治疗目前仍主要用于那些不能自我改善的患者的支持治疗。ACEI，血管紧张素转换酶抑制剂；AICD，植入型自动心律转复除颤器；ARB，血管紧张素受体阻滞剂；CMR，心脏磁共振；LVEF，左心室射血分数；VAD，心室辅助装置

成人轻度至中重度急性心肌炎不建议常规使用免疫抑制药物治疗，这一结论基于来自美国的 Myocarditis Treatment Trial 研究，该研究表明泼尼松与硫唑嘌呤或环孢菌素联合的免疫抑制治疗对左心室射血分数和无移植存活率的影响与安慰剂类似。但免疫抑制治疗对以下几种心肌炎有效，包括巨细胞性心肌炎、心脏结节病、嗜酸性粒细胞性心肌炎及炎性结缔组织疾病相关的心肌炎。此外，静脉注射免疫球蛋白和免疫抑制药物的病例对照系列研究数据得出了从中立到支持的结论。病毒感染的治疗可能有助于儿童移植后病毒性心脏病的管理[12]。然而，在活检标本中检出病毒基因的成年慢性扩张型心肌病患者，唯一的研究系列表明 IFN-β 6mIU 每周 3 次可以改善肠道病毒或腺病毒心脏感染[39]。对于基于心衰管理指南治疗失败的慢性扩张型心肌病患者，短期的免疫抑制治疗可能有效。在 Tailored Immunosuppression in Inflammatory Cardiomyopathy 试验中，85 名无持续性病毒感染的慢性炎症性心肌病患者被随机分配到泼尼松和硫唑嘌呤联合组或安慰剂组[80]。结果显示，免疫抑制治疗与左心室射血分数改善（从 26%增加到 46%）和生活质量改善相关。然而，仍需更大样本的多中心临床试验进一步明确免疫抑制治疗是否会影响诸如死亡、住院率等的临床终点。

急性心肌炎导致的室性心律失常或心脏传导阻滞患者应住院并接受心电监护。心律失常通常会在几周后消失。ACC/AHA/ESC 心律失常管理指南推荐保守地管理心肌炎相关的心律失常急症。通常而言，植入式心脏除颤器（implantable cardiac-defibrillator，ICD）的指征与非缺血性扩张型心肌病相同。巨细胞性心肌炎或心脏结节病的室性心律失常的发生率高，因此可早期考虑 ICD。对于伴随非持续性室性心动过速的淋巴细胞性心肌炎疑似患者，当炎症急性期过后室性心律失常仍存在时，可以考虑使用临时体外除颤器背心。

在最优化药物治疗的基础上，可以考虑采用机械循环支持（也见第 29 章）或体外膜肺氧合作为心源性休克患者进行移植或恢复前的桥接治疗。对于能恢复的急性心肌炎患者，其恢复时间从几周到几个月不定。对于最优化药物治疗和机械循环支持后仍出现难治性心力衰竭的心肌炎患者，心脏移植是一种有效的治疗方法。心肌炎导致的心脏移植的存活率与其他原因导致的心脏移植存活率相似。然而，对于儿童而言，移植物丢失的风险可能较高。

未来展望

心肌炎管理的主要难点之一是缺乏敏感的、特异的非侵入性检查方法。在这方面，诊断技术正不断发展，旨在实验模型及患者样本组织的微芯片和蛋白组学分析发现反映心脏炎症的新型血液生物标志物[38]。并且，随着对心肌炎病理生理机制的认识的提高，新的治疗正被研发和临床评估。新的药物治疗，如选择性 T 细胞抑制、诱导活化 T 细胞凋亡和增加 Treg 细胞的细胞治疗，将在未来的临床试验中得到评估和验证。这些前瞻性研究在设计时应特别考虑到这些疗法对女性患者的疗效。聚焦于活检样本和外周血中基因标记物的转化研究应有助于改善风险评估及更精准地使最需要的人群得到治疗。

（孙玉玺　于世凯 译，徐亚伟　张毅 校）

参考文献

Overview and Definition

1. Schultheiss H-P, Kuhl U, Cooper LT. The management of myocarditis. *Eur Heart J.* 2011;32(21):2616–2625.
2. Heymans S, Eriksson U, Lehtonen J, Cooper LT Jr. The Quest for New Approaches in Myocarditis and Inflammatory Cardiomyopathy. *J Am Coll Cardiol.* 2016;68(21):2348–2364.
3. Knowlton KU. CVB infection and mechanisms of viral cardiomyopathy. *Curr Topics Microbiol Immunol.* 2008;323:315–335.
4. Disease GBD, Injury I, Prevalence C. Global, regional, and national incidence, prevalence, and years lived with disability for 310 diseases and injuries, 1990-2015: a systematic analysis for the Global Burden of Disease Study 2015. *Lancet.* 2016;388(10053):1545–1602.
5. Cooper LT Jr, Keren A, Sliwa K, et al. The global burden of myocarditis: part 1: a systematic literature review for the Global Burden of Diseases, Injuries, and Risk Factors 2010 study. *Glob Heart.* 2014;9(1):121–129.

Epidemiology

6. Maron BJ, Udelson JE, Bonow RO, et al. Eligibility and Disqualification Recommendations for Competitive Athletes With Cardiovascular Abnormalities: Task Force 3: Hypertrophic Cardiomyopathy, Arrhythmogenic Right Ventricular Cardiomyopathy and Other Cardiomyopathies, and Myocarditis: A Scientific Statement From the American Heart Association and American College of Cardiology. *Circulation.* 2015;132(22):e273–e280.
7. Harmon KG, Asif IM, Maleszewski JJ, et al. Incidence and Etiology of Sudden Cardiac Arrest and Death in High School Athletes in the United States. *Mayo Clin Proc.* 2016;91(11):1493–1502.
8. Matoba R, Shikata I, Iwai K, et al. An epidemiologic and histopathological study of sudden cardiac death in Osaka Medical Examiner's Office. *Jpn Circ J.* 1989;53(12):1581–1588.
9. Towbin JLA, Colan S, et al. Incidence, causes, and outcomes of dilated cardiomyopathy in children. *JAMA.* 2006;296(15):1867–1876.
10. Leone O, Veinot JP, Angelini A, et al. 2011 consensus statement on endomyocardial biopsy from the Association for European Cardiovascular Pathology and the Society for Cardiovascular Pathology. *Cardiovasc Pathol.* 2012;21(4):245–274.
11. She RC, Hammond EH. Utility of immunofluorescence and electron microscopy in endomyocardial biopsies from patients with unexplained heart failure. *Cardiovasc Pathol.* 2010;19(4):e99–e105.
12. Moulik M, Breinholt JP, Dreyer WJ, et al. Viral endomyocardial infection is an independent predictor and potentially treatable risk factor for graft loss and coronary vasculopathy in

pediatric cardiac transplant recipients. *J Am Coll Cardiol.* 2010;56(7):582–592.

Specific Etiologic Agents

13. Sagar S, Liu PP, Cooper LT Jr. Myocarditis. *Lancet.* 2012;379(9817):738–747.
14. Bennett JE, Dolin R, Blaser MJ. Principles and Practice of Infectious Diseases. In: Mandell D, Bennett, eds. *Myocarditis and Pericarditis.* St. Louis: Elsevier; 2015:1066–1080.
15. Pankuweit S, Klingel K. Viral myocarditis: from experimental models to molecular diagnosis in patients. *Heart Fail Rev.* 2013;18(6):683–702.
16. Koepsell SA, Anderson DR, Radio SJ. Parvovirus B19 is a bystander in adult myocarditis. *Cardiovasc Pathol.* 2012;21(6):476–481.
17. Bock CT, Klingel K, Kandolf R. Human parvovirus B19-associated myocarditis. *N Engl J Med.* 2010;362(13):1248–1249.
18. Kuhl U, Lassner D, Dorner A, et al. A distinct subgroup of cardiomyopathy patients characterized by transcriptionally active cardiotropic erythrovirus and altered cardiac gene expression. *Basic Res Cardiol.* 2013;108(5):372.
19. Boccara F, Lang S, Meuleman C, et al. HIV and coronary heart disease: time for a better understanding. *J Am Coll Cardiol.* 2013;61(5):511–523.
20. Rezkalla SH, Kloner RA. Influenza-related viral myocarditis. *WMJ.* 2010;109(4):209–213.
21. Krause PJ, Bockenstedt LK. Lyme disease and the heart. *Circulation.* 2013;127(7):e451–e454.
22. Forrester JD, Meiman J, Mullins J, et al. Notes from the field: update on Lyme carditis, groups at high risk, and frequency of associated sudden cardiac death—United States. *MMWR Morb Mortal Wkly Rep.* 2014;63(43):982–983.
23. Coura JR, Borges-Pereira J. Chagas disease: 100 years after its discovery. A systemic review. *Acta Trop.* 2010;115(1-2):5–13.
24. Rassi A Jr, Rassi A, Marin-Neto JA. Chagas disease. *Lancet.* 2010;375(9723):1388–1402.
25. Moncayo A, Silveira AC. Current epidemiological trends for Chagas disease in Latin America and future challenges in epidemiology, surveillance and health policy. *Mem Inst Oswaldo Cruz.* 2009;104(suppl 1):17–30.
26. Chagas disease in Latin America: an epidemiological update based on 2010 estimates. *Wkly Epidemiol Rec.* 2015;90(6):33–43.
27. Manne-Goehler J, Umeh CA, Montgomery SP, Wirtz VJ. Estimating the burden of Chagas Disease in the United States. *PLoS Negl Trop Dis.* 2016;10(11):e0005033.
28. Bonney KM, Engman DM. Autoimmune pathogenesis of Chagas heart disease: looking back, looking ahead. *Am J Pathol.* 2015;185(6):1537–1547.
29. De Berardis D, Serroni N, Campanella D, et al. Update on the adverse effects of clozapine: focus on myocarditis. *Curr Drug Saf.* 2012;7(1):55–62.
30. Engler RJ, Nelson MR, Collins LC Jr, et al. A prospective study of the incidence of myocarditis/pericarditis and new onset cardiac symptoms following smallpox and influenza vaccination. *PLoS One.* 2015;10(3):e0118283.
31. Moslehi JJ. Cardiovascular Toxic Effects of Targeted Cancer Therapies. *N Engl J Med.* 2016;375(15):1457–1467.
32. Johnson DB, Balko JM, Compton ML, et al. Fulminant Myocarditis with Combination Immune Checkpoint Blockade. *N Engl J Med.* 2016;375(18):1749–1755.

Pathogenesis

33. Rose NR. Myocarditis: infection versus autoimmunity. *J Clin Immunol.* 2009;29(6):730–737.
34. Coyne CB, Bergelson JM. Virus-induced Abl and Fyn kinase signals permit coxsackievirus entry through epithelial tight junctions.[see comment]. *Cell.* 2006;124(1):119–131.
35. Shi Y, Chen C, Lisewski U, et al. Cardiac deletion of the Coxsackievirus-adenovirus receptor abolishes Coxsackievirus B3 infection and prevents myocarditis in vivo.[see comment]. *J Am Coll Cardiol.* 2009;53(14):1219–1226.
36. Yajima T, Knowlton KU. Viral myocarditis: from the perspective of the virus. *Circulation.* 2009;119(19):2615–2624.
37. Lim BK, Peter AK, Xiong D, et al. Inhibition of Coxsackievirus-associated dystrophin cleavage prevents cardiomyopathy. *J Clin Invest.* 2013;123(12):5146–5151.
38. Fung G, Luo H, Qiu Y, et al. Myocarditis. *Circ Res.* 2016;118(3):496–514.
39. Schultheiss HP, Piper C, Sowade O, et al. Betaferon in chronic viral cardiomyopathy (BICC) trial: Effects of interferon-beta treatment in patients with chronic viral cardiomyopathy. *Clin Res Cardiol.* 2016;105(9):763–773.
40. Zhou L, Chong MM, Littman DR. Plasticity of CD4+ T cell lineage differentiation. *Immunity.* 2009;30(5):646–655.
41. Huber SA. Viral Myocarditis and Dilated Cardiomyopathy: Etiology and Pathogenesis. *Curr Pharm Des.* 2016;22(4):408–426.
42. Liu P, Aitken K, Kong YY, et al. The tyrosine kinase p56lck is essential in coxsackievirus B3-mediated heart disease. *Nat Med.* 2000;6(4):429–434.

Clinical Syndromes

43. Yilmaz A, Mahrholdt H, Athanasiadis A, et al. Coronary vasospasm as the underlying cause for chest pain in patients with PVB19 myocarditis. *Heart.* 2008;94(11):1456–1463.
44. Escher F, Westermann D, Gaub R, et al. Development of diastolic heart failure in a 6-year follow-up study in patients after acute myocarditis. *Heart.* 2011;97(9):709–714.
45. Kandolin R, Lehtonen J, Kupari M. Cardiac sarcoidosis and giant cell myocarditis as causes of atrioventricular block in young and middle-aged adults. *Circ Arrhythm Electrophysiol.* 2011;4(3):303–309.
46. Kandolin R, Lehtonen J, Salmenkivi K, et al. Diagnosis, treatment, and outcome of giant-cell myocarditis in the era of combined immunosuppression. *Circ Heart Fail.* 2013;6(1):15–22.
47. Yoshizawa A, Nagai S, Baba Y, et al. Autoimmunity against M2 muscarinic acetylcholine receptor induces myocarditis and leads to a dilated cardiomyopathy-like phenotype. *Eur J Immunol.* 2012;42(5):1152–1163.
48. Mascaro-Blanco A, Alvarez K, Yu X, et al. Consequences of unlocking the cardiac myosin molecule in human myocarditis and cardiomyopathies. *Autoimmunity.* 2008;41(6):442–453.

Diagnostic Approaches

49. Al-Biltagi M, Issa M, Hagar HA, et al. Circulating cardiac troponins levels and cardiac dysfunction in children with acute and fulminant viral myocarditis. *Acta Paediatr.* 2010;99(10):1510–1516.
50. Kaya Z, Katus HA, Rose NR. Cardiac troponins and autoimmunity: their role in the pathogenesis of myocarditis and of heart failure. *Clin Immunol.* 2010;134(1):80–88.
51. Kaji M, Kuno H, Turu T, et al. Elevated serum myosin light chain I in influenza patients. *Intern Med.* 2001;40(7):594–597.
52. Renko M, Leskinen M, Kontiokari T, et al. Cardiac troponin-I as a screening tool for myocarditis in children hospitalized for viral infection. *Acta Paediatr.* 2010;99(2):283–285.
53. Nalca A, Zumbrun E. ACAM2000™: The new smallpox vaccine for United States Strategic National Stockpile. *Drug Design Devel Ther.* 2010;4:71–79.
54. Teele SA, Allan CK, Laussen PC, et al. Management and outcomes in pediatric patients presenting with acute fulminant myocarditis. *J Pediatr.* 2011;158(4):638–643.e1.
55. Mlczoch E, Darbandi-Mesri F, Luckner D, Salzer-Muhar U. NT-pro BNP in acute childhood myocarditis. *J Pediatr.* 2012;160(1):178–179.
56. Caforio AL, Tona F, Bottaro S, et al. Clinical implications of anti-heart autoantibodies in myocarditis and dilated cardiomyopathy. *Autoimmunity.* 2008;41(1):35–45.
57. Mahfoud F, Gartner B, Kindermann M, et al. Virus serology in patients with suspected myocarditis: utility or futility? *Eur Heart J.* 2011;32(7):897–903.
58. Imazio M, Cooper LT. Management of myopericarditis. *Expert Rev Cardiovasc Ther.* 2013;11(2):193–201.
59. Ukena C, Mahfoud F, Kindermann I, et al. Prognostic electrocardiographic parameters in patients with suspected myocarditis. *Eur J Heart Fail.* 2011;13(4):398–405.
60. Francone M, Carbone I, Agati L, et al. Utility of T2-weighted short-tau inversion recovery (STIR) sequences in cardiac MRI: an overview of clinical applications in ischaemic and non-ischaemic heart disease. *Radiol Med.* 2011;116(1):32–46.
61. Grun S, Schumm J, Greulich S, et al. Long-term follow-up of biopsy-proven viral myocarditis: predictors of mortality and incomplete recovery. *J Am Coll Cardiol.* 2012;59(18):1604–1615.
62. Lurz P, Luecke C, Eitel I, et al. Comprehensive Cardiac Magnetic Resonance Imaging in Patients With Suspected Myocarditis: The MyoRacer-Trial. *J Am Coll Cardiol.* 2016;67(15):1800–1811.
63. Kadkhodayan A, Chareonthaitawee P, Raman SV, Cooper LT. Imaging of Inflammation in Unexplained Cardiomyopathy. *JACC Cardiovasc Imaging.* 2016;9(5):603–617.
64. Blankstein R, Osborne M, Naya M, et al. Cardiac positron emission tomography enhances prognostic assessments of patients with suspected cardiac sarcoidosis. *J Am Coll Cardiol.* 2014;63(4):329–336.
65. Isiguzo M, Brunken R, Tchou P, et al. Metabolism-perfusion imaging to predict disease activity in cardiac sarcoidosis. *Sarcoidosis Vasc Diffuse Lung Dis.* 2011;28(1):50–55.
66. Caforio AL, Pankuweit S, Arbustini E, et al. Current state of knowledge on aetiology, diagnosis, management, and therapy of myocarditis: a position statement of the European Society of Cardiology Working Group on Myocardial and Pericardial Diseases. *Eur Heart J.* 2013;34(33):2636–2648, 48a-48d.
67. Holzmann M, Nicko A, Kuhl U, et al. Complication rate of right ventricular endomyocardial biopsy via the femoral approach: a retrospective and prospective study analyzing 3048 diagnostic procedures over an 11-year period. *Circulation.* 2008;118(17):1722–1728.
68. Yilmaz A, Kindermann I, Kindermann M, et al. Comparative evaluation of left and right ventricular endomyocardial biopsy: differences in complication rate and diagnostic performance. *Circulation.* 2010;122(9):900–909.
69. Chimenti C, Frustaci A. Contribution and risks of left ventricular endomyocardial biopsy in patients with cardiomyopathies: a retrospective study over a 28-year period. *Circulation.* 2013;128(14):1531–1541.
70. Cooper LT, Baughman KL, Feldman AM, et al. The role of endomyocardial biopsy in the management of cardiovascular disease: a scientific statement from the American Heart Association, the American College of Cardiology, and the European Society of Cardiology. *Circulation.* 2007;116(19):2216–2233.
71. Bennett MK, Gilotra NA, Harrington C, et al. Evaluation of the role of endomyocardial biopsy in 851 patients with unexplained heart failure from 2000-2009. *Circ Heart Fail.* 2013;6(4):676–684.
72. Cooper LT Jr, Hare JM, Tazelaar HD, et al. Usefulness of immunosuppression for giant cell myocarditis. *Am J Cardiol.* 2008;102(11):1535–1539.

Prognosis and Treatment

73. Gilotra NA, Bennett MK, Shpigel A, et al. Outcomes and predictors of recovery in acute-onset cardiomyopathy: A single-center experience of patients undergoing endomyocardial biopsy for new heart failure. *Am Heart J.* 2016;179:116–126.
74. Imazio M, Brucato A, Barbieri A, et al. Good prognosis for pericarditis with and without myocardial involvement: results from a multicenter, prospective cohort study. *Circulation.* 2013;128(1):42–49.
75. Foerster SR, Canter CE, Cinar A, et al. Ventricular remodeling and survival are more favorable for myocarditis than for idiopathic dilated cardiomyopathy in childhood: an outcomes study from the Pediatric Cardiomyopathy Registry. *Circ Heart Fail.* 2010;3(6):689–697.
76. Alvarez JA, Orav EJ, Wilkinson JD, et al. Competing risks for death and cardiac transplantation in children with dilated cardiomyopathy: results from the pediatric cardiomyopathy registry. *Circulation.* 2011;124(7):814–823.
77. Boehmer JP, Starling RC, Cooper LT, et al. Left ventricular assist device support and myocardial recovery in recent onset cardiomyopathy. *J Card Fail.* 2012;18(10):755–761.
78. Bozkurt B, Colvin M, Cook J, et al. Current diagnostic and treatment strategies for specific dilated cardiomyopathies: a scientific statement from the American Heart Association. *Circulation.* 2016;134(23):e579–e646.
79. Yancy CW, Jessup M, Bozkurt B, et al. 2016 ACC/AHA/HFSA focused update on new pharmacological therapy for heart failure: an update of the 2013 ACCF/AHA guideline for the management of heart failure: a report of the American College of Cardiology/American Heart Association Task Force on Clinical Practice Guidelines and the Heart Failure Society of America. *J Am Coll Cardiol.* 2016;68(13):1476–1488.
80. Frustaci A, Russo MA, Chimenti C. Randomized study on the efficacy of immunosuppressive therapy in patients with virus-negative inflammatory cardiomyopathy: the TIMIC study. *Eur Heart J.* 2009;30(16):1995–2002.

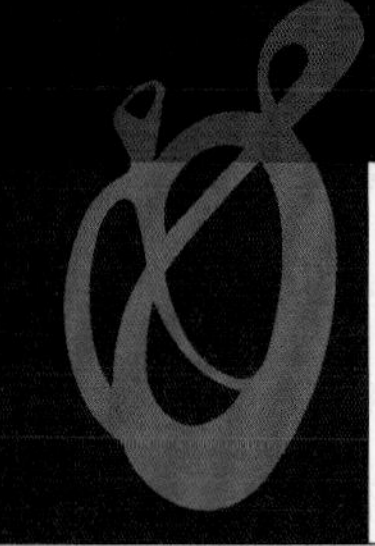

第 80 章　药物或毒物导致的心肌病

RICHARD A. LANGE AND L. DAVID HILLIS

许多毒物会对心脏产生毒副作用，其中有些甚至是日常生活中很多人经常接触的，因此弄清这些毒物如何影响心血管系统具有非常重要的意义。本章将着重讲述其中的环境暴露因素、常用处方药品及常见违禁药品（包括可卡因和安非他命等毒物）对心血管系统的影响及作用。关于化疗药物的毒性将在第 81 章详细讲述。

酒精

据估计约 2/3 的美国人偶尔饮酒，而约 10%的人则存在过量饮酒。虽然适度饮酒（每周 3~9 次）能够降低心血管疾病风险（图 80.1）[1]，但是豪饮及过量饮酒则会增加风险。大量饮酒可能会导致心室收缩和/或舒张功能不全、系统性高血压、心绞痛发作、冠脉痉挛、心律失常、卒中，甚至心源性猝死。

酒精对心肌细胞结构和功能的影响

酒精导致心肌损伤的机制比较复杂（表 80.1）[2,3]。第一，酒精及其代谢物乙醛和乙酸能够对心肌细胞造成直接毒性损伤。第二，有时长期酗酒会导致缺乏某些维生素（如维生素 B_1）、矿物质（如硒）或电解质（如镁、磷或钾），从而影响正常心脏功能。第三，酒精饮料有时会被某些物质污染，如铅（常见于“摩闪酒”）、钴等，可能对心肌造成损伤。

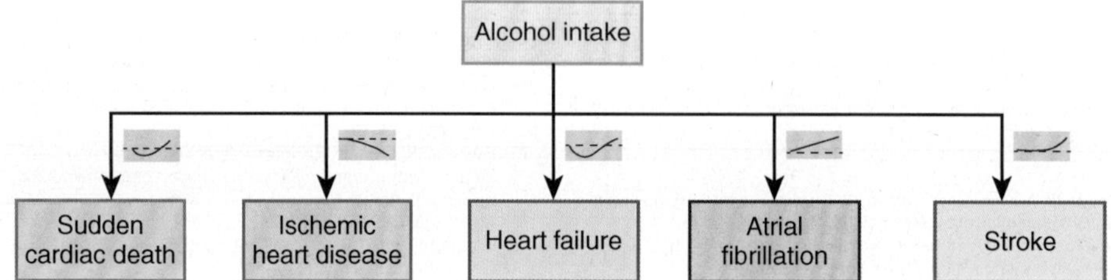

FIGURE 80.1　Schematic illustration of the relationships between alcohol intake and several major cardiovascular disease outcomes. The *small boxes* represent the approximate relationship between alcohol intake and the corresponding cardiovascular end point; the *dashed line* indicates the risk among nondrinkers as the reference group. (From Conen D. Alcohol consumption and incident cardiovascular disease; not just one unifying hypothesis. Eur Heart J 2015;36:897.)

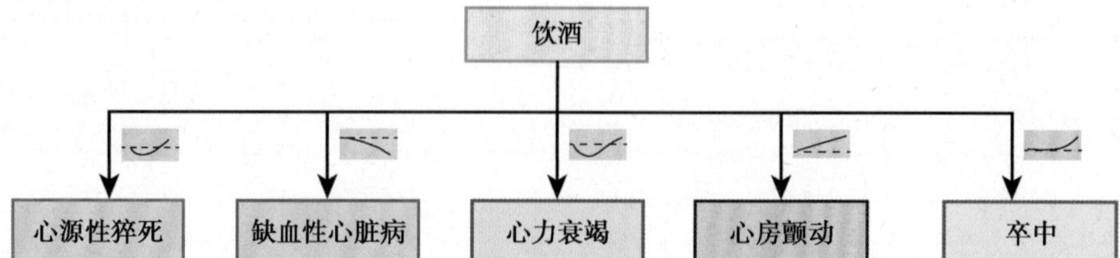

图 80.1　饮酒与主要的心血管疾病关系示意图。小方框代表饮酒与相应的心血管终点事件之间的相关性。虚线代表不饮酒者作为对照组的相对风险水平。（引自 Conen D. Alcohol consumption and incident cardiovascular disease; not just one unifying hypothesis. Eur Heart J 2015;36:897.）

表 80.1 酒精诱发心肌损伤的机制

直接毒性作用
兴奋-收缩偶联失调 降低内质网对钙离子的阻断 抑制肌浆中 ATP 依赖的钠/钾泵 降低线粒体的呼吸比 改变底物的摄取 增加细胞外间质的蛋白质合成
代谢产物的毒性
乙醛 乙酯
营养物质或微量元素的缺乏
维生素 B_1 硒
电解质紊乱
低镁血症 低钾血症 低磷血症
添加剂的毒性
钴 铅 砷

酒精破坏胞质膜、内质网、线粒体及收缩蛋白功能,从而干扰兴奋-收缩偶联、影响钙离子处理及对钙离子的敏感性、干扰线粒体氧化磷酸化、破坏心肌收缩。动物实验中模拟大量酒精摄入后电镜观察发现肌浆网扩张、线粒体空泡化,伴随线粒体嵴断裂及糖原空泡填充。持续暴露于酒精后,则出现肌纤维降解及纤维化重塑。除了影响心肌收缩单元,急性及慢性酒精摄入还能导致肌纤维蛋白合成障碍,诱导细胞凋亡。长期大量摄入酒精后,光镜下可见心肌组织细胞外基质胶原沉积、分子间交联增加。

酒精与心功能不全

长期大量摄入酒精会导致左心室扩张和/或收缩功能不全[3]。心脏舒张功能不全通常至少部分是由心肌组织纤维化导致,常可见于酗酒患者,甚至见于没有任何症状或体征的酗酒患者。大约有一半的无症状酗酒患者心超可见左心室肥大而收缩功能正常。多普勒心超(又见 14 章)下常可见左心室舒张时间延长、舒张早期达峰速度减小以及舒张早期加速血流减慢,均提示左心室舒张功能不全。即使少量饮酒也可导致急性舒张功能减退,评估指标包括:舒张早期加速度(E')及其与舒张晚期加速度比值(E'/A'),还有二尖瓣与心脏舒张早期加速度比值(E/E')[4]。在容量或压力负荷时可观察到左心室充盈压的异常增加。

正如在所谓"社交性"饮酒者中观察到的,健康个体即使相对少量摄入酒精,也会导致无症状左心室收缩功能不全。而多达 30%的无症状长期饮酒者心超下可见左心室收缩功能不全。随着酒精的长期大量摄入,可继发扩张型心肌病,心功能不全的症状和体征通常会逐渐显现(也见第 21 章)。实际上,酒精滥用是工业化国家非缺血性扩张型心肌病的最常见原因,差不多占确诊患者病因的一半。酒精诱导扩张型心肌病的发生可能与生命周期内酒精的摄入量有关:大多数男性患者日摄入酒精量大于 80g(例如 1L 白酒、8 标准杯啤酒或 1.5 品脱烈酒)且至少持续 5 年。女性对酒精的心脏毒性似乎比男性更敏感,扩张型心肌病可见于日摄入酒精量更少持续时间更短的女性患者。

虽然过量酒精摄入与非缺血性扩张型心肌病有关,但是少到中量酒精摄入(5~25g/d)比不摄入任何酒精的个体发生心功能不全的概率实际上更低[5,6]。在左心室功能不全的患者,少到中量饮酒不加重心功能不全[7]。在缺血性心肌病患者,观察到少到中量饮酒会降低死亡率[8,9]。

酒精诱导扩张型心肌病患者即使症状明显,在戒酒或大量减少饮酒(例如少于 60g 酒精/d,或相当于 4 标准杯酒量)后,左心室收缩功能以及心衰症状会得到显著改善。虽然以上症状改善大多见于戒酒早期 6 个月内,但是观察到通常能维持长达 2 年左右。

酒精与高血压

据专家估计多达 11%的男性高血压患者发病与饮酒有重要关系(见第 46 章)。每天饮酒 2 次以上的个体比年龄及性别匹配的非饮酒个体罹患高血压的风险要高 1.5~2 倍。这一作用是剂量相关的,特别是当饮酒次数超过每天 2 次(如 30g 酒精)时更加显著[10]。"社交性"酒精摄入可导致中度收缩期动脉压力升高,而大量无节制饮酒则会导致血压明显升高。酒精导致系统性动脉压力升高的机制尚未完全阐明,研究发现饮酒能增加血浆中儿茶酚胺、肾素、糖皮质激素和醛固酮的浓度,导致系统性动脉收缩。对于酒精导致的高血压,戒酒通常能使系统动脉压力恢复正常。

酒精与脂质代谢

酒精能够作用于肝脏抑制游离脂肪酸氧化,促进肝脏甘油三酯合成以及极低密度脂蛋白胆固醇释放。因此经常能看到饮酒导致高甘油三酯血症。此外,大量饮酒会引起血浆内总胆固醇和低密度脂蛋白浓度升高。规律饮酒则增加血浆高密度脂蛋白胆固醇的水平[11]。应该嘱高脂血症患者限制饮酒。

酒精与冠状动脉疾病

大量饮酒能够增加动脉粥样硬化性冠状动脉疾病的发病率,导致心血管发病率和死亡率升高(见第 61 章)。这至少部分原因在于大量饮酒者(比不饮酒者)更易罹患高血压、左心室肥大(伴发舒张和/或收缩功能不全)以及高甘油三酯血症(表 80.2)。相反,无论男性还是女性,少到中量饮酒可伴随心肌梗死风险下降、心血管发病率及死亡率下降[12-15]。甚至根据体重指数、运动锻炼、吸烟及饮食评估为心血管疾病低危人群,适度饮酒能够降低心肌梗死的风险(图 80.2)[16]。适度饮酒人群比不饮酒及过量饮酒人群心血管疾病发病率及死亡率均下降,许多回顾性及前瞻性临床研究均证明了这一点。人们注意到,法国人即使存在高吸烟率及高脂饮食,但是比其他国家居民冠状动脉疾病的发病率确降低(所谓"法国悖论")。虽然起初人们将这一降低归因于红酒的抗氧化作用,但是对其他人群的研究也有类似的结论,少到中量摄入其他酒精饮料也能降低冠状动脉疾病的发病率。许多前瞻性队列研究发现适量饮酒者比不饮酒者及大量饮酒者发生冠状动脉疾病及缺血性卒中的风险低 30%~70%[17]。一些研究指出所有酒精饮料都能激发这一效应,而有报道指出饮用白酒这种所谓的心脏保护作用最强[18]。适量饮酒降低心血管风险的机制或机制是多重的,适量饮酒能够激活许多有益作用,包括:①提高血浆 HDL 胆固醇、载脂蛋白 A-I 和脂联素;②抑制血小板聚集;③降低血浆纤维蛋白原浓度;④增加抗氧化活性(红酒中存在酚类及黄酮类复合物);⑤抗炎效应(白细胞及 C 反应蛋白浓度降低);⑥纤维蛋白溶解增加(因为内源性组织纤溶酶原激活物增加以及伴发的内源性纤溶酶原激活物抑制剂活性下降);⑦胰岛素敏感性增加(图 80.3)[2,19]。

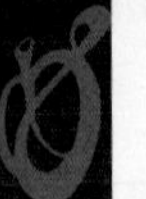

表 80.2 轻度、中度饮酒者和酗酒者的心血管病(CV)危险因子的量化效应和转归

CV 危险因子和转归	轻度-中度饮酒者(少于每天 2 杯)	重度饮酒者(多于每天 2 杯)
血压	↔	↑↑
高密度脂蛋白胆固醇	↑↑	↑↑↑
甘油三酯	↑	↑↑
低密度脂蛋白胆固醇	↔或↓	↑
血小板聚集或凝结力	↓	↓↓
系统性炎症	↓	↑
心力衰竭	↓	↑↑
冠状动脉疾病(心绞痛,非致死性心肌梗死)	↓↓	↔或 ↑
心房颤动	↔	↑↑
卒中	↓	↑↑
猝死	↓↓	↑

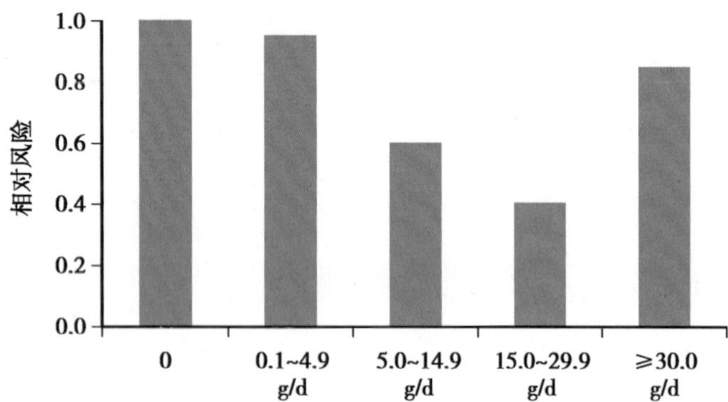

图 80.2 根据体重指数、活动量、吸烟及饮食等判定的心血管疾病低风险的男性人群依据日酒精摄入量发生心肌梗死的相对风险。中等量饮酒发生心肌梗死风险较低

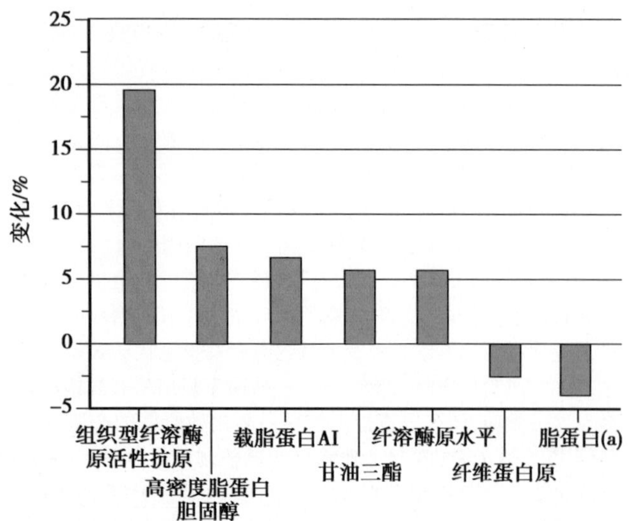

图 80.3 饮酒者各种血清指标的百分比变化。每天饮酒 30g,1~9 周后,组织型纤溶酶原活性(t-PA)、高密度脂蛋白(HDL)胆固醇、载脂蛋白 AI(Apo AI)、血清甘油三酯、纤溶酶原水平增加,同时血清中纤维蛋白原和脂蛋白(a)的水平降低。中度饮酒则心血管病危险性降低,至少部分原因是因为这些血清学指标的改善

酒精对于男性和女性的心脏保护作用存在差异(图 80.4)。最大保护作用的酒精摄入量女性比男性更低,而发挥保护作用的酒精摄入量范围男性比女性更宽。此外,酒精的相关心脏保护作用对于中年及老年个体比年轻人更明显[20]。对于糖尿病及非糖尿病患者,无论男女,少到中量酒精摄入冠状动脉疾病降低的程度相似[21]。对于心肌梗死幸存者,适量酒精摄入似乎能够降低继发死亡风险[8,22,23]。对于急性心肌梗死病人,少到中量饮酒比酗酒或戒酒者的预后更好,但是似乎短期饮酒并不减小心肌梗死面积以及相关心律失常和心力衰竭的风险。

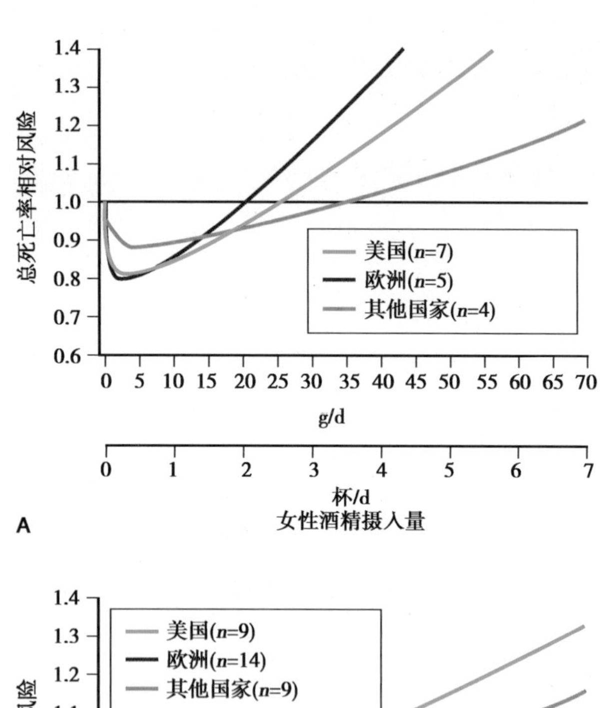

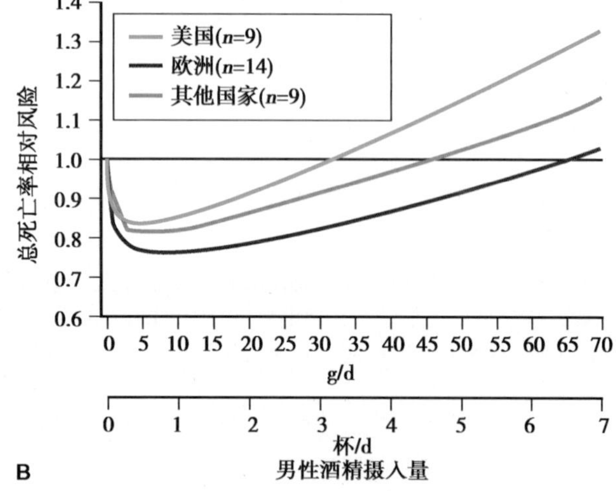

图 80.4 美国、欧洲和其他国家(澳大利亚、日本、中国)女性(A)和男性(B)的饮酒量和总死亡率的相对风险。男女人群的总死亡率和饮酒量呈 J 形相关。男性每天饮酒 4 杯以上,女性每天 2 杯的总死亡率呈反比。较多的酒精摄入死亡率越高。女性与男性相比,反比关系消失时饮酒量更少

酒精与心律失常

饮酒与许多房性及室性心律失常相关,常见有:①房性或室性早搏;② 室上性心动过速;③心房扑动;④心房颤动;⑤室性心动过速;⑥心室颤动(也见第 35、38 和 39 章)。酒精导致的最常见的心律失常类型是心房颤动。新发心房颤动患者中有 1/3 是由酒精引起;而在小于 65 岁的心房颤动患者中该比例可高达 2/3。大多数事件见于大量饮酒后,常发生于周末或假期,因此有"假日心

脏”之称。对无基础心脏疾病的人群行电生理检查发现,酒精能够易化对心房扑动和心房颤动的诱导。酒精导致心律失常的治疗方法就是戒酒。

酒精导致心律失常的机制是多样的。许多饮酒者心律失常发作常存在伴随因素,如吸烟、电解质紊乱、代谢异常、高血压及睡眠呼吸暂停。酒精快速吸收会起到利尿作用,伴随钠钾镁等元素从尿液丢失。心肌纤维化、心室肥大、心肌病或自主神经系统功能不全也会增加心律失常的风险。QT间期延长、心率变异性下降、迷走神经调节减弱以及压力感受反射敏感性下降也可见于饮酒或酗酒患者[24]。

酒精与猝死

无基础心脏病的个体适度饮酒导致心源性死亡率的下降,主要与猝死发生率下降有关(图80.5)(也见于第42章)。在医生健康研究(Physicians Health Study)纳入了超过21 000位受试者[25],其中每周饮酒2~4杯或5~6杯的个体比极少或不饮酒的个体猝死的风险明显下降(相对风险分别为0.40和0.21)。相反,大量饮酒(如每天饮酒6杯或6杯以上)或酗酒则会增加猝死的风险。大量饮酒增加猝死的风险且独立于冠状动脉疾病的存在。酒精导致猝死的发生率随年龄以及饮酒量增加而增加。例如,每天饮酒80g比每天少量饮酒者死亡率增加3倍。

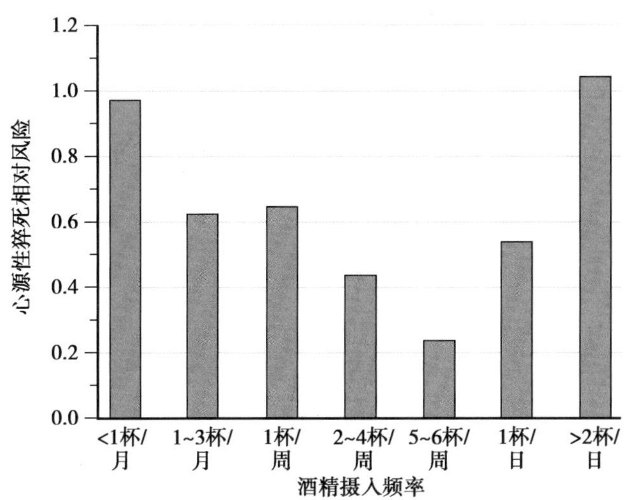

图80.5 美国男性医生酒精摄入量和心源性猝死率风险的相关性研究。相对于每月饮酒少于1杯(左侧条柱)者,轻度或中度饮酒者(中间条柱)心源性猝死率较低。相反,每天至少2杯者(右侧条柱)风险增高

可卡因

可卡因是急诊就诊患者中最常见的成瘾药物,也是美国医疗监管机构报道的最常见的药物相关死亡原因。可卡因可导致多种心血管并发症,包括心绞痛、心肌梗死、心肌病、主动脉夹层及猝死(表80.3)。

表80.3 吸食可卡因引起的心血管并发症

心肌缺血	肺水肿
心绞痛	心肌炎
心肌梗死	心内膜炎
猝死	主动脉夹层
心律失常	

药理学及作用机制

可卡因(苯甲酰甲基芽子碱)主要是从南美洲的古柯树树叶中提取的一种生物碱性物质。它有两种形式:氢氯盐和“自由碱”。可卡因氢氯酸盐是通过把碱性的可卡因溶解到氢氯酸中,得到水溶性的粉末或颗粒,可以口服、静脉注射或鼻腔吸入(分别称为口服吸毒、静脉吸毒和吸入吸毒)。自由碱形式的可卡因通过可卡因与氨水或碳酸氢钠(小苏打)作用得到。与氢氯酸盐形式不同,自由碱可卡因对加热稳定,可以气化吸入。因为加热时发出爆裂的声音,通常被称为“crack”。

可卡因氢氯酸盐能够被所有的黏膜组织充分吸收,因此吸毒者可以通过鼻内、舌下、阴道以及肛门的应用而达到较高的血药浓度。吸食途径决定了起效的速度和持续时间。吸食加热气化的可卡因可在数秒内获得快感但持续时间短。加热气化可卡因被认为是最强烈、最易成瘾的药物形式。可卡因在血浆及肝脏胆碱酯酶的作用下代谢成水溶性代谢物(主要是苯甲酰芽子碱以及芽子碱甲酯),并通过尿液排出。由于可卡因的血浆半衰期只有45~90分钟,因此只有在使用数小时内可以在血液或尿液中检出。但是,其代谢物可以在血液或尿液中持续存在45~90分钟。

当局部应用时,可卡因起到麻醉作用,因为它抑制细胞除极过程中对钠离子的通透性,因此能够阻断电信号的起始和转导。当系统给药时,它可阻止突触前再摄取去甲肾上腺素和多巴胺,因此在突触后受体部位这些神经递质过量积聚(图80.6)。总之,可卡因是一种强效的交感激动剂。

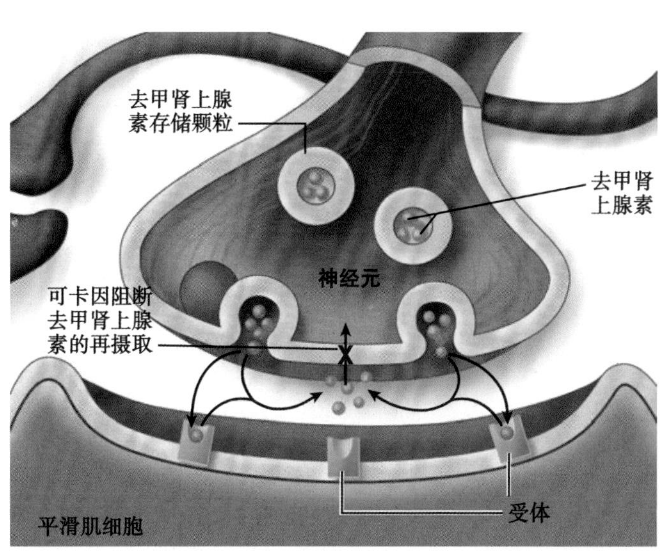

图80.6 可卡因改变交感紧张张力的机制。可卡因通过阻断节前神经元对去甲肾上腺素的再摄取,导致该神经递质在节后神经元受体部位的积聚

可卡因相关心肌缺血与心肌梗死

从1982年起,许多报道将可卡因与心肌缺血及心肌梗死联系在一起(也见第57、59和60章)[26]。可卡因导致心肌缺血或梗死的原因可能是:①心肌需氧量增加,而供氧受限或固定;②显著的冠状动脉血管收缩;③血小板聚集或血栓形成增加(图80.7)。

通过其交感兴奋作用,可卡因能增加心肌需氧的3个主要决定因素:心率、左心室壁张力以及左心室收缩性。同时,即使少量摄入可卡因,也会导致心外膜冠状动脉的血管收缩(所谓不适宜的血管收缩)使得心肌供氧减少,需氧增加。可卡因诱导普通冠状动脉血管收缩,特别是在病变节段血管收缩更加严重。因此,吸食可卡因的冠心病患者在吸食药物后罹患缺血事件的风险也许特别

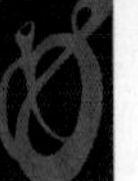

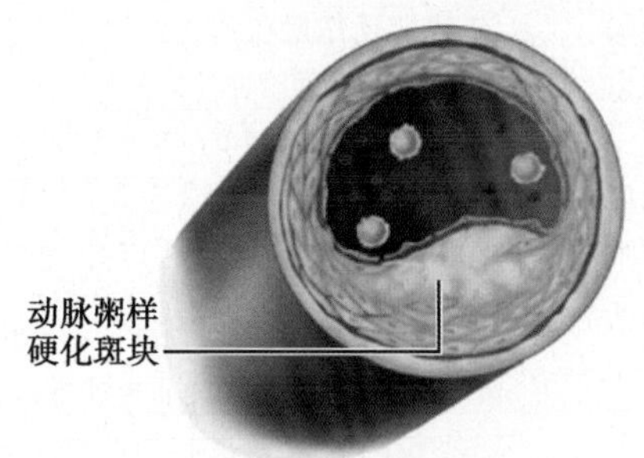

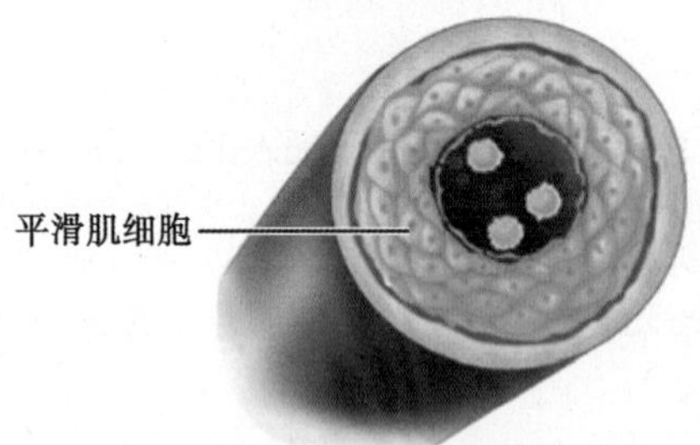

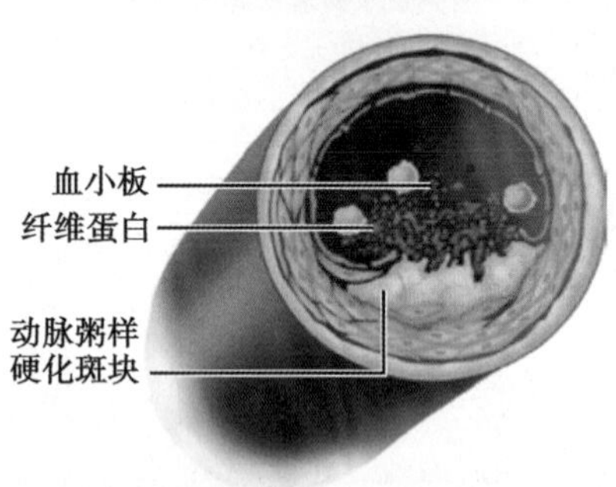

图 80.7 可卡因导致心肌缺血或梗死的机制。在供氧受限或不变的情况下心肌的需氧量增加(上图),引起剧烈的冠状动脉血管收缩(中图),导致血小板凝集和血栓形成的加速(下图)

高。可卡因诱导冠状动脉收缩的原因主要是冠状动脉 α 肾上腺素能受体的激活,因为该作用能够被酚妥拉明(一种 α 肾上腺素能受体抑制剂)逆转而被普萘洛尔(一种 β 肾上腺素能受体抑制剂)加强。此外,可卡因导致内皮细胞释放内皮素(一种强效血管收缩剂)增加,而一氧化氮(一种强效血管舒张剂)生成减少,这些也促进血管收缩。

可卡因能够促进血小板激活,增加血小板聚集,同时增加纤维蛋白原激活剂抑制剂的浓度,促进 von Willebrand 因子从内皮细胞的释放,从而促进血栓聚集。对于长期吸食可卡因的患者的尸检研究发现,早先存在的冠状动脉粥样硬化能够促进血栓形成。体外实验发现可卡因可导致内皮细胞屏障的结构异常,增加对低密度脂蛋白的通透性,增加内皮黏附因子的表达(从而促进白细胞迁移),这些都是致粥样硬化因素。

胸痛是可卡因使用者寻求医疗帮助最常见的心血管不适主诉。大约 6%的急诊就诊者可卡因相关胸痛患者有心肌坏死的酶学证据。大多数可卡因相关心肌梗死的患者多为年轻、非白人、男性吸烟者,没有动脉粥样硬化的危险因素,只有反复的可卡因暴露史(表 80.4)。可卡因导致的心肌供氧需氧失衡带来不良后果,而同时存在吸烟则进一步加重上述失衡,其自身也通过 α 肾上腺素能受体激活机制导致血管收缩。可卡因与吸烟伴存,显著加快心率,升高血压,而冠状动脉血管收缩比任何单独因素都更明显。

表 80.4 可卡因引起心肌梗死患者的特征

可卡因剂量
约 150mg,上限剂量可达 2g 血清浓度:0.01~1.02mg/L
吸毒频率
据报道,可发生于长期、偶尔或者第一次吸毒者
吸毒途径
可发生于任何吸毒途径 75%心肌梗死发生于鼻内吸入后
年龄
平均 34 岁(范围 17~71 岁) 20%<25 岁
性别
80%~90%为男性
时间段
经常在可卡因吸毒后数分钟 据报道最迟发生于吸毒后的 5~15 小时

通常意义上的心肌梗死低危人群，在摄入可卡因后60分钟内，其心肌梗死的风险增加24倍。吸食可卡因后心肌梗死发生似乎与吸食量、吸食方法及频率无关：可卡因相关心肌梗死报道的暴露剂量从200mg到2 000mg不等，且不论何种途径，不论是习惯性吸食还是首次尝试。大约一般的可卡因相关心肌梗死患者缺乏影像学证明的冠状动脉粥样硬化性疾病。因此，如果一名急性心肌梗死的患者没有或缺乏动脉粥样硬化危险因素，特别是年轻或有药物滥用史，应该留取尿样和血样检测可卡因及其代谢物。

可卡因相关心肌梗死的心血管并发症相对少见，室性心律失常的发生率为4%~17%，充血性心力衰竭5%~7%，死亡不到2%。并发症的低发生率至少部分是因为绝大多数可卡因相关心肌梗死的患者年轻，没有严重的多支冠状动脉病变。如果出现并发症，多发生在入院12小时内。这些病人通常在出院后会继续食用可卡因，再发胸痛比较常见。偶尔一些病人会再发非致死性或致死性心肌梗死。

乙酰古柯

吸食可卡因短期内饮酒个体，肝脏通过酯交换反应形成一种特殊的代谢物：乙酰古柯。乙酰古柯通常在尸检中发现，死者通常被认为死于可卡因和酒精中毒。与可卡因类似，乙酰古柯在突触接头处抑制多巴胺再摄取，因此可能增强可卡因的系统毒性。实际上在动物实验中，乙酰古柯的致死性强于可卡因。在人体，可卡因和酒精联用会显著增加心脏需氧量。两者联用致残率致死率要高于单独一个。推测死于过量联用可卡因和酒精的死者体内可卡因的浓度要比死于仅可卡因过量者的浓度低，因此说明酒精对于可卡因导致的恶性心血管事件有易化和促进的作用。

可卡因诱导心功能不全

长期滥用可卡因与左心室肥大相关，也包括左心室舒张和/或收缩功能不全。最近一项研究[26]发现，心脏磁共振检查在连续入组的无症状可卡因吸食者中，发现71%的人能够检测到心脏异常。主要表现为左右室收缩功能降低，左心室质量增加和出现局灶性纤维化（钆延迟增强）。长年吸食可卡因明显增加左心室收缩功能不全的概率。除了长期吸食对心脏功能的影响，可卡因也可以导致左心室收缩和/或舒张功能的急性损伤以及一过性心尖球形样改变（也称为Takotsubo心肌病或"心碎综合征"）（又见第25章）。可卡因损伤左心室收缩功能可能是通过如下多个机制。首先，早先发现可卡因能诱发心肌缺血或心肌梗死。第二，可卡因能导致显著的竞争性交感系统激活，类似在嗜铬细胞瘤患者观察到的情况，同样会导致心肌病以及特征性的光镜下可见的心内膜下收缩带细胞坏死。第三，相伴随的夹杂物或感染物的使用会导致心肌炎，这在静脉应用可卡因死亡病例中会发现。第四，动物实验发现可卡因增加活性氧类物质的产生，改变内皮细胞及外周淋巴细胞内细胞因子构成，激活相关基因转录表达，改变心脏胶原和心肌纤维的构成，诱导细胞凋亡。

可卡因与心律失常

虽然心脏节律紊乱可由可卡因引起（表80.5），但是其导致心律失常的具体机制尚不明确。在许多情况下，可卡因导致的心律失常多见于存在严重血流动力学或代谢紊乱的情况下，如低血压、低氧血症、癫痫发作或心肌梗死。然而，因为可卡因的钠钾泵阻滞作用以及其增强交感活性的作用，其被认为是导致心律失常的主要原因[28]。可卡因导致的致命性心律失常通常见于存在基础心肌疾病的情况。可卡因相关的致命性心律失常和猝死常见于心肌缺血或心肌梗死的个体，或者是非缺血性心肌细胞损伤的个体。长期吸食可卡因导致左心室质量增加，左心室壁增厚，这些都是室性心律失常的危险因素。

表80.5 报道的吸食可卡因导致的心律失常与转导障碍

窦性心动过速
窦性心动过缓
室上性心动过速
束支转导阻滞
完全性转导阻滞
加速性的室性自主节律
室性心动过速
心室颤动
心脏停搏
尖端扭转性室性心动过速
Brugada样表现（右束支转导阻滞伴V1、V2和V3的ST段抬高）

可卡因能够影响心脏电冲动的产生和转导，其机制复杂。第一，其交感神经激活作用会增加心室激惹性，降低心室颤动的阈值。第二，因为能够阻滞钠通道，可卡因也能够抑制动作电位的生成和转导（如可卡因能延长QRS和QT间期）。在这一点上，其作用类似于Ⅰ类抗心律失常药物。因此，应用可卡因后会出现Brugada样心电图特征及尖端扭转型改变。第三，可卡因增加细胞内钙离子浓度，导致后除极，触发室性心律失常发作。第四，它降低迷走活性，因此增强交感兴奋性。

可卡因与主动脉夹层

主动脉夹层或破裂偶见于可卡因吸食者，因此当出现胸痛时应该考虑到主动脉夹层或破裂（又见第63章）。在0.5%~37%的主动脉夹层病例，可卡因被认为是致病因素，从摄入可卡因到症状发作的平均间隔时间为12小时（范围0~24小时）[29]。夹层发生的可能原因是可卡因诱导的系统性动脉压力增加。除了主动脉破裂，可卡因相关的细菌性动脉瘤及颅内动脉瘤破裂也见诸报道。

安非他命

安非他命早先可以处方用来治疗肥胖症、注意力缺失症、发作性睡病，目前其应用受到严格限制。最常见被滥用的安非他命包括右旋安非他明、甲基阿茶酮、苯哌啶醋酸甲酯、哌甲酯、麻黄碱、六氢脱氧麻黄碱、维洛沙秦及3，4-亚甲基二氧甲基苯丙胺（MDMA，也被称作摇头丸）。近期许多报道了暴露于副甲氧基甲基安非他命（PMMA，也称为死亡或死亡博士）的死亡案例；PMMA结构上与MDMA类似但具有更强的毒性[30]。冰毒是甲基安非他命的游离碱形式，能够被吸入、抽食或注射。因为安非他命具有拟交感神经作用，其暴露可导致血压升高、早发冠心病、急性冠脉综合征、心肌梗死、与儿茶酚胺过量相似的心肌损伤、主动脉夹层以及致命性心律失常[31]。与可卡因相似，安非他命能诱导严重的冠状动脉血管收缩，可伴或不伴血栓形成。反复吸食安非他命最终可导致扩张型心肌病，戒断药物后心功能可恢复。虽然早期报道提示上述处方用于治疗注意力缺失/多动症（attention-deficit/hyperactivity disorder，ADHD）的激动剂与心血管副作用相关（促使美国食品药

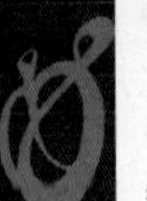

品管理局于2006年发布黑箱警告)，但是后续研究发现ADHD药物处方并未增加儿童[32](图80.8)或青少年及中年成人患者[33]严重心血管事件的风险。

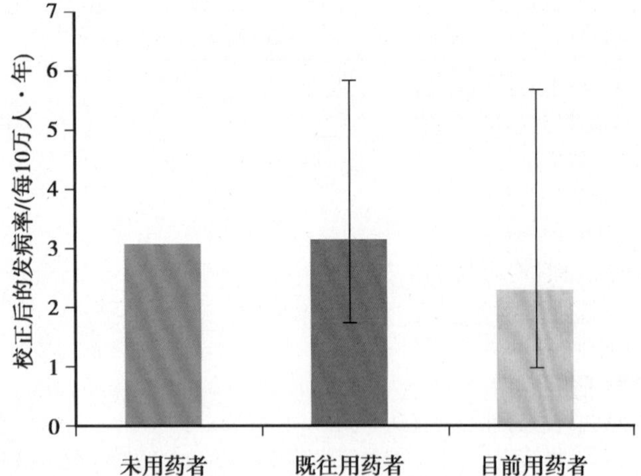

图80.8 服用多动症药物校正后严重心血管事件的发生概率。多动症药物不增加严重心血管事件风险。(引自Cooper WO, Habel LA, Sox CM, et al: ADHD drugs and serious cardiovascular events in children and young adults. N Engl J Med 2011;365:1896.)

卡西酮类

卡西酮能够结合多巴胺、5-羟色胺、去甲肾上腺素的单胺转运体，因此具有拟交感活性。与可卡因和安非他命类似，这类药物能够产生激动效应，因此有时被用来替代传统成瘾药物。

柯特(khat，学名Catha edulis)叶子中含有卡西酮成分，通过咀嚼可获得中枢兴奋作用。柯特在东非和中东国家非常流行，特别是在索马利亚和也门，而在澳大利亚和欧洲也逐渐泛滥。咀嚼柯特可引起心肌梗死、扩张型心肌病、血管疾病(如高血压和卒中)以及血栓形成[34]。咀嚼柯特叶是急性心肌梗死的独立危险因素：中等量咀嚼者为高风险(OR 7.6)，大量咀嚼者则风险更高(OR 22.3)[35]。

许多合成的卡西酮类美非酮、亚甲基二氧焦戊酮、甲基苯丙酮[mephedrone, methylenedioxypyrovalerone(MDPV), and methylone]，俗称喵喵，作为策划药毒品，逐渐被滥用，特别是在年轻人当中[36]。这些复合物市面上被称为“浴盐”或“植物食品”，被标注“禁止人类食用”，以绕开对违禁药物的限制。其使用方法有口服、鼻腔吸入(“烫吸”)、肌内注射或静脉注射以及肛塞，其中鼻腔吸入或口服(或同时)最常见。合成类卡西酮与心肌炎和猝死相关。

合成类大麻素

这些药物由具有精神激动惰性的干燥植物体表面喷涂合成类大麻素受体激动剂构成。其市售形式为香烟，通常被称为“香料”或“K2”，吸食时产生跟大麻一样的作用。成人吸食与心肌梗死发作相关[37,38]。

麻黄

作为膳食补充剂的麻黄属植物，又称麻黄(ephedra)，含有麻黄碱及其对映体伪麻黄碱成分。麻黄增加大脑及心脏突触区域儿茶酚胺的含量，直接激动α和β肾上腺素能受体。因此，能显著加快心率，升高血压，增加心排量及外周循环阻力。其滥用与卒中、心肌梗死、猝死及心肌病相关。

儿茶酚胺和β-肾上腺素能受体激动剂

外源性摄入或神经内分泌肿瘤(例如嗜铬细胞瘤、神经母细胞瘤)分泌过多的儿茶酚胺可引起急性心肌炎(表现为局灶性心肌坏死和炎症浸润)、心肌病、心动过速以及心律失常。在一些过度使用吸入性β-肾上腺素能受体激动剂和甲基黄嘌呤的严重肺病患者中可观察到类似的病理情况。β-肾上腺素受体激动剂或儿茶酚胺(例如多巴酚丁胺或肾上腺素)可引起一过性左心室心尖部活动障碍和前壁心电图T波倒置。这种现象被称作Takotsubo或应激性心肌病(又见第25章)。儿茶酚胺导致急慢性心肌损伤的机制有多种。它可能通过改变自主神经张力、增加脂质转运、导致钙超载、产生自由基以及增加肌膜通透性等对心肌产生直接的毒性作用。另外，心肌的损伤可能继发于持续的心肌氧耗增加和/或氧供减少(氧供减少是由于儿茶酚胺介导冠状动脉收缩或血小板聚集增加引起)。

能量饮料

能量饮料相关的急诊就诊次数已经翻倍，超过每年2万次。饮用能量饮料后造成的心血管并发症包括心律失常(如心房颤动、室上性心动过速、心室颤动、尖端扭转型室性心动过速)、心肌梗死及心搏骤停，常见于年轻人[39]。能量饮料的毒副作用可能与以下因素相关：①咖啡因含量高，且实际中饮料通常被过量过快饮用；②被年轻人群饮用，可能是首次接触咖啡因且更可能大量饮用；③与酒精或其他成分混合饮用；④饮料中的其他成分可能会增加心血管风险。

吸入剂

吸入剂可以分为有机溶剂、有机亚硝酸盐(例如亚硝酸异戊酯或丁基戊酯)及一氧化二氮。有机溶剂包括甲苯(如航模胶水、橡皮泥、油漆稀释剂)、氟利昂、煤油、汽油、四氯化碳、丙烯酸喷雾剂、鞋油、脱脂剂(三氯乙烯)、指甲油去除剂、打字修正液、黏合剂、永久性标记、房间清新剂、除臭剂、干洗剂以及打火机液。这些溶剂最常见被儿童及青少年作为吸入剂[所谓吸气、嗅探或掸灰(huffing, sniffing, or dusting)]。偶见报道称短期或长期应用吸入剂可引起心脏异常，最常见为心律失常；极少情况下，应用吸入剂可引起心肌炎、心肌梗死及猝死。例如，吸入氟利昂会增加心肌对儿茶酚胺敏感性，据报道吸入期间遭受惊吓可引起致死性心律失常。

抗逆转录病毒药物

在接受高效抗逆转录病毒疗法(highly active antiretroviral therapy, HAART)的患者中，可观察到该疗法会引起严重的高甘油三酯血症(血甘油三酯水平>1 000mg/dl)，显著增高脂蛋白a(LPa)和高胆固醇血症水平，引起LDL升高和HDL降低以及导致胰岛素抵抗。因此接受这些药物治疗的患者动脉硬化的风险增高也就不足为奇(又见第82章)。流行病学研究已经发现了某些抗逆转录病毒药物(某些核苷逆转录酶抑制剂如阿巴卡韦或含双脱氧胸苷的药物)和蛋白酶抑制剂(如茚地那韦和洛匹那韦-利托那韦)能够增加冠心病的风险。相反,非核苷类逆转录酶抑制剂、进入抑制剂及整合酶抑制剂则未发现冠心病风险增加[40]。

羟色胺受体激动剂

羟色胺受体激动剂,如麦角胺和美西麦角(治疗偏头痛)、溴隐亭、卡麦角林、培高利特(治疗帕金森病)、芬氟拉明和右旋芬氟拉明(食欲抑制药),与左右心脏的瓣膜疾病相关(表 80.6)。娱乐性或长期服用 MDMA(摇头丸)也与心脏瓣膜病相关[41]。超声心动图和组织学检查发现这些病变类似于类癌综合征患者的表现。大体标本可见瓣膜小叶和腱索变厚,呈现白色闪光样表现。组织学上,瓣叶组织结构完整,但瓣叶和腱索结构被斑片状结构包裹,可观察到增生的肌纤维母细胞环绕四周以及丰富的细胞外基质。

表 80.6 羟色胺受体激动剂与心脏瓣膜病的相关性

药物	影响瓣膜	剂量依赖性
麦角胺	AV,MV 和 TV	未见报道
美西麦角	AV 和 MV	未见报道
右旋芬氟拉明	AV,MV 和 TV	是
培高利特	AV,MV 和 TV	是
卡麦角林	AV,MV 和 TV	是
溴隐亭	AV,MV 和 TV	是
MDMA(摇头丸)	AV 和 MV	未见报道
苯氟雷司	AV,MV 和 TV	是

AV,主动脉瓣,MV,二尖瓣;TV,三尖瓣。

两种治疗偏头痛的药物,麦角胺和舒马普坦,被发现与急性心肌梗死有关[42]。麦角胺引起颅内和颅外的血管收缩,罕见情况下可引起冠状动脉痉挛和急性心肌梗死。其缩血管作用可因同时使用咖啡因或 β-肾上腺素能阻滞剂而加强。曲坦类药物是一种选择性 5-羟色胺受体激动剂,也是通过收缩脑血管起到治疗作用。据报道有一些患者服用了治疗剂量的舒马曲坦或佐米曲普坦后发生冠状动脉痉挛和急性心肌梗死,其中一些心肌梗死患者并发室性心动过速/心室颤动甚至心源性猝死。口服舒马曲坦后,心电图改变可观察到心肌缺血(无动脉粥样硬化导致冠心病的证据)、QT 间期延长及尖端扭转。

化疗药物

许多化疗药物可能会对心脏功能产生毒副作用。据报道,其中某些药物可诱发高血压、急性心肌病、心肌缺血或梗死、心包炎、心律失常、QT 间期延长和/或猝死(又见第 81 章)。

环境暴露因素

环境污染物和/或毒物的暴露接触方式有三种:吸入、食入或皮肤吸收。暴露于特定环境污染物后,不同个体可能有不同的生理反应,因为其基础健康状况不同、编码解毒酶类的基因多态性不同以及其他因素。在接下来的内容中,我们将综述金属污染物及其他环境毒素对心血管系统的影响。空气污染对心血管疾病的影响会在第 52 章讨论。

金属污染物

流行病学及实验研究均提示金属(如镓和铅)及重金属(如砷)均与心血管疾病相关。

钴

20 世纪 60 年代中期报道了一种饮用大量啤酒后发生的急性暴发性扩张型心肌病。研究发现啤酒制作过程中作为泡沫稳定剂的氯化钴是导致疾病的原因。因此,氯化钴被停止使用,而这种急性重症扩张型心肌病也随之消失。而最近有报道描述了职业性接触钴的个体罹患扩张型心肌病,在其心内膜活检标本中发现存在高浓度钴。

铅

铅的环境暴露方式可以是空气和尘土,有时也可以通过饮用水和食物。虽然公共卫生已采取措施禁止在汽油、涂料中添加铅成分,卖家已经减少了铅暴露量,但是因为电池、玩具中的铅成分和工业排放以及房间涂料、管材附件、土壤等中持续存在的铅成分,儿童和成人也都暴露于含铅环境。前瞻性以及横断面研究均显示铅暴露量与高心血管不良结局风险之间的相关性。血铅水平处于高组别的患者,其死于心肌梗死和卒中的相对风险比血铅水平处于低组别的患者差不多分别高 2~2.5 倍。此外,在横断面研究中,血铅水平与外周动脉疾病相关。中量到大量铅暴露具有肾毒性,而低剂量铅暴露可导致慢性肾病的发生及进展。铅中毒病人的典型主诉是胃肠道和中枢神经系统不适。有时铅中毒病人会出现心电图异常、房室转导异常以及显著的充血性心力衰竭;极少数情况下可累及心脏促进或直接导致死亡[43]。

镉

镉是锌、铅和铜矿石开采和精炼过程中的副产品。随着镍镉电池和金属镀膜的发展,镉的应用已经明显增加。工业排放及含镉磷肥会污染土壤。绿叶及根茎植物能够富集土壤中的镉元素,因此饮食及烟草成为主要的镉元素暴露方式。其他食物来源包括贝类及动物内脏(肝脏和肾脏)。流行病学研究显示镉暴露与心血管及肾脏疾病相关。血液尿液中镉含量增加能够增加冠心病、心力衰竭及卒中的死亡率。

汞

职业接触金属汞蒸汽可引起高血压和心肌衰竭。尽管一些研究提示含汞量高的鱼会抵消其中 ω-3 脂肪酸的益处,从而增加动脉硬化性心血管病的危险。然而,最近的研究并不支持接触汞与冠状动脉病危险因素之间的关系。

锑

各种含锑的化合物过去常用来治疗血吸虫病患者。使用这些药物常会引起心电图的异常,包括 QT 间期延长、T 波低平和倒置。极少有胸痛、心动过缓、低血压、室性心律失常以及猝死的报道。

砷

无机砷的主要途径是饮用被工业污染或富含砷元素地域的地

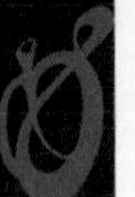

表水，也包括食用上述地域出产的食物（大米、谷物及某些果汁）。食用鱼肉导致的砷摄入不会达到无机砷或其代谢物的毒性水平。虽然过去几十年间砷的职业暴露已经减少，但是通过饮用水而暴露仍然是一个世界范围内的环境健康问题。在美国大约 1 000 万人生活的地区砷超标，这些地区的砷含量超过世界卫生组织和环境保护部门推荐的砷低限剂量 10μg/L。有前瞻性研究评估了中低剂量的砷暴露与心血管疾病特别是冠状动脉疾病发病之间的关系。砷暴露可以导致 ECG 异常，心包积液以及心肌炎，也会引起常见的心血管危险因素如高血压、糖尿病及肾功能异常（估算肾小球滤过率或蛋白尿），提示砷在心血管疾病发病中的作用[43]。

其他环境毒物

磷化铝。磷化铝（aluminum phosphide，AP）是一种无机磷化物，常作为除虫剂或灭鼠剂用于谷物存储及加工设备。吸入或服入 AP 可产生磷化氢气体，导致广泛的器官毒性，死亡率可达 37%~100%。AP 中毒的心脏毒性主要表现为心肌炎、难治性心力衰竭及心律失常，包括室性心律失常[44]。

铊。当吸入、食入或者经皮肤吸收铊盐是有毒的。成人单次中毒剂量（>1g）会在 12~24 小时发生胃肠道和神经系统中毒症状。在接触几个星期后，易发生心律失常和猝死。

强心甾。强心甾是自然界存在的植物毒素，主要作用于心脏，可造成严重的二度或三度心脏转导阻滞和心搏骤停。全世界均有报道洋地黄类强心药中毒（地高辛和洋地黄毒苷）。其他具有心脏毒性的强心甾，如黄色、粉红色或白色夹竹桃和海芒果树，已经成为南亚地区的重要问题。在印度和斯里兰卡，黄花夹竹桃已经成为一种自毁的代名词，每年有成千上万的人食用，致死率在 5%~10%。建议这些患者延长住院观察治疗时间，因为危险的心律失常发作时间可能会延长到食用后的 72 小时。

"疯狂的蜂蜜"。生长在土耳其黑海地区东部山区的杜鹃花，蜂蜜经其生产的花蜜可能含有木藜芦毒素，这种毒素与心脏中的电压依赖性的钠通道相结合，导致心动过缓和房室转导阻滞。中毒可表现为 ST 段抬高及类似急性心肌梗死的症状。"疯狂的蜂蜜"症状在摄取后的几分钟至几小时出现（即包括恶心、呕吐、低血压、晕厥），中毒的严重程度取决于蜂蜜摄入量。木藜芦毒素代谢和排出迅速，所以蜂蜜中毒的毒副作用很少致命，通常在 2~9 小时可以缓解。

乌头碱（附子）。乌头根绝大多数为附子类植物的根，在中医草药治疗中通常被用来治疗骨骼肌肉疼痛。乌头碱能阻断心脏和神经组织中的电压敏感性钠离子通道，引起胃肠道、神经系统及心脏的多种急性症状，包括感觉异常、肌肉乏力、呕吐、低血压、室性心律失常以及难治性心血管虚脱。动作电位平台期内向性跨膜钠离子流增强导致后除极，触发自律性，因此容易发生室性心律失常。虽然室性心律失常是急性乌头碱中毒中最常见的心电图表现，但是也有报道频发的室性异位节律、束支阻滞、窦性心动过速及窦性心动过缓等。

鲭亚目鱼。有报道食用变质的鲭亚目鱼，如鲔鱼或鲣鱼，1 小时内发生组胺中毒，造成严重的急性心肌功能障碍。这些鱼肉中富含组氨酸，并由胃肠菌群代谢为组胺。诊断主要根据临床表现，但确诊可以通过测定食用鱼肉内的组胺浓度或患者 4 小时后的血浆内组胺水平。

毒液。黑寡妇蜘蛛、蜜蜂、黄蜂、海蜇、眼镜蛇和蝎子的毒液可伴发心脏并发症，包括心肌梗死、急性心力衰竭、心肌炎、心动过缓、转导阻滞、室性心动过速和猝死。其机制包括全身儿茶酚胺的释放、心脏离子通道调节障碍、冠状动脉血管收缩以及直接细胞毒性作用。

未来方向

虽然许多药品、消遣性毒品及毒物能导致许多心血管副作用，但是其效应的具体机制通常不明，因此缺乏有效的治疗措施。鉴于此，有必要避免接触能够干扰心脏功能信号转导分子通路的物质，寻找减轻其心脏毒性的治疗方法。新药批准上市后，需要进行上市后研究，进一步评估任何心脏毒性作用。因为有些心脏毒性作用并不常见或仅出现在某些特定情况下，也可能由于临床前研究阶段样本量小而未显现。对于特定制剂，如化疗药物及抗病毒药物，也应该明确有效方法确认早期（如数天到数周）及晚期（数月到数年）心脏毒性作用。

（李明辉　陈瑞珍　译）

参考文献

Alcohol

1. Conen D. Alcohol consumption and incident cardiovascular disease: not just one unifying hypothesis. *Eur Heart J.* 2015;36:897–898.
2. Mathews MJ, Liebenberg L, Mathews EH. The mechanism by which moderate alcohol consumption influences coronary heart disease. *Nutr J.* 2015;14:33.
3. Guzzo-Merello G, Cobo-Marcos M, Gallego-Delgado M, Garcia-Pavia P. Alcoholic cardiomyopathy. *World J Cardiol.* 2014;6:771–781.
4. Cameli M, Ballo P, Garzia A, et al. Acute effects of low doses of ethanol on left and right ventricular function in young healthy subjects. *Alcohol Clin Exp Res.* 2011;35:1860–1865.
5. Gemes K, Janszky I, Laugsand LE, et al. Alcohol consumption is associated with a lower incidence of acute myocardial infarction: results from a large prospective population-based study in Norway. *J Intern Med.* 2016;279:365–375.
6. Goncalves A, Claggett B, Jhund PS, et al. Alcohol consumption and risk of heart failure: the Atherosclerosis Risk in Communities Study. *Eur Heart J.* 2015;36:939–945.
7. Cosmi F, Di Giulio P, Masson S, et al. Regular wine consumption in chronic heart failure: impact on outcomes, quality of life, and circulating biomarkers. *Circ Heart Fail.* 2015;8:428–437.
8. Costanzo S, Di Castelnuovo A, Donati MB, et al. Alcohol consumption and mortality in patients with cardiovascular disease: a meta-analysis. *J Am Coll Cardiol.* 2010;55:1339–1347.
9. Pai JK, Mukamal KJ, Rimm EB. Long-term alcohol consumption in relation to all-cause and cardiovascular mortality among survivors of myocardial infarction: the Health Professionals Follow-up Study. *Eur Heart J.* 2012;33:1598–1605.
10. Kawano Y. Physio-pathological effects of alcohol on the cardiovascular system: its role in hypertension and cardiovascular disease. *Hypertens Res.* 2010;33:181–191.
11. Brinton EA. Effects of ethanol intake on lipoproteins. *Curr Atheroscler Rep.* 2012;14:108–114.
12. Roerecke M, Rehm J. Alcohol consumption, drinking patterns, and ischemic heart disease: a narrative review of meta-analyses and a systematic review and meta-analysis of the impact of heavy drinking occasions on risk for moderate drinkers. *BMC Med.* 2014;12:182.
13. Costanzo S, Di Castelnuovo A, Donati MB, et al. Wine, beer or spirit drinking in relation to fatal and non-fatal cardiovascular events: a meta-analysis. *Eur J Epidemiol.* 2011;26:833–850.
14. Mukamal KJ, Chen CM, Rao SR, Breslow RA. Alcohol consumption and cardiovascular mortality among U.S. adults, 1987 to 2002. *J Am Coll Cardiol.* 2010;55:1328–1335.
15. Roerecke M, Rehm J. The cardioprotective association of average alcohol consumption and ischaemic heart disease: a systematic review and meta-analysis. *Addiction.* 2012;107:1246–1260.
16. Mukamal KJ, Chiuve SE, Rimm EB. Alcohol consumption and risk for coronary heart disease in men with healthy lifestyles. *Arch Intern Med.* 2006;166:2145–2150.
17. Ronksley PE, Brien SE, Turner BJ, et al. Association of alcohol consumption with selected cardiovascular disease outcomes: a systematic review and meta-analysis. *BMJ.* 2011;342:d671.
18. Lippi G, Franchini M, Favaloro EJ, Targher G. Moderate red wine consumption and cardiovascular disease risk: beyond the "French paradox. *Semin Thromb Hemost.* 2010;36:59–70.
19. Brien SE, Ronksley PE, Turner BJ, et al. Effect of alcohol consumption on biological markers associated with risk of coronary heart disease: systematic review and meta-analysis of interventional studies. *BMJ.* 2011;342:d636.
20. Hvidtfeldt UA, Tolstrup JS, Jakobsen MU, et al. Alcohol intake and risk of coronary heart disease in younger, middle-aged, and older adults. *Circulation.* 2010;121:1589–1597.
21. Koppes LL, Dekker JM, Hendriks HF, et al. Meta-analysis of the relationship between alcohol consumption and coronary heart disease and mortality in type 2 diabetic patients. *Diabetologia.* 2006;49:648–652.
22. Levantesi G, Marfisi R, Mozaffarian D, et al. Wine consumption and risk of cardiovascular events after myocardial infarction: results from the GISSI-Prevenzione trial. *Int J Cardiol.* 2013;163:282–287.
23. Rosenbloom JI, Mukamal KJ, Frost LE, Mittleman MA. Alcohol consumption patterns, beverage type, and long-term mortality among women survivors of acute myocardial infarction. *Am J Cardiol.* 2012;109:147–152.
24. George A, Figueredo VM. Alcohol and arrhythmias: a comprehensive review. *J Cardiovasc Med (Hagerstown).* 2010;11:221–228.
25. Albert CM, Manson JE, Cook NR, et al. Moderate alcohol consumption and the risk of sudden cardiac death among US male physicians. *Circulation.* 1999;100:944–950.

Cocaine

26. Stankowski RV, Kloner RA, Rezkalla SH. Cardiovascular consequences of cocaine use. *Trends Cardiovasc Med.* 2015;25:517–526.
27. Maceira AM, Ripoll C, Cosin-Sales J, et al. Long term effects of cocaine on the heart assessed by cardiovascular magnetic resonance at 3T. *J Cardiovasc Magn Reson.* 2014;16:26.
28. Hoffman RS. Treatment of patients with cocaine-induced arrhythmias: bringing the bench to the bedside. *Br J Clin Pharmacol.* 2010;69:448–457.

Amphetamines

29. Singh A, Khaja A, Alpert MA. Cocaine and aortic dissection. *Vasc Med.* 2010;15:127–133.
30. Nicol JJ, Yarema MC, Jones GR, et al. Deaths from exposure to paramethoxymethamphetamine in Alberta and British Columbia, Canada: a case series. *CMAJ Open.* 2015;3:E83–E90.
31. Fil LJ, Hoffman R. Cardiac Complications of Methamphetamine Exposures. *J Emerg Med.* 2016;50:e199.
32. Cooper WO, Habel LA, Sox CM, et al. ADHD drugs and serious cardiovascular events in children and young adults. *N Engl J Med.* 2011;365:1896–1904.
33. Habel LA, Cooper WO, Sox CM, et al. ADHD medications and risk of serious cardiovascular events in young and middle-aged adults. *JAMA.* 2011;306:2673–2683.

Cathinones

34. Al Suwaidi J, Ali WM, Aleryani SL. Cardiovascular complications of Khat. *Clin Chim Acta.*

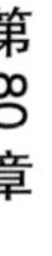

2013;419:11–14.
35. Al-Motarreb A, Al-Habori M, Broadley KJ. Khat chewing, cardiovascular diseases and other internal medical problems: the current situation and directions for future research. *J Ethnopharmacol*. 2010;132:540–548.
36. Zawilska JB, Slomiak K, Wasiak M, et al. [Beta-cathinone derivatives–a new generation of dangerous psychostimulant "designer drugs"]. *Przegl Lek*. 2013;70:386–391.

Synthetic Cannabinoids, Antiretroviral Agents, and Serotonin Antagonists

37. Clark BC, Georgekutty J, Berul CI. Myocardial Ischemia Secondary to Synthetic Cannabinoid (K2) Use in Pediatric Patients. *J Pediatr*. 2015;167:757–761.e1.
38. Labay LM, Caruso JL, Gilson TP, et al. Synthetic cannabinoid drug use as a cause or contributory cause of death. *Forensic Sci Int*. 2016;260:31–39.
39. Goldfarb M, Tellier C, Thanassoulis G. Review of published cases of adverse cardiovascular events after ingestion of energy drinks. *Am J Cardiol*. 2014;113:168–172.
40. Zanni MV, Schouten J, Grinspoon SK, Reiss P. Risk of coronary heart disease in patients with HIV infection. *Nat Rev Cardiol*. 2014;11:728–741.
41. Cosyns B, Droogmans S, Rosenhek R, Lancellotti P. Drug-induced valvular heart disease. *Postgrad Med J*. 2013;89(1949):173–178.
42. Roberto G, Raschi E, Piccinni C, et al. Adverse cardiovascular events associated with triptans and ergotamines for treatment of migraine: systematic review of observational studies. *Cephalalgia*. 2015;35:118–131.

Environmental Exposure

43. Cosselman KE, Navas-Acien A, Kaufman JD. Environmental factors in cardiovascular disease. *Nat Rev Cardiol*. 2015;12:627–642.
44. Jadhav AP, Nusair MB, Ingole A, Alpert MA. Unresponsive ventricular tachycardia associated with aluminum phosphide poisoning. *Am J Emerg Med*. 2012;30:633 e633–633 e635.

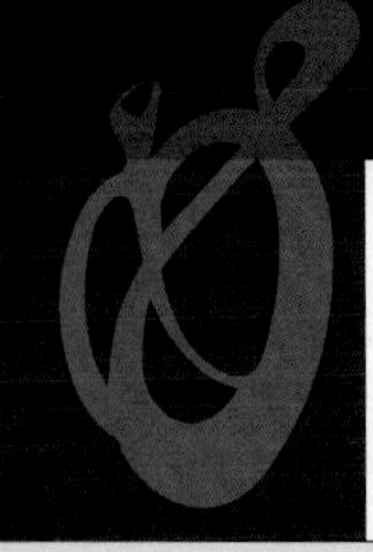

第 81 章　肿瘤心脏病学

BONNIE KY

心血管疾病和肿瘤是对公共健康造成极大负担的两类疾病。据估计，目前美国约有 1 500 万人患有心血管疾病、1 400 万人有肿瘤史。这两类疾病有着诸多共同的危险因素和生物学机制，对心血管疾病和肿瘤的研究已进入交叉状态，催生出一门蓬勃发展的新学科——肿瘤心脏病学。肿瘤心脏病学研究的范围包括对以下人群的医疗支持：心血管疾病患者患肿瘤的，肿瘤患者和因肿瘤治疗而面临心血管疾病风险的，以及肿瘤患者及其幸存者已发展成为显性心血管疾病患者的。与肿瘤治疗相关的心血管疾病常被称为心脏毒性。心脏毒性一词所包含的意义不仅仅有心力衰竭(heart failure，HF)和左心室功能不全[后者有时被称为肿瘤治疗心功能不全(cancer therapeutics cardiac dysfunction，CTRCD)][1]，还有许多其他疾病，如高血压(见第 47 章)、心肌缺血(见第 61 章)、心律失常(见第 32 章)、肺动脉高压(见第 85 章)、心包疾病(见第 83 章)、心脏瓣膜病(见第 67 章)、外周血管疾病(见第 64 章)以及动静脉栓塞。

肿瘤治疗引起心脏毒性的发生率正在增加，这其中的原因很多。首先，目前的肿瘤患者接受的都是改进的治疗方案，患者生存期延长，肿瘤治疗相关的迟发效应就能越来越多地被观察到。其次，肿瘤治疗手段正迅速发展，新药的发展方向越来越多地应用“靶向”策略，而靶向药物所针对的“靶点”会对一些基本信号通路造成影响，而这些信号通路对维持心肌和内皮细胞的功能和稳态来说是必需的。在本章中，我们综述了与常用的化疗药物、靶向治疗、激素治疗和放射治疗相关的心血管疾病的流行病学、临床表现和病理生理学特点(表 81.1)，并讨论了治疗前、中、后对患者医疗照护的问题以及减轻心脏毒性的策略。

表 81.1　肿瘤治疗所致心脏毒性

药物	心脏毒性	注释
蒽环类药物		
阿霉素，柔红霉素，表柔比星，去甲氧柔红霉素，米托蒽醌	心律失常，心肌病，心力衰竭	危险因素包括蒽环类药物的累积剂量(低剂量时性别因素与其相关)、其他心血管危险因素及心血管疾病、其他心脏毒性治疗包括放疗及曲妥珠单抗
紫杉醇类药物		
紫杉醇	心律失常，心肌缺血	可能增加蒽环类药物基于药代动力学的心脏毒性风险
烷化剂		
环磷酰胺	心包炎，心律失常	少见，心血管并发症仅见于大剂量使用时
顺铂，卡铂，奥沙利铂	内皮功能障碍，动脉血管痉挛，高血压	
抗代谢药物		
5-氟尿嘧啶，卡培他滨	冠脉痉挛，心肌缺血，心肌梗死，心电图改变，猝死	可能与内皮损伤、血管收缩以及血管痉挛有关，常使用硝酸酯类及钙通道阻滞剂治疗
单克隆抗体酪氨酸激酶抑制剂		
贝伐单抗	高血压，心肌病，心力衰竭，血栓	心肌病与心力衰竭少见
曲妥珠单抗	心肌病，心力衰竭	与蒽环类联用时心肌病及心力衰竭的风险增加；高血压、肥胖以及基线 LVEF 临界值亦为其危险因素；多数 LVEF 降低可逆，但在约 20% 的患者中其下降不可逆

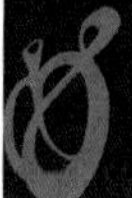

续表

药物	心脏毒性	注释
帕妥珠单抗	心肌病,心力衰竭	心肌病及心力衰竭的危险因素仍未完全明确,但其心脏毒性不容忽视
蛋白酶体抑制剂		
硼替佐米	心肌病,心力衰竭及浮肿	可逆蛋白酶体抑制剂
卡非唑米	心肌病,心力衰竭及浮肿	不可逆蛋白酶体抑制剂,心脏毒性的发生率更高
小分子酪氨酸激酶抑制剂		
舒尼替尼	高血压,心肌病,心力衰竭及血栓形成	高血压的发生时间较早;后负荷与心肌病之间的关系尚待进一步研究
索拉非尼	高血压,心肌病,心肌缺血,血栓形成	与高血压及心肌缺血有关
伊马替尼	心肌病,水肿,心包积液	心肌病的发生率非常低
尼洛替尼	外周血管疾病与缺血性心脏病	
帕纳替尼	外周血管疾病与缺血性心脏病	
达沙替尼	肺动脉高压,心包积液	
免疫调节剂		
沙利度胺	水肿,血栓形成,心律失常	
来那度胺	水肿,血栓形成,心律失常	
免疫检查点抑制剂	心肌炎	
雄激素阻断疗法		
亮丙瑞林、戈舍瑞林、曲普瑞林、氟他胺、比卡鲁胺	代谢综合征,心肌缺血,冠心病	
雌激素受体调节剂		
他莫昔芬	血栓形成	影响血脂
芳香化酶抑制剂(阿那曲唑,来曲唑,依西美坦)	高胆固醇血症,高血压,心律失常,瓣膜病,心包炎	
放疗	瓣膜病,心包疾病,血管病,心肌缺血,冠心病,心肌病,心力衰竭	心血管事件发生时间通常比较晚,但心功能及灌注的异常可在早期发现

肿瘤治疗相关心脏毒性的流行病学、临床表现及病理生理学特点

传统化疗药物

蒽环类药物

蒽环类药物(anthracyclines)自20世纪50年代起开始使用,广泛用于成人和儿童肿瘤患者的治疗中。蒽环类药物增加患者心脏毒性的风险较为肯定,主要表现为心力衰竭和左室收缩功能障碍。美国心脏病学会和美国心脏协会的心力衰竭指南把暴露于蒽环类等具有心脏毒性药物的情况归类为心力衰竭A阶段[2]。文献报道的蒽环类心脏毒性的发生率差别很大,部分原因可能是在各项回顾性分析中所认定的心血管事件的标准不同,并缺乏系统的、严谨的长期随访数据,在成人中这些数据尤为不足。一直以来,我们都说心脏毒性分为急性、亚急性和慢性,最近的一些数据对这种分类提出了质疑,但我们姑且沿用这一说法[3]。急性心脏毒性在治疗的早期即出现,通常比较罕见(约1%),表现为心律失常、心电图改变、心包炎,甚至可能出现心肌炎和心力衰竭。亚急性心脏毒性(通常发生在治疗后一年内)和慢性(或迟发性)心脏毒性的发生率更高,各文献报告的发生率相差很大,从1.6%到23%不等。迟发性心脏毒性在治疗后的10到20年内发生,可能发生在额外的应激刺激(或称"第二次打击")后。就单例患者来说,由于过去暴露于心脏毒性肿瘤治疗而诊断其为迟发性心肌病和心力衰竭常常要做排除性诊断。

最近的数据则显示了与此前认识不同的关于迟发性心脏毒性的结果[4]。一项对2 625名接受蒽环类药物治疗的患者进行的为期5.2年(四分位间距,2.6~8.0年)的心脏超声监测随访研究(分别对基线水平、化疗期间及化疗结束后1年内每3个月、随后4年内每6个月、之后每年1次进行监测)指出了以下问题:心脏毒性的总发生率,即左心室射血分数(LVEF)相比基线下降大于10%、

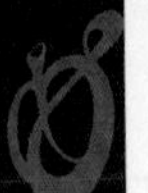

达到 50%以下的为 9%；98%的病例在化疗结束后一年内检测到心脏毒性，发生心脏毒性的中位时间为蒽环类药物治疗结束后的 3.5 个月（四分位间距，3~6 个月）；在 5 名患者中，心脏毒性在治疗结束后 5.5 年后才被监测到。化疗结束时患者的 LVEF 和蒽环类药物的累积剂量与心脏毒性风险独立相关。这些患者中仅有少数住院治疗，大部分为门诊治疗。所有发生心脏毒性的患者都立即开始进行抗心力衰竭治疗，其中 82%的患者 LVEF 完全或部分恢复。这些问题提示我们，在化疗完成后有必要对患者进行监测和筛选，尽管有观念认为此类 LVEF 下降不可逆转，但实际上早期的药物干预或许对 LVEF 的恢复有所帮助。

心脏毒性的危险因素之一是蒽环类药物的用量。回顾性分析显示，从临床体征和症状来看，蒽环类药物的累积剂量达 300mg/m^2 时，心力衰竭的发生率为 1.7%；累积剂量达 400mg/m^2 时，为 4.7%；累积剂量达 500mg/m^2 则为 15.7%；达 650mg/m^2 则为 48%[3]。不过，由于样本量较小，这些估计值的标准差都很大。在儿童肿瘤幸存者中收集到的最新数据表明，单核苷酸多态性修饰的遗传变异改变了蒽环类药物剂量与心肌病风险之间的关系[5]。在成人中，蒽环类药物引起心脏毒性的其他临床危险因素还包括年龄（图 81.1）、常见的心血管疾病危险因素（高血压、糖尿病、肥胖和高脂血症）、冠状动脉疾病或心肌病、既往胸部放疗史或接受其他心脏毒性药物的治疗。

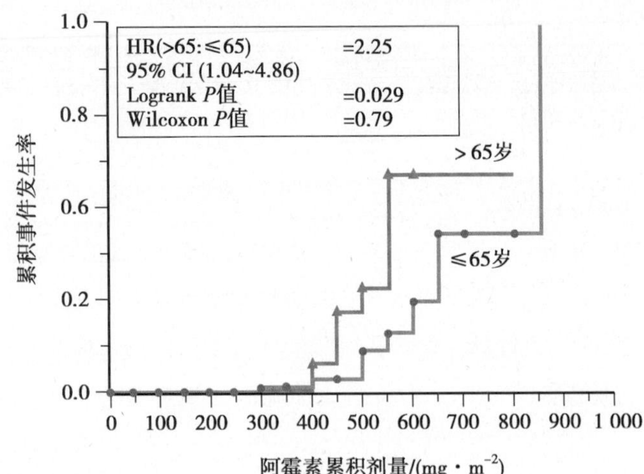

年龄≤65*	458	431	345	206	103	50	20	6	4
年龄>65*	172	161	119	92	28	12	3	1	1

图 81.1 阿霉素相关心力衰竭风险与患者年龄和累积剂量的关系。把 630 名发生阿霉素相关心力衰竭的患者按>65 岁和<65 岁分组，该图显示两组患者发生心力衰竭时累积的阿霉素剂量。（引自 Swain SM，Whaley FS，Ewer MS：Congestive heart failure in patients treated with doxorubicin；a retrospective analysis of three trials. Cancer 2003；97：2869）

对于蒽环类药物引起心脏毒性的基本机制有如下几种解释。第一种通过阿霉素醌环的氧化还原、蒽环-铁复合物的形成以及拓扑异构酶-2β（Top2β）的抑制而形成活性氧（ROS）、增强氧化应激（图 81.2）[6]。此外，蒽环类药物还可造成钙通道受损和细胞内隔离，从而影响心肌细胞的舒张、使心脏祖细胞数量减少，并改变神经核蛋白（NRG）/ErbB 信号转导途径[6,7]。在这些潜在的机制中，最广为提及和被认可的机制是 ROS 的形成，从而导致心肌细胞和内皮细胞的氧化应激和损伤。蒽环类的醌基进入细胞并进行氧化还原循环，通过涉及线粒体呼吸链的酶途径以及涉及蒽环类与细胞内铁的直接相互作用的非酶途径而产生自由基。蒽环类铁复合物的有毒的羟基自由基起到细胞毒性信使的作用，最终导致线粒体功能受损、细胞膜受损以及细胞毒性。一氧化氮合酶（nitric oxide synthase，NOS）也参与了蒽环类介导的活性氮的产生，加剧了亚硝化应激。

另有研究表明，ROS 也可通过心肌细胞中的同工酶 Top2，更精确地说，是通过 Top2β 途径[6]。缺乏 Top2β 的小鼠不出现蒽环类诱导的 DNA 损伤、心肌细胞死亡和心功能下降的影响。这些发现仍需进一步验证，但研究者认为，以上的发现可能为未来设计心脏毒性较小的治疗方案提供思路，也可能作为个体心脏毒性危险性分层的工具。而作为铁螯合剂和心脏保护剂的右丙亚胺可以与 Top2β 结合，进而导致 Top2β 的降解，这一点我们后续会再进行介绍。

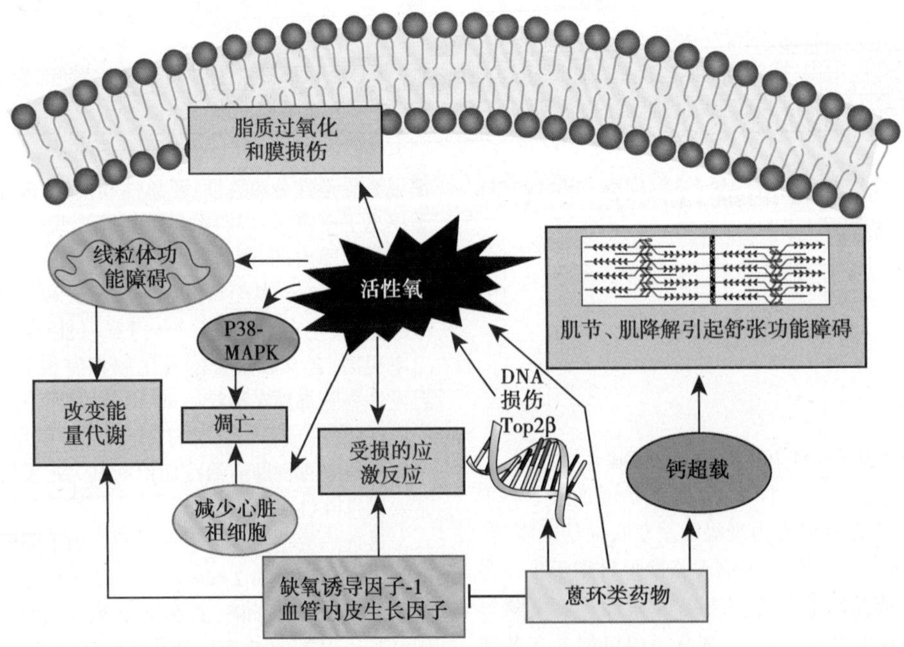

图 81.2 蒽环类心脏毒性产生机制。使用蒽环类药物可产生活性氧（ROS），可能通过抑制拓扑异构酶 2β、钙超载、减少心脏祖细胞、抑制缺氧诱导因子（HIF），从而发生心脏毒性

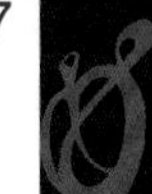

离体和在体动物模型中得到的研究结果显示，蒽环类物质也会影响心脏祖细胞的数量，从而影响对病理性应激的反应，干扰损伤修复。蒽环类化疗还会使心肌细胞更容易受到神经调节蛋白-1(NRG-1)和ErbB受体及其下游信号通路改变的影响[6,7]。NRG-1对蒽环类药物引起的心脏毒性具有保护作用，与之对应的是，与野生型相比，NRG-1杂合子阿霉素用药后存活率下降，心功能降低。最近的一项研究使用了一种改进的二价NRG-1β，能够在蒽环类药物所致的心脏毒性中发挥心脏保护作用，并且降低其潜在的致癌作用。离体研究表明阿霉素对缺氧诱导因子(hypoxia-inducible factor，HIF)及其下游通路有抑制作用。蒽环类药物可以通过钙蛋白酶依赖性肌小节蛋白水解作用引起舒张功能受损。

紫杉醇

紫杉醇(taxanes)及其半合成类似物多西紫杉醇(紫杉烷)的抗癌机制为干扰细胞骨架的组成部分——微管的正常功能。此类药物如单独使用，心脏毒性相对较小，可能出现无症状的心动过缓和房室传导阻滞[8]。然而，当紫杉醇与大剂量阿霉素联合应用时，心力衰竭的发生率高达21%。这是由于联合使用紫杉醇时，阿霉素的代谢发生了改变。随后的研究表明，限制阿霉素的剂量，并且将紫杉醇的输注时间与阿霉素的输注时间错开，可以大大减少心力衰竭的风险。多西紫杉醇与蒽环类药物联用也被报道轻微增加心力衰竭风险。这也与蒽环类药物的药代动力学和药效学的改变有关。

烷基化和烷化剂

环磷酰胺(cyclophosphamide)常用于乳腺癌和血液肿瘤的治疗，通常具有良好的耐受性。但在大剂量使用环磷酰胺(大于100mg/kg)的情况下，曾有过出血性心肌炎、快速性心律失常、心力衰竭和心包疾病的病例报告。

铂类试剂(platinum-based agents)通常指的是烷化剂(alkylating-like agents)，常用于生殖细胞睾丸癌、卵巢癌、肺癌和乳腺癌以及其他实体瘤的治疗。对铂类在睾丸癌患者中的心脏毒性的研究较多。睾丸癌的治愈率很高，生存期可达30至50年，这些长期生存的患者面临与铂治疗暴露有关的心血管事件的风险。一项中位观察时间为19年的流行病学研究显示，与未接受化疗的患者相比，接受铂类化疗的患者患冠心病的风险增加了5.7倍；患动脉粥样硬化性疾病，如冠心病、脑血管病和外周动脉疾病等的风险增加了2.3倍[9]。并且在同期接受放疗以及雄雌素水平异常的患者中，这一情况尤为明显。一些研究还表明，铂与内皮损伤有关，因在治疗暴露结束20年后，患者血浆铂水平仍然可以被检测到。

抗代谢药物

5-氟尿嘧啶(5FU)被用于治疗多种实体瘤，包括胃肠道、乳腺、头颈部肿瘤和胰腺癌。其对于心血管的作用包括最常见的心肌缺血，以及心律失常、高血压、低血压、心肌病和心搏骤停。在体和离体研究表明，5FU与内皮损伤、血管痉挛和血管收缩以及间质纤维化有关。

在对106名接受5FU治疗的患者进行的一项前瞻性研究中，接近9%(8.5%)的患者出现心脏毒性症状，主要表现为心绞痛和心电图改变[10]。心脏标志物如氨基末端利钠肽前体(NT-proBNP)水平升高。一直以来我们以为这些症状是由于血管痉挛引起的，因而使用硝酸盐和钙通道阻滞剂进行治疗，但其具体的病理生理机制仍未完全明确。口服药卡培他滨(Xeloda)的心脏事件发生率为6.5%，包括发生率为4.6%的心绞痛，以及心肌梗死、室性心动过速和猝死等。

肿瘤的其他药物治疗

蛋白酶体抑制剂

蛋白酶体抑制剂(proteasome inhibitors)，如硼替佐米(bortezomib)和卡非佐米(carfilzomib)，常被用于治疗复发或难治的和新发的多发性骨髓瘤。多发性骨髓瘤以骨髓细胞和单克隆蛋白增多为特征。治疗骨髓瘤的策略中包含使用蛋白酶体抑制剂。蛋白酶体复合物负责大多数调节蛋白，包括控制细胞周期进展、凋亡和DNA修复的蛋白的降解[5]。与正常细胞相比，肿瘤细胞通常具有较高的蛋白酶活性，因此也更容易受到蛋白酶体抑制剂的促凋亡作用的影响。然而，这些蛋白质的平衡在维持心脏功能方面也发挥着一定作用[11]。例如，在扩张型心肌病患者中，心肌细胞中存在寡聚蛋白沉积，心脏张力的增加与之有关。硼替佐米(可逆抑制剂)和卡非佐米(不可逆抑制)心力衰竭的发生率分别为4%和7%，心脏毒性的发生率在使用卡非佐米治疗时更高[5]。其他心脏毒性，如高血压、舒张功能障碍、肺血管阻力升高、钠尿肽升高和呼吸困难加重等，也曾在治疗中被观察到。

免疫调节剂

免疫调节剂(immune modulatory agents)如沙利度胺(thalidomide)、来那度胺(lenalidomide)常被用于治疗多发性骨髓瘤[12]。这些药物主要与静脉血栓栓塞事件风险的增加有关，发生率大约为2%至4%。发生栓塞的机制与抗血管生成效应和血栓调节蛋白、血管性血友病因子抗原和Ⅷ因子的改变有关。据报道，免疫调节剂与地塞米松或蒽环类药物联用时，静脉血栓栓塞的发病率显著增加。为了降低血栓栓塞的风险，国际骨髓瘤工作组(International Myeloma Working Group)建议在治疗过程中联合使用阿司匹林、低分子量肝素或华法林等，并基于对患者栓塞风险的个体化考虑选择具体药物。

免疫检查点抑制剂是一种新型的药物，用于多种实体肿瘤的治疗。虽然发生率非常低，但这些药物确实增加了发生心肌炎的风险。已有多篇病例报告报道了因同时使用抗CTLA-4和抗PD1抗体治疗而出现明显心脏损害的死亡病例。

靶向治疗

在过去这几年中，对一些恶性肿瘤的治疗策略发生了极大变化，出现了我们现在所说的靶向治疗。传统的化疗药物作用于大多数细胞共有的基本细胞过程，而靶向治疗针对的是肿瘤细胞中特有的失调的因子。人们希望通过这种方法减少传统化疗药物的毒性(如脱发、胃肠道毒性、骨髓毒性等)，同时更有效地治疗肿瘤。然而，对一些靶向药物的心脏毒性的担忧正渐渐浮出水面。

ErbB拮抗剂(曲妥珠单抗、帕妥珠单抗，T-DM1)

曲妥珠单抗(trastuzumab)是一种人源化的单克隆抗体，它与人表皮生长因子受体2(HER2)的子域Ⅳ结合，阻断HER2的切割而发挥其抗肿瘤作用，产生抗体依赖的、细胞介导的细胞毒作用，并且抑制非配体依赖的、由HER2介导的信号通路，进而影响下游的信号转导，如磷酸肌醇三激酶(PI3K)、丝氨酸/苏氨酸特异性蛋白激酶Akt、丝裂原活化蛋白激酶(MAPK)、胞外信号-调节激酶

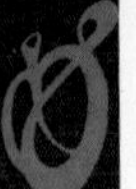

1/2(ERK1/2)以及西罗莫司的作用靶点(mTOR)等[6]。曲妥珠单抗还具有抗血管生成作用。1998年,美国食品药品管理局(FDA)首次批准曲妥珠单抗用于晚期转移癌的治疗;2007年,其适应证扩大至HER2+的乳腺癌的早期治疗[13]。

Ⅲ期临床试验表明,使用曲妥珠单抗发生严重心力衰竭的风险很低,在1.7%至4.1%之间,但LVEF下降的风险较大,为7.1%至18.6%[3,14,15]。因此,美国FDA建议在曲妥珠单抗治疗期间,应每3个月进行一次心脏监测。不过研究表明,患者对于心脏监测的依从性较低,一些临床医生也倾向于只在高危人群中进行监测[16]。然而,对于包括Surveillance、Epidemiology、End Results(SEER)Program、Cancer Research Network及加拿大医疗保健系统数据库等各大数据来源在内的回顾性分析表明,采用曲妥珠单抗治疗的患者的心力衰竭和心肌病的发病率可能更高。例如,对SEER患者的分析显示,使用蒽环类药物和曲妥珠单抗联合治疗3年后心力衰竭发生率为41.9%[17]。在Cancer Research Network中,这种联合治疗所致心力衰竭和/或心肌病的发病率为20.1%[3]。安大略省肿瘤登记处的数据表明,3至5年内重大心血管事件(心力衰竭住院、急诊就诊或因心血管疾病死亡)的发生率为4.8%至5.2%[18]。与单用曲妥珠单抗治疗的患者相比[风险比(HR),1.76;95%置信区间(CI),1.19至2.60],序贯使用蒽环类药物与曲妥珠单抗治疗的患者发生心力衰竭的风险升高(HR,3.96,95%CI,3.01至5.22)。心力衰竭和心肌病的发生风险在序贯使用蒽环类药物和曲妥珠单抗的情况下最大,而如肥胖、基线LVEF低、高血压、糖尿病、抗高血压治疗和年龄增大也是其危险因素。

重要的是,曲妥珠单抗治疗所致的LVEF下降通常发生在治疗期间,且多数是可逆的。正因为此,最初许多人将曲妥珠单抗相关的心脏毒性称为Ⅱ型功能障碍,以将其与蒽环类相关的心脏毒性相区别,后者被称为Ⅰ型功能障碍[3]。不过,这种分类方式现在已经被弃用,因为它过于简单,并且缺乏有力的证据来证明蒽环类和曲妥珠单抗所致心脏毒性的生物学基础和临床表现确有不同。而且,曲妥珠单抗所致LVEF下降可逆的情况并不普遍。在一项Ⅲ期有关曲妥珠单抗的随机临床试验HERA中,约有20%至30%的患者没有出现LVEF的恢复,有些患者在最初恢复后又出现了LVEF的下降[14]。与之相反,蒽环类药物所致LVEF的下降却恰恰被发现有所恢复。

剂量延迟和中断也与总体生存率的降低有关,这说明了肿瘤治疗中给药的重要性。观察表明,暂停治疗和/或应用心脏药物(例如,血管紧张素转换酶[ACE]抑制剂和β阻滞剂)与左室功能的恢复相关(不过这里所说的代表左室功能恢复的指标,如LVEF的改善,在曲妥珠单抗导致的心力衰竭中还没有明确定义)。反映左室大小和功能的随访数据显示,左心室大小、收缩末期容积、超声心动图斑点追踪显像测量的纵向和圆周应变、心室动脉血管协同(后负荷)的数值与LVEF的下降和恢复独立相关。

人们普遍认为,曲妥珠单抗治疗过程中所观察到的心功能不全是心肌细胞ErbB2被抑制的直接结果,不过这还有待于进一步的证实(图81.3)[6,7]。目前缺乏关于曲妥珠单抗(一种人源化抗体)在体和离体作用的系统的基础研究。已知的是,NRG/ErbB系统在微血管内皮细胞和心肌细胞之间起旁分泌和邻近分泌的作用,NRG-1在血管内皮细胞中表达,而ErbB2和ErbB4在心肌细胞和内皮细胞中表达。在体外,重组NRG-1β激活心肌细胞ErbB2和ErbB4受体磷酸化。其下游介质则包括了PI3K/Akt、MAPK/ERK、类固醇受体激活剂(steroid receptor activator,Src)/黏着斑激酶和NOS。所有这些途径都是心脏内环境稳定、细胞存活、线粒体功能、细胞生长和局部黏附形成的基础。与野生型小鼠相比,ErbB2基因缺失的小鼠在压力超负荷后,出现了扩张型心肌病变和明显的收缩功能障碍。在心肌代偿性肥大时,ErbB2和ErbB4的表达仍存在,但其表达在压力超负荷小鼠出现收缩功能障碍的早期阶段即有所下降。总而言之,这些结果提示ErbB受体信号通路在维持心功能中具有重要作用。更多新近数据表明,ErbB2信号通路的阻断会导致内皮功能障碍和血管表型的改变,从而潜在导致心肌病。

现在还有许多新的ErbB拮抗剂,如帕妥珠单抗(pertuzumab)和曲妥珠单抗-美坦新偶联物(ado-trastuzumab emtansine)。帕妥珠单抗常与曲妥珠单抗联合应用,它是一种人源化的单克隆抗体,可在HER2胞外区域3的亚区Ⅱ与HER2结合。帕妥珠单抗还可刺激抗体依赖的细胞介导的细胞毒作用,并防止其他配体激活HER

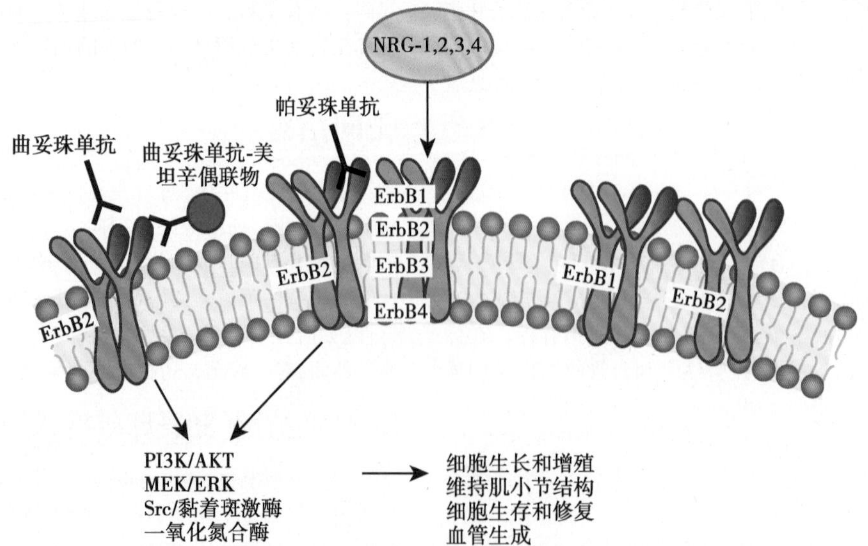

图81.3 曲妥珠单抗心脏毒性发生机理。曲妥珠单抗可能干扰神经调节蛋白(NRG)/Erbβ信号通路,从而抑制基本心血管信号传导通路,这些信号通路直接影响细胞生长、心肌细胞结构维持、细胞存活和血管生成

受体尤其是 HER3 的二聚化。与曲妥珠单抗一样,临床指南建议使用帕妥珠单抗治疗过程中每 3 个月监测患者的心功能。迄今为止,还没有数据表明此药有明确的心脏毒性,其对心血管的作用仍在研究中。在对 HER2 阳性的转移性乳腺癌患者的 CLEOPA-TRA 研究中,根据不良事件通用术语标准(CTCAE),帕妥珠单抗组的左室功能障碍发生率为 6.6%,对照组为 8.6%。在帕妥珠单抗组中,只有一例在 40 个月时出现有症状的左室功能不全,停用曲妥珠单抗和帕妥珠单抗 3 个月后得以缓解。大多数 LVEF 的下降是可逆的,但也有部分患者 LVEF 下降无法逆转。

曲妥珠单抗-美坦辛偶联物(trastuzumab emtansine,T-DM1)是一种用于治疗转移性乳腺癌的抗体-药物偶联物。美坦介导的细胞毒作用能够抑制细胞分裂和诱导肿瘤细胞死亡,它由一个稳定的硫醚键连接曲妥珠单抗上。该设计促进了药物向 HER2 肿瘤细胞的胞内转运。到目前为止,还没有观察到此药既定剂量时存在明确的心脏毒性,但仍需大量患者的长期随访数据来进一步评价其心脏毒性的风险。

酪氨酸激酶抑制剂与单克隆抗体

许多靶向性肿瘤疗法的基本机制是抑制酪氨酸激酶的活性。酪氨酸激酶(tyrosine kinases,TKs)将磷酸基团连接到其他蛋白质的酪氨酸残基上,从而改变蛋白质的活性、亚细胞定位和降解速率。在正常细胞中,这些酪氨酸激酶对调节细胞功能有重要作用。然而,在白血病和肿瘤中,编码相应 TK 的基因过度表达或发生突变,导致持续的激活状态,促使肿瘤细胞的克隆性增殖或阻止肿瘤细胞的正常死亡。

血管内皮生长因子受体抑制剂

血管内皮生长因子受体(vascular endothelial growth factor receptor,VEGFR)信号转导通路抑制剂常被用于治疗转移性肾癌、胃肠间质瘤、甲状腺癌、肝细胞癌和结肠癌等,目前对这些药物的研究仍在积极进行中,未来可能发现更多的适应证。贝伐单抗(bevacizumab)是一种人源化的重组抗 VEGF 抗体。其相关的心血管风险包括 HTN、HF[发病率较低,约为 1.6%,但与安慰剂组相比相对风险(RR)为 4.7]、动脉血栓栓塞事件(发生率增加,联合贝伐单抗组为 7.1%,单化疗组为 2.5%)。索拉非尼(sorafenib)则是一种小分子 TK 抑制剂,能阻断 VEGFR、血小板源性生长因子(PDGFR)及 Raf(rapidly accelerated fibrosarcoma)蛋白,常被用于转移性肾细胞癌、甲状腺癌、肝细胞癌和其他实体瘤的治疗。索拉非尼与心肌缺血和 HTN 有关。但贝伐单抗和索拉非尼的心脏毒性作用都较舒尼替尼为少。

舒尼替尼(sunitinib)是一种多靶点口服 TK 抑制剂,用于治疗转移性肾细胞癌、胃肠道间质瘤和神经内分泌肿瘤[19,20]。最近的研究表明,它在辅助肾细胞癌治疗中也可能有效。阿昔替尼(axitinib)和帕唑帕尼(pazopanib)也是作用于 VEGFR 信号通路的小分子 TK 抑制剂。这些抗血管生成的 TK 抑制剂均与 HTN、心肌病和 HF、心肌缺血和动脉血栓事件的发生有关。由于舒尼替尼是迄今为止研究得最多、在临床上应用最广泛的药物,我们就重点介绍舒尼替尼的流行病学和基本机制。这些内容也适用于非靶向作用于 VEGFR 和 PDGFR 的其他 TK 抑制剂。

舒尼替尼可导致 HTN,以及 LVEF 的下降。Ⅲ期试验和之后的临床经验显示,HTN 的发病率从 5%到 47%不等,而 LVEF 下降的发生率约为 10%。舒尼替尼所致高血压(收缩压≥140mmHg 或舒张压≥90mmHg)的发生时间往往较早,中位时间为前两个治疗周期的第 1~20 天。一项 meta 分析显示,采用舒尼替尼第 1 周期结束后,收缩期 HTN 的发生率为 58%,舒张期 HTN 的发生率为 48%[21]。而第 2 周期结束时,80%的患者有收缩期 HTN,68%的患者有舒张期 HTN。在既往有高血压病史的患者中,其中位血压为 160(140~220)mmHg/98(90~129)mmHg;在无高血压病史的患者中为 130(100~139)mmHg/82(59~89)mmHg。前瞻性研究的数据表明,转移性肾细胞癌患者中左室功能障碍(LVEF 下降)的发生率约为 10%。这些事件大多数发生在治疗的早期,主要是在治疗开始后的前 3 个月内,晚期心脏毒性的风险则较低。其 LVEF 的下降也被认为是可逆的,但 LVEF 恢复的预测性因素仍有待进一步的研究。舒尼替尼和其他 TK 抑制剂的应用日渐广泛,如何使其耐受性最大化、并使其毒性最小化的问题十分重要。目前认为,舒尼替尼导致心脏毒性的机制是抑制对于维持心血管稳态、能量供应和心脏后负荷来说非常关键信号通路,但其具体的机制依然未知。

Bcr-Abl 靶向治疗

伊马替尼(imatinib)是首个针对 Bcr-Ab 融合蛋白(染色体转位所产生的费城染色体)的靶向小分子 TK 抑制剂,它的诞生使慢性粒细胞白血病的治疗发生了革命性的变化。离体和小鼠在体研究表明,伊马替尼与心肌病有关[22]。不过目前临床上报告的伊马替尼导致心力衰竭的发生率较低。新的 Bcr-Abl TK 抑制剂则引起了更多关注。达沙替尼(dasatinib)具有比伊马替尼更强的抗 Bcr-Abl 作用,但它与肺动脉高压的发生有关,并且据观察,这种肺动脉高压在停药后基本可逆[22]。因此,美国 FDA 建议,在达沙尼治疗前和治疗期间对患者进行心肺疾病评估。尼洛替尼(nilotinib)和普纳替尼(ponatinib)均与周围血管疾病和缺血性心脏病有关。尼洛替尼还与心肌代谢性疾病如高血糖和高脂血症等有关,而普纳替尼致高血压可能与 VEGFR1~3 的抑制有关。回顾性研究表明,该类药物引发的周围动脉病变的发生率约为 1.3%~6.2%,而各种心血管事件,包括缺血性心脏病、缺血性脑血管病和外周动脉疾病在内的发生率,可能为 10%~15.9%。这些药物致心脏毒性的生物学机制尚未明确,并且,基于这些激酶抑制剂的非选择性,它们通常会影响到 30 多种不同的激酶,因而全面探究它们的作用机制是非常有难度的。

激素治疗

雄激素阻断疗法

在前列腺癌的治疗中,雄激素阻断疗法(androgen deprivation therapy,ADT)被用来降低血液循环中的雄激素水平,阻止前列腺细胞的生长。相关药物包括促性腺激素释放激素(GnRH)激动剂,如亮丙瑞林(leuprolidez)、戈舍瑞林(goserelin)和曲普瑞林(triptorelin),以及抗雄激素药物,如氟他胺(flutamide)和比卡鲁胺(bicalutamide)。这些疗法对代谢有着不利的影响,观察性研究表明,它们会导致体重增加、胰岛素敏感性降低,以及血脂紊乱。这些影响发生在治疗的早期,通常是开始治疗后的几个月内。多个队列研究表明,治疗后男性的心血管事件风险增加,包括冠心病、心肌梗死、心源性猝死及因其他心血管疾病而死亡[23]。虽然并非所有的研究都证实了这些作用,但专家们一致认为,以此类推 ADT 和心血管事件之间存在某种联系[23]。最近的文献表明,接受 ADT

治疗的患者心血管事件风险的高低可能因患者的共病状态不同而存在差异,对于那些有心血管疾病或处于其他共病状态的患者来说,ADT 对他们生存率的影响会更为明显。

选择性雌激素受体调节剂和芳香化酶抑制剂

他莫昔芬(tamoxifen)是一种选择性雌激素受体调节剂,广泛用于雌激素受体阳性的乳腺癌的辅助治疗。目前对于他莫昔芬心脏保护作用的看法存在不同意见。他莫昔芬对血脂有改善作用,可降低总胆固醇和低密度脂蛋白水平。有研究表明,他莫昔芬可能降低缺血性心脏病的发生率,RR 为 0.76(95%CI,0.60~0.95;P=0.02)[24],但尚缺乏其他研究进一步支持这一结果。然而,他莫昔芬可增加血栓栓塞事件的风险,且主要在该药暴露后的两年内出现,并多见于老年妇女。对于早期乳腺癌的一项 Meta 分析表明,他莫西芬明确增加了静脉血栓栓塞的风险,不过增加的程度并不大。

芳香化酶抑制剂(aromatase inhibitors)(如阿那曲唑 anastrozole、来曲唑 letrozole、依西美坦 exemestane)阻断了雄激素向雌激素的转化。目前使用的芳香化酶抑制剂主要有两种类别,因其与芳香化酶的结合可逆或不可逆而予以区分。对芳香化酶抑制剂的心血管效应的认识目前还存在争议,但据推测,这些药物抑制了雌激素对脂质、凝血、抗氧化系统和一氧化氮生成的调节作用,从而抑制了雌激素对心血管的保护价值。芳香化酶抑制剂与加重高胆固醇血症和高血压相关,长期的暴露更是增加了相关心血管疾病的风险。对多个大型队列研究的合并数据分析表明,与他莫昔芬相比,芳香化酶抑制剂组发生心血管疾病(定义为心肌梗死、心绞痛或心力衰竭)的风险略有增加(OR,1.26;95%CI,1.10~1.43;P<0.001)[25]。而最近的一项对 13 273 名既往无心血管疾病史的、激素受体阳性的、绝经后乳腺癌女性患者进行的回顾性分析显示,与他莫昔芬相比,芳香化酶抑制剂与心肌缺血或卒中风险的增加无关;与心力衰竭和心肌病的相关性不显著;但与心律失常、瓣膜功能不全和心包炎的发生显著相关[26]。

放射治疗

在美国,有将近 300 万名妇女患有乳腺癌,放射治疗(radiation therapy,RT)对提高肿瘤控制和生存率至关重要[27]。然而放疗过程中难以避免射线波影响心脏结构和功能,这会增加心血管疾病的发生率和死亡率。RT 心脏毒性的临床表现包括冠心病、心肌病、心力衰竭、瓣膜病、心律失常和心包疾病。而越来越多的数据表明,早期的亚临床变化如心脏灌注缺损和心脏应变异常发生时间更早,通常出现在 RT 后的 6 个月内,就算使用先进的放疗技术,也无法完全避免。

一项对 23 000 多名患乳腺癌的妇女进行的 Meta 分析发现,在放疗后的 5 年内出现了明显的并非由于乳腺癌而导致的死亡病例,其主要的原因为心血管疾病和肺癌[28]。随后的流行病学研究支持了这一结果。一项回顾性研究分析了 4 456 名在 1954 年至 1984 年期间接受了乳腺癌治疗后存活 5 年及以上的女性患者,评估了她们在肿瘤治疗后平均 28 年的情况。其中总共有 3 075 名妇女接受了 RT 治疗,6%的妇女同时接受了化疗。该项研究中,心血管疾病指 ICD 编码的疾病,包括心包炎、心肌炎、瓣膜病、缺血性心脏病、传导障碍、心力衰竭、高血压病、肺心病、血管性脑病、动脉疾病和循环系统疾病。该研究发现,放疗与 1.76 倍的心脏死亡风险和 1.33 倍的血管死亡风险相关。与患右侧乳腺癌病的患者相比,左乳癌患者的心脏死亡风险增加了 1.56 倍。美国国立肿瘤研究所针对 308 861 名接受放疗的早期乳腺癌患者的研究数据也证实了左侧乳腺癌患者较右侧乳腺癌患者死亡风险增加[28]。2013 年的一项研究表明,放射治疗的平均剂量每增加 1Gy,主要心血管事件的发生率就会线性上升 7.4%[29]。

在霍奇金淋巴瘤患者中进行的类似研究也证实了放疗剂量与心血管疾病风险之间的联系。这种联系随着时间的推移逐渐增强,与普通人群相比,霍奇金淋巴瘤患者心血管并发症的风险增加了 3~5 倍。一项单中心的回顾性分析研究了 1 279 例接受纵隔放射治疗的霍奇金淋巴瘤患者,其心脏病的累积发病率从 5 年的 2.2%增加到 20 年的 16%[30]。相比年龄匹配的健康对照者,其冠状动脉旁路移植术的标化发病比为 3.19,经皮血运重建术为 1.55,瓣膜手术为 9.19,心包剥脱术或心包穿刺术为 12.91,电除颤或起搏器植入为 1.9。

除累积放疗剂量这一关键性因素以外,其他心脏病发展的危险因素还包括照射野、低龄、多节段、联合运用化疗(蒽环类)、其他心血管危险因素(糖尿病、吸烟、肥胖、高血压和高胆固醇血症)及已有的心血管疾病。

放疗可导致心脏瓣膜病变,以左心的瓣膜受累为主,最常见的是主动脉瓣病变,其次为二尖瓣和三尖瓣,瓣膜出现增厚、纤维化、钙化[31]。主动脉根部、主动脉瓣环、主动脉瓣叶、主动脉瓣-二尖瓣间纤维膜、二尖瓣环,以及二尖瓣叶的基部和中部的纤维化、钙化很常见。二尖瓣瓣尖和结合处的形态是区分由放疗引起的瓣膜病和其他原因、如风湿性心脏病的瓣膜病变的特征部位。放疗导致瓣膜的反流比狭窄更为常见,但主动脉瓣是例外,根据报道主动脉瓣的狭窄病变更为常见。放疗后 10 年瓣膜病变的发生率为 1%,15 年为 5%,20 年为 6%,20 年后更是显著增加,这与放疗剂量有关。放射性心脏病的病理生理学机制与 TGF-β 和成骨因子如骨形成蛋白 2、骨桥蛋白和碱性磷酸酶的增加有关。

放疗还与心力衰竭和心肌病的发生有关。弥漫性心肌纤维化、微血管和大血管损伤可导致心脏收缩和舒张功能障碍,并出现限制性心肌病的表现。节段性室壁运动异常也较为常见。不过,大多数基于影像学的、对放疗后心功能随时间变化的评价的研究,样本量都比较小,微血管和大血管病变究竟是如何影响心肌病发展的,以及心肌病的类型仍未探究清楚。目前已知的是在微血管水平,放疗导致内皮细胞的丢失和功能障碍,增加炎症反应,减少毛细血管密度;在大血管水平则可累及冠状动脉近端开口部位,病理改变包括纤维化、纤维钙化、纤维脂肪,以及胆固醇和脂质沉积。与右侧乳腺癌患者相比,左侧乳腺癌患者的冠状动脉灌注异常发生率较高,特别是左前降支供血区域。放疗还可导致自主神经功能紊乱,静息心率加快和心率恢复异常。这些异常可导致运动耐量减低,增加与缺血性心脏病或左室功能障碍无关的死亡风险。此外,放疗可引起急性放射性心包疾病,如心包炎和心包积液。心包增厚和缩窄性心包炎则可延迟数周至数年后发生。

肿瘤患者的心血管保健

肿瘤患者心血管保健通常分为 3 个阶段:肿瘤治疗前、肿瘤治疗期间和肿瘤治疗结束后[32]。在这些不同阶段,肿瘤心脏病学最关键的内容包括:识别心血管疾病高危的肿瘤患者并提供安全有效的肿瘤治疗;优化、减轻心血管疾病相关危险因素;对已发生的心血管疾病的细致管理(图 81.4)。美国临床肿瘤学会(American Society of Clinical Oncology,ASCO)制定的指导方针建议,在开始使用可能导致心力衰竭的治疗之前,临床医生应进行全面评估,包括详细询问病史、体格检查、评估心血管疾病危险因素(高血压、糖尿病、血脂异常、肥胖和吸烟),以及行超声心动图评价心功能。

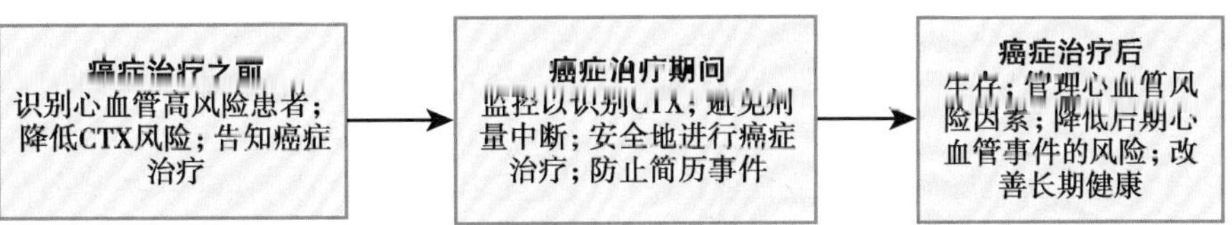

图 81.4 对癌症患者进行心血管护理的方法。在癌症治疗之前、之中和之后进行序贯护理。在这些阶段中的每个阶段,目标都是最大限度地降低心血管毒性并最大化肿瘤治疗的有效性。CTX,心脏毒性

心血管疾病高危肿瘤患者的识别

现在有越来越多的研究致力于开发新的预测方法,以期在显性疾病出现之前就识别出那些心脏毒性风险增加的患者[33]。目前普遍认为,暴露于潜在的心脏毒性治疗为 A 级心力衰竭,因此,许多临床和科研工作都集中在降低显性心力衰竭和心肌病的风险以及早期的危险分层上[2]。在下一节中,我们将详细阐述目前与临床和治疗危险因素评估有关的研究数据,包括遗传学、循环生物标志物和影像学指标的使用。与肿瘤患者发生心肌病和心力衰竭的风险相关的临床和治疗因素已在上文提及(另见第 25 章),主要包括大剂量蒽环类药物;大剂量胸部放疗;低剂量蒽环类药物联合胸部放疗;心血管危险因素,如吸烟、高血压、糖尿病、血脂异常、老年和心血管疾病史;临界低 LVEF(50%至 55%);中度以上心脏瓣膜病变[3,14,34]。虽然这方面的研究非常热门,但目前还没有有效的临床风险预测算法可以在肿瘤治疗开始前识别高危患者。

另一个有希望识别高危患、有助于我们了解疾病机制的方法是基因标记。我们目前对蒽环类药物心脏毒性遗传学的了解大多来自对儿童肿瘤幸存者的研究。这些研究表明,碳酰还原酶(carbonyl reductase,CBR)和透明质酸合成酶 3(hyaluronan synthase 3,*HAS3*)的多态性是与心肌病风险相关的独立促进因素[35]。CBR 催化蒽环类药物还原为具有心毒性的酒精代谢物,而 *HAS3* 基因编码的透明质酸(hyaluronan,HA)是细胞外基质中普遍存在的成分,在组织对损伤的反应中起重要作用。对儿童肿瘤幸存者的研究还发现,调节细胞内转运阿霉素的基因的多态性(*SLC28A3*,*SLC28A1*)可作为心肌病风险的独立预测因子[36]。一项对接受蒽环类药物治疗的成人造血细胞移植患者进行的研究发现,阿霉素转运蛋白(*ABCC2*)的多态性与心脏毒性之间存在联系,这提示蒽环类药物代谢过程中发生的改变在心脏毒性促发中起到重要作用[37]。这项研究还确定了 *RAC2*(参与自由基生成)和 *HFE*(一种铁代谢调节剂)作为风险调节剂。涉及家族性扩张型心肌病的基因的因果作用仍然是一个积极研究的领域,使用患者特异性的人源性多能干细胞衍生的心肌细胞来表征蒽环类药物引起的心脏毒性的遗传基础也是如此。

而生物标志物,包括我们熟知的肌钙蛋白(troponin,Tn)和 NT-proBNP 等,以及其他新型的单用或联用的生物标志物,也有望帮助我们进行危险分层,但目前尚未推荐在肿瘤治疗前常规检测这些标志物水平[5]。超声心动图及放射性核素多门控采集扫描(multigated acquisition,MUGA)等影像学工具被广泛用于筛查患者,是否在接受心脏毒性治疗之前已存在左室射血分数(LVEF)异常。因为,在对接受蒽环类药物及曲妥珠单抗治疗的乳腺癌患者的研究中发现,LVEF 的基线水平与随后的心脏毒性有关。最新的心脏测量方式,包括以纵向应变(longitudinal strain)、心脏结构和功能的三维检测为重点的影像学测量方式,也得到了专家共识小组的推荐,成为肿瘤治疗前推荐进行的心脏监测内容,并且需要长期随访、动态评价这些指标(另见第 14 章)[1]。其中,据目前所知,肿瘤治疗前超声心动图斑点追踪显像测量的纵向应变基线水平的异常并不与治疗后 LVEF 的下降有关,但环向应变(circumferential strain)和心室动脉偶联基线的异常与随后的心功能不全有关[38]。在非患癌人群中进行的研究表明,环向应变异常反映了心脏功能受损的固有易感性。具体内容将在下一节进一步阐述。

肿瘤患者治疗期间的心血管保健

如今,已有多种策略可用于治疗期间对肿瘤患者的监测,包括心脏生物标志物和影像学手段。Tn 是心肌损伤的敏感和特异的指标,在急性冠脉综合征的诊断中起重要作用。在肿瘤心脏病学领域,肌钙蛋白也是研究得最多的生物学标志物。迄今规模最大的一项研究包括 703 例接受高剂量化疗的患者[5],在这项研究中,患者在每个治疗周期的多个时间点(每周期开始时,以及开始后 12、24、36 和 72 小时)以及治疗后 1 个月,对肌钙蛋白 I(TnI)进行监测。患者的 TnI 反映了患者心脏毒性风险的水平。心脏毒性事件发生率最高的是那些早期(72 小时内)即出现 TnI 升高(≥0.08ng/ml)、并持续至治疗后 1 个月的患者。在接受曲妥珠单抗治疗的患者中进行的一项类似的研究表明,TnI 的升高与 LVEF 降低无法恢复有关。亦有不少研究关注使用其他治疗方案,如舒尼替尼、索拉菲尼、拉帕替尼等的治疗过程中,TnI 作为心脏毒性标志物的应用。目前我们需要的是进行进一步的队列研究以验证上述这些发现,这在大规模推荐、并使用 Tn 作为肿瘤患者治疗过程中心脏毒性的监测指标之前是必须的。我们知道,在急性冠脉综合征诊断中,高敏肌钙蛋白更为准确;其在心脏毒性监测中的作用目前也在探索之中。脑利钠肽(brain-type natriuretic peptide,BNP)和氨基末端利钠肽前体(NT-proBNP)是诊断和治疗心力衰竭中标准化的生物标记物[2]。而关于利钠肽在肿瘤治疗所致心脏毒性的预测和诊断中的作用则存在争议,一些研究表明,其与心脏毒性密切相关,另一些研究则认为两者无关。

2016 年欧洲心脏病学会的立场声明认为,可以考虑在心脏毒性药物化疗期间对相关生物标志物进行检测,但同时也指出,确定检测时机、分析方法、正常值上限以及对异常值的解释和干预策略等目前仍存在挑战[5]。此外,我们还需更多的数据来证实生物标志物的使用对预防或改进远期心脏毒性事件确有价值。ASCO 指南建议,心脏生物标志物(肌钙蛋白、尿钠肽)应与常规影像学诊

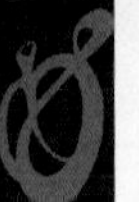

断方式结合使用，以评估肿瘤治疗期间的左室功能障碍风险，利大于弊，推荐证据的级别为中等[32]。另有正在进行中的研究致力于评估新的生物学标志物在心脏毒性风险预测中的作用，包括氧化和亚硝化应激标志物，如髓过氧化物酶（myeloperoxidase，MPO）[39]和不对称二甲基精氨酸（asymmetric dimethylarginine，ADMA），以及免疫球蛋白 E（IgE）在蒽环类和曲妥珠单抗心脏毒性研究中的作用。

由于这些内容涉及影像学方法在肿瘤治疗期间心功能变化评估中的应用，许多小型研究也对此进行了探究。一些研究评估了传统的舒张功能的测量方法，这些测值变化尚未被证明能够预测收缩功能异常，除了样本量较小之外，这些研究尚不具备说服力[1]。其他研究侧重于斑点追踪显像测量纵向应变等成像工具。纵向应变已被证明是衡量亚临床心脏毒性的一种手段，多项小型研究报告称，纵向应变的下降与左心室射血分数的下降有关[1]。环向应变的变化也与随后的左心室射血分数下降有关，具有中等辨别强度。美国超声心动图协会专家共识小组建议，使用左室整体纵向应变（global longitudinal strain，GLS）来发现接受心脏毒性治疗肿瘤患者早期的心脏功能障碍，并需关注 GLS 随时间的变化情况（另见第 14 章）。不过目前相关研究数据还比较少，缺乏确切的切点，相关技术也较为单一，尚缺乏各大临床中心共同推出的专家共识。但不可否认的是，这一领域目前相当活跃，对各监测手段的预后和预测价值的研究正在如火如荼地进行中。

心脏磁共振成像（cardiac magnetic resonance，CMR）也是一项重要的影像学检查方式，在对肿瘤患者的临床和研究过程中起重要作用（另见第 17 章）[1]。CMR 能够提供精确的、可重复的左室大小和功能评估，且没有电离辐射的问题，还可用于检测心脏占位和心包疾病。已有研究通过测量弛豫时间（T1、T2 和 T2*）来深入了解肿瘤患者接受心脏毒性治疗时心肌的变化。

肿瘤治疗前及治疗期间的心脏保护策略

目前已有不少关于肿瘤治疗前、肿瘤治疗期间以及肿瘤治疗结束时的心脏保护性药物的研究，这些研究主要针对的是接受蒽环类药物和/或曲妥珠单抗治疗的肿瘤儿童和成人患者。已有一种针对蒽环类药物心脏毒性机制的特效药（即，右丙亚胺，一种乙二胺四乙酸螯合剂的衍生物）被用于儿童肿瘤患者，不过目前美国 FDA 还没有批准这一适应证。右丙亚胺通过多种机制发挥心脏保护作用。其中一个可能的机制是，右丙亚胺通过从多柔比星-铁复合物中结合并除去游离和结合的铁，以阻止 ROS 产生。也有人认为，右丙亚胺能抑制 Top2β，而如前文所述，Top2β 被认为介导了蒽环类药物心脏毒性。在儿童和成人中进行的多项临床试验评估了右丙亚胺的作用，总体数据表明心力衰竭和 LVEF 及节段收缩下降的发生率有所降低。不过，右丙亚胺的使用仍受到限制，主要是由于它可能增加包括急性髓系白血病和骨髓增生异常综合征在内的恶性血液病的风险。

此外，还有大量研究正在探索传统治疗心力衰竭和心肌病的药物的潜在心脏保护作用，如 β 受体阻滞剂、血管紧张素转换酶抑制剂（angiotensin-converting enzyme inhibitor，ACEI）、血管紧张素受体阻滞剂（angiotensin receptor blockers，ARBs）、醛固酮拮抗剂和三羟基三甲基戊二酸单酰辅酶 A（HMG-CoA）还原酶抑制剂等[34]。这些药物可应用于成人及儿童肿瘤患者使用蒽环类药物或曲妥珠单抗治疗之前、期间或之后。目前，对于这些药物心脏保护作用的研究规模都比较小。对接受蒽环类药物化疗的患者进行的卡维地洛和奈必洛尔的小规模的随机安慰剂对照试验显示，与对照组相比，应用 β 受体阻滞剂可缓解 LVEF 恶化[40]。单用美托洛尔在这些小规模研究中疗效并不显著，但若与 ACEI 联用，则对减缓恶性血液病患者 LVEF 下降具有中等成效。依那普利不能预防化疗期间 LVEF 下降，但能够降低 TnI 水平升高患者接受高剂量化疗 1 个月后的心血管事件风险。最近发表的两项随机安慰剂对照试验研究了 ARBs 在接受蒽环类药物化疗的乳腺癌患者中的作用，研究人群包括单独应用蒽环类药物以及联合应用曲妥珠单抗的患者。其中较小的一项研究样本量为 130 例，这项研究得出的结论是坎地沙坦可轻微减少患者 LVEF 下降的比例（约为 2%）[40]。另一项样本量较大的试验则纳入了 206 例接受蒽环类药物化疗及曲妥珠单抗治疗的乳腺癌患者。与对照组相比，坎地沙坦组患者的心血管事件或 LVEF 下降的程度没有明显的差异[41]。此外，一项小型研究显示，螺内酯可改善接受蒽环类药物化疗患者的 LVEF 与舒张功能测值。HMG-CoA 还原酶抑制剂与减缓血液恶性肿瘤患者的 LVEF 的下降程度有关，而它在蒽环类化疗肿瘤患者中的作用还在研究中。

上述这些研究的局限性主要包括：样本量小、缺乏对于临床心脏毒性的一致定义、缺乏普遍性，以及关于给药时机的问题。因此，目前没有专家共识小组建议在不合并其他心血管疾病的情况下采用预防性治疗（譬如还没有诸如糖尿病患者合并高血压推荐使用 ACEI 药物这样的类似推荐）[5]。而非药物的心脏保护手段，例如运动及饮食控制的作用也正在研究中。目前在肿瘤心脏病学领域中尚无这方面的指南，但运动所能带来心脏保护作用，从生物学基础来说有据可循。一项回顾性分析显示，肿瘤患者每周进行较高代谢当量的运动锻炼与心血管事件风险的降低有关[42]。

肿瘤生存者的心血管保健

大规模队列研究的流行病学数据表明，肿瘤存活者中继发于心血管疾病或循环系统原因的死亡人数仍然较多，这种风险会随着时间的推移而降低。有关肿瘤幸存者流行病学的更多内容将在题为"肿瘤幸存者保健（Care of Cancer Survivors）"的网上增刊中进行介绍。目前，美国儿童肿瘤学组建议根据年龄、蒽环类药物剂量和放疗暴露情况，对儿童肿瘤存活者进行心肌病和心力衰竭筛查[43]。他们建议，根据暴露情况，通过超声心动图或 MUGA 每年、每半年或每 5 年进行一次筛查（表 81.2）。虽然对肿瘤幸存者应该进行筛查毫无争议，但对哪些患者进行何种频次的筛查值得商榷，这主要是因为需要考虑避免过度检查及医疗费用成本-效益的问题。因此，指南一直就儿童肿瘤存活者中心肌病的监测章节内容进行修改和协调[44]。ASCO 建议，对既往接受心脏毒性治疗的患者，临床医生应定期评估其心血管疾病危险因素并进行干预，如吸烟、高血压、糖尿病、血脂异常和肥胖等。健康的生活方式，包括饮食控制和运动，应该作为长期随访关注的内容。该指南还建议，在肿瘤治疗结束后 6~12 个月内对心血管疾病风险增加、但尚未出现症状的患者进行一次超声心动图检查，但并未建议后续再进行随访监测。这是因为该建议主要基于前文所述的数据，而这些数据表明大部分心脏毒性事件发生在蒽环类药物化疗结束后的 1 年内[4]。

一项终生队列研究（St. Jude Lifetime Cohort Study）的最新数据显示，暴露于蒽环类药物化疗和/或胸部放疗的儿童肿瘤幸存到成年者的亚临床心功能损伤的发生率可能相当高。该研究随访了 1 820 名儿童肿瘤的成年幸存者，发现存在相当一部分 LVEF 值正常、但 GLS 异常(8%)和舒张功能异常(9.7%)的患者[45]。GLS 的异常与治疗有关，包括胸部放疗(RR，1.38~2.39)、蒽环类剂量大于 $300mg/m^2$(RR，1.72)、代谢综合征(RR，1.94)以及收缩功能障碍(RR，1.68)。另一项对 1 853 名中位年龄为 31 岁的儿童肿瘤成年存活者对研究显示，7.4%的患者出现心肌病(定义为 LVEF 小于 50%)，3.8%存在冠心病，4.6%存在心律失常[46]。男性、蒽环类药物剂量大于等于 $250mg/m^2$、1 500cGy 以上的心脏照射剂量以及高血压与心肌病风险的增加有关。

表 81.2 儿童肿瘤学组关于心脏功能监测的建议

治疗年龄	对心脏可能存在影响的放疗	蒽环类药物剂量(换算以阿霉素剂量为衡量基础)	超声心动图及放射性核素多门控采集扫描的建议
<1 岁	是	任何剂量	每年
	否	$<200mg/m^2$	每 2 年
		$\geqslant 200mg/m^2$	每年
1~4 岁	是	任何剂量	每年
	否	$<100mg/m^2$	每 5 年
		$\geqslant 100$ 至 $<300mg/m^2$	每 2 年
		$\geqslant 300mg/m^2$	每年
≥5 岁	是	$<300mg/m^2$	每 2 年
		$\geqslant 300mg/m^2$	每年
	否	$<200mg/m^2$	每 5 年
		$\geqslant 200$ 至 $<300mg/m^2$	每 2 年
		$\geqslant 300mg/m^2$	每年
任何年龄伴功能下降			每年

Children's Oncology Group：Long-Term Follow-Up Guidelines for Survivors of Childhood，Adolescent，and Young Adult Cancers. Version 4.0.，2013. http://www.survivorshipguidelines.org/pdf/LTFUGuidelines_40.pdf.

对心力衰竭及迟发性心肌病的治疗基本遵循既定的心肌病诊疗指南，包括应用多种诊断和治疗策略，如药物和器械治疗(详见第 25 章指南)[2]。但目前尚无针对肿瘤患者心肌病的随机临床试验，因此，一些心肌病的药物治疗对这部分患者的具体疗效仍不明确，相应的疗程也还缺乏标准。值得注意的是，在对 201 名接受蒽环类药物治疗的肿瘤患者进行的一次回顾性分析中发现，对那些发展为心肌病的患者(LVEF≤45%)，在其发现左心功能异常的 6 个月内联合使用 ACEI 与 β 受体阻滞剂，这些患者 LVEF 恢复的可能性更大[47]。而在心血管疾病风险因素的管理方面，目前也是依照已有的指南，并没有针对肿瘤患者制定的专门标准。针对肿瘤患者制定专门的标准势在必行，前文所述的诸多数据表明，与对照组相比，肿瘤患者存在的心血管疾病风险因素，使其心血管疾病风险明显增加[2,48]。

未来展望

肿瘤心脏病学是一门持续发展的学科。肿瘤和心血管疾病仍然为常见疾病，因此对肿瘤患者进行专门心血管医疗照顾的需求还将继续增长。肿瘤存活人数正不断增加，新的肿瘤疗法正不断出现，其造成的亚临床心功能损害和明显的心毒性影响不容忽视。面对这种情况，我们需要：①提高我们对基本病理生理机制的认识；②将这些认识转化为肿瘤治疗和心脏保护的策略；③了解肿瘤治疗引起心脏毒性和心血管重塑的自然病程；④建立强有力的机制来识别心血管疾病高危的肿瘤患者；⑤使治疗的实施个体化，以最大限度地提高肿瘤治疗的疗效，并最大限度地减少心脏毒性。这需要心脏科医生、肿瘤科医生、医疗卫生行业从业者、患者以及国家医疗卫生系统的共同努力，积极并坚持开展相关临床和科研工作，获得强有力的循证医学证据，建立起肿瘤心脏病学的框架，弥补现今这一领域认识上的欠缺，为患者提供安全有效的个体化的治疗。

(林瑾仪　程蕾蕾 译)

参考文献

Epidemiology, Clinical Manifestations, and Pathophysiology

1. Plana JC, Galderisi M, Barac A, et al. Expert consensus for multimodality imaging evaluation of adult patients during and after cancer therapy: a report from the American Society of Echocardiography and the European Association of Cardiovascular Imaging. *Eur Heart J Cardiovasc Imaging*. 2014;15(10):1063–1093.
2. Yancy CW, Jessup M, Bozkurt B, et al. 2013 ACCF/AHA guideline for the management of heart failure: a report of the American College of Cardiology Foundation/American Heart Association Task Force on practice guidelines. *Circulation*. 2013;128(16):e240–e327.
3. Bloom MW, Hamo CE, Cardinale D, et al. Cancer Therapy-Related Cardiac Dysfunction and Heart Failure: Part 1: Definitions, Pathophysiology, Risk Factors, and Imaging. *Circ Heart Fail*. 2016;9(1):e002661.
4. Cardinale D, Colombo A, Bacchiani G, et al. Early detection of anthracycline cardiotoxicity and improvement with heart failure therapy. *Circulation*. 2015;131(22):1981–1988.
5. Zamorano JL, Lancellotti P, Rodriguez Muñoz D, et al. 2016 ESC Position Paper on cancer treatments and cardiovascular toxicity developed under the auspices of the ESC Committee for Practice Guidelines: The Task Force for cancer treatments and cardiovascular toxicity of the European Society of Cardiology (ESC). *Eur Heart J*. 2016;37(36):2768–2801.
6. Ky B, Vejpongsa P, Yeh ET, et al. Emerging paradigms in cardiomyopathies associated with cancer therapies. *Circ Res*. 2013;113(6):754–764.
7. Hahn VS, Lenihan DJ, Ky B. Cancer therapy-induced cardiotoxicity: basic mechanisms and potential cardioprotective therapies. *J Am Heart Assoc*. 2014;3(2):e000665.
8. Chen MH, Force T. Cardiovascular Complications of Cancer Therapeutic Agents. In: Mann DL, Zipes DP, Libby P, Bonow R, eds. *Braunwald's Heart Disease*. 10th ed. St. Louis: Elsevier/Saunders; 2014:1613–1623.
9. Haugnes HS, Wethal T, Aass N, et al. Cardiovascular risk factors and morbidity in long-term survivors of testicular cancer: a 20-year follow-up study. *J Clin Oncol*. 2010;28(30):4649–4657.
10. Jensen SA, Hasbak P, Mortensen J, Sørensen JB. Fluorouracil induces myocardial ischemia with increases of plasma brain natriuretic peptide and lactic acid but without dysfunction of left ventricle. *J Clin Oncol*. 2010;28(36):5280–5286.
11. Willis MS, Patterson C. Proteotoxicity and cardiac dysfunction–Alzheimer's disease of the heart? *N Engl J Med*. 2013;368(5):455–464.
12. Palumbo A, Rajkumar SV, San Miguel JF, et al. International Myeloma Working Group consensus statement for the management, treatment, and supportive care of patients with myeloma not eligible for standard autologous stem-cell transplantation. *J Clin Oncol*. 2014;32(6):587–600.

Targeted Therapies

13. Slamon D, Eiermann W, Robert N, et al. Adjuvant trastuzumab in HER2-positive breast cancer. *N Engl J Med*. 2011;365(14):1273–1283.
14. Procter M, Suter TM, de Azambuja E, et al. Longer-term assessment of trastuzumab-related cardiac adverse events in the Herceptin Adjuvant (HERA) trial. *J Clin Oncol*. 2010;28(21):3422–3428.
15. Advani PP, Ballman KV, Dockter TJ, et al. Long-Term Cardiac Safety Analysis of NCCTG N9831 (Alliance) Adjuvant Trastuzumab Trial. *J Clin Oncol*. 2016;34(6):581–587.
16. Dang C, Guo H, Najita J, et al. Cardiac Outcomes of Patients Receiving Adjuvant Weekly Paclitaxel and Trastuzumab for Node-Negative, ERBB2-Positive Breast Cancer. *JAMA Oncol*. 2016;2(1):29–36.
17. Chen J, Long JB, Hurria A, et al. Incidence of Heart Failure or Cardiomyopathy After Adjuvant Trastuzumab Therapy for Breast Cancer. *J Am Coll Cardiol*. 2012;60(24):2504–2512.
18. Goldhar HA, Yan AT, Ko DT, et al. The Temporal Risk of Heart Failure Associated With Adjuvant Trastuzumab in Breast Cancer Patients: A Population Study. *J Natl Cancer Inst*. 2016;108(1).
19. Haas NB, Manola J, Ky B, et al. Effects of Adjuvant Sorafenib and Sunitinib on Cardiac Function in Renal Cell Carcinoma Patients without Overt Metastases: Results from ASSURE, ECOG 2805. *Clin Cancer Res*. 2015;21(18):4048–4054.
20. Chintalgattu V, Rees ML, Culver JC, et al. Coronary microvascular pericytes are the cellular target of sunitinib malate-induced cardiotoxicity. *Sci Transl Med*. 2013;5(187):187ra169.
21. Rini BI, Cohen DP, Lu DR, et al. Hypertension as a biomarker of efficacy in patients with metastatic renal cell carcinoma treated with sunitinib. *J Natl Cancer Inst*. 2011;103(9):763–773.
22. Moslehi JJ, Deininger M. Tyrosine Kinase Inhibitor-Associated Cardiovascular Toxicity in Chronic Myeloid Leukemia. *J Clin Oncol*. 2015;33(35):4210–4218.
23. Levine GN, D'Amico AV, Berger P, et al. Androgen-deprivation therapy in prostate cancer and cardiovascular risk: a science advisory from the American Heart Association, American Cancer Society, and American Urological Association: endorsed by the American Society for Radiation Oncology. *Circulation*. 2010;121(6):833–840.
24. Davies C, Pan H, Godwin J, et al. Long-term effects of continuing adjuvant tamoxifen to 10 years versus stopping at 5 years after diagnosis of oestrogen receptor-positive breast cancer: ATLAS, a randomised trial. *Lancet*. 2013;381(9869):805–816.
25. Amir E, Seruga B, Niraula S, et al. Toxicity of adjuvant endocrine therapy in postmenopausal breast cancer patients: a systematic review and meta-analysis. *J Natl Cancer Inst*. 2011;103(17):1299–1309.

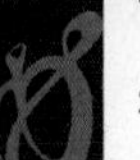

26. Haque R, Shi J, Schottinger JE, et al. Cardiovascular Disease After Aromatase Inhibitor Use. *JAMA Oncol.* 2016;2(12):1590–1597.

Radiation Therapy

27. Early Breast Cancer Trialists' Collaborative G, Darby S, McGale P, et al. Effect of radiotherapy after breast-conserving surgery on 10-year recurrence and 15-year breast cancer death: meta-analysis of individual patient data for 10,801 women in 17 randomised trials. *Lancet.* 2011;378(9804):1707–1716.
28. Darby SC, Cutter DJ, Boerma M, et al. Radiation-related heart disease: current knowledge and future prospects. *Int J Radiat Oncol Biol Phys.* 2010;76(3):656–665.
29. Darby SC, Ewertz M, McGale P, et al. Risk of ischemic heart disease in women after radiotherapy for breast cancer. *N Engl J Med.* 2013;368(11):987–998.
30. Galper SL, Yu JB, Mauch PM, et al. Clinically significant cardiac disease in patients with Hodgkin lymphoma treated with mediastinal irradiation. *Blood.* 2011;117(2):412–418.
31. Lancellotti P, Nkomo VT, Badano LP, et al. Expert consensus for multi-modality imaging evaluation of cardiovascular complications of radiotherapy in adults: a report from the European Association of Cardiovascular Imaging and the American Society of Echocardiography. *J Am Soc Echocardiogr.* 2013;26(9):1013–1032.

Cardiovascular Care of the Cancer Patient

32. Armenian SH, Lacchetti C, Barac A, et al. Prevention and Monitoring of Cardiac Dysfunction in Survivors of Adult Cancers: American Society of Clinical Oncology Clinical Practice Guideline. *J Clin Oncol.* 2017;35(8):893–911.
33. Shelburne N, Adhikari B, Brell J, et al. Cancer treatment-related cardiotoxicity: current state of knowledge and future research priorities. *J Natl Cancer Inst.* 2014;106(9):doi:10.1093/jnci/dju1232. Print 2014 Sep.
34. Hamo CE, Bloom MW, Cardinale D, et al. Cancer Therapy-Related Cardiac Dysfunction and Heart Failure: Part 2: Prevention, Treatment, Guidelines, and Future Directions. *Circ Heart Fail.* 2016;9(2):e002843.
35. Wang X, Liu W, Sun CL, et al. Hyaluronan synthase 3 variant and anthracycline-related cardiomyopathy: a report from the children's oncology group. *J Clin Oncol.* 2014;32(7):647–653.
36. Visscher H, Ross CJ, Rassekh SR, et al. Pharmacogenomic prediction of anthracycline-induced cardiotoxicity in children. *J Clin Oncol.* 2012;30(13):1422–1428.
37. Armenian SH, Ding Y, Mills G, et al. Genetic susceptibility to anthracycline-related congestive heart failure in survivors of haematopoietic cell transplantation. *Br J Haematol.* 2013;163(2):205–213.
38. Narayan HK, French B, Khan AM, et al. Noninvasive Measures of Ventricular-Arterial Coupling and Circumferential Strain Predict Cancer Therapeutics-Related Cardiac Dysfunction. *JACC Cardiovasc Imaging.* 2016;9(10):1131–1141.
39. Ky B, Putt M, Sawaya H, et al. Early increases in multiple biomarkers predict subsequent cardiotoxicity in patients with breast cancer treated with doxorubicin, taxanes, and trastuzumab. *J Am Coll Cardiol.* 2014;63(8):809–816.
40. Witteles RM, Bosch X. Myocardial Protection During Cardiotoxic Chemotherapy. *Circulation.* 2015;132(19):1835–1845.
41. Boekhout AH, Gietema JA, Milojkovic Kerklaan B, et al. Angiotensin II-Receptor Inhibition With Candesartan to Prevent Trastuzumab-Related Cardiotoxic Effects in Patients With Early Breast Cancer: A Randomized Clinical Trial. *JAMA Oncol.* 2016;2(8):1030–1037.
42. Jones LW, Habel LA, Weltzien E, et al. Exercise and Risk of Cardiovascular Events in Women With Nonmetastatic Breast Cancer. *J Clin Oncol.* 2016;34(23):2743–2749.
43. Children's Oncology Group. Long-Term Follow-Up Guidelines for Survivors of Childhood, Adolescent, and Young Adult Cancers; 2013. Version 4.0.. http://www.survivorshipguidelines.org/pdf/LTFUGuidelines_40.pdf. Access Date September, 2016.
44. Armenian SH, Hudson MM, Mulder RL, et al. Recommendations for cardiomyopathy surveillance for survivors of childhood cancer: a report from the International Late Effects of Childhood Cancer Guideline Harmonization Group. *Lancet Oncol.* 2015;16(3):e123–e136.
45. Armstrong GT, Joshi VM, Ness KK, et al. Comprehensive Echocardiographic Detection of Treatment-Related Cardiac Dysfunction in Adult Survivors of Childhood Cancer: Results From the St. Jude Lifetime Cohort Study. *J Am Coll Cardiol.* 2015;65(23):2511–2522.
46. Mulrooney DA, Armstrong GT, Huang S, et al. Cardiac Outcomes in Adult Survivors of Childhood Cancer Exposed to Cardiotoxic Therapy: A Cross-sectional Study. *Ann Intern Med.* 2016;164(2):93–101.
47. Cardinale D, Colombo A, Lamantia G, et al. Anthracycline-induced cardiomyopathy: clinical relevance and response to pharmacologic therapy. *J Am Coll Cardiol.* 2010;55(3):213–220.
48. Stone NJ, Robinson JG, Lichtenstein AH, et al. 2013 ACC/AHA guideline on the treatment of blood cholesterol to reduce atherosclerotic cardiovascular risk in adults: a report of the American College of Cardiology/American Heart Association Task Force on Practice Guidelines. *Circulation.* 2014;129(25 suppl 2):S1–S45.

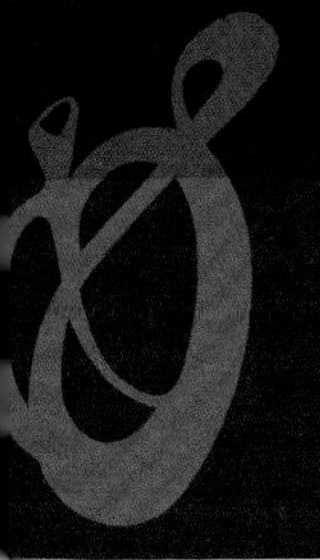

第 82 章　HIV 感染与心血管疾病

PRISCILLA Y. HSUE AND DAVID D. WATERS

统计显示，截至 2015 年，全球有超过 3 700 万人（其中约 240 万人来自欧洲和北美）携带有人类免疫缺陷病毒（human immunodeficiency virus，HIV）或患有获得性免疫缺陷综合征（acquired immunodeficiency syndrome，AIDS）[1]。自 1996 年起，HIV 相关的死亡率在高效抗逆转录病毒治疗（highly active antiretroviral therapy，ART）问世后显著降低，并仍呈逐步下降的趋势[2]。因此，截至 2015 年，在美国已有半数 HIV 携带者或 AIDS 患者达到或超过 50 岁。许多来自欧洲的队列研究（例如荷兰的 ATHENA 研究）预测，到 2030 年，将有约 73% 的 AIDS 患者达到或超过 50 岁，将有约 84% 的 HIV 感染者患有与年龄相关的非传染性疾病，如心血管疾病、糖尿病、肾病、骨质疏松症以及与 AIDS 无关的肿瘤等。随着寿命的延长，非 AIDS 相关的疾病逐步成为接受 ART 人群的主要死因，而心血管疾病也日益成为 HIV 感染人群的重要问题。许多研究显示，在 HIV 感染人群中，因心血管疾病所致的死亡人数已由最初总死亡人数的 6.5%上升至目前的 15%[3-4]。

尽管心血管疾病在 HIV 感染人群中的发生、发展机制尚未完全明确，但众多观点认为其是多因素共同作用的结果，包括传统的心血管疾病危险因素和 HIV 相关因素（例如抗病毒药物的副作用）。这些因素可引起代谢紊乱、免疫激活、慢性炎症、微生物移位，以及与其他病毒抗原（例如巨细胞病毒）产生合并感染，因此具有显著的影响[5]。与此同时，由于病毒可能在宿主体内持续复制，因此 HIV 感染者通常需要长期 ART，从而导致持久的免疫异常和慢性炎症。这些机制甚至在 HIV 感染治疗（仅控制 CD4 阳性细胞数量和 HIV 病毒滴度，但 HIV 感染尚未治愈）期间仍可以逐步进展，并成为 HIV 感染者中发生心血管疾病或其他并发疾病的基础[6]。

这一章节将着眼于心血管疾病在 HIV 感染人群中的特点，尤其关注心血管疾病危险因素和冠状动脉性心脏病。在发达国家，ART 的应用已将 HIV 感染逐步转变为一种慢性疾病状态，因此心脏病学专家有必要重视 HIV 相关的心血管疾病，并关注其临床独特性。

HIV 感染者中的心血管疾病危险因素

相较于未感染 HIV 的人群，传统的心血管疾病危险因素在 HIV 感染者（特别是接受 ART 的患者，见第 10 章）中更为常见，主要包括血脂异常、代谢综合征、高血压、吸烟等，致使 HIV 感染者 10 年 Framingham 风险评分明显高于未感染 HIV 的人群。一项丹麦的队列研究显示，许多年龄相关的并发疾病（包括高血压、心绞痛、心肌梗死、外周动脉疾病和心血管疾病）也同样在 HIV 感染者中更为普遍[7]。

血脂异常

HIV 感染者在尚未接受治疗的早期阶段主要表现即为血脂谱异常（见第 48 章），如低高密度脂蛋白胆固醇（high-density lipoprotein cholesterol，HDL-C）、高甘油三酯和低低密度脂蛋白胆固醇（low-density lipoprotein cholesterol，LDL-C）[8]。通常起始 ART 后（尤其是在应用蛋白酶抑制剂的情况下），LDL-C 和总胆固醇水平增加，但 HDL-C 仍维持较低水平[9]。一项瑞士的 HIV 队列研究显示，应用蛋白酶抑制剂的患者发生高胆固醇血症和高甘油三酯血症的比例是未应用蛋白酶抑制剂的患者的 1.7~2.3 倍。因此 HIV 感染者所发生的血脂谱异常具有致动脉粥样硬化的特点，包括甘油三酯和 LDL-C 升高、HDL-C 下降等。在不同研究中，HIV 感染者高脂血症的患病率为 28%~80%，其中最常见的即为高甘油三酯血症。

大多数 HIV 相关的治疗药物均有增加 LDL-C 的风险，但不同药物或同类药物中的不同种类间仍存在差异[10]。蛋白酶抑制剂能够增加甘油三酯水平，其中利托那韦的影响最为显著，部分病例中利托那韦可能导致甘油三酯水平超过 1 000mg/dl。目前利托那韦的实际应用剂量逐渐降低，也减少了高甘油三酯血症的发生；但利托那韦-沙奎那韦、利托那韦-洛匹那韦合剂同样有增加体内甘油三酯水平的风险；而阿扎那韦则对甘油三酯水平的影响则较小。第二代蛋白酶抑制剂（例如整合酶抑制剂雷特格韦和融合抑制剂马拉维若），相比于传统的 ART 治疗药物，对脂质代谢的影响相对较小[10]。替诺福韦艾拉酚胺（TAF），作为富马酸替诺福韦二吡呋酯（TDF）改进后的药物，已于 2015 年 11 月被美国食品药品管理局批准上市，但其引起高总胆固醇、LDL-C、HDL-C 等风险仍与 TDF 相当，尽管其通常对总胆固醇/HDL 的比值影响不大[11]。

脂质代谢障碍和代谢综合征

脂质代谢障碍是一类以颈背部脂肪堆积、内脏脂肪增加、皮下和外周脂肪丢失为特征的综合征，最终可导致中心型肥胖(见第49章)。接受ART治疗的患者中约有20%至35%可逐步发生脂质代谢障碍，尤其是应用蛋白酶抑制剂和核苷类逆转录酶抑制剂司坦夫定和地达诺新的患者。但新型蛋白酶抑制剂(例如阿扎那韦)则较少引起脂质代谢障碍。

HIV感染者的脂质代谢障碍通常与代谢综合征有关(见第49章)。具体而言，其主要包括胰岛素抵抗、糖耐量下降、高甘油三酯、低HDL-C水平和高血压。研究显示，HIV感染者中代谢综合征的患病率波动于8.5%~52%，其中拉丁美洲国家中患病率相对较高，而多中心研究则提示较少接受ART的地区患病率相对较低[12]。代谢综合征往往在开始接受ART(例如司坦夫定、洛匹那韦/利托那韦)的前3年中较为常见，且呈现逐步进展趋势，但在新药应用中较少见。大多数研究表明，在HIV感染人群中，代谢综合征是其心血管疾病和死亡的重要预测因子[12]。

糖尿病

HIV感染是否与糖尿病发病率的增加相关，目前仍存在争议(见第51章)。蛋白酶抑制剂(例如茚地那韦、洛匹那韦/利托那韦)和胸苷类似物(尤其是司坦夫定)均可引起胰岛素抵抗[12]。然而，由于相关的毒性作用，这些药物已不再被推荐用于HIV感染的初始治疗。最近一项来自丹麦的大型队列研究显示，1996年至1999年间，无论是否接受ART，HIV感染者中糖尿病的发生风险接近正常人群的三倍；然而，1999年至2010年间，上述风险差异则不再如此显著[13]。研究发现，茚地那韦，沙奎那韦，司坦夫定和地达诺新可能增加糖尿病的发生风险，而这些药物在现代ART治疗中已较少应用；这也部分解释了上述两个时期差异的可能原因。

另一项来自美国南卡罗来纳州医疗补助计划的最新研究则发现，1994年至2003年间，6 816名HIV感染者与正常人群(年龄、性别、种族分布均相近)相比，糖尿病的发生率无明显差异；而2004年至2011年间，HIV感染者中糖尿病的发生率较正常人群减少[14]。蛋白酶抑制剂的应用显著增加糖尿病的发生风险[调整后的相对风险(RR)1.35；95%置信区间(CI)为1.03~1.78]。其他相关因素，例如慢性炎症、HIV感染控制不佳、合并感染丙型肝炎病毒、自身免疫损伤及人口统计学因素(高龄、男性等)，则可能在糖尿病发展的过程中发挥重要作用。

吸烟

吸烟在HIV感染者中相当常见。近期一项来自丹麦的大型队列研究显示，近一半的HIV感染者吸烟，而正常人群中则仅有约五分之一吸烟[15]。各种原因(包括非AIDS相关的疾病)所致的死亡在吸烟的HIV感染者中均显著增加。一名35岁的HIV感染者，在吸烟情况下的中位预期寿命为62.6岁(95%CI 59.9~64.6岁)，而不吸烟情况下的中位预期寿命则为78.4岁(95%CI 70.8~84.0)；归因于吸烟损失的生命年(12.3年，95%CI 8.1~16.4年)显著高于因HIV感染损失的生命年(5.1年，95%CI 1.6~8.5年)；与吸烟相关的人群归因死亡风险在HIV感染者中为61.5%，而在正常人群中则为34.2%。模拟HIV感染者个体危险因素控制的研究结果表明，戒烟、降脂和降压可降低心血管疾病的相对风险；当然，年龄增加亦是导致上述风险增加的因素之一[16]。

戒烟策略在HIV感染者和正常人群中的成功率相当，均为中等水平。一项基于8个研究(共1 822名吸烟的HIV感染者)进行的meta分析表明，行为干预可以中等程度地增加戒烟效果(RR 1.51，95%CI 1.17~1.95)[17]。但ART与戒烟相关药物间的药物相互作用尚未在HIV感染者中有较完善的评估。另一种戒烟策略是通过培训艾滋病专科医师来为HIV感染者提供戒烟咨询和治疗。例如来自瑞士HIV队列研究中的一个医疗机构中，所有医务人员均完成持续半天的关于尼古丁依赖治疗的研讨会[18]。随后，与研究中其他机构相比，该医疗机构中HIV感染者的戒烟成功率显著增加、吸烟复发率显著降低，而且具有心血管疾病风险因素的HIV感染者中的戒烟成功率同样更高。

高血压和慢性肾脏病

据报道，HIV感染者中高血压(见第47章)和慢性肾脏病(见第98章)的患病率高于正常人群；这可能受多种因素的影响，包括患者所选用的ART类型。与正常人群相似，高血压或高血压前期均已被证实可以增加HIV感染者发生心肌梗死的风险[19]。一项前瞻性的队列研究表明[20]，对于原本肾功能正常的个体，应用TDF或两种蛋白酶抑制剂方案之一(阿扎那韦/利托那韦、洛匹那韦/利托那韦)均可增加慢性肾脏病的发病率[21]。同样，在HIV感染者中，慢性肾脏病(表现为蛋白尿或肾小球滤过率(GFR)降低)的发生可以显著增加心血管事件的风险[22]。一项纳入超过35 000名HIV感染者的队列研究亦显示，eGFR的降低与心血管疾病密切相关[20]。目前已有包括HIV相关和传统慢性肾脏病相关因素的风险评分模型，可用于评估HIV感染者慢性肾脏病发展情况[23]。

HIV感染者中的动脉粥样硬化

HIV感染加速动脉粥样硬化进程的潜在机制目前仍尚未完全清楚，其可能是病毒直接效应、ART影响、代谢变化、免疫激活、慢性炎症、与其他病毒发生共感染及传统危险因素共同作用的结果(图82.1)。关于病毒直接效应，HIV基因在长时间ART后仍保持低水平的转录[24]，HIV编码蛋白相关的反式激活因子(tat)和负向调控因子(nef)可诱导炎症和内皮功能障碍。与此同时，HIV包膜蛋白gp-120被认为能够引起内皮素-1水平的升高。因此，HIV本身即可通过释放低水平的上述蛋白促进动脉粥样硬化的发生。目前大多数研究认为，HIV通过其下游机制引起慢性炎症，从而造成对血管内皮的影响，仅有一篇尚存争议的报道认为HIV直接存在于内皮细胞中。

ART药物(尤其是早期的药物)除引起血脂异常外，可能还通过其他机制促进动脉粥样硬化的发生。蛋白酶抑制剂可以诱导氧自由基的产生并引起内皮细胞的凋亡[24]，核苷类逆转录酶抑制剂可以激活血小板，而非核苷类逆转录酶抑制剂则可以诱导单核细胞黏附于血管内皮。

慢性炎症和T淋巴细胞激活是动脉粥样硬化发生的核心环节[5,25]。未经治疗的HIV感染者体内存在高水平的T淋巴细胞，甚至在ART治疗后，HIV感染者体内T淋巴细胞的水平仍高于正常人群。T淋巴细胞激活可以促进炎性因子的表达，如白细胞介素-6、D-二聚体、高敏感性C反应蛋白。SMART研究(对比间断ART和持续ART的效果)显示，在接受治疗的HIV感染者中，这些

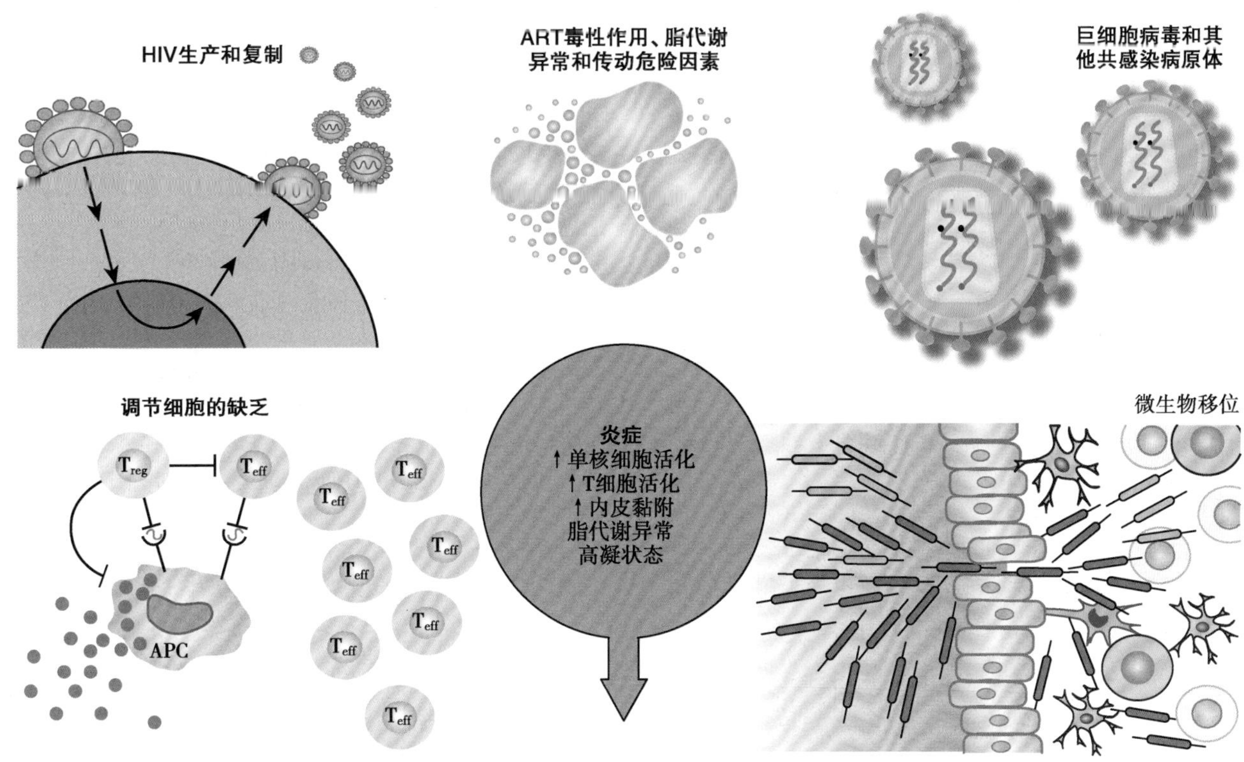

图 82.1 HIV 感染者发生心血管疾病的潜在机制目前大部分仍为未知,但如图所示,其可能是多因素作用的结果。这些因素包括病毒持续复制、ART 相关副作用、传统的危险因素、与其他病毒发生共感染、免疫激活和肠道微生物移位。在治疗的过程中,所有上述因素均可能促进炎症反应,导致单核细胞激活、血脂异常、高凝状态、血管功能障碍和心脏及其他器官的终末器官疾病。(引自 Deeks SG, Lewin SR, Havlir DV: The end of AIDS: HIV infection as a chronic disease. Lancet. 2013, 382 (9903): 1525-33.)

炎性因子是心血管事件[26]和致命性心血管疾病[27]的独立预测因素。

单核巨噬细胞在 HIV 相关疾病和动脉粥样硬化的发生过程中均有至关重要的作用[28],因此其可能在 HIV 相关心血管疾病中亦扮演重要的角色。巨噬细胞的活化已被证实可以促进颈动脉粥样硬化的进程,并可预测 HIV 感染者冠状动脉钙化(coronary artery calcium, CAC)的发生和发展[29]。通过应用^{18}F-FDG 进行 PET 扫描分析主动脉炎症情况的研究发现,相比于正常人群,HIV 感染者主动脉炎症程度常较重,且其严重程度与 sCD163(循环中单核巨噬细胞活化的标志)的水平相关[30]。来源于 HIV 感染者和患有急性冠脉综合征的非 HIV 感染者的单核细胞均被证实具有促凝相关表型,这也提示单核细胞在 HIV 感染者中可能还存在其他促进动脉粥样硬化的机制[31]。

$CD4^+$ T 淋巴细胞计数和病毒载量同样可以影响心血管疾病风险。$CD4^+$ T 淋巴细胞的最低数量水平可以预测亚临床颈动脉粥样硬化的发生、发展情况,ART 后如果仍维持低水平的 $CD4^+$ T 淋巴细胞计数常提示较高的心血管疾病风险。一项研究显示,低水平的 $CD4^+$ T 淋巴细胞计数可作为独立影响因素增加颈动脉斑块的发生;而另一项研究显示,低于 350 个/mm^3 水平的 $CD4^+$ T 淋巴细胞数量与动脉硬化相关。上述证据提示越早起始 ART 可能具有更大的获益(见下述 START 研究)。另一些研究显示,HIV 相关的药物治疗能够促进血管内皮的功能但并不能完全修复血管内皮;而通过肱动脉血流介导舒张功能的测量显示,病毒载量与血管内皮的损伤程度亦呈正相关。

然而,随着目前 HIV 治疗管理水平的发展,免疫抑制和心血管事件的相关性正被逐步减弱。近期 D:A:D 研究显示,低水平的 $CD4^+$ T 淋巴细胞计数(免疫抑制)与心血管病事件间无明显相关性[32]。

许多在正常人群中表达的心血管事件相关生物标记在 HIV 感染者体内表达增加,提示了血管内皮损伤、凝血-纤溶异常、血小板活化和炎症。其中,血管内皮相关生物标记(如 vWF 抗原)通常表达增加,尤其在高病毒载量或进展期的患者体内。循环中 ICAM-1、VCAM-1 亦在 HIV 感染者中表达增加,其通常与可溶性 2 型 TNF-α 受体(s-TNFR2)介导的炎症反应直接相关,而炎症反应的增强则可以进一步促进颈动脉内膜增厚。

另外,许多研究显示,HIV 感染常导致白细胞介素-6、D-二聚体、高敏感性 C 反应蛋白的升高,即便是在经过治疗后,上述炎性因子仍维持较高水平[33]。这些炎症因子是 HIV 感染者中许多非 AIDS 相关事件的强预测因素[34],包括心血管事件发生率的升高[26]、心血管疾病风险的增加[35]、心血管疾病或其他因素所致死亡率的升高[27,36]等。此外,心肌损伤标志(如 ST2、GDF-15、NT-proBNP 等)也同样是 HIV 感染者中死亡风险的重要预测因素[37]。

HIV 感染者免疫系统的慢性激活还可能与胃肠道微生物移位相关,后者致使循环中微生物产物(如脂多糖)增加。而 ART 后残存的微生物移位则与机体免疫重塑(如 $CD4^+$ T 淋巴细胞计数的恢复)有关。与此同时,单核细胞反应相关标志 sCD14 亦被证实与

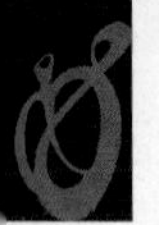

HIV 感染者死亡率呈正相关[38]。然而，在 HIV 感染者中，应用利福昔明、司维拉姆等减少胃肠道微生物移位相关影响的药物却并未见到明显的疗效[39,40]。

由于 HIV 感染和心血管疾病常在患者体内表现出多种效应，因此目前对何种生物标志能够最为有效地预测 HIV 感染和心血管疾病，尚仍待进一步研究明确和证实。

HIV 感染者冠状动脉和颈动脉粥样硬化的独特性

相较于其他人群，HIV 感染者所发生的动脉粥样硬化在病理解剖上存在独特性（见第 48 章）。既往尸检报道，年轻 HIV 感染者中冠状动脉粥样硬化的特点与移植血管病变相类似（见第 28 章），表现为弥漫的、全血管壁的平滑肌细胞和弹力纤维增生，同时亦会伴有内弹性膜层的钙化。

心脏相关 CT 扫描（见第 18 章）为 HIV 感染者冠状动脉疾病的特点提供了可视化的呈现[41]。7 项研究均证实，HIV 感染者中冠状动脉钙化的发生率并不高于其他人群，但冠状动脉 CTA 则显示 HIV 感染者中非钙化性斑块较其他人群更为常见[42]。一项基于 9 个研究（共 1 229 名 HIV 感染者和 1 029 名非 HIV 感染者）进行的 meta 分析表明[43]，冠状动脉狭窄（>30%或>50%）或钙化斑块的发生率在两组人群中均无明显差异，但 HIV 感染者中非钙化性斑块的发生率超过非 HIV 感染人群的 3 倍（58% vs 17%）。非钙化性斑块通常富含脂质且炎症反应较为明显，有斑块破裂的倾向。亦有报道证实上述存在高风险的斑块类型存在于 HIV 感染者中[44]。

在非 HIV 感染人群中，颈动脉内膜增厚与心血管疾病及心脑血管事件（如卒中、心肌梗死等）发生风险的增加有关。许多观察性研究对比了 HIV 感染者和非 HIV 感染人群中颈动脉内膜增厚的情况。如图 82.2 所示，meta 分析显示，HIV 感染者中颈动脉内膜增厚水平较非 HIV 感染人群平均增加 0.04mm（95%CI 0.02~0.06mm，$P<0.001$）。然而，由于不同研究存在人群特征、研究设计、样本量、随访时长和超声技术的差异，因此对于上述结论仍应作更为慎重的考虑。但与此同时，6 项研究均证实，颈动脉斑块在 HIV 感染者中更为常见[41]；且有趣的是，颈动脉内膜增厚被证实为 HIV 感染者死亡率的独立预测因素[45]。

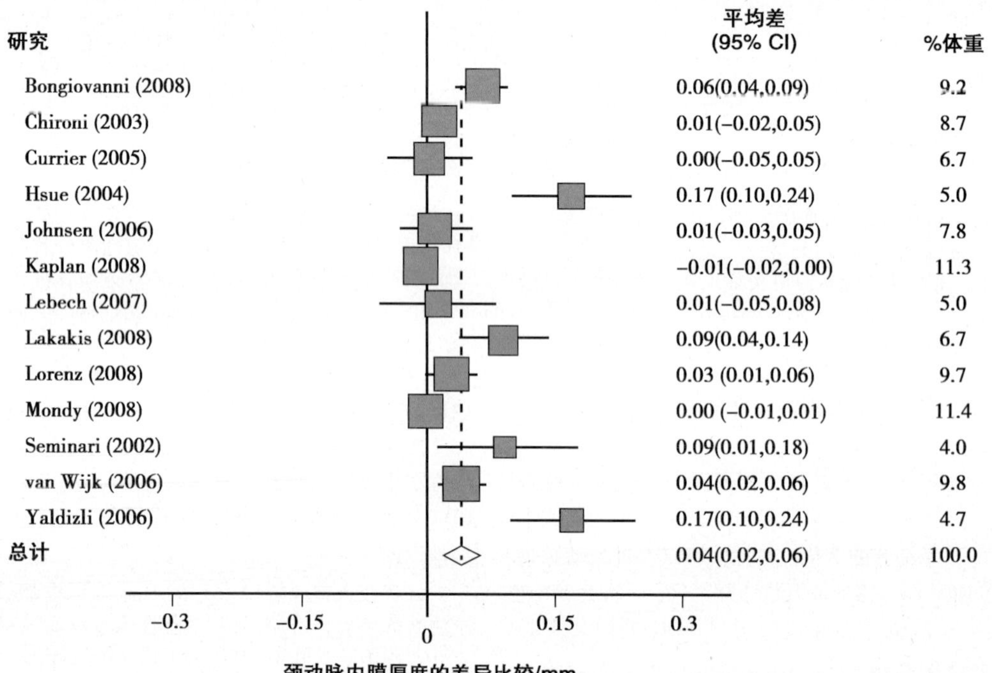

图 82.2　HIV 感染者颈动脉内膜厚度（IMT）的差异比较。一项纳入 13 个研究的 meta 分析评估了颈动脉内膜-中膜厚度和 HIV 感染水平的关系。HIV 感染者颈动脉内膜厚度平均为 0.04mm，较非 HIV 感染者增厚（95%CI 0.02~0.06mm，$P<0.001$）。（引自 Stein JH，Currier JS，Hsue PY：Arterial disease in patients with human immunodeficiency virus infection：what has imaging taught us? JACC Cardiovasc Imaging. 2014，7：515-25.）

HIV 感染者中的冠状动脉疾病

流行病学

首个 HIV 感染者接受 ART 期间发生心肌梗死的病例报道于 1998 年（见第 58 章）。此后，许多观察性研究报道冠状动脉性心脏病在 HIV 感染者中具有更高的发生率。一项纳入 27 350 名 HIV 感染者和 55 109 名非 HIV 感染者且随访 5.9 年的队列研究（Veterans Aging Cohort Study）显示[46]，各年龄层（30~70 岁）中心肌梗死的发生风险均在 HIV 感染者中更高；对 Framingham 危险因素、并发疾病和药物应用进行校正后，HIV 感染者相比于非 HIV 感染人群，心肌梗死发生风险仍明显升高[风险比（HR）1.48，95%CI 1.27~1.72]。即便是病毒受抑的患者，相比于非 HIV 感染人群仍有更高的风险。HIV 对心肌梗死风险的影响可以与传统危险因素（如高血压、糖尿病、高脂血症）相当。与此同时，许多其他的研究则证实 HIV 感染者中冠状动脉性心脏病的发生风险约高于非 HIV 感染人群的 1.5~2 倍。

在上述研究（Veterans Aging Cohort Study）中，HIV 感染者中发

生缺血性卒中的风险亦显著高于非 HIV 感染人群[发病率比(IRR)1.25,95%CI 1.09~1.43,P<0.01][47]。对人口因素、传统缺血性卒中危险因素、并发疾病和药物进行校正后,HIV 感染者中缺血性卒中的发生风险降低,但仍高于非 HIV 感染人群(HR 1.17,95%CI 1.01~1.36,P=0.04)。

究竟是 HIV 感染本身还是 ART 相关副作用在增加冠状动脉性心脏病发生风险中具有更为重要的作用,目前仍存在争议。目前比较公认的是,ART 持续时间越久,心血管事件的发生风险越高。但另一方面,一项随机对照研究表明,相比于间断应用 ART,持续应用 ART 可以减少心血管事件的发生;而在未经治疗的患者中起始 ART 的过程亦会增加体内动脉粥样硬化相关标志(例如内皮功能)的表达;上述两个结果提示 HIV 本身能够增加心血管疾病的风险。然而,在病毒受抑的患者中,心血管疾病的风险仍较非 HIV 感染人群升高,这又似乎提示 HIV 感染本身、ART 可能各自并共同影响心血管疾病的发生和发展。

个别抗病毒药物(如茚地那韦、洛匹那韦-利托那韦、地达诺新、阿巴卡韦)被证实能够增加心血管疾病的风险[48]。其中,核苷逆转录酶抑制剂阿巴卡韦在这点上实际存在争议。2008 年 D:A:D 研究结果显示接受包含阿巴卡韦的 ART 方案治疗的 HIV 感染者中心肌梗死的风险增加约 90%,这一变化对既往或目前正在应用阿巴卡韦的患者均是显著的。此后,越来越多的研究(尽管不是所有的研究)进一步证实了上述关系。近期基于 49 717 个对象的 D:A:D 最新研究结果再次证实了上述关系(RR 1.98,95%CI 1.72~2.29)[49]。这一作用被认为可能与阿巴卡韦能够诱导血小板过度活化有关,同时亦可能与药物所致内皮损伤及白细胞和内皮细胞的相互影响有关。而阿扎那韦,其可能引起高胆红素血症,但被证实相比于其他药物能够降低动脉内膜增厚的进展[50]。

临床表现

急性冠脉综合征在 HIV 感染者中的临床表现不同于非 HIV 感染的人群(见第 59 章和第 60 章)。前者平均年龄明显小于后者,且男性、吸烟、低 HDL-C 的患者较为多见;但前者风险评分相对较小,更多表现为冠状动脉单支病变而非多支病变。因此,总的来说,HIV 感染者发生急性冠脉综合征常见较好的结局。

早期研究发现,与非 HIV 感染人群相比,HIV 感染者中植入金属裸支架后发生再狭窄的概率明显较高,这可能与 HIV 感染者体内 C 反应蛋白、$CD8^+$ T 淋巴细胞水平升高有关[51]。但最近研究则发现,HIV 感染者和非 HIV 感染人群在植入药物洗脱支架后具有类似的中期结果[52]。美国一项全国范围内住院患者调查显示,9 771 名 HIV 感染者接受心脏手术(包括冠状动脉搭桥术)后的住院死亡率相比于非 HIV 感染者未见明显升高[53]。但目前关于 HIV 感染者接受冠状动脉搭桥术后远期结局的研究结果尚未公布。通过分析美国全国范围住院患者出院数据库发现,尽管 HIV 感染者中接受心血管手术的比例由 0.09%增加至 0.23%,且术后需要输血或发生相关并发症的可能性更大,但其死亡风险并没有增加[53]。

一些数据显示,与非 HIV 感染人群相比,HIV 感染者发生急性冠脉综合征时能够获得相应检查和治疗从而降低死亡率和复发风险的可能性较小。例如,美国 1997 年至 2006 年间全国范围内住院患者调查显示,约 2 500 000 名发生心肌梗死的非 HIV 感染者中有 63%接受冠状动脉造影检查,而约 6 000 名发生心肌梗死的 HIV 感染者中仅有 48%接受冠状动脉造影检查[54]。尽管 HIV 感染者相对年龄较小且并发疾病较多,但上述矛盾仍然存在。然而,对比 1999 年至 2000 年和 2009 年至 2011 年的 D:A:D 研究数据,现今,HIV 感染者发生急性冠脉综合征时已经能够获得更为积极的治疗[2]。此外,HIV 感染者发生心肌梗死的类型亦具有特征性。将心肌梗死分为Ⅰ型(动脉血栓性)和Ⅱ型(损伤相关性),则北美 HIV 感染人群队列中,发生的心肌梗死超过 40%属于Ⅱ型[55];同时,这一现象可能是 HIV 感染者与非 HIV 感染人群发生心肌梗死时患者特征、结局和预测因素存在矛盾和差异的基础。

与急性冠脉综合征相类似,HIV 感染者与非 HIV 感染人群发生缺血性中风的临床特点亦存在差异。前者相对年龄较小且男性居多,但缺血性中风相关危险因素(如高血压、糖尿病、吸烟、高脂血症)在二者中相类似。

治疗

由于缺少针对 HIV 感染人群的临床研究数据,目前对 HIV 感染人群中冠状动脉性心脏病的治疗仍基本参照现有应用于非 HIV 感染人群的指南规范。但是,对于 HIV 感染人群,有两个方面需要特别关注:①ART 对心血管疾病的潜在影响;② HIV 感染相关高脂血症治疗的影响(可能不同于心血管疾病指南规范中)。

抗逆转录病毒治疗和心血管疾病

自 20 世纪 90 年代 ART 首次出现以来,其适应证和具体药物种类发展迅速。早期,由于 ART 获益有限且治疗副作用十分常见,因此仅被推荐用于患者免疫抑制进展阶段。但近期研究显示,早期无症状的 HIV 感染通常伴有慢性免疫刺激和炎症,这将导致长期的患病状态。因此,尽管 ART 最初仅限用于 $CD4^+$ T 淋巴细胞计数较低的患者,但现在已普遍认为,无论患者 $CD4^+$ T 淋巴细胞计数如何,所有能够检测到病毒血症的 HIV 感染者均应开始应用 ART[56]。由于在 HIV 抗体阳性之前起始治疗能够减小潜伏 HIV 储库的大小、降低免疫激活水平以及减少中枢记忆性 T 细胞的感染,因此目前推荐在患者发生急性 HIV 感染初期应尽早起始 ART。早期启动 ART 相比于推迟启动能够在 AIDS 相关或非相关的事件上产生获益,然而研究尚未在心血管疾病结局上获得相关统计学差异[57]。目前在 HIV 感染者中早期应用 ART 对其心血管疾病和心血管相关风险的影响仍尚未清楚。

在特定治疗期后计划性地中止早期 ART 并不被推荐,因为中止治疗后 ART 相关获益将不会持续存在,而随后产生的病毒反弹亦与临床事件增加和传播可能性相关[56]。但在"精英控制者"(确诊 HIV 感染但未经 ART 治疗 HIV RNA 检测持续阴性的患者)中启动 ART 目前仍存在争议。

起始治疗应推荐使用何种药物组合呢?整合酶链转移抑制剂(Integrase strand transfer inhibitor agents,InSTIs)通常被认为是一线治疗的关键药物,因其高效且相比蛋白酶抑制剂和非核苷类逆转录酶抑制剂(过去 ART 的关键药物)能有更高、更快的病毒抑制率。InSTIs 的另一优势在于具有极佳的耐受性。3 种常用 InSTIs 的优劣对比详见表 82.1。

对于绝大多数患者,推荐起始 ART 的方案为度鲁特韦/阿巴卡韦/拉米夫定、度鲁特韦+TAF/恩曲他滨、埃替格韦/可比司他/TAF/恩曲他滨以及雷特格韦+TAF/恩曲他滨(斜线分割的部分表示这些成分可作为共同制剂使用)[56]。近 96%接受 ART 和保护的患者血浆 HIV RNA 水平控制在低于检测下限。

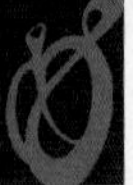

TABLE 82.1 Integrase Strand Transfer Inhibitors

	DOLUTEGRAVIR	ELVITEGRAVIR	RALTEGRAVIRF
FDA Approval	2013	2012	2007
Advantages	Superior to efavirenz and ritonavir-boosted darunavir Once-daily dosing Pill size is small Lowest risk of resistance with virologic failure Relatively few drug interactions Can be taken with or without food Superior to raltegravir in treatmentexperienced patients	Superior to ritonavir-boosted atazanavir in HIV-infected women Once-daily dosing	Superior to ritonavir-boosted atazanavir and ritonavir-boosted darunavir Longest safety record Fewest drug interactions Can be taken with or without food
Disadvantages	Raises serum creatinine due to inhibition of tubular secretion of creatinine Higher rates of insomnia and headache than comparators in some studies	Requires pharmacokinetic boosting with cobicistat or ritonavir for once-daily dosing Most drug interactions Cobicistat raises serum creatinine due to inhibition of tubular secretion of creatinine Should be taken with food	Must be taken twice daily Not coformulated as part of a complete regimen

Adapted from Nordell AD, McKenna M, Borges ÁH, et al: Severity of cardiovascular disease outcomes among patients with HIV is related to markers of inflammation and coagulation. J Am Heart Assoc 2014;3(3):e000844.

表 82.1 整合酶链转移抑制剂

	度鲁特韦	埃替格韦	雷特格韦
FDA 批准	2013	2012	2007
优势	优于依法韦伦和利托那韦改进后的地瑞那韦 每天 1 次 药片尺寸较小 耐药致治疗失败风险低 药物相互作用相对少 可与或不与食物同服 在已接受过治疗的病人中优于雷特格韦	在女性 HIV 感染者中优于利托那韦改进的阿扎那韦 每天 1 次	优于利托那韦改进的阿扎那韦和利托那韦改进的地瑞那韦 安全记录最长 药物相互作用极少 可与或不与食物同服
劣势	因抑制肾小管肌酐排泄而升高血肌酐 部分研究显示失眠及头痛的发生率较对照组更高	需与可比司他或利托那韦每日 1 次合用以增强药效 较多药物相互作用 可比司他抑制肾小管肌酐排泄而升高血肌酐 需与食物同服	需每日 2 次 不能共同作为完整方案的一部分

FDA,美国食品药品管理局。

改编自 Nordell AD,McKenna M,Borges ÁH,et al. Severity of cardiovascular disease outcomes among patients with HIV is related to markers of inflammation and coagulation. J Am Heart Assoc. 2014,3(3):e 000844.

阿巴卡韦是推荐的度鲁特韦/阿巴卡韦/拉米夫定方案中的组成部分之一。但约半数 HLA-B*5701 等位基因阳性的患者应用阿巴卡韦后可能出现严重甚至危及生命的过敏反应。一项大型前瞻性研究 PREDICT-1 显示,约 5.6%的患者存在 HLA-B*5701 等位基因阳性。因此建议在应用阿巴卡韦前进行 HLA-B*5701 检测,若结果阳性,应避免应用阿巴卡韦[56]。

部分研究显示,阿巴卡韦与心肌梗死风险增加之间存在关联[49]。因此,现行指南推荐患有心血管疾病或有心血管疾病高风险的患者应慎用阿巴卡韦[56]。

对于大多数坚持治疗的患者,一些不包含 InSTIs 的方案也能够抑制 HIV RNA。这些方案对于具有特殊临床特征、偏好、经济状况或因地域因素而不能获得 InSTIs 的患者来说,可能是最佳选择。以下是一些推荐的治疗方案:①地瑞那韦(可比司他和利托那韦的改进)+TAF/恩曲他滨、TDF/恩曲他滨、阿巴卡韦/拉米夫定;②依法韦仑/TDF/恩曲他滨;③利匹韦林/TAF(TDF)/恩曲他滨。但上述方案均各有优势。方案1有较低的抗病毒失败风险,即使是在依从性较差的情况下;方案2对于基线 HIV RNA 水平大于 100 000 拷贝/ml 的患者明显高效;方案3则有较低的代谢副作用风险[56]。

对于孕妇、合并乙型肝炎或丙型肝炎或机会感染的患者,ART 方案需要进行修正[56]。骨质疏松和骨折在 HIV 感染情况下明显增加。在起始 ART 的前1~2年中,患者骨密度可能减少2%~6%。相比于包含 TAF 或阿巴卡韦的方案,包含 TDF 的方案可能导致更明显的骨密度下降;因此,TDF 不推荐用于骨量减少或骨质疏松的患者[56]。

当起始或更换 ART 方案时,推荐监测肾功能(包括 eGFR)和尿常规,检测尿糖、尿白蛋白、尿蛋白水平等;当 HIV RNA 稳定后,建议每6个月监测上述内容(连同 HIV RNA)。研究显示,TDF,尤其是当其与高效蛋白酶抑制剂合用时,可以增加慢性肾脏病的风险,因此不推荐用于 eGFR 低于 60ml/min 的患者。TAF 应用于肾脏病患者的长期资料有限。但如果患者出现肾功能恶化,尤其是出现近端肾小管损伤证据时,均应当停用 TDF 或 TAF[56]。

随着 ART 的不断改进,患者已很少因抗病毒失败或耐药而需要更换药物。但是,对于应用相对不方便且具有较多副作用的陈旧方案的患者,更换为改进后的 ART 药物,可能会有所获益。在这些患者中,考虑更换治疗方案的原因包括不良反应的产生、药物间相互作用的发生以及减少药物剂量或数量后的获益。怀孕的患者也可能需要更换治疗方案。部分患者尽管在现有治疗方案下效果很好,但仍可能从更换治疗方案中进一步获益。例如,当患者原本应用包含可能引起长期毒性作用的司坦夫定、地达诺新或齐多夫定的治疗方案,或应用包含服用药片数量多且有较强代谢毒性(相比于地瑞那韦或阿扎那韦)的早期蛋白酶抑制剂的方案时,更换治疗方案是合理的。一些不再推荐用于初始治疗的药物仍可以安全地继续用于已耐受它们的患者。例如,尽管奈韦拉平和依法韦仑具有显著的早期毒性作用,但从长远来看其均是安全且可耐受的[56]。

关于实验室监测的建议可归纳如下。诊断 HIV 感染即刻且在起始 ART 之前,应当监测下列指标:$CD4^+$ T 淋巴细胞计数、血浆 HIV RNA 水平、甲/乙/丙型肝炎血清学标志物、血生化、估算肌酐清除率、全血细胞计数、尿糖和尿蛋白水平等。所有患者均应行逆转录酶和蛋白酶相关耐药基因筛查;但目前不常规推荐治疗前进行整合酶耐药性筛查。梅毒、衣原体(黏膜核苷酸扩增检测)、淋病筛查也应当在诊断 HIV 即刻进行,同时应包括脂质谱检查。其他实验室评估应当在现行指南基础上遵循个性化。如果首诊即起始 ART,则所有实验室检测标本应当在首剂应用前留取。

在世界范围内,接受 ART 的 HIV 感染者数量已从 2010 年的 7 500 000 增加至 2015 年的 17 000 000[1]。即便如此,仍只有 46% 的 HIV 感染者正在接受 ART,约 20 000 000 名患者尚未接受治疗。提高 ART 覆盖范围应当是联合国需要首先考虑的问题。

在 HIV 感染早期阶段起始 ART 可以保存免疫功能并减轻炎症;这也被期望能够减少由 HIV 感染诱发动脉粥样硬化的可能,尽管这在随机临床研究中尚未得到证实。此外,新的 ART 药物不会引起早期药物相关的不良代谢反应,因此相比于 10~15 年前,现今 HIV 感染者有希望暴露于更低的心血管事件风险。

HIV 感染者高脂血症的治疗

美国传染病协会和成人 AIDS 临床研究小组在 2003 年发布了针对 ART 相关高脂血症评估和管理的具体指南(见第 48 章)。这些建议主要基于国家胆固醇教育项目成人治疗小组Ⅲ号指南(ATP Ⅲ),以及 10 年 Framingham 风险评分中依据心血管风险水平所推荐的 LDL-C 目标。2013 年,美国心脏病学会(ACC)和美国心脏协会(AHA)制定了新的胆固醇治疗指南以降低成人动脉粥样硬化性心血管疾病的风险,取代了已过时的 ATP Ⅲ指南[58]。ACC/AHA 指南推荐应用中等或高等强度的他汀类药物治疗已确诊的动脉粥样硬化性心血管疾病患者、LDL-C≥190mg/dl 的患者、40~75 岁患有糖尿病且 70mg/dl≤LDL-C≤189mg/dl 的患者、40~75 岁 10 年心血管疾病风险≥7.5%且 70mg/dl≤LDL-C≤189mg/dl 的患者[58]。

一些证据表明,上述指南应用于评估 HIV 感染者是否需要接受他汀治疗时并不准确。例如,近期一项纳入 108 名 HIV 感染者的研究中,冠状动脉 CTA 检查发现 36% 的患者存在具有高风险的冠状动脉斑块形态,但依据 2013 年指南仅有 19% 的患者被推荐接受他汀治疗,而依据 ATP Ⅲ指南则仅有 7% 的患者被推荐接受他汀治疗[59]。此外,遵循指南似乎并不是最理想的选择。在 2005 年基于门诊 HIV 感染者的研究中,约五分之一的患者 10 年心血管疾病风险超过 20%,但仍有很大比例具有风险且理应接受药物治疗的患者由于没有达到推荐的治疗标准而未接受相关干预[60]。

在 HIV 感染者中起始降脂治疗时,考虑特定的药物间相互作用非常重要。蛋白酶抑制剂和非核苷类逆转录酶抑制剂均能够影响细胞色素 P450 的亚型。通常,蛋白酶抑制剂能够抑制 CYP3A4,其中利托那韦抑制作用最强,紧接着是茚地那韦、奈非那韦、安普那韦和沙奎那韦。非核苷类逆转录酶抑制剂地拉夫定同样可以抑制 CYP3A4,但奈韦拉平和依法韦仑则可诱导该酶。

蛋白酶抑制剂可以显著增加辛伐他汀和洛伐他汀的血药水平,进而增加横纹肌溶解风险,因此这两种他汀药物禁与蛋白酶抑制剂合用;阿托伐他汀的血药水平仅较小程度的增加,因此可以小剂量应用;普伐他汀和氟伐他汀由于不经 CYP3A4 代谢,因此使用是安全的,但其降低 LDL-C 水平的能力有限;瑞舒伐他汀极少通过 P450 代谢,尽管其与阿扎那韦/利托那韦、洛匹那韦/利托那韦合用时期血药水平有所增加,因此推荐其使用剂量不超过 10mg。对 18 项关于接受抗病毒治疗的 HIV 感染者中应用他汀治疗的研究进行 meta 分析,结果显示,他汀治疗能够有效降低总胆固醇、LDL-C、甘油三酯水平,但对 HDL 水平的影响较小[61]。根据药物间相互作用调整剂量后的他汀治疗,发生不良事件的概率较低。

2003 年 HIV 感染者高脂血症管理指南推荐的饮食和运动干预措施,已被证实能够降低 HIV 感染人群约 11%~25% 的总胆固醇水平。对于正在应用蛋白酶抑制剂或地拉夫定的患者,普伐他汀 20~40mg/d 或阿托伐他汀 10mg/d 被推荐用于 LDL-C 升高时的起始治疗。氟伐他汀 20~40mg/d 则被考虑为二线替代方案。

然而,2003 年的指南相对有些过时,原因在于,相比过去 ART 模式,现代 ART 对他汀代谢的干扰已显著降低。此外,自 2003 年以来许多在非 HIV 感染人群中进行的临床研究证实,相比低剂量应用较低强度的他汀,足量应用强效他汀能够最大程度地减少心血管事件的发生。这一证据亦反映在 2013 年 ACC/AHA 指南的

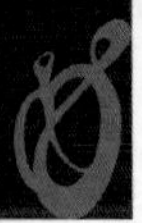

治疗推荐中。鉴于上述考虑，未接受经肝脏 CYP3A4 酶系代谢的 ART 治疗的 HIV 感染者，有理由接受更为积极的符合目前 ACC/AHA 推荐的治疗。值得注意的是，欧洲心脏病学会指南推荐 HIV 感染者伴有血脂异常时属于高风险人群，应当接受治疗以达到 LDL 合格目标[62]。

高甘油三酯血症在 HIV 感染者中同样常见，当甘油三酯水平超过 500mg/dl 时可以应用贝特类药物治疗（吉非贝齐 600mg 每日 2 次或非诺贝特 54～160mg/d）。贝特类和他汀类药物存在药物间相互作用，故应当仅在低剂量情况下合用。烟酸和胆酸螯合剂不推荐用于 HIV 感染者。应用最大耐受剂量他汀治疗时加用依折麦布被认为是安全且有效的，但在 HIV 感染者中单用依折麦布仅能中等强度地降低 LDL-C 水平。PCSK9 抑制剂能够显著降低 LDL-C 的水平，且目前仍在进行临床研究验证其是否可以减少心血管事件的发生。PCSK9 抑制剂可能对部分 HIV 感染者有益，但尚未有相关研究。而有研究显示，HIV 和丙型肝炎病毒发生共感染时存在 PCSK9 的水平升高，其为分段式增加的过程，伴随着 IL-6 水平的变化[63]。

他汀类药物是否能将 HIV 感染者心血管事件降低至非 HIV 感染人群的水平，目前仍尚未确定。一些研究表明，与非 HIV 感染人群相比，他汀类药物降低 HIV 感染者 LDL-C 的水平较小。尽管 HIV 感染的特征之一是炎症标志物的高表达，但与非 HIV 感染人群相比，他汀类药物降低 HIV 感染者体内炎症标志物的水平同样较小[64]。如前所述，HIV 感染者的冠状动脉斑块多为非钙化的软斑块。近期一项安慰剂对照研究显示，阿托伐他汀能够减小非钙化软斑块的体积并降低其破裂风险，但对血管炎症和炎症标志物没有影响[64]。

HIV 感染者中的冠状动脉疾病危险因素的筛查

传统心血管危险因素在 HIV 感染人群中呈现集中倾向。随着危险因素数量的增加，心血管风险亦呈现对数增长而非线性增长，故大部分 HIV 患者暴露于高风险中。因此，戒烟、控制饮食、运动的推荐意见，以及基于指南的糖尿病和高血压治疗，均应当在 HIV 感染者中积极推进。如前所述，HIV 感染者因持续吸烟损失的生命年超过因疾病本身损失的数量[15]。由于 HIV 感染者常同时存在多种医学情况（包括 HIV 感染本身以及相应的许多治疗药物），因此在 HIV 感染者中寻找心血管危险因素往往也显得困难。

风险评估模型

用于评估一般人群心血管风险的多因素模型在 HIV 感染者中均尚未得到验证。目前应用最广泛的筛查工具是 Framingham 风险评分，但该评分似乎低估了吸烟、接受 ART 或具有中等及更高 10 年预测风险的 HIV 感染者的心血管风险。因此，应用经检验可适用于 HIV 感染者（尤其需要兼顾影响心血管风险的 HIV 感染者相关特征）的风险评价工具，显得尤为重要。

近期发布了一项基于 32 663 名来自澳大利亚和欧洲 20 个国家的 HIV 阳性患者中 1 010 例心血管事件研究的新型心血管事件预测模型[65]。这一模型包括年龄、性别、收缩压、吸烟状况、心血管疾病家族史、糖尿病、总胆固醇水平、HDL-C 水平、$CD4^+$ T 淋巴细胞计数、蛋白酶抑制剂及非核苷类逆转录酶抑制剂暴露水平和阿巴卡韦应用情况。而其简化模型则去除了 ART 相关内容。这一模型在 HIV 感染人群中应用优于 Framingham 风险评分，即便是经校正后的 Framingham 风险评分。

其他应用于 HIV 人群的风险预测模型亦在不断发展。但研究显示不同模型甚至可以产生截然相反的结果，相互间的重叠度低于预期水平。因此，从实际应用角度出发，在出现能够被广泛接受且经验证完善的简便易用的 HIV 感染者风险评估工具之前，选用已有风险评估工具（如 Framingham 风险评分）并考虑到其低估真实风险特点，仍是相对合理的。

HIV 感染者中冠状动脉疾病相关生物标志物和信号

临床医生应当意识到，冠状动脉疾病相关症状可以在相对年轻的 HIV 感染者中出现，但可能并不典型（见第 10 章）。运动或药物试验的敏感性和特异性在 HIV 感染者中尚未得到验证，因此目前此类试验的应用仍主要参照一般人群的指南。

据报道，一些生物标志物在同时患有冠状动脉疾病的 HIV 感染者体内明显升高，包括可溶性 CD163、可溶性 CD14、单核细胞趋化蛋白-1（单核细胞活性标志）、D-二聚体、白细胞介素-6、细胞间黏附分子-1、可溶性肿瘤坏死因子-α 受体Ⅰ和Ⅱ、C 反应蛋白和骨保护素[26,27,33,66]。而另一些生物标志物则在同时患有冠状动脉疾病的 HIV 感染者体内明显下降，包括脂联素、可溶性核因子-κβ 受体激活配体、维生素 D。但上述生物标志物均尚未应用于临床辅助诊断冠状动脉疾病。这些生物标记物用于预测 HIV 感染人群心血管疾病的情况不用于非 HIV 感染人群，这也提示 HIV 感染本身可能在疾病进程中发挥重要作用。

冠状动脉钙化的筛查可能在 HIV 感染者中具有诊断价值。至少一项研究显示，中年 HIV 感染者相比同年龄段的非 HIV 感染者发生冠状动脉钙化评分更高，而长期接受 ART 可增加发生冠状动脉钙化的可能性。在一项多中心艾滋病队列研究进行 5 年随访期间，HIV 感染者中约 21%发生冠状动脉钙化，而非 HIV 感染者中仅约 16%；经传统或 HIV 相关危险因素校正后，这一对比关系仍然存在（HR 为 1.64，95%CI 1.13～3.14）[67]。与其他人群相同，HIV 感染者中冠状动脉钙化的存在对未来心血管事件具有预测价值[68]。

胸部 CT 检查（见第 18 章）能够评估心外膜脂肪组织（epicardial adipose tissue，EAT）的厚度。相比非 HIV 感染者，HIV 感染者的 EAT 较厚；且 EAT 增厚同样可以预测 HIV 感染者心血管事件的发生[68]。EAT 覆盖于冠状动脉表面且被认为能够通过分泌促炎因子加速冠状动脉粥样硬化的发生。较厚 EAT 通常与较长时间的 ART、较厚的颈动脉内膜及冠状动脉斑块的存在相关[69]。

冠状动脉钙化的筛查在 HIV 感染者中具有局限性，原因之一在于 HIV 感染者相比非 HIV 感染者更常见非钙化斑块[43]。因此，冠状动脉钙化评分常低估冠状动脉疾病的严重程度。此外，若所有均为非钙化斑块，则可能漏诊冠状动脉疾病。多中心艾滋病队列研究亦提示，相比非 HIV 感染者，HIV 感染者中非钙化斑块更为普遍（患病率 1.28，95%CI 1.13～1.45）；经冠状动脉危险因素校正后，上述差异仍具有显著统计学意义[42]。此外，尽管没有冠状动脉钙化，超过三分之一的 HIV 感染者仍有显著的颈动脉内膜增厚（≥1mm），提示 HIV 感染者冠状动脉钙化检查阴性并不能排除心血管风险[70]。

冠状动脉 CT 造影（见第 20 章）能够检测非钙化斑块，因此根据临床情形，其通常是用于 HIV 感染者的一项有效诊断措施。多中心艾滋病队列研究提示，冠状动脉狭窄超过 50%在 HIV 感染者中更为常见[42]。因此，HIV 感染者中发现冠状动脉斑块后应当积极并加强对心血管危险因素的治疗。他汀治疗、戒烟、严格控制高血压和糖尿病等在其中尤为重要。有研究显示，HIV 感染者接受他汀治疗后，其冠状动脉病变情况可能有所改善[64]。

颈动脉超声(见第 14 章)能够检测颈动脉内膜厚度并明确是否存在斑块及斑块的严重程度，因此在评估 HIV 感染相关的动脉粥样硬化中具有重要作用[71]。由于测量误差的存在，评估颈动脉内膜随时间的改变具有一定的挑战性。然而，颈动脉斑块或颈动脉内膜异常增厚的存在应当提示更为积极地控制相关危险因素。肱动脉血流介导舒张活动的测量可用于评估血管内皮在 HIV 相关心血管疾病中的作用及评估治疗干预措施的反应情况，但临床实际应用中亦具有一定的挑战性。另一方面，心脏 MRI 检查则提示 HIV 感染者中纤维化程度明显增加[72]。

尽管鲜有研究提及，但针对具有心血管疾病中危风险的 HIV 感染者开展心血管相关筛查具有成本效益[73]。结合患者的临床特点，通常可考虑首先进行冠状动脉钙化和颈动脉内膜情况的评估或负荷试验。同时所有 HIV 感染的成年患者均应行心电图检查，且往往需要进一步行超声心动图检查，因为 HIV 感染者中左心室肥大和左心室功能不全的发生率较高(后面将具体讨论)。

慢性炎症和心血管疾病

慢性炎症和免疫激活被认为在 HIV 相关心血管疾病中具有重要作用[5]。尽管 HIV 感染相关心血管疾病的发生机制是多因素的(如图 82.1 所示)，但如同在其他非 AIDS 相关疾病(如肾脏疾病、神经系统疾病和肿瘤)中的作用，慢性炎症亦被认为是 HIV 相关心血管疾病的发生基础。许多不同的治疗措施正在被逐步验证用于减轻炎症反应，其包括心血管相关药物，如他汀、阿司匹林、ACEI 类药物和醛固酮受体拮抗剂；同时许多研究亦在评估用于其他炎症状态(如风湿性关节炎)的药物，如低剂量甲氨蝶呤、TNF-α 抑制剂、IL-6 抑制剂、IL-1β 抑制剂。然而，这些不同的干预措施在减轻炎症水平、降低心血管疾病风险方面的效果以及其应用于 HIV 感染者的安全性和对心血管终点事件的影响，到目前为止仍不清楚。

HIV 感染者中的其他心血管疾病

肺动脉高压

据报道，特发性肺动脉高压(pulmonary hypertension，PH)在普通人群的患病率约为 1/1 000 000~1/500 000，但在 HIV 感染者中则约为 0.5%，其几乎为普通人群的数千倍(见第 85 章)。随着 ART 的出现，上述患病率仍没有明显变化，例如法国 2008 年的一项调查报告显示 PH 在 HIV 感染者中患病率约为 0.46%。一项对出院或死亡 HIV 感染者 PH 患病率的评估研究得出的结果低于先前报道的患病率，提示相关诊断可能仍未被充分认识[74]。应用超声心动图对 HIV 感染者进行筛查，结果提示更多的患者存在无症状的轻度 PH，因此 PH 的实际患病率可能高于 0.5%。例如，一项纳入 106 名 HIV 感染者的研究中，87 名患者经超声心动图检查提示肺动脉收缩压≥30mmHg，而 65 名接受右心导管检查的患者中有 16 名确诊为 PH[75]。另一项纳入 374 名 HIV 感染者的研究中，23 名患者经超声心动图检查提示 PH，但其中仅有 3 人表现出 PH 相关症状[76]。

HIV 感染者 PH 的病理改变与非 HIV 感染者相似。其表现为肺小动脉内膜增厚伴丛状病变，最终导致非小动脉的闭塞。严重 PH 可导致逐渐恶化的低氧血症、运动耐量下降、右心衰竭和心源性猝死。PH 可发生于 HIV 感染的任何阶段，且与 $CD4^+$ T 淋巴细胞计数、ART 类型或其他 HIV 相关因素无关。

PH 是 HIV 感染者发生早期死亡的预兆。较早的研究显示，患有 PH 的 HIV 感染者平均生存时间约为 6 个月；如果同时纳入无症状的患者或给予 PH 相关治疗，则平均生存时间可明显延长。2000 年至 2008 年间于法国专门的中心接受治疗的 77 名患有 PH 的 HIV 感染者中，1 年的总生存率为 88%，3 年的总生存率为 72%[77]。存活率的预测因素包括心脏指数大于 2.8L/min/m^2 和 $CD4^+$ T 淋巴细胞计数超过 200 个/μl。对于患有症状性 PH 的 HIV 感染者，PH 通常是其死亡的主要原因，而非其他 HIV 相关的并发症。

与特发性 PH 类似，尚未发现与 HIV 感染相关 PH 的单一病因，多种促成因素可能共同参与其中。一些炎症标志物在 HIV 感染相关 PH 中明显升高，如内皮生长因子-A、血小板源性生长因子、IL-1 和 IL-6。研究已证实部分 HIV 蛋白能够间接激活内皮细胞，例如包膜糖蛋白-120，其与内皮素-1 水平升高相关，而内皮素-1 则与 HIV 感染者患有 PH 时肺动脉收缩压的水平相关[76]；上述表明这种强效的血管收缩剂在 HIV 感染相关 PH 的发生机制中发挥了重要作用。另一个可能的机制是非对称性二甲基精氨酸(asymmetric dimethylarginine，ADMA)诱导的内皮功能障碍；据报道，HIV 感染相关 PH 患者体内 ADMA 水平明显升高[78]。最后，有研究提出 HIV 感染相关 PH 存在遗传易感性，同时亦有部分证据表明自身免疫因素亦可能发挥了重要作用。

针对 HIV 感染相关 PH 的最优治疗方案目前仍尚未清楚。ART 似乎并没有相关获益。肺动脉扩张试验显示，少数 HIV 感染对钙离子通道阻滞剂敏感[79]。但钙离子通道阻滞剂和蛋白酶抑制剂间存在的药物相互作用使前者的用药剂量受到限制。另外，研究证实，与患有 PH 的非 HIV 感染者类似，双内皮素受体拮抗剂波生坦治疗 1 年以上可改善 HIV 感染相关 PH 患者的肺血管阻力和运动耐量。需要强调的是，波生坦用于同时接受蛋白酶抑制剂治疗的患者时，其剂量应为 62.5mg/d 或隔日，而非常用的 125mg，每日 2 次。针对选择性内皮素受体拮抗剂安倍生坦和西他生坦应用于 HIV 感染者的相关研究尚未见报道。

临床研究证实，5-磷酸二酯酶抑制剂西地那非、他达拉非和伐地那非可以改善非 HIV 感染的 PH 患者的血流动力学和运动耐量。目前尚无针对 HIV 感染相关 PH 患者的类似临床研究报告；但个别病例报道提示上述药物作用在 HIV 感染相关 PH 患者中同样存在[79]。西地那非经细胞色素 P450 系统的 3A4 亚型代谢，且与蛋白酶抑制剂沙奎那韦、利托那韦及茚地那韦间存在相互作用，因此其应用于正在服用蛋白酶抑制剂的 HIV 感染者时剂量应当严密监测。其他 5-磷酸二酯酶抑制剂同样存在上述问题。

一些小型研究表明，前列环素类似物可以改善 HIV 感染相关 PH 患者的血流动力学情况[79]。皮下注射瑞莫杜林和吸入万他维被报道能够改善极少数 HIV 感染相关 PH 患者的相关功能。总而言之，目前针对 HIV 感染相关 PH 患者的治疗与非 HIV 感染人群类似，但大多缺乏临床试验数据证实，并且需要考虑药物与蛋白酶抑制剂间存在的相互作用。其中部分病例报道描述了 HIV 感染相

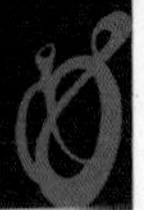

关 PH 的治疗方法。

心肌病和左心室功能异常

据报道,HIV 感染相关心肌病的发病率已由早期 ART 时代的 25.6 例/1 000 人下降至 3.9 例/1 000 人(见第 79 章)[80]。此外,在 ART 出现之前,HIV 感染相关心肌病常表现为症状性且伴有收缩功能减退的左心室扩大,且几乎仅见于晚期 HIV 感染患者或艾滋病患者;而在当今 ART 时代,HIV 感染相关心肌病常表现为无症状性的,且通常由超声心动图发现收缩或舒张功能不全而诊断。

HIV 感染相关心肌病的病理生理机制是多因素的,其发病包括心肌 HIV 感染伴或不伴心肌炎、与其他病毒发生共感染(如柯萨奇病毒 B3、巨细胞病毒等)、ART 相关毒性作用、自身免疫因素、机会感染及营养不良。当 HIV 感染相关心肌病伴有严重扩张型心肌病时,其发病机制主要考虑为机会感染或心肌炎。目前疾病已逐步发展为更多细分的心肌功能不全,而对其机制的研究理解也越来越深入。

目前认为,心脏 HIV 感染可以引起其收缩功能受损。HIV 基因产物,如 tat(反式转录激活因子),亦在过程中发挥重要作用。促炎细胞因子(如 IL-1β 和肿瘤坏死因子)亦被报道可以降低心脏收缩功能[80]。部分 ART 类型可以引起线粒体毒性作用,进而影响心室功能。在非洲撒哈拉沙漠以南及其他贫困地区,营养不良可能导致 HIV 感染相关心肌病的发生。HIV 感染相关心力衰竭被报道见于低至中等收入国家[81]。目前大多数关于 HIV 感染相关研究均在发达国家中开展,可以相对便捷地获得 ART 药物;因此,在发展中国家中观察到的心血管疾病谱可能与许多研究结果并不相同。

相比对照人群,左心室肥大在 HIV 感染者中更为常见。研究表明,HIV 感染者平均左心室质量指数相比对照人群增加 $8g/m^2$ ($P=0.001$)[82]。左心室质量指数增加与最低 $CD4^+$ T 淋巴细胞计数水平的减少呈独立相关,提示免疫缺陷在疾病发展过程中发挥重要作用。经年龄、传统危险因素等校正后,HIV 感染者发生心脏舒张功能减退的可能性仍是对照人群的 2.4 倍以上。另一项对比高血压或正常血压的 HIV 感染者或非 HIV 感染者的研究表明,无论是高血压组还是正常血压组,相比非 HIV 感染者,HIV 感染者均有更大的左心室质量,且发生心脏舒张功能减退的人数更多[83]。

针对 HIV 感染相关心肌病的治疗推荐主要参照非 HIV 感染人群心肌病治疗的相关临床试验和指南[80]。因此,尽管目前尚无关于这些药物在 HIV 感染相关心肌病患者中应用的临床试验,ACEI、β 受体阻滞剂和醛固酮受体拮抗剂仍应被使用。

ART 并不是针对心肌病的治疗,但是,自 ART 开始应用以来,心肌病的发病率呈现逐步下降的趋势。但 ART 能否逆转已经发生的心肌病,目前尚不清楚。而另一方面,部分 ART 药物如齐多夫定有直接心肌毒性,且 ART 可能加速冠状动脉粥样硬化的发生,最终引起左心室功能不全。一项针对发生左心室功能不全的儿童 HIV 感染者的研究着重强调了炎症水平和免疫反应在 HIV 感染相关心肌病中的作用。内源性 IgG 水平较高或接受静脉免疫球蛋白治疗的患者通常具有较好的左心室功能。值得注意的是,研究显示,围产期感染 HIV 的患者,ART 似乎可以保护心脏结构并抑制心力衰竭的发生,这也进一步提示 ART 具有一定的保护作用[84]。

据报道,少数 HIV 感染者经心脏移植后可以获得较好的长期生存率。针对免疫抑制治疗期间可能发展为 AIDS 的担忧已被证实并无依据,且 HIV 感染也不再是心脏移植的禁忌证。

在 ART 出现之前,HIV 感染相关心肌病预后不佳。在一项研究中,合并心肌病的 AIDS 患者平均生存时间为 101 天,而仅患有 AIDS 的患者平均生存时间为 472 天。另一项研究则提示,HIV 感染相关心肌病患者相比特发性心肌病患者,其经死亡校正后的 HR 为 5.86。

自 ART 出现以来,HIV 感染相关心肌病的流行病学和预后有了显著改善。心力衰竭症状和超声心动图发现心肌病的证据往往提示死亡风险大大增加[80]。心源性猝死在 HIV 感染者中的发生率是预期的 4.5 倍,且超过半数的患者存在心脏收缩和舒张功能减退[85]。多巴酚丁胺负荷超声心动图显示存在心脏收缩功能储备,常是 HIV 感染相关心肌病患者具有较好生存率的标志之一。具有心脏收缩功能储备的患者可能在治疗后出现左心室射血分数的改善。

心律失常和心源性猝死

相比非 HIV 感染人群,心律失常在 HIV 感染者中更为常见(见第 32 章)。一项纳入 30 533 名 HIV 感染者的临床研究显示,房颤的发生率在 HIV 感染者中明显增加,且与 $CD4^+$ T 淋巴细胞计数的下降、病毒载量的升高及传统可引发房颤的临床因素相关(见第 38 章)[86]。由于房颤相关并发症,如血栓性卒中,尚未在 HIV 感染者中进行研究评估,针对 HIV 感染者发生房颤的治疗措施是否存在不同尚不清楚。同时,用于评估预测房颤栓塞风险的 CHADS2 和 CHADS2Vasc 评分在 HIV 感染者中的价值亦尚不清楚。

HIV 感染者相比非 HIV 感染人群似乎更易发生心源性猝死(见第 42 章)。在一项纳入 2 860 名 HIV 感染者且连续随访 3.7 年的研究中,心源性猝死的平均发生率为 2.6 例/1 000 人~年(95%CI 1.8~3.8),较预期增加 4.5 倍[85]。死于心源性猝死的患者通常生前心肌梗死、心肌病、心力衰竭和心律失常的发生率较高。左心室收缩和舒张功能减退,尤其是在体内可检测到 HIV RNA 的情况下,亦是 HIV 感染者发生心源性猝死的预测因素之一[87]。目前仍需要进一步的研究探索植入式心律转复除颤器(implantable cardioverter defibrillator,ICD)是否可以预防 HIV 感染者发生心源性猝死。

脑血管疾病

在退伍军人老龄化队列研究中,与非 HIV 感染人群相比,HIV 感染者发生缺血性卒中的风险显著增加(IRR 1.25,95%CI 1.09~1.43,$P<0.01$)(见第 65 章)[47]。经人口因素、传统缺血性卒中危险因素、合并疾病和药物滥用情况校正后,HIV 感染者发生缺血性卒中的风险降低,但仍高于非 HIV 感染人群(HR 1.17,95%CI 1.01~1.36,$P=0.04$)。美国一项针对住院患者的大型研究显示,HIV 感染者发生卒中的住院死亡率高于非 HIV 感染者(7.6% vs 5.2%)[88]。另一些证据显示,相比男性 HIV 感染者,女性 HIV 感染者卒中发生率更高[89]。

出血性卒中风险同样在 HIV 感染者中更高。一项覆盖 1985 年至 2007 年加拿大魁北克省所有居民的数据库研究显示,HIV 感染人群脑出血和蛛网膜下腔出血的发生率高于同年龄水平的非 HIV 感染人群(HR 3.28,95%CI 1.75~6.12),且其风险在满足 AIDS 定义的 HIV 感染者中尤其较高(HR 7.64,95%CI 3.78~

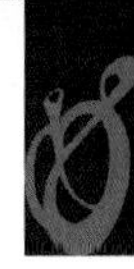

15.43)，而在未满足 AIDS 定义的 HIV 感染者中，尽管 HR 仍几乎翻倍，但尚未达到统计学差异[89]。其他一些研究同样证实 HIV 感染者脑出血的发生率明显增加[90]。

导致 HIV 感染者卒中风险增加的相关机制与其心肌梗死风险增加的机制相类似，包括 HIV 相关炎症和免疫激活、长期应用 ART 相关副作用以及传统卒中风险因素（如高血压、吸烟）。一项病例对照研究表明，抑制病毒水平与缺血性卒中风险的降低相关，提示治疗并控制 HIV 疾病可以降低卒中发生风险[91]。颈动脉内膜情况亦是卒中发生的独立危险因素；经年龄校正后，HIV 感染者颈动脉内膜厚度较非 HIV 感染者明显增加。接受蛋白酶抑制剂治疗的 HIV 感染者可因纤溶系统受损而导致体内呈现高凝状态，并因高胰岛素血症而导致脂肪的重新分布。

在 ART 出现以前，无论是否发生过卒中，严重免疫功能不全的 HIV 感染者在当时常见颅内血管病变伴动脉瘤性脑动脉疾病，且有时伴水痘-疱疹病毒、巨细胞病毒感染[89]。对受影响的血管进行病理检查，结果显示有内膜下纤维化、内弹性膜的破坏和血管基质的稀释。上述异常在 ART 治疗后能有所改善；这一现象表明不太可能在目前病毒受抑的患者中看到上述临床相关性。

与心肌梗死相比，将 ART 与卒中风险增加相联系的数据并不那么引人注目，这可能与卒中发生率相对较低有关。高病毒载量和低 $CD4^+$ T 淋巴细胞计数增加卒中风险。即便是经过治疗且感染控制良好的患者仍可能因为炎症和免疫激活导致卒中风险的增加。

目前尚缺乏对比 HIV 感染者和非 HIV 感染者卒中相关预后的研究数据。故 HIV 感染者发生卒中后急性期和长期的治疗方案尚未与非 HIV 感染者有明显的区分。由于 HIV 感染者中卒中的发生风险明显升高且普遍存在可以控制的危险因素（如吸烟、血脂异常和高血压），因此卒中的Ⅰ级和Ⅱ级预防在 HIV 感染者中尤为重要。一些研究发现阿司匹林和他汀类药物在 HIV 感染者中应用不足。服用阿司匹林的获益除了能够抗血小板而减少血栓形成，同时能够降低病毒受抑的 HIV 感染者体内 T 淋巴细胞和单核细胞的活化。

未来前景

ART 的应用已将 HIV 感染逐步转变为一种慢性疾病状态。因此对于相对年长的 HIV 感染者，心血管疾病逐步变为首要关注的健康问题之一。冠状动脉疾病及其他心血管疾病（包括心力衰竭、舒张功能减退、PH、卒中和心律失常），均在 HIV 感染者中更为常见，即便是在 HIV 疾病经治疗且控制良好的情况下。HIV 感染者中相关疾病风险增加的潜在机制，以及 HIV 感染者中针对心血管疾病的最优治疗方案等，目前均仍尚未清楚。如何识别和诊治具有其他疾病风险的 HIV 感染者亦尚未清楚。治疗和风险预测将可能通过某些方式联系起来，同时针对传统危险因素和 HIV 相关问题。由于药物治疗尽管能够控制但不能完全治愈 HIV 疾病，HIV 感染和 ART 可能导致慢性持续性炎症状态，进而引起心血管疾病。到 2030 年，将超过 70% 的 HIV 感染者预计在 50 岁以上。由于心血管疾病普遍存在于老年人群（见第 88 章），因此无论是现在还是未来，其将继续成为 HIV 感染者的重要健康问题之一。心脏病专家和 HIV 感染者的护理人员应当了解与 HIV 感染相关的心血管问题及其治疗方法。

（崔洁　王喆 译，舒先红 校）

参考文献

1. UNAIDS. Global AIDS Update 2016. www.unaids.org.
2. Smith CJ, Ryom L, Weber R, et al. Trends in underlying causes of death in people with HIV from 1999 to 2011 (D:A:D): a multicohort collaboration. *Lancet*. 2014;384:241–248.
3. Smit M, Brinkman K, Geerlings S, et al. Future challenges for clinical care of an ageing population infected with HIV: a modelling study. *Lancet Infect Dis*. 2015;15(7):810–818.
4. Boccara F, Lang S, Meuleman C, et al. HIV and coronary heart disease: time for a better understanding. *J Am Coll Cardiol*. 2013;61(5):511–523.
5. Hsue PY, Deeks SG, Hunt PW. [illegible] Basis of Cardiovascular Disease in HIV-Infected Adults. *J Infect Dis*. 2012;205:S375–S382.
6. Deeks SG, Lewin SR, Havlir DV. The end of AIDS: HIV infection as a chronic disease. *Lancet*. 2013;382(9903):1525–1533.

Cardiovascular Risk Factors in HIV Patients

7. Schouten J, Wit FW, Stolte IG, et al. Cross-sectional comparison of the prevalence of age-associated comorbidities and their risk factors between HIV-infected and uninfected individuals: the AGEhIV cohort study. *Clin Infect Dis*. 2014;59(12):1787–1797.
8. Funderburg NT, Mehta NN. Lipid Abnormalities and Inflammation in HIV Inflection. *Curr HIV/AIDS Rep*. 2016;13(4):218–225.
9. Lake JE, Currier JS. Metabolic disease in HIV infection. *Lancet Infect Dis*. 2013;13(11):964–975.
10. Srinivasa S, Grinspoon SK. Metabolic and body composition effects of newer antiretrovirals in HIV-infected patients. *Eur J Endocrinol*. 2014;170(5):185–202.
11. Sax PE, Zolopa A, Brar I, et al. Tenofovir alafenamide vs. tenofovir disoproxil fumarate in single tablet regimens for initial HIV-1 therapy: a randomized phase 2 study. *J Acquir Immune Defic Syndr*. 2014;67(1):52–58.
12. Nix LM, Tien PC. Metabolic syndrome, diabetes, and cardiovascular risk in HIV. *Curr HIV/AIDS Rep*. 2014;11(3):271–278.
13. Rasmussen LD, Mathiesen ER, Kronborg G, et al. Risk of diabetes mellitus in persons with and without HIV: a Danish nationwide population-based cohort study. *PLoS ONE*. 2012;7(9):e44575.
14. Tripathi A, Liese AD, Jerrell JM, et al. Incidence of diabetes mellitus in a population-based cohort of HIV-infected and non-HIV-infected persons: the impact of clinical and therapeutic factors over time. *Diabet Med*. 2014;21(10):1185–1193.
15. Helleberg M, Afzal S, Kronborg G, et al. Mortality attributable to smoking among HIV-1-infected individuals: a nationwide, population-based cohort study. *Clin Infect Dis*. 2013;56(5):727–734.
16. Petoumenos K, Worm S, Reiss P, et al. Rates of cardiovascular disease following smoking cessation in patients with HIV infection: results from the D:A:D Study. *HIV Med*. 2011;12:412–421.
17. Keith A, Dong Y, Shuter J, Himelhoch S. Behavioral Interventions for Tobacco Use in HIV-Infected Smokers: A Meta-Analysis. *J Acquir Immune Defic Syndr*. 2016;72(5):527–533.
18. Huber M, Ledergerber B, Sauter R, et al. Outcome of smoking cessation counselling of HIV-positive persons by HIV care physicians. *HIV Med*. 2012;13:387–397.
19. Armah KA, Chang CC, Baker JV, et al. Prehypertension, hypertension, and the risk of acute myocardial infarction in HIV-infected and -uninfected veterans. *Clin Infect Dis*. 2014;58(1):121–129.
20. Ryom L, Lundgren JD, Ross M, et al. Renal Impairment and Cardiovascular Disease in HIV-positive Individuals; The D:A:D Study. *J Infect Dis*. 2016;4(8):1212–1220.
21. Mocroft A, Lundgren JD, Ross M, et al. Cumulative and current exposure to potentially nephrotoxic antiretrovirals and development of chronic kidney disease in HIV-positive individuals with a normal baseline estimated glomerular filtration rate: a prospective international cohort study. *Lancet HIV*. 2016;3(1):e23–e32.
22. Choi AI, Li Y, Deeks SG, et al. Association between kidney function and albuminuria with cardiovascular events in HIV-infected persons. *Circulation*. 2010;121(5):651–658.
23. Mocroft A, Lundgren JD, Ross M, et al. Development and validation of a risk score for chronic kidney disease in HIV infection using prospective cohort data from the D:A:D study. *PLoS Med*. 2015;12(3):e1001809.

Atherosclerosis in HIV Patients

24. Wang T, Yi R, Green LA, et al. Increased cardiovascular disease risk in the HIV-positive population on ART: potential role of HIV-Nef and Tat. *Cardiovasc Pathol*. 2015;24:279–282.
25. Krikke M, van Lelyveld SFL, Tesselaar K, et al. The role of T cells in the development of cardiovascular disease in HIV-infected patients. *Atherosclerosis*. 2014;237:92–98.
26. Duprez DA, Neuhaus J, Kuller LH, et al. Inflammation, Coagulation and Cardiovascular Disease in HIV-Infected Individuals. *PLoS ONE*. 2012;7:e44454.
27. Nordell AD, McKenna M, Borges ÁH, et al; the Insight Smart ESG and Committee SS. Severity of Cardiovascular Disease Outcomes Among Patients With HIV Is Related to Markers of Inflammation and Coagulation. *J Am Heart Assoc*. 2014;3(3):e000844.
28. Campbell JH, Hearps AC, Martin GE, et al. The Importance of Monocytes and Macrophages in HIV Pathogenesis, Treatment, and Cure. *AIDS*. 2014;28(6):831–840.
29. Baker JV, Hullsiek KH, Singh A, et al. Immunologic Predictors of Coronary Artery Calcium Progression in a Contemporary HIV Cohort. *AIDS*. 2014;28(6):831–840.
30. Subramanian S, Tawakol A, Burdo TH, et al. Arterial inflammation in patients with HIV. *JAMA Cardiol*. 2012;308(4):379–386.
31. Funderburg NT, Zidar DA, Shive C, et al. Shared monocyte subset phenotypes in HIV-1 infection and in uninfected subjects with acute coronary syndrome. *Blood*. 2012;120(23):4599–4608.
32. Sabin CA, Ryom L, De Wit S, et al. Associations between immune depression and cardiovascular events in HIV infection. *AIDS*. 2013;27(17):2735–2748.
33. Neuhaus J, Jacobs DR, Baker JV, et al. Markers of Inflammation, Coagulation, and Renal Function Are Elevated in Adults with HIV Infection. *J Infect Dis*. 2010;201:1788–1795.
34. Tenorio AR, Zheng Y, Bosch RJ, et al. Soluble Markers of Inflammation and Coagulation but Not T-Cell Activation Predict Non–AIDS-Defining Morbid Events During Suppressive Antiretroviral Treatment. *J Infect Dis*. 2014;210:1248–1259.
35. Hsue PY, Scherzer R, Hunt PW, et al. Carotid Intima-Media Thickness Progression in HIV-Infected Adults Occurs Preferentially at the Carotid Bifurcation and Is Predicted by Inflammation. *J Am Heart Assoc*. 2012;1(2):pii: jah3-e000422.
36. Kuller LH, Tracy R, Belloso W, et al; for the ISSG. Inflammatory and Coagulation Biomarkers and Mortality in Patients with HIV Infection. *PLoS Med*. 2008;5:e203.
37. Secemsky EA, Scherzer R, Nitta E, et al. Novel Biomarkers of Cardiac Stress, Cardiovascular Dysfunction, and Outcomes in HIV-Infected Individuals. *JACC Heart Fail*. 2015;3(8):591–599.
38. Sandler NG, Wand H, Roque A, et al. Plasma levels of soluble CD14 independently predict mortality in HIV infection. *J Infect Dis*. 2011;203(6):780–790.
39. Tenorio AR, Chan ES, Bosch RJ, et al. Rifaximin has a Marginal Impact on Microbial Translocation, T-cell Activation and Inflammation in HIV-Positive Immune Non-responders to Antiretroviral Therapy – ACTG A5286. *J Infect Dis*. 2015;211:780–790.
40. Sandler NG, Zhang X, Bosch RJ, et al. Sevelamer does not decrease lipopolysaccharide or soluble CD14 levels but decreases soluble tissue factor, low-density lipoprotein (LDL) cholesterol, and oxidized LDL cholesterol levels in individuals with untreated HIV infection. *J Infect Dis*. 2014;210(10):1549–1554.
41. Stein JH, Currier JS, Hsue PY. Arterial Disease in Patients With Human Immunodeficiency Virus InfectionWhat Has Imaging Taught Us? *JACC Cardiovasc Imaging*. 2014;7:515–525.

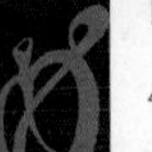

42. Post WS, Budoff M, Kingsley L, et al. Associations between HIV infection and subclinical coronary atherosclerosis: the Multicenter AIDS Cohort Study (MACS). *Ann Intern Med.* 2014;160:458–467.
43. D'Ascenzo F, Cerrato E, Calcagno A, et al. High prevalence at computed coronary tomography of non-calcified plaques in asymptomatic HIV patients treated with HAART: a meta-analysis. *Atherosclerosis.* 2015;240(1):197–204.
44. Tawakol A, Lo J, Zanni MV, et al. Increased arterial inflammation relates to high-risk coronary plaque morphology in HIV-infected patients. *J Acquir Immune Defic Syndr.* 2014;66(2):164–171.
45. Hsu DC, Ma YF, Hur S, et al. 6 levels are independently associated with atherosclerosis and mortality in HIV-infected individuals on suppressive antiretroviral therapy. *AIDS.* 2016;30(13):2065–2074.

Coronary Disease in HIV Patients

46. Freiberg MS, Chang CC, Kuller LH, et al. HIV infection and the risk of acute myocardial infarction. *JAMA Intern Med.* 2013;173(8):614–622.
47. Sico JJ, Chang CC, So-Armah K, et al. HIV status and the risk of ischemic stroke among men. *Neurology.* 2015;84(19):1933–1940.
48. Worm SW, Sabin C, Weber R, et al. Risk of myocardial infarction in patients with HIV infection exposed to specific individual antiretroviral drugs from the 3 major drug classes: the data collection on adverse events of anti-HIV drugs (D:A:D) study. *J Infect Dis.* 2010;201(3):318–330.
49. Sabin CA, Reiss P, Ryom L, et al. Is there continued evidence for an association between abacavir usage and myocardial infarction risk in individuals with HIV? A cohort collaboration. *BMC Med.* 2016;14:16.
50. Stein JH, Ribaudo HJ, Hodis HN, et al. A prospective, randomized clinical trial of antiretroviral therapies on carotid wall thickness. *AIDS.* 2015;29(14):1775–1783.
51. Schneider S, Spinner CD, Cassese S, et al. Association of increased CD8+ and persisting C-reactive protein levels with restenosis in HIV patients after coronary stenting. *AIDS.* 2016;30(9):1413–1421.
52. Badr S, Minha S, Kitabata H, et al. Safety and Long-term Outcomes After Percutaneous Coronary Intervention in Patients with Human Immunodeficiency Virus. *Catheter Cardiovasc Interv.* 2015;85(2):192–198.
53. Robich MP, Schiltz N, Johnston DR, et al. Outcomes of patients with human immunodeficiency virus infection undergoing cardiovascular surgery in the United States. *J Thorac Cardiovasc Surg.* 2014;148(6):3066–3073.
54. Pearce D, Ani C, Espinosa-Silva Y, et al. Comparison of in-hospital mortality from acute myocardial infarction in HIV sero-positive versus sero-negative individuals. *Am J Cardiol.* 2012;110:1078–1084.
55. Crane HM, Paramsothy P, Drozd DR, et al. Types of myocardial infarction among HIV-injected individuals in the United States. *JAMA Cardiol.* 2017;2(3):260–267.
56. Gunthard HF, Saag MS, Benson CA, et al. Antiretroviral Drugs for Treatment and Prevention of HIV Infection in Adults: 2016 Recommendations of the International Antiviral Society-USA Panel. *JAMA.* 2016;316:191–210.
57. Lundgren JD, Babiker AG, Gordin F, et al. Initiation of Antiretroviral Therapy in Early Asymptomatic HIV Infection. *N Engl J Med.* 2015;373(9):795–807.
58. Stone NJ, Robinson JG, Lichtenstein AH, et al. 2013 ACC/AHA Guideline on the Treatment of Blood Cholesterol to Reduce Atherosclerotic Cardiovascular Risk in AdultsA Report of the American College of Cardiology/American Heart Association Task Force on Practice Guidelines. *J Am Coll Cardiol.* 2014;63:2889–2934.
59. Zanni MV, Fitch KV, Feldpausch M, et al. 2013 American College of Cardiology/American Heart Association and 2004 Adult Treatment Panel III cholesterol guidelines applied to HIV-infected patients with/without subclinical high-risk coronary plaque. *AIDS.* 2014;28:2061–2070.
60. Lichtenstein KA, Armon C, Buchacz K, et al. Provider compliance with guidelines for management of cardiovascular risk in HIV-infected patients. *Prev Chronic Dis.* 2013;10:E10.
61. Gili S, Grosso Marra W, D'Ascenzo F, et al. Comparative safety and efficacy of statins for primary prevention in human immunodeficiency virus-positive patients: a systematic review and meta-analysis. *Eur Heart J.* 2016;pii: ehv734.
62. Reiner Ž, Catapano AL, De Backer G, et al. ESC/EAS Guidelines for the management of dyslipidaemias. *Eur Heart J.* 2011;32:1769.
63. Kohli P, Ganz P, Ma Y, et al. HIV and Hepatitis C-Coinfected Patients Have Lower Low-Density Lipoprotein Cholesterol Despite Higher Proprotein Convertase Subtilisin Kexin 9 (PCSK9): An Apparent "PCSK9-Lipid Paradox". *J Am Heart Assoc.* 2016;5(5):pii: e002683.
64. Lo J, Lu MT, Ihenachor EJ, et al. Effects of statin therapy on coronary artery plaque volume and high-risk plaque morphology in HIV-infected patients with subclinical atherosclerosis: a randomised, double-blind, placebo-controlled trial. *Lancet HIV.* 2015;2:e52–e63.
65. Friis-Moller N, Ryom L, Smith C, et al. An updated prediction model of the global risk of cardiovascular disease in HIV-positive persons: The Data-collection on Adverse Effects of Anti-HIV Drugs (D:A:D) study. *Eur J Prev Cardiol.* 2016;23:214–223.
66. Bahrami H, Budoff M, Haberlen SA, et al. Inflammatory Markers Associated With Subclinical Coronary Artery Disease: The Multicenter AIDS Cohort Study. *J Am Heart Assoc.* 2016;5(6):e003371.
67. Kingsley LA, Deal J, Jacobson L, et al. Incidence and progression of coronary artery calcium in HIV-infected and HIV-uninfected men. *AIDS.* 2015;29:2427–2434.
68. Raggi P, Zona S, Scaglioni R, et al. Epicardial adipose tissue and coronary artery calcium predict incident myocardial infarction and death in HIV-infected patients. *J Cardiovasc Comput Tomogr.* 2015;9:553–558.
69. Brener M, Ketlogetswe K, Budoff M, et al. Epicardial Fat is Associated with Duration of Antiretroviral Therapy and Coronary Atherosclerosis. *AIDS.* 2014;28:1635–1644.
70. Hsue PY, Ordovas K, Lee T, et al. Carotid intima-media thickness among human immunodeficiency virus-infected patients without coronary calcium. *Am J Cardiol.* 2012;109:742–747.
71. Stein JH, Currier JS, Hsue PY. Arterial disease in patients with human immunodeficiency virus infection: what has imaging taught us? *JACC Cardiovasc Imaging.* 2014;7(5):515–525.
72. Holloway CJ, Ntusi N, Suttie J, et al. Comprehensive Cardiac Magnetic Resonance Imaging and Spectroscopy Reveal a High Burden of Myocardial Disease in HIV Patients. *Circulation.* 2013;128:814.
73. Nolte JE, Neumann T, Manne JM, et al. Cost-effectiveness analysis of coronary artery disease screening in HIV-infected men. *Eur J Prev Cardiol.* 2014;21:972–979.

Other Cardiovascular Conditions in HIV Patients

74. Henriques-Forsythe M, Annangi S, Farber HW. Prevalence and hospital discharge status of human immunodeficiency virus–associated pulmonary arterial hypertension in the United States. *Pulm Circ.* 2015;5:506–512.
75. Selby VN, Scherzer R, Barnett CF, et al. Doppler echocardiography does not accurately estimate pulmonary artery systolic pressure in HIV-infected patients. *AIDS.* 2012;26(15):1967–1969.
76. Schwarze-Zander C, Pabst S, Hammerstingl C, et al. Pulmonary hypertension in HIV infection: a prospective echocardiographic study. *HIV Med.* 2015;16(9):578–582.
77. Degano B, Guillaume M, Savale L, et al. HIV-associated pulmonary arterial hypertension: survival and prognostic factors in the modern therapeutic era. *AIDS.* 2010;24(1):67–75.
78. Parikh RV, Scherzer R, Nitta EM, et al. Increased levels of asymmetric dimethylarginine are associated with pulmonary arterial hypertension in HIV infection. *AIDS.* 2014;28(4):511–519.
79. Chinello P, Petrosillo N. Pharmacological Treatment of HIV-associated Pulmonary Hypertension. *Expert Rev Clin Pharmacol.* 2016;9(5):715–725.
80. Remick J, Georgiopoulou V, Marti C, et al. Heart failure in patients with human immunodeficiency virus infection: epidemiology, pathophysiology, treatment, and future research. *Circulation.* 2014;129:1781–1789.
81. Bloomfield GS, Alenezi F, Barasa FA, et al. Human Immunodeficiency Virus and Heart Failure in Low- and Middle-Income Countries. *JACC Heart Fail.* 2015;3:579–590.
82. Hsue PY, Hunt PW, Ho JE, et al. Impact of HIV infection on diastolic function and left ventricular mass. *Circ Heart Fail.* 2010;3(1):132–139.
83. Grandi AM, Nicolini E, Giola M, et al. Left ventricular remodelling in asymptomatic HIV infection on chronic HAART: comparison between hypertensive and normotensive subjects with and without HIV infection. *J Hum Hypertens.* 2012;26:570–576.
84. Fisher SD, Starc TJ, Guerra V, et al. Declining Incidence of Systolic Left Ventricular Dysfunction in Human Immunodeficiency Virus–Infected Individuals Treated With Highly Active Antiretroviral Therapy. *Am J Cardiol.* 2016;117:1194–1195.
85. Tseng ZH, Secemsky EA, Dowdy D, et al. Sudden cardiac death in patients with human immunodeficiency virus infection. *J Am Coll Cardiol.* 2012;59(21):1891–1896.
86. Hsu JC, Li Y, Marcus GM, et al. Atrial fibrillation and atrial flutter in human immunodeficiency virus-infected persons: incidence, risk factors, and association with markers of HIV disease severity. *J Am Coll Cardiol.* 2013;61(22):2288–2295.
87. Moyers BS, Secemsky EA, Vittinghoff E, et al. Effect of Left Ventricular Dysfunction and Viral Load on Risk of Sudden Cardiac Death in Patients With Human Immunodeficiency Virus. *Am J Cardiol.* 2014;113:1260–1265.
88. Sweeney EM, Thakur KT, Lyons JL, et al. Outcomes of intravenous tissue plasminogen activator for acute ischaemic stroke in HIV-infected adults. *Eur J Neurol.* 2014;21(11):1394–1399.
89. Chow FC. HIV infection, vascular disease, and stroke. *Semin Neurol.* 2014;34(1):35–46.
90. Chow FC, He W, Bacchetti P, et al. Elevated rates of intracerebral hemorrhage in individuals from a US clinical care HIV cohort. *Neurology.* 2014;83:1705–1711.
91. Chow FC, Bacchetti P, Kim AS, et al. Effect of CD4+ cell count and viral suppression on risk of ischemic stroke in HIV infection. *AIDS.* 2014;28(17):2573–2577.

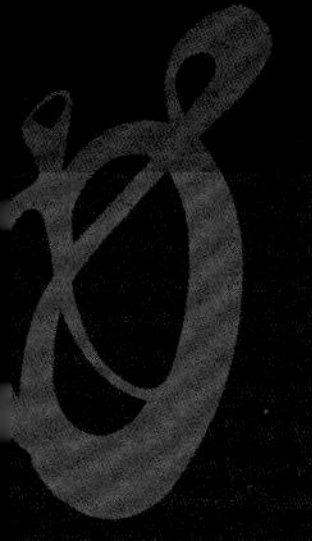

第 83 章　心包疾病

MARTIN M. LEWINTER AND MASSIMO IMAZIO

心脏病中,心包是一个可以在体征、影像和血流动力学方面具有典型表现的多种疾病的解剖结构,这些疾病包括急性心包炎,心包积液和心脏压塞,缩窄性心包炎,以及特殊病因的心包疾病。要了解更多关于心包解剖、生理和疾病的详细情况,请参见 Shabetai 撰写的专著[1],2015 年欧洲心脏病协会(European Society of Cardiology,ESC)的诊断和治疗指南[2],以及最近两个关于心包疾病影像多样性的专家共识[3,4]。

心包解剖和生理

心包分为两层。脏层心包是附着于心脏外表面的由单层间皮细胞,胶原和弹力纤维所组成的膜。壁层心包是纤维性的,正常情况下厚约 2mm,包绕心脏的绝大部分(图 83.1)[1]。壁层心包大部分是无细胞的,含有胶原和弹力纤维。脏层心包在近大血管起源出折返,连续于壁层心包并成为其内层。心包腔或囊腔就位于两层之间,正常情况下含有 50ml 左右的浆液。折返处位于上腔静脉和右心房连接处近端数厘米处,因此部分上腔静脉位于心包腔内。左心房后侧,折返位于心包的斜窦处。左心房的大部分位于心包外。壁层心包与横膈膜、胸骨和其他结构均有韧带附着。

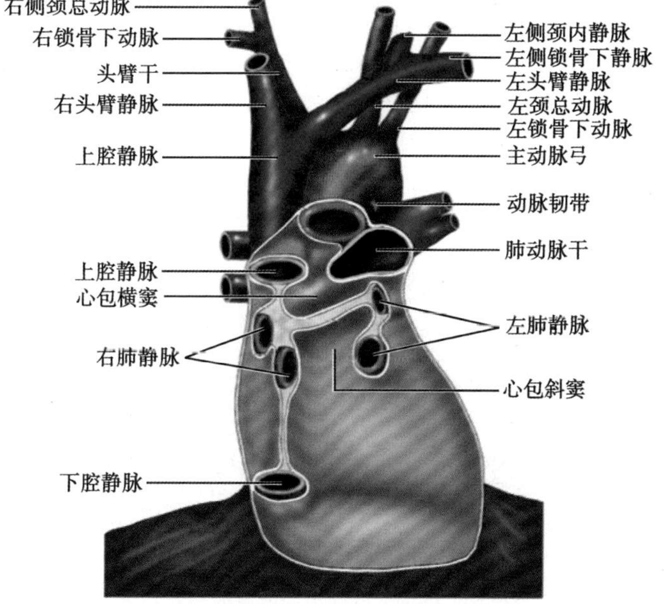

图 83.1　心脏移除之后在大血管起源处的心包反折,注意腔静脉在心包腔内部分。(引自 Johnson D:The pericardium. In Standring S [editor]:Gray's Anatomy. St. Louis,Mosby,2005,pp 995-6.)

虽然去除心包不会产生不良后果,但心包的确具备功能[1]。它能维持心脏在胸腔内的位置相对固定,它也是阻挡感染的屏障。心包具备广泛的神经支配,包括机械和化学感受器和膈的传入神经,参与心包和/或心外膜反射(即 Bezold-Jarisch 反射)以及传递心包痛觉。心包也会分泌前列腺素及相关物质,可能用以调节神经传递(neural traffic)和冠脉张力。

心包最特征性的机械功能是其对心脏容量的遏制作用[1],这一功能反映壁层心包组织的机械特性。在低应力状态下,壁层心包组织非常有弹性。随着进一步牵拉,它会突然变得僵硬并不易伸展。具有与橡皮相似的可拉伸的张力。在应力-牵张关系图上的转折点接近于心脏生理容量上限所产生的应力。心包腔的压力-容量关系(pressure-volume relation,PVR)反映了心包组织的特性(即,当心脏容量达到正常上限时,相对平坦、顺滑的曲线会突然变成陡峭非顺滑的曲线)[1]。因此,心包腔仅有相对小的储备容量。当超过这个储备容量时,心包腔作用于心脏表面的压力会迅

速上升,并传递到心脏腔内。心包压力-容量关系曲线的形态说明一旦达到临界心包积液量水平后,相对小的额外液体可导致心包内压的大幅上升并对心脏功能产生显著影响。反之,去除少量积液即可获得显著改善。心包的压力-容量关系曲线的形态亦提示心包通常可遏制心脏容量(即,来自心包并施加于心脏表面的力可限制心腔充盈,作为心腔内充盈压一部分反映了心脏表面压力)。通过特殊设计的球囊进行研究,证实存在心脏表面压力,尤其当心脏容量超过正常上限时[1]。

心包接触压力亦可通过量化心包切除前后右心和左心舒张期压力-容量关系变化来估算[1]。某一容量下心包压力的下降值即是该容量状态下的有效心包压力。对正常犬心脏的研究表明,在正常的低充盈量时心包接触压力可忽略不计。在正常充盈量上限时,心包接触压力范围为 2~4mmHg。当充盈量超过正常上限时,心包接触压力便快速上升。因此,当左心充盈压接近 25mmHg 时,心包接触压约为 10mmHg。心脏手术时进行心包切开的患者,其心脏容量在术后会出现轻度增加,这是由于解除了正常心包对充盈的遏制。

正常心包亦参与心脏在舒张期的相互作用,即向邻近腔室传递心腔内充盈压[1]。例如,部分右心室(right ventricular,RV)舒张压可通过室间隔传递到左心室,并影响左心室(left ventricular,LV)的舒张压。因为心包的存在增加了右心室腔内压,使得舒张期的相互作用被放大了。当心脏容量增加时,心包通过接触压力和舒张期相互作用的增加,对心腔内充盈压的作用明显加大。当心腔快速舒张时,心包的遏制作用与心包对舒张期的作用会增强,结果会导致心脏压塞和限制性心包炎的血流动力学表现。举一个右心室心肌梗死(myocardial infarction,MI)的例子[1]。右心室心肌梗死时,右心快速舒张导致整个心脏容量超过心包储备容量,结果左心和右心的充盈压在高压状态下失去平衡,便会出现奇脉和吸气性静脉压升高(Kussmaul 征)。其他类似的情况包括肺栓塞和亚急性二尖瓣反流。

慢性心脏扩大(如,扩张型心肌病或反流性瓣膜病)可以使心脏容量在超越心包储备容量时得以良好耐受,从而不会出现明显的心包遏制效应。也就是说心包适应了心脏容量的慢性增长。实验中,慢性容量负荷增加时,心包的 PVR 曲线移向右侧,而且变得平坦即,变得更顺滑,伴有曲线下面积增加,对舒张期 PVR 影响减轻)[1]。同样,大量的慢性积累的心包积液会产生类似的效应。

急性心包炎

定义、病因、流行病学和病理生理学

急性心包炎是一种可由多种病因导致的伴或不伴心包积液的炎性综合征(表 83.1)[1,2,5-7]。由于结核的流行性使结核往往成为疑诊心包炎的重要病因。在结核流行的发展中地区,结核是心包炎和心包积液的最常见病因。而在发达国家结核并不多发,所以这方面考虑会少很多[2,6,7]。

急性心包炎的发病率和流行性方面的流行病学资料比较有限。由于许多病例往往不被诊断,急性心包炎的发病率很难量化。尸检中的发现率约 1%[2,7]。心包炎在急诊科相对常见,占到非缺血性胸痛病因的 5%[5,7]。一系列文献中所提及的各种病因列于表 83.2[2,5-7]。可见病毒性和特发性心包炎是发达国家中心包炎最常见的病因。我们把使用后文所列的常规诊断性检查未能发现

表 83.1 累及心包的疾病分类和一些特殊病因

特发性*
感染性
病毒*(埃可病毒,柯萨奇病毒,腺病毒,巨细胞病毒,B 型肝炎病毒,传染性单核细胞增多症,HIV/AIDS)
细菌*(结核分枝杆菌,胞内鸟分枝杆菌,肺炎球菌,葡萄球菌,链球菌,支原体,莱姆病,流感嗜血菌,脑膜炎奈瑟球菌和其他)
HIV 相关性*
真菌(组织胞浆菌、球孢子菌)
原虫
炎症性
结缔组织病*(系统性红斑狼疮,类风湿性关节炎,硬皮病,皮肌炎,干燥综合征,混合性)
药物性*(普鲁卡因胺,肼屈嗪,异烟肼,环孢菌素)
动脉炎(结节性多发性动脉炎,颞动脉炎)
炎性肠病
心脏切开、胸廓切开后*,心脏创伤后综合征*
遗传免疫系统疾病(肿瘤坏死因子受体-1 相关周期性综合征,家族性地中海热)
混杂的:结节病,Erdheim-Chester 病,Churg-Strauss 病,免疫球蛋白 G4 相关性疾病
心肌梗死后
早期
后期(Dressler 综合征)*
癌症性
原发性:间皮瘤,纤维肉瘤,脂肪瘤,其他
继发性*:乳腺癌和肺癌,淋巴瘤,卡波西肉瘤
放射性异常*
心脏手术和心脏移植术后早期
心包积血
创伤
心肌梗死后游离壁破裂
心内膜心肌活检
主动脉动脉瘤夹层
器械操作相关性:冠脉介入,植入性除颤器,起搏器,心律失常射频消融术后,房间隔缺损封堵术后,左心耳隔离术后,经皮瓣膜修补或置换术后,腹腔镜食管裂孔疝修补术后
口服抗凝药
先天性
囊肿,先天性缺如
其他
应激性心肌病
胆固醇("金黄色漆样"心包炎)
慢性肾功能不全,透析相关的*
乳糜心包
甲状腺功能减退和甲状腺功能亢进
淀粉样变
心包积气
多囊性肾病
肺动脉高压

*可表现为如急性心包炎综合征的病因。

表 83.2　大多数心包炎的病因

病因	发病率
特发性	15%（非洲）~80%~90%（欧洲）
感染性心包炎	
病毒性	大多未知
细菌性	
结核性	发达国家 1%~4%；非洲最高 70%
化脓性	发达国家低于 1%；非洲 2%~3%
其他感染性病因	少见，大多未知
非感染性心包炎	
肿瘤性	5%~9%~35%（三级转诊中心）
自身免疫性	2%~24%
其他非感染性病因	少见（大多未知）

特殊原因的急性心包炎定义为特发性心包炎。大多数特发性心包炎的原因被认为是病毒性的。对特殊病毒的检测成本很高，而且检出率低，对治疗的影响也有限[8]。因为抗炎治疗对所有病例的疗效相似，而且预后良好，所以如果排除了非病毒性心包炎，那么入院时忽略其病因的特发性诊断是具有临床意义的[2,5-7]。

意大利北部地区当代急性心包综合征的调查显示，急性心包炎的发病率为 27.7 例/10 万人群/年，其中有 15%伴有心肌炎[9]。芬兰的一个急性心包炎住院情况调查显示，急性心包炎的住院率为 3.32 例/(10 万人·年)[10]。年龄在 16 岁至 65 岁的男性是比较高危的患病人群[相对危险比(RR)，2.02]，在所有人群中是年轻成年人中危险性最高的。急性心包炎占所有心血管疾病入院病因中的 0.2%。在年龄更小的入院患者中例更低。住院死亡率为 1.1%；随着年龄上升和伴有诸如肺炎或败血症等严重感染的患者的死亡率会增加。

大多数引起心包炎症的病因都会导致壁层心包水肿、增厚、渗出性心包积液，以及壁层和脏层心包摩擦的表现[1]。急性心包炎和心肌炎具有相同的病因，而且据报道 15%的心包炎会伴有心肌炎[2,7,9,11]。合并心肌炎时通常会表现为诸如肌钙蛋白 I 的生物标志物的轻度释放(见第 79 章)。左心室功能障碍很少见，而且心包炎合并心肌炎的长期预后非常好[11]。当心室功能正常时，我们称为心肌心包炎。心室功能异常，则称为心包心肌炎。

病史和鉴别诊断

超过 90%的急性心包炎病例的主要症状为胸痛，常表现为严重胸痛[2,5-7]。通常位于胸骨后，也可位于左前胸部，可以放射至颈部、肩膀和上臂。最典型的是放射至斜方肌脊。心包痛是胸膜性的，躺下后会加重。相关症状还包括呼吸困难、咳嗽，偶尔有打嗝。之前有病毒性疾病史常见。病史可以为特殊病因提供诊断线索。例如，有癌症病史或自身免疫性疾病史，高热伴寒战或体重减轻可提示特殊病因（非特发性）。

胸痛的鉴别诊断非常多(见第 10 章和第 56 章)。最容易与心包炎相混淆的诊断包括心肌缺血/梗死、肺炎伴胸膜炎、肺动脉栓塞/肺梗死、肋软骨炎和胃食管反流性疾病。通常急性心包炎很容易与心肌缺血区分，但有时还是需要通过进一步检查进行鉴别。其他需鉴别的诊断包括主动脉夹层、腹部病变、气胸和皮疹出现前的带状疱疹性疼痛。偶尔，心包炎是进展中的无症状性 MI 的信号。

体格检查

无并发症的急性心包炎患者常可表现明显不适和焦虑，可有低热(<38℃)和窦性心动过速。心律失常很少见。据报道，病例中房颤或房扑的发生率小于 5%[12]。心包摩擦音是急性心包炎的异常体征。有三分之一的病例就诊时可发现有心包摩擦音。典型的心包摩擦音是短暂的，可能需要反复听诊才能发现[5-7]。心包摩擦音是由两层心包之间的摩擦产生。典型的心包摩擦音由 3 个组分组成，相应为心室收缩、早期舒张和心房收缩，听上去像在雪上行走时发出的嘎吱声。摩擦音常在胸骨左缘下部最响，患者取坐位前倾时听诊最佳。对急性心包炎患者进行全面的体格检查对寻找特异性病因学诊断线索很重要，亦可发现是否有明显心包积液的体征。

实验室检查

心电图(electrocardiogram，ECG)是诊断急性心包炎的最重要的实验室检查(见第 12 章)。典型的表现是广泛性的 ST 段抬高(图 83.2)[2,5-7]。ST 向量指向左、前和下。除了 AVR 导联和通常

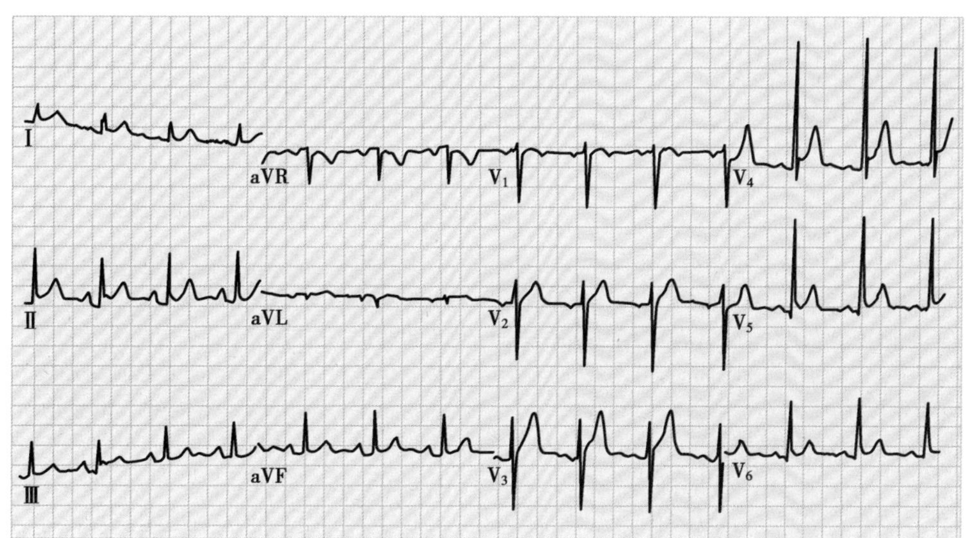

图 83.2　急性心包炎心电图。注意同时出现的广泛 ST 段抬高和 PR 段压低

情况下 V_1 导联以外，其他导联 ST 段是抬高的。ST 段常呈弓形背向上，与急性透壁缺血的损伤电流相似。通常区别急性心包炎和透壁性缺血并不困难，因为心包炎时有更广泛的导联受累，且不会进一步出现病理性 Q 波，而心肌缺血时更多出现显著的 ST 段压低。然而，心包炎有时会仅累及少数导联，而且在一些病例中 ST 段更像是早期复极。当有心包摩擦时，ECG 会有动态变化。对最初既没有摩擦音也没有 ST 段抬高的病例，反复行心电图记录可以获得诊断。PR 段压低在急性心包炎中也很常见，而且被认为是急性心包炎最早的 ECG 表现，反应覆盖心房的心包累及（见图 83.2）。PR 段压低可以不伴有 ST 段抬高，并可以是急性心包炎的首发或唯一表现。典型的 ECG 演变包括以下 4 个阶段：①PR 段压低和/或广泛 ST 段抬高；②ST 段恢复正常；③T 波倒置伴或不伴 ST 段压低；④恢复正常。心电图改变常常不会包括所有四个阶段。

尽管心电图变化通常被认为是心包炎的标志性特征，实质上典型的 ECG 变化反映了心肌的伴随累及，因为心包在电学上是无表现的。由此，有 ECG 变化的病例不到 60%，而在伴随心肌炎的心包炎中则更常见（大于 90%）[9,11]。其他能对心包炎病因提供线索的 ECG 变化或相关发现包括房室传导阻滞提示 Lyme 病，病理性 Q 波提示有过无症状性 MI，低电压或电交替提示明显心包积液。

许多急性心包炎患者会有白细胞（white blood cell，WBC）计数适度增加[2,5-7]。白细胞计数超过 13 000～14 000/mm^3 提示有特殊病因。如前所述，有 15%的急性心包炎患者有诸如肌钙蛋白 I 的生物标志物升高，显示同时伴有心肌炎（见第 67 章）。伴有心肌炎的患者几乎都会有 ST 段抬高[9,11]。几乎所有病例的左心室射血分数（ejection fraction，EF）都是正常的。有损伤生物标志物升高的另外一种需要考虑的情况是无症状 MI 后的心包炎。后者往往发生在有大范围透壁 ECG 变化的 MI 之后[13]。

有近四分之三的急性心包炎患者的血清高敏 C 反应蛋白（hs-CRP）会升高[14]。早期就诊或之前接受过抗炎治疗的患者往往该指标在正常范围。hs-CRP 通常在一周内恢复正常，所有患者会在初始升高后的 4 周内恢复正常。hs-CRP 升高与症状反复不相关。多次测定 hs-CRP 值被推荐用于确诊心包炎和监测病变是否活动以便个性化明确治疗疗程[2,14]。尽管这样做并未获得前瞻性的证实，但由于病情反复常伴该值升高，在初诊和不能确定治疗疗程时进行检测是合理的。

无并发症的急性心包炎患者的胸片是正常的[1,5,7]，偶尔会出现肺部小浸润影或胸腔积液，这可能与潜在的感染有关。肺实质病变或淋巴结肿大对提示肿瘤性疾病具有临床意义。由于轻中度心包积液不会引起心影异常，所以当有轻度心影增大时，往往心包积液量已超过 300ml。

近 40%的急性心包炎患者的超声心动图检查（见第 14 章）完全正常[5-7]。超声心动图检查主要用于确定是否有心包积液以及疑有心包炎时[2]。约有 60%的急性心包炎患者会有心包积液而且通常是轻度的（心超半定量测定小于 10mm）。中重度心包积液（大于 20mm）少见，且提示非特发性心包炎诊断可能。一个有急性心包炎相关病史的患者出现心包积液可以进一步确认心包炎的诊断。

对那些不常见的伴有严重心肌炎以致影响心功能的患者进行心超检查是有用的，可以发现之前的无症状 MI。对无并发症的急性心包炎患者没有必要进行除心超以外的其他影像学检查。但是，如下述讨论的，对复杂病例，计算机断层显像（CT）和/或磁共振成像（MRI）可以帮助发现心包增厚和/或活动性炎症[2]。

诊断、自然病程和处理

欧洲心脏病协会指南中发表了首个急性心包炎的随机临床试验结果以及更多的观察性研究。然而，能支持急性心包炎以及其他心包疾病处理建议的客观数据有限。大多数都是基于专家意见和共识。根据指南，符合下列标准中的两项即可以做急性心包炎的临床诊断：①胸痛；②心包摩擦音；③ECG 有典型的 ST 段抬高和/或 PR 段压低；④心包积液[2]。

对非典型表现的病例，能够发现心包增厚和炎症变化的影像对确立诊断是有帮助的。CT 检查可以发现心包增厚并在造影剂注射后增强，MRI 检查 T2 加权的黑血序列显像可以发现水肿，注射钆剂后心包迟发性显影增强提示有活动性炎症和/或纤维化（见第 17 和 18 章）[2,7]。炎性生物标志物（如 hs-CRP）水平升高可支持诊断，但不能确诊。

初步处理应着眼于确认诊断，筛选影响处理的特异性病因，检测心包积液和其他超声心动图异常，缓解症状，以及如发现特异性病因则给予相应治疗（表 83.3）。这些方面与并发症危险性增高和具有针对性治疗方法的非病毒性病因均有相关性（图 83.3）。由此，患者在初步评估后得以分流（见图 83.3）[2,5,7,15]。我们推荐下述常规实验室检查：ECG，全血细胞计数，血清肌酐，hsCRP，肌钙蛋白 I，超声心动图。其他检查需在疑有特殊病因时再进行。例如，对年轻女性进行系统性红斑狼疮的抗核抗体（ANA）滴度检测是合理的，因为有时急性心包炎是 SLE 的初发表现。然而，在那些不符合 SLE 其他诊断标准的复发性特发性心包炎患者中低 ANA 滴度水平是常见的[16]，因此，这时低 ANA 滴度水平是非特异性的，可能只是反映了免疫介导的发病机制。图 83.3 和表 83.3 总结了我们对确诊或疑似急性心包炎患者的分流和处理建议。

表 83.3 确诊或疑似急性心包炎患者的初步处理

1. 如果是疑似而未确诊，可以反复听诊有无心包摩擦音，以及反复心电图检查寻找有诊断价值的表现
2. 如果是疑似或确诊，可以通过下列检查以帮助确诊（如必要），并明确特定的病因学诊断是否与当前表现和/或并发症显著相关： 血象 hsCRP 肌钙蛋白 I（TnI） 胸片 超声心动图 临床疑有特殊病因的其他检查
3. 如果确诊，启动非甾体抗炎药联合秋水仙碱的治疗

急性特发性心包炎的病程是自限性的，70%～90%的患者无明显并发症或复发[5-7,17]。如果实验室检查结果支持该诊断，建议使用非甾体抗炎药（NSAIDs）进行对症治疗[2,5-7,18-20]。其他建议包括在症状缓解前和 hsCRP 恢复正常前对不参与竞争性体育运动的患者进行非久坐不动的活动限制。对于运动员，建议在症状完全缓解，hsCRP 水平、ECG 改变和超声心动图改变都正常后的 3 个月后再恢复运动[2]。

特异性抗炎方案的选择取决于伴随治疗（例如，如需要抗血小板治疗，则首选阿司匹林），患者意愿和用药史（过敏药物，耐药，有效药物）[2,5-7,21]。推荐两个具备极好安全性的可以相互替代的

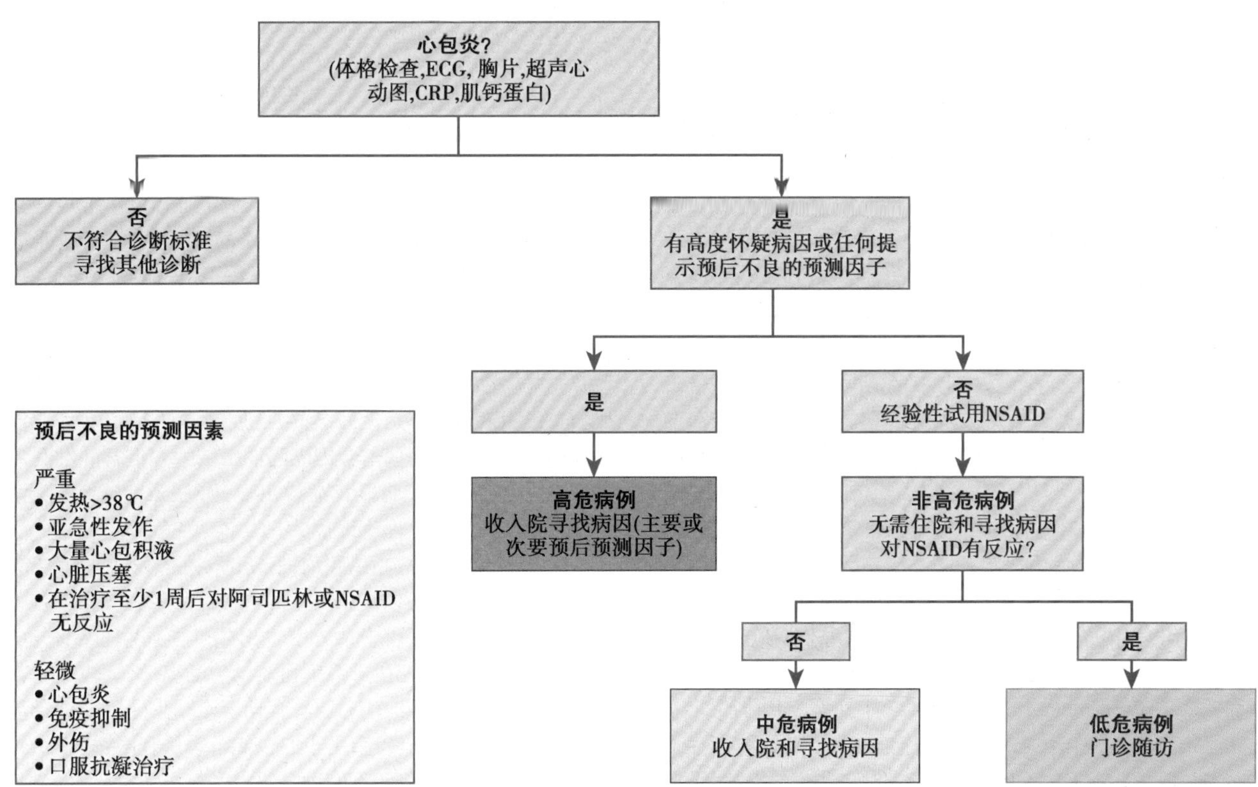

图 83.3 对疑诊心包炎患者进行分流和初步处理的建议流程,包括高危因素标志物(插页)。CRP,C 反应蛋白;ECG,超声心动图。亦可参加参考文献 2、5、7 和 15。(引自 Adler Y,Charron P,Imazio M,et al:2015 ESC Guidelines for the diagnosis and management of pericardial diseases:the task force for the diagnosis and management of pericardial diseases of the European Society of Cardiology(ESC). Eur Heart J 2015;36:2921.)

方案(表 83.4)。布洛芬 600~800mg 口服,每日 3 次,或者阿司匹林 750~1 000mg 口服,每日 3 次[2]。需使用质子泵抑制剂来保护胃。大多数患者对初始剂量的 NSAID 反应很好。如前所提,使用 hsCRP 指标替代既定时限来指导治疗疗程是合理的[2,14]。一旦患者症状消失,且 hsCRP 恢复正常,应该逐步减量而不是突然停用抗炎药物,以减少复发(见表 83.4)。

表 83.4 急性特发性心包炎经验性抗炎治疗

药物	使用剂量	初始疗程	减量*
阿司匹林	750~1 000mg,每 8 小时	1~2 周	每周减量,2~3 周后停用
布洛芬	600~800mg,每 8 小时	1~2 周	每周减量,2~3 周后停用
秋水仙碱	0.5~0.6mg,每日 1 次(<70kg) 或 0.5~0.6mg,每日 2 次(≥70kg)		

* 治疗疗程根据症状和 hsCRP 而个体化。维持初始剂量直到患者症状消失且 hsCRP 恢复正常才能减量。

推荐秋水仙碱作为 NSAID 的辅助用药使用 3 个月。标准抗炎药物基础上加用秋水仙碱可以在随访中提高疗效,并减少近一半的复发[2,22-24]。该药通过阻断白细胞的微管序列而起到增强抗炎效果的作用。建议根据体重调整剂量(0.5~0.6mg,每 12 小时 1 次或体重<70kg 患者 0.5~0.6mg,每日 1 次)[2,22]。

仅有少量心包积液且对初始治疗反应良好的稳定患者无需住院。那些对初始治疗反应不佳,有大量心包积液,疑属非特发性心包炎,或符合高危指标(见图 83.3)的患者则需要收住入院进一步观察,诊断和治疗[2,5-7]。对 NSAID 和秋水仙碱反应迟钝的患者,止痛药可能会有更好的效果。初始静脉途径使用 NSAIDs 可以更快地缓解症状[2,21]。

对急性心包炎患者应尽量避免使用糖皮质激素,因为其可能会影响感染物质的清除[2,5-7]。但仍有一些使用糖皮质激素的选择性适应证:①对 NSAID 或秋水仙碱禁忌或无效;②基础病变(如自身免疫性疾病)的原有治疗是糖皮质激素;③伴随病变(如肾功能不全);④妊娠;⑤伴随治疗对 NSAIDs 和/或秋水仙碱相对禁忌(如口服抗凝药)。建议使用相对低剂量的糖皮质激素以减少并发症[2]。近来关于复发病例的资料显示,大剂量糖皮质激素[如泼尼松 1.0~1.5mg/(kg·d)]与四分之一患者的主要不良事件相关,从而导致停药,住院率增高,以及更多复发[2,25]。减量必须逐渐进行,周期一般大于 6~12 周,而且根据症状和 hsCRP 水平调整[2,25]。大剂量糖皮质激素,尤其当快速减量时,特别容易增加复发。糖皮质激素治疗期间应同时使用秋水仙碱。

急性心包炎的并发症包括心包积液、心脏压塞和心包缩窄。如前所述,少量心包积液常见。更多明显的并发症发生率相对少见。现代最大的一项报道显示,17%的患者具有特殊病因[26]。平均超过 31 个月的随访显示,心脏压塞的发生率为 3.1%,心包缩窄的发生率为 1.5%。大多数并发症发生于有特殊病因的患者。缩窄性心包炎在近期一项 500 例患者的分析中有更详细的介绍[17]。总体

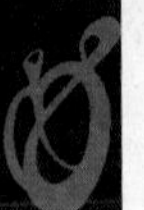

上,在平均超过72个月的随访中,缩窄性心包炎的发生率为1.8%。在83%的特发性心包炎患者中,仅有0.48%的患者发生缩窄[17]。因此可以认为特发性心包炎患者发生心包缩窄的概率很低。

反复发作的心包炎

急性特发性心包炎患者中约有15%~30%会复发[5-7,27-28]。复发是最常见的并发症,而且会严重影响生活质量。这些复发不会演变为缩窄性心包炎。发生心包缩窄的危险性与病因相关,与复发次数无关[17]。心包炎复发的诊断需要有上次发病4~6周完整抗炎治疗后无症状的间歇期,并有新出现的反应疾病活动的症状和体征(心包摩擦音,ECG改变,新出现的心包积液或积液量增多,hsCRP升高)[2,5-7]。患者有复发性疼痛但不伴有病变活动的客观证据并不少见。这些患者可能会再次接受治疗,但不能归于明确的复发。

对复发病例我们建议联合使用NSAID和秋水仙碱,并使用质子泵抑制剂,剂量与初次发病时的相同。治疗必须持续至症状、体征和包括hsCRP在内的实验室检查结果完全恢复正常。这时,NSAIDs需开始逐渐减量。如此无效,则可考虑用糖皮质激素替代NSAID或加用"三联治疗"。对初次复发,推荐泼尼松或等同药物的使用剂量为0.2~0.5mg/(kg·d),至少2~4周,直至症状体征消失,hsCRP水平恢复正常,然后在2~4周内逐渐减量[2]。如前所述剂量,秋水仙碱需在这6周治疗中始终保持。对一些难治性病例,治疗疗程可延长至12个月[2]。在糖皮质激素减量期间复发病例,我们建议如果可能的话维持剂量并加用1种NSAID、增加NSAID的剂量和/或如未使用过秋水仙碱则启用秋水仙碱。一些轻度的复发病例很容易被再次短期使用NSAID而控制。以我们的经验,这些患者常常没有炎症的客观证据。对这些患者无进一步需强化抗炎治疗。

对秋水仙碱和糖皮质激素无效的复发病例(如,不能停用糖皮质激素,在使用秋水仙碱期间仍有复发),可考虑其他治疗[2]。这些治疗方法都无明确适应证,且都来自病例报道和/或小规模临床证据。这些病例很少见,不超过复发病例的5%~10%[30]。这些治疗包括硫唑嘌呤[2mg/(kg·d),口服数月,逐渐加量,监测WBC计数,转氨酶和淀粉酶],可能可使糖皮质激素停用或减量[2];静脉使用人免疫球蛋白[400~500mg/(kg·d),连续5天,可以的话1个月后重复一次][31];或阿那白滞,一种白介素-1拮抗剂[1~2mg/(kg·d)至100mg/d,皮下注射数月][32]。这些治疗的最佳疗程并不明确。对不常规处方这些药物的医生来说,需谨慎从对这些药物有使用经验的同事那里获得帮助。对药物治疗无效病例,最后一步可考虑采取的措施是心包活检[2,29,33]。

心包积液和心脏压塞

病因学

实际上任何引起心包炎的疾病都可以引起心包积液(见表83.1)[1,2,8,34]。心脏手术和原位心脏移植后早期常见心包积液,但心脏压塞很少见[2]。心包积液通常在数周至数月后消失。各种混杂的,非炎症性疾病都可导致心包积液(见表83.1)。有严重循环充血的患者可有少至中等量的漏出性积液。钝性和穿透性创伤,MI后左心室游离壁破例,以及越来越多的心脏操作并发症可导致心包腔内出血。恶化的出血是主动脉夹层的主要死因(见第63章)。肺动脉高压患者中也常见心包积液[35]。因其他指征做胸片或心超检查时也常会发现无症状的心包积液。最后,偶尔会遇到不明原因的、无症状的大量心包积液的、情况良好的患者[2]。

导致心包积液的病因中,易进展为心脏压塞的包括细菌性,真菌性,和HIV相关性感染(见第82章),出血和肿瘤性浸润。尽管急性特发性心包炎发生大量心包积液不常见,但这类心包炎是如此常见以至于占到心脏压塞病例中的大部分比例。常规检查中发现不明原因的有症状的大量心包积液的患者中,属于癌症早期表现的占20%[2,8]。特定疾病相关的心包积液的具体情况将在此章节的最后讨论。

病理生理学和血流动力学

心包积液的形成是炎性、感染性或肿瘤性疾病累及心包的一种常见反应。淋巴瘤偶尔会因纵隔淋巴结肿大阻塞淋巴回流而引起积液[1]。对不存在明显炎症或出血(如尿毒症或特发性疾病)的心包积液的病理生理认识很少。

当积液量增多时,心包腔内的压力取决于积液量和心包PVR关系[1]。对心脏表面的高压产生的机械性后果主要来自右心室和腔静脉的塌陷。继而由于右心室输出减少导致左心室充盈不足。临床上,心脏压塞会产生一系列血流动力学事件,从轻微的影响到明显的循环衰竭。积液使心腔舒张期容量减少导致心排量下降是最为严重之时。如前所述,由于心包储备容量有限,快速积聚的相对少量的液体(少至150~200ml)即可引起心功能不全。相反,缓慢积聚的大量液体却能耐受良好。对引起显著血流动力学改变的积液的代偿反应包括交感活性增强,副交感活性减弱。结果是心动过速和心收缩力增强以维持一段时间的心输出量和血压[1]。然而最终,两者都会减弱。那些难以产生正常交感神经反应的患者(如那些接受β肾上腺素阻滞剂的患者),对心包积液的反应更加敏感。在压塞的后期,继而会发生伴有反常性心动过缓的抑制反射。

当积液量逐渐增多,左右房室舒张压上升。在严重心脏压塞时,舒张压与心包腔内压相似,一般为20~25mmHg(图83.4)。吸气时两者压力最接近。此时心包腔内压力即为心腔内压力,心脏跨壁压力近乎为零,继而心脏容量逐渐减少。心室舒张末容量(前负荷减少)很小是导致每搏量(stroke volume,SV)降低的主要原因。由于代偿性收缩增强,收缩末容量亦有减少,但并不足以维持SV。因为右心充盈压通常低于左心充盈压,当积液量增多时,右心压力的增加明显快于左心。

除了升高并相似的心腔内充盈压,低跨壁充盈压以及心脏容量减少,心脏压塞还存在另外两个特征性的血流动力学异常。第一个是右心房或体静脉压力曲线的y倾斜消失(见图83.4)。静脉压力曲线的x和y倾斜反映静脉回流增加。y倾斜的消失被认为是由于严重心脏压塞时心脏总容量固定的原因[1]。因此,血液仅在血流排出的同时才能流入。正常情况下y倾斜始于三尖瓣开放时(即,血液尚未流出时)。心脏压塞时,回流不能增加继而y倾斜消失。这时没有血液离开心脏,因此就没有血液进入心脏,y倾斜消失。x倾斜发生于心室射血时。因为这时血液流出,静脉回流得以增加,从而x倾斜存在。通过记录体静脉和右心房压力可以发现y倾斜消失,是反映心脏压塞存在的有力线索。尽管y倾斜缺失和舒张期静脉回流消失被看作是心脏压塞的典型征象,当今时期的许多心脏压塞病例仍可通过多普勒脉冲记录到心室舒张时有静脉回流入右心室[1,3,4,36]。这些患者会有渗出-缩窄性心包炎,具备混合性的血流动力学表现。

第二个特征性的表现是奇脉(图83.5),即吸气时体动脉压力

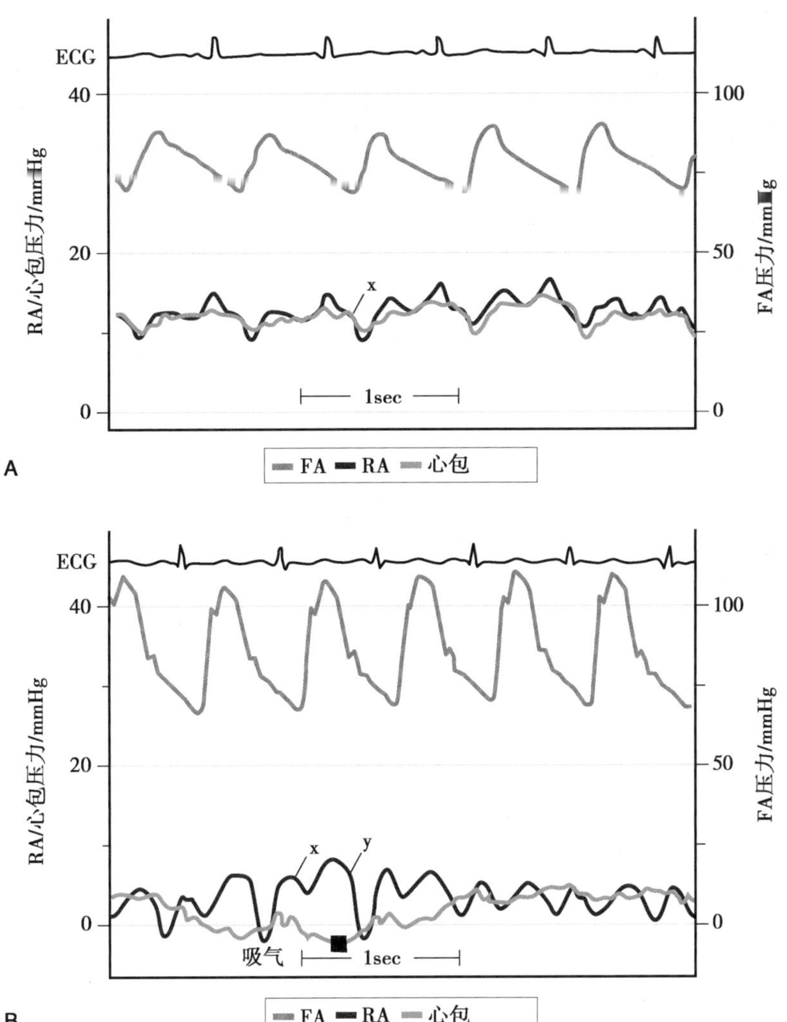

图 83.4 一例心脏压塞患者接受心包穿刺术前(A)和术后(B)股动脉(FA)、右心房(RA)和心包压力。心包穿刺术前右心房和心包压力均在 15mmHg。本例奇脉阴性。注意心包穿刺术前 x 倾斜存在而 y 倾斜消失,心包穿刺术使 FA 压力显著升高和 RA 压力显著下降。吸气时,心包压力变负,RA 压力和心包压力出现分离,y 倾斜变得突出,提示可能存在渗出-缩窄表现。(改编自 Lorell BH, Grossman W: Profiles in constrictive pericarditis, restrictive cardiomyopathy and cardiac tamponade. In Baim DS, Grossman W [editors]: Grossman's cardiac catheterization, angiography, and intervention. Philadelphia, Lippincott Williams & Wilkins, 2000, p 840.)

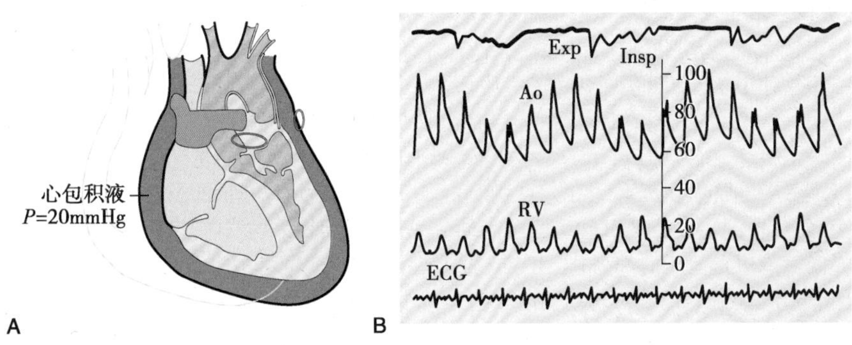

图 83.5 A,心脏压塞在吸气时室间隔左移和左心室容积减少图解。B,呼吸标志和心脏压塞时主动脉和右心室压力曲线。注意奇脉和左右心压力随呼吸相差 180°的显著变化。(引自 Shabetai R: The pericardium. New York, Grune & Stratton, 1981, p 266.)

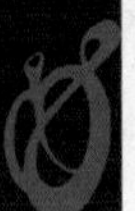

异常地大幅下降(定义为收缩压下降>10mmHg)。其他可引起奇脉的原因包括缩窄性心包炎、肺栓塞和胸膜腔内压会发生大变异的肺部疾病。严重心脏压塞时吸气时的动脉搏动可以不能触及。奇脉的机制是多因素的,但呼吸时体循环静脉回流变化肯定是重要因素[1]。在压塞时,与缩窄性心包炎相反,正常吸气时体静脉回流仍保持增加。因此,正常吸气时体静脉压力会下降(Kussmaul 征不存在)。在心脏总容量固定的情况下,右心充盈增加时,左心容量明显减少。室间隔在吸气时过度的移向左侧,使左心室容量减小,导致 SV 和压力进一步减少(见图 83.5)。这叫作夸大的心室相互作用(区别于之前对心室相互作用的定义)[3,4]。尽管吸气时右心室容量(前负荷)的增加使右心室每搏输出量增加,但其需要数个心动周期方能增加左心室充盈和 SV 以抵消室间隔移位的影响。其他与奇脉产生有关的因素包括因为胸腔负压传导至主动脉引起的后负荷增加和膈肌下降牵引心包使心包压增加。与这些机制相关联,左右心压力和每搏输出量极度变化,并在时相上差 180°(见图 83.5)。表 83.5 列出了心脏压塞和缩窄性心包炎的血流动力学变化比较。当舒张压升高和/或舒张期容量增加时,可发生无奇脉的心脏压塞[1]。这种情况包括慢性左心室功能不全,主动脉瓣反流和房间隔缺损。主动脉夹层血液逆流至心包腔的患者,发生心脏压塞时因主动脉瓣破坏和反流可以不出现奇脉。

表 83.5 心脏压塞和缩窄性心包炎的血流动力学

	压塞	缩窄
奇脉	通常有	~1/3 有
相同的左右心充盈压	存在	存在
体静脉波形特征	y 倾斜消失	y 倾斜明显(M 或 W 型)
吸气时体静脉压力变化	降低(正常)	增加或无变化(Kussmaul 征)
心室压力“平方根”征	无	有

尽管在心脏压塞时左右心的充盈压通常高达 15~20mmHg,但在低水平充盈压时也可发生压塞,这种现象叫做低压压塞[1,2,37]。低压压塞常在原来存在积液而无明显血流动力学变化时因血容量减少而发生。在这些情况下,仅轻度升高心包压力即可降低跨壁充盈压力至影响每搏输出量的程度。因为静脉压力轻度升高或仍正常,可能会漏诊。低压压塞常在有血液丢失和容量消耗的血透患者中和使用利尿剂的心包积液患者中发生。在仅有的一项有规模的报道中,进行心包穿刺术的患者中约有 20% 的患者符合低压压塞的标准。与高压压塞相比,低压压塞患者病情不那么严重,且压塞征象不明显,超声心动图的表现相似,可从心包穿刺获益。

心包积液可分隔和局限化,产生局灶性压塞,多见于心脏手术之后[1,2]。尽管报道很少,局灶性压塞可产生不典型的血流动力学变化(如心排血量下降伴随单边充盈压的升高)。当存在或怀疑有分隔的心包积液的患者出现低血压时需考虑局灶性压塞。偶尔,大量胸腔积液和胸腔积气也可以压缩心脏,导致心脏压塞[1,2,38]。

临床表现

与特异性心包疾病病因相关的病史可被问诊问出。如前所述,无症状的心包积液可以因其他不相关的原因做胸部 X 线检查时发现[2]。这些病例很难发现特殊病因。尽管这些患者可因心包炎而有疼痛,但心包积液本身不引起症状,且不会引起压塞。心脏压塞患者会主诉有气促,其机制不明,因为并不存在肺淤血。患者前倾坐位时会更舒服。其他症状反映了心排血量和血压下降的严重程度。

对心包积液患者进行全面体格检查可提供特异性病因线索。无压塞的心包积液患者的心血管检查是正常的,除非积液量大时,会不易触及心脏搏动且心音低钝。当然也会出现心包摩擦音。在左腋下或者左肺底部由于积液对支气管的压迫可闻及管状呼吸音。低血压、心音低钝、颈静脉压力升高的 Beck 三联征的出现反映有严重的心脏压塞。心脏压塞的患者常出现不适,伴有反映不同程度心输出量减少和休克的征象,包括呼吸急促、大汗淋漓、肢体末端冰凉、周围性发绀和意识恍惚,极少数还表现为打哈欠[1,2]。通常会出现低血压,尽管早期因代偿机制可维持血压水平。一些亚急性心脏压塞患者会表现为高血压,心包引流后血压下降[39]。通常都会有奇脉,但应警惕到有些情况下可不出现。用袖带血压计可估计奇脉的程度,可从测得 Korotkoff 音第一次出现到每个心搏时出现的之间的压力差值来定量。常会出现心动过速,除非使用降低心率药物、伴传导系统疾病或发生临终前的心动过缓反射。除非出现低压压塞,颈静脉压力都会显著升高,y 倾斜消失(见图 83.4)。吸气时静脉压的正常下降仍会存在。心脏检查本身会发现有心包积液,表现为心界扩大。心脏压塞的临床表现可与任何可导致低血压、休克、和颈静脉压力升高的情况相混淆,包括失代偿的心力衰竭,肺栓塞和其他原因导致的肺动脉高压,以及右心室 MI。

实验室检查

ECG 异常包括低电压和电交替[1,2]。低电压是非特异性表现,可由诸如肺气肿、浸润性心肌病和气胸等其他原因产生。电交替有特异性但相对敏感性不够,它是由于每个心搏时心脏前后摆动所致。当同时存在心包炎时,可出现相关常见的 ECG 表现。

胸片一般显示心影正常,除非积液量至少有中等量。当大量积液时,前后位心影如圆形的烧瓶样。侧位观可见心包脂肪垫征,即在胸壁和心脏前缘之间的线性透明影,反映壁层心包与心外膜的分离。肺野表现为血量减少。

M 型和二维超声心动图检查是发现心包积液和压塞的标准的无创诊断手段[3,4]。明显的心包积液表现为整个心脏周围壁层和脏层心包之间存在透亮的分隔(图 83.6)。少量积液通常最初仅存在于左心室的后基底部,积液增多时则向前、侧方以及左心房后部播散,在那里被脏层心包折返限制。最终,壁层和脏层间的分隔呈环绕性。环绕性积液分为少量(舒张期无回声区<10mm)、中等量(10~20mm)或大量(>20mm)[3,4]。因为积液量形成的速度是关键因素,所以积液所引起的显著血流动力学改变可不与积液量多少密切相关。然而,没有环绕性的积液却发生心脏压塞是不常见的。超声心动图检出心包腔内叶状和绒毛状结构可提示血栓、慢性炎症或者肿瘤性心包病变。如后所述,CT 和 MRI 检查在评估心包厚度方面比超声心动图更精确。经食管超声(transesophageal echocardiography,TEE)在这方面与 CT 和 MRI 有可比性[3,4]。

一些心超表现可以反映心脏压塞严重到足以引起血流动力学障碍[3,4,36]。这些表现包括舒张早期右心室塌陷,舒张晚期右心房缩进或塌陷,RV 和 LV 大小随呼吸明显变化,以及吸气时室间隔

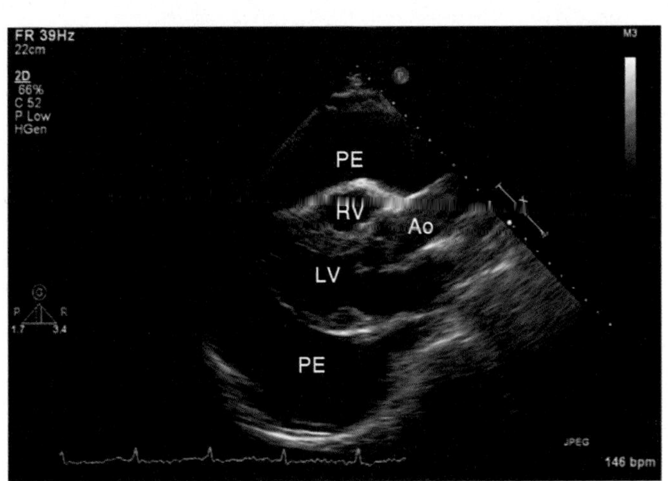

图 83.6 大量环绕性心包积液(PE)的二维超声心动图影像。Ao,主动脉;LV,左心室;RV,右心室。(引自 Kabbani SS, LeWinter M:Cardiac constriction and restriction. In Crawford MH, DiMarco JP [editors]:Cardiology. St. Louis,Mosby,2001.)

移位致凸出状或"弹跳"征象。当心包腔内压力瞬时超过心腔内压力,即心脏压塞早期,最早出现的征象通常是舒张早期 RV 塌陷(图 83.7)和舒张晚期 RA 塌陷[3,4,36]。偶尔,大量胸腔积液可以引起右心腔塌陷,而心脏手术后心包内血肿可以导致孤立性的 LV 和 LA 塌陷[3,4]。心脏压塞时心腔便小,且如前所述,心脏会前后摆动。吸气时下腔静脉扩张不消失是诊断的重要表现。多普勒血流速度记录可以发现左右心静脉血流和跨瓣血流随呼吸而明显变化,吸气时右心血流增加而左心血流减少[3,4,36]。腔静脉回流多发生于心室收缩时。这些血流特征与 M 型和二维超声征象一样对诊断心脏压塞很敏感。

经胸超声心动图可以为大多数心包积液病例的治疗决策提供足够的信息。TEE 检查可以提供更清晰的影像质量,但难以对虚弱患者实施,除非是插管的患者。与操作相关的心包积液可以使心脏搏动减弱或消失,所以在心导管室透视检查非常有用。CT(见第 18 章)和 MRI 影像(见第 17 章)可以作为超声心动图的有效补充来评价积液和压塞,但都不常规和/或建议用于需要紧急处理和治疗决策的虚弱患者[40,41]。当血流动力学表现不典型,其他情况难以解释,心脏压塞的程度不确定,或心超技术受限时,这两项检查可以起到作用。由于长期肺动脉高压导致右心室肥大,所以右心室不压缩。在本病例中,因合并有肺动脉高压减弱了心脏压塞的超声心动图征象的准确性。

CT 和 MRI 影像较超声心动图能提供更详细的心包积液的定量和区域定位信息,尤其针对局限性积液和同时存在胸膜积液时。利润,由 MRI 提供的大视野可显示一多浆膜炎患者不仅存在大量心包积液,还存在胸腔积液。CT 和 MRI 都可以测量心包厚度,间接评价炎症的严重程度和慢性程度;如前所讨论的,钆剂增强的 MRI 影像可以直接显示炎症部位。通过 CT 影像的衰减系数可获得心包液体性质的线索[3,4]。衰减系数与水相似的提示漏出液,比水高的,提示恶性、血性或脓性积液;比水低的,提示乳糜性积液。恶性积液往往伴有比良性积液更厚的心包[40]。CT 上显示大于 4.1mm 厚的心包提示恶性累及。实时 CT 或 MRI 成像可为压塞提供类似超声心动图的信息(如室间隔移位、心室塌陷)。

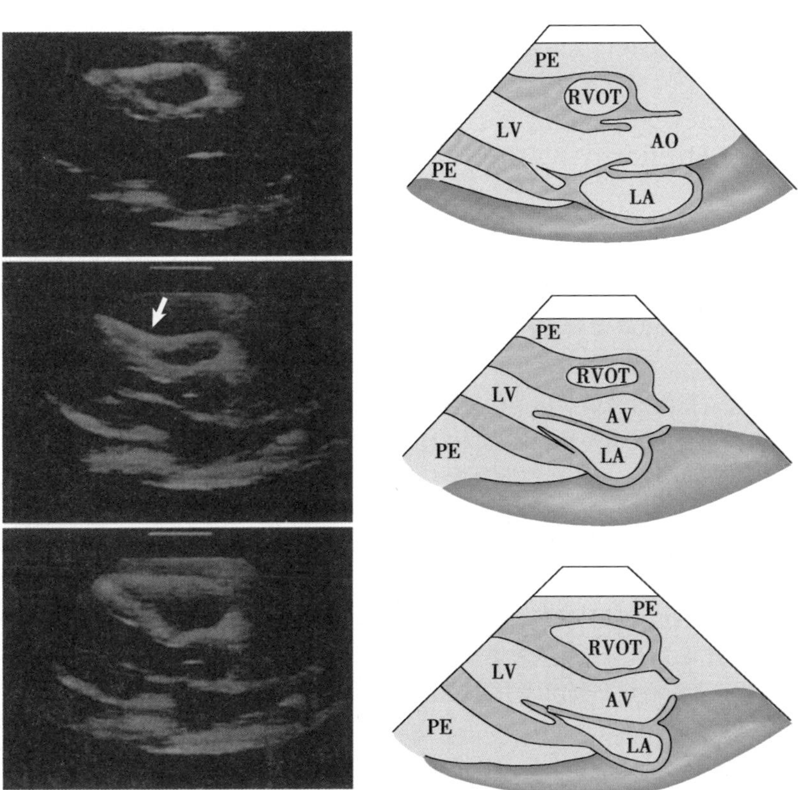

图 83.7 心脏压塞时显示右心室塌陷或缩小的二维超声心动图影像。**上图**,收缩期;**中图**,舒张早期塌陷,箭头处提示;**下图**,舒张晚期恢复正常外形。AO,主动脉;AV,主动脉瓣;LA,左心房;LV,左心室;PE,心包积液;RVOT,右心室流出道。(引自 Weyman AE:Principles and practice of echocardiography. Philadelphia,Lea & Febiger,1994,p 1119.)

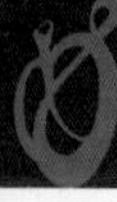

处理

心包积液的处理首先需明确是否存在心脏压塞或是否有进展的高度可能性(表 83.6)[1,2,41]。细菌性(包括结核性)心包炎、心包腔出血、考虑为非慢性的或正在增加的任何中至大量心包积液者,应考虑近期可能出现压塞。当存在或将出现压塞时,必须迅速临床决策并放宽心包穿刺的指征(见表 83.6)。对于未发生压塞或无近期压塞可能的积液,治疗上可从容些。此类患者有几种类型。一些是急性心包炎常规检测时发现少到中等量积液。另一些则是没有心包炎或心包积液的症状和体征,但已知累及心包的疾病而接受超声心动图检查的患者。其他的则是无症状的因为怀疑心包疾病以外病因而接受检查(如评估心影增大原因或胸部病理检查)时发现心包积液的患者。

表 83.6 心包积液的初步处理

1. 根据病史、体格检查和超声心动图判断是否存在压塞或将出现压塞
2. 如无心脏压塞或不会出现压塞时 如果病因不明确,可考虑按急性心包炎进行诊断性检查 如果大量积液,可考虑 NSAID 加秋水仙碱或糖皮质激素;如果无效,考虑闭式心包穿刺术
3. 如存在心脏压塞或严重时 紧急行闭式心包穿刺术或在药物治疗减少心包积液可行的情况下,予以严密监测

许多未发生压塞或无压塞可能的积液患者,根据病史和/或已做检查可以找出病因依据。当诊断不明确时,应评估心包疾病的特异性病因,包括急性心包炎的检查以及临床情况需要的任何其他的检查(如肿瘤、自身免疫疾病、感染、甲状腺功能减退的筛查)。需仔细定夺此类患者的检查。仅有少量积液的严重心衰和循环淤血的患者无需进行这类检查,但伴有全身性疾病证据的患者则需重视。

对无明确或明显心脏压塞的患者可以进行诊断性心包穿刺(闭式或开放式活检),但通常不需要。如前所述,许多病例在第一次发现积液时诊断已明确或在初步评估时诊断逐渐明了。而且在这种情况下,检测心包液的诊断意义很小[2,8,41]。当心包穿刺术被认为是诊断必需时,应考虑开放引流并活检。

无症状的大量心包积液患者没有压塞或特殊病因的依据,这类属于特殊类型[2,41]。这类心包积液被定义为慢性积液,总体上是稳定的,仅小部分患者(也许 20%~30%)不可预料地进展为心脏压塞。而且,在接受闭式心包穿刺引流后积液并不一定重新积聚[2,41]。因此在前述寻找特殊病因的常规检查之后进行闭式心包穿刺术是合理的。在进行心包穿刺术之前,可考虑接受一个疗程的 NSAID 或糖皮质激素联合秋水仙碱的治疗,因为该治疗的风险小。然而对没有炎症依据(如 CRP 升高,MRI 显示钆摄取增强)的病例,抗炎治疗基本无效。对这类患者中心包穿刺闭式引流后复发心包积液的,有心包剥脱或心包开窗的指征。

对已存在心脏压塞或将发生心脏压塞的患者应予以急症医学处理。除了那些不想延长寿命的患者(主要是那些转移性肿瘤患者),其他患者必须收住院并接受血流动力学和超声心动图监测。绝大多数患者需接受心包穿刺术以治疗或预防压塞,但也有些除外。明显的急性特发性心包炎引起的急性积液,仅造成轻度压塞,可在严密监护下接受短期的 NSAID 和/或泼尼松联合秋水仙碱的治疗以期使积液急剧减少。伴有炎症性/自身免疫病的患者同样可以用类似的治疗(没有证据显示糖皮质激素会增加这类患者复发的可能)。疑为细菌感染或少量心包腔出血性积液(<10mm)的患者,由于病因关系,应视为有发生心脏压塞的风险。这类患者适合先保守治疗并密切观察,因为少量积液时接受闭式心包穿刺术风险会增加。

用经中心静脉或肺动脉的导管来进行血流动力学监测是有帮助的,尤其对那些可能发生或仅有轻度压塞患者做出推迟心包穿刺术的决策时。心包穿刺术后行血流动力学监测也有助于评估是否有积液再生成或潜在的心包缩窄(见图 83.4),这将在后文讨论。但是置入肺动脉导管不能延迟对重危患者的及时处理。

对此类大多数患者而言,有进行紧急或急症心包穿刺术的指征。一旦确诊心脏压塞或即将发生压塞,就应开始用生理盐水静脉水化治疗[2,41,42]。正性肌力药物的疗效甚微。扩容和正性肌力药物仅是暂时的过度而不能替代或延误心包穿刺术。在大多数情况下,闭式心包穿刺术是首选的治疗。但在操作之前需确认积液的量确实大到足够引起压塞,尤其在血流动力学不典型时。分隔的积液或积液内有凝块或纤维素样物质会增加闭式心包穿刺术的风险和难度。这种情况下,为了安全和获得心包组织,应考虑开放式的方法,即心包开窗。

对心包腔内出血性心包积液的患者决定选用闭式还是开放式心包穿刺决定有时是很困难的[2,41]。闭式心包穿刺术的风险在于引流后心包腔内压降低,可增加出血,而不能纠正出血的原因。在创伤或 MI 后左心室破裂的患者中,一般情况下应该避免闭式心包穿刺术。如果出血缓慢(如操作中冠状动脉穿孔或心室腔穿孔引起的),闭式心包穿刺术是可行的,因为出血可能自行停止和/或引流可在明确修复之前暂时缓解症状。闭式心包穿刺术 A 型主动脉夹层所致出血性心包积液是相对禁忌的。但少部分患者中,围手术期心包穿刺,根据收缩压水平间隙性引流显示是安全的,并对稳定病情有效[43]。

最常用的闭式心包穿刺术的途径是在超声心动图引导下从剑突下进针,以使穿破心肌风险降到最低,并能评估积液是否抽尽[2]。一旦穿刺针进入心包腔,中等量的积液(可能 50~150ml)会即刻被引流出来,可以快速改善血流动力学状态。然后,置入导引钢丝并退出穿刺针,换成猪尾巴导管。操作导管以最大限度抽出积液。如有可能,操作应在导管室中进行,并由有经验的人员参与。如果无超声心动图引导,进针方向应指向左肩部。有心超引导的心包穿刺术的成功率大于 95%,而并发症发生率不到 2%[44,45]。偶尔,在闭式或开放式心包穿刺术后,患者会出现心脏压塞综合征[46]。这种以心源性肺水肿和休克为临床表现的情况的发生原理所知甚少,具有致命性。

如果肺动脉导管已经置入,在操作之前、中、后应该监测右心房压、肺毛细血管嵌压、和心排血量。最好也应该测定心包液内压力。血流动力学监测的帮助是多方面的。最初的测定可确认及记录压塞的严重度。积液抽尽后的测定可建立基线水平以评价估再积聚。如后文所讨论的,有些压塞的患者可合并缩窄(即渗出-缩窄性心包炎),这在以压塞为主要表现时难以检出,在心包穿刺术后才会显现[47]。在心包穿刺术后,应重复超声心动图检查和连续血流动力学监测以便检测是否有积液再生。心包内导管应留置数日,以便持续引流。这样可降低压塞再发生率,也便于需要时心包腔内给药[2,48,49]。

偶尔首选开放式心包穿刺术用于引流积液。本文前面提到的由于创伤或左心室游离壁破裂引起的出血,即可首选开放式心包穿刺术。分隔性积液或临界量的积液在手术室内引流更加安全。

复发性积液，尤其是那些引起压塞的，理论上首选闭式心包穿刺术来引流。但是，可进行心包活检和心包开窗的开放式心包穿刺术对足以引起心脏压塞的复发性心包积液更为适合[2]。

经皮球囊心包切开术和心包腔镜也开始应用于心包积液的引流。这些方法能心包开窗，也可行心包活检[50,51]。经皮球囊心包切开术对恶性心包积液，易复发的心包积液，以及不需要外科手术的情况尤其有帮助[31]。这些方法安全而有效，但经验有限，仅限于专治心包疾病的那些中心可行。

心包积液分析

正常情况下，心包积液有血浆滤液的特点[1]。淋巴细胞是其中主要的细胞类型。尽管常规通过心包积液的分析多不能找到病因，但对细菌性感染和肿瘤性积液来说还是很有价值。分析应包括白细胞计数和分类、血细胞比容和蛋白成分[2]。尽管绝大多数积液是渗出性的，但如检出为漏出液可使诊断范围大大缩小。血性心包积液是非特异性的，不一定表明有活动性出血。乳糜性积液可发生于创伤或外科手术损伤胸导管后或肿瘤阻塞胸导管后。富含胆固醇积液（“黄金漆”）见于甲状腺功能减退。心包积液应常规行染色和细菌培养，包括结核分枝杆菌和真菌培养。用于寻找恶性细胞的心包积液应尽可能多留标本。

对疑诊结核性心包疾病的病例，还有一些其他有帮助的检测，包括非刺激性 γ-干扰素（uIFN-γ）、腺苷脱氨酶（adenosine deaminase，ADA）、溶菌酶水平以及聚合酶链反应（polymerase chain reaction，PCR）[1,2,8,18]。如怀疑是结核性心包炎，至少应常规进行上述一种检测，因为诊断结核性心包炎比较困难，而细菌培养又较慢，会延误诊断。

用于分析心包积液的新方法已成为积极诊断的一门学科。如下文所讨论的，肿瘤标志物检测对筛查恶性肿瘤性心包积液具有一定作用[2,52]。心包积液和血清中选择性细胞因子和相关生物标志物检测可用来区分不同类型的炎症性积液，但其精确性尚未得到证实[53,54]。对病因不明的心包积液病例，通过 PCR 方法检测基因或许会有帮助[55]。

经心包腔镜和经皮穿刺心包活检

早些时候就有讨论过心包腔镜引导下心包积液引流的方法。当无创性方法评估心包积液的原因不成功时，进一步行经心包腔镜引导的活检，辅以对积液和组织进行免疫分子学检测（如PCR），被认为可以提高诊断率并进一步改善治疗[50]。这是一种有前途的方法，对有经验的术者来说是安全的。当然目前经验有限，而且这种方法是否确实能改善长期预后尚未得知。

缩窄性心包炎

病因学

缩窄性心包炎为炎症过程累及心包的最终表现。表 83.1 列出的所有炎症过程均可造成缩窄。在发达国家，常见病因为特发性的、手术后或放射损伤[1,2,56,57]。在有效药物出现之前，结核发达国家缩窄性心包炎最常见的病因，如今在发展中国家仍是重要的病因[58]。尽管在最初受累后数月内就可发生缩窄过程，缩窄发生常需要数年。最终结果是密集的纤维化，常伴钙化，并使壁层和脏层心包粘连。通常该瘢痕过程或多或少是对称性的并阻止所有心脏腔室充盈。多少患者会有心包增厚，但有据报道，18%的患者经组织病理学检查和 28%的患者经 CT 扫描显示心包厚度正常[2-4]。其中一部分患者经抗炎药物治疗可以是一过性和/或可逆的。这种情况多见于心脏术后早期，以及有强烈心包炎症的病例（之后讨论）[1,59-62]。

病理生理学

心包瘢痕过程的病理生理结果是显著限制心脏充盈[18]。这一对称的效应造成各腔室及体、肺静脉充盈压升高并达均衡。舒张早期心室充盈异常快，因为心房压力显著增高，心室舒张期抽吸增强，后者与收缩末期容量小有关。舒张早期至中期当腔内容积达到无顺应性的心包的限制容积时心室充盈突然停止。由此造成所有腔室的充盈几乎仅限于舒张早期。体静脉淤血造成肝淤血，外周水肿，腹水，有时有全身水肿，以及心源性肝硬化。充盈受损的另一后果是心排血量减低，造成乏力、肌肉废用和体重减轻。在“单纯”的缩窄，心肌收缩功能尚正常。尽管射血分数可因前负荷减低而减低。偶尔慢性炎症和纤维化过程累及心肌，导致真性收缩功能异常，有时可非常严重。这也是心包剥离术后疗效差的一个预测因子。

缩窄性心包炎病理生理的一个主要结果是在呼吸时不能将胸腔内的压力变化传递到心脏腔室（图 83.8）。吸气时降低的胸腔

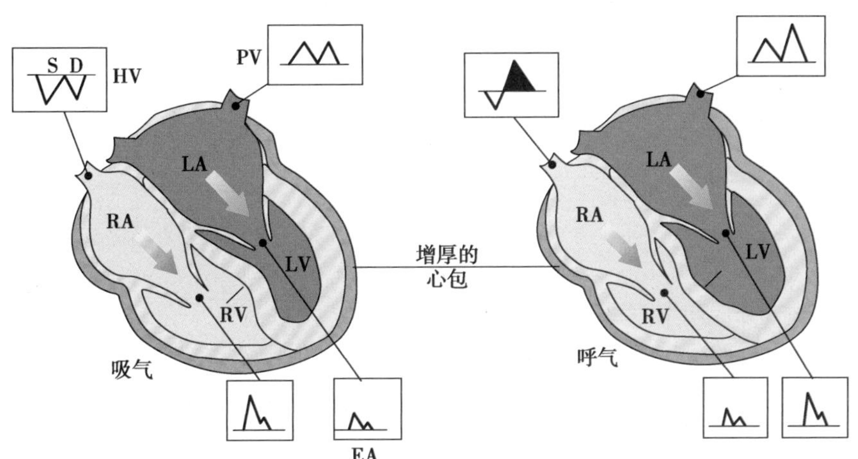

图 83.8 缩窄性心包炎跨瓣和中心静脉流速的示意图。吸气时左心室充盈减低使室间隔左移，增加右心室充盈。呼气时上述过程则相反。D，舒张期；EA，二尖瓣血流；HV，肝静脉；LA，左心房；LV，左心室；PV，肺静脉血流；RA，右心房；RV，右心室；S，收缩期

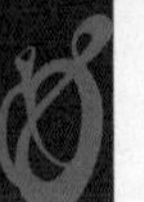

内压向肺静脉传递，但不能向左侧心脏传递[1]。结果吸气时肺小静脉向左心房压力梯度减低，该梯度正常情况下推动左心充盈，造成透壁充盈减少。吸气时左心室充盈减低使右心室充盈增加，伴随间隔左移。呼气时上述过程则相反。如同心脏压塞般，这些改变导致二尖瓣和三尖瓣血流及 LV、RV 收缩压和舒张压以及容量随呼吸明显变化。体循环静脉压升高和心输出量降低导致肾脏水钠潴留。利尿钠肽受抑制可加剧充盈压升高。

临床表现

常见的症状和体征为明显的右心衰竭。相对早期症状和体征包括下肢浮肿、腹部不适和被动的肝淤血。当疾病发展至严重时，肝淤血加重，可进展成腹水、全身水肿、心源性肝硬化的黄疸。随着疾病的发展，肺静脉压力升高所致的症状和体征如活动性气促、咳嗽及端坐呼吸等可能会出现。这个阶段心房颤动和三尖瓣反流都会出现，使静脉压力升高进一步恶化。缩窄性心包炎末期，慢性低心排量的症状显著，包括严重乏力、肌肉废用和恶病质。偶尔首发的症状为复发性胸腔积液，晕厥。临床上，缩窄性心包炎可被误诊为各种原因的右心衰竭和终末期原发肝脏疾病。当然，原发肝脏疾病时静脉压并不升高。

体格检查

查体发现有显著增高的颈静脉压伴明显并迅速塌陷的 y 倾斜。与正常的 x 倾斜，组成 M 或 W 形静脉压力形态。床边检查可见每个周期有明显的两个下降。房颤患者 x 倾斜消失，仅剩显著的 y 倾斜。后者难以与三尖瓣反流相区别，如前已述房颤本身可为缩窄性心包炎引起。Kussmaul 征常存在，即吸气时体静脉压力升高[1]，或者吸气时静脉压不下降。Kussmaul 征反映吸气时正常的右心静脉回流增加消失，即使三尖瓣血流增加。这些静脉压的异常不同于心脏压塞，心脏压塞时 y 倾斜是消失的。三分之一的缩窄性心包炎患者出现奇脉，尤其当存在渗出性-缩窄性心包炎病变时。其最佳的解释可能为胸腔内压不能向左侧心脏腔室传递所致。表 83.5 比较了心脏压塞和缩窄性心包炎的血流动力学表现。

在心脏广泛钙化和周围结构粘连的病例，心脏体检可发现最强心尖冲动点不随体位变化而变化。最显著的心脏发现是心包叩击音，在舒张早期于胸骨左缘或心尖最易听到。它稍早于第三心音出现且音调相对高。叩击音反映心室充盈在早期突然终止。可存在第二心音分裂。如前已述，一部分缩窄性心包炎患者有继发性三尖瓣反流瓣伴其特征性收缩期杂音。

腹部体检可发现肝大，常伴明显颈静脉搏动，有或无腹水。肝充血或心源性肝硬化的其他体征包括黄疸、蜘蛛痣、肝掌。下肢浮肿常见。如前所述，在缩窄终末期，也许会出现肌萎缩、恶病质、大量腹水、全身水肿。

实验室检查

缩窄性心包炎在心电图中没有特异性的表现。也许会出现非特异性 T 波异常，低电压，左心房增大。房颤较常见。胸部 X 线检查，合并存在心包积液时可见心影扩大。很小部分患者中可见心包钙化，提示结核病，但是钙化本身不是缩窄生理变化的诊断依据。胸腔积液常见，可以是缩窄性心包炎的现象之一。当左心充盈压力显著升高，可出现肺充血和血液再分配的情况。

超声心动图和多普勒超声心动图检查

M 型和二维经胸超声心动图以及多普勒心超是评估缩窄性心包炎基本的影像学方法(见第 14 章)。主要表现包括心包增厚和钙化(经食管超声检查更敏感)，舒张早期室间隔突然移位(室间隔“反跳”)，以及体静脉充血的征象(肝静脉扩张、下腔静脉扩张伴呼吸性变化减弱)[3,4,36]。常出现由于右心室舒张早期压力升高和呼吸时室间隔过度移位而肺动脉瓣提前打开。如前所述，LVEF 通常是正常的。通常会有双房轻中度(非严重)增大。

胸腔内压力向心腔内传递消失，以及前文讨论过的二尖瓣和三尖瓣血流改变，由此多普勒测量往往发现二尖瓣和三尖瓣血流速率随呼吸显著变化，以及三尖瓣-二尖瓣血流速度的差异，伴随后者在时相上差 180°的变化(见图 83.8)。这虽然与压塞表现有部分重叠，但是这些流速对诊断缩窄性心包炎有很好的敏感性和特异性，也有助于区分缩窄性心包炎和限制型心肌病[3,4,36]。通常情况下，缩窄性心包炎患者表现二尖瓣 E 峰速率在呼气时较吸气时增加幅度≥25%，且增加了呼气时肝静脉舒张期血流的逆转。二尖瓣 E 峰减速时间通常小于 160 毫秒。但是，有 20%缩窄性心包炎患者不出现典型的呼吸改变，尤其是左心房压力显著增加或者因病变累及心肌而合并存在缩窄性-限制性情况时。当患者无典型二尖瓣-三尖瓣血流呼吸性变化时，通过降低前负荷的动作(头位向上倾斜，坐位)，可出现特征性的呼吸性血流变化。

缩窄性心包炎患者的二尖瓣流速的呼吸性变化也可见于慢性阻塞性肺部疾病(chronic obstructive pulmonary disease，COPD)、右心室心肌梗死，肺栓塞和胸腔积液[3,34,36]。这些疾病同时有临床和超声心动图的其他的特点可与缩窄性心包炎区别。上腔静脉流速有助于区别慢性阻塞性肺部疾病和缩窄性心包炎。肺部疾病患者可出现吸气时上腔静脉正向流速的显著增加，而这不会出现在缩窄性心包炎中。如前所述，在测量心包厚度方面，经食管超声心动图检查优于经胸超声心动图检查，且与 CT 的测量有很好相关性[3,34,36]。当经胸超声心动图二尖瓣血流速度检测不确定或可疑时，应用经食管超声心动图来测量肺静脉多普勒速率可发现明显的呼吸变异，甚至比二尖瓣血流所观察到的更大。

组织多普勒和应变力(形变力)显像对诊断缩窄和鉴别诊断限制性心肌病很有帮助(见下)[3,34,36]。组织多普勒检查可显示二尖瓣环内侧 E 锋速度增加和“反跳”引起的室间隔异常。二尖瓣环外侧的 E 峰速度低于内侧，这种异常被称为环空逆转。限制性心肌病患者有特征性的高而窄的 E 峰，但 E 峰速率减慢。缩窄患者节段性应变力和形变力变化包括 LV 环周应变力，扭力以及舒张早期保留纵轴相应变力和形变力的舒张不良。相反，限制性心肌病中，没有环周应变力和舒张不良，但这些指标在纵轴上是减弱的。

心脏导管检查和血管造影

对怀疑有缩窄性心包炎的患者，心导管检查可提供血流动力学方面生理证据并辅助鉴别缩窄性心包炎和限制性心肌病(见第 19 章)[1,2]。对那些考虑心包剥离术的患者应该常规进行冠脉造影检查。很少会检出缩窄心包对冠脉的挤压。

右心房、左心室舒张期、肺动脉楔压和 a 波前左心室舒张压应升高和相同，或接近，约在 20mmHg 左右。很少遇到左右心充盈压相差超过 3~5mmHg。右心房压力记录显示有 x 倾斜，显著的 y 倾斜，a 和 v 波高度大致相同，形成 M 或 W 型形态。左右心室压力揭示舒张早期压力急降随之到达一平台(“下陷-平坦”征或“平方根”征)(图 83.9)。LV 和 RV 收缩和舒张期压力随呼吸变化明显。这个可以通过吸气和呼气相收缩期面积指数或 RV 至 LV 收

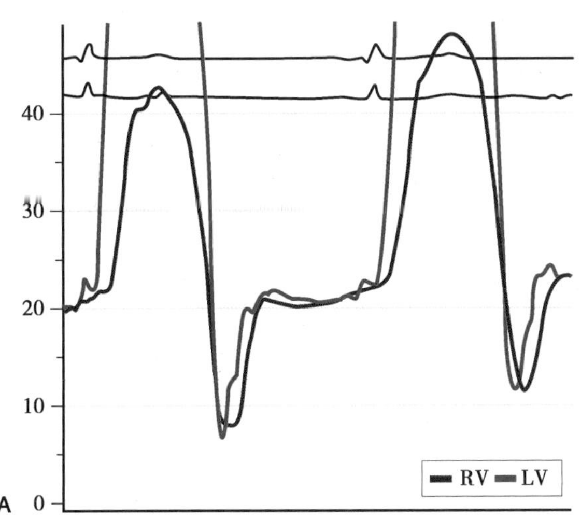

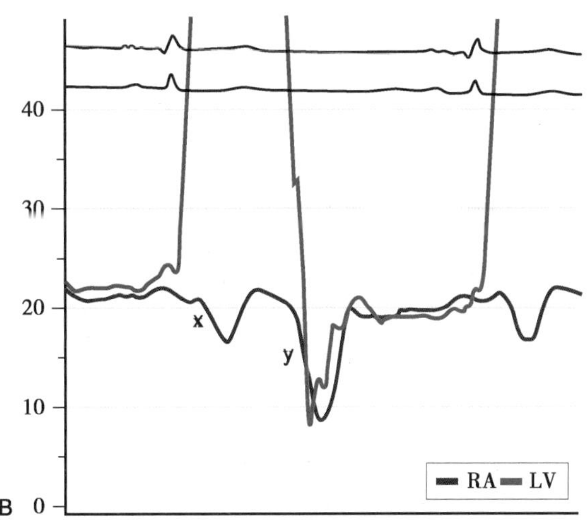

图 83.9 一例缩窄性心包炎患者压力记录。A，同步记录右心室（RV）和左心室（LV）压力显示相同的舒张压和“下陷-平坦”征象。B，同步记录右心房（RA）和LV压力显示相同的RA和LV舒张压。注意有明显y倾斜。（引自Vaitkus PT，Cooper KA，Shuman WP，Hardin NJ：Images in cardiovascular medicine：constrictive pericarditis. Circulation1996；93：834.）

缩压乘时间面积比来定量评估[2,65]。如果比例大于1.1强烈提示缩窄。肺动脉及右心室收缩压常中度升高至30~45mmHg。进一步升高不是缩窄性心包炎的特点，需对诊断提出怀疑。低血容量（如继发于利尿剂治疗的）可以掩盖血流动力学表现。6~8分钟内快速扩容1 000ml生理盐水可暴露缩窄性心包炎的血流动力学特征。每搏输出量减少，但常因心动过速使输出量仍能维持。

计算机断层显像和核磁共振成像

ECG同步的CT（见第18章）和MRI（见第17章）是除多普勒超声心动图检查外有助于检出缩窄性心包炎的重要手段。CT有助于检出甚至是微小的心包钙化，而且是测定心包厚度最精确的方法（正常小于2mm）[3,4,66,67]。这些特点使CT特别适合作为术前检查手段。CT检查也可以使一些看上去血管正常的患者避免进一步做有创性的冠状动脉造影。CT的主要缺点是常需要应用碘化造影剂获取对心包病变的最佳显示。MRI可对心包进行详细的检查，而不需要造影剂或放射性粒子。它不能像CT那样敏感地显示心包钙化，以及像CT那样对心包厚度进行精确测量。MRI下“正常”的心包厚度为3~4mm。这一测定可能反映了整个心包“复合物”，包括生理性液体也作为测得厚度的一个组成。电影成像MRI或CT可发现缩窄的常见征象（室间隔反跳，心室相互作用），而超声心动图检查的显示不够明显。其他CT/MRI征象包括心室形态扭曲，肝静脉充血，腹水和胸腔积液。

增厚的心包提示急性或慢性心包炎。迟发钆增强吸收有助于提示是急性炎症的特异表现，并对确认适合抗炎药物治疗的患者有帮助（图83.10及见下文）[59-62]。如果存在舒张期充盈受限，心包增厚尤其是伴钙化的证据，则可明确诊断缩窄性心包炎。无心包增厚不支持缩窄性心包炎诊断，但如前所述不能完全除外。心包厚度正常伴钙化以及心室轮廓扭曲，多提示心包缩窄诊断的线索。因局限性心包增厚而引起心脏局灶性受压已有报道，如患者拟行心包剥离术，通过CT或MRI确定增厚的部位和钙化程度以有助于进行危险性评估和手术计划制订。

缩窄性心包炎与限制型心肌病的鉴别

因为治疗方案截然不同，所以鉴别缩窄性心包炎与限制型心肌病非常重要（表83.7）。以往限制性心肌病不多见，且多由淀粉样变所致，但目前在一些肥胖并伴有代谢综合征的射血分数保留的心衰患者中变得越来越多发[69]。两者临床表现与病程上在很多方面都一致。缩窄性心包炎可有心包叩击音，而限制型心肌病可有第三心音，很难分辨。ECG和胸片的发现绝大多数是非特异性的。但心包钙化提示缩窄性心包炎而QRS低电压提示淀粉样变。超声心动图上的区别很有帮助。限制性心肌病患者常有因为浸润或肥大而心室壁增厚，但这不总是会出现[68]。双房明显增大是限制性心肌病而非缩窄性心包炎的典型特征。缩窄性心包炎最显著的表现是室间隔反跳。如前所述，缩窄时心包常会增厚，但并不总是如此。

表 83.7 缩窄性心包炎与限制型心肌病血流动力学和超声心动图特征比较

	缩窄性心包炎	限制性心肌病
静脉压波形显著的y倾斜	有	不一定
奇脉	约1/3病例	无
心包叩击音	有	无
左右充盈压相同	有	左侧至少较右侧高3~5mmHg
充盈压>25mmHg	极少	常见
肺动脉收缩压>60mmHg	无	常见
“平方根”征	有	不一定
左右心压力和血流变异	显著	正常
心室壁厚度	正常	常增加
心包厚度	增加	正常
心房大小	左心房可能增大	双心房增大
间隔反跳	有	无
组织多普勒E波速率	增加	降低
斑点追踪	纵向正常，环状方向衰减	纵向衰减，环状方向正常

多普勒血流测定同样可用于鉴别缩窄性心包炎和限制性心肌病的生理差别[3,4,36]。呼吸时二尖瓣血流速度增加(>25%)见于缩窄性心包炎,限制性心肌病时则该参数变化小于10%(见图83.8)。限制型心肌病的肺静脉收缩期血流减少而舒张期血流增加,缩窄则无此征象。缩窄时肝静脉呼气相逆向血流增加,而限制型心肌病时吸气相逆向血流增加。如前所述,组织多普勒和心肌应变力显像也可对鉴别诊断有所帮助[3,4,36]。

用血流动力学方面的差异来鉴别缩窄性心包炎和限制型心肌病较困难。但仔细观察血流动力学表现常可有助于鉴别(见表83.7)。两种情况下左右心室舒张压均显著增高。在限制型心肌病中,左心室舒张压通常较右心室至少高3~5mmHg,而在缩窄性心包炎患者中左右心室舒张压力非常接近,相差大于3~5mmHg少见。严重肺动脉高压在限制型心肌病患者中常见,但实质上缩窄性心包炎患者中从不出现。舒张压显著升高(>25mmHg)更多见于限制型心肌病[1,2,36,68]。最后,收缩面积指数在缩窄性心包炎患者中高于限制性心肌病,据报道此值在鉴别两种疾病方面有高度敏感性和特异性[65]。

由于CT和MRI在评价心包厚度和钙化上的优越性,对鉴别缩窄性心包炎和限制型心肌病很有帮助,尽管一些缩窄性心包炎患者心包厚度可正常[3,4,66,67]。心内膜活检或上腹部脂肪垫活检可用于诊断淀粉样变。脑钠肽(brain natriuretic peptide,BNP)水平在限制型心肌病中升高,而在缩窄性心包炎中则正常[64]。

处理

缩窄性心包炎是进展性疾病,但病程多样化。对多数患者来说,最终都需要行心包剥脱术治疗。缩窄性心包炎心包剥脱术的围手术期死亡率相对较高,现代文献报道从2%至近20%[56-58,69-72]。其危险因素包括放射性导致的缩窄;有合并症的,尤其是合并COPD和肾功能不全的;体外循环;以及纽约心功能(New York Heart Association,NYHA)分级Ⅳ级的。严重衰弱的心功能Ⅳ级患者手术风险极高所以禁忌。放射性导致的缩窄性心包炎也是手术的相对禁忌。相对健康的轻度缩窄的老年患者可行非手术治疗,如病情进展可考虑行心包剥脱术。除此以外,一旦缩窄诊断成立,则手术治疗不应迟疑。利尿剂和限制钠摄取可以减轻心脏负荷,但最终患者的水钠潴留往往成为顽固性的。由于窦性心动过速是代偿性的,所以应避免使用β受体阻滞剂和钙通道阻滞剂。房颤伴快室率的患者建议使用地高辛来控制心室率。

心包剥脱术为正中胸骨切开或左侧第五肋间隙切开,并根治性剥离尽可能多的壁层心包[1,2,73]。检查脏层心包,如有累及亦应将其切除。绝大多数外科医生尽量在非体外循环下进行心包剥脱手术。体外循环应作为后备措施,常常在需要暴露左心室侧面和膈面,以及要最大限度地剥离心包组织时使用。超声波或激光可作为一种传统清创术基础上的辅助清创治疗技术,或作为心包有广泛钙化粘连的病变患者的核心技术。对病变有广泛心外膜累及的患者,可行"华夫"技术,即在心外膜层多重横向和纵向切割,该术式可不需要行体外循环[74]。

手术后部分患者很快就有血流动力学和症状上的改善,其余患者的改善可能要延迟至术后数周至数月。有很多关于心包剥脱术后长期疗效的报道[56,69-71,75]。心包剥脱术后1年生存率为81%~91%;术后5年生存率为64%~85%;术后10年生存率为49%~81%。大多数存活者无不良心血管事件发生。放射性心包缩窄,肾功能不全,LVEF降低,中重度三尖瓣反流,低钠血症和老年患者的长期预后差。术后早期LV舒张功能恢复正常的约占40%,术后晚期约60%。持续充盈异常与术后仍有症状相关。对心包剥脱术疗效不佳的原因有心肌萎缩或纤维化、心包剥脱不完全和因纵隔炎症和纤维化造成复发性心脏受压。三尖瓣反流在术后通常不会改善,并且可引起血流动力学恶化。

有一些关于一过性或可逆性缩窄性心包炎的报道[2,61,62]。最多见于心脏手术后早期。许多患者会合并有心包积液,可被认为是渗出性-缩窄性心包炎(见下)。由于报道中的患者都进行了不同抗炎药物的治疗,所以并不知晓该类情况是否会自愈。可逆性心包缩窄特征是会在2~3个月内缓解。缩窄性心包炎患者手术标本纤维化和炎症的严重程度与MRI迟发钆剂增强显像相关[60]。增强显像的密度同大于等于3mm厚的心包一样,都是抗炎药物治疗能缓解的预测因子(见图83.10)。hsCRP水平高的患者也对治

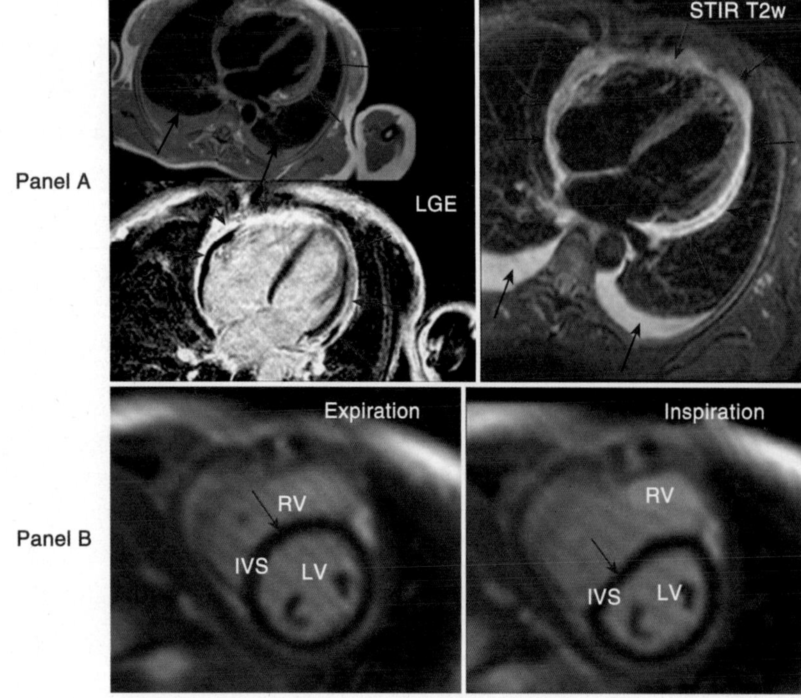

FIGURE 83.10 MRI of a patient with active pericarditis and constrictive physiology at presentation. In panel A, pericardial thickening and inflammation are present (*red arrows* indicate late gadolinium enhancement on the left and edema on STIR T2w image on the right). In panel B, real-time MRI reveals septal flattening or a "bounce" (*red arrows*) on inspiration owing to exaggerated ventricular interdependence. *IVS*, interventricular septum; *LGE*, late gadolinium enhancement; *LV*, left ventricle; *RV*, right ventricle. (Modified from Imazio M, Gaita F, LeWinter M: Evaluation and treatment of pericarditis: a systematic review. JAMA 2016;314:1498.)

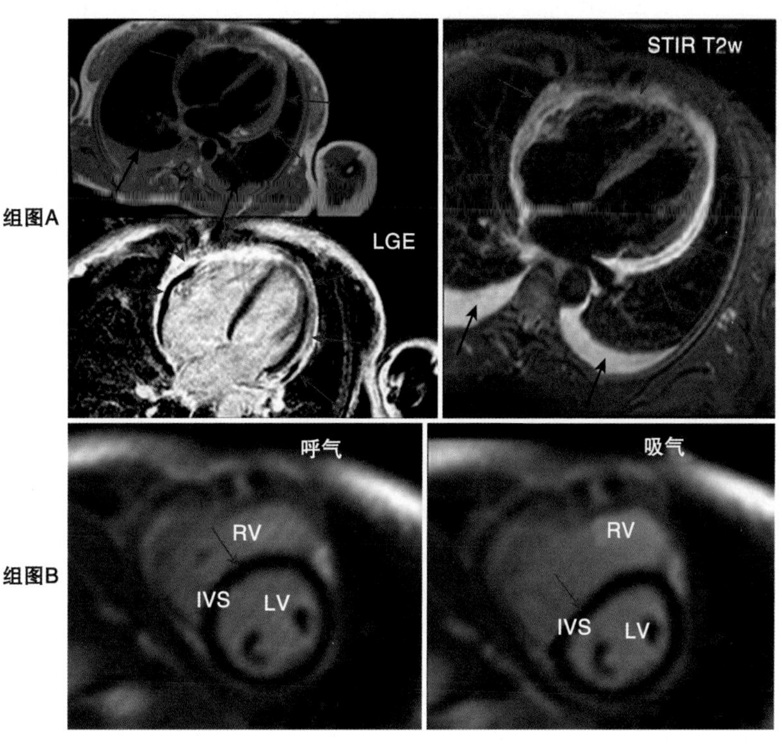

图 83.10 一例有缩窄生理表现的急性心包炎患者的 MRI。组图 A，显示心包增厚和炎症（红色箭头所指，左侧有迟发钆剂显影增强，右侧在 STIR T2w 上有水肿表现）。组图 B，实时 MRI 发现吸气时由于心室相互作用加强致室间隔变平或"弹跳"（红色箭头所指）。IVS，室间隔；LGE，迟发钆剂显影增强；LV，左心室；RV，右心室。（改编自 Imazio M，Gaita F，LeWinter M：Evalution and treatment of pericarditis：a sysmatic review. JAMA 2016；314：1498.）

疗反应良好。尽管能明确可避免手术的缩窄性心包炎患者很有吸引力，但其是否常见并不明了，因为报道的都是小规模研究，而且是高度选择性的病例[59,60,62,63]。尽管如此，对 MRI 上有钆剂延迟增强显像，尤其是心包厚度大于 3mm 的患者应考虑试行抗炎药物治疗，尤其是那些近期有心脏手术史，症状出现较早，hsCRP 水平升高，而且没有广泛心包钙化的患者。NSAID，秋水仙碱和糖皮质激素可以不同组合应用；没有哪一种药物或组合更好。所以，不可能在治疗策略上给予推荐。从临床实践角度来看，抗炎治疗应持续 2~3 个月以发挥疗效，但如果未见疗效则应尽早手术。虽然没有相关证据支持，我们建议联合使用糖皮质激素和秋水仙碱的剂量与治疗复发性心包炎的一致。

渗出-缩窄性心包炎

渗出-缩窄性心包炎结合了渗出/压塞和缩窄的各种元素。心包缩窄的表现往往是在心包穿刺术后发现的[2,47]。心包缩窄的定义是，当心包穿刺后心包腔压力降至 0mmHg 和/或所有积液都引流干净后，RA 压力不能下降至少 50% 至 10mmHg 以下者。许多"一过性"或药物治疗有效的缩窄心包炎可代表渗出-缩窄性心包炎。病程可十分多样，但通常为亚急性，从 1~2 个月到数月都有。早期是典型的炎症性渗出表现突出，后期则是缩窄表现更突出，但也会有很多变异。脏层心包往往会明显受累。不同报道显示在心包积液的患者中渗出-缩窄性心包炎的发病率在 1%~15%不等，可能在 TB 患者中发病率特别高[47]。

渗出-缩窄性心包炎的主要病因是肿瘤，放射治疗，TB，心包剥脱术后并发症和结缔组织病；也可以是特发性的。目前 TB 是撒哈拉以南非洲地区的首位病因[2,47]。体征上，血流动力学方面和超声心动图上的表现通常混合了渗出和缩窄的特征，并随病情进展而变化。如病因不明确和压塞时不能行心包穿刺，则需要获取心包积液和心包活检来明确诊断。如果已知病因，应根据相关病因进行治疗。对特发性和心包切开术后的病例，可使用如前所述的针对非渗出性缩窄性心包炎的抗炎药物治疗以尽量避免行心包剥脱，但在方法上尚无相关指南。钆剂增强的 MRI 检查和 hsCRP 水平测定有助于明确对抗炎治疗有反应的有炎症活动的病例。多数病例最终需要行心包剥脱术。

特殊病因的心包疾病

心包在多种疾病中均有累及（见表 83.1）。以下对累及心包最显著的疾病做分类讨论。

感染性疾病

病毒性心包炎

病毒性心包炎是 TB 低发国家最常见的心包感染性疾病[1,2]。众多病毒可累及（见表 83.1）。明确诊断需鉴定出病毒颗粒或在心包积液或心包组织中找到相关基因成分或有血清抗体滴度升高。这在绝大多数急性心包炎患者中并不可行和/或不需要，因为免疫治疗的使用并不受特异性病毒诊断的影响。

细菌性心包炎

在撒哈拉以南非洲地区，最常见的细菌性心包炎的病原菌是

TB。发达国家中，TB 和其他细菌性（化脓性）心包炎在免疫性疾病患者中不常见。我们先讨论结核性心包炎，随后再讨论其他细菌性心包炎。

结核性心包炎

结核性心包炎是原发感染影响不同器官后的继发病灶（最多见于胸膜-肺部感染）[2,76]。原发感染灶可能不明显。临床上可表现为有心包积液的急性心包炎，明显包裹性的心包积液，渗出-缩窄性心包炎，或缩窄性心包炎。没有心包积液的急性心包炎不常见。做出正确诊断比较重要，因为如果缺乏有效的抗 TB 治疗死亡率很高（诊断后 6 个月内达 20%～40%）。

明确诊断需在心包积液或心包组织中找到结核分枝杆菌[2,76]。可能性诊断需有其他部位相关疾病的证据和或淋巴细胞性心包渗液中有 uIFN-γ、ADA 或溶菌酶水平升高。在 TB 高发国家中，如没有上述证据且经验性抗 TB 有效则可疑似诊断[2,76]。

推荐使用利福平、异烟肼和乙胺丁醇治疗至少 2 个月，继而异烟肼加利福平治疗 6 个月。疗程大于等于 9 个月并不会有更好的疗效，而且会增加花费，并使治疗依从性更差[2,76,77]。

如未经治疗，结核性心包炎除了会死亡率很高，6 个月内进展为缩窄的危险性也很高（20%～40%）[2,76,77]。立即启动抗菌治疗是预防其发生的基本原则。其他有助于预防缩窄的治疗措施包括心包内使用尿激酶联合泼地松龙 6 周[2,78]。后者可使并发症减半，但对 HIV 患者应避免使用。如治疗 4～8 周后患者病情无改善或有恶化，则建议行心包剥脱术[2]。

非结核性细菌性心包炎

在发达国家，非结核性细菌性心包炎少见，在所有心包炎病例中占比小于 1%，通常表现为严重发热性疾病（体温大于 38℃）的一部分，且伴有中重度心包积液[2,18]。如疑诊细菌性心包炎，必须立即行心包穿刺获得足够量的液体以做进一步诊断 任何体温高于 38℃的心包炎患者都应行血培养[2,18]。

心包积液往往是化脓性的，含糖量低，WBC 计数高，以中性粒升高为主。明确诊断需有显微镜检查和/或积液的阳性培养结果[2]。

在获得微生物检测结果前应启动经验性静脉用抗生素治疗。持续引流是关键。化脓性积液常常是严重包裹性的，且易于反复。心包腔内溶栓治疗也许有助于对必须采取手术的患者进行充分引流。应考虑行剑突下心包造口以及心包腔内冲洗[2,18]。

如未治疗，细菌性心包炎的死亡率很高。化脓性心包炎进展为缩窄性心包炎的危险性非常高[17]。

心包疾病和人类免疫缺陷病毒

已报道 HIV 感染患者存在各种原因引起的心包疾病（见第 82 章）。高度有效的抗逆转录病毒治疗（highly active antiretroviral therapy，HAART）大大改变了其流行病学特征，该治疗已显著降低了各种心脏受累的发生率[76,79]。近期针对 HIV 病例的大规模队列研究显示，85%的患者接受了 HAART 治疗，检出心包积液的不到 1%。总体上，接受 HAART 治疗的患者有患心包疾病的基础，且其预后与非 HIV 患者相似。相反，未经治疗的 HIV 或 AIDS 患者的心包疾病则会更复杂，且预后不良[80]。未经治疗的 HIV 患者中多见少量，无症状的不明原因的心包积液，且预后不佳[76]。非洲 HIV 患者中最常见的心包积液的原因是 TB[76,79]。其他较少见的心包疾病包括各种肿瘤累及的，典型的急性心包炎，和心肌心包炎。心包缩窄少见。

肾脏疾病患者的心包炎

现在肾衰竭患者发生心包疾病的情况并不常见，但对有相关症状和体征的患者应考虑该诊断。主要有 3 个方面的表现：①尿毒症性心包炎，常伴有中等量至大量心包积液，常发生于透析前或初次透析后的 8 周内，与毒性代谢物潴留有关；②“透析性心包炎”发生于初次透析后 8 周或 8 周后；③缩窄性心包炎，少见[2,80]。肾病患者心包疾病的一些表现是有特征性的。胸痛比较少见（三分之一患者没有症状），ECG 通常没有变化，因为心肌未被累及。由于尿毒症性凝血异常，心包积液常是血性的。心脏压塞不常见，因为积液通常是逐渐增多的。

密集透析对尿毒症性心包炎有效。当已接受透析的患者发生心包炎是，加强透析可能有效。透析无效以及心脏压塞的患者应考虑行心包穿刺引流。抗炎治疗的地位不明确，这些患者中炎症反应似乎不是主要原因。

系统免疫性疾病和自身免疫性疾病中的心包病变

系统免疫性疾病（系统性红斑狼疮、类风湿关节炎、硬皮病、系统性血管炎、结节病、炎症性肠病）是引起心包炎和/或心包积液的常见原因[2,81]。心包炎患者（常常是复发病例）中多达 10%的患者有已知的系统性免疫性疾病。偶尔，心包疾病是首发表现。心包病变的程度通常与基础疾病的活动程度相关。可能同时合并心肌炎，因为这些疾病可引起心肌炎症反应。几乎不会发生缩窄性心包炎，尤其在类风湿性关节炎患者中[2,81]。

这类患者中的亚组，尤其是儿童患者，偶尔会有自身免疫性周期性发热[2,77]。周期性发热是参与炎症反应调节的基因发生突变造成的遗传性异常，没有特殊 T 细胞或自身抗体参与。最常见的是家族性地中海热（familial Mediterranean fever，FMF），发作性浆膜炎持续 1～3 天，以及肿瘤坏死因子相关性周期性综合征（tumor necrosis factor receptor-associated periodic syndrome，TRAPS），每次发作持续数周。与这些异常情况相关的突变在复发性心包炎患者中少见。有心包炎阳性家族史或有周期性发热以及需要免疫抑制剂治疗是这些疾病的诊断线索。诊断需要基因检测。

已有多种抗炎治疗方案。具体由特殊疾病决定，可包括糖皮质激素和/或联合其他药物。对周期性发热，应考虑使用抗 IL-1（如阿那白滞）或抗 TNF 药物[4]。秋水仙碱对 FMF 高度有效，尤其有预防作用，但对 TRAPS 无效。治疗需要多学科合作，包括心脏病医师，风湿科医师/临床免疫学医师以及其他方面的专家。

心脏损伤后综合征

心脏损伤后综合征（post-cardiac injury syndrome，PCIS）是指一组炎症性胸膜心包综合征，包括心肌梗死后心包炎，心包剥脱后综合征（postpericardiotomy syndrome，PPS）以及创伤后心包炎[2,82]。除了早期心肌梗死后心包炎，其他都假设与最初对心包组织的损伤激发了自身免疫病理过程相关，包括心肌坏死（迟发性心肌梗死后心包炎）、外科创伤（PPS）、事故性胸部创伤（创伤性心包炎）或医源性创伤（心脏手术后的心包炎，包括经皮冠状动脉造影时穿孔，以及瓣膜手术、各种心律失常消融术、器械植入手术和左心耳封堵术）。

免疫介导的发病过程包括有一个潜伏过程，通常在首发症状前数周；对抗炎治疗有反应；有复发可能。由于人口老龄化和心脏操作的广泛应用，PCIS 是发达国家急性心包炎的新兴病因。

根据既定标准,心脏损伤后 PICS 的诊断需要至少符合以下两个标准:①没有其他原因的发热;②胸膜性胸痛;③胸膜或心包摩擦音;④心包和/或胸腔积液;⑤hsCRP 水平升高[2,82]。

对心肌梗死后心包炎有特殊的定义和考虑(另见第5章)。有两种表现形式[83]。早期心肌梗死后心包炎发生于心肌梗死后早期。在直接 PCI 时代已经少见,往往发生于由于再灌注延误和/或失败的大面积透壁心肌梗死。迟发心肌梗死后心包炎(Dressler 综合征)也很少见(直接 PCI 时代心肌梗死患者中发生率<1%),最多见于大面积心肌梗死。

早期心肌梗死后心包炎常常无症状,一般在引发事件后 1~3 天听诊发现心包摩擦音而诊断。几乎不会引起大量心包积液而致心脏压塞。但如有左心室游离壁破裂则会发生心脏压塞。因与大面积心肌梗死相关,当发生早期心肌梗死后心包炎时,临床医师应警惕心脏压塞的可能,尤其是存在心包积液时。少数有症状的患者中,在上述时间段内会出现胸膜性胸痛。区分心包性胸痛和复发性缺血型胸痛很重要,通常在临床上并不困难。急性心包炎的典型 ECG 变化不常见。心包炎症仅限于梗死范围,于是 ECG 变化通常表现为在原有 ST 变化的导联上 ST 段有轻微再抬高。一种非典型的 T 波演变,持续 T 波正向或倒置的 T 波早期正常化,似乎对诊断早期心肌梗死后心包炎有高度敏感性[2,83]。迟发心肌梗死后心包炎发生于心肌梗死后 1 周至数月。症状包括发热和胸膜性胸痛。体格检查可发现胸膜和/或心包摩擦音。胸片可见胸腔积液和/或心影增大。ECG 常有急性心包炎的典型表现。心包积液多见,但心脏压塞不常见。

PCIS 的治疗基于如前所述针对病毒性/特发性心包炎的经验性抗炎治疗联合秋水仙碱[2,82,83]。无症状的早期心肌梗死后心包炎无需治疗。如有需要,对偶然有症状的患者可使用对乙酰氨基酚或阿司匹林。

PCIS 的预后通常良好。必须保证长期随访,因为据报道约有 3%的患者会发生缩窄性心包炎[17]。

转移性心包疾病

转移性心包疾病可表现为急性心包炎、心包积液、渗出-缩窄性心包炎或缩窄性心包炎[2,19,77,84]。积液往往是中等量至大量,并常会导致心脏压塞。一般由血运播散,少数由淋巴播散至心包种植导致。实质上,任何转移性肿瘤都可累及心包。最多见的是肺癌和乳腺癌转移,其他主要有淋巴瘤、白血病、黑色素瘤和邻近器官的癌症(如食管)。

明确诊断需要通过心包积液的细胞学检查或活检证实心包有恶性细胞浸润[2,19,77,84]。如在心包积液中发现肿瘤指标升高(CEA、GATA3、VEGF 和其他指标)可疑似诊断,尽管任何一个指标都不足以精确到可明确区分是恶性还是良性心包积液[2,52]。其他部位有恶性疾病存在合并心包炎或心包积液则高度考虑肿瘤转移。几乎三分之二的有恶性肿瘤病史的患者的心包积液是非恶性的(如,放射性,其他治疗手段或机会性感染)[77,84]。

对这些患者的治疗需要多学科联合,包括肿瘤科医生,放射科医生和其他专科医生[2,19,77,84]。

总体原则包括:①使用适当的全身性抗肿瘤治疗;②对心脏压塞实施治疗性和诊断性心包穿刺,对怀疑肿瘤的中等量至大量心包积液进行穿刺引流可帮助诊断[推荐持续引流以降低复发率(>40%~50%);复发性心包积液的其他干预措施包括外科心包开窗和经皮球囊心包切开];③心包内注射抑制细胞生长/硬化剂是预防复发的措施之一,而且惊人有效(所使用的药物须针对癌症种类[如肺癌使用顺铂,乳腺癌使用噻替哌]);④对放射治疗敏感的肿瘤如淋巴瘤和白血病合并的心包积液可行放疗控制恶性积液。

临床上,对进展性疾病患者的治疗往往治标不治本,目标是缓解症状而不是治疗基础疾病,要考虑预后和患者的总体生活质量。

放射性心包炎

胸部放疗是引起心包疾病的重要原因[2,85]。放疗亦可以影响心肌、瓣膜、冠状动脉和所有纵隔结构,包括纤维化。大多数病例是继发于霍奇金氏淋巴瘤或乳腺癌或肺癌的放射治疗后。现代放疗应用低剂量和更好的避光措施以及控制放疗总剂量已降低了这一并发症,从 20%降至约 2.5%[2,85]。

放疗可引发早期、一过性的,常常是亚临床急性或亚急性心包炎伴或不伴心包积液。缩窄性心包炎可在 2~20 年后出现,且并不一定是临床诊断的早期的心包炎进展而来。迟发的缩窄累及患者比例不一,似乎独立存在,常与急性期的迟发性心包积液相关。后者可能浆液性或是出血性的,非常可能会导致纤维粘连。急性期伴或不伴心包积液的有症状的心包炎治疗方式与特发性心包炎的相似[2,77]。合并心肌损伤的缩窄性心包炎心包剥脱术后预后较差[2]。

甲状腺相关性心包疾病

严重甲减的患者中 25%~35%的患者会有心包积液(见第92章)[2]。这类积液可以是大量的,但几乎不会导致压塞。甲减性心包积液常常含有高浓度的胆固醇。经甲状腺激素替代治疗可以逐渐缓解。偶尔在甲亢患者中出现心包积液。

妊娠期和哺乳期心包疾病

约 40%健康的孕妇可见少量的、无临床意义的心包积液(见第90章)[2,86]。怀孕本身不会影响心包疾病的发病率、病因以及病程,但会影响对心包积液的处理。这类心包积液通常是病毒性或特发性的,预后良好,与总体人群的结局相似。药物治疗方面,孕初 3 个月和第二个 3 个月的早期可使用 NSAID。妊娠 20 周后,所有 NSAID(除了阿司匹林≤100mg/d)都可导致胎儿动脉导管收缩和胎儿肾功能不全,所以要么不启动应用要么停止应用。低剂量糖皮质激素[如泼尼松 0.2~0.5mg/(kg·d)]是可行的,如有必要,在整个妊娠期可以采用。如无特殊指征(如 FMF),妊娠期禁用秋水仙碱[2,86]。作为质子泵抑制剂,对乙酰氨基酚可用于整个妊娠期和哺乳期。如无禁忌应鼓励正常阴道分娩。在哺乳期,布洛芬、吲哚美辛、萘普生和泼尼松可以使用。尽管没有报道即使持续使用对 FMF 的女性患者的生育能力,妊娠或胎儿或儿童发育有副作用,仍应禁用秋水仙碱。

儿童心包疾病

心包炎是儿童胸痛的重要原因,约占儿科急诊的 5%。其病因不同于成人,更多见于特殊病因,包括细菌感染、自身免疫性疾病及先天性心脏病手术修复后的 PCIS[2,77]。与成人相比,儿童会有更明显的全身性炎症反应。发热、胸膜累及和炎症指标升高比成人更多见。

目前尚无儿科领域的随机临床研究,所以儿童心包综合征的治疗措施跟随成人的总体治疗方案,仅在剂量上做适当调整[2]。因有急性脑病综合征的风险,应避免使用阿司匹林。可使用秋水仙碱。由于糖皮质激素的不良反应在儿童中特别有害(如皮纹、发育不良),所以其在儿童中的使用应比成人更多限制。糖皮质激素

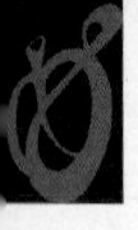

依赖尤其难以解除，诸如阿那白滞的生物制剂已作为撤用糖皮质激素的替代药物[32]。对儿童来说限制活动也不容易，尤其对复发病例。儿童心包疾病的预后尽管与心包综合征的病因相关，总体上长期预后良好[4,77]。

应激性心肌病

近几十年来，应激性心肌病(Takosubo 综合征)已越来越得到认识。最初的描述为左心室心尖部可逆的球形重塑，但有很多不同表现。不确定多少但确实有一定比例的患者会出现心包炎和心包积液，而且至少有一个关于心脏压塞的报道[87]。心包受累的机制可能是心外膜炎症，但对此无确切证据[87]。

心包积血

任何形式胸部外伤均可导致心包积血[1,2]。心肌梗死后游离壁破裂导致心包积血常见于透壁心肌梗死后数日内(见第 5 章)。心包腔内逆行出血导致心包积血是I型主动脉瘤夹层的严重并发症(见第 57 章)。这类患者可合并因主动脉瓣破裂导致主动脉瓣关闭不全和无奇脉的心脏压塞。心包穿刺引流的作用已在前面讨论。

各种有创的心脏操作可并发心包积血[2]。心房或心室壁穿孔可见于二尖瓣成形术和新式经皮二尖瓣手术[2,88]。心脏压塞可迅速发生或稍有延迟，治疗通常是经皮心包穿刺引流。少量的心包积液偶见于房间隔缺损修补术后，但心脏压塞实为罕见[2]。使用 Watchman 或其他方式行左心耳封堵可以并发明显的穿孔和心包积液，引发心脏压塞并不少见[89,90]。经皮主动脉瓣植入术并发心脏压塞的概率约为 1%[91]。

经皮冠状动脉支架术(percutaneous coronary intervention，PCI)中冠脉穿孔导致心包积液和心脏压塞少见(见第 62 章)，发生率为 0.1%~0.6%[2,92]。临床表现常常是迅速进展的心脏收缩失代偿，但偶尔也会比较迟发。造影剂从冠脉向外渗即可诊断。透视下心脏搏动消失提示有显著心包积液。治疗上需修补穿孔、心包穿刺引流和拮抗抗凝药物[2,92]。如穿孔不能被修补，则有指征紧急手术。心内膜活检偶尔会并发穿孔，但心脏压塞不常见[2,93]。

心包积液和心脏压塞可以是各种以导管为基础的心律失常手术(包括房颤消融)的并发症。房颤消融后，心包积液的发生率已低于 1%[94,95]。许多患者可以采取保守治疗，闭式引流通常就足够了。心外膜室性心动过速消融也可引起心包积血[96]。右心室穿孔偶尔会引起起搏器和植入式除颤器导联插入，以及急性导联脱出，但很少引起心脏压塞[97]。最后，腹腔镜胃食管手术偶见并发心脏压塞[98]。最后，腹腔镜胃食管手术偶见并发心脏压塞[98]。

先天性心包异常

心包囊肿是罕见的良性先天畸形，典型的位于右侧或左侧心膈角，很少在其他纵隔部位[2,8,99]。典型的囊肿呈圆形或椭圆形，直径从数厘米至 20cm 不等。其与心包腔不相通。组织学上，囊肿由单层间皮细胞排列而成，囊壁其余部分由胶原和弹力纤维构成。囊肿多数在胸部 X 线检查中偶然发现，但偶尔由于出血或感染使囊肿变大导致压迫邻近脏器而出现症状[99]。CT 显像中，囊肿呈圆形或椭圆形密度如水的团块。如无并发症，心包囊肿不会经造影剂增强或有延迟钆剂摄取[100]。

通常不建议对心包囊肿行手术治疗，除非有症状。然而，近 10%的心包囊肿会有心包憩室与心包腔持续沟通。这一情形可能在影像学检查上不明显，而仅仅在术中被发现[101]。这些异常可能会引起一些仅在手术后缓解的不典型症状。微创胸腔镜剥脱或经皮吸除术是创伤更小的替代术式[101]。

先天性心包缺如亦十分罕见(见第 75 章)，通常左侧壁层心包部分或完全缺如，但右侧心包部分缺如也曾有报道[2]。左侧心包部分缺如常伴随其他心脏异常，包括房间隔缺损、二叶式主动脉瓣以及肺动脉畸形。尽管常常是无症状的，但可因部分心脏透过缺损部位形成疝或大血管扭曲而有潜在的致命危险。患者可表现为胸痛、晕厥，甚至猝死。典型心电图显示不完全性右束支传导阻滞。左侧心包完全或大部缺如可导致胸片特征性表现，如心影左移、左心缘延长。超声心动图示间隔部矛盾性运动异常及右心室扩大。CT 或 MRI 可明确诊断。建议行心包切除术以改善症状及防止疝的发生。

原发性心包肿瘤

已有多种罕见的原发性心包肿瘤的报道，包括恶性间皮瘤、纤维肉瘤、淋巴管瘤、血管瘤、畸胎瘤、纤维神经瘤以及脂肪瘤[1,2]。很难总结性表述其临床表现及病程。它们或局部浸润，或压迫心脏结构，或因胸片上心影异常而被发现。间皮瘤及纤维肉瘤是致命性的，其余如脂肪瘤则为良性。CT 及 MRI 有助于描绘此类肿瘤的解剖特征，但为进一步诊断及治疗，手术常不可或缺。

(柏瑾 译)

参考文献

Introduction

1. Shabetai R. *The Pericardium*. Norwell, MA: Kluwer; 2003.
2. Adler Y, Charron P, Imazio M, et al. 2015 ESC Guidelines for the diagnosis and management of pericardial diseases: the task force for the diagnosis and management of pericardial diseases of the European Society of Cardiology (ESC). *Eur Heart J*. 2015;36:2921.
3. Klein AL, Abbara S, Agler DA, et al. American Society of Echocardiography clinical recommendations for multimodality cardiovascular imaging of patients with pericardial disease. *J Am Soc Echocardiogr*. 2013;26:965.
4. Cosyns B, Plein S, Nihoyanopoulos P, et al. European Association of Cardiovascular Imaging (EACVI) position paper: multimodality imaging in pericardial disease. *Eur Heart J Cardiovasc Imaging*. 2015;16:12.

Acute Pericarditis

5. LeWinter MM. Clinical practice. Acute pericarditis. *N Engl J Med*. 2014;371:2410.
6. Imazio M, Gaita F. Diagnosis and treatment of pericarditis. *Heart*. 2015;101:1159.
7. Imazio M, Gaita F, LeWinter M. Evaluation and treatment of pericarditis: a systematic review. *JAMA*. 2015;314:1498.
8. Abu Fanne R, Banai S, Chorin U, et al. Diagnostic yield of extensive infectious panel testing in acute pericarditis. *Cardiology*. 2011;119:134.
9. Imazio M, Cecchi E, Demichelis B, et al. Myopericarditis versus viral or idiopathic acute pericarditis. *Heart*. 2008;94:498.
10. Kytö V, Sipilä J, Rautava P. Clinical profile and influences on outcomes in patients hospitalized for acute pericarditis. *Circulation*. 2014;130:1601–1606.
11. Imazio M, Brucato A, Barbieri A, et al. Good prognosis for pericarditis with and without myocardial involvement: results from a multicenter, prospective cohort study. *Circulation*. 2013;128:42.
12. Imazio M, Lazaros G, Picardi E, et al. Incidence and prognostic significance of new onset atrial fibrillation/flutter in acute pericarditis. *Heart*. 2015;101:1463.
13. Imazio M, Negro A, Belli R, et al. Frequency and prognostic significance of pericarditis following acute myocardial infarction treated by primary percutaneous coronary intervention. *Am J Cardiol*. 2009;103:1525.
14. Imazio M, Brucato A, Maestroni S, et al. Prevalence of C-reactive protein elevation and time course of normalization in acute pericarditis: implications for the diagnosis, therapy, and prognosis of pericarditis. *Circulation*. 2011;123:1092.
15. Imazio M, Spodick DH, Brucato A, et al. Controversial issues in the management of pericardial diseases. *Circulation*. 2010;121:916.
16. Imazio M, Brucato A, Doria A, et al. Antinuclear antibodies in recurrent idiopathic pericarditis: prevalence and clinical significance. *Int J Cardiol*. 2009;136:289.
17. Imazio M, Brucato A, Maestroni S, et al. Risk of constrictive pericarditis after acute pericarditis. *Circulation*. 2011;124:1270.
18. Imazio M, Brucato A, Mayosi BM, et al. Medical therapy of pericardial diseases: part I: idiopathic and infectious pericarditis. *J Cardiovasc Med (Hagerstown)*. 2010;11:712.
19. Imazio M, Brucato A, Mayosi BM. Medical therapy of pericardial diseases: part II: noninfectious pericarditis, pericardial effusion and constrictive pericarditis. *J Cardiovasc Med (Hagerstown)*. 2010;11:785.
20. Lotrionte M, Biondi-Zoccai G, Imazio M. International collaborative systematic review of controlled clinical trials on pharmacologic treatments for acute pericarditis and its recurrences. *Am Heart J*. 2010;160:662.
21. Imazio M, Brucato A, Trinchero R, et al. Individualized therapy for pericarditis. *Expert Rev Cardiovasc Ther*. 2009;7:965.
22. Imazio M, Brucato A, Cemin R, ICAP Investigators, et al. A randomized trial of colchicine for acute pericarditis. *N Engl J Med*. 2013;369:1522.
23. Imazio M, Brucato A, Belli R, et al. Colchicine for the prevention of pericarditis: what we know and what we do not know in 2014 - systematic review and meta-analysis. *J Cardiovasc Med (Hagerstown)*. 2014;15:840.
24. Alabed S, Cabello JB, Irving GJ, et al. Colchicine for pericarditis. *Cochrane Database Syst Rev*. 2014;(8):CD010652.

25. Imazio M, Brucato A, Cumetti D, et al. Corticosteroids for recurrent pericarditis: high versus low doses: a nonrandomized observation. *Circulation*. 2008;118:667.
26. Imazio M, Cecchi E, Demichelis B, et al. Indicators of poor prognosis of acute pericarditis. *Circulation*. 2007;115:2739.
27. Imazio M, Brucato A, Cemin R, et al. Colchicine for recurrent pericarditis (CORP): a randomized trial. *Ann Intern Med*. 2011;155:409.
28. Imazio M, Belli R, Brucato A, et al. Efficacy and safety of colchicine for treatment of multiple recurrences of pericarditis (CORP-2): a multicentre, double-blind, placebo-controlled, randomised trial. *Lancet*. 2014;383:2232.
29. Imazio M, [illegible] G, Brucato A, Gaita F. Recurrent pericarditis: new and emerging therapeutic options. *Nat Rev Cardiol*. 2016;13:99.
30. Imazio M, Adler Y, Charron P. Recurrent pericarditis: modern approach in 2016. *Curr Cardiol Rep*. 2016;18:50.
31. Imazio M, Lazaros G, Picardi E, et al. Intravenous human immunoglobulins for refractory recurrent pericarditis: a systematic review of all published cases. *J Cardiovasc Med (Hagerstown)*. 2016;17:263.
32. Lazaros G, Imazio M, Brucato A, et al. Anakinra: an emerging option for refractory idiopathic recurrent pericarditis: a systematic review of published evidence. *J Cardiovasc Med (Hagerstown)*. 2016;17:256.
33. Khandaker MH, Schaff HV, Greason KL, et al. Pericardiectomy vs medical management in patients with relapsing pericarditis. *Mayo Clin Proc*. 2012;87:1062.

Pericardial Effusion and Cardiac Tamponade

34. Dudzinski DM, Mak GS, Hung JW. Pericardial diseases. *Curr Probl Cardiol*. 2012;37:75.
35. Batal O, Dardari Z, Costabile C, et al. Prognostic value of pericardial effusion on serial echocardiograms in pulmonary arterial hypertension. *Echocardiography*. 2015;32:1471.
36. Veress G, Feng D, Oh JK. Echocardiography in pericardial diseases: new developments. *Heart Fail Rev*. 2012;18:267.
37. Sagristà-Sauleda J, Angel J, Sambola A, et al. Low-pressure cardiac tamponade: clinical and hemodynamic profile. *Circulation*. 2006;114:945.
38. Mehrzad R, Spodick DH. Pericardial involvement in diseases of the heart and other contiguous structures: part II: pericardial involvement in noncardiac contiguous disorders. *Cardiology*. 2012;121:177.
39. Argulian E, Herzog E, Halpern DG, Messerli FH. Paradoxical hypertension with cardiac tamponade. *Am J Cardiol*. 2012;110:1066.
40. Sun JS, Park KJ, Kang DK. CT findings in patients with pericardial effusion: differentiation of malignant and benign disease. *AJR Am J Roentgenol*. 2010;194:W489.
41. Imazio M, Adler Y. Management of pericardial effusion. *Eur Heart J*. 2013;34:1186.
42. Sagristà-Sauleda J, Angel J, Sambola A, Permanyer-Miralda G. Hemodynamic effects of volume expansion in patients with cardiac tamponade. *Circulation*. 2008;117:1545.
43. Hayashi T, Tsukube T, Yamashita T, et al. Impact of controlled pericardial Drainage on critical cardiac tamponade with acute type A aortic dissection. *Circulation*. 2012;126((Suppl1):S97.
44. Akyuz S, Zengin A, Arugaslan E, et al. Echo-guided pericardiocentesis in patients with clinically significant pericardial effusion. Outcomes over a 10-year period. *Herz*. 2015;40 Supp 2:153.
45. Maggiolini S, Gentile G, Farina A, et al. Safety, efficacy, and complications of pericardiocentesis by real-time echo-monitored procedure. *Am J Cardiol*. 2016;117:1369.
46. Pradhan R, Okabe T, Yoshida K. Patient characteristics and predictors of Mortality associated with pericardial decompression syndrome: a comprehensive analysis of published cases. *Eur Heart J Acute Cardiovasc Care*. 2015;4:113.
47. Syed FF, Ntsekhe M, Mayosi BM, Oh JK. Effusive-constrictive pericarditis. *Heart Fail Rev*. 2013;18:27.
48. Rafique AM, Patel N, Biner S, et al. Frequency of recurrence of pericardial tamponade in patients with extended versus nonextended pericardial catheter drainage. *Am J Cardiol*. 2011;108:1820.
49. El Haddad D, Iliescu C, Yusuf SW, et al. Outcomes of cancer patients undergoing percutaneous pericardiocentesis for pericardial effusion. *J Am Coll Cardiol*. 2015;66:1119.
50. Maisch B, Rupp H, Ristic A, Pankuweit S. Pericardioscopy and epi- and pericardial biopsy - a new window to the heart improving etiological diagnoses and permitting targeted intrapericardial therapy. *Heart Fail Rev*. 2013;18:317.
51. Bhardwaj R, Gharib W, Gharib W, et al. Evaluation of safety and feasibility of percutaneous balloon pericardiotomy in hemodynamically significant pericardial effusion (Review of 10-years experience in single center). *J Interv Cardiol*. 2015;28:409.
52. Karatolios K, Pankuweit S, Maisch B. Diagnostic value of biochemical markers in malignant and non-malignant pericardial effusion. *Heart Fail Rev*. 2013;18:337.
53. Karatolios K, Pankuweit S, Goettsch C, et al. Osteoprotegerin and TNF-related apoptosis-inducing ligand levels in malignant and benign pericardial effusions. *Clin Biochem*. 2012;45:237.
54. Ristic AD, Pankuweit S, Maksimovic R, et al. Pericardial cytokines in neoplastic, autoreactive, and viral pericarditis. *Heart Fail Rev*. 2013;18:345.
55. Pankuweit S, Stein A, Karatolios K, et al. Viral genomes in the pericardial fluid and in peri- and epicardial biopsies from a German cohort of patients with large to moderate pericardial effusions. *Heart Fail Rev*. 2013;18:329.

Constrictive Pericarditis

56. George TJ, Arnaoutakis GJ, Beaty CA, et al. Contemporary etiologies, risk factors, and outcomes after pericardiectomy. *Ann Thorac Surg*. 2012;94:445.
57. Vistarini N, Chen C, Mazine A, et al. Pericardiectomy for constrictive pericarditis: 20 years of experience at the Montreal Heart Institute. *Ann Thorac Surg*. 2015;100:107.
58. Mutyaba AK, Balkaran S, Cloete R, et al. Constrictive pericarditis requiring pericardiectomy at Groote Schuur Hospital, Cape Town, South Africa: causes and perioperative outcomes in the HIV era (1990-2012). *J Thorac Cardiovasc Surg*. 2014;148:3058.
59. Feng D, Glockner J, Kim K, et al. Cardiac magnetic resonance imaging pericardial late gadolinium enhancement and elevated inflammatory markers can predict the reversibility of constrictive pericarditis after antiinflammatory medical therapy: a pilot study. *Circulation*. 2011;124:1830.
60. Zurick AO, Bolen MA, Kwon DH, et al. Pericardial delayed hyperenhancement with CMR imaging in patients with constrictive pericarditis undergoing surgical pericardiectomy: a case series with histopathological correlation. *JACC Cardiovasc Imaging*. 2011;4:1180.
61. Cremer PC, Tariq MU, Karwa A, et al. Quantitative assessment of pericardial delayed hyperenhancement predicts clinical improvement in patients with constrictive pericarditis treated with anti-inflammatory therapy. *Circ Cardiovasc Imaging*. 2015;8:pii:e003125.
62. Gentry J, Klein AL, Jellis CL. Transient constrictive pericarditis: current diagnostic and therapeutic strategies. *Curr Cardiol Rep*. 2016;18:41.
63. Busch C, Penov K, Amorim PA, et al. Risk factors for mortality after pericardiectomy for chronic constrictive pericarditis in a large single-centre cohort. *Eur J Cardiothorac Surg*. 2015;48:e110.
64. Karaahmet T, Yilmaz F, Tigen K, et al. Diagnostic utility of plasma N-terminal pro-B-type natriuretic peptide and C-reactive protein levels in pericardial constriction and restrictive cardiomyopathy. *Congest Heart Fail*. 2009;15:265.
65. Talreja DR, Nishimura RA, Oh JK, Holmes DR. Constrictive pericarditis in the modern era: novel criteria for diagnosis in the cardiac catheterization laboratory. *J Am Coll Cardiol*. 2008;22:315.
66. Verhaert D, Gabriel RS, Johnston D, et al. The role of multimodality imaging in the management of pericardial disease. *Circ Cardiovasc Imaging*. 2010;3:333.
67. Alter P, Figiel JH, Rupp TP, et al. MR, CT and PET imaging in [illegible] *Heart Fail Rev*. 2013;18:289.
68. Preston IR, Klinger JR, Hopkins W, Hill NS. Obesity and pulmonary hypertension. In: Hoeper MM, Humbert M, eds. *Pulmonary Hypertension*. European Respiratory Society Monograph. Lausanne, Switzerland, 2012, pp 194–207.
69. Gopaldas RR, Dao TK, Caron NR, Markley JG. Predictors of in-hospital complications after pericardiectomy: a nationwide outcomes study. *J Thorac Cardiovasc Surg*. 2013;145:1227.
70. Tokuda Y, Miyata H, Motomura N, et al. Outcome of pericardiectomy for Constrictive pericarditis in Japan: a nationwide outcome study. *Ann Thorac Surg*. 2013;96:571.
71. Biçer M, Özdemir B, Kan İ, et al. Long-term outcomes of pericardiectomy for constrictive pericarditis. *J Cardiothorac Surg*. 2015;10:177.
72. Busch C, Penov K, Amorim PA, et al. Risk factors for mortality after pericardiectomy for chronic constrictive pericarditis in a large single-centre cohort. *Eur J Cardiothorac Surg*. 2015;48:e110.
73. Azam S, Hoit BD. Treatment of pericardial disease. *Cardiovasc Ther*. 2011;29:308.
74. Matsuura K, Mogi K, Takahara Y. Off-pump waffle procedure using an ultrasonic scalpel for constrictive pericarditis. *Eur J Cardiothorac Surg*. 2015;47:e220.
75. Ghavidel AA, Gholampour M, Kyavar M, et al. Constrictive pericarditis treated by surgery. *Tex Heart Inst J*. 2012;39:199.

Specific Etiologies of Pericardial Disease

76. Ntsekhe M, Mayosi BM. Tuberculous pericarditis with and without HIV. *Heart Fail Rev*. 2013;18:367.
77. Imazio M. *Myopericardial Diseases*. New York, NY: Springer; 2016.
78. Mayosi BM, Ntsekhe M, Bosch J, et al. Prednisolone and mycobacterium indicus pranii in tuberculous pericarditis. *N Engl J Med*. 2014;371:1121.
79. Lind A, Reinsch N, Neuahus K, et al. Pericardial effusion of HIV-infected patients: results of a prospective multicenter cohort study in the era of antiretroviral therapy. *Eur J Med Res*. 2011;16:480.
80. Banerjee A, Davenport A. Changing patterns of pericardial disease in patients with end-stage renal disease. *Hemodial Int*. 2006;10:249.
81. Imazio M. Pericardial involvement in systemic inflammatory diseases. *Heart*. 2011;97:1882.
82. Imazio M, Hoit BD. Post-cardiac injury syndromes. An emerging cause of pericardial diseases. *Int J Cardiol*. 2013;168:648.
83. Imazio M, Negro A, Belli R, et al. Frequency and prognostic significance of pericarditis following acute myocardial infarction treated by primary percutaneous coronary intervention. *Am J Cardiol*. 2009;103:1525.
84. Lestuzzi C, Berretta M, Tomkowski W. 2015 update on the diagnosis and management of neoplastic pericardial disease. *Expert Rev Cardiovasc Ther*. 2015;13:377.
85. Darby SC, Cutter DJ, Boerma M, et al. Radiation-related heart disease: current knowledge and future prospects. *Int J Radiat Oncol Biol Phys*. 2010;76:656.
86. Imazio M, Brucato A, Rampello S, et al. Management of pericardial diseases during pregnancy. *J Cardiovasc Med (Hagerstown)*. 2010;11:557.
87. Khalid N, Ahmad SA, Umer A, Chhabra L. Takotsubo cardiomyopathy and myopericarditis: unraveling the inflammatory hypothesis. *Int J Cardiol*. 2015;196:168.
88. Eggebrecht H, Schelle S, Puls M, et al. Risk and outcomes of complications during and after MitraClip implantation: experience in 828 patients from the German TRAnscatheter mitral valve interventions (TRAMI). *Catheter Cardiovasc Interv*. 2015;86:728.
89. Reddy VY, Holmes D, Doshi SK, et al. Safety of percutaneous left atrial appendage closure: results from the Watchman Left Atrial Appendage System for Embolic Protection in Patients with AF (PROTECT AF) clinical trial and the Continued Access Registry. *Circulation*. 2011;123:417.
90. Price MJ, Gibson DN, Yakubov SJ, et al. Early safety and efficacy of percutaneous left atrial appendage suture ligation: results from the U.S. transcatheter LAA ligation consortium. *J Am Coll Cardiol*. 2014;64:565.
91. Tamburino C, Capodanno D, Ramondo A, et al. Incidence and predictors of early and late mortality after transcatheter aortic valve implantation in 663 patients with severe aortic stenosis. *Circulation*. 2011;123:299.
92. Bauer T, Boeder N, Nef HM, et al. Fate of Patients With Coronary Perforation Complicating Percutaneous Coronary Intervention (from the Euro Heart Survey Percutaneous Coronary Intervention Registry). *Am J Cardiol*. 2015;116:1363.
93. Yilmaz A, Kindermann I, Kindermann M, et al. Comparative evaluation of left and right ventricular endomyocardial biopsy: differences in complication rate and diagnostic performance. *Circulation*. 2010;122:900.
94. Piccini JP, Sinner MF, Greiner MA, et al. Outcomes of Medicare beneficiaries undergoing catheter ablation for atrial fibrillation. *Circulation*. 2012;126:2200.
95. Deshmukh A, Patel NJ, Pant S, et al. In-hospital complications associated with catheter ablation of atrial fibrillation in the United States between 2000 and 2010: analysis of 93801 procedures. *Circulation*. 2013;128:2104.
96. Tung R, Michowitz Y, Yu R, et al. Epicardial ablation of ventricular tachycardia: an institutional experience of safety and efficacy. *Heart Rhythm*. 2013;10:490.
97. Ohlow A, Lauer B, Brunelli M, Geller JC. Incidence and predictors of pericardial effusion after permanent heart rhythm device implantation: prospective evaluation of 968 consecutive patients. *Circ J*. 2013;77:975.
98. Sugumar H, Kearney LG, Srivastava PM. Pericardial tamponade: a life threatening complication of laparoscopic gastro-oesophageal surgery. *Heart Lung Circ*. 2012;21:237.
99. Islas F, de Agustin JA, Gomez de Diego JJ, et al. Giant pericardial cyst compressing the heart. *J Am Coll Cardiol*. 2013;62:e19.
100. Mazhar J, Lawley C, Gill AJ, et al. Visualizing pericardial inflammation as the cause of acute chest pain in a patient with a congenital pericardial cyst: the incremental diagnostic value of cardiac magnetic resonance. *Eur Heart J*. 2013;34:1413.
101. Money ME, Park C. Pericardial diverticula misdiagnosed as pericardial cysts. *J Thorac Cardiovasc Surg*. 2015;149:e103.

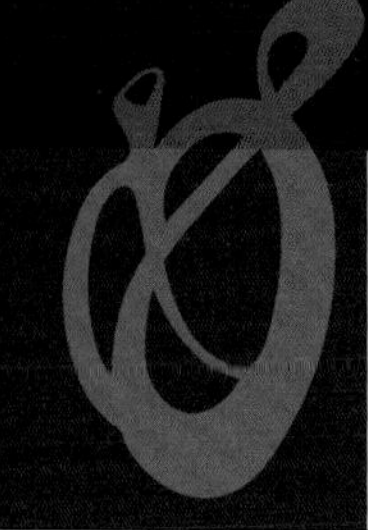

第 84 章　肺栓塞

SAMUEL Z. GOLDHABER

肺栓塞研究进展

肺栓塞(pulmonary embolism,PE)与深静脉血栓形成(deep vein thrombosis,DVT)已共同成为三大心血管疾病之一,另两者为心肌梗死和卒中。静脉血栓栓塞(venous thromboembolism,VTE)疾病,包括PE和DVT,其全球发病率大约为(1.2~2.7)/(1 000人·年)[1]。肺栓塞住院治疗有季节性,冬季入院率最高,而夏季最少[2]。

肺栓塞导致美国每年至少10万人死亡,多数住院肺栓塞患者的死因是初发肺栓塞导致的右心功能衰竭或抗凝治疗期间仍复发的肺栓塞。在美国65岁以上的住院患者中,肺栓塞有近4%的致死率,30天内再入院率为15%,而这些患者的半年死亡率迅速飙升至20%[3]。与高社会经济水平地区的患者相比,居住于较低社会经济水平地区的患者住院死亡率更高,且更少接受溶栓治疗[4]。

VTE的主要长期并发症包括复发性VTE、慢性血栓栓塞性肺高压(chronic thromboembolic pulmonary hypertension,CTEPH)[5]及下肢血栓形成后综合征(亦称为慢性静脉功能不全)[6]。血栓形成后综合征患者长期的躯体健康、心理健康及生活质量均较对照组更差[7]。美国医疗卫生系统每年需花费70亿~100亿美元用于新诊断的VTE患者[8],欧盟大约每年花费15亿~132亿欧元[9]。

据欧洲肺栓塞注册信息统计,肺栓塞30天内致死率为5%[10]。13年来,欧洲溶栓治疗率由0.7%上升至1.0%,手术取栓率由0.3%倍增至0.6%。美国与欧洲在过去10年有共同的趋势:①肺栓塞的发病率上升;②住院时间缩短;③致死率降低[11]。30天内高死亡率与年龄增加[12]及伴随DVT[13]相关。

肿瘤患者罹患VTE的风险是普通人群的4倍[14]。当发生不明原因VTE时,随后检测出隐匿癌的概率亦增加,尤其是诊断VTE后的前6个月[15]。对于初发不明原因VTE患者,年龄、既往继发性VTE史、吸烟史可能用于预测隐匿癌的发生[16],然而,为了诊断隐匿癌而让此类患者行腹盆CT仍有争论[17]。VTE也是女性疾病,在美国,肺栓塞是导致产妇死亡的首要原因。总体而言,妊娠使VTE发病风险增加5倍[18],且高风险维持到产褥期12周以上[19]。

VTE与动脉粥样硬化血栓形成具有相似的流行病学表现及病理生理学机制被越来越多的认可。炎症及其潜在的血栓前状态是肺栓塞病例生理的关键因素,也是连接VTE与动脉血栓形成的纽带[20]。这个发现揭示了炎症相关肺栓塞的很多非常规危险因素,例如严重败血症及感染性休克的患者,即使予血栓预防方案,仍有很高的VTE发病率。一项多中心前瞻性研究发现,ICU患者的VTE发病率为37%,与住院时间延长、肺栓塞所致死亡率上升相关[21]。慢性肾脏病亦与VTE相关[22],这可能是由于肾功能受损增强了氧化应激及炎症反应。另外,VTE的炎症相关危险因素还包括炎症性肠病、风湿性关节炎、银屑病、肺炎、尿路感染、流行性感冒、糖尿病、其他潜在的触发因素如输血或使用促红素等。

VTE患者发生相继的动脉心血管事件的风险是对照组的两倍[23]。1 023例因肺栓塞收治入院的澳大利亚患者,5年累积死亡率为32%,其中40%死于心血管疾病;出院后的死亡率是另一组年龄、性别匹配人群的2.5倍[24]。在丹麦的一项中位随访时间为16

年的观察性研究中,1 853 名受试者患心肌梗死,其中 699 名诊断患有 VTE。心肌梗死与肺栓塞风险增加 72%相关[25]。心力衰竭以及慢性阻塞性肺疾病(chronic obstructive pulmonary disease,COPD)也潜在地增加了 VTE 住院患者的死亡风险。

肺栓塞导致生活质量降低[7]。年轻 VTE 患者的精神药物处方是另一年龄性别匹配对照组的两倍。最常开具的药物是抗抑郁药(53%),随后是镇静剂(22%)、抗焦虑药(20%)及抗精神病药(5%)[26]。PE 和 DVT 随年龄增长而发病率升高,同时也影响婴儿、儿童及青少年[27]。抗凝治疗结束后 VTE 常会复发,尤其是当手术、创伤及雌激素并非最初事件的促发因素时。VTE 使那些担忧复发、家庭负担、生活质量下降及寿命缩短的患者精神上饱受摧残。

在诊断、治疗、预防策略方面的进展,以及 VTE 病理生理学新观点如雨后春笋般出现。临床和电子决策工具使 VTE 可以早期发现,也改善了预防策略。新型口服抗凝剂(novel oral anticoagulants,NOACs)如达比加群、利伐沙班、阿哌沙班和依度沙班,与华法林相比,在治疗肺栓塞和深静脉血栓形成时的出血风险更低。固定剂量服用、无药物-食物相互作用、药物间相互作用最少并且不需要检测凝血功能等优点,使得 NOAC 治疗更简便,也提高了抗凝治疗的安全性[28]。

活化血小板在 VTE 的病例生理机制中扮演了关键角色,因此,低剂量阿司匹林可作为预防和治疗的补充选项。对于那些需要除抗凝外进一步治疗的患者,与传统的全身性高剂量溶栓治疗相比,侵入性方法,例如超声介导和导管辅助的低剂量组织纤溶酶原激活剂溶栓治疗的出血风险更低。减量的组织纤溶酶原激活剂全身性溶栓,因其低出血风险也逐渐在现代治疗方法中被采纳应用[29]。

我们对 VTE 的基因学认知正迅速增加[30],到目前为止,至少有 17 个基因被证明与 VTE 风险的遗传学变异相关,常见的基因多态性占 VTE 遗传率的 5%。基因学进展的转化应用仍然十分艰难(见第 6 章)。

分子病理生理学

VTE 和动脉粥样硬化血栓形成有交叉的危险因素和病理生理学机制。简单地将 PE 列为“红色血栓”疾病、动脉粥样硬化血栓形成列为“白色血栓”疾病已不再合理。VTE 与冠心病、外周动脉疾病、脑血管疾病是泛心血管综合征的一部分。Virchow 三联征——血液瘀滞、高凝状态、内皮损伤——激活了 VTE 的病理生理级联反应。炎症反应不属于 Virchow 三联征,但也是关键因素,感染及其相关炎症反应使血小板聚集,这也是血栓形成初始的重要步骤。活化的血小板分泌多磷酸盐、促凝微粒及炎症介质,吸附中性粒细胞并促使其分泌核物质形成细胞外网络,包括 DNA、组蛋白、中性粒细胞颗粒成分,称为中性粒细胞外网(neutrophil extracellular traps,NETs),含有白细胞的 DNA。NETs 是血栓前及凝血前状态。组蛋白促血小板聚集、促进血小板依赖的凝血酶生成,在静脉血栓开始形成时,中性粒细胞进入 NETs,血栓成熟时,NETs 提供骨架连接红细胞并促使进一步的血小板聚集[31]。

静脉血栓由纤维蛋白、红细胞、血小板及中性粒细胞组成(图 84.1),在血液瘀滞、低氧含量、氧化应激、促炎基因产物增加及内皮细胞调控能力受损时血栓极易形成。感染、输血或促红细胞生成素所致的炎症反应[32]激活了静脉内皮的生化级联反应,从而导致血栓形成[33]。

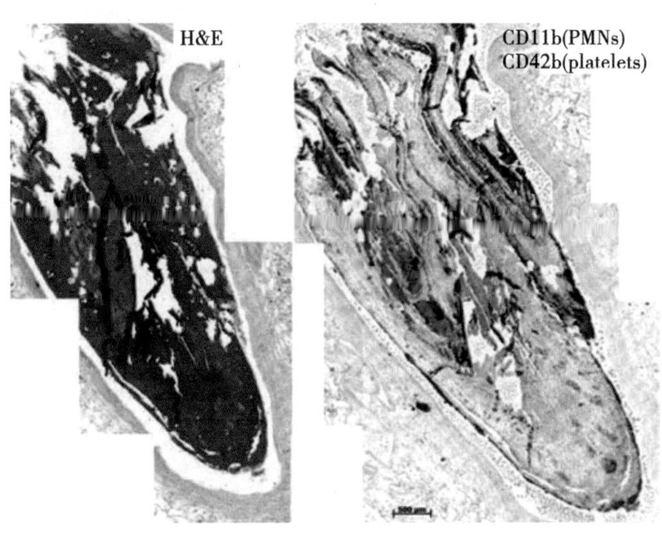

图 84.1 一例致命性肺栓塞尸检显微照片。左侧为常规 HE 染色。右侧为两种特殊染色:CD11b 着色多形核细胞(浅棕色),CD42b 着色血小板(蓝色)。该图特殊染色显示此例致命性血栓主要由血小板构成。(Alexander S. Savchenko 博士及 Denisa D. Wagner 博士惠赠)

静脉血栓能够以亚临床、或许慢性炎症的状态而持续存在,并在活化血小板脱颗粒、分泌炎症介质时间段出现临床表现,未抗凝时的 VTE 高复发率支持了这一假说。在 JUPITER(评价他汀预防作用的干预试验)研究中,共 17 802 位无症状性基线 hsCRP 升高的受试者入组,每日给予瑞舒伐他汀 20mg,发现有症状的 VTE 发生率减少 43%[34],由于瑞舒伐他汀降低了 hsCRP 水平,因此考虑可能的机制是其抗炎效应。

心肺动力学

肺栓塞可以导致复杂的心肺反应,包括因血管梗阻、神经体液介质及肺动脉压力感受器导致的肺血管阻力增加,因血管梗阻所致的肺泡无效腔增加、肺泡低通气及右向左分流所致的低氧血症、气体交换表面减少所致的二氧化碳转运障碍导造成气体交换障碍,反射刺激受体导致的通气过度,支气管痉挛导致的气道阻力增加,肺水肿、肺出血及表面活性物质减少导致的肺顺应性降低等。

肺血管梗阻程度、潜在的心肺疾患以及神经体液反应共同决定了是否继发右心功能不全。当梗阻加重时,肺动脉压力升高,血管收缩成分例如 5-羟色胺的分泌、反射性肺动脉收缩及低氧血症进一步导致肺血管阻力增加和肺高压。超负荷的右心室分泌心脏标志物如脑钠肽前体(pro-BNP)、脑钠肽、肌钙蛋白,预示着不良临床事件的发生率升高。

肺动脉压力突然骤升使得右心室后负荷突然增加,导致右心室壁张力升高,继而出现右心室扩大及右心功能不全(图 84.2)。当右心室扩大,室间隔移向左心,导致左心室充盈不全以及舒张功能减退。左心室充盈受限使得体循环心排量及动脉收缩压均降低,减少了冠状动脉灌注并导致心肌缺血。大面积肺栓塞导致的右心室壁张力升高使得右冠状动脉血流减少、右室心肌需氧增加,从而导致心肌缺血,这种恶性循环最终导致右心室梗死、循环衰竭甚至死亡。

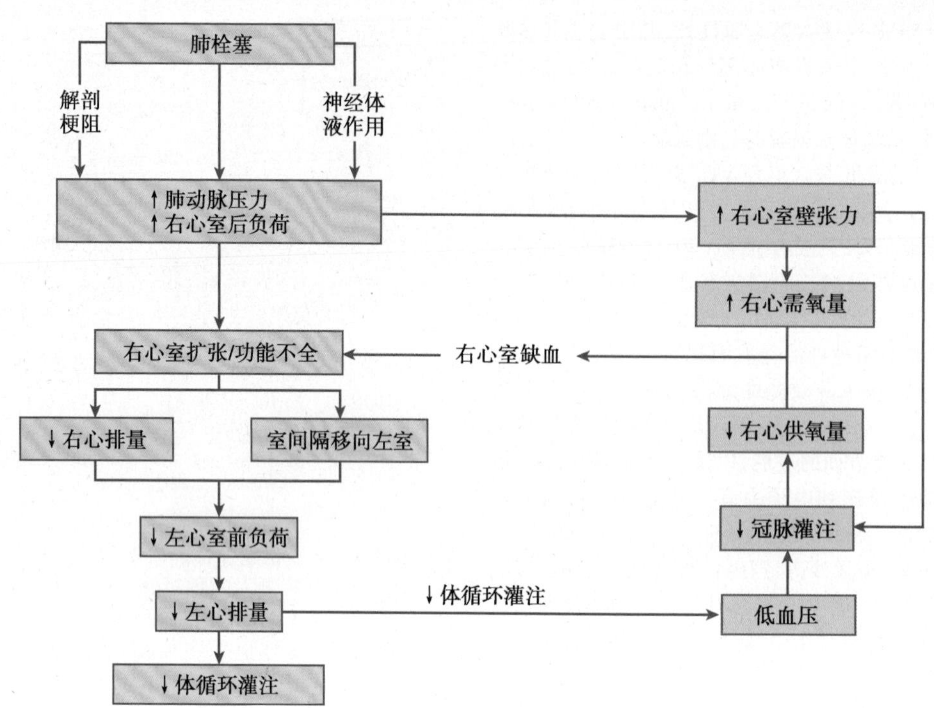

图 84.2 右心室功能不全的病理生理机制，及其导致动脉收缩压降低、冠脉灌注减少、心功能恶化的不良后果

肺栓塞分类

急性肺栓塞分类（表 84.1）有助于分析预后及临床管理，大面积肺栓塞占 5%～10%，次大面积肺栓塞更为常见，大约占所有病例的 20%～25%，而低危肺栓塞占 65%～70%，是肺栓塞的主要类型。

表 84.1 急性肺栓塞分类

类别（占比）	表现	治疗
大面积型肺栓塞（5%～10%）	收缩压<90mmHg 或组织灌注不足或多器官功能衰竭，合并广泛栓塞如马鞍形血栓、或右肺动脉/左肺动脉主干栓塞	抗凝治疗（高剂量静脉内应用）肝素，同时进一步治疗，如系统性溶栓、药物机械导管引导治疗、手术取栓和/或下肢静脉滤器
次大面积型肺栓塞，高危组（15%）	血流动力学稳定但存在中重度右心功能不全或右心室扩大，伴有右心室微梗死和/或右心室压力过载所致的心脏生物标志物升高	抗凝治疗直至决定启用进一步治疗。治疗仍有争议。系统性溶栓可降低心血管事件及死亡率，但需权衡出血性卒中高风险
次大面积型肺栓塞，低危组（5%～10%）	血流动力学稳定，存在右心功能不全、心脏标志物升高二者之一	抗凝治疗，然后观察等待。若病情恶化则启动进一步治疗
小至中型肺栓塞（70%）	血流动力学稳定，右心室大小及功能正常	抗凝治疗，考虑简化留院观察或家庭治疗

大面积型肺栓塞

大面积型肺栓塞患者可进展至心源性休克及多器官功能衰竭。常常出现肾功能不全、肝功能不全及心理改变。大面积型肺栓塞死亡率很高，血栓分布广泛，至少影响半数肺动脉血管。典型的血栓位于双侧肺动脉，有时位于肺动脉主干呈马鞍形。呼吸困难是主要症状，胸痛少见而一过性发绀常见，体循环低血压常需要升压支持治疗。容量负荷过重会导致右心功能不全恶化，从而使得治疗更为困难，他们需要更积极的治疗手段如体外膜肺氧合才能得以存活[35]。

次大面积型肺栓塞

次大面积型肺栓塞患者体循环动脉压正常。欧洲心脏病学会的肺栓塞指南将次大面积型肺栓塞细分为高危和低危组[36]。高危组患者同时存在右心功能不全及心脏标志物，如肌钙蛋白、pro-BNP、BNP 升高，而低危组仅表现为右心功能不全或心脏标志物升高，而并非同时出现。通常该类型病例有三分之一或者更多的肺动脉阻塞。中度肺动脉高压（图 84.3）及右心室扩大常突然发生。无心肺疾病既往史的患者可能临床表现轻微、一般情况好，但易误诊。他们即使接受规范抗凝治疗仍易复发肺栓塞。该类型病例存活率高，但仍有部分患者病情会恶化，从而需要升压支持治疗或溶栓等进一步治疗[37]。

低危肺栓塞

低危肺栓塞患者预后好，体循环动脉压正常、心脏标志物阴性及右心功能正常。该类型患者栓子小且临床稳定，充分的抗凝治

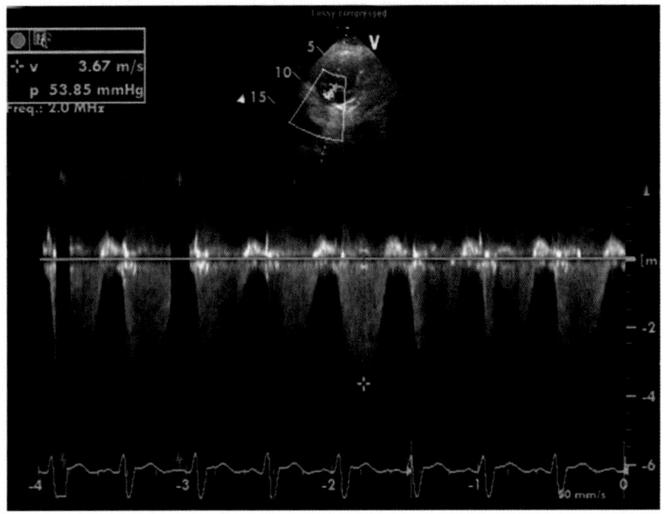

图 84.3 次大面积型肺栓塞患者的多普勒超声心动图。肺动脉收缩压估测为 54mmHg，加上右心房压力，为中重度急性肺高压

疗使临床疗效极佳，可考虑家庭治疗[38]。

肺梗死

肺梗死患者典型表现为胸膜炎性胸痛，可呈持续性或阵发性，偶尔伴随咯血。栓子常位于肺动脉外周分支、近胸膜（图 84.4）。栓塞 3~7 天后发生组织梗死，临床症状和体征包括发热、白细胞增多、血沉加快及梗死的放射学依据。

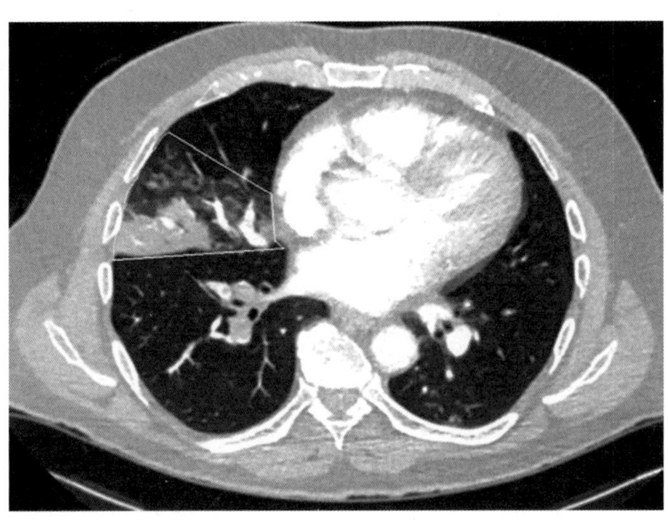

图 84.4 胸部 CT 示大片、楔形的右侧肺梗死

反常栓塞

反常栓塞可表现为突发脑卒中，常被误诊为"隐源性栓塞"。发生机制是深静脉血栓栓塞了动脉系统，常因卵圆孔未闭所致。DVT 可较小、并从下肢小静脉完全脱落，使得静脉超声检查无法发现残余血栓[39]。

非血栓性肺栓塞

非血栓栓子较少见，包括脂肪、肿瘤、空气及羊水。脂肪栓塞多继发于钝挫伤所致长骨骨折[40]；空气栓塞可在置入或移除中心静脉导管时发生；羊水栓塞是灾难性的，典型表现为呼吸衰竭、心源性休克及弥散性血管内凝血。静脉注射吸毒者有时会注入头发、滑石和棉花等毒品污染物，易致败血性肺栓塞，并导致三尖瓣或肺动脉瓣感染性心内膜炎。

深静脉血栓形成分类

下肢深静脉血栓形成、深静脉血栓形成与肺栓塞的关系

有 DVT 症状的患者是 PE 症状患者的两倍，下肢 DVT 发生率近乎为上肢 DVT 的十倍。下肢深静脉血栓越位于近心端，越容易导致急性肺栓塞。当静脉血栓脱离原发部位后，便通过静脉系统到达腔静脉，再穿过右心房及右心室继而进入肺动脉循环。极大的栓子可能会卡在肺动脉分叉处，呈马鞍状（图 84.5）。很多大面积型肺栓塞患者缺少深静脉血栓的超声学依据，可能就是因为血栓已经栓塞入肺。

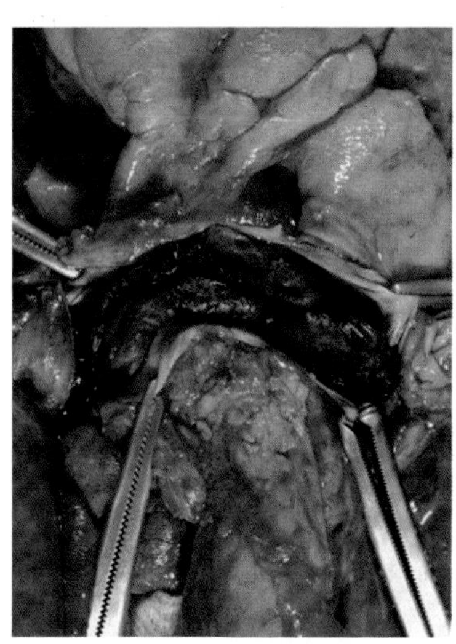

图 84.5 一位血压控制不佳的 41 岁女性发生了脑出血，6 天后合并急性肺栓塞。急诊导管取栓失败，患者发生心脏停搏。尸检发现，一个大块马鞍状栓子从肺动脉根部延至两侧肺动脉

上肢深静脉血栓形成

由于起搏器及 ICD 植入的病例增加，以及用于化疗或营养支持的中心静脉置管更频繁的应用，上肢 DVT 在临床工作中越来越受到重视。外周穿刺中心静脉置管（PICC）的管径越大，上肢 DVT 的发病风险越高[41]。

当医院开始应用小管径导管、并减少管腔数量时，导管相关的 DVT 发生率可明显降低[42]。上肢 DVT 患者存在肺栓塞、上腔静脉综合征以及损失静脉通路的风险。在一项对 3 790 位 PICC 住院患者的研究中发现，经外周置入的中心导管使得上肢 DVT 的发生率增至 3 倍、下肢 DVT 发生率增加 50%[43]。

血栓形成后综合征及慢性静脉功能不全

深静脉瓣膜功能不全常继发于 DVT 所致的损伤，深静脉的血流受阻、下肢肌肉挤压导致了静脉压力的升高，这种异常血流动力学状态累及下肢大静脉至微循环，导致静脉微血管病变[6]。DVT 发展至血栓形成后综合征的患者炎症标志物升高[44]，体格检查可

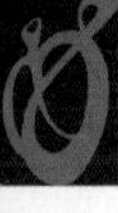

发现静脉曲张、内踝异常色素沉着及皮肤溃疡(图 84.6)。因工作时间减少及医疗诊治的支出增加,血栓形成后综合征患者的经济负担更重[45]。慢性静脉疾病患者因疼痛、身体功能受损及活动能力降低而导致生活质量的下降。弹力袜(膝关节以下,30~40mmHg)并不能阻止急性近端 DVT 后血栓形成后综合征的发生[46]。然而,对于静脉功能不全患者,弹力袜仍是主要治疗方式,可以帮助改善静脉血流动力学状态、减轻水肿、缓解小腿不适以及减少皮肤色素改变。

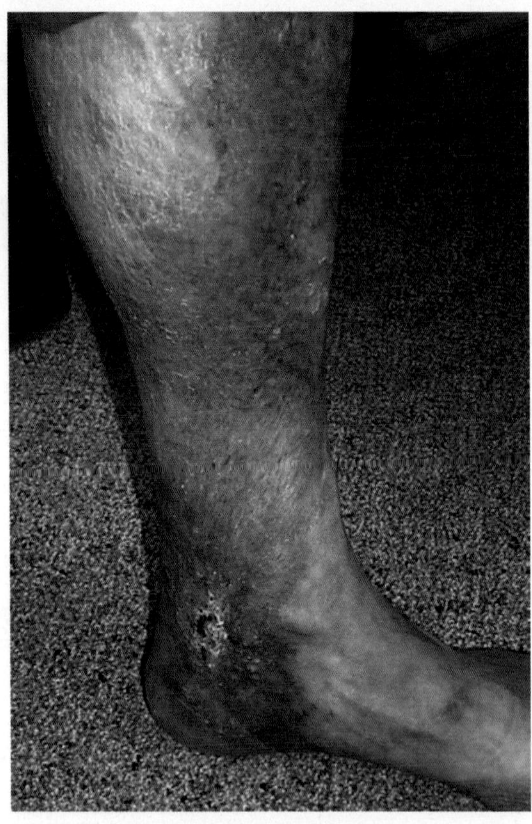

图 84.6 血栓形成后综合征所致的左内踝静脉溃疡。患者为 57 岁男性,有髂股静脉 DVT 病史及大量吸烟史。注意左小腿远端的红疹及皮肤增厚。(Suresh Vedantham 博士惠赠)

浅静脉血栓形成

丹麦的一项大样本病例对照试验发现,浅静脉血栓形成患者 3 月内 VTE 的发病率为 3.4%,5 年以后试验组 VTE 的发病率仍保持为对照组的 5 倍[47],短期应用磺达肝癸钠(2.5mg/d,持续 45 天)是最有效的抗凝治疗方式[48]。

流行病学

概况

北美与欧洲的 VTE 发病率约为 1.5/(1 000 人・年),其中约三分之二是 DVT,其余是 PE 伴或不伴 DVT。男女的发病率均随年龄增长而增加。近半数 VTE 患者无前驱创伤、手术、制动或肿瘤病史。心血管病危险因素与 VTE 有关。在对 63 552 例 VTE 病例与正常对照组的 META 分析中发现,肥胖者罹患 VTE 的相对危险度为 2.3,高血压为 1.5,糖尿病为 1.4,吸烟为 1.2,高脂血症为 1.2[49]。静脉与动脉血栓形成的共同危险因素使得临床医生可以帮助患者同时降低 VTE 及冠心病风险。

临床危险因素

VTE 的危险因素包括:高龄、虚弱及制动;合并肿瘤或静脉功能不全;VTE 既往史;创伤。妊娠期女性亦是高危人群。在 Worcester 静脉血栓栓塞研究中,23% VTE 患者有手术史、而 36% 患者 3 月个内有住院史,这部分患者仅有不到半数应用了预防性抗凝治疗[50]。

肥胖使得罹患 VTE 风险增加。英国通过对 100 万名平均年龄为 56 岁的女性研究发现,VTE 风险随 BMI 的增加而增加,BMI 超过 $35kg/m^2$ 的女性与 BMI 为 $22\sim25kg/m^2$ 的女性相比,前者患 VTE 的风险是后者的 3~4 倍[51]。西班牙的 VTE 注册平台 RIETE 登记有 18 023 名 PE 患者,制动者患致命性 PE 的风险至少增加两倍,死于 PE 的患者中有 43% 近期制动超过 4 天[52]。

有些 VTE 的危险因素很难去改变(表 84.2)。尽管合并肿瘤的 VTE 患者因抗肿瘤治疗的发展而存活时间更长,肿瘤患者的高 VTE 发病率也使得 VTE 的发病更频繁(见第 81 章)。化疗相关 VTE 很常见,VTE 风险增加与实体肿瘤相关,尤其是来源于胰腺、胃、肺、食管、前列腺及结肠的腺癌;较少认知的是 VTE 亦与“液体肿瘤”相关,如骨髓增生性疾病、淋巴瘤及白血病。

表 84.2 难以改变的 VTE 危险因素

高龄
动脉疾病,包括颈动脉及冠心病
静脉血栓栓塞个人史或家族史
近期手术、创伤或制动史,包括脑卒中
充血性心力衰竭
慢性阻塞性肺疾病
急性感染
输血
促红细胞生成素
慢性炎症(如炎症性肠病)
慢性肾脏病
空气污染
长途航空旅行
妊娠、口服避孕药、停经后激素替代治疗
植入起搏器、ICD、中心静脉置管
高凝状态
凝血因子 V 所致活化蛋白 C 抵抗
凝血酶原基因突变 20 210
抗凝血酶缺乏
C 蛋白缺乏
S 蛋白缺乏
抗磷脂抗体综合征(获得性,非遗传性)

妊娠、激素类避孕药、停经后激素替代治疗也增加了 VTE 风险,但是仅使用黄体酮的避孕药并不增加 VTE 风险。长途航空旅行

是被讨论最多的获得性危险因素之一，其致致命性 PE 的风险不到百万分之一，但由于死者常为健康年轻人而引人关注且令人扼腕。

高凝状态

两个已知最常见的致血栓形成倾向的遗传因素是凝血因子 V 及凝血酶原基因突变（见第 93 章）。正常情况下，特定数量的活化蛋白 C(activated protein C，aPC）可释放入血浆使活化部分凝血酶原时间(activated partial thromboplastin time，aPTT）延长，而 aPC 抵抗患者 aPTT 难以延长，因此易致 PE 及 DVT。凝血因子 V，即 V 因子基因单点突变导致了 aPC 抵抗。凝血因子 V 使 VTE 风险增至 3 倍，且与习惯性流产相关，可能由胎盘静脉血栓形成所致。凝血因子 V 患者服用口服含雌激素避孕药可使 VTE 风险至少增加 10 倍。凝血酶原基因的 3’端非编码区单点突变(20 210 核苷酸位置的鸟嘌呤-腺嘌呤突变）使凝血酶原增加，并使得 VTE 发病率翻倍。

抗磷脂抗体综合征是最常见的获得性血栓形成倾向疾病，可以导致静脉或动脉血栓形成、血小板减少症、习惯性流产以及急性缺血性脑病。诊断该病需要检出特异性自身抗体，需有以下一项抗磷脂抗体持续存在至少 12 周：IgG 或 IgM 抗心磷脂抗体、抗 β_2-糖蛋白 I 抗体、抗凝血酶原、狼疮抗凝物。抗磷脂抗体综合征患者若停止抗凝治疗，极易再发静脉或动脉血栓形成[53]。

采集家族史是甄别有无静脉血栓形成倾向最快且最高性价比的方法，血液中筛查已知的高凝因素可能导致误诊，例如静脉血栓形成所致的消耗性凝血病可能被误诊为抗凝血酶、C 蛋白或 S 蛋白缺乏，肝素的应用可以降低抗凝血酶水平，长期使用华法林可致蛋白 C 或蛋白 S 轻度缺乏，口服避孕药及妊娠也可以降低蛋白 S 水平。

诊断

肺栓塞的表现常被误认为其他疾病，如哮喘、肺炎、胸膜炎、急性冠脉综合征以及充血性心力衰竭；亦常伴随其他疾病，尤其是肺炎和心力衰竭，因此诊断易混淆。最实用的方式是根据临床症状和体征，结合诊断性检查，临床评估肺栓塞的可能性。当肺栓塞诊断可能性不高时，ELISA 法检测 D-二聚体阴性即可排除肺栓塞。高度怀疑肺栓塞时，D-二聚体并非必需，可以直接行胸部 CT 检查[54]。D-二聚体正常上限为 500ng/ml，但超过 50 岁的患者其上限亦应有所增加，年龄校准的 D-二聚体阈值应为年龄的 10 倍[55]。

临床表现

肺栓塞临床症状及体征无特异性，因此临床怀疑肺栓塞在指导诊断性检查时十分重要。呼吸困难是最常见的症状，而气促则是最常见的体征（表 84.3）。严重的呼吸困难、晕厥或发绀提示致命性主干肺栓塞，此部分患者常无胸痛症状。相反，严重的胸痛反而提示血栓较小、无生命威胁，多位于远端肺动脉分支靠近胸膜边缘。

表 84.3　肺栓塞的常见症状和体征

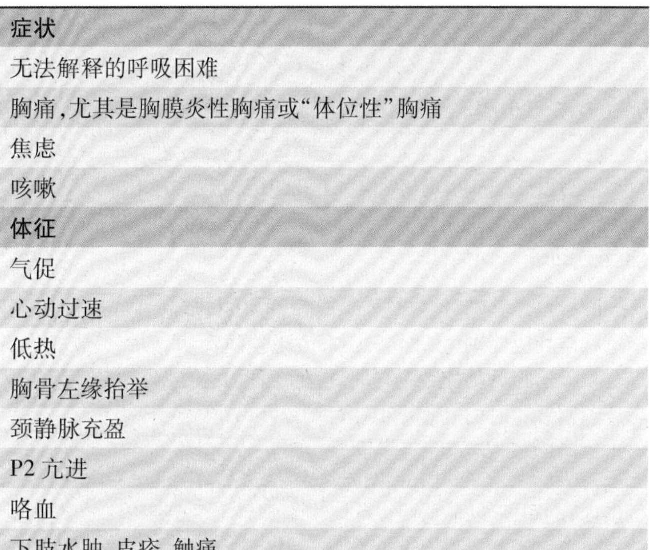

症状
无法解释的呼吸困难
胸痛，尤其是胸膜炎性胸痛或“体位性”胸痛
焦虑
咳嗽
体征
气促
心动过速
低热
胸骨左缘抬举
颈静脉充盈
P2 亢进
咯血
下肢水肿、皮疹、触痛

低血压患者合并以下情况时需高度怀疑肺栓塞：①静脉血栓栓塞或有 VTE 危险因素；②急性肺源性心脏病（急性右心功能不全），表现为颈静脉怒张、右侧 S_3 奔马律、右心室抬举、心动过速或气促，尤其是③超声心动图提示右心室扩张及功能不全，或急性肺源性心脏病的心电图证据：$S_1Q_3T_3$（图 84.7）、新出现的右束支传

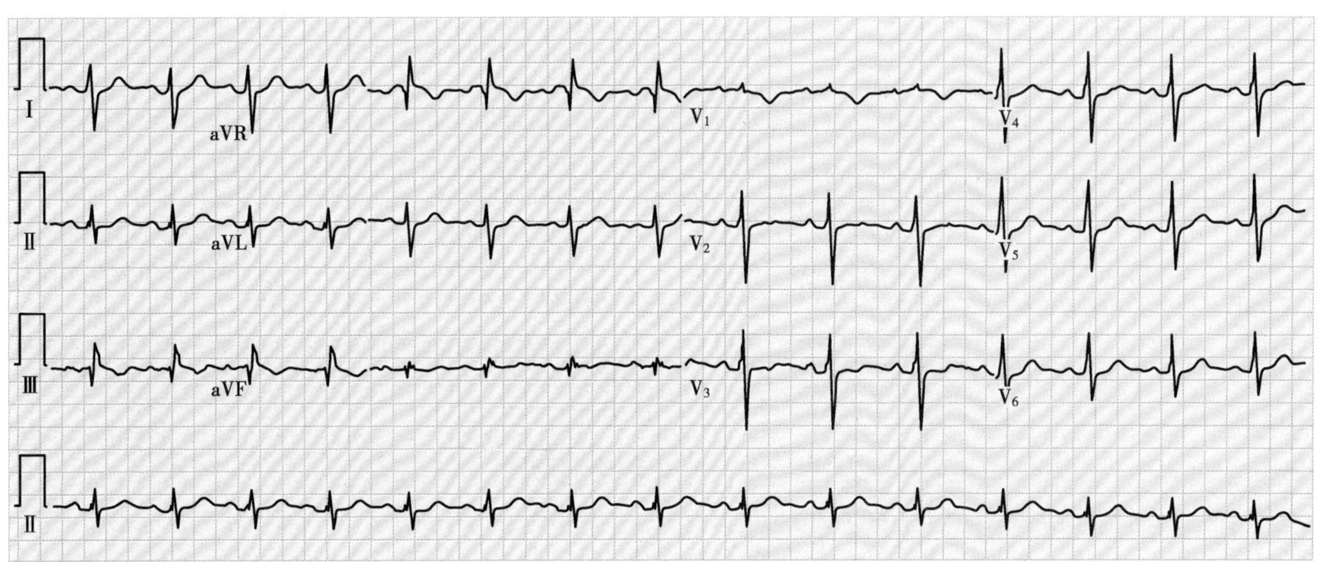

图 84.7　一名 33 岁男性患者的心电图，已经 CT 证实左肺动脉栓塞。该患者血流动力学稳定，超声心动图提示右心功能正常，肌钙蛋白及 BNP 正常范围，已予单一抗凝治疗。初始心电图示 $S_1Q_3T_3$（即 I 导联 S 波、Ⅲ导联 Q 波、Ⅲ导联 T 波倒置），以及不完全右束支传导阻滞，$V_1 \sim V_4$ 导联 T 波倒置或低平

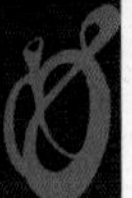

导阻滞、右室心肌缺血(下壁导联 T 波倒置)、$V_1 \sim V_4$ 导联 T 波倒置。应用 Wells 量表的 7 个床旁评估问题可以将患者分为临床高度肺栓塞可疑组和非高度肺栓塞可疑组(表 84.4)。

表 84.4　评估肺栓塞临床可能性的经典 Wells 量表

项目	分值*
DVT 症状或体征	3
其他诊断的可能性低于肺栓塞	3
心率>100 次/min	1.5
4 周内制动或手术史	1.5
DVT 或 PE 病史	1.5
咯血	1
6 个月内有肿瘤治疗史,或有远处转移	1

*4 分以上提示 PE 高度可能,4 分及以下提示可能性不高。

鉴别诊断

肺栓塞需鉴别许多疾病,从致命性疾病(如急性心肌梗死)到焦虑状态均应鉴别(表 84.5)。需考虑伴随疾病,如肺炎或心力衰竭在积极治疗后仍疗效欠佳时,应考虑同时存在肺栓塞,原发性肺高压急剧恶化时的表现类似急性肺栓塞。

表 84.5　肺栓塞鉴别诊断

焦虑,胸膜炎,肋软骨炎	充血性心力衰竭
肺炎,支气管炎	主动脉夹层
急性冠脉综合征	特发性肺高压
心包炎	

非影像学诊断方法

血浆 D-二聚体检测

血浆 D-二聚体检测是一种血液筛查方式,其原理是大多数 PE 患者存在内源性纤溶,不足以阻断 PE,但仍能将部分纤维蛋白分解为 D-二聚体。尽管 D-二聚体升高对于诊断肺栓塞的敏感性很高,但却并不特异,手术后患者 D-二聚体升高可持续一周以上,在心肌梗死、败血症、肿瘤、甚至其他系统性疾病的患者中 D-二聚体也会异常升高。因此 D-二聚体适用于筛查不合并急性系统性疾病的门诊或急症患者有无肺栓塞,而危重住院患者 D-二聚体常升高,因此 D-二聚体并不适用于这部分患者肺栓塞的筛查。除筛查肺栓塞外,D-二聚体亦与病死率、很多疾病继发的 VTE 独立相关[56]。

心电图

心电图可以排除急性心肌梗死和急性心包炎,对于心电图表现为右心室劳损的患者可指导临床医生考虑肺栓塞的诊断。最众所周知的心电图表现是 $S_1Q_3T_3$,但最常见的标志是 $V_1 \sim V_4$ 导联 T 波倒置。需明确右心室劳损对于诊断肺栓塞并不特异,可同样见于哮喘、COPD 或特发性肺高压患者。大面积型肺栓塞患者心电图表现可能并不典型,可以呈窦性心动过速,或轻度 ST-T 改变,甚至可以无异常心电图表现。

影像学诊断方法

胸部 X 线片

有严重呼吸道症状的患者,若胸部 X 线片基本正常则应高度怀疑大面积型肺栓塞。明显的胸部 X 线片异常表现并不常见,局部肺血减少(Westermark 征)提示主干栓塞,膈肌以上的外周楔形实变(驼峰征)常提示肺梗死(见图 84.4),右肺动脉扩张亦提示肺栓塞。胸部 X 线片可以帮助鉴别大叶性肺炎、气胸等表现类似肺栓塞的疾病,但是这些患者可以同时合并肺栓塞。

肺核素显像

放射性核素肺通气灌注扫描(肺核素显像)使用放射性核素标记的白蛋白或微球沉积在肺微循环中。大面积型肺栓塞患者可见多处灌注缺损。无基础肺部疾病的肺栓塞患者行肺通气扫描示通气功能正常,局部通气-灌注失衡则高度提示肺栓塞。但是,许多临床高度怀疑肺栓塞而肺核素显像提示低肺栓塞可能的患者,经有创肺血管造影可证实肺栓塞的存在,因此,临床评估可以纠正扫描结果。

除明确正常或高度提示肺栓塞,大多数肺核素显像并不能明确诊断,观察者间变异即使是在专家之间也是普遍存在的。肺核素显像的 3 个主要适应证为:肾功能不全,大剂量皮质醇仍不能抑制的造影剂过敏,以及妊娠(对胎儿的辐射相比 CT 较低)。

胸部 CT

胸部 CT 已经取代放射性核素肺通气灌注扫描成为大多数疑诊肺栓塞患者的首选影像学检查方法[57]。多排螺旋 CT 可以亚毫米的分辨率迅速成像整个胸部,可重建三维图像,可电子化加入彩色强调血栓处的细节,CT 也能辅助外科医生或介入科医生定位血栓。需要注意的一点是,由于呼吸运动或射线硬化伪影可能导致肺栓塞过度诊断[58]。

最新代的 CT 仪器可以显示第 6 级分支血管内的血栓,由于血栓过小,临床意义常不明确(图 84.8)。胸部 CT 也能同时检测与肺栓塞伴发或类似肺栓塞临床表现的其他肺部疾病,包括肺炎、肺不张、气胸以及胸腔积液,这在胸部 X 线检查中可能显示欠清。胸部 CT 有时能偶然获得重要发现,如小肺癌。

CT 可以作为肺栓塞患者预后及诊断工具,可显示四腔心及肺动脉,发现右心功能不全的征象:①右心室/左心室直径比(图 84.9);②右心室/左心室容积比;③室间隔偏移;④造影剂逆行入下腔静脉[59]。CT 显示右心室扩大与右心功能不全相关,预示着复杂的住院经过,标志着病情恶化。胸部 CT 示右心室/左心室直径比大于等于 0.9 为异常,表明右心室扩大,与超声心动图所示右心功能不全相关。

超声心动图

约半数急性肺栓塞患者超声心动图无异常发现,因此不推荐作为常规肺栓塞诊断方法。但超声心动图是明确肺栓塞患者有无右心室劳损的一种快速、实用且敏感的工具。中或重度右心功能收缩功能低下、持续性肺高压、卵圆孔未闭、右房室内活动血栓与高死亡率及血栓栓塞复发相关[60]。超声心动图也可以帮助鉴别

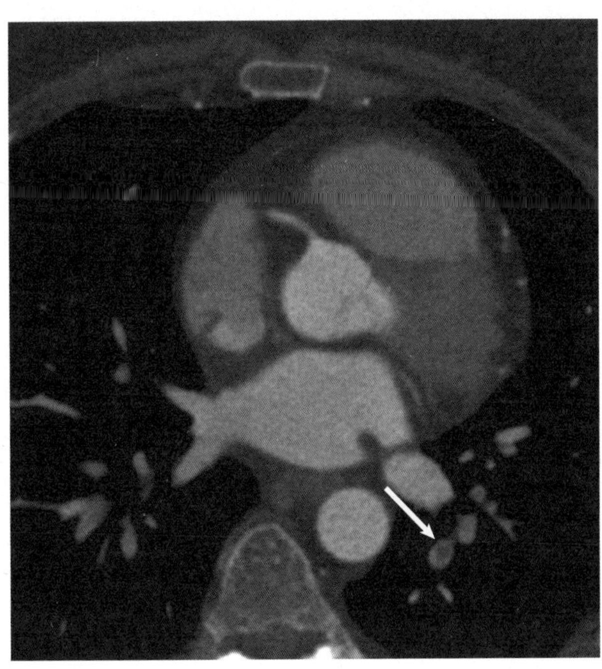

图 84.8 左下肺叶的小块外周型肺栓塞(箭头所指)。(U. Joseph Schoepf 医生惠赠)

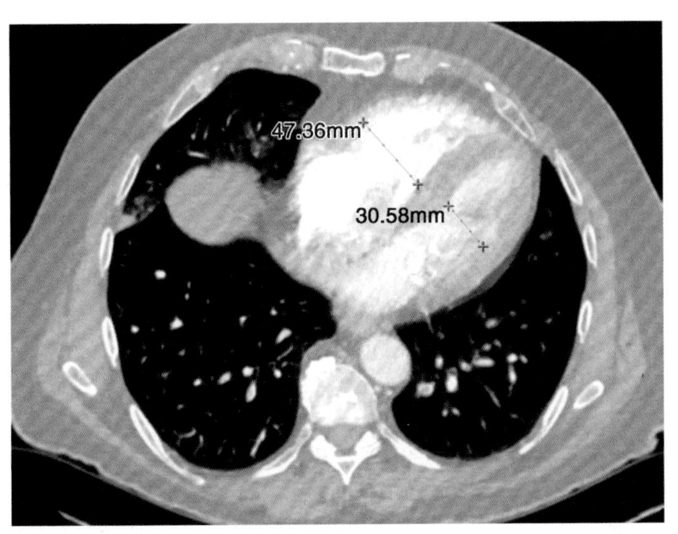

图 84.9 一位肺栓塞患者胸部 CT 示右心室扩大。通常右心室与左心室的直径比小于 0.9,该患者右心室直径 47mm、左心室直径 31mm,直径比为 1.5,异常升高

其他表现类似肺栓塞的疾病,如心肌梗死及心包疾病。

静脉超声检查

超声诊断 DVT 的主要标准是静脉塌陷率降低(图 84.10),通常,在皮肤表面轻轻施压时静脉即会完全塌陷。上肢 DVT 比下肢 DVT 更难诊断,因为锁骨下静脉走行于锁骨后方而无法按压。至少半数肺栓塞患者没有 DVT 的影像学依据,可能是因为 DVT 完全脱落栓塞入肺动脉。因此,如果临床中/高度怀疑肺栓塞,无 DVT 依据患者应行进一步肺栓塞相关检查。

磁共振血管成像

轧增强磁共振血管成像(magnetic resonance angiography,MRA)

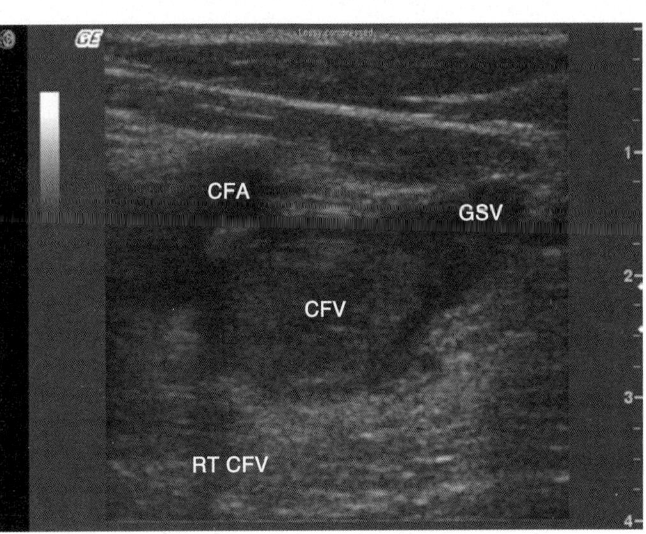

图 84.10 静脉超声检查示右股总静脉(RT CFV)DVT,可见股总静脉(CFV)无塌陷且管腔扩张,静脉内可见血栓。CFA,股动脉;GSV,大隐静脉。(Samuel Z. Goldhaber 医生与 Gregory Piazza 医生惠赠)

检测肺栓塞的敏感度远比 CT 低,但与胸部 CT 或经导管肺血管造影相比,MRA 无电离辐射,也无需注射含碘造影剂。肺部 MRA 也可以评估右心室大小和功能。一次屏气可实现三维 MRA,以高分辨率观察肺动脉主干至肺动脉小分支。MRA 对远端肺栓塞检测的敏感性较低,且不能仅以 MRA 阴性排除肺栓塞[61]。

肺血管造影

有创肺血管造影曾是诊断肺栓塞的金标准,但目前不常作为诊断方式,而是常规用于导管介入的药物机械治疗手段。新鲜血栓通常是边缘内凹的,慢性血栓除了内膜不规则、肺叶血管突然狭窄或闭塞外,常出现带状缺损,被称为网状物。

静脉造影

静脉造影曾一度作为 DVT 诊断的金标准,但目前已鲜少用于诊断。大面积股静脉或髂股静脉 DVT 患者若将行有创经导管药物机械介入治疗,常需先完善静脉造影。

总体策略:完整性的诊断方法

有很多诊断方法可以帮助诊断肺栓塞,总体诊断策略(图 84.11)的第一步是通过病史及体格检查评估急性肺栓塞的临床可能性,若可能性不高则进一步完善 D-二聚体检查,阴性结果可以排除肺栓塞,若 D-二聚体升高则行胸部 CT 明确诊断或排除肺栓塞。

电子化诊断决策

管理好各种检查技术、减少 CT 的滥用是十分必要的,目前对于既往史采集、体格检查、临床可能性评分系统以及 D-二聚体检查的重视仍不足够。过度依赖先进的影像学技术也伴随许多不良事件,除花费增加外,还包括不必要的射线暴露、不必要的血管内造影剂接触,并有可能导致肾功能不全或过敏反应。此时,决定是否行 CT 检查的电子化诊断决策可以帮助临床减少无根据的影像学检查,并能提高诊断肺栓塞的阳性率[62]。

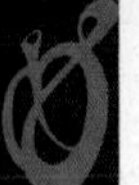

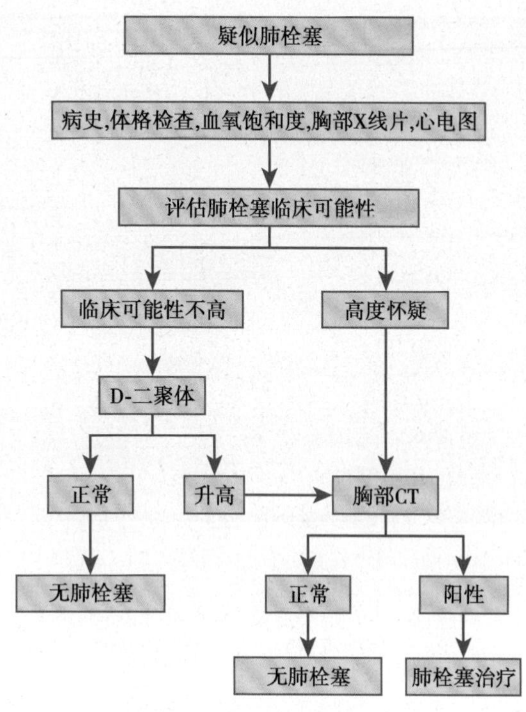

图 84.11 总体诊断策略

急性肺栓塞的抗凝治疗

危险分层

肺栓塞的病情表现轻重相差悬殊,因此快速而精确的危险分层尤为重要。低危患者仅需抗凝治疗就可获得良好的预后(见第93章),高危患者可能需要应用升压药物、机械通气或体外膜肺,来加强血流动力学及呼吸支持治疗[63],除抗凝治疗外,还需要进一步治疗措施[64]包括系统性溶栓、经导管药物机械介入治疗、腔静脉滤器植入或手术取栓[65](图 84.12)。危险分层的 3 个重要组成成分是:①临床评估;②评估右心室大小及功能;③分析心脏标志物水平明确有无右心室微梗死。

如果患者一般情况好、无明显不适主诉并且没有右心功能不全的证据,则临床评估就已非常清晰了。肺栓塞严重性指数(Pulmonary Embolism Severity Index,PESI)列出了包括人口统计学、病史及临床表现在内的 11 项特点,分别权衡计分以区分低危和高危患者[66](表 84.6)。

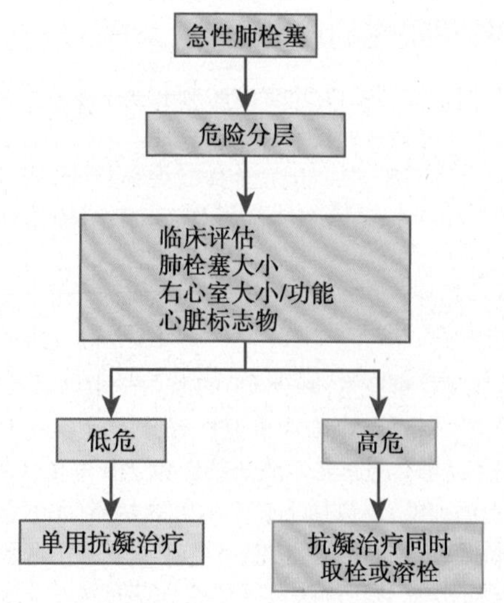

图 84.12 基于危险分层的急性肺栓塞管理策略

临床医生应在体格检查时关注有无颈静脉怒张、三尖瓣反流所致收缩期杂音、P2 亢进等右心功能不全的征象,临床评估需结合心电图右心室劳损的表现(右束支传导阻滞,$S_1Q_3T_3$,$V_1 \sim V_4$ 导联 T 波倒置)、胸部 CT、超声心动图及右心室损伤的心脏标志物。

表 84.6 肺栓塞严重性指数(PESI)及简化 PESI:预后风险预测

PESI 量表*	
年龄>80 岁	年龄
男性	+10
肿瘤史	+30
心力衰竭史	+10
慢性肺病史	+10
心率≥110bpm	+20
收缩压<100mmHg	+30
呼吸频率≥30 次/min	+20
体温<36℃	+20
精神状态改变	+60
动脉血氧饱和度<90%	+20
简化 PESI 量表 **	
年龄>80 岁	+1
肿瘤史	+1
心力衰竭或慢性肺病史	+1
心率≥110bpm	+1
收缩压<100mmHg	+1
动脉血氧饱和度<90%	+1

*1 级≤65,2 级 66~85,3 级 86~105,4 级 106~125,5 级≥126;1 和 2 级为低危,3~5 级为高危。
**0 分低危,≥1 分高危。

肠外抗凝治疗

普通肝素

抗凝是治疗急性肺栓塞的基石,普通肝素(unfractionated heparin,UFH)是部分纯化的硫酸黏多糖,大部分提取于猪小肠黏膜。对于将行下腔静脉滤器植入、系统性溶栓、介入治疗或手术取栓的患者,短半衰期是 UFH 的一大优势。

肝素通过与抗凝血酶结合、阻断其与凝血酶原(Ⅱ因子)、Ⅹa 因子、Ⅸa 因子、Ⅺa 因子以及Ⅻa 因子等凝血因子的结合以发挥作用,随后,肝素使抗凝血酶构象改变、继而活性提高 100~1 000 倍,避免进一步血栓形成,并使内源性纤溶机制激活以溶解部分已经形成的血栓。肝素并不能直接溶解血栓。除抗凝作用以外,肝素的多效性还包括抗炎作用[67]以及扩血管作用[68]。

对于平均出血风险水平的患者,UFH 起始量应为静脉内推注 80U/kg,维持量应为 18U/(kg·h),aPTT 应控制于 1.5~2.5 倍,治疗范围通常为 60~80 秒。化验抗Ⅹa 因子(代替 aPTT)是直接衡量肝素效应的方法,因此在监测持续静脉注入 UFH 中越来越普及,对于基线 aPTT 升高的患者(如合并狼疮抗凝物)尤其适用。治疗靶浓度是 0.3~0.7U/ml。

低分子量肝素

低分子量肝素(low molecular-weight heparin,LMWH)是普通肝素的片段,它和血浆蛋白、内皮细胞的结合能力较 UFH 低,因此生物利用率更高、量效反应更易预测、半衰期更长,在很多情况下不需要调整剂量,从而无需实验室检测、仅需根据体重计算 LMWH 剂量。LMWH 在肾脏代谢,肾功能不全的患者需要下调 LMWH 剂量。若需定量分析,可采用抗Ⅹa 因子水平,但其是否能提高疗效及安全性尚有争议。

对于合并 VTE 的肿瘤患者,LMWH 推荐作为单药治疗。在一项随机试验中,达肝素钠单药治疗与华法林相比减少了近 50% VTE 复发率[69]。随后的试验中,肿瘤患者予亭扎肝素单药治疗的出血率为 40%,低于华法林治疗者[70]。研究依度沙班与 LMWH 治疗肿瘤患者 VTE 疗效对比的随机试验尚在进行中[71]。

磺达肝癸钠

磺达肝癸钠是一种抗凝戊多糖,特异性地抑制活化 X 因子,可以看作是极低分子量肝素。磺达肝癸钠有可预测的、恒定的药代动力学特征,因此可以一天一次、固定剂量皮下注射给药,无需监测凝血功能或调整剂量。其半衰期为 17 小时,在肾功能不全患者中清除时间延长。磺达肝癸钠适应证是急性肺栓塞和急性 DVT 的起始治疗,也因其与肝素诱导抗体无交叉反应,而常用于怀疑或已证实的肝素诱导血小板减少症的替代治疗[72]。

肝素诱导血小板减少症

肝素诱导血小板减少症(heparin-induced thrombocytopenia,HIT)是肝素的一种严重的免疫介导并发症[73][84]。使用 UFH 的发生率约为 LMWH 的 10 倍。IgG 抗体与肝素-血小板因子 4 复合物相结合,激活血小板,释放凝血微粒,从而促进过量血栓形成,导致血小板减少却反而血栓形成。血栓常为广泛的、双侧 DVT(有时同时累及一侧上肢和一侧下肢)或肺栓塞,但也有心肌梗死、卒中、动脉血栓形成(如肠系膜动脉血栓形成)的报道。

4T 评分是 HIT 的半定量临床筛查方法[74],分别为:①血小板减少症;②血小板减少时间;③血栓形成或其他结果如皮肤坏死;④无其他原因。当血小板计数低于 100 000 或较基线减少 50%时应怀疑血小板减少症可能。血小板减少常为轻度,计数在 40 000~70 000。典型病例肝素诱导血小板减少症发生于接触肝素后 5~10 天,大多发生于心脏外科 ICU。

ELISA 可定量检测抗血小板因子 4(platelet factor 4,PF4)/肝素抗体水平,以光密度(optical density,OD)单位计量,OD 值越高,HIT 合并血栓形成及急性肺栓塞的诊断可能性越大[75]。5-羟色胺释放分析是实验室检测 HIT 的参考标准。HIT 诊断明确,UFH 和 LMWH 需立即停用,并且不能输注血小板治疗。对于 HIT 合并血栓形成患者,需使用肠外直接凝血酶原抑制物如阿加曲班或比伐卢定。在一家予 LMWH 替代 UFH 的医院,HIT 发生率降低 79%,医院 HIT 相关支出每年减少 25 万美金以上[76]。

华法林抗凝治疗

华法林最早于 1954 年用于临床,是维生素 K 拮抗剂,抑制Ⅱ、Ⅶ、Ⅸ、Ⅹ等因子的 γ-羧化激活。虽然用于监测华法林治疗效果的凝血酶原时间上升速度较快,但华法林达到充分抗凝效果至少要 5~7 天时间。VTE 患者 INR 控制目标为 2.0~3.0,自我监测 INR 可以提高患者满意度及生活质量,并减少血栓栓塞事件的发生率。

华法林与肝素重叠治疗

不使用 UFH、LMWH 或磺达肝癸钠,而单用华法林作为急性 VTE 的初始化治疗,反而可能加重高凝状态,增加复发血栓的可能性。华法林单药治疗降低了蛋白 C、蛋白 S 这两种内源性抗凝物的水平,因此使血栓形成风险增加。将华法林与即刻起效的肠外抗凝剂重叠治疗至少 5 天可以抵消这种促凝作用。

华法林用药剂量及监测

华法林的剂量调整堪称艺术性和科学性合一的工作。华法林既往是根据“经验型猜测”和反复试验来调整剂量的。多数患者起始量为每日 5mg,衰弱或高龄患者剂量减少。监测华法林像是在走钢丝——高 INR 可能导致出血并发症,其副作用是导致美国老年人急症住院的主要原因;但若剂量不足,则可能导致 VTE 的复发。所有在服用华法林的患者应佩戴医学警示项圈或手链以防患者需要快速华法林对抗治疗。华法林副作用除出血外,还有脱发、动脉钙化等[77],部分患者诉畏寒及乏力。

华法林因其丰富的药物间相互作用及药物-食物相互作用,在使用时有诸多不便。大部分抗生素可升高 INR,也有部分抗生素如利福平则会降低 INR。温和药物如对乙酰氨基酚可剂量依赖地升高 INR,富含维生素 K 的绿叶蔬菜则会降低 INR。同时使用具有抗血小板作用的药物可在不升高 INR 的情况下增加出血风险,包括鱼油补充剂、维生素 E 及酒精。由护士或药剂师构成的抗凝一体化诊所,可以减轻处方管理负担,也使得抗凝治疗更加安全、高效。

华法林药物基因学

华法林量效反应的基因决定簇包括 CYP2C9 变异等位基因,它影响 S-华法林羟基化,引起机体对华法林剂量极低的需求,以及编码维生素 K 环氧还原酶复合体 1(VKORC1)的变异型。药物基因学检测最多具有部分边际效应,并不常规应用于临床。

华法林“桥接”

患者需行择期手术或操作时(如肠镜检查),华法林需暂停,为保证围手术期继续抗凝治疗,过去常在华法林清除期间以 LMWH 桥接抗凝。但是,BRIDGE 试验在对心房颤动患者的研究中发现,未桥接抗凝并不劣于 LMWH 桥接抗凝治疗,且未桥接抗凝组的大出血并发症降低 59%[78]。此后,VTE 患者桥接抗凝治疗不再常规应用。目前除少数例外(如极易血栓形成患者或具有机械心脏瓣膜患者),我们已不再桥接抗凝,而是仅在术前(通常是 4 天)及手术当日暂停华法林。

新型口服抗凝剂

非维生素 K 拮抗口服抗凝剂(non-vitamin K antagonist oral anticoagulants,NOACs)(见第 93 章)起效快、服用后数小时内即可发挥充分抗凝作用,固定剂量服用,不需实验室监测凝血功能,药物间相互作用及药物-食物相互作用均少见。药物半衰期短,因创伤性操作或手术需停药的患者不需桥接抗凝治疗。在 VTE 治疗中,NOACs 疗效不劣于华法林,且安全性优于华法林[79]。

治疗 PE 及 VTE 口服抗凝药的演变

华法林的用药限制促进了 NOACs 的发展，目前已有 4 种 NOACs 获批用于 VTE 治疗，包括达比加群（口服凝血酶抑制剂）[80][81]和 3 种 Xa 因子抑制剂[82]：利伐沙班[83][84]、阿哌沙班[85]和依度沙班[86]（表 84.7）。对于 6 个月抗凝后的延长治疗，已进行了达比加群与华法林、安慰剂对照研究[87]，利伐沙班[83]、阿哌沙班[88]与安慰剂的对照研究。

表 84.7 新型口服抗凝药（NOACs）用于 VTE 的急性期及延长治疗

药物及研究名	NOAC	华法林
急性期治疗		
达比加群/RE-COVER	*N*=1 274 复发率 2.4%	*N*=1 265 复发率 2.1%
达比加群/RE-MEDY	*N*=1 430 复发率 1.8%	*N*=1 426 复发率 1.3%
达比加群/RE-COVER Ⅱ	*N*=1 279 复发率 2.3%	*N*=1 289 复发率 2.2%
利伐沙班/EINSTEIN 急性 DVT	*N*=1 841 复发率 2.1%	*N*=1 718 复发率 3.0%
利伐沙班/EINSTEIN 肺栓塞	*N*=2 420 复发率 2.1% 大出血 1.1%	*N*=2 413 复发率 1.8% 大出血 2.2%
阿哌沙班/AMPLIFY	*N*=2 691 复发率 2.3% 大出血 0.6%	*N*=2 704 复发率 2.7% 大出血 1.8%
依度沙班/HOKUSAI-VTE	*N*=4 143 复发率 3.2% 临床相关出血 8.5%	*N*=4 149 复发率 3.5% 临床相关出血 10.3%
延长治疗		
达比加群/RE-SONATE	*N*=681 复发率 0.4%	*N*=662 复发率 5.6%
利伐沙班/EINSTEIN-DVT 持续治疗	*N*=602 复发率 1.3%	*N*=594 复发率 7.1%
阿哌沙班 VTE 延长治疗	*N*=829 复发率 1.7%	*N*=840 复发率 8.8%

2016 美国胸科医师学会指南

美国胸科医师学会 2016 指南更推荐 NOACs 而不是华法林用于治疗急性 VTE 患者（无肿瘤史），不管是短期抗凝（3~6 个月）还是延长抗凝治疗。2016 指南基于已获取美国食品药品管理局（Food and Drug Administration，FDA）批准的达比加群、利伐沙班、阿哌沙班和依度沙班的关键临床试验结果，将 NOACs 优于华法林的证据等级标为"中/高质量"。指南补充："鉴于 NOACs 出血并发症更少，且对于患者及医疗服务人员更为方便，我们现在建议 NOAC 优先于维生素 K 拮抗剂用于无肿瘤史 VTE 患者的初始及长期治疗。"[89]

抗凝治疗出血并发症的管理

UFH 或 LMWH 导致的致命性出血可予鱼精蛋白治疗，华法林导致的致命性出血可予凝血酶原复合物达到立即止血的效果[90]。服用 NOACs 患者发生出血事件时，需先明确血流动力学状态，检测出血位置，估计距末次服用 NOAC 时间，明确肾功能状况，将患者进行危险分层，出血量小可予局部止血治疗，中等量出血需积极扩容并确定是否需要手术干预，重度或致命性出血需重症监护维持血流动力学稳定，同时予替代治疗如凝血酶原复合物[91]。凝血酶原复合物获批用于华法林的出血管理，对于 NOACs 导致的大量出血，可用拮抗剂治疗，如达比加群拮抗剂 idarucizumab[92]，利伐沙班、阿哌沙班或依度沙班拮抗剂 andexanet[93]（后两者尚在临床试验）。国际血栓和止血学会对于何时及如何应用 NOACs 拮抗剂发布了指南[94]，主要适应证是致命性出血、或需要紧急手术/操作干预的出血高危患者。

最佳抗凝持续时间及抗凝药选择

停止抗凝治疗后复发静脉血栓栓塞风险

停止抗凝治疗后复发 VTE 风险非常高，心血管炎症反应可能可以解释 VTE 的复发[95]。通过对 1 626 位意大利 VTE 患者进行为期十年的队列研究发现,接受过至少 3 个月抗凝治疗的患者,累积复发率为 1 年 11%、3 年 20%、5 年 29%和 10 年 40%,特发性或不明原因 VTE 患者复发率更高,分别为 1 年 15%、3 年 26%、5 年 41%和 10 年 53%[96]。

男性较女性更易复发 VTE。对多个队列研究行 META 分析发现,不明原因 VTE 患者停止抗凝治疗后复发率分别为:1 年复发率男性 10%、女性 5%,2 年复发率男性 16%、女性 8%,3 年复发率男性 22%、女性 9%,5 年复发率男性 43%、女性 11%[97]。维也纳预测模型使用列线图来预测复发可能性,增加复发可能的主要因素包括男性、初始表现为 PE(而不是 DVT)症状、D-二聚体升高水平[98]。胸部 CT 上持续存在的血栓并不能预测 PE 复发,近乎半数 PE 患者可在发病后 6 个月内胸部 CT 提示血栓持续存在。

停止抗凝治疗后 D-二聚体异常升高可能提示存在高凝状态,但是,首次不明原因 PE 患者,若随后的 D-二聚体阴性,并不能证明其复发风险低到可以停止抗凝治疗。在 319 位完成 3~7 个月抗凝治疗后 D-二聚体阴性患者中,VTE 复发率为 6.7%/(人·年)[99]。

如何决定最佳抗凝持续时间

将 VTE 患者分为有诱因型和不明原因型可帮助决定最佳抗凝持续时间。抗凝治疗停止后不明原因型 VTE 患者较有诱因型 VTE 患者复发率更高,但有时很难明确患者有无诱因,此时需要个体化的抗凝疗程,是否继续抗凝治疗应将患者及其家人意见纳入考虑。总体来说,华法林长期治疗使 VTE 复发风险降低,但同时增加了大出血风险[100]。在一项随机双盲试验中,将 371 位特发性肺栓塞患者随机分为抗凝 24 个月组及抗凝 6 个月组,发现额外的 18 个月抗凝治疗使复发 VTE 及大出血的复合临床结果减少 78%,但在停止抗凝后优势不再存在[101]。

EINSTEIN CHOICE 项目正在研究急性 VTE 患者完成 6~12 个月抗凝治疗后延长抗凝治疗的最佳药物选择,受试患者随机分为 3 组:每日服用利伐沙班 20mg、利伐沙班 10mg 和阿司匹林 100mg。在预防 VTE 复发方面,两种剂量的利伐沙班组均优于阿司匹林组,而 3 组的大出血并发症相同[102]。

合并肿瘤的 VTE 患者推荐延长抗凝治疗直至肿瘤治愈,标准抗凝方式是 LMWH 单药治疗。

阿司匹林用于延长抗凝治疗

有两项重要的研究将已完成 6~12 个月标准抗凝治疗的不明原因型 VTE 患者分为低剂量阿司匹林治疗组和安慰剂组。这两项研究的病人筛选标准、阿司匹林剂量(100mg)相似,通过 META 分析 1 224 位患者发现,低剂量阿司匹林治疗组 VTE 复发率降低 32%、大血管意外发生率降低 34%[103]。因此,对于那些不愿生活方式受限于无限期抗凝治疗的患者来说,阿司匹林得到了循证医学支持的获益疗效。

延长抗凝治疗的最佳口服抗凝药

标准强度华法林延长抗凝治疗是目前最常用的方式,目标 INR 2.0~3.0。低强度华法林,目标 INR 1.5~2.0,在 PREVENT(Prevention of Recurrent Venous Thromboembolism,预防复发 VTE)试验中亦证实有效[104]。在标准抗凝治疗 6~12 个月后,利伐沙班、达比加群、阿哌沙班的预防复发 VTE 作用显著优于安慰剂组(见表 84.7)。延长抗凝治疗达比加群并不劣于华法林[80]。

急性肺栓塞的高级治疗措施(作为抗凝治疗的补充)

大面积型肺栓塞或高危次大面积型肺栓塞(同时存在右心功能不全、右心室损伤所致肌钙蛋白升高)患者通常需要高级治疗措施,包括全剂量系统性溶栓、半量系统性溶栓、导管介入治疗(常用低剂量溶栓)、手术取栓及下腔静脉滤器植入术。

大面积型肺栓塞

多学科肺栓塞响应组(Multidisciplinary Pulmonary Embolism Response Teams,PERTs)在美国建立,用于迅速评估大面积型或高危次大面积型肺栓塞患者。小组成员对于肺栓塞有较为专业的认知和技术能力,并帮助达成共识,为每位患者提供统一、有依据的计划[105]。我们对高级治疗措施的重点正逐渐偏向介入治疗,PERTs 也变得尤其重要[106]。

经外周静脉系统性溶栓

溶栓物理溶解阻塞肺动脉的血栓,从而逆转右心功能不全,治疗成功的标志是右心室压力负荷降低,并不再分泌 5-羟色胺及其他加剧肺高压的神经体液因子。溶解盆腔或下肢深静脉血栓理论上可以减少复发肺栓塞的可能性。溶栓还可改善肺毛细血管血流,并降低进展为 CTEPH 的可能。

溶栓有 3 种剂量选择:①全剂量系统性溶栓(已获批准);②半量系统性溶栓(超出药品说明书使用);③低剂量溶栓,在心导管或介入治疗实验室中作为介入治疗的一部分[64]。FDA 已批准阿替普酶用于大面积型肺栓塞,100mg 阿替普酶通过外周静脉持续注入超过 2 小时,不需联用肝素。症状体征出现后的 14 天内,患者仍能从溶栓中获益,可能与支气管血管存在广泛的侧支循环有关。颅内出血是最令人担心的严重并发症。

对随机分为溶栓治疗组和单纯抗凝治疗组的患者进行 META 分析,其中大部分患者右心功能不全但血流动力学稳定,为亚大块型肺栓塞(2 115 例中有 1 775 例),发现溶栓组全因死亡率降低 47%,复发肺栓塞降低 60%,大出血风险增加 2.7 倍,颅内出血风险增加 4.6 倍[107]。

经导管药物机械介入治疗的进展,包括溶栓

肺栓塞患者接受全剂量系统性溶栓治疗的颅内出血风险为 1%~3%,这使得此可能拯救生命的疗法大大受挫。而经导管介入再灌注治疗扬长避短,既保持了溶栓的疗效,又因减少溶栓剂量而降低了大出血发生率。系统性溶栓治疗需 100mg 组织纤溶酶原激活物,而介入治疗通常仅需 24mg 或更小剂量。

介入器械技术通常是联合低剂量溶栓进行的,包括标准肺动脉导管机械性血栓碎裂和抽吸术,旋转篮网导管血块粉碎术,流变血栓切除术,以及猪尾旋转导管血栓清除术等。血栓清除后,肺动脉球囊扩张和支架植入可用于治疗残余血管狭窄。成功实施的导管血栓清除术可以迅速恢复正常血压、改善低氧血症。

低剂量超声易化纤溶治疗(图 84.13)是一种新治疗方法。超声可以通过声微流效应分解纤维束,增加血凝块的渗透性,使纤溶药物分散进入血凝块。SEATTLE Ⅱ试验研究了 150 位大面积型或次大面积型肺栓塞患者进行超声易化导管引导下纤溶治疗(予

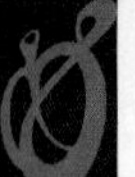

24mg 组织纤溶酶原激活物）的安全性和疗效，无一例患者发生颅内出血，此疗法可缩小右心室内径、减轻肺高压并减少解剖性血栓负荷[108]。

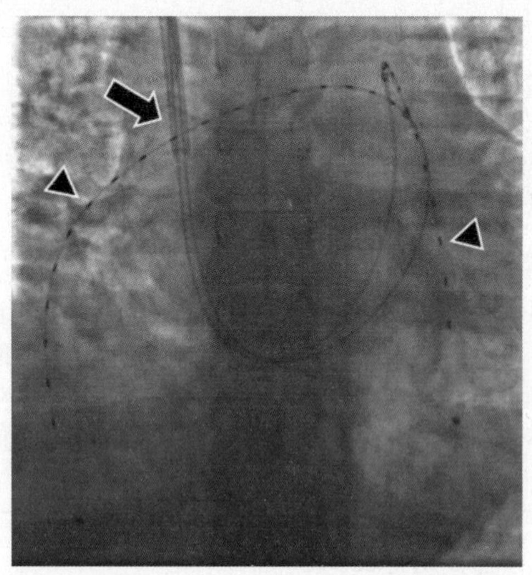

图 84.13 对一位 20 岁女性大面积型肺栓塞患者行双侧低剂量超声易化导管引导溶栓治疗。双导管系统显示，外导管（箭头）侧孔可释放液体或药物（如阿替普酶），内鞘含具有超声传感器的导管（三角）

手术取栓

大面积型肺栓塞体循环低血压患者或亚次大面积型肺栓塞严重右心功能不全患者，存在溶栓禁忌时，手术取栓再度进入临床应用（图 84.14）。对急性肺栓塞需要手术切除右心房血栓、或封堵未闭卵圆孔的患者，手术也同样适用。手术取栓也可用于溶栓失败的肺栓塞者的补救治疗。在升压药依赖、心源性休克、多器官功能衰竭发生之前手术治疗临床结局最佳[109]。术中必须避免盲目处理脆弱的肺动脉。取栓仅限于直视可见的血凝块。在最大的单中心病例分析中，有 115 位患者行肺动脉取栓术，总体 30 天死亡率为 6.6%，次大面积型肺栓塞亚组共 56 位患者，手术死亡率为 3.6%[110]。

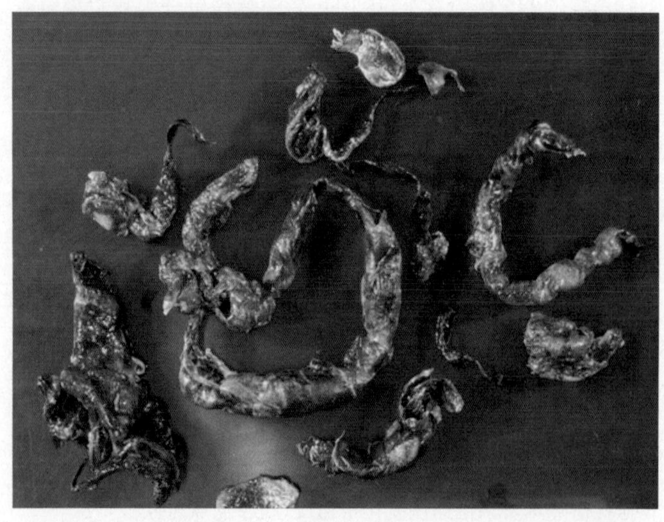

图 84.14 肺动脉取栓术标本，来源于一位 72 岁女性，表现为晕厥前兆、低血压及低氧血症。胸部 CT 诊断为大面积型肺栓塞，并行急诊肺动脉取栓术，尽管病灶极广泛，患者仍存活

下腔静脉滤器

恰当应用下腔静脉（inferior vena cava，IVC）滤器是目前的热门话题。有利的一方面是，滤器可通过阻止盆腔或下肢静脉 DVT 血栓脱落进入心脏而减少肺栓塞的发生；但另一方面，滤器也会出现并发症、导致医疗费用的增加，并且还没有在危重症患者中进行过严格的研究[111][112]。

近 20 年，美国的下腔静脉滤器应用数量增加了 25 倍，在美国老年人医疗保险的急性肺栓塞患者中约有 17% 植入了 IVC 滤器，这些患者在过去十年内的住院死亡率由 8% 降低至 4%，更易合并其他疾病如肿瘤、心力衰竭、动脉粥样硬化以及血管疾病等。滤器使用多见于黑种人、男性、80～90 岁患者。在美国，滤器总体应用分布主要与地域相关，以南大西洋地区最多，而山地州最少[113]。

大面积型肺栓塞患者最能从 IVC 滤器植入中获益。国际合作肺栓塞注册信息（International Cooperative PE Registry，ICOPER）中，总计 2 392 位肺栓塞患者中有 108 位大面积型肺栓塞患者，这部分患者 90 天死亡率为 52%，但是 11 位行 IVC 滤器植入术的患者中有 10 位患者均生存超过 90 天[114]。美国全国住院患者样本中的大面积型肺栓塞患者，行滤器植入术者死亡率低于未行滤器植入术者，不论是否已予溶栓治疗（图 84.15）[115]。在一项基于欧洲 VTE 注册信息的病例对照研究中，出血高危的 VTE 患者行滤器植入术，其全因死亡率较未行滤器植入术者趋向更低[116]。加州医院注册信息显示，只有在急性 VTE 合并活动性出血有抗凝禁忌的患者，IVC 滤器植入术可降低短期死亡风险[117]。滤器植入并不建议用于可长期全剂量抗凝治疗的 VTE 患者。PREPIC2 试验通过比较滤器植入术协同抗凝治疗以及单独抗凝治疗，发现 IVC 滤器植入术并未减少症状性肺栓塞 3 月内复发率[118]。

通常推荐 IVC 滤器植入术的共识包括：①全剂量抗凝治疗时出现大出血；②存在全剂量抗凝治疗绝对禁忌证；③对 VTE 确定

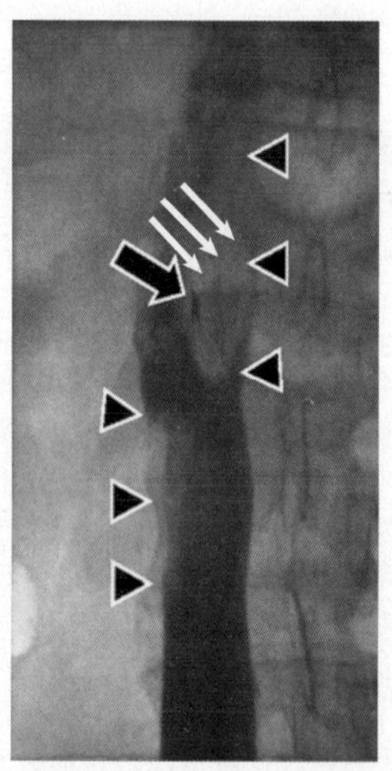

图 84.15 转运途中的大面积肺栓塞，血栓（三角）被阻拦在 Bard Edipse 下腔静脉滤器以下，DVT 栓塞的力量导致其中一个滤器支架移位（白箭头），黑色箭头所指为恢复滤器的“钩子”

给予全剂量抗凝治疗仍复发肺栓塞。另外仍有共识推荐以外的部分人群,其IVC滤器植入术的获益大于风险:①大面积型肺栓塞或高危次大面积型肺栓塞患者;②行肺动脉取栓术患者;③手术患者围手术期评估发现VTE高危、若予抗凝治疗则出血风险高危者[112]。

Angel导管是一种临时装置,结合了三腔中心静脉导管和IVC滤器的功效,可以床旁置入,无需透视下操作,仅需标准静脉通路技术。对于有血栓预防药物禁忌证的患者,此装置可用于预防有临床意义的肺栓塞,欧洲Angel导管注册信息纳入60例患者,仅有一例进展至肺栓塞[119]。

慢性血栓栓塞性肺高压

慢性血栓栓塞性肺高压(chronic thromboembolic pulmonary hypertension,CTEPH)(见第85章)在急性肺栓塞患者中发生率为2%~4%[120]。CTEPH由持续性肺动脉梗阻及进展性血管重塑所致。并非所有CTEPH患者均有明显的临床肺栓塞病史。诊断需包括通气灌注显像,其诊断CTEPH敏感性高,阴性预测值近乎100%。CT血管成像常示充盈缺损,部分或完全性肺动脉闭塞,以及腔内带状及网状影。疑诊CTEPH患者建议转至专业诊疗中心行右心导管及肺血管造影[121]。

CTEPH的主要治疗方式是肺动脉血栓内膜剥离术,其长期临床结局最好,常可治愈。手术需要胸骨正中切开、体外循环、循环停止期间深低温。部分患者不能手术,或有残余肺动脉血管收缩,可予西地那非或波生坦治疗。经皮肺动脉球囊扩张为无法手术患者带来希望。利奥西呱促进可溶性鸟苷酸活化,可用于不能手术的CTEPH患者或经肺动脉血栓内膜剥离术仍无法缓解肺高压的患者。

深静脉血栓形成介入治疗

导管引导下DVT溶栓治疗的适应证尚不确定,但通常包括大范围髂股静脉或上肢静脉血栓形成。挪威的CaVenT研究组将209例髂股静脉DVT患者随机分为导管引导下溶栓组和传统LWMH桥接华法林抗凝组,24个月时血栓形成后综合征的发病率分别为前者41%、后者56%($P=0.047$),髂股静脉通畅率分别为前者66%、后者47%[122]。美国国家心、肺、血液学会(National Heart, Lung, and Blood Institute, NHLBI)赞助了一项名为ATTRACT的随机试验,在692名髂静脉或股静脉DVT患者中比较介入溶栓及传统抗凝治疗,主要终点事件是血栓形成后综合征的发生率。这项试验在有症状的近端DVT患者中常规应用介入溶栓治疗以预防血栓形成后综合征,应该会得到高质量的研究数据[123]。

情感支持

肺栓塞会让患者身心憔悴,一旦确诊后,患者及其家人急于得到大多数患者临床转归良好的安慰。患者必须面对肺栓塞相关问题,例如遗传倾向、可能长期丧失活动能力、抗凝治疗相关的生活方式改变、复发可能。通过与患者及家属沟通病情及相关事宜,临床医生可以帮助缓解这些精神压力。引导此话题的一种方式是去问:"你如何从情绪及心理上应对肺栓塞?"我和护士在25年前就成立了肺栓塞支持小组以便与患者及家属讨论交流,通常每月挑一个晚上会面一次,话题集中在患者及家属的焦虑,以及肺栓塞后日常产生的困难。

预防

院内预防原理

在住院死因中,肺栓塞是最可被预防的一种,然而一旦肺栓塞发生,则难于诊断、治疗费用高昂且积极治疗后仍可能致死。VTE更易诊断治疗,因此其预防至关重要。幸运的是,固定低剂量抗凝药预防是一种有效且安全的院内预防方式(表84.8)。常用药物包括小剂量普通肝素5 000U每日2~3次,依诺肝素每日40mg,达肝素钠每日5 000U。通过电子警报、衡量执业医师指标、继续医学教育等多层面方法,可使适当的VTE预防措施应用频率提高,并降低90天内症状性VTE的发病率[124]。

表84.8 常用静脉血栓栓塞预防措施

状态	预防措施
内科疾病住院	普通肝素5 000U SC bid/tid或 依诺肝素40mg SC qd或 达肝素钠2 500U/5000U SC qd或 磺达肝癸钠2.5mg SC qd,需肾功能正常(用于肝素过敏、如肝素诱导血小板减少症患者)或 逐级加压弹力袜或间歇充气压迫装置用于有抗凝禁忌患者 高危患者考虑联用药物性和机械性预防法
普外科手术	普通肝素5 000U SC bid/tid或 依诺肝素40mg SC qd或 达肝素钠2 500U/5 000U SC qd
骨科大手术	华法林(目标INR 2~3)或 依诺肝素30mg SC bid或 依诺肝素40mg SC qd或 达肝素钠2 500U/5 000U SC qd或 磺达肝癸钠2.5mg SC qd或 利伐沙班10mg qd或 阿司匹林81mg qd或 达比加群220mg qd或 阿哌沙班2.5mg bid或 间歇充气压迫装置(与或不与药物预防联合使用)

* INR,国际标准化比值;qd,每日1次;SC,皮下注射;bid,每日2次;tid,每日3次。

美国约有700万急性病患者每年因肺炎、心力衰竭、COPD等住院治疗,他们发生VTE的风险很高,占VTE发病风险的20%以上。血栓预防可以使住院期间的VTE发生率减半。血液瘀滞、制动与术后静脉血栓形成相关,在患者出院后其发生率反而可能增加,这是因为住院时间短,患者回家后因过于虚弱而无法行走。出院后并不常规应用预防性抗凝治疗,VTE发病高峰是出院后的第一个月内[125]。

为了明确延长抗凝治疗是否优于短期依诺肝素预防治疗,APEX试验在7 513例急症住院有VTE风险的患者中将贝曲沙班(抗Ⅹa因子NOAC)应用35~42天及依诺肝素应用6~14天相比较,贝曲沙班较其他NOACs半衰期更长(23小时)肾清除率更低,研究发现贝曲沙班组较依诺肝素组VTE发病率降低24%,两组的大出血发生率无统计学差异[126]。目前正在进行的MARINER试

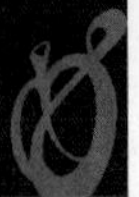

验是将出院患者随机分为利伐沙班组和安慰剂组比较两者的 VTE 风险[127]。

静脉血栓栓塞及出血的住院危险因素

目前应用最广泛的决定是否予内科住院患者 VTE 预防治疗的危险评估工具是 Padua 预测积分，对 11 个变量计分（表 84.9），积分大于等于 4 分提示 VTE 高危。美国犹他州山间医疗中心提出了一个更简易的 VTE 危险评估模型，以下四点危险因素占至少一项者即为高危：①VTE 既往史；②有卧床制动指征；③有外周置入中心静脉导管；④肿瘤患者[128]。若因活动性或近期致命性大出血、或血小板减少症等而有出血极高危因素者，不应给予预防血栓药物。

表 84.9 Padua 预测积分明确住院患者静脉血栓栓塞风险*

危险因素	分值
肿瘤	3
VTE 既往史	3
制动	3
血栓形成倾向	3
外伤/手术	2
年龄≥70 岁	1
心/肺衰竭	1
急性心肌梗死或卒中	1
感染/风湿疾病	1
肥胖	1
激素治疗	1

* ≥4 分提示肺栓塞高危。

内科患者机械预防

机械方式包括间歇充气压迫装置，以加强内源性纤维蛋白溶解，增加静脉血流，以及逐级加压弹力袜。药物预防较机械预防更为有效，因此机械预防主要用于有抗凝禁忌的患者。

骨科大手术静脉血栓栓塞预防的进展

出院后延长预防可以降低骨科大手术，尤其是全髋关节/膝关节置换术患者 PE 和 DVT 的发病风险，同时并不增加大出血事件的发生率。几乎所有预防血栓方法均在骨科大手术患者中有证据支持使用，包括低分子量肝素、华法林、NOACs、阿司匹林以及机械方法等。正在进行中的 PEPPER 试验［NCT02810704］将 25 000 名全髋关节/膝关节置换术患者随机分为华法林（目标 INR 1.7～2.2）组、利伐沙班（每日 10mg）组及低剂量阿司匹林（每日 81mg）组。

未来展望

目前我们对肺栓塞的认知有了快速飞跃性的突破，炎症反应激活血小板，在分泌微粒加速血栓形成中有至关重要的作用。VTE 和动脉粥样硬化血栓形成有重叠的危险因素和病理生理现。危险分层较前越来越重要，我们不仅需要明确患者是否因病情不稳定而不予抗凝治疗，也需要明确低危肺栓塞患者可以门诊治疗。

对于大面积型或次大面积型肺栓塞，初始即表现为血流动力学不稳定或血压稳定但右心功能不全且心肌标志物升高患者，数据显示溶栓治疗可降低死亡率。经导管药械介入治疗是一种新的技术，可以通过比外周静脉给药更低剂量的溶栓来降低血栓负荷。注册研究数据也提示下腔静脉滤器植入术可以降低血流动力学不稳定肺栓塞患者的死亡率。住院患者药物预防是预防中或高危 VTE 患者的一种有效、安全且标准的策略。对于高危患者出院后延长预防 VTE，我们仍在继续研究何种药物、剂量及标准是最理想的。临床医生、患者及社会正联合起来共同增进 VTE 认知，并提倡使用目前已发现的尖端技术、药物及最优方法。

（程羽菲 译，舒先红 校）

参考文献

State-of-the-Art Findings in Pulmonary Embolism

1. Wendelboe AM, Raskob GE. Global burden of thrombosis: epidemiologic aspects. *Circ Res.* 2016;118:1340–1347.
2. Guijarro R, Trujillo-Santos J, Bernal-Lopez MR, et al. Trend and seasonality in hospitalizations for pulmonary embolism: a time-series analysis. *J Thromb Haemost.* 2015;13:23–30.
3. Minges KE, Bikdeli B, Wang Y, et al. National trends in pulmonary embolism hospitalization rates and outcomes for adults aged >/=65 years in the united states (1999 to 2010). *Am J Cardiol.* 2015;116:1436–1442.
4. Agarwal S, Menon V, Jaber WA. Residential zip code influences outcomes following hospitalization for acute pulmonary embolism in the United States. *Vasc Med.* 2015;20:439–446
5. Klok FA, Dzikowska-Diduch O, Kostrubiec M, et al. Derivation of a clinical prediction score for chronic thromboembolic pulmonary hypertension after acute pulmonary embolism. *J Thromb Haemost.* 2016;14:121–128.
6. Kahn SR, Comerota AJ, Cushman M, et al. The postthrombotic syndrome: evidence-based prevention, diagnosis, and treatment strategies: a scientific statement from the American Heart Association. *Circulation.* 2014;130:1636–1661.
7. Lubberts B, Paulino Pereira NR, Kabrhel C, et al. What is the effect of venous thromboembolism and related complications on patient reported health-related quality of life? A meta-analysis. *Thromb Haemost.* 2016;116(3):417–431.
8. Grosse SD, Nelson RE, Nyarko KA, et al. The economic burden of incident venous thromboembolism in the united states: a review of estimated attributable healthcare costs. *Thromb Res.* 2016;137:3–10.
9. Barco S, Woersching AL, Spyropoulos AC, et al. European Union-28: an annualised cost-of-illness model for venous thromboembolism. *Thromb Haemost.* 2016;115:800–808.
10. Jimenez D, de Miguel-Diez J, Guijarro R, et al. Trends in the management and outcomes of acute pulmonary embolism: analysis from the riete registry. *J Am Coll Cardiol.* 2016;67:162–170.
11. Smith SB, Geske JB, Kathuria P, et al. Analysis of national trends in admissions for pulmonary embolism. *Chest.* 2016;150(1):35–45.
12. Cefalo P, Weinberg I, Hawkins BM, et al. A comparison of patients diagnosed with pulmonary embolism who are >/=65 years with patients <65 years. *Am J Cardiol.* 2015;115:681–686.
13. Becattini C, Cohen AT, Agnelli G, et al. Risk stratification of patients with acute symptomatic pulmonary embolism based on presence or absence of lower extremity DVT: systematic review and meta-analysis. *Chest.* 2016;149:192–200.
14. Hisada Y, Geddings JE, Ay C, et al. Venous thrombosis and cancer: from mouse models to clinical trials. *J Thromb Haemost.* 2015;13:1372–1382.
15. Sun LM, Chung WS, Lin CL, et al. Unprovoked venous thromboembolism and subsequent cancer risk: a population-based cohort study. *J Thromb Haemost.* 2016;14:495–503.
16. Ihaddadene R, Corsi DJ, Lazo-Langner A, et al. Risk factors predictive of occult cancer detection in patients with unprovoked venous thromboembolism. *Blood.* 2016;127:2035–2037.
17. Carrier M, Lazo-Langner A, Shivakumar S, et al. Screening for occult cancer in unprovoked venous thromboembolism. *N Engl J Med.* 2015;373:697–704.
18. Yarrington CD, Valente AM, Economy KE. Cardiovascular management in pregnancy: antithrombotic agents and antiplatelet agents. *Circulation.* 2015;132:1354–1364.
19. Tepper NK, Boulet SL, Whiteman MK, et al. Postpartum venous thromboembolism: incidence and risk factors. *Obstet Gynecol.* 2014;123:987–996.
20. Riva N, Donadini MP, Ageno W. Epidemiology and pathophysiology of venous thromboembolism: similarities with atherothrombosis and the role of inflammation. *Thromb Haemost.* 2015;113:1176–1183.
21. Kaplan D, Casper TC, Elliott CG, et al. VTE incidence and risk factors in patients with severe sepsis and septic shock. *Chest.* 2015;148:1224–1230.
22. Mahmoodi BK, Gansevoort RT, Naess IA, et al. Association of mild to moderate chronic kidney disease with venous thromboembolism: pooled analysis of five prospective general population cohorts. *Circulation.* 2012;126:1964–1971.
23. Becattini C, Vedovati MC, Ageno W, et al. Incidence of arterial cardiovascular events after venous thromboembolism: a systematic review and a meta-analysis. *J Thromb Haemost.* 2010;8:891–897.
24. Ng AC, Chung T, Yong AS, et al. Long-term cardiovascular and noncardiovascular mortality of 1023 patients with confirmed acute pulmonary embolism. *Circ Cardiovasc Qual Outcomes.* 2011;4:122–128.
25. Rinde LB, Lind C, Smabrekke B, et al. Impact of incident myocardial infarction on the risk of venous thromboembolism: the Tromso Study. *J Thromb Haemost.* 2016;14:1183–1191.
26. Hojen AA, Gorst-Rasmussen A, Lip GY, et al. Use of psychotropic drugs following venous thromboembolism in youth. A nationwide cohort study. *Thromb Res.* 2015;135:643–647.
27. Sabapathy CA, Djouonang TN, Kahn SR, et al. Incidence trends and mortality from childhood venous thromboembolism: a population-based cohort study. *J Pediatr.* 2016;172:175–180.e1.
28. Becattini C, Agnelli G. Treatment of venous thromboembolism with new anticoagulant agents. *J Am Coll Cardiol.* 2016;67:1941–1955.

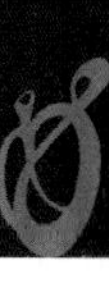

29. Zhang Z, Zhai ZG, Liang LR, et al. Lower dosage of recombinant tissue-type plasminogen activator (rt-pa) in the treatment of acute pulmonary embolism: a systematic review and meta-analysis. *Thromb Res.* 2014;133:357–363.
30. Morange PE, Suchon P, Tregouet DA. Genetics of venous thrombosis: update in 2015. *Thromb Haemost.* 2015;114:910–919.
31. Savchenko AS, Martinod K, Seidman MA, et al. Neutrophil extracellular traps form predominantly during the organizing stage of human venous thromboembolism development. *J Thromb Haemost.* 2014;12:860–870.
32. Rogers MA, Levine DA, Blumberg N, et al. Triggers of hospitalization for venous thromboembolism. *Circulation.* 2012;125:2092–2099.
33. Tichelaar YI, Kluin-Nelemans HJ, Meijer K. Infections and inflammatory diseases as risk factors for venous thrombosis. A systematic review. *Thromb Haemost.* 2012;107:827–837.
34. Glynn RJ, Danielson E, Fonseca FA, et al. A randomized trial of rosuvastatin in the prevention of venous thromboembolism. *N Engl J Med.* 2009;360:1851–1861.

Classification of Pulmonary Embolism

35. Yusuff HO, Zochios V, Vuylsteke A. Extracorporeal membrane oxygenation in acute massive pulmonary embolism: a systematic review. *Perfusion.* 2015;30:611–616.
36. Konstantinides SV, Torbicki A, Agnelli G, et al. 2014 ESC guidelines on the diagnosis and management of acute pulmonary embolism. *Eur Heart J.* 2014;35:3033–3069, 69a-69k.
37. Sista AK, Horowitz JM, Goldhaber SZ. Four key questions surrounding thrombolytic therapy for submassive pulmonary embolism. *Vasc Med.* 2016;21:47–52.
38. Stein PD, Matta F, Hughes MJ. Home treatment of deep venous thrombosis according to comorbid conditions. *Am J Med.* 2016;129:392–397.
39. Windecker S, Stortecky S, Meier B. Paradoxical embolism. *J Am Coll Cardiol.* 2014;64:403–415.
40. Kosova E, Bergmark B, Piazza G. Fat embolism syndrome. *Circulation.* 2015;131:317–320.
41. Evans RS, Sharp JH, Linford LH, et al. Risk of symptomatic DVT associated with peripherally inserted central catheters. *Chest.* 2010;138:803–810.
42. Evans RS, Sharp JH, Linford LH, et al. Reduction of peripherally inserted central catheter-associated DVT. *Chest.* 2013;143:627–633.
43. Greene MT, Flanders SA, Woller SC, et al. The association between PICC use and venous thromboembolism in upper and lower extremities. *Am J Med.* 2015;128:986–993.e1.
44. Rabinovich A, Cohen JM, Cushman M, et al. Inflammation markers and their trajectories after deep vein thrombosis in relation to risk of post-thrombotic syndrome. *J Thromb Haemost.* 2015;13:398–408.
45. Kachroo S, Boyd D, Bookhart BK, et al. Quality of life and economic costs associated with postthrombotic syndrome. *Am J Health Syst Pharm.* 2012;69:567–572.
46. Kahn SR, Shapiro S, Wells PS, et al. Compression stockings to prevent post-thrombotic syndrome: a randomised placebo-controlled trial. *Lancet.* 2014;383:880–888.
47. Cannegieter SC, Horvath-Puho E, Schmidt M, et al. Risk of venous and arterial thrombotic events in patients diagnosed with superficial vein thrombosis: a nationwide cohort study. *Blood.* 2015;125:229–235.
48. Cosmi B. Management of superficial vein thrombosis. *J Thromb Haemost.* 2015;13:1175–1183.

Epidemiology

49. Ageno W, Becattini C, Brighton T, et al. Cardiovascular risk factors and venous thromboembolism: a meta-analysis. *Circulation.* 2008;117:93–102.
50. Spencer FA, Lessard D, Emery C, et al. Venous thromboembolism in the outpatient setting. *Arch Intern Med.* 2007;167:1471–1475.
51. Parkin L, Sweetland S, Balkwill A, et al. Body mass index, surgery, and risk of venous thromboembolism in middle-aged women: a cohort study. *Circulation.* 2012;125:1897–1904.
52. Nauffal D, Ballester M, Reyes RL, et al. Influence of recent immobilization and recent surgery on mortality in patients with pulmonary embolism. *J Thromb Haemost.* 2012;10:1752–1760.
53. Giannakopoulos B, Krilis SA. The pathogenesis of the antiphospholipid syndrome. *N Engl J Med.* 2013;368:1033–1044.

Diagnosis

54. Le Gal G, Righini M, Wells PS. D-dimer for pulmonary embolism. *JAMA.* 2015;313:1668–1669.
55. Fuchs E, Asakly S, Karban A, Tzoran I. Age-adjusted cutoff d-dimer level to rule out acute pulmonary embolism: a validation cohort study. *Am J Med.* 2016;129(8):872–878.
56. Halaby R, Popma CJ, Cohen A, et al. D-dimer elevation and adverse outcomes. *J Thromb Thrombolysis.* 2015;39:55–59.
57. Di Nisio N, van Es N, Buller HR. Deep vein thrombosis and pulmonary embolism. *Lancet.* 2016;388(10063):3060–3073.
58. Hutchinson BD, Navin P, Marom EM, et al. Overdiagnosis of pulmonary embolism by pulmonary CT angiography. *AJR Am J Roentgenol.* 2015;205:271–277.
59. Kang DK, Ramos-Duran L, Schoepf UJ, et al. Reproducibility of CT signs of right ventricular dysfunction in acute pulmonary embolism. *AJR Am J Roentgenol.* 2010;194:1500–1506.
60. Koc M, Kostrubiec M, Elikowski W, et al. Outcome of patients with right heart thrombi: the Right Heart Thrombi European Registry. *Eur Respir J.* 2016;47:869–875.
61. Li J, Feng L, Li J, et al. Diagnostic accuracy of magnetic resonance angiography for acute pulmonary embolism - a systematic review and meta-analysis. *Vasa.* 2016;45:149–154.
62. Raja AS, Ip IK, Prevedello LM, et al. Effect of computerized clinical decision support on the use and yield of CT pulmonary angiography in the emergency department. *Radiology.* 2012;262:468–474.

Anticoagulation Therapy

63. Aso S, Matsui H, Fushimi K, et al. In-hospital mortality and successful weaning from venoarterial extracorporeal membrane oxygenation: analysis of 5,263 patients using a national inpatient database in japan. *Crit Care.* 2016;20:80.
64. Konstantinides SV, Warntges S. Acute phase treatment of venous thromboembolism: advanced therapy. Systemic fibrinolysis and pharmacomechanical therapy. *Thromb Haemost.* 2015;113:1202–1209.
65. Keeling WB, Sundt T, Leacche M, et al. Outcomes after surgical pulmonary embolectomy for acute pulmonary embolus: a multi-institutional study. *Ann Thorac Surg.* 2016;102(5):1498–1502.
66. Chan CM, Woods C, Shorr AF. The validation and reproducibility of the pulmonary embolism severity index. *J Thromb Haemost.* 2010;8:1509–1514.
67. Poterucha TJ, Libby P, Goldhaber SZ. More than an anticoagulant: Do heparins have direct anti-inflammatory effects? *Thromb Haemost.* 2017;117(3):437–444.
68. Black SA, Cohen AT. Anticoagulation strategies for venous thromboembolism: moving towards a personalised approach. *Thromb Haemost.* 2015;114:660–669.
69. Lee AY, Levine MN, Baker RI, et al. Low-molecular-weight heparin versus a coumarin for the prevention of recurrent venous thromboembolism in patients with cancer. *N Engl J Med.* 2003;349:146–153.
70. Lee AY, Kamphuisen PW, Meyer G, et al. Tinzaparin vs warfarin for treatment of acute venous thromboembolism in patients with active cancer: a randomized clinical trial. *JAMA.* 2015;314:677–686.
71. van Es N, Di Nisio M, Bleker SM, et al. Edoxaban for treatment of venous thromboembolism in patients with cancer. Rationale and design of the HOKUSAI VTE-cancer study. *Thromb Haemost.* 2015;114:1268–1276.
72. Kang M, Alahmadi M, Sawh S, et al. Fondaparinux for the treatment of suspected heparin-induced thrombocytopenia: a propensity score-matched study. *Blood.* 2015;125:924–929.
73. Salter BS, Weiner MM, Trinh MA, et al. Heparin-induced thrombocytopenia: a comprehensive clinical review. *J Am Coll Cardiol.* 2016;67:2519–2532.
74. Greinacher A. Clinical practice. Heparin-induced thrombocytopenia. *N Engl J Med.* 2015;373:252–261.
75. Baroletti S, Hurwitz S, Conti NA, et al. Thrombosis in suspected heparin-induced thrombocytopenia occurs more often with high antibody levels. *Am J Med.* 2012;125:44–49.
76. McGowan KE, Makari J, Diamantouros A, et al. Reducing the hospital burden of heparin-induced thrombocytopenia: Impact of an avoid-heparin program. *Blood.* 2016;127:1954–1959.
77. Poterucha TJ, Goldhaber SZ. Warfarin and vascular calcification. *Am J Med.* 2016;129:635.e1–635.e4.
78. Douketis JD, Spyropoulos AC, Kaatz S, et al. Perioperative bridging anticoagulation in patients with atrial fibrillation. *N Engl J Med.* 2015;373:823–833.
79. Beyer-Westendorf J, Ageno W. Benefit-risk profile of non-vitamin K antagonist oral anticoagulants in the management of venous thromboembolism. *Thromb Haemost.* 2015;113:231–246.

Advanced Therapy

80. Schulman S, Kearon C, Kakkar AK, et al. Dabigatran versus warfarin in the treatment of acute venous thromboembolism. *N Engl J Med.* 2009;361:2342–2352.
81. Schulman S, Kakkar AK, Goldhaber SZ, et al. Treatment of acute venous thromboembolism with dabigatran or warfarin and pooled analysis. *Circulation.* 2014;129:764–772.
82. Yeh CH, Gross PL, Weitz JI. Evolving use of new oral anticoagulants for treatment of venous thromboembolism. *Blood.* 2014;124:1020–1028.
83. Investigators E, Bauersachs R, Berkowitz SD, et al. Oral rivaroxaban for symptomatic venous thromboembolism. *N Engl J Med.* 2010;363:2499–2510.
84. Investigators E-P, Buller HR, Prins MH, et al. Oral rivaroxaban for the treatment of symptomatic pulmonary embolism. *N Engl J Med.* 2012;366:1287–1297.
85. Agnelli G, Buller HR, Cohen A, et al. Oral apixaban for the treatment of acute venous thromboembolism. *N Engl J Med.* 2013;369:799–808.
86. Buller HR, Decousus H, Hokusai VTE Investigators, et al. Edoxaban versus warfarin for the treatment of symptomatic venous thromboembolism. *N Engl J Med.* 2013;369:1406–1415.
87. Schulman S, Kearon C, Kakkar AK, et al. Extended use of dabigatran, warfarin, or placebo in venous thromboembolism. *N Engl J Med.* 2013;368:709–718.
88. Agnelli G, Buller HR, Cohen A, et al. Apixaban for extended treatment of venous thromboembolism. *N Engl J Med.* 2013;368:699–708.
89. Kearon C, Akl EA, Ornelas J, et al. Antithrombotic therapy for VTE disease: CHEST guideline and expert panel report. *Chest.* 2016;149:315–352.
90. Hickey M, Gatien M, Taljaard M, et al. Outcomes of urgent warfarin reversal with frozen plasma versus prothrombin complex concentrate in the emergency department. *Circulation.* 2013;128:360–364.
91. Siegal DM, Crowther MA. Acute management of bleeding in patients on novel oral anticoagulants. *Eur Heart J.* 2013;34:489–498b.
92. Pollack CV Jr, Reilly PA, Eikelboom J, et al. Idarucizumab for dabigatran reversal. *N Engl J Med.* 2015;373:511–520.
93. Siegal DM, Curnutte JT, Connolly SJ, et al. Andexanet alfa for the reversal of factor Xa inhibitor activity. *N Engl J Med.* 2015;373:2413–2424.
94. Levy JH, Ageno W, Chan NC, et al. When and how to use antidotes for the reversal of direct oral anticoagulants: guidance from the SSC of the ISTH. *J Thromb Haemost.* 2016;14:623–627.
95. Piazza G. Beyond virchow's triad: does cardiovascular inflammation explain the recurrent nature of venous thromboembolism? *Vasc Med.* 2015;20:102–104.
96. Prandoni P, Noventa F, Ghirarduzzi A, et al. The risk of recurrent venous thromboembolism after discontinuing anticoagulation in patients with acute proximal deep vein thrombosis or pulmonary embolism. A prospective cohort study in 1,626 patients. *Haematologica.* 2007;92:199–205.
97. Douketis J, Tosetto A, Marcucci M, et al. Risk of recurrence after venous thromboembolism in men and women: patient level meta-analysis. *BMJ.* 2011;342:d813.
98. Eichinger S, Heinze G, Jandeck LM, et al. Risk assessment of recurrence in patients with unprovoked deep vein thrombosis or pulmonary embolism: the Vienna prediction model. *Circulation.* 2010;121:1630–1636.
99. Kearon C, Spencer FA, O'Keeffe D, et al. D-dimer testing to select patients with a first unprovoked venous thromboembolism who can stop anticoagulant therapy: a cohort study. *Ann Intern Med.* 2015;162:27–34.
100. Middeldorp S, Hutten BA. Long-term vs short-term therapy with vitamin k antagonists for symptomatic venous thromboembolism. *JAMA.* 2015;314:72–73.
101. Couturaud F, Sanchez O, Pernod G, et al. Six months vs extended oral anticoagulation after a first episode of pulmonary embolism: the PADIS-PE randomized clinical trial. *JAMA.* 2015;314:31–40.
102. Weitz JI, Lensing AWA, Prins MH, et al. EINSTEIN CHOICE Investigators. Rivaroxaban or aspirin for extended treatment of venous thromboembolism. *N Engl J Med.* 2017;376(13):1211–1222.
103. Simes J, Becattini C, Agnelli G, et al. Aspirin for the prevention of recurrent venous thromboembolism: the inspire collaboration. *Circulation.* 2014;130:1062–1071.
104. Ridker PM, Goldhaber SZ, Danielson E, et al. Long-term, low-intensity warfarin therapy for the prevention of recurrent venous thromboembolism. *N Engl J Med.* 2003;348:1425–1434.
105. Dudzinski DM, Piazza G. Multidisciplinary pulmonary embolism response teams. *Circulation.* 2016;133:98–103.
106. Jaber WA, Fong PP, Weisz G, et al. Acute pulmonary embolism: with an emphasis on an interventional approach. *J Am Coll Cardiol.* 2016;67:991–1002.
107. Chatterjee S, Chakraborty A, Weinberg I, et al. Thrombolysis for pulmonary embolism and risk of all-cause mortality, major bleeding, and intracranial hemorrhage: a meta-analysis. *JAMA.* 2014;311:2414–2421.
108. Piazza G, Hohlfelder B, Jaff MR, et al. A prospective, single-arm, multicenter trial of ultrasound-facilitated, catheter-directed, low-dose fibrinolysis for acute massive and submassive pulmonary embolism: the SEATTLE II study. *JACC Cardiovasc Interv.* 2015;8:1382–1392.
109. Poterucha TJ, Bergmark B, Aranki S, et al. Surgical pulmonary embolectomy. *Circulation.* 2015;132:1146–1151.
110. Neely RC, Byrne JG, Gosev I, et al. Surgical embolectomy for acute massive and submassive pulmonary embolism in a series of 115 patients. *Ann Thorac Surg.* 2015;100:1245–1251, discussion 51-2.
111. Dalen JE, Stein PD. Is there a subgroup of PE patients who benefit from inferior vena cava filters? *J Am Coll Cardiol.* 2016;67:1036–1037.
112. Goldhaber SZ. Requiem for liberalizing indications for vena caval filters? *Circulation.* 2016;133:1992–1994.
113. Bikdeli B, Wang Y, Minges KE, et al. Vena caval filter utilization and outcomes in pulmonary embolism: medicare hospitalizations from 1999 to 2010. *J Am Coll Cardiol.* 2016;67:1027–1035.
114. Kucher N, Rossi E, De Rosa M, et al. Massive pulmonary embolism. *Circulation.* 2006;113:577–582.
115. Stein PD, Matta F. Vena cava filters in unstable elderly patients with acute pulmonary embolism.

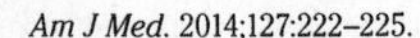

Am J Med. 2014;127:222–225.
116. Muriel A, Jimenez D, Aujesky D, et al. Survival effects of inferior vena cava filter in patients with acute symptomatic venous thromboembolism and a significant bleeding risk. *J Am Coll Cardiol.* 2014;63:1675–1683.
117. White RH, Brunson A, Romano PS, et al. Outcomes after vena cava filter use in noncancer patients with acute venous thromboembolism: a population-based study. *Circulation.* 2016;133: 2018–2029.
118. Mismetti P, Laporte S, Pellerin O, et al. Effect of a retrievable inferior vena cava filter plus anticoagulation vs anticoagulation alone on risk of recurrent pulmonary embolism: a randomized clinical trial. *JAMA.* 2015;313:1627–1635.
119. Taccone FS, Bunker N, Waldmann C, et al. A new device for the prevention of pulmonary embolism in critically ill patients: results of the European Angel catheter registry. *J Trauma Acute Care Surg.* 2015;79:456–462.
120. Piazza G, Goldhaber SZ. Chronic thromboembolic pulmonary hypertension. *N Engl J Med.* 2011;364:351–360.
121. Hoeper MM, Madani MM, Nakanishi N, et al. Chronic thromboembolic pulmonary hypertension. *Lancet Respir Med.* 2014;2:573–582.
122. Enden T, Haig Y, Klow NE, et al. Long-term outcome after additional catheter-directed thrombolysis versus standard treatment for acute iliofemoral deep vein thrombosis (the CAVENT study): a randomised controlled trial. *Lancet.* 2012;379:31–38.
123. Vedantham S, Goldhaber SZ, Kahn SR, et al. Rationale and design of the ATTRACT study: a multicenter randomized trial to evaluate pharmacomechanical catheter-directed thrombolysis for the prevention of postthrombotic syndrome in patients with proximal deep vein thrombosis. *Am Heart J.* 2013;165:523–530.e3.

Prevention

124. Woller SC, Stevens SM, Evans RS, et al. Electronic alerts, comparative practitioner metrics, and education improves thromboprophylaxis and reduces thrombosis. *Am J Med.* 2016;129(10): 1124.e17–1124.e26.
125. Granziera S, Cohen AT. VTE primary prevention, including hospitalised medical and orthopaedic surgical patients. *Thromb Haemost.* 2015;113:1216–1223.
126. Cohen AT, Harrington RA, Goldhaber SZ, et al. Extended thromboprophylaxis with betrixaban in acutely ill medical patients. *N Engl J Med.* 2016;375(6):534–544.
127. Raskob GE, Spyropoulos AC, Zrubek J, et al. The Mariner Trial of rivaroxaban after hospital discharge for medical patients at high risk of VTE. Design, rationale, and clinical implications. *Thromb Haemost.* 2016;115:1240–1248.
128. Woller SC, Stevens SM, Jones JP, et al. Derivation and validation of a simple model to identify venous thromboembolism risk in medical patients. *Am J Med.* 2011;124:947–954.e2.

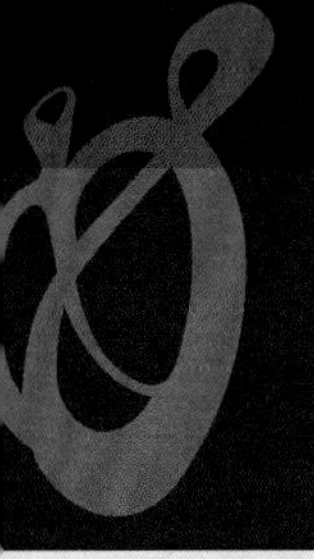

第 85 章 肺动脉高压

VALLERIE V. MCLAUGHLIN AND MARC HUMBERT

定义

肺动脉高压(pulmonary hypertension,PH)的定义是指静息状态下右心导管检查肺动脉平均压(mean pulmonary arterial pressure,mPAP)≥25mmHg。PH 是以前被称为孤儿病,即患病人群少,且被医学界、医疗保健机构和制药公司所忽视。虽然 PH 很罕见,但日益受到人们的重视。实际上最近很多重要的研究进展不仅提高了我们对 PH 的了解,而且有助于指导 PH 患者的管理,同时也为将来 PH 的研究奠定了基础。20 世纪中叶以来主要的研究成果包括 RHC 技术的进步以及 40 年来由美国国立卫生研究院(National Institutes of Health,NIH)肺动脉高压登记机构举办的 5 次世界肺动脉高压会议:1973 年(日内瓦,瑞士),1998 年(依云,法国),2003 年(威尼斯,意大利),2008 年(达纳波因特,加利福尼亚,美国),以及 2013 年(尼斯,法国)。这些会议第一次对原发性 PH 进行了描述以及对 PH 进行进一步分类。最近的一些指南明确提出了 PH 的临床分类(表 85.1)。在这些临床分类中,其对动脉型肺动脉高压(pulmonary arterial hypertension,PAH)和慢性血栓栓塞性肺高血压(chronic thromboembolic pulmonary hypertension,CTEPH)的认知和治疗策略上在过去几十年中进展最为迅速[1]。

表 85.1 肺动脉高压临床分类

1. 动脉型肺动脉高压	2.4 先天性/获得性左室流入道/流出道阻塞和先天性心肌病
1.1 特发性	2.5 先天性/获得性肺静脉狭窄
1.2 遗传性	3. 肺疾病和/或缺氧导致的肺动脉高压
1.2.1 *BMPR2* 突变	3.1 慢性阻塞性肺疾病
1.2.2 其他突变	3.2 间质性肺疾病
1.3 药物和毒素诱发	3.3 其他兼有限制性和阻塞性通气功能障碍的肺疾病
1.4 相关因素所致	3.4 睡眠呼吸障碍
1.4.1 结缔组织病	3.5 肺泡低通气综合征
1.4.2 人类免疫缺陷病毒(HIV)感染	3.6 慢性高原病
1.4.3 门静脉高压	3.7 肺发育不良性疾病
1.4.4 先天性心脏病	4. 慢性血栓栓塞性肺动脉高压
1.4.5 血吸虫病	4.1 慢性血栓栓塞性肺动脉高压
1'. 肺静脉闭塞病和/或肺毛细血管瘤病	4.2 其他肺动脉阻塞性疾病
1'.1 特发性	4.2.1 血管肉瘤
1'.2 遗传性	4.2.2 其他血管内肿瘤
1'.2.1 *EIF2AK4* 突变	4.2.3 动脉炎
1'.2.2 其他突变	4.2.4 先天性肺动脉狭窄
1'.3 药物、毒素和辐射所致	4.2.5 寄生虫病(棘球蚴病)
1'.4 相关因素所致	5. 机制不明和/或多因素所致肺动脉高压
1'.4.1 结缔组织病	5.1 血液系统疾病:慢性溶血性贫血、骨髓增生性疾病、脾切除
1'.4.2 HIV 感染	
1''. 新生儿持续性肺动脉高压	5.2 全身性疾病:结节病、肺朗格汉斯组织细胞增多症、淋巴管肌瘤病
2. 左心疾病相关性肺动脉高压	
2.1 左室收缩功能障碍	5.3 代谢性疾病:糖原贮积病、戈谢病、甲状腺疾病
2.2 左室舒张功能障碍	5.4 其他:肺肿瘤栓塞性微血管病、纤维性纵隔炎、慢性肾衰竭(接受/不接受透析)、节段性肺动脉高压
2.3 心脏瓣膜疾病	

BMPR2,2 型骨形成蛋白受体;*EIF2AK4*,真核生物转录起始因子 2α 激酶 4。
引自 Galie N,Humbert M,Vachiery J-L,et al:2015 ESC/ERS Guidelines for the diagnosis and treatment of pulmonary hypertension. Eur Heart J 2016;37:67

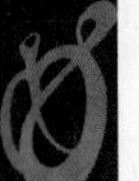

PH 是一种复杂的、多学科的疾病。肺动脉高压这个名词指的是肺血管压力升高，而肺血管压力升高可以由多种不同的病因所导致。PH 的定义是肺动脉平均压≥25mmHg[1]。肺动脉压力正常与异常的定义是基于以下几个因素：①正常人静息下 mPAP 约为 14mmHg，上限约为 20mmHg；②mPAP 25mmHg 确认为明显高于正常水平；③已达成共识 mPAP 25mmHg 是用于确定参与临床试验和登记研究的候选者的入选标准。毛细血管前 PH 的定义是 mPAP≥25mmHg；同时肺毛细血管楔压（pulmonary capillary wedge pressure，PCWP）为 15mmHg 或以下；肺血管阻力（pulmonary vascular resistance，PVR）超过 3 个 Wood 单位。毛细血管前 PH 可能是来源于 1 类（PAH）、3 类（由于肺部疾病引起的 PH）、4 类（CTEPH）或 5 类（由于不明原因或多因素导致的 PH）。毛细血管后 PH 是指 mPAP 为 25mmHg 或更高，且 PCWP≥15mmHg。绝大多数毛细血管后 PH 出现在 2 类 PH 患者中，PH 由左心疾病所致，也可能发生 5 类 PH 患者中，pH 由不明原因或多因素所致。最近的指南更新了毛细血管后 PH 的定义，即使用舒张期压力阶差 DPG（肺动脉舒张压-PCWP 平均压）的压差来评估肺血管疾病是否存在而不是因被动充血而导致 PCWP 升高来评估。DPG 小于 7mmHg 的和/或 PVR 小于 3Wood 单位说明是孤立性毛细血管后 PH，而 DPG 大于 7mmHg 和/或 PVR 大于 3Wood 单位说明毛细血管前和毛细血管后 PH 同时存在[1]。

解剖

肺具有来自肺动脉和支气管动脉的双重血供，同样以双静脉途径回流到肺静脉和奇静脉。在肺内，每根肺动脉与相应的支气管伴行，并反复分支直到呼吸性细支气管水平。肺动脉分为弹性肺动脉和肌性肺动脉。弹性动脉是容量血管，在低透壁压力下具有高度扩张性。随着动脉血管径变小，弹性层数逐渐减少，肌性层数逐渐增多。最终，在介于 100 和 500μm 之间的肺血管中，中层弹性组织消失，仅留下肌性组织。肺血管内膜由仅有单层内皮细胞及其基底膜组成。外膜由致密组织与支气管周围结缔组织连接而成。肌性肺动脉直径为 500μm 或更小。其特征是肌性成分位于内膜和外膜之间。肺小动脉是毛细血管前动脉直径小于 100μm，仅由内膜和单层弹性膜组成。肺泡毛细血管内层是一个紧贴在连续的基底膜上的内皮层与基底膜下分散的细胞聚集而成。在肺呼吸单位中，肺动脉和小动脉位于中央，并发出毛细血管前小动脉，毛细血管前小动脉生成毛细血管网辐射进入肺泡壁中。肺泡毛细血管在腺泡周围聚集，然后汇入小叶间和小叶间隔的小静脉中。

支气管血液循环为呼吸道提供营养。支气管动脉分支成毛细血管网并回流入支气管静脉。有些支气管静脉流入肺静脉，其余的进入全身静脉床。因此，支气管血液循环形成了生理性右向左分流。通常，通过这个系统的血流量约为心输出量（cardiac output，CO）的 1%，对于左心房血液的氧饱和度而言是微不足道的。

病理

PH 根据不同的病理特征分为不同的类型。PAH 的理性改变主要累及肺远端血管（直径<500μm），表现为中膜肥厚，内膜增生和纤维化改变（同向型，偏心型），外膜增厚伴随血管周围炎症组织侵袭，复合病变（丛状，扩张性改变），血栓性病变（图 85.1）。PAH 患者可能会出现支气管动脉重塑，这种改变可能会引起咯血症状，在 *BMPR2* 突变的 PAH 患者中比较多见[2]。

肺静脉在 PAH 患者中基本不受影响，而在肺静脉闭塞性疾病（pulmonary veno-occlusive disease，PVOD）中肺小静脉和毛细血管前静脉受累，表现为闭塞性纤维化、静脉肌性改变、毛细血管异常增生、肺水肿、肺泡隐匿性出血、淋巴管扩张伴淋巴结肿大（淋巴窦血管化）和炎症反应。

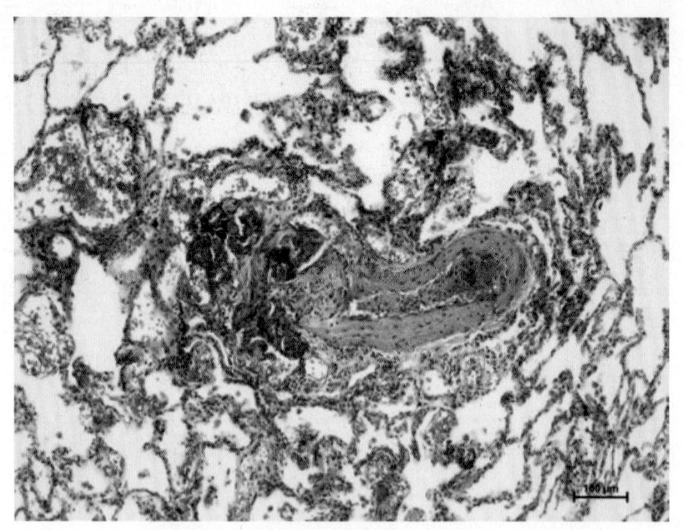

图 85.1 PAH 的患者肺血管丛状病变

PVOD 中远端肺动脉也可能出现中膜肥厚、内膜纤维化和罕见的复杂病变。PVOD 中肺泡毛细血管通常由于下游梗阻而扩张和充血，甚至出现血管增殖而导致肺毛细血管瘤病（pulmonary capillary hemangiomatosis，PCH）。以前认为这两种是不同的疾病，目前的研究表明 PVOD 和 PCH 实际上是同种病因下疾病的不同的临床表现。实际上，临床病理研究表明 PVOD 和 PCH 在组织学上有明显的重叠，并且它们的临床和放射学变现几乎无法区分。最近发现 *EIF2AK4* 基因突变是 PVOD 和 PCH 的遗传病因，这一发现进一步证实了两者是同种病因[3]。

左心疾病引起的 PH 的病理改变表现为肺静脉增厚，肺毛细血管扩张、肺间质水肿、肺泡出血和淋巴管血管化和淋巴结肿大。远端肺动脉也可能出现中膜肥厚和内膜纤维化。由肺疾病和/或缺氧而导致的 PH，其病理改变包括远端肺动脉中膜肥厚与内膜阻塞性增殖。肺气肿或肺纤维化区域的血管床的也可能出现不同程度的破坏。

在 CTEPH，形成的血栓与弹性肺动脉的中膜层紧密相连并且替代了正常的内膜层。这些血栓可能完全阻塞管腔或形成不同程度的管腔狭窄。在非闭塞区，肺动脉病变与 PAH（包括丛状病变）的区别是不明显的。体循环的侧支血管（来自支气管、肋动脉、膈动脉和冠状动脉）可以生长，并且至少部分灌注肺远端至完全阻塞的区域[4]。在 5 类 PH（见表 85.1）中，可以鉴别病因不明或多因素导致的疾病。

病理机制

PH 具有多种病理机制，包括肺血管收缩和舒张功能障碍、血栓形成和细胞异常增殖，以及肺血管壁重塑导致肺血管阻力增加 PVR[5]。如前面所述，肺血管重塑包括肺小动脉（直径<500μm）的内膜、中膜和外膜：所有细胞类型（内皮细胞、平滑肌细胞和成纤维细胞），以及炎症细胞和血小板，可能在 PH 发病过程中起着重要作用。肺血管过度收缩与钾通道功能异常以及内皮功能障碍有关。内皮功能障碍表现为血管舒张剂如一氧化氮（NO）和前列环素产生受损，同时血管收缩剂内皮素过度产生[6]。这些物质产生异常均会升高血管张力、促进血管重塑，从而成为药物治疗的靶点。最近 PH 的遗传和病理生理学研究提出了其他几种相关因子，例如血管生成素、血清素、骨形态发生蛋白和生长因子（血小板衍生生长因子、成纤维细胞生长因子、表皮生长因子和转化生长因子-β 超家族）。细胞外基质蛋白的异常水解、自身免疫反应和炎症可能促进 PH 的病理进展，并且关于细胞因子和趋化因子在肺血管重塑中的作用的文献日益增多[7]。

遗传学

特发性肺动脉高压（idiopathic pulmonary arterial hypertension，

IPAH)是指无PAH家族史或无已知致病因素导致的散发性疾病。1954年,Dresdale和他的同事报道了第一例家族性PAH病例,并表明该病是可以遗传的。从那时起,许多家族性PAH病例被报道,而且人们认识到遗传性/家族性PAH是不完全外显性常染色体显性遗传(具有突变基因的载体的人群将来会20%发展为PAH)。对于遗传性/家族性PAH而言不会出现这一遗传现象,即每一代中人群发病年龄显著降低[8]。2000年,确定BMPR2(BMP受体2型)是PAH第一种易感基因。该基因位于第2条染色体长臂(2q31-32),编码BMPRⅡ,BMPRⅡ属于TGF-β受体超家族。BMPRⅡ受体参与肺动脉内皮细胞和平滑肌细胞生长、分化和凋亡的调节。当家族中出现PAH病例时,75%以上的家族病例中能检测到BMPR2基因突变[9]。BMPR2突变也可在15%~20%的散发PAH病例中检测到[9]。通过研究合并有遗传性出血性毛细血管扩张症的PAH患者,可以发现参与PAH发生的其他基因,即激活素A受体Ⅱ型激酶1(ACVRL1或ALK1)和内皮素(ENG)。此外,也发现了其他不常见的基因突变(如BMPR1B、CAV1和SMAD9)。值得注意的是,ALK1、ENG和SMADS蛋白都参与了TGF-β信号通路。在家族性和特发性PAH病例发现了KCNK3基因突变引起的离子通道病变,这一发现首次表明遗传性PAH可能由与TGF-β信号通路无关的因素所致[10,11]。与特发性肺动脉高压一样,遗传性/家族性PAH的发病率女性是男性的2倍。必须强调的是,BMPR2突变携带者在诊断PAH时较年轻,血流动力学不稳定(mPAP较高,CO较低,PVR较低,急性血管扩张实验阳性的可能性较低)。因此,BMPR2突变携带者比IPAH患者更早死亡,也更有可能接受肺移植[12]。目前建议向遗传性/家族性PAH患者的家庭成员提供遗传咨询[13]。这些家庭成员可以进行常见基因突变的检测(如果有的话);目前的研究正试图找到用于无症状基因突变携带者最佳的PAH筛查工具[14]。对于PAH致病基因突变检测阳性的个体和遗传性PAH患者的直系亲属可考虑每年做一次超声心动图[1]。

其他一些隐性遗传的PH在PVOD/PCH患者中已描述。在法国国家登记注册研究机构中所有家系通过使用全外显子测序,发现*EIF2AK4*(也称为GCN2)的隐性突变与PVOD/PCH遗传上共分离。20例PCOD/PCH散发性病例中,5例同时检测到双等位基因*EIF2AK4*突变。所有突变,无论是纯合子状态还是复合杂合子状态,都破坏了基因的功能[15]。*EIF2AK4*编码基因存在于所有真核细胞的丝氨酸-苏氨酸激酶中,该酶可诱导去氨基酸化而引起基因表达变化。双等位基因EIF2AK4突变功能缺失和肺血管细胞增殖和肺血管重塑的病理生理学联系至今仍不清楚[3]。

血流动力学

肺循环的特点是高流量、低压力、低阻力。静息状态下正常的mPAP为14±3.3mmHg,此值与性别和种族无关。静息mPAP随年龄轻度增加(<30岁,12.8±3.1mmHg;30~50岁,12.9±3.0mmHg;>50岁,14.7±4.0mmHg)。因此,静息状态下正常的mPAP实际上与年龄无关,很少超过20mmHg。根据目前的指南,PH是指静息状态下mPAP≥25mmHg,而对mPAP 21~24mmHg这部分患者而言,则需要更多的研究去描述其自然发展进程。如果肺毛细血管楔压(pulmonary arterial wedge pressure,PAWP)为15mmHg或更低,则可将PH分类为毛细血管前PH;如果PAWP高于15mmHg,则可将pH分类为毛细血管后PH,或如前所述的毛细血管前和毛细血管后混合型PH。

在运动过程中,mPAP取决于运动强度和年龄。轻度运动时,年龄小于50的mPAP为19.4±4.8mmHg,年龄≥50岁的mPAP为29.4±8.4mmHg。运动mPAP与年龄有关,尤其是老年人,mPAP经常会超过30mmHg,这使得在运动中很难确定正常的mPAP值。鉴于这些情况,由于缺乏足够的证据,运动诱发的PH这一诊断在2008被遗弃。既往数据显示mPAP的正常上限是随着阻力血管在每1mmHg压力下且径变化1%到2%,其变化是3mmHg/升/分钟,并且压力升高与运动能力降低有关。因此,运动诱发的PH可能是一种临床与生理结合的产物,是一个研究课题,需要更多的研究去了解其发生发展过程。

正常肺血管床提供血流的阻力不足体循环血管床提供的1/10,可以用压力下降(mmHg)与平均血流量(L/min)的比进行估算。PVR可以用(mPAP-PAWP)/CO进行计算,而总肺阻力(TPR)是用mPAP/CO,该比值乘以80即为dyne-sec·cm^{-5}的值,也可用mmHg/(L·min)来表示,这被称为Wood单位。正常成人PVR值为67±23dyne-sec·cm^{-5}(或1Wood单位)。PVR和TPR的生理范围以及运动、年龄和姿势对其影响是多年来一直争论的话题。24岁、24岁~50岁、51岁~69岁、70岁以上者仰卧位静息PVR分别为61±23、69±28、86±15和90±39dyne-sec·cm^{-5}。相应的TPR分别为165±50,164±46,226±64和223±45dyne-sec·cm^{-5}。在50岁或更年轻的人群中中等强度的运动,CO增加85%,相应的TPR减少25%,PVR减少12%。51~69岁的人群,运动时TPR和PVR均无明显下降。在70岁或以上的人群中,TPR甚至可以增加17%,而PVR没有显著改变。在较高的运动水平,所有年龄组的TPR均降低。

肺动脉高压分类

PH的临床分类最近由2015年ESC/ERS指南进行修订,如表85.1[1]。

第1类　动脉型肺动脉高压

PAH分类变化表明目前对PAH临床和病理表现的理解和认识进一步加深。PAH本身不应被视为一种疾病,而应视为一种潜在肺血管疾病表现为肺动脉压力升高,对于这一潜在疾病临床上应诊断明确。临床经验和正式的疾病登记数据库越来越清楚地表明,第1类PAH中的疾病,如先天性心脏病(CHD)和结缔组织疾病,具有非常不同的人口统计学特征、疾病表现和结局。第1类PAH的患病率为每百万人15至50例。

病因

特发性肺动脉高压

以前称为原发性肺动脉高压(primary pulmonary hypertension,PPH),IPAH是一种病因不明的罕见疾病,是目前正在进行注册研究的最常见第1类PAH。IPAH是一种散发疾病,既没有PAH家族史,也没有发现危险因素。女性多发(NIH注册研究中男女比例1:2,当前REVEAL注册研究男女比例1:4)。尽管NIH登记注册研究诊断IPAH的平均年龄为37岁,而在最近的一些注册研究中其诊断的年龄约为50岁,然而IPAH也可在儿童和70岁以上的成年人中出现。

遗传性肺动脉高压

据报道6%至10%的PAH患者具有遗传性。遗传性PAH的基因改变在前文中已论述。

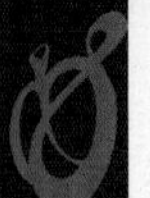

药物和毒素诱发的肺动脉高压

在20世纪60年代人们发现食欲抑制剂(增加5-羟色胺的释放并阻止其再摄取)和PAH存在某种联系,那时正是欧洲引入氨苯唑啉(食欲抑制药)后出现IPAH(当时IPAH还被称为PPH)流行。20世纪80年代、90年代和2000年以来,也发现与芬氟拉明、右旋芬氟拉明相类似的药物与PAH有关,这些药物已在市面上禁售[16]。流行病学研究也发现PAH的发生、发展也与菜籽油、L-色氨酸、α和β干扰素以及甲基苯丙胺等非法药物有关。最近,有报道称酪氨酸激酶抑制剂达沙替尼与PAH的发生、发展有关[17]。从2006年11月批准达沙替尼进入临床到2010年9月30日,法国国家登记注册研究机构报道了接受达沙替尼治疗的患者中有9例出现PAH,由此估算在法国接受达沙替尼治疗的患者PAH的发病率约为0.45%。停用达沙替尼后发现PAH病情得到改善。最近的实验研究表明,达沙替尼具有肺血管毒性,并使患者容易出现PH[18]。

结缔组织病相关的肺动脉高压。虽然PAH可发生在任何一种结缔组织疾病中,然而硬皮病类的患者出现PAH的发病率最高。使用超声心动图作为筛查工具并用右心导管进行确诊的两个前瞻性研究发现硬皮病患者中PAH的发病率为8%至12%。由于硬皮病患者PAH有很高的患病率,因此硬皮病患者是需要进行PAH筛查的高危人群,如果患者能够早期诊断出PAH,就可以进行早期治疗。一氧化碳弥散量的减少可先于临床症状或超声心动图异常出现。目前,尽管正在对高危人群的筛查过程进行重新调整,超声心动图仍是最常见的筛查工具(见第14章)。最近,开发了一种包括临床、肺功能测试和超声心动图指标在内的两步筛查的新方法[19]。该方法第一步中的6个简单筛选测试用于确定是否合适转诊行超声心动图检查。在步骤2中,使用步骤1预测评分和两个超声心动图变量来确定是否合适转诊行RHC检查。该算法的灵敏度为96%,特异性为48%,阳性预测值为35%,阴性预测值为98%。

不幸的是,硬皮病相关PAH患者即使在当前治疗手段下,预后仍然较差。在PAH生活质量提高研究倡议中,硬皮病相关性PAH患者的3年生存率为60%,而IPAH患者的3年生存率为77%。法国国家登记注册研究机构中硬皮病相关性PAH患者的3年生存率仅为56%[20,21]。具有硬皮病疾病谱的患者也可能是其他类型PH的高危人群,包括肺血管舒张功能障碍和低氧性肺病。

人类免疫缺陷病毒感染相关的肺动脉高压。PAH是人类免疫缺陷病毒(human immunodeficiency virus,HIV)感染的一种罕见但已明确的并发症。研究表明HIV感染的人群PAH发病率约为0.5%,且PAH与$CD4^+$细胞计数或先前机会性感染无关。HIV相关PAH的发病率并没有随着高活性抗逆转录病毒疗法的广泛应用而改变。尽管HIV相关的PAH的发病机制尚不清楚,但其血流动力学特征和临床进程与IPAH相似。近年来HIV相关PAH的预后有所改善。最近的单中心观察性研究发现其1年生存率为88%,3年生存率为72%,心脏输出量指数高于2.8L/(min·m^2),$CD4^+$淋巴细胞计数大于200细胞/μL,这两者都已经证实是预测生存率的独立因素[22]。不建议对HIV感染患者进行常规PAH筛查,因为在这些患者中PAH的患病率相对较低,虽然HIV感染患者呼吸困难症状的常见原因是PAH。

门静脉高压相关的肺动脉高。PAH与门静脉循环压力升高有关我们称为门静脉肺动脉高压。与肝脏疾病相反,门静脉高压是危险因素。肝病的严重程度和门静脉高压的程度都不能预测门静脉肺动脉高压的存在及其严重程度。流行病学研究估计这些患者PAH患病率为2%至6%,但在肝移植的人群中可能更高。虽然超声心动图是此类人群筛查的良好工具,但血流动力学诊断也是必要的。潜在疾病导致的高血流动力状态或左心系统压力升高导致的高心输出量必须与真正的门静脉肺动脉高压相区别。

PAH的存在增加了肝移植的风险。最近国际肝移植协会实践指南对合并有门静脉肺动脉高压的患者进行肝移植的筛查、诊断及治疗提出了建议[23]。基于观察性队列研究,肝移植前mPAP为35mmHg或更高以及PVR升高会增加肝移植发病率和死亡率;mPAP在45至50mmHg或更高应被视为肝移植的绝对禁忌证。

先天性心脏病相关的肺动脉高。PAH是一种公认的因肺血流量增加而未得到矫正而出现的并发症,而肺血流量增加与先天性体-肺分流有关(见第75章)。CHD相关的PAH的患病群体特征并不相同。表85.2总结了与CHD相关的PAH的临床分型。艾森门格综合征的定义为CHD合并大量体-肺分流导致进行性肺血管病变,伴有PAH,随后出现逆向分流和中央性发绀。艾森门格综合征易出现于血液流速快并且体肺分流直接作用于肺血管如室间隔缺损、动脉导管未闭或主肺动脉共干这些疾病中。一旦出现艾森门格综合征,外科手术矫正缺损是禁忌。当分流主要是以体-肺分流为主时也可合并PAH存在。在这种情况下,确定分流能否矫正是很重要的。有时患者的PVR明显升高同时合并小的心脏缺损,那么这些患者被认为是肺动脉高压合并小/并存缺损。这些小缺损不能够解释高PVR。这些患者的临床表现与IPAH相似,矫正缺损是禁忌。最后,患者在纠正心内分流后仍可能有PAH,特别是缺损矫正时机过晚的患者。

表85.2 先天性心脏病相关的PAH临床分类

1. 艾森门格综合征 包括所有因心脏内外大缺损所致的体-肺分流,随时间进展至PVR明显升高和分流方向逆转(肺-体)或双向分流,通常表现为发绀、继发性红细胞增多症和多器官受累
2. 体-肺分流相关性肺动脉高压 可纠正[a] 不可纠正 包括中到大的缺损:PVR轻到中度升高,仍然存在明显的体-肺分流,静息状态无发绀
3. 肺动脉高压合并小/并存缺损[b] 小的心脏缺损造成PVR升高(通常指超声心动图估测室间隔缺损有效直径<1cm,房间隔缺损有效直径<2cm),缺损的形成不是因为PVR的升高造成的;临床特征与特发性PAH非常相似。封闭缺损是禁忌。
4. 心脏外科矫正手术后的肺动脉高压 先天性心脏病已完全矫正,但术后PAH依旧存在或术后数月、数年后PAH复发,同时排除术后残余分流

PAH,动脉型肺动脉高压;PVR,肺血管阻力。

[a]外科或经皮穿刺的手术。

[b]数值仅适用于成人患者,成人中单一用直径来估测缺损的血流动力学意义不够充分,还应考虑压力阶差、分流量的大小和方向,同时应考虑肺-体分流量。

引自 Galie N, Humbert M, Vachiery J-L, et al: 2015 ESC/ERS Guidelines for the diagnosis and treatment of pulmonary hypertension. Eur Heart J 2016;37:67

CHD相关PAH患者一个重要特征是随着肺动脉压力升高出现右心室顺应性改变。在疾病早期,出现右心室明显肥大。因此,与晚期PAH的患者相比,这些患者可以承受后负荷增加,右心室功能可以代偿数年或数十年。艾森门格综合征的患者生存时间长于IPAH患者。目前已证明艾森门格综合征患者能够从已批准的PAH特异性疗法中获益。

血吸虫病相关的肺动脉高压。此病流行于南美洲以及撒哈拉以南非洲地区,最近的研究表明,血吸虫病相关的PH具有与IPAH相似的临床表现和组织学特征。肝脾血吸虫病患者PAH的发病率大约为5%,这是PAH在全世界范围内流行最重要的原因之一[24]。

第1'类 肺静脉闭塞病和/或肺毛细血管瘤病

PVOD和/或肺毛细血管瘤病(pulmonary capillary hemangiomatosis,PCH)是一种罕见肺微血管病变主要影响肺小静脉和毛细血管前静脉,以闭塞性纤维性改变、静脉血管肌性改变和丛状毛细血管增生为特征。

PVOD/PCH 也表现为肺静脉高压，包括肺含铁血黄素沉积症、间质水肿和随着淋巴结肿大导致（淋巴窦的血管化）淋巴管扩张。理论上，PVOD/PCH 诊断需要组织学证据。对这些患者而言肺活检术是一种高风险的手术，因此是禁忌。虽然 PVOD/PCH 的危险因素和临床特征可能不同于 PAH，但是 PVOD/PCH 患者可能有家族史，或者有接触烷基化剂（丝裂霉素 C、环磷酰胺）、职业接触有机溶剂或结缔组织病如系统性硬化症的个人史[25,26]。这些患者通常表现为静息状态下一氧化碳弥散能力显著下降，血氧饱和度显著降低[27]。与 PAH 患者相比，PVOD/PCH 患者胸部高分辨率计算机断层扫描（computerized tomography，CT）更易出现中央小叶磨玻璃影，间隔线和纵隔淋巴结肿大的表现。PAH 经治疗后出现肺水肿迅速进展有时是正确诊断的第一线索，并可能危及患者生命。前面已描述家族性 PVOD/PCH，通常发生在直系亲属中。与 PVOD/PCH 遗传上共分离的 *EIF2AK4*（也称为 GCN2）的隐性突变在家族病例的发生率为 100%，在散发 PVOD/PCH 病例的发生率为 25%。这些发现提示 *EIF2AK4* 是 PVOD/PCH 发病的主要基因，或许可以作为这种罕见疾病的诊断手段[15]。由于双等位基因 *EIF2AK4* 突变引起的遗传性 PVOD/PCH 的特征是诊断时年龄较小，但疾病的严重程度类似于非 *EIF2AK4* 基因突变携带者。PVOD 患者的生存率较低，肺移植是这类患者的首选治疗方法。

临床诊断

鉴于 PH 的发生有多种潜在病因和因素，对于绝大多数怀疑有 PH 常见症状的患者需要进行系统和综合的评估（图 85.2）。

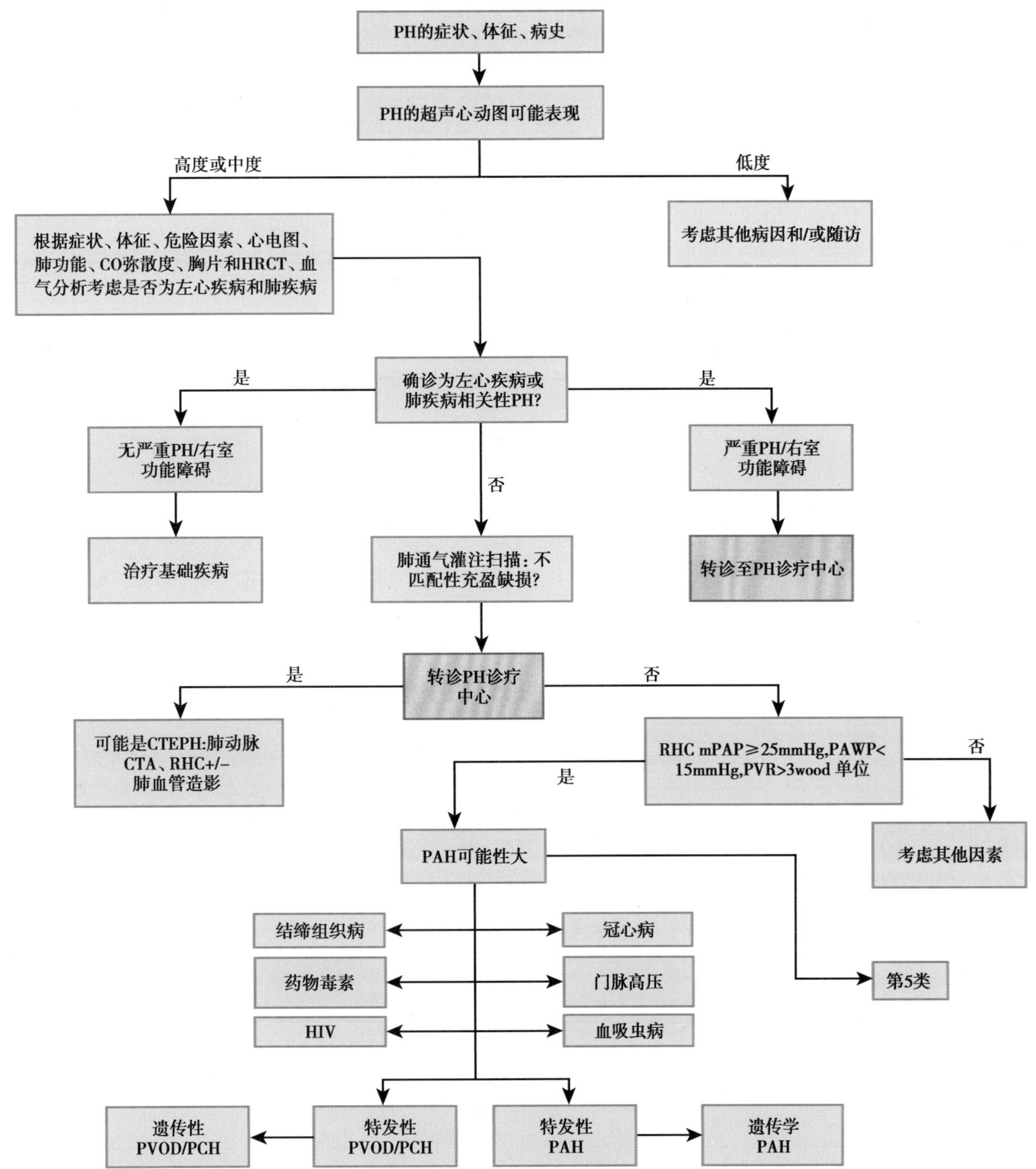

图 85.2 PAH 患者有循证依据的诊断流程（仅限第 1 类 PAH 患者）。（引自 Galie N，Humbert M，Vachiery J-L，et al：2015 ESC/ERS Guidelines for the diagnosis and treatment of pulmonary hypertension. Eur Heart J 2016；37：67.）

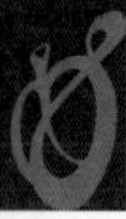

症状

最常见的初始症状包括活动后呼吸困难或运动耐量降低、胸痛、疲劳和轻度头晕。病情进一步加重可出现晕厥、腹胀和右心功能衰竭引起的下肢水肿。当然,存在PH的危险因素时(例如,结缔组织疾病、家族史、先天性心脏病、食欲抑制剂的使用)应提高对早期症状的识别。在NIH注册研究中,PH从症状开始到诊断的平均时间是2年(见经典参考文献)。令人遗憾的是,目前的登记研究认为仍然存在诊断延迟。在REVEAL登记研究中,21.1%的患者在诊断PH之前有症状已超过2年[28]。年纪较轻(<36岁),慢性阻塞性肺疾病(chronic obstructive pulmonary disease,COPD)或阻塞性睡眠呼吸暂停的患者诊断延迟最常见。那些看来不太可能出现心肺疾病的年轻人或认为这些症状有其他原因解释的患者最有可能出现诊断延迟。

体格检查

体格检查可以是细微的或非特定的,但相关症状的出现一定要警惕PH的发生(参见第10章)。与PH相关的体格检查的临床表现列于表85.3。

表85.3 体格检查的特征对评估肺动脉高压严重程度的意义

体征	意义
反映肺动脉高压严重程度的体征	
第二心音肺动脉瓣成分增加(>90%心尖可闻及)	肺动脉压力升高导致肺动脉瓣关闭有力
早期收缩期喀喇音	肺动脉瓣开放血流进入高压力肺动脉时突然中断
收缩中期喷射样杂音	血液成湍流样进入肺动脉
胸骨左缘抬举样搏动	存在右心室压力升高和右心室肥大
右心室第四心音(约38%的患者)	存在右心室压力升高和右心室肥大
颈静脉A波增大	右心室顺应性减低
中度至重度肺动脉高压患者的体征	
中度至重度肺动脉高压	
全收缩期杂音	三尖瓣反流
颈静脉A波增大	
肝脏搏动感	
舒张期杂音	肺动脉瓣反流
肝颈静脉回流	中央静脉压力升高
肺动脉高压晚期伴右心衰竭	
右心室第三心音(约23%的患者)	右心室舒张功能障碍
颈静脉怒张	右心室舒张功能障碍或三尖瓣反流,或两者均有
肝大	右心室舒张功能障碍或三尖瓣反流,或两者均有
外周水肿(约32%的患者)	
腹水	
低血压,脉压降低,四肢冰冷	心输出量减少,周围血管收缩
提示肺动脉高压的可能原因或与之相关的体征	
中央性发绀	异常通气血流灌注,肺内分流,低氧血症,肺-体分流
杵状指	先天性心脏病,肺静脉疾病
心脏听诊,包括收缩期杂音、舒张期杂音、开瓣音和奔马律	先天性或获得性心脏或瓣膜疾病
啰音、浊音或呼吸音减弱	肺淤血或积液,或两者均有
细啰音,呼吸肌辅助呼吸,喘息,呼气相延长,持续性咳嗽	肺实质疾病
肥胖症,脊柱侧凸,扁桃体增大	通气功能障碍
硬皮病,关节炎,毛细血管扩张,雷诺现象,皮疹	结缔组织病
周围静脉塌陷或梗阻	静脉血栓可能
静脉淤血性溃疡	镰状细胞病
肺血管杂音	慢性血栓栓塞性肺动脉高压
脾大,蜘蛛状血管瘤,手掌红斑,黄疸,脐周静脉曲张,腹水	门静脉高压

引自McLaughlin VV,Archer SL,Badesch DB,et al:ACCF/AHA 2009 expert consensus document on pulmonary hypertension:a report of the American College of Cardiology Foundation Task Force on Expert Consensus Documents and the American Heart Association developed in collaboration with the American College of Chest Physicians;American Thoracic Society,Inc. ,and the Pulmonary Hypertension Association. J Am Coll Cardiol 2009;53:1573.

第二心音亢进出现在大多数肺动脉高压患者中，这是因为肺动脉压力升高导致肺动脉瓣关闭有力。如果在心尖部听到 S_2 分裂，则 P_2 也可以出现亢进，此时应进一步检查是否有 PH。体格检查的阳性体征有助于判断肺动脉高压的严重程度及发现相关的疾病如表 85.3 所述。

心电图

虽然心电图检查既不灵敏也不具有特异性。但它是一种廉价的非侵入性检查，能够提供有价值的信息（参见第 12 章）。普通心电图能够发现右心房扩大，电轴右偏，顺应性右心室增大（图 85.3A）。

胸片

胸片上 PH 的征象包括肺动脉主干和肺门血管影增宽，外周血管影稀疏（见图 85.3B）和右心室扩大。胸片上其他一些征象也可能有助于 PH 的诊断如膈肌下移（COPD）或肺静脉充血（左心疾病）（见第 15 章）。

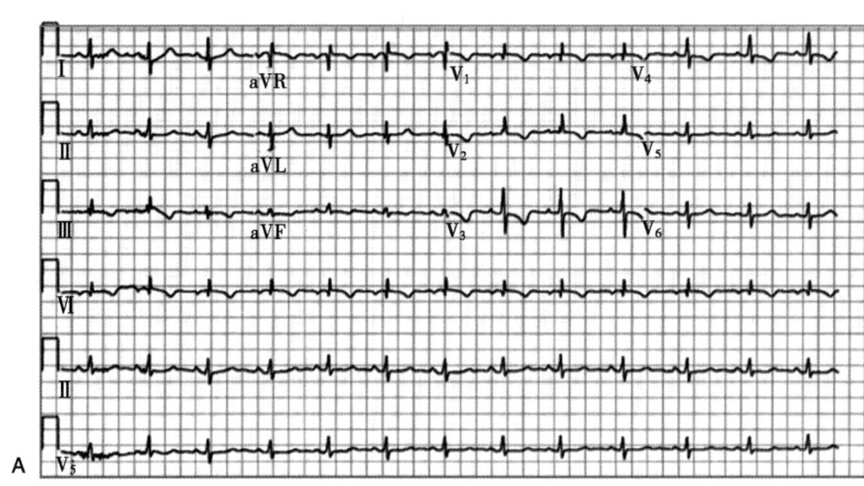

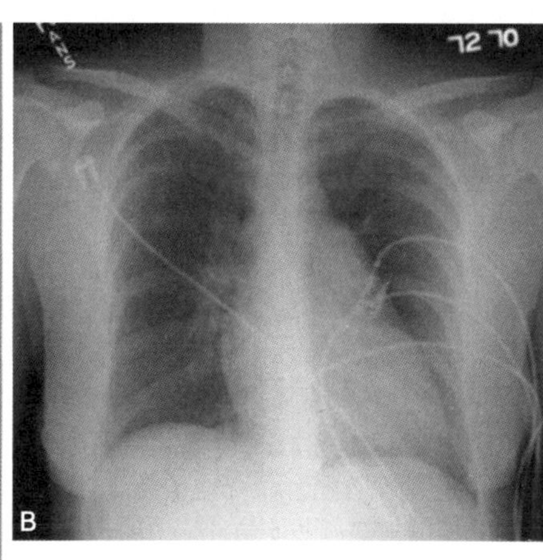

图 85.3 PAH 患者的临床检查。A，PAH 患者心电图表现；B，PAH 患者胸片表现

超声心动图

如果根据患者病史、危险因素以及体格检查怀疑 PH，那么超声心动图则是下一个应进行的检查（参见第 14 章）。超声心动图也可用于高危人群（如硬皮病或先天性心脏病）PH 的无创性筛查。多普勒超声心动图可以同时估测 PH 的右心室收缩压、功能和形态学改变，并发现有无心脏原因导致的 PH。通常 PH 的心超表现为右心房增大，右心室增大和功能障碍，左心室缩小，室间隔抖动，三尖瓣反流伴流速增快，三尖瓣收缩期位移减少。盐水实验可用于诊断有无心内分流。我们必须要认识到估测右心室收缩压的局限性，因为这种测量存在多个导致误差的潜在因素。在任何一个指定患者中，估测右心室收缩压必须结合患者的症状、既往病史和二维超声心动图的表现。在没有其他可能病因导致 PH 的情况下，如左心疾病或低氧性肺疾病，估测右心室收缩压大于 40mmHg 通常需要进一步检查患者呼吸困难的原因。超声心动图表现为右心房和右心室扩大和室间隔异常运动也需要进一步检查。最近已经发表超声心动图评估成人右心功能的指南[29]。

超声心动图经常为第 2 类 PH 或左心疾病相关 PH 的诊断提供有用的信息。超声心动图很容易评估左心室收缩或舒张功能障碍和主动脉瓣和二尖瓣病变。左心房扩大提示左心充盈压逐渐升高。在某些情况下，特别是在评估 CHD，经食管超声心动图能够提供额外的信息。目前运动超声心动图的作用仍存在争议。

超声心动图最重要的 PH 预后指标包括心包积液是否存在和右心室功能障碍的严重程度。估测右心室收缩压对 PH 的预后意义不大，事实上，随着病情进展，右心室收缩压的意义会越来越小，右心室功能障碍越来越严重。

肺通气灌注扫描。肺通气灌注扫描是原因不明的呼吸困难和考虑为 CTEPH 最敏感的检查手段[31]。如果患者肺通气灌注扫描正常或小的肺灌注扫描缺损，CTEPH 可以排除。虽然许多 PH 患者的灌注图像略有不同，但都不是节段性或更大的肺灌注缺损。虽然螺旋 CT 对急性肺动脉栓塞是一种很好的检查手段，但它不能诊断外科术后的 CTEPH。如果非侵入性成像检查仍不能排除 CTEPH，则应该进行肺血管造影。对血流动力学不稳定的患者进行肺血管造影一定要谨慎。要使用非离子和低渗性造影剂，注射速度要慢，量要小。CTEPH 肺血管造影表现包括肺血管轮廓不规则成囊状、网状、带状改变和肺血管完全闭塞。

肺功能检查。肺功能检查有助于评估阻塞性或限制性肺疾病。如果这些疾病需要进一步评估，可能需要动脉血气或高分辨率 CT 检查。第 1 类 PAH 患者可能有一氧化碳弥散能力轻度降低。硬皮病患者一氧化碳弥散能力会随着 PH 的进展而进行性降低。

心脏磁共振成像。虽然心脏磁共振（cardiac magnetic resonance，CMR）检查对 PH 的诊断不是必需的，但它能够评估右心室功能，并且可能有助于评估先天性心脏病。慢性 PH 会出现右心室扩大。右心收缩功能下降，心输出量降低，室间隔在舒张期和收缩期会挤压左心室。因此当 IPAH 患者右心室舒张末期容积指数低于 $84ml/m^2$，左心室舒张末期容积指数高于 $40ml/m^2$，射血分数指数高于 $25ml/m^2$ 时其生存率会提高。相反当 CMR 右室射血分数低于 35%则预示患者生存率降低[32]。

夜间血氧测定。除了患者的病史，夜间血氧饱和度测定可能有助于判断患者有无阻塞性睡眠呼吸暂停。患者夜间出现血氧饱和度降低而多导睡眠图检查有可能是正常的。阻塞性睡眠呼吸暂停可能引起轻度的 PH，部分原因是低氧引起血管收缩。

睡眠相关的呼吸紊乱很少会引起明显的 PH（mPAP 超过 35mmHg）；然而，未治疗的阻塞性呼吸睡眠暂停会限制其他治疗方法的有效性，因此对所有 PAH 患者应认真评估和管理阻塞性呼吸睡眠暂停。

实验室检查。鉴于流行病学研究，实验室检查包涵对结缔组织疾病、HIV 疾病和肝病的诊断。脑钠肽或许可以用来评估预后及评估疗效。

功能评估。6 分钟步行（6 minutes walk，6MW）是评估运动耐量的一项重要功能测试。尽管其技术上存在不优雅性和局限性，6MW（当以标准化方式适当地进行时）已被证明是对预后有预测价值，并且是临床评

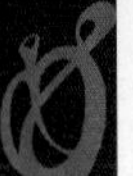

估疾病进展和治疗效果的重要指标。

6MW 迄今为止已成为所有涉及 PH 试验的临床主要终点。最近一项对参与 16 周他达拉非与安慰剂临床试验的患者进行分析,试图发现 6MW 之间最小的且具有意义的差值[33]。使用分布和锚定的方法,作者评估了 6MW 距离的变化与 36 项短期健康调查(SF-36)中身体成分总分变化的相关性。他们发现 6MW 最小且具有意义的差值大约为 33m。另外两个 meta 分析已经评估了短期临床试验中 6MW 距离变化与临床事件的相关性,并且发现要么是中度相关,要么是无相关性[34,35]。虽然 6WM 在纵向评估单个患者时仍然有用,但是 6MW 距离能否作为未来临床试验主要临床终点目前仍在讨论中。

心肺运动试验提供了一种更加精确的评估运动能力和气体交换的方法。在心肺运动试验期间不良的预后指标包括收缩期峰值血压低于 120mmHg 和氧摄取峰值低于 10.4ml/(kg·min)。

右心导管检查

RHC 侵入性血流动力学评估对于任何疑似 PH 患者都是至关重要的。RHC 通常是在对 PH 进行非侵入性检查之后进行。一些最初怀疑患有 PH 的患者并不需要 RHC,因为他们已经通过非侵入性检查确定了另一种诊断。然而,对所有无创性检查后仍怀疑有 PAH 的患者应在开始治疗之前接受 RHC。RHC 的价值取决于所获得数据的准确性和完整性。RHC 的包括以下内容:

- 氧饱和度(上腔静脉和下腔静脉,肺和全身动脉)
- 右心房压力
- 右心室压力
- 肺动脉压力
- 左心充盈压[PAWP,左心房压力,或左心室舒张末压力(LVEDP)]
- 心输出量/心指数
- 肺血管阻力
- 体循环压力
- 心率
- 急性血管试验的反应

PAWP 测量不准确是 PH 侵入性诊断的常见误区。PAWP 测量应在呼气末进行,在肺血管几个不同的节段中进行。如果对 PAWP 测量的准确性有任何疑问,或在给定患者中结果出乎意料,则应进行 LVEDP 测定。

大多数 IPAH、HPAH 和药物引起的 PH 患者都应进行急性血管扩张试验。例外情况包括那些不愿意接受钙通道阻滞剂长期治疗的患者,血流动力学不稳定或右心衰竭的患者。用于急性血管扩张试验最常用的药物是吸入 NO、静脉注射前列环素和静脉注射腺苷。急性血管扩张实验阳性的定义是在没有改变或增加 CO 的情况下,mPAP 至少降低 10mmHg,mPAP 绝对值低于 40mmHg[36]。

指南的依从性

尽管公布了许多诊疗推荐,许多患者在使用 PH 特异性治疗之前并没有完成所需的诊疗流程。最近一项倡议研究了美国胸科医师协会制定指南的依从性[37]。这一举措表明,遵守指南的现状很差,不经常进行的检查项目包括通气灌注扫描(57%)、HIV 血清学检查(29%)和结缔组织疾病血清学检查(50%)。百分之十的患者没有进行 RHC 诊断为 PH,只有 7%使用钙通道阻滞剂治疗的患者达到急性血管扩张试验的阳性标准。提高对指南的依从性可以改善 PH 患者的管理和预后。在 PH 特异性治疗开始前建立正确的诊疗流程是至关重要的。

治疗

PH 的治疗在过去的 10 年中有了很大的进展,部分原因在于对疾病的认识加深和针对病理生理过程中已知致病的靶点进行治疗。近年来发表了很多指南推荐。在图 85.4 中再现了 2015 年 ESC 指南推荐。治疗决策往往要考虑到疾病的严重程度。表 85.4 回顾了已知的影响 PH 患者预后的因素。目前的治疗目标包括缓解症状和增加运动耐量、改善右心功能和血流动力学。尽管我们努力提高生存率,但是 PH 的临床试验通常缺乏足够样本量和足够的研究时间不足以证明有生存获益,但是最近对目前批准的治疗方法进行的 meta 分析表明对预后有持久的影响[38]。

一般措施。疾病的基本咨询与教育宣传是 PH 患者管理的重要组成部分。

推荐低水平有氧运动如步行。强化肺功能的益处已被证明。建议患者不要进行剧烈的体力活动和等长运动,因为这可能诱发运动性晕厥。推荐在休息和运动,睡眠,或高海拔地区吸氧使得血氧饱和度高于 92%,但在有心内分流的患者(包括卵圆孔未闭)中可能不易实现。建议采用限钠饮食(<2 400mg/d),这对于右心衰竭患者的容量管理尤为重要。建议常规免疫接种,如针对流感和肺炎球菌肺炎。

对 PH 患者而言,妊娠、劳动、分娩、产后的血流动力学变化可能危及生命,孕产妇死亡率为 30%~50%。目前的指南建议患有 PH 的女性应避免或尽早终止妊娠[1]。一项 PH 患者妊娠的研究报道 13 个 PH 中心 26 个妊娠的 PH 患者[39],其中 3 人死亡(12%),1 例患者发生难治性右心衰,在分娩后进行心肺移植。有 2 例自发流产和 6 例人工流产。总的来说,62%的患者分娩出健康婴儿且没有孕产妇并发症。这些患者的 PH 控制得很好(平均 PVR 为 500±352dyne-sec·cm^{-5})。其中半数患者长期口服钙通道阻滞剂。一项回顾性研究调查了 1999 年至 2009 年间 5 个研究中心 18 例 PH 妊娠患者,其中 3 例死亡(17%死亡率)[40]。对于有生育能力的女性 PH 患者,探讨有效的计划生育控制具有重要意义。

支持疗法。虽然对 PH 而言,有合理的病理生理机制支持抗凝治疗,然而目前多项观察性研究数据不支持抗凝治疗。一项欧洲的登记研究表明对于 IPAH 患者抗凝治疗可以提高生存率。然而,在美国的 REVEAL 研究中抗凝治疗并没有提高生存率[41,42]。也没有一项研究表明抗凝治疗能够提高继发性 PH 患者的生存率。利尿剂可以减轻右心系统容量负荷。有时需要静脉使用利尿剂。使用利尿剂时要密切随访肾功能和电解质。虽然有时对右心力衰竭和低 CO 和房性心律失常的患者使用地高辛治疗,但是有关地高辛的研究报道却很少。

钙通道阻滞剂

钙通道阻滞剂可以有效治疗如前所述的急性血管扩张试验阳性的那一小部分患者。目前公认的急性血管试验的阳性定义是 mPAP 下降至少 10mmHg,mPAP 下降至 40mmHg 或更低,同时 CO 不变或增加。如果患者满足这些标准可以使用钙通道阻滞剂治疗,同时要密切关注治疗的安全性和有效性。如果急性血管试验阳性的患者在服用钙通道阻滞剂时不能改善心功能,使心功能达到Ⅰ或Ⅱ级,则不应将其视为慢反应者,应开始 PH 的特异性治疗。很少有对钙通道阻断药物长期敏感的 IPAH 患者(<7%)(见经典参考文献)。长效制剂如硝苯地平、地尔硫草和氨氯地平是最常用的药物。由于维拉帕米有潜在的负性肌力作用,应避免使用。

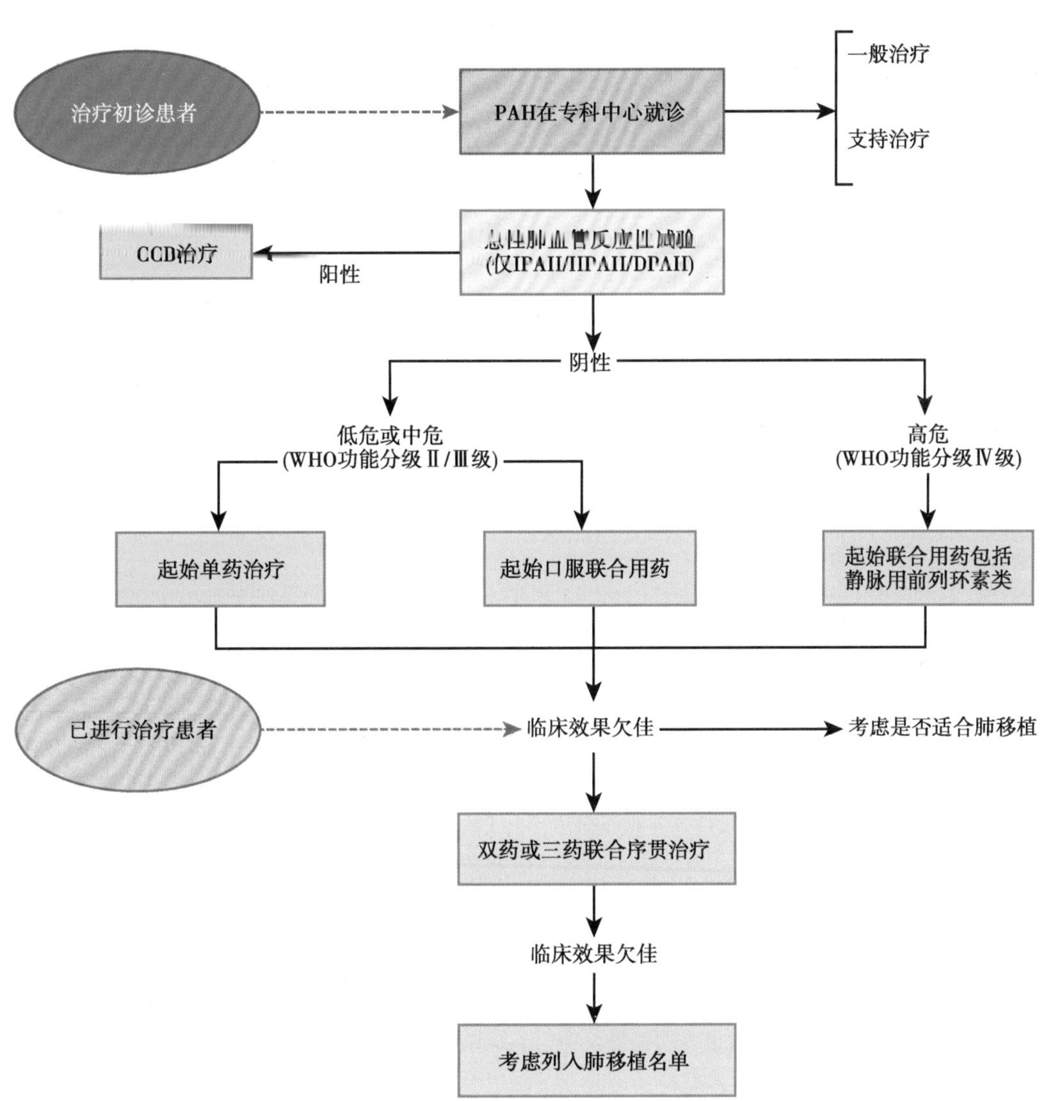

图 85.4　肺动脉高压患者有循证依据的治疗流程。(引自 Galie N, Humbert M, Vachiery J-L, et al: 2015 ESC/ERS Guidelines for the diagnosis and treatment of pulmonary hypertension. Eur Heart J 2016; 37: 67.)

表 85.4　肺动脉高压的危险评估

预后评估* (评估 1 年的死亡率)	低危(<5%)	中危(5%~10%)	高危(>10%)
右心衰竭的临床表现	无	无	有
症状进展	无	慢	快
晕厥	无	偶发晕厥†	反复晕厥‡
WHO 功能分级	Ⅰ,Ⅱ	Ⅲ	Ⅳ
6MWD	>440m	164~440m	<165m
心肺运动试验	最高氧耗>15ml/(min·kg) (>65%预计值) VE/VCO_2 斜率<36	最高氧耗 11~15ml/(min·kg) (35%~65%预计值) VE/VCO_2 斜率 36~44.9	最高氧耗 <11ml/(min·kg) (<35%预计值) VE/VCO_2 斜率≥45
血浆 NT-proBNP 水平	BNP<50ng/L NT-proBNP<300ng/L	BNP 50~300ng/L NT-proBNP 300~1 400ng/L	BNP>300ng/L NT-proBNP>1 400ng/L

续表

预后评估* （评估1年的死亡率）	低危(<5%)	中危(5%~10%)	高危(>10%)
影像学(超声心动图,心脏磁共振)	右心房面积<18cm² 无心包积液	右心房面积 18~26cm² 无或少量心包积液	右心房面积>26cm² 心包积液
血流动力学	RAP<8mmHg CI≥2.5L/(min·m²) SvO_2>65%	RAP 8~14mmHg CI 2.0~2.4L ml/(min·m²) SvO_2 60%~65%	RAP>14mmHg CI<2.0L/(min·m²) SvO_2<60%

6MWD,6分钟步行距离;BNP,脑钠肽;CI,心排血指数;NT-proBNP,N-末端脑利钠肽前体;RAP,右心房压力;SvO_2,混合静脉氧饱和度;VE/VCO_2,二氧化碳通气当量;WHO,世界卫生组织。

*大多数建议的变量和截止值是基于专家意见。它们可以提供预后信息,并可用于指导治疗决策。但必须谨慎地应用于个别患者。还必须注意的是,这些变量中的大多数都已经为IPAH进行了验证,并且上面使用的截止水平不一定适用于其他类型的PAH。此外,在评估风险时应考虑已批准的治疗方法的使用及其对变量的影响。

†其他方面稳定的患者剧烈运动过程中出现偶发晕厥或偶发直立性晕厥。

‡在很少或有规律的身体活动时反复发作晕厥。

引自 Galie N,Humbert M,Vachiery J-L,et al:2015 ESC/ERS Guidelines for the diagnosis and treatment of pulmonary hypertension. Eur Heart J 2016;37:67.

前列环素类

PH患者中前列环素合酶水平降低导致具有抗增殖作用的血管扩张剂PGI_2合成不足。近20年来,前列环素一直是PH主要的治疗药物。目前,市售的前列环素有:依前列醇(连续静脉)、曲前列环素(连续皮下、连续静脉、间歇吸入和口服)和伊洛前列素(间歇吸入)。前列环素类药物是一种复杂的疗法,最好在具有专业的给药系统和能够长期管理其副作用和剂量方案的专业中心中进行。

依前列醇是第一个在1995年经美国食品药品管理局(Food and Drug Administration,FDA)批准治疗PPH(现称为IPAH)的药物。对IPAH患者的随机对照临床研究表明,患者运动耐量提高(通过6MW距离计算)、血流动力学改善、生活质量提高和生存时间超过12周(见经典参考文献)。长期观察也表明静脉注射依前列醇可以提高患者生存率。此外,也评估了静脉注射依前列醇对硬皮病谱相关的PH的疗效。12周的随机对照临床研究表明此类患者6MW距离延长和血流动力学改善。观察性研究还报道了静脉注射依前列醇对多种继发性PH有很好的治疗效果。

依前列醇必须通过静脉给药。每位患者都必须学会药物的无菌操作、流动输液泵的操作和中心静脉导管的护理。最近已经批准了一种不需冰袋并且可以较少混合的热稳定性好的依前列醇上市。在医院中静脉注射依前列醇通常以2ng/(kg·min)的剂量开始,并根据PH的症状和治疗的副作用情况向上滴定。尽管治疗方案高度个性化,但大多数成人患者的最佳剂量往往在25~40ng/(kg·min)范围内。据报道,很多IPAH患者经长期依前列醇治疗后出现CO升高,这与其具有正性肌力作用有关。长期的高心输出量状态会影响心脏功能,应予以避免。该药物常见的副作用包括下颚疼痛、气促、恶心、腹泻、皮疹和骨骼肌肉疼痛。感染和输液中断可能会危及生命。

曲前列环素是一种稳定的前列环素类似物,药理作用与依前列醇类似,但不同之处在于它常温下化学结构稳定,半衰期较长(4小时)。目前曲前列环素已被批准可以持续皮下输注,持续静脉输注,间歇性吸入治疗和口服。这是首次以皮下注射安慰剂为对照,为期超过12周470例患者的多中心随机对照研究。研究发现患者6MW距离提高了16m,尽管这种提高被认为与药物剂量相关。目前最佳的给药剂量尚未确定,通常剂量为75至150ng/(kg·min)。不良反应包括皮下注射部位疼痛和红斑(85%的患者)。其他常见的副作用包括头痛、腹泻、皮疹和恶心。基于这些数据,FDA批准可以连续静脉注射曲前列环素。据报道,静脉注射曲前列环素革兰氏阴性菌脓毒症的发生率高于静脉注射依前列醇。最近一项60名患者的研究表明完全植入可控的静脉给药系统输注曲前列环素是可行的[43]。这些患者随访近1年,没有发现导管相关感染和导管阻塞的情况发生。该系统目前正在经FDA审查。

肠外前列环素给药的长期疗效的一个关键因素似乎与随着时间推移药物剂量向上滴定的策略有关。由于增加药物剂量可以提高患者运动耐量和血流动力学改善,因此有症状的患者能够耐受增加剂量所带来的副作用。一旦达到最佳给药剂量,此剂量应持续保持恒定。病情长期稳定的患者一旦出现病情恶化,通常增加药物剂量并不会改善病情。

曲前列环素也被批准用于间歇性吸入治疗。在一个由235例PAH患者组成的多中心、随机、安慰剂对照研究中,尽管口服波生坦或西地那非治疗,患者仍有症状,加入吸入的曲前列环素治疗后,患者主要终点6MW距离得到提高[44]。曲前列环素常见的副作用包括咳嗽、头痛、恶心、头晕和颜面潮红。曲前列环素二乙醇胺是曲前列环素的一种盐形式的缓释片,每日只需服用2次。一项研究将口服曲前列环素作为单药治疗349例PAH患者,研究时间超过12周。研究发现主要终点6MW距离提高了23m($P=0.0125$)[45]。未观察到临床恶化或心功能分级等次要终点事件的改善。最常见的不良反应是头痛、恶心、腹泻和下颌疼痛。也对已口服内皮素受体拮抗剂和/或磷酸二酯酶(PDE)抑制剂的350例PAH患者加用口服曲前列环素进行研究[46],在这项为期16周的研究中,与安慰剂相比6MW距离的差值为11m($P=0.07$)。在临床恶化或心功能分级的次要终点事件没有改善,不良事件与单药治疗类似。在2013年12月FDA批准口服曲前列环素上市。

伊洛前列素是一种吸入前列素,一项对207例患者为期12周的多中心、随机、安慰剂对照研究证实了一项新的复合终点的改善,包括心功能至少改善一级,6MW距离提高至少10%,以及没有出现临床恶化。也进行了一项吸入伊洛前列素和波生坦联合的多中心、随机、安慰剂对照研究。12周后,在心功能分级和临床恶化时间上有所改善。这种组合看来是安全的。吸入伊洛前列素常见的副作用包括咳嗽、头痛、颜面潮红和下颌疼痛。

赛乐西帕是一种口服的选择性前列环素受体激动剂,它的化学结构与前列环素类似物不同。2期临床研究显示PAH患者PVR明显降低[47]。一项对1 156例PAH患者进行赛乐西帕与安慰剂对照、事件驱动的研究发现复合终点事件降低40%($P<0.001$),复合终点事件包括死亡、PH住院率、PH恶化需要肺移植或房间隔造瘘、肠外前列环素使用或慢性缺氧加重PH以及疾病进展等方面[48]。值得注意的是,赛乐西帕对各种类型的PH疗效是一致的,包括治疗方式(无治疗和单药治疗或联合治疗)、病因、性别、年龄和功能状态。赛乐西帕最常见的不良反应与已知的前列环素的副作用相同,包括头痛、腹泻、恶心和下颌痛。

内皮素受体拮抗剂

内皮素-1是一种血管收缩因子和平滑肌有丝分裂原,是PH的发病机制。目前市面上有3种用于治疗PH内皮素受体拮抗剂,波生坦、安立生坦和马西替坦。

波生坦已经进行了许多安慰剂对照研究。在最早的32例心功能Ⅲ级或Ⅳ级PH患者的多中心、随机、安慰剂对照的研究中,患者治疗12周后6MW距离和血流动力学得到改善。BREATHE-1研究,一项对213例心功能Ⅲ级或Ⅳ级PH患者的多中心、随机、安慰剂对照研究,研究显示患者治疗16周后6MW距离和临床恶化的复合终点时间均有改善(见经典参考文献)。也对心功能Ⅱ级的患者进行6个月的多中心随机安慰剂对照研究,这项研究表明波生坦能改善PVR和延长临床恶化时间。6MW距离的改善无统计学意义。波生坦在先天性体-肺分流和艾森门格综合征的患者中也进行了详细的研究。在该人群中,波生坦能降低PVR、mPAP和提高6MW距离,而没有降低血氧饱和度。波生坦目前广泛应用于PH患者的治疗,应密切随访其有效性和安全性。FDA要求患者每月随访一次肝功能和对转氨酶升高的患者要制定有效的治疗策略。其他副作用包括头痛、贫血和水肿。

安立生坦已经对394例PH患者进行了为期12周的Ⅱ、Ⅲ期多中心、随机、安慰剂对照研究,研究结果显示安立生坦对6MW距离和临床恶化时间均有改善。虽然许多专家继续定期随访肝功能,但FDA已不再要求服用安立生坦的患者每月随访肝功能。安立生坦的其他副作用包括头痛和下肢水肿,这在65岁以上的人群中更为常见。

马西替坦已经进行了3期生存率研究,研究的主要终点是开始治疗到出现复合终点事件的时间,复合终点事件包括患者死亡、房间隔造口术,肺移植,开始肠外前列环素治疗或者PH病情恶化[49]。742名患者被随机分配到安慰剂组、马西替坦每日3mg和马西替坦每日10mg组。研究发现3mg组和10mg组可分别降低30%和45%的主要终点事件风险,最常见的不良反应是头痛、鼻咽炎和贫血。安慰剂组和马西替坦组的水肿发生率和肝功能检查结果类似。

磷酸二酯酶抑制剂

PH患者NO合成酶的减少导致环状鸟苷酸(GMP)通路紊乱。PDE5抑制剂具有抑制环状GMP水解的能力,已被证明是治疗PAH的有效方法。

在为期12周的多中心随机对照研究发现西地那非可以提高6MW距离和改善血流动力学,但对次要临床终点临床恶化时间无改善。6MW距离的提高与剂量无关。西地那非目前的推荐剂量为20mg每日3次。高剂量的西地那非可以明显改善血流动力学状态,一些患者的治疗剂量可高达80mg每日3次。他达拉非在为期16周的多中心、随机、安慰剂对照研究发现主要终点6MW距离得到提高。研究发现最高剂量(40mg)的他达拉非可以改善次要临床终点临床恶化时间。他达拉非的推荐剂量为每天40mg。PDE5抑制剂最常见的副作用包括头痛、颜面潮红、消化不良、肌痛和鼻出血。罕见事件如突发性视力或听力缺失也有报道。

可溶性鸟苷酸环化酶刺激因子

利奥西呱是第1类不依赖NO直接刺激可溶性鸟苷酸环化酶,提高可溶性鸟苷酸环化酶对NO敏感性的药物。在一项对PH和CTEPH患者的Ⅱ期为期12周的多中心、开放式、非对照的研究中,利奥西呱提高了患者的6MW距离、改善患者血流动力学[50]。最近,对261例不能手术CTEPH或肺动脉内膜切除术后持续性PH患者进行的随机对照研究表明利奥西呱能够提高主要临床终点6MW距离和改善次要临床终点PVR、NT-proBNP[51]。对443例PH患者(其中一些患者先前用内皮素受体拮抗剂或非肠外前列环素治疗)的随机对照研究也显示利奥西呱能够提高主要临床终点6MW距离以及改善多种次要临床终点,包括PVR、NT-proBNP、心功能分级,以及使用利奥西呱治疗到临床恶化的时间[52]。利奥西呱最常见的不良反应包括头痛、消化不良、外周水肿和低血压。利奥西呱不能与PDE5抑制剂同时使用。

早期联合疗法

多种针对不同病理生理机制的药物已经成功地应用于治疗其他心血管疾病,包括高血压(见第46章)和心力衰竭(见第25章)。对于PH,鉴于不同的药物针对不同的致病机制,已经对联合用药方案进行了探索。序贯联合疗法已用于实践和一些临床试验中。最近,一项随机对照研究和一项观察性研究进行了前期联合治疗的研究。AMBITION研究了500名未经治疗、心功能性Ⅱ级或Ⅲ级PH患者,这些患者随机分为一线单药方案(单用他达拉非或单用安立生坦治疗)和早期联合用药方案(他达拉非联合安立生坦治疗)[53]。主要终点事件包括死亡率、住院率、PH进展,以及令人不满意的临床结果。这项研究得出阳性结果,联合用药物事件发生率减少了50%。此外,患者运动耐量提高、临床症状改善令人满意和NT-proBNP水平降低。对19名世界卫生组织心功能分级(World Health Organization functional class,WHO-FC)Ⅲ和Ⅳ级患者开始初始三重联合用药的单中心观察性研究表明对严重PH患者早期三重联合治疗是有益的[54]。鉴于这种疾病的高致死率和这些令人鼓舞的研究结果,PH的治疗模式正在转变为更早和更加激进的联合治疗方案。

研究性治疗。虽然目前有针对PH三条发病途径的靶向药物,但治疗结果不能令人满意,目前对PH的其他治疗方案仍在积极研究中。尽管最初结果令人鼓舞,但最终包括伊马替尼和尼洛替尼在内的激酶抑制剂和凋亡信号调节激酶1 selonsertib的临床试验结果未能证明其有效性。乌苯美司是小分子物质,对氨基肽酶和白三烯A4水解酶(LTA4H)具有双重抑制,目前正在对支持治疗的PH患者进行Ⅱ期研究。Bardoxolone methyl是一种每天一次的Nrf2激动剂和NF-kB抑制剂,能够促进线粒体呼吸,减少反应性氧化应激和炎症反应。在PH患者中目前正在进行第2期和3期临床试验。FK506(他克莫司)是最近在PH患者中发现的BMP信号的激动剂。针对5-羟色胺途径的靶向治疗也是另一种新的治疗方法,目前正在研究中。最后,参与PH发病的免疫系统成分也是一个潜在的新的治疗领域。靶向IL-6通路(托珠单抗)或B细胞(利妥昔单抗)目前在PH患者中进行Ⅱ期临床研究。

介入治疗。房间隔造口创造了右向左分流,降低右心室充盈压,改善右心室功能,改善左心室输出量。一些病例研究报道了通过房间隔造口改善患者的血流动力学和临床症状。虽然认为造成的分流降低了体循环的血氧饱和度,但其目标是通过增加CO来提高体循环的供氧能力。然而,

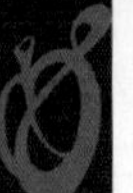

这个手术的死亡率很高，在9%~22%之间，并且受PH和右心衰严重程度的影响。推荐的术式是卵圆窝的分级球囊扩张术，在血流不稳定的患者可以分阶段进行，持续数周。不应在即将死亡和严重右心衰竭的患者中进行。

与手术失败或死亡有关的因素包括平均右心房压力超过20mmHg，PVR指数高于55U/m^2，或预期1年生存率小于40%。目前，房间隔造口术指征是经过最佳药物治疗仍然为严重PH和顽固性右心衰患者。此手术的目的是减轻、恢复和维持患者临床症状稳定，直到能够进行移植。房间隔造口应在有经验的操作人员的中心进行，并且有条件护理这些危重患者。基于专家共识，房间隔造口的禁忌证为：平均右房压高于20mmHg，静息下动脉血氧饱和度低于90%，或LVEDP高于18mmHg。

针对严重PH靶向治疗的出现减少了和推迟了患者进行肺移植治疗的时机。接受药物治疗的患者长期结果目前仍不确定，对于那些药物治疗失败和处于WHO FC Ⅲ或Ⅳ的患者来说，移植仍然是一个重要的选择方案。由于缺乏捐赠器官，导致移植延迟、等待时间延长，这可能会增加等待肺移植患者的死亡率和加重移植时患者的临床症状。

移植后PH患者的5年生存率从52%增加到75%，10年生存率从45%增加到66%。鉴于上述结果，在初始单药治疗临床效果不佳之后应考虑肺移植，并且在经过最佳联合用药治疗患者临床症状改善不明显后，应尽快告知患者考虑是否进行肺移植。虽然尚不清楚能否改善右心室的收缩功能和/或左心室舒张功能，但心肺和双肺移植均已在PH患者中出现。目前，绝大多数患者接受双肺移植。对单纯分流所致的艾森门格综合征患者，已经分别行肺移植和心脏缺损修复或心肺移植。最近的研究表明，静脉动脉体外膜肺氧合（ECMO）可用于清醒终末期PH患者，用于桥接肺移植。

预后

最近，两个大型的登记注册研究描述了PH特异性治疗时代PH患者的预后。法国登记注册研究表明，虽然PH患者的生存率仍然低，对于发病病例，1、2、3年生存率分别为85.7%、69.5%和54.9%，但PH患者的生存率已经比NIH预测的生存率有所提高[55]。生存时间重要的预测因素包括性别（男性更差）、心功能分级、运动耐量（通过6WM距离）、血流动力学改变，特别是右心房压力和CO。同样，在美国进行的REVEAL研究也描述了重要的预后因素[56]，在这个研究中，关键预测因素包括PH的病因、心功能分级、性别、运动耐量以及反映右心功能的血流动力学改变。

纵向评估

一些研究者已经提出了PH患者未来风险的评估和参数[1,57]。它们大多是来源于对随机对照试验和大型注册研究数据的细致分析。虽然一些旨在预测未来风险的方法主要是基于专家意见，但仍然需要独立验证，需要重新评估提出一致性建议。2009年美国心脏病学会/美国心脏协会（ACKF/AHA）关于PH的专家共识依赖于对若干预后指标的常规评估，如WHO心功能分级、6MW距离和超声心动图和血流动力学指标（表85.5）[36]。WHO-FC Ⅰ或Ⅱ级，6MW距离大于400m，超声心动图显示右心室功能正常，右心室功能（右房压力和心排血指数）的血流动力学指标正常的患者可在推荐的医生或PH专业中心进行3~6个月的基础评估。高危患者（即WHO-FC Ⅲ级或Ⅳ级，6MW距离<300m，右心室功能不全和血流动力学异常的影像学证据）应每隔1至3个月进行评估。每次评估都应包括重新评估WHO心功能分级和6MW距离，根据临床病程大约每12个月或每6~12个月进行超声心动图检查。对于病情稳定的患者，应进行RHC以评估对治疗的反应和有无病情恶化的迹象；对于不稳定的患者，应密切随访血流动力学指标。按照同样的方法，2015年ESC/ERS PH指南指出，PH患者的总体治疗目标是达到“低风险”状态（见表85.5），这通常与良好的运动能力、良好的生活质量、良好的右心室功能和较低的病死率有关[1]。具体地说，这意味着只要有可能，就应让患者心功能达到/或保持WHO-FC Ⅱ级。在大多数患者中，6WM距离应接近正常或正常，即6WM距离超过440m，因为这个数字是从迄今为止最大的调查研究得出的。然而，必须考虑个人因素，对于老年患者或有合并症的患者6WM距离降低也可接受。对于年轻人而言超过440m可能不够，更别提健康的患者。尤其那些患者应经常进行心肺运动实验，因为它提供了关于运动耐量和右心室功能更客观的信息。值得注意的是，这些治疗目标并不总是能完全实现。对于疾病晚期、有严重合并症或老年患者这些目标可能无法实现。

表85.5　肺动脉高压患者的纵向评估*

	低危	高危
临床表现	稳定；症状未加重和/或失代偿	不稳定；症状加重和/或失代偿
体格检查	无右心衰竭证据	右心衰竭的征象
功能分级†	Ⅰ/Ⅱ级	Ⅳ级
6MW距离	>400m	<300m
超声心动图	右心室大小和功能正常	右心室扩大或功能障碍
血流动力学	右房压正常 心指数正常	右心房压增高 心指数低
BNP	接近正常或保持稳定或递减	升高或增加
治疗	口服治疗	静脉前列环素和/或联合治疗
评估时间	每3~6个月‡	每1~3个月
功能分级评估	每次门诊随访	每次门诊随访
6MW距离	每次门诊随访	每次门诊随访
超声心动图§	每年1次或依中心而定	每6~12个月或依中心而定
BNP¶	依中心而定	依中心而定
右心导管检查术	临床恶化和依中心而定	每6~12个月或临床恶化

6MW，6分钟步行距离。

* 对于高危类别的患者，考虑转诊至肺动脉高压专科中心行专业治疗、临床试验和/或肺移植。

† 心功能Ⅲ级和/或6MW在300~400m之间的患者的随访评估频率取决于其他临床症状和客观指标的综合评价。

‡ 对于已制定的治疗方案且临床症状保持稳定的患者，随访评估可参照医师或肺动脉高压专科中心进行。

§ 超声心动图测量肺动脉收缩压只是一种估计，强烈建议其不应被视为治疗决定的唯一的参数。

¶ 血清脑钠肽水平在个别患者指导治疗中的作用尚未建立。

引自 McLaughlin VV, Archer SL, Badesch DB, et al: ACCF/AHA 2009 expert consensus document on pulmonary hypertension: a report of the American College of Cardiology Foundation Task Force on Expert Consensus Documents and the American Heart Association developed in collaboration with the American College of Chest Physicians; American Thoracic Society, Inc., and the Pulmonary Hypertension Association. J Am Coll Cardiol 2009;53:1573.

目标为导向的治疗策略。这个推荐的策略依赖于具有改善预后意义的临床指标，并提高治疗水平，直到达到治疗目标。这需要尽早识别某些指标，并随着时间推移进行跟踪，并且在开始治疗之前定义每个指标的阈值。

虽然前面提到的观察性研究并没有得到最后的结论，但是合理的治疗目标应包括以下内容[30]：

- WHO-FC 心功能分级：Ⅰ级或Ⅱ级
- 超声心动图/心脏磁共振：正常或接近正常的右心室大小和功能
- 血流动力学：正常右心室功能[右心房压力<8mmHg 和心排血指数>2.5~3.0L/(min·m^2)]
- 6WM 距离：大于 380~440m(距离或许还不够)
- 心肺运动试验：峰值 VO_2 高于 15ml/(min·kg)和 VE/VCO_2(每分钟通气比上二氧化碳产生，$EQCO_2$)低于 45L/min；
- BNP 水平：正常

能够达到这些目标的患者，无论是使用哪一个特定的治疗方法或策略，似乎比那些没有达到这些目标的患者有更好的预后。更积极的治疗，以目标为导向的治疗策略可以帮助我们提高患者的生存率。尽管很多观察性研究支持这些目标，但今天的许多患者远远没有达到这些目标。例如，REVEAL 注册研究中大约 60%的心功能Ⅲ级的患者和 50%的心功能Ⅳ级类患者没有用前列环素治疗，尽管这些患者没有达到心功能Ⅰ或Ⅱ级的目标[58]。出现这种情况是因为患者不愿意接受，医生不情愿采用激进的治疗策略。

关于重新评估的推荐共识在 2009 年 ACCF/AHA PH 专家共识和 2015 年 ESC/ERS pH 指南有提到。他们依靠对重要预后指标的常规评估，如 WHO 心功能分级、6MW 距离、超声心动图和血流动力学指标(见表 85.4 和表 85.5)。在大多数情况下，治疗的目标包括改善心功能达到心功能Ⅰ或Ⅱ级，6MW 距离大于 400m(考虑人口统计学因素)，以及通过超声心动图或侵入性血流动力学检查评估的正常或接近正常的右心室功能。

围手术期和 ICU 管理。症状明显的 PH 患者全身麻醉的风险较高。在 11 个 PH 中心进行的一项为期 3 年的国际前瞻性问卷调查中，对 PH 围手术期风险进行了研究[59]。主要并发症发生在约 6%的患者中，总的围手术期死亡率约为 3.5%。并发症和死亡率增加的因素是疾病已经处于晚期，表现为较高的右房压力和较低的 6MWD。急诊手术和围手术期血管升压药物的使用也增加了风险。

PH 可以看作是阻塞性心肺疾病，其病理生理学特征与重度主动脉瓣或二尖瓣狭窄相似。在诱导麻醉期间，常见全身性血管舒张和全身血压下降。全身性低血压可通过降低收缩期右冠状动脉灌注压而加重右心室缺血，导致右心室功能恶化导致 CO 降低。肺血管血流减少导致左心房和左心室充盈血量减少，加重全身性低血压。此外，随着左心室充盈血量减少，右心室负荷增加，加重室间隔向左心室挤压，进一步降低左心室充盈血量。这些异常可迅速导致 PH 患者出现急性失代偿和快速死亡。

考虑到 PH 患者全身麻醉的风险，以下策略有助于确保 PH 患者围手术期的安全：①如果可以尽可能避免全身麻醉(例如，使用神经阻滞)；②评估和治疗失代偿性右心衰竭；③对严重 PH 患者(如心功能Ⅲ级或Ⅳ级，或接受静脉或皮下前列环素治疗)，在择期手术前进行术前 RHC 检查和改善血流动力学表现；④在手术室中，有可用的 PA 导管监测，经食管超声检查和吸入 NO。围手术期所有的 PH 患者应继续血管扩张药物治疗。PH 专家应参与患者围手术期的管理，尤其对正在进行前列环素治疗的高危 PH 患者。

随着 PH 治疗药物的进展，许多患者的生活质量得以改善。然而，尽管 PH 的治疗在进步，右心室功能仍然脆弱，患者在如感染和/或药物治疗和/或饮食不规律等情况下病情会迅速恶化，病情加重。不幸的是，对于 PH 重症监护病房如何合理的管理缺乏依据，治疗方案的选择主要基于专家共识[60]。

右心功能的管理是严重 PH 患者治疗成功的关键。通常，临床医生给脓毒症或低血压患者使用静脉补液，这种治疗策略在 PH 患者可能会产生可怕的后果。例如，在脓毒症或严重感染的 PH 患者中，会发生全身血管扩张。如前文所述，全身麻醉时出现的血流动力学变化，由于右心室灌注减少，右心室可能缺血加重，由于 CO 降低从而导致全身性低血压进一步加重。右心室进一步扩大和压迫左心室，左心室充盈血量减少。在这种情况下，静脉补液只会进一步加重病情，右心室舒张压进一步升高(进一步减少右冠状动脉血流)、室间隔抖动加剧。

对于 PH 患者同样要注意慢性右心衰急性发作，其病理生理机制不同于急性右心衰发作(例如右心室心肌梗死)。大多数 PH 患者在右心衰竭时并不需要增加容量负荷，即使是小剂量静脉补液也可能是有害的。最后，严重右心衰竭的 PH 患者经常会出现肾静脉充血。失代偿的 PH 患者右心房压力升高(因此中心静脉压也升高)，导致肾静脉压升高，同时全身性低血压降低肾灌注。这些血流动力学改变降低了肾血流灌注，并增加了液体潴留。

由于这些血流动力学的改变，我们提倡对危重 PH 患者进行如下管理：①考虑侵入性血流动力学监测(如肺动脉植入导管监测)，用于诊断血流动力学是否出现异常和充盈压是否正常；②用多巴酚丁胺和/或苯肾上腺素等药物升高全身血压，以达到收缩压超过 90mmHg；③将中心静脉压优化为 8 至 10mmHg(静脉使用利尿剂或超滤或如有必要持续静脉血液透析；④输注处理好的红细胞，使血红蛋白维持在 10g/dL 以上；⑤继续使用患者以前门诊时服用的肺血管扩张药；⑥考虑处方吸入 NO(常规剂量，20ppm)特别是如果患者患者正在使用呼吸机，记得 NO 要缓慢撤离，以避免肺动脉压力反弹升高。如果这些措施不能起效，可以考虑增加正性肌力药物以增加右心室收缩力。此外，使用短期、经皮、心室部分辅助支持装置，如 Tandem Heart(在右心房和肺动脉插入导管)或 Impella 导管(在右心衰时使用)[61,62]。在严重的情况下，当有明显可逆的右心室失代偿的原因时，可以使用体外生命支持(例如，VA-ECMO)，可以挽救生命；在这些情况下也应考虑双肺移植。

肺动脉高压患者的协同管理。PH 患者的管理需要地方医院和 PH 专业中心之间多学科的合作。关于这个话题的其他内容发表在题为“肺动脉高压患者的协作管理”的在线补充中。

第2类　左心疾病相关的肺动脉高压

定义

左心疾病可能是 PH 最常见的发病原因。区分第 2 类 PH 和其他类型 PH 关键血流动力学表现是左心充盈压(PAWP)升高。左心室或瓣膜功能障碍可导致慢性左心房压力升高，压力被动向后传导至肺血管导致肺动脉高压。最常见的是跨肺压差正常(<12mmHg)，PVR 正常或接近正常(<3 个 Wood 单位)。肺静脉高压可能是由左心室功能障碍、二尖瓣或主动脉瓣疾病、心肌病、三房心或心包疾病导致。虽然二尖瓣狭窄是几十年前肺静脉高压的常见病因，但是射血分数保留的心力衰竭(heart failure with a preserved ejection fraction，HFpEF)是目前肺静脉高压的常见病因(见第 26 章)。据推测，两者的致病机制相似。特别是，左心舒张压慢性升高导致压力向后传递到肺静脉系统。在大多数情况下，这导致肺动脉压力被动性升高。在部分患者中，肺血管床反应性血管收缩使肺动脉压力升高超过仅靠左房压力升高导致的肺血管压力升高；毛细血管前和毛细血管后混合型 PH 的诊断标准在前文已经描述。左心收缩功能不全和 HFpEF 合并 PH 预示患者预后不良。

病理生物学与病理生理学。第 2 类 PH 肺动脉血管壁可能不存在原发性或病理性血管改变。毛细血管和肺动脉重塑是肺静脉压升高向后传递的结果。病理改变以肺静脉增粗、肺毛细血管扩张、间质水肿、肺泡出血、淋巴管及淋巴结肿大为特征。远端肺动脉可能出现中膜增厚和内膜纤维化。

PH的严重程度在一定程度上取决于右心室收缩功能。在右心室功能正常的情况下，左心房压力升高最初会导致PVR和跨肺压降低，这是由于顺应性小血管扩张或新增血管通路，或两者兼有之。随着左心房压力进一步升高，肺动脉压力随着肺静脉压力的升高而升高，在恒定肺动脉血流量的情况下、肺动脉和静脉之间的压力梯度和PVR保持不变。当肺静脉压在慢性升高基础上接近或超过25mmHg时，肺动脉压可能出现不成比例的升高，肺动脉和静脉之间的压力梯度上升，而肺动脉血流量保持恒定或下降。随之出现PVR升高，部分原因是肺动脉血管收缩。一些患者可能具有遗传易感性，慢性升高的肺静脉压会诱发类似于IPAH患者的病理变化。反应性肺动脉收缩压显著升高超过80mmHg仅发生在不到三分之一的肺静脉压升高超过25mmHg的患者中；这个发现显示肺血管对肺静脉压力慢性升高的反应范围大。PVR升高的分子机制目前尚不清楚。

虽然右心室最初能随着后负荷增加出现适应性增厚，但最终可能出现右心室扩大、三尖瓣功能不全和右心室功能障碍。右心室是这些肺血管改变的最终受害者，终末期肺静脉高压的常见表现是右心衰竭伴随体循环淤血、肾功能不全和腹水。终末期肺静脉高压的表现为右心衰竭，伴有全身静脉充血、肾功能不全和腹水。最终，右心室输出量减少导致左心室充盈血量减少，有时，会出现矛盾性PAWP降低。

诊断。左心室收缩功能不全、主动脉瓣和二尖瓣疾病以及三房心所导致的PH容易诊断，这是因为这类PH的临床和超声心动图表现与其他类PH有着明显的区别。对由HFpEF引起的PH的诊断更具挑战性，HFpEF通常被误认为是IPAH。表85.6强调了一些有助于区分由HFPEF引发的PH和第1类PH的特征。HFpEF所致的PH患者往往比第1类PAH患者年龄大，并且常常有很多合并疾病，如高血压、糖尿病、冠状动脉疾病和肥胖。虽然两组患者以劳力性呼吸困难为主要症状，但是端坐呼吸和阵发性夜间呼吸困难在HFpEF更为常见。胸部影像学可以提供左心充盈压升高的证据。X线可表现为肺血管充血或间质水肿。胸部CT常显示与慢性间质水肿相一致的斑片状间质病变和磨玻璃样阴影。有利于诊断HFPEF的心电图表现包括左心室增大、左心房增大和心房颤动。通常，心电图不会表现为右心室增大。支持HFpEF的超声心动图表现包括左心房扩大、左心室肥大和多普勒指数显示的舒张功能障碍，虽然1级舒张功能障碍在第1类PH组中也很常见。一般来说，在第1类PH中右心房和右心室扩大和与右心室压力和容量超负荷相一致室间隔运动更加明显。

尽管前面列出的临床表现为区分HFpEF引起的PH与第1类PH提供了有用的信息，但是侵入性血流动力学检查对明确诊断是必需的。为了诊断PH，PAWP或LVEDP必须小于15mmHg。如果不能获得理想的PAWP，则应直接测量LVEDP。如果具有多个HFpEF特征的患者PAWP或LVEDP低于15mmHg，则应考虑激进的检查手段。运动是常用的方式。患者经常出现活动后呼吸困难，此时患者心率增加和舒张期充盈时间减少可能会导致左心室充盈压升高，从而使得肺动脉压力升高。对于不能进行运动检查的患者可以在实验室进行盐负荷试验。使用第1类PH常用药物应进行血管扩张试验，如果患者PAWP升高应考虑是否是HFpEF引发的PH。

治疗

对于2类患者或合并肺静脉高压的患者，其治疗应总是以病因治疗为主。在许多患者中，左室充盈压降低会导致肺动脉压力降低。治疗重心应放在血压控制、容量管理和限钠等方面。也要治疗肥胖、糖尿病和阻塞性睡眠呼吸暂停等合并疾病。这些患者不能耐受房颤，应该尝试维持窦性心律的治疗。目前尚无用于PH的特异性治疗批准用于肺静脉高压的治疗。在左心室收缩功能障碍情况下，前列环素和内皮素受体拮抗剂都已经被研究，并且未能发现对治疗有益，甚至可能有害。

一直有积极使用PDE5抑制剂治疗HFPEF。一项对54例HFpEF和PH(肺动脉收缩压>40mmHg)患者进行的单中心、随机对照研究，结果显示持续性(1年)治疗会减轻右心室扩大，右心室收缩功能增强，提高肺泡-毛细血管气体交换能力[63]。然而，一项对216例稳定的HFpEF患者进行的多中心、随机对照研究发现西地那非组和安慰剂组在主要临床终点氧耗量峰值上没有差异[64]。次要临床终点也没有差异。这项研究并没有包涵HFpEF和严重的PH患者，应当对这一亚组患者进行研究。最近，马西替坦治疗毛细血管前和毛细血管后混合型肺动脉高压的二期临床试验已经完成。

表85.6 肺动脉高压与射血分数保留的心力衰竭的鉴别

特征	肺动脉高压	射血分数保留的心力衰竭
年龄	年轻人	老年人
合并症： 糖尿病、高血压 冠状动脉疾病 肥胖症(代谢综合征)	常无合并症	常有合并症且多种
症状： 阵发性夜间呼吸困难 端坐呼吸	常无	常有
心脏检查	右心室肥大，P_2亢进，三尖瓣反流	持续性左心室搏动增强，S_4
胸片	肺野清晰	肺血管充血，胸腔积液，肺水肿
胸部CT	肺部清晰	马赛克样灌注改变，与慢性间质水肿表现一致的磨玻璃斑片影
心电图	心电轴右偏 右心室增大	左心房增大，左心室增大，心房颤动，无心电轴右偏
脑利钠肽	常升高	常升高
超声心动图： 左心房扩大，左心室肥大	无	常有
超声心动图： 舒张功能障碍	心功能1级患者常见	心功能2，3级患者常见
右心室超声心动图	经常扩大，有时出现心尖肥厚	正常或轻度扩大
超声心动图： 心包积液	少见	罕见

第3类 慢性呼吸系统疾病相关的肺动脉高压

PH是慢性呼吸系统疾病如COPD[65]和肺间质纤维化(IPF)[66]的常见并发症。尽管影响有限，PH还是对这类患者的生活质量和生存率有影响。当患者有右心衰竭表现和当患者呼吸困难和/或严重低氧血症不能为肺功能损害解释时，应考虑PH的存在。有低氧血症的PH患者应按照呼吸系统疾病管理指南进行治疗，包括长期氧疗和适当时进行肺移植。对于少数mPAP高于

40mmHg 的患者而言,PH 会明显影响其活动耐量和预后。患有严重 PH 的患者的生存率最差,应该推荐这些患者去专业 PH 中心进行评估和管理。

慢性阻塞性肺疾病相关的肺动脉高压的流行病学和自然病程

自 20 世纪 40 年代末以来,通过知晓低氧会造成肺血管收缩以及首次对患者进行血流动力学检查,人们已经能够更好地理解慢性肺疾病对肺循环的影响。严重的慢性呼吸道疾病引起肺泡缺氧,而肺泡缺氧又加剧肺血管收缩和重塑而导致 PH。PH 增加右心室的负荷,从而导致右心室扩大(增厚和扩大),并可能导致右心功能障碍和衰竭。由于肺泡缺氧是严重慢性低氧血症(PaO_2<55~60mmHg)患者发生 PH 的主要原因,因此建议对这些患者进行长期氧疗。

对慢性阻塞性肺疾病相关 PH 患者的自然病程研究表明,其进展缓慢,mPAP 可长时间保持稳定。在一项研究中,观察了 93 名患者 5~12 年之间 mPAP 的变化,其变化相当小(+0.5mmHg/yr,与伴有或不伴有早期 PH 的患者的 mPAP 的演变相似)。在另一项对 131 例稳定期 COPD 患者 PH 自然病程的研究中,以平均 6.8±2.9 年的时间间隔进行两次 RHC 以评估肺血流动力学的变化。所有患者静息状态下 mPAP 均低于 20mmHg。在第二次 RHC,33 个患者的静息 mPAP 高于 20mmHg,但这种压力升高是缓慢的。在第二次 RHC mPAP 高于 20mmHg 的患者具有较高的静息 mPAP 和显著较低的静息 PaO_2。Logistic 回归分析表明,静息 mPAP 是随后 mPAP 高于 20mmHg 的独立预测因素。此外,mPAP(>20mmHg)的 COPD 患者 PaO_2 明显下降,而其他患者的平均 PaO_2 处于稳定水平。因此,慢性阻塞性肺疾病和轻至中度低氧血症患者的 mPAP 随时间的推移进展通常是缓慢的。

很难获得有关于所有严重程度的 COPD 患者人群 PH 发病率的可靠数据,这是因为 COPD 患者超声心动图筛查敏感性差,在大人群样本中缺乏系统的 RHC 分析,并且通常只关注某些特定的人群。然而,在 COPD 患者中,严重 PH 患者(mPAP>40mmHg)是罕见的。相反,中度升高的 mPAP 在 COPD 患者中更为常见。在现在治疗的时代(长期氧疗被广泛应用),据国家肺气肿治疗试验报告报道,120 例重度肺气肿患者的 mPAP 为 26.3±5.2mmHg。另一项对准备行肺减容手术或肺移植手术的严重 COPD 患者的分析表明,36.7%、9.8%和 3.7%的患者的 mPAP 分别为 26~35mmHg、36~45mmHg 和 45mmHg 以上。在这项研究中,mPAP 与 PaO_2 呈负相关。聚类分析提示存在 4 组患者:①第 1 秒用力呼气量(FEV_1)和 PaO_2 中度降低的患者,mPAP 水平正常;②严重气道阻塞、中度低氧血症、PH 的患者;③严重气道阻塞,严重低氧血症,高 mPAP 的患者;④中度气道阻塞与中度至重度 PH 和重度低氧血症的患者。当与其他组相比,最后一组患者的特点是较高的 FEV_1,较低的 PaO_2,和更高水平的 mPAP。此外,$PaCO_2$ 明显低于其他组,提示更为明显的肺血管病变。与这些数据相一致,998 例 COPD 患者中只有 27 例有严重的 PH(mPAP 超过 40mmHg)。有趣的是,这 27 个患者中有 16 个 PH 是其他原因所致。事实上,COPD 患者可能有严重的合并症,这些合并症可能会导致毛细血管前或毛细血管后 PH,包括收缩性和舒张性左心疾病、CTEPH、门静脉高压、睡眠相关呼吸障碍,使用可能引起 PH 的药物。其余 11 例患者(1.1%)COPD 为 PH 的唯一原因,中位 mPAP 为 48mmHg。这些重度 PH 患者具有不常见的心肺功能异常包括轻度到中度气道阻塞、重度低氧血症、呼吸暂停和一氧化碳扩散能力降低(diffusion capacity for carbon monoxide,DLCO)。在这些患者中,活动后呼吸困难更严重,生存时间短于对照组 COPD 患者。

在某些情况下,例如在运动、睡眠和病情恶化时,PH 可能更加棘手。第一,重度 COPD 患者运动时 mPAP 可能会随运动而增加。事实上,重度 COPD 患者的 PVR 并没有随着运动而减少(与健康个体相反)。因此,随着运动 CO 会增加,CO 增加导致 mPAP 升高,并可能限制其运动。第二,一些数据显示 COPD 患者会出现肺泡低通气和随后的低氧血症,这些情况可能 PH 的病理生理学机制。第三,COPD 病情加重可能是急性呼吸衰竭发作时 mPAP 显著升高的原因。mPAP 急性升高是可逆的,与 PaO_2 有关。然而,虽然合并肺动脉高压的慢性阻塞性肺疾病的患者比没有 PH 的 COPD 患者 COPD 病情恶化更为严重,但是 COPD 病情恶化与 PH 之间的关系目前还不清楚。总的来说,即使在现在治疗的时代,PH 也是接受长期氧疗的慢性阻塞性肺疾病患者重要的预后因素。

慢性阻塞性肺疾病相关的肺动脉高压的病理与病理生理。慢性炎症和肺泡缺氧、肺气肿所致的肺毛细血管丧失及由于高胰岛素所致的机械损伤可能导致 COPD 继发 PH。病理学研究支持这个观点,即 COPD 患者肺动脉重塑、肺气肿相关血管丢失导致肺血管数量减少以及肺血栓形成进而导致慢性 PH。尸检表明可延伸至周边的非肌性肺小血管肌性化。肺血管中膜增厚和内膜改变在 COPD 中很常见,但是在这些研究中没有发现 PH 所描述的复杂丛状病变。此外,在这些患者的肺动脉和远端气道发现了炎症反应,同样无 PH 的吸烟者中也有。目前认为肺血管炎症反应在其他肺血管疾病如 PH、CTEPH 中扮演着重要角色,同样也可能在 COPD 患者 PH 的发病过程中起着作用。

慢性阻塞性肺疾病相关的肺动脉高压的诊断。慢性阻塞性肺疾病患者 PH 的诊断是困难的,因为很难将 PH 的症状与合并的肺部疾病和可能的其他心血管并发症,如收缩性或舒张性左心疾病相鉴别。诸如气促和疲劳等症状都不具有特异性。在长期氧疗的时代,右心衰的症状在 COPD 中很少见,除了在急性加重期或在最严重的患者中。外周水肿也可能是其他原因导致,而非右心衰竭。简单的检查,如胸片、心电图、肺活量测定、容积描记术、DLCO 和动脉血气检查对 PH 的诊断很重要,但不能确诊 PH。然而,这些检查对怀疑有 PH 的患者很重要。确实,当劳累引起的严重呼吸困难和/或严重低氧血症不能用 COPD 的严重程度来解释时,需要做一些检查明确这些症状是否可能是合并其他疾病如 PH。同样,无法解释的低 6MW 距离,严重的低氧血症应考虑是否有 PH。在 COPD 和严重 PH 患者中,最大心肺运动试验的表现是极低的最大运动量,在峰值运动时更大的通气储备,以及比 COPD 和没有或轻到中度 PH 患者更低的呼吸末 $PaCO_2$,慢性心力衰竭患者也是这种表现。生物学指标如 BNP,当升高时,不能区分是左心衰竭还是右心衰竭,在轻度至中度 PH 患者中 BNP 可以是正常的。多普勒超声心动图是一种有价值的非侵入性检查,可以用于筛查 PH 和评估左心功能。然而,COPD 患者的敏感性和特异性不佳。因此,多普勒超声心动图检查正常可能不足以排除临床上怀疑的 PH。重要的是,不能基于多普勒超声心动图来诊断 PH。实际上,诊断 PH 的"金标准"是 RHC。如前所述,RHC 不仅能够诊断毛细血管前 pH,而且还能评估其血流动力学的严重程度,此外还能排除毛细血管后 PH。在这一阶段,有必要强调筛查合并疾病的重要性,如左心疾病、睡眠紊乱相关的呼吸暂停、肺栓塞和间质性肺病,这可能有助于临床治疗。

慢性阻塞性肺疾病相关的肺动脉高压的治疗

优化 COPD 患者的护理,包括戒烟,是管理的第一步。此外,长期氧疗是预防和治疗 COPD 患者 PH 的基石,应该为 COPD 患者以及 PaO_2 低于 60mmHg 的患者开具氧疗处方。在 NOTT 研究中,长期氧疗每天超过 18 小时的患者 mPAP 轻微降低,但夜间氧疗(10~12 小时/天)不能改善 mPAP。因此,长期氧疗可以稳定、减轻和有时可以逆转慢性阻塞性肺疾病患者 PH 的病情。

试图用钙通道阻滞剂等扩张剂治疗 COPD 患者和合并 PH 的

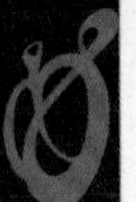

患者结果令人失望，因为抑制低氧性血管收缩会阻碍气体交换。有研究对西地那非能否改善COPD患者和中度PAP患者的运动耐量进行验证[67]。对60例接受西地那非20mg(29例)每日3次或安慰剂(31例)治疗以及肺疾病康复治疗3个月的患者进行双盲、随机对照试验。主要终点是在恒定工作强度下循环持续时间增加。次要终点包括递增运动试验表现、6MW距离和生活质量。结果没有达到任何临床终点，因此作者得出结论，在重度COPD和轻度升高PAP的患者中，西地那非联合治疗不能改善运动耐量肺康复的效果。对120例COPD和轻度PH患者为期12周随机给予他达拉非(每天10mg)或安慰剂的研究也得到了类似令人失望的结果，主要终点是运动耐量和呼吸康复计划中的压力测试[68]。基于连续的观察性研究结果，肺血管扩张剂对COPD和PH患者没有临床益处，指南不推荐这种疗法，并强调在这方面需要更多的随机对照研究。

如果COPD合并PH的患者适合肺移植的话，应予以考虑。Andersen和他的同伴[69]对409例曾经评估过肺移植的终末期COPD患者(平均FEV1为23±7%)进行回顾性分析，分析显示存在毛细血管前PH的患者占36%(13%存在毛细血管后PH)。正如许多其他报道一样，大多数患者毛细血管前PH是轻度到中度，只有1.5%的患者mPAP高于40mmHg。有趣的是，PH会降低COPD患者的生存率，但它并不影响肺移植后患者的生存率，因此PH是准备行肺移植的COPD患者的重要参考指标。

其他慢性呼吸系统疾病的肺动脉高压

PH是间质性肺疾病如IPF、肺纤维化综合征和肺气肿的常见并且严重的并发症[70]。值得注意的是，其他呼吸疾病引发的PH，如结节病[71]、肺朗格汉斯组织细胞增多症[72]、淋巴管肌瘤病[73]被归入多因素或机制不明的PH类。当PH出现时，PH对IPF患者的病死率和生存率有显著影响。尽管最近治疗取得了进展(包括吡非尼酮和宁替丹尼，它们降低了轻中度IPF患者肺功能下降的速度)，IPF的治疗和管理仍需要大量的支持，因为其呼吸衰竭和死亡呈不可逆性进展，从诊断到死亡中位时间仅3年。毛细血管前PH在晚期IPF患者中很常见，其发病率为32%到46%(在肺移植前行RHC检查得出的数据)。尽管2%至10%的患者的mPAP值高于35mmHg，但在这种情况下PH的血流动力学改变通常较轻(mPAP<35mmHg)。在这些患者中，PH与明显的呼吸困难、运动耐量降低(由6MW距离和心肺运动试验期间氧摄取峰值计算)、DLCO降低、氧需求增加和生存率降低有关。对中度肺功能损害的住院患者而言，PH患病率较低。在最近的一系列研究中，患者诊断IPF前行PHC检查，发现14.9%的患者存在PH，mPAP高于35mmHg患者为5%，这说明部分患者PH可能发病较早。与COPD一样，有合并症的情况下PH的发病率增加，这些合并症包括阻塞性睡眠呼吸暂停、静脉血栓栓塞性疾病和左心室功能不全或者在合并肺纤维化和肺气肿。主要的治疗方法是在适当的时候提供氧气纠正低氧血症，在没有年龄或合并症禁忌的情况下应考虑肺移植。

与COPD一样，IPF患者的PH发病机制不是仅限于低氧性肺血管收缩。实际上，肺血流动力学改变与肺功能损害不相关，并且供氧疗法在肺间质疾病尤其是IPF患者中很少能逆转PH。缺氧，肺实质破坏，肺血管异常，细胞因子和其他介质的改变，微血管损伤，以及可能的自身免疫反应共同导致了IPF患者肺血管的重塑。

总的来说，对IPF传统的治疗，包括吸氧，很明显并不能解决PH。已经开始研究能够改善IPF继发PH的临床预后和血流动力学改变的治疗方法。现有的研究结果令人相当失望，因为研究的患者数量少，患者的临床症状和血流动力学不稳定，以及担心血管扩张剂可能通过抑制缺氧性肺血管收缩而导致气体交换减少。NIH-IPF网络研究评估了西地那非对IPF和DLCO低于预测值35%的患者的疗效(因此包括一些伴有继发性PH的患者，尽管没有通过RHC诊)。主要终点事件6MW距离发生20%的变化，这项研究结果是阴性的。在一项探索性事后分析中，有右心功能不全超声心动图表现的小群体患者对治疗更加敏感，包括运动能力提高和生活质量改善。然而，事后分析试验阴性并不是令人信服的证据。此外，患者出现低氧血症表明血管扩张剂对IPF气体交换有害。口服内皮素受体拮抗剂在伴有PH的IPF患者中的研究结果是阴性的[74-76]。Raghu和同事报道了用安立生坦治疗IPF的研究结果是阴性，并发表了这项对PH患者进行随机研究结果的详细分析。在全球试验中随机抽取的488名患者中，有68名患者存在PH(定义为mPAP>22mmHg，PAWP≤15mmHg)，但只有19人(安立生坦治疗组12人，安慰剂治疗组7人)有随访的血流动力学数据，并且两者之间没有显著差异。整个研究缺乏有效性，安立生坦治疗组IPF病情进展的发生率高，表明在IPF患者中使用安立生坦治疗是不合理的。

一项小的非随机试验研究对15例不同类型肺间质性病变的患者应用利奥西呱治疗12周后进行评估，结果显示患者心排血指数、PVR、6MW距离均有不同程度的改善，但mPAP无明显变化[77]。值得注意的是，治疗后患者出现血氧饱和度降低。这些研究数据究竟能多大程度促进临床治疗策略的进步尚不清楚，作者得出结论，需要进一步研究来评估这些患者使用利奥西呱的安全性和有效性。因此，在特发性间质性肺炎引起的PH患者中，对利奥西呱进行随机与安慰剂对照研究，由于在治疗组患者死亡和其他严重不良事件的风险增加，该试验过早终止[78]。

第4类　慢性血栓栓塞性肺动脉高压

CTEPH是一种常见的PH的亚型，可通过外科手术治愈[79]。CTEPH的定义是基于抗凝治疗至少3个月后仍有相关临床表现(区分慢性疾病和急性疾病)。这些表现包括毛细血管前PH和通过肺灌注扫描、多排螺旋CT血管显影和/或肺血管造影检测到的至少一个节段的肺灌注缺损。CTEPH是由肺栓塞后主要肺动脉慢性阻塞引起。CTEPH每年的发生率为每300万普通人群有3至30人发病，并且已被证明是肺栓塞的长期并发症，在症状事件发生后的2年内累计发病率为0.1%至9.1%。这些大的发病范围是由于转诊偏倚、早期典型症状少以及难以区分先前存在的CTEPH发生急性肺栓塞还是初始的静脉血栓栓塞事件。在国际CTEPH登记注册研究中，四分之三的CTEPH患者有急性静脉血栓栓塞的病史，并与IPAH相比急性静脉血栓栓塞是CTEPH的独立危险因素。然而，许多病例仍然可能来源于无症状的静脉血栓栓塞症。CTEPH主要由静脉型肺血栓栓塞引起，而不是原发性肺血管原位血栓形成。促进血栓形成的因素如抗凝不足、大块血栓和残余血栓，同时血栓复发可能导致疾病进展。然而，CTEPH并没有典型的静脉血栓栓塞的危险因素，而只有某些特定的血栓形成因素如狼疮抗凝/抗磷脂抗体等，凝血因子Ⅷ已被发现与它有关。因此，机械地认为CTEPH由肺动脉主干去肺栓子治疗后引起的疾病，这种看法过于简单化，而且已经提出肺栓塞随后可能会出现肺血管重塑，该过程受感染、免疫反应、炎症、循环和血管驻留祖细胞、甲状腺激素替代和恶性肿瘤所介导。CTEPH 主要血管闭塞的原因有高凝状态、“粘性”红细胞、血小板计数增多、以及不明的凝血因子。非血液性危险因素包括脾切除术、脑室-房室分流术治疗脑积水和炎症性肠病。CTEPH 不仅与主要肺血管阻塞有关，CTEPH 也与由先前未受影响血管的高血流或高压力状态或缺氧、感染和炎症反应所导致的肺小血管疾病（肺动脉病变）[illegible]有关。

CTEPH 发病率男女比例相等，所有年龄组的人群都可能发病，然而患者的中位发病年龄为 63 岁。早期 CTEPH 患者的体征并不明显，只有在疾病进展阶段出现非特异性的右心功能不全。CTEPH 的临床症状与 IPAH 相似，CTEPH 患者大多会出现水肿和咯血，IPAH 患者多发生晕厥。当患者有临床症状及相关危险因素时应考虑此病。虽然 CT 是诊断急性肺栓塞的工具，但肺通气-灌注扫描是诊断 CTEPH 的主要影像学方法。肺通气-灌注扫描诊断 CTEPH 的标准是至少包含一个肺段的充盈缺损。在 PH 和 PVOD 患者会出现一些不匹配的小的缺损或非节段性灌注异常。对于合并有中央静脉血栓的患者或先天性心血管病继发 PH 的患者或合并有肺动脉瘤的患者而言，肺灌注缺损通常是非节段性的。RHC 检查可以诊断毛细血管前 PH。PVR 有助于判断患者行外科手术后的预后情况。同样肺小血管疾病是 CTEPH 外科手术不良预后的因素之一。增强 CT 血管造影，包括三维重建技术，能够显示肺血管网格和条索样改变、肺血管管壁不规则、狭窄和完全性血管闭塞，也能够显示支气管动脉。胸部高分辨率 CT 能够诊断肺实质疾病（如肺气肿、支气管炎或肺间质性疾病），以及肺梗死。灌注不均匀可表现为马赛克样改变。CTEPH 诊断的最关键步骤是在前后位和侧位行传统的选择性肺血管造影，目的是明确诊断，了解受累及的肺血管，并评估外科手术的复杂性和可行性。

外科手术是治疗 CTEPH 的首选方法。与栓子切除术相比，肺动脉内膜剥脱术是患者处于深低温和循环停止状态下通过肺动脉中层找出正确的手术平面。根据手术标本，CTEPH 可分为 4 种解剖类型：1 型病变（约占 25%），累及主肺动脉和左右肺动脉，表现为新鲜红色血栓上叠加白色血栓；2 型病变（约占 40%）包括内膜增厚和节段肺动脉近端纤维化；3 型病变（约占 30%）远段肺动脉和肺小动脉纤维化、内膜丛状增厚；4 型病变（<5%）远端肺微小动脉病变无可见的血栓形成。4 型病变不能进行手术。手术适应证包括 NYHA 功能Ⅱ级、Ⅲ级或Ⅳ级；主肺动脉、左右肺动脉或肺段动脉血栓手术的可行性，与血流动力学的严重程度有关；无严重合并疾病；以及患者同意手术。高龄本身不是手术禁忌。CTEPH 患者术前评估的难点在于确定肺小血管病变的范围。CTEPH 患者的主肺动脉、左右肺叶动脉近端节段水平的缺损属于近端病变，最适合外科手术。相比之下，PH 症状明显而肺血管梗阻轻或没有梗阻的患者则不适合外科手术。这类患者被认为有明显的肺血管病变。目前住院患者因围手术期并发症的死亡率低至 4.7% 以下。手术后，大多数患者血流动力学几乎是正常的，并且他们的症状能够改善。国际 CTEPH 登记研究机构报告了新发的 679 例 CTEPH 的患者的生存数据，这些患者预期生存时间在 24 个月内。404 例手术患者的 1、2 和 3 年生存率分别为 93%、91% 和 89%，205 例未手术患者的生存率分别为 88%、79% 和 70%[80]。因此，不接受外科手术或术后仍存在 PH 的患者预后较差。

在心力衰竭或低氧血症的情况下，CTEPH 的最佳药物治疗包括抗凝、利尿剂和吸氧。建议终身抗凝，即使在肺动脉内膜剥脱术后也需抗凝治疗：关于新型抗凝药物的有效性和安全性目前尚无研究。虽然没有共识，常规植入下腔静脉滤器是不合理的。CTEPH 患者存在肺微血管疾病，因此可以使用未经批准的 PH 药物治疗。一些非随机试验研究表明 PH 药物治疗可以提高患者的运动能力和改善患者的血流动力学。对于在技术上不能手术或存在不可接受的外科风险-收益比的患者而言，进行 CTEPH 靶向治疗是合理的（图 85.5）。

肺动脉内膜剥脱术后持续或复发 PH 的患者也可使用靶向药物治疗。

肺动脉阻塞的其他原因包括血管肉瘤（和其他血管内肿瘤）、肺动脉炎（如大动脉炎）、先天性肺动脉狭窄或寄生虫感染（棘球蚴病）。专业中心最常见的 CTEPH 鉴别诊断仍然是肺动脉近端肿瘤相关的进行性闭塞（伴有额外血栓形成）。这种情况主要是由于肺动脉肉瘤所致。其与 CTEPH 相鉴别比较困难，CT 或磁共振血管造影，以及 ^{18}F-脱氧葡萄糖正电子发射断层显像在鉴别肿瘤性梗阻和血栓性梗阻方面可能有用。

第 5 类　机制不明或多因素所致肺动脉高压

血液疾病。PH 可导致慢性骨髓增殖性疾病包括真性红细胞增多症、原发性血小板增多症和慢性髓性白血病的病程复杂化。有几种机制可能导致 PH 的发生、发展，包括继发于高 CO 和容量负荷增加的充血性心力衰竭、CTEPH、由于肺内造血造成肺血管直接阻塞、门肺 PH、药物诱导的 PH（如达沙替尼或干扰素）和脾切除。

因创伤或血液系统疾病行脾切除可能会增加 IPAH 或 CTEPH 的发病风险，CTEPH 的发病风险可能更高。

慢性溶血性贫血，包括镰状细胞病（sickle cell disease，SCD）和 β-地中海贫血可通过多种机制引起 PH，这些机制包括高输出量心力衰竭导致的毛细血管后 PH，肺血管重塑和血栓形成、近端和远端肺血管的 CTEPH 以及门肺动脉高压引起的毛细血管前 PH。在慢性溶血性贫血中，SCD 患者最易出现 pH。在对 398 例 SCD 患者的前瞻性研究中，27% 的患者三尖瓣反流速度超过 2.5m/s，然后进行了 RHC 检查，PH 的患病率为 6%，其中大约一半患者符合第 1 类 PH 的标准，另一半患者为毛细血管后 PH[81]。超声心动图诊断 PH 的阳性预测值为 25%。PH 特异性治疗对 SCD 相关的 PAH 疗效尚不清楚，因为还没有对 SCD 患者进行 PH 特异性治疗的疗效研究。对合并三尖瓣反流速度≥2.7m/sSCD 患者进行的西地那非与安慰剂对照的双盲试验研究因为西地那非组不良反应发生率高，特别是因疼痛导致患者住院，因此被很早终止[82]。

全身性疾病。结节病是一种常见的原因不明的系统性肉芽肿性疾病。PH 是结节病的一种公认的并发症，其发病率为 1% 至 28%。PH 多由于Ⅳ类疾病中肺纤维化破坏毛细血管床和/或长期慢性缺氧所致。然而，当考虑肺实质疾病严重程度时，PH 的严重程度可能比预期的更严重，这种肺实质疾病可能是轻度或不存在，血氧饱和度可能异常，这些提示其他机制可能参与 PH 的发生。在这些机制中，可能是淋巴结肿大或纵隔纤维支气管扩张压迫肺血管主干，肺血管肉芽肿性扩张（尤其是影响肺静脉），心脏结节病（可导致心力衰竭和毛细血管后 PH），或肝结节病（可导致门肺 PH）。治疗，包括皮质类固醇治疗、肺或心肺移植，以及未经批准的 PH 药物，主要取决于疾病的发病机制。

肺朗格汉斯组织细胞增多症（也被称为肺组织细胞增生症 X）是一种罕见的肺部疾病，主要影响年轻人，并且几乎只在那些有吸烟史的人群中发病。尽管 PH 与肺实质疾病和/或缺氧的严重程度之间没有明确的关系，但是在晚期肺损害的患者中经常发现有毛细血管前 PH，因此提示可能存在其他潜在的病理机制导致肺血管本身发生病变，这些病变血管包括毛细血管前动脉和毛细血管后静脉（具有 PVOD 样病变）。肺朗格汉斯细胞组织细胞增多症患者发生 PH 预后特别差，建议尽早转诊进行肺移植评估。令人鼓舞是最新数据表明被许可用于 PH 患者的药物可

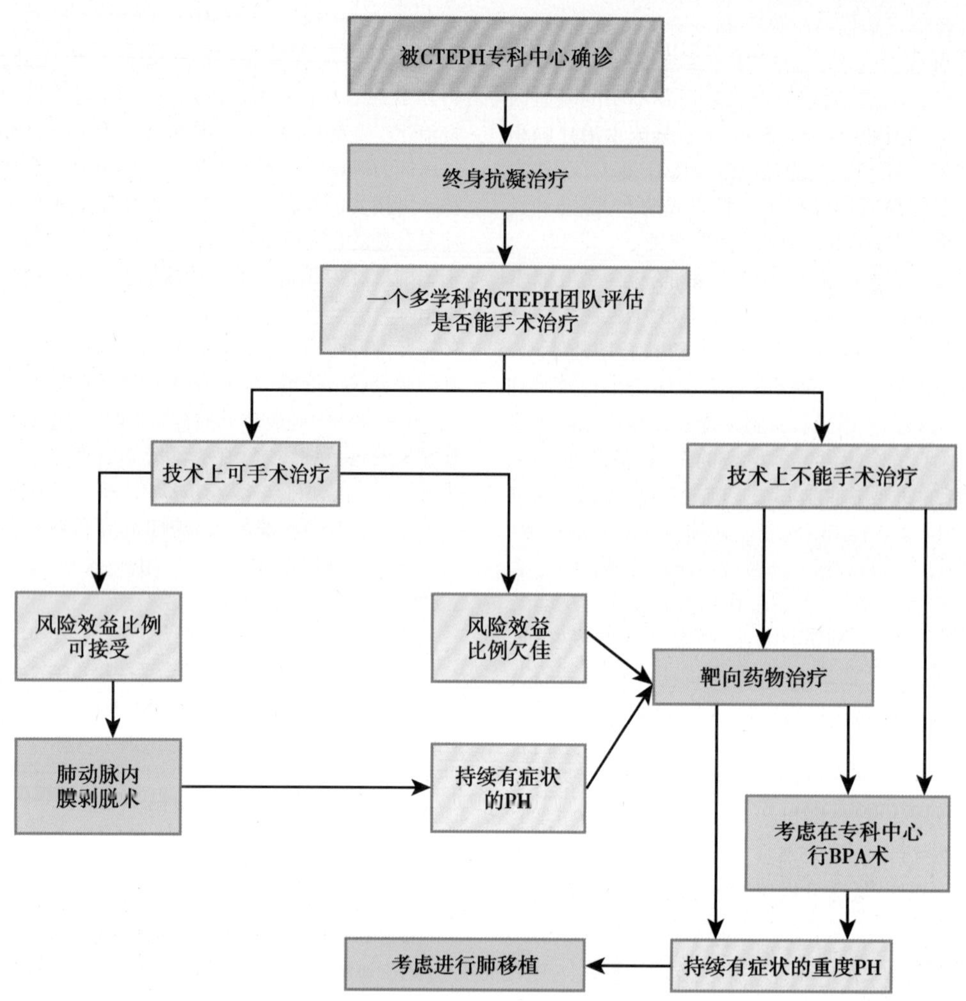

图 85.5 CTEPHE 患者的诊治流程。(引自 Galie N, Humbert M, Vachiery J-L, et al: 2015 ESC/ERS Guidelines for the diagnosis and treatment of pulmonary hypertension. Eur Heart J 2016; 37: 67.)

改善肺部血流动力学,并且药物耐受性良好。应当对使用 PH 药物治疗的这一人群进行进一步研究。关于第 5 类 PH 的其他发病原因,包括淋巴管肌瘤病、代谢性疾病和肿瘤转移,发表在名为"引起第 5 类肺动脉高压的全身性疾病"的文章中。

纤维性纵隔炎可能与因肺动脉主干和肺静脉受压而出现严重的 PH 有关。肺通气灌注扫描、胸部 CT 和肺血管造影有助于明确诊断。然而,疾病表现与肺动脉近端血栓性梗阻相似。主要病因是组织胞浆菌病、结核病和结节病。

有报道称在长期维持血液透析的终末期肾病患者中也出现 PH。这些患者出现 PH 有几种可能的原因:高 CO(由动静脉通路和贫血引起)和高容量负荷可能导致 mPAP 升高。此外,舒张性和收缩性左心功能障碍也很常见,并可能导致毛细血管后 PH。此外,与终末期肾病相关的激素和代谢紊乱可能导致肺血管收缩舒张功能障碍。

肺动脉高压登记注册研究

指南建议对 PH 和 CTEPH 患者管理和治疗应在由多学科团队组成的专科中心进行。这些中心应当是国家或国际网络的一部分,这些网络应当能够在已登记的注册研究和患者队列研究中得到有价值的信息,以便更好地了解这些严重和不寻常疾病的流行病学趋势。第一个用于评估 PH 患者疾病表现和生存状况并随后建立预后模型的登记注册研究是 20 世纪 80 年代的 NIH 初级 PH 登记注册研究。这个预后模型建立所收集的数据是在 PH 靶向药物治疗之前。这个模型描述了 IPAH 的自然历史,但不能用于预测目前靶向药物治疗时代患者的生存率。在靶向药物治疗时代,已经发表的一些 PH 和 CTEPH 登记注册研究弥补 NIH 模型的缺陷。这其中包括法国国家登记注册研究[55]、英国和爱尔兰登记注册研究[83]、评估 PH 患者早期和长期管理的美国登记注册研究(REVEAL)[56,58]、COMPERA 登记注册研究[84]和国际 CTEPH 登记注册研究[79]。尽管这些注册研究在许多方面相似,但 PH 登记注册研究的患者群体各不相同,包括新近和先前诊断的 PH 患者的数量,以及观察时间、生存期和评估潜在预测因素的时机。尽管如此,每个登记注册研究所确定的预测因素都具有共性,尤其在疾病的病因方面,患者性别和右心功能障碍的标志物对于预测患者生存率都是不可或缺的。有趣的是,PH 风险评分和模型已经从这些注册研究中产生,并且被同时期的研究所验证。在最近 PH 登记注册研究中,患病人群已经发生变化,其中年龄大于 60 岁的患者比例更高,心血管危险因素如肥胖和糖尿病的比例也在增加。

在最近的登记注册研究中,大约一半的 PH 患者属于特发性、遗传性和药物诱发的 PH,而其余患者为结缔组织疾病、先天性心脏病、门静脉高压和 HIV 感染相关的 PH。在西方国家,硬皮病是 PH 最常见的病因,但在发展中国家 CHD 仍然是主要原因。在巴西地区,肝脾血吸虫病引起的 PAH 患者仍在增加。大约四分之三

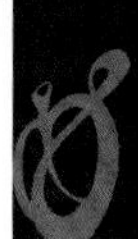

的患者在确诊 PH 时，心功能已经处于 NYHA Ⅲ级或Ⅳ级，因此这说明对于病程中出现明显活动受限和血流动力学障碍的患者而言，明确诊断时间仍然较晚。在大多数现代登记注册研究中，症状发作（主要是运动时呼吸困难）与 PH 诊断之间存在诊断延迟，该时限仍然为 2 年或更长，这与 NIH 登记注册研究所观察到的情况相似，这强调需要更好地了解 PH 和制定相关的诊断策略。西方国家对 PH 的患病率和发病率是低估的，分别为每年每百万成人居民有 15 例和 2 例（IPAH 每年每百万成人居民有 6 例和 1 例）。PH 患者的生存率仍然很低，硬皮病或家族性 PH 患者的生存率更低。IPAH 患者 1、2、3 年生存率估计在 85%～90%、75%～85%和 55%～75%，因此表明，在现代治疗和管理条件下 PH 仍然需要更多的关注和研究。多变量分析表明，女性患者，较高的 6MW 距离/NYHA 功能等级低，并且右心血流动力学稳定的患者预后良好[55]。细化预后因素是 REVEAL 研究的主要关注点，目前它已经得出并验证一个 PH 患者的风险评分模型，该模型可能对预测 PAH 患者的预后有帮助。

未来展望

尽管近几十年来我们对 PH 的发病机制和治疗有了很大的进步，我们仍然还有很长的路要走。对 PH 病理机制的初步认识通常依赖于动物模型，但它不能够精确反映人类疾病的特点[85]。为了推进转化科学，肺动脉高压突破计划是在 PH 患者行肺移植时获取患病肺的项目。同样，近年来成立了国家和国际研究机构，在肺血管医学领域建立重要的国际伙伴关系[12]。人体组织用于研究能够加速基础学科和转化医学的进步[85]。PH 患者目前的生活质量和存活率比十几二十年前要高，但是他们的存活率仍然不理想，需要更多先进的治疗方法[86]。幸运的是，许多治疗，包括一些针对新发致病机制的治疗，目前正在研究中[87]。当前重要的登记注册研究获得了预测预后的重要因素，可能有助于指导我们制定更佳的治疗策略[86]。右心室功能的重要性不能过分夸大。右心室的成像技术正在进步，CMR 将很可能起到至关重要的作用。患者不会因为肺动脉压力高而死亡，他们死于右心衰竭。更好地治疗右心衰竭是未来的当务之急。

虽然我们在第 1 类 PH 的治疗方面取得了很大的进展。但对于常见的第 2 类和第 3 类 PH 仍然缺乏相关临床数据。目前对这些患者使用未经批准的 PH 特异性治疗是很常见的，但缺乏其有效性和安全性的数据。对不成比例的左心疾病或肺实质疾病相关的 PH 患者进行研究可能是一个很好的起点。

致谢

作者感谢 Stuart Rich 博士为这一章奠定了基础。感谢 Kristin Kalasho 提供了行政支持。

（李明飞　潘文志　管丽华 译，周达新 校）

经典参考文献

Barst RJ, Rubin LJ, Long WA, et al. A comparison of continuous intravenous epoprostenol (prostacyclin) with conventional therapy for primary pulmonary hypertension. The Primary Pulmonary Hypertension Study Group. *N Engl J Med.* 1996;334:296.

Rich S, Dantzker DR, Ayres SM, et al. Primary pulmonary hypertension: A national prospective study. *Ann Intern Med.* 1987;107:216.

Rich S, Kaufmann E, Levy PS. The effect of high doses of calcium-channel blockers on survival in primary pulmonary hypertension. *N Engl J Med.* 1992;327:76.

Rubin LJ, Badesch BD, Barst RJ, et al. Bosentan therapy for pulmonary arterial hypertension. *N Engl J Med.* 2002;346:896.

Sitbon O, Humbert M, Jais X, et al. Long-term response to calcium channel blockers in idiopathic pulmonary arterial hypertension. *Circulation.* 2005;111:3105.

参考文献

1. Galie N, Humbert M, Vachiery JL, et al. 2015 ESC/ERS Guidelines for the diagnosis and treatment of pulmonary hypertension: The Joint Task Force for the Diagnosis and Treatment of Pulmonary Hypertension of the European Society of Cardiology (ESC) and the European Respiratory Society (ERS): Endorsed by: Association for European Paediatric and Congenital Cardiology (AEPC), International Society for Heart and Lung Transplantation (ISHLT). *Eur Heart J.* 2016;37:67–119.
2. Ghigna MR, Guignabert C, Montani D, et al. BMPR2 mutation status influences bronchial vascular changes in pulmonary arterial hypertension. *Eur Respir J.* 2016;48:1668–1681.
3. Montani D, Lau EM, Dorfmuller P, et al. Pulmonary veno-occlusive disease. *Eur Respir J.* 2016;47:1518–1534.
4. Dorfmuller P, Gunther S, Ghigna MR, et al. Microvascular disease in chronic thromboembolic pulmonary hypertension: a role for pulmonary veins and systemic vasculature. *Eur Respir J.* 2014;44:1275–1288.
5. Voelkel NF, Gomez-Arroyo J, Abbate A, et al. Pathobiology of pulmonary arterial hypertension and right ventricular failure. *Eur Respir J.* 2012;40:1555–1565.
6. Guignabert C, Tu L, Girerd B, et al. New molecular targets of pulmonary vascular remodeling in pulmonary arterial hypertension: importance of endothelial communication. *Chest.* 2015;147:529–537.
7. Rabinovitch M, Guignabert C, Humbert M, Nicolls MR. Inflammation and immunity in the pathogenesis of pulmonary arterial hypertension. *Circ Res.* 2014;115:165–175.
8. Larkin EK, Newman JH, Austin ED, et al. Longitudinal analysis casts doubt on the presence of genetic anticipation in heritable pulmonary arterial hypertension. *Am J Respir Crit Care Med.* 2012;186:892–896.
9. Machado RD, Southgate L, Eichstaedt CA, et al. Pulmonary Arterial Hypertension: A Current Perspective on Established and Emerging Molecular Genetic Defects. *Hum Mutat.* 2015;36:1113–1127.
10. Ma L, Roman-Campos D, Austin ED, et al. A novel channelopathy in pulmonary arterial hypertension. *N Engl J Med.* 2013;369:351–361.
11. Antigny F, Hautefort A, Meloche J, et al. Potassium Channel Subfamily K Member 3 (KCNK3) Contributes to the Development of Pulmonary Arterial Hypertension. *Circulation.* 2016;133:1371–1385.
12. Evans JD, Girerd B, Montani D, et al. BMPR2 mutations and survival in pulmonary arterial hypertension: an individual participant data meta-analysis. *Lancet Respir Med.* 2016;4:129–137.
13. Girerd B, Montani D, Jais X, et al. Genetic counselling in a national referral centre for pulmonary hypertension. *Eur Respir J.* 2016;47:541–552.
14. Lau EM, Humbert M, Celermajer DS. Early detection of pulmonary arterial hypertension. *Nat Rev Cardiol.* 2015;12:143–155.
15. Eyries M, Montani D, Girerd B, et al. EIF2AK4 mutations cause pulmonary veno-occlusive disease, a recessive form of pulmonary hypertension. *Nat Genet.* 2014;46:65–69.
16. Savale L, Chaumais MC, Cottin V, et al. Pulmonary hypertension associated with benfluorex exposure. *Eur Respir J.* 2012;40:1164–1172.
17. Montani D, Bergot E, Gunther S, et al. Pulmonary arterial hypertension in patients treated by dasatinib. *Circulation.* 2012;125:2128–2137.
18. Guignabert C, Phan C, Seferian A, et al. Dasatinib induces lung vascular toxicity and predisposes to pulmonary hypertension. *J Clin Invest.* 2016;126:3207–3218.
19. Coghlan JG, Denton CP, Grunig E, et al. Evidence-based detection of pulmonary arterial hypertension in systemic sclerosis: the DETECT study. *Ann Rheum Dis.* 2014;73:1340–1349.
20. Clements PJ, Tan M, McLaughlin VV, et al. The pulmonary arterial hypertension quality enhancement research initiative: comparison of patients with idiopathic PAH to patients with systemic sclerosis-associated PAH. *Ann Rheum Dis.* 2012;71:249–252.
21. Launay D, Sitbon O, Hachulla E, et al. Survival in systemic sclerosis-associated pulmonary arterial hypertension in the modern management era. *Ann Rheum Dis.* 2013;72:1940–1946.
22. Degano B, Guillaume M, Savale L, et al. HIV-associated pulmonary arterial hypertension: survival and prognostic factors in the modern therapeutic era. *AIDS.* 2010;24:67–75.
23. Krowka MJ, Fallon MB, Kawut SM, et al. International Liver Transplant Society Practice Guidelines: Diagnosis and Management of Hepatopulmonary Syndrome and Portopulmonary Hypertension. *Transplantation.* 2016;100:1440–1452.
24. Fernandes CJ, Jardim CV, Hovnanian A, et al. Schistosomiasis and pulmonary hypertension. *Expert Rev Respir Med.* 2011;5:675–681.
25. Montani D, Lau EM, Descatha A, et al. Occupational exposure to organic solvents: a risk factor for pulmonary veno-occlusive disease. *Eur Respir J.* 2015;46:1721–1731.
26. Perros F, Gunther S, Ranchoux B, et al. Mitomycin-Induced Pulmonary Veno-Occlusive Disease: Evidence From Human Disease and Animal Models. *Circulation.* 2015;132:834–847.
27. Huertas A, Girerd B, Dorfmuller P, et al. Pulmonary veno-occlusive disease: advances in clinical management and treatments. *Expert Rev Respir Med.* 2011;5:217–229, quiz 230-211.
28. Brown LM, Chen H, Halpern S, et al. Delay in Recognition of Pulmonary Arterial Hypertension: Factors Identified From the REVEAL Registry. *Chest.* 2011;140:19–26.
29. Rudski LG, Lai WW, Afilalo J, et al. Guidelines for the echocardiographic assessment of the right heart in adults: a report from the American Society of Echocardiography endorsed by the European Association of Echocardiography, a registered branch of the European Society of Cardiology, and the Canadian Society of Echocardiography. *J Am Soc Echocardiogr.* 2010;23:685–713, quiz 786-688.
30. McLaughlin VV, Shah SJ, Souza R, Humbert M. Management of pulmonary arterial hypertension. *J Am Coll Cardiol.* 2015;65:1976–1997.
31. Fedullo P, Kerr KM, Kim NH, Auger WR. Chronic thromboembolic pulmonary hypertension. *Am J Respir Crit Care Med.* 2011;183:1605–1613.
32. van de Veerdonk MC, Kind T, Marcus JT, et al. Progressive right ventricular dysfunction in patients with pulmonary arterial hypertension responding to therapy. *J Am Coll Cardiol.* 2011;58:2511–2519.
33. Mathai SC, Puhan MA, Lam D, Wise RA. The minimal important difference in the 6-minute walk test for patients with pulmonary arterial hypertension. *Am J Respir Crit Care Med.* 2012;186:428–433.
34. Gabler NB, French B, Strom BL, et al. Validation of 6-minute walk distance as a surrogate end point in pulmonary arterial hypertension trials. *Circulation.* 2012;126:349–356.
35. Savarese G, Paolillo S, Costanzo P, et al. Do changes of 6-minute walk distance predict clinical events in patients with pulmonary arterial hypertension?: a meta-analysis of 22 randomized trials. *J Am Coll Cardiol.* 2012;60:1192–1201.
36. McLaughlin VV, Archer SL, Badesch DB, et al. ACCF/AHA 2009 expert consensus document on pulmonary hypertension a report of the American College of Cardiology Foundation Task Force on Expert Consensus Documents and the American Heart Association developed in collaboration with the American College of Chest Physicians; American Thoracic Society, Inc.; and the Pulmonary Hypertension Association. *J Am Coll Cardiol.* 2009;53:1573–1619.
37. McLaughlin VV, Langer A, Tan M, et al. Contemporary trends in the diagnosis and management of pulmonary arterial hypertension: an initiative to close the care gap. *Chest.* 2013;143:324–332.
38. Gomberg-Maitland M, Dufton C, Oudiz RJ, Benza RL. Compelling evidence of long-term outcomes in pulmonary arterial hypertension? A clinical perspective. *J Am Coll Cardiol.*

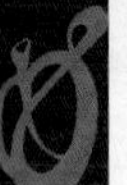

2011;57:1053–1061.
39. Jais X, Olsson KM, Barbera JA, et al. Pregnancy outcomes in pulmonary arterial hypertension in the modern management era. *Eur Respir J.* 2012;40:881–885.
40. Duarte AG, Thomas S, Safdar Z, et al. Management of pulmonary arterial hypertension during pregnancy: a retrospective, multicenter experience. *Chest.* 2013;143:1330–1336.
41. Olsson KM, Delcroix M, Ghofrani HA, et al. Anticoagulation and survival in pulmonary arterial hypertension: results from the Comparative, Prospective Registry of Newly Initiated Therapies for Pulmonary Hypertension (COMPERA). *Circulation.* 2014;129:57–65.
42. Preston IR, Roberts KE, Miller DP, et al. Effect of Warfarin Treatment on Survival of Patients With Pulmonary Arterial Hypertension (PAH) in the Registry to Evaluate Early and Long-Term PAH Disease Management (REVEAL). *Circulation.* 2015;132:2403–2411.
43. Bourge RC, Waxman AB, Gomberg-Maitland M, et al. Treprostinil Administered to Treat Pulmonary Arterial Hypertension Using a Fully Implantable Programmable Intravascular Delivery System: Results of the DellVery for PAH Trial. *Chest.* 2016;150:27–34.
44. McLaughlin VV, Benza RL, Rubin LJ, et al. Addition of inhaled treprostinil to oral therapy for pulmonary arterial hypertension: a randomized controlled clinical trial. *J Am Coll Cardiol.* 2010;55:1915–1922.
45. Jing ZC, Parikh K, Pulido T, et al. Efficacy and safety of oral treprostinil monotherapy for the treatment of pulmonary arterial hypertension: a randomized, controlled trial. *Circulation.* 2013;127:624–633.
46. Tapson VF, Torres F, Kermeen F, et al. Oral treprostinil for the treatment of pulmonary arterial hypertension in patients on background endothelin receptor antagonist and/or phosphodiesterase type 5 inhibitor therapy (the FREEDOM-C study): a randomized controlled trial. *Chest.* 2012;142:1383–1390.
47. Simonneau G, Torbicki A, Hoeper MM, et al. Selexipag: an oral, selective prostacyclin receptor agonist for the treatment of pulmonary arterial hypertension. *Eur Respir J.* 2012;40:874–880.
48. Sitbon O, Channick R, Chin KM, et al. Selexipag for the Treatment of Pulmonary Arterial Hypertension. *N Engl J Med.* 2015;373:2522–2533.
49. Pulido T, Adzerikho I, Channick RN, et al. Macitentan and morbidity and mortality in pulmonary arterial hypertension. *N Engl J Med.* 2013;369:809–818.
50. Ghofrani HA, Hoeper MM, Halank M, et al. Riociguat for chronic thromboembolic pulmonary hypertension and pulmonary arterial hypertension: a phase II study. *Eur Respir J.* 2010;36:792–799.
51. Ghofrani HA, D'Armini AM, Grimminger F, et al. Riociguat for the treatment of chronic thromboembolic pulmonary hypertension. *N Engl J Med.* 2013;369:319–329.
52. Ghofrani HA, Galie N, Grimminger F, et al. Riociguat for the treatment of pulmonary arterial hypertension. *N Engl J Med.* 2013;369:330–340.
53. Galie N, Barbera JA, Frost AE, et al. Initial Use of Ambrisentan plus Tadalafil in Pulmonary Arterial Hypertension. *N Engl J Med.* 2015;373:834–844.
54. Sitbon O, Jais X, Savale L, et al. Upfront triple combination therapy in pulmonary arterial hypertension: a pilot study. *Eur Respir J.* 2014;43:1691–1697.
55. Humbert M, Sitbon O, Chaouat A, et al. Survival in patients with idiopathic, familial, and anorexigen-associated pulmonary arterial hypertension in the modern management era. *Circulation.* 2010;122:156–163.
56. Benza RL, Miller DP, Gomberg-Maitland M, et al. Predicting survival in pulmonary arterial hypertension: insights from the Registry to Evaluate Early and Long-Term Pulmonary Arterial Hypertension Disease Management (REVEAL). *Circulation.* 2010;122:164–172.
57. Sitbon O, Benza RL, Badesch DB, et al. Validation of two predictive models for survival in pulmonary arterial hypertension. *Eur Respir J.* 2015;46:152–164.
58. Badesch DB, Raskob GE, Elliott CG, et al. Pulmonary arterial hypertension: baseline characteristics from the REVEAL Registry. *Chest.* 2010;137:376–387.
59. Meyer S, McLaughlin VV, Seyfarth HJ, et al. Outcomes of noncardiac, nonobstetric surgery in patients with PAH: an international prospective survey. *Eur Respir J.* 2013;41:1302–1307.
60. Hoeper MM, Granton J. Intensive care unit management of patients with severe pulmonary hypertension and right heart failure. *Am J Respir Crit Care Med.* 2011;184:1114–1124.
61. Rajdev S, Benza R, Misra V. Use of Tandem Heart as a temporary hemodynamic support option for severe pulmonary artery hypertension complicated by cardiogenic shock. *J Invasive Cardiol.* 2007;19:E226–E229.
62. Anderson MB, O'Brien M. Use of the Impella 2.5 Microaxial pump for right ventricular support after insertion of Heartmate II left ventricular assist device. *Ann Thorac Surg.* 2013;95:e109–e110.
63. Guazzi M, Vicenzi M, Arena R, Guazzi MD. Pulmonary hypertension in heart failure with preserved ejection fraction: a target of phosphodiesterase-5 inhibition in a 1-year study. *Circulation.* 2011;124:164–174.
64. Redfield MM, Chen HH, Borlaug BA, et al. Effect of phosphodiesterase-5 inhibition on exercise capacity and clinical status in heart failure with preserved ejection fraction: a randomized clinical trial. *JAMA.* 2013;309:1268–1277.
65. Chaouat A, Naeije R, Weitzenblum E. Pulmonary hypertension in COPD. *Eur Respir J.* 2008;32:1371–1385.
66. Cottin V. Treatment of pulmonary hypertension in interstitial lung disease: do not throw out the baby with the bath water. *Eur Respir J.* 2013;41:781–783.
67. Blanco I, Santos S, Gea J, et al. Sildenafil to improve respiratory rehabilitation outcomes in COPD: a controlled trial. *Eur Respir J.* 2013;42:982–992.
68. Goudie AR, Lipworth BJ, Hopkinson PJ, et al. Tadalafil in patients with chronic obstructive pulmonary disease: a randomised, double-blind, parallel-group, placebo-controlled trial. *Lancet Respir Med.* 2014;2:293–300.
69. Andersen KH, Iversen M, Kjaergaard J, et al. Prevalence, predictors, and survival in pulmonary hypertension related to end-stage chronic obstructive pulmonary disease. *J Heart Lung Transplant.* 2012;31:373–380.
70. Cottin V, Le Pavec J, Prevot G, et al. Pulmonary hypertension in patients with combined pulmonary fibrosis and emphysema syndrome. *Eur Respir J.* 2010;35:105–111.
71. Baughman RP, Engel PJ, Taylor L, Lower EE. Survival in sarcoidosis-associated pulmonary hypertension: the importance of hemodynamic evaluation. *Chest.* 2010;138:1078–1085.
72. Le Pavec J, Lorillon G, Jais X, et al. Pulmonary Langerhans cell histiocytosis-associated pulmonary hypertension: clinical characteristics and impact of pulmonary arterial hypertension therapies. *Chest.* 2012;142:1150–1157.
73. Cottin V, Harari S, Humbert M, et al. Pulmonary hypertension in lymphangioleiomyomatosis: characteristics in 20 patients. *Eur Respir J.* 2012;40:630–640.
74. Corte TJ, Keir GJ, Dimopoulos K, et al. Bosentan in pulmonary hypertension associated with fibrotic idiopathic interstitial pneumonia. *Am J Respir Crit Care Med.* 2014;190:208–217.
75. Raghu G, Behr J, Brown KK, et al. Treatment of idiopathic pulmonary fibrosis with ambrisentan: a parallel, randomized trial. *Ann Intern Med.* 2013;158:641–649.
76. Raghu G, Nathan SD, Behr J, et al. Pulmonary hypertension in idiopathic pulmonary fibrosis with mild-to-moderate restriction. *Eur Respir J.* 2015;46:1370–1377.
77. Hoeper MM, Halank M, Wilkens H, et al. Riociguat for interstitial lung disease and pulmonary hypertension: a pilot trial. *Eur Respir J.* 2013;41:853–860.
78. Bayer Terminates Phase II Study with Riociguat in Patients with Pulmonary Hypertension Associated with Idiopathic Interstitial Pneumonias [press release]. http://www.prnewswire.com/news-releases/bayer-terminates-phase-ii-study-with-riociguat-in-patients-with-pulmonary-hypertension-associated-with-idiopathic-interstitial-pneumonias-300267616.html2016.
79. Pepke-Zaba J, Delcroix M, Lang I, et al. Chronic thromboembolic pulmonary hypertension (CTEPH): results from an international prospective registry. *Circulation.* 2011;124:1973–1981.
80. Delcroix M, Lang I, Pepke-Zaba J, et al. Long-Term Outcome of Patients With Chronic Thromboembolic Pulmonary Hypertension: Results From an International Prospective Registry. *Circulation.* 2016;133:859–871.
81. Parent F, Bachir D, Inamo J, et al. A hemodynamic study of pulmonary hypertension in sickle cell disease. *N Engl J Med.* 2011;365:44–53.
82. Machado RF, Barst RJ, Yovetich NA, et al. Hospitalization for pain in patients with sickle cell disease treated with sildenafil for elevated TRV and low exercise capacity. *Blood.* 2011;118:855–864.
83. Ling Y, Johnson MK, Kiely DG, et al. Changing demographics, epidemiology, and survival of incident pulmonary arterial hypertension: results from the pulmonary hypertension registry of the United Kingdom and Ireland. *Am J Respir Crit Care Med.* 2012;186:790–796.
84. Hoeper MM, Huscher D, Ghofrani HA, et al. Elderly patients diagnosed with idiopathic pulmonary arterial hypertension: results from the COMPERA registry. *Int J Cardiol.* 2013;168:871–880.
85. Bonnet S, Provencher S, Guignabert C, et al. Translating Research into Improved Patient Care in Pulmonary Arterial Hypertension. *Am J Respir Crit Care Med.* 2017;195(5):583–595.
86. McGoon MD, Benza RL, Escribano-Subias P, et al. Pulmonary arterial hypertension: epidemiology and registries. *J Am Coll Cardiol.* 2013;62:D51–D59.
87. Humbert M, Lau EM, Montani D, et al. Advances in therapeutic interventions for patients with pulmonary arterial hypertension. *Circulation.* 2014;130:2189–2208.

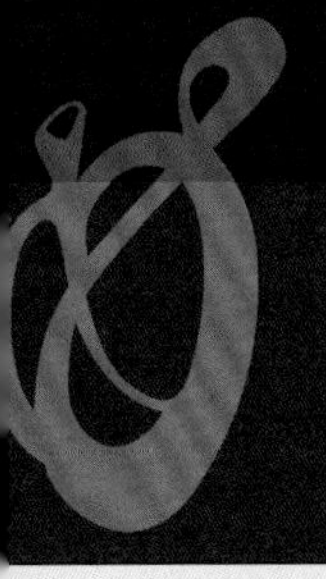

第 86 章　慢性肺部疾病和心血管疾病

SURYA P. BHATT AND MARK T. DRANSFIELD

慢性肺部疾病(chronic lung diseases,CLDs)包括阻塞性和限制性疾病,这两大类疾病在人群中普遍存在,并有着相当高的发病率及死亡率。尽管每种肺部疾病都有其特定的致病途径,但是这些致病途径有许多的相同之处。同时人们也逐渐认识到这些疾病相关的炎症状态,不仅局限于肺部,更是蔓延至整个循环系统,对肺外器官,尤其是心血管系统产生影响。当炎症状态加强时会促进这些慢性肺部疾病的病情进展。尽管心血管疾病的死亡率在进行性下降,但对于慢性肺部疾病却不尽然。目前慢性肺病是美国第三大死因,并且也是唯一一个死亡率持续上升的慢性疾病[1,2]。慢性肺病最重要的危险因素包括吸烟、年龄、暴露于污染环境中(参见第 52 章)。尽管这些危险因素也是心血管疾病的常见危险因素,最近多项研究表明,在慢性肺部疾病中心血管疾病很常见,并且合并慢性肺部疾病是发生心血管疾病的一个独立危险因素[3,4]。这两类疾病的临床表现、症状、体征和实验室诊断结果存在重叠,此外一些重要的治疗药物间存在相互作用,增加了治疗这些患者的复杂性。另外,心血管系统疾病常常导致慢性肺部疾病患者病情恶化及住院。约有一半的慢性肺部疾病患者尚未确诊,对于慢性肺部疾病及心血管系统疾病共同点的更多认识可以更好地帮助我们早期识别这两种疾病,并且降低相关发病率。

关于慢性肺部疾病患者心血管疾病的患病率、影响因素、诊断和治疗,目前已发表的大多数证据都是以慢性阻塞性肺疾病(chronic obstructive pulmonary disease,COPD)为研究对象,然而最近的研究表明,心血管疾病也是其他慢性肺部疾病的重要合并疾病。

慢性阻塞性肺疾病

慢性阻塞性肺疾病的流行病学及与心血管疾病的关系

慢性阻塞性肺疾病是一种以气流受限部分可逆为特征的慢性气道炎症性疾病,在美国大约有 8% 的人患有慢性阻塞性肺疾病[2]。美国按年龄调整后的冠心病(coronary artery disease,CAD)患病率为 6%,约 1.7% 的人患有充血性心力衰竭(congestive heart failure,CHF)。鉴于人口老龄化及寿命的延长,预测许多慢性疾病将共存,然而,慢性阻塞性肺疾病患者的心血管病发病率高于一般人群[1]。

冠状动脉疾病(见第 59 至 61 章)

COPD 和 CAD 有多种共同危险因素,包括高龄和吸烟,然而,这些因素并不能完全解释 COPD 中 CAD 风险的增加,在第一秒用力呼气容积(forced expiratory volume in the first second,FEV_1)与心血管死亡率之间存在剂量-反应关系。Lung Health 研究结果显示,FEV_1 每减少 10%,心血管死亡率就增加 28%。虽然 FEV_1 不是传统的 Framingham 研究 CAD 危险因素的一部分,但 Renfrew 和 Paysley 的前瞻性人群研究报告显示,约四分之一的 CAD 患者死亡可归因于低 FEV_1,因此肺功能降低在心血管危险因素列表上位居高位。流行病学研究表明,COPD 患者冠心病发生率比对照组高 2~5 倍,这种相关性在调整了共同的危险因素后仍然存在。与一般人群的情况一样,冠心病患者对 COPD 的认识不足,大约有一半的患者未被确诊。目前尚无冠心病患者合并 COPD 患病率人群数据统计,但临床研究表明,大约在 7% 至 34% 之间[1]。

充血性心力衰竭(见第 24 章)

较差的肺功能也是 CHF 的危险因素,低水平 FEV_1 与心力衰竭的发生和心力衰竭住院风险的增加有关。横断面研究表明,多达五分之一的 COPD 患者存在心力衰竭,却未被诊断。约 5% 的 COPD 患者发生左心室射血分数保留的心力衰竭(heart failure with preserved left ventricular ejection fraction,HFpEF),其中老年患者发病率更高,多达 75% 的 COPD 患者有亚临床舒张功能障碍。心力衰竭患者中 COPD 的患病率也很高,范围约从 11% 到 55%[5]。

脑血管和外周动脉疾病(另见第 64 章和第 65 章)

多项流行病学研究表明 FEV_1 与缺血性卒中之间存在负相关。哥本哈根市心脏研究的数据表明,在调整心血管危险因素后,FEV_1 每减少 10%,缺血性中风的风险就增加 5%。尽管目前的证据表明伴有气流阻塞的 COPD 患者,发生缺血性脑卒中的风险高于一般人群,但是两者之间的相关性较弱。外周动脉疾病及主动脉瘤在 COPD 患者中也比较常见,小型研究表明,高达三分之一的慢性阻塞性肺疾病患者有外周动脉疾病[1]。

心律失常(参见第 37 至 39 章)

与对照组相比,室上性心律失常和室性心律失常在慢性阻塞性肺疾病中很常见[6]。多灶性房性心动过速几乎全部见于 COPD 患者。24 小时监测存在低氧血症的稳定期 COPD 患者,发现多种心电图异常发生频率较高,包括室上性心动过速(69%)、室性早搏(83%)、室性二联症(68%)和非持续性室性心动过速(22%)。低水平的 FEV_1 也与心房颤动相关[6]。

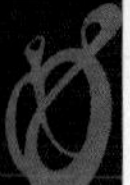

COPD 患者心血管疾病的病理生理学

虽然 COPD 和心血管疾病具有多种共同的危险因素，但这些因素并不能完全解释 COPD 患者冠心病发生增加的原因。COPD 和 CAD 的发展可能有许多共同的病理生理学途径参与（表 86.1）。这些相同的机制在慢性阻塞性肺疾病合并的其他心血管疾病的发病机制中也很重要，包括脑血管和外周动脉疾病。

表 86.1 慢性肺部疾病心血管危险因素

传统或共有危险因素	共同途径
吸烟	系统性炎症
老龄化及衰老	氧化应激
环境污染物	血栓前状态
性别	活化的肾素-血管紧张素系统
饮食	隐性遗传

冠心病

冠心病的主要发病机制是动脉粥样硬化。多项研究显示年龄调整后的 FEV_1 与颈动脉内膜中层厚度呈负相关。颈动脉斑块，尤其是富含脂质的易损斑块，在 COPD 患者中比没有气流阻塞的吸烟者和非吸烟者更常见[7]。在调整年龄和吸烟的因素后，通过主动脉脉搏波速度测量动脉硬度，发现 COPD 患者的动脉硬度更高。在 CT 上看到的肺气肿程度与胸主动脉和冠状动脉钙化独立相关。实际上，COPD 可以被认为是一种动脉粥样硬化前病变，就像某些自身免疫性疾病，如类风湿性关节炎和系统性红斑狼疮，其风险程度等同于或大于其他促炎症病变，如糖尿病和慢性肾脏病[8]。尽管 COPD 中加速动脉粥样硬化发生的机制途径尚不清楚，但涉及许多共同机制参与（图 86.1 和表 86.1）。

共同危险因素

老龄化和衰老。COPD 和 CAD 的患病率均随年龄增长而增加。70 岁以上人群 COPD 的发病率是 40 至 49 岁人群的 6 倍，65 岁以上人群 CAD 的发病率是 18 至 44 岁的 17 倍。慢性炎症、氧化应激、进行性端粒缩短和组织修复损伤的能力受损、细胞衰老相关因子以及血管衰老和肺气肿均年龄增长与有关。环境因素包括吸烟加速了这一过程[1]。

吸烟。慢性阻塞性肺疾病最强的危险因素是吸烟，这同样也是 CAD 的一个主要危险因素。吸烟者一生中有 15% 到 50% 的概率罹患慢性阻塞性肺疾病，人口归因危险度是 50% 到 70%。应该指出的是，全世界大约三分之一到一半的 COPD 病例为终身从不吸烟者[9]。暴露于二手烟也会使呼吸道阻塞的发生风险增加 1.5 倍。在发展中国家，与匹配的对照组相比，暴露于生物燃料的人群患慢性阻塞性肺疾病的风险增加 2.5 倍。暴露于这两种非主动吸烟条件同样是 CAD 的危险因素。

环境污染物。暴露于颗粒物质（particulate matter，PM）和气态污染物会增加患 COPD 的风险[10]，其中因职业性接触尘埃而导致慢性阻塞性肺疾病的人群归因风险约为 19%，在从不吸烟人群中高达 30%。这些暴露还与急性冠状动脉事件以及进行性动脉粥样硬化性心脏病的增加有关。长期居住在 PM 水平较高的地区的 COPD 患者具有较高的死亡率（危险比，PM10 每 10μg/m^3 增加 1.22），在 CAD 患者中也观察到与此类似的死亡率增加。

性别。尽管 COPD 通常被认为是老年男性易患疾病，但最近的数据表明女性对香烟的易感性可能更高。暴露于相同的吸烟负荷情况下，女性比男性患 COPD 的人数更多，这种差异也可能是女性气道更加细小的结果。同样，尽管男性患 CAD 的概率高于女性，但是近期研究数据表明吸烟对于女性的血管损伤要大于男性[11]。

饮食。多项研究表明，各种饮食因素的摄入与肺功能的减弱之间存在着微弱的联系。在以人群为基础的研究中，据报道，维生素 C、D 和 E、类胡萝卜素、黄酮类化合物和富含抗氧化剂的水果的摄入量增加都会减缓与年龄相关的肺功能下降的速度；然而，尚未证实补充这些物质能改善肺功能[12]。类似地，在非随机试验中，补充抗氧化剂、维生素 C 和 E、β-胡萝卜素和-3 脂肪酸都有减少冠心病发生率的报道。

共同的病理生物学途径（见图 86.1）

动脉粥样硬化和炎症

多项研究已经证明 COPD 患者全身炎症水平升高，而全身性炎症是动脉粥样硬化发生和进展的主要因素之一。COPD 与慢性低度全身性炎症有关，可能源于持续的肺部炎症。暴露于颗粒物质的兔体内实验表明，即使没有血脂异常，易损斑块也明显增加，这与肺和全身炎症有关。这些作用由气道上皮细胞和释放促炎介质的巨噬细胞介导，例如白细胞介素-1、白细胞介素-6、肿瘤坏死因子-α、白细胞介素-8 和粒细胞巨噬细胞集落刺激因子。由此产生的肺部炎症移位到体循环中，刺激肝脏产生急性期反应物，例如 C-反应蛋白和促凝血剂，包括因子Ⅷ和纤维蛋白原，并导致慢性、低水平的全身性炎症状态。肺部经常暴露于环境因素中，包括香烟烟雾，空气污染物和感染因素，这些都会导致慢性炎症[13]。然而，COPD 患者全身性炎症标志物与动脉粥样硬化指标之间直接相关的数据较少，且相关性较弱。

氧化应激

炎症和氧化应激之间存在密切关系。肺部的炎症与氧化剂-抗氧化剂失衡有关，因氧化应激而加重[13]。活性氧物质对细胞造成氧化损伤，导致肺部和全身的促炎介质上调。氧化应激也引起脂质过氧化，氧化的低密度脂蛋白是动脉粥样硬化的重要介质。

血栓前状态

在 COPD 患者中观察到的低度全身性炎症也可导致促血栓形成状态。与对照组相比，COPD 患者血小板容积减少，血小板计数增加，因此对抗血小板药物的反应较低。COPD 还与凝血酶原和凝血因子Ⅱ、Ⅴ、Ⅶ、Ⅷ和Ⅸ的水平升高以及组织因子途径抑制剂的水平降低相关。而这种变化与凝血酶大量产生相关[14]。

遗传学

COPD 和 CVD 常见的炎症和氧化应激途径存在多种遗传关联[15]。这两种情况都表现为加速老化，这是 DNA 损伤累积和端粒缩短的结果。还有许多的机制可能存在共同遗传关联。例如，谷胱甘肽-S-转移酶是 COPD 中氧化应激的重要介质，也参与动脉粥样硬化的发展；基质金属蛋白酶引起肺泡壁的蛋白水解和损伤，也同时参与早期动脉粥样硬化形成和斑块破裂。

肾素-血管紧张素系统

肺部具有高浓度的血管紧张素转换酶，并且慢性缺氧可以激活肾素-血管紧张素系统，这具有强大的促炎和促纤维化作用[1]。肾素-血管紧张素系上调会导致内皮功能障碍，并可能导致血管收缩和血栓形成。肾素-血管紧张素系统激活也与动脉粥样硬化有关。

久坐的生活习惯

运动是与 COPD 结局相关的可调节的行为模式。随着疾病严重

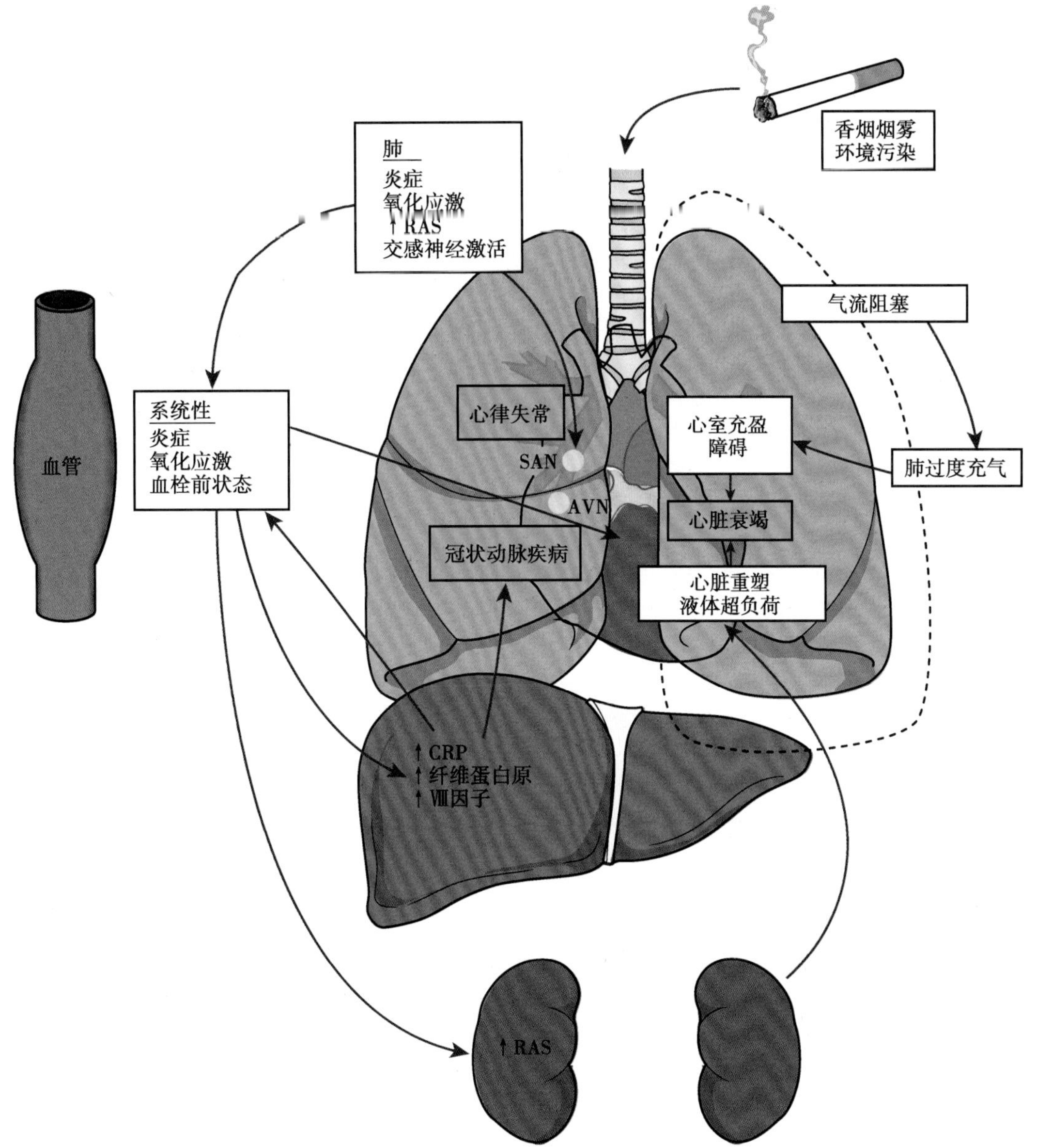

图 86.1 慢性肺病患者发生心血管疾病可能存在的共同通路。冠状动脉疾病:吸烟和环境因素诱导肺部的炎症和氧化应激,并可转移到体循环中。细胞因子如白细胞介素、肿瘤坏死因子和粒细胞巨噬细胞集落刺激因子以及活性氧物质可以刺激肝脏产生急性期反应物,例如C-反应蛋白和促凝血剂,例如纤维蛋白原和Ⅷ因子。它们还可以诱导骨髓释放炎性细胞,例如白细胞和单核细胞,以及血小板。此外,慢性缺氧导致肾素-血管紧张素系统的激活和交感神经系统活性上调,这两者都可能导致内皮功能障碍。多种因素可导致血管内皮上的黏附分子表达增加(细胞间黏附分子和血管细胞黏附分子),从而刺激单核细胞和巨噬细胞趋化进入血管内膜,血小板聚集,血管内膜更多的摄取氧化低密度脂蛋白(ox-LDL)和形成富脂斑块。心力衰竭:空气滞留和肺过度充气可引起舒张功能障碍和心室充盈受损。冠状动脉疾病和肾素-血管紧张素系统的激活可导致心脏重塑和充血性心力衰竭。心律失常:不论慢性低氧血症或药物作用引起的交感神经激活均可导致室上性和室性心律失常

程度的恶化,运动进行性下降,是COPD以及CAD患者全因死亡率的预测因素。久坐习惯与CAD密切相关,至于活动量减低是COPD病情加重的后果还是运动量减少改变了疾病的进展,仍有待研究[16]。

心力衰竭

冠心病是心脏收缩性心力衰竭的重要危险因素,随着COPD患者动脉粥样硬化的加速进展,冠脉缺血是COPD患者心力衰竭发病率增高的最可能机制。冠状动脉缺血还可能导致舒张功能障碍,肾素血管紧张素系统的激活在心脏功能障碍和重塑中也有作用。冠心病是收缩性心力衰竭最重要的危险因素,随着COPD患者动脉粥样硬化的加速进展,冠脉缺血是COPD患者心力衰竭最可能的发病机制。冠状动脉缺血也可能导致心脏舒张功能障碍,肾素血管紧张素系统的激活也在心功能障碍及心肌重塑中发挥作用。有相当比例的COPD患者存在静态和动态过度充气。静态过度充气的特点是静息时深吸气量比肺总量少,并与心腔大小缩小和左室舒张期充盈受损有关[17]。动态过度充气反映了运动过程中的空气滞留,这与心脏运动试验中氧脉搏(一个每搏输出量的估计量)呈明显负相关,表明随着胸肺容量增加,每搏输出量减少。肺过度充气影响心脏功能的机制可能与影响心室充盈、静脉回流减少、伴随的呼吸困难、肾素-血管紧张素系统激活、肾脏引起的水钠

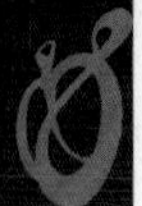

潴留以及相对容量超负荷有关。严重的 COPD 也与右心功能不全有关,右心功能不全严重时可导致左心室间隔隆起并导致左心室充盈受损。虽然肺动脉高压临床上较常见(见第 85 章),但严重者少,然而即使肺动脉压轻度升高,也能引起患者左心室充盈受损[18]。

心律失常

COPD 患者常常伴有酸碱失衡、低氧血症和高碳酸血症,这些都是室上性和室性心律失常的危险因素。这些异常在疾病晚期或急性发作期间更常见。大 COPD 患者,即使患有较轻度的疾病,也会有自主神经病变,这与 QTc 间期延长和室性心律失常风险增加有关。与年龄调整的对照组相比,慢性阻塞性肺疾病的特点是交感神经张力增强,其静息心率更高。许多药物,包括 β-激动剂、抗胆碱能药和茶碱,也可能是致心律失常的药物。这些会在药物的相互作用中进一步讨论。

临床表现:共同特征及诊断

COPD 具有以下一项或多项特点:慢性咳嗽、咳痰、喘息、劳力性或静息性呼吸困难。患有严重疾病的患者也可能有阵发性夜间呼吸困难。这些症状是非特异性的,诊断应该通过肺功能检查来确定。肺功能测定过程包括从最大吸气(肺总容量)到最大呼气(残气量)的用力呼气动作,所呼出气体的体积定义为用力肺活量(forced vital capacity,FVC)。测定过程中第一秒用力呼出气体的体积,或称为第一秒用力呼气容积(FEV_1),随着疾病严重程度的增加和气流阻塞而下降。COPD 的诊断标准是有典型的临床表现,且 FEV_1 与 FVC 的比值小于 0.70,或低于标准人群正常参考值的下限。

心内科及呼吸科医生经常遇见慢性阻塞性肺疾病合并心血管疾病的患者,却时常漏诊不属于他们专业的疾病。这不仅是由于缺乏对相关疾病鉴别的意识,也是因为两个系统疾病在症状上有许多共同点。慢性阻塞性肺疾病、冠心病和心力衰竭均可出现劳累性呼吸困难。除了呼吸困难,慢性阻塞性肺疾病和心力衰竭还有其他共同的症状,如咳嗽和喘息,有时伴有夜间咳嗽和阵发性夜间呼吸困难。这些是收缩性心力衰竭和 HFpEF 共同的症状。外周水肿在心力衰竭和 COPD 中也很常见,尤其是 COPD 病情加重并伴有肺心病的时候。对于确诊一种疾病的患者,另一种疾病的症状通常被忽视,并归因于最初的诊断。对于症状与基础疾病严重程度不成比例的患者,应怀疑并进一步检查是否同时存在心肺疾病。

在大多数患者中,COPD 可以通过详细的病史和体格检查并辅以适当的实验室和放射学检查与心血管疾病进行鉴别,包括胸片、肺功能、二维超声心动图、血液生物标志物如肌钙蛋白和脑利钠肽,以及静息和负荷心电图等。尽管肺是超声的不良导体,但最近的研究表明肺部超声伪影可用于发现肺水肿,并在急性情况下用于鉴别 CHF 和 COPD[19]。对于慢性阻塞性肺疾病的确诊,阻塞性通气功能障碍是必须的,不应该仅仅根据吸烟史和症状来作出诊断。虽然这些疾病经常是可以鉴别,但与心力衰竭相关的生理变化可能会使气流阻塞的检测和严重程度分级不准确。间质性水肿可表现为 FVC 降低,因此 FEV_1/FVC 比率升高(假抑制模式)。支气管周围水肿可引起气道高反应性和支气管收缩,导致气道阻塞(心源性哮喘)。由于上述原因,建议肺部疾病患者的肺功能检查应尽可能在血容量正常的条件下测定。肺容量通常在 COPD 中升高并且随着心力衰竭而降低,肺总量的容积描记法可用于区分这两种情况,尽管在这些条件下肺容量的显著重叠降低了特异性。一氧化碳弥散量(diffusing capacity of carbon monoxide,DLCO)是反映氧气通过血-肺泡屏障转移的替代指标,在肺气肿患者中 DLCO 比在心力衰竭患者中可能更低,在心力衰竭患者中,由于肺内血容量增加,DLCO 通常正常或升高。在一些同时存在多种严重疾病的患者中,心肺运动试验可能有助于区分每种疾病在运动限制中所参与的比重。

治疗和药物相互作用

人多数指南现在都认为 COPD 和心血管疾病的治疗应遵循每种疾病的标准治疗建议。肺康复的非药物治疗与呼吸困难、呼吸生活质量和运动能力的显著改善相关,与肺病的严重程度无关,心脏合并症的存在不应被视为运动训练的禁忌证(见第 53 章);康复锻炼也对心血管疾病也有明显益处。COPD 的主要药物治疗是吸入支气管扩张剂,包括 β-激动剂、抗胆碱能药物和对于晚期及症状发作频发患者给予吸入性类固醇皮质激素治疗。尽管这些药物减轻了呼吸困难,提高了运动能力和改善了呼吸生活质量,但就其中一些药物是否会增加心血管事件的风险仍有争议[20]。大规模回顾性研究发现使用短效 β-激动剂药物可使心律失常发生率增加 1.5 至 4.5 倍。使用长效 β-激动剂同样易导致心律失常的发生。短效抗胆碱能药物异丙托品的研究数据则不尽相同,有一些但并非所有研究提示应用短效抗胆碱能药物使心律失常发生的风险升高。虽然关于长效抗胆碱能受体拮抗剂如噻托溴铵的安全性 meta 分析示:那些有明显潜在心脏病的患者发生心律失常风险更大,最近一项针对安全性问题的大型随机对照研究发现,即使是已有心脏疾病的患者,使用噻托溴铵也不会增加心律失常的风险[21]。安全性研究也表明噻托溴铵不会增加心脏事件和死亡率,但此临床研究排除了近期发生过心脏事件或不稳定性心脏疾病的患者,对于这类患者仍应谨慎使用[22]。

还有报道称吸入 β-激动剂药物可增加 CHF 患者住院率。茶碱和口服类固醇的使用也与心房颤动有关(参见第 38 章)。罗氟司特是一种选择性磷酸二酯酶-4 抑制剂,汇总分析表明其对心脏安全性较高,但 4 期临床数据尚未公布[23]。阿奇霉素用于预防 COPD 反复加重,可导致 QT 间期延长(另见第 32 和 33 章)。回顾性数据表明,使用阿奇霉素可能增加心律失常的风险,对此美国食品药品监督管理局发布了黑框警告。虽然多项大型随机研究没有报告心脏的不良反应,但这些研究排除了延长 QTc 间期的患者,目前临床实践中推荐这种安全预防措施。

许多治疗心脏病的药物也常在 COPD 患者中使用。使用 β 受体阻滞剂会导致气流阻塞恶化,特别是对于心脏选择性药物,尽管临床试验表明这在临床上并不显著,但仍然值得关注。事实上,在 COPD 患者中使用心脏选择性 β 受体阻滞剂,无论是长期还是在急性加重期持续使用,均与提高生存率有关。回顾性数据还表明,上述药物的使用与疾病急性加重频率降低有关,这可能是得益于它们的心脏保护作用,尽管这些结果还有待随机试验的确认。回顾性研究还表明,他汀类药物、血管紧张素转换酶抑制剂和血管紧张素受体阻滞剂的应用有利于减少病情急性加重的发作;然而,一项大型随机研究未能显示他汀类药物可减少急性发作的频率。

急性发作

慢性阻塞性肺疾病的自然病程以发作性症状急性加重为特征,常常导致住院,显著影响生活质量,加速肺功能下降,并显著影响疾病的短期及长期死亡风险。急性发作与肺和全身炎症加重,氧化应激增加,交感神经张力增加,肺过度充气和心律失常有关。这些通

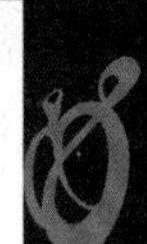

路的放大信号增加了冠状动脉缺血、易损斑块破裂、室性心律失常和心力衰竭的风险。急性心肌梗死恶化后1~5天的风险加倍,并且亚临床缺血可能更常见[24]。事实上,肌钙蛋白和N-末端脑利钠肽水平在急性加重期升高,并且都与更高的死亡率相关。舒张功能不全在稳定期COPD患者中很常见,并且在亚临床或临床心律失常的情况下发生失代偿。支气管血管束的充血增加气道反应性,引起呼吸状态的失代偿,这在临床上难以与普通的急性恶化区分开。

预后

心脏病和COPD并存常常导致较差的预后。大约一半的COPD患者死于心血管疾病。合并心力衰竭大约使COPD的4年死亡风险增加一倍。舒张功能不全的患者COPD急性加重的频率更高,大约三分之一的患者病情严重恶化与舒张功能不全有关。慢性阻塞性肺疾病对心血管结局也有负面影响,CODP患者因心绞痛和心肌梗死住院的频率增加了两倍。COPD还与心肌梗死后再入院和死亡的风险相关。

间质性肺病

间质性肺病(interstitial lung diseases,ILDs)是一组异质性的弥漫性肺实质疾病,其发病与遗传易感性、环境暴露(包括吸烟)和老化有关,其特征是肺实质有不同程度的炎症和纤维化,导致肺功能渐进性丧失及死亡。ILD的主要类型为特发性肺纤维化(idiopathic pulmonary fibrosis,IPF)和非特异性间质性肺炎(nonspecific interstitial pneumonitis,NSIP),目前已公认为两种不同的疾病。其他罕见的ILDs包括吸烟相关性间质性肺炎和急性和亚急性间质性肺炎。NSIP是特发性的,或与胶原血管疾病、过敏性肺炎和药物毒性有关。与结缔组织疾病相关的心血管疾病将在其他章节叙述(见第94章)。本节重点介绍IPF,这是ILD的主要类型,也是最长期预后最差的。

IPF在美国的患病率为13至42例/10万人,尽管非IPF的ILD的流行率数据很少,但这些疾病的组合可能更普遍[25]。实际上,在有患ILD风险的人群中(例如吸烟者),CT扫描显示间质性肺部异常率高达10%[26]。IFP相关的心脏疾病谱与COPD类似。根据疾病严重程度,文献报道心律失常发生率约20%,CHF发生率为4%至26%,CAD为3%至68%。与COPD相似,IPF已被认定是冠心病发展的独立危险因素,而且对于吸烟水平相似的患者,IPF患者发生冠心病的风险可能更大。这种关联的机制类似于已报道的COPD中的机制,具有炎症和氧化途径的上调。在IPF患者死亡病因中,心血管疾病仅次于呼吸衰竭,其中25%死于心脏疾病,因此对于诊断ILD的患者需要仔细评估心脏疾病情况[27]。

ILDs通常表现为慢性干咳和劳累性呼吸困难。体检发现肺底可闻及Velcro啰音,常常被误认为心衰时听到的湿啰音。肺功能检查示限制性通气功能障碍($FEV_1/FVC>0.70$和$FVC<80\%$预测值),限制性通气功能障碍应通过肺容量测定确认。通常胸部CT通过肺基底部有无弥散渗出及胸腔积液来区分IPF和心功能不全,尽管二者并存时并不能被很好地区分开。IPF的确诊需要依靠肺活检。除了最近批准的两种口服药物,吡非尼酮和尼达尼布,可以减缓疾病的进展,目前还没有治疗IPF的方法。尼达尼布是一种酪氨酸激酶抑制剂,有报道称QT延长、左心室功能障碍、高血压和动脉血栓形成与使用酪氨酸激酶抑制剂相关,尽管大多数数据来源于它们在癌症患者中的应用。

支气管哮喘

支气管哮喘是一种以气流可逆性受限为特征的慢性气道炎性病变。尽管应用支气管舒张剂后气道阻力受限改善有利于支气管哮喘的诊断,但是这并不足以区分COPD和支气管哮喘,因为大约40%的COPD患者吸入支气管扩张剂后气流受限得到改善。在美国,哮喘的患病率约为8%。虽然哮喘也与肺部慢性炎症有关,并且支持慢性哮喘与心血管疾病之间关系的数据很少,但经过对其他心脏危险因素的调整后,慢性哮喘患者患冠心病的风险似乎略高于一般人群[28]。

支气管哮喘患者肺功能通常表现为可逆性气流受限,给予支气管舒张剂后气道阻塞可缓解。轻度支气管哮喘患者的肺功能可基本正常,对于重症及未控制的哮喘患者其肺功能表现同COPD,为不可逆性气流受限。对于年轻患者,支气管哮喘能通过病史,体格检查及肺功能检查,迅速地明确诊断。然而,对于出现咳嗽,喘息和夜间呼吸困难的老年患者,应另外评估心源性病因。左室功能衰竭患者支气管血管束充血可能导致心源性哮喘。心源性哮喘通常根据临床表现诊断,尽管吸入醋甲胆碱进行支气管激发试验表现为可疑阳性或阴性能进一步支持该诊断。虽然支持使用支气管扩张剂治疗心源哮喘的数据很少,但通常建议进行支气管舒张剂试验以明确是否合并支气管哮喘。心源性哮喘的主要治疗措施为改善心脏功能。

鉴于哮喘的高患病率,必须要考虑吸入药物的潜在心脏副作用,尤其是长效β受体激动剂,如沙美特罗和福莫特罗。单独使用这些药物时,哮喘相关死亡风险增加1.5至4.5倍,并且在某些情况下可能由于心律失常导致心源性死亡,促使FDA发布黑框警告,不建议应用这些药物单药治疗。长效β-激动剂联合吸入皮质类固醇似乎可以降低这种风险[29,30]。

囊性纤维化

囊性纤维化(cystic fibrosis,CF)是与黏液和汗腺相关的常染色体隐性遗传疾病,主要表现为阻塞性气道疾病和胰腺功能不全。在美国约有30 000例CF患者,全世界约有70 000人。随着诊断、治疗和护理的进步,中位生存时间从20世纪60年代初的10年稳步增加到现在的40年。随着寿命的延长,人们越来越认识到这种慢性炎症性肺部疾病的心血管并发症。加速动脉粥样硬化的机制可能与其他CLDs相似;对受损肱动脉进行血流介导的血管扩张功能检测,证实在7~18岁的CF患者中存在内皮功能障碍[31]。除了CLD外,这些患者通常由于胰腺功能不全缺乏脂溶性抗氧化维生素,尽管给予补充仍然不足。营养建议是摄取高脂肪饮食,提供高达40%的总卡路里,以补偿消化不良,以及增加的能量消耗。在CF患者中观察到多不饱和脂肪酸水平的持续变化,它们可能导致动脉粥样硬化。CF相关糖尿病也是早发CAD的一个危险因素。

肺移植

2016年在美国进行了大约2 100次肺移植,最常见的是COPD、IPF和CF。在肺移植术后3年内,90%无心血管危险因素的患者发展为存在一个或多个心血管危险因素的患者,40%发展为具有两个或多个危险因素的患者[32]。使用免疫抑制药物(如环孢菌素和糖皮质激素)可增加心血管疾病风险,加速血管病变。与

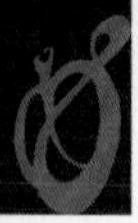

其他实体器官移植如心脏、肾脏、肝脏相比，其 10 年生存率约为 50%~60%，而肺移植的 10 年生存率仅为 22%。肺移植术后 5 年内死亡的主要原因是闭塞性细支气管炎综合征，心血管疾病占死亡人数的 5%。然而，随着这些患者寿命的增加，心血管疾病预计会增加，心脏评估应该成为所有移植后患者评估的一部分。

展望

与对照组相比，CLDs 与心血管疾病的高患病率相关。许多 CLDs 如 COPD 和 IPF 应被视为动脉粥样硬化前病变，这些患者应进行相应的心血管疾病筛查。动脉粥样硬化可能是传统心血管危险因素以及全身性炎症和氧化应激的综合作用的结果。对于与其潜在疾病的严重程度不相称的症状的患者，应积极调查其他原因，包括冠心病和心力衰竭。用于 COPD 和 IPF 的药物可增加心律失常的风险，应谨慎使用，并密切注意风险-效益分析以及考虑其他的药物相互作用。肺部康复与 CLD 患者功能状态的显著改善有关，并且心脏合并症的存在不应视为禁忌证。在所有的 CLD 患者中，无论疾病的严重程度如何，都要警惕心脏疾病的存在。

（白英楠 译，樊冰 校）

参考文献

Chronic Obstructive Pulmonary Disease

1. Bhatt SP, Dransfield MT. Chronic obstructive pulmonary disease and cardiovascular disease. *Trans Res J Lab Clin Med.* 2013;162:237–251.
2. Centers for Disease Control and Prevention. Chronic obstructive pulmonary disease among adults–United States, 2011. *MMWR Morb Mortal Wkly Rep.* 2012;61:938–943.
3. Chen W, Thomas J, Sadatsafavi M, FitzGerald JM. Risk of cardiovascular comorbidity in patients with chronic obstructive pulmonary disease: a systematic review and meta-analysis. *Lancet Respir Med.* 2015;3:631–639.
4. King CS, Nathan SD. Idiopathic pulmonary fibrosis: effects and optimal management of comorbidities. *Lancet Respir Med.* 2017;5:72–84.
5. Hawkins NM, Virani S, Ceconi C. Heart failure and chronic obstructive pulmonary disease: the challenges facing physicians and health services. *Eur Heart J.* 2013;34:2795–2803.
6. Goudis CA, Konstantinidis AK, Ntalas IV, Korantzopoulos P. Electrocardiographic abnormalities and cardiac arrhythmias in chronic obstructive pulmonary disease. *Int J Cardiol.* 2015;199:264–273.
7. Lahousse L, van den Bouwhuijsen QJ, Loth DW, et al. Chronic obstructive pulmonary disease and lipid core carotid artery plaques in the elderly: the Rotterdam Study. *Am J Respir Crit Care Med.* 2013;187:58–64.
8. Bhatt SP, Wells JM, Dransfield MT. Cardiovascular disease in COPD: a call for action. *Lancet Respir Med.* 2014;2:783–785.
9. Eisner MD, Anthonisen N, Coultas D, et al. An official American Thoracic Society public policy statement: Novel risk factors and the global burden of chronic obstructive pulmonary disease. *Am J Respir Crit Care Med.* 2010;182:693–718.
10. Salvi S. Tobacco smoking and environmental risk factors for chronic obstructive pulmonary disease. *Clin Chest Med.* 2014;35:17–27.
11. Jenkins CR, Chapman KR, Donohue JF, et al. Improving the Management of COPD in Women. *Chest.* 2016.
12. Berthon BS, Wood LG. Nutrition and respiratory health–feature review. *Nutrients.* 2015;7:1618–1643.
13. Barnes PJ. Inflammatory mechanisms in patients with chronic obstructive pulmonary disease. *J Allergy Clin Immunol.* 2016;138:16–27.
14. Campo G, Pavasini R, Malagu M, et al. Chronic obstructive pulmonary disease and ischemic heart disease comorbidity: overview of mechanisms and clinical management. *Cardiovasc Drugs Ther.* 2015;29:147–157.
15. Milic M, Frustaci A, Del Bufalo A, et al. DNA damage in non-communicable diseases: A clinical and epidemiological perspective. *Mutat Res.* 2015;776:118–127.
16. Waschki B, Kirsten AM, Holz O, et al. Disease Progression and Changes in Physical Activity in Patients with Chronic Obstructive Pulmonary Disease. *Am J Respir Crit Care Med.* 2015;192:295–306.
17. Watz H, Waschki B, Meyer T, et al. Decreasing cardiac chamber sizes and associated heart dysfunction in COPD: role of hyperinflation. *Chest.* 2010;138:32–38.
18. Kasner M, Westermann D, Steendijk P, et al. Left ventricular dysfunction induced by nonsevere idiopathic pulmonary arterial hypertension: a pressure-volume relationship study. *Am J Respir Crit Care Med.* 2012;186:181–189.
19. Lichtenstein DA. BLUE-protocol and FALLS-protocol: two applications of lung ultrasound in the critically ill. *Chest.* 2015;147:1659–1670.
20. Lahousse L, Verhamme KM, Stricker BH, Brusselle GG. Cardiac effects of current treatments of chronic obstructive pulmonary disease. *Lancet Respir Med.* 2016;4:149–164.
21. Wise RA, Anzueto A, Cotton D, et al. Tiotropium Respimat inhaler and the risk of death in COPD. *N Engl J Med.* 2013;369:1491–1501.
22. Tashkin DP, Leimer I, Metzdorf N, Decramer M. Cardiac safety of tiotropium in patients with cardiac events: a retrospective analysis of the UPLIFT(R) trial. *Respir Res.* 2015;16:65.
23. White WB, Cooke GE, Kowey PR, et al. Cardiovascular safety in patients receiving roflumilast for the treatment of COPD. *Chest.* 2013;144:758–765.
24. Donaldson GC, Hurst JR, Smith CJ, et al. Increased risk of myocardial infarction and stroke following exacerbation of COPD. *Chest.* 2010;137:1091–1097.

Interstitial Lung Disease

25. Lynch JP 3rd, Huynh RH, Fishbein MC, et al. Idiopathic Pulmonary Fibrosis: Epidemiology, Clinical Features, Prognosis, and Management. *Semin Respir Crit Care Med.* 2016;37:331–357.
26. Washko GR, Hunninghake GM, Fernandez IE, et al. Lung volumes and emphysema in smokers with interstitial lung abnormalities. *N Engl J Med.* 2011;364:897–906.
27. Shah RR, Morganroth J. Update on Cardiovascular Safety of Tyrosine Kinase Inhibitors: With a Special Focus on QT Interval, Left Ventricular Dysfunction and Overall Risk/Benefit. *Drug Saf.* 2015;38:693–710.

Bronchial Asthma

28. Bang DW, Wi CI, Kim EN, et al. Asthma Status and Risk of Incident Myocardial Infarction: A Population-Based Case-Control Study. *J Allergy Clin Immunol Pract.* 2016;4:917–923.
29. Cates CJ, Wieland LS, Oleszczuk M, Kew KM. Safety of regular formoterol or salmeterol in adults with asthma: an overview of Cochrane reviews. *Cochrane Database Syst Rev.* 2014;(2):CD010314.
30. Stempel DA, Raphiou IH, Kral KM, et al. Serious Asthma Events with Fluticasone plus Salmeterol versus Fluticasone Alone. *N Engl J Med.* 2016;374:1822–1830.

Cystic Fibrosis

31. Poore S, Berry B, Eidson D, et al. Evidence of vascular endothelial dysfunction in young patients with cystic fibrosis. *Chest.* 2013;143:939–945.

Lung Transplantation

32. Gillis KA, Patel RK, Jardine AG. Cardiovascular complications after transplantation: treatment options in solid organ recipients. *Transplant Rev (Orlando).* 2014;28:47–55.

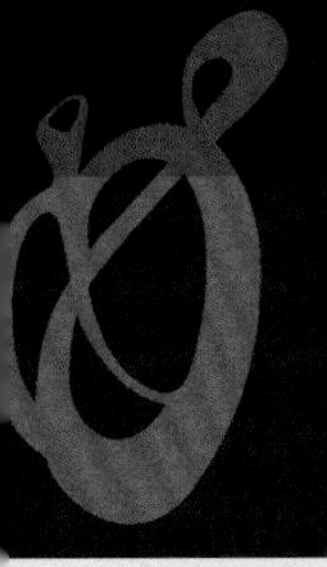

第 87 章　睡眠呼吸紊乱和心脏疾病

SUSAN REDLINE

睡眠呼吸紊乱(sleeping-disordered breathing,SDB)在心血管疾病患者中较为常见,可导致生活质量下降、功能耐量降低,并影响预后。SDB 可导致急性或慢性的生理应激,使心脏缺血症状恶化、心脏收缩或舒张功能减退,引起心脏解剖结构和电结构重塑,从而增加心律失常和心源性猝死的风险。尽管目前已经有极多的证据显示 SDB 与心血管疾病(cardiovascular disease,CVD)有关,心脏疾病患者也易于受 SDB 相关应激因素的影响,但在心脏疾病医疗实践中 SDB 通常不易被识别,因此需要提高对 SDB 的认识,改变初始治疗的方式。本章将讲述 SDB 的识别、病理生理和对心血管健康的影响。

定义

SDB 指睡眠相关的呼吸疾病,包括阻塞性睡眠呼吸暂停(obstructive sleep apnea,OSA)、中枢性睡眠呼吸暂停(central sleep apnea,CSA)、陈-施呼吸和睡眠相关低通气。这些疾病的发病机制、危险因素和临床特征互有重叠,他们都与睡眠过程中通气降低和睡眠觉醒有关,但这些危险因素在疾病中的作用、影响神经肌肉呼吸驱动和导致气道塌陷的严重程度等方面又有不同。表 87.1 归纳了这些疾病的症状、诊断标准和对 CVD 的影响。

表 87.1　阻塞性呼吸暂停和中枢性呼吸暂停的特征

	阻塞性呼吸暂停	中枢性呼吸暂停
常见症状	打鼾、可观察到的呼吸暂停、睡眠时喘息或嗅吸、日间嗜睡	可观察到的呼吸暂停、睡眠时喘息或嗅吸、频繁觉醒、无效睡眠、疲乏
诊断	家庭呼吸暂停监测或多导睡眠监测显示 AHI>5,以阻塞性呼吸暂停或低通气(>50%)为主	多导睡眠监测显示中枢性呼吸暂停或低通气为主(>50%),且中枢性呼吸暂停指数>5 陈-施呼吸:≥3 次连续的中枢性呼吸暂停或低通气,由渐强-渐弱的变化分隔,每一次呼吸暂停时间≥40 秒,同时中枢性 AHI>5
相关危险因素	肥胖,男性,中-高龄	男性,高龄
有关的心血管疾病*	顽固性高血压、卒中、心力衰竭(射血分数保留或降低)心房颤动、冠心病	心房颤动、心力衰竭(射血分数降低或保留)、卒中、肺高压、冠心病

* 排列顺序显示大致的相对关联强度。

OSA 以反复发生的、完全性(睡眠暂停)或部分性(低通气)上气道阻塞交替出现为特征,该疾病影响了 34%的中年男性和 17%的中年女性[1]。由于 OSA 和 CVD 有共同的危险因素(如中心性肥胖)和发病关联,这两种疾病常同时发生。在高血压病、心力衰竭(heart failure,HF)、冠心病和脑血管疾病患者中,OSA 的发病率高达 40%~80%[2]。典型的 OSA 常表现为大声或间断地打鼾、睡眠质量差和无效睡眠。日间睡眠过多也是一种主要症状,这种症状的出现标志着严重的疾病状态,且与心血管不良预后风险升高有关,也与 OSA 的治疗效果有良好相关性[3]。患有 OSA 的患者通常生活质量较差、情绪低落。如患者同时合并 CVD,随着 OSA 治疗有效,这些与患者有关的重要预后指标将随之改善[4]。

OSA 的诊断基于以下两点:①夜间睡眠或日间嗜睡症过程中呼吸受影响的症状(打鼾、嗅吸、喘息或呼吸中断),尽管有充足的睡眠时间但仍感到疲乏,不能用其他疾病解释;②睡眠监测中记录到大于等于 5 次以上的阻塞性呼吸暂停或低通气[呼吸暂停-低通气指数(Apnea-Hypopnea Index,AHI)]。如果 AHI 大于 15,即使没有症状也可诊断为 OSA[5]。呼吸暂停或低通气表现为通气降低持续至少 10 秒钟,同时伴有血氧饱和度的下降和/或脑皮质唤醒(图 87.1)[6]。由于气道阻塞,呼吸暂停时气道内几乎没有气流,而低通气时气道内的气流则降低了 30%~50%。呼吸受影响的频率(AHI 水平),低氧血症和睡眠觉醒的程度以及日间活动受累程度,如嗜睡症和认知减退,常被用来评价 OSA 的严重程度。

多通道过夜睡眠数据,包括气流的微小变化、呼吸做功和血氧饱和度,用于计算 AHI 和其他睡眠指标。用于诊断 SDB 的家用睡眠呼吸暂停监测同样收集这些重要数据,但需要额外的信息才能评价睡眠质量。相较而言,在睡眠实验室中进行的多导睡眠监测可同时记录呼吸、脑电图、心电图、腿部肌肉的数据,从而精确地对睡眠进行分期、计数片段化睡眠的数量、识别其他与睡眠相关的现

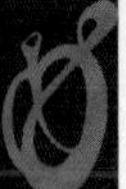

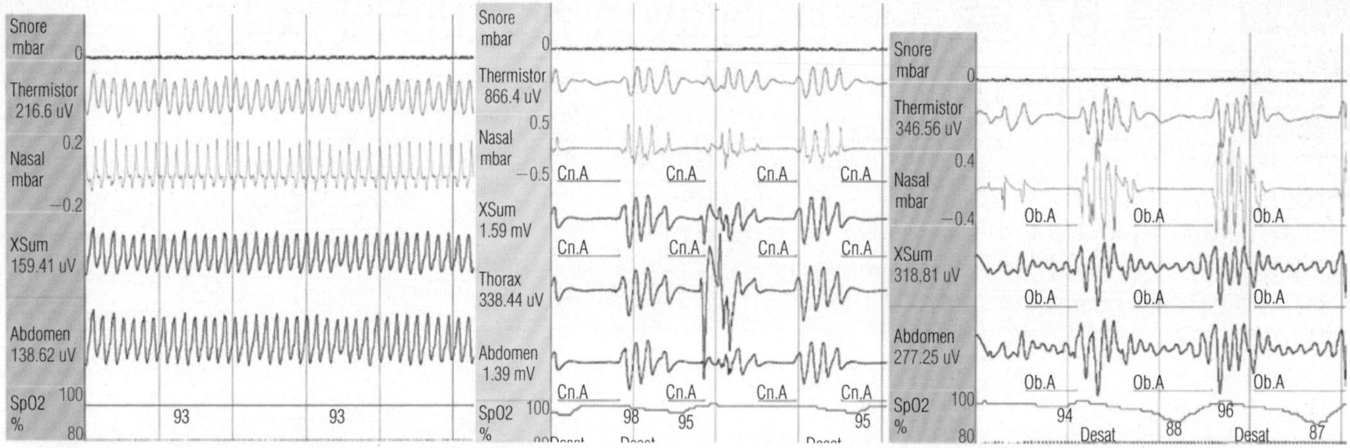

图 87.1 过夜睡眠监测实例，显示了多个睡眠监护参数。第一列显示正常睡眠呼吸，氧饱和度持续稳定。第二列显示反复发作的中枢性呼吸暂停，可见持续 15~40 秒的呼吸暂停（由鼻腔和热敏电阻参数显示），此时没有打鼾，没有呼吸做功，每次发生呼吸暂停时氧饱和度下降 3%。第三列显示了阻塞性呼吸暂停，虽然有胸、腹部呼吸做功，但是气道没有气流，同时伴有严重的缺氧。（每一列记录的时间大约为 3 分钟）

象，如周期性腿运动。由于费用较低，家用睡眠呼吸暂停监测技术已被越来越多地采用，但基于睡眠实验室的多导睡眠监测仍然有重要作用，尤其是对于合并多种疾病（如 HF）的患者。当判读家用睡眠呼吸暂停监测结果的时候，我们应认识到，这一检查方式可能低估 AHI 约 12%[7]，且有更高的可能将那些本身睡眠质量较差的患者（如合并 HF）错误地分类。

病理生理

阻塞性睡眠呼吸暂停的病理生理

咽部气道缺乏骨或软骨的支撑，且该部位的大小和形态随着每一次呼气和吸气不停变化（气道内负压"抽吸"气道向内收缩）。咽部扩张肌的收缩可保证气道通畅，而该肌肉在睡眠开始时活动减少。睡眠时是否发生呼吸暂停，取决于上气道肌肉受神经激活程度能否抵抗导致气道塌陷的力量[8]。

狭小气道（例如小颌症、咽侧壁脂肪组织沉积）以及人体处于仰卧位（某些重力或位置因素可使舌和其他软组织位置改变）均能上调神经肌肉驱动的阈值，需要更强的刺激才能维持气道通畅。因此，如果患者存在某些颌面部因素或过多气道软组织，就可能导致口咽部气道狭小，从而增加 OSA 的风险。当处于卧位时，来自下肢的体液可在颈部的嘴端再分布，从而在睡眠时使气道狭窄，这一因素会让合并 HF 或轻度下肢浮肿和静脉瘀滞的患者更易于发生 OSA[9]。肺容量可通过牵引力影响咽喉壁僵硬度，因此肺容量降低可使 OSA 恶化，如肥胖和肺淤血患者[10]。与之相反，肺容量升高在某种程度上是 OSA 的保护因素，如慢性阻塞性肺疾病患者[11]。鼻部通气阻力增加（如鼻中隔偏曲、鼻息肉）可通过提高气道腔内抽吸负压促进气道塌陷，也是 OSA 的危险因素，例如怀孕和过敏导致的鼻黏膜肿胀[12]。

咽部肌肉激动同时依赖于中央和外周呼吸化学感受器对 CO_2 的敏感性以及神经肌肉对 CO_2 的应答性（图 87.2）[10]。睡眠过程中，血液中 CO_2 浓度可轻度增加，有助于激活呼吸肌，使气道壁变得坚硬，保护上气道使其通畅。化学感受器敏感性降低和觉醒反应减少可延长呼吸暂停的时间，增加氧合血红蛋白去饱和化的严重程度。睡眠期间的通气调控系统相关疾病可导致病理性 CO_2 潴留和酸中毒，在肥胖-低通气综合征和睡眠-低通气综合征中非常常见[13]。相反，对 CO_2 感受过于敏感，可导致通气驱动力的大范围波动，使中枢神经系统觉醒和睡眠片段化。阶段式的高通气可使 CO_2 低于呼吸暂停的阈值，使呼吸暂停的周期延长。这种情况也见于 CSA，最为极端的一种形式就是陈-施呼吸[2]。

OSA 的严重程度因不同的睡眠阶段和睡眠体位而不同。在快动眼（rapid eye movement，REM）睡眠阶段，神经肌肉驱动力较低且有上下波动，这一阶段通常 OSA 最为严重。女性更容易发生"快动眼相关"OSA，是 REM 睡眠阶段最常见的呼吸暂停[14]。OSA 可因大量摄入酒精而恶化，酒精可降低神经肌肉活动能力，尤其是处于仰卧位时[15]。

中枢性睡眠呼吸暂停的病理生理

很多 CSA 常继发于遗传变异综合征、神经肌肉疾病和阿片类药物的使用，显示这种疾病与中枢和外周通气调控系统异常有关[16]。成人 CSA 常与心脏或脑血管疾病有关，发病机制是对 CO_2 敏感性升高，以及肺毛细血管和颈动脉化学感受器之间环路传导延迟，从而导致的呼吸不稳定[17]。周期性的高通气可使 CO_2 水平低于呼吸暂停阈值，延长呼吸暂停周期，使呼吸浅慢。这种渐强-渐弱的呼吸周期，称为陈-施呼吸。

睡眠呼吸紊乱的危险因素和识别

男性、高龄和肥胖，是常见的 OSA 危险因素[18]。男性 OSA 的发病率是女性的 2~4 倍[19]。男性易患 OSA 的危险因素包括男性特征的肥胖（与上气道脂肪沉积有关）和较长的咽部长度，后者易于发生气道塌陷[20]。女性 OSA 发病率升高与绝经有关，而激素替代治疗可降低 AHI 水平，这与激素水平调节危险因素的结果一致[21]。尽管激素水平对 OSA 的作用机制尚未阐明，但雌激素和孕激素确实对通气有影响，包括对低氧血症和 CO_2 的反应性[22]。然而，无论高龄男性还是高龄女性，OSA 的严重程度均升高，提示这是一种年龄相关的合并症（如心脏疾病和神经病），年龄因素可作用于气道僵硬程度和通气功能[18]。OSA 在高龄患者的临床表现较中年患者显著不同，打鼾、肥胖、自主神经功能失调、CVD 较为少见[23]。目前尚不明确这种不同是来自于相关研究中老年患者和中年患者对比结果的研究偏倚，还是 OSA 确实在不同的人群中表现不同。

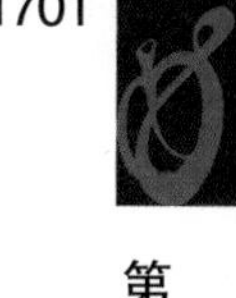

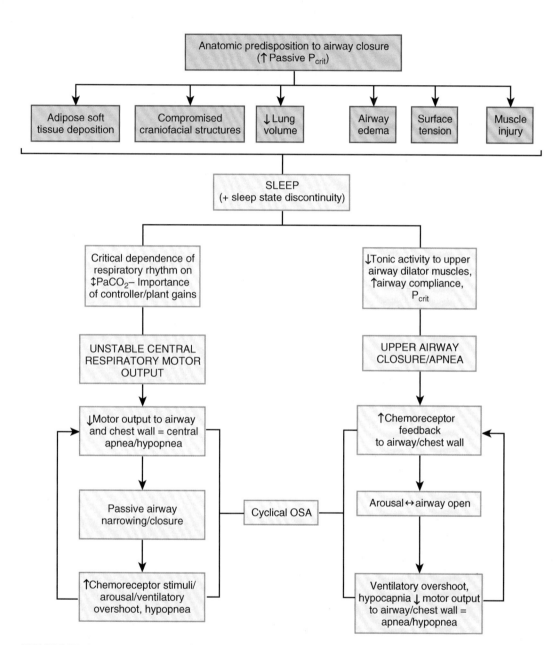

Anatomic predisposition to airway closure
(↑Passive P_{crit})

Adipose soft tissue deposition

Compromised craniofacial structures

↓Lung volume

Airway edema

Surface tension

Muscle injury

SLEEP
(+ sleep state discontinuity)

Critical dependence of respiratory rhythm on ↕$PaCO_2$– Importance of controller/plant gains

↓Tonic activity to upper airway dilator muscles, ↑airway compliance, P_{crit}

UNSTABLE CENTRAL RESPIRATORY MOTOR OUTPUT

UPPER AIRWAY CLOSURE/APNEA

↓Motor output to airway and chest wall = central apnea/hypopnea

↑Chemoreceptor feedback to airway/chest wall

Passive airway narrowing/closure

Cyclical OSA

Arousal↔airway open

↑Chemoreceptor stimuli/ arousal/ventilatory overshoot, hypopnea

Ventilatory overshoot, hypocapnia ↓ motor output to airway/chest wall = apnea/hypopnea

FIGURE 87.2 Schematic showing pathogenetic mechanisms leading to obstructive apneas. (From Dempsey JA, Veasey SC, Morgan BJ, O'Donnell CP: Pathophysiology of sleep apnea. Physiol Rev 2010;90:47-112.)

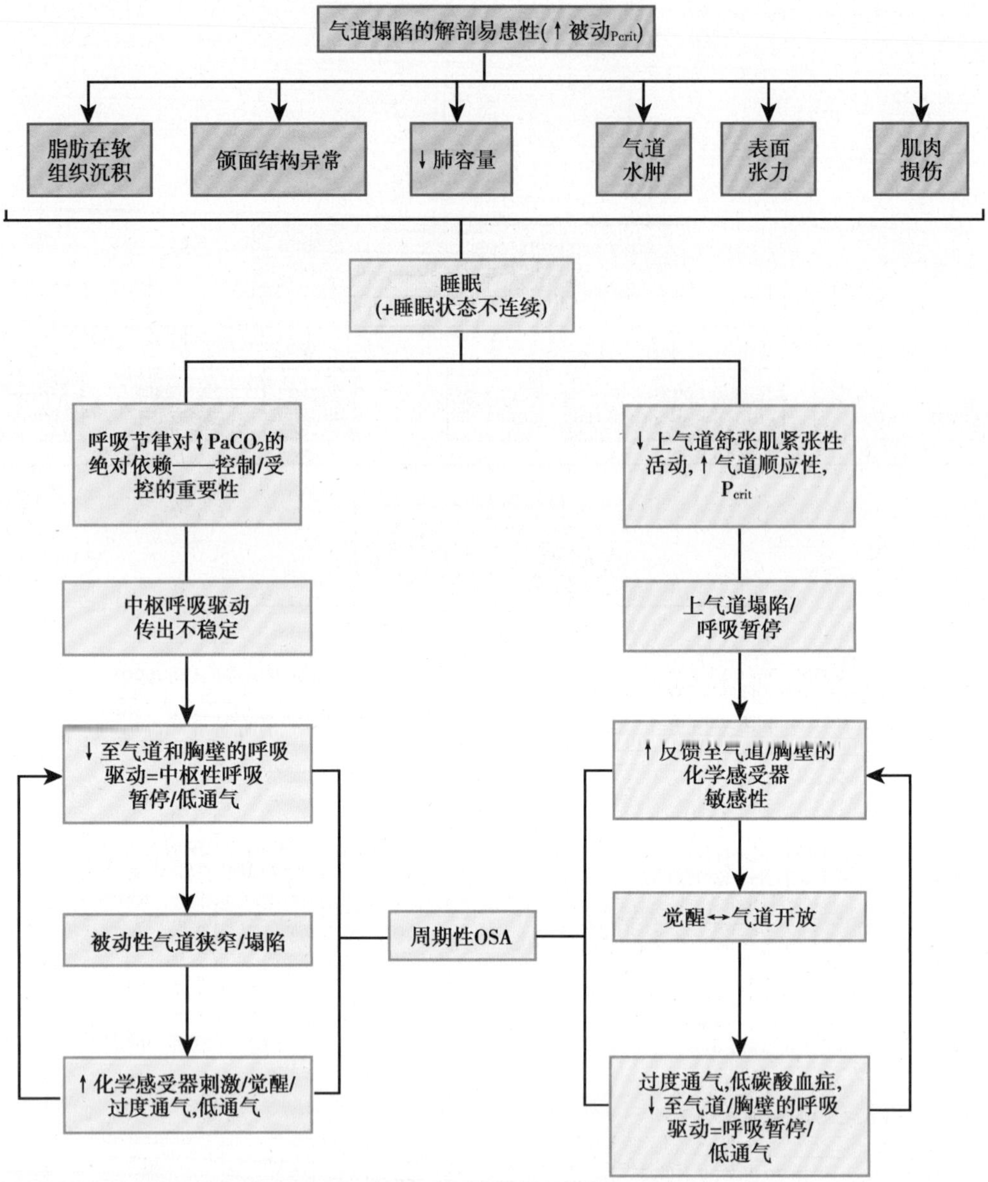

气道塌陷的解剖易患性(↑被动P_{crit})

脂肪在软组织沉积

颌面结构异常

↓肺容量

气道水肿

表面张力

肌肉损伤

睡眠
(+睡眠状态不连续)

呼吸节律对↕$PaCO_2$的绝对依赖——控制/受控的重要性

中枢呼吸驱动传出不稳定

↓至气道和胸壁的呼吸驱动=中枢性呼吸暂停/低通气

被动性气道狭窄/塌陷

↑化学感受器刺激/觉醒/过度通气,低通气

周期性OSA

↓上气道舒张肌紧张性活动,↑气道顺应性,P_{crit}

上气道塌陷/呼吸暂停

↑反馈至气道/胸壁的化学感受器敏感性

觉醒↔气道开放

过度通气,低碳酸血症,↓至气道/胸壁的呼吸驱动=呼吸暂停/低通气

图 87.2 显示了导致阻塞性呼吸暂停的病理学机制。(引自 Dempsey JA, Veasey SC, Morgan BJ, O'Donnell CP: Pathophysiology of sleep apnea. Physiol Rev 2010;90:47-112.)

OSA 患者中约有 40%~60%存在超重或肥胖。与正常体重的个体相比,肥胖的中年个体 OSA 发病率是前者的 4 倍[1]。肥胖对 OSA 的影响主要在于脂肪在舌、咽旁组织沉积导致气道狭窄,同时肥胖患者胸廓顺应性和肺容量也显著下降。肥胖相关细胞因子水平也影响通气调控系统,导致日间嗜睡症。即使是轻度的体征增加或减少,也会对 OSA 的严重程度产生显著影响。举例来说,如果身体质量指数(body mass index,BMI,kg/m^2)增加 1%,AHI 可能或增加 3%。这一结果强调了体重控制在 OSA 患者中的重要性[1]。然而,约有 20%的 OSA 患者并不肥胖,没有肥胖并不代表患者没有 OSA 相关的症状。与 OSA 有关的其他危险因素包括颌面部因素导致的口咽部气道狭窄、上气道扩张肌功能不全、通气化学感受器敏感性升高以及较低的呼吸觉醒阈值[18]。

OSA 患者的一级亲属发生 OSA 的风险约是无类似情况对照组的 2 倍[24]。不同 OSA 患者的基因变异程度超过 60%,说明 OSA 并不仅仅与肥胖有关,而是一种多因素疾病[25]。OSA 的部分基因变异与心脏疾病、糖脂代谢水平异常有关,显示 OSA 与心脏疾病有重叠的基因机制(基因多效性)[26,27]。两性异形在 OSA 基因变异中的作用已经得到确认,这种情况与基于不同性别的基因变异在肥胖和心脏疾病中起的作用相似[26]。

人群研究显示,临床症状严重的 OSA 患者常常没有被有效识别和治疗[28]。尽管公众对 OSA 的认知已有很大改观,但仍有超过 80%的中-重度 OSA 患者没有被发现[28,29]。甚至在明确诊断 OSA 的患者中,仍有超过 30%的患者表示从发现症状到被明确诊断的时间超过 10 年[30]。OSA 漏诊率在某些族群或少数民族,以及高龄患者中较高,尤其是在非裔美国人和高龄美籍华人中更为常见[29],这些族群通常有心肌代谢疾病的风险。女性 OSA 漏诊通常与这部分人群报告症状的倾向性导致,如这部分人群常诉疲乏,而不是嗜睡;她们常诉失眠症,也会混淆 OSA 的诊断,降低问卷调查的敏感性[21]。女性通常表现为 REM 主导的 OSA,呼吸暂停常因觉醒而终止,并没有氧饱和度降低,家用睡眠监测时常无法发现这种 OSA。

CSA 的危险因素包括男性,清醒状态下低碳酸血症,高龄,以及 HF、CVD 和心房颤动[17]。由于交感神经活性增强,CSA 患者可能并不表现为嗜睡,而更多地表现为失眠,如入睡困难和觉醒增多。

常规睡眠呼吸暂停的筛查尚未建立。2017 年,美国预防医学工作组认为目前尚无足够证据支持在家庭保健层面开展睡眠呼吸暂停的常规筛查[31]。然而,那些已经被确诊为 OSA 的患者,经常抱怨从发现症状到明确诊断的时间太长,从而延误了治疗时间。这一现象提示我们需要改变目前对 OSA 的识别现状[30]。整合多种信息的调查问卷或网络算法,如打鼾频率、性别、BMI 和性别,有助于计算 OSA 风险[32],建议在心脏病临床实践中[33],或在睡眠呼吸暂停高发地区使用,从而提高对这种疾病的诊断,使这些患者能早期接受治疗。

睡眠呼吸紊乱导致心血管疾病的病理生理学机制

正常睡眠过程中,交感神经活性降低、副交感神经活性增强,血压和心率随之降低。反复上气道塌陷导致的睡眠中断和觉醒干扰了正常睡眠,导致交感神经活动增加,短时间内血压升高[17,34]。气体交换能力减弱和间歇性缺氧可进一步影响自主神经功能,触发急性期蛋白和活性氧的释放。这些介质可导致炎症反应放大,使血液处于高凝状态,加重胰岛素抵抗和脂肪溶解[35]。缺氧和自主神经功能改变可引起心脏电活动重塑和心肌损伤。呼吸暂停和低通气导致的氧合血红蛋白去饱和化进一步加重心肌组织的缺氧状态。为了抵抗气道狭窄(合并 OSA)而增加的呼吸做功,可引起胸腔内压的不稳定,加重了左心室的前、后负荷,增加了心脏氧耗,降低了每搏输出量。图 87.3 简明扼要地反映了 OSA 引起的病理生理学系列改变,以后的章节将会详细阐述。

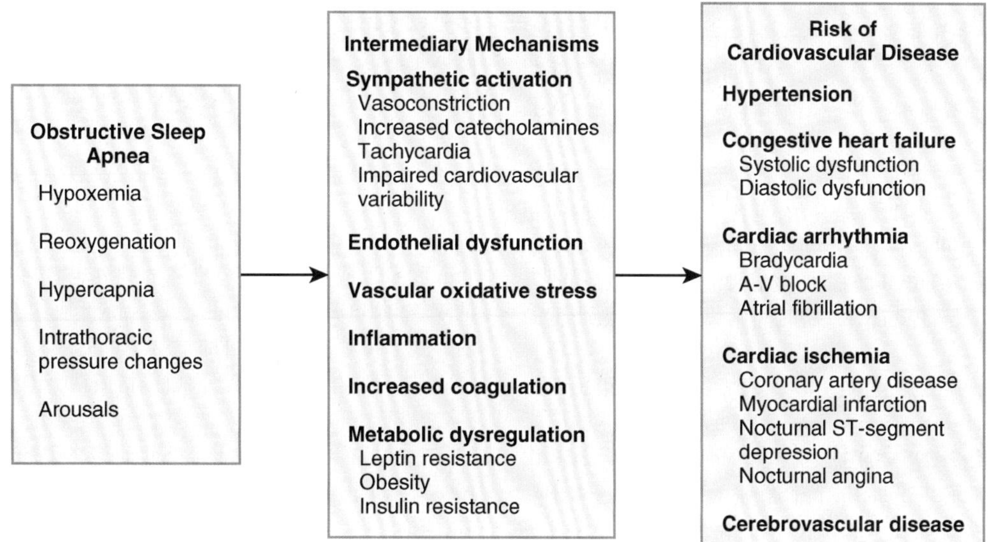

FIGURE 87.3 Schematic showing links among apnea-related physiologic stressors, intermediate mechanisms, and cardiovascular outcomes. (From Shamsuzzaman ASM, Gersh BJ, Somers VK, et al: Obstructive sleep apnea: implications for cardiac and vascular disease. JAMA 2003;290(14):1906-14.)

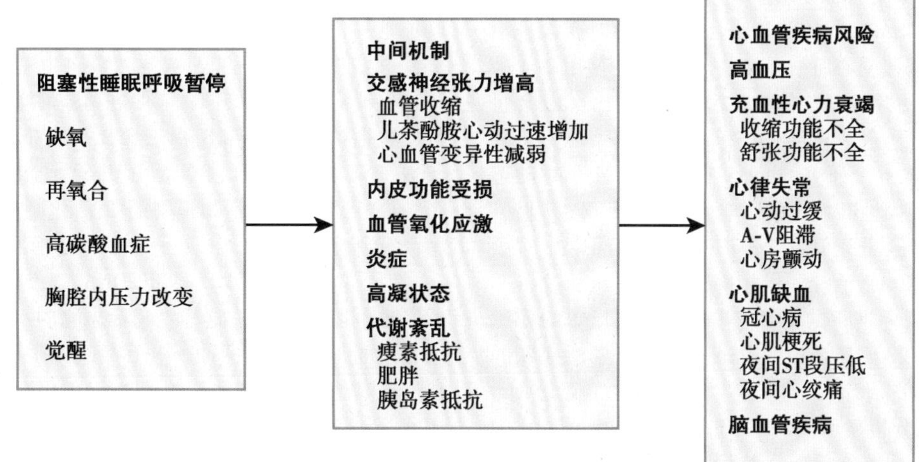

图 87.3 显示了呼吸暂停相关应激因素之间的关联,中间机制和心血管预后。(引自 Shamsuzzaman ASM, Gersh BJ, Somers VK, et al: Obstructive sleep apnea: implications for cardiac and vascular disease. JAMA 2003;290(14):1906-14.)

睡眠呼吸紊乱和高血压病

约有30%的原发性高血压患者(见第46章)和80%的继发性高血压患者同时合并OSA[36]。而超过50%的OSA患者同时合并有高血压病[37]。与轻度OSA相比,患有严重的、未经治疗的且同时使用强化降压治疗的OSA患者,其血压升高的风险是前者的4倍[38]。尽管高血压病和OSA同时出现反映了两者具有共同的危险因素,动物和人类数据都显示OSA是高血压病可能的病因。JNC7报告显示,OSA是高血压病可治疗的原因[39]。

OSA对血压有近期和远期影响[40]。近期影响包括呼吸暂停和低通气终止10秒钟之内心率和血压升高,与觉醒的峰值,以及通气、氧饱和的谷值对应[41]。频繁的觉醒触发化学感受器反射和交感神经释放物质至周围血管,引起血管收缩,肾素-血管紧张素-醛固酮系统活性改变。短暂血压升高的效应可能影响整个日间。慢性的、间断地血压升高将导致血管重塑。

OSA可导致非勺型的夜间血压,使日间血压升高,达到高血压前期、高血压各期的血压水平,甚至引起顽固性高血压[42]。有研究报道了"剂量响应"关系。具体来说,AHI每增加1个单位,非勺型收缩压升高的概率增加4%[38]。威斯康星队列有研究是一项关于国家雇员的前瞻性研究,该研究结果显示,经过4年的随访后,根据肥胖和其他混杂因素调整后,中度或重度OSA患者发生高血压的比值比为2.9[43]。近期数据显示,与睡眠各阶段的AHI相比,发生于REM睡眠期的呼吸暂停和低通气,与高血压的发生率有更直接的关系[44]。在REM睡眠期,交感神经活性是最强的,舌肌处于最低位置,呼吸暂停趋于持续,时间延长,导致最为严重的缺氧。

超过30个随机对照研究考察了OSA患者接受持续正压起到通气(continuous positive airway pressure,CPAP)治疗后血压的反应情况[45]。CPAP是治疗OSA的主要方式。Meta分析显示,CPAP治疗可降低收缩压平均2~3mmHg,降低舒张压平均1.5~2mmHg。总体而言,与日间血压相比,CPAP对夜间血压影响更大;对与CPAP治疗依从性越好、OSA越严重、越年轻、嗜睡症状越重、难治性高血压(平均血压改善程度可达4~9mmHg)的患者,CPAP治疗对血压的效果越好。CPAP治疗也能改善非勺型血压,而后者是全因死亡率的危险因素。呼吸暂停治疗心脏标志物(Heart Biomarker Evaluation in Apnea Treatment,HeartBEAT)研究报道了对于心血管风险增加的OSA患者,CPAP联合氧气治疗对比常规治疗的结果。多数患者都接受心脏病专家的治疗,平均使用2.4种降压药物[46]。与常规治疗组(按指南治疗CVD)相比,CPAP组显著降低了24小时血压(2.4mmHg),夜间血压降低尤为显著(3.5mmHg)。一项纳入6个研究的meta分析通过24小时动态血压评价了CPAP对顽固性高血压的影响,结果显示CPAP显著降低了收缩压和舒张压,分别达7.2mmHg和5.0mmHg[47]。顽固性高血压患者使用CPAP治疗同样能降低夜间血压和改善非勺型血压。一项在西班牙进行的CPAP在降低高血压中的作用的多中心研究入选了723例患者中度OSA但无显著嗜睡症状的受试者,分别接受CPAP治疗和常规治疗[48]。在中位随访期4年时,意向性治疗人群分析显示CPAP并未能降低高血压和CVD事件的发生率。然而,通过分析夜间使用CPAP治疗超过4小时及以上的受试者,结果显示这部分患者血压和CVD事件显著降低了31%,24小时血压显著改善,这种变化直接与CPAP使用时间有关(CPAP使用每增加1小时,可使平均收缩压降低1.3mmHg)。

目前的临床试验强调治疗依从性对改善血压的重要性。其他导致OSA治疗效果不一致的原因包括接受治疗的残余呼吸暂停、OSA的严重程度、年龄以及高血压病因等的不同。到底需要多大程度的CPAP治疗依从性才能达到有效的血压降低目前尚不清楚。尽管目前设定的目标值是每晚至少使用4小时CPAP,每晚使用CPAP超过6小时,包括在深夜REM睡眠期使用可能效果更好。导致高血压的病理生理机制不尽相同,如胰岛素抵抗、肥胖、自主神经功能失调、水盐平衡紊乱等。OSA引起高血压的可能原因和上述机制不同,在某些亚组人群中可能更为明显。接受治疗之前等待时间不同,将导致OSA治疗效果不一样。接受治疗之前已有数年OSA病史的患者,会发生慢性血管床重塑,CPAP治疗可能不会在短时间内对血压调节机制产生影响。治疗时间越早或治疗持续时间越长,可能会带来更大的血压改善。一项近期的研究显示,有3种微小核糖核酸(mRNA)可以预测OSA和顽固性高血压患者的血压对治疗的反应,这一结果提示可以使用这些生物标志物来预测某些可能对治疗具有良好反应的个体[49]。

与单一治疗方案相比,CPAP联合其他治疗方法,如药物治疗或减轻体重,能获得更好的效果,也可作为一种辅助疗法。同时患有高血压病和OSA的患者,其24小时血压的改善程度可能不如只患有高血压病而无OSA的患者。每晚使用CPAP超过4小时的患者,可增强药物治疗对于血压的改善程度[50]。对于患有中度OSA和C反应蛋白(CRP)升高的肥胖患者,减轻体重联合CPAP治疗较单用CPAP治疗可更有效地降低血压,证实了同时进行生活方式干预对于高危人群的重要性[51]。

基于目前已有的证据,高血压指南认为OSA是高血压病常见的、能进行干预的病因[39]。尽管治疗效果并不显著,但长期治疗能使收缩压降低2~3mmHg,由此能使卒中和冠心病的风险降低10%。因此,OSA的治疗,尤其是对于依从性很好、疗效显著的患者,能为整个人群不良心血管事件的降低做出贡献。

睡眠呼吸紊乱和冠心病

SDB能通过触发交感神经系统活性而使动脉粥样硬化恶化,增加促炎症蛋白的释放,从而导致脂代谢异常、胰岛素抵抗和内皮功能紊乱[52-56]。SDB相关的缺氧反复发作,可激活白细胞和内皮细胞,增加黏附分子的表达,导致氧自由基的释放[57]。SDB患者体内促炎症介质水平升高,能促进动脉粥样硬化发生,这些促炎症介质包括核转录因子κB、白三烯B_4、细胞间黏附分子、肿瘤坏死因子α(TNF-α)、CRP和白介素6(IL-6)。血栓前标志物(包括纤维蛋白原、纤溶酶原激活物抑制剂-1、活化凝血因子Ⅻa和Ⅶa、凝血酶/抗凝血酶复合物,以及可溶性P选择素)和氧化应激标志物(过夜尿8-异前列烷水平,氧化DNA,以及中性粒细胞超氧化物)水平也可以升高[57]。这些生物标志物的水平与SDB相关缺氧严重程度的正相关性各不相同。尽管这些生物标志物的升高程度与肥胖或其他疾病的相关性尚不明确,但仍有些研究结果表明,使用CPAP治疗OSA,即使时间只有短短2周,也可降低交感神经兴奋性、减轻炎症和氧化应激,改善内皮功能不全[58]。

心脏影像有助于更好的理解ISA和亚临床CVD。动脉粥样硬化多种族研究(Multi-Ethnic Study of Atherosclerosis)显示,在调整多种混杂因素后,经医师诊断为OSA的患者,其冠状动脉钙化负荷(CAC>400)较对照组高40%。此外,随访8年后,OSA患者

CAC 升高较对照组更为常见[59]。多导睡眠监测能鉴别睡眠相关应激和 CAC 联系的类型。CAC 积分升高与夜间更频繁的觉醒和 N3 期睡眠(慢波睡眠,此时交感神经和副交感神经活性最低)时间降低有关[60]。

OSA 除了可导致长期动脉粥样硬化负荷增加,还可因氧气输送能力降低(继发于阻塞性通气和缺氧)和组织耗氧增加(与舒张压和跨壁压升高和心肌肥厚有关)而引起急性缺血事件[61,62]。在阻塞性呼吸暂停的重复呼吸期缺血应激最为显著,此时有明显的血流动力学变化发生[2]。血流储备分数是一种定量描述冠状动脉狭窄的指标,由于阻塞性呼吸暂停时胸腔内压变化幅度较大,可影响静脉和动脉压力以及冠状动脉灌注,因此该指标在阻塞性呼吸暂停时可发生显著的变化[63]。有冠状动脉临界狭窄病变的患者,可因周期性的冠状动脉血流变化而发生间断地心肌缺血症状。交感神经激活和内皮细胞产生一氧化氮减少,可引起内皮功能和冠状动脉血管传导能力受损,导致血压和心率脉冲式的变化[64]。OSA 患者行过夜心电图检查可见亚临床心肌缺血,表现为 ST 段压低,提示存在夜间心肌缺血;也可见 QT 离散度改变,阵发性室性心动过速,心房颤动,这些都与呼吸暂停短暂发作有关[65-67]。女性 OSA 患者可见高敏肌钙蛋白(一种亚临床心肌损伤的标志物)升高,肌钙蛋白升高是未经治疗的 OSA 患者发生 HF 和死亡的危险因素[68]。一项前瞻性研究分析了超过 10 000 例受试者,结果发现在考虑了潜在的混杂因素后,具有显著夜间缺氧的患者心源性死亡的发生率升高了 2 倍[69]。OSA 患者和无 OSA 的个体相比,前者更易于发生晨起心肌梗死[70],更多见在午夜和早晨 6 点的时间段内发生猝死,而这一时间段正是呼吸暂停和低通气常见的发作时间段[71]。

据报道,超过 75%的 SDB 患者可表现为急性冠脉综合征[72]。SDB 导致心肌缺血的原因尚未阐明。一些研究发现 SDB 患者可在周期性的低氧血症过程中因成血管作用而出现冠状动脉侧支循环[73],从而一定程度上缓解突发缺血事件对心肌的损伤程度。与此相反,OSA 患者一旦发生心肌梗死接受急诊手术,事件发生后 3 个月心肌梗死的范围显著大于无 OSA 的患者[61]。

近期一项全球范围内的流行病学调查结果显示,SDB 是冠心病的独立危险因素。前瞻性睡眠心脏健康研究队列(Sleep Heart Health Study Cohort)发现,中-重度 SDB 患者随访 8 年,发生冠心病的风险升高了 35%,而在 70 岁以下的男性患者中,该风险升高了 70%[74]。冠状动脉硬化多种族研究中有超过 5 000 例受试者在入选时无冠心病病史,随访 7.5 年后,经医生明确诊断的呼吸暂停患者经调整的心血管事件发生率的风险比是 1.9,死亡率升高 2.4 倍[75]。西班牙的多项研究考察了经睡眠实验室诊治的患者,随访时间长达 5~10 年。在这些男性患者中,未经治疗的重度 OSA 发生致死性心血管事件的风险较对照组升高了 2.9 倍,发生非致死性心血管事件的风险则较对照组升高了 3.2 倍。一项入选了 1 000 例女性受试者的前瞻性研究平均随访了 72 个月,结果显示未经治疗的女性中-重度 OSA 患者 CVD 死亡率较对照组显著升高,经调整混杂因素后,女性重度 OSA 患者的 CVD 死亡率是对照组的 3.5 倍[76]。冠心病患者同时合并 OSA,其主要急性心血管事件的发生率显著高于那些不合并 OSA 的冠心病患者[77,78]。与无 OSA 的患者相比,OSA 患者需要接受血运重建的风险也显著升高[79,80]。

数个大型观察性研究发现,与未接受治疗的 OSA 患者相比,接受 CPAP 治疗的重度 OSA 患者致死性和非致死性 CVD 风险均显著降低[2]。合并冠心病的 OSA 患者接受 CPAP 治疗,能使夜间心肌缺血、急性冠脉综合征、血运重建率和 CVD 死亡的发生率显著降低。目前有三项随机对照研究评价了 CPAP 在中-重度 OSA 患者中预防 CVD 发生的作用。所有研究均排除了重度嗜睡的患者,其中一项研究还排除了夜间缺氧的患者。治疗方案为 CPAP(或自适应 PAP)或常规治疗。所有研究 CPAP 的依从性均不佳,其中两项研究甚至因把握度太低而无法发现疗效改善。第一项研究入选了 725 例受试者,无 CVD,平均随访时间 4 年,未能发现 CPAP 的治疗获益。然而,在该项研究中,与对照组和依从性较差的患者相比,夜间使用 CPAP 在 4 小时及以上的患者在研究复合终点方面有显著改善[发病密度比 0.72,95%可信区间(confiden ceinterval,CI),0.52~0.98][81]。在欧洲单中心实施的 CPAP 随机干预冠心病和 OSA 研究(Randomized Interventionwith Continuous Positive Airway Pressurein Coronary Artery Diseaseand OSA,RICCADSA)将 244 例已被明确诊断为 CVD 合并中-重度 OSA、但无嗜睡症状的受试者随机分配至 CPAP 或常规治疗组[82]。在中位随访期 57 个月时,CPAP 治疗组较常规治疗组在研究重要终点事件方面有 20%的降低,但差异无统计学意义。但当考察每晚使用 CPAP 在 4 小时及以上的受试者时,发现终点事件显著降低了 80%(HR 0.29;0.10~0.86)。多中心国际呼吸暂停心血管终点(Multicenter International Sleep Apnea Cardiovascular Endpoints,SAvE)研究入选了 2 727 例有冠心病或脑血管病史的受试者,平均随访了 3.7 年[4]。该研究并未在主要复合终点事件方面观察到差异。然而通过倾向性匹配后,亚组分析显示对 CPAP 治疗依从性较好的患者,其脑血管事件发生率较常规治疗组显著降低了 40%。该研究也发现,OSA 治疗后,在脑血管疾病方面的获益显著超过复合终点事件的改善或 CHD 方面的获益,这与既往获得的观察性数据(OSA 与脑血管疾病之间的关联强于与 CHD 的关联)一致[83]。

现有证据显示,每晚使用 CPAP 至少 4 小时以上,才能改善 CVD 预后。然而,SAvE 研究发现,即使 CPAP 只是短时间内使用,也能显著改善患者的生活质量和情绪,缩短患者脱离工作岗位的时间。这一结果提示 CPAP 能使 CVD 患者获益[4]。这些研究的结果强调了改善患者对 CPAP 治疗依从性的重要性。在 CVD 患者中采用额外的行为治疗(如行动教育)可使每晚佩戴 CPAP 的时间平均延长 90 分钟[84]。现有研究也显示,非常有必要进一步研发和评估 CPAP 的替代疗法。

睡眠呼吸紊乱、心脏功能和心力衰竭

在 HF 患者中 CSA 和 OSA 都很常见[17,85]。CSA 是射血分数降低的 HF(HF with a reduced ejection fraction,HFrEF)患者最常见的 SDB 类型,而 OSA 则常见于射血分数保留的 HF(HF with a preserved ejection fraction,HFpEF)。这两种情况也可在同一个体中并存。射血分数降低但无临床心衰的患者 SDB 的发生率高于年龄匹配、心功能正常的个体[86]。

HF 和 SDB 能相互影响(图 87.4)。HF 患者肺血管淤血,外周和中央化学感受器敏感性升高,传导周期延长可导致过度通气,通气不稳定可引起呼吸暂停[9,17,87]。反之,SDB 通过引起高血压和肺动脉高压、非勺型血压、动脉粥样硬化和缺血损伤、缺氧和儿茶酚胺相关心肌细胞损伤以及心脏重塑影响心功能。缺氧可触发肺动脉收缩,增加右心室后负荷,导致右心室扩张和舒张期室间隔向

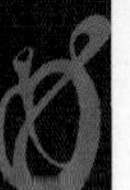

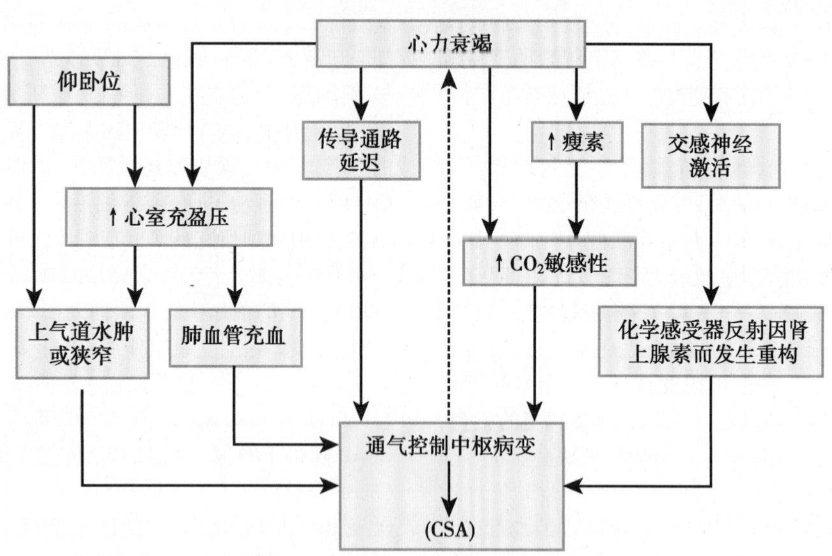

图 87.4 列出了潜在的导致中枢性呼吸暂停的可能机制，以及中枢性呼吸暂停导致心力衰竭恶化的可能原因。(引自 SomersVK，White DP，Amin R，et al：Sleep apnea and cardiovascular disease：an American Heart Association/American College of Cardiology Foundation Scientific Statement from the American Heart AssociationCouncil for High Blood Pressure Research Professional Education Committee，Council on Clinical Cardiology，Stroke Council，and Council on Cardiovascular Nursing. In collaboration with the National Heart，Lung，and Blood Institute National Center on Sleep Disorders Research[National Institutes of Health]. Circulation2008；118(10)：1080-111.)

左室移动，从而影响左心室(left ventricular，LV)充盈，降低每搏输出量和心输出量[88]。越来越多的证据显示 SDB 是舒张功能不全的常见原因，导致慢性压力超负荷，影响冠状动脉血流储备，促进炎症反应使心肌间质纤维化[89]。人群研究显示，LV 质量和 LV 质量与容积的比例(离心性重塑)随着 SDB 的严重程度而升高，特别是在年龄低于 65 岁的成年患者中[90]。SDB 患者舒张功能不全的指标，如 E/A 比值升高、二尖瓣减速时间缩短，以及等容舒张受限等，均较对照组更为严重[91-93]。

前瞻性研究结果显示，SDB 可独立预测新发 HF。严重 SDB(以 OSA 为主)的中年男性，与无 SDB 者相比，8 年内新发 HF 的风险升高 60%。社区动脉粥样硬化风险研究(Atherosclerosis Risk in Communities Study，ARIC)前瞻性观察 14 年的数据显示，女性 SDB 患者 HF 和死亡风险较无 SDB 者升高 30%，发生 LV 肥厚的风险也升高。针对老年男性的睡眠疾病研究(Outcomes of Sleep Disorders in Older Men Study，MrOS)显示，SDB 可使发生 HF 的风险升高 2 倍[94]。遗憾的是，这些研究结果针对的是 CSA 或陈-施呼吸，而非 OSA。

HF 患者一旦合并 SDB，可使 HF 病情恶化和进展，如生活质量下降、疲乏加重、耐量减退、住院次数增加、发生心律失常或死亡[95,96]。CPAP 治疗通过降低血压、改善氧合和心内膜下缺血、减轻前后负荷、抑制交感神经活性、控制炎症和氧化应激而改善心功能。短期研究结果显示，PAP 治疗能改善 HF 症状、生活质量和运动耐量。一项回顾性研究分析了 30 000 例新近诊断为 HF 的患者，这些患者均由 Medicare 支付治疗费用。结果发现同时治疗 SDB 可降低心力衰竭再次入院率、减少医保支出、降低死亡率[97]。有关 HF 的小型随机对照研究结果也显示，CPAP 治疗能改善血管和心肌交感神经功能、心肌能量代谢和舒张功能[2]。一项 meta 分析结果显示，OSA 和 HF 患者接受 CPAP 治疗，能使 LV 射血分数提高 5.2%[98]。

鉴于大量 SDB 影响心功能的生理学效应、循证证据和观察性研究数据，美国心脏学会(American Heart Association，AHA)在 2013 年出版的 HF 指南中推荐在 HF 患者中筛查 SDB，并对合并 SDB 的患者同时进行治疗。目前的治疗策略包括优化心功能治疗，重点强调减少液体负荷和适当地减轻体重。体力活动和穿戴弹力袜有助于缓解体液的再分布。PAP 可用于治疗 OSA，但能否将之用于治疗 HFrEF 患者的 CSA/陈-施呼吸仍然缺乏证据。使用药物或心脏再同步化治疗对 HF 进行强化治疗后 CSA 能得到改善[99]。加拿大正压气道通气(Canadian Positive Airway Pressure，CANPAP)研究结果显示，CPAP 可改善 CSA 和 HFrEF(射血分数，儿茶酚胺类)患者的某些临界终点事件，但不能改善死亡。事后分析显示，CSA 得到控制后，可使更多的心力衰竭患者免于心脏移植[100]。基于这些观察结果，两项国际研究评价了适应性伺服通气(adaptive servo ventilation，ASV)在 HF 治疗中的作用。ASV 是一种压力通气装置，能针对每一次呼吸提供自适应的通气压力支持，能同时治疗阻塞性和中枢性呼吸暂停(后者通常 CPAP 治疗无效)[101]。第一项研究(SERVE-HF 研究)入选了 1 345 例有 HF 症状的受试者，LV 射血分数低于 45%，合并中-重度 OSA。研究结果出乎意料，CVD 死亡率反而升高了 34%[102]。2015 年，专家组否决了 PAP 用于治疗合并有 CSA 的 LV 射血分数低于 35%的 HFrEF 患者。第二项研究(ASV 对生存和住院的影响[Effect of ASV on Survival and Hospitalization，ADVENT-HF])正在进行中，该项有研究选择性地使用 ASV 装置治疗 OSA 或 CSA 患者。其他正处于研发过程中的治疗措施包括经静脉膈神经刺激(phrenic nerve stimulation，PNS)和夜间补充氧气治疗(nocturnal oxygen supplementation，NOS)。PNS 治疗 6 个月的结果令人满意，能显著改善 SDB 指标[103]。NOS 治疗能稳定 CSA 患者的通气，心功能和生活治疗的临界指标也有一定程度改善[104]，目前正计划进行更大规模的临床研究。

睡眠呼吸紊乱和心律失常

由于潜在的心脏疾病风险，以及一些 SDB 特异性的应激反应，如间断性缺氧、酸中毒、交感神经系统脉冲式激动和不稳定的胸腔内压，SDB 患者易于发生室性和房性心律失常[105-107]。患者易于发生房性心律失常，也反映了心房壁对于不稳定的胸腔内压和机械感受器发出激动的易损性，也反映了肺静脉神经节对自主神经激动的敏感性[106]。呼吸暂停和缺氧可使迷走神经兴奋，从而导致心动过缓和房室传导阻滞。

SDB 患者过夜睡眠监测中可观察到 P 波形态和 QT 离散度异常，提示有潜在的心脏传导系统问题[108,109]。此外，呼吸暂停和缺氧可直接触发阵发性室上性心动过速和心房颤动发作。对夜间出现的短暂的心律失常类型进行分析，可发现呼吸暂停后发生心律失常的风险，是正常呼吸状态的 17 倍[67]。基于这些研究结果，中度 OSA 患者（AHI 25）每 6 个月可因呼吸暂停而导致一阵明显的心律失常发作。社区研究发现，中-重度 OSA 患者发生夜间心律失常的风险升高 2~4 倍，这一结果是 SDB 患者夜间心源性猝死率升高的证据基础[105]。ORBIT-AF 研究入选的 10 132 例心房颤动患者中有 18%合并 OSA[110]。合并有 OSA 的心房颤动患者有更高的发生严重或失能症状的风险，这部分患者通常既往有更为激进的针对心房颤动的治疗策略，同时也有更高的住院率。在心脏专科诊治的心房颤动患者中，合并有 SDB 的患者通常有更高的心房颤动复发率、更多的患者接受 CPAP 治疗，而无 SDB 的心房颤动患者这些指标均更低[111]。与不合并 SDB 的患者相比，合并 SDB 的患者肺静脉消融和冠状动脉搭桥术后心房颤动的发生率更高，提示未经治疗的 SDB 是影响预后的因素[106,112-117]。缺氧也是导致心脏复律后室性心律失常[118]、心源性猝死[69]和心房颤动复发的重要因素。

Meta 分析显示，OSA 患者接受 CPAP 治疗可使心房颤动风险降低 44%[117]。非对照研究也显示，CPAP 治疗可降低心脏电复律或射频治疗后 AF 复发，也可延缓永久性心房颤动的出现。频繁发生中枢性呼吸暂停可预测夜间心房颤动的发生，也可在无明显心脏疾病个体中预测偶发性心房颤动[119]。这些研究结果使专家工作组将 OSA 作为心房颤动的一个危险因素[120]，并建议在拟行肺静脉隔离术的心房颤动患者中筛查 SDB。由于有较高的复发率，不建议在未使用 CPAP 治疗 OSA 的情况下对心房颤动患者进行消融治疗。

展望

SDB 在高血压、冠心病、HF（合并或不合并射血分数降低）、房性或室性心律失常和卒中患者中非常常见。SDB 显著干扰夜间正常睡眠过程，导致一系列生理状态紊乱，对心脏结构和功能均有不良影响，并可使疾病恶化或进展。治疗 OSA 能改善 CVD 患者的血压、射血分数、心室重塑，减少心房颤动复发，也能改善这类患者的情绪和生活质量。现有证据显示，坚持使用 CPAP 治疗 OSA 能显著降低顽固性高血压，改善预后，减少心脏和脑血管事件，降低死亡率。尽管直接针对 CSA 的治疗是否能对心血管预后产生影响尚未确定，但 CSA 能显著增加死亡率，而针对 HF 的强化治疗能使 CSA 和 HF 患者获益。心脏专科医生应该提高对 SBD 的认识，针对 SDB 的病理生理学制定合适的治疗措施和慢病管理方案。

（吴轶喆 译，樊冰 校）

参考文献

Overview of Sleep-Disordered Breathing and Cardiovascular Disease

1. Peppard PE, Young T, Barnet JH, et al. Increased prevalence of sleep-disordered breathing in adults. *Am J Epidemiol.* 2013;177:1006–1014.
2. Javaheri S, Barbe F, Campos-Rodriguez F, et al. Sleep apnea: Types, mechanisms, and clinical cardiovascular consequences. *J Am Coll Cardiol.* 2017;69(7):841–858.
3. Kendzerska T, Mollayeva T, Gershon AS, et al. Untreated obstructive sleep apnea and the risk for serious long-term adverse outcomes: A systematic review. *Sleep Med Rev.* 2014;18:49–59.
4. McEvoy RD, Antic NA, Heeley E, et al. CPAP for prevention of cardiovascular events in obstructive sleep apnea. *N Engl J Med.* 2016;375:919–931.
5. Sateia MJ. International classification of sleep disorders, third edition: Highlights and modifications. *Chest.* 2014;146:1387–1394.
6. Berry RB, Budhiraja R, Gottlieb DJ, et al. Rules for scoring respiratory events in sleep: Update of the 2007 AASM manual for the scoring of sleep and associated events. Deliberations of the Sleep Apnea Definitions Task Force of the American Academy of Sleep Medicine. *J Clin Sleep Med.* 2012;8:597–619.
7. Chai-Coetzer CL, Antic NA, Rowland LS, et al. A simplified model of screening questionnaire and home monitoring for obstructive sleep apnoea in primary care. *Thorax.* 2011;66:213–219.
8. Eckert DJ, White DP, Jordan AS, et al. Defining phenotypic causes of obstructive sleep apnea. Identification of novel therapeutic targets. *Am J Respir Crit Care Med.* 2013;188:996–1004.
9. White LH, Bradley TD. Role of nocturnal rostral fluid shift in the pathogenesis of obstructive and central sleep apnoea. *J Physiol.* 2013;591:1179–1193.
10. Dempsey JA, Veasey SC, Morgan BJ, O'Donnell CP. Pathophysiology of sleep apnea. *Physiol Rev.* 2010;90:47–112.
11. Zhao YY, Blackwell T, Ensrud KE, et al. Sleep apnea and obstructive airway disease in older men: Outcomes of Sleep Disorders in Older Men study. *Sleep.* 2016;39:1343–1351.
12. Cain MA, Louis JM. Sleep disordered breathing and adverse pregnancy outcomes. *Clin Lab Med.* 2016;36:435–446.
13. Palen BN, Kapur VK. Tailoring therapy for obesity hypoventilation syndrome. *Am J Respir Crit Care Med.* 2015;192:8–10.
14. Koo BB, Dostal J, Ioachimescu O, Budur K. The effects of gender and age on rem-related sleep-disordered breathing. *Sleep Breath.* 2008;12:259–264.
15. Cui R, Tanigawa T, Sakurai S, et al. Associations between alcohol consumption and sleep-disordered breathing among Japanese women. *Respir Med.* 2011;105:796–800.
16. Orr JE, Malhotra A, Sands SA. Pathogenesis of central and complex sleep apnoea. *Respirology.* 2017;22:43–52.
17. Lyons OD, Bradley TD. Heart failure and sleep apnea. *Can J Cardiol.* 2015;31:898–908.
18. Jordan AS, McSharry DG, Malhotra A. Adult obstructive sleep apnoea. *Lancet.* 2014;383:736–747.
19. Chen X, Wang R, Zee P, et al. Racial/ethnic differences in sleep disturbances: The Multi-Ethnic Study of Atherosclerosis (MESA). *Sleep.* 2014;125:162–167.
20. Jordan AS, Wellman A, Edwards JK, et al. Respiratory control stability and upper airway collapsibility in men and women with obstructive sleep apnea. *J Appl Physiol.* 2005;99:2020–2027.
21. Wimms A, Woehrle H, Ketheeswaran S, et al. Obstructive sleep apnea in women: Specific issues and interventions. *Biomed Res Int.* 2016;2016:1764837.
22. Wellman A, Malhotra A, Fogel RB, et al. Respiratory system loop gain in normal men and women measured with proportional-assist ventilation. *J Appl Physiol.* 2003;94:205–212.
23. McMillan A, Morrell MJ. Sleep disordered breathing at the extremes of age: The elderly. *Breathe (Sheff).* 2016;12:50–60.
24. Redline S. Phenotypes and genetics. In: Kryger MH, Roth T, Dement WC, eds. *Principles and practice of sleep medicine.* 6th ed. Elsevier, Inc; 2015.
25. Patel SR, Larkin EK, Redline S. Shared genetic basis for obstructive sleep apnea and adiposity measures. *Int J Obes (Lond).* 2008;32:795–800.
26. Cade BE, Chen H, Stilp AM, et al. Genetic associations with obstructive sleep apnea traits in Hispanic/Latino Americans. *Am J Respir Crit Care Med.* 2016;194(7):886–897.
27. Patel SR, Goodloe R, De G, et al. Association of genetic loci with sleep apnea in European Americans and African-Americans: The Candidate Gene Association Resource (CARE). *PLoS ONE.* 2012;7:e48836.
28. Redline S, Sotres-Alvarez D, Loredo J, et al. Sleep-disordered breathing in Hispanic/Latino individuals of diverse backgrounds. The Hispanic Community Health Study/Study of Latinos. *Am J Respir Crit Care Med.* 2014;189:335–344.
29. Chen X, Wang R, Zee P, et al. Racial/ethnic differences in sleep disturbances: the Multi-Ethnic Study of Atherosclerosis (MESA). *Sleep.* 2015;38(6):877–888.
30. Redline S, Baker-Goodwin S, Bakker JP, et al. Patient partnerships transforming sleep medicine research and clinical care: Perspectives from the Sleep Apnea Patient-Centered Outcomes Network. *J Clin Sleep Med.* 2016;12:1053–1058.
31. Jonas DE, Amick HR, Feltner C, et al. Screening for obstructive sleep apnea in adults: Evidence report and systematic review for the us preventive services task force. *JAMA.* 2017;317:415–433.
32. Shah N, Hanna DB, Teng Y, et al. Sex-specific prediction models for sleep apnea from the Hispanic Community Health Study/Study of Latinos. *Chest.* 2016;149(6):1409–1418.
33. Redline S. Screening for obstructive sleep apnea: Implications for the sleep health of the population. *JAMA.* 2017;317:368–370.
34. Baltzis D, Bakker JP, Patel SR, Veves A. Obstructive sleep apnea and vascular diseases. *Compr Physiol.* 2016;6:1519–1528.
35. Mehra R, Redline S. Sleep apnea: A proinflammatory disorder that coaggregates with obesity. *J Allergy Clin Immunol.* 2008;121:1096–1102.
36. Pedrosa RP, Drager LF, Gonzaga CC, et al. Obstructive sleep apnea: The most common secondary cause of hypertension associated with resistant hypertension. *Hypertension.* 2011;58:811–817.
37. Phillips CL, O'Driscoll DM. Hypertension and obstructive sleep apnea. *Nat Sci Sleep.* 2013;5:43–52.
38. Walia HK, Li H, Rueschman M, et al. Association of severe obstructive sleep apnea and elevated blood pressure despite antihypertensive medication use. *J Clin Sleep Med.* 2014;10:835–843.
39. Chobanian AV. The Seventh Report of the Joint National Committee on Prevention, Detection, Evaluation and Treatment of High Blood Pressure. *Hypertension.* 2003;42(6):1206–1252.
40. Monahan K, Redline S. Role of obstructive sleep apnea in cardiovascular disease. *Curr Opin Cardiol.* 2011;26:541–547.
41. Cai A, Wang L, Zhou Y. Hypertension and obstructive sleep apnea. *Hypertension Res.* 2016;39:391–395.
42. Onen SH, Lesourd B, Ouchchane L, et al. Occult nighttime hypertension in daytime normotensive older patients with obstructive sleep apnea. *J Am Med Dir Assoc.* 2012;13:752–756.
43. Peppard PE, Young T, Palta M, Skatrud J. Prospective study of the association between sleep-disordered breathing and hypertension. *N Engl J Med.* 2000;342:1378–1384.
44. Mokhlesi B, Finn LA, Hagen EW, et al. Obstructive sleep apnea during REM sleep and hypertension. Results of the Wisconsin Sleep Cohort. *Am J Respir Crit Care Med.* 2014;190:1158–1167.
45. Liu L, Cao Q, Guo Z, Dai Q. Continuous positive airway pressure in patients with obstructive sleep apnea and resistant hypertension: A meta-analysis of randomized controlled trials.

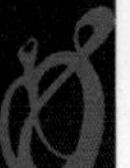

J Clin Hypertens (Greenwich). 2016;18:153–158.

46. Gottlieb DJ, Punjabi NM, Mehra R, et al. CPAP versus oxygen in obstructive sleep apnea. *N Engl J Med*. 2014;370:2276–2285.
47. Iftikhar IH, Valentine CW, Bittencourt LR, et al. Effects of continuous positive airway pressure on blood pressure in patients with resistant hypertension and obstructive sleep apnea: A meta-analysis. *J Hypertens*. 2014;32:2341–2350, discussion 2350.
48. Martinez-Garcia MA, Capote F, Campos-Rodriguez F, et al. Effect of CPAP on blood pressure in patients with obstructive sleep apnea and resistant hypertension: The Hiparco Randomized Clinical Trial. *JAMA*. 2013;310:2407–2415.
49. Sanchez-de-la-Torre M, Khalyfa A, Sanchez-de-la-Torre A, et al. Precision medicine in patients with resistant hypertension and obstructive sleep apnea: Blood pressure response to continuous positive airway pressure treatment. *J Am Coll Cardiol*. 2015;66:1023–1032.
50. Thunstrom E, Manhem K, Rosengren A, Peker Y. Blood pressure response to losartan and continuous positive airway pressure in hypertension and obstructive sleep apnea. *Am J Respir Crit Care Med*. 2016;193:910–920.
51. Chirinos JA, Gurubhagavatula I, Teff K, et al. CPAP, weight loss, or both for obstructive sleep apnea. *N Engl J Med*. 2014;370:2265–2275.
52. Lavie L. Oxidative stress in obstructive sleep apnea and intermittent hypoxia–revisited–the bad ugly and good: Implications to the heart and brain. *Sleep Med Rev*. 2015;20:27–45.
53. Thunstrom E, Glantz H, Fu M, et al. Increased inflammatory activity in nonobese patients with coronary artery disease and obstructive sleep apnea. *Sleep*. 2015;38:463–471.
54. Geovanini GR, Jenny NS, Wang R, et al. Obstructive sleep apnea associates with elevated leukocytes and markers of inflammation in the Multi-Ethnic Study of Atherosclerosis (MESA). *Circulation*. 2016;134:A13147.
55. Oyama J, Nagatomo D, Yoshioka G, et al. The relationship between neutrophil to lymphocyte ratio, endothelial function, and severity in patients with obstructive sleep apnea. *J Cardiol*. 2016;67:295–302.
56. Sforza E, Roche F. Chronic intermittent hypoxia and obstructive sleep apnea: An experimental and clinical approach. *Hypoxia (Auckl)*. 2016;4:99–108.
57. Ma L, Zhang J, Liu Y. Roles and mechanisms of obstructive sleep apnea-hypopnea syndrome and chronic intermittent hypoxia in atherosclerosis: Evidence and prospective. *Oxid Med Cell Longev*. 2016;2016:8215082.
58. Baessler A, Nadeem R, Harvey M, et al. Treatment for sleep apnea by continuous positive airway pressure improves levels of inflammatory markers - a meta-analysis. *J Inflamm (Lond)*. 2013;10:13.
59. Kwon Y, Duprez DA, Jacobs DR, et al. Obstructive sleep apnea and progression of coronary artery calcium: The Multi-Ethnic Study of Atherosclerosis study. *J Am Heart Assoc*. 2014;3:e001241.
60. Lutsey PL, McClelland RL, Duprez D, et al. Objectively measured sleep characteristics and prevalence of coronary artery calcification: The Multi-Ethnic Study of Atherosclerosis sleep study. *Thorax*. 2015;70(9):880–887.
61. Buchner S, Satzl A, Debl K, et al. Impact of sleep-disordered breathing on myocardial salvage and infarct size in patients with acute myocardial infarction. *Eur Heart J*. 2014;35:192–199.
62. Geovanini GR, Pereira AC, Gowdak LH, et al. Obstructive sleep apnoea is associated with myocardial injury in patients with refractory angina. *Heart*. 2016;102:1193–1199.
63. Mak GS, Kern MJ, Patel PM. Influence of obstructive sleep apnea and treatment with continuous positive airway pressure on fractional flow reserve measurements for coronary lesion assessment. *Catheter Cardiovasc Interv*. 2010;75:207–213.
64. Hanis CL, Redline S, Cade BE, et al. Beyond type 2 diabetes, obesity and hypertension: An axis including sleep apnea, left ventricular hypertrophy, endothelial dysfunction, and aortic stiffness among Mexican Americans in Starr County, Texas. *Cardiovasc Diabetol*. 2016;15:86.
65. Mooe T, Franklin KA, Wiklund U, et al. Sleep-disordered breathing and myocardial ischemia in patients with coronary artery disease. *Chest*. 2000;117:1597–1602.
66. Kwon Y, Picel K, Adabag S, et al. Sleep-disordered breathing and daytime cardiac conduction abnormalities on 12-lead electrocardiogram in community-dwelling older men. *Sleep Breath*. 2016;29(4):1161–1168.
67. Monahan K, Storfer-Isser A, Mehra R, et al. Triggering of nocturnal arrhythmias by sleep-disordered breathing events. *J Am Coll Cardiol*. 2009;54:1797–1804.
68. Roca GQ, Redline S, Claggett B, et al. Sex-specific association of sleep apnea severity with subclinical myocardial injury, ventricular hypertrophy, and heart failure risk in a community-dwelling cohort: The Atherosclerosis Risk in Communities Sleep Heart Health Study. *Circulation*. 2015;132:1329–1337.
69. Gami AS, Olson EJ, Shen WK, et al. Obstructive sleep apnea and the risk of sudden cardiac death: A longitudinal study of 10,701 adults. *J Am Coll Cardiol*. 2013;62:610–616.
70. Nakashima H, Henmi T, Minami K, et al. Obstructive sleep apnoea increases the incidence of morning peak of onset in acute myocardial infarction. *Eur Heart J Acute Cardiovasc Care*. 2013;2:153–158.
71. Gami AS, Howard DE, Olson EJ, Somers VK. Day-night pattern of sudden death in obstructive sleep apnea. *N Engl J Med*. 2005;352:1206–1214.
72. Fox H, Purucker HC, Holzhacker I, et al. Prevalence of sleep-disordered breathing and patient characteristics in a coronary artery disease cohort undergoing cardiovascular rehabilitation. *J Cardiopulm Rehabil Prev*. 2016;36:421–429.
73. Shah N, Redline S, Yaggi HK, et al. Obstructive sleep apnea and acute myocardial infarction severity: Ischemic preconditioning? *Sleep Breath*. 2013;17:819–826.
74. Gottlieb DJ, Yenokyan G, Newman AB, et al. Prospective study of obstructive sleep apnea and incident coronary heart disease and heart failure: The Sleep Heart Health Study. *Circulation*. 2010;122:352–360.
75. Yeboah J, Redline S, Johnson C, et al. Association between sleep apnea, snoring, incident cardiovascular events and all-cause mortality in an adult population: MESA. *Atherosclerosis*. 2011;219:963–968.
76. Campos-Rodriguez F, Martinez-Garcia MA, Reyes-Nunez N, et al. Role of sleep apnea and continuous positive airway pressure therapy in the incidence of stroke or coronary heart disease in women. *Am J Respir Crit Care Med*. 2014;189:1544–1550.
77. Mazaki T, Kasai T, Yokoi H, et al. Impact of sleep-disordered breathing on long-term outcomes in patients with acute coronary syndrome who have undergone primary percutaneous coronary intervention. *J Am Heart Assoc*. 2016;5(6):e003270.
78. Nakashima H, Kurobe M, Minami K, et al. Effects of moderate-to-severe obstructive sleep apnea on the clinical manifestations of plaque vulnerability and the progression of coronary atherosclerosis in patients with acute coronary syndrome. *Eur Heart J Acute Cardiovasc Care*. 2015;4:75–84.
79. Wu X, Lv S, Yu X, et al. Treatment of OSA reduces the risk of repeat revascularization after percutaneous coronary intervention. *Chest*. 2015;147:708–718.
80. Lee CH, Sethi R, Li R, et al. Obstructive sleep apnea and cardiovascular events after percutaneous coronary intervention. *Circulation*. 2016;133:2008–2017.
81. Barbe F, Duran-Cantolla J, Sanchez-de-la-Torre M, et al. Effect of continuous positive airway pressure on the incidence of hypertension and cardiovascular events in nonsleepy patients with obstructive sleep apnea: A randomized controlled trial. *JAMA*. 2012;307:2161–2168.
82. Peker Y, Glantz H, Eulenburg C, et al. Effect of positive airway pressure on cardiovascular outcomes in coronary artery disease patients with non-sleepy obstructive sleep apnea: The RICCADSA randomized controlled trial. *Am J Respir Crit Care Med*. 2016.
83. Redline S, Yenokyan G, Gottlieb DJ, et al. Obstructive sleep apnea-hypopnea and incident stroke: The Sleep Heart Health Study. *Am J Respir Crit Care Med*. 2010;182:269–277.
84. Bakker JP, Wang R, Weng J, et al. Motivational enhancement for increasing adherence to CPAP: A randomized controlled trial. *Chest*. 2016;150:337–345.
85. Pearse SG, Cowie MR. Sleep-disordered breathing in heart failure. *Eur J Heart Fail*. 2016;18:353–361.
86. Javaheri S, Javaheri A. Sleep apnea, heart failure, and pulmonary hypertension. *Curr Heart Fail Rep*. 2013;10:315–320.
87. Dempsey JA, Smith CA, Blain GM, et al. Role of central/peripheral chemoreceptors and their interdependence in the pathophysiology of sleep apnea. *Adv Exp Med Biol*. 2012;758:343–349.
88. Querejeta Roca G, Shah AM. Sleep disordered breathing: Hypertension and cardiac structure and function. *Curr Hypertens Rep*. 2015;17:91.
89. Bodez D, Damy T, Soulat-Dufour L, et al. Consequences of obstructive sleep apnoea syndrome on left ventricular geometry and diastolic function. *Arch Cardiovasc Dis*. 2016;109:494–503.
90. Javaheri S, Sharma RK, Wang R, et al. Association between obstructive sleep apnea and left ventricular structure by age and gender: The Multi-Ethnic Study of Atherosclerosis. *Sleep*. 2016;39:523–529.
91. Aslan K, Deniz A, Cayli M, et al. Early left ventricular functional alterations in patients with obstructive sleep apnea syndrome. *Cardiol J*. 2013;20:519–525.
92. Wachter R, Luthje L, Klemmstein D, et al. Impact of obstructive sleep apnoea on diastolic function. *Eur Respir J*. 2013;41:376–383.
93. Glantz H, Thunstrom E, Johansson MC, et al. Obstructive sleep apnea is independently associated with worse diastolic function in coronary artery disease. *Sleep Med*. 2015;16:160–167.
94. Javaheri S, Blackwell T, Ancoli-Israel S, et al. Sleep-disordered breathing and incident heart failure in older men. *Am J Respir Crit Care Med*. 2016;193:561–568.
95. Khayat R, Abraham W, Patt B, et al. Central sleep apnea is a predictor of cardiac readmission in hospitalized patients with systolic heart failure. *J Cardiac Fail*. 2012;18:534–540.
96. Khayat R, Jarjoura D, Porter K, et al. Sleep disordered breathing and post-discharge mortality in patients with acute heart failure. *Eur Heart J*. 2015;36:1463–1469.
97. Javaheri S, Caref EB, Chen E, et al. Sleep apnea testing and outcomes in a large cohort of medicare beneficiaries with newly diagnosed heart failure. *Am J Respir Crit Care Med*. 2011;183:539–546.
98. Sun H, Shi J, Li M, Chen X. Impact of continuous positive airway pressure treatment on left ventricular ejection fraction in patients with obstructive sleep apnea: A meta-analysis of randomized controlled trials. *PLoS ONE*. 2013;8:e62298.
99. Lamba J, Simpson CS, Redfearn DP, et al. Cardiac resynchronization therapy for the treatment of sleep apnoea: A meta-analysis. *Europace*. 2011;13:1174–1179.
100. Arzt M, Floras JS, Logan AG, et al. Suppression of central sleep apnea by continuous positive airway pressure and transplant-free survival in heart failure: A post hoc analysis of the Canadian Continuous Positive Airway Pressure for Patients with Central Sleep Apnea and Heart Failure trial (CANPAP). *Circulation*. 2007;115:3173–3180.
101. Priou P, d'Ortho MP, Damy T, et al. Adaptive servo-ventilation: How does it fit into the treatment of central sleep apnoea syndrome? Expert opinions. *Rev Mal Respir*. 2015;32:1072–1081.
102. Cowie MR, Woehrle H, Wegscheider K, et al. Adaptive servo-ventilation for central sleep apnea in systolic heart failure. *N Engl J Med*. 2015;373:1095–1105.
103. Costanzo MR, Ponikowski P, Javaheri S, et al. Transvenous neurostimulation for central sleep apnoea: A randomised controlled trial. *Lancet*. 2016;388:974–982.
104. Bordier P, Lataste A, Hofmann P, et al. Nocturnal oxygen therapy in patients with chronic heart failure and sleep apnea: A systematic review. *Sleep Med*. 2016;17:149–157.
105. Mehra R, Stone KL, Varosy PD, et al. Nocturnal arrhythmias across a spectrum of obstructive and central sleep-disordered breathing in older men: Outcomes of Sleep Disorders in Older Men (MROS Sleep) study. *Arch Intern Med*. 2009;169:1147–1155.
106. Hohl M, Linz B, Bohm M, Linz D. Obstructive sleep apnea and atrial arrhythmogenesis. *Curr Cardiol Rev*. 2014;10:362–368.
107. Ayas NT, Taylor CM, Laher I. Cardiovascular consequences of obstructive sleep apnea. *Curr Opin Cardiol*. 2016;31:599–605.
108. Rossi VA, Stoewhas AC, Camen G, et al. The effects of continuous positive airway pressure therapy withdrawal on cardiac repolarization: Data from a randomized controlled trial. *Eur Heart J*. 2012;33:2206–2212.
109. Maeno K, Kasagi S, Ueda A, et al. Effects of obstructive sleep apnea and its treatment on signal-averaged P-wave duration in men. *Circ Arrhythm Electrophysiol*. 2013;6:287–293.
110. Holmqvist F, Guan N, Zhu Z, et al. Impact of obstructive sleep apnea and continuous positive airway pressure therapy on outcomes in patients with atrial fibrillation: results from the Outcomes Registry for Better Informed Treatment of Atrial Fibrillation (ORBIT-AF). *Am Heart J*. 2015;169:647–654 e642.
111. Gami AS, Hodge DO, Herges RM, et al. Obstructive sleep apnea, obesity, and the risk of incident atrial fibrillation. *J Am Coll Cardiol*. 2007;49:565–571.
112. Bitter T, Nolker G, Vogt J, et al. Predictors of recurrence in patients undergoing cryoballoon ablation for treatment of atrial fibrillation: The independent role of sleep-disordered breathing. *J Cardiovasc Electrophysiol*. 2012;23:18–25.
113. Fein AS, Shvilkin A, Shah D, et al. Treatment of obstructive sleep apnea reduces the risk of atrial fibrillation recurrence after catheter ablation. *J Am Coll Cardiol*. 2013;62: 300–305.
114. Naruse Y, Tada H, Satoh M, et al. Concomitant obstructive sleep apnea increases the recurrence of atrial fibrillation following radiofrequency catheter ablation of atrial fibrillation: Clinical impact of continuous positive airway pressure therapy. *Heart Rhythm*. 2013;10:331–337.
115. Neilan TG, Farhad H, Dodson JA, et al. Effect of sleep apnea and continuous positive airway pressure on cardiac structure and recurrence of atrial fibrillation. *J Am Heart Assoc*. 2013;2:e000421.
116. Holmes DR Jr, Kar S, Price MJ, et al. Prospective randomized evaluation of the watchman left atrial appendage closure device in patients with atrial fibrillation versus long-term warfarin therapy: The prevail trial. *J Am Coll Cardiol*. 2014;64:1–12.
117. Qureshi WT, Nasir UB, Alqalyoobi S, et al. Meta-analysis of continuous positive airway pressure as a therapy of atrial fibrillation in obstructive sleep apnea. *Am J Cardiol*. 2015;116: 1767–1773.
118. Mehra R, Stone KL, Blackwell T, et al. Prevalence and correlates of sleep-disordered breathing in older men: The MROS sleep study. *J Am Gerontol Soc*. 2007;55:1356–1364.
119. May AM, Blackwell T, Stone PH, et al. Central sleep disordered breathing predicts incident atrial fibrillation in older males. *Am J Respir Crit Care Med*. 2016;193(7):783–791.
120. Estes NA 3rd, Sacco RL, Al-Khatib SM, et al. American Heart Association Atrial Fibrillation Research Summit: a conference report from the American Heart Association. *Circulation*. 2011;124:363–372.

第十篇 特殊人群的心血管疾病

第 88 章 老年心血管疾病

DANIEL E. FORMAN, JEROME L. FLEG, AND NANETTE KASS WENGER

衰老使人易患心血管疾病(cardiovascular disease,CVD),以及多重并发症,这些疾病相互交织并从根本上改变 CVD 的管理[1]。老年心脏病学是心脏病学的一个分支学科,面向老年心血管(cardiovascular,CV)患者的独特复杂性和需求[2]。平均而言,CVD 患者的寿命比以往任何时代都长,因此,老年心脏病学的原则对所有 CV 患者越来越重要(另见第 45 章)。

医疗保健方面的成功以及预防和公共卫生方面的进步促进了寿命的大幅增加。1900 年各国人口的寿命仅为 25 至 50 岁[3],如今全球人口的寿命都增加了[4]。以美国为例,1900 年 65 岁或 65 岁以上的人口数量仅为 300 万,而现在大约有 4 600 万,到 2050 年预计将达到近 8 400 万[5]。年龄在 85 岁或以上的人群是世界上增长最快的人口群体;在 1900 年的美国,85 岁及以上的人口仅占总人口的 0.2%,但到 2050 年预计将达到 5%至 6%。

老年人,即使是没有既往心血管疾病或心血管疾病危险因素的老年人,也可能会随着生理和病理变化而发生心血管疾病[6]。冠心病(coronary heart disease,CHD)、心力衰竭(heart failure,HF)、心房颤动(atrial fibrillation,AF)、外周动脉疾病(peripheral arterial disease,PAD)和大多数其他类型的心血管疾病随年龄增长而上升,反映了独特的生理脆弱性。一些类型的心血管疾病(例如,主动脉瓣狭窄和病态窦房结综合征)几乎完全出现在老年。年龄相关的心血管疾病易感性因一生中累积的心血管危险因素而加剧[7]。

在美国,65 岁或 65 岁以上的人中大约有 70%患有心血管疾病,包括 80 岁或 80 岁以上的人中的 85%[8]。这意味着,在老年人中,住院、手术和费用不成比例,以及更多地使用卫生保健资源[9]。与 CVD 相关的死亡率也在上升;75 岁或以上的成年人只占当前美国人口的 6%,但占 CVD 死亡的 50%以上。即使治疗进展顺利,有害的后果也更容易发生。CVD 是功能衰退、虚弱、独立能力减弱和残疾的常见前兆[10];许多表面上被“成功治疗”的老年患者终生仍生活在长期护理设施中。亚临床 CVD 表现也可能发生,使老年人容易发生身体和认知功能潜在性下降、虚弱和其他不利的临床后遗症[11]。

什么是衰老?

衰老通常按时间顺序来衡量,但广义的衰老(老龄化)要比单独的年份复杂得多[1]。衰老的基本方面取决于生物应激随时间的增加(如氧化应激、炎症)与稳态能力(取决于端粒长度、基因表达和其他生物因素)的降低。衰老的进程与每个人的终生健康习惯(如营养、身体活动、睡眠、酒精)、心血管疾病风险因素(如血压、胆固醇、烟草、体重)、合并症[例如,感染、代谢疾病、慢性肾病(chronic kidney disease,CKD)、慢性阻塞性肺疾病(chronic obstructive pulmonary disease,COPD)]、心理状态(如抑郁、焦虑)、社会结构(如配偶、儿童)和身体功能(如体力、认知能力)有关。虽然时间的前后顺序是不可逆的,但其他方面的衰老大多可以改变。例如,规律的运动可以从根本上减缓衰老的进程[12],并且降低年龄相关性心血管疾病的易感性。

心血管结构和功能的年龄相关变化

为了更好地理解老年人心血管疾病的区别,重要的是澄清改变基线健康和影响疾病的基本生理学原理。虽然心血管结构和功能的年龄相关变化通常被表征为“正常”,但是存在类似于早期疾病(例如,1 期高血压和早期动脉粥样硬化)的内在变化。基本上,心血管老化和心血管疾病互连作为连续体的一部分,具有潜在的分子联系[6]。Lakatta 描述了衰老血管细胞的 DNA 环境中的异常分子信号转导向逐渐变为疾病的补偿生理学的进展。异常的分子信号,传感和反应导致异常转录,细胞更新和蛋白质稳态。肾素-血管紧张素-醛固酮信号转导和促炎细胞因子是稳态反应,有助于限制分子异常,但它们也增加了心血管系统的静态负荷,逐渐使人易患心血管疾病(图 88.1)[6]。

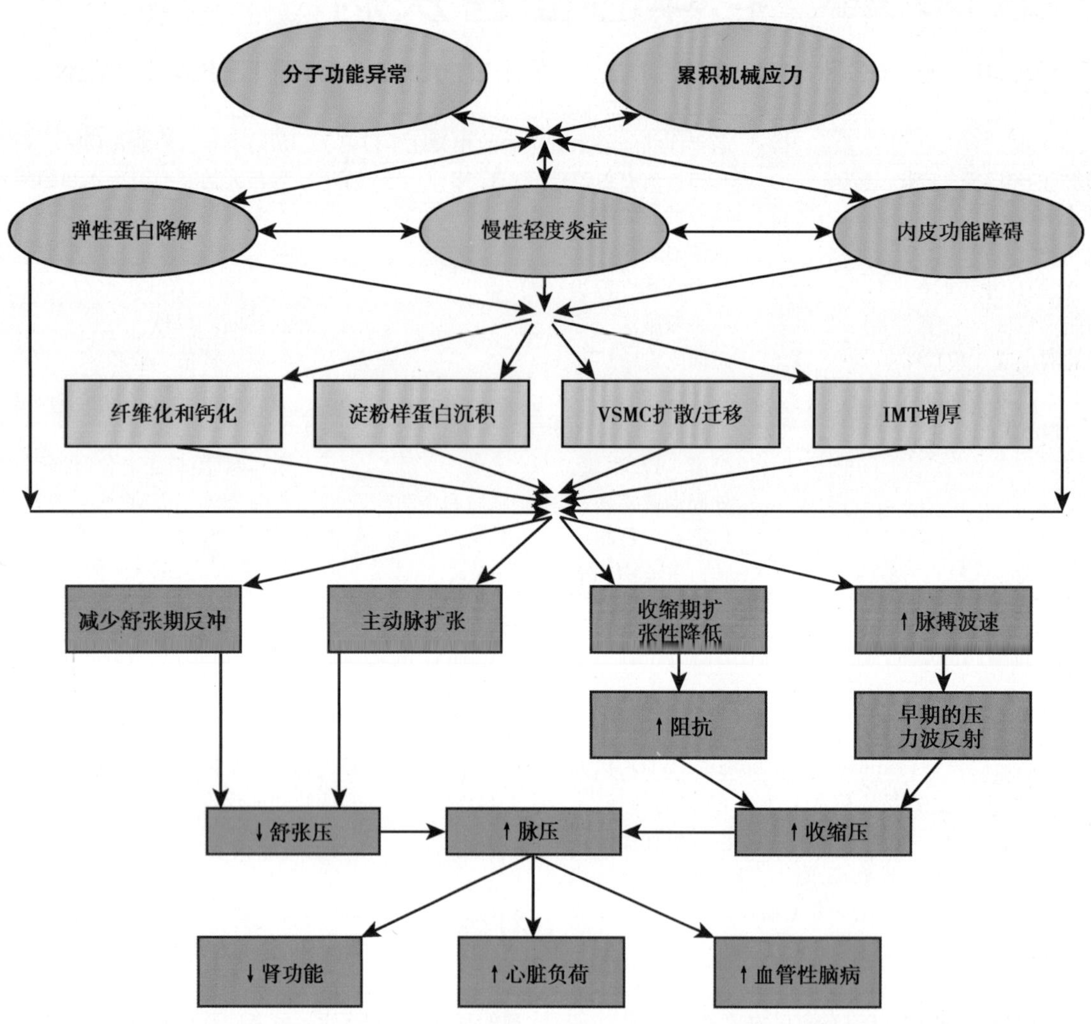

图 88.1 动脉衰老和动脉衰退的概念模型。年龄相关的分子紊乱和累积的机械应力导致慢性炎症,弹性蛋白降解以及内皮和 VSMC 功能障碍的状态。下游效应导致动脉壁钙化,纤维化,淀粉样蛋白沉积,VSMC 增殖和内膜-内侧增厚。这些结构变化导致功能改变,导致脉冲压力变宽。脉动性的增加导致左心室负荷增加、慢性肾病和血管性痴呆。(改编自 Lakatta EG. So! What's aging? Is cardiovascular aging a disease? J Mol Cell Cardiol2015;83:1-13)

血管

即使对于没有明显心血管疾病的老年人,动脉系统也会发生显著的结构和功能变化。由于平滑肌细胞肥大,细胞外基质积聚和钙沉积,动脉壁介质变厚。在血压正常的个体中,内膜中层厚度(intimal-medial thickness, IMT)在 20 至 90 岁之间增加了近 3 倍[13]。IMT 的范围也随着年龄的增长而增加,表明对衰老的反应可变,可能是由于不同的遗传和生活方式因素。

在 IMT 增加的同时,年龄的增长会导致弹性纤维的磨损,以及介质中胶原蛋白含量和酶促交联的增加,从而降低动脉扩张性并增加硬度[14]。不可逆的非酶糖基化胶原交联形成晚期糖基化终产物(advanced glycation end products, AGEs),加重硬化。

血管舒张一氧化氮(nitric oxide, NO)和血管收缩血管紧张素Ⅱ的变化也有助于血管老化。内皮依赖性血管舒张的年龄依赖性减少归因于 NO 产生减少[14]。动物研究显示 NO 水平降低和 NO 减少,与内皮 NO 合成减少一致。相反,血管壁中的血管紧张素Ⅱ增加 1 000 倍,血管紧张素Ⅱ信号转导显著增加。

氧化应激和慢性轻度炎症都是衰老时动脉壁结构和功能变化的关键因素(另见第 44 章)。氧化应激是由于过量产生的活性氧,如 NADPH 氧化酶、解偶联的 NO 合成酶、黄嘌呤氧化酶,线粒体转运链和抗氧化能力降低所致[15]。增加的活性氧和功能失调的内皮 NO 合酶有助于与年龄相关内皮介导的血管舒张减少。升高的氧化应激还导致蛋白质氧化增强、炎症和内质网应激反应的激活及细胞凋亡。

由于动脉壁的结构和功能变化,大中型动脉的硬化随着衰老而发生,与疾病无关。即使压力在正常血压范围内,收缩压(systolic blood pressure, SBP)也会上升。然而,在大多数老年人中,SBP 进展到高血压范围(另见第 46 章)。相反,舒张压(diastolic blood pressure, DBP)倾向于上升至第六个十年并且之后下降,因为较大的大动脉的弹性回缩减少(图 88.2)[14]。因此,老年人的高血压通常表现为孤立的或主要的 SBP 升高。脉压,SBP 和 DBP 之间的差异也增加,增加了心脏和脉管系统的脉动负荷。一些研究表明,脉压是中老年人心血管事件比收缩压或舒张压更有效的预测指标。

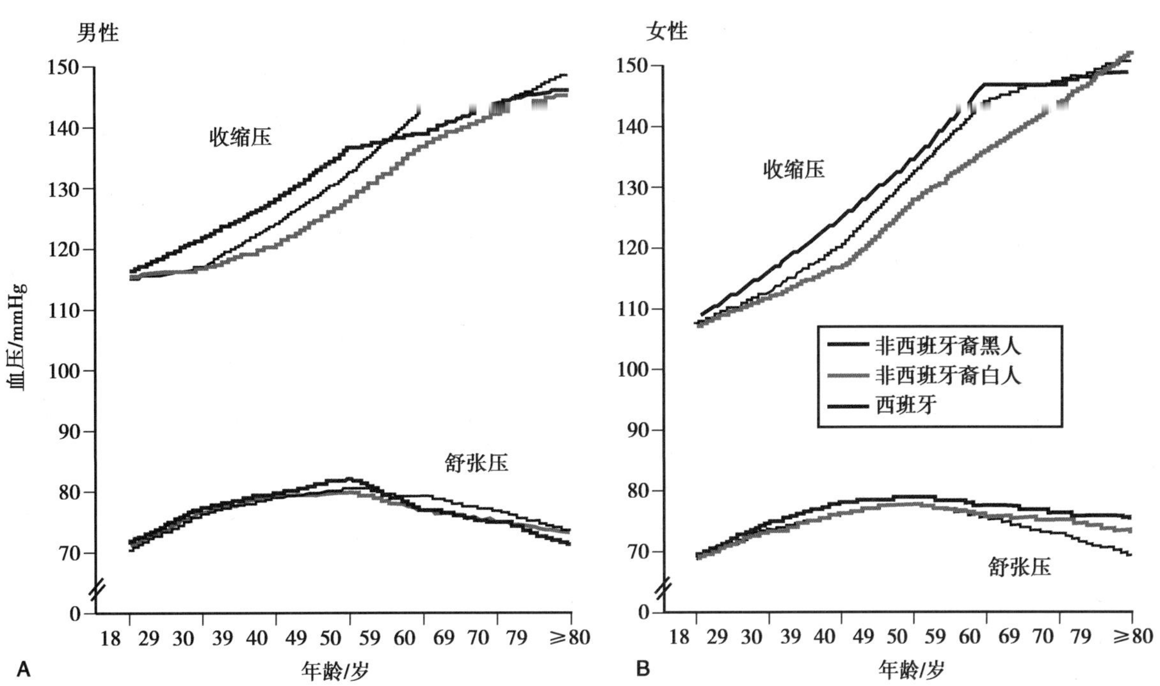

图 88.2 按种族和族裔划分的年龄相关的男性和女性血压变化。(引自 WS, Fleg JL, Pepine CJ, et al. ACCF/AHA 2011 expert consensus document on hypertension in the elderly: a report of the American College of Cardiology Foundation Task Force on Clinical Expert Consensus Documents. Circulation 2011;123(21):2434-2506.)

脉搏波速度(pulse wave velocity,PWV)是动脉脉搏波穿过动脉壁的速度,是动脉僵硬度的另一个指标,可提供有关动脉系统衰老变化的见解。PWV 通常在颈动脉和股动脉之间测量。在正常血压人群中,主动脉 PWV 在成人寿命期间增加 2 至 3 倍。健康人群和心血管疾病患者的研究表明,较高的脉搏波速度预测未来的心血管事件,与血压无关。

左心室组成和质量

在年轻的成年人中,心脏由大约 25%的心肌细胞和结缔组织的复杂结构组成。随着衰老,心肌细胞总数减少,可能是由于细胞凋亡,以及心肌细胞增大(即肥大)[13]。在动物实验和人群研究中,老年男性心肌细胞凋亡比老年女性更明显,男性左心室(left ventricular,LV)质量随年龄增加逐渐下降,而女性则没有。在结缔组织内,胶原蛋白含量,纤维化和心脏淀粉样蛋白和脂褐素的沉积都增加。因此,随着年龄的增长,心脏变得更加纤维化和僵硬(即,更大的被动和主动张力)[13]。

左心室壁厚度、腔尺寸和形状

尽管心脏质量随着衰老没有增加,但心肌厚度显著增加,特别是心肌细胞大小增加;虽然发生同心性左心室肥大,但室间隔的厚度增加的程度大于游离壁,并且左心室形状发生变化。健康志愿者的磁共振成像(magnetic resonance imaging,MRI)研究显示左心室沿其长轴缩短,并且随着年龄的增长从细长的椭圆形椭圆体几何形状转变为更加球形的左心室。因为更多的球形心室暴露于更高的壁压力,与年龄相关的心脏形状变化对收缩效率具有重要意义。较高的左心室球形度与左室功能障碍和 HF 的发生率较高有关(另见第 23 章)一项大型心脏 MRI 研究显示,左室舒张和收缩容量与年龄相关的下降和两种性别的左室质量/体积比增加。

静息心脏功能

在健康的正常血压成人中,静息超声心动图左室缩短分数和放射性核素左室射血分数(LV ejection fraction,LVEF)是全球左心室收缩功能的两种最常用的测量方法,与年龄无关[13]。增厚的左室壁长时间收缩活动维持正常弹射时间,并补偿血压的晚期收缩增加,尽管动脉硬度增加,仍保持收缩左室泵功能。相比之下,左室舒张功能因衰老而显著改变。尽管左室舒张期充盈主要发生在年轻成人的舒张早期,但在 20 至 80 岁之间,早期舒张期峰值充盈率下降 30%至 50%[13]。相反,峰值 A 波有与年龄相关的增加速度,表示由心房收缩促进的晚期左室充盈。晚期左室充盈的增加是通过适度的年龄相关的左心房大小增加来调节的[13]。

尽管舒张早期充盈率与年龄相关的延迟通常不会影响静息时舒张末期容量和每搏输出量,但应激性心动过速(如运动,发热或其他生理压力)可能会加剧舒张期充盈异常。心动过速不仅不成比例地缩短了舒张期充盈的时间,而且还加剧了能量依赖性摄取钙进入肌浆网的能力。因此,快速心率通常与舒张期充盈异常相关,并且尽管具有正常的静息左室收缩功能,但较高的左室舒张压被传递到肺部。这些发现通常表现为具有保留射血分数(HF with a preserved ejection fraction,HFpEF)的心力衰竭,特别是当叠加在其他常见年龄相关的合并症如高血压,糖尿病,冠心病和心房颤动时(另见第 26 章)。

因为年龄和舒张功能障碍而导致的左心房扩大主要发生在 70 岁之后[13]并且增加了老年人对心房颤动的易感性。尽管在许多年轻人中 AF 通常有很好的耐受性，但它更可能在老年人中引起症状和临床事件。心房颤动与耐受性差的快速心室率相关，而且心房颤动诱导的心房舒张功能减退使舒张期充盈加重年龄相关的舒张期充盈障碍。因此，年龄较大的心房颤动患者比年轻人更容易出现心输出量减少，导致呼吸困难和疲劳(另见第 38 章)。

年龄相关的心肌变化也使一些老年人易患心肌缺血和心力衰竭。较厚的左心室通过增加心外膜冠状动脉和心内膜下心肌细胞之间的距离而易于发生心内膜下缺血。此外，老年人心脏中的毛细血管生长和血流调节可能与肥大肌细胞的氧需求不匹配(与年轻运动员的心脏肥大相反)。毛细血管和血流动力学的这些心肌内变化伴随着外周动脉硬化和 PWV 加快(即现在到达收缩期的更快的反射压力波，使得心内膜灌注不再受舒张期的增压压力支持)[14]。

在上述年龄相关的脉管系统和心脏变化中，尤其是长期接触其他心血管疾病危险因素后，老年人心血管疾病的发生率显著增加(表 88.1)[13]。动脉粥样硬化的脉管系统中容易引发心肌缺血、心肌梗死(myocardial infarction，MI)、卒中和外周动脉疾病。射血分数降低(heart failure with a reduced ejection fraction，HFrEF)的心力衰竭可能由缺血性冠状动脉事件或长期高血压引起，其中任何一种都可能损害左心室收缩功能。然而，HFpEF 更可能在心室硬化的情况下发展，特别是与高血压、心房颤动和糖尿病相关，所有这些都随着年龄的增长而增加。此外，心血管老化与其他衰老现象相互影响，从而加剧了心血管疾病的风险(表 88.2)[13](另见第 26 章)。例如，在伴有肾、代谢、血液、肺和其他非心脏生理变化的情况下，心肌缺血和 HF 的风险显著恶化。

表 88.1 健康人的心血管衰老与心血管疾病的关系

年龄相关的改变	可能的机制	与疾病的可能关系
心血管重塑		
↑颈动脉内膜厚度	↑VSMC 迁移和基质产物	早期动脉粥样硬化
↑血管硬度	弹性蛋白碎裂 ↑弹性蛋白酶活性 ↑胶原产物以及交联 生长因子水平改变和组织修复	收缩期高压 动脉粥样硬化
↑左室壁厚度	↑左室心肌细胞大小 ↓心肌细胞数量 板块胶原沉积	↓早期左室舒张期充盈 ↑左室充盈压/呼吸困难
↑左心房大小	↑左心房体积/压力	↑心房颤动风险
瓣膜和传导系统的钙沉积	机械压力	主动脉瓣狭窄 房室传导阻滞
左室功能改变		
血管张力改变	↓NO 产物 ↓βAR 反应	血管硬化/高血压
↓左心室重塑	↑血管负荷	降低心力衰竭阈值

βAR，β 肾上腺素能受体；CV，心血管疾病；LV，左心室；VSMC，血管平滑肌细胞。

表 88.2 复杂心血管疾病风险的常见年龄相关变化

肾脏	↓肾小球滤过率 ↓肾脏代谢
肺	↓通气能力 ↑通气/灌注不匹配
骨骼肌	↓骨骼肌质量和功能(肌肉减少症) ↓蛋白质储备 ↓骨量
免疫功能	↑易感染
造血	↑凝血因子水平 ↑血小板聚集性 ↑纤维蛋白溶解的抑制剂 ↑贫血
神经内分泌	↓脑自动调节
肝脏	↓肝脏代谢
情绪	↑抑郁症 ↑焦虑
睡眠	↑阻塞性睡眠呼吸暂停

心血管对运动的反应

身体的运动能力是非常重要的临床评估指标，尤其是在老年人中。外周动脉对运动的反应是用于外周动脉疾病患者的诊断、预后和监测的公认指标，并且可以很好地预测老年人承受大型手术或激进治疗的能力(另见第 13 章)。

有氧运动能力

大量研究表明，随着年龄的增长，心肺功能[运动高峰期每千克体重的耗氧量(VO_2)最大值]显著下降。在横向研究中，从第三个到第九个十年，下降幅度约为 50%。在纵向研究中，无论习惯性身体活动水平如何，随着年龄增加最大氧耗量(VO_2max)明显下降(图 88.3)[13]。这种下降可由最大心率和其他心率参数的变化部分解释。肌肉减少症、与年龄相关的萎缩和骨骼肌减弱，是年龄相关的最大氧耗量降低重要因素。年龄相关的肌肉减少症涉表现为肌肉纤维数量减少、体积减小和功能降低。到 75 岁时，肌肉质量通常约占体重的 15%，而年轻人则为 30%。与慢肌纤维相比，快肌纤维萎缩的速度更快，导致肌肉力量下降的程度高于肌肉体积减小的比例。肌内脂肪增加和线粒体功能降低也是肌肉功能衰退的原因[16]。外周动脉疾病(尤其是心力衰竭)通过影响骨骼肌加重肌肉减少症[17]。

年龄增长导致的有氧能力的加速下降对生活质量(quality of life，QOL)具有重要影响。由于许多日常生活活动需要固定的有氧支出，因此他们需要比年轻人更大的最大氧耗量百分比。当活动所需的能量接近或超过有氧能力时，老年人将不太可能执行该活动。

运动时的心脏功能

在 20 至 80 岁之间的峰值 VO_2 下降约 50%伴随着心输出量下降约 30%和动静脉摄取下降约 20%。最大运动强度时心排血指数随年龄的降低主要是由于心率降低，因为男性和女性的左心室搏动量保持不变[13]。虽然老年人的左心室收缩末容量减少，左室射血分数增加运动时，这种不足被更大的舒张末期容量[13]所抵消(即，较慢的心率使得左室充盈的时间更长，因此心脏舒张末期的血液残留量更大)。虽然较慢的左室舒张期充盈是衰老的正常方面,但是在运动期间无法增加左室舒张末期容量提示心脏病理学改变。与年龄相关的最大左室射血分数降低的机制包括内源性心肌收缩力降低,动脉后负荷增加,动脉与心室负荷不匹配,以及左室收缩性和动脉后负荷的交感神经调节迟钝[13,14]。这些变化导致心血管疾病易感性,并且对其预后产生不利影响。

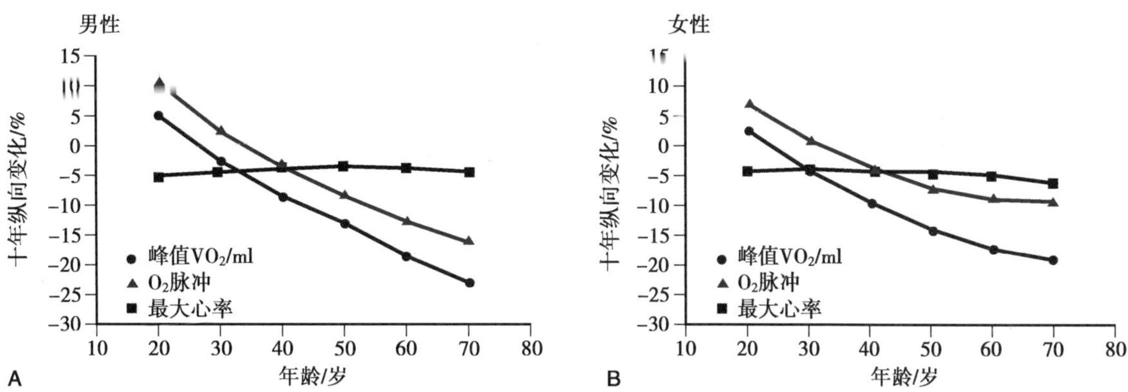

图 88.3 健康志愿者的峰值耗氧量及其成分,最大心率和氧气脉冲的纵向变化。尽管随着时间的推移,心率的降低保持相对恒定,每十年约为 5%,但氧气脉搏中出现与年龄相关的加速下降,这与氧消耗峰值相似。(引自 Fleg JL, Strait J. Age-associated changes in cardiovascular structure and function: a fertile milieu for future disease. Heart Fail Rev. 2012;17(4-5):545-54)

老年领域相关的心血管护理

正如随着年龄而发生的生理变化决定了独特的心血管疾病易感性和复杂性,老年综合征可以起到影响疾病生理表现和管理的决定性作用。多重病症、多重用药、虚弱、残疾、谵妄和其他老年人常见的因素从根本上影响心血管系统,导致老年人和年轻人的心血管疾病的差异,甚至导致老年心血管疾病患者间的差异。老年综合征改变了典型的心血管疾病,使得心血管疾病的循证医学治疗策略经常失去适用性(表 88.3)。

表 88.3 老年综合征和临床意义

老年综合征	诊断	预防	治疗	护理
多重病症: 慢性病(糖尿病,关节炎,COPD),以及老年人综合征(跌倒,尿失禁,肌肉减少症)	影响或使疾病表现复杂化	困扰 CVD 风险评估 ↓短期和长期疾病预后	心血管疾病的初级管理可能会加剧合并症 共存疾病可能妨碍指导治疗	多个提供者 医疗重点相互矛盾 对 CVD 的护理可能会加剧另一个问题 需要跨专业工作
多重用药: ≥4 种慢性用药	药物-药物或药物-疾病相互作用	↑比例事件,住院,死亡	过度医疗和依从性差 老年人的药效或药代动力学改变	药物复杂性 转运 不同机构间 不同系统或不同护理条件
虚弱	具有不同理由的多个脆弱度量标准: 脆弱的表型:↓重量,↓能量,↓物理活动,↓速度,↓强度 采用弗里德戒律的宽容措施:步态速度,短物理性能电池 基于累积赤字的脆弱指数	增加对不良后果(来自疾病或治疗)的脆弱性 ↑手术和治疗并发症的风险 ↑残疾,跌倒,住院,死亡的风险	认识到作为共同决策制定的一部分至关重要 可以通过运动和饮食改变	脆弱影响了所有方面 CVD 护理 做决定 风险评估 复苏 ↑康复的价值
残疾	无法照顾自己或管理自己的家诊断工具: Katz 日常生活活动中的独立指数(ADL) 布里斯托尔 ADL 规模劳顿日常生活器乐活动(IADL)量表;Barthel IADL 指数	↑不良后果,并发症,死亡的风险	↓功能状态导致自我护理能力降低(例如,药物管理和/或自我监测的困难)	急性 CVD 事件可能导致功能状态恶化 卫生保健转型不佳
谵妄	注意力不集中 易感风险包括认知缺陷,感觉限制,迷失方向的药物 混淆评估方法(CAM)	↑逗留时间 ↑死亡 ↓共同决策	优化环境,增加定向,避免镇静,减少药物,减少疼痛 优化安全性	可以表现为激动状态或安静撤回状态

COPD,慢性阻塞性肺疾病;CVD,心血管疾病。

多重病症

多发性或“多种慢性病”是指两种或多种慢性病同时存在。在为多重病症患者制定有价值的治疗方案时，通常必须同时考虑和处理多种病症[18]。因此，多重病症从根本上改变了心血管疾病的治疗范例，主要针对心血管疾病的特定护理，可能无法解决共患病症甚至使病情恶化。

多重病症随着年龄的增长而增加，在超过70%的75岁或以上人群中普遍存在[19]；在老年心力衰竭患者中高达90%[20]，它挑战了传统心血管管理的基本原则。心血管疾病的循证医学指南通常依赖于过去选择研究人群的调查，这些研究人群的合并症（如果有的话）很少。如此严格的研究人群选择允许描绘特定疾病的治疗，而不受共病状态的混杂影响。当这些循证医学的治疗指南应用于存在多种疾病和且服用多种药物的老年患者时（通常情况下），其意义较小。老年心血管病患者可能会出现以往研究未曾关注过的疾病相互作用和复杂性。在医保患者的一项研究中[21]，高血压和高脂血并存的症患者占53%；50%以上的心力衰竭、卒中或心房颤动患者患有4种以上合并症（图88.4）[18,21]。

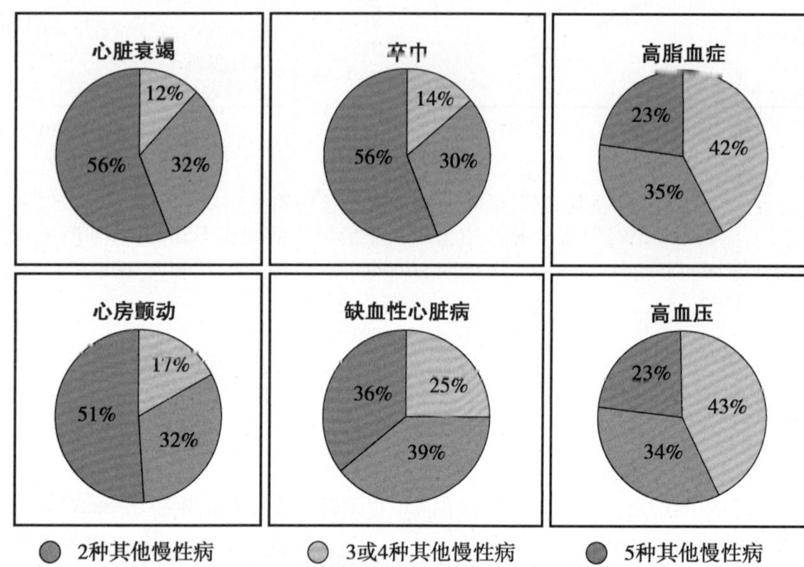

图88.4 具有常见心血管疾病诊断的Medicare按服务收费受益人中共存的慢性病的数量。（引自Fleg JL, Aronow WS, Frishman WH. Cardiovascular drugtherapy in the elderly: benefits and challenges. Nat Rev Cardiol. 2011; 8(1): 13-28; Arnett DK, GoodmanRA, Halperin JL, et al. AHA/ACC/HHS strategies to enhance application of clinical practice guidelines inpatients with cardiovascular disease and comorbid conditions: from the American Heart Association, American College of Cardiology, and U.S. Department of Health and Human Services. J Am Coll Cardiol. 2014; 64(17): 1851-56.）

心血管疾病的管理必须加上预防措施，因为当存在多种合并症时，常规疗法往往会导致不良结果（例如，血管紧张素转换酶[ACE]抑制剂更可能引起老年肌肉减少症和帕金森病患者的跌倒）。此外，老年心血管疾病患者的预后往往更可能由非心脏合并症决定。例如，心力衰竭的短期再住院通常由除心血管疾病之外的合并症决定。患有6种或更多慢性病的患者尽管只占医保人口的14%，却贡献了25%的再入院人数[19]。这类患者通常每年平均到基础医疗机构就诊两次，平均需要五名专科医生，每位医生都优先考虑自己专科的疾病从而导致分散的治疗和风险增加[2]。

多重用药

多重用药在具有多重病症的老年人中很常见，因为临床医生针对每种疾病均开出一组循证药物；这通常会导致风险累积。每个指南都有证据支持，但没有涉及多重疾病的药物治疗指南及其综合效应[23]。“质量指标”经常用于评估护理质量，通常基于临床指南；它们可以暗中加强临床医生处方基于指南的药物，而不管患者正在服用的药物总数。

尽管大多数心血管疾病指南都承认临床判断需要将基于证据的标准与每位患者的特质和复杂性结合起来，但它们并未提供实现或获得此类定制护理的精细策略[1]。因此，个性化基于指南的心血管疾病护理的概念往往更多的是理论上的而不是真实的，特别是因为指南建议的分歧可能（错误地）被解释（例如，由保险公司）作为次级保健（并且可能容易受到惩罚性影响，例如无报酬或疏忽的疏忽）而不是适当的照顾。同样，心血管遵守倡议，如“遵守指南”[24]隐含地鼓励心脏病专家优先考虑心血管药物的完整治疗方案，而无需明确修改，以适应合并症和患者的复杂性。

斯隆调查显示，44%的老年男性和57%的老年女性接受了五种或更多的处方药，是CVD患者的典型表现。后果往往是危险的。常见情况包括高血压患者尽管步态不佳，营养不良，肌肉减少症和跌倒仍可能接受多种高血压药物治疗。同样，许多冠心病和心房颤动患者尽管有鼻出血或其他出血病史，仍可能会服用阿司匹林，$P2Y_{12}$抑制剂和华法林。大多数心血管疾病患者还服用药物控制胆固醇水平、糖尿病，增强记忆力，减轻关节炎疼痛，帮助前列腺疾病，提供膀胱控制，缓解焦虑或失眠等，并使许多其他典型的合并症受益，从而加剧药物不良反应的风险，并且依从性差，成本过高。

随着老年药物数量的增加,药物动力学和药代动力学中与年龄相关的变化加剧了与老年药物相关的安全风险(另见第8章)。药代动力学是指人体对药物的加工,包括吸收、分布、代谢和排泄[25]。药效学涉及药物对身体的作用有关[25]。两者都受到衰老对身体成分,新陈代谢和不良后遗症易感性的显著影响。由于大多数心脏药物被被动扩散吸收,胃肠道老化对吸收的影响很小。药物分布受年龄的影响更大。主要分布在骨骼肌中的药物(例如地高辛)必须针对与年龄相关的瘦组织萎缩进行调整,特别是在女性中,瘦体重通常小于男性。老年人的体重通常也较低,许多药物[例如,低分子量肝素(low-molecular weight heparin,LMWH)]都需要进行基于体重的剂量调整。药代动力学最显著的年龄变化与代谢和排泄有关。肾脏的变化新陈代谢特别重要。一般来说,老年女性的肾小球滤过率(glomerular filtration rate,GFR)低于男性,两性的每10年降低约10%[26]。到80岁时,GFR通常是男性的一半到三分之二。使用改良饮食肾病公式和慢性肾病流行病学合作高估GFR,可以掩盖这种减少。Kirroft-Gault是首选的GFR方程;它考虑了年龄,性别和体重并且表征肾功能的线性减少。肾脏清除的许多药物的剂量必须在老年时减少,例如地高辛、LMWH、糖蛋白Ⅱb或Ⅲa抑制剂,以及直接口服抗凝血剂(direct oral anticoagulants,DOACs)(另见第98章)。

肝脏代谢受到与药物递送,酶促转运到肝细胞和通过外排转运酶到胆汁中的酶转化和/或排泄有关的多个过程的影响。这些过程可能受到异质因素的影响,因此没有经过验证的算法来估计肝脏和肝外药物清除的年龄相关变化。最显著的年龄相关变化在膜结合细胞色素P(cytochrome P,CYP)-450的氧化生物转化中是明显的。β受体阻滞剂(例如美托洛尔)、钙通道阻滞剂(例如维拉帕米、地尔硫䓬和二氢吡啶)和许多他汀类药物(例如阿托伐他汀和氟伐他汀)的清除依赖于该途径并且通常随着年龄而减少。

在年龄相关的体质变化中,药效学变化尤为常见。口渴、温度调节、自主神经反射、交感神经和胆碱能受体以及细胞信号转导的变化都会对药物的影响产生影响,对直立、晕厥和其他临床后遗症的易感性更高。血管僵硬度和内皮反应的变化也与神经激素变化和认知能力下降有关,从而更易受到血流动力学不稳定、谵妄和其他后果的影响。

多发病率,多药性,药代动力学和药效学改变以及其他与年龄相关的因素的背景导致不良药物事件的更高风险。研究显示发病率高达10.7%,而CV药物约占所报告事件的一半[27]。Budnitz及其同事证明了4种主要的"罪魁祸首"药物:华法林(33.3%)、胰岛素(13.9%),口服抗血小板药物(13.3%)和口服降糖药(10.7%)[27]。虽然比尔斯标准[28]包括通常对老年人有问题的药物(通常应避免使用),但这项研究强调了随着患者年龄的增长,标准的心脏药物也可能变得有害。因为处方药物的数量是药物相互作用的最重要风险因素,因此随着年龄的增长,这种风险显著增加。年龄增长也会增加用药错误的风险,带来许多不利后果,包括大约20%的再入院的原因。

药物相互作用在服用几种药物的患者中是典型的,特别是当药物通过相同的途径代谢时(表88.4)[29]。例如,胺碘酮抑制CYP氧化酶并增加通常代谢的药物水平(也见第36章)。如果药物的临床作用是累加的(例如,阿司匹林、氯吡格雷和阿哌沙班联用会加剧出血风险)或竞争(例如,利拉鲁肽和类固醇联用将降低葡萄糖控制),也可能发生作用。

表88.4 老年心血管疾病患者的二级预防药物的常见医源性影响

药物种类	药物	常规不良反应	药物-药物相互作用	药物-疾病相互作用
抗缺血和抗高血压药	β受体阻断剂	困惑,疲劳,头晕,支气管痉挛,传导阻滞,变时性的无能,跛行,抑郁,感冒敏感性,尿失禁 低血糖 体内脂肪增加系统吸收,新陈代谢延迟	钙通道阻滞剂:传导病和变时性的无能 磺脲类药物:低血糖症	COPD:↑支气管痉挛 抑郁或焦虑:↑疲劳和抑郁症 PAD:↑跛行 雷诺综合征:↑症状 HF:↑失代偿 传导疾病:心动过缓,心脏传导阻滞
	ACE抑制剂	跌倒,头晕,低血压(直立,餐后),高钾血症,疲劳,氮质血症,咳嗽	利尿剂(和其他抗高血压药):低血压 NSAIDs:肾衰竭	CKD:高钾血症和肾衰竭
	硝酸盐	头晕,低血压,晕厥,头痛	利尿剂:低血压和↓心输出量 磷酸二酯酶抑制剂:严重低血压 酒精:低血压	主动脉瓣狭窄:低血压
	利尿剂	尿频和尿失禁,电解质异常(如低钾血症,低钠血症,低镁血症),高血糖,高尿酸血症,脱水,肌肉痉挛	ACE抑制剂和其他利尿剂:低血压	CKD:肾衰竭恶化 糖尿病:↑高血糖症 尿失禁:↑大小便失禁
	钙通道阻滞剂	头晕,潮红,外周水肿(二氢吡啶),便秘(维拉帕米)	β受体阻滞剂:传导疾病和变时性功能不全	HF:失代偿 传导疾病:心动过缓,心脏传导阻滞 GI:↑便秘

续表

药物种类	药物	常规不良反应	药物-药物相互作用	药物-疾病相互作用
抗血小板	阿司匹林	胃肠道出血，消化不良，耳鸣，皮肤反应	华法林，DOAC 或噻吩吡啶：↑出血	胃肠道出血史：↑出血风险
	噻氯吡啶	胃肠道出血，瘀伤，皮疹	华法林，DOAC 和/或阿司匹林：↑出血	胃肠道出血史：↑出血风险
降低胆固醇	他汀类药物	肌肉痛，精神错乱，肾功能不全，肝毒性	通过细胞色素 P450 系统代谢的药物（贝特类，胺碘酮，红霉素，地尔硫䓬，唑类抗真菌药）：↑他汀类药物水平和其他药物的水平 纤维酸：肌病（吉非贝齐>非诺贝特） 葡萄柚汁：↑他汀类药物水平（通过细胞色素 P450 机制）	甲状腺功能减退症，CKD，糖尿病：↑对他汀类药物诱发肌病的易感性

ACE，血管紧张素转换酶；CKD，慢性肾病；COPD，慢性阻塞性肺疾病；DOAC，直接口服抗凝剂；HF，心力衰竭；NSAID，非甾体抗炎药；PAD，外周动脉疾病。

药物与疾病的相互作用是由于一种慢性疾病对另一种疾病或综合征的不利影响而发生的。例如，用于心脏缺血的 β 受体阻滞剂可能触发伴有 COPD 或 PAD 患者的支气管痉挛或跛行。钙通道阻滞剂可加重慢性便秘，通常由镇静作用进一步加重。利尿剂会加重尿失禁和相关的社会隔离和抑郁。一般来说，几乎每种药物都会有带来意想不到后果的风险，如果其疗效不清楚，对于老年患者，可以考虑取消治疗。“去处方”药物的相关原理是临床护理和研究中日益关注的焦点[30]。

老年 CVD 患者的另一个问题是不依从性。鉴于老年人与 CVD 相关的高风险，如果省略某些药物，那么易受过度处方不良影响的相同人群也极易受到不良后果的影响。因此，在普遍的多种药物的情况下，强调坚持使用 CV 药物仍然是至关重要的[23,31]。面临的挑战是开出主要有益的药物。添加药剂师进行经导管主动脉瓣置换术（transcatheter aortic valve replacement，TAVR）、HF 和其他 CVD 护理团队通常可以帮助实现这一目标。

虚弱

虚弱通常意味着对压力的敏感和储备减少，以稳定多个生理系统的衰退[32]。虚弱的成年人易患疾病，预后更差，使用常规治疗方案产生有害的结果。随着经导管主动脉瓣置换术的出现，心血管医生对于虚弱的关注程度越来越高，因为虚弱是经导管主动脉瓣置换术的重要考虑因素[33]。而后，虚弱这一概念迅速扩展到对急性冠脉综合征、冠心病和许多其他类型的心血管疾病的个性化医疗中[34]。在不同的心血管疾病患者群体中，虚弱的患病率从 20%到 70%不等。

目前还没有主流的单一虚弱评估指标，常用的识别虚弱的方法有两种[35]：一是通过概念化的可观察的表型，二是概念化为数字指标。“眼球测试”是虚弱作为表型的最早例子之一，但其本质上是不精确的。Fried 等[32]提出了“虚弱表型”的概念，通过确定可以标准化的五种特定物理特征：乏力、低能量、步行速度减慢、身体活动减少和体重减轻。具有一个或两个特征被归类为亚虚弱，而具有 3~5 个域的那些被认为是虚弱。

Fried 等[32]也将虚弱解释为炎症的生物学表现，循环炎症生物标志物（高敏 C-反应蛋白和白细胞介素-6），以及炎症细胞（中性粒细胞和单核细胞）脆弱性增加[32]。因此，虚弱与心血管疾病相互作用，被 Fried 指标涵盖虚弱人群更有可能患有心血管疾病，患有心血管疾病的老年人更容虚弱。Fried 将虚弱概念化为一种生物现象，也明确区分了虚弱、多种其他疾病和残疾[32]。

相比之下，Mitnitski 和 Rockwood[36]将虚弱描述为候选变量缺陷（即，身体受损程度、残疾和其他逐渐使身体状况恶化的因素）。受损积累的幅度和速度可用于衡量虚弱的风险。虽然 Mitnitski 和 Rockwood 最初确定了 92 个候选的虚弱指数，但在随后的研究中，只有 30 个被确定为有效指数。

尽管存在方法学和概念上的差异，但 Fried 指数、Mitnitski 和 Rockwood 指数及许多其他虚弱指数在将脆弱性定义为预测更大临床风险的方面是一致的。此外，不同的虚弱描述工具都倾向于将虚弱视为动态状态，从而可以重复测量以区分临床状态的变化。然而，关于虚弱评估的不一致导致了该领域的混乱、不一致和争议。

通常，作为身体检查的一部分，在临床环境中更容易识别“虚弱表型”。或者，使用电子临床和管理数据集中编码的标准更容易确定“虚弱指数”。Mitnitski 和 Rockwood 指数的变化已被用于跟踪卫生系统虚弱的轨迹[37]。许多团体正在研究心血管疾病治疗相对于虚弱程度的变化。

Fried 的物理表型特征组合的替代方案包括单一测量性能评估[38]，包括步态速度、手柄力量、平衡或椅子上升，如 Afilalo 在视频教程中所示[39]。其中任何一项评估方法都可以为临床医生提供相对有效的虚弱程度描述。步态速度在社区人群中的预后效用提供了令人信服的验证，作为对身体虚弱的单一评估[40]。步态速度的连续性质还能够检测到序数尺度可能不那么敏感的小变化（0.1m/s）。Timed Up and Go（TUG）和短物理性能电池（Short Physical Performance Battery，SPPB）[38]也易于实施并且可以根据步态速度进行扩展，以更好地量化力量、平衡和其他相关的临床指标。

残疾

残疾是指运动、感官或活动受限的身体或精神状况。虽然年轻的心血管疾病患者在接受成功的住院或治疗后通常病症好转，但患有类似疾病的老年人的恢复情况不太确定。女性的残疾程度高于男性。多重病症、虚弱、多重用药和其他老年综合征易使住院老年人患有残疾，特别是在急性病、去适应作用、认知障碍、睡眠质量差等易发于老年人的情况。虚弱是残疾的重要诱因，当生理储备和补偿耗尽时，常常会出现残疾。医院相关的残疾[41]是常见的，并且在某些方面是矛盾的，因为老年人容易受到用于提供护理的住院治疗的影响。因此，即使接受最佳护理的患者也不太可能恢复到他们住院前的水平[42]。经常性住院治疗往往导致进行性残疾的循环，无法从疾病进展中恢复并导致生活质量恶化和死亡风险升级（图 88.5）[43]。肌肉减少症、脂肪量增加、营养不良、认知能力下降和炎症都是残疾风险。

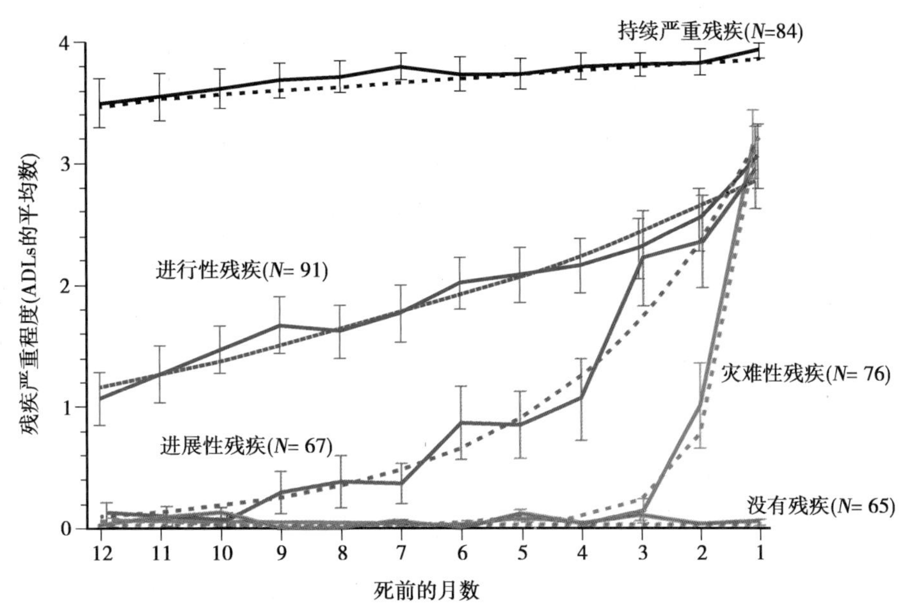

图 88.5 生命最后一年的残疾轨迹。大多数死者在生命的最后一个月都有高水平的残疾，但超过一半的人在死亡前 12 个月没有残疾。残疾的严重程度由受试者患有残疾的日常生活活动（ADLs）的平均数表示。实线表示观察到的轨迹，虚线表示预测的轨迹。I条表示观察到的残疾严重程度的95%置信区间。（引自 GillTM，Gahbauer EA，Han L，Allore HG. Trajectories of disability in the last year of life. N Engl J Med. 2010；362（13）：1173-80.）

心血管疾病治疗用于缓解与年龄相关的残疾的效用并未成为大多数研究计划的主要关注点。优先治疗心血管疾病的疗法可能无意中也增加了残疾的风险（例如，他汀类药物和/或 β 受体阻滞剂引起的疲劳）。然而，最近一些心血管临床试验中的终点事件反映了对这种可能性的认识：在一项阿司匹林临床试验中，阿司匹林减少老年性事件试验（ASPirin in Reducing Events in the Elderly，ASPREE）[44]重点关注的是"无残疾生活"包括免于痴呆症，而不是关注血栓栓塞事件、出血和常见的疾病指标。

谵妄

谵妄是一种注意力不集中的疾病，可以表现为激动的破坏性行为，或者表现为安静和退缩的行为，不太可能引起注意和纠正。虽然谵妄与心血管疾病病理生理学没有直接关系，但它对心血管疾病管理和结果有直接影响。谵妄会提高死亡率、增加和残疾的风险，住院的老年人 15%至 55%患有谵妄。通常表现为意识的迅速下降，难以集中或持续关注。

谵妄最强的危险因素是基线认知功能障碍。在美国，痴呆症影响了 14%的 70 岁或以上的成年人，90 岁以上的痴呆症患者增加到 37%[45]。此外，心血管疾病患者的痴呆率更高，其中 35%的患者接受冠状动脉旁路移植术（coronary artery bypass graft，CABG）[46]，47%因心力衰竭住院[47]。

住院治疗的多种因素可能引发谵妄，包括新环境的压力、睡眠不佳、新药、家庭药物停用、疼痛、脱水、缺氧和代谢转变。在医院中通过混淆评估方法（Confusion Assessment Method，CAM）进行的预期筛查[48]可以用于指导患者避开诱发因素（例如，环境改变、药物调整、电解质和营养增强）。

老年症状与心血管疾病的相关性

老年病学的一个首要原则是，心血管疾病及其治疗往往会在无意中破坏老年人脆弱的平衡。例如，尿失禁似乎不是一个心血管问题，但它可以影响括约肌或膀胱控制的利尿或心血管药物诱导或加重，并可能深刻影响患者的信心，自我效能和生活方式。同样，跌倒可能是由常规心血管药物引起的，特别是在虚弱、多重用药、水合作用不良、谵妄和其他老年风险的常见情况下。一般而言，老年综合征通常与心血管疾病管理有关，因为它们会使治疗、转变、健康素养、决策、依从性和恢复能力相混淆（图 88.6）。虽然心血管疾病的高发病率和高死亡率意味着治疗对降低绝对风险有更大好处，但也同时意味着有更大并发症的可能性。医源性疾病、谵妄和残疾均有可能发生。临床指南是适用的，但其对老年人的应用需要更多地关注更广泛的临床背景。

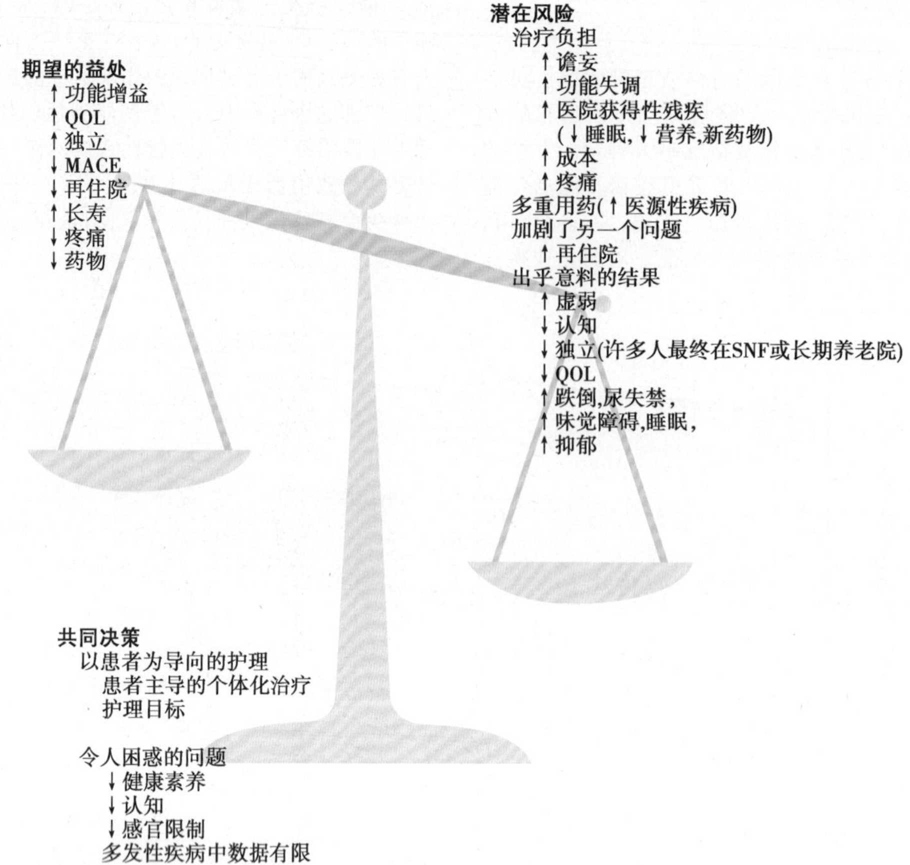
期望的益处
↑功能增益
↑QOL
↑独立
↓MACE
↓再住院
↑长寿
↓疼痛
↓药物
潜在风险
治疗负担
↑谵妄
↑功能失调
↑医院获得性残疾
(↓睡眠,↓营养,新药物)
↑成本
↑疼痛
多重用药(↑医源性疾病)
加剧了另一个问题
↑再住院
出乎意料的结果
↑虚弱
↓认知
↓独立(许多人最终在SNF或长期养老院)
↓QOL
↑跌倒,尿失禁,
↑味觉障碍,睡眠,
↑抑郁
共同决策
以患者为导向的护理
患者主导的个体化治疗
护理目标
令人困惑的问题
↓健康素养
↓认知
↓感官限制
多发性疾病中数据有限

图 88.6 决策共享。在患有 CVD 的老年人中,临床目标通常更多地针对功能获益,独立性和生活质量(QOL),通常优先考虑的主要不良心血管事件(MACE)的传统 CVD 终点和大多数人强调的生存率。重大试验。老年人的治疗风险也相对较大,特别是因为老年综合征会增加伤害的可能性。共同决策是一个重要的目标,但它从根本上受到健康素养、认知、阐明数据和其他重要因素的共同限制的挑战。SNF,熟练的护理

衰老和特殊心血管疾病

缺血性心脏病

年龄是冠状动脉粥样硬化发展的强大且独立的危险因素,老年人构成美国新发心绞痛患者的大多数。美国心脏协会报告说,20%的男性和 10%的 60 至 79 岁的女性患有缺血性心脏病(ischemic heart disease,IHD),80 岁以上男性和女性的患病率增加到 32%和 19%(另见第 58 章)[8]。老年人的动脉粥样硬化更为严重和弥散,左主干狭窄、多支血管病变和左心室功能受损的患病率更高。虽然阻塞性心外膜动脉粥样硬化斑块是老年人心肌缺血的主要原因,但其他病理生理机制包括微血管功能障碍、内皮功能障碍、血管痉挛和微栓塞;左室肥大伴有微血管缺乏或其他因素可能导致供需不平衡[49]。

临床表现

只有少数老年人描述典型的心绞痛症状,缺血性表现往往以劳累性疲劳和呼吸困难、缺乏能量、上腹部或背部不适为特征(另见第 56 章)。餐后或情绪紧张引起症状很常见。许多症状难以和合并症区别。病史描述可能会受到活动水平下降、合并症和认知障碍的影响。无症状心肌缺血也很常见。基线心电图异常比年轻时更普遍,并使评估更加混乱。

风险分层

大多数风险评估模型适用于年轻人群,对老年人具有不确定的特异性和敏感性,老年人通常具有不同的社会人口统计学、症状和体征、风险因素、合并症以及实验室和心电图特征[50]。缺血评估,对于年轻组,是基于 IHD 的预测试可能性,因此低风险患者可能无法进行额外的测试,而高风险的老年人则是有创血管造影的候选者;那些具有中间预测概率的人从风险分层中获益最多(另见第 3 章)。运动耐量测试(exercise tolerance testing,ETT)在老年人中不太可行,因为衰老和合并症导致运动能力较低,以及限制缺血评估的基线心电图异常(另见第 13 章)。然而,具有修改的锻炼方案的运动耐量测试(例如,从较低的锻炼强度开始和较小的工作负荷增量)通常能够在老年患者中进行适当的运动压力激发。成像(即,心肌灌注成像或超声心动图)增加了对缺血诊断的敏感性和特异性。在对已知或疑似 IHD 的 65 岁以上患者进行风险评估的最佳非侵入性策略的 meta 分析中,核心肌灌注或超声心动图的应力成像有效地分层风险,而单独的 ETT 则没有[50]。对于无法运动的老年患者,药理学压力测试可以促进风险分层,但运动的额外实用性描述物理功能、血流动力学、心律失常和其他相关的临床参数仍然是一个重要的考虑因素。

虽然老年人冠状动脉钙的患病率很高,但老年患者冠状动脉

钙化评分的价值有限。由于冠状动脉钙的高患病率,冠状动脉CT血管造影在评估老年患者病变严重程度方面不太准确[51]。对于非侵入性检测表明CHD可能性很高的老年人,建议采用有创冠状动脉造影,确定血运重建术的可行性和选择的先决条件。同时推荐具有中度临床风险特征且左室收缩功能降低。尽管出血、卒中、造影剂引起的肾损伤、动脉纤曲、CKD及对镇静剂和麻醉剂的耐受性降低的风险,老年人仍然受益于冠状动脉血管造影和随后的血运重建,因为多血管和左主干病的发病率很高。

管理(另见第62章)

2012年ACCF/AHA/ACC/AATS/PCNA/SCAI/STS稳定(S)IHD[52]患者管理指南包括对老年人的特别关注。超过三分之一的SIHD患者年龄超过75岁。控制心绞痛症状的药物制剂与年轻的处方相当,但应更多地注意不良反应[例如,阿司匹林会增加出血风险;β受体阻滞剂可能会加重肾上腺素能功能障碍、心动过缓和低血压;钙通道阻滞剂也可能诱发心动过缓和低血压,以及脚蹬水肿、便秘和尿失禁;ACE抑制剂和血管紧张素受体阻滞剂(angiotensin receptor blocker,ARB)治疗可能会因肾动脉狭窄的高发病率而损害肾功能;硝酸盐会加剧直立性低血压]。

建议对有顽固性症状的老年人进行浸润性冠状动脉造影和最佳血运重建,特别是在无创诊断试验中显示明显缺血的患者[53]。在一项为期4年的针对老年患者的侵入性治疗与药物治疗比较的临床试验(Invasive versus Medical Therapy in Elderly patients,TIME)研究中,老年SIHD患者通过血运重建而非优化的用药策略实现了更好的症状缓解和运动能力[54]。

在血运重建治疗的决策中,生理状态比实际年龄更重要。欧洲分数和胸外科学会的风险评分不仅包括手术参数和合并症,而且现在还分别包括活动度和虚弱(步态速度)的指标,帮助评估短期治疗效果、长期预后和独立生活能力[55]。

在老年人中,经皮冠状动脉介入治疗(percutaneous coronary intervention,PCI)的手术并发症发生率高于年轻人,包括出血、卒中、造影剂引起的肾损伤和术后MI。双重抗血小板治疗是药物洗脱支架最佳性能的必要条件,与老年人出血和输血风险增加有关。通过使用抗凝血剂和抗血小板剂的重量和肾脏剂量调整可以减少出血风险。

选择PCI而非CABG需要考虑解剖结构、合并症、功能能力和患者偏好的考虑。在美国65岁以上没有急性心肌梗死的患者中,CABG或PCI手术后1年的死亡率没有差异,但CABG的4年死亡率低于PCI。CABG完全血运重建率较高,可减少症状复发和重复血运重建的需要,降低死亡率[56]。然而,CABG需要较长的恢复时间,卒中险风较高,并伴有手术相关的神经系统并发症。值得注意的是,一些报告显示超过50%的CABG术后患者出现短期认知障碍,约20%经历长期认知障碍,尽管评价表明术后认知改变可能主要与基线认知缺陷相对应[46,57]。

急性冠脉综合征

在美国,急性冠脉综合征(acute coronary syndrome,ACS)首次发作的平均年龄男性为65岁,女性为72岁(另见第59和60章)。年龄是急性冠脉综合征后不良预后的最强危险因素。年龄作为预后标志物的重要性反映在大多数急性冠脉综合征风险评分中,包括急性冠状动脉事件的方法和管理评估(Evaluation of the Methods and Management of Acute Coronary Events,EMMACE)和全球急性冠状动脉事件登记(Global Registry of Acute Coronary Events,GRACE)[58]。大约60%的ACS住院患者年龄在65岁以上,大约85%的死亡是由于ACS发生在这个年龄组;32%~43%的非ST段抬高(non-ST elevation,NSTE)-ACS住院和24%~28%的ST段抬高MI(ST-elevation MI,STEMI)住院患者年龄在75岁以上[59]。

临床表现

虽然急性冠脉综合征中年主要涉及男性,但ACS患者的数量和比例在老年时增加。在75至84岁的成年人中,患有急性冠脉综合征的男性和女性的数量相似,并且在80岁以上的人群中,大多数急性冠脉综合征发生在女性中。老年女性的死亡率通常高于急性冠脉综合征患者。在老年人群中,NSTE-ACS比STEMI更为普遍。

老年急性冠脉综合征患者不太可能出现典型的缺血性胸痛,胸部不适时发生自主神经症状,包括呼吸困难、发汗、恶心和呕吐、晕厥或晕厥、虚弱、精神状态改变或混乱[58]。据报道,85岁以上人群中约有40%患有胸痛,而65岁以下患者则为近80%;因此,老年人急性和正确诊断急性冠脉综合征的概率降低,导致治疗延误。

由于活动水平较低,老年人的症状不太可能通过体力消耗诱发,而是由伴有合并症,特别是感染或脱水的血流动力学压力引起。归类为Killip 2级或更高级别的心力衰竭在85岁或以上年龄时的可能性增加45%。由于其他合并症如心动过速、肺炎低氧血症、慢性肺病和出血事件,2型MI在老年人中也更常见。高怀疑指数对于老年患者来说很重要,以便及时诊断。

诊断

由于老年患者比STEMI更可能出现NSTE-ACS,因此动态ST段T波变化对于检测缺血很重要,尽管缺血的解释通常也被基线心电图异常干扰。心脏生物标志物的初始和连续评估很重要,需要注意的是老年人的肌钙蛋白(cTn)基线水平较高;20%的70岁以上的社区居民在基线时的水平高于第99百分位数。一个关键的优先事项是将急性冠脉综合征与多种急性和慢性疾病区分开来,这些疾病也会导致低水平的心肌坏死(2型心肌梗死)。此外,很多老年急性冠脉综合征患者BNP升高,预示结果更差。

治疗

急性冠脉综合征指南强调老年患者由于非典型症状而面临复杂的挑战,由于心脏和非心脏合并症的高患病率,心血管解剖学和生理学的年龄相关改变,以及由多种药物引起的不良药物事件和相互作用的风险增加而混淆。虽然急性冠脉综合征的药理学标准与年龄没有差异,但药物副作用在老年急性冠脉综合征患者中更为常见。显示抗心绞痛药,低氧血症患者的氧气,抗血小板和/或抗凝治疗;与普通肝素加GPⅡb/Ⅲa抑制剂相比,比伐卢定可减少出血。

STEMI的血运重建

及时再灌注是老年STEMI患者护理的基石,STEMI患者在积极治疗后具有合理的MI后结果。老年STEMI患者有更多的再灌注禁忌证,但即使符合条件,他们也不太可能接受再灌注。支架置入的直接PCI优于老年人的溶栓治疗,因为它可以提高生存率,减少再梗死,重复血运重建,减少颅内出血。虽然与安慰剂相比,纤维蛋白溶解疗法降低了老年人的STEMI死亡率,但很少有老年人在开创性试验中进行研究。此外,与PCI相比,纤维蛋白溶解治疗与75岁后心肌破裂的风险显著增加相关[60]。在大多数情况下，纤维蛋白溶解剂用于STEMI，在症状出现后12小时或更早出现并且预计会出现系统延迟(≥120分钟)在可能的PCI之前。

NSTE-ACS的血运重建

由于患有NSTE-ACS的老年人的风险通常高于年轻人，因此在没有过高的合并症的情况下，早期侵入性策略在老年人中比在年轻患者中更有益。即使对于90岁或以上的NSTE-ACS患者，PCI也是安全的，具有高成功率和低出血风险，尤其是经桡动脉途径。在患有NSTE-ACS和糖尿病的老年人中，CABG作为血运重建策略具有更大的生存优势。然而，手术死亡率和主要并发症的风险很大，80岁或以上高达8%[59]。长期住院治疗和术后恢复也很显著。对于80岁或以上的患者，减少复合事件(即心肌梗死，急需血运重建，卒中和死亡的需要)的侵入性策略优于保守策略[61]。非老年人没有明显的好处。这两种策略在出血并发症方面没有差异，可能与径向入路方法的主要使用有关[61]。

急性冠脉综合征随访期护理；出院计划

80岁以上急性冠脉综合征患者住院时间较长(80岁以上患者为8天，65岁以下患者为5天)；体弱的人住院时间更长，出院后到照看机构的概率更高。老年患者再入院和死亡的风险很高，从65岁开始，年龄每10年老年人死亡风险增加50%。老年人常见的急性冠脉综合征并发症与心脏病有关(如心力衰竭、心包炎房和室性心律失常和传导系统异常)以及与心脏、肺、肾、神经自主神经系统和代谢系统中的生理衰老相关的额外脆弱性。心力衰竭是老年急性冠脉综合征患者中特别常见的表现。同样，出血、手术并发症、药物副作用、谵妄和其他与年龄相关的并发症也很常见。

住院死亡率和并发症发生率随年龄增长而增加，但接受更多推荐疗法的患者的死亡率较低。与年轻人相比，β受体阻滞剂在预防随后的心肌梗死和死亡方面对老年患者有更大的益处。ACE抑制剂和ARB疗法对老年人有益，特别是那些患有心力衰竭或左室收缩功能降低的老年人。他汀类药物的益处是在80岁出头的老年人中建立的[59]。PCI/支架术后的双重抗血小板治疗对老年人也提出了挑战，他们也需要抗血栓治疗(如华法林或DOAC)治疗心房颤动、深静脉血栓形成(deep vein thrombosis，DVT)、机械心脏瓣膜或其他原因。最近的试验表明，使用$P2Y_{12}$抑制剂加口服抗凝剂治疗，不使用阿司匹林可能与预防MI、心血管死亡和缺血性卒中的三联疗法一样有效，且出血量减少[62]。

综合出院计划包括患者和家属，并且必须解决合并症、多重用药、虚弱，以及沟通和认知障碍。未能理解并遵守护理计划会导致急性冠脉综合征再入院率高和预后不良。NSTEMI后第1年老年患者的死亡率随着年龄的增长而显著增加，从65岁至79岁的13.3%增加至90岁或以上的45.5%。再入院与心血管相关事件的比例几乎与非心血管相关事件一样多。在1年时，90岁以上患者的死亡率显著高于有或没有先前的再住院治疗，并且调整后的死亡率是65~79岁年龄组的两倍[63]。

心脏康复

全面心脏康复(见后文，老年人心血管疾病的预防)对老年急性冠脉综合征和SIHD患者具有重要价值[64]。它可以帮助降低死亡率，降低住院率和改善生活质量。尽管在所有临床实践指南中都有ⅠA类推荐，但转诊与年龄相关性降低，特别是对于年龄较大的女性。

心力衰竭

心力衰竭是心血管疾病和老年病学趋同的缩影(另见第21章)。心力衰竭的发病率和患病率随着年龄的增长呈指数增长，并伴随着心血管生理衰老的倾向性，一生中持续的心血管疾病危险因素和老年综合征。心力衰竭病理生理学影响多个系统(即，包括心脏以及脉管系统、肺、肾和骨骼肌)。

流行病学

在美国，心力衰竭患者的数量预计将从目前的约570万人增加到2030年的近800万人[65]。在2011年至2014年的国家健康与营养调查(National Health and Nutrition Survey，NHANES)中，心力衰竭患病率从男性的1.4%上升女性40至59岁分别为1.9%和14%，男性和女性分别为14.1%和13.4%，80岁或以上[8]。心力衰竭的发病率也随着年龄的增长而显著增加，从45到54岁发病率约为0.1%，85岁或以上的人群发病率大约为3%[66]。HFpEF的发病率在老年人中增长尤为迅速；潜在的舒张性心血管充盈变化以及高血压、糖尿病、心房颤动和其他诱发共患风险的高患病率在老年人群中普遍存在，加剧了对HFpEF的易感性[67]。在美国，出院的心力衰竭患者每年大约110万，大多数是老年人。美国国家卫生统计中心的数据显示，65至74岁的成人中心力衰竭住院率为每10万人85.7人；对于75至84岁年龄组，每10 000人中有214.6人；85岁及以上的人群人每10 000人中有430.7人(表88.5)[8]。

表88.5 老年人与中年人的心力衰竭

特征	老年人	中年人
发病率	6%~18%	<1%
性别	多数为女性	多数为男性
原因	高血压	冠心病
左心室收缩功能	正常	异常
左心室舒张功能	受损	正常或轻度受损
合并症	多	少

心力衰竭的死亡率也随着年龄的增长呈指数增长；在45至49岁的人群中，年死亡率低于10/100 000；在80岁以上的人中，每10万人死亡率为150人[66]。丹麦对8 507例住院心力衰竭患者的研究显示，825名85岁以上的中位生存时间仅为20个月，而85岁以下的患者为50个月[68]。心房颤动、LVEF降低和肾功能不全与长期死亡率增加有关。老年人和年轻人中显示重叠的共患风险，但老年人合并症的较高患病率导致尽管相对风险较低，但发生显示的可归因风险较高(由相对风险的流行时间定义)。年龄小于85岁的患者的心血管合并症比85岁以上的患者更高，这反映了易患HFrEF或HFpEF的风险因素的差异，以及HFpEF在非常老年时的发病率增速加快。

在心血管健康研究(Cardiovascular Health Study，CHS)中，基于社区的65岁或以上的个体基线样本，高血压和冠心病是最常见的心力衰竭前因，每个因素约占发生心力衰竭事件的13%。CHS中心力衰竭的其他常见危险因素是糖尿病、PAD、瓣膜病、心房颤动和肾功能减退。多重病症和心力衰竭之间的相关性可以部分解释为由于与年龄相关的心血管储备减少所叠加的条件引起的应激[69]。与合并症相关的炎症也加剧了心力衰竭风险，尤其是 HFpEF[67]。生活方式因素（如吸烟、肥胖和低体力活动）增加老年人和年轻人的心力衰竭风险。

病理生理学

许多基于人群的观察性研究已经证明了 HF 的临床特征和病理生理学中与年龄相关的重要差异（表 88.5，另见第 23 章）[70]。80 岁以下的人群中男性患心力衰竭的发病率高于女性，80 岁以后女性多余男性。超过一半的老年心力衰竭患者的 LVEF 正常或接近正常（即 HFpEF）；相比之下，HFrEF 是年轻心力衰竭患者的主要形式。虽然 HFpEF 的死亡率略低于 HFrEF，但住院率相似[71]。

诊断

因为 HF 会影响多个器官系统，所以没有一个测试或程序可以明确诊断或排除心力衰竭（另见第 24 章）。Framingham 诊断标准主要针对老年心力衰竭，端坐呼吸和阵发性夜间呼吸困难的特异性较低，因为心力衰竭的这些典型表现也可见于非心力衰竭疾病，如肺病和抑郁症。许多老年人的低体力活动水平可能会掩盖呼吸困难或疲劳的发展。

在 CHS 中年龄为 65 岁或以上的 5 771 名社区居民中，7%患有端坐呼吸和阵发性夜间呼吸困难（paroxysmal nocturnal dyspnea，PND），但其中只有 20%患有心力衰竭[72]。颈静脉压升高是最特殊的体液征象，可用于 HFrEF 或 HFpEF 的诊断。尽管如此，许多慢性心力衰竭患者可能是血容量不足，可能没有典型的心力衰竭症状和体征。周围水肿也很常见但不具体，因为它也可能继发于静脉功能不全、肥胖或低血清白蛋白。同样，休息时的疲劳症状也可能引发对抑郁症而非心力衰竭的担忧。许多老年人可能将他们的心力衰竭症状归因于衰老，从而推迟表现直至症状更严重。认知或感觉障碍可能会延迟老年人的心力衰竭诊断。

当心力衰竭的症状和体征不充分或不明确时，客观的实验室标准有助于确定诊断。显示肺静脉高压和/或间质性肺水肿的胸部 X 射线是诊断指标。B 型利尿钠肽（B-type natriuretic peptide，BNP）和 N 末端 pro-BNP（N-terminal pro-BNP，NT-pro-BNP）都是心力衰竭中衰竭心室响应心肌壁应力增加而分泌的神经激素。由于这些激素随着年龄的增长而适度增加，因此老年患者需要更高的诊断 HF 的临界点[73]。HFPEF 中 BNP 水平通常低于 HFrEF，这使得它们作为 HFpEF 占优势的人群的诊断指标不太可靠。BNP 从未被证明可以提高诊断 HF 的准确性或其在现实环境中的治疗效果[74]。

在建立心力衰竭的临床诊断后，下一步是确定其原因。在老年人中，病因可能是多因素的，高血压、IHD、瓣膜病和糖尿病是最常见的前因。可治疗的病症如高血压、心房颤动、心肌缺血和显著的主动脉或二尖瓣病变需要优先处理。年龄本身不是心力衰竭的原因；尽管早期舒张期表现随着成年人年龄的增长而逐渐下降，但 LVEF 在 85 左右维持良好。

心脏成像仍然是老年人心力衰竭治疗的重要组成部分，与年轻人一样，无论是确定原因还是指导治疗。鉴于其广泛的可用性，适度的成本，无创性以及测量心脏解剖和功能的能力，超声心动图是最有吸引力的初始成像测试。AS、心包积液或左室壁运动异常提示冠心病的发现在老年人中都很常见，并且具有重要的诊断和治疗意义，LVEF 的确定也是如此。接近一半的 80～89 岁心力衰竭患者中会出现 LVEF 减少。

对于没有通过经胸超声心动图充分成像的老年人，心脏磁共振（cardiac magnetic resonance，CMR）成像提供了另一种确定心脏结构和功能的方法。如果肾功能正常，静脉造影剂钆可用作 CMR 检查的一部分，以确定心肌瘢痕形成的存在和严重程度。如果从临床或超声心动图数据中强烈怀疑 CHD，则计算机冠状动脉断层血管造影可能是有用的，尽管其在老年人中的准确性可能因冠状动脉钙化而减少。侵入性冠状动脉造影通常保留给怀疑患有冠心病并且是冠状动脉血运重建候选者的个体。焦磷酸锝成像对于诊断转甲状腺素蛋白淀粉样变性是高度敏感和特异的，转移性心肌病是一种主要影响老年人的浸润性心肌病[75]。这种疾病通常表现为 HFpEF 并且具有特别不利的预后。

心力衰竭的生活方式管理

尽管近几十年来在慢性心力衰竭的药物和器械治疗方面取得了重大进展，但饮食、身体活动和患者/护理人员教育等生活方式因素仍然发挥着重要作用。最近的研究表明，在心力衰竭患者，尤其是老年人中，严格的钠和液体限制可能不是必需的或最佳的。老年人的严格的钠和液体限制可能会降低已经不多的卡路里摄入量，并加剧营养不良和肌肉减少症，这两种情况在老年心力衰竭患者中都很常见，并且与不良后果相关。在一项试验中，钠摄入量为 2.7g/d，与摄入 1.8g/d 相比，死亡或住院率降低了 25%[76]。

大量试验表明，老年 HFrEF 患者的运动训练可以将功能能力提高到与年轻患者相似程度。虽然早期的运动训练研究规模太小，无法可靠地检查运动训练对 HFrEF 患者死亡率或住院率的影响。但 HF-ACTION 试验研究了 2 331 名患者，435 例年龄在 70 岁或以上的患者，观察其全因死亡率和住院率，以及心血管死亡和心力衰竭住院率，经过 36 个监督练习程序和 4 年的家庭训练计划，结果发现与年轻患者相比有类似的适度改善[77]。根据 HF-ACTION 结果，医疗保险批准门诊监督 CR 用于稳定的 HFrEF 患者。结合抵抗运动以及灵活性和平衡训练对于对抗这些领域中的年龄和疾病相关缺陷特别有效。在没有正式的训练计划的情况下，鼓励定期步行或其他中等强度的运动。尽管 HFpEF 中运动训练的等效 CV 事件驱动原理尚无法获得，但许多较小的试验表明有益，这可能主要与疾病的外周机制（例如，骨骼肌和外周灌注）的改善有关。对更多虚弱的 HF 患者（HFrEF 和 HFpEF）的运动训练的研究正在进行中[64,78]。

老年心力衰竭患者及其护理人员对心力衰竭表现和治疗的教育有助于确保最佳的依从性，改善生活质量并减少住院治疗。因为心力衰竭恶化通常先于液体潴留，所以如果患者每天称量自己，最好是在排尿后的清晨。如果体重增加 2.3kg 或更多体重或失代偿的迹象（例如，水肿增加、阵发性夜间呼吸困难、端坐呼吸、劳力性呼吸困难和/或疲劳），应指导患者或其护理人员暂时增加利尿剂量和/或联系他们的医疗保健提供者。在患有 NYHA Ⅲ级心力衰竭老年患者中，植入的肺动脉压力传感器导致更多药物变化，30 天全因再入院减少 58%，平均随访 515 天心力衰竭住院减少 49%[79]。

由于老年心力衰竭患者的住院率高及相关成本，因此很多研究致力于制定疾病管理计划以优化 HF 患者护理并改善预后。尽管并非所有的心力衰竭疾病管理试验都显示出有益效果，但对最近住院治疗的 5 942 名心力衰竭患者进行的 25 项试验的 meta 分析发现，干预措施（通常包括家访和/或电话随访）减少了基线后 6

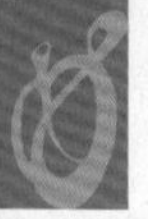

个月和12个月的心力衰竭再入院率[80]。多项试验也证实了此类计划的生活质量得到了改善。然而,需要包括更多年龄为80岁或更大的心力衰竭患者来确定此类程序在这一高风险子人群的效用。

慢性 HFrEF 的药物治疗

虽然ACE抑制剂、ARBs和β受体阻滞剂可减少心力衰竭事件,提高HFrEF患者的生存率,但这一证据基础来源于随机临床试验(randomized clinical trials,RCTs),该试验只招募了少量65岁以上的患者,和很少的80以上患者(另见第25章)。因此,临床医生必须谨慎地在患有多种合并症的老年心力衰竭患者中实施这些基于指南的建议。例如,在左心室功能障碍研究(Studies of Left Ventricular Dysfunction,SOLVD)治疗试验中(这是ACE抑制剂的最大试验),尽管36%的患者年龄在65岁或以上,但没有一个是81岁或以上的。β受体阻滞剂随机对照试验中80岁以上患者的比例同样非常小。在充血性心力衰竭的美托洛尔CR/XL随机干预试验(Metoprolol CR/XL Randomized Intervention Trial in Congestive Heart Failure,MERIT-HF)中,亚组分析显示,美托洛尔与年轻患者相比,在65岁或以上的HFrEF患者中降低心血管事件的效果相似,但没有一例是81岁或以上。随机Aldactone评估研究(Randomized Aldactone Evaluation Study,RALES)显示,NYHA Ⅱ级至Ⅳ级HFrEF患者的醛固酮阻滞剂螺内酯的全因死亡率降低30%,其中9%为80至90岁,但均未超过90岁。尽管RALES中老年患者的比例很高,但选择仅限于相对健康的老年人,只有约20%的年龄非常大的HFrEF患者才有资格入选[70]。最后,尽管近一半的地高辛调查组(Digoxin Investigative Group,DIG)参与者年龄为65岁或以上,只有约5%为80岁或以上[66]。无论老年HFrEF患者的药物治疗方案如何,必须经常随访不良反应并需要调整用药。

利尿剂

利尿剂仍然是治疗慢性HFrEF中充血症状和体征的基石,尽管缺乏RCT数据表明他们降低了CV死亡率。观察性研究表明,长期使用可能与不良后果相关,可能是由神经激素的激活和电解质失衡引起的。对于老年人,可以考虑3种常用的袢利尿剂,呋塞米、托拉塞米和布美他尼中的任何一种。每个应该以低剂量开始并缓慢上调以实现血容量不足;达到血容量不足后,可以尝试较低的剂量。血清电解质和肾功能需要在老年人中进行更仔细的监测,以降低低钾血症、低钠血症和肾前性氮质血症的风险。对尿失禁和/或关于排尿不成比例的担忧也应该引起重视,因为这些担忧会影响老年患者的治疗体验。

ACE 抑制剂或 ARBs

根据强有力的临床试验证据,对于没有过敏或不耐受ACE抑制剂病史的老年HFrEF患者,应从低剂量开始使用这些药物。对于不能耐受ACE抑制剂的患者,应考虑使用ARBs。需要密切监测以避免低血压、高钾血症或氮质血症,特别是在开始或上调滴定治疗后的最初几周内。在随机对照试验中,老年人对ACE抑制剂或ARB的平均日剂量需求低于年轻患者。

Sacubitril-Valsartan 组合

2014年PARADIGM-HF研究显示,与8 442名患者的ACE抑制剂依那普利相比,脑啡肽酶抑制剂sacubitril和ARB缬沙坦的组合使总死亡率降低16%,CV死亡率降低20%,HF住院风险降低21%与NYHA Ⅱ级至Ⅳ级HFrEF。这些益处在1 563名75岁以上年龄组和年轻组中相似[81]。尽管低血压,肾功能损害和高钾血症在两个治疗组中随着年龄的增长而增加,但更多的低血压但肾功能减退或使用sacubitril-candesartan的高钾血症的发现更多。跨年龄组保持一致。这种新疗法的高成本限制了它的使用。

β 受体阻滞剂

与ACE抑制剂和ARB不同,HFrEF中β受体阻滞剂的类效应不明显。临床试验数据仅支持卡维地洛、琥珀酸美托洛尔缓释片、比索洛尔、奈比洛尔和布新洛尔,但后两种药物未获批准在美国使用。尽管β受体阻滞剂的主要随机对照试验包括少数80岁以上的患者,但各年龄段的益处似乎相似。在患有HFrEF的高血压老年患者中,卡维地洛可能是比琥珀酸美托洛尔或比索洛尔更好的β受体阻滞剂选择,因为其具有血管舒张特性并且更有效地降低血压。在登记数据分析中,只有约三分之一的老年HFrEF患者达到了先前RCT中使用的目标剂量(卡维地洛25mg/d或比索洛尔10mg/d)[82]。副作用如疲劳和/或变时性功能不全更常见于老年患者,限制了最大耐受剂量。

醛固酮拮抗剂

尽管有强烈的RCT证据表明醛固酮拮抗剂在HFrEF中的功效,但它们在实际应用中的有效性和耐受性受到了质疑[83]。这些药物应该在老年人中谨慎使用,并仔细监测肾功能和血清钾。一般来说,患者应该每天服用12.5mg螺内酯或每日服用依普利酮25mg(如果明显肾功能不全,则每隔一天服用一次)。醛固酮拮抗剂的使用是因为其神经激素益处而不是适度的利尿作用,不应根据体积状态滴定剂量。尽管高钾血症一直是老年人的主要限制因素,但最近批准口服钾结合药物patiromer可以使更多这样的个体从醛固酮拮抗剂中受益。

地高辛

即使在超过两个世纪之后,在心力衰竭患者中使用洋地黄仍然存在争议。该药具有狭窄的治疗窗口,缺乏延长寿命的益处;尽管如此,大型DIG试验表明,地高辛减少HFrEF患者在窦性心律中的心力衰竭住院率,包括80至90岁的患者。该试验早于β受体阻滞剂和醛固酮拮抗剂的广泛使用,因此其在当前时代的益处尚不清楚。在较老的HFrEF患者中推荐的地高辛剂量为每天0.125mg或更低。这些剂量的地高辛通常可以达到0.5至0.9ng/ml的血清地高辛浓度,这可能提供最大的临床益处和低毒性风险[84]。没有必要对血清地高辛浓度进行常规检查,但在出现症状时应予以考虑怀疑有地高辛毒性的迹象。

其他药物治疗

虽然RCT证实了肼苯哒嗪和异山梨醇二硝酸酯联合用于年龄较小(平均年龄57岁)的非洲裔美国人HFrEF的CV事件减少,但缺乏老年患者的充分数据。然而,可以在不能耐受ACE抑制剂,ARB和/或β受体阻滞剂的患者中考虑该组合。没有证据表明口服磷酸二酯酶抑制剂如氨力农,米力农和vesnarinone或钙敏感性磷酸二酯酶抑制剂如HFrEF中的左西孟旦具有长期存活益处。相反,这些药物与随机对照试验的死亡率增加有关。虽然对于年龄较大的HFrEF患者通常不考虑,但在这些具有难治性症状但仍有最佳循证治疗的患者中,与传统疗法相比,它们可以在功能和QOL方面提供更大的改善。最近批准的药物伊伐布雷定通过抑制I_f电流降低心率而不影响收缩性。在使用I_f抑制剂伊伐布雷定试验(Systolic Heart Failure Treatment with the I_f Inhibitor Ivabradine Trial,SHIFT)的收缩性心力衰竭治疗中,尽管最大耐受剂量的β受体阻滞剂,但伊伐布雷定可降低HF住院率但不降低静息心率超过70次/min的HFrEF患者的死亡率[85]。虽然在综合年龄组中观察到显著的益处,53岁以下患者[风险比(HR),0.62]的风险降低大于69岁以上组(HR,0.84)。

慢性HFrEF的非药物选择

尽管有基于指南的药物治疗方案,然而HFrEF患者的高死亡率和发病率促使了非药物治疗选择的发展,包括装置和外科手术。设备治疗将在本章的“衰老和心律失常”一节中讨论。鉴于供体心脏长期缺乏移植,80岁及以上的患者不太可能是心脏移植受者。幸运的是,长期或永久性左室辅助装置的开发已被证明可以提高终末期心力衰竭患者的生存率和生活质量。随着连续流动左室辅助装置的出现,出血、感染和血栓形成的风险已经降低。对年龄较大的患者进行的1 149例连续流左室辅助装置受者的分析显示,与年龄较小的患者相比,163例70岁或以上的患者的1年死亡率相似,但老年组的胃肠道出血风险较高[86]。与健康相关的生活质量在497名年龄在70岁或以上的左室辅助装置受者中,与977名年轻受者相比,改善程度相似。然而,在有经验的中心选择合适的患者对于好的治疗效果至关重要。

功能活跃的老年HFrEF患者可能受益于心脏外科手术。尽管CABG手术尚未显示可提高LVEF降低患者的总生存率[87],但通常考虑使用多支冠状动脉CHD的功能独立的老年HFrEF患者,以及尽管采用最佳药物治疗仍存在心肌缺血和症状的证据。同样,患有严重AS的老年人的手术或TAVR伴随着显著改善的存活率和功能状态,尽管出血和卒中的风险更高,并且更需要起搏器植入。心脏移植已经成功应用于60~70岁的某些患者,尽管手术并发症和死亡率略高,但排斥发作次数少于年轻患者。

慢性HFpEF的药物治疗

HFrEF和HFpEF患者的症状相似,HFpEF的症状管理也与上述HFrEF相似(另见第25和26章)。利尿剂在控制液体潴留和呼吸困难方面起着重要作用。然而,与HFrEF不同,没有证据表明ACE抑制剂,ARBs或β受体阻滞剂可引起症状有益或减少CV事件[88]。尽管如此,β受体阻滞剂、速率减慢的钙通道阻滞剂和地高辛可通过控制心率来减轻症状。尽管在辅助性DIG试验中地高辛倾向于减少心力衰竭窦患者的心力衰竭住院治疗,但这种益处被心绞痛导致的住院率提高所抵消[66]。在包含3 445名患者的TOPCAT试验中,螺内酯未能显著降低CV死亡的复合终点,中止心搏骤停,或HFpEF患者的HF住院治疗,但心力衰竭住院率降低了17%[89]。患者的地理异质性显著,俄罗斯和苏格兰格鲁吉亚安慰剂组患者的死亡率约为比美洲低80%。在后一个亚组中,螺内酯使主要结果显著降低了18%。因此,螺内酯仍然是老年HFpEF患者的考虑因素,在控制血压和/或缺血以后,使用利尿剂但仍有症状。

肺动脉高压

肺动脉高压(pulmonary hypertension,PH)在老年人中越来越被认可,并且通常继发于LV功能障碍(参见第85章)。肺动脉高压与心力衰竭或肺部疾病的鉴别是一个关键挑战[90]。伴有肺静脉高压的HFpEF与死亡率增加、症状加重和生活质量下降有关[91]。

肺动脉高压曾被认为是一种主要影响年轻女性的疾病,但在老年人群中越来越多地被认识到。最近的登记数据显示,老年肺动脉高压患者,特别是老年男性患者的比例有所增加[92]。因为不到20%的老年患者参加了新的口服和肠外治疗的临床试验,还不能将这些数据推断为老年人。口服药物波生坦、安立生坦和西地那非或吸入伊洛前列素可能更适合初始治疗,而不是皮下或静脉注射曲前列环素或依前列醇[93]。

心脏瓣膜病(另见第67章)

正如其他与年龄相关的CV结构变化可能使一个人易于发展为明显的心血管疾病,心脏瓣膜会经历黏液性变性和胶原蛋白浸润,尤其是左心脏。在主动脉瓣中,这些过程表现为瓣膜硬化,通过短弹射杂音在体检中被检测到,并且通过小叶增厚在没有钙化或孔口变窄的情况下在超声心动图上得到确认。在CHS中,大约一半的85岁或以上的个体可以观察到超声心动图主动脉硬化,并且与动脉粥样硬化危险因素相关,包括高血压、高脂血症、吸烟和糖尿病。在大约2%的老年人中,主动脉瓣叶的进行性钙化导致瓣膜狭窄(即,主动脉瓣狭窄)。超过四分之一的80多岁者发现的主动脉瓣膜反流通常是由高血压或小叶钙化引起的环状扩张引起的。

在二尖瓣中,黏液性变性通常表现为二尖瓣关闭不全(mitral regurgitation,MR),并且是老年人MR的主要机制。二尖瓣小叶中也可能发生钙化沉积,但更常见于二尖瓣环,尤其是老年妇女。功能性(即,继发性)MR在老年人中也是常见的,通常是由于缺血相关的乳头肌功能障碍或由LV增大引起的二尖瓣环扩张。二尖瓣或主动脉瓣膜反流的不常见原因是心内膜炎,风湿性心脏病,二尖瓣腱断裂,主动脉夹层和创伤。

主动脉瓣狭窄

主动脉瓣狭窄是老年人的典型瓣膜病变,在65岁或以上的人群中约占15%,严重的主动脉瓣狭窄大约占2%,表现为瓣膜面积小于$1cm^2$或$0.6cm^2/m^2$体表面积定义(另见第68章)。在大多数情况下,主动脉瓣狭窄继发于三叶主动脉瓣的钙化;先天性二尖瓣的患者通常在10至30岁之间出现。患者在初始表现通常无症状,伴有严重的晚期收缩期射血杂音。在老年久坐不动的个体中,可能不会报告心绞痛,运动不耐受或晕厥的主要症状,因为很少发生足以使其沉淀的发作。第二心音通常会减弱,如果钙化很多,则可能不存在。与年轻人相比,颈动脉上行程通常不会因大动脉僵硬而延迟。多普勒超声心动图证实了这一诊断,证实了具有高跨瓣多普勒血流速度的狭窄,钙化的主动脉瓣,以及计算出的主动脉瓣膜面积小于$1.0cm^2$。通常存在左心室肥大,以及舒张早期左室充盈率降低;然而,这些发现是非特异性的,因为它们通常由于衰老变化和高血压而存在于老年人中;LVEF通常保存到病程晚期。

主动脉瓣狭窄的典型表现为多普勒超声心动图呈现严重钙化的瓣膜,瓣叶运动受限。主动脉瓣的平均梯度为40mmHg或更高,峰值流速超过4m/s,LV行程容积指数为$35ml/m^2$或更高,这是典型的血流动力学模式(高流量,高梯度)。然而,超过40%的老年患者具有较低的平均跨瓣梯度和/或峰值速度(低梯度主动脉瓣狭窄)。后一组中大约一半也有左室卒中体积指数小于$35ml/m^2$,或所谓的低流量,低梯度主动脉瓣狭窄。这种血流动力学模式在左室小腔和AF患者中更为常见[94]。长期随访的全因死亡率在低流量、低梯度主动脉瓣狭窄的医学治疗患者中相似。患者具有较典型的高流量、高梯度模式;两组均可通过主动脉瓣置换术(aortic valve replacement,AVR)显著降低死亡率;然而,具有高流量、低梯度模式的子集通常不具有AVR的死亡率好转[94]。

更健壮的老年人通常可以接受具有风险和死亡率的 AVR 手术。除非存在 AF,否则组织瓣膜通常优于老年人的机械瓣膜以避免需要抗凝。生物瓣膜的恶化通常在年龄较大的患者中进展较慢,增加了在患者有限的寿命期间不需要更换假体瓣膜的可能性。在大型胸外科学会国家数据库中,接受手术 AVR 治疗的 65 至 80 岁患者在机械和生物瓣膜的长期存活率方面具有相似的表现,但出血率和卒中发生率较高,机械瓣膜再次手术和心内膜炎的发生率较低[95]。

直到最近几年,主动脉瓣置换术的唯一选择是心脏直视手术。对于 80 岁以上风险相对较低的患者,典型的接受手术主动脉瓣置换的患者,30 天死亡率平均约为 5%,1 年死亡率约为 10%。手术主动脉瓣置换的死亡率和发病率在患有主要合并症和伴随的 CABG 的老年人中显著增加。80%或更大的这类高风险患者中有很大一部分由于风险过高而未被转介或接受手术主动脉瓣置换。

经导管主动脉瓣置换(transcatheter AVR,TAVR)已成为具有严重主动脉瓣狭窄这一高风险老年患者的替代方案。在最初的 PARTNER 试验中,随机分配至经导管主动脉瓣置换的无法经其他方式手术的严重主动脉瓣狭窄的患者的 1 年死亡率为 30%,而药物治疗组为 50%。高手术风险患者的后续试验显示,随机接受 TAVR 治疗的患者与手术 AVR 患者的 30 天和 1 年生存率相似。TAVR 患卒中、血管并发症、永久性起搏器植入和瓣周漏的风险通常较高,尽管最近的试验中卒中和血管并发症发生率降低。在大型经导管瓣膜治疗登记处,TAVR 后的 30 天死亡率在 2013 年至 2015 年期间从 4%下降到 3%,1 年死亡率在此期间从 26%下降到 22%[96]。TAVR 后、功能能力、NYHA 分级和 QOL 均有显著改善,与手术 AVR 类似。由主动脉瓣梯度和瓣膜面积的稳定性定义的 TAVR 的优异耐久性已经证明为 5 年。对于预期寿命超过 1 至 2 年的高风险老年患者,应考虑 TAVR。随着 TAVR 经验的增加,它可能成为中度风险甚至低风险老年严重主动脉瓣狭窄患者手术 AVR 的有吸引力的替代方案。与其他生物瓣膜一样,每日服用 75 至 100mg 的阿司匹林作为抗血栓治疗。

主动脉瓣关闭不全

主动脉瓣关闭不全(aortic regurgitation,AR)的患病率随年龄增长而增加。老年人主动脉瓣关闭不全的常见原因是高血压、结缔组织病、主动脉夹层或创伤引起的瓣膜病(退行性或传染性)或主动脉根部扩张。严重的主动脉瓣关闭不全可能多年没有症状;然而,一旦心力衰竭发展,未经手术的预期寿命在老年人中约为 2 年。左心室扩张,射血分数降低(ejection fraction,EF)和中度或更高的肺动脉高压可预测更高的死亡率。在一个大型系列研究中,未手术患者的 15 年死亡率为 74%[97]。

瓣膜病的患者,在左下胸骨边缘通常听到主动脉瓣关闭不全的经典舒张期高音吹风杂音,而主动脉根部疾病,则在右上胸骨边缘听到。增加脉压的存在对老年人主动脉瓣关闭不全的辅助征象没有帮助,因为它们通常由于动脉硬化而具有加宽的脉压。通过量化多普勒超声心动图上的反流射流来确定主动脉瓣关闭不全的确诊。即使没有症状,严重主动脉瓣关闭不全伴有收缩期左室尺寸超过 4.5cm 或 LVEF 低于 50%也是主动脉瓣置换的指征[98]。老年患者更有可能在疾病早期出现心力衰竭症状和左室功能障碍,并且术后死亡率高于年轻人。老年患者的手术死亡率随左室功能而变化,从正常功能的不到 5%增加到 LVEF 的 14%,低于 35%。虽然中度或重度主动脉瓣关闭不全已成为迄今为止经导管主动脉瓣置换的禁忌证,但最近的小型系列已显示通过经导管主动脉瓣置换成功治疗主动脉瓣关闭不全[99]。在严重主动脉瓣关闭不全的高风险老年人中,经导管主动脉瓣置换可能成为手术主动脉瓣置换的可靠替代方案。

二尖瓣狭窄

随着过去半个世纪发达国家风湿性心脏病急剧减少,二尖瓣狭窄(这种疾病的标志性病变)已经不常见(另见第 69 章)。目前,二尖瓣狭窄最常见于美国以外出生的老年人,通常是女性,通常先前进行二尖瓣分离术。充血症状通常表明显著的传输阻塞和瓣膜面积小于 1.0cm²。由于叠加的与年龄相关的左心房扩大和电生理变化,老年二尖瓣狭窄患者更常见伴随心房颤动。由此导致的左心房血液淤滞,尤其是心耳,增加了全身性血栓栓塞的风险,包括卒中。

由于前后胸径增大或卒中量减少,老年人可能缺乏或低强度二尖瓣狭窄的特征性低音舒张期杂音。另外,第一心音不响亮,可能由于纤维化的二尖瓣钙化而听不到开瓣音。超声心动图对于确诊 MS 的诊断,确定其严重程度以及表征瓣叶钙化程度和相关 MR 的存在至关重要。

在有严重二尖瓣狭窄的症状性老年人中,通常需要进行干预以增加二尖瓣面积。如果瓣膜没有严重钙化并且它们的运动没有受到严格限制,则可以尝试经皮球囊瓣膜扩张术。然而,老年患者的成功率低于 50%,手术并发症和死亡率增加;心脏填塞约占 5%,血栓栓塞约占 3%;大约 3%的患者死亡。二尖瓣置换术的风险也在老年人中增加,围手术期死亡率为 10%或更高。因此,考虑到瓣膜解剖,手术风险,预期寿命和患者偏好,进行球囊瓣膜扩张术而不是外科二尖瓣置换手术的决定是个体化的。

二尖瓣环钙化

二尖瓣环状钙化(mitral annular calcification,MAC)是一种与年龄相关的退行性过程,在老年女性中比男性更常见[100]。据报道,在 45 到 84 岁之间社区居住成年人中的发病率大约为 10%,并且在 85 岁或以上人群中的比例要高得多。该过程与主动脉瓣中的过程相似,包括与常见的动脉粥样硬化危险因素的关联。患有严重 CKD 的老年患者具有特别高的二尖瓣环状钙化率。当二尖瓣环状钙化广泛时,它会损害二尖瓣环的括约肌功能,并且可能在心脏收缩期间拉伸二尖瓣小叶,从而导致 MR。尽管二尖瓣狭窄可能是由于突出到瓣膜孔中的严重二尖瓣环状钙化引起的,但严重二尖瓣狭窄很少发生。来自 MAC 的钙沉积物可能延伸到膜性室间隔,导致传导紊乱。由于环状组织的无血管性,MAC 增加了心内膜炎的风险,尤其是瓣周脓肿。一些研究表明老年 MAC 患者卒中或无症状脑梗塞的风险增加。尽管 MAC 患者抗凝治疗的净效益尚不清楚,但通常会考虑患有 AF、二尖瓣狭窄或严重 MR 的患者进行此类治疗。

二尖瓣反流

二尖瓣关闭不全(mitral regurgitation,MR)是老年人常见的瓣膜病变,超过 10%的 75 岁或以上的个体至少有中度 MR。黏液性变性是最常见的结构性原因,心内膜炎、风湿性心脏病和心肌梗死之后乳头肌破裂的频率较低。功能性二尖瓣关闭不全通常是由于慢性左室和环状扩张或缺血性乳头肌功能障碍。虽然年轻人群中的黏液性变性通常表现为胸痛和二尖瓣脱垂,并且通常在女性中出现，但在以后的生活中，MR 和充血症状在最常见的表现中可见，男性和女性的患病率相似。慢性二尖瓣关闭不全在老年人中通常无症状，直至其变得严重。出现症状最初表现为运动不耐受和疲劳，随着收缩性左室功能下降而进展为充血症状。继发性肺动脉高压在严重 MR 中很常见，并可能导致右侧 HF。

具有显著二尖瓣关闭不全的物理结果通常不随年龄而改变；多普勒超声心动图量化反流射流的大小，并基于瓣叶和瓣环形态以及左室大小和功能提供关于二尖瓣关闭不全的原因的见解。

老年二尖瓣关闭不全患者的预后取决于其严重程度和原因。由于潜在的心肌损伤和血流动力学不稳定，急性心肌梗死后继发于乳头肌破裂的急性二尖瓣关闭不全患者是特别高风险的组。急诊手术切除受损的乳头肌和梗死区是治疗的首选。患有严重慢性二尖瓣关闭不全和左室收缩功能障碍和/或扩张的患者也存在不良后果的高风险。这类患者的药物治疗应包括 ACE 抑制剂或 ARBs 和 β 受体阻滞剂，利尿剂以缓解充血症状，以及 AF 的速率或节律控制。

2014 年 ACC/AHA 心脏瓣膜病指南建议二尖瓣修复或更换严重二尖瓣关闭不全，左室收缩末期尺寸为 45mm 或更大和/或 LVEF 小于 60%，或肺动脉收缩压静息时大于 50mmHg 或急性运动后高于 60mmHg[98]。严重二尖瓣关闭不全患者的主要治疗决策已通过最佳药物治疗得到稳定，包括是否及何时修复或更换二尖瓣。大多数符合二尖瓣干预标准的老年患者是瓣膜修复的候选者。例外是那些二尖瓣小叶融合、广泛纤维化或钙化的患者，以及那些有腱缩短或融合小叶的患者。几项相当大的研究表明，70～90 岁的患者二尖瓣修复的死亡率相当低（约 5%或更低），5 年生存率为 70%～80%；这些结果与二尖瓣置换术相似或更好。在二尖瓣修复或更换后，功能状态和 QOL 也改善到相似程度。

与用于治疗严重主动脉瓣狭窄的 TAVR 的发展相似，使用 MitraClip 进行经皮二尖瓣修复现在为严重二尖瓣关闭不全提供了一种侵入性较小的方法。该装置减小二尖瓣环尺寸，类似于手术瓣环成形术。在血管内边缘到边缘修复研究（Endovascular Valve Edge-to-Edge Repair Study，EVEREST）Ⅱ中，351 名老年患者（平均 76 岁）的计算手术死亡率风险为 12%或更高，接受 MitraClip 插入。在 30 天时，心脏病死亡率为 5%，MI 为 1%，卒中为 2.6%。手术后 12 个月，NYHA 分级和生活质量得到显著改善，左室容量减少，84%的患者二尖瓣关闭不全严重程度低于 2+[101]。最近一项针对 564 名平均年龄 83 岁的患者的研究报告 30 天死亡率为 6%，卒中率为 2%，出血率为 3%，二尖瓣关闭不全减少至 93%以下的等级[102]。因此，经皮修复是大比例高的一个有吸引力的选择——患有严重二尖瓣关闭不全的老年患者。

心内膜炎

老年人的心内膜炎通常是由于留置血管导管、泌尿生殖器或胃肠道器械、起搏器或植入型心律转复除颤器导联、假体植入物或 MAC 导致（参见第 73 章）。糖尿病和泌尿生殖系统和胃肠癌是主要的诱发因素。该年龄组中最常见的病原体是金黄色葡萄球菌、通常耐甲氧西林、牛链球菌和肠球菌。老年人心内膜炎的发病率和死亡率较高，部分原因是心力衰竭等合并症。老年人的疣状赘生物和栓子较少但脓肿较多[103]。无论年龄大小，心内膜炎预防的适应证都相似，包括人工瓣膜植入、既往心内膜炎和心脏移植。

心律失常（见第 32 章）

心律失常随着年龄的增长而增加，并且成为发病率和死亡率的重要贡献因素。心脏和心脏传导系统中与年龄相关的变化和心血管疾病的高患病率都是心律失常的基础。传导系统的纤维，脂肪和钙化浸润、心脏纤维骨骼的钙化、功能性窦房结起搏器细胞数量的减少、细胞内钙处理受损以及肾上腺素能反应迟钝都增加了对心律失常的易感性[104]。药物治疗也可能增加心律失常的发生率，因为窦房结自动化和传导障碍可能会被药物加剧。左右束支传导阻滞随年龄增长而增加。老年人心律失常的治疗由于预期寿命降低、多发病、老年综合征（例如虚弱，认知障碍和多种药物）以及治疗不良影响的易感性而变得复杂。

虽然静息心率不会随着衰老而改变，但由于窦房结对 β-肾上腺素能交感神经刺激的反应，最大心率会降低[104]；相比之下，心跳之间变化也随着年龄的增长而减少。在没有已知心脏病的情况下，大约 10%的老年人发生心房异位，静息心电图的心室异位发生率为 6%～11%。

心动过缓

心动过缓主要是由于窦房结功能障碍和房室（atrioventricular，AV）阻滞并随年龄增长而增加（另见第 40 章）。窦房结起搏器细胞的数量随着年龄的增长而降低，75 岁时的功能低于 10%[104]。合并症的药物（例如，IHD 的 β 受体阻滞剂）也可能增加缓慢性心律失常的发生率。类似地，当快速性心律失常的药理学管理引起心动过缓时，甚至到需要起搏器的程度时，心动过缓可能被激发为对病态窦（或快速-布拉迪）综合征的治疗的继发效应。血流动力学效应可能由心输出量减少、头晕和晕厥常见后遗症引起，但症状还可能包括呼吸困难、运动不耐受、疲劳或少见的胸痛。心电图是第一个诊断性研究，其中 Holter 监护仪、事件监测器或植入式环路记录仪也可用于检测缓慢性心律失常。通过运动试验评估变时性功能不全可能对有活动相关症状的患者有益。

初始治疗方案为停止相关药物（例如，β 受体阻滞剂，钙通道阻滞剂，地高辛，可乐定和胺碘酮）。还应考虑甲状腺功能减退症和莱姆病的存在。可能需要临时心脏起搏。对于持续性症状性心动过缓，通常需要进行永久性心脏起搏（另见第 41 章）。超过 75%的心脏起搏器植入 65 岁或以上的患者，其中一半以上用于 75 岁以上患者[105]。有窦房结功能障碍的起搏器植入的Ⅰ类适应证，伴有症状性心动过缓或变时性功能不全，以及Ⅱ类适应证心率低于 40 次/min 的症状[106]。心脏起搏器植入对于有症状性心动过缓的三度或高级二度房室传导阻滞有Ⅰ级指征；起源于 AV 节点下方的逃避节奏；小于 40 次/min 的速度；暂停 5 秒或更长时间；或心脏手术后没有解决期望。在老年人中，心脏起搏器可以帮助缓解跌倒和晕厥，并增加运动能力和生活质量。

双腔起搏改善了老年生活质量，可能是因为心房和心室率的可编程起搏改善了舒张期血流和心输出量，这更依赖于心房对心室充盈的贡献。双腔起搏还可降低复发性心房颤动的发生率并降低住院率。心脏再同步治疗（cardiac resynchronization therapy，CRT）对选择性症状性收缩期心力衰竭（EF≤35%）和 QRS 延长（>150 毫秒）的患者以及预期高起搏频率（<40%）的轻度收缩功能障碍患者有益[107]。在老年和年轻患者中，CRT 的Ⅰ类适应证相似[106]。在 CRT 试验中，很少有 75 岁以上的患者入组；来自心脏再同步化-心力衰竭（Cardiac Resynchronization-Heart Failure，CARE-HF）组的小组分析（年龄小于 66 岁对比大于 66 岁）以及医疗、踱步和心力衰竭除颤（Comparison of Medical Therapy，Pacing，and Defibrillation in Heart Failure. COMPANION）组的小组分析（年龄 65

岁或以下的比较与年龄超过 65 岁的患者相比)，老年患者获益相似。美国食品药品管理局最近批准了第一个无引线起搏器；目前正在进行评估其安全性和有效性的研究[105]。年龄较大、虚弱的患者可能会获得特别的益处，因为可以避免发生导线和囊袋并发症。

2012 年指南更新支持在最初的 2 周后进行远程监测[106]，这对于可能具有身体限制的老年人尤为重要，这些老年人很难经常现场就诊以监测起搏器。然而，患有认知障碍的患者可能难以进行基于家庭的传输，并且详细的患者/护理人员教育非常重要。远程监测可以允许更早地发现临床恶化，这可能降低再入院率。

室上性心律失常

室上性心动过速

使用 24 小时监测的研究中显示，有室上性心动过速（supraventricular tachycardia，SVT；另见第 37 章)，其中存在房性心动过速，AV 结折返性心动过速（AV nodal reentrant tachycardiam，AVNRT）和 AV 折返性心动过速（AV reciprocating tachycardia，AVRT)，在高达 50%的正常老年人群中观察到[104]。治疗与年轻人相似。多发性房性心动过速（multifocal atrial tachycardia，MAT）在失代偿性肺病中尤为常见；患者往往病情严重且有症状。MAT 的管理通常受到 β 受体阻滞剂和胺碘酮耐受性差的限制，以及当左室功能障碍时使用非二氢吡啶类钙通道阻滞剂的限制。通过控制潜在的肺部疾病实现最佳结果。

心房颤动

大约 12%的 75 岁或以上的患者和 18%的 85 岁或以上的患者发生心房颤动（AF）（另见第 38 章)。心房颤动的高患病率涉及心房组织中与年龄相关的变化，包括纤维化和传导异常，其为电混乱提供基质。高血压和结构性心脏病，在老年人中常见，导致额外的适应不良的心房变化，并进一步使人易患心房颤动。

2014 年 AHA/ACC/HRS 心房颤动患者管理指南估计，约有三分之一的心房颤动患者年龄在 80 岁或以上[108]。因为伴随衰老的心脏结构和功能的变化与年轻人不同成人，心房颤动可能在没有潜在心脏病的老年患者中发生。尽管如此，老年心房颤动患者是一个具有多种合并症的异质性组[108]，必须在管理决策中加以考虑；最常见的共病慢性病是高血压、IHD、肥胖、高脂血症和心力衰竭。由于大多数心房颤动研究涉及比一般人群心房颤动患者平均年龄低 5 至 10 年的队列，因此不确定这些研究的结果是否可以推广到 75 岁及以上的患者，特别是那些 85 岁以上的患者。

心房颤动的常见症状是心悸、头晕、胸部不适、呼吸短促、疲劳和活动能力下降。急性肺水肿可能会出现心房对左心室僵硬心房充盈的突然丧失。心悸不如年轻患者常见，症状通常很少或不典型。不太常见的是，心房颤动可能最初表现为晕厥或跌倒。

卒中转折的非瓣膜性心房颤动增加到 5 倍。卒中通常很严重，即使控制了年龄和合并症，也可能出现不良后果。如 CHA2DS2-VASc 评分中所强调的，年龄增加是卒中的有效危险因素，其中 65 岁至 74 岁为 1 分，75 岁或以上为 2 分，女性为 1 分。因此，所有 65 岁或以上的女性和所有年龄在 75 岁或以上的男性的 CHA2DS2-VASc 评分均为 2 或更高，并且是抗凝治疗的候选人。对于非瓣膜性心房颤动患者，抗血栓治疗的选择应基于血栓栓塞的风险，无论心房颤动是阵发性、持续性还是永久性。

高龄会增加出血的风险。HAS-BLED[109]评分反映了与年龄相关的出血风险。HAS-BLED 评分中的"老年"定义为 65 岁或以上。当双重抗血小板药物与抗凝药合并时，伴随的冠心病可能导致出血风险增加。在 ISAR-Triple 研究中，平均患者年龄为 74 岁，6 周三联疗法（氯吡格雷、阿司匹林和华法林）与 6 个月氯吡格雷和华法林相比，导致出血量减少，伴有类似的主要心脏不良事件（major adverse cardiac event，MACE）[110]。考虑到老年人的抗凝治疗，跌倒风险也是相关的，尽管抗凝治疗效果通常远高于跌倒的风险[111]。开始抗凝的治疗决定必须考虑到卒中和出血的风险，因为两者都随着年龄的增长而增加，尤其是与老年人共同的合并症有关。

华法林一直是传统的抗凝血剂，在老年人中推荐的目标国际标准化比率（international normalized ratio，INR）在 2 到 2.5 之间。华法林的估计维持剂量在老年人中较低，通常为每天 2 至 5mg，通常在没有负荷剂量或负荷剂量为 5mg 的情况下开始。定期 INR 监测以及饮食限制的要求对许多老年患者构成重大挑战。华法林的多种药物相互作用和骨质疏松症的风险（尤其是女性）增加了用药问题。直接作用口服抗凝剂（direct-acting oral anticoagulant，DOAC）是华法林的替代品，无需饮食限制或 INR 监测。在 75 岁或以上的患者中，与华法林相比，DOAC 表现出相似或更好的卒中预防效果，出血相似或更少。可需要根据年龄，体重和/或肾功能调整剂量。对于不适合抗凝治疗的患者，替代方案可能是使用 WATCHMAN 装置进行经皮左心耳封堵术，已批准在美国使用[112]，但老年患者的数据稀少。

心房颤动的症状可以通过速率或节律控制来管理。由于速率控制策略更安全且通常与节律控制一样有效，因此对于所有年龄段的无症状或轻度症状患者是推荐的一线治疗方案。实现速率控制的Ⅰ类选择包括 β 受体阻滞剂和非二氢吡啶类钙通道阻滞剂。地高辛可以帮助相对久坐的个体进行速率控制。Dronedarone 也很有用。然而，非二氢吡啶类钙通道阻滞剂和决奈达隆在收缩期心力衰竭中是禁忌的。鉴于老年人易患药物引起的心脏传导阻滞，特别是胺碘酮和洋地黄，永久性心房颤动（Rate Control Efficacy in Permanent Atrial Fibrillation，RACE）Ⅱ试验中的速率控制功效[113]评估了一种更宽松的速率控制策略。对于没有明显症状、CHD 或心力衰竭的老年人（Ⅱb 级)，心率低于 110 次/min 的治疗与严格的速率控制（<80 次/min）相当，这可能有助于避免心脏起搏的需要继发于心动过缓。

由于药物相互作用的可能性，不可预测的药代动力学和药效学以及可变的肾功能，抗心律失常药物在老年人中具有较高的不良事件发生率[114]。节律控制策略与节律管理心房颤动随访调查（Atrial Fibrillation Follow-up Investigation of Rhythm Management，AFFIRM）试验中老年人死亡率增加有关。由于节律控制策略不能消除抗凝治疗的需要，因此对于老年人来说，速率控制策略更为可取。尽管如此，窦性心律的维持也与更好的生活质量相关[115]，并且许多临床医生仍试图至少一次恢复老年人的窦性心律。

在药物治疗失败的有症状患者中，房室结消融以通过起搏器植入产生完整的心脏阻滞是Ⅱa 类推荐的治疗方案，用以产生规律性节律。导管或手术心房颤动消融也是令人信服的考虑因素，但老年患者在消融文献中没有很好的代表性，特别是消融后老年人群缺乏数据[108,116]。老年人通常有大的心房和室纤维化可能会减少恢复和维持窦性心律的可能性。

室性心律失常

尽管室性心律失常的发生率随着年龄的增长而增加，但是 80 岁后心脏性猝死（sudden cardiac death，SCD）的发生率有所下降，主要是因为其他死因的比率上升(另见第 39 章和第 42 章)。ACC/AHA/ESC 2006 室性心律失常患者管理指南和 SCD 预防指南涵盖了老年人[117]。总体而言,室性心律失常的药物治疗并未因年龄而异。在年龄较大的 MI 后患者中,室性心律失常的 β 受体阻滞剂治疗与心脏性猝死发生率降低有关。

虽然室性早搏的患病率随着年龄的增长而增加,但在没有症状的情况下不需要特殊治疗。症状性室性早搏通常对低剂量 β 受体阻滞有反应。可能危及生命的室性心律失常,持续性室性心动过速和心室颤动,并且总是发生在结构性心脏病如缺血性或高血压性心肌病中。

植入式心律转复除颤器

ACC/AHA/ESC 2006 用于控制室性心律失常和预防 SCD 的指南和 ACC/AHA/HRS 2008 心律失常装置治疗指南均包含了老年人[106,117]。在考虑为老年患者植入植入型心脏复律除颤器(implantable cardioverter-defibrillator,ICD)时,要关注合并症、有限的预期生命和 QOL 问题(另见第 41 章)。ICD 指南没有基于年龄的适应证,并且在临床试验中很少招募老年患者来可靠地估计该年龄组的益处。117 在多中心自动除颤器植入试验(Multicenter Automatic Defibrillator Implantation Trial,MADIT)Ⅱ中对于 LVEF 为 30%或更低且既往 MI 的患者,与常规治疗相比,ICD 治疗使 70 岁以上患者的生存率提高了 30%以上。尽管如此,ICD 的益处时间较短,并且老年患者手术并发症的风险较高[118]。由于除 SCD 以外的死亡原因也是一个因素,并且因为室性心动过速或心室颤动不常引起 SCD,老年患者 SCD 多于心搏停止或无脉搏电活动。在 3 项主要 ICD 试验(CASH,CIDS,AVID)的 meta 分析中,75 岁或以上的患者更容易死于心律失常以外的原因[118]。

该指南针对寿命终结问题,规定不应将 ICD 置于预期寿命低于 1 年的患者中[106,119]。还鼓励植入医生在植入前讨论临终问题,并鼓励患者完成预先指示,并专门解决设备管理和停用,如果患者患的病症已经无法挽回。临终关怀中的设备停用可以防止临终患者多次潜在的疼痛性休克,并且可以使患有终末期心力衰竭的患者无痛性猝死。

静脉血栓栓塞性疾病

流行病学和诊断

随着年龄的增长,深静脉血栓形成(deep vein thrombosis,DVT)和肺栓塞(pulmonary embolism,PE)呈指数增长;血栓形成因素增加,活动受限以及大静脉瓣膜松弛风险增加。超过一半的静脉血栓栓塞(venous thromboembolism,VTE)病例发生在手术损伤、严重的内科疾病或长时间卧床休息之后(另见第 84 章)。恶性肿瘤也是一个重要因素。65 岁以后风险急剧增加,65 岁以后每十年风险增高至 1.7。40 岁时的发病率为 30/100 000。80 岁或以上为 260/100 000。所有急性 VTE 患者中有一半年龄超过 70 岁,四分之一为 80 岁或以上[120]。肺栓塞在老年患者中比深静脉血栓更常见。老年人急性肺栓塞的住院死亡率增加,与年轻人相比增加 10%至 30%,1 年死亡率为 39%。

在老年人中,深静脉血栓具有较少的典型症状,例如下肢不适或行走困难,而年轻人较少,可能是因为近端深静脉血栓更常发生而没有小腿受累。因气短而入院的老年患者中,肺栓塞需要高度怀疑。与咳嗽或晕厥相比,肺栓塞患胸膜炎性胸痛和咯血的可能性较小。患有肺栓塞的老年人更可能出现心电图异常,包括 $S1Q_3T_3$、右束支传导阻滞(right bundle branch block,RBBB)、心房颤动和前 T 波异常。

除了双重多普勒超声之外,彩色血流成像对于深静脉血栓的诊断是高度准确的。D-二聚体测试对血栓形成高度敏感,可用于排除临床概率低的患者的 VTE。年龄调整的临界值的应用大大提高了特异性而不改变敏感性,并且似乎对 50 岁以上的患者特别有用[121,122]。在年龄调整的 D-二聚体截止水平中排除肺栓塞(Age-adjusted D-dimer cutoff levels to rule out pulmonary embolism,ADJUST-PE)研究与固定的 D-二聚体截止值 500μg/L 相比,预测试概率评估与年龄调整的 D-二聚体截止值的组合与更多数量的患者相关,其中可以排除 PE 的可能性较低随后的临床 VTE[123]。

治疗

对 VTE 的积极预防是最重要的干预措施,尤其是住院患者的早期动员。2016 年指南中不建议常规使用压力袜来预防急性 VTE 中的血栓后综合征(与之前的版本相比)[124]。建议使用 LMWH 或低剂量普通肝素进行血栓预防,并通过广泛研究验证其在老年患者中的应用。磺达肝素也有效。当抗凝血剂出血风险过高时,建议使用压力袜。

75 岁或以上需要抗凝治疗的患者人数稳步上升。管理这些患者具有挑战性,因为它们具有血栓形成和出血的高风险。衰弱和慢性合并症,包括肾功能损害、多重用药、常见的急性疾病都是常见因素,必须小心使用抗凝药物。当开始服用华法林时,初始肝素治疗是必需的。LMWH 优于普通肝素,因为给药简单,大出血事件风险较低,死亡率较低;LMWH 促进早期出院和家庭管理。对老年人体重和肾功能的剂量调整至关重要。DVT 的常规抗凝持续 3 个月,但出血风险,特别是 75 岁以上患者和/或伴随认知障碍,跌倒或其他复杂性通常会影响治疗持续时间。当出血风险可接受时,无条件的 VTE 可以在较长的时间内得到合理的治疗。

在 80 岁以上患者的国际前瞻性 VTE 登记中[125],抗凝治疗与大出血发生率相关,为 3.4%,超过复发性 VTE 发生率的 2.1%。在同一人群中,致死性 PE 的发病率为 3.7%,超过致命性出血的 0.8%。因此,在这个高易感性的高风险人群中,抗凝治疗是有利的,但个体化医疗对于出血风险较高的人来说是必不可少的。对于未接受长期抗凝治疗的患者,VTE 的 10 年复发率为 30%。在治疗的最初 3 至 6 月内,VTE 复发和出血风险也最大;因此,必须进行仔细监测,特别是在治疗的早期阶段。

在患有低血压和血流动力学不稳定的急性 PE 患者中,全身溶栓是优选的治疗形式。在有专门护理的中心,也建议使用导管辅助血栓清除或导管溶栓治疗。对于亚段性 PE 和无近端 DVT,建议进行临床监测而不是抗凝,且复发性 VTE 风险较低。对于高 VTE 风险的患者,建议进行抗凝治疗[124]。

当没有恶性肿瘤时,使用 DOAC 或华法林进行长期抗凝治疗是合适的,但在癌症存在的情况下,LMWH 优于华法林[124]。在对老年人 DOAC 随机试验的 meta 分析中,DOAC 与等效或更高的疗效相关。华法林减少出血。与老年人常规抗凝治疗相比,DOAC 的 VTE 或 VTE 相关死亡风险显著降低[126,127]。DOAC 克服了华法林治疗的几个缺点,包括药物相互作用较少,无需进行抗凝监测。DOAC 具有快速起效和抵消作用。必须根据肾功能调整剂量。

晕厥

晕厥的患病率随年龄增长而增加,在 75 岁或以上的成年人中上升至 20%以上(另见第 43 章)。超过 80%因晕厥住院的患者年龄在 65 岁或以上。老年人的发病率可能被低估,因为晕厥通常被错误分类为无法解释的跌倒、碰撞或创伤性发作[128]。与老年人跌倒或创伤相关的遗忘特征增加了不精确性,因为通常与跌倒或事故有关,并且经常导致从未考虑晕厥的检查[129]。

预后与治疗复杂性

晕厥的预后随年龄增长而恶化,据报道 2 年死亡率超过 25%。由于与心脏病相关的危险,心脏性晕厥的死亡预后最差。然而,晕厥的其他原因在老年人中可能同样有害,因为非心脏诱发因素也可能是高危的(例如,帕金森病、DM、淀粉样蛋白病和痴呆)[130]。老年人晕厥通常与跌倒、碰撞有关,或复杂预后风险的创伤事件。老年人的晕厥常常成为改变生活的事件,因为它加速了住院治疗、抑郁症和恶化的 QOL 的进展。

虽然晕厥指南是基于面向心血管生理学和技术进步的强大文献,但老年人晕厥也与衰老有关[1]。年龄相关的生理变化易患晕厥,因为它们会侵蚀体内平衡[128]和液体保护[131]。减压力感受器和当伴随的病态和/或药理学压力压倒弱化的平衡时,自主神经反射、肾上腺素能反应的变化和血管内容量的维持受损都是不稳定的。促成因素包括:心血管疾病(如心脏瓣膜病、心房颤动、肺动脉高压、淀粉样变性),非心血管疾病(如糖尿病、帕金森病、痴呆、脱水)和多重用药(如 α 受体阻滞剂, β 受体阻滞剂,钙通道阻滞剂,以及 ACE 抑制剂、利尿剂和胆碱能药物)。患有晕厥的老年人平均患有 3.5 种慢性疾病,并且服用的药物是普通人群的 3 倍[132]。衰弱加剧了风险和治疗难度。

当受损的压力感受器受到不良水合作用和过度血管舒张药物的影响时,直立性晕厥尤为常见[133]。餐后低血压和随着年龄增长而减少的口渴通常会加剧这些易感性[132]。年龄相关的直立性低血压可能有助于消化。虽然许多老年人患有无症状的直立性低血压,但他们增加了晕厥的易感性[134]。

反射介导的晕厥原因也很常见,包括血管迷走性晕厥和颈动脉窦综合征。血管迷走性晕厥通常发生于无对抗的迷走神经张力(心脏抑制)或外周和内脏汇集(血管抑制剂)。血管抑制剂晕厥常见于减少迷走神经活动,并且通常不会出现前驱恶心,苍白或发汗。心脏抑制性血管迷走性晕厥通常与颈动脉窦综合征和潜在的颈动脉窦过敏有关。颈动脉血管系统的与年龄相关的僵硬阻碍了对压力感受器的压力传导,并且经常导致压力感受器灵敏度增加。颈部压力可以触发颈动脉窦并引起交感神经张力降低,导致过度血管扩张,心动过缓和心输出量减少。鉴于老年人颈动脉窦综合征的估计患病率高达 30%,颈动脉窦过敏症也可无症状[135]。

缓慢性心律失常和快速性心律失常的患者通常易患心脏性晕厥[104]。老年人的心动过缓常常由药物、病态窦房结综合征和/或房室传导阻滞引起,并且易于因心输出量减少而晕厥。心房和室性心动过速也非常普遍,并且容易导致心输出量受损,特别是与心室舒张期充盈异常相结合。

伴随衰老的结构性心血管异常会损害心输出量,这也会导致晕厥。最常见的原因是主动脉瓣狭窄,当心输出量不能增加以满足需求时,与心脏晕厥相关。肺动脉高压、心房黏液瘤、肥厚型心肌病、主动脉夹层、PE 和锁骨下动脉盗血综合征是老年人晕厥相关的不太常见的结构性心血管异常。

诊断和治疗

与年轻人一样,仔细的病史和体格检查以及系统的诊断方法至关重要。与脑电图、头颈部成像、心脏酶测量和遥测相比,生命体征更可能产生明确的诊断。超声心动图的诊断产量随发现显著结构性心脏病的概率而变化,这可以通过仔细的病史、体格检查和心电图来确定。

直立性和血管迷走性晕厥通常通过病史和体格检查来描述,治疗依赖于促成因素的改变。预防策略可能包括药物调整,从仰卧位缓慢上升的指示,增加盐和水的摄入量,以及改变餐后低血压的饮食习惯[136]。压力袜可能有助于减轻静脉汇集。摄入咖啡因可能会减少内脏血流量和适度的餐后低血压。药物疗法如氟氢可的松,盐片和米多君也可能有用,但也必须考虑医源性风险。

颈动脉窦按摩已应用于老年人不明原因晕厥的多项研究中。如果未获得肯定结果,则在相反侧重复该过程。如果引起心脏抑制反应,通常给予阿托品并重复颈动脉窦按摩以阐明血管抑制的相对程度。已经报道了短暂的神经系统并发症(即异常感觉或视觉症状、感觉异常、麻痹或认知功能障碍)。在大多数情况下,这些症状会在短时间内消失。

直立倾斜试验可以增强诊断评估。在直立倾斜试验中添加硝酸甘油(nitroglycerin, NTG)可提高其灵敏度。尽管异丙肾上腺素最初用于增加直立倾斜试验的敏感性,但它与老年人的显著副作用相关(例如,缺血,高血压和心律失常)。直立倾斜试验期间的异丙肾上腺素也可以掩盖可能导致晕厥倾向的缓慢性心律失常。与异丙肾上腺素相比,直立倾斜试验期间的 NTG 更容易给药,耐受性更好(尽管与显著的低血压和/或头痛有关),临床上更有效。

用于检测心律失常的诊断模式范围从心电图和医院内遥测到事件监测器和植入环路记录器。用于检测心律失常的给定诊断模态的效用高度依赖于心律失常的频率,并且监测的持续时间与诊断产量直接相关。老年患者的能力也是相关的,因为事件监测器要求患者以对许多老年人来说困难的方式与监测装置接合。可植入环路记录仪具有最高的诊断率,更常见的是显示缓慢性心律失常,而不是快速心律失常[137]。

外周动脉疾病、腹主动脉瘤和主动脉夹层

外周动脉疾病(peripheral artery disease, PAD)是指非心动脉的动脉粥样硬化(另见第 64 章)。下肢(lower extremity, LE)和颈动脉 PAD、腹主动脉瘤(, AAA)和主动脉夹层都属于 PAD。随着年龄的增长,这 3 个部位的 PAD 发病率和患病率急剧上升;大约 25%的男性和女性超过 80 岁,超过 30%的 90 岁以上老年人患有 PAD[138]。虽然 LE-PAD 在 90 岁以上的女性中更为普遍,但颈动脉狭窄和 AAA 在年龄相对较大的男性中更为普遍。

下肢外周动脉疾病

流行病学

在 2016 年 AHA/ACC LE-PAD 患者管理指南中,风险增加的患者包括 65 岁及以上的患者、50 至 64 岁患有其他动脉粥样硬化的患者、有 PAD 家族史的患者、有脉粥样硬化的患者[139]。LE-PAD 的患病率及其早期症状的发生受几种可改变的危险因素的影响,包括吸烟,糖尿病,高血压,高胆固醇血症和肾功能下降,尽管年龄之间的关系即使在调整基线人口统计学和临床风险因素后,PAD 仍然存在。无症状 PAD 或轻度或中度跛行患者的自然病史相对良性,与缺血性休息痛或肢体威胁性缺血患者的快速进展特征形成对比。老年 PAD 患者经常伴有 IHD 和脑血管疾病,导致

CV 发病率、残疾和死亡率的显著增加。

诊断

临床表现取决于动脉狭窄的严重程度和位置，并且从跛行到威胁肢体的缺血不等。只有 10%的老年人有经典的跛行，40%的人没有症状，50%的人有不典型的腿部症状。跛行的特点是可重复的疼痛，休息时可以缓解行走。它通常需要缓慢的症状进展。严重的肢体缺血在 5 年内仅发生 1%至 2%。相比之下，非致死性 MI 或卒中可能发生率为 20%。

跛行对生活质量产生不利影响，并伴有高抑郁率。患者可描述劳累性非关节相关肢体症状，休息疼痛，感知行走障碍或活动随时间下降。不愈合的下肢伤口可能是严重肢体缺血的证据。在鹿特丹研究中，55 岁以上人群中有 19%，80 岁以上人群中有 48%至 55%患有 PAD，但只有 6%的老年人患有跛行[140]。这可能反映了多种合并症，如神经病，关节炎，脊柱狭窄，心力衰竭和慢性阻塞性肺疾病，导致无法区分的症状或限制活动能力。在 10 年的随访中，死亡率为 40%，高风险类别的死亡率增加到 70%。

PAD 的存在增加了心血管事件的风险，并大大增加了肢体相关发病率的风险。通过筛查鉴定 PAD 非常重要，因为它可以检测到其他部位动脉粥样硬化风险增加的患者；筛查时发现的无症状患者通常可以从药物治疗中获益，如阿司匹林和动脉粥样硬化危险因素的减少。

体格检查包括检查四肢皮肤、触诊所有外周脉搏、听诊、检查腹部和肢体神经系统检查。有明显 PAD 的患者的脚抬高时苍白；四肢溃疡通常在手指之间或脚趾的尖端处。无创血管测试既证实了 PAD 的诊断，也确定了疾病的程度和程度。踝臂指数(ankle brachial index，ABI)是最初推荐的诊断和预后测试，所有患有新 PAD 伴有劳力性腿部症状的患者[139,141]和 65 岁以上患有非愈合性腿部伤口的患者均可使用[142]。指南[143]也建议对患者进行 ABI 筛查。AAA 和吸烟者或 50 岁以上吸烟者以及糖尿病患者的家族史。ABI 小于 0.9 导致死亡的风险是 CVD 的 3 倍。根据 ABI 协作的结果，2011 年修改了正常和异常 ABI 的定义。正常 ABI 为 1.00 至 1.40，异常 ABI 为 0.90 或更低，边界线 ABI 为 0.91 至 0.99。然而，ABI 可能会在老年人中产生误导，这些老年人患有僵硬的，不可压缩的钙化动脉，导致高 ABI；因此，大多数人认为 ABI 超过 1.30 与老年人的 PAD 一致。另一种衡量指标是趾臂指数，其值小于 0.70 被认为是 PAD 的诊断[139,144]。运动 ABI 可能对边缘静息 ABI 值和提示跛行症状的患者有帮助[139,141]。运动时，跛行患者通常有 ABIs 在静息疼痛的患者中，ABI 介于 0.4 和 0.9 之间，患有严重肢体缺血的患者，定义为静息时的缺血性疼痛或包括皮肤改变或坏疽在内的组织缺失，其 ABI 为 0 至 0.4。由于许多老年人无法进行跑步机运动测试，因此室内行走也常用于评估对治疗的功能反应并提供预后信息。多普勒超声，计算机断层扫描血管造影或磁共振血管造影对于诊断动脉阻塞的位置，评估狭窄的严重程度和计划干预可能是有价值的。当考虑血运重建时，可以进行有创血管造影。

治疗

LE-PAD 的治疗目标是改善症状，降低动脉粥样硬化性心血管疾病进展和 PAD 并发症的风险[143]。多项措施是改善症状和预防肢体丧失的必要条件。生活方式干预措施(例如结构化运动方案)可以显著有益于老年 PAD 患者[141,143,145]。虽然吸烟是老年人 PAD 的最大风险因素，但他们比年轻患者更不可能接受戒烟或转诊强化戒烟治疗的建议[146]。

治疗方法与适用于年轻 PAD 患者的指南一致，包括血压控制和他汀类药物治疗，后者可能改善症状。辛伐他汀治疗显著增加了行走能力[29]。推荐使用高强度他汀类药物，考虑到 75 岁以上的中等强度他汀类药物。他汀类药物，抗血小板治疗和 β 受体阻滞剂降低了鹿特丹研究中的 10 年死亡率[140]。没有证据表明用于治疗高血压的 β 受体阻滞剂会对跛行产生不利影响。在没有增加出血风险的高风险患者中，应该对使用阿司匹林加氯吡格雷的决定进行个体化[142]。口服抗凝治疗对降低死亡率没有益处，但口服抗凝治疗会增加大出血事件。最近 Ticagrelor 和氯吡格雷在外周动脉疾病(Effects of Ticagrelor and Clopidogrel in Patients with Peripheral Artery Disease，EUCLID)试验中的作用未能证明替卡格雷在 PAD 患者中优于氯吡格雷，平均年龄为 66 岁，其中 28%为女性[147]。Cilostazol，一种磷酸二酯酶抑制剂，建议改善跛行症状和步行距离，但心力衰竭患者禁用[148]；在年龄小于 65 岁的年龄段记录了对西洛他唑的可比较的反应。一项 meta 分析显示，每日两次 100mg 西洛他唑使最大步行距离提高 50%，无痛步行距离提高 67%。已提出蛋白酶激活受体(protease-activated receptor，PAR-1)拮抗剂 vorapaxar 可降低症状性 PAD 患者因旁路移植血栓形成和原发血管原位血栓形成而导致急性肢体缺血的风险，但尚需进一步研究[149]。

血管内治疗(斑块切除术，血管成形术，支架置入术)或手术搭桥建议用于严重肢体缺血和对指南针对性药物治疗反应不足的患者的生活方式限制性跛行。患者偏好和护理目标是评估血运重建的重要考虑因素。考虑因素包括：患者评估的残疾程度，对医疗和结构化运动治疗的反应不足，疾病的位置和程度，合并症的状况，以及风险-收益比。在跛行：运动与腔内血运重建(Claudication：Exercise Versus Endoluminal Revascularization，CLEVER)试验中，监督运动和支架血运重建均优于单独的最佳医疗护理[150]。最近血管内血运重建增加，这与较低的住院死亡率和减少的大截肢相关，结果与标准外科手术干预相当。在严重缺血性腿部(Bypass versus Angioplasty in Severe Ischemia of the Leg，BASIL)试验的旁路与血管成形术中[151]，接受过搭桥手术的患者和接受过球囊血管成形术的患者具有相当的总生存率和无截肢生存率。然而，对于那些在随机化后存活至少 2 年的随机治疗患者，手术首次血运重建策略与随后的总体生存率显著增加和无截肢免疫存活率的趋势相关[139]。

建议截肢用于抢救以外的组织损失，并认识到老年人不太可能适应假肢装置；截肢通常会导致独立性降低和长期护理安置。所有因严重肢体缺血而截肢的患者中有一半以上超过 80 岁。老年人截肢的增加可能部分与早期识别 PAD 有关。

腹主动脉瘤

流行病学

腹主动脉瘤(abdominal aortic aneurysm，AAA)的发生随着年龄的增长而增加，男性比女性多 5 倍，但性别差异随着年龄的增长而减少(另见第 63 章)。流行率从男性的 1.3%和女性的 0%(45 岁至 54 岁)上升至男性的 12.5%和的女性的 5.2%(75 至 84 岁)[140]。通常，AAA 涉及肾和肠系膜下动脉之间的主动脉段。

诊断和治疗

AAA 通常是无症状的。炎症变化、异常的胶原重塑和交联及弹性蛋白和平滑肌细胞的丧失会中断主动脉壁的完整性。诊断是腹主动脉直径超过 3cm。每年直径超过 1.5cm 的生长是关键标准。动脉瘤直径是破裂的最强预测因子，动脉瘤直径较大，与症状和并发症相关的动脉瘤扩张更快速增加[152]。

虽然通常无症状，但可能是由于动脉粥样硬化或动脉粥样硬化血栓形成疾病引起的肠系膜缺血或急性肾衰竭。可怕的并发症是主动脉破裂，其死亡率高达90%。对于小于4cm的主动脉直径破裂风险较小，直径大于5cm为20%，大于6cm的直径为40%，直径7cm或更大的AAA直径，破裂发生率大于50%。主动脉破裂的特征是严重的急性疼痛，搏动的腹部肿块和低血压。一般而言，关于老年患者AAA修复的决定是个体化的，考虑了年龄、围手术期发病率和死亡率的风险因素，解剖因素以及医疗中心的经验；如果他们的解剖结构合适，老年患者可能从血管内修复中获益更多。

AAA筛查显著降低了接受双重超声筛查的65至79岁男性的死亡率，但对女性的类似筛查益处尚不清楚。美国预防服务工作组（U. S. Preventive Services Task Force，USPSTF）[153]建议对曾经吸烟的65至75岁男性进行腹部双功能超声检查一次性筛查，如果有AAA的一级亲属或有过心血管疾病、高脂血症、肥胖或高血压史的，建议考虑进行筛查。

一个非常大的AAA，即使它是无症状的，也需要快速评估并及时转诊进行血管手术。没有药物治疗显示延迟或减少AAA扩张。对于小于3cm的AAA，不建议进一步筛查。AAA直径为3至4cm，指南推荐年度超声成像；AAA直径4至5.4cm，每6个月成像一次；AAA直径超过5.5cm或每年生长速度超过1cm，CT或MRI确认和评估修复。对于AAA小于5.5cm的无症状患者，建议采用保守治疗。

AAA的药物治疗包括戒烟、血压控制和他汀类药物治疗。对于5.5cm或更高的AAAs或增长率，建议进行血管内或开放性手术修复[142]。没有证据表明中等强度的体力活动会导致AAA破裂。英国血管内动脉瘤修复（Endovascular Aneurysm Repair，EVAR）试验比较60岁或以上（平均年龄74岁）患者的血管内修复和开放修复的AAAs为5.5cm或更高[154]。患者为90.7%的男性，平均年龄为74年。血管内修复的围手术期死亡率为1.8%，而开放性修复为4.3%；患者包括90岁以上的老年人。内移植物的再次介入治疗率5.1%，而接受开放手术的患者为1.7%；这一发现强调了随着时间的推移仔细评估支架移植物的必要性[142,154]。

主动脉夹层

病理生理学和流行病学

主动脉夹层的病理生理学涉及内侧变性，其特征在于弹性纤维的破坏和丧失，蛋白多糖沉积减少和平滑肌细胞的损失。与年轻人相比，老年人的典型原因是动脉粥样硬化或医源性，其中解剖更可能是由马方综合征或其他遗传性疾病引起的。在国际急性主动脉夹层（International Registry of Acute Aortic DissectionI，RAD）登记处，65%的患者为男性，平均年龄为63岁；女性通常年龄较大，平均年龄为67岁；32%的患者超过70岁，更可能患有动脉粥样硬化、前主动脉瘤、主动脉剥离或壁内血肿[155]。高血压仍然是急性主动脉夹层最重要的诱发因素。

临床表现

主动脉夹层通常表现为严重的胸痛和急性血流动力学损害的急性灾难性疾病。经典的表现是胸痛（80%），更可能是前部（71%），而不是后部（32%）。老年人似乎不太可能患有胸痛，并可能出现晕厥、脑血管意外或心力衰竭。低血压在呈现时比在年轻患者中更常见，并且具有不祥的预后。脉搏不足虽然在老年人中较少见，但与死亡率增加有关。根据IRAD综述，主动脉瓣关闭不全的杂音，表明传播逆行涉及主动脉瓣，在70岁以上的患者中较少见。计算机断层扫描血管造影是由于其广泛可用性而选择的初始诊断程序。近年来，A型夹层胸部X线片纵隔扩大的典型发现有所减少[155]。

治疗

A型夹层发生在大约32%的主动脉夹层中。在医学上管理的80多岁者中，A型夹层的住院死亡率为45%至62%。在可比较的人群中，手术与1年生存率为63%（无并发症的解剖），有利于手术治疗。外科手术死亡率随着时间的推移而下降。相反，对于复杂的A型主动脉夹层（即，具有神经缺陷，肠系膜缺血或心肺复苏），医疗管理通常是优选的。B型主动脉夹层通常也在医学上进行管理；肠胃外β阻滞可以获得小于60次/min的心率和100至120mmHg范围内的SBP。在IRAD登记处，越来越多地使用血管内修复治疗B型夹层[155]。

脑血管疾病和卒中

卒中是美国第二大常见死亡原因，也是导致残疾的第三大常见原因（另见第65章）。男性在较年轻时发生卒中的次数较多，但女性卒中比75岁以上的男性更突出[156]。美国每年因卒中死亡的人数更多（占总数的58%），主要原因是老年妇女人数。短暂性脑缺血发作（transient ischemic attack，TIA）预示着大约15%的卒中。

卒中是导致长期残疾的主要原因（女性多于男性）；在从医院出院的美国医疗保险卒中患者中，约45%返回家中，24%出院到住院康复设施，31%出院到熟练护理设施（skilled nursing facilities，SNF）。回国的患者中，三分之一使用家庭保健服务。85岁以上的成年人占17%，患者的风险调整死亡率更高，残疾率更高，住院时间更长，基于临床证据的护理更少。最近的ASA/AHA关于脑血管疾病和卒中的指南[157]阐明了老年患者的死亡率和发病率增加以及更多的不良事件，包括出血性转化和神经功能恢复减少，以及药物、经皮和手术卒中治疗对医源性影响的高度易感性。

卒中的一级和二级预防

卒中风险因素需要初级和二级预防性干预，和年轻人群一样[157,158]。AHA/ASA卒中一级预防指南[157]强调一级预防，因为76%的卒中是首发事件，指出阿司匹林160至325mg，但氯吡格雷的额外好处尚不确定。

高血压是缺血性卒中和颅内出血的有力危险因素。使SBP降低10mmHg的抗高血压治疗与卒中风险平均降低41%相关。尽管高血压治疗预防卒中的益处很明显，但老年患者的最佳血压目标仍然存在争议。

糖尿病增加了所有年龄段缺血性卒中的发生率，但在非老年人群中更为突出。糖尿病卒中患者的存活率降低对女性更为常见。在ACCORD研究中，2型糖尿病患者SBP低于120mmHg并未降低CV事件，而目标SBP低于140mmHg，除卒中终点外，其中强化血压降低更好[159]。

心房颤动是卒中的一个强有力的危险因素，在所有年龄段独立地将风险增加约5倍，但AF引起的卒中百分比从50岁至59岁的1.5%增加至80至89岁时的23.5%。建议对隐源性卒中或TIA患者进行AF筛查，并使用华法林或DOAC进行抗凝治疗是降低卒中风险的必要条件。建议对AF患者采取积极的血压管理和抗血栓预防治疗[159]。建议通过脉搏筛查75岁以上的女性，然后进行心电图检查。

对于选择性 CABG 手术前 65 岁以上的患者以及 PAD 患者，有吸烟史、卒中或 TIA 史或颈动脉杂伤的患者，颈动脉超声筛查以确定卒中风险是合理的。由于 80 岁以上的患者被排除在无症状颈动脉粥样硬化研究之外，因此不能将动脉内膜切除术的益处外推至这些患者。对于 70 岁以上的患者，与颈动脉支架术相比，颈动脉内膜切除术可提供改善的结果；这两种技术在年轻患者中具有相同的益处[158]。

缺血性脑损伤

脑缺血是由于血液供应不足导致大脑所需的氧气。血栓形成或栓塞引起的局部缺血很常见。

血栓形成

缺血性卒中是美国最常见的卒中类型，但在老年人的急性治疗方面仍存在许多不确定性。对于具有以下排除标准之一的患者，重组组织型纤溶酶原激活物（tissue plasminogen activator，TPA）的急性静脉内治疗的作用尚不确定：年龄超过 80 岁，尽管 INR 为 1.7 或更低，服用口服抗凝剂，基线 NIH 卒中量表评分更高卒中和糖尿病的病史均为 25 岁或以上[160]。第三次国际卒中试验（Third International Stroke Trial，IST-3）表明 TPA 的益处至少与 80 岁或 80 岁以上的患者一样[161]。时间窗为 3 至 4.5 小时是静脉注射 TPA 至关重要。尚未确定老年人口中急性血管造影和血栓拔除与特殊卒中过程中心动脉血栓切除术的风险收益比。

恶性脑水肿的减压手术虽然可以为卒中患者提供挽救生命的保护，但必须个性化[162]。65 岁以上患者的减压颅骨切除术的价值不确定。在用于治疗大脑中动脉恶性梗死的减压手术（Decompressive Surgery for the Treatment of Malignant Infarction of the Middle Cerebral Artery，DESTINY）Ⅱ试验中[163]，中位年龄为 70 岁的患者从大型 MCA 缺血性卒中的减压性半椎体切除术中获得了生存益处。然而，大多数人仍然残疾，需要大量的数日常生活活动的帮助。

栓塞

尽管 AF 是脑栓塞的主要心脏原因（见上文），但是瓣膜疾病、心腔血栓和主动脉和颈动脉粥样硬化是其他高风险来源，可通过影像学研究确定。

出血

脑出血涉及封闭的颅腔内过多的血液；出血可能是脑内或蛛网膜下腔出血。脑出血（intracerebral hemorrhage，ICH）是最致命的卒中形式，特别是在老年人中[164]。Lobar 脑出血Ⅱ（Surgical Trial in Lobar Intracerebral Hemorrhage Ⅱ，STICH）的手术试验，大约一半的 70 岁以上的患者，提出了早期手术干预浅表 ICH 的潜在益处[165]。建议 ICH 后 2 天内进行积极治疗，并推迟新的复苏令，以便进行适当的家庭讨论和决策[164,166]。ICH 与抗血栓治疗相关的抗血栓治疗必须恢复个体化，考虑到后续血栓栓塞或复发性 ICH 的风险以及整体患者状况。蛛网膜下腔出血的最常见原因是颅内动脉瘤破裂[167]，其中显微手术夹闭和/或血管内卷曲可能是有益的。

其他与卒中有关的问题

血管性认知障碍[168]是痴呆症的第二大常见原因，有中等证据表明中年和年轻人的血压控制可能有助于预防晚年痴呆症；为此目的，80 岁以上成年人降血压的有效性尚未确定。

及时和持续的全面卒中康复是恢复功能和最大化独立性的必要条件。卒中后患有慢性疼痛的老年人需要使用阿米替林，去甲替林或拉莫三嗪精确确定这种疼痛和药物治疗。患者受益于协作方法，该方法涉及临终决策和姑息治疗，其中包括患者和家属[169]。

预防老年人心血管疾病

预防老年人新发或复发性心血管事件的努力集中于控制已知可促进心血管疾病发展或进展的可改变因素。通常不太清楚的是，控制老年人中的这些"风险因素"同样会降低心血管事件的风险。建立治疗益处的大多数具有里程碑意义的临床试验包括少数（如果有的话）年龄超过 70 至 75 岁的人，或者只有那些没有合并症的人通常在这个年龄组中找到。除 CVD 之外的疾病导致的死亡风险可能会降低老年人表现出生存获益的可能性。最后，老年人代表其出生队列的选择性幸存者，并且可能比某些风险因素的不利影响更不容易受到影响。以下部分回顾了有关老年人常见心血管危险因素的现有证据。

高血压

在 20 世纪 80 年代之前，老年人 SBP 的年龄相关性升高通常被认为是不能治疗的正常发现（另见第 46 章）。许多观察性研究表明，这些个体的 CV 发病率和死亡率均有所增加[14]。70 岁以后，单纯收缩期高血压（isolated systolic hypertension，ISH）占所有高血压患者的 90%以上[14]。高血压是最常见的心血管危险因素。年龄较大的男性和女性，75 岁及以上年龄段的患病率约为 70%[14,170]。高血压患者在老年人中患冠心病，脑血管疾病和 PAD 的人口归因风险最高。超过 70%的老年人患有心肌梗死、卒中、急性主动脉综合征或心力衰竭，患有先前存在的高血压。高血压是 HF 最常见的前因，尤其是保留 EF 和 CKD[8]。老年人群中的多项临床试验显示出高血压治疗的益处[25]。虽然只有两项试验显示总死亡率显著降低，但有几项显示出显著降低卒中率和心率。在报告该比较的所有 8 个试验中，年龄小于年龄的亚组的 CV 事件减少似乎与中位年龄相似。非常老年人试验（Very Elderly Trial，HYVET）中具有里程碑意义的 HYpertension 显示，致死性卒中发生率显著下降 39%，全因死亡率显著下降 21%，平均随访时 1.8 小时内 HF 发生率明显下降 64%使用噻嗪类利尿剂吲达帕胺治疗的 80 岁或以上 SBP 为 160mmHg 或更高的 3 845 例患者，与安慰剂相比，目标血压为 150/80mmHg[171]。最近，收缩压血压干预试验（Systolic Blood Pressure Intervention Trial，SPRINT）显示，26 岁以上患者的 CV 事件发生率降低 34%，死亡率降低 33%，SBP 超过 130mmHg 随机分配至 120mmHg 的目标，而不是 140mmHg[172]。

第八届全国高血压预防、评估和治疗联合委员会（The Eighth Joint National Committee on Prevention，Evaluation，and Treatment of Hypertension，JNC 8）将目标血压从先前目标小于 140/90mmHg 修改为小于 150/90mmHg，适用于 60 岁或以上的成年人这引起了相当大的争议[173]。这一目标早于 SPRINT 研究结果，可能会根据 SPRINT 结果降低。在老年冠心病患者中，应避免过度降低 DBP，以避免冠状动脉血流量的有害减少。一些研究发现，当 DBP 降至 70 至 75mmHg 以下时，CHD 发生率会升高[14]。

高血压管理

建议将非药物干预作为治疗轻度高血压的初始治疗方法（另

见第 47 章)。这种方法在老年人中尤其有用,以避免或减少抗高血压药物的数量和剂量及其可能产生的副作用,生化变化和高成本。对于轻度高血压,改变生活方式可能是唯一需要的治疗方法。这些包括:有氧运动;减少多余体重、精神压力及钠和酒精的摄入;戒烟;采用节制高血压膳食方法(Dietary Approaches to Stop Hypertension,DASH)饮食计划[14]。老年人体重降低和钠限制的血压下降通常大于年轻人[14]。然而,75 岁以上患者的数据不足。

5 种主要的抗高血压药物——利尿剂、β 肾上腺素能受体阻滞剂、ACE 抑制剂、ARBs 和钙通道阻滞剂,已在临床试验中显示可减少老年人的 CV 事件[14]。需要两种或更多种药物才能达到目标血压水平大约三分之二的高血压老年人。联合治疗通常允许较低的个体药物剂量,最小化剂量依赖性副作用并实现更长的作用持续时间和增加的靶器官保护[14],尽管它也有助于多种药物。考虑到药理学药剂的吸收、分布、代谢和排泄的年龄相关变化,在老年人中开始使用抗高血压药物应该是最低剂量,并且随着耐受性逐渐增加。特定药剂的选择取决于功效、耐受性、特定合并症和成本。

血脂异常

血脂异常仍然是老年人的重要 CV 风险因素,尽管与年轻人群相比,脂质紊乱所带来的相对风险可能会减弱(另见第 48 章)。多项队列研究表明,总胆固醇和低密度脂蛋白胆固醇(LDL-C)在很大的年龄范围内,包括年龄超过 65 岁的患者,都与致命的 CHD 显著相关[29]。尽管大量文献证明 CV 的减少接受药物治疗的初级和二级预防人群(主要是他汀类药物)降低 LDL-C 的事件,这些试验中的大多数患者年龄小于 65 岁,极少数患者为 80 岁或以上(表 88.6)[174]。降低 LDL-C 的他汀类药物疗法在老年患者与年轻患者中相似或更高。在老年人评估目标(Study Assessing Goals in Elderly,SAGE)试验中,限于 65 至 85 岁患者,48 小时动态心电图监测期间缺血 3 分钟或更长时间,80mg 阿托伐他汀使全因死亡率降低 67%。普伐他汀 40mg,虽然主要的心血管事件减少到较小程度。在普伐他汀或阿托伐他汀评估和感染治疗(PROVE-IT)试验中,与住院 ACS 患者的普伐他汀 40mg 相比,阿托伐他汀 80mg 使主要 CV 事件减少 16%;在 65 岁以上的子集年龄组中,风险同样降低。在最近一项针对已知动脉粥样硬化性心血管疾病的平均年龄 68.5 岁(98%男性)的退伍军人的近期研究中,他汀类药物治疗强度与全因死亡率之间存在分级关联[175]。他们观察到他汀类药物的相似益处。76 至 84 岁,高强度与中强度他汀类药物的死亡率降低 9%。

表 88.6 支持老年人二级预防的他汀类药物试验

试验名称	药物	数量	年龄	老年人占比	跟踪年限	结果
4S	辛伐他汀	4 444	35~70	≥65 岁(23%)	5.4	34%全因死亡降低 34%MACE 相对风险降低
HPS	辛伐他汀	20 536	40~80	≥70 岁(29%)	5	25%死亡或 MI 风险降低
CARE	普伐他汀	4 159	21~75	≥65 岁(31%)	5	24%死亡或 MI 风险降低
LIPID	普伐他汀	9 014	31~75	≥65 岁(36%)	6.1	24%全因和心脏死亡风险降低 29%非致命 MI 风险降低 20%冠状动脉血运重建术风险降低
MIRACL	阿托伐他汀	3 086	18~80	Not reported	16 周	16%风险降低在死亡,非致死性心肌梗死,心肌缺血复发和心搏骤停复苏组中
TNT	阿托伐他汀	10 001	35~75	≥65 岁(38%)	4.9	19%风险降低在 MACE,CHD 相关死亡,非致死性 MI 或卒中的复合终点组中
SAGE	阿托伐他汀/普伐他汀	893	65~85	≥65 岁(100%)	1	MACE 组降低 29%,阿托伐他汀组死亡率降低 67%
PROSPER	普伐他汀	2 565	70~82	≥70 岁(100%)	3.2	在 CHD 组、非致命 MI 组、卒中组降低 20%风险

CHD,冠心病;MACE,主要心血管不良事件;MI,心肌梗死;RRR,相对风险降低。

虽然几项一级预防试验的二次分析也显示老年子集的风险降低,但他汀类药物对这一年龄组的一级预防的益处不如二级预防明显。在 Pravastatin 风险老年人(PROspective Study of Pravastatin in the Elderly at risk,PROSPER)试验的前瞻性研究中,CV 终点的减少仅见于已知 CV 疾病的子集,仅在男性中。他汀类药物在预防中的使用理由:干预试验评估瑞舒伐他汀(Justification for the Use of Statins in Prevention:an Intervention Trial Evaluating Rosuvastatin,JUPITER)显示瑞舒伐他汀在 17 802 名 60~71 岁的临床健康人中降低了 CV 终点 44%,血清 C-反应蛋白水平和 LDL-C 水平升高低于 130mg/dl。根据现有数据,2013 年 ACC-AHA 预防指南推荐中等强度他汀类药物治疗,旨在将 LDL-C 降低 30%至 49%,患有已知 CV 疾病且 LDL-C 为 70~75 岁以上患者 189mg/dl[176]。这与高强度他汀类药物治疗的建议不同(即,在 40 至 75 岁的患者中降低 LDL-C 至少 50%)。对于已经接受高剂量他汀类药物并且耐受性良好的老年人,指南建议不要降低剂量。对于 LDL-C 为 190mg/dl 或更高的个体,无论年龄大小,建议采用高强度他汀类药物治疗。除非 LDL-C 为 190mg/dl 或更高,否则不建议 75 岁以上没有临床动脉粥样硬化性 CVD 的人使用降胆固醇药物。在 LDL-C 为 70 至

189mg/dl 的老年人中,长期他汀类药物治疗的潜在但未经证实的益处必须与成本、不便和可能的副作用相权衡。

在 26 项随机对照试验的 meta 分析中充分证实了他汀类药物在老年患者中的安全性,包括来自 170 000 名患者的数据[177]。老年人通常不需要调整剂量;滴定他汀类药物剂量以达到所需的 LDL-C 目标。他汀类药物观察到的最常见的副作用是肌痛,约占 5%的患者[178]。肌肉酶水平升高记录的肌病不太常见,发生率为 0.01%~0.05%。最严重的不良反应,横纹肌溶解症,发病率为每 10 万人年 3、4 例。年龄不是这些并发症的独立危险因素。

对于不能耐受他汀类药物治疗的老年患者或在接受最大他汀类药物剂量时无法达到 LDL-C 目标的患者,依泽替米贝可能是一种有用的辅助药物。依泽替米贝可降低肠道对胆固醇的吸收,通常可使 LDL-C 降低 15%至 20%。依泽替米贝在老年人中通常具有良好的耐受性,尽管它在 IMPROVE-IT 试验(Improved Reduction of Outcomes:Vytorin Efficacy International Trial)中降低了 6%的 CV 事件[179]。贝特类药物有时用于提高低 HDL-C 或降低升高甘油三酯,但支持其减少 CVD 事件的益处的证据相对稀少[180]。吉非贝齐和他汀类药物的组合与横纹肌溶解症的风险增加(0.12%)相关,通常应该避免,特别是在老年人中。烟酸是可用于提高低 HDL-C 的最有效药物;它还可以降低甘油三酯的升高,并适度降低 LDL-C。最近接受他汀类药物治疗的患者试验表明,大剂量烟酸对减少心血管事件没有益处[181]。

糖尿病

年龄的增加伴随着胰岛素敏感性和分泌的减少,导致老年人的葡萄糖耐受不良和 2 型糖尿病发病率增加(见第 51 章)。大约 15%的 65 岁或 65 岁以上的成年人诊断为糖尿病,另有 7%的糖尿病未确诊[29]。在老年人中,由于缺乏典型症状,糖尿病常常被诊断不足。据估计,30%的糖尿病老年人患有临床冠心病,是未患糖尿病的年龄匹配患者的两倍。患有糖尿病和 CVD 的老年人患有不良的大血管和微血管结果以及功能性残疾和老年综合征(例如,虚弱和跌倒)的风险很高。

老年糖尿病患者的主要治疗目标包括控制高血糖和降低不良临床结果的风险。改变生活方式主要是减肥,可以降低胰岛素抵抗并改善血糖控制。优化常量营养素含量以及卡路里计数的膳食干预措施有助于改善血糖控制,而不受体重变化的影响。即使没有体重或脂肪量的变化,定期有氧运动和阻力运动使老年人的 HbA1c 降低 0.5%至 1.0%。

尽管生活方式干预有益,但大多数老年糖尿病患者需要药物才能实现血糖控制。由于一些大型临床试验发现接受强化血糖治疗的老年患者无效或甚至死亡率增加,因此对于大多数老年人,特别是那些患有长期糖尿病的老年人,建议使用 7%至 7.9%的低强度 HbA1c 目标。慢性合并症,包括 CVD。对于虚弱或预期寿命较短的老年患者,可考调高控制目标[182]。

二甲双胍因其低血糖和其他不良反应的风险较低而受到一线治疗的青睐。其他选择包括短效磺酰脲格列吡嗪和短效胰岛素促分泌剂瑞格列奈[29]。两种值得考虑的新药物是钠-葡萄糖协同转运蛋白 2 抑制剂依帕列净和胰高血糖素样肽-1 类似物利拉鲁肽,两者都降低了 CV 大型 RCT 中的事件。使用依帕列净降低 CV 风险在 65 岁或 65 岁以上的患者中尤为突出[183]。如果需要进行胰岛素治疗,超长效基础和极短效膳食胰岛素比中效胰岛素制剂更受青睐。尽管糖尿病患者血糖控制的加强可能有助于避免微血管并发症,但可以通过控制并发危险因素(如高血压和血脂异常)来降低心血管风险[29]。

吸烟

虽然在 2008 年的一项调查中,美国只有 9.8%的男性和 8.5%的 65 岁或 65 岁以上的女性是当前吸烟者,但是 54.3%的男性和 28.9%的 65 岁以上女性是以前吸烟者[8]。大量研究表明,持续吸烟会增加年轻和年长患者复发性冠状动脉和血管事件的发生率;戒烟者的心血管事件发生率降低。来自冠状动脉手术研究登记处的数据显示,70 岁或以上的前吸烟者的心梗和死亡减少,与年轻的冠心病患者相似。对来自 7 个国家的 120 多万 60 岁或以上人群进行的 17 项一般人口研究的 meta 分析显示,目前吸烟者的全因死亡率呈剂量依赖性增加,平均相对死亡率为 1.83,而不是从不吸烟者。在前吸烟者中,死亡风险降至 1.34。即使在 80 岁或以上的人群中也可以降低戒烟风险[184]。在冠心病患者登记中,近期戒烟者的死亡率明显低于持续吸烟者。戒烟还可降低新发或复发性卒中的风险,并改善跛行症状。

缺乏运动

对于多种慢性疾病,包括高血压、2 型糖尿病、冠心病、卒中、PAD、抑郁症、骨质疏松症和某些癌症,缺乏运动是一个公认的风险因素(另见第 53 章)。缺乏运动也与心血管死亡率增加有关[29]。由于久坐生活方式的生物学和临床影响加剧了与年龄相关的病理生理变化,因此缺乏身体活动的健康后果和社会成本与老年人特别相关。缺乏身体活动导致功能能力下降,跌倒风险增加,心理状态恶化和认知功能降低。在老年人中,体力活动减少是高血压后最常见的可改变的心血管风险因素。只有 18%的 75 岁或以上的人报告经常进行中度或剧烈的体力活动,只有 14%的男性和 8%的 65 岁或以上的女性报告了符合 2008 年联邦体育活动指南的有氧和肌肉强化活动。Patel 及其同事报告,对于每天坐 6 小时以上的男性和女性,与每天只坐 3 小时的男性和女性相比,14 年随访的总死亡率,特别是心血管死亡率增加[185];其他研究报道了类似的研究结果[29]。

大量文献表明,无论年龄、性别、种族或种族如何,减少缺乏身体活动(即增加活动)都会改善健康状况。定期进行体育锻炼可改善冠心病危险因素,包括体重、血压、血脂、胰岛素敏感性、骨密度、肌力、功能、认知和心理功能,以及老年人健康和幸福的所有关键要素。许多观察性研究和随机对照试验证明,老年人可以从开始锻炼计划中受益;益处包括更大的功能能力,更少的行动障碍,更好的生活质量,减少的复发性心血管事件,以及预期寿命的增加[29]。较低的心血管风险与老年人即使是适度的身体活动有关。在檀香山心脏计划中,相对健康的 71 至 93 岁,每天行走超过 2.4km 的男性患新 CHD 的风险比在 2 至 4 年的随访中行走不到 0.4km/d 的男性多一半;罹患痴呆症的风险也降低了[29]。

运动处方

在对身体活动进行咨询时,最重要的考虑因素是帮助制定一个令人愉快和可实现的计划,并避免共病问题的伤害或恶化。有氧运动,力量活动,平衡和灵活性都是至关重要的组成部分。对于愿意参加正式锻炼计划的成年人,具体的锻炼可以帮助提高对日常生活和娱乐活动的身体需求的容忍度。通常,工作强度开始低于年轻患者,随着时间的推移具有较小的增量,尤其是在具有限制活动性的显著合并症(例如,关节炎,肺病和 PAD)的那些中。增加运动的频率和持续时间应取代强度的增加，以减少过度使用伤害的可能性。对于不愿意在计划中锻炼的成年人来说，增加活动作为日常生活的一部分也是有益的。定期休闲活动，如家政，步行和园艺都是健康的。

越来越多的证据表明，活动效益可能与强度成正比。已确诊心脏病患者的报告，包括一项平均年龄为 75 岁的患者的研究表明，高强度有氧间歇训练可以比较低强度的连续运动引起运动能力的更大改善[29]。尽管有这些令人鼓舞的数据，这种培训比传统培训更复杂，需要对实施和安全进行更多监督。需要更大的研究来确定老年患者的高强度间歇训练的有效性和安全性。

心脏康复

心脏康复包括结构化运动训练和二级预防强化，包括个体化运动处方以及密切监督和支持(另见第 54 章)[29]。它可以特别有助于促进久坐不动的成年人的身体活动和健康疾病，去适应和根深蒂固的行为模式。参与监督心脏康复的冠心病老年人死亡率在未来 5 年内比非参与者低 21%至 34%，与其他危险因素无关[186]。患者的身体能力，独立性和自我能力也有所提高。住院和/或心血管疾病加重后的疗效，减轻住院后残疾的风险。不幸的是，绝大多数老年患者由于多种因素(包括缺乏转诊、后勤障碍或社会经济障碍)而未参与心脏康复。未提及，尤其是女性，是造成老年人参与率低的主要原因。符合 Medicare 资格的受助人参与心脏康复仅约 12%[29]。

肥胖

据估计，三分之二的老年人超重或肥胖(即体重指数[BMI]≥30kg/m^2)，与一般人群的发病率密切相关。来自 NHANES 的数据表明，35%的非机构化女性和 40%的 65~74 岁男性肥胖，27%的女性和 26%的 75 岁或 75 岁男性[8]。1988 年至 1994 年和 2007 年 2008 年，老年女性的肥胖率增加了 30%至 40%，老年男性的肥胖率增加了 67%至 100%。

超重或肥胖与轻度增加的死亡率相关[8]，但随着年龄的增长，风险比降低。鉴于老年人死亡率较高，老年人肥胖导致的死亡风险较高。在已确定 CVD 的肥胖患者中，多项研究表明存在肥胖悖论；超重和肥胖患者的存活率高于正常体重的患者。在患有 CVD 的老年人群中也观察到类似的发现，但是大多数这些研究没有区分脂肪和瘦体重，这可能在老年人的健康影响中起重要作用。

饮食

由于医学和社会经济因素的结合，营养不良在高龄人群中大于年轻人：年龄在 70 岁或以上的社区居民中有 5%至 10%营养不良，而在福利院的老人中，患病率增加至 30%至 65%。对于心脏病专家和初级保健提供者来说，评估老年患者的膳食摄入量，提供一般饮食建议，以及如果怀疑患有严重的饮食缺乏或营养不良，请咨询营养师是有用的。由于摄入不足、吸收减少以及疾病和药物的影响，维生素和矿物质缺乏在老年人中很常见。维生素 D 缺乏症在老年人中特别常见，因为阳光照射低，皮肤合成减少，并且与心血管死亡率增加有关[29]。补充维生素 D 的试验没有显示出一致的益处。

地中海饮食(即水果、蔬菜、全谷物和坚果加上低饱和脂肪的摄入量)与老年人和年轻人的心血管风险因素和结果有益。其中一些益处可能来自黄酮类化合物，黄酮类化合物含有丰富的水果，蔬菜，坚果，茶和葡萄酒，并具有抗炎和抗氧化作用。较高的黄酮类摄入量与最初平均年龄为 70 岁的 98 000 名成年人的心血管死亡风险较低有关[187]。

老年人的非心脏手术和围手术期治疗考虑因素

70 岁以上接受外科手术的人数急剧增加并继续扩大。老年人的围手术期管理带来了与年龄相关的独特挑战。预先指示很重要，患者应该确定医疗保健代理。暂停不复苏的指定在程序期间是常见的，但是重要的是要澄清管理计划，以免出现不利的结果。

2014 年 ACC/AHA 关于围手术期心血管评估和接受非心脏手术患者管理的指南[188]强调，25%至 30%的围手术期死亡与 CV 有关，建议按 MACE 风险进行分层。修订的心脏风险指数(Revised Cardiac Risk Index，RCRI)使用 6 个标准确定风险：①IHD；②HF；③脑血管病；④糖尿病需要术前使用胰岛素；⑤CKD(肌酐>2mg/dl)；⑥进行窦上血管，腹腔内或胸腔内手术。没有预测因子的心源性死亡，MI，心力衰竭，心搏骤停或心脏传导阻滞的风险为 0.4%，一个预测因子为 0.9%，两个预测因子为 6.6%，3 个或更多预测因子为 11%或更多。老年人领域(例如，多发病、虚弱、多种药物、残疾、认知障碍和情绪)使风险更加复杂。功能状态通常比 RCRI 标准更相关，因为它引起肌肉减少症、虚弱、炎症和营养问题及它们对手术的代谢需求的影响，以及与固定相关的风险。即使超出了胸外科学会评分系统的标准评估，步态速度是脆弱的标志，已被公认为不良结果的重要预测因子；步态速度慢(≥0.8m/s)会增加基于胸外科学会评分的风险[189]。

年龄相关的变化改变了药物的药效学和药代动力学，使老年患者更容易受到麻醉和镇痛并发症的影响。尽管局部(硬膜外)麻醉一般不会降低死亡风险或术后谵妄或认知功能障碍的风险，但它与更好的外周血管循环，更少失血，改善疼痛控制，减少肠梗阻，减少血栓栓塞并发症，减少呼吸系统并发症有关，减少术后麻醉要求，减少手术应激反应。

具体并发症及其治疗

表 88.7 列出了一些与老年人有关的基本管理原则[188]。老年人领域复合风险[190]。谵妄是老年人的常见并发症，发病率为 40%至 52%[191]。术后谵妄与持续性认知缺陷有关并导致短期和长期死亡风险，以及医院成本增加、功能下降和残疾。谵妄在心脏和主动脉手术后最高，而髋关节手术或轻微手术则少得多。避免束缚、提供听力和视力辅助、家庭存在、早期动员、正常的睡眠/觉醒周期、充分的疼痛管理和补水是关键的预防策略。术后认知功能障碍导致手术后数天至数周的记忆和执行功能恶化，但由于患者不会混淆，传统的谵妄筛查工具不敏感。据报道，大手术后的发病率超过 50%，与长期住院时间和生活质量下降有关。最近的研究表明，术后认知功能障碍可能主要与基线认知缺陷相对应[46,57]；这凸显了对彻底术前评估的强烈需求。

褥疮溃疡在老年外科患者中也很常见。风险包括皮下组织的损失和老化皮肤的弹性降低，当皮肤长时间压缩时易于损伤的浅表组织。可能存在继发感染，延迟恢复和长期住院治疗，通常是在过渡性护理机构出院。预防措施包括常规术后皮肤检查，频繁重新定位，使用重新分配压力的支撑表面，在手术室中使用压力缓解覆盖物，以及使用泡沫替代物和足跟保护器。

表 88.7 围手术期药物和心血管管理的考虑因素

药物治疗	心血管疾病治疗考虑因素
手术前停止使用 · ASA,NSAIDs 在手术前 5~7 天↓出血 · 手术前 1-4 天抗凝血剂,在指明时考虑桥接 · 抗胆碱能药↓谵妄 · 利尿剂:保持 24 小时 · 苯二氮䓬类药物:逐渐减量至↓ · 通常持有低血糖症 **手术前继续或开始** · 抗癫痫药 · 心血管和抗高血压药物 · 胰岛素通常为正常剂量的一半,并且在应激剂量下使用类固醇 · β 受体阻滞剂(如果基于≥3 个修订的心脏风险指数因素的高风险)应在手术前几天开始,并在手术后持续至少 1 个月(心率目标,55~60 次/min) **完全避免** · 预防性硝酸甘油	**高血压**:治疗非常高的血压(>180/110mmHg),但要避免过度激进的治疗,这可能会增加术中低血压的风险 **心肌梗死**:疼痛可能会被麻醉剂掩盖;ST 段是风险的独立标志,并且需要生物标志物评估 · 术后心肌梗死与非手术患者的病理和治疗方法相似,但需要与需求缺血区分开来 **心律失常**:常与非心源性原因有关,如感染,低血压,体温过低,低钾血症或低镁血症,肺栓塞,缺血,容量超负荷,疼痛和低氧血症 · 室上性心动过速;↑围手术期卒中;↑逗留时间;↑费用 · 约 50%<50 岁的患者发生术后心房颤动,但高达 25%的患者>70 岁;高风险患者多达三分之一发生心室异位活动 · 心房颤动发生在 3%至 5%的主要非胸部非心脏外科手术,10%至 15%的胸腔内手术。稳定的患者应接受心率控制和抗凝治疗,使用普通或低分子量肝素。 **心力衰竭(容量超负荷)**:常见于手术量超负荷(特别是由于老化后心血管储备减少) **深静脉血栓形成**:未接受预防的老年患者的风险范围为 4%至 8%,而在高风险环境中则为两倍。诱发因素包括年龄较大,静脉淤滞,高凝状态。预防策略包括早期下床活动,机械预防措施,如分级气动压缩靴或压力袜,以及抗凝

由于中枢和外周的体温调节功能受损以及麻醉的影响,老年人也容易发生体温过低。在体重不足或体弱的老年人中尤为常见,并且可能导致电解质异常、血小板功能障碍、伤口感染风险增加和药物代谢受损。建议加热至约 36℃的核心温度,并纠正电解质异常。

呼吸系统并发症随着年龄的增长而更常见,包括肺炎、通气时间延长和插管需求。术后吸入性肺炎也很常见,其中存在认知能力下降、谵妄和镇静等风险。尿路感染和急性或进行性肾衰竭也很常见。最大限度地减少肾毒素和导尿管并保持水合作用是重要的考虑因素。

术后优先事项

早期动员对围手术期护理至关重要;它可以最大限度地减少 DVT、退化、虚弱和肌肉减少症。早期动员也与改善心输出量和血流动力学有关,它可以减少骨质流失、低钙血症、关节挛缩、便秘、尿失禁、压力性溃疡、感觉剥夺、肺不张、低氧血症、肺炎、抑郁、谵妄、焦虑和失眠。为了减轻谵妄和认知干扰,重要的是尽量减少镇静和阿片类药物,提供早期拔管,并强调恢复。出院时的风险评估必须包括考虑住院相关的残疾、虚弱、肌肉减少症,去适应和营养不良,以及改变认知;所有这些都可能引起依赖和失去独立性,以及重新入院。无论是由家庭卫生工作者或物理治疗师,还是在 SNF 或康复机构提供,康复治疗都至关重要。

与老年人有关的患者中心护理的独特预防

在年轻的成年人中,CVD 通常需要可识别的病理生理学扰动,这会扰乱从一个患者到另一个患者通常相似的健康基线。然而,在老年人中,CVD 病理生理学更可能发生在更加异质的基线生理学中。每个老年人都有特殊的生理学、新陈代谢、身体成分、合并症和生活方式背景,这样 CVD 就会以相对独特的方式影响人。因此,虽然基于指南的护理在年轻的 CVD 患者中提供了重要的治疗标准,但在老年人中,个体化管理变得相对更加迫切[192]。标准 CVD 疗法主要用于延长存活率和/或预防 MACE,每个老年人更有可能有独特的目标。许多人更重视提高他们的功能、独立性、生活质量和/或健康和福祉的其他方面,这些因素在早年受到 CVD2 的危害。

诊断

在与年龄相关的临床和生理变化的背景下,疼痛、呼吸困难、头晕、运动不耐受和其他疾病的原型 CV 症状不太敏感和特异。临床症状(例如,啰音,水肿)具有许多类似的局限性。诊断延迟通常导致 CVD 仅在其进展到晚期后才被识别,并且通常为时太晚而无法实施时间敏感的血运重建或其他治疗选择[193]。具有讽刺意味的是,在其他时候,CVD 很可能在许多老年人中被过度诊断特别是与诊断成像技术(例如,CHD 的灌注成像或 CT 扫描)或生物标志物(例如,用于 HF 的 BNP)[194]相比,其可以更多地反映与疾病相关的与年龄相关的生理变化。

风险评估

老年人的预后风险通常与衰老生理学(例如,更具侵袭性的 CHD)或共病(例如,多种类型的并发 CVD,以及 COPD、CKD、癌症和其他非心脏疾病)相关的风险加重,以及老年人领域(例如,多发病,多种药物,谵妄,跌倒,甚至缺乏家庭支持体弱和残疾的人)。在几乎所有风险预测模型中,年龄都是预后不良的最高预测因素。

然而,预后的基本应用也因预测概念化和测量的方式而模糊。预后意味着“疾病结果”,而年轻人群主要指死亡和发病率。在较老的CVD患者中,预后通常更广泛地应用于功能能力,QOL和其他与年龄更相关但通常描述和测量不太清楚的问题。因此,对于患有多个个人问题的老年CVD患者而言,相关的风险-收益概念经常变得模棱两可。

疾病管理和护理协调

老年人心血管疾病相关风险高的事实意味着通过有效的治疗方法可以降低降低风险的可能性。然而,治疗伤害的风险也增加了。老年人不仅容忍药物、装置和程序的耐受性降低,而且这些干预措施的治疗效果通常更加多变。即使急性治疗似乎进展顺利,也可能发展为脆弱和残疾。因此,指南和规则不能立即应用于典型的老年患者,但必须根据每个患者的情况和老化变化的连续性来确定风险和收益。看护就像科学一样成为一门艺术。年龄较大的成年人的CVD疗法需要更大的个性化[195]。虽然这有助于创造个性化护理的潜力,但它也提出了相反的紧张关系,即较不规范的护理可能导致不同的质量和结果。

共同决策似乎是促进CVD管理的一种相对合理的方式,可以满足每位患者的个人需求和情况,但它假设老年人了解他们的疾病和总体健康状况,以及每种治疗的价值和局限性[22]。局限性健康素养在任何年龄段都很常见,但对于患有CVD的老年人尤为重要。血管和心肌疾病、虚弱、多发病、痴呆和抑郁症是年龄敏感的动力学之一,有损于健康素养的认知能力。改善患者和护理人员的决策工具仍然是护理的一个重要方面。

每个老年患者的价值观也是要考虑的。有些人可能会产生积极的治疗,因为这些选择似乎可能产生重要的益处(例如治疗无症状的老年人的高血压)。其他人可能感到贬值甚至虐待,除非使用完整的医疗设备,即使没有可能的有意义的好处(例如,尽管患有晚期帕金森病,坚持TAVR)。复杂的家庭动态也很常见,从配偶或孩子要求具有不确定效用的治疗,到那些未能提供任何支持或帮助的人。

大多数老年患者也有多个提供者,包括多名医生、高级执业护士、医师助理、药剂师、营养师、语言病理学家、物理和职业治疗师、社会工作者以及可能的姑息治疗和临终关怀顾问。拥有多个提供者可提供互补的专业知识,但也可能使患者易于分散护理。混合信息,适得其反的治疗计划,混乱和不依从性的可能性很高。强调了将医疗“四分卫”整合到多个提供者的老年人护理中的概念价值。虽然这通常被认为是初级保健提供者的领域,但是关于药物,设备,程序和持续监测的决策越来越需要CV专业知识。因此,CV临床医生必须越来越熟练地在如此复杂的团队关系中工作。有效的人际关系技巧和组织对于成功的简历护理越来越必不可少。

转运对老年心血管疾病患者的影响也大于年轻人。医院内不同楼层之间、医院之间、医院和SNF间,医院与家庭之间转运都需要考虑管理问题、多种护理系统以及极大的差错可能性。在每个过渡点,老年人都容易受到不良事件的影响。心血管疾病护理的一个关键部分是在每个治疗阶段对药物和管理进行调和,并强调物理和认知功能的更广泛优先级,这有助于减轻对虚弱、残疾、谵妄和衰退的易感性。

依从性

依从性是老年人的重大挑战。原因包括来自多个临床医生的建议协调不佳、健康素养有限(通常由认知下降加剧)和/或有限的财务和社会资源。当建议与患者的目标和偏好不一致时,依从性差也会发生[196]。已经推广了多种用于改善依从性的工具,包括药物清单、电子提醒、药丸组织器和分配器以及远程监测设备,但是药物管理次优不佳仍然存在。采取措施确保治疗建议与患者的目标和能力保持一致仍然是增强解决方案的重要组成部分。成本也是重要因素。在美国,尽管2006年引入了医疗保险处方计划,但8%的老年人由于费用[25,197]没有填写一个或多个处方,并且未填写处方的人的比例在低收入的老年人中继续增加。

预期寿命

预期寿命有时用于衡量老年患者的护理效用。已经开发并验证了接近寿命长度的便利工具[198]。然后可以考虑与预测的寿命相关的CVD疗法,其目的是仅在有足够长寿以获得有意义的效果时使用疗法。必须通过了解每种疗法的预期滞后时间以及任何潜在的伤害滞后时间来了解这些决定。重要的是要澄清哪些疗法可能缓解症状,哪些疗法可以延长寿命。即使长寿有限(例如,球囊主动脉瓣膜成形术),提供症状改善的疗法也是有用的,而那些主要延长生存时间的疗法(例如他汀类药物治疗)可能仅对具有显著预期寿命的人有价值。这种方法也受到许多疗法具有多种效果的事实的限制。他汀类药物需要2年才能为冠心病带来可能的生存获益,而他们可以更快地减少跛行[29]。

远程医疗的机会

新兴的远程保健领域已经引起了人们对CVD老年人潜在应用的兴趣,特别是对许多体弱老年人的后勤限制。远程医疗在糖尿病管理中的效用通常被显示为对更广泛应用的潜在益处的模型[199],包括监测(例如,血压,脉搏)、依从性和身体活动。然而,远程医疗的效用在技术娴熟的成年人的年轻人群中最为成功。它对老年人、虚弱者和认知障碍老年人的应用仍然受到操纵智能手机应用和/或其他远程医疗设备所需技能的挑战,以及对依从性、安全性和价值的关注[200]。

急性期后护理:熟练的护理设施和长期护理

急性期后护理对心血管疾病患者的作用正在发生变化。年龄较大且病情较重的患者曾经常常住院治疗很长时间,并且在出院后更加稳定。由于当代激励措施鼓励急性住院治疗更快地出院,因此越来越多的老年心血管疾病患者被送往SNF。在美国,每年有超过100万的心力衰竭患者出院,大约有20%的人出院到SNF[201]。患者更容易出现不稳定状态,并且需要照顾经常缺乏高级心血管疾病复杂性的工作人员和/或与心血管疾病临床医生进行系统化沟通。医疗保险越来越要求SNF改善质量指标并减少再入院率[202]。到2018年10月1日,实现高绩效措施的SNF获得奖励,落后的SNF受到处罚。

姑息治疗和临终决定

对于面临危及生命的疾病的患者,姑息治疗是一种整体方法(另见第31章)。它侧重于症状以及心理社会和精神需求。它提供额外的支持层,通常与标准护理相关联。姑息治疗已被证明可以提高护理质量甚至整体生存时间[203],它不同于临终关怀护理,它适用于预期生存期低于6个月的患者,并同意放弃更多积极治疗。

在某些方面，老年心脏病学和姑息治疗重叠。许多姑息治疗患者年龄较大，并且面临脆弱，残疾和其他复杂的护理问题，这些问题促使人们采用量身定制的 CV 管理方法。然而，老年心脏病学和姑息治疗也是截然不同的[2]。心脏病专家面向管理的十字路口，必须确定哪些年龄较大，身体复杂的患者仍然可以从预防和干预策略中受益，这些策略可能会阻止或逆转衰退（例如，TAVR 可以减轻最初似乎处于最后阶段的疾病），而姑息治疗更倾向于在主要衰退的背景下进行管理。

总的来说，心脏病专家和姑息治疗专家都具有协同工作的强大潜力。心脏病专家具有针对预期寿命有限的老年 CVD 患者的功能、QOL 和其他症状改善的特殊技能，并且在可预测的复杂性（例如，多发病，合并症，谵妄）中提供有启发性的见解。同样，老年人的心脏病学护理需要掌握生命终结决策的技能，包括复苏决策、徒劳无功的阈值，以及帮助家庭和代理护理人员的关键见解，如果患者失去做出自己决定的能力。

老年科学：停止老化时钟

老年科学是一个跨学科领域，旨在了解衰老与年龄相关疾病之间的关系。虽然关于心血管疾病和衰老的研究主要集中在疾病的因素和/或将心血管疾病规则应用于具有多种疾病和复杂性的老年人的复杂性，但是老年科学面向决定衰老的机制。如果可以消除或充分预防衰老的组成性机制，许多与年龄有关的疾病可能不再发展。候选机制包括大分子损伤、线粒体氧化应激、畸形蛋白稳态、缺乏自噬和泛素介导的蛋白水解、干细胞功能障碍、一氧化氮生物利用度降低、肾素-血管紧张素-醛固酮生理上调和低度炎症[204]。

热量限制和低分子量药物化合物（例如，雷帕霉素、白藜芦醇和二甲双胍）作为延缓衰老的创新方法已经受到越来越多的关注。尽管对于经常应对肌肉减少症，虚弱，抑郁以及饮食至关重要的健康的其他方面的老年人来说，热量限制可能看起来违反直觉，但营养平衡适度的热量限制会产生许多有利的生理学益处。热量限制下调 mTor 信号转导。随着年龄的增长，mTor 变得相对失调，并且在动物中，mTor 抑制已经被证明可以保持 CV 功能并诱导其他 CV 益处[205]。雷帕霉素提供类似的 mTor 下调作用。热量限制研究已经催化了人类调查的强大领域，其中正在研究引发类似机械益处的药物。许多其他信号转导途径和相关药物仍被考虑作为潜在的老化改良剂。二甲双胍增加 AMP-激酶，具有抗炎作用，并且易于研究人体的抗衰老作用，因为它已被批准用于治疗糖尿病。正在进行的针对二甲双胍的靶向衰老（Targeting Aging with Metformin，TAME）试验专门研究二甲双胍预防或延缓与年龄相关的疾病和病症（包括 CVD）的发生的影响[206]。

虽然老年科学是一个新兴的领域，以防止与年龄相关的疾病，重要的是要强调老年人的观点在预防和治疗已确定心血管疾病方面取得的突出地位。对血运重建、心率、心律失常、影像学、心脏瓣膜病和其他心血管护理的基础研究越来越多考虑到老年人群，包括与老年人相关的病理生理学、诊断和治疗。未来对老年人研究的关注将使得这一迅速扩大的人群受益，尤其是女性患者，提供心血管疾病及其干预措施的指导。

（范凡 译，卜丽萍 校）

参考文献

1. Forman DE, Rich MW, Alexander KP, et al. Cardiac care for older adults. Time for a new paradigm. *J Am Coll Cardiol.* 2011;57(18):1801–1810.
2. Bell SP, Orr NM, Dodson JA, et al. What to Expect From the Evolving Field of Geriatric Cardiology. *J Am Coll Cardiol.* 2015;66(11):1286–1299.
3. Roser M Our World in Data Life Expectancy. 2016; https://ourworldindata.org/life-expectancy/.
4. Factbook CW. Life Expectancy for Countries, 2015. 2015; http://www.infoplease.com/world/statistics/life-expectancy-country.html.
5. Ortman J, Velkoff VA, Hogan H. The older population in the united states. 2014(May 2014). https://www.census.gov/prod/2014pubs/p25-1140.pdf.
6. Lakatta EG. So! What's aging? Is cardiovascular aging a disease? *J Mol Cell Cardiol.* 2015;83:1–13.
7. Karmali KN, Goff DC Jr, Ning H, Lloyd-Jones DM. A systematic examination of the 2013 ACC/AHA pooled cohort risk assessment tool for atherosclerotic cardiovascular disease. *J Am Coll Cardiol.* 2014;64(10):959–968.
8. Mozaffarian D, Benjamin EJ, Go AS, et al. Heart Disease and Stroke Statistics-2016 Update: A Report From the American Heart Association. *Circulation.* 2016;133(4):e38–e360.
9. Heidenreich PA, Trogdon JG, Khavjou OA, et al. Forecasting the future of cardiovascular disease in the United States: a policy statement from the American Heart Association. *Circulation.* 2011;123(8):933–944.
10. Vu TH, Lloyd-Jones DM, Liu K, et al. Optimal Levels of All Major Cardiovascular Risk Factors in Younger Age and Functional Disability in Older Age: The Chicago Heart Association Detection Project in Industry 32-Year Follow-Up Health Survey. *Circ Cardiovasc Qual Outcomes.* 2016;9(4):355–363.
11. Kuller LH, Lopez OL, Mackey RH, et al. Subclinical Cardiovascular Disease and Death, Dementia, and Coronary Heart Disease in Patients 80+ Years. *J Am Coll Cardiol.* 2016;67(9):1013–1022.
12. Santos-Parker JR, LaRocca TJ, Seals DR. Aerobic exercise and other healthy lifestyle factors that influence vascular aging. *Adv Physiol Educ.* 2014;38(4):296–307.
13. Fleg JL, Strait J. Age-associated changes in cardiovascular structure and function: a fertile milieu for future disease. *Heart Fail Rev.* 2012;17(4-5):545–554.
14. Aronow WS, Fleg JL, Pepine CJ, et al. ACCF/AHA 2011 expert consensus document on hypertension in the elderly: a report of the American College of Cardiology Foundation Task Force on Clinical Expert Consensus Documents. *Circulation.* 2011;123(21):2434–2506.
15. Wu J, Xia S, Kalionis B, et al. The role of oxidative stress and inflammation in cardiovascular aging. *Biomed Res Int.* 2014;2014:615312.
16. Addison O, Marcus RL, Lastayo PC, Ryan AS. Intermuscular fat: a review of the consequences and causes. *Int J Endocrinol.* 2014;2014:309570.
17. Kitzman DW, Nicklas B, Kraus WE, et al. Skeletal muscle abnormalities and exercise intolerance in older patients with heart failure and preserved ejection fraction. *Am J Physiol Heart Circ Physiol.* 2014;306(9):H1364–H1370.
18. Bell SP, Saraf AA. Epidemiology of Multimorbidity in Older Adults with Cardiovascular Disease. *Clin Geriatr Med.* 2016;32(2):215–226.
19. Centers for Medicare & Medicaid Services. Chronic conditions overview. www.cms.gov/Research-Statistics-Data-and-Systems/Statistics-Trendsand-.
20. Chamberlain AM, St Sauver JL, Gerber Y, et al. Multimorbidity in heart failure: a community perspective. *Am J Med.* 2015;128(1):38–45.
21. Arnett DK, Goodman RA, Halperin JL, et al. AHA/ACC/HHS strategies to enhance application of clinical practice guidelines in patients with cardiovascular disease and comorbid conditions: from the American Heart Association, American College of Cardiology, and U.S. Department of Health and Human Services. *J Am Coll Cardiol.* 2014;64(17):1851–1856.
22. Tinetti ME, Esterson J, Ferris R, et al. Patient Priority-Directed Decision Making and Care for Older Adults with Multiple Chronic Conditions. *Clin Geriatr Med.* 2016;32(2):261–275.
23. Allen LA, Fonarow GC, Liang L, et al. Medication Initiation Burden Required to Comply With Heart Failure Guideline Recommendations and Hospital Quality Measures. *Circulation.* 2015;132(14):1347–1353.
24. Grandin EW, Jessup M. Rethinking the Focus of Heart Failure Quality Measures. *Circulation.* 2015;132(14):1307–1310.
25. Fleg JL, Aronow WS, Frishman WH. Cardiovascular drug therapy in the elderly: benefits and challenges. *Nature reviews Cardiology.* 2011;8(1):13–28.
26. Hanlon JT, Aspinall SL, Semla TP, et al. Consensus guidelines for oral dosing of primarily renally cleared medications in older adults. *J Am Geriatr Soc.* 2009;57(2):335–340.
27. Budnitz DS, Lovegrove MC, Shehab N, Richards CL. Emergency hospitalizations for adverse drug events in older Americans. *N Engl J Med.* 2011;365(21):2002–2012.
28. American Geriatrics Society. 2015 Updated Beers Criteria for Potentially Inappropriate Medication Use in Older Adults. *J Am Geriatr Soc.* 2015;63(11):2227–2246.
29. Fleg JL, Forman DE, Berra K, et al. Secondary prevention of atherosclerotic cardiovascular disease in older adults: a scientific statement from the American Heart Association. *Circulation.* 2013;128(22):2422–2446.
30. Rossello X, Pocock SJ, Julian DG. Long-Term Use of Cardiovascular Drugs: Challenges for Research and for Patient Care. *J Am Coll Cardiol.* 2015;66(11):1273–1285.
31. Baroletti S, Dell'Orfano H. Medication adherence in cardiovascular disease. *Circulation.* 2010;121(12):1455–1458.
32. Fried LP, Tangen CM, Walston J, et al. Frailty in older adults: evidence for a phenotype. *J Gerontol A Biol Sci Med Sci.* 2001;56(3):M146–M156.
33. Rodes-Cabau J, Mok M. Working toward a frailty index in transcatheter aortic valve replacement: a major move away from the "eyeball test. *JACC Cardiovasc Interv.* 2012;5(9):982–983.
34. Afilalo J, Alexander KP, Mack MJ, et al. Frailty assessment in the cardiovascular care of older adults. *J Am Coll Cardiol.* 2014;63(8):747–762.
35. Forman DE, Alexander KP, Frailty A. Vital Sign for Older Adults With Cardiovascular Disease. *Can J Cardiol.* 2016;32(9):1082–1087.
36. Mitnitski A, Rockwood K. Aging as a process of deficit accumulation: its utility and origin. *Interdiscip Top Gerontol.* 2015;40:85–98.
37. Clegg A, Bates C, Young J, et al. Development and validation of an electronic frailty index using routine primary care electronic health record data. *Age Ageing.* 2016;45(3):353–360.
38. Forman DE, Arena R, Boxer R, et al. Prioritizing Functional Capacity as a Principal End Point for Therapies Oriented to Older Adults With Cardiovascular Disease. *Circulation.* 2017;135(16):e894–e918.
39. Afilalo J Frailty Assessment Tutorial. https://vimeo.com/118356014.
40. Studenski S, Perera S, Patel K, et al. Gait speed and survival in older adults. *JAMA.* 2011;305(1):50–58.
41. Krumholz HM. Post-hospital syndrome–an acquired, transient condition of generalized risk. *N Engl J Med.* 2013;368(2):100–102.
42. Greysen SR, Stijacic Cenzer I, Auerbach AD, Covinsky KE. Functional impairment and hospital readmission in Medicare seniors. *JAMA Intern Med.* 2015;175(4):559–565.
43. Gill TM, Gahbauer EA, Han L, Allore HG. Trajectories of disability in the last year of life. *N Engl J Med.* 2010;362(13):1173–1180.
44. Study design of ASPirin in Reducing Events in the Elderly (ASPREE): a randomized, controlled

trial. *Contemp Clin Trials*. 2013;36(2):555–564.

45. Plassman BL, Langa KM, Fisher GG, et al. Prevalence of dementia in the United States: the aging, demographics, and memory study. *Neuroepidemiology*. 2007;29(1-2):125–132.
46. Silbert BS, Scott DA, Evered LA, et al. Preexisting cognitive impairment in patients scheduled for elective coronary artery bypass graft surgery. *Anesth Analg*. 2007;104(5):1023–1028, tables of contents.
47. Dodson JA, Truong TT, Towle VR, et al. Cognitive impairment in older adults with heart failure: prevalence, documentation, and impact on outcomes. *Am J Med*. 2013;126(2):120–126.
48. Wong CL, Holroyd-Leduc J, Simel DL, Straus SE. Does this patient have delirium?: value of bedside instruments. *JAMA*. 2010;304(7):779–786.
49. Marzilli M, Merz CN, Boden WE, et al. Obstructive coronary atherosclerosis and ischemic heart disease: an elusive link! *J Am Coll Cardiol*. 2012;60(11):951–956.
50. Rai M, Baker WL, Parker MW, Heller GV. Meta-analysis of optimal risk stratification in patients >65 years of age. *Am J Cardiol*. 2012;110(8):1092–1099.
51. Tota-Maharaj R, Blaha MJ, McEvoy JW, et al. Coronary artery calcium for the prediction of mortality in young adults <45 years old and elderly adults >75 years old. *Eur Heart J*. 2012;33(23):2955–2962.
52. Fihn SD, Gardin JM, Abrams J, et al. 2012 ACCF/AHA/ACP/AATS/PCNA/SCAI/STS Guideline for the diagnosis and management of patients with stable ischemic heart disease: a report of the American College of Cardiology Foundation/American Heart Association Task Force on Practice Guidelines, and the American College of Physicians, American Association for Thoracic Surgery, Preventive Cardiovascular Nurses Association, Society for Cardiovascular Angiography and Interventions, and Society of Thoracic Surgeons. *J Am Coll Cardiol*. 2012;60(24):e44–e164.
53. Wang TY, Gutierrez A, Peterson ED. Percutaneous coronary intervention in the elderly. *Nature reviews Cardiology*. 2011;8(2):79–90.
54. Pfisterer M. Long-term outcome in elderly patients with chronic angina managed invasively versus by optimized medical therapy: four-year follow-up of the randomized Trial of Invasive versus Medical therapy in Elderly patients (TIME). *Circulation*. 2004;110(10):1213–1218.
55. McClurken JR, Guy R, Forman TS, et al. Risk stratification in elderly coronary artery disease patients. Can we predict which seniors benefit most from revascularization options? *Current Cardiovascular Risk Reports*. 2011;5:422–431.
56. Weintraub WS, Grau-Sepulveda MV, Weiss JM, et al. Comparative effectiveness of revascularization strategies. *N Engl J Med*. 2012;366(16):1467–1476.
57. Selnes OA, Gottesman RF, Grega MA, et al. Cognitive and neurologic outcomes after coronary-artery bypass surgery. *N Engl J Med*. 2012;366(3):250–257.
58. Saunderson CE, Brogan RA, Simms AD, et al. Acute coronary syndrome management in older adults: guidelines, temporal changes and challenges. *Age Ageing*. 2014;43(4):450–455.
59. Dai X, Busby-Whitehead J, Alexander KP. Acute coronary syndrome in the older adults. *Journal of geriatric cardiology : JGC*. 2016;13(2):101–108.
60. Honda S, Asaumi Y, Yamane T, et al. Trends in the clinical and pathological characteristics of cardiac rupture in patients with acute myocardial infarction over 35 years. *J Am Heart Assoc*. 2014;3(5):e000984.
61. Tegn N, Abdelnoor M, Aaberge L, et al. Invasive versus conservative strategy in patients aged 80 years or older with non-ST-elevation myocardial infarction or unstable angina pectoris (After Eighty study): an open-label randomised controlled trial. *Lancet (London, England)*. 2016;387(10023):1057–1065.
62. Hess CN, Peterson ED, Peng SA, et al. Use and Outcomes of Triple Therapy Among Older Patients With Acute Myocardial Infarction and Atrial Fibrillation. *J Am Coll Cardiol*. 2015;66(6):616–627.
63. Lopes RD, Gharacholou SM, Holmes DN, et al. Cumulative incidence of death and rehospitalization among the elderly in the first year after NSTEMI. *Am J Med*. 2015;128(6):582–590.
64. Schopfer DWFD. Cardiac Rehabilitation in Older Adults. *Can J Cardiol*. 2016;32(9):1088–1096.
65. News AHA Heart failure deaths rising after decade-long decline. 2015; http://news.heart.org/heart-failure-deaths-rising-after-decade-long-decline/.
66. Forman DE, Ahmed A, Fleg JL. Heart failure in very old adults. *Curr Heart Fail Rep*. 2013;10(4):387–400.
67. Paulus WJ, Tschope C. A novel paradigm for heart failure with preserved ejection fraction: comorbidities drive myocardial dysfunction and remodeling through coronary microvascular endothelial inflammation. *J Am Coll Cardiol*. 2013;62(4):263–271.
68. Mogensen UM, Ersboll M, Andersen M, et al. Clinical characteristics and major comorbidities in heart failure patients more than 85 years of age compared with younger age groups. *Eur J Heart Fail*. 2011;13(11):1216–1223.
69. Ather S, Chan W, Bozkurt B, et al. Impact of noncardiac comorbidities on morbidity and mortality in a predominantly male population with heart failure and preserved versus reduced ejection fraction. *J Am Coll Cardiol*. 2012;59(11):998–1005.
70. Pirmohamed A, Kitzman DW, Maurer MS. Heart failure in older adults: embracing complexity. *Journal of geriatric cardiology : JGC*. 2016;13(1):8–14.
71. Nichols GA, Reynolds K, Kimes TM, et al. Comparison of Risk of Re-hospitalization, All-Cause Mortality, and Medical Care Resource Utilization in Patients With Heart Failure and Preserved Versus Reduced Ejection Fraction. *Am J Cardiol*. 2015;116(7):1088–1092.
72. Ekundayo OJ, Howard VJ, Safford MM, et al. Value of orthopnea, paroxysmal nocturnal dyspnea, and medications in prospective population studies of incident heart failure. *Am J Cardiol*. 2009;104(2):259–264.
73. Hildebrandt P, Collinson PO, Doughty RN, et al. Age-dependent values of N-terminal pro-B-type natriuretic peptide are superior to a single cut-point for ruling out suspected systolic dysfunction in primary care. *Eur Heart J*. 2010;31(15):1881–1889.
74. Lokuge A, Lam L, Cameron P, et al. B-type natriuretic peptide testing and the accuracy of heart failure diagnosis in the emergency department. *Circ Heart fail*. 2010;3(1):104–110.
75. Castano A, Haq M, Narotsky DL, et al. Multicenter Study of Planar Technetium 99m Pyrophosphate Cardiac Imaging: Predicting Survival for Patients With ATTR Cardiac Amyloidosis. *JAMA cardiology*. 2016;1(8):880–889.
76. Paterna S, Gaspare P, Fasullo S, et al. Normal-sodium diet compared with low-sodium diet in compensated congestive heart failure: is sodium an old enemy or a new friend? *Clin Sci*. 2008;114(3):221–230.
77. O'Connor CM, Whellan DJ, Lee KL, et al. Efficacy and safety of exercise training in patients with chronic heart failure: HF-ACTION randomized controlled trial. *JAMA*. 2009;301(14):1439–1450.
78. Schopfer DW, Forman DE. Growing Relevance of Cardiac Rehabilitation for an Older Population With Heart Failure. *J Card Fail*. 2016;22(12):1015–1022.
79. Adamson PB, Abraham WT, Stevenson LW, et al. Pulmonary Artery Pressure-Guided Heart Failure Management Reduces 30-Day Readmissions. *Circ Heart Fail*. 2016;9(6):e002600.
80. Takeda A, Taylor SJ, Taylor RS, et al. Clinical service organisation for heart failure. *Cochrane Database Syst Rev*. 2012;(9):Cd002752.
81. Jhund PS, Fu M, Bayram E, et al. Efficacy and safety of LCZ696 (sacubitril-valsartan) according to age: insights from PARADIGM-HF. *Eur Heart J*. 2015;36(38):2576–2584.
82. Hernandez AF, Hammill BG, O'Connor CM, et al. Clinical effectiveness of beta-blockers in heart failure: findings from the OPTIMIZE-HF (Organized Program to Initiate Lifesaving Treatment in Hospitalized Patients with Heart Failure) Registry. *J Am Coll Cardiol*. 2009;53(2):184–192.
83. Hernandez AF, Mi X, Hammill BG, et al. Associations between aldosterone antagonist therapy and risks of mortality and readmission among patients with heart failure and reduced ejection fraction. *JAMA*. 2012;308(20):2097–2107.
84. Ahmed A, Pitt B, Rahimtoola SH, et al. Effects of digoxin at low serum concentrations on mortality and hospitalization in heart failure: a propensity-matched study of the DIG trial. *Int J Cardiol*. 2008;123(2):138–146.
85. Tavazzi L, Swedberg K, Komajda M, et al. Efficacy and safety of ivabradine in chronic heart failure across the age spectrum: insights from the SHIFT study. *Eur J Heart Fail*. 2013;15(11):1296–1303.
86. Kim JH, Singh R, Pagani FD, et al. Ventricular Assist Device Therapy in Older Patients With Heart Failure: Characteristics and Outcomes. *J Card Fail*. 2016;22(12):981–987.
87. Velazquez EJ, Lee KL, Deja MA, et al. Coronary-artery bypass surgery in patients with left ventricular dysfunction. *N Engl J Med*. 2011;364(17):1607–1616.
88. Andersen MJ, Borlaug BA. Heart failure with preserved ejection fraction: current understandings and challenges. *Curr Cardiol Rep*. 2014;16(7):501.
89. Pitt B, Pfeffer MA, Assmann SF, et al. Spironolactone for heart failure with preserved ejection fraction. *N Engl J Med*. 2014;370(15):1383–1392.
90. Berra G, Noble S, Soccal PM, et al. Pulmonary hypertension in the elderly: a different disease? *Breathe (Sheff)*. 2016;12(1):43–49.
91. Guazzi M, Gomberg-Maitland M, Arena R. Pulmonary hypertension in heart failure with preserved ejection fraction. *J Heart Lung Transplant*. 2015;34(3):273–281.
92. Lador F, Herve P. A practical approach of pulmonary hypertension in the elderly. *Semin Respir Crit Care Med*. 2013;34(5):654–664.
93. Bone-Larson CLCK. Pulmonary hypertension in the elderly, part 2: Treatment. *Journal of Respiratory Diseases*. 2008;29(12):468–474.
94. Bavishi C, Balasundaram K, Argulian E. Integration of Flow-Gradient Patterns Into Clinical Decision Making for Patients With Suspected Severe Aortic Stenosis and Preserved LVEF: A Systematic Review of Evidence and Meta-Analysis. *JACC Cardiovasc Imaging*. 2016;9(11):1255–1263.
95. Brennan JM, Edwards FH, Zhao Y, et al. Long-term safety and effectiveness of mechanical versus biologic aortic valve prostheses in older patients: results from the Society of Thoracic Surgeons Adult Cardiac Surgery National Database. *Circulation*. 2013;127(16):1647–1655.
96. Grover FL, Vemulapalli S, Carroll JD, et al. 2016 Annual Report of the Society of Thoracic Surgeons/American College of Cardiology Transcatheter Valve Therapy Registry. *J Am Coll Cardiol*. 2017;69(10):1215–1230.
97. Parker MW, Mittleman MA, Waksmonski CA, et al. Pulmonary hypertension and long-term mortality in aortic and mitral regurgitation. *Am J Med*. 2010;123(11):1043–1048.
98. Nishimura RA, Otto CM, Bonow RO, et al. 2014 AHA/ACC guideline for the management of patients with valvular heart disease: executive summary: a report of the American College of Cardiology/American Heart Association Task Force on Practice Guidelines. *J Am Coll Cardiol*. 2014;63(22):2438–2488.
99. Franzone A, Piccolo R, Siontis GC, et al. Transcatheter Aortic Valve Replacement for the Treatment of Pure Native Aortic Valve Regurgitation: A Systematic Review. *JACC Cardiovasc Interv*. 2016;9(22):2308–2317.
100. Kanjanauthai S, Nasir K, Katz R, et al. Relationships of mitral annular calcification to cardiovascular risk factors: the Multi-Ethnic Study of Atherosclerosis (MESA). *Atherosclerosis*. 2010;213(2):558–562.
101. Glower DD, Kar S, Trento A, et al. Percutaneous mitral valve repair for mitral regurgitation in high-risk patients: results of the EVEREST II study. *J Am Coll Cardiol*. 2014;64(2):172–181.
102. Sorajja P, Mack M, Vemulapalli S, et al. Initial Experience With Commercial Transcatheter Mitral Valve Repair in the United States. *J Am Coll Cardiol*. 2016;67(10):1129–1140.
103. Durante-Mangoni E, Bradley S, Selton-Suty C, et al. Current features of infective endocarditis in elderly patients: results of the International Collaboration on Endocarditis Prospective Cohort Study. *Arch Intern Med*. 2008;168(19):2095–2103.
104. Chow GV, Marine JE, Fleg JL. Epidemiology of arrhythmias and conduction disorders in older adults. *Clin Geriatr Med*. 2012;28(4):539–553.
105. Reynolds D, Duray GZ, Omar R, et al. A Leadless Intracardiac Transcatheter Pacing System. *N Engl J Med*. 2016;374(6):533–541.
106. Epstein AE, DiMarco JP, Ellenbogen KA, et al. 2012 ACCF/AHA/HRS focused update incorporated into the ACCF/AHA/HRS 2008 guidelines for device-based therapy of cardiac rhythm abnormalities: a report of the American College of Cardiology Foundation/American Heart Association Task Force on Practice Guidelines and the Heart Rhythm Society. *J Am Coll Cardiol*. 2013;61(3):e6–e75.
107. Curtis AB, Worley SJ, Adamson PB, et al. Biventricular pacing for atrioventricular block and systolic dysfunction. *N Engl J Med*. 2013;368(17):1585–1593.
108. January CT, Wann LS, Alpert JS, et al. 2014 AHA/ACC/HRS guideline for the management of patients with atrial fibrillation: a report of the American College of Cardiology/American Heart Association Task Force on Practice Guidelines and the Heart Rhythm Society. *J Am Coll Cardiol*. 2014;64(21):e1–e76.
109. Pisters R, Lane DA, Nieuwlaat R, et al. A novel user-friendly score (HAS-BLED) to assess 1-year risk of major bleeding in patients with atrial fibrillation: the Euro Heart Survey. *Chest*. 2010;138(5):1093–1100.
110. Fiedler KA, Maeng M, Mehilli J, et al. Duration of Triple Therapy in Patients Requiring Oral Anticoagulation After Drug-Eluting Stent Implantation: The ISAR-TRIPLE Trial. *J Am Coll Cardiol*. 2015;65(16):1619–1629.
111. Kooistra HA, Calf AH, Piersma-Wichers M, et al. Risk of Bleeding and Thrombosis in Patients 70 Years or Older Using Vitamin K Antagonists. *JAMA Intern Med*. 2016;176(8):1176–1183.
112. Bajaj NS, Parashar A, Agarwal S, et al. Percutaneous left atrial appendage occlusion for stroke prophylaxis in nonvalvular atrial fibrillation: a systematic review and analysis of observational studies. *JACC Cardiovasc Interv*. 2014;7(3):296–304.
113. Van Gelder IC, Groenveld HF, Crijns HJ, et al. Lenient versus strict rate control in patients with atrial fibrillation. *N Engl J Med*. 2010;362(15):1363–1373.
114. Shariff N, Desai RV, Patel K, et al. Rate-control versus rhythm-control strategies and outcomes in septuagenarians with atrial fibrillation. *Am J Med*. 2013;126(10):887–893.
115. Gonzalez Md J, Macle Md L, Dyell Md MSc MW, et al. Effect Of Catheter Ablation On Quality Of Life In Atrial Fibrillation. *Journal of atrial fibrillation*. 2014;6(6):1063.
116. Calkins HKK, Cappato R, et al. 2012 HRS/EHRA/ECAS expert consensus statement on catheter and surgical ablation of atrial fibrillation: recommendations for patient selection, procedural techniques, patient management and follow-up, definitions, endpoints, and research trial design. *Europace*. 2012;14(4):528–606.
117. Zipes DP, Camm AJ, Borggrefe M, et al. ACC/AHA/ESC 2006 guidelines for management of patients with ventricular arrhythmias and the prevention of sudden cardiac death: a report of the American College of Cardiology/American Heart Association Task Force and the European Society of Cardiology Committee for Practice Guidelines (Writing Committee to Develop Guidelines for Management of Patients With Ventricular Arrhythmias and the Prevention of Sudden Cardiac Death). *J Am Coll Cardiol*. 2006;48(5):e247–e346.
118. Vohra J. Implantable cardioverter defibrillators (ICDs) in octogenarians. *Heart Lung Circ*. 2014;23(3):213–216.

119. Lampert R, Hayes DL, Annas GJ, et al. HRS Expert Consensus Statement on the Management of Cardiovascular Implantable Electronic Devices (CIEDs) in patients nearing end of life or requesting withdrawal of therapy. *Heart Rhythm*. 2010;7(7):1108–1126.
120. Boey JP, Gallus A. Drug Treatment of Venous Thromboembolism in the Elderly. *Drugs Aging*. 2016;33(7):475–490.
121. Muhammad Sajawal Ali, Czarnecka-Kujawa K. Venous Thromboembolism in the Elderly. *Current Geriatrics Report*. 2016;5(2):132–139.
122. Schouten HJ, Geersing GJ, Koek HL, et al. Diagnostic accuracy of conventional or age adjusted D-dimer cut-off values in older patients with suspected venous thromboembolism: systematic review and meta-analysis. *BMJ*. 2013;346:f2492.
123. Righini M, Van Es J, Den Exter PL, et al. Age-adjusted D-dimer cutoff levels to rule out pulmonary embolism: the ADJUST-PE study. *JAMA*. 2014;311(11):1117–1124.
124. Kearon C, Akl EA, Ornelas J, et al. Antithrombotic Therapy for VTE Disease: CHEST Guideline and Expert Panel Report. *Chest*. 2016;149(2):315–352.
125. Lopez-Jimenez L, Montero M, Gonzalez-Fajardo JA, et al. Venous thromboembolism in very elderly patients: findings from a prospective registry (RIETE). *Haematologica*. 2006;91(8):1046–1051.
126. Sardar P, Chatterjee S, Chaudhari S, Lip GY. New oral anticoagulants in elderly adults: evidence from a meta-analysis of randomized trials. *J Am Geriatr Soc*. 2014;62(5):857–864.
127. van Es N, Coppens M, Schulman S, et al. Direct oral anticoagulants compared with vitamin K antagonists for acute venous thromboembolism: evidence from phase 3 trials. *Blood*. 2014;124(12):1968–1975.
128. Anpalahan M, Gibson S. The prevalence of Neurally Mediated Syncope in older patients presenting with unexplained falls. *Eur J Intern Med*. 2012;23(2):e48–e52.
129. O'Dwyer C, Bennett K, Langan Y, et al. Amnesia for loss of consciousness is common in vasovagal syncope. *Europace*. 2011;13(7):1040–1045.
130. Ungar A, Galizia G, Morrione A, et al. Two-year morbidity and mortality in elderly patients with syncope. *Age Ageing*. 2011;40(6):696–702.
131. Grubb BP, Karabin B. Syncope: evaluation and management in the geriatric patient. *Clin Geriatr Med*. 2012;28(4):717–728.
132. Goyal P, Maurer MS. Syncope in older adults. *Journal of geriatric cardiology : JGC*. 2016;13(5):380–386.
133. Finucane C, O'Connell MD, Fan CW, et al. Age-related normative changes in phasic orthostatic blood pressure in a large population study: findings from The Irish Longitudinal Study on Ageing (TILDA). *Circulation*. 2014;130(20):1780–1789.
134. Freeman R, Wieling W, Axelrod FB, et al. Consensus statement on the definition of orthostatic hypotension, neurally mediated syncope and the postural tachycardia syndrome. *Clin Auton Res*. 2011;21(2):69–72.
135. Sullivan RMOB. Carotid sinus hypersensitivity: disease state or clinical sign of ageing? The need for hard endpoints. *Europace*. 2010;12(11):1516–1517.
136. Raj SR, Coffin ST. Medical therapy and physical maneuvers in the treatment of the vasovagal syncope and orthostatic hypotension. *Prog Cardiovasc Dis*. 2013;55(4):425–433.
137. Edvardsson N, Garutti C, Rieger G, Linker NJ. Unexplained syncope: implications of age and gender on patient characteristics and evaluation, the diagnostic yield of an implantable loop recorder, and the subsequent treatment. *Clin Cardiol*. 2014;37(10):618–625.
138. Savji N, Rockman CB, Skolnick AH, et al. Association between advanced age and vascular disease in different arterial territories: a population database of over 3.6 million subjects. *J Am Coll Cardiol*. 2013;61(16):1736–1743.
139. Gerhard-Herman MD, Gornik HL, Barrett C, et al. 2016 AHA/ACC Guideline on the Management of Patients With Lower Extremity Peripheral Artery Disease: Executive Summary: A Report of the American College of Cardiology/American Heart Association Task Force on Clinical Practice Guidelines. *J Am Coll Cardiol*. 2017;69(11):1465–1508.
140. Miller AP, Huff CM, Roubin GS. Vascular disease in the older adult. *Journal of geriatric cardiology : JGC*. 2016;13(9):727–732.
141. Skelly CL, Cifu AS. Screening, Evaluation, and Treatment of Peripheral Arterial Disease. *JAMA*. 2016;316(14):1486–1487.
142. Rooke TW, Hirsch AT, Misra S, et al. 2011 ACCF/AHA Focused Update of the Guideline for the Management of Patients With Peripheral Artery Disease (updating the 2005 guideline): a report of the American College of Cardiology Foundation/American Heart Association Task Force on Practice Guidelines. *J Am Coll Cardiol*. 2011;58(19):2020–2045.
143. Anderson JL, Halperin JL, Albert NM, et al. Management of patients with peripheral artery disease (compilation of 2005 and 2011 ACCF/AHA guideline recommendations): a report of the American College of Cardiology Foundation/American Heart Association Task Force on Practice Guidelines. *Circulation*. 2013;127(13):1425–1443.
144. Park SC, Choi CY, Ha YI, Yang HE. Utility of Toe-brachial Index for Diagnosis of Peripheral Artery Disease. *Arch Plast Surg*. 2012;39(3):227–231.
145. Lane R, Ellis B, Watson L, Leng GC. Exercise for intermittent claudication. *Cochrane Database Syst Rev*. 2014;(7):Cd000990.
146. Hennrikus D, Joseph AM, Lando HA, et al. Effectiveness of a smoking cessation program for peripheral artery disease patients: a randomized controlled trial. *J Am Coll Cardiol*. 2010;56(25):2105–2112.
147. Hiatt WR, Fowkes FG, Heizer G, et al. Ticagrelor versus Clopidogrel in Symptomatic Peripheral Artery Disease. *N Engl J Med*. 2017;376(1):32–40.
148. Lee C, Nelson PR. Effect of cilostazol prescribed in a pragmatic treatment program for intermittent claudication. *Vasc Endovascular Surg*. 2014;48(3):224–229.
149. Bonaca MP, Gutierrez JA, Creager MA, et al. Acute Limb Ischemia and Outcomes With Vorapaxar in Patients With Peripheral Artery Disease: Results From the Trial to Assess the Effects of Vorapaxar in Preventing Heart Attack and Stroke in Patients With Atherosclerosis-Thrombolysis in Myocardial Infarction 50 (TRA2 degrees P-TIMI 50). *Circulation*. 2016;133(10):997–1005.
150. Murphy TP, Cutlip DE, Regensteiner JG, et al. Supervised exercise, stent revascularization, or medical therapy for claudication due to aortoiliac peripheral artery disease: the CLEVER study. *J Am Coll Cardiol*. 2015;65(10):999–1009.
151. Bradbury AW, Adam DJ, Bell J, et al. Bypass versus Angioplasty in Severe Ischaemia of the Leg (BASIL) trial: An intention-to-treat analysis of amputation-free and overall survival in patients randomized to a bypass surgery-first or a balloon angioplasty-first revascularization strategy. *J Vasc Surg*. 2010;51(5 suppl):5s–17s.
152. Hiratzka LF, Bakris GL, Beckman JA, et al. 2010 ACCF/AHA/AATS/ACR/ASA/SCA/SCAI/SIR/STS/SVM guidelines for the diagnosis and management of patients with Thoracic Aortic Disease: a report of the American College of Cardiology Foundation/American Heart Association Task Force on Practice Guidelines, American Association for Thoracic Surgery, American College of Radiology, American Stroke Association, Society of Cardiovascular Anesthesiologists, Society for Cardiovascular Angiography and Interventions, Society of Interventional Radiology, Society of Thoracic Surgeons, and Society for Vascular Medicine. *Circulation*. 2010;121(13):e266–e369.
153. LeFevre ML. Screening for abdominal aortic aneurysm: U.S. Preventive Services Task Force recommendation statement. *Ann Intern Med*. 2014;161(4):281–290.
154. Greenhalgh RM, Brown LC, Powell JT, et al. Endovascular versus open repair of abdominal aortic aneurysm. *N Engl J Med*. 2010;362(20):1863–1871.
155. Pape LA, Awais M, Woznicki EM, et al. Presentation, Diagnosis, and Outcomes of Acute Aortic Dissection: 17-Year Trends From the International Registry of Acute Aortic Dissection. *J Am Coll Cardiol*. 2015;66(4):350–358.
156. Bushnell C, McCullough LD, Awad IA, et al. Guidelines for the prevention of stroke in women: a statement for healthcare professionals from the American Heart Association/American Stroke Association. *Stroke*. 2014;45(5):1545–1588.
157. Meschia JF, Bushnell C, Boden-Albala B, et al. Guidelines for the primary prevention of stroke: a statement for healthcare professionals from the American Heart Association/American Stroke Association. *Stroke*. 2014;45(12):3754–3832.
158. Kernan WN, Ovbiagele B, Black HR, et al. Guidelines for the prevention of stroke in patients with stroke and transient ischemic attack: a guideline for healthcare professionals from the American Heart Association/American Stroke Association. *Stroke*. 2014;45(7):2160–2236.
159. Goldstein LB, Bushnell CD, Adams RJ, et al. Guidelines for the primary prevention of stroke: a guideline for healthcare professionals from the American Heart Association/American Stroke Association. *Stroke*. 2011;42(2):517–584.
160. Jauch EC, Saver JL, Adams HP Jr, et al. Guidelines for the early management of patients with acute ischemic stroke: a guideline for healthcare professionals from the American Heart Association/American Stroke Association. *Stroke*. 2013;44(3):870–947.
161. Sandercock P, Wardlaw JM, Lindley RI, et al. The benefits and harms of intravenous thrombolysis with recombinant tissue plasminogen activator within 6 h of acute ischaemic stroke (the third international stroke trial [IST-3]): a randomised controlled trial. *Lancet (London, England)*. 2012;379(9834):2352–2363.
162. Wijdicks EF, Sheth KN, Carter BS, et al. Recommendations for the management of cerebral and cerebellar infarction with swelling: a statement for healthcare professionals from the American Heart Association/American Stroke Association. *Stroke*. 2014;45(4):1222–1238.
163. Juttler E, Unterberg A, Woitzik J, et al. Hemicraniectomy in older patients with extensive middle-cerebral-artery stroke. *N Engl J Med*. 2014;370(12):1091–1100.
164. Morgenstern LB, Hemphill JC 3rd, Anderson C, et al. Guidelines for the management of spontaneous intracerebral hemorrhage: a guideline for healthcare professionals from the American Heart Association/American Stroke Association. *Stroke*. 2010;41(9):2108–2129.
165. Mendelow AD, Gregson BA, Rowan EN, et al. Early surgery versus initial conservative treatment in patients with spontaneous supratentorial lobar intracerebral haematomas (STICH II): a randomised trial. *Lancet (London, England)*. 2013;382(9890):397–408.
166. Hemphill JC 3rd, Greenberg SM, Anderson CS, et al. Guidelines for the Management of Spontaneous Intracerebral Hemorrhage: A Guideline for Healthcare Professionals From the American Heart Association/American Stroke Association. *Stroke*. 2015;46(7):2032–2060.
167. Connolly ES Jr, Rabinstein AA, Carhuapoma JR, et al. Guidelines for the management of aneurysmal subarachnoid hemorrhage: a guideline for healthcare professionals from the American Heart Association/american Stroke Association. *Stroke*. 2012;43(6):1711–1737.
168. Gorelick PB, Scuteri A, Black SE, et al. Vascular contributions to cognitive impairment and dementia: a statement for healthcare professionals from the american heart association/american stroke association. *Stroke*. 2011;42(9):2672–2713.
169. Holloway RG, Arnold RM, Creutzfeldt CJ, et al. Palliative and end-of-life care in stroke: a statement for healthcare professionals from the American Heart Association/American Stroke Association. *Stroke*. 2014;45(6):1887–1916.
170. Lloyd-Jones DM, Evans JC, Levy D. Hypertension in adults across the age spectrum: current outcomes and control in the community. *JAMA*. 2005;294(4):466–472.
171. Beckett NS, Peters R, Fletcher AE, et al. Treatment of hypertension in patients 80 years of age or older. *N Engl J Med*. 2008;358(18):1887–1898.
172. Williamson JD, Supiano MA, Applegate WB, et al. Intensive vs Standard Blood Pressure Control and Cardiovascular Disease Outcomes in Adults Aged >/=75 Years: A Randomized Clinical Trial. *JAMA*. 2016;315(24):2673–2682.
173. James PA, Oparil S, Carter BL, et al. 2014 evidence-based guideline for the management of high blood pressure in adults: report from the panel members appointed to the Eighth Joint National Committee (JNC 8). *JAMA*. 2014;311(5):507–520.
174. Shanmugasundaram M, Rough SJ, Alpert JS. Dyslipidemia in the elderly: should it be treated? *Clin Cardiol*. 2010;33(1):4–9.
175. Rodriguez F, Maron DJ, Knowles JW, et al. Association Between Intensity of Statin Therapy and Mortality in Patients With Atherosclerotic Cardiovascular Disease. *JAMA cardiology*. 2017;2(1):47–54.
176. Stone NJ, Robinson JG, Lichtenstein AH, et al. 2013 ACC/AHA guideline on the treatment of blood cholesterol to reduce atherosclerotic cardiovascular risk in adults: a report of the American College of Cardiology/American Heart Association Task Force on Practice Guidelines. *Circulation*. 2014;129(25 suppl 2):S1–S45.
177. Baigent C, Blackwell L, Emberson J, et al. Efficacy and safety of more intensive lowering of LDL cholesterol: a meta-analysis of data from 170,000 participants in 26 randomised trials. *Lancet (London, England)*. 2010;376(9753):1670–1681.
178. Baigent C, Keech A, Kearney PM, et al. Efficacy and safety of cholesterol-lowering treatment: prospective meta-analysis of data from 90,056 participants in 14 randomised trials of statins. *Lancet (London, England)*. 2005;366(9493):1267–1278.
179. Cannon CP, Blazing MA, Giugliano RP, et al. Ezetimibe Added to Statin Therapy after Acute Coronary Syndromes. *N Engl J Med*. 2015;372(25):2387–2397.
180. Ginsberg HN, Elam MB, Lovato LC, et al. Effects of combination lipid therapy in type 2 diabetes mellitus. *N Engl J Med*. 2010;362(17):1563–1574.
181. Landray MJ, Haynes R, Hopewell JC, et al. Effects of extended-release niacin with laropiprant in high-risk patients. *N Engl J Med*. 2014;371(3):203–212.
182. Lee SJ, Boscardin WJ, Stijacic Cenzer I, et al. The risks and benefits of implementing glycemic control guidelines in frail older adults with diabetes mellitus. *J Am Geriatr Soc*. 2011;59(4):666–672.
183. Zinman B, Wanner C, Lachin JM, et al. Empagliflozin, Cardiovascular Outcomes, and Mortality in Type 2 Diabetes. *N Engl J Med*. 2015;373(22):2117–2128.
184. Gellert C, Schottker B, Brenner H. Smoking and all-cause mortality in older people: systematic review and meta-analysis. *Arch Intern Med*. 2012;172(11):837–844.
185. Patel AV, Bernstein L, Deka A, et al. Leisure time spent sitting in relation to total mortality in a prospective cohort of US adults. *Am J Epidemiol*. 2010;172(4):419–429.
186. Suaya JA, Stason WB, Ades PA, et al. Cardiac rehabilitation and survival in older coronary patients. *J Am Coll Cardiol*. 2009;54(1):25–33.
187. McCullough ML, Peterson JJ, Patel R, et al. Flavonoid intake and cardiovascular disease mortality in a prospective cohort of US adults. *Am J Clin Nutr*. 2012;95(2):454–464.
188. Fleisher LA, Fleischmann KE, Auerbach AD, et al. 2014 ACC/AHA guideline on perioperative cardiovascular evaluation and management of patients undergoing noncardiac surgery: a report of the American College of Cardiology/American Heart Association Task Force on practice guidelines. *J Am Coll Cardiol*. 2014;64(22):e77–e137.
189. Afilalo J, Eisenberg MJ, Morin JF, et al. Gait speed as an incremental predictor of mortality and major morbidity in elderly patients undergoing cardiac surgery. *J Am Coll Cardiol*. 2010;56(20):1668–1676.
190. Guiding principles for the care of older adults with multimorbidity: an approach for clinicians: American Geriatrics Society Expert Panel on the Care of Older Adults with Multimorbidity. *J Am Geriatr Soc*. 2012;60(10):E1–e25.
191. Rudolph JL, Jones RN, Levkoff SE, et al. Derivation and validation of a preoperative prediction

rule for delirium after cardiac surgery. *Circulation*. 2009;119(2):229–236.
192. Case SM, O'Leary J, Kim N, et al. Older Adults' Recognition of Trade-Offs in Healthcare Decision-Making. *J Am Geriatr Soc*. 2015;63(8):1658–1662.
193. Forman DE, Chen AY, Wiviott SD, et al. Comparison of outcomes in patients aged <75, 75 to 84, and >/= 85 years with ST-elevation myocardial infarction (from the ACTION Registry-GWTG). *Am J Cardiol*. 2010;106(10):1382–1388.
194. Packer M. Can brain natriuretic peptide be used to guide the management of patients with heart failure and a preserved ejection fraction? The wrong way to identify new treatments for a nonexistent disease. *Circ Heart Fail*. 2011;4(5):538–540.
195. May CR, Eton DT, Boehmer K, et al. Rethinking the patient: using Burden of Treatment Theory to understand the changing dynamics of illness. *BMC Health Serv Res*. 2014; 14:281.
196. Naik AD, McCullough LB. Health intuitions inform patient-centered care. *Am J Bioeth*. 2014;14(6):1–3.
197. Reschovsky JD, Felland LE. Access to prescription drugs for Medicare beneficiaries. *Track Rep*. 2009;23:1–4.
198. Yourman LC, Lee SJ, Schonberg MA, et al. Prognostic indices for older adults: a systematic review. *JAMA*. 2012;307(2):182–192.
199. Su D, Zhou J, Kelley MS, et al. Does telemedicine improve treatment outcomes for diabetes? A meta-analysis of results from 55 randomized controlled trials. *Diabetes Res Clin Pract*. 2016;116:136–148.
200. Isakovic M, Sedlar U, Volk M, Bester J. Usability Pitfalls of Diabetes mHealth Apps for the Elderly. *Journal of diabetes research*. 2016;2016:1604609.
201. Allen LA, Hernandez AF, Peterson ED, et al. Discharge to a skilled nursing facility and subsequent clinical outcomes among older patients hospitalized for heart failure. *Circ Heart fail*. 2011;4(3):293–300.
202. Orr NM, Boxer RS, Dolansky MA, et al. Skilled Nursing Facility Care for Patients With Heart Failure: Can We Make It "Heart Failure Ready?". *J Card Fail*. 2016;22(12):1004–1014.
203. Meyers DE, Goodlin SJ. End-of-Life Decisions and Palliative Care in Advanced Heart Failure. *Can J Cardiol*. 2016;32(9):1148–1156.
204. Alfaras I, Di Germanio C, Bernier M, et al. Pharmacological Strategies to Retard Cardiovascular Aging. *Circ Res*. 2016;118(10):1626–1642.
205. Dai DF, Karunadharma PP, Chiao YA, et al. Altered proteome turnover and remodeling by short-term caloric restriction or rapamycin rejuvenate the aging heart. *Aging Cell*. 2014;13(3):529–539.
206. Barzilai N, Crandall JP, Kritchevsky SB, Espeland MA. Metformin as a Tool to Target Aging. *Cell Metab*. 2016;23(6):1060–1065.

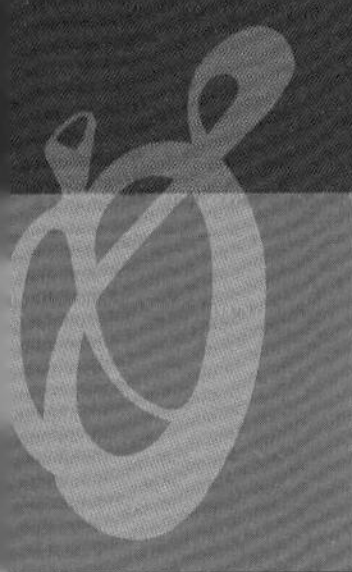

第 89 章　女性心血管疾病

MARTHA GULATI AND C. NOEL BAIREY MERZ

目前心血管疾病（cardiovascular disease，CVD）仍然是女性死亡的主要原因。2014 年冠状动脉心脏病（coronary heart disease，CHD）在美国导致约 399 028 名妇女死亡，即每 4 名妇女死亡中就有 1 人死于 CVD[1]。约有 4 780 万名妇女患有各类 CVD。据估计，一名 40 岁妇女罹患 CVD 终生危险度为 1/2，其中 1/3 为 CHD，1/5 为心力衰竭（heart failure，HF）、1/5 为卒中[1]。尽管自 2001 年起妇女心脏病死亡率持续下降，但是年轻女性（年龄<55 岁）的死亡率在近 20 年来未有明显改善[2]。

CVD 及其预后都存在“性”（生物学上）与“性别”（社会学上）间的差异。目前已知一系列男女差异包括一些特定 CVD 危险因素，CVD 的处理及一、二级预防-治疗策略以及 CVD 的病理生理学机制。

女性 CVD 的预防受对性和性别差异认识的影响，尽管在美国，与男性相比，更多女性死于 CVD，然而直到 1991 年美国国立卫生研究院（National Institutes of Health，NIH）才规定所有 NIH 赞助的临床研究中，若该疾病同时影响到两种性别，则研究对象必须同时纳入男性与女性。在此基础上，2016 年 NIH 强制规定细胞及动物学实验也必须纳入两种性别[3]。尽管人们已经意识到 CVD 作为首要的死亡原因自 1997 年到 2012 年有了显著的增加（30% vs 56%；$P<0.001$），然而其自从 2006 年起依旧并未引起足够重视，尤其在美少数人种及族裔中[4]。一项由女性健康联盟（Women's Health Alliance，WHA）发起的全国代表性调查表明，尽管有 74%的妇女存在 1 个或多个 CVD 危险因素，只有 16%的人被告知其存在心血管病风险[5]。医生的重视程度、教育以及评估女性 CVD 危险因素的普及度远远低于预期。在 2014 年一项针对医生的调查中，只有 22%的社区医生以及 42%的心内科专科医生认为有良好的评估女性 CVD 风险的装备，同时不到 50%的医生对他们的女性患者应用目前推荐的动脉粥样硬化性心血管病（atherosclerotic cardiovascular disease，ASCVD）危险评分计算器[6]。

心血管疾病中性、性别及基因的差异

医学研究所（Institute of Medicine）将“性（sex）”定义为“生物的分类，一般根据他们的生殖器官和由整套染色体所确定的功能分为男性或女性。”[7]这种生物学上的“性”的差异来自男性和女性的心血管系统的结构和功能上存在的真正的生物学差异，不同于性别（Gender）差异，性别差异来自个体的自我表征，由此影响到个体在社会环境影响下所表现的心理社会角色和行为。性别差异明确对 CVD 的治疗及其预后产生影响，但是性别差异（gender difference）和性的差异（sex difference）是有很大的不同的，后者来源于男性和女性遗传上的不同，“性”的差异主要是由于男性“XX”及女“XY”染色体上的差异。

迄今为止，预测女性 CVD 的遗传标志物仍未得到确定。女性健康基因组研究（Women's Health Genome Study）是一项随访期中位数为 12.3 年的前瞻性研究，共计随访 19 313 位白人女性，旨在评价遗传风险评分是否较传统危险因素能提高对女性 CVD 风险的评估预测[8]。结果发现通过基于既往文献报道的综合遗传风险评分并没有提高对女性 CVD 风险的预测。因此，目前并没有遗传标志物可以在改善女性 CVD 风险评估上超越传统方法。

女性心血管疾病危险因素分类（参见 45 章）

传统危险因素

年龄

年龄可有效预测 CVD，尤其是 CHD 的风险。虽然无论男女，CVD 的患病率都随着年龄增加而增加，但是与男性相比，女性晚发生 CHD 至少 10 年[1]。在 60 岁后，女性 CHD 发病开始增加，65 岁以上的女性患者，1/3 有冠心病的迹象，而 45~64 岁的女性中，该比率仅为 1/8。ASCVD 的危险评分随着年龄的增加而上升[9]。冠心病死亡率的最大性别差异发生在相对年轻和中年妇女，该人群中死亡率相对稳定，而在男性及老年女性中，死亡率有持续下降。

家族史

一级亲属患有冠心病史会给该个体带来风险。ASCVD 评分模型及美国心脏协会关于预防女性 CVD 的指南定义早发冠心病家族史为该个体其一级亲属在女性 65 岁之前，男性 55 岁之前罹患有冠心病[9,10]。与男性亲属相比，女性一级亲属罹患早发冠心病是一个相对更强的家族史风险因素[11]。此外，根据一项对 102 名无症状女性患者的研究，弗雷明汉风险评分为低危的冠心病女性若其姐妹有早发冠心病史，则其更可能有亚临床冠心病的影像学证据（冠状动脉存在钙化）[12]。2013 年美国心脏病学会/美国心脏协会（American College of Cardiology/American Heart Association，ACC/AHA）关于治疗胆固醇以降低成人动脉粥样硬化性心血管病风险推荐在评估无症状成年人的风险时考虑早发 CVD 家族史[9]。

高血压(见第46、47章)

根据年龄的不同,女性总体高血压患病率高于男性。根据美国健康与营养检查调查(National Health and Nutrition Examination Survey,NHANES),在60岁之前,男性比女性更容易患高血压,但在60岁之后,女性的高血压患病率更高[13]。服用口服避孕药的女性高血压发病率上升2~3倍,血压平均升高7~8mmHg[14]。

2011年至2014年的NHANES显示,高血压女性比男性更容易接受治疗(56.3% vs 50.6%)[13]。与男性相比,年轻女性(≤59岁)血压达标率更高。而60岁以上的女性不仅高血压患病率更高,血压控制率也不如男性[13]。

高血压与进展成充血性心力衰竭的风险增加有关,这种风险在女性中似乎更大[15]。卒中的女性比男性更容易有高血压病史[16]。事实上,与男性相比,女性终生患卒中的风险更大,这可能与她们的预期寿命更长以及卒中的发生率随年龄增长有关。

糖尿病(见第51章)

糖尿病增加了CHD的风险,其使女性患病的风险远高于男性:糖尿病女性患CHD的风险增加了3~7倍,而患有糖尿病的男性CHD风险只增加2~3倍。此外,糖尿病女性患致命性CHD的危险是非糖尿病妇女的3.5倍,也高于糖尿病男性(与非糖尿病患者相比,糖尿病男性患致命性CHD的相对风险为2.0)[17]。此外,女性1型糖尿病患者发生致命或非致命心血管事件的风险是男性的两倍,全因死亡的风险较男性高40%[18]。

美国糖尿病协会建议考虑对45岁以上的女性和男性进行糖尿病筛查,如果结果正常,每3年随访一次;有妊娠糖尿病史的孕妇,产后6~12周进行糖尿病筛查,此后每1~2年随访一次[19]。

血脂异常(见第48章)

血脂异常在女性中很常见:超过一半的美国女性总胆固醇大于200mg/dl,而有36%的女性低密度脂蛋白胆固醇(low-density lipoprotein cholesterol,LDL-C)大于130mg/dl。值得注意的是,在女性中,随着绝经期的到来,血脂代谢出现一系列的有害变化,包括总胆固醇、LDL-C及甘油三酯水平的升高及HDL-C水平的下降,尽管目前还不清楚与绝经相关的激素变化相比,血脂异常与年龄增加有多大关系[20]。

ASCVD风险评估将LDL-C作为降脂治疗的主要目标,以降低CVD风险[9]。在无症状女性心血管风险评估中,应用磁共振波谱技术测定脂蛋白、载脂蛋白、颗粒大小和密度并不优于传统标准空腹血脂测定[21]。

女性的HDL-C水平在一生中平均比男性高10mg/dl左右。尽管有证据表明,HDL与ASCVD事件成反比[22],然而,迄今为止,以HDL作为治疗的目标的临床试验并没有显示出改善患者的预后,因此HDL也不是ASCVD风险评估的目标。

吸烟

根据2014年的调查,约有18.8%的男性和14.8%的女性吸烟,使他们罹患CVD的风险增加[23]。尽管女性吸烟比例比男性少,但吸烟对女性的危害可能比男性更大:女性吸烟者比女性非吸烟者寿命短14.5年,而男性吸烟者比男性非吸烟者寿命短13.2年[24]。戒烟大大降低了女性的患病风险,曾吸烟者的死亡风险可降至与从不吸烟者相仿的水平[25]。

同时服用口服避孕药及吸烟比单独吸烟更容易引起心肌梗死,其机制可能与引发血栓形成有关;每天吸25支及更多的香烟会使女性患心肌梗死的风险增加12倍,但是每天吸25支及更多的香烟并服用口服避孕药则会使风险增加32倍,其机制可能与血栓形成有关[26]。第三代激素类避孕药比前代及第四代避孕药造成心肌梗死风险更小[14]。

体力活动及身体健全(见第53章)

在女性中缺乏体力活动比男性更常见(31.7% vs 29.9%),同时不活动的趋势随着年龄的增长而增加[1],但是在体育活动测量上存在性别偏倚:诸如做饭,清扫和照顾孩子等女性常见家庭活动不计入其中,可能这是男女存在差异的原因。2014年美国健康调查表明,根据2008年美国联邦体育活动指南的定义发现的每一个年龄段的成年女性的休闲时间体育活动都比男性少[27]。缺乏体育锻炼会导致血压升高、胆固醇水平上升、葡萄糖代谢降低、心理健康状况下降和肥胖。诸如长时间久坐等缺乏体力活动已经被证明是女性CVD的独立危险因素[28]。

运动能力,也被称为身体健全,强烈且独立地预测无症状女性的全因死亡率,并且可以量化。在女性关注心脏项目(Women Take Heart Project)中,不能达到Bruce方案标准中5个代谢当量(metabolic equivalents,METs)的无症状女性与达到8个代谢当量以上的女性相比,死亡率增加了3倍[29]。此外,运动能力不足年龄预测值85%的无症状和有症状妇女的死亡风险是运动能力大于等于年龄预测值85%的妇女的两倍[30]。患者的年龄预测身体健全程度可通过列线图(图89.1)估计。在《2011年基于有效性的女性心血管疾病预防指南更新》中,将缺乏体力活动或身体健全性差的女性归入心血管病易感人群[10]。

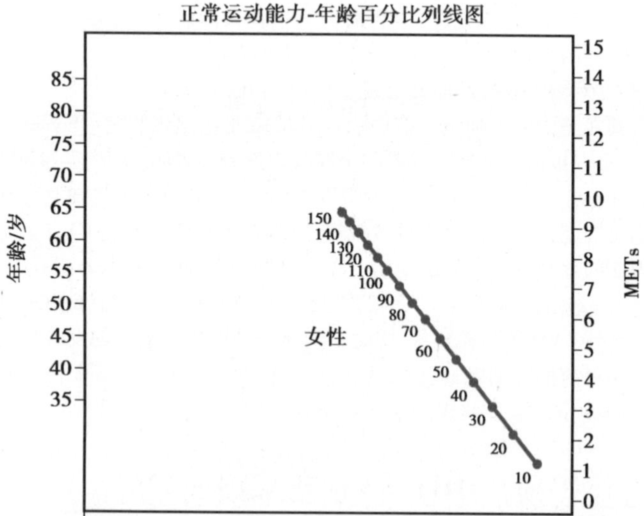

图89.1 正常运动能力-年龄百分比列线图。正常无症状女性各年龄段的预测运动能力百分比。从左边刻度的患者年龄到右边刻度的MET值画一根线,该线和图中斜线相交点即对应于患者该年龄段的预期运动能力的百分比。(引自Gulati M,Black HR,Shaw LJ,et al:The prognostic value of a nomogram for exercise capacity in women. N Engl J Med 2005;353:468.)

新兴危险因素

代谢综合征(见第45、50章)

NHANES 从 2003 年到 2012 年的数据显示，有 35.6%的女性符合代谢综合征的标准，其比率高于男性(33.3%，$P<0.01$)[31]。此外，代谢综合征患者 CVD 的风险增加，并且这种关联在女性中最为强烈：与没有代谢综合征的同性别对应人群相比，女性代谢综合征患者患 CHD 的相对风险为 2.63，相比之下男性的相对风险仅为 1.98[32]。

肥胖(见第50章)

目前肥胖公认定义为指体重指数(body mass index，BMI)超过 30kg/m^2，肥胖在美国已经是流行病，根据 2011 年至 2014 年 NHANES 估计女性肥胖率为 38%，高于男性患病率(34.3%)[33]。糖尿病发病率上升与肥胖密切相关。在护士健康研究(Nurses' Health Study)中，肥胖是糖尿病最强的预测因素，BMI≥35kg/m^2 的女性患糖尿病的相对风险约是 BMI<23kg/m^2 女性的 40 倍。肥胖的模式似乎与 CVD 更相关：单独 BMI 增高并不能增加 CVD 风险，而腰围大于 35 英寸提示内脏肥胖，与 CVD 风险增加有关[34]。

虽然传统认为肥胖与 CVD 死亡率增高及 CVD 的预期生存期缩短有关[35]，然而肥胖并不是 CVD 的独立危险因素，因为肥胖与许多传统的冠心病危险因素密切相关。值得注意的是，超重(BMI >25kg/m^2 但<30kg/m^2)人群与偏瘦人群相比有更低的总体死亡率及 CVD 死亡率[36]。因此，肥胖可能只是一个缺乏体力活动或身体健全性差的标志。既往一项同时测定肥胖以及运动能力的研究表明身体健全的肥胖妇女心血管病风险并没有升高，相反身体健全性差的偏瘦女性风险较高[37]。

超敏 C 反应蛋白(见第50章)

虽然超敏 C 反应蛋白(high-sensitivity C-reactive protein，hsCRP)不是通常的 CVD 危险因素，但它可能改善检测女性患病的风险[38]。女性健康研究(Women's Health Study)表明，一个包含 hsCRP 的模型改善了女性心血管风险的预测[38]。对于患有代谢综合征的女性而言，hsCRP 可进一步提供关于未来心脏风险的预后信息。在一项针对看起来健康的女性的研究中提示 hsCRP>3.0mg/ml 的代谢综合征女性患 CVD 的风险几乎是 hsCRP<3mg/mL 的代谢综合征女性的两倍[39]。在常规的女性风险评估中不建议常规检测 hsCRP，但 hsCRP 可作为 Framingham 风险评分为中危的患者的一种选择性评估[40]。

自体免疫性疾病(见第94章)

自身免疫性疾病在女性中更常见，而这些疾病的系统性炎症可能加速动脉粥样硬化和缺血性心脏病[41]。有证据表明类风湿关节炎和系统性红斑狼疮(systemic lupus erythematosus，SLE)与 CVD 的风险有明显的增加[42,43]。患有 SLE 的年轻女性常发生心血管事件，她们患急性心肌梗死的风险比一般人群约高 9~50 倍[44]。而传统的风险因素(如吸烟、早发冠心病的家族史、高血压和高胆固醇水平等)并不能完全解释 SLE 患者的冠心病风险增加的原因。因此在《2011 年基于有效性的女性心血管疾病预防指南更新》中，系统性自身免疫性疾病被列为高危人群[10]。

多囊卵巢综合征(见第92章)

对女性来说，多囊卵巢综合征(polycystic ovary syndrome，PCOS)与代谢综合征的许多特征以及胰岛素抵抗有关，尽管患者的一级男性亲属似乎易出现胰岛素抵抗[45]。与无 PCOS 的女性相比，患有 PCOS 的女性葡萄糖耐量减退、代谢综合征和糖尿病的患病率更高[46]。即使在绝经后的妇女中，PCOS 也可不依赖传统危险因素升高 CVD 的风险[47]。在美国心脏、肺和血液研究所(National Heart，Lung，and Blood Institute，NHLBI)发起的妇女缺血综合征评估(Women's Ischemia Syndrome Evaluation，WISE)表明，绝经后有 PCOS 的女性累积 5 年 CVD 无事件生存率是 79%，而无 PCOS 的女性则是 89%[47]。

功能性下丘脑性闭经(见第92章)

高达 10%的女性绝经前存在卵巢功能障碍，有很大比例的亚临床激素功能障碍，这些均会增加 CVD 的风险。功能性的下丘脑性闭经(functional hypothalamic amenorrhea，FHA)是绝经前卵巢功能障碍的原因之一，当促性腺激素释放激素增加，从而增加促黄体激素的脉冲频率，进而引起闭经和低雌激素血症。心理压力或代谢异常诸如热量限制或过度锻炼等可诱发 FHA。在一项大型队列研究中，与月经周期规律的女性相比，月经不规律的女性患非致命及致命的 CHD 的风险增加了 50%。此外，有研究表明，在接受冠状动脉造影的女性患者中，FHA 与早发冠状动脉粥样硬化有关，而口服避孕药的使用可以提供保护[48]。因此，闭经和月经不规律可能会增加女性的 CVD 风险，而其原理等尚需要进一步研究。

子痫、先兆子痫和妊娠高血压(见第90章)

任何类型的妊娠期高血压疾病都会增加高血压、慢性肾病、糖尿病、卒中和 CVD(包括心力衰竭和心肌梗死)的风险[49-51]。患有先兆子痫的女性在孕后的 5~10 年里，患缺血性心脏病(ischemic heart disease，IHD)、卒中和静脉血栓栓塞事件的风险大约是无先兆子痫者的两倍[52]。这些女性罹患卒中的中位数为 50 岁或更年轻，表明这些女性尽管处于绝经期前并且筛查和治疗后被认为具有较低的 CVD 风险，但其 CVD 的风险是增加的[53]。尽管与 CVD 事件的升高与怀孕存在一定相关性，相当于未来心血管事件的"负荷试验"，但一些研究表明，CVD 的风险是由怀孕前风险因素协同造成的，而不是妊娠期高血压疾病的直接影响[54]。《2011 年基于有效性的女性心血管疾病预防指南更新》中将有先兆子痫或妊娠期高血压病史列为 CVD 的危险因素，此外在 2014 年的女性卒中预防指南中提到了妊娠期高血压疾病与孕期、围生期甚至在产后的几年罹患卒中的风险增加有关[16]。

妊娠糖尿病(见第90章)

妊娠糖尿病在产后 4 个月内会使患糖尿病风险加倍，并且仍然是糖尿病和 CVD 的终生危险因素[55]。若怀孕期间空腹血糖水平≥121mg/dl 可增加早期产褥期糖尿病的风险 21 倍[56]。《2011 年基于有效性的女性心血管疾病预防指南更新》将妊娠糖尿病史作为一项危险标准纳入其中，这意味着这些女性需要长期对心血管风险因素的关注以及生活方式的改善。

乳腺癌治疗(见第 81 章)

随着乳腺癌治疗的进展,乳腺癌疾病的存活率已经提高了,然而 CVD 的风险同时也升高了[57]。乳腺癌治疗过程中可造成不同程度的直接心血管损伤同时乳腺癌也间接造成患者生活方式的改变,这两者均能减少了心血管的储备[58]。鉴于最近的研究表明,在乳腺癌确诊 7 年后可增加 CVD 的风险,目前虽然尚不确定是乳腺癌本身,或是某种特定乳腺癌治疗方案为 CVD 的具体危险因素,但这一问题相信在患乳腺癌后存活的患者管理中发挥着越来越重要的作用[57]。

生殖激素

口服避孕药

AHA 和美国妇产科医师学会(American College of Obstetricians and Gynecologists, ACOG)已经发布了关于避孕药物使用的指南[16,59],对大多数健康的、没有 CVD 和 CVD 危险因素的女性而言,使用雌激素-孕激素组合的口服避孕药者,无论是相对的还是绝对的心血管风险均较低[60]。而对于 35 岁以上的吸烟者合并高血压控制不佳者、血栓栓塞史或缺血性心脏病史女性而言,口服避孕药相关造成的 CVD 风险水平为不可接受的[14,16]。

绝经后激素替代治疗

大多数 CVD 的病例发生在绝经后的老年女性,与已确立的 CVD 风险因素的增加有关[61]。正是由于这个原因,绝经后激素替代治疗被认为可以减少 CVD 风险,并得到了观察性数据的支持。然而,多项随机对照研究(RCT)包括心脏和雌激素/孕激素替代研究(Heart and Estrogen/Progestin Replacement Study, HERS)Ⅰ、HERS Ⅱ、女性健康启动(Women's Health Initiative, WHI)研究及雷洛昔芬用于心脏(Raloxifene Use for The Heart, RUTH)等研究发现无论是激素疗法还是选择性雌激素受体调节剂(selective estrogen receptor modulators, SERMs)都不能预防一级或二级心血管事件。因此,AHA 在《2011 年基于有效性的女性心血管疾病预防指南更新》和预防卒中指南都提出激素替代疗法和 SERMs 不应该用于 CVD 的一级或二级预防(Ⅲ级,证据等级 A)[10,16]。

女性心血管疾病危险因素评估(见第 45 章)

INTERHEART 研究检验了多种风险因素与心肌梗死风险的关联并比较了它们与性别关联的相对风险[62]。这项研究发现,有 9 项因素占女性急性心肌梗死风险的 94%,而占男性患急性心肌梗死的风险的 90%,这些风险因素包括载脂蛋白 B/载脂蛋白 A-1 比例、吸烟、高血压、糖尿病、腹部肥胖、心理社会因素(基于抑郁,家庭或工作压力,经济压力,生活事件和自控评分)、水果和蔬菜的摄入量、体育锻炼和酒精的摄入。对于大多数危险因素,这种相关性的强度在男性和女性之间是相似的,但糖尿病和心理社会因素与女性急性心肌梗死的风险有更大的相关性,而生活方式的选择,包括运动、水果和蔬菜的摄入,以及适度饮酒,与男性相比,对女性急性心肌梗死的预防程度更高(图 89.2)[62]。

Framingham 风险评分存在局限性,尤其是在非白人和女性人群中[63]。尽管如此,它还是作为 AHA《2011 年基于有效性的女性心血管疾病预防指南》的 基础,该指南使用了 Framingham 风险评分,并将女性分为 3 类:高风险、存在风险和理想风险,并强调女性 CVD 的终生风险[10]。雷诺风险评分可分别计算女性和男性的风险,同时把 hsCRP 和家族病史作为风险因素,并将脑血管事件视为终点之一。而欧洲 SCORE 评分(系统冠状动脉风险评估)纳入欧洲国家内部的地理差异作为校准指标。2013 年美国 ACC/AHA 关于治疗胆固醇以降低成人 ASCVD 风险的指南根据一系列基于包括白人、黑人男性及女性的大样本量人群研究,提供了一个新的风险评分[9]。

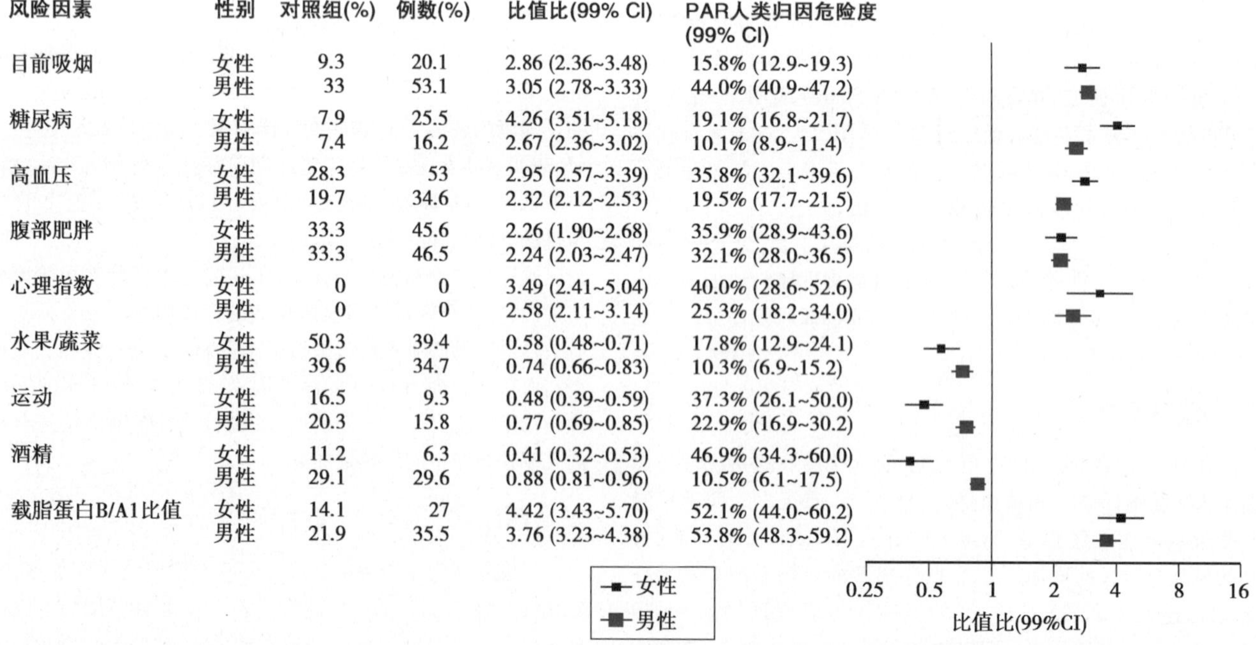

风险因素	性别	对照组(%)	例数(%)	比值比(99% CI)	PAR人类归因危险度(99% CI)
目前吸烟	女性	9.3	20.1	2.86 (2.36~3.48)	15.8% (12.9~19.3)
	男性	33	53.1	3.05 (2.78~3.33)	44.0% (40.9~47.2)
糖尿病	女性	7.9	25.5	4.26 (3.51~5.18)	19.1% (16.8~21.7)
	男性	7.4	16.2	2.67 (2.36~3.02)	10.1% (8.9~11.4)
高血压	女性	28.3	53	2.95 (2.57~3.39)	35.8% (32.1~39.6)
	男性	19.7	34.6	2.32 (2.12~2.53)	19.5% (17.7~21.5)
腹部肥胖	女性	33.3	45.6	2.26 (1.90~2.68)	35.9% (28.9~43.6)
	男性	33.3	46.5	2.24 (2.03~2.47)	32.1% (28.0~36.5)
心理指数	女性	0	0	3.49 (2.41~5.04)	40.0% (28.6~52.6)
	男性	0	0	2.58 (2.11~3.14)	25.3% (18.2~34.0)
水果/蔬菜	女性	50.3	39.4	0.58 (0.48~0.71)	17.8% (12.9~24.1)
	男性	39.6	34.7	0.74 (0.66~0.83)	10.3% (6.9~15.2)
运动	女性	16.5	9.3	0.48 (0.39~0.59)	37.3% (26.1~50.0)
	男性	20.3	15.8	0.77 (0.69~0.85)	22.9% (16.9~30.2)
酒精	女性	11.2	6.3	0.41 (0.32~0.53)	46.9% (34.3~60.0)
	男性	29.1	29.6	0.88 (0.81~0.96)	10.5% (6.1~17.5)
载脂蛋白B/A1比值	女性	14.1	27	4.42 (3.43~5.70)	52.1% (44.0~60.2)
	男性	21.9	35.5	3.76 (3.23~4.38)	53.8% (48.3~59.2)

图 89.2 INTERHEART 研究中与男女多种心脏危险因素相关的相对风险。基于不同性别的心肌梗死相对风险的病例对照比较。PAR,人群特异风险度。(引自 Yusuf S, Hawken S, Ounpuu S, et al: Effect of potentially modifiable risk factors associated with myocardial infarction in 52 countries [the INTERHEART study]: Case-control study. Lancet 364:937, 2004.)

特定女性心血管疾病

女性缺血性心脏病

不论男性和女性都可以经历心肌缺血的典型症状，尤其是心肌梗死(MI)(见第56章)。然而，对于症状的感知可能存在性别的差异，更多的女性主诉的症状被认为是“不典型的”[64]。在一个纳入69项存在急性冠脉综合征(acute coronary syndrome，ACS)症状的研究的分析中，与男性相比，缺乏胸痛症状或胸部不适的情况更常见于女性(37% vs 27%)[65]。来自美国心肌梗死登记调查的数据显示，女性比男性更有可能在没有任何胸痛的情况下出现MI(42% vs 31%；$P<0.001$)，尤其是年轻女性，她们的住院死亡率最高[66]。随着年龄的增长，胸部疼痛的缺失和住院死亡率的差异也会减弱。对许多女性来说，心肌缺血症状往往是非特异性的症状或者严重程度较轻，包括：气短，其他身体部位包括局限于手臂、肩膀、中背部、下颌或上腹部等的疼痛或不适，消化不良，恶心或呕吐，出汗、头晕或晕厥，虚弱，乏力或心悸等[64]。

由NIH-NHBLI赞助的WISE研究收集了关于女性包括缺血症状的详细信息[67]，该研究证实，除了与负荷有关的症状外，更多的非典型症状，且经常发生在休息的时候[67]。非特异性的临床表现可使临床医生难以评估患者的症状，并干扰对女性的冠心病的可能性做出精确的估计。典型的胸痛症状性及其与缺血性心脏病和/或梗阻性冠心病的可能性之间的关系，主要来自男性人群。

缺血性心脏病的诊断

女性的非典型表现使得对有症状的女性的诊断评估具有挑战性，并导致更频繁进行诊断性的检查，以提高缺血性心脏病可能性估计的准确度。IHD风险的分类仅仅是指那些患有胸部不适或相当于心肌缺血的症状包括明显的呼吸困难而疑似冠心病的女性患者进行的评估[68]。一般来说，有症状的绝经前女性应该被认为是低风险的。有症状的女性在50岁以前，如果她们能够进行日常生活的活动(activities of daily living，ADLs)，应该被认为是低到中等的IHD风险，如果常规的ADLs不能完成，则50多岁的女性的IHD风险类别应该被提升到中级。60多岁的女性通常被认为处于中等水平的IHD风险中，70岁以上的女性则被认为是冠心病风险高危。根据2014年对疑似缺血性心脏病女性临床评估的非侵入性检测共识声明，处于低IHD风险的妇女不建议常规作为诊断评估的候选对象，在特殊情况下，推荐进行常规运动心电图(electrocardiogram，ECG)检查[68]。低中危或中危的女性如果她的活动耐量估计≥5METs，那么可考虑尝试运动心电图。而中-高危IHD风险合并静息12导联心电图异常的女性应该推荐完善冠状动脉疾病(coronary artery disease，CAD)非侵入性影像学检查，包括药物负荷心肌灌注成像(myocardial perfusion imaging，MPI)、超声心动图、心脏磁共振(cardiovascular magnetic resonance，CMR)或冠状动脉CT造影(coronary computed tomography angiography，CCTA)。具有稳定症状的IHD高危的女性可推荐使用负荷成像来对缺血症状进行功能性评估并指导后续抗缺血治疗方案(图89.3)[68]。

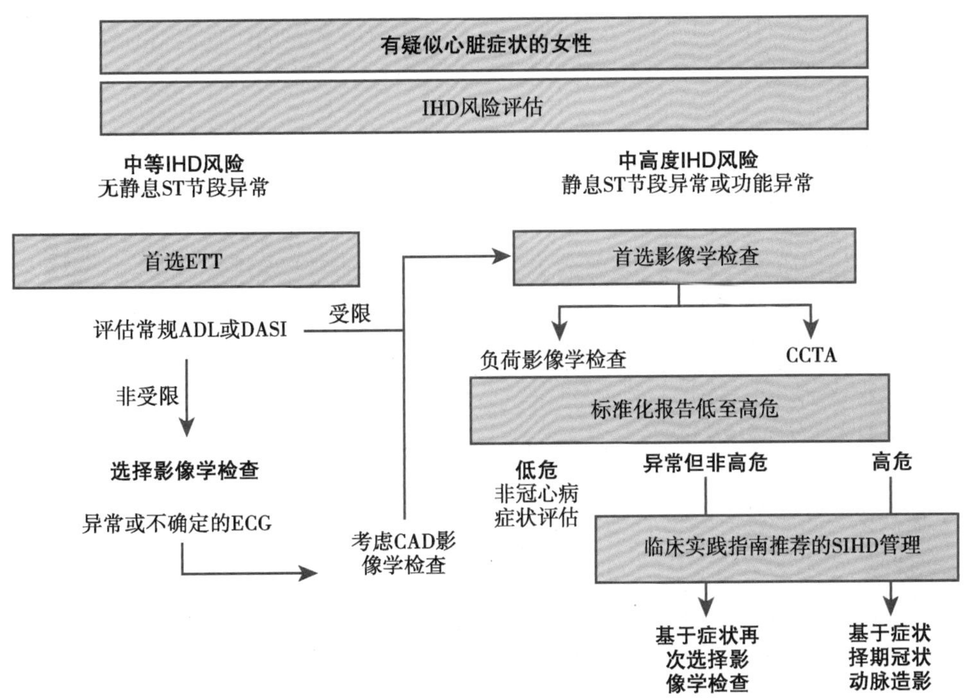

图89.3 对疑似缺血性心脏病(IHD)和中等风险和中高度IHD风险的女性的诊断评估。ADL，日常生活活动；CCTA，冠状动脉CT造影；DASI，杜克活动问卷指数；ETT，运动平板试验；SIHD，稳定型缺血性心肌病。(引自Mieres J，Gulati M，Bairey Merz N，et al. Role of noninvasive testing in the clinical evaluation of women with suspected ischemic heart disease：a consensus statement from the American Heart Association. Circulation 2014；130(4)：350-79.)

这些指南强调传统的运动负荷试验的有效性，作为对有能力运动且心电图正常女性的首选测试。然而由于假阳性率较高，运动心电图在女性中通常被认为不太有用。女性 ECG 对运动反应的准确性降低被归因于女性更常见静息性 ST-T 波改变，更低的 ECG 电压和激素因素(如绝经前女性的内源性雌激素和绝经后女性的激素替代疗法)[69]。运动心电图诊断女性阻塞性冠心病的敏感性和特异性分别为 31%~71%和 66%~86%[70]。尽管由于该检查方法的敏感性较低，运动后 ST 段压低对女性阻塞性 CAD 的诊断价值可能较低，但运动心电图检查阴性具有显著的排除诊断价值。尽管在女性运动心电图检查中 ST 段压低的阳性预测值明显低于男性(47% vs 77%；$P<0.05$)，然而在有症状的女性中，ST 段压低的阴性预测值与男性相似(78% vs 81%)[71]。此外，运动心电图存在明显异常(ECG 上出现 ST 段改变≥2mm)，特别是发生在低运动负荷(<5 个 METs)或持续超过 5 分钟以上再恢复，则在女性和男性中都高度存在阻塞性冠心病的可能性。一位运动心电图检查阴性并且有正常运动能力的女性为阻塞性冠心病低风险并且有很高的无 CAD 事件存活率[70]。此外，“何为女性缺血评估的理想方法(What Is the Optimal Method for Ischemia Evaluation，WOMEN)”临床研究结果提示运动 ECG 的预后价值与负荷 MPI 检查并无明显差异。该研究选取了 824 名有症状怀疑冠心病且运动耐量≥5METs 的女性随机接受运动心电图或负荷 MPI 检查，并在接下来的 2 年里记录了主要的不良 CAD 结果，结果显示，因胸痛症状而进行评估但活动耐量正常的女性，无论随机选择运动心电图或负荷 MPI，其 2 年预后相仿($P=0.59$)[72]。该研究显示进行运动 ECG 检查的女性患者每 5 位中 1 位随后进行了负荷 MPI 检查，支持首选运动 ECG 的检查策略，将后续的负荷影像学检查限制应用于 ECG 检查结果不确定或不正常的女性患者。

对于女性使用任何影像学检查，必须考虑辐射剂量的大小。许多心脏诊断手段，包括负荷 MPI、CCTA 和冠状动脉造影，均使女性暴露于电离辐射中。当女性进行 IHD 风险检测的获益远远超过了辐射暴露所带来的微小预期癌症风险，辐射暴露不应该成为医生做出决定时的考虑因素[73]，而对于所有其他女性，尤其是低风险的绝经前女性，推荐在没有辐射暴露的情况下进行其他检查(例如运动心电图)或采取不做检查的策略。辐射防护与测量委员会强调了几个关键的原则指导女性进行 MPI、CCTA 和冠状动脉造影，包括需要进行检查的正当理由、减少暴露剂量的优化方案，以及拥有恰当的知识基础来指导使用[74]。遵循这些指南并符合 ACC 的适当使用标准可以限制女性的辐射暴露剂量，降低人群从影像学检查中获得的癌症风险[75,76]。

除了阻塞性冠状动脉疾病：关于女性缺血性心脏病的悖论

有 IHD 症状和临床特点的患者存在矛盾性的性别差异：与男性相比，尽管女性的心肌缺血和死亡率较高，但女性较少出现阻塞性 CAD 并且左心室功能相对保留更好，即使在校正年龄后时也是如此[67,77]。来自 WISE 和其他研究表明，冠状动脉反应性不良[78]、微血管功能障碍[79]和斑块侵蚀/远端微栓塞[80]可导致有女性倾向性的心肌缺血病理生理学。对女性心肌缺血检测和治疗尚需要除了对阻塞性冠心病的解剖学之外的知识，因此，目前建议讨论女性冠状动脉心脏病(CHD)时使用“缺血性心脏病”(IHD)这个术语，较使用冠状动脉疾病(CAD)更有用。

缺血性心脏病的治疗

急性冠脉综合征及心绞痛

根据 ACC/AHA 所发布的非基于性别的关于 ST 段抬高和非 ST 段抬高型心肌梗死和慢性心绞痛指南，IHD 女性的最佳药物治疗方案和男性没有区别[81,82]。尽管如此，女性通常接受较少的药物治疗或生活方式咨询，并最终影响预后[83,84]。除了在药物治疗上的差异外，在使用心导管检查及再血管化以及进行这些手术的时机方面，均存在性别差异，这与女性 ACS 或 MI 的预后较差有关[83]。根据最近的一项遵照 ST 段抬高型 MI 指南的评估，目前在治疗的积极程度方面，仍然存在明显的性别差异，并对女性的死亡率产生影响。遵循指南研究(Get With the Guidelines)中，共入选 31 555 名男性和女性 ST 段抬高型 MI 患者，年轻女性(≤45 岁)和老年女性(>45 岁)在出院时较少可能接受血管紧张素转化酶(angiotensin converting enzyme，ACE)抑制剂或血管紧张素受体拮抗剂(angiotensin receptor blockers，ARBs)治疗，较少接受降脂治疗、较少达到血压低于 140/90mmHg，较少接收支架。同时更少女性得到入院-球囊扩张时间≤90 分钟或入院-溶栓时间≤30 分钟的治疗。在年轻女性和年轻男性之间，使用主动脉内球囊反搏($P=0.99$)或左心室辅助装置($P=0.36$)的比例没有区别。所有的女性都有明显的住院死亡率的增高和住院时间的增加，同时年长的女性在接受 ACE 抑制剂、住院期间完善 LDL-C 水平检查、被建议改善生活方式及体重管理、在初始的 24 小时内接受 β 阻滞剂治疗、出院时使用氯吡格雷、阿司匹林或 β 阻滞剂等方面均存在更少比例。对于住院期间死亡率，年龄和性别之间有明显的交互作用($P=0.03$)，在年轻的人群中性别差异比年长的人群更大。在入院-溶栓时间方面也出现了类似的情况，在年轻最轻的女性组中，女性延迟时间最长[女性对男性延迟>30 分钟的比值比(OR)在年轻组为 1.73，95% CI 为 1.21~2.45，而年长组为 1.08，95% CI 为 1.00~1.18；交互 P 值=0.003]，≤45 岁的女性明显更少能达到入院-溶栓时间≤30 分钟的目标[85]。

对 ACS 患者基于是否存在生物标志物升高来决定侵入性治疗策略也存在性别差异。一个纳入 8 项 ACS 临床研究的 meta 分析显示，侵入性治疗策略对男性和女性均能减少 ACS 患者复合终点，包括死亡、心肌梗死或再发 ACS，但在女性中，生物标志物阳性的患者较阴性者更能获益(风险减少 33%)，同时心肌生物标志物阴性的女性 ACS 患者采用侵入性治疗策略并无复合终点事件的明显降低[86]。在男性患者中，生物标志物是否升高并无这些差异。女性在 ST 或非 ST 抬高型心肌梗死之后接受经皮冠状动脉介入治疗(percutaneous coronary intervention，PCI)者，其死亡率也高于男性[87]。相比之下，与接受依诺肝素而不是普通肝素相比，使用溶栓治疗的女性在 30 天内的死亡率或非致死性 MI 的发生率较男性更低，这表明某些特殊的治疗方法可能会对女性患者的结果产生有益的影响[88]。

研究表明行 PCI 治疗的妇女使用糖蛋白Ⅱb/Ⅲa 抑制剂可使出血风险增加[89]。一项对 ACS 患者的 meta 分析显示，男性可获益于糖蛋白Ⅱb/Ⅲa 抑制剂，但女性受到的伤害更大[90]。尽管如此，在肌钙蛋白升高的高危女性确实存在有益的作用。以往的研究表明，女性的出血风险升高主要是由于体型的大小和肾功能，有研究显示，当药物剂量根据年龄和肾脏功能进行调整后，出血风险的性别差异就会消失[89]。

与缺血性心脏病的男性相比，女性持续存在死亡率更高，CVD 预后更差的情况[83]。这主要是由于在高危女性中未使用指南推荐的最优治疗，尽管有证据表明，在 ACS 之后遵循指南推荐的治疗可以降低女性的死亡率差异，针对 ACS 和稳定性心绞痛的积极药物治疗可以使男性和女性同样获益[illegible]。

此外，ACS 的女性患者比男性更可能造影显示正常或无阻塞性 CAD。“女性模式”IHD 以存在相对更少阻塞性冠心病负荷及左心室射血分数（left ventricular ejection fraction，LVEF）保留为特征，因此，与男性 IHD 相比，女性 IHD 的检出和治疗机会减少[93]。美国心血管数据登记显示，与男性相比，接受冠状动脉造影的女性患阻塞性冠心病的概率要低 50%[77]。其他 ACS 注册研究也证实，女性更易出现非阻塞性的冠心病（女性为 10%～25%，男性为 6%～10%）[94]。然而，即使 ACS 患者冠状动脉正常并不代表都预后良好[94]。考虑到每年有 140 万个 ACS 事件，其中有 60 万是女性，这意味着有 6 万到 15 万女性患有 ACS 合并非阻塞性 CAD。尽管女性 CAD 血管梗阻情况较少，但女性 ACS 的预后较差，尤其是年轻女性[95]。女性的预后较差主要是由于年龄较大和合并症的增加[67]，及未充分使用能挽救生命的药物和治疗方法[96]，尽管对这些变量进行了控制，但仍然存在性别差异[97]。由于女性在 ACS 和急性心肌梗死的随机对照研究中代表性不足，因此我们对治疗中性别差异的知识有限。尽管如此，“恢复的差异：性别对年轻 AMI 患者预后的作用”（Variation in Recovery：Role of Gender on Outcomes of Young AMI Patients，VIGRO）研究表明，如果采用现有的急性心肌梗死的分类系统（表 89.1A），有八分之一表现为急性 MI 的年轻女性（小于 55 岁）不能纳入现有的急性心肌梗死的分类系统（表 89.1A），因此，研究人员提出了一种新的急性心肌梗死分类系统（表 89.1B）[98]。

表 89.1A　分类系统进展：第三次全球心肌梗死定义的分类

第三版关于心肌梗死全球定义	定义	VIGRO 研究患者的分类（例数）
Ⅰ型	斑块破裂，溃疡，裂隙，侵蚀和夹层形成，继发血栓*	504
Ⅱ型	非冠心病情况所导致的心肌氧供应或需求不平衡*	40
Ⅲ型	心脏猝死合并缺血症状	除外
Ⅳa 型	与经皮冠状动脉介入有关	除外
Ⅳb 型	支架内血栓	2
Ⅴ型	与冠状动脉旁路移植术有关	除外
未定型		54*

*54 名未定型患者中有 51 名为女性。

引自 Spatz ES，Curry LA，Masoudi FA，et al：The Variation in Recovery：Role of Gender on Outcomes of Young AMI Patients（VIRGO）Classifcation System：A Taxonomy for Young Women with Acute Myocardial Infarction. Circulation 2015；132：1710-18.

表 89.1B　心肌梗死患者的 VIGRO 分类系统

Ⅰ型：斑块介导的罪犯病变
罪犯病变是指一支主要的心外膜血管阻塞（或接近阻塞），很可能是斑块破裂、裂隙、侵蚀或溃疡形成的结果，除非罪犯病变自发消除（例如，残留的模糊影，对比剂染色），否则通常采取 PCI 或 CABG 治疗、血栓清除术。此外，由于血管的大小或病变的位置，一些罪犯病变可能无法进行再血管化
Ⅱa 型：阻塞性 CAD，有心肌氧供应-需求不平衡证据*
尽管没有发现罪犯病变，但存在一支主要的心外膜血管最大狭窄>50%。此外存在其他导致心肌氧供应-需求不平衡的情况
Ⅱb 型：阻塞性 CAD，无心肌氧供应-需求不平衡证据*
没有发现罪犯病变，但存在一支主要的心外膜血管最大狭窄>50%；无心肌氧供应-需求不平衡的临床证据
Ⅲa 型：非阻塞性 CAD，有心肌氧供应-需求不平衡证据*
尽管没有发现罪犯病变，心脏主要心外膜血管最大狭窄<50%；存在其他导致心肌氧供应-需求不平衡的情况
Ⅲb 型：非梗阻性 CAD，无心肌氧供应-需求不平衡证据
没有发现犯罪血管，心脏主要血管最大狭窄<50%；临床上不存在心肌氧供应-需求不平衡情况
Ⅳ型：其他，非动脉粥样硬化病理生理机制
存在其他可能的或明确的病理生理学机制，包括血管痉挛、夹层、栓塞
Ⅴ型：不确定型
同时符合上述 2 种或者以上的定义病变（例如：先前接受过冠脉成形术再发，无阻塞性病变）；远端冠脉细小分支病变，但无明显狭窄或可能存在急性闭塞但尚不确定

*支持心肌供氧-需求不匹配的临床证据包括：收缩压>180mmHg 或<90mmHg；舒张期血压>100mmHg；心率>120 次/min；心房颤动/心房扑动；室性心动过速/心室颤动；严重疾病（肺炎，慢性阻塞性肺疾病加重，外伤，急性肾衰竭，脑卒中，严重胃肠道出血，贫血，败血症，手术并发症，任何骨折，高渗高血糖状态，糖尿病酮症酸中毒）；其他（手术，低血糖，癫痫发作，急性肝衰竭，梭状芽孢杆菌结肠炎，肾盂肾炎）。CABG，冠状动脉旁路搭桥术；CAD，冠状动脉疾病；PCI，经皮冠状动脉介入术；VIRGO，恢复的差异：性别对年轻 AMI 患者预后的作用（Variation in Recovery：Role of Gender on Outcomes of Young AMI Patients）。

引自 Spatz ES，Curry LA，Masoudi FA，et al：The Variation in Recovery：Role of Gender on Outcomes of Young AMI Patients（VIRGO）Classifcation System：A Taxonomy for Young Women With Acute Myocardial Infarction. Circulation 2015；132：1710-18.

随着对无阻塞性 CAD 者 MI 的认识越来越多，现在通常将此类情况称为无冠状动脉阻塞性病变的心肌梗死（myocardial infarction with nonobstructive coronary arteries，MINOCA）[99]。MINOCA 较常发生于女性，尤其是年轻女性，尽管高脂血症比较少见，但通常存在其他传统的心血管危险因素。此外，MINOCA 患者的全因死亡率低于有阻塞性 CAD 的 MI 患者，但仍然是很高的（住院死亡率 1.1% vs 3.2%，$P=0.001$；12 月死亡率，3.5% vs 6.7%；$P=0.003$）[99]。目前认为 MINOCA 存在有多种潜在的病因，包括但不限于心内膜缺血（冠状动脉微血管病变）、心肌炎、冠状动脉血管痉挛、应激性心肌病(Takotsubo 心肌病)、肥厚型心肌病和自发性冠状动脉夹层。需要额外的实验室和影像学检查来确定其病因,现有的ST段抬高型和非ST段抬高型心肌梗死的指南并没有因性别而异,同时迄今为止还没有任何研究支持MINOCA的某种特定疗法;因此,在实践中改进遵循指南的努力可以改善女性MI和IHD的预后[81,82,100,101]。

非阻塞性缺血性心脏病

在女性中,有任何提示心肌缺血的症状者存在阻塞性CAD的可能性低于有同样症状的男性。WISE研究证实有57%有症状且有缺血征象的女性行冠状动脉造影无阻塞性冠心病[102]。在没有阻塞性冠心病的女性中,超过一半的女性会持续出现心肌缺血的症状和体征,反复住院并进行冠状动脉造影检查[103]。基于WISE的研究而言,这类有胸痛症状而没有阻塞性冠心病的女性与无症状的女性相比有较高的死亡率和心血管不良事件,提示存在缺血的症状与体征的女性预后不良,即使她们的冠状动脉看上去"正常"、即不存在梗阻(图89.4)[104]。

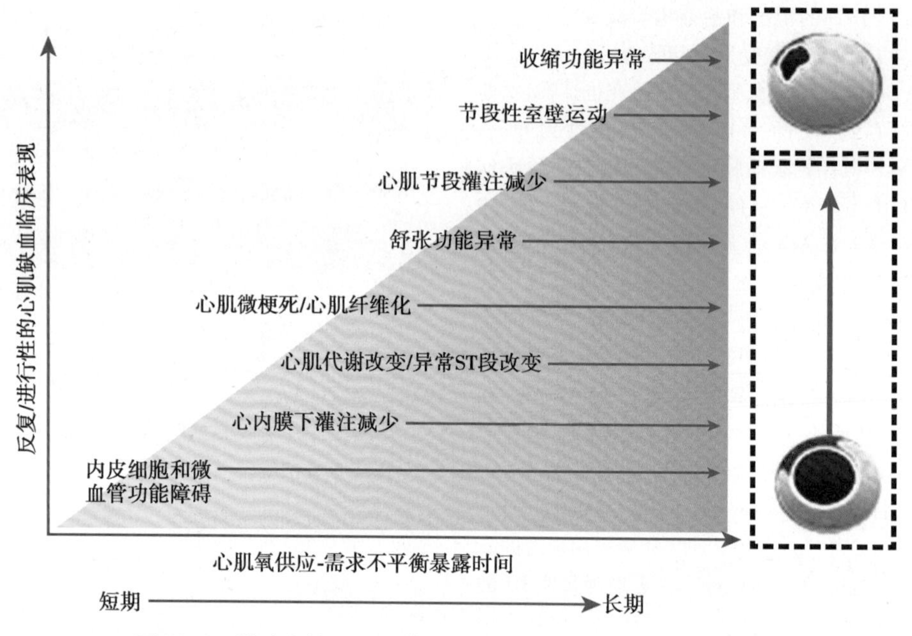

图89.4 影响女性IHD风险的心肌缺血的众多机制和临床表现

微血管性心绞痛(见第57章)

冠状动脉微血管功能障碍可在无阻塞性CAD的情况导致IHD。微血管性心绞痛可能是由于危险因素丛集和激素变化等因素,在女性中似乎比男性更常见。微血管性心绞痛很可能导致临床中所观察到的似是而非的频发(非典型)症状、心肌缺血的证据,以及女性中的不良后果(图89.5)。既往,微血管性心绞痛曾被称为"心脏X综合征",其特征是无阻塞性CAD,合并存在缺血的体征和症状,长期以来被认为在女性中更为普遍。WISE研究表明,至少有一半的心脏X综合征患者存在冠状动脉微血管功能障碍,并导致了缺血性心脏病的不良后果[105]。图89.5描述了女性微血管性心绞痛的假设模型。这个模型提供了合理假设,说明为何目前用于检测冠状动脉局限性阻塞性病变的方法在具有大量非阻塞性CAD的女性中效果较差。从易发生动脉粥样硬化到不稳定临床状态和更进展阶段的疾病情况,冠状动脉反应异常均存在。因此,识别非阻塞性动脉粥样硬化可为女性提供较多危险因素信息。一个首要的工作模型(见图89.5)包含了这类女性特定缺血性心肌病的病理生理学。

尽管冠脉微血管功能紊乱与心外膜冠状动脉粥样硬化之间的关系还未完全明确,但是目前主要的假说将这看作一个疾病过程,而在这个过程中针对内膜损伤所发生的反应可能由于血管重塑和血管反应性的性别差异而不同。

Takotsubo 心肌病(见第58章和59章)

在女性中,Takotsubo心肌病应当作为ACS的鉴别诊断之一[106]。Takotsubo心肌病的其他名称还包括一过性心室球囊综合征、左心室心尖球囊综合征、应激性心肌病、壶腹状心肌病,以及心碎综合征。Takotsubo心肌病约占所有ACS患者的1%到2%,而女性(尤其是绝经后的女性)占其中的90%以上[106]。

冠状动脉旁路搭桥手术和心脏瓣膜手术

在美国,冠脉搭桥术是治疗男性和女性阻塞性CAD的常见方式。每年女性占CABG术的比例在25%左右[1]。女性CABG术后围手术期的并发疾病和死亡率要高于男性,这种差异主要可以由以下因素来解释:基线年龄的差异、危险因素、合并症和左心功能不全[107]。女性中有更多的术后抑郁,而且在CABG术后1年的生活质量更差[108],尽管这种差异可能是由于性别相关的报告偏倚。当行非停跳CABG术时,女性的结果更好。在一项1997到2006年间包括了12 812名连续的只进行CABG术的患者的大型研究中,女性在非停跳CABG术中的死亡率要低于传统CABG术(OR, 2.07; $P=0.005$)[109]。

尽管心脏瓣膜术后的预后存在性别特异性,针对心脏瓣膜疾病和瓣膜手术并没有性别特异性的指南。在加拿大的一项大型研究中,涉及2 255名接受主动脉瓣置换术的患者,女性的平均年龄要大于男性(68.3 ± 12.3岁 vs 64.3 ± 14.1岁)[110]。在该系列研究中,女性接受金属瓣和生物瓣的概率相同。尽管女性更有可能发生主动脉瓣置换术后晚期脑卒中,但相对男性,她们更少的需要再次手术,并且有更高的长期生存率[110]。马萨诸塞心脏手术数

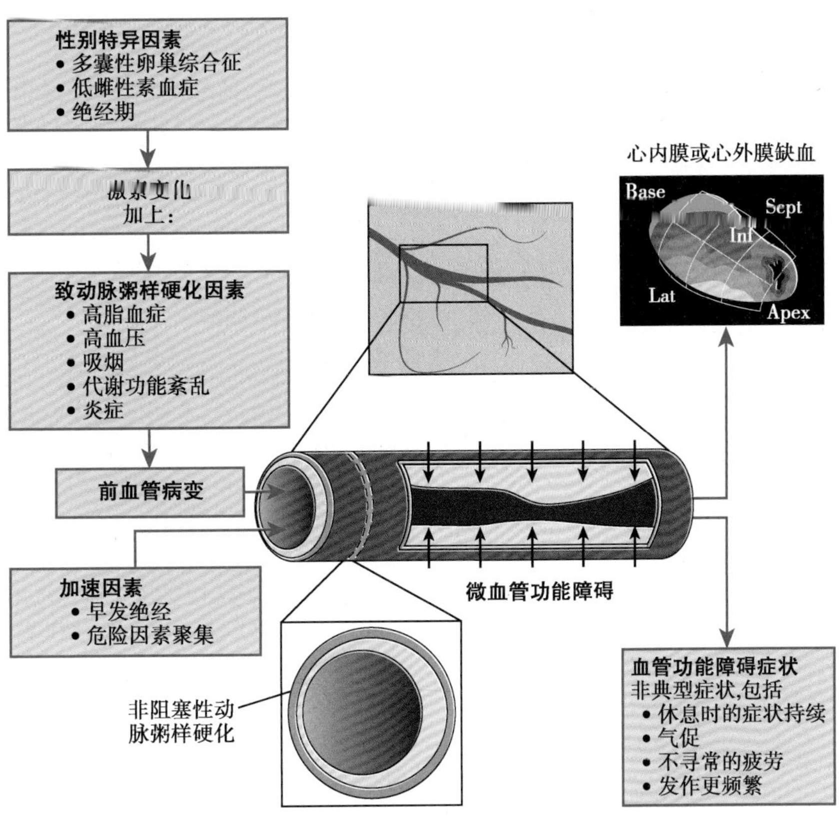

图 89.5　女性微血管性心绞痛模型

据库 2000—2008 年的数据证实,在经历主动脉瓣置换(单独的或与 CABG 术一起)的男女患者中,30 天或 1 年的死亡率没有性别差异[111]。术后脑卒中发生率在女性中更高(女性 3.0% vs 男性 2.2%;P=0.31);术后 MI 和败血症在男性中的发生率更高(MI,女性 10.9% vs 男性 13.6%;P=0.001;败血症,女性 1.2% vs 男性 2.0%;P=0.009)。在加拿大的一项纳入了两中心 641 名患者的大型研究中,经导管主动脉瓣置换术(transcatheter aortic valve intervention,TAVI)后,尽管女性髂动脉并发症发生率更高(女性 9% vs 男性 2.5%;P=0.030)[112],但总体女性患者有更好的短期和长期生存率。PARTNER 研究纳入了高风险,无法开胸手术的重度主动脉瓣狭窄的患者(1 220 名女性和 1 339 名男性),该研究中女性在肾脏病、吸烟、高血脂、糖尿病方面的比率都较低,但是相比于男性却有更高的 STS 死亡风险。尽管该研究中同样观察到女性中血管和大出血并发症的率增加,但是女性 TAVI 后 1 年的死亡率要低于男性(19.0% vs 25.6%;P<0.001)[113]。在二尖瓣置换术中,不管所换瓣膜的类型是机械瓣还是生物瓣,女性的长期生存率都高于男性[110]。近来关于采用 MitraClip 经导管二尖瓣修复术的数据表明在因为心衰而造成的再入院率方面是没有性别差异的,但是女性的长期生存率要高于男性[114]。

女性周围血管疾病

在美国,周围血管疾病(peripheral arterial disease,PAD)在女性中有较高的发生率(见第 64 章)。发病率随着年龄的增长而增加,从 40 岁发病率 2%到 80 岁以上发病率 25%[115]。在慢性肾脏病患者中 PAD 的发病率的显著性别差异已经被证实,在慢性肾功能不全队列研究中,经校正后,相对于男性,女性 PAD 风险高 1.53 倍(P<0.001)[116]。尽管 PAD 的患病率较高,但是在 CVD 危险因素和其他形式的 CVD 中,其受到的关注最低,3/4 的美国人对 PAD 没有意识[117]。下肢 PAD 与缺血性心肌病和缺血性脑卒中相比,有同样的致病率、死亡率和医疗花费[118]。PAD 可以用踝-肱指数(ankle-brachial index,ABI)来诊断,当 ABI 低于 0.90 时,就可以诊断为 PAD。

PAD 症状有性别差异。女性 PAD 患者可能缺少典型的症状,如间歇性跛行,甚至没有任何症状。与其他 CVD 相同,PAD 有较长的"潜伏期",随着时间而进展。这在女性健康和衰老研究(Women's Health and Aging Study,WHAS)中被证实,该研究包括了 933 位 65 岁以上的残疾女性,其中 328 位(35%)ABI 小于 0.90,患 PAD 的女性中 63%没有劳力性腿部症状[119]。无症状 PAD 在女性中要 2 倍于男性[120]。

尽管 PAD 症状表现较少,但是一旦被诊断了 PAD,女性相对于男性似乎有更多的功能受损。在一项纳入了 560 位 PAD 和间歇性跛行的患者队列中,女性在间歇性跛行症状发作前的运动试验距离要比男性短 33%,并且女性的运动试验总体距离要比男性短 23%[121]。

一项分析指出尽管女性有更多的功能性缺损,但是有严重肢体缺血的男性接受血管重建术的可能性 2 倍于女性[122]。然而,与其他同时代研究不同的是[124],该研究机构最近表明在 PAD 患者中血管重建率没有性别差异[123]。许多研究报道了无论在男性还是女性 PAD 患者中,下肢血管重建后无需截肢的生存率相似,但是在糖尿病 PAD 患者中,女性的截肢率比男性要低[125]。下肢 PAD 血管重建术后生存率的性别差异虽然不太一致,但是性别的作用经常混淆于合并疾病、年龄、术中情况等影响围手术期死亡率的因素中。2012 年行动号召:女性和 PAD:美国心脏协会一项科学声明里强调了在女性中 PAD 的流行病学、诊断和治疗[115]。

其他类型的PAD也表现出了性别差异。肠系膜动脉病变在女性中更常见,70%慢性肠道缺血事件发生于女性,2/3的急性表现发生于老年女性[115]。肾动脉狭窄和腹主动脉瘤在男性中较女性更常见。因为在女性中腹主动脉瘤所造成的死亡不常有,所以不同于男性,不推荐在无症状的女性中筛查腹主动脉瘤[126]。

女性心力衰竭(见第四篇)

心力衰竭(heart failure,HF)影响了650万美国人,其中包括360万女性[1]。在2014年,死于HF的女性有37 287例,多于男性(55.8% vs 44.2%)[1]。对于一个40岁的人来说,患HF的终身危险率(无既往MI者)在女性中是1/6,在男性中是1/9。心衰患病率随着年龄的增长而增长,79岁以后患心衰的女性多于男性(图89.6)。

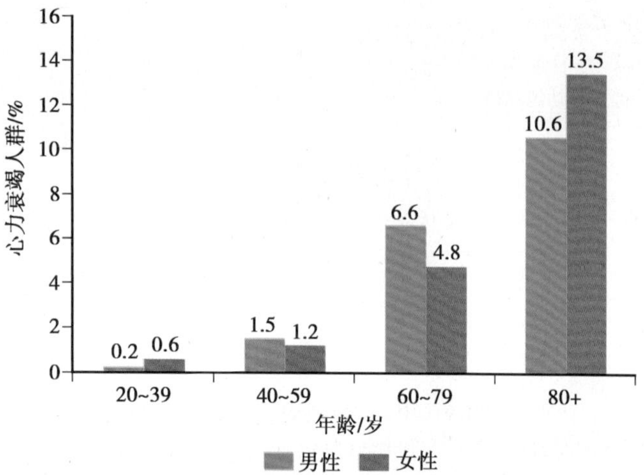

图89.6 心力衰竭发生率性别和年龄分布(美国国家健康和营养检查调查:2009—2012年)。(引自Mozaffarian D,Benjamin EJ,Go AS et al:Heart Disease and Stroke Statistics 2016 Update:A Report from the American Heart Association. Circulation 133(4):e38-e60.)

心衰的危险因素和发生的病理生理机制有性别差异。有HF的女性更多的有高血压、心脏瓣膜病和甲状腺功能紊乱,但是阻塞性CAD较少。尽管阻塞性CAD在女性中较少,然而当它存在的时候,比高血压更容易导致HF。女性特有的危险因素包括治疗乳腺癌化疗药物的心脏毒性和围生期心肌病。表现为急性失代偿性心衰的女性患者有左心功能保留或射血分数保留的HF(HF with preserved ejection fraction,HFpEF)的可能性是男性的2倍[127],肥胖是HFpEF的女性患者最显著的危险因素,尤其是非裔美国女性[128]。即使是LVEF受损的女性患者,其LVEF值也是高于男性。值得注意的是,HF女性的生活质量更差,活动功能更差,因为HF而住院的次数更多,并且抑郁更频繁。然而总体女性HF患者的存活率要高于男性。这并不仅是因为女性有更多的HFpEF事件,因为HF的死亡率在任何性别中都跟射血分数是保留的还是受损的无关,尽管缺血性心肌病的患者预后更差[129]。

围生期心肌病(见第90章)

围生期心肌病导致LVEF受损,发生在妊娠的最后1个月或产后5个月内,没有先前存在的心脏病,也没有明确的原因。其发病率估计为4 000例妊娠中有1例,并且与一些危险因素有关,包括高龄产妇,非洲人后裔,高胎次,双胎妊娠,使用宫缩抑制剂和贫困[130]。围生期心肌病诊断后,大约一半的人在6个月以内LVEF恢复;然而,20%的患者恶化,死亡或需要心脏移植。恢复似乎与LVEF的下降程度较少有关[131]。以后再次妊娠期间的风险并不完全清楚,但在对44例一次妊娠时发生围生期心肌病患者的回顾性分析中,在下一次妊娠时,患者LVEF值在左心室功能不全恢复组(从56±7%到49±10%;$P=0.002$)和LVEF持续受损组(从36±9%到32±11%;$P=0.08$)均发生显著的下降[132]。

心力衰竭的诊断

在诊断急性HF方面,左心室功能障碍研究(Studies of Left Ventricular Dysfunction,SOLVD)研究表明,收缩期LVEF受损的女性患水肿、颈静脉搏动升高和S_3奔马律的可能性大于男性[133]。相反,急性失代偿性心力衰竭国家登记(Acute Decompensated Heart Failure Registry,ADHERE)研究显示在出现急性心衰的体征和症状方面没有表现出性别差异,本研究包括54 674名女性,占登记患者的一半以上[134]。本研究与其他研究的差异可能与ADHERE专门纳入了急性失代偿性HF患者而非慢性症状患者有关。用于诊断HF的生物标志物脑利钠肽(brain natriuretic peptide,BNP)可能存在性别差异。女性的基线BNP值高于男性,但高于500 pg/ml的BNP值预测HF患者死亡率的价值在女性高于男性[135]。尽管如此,日本最近的一项研究显示,在急性失代偿性HF患者中,平均BNP水平没有性别差异;BNP水平升高预示着男性未来的心血管事件,而不是女性[136]。目前需要进一步的研究来描述和理解这些生物标志物的性别差异。

心力衰竭治疗

治疗HF对男性和女性都能获益;然而,女性在HF临床研究中的代表性不足以及HFpEF在女性中更为普遍的事实,导致我们缺乏关于女性HF治疗的证据[127]。CHARM研究以及其他一些研究显示女性(50%)比男性(35%)更有可能患有左心室功能保留的HF[62]。总体上,基于循证的HF治疗在男性和女性中都未得到充分应用,而在女性中更是如此。女性接受血管活性药物的可能性较小,但男性和女性的住院时间和年龄调整的住院HF率相等。目前,HF指南并非性别特异性,因为性别特异性的病理生理机制尚不清楚,且缺乏随机临床研究。

植入式心律转复除颤器(implantable cardioverter-defibrillator,ICD)装置在男性和女性HF患者中均未得到充分应用,尤其是女性。2005年至2009年的遵循心力衰竭指南(Get With the Guidelines-Heart Failure)数据库检查了Medicare数据库中所有可能符合条件的患者。符合条件的女性获得ICD的可能性低于男性(42.4% vs 26.5%;$P<0.0001$),特别是黑人女性。随着时间的推移,ICD使用率有所增加,种族差异在2009年消失,但性别差异仍然存在[137]。ICD随机研究中没有一个招募足够数量的女性来做出有关性别差异的结论。虽然迄今为止的研究对于检测性别差异的效力不足,但它们确实表明ICD并未显示出降低女性死亡率的获益。心力衰竭试验中心脏猝死研究(Sudden Cardiac Death in Heart Failure Ttial,SCDHeFT)入选包括588名NYHA心功能Ⅱ至Ⅲ级女性,LVEF≤35%(缺血性和非缺血性心肌病),并未显示女性植入ICD的益处。多中心自动除颤器植入研究(The Multicenter Automatic Defibrillator Implantation Trial,MADIT)Ⅱ包括LVEF≤30%的缺血性心肌病患者;接受ICD的女性患者有无统计学意义

的死亡率降低的趋势[137]。这项研究与之前的研究一样,纳入的女性太少,无法得出有力的结论。在一项来自加拿大的前瞻性研究中,有 6 021 名患者(20%为女性)建议 ICD 治疗,5 450 名患者接受了 ICD 植入。女性在 45 天和 1 年时具有相似的植入率但并发症发生率更高(OR,1.78;95%CI,1.24 至 2.58;45 天时 $P=0.002$;HR,1.91;95%CI,1.48 至 2.47;1 年时 $P<0.001$),死亡率没有性别差异[138]。早期并发症在男性中为导线重定位,而女性中是导线替换,男性和女性中晚期并发症包括囊袋感染和通常与导线有关的电风暴。此外,与男性相比,女性接受适当电击或通过电击的适当疗法或抗心动过速起搏的可能性较小(HR,0.69;95%CI,0.51 至 0.93;45 天时 $P=0.015$;HR,0.73;95%CI,0.59 至 0.90;1 年时 $P=0.003$)。这些差异可能部分源于身材大小的性别差异和女性的延迟就诊。

有 HF 和宽 QRS 波群的女性和男性中,心脏再同步治疗(cardiac resynchronization therapy,CRT)也都有益,但来自美国国家心血管数据注册库的观察数据表明,CRT 对女性的死亡率益处更为明显,证实了比较 CRT 与单独的药物治疗效果的早期随机研究的结论[139]。

心脏移植

与男性相比,女性心脏移植的应用明显较低,2015 年美国只有 29%的心脏移植发生在女性中[1]。这种差异可能反映了 HF 患者的年龄较大以及与移植相关的选择存在差异。在等待心脏移植时,存活率确实存在性别差异,女性死亡人数多于男性(UNOS 状态 1A 的女性死亡风险 HR,1.20;95%CI,1.05~1.37;$P=0.01$),根据目前的 UNOS 移植标准,这一差异尚未得到解决[140]。这一发现确实表明移植分配偏倚有利于等待心脏移植的男性而不是女性。移植后的生存数据也可能是由于女性与男性的偏差,生存差异随着时间的推移略有增加(女性与男性的存活率 1 年时为 86% vs 88%;3 年时为 76%vs 79%;5 年时为 68%vs72%)[131]。

女性心律失常和心脏猝死(见第五篇)

心脏电生理学中的重要性别差异可以影响心律失常和心脏性猝死[141]。从青春期开始,女性的静息心率与男性相比更高。女性的 QT 间期也较长,药物引起尖端扭转型室性心动过速的风险也更大。室上性心动过速(supraventricular tachycardias,SVTs)的特征存在性别差异。房室(atrioventricular,AV)结折返性心动过速(AV nodal reentrant tachycardia,AVNRT)在女性中是男性的两倍,而在 Wolff-Parkinson-White 综合征中观察到的 AV 折返性心动过速在男性中更为常见。患有 Wolff-Parkinson-White 综合征的男性心房颤动和心室颤动也更常发生。与男性相比,患有房颤的女性往往更常出现症状,卒中和死亡的风险更高,并且接受抗凝和消融手术的可能性低于男性,但是当使用抗心律失常药物治疗时,她们的效果更差[142]。尽管女性心脏性猝死的风险总体较低,女性心搏骤停接受低温治疗的预后明显好于男性[143]。其他数据显示,在医院外心搏骤停后,女性获得推荐治疗的可能性低于男性[144]。

预防妇女心血管疾病(见第六篇)

妇女心血管疾病预防指南主要基于"2011 年基于有效性的女性心血管疾病预防指南更新",但已被 2013 年 ACC/AHA 基于证据的治疗血胆固醇治疗以减少成人 ASCVD 的指南所取代[145]。这些指南适用于女性和男性,并无针对性别特异性的建议。

CVD 二级预防的一个重要组成部分包括心脏康复(见第 54 章)[146]。心脏康复可改善功能状态,降低心绞痛症状,促进 CVD 风险降低,并改善男性和女性的社会心理健康。它还可以改善生活质量和药物依从性,降低发病率和死亡率。在经历心绞痛或任何类型的 MI,接受冠状动脉血运重建(CABG 或 PCI)或心脏瓣膜手术,或被诊断为慢性 HF 后,男性和女性均应转诊进行心脏康复治疗[147]。然而,在美国,心脏康复治疗明显未得到充分利用,估计参与率仅为合适患者的 10%至 20%。女性被推荐进行心脏康复尤其不足,即使她们参与了,也不太可能完成心脏康复[148]。

致谢

本项工作受到以下支持:国家心肺血液研究所合同,包括 N01-HV-68161、N01-HV-68163 和 N01-HV-68164;国家老年研究所的基金 U01164829,U01HL649141、U01649241、T32HL69751 和 1R03AG032631;国家研究中心的 GCRC 基金 MO1-RR00425;Gustavus 和 Louis Pfeiffer 研究基金会(Danviller,NJ)的基金;洛杉矶 Women's Guild of Cedars-Sinai 医学中心;匹兹堡西宾夕法尼亚妇女医院救助协会(Ladies Hospital Aid Society of Western Pennsylvania,Pittsburgh);QMED,Inc.,Laurence Harbor,NJ;洛杉矶 Cedars-Sinai 医学中心的 Edythe L. Broad 女性心脏研究项目;洛杉矶 Cedars-Sinai 医学中心的 Barbra Streisand 女性心血管研究和教育计划;华盛顿女性健康研究协会;洛杉矶 Cedars-Sinai 医学中心的 Linda Joy Pollin 女性心脏健康计划和 Erika Glazer 女性心脏健康项目(CNBM)。

(任道元 译,钱菊英 校)

参考文献

1. Benjamin EJ, Blaha MJ, Chiuve SE, et al. Heart Disease and Stroke Statistics 2017 Update: a report from the American Heart Association. *Circulation*. 2017;135:e146–e603.
2. Wilmot KA, O'Flaherty M, Capewell S, et al. Coronary heart disease mortality declines in the United States from 1979 through 2011: evidence for stagnation in young adults, especially women. *Circulation*. 2015;132:997–1002.
3. Clayton JA, Collins FS. Policy: NIH to balance sex in cell and animal studies. *Nature*. 2014;509:282–283.
4. Mosca L, Hammond G, Mochari-Greenberger H, et al. Fifteen-year trends in awareness of heart disease in women: results of a 2012 American Heart Association national survey. *Circulation*. 2013;127:1254–1263, e1-29.
5. Merz CNB, Andersen H, Keida M, et al. Women speak up about heart health action: a women's heart alliance research report. *J Am Coll Cardiol*. 2016;67:2039.
6. Johnson P, Bairey Merz CN, Andersen HS, et al. Women speak up about personalized heart health awareness: a women's heart alliance research report. *Circulation*. 2015;132:A14230.
7. *Exploring the Biological Contributions to Human Health: Does Sex Matter?* Washington, DC: National Academies Press; 2001.
8. Paynter NP, Chasman DI, Pare G, et al. Association between a literature-based genetic risk score and cardiovascular events in women. *JAMA*. 2010;303:631–637.
9. Stone NJ, Robinson JG, Lichtenstein AH, et al. 2013 ACC/AHA guideline on the treatment of blood cholesterol to reduce atherosclerotic cardiovascular risk in adults: a report of the American College of Cardiology/American Heart Association Task Force on Practice Guidelines. *Circulation*. 2014;129:S1–S45.
10. Mosca L, Benjamin EJ, Berra K, et al. Effectiveness-based guidelines for the prevention of cardiovascular disease in women–2011 update: a guideline from the American Heart Association. *Circulation*. 2011;123:1243–1262.
11. Scheuner MT, Setodji CM, Pankow JS, et al. Relation of familial patterns of coronary heart disease, stroke, and diabetes to subclinical atherosclerosis: the multi-ethnic study of atherosclerosis. *Genet Med*. 2008;10:879–887.
12. Michos ED, Vasamreddy CR, Becker DM, et al. Women with a low Framingham risk score and a family history of premature coronary heart disease have a high prevalence of subclinical coronary atherosclerosis. *Am Heart J*. 2005;150:1276–1281.
13. Yoon SS, Carroll MD, Fryar CD. Hypertension Prevalence and Control Among Adults: United States, 2011-2014. *NCHS Data Brief*. 2015;220:1–8.
14. Shufelt CL, Bairey Merz CN. Contraceptive hormone use and cardiovascular disease. *J Am Coll Cardiol*. 2009;53:221–231.
15. Drazner MH. The progression of hypertensive heart disease. *Circulation*. 2011;123:327–334.
16. Bushnell C, McCullough LD, Awad IA, et al. Guidelines for the prevention of stroke in women: a statement for healthcare professionals from the American Heart Association/American Stroke Association. *Stroke*. 2014;45:1545–1588.
17. Regensteiner JG, Golden S, Huebschmann AG, et al. Sex differences in the cardiovascular consequences of diabetes mellitus: a scientific statement from the American Heart Association. *Circulation*. 2015;132:2424–2447.
18. Huxley RR, Peters SA, Mishra GD, et al. Risk of all-cause mortality and vascular events in women versus men with type 1 diabetes: a systematic review and meta-analysis. *Lancet Diabetes Endocrinol*. 2015;3:198–206.
19. Standards of medical care in diabetes-2016: summary of revisions. *Diabetes Care*. 2016;39(suppl

1):S4–S5.
20. Polotsky HN, Polotsky AJ. Metabolic implications of menopause. *Semin Reprod Med.* 2010;28:426–434.
21. Mora S, Otvos JD, Rifai N, et al. Lipoprotein particle profiles by nuclear magnetic resonance compared with standard lipids and apolipoproteins in predicting incident cardiovascular disease in women. *Circulation.* 2009;119:931–939.
22. Mora S, Buring JE, Ridker PM, Cui Y. Association of high-density lipoprotein cholesterol with incident cardiovascular events in women, by low-density lipoprotein cholesterol and apolipoprotein B100 levels: a cohort study. *Ann Intern Med.* 2011;155:742–750.
23. Jamal A, Homa DM, O'Connor E, et al. Current cigarette smoking among adults - United States, 2005-2014. *MMWR Morb Mortal Wkly Rep.* 2015;64:1233–1240.
24. The 2004 United States Surgeon General's Report: the health consequences of smoking. *N S W Public Health Bull.* 2004;15(5-6):107.
25. Pirie K, Peto R, Reeves GK, et al. The 21st century hazards of smoking and benefits of stopping: a prospective study of one million women in the UK. *Lancet.* 2013;381:133–141.
26. Rosenberg L, Palmer JR, Rao RS, Shapiro S. Low-dose oral contraceptive use and the risk of myocardial infarction. *Arch Intern Med.* 2001;161:1065–1070.
27. Ward BW, Clarke TC, Freeman G, Schiller JS. Early release of selected estimates based on data from the 2014 National Health Interview Survey. National Center for Health Statistics. https://www.cdc.gov/nchs/data/nhis/earlyrelease/earlyrelease201506.pdf.
28. Chomistek AK, Manson JE, Stefanick ML, et al. Relationship of sedentary behavior and physical activity to incident cardiovascular disease: results from the Women's Health Initiative. *J Am Coll Cardiol.* 2013;61:2346–2354.
29. Gulati M, Pandey DK, Arnsdorf MF, et al. Exercise capacity and the risk of death in women: the St James Women Take Heart Project. *Circulation.* 2003;108:1554–1559.
30. Gulati M, Black HR, Shaw LJ, et al. The prognostic value of a nomogram for exercise capacity in women. *N Engl J Med.* 2005;353:468–475.
31. Aguilar M, Bhuket T, Torres S, et al. Prevalence of the metabolic syndrome in the United States, 2003-2012. *JAMA.* 2015;313:1973–1974.
32. Gami AS, Witt BJ, Howard DE, et al. Metabolic syndrome and risk of incident cardiovascular events and death: a systematic review and meta-analysis of longitudinal studies. *J Am Coll Cardiol.* 2007;49:403–414.
33. Ogden CL, Carroll MD, Fryar CD, Flegal KM. Prevalence of Obesity Among Adults and Youth: United States, 2011-2014. *NCHS Data Brief.* 2015;219:1–8.
34. Olson MB, Shaw LJ, Kaizar EE, et al. Obesity distribution and reproductive hormone levels in women: a report from the NHLBI-sponsored WISE Study. *J Womens Health (Larchmt).* 2006;15:836–842.
35. Flegal KM, Graubard BI, Williamson DF, Gail MH. Cause-specific excess deaths associated with underweight, overweight, and obesity. *JAMA.* 2007;298:2028–2037.
36. Flegal KM, Kit BK, Orpana H, Graubard BI. Association of all-cause mortality with overweight and obesity using standard body mass index categories: a systematic review and meta-analysis *JAMA.* 2013;309:71–82.
37. Wessel TR, Arant CB, Olson MB, et al. Relationship of physical fitness vs body mass index with coronary artery disease and cardiovascular events in women. *JAMA.* 2004;292:1179–1187.
38. Cook NR, Buring JE, Ridker PM. The effect of including C-reactive protein in cardiovascular risk prediction models for women. *Ann Intern Med.* 2006;145:21–29.
39. Ridker PM, Buring JE, Cook NR, Rifai N. C-reactive protein, the metabolic syndrome, and risk of incident cardiovascular events: an 8-year follow-up of 14 719 initially healthy American women. *Circulation.* 2003;107:391–397.
40. Pearson TA, Mensah GA, Alexander RW, et al. Markers of inflammation and cardiovascular disease: application to clinical and public health practice: a statement for healthcare professionals from the Centers for Disease Control and Prevention and the American Heart Association. *Circulation.* 2003;107:499–511.
41. Mason JC, Libby P. Cardiovascular disease in patients with chronic inflammation: mechanisms underlying premature cardiovascular events in rheumatologic conditions. *Eur Heart J.* 2015;36:482–9c.
42. Faccini A, Kaski JC, Camici PG. Coronary microvascular dysfunction in chronic inflammatory rheumatoid diseases. *Eur Heart J.* 2016;37:1799–1806.
43. Prasad M, Hermann J, Gabriel SE, et al. Cardiorheumatology: cardiac involvement in systemic rheumatic disease. *Nat Rev Cardiol.* 2015;12:168–176.
44. Sinicato NA, da Silva Cardoso PA, Appenzeller S. Risk factors in cardiovascular disease in systemic lupus erythematosus. *Curr Cardiol Rev.* 2013;9:15–19.
45. Coviello AD, Sam S, Legro RS, Dunaif A. High prevalence of metabolic syndrome in first-degree male relatives of women with polycystic ovary syndrome is related to high rates of obesity. *J Clin Endocrinol Metab.* 2009;94:4361–4366.
46. Moran LJ, Misso ML, Wild RA, Norman RJ. Impaired glucose tolerance, type 2 diabetes and metabolic syndrome in polycystic ovary syndrome: a systematic review and meta-analysis. *Hum Reprod Update.* 2010;16:347–363.
47. Shaw LJ, Bairey Merz CN, Azziz R, et al. Postmenopausal women with a history of irregular menses and elevated androgen measurements at high risk for worsening cardiovascular event-free survival: results from the National Institutes of Health--National Heart, Lung, and Blood Institute sponsored Women's Ischemia Syndrome Evaluation. *J Clin Endocrinol Metab.* 2008;93:1276–1284.
48. Merz CN, Johnson BD, Berga S, et al. Past oral contraceptive use and angiographic coronary artery disease in postmenopausal women: data from the National Heart, Lung, and Blood Institute-sponsored Women's Ischemia Syndrome Evaluation. *Fertil Steril.* 2006;85:1425–1431.
49. Savitz DA, Danilack VA, Elston B, Lipkind HS. Pregnancy-induced hypertension and diabetes and the risk of cardiovascular disease, stroke, and diabetes hospitalization in the year following delivery. *Am J Epidemiol.* 2014;180:41–44.
50. Mannisto T, Mendola P, Vaarasmaki M, et al. Elevated blood pressure in pregnancy and subsequent chronic disease risk. *Circulation.* 2013;127:681–690.
51. Brown DW, Dueker N, Jamieson DJ, et al. Preeclampsia and the risk of ischemic stroke among young women: results from the Stroke Prevention in Young Women Study. *Stroke.* 2006;37:1055–1059.
52. Bellamy L, Casas JP, Hingorani AD, Williams DJ. Pre-eclampsia and risk of cardiovascular disease and cancer in later life: systematic review and meta-analysis. *BMJ.* 2007;335:974.
53. Ben-Ami S, Oron G, Ben-Haroush A, et al. Primary atherothrombotic occlusive vascular events in premenopausal women with history of adverse pregnancy outcome. *Thromb Res.* 2010;125:124–127.
54. Romundstad PR, Magnussen EB, Smith GD, Vatten LJ. Hypertension in pregnancy and later cardiovascular risk: common antecedents? *Circulation.* 2010;122:579–584.
55. Goueslard K, Cottenet J, Mariet AS, et al. Early cardiovascular events in women with a history of gestational diabetes mellitus. *Cardiovasc Diabetol.* 2016;15:15.
56. Schaefer-Graf UM, Buchanan TA, Xiang AH, et al. Clinical predictors for a high risk for the development of diabetes mellitus in the early puerperium in women with recent gestational diabetes mellitus. *Am J Obstet Gynecol.* 2002;186:751–756.
57. Bradshaw PT, Stevens J, Khankari N, et al. Cardiovascular Disease Mortality Among Breast Cancer Survivors. *Epidemiology.* 2016;27:6–13.
58. Jones LW, Haykowsky MJ, Swartz JJ, et al. Early breast cancer therapy and cardiovascular injury. *J Am Coll Cardiol.* 2007;50:1435–1441.
59. ACOG Practice Bulletin. The use of hormonal contraception in women with coexisting medical conditions. Number 18, July 2000. *Int J Gynaecol Obstet.* 2001;75:93–106.
60. Petitti DB. Clinical practice. Combination estrogen-progestin oral contraceptives. *N Engl J Med.* 2003;349:1443–1450.
61. Polotsky HN, Polotsky AJ. Metabolic implications of menopause. *Semin Reprod Med.* 2010;28:426–434.
62. Scantlebury DC, Borlaug BA. Why are women more likely than men to develop heart failure with preserved ejection fraction? *Curr Opin Cardiol.* 2011;26:562–568.
63. Berry JD, Dyer A, Cai X, et al. Lifetime risks of cardiovascular disease. *N Engl J Med.* 2012;366:321–329.
64. McSweeney JC, Rosenfeld AG, Abel WM, et al. Preventing and Experiencing Ischemic Heart Disease as a Woman: state of the science: a scientific statement from the American Heart Association. *Circulation.* 2016;133:1302–1331.
65. Canto JG, Goldberg RJ, Hand MM, et al. Symptom Presentation of Women With Acute Coronary Syndromes: Myth vs Reality. *Arch Intern Med.* 2007;167:2405–2413.
66. Canto JG, Rogers WJ, Goldberg RJ, et al. Association of age and sex with myocardial infarction symptom presentation and in-hospital mortality. *JAMA.* 2012;307:813–822.
67. Bairey Merz CN, Shaw LJ, Reis SE, et al. Insights from the NHLBI-Sponsored Women's Ischemia Syndrome Evaluation (WISE) Study: Part II: gender differences in presentation, diagnosis, and outcome with regard to gender-based pathophysiology of atherosclerosis and macrovascular and microvascular coronary disease. *J Am Coll Cardiol.* 2006;47:S21–S29.
68. Mieres JH, Gulati M, Bairey Merz N, et al. Role of noninvasive testing in the clinical evaluation of women with suspected ischemic heart disease: a consensus statement from the American Heart Association. *Circulation.* 2014;130:350–379.
69. Grzybowski A, Puchalski W, Zieba B, et al. How to improve noninvasive coronary artery disease diagnostics in premenopausal women? The influence of menstrual cycle on ST depression, left ventricle contractility, and chest pain observed during exercise echocardiography in women with angina and normal coronary angiogram. *Am Heart J.* 2008;156(964):e1–964 e5.
70. Kohli P, Gulati M. Exercise stress testing in women: going back to the basics. *Circulation.* 2010;122:2570–2580.
71. Cumming GR, Dufresne C, Kich L, Samm J. Exercise electrocardiogram patterns in normal women. *Br Heart J.* 1973;35:1055–1061.
72. Shaw LJ, Mieres JH, Hendel RH, et al. Comparative Effectiveness of exercise electrocardiography with or without myocardial perfusion single photon emission computed tomography in women with suspected coronary artery disease: results from the What Is the Optimal Method for Ischemia Evaluation in Women (WOMEN) trial. *Circulation.* 2011;124:1239–1249.
73. Fazel R, Dilsizian V, Einstein AJ, et al. Strategies for defining an optimal risk-benefit ratio for stress myocardial perfusion SPECT. *J Nucl Cardiol.* 2011;18:385–392.
74. Schauer DA, Linton OW. National Council on Radiation Protection and Measurements report shows substantial medical exposure increase. *Radiology.* 2009;253:293–296.
75. Hendel RC, Berman DS, Di Carli MF, et al. ACCF/ASNC/ACR/AHA/ASE/SCCT/SCMR/SNM 2009 Appropriate Use Criteria for Cardiac Radionuclide Imaging: A Report of the American College of Cardiology Foundation Appropriate Use Criteria Task Force, the American Society of Nuclear Cardiology, the American College of Radiology, the American Heart Association, the American Society of Echocardiography, the Society of Cardiovascular Computed Tomography, the Society for Cardiovascular Magnetic Resonance, and the Society of Nuclear Medicine. *J Am Coll Cardiol.* 2009;53:2201–2229.
76. Taylor AJ, Cerqueira M, Hodgson JM, et al. ACCF/SCCT/ACR/AHA/ASE/ASNC/NASCI/SCAI/SCMR 2010 appropriate use criteria for cardiac computed tomography. A report of the American College of Cardiology Foundation Appropriate Use Criteria Task Force, the Society of Cardiovascular Computed Tomography, the American College of Radiology, the American Heart Association, the American Society of Echocardiography, the American Society of Nuclear Cardiology, the North American Society for Cardiovascular Imaging, the Society for Cardiovascular Angiography and Interventions, and the Society for Cardiovascular Magnetic Resonance. *J Am Coll Cardiol.* 2010;56:1864–1894.
77. Shaw LJ, Shaw RE, Merz CN, et al. Impact of ethnicity and gender differences on angiographic coronary artery disease prevalence and in-hospital mortality in the American College of Cardiology-National Cardiovascular Data Registry. *Circulation.* 2008;117:1787–1801.
78. von Mering GO, Arant CB, Wessel TR, et al. Abnormal coronary vasomotion as a prognostic indicator of cardiovascular events in women: results from the National Heart, Lung, and Blood Institute-Sponsored Women's Ischemia Syndrome Evaluation (WISE). *Circulation.* 2004;109:722–725.
79. Wong TY, Klein R, Sharrett AR, et al. Retinal arteriolar narrowing and risk of diabetes mellitus in middle-aged persons. *JAMA.* 2002;287:2528–2533.
80. Reynolds HR, Srichai MB, Iqbal SN, et al. Mechanisms of myocardial infarction in women without angiographically obstructive coronary artery disease. *Circulation.* 2011;124:1414–1425.
81. Jneid H, Anderson JL, Wright RS, et al. 2012 ACCF/AHA focused update of the guideline for the management of patients with unstable angina/non-ST-elevation myocardial infarction (updating the 2007 guideline and replacing the 2011 focused update): a report of the American College of Cardiology Foundation/American Heart Association Task Force on Practice Guidelines. *J Am Coll Cardiol.* 2012;60:645–681.
82. O'Gara PT, Kushner FG, Ascheim DD, et al. 2013 ACCF/AHA Guideline for the Management of ST-Elevation Myocardial Infarction: A Report of the American College of Cardiology Foundation/American Heart Association Task Force on Practice Guidelines. *J Am Coll Cardiol.* 2013;61:e78–e140.
83. Jneid H, Fonarow GC, Cannon CP, et al. Sex differences in medical care and early death after acute myocardial infarction. *Circulation.* 2008;118:2803–2810.
84. Blomkalns AL, Chen AY, Hochman JS, et al. Gender disparities in the diagnosis and treatment of non-ST-segment elevation acute coronary syndromes: large-scale observations from the CRUSADE (Can Rapid Risk Stratification of Unstable Angina Patients Suppress Adverse Outcomes With Early Implementation of the American College of Cardiology/American Heart Association Guidelines) National Quality Improvement Initiative. *J Am Coll Cardiol.* 2005;45:832–837.
85. Bangalore S, Fonarow GC, Peterson ED, et al. Age and gender differences in quality of care and outcomes for patients with ST-segment elevation myocardial infarction. *Am J Med.* 2012;125:1000–1009.
86. O'Donoghue M, Boden WE, Braunwald E, et al. Early invasive vs conservative treatment strategies in women and men with unstable angina and non-ST-segment elevation myocardial infarction: a meta-analysis. *JAMA.* 2008;300:71–80.
87. Lansky AJ. Outcomes of percutaneous and surgical revascularization in women. *Prog Cardiovasc Dis.* 2004;46:305–319.
88. Antman EM, Morrow DA, McCabe CH, et al. Enoxaparin versus unfractionated heparin with fibrinolysis for ST-elevation myocardial infarction. *N Engl J Med.* 2006;354:1477–1488.
89. Cho L, Topol EJ, Balog C, et al. Clinical benefit of glycoprotein IIb/IIIa blockade with Abciximab is independent of gender: pooled analysis from EPIC, EPILOG and EPISTENT trials. Evaluation of 7E3 for the Prevention of Ischemic Complications. Evaluation in Percutaneous Transluminal Coronary Angioplasty to Improve Long-Term Outcome with Abciximab GP IIb/IIIa blockade. Evaluation of Platelet IIb/IIIa Inhibitor for Stent. *J Am Coll Cardiol.* 2000;36:381–386.
90. Boersma E, Harrington RA, Moliterno DJ, et al. Platelet glycoprotein IIb/IIIa inhibitors in acute coronary syndromes: a meta-analysis of all major randomised clinical trials. *Lancet.*

2002;359:189–198.

91. Novack V, Cutlip DE, Jotkowitz A, et al. Reduction in sex-based mortality difference with implementation of new cardiology guidelines. *Am J Med.* 2008;121:597–603 e1.

92. Boden WE, O'Rourke RA, Teo KK, et al. Optimal medical therapy with or without PCI for stable coronary disease. *N Engl J Med.* 2007;356:1503–1516.

93. Merz CN. The Yentl syndrome is alive and well. *Eur Heart J.* 2011;32:1313–1315.

94. Hochman JS, Tamis JE, Thompson TD, et al. Sex, clinical presentation, and outcome in patients with acute coronary syndromes. Global Use of Strategies to Open Occluded Coronary Arteries in Acute Coronary Syndromes IIb Investigators. *N Engl J Med.* 1999;341:226–232.

[illegible] Coronary heart disease mortality among young adults in the U.S. from 1980 through 2002: concealed leveling of [illegible] 2007;50:2128–2132.

96. Blomkalns AL, Chen AY, Hochman JS, et al. Gender disparities in the diagnosis and treatment of non-ST-segment elevation acute coronary syndromes: large-scale observations from the CRUSADE (Can Rapid Risk Stratification of Unstable Angina Patients Suppress Adverse Outcomes With Early Implementation of the American College of Cardiology/American Heart Association Guidelines) National Quality Improvement Initiative. *J Am Coll Cardiol.* 2005;45:832–837.

97. Hemingway H, McCallum A, Shipley M, et al. Incidence and prognostic implications of stable angina pectoris among women and men. *JAMA.* 2006;295:1404–1411.

98. Spatz ES, Curry LA, Masoudi FA, et al. The Variation in Recovery: Role of Gender on Outcomes of Young AMI Patients (VIRGO) Classification System: A Taxonomy for Young Women With Acute Myocardial Infarction. *Circulation.* 2015;132:1710–1718.

99. Pasupathy S, Air T, Dreyer RP, et al. Systematic review of patients presenting with suspected myocardial infarction and nonobstructive coronary arteries. *Circulation.* 2015;131:861–870.

100. Kushner FG, Hand M, Smith SC Jr, et al. 2009 focused updates: ACC/AHA guidelines for the management of patients with ST-elevation myocardial infarction (updating the 2004 guideline and 2007 focused update) and ACC/AHA/SCAI guidelines on percutaneous coronary intervention (updating the 2005 guideline and 2007 focused update) a report of the American College of Cardiology Foundation/American Heart Association Task Force on Practice Guidelines. *J Am Coll Cardiol.* 2009;54:2205–2241.

101. Albert CM, McGovern BA, Newell JB, Ruskin JN. Sex differences in cardiac arrest survivors. *Circulation.* 1996;93:1170–1176.

102. Sharaf BL, Pepine CJ, Kerensky RA, et al. Detailed angiographic analysis of women with suspected ischemic chest pain (pilot phase data from the NHLBI-sponsored Women's Ischemia Syndrome Evaluation [WISE] Study Angiographic Core Laboratory). *Am J Cardiol.* 2001;87:937–941, A3.

103. Shaw LJ, Merz CN, Pepine CJ, et al. The economic burden of angina in women with suspected ischemic heart disease: results from the National Institutes of Health–National Heart, Lung, and Blood Institute–sponsored Women's Ischemia Syndrome Evaluation. *Circulation.* 2006;114:894–904.

104. Gulati M, Cooper-DeHoff RM, McClure C, et al. Adverse cardiovascular outcomes in women with nonobstructive coronary artery disease: a report from the Women's Ischemia Syndrome Evaluation Study and the St James Women Take Heart Project. *Arch Intern Med.* 2009;169:843–850.

105. Pepine CJ, Anderson RD, Sharaf BL, et al. Coronary microvascular reactivity to adenosine predicts adverse outcome in women evaluated for suspected ischemia results from the National Heart, Lung and Blood Institute WISE (Women's Ischemia Syndrome Evaluation) study. *J Am Coll Cardiol.* 2010;55:2825–2832.

106. Ghadri JR, Sarcon A, Diekmann J, et al. Happy heart syndrome: role of positive emotional stress in takotsubo syndrome. *Eur Heart J.* 2016;37:2823.

107. Vaccarino V, Abramson JL, Veledar E, Weintraub WS. Sex differences in hospital mortality after coronary artery bypass surgery: evidence for a higher mortality in younger women. *Circulation.* 2002;105:1176–1181.

108. Vaccarino V, Lin ZQ, Kasl SV, et al. Sex differences in health status after coronary artery bypass surgery. *Circulation.* 2003;108:2642–2647.

109. Puskas JD, Kilgo PD, Lattouf OM, et al. Off-pump coronary bypass provides reduced mortality and morbidity and equivalent 10-year survival. *Ann Thorac Surg.* 2008;86:1139–1146; discussion 1146.

110. Kulik A, Lam BK, Rubens FD, et al. Gender differences in the long-term outcomes after valve replacement surgery. *Heart.* 2009;95:318–326.

111. Stamou SC, Robich M, Wolf RE, et al. Effects of gender and ethnicity on outcomes after aortic valve replacement. *J Thorac Cardiovasc Surg.* 2012;144:486–492.

112. Humphries KH, Toggweiler S, Rodes-Cabau J, et al. Sex differences in mortality after transcatheter aortic valve replacement for severe aortic stenosis. *J Am Coll Cardiol.* 2012;60:882–886.

113. Kodali S, Williams MR, Doshi D, et al. Sex-Specific Differences at Presentation and Outcomes Among Patients Undergoing Transcatheter Aortic Valve Replacement: A Cohort Study. *Ann Intern Med.* 2016;164:377–384.

114. Tigges E, Kalbacher D, Thomas C, et al. Transcatheter Mitral Valve Repair in Surgical High-Risk Patients: Gender-Specific Acute and Long-Term Outcomes. *Biomed Res Int.* 2016;2016:3934842.

115. Hirsch AT, Allison MA, Gomes AS, et al. A call to action: women and peripheral artery disease: a scientific statement from the American Heart Association. *Circulation.* 2012;125:1449–1472.

116. Wang GJ, Shaw PA, Townsend RR, et al. Sex Differences in the Incidence of Peripheral Artery Disease in the Chronic Renal Insufficiency Cohort. *Circ Cardiovasc Qual Outcomes.* 2016;9:S86–S93.

117. Hirsch AT, Murphy TP, Lovell MB, et al. Gaps in public knowledge of peripheral arterial disease: the first national PAD public awareness survey. *Circulation.* 2007;116:2086–2094.

118. Mahoney EM, Wang K, Cohen DJ, et al. One-year costs in patients with a history of or at risk for atherothrombosis in the United States. *Circ Cardiovasc Qual Outcomes.* 2008;1:38–45.

119. McDermott MM, Fried L, Simonsick E, et al. Asymptomatic peripheral arterial disease is independently associated with impaired lower extremity functioning: the women's health and aging study. *Circulation.* 2000;101:1007–1012.

120. Sigvant B, Wiberg-Hedman K, Bergqvist D, et al. A population-based study of peripheral arterial disease prevalence with special focus on critical limb ischemia and sex differences. *J Vasc Surg.* 2007;45:1185–1191.

121. Gardner AW, Parker DE, Montgomery PS, et al. Sex differences in calf muscle hemoglobin oxygen saturation in patients with intermittent claudication. *J Vasc Surg.* 2009;50:77–82.

122. Feinglass J, McDermott MM, Foroohar M, Pearce WH. Gender differences in interventional management of peripheral vascular disease: evidence from a blood flow laboratory population. *Ann Vasc Surg.* 1994;8:343–349.

[illegible] DL, Abbas F, Krantz S, et al. An evaluation of gender and racial disparity in the decision to treat surgically arterial [illegible] 1347

124. Egorova N, Vouyouka AG, Quin J, et al. Analysis of gender-related differences in lower extremity peripheral arterial disease. *J Vasc Surg.* 2010;51:372–8 e1; discussion 378-9.

125. Malmstedt J, Leander K, Wahlberg E, et al. Outcome after leg bypass surgery for critical limb ischemia is poor in patients with diabetes: a population-based cohort study. *Diabetes Care.* 2008;31:887–892.

126. Screening for abdominal aortic aneurysm: recommendation statement. *Ann Intern Med.* 2005;142:198–202.

127. Pedrotty DM, Jessup M. "Frailty, thy name is woman": syndrome of women with heart failure with preserved ejection fraction. *Circ Cardiovasc Qual Outcomes.* 2015;8:S48–S51.

128. Eaton CB, Pettinger M, Rossouw J, et al. Risk Factors for Incident Hospitalized Heart Failure With Preserved Versus Reduced Ejection Fraction in a Multiracial Cohort of Postmenopausal Women. *Circ Heart Fail.* 2016;9:e002883.

129. Bhatia RS, Tu JV, Lee DS, et al. Outcome of heart failure with preserved ejection fraction in a population-based study. *N Engl J Med.* 2006;355:260–269.

130. Breathett K, Muhlestein D, Foraker R, Gulati M. Differences in preeclampsia rates between African American and Caucasian women: trends from the National Hospital Discharge Survey. *J Womens Health (Larchmt).* 2014;23:886–893.

131. Hsich EM, Pina IL. Heart failure in women: a need for prospective data. *J Am Coll Cardiol.* 2009;54:491–498.

132. Elkayam U, Tummala PP, Rao K, et al. Maternal and fetal outcomes of subsequent pregnancies in women with peripartum cardiomyopathy. *N Engl J Med.* 2001;344:1567–1571.

133. Johnstone D, Limacher M, Rousseau M, et al. Clinical characteristics of patients in studies of left ventricular dysfunction (SOLVD). *Am J Cardiol.* 1992;70:894–900.

134. Galvao M, Kalman J, DeMarco T, et al. Gender differences in in-hospital management and outcomes in patients with decompensated heart failure: analysis from the Acute Decompensated Heart Failure National Registry (ADHERE). *J Card Fail.* 2006;12:100–107.

135. Christ M, Laule-Kilian K, Hochholzer W, et al. Gender-specific risk stratification with B-type natriuretic peptide levels in patients with acute dyspnea: insights from the B-type natriuretic peptide for acute shortness of breath evaluation study. *J Am Coll Cardiol.* 2006;48:1808–1812.

136. Nakada Y, Kawakami R, Nakano T, et al. Sex differences in clinical characteristics and long-term outcome in acute decompensated heart failure patients with preserved and reduced ejection fraction. *Am J Physiol Heart Circ Physiol.* 2016;310:H813–H820.

137. Al-Khatib SM, Hellkamp AS, Hernandez AF, et al. Trends in use of implantable cardioverter-defibrillator therapy among patients hospitalized for heart failure: have the previously observed sex and racial disparities changed over time? *Circulation.* 2012;125:1094–1101.

138. MacFadden DR, Crystal E, Krahn AD, et al. Sex differences in implantable cardioverter-defibrillator outcomes: findings from a prospective defibrillator database. *Ann Intern Med.* 2012;156:195–203.

139. Zusterzeel R, Spatz ES, Curtis JP, et al. Cardiac resynchronization therapy in women versus men: observational comparative effectiveness study from the National Cardiovascular Data Registry. *Circ Cardiovasc Qual Outcomes.* 2015;8:S4–S11.

140. Hsich EM, Starling RC, Blackstone EH, et al. Does the UNOS heart transplant allocation system favor men over women? *JACC Heart Fail.* 2014;2:347–355.

141. Curtis AB, Narasimha D. Arrhythmias in women. *Clin Cardiol.* 2012;35:166–171.

142. Michelena HI, Powell BD, Brady PA, et al. Gender in atrial fibrillation: Ten years later. *Gend Med.* 2010;7:206–217.

143. Greenberg MR, Ahnert AM, Patel NC, et al. Sex differences in cardiac arrest survivors who receive therapeutic hypothermia. *Am J Emerg Med.* 2014;32:545–548.

144. Mumma BE, Umarov T. Sex differences in the prehospital management of out-of-hospital cardiac arrest. *Resuscitation.* 2016;105:161–164.

145. Stone NJ, Robinson JG, Lichtenstein AH, et al. 2013 ACC/AHA Guideline on the Treatment of Blood Cholesterol to Reduce Atherosclerotic Cardiovascular Risk in Adults: A Report of the American College of Cardiology/American Heart Association Task Force on Practice Guidelines. *Circulation.* 2014;129:S1–S45.

146. Leon AS, Franklin BA, Costa F, et al. Cardiac rehabilitation and secondary prevention of coronary heart disease: an American Heart Association scientific statement from the Council on Clinical Cardiology (Subcommittee on Exercise, Cardiac Rehabilitation, and Prevention) and the Council on Nutrition, Physical Activity, and Metabolism (Subcommittee on Physical Activity), in collaboration with the American association of Cardiovascular and Pulmonary Rehabilitation. *Circulation.* 2005;111:369–376.

147. Forman DE, Sanderson BK, Josephson RA, et al. Heart failure as a newly approved diagnosis for cardiac rehabilitation: challenges and opportunities. *J Am Coll Cardiol.* 2015;65:2652–2659.

148. Daniels KM, Arena R, Lavie CJ, Forman DE. Cardiac rehabilitation for women across the lifespan. *Am J Med.* 2012;125(937):e1–e7.

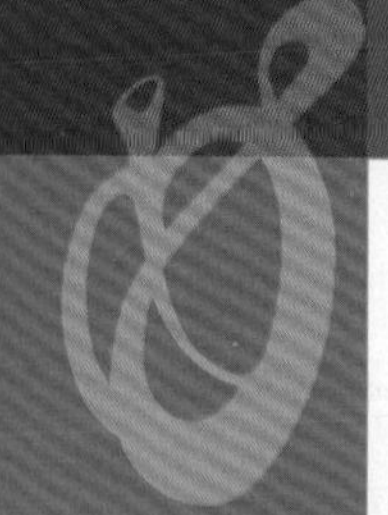

第 90 章 妊娠与心脏病

CANDICE K. SILVERSIDES AND CAROLE A. WARNES

妊娠会增加心血管系统的血流动力学负担，这与母亲和婴儿的风险增加有关，特别是已有心血管疾病的女性。在当今时代，患有心血管疾病的孕妇数量在不断增加，部分原因是患有先天性心脏病的女性人口越来越多，妊娠年龄越来越大，以及合并肥胖、高血压和糖尿病的孕妇越来越多。因此，心脏病专家更需要理解妊娠及其对患有心脏病的女性的影响。

即使是健康的女性，妊娠对于心脏病专家来说也是非常重要的。妊娠期间发生的疾病可能成为心血管健康的长期预测因素。例如，患有胎盘疾病、妊娠高血压疾病或与妊娠相关的糖尿病女性在晚年患心血管疾病的概率很高[1,2]。因此，当在临床实践中遇到妊娠并发症时，可能是早期发现日后将会罹患心血管疾病的高风险女性的一个机会[3]。也许这些女性应该向他们的初级保健医师或心脏病专家咨询，以监测心血管危险因素。

大多数患有心血管疾病的女性在妊娠前都知道自己的心脏状况。不太常见的是，心血管疾病可能在妊娠期间第一次引起注意，要么是因为它以前没有被发现，要么是因为它是新发生的。虽然患有心脏病的女性应该接受早孕咨询，但许多女性没有充分了解妊娠的风险。对于治疗这些心脏病女性的医生来说，全面了解潜在的疾病以及妊娠带来的血流动力学变化是非常必要的[4]。幸运的是，大多数患有心血管疾病的女性都能在适当的治疗下顺利完

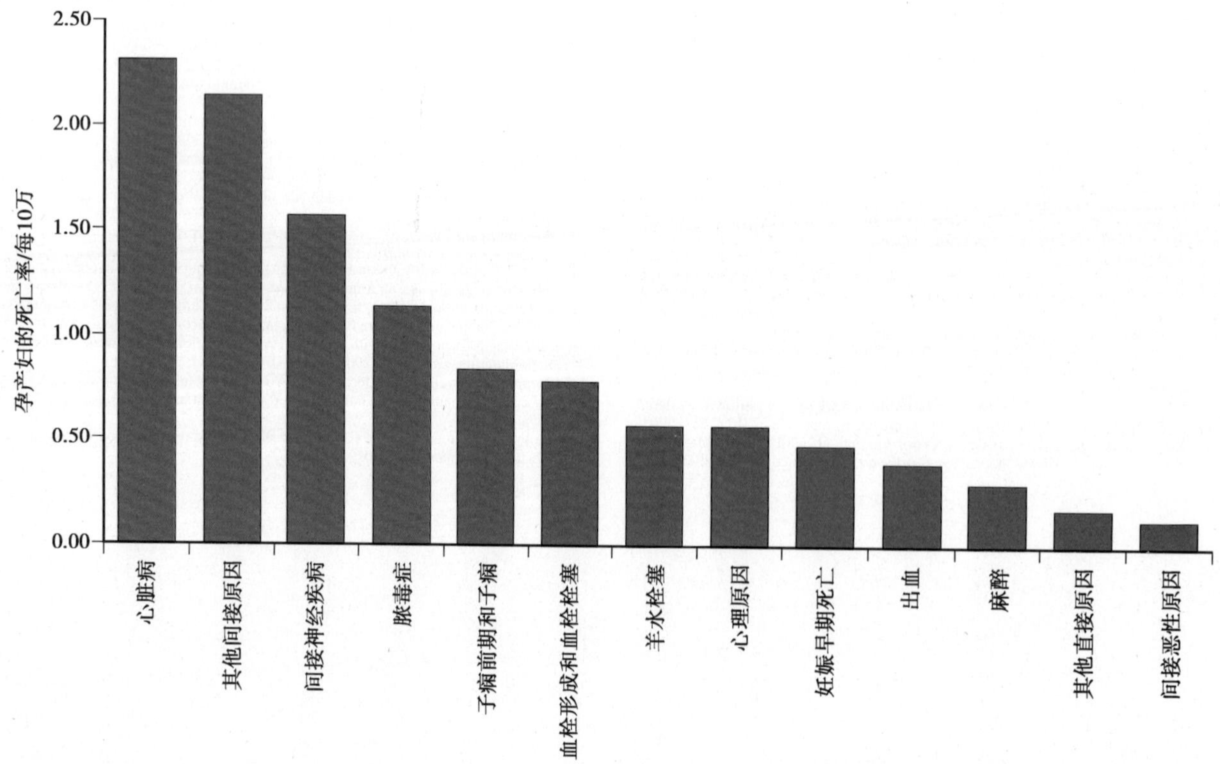

图 90.1 英国孕产妇的主要死亡病因和死亡率。(引自 Cantwell R, Clutton-Brock T, Cooper G, et al. Saving mothers' lives: reviewing maternal deaths to make motherhood safer: 2006-2008. The Eighth Report of the Confidential Enquiries into Maternal Deaths in the United Kingdom. BJOG. 2011;118[supply1]:1-203.)

成妊娠，但必须进行仔细的孕前评估。对于低风险女性来说，孕前评估提供了保障，并可能有助于减少妊娠期间不必要的治疗。对于中高风险心脏病的女性来说，孕前评估应告知妊娠风险和避孕选择，以做出明智安全的决定。

由于正常妊娠的症状和体征与心脏病的症状和体征相似，因此在妊娠期间发现心脏失代偿是很困难的。在正常妊娠期间，头晕、气促、周围水肿甚至晕厥也常常发生，导致经验不足的医生怀疑没有心脏病的女性患有心脏病。因此，了解女性心脏检查的正常表现是很重要的。患有心脏病的女性孕期和围生期并发症风险增加。大多数心脏并发症都可以在妊娠期间得到有效的治疗，但对一些女性来说，孕期的血流动力学压力会导致不可逆转的心脏恶化。在西方国家，因妊娠而发生的死亡现在很罕见，但心源性死亡有所增加，在许多国家，心脏病是目前最常见的间接孕产妇死亡原因[5]（图 90.1）。虽然孕妇最常见的心脏病是先天性心脏病，但孕产妇死亡往往也继发于其他疾病，如心肌梗死、主动脉夹层和心肌病。

妊娠血流动力学改变

妊娠早期就已经发生血流动力学改变（图 90.2）。在妊娠的第 6 周，血容量开始增加，到妊娠中期时增加接近基线的 50%。之后血容量处于平台期，直到分娩。由于血容量增加，红细胞容积也会稍减少，从而导致妊娠期相对贫血。心率比基线高 20%左右，以促进心输出量的增加。同样，从妊娠早期开始，随着胎盘的生长，子宫的血流量增加，而伴随的外周阻力的下降可能导致血压的轻微下降。下肢静脉压升高，导致约 80%的健康孕妇出现足部水肿。正常妊娠的适应性变化导致心排血量增加，在妊娠中期末期，心排血量增加接近至基线的 30%至 50%。但这些血流动力学的改变可能对患有心脏病的母亲来说是有危害的。孕期血流动力学改变和围生期预后是相互关联的；妊娠期间子宫胎盘血流异常或母亲心排血量不适当下降与围生期不良预后有关[6,7]。

分娩过程中血流动力学变化是非常剧烈的。每次子宫收缩，多达 500ml 的血液被释放到血液循环中，使心输出量和血压迅速增加。在第二产程中，心排血量通常比基线高 50%，在分娩时可能更高。在正常阴道分娩过程中，大约有 500ml 的血液流失。相比之下，剖宫产时，大约有 1 000ml 的血液流失，这可能对产妇造成更大的血流动力学负担。分娩后，来自子宫的自体回输血液，同时也因为婴儿不再压迫下腔静脉，静脉回流突然增加。此外，自体回血在分娩后 24 到 72 小时内仍持续存在，这时可能发生肺水肿。

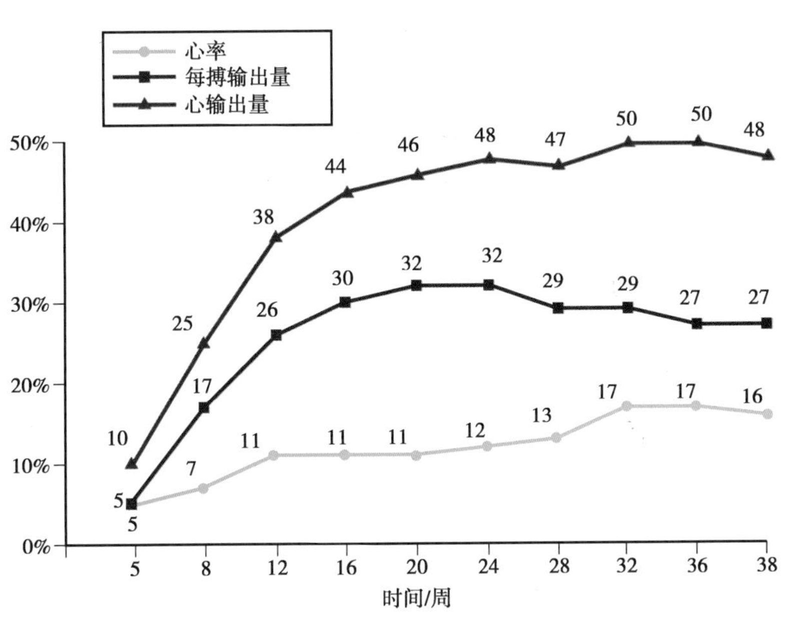

图 90.2 妊娠时的血流动力学变化。与妊娠前相比，侧卧位测定的心率、每搏输出量和心输出量的变化百分比。（引自 Elkayam U，Goland S，Pieper PG，Silverside CK. High-risk cardiac disease in pregnancy：part 1. J Am Coll Cardiol 2016；68：396-410.）

孕前咨询

危险分层

孕前咨询是非常重要的，因为可以为这些未来的母亲提供必需的妊娠相关信息和建议，也是讨论妊娠对孕妇本身和孩子潜在风险的机会。有心脏病风险的妇女应该由具有产科和心脏科经验的医生诊治。最初的心脏评估应包括临床检查、12 导联心电图和经胸超声心动图。在先天性心脏病患者中，由于长期对运动预期的改变，对正常活动的理解可能会发生偏差，而运动试验有助于了解真正的功能性有氧能力。在患有先天性心脏病的女性中，妊娠预后与对运动的变时反应受损相关[8]。仔细询问家族史对于评估患者或她的伴侣是否有先天性心脏病是很重要的。应该为遗传心脏病的妇女提供遗传咨询服务。偶尔，女性可考虑孕前基因筛查，这需要遗传和生育专家的参与。

应详细讨论母体和胎儿的风险，以及这些风险是否会随时间或治疗而改变。尤其是存在心室功能障碍的女性，应考虑到妊娠可能引起不可逆转的血流动力学恶化。预计母亲的长期预后很困难，但也很重要。如果打算妊娠，应由心脏病专家制订随访频率的策略，并制定在妊娠期间进行产科和心血管疾病管理的方案。

对孕产妇心脏风险的评估应包括常规风险因素、疾病相关风险和个体因素。对于患有心脏病的女性，与不良事件相关的常规危险因素包括：①既往心脏事件（如心力衰竭，短暂性脑缺血发作或妊娠前卒中史）或心律不齐；②基线纽约心脏协会（NYHA）级别高于Ⅱ级或发绀；③左侧心脏梗阻性疾病（二尖瓣面积<2cm'，主动脉瓣面积<1.5cm'，或超声心动图评价左心室流出道压差>30mm Hg）；④心室整体收缩功能降低（射血分数<40%）；⑤肺动脉瓣反流；⑥人工机械瓣膜；或⑦显著的房室瓣反流。已经有基于这些预测因子的风险评分工具，可以作为风险分层的起点[9-11]。这些风险评分存在局限性。风险指数高度依赖于人群。例如，有些评分只包括先天性心脏病患者；而其他的则包括获得性心脏病患者。而且所有人群中，都存在很高风险的患者群体，如临床症状显著的肺动脉高压或扩张的主动脉，他们的风险往往被低估。英国的一个工作组创建了一个风险分层工具，该工具使用了世界卫生组织的综合分类方法，综合了常规的危险因素和疾病相关的因素[12,13]。所有这些风险评分均可作为一种指导工具，应与已知疾病相关风险、其他临床信息，还有临床判断相结合。

越来越多的女性通过人工生育治疗进行妊娠，包括患有心脏病的女性[14]。当心脏病患者考虑接受生育治疗时，除了前述的与心脏相关的风险外，重要的是要考虑不孕症病因相关的风险（如患有不孕症或低生育能力的女性妊娠高血压的发病率更高），以及辅助生育药物和治疗的风险（如卵巢过度刺激综合征），以及多胎妊娠的后果（早产儿比率更高）。

妊娠禁忌证

在某些情况下，妊娠的风险高得令人望而却步，应该建议女性避免妊娠，有时甚至考虑终止妊娠（表 90.1）。

表 90.1　妊娠高危心脏病

妊娠禁忌证
任何原因的肺动脉高压
Esenmenger 综合征
扩张型心肌病伴有严重左心室功能不全（主动脉瓣下心室射血分数<30%）
围生期心肌病伴有左心室功能不全
有症状的严重主动脉瓣狭窄
严重二尖瓣狭窄
马方综合征，主动脉根部>45mm
遗传性主动脉疾病：血管型（Ⅳ型），Ehlers-Danlos 综合征，伴有主动脉扩张的 Loeys-Dietz 综合征，主动脉扩张≥2.7cm^2 的 Turner 综合征
慢性主动脉夹层
妊娠高危
机械瓣膜
扩张型心肌病伴中度左心室功能不全
无症状的严重主动脉瓣狭窄
未矫正的主动脉缩窄
发绀型心脏病（非 Esenmenger 综合征）
Fontan 循环
完全型大动脉转位 Mustard 或 Senning 术后
其他复杂性先天性心脏病

对母亲构成重大威胁的肺动脉高压的确切水平尚无数据，但肺动脉收缩压高于体循环收缩压 60%至 70%的肺动脉压力可能与母体失代偿相关；在这种情况下，最好避免妊娠。任何原因导致的左心室射血分数低于 30%的女性不太可能承受妊娠所带来的容量负荷，应该建议她们不要妊娠。马方综合征患者和主动脉根部直径大于 45mm 的患者在妊娠期间容易发生进行性主动脉扩张、夹层和破裂。其他一些高风险的心脏病，如复杂先天性心脏病、机械瓣膜和严重的无症状主动脉瓣狭窄，需要详细的孕前风险分层[14a,14b]。

孕期评估和检查

体格检查

对妊娠患者的评估从全面的体格检查开始，包括心脏检查。妊娠期间存在血流动力学的改变，这反映在健康孕妇的体格检查中，可与心脏病的变化类似。心率会加速，脉搏变洪大。在妊娠中期，因为容量负荷过重和周围阻力降低，颈内静脉压可能会轻微升高，并快速下降。心尖冲动更为明显。在听诊时，第一心音较响，第二心音也会增强。同时存在这两种听诊特征可能提示房间隔缺损或肺动脉高压。第三心音很常见。胸骨左缘常可以听见收缩期杂音，强度不超过 3/6 级，这与通过左心室或右心室流出道的流量增加有关。连续的杂音也可能被听到，是高动力循环引起的如颈静脉或乳房动脉的杂音。静脉杂音在右侧锁骨上窝处最易听到。乳房动脉杂音（持续性或收缩期）是由于乳腺动脉血流增加引起的，在妊娠晚期或哺乳期可在乳房上方听到。无舒张期杂音。妊娠后期外周水肿很常见。

实验室检查

尽管孕期血流动力学容量负荷很大，但大多数健康孕妇在孕期和产后 B 型利钠肽水平较低。与之相反，患有心脏病的女性在妊娠期间具有较高的 B 型利钠肽水平，B 型利钠肽水平正常与不良心脏事件呈负相关[15]。

影像学检查

胸部 X 线

由于担心胎儿辐射暴露，任何孕妇都不能常规进行胸部 X 线检查，但当病史和临床表现提示母体可能存在问题时，也可以进行检查。正常健康母亲的胸片可能显示出肺动脉轻度突出，随着妊娠的进展，横膈膜位置的升高可能出现心胸比增加。

超声心动图

经胸超声心动图是妊娠心脏评价的基石。正常妊娠时，左心室舒张末期内径略增大，右心室和双心房可能也会同样增大。妊娠期间，左心室壁厚度也会有轻微的增加。射血分数的测量取决于前负荷和后负荷的变化。患者仰卧位时，由于胎儿可能压迫下腔静脉，前负荷减少。心输出量的增加导致左右心室流出道流速增加。仔细比较二维超声将有助于区分真正的瓣膜异常。瓣口面积计算可能比简单的跨瓣压差更有帮助；因为随着妊娠的进展，高动力状态和心排血量增加，跨瓣压差可能会增加。妊娠期间很少进行经食管超声心动图检查；但必要时，它可以安全地进行，如果用咪达唑仑镇静，应对母体氧饱和度进行仔细监测。

磁共振成像和计算机断层扫描

必要时,不用钆增强的磁共振成像(MRI)可以在妊娠期间进行[16]。钆对新生儿存在风险,通常应避免。对于那些在妊娠前没有进行主动脉造影的高危主动脉病患者,或在胸痛患者中需排除主动脉夹层,可能需要进行MRI检查。MRI可诊断硬脑膜扩张,这对于需要硬膜外麻醉的马方综合征女性来说非常重要。由于胎儿可能受到辐射,除非有必要,否则不建议使用CT。

妊娠期间的一般管理原则

在妊娠期间,建议采用多学科的团队方法,与产科医生密切合作,以便规划分娩的方式、时间和地点。管理应该根据患者的具体需要而定。母体健康和胎儿健康之间也有密切的关系。临床访问的频率是基于潜在的心脏病,高危妇女应更频繁。对那些在妊娠期间易发生血栓形成的机械瓣膜、心室功能障碍和主动脉根部扩张危险的妇女,妊娠期间连续的超声心动图监测是有用的。产科小组应监测胎儿生长情况。对于患有先天性心脏病的女性,在妊娠大约18至22周时提供胎儿心脏超声心动图,以确定是否存在先天性心脏异常。

药物治疗

当女性在妊娠期间发生心血管并发症时,可以使用药物治疗。然而,当考虑使用心血管药物时,需要考虑药物对胎儿的潜在不良影响。对于许多心血管药物来说,关于孕期用药安全性的数据有限,临床决策必须基于患者的获益与潜在的胎儿和新生儿风险。美国食品药品管理局对这些药物的分类已经使用了很多年,但是这种分类系统正在被一种更实用的分类所取代。心血管药物的潜在副作用见表90.2。只有在好处大于对胎儿的潜在风险的情况下,才应该给予药物治疗。需要考虑的原则包括在可能的情况下,使用安全记录最长的药物、使用必要的最低剂量和最短持续时间,并尽可能避免使用联合治疗。这些问题需要与患者仔细讨论。

表90.2 心血管药物妊娠期对胎儿和哺乳期对婴儿的影响

药物	对胎儿潜在的副作用	哺乳期使用
腺苷	可能安全,没有胚胎致畸作用	不清楚是否会进入母乳;因为半衰期很多,因此可能是安全的
胺碘酮	禁用。甲状腺肿,甲状腺功能减退症,甲状腺功能亢进症,IUGR	可以进入母乳;不建议在哺乳期使用
血管紧张素转换酶抑制剂	禁用;IUGR,羊水过少;肾衰竭,异常骨化;	可以进入母乳;有报道在哺乳期间可使用卡托普利和依那普利
血管紧张素Ⅱ受体拮抗剂	禁用;IUGR,羊水过少;肾衰竭,异常骨化;	不清楚是否会进入母乳;不建议在哺乳期使用
阿司匹林	安全;低剂量无害,高剂量会引起胎儿导管早闭	哺乳期需谨慎使用
抗血小板药物:氯吡格雷	安全	不清楚是否会进入母乳;不建议在哺乳期使用
β-肾上腺素能阻受体滞剂	相对安全;IUGR,新生儿心动过缓;低血糖	可以进入母乳;建议在哺乳期使用
钙通道阻滞剂	相对安全;证据很少;关注分娩时子宫张力	可以进入母乳;建议在哺乳期使用
地高辛	安全;没有副作用	可以进入母乳;建议在哺乳期使用
氟卡尼	相对安全;证据有限;用于治疗胎儿心律失常	可以进入母乳
肼屈嗪	安全;无主要副作用	可以进入母乳;建议在哺乳期使用
呋塞米	安全;注意低血容量和减少胎盘血流	建议在哺乳期使用
利多卡因	安全;大剂量可引起新生儿中枢神经系统抑制	可以进入母乳;建议在哺乳期使用
甲基多巴	安全;有些人认为是妊娠高血压的首选药物	可以进入母乳;建议在哺乳期使用
普鲁卡因	相对安全;证据有限;已经被用来治疗胎儿的心律失常,对胎儿无主要副作用	可以进入母乳;建议在哺乳期使用,但长期影响未知
普罗帕酮	证据有限	未知
心得怡	安全;常用于治疗胎儿心律失常	可以进入母乳;不推荐使用
他汀类药物	禁忌;先天性异常	不清楚是否会进入母乳;不建议在哺乳期使用
华法林	胚胎病,胎盘和胎儿出血,中枢神经系统异常;FDA X类药物	可以进入母乳;建议在哺乳期使用

FDA,美国食品药品管理局;IUGR,宫内发育迟缓。

介入和外科手术

对于急性冠脉综合征的孕妇应进行心导管术。对胎儿的辐射可通过对母亲的腹部和骨盆进行铅隔离将其降至最低。如果瓣膜解剖良好，对于症状严重的二尖瓣、肺动脉或主动脉狭窄的孕妇，可在妊娠期间行球囊瓣膜成形术。大多数瓣膜成形术能有效改善瓣膜压差，但反流加重、心律失常和心脏压塞、孕产妇死亡、急骤分娩和胎儿死亡均有报道。手术应在经验丰富的中心进行，并有外科后备；如果是在妊娠 26 周后进行，应提供产科备用以防早产。经导管主动脉瓣置入术在孕妇中并不常规进行，但在特定情况下可考虑。

妊娠期间的心脏手术很少是必要的，应该尽可能避免。在妊娠早期进行体外循环时，胎儿畸形和流产的风险更高；如果是在最后 3 个月进行，诱发早产的可能性较大。在妊娠后期，如果胎儿足够成熟，可以在心脏手术之前进行分娩。从胎儿的角度来看，孕妇在妊娠期间进行心脏手术的最佳时间可能在妊娠 20 到 28 周之间。使用常温而不是低温体外循环、高流量、高压力和尽可能短的旁路时间也可以改善胎儿预后。建议在分娩过程中对胎儿进行产科监测，以便及时处理胎儿心动过缓，控制子宫收缩。在当今时代，通过上述的干预措施，母亲的心胸外科手术可以在相对安全的情况下进行。除非是紧急手术，孕妇的手术死亡率与非妊娠妇女相似[17]。然而，胎儿并发症（早产和死亡）与紧急高危手术、母体合并症和孕早期相关。多学科的优化策略对于改善母婴预后很重要。

生产和分娩

在生产和分娩时发生的血流动力学变化要求高危心脏病患者在分娩过程中采用多学科合作。心脏病专家和产科医生应该和麻醉师一起确定最安全的分娩方式。对于大多数心脏病患者，阴道分娩是可行的，也是优先考虑的，因为它与较少的并发症相关[18]。通常由于产科原因选择剖宫产。使用华法林抗凝治疗的患者是例外的，因为婴儿也处于抗凝状态，因此在阴道分娩的压力下增加了颅内出血的风险。对于主动脉扩张、严重肺动脉高压、严重心力衰竭或主动脉狭窄等严重阻塞性病变的患者也可考虑剖宫产[18]。对于高危妇女，分娩应在有专业中心进行，以便监测生产和分娩的血流动力学变化，并在必要时进行干预。如果选择阴道分娩，母亲可以采用左侧位分娩，这样胎儿就不会压迫下腔静脉，从而保持静脉回流。一些有高危心脏病变的妇女可在第二产程中采取辅助方法（产钳或胎头吸引术），以避免长时间的分娩。对于那些血流动力学状况不稳定的妇女，在主动分娩前进行 Swan-Ganz 导管检查以维持血流动力学稳定，并应持续产后至少 24 小时，因为肺水肿通常在这段时间内发生。对于易发生感染性心内膜炎的患者，分娩时是否进行抗生素预防尚未达成普遍共识。因为即使在不复杂的分娩过程中也可能发生菌血症。对于那些最高危的人群，如以往心内膜炎、发绀型心脏病和人工瓣膜植入者，抗生素预防仍然是可选的[19]。

特殊心脏病患者妊娠

先天性心脏病（另见第 75 章）

很少有先天性心脏病手术被认为是治愈的，许多女性有残余病变和后遗症，必须在妊娠前咨询时仔细评估。在患有先天性心脏病的妇女中，心脏、产科和围生期不良事件有所增加，根据心脏病变不同预后有很大差异[20]（图 90.3）。围生期风险包括将心脏病遗传给后代；母亲心脏病的类型决定后代的遗传概率。

分流病变

有简单分流的女性通常在妊娠期间表现良好。继发孔型房间隔缺损是先天性心脏病中最常见的一种。右心室的容积负荷通常是可耐受的，即使是未修复的继发孔型房间隔缺损，通常在妊娠期间也不会发生心脏并发症，除非伴有肺动脉高压或房颤。分娩过程中和分娩后应关注孕妇下肢静脉，因为深静脉血栓可能导致矛盾性血栓和卒中。有小室缺陷或动脉导管未闭的女性，在压力正常或接近正常的情况下，通常可以很好地耐受妊娠。妊娠增加的容量负荷即使在大分流患者中也很少诱发明显左心衰竭。室间隔缺损或动脉导管未闭伴肺动脉高压则建议避孕。

主动脉缩窄

大多数主动脉缩窄的女性在妊娠前进行了修补。当已知存在主动脉缩窄时，应在孕前咨询时对整个主动脉进行成像，因为有些女性可能有残余病变或复发的缩窄或动脉瘤。大多数妇女在适当治疗下可以成功妊娠。最常见的并发症是系统性高血压，可能需要治疗[21]。明显的缩窄会影响子宫和胎儿的血流，这可能导致婴儿的出生低体重甚至流产。应避免过度的降压治疗，因为可能会造成胎盘灌注不足。由于存在主动脉病变，整个主动脉容易扩张，动脉瘤和夹层。

法洛四联症

大多数患有法洛四联症的女性都曾做过矫正手术，因此应该没有发绀。偶尔会有成年患者未接受过手术或只是接受了制造分流的姑息手术（例如，Blalock-Taussig 分流术）。在这种情况下，妊娠可能会带来风险，危险度取决于发绀的程度（如下所述）。对于那些心脏内修补术患者，应在给予妊娠安全性建议前仔细评估任何血流动力学残余变化和后遗症。对于那些进行了有效的手术矫正、拥有良好的运动能力和最小的残余缺损的妇女来说，如果管理得当，妊娠是可耐受的。当女性有明显的右心室增大和功能障碍时，可能不能耐受妊娠的容积负荷[22]。此外，这些女性存在房性甚至室性心律失常的危险。

肺动脉瓣狭窄

孤立的肺动脉狭窄的女性几乎总是能很好地耐受妊娠。有些女性会接受肺动脉瓣成形术，可能有残余的肺动脉瓣反流。但如果这些女性有良好的运动能力并右心室收缩功能正常，也可以很好耐受妊娠。

Ebstein 畸形

Ebstein 畸形患者妊娠的安全性取决于右心室大小和功能、三尖瓣反流的程度以及是否存在房间隔缺损。大约 50% 的患者存在房间隔缺损，如果患者休息时存在发绀，妊娠的风险就大大增加。房间隔缺损增加了矛盾性血栓卒中的潜在风险，因此需仔细关注母亲深静脉血栓的可能性。Ebstein 畸形孕妇往往不能耐受房性心律失常，而这类患者存在房颤和房室折返心动过速的风险（另见第 37 章）。旁道引起的预激可导致快速心动过速。成功手术修复或替换三尖瓣后，如果没有残余异常，妊娠风险可降低。

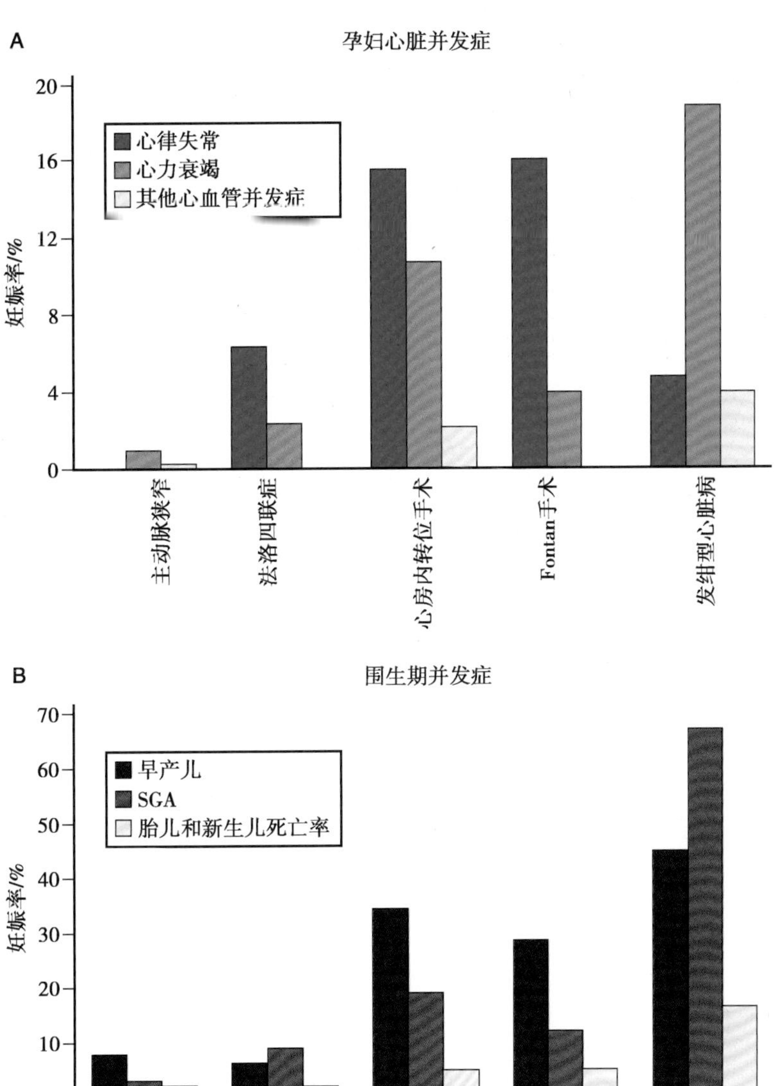

图 90.3 A，先天性心脏病女性的心血管并发症。深蓝色，心律失常；浅蓝色，心力衰竭；白色，其他心血管并发症（心血管死亡、心肌梗死和/或脑血管意外）。B，先天性心脏病女性的围产期并发症。暗红色，早产儿；浅红色，孕龄小婴儿；白色，胎儿和新生儿死亡率。SGA，小于胎龄儿。（数据引自 Drenthen W，Pieper PG，Roos-Hesselink JW，et al. Outcome of pregnancy in women with congenital heart disease：a literature review. J Am Coll Cardiol. 2007；49：2303-11.

完全型大动脉转位

完全型大动脉转位的女性在童年时就会做手术。心房矫治术（Mustard 或 Senning 术）使形态右心室成为全身泵，随着时间的推移，主动脉瓣下右心室可能扩张或减弱。主动脉下心室的功能和体循环房室瓣膜反流程度是影响妊娠预后的重要因素。在一项对 49 名已完成妊娠的孕妇进行的研究中，最常见的母亲心脏并发症是心律失常，在 22%的孕妇中发生[23]。心力衰竭和孕产妇死亡也有报道。早产是很常见的，孕龄低体重婴儿很常见。有些女性有不可逆的主动脉瓣下心室功能障碍或体循环房室瓣反流加重[24]。对患有这种疾病的女性来说，孕前专家进行仔细评估是很重要的。主动脉瓣下右心室功能不全是妊娠禁忌证。心房矫治术的女性在产后立即有心律失常和心力衰竭的危险，分娩后应在心脏重症监护病房进行监测。

更现代的完全转位矫治术是大动脉调转术（Jatene 手术），这些女性现在已经到了生育年龄。采用这种术式的女性可能出现新主动脉根部扩张、主动脉瓣反流、肺动脉狭窄或冠状动脉狭窄，这些也会带来妊娠风险。先天性心脏病专家进行孕前评估是很重要的[25]。接受过大动脉调转手术而没有严重残余异常的女性往往能很好耐受妊娠[25]。所有大动脉调转术的女性应在高危妊娠中心进行分娩。

Fontan 术

接受过 Fontan 手术的女性只有单心室，而没有肺动脉瓣下的心室。肺部的血液是被动流动的。这些女性在妊娠期间发生并发症的风险增加，特别是房性心律失常，这可能导致严重的血流动力学恶化和心力衰竭[26,27]。由于通过 Fontan 循环的低血流以及孕期的高凝状态，这类患者很容易发生血栓。妊娠的高容量负荷会造成而单心室功能不全。早产和新生儿低体重是这类患者主要的胎儿和新生儿并发症[27,28]。这是一种复杂的状况，由成人先天性心血管病专家进行孕前咨询至关重要。Fontan 循环依赖于前负荷，在分娩时尽量减少用力对预防并发症很重要。产后，女性应立即在加护病房中仔细监测心率和容量状况。

发绀型心脏病

有一些心脏病，如未矫正的法洛四联症，育龄女性可能出现发绀。发绀对母亲和胎儿都有危险。妊娠期周围阻力的减少增加了从右到左分流，可能加重母亲的发绀[29]。由于发绀伴有红细胞增多以及孕期血栓形成倾向，静脉血栓形成的女性可能出现矛盾性血栓和卒中。除了评估母体发绀程度外，在妊娠前必须运用超声心动图或 MRI 检查右心室功能。对于其他复杂的先天性心脏病患者，由成人先天性心脏病专家进行早孕咨询是至关重要的。

母体缺氧对胎儿的生长和生存造成明显的不良作用。在一项对 44 名妊娠女性同 96 次妊娠（不包括艾森门格尔综合征女性）的研究中，母亲氧饱和度低于 85%与胎儿预后不良有关；17 次妊娠中只有 2 次（12%）是正常生下活婴[29]。反之，当母体氧饱和度为 90%或更高时，92%的妊娠结果是活婴。14 例患者（32%）母体发生心血管并发症。8 例心力衰竭，2 例发生细菌性心内膜炎，均为接受姑息性外科手术的法洛四联症患者。2 例患者有血栓并发症，1 例肺栓塞，1 例脑血栓。

肺动脉高压（另见第 85 章）

在育龄女性中，肺动脉高压可能是特发性的，也可能继发于先天性心脏分流或结缔组织疾病。妊娠时，无论何种病因，肺动脉高压的死亡率很高。妊娠时的容量负荷会进一步加重右心室功能不全，导致心力衰竭。周围阻力下降增加了右到左分流，从而导致发绀。生产和分娩尤其重要危险，产妇死亡率最高的是在分娩和产褥期。当婴儿出生时，后负荷可能突然下降，失血引起的低血容量可导致缺氧、晕厥和猝死。迷走神经对疼痛的反应也可能危及生命。一项对 73 名患有肺动脉高压的女性妊娠的系统性回顾报告显示，产妇死亡率为 25%[30]。母体的发病率和死亡率是由右心室衰竭、肺动脉高血压危象、肺动脉栓塞、心律失常和出血引起的。新生儿和胎儿的死亡也增加了，许多妊娠发生早产。最近的一些研究表明，孕产妇和新生儿预后有所改善[31,32]。治疗肺动脉高压的新一代疗法正在越来越多的孕妇中使用，可能在一定程度上改善了预后。静脉和吸入前列环素和 5 型磷酸二酯酶抑制剂是妊娠期最常用的肺动脉高压药物。波生坦不建议在妊娠期间使用，因为它有致畸性的可能。

终止妊娠是更安全的选择，尽管对于患有肺动脉高压的患者来说，这也是一个更复杂的过程，推荐在心脏麻醉下进行。对于继续妊娠的女性，分娩方式需经治疗医师慎重考虑后确定。心脏麻醉下剖宫产是一种选择。如果选择阴道分娩，应在重症监护病房进行。硬膜外镇痛必须谨慎进行，尽量减少外周血管舒张。应避免延长第二产程。使用预防深静脉血栓装置（如 Thromboguard）或充气加压泵可能有助于防止外周静脉血栓形成。在分娩后，住院监护应至少持续 2 周。应向所有患者提供适当的避孕建议。

马方综合征（又见第 75 章）

最常见的结缔组织病是马方综合征，由编码微纤维糖蛋白的 *FBN-1* 基因突变引起。马方综合征是常染色体显性遗传。孕前咨询，包括遗传评估是必不可少的，包括关于母亲心血管并发症风险和遗传传给后代的风险。应进行仔细的临床和心血管影像学评估。心脏调查包括经胸超声心动图和 MRI 或 CT 评估整个主动脉扩张或夹层。如果升主动脉直径大于 4.4cm，妊娠通常是禁忌[33]。尽管确切的阈值仍存在争议。欧洲心脏病学会（European Society of Cardiology）关于妊娠期心血管疾病的指南建议，如果马方综合征（Marfan syndrome）患者的主动脉大于 4.5cm，应进行主动脉置换[18]。对所有马方综合征和曾经发生过主动脉夹层的女性都应该强调，妊娠并不总是安全的，其风险是不可预测的。妊娠会增加主动脉并发症的长期风险[33]。妊娠期主动脉并发症的产妇死亡率高达 11%。相关的心血管问题也需要评估，包括主动脉瓣反流和二尖瓣脱垂伴反流。

许多女性已经在接受 β 肾上腺素能阻滞剂或血管紧张素Ⅱ受体拮抗剂的治疗，以防止主动脉扩张和夹层。β 受体阻滞剂应在妊娠期间继续服用，因为他们可能防止进行性主动脉扩张和夹层。血管紧张素Ⅱ受体拮抗剂应在妊娠期间停止，因为存在胎儿风险。建议每隔 6~8 周定期进行超声心动图监测母体主动脉根部的大小，随访间隔取决于最初的超声心动图结果。任何胸痛都应及时评估以排除夹层。在分娩过程中，应尽量避免用力推挤，必要时辅助第二产程。对于主动脉扩张的女性，分娩应该在有心胸外科经验的三级中心进行。

心脏瓣膜病（另见第 67 章）

主动脉瓣狭窄（见第 68 章）

育龄妇女的主动脉瓣狭窄通常继发于二叶式主动脉瓣。在低收入国家，主动脉狭窄可能继发于风湿性心脏病。应该在妊娠前对瓣膜功能进行详细的超声心动图评估。运动试验可评估运动能力和运动血压变化。严重的主动脉瓣狭窄（瓣膜面积小于 $1cm^2$ 或平均压差>40mmHg）的女性需要由一位在妊娠和心脏病方面有专业知识的心脏病专家仔细进行妊娠风险分层。一些有严重主动脉瓣狭窄的女性，她们运动能力良好并且运动时血压正常，可以耐受妊娠。另外一些则需在妊娠前进行外科手术。此外，应仔细检查整个胸主动脉以寻找二叶式主动脉瓣相关的主动脉病变；即使是功能正常的二叶式主动脉瓣，也可能存在主动脉扩张或升动脉瘤。如果主动脉大于 5cm，应考虑妊娠前手术。

如果患者具有正常的运动能力且无症状，轻度和中度主动脉瓣狭窄通常耐受性良好。妊娠合并严重主动脉瓣狭窄的女性，心力衰竭、心律失常、早产和妊娠期缩短的发生率增加。在一项对 96 名中度以上主动脉瓣狭窄的孕妇的研究中，21%的孕妇在妊娠期间因心脏原因住院[34]。虽然如今产妇死亡率非常低，但在这一类女性中有死亡报告。

在这些患者中，生产和分娩过程可能特别危险，因为出现了突然的血流动力学变化，包括在胎儿娩出后后负荷突然下降。在分娩时失血也会使母亲猝死。硬膜外镇痛需要小心和缓慢地进行，应该避免脊髓阻滞，因为可能发生低血压。分娩时可进行动脉或中心静脉压力监测，并持续至分娩后至少 24 小时。从长期来看，与未妊娠的女性相比，已妊娠的中、重度主动脉瓣狭窄的女性更可能需要心脏干预[35]。

二尖瓣狭窄(另见第 69 章)

二尖瓣狭窄几乎总是由风湿性心脏病引起。妊娠期间心脏并发症是常见的。在妊娠期间症状往往会加重，因为血容积增加、心率增加缩短舒张时间和左心房压升高。每搏输出量的减少都会引起进一步的反射性心动过速，从而进一步导致左心房压升高。房性心律失常和肺水肿是最常见的心脏并发症[36]。房颤的发生可能导致急性肺水肿。可能发生孕产妇死亡，特别是在难以获得妊娠护理的低收入国家。围生期发病率和死亡率也有所增加。

女性在妊娠前应仔细进行二尖瓣和肺动脉压的超声心动图评估。运动超声心动图也有助于评估负荷状态下二尖瓣压差的变化和是否存在肺动脉高压。严重二尖瓣狭窄的女性应在妊娠前应进行瓣膜干预。在妊娠期间，对有症状的患者最重要的治疗是β受体阻滞剂，可以减慢心率，延长舒张压充盈时间，从而显著改善临床症状。卧床休息也有助于降低心率和减少心脏负担。如果有肺水肿，应使用利尿剂。房颤发生时应使用抗凝剂。当母亲对药物治疗反应不佳，且瓣膜解剖合适且无二尖瓣反流，则可行球囊成形术[37]。对于药物治疗效果不佳也不适合进行球囊成形术的患者，可行瓣膜切开术，但应非常谨慎。

二尖瓣和主动脉瓣关闭不全

如果反流在中度以下、心功能正常且母亲在妊娠前无症状，二尖瓣和主动脉反流患者可以耐受妊娠。当然，在妊娠期间应密切监测。尤其对于二尖瓣反流患者，因为随着妊娠的进展左心室会增大，这可能会加剧二尖瓣反流的程度。

人工瓣膜(见第 71 章)

人工瓣膜的女性妊娠对母亲和婴儿均有风险。育龄女性选择人工瓣膜的讨论应涉及各种相关风险，这样她就可以在知情的情况下决定是选择生物瓣膜还是机械瓣膜。与机械瓣膜相比，生物瓣膜不易形成血栓，由于不需要常规使用华法林，因此在妊娠时问题较少。缺点在于平均 10~15 年之后它们就会退化，需要再次手术以及随之而来的风险和死亡可能性。相比之下，机械瓣膜的寿命更长，但需要抗凝治疗。无论在妊娠期间选择哪种抗凝血策略，流产、胎盘出血和人工瓣膜血栓形成的概率都更高。

生物瓣膜

目前最常见的生物瓣膜类型是猪瓣膜和心包瓣膜。对于窦性心律患者，它们的优势是不需要华法林，大多数患者服用低剂量(81mg)的阿司匹林。这些瓣膜容易发生结构退化和钙化，这在年轻患者中发生得更快。此外，二尖瓣瓣膜比主动脉瓣膜退化得更快。一些证据表明，妊娠可能加速瓣膜退化，但并没有被普遍认同。一些大型研究表明，妊娠的年轻女性和没有妊娠的年轻女性相比，瓣膜退化方面没有差异。然而，所有的生物瓣膜都会退化，需要进行第二次手术，手术风险通常高于第一次。在一些研究中，第二次瓣膜置换术的死亡率可能高达 6%。必须认识到，如果在成功妊娠后发生死亡，那么年幼的孩子就没有母亲了。因此，在对育龄女性进行瓣膜选择咨询时，要注意各个中心的外科手术成功率，这与手术量和专业经验相关且存在很大差异。同种移植物也存在类似的退化和再手术问题。在 Ross 手术中，将自体肺动脉瓣置入主动脉瓣位置，并将生物瓣膜(通常是猪)置入肺动脉瓣位置，在血流动力学指标良好的情况下，可以很好耐受妊娠。尽管如此，Ross 手术最终还是需要再次干预。

机械瓣膜

妊娠期，由于凝血因子浓度增加、血小板粘附性增加和纤维蛋白溶解减少，母体血液具有高度的致栓性。这些变化会增加孕妇瓣膜血栓形成和血栓栓塞的风险。虽然母亲发生瓣膜血栓的风险主要取决于抗凝方案的选择和抗凝质量，但瓣膜的类型、瓣膜的位置(二尖瓣多于主动脉)和瓣膜的功能也是影响预后的因素。同时也存在出血并发症、脑血管事件、心力衰竭、心律失常和心内膜炎的风险。胎儿和新生儿并发症在这类孕妇中增加，包括流产、死胎、颅内出血、早产和出生低体重婴儿。

妊娠期机械瓣膜的抗凝治疗存在争议，目前尚无共识。可用的抗凝药物包括维生素 K 拮抗剂、低分子量肝素、普通肝素、或联合维生素 K 拮抗剂和肝素。目前还没有完美的抗凝策略，每种策略都存在母亲或胎儿危险。一般来说，维生素 K 拮抗剂的母体风险最低，肝素的胎儿风险最低。根据妊娠期使用的抗凝剂进行分层，对机械瓣膜(n = 2 468 次妊娠)女性的妊娠预后进行了系统回顾，如表 90.3 所示所有抗凝药物方案，无论如何精心管理，都增加了胎儿丢失和自然流产的风险，并有可能出现出血性并发症，包括胎盘出血、流产和胎儿死亡[38]。在采取任何方法之前，有必要向患者解释这些风险。在所有抗凝药物治疗方案中，每天 75~162mg 的小剂量阿司匹林，可能会给产妇带来额外的好处。到目前为止，还没有数据支持在机械瓣膜患者中使用抗Ⅹa 和直接凝血酶抑制剂。有机械瓣膜的母亲最好由中心一个多学科团队管理，该中心可提供复杂心脏病和妊娠管理的专业知识。

心脏瓣膜病的药物治疗

华法林。妊娠 6~9 周胎儿接触华法林会发生华法林胚胎病(骨骺点状钙化、鼻发育不全)。华法林胎儿病(视神经萎缩和中枢神经系统异常)发生于妊娠后期接触华法林。39 据报道患胚胎病发生率差别很大，但平均为 2%~4%。在妊娠 6 周前开始使用肝素可以降低这一风险。停止华法林的缺点是增加了母体瓣膜血栓形成的风险。与华法林有关的围生期并发症与剂量有关，但华法林胚胎病是否与剂量有关仍有争议[39]。一项研究表明，如果母体华法林剂量为每天 5mg 或更少，则风险非常低[40]。与肝素相比，华法林降低活婴出生[41]。因为应用华法林孕产妇瓣膜血栓形成和死亡风险最低，美国心脏病学院/美国心脏病协会(American College of Cardiology/American Heart Association，ACC/AHA)[42]和欧洲心脏病学会(European Society of Cardiology，ESC)[18]建议在妊娠中期和晚期口服抗凝药，直到大约孕 36 周，并严格控制国际标准化比值(图 90.4)。停用华法林并开始使用肝素的过渡期，在可能早产的高危女性需提前。由于妊娠早期的胎儿风险似乎与剂量有关，指南建议如华法林剂量小于 5mg/d，可考虑在妊娠早期继续口服抗凝血药[43]。这些选择必须在患者妊娠前与她充分讨论，不仅是医疗上的法律问题，而且为了确保她完全理解对母亲和婴儿的所有风险和获益。

表 90.3 植入机械瓣的母体在怀孕期间服用抗凝剂及其婴儿的主要结果*

抗凝策略	预计母体死亡率/%(95%CI)	预计母体血栓栓塞发生率/%(95%CI)	预计出生活体婴儿率/%(95%CI)	预测华法林胚胎和胎儿疾病/%(95%CI)
维生素 K 拮抗剂(INR 目标为 2.5 至 3.5)	0.9(0.1,1.6)	2.7(1.4,4.0)	64.5(48.8,80.2)†	2.0(0.3,3.7)†
序贯治疗	2.0(0.8,3.1)	5.8(3.8,7.7)	79.9(74.3,85.6)	1.4(0.3,2.5)‡
仅 LMWH	2.9(0.2,5.7)	8.7(3.9,13.4)	92.0(86.1,98.0)	NA
仅 UFH	3.4(0,7.7)	11.2(2.8,19.6)	69.5(37.8,100)	NA§

* 估计值表示为每 100 个受影响的怀孕所占的比例(95%CI)。

†其中,7/407 [0.8%(0.0,1.7)]代表胚胎病变,5/197 [2.1%(0.1,4.1)]代表胎儿病变。

‡所有病例均代表胎儿病。

§ 使用 UFH 的女性中有 4 例颅内出血;出血是早产的继发因素,而不是抗凝作用,因为 UFH 不会通过胎盘。

CI,置信区间;INR,国际标准化比率;LMWH,低分子量肝素;NA,不适用;UFH,普通肝素。

改编自 D'Souza R, Ostro J, Shah PS, et al. Anticoagulation for pregnant women with mechanical heart valves: a systemic review and meta-analysis. Eur Heart J. 2017;38(19):1509-16.

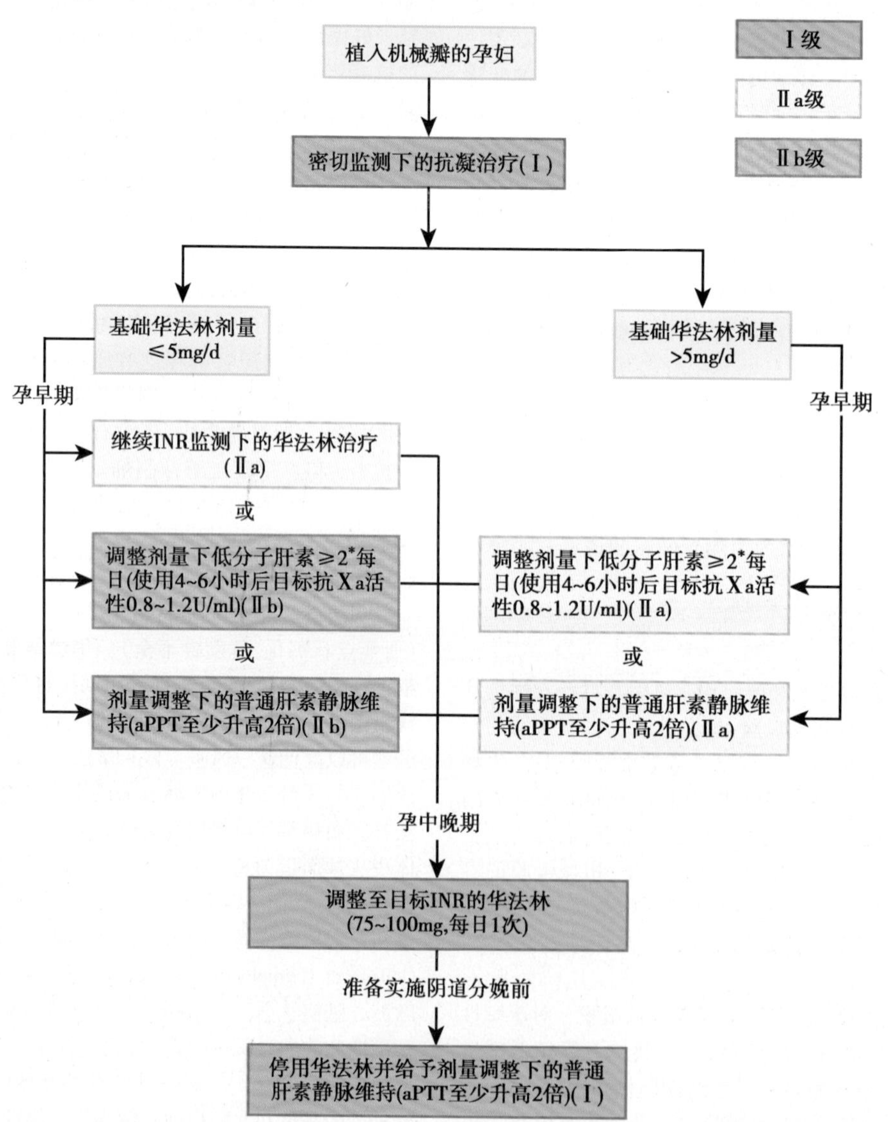

图 90.4 植入机械瓣的孕妇的抗凝治疗,ACC/AHA 推荐。aPTT,部分凝血活酶时间;ASA,阿司匹林;INR,国际标准化比值;LMWH,低分子量肝素。(引自 Nishimura RA, Otto CM, Bonow RO, et al. 2014 AHA/ACC guideline for the management of patients with valvular heart disease: executive summary: a report of the American College of Cardiology/American Heart Association Task Force on Practice GuidelineS. J Am Coll Cardiol 2014;63;2438-88.)

低分子量肝素。虽然肝素的使用消除了华法林胚胎病的风险，但在母体包括瓣膜血栓形成的血栓栓塞并发症风险显著增加。低分子量肝素由于其使用简便性和优越的生物利用度，更适合替代普通肝素。它不能通过胎盘，所以不会导致胚胎病。

然而，目前还没有大规模前瞻性试验来证实低分子量肝素的有效性，仅有小规模的报道的研究。

使用低分子量肝素的活婴出生率最高，但与华法林相比，产妇血栓栓塞并发症和产妇死亡率增加。血栓栓塞并发症通常与固定剂量或低抗Ⅹa水平有关，但也并不总相关。由于肾清除率和血浆容积的变化，低分子量肝素的剂量需求在整个妊娠期间会发生显著变化。此外，虽然注射后高于治疗阈值水平，但注射前抗Ⅹa水平会低于治疗阈值。关于最优抗Ⅹa水平、测量时间（峰水平、谷水平或者两者）和检测频率的数据仍然非常有限。尽管存在这些不足，ACC/AHA2（见图90.4）和ESC18建议，对于华法林剂量超过5mg/d的女性，低分子量肝素可作为华法林的替代品。美国胸科医师学会建议，无论华法林剂量如何，低分子量肝素都可以作为华法林的替代品[43]。如果使用低分子量肝素，应每12小时皮下注射一次，并调整剂量使注射后4小时抗Ⅹa水平维持在1.0至1.2IU/ml。分娩前至少36小时停止使用低分子量肝素，此时应改用普通肝素，因为它可以快速起效和失效。如果使用硬膜外麻醉，这种预防措施尤其重要，因为低分子量肝素的长效作用增加了脊髓血肿的风险。如没有出血并发症，普通肝素应在分娩后尽快恢复使用。

普通肝素。普通肝素是一个大分子，它不会穿过胎盘，所以不会引起胎儿发育异常。实验室监控活化部分凝血酶活酶时间（activated partial thromboplastin time，aPTT）较困难，部分原因是对标准剂量反应不同，同时用于监测剂量的试剂也不同。如果在孕期间使用，肝素应静脉输注和活化部分凝血活酶时间比值至少2倍以上。皮下普通肝素可在整个妊娠过程中使用，以避免胎儿接触到华法林，但它已被证明是作用较弱的抗凝药物。ACC/AHA瓣膜病指南不建议植入机械瓣膜的孕妇应用皮下肝素[42]。

心肌病（另见第77章）

扩张型心肌病

在年轻女性中，扩张型心肌病通常是特发性的，但它可能是继发于药物、毒素的影响或感染。偶尔会发现遗传因素在扩张型心肌病起的作用，因此在这种情况下，应该避免将其传给后代问题。患有扩张型心肌病的妇女，如果射血分数低于30%，或者心功能为NYHA分级Ⅲ～Ⅳ级[18]，通常建议避免妊娠。妊娠前应行仔细的心脏超声检查。运动压力测试也可能有帮助，因为患有心肌病的妇女如果携氧能力差，可能无法耐受妊娠的过程。

扩张型心肌病患者有左心室收缩功能恶化、肺水肿和心律失常的风险。扩张型心肌病患者孕期死亡是罕见的，但曾有报道过。在一项对32名扩张型心肌病妇女的36次妊娠的研究中，36次妊娠中有14次（39%）至少发生了一次母体的心脏不良事件[44]。较差的心功能分级以及中、重度左心室功能障碍是引起产妇不良心脏结局的主要决定因素。相反，扩张型心肌病患者若左心室收缩功能轻微不良，心功能分级良好、既往无心力衰竭或心律失常史，妊娠期通常表现良好。

患有心肌病的女性应在有指征时应继续接受β受体阻滞剂治疗。由于妊娠时禁止使用血管紧张素转化酶抑制剂和血管紧张素Ⅱ受体拮抗剂，因此在妊娠前未用药时评估心室功能。有症状的妊娠患者可能需要肼屈嗪以减轻后负荷。心力衰竭通常发生在妊娠晚期或产后早期。患肺水肿的女性应使用利尿剂治疗，同时可能需要住院和卧床休息。妊娠期心功能失代偿或有严重左心室收缩功能障碍的女性可能需要尽早分娩。

肥厚型心肌病（另见第78章）

在肥厚型心肌病（包括左心室流出道梗阻、二尖瓣反流、心律失常、舒张功能障碍）中，广泛的解剖和血流动力学异常已被证实。部分患者因血流动力学障碍最小，所以无症状。其他患者表现出明显的心功能受损，伴有明显的血流动力学障碍。因为在咨询妊娠的可行性之前，应该仔细询问病史、家族史，完善心电图，运动负荷试验和经胸超声心动图。未来的父母应该了解常染色体显性遗传模式，它具有可变外显率。在许多患者中，遗传因素可以被确定，因此在考虑妊娠前进行遗传咨询和家庭筛查是适当的。

大多数研究表明，肥厚型心肌病患者对妊娠的耐受性良好[45]。因后负荷减少所导致的流出道压力阶差的降低在很大程度上被母体血浆容积的增加所抵消。妊娠前有明显症状（通常与严重的左心室流出道梗阻有关）的患者可能会出现并发症。妊娠期间猝死的情况很罕见，但已经有报道[45]。因此说明仍需要谨慎评估。妊娠期间可发生心力衰竭和心律失常，包括房性和室性心律失常。妊娠期间心律失常和心力衰竭的频率在不同的研究中的报告各不相同，这可能是由于患者选择差异、样本量较少和研究方法不同造成的。据报道，有23%的孕妇在分娩时发生了心脏并发症[46]。β受体阻滞剂等药物可在整个妊娠期间继续使用，但剂量可能需要随着妊娠的进展而增加。利尿剂可用于治疗妊娠期心力衰竭，但必须注意避免血容量减少，这会加剧左心室流出道梯度。分娩时应注意血流动力学。对于阻塞性肥厚型心肌病患者，应特别避免硬膜外麻醉和脊髓阻滞引起的低血压。血容量的丢失应及时补充。剖宫产只适用于产科原因符合者。对于阻塞性肥厚型心肌病的女性，建议避免瓦尔萨尔瓦手术以及促进第二产程。

围生期心肌病

围生期心肌病（peripartum cardiomyopathy，PPCM）是一种与左心室功能障碍有关的危及生命的疾病，在既往健康的女性中常发生在妊娠最后几个月或产后几个月。PPCM发病率在人群中存在差异。美国的这一比例约为三千分之一，而海地为三百之一。已知的危险因素包括黑种、高龄产妇年龄、多胎妊娠和子痫前期。大多数女性在产后第一个月出现。产妇可能出现心力衰竭、心源性休克、心律失常或继发于左心室血栓的卒中。据报道，美国的死亡率在零到19%之间[47]，对于心肌病是在妊娠期间发生的，还是原有的心肌病变在妊娠期间加重，其机制存在着不确定性。

其病因和病理生理学尚不清楚，但血管生成的不平衡常被认为是重要的机制。因为发现许多患者的血清炎症标志物升高，因此过多的抗血管生成因子与宿主易感因子联合产生的共同作用[48]。产后氧化应激的不平衡也可能起到重要作用，因为它会导致催乳素的蛋白水解分裂，最终形成一个 16kDa 的蛋白亚型。催乳素是一种有效的抗血管生成、促凋亡和促炎症因子，能够影响内皮细胞、心脏血管系统和心肌细胞功能。这一假设导致了一种可能的治疗策略，即通过溴隐亭，一种多巴胺 D2 受体激动剂，来阻断催乳素分泌。

这种治疗方法已经在实验动物模型中被证明可以预防这种疾病，并且在小型临床研究中证明在预防和治疗方面似乎是成功的[49]。由于催乳素是凝血酶的清除剂，溴隐亭消除催乳素可能增加血栓栓塞的风险，因此建议同时使用肝素抗凝血剂。进一步的随机对照试验对于确定其安全型和有效性是十分必要的。

在其他方面，PPCM 的治疗方法与充血性心力衰竭的治疗方法相似，除了产前的女性不应该使用血管紧张素转化酶抑制剂和血管紧张素Ⅱ受体拮抗剂[50]。肼屈嗪和硝酸盐可用于后负荷降低。妊娠期间可使用 β 受体阻滞剂和地高辛。利尿剂可用来治疗肺水肿。在更严重的情况下可能需要正性肌力药物，醛固酮拮抗剂可能对胎儿有抗雄激素作用，因此应被避免。左心室血栓很常见，因此对于射血分数低于 35%的患者，应使用肝素抗凝。患有严重 PPCM 的女性应该被转移到一个能够提供机械支持和移植服务的医疗中心。患者若存在心源性休克，可能需要提供主动脉内球囊反搏、左心室辅助装置或体外膜氧合以提供暂时循环支持。对机械循环支持有困难的患者可考虑心脏移植。对于难治性心力衰竭的女性，提前分娩可能是必要的，但分娩的时间和方式取决于产妇的临床状况。剖宫产术是血流动力学不稳定患者首选的分娩方式。在一项对 100 名 PPCM 患者的研究中，心室收缩功能正常值为 72%，但如果诊断时左心室射血分数低于 30%或左心室舒张末期尺寸大于 6cm，则心功能很难恢复[51]（图 90.5）。左心室收缩功能通常在产后 6 至 12 个月内改善。所有患有 PPCM 的女性在随后的妊娠中都有复发的危险，这可能导致显著的临床恶化和死亡。没有完全恢复左心室收缩功能的女性存在最高风险，应建议禁止妊娠，因为随后妊娠的产妇死亡率为 20%。

冠状动脉疾病与妊娠相关心肌梗死（另见第 58 章）

任何类型的冠状动脉疾病在育龄女性中都不常见。动脉粥样硬化性冠状动脉疾病可能发生于年龄较大、合并糖尿病或过度吸烟的女性。其他冠状动脉病变，如冠状动脉夹层，冠状动脉栓塞，和冠状动脉痉挛常发生于年轻产妇。一项对 50 名有冠状动脉疾病的孕妇的研究报告显示，孕妇在妊娠期间死亡、急性冠脉综合征、心肌梗死或心力衰竭的风险为 10%，其中包括一例因心搏骤停引起的孕产妇死亡[52]。18%的妊娠发生新发的或进行性心绞痛。缺血性并发症在诊断冠状动脉粥样硬化的女性中更为常见。胎儿的不良事件和新生儿并发症的发生率也很高。

妊娠相关的急性心肌梗死是罕见的，但随着孕产妇年龄的增加和高危孕妇数量的增加，发病率也在增加。当心肌梗死发生时，孕妇死亡率会上升 5%到 10%。妊娠相关性急性心肌梗死最常见的原因是冠状动脉夹层（图 90.6），最常见累及的动脉是左前降支。这通常发生在妊娠晚期或产后早期。在回顾 150 例妊娠相关的急性心肌梗死病例，38%并发心力衰竭或心源性休克发生在 38%的妊娠，12%并发室性心律失常，20%并发复发性心绞痛或再发梗死[53]，妊娠相关急性心肌梗死最常见的原因是冠脉夹层，在超过 40%的女性被发现。

当发生急性冠脉综合征时，产妇应立即转运到技术熟练的介入中心进行血管造影。这种管理策略比溶栓更可取，因为妊娠期间冠状动脉夹层的可能性增加。组织纤溶酶原激活剂不会穿过胎盘，但可能导致胎盘出血。因此除非危及生命，否则溶栓应避免。许多用于治疗心肌梗死的标准药物疗法，如吗啡、硝化甘油、阿司匹林、β 受体阻滞剂、肝素和氯吡格雷都可以在妊娠期间使用。

由于潜在的胎儿危险，血管紧张素转换酶抑制剂和他汀类药物通常被避免使用。关于在妊娠中使用糖蛋白Ⅱb/Ⅲa 受体抑制剂普拉格雷和替格瑞洛的信息有限。由于有可能发生医源性冠脉夹层相关的冠脉介入治疗，支架置入术只适用于持续性或复发性缺血、反复缺血或不稳定的患者。冠状动脉搭桥术可考虑应用于左主干病变或冠状动脉近端明显狭窄的女性。

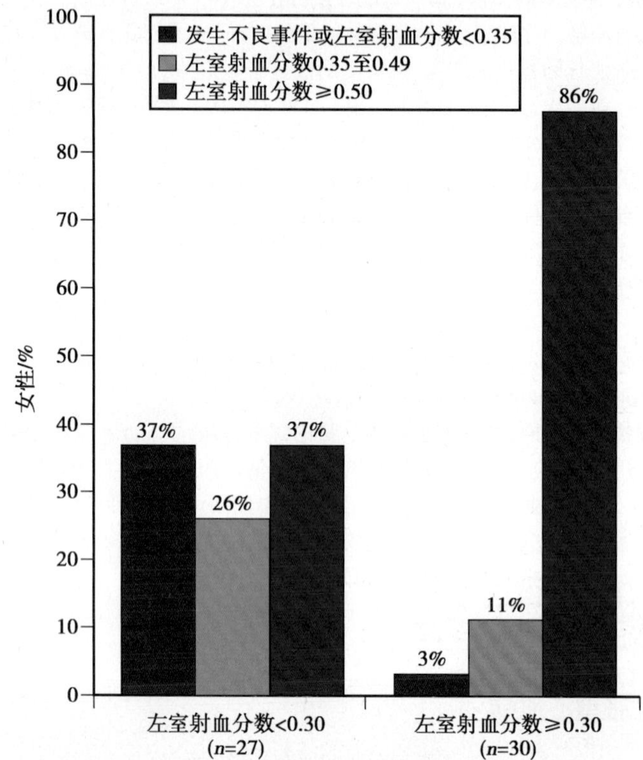

图 90.5 产后心肌病女性左心室收缩功能恢复情况。基于初始左心室射血分数的 1 年后左心室收缩功能比较。红色，心功能没有恢复的女性的百分比（最终射血分数事件<0.35）；蓝色，心功能部分恢复女性的百分比（最终射血分数 0.35~0.49）；紫色，心功能完全恢复的女性的百分比（最终射血分数 0.50 至 0.49）。（引自 McNamara DM, Elkayam U, Alharethi R, et al. Clinical outcomes for peripartum cardiomyopathy in North America: results of the IPAC study (Investigations of Pregnancy-Associated Cardiomyopathy). J Am Coll Cardiol 2015;66:905-14.

高血压（另见第 46 章）

高血压在妊娠期最为常见，被公认为升高产妇发病率和死亡率的元凶之一。妊娠期高血压的不同类型见表 90.4。妊娠期高血压与子痫前期的区别在于缺乏蛋白尿、母体器官功能障碍或子宫胎盘异常。

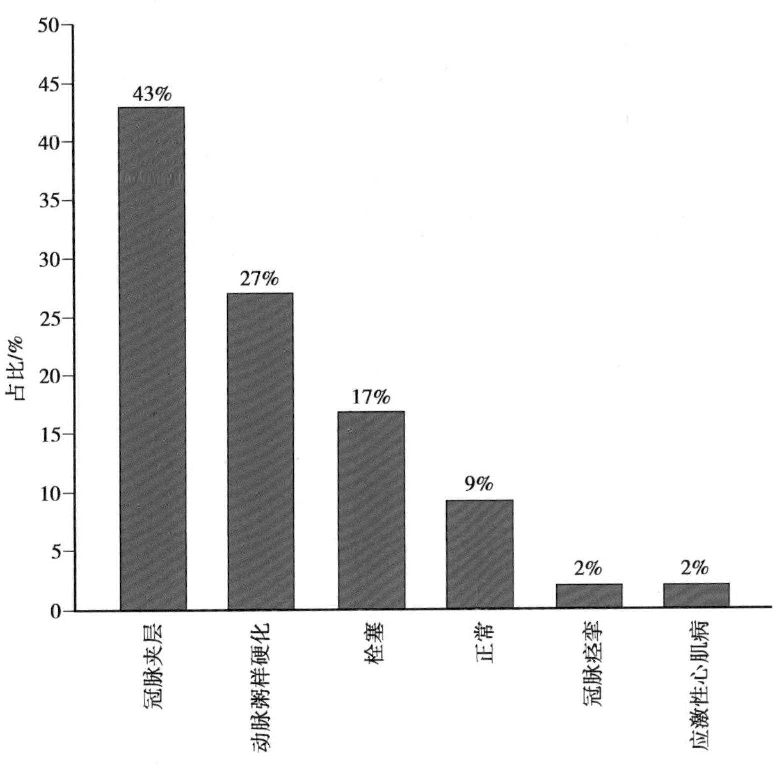

图 90.6 引起妊娠期心肌梗死的主要原因。(数据引自 Elkayam U, Jalnapurkar S, Barakkat MN, et al. Pregnancy-associated acute myocardial infarction: a review of contemporary experience in 150 cases between 2006 and 2011. Circulation 2014;129:1695-1702.)

表 90.4 妊娠期高血压的分类*

高血压分类	定义和/或描述
高血压	高血压(血压≥140mmHg 收缩压或≥90mmHg 舒张压)在妊娠前或妊娠 20 周前诊断 可能与高血压家族史、超重或肥胖相关 继发性高血压的原因需要排除
妊娠期高血压	妊娠第 20 周后出现的新高血压(血压≥140mmHg 收缩压或≥90mmHg 舒张压),未出现任何可定义为子痫前期的异常表现(见下文) 大约 25%的病例进展到子痫前期 产后 12 周,血压通常会恢复正常
子痫前期(新发或叠加于高血压)	妊娠 20 周后发生的高血压,加上以下变量之一:蛋白尿 其他母体器官功能障碍:肾功能不全;肝脏受累(转氨酶升高和/或严重的右上腹痛或上腹部痛);神经系统并发症(子痫、精神状态改变、失明、卒中,或更常见的伴有阵挛的反射亢进、伴有反射亢进的严重头痛、持续性视野缺损);血液系统并发症(血小板减少、弥散性血管内凝血、溶血) 子宫胎盘功能障碍:胎儿生长受限
白大衣高血压	通过 24 小时动态血压监测结果正常以确诊 发生在大约四分之一的门诊患者

* 基于 Tranquilli AL, Dekker G, Magee L, et al. The classification, diagnosis and management of the hypertensive disorders of pregnancy: a revised statement from the ISSHP. Pregnancy Hypertens. 2014;4:97-104.

大约有 25%的患者会出现子痫前期,因此需要密切监测。大约 25%的高血压患者会出现子痫前期。子痫前期的病因尚不完全清楚,但引起胎盘螺旋动脉异常重塑的内皮功能障碍可能是一个因素。高血压只是弥漫性内皮功能障碍的一个特征,它与血管痉挛、末端器官灌注减少和凝血级联激活有关。子痫前期往往发生在既往没有生育的、体重指数大于 30kg/m^2、年龄超过 40 岁、存在相关既往病史(肾病或妊娠前期糖尿病、系统性红斑狼疮或抗磷脂抗体综合征)的女性,或有子痫前期、胎儿生长受限或胎盘早剥的病史的女性,或在辅助生殖技术后多胎妊娠的女性。

高血压通常直到妊娠的后半段才发生,有时伴有新发的显著性蛋白尿(24 小时内排泄大于 3g 尿蛋白)和母体器官功能障碍或子宫颈神经功能障碍。

各种专业协会都有关于妊娠期高血压疾病的诊断和治疗的指南,包括美国妇产科学会[54]、加拿大妇产科协会[55]、澳大利亚和新西兰产科医学协会[56]和国际妊娠期高血压研究委员会[57]。尽管抗高血压药物能有效地治疗妊娠期间恶化的高血压,但并不能有效预防子痫前期的进展。为了降低子痫前期的发生概率,高危的女性应该服用低剂量的阿司匹林(从妊娠大于 16 周开始服用),并且应该给缺钙的个体服用钙剂。当子痫前期发生时,孕妇应入院由胎儿医学或产科医学专家密切监测。

高血压通常采用口服降压药治疗,常用药物有拉贝洛尔、硝苯地平、肼屈嗪和甲基多巴。血压在 160~170mmHg 收缩压和 110mmHg 舒张压以上需要紧急治疗。静脉注射拉比他洛尔或肼屈嗪可在此情况下应用。硫酸镁常用于预防子痫发作,同时在早产时用于胎儿神经保护。妊娠 37 周后出现子痫前期的孕妇可分娩。患有严重子痫前期和/或 HELLP 综合征(溶血、转氨酶升高和

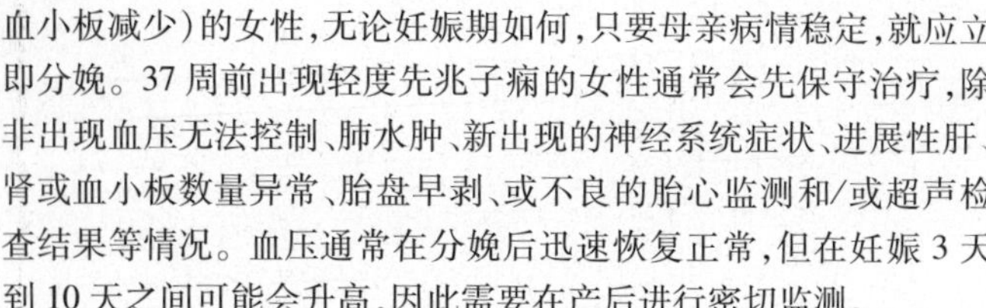

血小板减少）的女性，无论妊娠期如何，只要母亲病情稳定，就应立即分娩。37 周前出现轻度先兆子痫的女性通常会先保守治疗，除非出现血压无法控制、肺水肿、新出现的神经系统症状、进展性肝、肾或血小板数量异常、胎盘早剥、或不良的胎心监测和/或超声检查结果等情况。血压通常在分娩后迅速恢复正常，但在妊娠 3 天到 10 天之间可能会升高，因此需要在产后进行密切监测。

心律失常（另见第 32 章和第 36 章）

由于妊娠期间的生理变化，心脏在此期间可能更容易出现心律失常。潜在的影响因素包括：前负荷的增加，导致更多的心肌的应激性；心率加快，可能影响不应期；水电解质改变，以及儿茶酚胺水平的变化等。

然而，心律失常的加重并不是其共同的特征，许多有心动过速病史的女性可能没有感受到任何症状上的改变。表现出来的症状可能很难与妊娠的正常症状区分开来，包括心动过速和漏搏，这通常是室上性异位搏动所表现出的。一般的诊治流程应该包括仔细研究病史，寻找任何诱发疾病的原因，同时通过适当的实验室测试，如全血细胞计数、电解质水平和甲状腺功能测定，排除任何伴随的医学问题（如甲状腺疾病）。经胸超声心动图将有助于确定心律失常是否发生在结构性心脏病的背景下。在没有潜在心脏病的情况下，如果患者有症状或心律失常对母亲或胎儿构成危险，应进行药物治疗。

室上性心律失常（另见第 37 章）

室上性心律失常是妊娠期常见的心律失常，常发生在心脏结构正常的女性和存在心脏病的女性。一般来说，治疗方法与未妊娠的妇女相同，但需留心药物对胎儿的作用（见表 90.2）。维持窦性心律是大多数室上性心动过速孕妇的首选策略。药物治疗方面，一般情况下应给予治疗心律失常所需的最低剂量，并定期评估是否需要继续治疗。如果迷走刺激失败，静脉注射腺苷通常是室上性心动过速的首选药物。心房颤动（见第 38 章）可能是潜在的结构性心脏病的表现，如二尖瓣狭窄。对于患有结构性心脏病和房颤的女性来说，治疗房性心律失常和抗凝都是必要的。口服 β 受体阻滞剂和地高辛已经在许多孕妇中使用，可以安全地用于预防复发。在妊娠期间使用其他抗心律失常药物的经验较少（见第 36 章）。

如果患者状态不稳定或心律失常对药物治疗没有反应，可以在妊娠期间进行心电复律。一些专家建议在选择性心脏复律时使用胎儿监护，以防胎儿发生短暂性心动过缓。导管消融几乎不是必须的，但一旦有必要行消融，应该在可能的条件下考虑没有透视引导的导管消融。

室性心动过速（另见第 39 章）

妊娠期间室性心动过速相对少见。患有特发性或流出道室性心动过速的女性在妊娠期间出现症状时需引起注意。这些女性的心脏结构正常，药物治疗通常效果良好。室性心动过速、晕厥和猝死可发生于长 QT 综合征的女性中，特别是在产后时期（见第 33 章）。一项对 391 名长 QT 综合征女性的研究表明，与妊娠期相比，产后 9 个月的心脏事件（晕厥、心搏骤停或心源性猝死）更为常见[58]。长 QT2 的女性比长 QTI 或 QT3 的女性发生心脏并发症的风险更高。

β 受体阻滞剂治疗可显著降低严重心脏事件的风险。所有患有长 QT 综合征的女性都应该在孕期和产后服用 β 受体阻滞剂。患有心肌病、缺血性心脏病、瓣膜性心脏病或先天性心脏病的女性也可能发生室性心动过速。

室性心动过速的治疗取决于潜在的心脏状况和母亲的血流动力学状况。有血流动力学障碍的女性应行心电复律术。特发性室性心动过速的女性通常对 β 受体阻滞剂或钙通道阻滞剂有反应。对于患有结构性心脏病的孕妇，治疗室性心动过速应与电生理医生协商决定。

避孕

避孕措施的选择是女性心脏病患者护理的一个重要方面。在女性发生性行为之前，应该提供避孕建议。对于患有先天性心脏病或其他遗传性心脏病的青少年来说，这一点尤为重要，因为他们和这个年龄段的其他人一样，经常发生性行为。对于一些妇女来说，妊娠可能会带来很高的发病率甚至死亡的风险。因此关于各种避孕方法以及有效性的详细建议是非常必要的。

选择一种最优的避孕方式应考虑患者的依从性和避孕的安全性和有效性。紧急口服避孕药（“晨后避孕药”）对患有心脏病的女性是安全的。避孕套有助于保护和安全的心脏病女性；然而，公认的失败率大约是每年 15 个妊娠/100 个女性年）。

因此，使用屏障避孕法采用与否取决于女性避孕是否一定必要。使用宫内节育器对大多数患有心脏病的女性是安全的，并且是一种有效的避孕方式，失败率很低。肺动脉高压患者常发生血管迷走神经反应，如艾森门格综合征，可能危及生命，因此许多医生避免在此类患者中使用 IUDs。雌激素-孕酮联合口服制剂对所有心脏病女性可能不安全。联合口服避孕药的失败率极低，由于这个原因，以及其方便服用的特点，这些药物被广泛使用。然而，对于患有心脏病的女性来说，一个重要的问题是静脉血栓栓塞、动脉粥样硬化、高脂血症、高血压和缺血性心脏病的风险增加，特别是对于 40 岁以上和吸烟的女性。此外，患有先天性心脏病的患有发绀、房颤或房扑、机械人工心脏瓣膜或 Fontan 循环的女性可能应避免使用含有雌激素的制剂。任何原因或有血栓栓塞病史的心室功能明显受损的患者应避免使用雌激素。对于大多数患有心脏病的女性来说，仅使用孕激素避孕可能是安全的，但与联合用药相比就不那么可靠。其他避孕方法包括含有雌激素和黄体酮的经皮贴片和注射制剂，两者的疗效相似。每 3 个月注射一次黄体酮，对于患有心脏病的女性来说是一个合理的选择。于手臂皮下植入的植入物也可应用，其可能导致液体潴留和月经不规律等问题，但心血管禁忌证与黄体酮一样。输卵管绝育可以通过腹腔镜或剖腹手术进行。对于心脏血流动力学薄弱的患者，可能存在心脏不稳定的危险，心脏麻醉可能更好。对于肺动脉高压或 Fontan 循环的患者，全身麻醉可能是危险的，而手术中的对腹腔充气可能会抬高膈膜，从而导致不稳定的心肺功能。输卵管绝育可以通过内镜植入插入式输卵管内的塞子来安全完成[59]。

未来展望

在过去 20 年里，我们对妊娠结局和危险分层的理解有了重大进展。虽然对于一些罕见的心脏病，妊娠结局仍不清楚，但在新发现的遗传疾病和有新的先天性心脏表型（例如左心发育不全）的女性中，目前的大型多中心队列研究可能有助于确定这些人群在未来的结果。尽管我们提高了对妊娠风险的认识，但这些信息仍然没有很好地传达给女性，我们仍需要探索开发新的教育患者的方式。除了高血压疾病领域外，还缺乏针对孕妇心脏病治疗的随机试验。虽然具有挑战性，但最终仍需要随机试验来确定孕妇某些情况下的最佳治疗策略。最后，全球范围内因心脏原因造成的产妇死亡率有所上升，其中许多死亡是可以预防的[5]。在世界上的一些地方，产妇仍无法接触到专业的医疗服务或训练有素的医疗专业人员。在全球范围内发展改善产妇心脏保健的系统必须成为今后的重点。

（王箴　李智行 译）

参考文献

1. Ahmed R, Dunford J, Mehran R, et al. Pre-eclampsia and future cardiovascular risk among women: a review. *J Am Coll Cardiol*. 2014;63:1815–1822.
2. Fraser A, Nelson SM, Macdonald-Wallis C, et al. Associations of pregnancy complications with calculated cardiovascular disease risk and cardiovascular risk factors in middle age: the Avon Longitudinal Study of Parents and Children. *Circulation*. 2012;125:1367–1380.
3. Mosca L, Benjamin EJ, Berra K, et al. Effectiveness-based guidelines for the prevention of cardiovascular disease in women–2011 update: a guideline from the american heart association. *Circulation*. 2011;123:1243–1262.
4. Roos-Hesselink JW, Ruys TP, Stein JI, et al. Outcome of pregnancy in patients with structural or ischaemic heart disease: results of a registry of the European Society of Cardiology. *Eur Heart J*. 2013;34:657–665.
5. Cantwell R, Clutton-Brock T, Cooper G, et al. Saving Mothers' Lives: Reviewing maternal deaths to make motherhood safer: 2006-2008. The Eighth Report of the Confidential Enquiries into Maternal Deaths in the United Kingdom. *BJOG*. 2011;118(suppl 1):1–203.
6. Pieper PG, Balci A, Aarnoudse JG, et al. Uteroplacental blood flow, cardiac function, and pregnancy outcome in women with congenital heart disease. *Circulation*. 2013;128:2478–2487.

Preconception Counseling

7. Wald RM, Silversides CK, Kingdom J, et al. Maternal Cardiac Output and Fetal Doppler Predict Adverse Neonatal Outcomes in Pregnant Women With Heart Disease. *J Am Heart Assoc*. 2015;4(11).
8. Lui GK, Silversides CK, Khairy P, et al. Heart rate response during exercise and pregnancy outcome in women with congenital heart disease. *Circulation*. 2011;123:242–248.
9. Siu SC, Sermer M, Colman JM, et al. Prospective multicenter study of pregnancy outcomes in women with heart disease. *Circulation*. 2001;104:515–521.
10. Khairy P, Ouyang DW, Fernandes SM, et al. Pregnancy outcomes in women with congenital heart disease. *Circulation*. 2006;113:517–524.
11. Drenthen W, Boersma E, Balci A, et al. Predictors of pregnancy complications in women with congenital heart disease. *Eur Heart J*. 2010;31:2124–2132.
12. Thorne S, Nelson-Piercy C, MacGregor A, et al. Pregnancy and contraception in heart disease and pulmonary arterial hypertension. *J Fam Plann Reprod Health Care*. 2006;32:75–81.
13. Balci A, Sollie-Szarynska KM, van der Bijl AG, et al. Prospective validation and assessment of cardiovascular and offspring risk models for pregnant women with congenital heart disease. *Heart*. 2014;100:1373–1381.
14. Dayan N, Laskin CA, Spitzer K, et al. Pregnancy complications in women with heart disease conceiving with fertility therapy. *J Am Coll Cardiol*. 2014;64:1862–1864.

14a. Elkayam U, Goland S, Pieper PG, Silverside CK. High-risk cardiac disease in pregnancy. Part I. *J Am Coll Cardiol*. 2016;68:396–410.

14b. Elkayam U, Goland S, Pieper PG, Silverside CK. High-risk cardiac disease in pregnancy. Part II. *J Am Coll Cardiol*. 2016;68:502–516.

Evaluation and Testing During Pregnancy

15. Tanous D, Siu SC, Mason J, et al. B-type natriuretic peptide in pregnant women with heart disease. *J Am Coll Cardiol*. 2010;56:1247–1253.
16. Ray JG, Vermeulen MJ, Bharatha A, et al. Association Between MRI Exposure During Pregnancy and Fetal and Childhood Outcomes. *JAMA*. 2016;316:952–961.

General Management Principles

17. John AS, Gurley F, Schaff HV, et al. Cardiopulmonary bypass during pregnancy. *Ann Thorac Surg*. 2011;91:1191–1196.
18. Regitz-Zagrosek V, Blomstrom Lundqvist C, Borghi C, et al. ESC Guidelines on the management of cardiovascular diseases during pregnancy: the Task Force on the Management of Cardiovascular Diseases during Pregnancy of the European Society of Cardiology (ESC). *Eur Heart J*. 2011;32:3147–3197.
19. Warnes CA, Williams RG, Bashore TM, et al. ACC/AHA 2008 Guidelines for the Management of Adults with Congenital Heart Disease: a report of the American College of Cardiology/American Heart Association Task Force on Practice Guidelines (writing committee to develop guidelines on the management of adults with congenital heart disease). *Circulation*. 2008;118:e714–e833.

Specific Cardiovascular Conditions

20. Drenthen W, Pieper PG, Roos-Hesselink JW, et al. Outcome of pregnancy in women with congenital heart disease: a literature review. *J Am Coll Cardiol*. 2007;49:2303–2311.
21. Krieger EV, Landzberg MJ, Economy KE, et al. Comparison of risk of hypertensive complications of pregnancy among women with versus without coarctation of the aorta. *Am J Cardiol*. 2011;107:1529–1534.
22. Greutmann M, Von Klemperer K, Brooks R, et al. Pregnancy outcome in women with congenital heart disease and residual haemodynamic lesions of the right ventricular outflow tract. *Eur Heart J*. 2010;31:1764–1770.
23. Drenthen W, Pieper PG, Ploeg M, et al. Risk of complications during pregnancy after Senning or Mustard (atrial) repair of complete transposition of the great arteries. *Eur Heart J*. 2005;26:2588–2595.
24. Guedes A, Mercier LA, Leduc L, et al. Impact of pregnancy on the systemic right ventricle after a Mustard operation for transposition of the great arteries. *J Am Coll Cardiol*. 2004;44:433–437.
25. Tobler D, Fernandes SM, Wald RM, et al. Pregnancy outcomes in women with transposition of the great arteries and arterial switch operation. *Am J Cardiol*. 2010;106:417–420.
26. Gouton M, Nizard J, Patel M, et al. Maternal and fetal outcomes of pregnancy with Fontan circulation: A multicentric observational study. *Int J Cardiol*. 2015;187:84–89.
27. Drenthen W, Pieper PG, Roos-Hesselink JW, et al. Pregnancy and delivery in women after Fontan palliation. *Heart*. 2006;92:1290–1294.
28. Pundi KN, Pundi K, Johnson JN, et al. Contraception Practices and Pregnancy Outcome in Patients after Fontan Operation. *Congenit Heart Dis*. 2016;11:63–70.
29. Presbitero P, Somerville J, Stone S, et al. Pregnancy in cyanotic congenital heart disease. Outcome of mother and fetus. *Circulation*. 1994;89:2673–2676.
30. Bedard E, Dimopoulos K, Gatzoulis MA. Has there been any progress made on pregnancy outcomes among women with pulmonary arterial hypertension? *Eur Heart J*. 2009;30:256–265.
31. Kiely DG, Condliffe R, Webster V, et al. Improved survival in pregnancy and pulmonary hypertension using a multiprofessional approach. *BJOG*. 2010;117:565–574.
32. Sliwa K, van Hagen IM, Budts W, et al. Pulmonary hypertension and pregnancy outcomes: data from the Registry Of Pregnancy and Cardiac Disease (ROPAC) of the European Society of Cardiology. *Eur J Heart Fail*. 2016;18:1119–1128.
33. Donnelly RT, Pinto NM, Kocolas I, Yetman AT. The immediate and long-term impact of pregnancy on aortic growth rate and mortality in women with Marfan syndrome. *J Am Coll Cardiol*. 2012;60:224–229.
34. Orwat S, Diller GP, van Hagen IM, et al. Risk of Pregnancy in Moderate and Severe Aortic Stenosis: From the Multinational ROPAC Registry. *J Am Coll Cardiol*. 2016;68:1727–1737.
35. Tzemos N, Silversides CK, Colman JM, et al. Late cardiac outcomes after pregnancy in women with congenital aortic stenosis. *Am Heart J*. 2009;157:474–480.
36. Silversides CK, Colman JM, Sermer M, Siu SC. Cardiac risk in pregnant women with rheumatic mitral stenosis. *Am J Cardiol*. 2003;91:1382–1385.
37. Henriquez DD, Roos-Hesselink JW, Schalij MJ, et al. Treatment of valvular heart disease during pregnancy for improving maternal and neonatal outcome. *Cochrane Database Syst Rev*. 2011;CD008128.
38. D'Souza R, Ostro J, Shah PS, et al. Anticoagulation for pregnant women with mechanical heart valves: A systemic review and meta-analysis. *Eur Heart J*. 2017;38(19):1509–1516.
39. McLintock C. Thromboembolism in pregnancy: challenges and controversies in the prevention of pregnancy-associated venous thromboembolism and management of anticoagulation in women with mechanical prosthetic heart valves. *Best Pract Res Clin Obstet Gynaecol*. 2014;28:519–536.
40. Vitale N, De Feo M, De Santo LS, et al. Dose-dependent fetal complications of warfarin in pregnant women with mechanical heart valves. *J Am Coll Cardiol*. 1999;33:1637–1641.
41. van Hagen IM, Roos-Hesselink JW, Ruys TP, et al. Pregnancy in Women With a Mechanical Heart Valve: Data of the European Society of Cardiology Registry of Pregnancy and Cardiac Disease (ROPAC). *Circulation*. 2015;132:132–142.
42. Nishimura RA, Otto CM, Bonow RO, et al. 2014 AHA/ACC guideline for the management of patients with valvular heart disease: executive summary: a report of the American College of Cardiology/American Heart Association Task Force on Practice Guidelines. *J Am Coll Cardiol*. 2014;63:2438–2488.
43. Bates SM, Greer IA, Middeldorp S, et al. VTE, thrombophilia, antithrombotic therapy, and pregnancy: Antithrombotic Therapy and Prevention of Thrombosis, 9th ed: American College of Chest Physicians Evidence-Based Clinical Practice Guidelines. *Chest*. 2012;141:e691S–736S.
44. Grewal J, Siu SC, Ross HJ, et al. Pregnancy outcomes in women with dilated cardiomyopathy. *J Am Coll Cardiol*. 2009;55:45–52.
45. Schinkel AF. Pregnancy in women with hypertrophic cardiomyopathy. *Cardiol Rev*. 2014;22:217–222.
46. Lima FV, Parikh PB, Zhu J, et al. Association of cardiomyopathy with adverse cardiac events in pregnant women at the time of delivery. *JACC Heart Fail*. 2015;3:257–266.
47. Elkayam U. Clinical characteristics of peripartum cardiomyopathy in the United States: diagnosis, prognosis, and management. *J Am Coll Cardiol*. 2011;58:659–670.
48. Patten IS, Rana S, Shahul S, et al. Cardiac angiogenic imbalance leads to peripartum cardiomyopathy. *Nature*. 2012;485:333–338.
49. Sliwa K, Blauwet L, Tibazarwa K, et al. Evaluation of bromocriptine in the treatment of acute severe peripartum cardiomyopathy: a proof-of-concept pilot study. *Circulation*. 2010;121:1465–1473.
50. Bauersachs J, Arrigo M, Hilfiker-Kleiner D, et al. Current management of patients with severe acute peripartum cardiomyopathy: practical guidance from the Heart Failure Association of the European Society of Cardiology Study Group on peripartum cardiomyopathy. *Eur J Heart Fail*. 2016;18:1096–1105.
51. McNamara DM, Elkayam U, Alharethi R, et al. Clinical Outcomes for Peripartum Cardiomyopathy in North America: Results of the IPAC Study (Investigations of Pregnancy-Associated Cardiomyopathy). *J Am Coll Cardiol*. 2015;66:905–914.
52. Burchill LJ, Lameijer H, Roos-Hesselink JW, et al. Pregnancy risks in women with pre-existing coronary artery disease, or following acute coronary syndrome. *Heart*. 2015;101:525–529.
53. Elkayam U, Jalnapurkar S, Barakkat MN, et al. Pregnancy-associated acute myocardial infarction: a review of contemporary experience in 150 cases between 2006 and 2011. *Circulation*. 2014;129:1695–1702.
54. American College of O, Gynecologists and Task Force on Hypertension in P. Hypertension in pregnancy. Report of the American College of Obstetricians and Gynecologists' Task Force on Hypertension in Pregnancy. *Obstet Gynecol*. 2013;122:1122–1131.
55. Magee LA, Pels A, Helewa M, et al. Diagnosis, evaluation, and management of the hypertensive disorders of pregnancy: executive summary. *J Obstet Gynaecol Can*. 2014;36(5):416–441.
56. Lowe SA, Brown MA, Dekker GA, et al. Society of Obstetric Medicine of A and New Z. Guidelines for the management of hypertensive disorders of pregnancy 2008. *Aust N Z J Obstet Gynaecol*. 2009;49:242–246.
57. Tranquilli AL, Dekker G, Magee L, et al. The classification, diagnosis and management of the hypertensive disorders of pregnancy: A revised statement from the ISSHP. *Pregnancy Hypertens*. 2014;4:97–104.
58. Seth R, Moss AJ, McNitt S, et al. Long QT syndrome and pregnancy. *J Am Coll Cardiol*. 2007;49:1092–1098.

Contraception

59. Famuyide AO, Hopkins MR, El-Nashar SA, et al. Hysteroscopic sterilization in women with severe cardiac disease: experience at a tertiary center. *Mayo Clin Proc*. 2008;83:431–438.

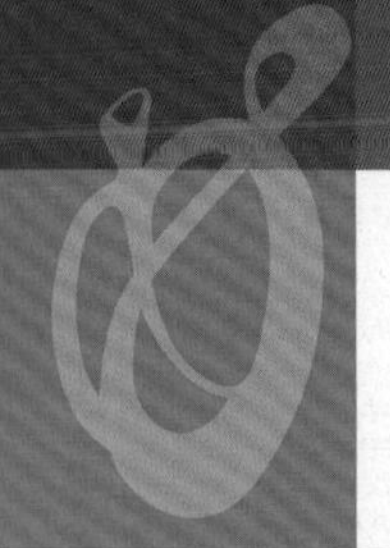

第 91 章　异质性人群中的心血管疾病

MICHELLE A. ALBERT AND MERCEDES R. CARNETHON

心血管疾病的检测和管理取得了前所未有的进步，但由于种族、民族和社会经济状况等存在不同，不同人群罹患心血管疾病的风险和结局仍然存在差异[1]。本章重点概述：高血压和 2 型糖尿病等心血管疾病的负担；高血压、冠心病和心力衰竭的管理；以及新科学研究的持续需求，以解决心血管疾病在异质性人群中的差异。

异质性人群中心血管疾病的流行病学

心血管疾病的种族和族群差异

根据 2014 年美国国民健康访问调查报告（National Health Interview Survey，NHIS），种族或族裔间冠心病（coronary heart disease，CHD）的负担仅略有不同（图 91.1A）。白人男性（<6.5%/年）的 CHD 发病率下降速度是黑人男性（<3.2%/年）的两倍；白人女性（<5.2%/年）和黑人女性（<4.0%/年）的情况也相似[1]。在死亡率方面，种族或族裔间差异最为明显，黑人男性患致死性 CHD 的风险是白人男性的两倍［风险比（HR），2.18；95%置信区间（CI），1.24 至 2.56］，黑人女性患致死性 CHD 的风险比白人女性高 63%（HR，1.63；95%CI，1.0 至 2.62）。卒中患病率和发病率的种族或族裔间差异更为显著（见图 91.1B）[2]。

高血压（另见第 46 和 47 章）

黑人的高血压发病率高于其他种族或族裔[3]。有几种可能的机制会导致黑人高血压发病率升高（表 91.1）。图 91.2 显示了美国和全球高血压患病率、知晓率、治疗率和控制率的流行病学（见图 91.2A 至 D）。虽然黑人的知晓率较高（见图 91.2C），黑人治疗高血压使用药物更多，但是黑人的高血压控制率低于其他种族或族裔群体（见图 91.2D）[4]。美国印第安人/阿拉斯加原住民（26.4%）的高血压发病率也高于西班牙裔或拉丁裔成年人（22.9%）或亚洲成年人（19.5%）[5]。

在西班牙裔/拉美裔人群中，亚组的高血压患病率差异很大。在西班牙裔社区健康研究/拉丁美洲人研究（Hispanic Community Health Study/Study of Latinos，HCHS/SOL）中，测量了 16 415 名西班牙裔/拉美裔人的血压（不包括非西班牙裔的对照人群），古巴、波多黎各和多米尼加的调查对象高血压患病率最高[6]。与非西班牙裔白人比较，HCHS/SOL 研究中的西班牙裔/拉美裔人高血压知晓率更低，接受治疗率也可能更低[4]。

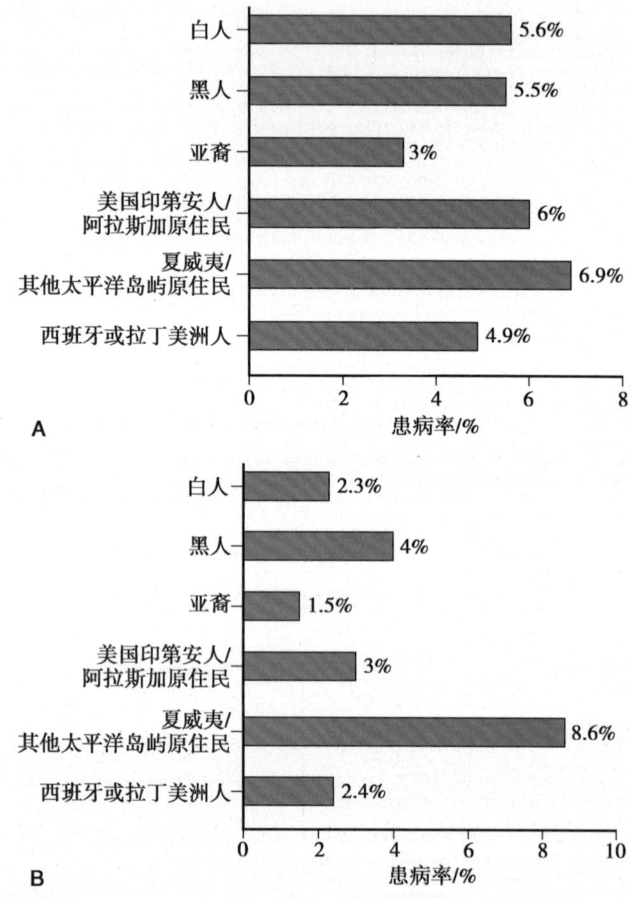

图 91.1　A，2014 年美国冠心病患病率；B，2014 年美国卒中患病率（http://ftp.cdc.gov/pub/Health_Statistics/NCHS/NHIS/SHS/2014_SHS_Table_A-1.pdf.）

表 91.1　黑人高血压发病率高的机制

机制
遗传易感性
社会经济状况
肾和细胞对盐的处理
膳食 Na/K
肾素-血管紧张素-醛固酮系统的改变
血管扩张因子缺乏
睡眠呼吸暂停多
低出生体重

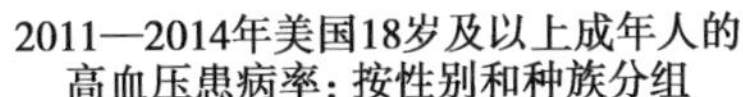

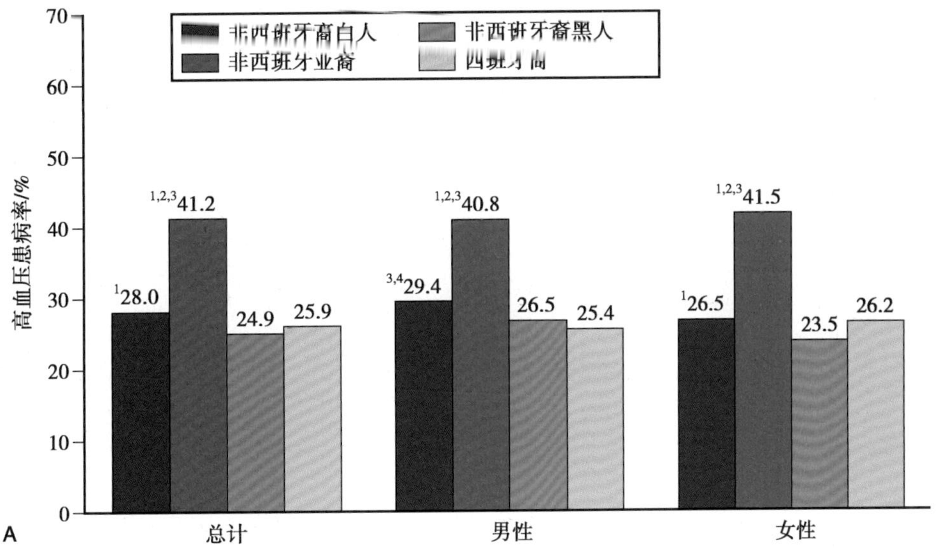

[1]与非西班牙裔亚裔比较有显著性差异。
[2]与非西班牙裔白人比较有显著性差异。
[3]与西班牙裔人比较有显著性差异。
[4]与同一种族和西班牙裔女性比较有显著性差异。
注：根据2000年美国人口普查中18~39岁、40~59岁和60岁以上的年龄组，采用直接法对数据进行年龄调整[9]

2011—2014年美国18岁及以上成年人的
高血压控制率：按性别和种族分组

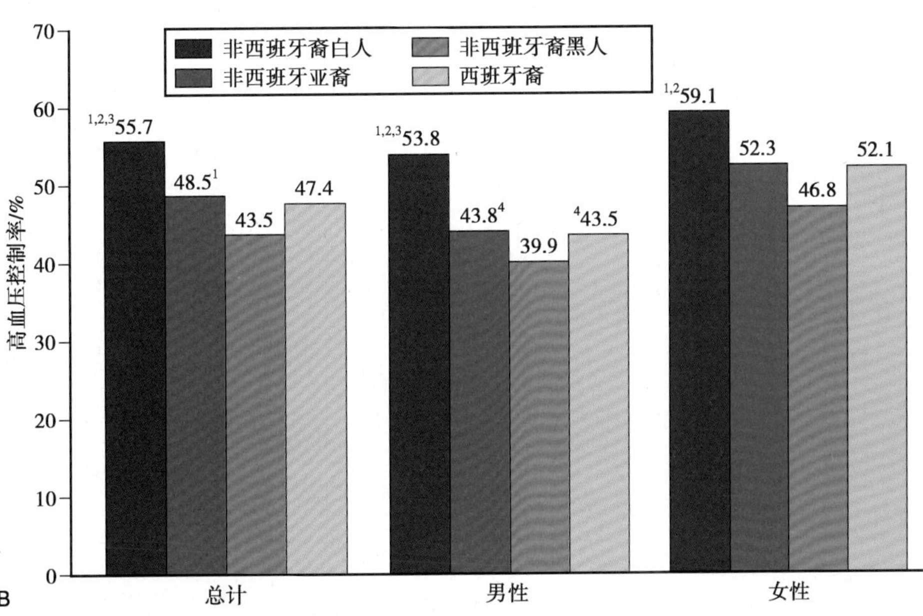

[1]与非西班牙裔亚裔比较有显著性差异。
[2]与非西班牙裔黑人比较有显著性差异。
[3]与西班牙裔人比较有显著性差异。
[4]与同一种族和西班牙裔群体中的女性存在显著差异。
注：根据美国2011—2012年高血压患者亚群的计算权重，采用直接法对数据进行年龄调整。
引自国家健康与营养检查调查[7]

图91.2 按性别种族/族裔分组的美国成人高血压流行病学。(A和B改编自Yoon SS, Carroll MD, Fryar CDoon SS, Carroll MD, Fryar CD. Hypertension prevalence and control among adults, United States, 2011-2014, NCHS Data Brief 2015;220:1-8)。

2003—2004年至2011—2012年按性别和种族分组的
高血压成年人年龄调整后的高血压知晓率

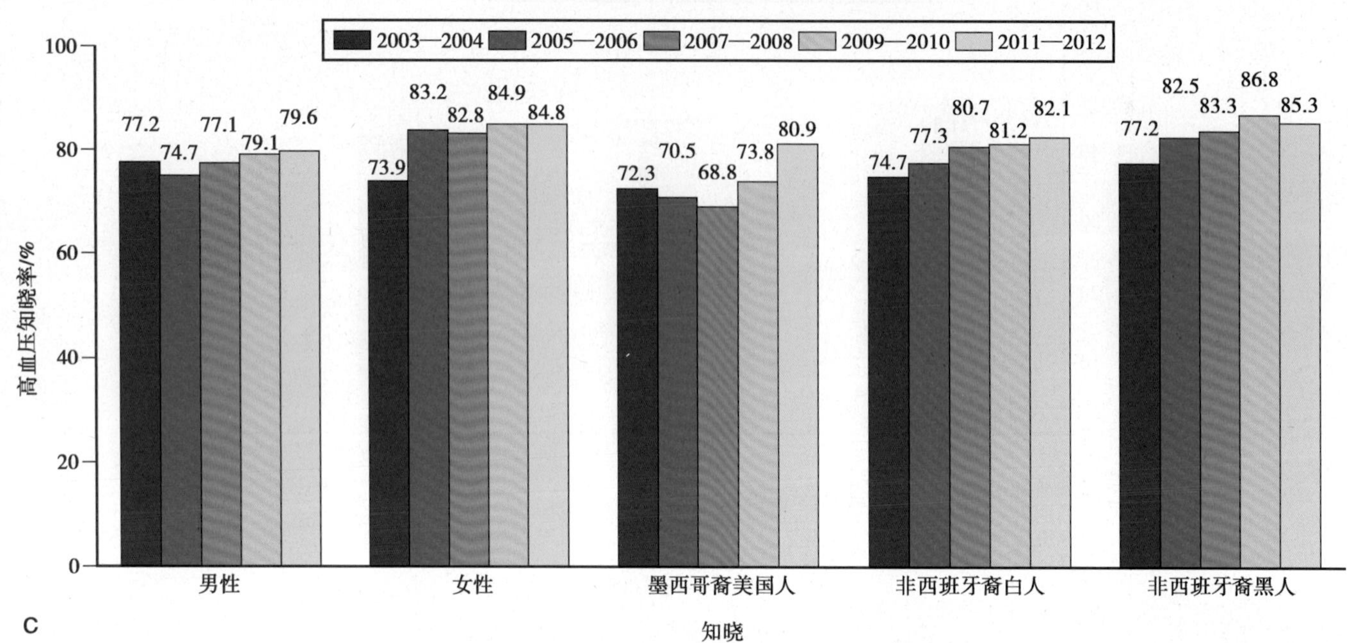

C

知晓

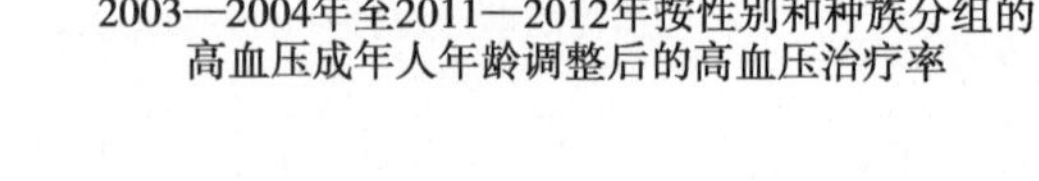

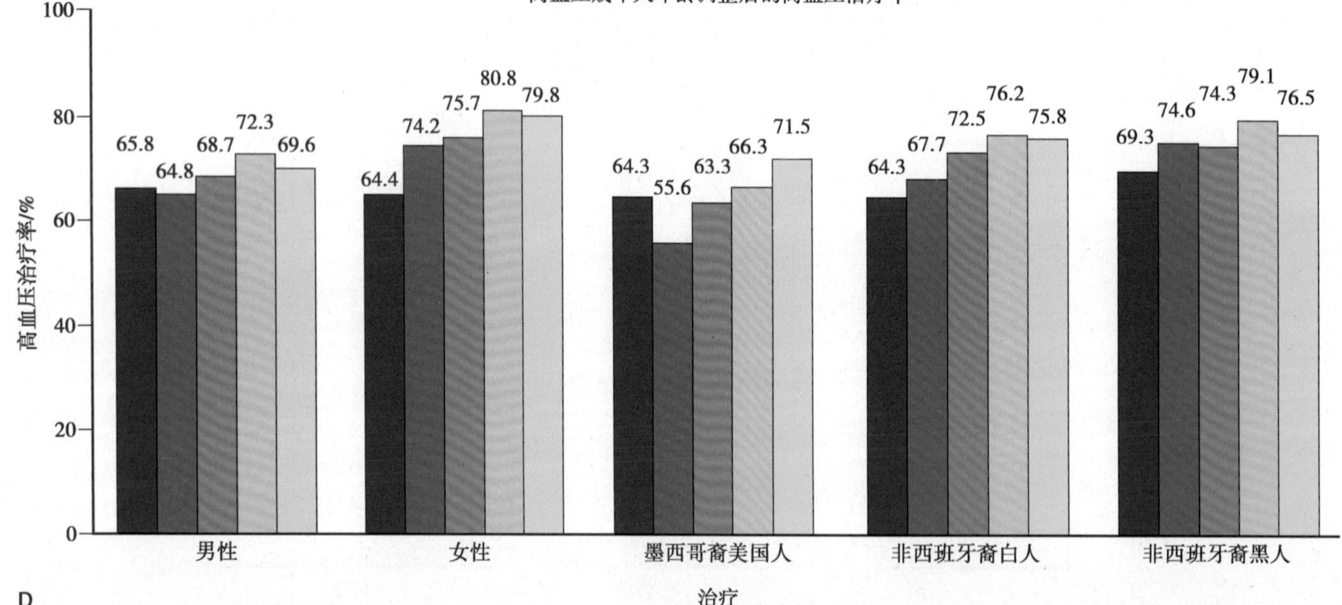

D

治疗

图 91.2(续) 按性别种族/族裔分组的美国成人高血压流行病学。(C 和 D 改编自 American Heart Association; adapted from Yoon SS, Gu Q, Nwankwo T, et al. Trends in blood pressure among adults with hypertension: United States, 2003 to 2012, Hypertension 2015; 65(1): 54-61; and Crim MT, Yoon SS, Ortiz E, et al. National surveillance definitions for hypertension prevalence and control among adults. CircCardiovascQual Outcomes 2012; 5(3): 343-51.)

亚裔美国人的高血压患病率资料尚缺乏。在六大亚裔美国人(亚洲印度人、中国人、菲律宾人、日本人、韩国人、越南人)中，菲律宾人的高血压患病率特别高(53.2%至59.9%)，知晓率和控制率较低[3,7]。菲律宾高血压患者中，年龄较大、有合并症及不吸烟者，其高血压治疗已经得到改善，有健康保险的患者血压控制更佳。这些研究结果表明，需要更好地获得医疗保健和针对多种风险因素的方法，以降低菲律宾人的高血压患病率和风险[8]。

2型糖尿病(另见第50章和第51章)

美国人群糖尿病的总体年龄标准化患病率为14.3%，但西班牙裔/拉丁美洲人、黑人、亚洲人和美洲印第安人/阿拉斯加原住民(17.5%)的患病率高于非西班牙裔白人[9,10]。

不同人群的新证据显示糖尿病患病率与肥胖的“流行”很大程度上平行上升，即使在童年时期，两者患病率呈现平行关系[11]。在西班牙裔/拉丁裔社区，多米尼加人、波多黎各人和墨西哥人(17%至18%)的患病率似乎高于南方美国人和古巴人(10%至13%)[12]。这种观察到的变异与遗传研究一致，该研究显示有较多非洲裔和美洲原住民的血统的西班牙裔/拉丁裔人，其糖尿病患病率较高[13]。然而，有新研究同时纳入社会经济学、环境、社会心理因素以及遗传，研究这些因素与糖尿病的关系，结果表明，社会经济因素是糖尿病发病因果链上起最大作用的中间因素[14]。

虽然糖尿病的患病率通常与肥胖流行平行，但亚裔美国人并非如此。亚裔美国人的体质量指数平均低于其他种族或族裔群体，但即使如此，他们也有胰岛素抵抗的证据[15,16,17]。平洋岛民、南亚/东亚人和菲律宾人的糖尿病发病率至少比白人高2至3倍，中国人、日本人、韩国人和越南人的差异程度甚至更大，他们的总体糖尿病患病率低于非西班牙裔白人[7,17]。菲律宾人和南亚/东亚人比非西班牙裔白人治疗率更高[7]。

其他人群的心血管疾病

患有心理疾病和性取向异常的少数群体，其心血管疾病风险升高以及对健康的影响与一般人群相比不同，因此值得更多关注。心理状况包括但不限于焦虑、重度抑郁症和双相情感障碍，其影响了至少4 380万成年人，其他许多人正在遭受痛苦，但未被诊断和未得到治疗[18]。这种流行病包括特别脆弱的人群，如社会经济地位较低的人群无家可归者和退伍军人[19]。心血管风险升高与不良风险行为：孤立、与医疗保健系统接触有限以及社会经济流动性下降有关；用于控制某些精神疾病的药物，可降低身体活动的动力，导致体重增加和/或镇静[20,21]。

性取向为女同性恋、男同性恋、双性恋或变性人(lesbian, gay, bisexual, or transgender, LGBT)的人，在历史上一直不被视为“少数群体”，但事实上，他们已成为一个相当大的，独特的社会群体。对LGBT人群中独特的健康需求的关注传统上侧重于性健康，而不太关注心血管疾病的预防和管理。获得性免疫缺陷综合征(艾滋病)从急性疾病转变为慢性疾病及其相关的心血管风险(另见第82章)，是反映性与心血管健康之间相互关系的一个例外实例。虽然艾滋病毒/艾滋病的负担不仅限于性少数群体，但受影响个人的最大比例是男性同性恋者和非白人少数民族妇女[22]。用于治疗艾滋病毒/艾滋病的药物可较好地避免艾滋病毒/艾滋病相关的消瘦综合征，但结果却引起超重和肥胖，以及随之而来的代谢紊乱，包括高血压和糖尿病的疾病负担加重[23]。HIV^+状态与HIV^-状态相比，其心脏收缩功能降低和左心室肥大患病率增加，即使调整代谢因素后仍然如此。这些心脏改变，可能使艾滋病毒感染/艾滋病患者易患心力衰竭[24]。

心血管疾病管理

高血压

通过注重减肥、减少钠摄入量、增加体力活动和减少饮酒量的行为干预改变生活方式仍然是高血压管理的基石。收缩压干预试验(Systolic Blood Pressure Intervention Trial, SPRINT)研究了抗高血压药物治疗，该研究纳入了9 361例无糖尿病、没有发生过卒中的高血压患者，受试者基线收缩压(SBP)为130至180mmHg，心血管疾病风险增加(≈2%/年)。强化干预组降压目标SBP<120mmHg，常规干预组目标SBP<140mmHg的。结果显示，与常规干预组相比，强化干预组心肌梗死，无心肌梗死的急性冠脉综合征、卒中、急性失代偿性心力衰竭或心血管疾病死亡的复合事件率降低25%，全因死亡率降低27%[25]。分层分析显示，黑人和非黑人的结果类似，其中黑人的CI包括了1.0。把SPRINT研究人群推广到50岁或以上的美国成年人，采用国家健康和营养检查调查(National Health and Nutrition Examination Survey, NHANES)数据，结果表明，4%至5%的西班牙裔和黑人、9%的白人符合SPRINT研究的资格标准[26]。尽管如此，大约只有8.5%的黑人和14.2%的西班牙裔患者接受了SPRINT研究中确定的血压目标，这一发现表明这些人群中，高血压相关的心血管疾病风险降低还有空间。

种族或族群的药物治疗，对于黑人患者，噻嗪类利尿剂和钙通道阻滞剂药物更有利，可作为大多数没有禁忌证的老年黑人的一线治疗(表91.2)。然而，西班牙裔和亚洲人的数据有限[27,28]。黑人患者成功治疗高血压的持续障碍包括吸薄荷烟，缺乏定期的医疗护理和保险问题[27,28]。

表91.2 高血压指南和建议：初始药物选择

指南	证据评价方法学	成人	非裔美国成人	糖尿病	慢性肾病
JAMA 2014高血压指南	系统评价	ACEI；ARB；CCB；噻嗪类	噻嗪类；CCB	ACEI；ARB；BB；CCB；噻嗪类	ACEI；ARB
国际黑人高血压协会(2010)	共识	无	利尿剂或CCB；RAS阻断剂+CCC优于RAS阻断剂+噻嗪类，除非有水肿或高容量	ACEI；ARB	ACEI；ARB

续表

指南	证据评价方法学	成人	非裔美国成人	糖尿病	慢性肾病
美国心脏病学会和美国心脏协会(2011)	共识	ACEI;ARB;CCB;噻嗪类	噻嗪类;CCB	ACEI; ARB; BB; CCB;噻嗪类	ACEI;ARB
英国国家卫生与保健研究所(2011)	系统评价	≥55 岁:CCB;噻嗪类 <55 岁:ACEI;ARB;BB	噻嗪类;CCB	ACEI;ARB	ACEI;ARB
美国肾脏病基金会指定的 KDOQI 指南(2012)	共识(证据分级)	无	无	无	ACEI 或 ARB 蛋白尿>30mg/d
欧洲高血压学会和欧洲心脏病学会	共识(证据分级)	ACEI; ARB; BB; CCB; 噻嗪类	噻嗪类;CCB	ACEI 或 ARB	ACEI;ARB
美国高血压学会和国际高血压学会	共识	≥60 岁:CCB;噻嗪类 <60 岁:ACEI;ARB	噻嗪类;CCB	不是非裔美国人:ACEI;ARB 非裔美国人:CCB;噻嗪类	ACEI;ARB
加拿大高血压教育项目	共识	CEI;ARB;BB(<60);CCB;噻嗪类	CEI; ARB; BB(<60); CCB; 噻嗪类	CEI;ARB;BB(<60);CCB;噻嗪类	无

JAMA,美国医学会杂志;ACE-I,血管紧张素转换酶抑制剂;ARB,血管紧张素受体阻滞剂;BB,β 受体阻滞剂;CCB,钙通道阻滞剂;RAS,肾素-血管紧张素系统。

改编自:Still CH,Ferdinand KC,Ogedegbe G,Wright JT Jr. Recognition and management of hypertension in older persons:focus on African Americans. J Am GeriatrSoc 2015;63(10):2130-8.

国际性维拉帕米缓释片/群多普利拉研究(International Verapamil SR/Trandolapril,INVEST)作为最大研究之一(N = 8 045),纳入了包括西班牙裔患者,试验证明了西班牙裔患者中缓释维拉帕米和阿替洛尔的有效性[29]。但是,阿替洛尔与糖尿病的发病率增加有关。因此,一些人认为,由于西班牙裔人群糖尿病特别高发,因此在西班牙裔/拉美裔人群中使用针对肾素-血管紧张素-醛固酮系统的治疗可能更为合适[30]。

异质性亚洲侨民的高血压一般特征似乎相似。在亚洲人群中,高盐摄入、盐敏感性增加和 24 小时血压持续升高可能导致卒中风险升高,高于这些因素导致的 CHD 风险升高[31]。日本高血压学会建议使用钙通道阻滞剂、血管紧张素转换酶抑制剂和利尿剂作为没有其他令人信服的适应证的患者的一线治疗[32]。对于盐敏感的老年日本患者,建议使用利尿剂。与黑人一样,南亚人群患高血压的年龄更轻,与白人相比,高血压导致的终末器官损害进展更快。由于缺乏南亚人的发病率和死亡率数据,管理原则与一般人群相似,包括早期筛查和联合治疗的使用[33]。

冠心病

每年在美国进行超过 100 万次经皮冠状动脉介入治疗(PCI)以治疗冠心病。无论他们的保险状况如何,相对于白人,黑人和西班牙裔人都有更长的等待时间,不太接受 PCI 治疗[34]。来自国家质量改善大型登记研究 ACTION Registry-GWTG 的数据显示,在 STEMI 和 NSTEMI 患者中,与白人相比,发生 NSTEMI 的黑人患者介入治疗率较低,而 STEMI 的患者则相似[35]。黑人患者也不太可能进行冠状动脉旁路移植术(CABG)。一般而言,黑人和西班牙裔人的血运重建结局较差,这与多种影响有关,包括个人、提供者、医院和社会因素。例如,根据标准化的质量测量法,黑人和西班牙裔人中较差的 CABG 结局与医院质量和社会经济因素部分有关,因为贫困和少数种族或族裔患者多在较差的医院接受治疗[36,37]。值得注意的是,虽然我们并不知道美国的医疗改革会对心血管疾病的诊疗产生何种影响,但在 2006 年马萨诸塞州医疗改革法案颁布后,接受心血管介入治疗的患者的种族和族裔差异仍然存在[38]。

二级预防药物的使用也因种族和族裔而异:黑人在急性冠脉综合征后服药的依从性低 36%[39]。在心肌梗死后 1 年,黑人和西班牙裔妇女似乎最不遵守药物治疗方案,这表明在心肌梗死后的医疗方面存在很大的改善空间,以及需要了解这些患者的治疗障碍[40,41]。停用药物与药物副作用,医生的停药建议有关;更高的依从性与有私人保险,有协助支付处方以及在出院前有安排门诊随访预约有关。

在急性冠脉综合征置入药物洗脱支架后使用双重抗血小板治疗的背景下,反映不同种族或族裔人群治疗药物有效性和可能发生诸如大出血之类的不良事件的具体数据很有限。尽管遗传和临床数据稀少,但现有数据显示黑人可能比其他人群具有更高的血栓形成倾向,无论动脉还是静脉血栓形成的发生率都更高[42]。

心力衰竭

与其他种族和族裔相比,黑人心衰的患病率更高,发病更早。新的研究表明,种族和族裔因素与收缩功能保留的心衰之间存在着复杂的关系;一项针对美国四大医疗系统的 13 437 名患者(≈86%白人、8%黑人和 6%亚洲人)的研究显示,尽管黑人和亚洲人的死亡风险低于白人,但黑人的再入院率高于其他种族和族裔人群[43]。来自社区动脉粥样硬化风险(Atherosclerosis Risk in Communities,ARIC)研究的数据表明,在中年黑人中收缩功能障碍的心力衰竭可能更为常见,这类患者占了整个观察队列中心衰患者的 73%。与其他一些数据库相比,在 ARIC 研究的非洲裔美国人群亚组中收缩功能保留的心衰总体上比收缩功能降低的心衰具有更好的预后。对于无心力衰竭的患者，中位随访时间近14年的死亡率为21%，收缩功能保留的心衰患者死亡率为31%，而收缩功能降低的心衰患者则为61%[44]。

由内皮细胞一氧化氮合成减少引起的血管功能受损以及由此引起的内皮功能障碍似乎在黑人心力衰竭病理生理学中起了关键作用[45]。这项具有里程碑意义的非裔美国人心力衰竭试验(African-American Heart Failure Trial，A-HeFT)研究了1 052名黑人患者，他们都是纽约心脏协会心功能分级Ⅲ级或Ⅳ级的心衰患者，在标准心衰治疗的背景下，与安慰剂相比，使用固定剂量的异山梨醇二硝酸酯和肼屈嗪治疗可使死亡率降低43%[45]。该研究随后的心力衰竭遗传风险评估(Genetic Risk Assessment of Heart Failure，GRAHF)亚组分析(n=352例患者)表明，异山梨醇二硝酸酯和肼屈嗪治疗的患者中NOS3 Glu298Glu基因型与包含了生存、住院和生活质量等指标的无事件综合评分的改善相关[46]。

尽管危险因素和结构性心脏病的患病率很高，但西班牙裔人群缺乏有关心力衰竭患病率和治疗方案有效性的数据。在拉丁裔超声心动图研究(Echocardiographic Study of Latinos，ECHO-SOL)中，西班牙裔/拉丁裔人群的左心室收缩和舒张功能障碍分别为3.6%和50.3%，超过90%的心功能不全被归类为亚临床或未被识别[47]。中美洲裔和古巴裔美国人的舒张功能障碍患病率高于墨西哥裔美国人。目前的美国心脏协会/美国心脏病学会(American Heart Association/American College of Cardiology，AHA/ACC)的指南未提出基于西班牙裔种族的心力衰竭特定治疗方法。

关于亚洲人心力衰竭的信息很少。图91.3说明了亚洲地区心力衰竭的潜在特征。在美国，GWTG-HF登记处的数据显示，与白人相比，患心力衰竭的亚洲人群更有可能的特征是年轻男性、患有高血压、糖尿病和肾病，以及没有保险[48]。

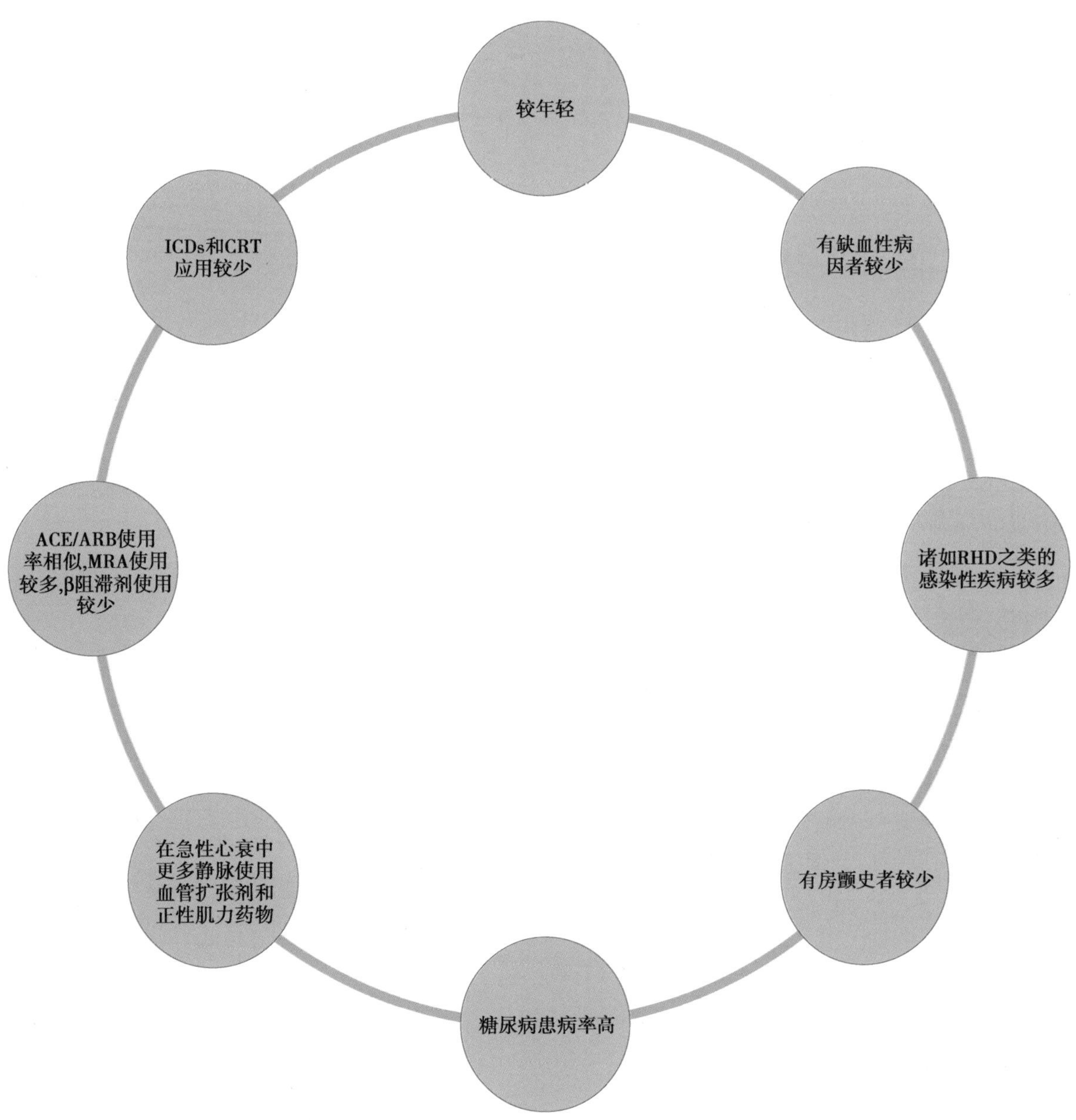

图91.3 亚洲地区心力衰竭的特征。(改编自Mentz RJ，Roessig L，Greenberg BH，et al. Heart failure clinical trials in East and Southeast Asia：understanding the importance and defining the next steps. JACC Heart Fail 2016；4(6)：419-27.)

新兴科学研究解决心血管疾病群体差异的潜力

尽管我们在过去几十年中了解到差异的根源，但差距似乎在增长而不是缩小。在采集不同种族和族裔心血管疾病治疗方法有效性的可用临床试验数据方面，全面详尽的收集和依从性是一项重大挑战。此外，努力实现潜在的“精确化”和“个性化”医学也应针对经历最大健康差异负担的人群，以免未满足的需求变得更加明显。并且我们还需要有关近期移民人群的纵向信息，包括来自亚洲的人群，他们的心血管风险因原籍国而显著不同，而来自非洲的移民群体中，与城市化相关的心血管疾病迅速流行(参见第1章)[49]。在不久的将来面临的具体问题包括已知有效防治心血管疾病的策略在高危异质性人群中的扩展、传播和实施。

（金雪娟　周俊 译）

参考文献

Racial and Ethnic Disparities

1. Rosamond WD, Chambless LE, Heiss G, et al. Twenty-two-year trends in incidence of myocardial infarction, coronary heart disease mortality, and case fatality in 4 US communities, 1987–2008 clinical perspective. *Circulation*. 2012;125(15):1848–1857.
2. Safford MM, Brown TM, Muntner PM, et al. Association of race and sex with risk of incident acute coronary heart disease events. *JAMA*. 2012;308(17):1768–1774.

Hypertension

3. Gillespie CD, Hurvitz KA, Centers for Disease C, Prevention. Prevalence of hypertension and controlled hypertension - United States, 2007-2010. *MMWR Suppl*. 2013;62(3):144–148.
4. Gu Q, Burt VL, Dillon CF, Yoon S. Trends in antihypertensive medication use and blood pressure control among United States adults with hypertension: the National Health And Nutrition Examination Survey, 2001 to 2010. *Circulation*. 2012;126(17):2105–2114.
5. National Center for Health Statistics. Summary Health Statistics Tables for US Adults: National Health Interview Survey; 2014. http://ftp.cdc.gov/pub/Health_Statistics/NCHS/NHIS/SHS/2014_SHS_Table_A-1.pdf.
6. Sorlie PD, Allison MA, Avilés-Santa ML, et al. Prevalence of hypertension, awareness, treatment, and control in the hispanic community health study/study of latinos. *Am J Hypertens*. 2014;27(6):793–800.
7. Zhao B, Jose PO, Pu J, et al. Racial/ethnic differences in hypertension prevalence, treatment, and control for outpatients in northern California 2010-2012. *Am J Hypertens*. 2015;28(5):631–639.
8. Ursua R, Aguilar D, Wyatt L, et al. Awareness, treatment and control of hypertension among Filipino immigrants. *J Gen Intern Med*. 2014;29(3):455–462.

Diabetes

9. Menke A, Casagrande S, Geiss L, Cowie CC. Prevalence of and trends in diabetes among adults in the United States, 1988-2012. *JAMA*. 2015;314(10):1021–1029.
10. Barnes P, Adams P, Powell-Griner E. Health characteristics of the American Indian or Alaska Native adult population: United States 2004-2008. *Natl Health Stat Report*. 2010;20:1–22.
11. Dabelea D, Mayer-Davis EJ, Saydah S, et al. Prevalence of type 1 and type 2 diabetes among children and adolescents from 2001 to 2009. *JAMA*. 2014;311(17):1778–1786.
12. Schneiderman N, Llabre M, Cowie CC, et al. Prevalence of diabetes among Hispanics/Latinos from diverse backgrounds: the Hispanic Community Health Study/Study of Latinos (HCHS/SOL). *Diabetes Care*. 2014;37(8):2233–2239.
13. Qi L, Nassir R, Kosoy R, et al. Relationship between diabetes risk and admixture in postmenopausal African-American and Hispanic-American women. *Diabetologia*. 2012;55(5):1329–1337.
14. Piccolo RS, Subramanian SV, Pearce N, et al. Relative Contributions of Socioeconomic, Local Environmental, Psychosocial, Lifestyle/Behavioral, Biophysiological, and Ancestral Factors to Racial/Ethnic Disparities in Type 2 Diabetes. *Diabetes Care*. 2016;39(7):1208–1217.
15. Ogden CL, Carroll MD, Kit BK, Flegal KM. Prevalence of childhood and adult obesity in the United States, 2011-2012. *JAMA*. 2014;311(8):806–814.

Various Population Groups

16. Palaniappan LP, Wong EC, Shin JJ, et al. Asian Americans have greater prevalence of metabolic syndrome despite lower body mass index. *Int J Obes (Lond)*. 2011;35(3):393–400.
17. Karter AJ, Schillinger D, Adams AS, et al. Elevated rates of diabetes in Pacific Islanders and Asian subgroups: The Diabetes Study of Northern California (DISTANCE). *Diabetes Care*. 2013;36(3):574–579.
18. National Institute of Mental Health. Any Mental Illness (AMI) Among U.S. Adults. https://www.nimh.nih.gov/health/statistics/prevalence/any-mental-illness-ami-among-us-adults.shtml.
19. The 2010 Annual Homeless Assessment Report to Congress. https://www.hudexchange.info/resources/documents/2010homelessassessmentreport.pdf.
20. Lipari R, Hedden S, Hughes A Substance use and mental health estimates from the 2014 National Survey on Drug Use and Health: overview of findings: the CBHSQ report. Rockville (MD): Substance Use and Mental Health Services Administration (US).
21. Mental Health Medications. 2016. https://www.nimh.nih.gov/health/topics/mental-health-medications/index.shtml.
22. Centers for Disease Control and Prevention. HIV Surveillance Report: Diagnoses of HIV Infection in the United States and Dependent Areas; 2014. Vol. 26. https://www.cdc.gov/hiv/pdf/library/reports/surveillance/cdc-hiv-surveillance-report-us.pdf.
23. Koethe JR, Jenkins CA, Lau B, et al. Rising obesity prevalence and weight gain among adults starting antiretroviral therapy in the United States and Canada. *AIDS Res Hum Retroviruses*. 2016;32(1):50–58.
24. Cade WT, Overton ET, Mondy K, et al. Relationships among HIV infection, metabolic risk factors, and left ventricular structure and function. *AIDS Res Hum Retroviruses*. 2013;29(8):1151–1160.

Hypertension Managment

25. Group SR, Wright JT Jr, Williamson JD, et al. A randomized trial of intensive versus standard blood-pressure control. *N Engl J Med*. 2015;373(22):2103–2116.
26. Bress AP, Tanner RM, Hess R, et al. Generalizability of SPRINT results to the U.S. adult population. *J Am Coll Cardiol*. 2016;67(5):463–472.
27. Still CH, Ferdinand KC, Ogedegbe G, Wright JT Jr. Recognition and management of hypertension in older persons: focus on African Americans. *J Am Geriatr Soc*. 2015;63(10):2130–2138.
28. Egan BM, Bland VJ, Brown AL, et al. Hypertension in african americans aged 60 to 79 years: statement from the international society of hypertension in blacks. *J Clin Hypertens (Greenwich)*. 2015;17(4):252–259.
29. Cooper-DeHoff RM, Aranda JM Jr, Gaxiola E, et al. Blood pressure control and cardiovascular outcomes in high-risk Hispanic patients–findings from the International Verapamil SR/Trandolapril Study (INVEST). *Am Heart J*. 2006;151(5):1072–1079.
30. Campbell PT, Krim SR, Lavie CJ, Ventura HO. Clinical characteristics, treatment patterns and outcomes of Hispanic hypertensive patients. *Prog Cardiovasc Dis*. 2014;57(3):244–252.
31. Kario K. Key Points of the Japanese Society of Hypertension Guidelines for the Management of Hypertension in 2014. *Pulse (Basel)*. 2015;3(1):35–47.
32. Treatment with antihypertensive drugs. *Hypertens Res*. 2014;37:291–300.
33. Brewster LM, van Montfrans GA, Oehlers GP, Seedat YK. Systematic review: antihypertensive drug therapy in patients of African and South Asian ethnicity. *Intern Emerg Med*. 2016;11(3):355–374.

Coronary Heart Disease Management

34. Graham G, Xiao YY, Rappoport D, Siddiqi S. Population-level differences in revascularization treatment and outcomes among various United States subpopulations. *World J Cardiol*. 2016;8(1):24–40.
35. Edmund Anstey D, Li S, Thomas L, et al. Race and sex differences in management and outcomes of patients after ST-elevation and non-ST-elevation myocardial infarct: results from the NCDR. *Clin Cardiol*. 2016;39(10):585–595.
36. Rangrass G, Ghaferi AA, Dimick JB. Explaining racial disparities in outcomes after cardiac surgery: the role of hospital quality. *JAMA Surg*. 2014;149(3):223–227.
37. Khera R, Vaughan-Sarrazin M, Rosenthal GE, Girotra S. Racial disparities in outcomes after cardiac surgery: the role of hospital quality. *Curr Cardiol Rep*. 2015;17(5):29.
38. Albert MA, Ayanian JZ, Silbaugh TS, et al. Early results of Massachusetts healthcare reform on racial, ethnic, and socioeconomic disparities in cardiovascular care. *Circulation*. 2014;129(24):2528–2538.
39. Mathews R, Wang TY, Honeycutt E, et al. Persistence with secondary prevention medications after acute myocardial infarction: Insights from the TRANSLATE-ACS study. *Am Heart J*. 2015;170(1):62–69.
40. Lauffenburger JC, Robinson JG, Oramasionwu C, Fang G. Racial/Ethnic and gender gaps in the use of and adherence to evidence-based preventive therapies among elderly Medicare Part D beneficiaries after acute myocardial infarction. *Circulation*. 2014;129(7):754–763.
41. Albert MA. Not there yet: Medicare Part D and elimination of cardiovascular medication usage sociodemographic disparities after myocardial infarction. *Circulation*. 2014;129(7):723–724.
42. Zakai NA, McClure LA. Racial differences in venous thromboembolism. *J Thromb Haemost*. 2011;9(10):1877–1882.

Severity of Heart Failure

43. Gurwitz JH, Magid DJ, Smith DH, et al. The complex relationship of race to outcomes in heart failure with preserved ejection fraction. *Am J Med*. 2015;128(6):591–600.
44. Gupta DK, Shah AM, Castagno D, et al. Heart failure with preserved ejection fraction in African Americans: The ARIC (Atherosclerosis Risk In Communities) study. *JACC Heart Fail*. 2013;1(2):156–163.
45. Taylor AL, Ziesche S, Yancy C, et al. Combination of isosorbide dinitrate and hydralazine in blacks with heart failure. *N Engl J Med*. 2004;351(20):2049–2057.
46. McNamara DM, Tam SW, Sabolinski ML, et al. Endothelial nitric oxide synthase (NOS3) polymorphisms in African Americans with heart failure: results from the A-HeFT trial. *J Card Fail*. 2009;15(3):191–198.
47. Mehta H, Armstrong A, Swett K, et al. Burden of systolic and diastolic left ventricular dysfunction among hispanics in the United States: Insights from the echocardiographic study of latinos. *Circ Heart Fail*. 2016;9(4):e002733.

Reimagining Challenges

48. Qian F, Fonarow GC, Krim SR, et al. Characteristics, quality of care, and in-hospital outcomes of Asian-American heart failure patients: findings from the American heart association get with the guidelines-heart failure program. *Int J Cardiol*. 2015;189:141–147.
49. Kengne AP, June-Rose McHiza Z, Amoah AG, Mbanya JC. Cardiovascular diseases and diabetes as economic and developmental challenges in Africa. *Prog Cardiovasc Dis*. 2013;56(3):302–313.

第十一篇 心血管疾病与其他器官疾病

第92章 内分泌紊乱和心血管疾病

IRWIN KLEIN AND BERNADETTE BIONDI

内分泌系统与许多重要的心血管疾病存在紧密的联系。随着各种激素的细胞和分子学机制被揭开，我们能更好地理解激素分泌过多和腺体功能衰竭导致的激素分泌缺乏相关的临床表现。在内分泌腺体与激素的关系被确立之前，就已经发现心血管异常与内分泌腺体的病理学变化存在关联。

本章节总结了特定的内分泌功能学变化导致的心血管疾病谱。让我们能够认识到，不同激素通过何种细胞学机制改变脂质代谢、心肌细胞、血管平滑肌细胞，以及其他靶细胞及组织。另外，本章节探讨了关于内分泌功能异常相关的心血管疾病患病率和死亡率的流行病学研究和荟萃分析，协助临床医生治疗相关的患者。

垂体激素和心血管疾病

脑垂体由两个不同的解剖学部分组成。垂体前叶，或称为腺垂体，包含6种不同的细胞类型。其中5种细胞产生多肽或者糖蛋白激素，第6种细胞由非分泌性的嫌色细胞组成。所有这些细胞类型中，分泌人生长激素（human growth hormone，hGH）的促生长细胞和分泌促肾上腺皮质激素（adrenocorticotropic hormone，ACTH）的促肾上腺皮质细胞，均可以促进心血管疾病的发生。垂体后叶，或称为神经垂体，是分泌血管升压素（即抗利尿激素，协助维持体液平衡）和催产素（刺激乳腺分泌）的神经末梢的解剖学部位。

生长激素

良性垂体腺瘤可分泌过多的hGH和胰岛素样生长因子-1（insulin-like growth factor type 1，IGF-1），引起不同的临床表现。青少年中，骨骺闭合前可形成巨人症。成人中，长骨成熟后则形成肢端肥大症。hGH通过两种主要途径发挥其细胞学作用。第一，激素与靶细胞上的特异hGH受体结合。这些受体不但在心脏、骨骼肌、脂肪、肝脏和肾脏表达，也分布于胎儿形成过程中的许多其他细胞[1]。第二，IGF-1的合成增加也参与了hGH的促进生长的作用。大部分IGF-1是由肝脏合成的，但是hGH也可刺激其他细胞类型产生IGF-1。

第二信使IGF家族被发现不久，就被认为可调节hGH的绝大部分作用。IGF家族具有促进葡萄糖摄取和细胞蛋白质合成的作用，导致胰岛素样效应。几乎所有细胞类型细胞均表达同族IGF-1受体，可与IGF-1结合。基因学研究已经证实细胞上的IGF-1受体与细胞分化能力存在紧密关联。心肌细胞过表达IGF-1受体后，心肌细胞数量和有丝分裂率增加，同时分化后的心肌细胞复制增加。

输注hGH或者IGF-1均可导致心功能和血流动力学的急性变化。心脏收缩力和心输出量增加，部分是通过降低全身血管阻力和左室后负荷发挥作用的[2]。

肢端肥大症的心血管表现

肢端肥大症是一种相对少见的疾病，大概是每年100万人群中新发3~4例。尽管相对罕见，肢端肥大症的发病率和死亡率明显增加，其标准化死亡比介于1.3~3[3]。大约60%的肢端肥大症患者并发心血管疾病[4]。肢端肥大症患者中，最常见的合并存在心血管危险因素包括高血压、胰岛素抵抗、糖尿病和高脂血症[4-6]。尤其是未确诊的和未经治疗的肢端肥大症患者，其主要的死因是心血管疾病和糖尿病。肢端肥大症合并糖尿病的患者中，仅仅20%能够存活20年[7-8]。多项研究表明，胃肠道肿瘤、结肠息肉、结肠癌和呼吸道疾病均可导致死亡率的增加[5]。但是，心血管和脑血管事件仍是最常见的死因[7-8]。新版内分泌临床实践指南推荐筛查肢端肥大症患者的伴随疾病，包括高血压、糖尿病、心血管疾病和呼吸暂停[9]。

肢端肥大症对于心血管和血流动力学的影响差别显著，主要取决于患者年龄、疾病严重程度和病程。持续分泌hGH和IGF-1的患者，可患有一种特殊的肢端肥大症性心肌病。甚至这种疾病可见于缺乏心血管危险因素的患者，其特征是双心室向心性肥大[10]。多达2/3的肢端肥大症患者的心超提示左心室肥大（left ventricular hypertrophy，LVH）。同时，右室重量也是增加的，而且比高血压更常见[10-11]。这种特殊类型的心肌病的自然进程分为3个

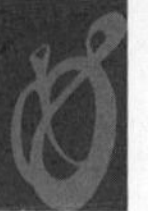

阶段[2]。第一阶段通常发生于年轻的新发肢端肥大症患者，表现为心肌收缩力和心输出量增加。心肌病的第二阶段中，心肌肥大更明显，舒张期充盈受损，可导致运动过程中心脏异常表现。第三阶段中，对于那些未确诊或者未治疗的肢端肥大症患者来说，心脏收缩功能受损和心输出量减低的进展程度很快，出现心力衰竭提示病情进展快且预后较差[12]。高血压、2 型糖尿病和高脂血症可以进一步影响收缩功能[13]。

当 hGH 分泌过多时，患者的疾病严重程度受到血清 IGF-1 浓度的影响更大，而不是 hGH 浓度。肢端肥大症患者伴发继发性高血压的概率是 33%～46%[13]。具体的发病机制仍不明确。hGH 具有促进钠潴留和容量增加的作用，而 IGF-1 具有不依赖醛固酮的潜在抗利尿作用。关于肾素-血管紧张素-醛固酮系统的研究表明，容量增加并不能抑制肾素的释放。血管紧张素转化酶抑制剂和血管紧张素受体拮抗剂反而会升高肢端肥大症患者的血压。15%～38%的肢端肥大症患者会出现糖耐量异常和糖尿病[14]。高胰岛素血症是否会导致高血压尚不明确。初期研究证实，进展的动脉硬化会损伤长期肢端肥大症患者的心功能。但是，曾有一项回顾性研究报道，疾病相关的死因中，仅仅 11%的肢端肥大症患者死于严重的冠状动脉疾病。大部分患者的冠状动脉造影发现正常或扩张的冠状动脉。低于 25%的患者核素负荷试验阳性，说明动脉硬化和缺血性心脏病并不是引起双心室肥大、心力衰竭和心血管死亡的主要原因。

肢端肥大症增加了主动脉瓣和二尖瓣疾病的发生率。而且肢端肥大症治愈后，这些瓣膜病也持续存在。肢端肥大症如果得不到控制，会出现二尖瓣反流增加、左室前负荷和后负荷增加。肢端肥大症患者可以出现主动脉根部扩张。

高达 50%的肢端肥大症患者的心电图（ECG）是异常的，包括电轴左偏、室间隔 Q 波、ST-T 段压低、QT 离散度异常和传导系统受损。多种心律失常均可能发生，包括房性和室性期前收缩、病态窦房结综合征、室上性和室性心动过速[15,16]。监测显示复杂的室性心律失常的发生率增加了 4 倍。信号平均心电图发现晚电位呈现相应的增加，这与室性心律失常的发生存在联系。相较经过治疗的患者，这些电活动异常在活动期的肢端肥大症患者中更常见[16]。心率恢复和变异性监测显示，新确诊的未经治疗的肢端肥大症患者也存在心脏自主功能异常。

诊断

99%的肢端肥大症是垂体前叶的良性腺瘤导致的。其中，绝大多数的肿瘤属于大腺瘤（>10mm），并且临床病程超过 10 年。肢端肥大症的生化学特征是，口服葡萄糖负荷后，血清 IGF-1 升高同时 hGH 不能被抑制到 1μg/L 以下[9]。垂体磁共振（MRI）可以进行肿瘤的定位。如果无法判断或者磁共振不可行，可以考虑计算机断层扫描（CT）。

治疗

治疗目标是控制肿瘤生长，降低血清 hGH 和 IGF-1 浓度，延缓死亡，改善生活质量[9]。经蝶入路腺瘤切除术可以治愈 50%～70%的患者。目前推荐，术前使用生长抑素受体激动剂，可以减少伴发心力衰竭或急性合并症患者的手术风险[9]。肢端肥大症经过治疗后，其心血管并发症也会好转。当血清 IGF-1 和 hGH 水平达到低于 1μg/L 的缓解标准时，肢端肥大症患者的存活率显著增加[9]。术后 hGH 和/或 IGF-1 水平仍升高的患者需要继续药物治疗[9]。如果药物治疗不可行、疗效欠佳或者不耐受，可以考虑针对术后残存的肿瘤病灶进行放射治疗[9]。

生长激素缺乏的心血管表现

hGH 具有调控正常心脏的发育、维持成人心脏正常结构和功能的重要作用[2]。未治疗的 hGH 缺乏患者出现心脏和内皮功能受损、胰岛素抵抗、血脂异常、颈动脉内膜增厚、炎症指标升高、腹型肥胖、高凝状态和骨骼肌萎缩及乏力[17]。未使用 hGH 治疗的垂体功能减退症患者的总体死亡率增加 1 倍，主要是由于心血管死亡率增加[18,19]。并且这些患者可以出现动脉硬化的早期表现。因此，在达到成人身高之前，持续生长激素缺乏的患者需要接受持续生长激素替代治疗。生长激素替代治疗可以作为缺血性或先天性扩张型心肌病导致的充血性心力衰竭的辅助治疗手段[17-19]。

催乳素相关疾病

垂体前叶病变最常见的疾病是引起停经、泌乳的催乳素瘤（直径<1cm）。催乳素可刺激炎症反应，其受体可以分布于人冠状动脉斑块，提示催乳素可能影响动脉粥样硬化的形成。催乳素的分泌受到下丘脑多巴胺的抑制，因此多巴胺激动剂卡麦角林和溴隐亭是一线治疗。此疗法可导致帕金森病患者出现心脏瓣膜疾病，但是在催乳素瘤患者中未见该副作用[20]。催乳素瘤可导致心血管疾病和代谢异常风险增加。

肾上腺激素和心血管疾病

促肾上腺皮质激素和皮质醇

垂体前叶的促肾上腺皮质激素细胞合成一种大分子蛋白阿黑皮素原内，并且可以转化为小分子蛋白家族，如促肾上腺皮质激素（adrenocorticotropic hormone，ACTH）。肾上腺皮质球状带产生醛固酮，而束状带主要产生皮质醇和一些雄性激素类固醇。网状带也可以产生皮质醇和雄激素。ACTH 可调节束状带和网状带分泌皮质醇。

库欣病和库欣综合征

库欣综合征是由于组织持续分泌过多糖皮质激素导致的[21]。皮质醇过度分泌和伴随的临床疾病状态的病因是垂体分泌过多 ACTH（库欣病）、肾上腺皮质腺瘤或少见的恶性肿瘤本身分泌过多 ACTH（库欣综合征）[21]。肺小细胞肺癌、类癌、胰岛细胞瘤、甲状腺髓样癌、其他肾上腺腺癌和恶性血液肿瘤均可导致异位 ACTH 分泌过多，以及肾上腺糖皮质激素和盐皮质激素分泌过多的典型表现[21]。每日使用 20mg 泼尼松连续超过 1 个月后，患者将会出现库欣综合征的临床症状和体征。

作为类固醇激素中的糖皮质激素家族的成员，皮质醇可与多种细胞类型细胞质中的受体相结合（图 92.1）。与皮质醇结合后，这些受体将转移到细胞核，起到转录因子的作用。部分心脏相关基因的启动子区域含有糖皮质激素反应元素，在转录水平调控糖皮质激素的反应性。这些基因包括编码电压门控性钾通道、调节磷酸化和电压门控性钠通道的蛋白激酶的基因。另外，皮质醇还可以通过一些快速发挥作用的非转录途径，调节电压门控性钾通道的活性。

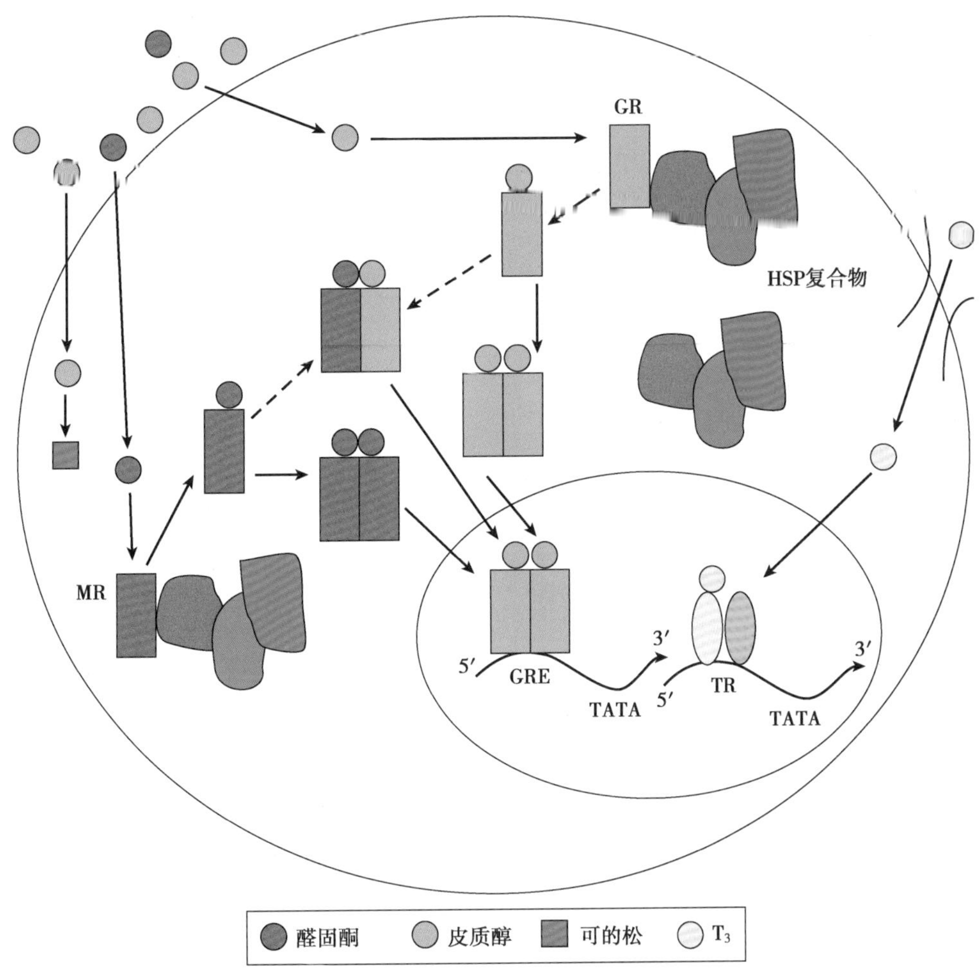

图 92.1 细胞核激素受体作用示意图。盐皮质激素受体(MR)与醛固酮和皮质醇的亲和力类似。循环皮质醇水平是醛固酮水平的 100~1 000 倍。在 MR 反应细胞中,11β 羟类固醇脱氢酶使皮质醇转化为可的松,从而导致醛固酮与 MR 结合。MR 和糖皮质激素受体(GR)均是细胞质受体,与配体结合后,转位至核内与反应基因的启动子区域的糖皮质激素反应元件(GREs)结合。三碘甲腺原氨酸 T_3 通过特殊的膜蛋白转运至细胞内,与甲状腺激素受体结合(TRs),从而与 T_3 反应基因的启动子区域的甲状腺激素反应元件结合。HSP,热反应蛋白;TATA,TATA 盒启动子区域

糖皮质激素可作用于心脏、肝脏、骨骼肌和脂肪,导致库欣综合征患者出现心脏改变[22-24],包括 LVH 和向心性重塑。糖皮质激素分泌过多也可以导致左室功能障碍、心肌纤维化和扩张型心肌病[25]。库欣综合征患者的患病率和死亡率增加,主要归因于脑血管病、外周血管病、冠状动脉疾病和慢性充血性心力衰竭[22-28]。与对照组相比,活动期的患者发生心力衰竭、急性心肌梗死、脑卒中的风险比(HR)分别是 6.0(2.1~17.1)、2.1(0.5~8.6)和 4.5(1.8~11.1)[26-28]。慢性皮质醇过度分泌可导致向心性肥胖、高血压、胰岛素抵抗、血脂紊乱、易栓症和代谢综合征。皮质醇可通过多种机制诱发高血压。与胰岛素抵抗综合征类似,向心性肥胖的典型特征也是糖皮质激素分泌过多。另外,糖皮质激素可诱导骨骼肌疾病,明显肌无力,影响运动耐力。

库欣综合征患者有不同的心电图异常表现。PR 间期与肾上腺皮质醇的产生速度存在负相关,具体机制可能与电压门控性钠通道(SCN5A)表达或调节相关。糖皮质激素可直接(非基因组学)作用于可兴奋组织的电压门控性钾通道(Kv1.5),引起 ECG 变化,尤其是 PR 和 QT 间期。

特殊的心脏和肾上腺病变,称为 Carney 病变,是库欣综合征、心脏黏液瘤和各种色素性皮肤病变的总称[29]。这种单基因常染色体显性遗传定位在 17 号染色体 Q2 区域。黏液瘤好发于左房,但可发生于整个心脏,年轻时发病,而且是多发性的。

诊断

库欣病和库欣综合征的诊断主要依赖于 24 小时尿游离皮质醇或夜间唾液皮质醇水平增加,证明皮质醇产生过量[21]。ACTH 检测可用于评估病变部位是垂体、肾上腺或者异位。对于实验室检测异常的患者,可以行 MRI 检测进行解剖学定位。

治疗

根据皮质醇分泌过多的病因选择相应的治疗手段[30]。直接切除原发病灶是垂体、肾上腺和异位病变相关库欣病的首选疗法。经蝶窦选择性腺瘤切除术联合或不联合术后放射治疗,可部分或完全逆转垂体前叶分泌过多 ACTH。对库欣综合征患者,需进行单侧肾上腺切除(肾上腺腺瘤、肾上腺腺癌)或双侧肾上腺切除(多发性结节)。术后即刻开始皮质醇和盐皮质激素(氟氢可的松)替代治疗,预防肾上腺功能不全。

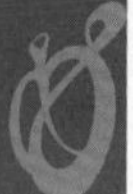

术前或术后药物治疗可以帮助维持皮质醇的产生。帕瑞肽可以抑制垂体肿瘤分泌 ACTH。肾上腺酶抑制剂酮康唑,可以单独或者联合甲吡酮加强控制严重的皮质醇增多症。米托坦主要用于治疗肾上腺腺癌。美国已经通过,米非司酮可用于合并 2 型糖尿病或者糖耐量异常的库欣综合征患者。米非司酮可阻断皮质醇对于组织的直接作用,使 40%~60%合并高血压和/或糖尿病的患者病情得到改善。对需要即刻非口服给药或者不能口服药物的重症患者,依托咪酯是有效的。治疗的目标是使皮质醇水平恢复到临床正常。

原发性醛固酮增多症(另见第 46 章)

肾素-醛固酮系统可调控球状带分泌醛固酮[30]。肾素的分泌主要受到血管内容量变化的影响。调控醛固酮合成和分泌的主要因素血管紧张素Ⅱ,与位于球状带细胞的血管紧张素Ⅱ的Ⅰ型受体结合从而发挥作用[31]。原发性醛固酮增多症(primary aldosteronism,PA)是醛固酮过度分泌引起的一系列综合征,其中醛固酮的产生不受到主要因素(血管紧张素Ⅱ和血钾浓度)的调控,并且盐负荷试验不能抑制醛固酮的产生[32]。PA 的常见病因包括肾上腺腺瘤、单侧或双侧肾上腺增生,其他少见的病因有肾上腺腺癌或遗传性糖皮质激素可治性醛固酮增多症[32]。

醛固酮作用于靶器官的机制与糖皮质激素类似(见图 92.1)。醛固酮进入细胞内,与盐皮质激素受体结合,进而转移到细胞核,促发醛固酮反应基因的表达。分布于肾脏的盐皮质激素受体可以调控钠转运,体外研究也证明大鼠心肌细胞表达这些受体。

原发性醛固酮增多症可以导致心血管损伤,包括心脏肥大、心肌纤维化和舒张功能不全[31-33]。近期有前瞻性研究认为超过 10%的高血压是由于原发性醛固酮增多症导致的,并且合并正常血钾的高血压为最常见的症状[32]。仅少部分(9%~37%)患者发生严重低钾血症[32]。与年龄及性别匹配的原发性高血压患者相比,原发性醛固酮增多症的致病率和致死率均更高[32]。需要筛查原发性醛固酮增多症的患者包括:①严重高血压;②难治性高血压;③高血压合并自发性或利尿剂诱导的低钾血症;④合并肾上腺肿瘤的高血压;⑤合并睡眠暂停的高血压;⑥早发高血压或早发(<40 岁)发生脑血管事件家族史[32,34,35]。

血浆醛固酮/肾素比值用于初筛 PA 可疑患者。饮食中无需限制盐摄入,同时高钾饮食[32-35]。尤其是轻度高血压患者,试验前需要停用盐皮质激素受体拮抗剂至少 4 周。醛固酮/肾素比值升高的患者需进行一项或多项确诊试验,以明确是否存在原发性醛固酮增多症[32,35]。盐负荷试验后,血浆醛固酮浓度仍超过 5ng/dl 时不考虑 PA,而超过 10ng/dl 的患者很可能患有 PA[32]。需要谨慎进行确诊试验。自发性低钾血症、血浆肾素水平低于检测范围、血浆醛固酮浓度超过 20ng/dl 的患者,无需进行进一步验证[32]。所有可疑 PA 患者均需要进行肾上腺 CT 扫描,明确有无肾上腺腺癌[32]。

治疗(另见第 25、26、46 和 47 章)

合并低钾血症的原发性醛固酮增多症患者,需要服用氯化钾缓释片,以维持血钾正常。醛固酮受体拮抗剂螺内酯或依普利酮(次选药物)可用于控制高血压和低血钾,及减轻醛固酮过度分泌对于心血管的不利影响[32]。对年轻(<35 岁)合并自发性低钾血症、醛固酮显著升高、肾上腺 CT 显示典型单侧皮质腺瘤的患者,可考虑手术切除[32]。术前肾上腺静脉采血可以区分肾上腺病变是单侧还是双侧。经腹腔镜单侧肾上腺切除术可以治愈低钾血症,改善或治愈这些患者的高血压。

对于双侧病变和不愿意接受手术治疗的患者,可以选择醛固酮受体拮抗剂进行药物治疗[32]。有早发(<40 岁)高血压和脑卒中家族史的患者,需要进行高醛固酮血症的基因学筛查[32]。对于非常年轻的患者,需要筛查导致家族性高醛固酮血症 3 型的 KCNJ5 基因的生殖细胞突变[32]。

艾迪生病

Thomas Addison 首次描述了肾上腺萎缩和功能丧失可伴有显著的心血管系统改变。原发性肾上腺皮质功能不全表现为肾上腺皮质不能产生足够的糖皮质激素和/或盐皮质激素[36]。作为最严重的内分泌急症之一,急性艾迪生危象的主要特征是肾脏钠丢失、高钾血症、血管张力消失,从而导致低血容量、低血压、急性心血管崩溃。原发性肾上腺皮质功能不全的主要病因包括自身免疫性导致的双侧肾上腺功能丧失,及感染、出血、恶性肿瘤转移。少数患者的病因是先天性类固醇激素代谢异常[36]。艾迪生病可见于任何年龄,与其他自身免疫性疾病存在关联(比如桥本甲状腺炎、1 型糖尿病、自身免疫性胃炎/恶性贫血和白癜风)[36]。相反,垂体依赖的 ACTH 分泌不足,可导致继发性肾上腺功能不全,糖皮质激素分泌不足,而盐皮质激素水平仍处于相对正常范围,包括醛固酮[36]。既往有研究表明,相对下丘脑-垂体-肾上腺功能不全可见于急症患者。虽然目前对于疾病本身和诊断标准有待验证,负荷剂量的皮质醇是否必须用于重症患者的治疗值得商榷。

非心血管症状可能是慢性的,包括色素沉着、腹痛伴有恶心和呕吐、低血糖和体重减轻。尤其是急性或未治疗的艾迪生病患者,也可以发生心动过速、低血压、低血钠、高血钾、自主调节丧失、心血管崩溃和危象[36]。如果严重病情的治疗被延误,致病率和致死率将增加[37]。血压监测发现舒张压下降(<60mmHg),伴随直立性低血压,反映血容量不足和获得性自主调节异常。实验室检测提示低血钠和高血钾,提示醛固酮产生不足(合并高肾素水平)。高钾血症可以引起心电图改变,包括 P 波低平和 T 波高尖。与对照组相比,新诊断的未治疗的艾迪生病患者的左室收缩末期内径和舒张末期内径减小。心脏萎缩并不常见,可见于患有厌食症的营养不良患者、经过长期太空飞行的宇航员、缺钠饮食的人群和有典型艾迪生病表现的患者(滴状心;见图 92.2)。这种萎缩反映了心脏负荷降低,因为盐皮质激素替代治疗维持正常的血浆容量,而糖皮质激素替代治疗增加心室重量。

诊断

典型的急性肾上腺皮质功能减退症发生于慢性自身免疫性肾上腺功能不全患者和先天性皮质醇代谢异常的儿童出现急性应激、感染、创伤时。也可以见于严重全身感染或弥散性血管内凝血伴随双侧肾上腺出血的患者[38]。垂体功能减退可引起继发性肾上腺皮质功能不全,这种病情通常是慢性的。而垂体出血(卒中)或炎症(淋巴细胞性垂体炎)可以急性发作。长期使用抑制剂量的糖皮质激素(泼尼松>10mg 超过 1 个月)骤然停药,或者发生急性、严重的非内分泌相关的疾病,会导致急性肾上腺皮质功能减退。

皮质醇水平降低[清晨皮质醇<140nmol/L(<5μg/dl)],或者静脉注射 250μg 促肾上腺皮质激素 30 或 60 分钟后皮质醇水平不能上升至 500nmol/L(20μg/dl),可以确诊为肾上腺皮质功能减退症[38]。同时检测血浆肾素和醛固酮,可以协助判断是否存在盐皮

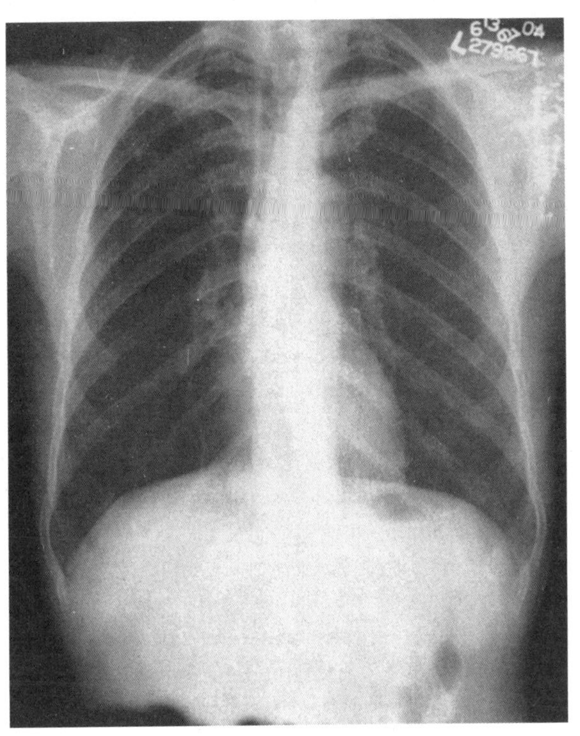

图 92.2 艾迪生病合并结核患者的常规胸片。除心影缩小外，可见右肺门淋巴结钙化

质激素缺乏。

治疗

艾迪生病有可能是致命的[37,38]。急性艾迪生危象的患者需要足量的氢化可的松替代治疗：100mg 静脉负荷量，第一个 24 小时内每 8~12 小时 100mg，随后的 72~96 小时内逐步减量[38]。大剂量 5% 葡萄糖生理盐水注射液可以改善血管内容量不足[38]。同时需要明确和治疗基本病因，包块感染、急性心脏或脑缺血，或者急腹症。肾上腺皮质功能不全的长期治疗包括口服糖皮质激素，如氢化可的松 10mg 每日 2 次，或者泼尼松 2.5mg 每日 2 次或 5mg 每日 1 次[38]。醛固酮缺乏的患者需要进行盐皮质激素的替代治疗，氟氢可的松的成人起始剂量为 50~100μg[38]。避免使用利尿剂和醛固酮受体拮抗剂（螺内酯或依普利酮）[38,39]。

嗜铬细胞瘤

嗜铬细胞瘤（另见第 46 和 47 章）通常是起源于神经外胚层嗜铬细胞的一种良性肿瘤。一般位于肾上腺髓质和腹部，也可以位于交感神经肾上腺能神经丛的所有部位[40]。尸检发现，75% 的患者临床诊断有偏差，其中超过 50% 的患者死亡。绝大多数嗜铬细胞瘤是散发的，但近期有研究表明 20% 属于家族性[40,41]。以下 6 种家族性常染色体遗传病需要怀疑嗜铬细胞瘤：神经纤维瘤Ⅰ型、多发性内分泌肿瘤Ⅱ型（MEN2）、von Hippel-Lindau 综合征、有 *SDHB* 基因突变的肾脏腺癌，Carney 三联征（副神经节瘤、胃间质瘤和肺软骨瘤）和 Carney-Stratakis 综合征（副神经节瘤和胃间质瘤）。当嗜铬细胞瘤与甲状腺髓样癌，或偶尔与甲状旁腺功能亢进症并存时，称为多发性内分泌腺瘤综合征 2A 型（MEN2A）。MEN2B 的患者中，嗜铬细胞瘤与甲状腺髓样癌或黏膜神经瘤（通常见于口唇和舌部）同时存在。

嗜铬细胞瘤的临床表现包括头痛、心悸、多汗、震颤、胸痛、体重减轻，以及多种其他表现。高血压是常见的症状，可以是阵发性升高，但也可以出现晨起直立性低血压。阵发性发作和典型症状的主要原因是儿茶酚胺的阵发性分泌过多[42,43]。

嗜铬细胞瘤导致的高血压，可能初次发生在无关的外科手术时。由于去甲肾上腺素释放导致了全身血管阻力增加，尽管心率加快，心排出量轻度增加或不增加。心电图发现 LVH、复极异常，提示左心室劳损。尽管患者可出现室性早搏、房性早搏和阵发性室上性心动过速，与原发性高血压导致的 LVH 的鉴别仍比较困难。

嗜铬细胞瘤可以引起左心室功能受损和心肌病[42,43]。具体机制比较复杂，可能包括以下几个方面：①左心室做功增加，高血压相关的 LVH；②儿茶酚胺过多对于心肌细胞的结构和收缩性的潜在不利影响；③冠状动脉的变化，包括中膜增厚，可能影响心肌的供血。已确诊或未明确诊断的患者的尸检结果可以发现心肌炎的组织学证据。儿茶酚胺可以引起心动过速，导致左心功能不全，因为减慢心率的药物可以改善左心功能不全。嗜铬细胞瘤的威胁生命的心血管表现主要是高血压急症（心脏节律异常、严重室性心律失常或传导异常）[42,43]。嗜铬细胞瘤导致的肥厚型心肌病和应激性心肌病是可逆的，预后较好。

肾上腺嗜铬细胞瘤释放的儿茶酚胺主要是去甲肾上腺素，而肾上腺素的量也是增加的。血清多巴胺水平增加提示恶变的可能，并且肿瘤可能起源于肾上腺外，有不同的基因表达谱。极少嗜铬细胞瘤位于心脏，可能来源于是肾上腺素能自主副神经节部分的嗜铬细胞。

诊断

血清或全血中去甲肾上腺素、肾上腺素或其代谢产物增加，是诊断嗜铬细胞瘤的基本要素。24 小时尿 3-甲肾上腺素水平定量是最常用的筛查指标，其敏感性是 97%，特异性是 91%[40]。CT 是首选的影像学手段，因为其具有对胸腔、腹腔和盆腔良好的空间分辨能力[40]。MRI 可用于检测转移性病变、颅骨和颈部的副神经节瘤[40]。^{131}I-间碘苯甲胍可进一步明确释放儿茶酚胺的部位。^{18}F-氟脱氧葡萄糖正电子发射体层显像可以显示转移病变[40]。基因学检测结果可以为已确诊的患者及亲属提供参考。

治疗

手术切除嗜铬细胞瘤的疗效是肯定的[40]。术前精确定位可以减少手术死亡率和避免剖腹探查。内镜下切除是较小肿瘤标准的术式，而较大肿瘤（如>6cm）或者侵袭性的嗜铬细胞瘤需要进行开放性手术[40]。

术前药物干预可以减少围手术期心血管并发症[40]。术前 7~14 天 α 肾上腺素受体拮抗剂（多沙唑嗪、哌唑嗪或酚苄明）以纠正高血压。使用 β 受体阻滞剂控制心率之前，必须先用足量的 α 肾上腺素受体拮抗剂。术前高钠饮食和液体摄入，以改善血液浓缩，预防肿瘤切除术后的严重低血压。术中需要持续血压监测，必要时静脉用酚妥拉明或硝普钠控制术中阵发性血压升高[40]。决定手术成功与否的因素包括：血压控制效果和症状改善情况、术后 4 周的尿儿茶酚胺的水平。对复发或转移的患者，需要每年进行生化指标测定。

甲状旁腺激素和心血管疾病

甲状旁腺疾病可以通过两种机制导致心血管疾病，影响心功

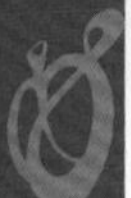

能。甲状旁腺激素(parathyroid hormone,PTH)是一种蛋白激素,可以影响心脏、血管平滑肌细胞和内皮细胞。PTH 可以调节血清钙浓度,进而影响心血管系统[44]。

PTH 可以与其受体结合,增加细胞内环腺苷酸(cyclic adenosine monophosphate,cAMP),进而改变新生儿心肌细胞的自主节律。PTH 也能影响成人心肌细胞的钙内流和心肌收缩性,松弛血管平滑肌细胞。另外,包含心肌细胞在内的许多组织,也可以产生与 PTH 结构相关的多肽(PTH-related peptide,PTHrP)。PTHrP 可以与心脏细胞上的 PTH 受体结合,刺激 cAMP 水平增加,增加心脏收缩性,也能调节 L 型钙通道的电流。长期使用重组人 PTH 进行治疗时,需要监测其心血管副作用。

甲状旁腺功能亢进症

原发性甲状旁腺功能亢进症表现为 PTH 分泌过多,导致血钙增高(或血钙浓度正常高限)。主要归因于 4 个甲状旁腺之一出现腺瘤样增殖。血钙增高引起的心血管改变包括心脏收缩力增强、心室肌动作电位时程缩短(尤其是 2 期)、T 波低平、ST 段改变,有时提示心肌缺血[44]。QT 间期可以缩短,有时伴有 PR 间期缩短。洋地黄苷治疗可能增加心脏对高血钙的敏感性。

高钙血症可以导致心脏的病理学改变,包括心肌间质、传导系统、钙沉积(瓣尖、瓣环,也可能是冠状动脉)。虽然最初在长期、严重高钙血症的患者中发现,所谓的转移性钙化也可以出现在慢性肾衰竭导致的继发性甲状旁腺疾病中。这种慢性肾衰竭患者的血清钙磷乘积高于正常范围。原发性甲状旁腺功能亢进症患者的左室收缩功能通常是正常的,但是急性或慢性疾病可以影响舒张功能。成功甲状旁腺术后 1~2 年,左室结构和功能改变仍未改善[45]。

诊断

血清免疫反应性 PTH(最好用总 PTH 值表示)和血清钙浓度同时升高,可以诊断原发性甲状旁腺功能亢进症。高钙血症的其他病因包括恶性肿瘤导致的 PTHrP 水平升高、或直接骨转移所致,也可以是肿瘤(淋巴瘤)或者非肿瘤性疾病(比如结节病)导致的 1,25 二羟维生素 D3 合成和释放增加。

治疗

手术切除甲状旁腺腺瘤是甲状旁腺功能亢进症常用的治疗方法[46]。钙敏感受体激动剂(西那卡塞)可以降低 PTH 水平,使血钙浓度恢复正常水平[46]。无症状原发性甲状旁腺功能亢进症通常见于临床内分泌实践时,无需特殊治疗。

低钙血症

血清总钙和游离钙可直接影响心肌细胞功能。低钙血症可延长动作电位 2 期时相和 Q-T 间期。严重的低钙血症可以影响心脏收缩力,导致弥漫性肌肉骨骼综合征,包括手足抽搐和横纹肌溶解。原发性甲状旁腺功能减退症比较罕见,可能见于甲状旁腺切除术后、甲状腺癌术后、腺体发育不全综合征(迪乔治综合征),也可见于罕见的遗传病假性甲状旁腺功能减退症。

低血钙和高 PTH 最常见的病因是慢性肾衰竭,同时长期 PTH 升高(继发性甲状旁腺功能亢进症)可以作用于心血管系统。这均可能是病因,并可以用来评估心力衰竭的治疗策略[47,48]。进展性主动脉狭窄的老年患者中,血清 PTH 和骨重塑增加[49]。PTH 可以刺激 G 蛋白偶联受体,影响心脏收缩力和导致 LVH。西那卡塞可以治疗慢性肾衰竭相关的继发性甲状旁腺功能亢进症。但是,一项评估西那卡塞对于心血管事件是否有效的试验,得到了阴性结果。

维生素 D 缺乏

体内绝大多数组织和细胞均表达维生素 D 受体。维生素 D 的活性形式 1,25(OH)2D 具有广泛的生物学效应,包括抑制细胞增殖、诱导晚期分化、抑制血管生成、刺激胰岛素产生和抑制肾素产生[50]。大约 30%~50% 的普通人群缺乏维生素 D[50]。观察性研究提示维生素 D 水平降低与全因性和心血管发病率相关[51,52]。维生素 D 缺乏可以导致冠脉危险因素和心血管疾病的发生,易诱发高血压、糖尿病和代谢综合征、LVH、充血性心力衰竭、脑卒中和外周动脉疾病和慢性血管炎症。近期的流行病学研究提示维生素 D 缺乏是重大心血管病事件的危险因素,患者的心肌梗死风险加倍。近期一项纳入了 57 000 例样本、18 项随机对照试验的 meta 分析发现,每日摄入超过 500IU 的维生素 D 可以改善全因死亡率,部分是通过降低心血管死亡率[53]。

甲状腺激素和心血管疾病

甲状腺和心脏的关系密切,均起源于胚胎发育。在个体发育过程中,甲状腺和心脏同时移行。所有类型的甲状腺疾病均可以引起心血管功能改变,提示心脏和甲状腺的生理学联系密切[54-56]。心血管并发症通常见于亚临床和临床甲状腺功能异常的患者[54-56]。

甲状腺激素作用于心脏的细胞学机制

只有理解甲状腺激素作用于心脏和血管平滑肌细胞的细胞学机制,才能诊断和治疗甲状腺激素相关的心脏疾病[54-56]。在甲状腺刺激激素(促甲状腺激素,TSH)的调节下,甲状腺可以聚集碘,并通过一系列酶的作用,主要合成甲状腺 T_4(大约 80%)和少量的三碘甲腺原氨酸 T_3(大约 20%)(图 92.3)。T_3 是甲状腺激素活性形式,起到主要的生物学效应,包括刺激组织产热、改变多种细胞蛋白的表达和影响心脏与血管平滑肌细胞[54-57]。

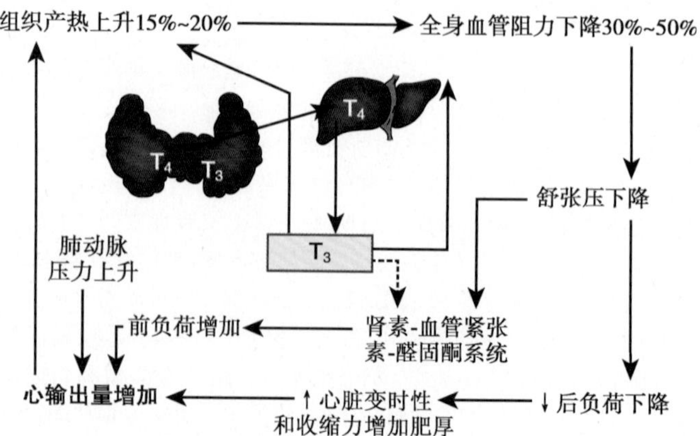

图 92.3 甲状腺功能异常相关的心脏血流动力学变化。甲状腺功能亢进导致的参数变化均已标识。甲状腺功能减退的作用则是相反的

80%~90%的甲状腺外 T_3 的合成，来源于脱碘酶Ⅰ型(D1)和Ⅱ型(D2)使 T_4 发生脱碘化[58]。D1 分布于肝脏和肾脏，而 D2 分布于中枢神经系统、骨骼、皮肤、垂体、棕色脂肪组织、骨骼肌和心脏。脱碘酶 3 型(D3)主要使胚胎时期的 T_3 和 T_4 发生失活。而健康成人时，心脏持续表达该酶，组织缺血时表达增加[59]。通过单羧酸转运体(MCT8、MCT10)和细胞表面转运作的有机阴离子-转运多肽 1C1(organic anion-transporting polypeptide 1C1, OATP)(图 92.4)，游离 T3 可进入细胞[60]。同受体蛋白的类固醇和维 A 酸家族一样，甲状腺激素受体可与特殊基因的启动子区域的甲状腺激素反应元件结合，形成同型二聚体和异型二聚体。与启动子区域的结合可引起基因表达的上调或下调。

甲状腺激素可以在转录水平上调节许多心脏蛋白的表达(表 92.1)，包括结构和调节蛋白、心肌细胞膜离子通道和细胞表面受体。这从分子机制上阐述了甲状腺激素对心血管系统的许多作用[54-56]。肌球蛋白重链异构体(α 和 β 亚型)也是 T_3 的重要靶点。人类心室主要表达 β 肌球蛋白，甲状腺疾病时该异构体表达改变不大。人类心房内的肌球蛋白重链异构体表达改变可见于多种疾病，比如充血性心力衰竭和严重甲状腺功能减退症[54-56,59,61,62]。

内质网 Ca^{2+}-ATP 酶(SERCA)是重要的离子泵，调节心肌细胞的钙循环(见第 22 章)。舒张早期内质网对钙的再摄取，部分决定左心室舒张速度(等容舒张时间)。SERCA2 的活性受到聚合蛋白受磷蛋白的调控。通过刺激受磷蛋白磷酸化，心肌细胞 cAMP 增加，从而促使正性肌力药物发挥增强心肌收缩的作用。甲状腺激素抑制受磷蛋白的表达，增加受磷蛋白的磷酸化[54-56]。分子学机制可以解释为何舒张功能与整个甲状腺疾病谱存在负相关，甚至包括轻微亚临床甲状腺功能减退症(图 92.5)[63-65]，以及为何轻度甲状腺功能减退会导致心力衰竭[66,67]。另外，阻断甲状腺功能减退患者心脏上的 β 肾上腺素，并不能降低快速舒张的速度，从而确定甲状腺激素未参与甲状腺毒症的肾上腺素能作用[54-56]。

其他心肌细胞基因的改变，包括 Na^+/K^+-ATP 酶，可以解释实验性甲状腺功能亢进性心脏病的基础氧耗量增加，以及甲状腺功能亢进症患者对洋地黄敏感性降低。甲状腺激素也可以调节心肌细胞内编码自身核受体基因和质膜转运蛋白(MCT8 和 MCT10)的基因表达(见表 92.1)。

甲状腺激素除了对于细胞核的明确作用外，对于心脏的一些影响似乎是通过非转录机制介导的[68,69]。这种作用起效比基因表达和蛋白合成的变化更快，故而不受到基因转录抑制剂的调节。

甲状腺激素-儿茶酚胺的相互作用

早期发现表明，甲状腺功能亢进对于心脏的影响与高肾上腺素状态时相似，因此推测机体对儿茶酚胺的敏感性增加。1918 年，Emil Goetsch 以此假说为基础提出，皮下注射小剂量肾上腺素引起显著的心率加快和血压升高时，甲状腺功能亢进症即可诊断。儿茶酚胺敏感性增加的机制是，实验性甲状腺功能亢进的心肌细胞上的 β 肾上腺素受体表达上调[70,71]。但是，在灵长类动物的实验性甲状腺功能亢进对照研究中，心血管系统对于儿茶酚胺的敏感性没有增加[71]。$β_1$ 肾上腺素受体和三磷酸鸟苷结合蛋白水平增加的同时，甲状腺激素使心肌特异性腺苷酸环化酶的催化亚基异构体(Ⅴ、Ⅵ)的表达降低，因此维持了细胞对 β 肾上腺素受体激动剂的反应和 cAMP 水平在正常范围内[71]。心肌组织含有 $β_1$ 和 $β_2$ 肾上腺素受体两种类型。T_3 可引起心脏 $β_1$ 受体 mRNA 增加 4 倍，$β_1$ 受体数目增加 3 倍，并维持达 48 小时。而 T_3 对于 $β_2$ 受体表达的影响很小[71]。

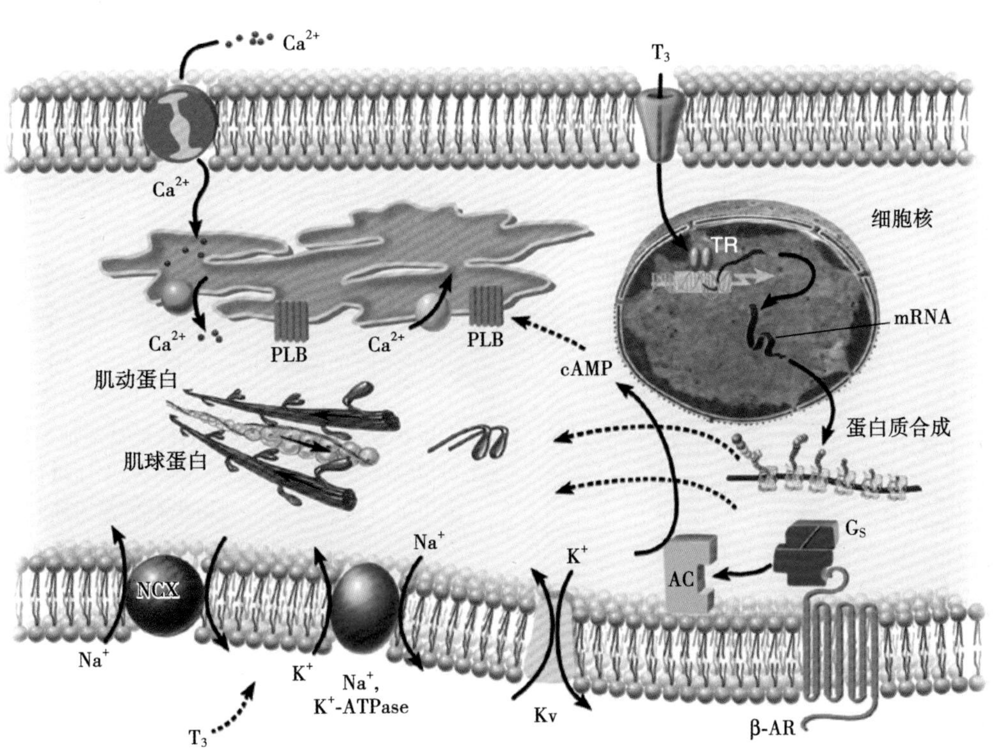

图 92.4 T_3 通过特殊的膜转运体进入细胞，与核内 T_3 受体结合。复合物与甲状腺激素反应元件结合，并且调节特定基因的转录。已标记非细胞核 T_3 对于 Na^+、K^+ 和 Ca^{2+} 通道的作用。AC，腺苷酸环化酶；β-AR，β 肾上腺素受体；Gs，鸟苷酸结合蛋白亚基；K_V，电压门控性钾通道；mRNA，信使 RNA；NCX，钠钙交换体；PLB，磷蛋白；TR，T_3 受体蛋白

表 92.1 甲状腺激素调控心脏基因表达

正性调节
α 球蛋白重链
肌浆网 Ca^{2+}-ATP 酶
Na^+/K^+-ATP 酶
电压门控性钾通道(Kv1.5、Kv4.2、Kv4.3)
心房钠尿肽和脑利钠肽
苹果酸酶
β 肾上腺素受体
鸟苷酸结合蛋白 Gs
腺嘌呤核苷酸转运蛋白 1
负性调节
β 球蛋白重链
受磷蛋白
Na^+/Ca^{2+} 交换体
甲状腺激素受体 α1
腺苷酸环化酶Ⅴ型和Ⅵ型
鸟苷酸结合蛋白 Gi
单羧酸转运蛋白 8 和 10

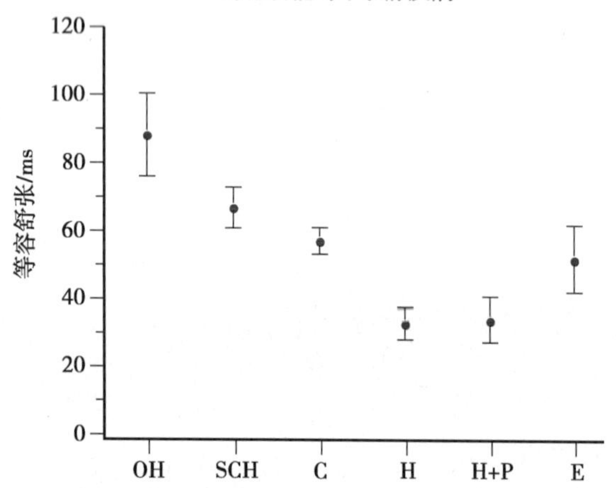

图 92.5 用等容舒张时间评估舒张功能在不同甲状腺疾病中的变异。包括临床甲状腺功能减退症(OH)、亚临床甲状腺功能减退症(SCH)、对照组(C)、甲状腺功能亢进症(H)、β 受体阻滞剂使用后的甲状腺功能亢进症(H+P)和经治疗甲状腺功能恢复正常后的甲状腺功能亢进症(E)

甲状腺功能疾病的诊断

目前,有很多敏感性和特异性实验室检测方法,可以高度准确地确立甲状腺疾病的诊断。血清使确诊甲状腺功能异常最常用和较敏感的指标是血清 TSH 水平[72]。血清 TSH 水平在原发性甲状腺功能减退症患者中普遍升高(>4.5mU/L),而在甲状腺功能亢进症患者中很低(0.1mU/L),这是由于血清过多 T_4 和 T_3 可反馈抑制垂体促甲状腺素的合成和分泌。TSH 水平异常时,测定游离甲状腺素(FT_4)和总 T3(TT_3)或游离 T_3(FT_3)可以区分亚临床和临床甲状腺功能异常[55,72]。临床和亚临床甲状腺功能亢进症通常是由于疾病导致的甲状腺激素合成增加,包括 Graves 病、毒性腺瘤或毒性多结节性甲状腺肿[55,71]。而甲状腺功能减退症的最常见病因包括桥本甲状腺炎、甲状腺手术史和地区性碘缺乏[55]。

甲状腺疾病的血流动力学变化

整个甲状腺疾病过程中,均可能发生心肌收缩力和血流动力学变化(表 92.2 和图 92.5)。无论是创伤性和非创伤性人群研究,还是动物实验,均提示 T_3 可以通过直接和间接的机制,调节心肌收缩力和变时性[54-56,62-65,71]。T_3 可作用于全身组织,引起心肌耗氧量和组织产热增加(见图 92.3)。人类的心超结果提示新诊断的甲状腺毒症可以使左室收缩功能改善,左室舒张和舒张流速增加、等容舒张时间延长。T_3 可直接作用于血管平滑肌细胞,引起外周循环小动脉的全身血管阻力降低。另外,甲状腺毒症也能促进血管内皮细胞产生一氧化氮[73-75]。全身血管阻力下降可导致左室收缩末期容量减小。平均动脉压的下降和肾素-血管紧张素-醛固酮系统的激活(表现为血清血管紧张素转化酶活性增加)时,肾脏钠离子重吸收增加。血浆容量增加和促红细胞生成素上升共同增加血容量。血容量增加和心脏舒张功能改善的共同作用,可以使左室舒张末期容量缩小[56]。尽管全身血管阻力显著下降,脉冲动脉负荷处于代偿阶段,大动脉血流量增加以维持全身动脉压力[56]。在临床甲状腺功能亢进症患者中,收缩期动脉压力普遍是增加的,而舒张期动脉压力下降。因此,脉压明显增加,同时平均动脉压力仅仅下降至临界范围[56]。30%的甲状腺功能亢进患者可能出现收缩期高血压,尤其是老年患者[54]。

表 92.2 甲状腺疾病的心血管变化

参数	正常	甲状腺功能亢进	甲状腺功能减退
全身血管阻力/(dyne-cm · sec^{-5})	1 500~1 700	700~1 200	2 100~2 700
心率/(次 · min^{-1})	72~84	88~130	60~80
心排血量/(L · min^{-1})	5.8	>7.0	<4.5
血容量(为正常的%)	100	105.5	84.5

甲状腺功能亢进症患者的前负荷增加和后负荷下降,引起左室每搏输出量增加[54-56]。反过来,心率加快和每搏输出量增加时,心输出量增加 2~3 倍。利用正电子发射断层扫描检测醋酸盐代谢时发现,甲状腺功能亢进伴随的心脏高输出量,没有引起能量效能的变化[54-56]。

甲状腺功能减退对血流动力学的影响是相反的(表 92.2)。甲状腺功能减退时,左室功能显著下降。由于舒张功能受损、血容量减少,心脏前负荷降低。静息、运动和心肺运动试验时,左室射血分数下降。当甲状腺功能正常时,左室射血分数得到改善[54-56]。甲状腺功能减退症患者的后负荷是增加的,这是由于全身血管阻力增加、动脉僵硬度增加和内皮功能受损。全身血管阻力的增加可高达 30%。大约 20%的舒张期高血压患者的平均动脉压增加[54-56]。甚至轻度甲状腺功能减退也可引起内皮源性舒张因子减少[73-75]。甲状腺功能减退症患者发生舒张期高血压的原因是肾素水平减低和肝脏合成的肾素底物减少。甲状腺功能减退症患者的心输出量下降达到 30%~40%[54]。尽管甲状腺功能减退症患者的心输出量和心脏收缩力下降,但是关于正电子发射断层扫描检测心肌代谢的研究发现,其心肌的总耗氧量下降、能量低效[56,75]。事实上,后负荷增加是影响心肌耗氧量的主要因素之一[75]。

甲状腺功能亢进症

心血管症状是甲状腺功能亢进症患者的不可或缺的、往往是主要的临床表现。大多数患者有心悸,这是因为心率加快、心肌收缩力增加。副交感神经刺激减少和交感神经亢进,可引起心率加快。通常静息和睡眠时心率超过 90 次/min,日间心率变异性消失,同时运动时心率过度加快。许多甲状腺功能亢进症患者的运动耐力下降、劳力性呼吸困难,其部分原因是骨骼肌和呼吸肌疲劳[71]。血管阻力下降和前负荷增加,使心功能储备下降,表现为不能进一步增加以适应亚剂量或极量运动[71,75]。

甲状腺毒症的一种亚型患者会出现类似心绞痛的胸痛症状。在已确诊的或可疑冠状动脉疾病老年患者中,心脏工作量增加,伴随心排血量和收缩力增加,可导致心肌缺血。使用 β 肾上腺阻断剂(β 阻滞剂)或甲状腺功能恢复正常后,这种情况将会得到改善。少数患者,尤其是年轻女性,在休息时有胸痛的症状,伴随心电图缺血性改变。这些患者中,绝大多数的心导管检查提示冠状动脉造影正常,但可发生类似变异型心绞痛的冠状动脉痉挛(另见第 61 和 89 章)。心肌梗死很少发生,同时这些患者似乎对钙通道阻滞剂或硝酸甘油有效。

甲状腺功能亢进症与肺动脉压力升高存在关联(平均肺动脉收缩压>50mmHg)[71,76,77]。肺动脉高压反映了右室压力和后负荷升高,提示甲状腺毒症时全身血管阻力下降,而肺动脉阻力却没有。甲状腺功能亢进恢复正常后,肺动脉压力通常也会下降[71,77],肺动脉高压可能完全逆转。除了肺动脉血流减少,甲巯咪唑影响血管活性的特性也有提示作用。使用甲巯咪唑治疗甲状腺功能亢进后,肺动脉血流动力学也得到了改善[71,77]。

自身免疫在 Graves 病和桥本甲状腺炎患者的心血管症状中的作用

甲状腺功能亢进症和甲状腺功能减退症的自身免疫因素偶尔与心血管症状相关。已报道的与 Graves 病伴随的疾病包括肺动脉高压、黏液性心脏瓣膜病和可逆性扩张型心肌病[71,77]。免疫调节的内皮损伤可能参与肺动脉高压的发病[71,77]。Takotsubo 心肌病与严重的甲状腺毒症相关,可能是严重甲状腺疾病的一种表现[77]。

非裔美国女性甲状腺毒症患者可发生围产期心肌病[71,77]。自身免疫性甲状腺疾病患者可出现抗心磷脂抗体和抗磷脂综合征。近期有文献报道年轻患者中可发生脑血管缺血症状,特别是亚洲女性 Graves 病患者。这种症状,也称为 *moyamoya* 病,其特征是颈内动脉的终末段发生解剖学闭塞,经过治疗后解剖学上和症状上似乎均得到改善。

临床甲状腺功能亢进症患者的心房颤动(另见第 38 章)

甲状腺功能亢进症患者中最常见的心律失常是窦性心动过速,但临床上关注最多的仍是心房颤动。甲状腺功能亢进症患者中心房颤动的发病率是 2%~20%,而甲状腺功能正常人群中的发病率是 2.3%。甲状腺功能亢进症患者能够恢复正常的甲状腺功能和窦性心律,提示检测 TSH 对于新发的不明原因的心房颤动或其他室上性心律失常患者的重要性。心房颤动可能是老年甲状腺激素分泌过多患者的首发症状。大约 7%~8% 的中年甲状腺功能亢进症患者会发生心房颤动。其发病率随着年龄呈现阶梯式增加,最高峰达到 15%,发生在超过 70 岁的老年患者中,具有潜在心脏疾病、伴发缺血性心脏病和心脏瓣膜病患者的心房颤动的发生率是 20%~40%[78]。甲状腺功能亢进症患者心房颤动的治疗,包括使用 β 肾上腺素阻滞剂(β_1 选择性或非选择性)控制心室率(表 92.3)[79-82]。可以很快地减轻患者的症状。根据美国心脏病学会/美国心脏协会,甲状腺功能异常患者的心房颤动和心力衰竭的一线治疗应该主要是恢复正常的甲状腺功能,这是由于甲状腺激素过多可引起心血管药物的疗效降低[79]。因此,对于合并心房颤动的临床甲状腺功能亢进症患者来说,恢复窦性心律和改善血流动力学的一线治疗方法是抗甲状腺药物或放射碘前提下使用 β 肾上腺阻断剂[81,82]。成功治疗甲状腺功能亢进和 T_4、T_3 恢复正常水平后 2~3 个月内,2/3 的患者恢复窦性心律。

表 92.3 β 受体阻滞剂在甲状腺功能亢进症中的应用*

药物	剂量	频率	机制
普萘洛尔	10~40mg	每日 3 次或每日 4 次	非选择性 β-AR 阻滞剂,应用历史最久
阿替洛尔	25~100mg	每日 2 次	β_1 选择性,提高患者的依从性
美托洛尔	25~50mg	每日 4 次	β_1 选择性
纳多洛尔	40~160mg	每日 1 次	非选择性 β-AR 阻滞剂,每日 1 次,迄今为止应用经验最少
艾司洛尔	微泵静脉注射 50~100μg/(kg·min)		应用于 ICU 病房中严重甲状腺功能亢进症或甲状腺危象的患者

*这些药物均已被批准用于心血管疾病的治疗,但是迄今为止均未被批准用于甲状腺功能亢进症的治疗。

β-AR,β 肾上腺素受体;ICU,重症监护病房。

洋地黄可用于控制甲状腺功能亢进相关的心房颤动的心室率。但由于洋地黄的清除率增加、高细胞水平的 Na^+/K^+-ATP 酶活性导致的药物敏感性降低和副交感神经张力下降,患者通常需要服用更大剂量的洋地黄。甲状腺功能亢进伴有心房颤动的抗凝治疗,尤其是新型非维生素 K 依赖性药物,仍存在争议。必须权衡体循环栓塞或脑栓塞与出血及并发症风险[80-82]。甲状腺功能亢进与体循环栓塞风险的联系仍不明确。甲状腺功能亢进伴随心房颤动的年轻患者,如果没有其他心血管疾病、高血压、或栓塞的其他独立危险因素(CHA_2DS_2-VASc 评分=0)的情况下,抗凝治疗的益处不确切,同时出血风险增加。

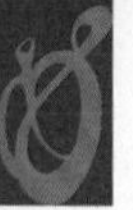

老年或者长期心房颤动的患者转为窦性心律的可能性更低[71,82]。甲状腺功能亢进症患者的甲状腺功能恢复正常4个月后，假如仍未能自行恢复窦性心律，在评估患者年龄和基础心脏功能的前提下，可尝试药物复律或电复律[71,81-83]。大多数这样的患者需要进行抗凝治疗。经过射频消融治疗的心房颤动患者，甲状腺功能恢复正常可提高短期和长期疗效[81,82]。

临床甲状腺功能亢进患者的心力衰竭

甲状腺功能亢进症的心血管变化包括静息心排血量增加和心脏收缩力加强(表92.2)。但是，少数患者有相应症状，包括劳力性呼吸困难、端坐呼吸、夜间阵发性呼吸困难，以及外周水肿、颈静脉怒张或出现 S_3。多种临床表现，并且运动时左室射血分数不能相应增加，提示甲状腺功能亢进性心肌病[75]。术语高排出量型心力衰竭，并不适用于此处。因为虽然静息心排血量是正常人的2~3倍，运动耐力下降似乎并不是心力衰竭的结果，而是由于骨骼肌无力导致的，可能与肺动脉高压存在关联[54-56,66,75,77]。但是，高输出状态会导致肾脏钠盐的重吸收和血浆容量增加。虽然甲状腺功能亢进症患者的全身血管阻力下降，肺动脉阻力却没有，这是因为肺循环血量增加、肺动脉压力增加。这会导致平均静脉压增加、肝淤血，以及原发性肺动脉高压或右心衰竭相关的外周水肿。

长期甲状腺功能亢进合并明显窦性心动过速或心房颤动的患者，可以出现心排血量降低、心肌收缩力受损伴随射血分数下降、S_3 和肺充血。所有这些表现均符合心力衰竭[54,56,75]。回顾性分析这些病例提示，左室射血功能受损的原因是长期心率增快和心率相关的心力衰竭。左心室扩张可引起二尖瓣反流(第69章)。这个现象具有重要的意义，因为甚至在启动抗甲状腺治疗前，减慢心率和控制心房颤动的心室率似乎已经可以改善左室功能。这些患者的病情较重，需要接受重症监护病房的监测。有些甲状腺功能亢进症的患者，与所有充血性心力衰竭患者类似，不能耐受全剂量的β受体阻滞剂[54,75]。

临床甲状腺功能亢进症的治疗

甲状腺功能亢进性心脏病患者的治疗应该包括β受体阻断剂，将心率降至高于正常值的10%或15%。β受体阻滞剂可以改善心律失常导致的心功能不全，却不能阻断甲状腺激素的正性肌力作用(表92.3和图92.4)。甲状腺功能亢进症的许多症状和体征迅速改善，提示绝大多数有明显症状的患者应该使用β受体阻滞剂。后续的治疗是安全地单独使用131碘治疗或联合使用抗甲状腺药物[80-82]。近期研究表现，后续的131碘治疗的重要性已经得到了验证，这种治疗降低心血管死亡率[84]。老年甲状腺功能亢进症患者，在放射碘或手术前可考虑甲巯咪唑药物治疗[80-82]。

甲状腺危象，属于甲状腺功能亢进症状中的最严重类型，可以表现为神志异常、发热、消化道症状(包括疼痛、恶心，黄疸罕见)、心血管表现(包括严重心动过速、新发的室上性心律失常比如心房颤动、低血压和休克)。未经治疗的甲状腺危象的死亡率高达50%，其预后取决于心血管表现的严重程度。这些患者需要在重症监护病房接受监测。另外，可使用抗甲状腺药物和碘化钾，关注合并症如感染或创伤，以及注意患者用药情况比如胺碘酮。这些患者难以耐受静脉用β受体阻滞剂和钙通道阻滞剂。低血压性心脏骤停或心力衰竭恶化提示甲状腺功能亢进性心脏病患者对这些药物存在不良反应。如上所述，可以使治疗效果最优化的方式包括密切监测、合理使用艾司洛尔、标准的液体和容量管理，以及降低 T_4 和 T_3 水平(表92.3)。

甲状腺功能减退症

甲状腺功能减退症的发病率为2%~4%，随着年龄的增加而增长。与甲状腺功能亢进症引起明显的临床症状和体征相反，甲状腺功能减退症的心血管表现更加隐匿[54,55,63]。典型患者心率稍慢、舒张期高血压、脉压缩小、心前区不适和心尖冲动减弱。甲状腺功能减退症患者的甲状腺功能恢复正常后，这些症状均消失，并且全身血管阻力也下降(见表92.2)。

甲状腺功能减退也可以引起总胆固醇和低密度脂蛋白胆固醇(low density lipoprotein cholesterol，LDL)增加，同时增加的幅度与血清TSH升高程度一致[85]。甲状腺激素可以通过减少胆汁分泌等多种机制影响胆固醇代谢，最主要的机制是肝脏LDL受体数量下降影响LDL代谢，胆固醇7α羟化酶活性下降导致胆固醇水平增加[85]。一项研究也支持此观点，肝脏选择性甲状腺激素激动剂eprotirome，可以进一步降低已使用他汀类药物患者的胆固醇水平[86]。

高达30%的甲状腺功能减退症患者的血清肌酸激酶(CK)上升50%至10倍。异构体特异性分析表明，96%以上是肌肉型(CK-MM)，与骨骼肌来源的酶一致[87]。启动标准口服甲状腺激素替代治疗后，甲状腺功能减退症患者的血清CK水平缓慢下降，其半衰期是14天左右。甲状腺基础疾病是否是他汀相关性肌病的危险因素，值得进一步的探讨[87]。两种情况时均可能出现相似的肌病或肌痛症状(表92.4)，因此需要监测这些患者的TSH水平。

表92.4 肌病综合征的临床特征

甲状腺功能减退相关
肌痛：非特异性肌肉综合征、痉挛(尤其是夜间)、肌酸激酶(CK)水平变化
肌病：耐力下降(通常伴随CK水平上升)、假性肌强直
霍夫曼综合征：功能受损、假性肥大、CK水平显著上升常见
他汀诱发
肌病：任何相关疾病
肌痛：肌肉疼痛、乏力、CK水平未上升
肌炎：症状及CK水平上升
横纹肌溶解：症状及CK水平显著上升

心包积液也可以出现，大量积液相对少见，在胸片上表现为心脏扩大。尽管不常见，心脏压塞导致血流动力学变化的情况也可能出现。高达30%的临床甲状腺功能减退症患者行心超检测时，可见少量至中等量的积液。启动甲状腺激素替代治疗数周至数月后，心包积液消失。

由于离子通道的表达和副交感神经功能的变化，甲状腺功能减退症患者的ECG表现为窦性心动过缓、低电压、动作电位时程和QT间期延长。QT间期延长易导致室性心律失常的发生。使用甲状腺激素替代治疗后，一些获得性尖端扭转型室性心动过速患者的病情获得改善或完全缓解[54]。

动脉粥样硬化的危险因素，包括高胆固醇血症、高血压、内皮损伤和同型半胱氨酸水平升高，可以促进甲状腺功能减退症患者发生动脉粥样硬化、冠状动脉和全身血管疾病（第 45、46 和 48 章）[illegible]。心肌灌注扫描结果异常提示心肌缺血，但似乎可被甲状腺激素治疗逆转。TSH 检测推荐用于所有成人，特别是患有以下疾病的患者，包括高血压、高胆固醇血症、高甘油三酯血症、冠状动脉及外周血管疾病、病因不明的心包或胸腔积液、以及各种肌肉骨骼症状或他汀相关性肌病[88]。

临床甲状腺功能减退症的治疗

甲状腺功能减退症患者需要接受纯化的左甲状腺素钠片（L-T_4）替代治疗。[89,90]理想的治疗剂量选择需要考虑患者的年龄和基础病因[89]。通常来说，老年患者需要的剂量偏小，而重症患者，特别是甲状腺切除术后或 Graves 病预先碘治疗后，需要补充更大剂量[89]。对于所有患者，甲状腺激素替代治疗的目标是使血清 TSH 恢复正常水平，临床和生化指标均正常。甲状腺激素对于心血管系统的确切作用，并不支持维持轻度甲状腺功能减退的状态会使患者获益的观点[89-91]。

甲状腺功能减退症的治疗效果是可以预见的，尤其是心血管系统方面。采用阶梯式增加左甲状腺素钠剂量可以减少血清 TSH、胆固醇和 CK 水平，并且改善左室功能（图 92.6）。小于 50 岁并且没有心脏病家族史的患者，可以耐受完全替代剂量的左甲状腺片[1.5μg/(kg·d)]，同时无需担心复杂的心血管不良反应。而超过 50 岁合并明确或可疑冠状动脉疾病患者需要注意的事项较多[89,90]。主要有 3 个方面。首先，是否需要在启动甲状腺素替代治疗前进行冠状动脉血运重建术。冠状动脉旁路搭桥术可用于不适合经皮支架植入术、不稳定型心绞痛、左主干病变、3 支血管病变合并左室功能受损的患者，甚至是临床甲状腺功能减退症的人群。少见情况下，甲状腺功能减退症患者的病情较重，出血时间和部分凝血酶原时间延长，需要术前补充凝血因子。甲状腺素替代治疗可以适当推迟，直到手术后可以经肠外或口服全量的甲状腺素[89,90]。

其次，临床上不需要进行冠状动脉血运重建的稳定型心脏病患者，也是需要关注的。这些患者的左甲状腺素起始剂量宜小，12.5μg/d，每 6~8 周增加 12.5~25μg，直到血清 TSH 恢复正常水平[89,90]。这种方案可以降低全身血管阻力和后负荷，改善心肌效能，明显改善心肌缺血的临床表现。同时，使用 β 受体阻滞剂以达到控制心率的目标。

最后，需要关注仅有冠状动脉疾病风险、没有临床表现的患者。对于这些患者来说，甲状腺激素替代治疗的起始剂量较小，25~50μg/d，每 6~8 周增加 25μg，直到血清 TSH 正常。如果有缺血性心脏病的表现，明确基础心脏病的患者也同样适用该方案[89,90]。一种罕见的情况是黏液性水肿，表现为低体温、神志异常、低血压、心动过缓和低通气，可见于严重和长期甲状腺功能减退症患者，需要紧急使用更大剂量的甲状腺激素替代治疗[89]。严重昏迷的患者，L-T_4 首次静脉注射 200μg，以后每日 100μg，从而维持重要脏器功能。也可以采用另一种方案，使用 L-T_4 的同时，联用 L-T_3 起始量 10~20μg，以后每 6 小时 10μg，持续 1~2 天，直至患者的脑功能改善[89]。需要密切监测黏液水肿性昏迷患者，维持

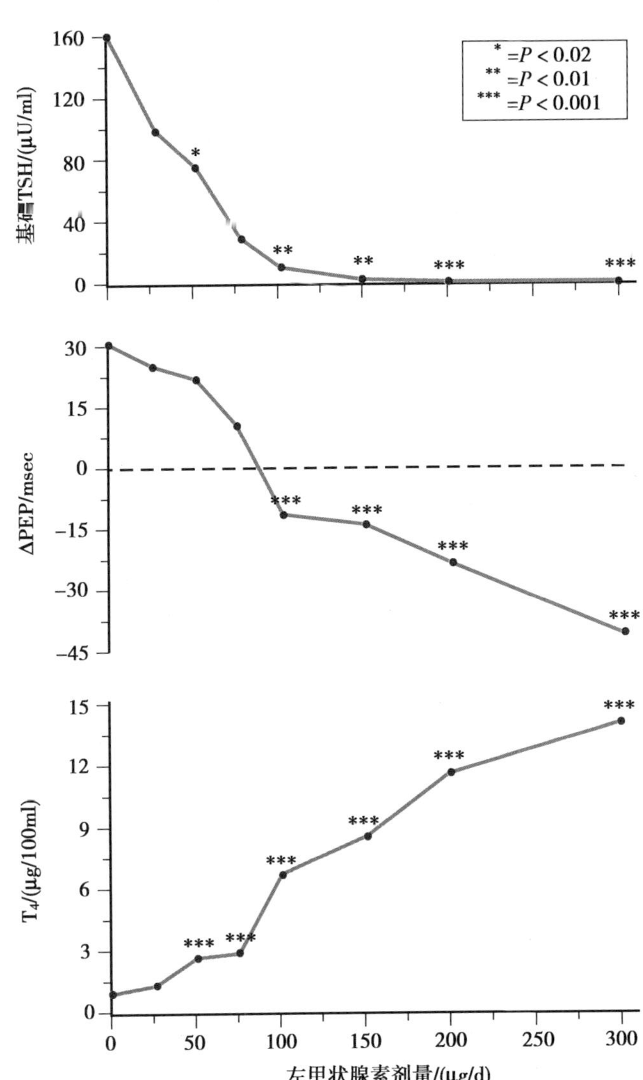

图 92.6　通过检测血浆中 TSH 和 T_4 水平，以及无创性测量射血前期（ΔPEP）评估左室收缩功能的改善情况，从而评估不同剂量左甲状腺素钠片治疗甲状腺功能减退症的效果。（引自 Crowley WF Jr, Ridgway EC, Bough EW, et al: Noninvasive evaluation of cardiac function in hypothyroidism: response to gradual thyroxine replacement. N Engl J Med 296: 1, 1977.）

容量、保温、CO_2 潴留时进行机械通气。氢化可的松（50~100mg，每天 3 次）持续给药，直至检测到血清皮质醇。经过上述治疗方案 24~48 小时内，包括全身血管阻力、心输出量、心率在内的血流动力学参数得到改善。需要纠正严重的低钠血症，首先缓慢静脉用高渗盐溶液（50~100mL 中含有 3%氯化钠），随后静脉注射速尿 40~120mg。

亚临床甲状腺疾病

与临床甲状腺疾病不同的是，亚临床甲状腺疾病患者缺乏典型的甲状腺功能亢进或减退相关的症状。TSH 水平异常，且血清总 T_4、游离 T_4、总 T_3 和游离 T_3 水平正常，可以诊断亚临床甲状腺疾病[55]。目前 TSH 检测已经广泛应用，因而亚临床甲状腺疾病的检出率可能超过临床甲状腺疾病的 3~4 倍。

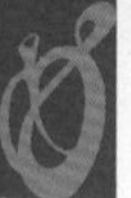

亚临床甲状腺功能亢进症

血清 TSH 持续低于正常或检测不到（<0.1mU/L），并且游离甲状腺激素处于正常参照值的中等-偏高水平，定义为亚临床甲状腺功能亢进症。内源性亚临床甲状腺功能亢进症的发病率变异很大，主要取决于研究人群的诊断标准、年龄、性别和碘摄入量[55]。亚临床甲状腺功能亢进症患者的心率、心室重量、动脉僵硬度和左房大小增加，同时可导致舒张功能不全，左室功能受损[55]。窦性心动过速和房性期前收缩常见于年轻患者。亚临床甲状腺功能减退症的老年患者（>60 岁）并没有肾上腺素神经过度兴奋，可能存在体重减轻、肌无力和最重要的心房颤动[91-93]。已发表的 Meta 分析均提示，亚临床甲状腺功能减退症可能增加总死亡率、心源性死亡、阵发性心房颤动和心力衰竭的发病风险[67,93]。基于这些结果，甲巯咪唑可以使亚临床甲状腺功能亢进症患者的血清 TSH 达到正常水平。持续未检测到血清 TSH 的老年患者，放射碘或手术治疗是达到临床改善的决定性手段。一些研究提示，对于年轻的有症状的患者，心脏选择性 β 受体阻滞剂治疗可以改善心率、左室重量和舒张功能不全[81,82]。

能够起到抑制血清 TSH 水平的 L-T_4 治疗过程中，可能出现亚临床甲状腺功能亢进症。一些接受甲状腺激素替代治疗的甲状腺功能减退症患者，低 TSH 水平可能是由于无意的过度治疗导致的，因此需要减少 L-T_4 剂量。既往有甲状腺癌手术史且有复发高风险的患者，需要特别调整抑制 TSH 水平的左甲状腺素剂量。对于老年患者，需要考虑抑制 TSH 的风险与获益[94]。

亚临床甲状腺功能减退症

血清 TSH 超过正常参考范围上限，同时游离甲状腺激素均在参考范围内，亚临床甲状腺功能减退症即可诊断[55,89]。其发生率在成人中高达 4%~20%，并且随着年龄增加而上升。年轻患者中，女性多见。但是老年患者中，性别差异消失。患者的病情可轻（TSH 4.5~9.9mU/L）可重（TSH≥10mU/L）。桥本甲状腺炎是成人获得性亚临床甲状腺功能减退症的最常见病因。亚临床甲状腺功能减退症可引起左室舒张功能减退（见图 92.5）和活动后左室收缩性和舒张性功能不全。也能引起脂质代谢紊乱，进一步损伤内皮功能，从而使心力衰竭、动脉硬化和冠心病的发病风险增加[55,89]。

最近，两项纳入了前瞻性队列研究的 Meta 分析提出，患者的血清 TSH 越高，心力衰竭、冠心病事件和死亡率有明显的升高趋势，尤其是 TSH≥10mU/L 时[67,95]。因此，尽管缺乏替代治疗对于改善轻中度甲状腺功能减退症预后的长期研究，目前推荐 TSH≥10mIU/L 时予以左甲状腺素替代治疗[90,96]。来源于英国普通人群数据库的研究提示，小于 70 岁的患者 TSH5~10mIU/L 时，纠正 TSH 水平可以降低发生缺血性心脏病事件和心血管死亡率[97]。这些发现提示轻症患者仍需要考虑治疗，尤其是动脉硬化性心血管疾病、心力衰竭或合并这些疾病危险因素的年轻患者[55]。

胺碘酮和甲状腺功能（另见第 36 章）

胺碘酮是富含碘的抗心律失常药物，可用于治疗室性和房性心动过速。其碘含量高达 30%，与左甲状腺素的结构类似。短期或长期使用胺碘酮时，高达 60% 的患者会出现甲状腺功能异常[98]。决奈达隆，是一种不含碘的苯基呋喃类药物，不会引起甲状腺功能异常，这一发现支持上述观点。与其他的碘化药物类似，胺碘酮可以抑制肝脏和垂体中的 T4 5'位碘化作用。抑制肝脏的 T_4 代谢会降低血清 T_3 水平和增加血清 T_4 水平，而血清 TSH 水平最初保持正常。随着治疗时间的延长和体内碘化物的积聚，甲状腺中 T_4 的合成和释放受到抑制，因此 TSH 水平上升。隐匿性甲状腺肿、自身免疫性甲状腺疾病或甲状腺激素合成酶缺陷的患者，甚至是没有任何危险因素的部分患者，也可以进展为临床甲状腺功能减退症，并且血清 TSH 水平显著上升。应用胺碘酮的患者中，15%~30% 会出现甲状腺功能减退症。这些患者的甲状腺功能减退的症状隐匿，甚至是有显著的甲状腺功能减退时。

所有接受胺碘酮治疗的患者，需要每 3 个月检测一次甲状腺功能（图 92.7）。胺碘酮对甲状腺功能的影响并不取决于剂量，可以发生在启动治疗后的阶段。由于胺碘酮的高脂溶性和长半衰期，这种影响可以持续到停药后 1 年。

胺碘酮诱发的甲状腺毒症尽管相对少见，但可能更具挑战性[99]。虽然并不是在碘充足的美国人中首次发现，来源于碘缺乏的人群（比如意大利）数据发现其发生率高达 10%。胺碘酮诱发的甲状腺毒症经常是突发的，可以在短期用药后，或者长期治疗阶段，亦或停药后 1 年发生。支持这种情况的临床线索包括新发生或复发的心室高兴奋性（植入式心脏转复电除颤器除颤次数增加）、需要的华法林剂量减少、肥厚型心肌病的梗阻程度减轻或加重（另见第 78 章）。

尽管其发病机制是多因素的，早期的研究将胺碘酮诱发的甲状腺毒症分为两种类型[99]。Ⅰ型主要发生在既往有甲状腺疾病史的患者，多见于碘缺乏地区。这些患者的 24 小时放射性碘摄取量很少增加，而一些甲状腺自身免疫指标却是增加的，如抗甲状腺抗体。相反，包括 IL-6 在内的一些炎症因子可能调节Ⅱ型甲状腺炎。这个过程具有破坏性，可引起甲状腺激素的释放持续数周或数月，常伴有放射性碘摄取减少或消失。更多的试验证实这两种类型具有某些共同的特征。胺碘酮诱发的甲状腺毒症使主要心血管事件的风险增加了 3 倍，表明了其具有临床重要价值[100]。图 92.7 显示了使用胺碘酮的患者随访甲状腺功能的流程。

由于甲状腺内和总体碘含量增加，^{131}碘治疗几乎是无效的。同样，抗甲状腺药物治疗效果也欠佳。糖皮质激素（泼尼松 20~40mg/d）被证实有效，或许适用于血清 IL-6 水平升高的Ⅱ型患者。糖皮质激素可以试用于所有患者，因为如果有效，可在启动治疗后的 2~4 周内观察到效果。体重减轻、心动过速、心悸、恶化型心绞痛、室性心动过速，或其他难以控制的心脏异常均是甲状腺功能亢进症的显著表现。假如这些患者对糖皮质激素治疗无反应时，抗甲状腺药物治疗（甲巯咪唑 10~30mg/d）效果有很大差异，而且可能导致显著的副作用。甲状腺全切除术通常是安全的，可以迅速逆转甲状腺功能亢进症[101]。术前应予以 β 受体阻滞剂。目前暂无诱发甲状腺危象的病例报道。

胺碘酮诱发甲状腺功能异常时，是否需要停药仍然是个难题。目前没有证据支持停用胺碘酮可以加速甲状腺功能亢进症的缓解。

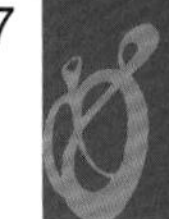

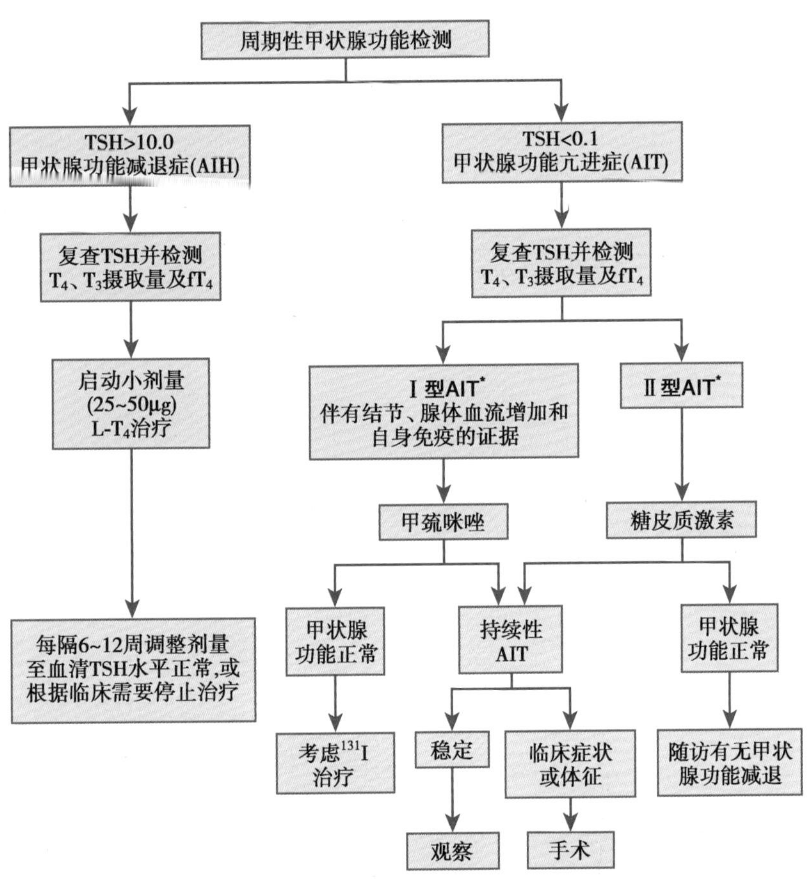

图 92.7 确诊胺碘酮导致的甲状腺功能异常(AIT),可以基于甲状腺功能亢进或减退的症状和体征、或者常规检测甲状腺功能(每3~6个月)。任何单一TSH水平异常即可诊断。临床甲状腺功能减退并且TSH>10mIU/mL时需要治疗。AIT的诊治流程已描述,其治疗取决于临床病情的严重程度和持续时间。* Ⅰ型和Ⅱ型混合型AIT可能需要硫酰胺类和皮质类固醇激素联合治疗。AIH,胺碘酮导致的甲状腺功能减退;fT_4,游离T_4

伴随心脏疾病的甲状腺激素代谢的变化

除了由于典型的甲状腺疾病导致的甲状腺功能异常,各种急性和慢性病,包括败血症、饥饿和心脏病均可以伴随血清总T_3和游离T_3水平的改变,偶尔血清T_4水平也会改变。甲状腺正常的人群中,甲状腺激素代谢异常可影响血清T_3水平。这些病例中有些是非甲状腺疾病。多种机制参与了血清T_3水平的下降,其中一个因素是肝脏内5'位脱碘作用减少。高达30%的心力衰竭患者的血清T_3水平下降,无论是否使用胺碘酮。血清T_3水平下降的程度,与充血性心力衰竭患者的纽约心功能分级相关[102-105]。另外,射血分数保留的心力衰竭患者中,血清T_3水平与脑钠肽前体水平呈现负相关性。考虑到甲状腺功能减退对于心肌的损害,T_3替代治疗可能是有益的。一项关于心脏疾病的人群研究表明,血清低T3水平是全因死亡率和心血管疾病死亡率的强烈预测因子。这些结果引起了学者们的关注,补充$L\text{-}T_4$、$L\text{-}T_3$或甲状腺激素类似物对于改善心力衰竭患者预后的潜在作用。使用$L\text{-}T_3$可改善慢性稳定型扩张型心肌病和低T_3综合征的心血管表现和神经体液环境,同时心肌耗氧量却没有显著的上升[103,105]。

单纯急性心肌梗死后,血清T_3水平下降大约20%,大约96小时达到低谷。急性心肌梗死动物模型也会出现血清T_3水平的下降,补充T_3到正常水平可以增强左室收缩功能。接受体外循环心脏手术的儿童和成人,围手术期的血清T_3水平如预期一样出现下降[106]。成人接受CABG术后予以紧急静脉用T_3,可以改善心排血量和降低全身血管阻力,但是总死亡率却没有变化。与年龄相当的对照组相比,这些患者的心房颤动的发病率下降50%[106]。儿童心脏病患者中,特别是新生儿期接受过手术的患者,血清T_3水平下降幅度更大,持续时间更长。术后低T_3水平提示患者发病和死亡的风险更大。一项前瞻性随机研究显示,尤其是新生儿,足量使用T_3可以使血清T_3恢复到正常水平,并且减少治疗干预的程度以及术后正性肌力药物的需求[107]。

展望

许多自然存在的激素对于心血管系统有巨大的影响,可用于许多心血管疾病的治疗。甲状腺激素可以通过新的转录途径,以降低胆固醇水平、增强心肌收缩力(尤其是舒张功能),同时降低全身血管阻力,为新的治疗方法提供了基础。另外,多种类型心脏疾病和心力衰竭会伴随生长激素和血清T_3水平的改变,可作为评估新兴治疗手段的新的生物标志物。

(郑芳芳 译,来晏 刘学波 校)

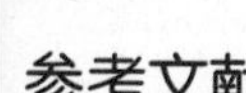

参考文献

Pituitary Function and Cardiovascular Disease

1. Palmeiro CR, Anand R, Dardi IK, et al. Growth hormone and the cardiovascular system. *Cardiol Rev*. 2012;20:197.
2. Isgaard J, Arcopinto M, Karason K, Cittadini A. GH and the cardiovascular system: an update on a topic at heart. *Endocrine*. 2015;48:25.
3. Melmed S, Casanueva FF, Klibanski A, et al. A consensus on the diagnosis and treatment of acromegaly complications. *Pituitary*. 2013;16:294.
4. Jayasena CN, Comninos AN, Clarke H, et al. The effects of long-term growth hormone and insulin-like growth factor-1 exposure on the development of cardiovascular, cerebrovascular and metabolic co-morbidities in treated patients with acromegaly. *Clin Endocrinol*. 2011;75:220.
5. Berg C, Petersenn S, Lahner H. Cardiovascular risk factors in patients with uncontrolled and long-term acromegaly: Comparison with matched data from the general population and the effect of disease control. *J Clin Endocrinol Metab*. 2010;95:3648.
6. Mosca S, Paolillo S, Colao A, et al. Cardiovascular involvement in patients affected by acromegaly: An appraisal. *J Cardiol*. 2013;167:1712.
7. Sherlock M, Ayuk J, Tomlinson JW, et al. Mortality in patients with pituitary disease. *Endocr Rev*. 2010;31:301–342.
8. Arosio M, Reimondo G, Malchiodi E, et al. Italian study group of acromegaly. Predictors of morbidity and mortality in acromegaly: an Italian survey. *Eur J Endocrinol*. 2012;167:189.
9. Katznelson L, Laws ER Jr, Melmed S, et al. Acromegaly: an Endocrine Society clinical practice guideline: Endocrine Society. *J Clin Endocrinol Metab*. 2014;99:3933.
10. Colao A, Pivonello R, Grasso LF, et al. Determinants of cardiac disease in newly diagnosed patients with acromegaly: results of a 10 year survey study. *Eur J Endocrinol*. 2011;165:713.
11. Lugo G, Pena L, Cordido F. Clinical manifestations and diagnosis of acromegaly. *Int J Endocrinol*. 2012;2012:540398.
12. Dutta P, Das S, Bhansali A, et al. Congestive heart failure in acromegaly: A review of 6 cases. *Indian J Endocrinol Metab*. 2012;16:987.
13. Portocarrero-Ortiz LA, Vergara-Lopez A, Vidrio-Velazquez M, et al. The Mexican Acromegaly Registry: clinical and biochemical characteristics at diagnosis and therapeutic outcomes. *J Clin Endocrinol Metab*. 2016;101:3997.
14. Mazziotti G, Floriani I, Bonadonna S, et al. Effects of somatostatin analogs on glucose homeostasis:\a metaanalysis of acromegaly studies. *J Clin Endocrinol Metab*. 2009;94:1500.
15. Dural M, Kabakci G, Cinar N, et al. Assessment of cardiac autonomic functions by heart rate recovery, heart rate variability and QT dynamicity parameters in patients with acromegaly. *Pituitary*. 2014;17:163.
16. Auriemma RS, Pivonello R, De Martino MC, et al. Treatment with GH receptor antagonist in acromegaly: effect on cardiac arrhythmias. *Eur J Endocrinol*. 2013;160:15.
17. Molitch ME, Clemmons DR, Malozowski S, et al. Endocrine Society: evaluation and treatment of adult growth hormone deficiency: an Endocrine Society clinical practice guideline. *J Clin Endocrinol Metab*. 1587;96:2011.
18. Cittadini A, Marra AM, Arcopinto M, et al. Growth hormone replacement delays the progression of chronic heart failure combined with growth hormone deficiency: an extension of a randomized controlled single-blind study. *JACC Heart Fail*. 2013;1:325.
19. Bozkurt B, Colvin M, Cook J, et al. Current diagnostic and treatment strategies for specific dilated cardiomyopathies: a scientific statement from the American Heart Association. *Circulation*. 2016;6:134.
20. Samson SL, Ezzat S. AACE/ACE disease state clinical review: dopamine agonists for hyperprolactinemia and the risk of cardiac valve disease. *Endocr Pract*. 2014;20:608.

Adrenal Function and Cardiovascular Disease

21. Bansal V, El Asmar N, Selman WR, Arafah BM. Pitfalls in the diagnosis and management of Cushing's syndrome. *Neurosurg Focus*. 2015;38:E4.
22. Isidori AM, Graziadio C, Paragliola RM, et al., ABC Study Group. The hypertension of Cushing's syndrome: controversies in the pathophysiology and focus on cardiovascular complications. *J Hypertens*. 2015;33:44.
23. De Leo M, Pivonello R, Auriemma RS, et al. Cardiovascular disease in Cushing's syndrome: heart versus vasculature. *Neuroendocrinology*. 2010;92(suppl 1):50.
24. Kamenický P, Redheuil A, Roux C, et al. Cardiac structure and function in cushing's syndrome: a cardiac magnetic resonance imaging study. *J Clin Endocrinol Metab*. 2014;99:E2144.
25. Rotondi M, Dionisio R, Fonte R, et al. Dilated cardiomyopathy: A possibly underestimated presentation of Cushing's disease. *Clin Endocrinol*. 2011;75:864.
26. Chanson P, Salenave S. Metabolic syndrome in Cushing's syndrome. *Neuroendocrinology*. 2010;92(suppl 1):96.
27. Neary NM, Booker OJ, Abel BS, et al. Hypercortisolism is associated with increased coronary arterial atherosclerosis: Analysis of noninvasive coronary angiography using multidetector computerized tomography. *J Clin Endocrinol Metab*. 2013;98:2045.
28. Dekkers OM, Horváth-Puhó E, Jørgensen JO, et al. Multisystem morbidity and mortality in Cushing's syndrome: a cohort study. *J Clin Endocrinol Metab*. 2013;98:2277.
29. Correa R, Salpea P, Stratakis CA, et al. Carney complex: an update. *Eur J Endocrinol*. 2015;173:M85.
30. Nieman LK, Biller BM, Findling JW, et al. Treatment of Cushing's syndrome: an Endocrine Society Clinical Practice Guideline. *J Clin Endocrinol Metab*. 2015;100:2807.
31. Stowasser M. Primary aldosteronism in 2011: Towards a better understanding of causation and consequences. *Nat Rev Endocrinol*. 2011;8:70.
32. Funder JW, Carey RM, Mantero F, et al. The management of primary aldosteronism: case detection, diagnosis, and treatment: an Endocrine Society Clinical Practice Guideline. *J Clin Endocrinol Metab*. 1889;101:2016.
33. Muiesan ML, Salvetti M, Paini A, et al. Inappropriate left ventricular mass in patients with primary aldosteronism. *Hypertension*. 2008;52:529.
34. Hannemann A, Bidlingmaier M, Friedrich N, et al. Screening for primary aldosteronism in hypertensive subjects: results from two German epidemiological studies. *Eur J Endocrinol*. 2012;167:7.
35. Rehan M, Raizman JE, Cavalier E, et al. Laboratory challenges in primary aldosteronism screening and diagnosis. *Clin Biochem*. 2015;48:377.
36. Charmandari E, Nicolaides NC, Chrousos GP. Adrenal insufficiency. *Lancet*. 2014;383:2152.
37. Bornstein SR, Allolio B, Arlt W, et al. Diagnosis and treatment of primary adrenal insufficiency: an Endocrine Society Clinical Practice Guideline. *J Clin Endocrinol Metab*. 2016;101:364.
38. Erichsen MM, Løvås K, Fougner KJ, et al. Normal overall mortality rate in Addison's disease, but young patients are at risk of premature death. *Eur J Endocrinol*. 2009;160:233.
39. Inder WJ, Meyer C, Hunt PJ. Management of hypertension and heart failure in patients with Addison's disease. *Clin Endocrinol*. 2015;82:789.

Pheochromocytoma

40. Lenders JW, Duh QY, Eisenhofer G, et al. Pheochromocytoma and paraganglioma: an endocrine society clinical practice guideline. *J Clin Endocrinol Metab*. 2014;99:1915.
41. Welander J, Soderkvist P, Gimm O. Genetics and clinical characteristics of hereditary pheochromocytomas and paragangliomas. *Endocr Relat Cancer*. 2011;18:R 253.
42. Prejbisz A, Lenders JW, Eisenhofer G, Januszewicz A. Cardiovascular manifestations of phaeochromocytoma. *J Hypertens*. 2011;29:2049.
43. Stolk RF, Bakx C, Mulder J, et al. Is the excess cardiovascular morbidity in pheochromocytoma related to blood pressure or to catecholamines? *J Clin Endocrinol Metab*. 2013;98:1100.

Parathyroid Function, Calcium Metabolism, and Cardiovascular Disease

44. Birgander M, Bondeson A-G, Bondeson L, et al. Cardiac structure and function before and after parathyroidectomy in patients with asymptomatic primary hyperparathyroidism. *Endocrinologist*. 2009;19:154.
45. Bollerslev J, Rosen T, Mollerup CL, et al. Effect of surgery on cardiovascular risk factors in mild primary hyperparathyroidism. *J Clin Endocrinol Metab*. 2009;94:2255.
46. Bilezikian JP, Brandi ML, Eastell R, et al. Guidelines for the management of asymptomatic primary hyperparathyroidism: summary statement from the Fourth International Workshop. *J Clin Endocrinol Metab*. 2014;99:3561.
47. Floege J, Raggi P, Block GA, et al. Study design and subject baseline characteristics in the ADVANCE Study: Effects of cinacalcet on vascular calcification in haemodialysis patients. *Nephrol Dial Transplant*. 2010;25:1916.
48. Altay H, Colkesen Y. Parathyroid hormone and heart failure: Novel biomarker strategy. *Endocr Metab Immune Disord Drug Targets*. 2013;13:100.
49. Hekimian G, Boutten A, Flamant M, et al. Progression of aortic valve stenosis is associated with bone remodelling and secondary hyperparathyroidism in elderly patients—the COFRASA study. *Eur Heart J*. 2013;34:1915.
50. Holick MF, Binkley NC, Bischoff-Ferrari HA, et al. Endocrine Society: Evaluation, Treatment, and Prevention of Vitamin D Deficiency: an Endocrine Society Clinical Practice Guideline. *J Clin Endocrinol Metab*. 2011;96:1911.
51. Wang TJ, Pencina MJ, Booth SL, et al. Vitamin D deficiency and risk of cardiovascular disease. *Circulation*. 2008;117:503.
52. Vanga SR, Good M, Howard PA, Vacek JL. Role of vitamin D in cardiovascular health. *Am J Cardiol*. 2010;106:798.
53. Elamin MB, Abu Elnour NO, Elamin KB, et al. Vitamin D and cardiovascular outcomes: a systematic review and metaanalysis. *J Clin Endocrinol Metab*. 2011;96:1931.

Thyroid Involvement in Cardiovascular Disease

54. Klein I, Danzi S. Thyroid disease and the heart. *Circulation*. 2007;116:1725.
55. Biondi B, Cooper DS. Subclinical thyroid disease. *Lancet*. 2012;379:1142.
56. Fazio S, Palmieri EA, Lombardi G, Biondi B. Effects of thyroid hormone on the cardiovascular system. *Recent Prog Hormone Research*. 2004;59:31.
57. Bassett JH, Harvey CB, Williams GR. Mechanisms of thyroid hormone receptor–specific nuclear and extra nuclear actions. *Mol Cell Endocrinol*. 2003;213:1.
58. Gereben B, McAninch EA, Ribeiro MO, Bianco AC. Scope and limitations of iodothyronine deiodinases in hypothyroidism. *Nat Rev Endocrinol*. 2015;11:642.
59. Danzi S, Klein I. Changes in thyroid hormone metabolism and gene expression in the failing heart: Therapeutic implications. In: Iervasi G, Pingitore A, eds. *Thyroid and Heart Failure: From Pathophysiology to Clinics*. Milan, Italy: Springer-Verlag; 2009:97–108.
60. Visser WE, Friesema EC, Visser TJ. Minireview: Thyroid hormone transporters: The knowns and the unknowns. *Mol Endocrinol*. 2011;25:1.
61. Jabbar A, Pingitore A, Pearce SH, et al. Thyroid hormones and cardiovascular disease. *Nat Rev Cardiol*. 2017;14:39.
62. Danzi S, Klein I. Thyroid hormone and the cardiovascular system. *Med Clin North Am*. 2012;96:257.
63. Biondi B. Natural history, diagnosis and management of subclinical thyroid dysfunction. *Best Pract Res Clin Endocrinol Metab*. 2012;26:431.
64. Klein I, Danzi S. Thyroid Disease and the Heart. *Curr Probl Cardiol*. 2016;41:65.
65. Duntas LH, Biondi B. New insights into subclinical hypothyroidism and cardiovascular risk. *Semin Thromb Hemost*. 2011;37:27.
66. Biondi B. Cardiovascular mortality in subclinical hyperthyroidism: an ongoing dilemma. *Eur J Endocrinol*. 2010;162(3):587–589.
67. Gencer B, Collet TH, Virgini V, et al. Subclinical thyroid dysfunction and the risk of heart failure events: An individual participant data analysis from 6 prospective cohorts. *Circulation*. 2012;126:1040.
68. Davis PJ, Davis FB, Mousa SA, et al. Membrane receptor for thyroid hormone: Physiologic and pharmacologic implications. *Annu Rev Pharmacol Toxicol*. 2011;51:99.
69. Cheng SY, Leonard JL, Davis PJ. Molecular aspects of thyroid hormone actions. *Endocr Rev*. 2010;31:139.
70. Bianco AC, Anderson G, Forrest D, et al. American Thyroid Association guide to investigating thyroid hormone economy and action in rodent and cell models : report of the American Thyroid Association Task Force on Approaches and Strategies to Investigate Thyroid Hormone Economy and Action in rodent and cell models. *Thyroid*. 2014;24:88.
71. Biondi B, Kahaly GJ. Cardiovascular involvement in patients with different causes of hyperthyroidism. *Nat Rev Endocrinol*. 2010;6:431.
72. Biondi B. The normal TSH reference range: what has changed in the last decade? *J Clin Endocrinol Metab*. 2013;98:3584.
73. Ichiki T. Thyroid Hormone and Vascular Remodeling. *J Atheroscler Thromb*. 2016;23:266.
74. Ippolito S, Ippolito R, Peirce C, et al. Recombinant human thyrotropin improves endothelial coronary flow reserve in thyroidectomized patients with differentiated thyroid cancer. *Thyroid*. 2016;26:1528.
75. Biondi B. Heart failure and thyroid dysfunction. *Eur J Endocrinol*. 2012;167:609.
76. Marvisi M, Zambrelli P, Brianti M. Pulmonary hypertension is frequent in hyperthyroidism and normalizes after therapy. *Eur J Intern Med*. 2006;17:267.
77. Biondi B. Impact of hyperthyroidism on the cardiovascular and musculoskeletal systems and management of patients with subclinical Graves' disease. In: Bahn R, ed. *Graves' Disease: A Comprehensive Guide for Clinicians*. New York: Springer; 2015:133–146.
78. Frost L, Vestergaard P, Mosekilde L. Hyperthyroidism and risk of atrial fibrillation or flutter: a population-based study. *Arch Intern Med*. 2004;164:1675.
79. Anderson JL, Halperin JL, Albert NM. Management of patients with atrial fibrillation (compilation of 2006 ACCF/AHA/ESC and 2011 ACCF/AHA/HRS recommendations): a report of the American College of Cardiology/American Heart Association Task Force on Practice Guidelines. *J Am Coll Cardiol*. 2013;61:1935.
80. Ross DS, Burch HB, Cooper DS, et al. 2016 American Thyroid Association Guidelines for diagnosis and management of hyperthyroidism and other causes of thyrotoxicosis. *Thyroid*. 2016;26(10):1343–1421.
81. Biondi B, Bartalena L, Cooper DS, et al. The 2015 European Thyroid Association guidelines on diagnosis and treatment of endogenous subclinical hyperthyroidism. *Eur Thyroid J*. 2015;4:149.
82. Biondi B. How could we improve the increased cardiovascular mortality in patients with overt and subclinical hyperthyroidism? *Eur J Endocrinol*. 2012;167:295.
83. Link MS, Haïssaguerre M, Natale A. Ablation of atrial fibrillation: patient selection, periprocedural anticoagulation, techniques, and preventive measures after ablation. *Circulation*. 2016;134:339.

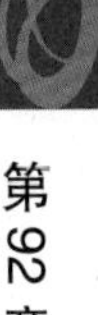

84. Boelaert K, Maisonneuve P, Torlinska B, Franklyn JA. Comparison of mortality in hyperthyroidism during periods of treatment with thionamides and after radioiodine. *J Clin Endocrinol Metab*. 2013;98:1869.
85. Duntas LH, Brenta G. The effect of thyroid disorders on lipid levels and metabolism. *Med Clin North Am*. 2012;96:269.
86. Ladenson PW, Kristensen JD, Ridgway EC, et al. Use of the thyroid hormone analogue eprotirome in statin-treated dyslipidemia. *N Engl J Med*. 2010;362:906.
87. Rush J, Danzi S, Klein I. Role of thyroid disease in the development of statin-induced myopathy. *Endocrinologist*. 2006;16:279.
88. Hennessey JV, Klein I, Woeber K, et al. Aggressive case finding: a clinical strategy for the documentation of thyroid dysfunction. *Ann Intern Med*. 2015;163:311
89. Biondi B, Wartofsky L. Treatment with thyroid hormone. *Endocr Rev*. 2014;35:433.
90. Garber JR, Cobin RH, Gharib H, et al. Clinical practice guidelines for hypothyroidism in adults: cosponsored by the American Association of Clinical Endocrinologists and the American Thyroid Association. *Thyroid*. 2012;22:1200.
91. Klein I. Subclinical hypothyroidism—Just a high serum thyrotropin (TSH) concentration or something else? *J Clin Endocrinol Metab*. 2013;98:508.
92. Cappola AR, Fried LP, Arnold AM, et al. Thyroid status, cardiovascular risk, and mortality in older adults. *JAMA*. 2006;295:1033.
93. Collet TH, Gussekloo J, Bauer DC, et al. Thyroid Studies Collaboration. Subclinical hyperthyroidism and the risk of coronary heart disease and mortality. *Arch Intern Med*. 2012;172:799.
94. Biondi B, Cooper DS. Benefits of thyrotropin suppression versus the risks of adverse effects in differentiated thyroid cancer. *Thyroid*. 2010;20:135.
95. Rodondi N, den Elzen WP, Bauer DC, et al. Thyroid Studies Collaboration. Subclinical hypothyroidism and the risk of coronary heart disease and mortality. *JAMA*. 2010;304:1365.
96. Pearce SH, Brabant G, Duntas LH, et al. 2013 European thyroid association guideline: management of subclinical hypothyroidism. *Eur Thyroid J*. 2013;2:215.
97. Razvi S, Weaver JU, Butler TJ, et al. Levothyroxine treatment of subclinical hypothyroidism, fatal and nonfatal cardiovascular events, and mortality. *Arch Intern Med*. 2012;172:811.
98. Cohen-Lehman J, Dahl P, Danzi S, Klein I. Effects of amiodarone on thyroid function. *Nat Rev Endocrinol*. 2010;6:34.
99. De Leo S, Lee SY, Braverman LE. Hyperthyroidism. *Lancet*. 2016;388:906.
100. Yiu KH, Jim MH, Siu CW, et al. Amiodarone-induced thyrotoxicosis is associated with a nearly threefold increased risk for major adverse cardiovascular events that must be identified and treated. *J Clin Endocrinol Metab*. 2009;94:109.
101. Tomisti L, Materazzi G, Bartalena L, et al. Total thyroidectomy in patients with amiodarone-induced thyrotoxicosis and severe left ventricular systolic dysfunction. *J Clin Endocrinol Metab*. 2012;97:3515.
102. Selvaraj S, Klein I, Danzi S, et al. Association of serum triiodothyronine with B-type natriuretic peptide and severe left ventricular diastolic dysfunction in heart failure with preserved ejection fraction. *Am J Cardiol*. 2012;110:234.
103. Galli E, Pingitore A, Iervasi G. The role of thyroid hormone in the pathophysiology of heart failure: clinical evidence. *Heart Fail Rev*. 2010;15(2):155–169.
104. Rothberger GD, Gadhvi S, Michelakis N, et al. Usefulness of serum triiodothyronine (T_3) to predict outcomes in patients hospitalized with acute heart failure. *Am J Cardiol*. 2017;119(4):599–603.
105. Sabatino L, Iervasi G, Pingitore A. Thyroid hormone and heart failure: from myocardial protection to systemic regulation. *Expert Rev Cardiovasc Ther*. 2014;12:1227.
106. Portman MA, Slee A, Olson AK, et al. Triiodothyronine supplementation in infants and children undergoing cardiopulmonary bypass (TRICC): A multicenter placebo-controlled randomized trial: Age analysis. *Circulation*. 2010;122(suppl 1):S224.
107. Chowdhury D, Parnell V, Ojamaa K, et al. Usefulness of triiodothyronine (T_3) treatment after surgery for complex congenital heart disease in infants and children. *Am J Cardiol*. 1999;84:1107.

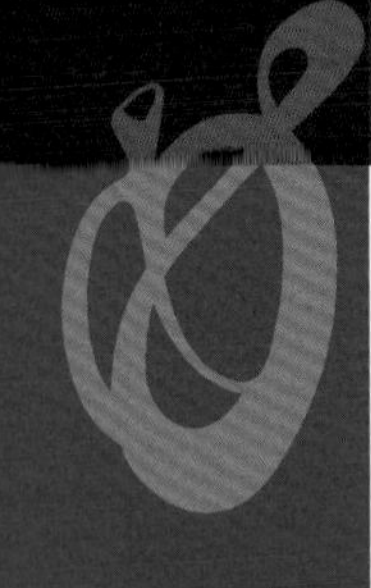

第 93 章　止血、血栓形成、纤溶与心血管疾病

JEFFREY I. WEITZ

止血系统通过维持正常血液流动性和抑制血管损伤后过度出血两个生理过程间的平衡实现血管完整性。血液流动性的维持依赖于血管内皮的完整性和一系列复杂的血小板抑制、凝血系统激活的调控机制实现。反之,终止出血则需要在血管损伤部位迅速形成止血栓子,从而避免过度失血。止血系统功能紊乱可能导致动静脉血栓形成,进而导致相当数量的发病和死亡率。动脉血栓形成是急性冠脉综合征、缺血性卒中和肢体坏疽最常见的原因,而下肢深静脉血栓形成可导致深静脉血栓形成后综合征和肺栓塞(参见第 84 章)。

动脉粥样硬化斑块破裂使核心促凝物质暴露于血液,因而大多数动脉栓子形成于破损的动脉粥样硬化斑块之上(参见第 44 章)。暴露的促凝物质进一步触发血小板聚集和纤维蛋白原形成,导致富血小板栓子形成,进而造成一过性或持续性血流中断[1]。血流急剧减少导致急性冠脉综合征、短暂性脑缺血发作或缺血性卒中的发生。

与动脉栓子不同,静脉血栓很少发生于血管破损处[2]。尽管静脉栓子可能继发于术中静脉损伤或静脉留置导管,但更多见于腓肠肌深静脉瓣叶或肌间静脉窦血液容易瘀滞的地方。血流缓慢导致相应无血管瓣叶缺氧,引起瓣叶表面内皮细胞表达黏附分子,后者结合组织因子阳性白细胞和微颗粒于瓣叶表面并进一步激活凝血[3]。此外,活化的中性粒细胞释放 DNA 网,即中性粒细胞胞外陷阱(neutrophil extracellular traps, NETs),通过提供血小板"脚手架",促进血小板激活、聚集,参与血栓形成[4]。血流受阻可引起局部活化的凝血因子清除障碍,进而加剧局部血栓形成。当下肢深静脉血栓向近心端延伸发生脱落随血流至肺部时可引起肺栓塞。

动静脉血栓均含有血小板和纤维蛋白原,但其组成比例不尽相同。由于动脉损伤处的高剪切力状态,动脉栓子为富血小板的白色栓子;相对的,在血流剪切力相对较低的静脉系统,栓子为富纤维蛋白、红细胞而血小板相对较少的红色血栓[3]。

目前临床上用于预防和治疗的抗栓药物主要包括抗血小板药物、抗凝药物和溶栓药物三类,其作用靶点分别为抑制血小板活化聚集、抑制凝血通路和诱导纤维蛋白降解(图 93.1)。尽管在紧急情况下也会应用抗凝和溶栓药物,但鉴于血小板在动脉血栓形成中的重要作用,目前动脉抗栓策略主要聚焦在抗血小板药物治疗。当闭塞动脉需要迅速恢复血流再通时,亦可应用机械和/或药物方法进行血栓抽吸、压缩或降解。虽然华法林在急性心肌梗死患者治疗中应用并不常见,但有研究报道华法林可预防此类患者心肌梗死后缺血事件的再发。近期研究发现,低剂量Ⅹa 因子抑制剂利伐沙班联合双联抗血小板治疗可有效降低急性冠脉综合征患者再发缺血事件和支架内血栓形成事件的发生。此外,利伐沙班联合阿司匹林治疗可分别减少稳定性冠心病和外周动脉疾病患者主要不良心血管事件和外周动脉不良事件的发生。以上证据提示,抗凝药物联合抗血小板药物治疗在心血管事件二级预防中的潜力(参见第 59、60 章)。

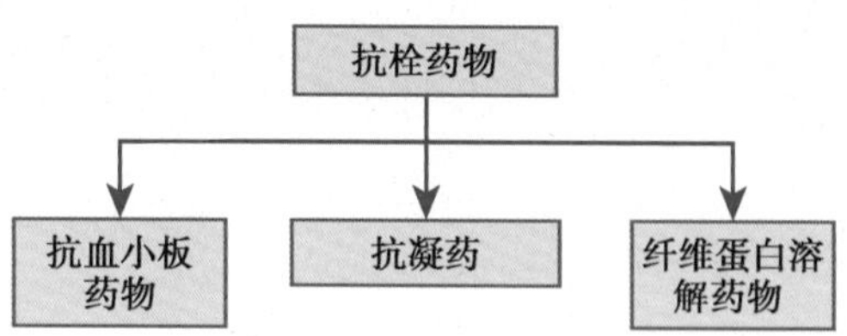

图 93.1　抗栓药物分类

抗凝药物是目前预防和治疗深静脉血栓和肺栓塞等静脉血栓栓塞的主要手段[3]。由于静脉血栓中血小板含量有限,抗血小板药物与抗凝剂相比治疗效果有限。但是,阿司匹林作为二级预防用药可有效降低约 30% 再发静脉血栓栓塞发生率[5,6],这一结果提示动静脉血栓形成机制间存在重叠。此外,部分静脉血栓栓塞患者可从溶栓治疗中获益[6]。例如,对于大面积肺栓塞患者,全身或导管定向溶栓治疗较单纯抗凝治疗可更快获得肺血流再通(参见第 84 章)。相似的,导管定向溶栓和/或机械血栓抽吸联合抗凝治疗或可改善弥漫性髂静脉、股静脉血栓患者预后。

本章旨在回顾止血和血栓形成并进一步探讨血小板活化、聚集,凝血以及纤溶等病理生理过程。综述止血系统的主要组分:血管内皮、血小板、凝血和纤溶系统。聚焦于目前常用抗血小板药物、抗凝药物和溶栓药物,并对在研的新型抗栓药物进行简要阐述。

止血系统

血管内皮(参见第 44 章)

单层内皮细胞覆盖于血管内膜表面并将血液与血管壁内皮下

促凝物质分隔开来。血管内皮细胞共约 10^{13} 个，覆盖面积广泛。除了屏障作用外，健康的血管内皮可以通过抑制血小板激活、凝血和促进纤维蛋白溶解实现止血的动态调节。

血小板抑制

内皮细胞合成前列环素和一氧化氮并释放入血，这些血管活性因子不仅具有较强的扩血管效应，还可通过激活腺苷环化酶上调细胞内环腺苷一磷酸（cyclic adenosine monophosphate，cAMP）水平，从而抑制血小板活化和聚集。此外，内皮细胞可以通过细胞膜表面胞外腺苷二磷酸酶 CD39 降解 ADP 从而抑制血小板活化[7]。

抗凝活性

完整的内皮细胞动态调节凝血酶的产生。内皮细胞表面表达硫酸乙酰肝素多糖蛋白，与肝素相似，硫酸乙酰肝素可结合循环中的抗凝血酶并增强其活性。此外，硫酸乙酰肝素还可以结合抗凝物质——组织因子通路抑制因子（tissue factor pathway inhibitor，TFPI）[8]。TFPI 通过糖基磷脂酰肌醇结合于内皮细胞表面，外源性肝素或低分子量肝素可置换内皮细胞表面糖基磷脂酰肌醇结合的 TFPI，后者释放入血可能以Ⅹa 因子依赖的形式抑制组织因子结合因子Ⅶa 以实现其抗凝作用。

内皮细胞表面可表达血栓调节蛋白和蛋白 C 受体（endothelial cell protein C receptor，EPCR），因而在蛋白 C 抗凝通路中扮演重要角色[9]。凝血酶与血栓调节蛋白结合后可激活蛋白 C 通路，此时凝血酶的底物特异性发生变化，促凝活性消失，转而成为蛋白 C 的强激活剂（图 93.2）。活化的蛋白 C 在蛋白 S 的辅助下，通过降解和灭活凝血酶产生过程中的关键辅助因子Ⅴa、Ⅷa 实现其抗凝作用。内皮表面 EPCR 通过结合并呈递蛋白 C 与凝血酶-血栓结合蛋白复合物结合使得蛋白 C 活化，从而促进这一抗凝效应[9]。

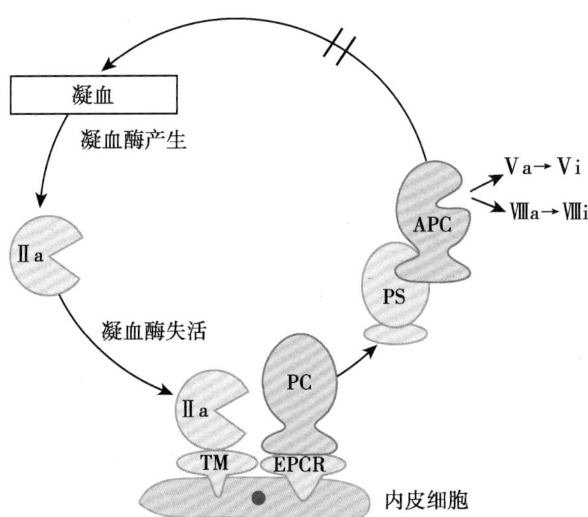

图 93.2　蛋白 C 通路。凝血激活触发凝血酶（Ⅱa）产生。过量的凝血酶与血栓调节蛋白（TM）在内皮细胞膜表面结合，随后凝血酶的底物特异性发生改变以至于凝血酶不再具有促凝活性而转为强效蛋白 C（PC）激活剂。内皮细胞蛋白 C 受体（EPRC）与蛋白 C 结合并递呈给血栓调节蛋白结合的凝血酶进一步活化。活化的蛋白 C（APC）与辅基蛋白 S（PS）共同结合于活化的血小板表面并将Ⅴa 和Ⅷa 因子酶解失活（Ⅴi 和Ⅷi）。这些活化的凝血因子的降解可抑制凝血酶的产生（图中双线）

纤维蛋白溶解活性

血管内皮细胞通过合成、释放组织型纤溶酶原激活物（tissue plasminogen activators，t-PA）和尿激酶型纤溶酶原激活物（urokinase plasminogen activators，u-PA）使纤溶酶原转化为纤溶酶，从而调控纤维蛋白降解过程[10]。内皮细胞结构性表达 t-PA，而在炎症和损伤修复情况下产生 u-PA。内皮细胞还可表达Ⅰ型纤溶酶原激活物抑制剂（type 1 plasminogen activator inhibitor，PAI-1），PAI-1 是 t-PA 和 u-PA 的主要调控因子。因此，纤溶系统的活性取决于内皮细胞释放纤溶酶原激活物与 PAI-I 间的动态平衡。纤维蛋白降解之所以发生于内皮细胞表面，是因为内皮细胞表面表达纤溶酶原和 t-PA 辅助受体膜联蛋白Ⅱ，后者可促进纤溶酶原与 t-PA 结合。因此，健康的血管可抵抗血栓形成，并使血小板处于静止状态[10]。

血小板

血小板由骨髓巨核细胞裂解、脱落产生并释放入血，由于没有细胞核，因此合成蛋白能力有限。血小板生成素是由肝脏、肾脏合成的糖蛋白，参与巨核细胞增殖、成熟以及血小板产生的调控[11]。血小板入血后寿命约为 7~10 天。

血管内膜受损使内膜下基质暴露，血小板聚集于血管损伤处并黏附于暴露的基质蛋白。黏附的血小板激活并释放生物活性物质，进一步募集血小板聚集、促进凝血酶产生和纤维蛋白形成（图 93.3）。凝血酶作为较强的血小板激动剂，使血液中血小板进一步聚集和活化。激活的血小板聚集、黏附于损伤局部，形成栓子从而堵塞创口。掌握止血这一高度整合的过程的每个步骤可以帮助我们明确不同抗血小板药物的作用靶点并使动静脉血栓治疗策略合理化。

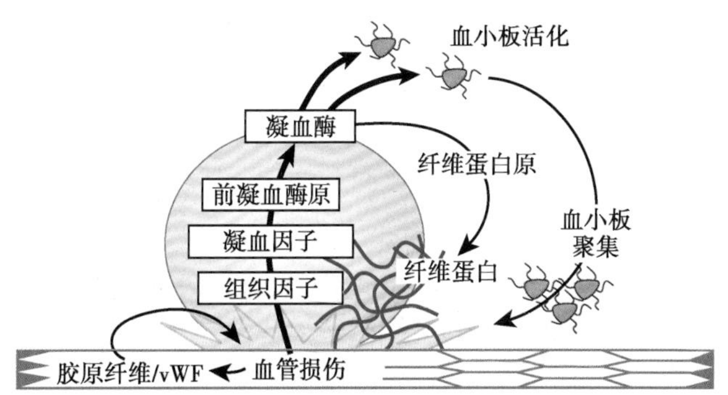

图 93.3　凝血酶在血栓形成中的核心作用。血管损伤后激活血小板黏附和活化并同时激活凝血系统。血小板活化始动于内皮下胶原和血管性血友病因子（vWF）暴露，血小板可与二者结合。黏附的血小板活化并释放 ADP 和血栓素 A_2，血小板激动剂活化周围血小板并募集与损伤局部。凝血过程由损伤局部暴露的组织因子启动并由活化血小板表面的凝血因子复合物增强，导致凝血酶形成。凝血酶不仅可将纤维蛋白原转化为纤维蛋白，还可作为强效的血小板激动剂。当血小板活化后，表面糖蛋白Ⅱb/Ⅲa（GPⅡb/Ⅲa）发生变构使其获得与纤维蛋白原结合的能力并介导血小板聚集。纤维蛋白与血小板共同编织形成血小板-纤维蛋白血栓

黏附

血管受损后，血小板与暴露的内皮下胶原及血管性血友病因

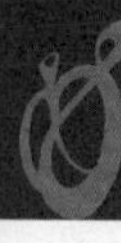

子(von Willebrand factor,vWF)结合,形成单细胞层从而促进凝血酶生成和纤维蛋白聚合[12]。这一过程有赖于血小板膜糖蛋白Ⅵ(glycoprotein Ⅵ,GP Ⅵ)、血小板表面受体 $\alpha_{2\beta1}$ 与胶原的结合;以及 GP Ⅰbα、GP Ⅱb/Ⅲa($\alpha_{\text{Ⅱb}\beta3}$)与 vWF 的结合。上述受体遍布于血小板表面,其中以黏附相关受体最多,每个血小板表面约有 80 000 个 GP Ⅱb/Ⅲa 受体和 25 000 个 GP Ⅰbα 受体。这类受体多聚集在胆固醇富集区域,从而更易流动,进而增加血小板黏附、活化效率[13]。

在低血流剪切力状态下,胶原本身也能够捕获和激活血小板,捕获的血小板经细胞骨架重组成扁平状,进而与损伤管壁结合地更为紧密。在高血流剪切力时,则需要胶原与 vWF 共同作用以实现血小板的黏附和激活。vWF 由内皮细胞和巨核细胞合成,随后组装为分子量 550kDa 甚至超过 10 000kDa 的多聚体[14]。当 vWF 由内皮细胞内 Weibei-Palade 小体或血小板 α 小泡中释放后,多数 vWF 进入循环中;而由管腔表面内皮细胞释放的 vWF 则集聚内皮下基质,通过 A3 结构域与胶原结合,这些结合的 vWF 可同时通过 A1 结构域与血小板结合。相反的,循环 vWF 并不与非活化的血小板相互作用。这种反应性差异与 vWF 构象相关,循环中的 vWF 为螺旋构象,阻止 vWF 血小板结合域与血小板表面 vWF 受体结合。而结合的 vWF 构象伸展,使得血小板结合域 A1 暴露。此时,大分子 vWF 多聚体像分子胶样使血小板即使在高血流剪切力下仍能稳固黏附于血管壁损伤处。大分子 vWF 多聚体可提供额外的胶原结合位点并加强血小板黏附,这与血小板具有更多的 vWF 受体相关[14,15]。黏附于胶原或 vWF 使得血小板活化进而形成血小板栓子。

激活

血小板与胶原和 vWF 结合后血小板活化相关信号通路激活,引起环氧化酶-1(cyclooxygenase-1,COX-1)依赖的血栓素 A_2 合成和释放,以及贮存小泡内的 ADP 释放。与 ADP 相似,血栓素 A_2 是强效血管收缩剂,可激活局部血小板并进一步募集血小板于损伤处,从而使得血小板栓子的扩大。血栓素 A_2 与 ADP 必须和血小板膜表面相应受体结合才能激活血小板。血栓素受体(thromboxane receptor,TP)为 G 蛋白偶联受体,在血小板和内皮细胞膜上均有表达,因此同时具有收缩血管和激活血小板的效应[16]。ADP 可与血小板表面 G 蛋白偶联受体家族结合[17,18],其中最为重要的是 $P2Y_{12}$,也就是噻吩吡啶(氯吡格雷、普拉格雷)和替格瑞洛的作用靶点。$P2Y_1$ 亦参与 ADP 诱导的血小板活化,因此 ADP 诱导的血小板激活最大化需要两种受体同时活化。第三种 ADP 受体为 $P2X_1$,是一类腺苷三磷酸(adenosine triphosphate,ATP)门控钙通道。血小板贮存小泡内含有 ATP 和 ADP,当血小板激活时释放的 ATP 可能以 $P2X_1$ 依赖的方式参与血小板募集过程。

虽然 TP 和各种 ADP 受体下游信号通路不尽相同,但均可增加血小板内钙浓度,使得细胞骨架重塑、血小板形状改变,胞内小泡移动、释放和血小板聚集。激活的血小板通过细胞表面表达的磷脂酰丝氨酸促进凝血,磷脂酰丝氨酸为负电磷脂,可辅助凝血因子复合物的形成。凝血因子复合物形成后可触发凝血酶大量生成和随后的纤维蛋白形成。除了将纤维蛋白原转化为纤维蛋白外,凝血酶还能放大血小板聚集、活化并促进血小板栓子形成。凝血酶可与血小板表面蛋白酶活化受体(protease-activated receptor types,PAR)-1 和-4 结合并切除其氨基末端延伸段(图 93.4),后者作为配体结合并激活相应受体[19]。低浓度凝血酶剪切 PAR-1,而 PAR-4 剪切需要高浓度凝血酶,PAR-1 和 PAR-4 受体剪切均可引起血小板活化。

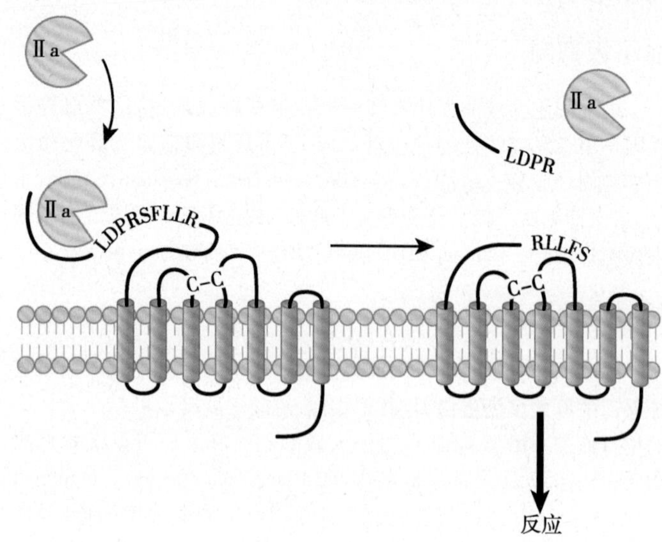

图 93.4 凝血酶激活 PAR-1。凝血酶(Ⅱa)与 PAR-1 细胞外氨基末端结构域结合并对特异性肽键进行剪切。剪切后形成新的氨基末端片段可作为配体与受体结合,进而使其活化。凝血酶随后从 PAR-1 解离。凝血酶受体激活肽与上述剪切片段前 5 或 6 个氨基酸相同,可独立激活 PAR-1

活化的血小板除了为凝血因子复合物形成提供表面外,还可通过增加凝血因子Ⅴ、Ⅷ、Ⅺ和ⅩⅢ促进纤维蛋白形成和稳定。因此,血小板活化、凝血过程激活和凝血酶启动的纤维蛋白网形成共同参与血小板在损伤局部聚集、锚定。活化血小板除了可以释放 vWF、血小板反应蛋白、纤连蛋白等黏附蛋白放大损伤局部血小板黏附聚集外,还可分泌血小板衍生生长因子(platelet-derived growth factor,PDGF)和转化生长因子 β(transforming growth factor-beta,TGF-β)等生长因子促进伤口愈合。

血小板聚集

血小板聚集是血小板相互连接形成栓子的最终步骤。GⅡb/Ⅲa 介导血小板间连接,血小板非活化时 GⅡb/Ⅲa 与配体亲和力最低;当血小板活化后,通过胞质结构域向胞外结构域信号转导,使得 GⅡb/Ⅲa 发生构象转换[18]。构象转换使 GⅡb/Ⅲa 与其配体——纤维蛋白原以及高血流剪切力下 vWF 的亲和力升高。纤维蛋白原、vWF 的精氨酸-甘氨酸-天冬氨酸(RGD)序列和纤维蛋白原上的血小板结合 RGD 序列介导其和 GⅡb/Ⅲa 的相互作用。高血流剪切力情况下,循环 vWF 伸展并暴露血小板结合域,使其能进一步与变构活化的 GⅡb/Ⅲa 作用[15]。二价纤维蛋白原和多价 vWF 桥梁般将相邻血小板连接起来。纤维蛋白原、vWF 与 GⅡb/Ⅲa 结合后引起外源性-内源性信号传递,放大血小板活化并导致更多的 GⅡb/Ⅲa 受体活化,形成正反馈环。GⅡb/Ⅲa 是血小板聚集的终末效应子,因而是强效抗血小板药物的合理靶点。纤维蛋白是凝血过程的终末产物,可将聚合的血小板连接起来并锚定在损伤部位。

凝血

凝血过程中凝血酶形成后,将可溶性纤维蛋白原转化为纤维蛋白[20]。凝血的发生通过独立的酶复合物实现，这些酶复合物由维生素K依赖酶和非酶辅基构成，其装配以钙依赖的形式在阴离子磷脂膜上完成。每个酶复合物可活化相应的维生素K依赖的底物，活化的底物进而成为新的酶复合物组分(图93.5)。这些酶复合物可促成少量凝血酶产生，这些凝血酶通过活化非酶辅基和血小板反馈性促进自身生成[20]。表达于活化血小板表面的磷脂酰丝氨酸可为酶复合物组装提供阴离子表面。参与凝血酶生成的酶复合物包括内源性酶复合物、外源性酶复合物和凝血酶原复合物。尽管在多数情况下外源性酶复合物启动凝血过程，接触激活途径在某些情况下亦发挥作用。

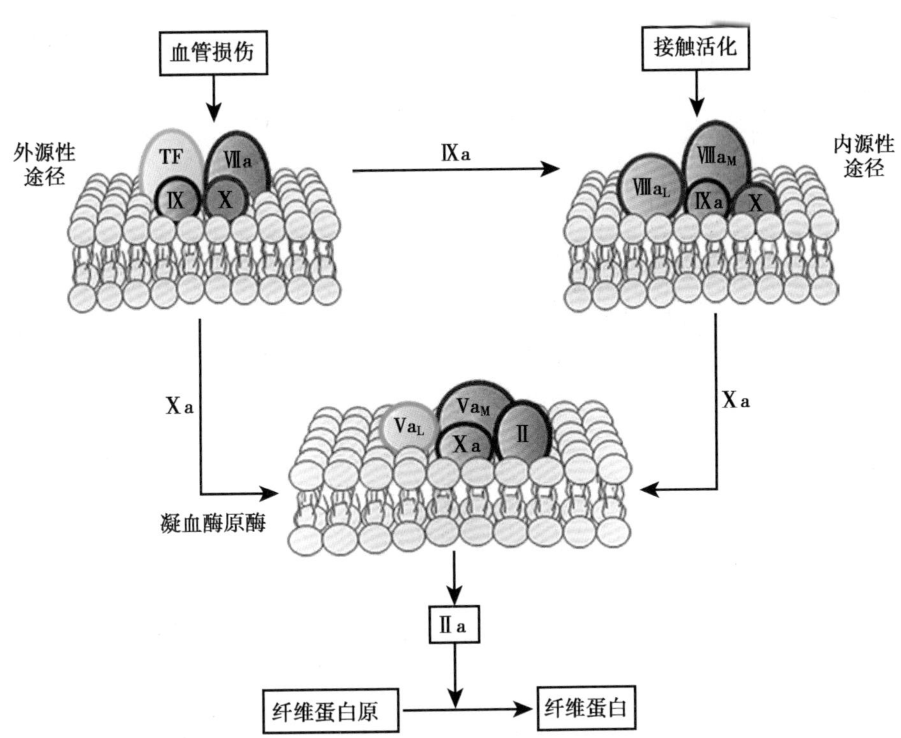

图93.5 凝血系统。凝血的发生通过独立的酶复合物实现，这些酶复合物由一种维生素K依赖酶和一种非酶辅基构成。酶复合物在阴离子磷脂膜表面以钙依赖的形式组装，如活化的血小板表面。血管损伤使得组织因子暴露，组织因子与Ⅶa因子结合形成外源性酶复合物，后者可活化Ⅸ因子与X因子。Ⅸa因子与Ⅷa因子结合形成内源性酶复合物，进而活化X因子。Xa因子与Ⅴa因子结合形成凝血酶原酶，凝血酶原酶可将凝血酶原(Ⅱ)转化为凝血酶(Ⅱa)。凝血酶随后将可溶性纤维蛋白原转化为不溶性纤维蛋白

外源性凝血途径

外源性酶复合物的生成依赖于表达组织因子的细胞与血液接触。组织因子暴露发生于动脉粥样斑块破裂后，这与斑块核心富含表达组织因子的细胞相关；管壁内膜剥脱损伤也可使内皮下平滑肌细胞表面持续表达的组织因子暴露。除了血管壁细胞外，循环中的单核细胞和单核细胞来源细胞膜微粒(膜性小泡)也是组织因子的来源之一[21]。当表达组织因子的单核细胞或膜微粒与血小板或其他白细胞结合后，进而出现胞膜融合，使得组织因子发生传递。通过与活化内皮细胞表达的黏附分子或活化血小板表达的P-选择素结合，表达组织因子的细胞或细胞膜微粒可启动或放大凝血过程[21]。这一现象或可解释在无显著血管壁损伤的情况下静脉血栓形成的原因[2]。

组织因子是膜整合蛋白，为Ⅶ因子受体。Ⅶ因子与组织因子结合后，随即发生自身活化[22]，进而形成外源性酶复合物，后者是Ⅸ因子和X因子的强效激活剂。Ⅸ、X因子被激活后则分别参与内源性酶复合物和凝血酶原复合物的形成。

内源性凝血途径

Ⅸa因子与Ⅷa因子在带负电荷的细胞膜表面形成内源性酶复合物。Ⅷ因子与vWF结合以复合物的形式在血液中循环，Ⅷ因子经凝血酶剪切后与vWF分离进而活化。活化的血小板表达Ⅷa因子结合位点，在钙离子参与下Ⅷa因子与Ⅸa结合形成内源性酶复合物，后者进一步激活X因子。Ⅸa因子诱导的X因子催化活性的改变随着内源性酶复合物组分的清除而降低，可见其重要性。内源性酶复合物催化效能是Ⅸa的10^9倍，当Ⅷa因子或膜缺失时其催化活性几乎消失。内源性酶复合物活化X因子的效能是外源性酶复合物的50~100倍，因此内源性凝血途径在放大X因子活化和凝血酶生成中起关键作用。血友病是一种先天性凝血因子Ⅷ或Ⅸ缺乏导致的出血性疾病，提示内源性凝血途径在在凝血过程中的重要性。

凝血酶原复合物

Xa因子与其活化辅助因子Ⅴa因子在带负电的磷脂膜表面结合形成凝血酶原复合物。活化的血小板内α颗粒可释放Ⅴ因子，与血浆中Ⅴ因子相比血小板释放的Ⅴ因子在凝血过程中的作用可能更为重要。血浆Ⅴ因子需经凝血酶活化以获得其辅助因子活性，而血小板释放的部分活化的Ⅴ因子则已经具有辅助因子活性。活化的血小板表面表达特异性Ⅴa因子结合位点，Ⅴa因子与

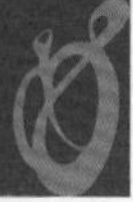

血小板膜结合后则进一步成为Ⅹa 因子受体。当Ⅹa 因子与凝血酶原复合物结合后，其对凝血酶原的催化活性可增加 10^9 倍。凝血酶原与凝血酶原酶复合物结合，经凝血酶原酶经凝血酶原复合物剪切活化释放凝血酶原片段 1.2(fragment 1.2，F1.2)，因此血浆 F1.2 水平可作为凝血酶原活化的生物学标志物。

纤维蛋白形成

作为凝血过程的最终效应分子，凝血酶将可溶性纤维蛋白原转化为不溶性纤维蛋白。纤维蛋白原为二聚体分子，每个单体由 Aα、Bβ 和 γ 三条多肽链构成，多肽链之间和 2 条纤维蛋白原单体间由多个二硫键以共价键的方式连接(图 93.6)。通过电镜观察发现，纤维蛋白原为中心 E 结构域和两翼 D 结构域构成的三段式结构。晶体结构分析显示，纤维蛋白原以中心 E 结构域形成对称性结构，通过纤维蛋白原链氨基末端将两侧 D 结构域以螺旋-螺旋区域相连。

纤维蛋白原在循环中以非活化形式存在，是血浆中含量最多的凝血相关蛋白，凝血酶与纤维蛋白原 Aα 和 Bβ 链氨基末端结合后剪切特异肽键使纤维蛋白肽 A 和 B 释放，并形成纤维蛋白单体(见图 93.6)。血浆纤维蛋白肽是纤维蛋白原酶解产物，因而其水平可作为反映凝血酶活性的指标。纤维蛋白肽释放后，E 结构域末端形成新的氨基端，这一末端凸起可与其他纤维蛋白单体 D 结构域形成的孔样结构结合，多个纤维蛋白单体以半交错、重叠的形式通过非共价键连接起来的长链称为初原纤维。

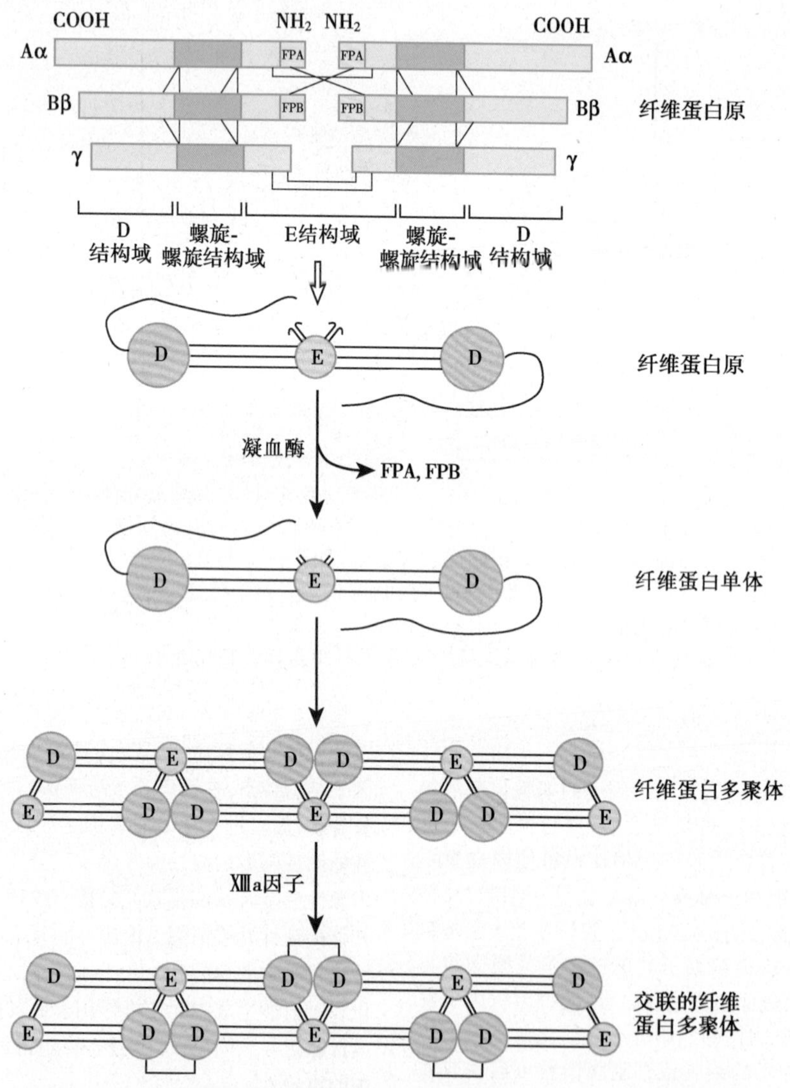

图 93.6　纤维蛋白原结构与纤维蛋白原转化为纤维蛋白。纤维蛋白原为二聚体分子，每个单体由 Aα、Bβ 和 γ 链 3 条多肽链构成，多肽链之间和 2 条纤维蛋白原单体间由多个二硫键以共价键的方式连接形成中心 E 结构域和两翼 D 结构域以螺旋-螺旋区域相连的三段式结构。凝血酶与纤维蛋白原 Aα 和 Bβ 链氨基末端结合后剪切特异肽键使纤维蛋白肽 A(FPA)和 B(FPB)释放，并形成纤维蛋白单体。血浆纤维蛋白肽是纤维蛋白原酶解产物，因而其水平可作为反映凝血酶活性的指标。多个纤维蛋白单体以半交错、重叠的形式通过非共价键连接起来形成初原纤维。相邻纤维蛋白单体的 α 和 γ 链通过共价键相互连接，ⅩⅢa 因子以钙依赖的方式稳定纤维蛋白网并防止其降解

以非共价键连接的纤维蛋白初原纤维是不稳定的。通过共价键将相邻纤维蛋白单体的 α 和 γ 链交互连接,ⅩⅢa 因子以钙依赖的方式稳定纤维蛋白网并防止其降解。血液中的ⅩⅢ因子以异源二聚体的形式存在,由 2 个 A 亚基和 B 亚基构成,其钙结合位点和活性区域均位于 A 亚基。血小板胞质中含有大量ⅩⅢ因子,但这一来源的ⅩⅢ因子仅含 A 亚基。血小板和血浆ⅩⅢ因子均可由凝血酶激活。

接触途径

目前认为组织因子暴露是凝血系统激活的唯一途径,而接触途径在凝血中似乎并不十分重要,因为这一途径相关的Ⅻ因子、前激肽释放酶、高分子量激肽原缺乏的患者并未发生严重出血事件。先天性Ⅺ因子缺乏,即血友病 C 患者,血浆Ⅺ因子水平与出血倾向无关,因而更加难以评估Ⅺ因子的生理学作用。尽管可用凝血酶能够正反馈激活血小板结合的Ⅺ因子解释这一现象,血小板源Ⅺ因子或较循环Ⅺ因子对凝血更为重要。

尽管如此,我们并不能忽视接触途径,因为冠脉导管和支架、机械瓣膜等血液接触的置入物或可通过这一途径激活凝血[23]。Ⅻ因子与导管或置入物表面接触后可通过构型改变活化,活化的Ⅻ因子在高分子量激肽酶原催化下将前激肽释放酶转化为激肽释放酶,后者与Ⅻa 因子共同反馈激活Ⅻ因子,活化的Ⅻ因子进一步活化Ⅺ因子激活凝血(图 93.7)。

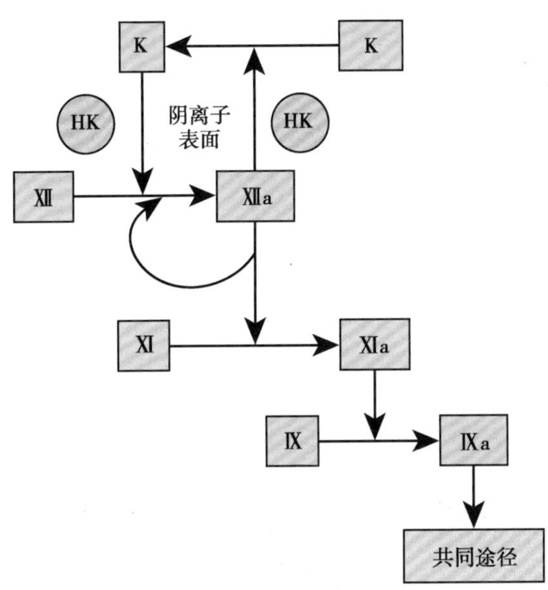

图 93.7 接触激活途径。Ⅻ因子通过与阴离子表面接触从而活化。Ⅻa 将前激肽释放酶(PK)转化为激肽释放酶(K)并反馈激活更多的Ⅻ因子。相似的Ⅻa 因子还可以自我反馈生成。接近 75% 的循环 PK 与高分子量激肽原(HK)结合,后者定位于阴离子表面并可促进 PK 活化。Ⅻa 因子通过活化Ⅺ因子进而活化Ⅸ因子促进凝血。Ⅸa 因子组装入内源性酶复合物进而活化Ⅹ因子启动凝血共同通路

除了在装置相关血栓形成中的作用外,接触途径可能参与动静脉栓子稳定化。Ⅻ因子或Ⅺ因子缺乏的小鼠,其动静脉损伤处仅能形成小的不稳定栓子,提示两者与栓子稳定化相关[24]。潜在接触途径的激活物包括:活化血小板释放的磷酸盐、动脉粥样斑块中损伤或凋亡细胞释放的 DNA 或 RNA、活化中性粒细胞释放的 NETs 组蛋白和 DNA,这些激活物不仅可以促进血小板黏附、激活还可活化Ⅻ因子[24]。研究发现,磷酸酶和 DNA/RNA 降解酶可减轻小鼠血管损伤局部血栓形成,进一步支持以上结论。上述激活物在人体中的作用尚不确定,尽管不稳定心绞痛患者血浆Ⅺa 因子水平升高[25],这一改变是否能够反映Ⅺ因子被Ⅻa 因子或凝血酶激活目前尚不清楚。有研究报道,通过反义寡核苷酸链降低膝关节置换术患者Ⅺ因子水平,与依诺肝素相比可显著降低术后静脉血栓栓塞风险(venous thrombus embolism,VTE),提示Ⅺ因子和Ⅻ因子或可作为新的抗凝靶点。不论接触途径在凝血酶形成中的价值如何,这一过程的终产物为纤维蛋白。凝血过程依赖于纤维蛋白形成与降解的动态平衡,而纤溶系统介导纤维蛋白的降解。

纤维蛋白溶解系统

纤维蛋白溶解过程始动于纤溶酶原转化为纤溶酶,后者将纤维蛋白降解为可溶性片段(图 93.8)。血液中含有 2 种免疫性和功能性特异的纤溶酶原激活物 t-PA 和 u-PA,t-PA 介导血管内纤维蛋白降解,而 u-PA 与细胞表面特异性 u-PA 受体结合活化细胞结合的纤溶酶原[10]。因此,u-PA 在细胞迁移、组织重塑和修复过程中细胞周围蛋白的降解中起主要作用。

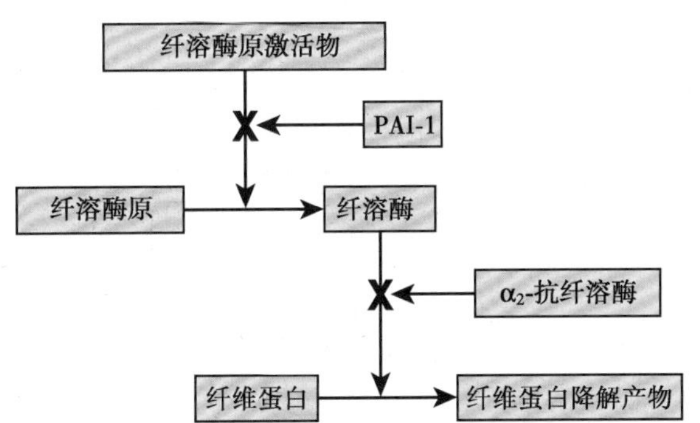

图 93.8 纤溶系统与调控。纤溶酶原激活物将纤溶酶原转化为纤溶酶。纤溶酶原继而降解纤维蛋白为可溶性纤维蛋白降解产物。该系统在两个水平受到调控。1 型纤溶酶原激活物抑制剂(PAI-1)抑制纤溶酶原激活物,而 α_2-抗纤溶酶则是纤溶酶的主要抑制剂

纤维蛋白溶解的调节主要发生在两个水平,PAI-1 和较低效能 PAI-2 抑制纤溶酶原激活物,而 α_2-抗纤溶酶抑制纤溶酶[10]。内皮细胞合成的 PAI-1 可抑制 t-PA 和 u-PA 活性,而单核细胞和胎盘合成的 PAI-2 则特异性抑制 u-PA。凝血酶活化的纤溶抑制剂(thrombin-activated fibrinolysis inhibitor,TAFI)可抑制纤维蛋白降解并协调纤溶系统与凝血系统[26]。纤溶系统抑制时导致血栓形成,而其亢进时则可能导致出血。

组织型纤溶酶原激活物的作用机制

t-PA 为丝氨酸蛋白激酶,由纤连蛋白指样结构域、表皮生长因子结构域、2 个 kringle 结构域和蛋白酶结构域 5 个独立结构域构成。合成的单链 t-PA 由纤溶酶转化为双链形式,两种 t-PA 均可将纤溶酶原转化为纤溶酶。谷氨酸-纤溶酶原为单链多肽,其氨基末端具有谷氨酸残基,纤溶酶在其近氨基末端剪切后形成氨基末端为赖氨酸残基的赖氨酸-纤溶酶原。t-PA 剪切单个肽键将谷氨酰-纤溶酶原或赖氨酸-纤溶酶原转化为双链纤溶酶,后者由 1 条含有 5 个 kringle 结构域的重链和 1 条包含催化结构域的轻链组成。谷

氨酸-纤溶酶原为环形构象，限制其与 t-PA 结合；而赖氨酸-纤溶酶原为开放构象使 t-PA 剪切位点暴露，因而赖氨酸-纤溶酶原是 t-PA 更理想的底物。

缺少纤维蛋白时 t-PA 缺乏酶活性，纤维蛋白存在时 t-PA 催化活性可增加至少 3 个数量级[10]。催化活性的增加可反映纤维蛋白作为模板将 t-PA 和纤溶酶原结合并促进两者相互作用的能力。t-PA 通过指样结构和第二 kringle 结构域与纤维蛋白结合，而纤溶酶原则通过 kingle 结构域与纤维蛋白连接。Kringle 结构域为环样结构，可与纤维蛋白赖氨酸残基结合。纤维蛋白降解后使更多的赖氨酸残基暴露，为 t-PA 和纤溶酶原提供更多结合位点。因此，与完整的纤维蛋白相比，降解的纤维蛋白更易促进 t-PA 引起的纤溶酶原活化。

α_2 抗纤维溶酶通过与纤溶酶第一 kringle 结构域结合并抑制其活性中心迅速抑制循环中纤溶酶活性[10]。纤溶酶通过 kringle 结构域与纤维蛋白结合，因此在纤维蛋白表面形成的纤溶酶可抵抗 α_2 抗纤溶酶的抑制作用，使得纤维蛋白结合的纤溶酶具有降解纤维蛋白的能力。ⅩⅢa 因子可与少量 α_2 抗纤溶酶交联在纤维蛋白上，从而防止纤维蛋白过早降解。

与纤维蛋白相似，内皮细胞表面膜联蛋白Ⅱ可与 t-PA 和纤溶酶原结合并促进两者相互作用。细胞表面神经节苷脂和 α 烯醇化酶也可与纤溶酶原结合并通过将其转化为更易于活化开放构象促进纤溶酶原活化。纤溶酶原通过 kringle 结构域与内皮细胞结合。载脂蛋白(a)由于同样具有 kringle 结构域，可与纤溶酶原竞争性结合细胞表面，进而削弱细胞依赖的纤维蛋白溶解(参见 48 章)。这一现象或可解释载脂蛋白(a)升高与动脉粥样硬化间的相关性(参见 45、48 章)[27]。

尿激酶型纤溶酶原激活物的作用机制

单链尿激酶型纤溶酶原激活物(single-chain urokinase plasminogen activator，scu-PA)催化活性极低，纤溶酶可将 scu-PA 转化为双链活性形式，后者可与细胞表面 u-PAR 结合。双链 u-PA 氨基末端经酶切后形成低分子量的 u-PA 短链则失去 u-PAR 结合结构域[10]。

不论是否存在纤维蛋白，双链 u-PA 均可将纤溶酶原转化为纤溶酶。相反的，scu-PA 仅能活化纤维蛋白结合的纤溶酶原，因为与纤维蛋白结合的纤溶酶原发生构象转化使其空间结构更为伸展，更易被激活。与大分子量双链 u-PA 相似，scu-PA 可与细胞表面 u-PAR 结合并被纤溶酶激活。多种肿瘤细胞可合成 u-PA 并于细胞膜表达 u-PAR，细胞表面纤溶酶形成可促进肿瘤细胞转移[28]。

凝血酶激活的纤维蛋白溶解抑制剂的作用机制

凝血酶激活的纤维蛋白溶解抑制剂(thrombin activatable fibrinolysis inhibitor，TAFI)由肝脏合成，以非活化形式在血液中循环，可被凝血酶-血栓调节蛋白复合物激活。只有当凝血酶与血栓调节蛋白结合时才能高效活化 TAFI[26]。活化的 TAFI(TAFIa)通过剪切降解中的纤维蛋白羧基末端赖氨酸残基，去除纤溶酶原、纤溶酶和 t-PA 结合位点从而抑制纤维蛋白降解。TAFI 调节纤维蛋白溶解与凝血过程平衡，凝血酶-血栓调节蛋白复合物不仅可以活化 TAFI 还可激活蛋白 C，抑制凝血酶生成(见图 93.2)。TAFIa 不稳定，因而血浆半衰期较短[26]。基因多态性可使体内产生更多稳定型 TAFIa，后者可持续抑制纤维蛋白溶解导致这类患者易发生血栓栓塞性疾病。

血栓形成

血栓形成是机体的生理性防卫机制，止血过程通过在血管损伤处形成富含血小板和纤维蛋白的栓子抑制过度出血。相反的，当动静脉内栓子形成并阻塞管腔时，血栓形成则为一种病理过程。

动脉血栓形成(参见 44 章)

多数动脉血栓形成于破裂的动脉粥样硬化斑块表面。具有薄纤维帽并富含脂质核的动脉粥样硬化斑块更易发生破裂[1]，纤维帽破裂使富脂质核中促凝物质暴露于血液，激活血小板和凝血酶生成。除了与患者个体因素外，斑块破裂程度和斑块内促凝物质的多少决定血栓事件的结果。抑制血小板和凝血活化的调节机制异常时，可增加斑块破裂局部血栓形成。内皮细胞损伤引起一氧化氮和前列环素合成的减少可引起血管收缩和血小板活化[29]。促炎因子可使内皮细胞血栓调节蛋白表达降低，进而促进凝血酶产生和 PAI-1 表达，抑制纤维蛋白溶解[30]。

凝血过程中的产物促进动脉粥样硬化形成及其并发症的发生。血管壁微小侵蚀可促使富血小板微栓子形成，活化的血小板释放 PDGF 和 TGF-β 促进纤维化应答[31]。损伤局部生成的凝血酶不仅可以激活血小板并将纤维蛋白原转化为纤维蛋白，还能够活化平滑肌细胞表面凝血酶受体 PAR-1，促进平滑肌细胞增殖、迁移和细胞外基质生成。微栓子混入斑块后促进斑块增大，并减少内皮细胞硫酸乙酰肝素生成，后者可抑制平滑肌细胞增殖。动脉粥样硬化与血栓形成间的密切关系，使动脉粥样硬化血栓形成这一术语应运而生。

静脉血栓形成(参见 84 章)

静脉血栓形成的发生与遗传性/获得性高凝状态或高龄、肥胖、肿瘤等导致制动的获得性危险因素相关(表 93.1)。遗传性高凝状态与获得性危险因素共同作用是个体静脉血栓形成的内在危险因素，手术、吸烟、妊娠或激素治疗等触发因素的叠加可使静脉血栓风险增加。当遗传性、获得性因素和触发因素叠加超过特定阈值时静脉血栓形成(图 93.9)。

表 93.1 高凝状态分类

遗传性	混合性	获得性
功能缺失		
抗凝血酶缺陷	高同型半胱氨酸血症	高龄
蛋白 C 缺陷		静脉血栓栓塞史
蛋白 S 缺陷		手术
功能获得		制动
Ⅴ因子 Leiden 突变		肥胖
凝血酶原基因突变		癌症
Ⅷ、Ⅹ或Ⅺ水平升高		妊娠，产褥期
		药物诱导：L-天冬酰胺酶，激素治疗

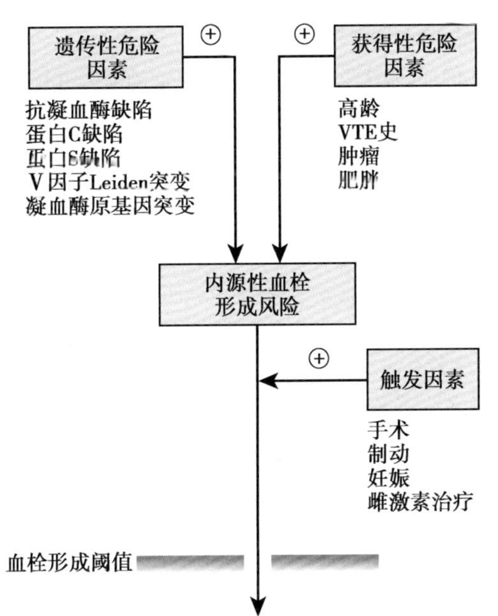

图93.9 血栓形成阈值。遗传与获得性危险因素共同作用形成个体血栓形成的内在风险。外源性诱发因素使得这一风险进一步增加。当内、外源性作用使得凝血酶产生超过保护机制时，血栓形成。VTE，静脉血栓栓塞

某些获得性或触发因素较其他危险因素更易引起静脉血栓形成。例如，重大骨科手术、神经外科手术、多发性创伤和转移癌（尤其是腺癌）是引起静脉血栓发生的高危因素；而长期卧床、抗磷脂抗体阳性和产褥期则为中危因素；妊娠、肥胖、远途旅行、使用口服避孕药和激素替代治疗为低危因素。在45岁前发生静脉血栓症的患者中，一半存在异常的遗传性高凝状态（即易栓症），特别是在那些无危险因素或仅存在小创伤、长途飞行或雌激素使用等低危诱因的患者。以下章节将对获得性和遗传性高凝状态进行阐述。

遗传性高凝状态

遗传性高凝状态分为两类，一部分与促凝途径相关分子功能获得性突变相关，如V因子Leiden突变、凝血酶原基因突变、高促凝蛋白水平；另一部分则与内源性抗凝蛋白功能缺失突变相关，如抗凝血酶、蛋白C和蛋白S缺乏。尽管上述遗传性高凝异常状态可使静脉血栓栓塞风险增加，但只有高促凝蛋白水平与动脉血栓风险增加明确相关。

V因子Leiden突变

V因子Leiden突变是最常见的遗传性易栓症，在白种人中发病率约5%。由于奠基者效应，这一突变在西班牙裔和黑人中并不常见，而在亚洲人中罕见。V因子基因点突变使其506位的精氨酸（Arg）突变为甘氨酸（Gln），该位点是活性蛋白C灭活Va因子的三个剪切位点之一。因此，Leiden V因子活化后可抵抗快速蛋白酶解，在活性蛋白C存在时，仍可维持10倍长于野生型V因子的活化时间。这一突变以常染色体显性方式遗传，突变杂合子个体静脉血栓症的发生风险增加5倍，而突变纯合子静脉血栓发生风险更高。但是，Leiden V因子携带个体发生静脉血栓的绝对风险却并不升高，年发病率为0.1%～0.3%，终生发生血栓栓塞风险仅为5%～10%。

活化蛋白C抵抗检测可确诊大多数V因子Leiden突变，这种方法通过计算加入活化蛋白C前后活化部分凝血酶原时间（activated partial thromboplastin time，APTT）比值进行评估，以V因子缺失的血浆作为对照可提高该检测的特异性。当上述检测结果可疑时，可选择多聚酶链反应（polymerase chain reaction，PCR）行基因检测加以诊断。

凝血酶原基因突变

易栓症第二常见的发病原因是凝血酶原基因突变，在白种人中发病率约为3%，黑人及亚洲人中较低。该突变为凝血酶原基因3'非编码区20210位点鸟嘌呤被腺嘌呤替代，使得凝血酶原表达增加，凝血酶生成过多，其增加静脉血栓形成的风险与V因子Leiden突变相似。通过PCR对凝血酶原基因3'非编码区进行扩增检测可作出实验室诊断。尽管杂合子个体体内凝血酶原水平较野生型基因个体升高30%，由于凝血酶原水平在健康个体间差异较大，因此并不能以凝血酶原水平对突变基因携带个体进行鉴别。

促凝蛋白水平增加

凝血因子Ⅷ、Ⅸ、Ⅺ及纤维蛋白原水平升高是静脉血栓形成的独立危险因素。Ⅷ因子水平升高可使心肌梗死风险增加3倍[32]。尽管凝血因子升高的分子生物学机制尚不明确，但由于其高度遗传特征，故认为可能与遗传机制相关。

抗凝血酶缺陷

抗凝血酶由肝脏合成，通过与凝血酶、Xa因子及其他活化的凝血因子以1∶1比例形成共价复合物调节凝血过程。硫酸乙酰肝素或肝素可促进抗凝血酶与底物蛋白酶间的相互作用。遗传性抗凝血酶缺陷罕见，发病率约1/2 000，可能表现为正常蛋白合成减少或无功能蛋白合成。抗凝血酶抗原水平和活性平行降低提示合成减少导致的抗凝血酶缺乏，而当抗凝血酶抗原水平正常，抗凝血酶活性降低时，则提示合成的抗凝血酶功能异常。通过比较肝素存在与否条件下抗凝血酶的活性，可以识别肝素结合障碍的突变体。

获得性抗凝血酶缺陷包括抗凝血酶合成减少、消耗增加和清除过多。合成减少可见于重症肝病，特别是肝硬化或使用左旋天冬酰胺酶的患者。凝血激活可导致抗凝血酶消耗，可见于大面积栓塞、弥散性血管内凝血（disseminated intravascular coagulation，DIC）、重症败血症、恶性肿瘤播散转移或持续体外循环患者。肝素治疗可通过增加抗凝血酶清除，使其水平降低达20%。在部分肾病综合征患者中，由于大量蛋白经尿液丢失，亦可出现严重的抗凝血酶缺乏。

蛋白C缺陷

凝血酶与血栓调节蛋白在内皮细胞表面结合后可激活蛋白C通路（见图93.2），结合凝血酶对蛋白C的活化效能是游离凝血酶的1 000倍，EPCR通过与蛋白C结合并将其呈递给凝血酶-血栓调节蛋白复合物进一步使活化效应放大20倍[9]。活化的蛋白C与活化复合物分离并通过灭活活化血小板表面的Va、Ⅷa因子抑制凝血酶的产生。活化的蛋白C仅在与辅助因子蛋白S结合后才能有效灭活上述凝血因子。

蛋白C缺陷可为遗传性或获得性，蛋白C缺陷杂合子基因型在成人中的比例约为1/200，以常染色体显性方式遗传，但这类个

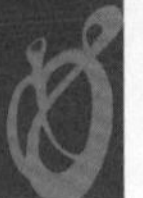

体多数并无血栓疾病史。遗传性蛋白C缺陷患者临床表型的多变性提示或许存在其他未知的调控因素。抗凝血酶突变纯合子表型具有胚胎致死性,与此不同,纯合子或二倍体杂合子蛋白C缺陷可存在,具有上述基因型的新生儿常可出现以广泛血栓形成为特征性表现的暴发性紫癜。

遗传性蛋白C缺陷可表现为正常蛋白C合成减少或合成蛋白功能缺陷。为了明确蛋白C缺陷类型,需要同时检测蛋白C抗原水平和活性,若抗原水平与活性平行降低,则为正常蛋白C合成减少;若抗原水平正常而活性降低,则为蛋白功能缺陷。

获得性蛋白C缺陷可能是蛋白C合成减少或者消耗增加所致。合成减少可见于严重的肝脏疾病或使用华法林的患者;消耗增加则见于严重的败血症、DIC或术后患者。尽管肾病综合征患者体内抗凝血酶水平降低,但这类患者体内蛋白C水平常正常或升高。

蛋白S缺陷

蛋白S是活化的蛋白C的辅因子(见图93.2),并可在锌离子辅助下通过与凝血酶原酶复合物中的Ⅴa、Ⅹa因子结合直接抑制凝血酶原活化。但蛋白S的直接抗凝活性的重要性尚不确定。

循环中近60%的蛋白S与补体C4b结合蛋白结合,仅有剩余的40%游离型蛋白S具有活性。诊断蛋白S缺陷需要同时检测游离型和结合型蛋白S,遗传性蛋白S缺陷可能表现为合成减少或功能缺陷;而获得性蛋白S缺陷则归因于合成减少、消耗增加、丢失或游离型蛋白S向结合型转换。合成减少可见于严重的肝脏疾病或使用华法林、门冬酰胺酶的患者;消耗增加则见于急性血栓形成或DIC患者。在肾病综合征患者,游离蛋白S可经尿液排泄导致其活性降低。补体C4b结合蛋白水平增加可使游离蛋白S向结合型转换,此类患者血总蛋白S水平通常正常。此外,C4b结合蛋白水平升高亦见于妊娠期或使用口服避孕药者,使得更多的蛋白S以结合型存在,进而降低游离蛋白S水平和活性,但这一改变的最终结果尚不明确。

其他遗传异常疾病

EPCR基因多态性与静脉血栓形成相关,该位点多态性与EPCR脱落和可溶性EPCR水平升高相关,一方面导致内皮细胞表面EPCR减少;另一方面可溶性EPCR可与内皮细胞EPCR竞争性结合蛋白C。

ⅩⅢ因子多态性导致该因子可被凝血酶迅速活化,部分病例对照研究报道提示这一改变与VTE、心肌梗死和缺血性卒中风险小幅降低相关[33]。该位点多态性的发生率与种族相关,特定因素如肥胖、雌激素治疗或可增加这一保护效应,但其调节血栓形成风险的程度仍待进一步研究明确。

获得性高凝状态(参见84章)

获得性高凝状态可出现于外科手术、术后制动、高龄、肥胖、肿瘤、妊娠、接受雌激素治疗(口服避孕药或激素替代治疗)、VTE既往史、抗磷脂抗体综合征或高同型半胱氨酸血症者(见表93.1)。上述情况可独立发生或与遗传性高凝状态并存。

外科手术与制动

外科手术可直接损伤静脉,而术后制动可导致下肢深静脉血液瘀滞。手术患者发生VTE的风险与患者年龄、手术类型及是否存在活动性肿瘤相关。年龄>65岁、接受重大骨科手术、神经外科手术和广泛腹部、盆腔等高危手术尤其是肿瘤患者,VTE发生风险可增加20倍,因而这类患者在完全恢复活动前需进行有效的血栓预防。近60%的VTE发生与住院和养老院活动受限相关,提示制动与VTE发生间的关系。住院接受内科药物治疗者与外科手术患者VTE发生比例相仿,因此接受药物治疗的住院患者亦有必要进行血栓预防。

高龄

VTE是高龄人群的主要疾病之一,50岁以下人群中发病率为1/10 000,年龄每增加10岁,发病率随之升高近10倍。经年龄校正后,男性VTE总体发病风险约是女性的1.2倍,尽管女性育龄期发病风险较高,但45岁后男性发病率高于女性。活动减少、相关疾病及血管内皮抗栓能力下降等可能与老年VTE发病风险增加相关。此外,促凝因子水平也随年龄增加而升高。

肥胖

体重指数每增加10kg/m^2,VTE风险增加约1.2倍,但这一相关性的潜在机制尚不清楚。肥胖可导致活动减少;此外,脂肪组织,尤其是内脏脂肪,表达的促炎因子和脂肪因子可通过增加促凝因子或上调PAI-1抑制纤维蛋白溶解促进凝血。

肿瘤

VTE患者中近20%者罹患肿瘤[34],合并VTE显著降低肿瘤患者生存期。颅脑肿瘤、胰腺癌、晚期卵巢癌和前列腺癌患者VTE发生率更高[34]。接受化疗、激素治疗、生物制剂(如促红细胞生成素、抗血管生成药)、中心静脉置管或肿瘤切除术则进一步增加VTE发病率。肿瘤患者血栓形成受多种因素影响,涉及肿瘤、患者个体特征、凝血系统间复杂的相互作用。多种肿瘤细胞可表达组织因子或其他促凝物质启动凝血过程。除了在凝血过程中的作用外,组织因子还可作为信号分子促进肿瘤增殖和转移[35]。肿瘤患者与VTE发生相关的特征包括制动和肿瘤外部压迫大静脉导致的血流瘀滞。外科手术、中心静脉置管、化疗可导致血管壁损伤;而他莫昔芬和选择性雌激素受体调节剂(selective estrogen receptor modulators,SERM)可通过降低体内抗凝蛋白水平导致获得性高凝状态。

部分原因不明的VTE患者患有隐秘性肿瘤,因此部分专家建议这类患者接受全面的肿瘤筛查,但是由于操作相关死亡、假阳性结果的心理影响和昂贵的检查费用等潜在危害,大大抵消了这一策略的临床获益。研究发现,在不明原因VTE患者中进行全面肿瘤筛查与不进行筛查者相比并不减少肿瘤相关死亡率。因此,除非临床症状提示现患肿瘤,仅推荐对适龄人群进行乳腺、宫颈、结肠及前列腺癌进行筛查,因为以上筛查或可降低患者死亡率。

妊娠

妊娠妇女VTE发病率约为1/1 000,是同龄非妊娠妇女的5~6倍,近1/1 000女性VTE发生于产褥期,是产妇发病和死亡的首要原因。妊娠期和产褥期VTE发生的相关危险因素包括:年龄>35岁、体重指数>29kg/m^2、剖宫产、易栓症及VTE个人史或家族史,卵巢过度刺激综合征及多产同样增加血栓形成风险。

超过90%的妊娠期深静脉血栓发生于左下肢,这可能与子宫增大压迫左髂静脉相关。妊娠期高凝状态是静脉血流瘀滞和血液本身改变共同作用的结果。子宫增大压迫可使下肢血流减慢,但妊娠早期便已有下肢血流减慢的发现提示压迫并不是静脉血流瘀滞的唯一诱因,全身因素亦促成高凝状态的形成。促凝蛋白如Ⅷ因子、纤维蛋白原和vWF水平在妊娠晚期升高,同时体内抗凝通路抑制。上述改变使得凝血酶生成增加,F1.2水平和凝血酶-抗凝血酶复合物水平升高可做提示。

接近一半的妊娠期VTE事件发生于具有血栓倾向的女性,患有易栓缺陷的女性发生VTE的风险与缺陷类型和是否存在其他危险因素相关。抗凝血酶、蛋白C和蛋白S缺陷者栓塞风险较高,Ⅴ因子Leiden突变或凝血酶原基因突变者血栓事件发生风险较低。总之,这类女性产褥期VTE发病风险较妊娠期升高,而妊娠各期发生静脉血栓风险相似。因此,女性在妊娠期及产后6周需要进行血栓预防治疗。

性激素治疗(参见92章)

口服避孕药、雌激素替代治疗和选择性雌激素受体调节剂(selective estrogen receptor modulators SERMs)均与VTE风险增加相关。第一代口服避孕药与VTE风险升高相关,进而推动了低剂量剂型的研发,目前使用的低剂量雌激素复方口服避孕药包含20~50μg炔雌醇和一种黄体酮。但是,与未服用口服避孕药者相比,低剂量复方口服避孕药仍使VTE风险升高3~4倍,相当于使育龄期发病率由5/100 000~10/100 000增加至3/10 000~4/10 000。

尽管吸烟增加服用口服避孕药女性的心肌梗死和卒中发病率,但吸烟是否影响VTE发病风险目前尚不明确。此外,肥胖可增加此类人群动静脉血栓形成风险。VTE发生风险在服用口服避孕药第一年最高,这一作用仅在服药期间存在。病例对照研究提示,与未服用口服避孕药的易栓症女性或口服避孕药却无易栓倾向的女性相比,服用口服避孕药的遗传性易栓症女性VTE风险增加近20~30倍。尽管VTE风险增加,但并不推荐对服用口服避孕药的年轻女性常规进行易栓症筛查。基于血栓事件的发病与死亡率,估算筛查400 000女性可检出2 000例Ⅴ因子Leiden突变携带者,而在这些携带者中避免口服避孕药的使用仅可预防1例死亡的发生;而要筛查其他低发病率易栓缺陷的女性需要更大的筛查基数。

不论是否联合黄体酮治疗,重组雌激素替代治疗与心肌梗死、缺血性卒中和VTE发病风险小幅度增加相关。SERMs如他莫昔芬为雌激素类似物,在乳腺组织中可拮抗雌激素作用,而在子宫和骨骼中则为雌激素受体激动剂。与雌激素类似,他莫昔芬可使VTE风险增加3~4倍,绝经后女性尤其是联合化疗者风险更高。芳香化酶抑制剂可阻断雄激素向雌激素转化,进而抑制雌激素生成。目前芳香化酶抑制剂已作为他莫昔芬替代药物用于雌激素受体阳性乳腺癌患者的治疗,芳香化酶抑制剂相关的VTE发病率较他莫昔芬降低。雷诺昔芬是用于预防骨质疏松的一类SERM,较安慰剂相比可使VTE风险升高3倍,因而禁用于有VTE既往史女性的骨质疏松的预防。

VTE既往史

VTE既往史患者再发静脉血栓风险增加。停止抗凝治疗后,不明原因VTE患者1年内VTE再发风险约为10%,5年内再发风险可增加至30%。这种风险的增加似乎与是否合并易栓症如Ⅴ因子Leiden突变或凝血酶原基因突变无关。在接受重大手术或持续制动等一过性危险因素的VTE患者中,VTE再发风险相对较低,1年和5年再发风险分别为1%和5%。具有长途飞行等低危因素的VTE患者血栓再发风险中等,而对于遗传性抗凝血酶缺陷、蛋白C或蛋白S缺陷、抗磷脂抗体综合征、晚期恶性肿瘤、Ⅴ因子Leiden突变以及抗凝血酶基因突变纯合子的患者VTE再发风险较高,1年内复发率为15%,5年则高达50%。

抗磷脂抗体综合征

抗磷脂抗体指一组直接拮抗磷脂结合蛋白的异质性自身抗体,其中部分抗磷脂抗体可使磷脂依赖的凝血时间延长,又称为狼疮抗凝物(lupus anticoagulants,LA)。此外,还包括以心磷脂为靶点的抗心磷脂抗体(anticardiolipin,ACL),部分ACL抗体可识别其他磷脂结合蛋白,特别是β_2-糖蛋白Ⅰ。LA和/或ACL持续存在并伴血栓形成的患者可诊断抗磷脂抗体综合征。原发性抗磷脂抗体综合征独立发生,继发性则与系统性红斑狼疮或其他结缔组织病等自身免疫性疾病相关。抗磷脂抗体综合征的临床表现为动静脉或胎盘血栓形成。动脉血栓形成可导致短暂性缺血发作、卒中或心肌梗死。除了下肢静脉血栓形成和肺栓塞外,静脉窦血栓形成也可发生。胎盘血栓形成可导致妊娠10周前死胎、妊娠10周后不明原因死胎、宫内生长受限、先兆子痫和子痫等妊娠相关并发症的发生,此为抗磷脂抗体综合征的特征性表现。阿司匹林或低分子量肝素治疗或可降低此类孕妇相关并发症的发病风险,但对于其他易栓症患者无效。

实验室诊断抗磷脂抗体综合征需要间隔至少6周血检LA或ACL抗体阳性。LA的检测需要一系列磷脂依赖的凝集实验,而ACL抗体则可通过免疫学方法检测。健康人中接近3%~10%的个体存在ACL抗体,只有中到高滴度的IgG或IgM亚型ACL抗体才与血栓形成相关。分枝杆菌肺炎、疟疾、寄生虫等特定感染或药物使用也可导致ACL抗体阳性,但是多为一过性和低滴度升高。近30%~50%的系统性红斑狼疮或其他结缔组织病患者可检出ACL抗体,10%~20%者LA阳性。

抗磷脂抗体激活血栓形成的机制目前尚不清楚。这些抗体在体外可直接活化内皮细胞并诱导黏附分子表达,进而结合组织因子阳性白细胞或微粒于内皮细胞表面。ACL抗体还可影响蛋白C途径,抑制硫酸乙酰肝素介导的抗凝血酶水解,削弱纤溶活性。但是,这些机制在体内的重要性仍不明确。

高同型半胱氨酸血症(参见第45章)

同型半胱氨酸是必需氨基酸蛋氨酸代谢过程中的甲基供体,两者间的甲基交换依赖于甲基供体5-甲基四氢叶酸、辅助因子维生素B_{12}、叶酸及蛋氨酸合成酶的参与。血同型半胱氨酸水平升高可能与合成增加或代谢减少相关。严重的高同型半胱氨酸血症和胱氨酸尿较为罕见,通常为胱硫醚β-合酶缺陷所致。轻中度高同型半胱氨酸血症相对常见,其发生与甲基四氢叶酸还原酶(methyltetrahydrofolate reductase,MTHFR)基因突变和饮食中叶酸、维生素B_{12}或维生素B_6缺乏相关。MTHFR常见的多态性位点为C677T和A1298C,分别与酶活性降低和热不稳定性增加相关,使得营养辅基的需求增加。高同型半胱氨酸血症还可能与某些药物如甲氨蝶呤、茶碱、环孢霉素、多数抗癫痫药以及终末期肾病、严重的肝功能不全或甲状腺功能减退等慢性病相关。

尽管空腹血清同型半胱氨酸水平升高(>15mmol/L)既往在北美地区较为常见,但通过在面粉中加入叶酸已使一般人群血同型半胱氨酸水平得以降低。血清同型半胱氨酸升高可能与心肌梗死、卒中、外周动脉疾病和VTE发生风险增加相关。联合补充叶酸和维生素B_{12}、维生素B_6可降低同型半胱氨酸水平。然而,随机对照研究发现,这种治疗并不

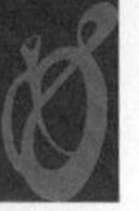

降低冠心病或卒中患者再发心血管事件发病风险，同样也不能降低 VTE 再发风险。基于以上阴性结果和高同型半胱氨酸血症发病率的逐年降低，并不推荐过度的高同型半胱氨酸血症筛查。

抗栓治疗

抗血小板药物

常用抗血小板药物包括阿司匹林、噻吩吡啶类（噻氯吡啶、氯吡格雷及普拉格雷）、替格瑞洛、坎格瑞洛、双嘧达莫、GⅡb/Ⅲa 拮抗剂和沃拉帕沙，分别作用于血栓形成的不同靶点（图 93.10）。

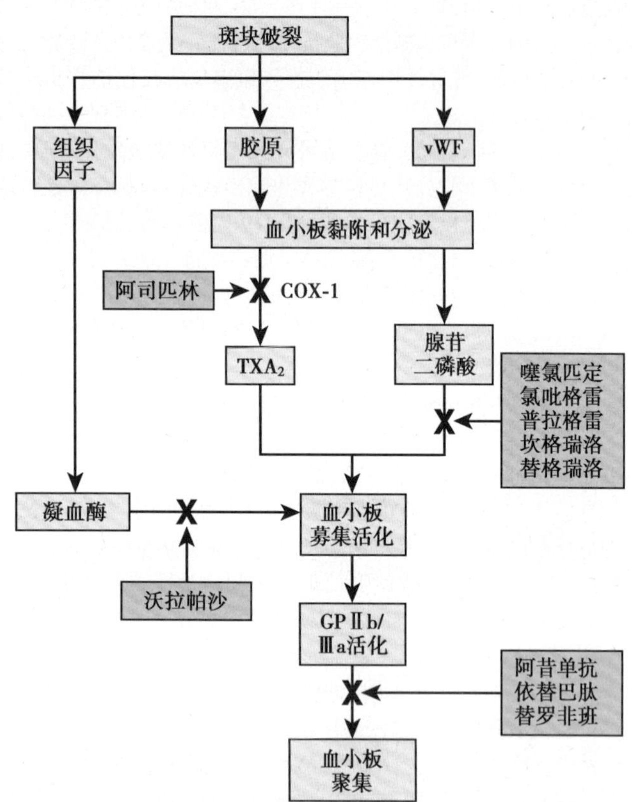

图 93.10　血小板拮抗药物的作用靶点。阿司匹林通过不可逆乙酰化环氧化酶-1（COX-1）抑制血栓素 A_2（TXA_2）合成。TXA_2 释放减少削弱血小板活化和血小板在血管损伤处聚集。噻氯匹啶、氯吡格雷和普拉格雷不可逆阻断血小板表面关键 ADP 受体 $P2Y_{12}$；坎格瑞洛和替格瑞洛为可逆的 $P2Y_{12}$ 拮抗剂。阿昔单抗、依替巴肽和替罗非班通过阻断纤维蛋白原、vWF 与活化的 GPⅡb/Ⅲa 结合阻断血小板活化的最终共同通路。沃拉帕沙通过阻断血小板表面主要凝血酶受体蛋白酶活化受体-1（PAR-1）抑制凝血酶介导的血小板活化

阿司匹林

阿司匹林是目前全球应用最广泛的抗血小板药物，由于其有效性和低廉的价格，阿司匹林是绝大多数抗血小板策略的基石。

作用机制

COX-1 是血栓素 A_2 合成的关键酶，阿司匹林通过不可逆地乙酰化和抑制血小板 COX-1 实现抗栓效应（见图 93.10），高剂量（约 1g/d）阿司匹林还可抑制内皮细胞和炎症细胞中的诱导型 COX 同工酶 COX-2[36]。在内皮细胞中，COX-2 启动前列环素合成，前列环素是强效的血管扩张剂并可通过拮抗血栓素 A_2 抑制血小板活化。

适应证

阿司匹林广泛应用于冠心病、脑血管病及周围血管病患者的二级预防，可降低近 20% 上述患者心血管死亡、心肌梗死和卒中风险[36]。阿司匹林作为一级预防用药目前尚存争议。Meta 分析显示，每日服用阿司匹林可使心血管疾病中高危患者首次心血管事件发病风险降低 20%~25%。但是，近期有研究却对此提出质疑，每日服用阿司匹林的心血管获益是否远超阿司匹林相关消化道及脑出血风险[37]。因此，阿司匹林不再作为心血管疾病一级预防的推荐用药，除非基线心血管事件风险>1%/年及 10 年风险>10%（参见第 45、89 章）[38]。

剂量

通常推荐剂量为 75~325mg/d，并无证据提示高剂量阿司匹林较低剂量更有效，且一些 Meta 分析表明较高的剂量反而降低阿司匹林的抗血小板疗效[36]。由于消化道出血等副作用的发生呈剂量依赖性，因此多数适应证推荐剂量为 75~150mg/d。当需要迅速抑制血小板活化时，则非肠溶阿司匹林的起始剂量至少应为 160mg[36]。

不良反应

最常见的不良反应为消化道反应，可表现为消化不良、糜烂性胃炎、消化道溃疡出血和穿孔[36]。与平片相比，阿司匹林肠溶片或缓释片并不降低上述胃肠道反应风险。阿司匹林引起的消化道大出血风险每年为 1%~3%，联合使用华法林等抗凝药物可增加出血风险。因此，当需要联合华法林治疗时，推荐使用小剂量（75~100mg/d）阿司匹林。抗幽门螺杆菌治疗和质子泵抑制剂的使用或可降低消化道溃疡患者阿司匹林相关上消化道出血风险。

以支气管痉挛为特征性表现的阿司匹林过敏的患者不推荐使用阿司匹林。阿司匹林过敏在一般人群中的发生率约为 0.3%，但在慢性荨麻疹、哮喘特别是合并鼻息肉和慢性鼻炎患者中更为常见[39]，此时可使用氯吡格雷可作为替代药物。阿司匹林过量与肝肾毒性相关。

阿司匹林抵抗

阿司匹林抵抗一词用于描述临床与实验室现象[40]，临床阿司匹林抵抗指阿司匹林不能有效预防患者缺血性事件的发生，仅在发生后才可诊断。这一回顾性的诊断并不能为及时调整治疗方案提供机会。此外，期望选择性阻断血栓素 A_2 诱导血小板聚集的阿司匹林预防所有血管不良事件也并不现实。阿司匹林抵抗的生化定义为药物不能有效抑制血栓素 A_2 的合成和/或花生四烯酸诱导的血小板聚集。阿司匹林抵抗发生的可能原因包括患者依从性差、肠溶剂型引起的吸收不良或延迟[41]、血栓素 A_2 经非 COX-1 途径生成、药物相互作用以及遗传药理因素。目前用于阿司匹林抵抗的检测方法包括血清或尿液中的血栓素 B_2、血栓素 A_2 代谢产物检测和花生四烯酸诱导的血小板聚集检测。上述检测方法尚未标准化，且无证据支持上述方法有助于识别再发血管事件高危患者。此外，无证据提示高剂量阿司匹林或联合其他抗血小板药物可逆转阿司匹林抵抗。因此，除非有进一步证据支持，阿司匹林抵抗检测仍旧仅限于研究。

噻吩吡啶类（参见第 59~61 章）

噻吩吡啶类药物包括噻氯吡啶、氯吡格雷和普拉格雷，通过拮

抗血小板表面关键性 ADP 受体 $P2Y_{12}$ 实现抗血小板作用。

作用机制

噻吩吡啶类选择性不可逆阻断 $P2Y_{12}$ 受体，抑制 ADP 诱导的血小板聚集（见图 93.10），这类前体药物需要通过肝细胞色素 P-450（CYP450）酶代谢活化。因此，当给予常规剂量的噻氯吡啶和氯吡格雷时其起效时间延迟。普拉格雷代谢活化速度比氯吡格雷快，因此与氯吡格雷相比普拉格雷的起效更快，抗 ADP 诱导的血小板聚集效果更强也更易预测[42]。噻吩吡啶类活化代谢产物不可逆的与 $P2Y_{12}$ 结合，因而这类药物作用持续时间较长，对于需要紧急手术的患者则会出现问题。为了降低这类患者的出血风险，术前 5 天左右需停用噻吩吡啶类药物。

适应证

与阿司匹林相比，氯吡格雷可使近期缺血性卒中、心肌梗死或周围血管疾病患者心血管死亡、心肌梗死和卒中风险降低至 8.7%。氯吡格雷较阿司匹林更为有效，而价格也较高，然而目前氯吡格雷的价格已经降低且可进行相关基因型检测。氯吡格雷和阿司匹林联合治疗可阻断互补的血小板活化的途径，如在冠脉支架植入术后推荐联合抗血小板治疗。本书第 62 章就介入治疗后抗血小板治疗策略进行相关讨论。

阿司匹林、氯吡格雷双联抗血小板治疗在不稳定心绞痛患者的治疗中同样有效（参见第 60 章）。将 12 562 例不稳定心绞痛患者随机分组，分别给予阿司匹林和氯吡格雷联合治疗或阿司匹林单药治疗，联合抗血小板组心血管死亡、心肌梗死和卒中风险为 9.3%，而阿司匹林单药组为 11.4%。联合治疗组相对风险降低 20%，且具有显著统计学差异。但是，阿司匹林联合氯吡格雷治疗每年可增加严重出血事件风险约 2%，即使每日阿司匹林用量为 100mg 或更少，这一风险仍持续存在。因此，阿司匹林联合氯吡格雷治疗应仅限应用于可明确获益的情况。例如，目前尚无证据支持双联抗血小板治疗在急性缺血性卒中患者的治疗中优于氯吡格雷单药或在预防心血管事件风险上优于阿司匹林单药。

在 13 608 例接受经皮冠状动脉介入治疗（percutaneous coronary intervention，PCI）的急性冠脉综合征患者中，对普拉格雷和氯吡格雷的作用进行比较后发现，与氯吡格雷相比普拉格雷显著降低主要终点事件——复合心血管死亡、心肌梗死和卒中风险（分别为 12.1%和 9.9%），这主要归因于非致死性心肌梗死风险的降低。此外，普拉格雷组支架内血栓形成发生率也低于氯吡格雷组（分别为 1.1%和 2.4%）。但是，普拉格雷的这些获益却以显著升高的严重出血风险（分别为 0.4%和 0.1%）和致命性出血风险（分别为 1.4%和 0.9%）为代价。由于年龄>75 岁、卒中史或 TIA 史患者出血风险较高，高龄患者应避免使用普拉格雷，且普拉格雷禁用于脑血管病既往史者。在肾功能不全和体重低于 60kg 的患者中此药应慎用。

剂量

氯吡格雷推荐剂量为每日 75mg 顿服[36]。由于药物起效要延迟数日，当需要迅速阻断 ADP 受体时推荐给予 300～600mg 负荷剂量（参见第 62 章）。普拉格雷则建议在 60mg 负荷剂量后每日给予 10mg 顿服[36]。年龄>75 岁的高龄患者或体重小于 60kg 者普拉格雷推荐剂量为 5mg/d。

氯吡格雷抵抗。氯吡格雷抑制 ADP 诱导的血小板聚集具有个体差异性[43]，这用差异至少部分与氯吡格雷代谢活化 CYP 同工酶基因多态性相关（参见第 8、59 和 60 章），其中最重要的为 CYP2C19。在功能缺失型 *CYP2C19*2* 等位基因的患者中氯吡格雷的血小板抑制率低于野生型 *CYP2C19*1* 等位基因型，这类患者发生心血管事件的风险也较高[44]。值得重视的是，高达 25%的白种人、30%的黑人和 50%的亚洲人携带功能缺失型等位基因，或可致使这部分患者出现氯吡格雷抵抗。即便在携带功能降低的 *CYP2C19*3*、*CYP2C19*4* 或 *CYP2C19*5* 等位基因的患者中，氯吡格雷获益也低于野生型 *CYP2C19*1* 患者。*ABCB1* 位点基因多态性的患者可能出现氯吡格雷吸收障碍，而 *CYP3A4* 位点基因多态性可能与氯吡格雷代谢活化降低相关，这些位点多态性均与临床预后不良相关。不同于对氯吡格雷代谢活化的影响，*CYP2C19* 和 *CYP3A4* 多态性并不影响普拉格雷活化和替格瑞洛的作用。

质子泵抑制剂可抑制 CYP2C19，尽管同时给予氯吡格雷和质子泵抑制剂可降低氯吡格雷抗 ADP 诱导的血小板聚集作用，但这一相互作用的临床意义尚存疑问。有研究报道，阿托伐他汀可竞争性抑制 CYP3A4，从而降低氯吡格雷的抗血小板聚集作用，但这一结果并未的到进一步研究验证[45]。

氯吡格雷代谢相关基因多态性影响患者临床预后，这一结果引发了遗传药理分析和/或床旁血小板功能检测用于识别氯吡格雷抵抗患者的理念，从而将这类患者作为强化抗血小板治疗的目标人群[46]。尽管 30%氯吡格雷抵抗患者有药物应答降低的证据，但是随机临床研究发现，强化抗血小板治疗并不能改善这类患者预后[47]。因此，并不推荐常规氯吡格雷抵抗检测。鉴于普拉格雷和替格瑞洛的抗血小板效果更具有可预测性，指南推荐在高危患者使用这两种药物而非氯吡格雷。

替格瑞洛

替格瑞洛是具有活性的 $P2Y_{12}$ 口服抑制剂，与噻吩吡啶类不同，替格瑞洛不需要代谢活化且可逆的抑制 ADP 受体。

作用机制

替格瑞洛作用机制与噻吩吡啶类相似，通过阻断 $P2Y_{12}$ 抑制血小板聚集。鉴于其不需要代谢活化，替格瑞洛比氯吡格雷起效和失活更快，抗血小板聚集作用也更强、更易预测。

剂量

替格瑞洛起始剂量为单次口服负荷剂量 180mg，此后每次 90mg，每日 2 次。在肾功能不全患者中不需调整，但由于替格瑞洛经肝脏 CYP3A4 代谢，在肝功能不全及联合使用其他强效 CYP3A4 抑制剂或诱导剂时需谨慎。替格瑞洛通常需与阿司匹林联合用药，此时阿司匹林每日剂量不宜超过 100mg。

不良反应

与所有 $P2Y_{12}$ 抑制剂相同，替格瑞洛可导致出血。除此之外，最常见的不良反应包括呼吸困难和心动过缓，其中呼吸困难的发生率约为 15%。呼吸困难的发生多在治疗起始时短期内出现，通常呈自限性且程度较轻，但在部分患者中呼吸困难也可持续存在并被迫停药。以上不良反应的具体机制尚不清楚，由于替格瑞洛可抑制腺苷再摄取，因此推测可能与腺苷相关。

适应证（参见第 59 和 60 章）

在急性冠脉综合征患者中，替格瑞洛较氯吡格雷可显著降低 1 年主要终点事件——复合心血管死亡、心肌梗死及卒中风险（分别为 9.8%和 11.7%，$P=0.001$）。这一差异体现在显著降低的心血管死亡风险（分别为 4.0%和 5.1%；$P=0.001$）和心肌梗死风险（分别为 5.8%和 6.9%；$P=0.005$）。替格瑞洛和氯吡格雷在卒中风险（分别为 1.5%和 1.3%）和严重出血发生风险上并无显著性差异。当纳入小出血事件后，替格瑞洛较氯吡格雷引起出血风险增加（分别为 16.1%和 14.6%；$P=0.008$）。替格瑞洛在急性冠脉综合征接受 PCI 或心外科手术的患者中优于氯吡格雷。基于以上

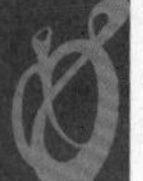

研究结果,指南推荐使用替格瑞洛,特别是在高危患者中。

坎格瑞洛

坎格瑞洛是快速起效的可逆性 $P2Y_{12}$ 抑制剂,为静脉制剂。给药后迅速起效,半衰期约为 3~5 分钟,作用时间不超过 1 小时。坎格瑞洛批准用于接受 PCI 治疗的患者和需要迅速拮抗 ADP 受体却未接受氯吡格雷、普拉格雷或替格瑞洛负荷的患者[48]。

双嘧达莫

双嘧达莫单药抗血小板作用相对较弱[36],阿司匹林与缓释双嘧达莫复方剂型商品名为脑康平,用于 TIA 患者卒中的预防。

作用机制

双嘧达莫通过抑制磷酸二酯酶阻断 cAMP 降解,升高的 cAMP 可降低细胞内钙浓度并抑制血小板活化。此外,双嘧达莫可阻断血小板和其他细胞摄取腺苷,使细胞外腺苷水平升高,由于血小板腺苷 A_2 受体与腺苷环化酶偶联,进而局部 cAMP 水平升高(图 93.11)。

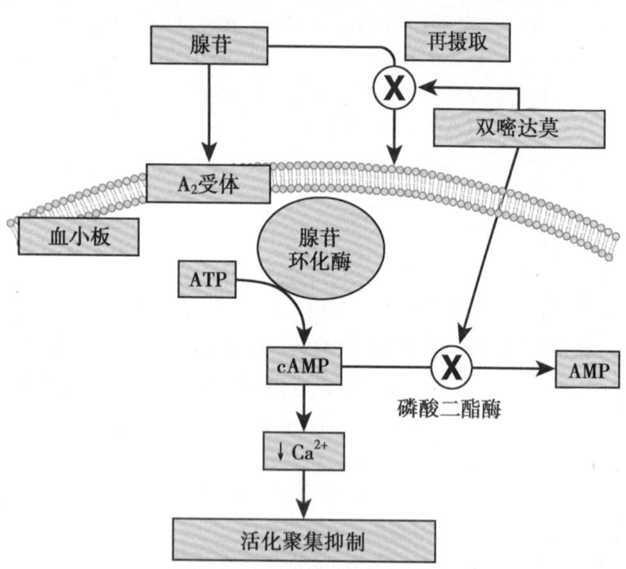

图 93.11 双嘧达莫的作用机制。双嘧达莫通过:①阻断腺苷再摄取增加血小板内 cAMP 水平,进而使可与 A_2 受体结合的腺苷浓度增加;②抑制磷酸二酯酶介导的 cAMP 降解。通过促进钙离子摄取,cAMP 降低细胞内钙离子水平。转而抑制血小板活化和聚集

剂量

脑康平每日给药 2 次,每粒含缓释双嘧达莫 200mg 和阿司匹林 25mg。

不良反应

双嘧达莫具有扩血管效应,在冠心病患者中需慎用。此外,胃肠道不适、头痛、面部潮红、头晕和低血压也可出现,这些症状多可随继续服药而消失。

适应证

在缺血性卒中或 TIA 患者中,将双嘧达莫联合阿司匹林分别与阿司匹林、氯吡格雷单药以及安慰剂进行对比。联合治疗组较阿司匹林单药组卒中风险降低 22.1%,较双嘧达莫单药组降低 24.4%[49]。另外一项研究对联合治疗与阿司匹林单药治疗在缺血性卒中患者二级预防中的作用进行比较,血管性死亡、卒中或心肌梗死在联合治疗组与阿司匹林单药组分别为 13%和 16%。尽管联合治疗优于阿司匹林单药治疗,但并不优于氯吡格雷。一项大型随机临床研究将双嘧达莫联合阿司匹林治疗与氯吡格雷单药在卒中患者二级预防中的作用进行比较后发现,两组间再发卒中(分别为 9.0%和 8.8%)、血管性死亡、卒中和心肌梗死均相似(两组均为 13.1%)。但是,联合治疗组较氯吡格雷单药组出血性卒中风险有升高趋势(分别为 0.8%和 0.4%),且严重出血风险更高(分别为 4.1%和 3.8%)。

尽管双嘧达莫/阿司匹林复方制剂可替代阿司匹林用于卒中预防,但由于扩血管效应和目前尚无证据支持该药在症状性冠心病患者中的有效性,双嘧达莫/阿司匹林禁用于这类患者;对于合并冠心病的患者氯吡格雷是更好的选择。

糖蛋白Ⅱb/Ⅲa 受体拮抗剂(参见 59、60 和 62 章)

GⅡb/Ⅲa 受体拮抗剂是一类用于急性冠脉综合征患者的静脉抗血小板聚集药物,包括阿昔单抗、依替巴肽和替罗非班。

作用机制

GⅡb/Ⅲa 为黏附受体整合素家族成员,表达于血小板和巨核细胞表面,每个血小板表面表达约 80 000 个,是血小板表面表达最丰富的受体。GⅡb/Ⅲa 在静息血小板表面为非活化状态,当血小板活化后通过细胞信号转导通路可使其发生构象激活。活化后的 GⅡb/Ⅲa 受体,在高血流剪切力时与纤维蛋白原和 vWF 结合,结合后纤维蛋白原与 vWF 连接临近血小板从而引起血小板聚集。

尽管阿昔单抗、依替巴肽和替罗非班都是 GⅡb/Ⅲa 受体拮抗剂,但三者的结构和药理学机制各有不同(表 93.2)[43]。阿昔单抗是人鼠嵌合单克隆抗体的 Fab 片段,直接作用于活化的 GⅡb/Ⅲa 受体。阿昔单抗对活化的 GⅡb/Ⅲa 受体具有高亲和力,并可阻断黏附分子结合。与阿昔单抗不同,依替巴肽和替罗非班为合成分子。依替巴肽为环状七肽,通过其包含的赖氨酸-甘氨酸-天冬氨酸(KGD)序列与 GⅡb/Ⅲa 结合;而替罗非班为非肽酪氨酸衍生物,作为精氨酸-甘氨酸-天冬氨酸(RGD)序列类似物发挥作用。阿昔单抗半衰期较长,可持续结合于血小板表面长达 2 周;依替巴肽和替罗非班半衰期较短。

表 93.2 GP Ⅱb/Ⅲa 拮抗剂的特征

特征	阿昔单抗	依替巴肽	替罗非班
描述	人鼠嵌合单克隆抗体 Fab 片段	含有 KDG 序列的环七肽	非肽 RGD 类似物
GPⅡb/Ⅲa 特异性	无	有	有
血浆半衰期	短(分钟)	长(2.5 小时)	长(2.0 小时)
血小板结合半衰期	长(天)	短(秒)	短(秒)
肾脏清除	无	有	有

KGD,赖氨酸-甘氨酸-天冬氨酸序列;RGD,精氨酸-甘氨酸-天冬氨酸序列。

除了阻断 GⅡb/Ⅲa 受体外,阿昔单抗还可抑制 $\alpha_{V\beta3}$ 受体(玻连蛋白受体)和 $\alpha_{M\beta2}$ 受体(一种白细胞整合素),替罗非班和依替巴肽并不具有以上功能。鉴于阿昔单抗可抑制 $\alpha_{V\beta3}$ 和 $\alpha_{M\beta2}$ 受体,推测其除了抗血小板作用外还可能具有抗炎和/或抗增殖作用。

剂量

GⅡb/Ⅲa 受体拮抗剂推荐静脉单次推注后持续静脉滴注。替罗非班和依替巴肽经肾脏清除，因此在肾功能不全患者中需减量。

不良反应

除出血外，血小板减少为其最严重的并发症，抗体可直接与GⅡb/Ⅲa 结合的拮抗剂暴露的新抗原结合，导致免疫介导的血小板减少。阿昔单抗引起血小板减少的发生率约为5%，其中严重的血小板减少可见于1%的患者；而另外两种药物引起血小板减少的风险较低，发生率约为1%。

适应证(参见第62章)

阿昔单抗、依替巴肽和替罗非班可用于接受PCI治疗的患者，尤其是急性心肌梗死患者；而替罗非班和依替巴肽还可用于高危不稳定心绞痛患者。

沃拉帕沙

与其他抗血小板药物不同，沃拉帕沙通过抑制人血小板凝血酶受体PAR-1发挥抗血小板作用。在一项纳入26 449例既往心肌梗死、缺血性卒中或周围血管病患者的研究中，将沃拉帕沙和安慰剂对二级预防效果进行比较后发现，沃拉帕沙可使上述患者心血管死亡、心肌梗死和卒中风险减少13%，但颅内出血风险翻倍[50]。对17 779例既往心肌梗死患者进行亚组分析后显示，沃拉帕沙可使心血管死亡、心肌梗死和卒中风险降低20%(9.7%至8.1%)。沃拉帕沙引起颅内出血风险较安慰剂组有增加趋势(分别为0.6%和0.4%；$P=0.076$)，中度和严重出血风险亦显著增加(分别为3.4%和2.1%；$P<0.001$)。基于以上结果，该药只批准用于年龄<75岁的、既往无卒中、TIA或颅内出血史且体重>60kg的急性心肌梗死患者。

抗凝药物

抗凝药物包括肠外抗凝药和口服抗凝药两大类，目前临床应用的肠外抗凝药包括肝素、低分子量肝素、磺达肝癸钠和比伐卢定；口服抗凝药包括华法林、口服凝血酶抑制剂达比加群酯和口服Xa因子抑制剂利伐沙班、阿哌沙班及依度沙班[51]。

肠外抗凝药

肝素

肝素是由哺乳动物富肥大细胞组织中提取的硫酸多糖(表93.3)，目前大多数商品化肝素提取自猪小肠粘膜，为D-葡糖醛酸和N-乙酰-D-葡糖胺交替连接的多聚体[52]。

作用机制。肝素通过活化抗凝血酶(又称为抗凝血酶Ⅲ)和加速抑制凝血相关酶，尤其是凝血酶和Xa因子，发挥抗凝作用。抗凝血酶属丝氨酸蛋白酶抑制剂超家族成员，是肝素作用的必须血浆辅助因子。抗凝血酶由肝脏合成并释放入血，血浆浓度为2.6±0.4μM，作为自杀性底物抑制靶标酶活性。

肝素通过分子链1/3处特有的戊糖序列与丝氨酸蛋白酶抑制剂结合从而活化抗凝血酶(图93.12)，缺乏该戊糖序列的肝素抗凝活性很小甚至消失[53]。肝素与抗凝血酶结合后可使抗凝血酶活性中心发生变构，使其更易与靶蛋白酶结合。构象变化使抗凝血酶抑制Xa因子速率增加至少2个数量级，但对凝血酶的抑制率却无明显改变。肝素与抗凝血酶和凝血酶同时结合进而抑制凝血酶，形成的三聚体使酶与抑制剂紧密相邻，从而促进稳定的凝血酶-抗凝血酶共价复合物的形成。

表93.3 肝素、低分子肝素和磺达肝癸钠特征的比较

特征	肝素	低分子肝素	磺达肝癸钠
来源	生物的	生物的	合成的
分子量	15 000	5 000	1 500
作用靶点	Xa和Ⅱa	Xa和Ⅱa	Xa
生物利用度/%	30	90	100
半衰期/h	1	4	17
肾脏排泄	无	有	有
拮抗剂	完全	部分	无
肝素诱发血小板减少症	<5%	<1%	罕见

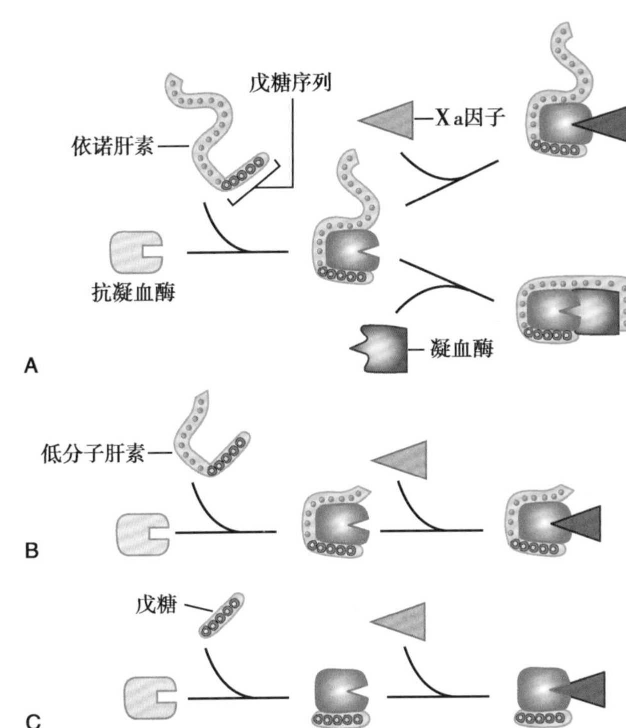

图93.12 肝素、LMWH和磺达肝癸钠的作用机制。A，肝素通过戊糖序列抗凝血酶结合，从而引起抗凝血酶活性中心发生构象改变加速其与Xa因子结合。肝素必须同时与抗凝血酶和凝血酶结合才能抑制凝血酶活性。只有肝素链的组成至少包含18个糖单位，对应分子量5 400，才有足够长度执行桥接功能。肝素平均分子量为15 000，足以执行桥接功能。B，LMWH通过抗凝血酶抑制Xa因子的能力远强于对凝血酶的抑制。由于LMWH平均分子量为4 500~6 000，至少一半LMWH链过短无法桥接抗凝血酶与凝血酶。C，磺达肝癸钠为合成戊糖，因为分子链过短无法桥接抗凝血酶与凝血酶，仅可通过抗凝血酶抑制Xa因子活性

只有由至少18个多糖单位构成的含有戊糖序列的肝素(对应分子量为5 400)才有足够的长度将凝血酶与抗凝血酶连接起来[53]。分子量在5 000~30 000，平均分子量为15 000的普通肝素均具有足够的长度将凝血酶与抗凝血酶桥接。因此，肝素在促凝血酶抑制和通过抗凝血酶抑制Xa因子上作用相当，其对两者的

抑制比例为 1∶1。肝素可使内皮细胞释放 TFPI,后者为Ⅹa 因子依赖的组织因子结合的Ⅶa 因子抑制剂[8],参与肝素的抗凝作用。长链肝素较短链肝素可诱导更多的 TFPI 释放。

药代动力学。肝素需注射给药,常用途径为皮下或持续静脉滴注。当肝素经皮下注射时,其给药剂量需足够大,以克服皮下给药生物利用度有限的问题。循环中肝素与内皮细胞和血浆蛋白结合,而非抗凝血酶。肝素与内皮细胞结合可解释其剂量依赖清除的特征。当低剂量静脉给药时,肝素迅速与内皮细胞结合使其半衰期缩短;当高剂量静脉给药时,结合肝素的内皮细胞达到饱和,使得肝素清除速度减慢半衰期延长。肝素主要经肾脏清除,也可与巨噬细胞结合,后者将长链肝素内吞并解聚为短链后释放入血。基于其剂量依赖的清除机制,单次静脉内弹丸推注 25U/kg 和 100U/kg 时肝素的血浆半衰期为 30~60 分钟。

肝素释放入血后与抗凝血酶外的血浆蛋白结合使其抗凝活性降低。一些血浆肝素结合蛋白为急性期产物,在患者中水平升高。活化的血小板或内皮细胞可释放 vWF 多聚体等蛋白与肝素结合。活化的血小板还可释放血小板因子 4(platelet factor 4,PF4),PF4 为高价阳离子蛋白,与肝素具有高亲和力。大量与富血小板血栓结合的 PF4 可中和肝素的抗凝活性,削弱肝素的抗栓作用。

由于血浆肝素结合蛋白水平因人而异,个体对固定剂量或根据体重调整剂量的肝素的抗凝反应难以预测。因此,监测凝血对于确保肝素抗凝疗效至关重要,尤其在治疗已明确存在血栓的患者,当抗凝效果不佳时再发血栓形成风险增加,而抗凝过度则增加出血风险。

肝素抗凝效应的监测。APTT 和抗Ⅹa 因子水平可用于监测肝素抗凝效果[53]。虽然 APTT 是监测肝素抗凝效果最常用的指标,但也存在以下问题:首先,不同 APTT 检测试剂对肝素的敏感性不同;其次,用于检测的凝血仪器类型可能影响检测结果。因此,需要同时检测 APTT 和患者血浆抗Ⅹa 因子水平,结合试剂和检测设备以确定 APTT 治疗范围。基于目前常用 APTT 检测试剂与仪器,肝素治疗有效剂量需使 APTT 延长 2~3 倍。抗Ⅹa 因子水平亦可作为肝素抗凝效果的监测指标,治疗量肝素范围为 0.3~0.7U/ml。虽然这一指标日渐普及,但是目前该检测方法并未标准化且检测结果在不同实验室间变异较大。

高达 25% 的 VTE 患者存在肝素抵抗,这类患者需要超过 35 000U/d 的肝素以使 APTT 达标。此时监测抗Ⅹa 因子水平十分重要,因为尽管 APTT 并未达标,抗Ⅹa 因子水平或已达治疗目标。血浆纤维蛋白原和Ⅷ因子 2 种急性期蛋白水平的升高可使 APTT 缩短,但并不影响抗Ⅹa 因子水平,导致两者结果差异[53]。在这类患者中,抗Ⅹa 因子水平用于监测肝素抗凝效果优于 APTT。遗传性或获得性抗凝血酶缺陷和肝素结合蛋白水平升高的患者可能需要大剂量肝素以使 APTT 或抗Ⅹa 因子水平达标。倘若 APTT 与抗Ⅹa 因子水平具有良好相关性,任一指标可用于肝素治疗的监测。

剂量。用于预防时,肝素常用剂量为 5 000 单位每日 2~3 次皮下注射,此时不需监测凝血水平。当给予大剂量肝素时,则必须进行凝血监测。为了使肝素治疗标准化并且缩短抗凝达标时间,可使用固定剂量或根据体重校正的肝素剂量列线图。目前已有证据的用于 VTE 患者的肝素列线图至少有 2 个,且均可缩短 APTT 达标时间。体重校正的肝素列线图也已用于急性冠脉综合征的患者。常用剂量为 5 000U 或 70U/kg 静脉弹丸推注后 12~15U/(kg·h)持续静脉滴注[53];而对于 VTE 患者,体重校正的肝素列线图推荐肝素起始剂量为 5 000U 或 80U/kg 弹丸注射后 18U/(kg·h)持续滴注。VTE 患者较 ACS 患者需更大剂量肝素才能使 APTT 达标。这一差异或可反应血栓负荷差异,肝素与纤维蛋白结合,而深静脉血栓中纤维蛋白含量多于冠脉血栓。

北美习惯上使用 USP 单位用于肝素效价评估,1 单位定义为使 1ml 柠檬酸抗凝的绵阳血浆在加入钙剂后 1 小时不凝固所需的肝素量;而欧洲使用国际肝素比较标准——抗Ⅹa 因子检测评估肝素效价。由于肝素可能存在硫酸软骨素污染[52],这种污染无法通过 USP 检测发现,因此目前北美也改用抗Ⅹa 因子检测评估肝素效价。使用国际单位替代 USP 单位使得肝素用量降低 10%~15%,该标准已在欧洲使用多年,因此这一改变并不会影响患者治疗。此外,肝素监测可在体外循环手术或 PCI 等高危情况下确保抗凝效果。

肝素的局限性。肝素在药代动力学和生理学方面具有局限性(表 93.4)。肝素的药代动力学局限反应在其倾向于以戊糖非依赖的方式与细胞和血浆蛋白结合。肝素与内皮细胞结合导致其呈剂量依赖性清除;而与血浆蛋白结合使得肝素抗凝效应易变和肝素抵抗。

表 93.4 肝素的药代动力学和生理局限性

局限性	机制
生物利用度差	长链肝素吸收受限
剂量依赖性清除	与内皮细胞结合
抗凝效果易变	与血浆蛋白结合;水平因人而异
富含血小板血栓附近活性降低	被活化的血小板释放的 PF4 中和
对Ⅹa 因子的作用有限,与结合纤维蛋白的凝血酶和凝血酶原酶复合物结合	肝素-抗凝血酶复合物抑制Ⅹa 因子与活化血小板及凝血酶结合能力下降

肝素的生理学局限性体现在肝素-抗凝血酶复合物不能有效抑制Ⅹa 因子活性,以及凝血酶和纤维蛋白的结合。当Ⅹa 因子结合凝血酶原酶复合物后,复合物将前凝血酶原活化为凝血酶。因此,即使在肝素存在时,富血小板血栓中与活化血小板结合的Ⅹa 因子也可使凝血酶生成。凝血酶与纤维蛋白结合后可保护凝血酶避免被肝素抗凝血酶复合物抑制。血栓结合的凝血酶可活化局部血小板和正反馈活化Ⅴ、Ⅷ、Ⅺ因子促进凝血酶产生进一步激活血栓形成。富血小板斑块中血小板可释放大量的 PF4 中和肝素,使上述问题进一步加剧。

不良反应。肝素最常见的不良反应为出血,其他还包括血小板减少、骨质疏松和转氨酶升高。

出血。肝素相关的出血风险随肝素剂量的增加而增加,近期手术或创伤、联合使用抗血小板药物或纤溶剂等影响凝血的药物可进一步增加出血风险[54]。在严重出血患者,可使用鱼精蛋白中和肝素。鱼精蛋白为鲑鱼子中提取的碱性多肽混合物,对于肝素具有高亲和力,与肝素结合形成肝素—鱼精蛋白复合物后经肾脏清除。通常情况下,静脉给予 1mg 鱼精蛋白可中和 100U 肝素,本品可引起过敏反应,缓慢静脉滴注可降低过敏风险[53]。

血小板减少。肝素诱导的血小板减少(heparin-induced thrombocytopenia,HIT)本质为抗体介导的免疫反应。当肝素与 PF4 结合后使得新抗原暴露,进而产生相应抗体,这些抗体多为 IgG 型,抗体同时与肝素-PF4 及血小板表面 Fc 受体结合后,激活血小板并使血小板促凝微粒分泌。微粒表面表达阴离子磷脂并可与凝血因子结合,从而促进凝血酶生成激活凝血。

通常情况下,HIT发生在肝素起始治疗的5~14天,但在近3月内接受过肝素治疗的患者,这一不良反应可能发生更早(表93.5)。在接受肝素治疗的患者中,治疗前后血小板计数降低50%时应怀疑HIT。HIT在手术患者中较内科药物治疗患者中更为常见;与自身免疫性疾病相似,女性较男性更易出现[55]。

表93.5 肝素诱导的血小板减少症的特征

特征	具体内容
血小板减少	血小板计数≤100 000/μl或血小板计数较基线下降≥50%
时间	在肝素启动治疗后5~14天血小板计数下降
肝素类型	普通肝素较LMWH更常见
患者类型	手术患者较内科患者更常见;女性较男性常见
血栓形成	静脉血栓较动脉血栓常见

HIT与动静脉血栓发生相关,静脉血栓较动脉血栓更为常见,可表现为深静脉血栓形成和/或肺栓塞;动脉血栓可表现为缺血性卒中或急性心肌梗死。末梢动脉或髂动脉富血小板血栓形成导致的严重肢体缺血较为少见。

HIT可通过酶联免疫法检测抗肝素-PF_4复合物抗体或血小板活化分析进行诊断。酶联免疫法敏感性高而特异性低,即使在部分物临床证据的患者中也可为阳性[56]。5-羟色胺释放实验是诊断HIT的特异性实验室检查,该方法在不同浓度肝素和无肝素条件下,将带有标记5-羟色胺的洗涤血小板与患者血清混合后定量检测5-羟色胺释放,倘若患者血清中含有HIT抗体,则肝素加入后可使血小板活化和5-羟色胺释放。

在怀疑或已明确HIT时,应停用肝素治疗并选择其他抗凝药物预防或治疗血栓(表93.6)[55],常用药物为来匹卢定、阿加曲班、比伐卢定等肠外直接凝血酶抑制剂或Ⅹa因子抑制剂,如磺达肝癸钠或利伐沙班。HIT患者常出现凝血酶生成增加,进而导致蛋白C消耗,尤其在伴有血栓形成者。当这类患者仅接受华法林治疗而不联合其他肠外抗凝药时,维生素K拮抗剂可进一步使蛋白C水平降低进而导致皮肤坏死。为了避免上述问题,HIT患者需接受直接凝血酶抑制剂、磺达肝癸钠或利伐沙班治疗,直至血小板计数恢复正常。此时,可启动小剂量华法林治疗,当华法林抗凝达标后2天可停用凝血酶抑制剂或磺达肝癸钠。

表93.6 肝素诱导的血小板减少症的处理

停用肝素
给予选择性抗凝药,如来匹卢定、阿曲加班、比伐卢定、磺达肝癸钠或利伐沙班
避免输注血小板
直到血小板回升至基线水平才可使用华法林;如果已使用华法林,应予维生素K使INR恢复至正常
评估血栓,尤其是深静脉血栓

骨质疏松。治疗剂量的肝素使用超过1个月可导致骨密度下降,可发生于30%的接受长期肝素治疗的患者[53],其中2%~3%的患者出现有症状的椎体骨折。体外及动物研究发现,其可能与骨形成减少和骨吸收增加相关,即肝素可影响成骨细胞和破骨细胞活性。

转氨酶升高。治疗剂量的肝素常可导致中度血清转氨酶升高,而不伴胆红素水平增加,停药后转氨酶可很快恢复正常。目前,肝素引起转氨酶升高的机制尚不清楚。

低分子量肝素

低分子肝素(low molecular weight heparin,LMWH)为肝素通过控制性酶解或化学解聚得到的肝素小片段,其平均分子量约为5 000,是普通肝素平均分子量的三分之一[53]。鉴于LWMH较肝素具有许多优势(表93.7),目前在多种适应证上已取代了普通肝素。

表93.7 LMWH、磺达肝癸钠较肝素的优势

优势	结果
皮下注射后生物利用度高、半衰期长	预防和治疗用药仅需每日1~2次皮下注射
剂量依赖性清除	给药剂量计算简化
抗凝效果可预测	多数患者无需检测凝血功能
HIT发生风险较低	短期或长期应用较肝素安全
骨质疏松发生风险较低	长期应用较肝素安全

作用机制。与普通肝素相似,LWMH通过活化抗凝血酶实现抗凝效应。LMWH平均分子量仅有5 000,相当于17个糖单位,LMWH中至少一半含戊糖结构的短链无法桥接凝血酶与抗凝血酶(见图93.12)。但是,这些含戊糖结构的短链结合抗凝血酶后使其发生构象变化,后者可催化抑制Ⅹa因子活性。也就是说,LMWH通过抗凝血酶催化抑制Ⅹa因子活性而非抑制凝血酶[53]。基于特定分子量配比不同,LMWH抗Ⅹa因子与抗Ⅱa因子比例从2:1到4:1不等(见表93.3)。

LMWH的药理作用。尽管LMWH常为皮下注射,但当需要迅速抗凝时可经静脉给药。LMWH较普通肝素在药代动力学上具有一定优势,因为短链肝素与内皮细胞、巨噬细胞和血浆肝素结合蛋白结合较少。与内皮细胞和巨噬细胞结合的减少使肝素快速的、剂量依赖的及饱和清除机制的特征削弱。LWMH的清除为非剂量依赖性,其血浆半衰期也较长。基于抗Ⅹa因子检测的方法,LMWH的血浆半衰期约为4小时。由于LMWH经肾脏清除,在肾功能不全患者可出现LMWH蓄积。

LMWH皮下注射生物利用度接近90%[53]。LMWH与血浆肝素结合蛋白结合相对较少,因而抗凝效果更易预测且抵抗相对罕见。由于半衰期较长且抗凝效果可以预测,LMWH可每日皮下注射1~2次,即使在治疗剂量时也不用监测凝血功能,这使LMWH较普通肝素使用更加方便。对VTE患者的一项研究显示,家中给予LMWH治疗较院内持续静脉滴注肝素同样有效和安全[53]。LWMH门诊治疗可简化护理流程、降低医疗成本并使患者满意度增加。

LWMH的监测。多数患者使用LWMH时无需监测凝血功能;当需要监测时,应选择检测抗Ⅹa因子水平,因为多数LMWH对APTT几乎没有影响。抗Ⅹa因子水平应在给药3~4小时后进行检测,LMWH用于治疗时,抗Ⅹa水平应介于0.5~1.2U/ml;用于预防时,理想的抗Ⅹa因子峰值应在0.2~0.5U/ml[53]。

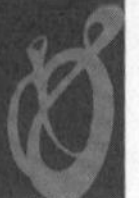

肾功能不全和肥胖患者需监测 LMWH 抗凝效果，肌酐清除率≤50ml/min 的患者推荐进行监测以确保无药物蓄积。经体重校正的 LMWH 剂量在超重患者中可使抗Ⅹa 因子水平达标，但这一监测方法并未在肥胖患者中进行充分研究。对于妊娠期使用 LMWH 的患者同样推荐进行抗凝活性监测，因为这类患者剂量需求可能改变，特别是在妊娠晚期。机械瓣膜置换术后患者使用 LWMH 预防血栓形成等高危情况下，也需进行监测。

剂量。LMWH 推荐的预防剂量和治疗剂量因剂型不同而各不相同。当 LMWH 用于预防时，4 000~5 000U 每日 1 次皮下注射为常用剂量，也可 2 500~3 000U 每日 2 次给药。当用于 VTE 治疗时，推荐剂量为 150~200U/kg 每日 1 次皮下注射或 100U/kg 每日 2 次皮下注射；对于不稳定型心绞痛患者，LMWH 推荐剂量为 100~120U/kg 每日 2 次皮下注射。肾功能不全患者则需减量。

不良反应。LMWH 的主要不良反应为出血。Meta 分析表明，与普通肝素相比 LMWH 引起严重出血的风险可能较低，HIT 和骨质疏松也较少见。

出血。当联合使用抗血小板药物或纤溶药物时 LMWH 引起的出血风险增加[54]。近期接受外科手术、创伤或存在潜在凝血功能缺陷时也可使 LMWH 相关出血风险增加。鱼精蛋白仅能与 LMWH 中的长链结合，因此仅能部分拮抗 LMWH 的抗凝活性[53]。由于长链参与抗凝血酶对凝血酶的抑制作用，故而鱼精蛋白可完全拮抗 LMWH 的抗Ⅱa 因子活性。相对的，含有戊糖结构的短链不能与鱼精蛋白结合，所以鱼精蛋白仅能拮抗部分 LMWH 的抗Ⅹa 因子效应。因此，对于出血高危患者，持续静脉滴注肝素较皮下注射 LMWH 可能更加安全。

血小板减少。LMWH 引起 HIT 的风险是肝素的五分之一[55]，因为 LMWH 与血小板亲和力较低且引起 PF_4 释放较少。此外，由于与 PF_4 亲和力较低，LMWH 较少引起 PF_4 构象改变及其引起的 HIT 抗体产生。LMWH 禁用于 HIT 患者，因为多数 HIT 抗体与 LMWH 存在交叉反应[55]。这一体外交叉反应并非简单的实验室现象，HIT 患者使用 LMWH 治疗可伴随血栓形成。

骨质疏松。长期 LMWH 治疗导致骨质疏松的风险低于肝素[53]。鉴于 LMWH 引起骨质疏松和 HIT 风险均低于肝素，当需要长期抗凝治疗时，LMWH 相对于肝素是更好的选择。

磺达肝癸钠

磺达肝癸钠为合成的抗凝血酶结合戊糖序列的类似物，与 LMWH 相比有若干区别(见表 93.3)。磺达肝癸钠批准用于内科血栓预防、外科手术、高危骨科患者和初次接受治疗的 VTE 患者肝素、LMWH 的替代治疗。尽管磺达肝癸钠在欧洲和加拿大批准作为肝素和 LMWH 的替代药物用于急性冠脉综合征患者，但目前美国尚未批准该适应证。

作用机制。磺达肝癸钠分子量为 1 728，选择性与抗凝血酶结合(见图 93.12)，由于太短而无法桥接凝血酶与抗凝血酶。因此，磺达肝癸钠通过抗凝血酶催化抑制Ⅹa 因子但对凝血酶抑制速率却无作用[53]。

药代动力学(参见第 62 章)。磺达肝癸钠经皮下注射后绝对生物利用度为 100%。磺达肝癸钠不与内皮细胞或血浆蛋白结合，因此其清除为非剂量依赖性，血浆半衰期为 17 小时，推荐每日 1 次皮下注射给药。由于磺达肝癸钠经肾脏清除，因此禁用于肌酐清除率小于 30ml/min 的患者，肌酐清除率小于 50ml/min 时需慎用[53]。

磺达肝癸钠不与血浆蛋白结合，因此固定剂量皮下注射可获得预期抗凝效果。磺达肝癸钠用于预防 VTE 的推荐剂量为 2.5mg 每日 1 次皮下注射；用于 VTE 起始治疗时，推荐剂量为 7.5mg 每日 1 次。患者体重低于 50kg 时可减量为 5mg 每日 1 次，而体重大于 100kg 的患者可增量至 10mg 每日 1 次。按以上剂量给药时，磺达肝癸钠与肝素、LMWH 对深静脉血栓和肺栓塞患者的初始治疗的疗效相同，且出血风险相似[52]。

对于急性冠脉综合征患者磺达肝癸钠推荐剂量为 2.5mg 每日 1 次。用于非 ST 段抬高急性冠脉综合征患者时，预防剂量磺达肝癸钠组与治疗剂量的依诺肝素组相比，患者在治疗第 9 天心血管死亡、心肌梗死和卒中风险无统计学差异；而磺达肝癸钠组严重出血风险降低 50%，进而使 1 月死亡率降低 17%。对于需要接受 PCI 治疗的急性冠脉综合征患者，除非联合使用肝素，磺达肝癸钠单药可能导致导管血栓形成。

不良反应。尽管磺达肝癸钠可诱导 HIT 抗体产生，但 HIT 却不会发生[56]。这一悖论反应出 HIT 的发生需要足够长度的肝素链结合多个 PF4 分子，而磺达肝癸钠太短无法完成。与 LMWH 相比，磺达肝癸钠与 HIT 抗体无交叉反应。因此，磺达肝癸钠似乎更适用于 HIT 治疗，尽管目前尚无相关大规模临床证据支持。

磺达肝癸钠的主要不良反应为出血，且无拮抗剂治疗。鱼精蛋白不能与磺达肝癸钠结合，因此对其抗凝活性并无作用。对接受治疗的志愿者进行观察发现，重组活化Ⅶ因子可中和磺达肝癸钠的抗凝作用，但是否能够有效控制磺达肝癸钠导致的出血目前尚不明确。

肠外直接凝血酶抑制剂

肝素与 LMWH 需要通过抗凝血酶介导间接抑制凝血酶从而实现抗凝作用。与此相反，直接凝血酶抑制剂可直接与凝血酶结合阻断其与底物作用，而不需要血浆辅助因子的协同作用。目前已获批的肠外直接凝血酶抑制剂包括来匹卢定、阿曲加班和比伐卢定(表 93.8)。来匹卢定和阿曲加班批准用于 HIT 治疗，而比伐卢定则可作为接受 PCI 治疗患者肝素的替代药物，包括合并 HIT 的患者。

表 93.8　水蛭素、比伐卢定和阿曲加班的特性比较

特性	水蛭素	比伐卢定	阿曲加班
分子量	7 000	1 980	527
凝血酶作用位点	活性位点和外位点 1	活性位点和外位点 1	活性位点
肾脏清除	有	无	无
肝脏代谢	无	无	有
血浆半衰期/min	60	25	45

来匹卢定

来匹卢定为重组水蛭素，是一种二价直接凝血酶抑制剂，通过与凝血酶活性位点和底物结合位点——外位点 1 作用实现抗凝作用[55]。为了快速抗凝，来匹卢定可持续静脉滴注；但用于血栓预防时，也可皮下注射给药。来匹卢定经静脉给药时血浆半衰期为 60 分钟，经肾脏排泄，肾功能不全患者可能出现来匹卢定蓄积。接受来匹卢定治疗的患者产生该药抗体的比例较高。尽管这些抗体很少引起临床问题，但是在小部分患者中，可导致来匹卢定清除延迟和抗凝效果增强，部分患者可出现严重出血。

APTT 常用于检测来匹卢定抗凝效果，剂量调整以 APTT 维持在参考值的 1.5~2.5 倍为宜。APTT 并不是监测来匹卢定抗凝效果的理想指标，因为较高的药物浓度会使凝血时间维持在平台水平。蛇毒凝血时间与来匹卢定的剂量一致性高于 APTT，但是该方法暂未标准化且尚未在所有凝血实验室中普及。

阿曲加班

阿曲加班由肝脏代谢，是作用于凝血酶活性位点的单价抑制剂[35]。肝功能不全患者应用时需谨慎。阿曲加班不经肾脏排泄，在 HIT 和肾功能不全患者中安全性高于来匹卢定。阿曲加班经的用法为静脉持续滴注给药，血浆半衰期约为 45 分钟。APTT 可用于监测其抗凝效果，剂量调整以 APTT 维持在参考值的 1.5~3 倍为宜，但不应超过 100 秒。阿曲加班还可使国际标准化比值(international normalized ratio, INR)延长，这使得更换华法林治疗时凝血监测复杂化，以Ⅹ因子水平检测替代 INR 可解决该问题；或者可在停用阿曲加班 2~3 小时后再行 INR 检测。

比伐卢定(参见第 62 章)

比伐卢定为合成的 20 肽水蛭素类似物，为二价凝血酶抑制剂[55]。比伐卢定氨基末端可与凝血酶活性位点结合，羧基末端则与外位点 1 结合。比伐卢定血浆半衰期为 25 分钟，是现有半衰期最短的肠外直接凝血酶抑制剂，它经肽酶降解后部分经肾脏排泄。当经冠脉导管高剂量给药时，比伐卢定抗凝效果可通过活化的凝血时间进行监测；低剂量给药时，则可通过 APTT 进行评估。

一项对比伐卢定和肝素联合 GⅡb/Ⅲa 拮抗剂的研究提示，比伐卢定组出血风险较低。鉴于这一优点和其半衰期较短的特征，使得比伐卢定作为 PCI 治疗中肝素的替代药物得以关注。比伐卢定同样适用于需要接受 PCI 治疗的 HIT 患者[55]。

口服抗凝药

以华法林为代表的维生素 K 拮抗剂在超过 60 年间是唯一可用的口服抗凝药，这一状况随着达比加群酯、利伐沙班、阿哌沙班和依度沙班等直接口服抗凝药的问世得以改变。

华法林

华法林是水溶性维生素 K 拮抗剂，最初作为灭鼠药被研发，是北美使用最多的香豆素衍生物。与其他维生素 K 拮抗剂相似，华法林可阻碍维生素 K 依赖的凝血因子合成，包括凝血因子Ⅱ(凝血酶原)、Ⅶ、Ⅸ和Ⅹ。华法林还可影响维生素 K 依赖的抗凝蛋白 C 和 S 的合成。

作用机制。所有维生素 K 依赖的凝血因子在其氨基末端包含谷氨酸残基。谷氨酸残基 γ 碳原子经转录后修饰添加羧基形成 γ 羧基谷氨酸，这种修饰对凝血因子活性表达至关重要，因为这可使凝血因子以钙依赖的形式与阴离子磷脂表面结合。维生素 K 依赖的羧化酶参与 γ-羧化反应催化。食物中维生素 K 可经维生素 K 还原酶还原为维生素 K 氢醌(图 93.13)。维生素 K 氢醌是羧化酶的辅基，羧化酶在二氧化碳存在的条件下，将谷氨酸残基 γ 碳原子上的氢置换为羧基。在这一反应中，维生素 K 氢醌被氧化为维生素 K 环氧化物，后者经维生素 K 环氧化物还原酶催化还原为维生素 K。

华法林可抑制维生素 K 环氧化物还原酶，从而阻断 γ-羧化反应，导致无生物学功能的部分 γ-羧化的凝血因子的合成。华法林的抗凝作用需要在新合成的无功能凝血因子逐渐替代有活性的凝血因子后才能发挥。华法林的抗凝作用需要功能性Ⅹ因子和凝血酶原水平显著降低，两者半衰期分别为 24 小时和 72 小时[57]。由

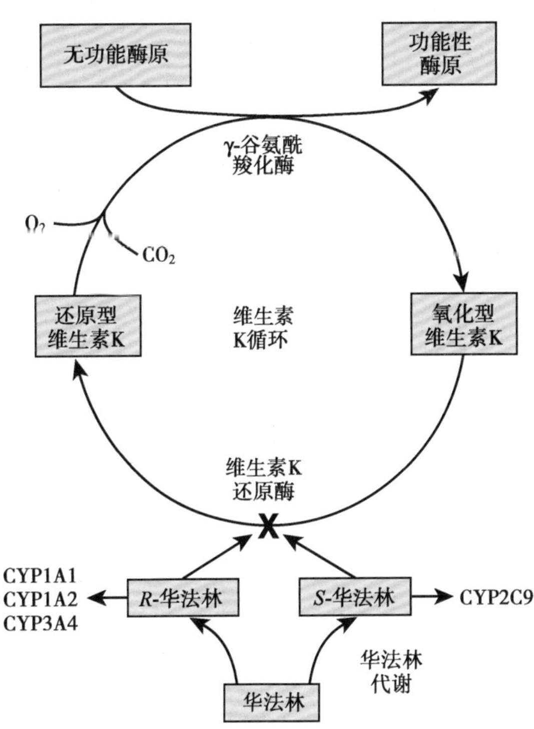

图 93.13 华法林作用机制。华法林为 S-和 R-异构体组成的外消旋体混合物，S-华法林活性较高。华法林通过阻断维生素 K 环氧化酶还原酶抑制氧化的维生素 K 的还原。还原型维生素 K 是 γ-谷氨酰羧化酶的辅基，可将前酶原转化为能与钙离子和阴离子磷脂膜表面结合的酶原；从而抑制了Ⅱ、Ⅶ、Ⅸ和Ⅹ因子的维生素 K 依赖的 γ-羧化反应。S-华法林经 CYP2C9 代谢，常见该酶的基因多态性可影响华法林代谢。*VKORC1* 多态性也可影响酶活性，进而影响华法林用药剂量

于华法林抗凝作用存在延迟性，对于血栓形成高危或已确诊的患者，需要同时使用快速起效的注射抗凝制剂如肝素、LMWH 或磺达肝癸钠进行桥接[53]。

药代动力学。华法林为 R-异构体和 S-异构体组成的外消旋混合物，经胃肠道迅速并几乎完全吸收。华法林血药浓度约在服药后 90 分钟达峰，血浆半衰期为 36~42 小时。循环中超过 97%的华法林与白蛋白结合，仅有小部分非结合华法林具有生物学活性[57]。

华法林可在肝脏蓄积并进一步通过不同途径被代谢。活性较高的 S-异构体主要通过 CYP2C9 代谢(见图 93.12)，*CYP2C9* 两个常见突变体 *CYP2C9*2* 和 *CYP2C9*3* 所编码酶的活性降低，接近 25%白种人携带至少一条上述突变型等位基因，而在黑人和亚洲人中相对少见(表 93.9)。与野生型 *CYP2C9*1* 患者所需华法林剂量相比，携带单条 *CYP2C9* 突变型等位基因的杂合子患者需要下调华法林维持剂量 20%~30%，而突变纯合子患者则需减量 50%~70%。与此一致，携带至少 1 条突变等位基因的患者出血风险也显著增加，*CYP2C9*2*、*CYP2C9*3* 携带者相对出血风险分别是野生基因型患者的 1.9 和 1.8 倍[57]。

华法林通过抑制维生素 K 环氧化物还原酶的 C1 亚单位(vitamin K epoxide reductase, VKORCI)影响维生素 K 循环[57]，*VKORC1* 基因多态性可影响华法林的抗凝效果。部分 *VKORC1* 变异具有显著连锁不平衡性并认定为非-A 单倍体。*VKORC1* 变异较 *CYP2C9* 变异更为常见，其中 *VKORC1* 变异在亚洲人中最为常见，其次为白种人和黑人。对于杂合和纯合 A 单倍体患者，华法林用量应较非 A 单倍体患者分别减少 25%和

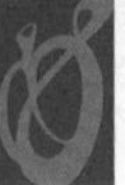

50%。约25%需要调整华法林用量的患者是由于 *CYP2C9* 和 *VKORC1* 多态性[58-60]。这一发现促使美国食品药品监督管理局修改华法林的推荐剂量，建议在 *CYP2C9* 和 *VKORC1* 基因变异型患者中减少华法林起始治疗剂量。除了遗传因素外，饮食中维生素K摄入波动、药物及多种疾病状态都可影响华法林抗凝效果。因此，基于基因型的华法林剂量算法还纳入患者的相关特征，如年龄、体重和联合抗凝药物[58]。尽管这些算法使得华法林用量合理化，但是相关随机对照研究结果却并不一致。华法林用量个体化在降低出血并发症或再发血栓事件方面是否能够改善患者预后尚不明确[59,60]。

表93.9 不同人种 *CYP2C9* 基因型和 *VKORC1* 单体型频率及对华法林用药剂量的影响

基因型/单体型	频率/%			与野生型相比药物减少剂量
	白种人	黑人	亚洲人	
CYP2C9				
*1/*1	70	90	95	—
*1/*2	17	2	0	22
*1/*3	9	3	4	34
*2/*2	2	0	0	43
*2/*3	1	0	0	53
*3/*3	0	0	1	76
VKORC1				
Non-A/non-A	37	82	7	—
Non-A/A	45	12	30	26
A/A	18	6	63	50

监测。华法林治疗中最常用的监测指标为凝血酶原时间，是凝血酶原、Ⅶ因子和Ⅹ因子水平降低的敏感指标[57]。该检测需将含有组织因子、磷脂和钙的促凝血酶原激酶试剂加入枸橼酸抗凝的血浆中，随后检测血栓形成时间。促凝血酶原激酶的敏感性与维生素K依赖的凝血因子水平相关。因此，敏感性降低的促凝血酶原激酶可导致华法林过量以达到目标凝血酶原时间，华法林用量增加可使出血风险升高。

INR检测则可避免许多凝血酶原时间相关的问题。INR的计算方法为患者凝血酶原时间除以平均正常凝血酶原时间，该比值再乘以国际敏感指数（international sensitivity index，ISI）。ISI反应在维生素K依赖的凝血因子减少的情况下PT检测试剂的敏感性，促凝血酶原激酶高度敏感时ISI为1.0，ISI的范围在多数情况下在1.0~1.4间[57]。

尽管INR检测有助于抗凝治疗的标准化，但依旧存在问题。INR指标的准确性受检测试剂和检测设备的影响，不同试剂、设备所得INR结果有所不同。检测试剂商所提供的不确定的ISI可使INR结果的判定进一步复杂化。此外，不同实验室对于不同批次促凝血酶原激酶试剂需要重新确定平均正常凝血酶原时间。平均正常凝血酶原时间的确定需要使用同一凝血计对至少20例健康志愿者的新鲜血浆进行检测。

大多数适应证要求华法林的剂量应使INR范围在2.0~3.0间，但在二尖瓣机械瓣膜置换术后或其他位置机械瓣膜置换术后合并房颤等卒中危险因素的患者使用华法林抗凝时，则推荐INR目标范围为2.5~3.5。研究发现，INR低于1.7时房颤患者缺血性卒中风险显著增加；而当INR超过4.5时出血风险增加，可见维生素K拮抗剂治疗窗较窄。在对接受华法林抗凝的不明原因VTE患者的随访发现，目标INR在1.5~1.9组患者再发VTE风险显著高于目标INR2.0~3.0组。

剂量。华法林常用起始剂量为5~10mg。*CYP2C9* 或 *VKORC1* 基因多态性可影响华法林的药代学与药动学，使患者对药物更加敏感，对于这类患者华法林应减量。随后可根据目标INR调整剂量。由于起效延迟，对于明确血栓形成或高危患者建议联合使用肝素、LMWH或磺达肝癸钠等快速起效的肠外抗凝药。INR开始延长反应Ⅶ因子功能水平的降低。因此，应在至少连续2天监测INR达标后再停用肠外抗凝药物。推荐至少5天联合用药以确保凝血酶原水平降至治疗范围。

华法林治疗窗较窄的问题使患者需频繁监测凝血功能已确保抗凝治疗有效。即便在接受稳定剂量华法林治疗的患者，也需每隔3~4周对INR进行检测。尽管近期有研究报道，对于这类患者，每隔12周进行INR检测也是可行的，但是这一结论需要通过大规模研究加以证实[61]。由于多种药物可能影响华法林抗凝效果，当增加其他新药治疗时需要增加INR监测频次。

不良反应。与其他抗凝药相似，华法林的主要不良反应为出血；皮肤坏死为其罕见并发症。华法林可通过胎盘并导致胎儿畸形，故而妊娠期禁用。

出血。超过半数出血事件发生于INR超出治疗范围时，出血可为较轻的鼻衄、血尿或者严重的腹膜后或消化道出血，也可出现危及生命的颅内出血。为了使出血风险降至最低，INR应维持在治疗范围内。对于INR在3.5~9的无症状患者，应停用华法林直至INR降至治疗范围。如果患者出血风险较高，可予维生素K舌下含服或口服。对于INR为4.9~9的患者，常给予1~2.5mg维生素K；而INR超过9时则应予维生素K2.5~5mg。INR过高时，可给予更高剂量（5~10mg）的维生素K以快速降低INR。

严重出血的患者需要其他治疗。这些患者需要10mg维生素K缓慢静脉滴注及附加剂量直到INR降至正常范围及4因子凝血酶原复合物以替代维生素K依赖的凝血因子。凝血酶原复合物可迅速使INR正常化且给药容量更小，因此与新鲜冰冻血浆相比更推荐使用凝血酶原复合物[57]。

当接受华法林治疗的患者出现出血而INR却在治疗范围时，则应寻找出血原因。合并消化道出血的患者，往往有潜在的消化道溃疡或肿瘤；而合并血尿或子宫出血的患者可能存在泌尿生殖道肿瘤。

皮肤坏死。皮肤坏死是华法林较为罕见的不良反应，通常发生在起始治疗的2~5天，表现为大腿、臀部、乳房或脚趾处的界限清晰的红斑病变，典型的皮损中央可逐渐坏死。对皮损周围皮肤进行活检可见微血管血栓。

华法林诱导的皮肤坏死可见于遗传性或获得性蛋白C或蛋白S缺陷患者以及未接受替代肠外抗凝药治疗的HIT患者[57]。华法林起始治疗使血浆蛋白C或S水平骤降，使得华法林通过降低Ⅹ因子和凝血酶原水平发挥抗凝作用前这一重要的抗凝途径被抑制。这一改变所致的高凝状态激活局限于脂肪组织微血管的血栓形成的原因尚不清楚。

如果需要，可停用华法林治疗及使用维生素K拮抗进行治疗。对于血栓形成患者可使用肝素、LMWH、磺达肝癸钠或利伐沙班

(在 HIT 患者)等替代抗凝药治疗。在蛋白 C 缺陷患者,蛋白 C 制剂或可加速皮损痊愈;新鲜冰冻血浆对于蛋白 S 缺陷患者可能存在治疗价值。个别情况下,在大面积皮损患者需要进行皮肤移植。对于已知蛋白 C 或蛋白 S 缺陷的患者,存在皮肤坏死风险,因此华法林开始治疗时需要叠加注射抗凝药物。对于这类患者,华法林起始剂量要低,肠外抗凝药需在 INR 连续达标至少 2~3 天后才能停用。

妊娠。华法林可通过胎盘,导致胎儿畸形和出血。胎儿畸形表现为特征性的鼻发育不全和点状软骨发育异常,妊娠前 3 个月服用华法林发生畸形的风险最高。妊娠任意时间服用华法林都有可能出现胎儿中枢神经系统发育异常。最后,母亲服用华法林可引致胎儿出血,尤其与分娩相关,当胎儿通过产道过程中头部损伤时可引起颅内出血。因此,华法林禁用于孕妇,尤其是在妊娠早期及晚期。此时可选择肝素、LMWH 或磺达肝癸钠预防或治疗血栓形成。华法林不能经乳汁分泌,故而哺乳期使用是安全的。

特殊问题。LA 阳性患者或者需要紧急/择期手术的患者面临特殊的挑战。观察性研究发现,合并血栓形成的抗磷脂抗体综合征患者需要高强度华法林抗凝以预防再发血栓事件,这将伴随出血风险增加。近期,随机对照研究发现,华法林常规治疗(目标 INR 为 2.0~3.0)与高强度治疗具有等效性且出血风险较低[62]。如果 LA 延长 INR,则监测抗磷脂抗体综合征患者华法林抗凝效果较为困难,此时可选择Ⅹ因子水平作为 INR 的替代指标。

在进行洁牙、简单拔牙、白内障手术或皮肤活检等低出血风险的操作时,无需停用华法林[57]。相反的,在进行中高出血风险的择期侵入性操作时,则需在操作前停用华法林 5 天以使 INR 恢复到正常范围。仅有高血栓风险患者(如机械瓣置换术后患者或既往卒中史的房颤患者)需要在 INR 低于 2.0 时每日 1~2 次皮下注射 LMWH 进行桥接,末次给药应在术前 12~24 小时,这取决于 LMWH 是每日 1 次还是 2 次用药。术后稳定后,可重启华法林治疗。LMWH 可在术后当日开始用于血栓预防,直至 INR 达标后才可停药。

新型口服抗凝药(参见第 38、59、60 和 84 章)

新型口服抗凝药以凝血酶和Ⅹa 因子为靶点,目前可作为华法林的替代药物。新型口服抗凝药起效快且半衰期允许每日 1~2 次用药。此类药物的研发以可预估的抗凝效果为前提,仅需以固定剂量给药且不用监测凝血功能,较华法林更为方便。新型口服抗凝药非劣效于华法林且相关严重出血事件发生率低,尤其是颅内出血风险较低。

作用机制。新型口服抗凝药为可逆性结合靶酶活性位点的小分子化合物,表 93.10 对该类药物的药理学特征进行了总结。

表 93.10 新型口服抗凝药特征比较

特征	利伐沙班	阿哌沙班	依度沙班	达比加群酯
作用靶点	Ⅹa	Ⅹa	Ⅹa	Ⅱa
分子量	436	460	548	628
前体药	无	无	无	有
生物利用度/%	80	60	50	6
达峰时间/h	3	3	2	2
半衰期/h	7~11	12	9~14	12~17
肾脏排泄/%	33	25	50	80

剂量。用于非瓣膜房颤患者卒中的预防时,利伐沙班的推荐剂量为 20mg 每日 1 次,肌酐清除率为 15~49ml/min 时则需减量至 15mg 每日 1 次;达比加群酯给药剂量为 150mg 每日 2 次,在肌酐清除率 15~30ml/min 的患者应减量至 75mg 每日 2 次;阿哌沙班给药剂量为 5mg 每日 2 次,患者若满足"ABC"标准(例如,年龄>80 岁,体重<60kg 和肌酐>1.5g/dl)中至少 2 条时应减量至 2.5mg 每日 2 次;肌酐清除率在 50~95ml/min 的患者,依度沙班给药剂量为 60mg 每日 1 次,当存在以下任意情况时:肌酐清除率 15~50ml/min、体重≤60kg、同时使用强效 P-糖蛋白抑制剂如维拉帕米或奎尼丁时,建议减量至 30mg 每日 1 次。

达比加群酯、利伐沙班、阿哌沙班和依度沙班同样批准用于 VTE 的治疗。达比加群酯和依度沙班应在使用 LMWH 等肠外抗凝药物至少 5 天后开始给药;倘若肌酐清除率>30ml/min,达比加群酯推荐剂量为 150mg 每日 2 次;而依度沙班推荐剂量与房颤患者一致。相对的,利伐沙班和阿哌沙班无需桥接肠外抗凝药物。利伐沙班起始剂量为 15mg 每日 2 次,服用 21 天后减量至 20mg 每日 1 次;而阿哌沙班起始剂量为 10mg 每日 2 次,服用 7 天后减量至 5mg 每日 2 次[63]。用于 VTE 长期二级预防时,阿哌沙班用量可减至 2.5mg 每日 2 次,而利伐沙班可减量至 10mg 每日 1 次;以上剂量安全性与安慰剂和阿司匹林相仿[64]。

达比加群酯、利伐沙班和阿哌沙班批准用于择期髋关节、膝关节置换术后血栓预防,除日本外,依度沙班并未获批该适应证。血栓预防治疗于术后启动,对于髋关节置换术后患者需维持至少 30 天,而在接受膝关节置换的患者需维持治疗 10~14 天。达比加群酯推荐剂量为 220mg 每日 1 次,利伐沙班和阿哌沙班的推荐剂量分别为 10mg 每日 1 次和 2.5mg 每日 2 次。

监测。尽管常规情况下无需监测,但在一些情况下,凝血功能监测有助于评估患者依从性、检测药物过量蓄积、识别出血机制以及术前或介入治疗前治疗决策的制定[65]。为了定量评估抗凝活性,凝血酶原时间可用于Ⅹa 因子拮抗剂的监测,而 APTT 用于达比加群酯抗凝效果的监测。利伐沙班和依度沙班可使凝血酶原时间较阿哌沙班延长明显。事实上,由于阿哌沙班对凝血酶原时间的影响,需使用抗Ⅹa 因子检测对其抗凝作用进行评估[65]。不同试剂对药物抗凝血效果的评估存在差异,当将凝血酶原时间转换为 INR 时这种差异会进一步增加。显色抗Ⅹa 因子检测和 dTT 或蛇毒凝血时间/显色检测经适当校准可分别定量检测血浆Ⅹa 因子抑制剂和达比加群酯水平[65]。

不良反应。与其他抗凝药物一样,出血是新型口服抗凝药最常见的不良反应。尽管与华法林相比,新型口服抗凝药引起颅内出血风险较低;但是达比加群酯(150mg 每日 2 次)、利伐沙班和依

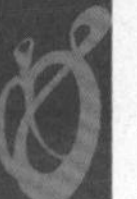

度沙班(60mg 每日 1 次)引起消化道出血的风险高于华法林。消化不良见于 10%服用达比加群酯的患者,随着服药时间的延长或与食物同服可改善消化道症状。

围手术期管理。与华法林相似,新型口服抗凝药应在中高危出血风险手术前停药[65];肾功能不全时应停用 1~2 天或更久。对于出血高危手术,术前检测残余药物活性则更为安全。术后患者应给与 LMWH 预防性抗栓治疗直到止血修复,此时可重启新型口服抗凝药治疗。

对于接受房颤消融术或起搏器植入术等心脏手术的患者不停用新型口服抗凝药也是安全的,但需在手术当日上午停用单顿药物以避免操作时血药浓度处于峰值。

出血的处理。对于少量出血,停用 1~2 顿新型口服抗凝药物通常是有效的[66]。当出现严重出血时,止血策略与华法林相同,但补充维生素 K 并无获益;患者需停用所有抗凝及抗血小板药物并给予补液和血制品纠正血容量不足;此外,应积极寻找出血原因并进行处理。凝血功能检测可用于指导抗凝方案强度,同时应对肾功能进行评估以计算药物半衰期[66]。末次给药时间十分重要,服药 4 小时内可与活性炭口服以减少药物吸收,特别是在药物过量时。如果出血持续、危及生命、发生于重要器官(如:眼)或封闭腔隙(如:心包或腹膜后间隙),需考虑拮抗剂治疗。

Idarucizumab 批准用于严重出血或需要紧急手术、操作患者拮抗达比加群酯的抗凝作用[67]。Idarucizumab 为人源化单克隆抗体片段,可与达比加群酯可逆性结合形成复合物后经肾脏清除,与达比加群酯的亲和力是凝血酶的 350 倍(表 93.11)。Idarucizumab 规格为每盒 2 瓶 50ml 2.5g 药物,用法用量为 5g 静脉注射[67]。Idarucizumab 可迅速拮抗达比加群酯的抗凝效应并使 APTT、dTT 或蛇毒凝血时间正常化[68]。

表 93.11　新型口服抗凝药拮抗剂

特征	IDARUCIZUMAB	ANDEXANET ALFA	CIRAPARANTAG
结构	人源化单克隆抗体片段	重组人Ⅹa 因子变异体	合成阳离子小分子
分子量/Da	47 776	39 000	573
作用机制	与达比加群酯有高度亲和力	与Ⅹa(和Ⅱa)竞争性结合	通过氢键结合
结合靶点	达比加群酯	利伐沙班、阿哌沙班、依度沙班和肝素	达比加群酯、利伐沙班、阿哌沙班、依度沙班和肝素
给药方式	静脉弹丸注射	静脉弹丸注射后持续滴注 2 小时	静脉弹丸注射
拮抗效果检测	APTT、dTT、蛇毒凝血时间、显色检测	校正抗Ⅹa 因子检测	全血凝集时间
清除	肾脏(代谢)	无报道	无报道
成本	3 500 美金/剂(美国)	未知;可能至少与 idarucizumab 相仿	可能较低

Andexanet alfa 和 Ciraparantag 是在研的利伐沙班、阿哌沙班和依度沙班拮抗剂,目前尚未批准临床应用(见表 93.11)。上述药物上市前,4-因子凝血酶原复合物(25~50U/kg)可用于拮抗利伐沙班、阿哌沙班和依度沙班的抗凝作用[66]。出血如未终止,可给予活化的凝血酶原复合物(50U/kg)或重组Ⅶa 因子(90μg/kg)治疗[66]。

Andexanet alfa 和 Ciraparantag 是特异性抑制剂。Andexanet alfa 为重组Ⅹa 因子的变异体,其丝氨酸残基被丙氨酸残基替代以降低催化活性,且其膜结合结构域被去除以避免与凝血酶原酶复合物结合[69]。Andexanet 与利伐沙班、阿哌沙班和依度沙班结合直到药物经肾脏清除。此外,Andexanet 还可通过与Ⅹa 因子和凝血酶原竞争性结合抗凝血酶-肝素复合物拮抗肝素、LMWH 和磺达肝癸钠的抗凝作用。当距末次用药时间超过 7 小时,Andexanet 推荐用法用量为 400mg 静脉注射后 480mg 维持滴注 2 小时,以拮抗阿哌沙班或依度沙班的抗凝作用。当距末次服药时间不足 7 小时,则应予 800mg 静脉注射后 960mg 维持滴注 2 小时[70,71]。批准上市前,该药的安全性和有效性仍待进一步研究证据支持。

与 Andexanet 相比 Ciraparantag 仍在研发初期,Ciraparantag 为合成的阳离子小分子化合物,可与利伐沙班、阿哌沙班依度沙班以及达比加群酯、肝素、LMWH 和磺达肝癸钠结合。当予服用 60mg 依度沙班志愿者静脉推注 Ciraparantag 后,该药可呈剂量依赖性的降低全血凝集时间[72]。由于 Ciraparantag 可与枸橼酸盐和其他钙螯合剂结合,常规凝血检测指标如 INR、APTT 或抗Ⅹa 因子活性不能用于其拮抗效果监测。尽管全血凝集时间可用于评估该药的拮抗效果,但该项检测尚未推广。因此,在 Ciraparantag 批准上市前,需要进一步研究解决该问题。

妊娠。新型口服抗凝药分子量小,均可通过胎盘屏障,故禁用于妊娠期妇女;当育龄期女性使用该药时应合理避孕。少量利伐沙班可经乳汁分泌,其他新型口服抗凝药是否同样经乳汁分泌目前尚不清楚。因此,该类药物禁用于哺乳期妇女。

在研新型抗凝药物

尽管新型口服抗凝药的上市是口服抗凝治疗领域的重大进展,新的更加有效、安全的抗凝药物的研发工作仍在继续。Ⅻ因子和Ⅺ因子对血栓稳定和增长十分重要,提示这些凝血因子或可作为新型抗凝药物的潜在靶点。基于这一观点,一项Ⅱ期概念验证性研究显示,在膝关节置换术前,使用反义寡聚核苷酸链降低Ⅺ因子水平较依度沙班预防 VTE 更为有效,且不增加患者出血风险[73]。需要进一步Ⅺ因子、Ⅻ因子抑制剂相关研究以寻找更好药物作用靶点并评估药物的安全性与有效性。

纤溶药物(参见第 59 章)

用于降解血栓的纤溶药物可全身应用或经导管给药进行局部溶栓。目前批准使用的纤溶药物包括链激酶、复合纤溶酶链激酶(阿尼普酶)、尿激酶、重组 t-PA(rt-PA)即阿替普酶和 2 种重组 t-PA 衍生物替奈普酶和瑞替普酶。该类药物可将酶原、纤溶酶原转化为具有活性的纤溶酶发挥抗凝作用[10]。体内纤溶酶原以循环纤溶酶原和纤维蛋白结合的纤溶酶原两种形式存在(图 93.14)。优先激活纤维蛋白结合纤溶酶原的纤溶酶原激活物具有纤维蛋白特异性;相对的,非特异性纤溶酶原激活物对循环纤溶酶原和纤维蛋白结合纤溶酶原的活化作用并无区别[74]。循环纤溶酶原活化后纤溶酶生成,后者激活全身纤溶状态。阿替普酶及其衍生物为纤维蛋白特异性纤溶酶原激活物,而链激酶、阿尼普酶和尿激酶则为非特异性制剂。

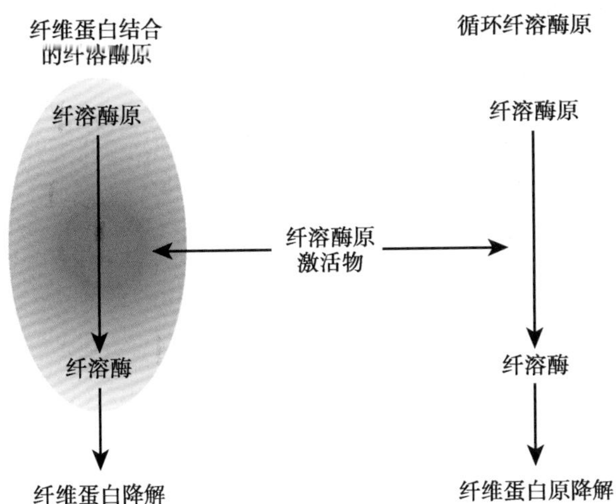

图 93.14 纤维蛋白结合或循环纤溶酶原活化结果。纤溶酶原激活物对纤维蛋白的特异性反映其区别纤维蛋白结合的纤溶酶原与循环纤溶酶原的能力,这与纤溶酶原激活物与纤维蛋白的亲和力相关。与纤维蛋白高度亲和的纤溶酶原激活物更易活化纤维蛋白结合的纤溶酶原,导致纤维蛋白表面纤溶酶产生。纤维蛋白结合的纤溶酶原可抵抗 α_2 抗纤溶酶灭活,降解纤维蛋白形成可溶性纤维蛋白降解产物。相反的,与纤维蛋白无亲和力或低亲和力的纤溶酶原激活物不能区别作用纤维蛋白结合的和循环纤溶酶原。循环纤溶酶原活化导致全身纤溶激活并进一步降解纤维蛋白原和其他凝血因子

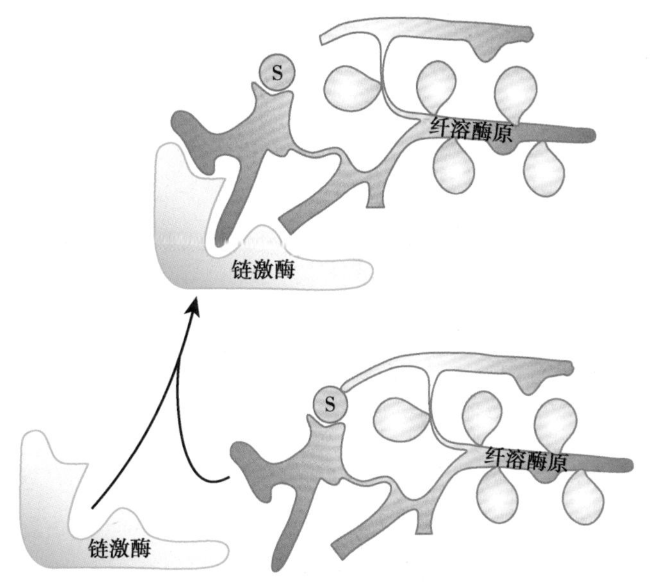

图 93.15 链激酶作用机制。链激酶与纤溶酶原结合后诱导其发生构象改变,内部活化位点暴露。链激酶/纤溶酶(原)复合物进一步激活其他纤溶酶原

链激酶

与其他纤溶酶原激活物不同,链激酶为非酶蛋白,不能直接将纤溶酶原活化为纤溶酶。链激酶与纤溶酶原结合形成 1∶1复合物,进而使得纤溶酶原发生构象改变而暴露其活性位点(图 93.15)。这种构象改变的纤溶酶原可进一步将更多的纤溶酶原分子转化为纤溶酶[75]。链激酶与纤维蛋白并无亲和力,链激酶—纤溶酶原复合物可激活游离和纤维蛋白结合的纤溶酶原。循环纤溶酶原激活后可生成足量的纤溶酶以对抗 α_2 抗纤溶酶,纤溶酶不仅可以降解血栓中的纤维蛋白,还可以激活系统纤溶状态[74]。

链激酶全身给药可降低急性心肌梗死患者死亡率,此时常以 1.5 万单位链激酶经 30~60 分钟静脉输注。既往接受链激酶治疗或链球菌感染患者可产生链激酶抗体,抗体可减弱链激酶的溶栓效果。接受链激酶治疗的患者发生过敏反应的比例约为 5%,可表现为皮疹、发热、畏寒、寒战。一过性低血压较为常见,可能与纤溶酶介导的缓激肽释放相关。链激酶导致的低血压通常可通过抬高下肢、静脉补液和小剂量多巴胺或去甲肾上腺素等血管收缩药纠正。

阿尼普酶

链激酶与等分子的赖氨酸-纤溶酶原形成复合物,暴露的赖氨酸-纤溶酶原活性位点经甲氧苯酰基团封闭后形成阿尼普酶。静脉给药后甲氧苯酰基团逐渐发生脱酰反应,这使得该药半衰期可接近 100 分钟[76]。因此,阿尼普酶可经静脉单次弹丸注射给药。除了给药方便外,阿尼普酶较链激酶并无作用机制上的优势。与链激酶相似,阿尼普酶并不能区分纤维蛋白结合的纤溶酶原和循环纤溶酶原。因此,阿尼普酶同样可激活全身纤溶活性。阿尼普酶相关的过敏反应与低血压发生率与链激酶并无差异。对于急性心肌梗死患者,阿替普酶治疗组再灌注速度较阿尼普酶组更快。再灌注的改善与阿替普酶组患者更好的临床预后和死亡率降低相关。并不明显的预后改善和较高的成本使得阿尼普酶的临床应用的普及受挫。

尿激酶

尿激酶最早由培养的胚肾细胞分离,随后经 DNA 重组技术合成,为分子量 34 000 的双链丝氨酸蛋白酶[74],可直接将纤溶酶原转化为纤溶酶。与链激酶不同,尿激酶无免疫原性且过敏反应罕见。由于不能区别纤维蛋白结合的纤溶酶原和循环纤溶酶原,尿激酶也可导致全身纤溶激活。尽管已临床应用多年,并无研究对尿激酶全身应用从未评估用于冠脉溶栓;反而常用于 VTE 或外周动脉血栓经导管直接溶栓治疗。鉴于生产问题,尿激酶可用性受限,目前已较少使用。

阿替普酶

阿替普酶为分子量 68 000 的重组单链 t-PA,可经纤溶酶作用迅速转化为双链形式。阿替普酶与纤维蛋白的结合通过指样结构域和较弱的第二 kringle 结构域介导(图 93.16)[10]。阿替普酶与纤维蛋白的亲和力远高于纤维蛋白原。因此,在纤维蛋白存在的情况下阿替普酶催化激活纤溶酶原的效能比纤维蛋白原存在的情况下增加 2~3 个数量级[74]。尽管阿替普酶在纤维蛋白存在时优先激活纤溶酶原,但并非预想的具有纤维蛋白选择性。阿替普酶的纤维蛋白特异性有限,与纤维蛋白相似,(DD)E 为交联纤维蛋白的主要可溶性降解产物,与阿替普酶和纤溶酶原具有高亲和力。因此,(DD)E 与纤维蛋白一样是强有力的阿替普酶活化纤溶酶原的激活物。纤维蛋白表面形成的纤溶酶使得血栓溶解,而循环(DD)E 表面的纤溶酶降解纤维蛋白原。纤维蛋白降解导致高分子量的凝集纤维蛋白原降解产物 X 片段蓄积。当 X 片段与血管

损伤部位形成的血凝块结合后使其易于溶解[77]，这可能与阿替普酶诱导的出血相关。

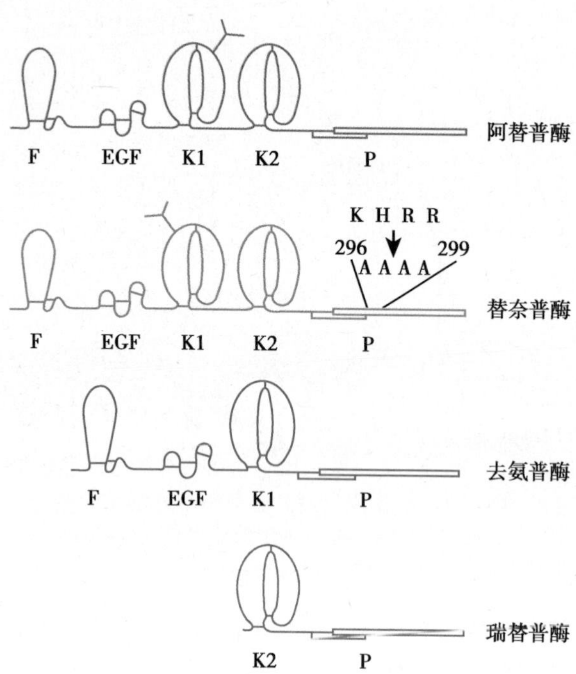

图 93.16 阿替普酶、替奈普酶、去氨普酶、瑞替普酶结构域。指样结构域(F)、表皮生长因子结构域(EGF)、第一、二 kringle 结构域(K1、K2)和蛋白酶结构域(P)见图。K1结构域上的糖基化位点(Y)被换位以使替奈普酶半衰期延长。此外，以 4 个丙氨酸在蛋白酶区域取代原有氨基酸使替奈普酶可抵抗 PAI-1 的灭活。去氨普酶与阿替普酶和替奈普酶不同缺乏 K2 结构域。瑞替普酶为缺乏 F、EGF 和 K1 结构域的短片段

一项比较阿替普酶与链激酶在急性心肌梗死患者治疗的研究发现阿替普酶组患者死亡率显著低于链激酶组，尽管组间绝对差异很小。起病 6 小时内的、年龄超过 75 岁的前壁心肌梗死患者阿替普酶治疗获益最大。急性心肌梗死或急性缺血性卒中治疗中可予阿替普酶持续静脉输注 60～90 分钟，总剂量常为 90～100mg。阿替普酶无免疫原性，过敏反应与低血压发生罕见。

替奈普酶

替奈普酶为 t-PA 的基因工程改良变异体，较 t-PA 半衰期更长且能抵抗 PAI-1 灭活[78]。为延长半衰期，在其第一 kringle 结构域添加了新的糖基化位点(见图 93.16)，但是该侧链的添加降低了纤维蛋白亲和力，因此第一 kringle 结构域中已有的糖基化位点被移除。为了抵抗 PAI-1 的灭活作用，以 4 个丙氨酸在蛋白酶区域的 296-299 位点取代原有氨基酸，该区域与 t-PA 和 PAI-1 的结合相关。

替奈普酶较 t-PA 更具有纤维蛋白特异性。尽管两者纤维蛋白亲和力相似，但是替奈普酶与(DD)E 的亲和力远低于 t-PA。因此，替奈普酶引起的(DD)E 激活全身纤溶酶原活化程度低于 t-PA，其纤溶作用也较 t-PA 弱。

对于冠脉溶栓，替奈普酶常以静脉内单次弹丸注射给药。在一项纳入 16 000 位受试者的大规模Ⅲ期临床研究中，单次弹丸注射替奈普酶较 t-PA 加速给药 30 天死亡率相仿。尽管组间颅内出血发生率无显著差异，接受替奈普酶治疗的患者非颅内出血较少且需要输血者较少。安全性的提升或可反映其纤维蛋白特异性的增加。

瑞替普酶

瑞替普酶为重组 t-PA 单链衍生物，分子量为 39 000[76]，其结构缺乏指样结构域、表皮生长因子结构域以及第一 kringle 域(见图 93.16)。因为缺乏指样结构域，瑞替普酶与纤维蛋白的亲和力低于 t-PA。瑞替普酶由大肠埃希菌产生，故而未被糖基化；这一特点使其血浆半衰期长于 t-PA。因此，瑞替普酶给药方式为 2 次静脉内弹丸注射给药，期间间隔 30 分钟。在急性心肌梗死的临床研究中发现，与链激酶组相比瑞替普酶组患者 30 天存活率有所增加，但与阿替普酶相仿。

其他纤溶药物。其他纤溶药物还有去氨普酶(desmoteplase)(见图 93.16)，一种从吸血蝙蝠唾液中提取的全长纤溶酶原激活剂的重组形式；和蛇毒纤溶酶(alfimeprase)，一种自南部铜头蛇毒液中提取的蛇毒纤溶酶短片段。这些纤溶药物临床研究结果是令人失望的。去氨普酶较 t-PA 对纤维蛋白的特异性强，在急性缺血性卒中的治疗中进行了相关研究。起病时间 3～9 小时的患者随机被分入去氨普酶组和安慰剂组，去氨普酶的整体应答率低且与安慰剂组无显著差异，而死亡率却显著增加。

蛇毒纤溶酶为金属蛋白酶的一种，以纤溶酶非依赖的形式降解纤维蛋白和纤维蛋白原。血中 α_2 巨球蛋白可抑制蛇毒纤溶酶活性，因此需经导管直接于血栓处给药。尽管Ⅱ期结果不错，但是该药在外周动脉闭塞或中心静脉导管再通治疗的结果却提示无效，因而相关研究已终止。去氨普酶和蛇毒纤溶酶令人失望的结果使得引入新型纤溶药物的挑战更加突出。

未来展望

动静脉血栓形成涉及血管壁、血小板、凝血系统和纤溶系统间的相互作用。凝血系统活化同时激活炎症通路，后者可能促进血栓形成。对血小板聚集、血液凝固生化过程理解的深入和结构为基础的药物研发的进展，有助于寻找新的药物作用靶点并推动新型抗栓药物的研发。虽然有了这些进展，但是动静脉血栓栓塞性疾病依旧是发病和死亡的重要原因。寻找更好的药物作用靶点以及更有效的、安全的和方便的抗血小板、抗凝和纤溶药物仍待继续。

(高艳华 译，刘学波 校)

参考文献

Basic Mechanisms of Thrombosis and Hemostasis

1. Badimon L, Vilahur G. Thrombosis formation on atherosclerotic lesions and plaque rupture. *J Intern Med.* 2014;276:618.
2. Mackman N. New insights into the mechanisms of venous thrombosis. *J Clin Invest.* 2012;122:2331.
3. Darbousset R, Thomas GM, Mezouar S, et al. Tissue factor-positive neutrophils bind to injured endothelial wall and initiate thrombus formation. *Blood.* 2012;120:2133.
4. Brill A, Fuchs TA, Savchenko AS, et al. Neutrophil extracellular traps promote deep vein thrombosis in mice. *J Thromb Haemost.* 2012;10:136.
5. Becattini C, Agnelli G, Schenone A, et al. Aspirin for preventing the recurrence of venous thromboembolism. *N Engl J Med.* 2012;366:1959.
6. Brighton TA, Eikelboom JW, Mann K, et al. Low-dose aspirin for preventing recurrent venous thromboembolism. *N Engl J Med.* 2012;367:1979.
7. Huttinger ZM, Milks MW, Nickoli MS, et al. Ectonucleotide triphosphate diphosphohydrolase-1 (CD39) mediates resistance to occlusive arterial thrombus formation after vascular injury in mice. *Am J Pathol.* 2012;181:322.
8. Mast AE. Tissue factor pathway inhibitor: multiple anticoagulant activities for a single protein. *Arterioscler Thromb Vasc Biol.* 2016;36:9.
9. Griffin JH, Zlokovic BV, Mosnier LO. Protein C anticoagulant and cytoprotective pathways. *Int J Hematol.* 2012;95:333.
10. Chapin JC, Hajjar KA. Fibrinolysis and the control of blood coagulation. *Blood Rev.* 2015;29(1):17–24.
11. Malara A, Balduini A. Blood platelet production and morphology. *Thromb Res.* 2012;129:241.

12. Ruggeri ZM, Mendolicchio GL. Interaction of von Willebrand factor with platelets and the vessel wall. *Hamostaseologie*. 2015;35:211.
13. Nieman MT. Protease-activated receptors in hemostasis. *Blood*. 2016;128:169.
14. Lenting PJ, Christophe OD, Denis CV. von Willebrand factor biosynthesis, secretion, and clearance: connecting the far ends. *Blood*. 2015;125:2019.
15. Coller BS. alphaIIbbeta3: structure and function. *J Thromb Haemost*. 2015;13 Suppl 1:S17–S25.
16. Capra V, Back M, Angiolillo DJ, et al. Impact of vascular thromboxane prostanoid receptor activation on hemostasis, thrombosis, oxidative stress, and inflammation. *J Thromb Haemost*. 2014;12:126.
17. Gurbel PA, Kuliopulos A, [illegible] G protein-coupled receptors signaling pathways in new antiplatelet drug development. *Arterioscler Thromb Vasc Biol*. [illegible]
18. Tello-Montoliu A, Jover E, Rivera J, et al. New perspectives in antiplatelet therapy. *Curr Med Chem*. 2012;19:406.
19. Holinstat M, Bray PF. Protease receptor antagonism to target blood platelet therapies. *Clin Pharmacol Ther*. 2016;99:72.
20. Spronk HM, Borissoff JI, ten Cate H. New insights into modulation of thrombin formation. *Curr Atheroscler Rep*. 2013;15:363.
21. Andriantsitohaina R, Gaceb A, Vergori L, Martinez MC. Microparticles as regulators of cardiovascular inflammation. *Trends Cardiovasc Med*. 2012;22:88.
22. Gajsiewicz JM, Morrissey JH. Structure-function relationship of the interaction between tissue factor and factor VIIa. *Semin Thromb Hemost*. 2015;41:682.
23. Jaffer IH, Fredenburgh JC, Hirsh J, Weitz JI. Medical device-induced thrombosis: What causes it and how can we prevent it? *J Thromb Haemost*. 2015;13 Suppl 1:S72–S81.
24. Long AT, Kenne E, Jung R, et al. Contact system revisited: an interface between inflammation, coagulation, and innate immunity. *J Thromb Haemost*. 2016;14:427.
25. Key NS. Epidemiologic and clinical data linking factors XI and XII to thrombosis. *Hematology Am Soc Hematol Educ Program*. 2014;66:2014.
26. Plug T, Meijers JC. Structure-function relationships in thrombin-activatable fibrinolysis inhibitor. *J Thromb Haemost*. 2016;14:633.
27. Bucci M, Tana C, Giamberardino MA, Cipollone F. Lp(a) and cardiovascular risk: investigating the hidden side of the moon. *Nutr Metab Cardiovasc Dis*. 2016;26:980.
28. Godier A, Hunt BJ. Plasminogen receptors and their role in the pathogenesis of inflammatory, autoimmune and malignant disease. *J Thromb Haemost*. 2013;11:26.
29. Vanhoutte PM, Zhao Y, Xu A, Leung SW. Thirty years of saying NO: sources, fate, actions, and misfortunes of the endothelium-derived vasodilator mediator. *Circ Res*. 2016;119:375.
30. Conway EM. Thrombomodulin and its role in inflammation. *Semin Immunopathol*. 2012;34:107.
31. Leask A. Getting to the heart of the matter: new insights into cardiac fibrosis. *Circ Res*. 2015;116:1269.
32. Jenkins PV, Rawley O, Smith OP, O'Donnell JS. Elevated factor VIII levels and risk of venous thrombosis. *Br J Haematol*. 2012;157:653.
33. Walton BL, Byrnes JR, Wolberg AS. Fibrinogen, red blood cells, and factor XIII in venous thrombosis. *J Thromb Haemost*. 2015;13 Suppl 1:S208–S215.
34. Horsted F, West J, Grainge MJ. Risk of venous thromboembolism in patients with cancer: a systematic review and meta-analysis. *PLoS Med*. 2012;9:e1001275.
35. Geddings JE, Mackman N. Tumor-derived tissue factor-positive microparticles and venous thrombosis in cancer patients. *Blood*. 2013;122:1873.

Antiplatelet Agents

36. Eikelboom JW, Hirsh J, Spencer FA, et al. Antiplatelet drugs: antithrombotic therapy and prevention of thrombosis, 9th ed: American College of Chest Physicians Evidence-Based Clinical Practice Guidelines. *Chest*. 2012;141:e89S–e119S.
37. De Berardis G, Lucisano G, D'Ettorre A, et al. Association of aspirin use with major bleeding in patients with and without diabetes. *J Am Med Assoc*. 2012;307:2286.
38. Mora S, Ames JM, Manson JE. Low-dose aspirin in the primary prevention of cardiovascular disease: shared decision making in clinical practice. *J Am Med Assoc*. 2016;316:709.
39. Chang JE, White A, Simon RA, Stevenson DD. Aspirin-exacerbated respiratory disease: burden of disease. *Allergy Asthma Proc*. 2012;33:117.
40. Linden MD, Tran H, Woods R, Tonkin A. High platelet reactivity and antiplatelet therapy resistance. *Semin Thromb Hemost*. 2012;38:200.
41. Grosser T, Fries S, Lawson JA, et al. Drug resistance and pseudoresistance: an unintended consequence of enteric coating aspirin. *Circulation*. 2013;127:377.
42. Gurbel PA, Myat A, Kubica J, Tantry US. State of the art: oral antiplatelet therapy. *JRSM Cardiovasc Dis*. 2016;5:2048004016652514.
43. Thomas MR, Storey RF. Clinical significance of residual platelet reactivity in patients treated with platelet P2Y12 inhibitors. *Vascul Pharmacol*. 2016;84:25.
44. Sabatine MS, Mega JL. Pharmacogenomics of antiplatelet drugs. *Hematology Am Soc Hematol Educ Program*. 2014;2014:343.
45. Cuisset T, Quilici J. CYP-mediated pharmacologic interference with optimal platelet inhibition. *J Cardiovasc Transl Res*. 2013;6:404.
46. Siller-Matula JM, Trenk D, Schror K, et al. How to improve the concept of individualised antiplatelet therapy with P2Y12 receptor inhibitors–is an algorithm the answer? *Thromb Haemost*. 2015;113:37.
47. Collet JP, Cuisset T, Range G, et al. Bedside monitoring to adjust antiplatelet therapy for coronary stenting. *N Engl J Med*. 2012;367:2100.
48. Rollini F, Franchi F, Angiolillo DJ. Switching P2Y12 receptor inhibiting therapies. *Interv Cardiol Clin*. 2017;6:67.
49. Verro P, Gorelick PB, Nguyen D. Aspiring plus dipyridamole versus aspirin for prevention of vascular events after stroke or TIA: a meta-analysis. *Stroke*. 2008;39:1358.
50. Tantry US, Liu F, Chen G, Gurbel PA. Vorapaxar in the secondary prevention of atherothrombosis. *Expert Rev Cardiovasc Ther*. 2015;13:1293.

Anticoagulants

51. Weitz JI. Anticoagulation therapy in 2015: where we are and where we are going. *J Thromb Thrombolysis*. 2015;39:264.
52. Mulloy B, Hogwood J, Gray E, et al. Pharmacology of heparin and related Drugs. *Pharmacol Rev*. 2016;68:76.
53. Garcia DA, Baglin TP, Weitz JI, Samama MM. Parenteral anticoagulants: antithrombotic therapy and prevention of thrombosis, 9th ed: American College of Chest Physicians Evidence-Based Clinical Practice Guidelines. *Chest*. 2012;141:e24S–e43S.
54. Piran S, Schulman S. Management of venous thromboembolism: an update. *Thromb J*. 2016;14:23.
55. Jaax ME, Greinacher A. Management of heparin-induced thrombocytopenia. *Expert Opin Pharmacother*. 2012;13:987.
56. Warkentin TE. Heparin-induced thrombocytopenia. *Curr Opin Crit Care*. 2015;21:576.
57. Ageno W, Gallus AS, Wittkowsky A, et al. Oral anticoagulant therapy: antithrombotic therapy and prevention of thrombosis, 9th ed: American College of Chest Physicians Evidence-Based Clinical Practice Guidelines. *Chest*. 2012;141:e44S–e88S.
58. Kimmel SE, French B, Kasner SE, et al. A pharmacogenetic versus a clinical algorithm for warfarin dosing. *N Engl J Med*. 2013;369:2283.
59. Pirmohamed M, Burnside G, Eriksson N, et al. A randomized trial of genotype-guided dosing of warfarin. *N Engl J Med*. 2013;369:2294.
60. Zineh I, Pacanowski M, Woodcock J. Pharmacogenetics and coumarin dosing–recalibrating expectations. *N Engl J Med*. 2013;369:2273.
61. Schulman S. Advances in the management of venous thromboembolism. *Best Pract Res Clin Haematol*. 2012;25:361.
62. Punnialingam S, Khamashta MA. Duration of anticoagulation treatment for thrombosis in APS: Is it ever safe to stop? *Curr Rheumatol Rep*. 2013;15:318.
63. Agnelli G, Buller HR, Cohen A, et al. Oral apixaban for the treatment of acute venous thromboembolism. *N Engl J Med*. 2013;369:799.
64. Agnelli G, Buller HR, Cohen A, et al. Apixaban for extended treatment of venous thromboembolism. *N Engl J Med*. 2013;368:699.
65. Garcia D, Barrett YC, Ramacciotti E, Weitz JI. Laboratory assessment of the anticoagulant effects of the next generation of oral anticoagulants. *J Thromb Haemost*. 2013;11:245.
66. Siegal DM. Managing target-specific oral anticoagulant associated bleeding including an update on pharmacological reversal agents. *J Thromb Thrombolysis*. 2015;39:395.
67. Eikelboom JW, Quinlan DJ, Van Ryn J, Weitz JI. Idarucizumab: the antidote for reversal of dabigatran. *Circulation*. 2015;132:2412.
68. Pollack CV Jr, Reilly PA, Eikelboom J, et al. Idarucizumab for dabigatran reversal. *N Engl J Med*. 2015;373:511.
69. Lu G, DeGuzman FR, Hollenbach SJ, et al. A specific antidote for reversal of anticoagulation by direct and indirect inhibitors of coagulation factor Xa. *Nat Med*. 2013;19:446.
70. Siegal DM, Curnutte JT, Connolly SJ, et al. Andexanet alfa for the reversal of factor Xa inhibitor activity. *N Engl J Med*. 2015;373:2413.
71. Connolly SJ, Milling TJ Jr, Eikelboom JW, et al. Andexanet alfa for acute major bleeding associated with factor Xa inhibitors. *N Engl J Med*. 2016;375:1131.
72. Ansell JE, Bakhru SH, Laulicht BE, et al. Use of PER977 to reverse the anticoagulant effect of edoxaban. *N Engl J Med*. 2014;371:2141.
73. Buller HR, Bethune C, Bhanot S, et al. Factor XI antisense oligonucleotide for prevention of venous thrombosis. *N Engl J Med*. 2015;372:232.
74. Longstaff C, Kolev K. Basic mechanisms and regulation of fibrinolysis. *J Thromb Haemost*. 2015;13 Suppl 1:S98.
75. Verhamme IM, Panizzi PR, Bock PE. Pathogen activators of plasminogen. *J Thromb Haemost*. 2015;13 Suppl 1:S106–S114.
76. Khasa YP. The evolution of recombinant thrombolytics: current status and future directions. *Bioengineered*. 2016. doi:10.1080/21655979.2016.1229718.
77. Matosevic B, Knoflach M, Werner P, et al. Fibrinogen degradation coagulopathy and bleeding complications after stroke thrombolysis. *Neurology*. 2013;80:1216.
78. Marshall RS. Progress in intravenous thrombolytic therapy for acute stroke. *JAMA Neurol*. 2015;72:928.

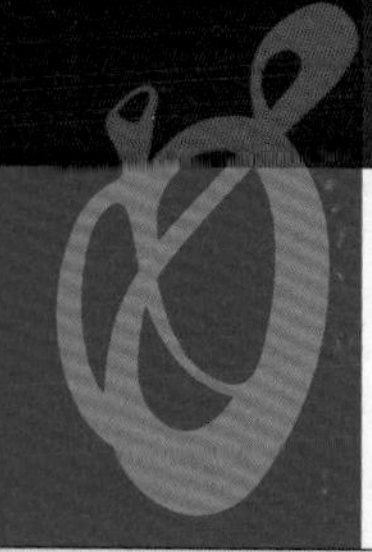

第94章 风湿性疾病和心血管系统

JUSTIN C. MASON

有关风湿炎性疾病与心血管疾病的认识由来已久。由于过去20年内，这些疾病的治疗取得了显著的进展，生存率明显提高，两者之间错综复杂的关系更为凸显。有些多系统风湿性疾病患者由心血管专科、心脏病专家或血管外科医生及心胸外科医生初诊发现，早期识别免疫介导的心血管疾病可降低发病率和死亡率。脉管系统是风湿性疾病的主要靶器官，各个部位及各级血管均可受累。大血管炎症可累及整个主动脉壁。系统性硬化症(systemic sclerosi,SSc)可导致肺动脉血管病变及肺动脉高压(pulmonary artery hypertension,PAH)。抗中性粒细胞胞浆抗体相关(antineutrophil cytoplasmic antibody,ANCA)的系统性血管炎(associated systemic vasculitide,AASV)首先影响小动脉。抗磷脂综合征(antiphospholipid syndrome,APS)可导致动静脉血栓。系统性狼疮(systemic lupus erythematosus,SLE)的心脏损害包括冠状动脉炎、心包炎、心肌炎和心脏瓣膜病。Takayasu 动脉炎(Takayasu arteritis,TA)的一个临床特征是肾动脉狭窄导致的难治性高血压。TA 和巨细胞动脉炎(giant cell arteritis,GCA)可导致锁骨下动脉、腋动脉或髂动脉闭塞，进而引起肢体跛行。风湿性疾病同样可以引起心血管系统的继发改变。慢性全身炎症反应易增加内皮功能障碍、加重动脉僵硬度，进而增加动脉粥样硬化的风险。心血管专家逐渐意识到类风湿性关节炎(rheumatoid arthritis,RA)和 SLE 患者早发心肌梗死和卒中的风险较高这一现象。怎样早期识别、诊断及治疗合并高危心血管并发症的风湿性疾病患者，并进一步了解潜在的分子机制和促进预防策略的进展仍是目前主要的临床挑战。

动脉粥样硬化

早发动脉粥样硬化

炎症在动脉粥样硬化中的作用备受重视，引发诸多系统性炎症疾病和早发动脉粥样硬化的研究。而这些研究又拓展了对发病机制和流行病学的理解。当前的热点包括识别高危患者及制定预防性治疗策略[1]。RA 和 SLE 患者中炎症与粥样硬化的相关性证据最多。此外，强直性脊柱炎、银屑病关节炎、AASV、TA 和早发动脉粥样硬化相关。青年患者出现无法解释的心绞痛，心肌梗死或卒中时，心血管医生应考虑合并潜在的炎症性疾病。与同年龄层的患者相比，合并风湿性疾病的心肌梗死患者，心力衰竭和死亡的预后更差[2]。

内皮功能障碍与血管损伤

稳态机制维持内皮细胞稳定并产生抗血栓及抗黏附效应，控制血管舒缩及渗透性(见第44章和第57章)。RA 和 SLE 导致的长期全身炎症反应会导致内皮损伤、细胞凋亡及舒张功能障碍。

传统的危险因素本身不能解释动脉硬化负担的增加，但炎症可加重这些危险因素的作用[3]。与一般人群相比，全身炎症性疾病患者内皮功能障碍和主动脉僵硬度增加更常见。虽然不同研究的结果不一，但有效的抗炎治疗并不能确切地逆转内皮细胞功能及改善主动脉硬化[4,5]。上述结果及斑块负荷并没有增加这个事实，推测全身炎症环境可能容易导致斑块不稳定或者斑块破裂，一些尸检研究肯定了这个假设。如此，动脉硬化的加速进展及斑块的不稳定共同导致了早发心血管事件的发生[6,7]。

不同分子机制参与了动脉粥样硬化疾病及心血管事件的风险。除传统心血管危险因素外，疾病相关的因素还包括促炎因子如肿瘤坏死因子 α(tumor necrosis factor-alpha,TNF-α)、白介素1(interleukin-1,IL-1)和白介素6(IL-6)对内皮细胞活化、白细胞黏附、内皮细胞损伤及通透性增加的作用。同样，它们还会增加内皮细胞的凋亡及降低它的修复。自身抗体(如抗磷脂抗体)，$CD4^+CD28^-$ 细胞毒性 T 细胞，Th17/T_{REG} 失衡及诸如皮质激素、环孢霉素等药物的毒性作用，对动脉粥样硬化也有作用[2,3]。

类风湿性关节炎

RA是自身免疫性炎性多关节炎，男女发病率为1∶3；西方国家发病率为1%左右，30~50岁发病率较高。80%的患者血清中类风湿因子和/或抗环瓜氨酸肽（cyclic citrullinated peptide，CCP）抗体阳性。低热、体重减轻、红细胞沉降率（erythrocyte sedimentation rate，ESR）和C反应蛋白（C-reactive protein，CRP）升高、低白蛋白血症、正细胞性贫血和血小板增多症均提示炎症活动。

各种研究提示颈动脉内膜-中层厚度（intimal-medial thickness，IMT）增加和早期斑块形成动脉疾病的临床前期表现。虽然类风湿性关节炎是动脉粥样硬化的独立危险因素，但类风湿性关节炎与动脉粥样硬化发生的确切机制仍然不清楚。同样，RA患者心肌灌注和冠状动脉血流储备异常的机制及其远期预后仍有待确定[8]。血管功能的异常可在RA症状发生之前或同时发生[9]。慢性炎症除了加重传统心血管危险因素对血管功能的影响以外，其自身还有促动脉粥样硬化的作用[6,10]。而且全身炎症反应会改变斑块及血液的特性，促发RA患者的心血管事件[11]。

RA患者加重了经典危险因素致动脉粥样硬化的作用。吸烟可增加心血管事件和RA的风险。同样，RA患者中胰岛素抵抗和代谢综合征也较常见。RA患者可出现高甘油三酯血脂、低高密度脂蛋白（high-density lipoprotein，HDL）及低密度脂蛋白（low-density lipoprotein，LDL）胆固醇等血脂异常[12]。RA患者发生心肌梗死的风险与糖尿病患者相似。女性RA患者心肌梗死的发生率较同龄人升高两倍。尽管心源性猝死与卒中的死亡率与一般人群相当，但RA事件发生更早，而且50%的早发死亡与心血管事件相关。风湿持续活动、类风湿因子抗体及抗CCP抗体存在的患者，死亡发生率在诊断7~10年后明显升高。目前证据表明，RA患者心肌梗死后接受急诊再灌注治疗和二级预防治疗的比例较低，预后更差[6,13]。

治疗

过去20年来，RA在生物治疗及早期强化治疗方面有了显著的进展。临床试验证实这些治疗可缓解症状、减少关节破坏。越来越多证据表明控制浆膜炎同样可保护血管[14]。

甲氨蝶呤是目前应用最广泛抗风湿药物（disease-modifying antirheumatic drug，DMARD），自从应用甲氨蝶呤以后，RA患者的心肌梗死死亡率有所改善。柳氮磺胺吡啶和羟基氯喹也有类似的结果。对DMARD治疗无反应者，应转向生物疗法。这些制剂包括TNF-α靶向药物（英夫利昔单抗、阿达莫单抗、依那西普、赛妥珠单抗和戈利木单抗）、IL-6受体（塔西单抗）、CTLA4Ig（阿巴西普）和B细胞消耗单克隆抗体（利妥昔单抗）。积极的干预同时也降低了非甾体抗炎药（nonsteroidal antiinflammatory drugs，NSAIDs）的使用及类固醇的需求。糖皮质激素在RA患者中的应用会使诸如胰岛素抵抗、高血压和血脂异常等传统危险因素恶化，并加速颈动脉斑块的形成[10]。NSAIDs和环氧合酶-2（cyclooxygenase-2，COX-2）-选择性NSAIDs（昔布类）虽然有效，但会升高血压并增加血栓性心血管事件的发生，因此在炎症性疾病合并心血管事件的患者中应用需谨慎[15]。然而，有证据表明，NSAIDs并不一定增加RA患者的心血管风险，表明抗炎才是他们的主导作用。

另外，还需要长期的前瞻性研究来证实生物疗法在心血管患者中的获益（见下文）。TNF-α促进血管内皮细胞活化和功能障碍，并可导致斑块不稳定，因此其阻断剂是非常有吸引力的选择。英夫利昔单抗输注后4~12周可改善扩张速率，提示其有改善内皮功能的效果，而依那西普则可降低主动脉僵硬度。颈动脉IMT分析表明，TNF-α拮抗剂可减轻全身炎症，延缓IMT的进展[10]。严格治疗控制RA活动本身也对心肌梗死有利[14]。治疗关节炎需同时仔细评估传统的危险因素，并进一步改善。虽然有待进一步指南的明确，大多数风湿病学家倾向于加用他汀类药物。同时，虽然有关疾病特异性的心血管风险评分争论很多[16]，但仍在探讨一些新的评分[17]。

动脉粥样硬化与系统性红斑狼疮

SLE是一种全身性自身免疫性疾病，女性高发，男女比例为1∶9，所有种族群体都可发病，更多见于非洲-加勒比、亚裔和中国人群。初发症状包括盗汗、嗜睡、萎靡不振和体重减轻。常见的皮肤黏膜特征包括典型的蝶形红斑、口腔溃疡和脱发。浆膜炎、肌痛、关节痛和Jaccoud非糜烂性关节病也会发生。潜在威胁生命的并发症包括导致肾衰竭的肾小球肾炎、中枢神经系统（CNS）与脑血管炎、肺炎、萎缩肺综合征和肺动脉高压。血液系统受累包括淋巴细胞减少、溶血性贫血、中性粒细胞减少症和血小板减少症。SLE的心脏表现相对少见，但包括心包炎、心肌炎、心内膜炎、主动脉炎和冠状动脉炎。对SLE发病机制的认识不断提高。凋亡细胞清除的缺陷导致核抗原暴露于具有高反应性B细胞的免疫系统。免疫耐受的缺失导致自身抗体和免疫复合物的产生。靶器官中免疫复合物的沉积导致补体活化及组织的损伤[18]。

大多数患者抗核抗体和双链DNA（dsDNA）抗体滴度较高。后者诊断SLE更具特异性；诸如Sm、Ro、La和核糖核蛋白（RNP）的存在更支持诊断。补体活化及C3和C4的消耗所致血浆水平的降低提示疾病活动。活动期血沉（erythrocyte sedimentation rate，ESR）也升高，若非出现浆膜炎或继发感染，C反应蛋白（C-reactive protein，CRP）水平一般正常。

各种研究表明，SLE患者发生心肌梗死和卒中的风险比普通人群高2~10倍，甚至达50倍。年轻的SLE患者发生心血管疾病（67%的SLE女性患者发生第一次心脏事件通常发生在55岁以前）提示SLE可加重动脉疾病[19]。一项1 874例（9 485人年随访）的研究显示，与一般人群相比，SLE患者发生心肌梗死、卒中和冠状动脉介入的风险要高2.66倍[20]。虽然冠状动脉病变的模式和程度似乎没有不同（图94.1），但是SLE患者的斑块可能更容易破裂。与同龄人相比，SLE患者心肌梗死后预后更差，心力衰竭发生风险及死亡率更高[2,6]。这种状况，主要是由于缺血性心脏病的诊断更晚而且治疗率较低所致。

因为很多SLE患者合并肾脏疾病并且应用糖皮质激素，高血压在SLE中也很常见。同样，SLE患者通常合并代谢综合征，这与肾功能损害、较大剂量的皮质类固醇以及种族（朝鲜族或西班牙族）有关[21]。SLE患者也有血脂异常，包括极低密度脂蛋白（VLDL）、甘油三酯升高。低度脂蛋白正常，而高密度脂蛋白胆固醇降低。此外，45%的SLE患者有促炎HDL导致氧化修饰低密度脂蛋白胆固醇升高，而RA患者为20%，普通人群仅4%[12]。SLE患者中还存在氧化的LDL抗体，可能促进粥样硬化的发生。

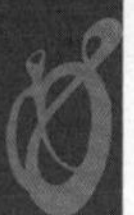

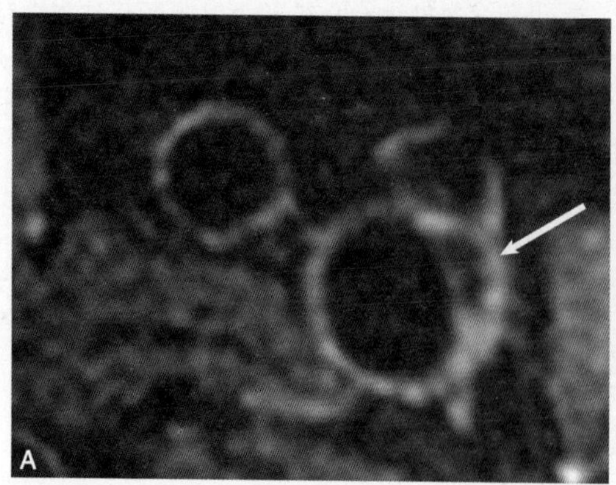

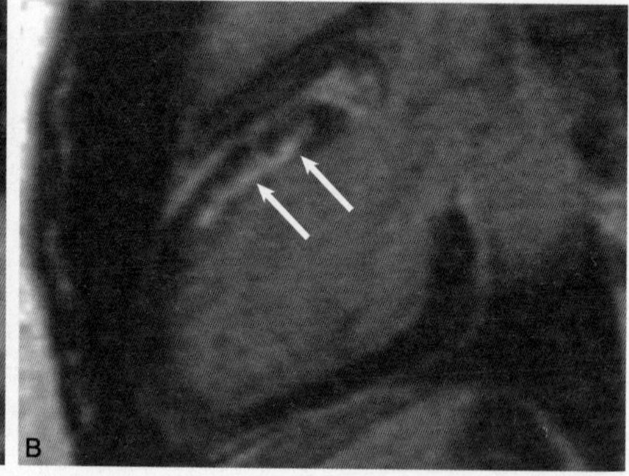

图 94.1 SLE 患者的动脉粥样硬化。A,颈动脉分叉部位轴向 T2 加强的 CMR 提示动脉粥样斑块(箭头)。可见脂质核心及纤维帽,同时还可见钙化病变。B,CMR 显示钆注射后晚期的两腔心。晚期增强的钆出现在左室前室间隔心内膜下(箭头),从心脏底部延伸到中心室区域,提示既往心内膜下心肌梗死

治疗

仅皮疹和关节痛的轻症 SLE,可仅用简单的止痛剂和 NSAID,必要时,可加用羟基氯喹。出现轻度肾损伤、血液学异常、肌炎、关节炎和皮肤损伤器官受累时,需要加用泼尼松,甚至免疫抑制剂,如硫唑嘌呤、吗替麦考酚酯(mycophenolate mofetil,MMF)或甲氨蝶呤,以帮助控制疾病和弥补类固醇的不足。环磷酰胺和大剂量皮质类固醇仍然是威胁生命并发症的一线药物,包括心肌炎、脑炎、严重血液系统受累和肾小球肾炎。由于环磷酰胺治疗的患者 50%左右可发生永久性不育,而且 MMF 与环磷酰胺效果相当,因而 MMF 可以取代环磷酰胺治疗狼疮性肾炎。虽然利妥昔单抗的临床试验未能令人满意,而且还需要进一步的数据,但大多数风湿病学家仍认为利妥昔单抗是治疗严重 SLE 的有效药物。已经使用了包括泼尼松和环磷酰胺组合的多种方案[22]。贝利单抗是一种结合可溶性 B 淋巴细胞配体的单克隆抗体,可阻断后者与 B 细胞表面受体结合,在中度未累及肾脏的 SLE 患者中有缓解疾病的作用。

确切有效的预防 SLE 患者心血管疾病策略仍需要长期前瞻性的以心血管事件为终点的临床研究来证实。未治疗和/或持续活动的疾病与动脉粥样硬化加速有关。因此,适当的个体化免疫抑制治疗可以降低心血管并发症。羟基氯喹能降低 SLE 患者的低密度脂蛋白胆固醇,进一步减少心血管疾病的死亡率。提倡积极管理传统危险因素,其中包括经常监测和严格控制血压。他汀类药物也应用较广,尤其在肾损害的患者中。活动性肌炎患者应用他汀类药物需密切监测,因后者可加重肌损伤。现有临床数据不支持他汀类药物在治疗后 2~3 年内有明显的动脉粥样硬化保护作用,这些结果需更多的长期数据[18,23]。

动脉粥样硬化与其他风湿性疾病的关系

慢性炎症与动脉粥样硬化之间的关系提示风湿性疾病可能与早发心血管疾病及心血管事件的增加有关(表 94.1)。支持这个假设的数据来自于相对较小的研究,当前重要的临床挑战包括需要确定:①哪种风湿性疾病对心血管疾病威胁最大;②确认高危患者的方法;③降低心血管事件的策略。

强直性脊柱炎、银屑病性关节炎和痛风也与动脉粥样硬化性疾病相关。高尿酸血症是心血管疾病的独立预测因子,痛风患者常有高血压、高脂血症、肥胖症和糖尿病。许多心血管病药物,包括利尿剂,β 受体阻滞剂和小剂量阿司匹林可增加血尿酸水平。相反,氯沙坦,血管紧张素转换酶(angiotensin-converting enzyme, ACE)抑制剂、阿托伐他汀和非诺贝特可降低尿酸水平[24]。别嘌醇可降低充血性心力衰竭及心血管相关死亡的风险。除控制血清尿酸水平低于 0.36mmol/L 外,痛风患者还应接受饮食咨询及积极控制心血管危险因素。

表 94.1 冠状动脉受累与风湿性疾病

早发动脉粥样硬化
系统性红斑狼疮
类风湿性关节炎
强直性脊柱炎
银屑病性关节炎
痛风
Takayasu 动脉炎
巨细胞动脉炎
冠状动脉炎
系统性红斑狼疮
Takayasu 动脉炎
川崎病
Churg Strauss 综合征
结节性多动脉炎
肉芽肿性多血管炎
类风湿性关节炎

有关银屑病性关节炎合并心血管疾病的相关文献分析提示该类患者传统危险因素、内皮功能障碍、主动脉僵硬度和亚临床动脉粥样硬化均增加。目前能获得的有限的数据表明,适当抑制炎症活动可改善内皮功能和颈动脉 IMT[25]。强直性脊柱炎患者内皮功能障碍、颈动脉 IMT 增厚及脉搏波流速降低,均提示动脉硬化的风险增加[26]。这些患者中,抗 TNF-α 疗法对心血管事件发生率的结果,会发表在国际生物注册研究中。

血管炎

血管炎是一组异质性疾病,诊断和治疗都是重大的临床挑战。

原发性系统性血管炎分为大、中、小血管疾病。还有一部分未分类，包括白塞病、复发性多软骨炎、原发性中枢血管炎和 Cogan 综合征[27]。

血管炎的组织学特征包括累及动脉壁的血管周围炎性浸润，纤维蛋白样坏死，血栓形成，纤维化和瘢痕形成。纤维蛋白样坏死是中、小血管血管炎的一个特殊的特征，通常影响中膜。并发症包括血管狭窄及闭塞导致的器官缺血及血栓、动脉瘤和出血。虽然活检是最佳的诊断方法，但是一方面取不到合适的组织，另一方面，如 TA 的患者中，动脉活检可能存在危险，因此，多依据临床表现、实验室指标和影像学研究来进行诊断。

血管炎发病机制复杂，免疫病理机制掺杂其中。在结节性多动脉炎（polyarteritis nodosa，PAN）或类风湿性血管炎中，免疫复合物沉积可导致补体介导的内皮细胞损伤。在中、小血管血管炎中，ANCA 可激活中性粒细胞，继而损伤内皮细胞。炎症细胞因子 TNF-α、IL-1、IL-6 和干扰素-γ（IFN-γ）可激活内皮细胞，诱导包括 E-选择素、血管细胞黏附分子-1（vascular cell adhesion molecule-1，VCAM-1）和细胞间黏附分子-1（intercellular adhesion molecule-1，ICAM-1）黏附分子的表达，从而促进白细胞聚集和黏附到血管壁与周围组织。

血管炎患者的心血管疾病虽然相对少见，但可能危及生命。主动脉炎、高血压、冠状动脉炎、瓣膜性心脏病、心包炎、心肌炎、传导异常、动脉粥样硬化进展和心力衰竭都可能发生。本节重点介绍心血管疾病专家最容易遇到的血管炎。

大血管血管炎

巨细胞动脉炎

GCA 累及大中型动脉。发病年龄大于 50 岁，发病率随年龄增长而增加。GCA 最常见于欧洲北部、斯堪的纳维亚和北欧祖先的美国人。GCA 通常除了累及颞动脉外，还累及主动脉的颅外分支，如锁骨下动脉和腋动脉、胸主动脉，有时还涉及股动脉和髂动脉。临床特征包括发热、体重减轻、乏力、头痛、颞动脉增厚伴脉搏消失、头皮压痛和结巴。最可怕的并发症是缺血性视前神经病变（anterior ischemic optic neuropathy，AION），可能表现为一过性黑矇或突发的永久性视力丧失。25%的患者初发症状为其他症状，而不是典型的压痛症状和颞动脉受累。^{18}F-氟脱氧葡萄糖正电子发射断层摄影（FDG-PET）证实了早期尸检结果，并显示超过 50%的患者主动脉、锁骨下动脉和髂动脉的动脉炎症存在 FDG 摄取增加。

发病机制

组织病理学检查显示被炎症浸润的内弹力膜片段，主要包括产生 IFN-γ 的 CD4+T 淋巴细胞、单核细胞/巨噬细胞和偶尔的特征性多核巨细胞组成。最近的研究显示，活化的 CD83+树突状细胞可引发动脉壁炎症，并与活化的 T 细胞共存。局部合成的生长因子如血小板衍生生长因子导致平滑肌细胞增殖和动脉管腔向心性狭窄（图 94.2）。基质金属蛋白酶的释放和活性氧的产生可导致动脉壁损伤及动脉瘤的形成。

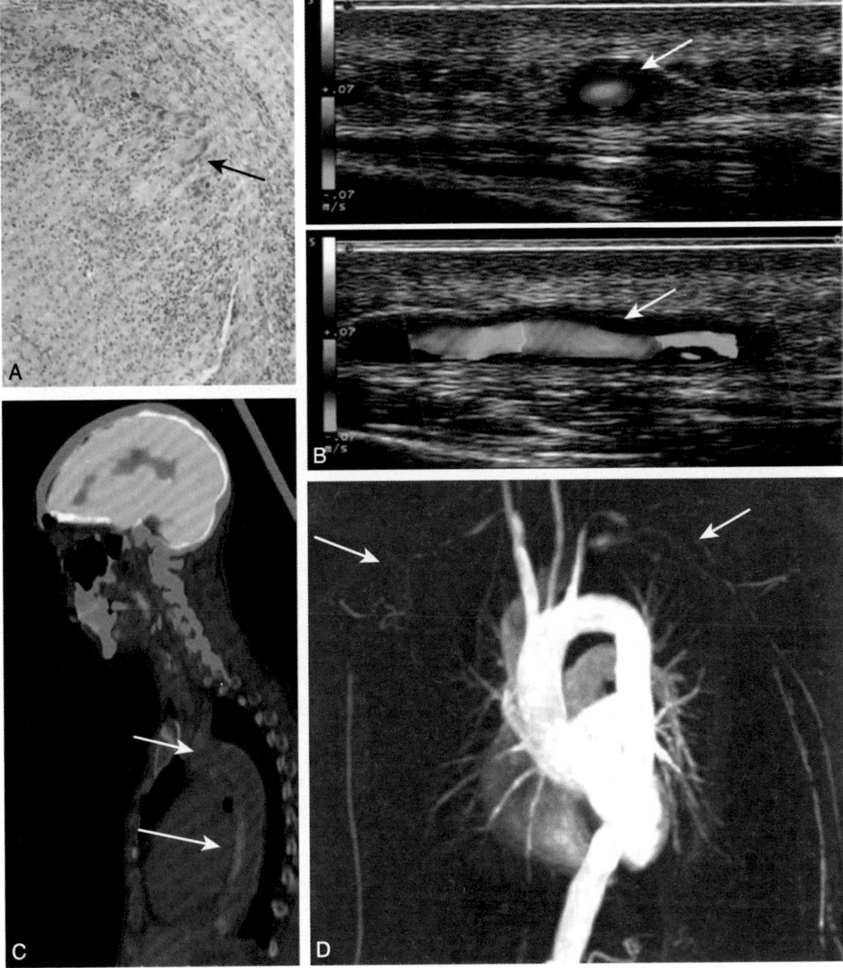

图 94.2 巨细胞动脉炎。A，用苏木精-伊红染色的颞动脉活检标本显示肌成纤维细胞增殖和血管阻塞、局灶性单核细胞炎性浸润和多核巨细胞（箭头）。B，在活动性 GCA 中，在横断面和纵轴观颞动脉腔周围可见暗低回声、周壁增厚（环晕征）（箭头）。C，^{18}FDG-PET-CT 扫描显示胸主动脉摄取 FDG，提示活动性动脉炎。D，磁共振血管造影显示一名 65 岁女性双上肢缺血症状患者双侧锁骨下动脉和腋动脉（箭头）狭窄。（B，感谢 Wolfgang Schmidt 博士，柏林风湿病医学中心，德国）

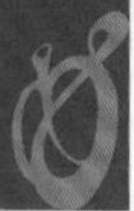

诊断

活检是最确切的诊断方法，应考虑所有患者。然而，活检不应延误治疗。颞动脉活检阳性率高达 80%。最近研究集中在颞动脉超声上，它可以显示动脉壁同心均匀增厚的特征性环晕征，提示血管狭窄及血流障碍（见图 94.2）。

心血管并发症

虽然罕见，但诸如胸主动脉夹层动脉瘤等严重的心血管并发症仍可发生（表 94.2）。虽然主动脉炎及主动脉壁增厚与主动脉瘤的关系尚不清楚，但影像学及尸检研究显示，其在 GCA 中较为常见。胸主动脉中 FDG 摄取增多提示主动脉扩张的风险升高。总体而言，GCA 患者胸主动脉瘤的风险增加了 17 倍。那些合并传统心血管危险因素、疾病控制不佳和主动脉反流的患者风险更高。虽然没有指南规定，我们建议每年对磁共振血管造影（magnetic resonance angiography，MRA）摄取 FDG-PET 阳性或计算机断层血管造影（computed tomography angiography，CTA）提示主动脉壁增厚的人进行胸主动脉筛查，其他的患者每 2~3 年筛查一次。CTA 和 MRA 是最佳的影像学检查。心包炎、冠状动脉炎、肢体缺血、动脉粥样硬化进展、心肌梗死和脑血管意外均与 GCA 有关。然而，由于大多数研究没有死亡率增加的报告，因此发生严重心血管疾病的概率似乎很低[28]。

表 94.2 系统性血管炎的心血管并发症

血管炎	心血管并发症
大血管血管炎	
巨细胞动脉炎	胸腹动脉瘤，肢体缺血，心包炎，冠状动脉炎，缺血性心脏病，心肌梗死
TA 大动脉炎	主动脉瓣反流，肢体缺血，主动脉狭窄，主动脉瘤，卒中，高血压、冠状动脉炎，动脉瘤，缺血性心脏病，心肌梗死，心肌炎，心力衰竭
川崎病	冠状动脉瘤，心肌梗死，心肌炎，心包炎，瓣膜病，心力衰竭
中等血管血管炎	
嗜酸性粒细胞多血管炎（Churg-Strauss syndrome）	心肌炎，心包炎，冠状动脉炎，心肌病，心肌纤维化，瓣膜功能不全，心肌梗死
结节性多动脉炎	心肌炎，心包炎，冠状动脉炎，冠状动脉瘤，高血压，心力衰竭
Wegener 肉芽肿（肉芽肿性多动脉炎）	心肌炎，心包炎，冠状动脉炎，冠脉瘤样扩张，瓣膜性心脏病，心力衰竭
显微镜下多动脉炎	心包炎，冠状动脉微动脉瘤，心肌梗死

Takayasu 动脉炎

Takayasu 动脉炎（Takayasu arteritis，TA），一种肉芽肿性动脉炎，影响主动脉及其主要分支，通常在 40 岁以前发病。该病以女性为主，男女比例高达 1:10。由于诊断往往延迟，相当多的动脉受损。目前的诊断依赖发现明确的狭窄，无创成像的敏感性不高[29]。

其症状并没有特异性，表现为发热、盗汗、关节痛、不适、极度疲劳和嗜睡。25%的 TA 患者可能伴有上肢缺血的症状及颈动脉疼痛。虽然主动脉及其分支可能全程受累，但最常受影响的是锁骨下动脉和颈总动脉。超过 90%的患者有动脉狭窄或闭塞，而约 25%的患者有动脉瘤。多达 50%的患者累及肺动脉，并且可能发生主动脉瓣反流和冠状动脉炎（图 94.3）。

TA 后果严重，74%的患者日常活动受限，23%的患者丧失劳动力。在我们的队列中，10 年的存活率高于 95%；与美国 94%至 96%的存活率接近，而在韩国，10 年的存活率为 87%。在日本，15 年生存率已提高到 96.5%。然而，在严重并发症和/或进展性病程的患者中，存活率降至 67%。

发病机制

动脉病变显示外膜增厚和中膜局部白细胞聚集及内膜增生。白细胞包括活化的树突状细胞、T 和 B 淋巴细胞、巨噬细胞和多核巨细胞（见图 94.3）。生长因子驱动的间充质细胞增殖导致内膜增生和纤维化，进而导致动脉狭窄或闭塞。局部基质金属蛋白酶合成可导致动脉瘤扩张。

诊断

TA 的诊断主要取决于医生诊断出需要鉴别的疾病。由于 TA 临床特征可变，并且 30%至 50%患者症状不典型，因此 TA 早期及时诊断挑战性较大。除了提高医师的意识外，列出 TA 可能性"红旗"列表也是有帮助的（表 94.3）[30]。青年患者中出现无法解释的急性反应或者高血压要高度怀疑该疾病。同样，首诊发现动脉搏动减弱、消失或动脉杂音时，应考虑该诊断。

疾病活动期的实验室异常包括 ESR 和 CRP 升高（在 75%的患者中），通常伴有正常细胞性贫血、血小板增多症、高丙种球蛋白血症和低蛋白血症。然而，没有特异性自身抗体或其他血清学异常。由于活检很难实现，非侵入性成像是最好的诊断方法。高分辨超声、心脏磁共振（CMR）、MRA、CTA 和 PET 检查都有报道。虽然这些检查是毋庸置疑的，但它们诊断 TA 特异性和敏感性尚不确定。^{18}F-FDG-PET-CT 可提示动脉炎活动与早期狭窄性疾病。目前的共识表明，该技术对于未接受免疫抑制治疗的患者检测动脉炎活动尤其有益。

MRA 和 CTA 检查提示动脉壁增强、水肿或增厚有助于诊断狭窄前病变，而狭窄和动脉瘤也更易被识别和监测（见图 94.3）。彩色多普勒超声在 TA 颈总动脉和锁骨下动脉近端的评估中具有特殊的应用价值。均匀、明亮的向心性动脉壁增厚是颈总动脉受累的典型发现。

心血管并发症

除了与脑、内脏和肢体缺血有关的后遗症外，动脉瘤、PAH 或主动脉破裂也都有可能。心脏并发症包括主动脉瓣关闭不全、动脉粥样硬化进展、心肌缺血、心肌炎、心肌梗死和心力衰竭。我们的一个队列研究发现 27%的患者存在无症状性心肌损伤，提示冠状动脉疾病通常无症状[31]。TA 患者也可能出现继发性动脉粥样硬化进展。铊应激的闪烁显像显示 53%的患者心肌灌注缺损，而动脉血管造影显示高达 30%的患者有冠状动脉受累，这些病变通常影响窦口和近端，其中左主冠状动脉最常见。MRA 和^{18}F-FDG-PET-CT 都不能准确识别冠状动脉炎，后者最好通过冠状动脉 CTA 来辨别[32]。升主动脉的炎症易累及冠状动脉，并导致主动脉根部扩张，进而导致主动脉瓣反流及主动脉瓣置换[33]。心肌炎，缺血性心肌病及高血压均可导致左室功能不全，发病率可高达 20%。在 TA 中多伴随肾动脉狭窄所致的高血压。

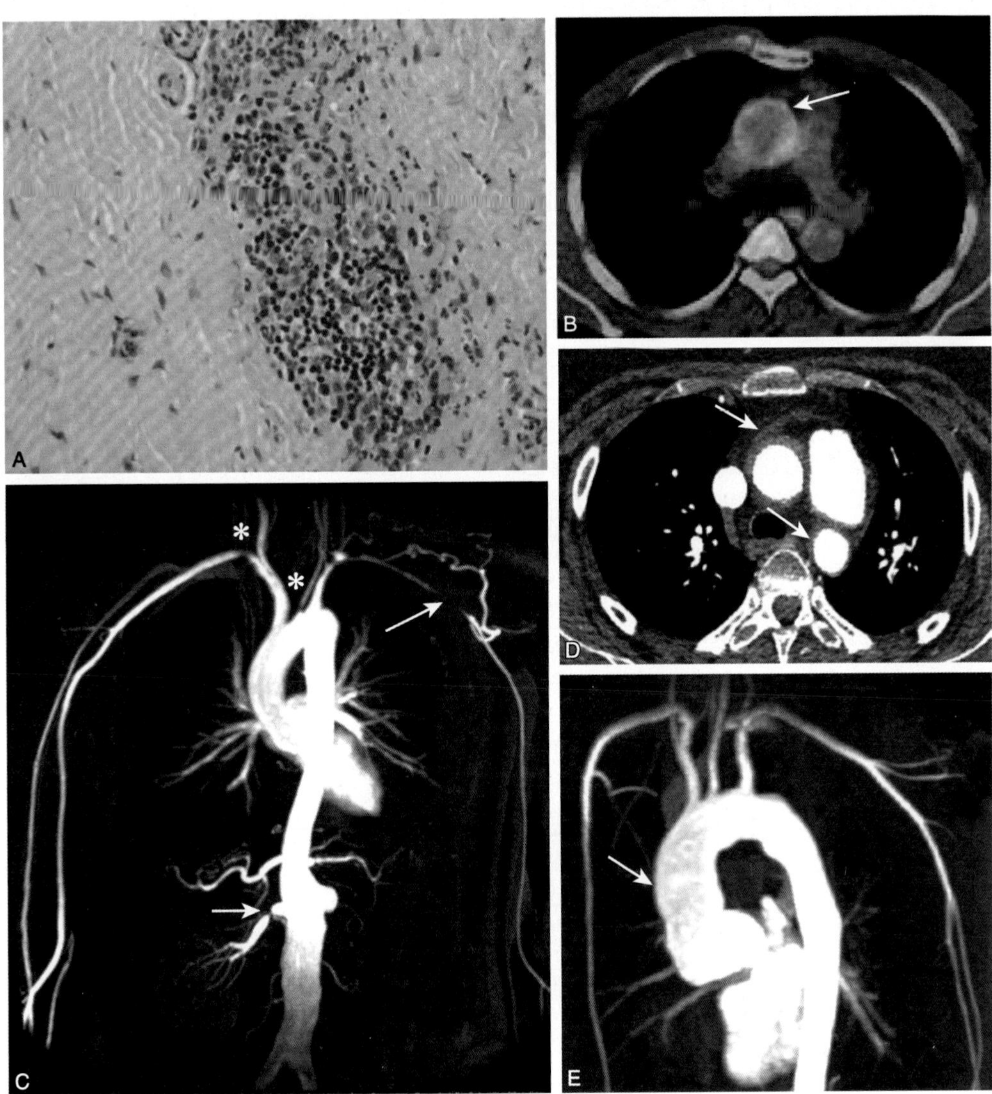

图 94.3 Takayasu 动脉炎。A,手术获得的颈总动脉活检标本,苏木精-伊红染色显示局部单核细胞和多核巨细胞局部浸润。B,^{18}FDG-PET-CT 扫描显示主动脉弓摄取 FDG(箭头),支持动脉炎活动。C,MRA 显示左锁骨下动脉狭窄并侧支形成(长箭头),右锁骨下动脉和左颈总动脉近端狭窄(星号),右肾动脉近端狭窄(短箭头),左肾萎缩。D,CT 血管造影显示升主动脉和降主动脉壁增厚(箭头)。E,MRA 显示升主动脉严重扩张(箭头),需要主动脉瓣置换术

表 94.3 TA 的"红旗表现"

40 岁以下患者,下列征象提示 TA 可能
无法解释的急性期反应(ESR 和/或 CRP 升高)
胸痛
高血压
双上肢血压不对称(相差>10mmHg)
外周动脉搏动消失或减弱
肢体跛行
动脉杂音
心绞痛

川崎病

川崎病(Kawasaki disease,KD)主要影响 5 岁以下儿童,6~24 个月时发病率最高。该病主要累及中、小动脉,尤其是冠状动脉。所有种族可能受到影响,亚洲发病率最高(5 岁以下儿童中每 100 000 名有 20~100 名发病)。虽然死亡率维持在 1%~2%,但 KD 仍是一种急性自限性疾病,通常在 1~2 个月内消退。初始症状包括持续 5 天或更长时间的发热,双侧结膜炎和黏膜病变,包括红色裂隙唇和草莓舌。颈部淋巴结肿大,累及手掌和脚掌的红斑多形疹较常见。

发病机制

虽然 KD 偶尔出现季节性流行,而且兄弟姐妹发病率增加,提示表明感染可激发该疾病,并导致易感人群免疫反应失控,但它的病因仍不清楚。已发现包括链球菌、葡萄球菌和痤疮丙酸杆菌在内的多种生物参与其中。尽管如此,仍没有明确的证据支持它是

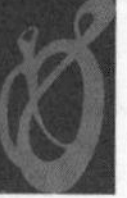

感染性疾病。组织标本表明内皮细胞损伤,后者可能由于促炎细胞因子和中性粒细胞活化所致。中性粒细胞、T 细胞和巨噬细胞在动脉壁的浸润与动脉狭窄或动脉瘤的发生有关。多达 20%的患者在发病第一个月内发生冠状动脉瘤,而 50%的患者在随后几年内消退。

诊断

中性粒细胞增多、血小板增多和急性期反应进展迅速。病情第二周,超声心动图可以检出冠状动脉病变,并可以用来监测病情进展。由于冠状动脉造影易增加心肌梗死风险,最好不要在急性期进行,但可在 6 个月后用于确定冠状动脉受累的程度。高达 50%的患者会出现心电图(ECG)的异常,包括心动过速、T 波倒置、ST 段压低、房室传导阻滞,甚至可能出现室性心律失常。

心血管并发症

未经治疗的 KD 患者,冠状动脉瘤发生率高达 25%。急性冠状动脉血栓形成导致心肌梗死或冠状动脉瘤破裂可引发猝死。心包炎、心包积液、心肌炎、瓣膜障碍和心力衰竭均可发生,外周动脉受累较少见,但可影响肢体、肾脏和内脏动脉。

治疗

推荐阿司匹林[80 至 100mg/(kg·d)]一天 4 次,联合静脉注射免疫球蛋白(intravenous immunoglobulin,IVIG)治疗。这种治疗可使冠状动脉瘤的发生率降至 5%,可明显改善死亡率。然而,20%的患者对 IVIG 抵抗,这类患者可以接受皮质类固醇,但效果不确定。

大多数 KD 患者预后良好。然而,多达 20%的冠状动脉瘤患者最终会发生冠状动脉狭窄,这些患者需要经验丰富的心脏科医生进行随访。尽管有巨大动脉瘤者发生心肌梗死和猝死等并发症的风险很大[34],血栓形成和心肌梗死的风险在已消退的动脉瘤患者及成人中也很高。

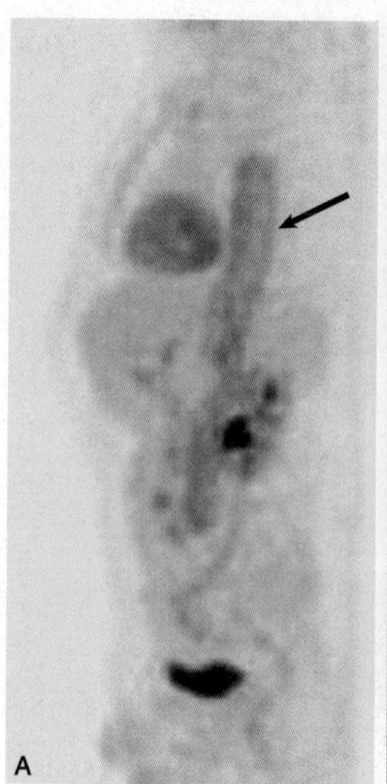

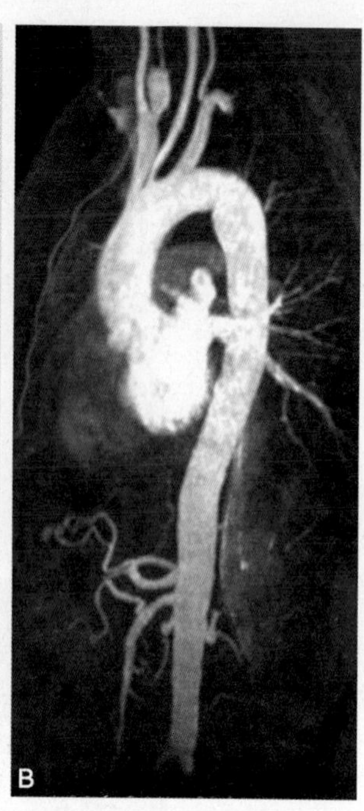

图 94.4 特发性主动脉炎。A,^{18}F-FDG-PET 扫描显示主动脉弓以下至主动脉分叉示踪剂摄取(箭头),提示主动脉炎。范围主要集中在主动脉腔周围。B,MRA 显示主动脉扩张

特发性主动脉炎

SLE、Cogan 综合征、Behet 病、人类白细胞抗原(human leukocyte antigen,HLA)B27 阳性脊柱关节病、KD 和 GCA 可导致主动脉炎。虽然已认识到部分主动脉炎可归结于 IgG4 相关疾病谱,但它仍有可能是特发性的[35]。其临床表现没有特征性,其中包括萎靡不振、嗜睡、胸痛、发烧和体重减轻,并且通常在外科手术时才作出诊断。ESR 和 CRP 通常升高,疾病的程度可以通过^{18}F-FDG-CT-PET 扫描和主动脉 MRA 或 CTA 来判别(图 94.4)。主动脉根部扩张可能导致主动脉根部及瓣膜置换,但尽量在免疫抑制治疗控制主动脉壁炎症后进行。治疗包括皮质激素和类激素的免疫抑制剂,如硫唑嘌呤、甲氨蝶呤或 MMF 等。已证明 B 细胞敲除抗体治疗 IgG4 相关的疾病相当有效。

大血管血管炎的治疗

大血管炎治疗的循证医学证据较少[36]。虽然 GCA 和 TA 对类固醇反应较好,但有效的缓解需要较高剂量,而且有相当大的副作用。在 GCA,对泼尼松的依赖及类固醇药物的疗效证据不一,加上对 AION 的关注,常常导致过度治疗和显著的副作用。事实上,86%的患者在 10 年随访中都有糖皮质激素相关的不良事件。当皮质类固醇剂量逐渐减少时,这两种疾病都有较高的复发率,提示血管炎症持续存在。从最近报道的 GCA 两个致病途径观察到了可能的机制。泼尼松治疗后,升高的血浆 IL-17 和 Th17 细胞在动脉壁中迅速恢复正常,而减少剂量仍有抑制作用。相比之下,Th1 分泌的细胞因子 IL-12 和 IFN-γ 激活的 Th1 细胞表现出皮质类固醇的耐药性,可能导致疾病的复发[37]。GCA 的皮质激素减量和维持需很慎重,才能将副作用降到最低。虽然文献上有些矛盾,但是对于不能充分减少泼尼松剂量的患者,甲氨蝶呤和硫唑嘌呤是合适的替代药物。大多数活动期 TA 患者需要免疫抑制药物,甲氨蝶呤和硫唑嘌呤是最常用的药物,一些小规模非盲研究支持它的应用。对于那些无反应或危及生命的患者,如冠状动脉炎或心肌炎,建议静脉注射环磷酰胺进行积极治疗。

病例报告提示抗 TNF-α 治疗可有效治疗难治性 GCA。然而,由于未能证实英夫利昔单抗能有效预防复发或作为一个有效的类固醇替代剂,一项 44 例使用英夫利昔单抗治疗 GCA 经皮质激素治疗缓解期的随机安慰剂对照试验提前结束了,而第二个试验使用依那西普仅显示出有限的类固醇替代效应。最近的报道表明抗 IL-6 受体单克隆抗体托珠单抗可有效治疗 GCA,但还需进一步研究结果[38]。非盲研究表明 TNF-α 阻断剂可以治疗对泼尼松龙和包括环磷酰胺在内的免疫抑制剂联合用药无效的 TA 患者。最近对用 TNF-α 拮抗剂治疗的 TA 所有病例进行回顾分析,有 37%完全缓解,53.5%部分缓解,9.5%无反应。只有少数的 TA 患者接受了托西单抗治疗。这些患者至少在短期内反应良好,但进一步的数据有待发表[39,40]。托西单抗抑制症状及 CRP 的合成,使疾病监测复杂化,并且可能导致错误的评估。因此,TA 患者的随访应该包括血管造影监测,但最好应用 CMR,因为它可避免辐射暴露。

对已发表的结果进行严格的分析表明,TA 或 GCA 患者接受皮血管成形术或旁路手术需谨慎。外科手术治疗的适应证包括有破裂风险的动脉瘤样扩张,严重的主动脉反流或缩窄,血管严重狭窄或闭塞导致严重的症状性冠心病或脑血管疾病,肾动脉狭窄导致的难治性高血压或导致严重的肢体缺血的狭窄性病变。手术应尽可能推迟到免疫抑制达到临床缓解的时候[33]。

中等血管血管炎

中等血管血管炎包括Churg-Strauss综合征(Churg-Strauss syndrome,CSS;嗜酸性肉芽肿伴多血管炎,eosinophilic granulomatosis with polyangiitis,EGPA)、肉芽肿伴多血管炎(granulomatosiwith polyangiitis,GPA;Wegener肉芽肿病)和显微镜下多血管炎(microscopic polyangiitis,MPA)。虽然这些疾病具有相同的特点,但它们代表不同的临床特征。GPA最常与识别抗原蛋白酶-3的胞浆ANCA(cANCA)相关,而MPA最常与针对髓过氧化物酶的核周ANCA(pANCA)相关。

嗜酸性肉芽肿合并多血管炎(Churg-Strauss综合征)

EGPA是一种全身性小血管坏死性血管炎,发病率为10~14/100万人口,有3个阶段。以过敏性鼻炎、鼻窦炎和哮喘为特征的初始症状,这些表现先于外周嗜酸性粒细胞增多及心肺的嗜酸性粒细胞浸润。几年后,全身性阶段出现,表现为坏死性血管炎,影响皮肤、周围神经、胃肠道和肾脏(30%)。高达40%的EGPA患者是ANCA阳性,通常为pANCA阳性。ANCA阴性患者更容易发生心肺并发症,而pANCA阳性患者似乎更容易发生肾脏和外周神经损伤。其诊断主要依赖临床特征,影像学研究,ANCA及活检(尽可能取得)。患者外周嗜酸性粒细胞计数明显增加,并有坏死性血管炎的证据,包括嗜酸性细胞浸润(图94.5)。

EGPA的诊断需要考虑鉴别多种疾病,包括GPA和MPA。哮喘病史,有明显的外周嗜酸性粒细胞,以及致密的嗜酸性粒细胞浸润高度提示CSS。必须排除包括巨细胞病毒、乙型肝炎和丙型肝炎等病毒感染。也必须排除诸如蠕虫类的寄生虫感染导致的嗜酸性粒细胞增多症。无明显血管炎的嗜酸性粒细胞增多可能提示特发性嗜酸性粒细胞增多综合征或潜在的白细胞增生性疾病。

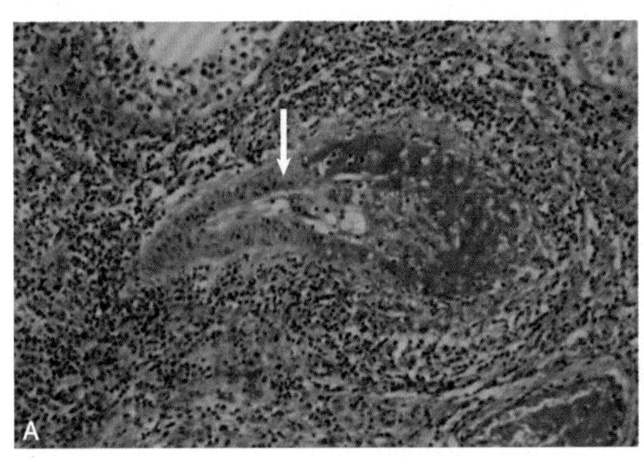

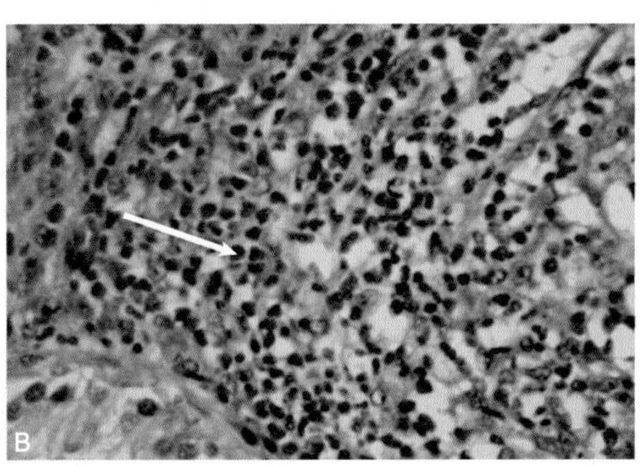

图94.5 Churg Strauss综合征。**A**,小动脉苏木精-伊红染色(箭头)显示纤维蛋白样坏死,血管周围单核细胞浸润。**B**,高倍镜下,炎性细胞主要为嗜酸性粒细胞(长箭头)和散在的巨噬细胞

心血管并发症

在所有血管炎中,EGPA最易导致严重并可能致命的心脏疾病(见表94.2)。心脏受累可高达60%,包括心包炎、心肌炎、冠状动脉炎、心肌梗死、心肌纤维化、动脉血栓形成和瓣膜功能障碍。心脏病是导致死亡的主要原因。心脏病多为心肌缺血的结果,后者多继发于心肌内动脉炎,较少发生于心外膜冠状动脉炎。心肌炎多与嗜酸性粒细胞浸润,纤维化相关,偶发于肉芽肿形成。浸润的嗜酸性粒细胞释放大量的碱性蛋白和神经毒素可导致直接的组织损伤。心肌炎可导致限制性、充血性或扩张型心肌病及死亡。

检查

心脏受累的EGPA需急诊检查,积极治疗,最先可检查12导联心电图和经胸超声心动图(见图94.5)。常见的发现包括30%的患者有左心室扩大,缩短率降低,心肌壁回声增强。CMR对比增强可提供最敏感的心肌病变检测手段[41]。尽管血管炎少见而且该疾病的诊断率较低,但如果诊断仍有疑问,心肌内膜活检仍可显示伴有或不伴有纤维化的嗜酸性粒细胞浸润。

治疗

大剂量皮质类固醇治疗通常有良好的反应,90%可缓解。类固醇减量过程中复发较常见,而且泼尼松的副作用也较常见。存在严重的疾病情况下,包括心脏、胃肠道、中枢神经系统和肾脏受累时,应同时应用免疫抑制剂。尽管需要进一步的临床试验,但首选的药物是静脉注射环磷酰胺。一般3~6个月缓解,环磷酰胺可被硫唑嘌呤或甲氨蝶呤取代。在一些有明显类固醇副作用的轻症患者中,可增加硫唑嘌呤或甲氨蝶呤,辅助激素的减量。在难治性疾病中,散在的病例报道了IVIG或TNF-α的有效性。我们期待B细胞耗竭和抗白细胞介素5抑制剂的研究结果[42]。

结节性多动脉炎

PAN是一种罕见性疾病,其特征是中等动脉系统性坏死性血管炎,并伴有瘤样结节。必须要排除病毒感染,特别是巨细胞病毒、人类免疫缺陷病毒、乙型肝炎和丙型肝炎病毒的感染。典型的PAN类型是ANCA阴性血管炎,其主要临床特征包括发热、萎靡不振、关节痛、体重减轻、网状青斑、皮肤结节和血管性皮疹。腹部、心脏和睾丸疼痛均可发生,一些患者表现为多神经炎。血尿、蛋白尿和/或高血压提示肾脏受累。

PAN的发病机制尚不清楚。最初血管内皮损伤后局部释放IL-1和TNF-α,引发慢性炎症及细胞黏附分子的上调。中性粒细胞聚集之后可出现单核细胞浸润,局部内皮破坏、血栓形成和纤维蛋白样坏死(图94.6)。相关的动脉壁损伤可导致动脉瘤形成。PAN的诊断并不简单。虽然活检可以明确,但病变部位多变,而且必须依赖于可检部位的病变,难度很大。结节部位的深部皮肤活检是最佳标本。腓肠神经联合肌肉活检也有帮助。少数情况下,可在一个中等大小的外周动脉上发现结节,进行活检较安全。由于微动脉瘤出血风险较高,肾活检应谨慎。尽管CTA及MRA无创成像的应用日益增多,但肠系膜动脉造影仍然是诊断肾或肝微动脉瘤的最准确的方法。

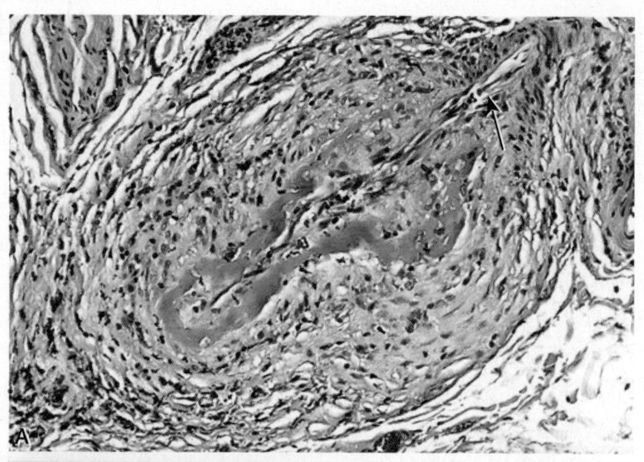

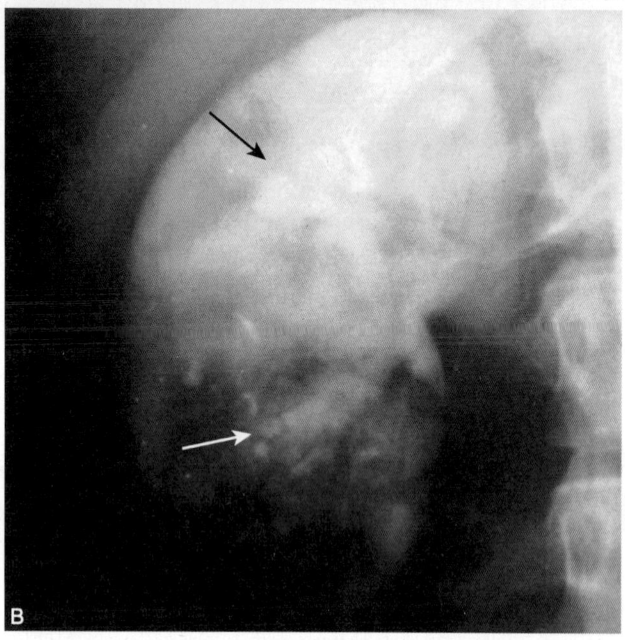

图 94.6 结节性多动脉炎。A,来自 PAD 患者动脉活检标本的苏木精-伊红染色切片的显微照片,显示节段性纤维蛋白样坏死,血栓栓塞,小的未受累颗粒(箭头)。B,右肾血管造影显示多个小动脉瘤(白色箭头)和正常肾盏系统(黑箭头)。(引自 Mitchell RN, Schoen FJ: Blood vessels. In Kumar V, Abbas A, Aster JC (editors): Robbins and Cotran pathologic basis of disease, 9th ed. Philadelphia, Elsevier Saunders, 2014.)

心血管并发症

PAN 心脏受累往往是亚临床的,仅 10%的患者有临床表现。充血性心力衰竭是最常见的表现,它可能是由于特定的心肌炎或冠状动脉炎所致。同样,PAN 相关肾损害可合并高血压。百分之五的患者发展为心包炎,室上性心动过速和瓣膜病。冠状动脉造影可显示冠状动脉微动脉瘤、冠状动脉炎或冠状动脉痉挛。冠状动脉 CTA 可诊断冠状动脉瘤。

治疗

糖皮质激素是治疗 PAN 的基础。在合并心脏病、伴或不伴肾损害的蛋白尿、中枢神经系统受累、胃肠道疾病或单神经炎多发症的患者中,静脉注射环磷酰胺是常用的初始治疗。一些医生仍倾向于选择口服环磷酰胺,尽管它的副作用更常见,但复发的时间可能会延长。6 个月的环磷酰胺通常足以达到疾病缓解的效果,治疗可以改为口服硫唑嘌呤。在难治性疾病中,使用英夫利昔单抗联合甲氨蝶呤或硫唑嘌呤可能有效。

肉芽肿性多血管炎(Wegener 肉芽肿)

GPA 是一种肉芽肿性坏死性血管炎,通常影响鼻窦、上呼吸道、肺、皮肤、关节和肾脏。主要依据临床特征、活检及抗蛋白酶-3 抗体的 cANCA 阳性。这种疾病可能只局限于上呼吸道,也可能累及多部位,包括眼部炎症、皮肤血管炎、关节痛、肺部空洞(图 94.7)、肺出血和急性肾衰竭。虽然尸检报道有 30%的病例有心脏受累,但临床表现较少见。最常见的问题是心包炎,有可能导致血流动力学不稳定及心脏压塞。充血性心力衰竭是预后不良的标志,第一年死亡率高达 25%。可能的病因包括冠状动脉炎,心肌炎,瓣膜病较少见。

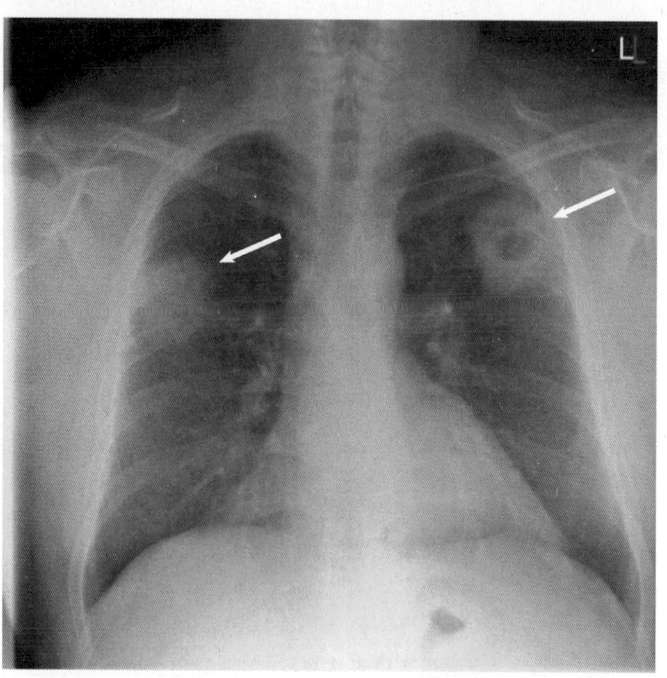

图 94.7 肉芽肿性多血管炎。一位 36 岁男性的胸部 X 线片显示肺部受累,左上叶病变可见肺毛玻璃样变及空洞(箭头)

显微镜下多血管炎

MPA 最常见的是肾小球肾炎、肾损害和肺出血。心脏病临床症状较少见,但 10%的患者可发生心包炎,18%的患者有充血性心力衰竭发生。亚临床心肌梗死可能发生,症状性急性心肌梗死发生率较低。病例报告和小系列研究的证据表明,本病可表现为症状性主动脉炎和冠状动脉微动脉瘤。

检查

心脏受累可先进行非侵入性的研究,包括静息或负荷超声心动图。增强 CMR 检测心肌病理较敏感,冠状动脉 CTA 能发现冠状动脉炎和微动脉瘤。超声心动图提示瓣膜增厚是 GPA 常见的表现,但它多数无症状。主动脉根部扩张及主动脉窦部变形增厚可导致主动脉瓣反流。冠脉造影也可进行,但对于其他血管炎,该项技术在怀疑冠状动脉炎活动的患者中应慎用。尽可能在冠脉造影前应用免疫抑制剂控制疾病活动。冠状动脉炎可引起多发小面积心肌梗死,在发生充血性心力衰竭之前通常无症状。肉芽肿会影响传导系统,导致心律失常。

治疗

对GPA和MPA来说，可以在静脉冲击甲基泼尼松龙之前，应用大剂量泼尼松[1mg/(kg·d)]。合并肺出血、严重心脏病或重度肾损害的重症患者，在前3·6个月接受静脉冲击注射环磷酰胺以诱导缓解。然后用硫唑嘌呤、甲氨蝶呤或MMF替换环磷酰胺。在症状较轻的患者中，泼尼松龙联合硫唑嘌呤或甲氨蝶呤也能有效地达到缓解[43]。越来越多的证据表明，B细胞耗竭疗法对AASV有效，其缓解速度与环磷酰胺相当[44,45]。

心包炎和心肌炎

心包炎

心包炎通常继发于自身免疫结缔组织疾病，尤其在SLE、SSc和RA中常见。然而，不到30%的患者才会出现症状性心包炎。由于检查方法不同，患病率也不一，从11%到85%都有报道。因此，尸检检出率很高，RA患者中40%可发现心包受累，SLE的检出率为40%~80%，SSc检出率为70%。这类患者中，超声心动图检出的心包增厚和少量积液诊断的心包炎可达50%。CMR同样可准确判断心包受累程度。

系统性红斑狼疮

SLE患者中，心包炎通常伴随疾病进展，常合并多浆膜积液。这些症状通常很轻，可出现胸痛，以卧位为重，伴随呼吸困难，可能合并胸膜炎。重症心包炎较少见，只有1%~2%会出现大量心包积液，导致心脏压塞。缩窄性心包炎或感染性心包炎很少发生。

类风湿性关节炎

RA患者中仅1%~2%发生有临床症状的心包炎，男性常见，多见于血清学阳性患者。缩窄性心包炎可在数月内发生。血流动力学受影响的心包炎虽有报道，但在接受抗风湿治疗的患者中极其罕见。事实上，RA的强化治疗及生物疗法降低了症状性心包炎的发生。

系统性硬化症

两种最常见的硬皮病的形式是弥漫性皮肤SSc(diffuse cutaneous SSc，dSSC)和局灶性皮肤SSc(limited cutaneous SSc，lSSC)。在血管炎症初期，主要病变是累及多个器官的纤维化[46]。除了明显的皮肤表现外，常见的临床特征包括关节痛、毛细血管扩张、肺纤维化、PAH和食管动力障碍。肾脏危象较常见，多伴发高血压。积极干预非常有必要，包括应用ACE抑制剂和钙通道阻滞剂。这些治疗改善了预后。心包疾病并不少见，尤其在dSSC患者及伴发肾脏危象的患者中更为常见。超声心动图通常会发现少量心包积液，很少会影响血流动力学。很少会出现大量的心包积液。

心包积液分析

除非怀疑感染性心包炎，否则心包积液检查对诊断很少有帮助。免疫复合物、抗核抗体和抗dsDNA抗体、补体消耗和正常葡萄糖水平可见于SLE患者的心包积液中。在类风湿性关节炎中，心包积液的葡萄糖浓度低于血浆中的葡萄糖浓度，尽管能经常检测到类风湿因子，但诊断价值不大。

治疗

在大多数情况下，超声心动图或者胸部X线片发现的少量心包积液，无需特殊治疗。除非有禁忌证，有症状的心包炎患者可以接受短疗程NSAIDs。也可应用小剂量口服泼尼松或将它作为替代药物使用。特殊情况下，复发性病例要进一步优化免疫抑制药。心包积液量较大时，可导致血流动力学异常，甚至心脏压塞，需要心包穿刺，甚至有些复发病例，需要心包开窗手术。对于免疫抑制的患者，应排除心包液的感染因素。应寻求微生物学家的帮助，以确保输送正确样本，包括排除结核病。

心肌炎

心肌炎发病罕见，但已被公认为自身免疫性风湿病患者致死病因之一，最常见于SLE、SSc、多发性肌炎或皮肌炎。虽然心肌炎在风湿性疾病中常见，但心肌炎也是在一些不明原因的心力衰竭病因中需要首先鉴别的疾病。心肌炎最常见的症状是最近发作有低氧血症的劳力性呼吸困难[47]。很少患者在初次评估时出现严重的心力衰竭，超声心动图通常显示左心室的大小和功能改变较小。必须排除PAH。除常规血液检查外，还应检查ESR、抗核抗体、抗dsDNA抗体和可提取核抗原、类风湿因子、肌炎免疫印迹筛查和补体因子C3和C4水平。

系统性红斑狼疮

随着更有效的免疫抑制药物广泛应用，SLE患者心肌炎的发病率已降到10%以下，但是那些有亚临床心肌炎的患者，心肌炎仍是一个很重要并可能危及生命的并发症。心力衰竭可能的病因包括高血压、缺血性心脏病、心脏瓣膜病或合并肾衰竭。

心肌炎始发症状包括低热、呼吸困难、提示严重心力衰竭的心悸症状。除了补体消耗、ESR升高和抗dsDNA抗体效价升高外，肌钙蛋白I水平可能显著增加。心电图不典型，表现为窦性心动过速或ST-T波改变，室上性或室性心动过速也可能发生。超声心动图有助于评估(图94.8)。超声心动图上功能异常包括节段性、局灶性或整体室壁运动异常；心腔扩大；射血分数降低。虽然SLE左室收缩和舒张功能异常多与高血压及缺血性心脏病相关，左心室肥大则多见于血压控制不佳。CMR可检查心肌炎和心肌纤维化，钆或腺苷负荷首过灌注检查可检测冠状动脉微血管功能。事实上，CMR和PET能检测出SLE患者冠状动脉心肌功能障碍和冠状动脉血流储备的减少[48]。

心内膜心肌活检仍存在分歧。而且它也不是SLE的特异性诊断。然而，活检可提示SLE活动的炎症特征。组织病理学通常显示局灶性纤维蛋白样坏死，伴随淋巴细胞和浆细胞浸润及沿肌束排列的免疫复合物沉积。免疫荧光研究可显示心肌血管内颗粒染色和补体沉积。活检也有助于排除其他潜在的心肌病的原因。

系统性硬化症

SSc患者很少会导致症状性炎性心肌炎；它主要发生在合并骨骼肌炎的患者中。超声心动图可显示舒张和收缩功能受损以及射血分数降低，偶尔严重到发生心力衰竭。心内膜心肌活检通常揭示心肌纤维化。纤维化呈局灶性，可累及双心室。与SSc其他病变一样，微血管疾病被认为是一个重要的致病因素。冠脉血流储备减少常见[49]，亚临床心肌缺血可能是心功能不全的重要原因。

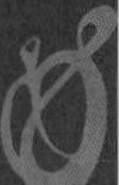

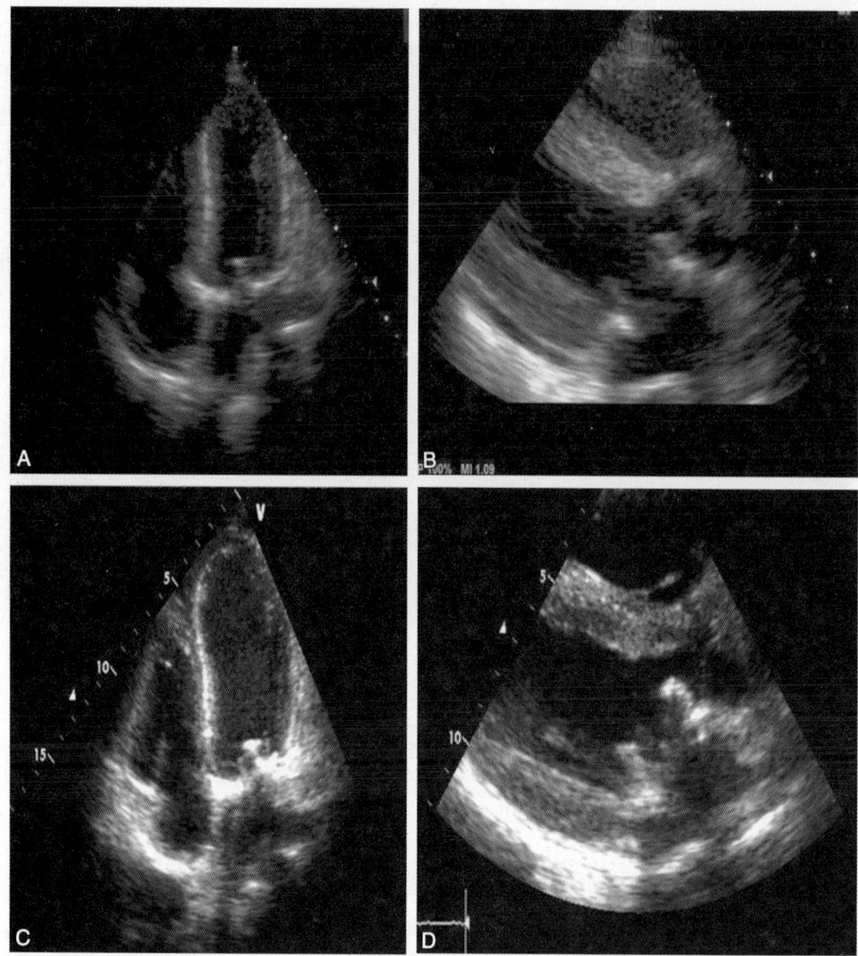

图 94.8 SLE 患者的心肌炎表现。A 和 C，四腔心；B 和 D，左长轴观。合并呼吸困难的 SLE 活动期患者，20 岁；初始心超提示左室功能轻度受损（A 和 B），随后症状恶化，6 天后复查提示左室壁明显增厚，有一条提示炎症浸润白亮带影像（C 和 D）；这些发现与随后的心功能恶化相关

肌炎

多发性肌炎和皮肌炎影响近端骨骼肌，并可导致严重的乏力。皮肌炎中，另外一种特征性皮肤表现包括玫红色皮疹、GOTRON 丘疹和指甲周围红斑。在儿童病例中，皮下钙化较常见，而且血管炎可导致严重的肠缺血和出血。在成人，尤其是 60 岁以上人群，皮肌炎可能是副肿瘤综合征的表现。在重症患者中，累及心肌，咽喉部及呼吸肌的肌炎，可能会危及生命。肌酸激酶可显著升高，肌电图显示肌肉纤颤及多相动作电位。磁共振成像显示近端骨骼肌影像，有助于确定受累肌肉和最适合的活检部位。组织病理学发现包括肌纤维坏死和再生，$CD8^+$T 淋巴细胞浸润，以及 I 型 HLA 表达。有明显临床症状的心肌炎仅占 3%。超声心动图可发现心室功能障碍。而心肌内膜活检可显示间质和血管周围淋巴细胞浸润，收缩带坏死，心肌细胞大小不一，变性和斑片状纤维化。明显的心力衰竭很罕见，最常见的是包括左前分支阻滞和右束支阻滞。

导致心肌炎的其他病因

尽管尸检研究发现风湿性关节炎患者可有心肌炎表现，但很少出现临床症状而且心力衰竭也少见。虽然与年龄和性别匹配的对照人群相比而言，RA 心力衰竭的比例更高，主要是因为 RA 导致冠心病所致。其他包括强直性脊柱炎、成人 Still 病、GCA 和 TA 的风湿性疾病也很少发生心肌炎。

治疗

自身免疫性疾病发生心肌炎所致的心力衰竭，应采取标准的治疗方案及支持性干预治疗（见第 25 章）。SLE 相关的心肌炎需要紧急使用皮质类固醇治疗，更严重时，可静脉注射甲基泼尼松龙，每天 1g，持续 3 天，然后口服泼尼松，每天 1mg/kg。这些患者可接受静脉注射环磷酰胺冲击治疗。对于轻中症病患者，治疗可以包括增加或调整硫唑嘌呤或 MMF 的剂量。一些证据表明 IVIG 在耐药患者中有用。心肌炎并发皮肌炎或多发性肌炎的治疗相似。SSc 患者伴发的心肌炎很少需要积极治疗。因为大剂量皮质类固醇增加了肾脏危象的风险，所以早期使用静脉注射环磷酰胺也是有好处的。

瓣膜性心脏病

许多风湿性疾病可导致有临床症状的瓣膜病。其机制包括心脏瓣膜的直接受损与累及升主动脉的主动脉炎所致的主动脉

瓣反流(另见第八篇)。

系统性红斑狼疮

SLE 患者瓣膜异常较常见,尸检报告可高达 75%。疣状心内膜炎(Libman Sacks 心内膜炎)和非特异性瓣膜增厚最常见。瓣膜病合并快速进展的瓣膜功能不全发生较少。经胸超声心动图疣的检出率为 2.5%~12%,瓣膜增厚检出率为 4%~38%,而经食管超声心动图的检出率分别会增至 30% 和 43%。Libman-Sacks 病变通常影响瓣膜的两面,最常累及的是二尖瓣。活动期的瓣膜病变包含免疫球蛋白、纤维蛋白块、局部坏死区域和白细胞浸润,而陈旧愈合的瓣膜病变表现为血管纤维组织,易导致瓣膜瘢痕形成及瓣叶畸形。这些异常可导致瓣膜反流。Libman-Sacks 心内膜炎常见于 SLE 合并抗磷脂抗体阳性的患者,并可伴发原发抗磷脂综合征。

Libman Sacks 心内膜炎通常无症状,可能不会出现杂音。SLE 患者合并杂音时并不能直接诊断心内膜炎,需排除细菌性心内膜炎。超声心动图有助于区分 Libman-Sacks 心内膜炎和感染性心内膜炎,这是免疫抑制患者首先要考虑的检查。与 Libman-Sacks 病变的典型非活动性赘生物相比,细菌性赘生物通常发生于瓣叶交界处,并表现出与瓣膜运动无关的活动。Libman-Sacks 病变增加了继发性感染性心内膜炎的风险,应考虑在诸如侵袭性牙科手术的高风险手术中使用预防性抗生素(见第 73 章)。SLE 相关瓣膜病的并发症较罕见,5% 以下的患者会出现血流动力学改变。有症状的瓣膜反流或者瓣膜狭窄需要瓣膜置换,但后者较为少见。疣状病变也可能栓塞或破裂,并导致脑血管意外或外周栓塞。腱索断裂也可能发生。

治疗

大多数患者无需特别治疗,每年超声心动图随访有助于瓣膜功能的监测。皮质类固醇治疗降低了 Libman-Sacks 心内膜炎的发生,因此泼尼松治疗可考虑用于那些早期活动性病变的患者。超声心动图发现瓣膜增厚,而无并发症的 Libman-Sacks 心内膜炎患者,不用常规抗凝。那些有明确赘生物或栓塞现象的患者应该终生抗凝[50]。

血清阴性脊柱关节病

血清阴性脊柱关节病包括强直性脊柱炎、感染后反应性关节炎、炎症性肠病相关性关节炎和银屑病性关节炎。HLA-B27 与强直性脊柱炎和反应性关节炎有关。脊柱关节病临床症状类似,包括不对称性、主要为大关节的关节炎、眼部炎症、骶髂关节炎、脊柱疾病和内脏疾病。强直性脊柱炎和反应性关节炎累及主动脉根部和瓣膜。主动脉炎导致主动脉窦增厚和缩窄,继而导致有症状的主动脉瓣反流,引发心力衰竭。近端主动脉炎影响升主动脉,导致主动脉根部增厚,随后导致主动脉扩张和主动脉瓣反流,其发病率与疾病持续时间有关。

治疗

脊柱关节病的传统治疗主要是 NSAIDs,在更严重的病例中可联合如甲氨蝶呤、柳氮磺胺吡啶和来氟米特等抗风湿药物。虽然这些药物在外周炎性关节炎的治疗中有一定的疗效,但是它们对脊柱炎几乎没有作用。TNF-α 拮抗剂能明确改善强直性脊柱炎和银屑病关节病,甚至对周围关节炎、脊柱疾病和关节外并发症,包括葡萄膜炎都有作用[51]。虽然证据有限,但对那些有主动脉炎早期体征和症状进行生物治疗可降低包括主动脉瓣反流在内的心血管并发症的风险[52]。

类风湿性关节炎

超声心动图和尸检均可发现 RA 患者的瓣膜增厚,但是这个问题很少引起临床症状。血清阳性 RA 患者和关节外结节性病的患者较多发生瓣膜病。经典的超声心动图表现为二尖瓣受累,瓣膜增厚,无症状二尖瓣反流,脱垂。病理组织学检查显示瓣膜肉芽肿样结节性病变。虽然血流动力学可能受到影响,而且有时需要二尖瓣或者主动脉瓣置换,但一般无需特殊治疗。

TA 大动脉炎

TA 患者易发生瓣膜功能障碍。在最近的一个 204 例韩国患者研究中发现,23%的患者至少有一个瓣膜异常,有 18%的患者存在主动脉瓣反流,7.5%的患者有二尖瓣关闭不全[53]。升主动脉炎症易导致主动脉根部扩张和主动脉瓣反流。约 15%的患者需要主动脉瓣置换,同时有主动脉根部置换的可能。外科手术前应尽可能应用免疫抑制疗法来控制疾病活动[33]。

心脏传导障碍

各种风湿性疾病均引起传导系统异常和心律失常。

系统性红斑狼疮与干燥综合征

成人系统性红斑狼疮很少引起原发性传导异常或节律紊乱,后者可能由于潜在的缺血性心脏病或心肌炎所致。SLE 或 Sjögren 综合征的女性患者若检测出抗 Ro 和/或 La 抗原的抗体阳性,胎儿则有发生先天性心脏阻滞风险,而后者可能由心肌炎所致。这些抗体可以穿过胎盘,引起心肌炎症,损伤传导系统,导致纤维化。确切发病率尚未确定,但通常引用的数字是 20 000 个活产儿中会有 1 例患者,总的比例为 1∶11 000~1∶25 000。SLE、重叠综合征和 Sjögren 综合征患者应在妊娠前筛查抗 Ro 和抗 La,并寻求医学咨询。已知抗体阳性的母亲,妊娠 16 周后,每 2 周行宫内超声心动图检查。不完全房室传导阻滞可逆转,地塞米松治疗有效。完全性房室传导阻滞是不可逆的,死亡率高达 20%,其中 65%需要植入起搏器。

系统性硬化症

SSc 患者发生传导系统异常的高达 50%。与 SSc 相关的斑片状心肌纤维化可能导致传导通路受累。室上性心律失常通常是良性的,容易治疗。心室传导异常在 SSc 中也比较常见。在这些患者中,室性早搏最常见,且与猝死密切相关。

强直性脊柱炎

HLA-B27 相关的脊柱关节病常合并传导异常。在强直性脊柱炎中,高达 30%的患者可出现传导系统疾病,主要是由于主动脉内的纤维化延伸到间隔并影响房室结。房室传导阻滞较常见,而且会进展为完全性阻滞。

多发性肌炎和皮肌炎

肌炎综合征最常见的心脏表现是传导异常。以左前分支阻滞

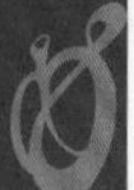

和右束支传导阻滞最常见,偶尔进展为完全性传导阻滞。尸检报告,25%的病例提示多发性肌炎和皮肌炎相关的炎症和纤维化可影响传导通路。

类风湿性关节炎

尽管临床表现不明显,RA 患者的心电图筛查研究显示心律失常或传导系统异常发生率高达 50%。类风湿性心肌炎和淀粉样蛋白沉积在心脏中可引起房室结传导阻滞。同样,类风湿结节可能破坏传导系统并导致所有类型的传导异常。

肺动脉高压

PAH(见第 85 章)可由结缔组织疾病引起,是风湿学家关注的过早死亡的重要病因(表 94.4)。PAH 常出现在疾病演变的晚期,或者一直未确诊。此外,PAH 发生证实原发结缔组织疾病对最优化药物治疗的耐药性。尽管如此,提高认识、识别高危人群、改进筛查方式和进行新的治疗能改善预后。

表 94.4 风湿性疾病中肺动脉高压

风湿性疾病	PAH 特点
系统性硬化症	5%~12%的发病率,常见于局限性 SSc 患者
多发性皮肌炎/硬化症	每年进行筛查,3 年存活率为 47%~56%
系统性红斑狼疮	发病率 0.5%~17.5%,3 年存活率为 74%;栓塞性动脉病变是最主要的原因;83%的患者有抗心磷脂抗体;有雷诺综合征,抗心磷脂抗体阳性及抗 U1RNA 阳性的患者需要筛查
类风湿性关节炎	流行病学数据有限,曾报道高达 20%;临床表现不一,多继发于慢性阻塞性肺部疾病,慢性血栓栓塞性疾病,间质性肺病;类风湿性关节炎的治疗有助于降低发病率
Sjögren 综合征	Sjögren 综合征患者肺动脉高压少见,通常发生于疾病的晚期,发病率未知
Takayasu 关节炎	高达 50%的患者有肺动脉炎症,肺动脉高压的发病率为 12%

系统性硬化症

结缔组织病中,SSc 对药物反应性最差,死亡率最高。PAH 对预后有很大的影响,是 SSc 相关死亡的最常见单一原因[54,55]。新的治疗方案提供了新的希望,早期数据表明其可提高生存率[56]。

发病机制

动脉重塑是 PAH 发病的主要机制,主要是平滑肌细胞增殖失控、细胞外基质的沉积以及继发纤维化、血管收缩和原位血栓形成,这些因素共同导致 PAH 的发生。PAH 进展后可出现血管阻力增加,右心室扩张,功能障碍进而衰竭。因为 PAH 进展很快,对 SSc 患者进行有效的筛查必不可少,早期干预也很重要。

筛查

SSc 患者 PAH 的患病率为 5%~12%。虽然在 lSSc 中更常见,但 PAH 也经常发生在 dSSc 患者中。对筛查频率及是否筛查需包括有症状还是无症状的患者仍有争论。无症状患者筛查可以提高生存率[57]。PAH 发生可早可晚,缺乏可靠的危险预测因子。每年的筛查应包括超声心动图和肺功能检查[54]。在后者中,一氧化碳的弥散度可以预测 PAH 的发展和预后。SSc 也可伴发肺纤维化,加重 PAH(图 94.9)。超声心动图评估肺动脉压力可能会遗漏早期无症状患者。筛查结果阳性患者应行右心导管检查[58]。NT-pro 脑钠肽(BNP)水平与右心室功能障碍和 PAH 严重程度有关。

治疗与预后

PAH 的典型症状是呼吸困难,但是由于 SSc 患者呼吸困难的原因众多,PAH 的诊断往往被延迟,直至出现血流动力学障碍才诊断。诊断的延误也表现在 3 年生存率较差,仅 47%至 56%,因此必须强调早期诊断和治疗,这样可能改善预后[58]。治疗的目标包括改善纽约心脏协会心功能分级(NYHA)和提高生活质量,延长临床恶化的时间,改善远期预后。虽然标准的 PAH 结果测量可以评估对治疗的反应(第 85 章),但并非所有结果都能在 SSc 患者中得到验证,而且它们还受肺纤维化和肌肉骨骼疼痛等混杂条件的影响。目前的临床试验证实有 3 种主要治疗的途径,它们可单独使用,也可联合应用[59]。内皮素-1 受体拮抗剂包括原来的波生坦、西他生坦、安贝生坦和最近的马西替坦。依前列醇,伊洛前列素,或前列地尔主要针对前列环素途径,目前非盲研究表明其可改善症状和 6 分钟步行距离。同样,在一项安慰剂对照研究中,5 型磷酸二酯酶拮抗剂西地那非也可提高运动能力。

系统性红斑狼疮

各个研究得出的 SLE 患者 PAH 患病率不同,估计在 0.5%~17.5%之间。这些患者通常是育龄妇女,其中 PAH 在怀孕期间显著增加死亡风险。

发病机制

原位肺血栓形成或慢性血栓栓塞性疾病导致栓塞性动脉病变是 SLE 患者发生 PAH 最常见病因,83%的患者具有抗心磷脂抗体。其他原因包括肺动脉炎、间质性肺疾病与继发于心肌炎、高血压和缺血性心脏病的左心室病变。

临床表现与诊断

初始症状包括呼吸困难、乏力、咳嗽和胸痛。PAH 的进展并不一定反映 SLE 的持续时间或严重程度。有限的数据显示,严重雷诺现象、抗心磷脂抗体和抗 U1RNP 抗体是有预测价值的特征,这些情况下更容易发生 PAH。这些患者应每年筛查超声心动图以估测肺动脉压力,若压力升高,需进一步行右心导管检查。

治疗与预后

虽然各个中心的方案不一[56],但 SLE 患者发生 PAH 后需联合免疫抑制及血管扩张剂治疗[60]。SLE 合并 PAH 治疗策略的支持证据有限；许多中心对心功能 NYHA Ⅲ～Ⅳ级的患者采取联合治疗的方案。与 SSc 相关的 PAH 相比，皮质类固醇加量及静脉注射环磷酰胺冲击治疗对 SLE 合并的 PAH 有良好的效果，并且一旦有反应，可将环磷酰胺替换为硫唑嘌呤或 MMF，以减少毒性。血管扩张治疗的临床数据更有说服力，包括了内皮素-1 受体拮抗剂，如波生坦、前列环素治疗和西地那非的两两联合治疗。抗心磷脂抗体阳性的患者，需终生应用华法林抗凝。SLE 合并 PAH 患者的 3 年生存率为 74%，高于 SSc 相关 PAH 患者[60]。

类风湿性关节炎

RA 的肺部并发症包括胸腔积液、肺部结节、间质性肺病、毛细支气管闭塞性病变，偶尔还有 PAH[61]。RA 患者发生 PAH 通常由其他基础疾病引起，包括慢性阻塞性肺部疾病、慢性肺血栓栓塞症、高黏滞综合征或左心系统疾病，也可与 RA 关节外表现、肺纤维化或孤立性肺动脉炎有关。呼吸困难是最常见的始发症状。诊断通常会被延误，首先是因为呼吸困难常归因于其他潜在原因，其次是因为严重关节炎的患者活动能力有限。PAH 除了上述常规检查外，还应进行如高分辨率肺部 CT、CTA、肺功能检测和通气-血流灌注扫描以明确潜在的病因。没有具体针对 RA 继发 PAH 治疗的指南。任何类风湿性关节炎活动证据存在时，都应积极治疗，首选如 TNF-α 或 IL-6 受体拮抗剂等生物制剂。针对 PAH 的靶向治疗也应继续，其中包括使用内皮素-1 拮抗剂或 5 型磷酸二酯抑制剂。

Sjögren 综合征

Sjögren 综合征患者很少出现临床症状的 PAH，若发生，通常在晚期，多出现在 NYHA 心功能分级在Ⅲ或Ⅳ级的患者中；诊断标准与前述 RA 相同。临床指导治疗策略的证据很少，治疗方案也大相径庭[62]。应该优化皮质类固醇和免疫抑制药物，包括硫唑嘌呤和环磷酰胺的治疗，以控制潜在的 Sjögren 综合征的活动。这些措施对 PAH 有短暂性获益，特别是对有活动性肺间质疾病证据的患者更明显。少数证据表明对于重症患者，利妥昔单抗产生的 B 细胞耗竭效应对 PAH 有益，并为 PAH 患者未来治疗提供了方向。多数情况下，多采用免疫抑制强化治疗与标准 PAH 治疗相结合的方案，后者包括使用前列环素、内皮素-1 拮抗剂和磷酸二酯酶 5 型抑制剂。

TA 大动脉炎

TA 的肺动脉病变常常被忽视。然而，尸检中 50%TA 患者有肺动脉炎证据，有 12% 发展为 PAH。尽管肺动脉炎通常与主动脉疾病共存，但它也可单独存在。系统性高血压和左心功能不全可导致继发性 PAH。肺动脉病变包括狭窄、闭塞和动脉瘤。PAH 可能在病程早期进展迅速，或在晚期隐匿性继发于进行性肺动脉狭窄。一旦存在，可出现呼吸困难、胸痛和外周水肿。这些症状常被误认为包括左心室功能障碍的其他原因，因此诊断通常较晚。除非受到特别关注，肺动脉受累情况往往会被初始的放射学检查忽视。针对性 CMR 和 CTA 增强检查是最敏感的检查方法。超声心动图和前述的一些检查也可发现一些异常。

没有可用的临床试验指导治疗。推荐应用大剂量的皮质

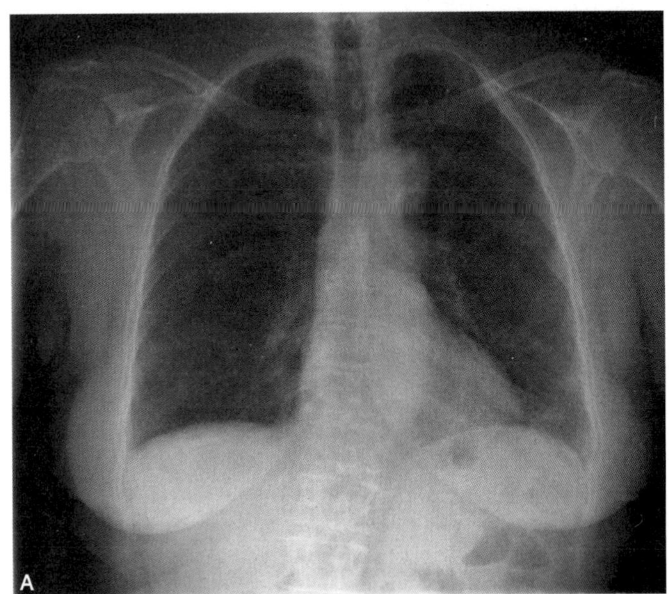

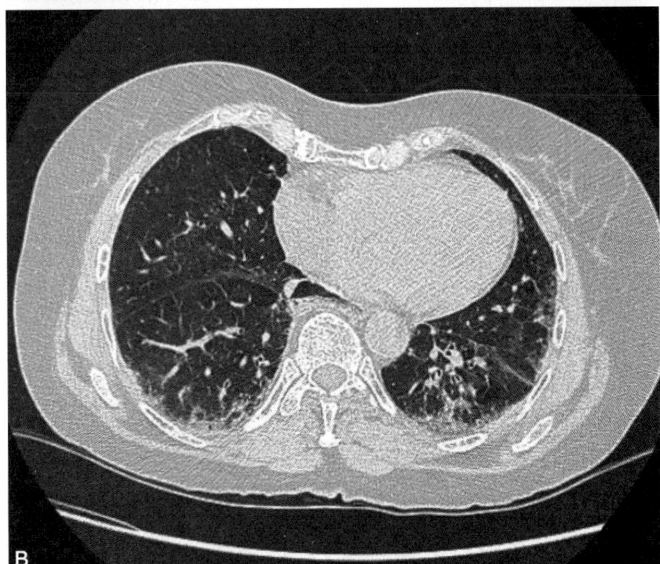

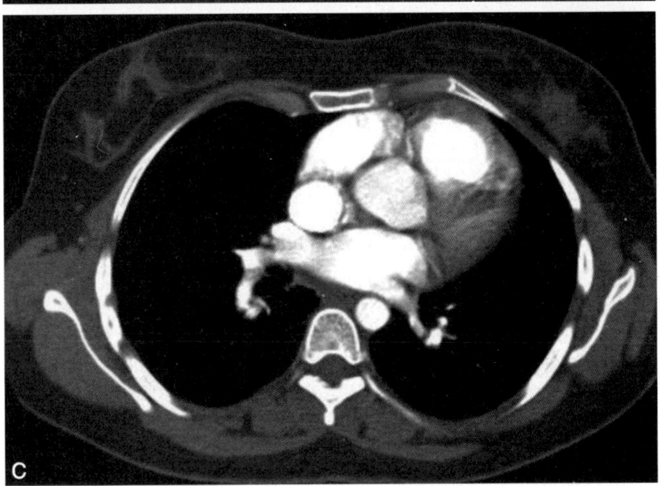

图 94.9　系统性硬化症。A，dSSc 患者胸部 X 线片显示间质阴影，主要在肺基底部，伴随容积减少，提示早期肺纤维化。B，胸部 CT 显示毛玻璃样混浊，胸膜下蜂窝状小叶间隔增厚，线性纤维带，提示肺纤维化。也发现有支气管扩张的证据。C，局限性皮肤硬皮病和肺动脉高压患者肺 CTA 表现。右房和右室增大，肺主干扩张

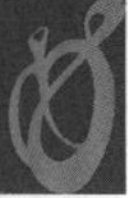

类固醇和甲氨蝶呤等类固醇易化剂进行强化治疗。静脉注射环磷酰胺冲击治疗对无应答者有效，而包括 TNF-α 和 IL-6 受体拮抗剂在内的生物疗法也对 TA 有效，提示在难治性疾病中应早期使用。在那些有血栓形成或者肺梗死的患者中，应经常使用华法林。内皮素-1 拮抗剂或西地那非可能有助于更严重或耐药的 PAH 患者[63]。开放重建手术或经皮血管成形术也可能有效。

血栓形成与风湿性疾病

血栓形成是许多风湿性疾病的重要病理过程，也是致残和致死的重要原因（参见第 93 章）。静脉和动脉的大血管血栓形成，可发生于白塞病和 APS 患者中。原位血栓形成也发生在小血管，主要是由于慢性血管壁增生或诸如 SSc、血管炎和 PAH 等疾病炎症反应的最终结果。SLE 和 SSc 可并发慢性血栓栓塞性 PAH。

血管壁，血液成分及血流的异常可导致凝血级联反应的激活，进而引发血栓形成（见第 44 和 93 章）。血管内皮功能异常与风湿性疾病有着密切的关系。系统性红斑狼疮、白塞病和血管炎患者的长期炎症可引起内皮细胞凋亡、局部炎症反应和内皮细胞活化。细胞因子介导的内皮激活干扰抗凝和纤溶机制。这些疾病需要预防栓塞的治疗，其治疗包括以控制疾病活动的免疫抑制、改善内皮功能障碍、抗血小板药物、抗凝以及使用他汀类药物。

抗磷脂综合征（见第 93 章）

APS 易发生血栓（动脉和静脉均可发生），并与胎儿早期流产有关。实验室检查可见抗磷脂抗体阳性，最常见的为抗心磷脂抗体和/或狼疮抗凝试验阳性。抗心磷脂抗体典型的为 IgG 或 IgM 同种型以中到高滴度存在，或狼疮抗凝物的检测应至少两次，间隔 6 周或以上。抗磷脂抗体作用于 β_2-糖蛋白-1，可激活内皮细胞、单核细胞和血小板。这导致单核细胞及血管内皮细胞表达细胞黏附分子及组织因子。血小板产生的组织因子和血栓素 A_2 增加可导致促凝状态。但血栓形成需要如补体级联激活所提供的二次打击。抗磷脂抗体还可与凝血级联反应中的其他蛋白相互作用，如凝血酶原、因子 X、蛋白 C 和纤溶酶，并可能对纤溶产生不利影响。实验室检查发现抗磷脂抗体通过抑制内皮一氧化氮（eNOS）的活化和一氧化氮的合成，以增强白细胞与内皮细胞的相互作用，诱导血栓形成。该机制主要涉及抗体与 β_2-糖蛋白-1 的结构域 I 结合及 eNOS 的磷酸化受损[64]。

心血管疾病

APS 患者报道最常见的心脏损害是瓣膜异常。最常见的病变是疣状心内膜炎（Libman-Sacks 心内膜炎）和非特异性瓣膜增厚（见前）（图 94.10）。虽然病变较常见，但临床症状少见。抗体滴度高的患者更容易出现症状。5%的患者可发生充血性心力衰竭，而 13%的患者需要心脏瓣膜置换。瓣膜的组织学分析显示病变部位有抗磷脂抗体的沉积及补体的激活。通常黑矇、短暂性脑缺血发作，或卒中被认为是动脉栓塞的结果。0.5%至 6%原发性 APS 患者可发生冠状动脉血栓形成和心肌梗死，甚至还可发生心内血栓。SLE 合并 APS 的患者发生心肌梗死及卒中的风险增加。

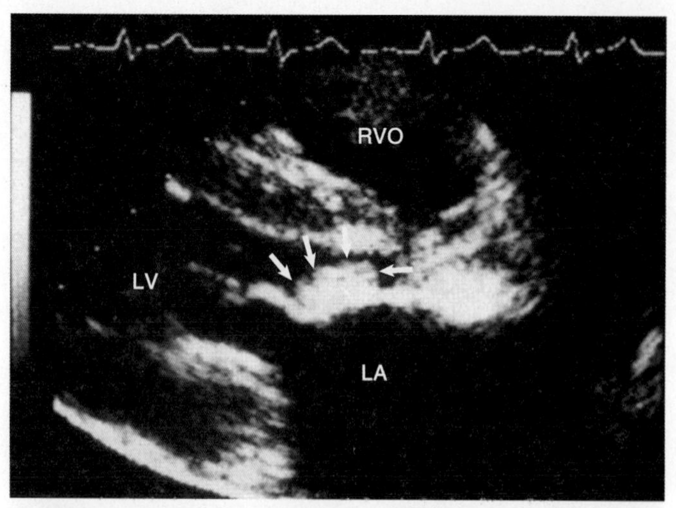

图 94.10 SLE 合并高滴度抗磷脂抗体患者心脏胸骨旁长轴观。二尖瓣前叶的心室面可见巨大的赘生物（箭头），但它并不影响瓣膜的活动度。LA，左心房；LV，左心室；RVO，右室流出道。（Courtesy Professor Petros Nihoyannnopoulos，National Heart and Lung Institute，Imperial College，London）

治疗

已有明确血栓的 APS 患者需要抗凝治疗。大多数中心的目标国际标准化比值（INR）为 2.5~3.5。一些证据支持使用小剂量阿司匹林应用于 SLE 合并抗磷脂抗体的患者。而另一相反研究表明，低剂量阿司匹林不能预防 APS 男性患者深静脉血栓形成或肺动脉栓塞。

白塞病

白塞病在世界各地均有发生，但最常见于土耳其、伊朗、日本和韩国，80 例/10 万人，在美国、法国、德国和英国降至 4~8 例/10 万人。这种多系统疾病包括口腔及生殖器溃疡、痤疮样皮损和关节痛。它可能会导致葡萄膜炎，并可能导致年轻人失明。关节痛较常见，较少见的患者也可发生脑膜脑炎，胃肠道溃疡及血管并发症。

白塞病相关的血管炎主要影响肺动脉和肺静脉，血栓形成是明显的临床特征。大多数血栓累及静脉，表现为浅表性血栓性静脉炎及深静脉血栓，包括上腔静脉阻塞、脑静脉血栓和 Budd-Chiari 综合征。在少数情况下，肺动脉血管炎可导致原位肺动脉血栓形成。虽然一些小样本研究表明血栓形成与同时合并的促栓因素相关，如凝血因子 V 或凝血酶原的突变等，但这不是大多数情况的病因。间接证据表明慢性血管炎所致的内皮细胞活化、黏附及易栓状态诱发了高凝状态。一项对比抗凝、免疫抑制及联合治疗对白塞病血栓转归的研究支持这一假设。单用抗凝治疗的患者中血栓复发的比例高于免疫抑制剂组。肺动脉瘤样扩张是白塞病（图 94.11）中罕见的危及生命的并发症，同样动脉瘤也可发生于其他动脉床。其他心血管并发症发生率低于 10%，其中包括心包炎、心肌炎、心内血栓形成、心肌梗死和心肌动脉瘤[65]。

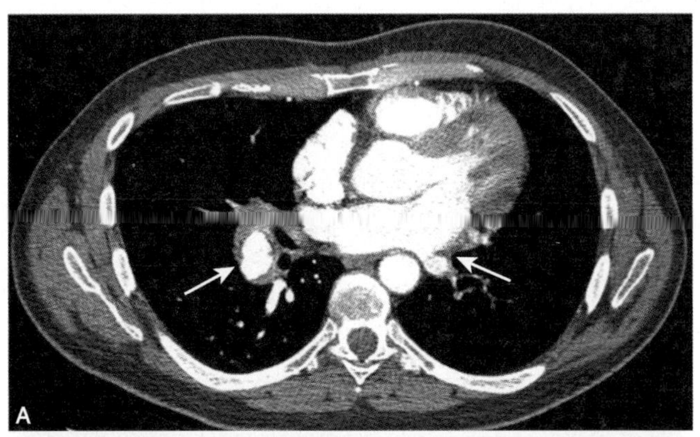

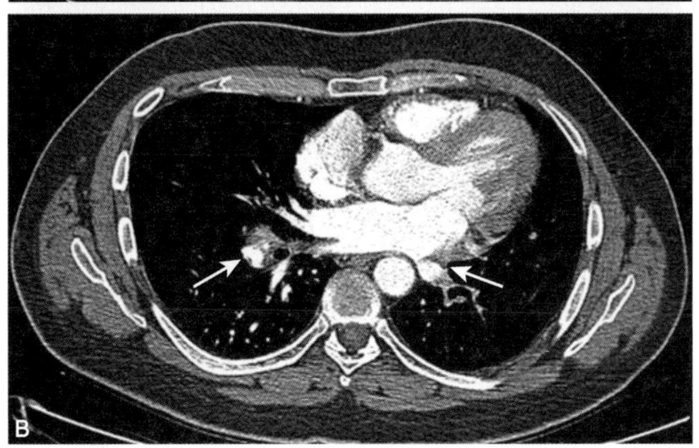

图 94.11　A，白塞病患者 CT 血管成像提示双侧肺动脉瘤样扩张（箭头）。B，TNF-α 拮抗剂英夫利昔单抗治疗 4 个月后，右侧肺动脉瘤有所缩小。（感谢 Professor Dorian Haskard，National Heart and Lung Institute，Imperial College，London.）

治疗

缺乏有效的可指导白塞病合并心血管症状的治疗决策的临床数据。欧洲风湿病联盟（European League Against Rheumatism，EULAR）指南建议在流行病区用免疫抑制治疗血栓[65,66]。抗凝治疗是非流行地区急诊室处理这些患者的一线方案。尽管动脉瘤患者有潜在出血的风险，但由于血栓的病因并不能很快诊断，抗凝治疗也是合理的。患者应该在专科门诊就诊来评估长期抗凝，免疫抑制治疗及无创血管造影筛查动脉瘤的必要性。外科手术前，应尽可能用环磷酰胺和大剂量泼尼松积极治疗减少炎症活动，因其可能涉及经皮途径支架置入或开放手术修复。由于病变经常复发，患者需要定期随访。少数证据表明抗肿瘤坏死因子-α 对复发性动脉瘤或对环磷酰胺无效者有效（图 94.11）。

抗风湿药物与心血管疾病

在过去的 20 年中，许多风湿性疾病的药物治疗进展迅速。更准确的诊断方法和影像学数据及药物机制的理解和新靶向治疗的研发都有长足进步。本节强调抗风湿药物对心血管系各方面的影响。

药物治疗与心血管疾病的关系

虽然炎症促进动脉粥样硬化的发生，而且全身炎性风湿病患者发生早发性心肌梗死和卒中的风险增加，但两者因果关系仍未得到证实[6]。抗炎药物对动脉粥样硬化及心血管事件发生率的影响指明了这方面的研发前景[1]。迄今为止，没有临床试验令人信服地证明抗炎药物对心血管预后有益。事实上，传统的 NSAID 或昔布类药物实际上些许增加血栓形成的风险。NSAID 在炎性关节炎患者中的使用似乎不增加心血管风险，可能它的抗炎作用占主导。同样，他汀类药物可降低血清 CRP 水平，大量临床试验表明，他汀类药物有免疫调节和抗炎作用，这不依赖于其对 LDL 胆固醇的作用。

肿瘤坏死因子-α 拮抗剂

TNF-α 阻断是一种有效治疗活动性 RA 的方法。静脉或者皮下注射依那西普（一种可溶性 TNF 受体融合蛋白）产生单克隆抗体可靶向结合 TNF-α。这些药物在已确诊的心血管疾病和心功能 NYHA Ⅲ、Ⅳ级的患者中禁用，而在轻度充血性心力衰竭患者中应慎用[67]。在 RA 中，炎症反应及传统危险因素共同作用与颈动脉 IMT 的快速进展有关。甲氨蝶呤和 TNF-α 拮抗剂治疗可降低进展速度[10]，并减少心血管事件[68]。与稳定型心血管疾病患者相比，^{18}F-FDG-PET 扫描显示 RA 患者存在亚临床动脉炎，TNF-α 拮抗治疗可抑制动脉炎，表明了这种作用的可能机制[69]。下一个问题是，这种亚临床动脉炎的程度是否能够预测未来的心血管事件和值得针对性治疗。

白细胞介素-6 抑制剂

托西单抗是 IL-6 信号转导的抑制剂，具有血管保护作用，至少在短期内，可以改善内皮功能和主动脉僵硬度。然而，托西单抗对血脂有影响，可升高低密度脂蛋白胆固醇，需要添加他汀治疗。因此，现在需要长期的前瞻性研究，以确定有效抑制 IL-6 是否可控制慢性炎症带来的降低心血管事件。

导致 B 细胞耗竭的药物

利妥昔单抗靶向针对 CD20 并消耗 B 淋巴细胞。利妥昔单抗最初被认为是 B 细胞淋巴瘤的治疗方法，它可以控制 RA 的活动和减少糜烂。同样，在治疗 ANCA 相关的血管炎方面，利妥昔单抗显示出与环磷酰胺相当的治疗，并可能在 SLE 中发挥疾病调节作用。短期研究（4~6 个月）表明，利妥昔单抗可改善血脂、颈动脉 IMT 厚度和内皮功能[67]。然而，最近一项对 33 例活动性类风湿性关节炎患者的研究发现，在治疗 6 或 12 个月后，动脉僵硬度并没有改变。此外，低密度脂蛋白胆固醇显著增加而不是调整血脂[70]。因此，还需要长期，更有说服力的临床试验来观察心血管事件终点。利妥昔单抗输注后有严重心血管并发症发生。管理机构的建议是在已存在心肺疾病的患者中，这种治疗应谨慎，而且需要降低输注次数。

甲氨蝶呤

已证实每周 25mg 剂量的甲氨蝶呤在治疗类风湿性关节炎方面有显著疗效，并且经常被用作大血管性脉管炎患者中的类固醇替代药物。临床证据表明，甲氨蝶呤具有心血管保护作用，那些对甲氨蝶呤治疗有反应的患者，内皮功能有所改善。最近的荟萃分析证实了早期报告，与其他抗风湿药物相比，尽管保护程度稍低，处方甲氨蝶呤的 RA 患者，心血管死亡率相对降低 70%[71]。最近报道了一些其保护血管新的机制，包括活化腺苷酸激酶及环腺苷酸、元件结合蛋白依赖途径的反应[72]，这些对巨噬细胞处理胆固醇有益[73]。

其他疾病修饰抗风湿药物

羟基氯喹是一种常用于治疗 RA、SLE 和 Sjögren 综合征的抗疟疾药物，近年来其潜在的心血管益处已得到广泛认可。羟氯喹降低胆固醇，并可改善内皮功能和主动脉僵硬度。临床研究表明羟基氯喹可以降低 RA 和 SLE 患者心血管事件的风险。相反，累积剂量较大会发生限制性心肌病，并导致视网膜损伤。

环孢素除应用于器官移植患者外，还继续用于治疗包括多发性肌炎、系统性红斑狼疮和风湿性关节炎患者。临床研究表明，环孢素损害血流介导的血管舒张。这种效应部分反映在 eNOS 活性及一氧化氮生物利用度的降低。环孢素的心血管副作用也可能反映在其易于诱发高血压和肾损害。主要用于移植的替代性免疫抑制药物，如他克莫司和西罗莫司，似乎具有更有利的血管保护作用。

糖皮质激素

糖皮质激素治疗全身炎症性疾病（包括 RA、SLE 和血管炎）具有无可争议的疗效。然而，严重的副作用困扰着患者和医生。皮质类固醇治疗对动脉粥样硬化进展的影响是复杂的，并且有赖于前后情况。皮质类固醇对血压和糖脂代谢可能有害。相反，在 SLE 中，有证据表明糖皮质激素的使用不足会导致持续性炎症和/或疾病复发，从而导致动脉粥样硬化进展的风险增加。因此，联合使用类固醇易化药物，如硫唑嘌呤、MMF 或甲氨蝶呤，使泼尼松逐渐降至 7.5mg/d 或更少，可能是最佳方案，这时无促动脉粥样硬化作用，但具有潜在的血管保护作用。

他汀类药物（见第 45 章和第 48 章）

大规模的一级预防试验表明，他汀类药物可以降低心血管疾病的发病率和死亡率，这一效应可独立于调控低密度脂蛋白胆固醇之外[74]。这些作用已引起人们对他汀类药物作为包括 RA 和 SLE 在内的风湿性疾病辅助疗法的兴趣，对于这些风湿性疾病，他们需要降低疾病活动并减少心血管风险[75]。缺乏临床试验证据支持所有 RA 和 SLE 患者常规使用他汀类药物。虽然没有指南写明，但是大多数风湿病学家目前认为 RA 和 SLE 患者的心血管风险与糖尿病患者相当。EULAR 已经建议在标准心血管风险计算中增加 1.5 倍数[76]。他汀类药物的适应证包括：低密度脂蛋白胆固醇水平 190mg/dl 或更高，长期 RA 史，家族高脂血症史，发病年龄更高，以及任何其他心血管危险因素存在的患者[77]。此外，最近的报告建议进一步扩大 RA 的心血管风险预测分数[17]。

非甾体抗炎药

非甾体抗炎药（NSAIDs）和昔布类药物在治疗疼痛和炎症方面重要而且有效。然而，有关动脉粥样硬化血栓并发症的关注，使得它们的应用有所保留。因此，风湿性疾病患者常常不恰当地拒绝这些药物。尽管目前的证据表明，这两类药物引起的心血管并发症的风险小、易于管理、并且呈剂量依赖性，但由于临床试验的差异性，而且也没有随机对照研究结果，很难确定各个药物之间的危险程度和相对安全性。总体数据表明，传统的 NSAID 或 COX-2 抑制剂没有绝对安全的。由于萘普生的抗血小板作用，其具有较好的心血管作用[78]。尽管有这些作用，心血管事件的绝对风险还是非常低的，相反胃肠道出血和穿孔是 NSAID 主要的长期风险（表 94.5）。虽然昔布类药物不大引起胃肠道问题，但是许多指南建议服用 NSAIDs 或昔布类药物超过 10 至 14 天的患者应处方质子泵抑制剂。

表 94.5 处方 NSAID 的心血管及胃肠道风险

正在服用阿司匹林，有 CV 风险的患者应尽量避免 tNSAID 及昔布类药物
必要的话，GI 风险低的患者，考虑萘普生加 PPI，GI 风险高的患者使用一种昔布类药物
tNSAID 及昔布类药物相关的心血管风险不一
心力衰竭或者高血压患者避免应用 tNSAID 和昔布类药物
2 个经典危险因素以内的患者 tNSAID 应用 CV 事件的风险<1%
老年人，男性及已经存在的 CV 疾病会增加 CV 事件的风险
阿司匹林与 tNSAID 及昔布类联用，增加 GI 的风险
PPI 与 tNSAID 及昔布类药物联用可降低 GI 风险
PPI GI 保护作用优于 H_2 受体拮抗剂及米索前列醇
tNSAID GI 的风险不一
应用最小剂量和最短时间

CV，心血管；GI，胃肠道；PPI，质子泵抑制剂；tNSAID，传统非甾体抗炎药。

APPROVE 研究引发昔布类药物的关注，因罗非昔布可增加血栓性心血管事件。其他临床研究及初级保健中展开的非随机流行病学研究结果也强化了这一概念。然而，这些研究多数比较的是昔布类药物与安慰剂，而非昔布类与 NSAID 对比。这些结果引发一个假设：选择性阻断 COX-2 导致 COX-1 和 COX-2 酶产物之间的不平衡，使得血栓素 A2 的作用超过前列环素的作用，从而促进血管收缩、血小板聚集和血栓形成。这一假说依赖于内皮 COX-2 酶是前列环素的主要来源，但数据与此相矛盾，实际是 COX-1 作用更重要[79]。此外，来自比较关节炎患者中 NSAIDs 和昔布类药物的研究数据不支持 COX-2 的类效应[80]。因此，不管该化合物的 COX 异构体特异性如何，抑制 COX-2 本身有心血管风险。大规模的人群研究表明，NSAIDs 双氯芬酸和罗非昔布对心血管影响较大，而萘普生和塞来昔布则没有发现[81]。研究人群很重要，很少有研究关注关节炎患者。一项针对 923 例早期炎性关节炎患者的起始队列研究，评估了 NSAID 和心血管预后的关系。研究人员证明，NSAIDs 与死亡风险的增加无关，事实上可使心血管死亡率降低 2.5 倍。最近报道的评估塞来昔布与布洛芬或萘普生整体安全性的前瞻性随机评价试验（Prospective Randomized Evaluation of Celecoxib Integrated Safety versus Ibuprofen or Naproxen，PRECISION），纳入了 24 081 名 RA 或骨性关节炎合并明确或心血管疾病风险较高的患者[15]。随机分组到中等剂量的塞来昔布、萘普生或布洛芬组后联合应用埃索美拉唑，评估心血管死亡、非致命性卒中和心肌梗死的发生率。尽管停药率很高，但试验显示塞来昔布在心血管安全性方面不亚于萘普生和布洛芬，而且在胃肠道风险方面，塞来昔布明显比另两种更安全。这些数据为中等剂量塞来昔布的安全性提供了重要的保证。

对于已知缺血性心脏病、既往血栓形成、高血压控制不佳和心力衰竭的患者，应尽量避免使用 NSAIDs 和昔布类药物。对于正在考虑使用抗炎药物的患者，应当对胃肠道和心血管风险进行个体化评估[80]。应鼓励患者使用最低的有效剂量而非常规剂量（表94.5）。

未来展望

目前的挑战是设计和进行充分有力的随机临床试验，以研究个体化抗炎药物在预防动脉粥样硬化相关心血管事件中的有效性。现有抗风湿疗法研究的数据虽然远非结论性的，但由于心血管事件的发生率相对较低，确实为针对大量患者的进一步试验提供了基础[6]。最终的挑战是验证这样一个假说，即在没有潜在风湿问题的情况下，强化抗炎与常规疗法一起，为合并已知动脉粥样硬化性冠状动脉疾病的患者带来额外的获益。一项安慰剂对照试验表明，在急性心肌梗死后12小时内给予强效抗炎药秋水仙碱可提供潜在的获益[82]。正在进行两个大型试验：第一，心血管炎症降低试验（Cardiovascular Inflammation Reduction Tria，CIRT），该试验对比甲氨蝶呤（每周10~15mg）与安慰剂[83]，第二，卡那单抗预防炎症及血栓形成预后研究（Canakinumab Anti-Inflammatory Thrombosis Outcomes Study，CANTOS），旨在观察抗IL-1β降低复发性心肌梗死、卒中或心血管死亡的能力[84]。

（姚义安 译，宋浩明 刘学波 校）

参考文献

1. Libby P, Ridker PM, Hansson GK. Progress and challenges in translating the biology of atherosclerosis. *Nature*. 2011;473:317–325.
2. Symmons DP, Gabriel SE. Epidemiology of CVD in rheumatic disease, with a focus on RA and SLE. *Nat Rev Rheumatol*. 2011;7:399–408.
3. Skeoch S, Bruce IN. Atherosclerosis in rheumatoid arthritis: is it all about inflammation? *Nat Rev Rheumatol*. 2015;11:390–400.
4. Gonzalez-Gay MA, Gonzalez-Juanatey C. Inflammation, endothelial function and atherosclerosis in rheumatoid arthritis. *Arthritis Res Ther*. 2012;14:122.
5. Maki-Petaja KM, Wilkinson IB. Arterial stiffness and inflammation - A potential target for a drug therapy. *Artery Research*. 2010;4:99–107.
6. Mason JC, Libby P. Cardiovascular disease in patients with chronic inflammation: mechanisms underlying premature cardiovascular events in rheumatologic conditions. *Eur Heart J*. 2015;36:482–489.
7. Skeoch S, Williams H, Cristinacce P, et al. Evaluation of carotid plaque inflammation in patients with active rheumatoid arthritis using (18)F-fluorodeoxyglucose PET-CT and MRI: a pilot study. *Lancet*. 2015;385(suppl 1):S91.
8. Recio-Mayoral A, Mason JC, Kaski JC, et al. Chronic inflammation and coronary microvascular dysfunction in patients without risk factors for coronary artery disease. *Eur Heart J*. 2009;30:1837–1843.
9. Totoson P, Maguin-Gate K, Nappey M, et al. Microvascular abnormalities in adjuvant-induced arthritis: relationship to macrovascular endothelial function and markers of endothelial activation. *Arthritis Rheumatol*. 2015;67:1203–1213.
10. del Rincon I, Polak JF, O'Leary DH, et al. Systemic inflammation and cardiovascular risk factors predict rapid progression of atherosclerosis in rheumatoid arthritis. *Ann Rheum Dis*. 2015;74:1118–1123.
11. Dutta P, Courties G, Wei Y, et al. Myocardial infarction accelerates atherosclerosis. *Nature*. 2012;487:325–329.
12. Robertson J, Peters MJ, McInnes IB, Sattar N. Changes in lipid levels with inflammation and therapy in RA: a maturing paradigm. *Nat Rev Rheumatol*. 2013;9:513–523.
13. Van Doornum S, Brand C, Sundararajan V, et al. Rheumatoid arthritis patients receive less frequent acute reperfusion and secondary prevention therapy after myocardial infarction compared with the general population. *Arthritis Res Ther*. 2010;12:R183.
14. Solomon DH, Reed GW, Kremer JM, et al. Disease activity in rheumatoid arthritis and the risk of cardiovascular events. *Arthritis Rheumatol*. 2015;67:1449–1455.
15. Nissen SE, Yeomans ND, Solomon DH, et al. Cardiovascular Safety of Celecoxib, Naproxen, or Ibuprofen for Arthritis. *N Engl J Med*. 2016;375:2519–2529.
16. Symmons DP. Do we need a disease-specific cardiovascular risk calculator for patients with rheumatoid arthritis? *Arthritis Rheumatol*. 2015;67:1990–1994.
17. Solomon DH, Greenberg J, Curtis JR, et al. Derivation and internal validation of an expanded cardiovascular risk prediction score for rheumatoid arthritis: a Consortium of Rheumatology Researchers of North America Registry Study. *Arthritis Rheumatol*. 2015;67:1995–2003.
18. Liu Z, Davidson A. Taming lupus-a new understanding of pathogenesis is leading to clinical advances. *Nat Med*. 2012;18:871–882.
19. Skaggs BJ, Hahn BH, McMahon M. Accelerated atherosclerosis in patients with SLE–mechanisms and management. *Nat Rev Rheumatol*. 2012;8:214–223.
20. Magder LS, Petri M. Incidence of and risk factors for adverse cardiovascular events among patients with systemic lupus erythematosus. *Am J Epidemiol*. 2012;176:708–719.
21. Parker B, Urowitz MB, Gladman DD, et al. Clinical associations of the metabolic syndrome in systemic lupus erythematosus: data from an international inception cohort. *Ann Rheum Dis*. 2013;72:1308–1314.
22. Condon MB, Ashby D, Pepper RJ, et al. Prospective observational single-centre cohort study to evaluate the effectiveness of treating lupus nephritis with rituximab and mycophenolate mofetil but no oral steroids. *Ann Rheum Dis*. 2013;72:1280–1286.
23. Petri MA, Kiani AN, Post W, et al. Lupus Atherosclerosis Prevention Study (LAPS). *Ann Rheum Dis*. 2011;70:760–765.
24. Stamp LK, Chapman PT. Gout and its comorbidities: implications for therapy. *Rheumatology (Oxford)*. 2013;52:34–44.
25. Jamnitski A, Symmons D, Peters MJ, et al. Cardiovascular comorbidities in patients with psoriatic arthritis: a systematic review. *Ann Rheum Dis*. 2013;72:211–216.
26. Bodnar N, Kerekes G, Seres I, et al. Assessment of subclinical vascular disease associated with ankylosing spondylitis. *J Rheumatol*. 2011;38:723–729.
27. Jennette JC, Falk RJ, Bacon PA, et al. 2012 revised International Chapel Hill Consensus Conference Nomenclature of Vasculitides. *Arthritis Rheum*. 2013;65:1–11.
28. Udayakumar PD, Chandran AK, Crowson CS, et al. Cardiovascular risk and acute coronary syndrome in giant cell arteritis: a population-based retrospective cohort study. *Arthritis Care Res (Hoboken)*. 2015;67:396–402.
29. Arend WP, Michel BA, Bloch DA, et al. The American College of Rheumatology 1990 criteria for the classification of Takayasu arteritis. *Arthritis Rheum*. 1990;33:1129–1134.
30. Mason JC. Takayasu arteritis–advances in diagnosis and management. *Nat Rev Rheumatol*. 2010;6:406–415.
31. [illegible], et al. Integrated cardiac and [illegible] in Takayasu arteritis by cardiovascular magnetic resonance. *Arthritis Rheum*. 2009;60:3501–3509.
32. Soto ME, Melendez-Ramirez G, Kimura-Hayama E, et al. Coronary CT angiography in Takayasu arteritis. *JACC Cardiovasc Imaging*. 2011;4:958–966.
33. Perera AH, Youngstein T, Gibbs RG, et al. Optimizing the outcome of vascular intervention for Takayasu arteritis. *Br J Surg*. 2014;101:43–50.
34. Daniels LB, Gordon JB, Burns JC. Kawasaki disease: late cardiovascular sequelae. *Curr Opin Cardiol*. 2012;27:572–577.
35. Stone JR. Aortitis, periaortitis, and retroperitoneal fibrosis, as manifestations of IgG4-related systemic disease. *Curr Opin Rheumatol*. 2011;23:88–94.
36. Tarzi RM, Mason JC, Pusey CD. Issues in trial design for ANCA-associated and large-vessel vasculitis. *Nat Rev Rheumatol*. 2014;10:502–510.
37. Deng J, Younge BR, Olshen RA, et al. Th17 and Th1 T-cell responses in giant cell arteritis. *Circulation*. 2010;121:906–915.
38. Buttgereit F, Dejaco C, Matteson EL, Dasgupta B. Polymyalgia Rheumatica and Giant Cell Arteritis: A Systematic Review. *JAMA*. 2016;315:2442–2458.
39. Ferfar Y, Mirault T, Desbois AC, et al. Biotherapies in large vessel vasculitis. *Autoimmun Rev*. 2016;15:544–551.
40. Loricera J, Blanco R, Hernandez JL, et al. Tocilizumab in patients with Takayasu arteritis: a retrospective study and literature review. *Clin Exp Rheumatol*. 2016;34:44–53.
41. Yune S, Choi DC, Lee BJ, et al. Detecting cardiac involvement with magnetic resonance in patients with active eosinophilic granulomatosis with polyangiitis. *Int J Cardiovasc Imaging*. 2016;32(suppl 1):155–162.
42. Pagnoux C, Groh M. Optimal therapy and prospects for new medicines in eosinophilic granulomatosis with polyangiitis (Churg-Strauss syndrome). *Expert Rev Clin Immunol*. 2016;12(10):1059–1067.
43. Ntatsaki E, Carruthers D, Chakravarty K, et al. BSR and BHPR guideline for the management of adults with ANCA-associated vasculitis. *Rheumatology (Oxford)*. 2014;53:2306–2309.
44. Jones RB, Tervaert JW, Hauser T, et al. Rituximab versus cyclophosphamide in ANCA-associated renal vasculitis. *N Engl J Med*. 2010;363:211–220.
45. Stone JH, Merkel PA, Spiera R, et al. Rituximab versus cyclophosphamide for ANCA-associated vasculitis. *N Engl J Med*. 2010;363:221–232.
46. Stern EP, Denton CP. The Pathogenesis of Systemic Sclerosis. *Rheum Dis Clin North Am*. 2015;41:367–382.
47. Caforio AL, Pankuweit S, Arbustini E, et al. Current state of knowledge on aetiology, diagnosis, management, and therapy of myocarditis: a position statement of the European Society of Cardiology Working Group on Myocardial and Pericardial Diseases. *Eur Heart J*. 2013;34:2636–2648, 2648a–2648d.
48. Ishimori ML, Martin R, Berman DS, et al. Myocardial ischemia in the absence of obstructive coronary artery disease in systemic lupus erythematosus. *JACC Cardiovasc Imaging*. 2011;4:27–33.
49. Turiel M, Gianturco L, Ricci C, et al. Silent cardiovascular involvement in patients with diffuse scleroderma: A controlled cross-sectional study. *Arthritis Care Res (Hoboken)*. 2013;65:274–280.
50. Lee JL, Naguwa SM, Cheema GS, Gershwin ME. Revisiting Libman-Sacks endocarditis: a historical review and update. *Clin Rev Allergy Immunol*. 2009;36:126–130.
51. Sieper J, Poddubnyy D. New evidence on the management of spondyloarthritis. *Nat Rev Rheumatol*. 2016;12:282–295.
52. Angel K, Provan SA, Fagerhol MK, et al. Effect of 1-year anti-TNF-alpha therapy on aortic stiffness, carotid atherosclerosis, and calprotectin in inflammatory arthropathies: a controlled study. *Am J Hypertens*. 2012;25:644–650.
53. Lee GY, Jang SY, Ko SM, et al. Cardiovascular manifestations of Takayasu arteritis and their relationship to the disease activity: analysis of 204 Korean patients at a single center. *Int J Cardiol*. 2012;159:14–20.
54. McMahan ZH, Hummers LK. Systemic sclerosis - challenges for clinical practice. *Nat Rev Rheumatol*. 2013;9:90–100.
55. Valenzuela A, Nandagopal S, Steen VD, Chung L. Monitoring and Diagnostic Approaches for Pulmonary Arterial Hypertension in Patients with Systemic Sclerosis. *Rheum Dis Clin North Am*. 2015;41:489–506.
56. Condliffe R, Howard LS. Connective tissue disease–associated pulmonary arterial hypertension. *F1000Prime Rep*. 2015;7:06.
57. Humbert M, Yaici A, de Groote P, et al. Screening for pulmonary arterial hypertension in patients with systemic sclerosis: clinical characteristics at diagnosis and long-term survival. *Arthritis Rheum*. 2011;63:3522–3530.
58. Denton CP, Hachulla E. Risk factors associated with pulmonary arterial hypertension in patients with systemic sclerosis and implications for screening. *Eur Respir Rev*. 2011;20:270–276.
59. Enderby CY, Burger C. Medical treatment update on pulmonary arterial hypertension. *Ther Adv Chronic Dis*. 2015;6:264–272.
60. Dhala A. Pulmonary arterial hypertension in systemic lupus erythematosus: current status and future direction. *Clin Dev Immunol*. 2012;2012:854941.
61. Manjunatha YC, Seith A, Kandpal H, Das CJ. Rheumatoid arthritis: spectrum of computed tomographic findings in pulmonary diseases. *Curr Probl Diagn Radiol*. 2010;39:235–246.
62. Kreider M, Highland K. Pulmonary involvement in Sjogren syndrome. *Semin Respir Crit Care Med*. 2014;35:255–264.
63. Toledano K, Guralnik L, Lorber A, et al. Pulmonary arteries involvement in Takayasu's arteritis: two cases and literature review. *Semin Arthritis Rheum*. 2011;41:461–470.
64. Ramesh S, Morrell CN, Tarango C, et al. Antiphospholipid antibodies promote leukocyte-endothelial cell adhesion and thrombosis in mice by antagonizing eNOS via beta2GPI and apoER2. *J Clin Invest*. 2011;121:120–131.
65. Ambrose NL, Haskard DO. Differential diagnosis and management of Behcet syndrome. *Nat Rev Rheumatol*. 2013;9:79–89.
66. Hatemi G, Silman A, Bang D, et al. EULAR recommendations for the management of Behcet disease. *Ann Rheum Dis*. 2008;67:1656–1662.
67. Gasparyan AY, Ayvazyan L, Cocco G, Kitas GD. Adverse cardiovascular effects of antirheumatic drugs: implications for clinical practice and research. *Curr Pharm Des*. 2012;18:1543–1555.
68. Roubille C, Richer V, Starnino T, et al. The effects of tumour necrosis factor inhibitors, methotrexate, non-steroidal anti-inflammatory drugs and corticosteroids on cardiovascular events in rheumatoid arthritis, psoriasis and psoriatic arthritis: a systematic review and meta-analysis. *Ann Rheum Dis*. 2015;74:480–489.
69. Maki-Petaja KM, Elkhawad M, Cheriyan J, et al. Anti-tumor necrosis factor-alpha therapy

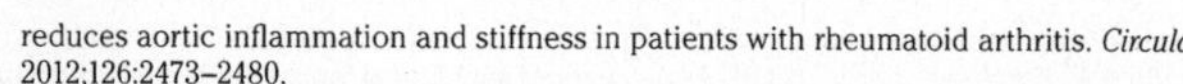

reduces aortic inflammation and stiffness in patients with rheumatoid arthritis. *Circulation*. 2012;126:2473–2480.

70. Mathieu S, Pereira B, Dubost JJ, et al. No significant change in arterial stiffness in RA after 6 months and 1 year of rituximab treatment. *Rheumatology (Oxford)*. 2012;51:1107–1111.
71. Micha R, Imamura F, Wyler von Ballmoos M, et al. Systematic review and meta-analysis of methotrexate use and risk of cardiovascular disease. *Am J Cardiol*. 2011;108:1362–1370.
72. Thornton CC, Al-Rashed F, Calay D, et al. Methotrexate-mediated activation of an AMPK-CREB-dependent pathway: a novel mechanism for vascular protection in chronic systemic inflammation. *Ann Rheum Dis*. 2016;75:439–448.
73. Ronda N, Greco D, Adorni MP, et al. Newly identified antiatherosclerotic activity of methotrexate and adalimumab: complementary effects on lipoprotein function and macrophage cholesterol metabolism. *Arthritis Rheumatol*. 2015;67:1155–1164.
74. Satoh M, Takahashi Y, Tabuchi T, et al. Cellular and molecular mechanisms of statins: an update on pleiotropic effects. *Clin Sci*. 2015;129:93–105.
75. Xing B, Yin YF, Zhao LD, et al. Effect of 3-hydroxy-3-methylglutaryl-coenzyme a reductase inhibitor on disease activity in patients with rheumatoid arthritis: a meta-analysis. *Medicine (Baltimore)*. 2015;94:e572.
76. Peters MJ, Symmons DP, McCarey D, et al. EULAR evidence-based recommendations for cardiovascular risk management in patients with rheumatoid arthritis and other forms of inflammatory arthritis. *Ann Rheum Dis*. 2010;69:325–331.
77. Bisoendial RJ, Stroes ES, Kastelein JJ, Tak PP. Targeting cardiovascular risk in rheumatoid arthritis: a dual role for statins. *Nat Rev Rheumatol*. 2010;6:157–164.
78. Patrono C. Cardiovascular Effects of Cyclooxygenase-2 Inhibitors: A Mechanistic and Clinical Perspective. *Br J Clin Pharmacol*. 2016;82:957–964.
79. Kirkby NS, Lundberg MH, Harrington LS, et al. Cyclooxygenase-1, not cyclooxygenase-2, is responsible for physiological production of prostacyclin in the cardiovascular system. *Proc Natl Acad Sci USA*. 2012;109:17597–17602.
80. Coxib and traditional NSAID Trialists' Collaboration, Bhala N, Emberson J, et al. Vascular and upper gastrointestinal effects of non-steroidal anti-inflammatory drugs: meta-analyses of individual participant data from randomised trials. *Lancet*. 2013;382:769–779.
81. Fosbol EL, Folke F, Jacobsen S, et al. Cause-specific cardiovascular risk associated with nonsteroidal antiinflammatory drugs among healthy individuals. *Circ Cardiovasc Qual Outcomes*. 2010;3:395–405.
82. Deftereos S, Giannopoulos G, Angelidis C, et al. Anti-Inflammatory Treatment With Colchicine in Acute Myocardial Infarction: A Pilot Study. *Circulation*. 2015;132:1395–1403.
83. Everett BM, Pradhan AD, Solomon DH, et al. Rationale and design of the Cardiovascular Inflammation Reduction Trial: a test of the inflammatory hypothesis of atherothrombosis. *Am Heart J*. 2013;166:199–207 e15.
84. Ridker PM, Thuren T, Zalewski A, Libby P. Interleukin-1beta inhibition and the prevention of recurrent cardiovascular events: rationale and design of the Canakinumab Anti-inflammatory Thrombosis Outcomes Study (CANTOS). *Am Heart J*. 2011;162:597–605.

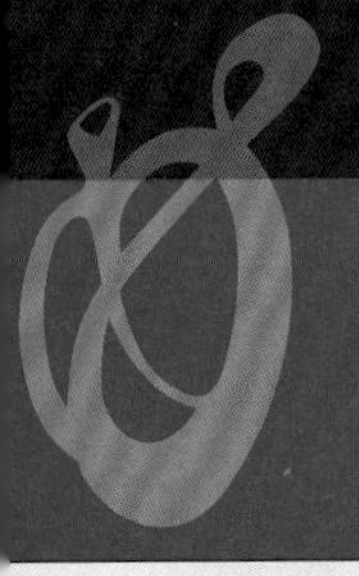

第 95 章 肿瘤影响心血管系统

DANIEL J. LENIHAN, SYED WAMIQUE YUSUF, AND ASHISH SHAH

心脏肿块是临床诊断和治疗的重大挑战。通常心脏肿块是检查时偶然发现，并最终诊断为心脏肿瘤。心脏肿瘤极为少见，而其他肿块，例如血栓、赘生物等更多见。本章将系统的描述心脏肿瘤的症状和体征，随后高度依赖于目前复杂的影像学检查技术，对心脏肿瘤的诊断过程进行阐述。一旦怀疑心脏肿瘤，最终确诊需要依靠心脏活检或外科手术，因为组织病理诊断直接影响进一步的治疗策略。本章的其余部分将重点介绍心脏肿瘤的分型、治疗原则和预后。需要指出的是由于心脏肿瘤相对罕见，关于心脏肿瘤并不是精确的科学，而且往往在治疗方案确定后，最终的病理诊断才被确立。

心脏肿瘤的临床表现

心脏肿块最初的临床决策

患有心脏肿瘤的患者可能最初没有症状或体征，只在影像学检查存在异常。或者说，他可能没有特异性症状或体征，当然也有一些特异性的症状或体征提示医生考虑到心脏肿瘤的可能性（表 95.1）。心脏肿瘤确诊需要高度疑似的临床综合征、体征以及客观的影像学检查。这个过程也帮助我们建立合理的临床治疗方案。

表 95.1 心脏肿瘤的临床表现

完全无症状的患者在成像时偶然发现异常
低热
短暂性脑缺血发作或脑血管事件
体位性呼吸困难
消瘦
外周血管栓塞
胸部不适
充血性心力衰竭
上肢和/或颈部肿胀
下肢静脉血栓形成
心悸
心律失常
心包积液或心脏压塞

对心脏肿瘤最初的评估是通过二维超声[1]或磁共振成像（magnetic resonance imaging, MRI）[2]发现心脏内肿块。依据肿块的特点以及病人已知合并症来决定是否需要其他的影像学检查。这些检查包括三维超声[3]、钆增强 MRI[4]、冠状动脉造影检查（明确是否伴有冠状动脉血管病变）[5]、正离子断层扫描（position emission tomography, PET）等来提供肿瘤进展的证据[5]，也可通过计算机断层扫描（computed tomography, CT）来阐明胸内结构的改变[6,7]。经食管超声心动图（transesophageal echocardiography, TEE）也能帮助提供建立治疗方案的解剖学信息[5]（表 95.2）。

表 95.2 心脏肿瘤的一般检查

2D 或 3D 超声心动图显像
胸部 X 线检查
计算机断层扫描
磁共振成像
经食管超声心动图显像
正电子发射断层扫描（PET）
核闪烁显像
冠状动脉造影

临床影像学检查结果是判断心脏肿块是否是肿瘤的重要依据。心脏肿块的鉴别诊断也是很广泛的，其中包括肿瘤、血栓、感染、植入物等[8]（表 95.3）。例如，一个初发心力衰竭的患者，二维超声心动图发现心尖部肿块、心脏肿瘤的可能性较小。当存在严重的室壁运动异常，同时发现与心肌明显不同的肿块，表现为分叶状的（图 95.1），极有可能该肿块是血栓而不是肿瘤。

表 95.3 心脏肿块的鉴别诊断

心脏内血栓
局灶性心肌肥厚
左心室致密化不全
传染病（脓肿）
原发性心脏肿瘤
继发性心脏肿瘤（转移）
隔膜脂肪瘤样肥大
囊肿
成像伪影

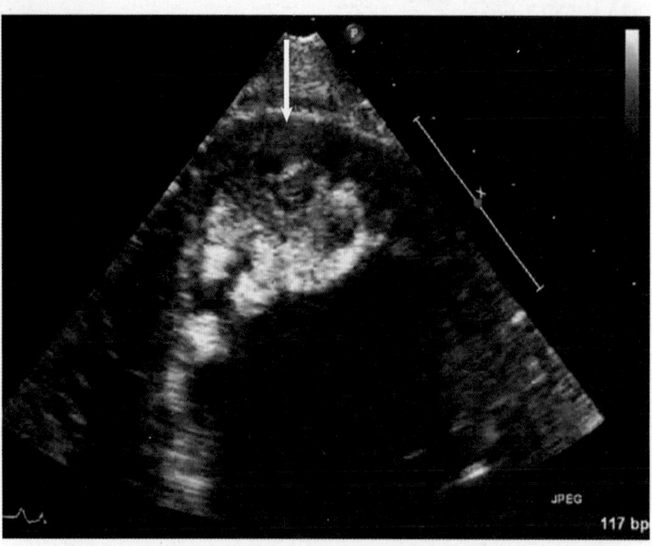

图 95.1 在患有严重左心室功能不全患者的左心室心尖部(箭头)可见大的不规则肿块。边缘不同于心肌,这是血栓的典型征兆

需要特别行影像学检查的情况是患有黑素瘤史的患者,肿瘤细胞可以转移到其他器官并形成肿块。在没有室壁运动异常,也没有明显的瓣膜疾病或感染性心内膜炎时,肿瘤心脏内转移的可能性更大(图 95.2)。

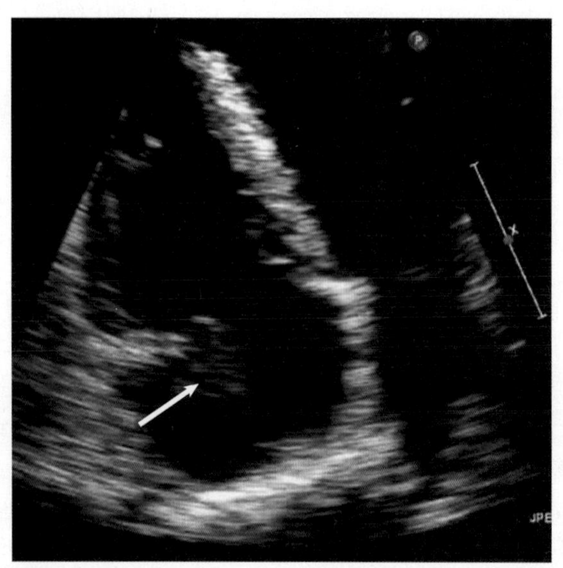

图 95.2 在患有转移性黑素瘤患者的三尖瓣心房侧可见不规则肿块

运动成像可以帮助诊断心脏肿瘤。如果肿瘤已经浸透心脏肌层,它不太可能以正常方式收缩。左室心尖部肿块,收缩方式类似于周围组织,容易误判为局部心肌肥厚(图 95.3)或者左心室心肌致密化不全[9,10](图 95.4),而不是肿瘤(图 95.5)。

影像学的动态变化可提示疾病的病理过程。如果肿块在两次影像学检查发现大小的改变,那么心脏肿瘤的可能性就较大。反之,心尖部肿块在几个月或几年都没有变化,那肿瘤的可能性就较小。当然,判断肿块是否为肿瘤的关键是其特征和位置。典型的例子就是房间隔脂肪瘤(图 95.6),最开始可能被误认为是黏液瘤等其他肿瘤,但是 TEE 可明确脂肪瘤的特征并最终确诊[11]。

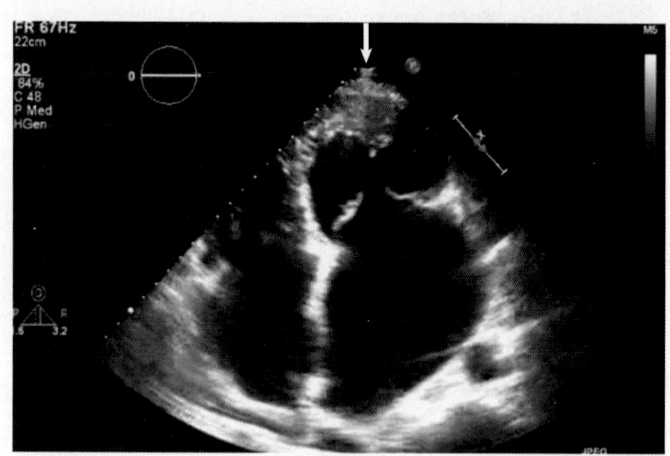

图 95.3 四腔超声心动图显像显示局灶性心尖肥厚(箭头)导致严重的舒张性心力衰竭。顶端肿块收缩并且稳定数年

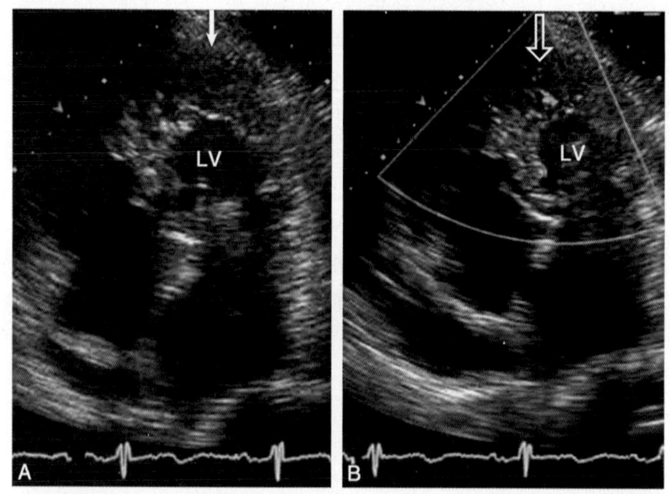

图 95.4 顶端肿块不是实心的(A 中的箭头),并且在心尖部肿块内的"湖"中检测到彩色血流(B 中的空心箭头)。这是典型的心肌致密化不全,这片心肌是收缩的

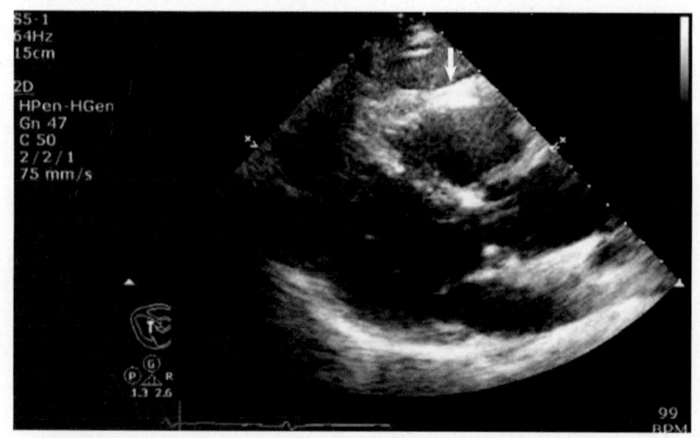

图 95.5 超声高密度区域(箭头)没有收缩,与纵隔 T 细胞淋巴瘤患者 PET 成像的高度摄取相关。这一高密度影在癌症治疗后消失

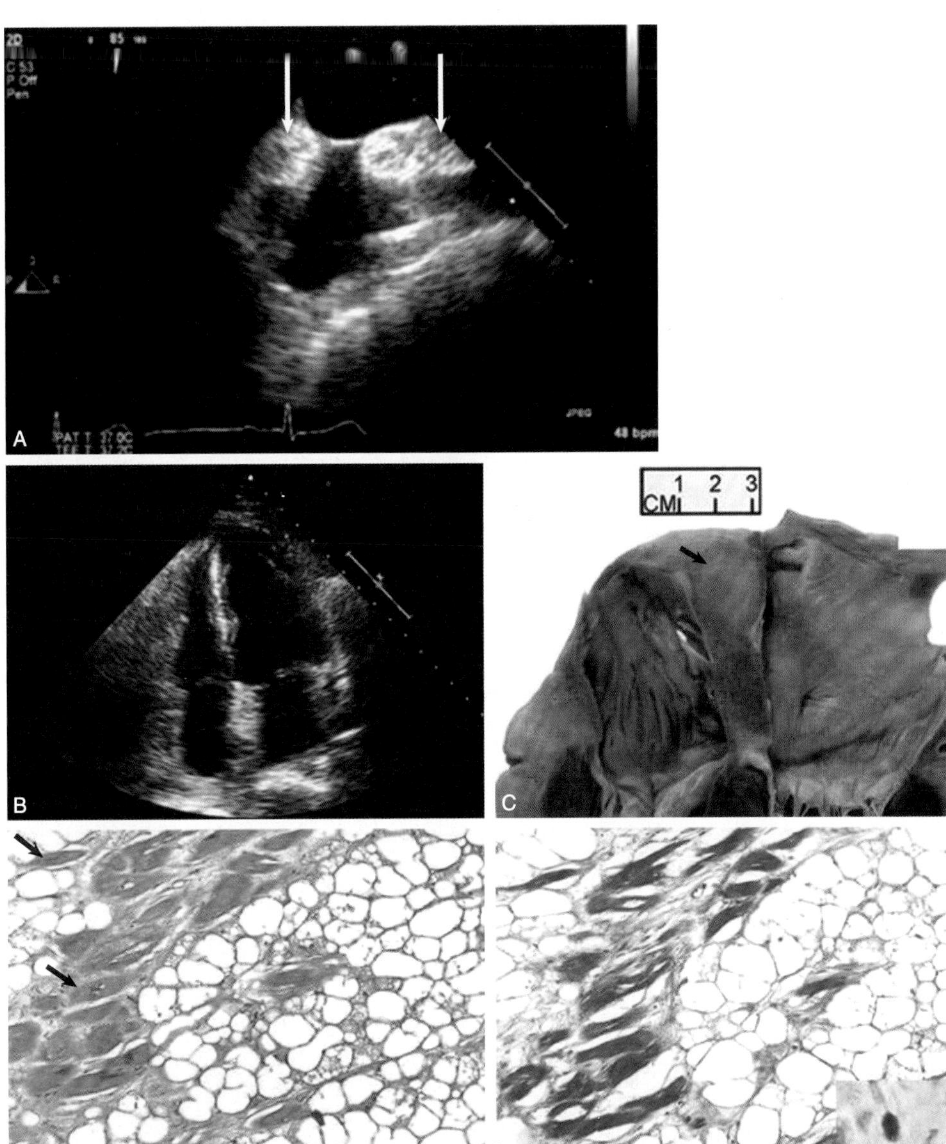

图 95.6　脂肪瘤样肥大。A,经典 TEE 图像的脂肪瘤样肥大。注意哑铃型外观和卵圆窝的薄区域(箭头)。B,四腔超声心动图显示 72 岁女性房间隔的脂肪瘤样肥大。C,一名 62 岁男性心脏房间隔的脂肪瘤样肥大。发现房间隔较卵圆窝厚度增大超过 3cm(箭头)。D,苏木精-伊红染色显示各种肥大和萎缩的心肌细胞(箭头)与纤维组织以及成熟(较大)和未成熟(较小和颗粒)脂肪细胞相混合(放大倍数:×200)。E,Movat 五色染色突出显示心肌细胞(紫色)和相关的过量胶原蛋白(棕褐色),以及不寻常的脂肪组织(放大倍数:×200)。**E 中插图**,氯乙酸酯酶染色显示肥大细胞的存在(放大倍数:×400)。(A,B,Courtesy Dr. Kenneth Gin,Division of Cardiology,University of British Columbia,Vancouver,British Columbia,Canada.)。

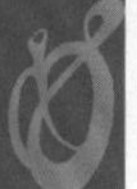

心脏肿瘤的分类

心脏肿瘤分为原发性和继发性肿瘤。原发性心脏肿瘤非常罕见，尸检发生率为0.001%至0.03%[12]，包括来源于任何心脏组织的良性或恶性肿瘤。继发性或转移性心脏肿瘤比原发性肿瘤高30倍，尸检发生率为1.7%至14%[13]。表95.4总结了一些已报道的心脏肿瘤的病理描述，但并非详尽无遗。许多报道的特殊病理类型，很难进行充分的分类。因此，将在本章中主要陈述一般的分类。

表95.4　心脏肿瘤的病理分类

良性肿瘤
黏液瘤
横纹肌瘤
纤维瘤
脂肪瘤
血管瘤
乳头状纤维母细胞瘤
AV结的囊性肿瘤
副神经节瘤
恶性肿瘤
肉瘤
淋巴瘤
转移性肿瘤
肾细胞癌
黑色素瘤
乳腺癌
肺癌
肉瘤
淋巴瘤
白血病

原发良性心脏肿瘤

大多数(>80%)原发性心脏肿瘤是良性的，黏液瘤是原发性心脏肿瘤中最常见的类型[12,14]。黏液瘤约占成人所有良性心脏肿瘤的50%，儿童心脏黏液瘤所占比例比较小[15]。横纹肌瘤是儿童中最常见的良性肿瘤，占发病的40%~60%[14]。已经报道的其他良性心脏肿瘤包括纤维瘤，脂肪瘤，血管瘤，乳头状纤维母细胞瘤，房室(AV)结的囊性肿瘤和副神经节瘤。其余20%的原发性心脏肿瘤是恶性的，并且通常在病理学上定义为肉瘤[16-18]。

黏液瘤

大多数黏液瘤(>80%)发生于左心房。右心房，右心室和左心室的发病概率依次降低[17]。心脏黏液瘤最常好发于40~60岁的成年人，女性与男性的比例约为3:1[17]。黏液瘤发病率低，但有可能呈家族遗传性。偶尔心脏黏液瘤与Carney综合征有关，这种综合征是一种常染色体显性遗传，伴有心脏黏液瘤、其他组织黏液瘤(皮肤或乳腺)、皮肤色素沉着、肾上腺或睾丸腺体过度分泌及垂体肿瘤。Carney综合征往往发病年龄轻，尤其是心尖部黏液瘤更应考虑Carney综合征[16]。

病因学和病理生理学

黏液瘤细胞的确切起源仍然不确定，但目前认为是心内膜下残余细胞或卵圆窝区域的多能间充质细胞，这些细胞可以沿各种细胞系进行分化。有假说认为心脏黏液瘤起源于多能干细胞，黏液瘤细胞表达多种抗原和其他内皮细胞标志物。黏液瘤通常呈基底短而宽的(85%的黏液瘤)的带蒂肿块，但也可能是无柄形的[12]。典型黏液瘤呈现黄色、白色或褐色并且通常被血栓覆盖(图95.7)。肿瘤大小可以在1cm至超过10cm，表面光滑(图95.8和图95.9)。据报道绒毛或乳头状黏液瘤，通常表面由多个细小或非常细小的绒毛，凝胶状和易碎的延伸组织组成，伴有自发碎裂形成血栓栓塞[19]。组织学上，黏液瘤由具有黏液样基质的纺锤形和星状细胞组成，其中可能包含内皮细胞，平滑肌细胞和包围有黏多糖物质的其他组分。在某些病例中也能看见钙化[12]。

临床表现

患者通常无症状，肿瘤往往在行二维超声心动图检查时偶然发现。当症状出现时，患者表现为呼吸困难，尤其是左侧卧位时呼吸困难加重，此时临床医生应考虑黏液瘤的可能性。大多数与黏液瘤相关的临床表现是源于二尖瓣梗阻(表现为晕厥，呼吸困难和肺水肿)，随后出现栓塞表现[17,19]。患者可能出现非特异性症状，如疲劳、咳嗽、低热、关节痛、肌痛、体重下降、红斑性皮疹；实验室检查表现为贫血、红细胞沉降率(ESR)增加、C反应蛋白和丙种球蛋白水平升高等。比较少见的，他们可能伴有血小板减少症、杵状指、发绀或雷诺现象。体格检查提示二尖瓣狭窄的收缩期或舒张期杂音，也可以听到肿瘤扑落音(当肿瘤进入左心室时听到低调的舒张期心音)[17,19]。

在一项研究中，64%的心脏黏液瘤患者心脏听诊异常[20]，最常见的是收缩期杂音(50%的病例)，随后依次是第一心音增强(32%)、开瓣音(26%)和舒张期杂音(15%)[19]。收缩期杂音的原因可能是瓣膜损伤，或肿瘤导致流出道狭窄。舒张期杂音是由于黏液瘤阻塞二尖瓣。肿瘤扑落音易与二尖瓣开瓣音或第三心音混淆，15%的病例中可以闻及肿瘤扑落音[20]。胸部检查可能会发现肺水肿的捻发音。四肢检查可能发现周围栓塞体征，其体征取决于所涉及的血管区域。脑血管受累时会出现神经系统症状，冠状动脉受累可能导致急性冠脉综合征，肠系膜动脉阻塞时可能导致缺血性肠梗阻，周围动脉阻塞时则可导致肢体严重缺血。

实验室检查

大约75%的患者实验室检查存在贫血、血清丙种球蛋白升高、ESR升高、血清C反应蛋白升高等情况[19]。黏液瘤患者心电图(ECG)无特殊表现。胸部X线检查结果也是非特异的，包括充血性心力衰竭，心脏扩大和左心房扩大的影像。在某些病例中，由于钙化，X线检查就可以看到心脏肿瘤[20]。二维超声心动图通常能够在心房中显示附着在房间隔上的肿块(见图95.8)。经食管超声心动图可提供肿瘤的专业性描述，包括肿瘤的大小和来源。CT

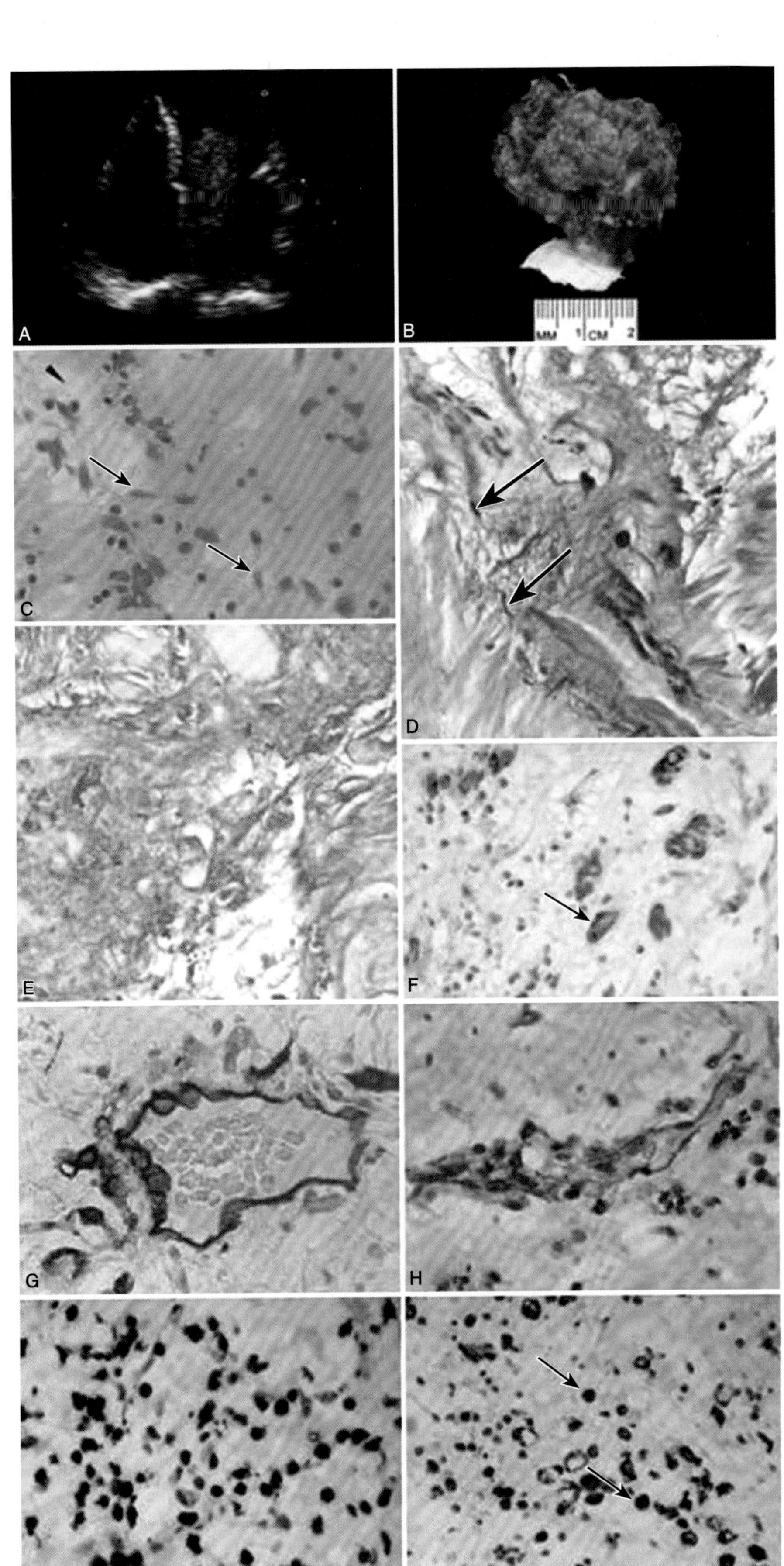

图95.7 心房黏液瘤。A，一名71岁女性左心房黏液瘤的四腔超声心动图显示心脏左侧肿块从房间隔穿过二尖瓣进入左心室。B，从同一个女性手术切除的左心房黏液瘤的大体照片。肿瘤是带蒂的，杂色的肿块，具有易碎的凝胶状物质。C，松散的富含蛋白多糖肿瘤的苏木精-伊红染色（放大倍数：×200）。肿瘤是高度血管化的，其中含有红细胞的血管和脂肪细胞相混合，存在于肿瘤基质网中（箭头）。D，Movat五色染色有助于确定黏液瘤的组成（放大倍数：×400）。松散（起泡的绿松石外观）富含糖胺聚糖的结缔组织散布着胶原蛋白（黄色），罕有的单核细胞和脂质间充质细胞（箭头，洋红色）。E，免疫组织化学染色显示多能聚糖（金棕色）显著表达，这是黏液瘤中的主要蛋白多糖（放大倍数：×400）。F至H，血管的免疫组织化学染色显示α平滑肌肌动蛋白（箭头）、CD34和CD31阳性（放大倍数：×400）。I，白细胞共同抗原染色阳性（放大倍数：×400）。J，CD68染色显示几种巨噬细胞（箭头），其中一些由于先前的出血而含有含铁血黄素，是黏液瘤中常见的现象（放大倍数：×400）

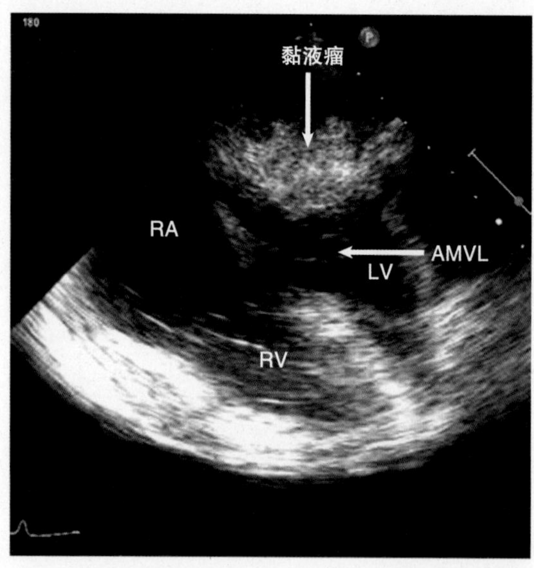

图 95.8　大的左心房黏液瘤垂于二尖瓣上，导致心力衰竭。AMVL，二尖瓣前叶；LV，左心室；RA，右心房；RV，右心室

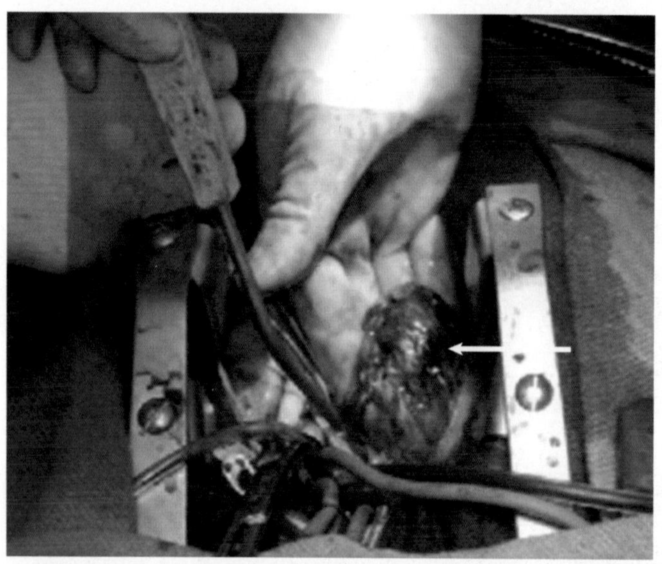

图 95.9　左心房黏液瘤的瘤体。注意表面上的血栓物质（箭头），这是心脏黏液瘤血管栓塞事件的发病机制

和 MRI 扫描可以更好地描述心内肿块以及肿瘤与心外组织的关系，并为术前计划提供解剖学支持。

治疗

心脏黏液瘤最终唯一的治疗方法是手术切除。通常，在正中胸骨切开术后，使用心肺分流术和心脏停搏术切除黏液瘤。根据肿瘤的部位和范围，通过右侧或左侧的心房切开术或联合心房切开术来摘除肿瘤。心房黏液瘤的切除也可通过胸骨保留或胸骨小切口实现。采用小切口胸廓切开术和外周插管及体外循环，在低温室颤或心脏停搏下探查心房，进行肿块切除并修补。这种方法的局限性在于只能矫正二尖瓣和三尖瓣瓣膜病变。术式的选择还取决于需要手术干预的相关病症，例如瓣膜修补或置换，以及冠状动脉疾病等。因为黏液瘤有 5% 至 14% 的复发倾向，所以需要终身随访。不同研究表明复发时间从 0.5 到 6.5 年不等[19,20]。

横纹肌瘤

横纹肌瘤通常存在于心室，是儿童中最常见的良性心脏肿瘤[14,15]。这些患者中大多数有结节性硬化症的体征或家族史[14]。在一项对结节性硬化症患者的研究中，48% 的患者发现心脏肿瘤，2 岁以下此病患者中发生率为 66%[21]。这些患者通常无症状，但部分横纹肌瘤患者在临床上可以出现心律失常和心力衰竭[14,21]。这些肿瘤可能随年龄增长而消退，它们有时会在青春期发育期出现[21]。由于这种不确定性，结节性硬化症患者需要长期临床和超声心动图随访。如果发生心律失常，大多数情况下不需要手术治疗，但是心律失常严重时，可以考虑抗心律失常药物治疗或最终手术治疗[14]。

纤维瘤

纤维瘤在组织学上主要由成纤维细胞或胶原组成。它们通常发生在儿童中，但成人也可发病[12,17,22]。大多数情况下，纤维瘤位于心室和室间隔，患者可出现胸痛、心包积液、心力衰竭或心律失常，临床的首发症状也可能为猝死。胸部 X 线检查可见心脏扩大，还可能显示肿瘤钙化影[22]。纤维瘤通常伴有心律失常，需要采取药物、电生理和/或手术等治疗。如果手术切除，纤维瘤往往不会复发。与横纹肌瘤相比，纤维瘤的一个显著特征是钙化更常见[12]。

脂肪瘤

脂肪瘤是一种罕见的良性心脏肿瘤；它只占所有良性肿瘤的 3%[23]。脂肪瘤往往发生在左心室或右心房，但也可能存在于心脏的任何部位，甚至心包（图 95.10）。虽然通常无症状，但它们持续增大可引起阻塞性症状。

乳头状纤维母细胞瘤

心脏瓣膜结构可形成乳头状纤维母细胞瘤，大多是偶然发现的。它们体积小，通常小于 2cm，最常见于主动脉瓣，其次是二尖瓣。很少在心内膜表面的其他地方找到它们。据报道，大多数纤维母细胞瘤是孤立的；很少见有多发病例报道[24]。纤维母细胞瘤可以导致栓塞现象，当位于主动脉瓣上时，可引起冠状动脉闭塞。总的来说，乳头状纤维母细胞瘤具有特征性的叶状外观，类似于海葵，并且在组织学上它是由内皮细胞覆盖的外层，酸性黏多糖的中层，以及内部胶原蛋白的核心组成[24]。大多数情况下，建议手术完全切除，因为其引发全身性栓塞的可能性很高（卒中、心肌梗死、外周栓塞、甚至猝死等）。近期大规模临床试验结果证实，不进行手术切除的患者，脑血管意外或死亡风险显著增加[25]。在影像学上，特别是超声心动图显像中，表现为小的，可移动的，带蒂的，密集核心的特性，使肿瘤能够与赘生物或血栓区分开来。一旦完全切除肿瘤，复发的概率很低，并且不需要长期持续抗凝治疗[24]。

房室结的囊性肿瘤

房室结的囊性肿瘤由于位于房室结附近，因此会出现不同程

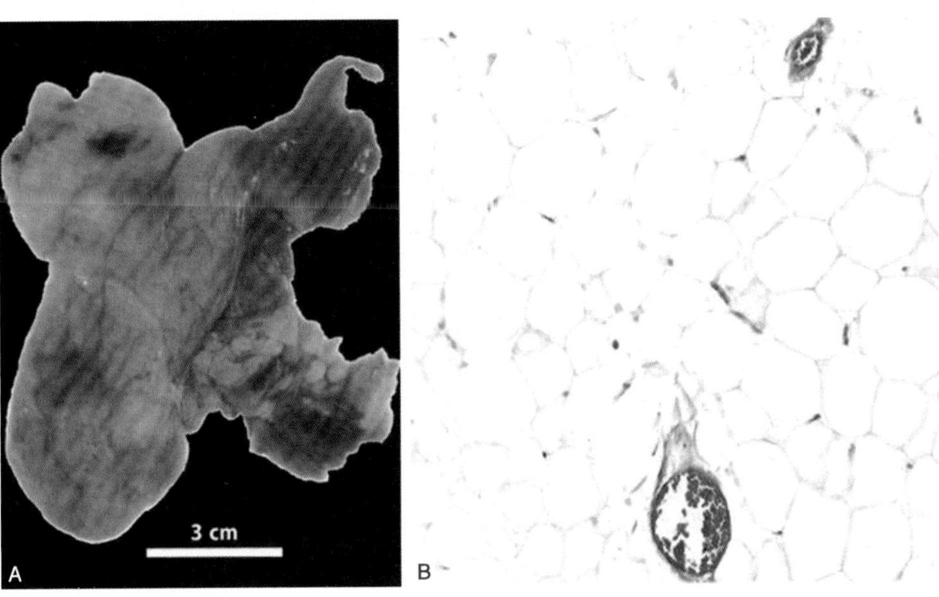

图 95.10 心包脂肪瘤。A，一名 71 岁男性心包脂肪瘤的瘤体。B，苏木精-伊红染色显示肿瘤中的成熟脂肪细胞伴有相应的血管供应（×200）

度的心脏传导阻滞，首发临床表现可能是猝死[26]。心脏 MRI 具有诊断价值[27]。AV 结节的囊性肿瘤以前称为间皮瘤。

副神经节瘤

副神经节瘤是高度血管性肿瘤，可伴有高血压和胸痛[28,29]。肿瘤可能位于心包腔内，不侵及心脏内[29]。副神经节瘤通常位于左心房顶部和主动脉根部周围（见图 95.1），并涉及周围心脏结构[30]。起源于左心房顶部的肿瘤通常很大并且需要大量手术，包括心脏自体移植[30]。这些患者的冠状动脉造影显示出特征性的“肿瘤红晕”（图 95.11）[28,29]。副神经节瘤也称为肾外嗜铬细胞瘤。

其他罕见良性心脏肿瘤

其他罕见的肿瘤包括血管瘤[31,32]、神经纤维瘤、畸胎瘤[33]、平滑肌瘤和淋巴管瘤，但没有足够的数据进行归纳总结。通常在肿瘤切除后确诊。与恶性肿瘤相比，大多数良性原发肿瘤可以完全切除，围手术期死亡率为 1.4%[34]。血管瘤的特征是血管源性，来源于心内膜或心外膜（图 95.12）。

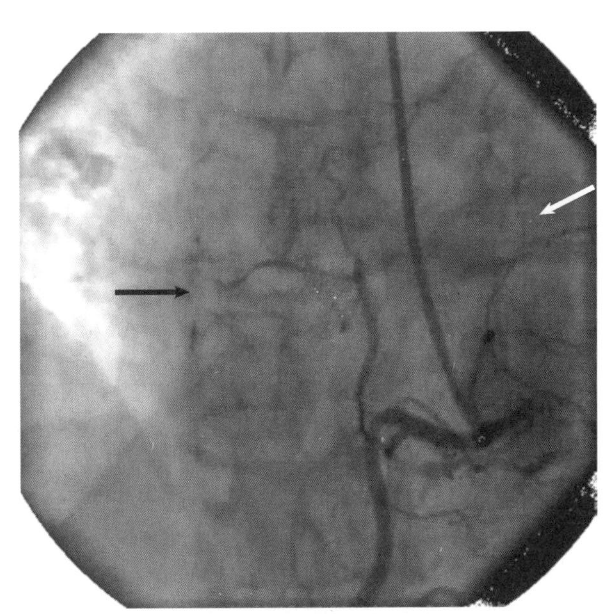

图 95.11 在巨大纵隔肿瘤患者的血管造影（箭头）显示肿瘤染色

根治性手术切除术

大多数肿瘤，特别是良性肿瘤，其大小和邻近的心脏受累相对有限。无论是通过正中胸骨切开术还是右胸廓切开术，手术方法都可以完全切除并修复缺损。然而，仍有一小部分肿瘤伴有复杂的心脏受累，这些肿瘤可侵入并阻塞肺静脉或二尖瓣环，传统方法无法完全切除。特别是在儿童中，建议实行个体化方案来达到最佳的整体切除和预后[35]。由 Reardon 及其同事在休斯敦开创，通过背板切除与重建肺静脉和心房实现了心脏完全切除，为患者提供了潜在的治愈或缓解方案。该方法类似于心脏移植中的心脏切除术，允许暴露肺静脉并完全切除心房甚至心室肿块。在他们报道的病例中，良性肿瘤患者的 1 年生存率为 100%，恶性肿瘤患者的生存率为 50%（原发性肉瘤）[36]。

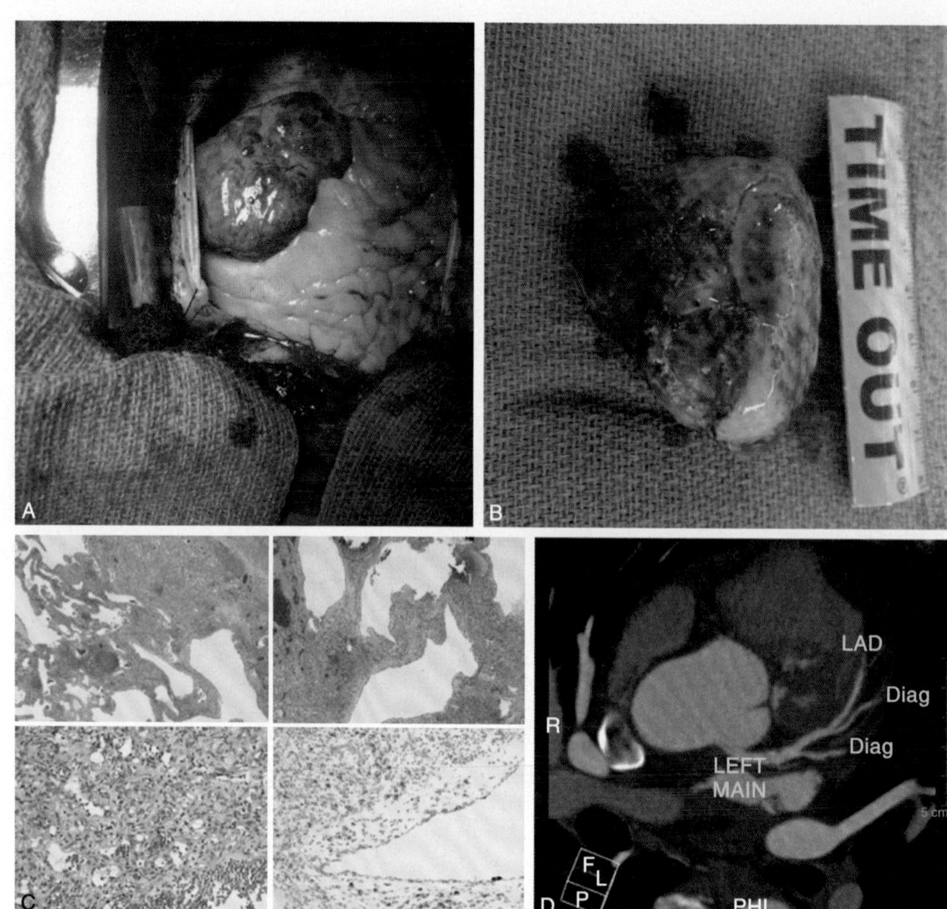

图 95.12 在主动脉和右心房底部的右冠状动脉起源的原发性心脏血管瘤。A,完全切除是可能的,术后病程平稳。B,切除的标本很容易从相邻结构中解剖出来,并由右冠状动脉供给。C,肿瘤的组织学和免疫组化特征。左上角:低倍视图显示大血管和更多小毛细血管的固体区域。右上角可见一部分残余心肌(2倍放大率)。右上图:中倍视图显示血管内排列有小细胞核的内皮细胞系。许多空间包含有血液和纤维蛋白,毛细血管增殖的中间区域有血液和分散的慢性炎症细胞(4倍放大率)。左下图:高倍视图显示毛细血管丰富区域内丰满的细胞系排列于血管周围(20倍放大率)。右下:CD31免疫组织化学显示深褐色染色的丰富细胞系,也可见毛细血管富集区域丰满的细胞系(20倍放大率)。D,CT血管成像显示邻近右冠状动脉肿块

原发性心脏恶性肿瘤

肉瘤

原发性心脏肉瘤约占所有软组织肉瘤的1%,是最常见的原发性心脏恶性肿瘤[37,38]。心脏肉瘤的发病年龄为1至76岁,平均年龄约为40岁[18,37]。血管肉瘤和非分类肉瘤占所有心脏肉瘤约76%,其中血管肉瘤最为常见[39]。横纹肌肉瘤是儿童最常见的心脏肉瘤。平滑肌肉瘤、滑膜肉瘤、骨肉瘤、纤维肉瘤、黏液肉瘤、脂肪肉瘤、间质肉瘤、神经纤维肉瘤和恶性纤维组织细胞瘤等其他心脏肉瘤也屡屡见诸报道[16,18,39]。血管肉瘤主要见于心脏右侧,而骨肉瘤和未分类肉瘤主要发生在心脏左侧[39],心包血管肉瘤非常罕见[40]。

临床表现

心脏肿瘤通常通过3种不同的机制引起症状,包括阻塞、栓塞和心律失常。心包侵及和心脏压塞作为首发临床表现的比较少见。过大的心房和心室肿瘤可能会导致阻塞性症状,并出现晕厥、胸痛、呼吸困难或心力衰竭。最常见的症状包括呼吸困难,其次是胸痛、咳嗽、晕厥、咯血、发热、栓塞和心律失常;猝死也可能首发表现[18]。右侧大肿瘤除引起静脉充血外,还可能限制心脏充盈,循环血容量突然减少,导致晕厥。过大的左侧心脏肿瘤,也会损害心室充盈,导致晕厥或心力衰竭(图95.13)。不幸的是,大约29%的心脏肉瘤与转移相关,通常发生在肺部[18,40]。肉瘤,特别是左侧肉瘤,通常伴随有心脏栓塞事件[16],心律失常也是重要的临床表现。伴随有心包积液时,应高度怀疑心脏恶性肿瘤[40],通常心包积液是由于相关的心包受累所致。但是,也并不总能证实是恶性渗出。

实验室检查

由于越来越多地使用CT扫描和更好的心脏成像技术,原发性心脏肿瘤往往在发病早期被识别。心电图改变通常是非特异性的,然而,在某些情况下可能存在心脏传导阻滞、心室肥大、束支传导阻滞、心房扑动或房性心动过速。心脏扩大是心脏肉瘤的一种常见但非特异性的放射学表现[16]。超声心动图常用于原发性心脏肿瘤的初步诊断,包括二维、三维和造影成像[41,42]。然而,经胸

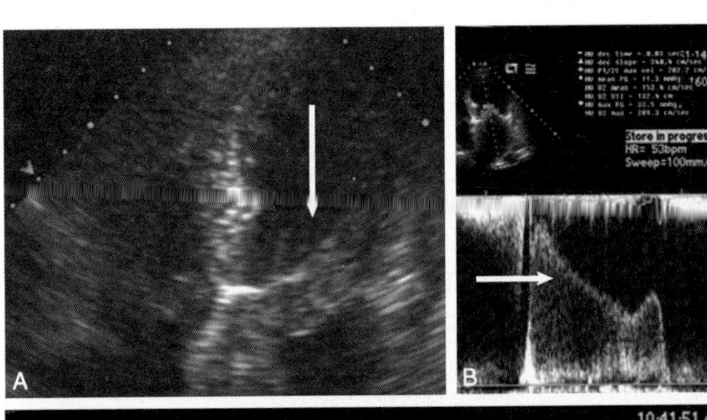

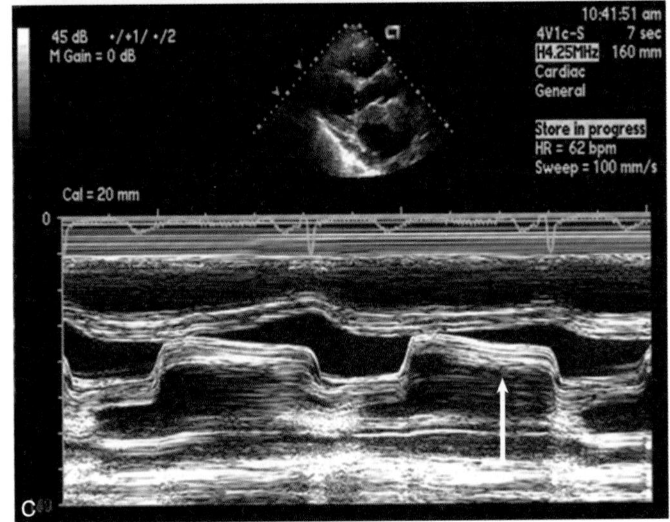

图 95.13 来自患有心力衰竭和二尖瓣狭窄的肉瘤患者的超声心动图显像。A,二腔瓣膜增厚的四腔图像(箭头)。B,二尖瓣血流速加快,显示狭窄(箭头)。C,M 型超声显示经典的二尖瓣狭窄图像

超声心动图有几个已知限制:操作者经验水平至关重要;肺部疾病可能导致肺部干扰图像;或者患者狭窄的肋骨间隙或身体限制不利于成像。与二维超声心动图相比,TEE 可以提供更具体和更详细的成像,特别是如果涉及更后部的结构,例如左心房。横断面成像方法,如 CT 和 MRI,在恶性心脏肿瘤的评估中具有重要作用,特别是在心肌浸润(图 95.14)、纵隔结构受累、组织特性(图 95.15)和血管性等方面[43,44]的评估中具有重要意义。

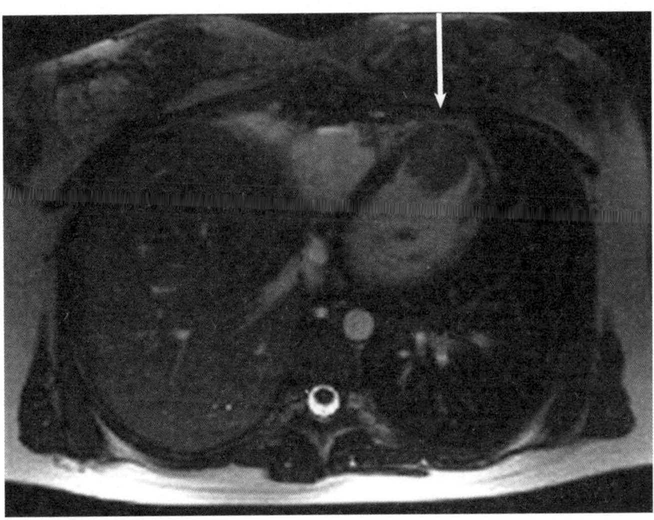

图 95.14 心脏 MRI T1 加权:转移性肺泡细胞肉瘤在左心室心尖部肿瘤。注意肿瘤浸润心肌的模糊影(箭头)

治疗

完全切除是手术治疗的最佳目标[16,18,45]。一旦手术完成后,辅助化疗就要谨慎考虑,但研究尚少[45]。新辅助治疗可能有用,但目前只是推测[46]。用于心脏肉瘤的最常见化疗方案是多柔比星和异环磷酰胺联合[40]。多西紫杉醇和吉西他滨的组合在各种肉瘤中也有一些反应,可用作替代化疗方案[40]。其他治疗方案还包括异环磷酰胺(阿霉素)及环磷酰胺、长春新碱、多柔比星和达卡巴嗪(cyclophosphamide, vincristine, doxorubicin, and dacarbazine, CyVADIC)[37]。与其他肉瘤不同,心脏肉瘤整体预后不良,确诊后中位生存率为 6~25 个月[12,17,39]。伴有肿瘤坏死和转移往往预后不良[39],就如右侧心脏肉瘤[47],除血管肉瘤外的肉瘤、左侧心脏肉瘤、完全切除的肉瘤似乎预后较好[18]。手术切除时手术切缘阴性的患者存活率也较高[47]。具有低度恶性组织学表现的心脏肉瘤可能表现出更好的存活率,尽管在一项研究中发现组织学分级与生存率之间没有显著相关性[18,39,48]。

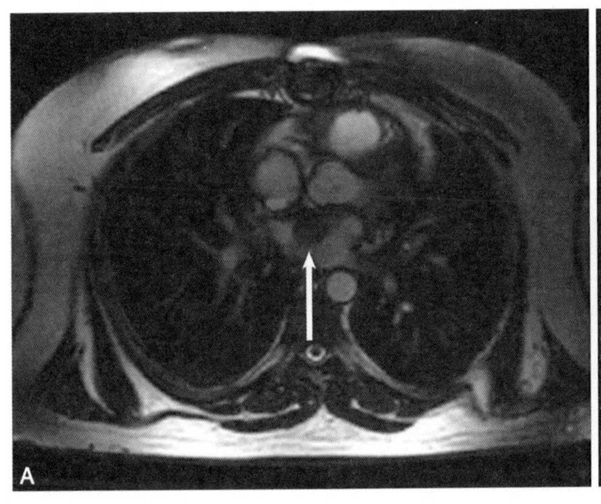

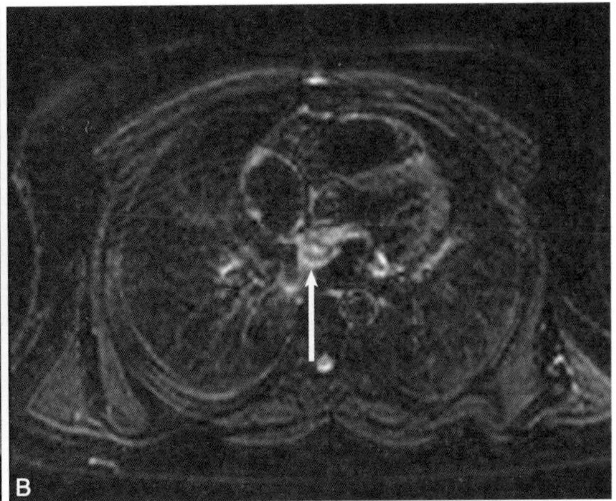

图 95.15 左心房肉瘤的 MRI 成像。A,T2 加权心脏 MRI 显示二尖瓣前叶附近巨大的左心房肿块。B,在第一次灌注肿块期间的轻度增强证实了高密度血流,强烈提示血管肉瘤

继发性心脏肿瘤

继发性心脏肿瘤的尸检发生率在癌症患者中为 1.7%至 14%(平均 7.1%),在一般人群中为 0.7%至 3.5%(平均值为 2.3%)[13]。与以往报道相比,1970 年以后癌症患者心脏转移的发生率显著增加,这可能主要是由于成像方式的改善。心脏转移可通过直接延伸,通过循环系统或淋巴系统,或通过下腔静脉(inferior vena cava,IVC)腔内扩散(图 95.16)。其中心包转移(69%)最常见,其次是心外膜(34%)、心肌(32%)和心内膜转移(5%)[49]。由于胸部肿瘤(包括乳腺癌和肺癌以及胸部淋巴瘤)的直接浸润,心包最常发生转移。腹部和盆腔肿瘤可通过下腔静脉到达右心房,表现出这种转移趋势的最常见肿瘤是肾细胞癌[40]。最近的综述表明肺癌是导致心脏转移的最常见原因,其次是食管癌和血液系统恶性肿瘤[17]。心脏转移的症状差异很大,取决于肿瘤的位置。呼吸困难、心悸、晕厥、胸痛和外周性水肿是常见的临床表现[40,49]。心力衰竭、心律失常、心脏传导阻滞、急性心肌梗死、心脏破裂、全身性栓塞和上腔静脉综合征(见图 95.2)也是心脏转移的临床表现。对于癌症患者出现新的心脏杂音或新的心电图改变而没有明确症状,应该引起对心脏转移的怀疑。心脏转移患者典型的心电图表现是 ST-T 波变化(模拟心肌缺血或损伤),初发心房颤动或扑动,伴有电交替的低电压提示心包积液。心肌损伤的心电图改变提示肿瘤侵及冠状动脉血管[50]。

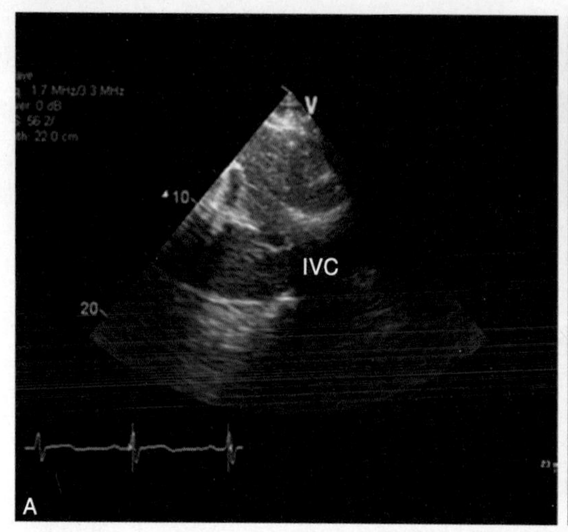

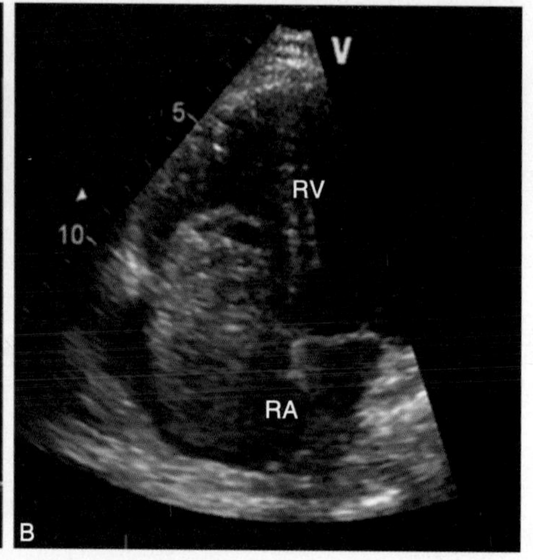

图 95.16 肾细胞癌。A,肾细胞癌侵入下腔静脉(IVC),B,肾细胞癌侵入右心房(RA)并脱垂到右心室(RV)。进行右侧根治性肾切除术,同时切除右心房和 IVC 肿瘤

治疗

转移性心脏肿瘤的治疗通常是暂时性的,因为总体预后较差,超过 50%的患者在 1 年内死亡[40]。推荐对化疗敏感性肿瘤患者行姑息性放疗和化疗[13]。对于这些患者,应该想到临终关怀,并尽一切努力改善生活质量。在高度选择的病例中,可以尝试手术方法,例如自体移植,但并不是常规选择。恶性心包积液的管理通常根据当地的经验进行个性化医疗,并且肿瘤学家和心脏病专家之间应密切合作以确保最佳治疗方案[51]。最近的数据表明,选择性化疗可能对有恶性心包积液患者有效[52]。

心脏肿瘤的直接和间接合并症

心包积液

已知恶性肿瘤患者心包积液的鉴别诊断包括恶性肿瘤渗出,放射或药物介导性心包炎,特发性心包炎,感染性积液(包括结核、真菌或细菌)或医源性积液。据估计,大约 40%肿瘤和心包积液的患者发现与放疗相关的心包积液(见第 80 章)或特发性心包积液,只有少数患者是恶性肿瘤渗出[53]。高剂量蒽环类药物或环磷酰胺治疗后常出现药物介导性心包炎(另见第 81 章)。

心脏压塞

大约三分之一的心包受累患者会出现心功能受损,心脏压迫可能会进展为心脏压塞,需要立即引流(另见第 83 章)。患者的症状包括胸痛、发热、呼吸困难、咳嗽和外周水肿。没有两个或更多炎症表现的心脏压塞(典型的疼痛,心包摩擦,发热,弥漫性 ST 段抬高)更趋向于恶性肿瘤的可能性(风险增加 2.9 倍)[53]。任何原因导致心包积液的患者,其体格检查、心电图或胸部 X 片表现通常是相似的。当患者出现循环血容量下降且血流动力学受损[53],则应对心脏压塞紧急行超声引导下心包穿刺术进行引流,并应该将体液标本送去进行完整的诊断学检测,如前所述,即使是已知癌症的患者,其病因通常也是非癌性的。大约 85%的恶性心包积液患者,心包引流液的细胞学检查是阳性的。

虽然没有进行随机临床试验,但相对于反复心包穿刺,导管引流可显著减少积液复发的风险(3±2 天;11.5%复发率)[54]。复发心包积液可以通过反复心包穿刺并导管引流。某些人也使用心包内注射化疗药物或硬化剂,但目前尚不清楚这种方法是否比导管引流更有效。偶尔可以采用经皮球囊切开术或心包切除术,但恶性心包积液患者的预后较差(275 例患者:中位生存期为 135 天),应尽可能避免侵入性手术,治疗应针对原发性肿瘤。

缩窄性心包炎

缩窄性或渗出性-缩窄性心包炎是胸部放疗的晚期并发症,由于乳腺癌患者和霍奇金病患者的生存时间延长,他们通常接受胸部放疗。第 83 章详细介绍了这一点。

上腔静脉综合征

在纵隔的中三分之一处,左右头臂静脉连接形成上腔静脉(superior vena cava,SVC)。SVC 向下方延伸,在右主干支气管前方,注入右心房。SVC 后段有奇静脉加入,走行于升主动脉的后部和右侧方。在此过程中,SVC 与右侧气管,奇静脉,右肺门和下腔淋巴结组相毗邻。静脉系统血流压力比较低,血管壁比较薄。纵隔的任何炎症过程或淋巴结、升主动脉增大都可导致 SVC 受压,血流量下降,最终完全闭塞(图 95.17)。

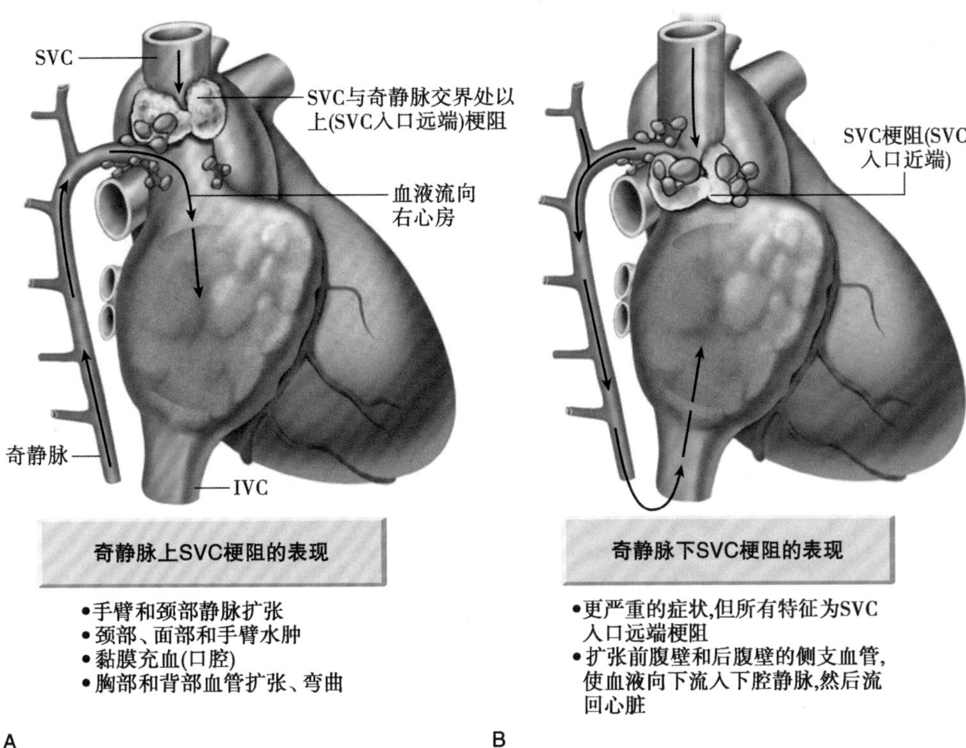

图 95.17 上腔静脉(SVC)综合征的解剖学。A,在奇静脉入口上方,淋巴结可以阻断血液回流,导致面部,颈部和手臂水肿,颈部和手臂以及上胸部的静脉扩张。B,在奇静脉下方阻断,导致奇静脉逆向血流通过侧支静脉流向下腔静脉(IVC),导致 A 所有的症状和体征,外加腹部静脉的扩张。(Modified from Skatin AT(editor):Atlas of diagnostic oncology,3rd ed. Philadelphia,Elsevier Science,2003.)

病因学和生理学

SVC 综合征最早是在 1757 年由 William Hunter 描述为梅毒性主动脉瘤的一种并发症。在一段时间内,血管原因有所下降,现在 SVC 综合征的最常见原因是恶性肿瘤,其中肺癌是最常见的,其次是淋巴瘤和转移性癌[55]。恶性肿瘤占病因的 85%以上[56]。SVC 综合征的其他原因,有些是良性的,占病例的 3%至 15%,也有非恶性原因如因应用血管内装置(如导管或起搏器)导致的血栓形成、感染、胸腺瘤、胸骨下甲状腺肿和主动脉瘤[56]。其他可能性包括引起系统性血管炎的疾病(如 Behçet 病)和放射性纤维化。

临床诊断

临床诊断通常以症状和体征为基础,并提出分类体系[57]。SVC 综合征的发展通常是缓慢的,但偶尔也可能迅速进展。症状的严重程度取决于阻塞的速度及其位置。发病越快,症状越严重,因为侧支静脉没有时间扩张以适应增加的血流量。通常患者临床表现包括面部水肿、呼吸困难和咳嗽[55,58]。面部水肿最常见,晨起加重,白天活动后好转。其他较不常见的症状包括喘鸣、头痛、晕厥、头晕、声音嘶哑和意识模糊[55,58]。体检常见面部水肿、颈部和胸部静脉扩张、手臂水肿和面部充血[55]。

实验室检查

检查主要取决于是否已知根本病因。如果没有事先诊断,胸部 X 线片、胸部 CT 以及可能排查肺癌的支气管镜检查是最常见的手段。CT 成像通常很有帮助,因为它提供了对静脉系统的详细评估,也帮助我们确定主要病因,如肿瘤,中心导管引起的血栓形成或感染导致的硬化性纵隔炎[59]。磁共振静脉造影可用于对比剂过敏或因某些其他原因无法进行 CT 扫描患者的替代方案。对于不能行 CT 扫描的患者,静脉造影是另一种选择方案。

治疗

治疗与病因直接相关。在已知恶性肿瘤的情况下,通常采用全身化学疗法和放射疗法。如果 SVC 阻塞的主要原因是血栓形成,则支架植入是一个有吸引力的选择[60,61],尤其当用于诊断的组织标本在其他检查无法获得的情况下,阻塞 SVC 的旁路搭桥术也是另一种选择。

瓣膜病

心脏肿瘤直接影响瓣膜结构是常见的,肿瘤的类型、位置、大小以及任何相关的感染或血栓形成都是影响因素。另一种经典的对心脏瓣膜结构有影响的肿瘤是类癌瘤。类癌患者存在严重三尖瓣关闭不全的风险，可能需要手术修复或置换。瓣膜异常包括瓣叶的束缚，导致闭合不良。这是医学上的一个难题，需要手术干预(图 95.18)[62]。

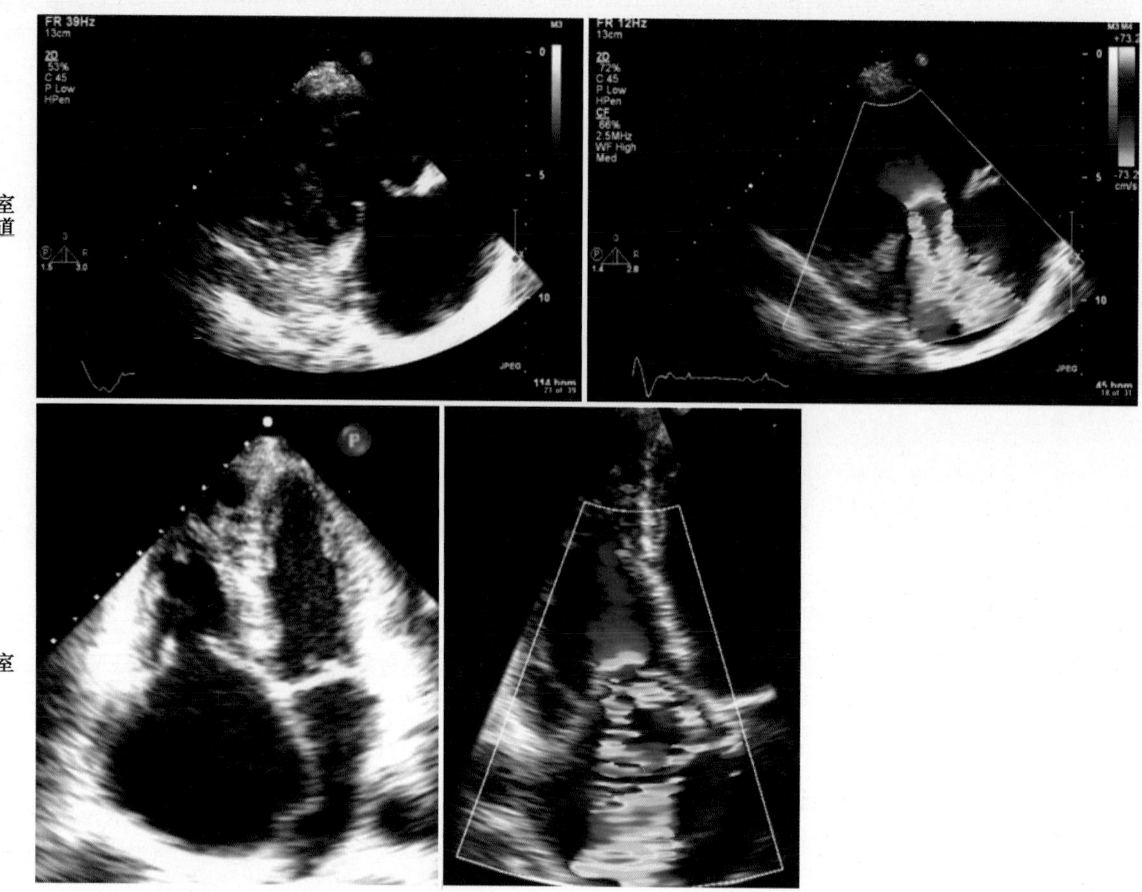

图 95.18 典型的二尖瓣超声心动图图像，表示为类癌中常见的严重三尖瓣关闭不全。在每幅图像中均可见三尖瓣瓣叶的闭合不全

预后

原发性心脏肿瘤患者的临床预后在很大程度上取决于早期发现和及时、适当的治疗。通常心脏肿瘤往往在患者表现出一系列令人困惑的症状后，影像学发现异常才提示心脏肿瘤。结果，诊断时病情通常处于进展期。一旦诊断为原发性心脏肿瘤，患者应由多学科进行管理，包括肿瘤内科医师、放射肿瘤学家、心脏病学专家和心脏外科专家。近几年，越来越多地使用成像技术(例如，超声心动图、MRI 和 CT)使原发性心脏肿瘤发现数量增加。目前的成像技术准确地将肿瘤与其他肿块区分开来的比率仅略超过 50%。随着超声心动图，CT 和 MRI 成像技术的发展，心脏肿瘤的识别将更加精准。没有非侵入性的技术可以识别肿瘤是良性还是恶性，病理标本是必须的。手术技术的持续改进，并尽可能微创治疗，但需要全身麻醉并手术切除，对患者仍然是主要的压力。手术工具和方法的不断完善导致发病率和死亡率降低。在一些中心已经采用经静脉活检进行病理学诊断(在超声心动图指导下)。在一些中心，PET 扫描通常用于评估转移性疾病。目前，尚无有效的血液检查来评估转移，这也代表了未来尚未满足的临床需求。

(丁可可 译，周琳 刘学波 校)

参考文献

Clinical Manifestations

1. Auger D, Pressacco J, Marcotte F, et al. Cardiac masses: an integrative approach using echocardiography and other imaging modalities. *Heart*. 2011;97:1101–1109.
2. O'Donnell DH, Abbara S, Chaithiraphan V, et al. Cardiac tumors: optimal cardiac MR sequences and spectrum of imaging appearances. *AJR Am J Roentgenol*. 2009;193:377–387.
3. Plana JC. Added value of real-time three-dimensional echocardiography in assessing cardiac masses. *Curr Cardiol Rep*. 2009;11:205–209.
4. Buckley O, Madan R, Kwong R, et al. Cardiac masses, part 1: imaging strategies and technical considerations. *AJR Am J Roentgenol*. 2011;197:W837–W841.
5. Buckley O, Madan R, Kwong R, et al. Cardiac masses, part 2: key imaging features for diagnosis and surgical planning. *AJR Am J Roentgenol*. 2011;197:W842–W851.
6. van Beek EJ, Stolpen AH, Khanna G, Thompson BH. CT and MRI of pericardial and cardiac neoplastic disease. *Cancer Imaging*. 2007;7:19–26.
7. Yuan SM, Shinfeld A, Lavee J, et al. Imaging morphology of cardiac tumours. *Cardiol J*. 2009;16:26–35.
8. Basso C, Rizzo S, Valente M, Thiene G. Cardiac masses and tumours. *Heart*. 2016;102:1230–1245.
9. Kohli SK, Pantazis AA, Shah JS, et al. Diagnosis of left-ventricular non-compaction in patients with left-ventricular systolic dysfunction: time for a reappraisal of diagnostic criteria? *Eur Heart J*. 2008;29:89–95.
10. Jacquier A, Thuny F, Jop B, et al. Measurement of trabeculated left ventricular mass using cardiac magnetic resonance imaging in the diagnosis of left ventricular non-compaction. *Eur Heart J*. 2010;31:1098–1104.
11. Xanthos T, Giannakopoulos N, Papadimitriou L. Lipomatous hypertrophy of the interatrial septum: a pathological and clinical approach. *Int J Cardiol*. 2007;121:4–8.
12. McManus B. Primary Tumors of the Heart. In: Bonow RO, Mann D, Zipes D, Libby P, eds. *Braunwald's Heart Disease*. 9th ed. St. Louis: Elsevier Saunders; 2011:1638–1650.
13. Al-Mamgani A, Baartman L, Baaijens M, et al. Cardiac metastases. *Int J Clin Oncol*. 2008;13:369–372.

Benign Primary Cardiac Tumors

14. Burke A, Virmani R. Pediatric heart tumors. *Cardiovasc Pathol*. 2008;17:193–198.
15. Thomas-de-Montpreville V, Nottin R, Dulmet E, Serraf A. Heart tumors in children and adults: clinicopathological study of 59 patients from a surgical center. *Cardiovasc Pathol*. 2007;16:22–28.
16. Neragi-Miandoab S, Kim J, Vlahakes GJ. Malignant tumours of the heart: a review of tumour type, diagnosis and therapy. *Clin Oncol (R Coll Radiol)*. 2007;19:748–756.
17. Ekmektzoglou KA, Samelis GF, Xanthos T. Heart and tumors: location, metastasis, clinical

manifestations, diagnostic approaches and therapeutic considerations. *J Cardiovasc Med (Hagerstown)*. 2008;9:769–777.
18. Simpson L, Kumar SK, Okuno SH, et al. Malignant primary cardiac tumors: review of a single institution experience. *Cancer*. 2008;112:2440–2446.
19. Acebo E, Val-Bernal JF, Gomez-Roman JJ, Revuelta JM. Clinicopathologic study and DNA analysis of 37 cardiac myxomas: a 28-year experience. *Chest*. 2003;123:1379–1385.
20. Pinede L, Duhaut P, Loire R. Clinical presentation of left atrial cardiac myxoma. A series of 112 consecutive cases. *Medicine (Baltimore)*. 2001;80:159–172.
21. Jozwiak S, Kotulska K, Kasprzyk-Obara J, et al. Clinical and genotype studies of cardiac tumors in 154 patients with tuberous sclerosis complex. *Pediatrics*. 2006;118:e1146–e1151.
22. Burke AP, Rosado-de-Christenson M, Templeton PA, Virmani R. Cardiac fibroma: clinicopathologic correlates and surgical treatment. *J Thorac Cardiovasc Surg*. 1994;108:862–870.
23. Yu K, Liu Y, Wang H, et al. Epidemiological and pathological characteristics of cardiac tumors: a clinical study of 242 cases. *Interact Cardiovasc Thorac Surg*. 2007;6:636–639.
24. Sydow K, Willems S, Reichenspurner H, Meinertz T. Papillary fibroelastomas of the heart. *Thorac Cardiovasc Surg*. 2008;56:9–13.
25. Tamin SS, Maleszewski JJ, Scott CG, et al. Prognostic and Bioepidemiologic Implications of Papillary Fibroelastomas. *J Am Coll Cardiol*. 2015;65:2420–2429.
26. Evans CA, Suvarna SK. Cystic atrioventricular node tumour: not a mesothelioma. *J Clin Pathol*. 2005;58:1232.
27. Tran TT, Starnes V, Wang X, et al. Cardiovascular magnetics resonance diagnosis of cystic tumor of the atrioventricular node. *J Cardiovasc Magn Reson*. 2009;11:13.
28. Khalid TJ, Zuberi O, Zuberi L, Khalid I. A rare case of cardiac paraganglioma presenting as anginal pain: a case report. *Cases J*. 2009;2:72.
29. Rana O, Gonda P, Addis B, Greaves K. Image in cardiovascular medicine. Intrapericardial paraganglioma presenting as chest pain. *Circulation*. 2009;119:e373–e375.
30. Ramlawi B, David EA, Kim MP, et al. Contemporary surgical management of cardiac paragangliomas. *Ann Thorac Surg*. 2012;93:1972–1976.
31. Eftychiou C, Antoniades L. Cardiac hemangioma in the left ventricle and brief review of the literature. *J Cardiovasc Med (Hagerstown)*. 2009;10:565–567.
32. Wu G, Jones J, Sequeira IB, Pepelassis D. Congenital pericardial hemangioma responding to high-dose corticosteroid therapy. *Can J Cardiol*. 2009;25:e139–e140.
33. Cohen R, Mirrer B, Loarte P, Navarro V. Intrapericardial mature cystic teratoma in an adult: case presentation. *Clin Cardiol*. 2013;36:6–9.
34. Centofanti P, Di Rosa E, Deorsola L, et al. Primary cardiac tumors: early and late results of surgical treatment in 91 patients. *Ann Thorac Surg*. 1999;68:1236–1241.
35. Delmo Walter EM, Javier MF, Sander F, et al. Primary cardiac tumors in infants and children: surgical strategy and long-term outcome. *Ann Thorac Surg*. 2016;102(6):2063–2069.

Malignant Primary Cardiac Tumors

36. Ramlawi B, Al-Jabbari O, Blau LN, et al. Autotransplantation for the resection of complex left heart tumors. *Ann Thorac Surg*. 2014;98:863–868.
37. Gupta A. Primary cardiac sarcomas. *Exp Rev Cardiovasc Ther*. 2008;6:1295–1297.
38. Oliveira GH, Al-Kindi SG, Hoimes C, Park SJ. Characteristics and survival of malignant cardiac tumors: a 40-year analysis of >500 patients. *Circulation*. 2015;132:2395–2402.
39. Kim CH, Dancer JY, Coffey D, et al. Clinicopathologic study of 24 patients with primary cardiac sarcomas: a 10-year single institution experience. *Hum Pathol*. 2008;39:933–938.
40. Yusuf SW, Bathina JD, Qureshi S, et al. Cardiac tumors in a tertiary care cancer hospital: clinical features, echocardiographic findings, treatment and outcomes. *Heart Int*. 2012;7:e4.
41. Yu L, Gu T, Shi E. Echocardiographic Findings and Clinical Correlation With Cardiac Myxoma. *JACC Cardiovasc Imaging*. 2016;9:618–621.
42. Strachinaru M, Damry N, Duttmann R, et al. Ultrasound Contrast Quantification for the Diagnosis of Intracardiac Masses. *JACC Cardiovasc Imaging*. 2016;9:747–750.
43. Salanitri J, Lisle D, Rigsby C, et al. Benign cardiac tumours: cardiac CT and MRI imaging appearances. *J Med Imaging Radiat Oncol*. 2008;52:550–558.
44. Beroukhim RS, Prakash A, Buechel ER, et al. Characterization of cardiac tumors in children by cardiovascular magnetic resonance imaging: a multicenter experience. *J Am Coll Cardiol*. 2011;58:1044–1054.
45. Blackmon SH, Patel AR, Bruckner BA, et al. Cardiac autotransplantation for malignant or complex primary left-heart tumors. *Tex Heart Inst J*. 2008;35:296–300.
46. Pigott C, Welker M, Khosla P, Higgins RS. Improved outcome with multimodality therapy in primary cardiac angiosarcoma. *Nat Clin Pract Oncol*. 2008;5:112–115.
47. Kim MP, Correa AM, Blackmon S, et al. Outcomes after right-side heart sarcoma resection. *Ann Thorac Surg*. 2011;91:770–776.
48. Zhang PJ, Brooks JS, Goldblum JR, et al. Primary cardiac sarcomas: a clinicopathologic analysis of a series with follow-up information in 17 patients and emphasis on long-term survival. *Hum Pathol*. 2008;39:1385–1395.

Secondary Cardiac Tumors

49. Bussani R, De-Giorgio F, Abbate A, Silvestri F. Cardiac metastases. *J Clin Pathol*. 2007;60:27–34.
50. Yusuf SW, Durand JB, Lenihan DJ. Wrap beats. *Am J Med*. 2007;120:417–419.
51. El Haddad D, Iliescu C, Yusuf SW, et al. Outcomes of Cancer Patients Undergoing Percutaneous Pericardiocentesis for Pericardial Effusion. *J Am Coll Cardiol*. 2015;66:1119–1128.
52. Maisch B, Ristic A, Pankuweit S. Evaluation and management of pericardial effusion in patients with neoplastic disease. *Prog Cardiovasc Dis*. 2010;53:157–163.

Direct and Indirect Complications of Neoplasia

53. Maisch B, Seferovic PM, Ristic AD, et al. Guidelines on the diagnosis and management of pericardial diseases. *Eur Heart J*. 2004;25:587–610.
54. Maisch B, Ristic A, Pankuweit S. Evaluation and management of pericardial effusion in patients with neoplastic disease. *Prog Cardiovasc Dis*. 2010;53:157–163.
55. Wilson LD, Detterbeck FC, Yahalom J. Clinical practice. Superior vena cava syndrome with malignant causes. *N Engl J Med*. 2007;356:1862–1869.
56. Cohen R, Mena D, Carbajal-Mendoza R, et al. Superior vena cava syndrome: a medical emergency? *Int J Angiol*. 2008;17:43–46.
57. Yu JB, Wilson LD, Detterbeck FC. Superior vena cava syndrome–a proposed classification system and algorithm for management. *J Thorac Oncol*. 2008;3:811–814.
58. Force T, Chen MH. The Cancer Patient and Cardiovascular Disease. In: Bonow RO, Mann D, Zipes D, Libby P, eds. *Braunwald's Heart Disease*. 9th ed. Philadelphia: Elsevier Saunders; 2011:1–11.
59. Sheth S, Ebert MD, Fishman EK. Superior vena cava obstruction evaluation with MDCT. *AJR Am J Roentgenol*. 2010;194:W336–W346.
60. Gwon DI, Ko GY, Kim JH, et al. Malignant superior vena cava syndrome: a comparative cohort study of treatment with covered stents versus uncovered stents. *Radiology*. 2013;266(3):979–987.
61. Fagedet D, Thony F, Timsit JF, et al. Endovascular treatment of malignant superior vena cava syndrome: results and predictive factors of clinical efficacy. *Cardiovasc Intervent Radiol*. 2013;36:140–149.
62. Palaniswamy C, Frishman WH, Aronow WS. Carcinoid heart disease. *Cardiol Rev*. 2012;20:167–176.

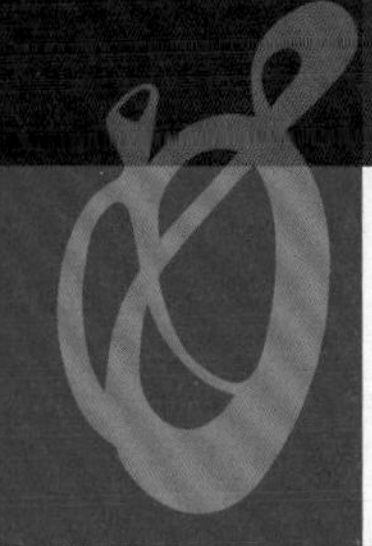

第 96 章　心血管疾病相关的精神与行为

VIOLA VACCARINO AND J. DOUGLAS BREMNER

心血管系统很早就被认为易感于心理因素,应激和情绪是心血管疾病(cardiovascular disease,CVD)的重要危险因素,即心理社会逆境、压力暴露和个体的心理健康状况均能增加心血管患病风险,这一见解得到了充分的生理学实验数据的证实和支持。这些因素可能影响了个体心血管疾病的整个进程,始于幼年贯穿终生。影响了心血管疾病的整个病理生理谱,从 CVD 危险因素到生活行为方式,再到冠状动脉粥样硬化的进程,乃至触发急性冠状动脉事件[1]。

应激反应是一种自适应的生理机制,它允许机体抵抗潜在的破坏性刺激,从而刺激交感肾上腺系统和下丘脑-垂体-肾上腺(hypothalamuspituitary-adrenal,HPA)轴释放皮质醇和儿茶酚胺(见第 99 章)。应激系统的激活在生理上有助于抵消应激源。然而,根据“反应性假说”,心血管对心理压力源的应激反应如果延长或放大,则可促进 CVD 进展[2]。增强的心血管反应性会通过多种机制增加心血管风险,包括重复或持续的血压和心率增加、胰岛素抵抗

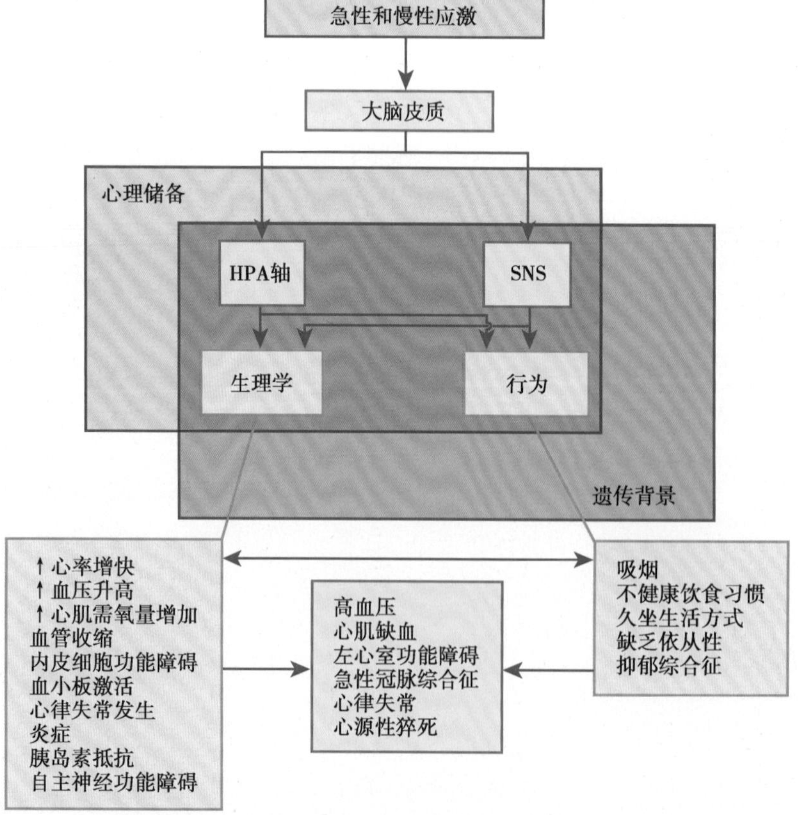

图 96.1　心理因素与心血管疾病之间内在关联的潜在机制。HPA,下丘脑-垂体-肾上腺;SNS,交感神经系统

和其他代谢异常、全身血管阻力、自主神经失调、室性心律失常、炎症和免疫系统的失调(图 96.1)。然而,对应激的生理性反应迟钝也同样被认为是适应不良,也不利于健康[3]。长期累积的压力效应可能继发于循环的应激激素水平升高、神经内分泌稳态以及应激系统昼夜节律被打破的心脏代谢危险[4]。

历时数十年,人们对非人类灵长类动物的研究为慢性压力对心血管的不良影响提供了强有力的实验证据。这些研究表明,慢性社会心理压力会导致内皮细胞损伤,加速动脉粥样硬化[5]。在人类中,实验诱导的应激对心血管系统的不良影响已经被很好地记录了下来(将在下文"精神应激"中描述)。然而,自然产生的应激源对心血管功能和心血管疾病风险的影响则更难证明。一个问题是对"暴露"的定义。在"社会心理压力"的一般术语下,研究人员包括了相互关联但不同的因素,包括各种环境暴露,从创伤事件到工作或家庭困难到日常琐事,以及个人的反应或情绪状态,如感知到的痛苦、抑郁和焦虑。另一个问题是缺乏统一定义和量化心理压力类型及严重程度的标准化措施。正如本章所讨论的,迄今为止最有力的证据表明低社会经济地位,童年逆境,工作压力和抑郁是 CVD 的危险因素。除了明显的疾病外,这些因素中的许多都与 CVD 的亚临床标志物有关。最近发现,创伤后应激障碍(posttraumatic stress disorder,PTSD)也与心血管风险相关联。与其他社会心理/精神因素相关的发现,例如自陈的其他形式的慢性压力/苦恼、焦虑和愤怒/敌意,则不那么一致。

对心理和精神因素的认识在心脏病患者的管理中很重要,不仅因为这些疾病普遍存在,而且与不良的心血管结局有关,还因为它们与具有预后意义的健康行为和生活方式的危险因素有关。这些因素包括对治疗建议的依从性较差、体力活动水平低下、不健康的饮食习惯和吸烟。然而,在当前的心脏病实践中与传统的心血管疾病危险因素相比,心理和精神状况似乎较少被识别和管理。这可能是由于如前所述定义和评估的复杂性,而且许多心理痛苦的症状很容易与躯体疾病混淆,例如:疲劳、体重减轻、食欲缺乏或睡眠障碍。

目前的建议认识到,心脏病学家需要更积极主动践行关怀患者这一重要领域[6]。因此,本章的目标是回顾将心理因素与心血管疾病联系起来的主要流行病学和病理生理学证据,并讨论在当前心脏病学实践中的管理。为便于理解,我们将精神和行为因素大致分类为:急性应激事件、慢性应激源(包括工作压力、较低的社会经济地位、婚姻和照顾家庭压力)、心理卫生和精神病学诊断(包括抑郁、焦虑和创伤后应激障碍)及性格特征。

急性应激

急性心血管事件的应激和情绪触发因素(参见第51章)

许多研究(尽管不是全部)表明,在自然工业灾害和恐怖袭击等情绪应激事件之后,急性冠脉综合征的住院人数有所增加[1]。究死亡原因,非冠状动脉死亡并未增加。2001 年 9 月 11 日发生在纽约市的世贸中心恐怖袭击事件是个例外。这一事件与随后的心源性死亡突然增加或急性冠脉需照护入院无关联。可能由于大多数纽约人通过电视上的新闻报道看到了这一事件,但它可能不会像现场直接威胁人身安全的事件那样造成严重的应激。然而,医生诊断出的心血管疾病的发病率在接下来的 3 年里增加了 50%以上。此外,植入体内除颤仪患者的室性心律失常增加了 1 倍以上(参见第 39 章),但这种增加直到事件发生后 3 天才发生,并持续了 30 天。这些数据表明了该事件亚急性或慢性的冲击,而非急性触发效应。

在足球世界杯等大型体育赛事期间也进行了研究,有证据表明,参与调查的城市或地区的心脏病发病率有所上升,特别是当球队输掉比赛时,尽管并非所有研究都一致[1]。这些人群层面研究的局限性是缺乏有关受影响个人心脏事件周遭情况的资料。除了情绪应激外,心脏事件还可能由伴随的因素引起。例如,剧烈的体力消耗(如跑步)、暴饮暴食、被动吸烟或室外温度。通常很难完全排除这些解释。在这方面,对个体层面上的情绪触发因素的研究,即询问患者在出现症状之前的经历,应该能提供有用的信息。另一方面,患者的自我陈述可能受到回忆偏差的影响。一项试图减少这种偏差的研究设计是病例交叉设计,它使用受试者作为他们自己的对照组。例如,通过比较某一特定暴露在症状发生前几小时的频率与几天前的频率进行对照。

一些研究已经用这个设计来检查急性心血管事件的情绪触发因素。其中,对急性愤怒的研究最为广泛。在心肌梗死发作的决定性因素研究中(起病研究),2.4%的患者报告在急性心肌梗死前 2 小时内非常愤怒或狂躁[7](参见第 58 章)。与前一年的其他时间相比,在自我陈述的中度或极度愤怒爆发后的 2 小时内,心肌梗死的风险要高出 2.4 倍,愤怒强度每每增加,其风险也会增大。经校正体力活动、饮用咖啡和酒精后,结果并无实质性差异。在一包括 9 项关于愤怒爆发和急性心血管事件的独立病例交叉研究的系统性综述中,所有研究表明,与其他时间相比,愤怒爆发后 2 小时内心血管事件的发生率更高,尽管不同研究的影响估计不同[8]。对急性冠状动脉事件风险的综合预估超过 4 倍。尽管相对风险高,就个体而言在愤怒发作后发生心血管事件的绝对风险却小。而对于基线心血管风险高和那些经常发怒的个体而言风险较高。

除了愤怒,急性的负面情绪如悲痛和哀伤也会引发心血管事件[1]。在病因研究中,研究者采用病例交叉的方法,发现在重要人物死亡后的 24 小时内,急性心肌梗死的发生率增加了 21 倍[9]。利用英国一个大型初级保健数据库,最近的一项研究报告了丧亲与心血管事件风险增加之间的潜在关系。在伴侣去世后的 30 天内,丧失亲人的人患心血管疾病的风险增加了 1 倍,而在前 30 天过后心血管疾病的风险就会降低。其他与心脏事件风险增加有关的急性应激还包括与工作相关的压力,比如压力过大的截止日期,以及交通拥挤的环境。同样,这些潜在诱因的绝对风险很小,但随着个体心血管风险的增加其风险也会增加[9]。使用人群归因分数,据估计在急性心脏事件中,负面情绪占 4%,愤怒占 3%。

应激生活事件与急性心肌梗死有关,易感者有严重的可逆性左心室功能障碍,这种情况被称为 Takotsubo 心肌病[10]。这些患者几乎都是女性,也表现为显著升高的血浆儿茶酚胺水平对交感神经系统的过度激活。

精神应激

评估应激和情绪对心功能的影响的一个行之有效的方法是测量在实验室中对标准化的心理应激挑战的短暂缺血反应,或"心理应激测试",使用心算、颜色命名、公开演讲和类似的任务(参见第57章)。该方法具有直接进行实验操作的优点,可以控制或消除潜在的混杂因素,直接研究因果因素及其机制。然而,这种方法对于由实验室人为诱导的急性应激所产生的短期反应必然是有限

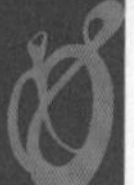

的，因此可能缺乏实际意义。为了解决这个问题，纵向研究调查了精神应激引起的心血管反应和未来心血管事件之间的联系。对精神应激的心血管反应性增强（主要定义为血压和心率的剧烈变化）和从应激中恢复不良（定义为任务结束后持续的心血管激活高于基线水平）与心血管结局纵向相关，包括血压升高和心血管事件，而与动脉粥样硬化终点（如颈动脉内膜-中膜厚度和冠状动脉钙化）相关的证据则较为有限[2]。皮质醇和儿茶酚胺对精神应激的反应也与未来高血压和其他心血管疾病的终点有关。

除了心血管反应性外，一个重要的现象即精神应激诱发的心肌缺血与心脏病患者精神应激被一同研究。这种情况类似于运动性应激缺血，只是刺激来源于心理而不是生理[11]。

心理应激缺血已经通过各种成像技术和一系列应激刺激进行了研究[12,13]。文献表明，三分之一到三分之二的冠心病患者可诱发精神压力缺血，而患有冠心病的年轻女性似乎特别容易受到影响[14]。不同于强体力活动所致的缺血，它通常无痛并且在需氧量低的情况下发生。此外，精神应激引起的缺血通常与冠状动脉疾病的严重程度无关，这表明它并不仅仅是冠状动脉疾病严重程度的反映。患者可能会因精神应激而出现缺血，却不会因运动或药理学应激而出现缺血，尽管结果各不相同。缺血反应不仅是由严重的情绪应激引起的，也可能是由类似于日常生活中可能遇到的小问题引起。事实上，精神应激诱发（而非运动诱发）的心肌缺血与日常生活动态监测测量的缺血有关。因此，心理应激测试可能为识别日常生活中容易发生心肌缺血的患者提供一种手段。

迄今发表的所有研究结果都表明，精神应激导致的缺血是预后不良的一个预测因子。5 项随访 1 至 5 年纵向研究发现死亡或后续心脏事件的风险持续增加了 1 倍。在这些研究中，我们将有精神应激缺血的冠心病患者与无精神应激缺血的冠心病患者进行比较，不考虑冠心病的严重程度和心血管疾病危险因素[15]。尽管迄今为止纵向随访的患者样本量小，但现有证据表明，对标准化精神应激下的心肌缺血反应在预后上的重要性至少与对运动诱发的缺血反应的重要性相当。

急性应激触发心脏事件的潜在机制

急性冠状动脉事件背后的一个关键病理生理事件是由稳定斑块发展为“易损”斑块。没有直接证据表明急性心理应激会导致动脉粥样硬化斑块破裂或侵蚀。然而，急性应激发作或强烈情绪可能通过影响斑块稳定性和破坏斑块而触发易感个体的急性冠脉事件。这是通过血流动力学激活（血压和心率增加）、全身性血管阻力增加、冠状动脉血管收缩、炎症和血栓形成效应等推测。这种触发通常发生在晚期动脉粥样硬化的背景下。因此，发生在没有潜在冠状动脉疾病的人群中是罕见的[16]。

急性心肌缺血的情绪触发机制，如精神应激引起的缺血可能是多重的，可能包括血流动力学的改变，如血压升高、心率加快、全身血管阻力和冠状动脉血管收缩。然而，很明显，与运动应激相比，急性心理应激引起的缺血是由不同的血流动力学反应所引起[11,17]。同样的患者，尽管血流动力学反应往往比没有缺血的患者更大，对精神应激的心肌缺血反应比运动引起的缺血反应发生的速率-压力乘积更低。患或不患有冠心病的人在发生精神应激缺血时，全身血管阻力均有增加，提示外周血管收缩引起的后负荷增加可能与心理应激引起的缺血有关[13]。相比之下，全身血管阻力一般在运动情况下降低。

精神应激也可能导致冠状动脉血管运动性反应异常。动脉粥样硬化患者在精神应激时可能会出现反常收缩，特别是在狭窄点，这可能会减少心肌血流，从而导致缺血。冠状动脉内皮功能障碍和冠状动脉微血管的血管运动异常在心理应激引起的心肌缺血中均起作用。

急性精神应激也会导致心脏电不稳定，包括 T 波电交替出现和其他与心律失常和心脏猝死相关的心脏复极异常[18]（参见第 34 章）。自主神经功能障碍及其对心脏电生理学的影响形成了另一个潜在的急性应激对心脏的不良影响的过程（参见第 99 章）。交感神经激活和副交感神经减退都能刺激心律失常，降低室颤的阈值。心率变异性是一种测量心脏对内部和外部刺激反应时心跳变化的方法，是一种公认的对心脏自主神经功能的无创测量方法（参见第 12 章）。在人群研究中，心率变异性的降低预示着冠心病，以及急性心肌梗死患者的死亡，尤其是心源性猝死[19]。在实验室的急性精神应激期间心率变异性降低，在地震或恐怖袭击等重大灾害期间心率变异性降低，研究对象是在事件发生时正在接受动态心电图监测的患者[1]。这些机制可能是急性应激与危及生命的心律失常和心源性猝死之间的内在联系。

炎症和免疫逐渐被认为是调节细胞对急性心理应激反应的关键因素。去甲肾上腺素依赖的肾上腺素能刺激由于应力激活血循环单核细胞中的转录因子核因子 κB（NF-κB），引发炎症级联反应。因此，心理社会应激刺激单核细胞活化和随后的免疫炎症反应可能导致心肌缺血[20]。与此同时，应激诱导的神经免疫回路，包括大脑中的小胶质细胞激活和交感神经向外周免疫系统释放冲动，进一步强化了应激相关行为和炎症表型[21]。

因此，由情绪应激引起的多种生理反应可能引发心脏缺血或猝死。然而，目前几乎没有前瞻性信息可以将这些急性应激机制与心血管终点事件联系起来。

急性应激和心血管疾病：临床意义

急性情绪触发心脏事件的临床意义尚不清楚。尽管与急性应激相关的相对风险很大，但考虑到这些事件相对不常见，绝对风险要小一些。相应地，人口归因风险（如风险因素完全消除就会观察到疾病减少）并不大（约 4%），但它非常类似于其他冠状动脉事件的急性触发因素，如体力消耗、交通拥挤或过度饮酒。此外，这种风险很可能只影响到易感个体的一小部分。一些患者可能对情绪刺激的生理反应特别敏感，因此由于应激而产生不良心血管后果的风险更高。如果这些患者能够提前被发现，就可以实施具体的措施，以尽量减少他们接触情绪触发因素的机会，并降低与这种接触相关的风险。

尽管有人认为，在临床医生和公众中提高心理诱因意识的项目是有益的，但这类项目总体上缺乏评估。预防心血管疾病的治疗，如阿司匹林、β-受体阻断剂、他汀类药物和血管紧张素转换酶抑制剂，是否能防止情绪触发的有害影响，也同样不为所知。

慢性应激

工作压力

工作压力因其潜在的心血管不良作用而被广泛研究。工作压力的主要模型包括 Karasek 和 Theory[22] 等开发的“工作压力”模型。工作压力模型假设高工作要求和低控制能力相结合会产生应激，因为低控制工作中的员工无法通过安排时间或其他方式来缓解工作压力。对工作的社会支持作为第三个维度后来被加入，工作压力对健康的负面影响在缺乏同事支持的员工中最大。另一种模型是“努力-回报不平衡”模型，该模型认为，当高工作量和低回报之间在金钱、工作保障或其他形式的认可方面不匹配时，就会产生应激。这两种模型都与不良心血管事件有关[23]。在一项包括150万人年的高危人群和2 358例新冠心病病例的meta分析中，工作压力与23%的冠心病高发率相关。在对社会经济地位、生活方式和传统危险因素进行调整后，这一联系仍然存在，并且在性别、年龄、社会经济阶层和地区之间都有发现[24]。关于类似风险是否适用于已确诊的冠心病患者的认知较少，然而对心肌梗死后恢复工作的患者的研究报告显示，在工作紧张或工作报酬不平衡的患者中，复发事件或心脏死亡的风险增加了70%或更多[25]。一些研究表明，性别相互作用对女性的影响比男性强或弱，但针对女性的具体数据有限，因为大多数研究主要包括男性工作人群。

社会经济地位低下

社会经济地位（socioeconomic status，SES）通常由相关因素定义，如职业地位、经济资源、教育和社会阶层。健康和疾病方面存在着社会梯度，这一点早就被认识到。从几十年前开始，白厅对英国公务员的研究报告显示，即使在那些并不贫穷的人群中，包括心血管疾病，从社会底层到上层死亡率和发病率都有社会梯度。包括美国在内的许多其他国家也证实了这种结果。低SES伴随较差的健康习惯和更高频的标准CVD危险因素，如高血压、肥胖、吸烟和不健康的饮食。然而，部分CVD梯度是缘于社会阶层。在白厅的研究中，4种健康行为（吸烟、饮酒、饮食和体育活动）及其在随访期间的变化，解释了45%的心血管疾病死亡风险的社会梯度问题。

社会心理和物质资源在SES和健康联系中起着关键的中介作用，这种影响的起源早在儿童时期就已经很明显。这些问题包括经济困难、较差的住房、社区地位、社会歧视和孤立、抑郁和不利的工作条件。就业不稳定、找不到工作和失业是与心血管疾病风险相关的社会经济地位的额外相关因素[26]。

至少部分的SES对健康的影响与附近的建筑环境有关。社区环境的恶化、住宅的流动率、由于丧失抵押品赎回权而导致的房产价值的下降、安全问题、缺乏健康食品或锻炼身体的机会可能会导致应激、体重增加、血压升高和心血管疾病的风险[27,28]。因此，低的社会经济地位可以被看作是慢性应激的综合，这些应激可能导致不良的行为和生理后果。

SES水平下降时可观察到HPA轴和自主神经功能障碍，可能会增加中央型肥胖和代谢危险因素的风险。例如，白厅Ⅱ号研究描述了较低的社会地位与代谢综合征发病率增加及其个体组成之间的密切关系[22]。代谢综合征患者和SES水平较低的患者的神经内分泌和心脏自主活动紊乱，与神经内分泌应激轴的激活相一致。值得注意的是，心理社会因素（SES和与工作相关的压力）在很大程度上解释了肾上腺/自主神经紊乱和代谢综合征之间的联系。

社会孤立、无助和婚姻照顾家庭应激

一个人社会交流的数量和质量都与心血管疾病和总死亡率有关。社会关系可以通过各种方式改善健康，例如提供工具和情感上的支持，鼓励一个人遵循健康的生活方式，并在必要时寻求健康护理。情感支持也可以缓冲心理压力的负面影响。在生病或有患病风险的个体中，反向因果关系是可能的，因为他们可能变得不太关心他人。

虽然许多人群研究表明，在原本健康的人群中，心血管疾病的风险与社会孤立或缺乏支持有关，但结果并不一致，可能是因为测量和定义的差异。这种效应在冠心病患者的预后研究中表现得更为明显。社会接触的工具和情感方面都与心脏人群中反复发生的事件和死亡率增加有关，一般来说，在调整生活行为方式和疾病严重程度后，这种联系仍然存在。相比之下，支持的结构方面（定义为个人周围人群的网络范围大小，以及他或她与这个网络的互动）与心血管结果的联系不那么一致，然而在人群研究中，社会孤立与死亡率上升有关[29,30]。

婚姻状况是一个人社会支持的一个方面，已经被详细研究过。无论男性还是女性，结婚都能降低死于缺血性心脏病的风险[31]。相反，离婚、婚姻和照顾家庭的压力都与心血管疾病风险的增加有关[32]。在女性中，婚姻压力或婚姻质量与心血管疾病风险之间的联系更加明确，尽管没有证据表明真正的性别差异[33,34]。照顾一个生病的家庭成员可能会有很大的压力，也有心血管疾病和死亡的风险[35,36]。在养家者健康影响研究中，照顾家庭与63%的调整死亡率风险相关。养家可能不会对所有的照顾家庭的人员造成负面影响，但对于那些自陈感到紧张的人来说，这的确是一个问题。

儿时不良经历

童年时期的逆境，如身体上的、情感上的或性虐待、童年时期的忽视或家庭功能障碍，是CVD的一个新兴危险因素。60%的美国人至少有过一种这样的不良经历，24%的人至少有过3种以上的不良经历。

多年来，一些研究记录了儿童虐待与成年后的一些医疗结果之间的联系，包括心血管疾病和一些心血管疾病危险因素，如肥胖、糖尿病和高血压。然而，大多数研究都采用了回顾性设计。最近，通过对结局事件进行前瞻性评估的研究证实，报告如此早期的暴露可以预测未来的心脏代谢健康[37]。童年时期的不幸遭遇也与血压从童年到成年早期的快速上升有关[38]。许多潜在的行为、情感和生物学解释可能是这种关系的基础[39]。就生物学影响而言，不良童年经历与多种器官系统的持久变化有关，包括神经系统、内分泌系统和免疫系统，这些变化通常从小就可以观察到[40]。年轻人应激系统的反复或慢性激活，特别是HPA轴，被怀疑在其中发挥作用，并对生物衰老和心血管健康产生长期影响。童年时期的逆境也是抑郁和创伤后应激障碍的常见诱因，这两种病症都通过多种机制与心血管疾病风险相关。

慢性应激和心血管疾病：临床意义

关于合并慢性应激措施用于心血管疾病风险预测、预后评估或心脏病患者临床管理的潜在临床效用的数据很少。然而一些研究表明，考虑与工作相关的压力、冗长的工作时间、或标准风险因素之外的SES措施等因素可能会改善CVD风险预测。在英国具有全国代表性的人口中，将基于人口普查数据的社会剥夺指数与其他指标结合起来，将风险因素纳入CVD风险预测的临床算法（QRISK2），提高了高危人群识别的准确性。因此，目前欧洲关于心血管疾病预防的指南建议使用标准化的工具甚至是一个简短的问卷来评估心理社会压力源，并建议对每个患者的这些因素进行量身定制的临床管理（推荐级别Ⅱa，证据级别B）[41]。在美国，目前还没有一种既定的算法，将SES或其他慢性应激指标纳入CVD

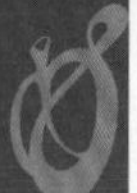

风险评估中，而预防指南中也没有这类指标。

心理健康和精神疾病

抑郁、焦虑和创伤后应激障碍不同于本章所述的其他心理因素，因为它们是精神障碍，因此适合于临床诊断和管理。大多数将这些因素与心血管疾病风险联系起来的证据涉及的是量表的测量症状，而非精神病学诊断。抑郁受到了特别的关注，并显示出其与心血管疾病相关的强有力的结果。

抑郁

抑郁是一个非常普遍且日益严重的全球性问题。心脏病患者中的抑郁高于对照组的3倍，15%到30%的心脏病患者有明显的抑郁。这种流行率在女性中高于男性，在患有心脏病的年轻女性中尤其高[42]。

抑郁作为一种危险因素从轻度（亚临床）抑郁症状到抑郁症的临床诊断各不相同。根据《精神疾病诊断与统计手册》（第5版）的定义，抑郁症的特征是至少2周内情绪低落或快感缺乏（兴趣或快乐丧失），伴有明显的功能减退而且有躯体或认知症状。

许多观察性研究的荟萃分析都提供了临床抑郁（或抑郁症状）和心血管疾病风险之间联系的证据。涉及了最初没有心脏病和存在各种心脏病患者的两个群体，包括急性冠脉综合征患者、充血性心力衰竭或稳定冠心病和那些接受冠状动脉搭桥手术的患者。然而，个别研究产生了有显著差异的不同危险性评估，而且在调整吸烟、缺乏运动和冠心病严重程度等潜在混杂因素的能力方面也存在差异。在最近对30项前瞻性队列研究进行的荟萃分析中，在最初没有心脏病的人群中，抑郁与未来冠状动脉事件风险增加有30%关联[43]。在调整了潜在混杂因素（如生活行为方式和社会人口因素）后的研究小组中，这种关联仍然很重要。冠心病（如心肌梗死）合并抑郁患者复发或死亡的风险也普遍高于非抑郁患者，其中心源性死亡的风险特别高，合并比数比为2.7[6]。

最近的文献也表明，抑郁与心血管疾病的关系具有异质性，特殊亚型可能更为重要。如急性冠脉综合征后的新发抑郁、难治性抑郁或相悖于认知的躯体化抑郁症状。然而，对于这些不同的表型是否具有不同的风险尚无明确共识。

抑郁与心血管疾病之间的关系有许多潜在的机制[44]。抑郁与其他心血管危险因素有关，包括吸烟、久坐不动的生活方式、肥胖、糖尿病和高血压。尽管许多研究表明抑郁对调整后的心脏预后有独立的影响，对于这些因素，大多数人发现这些因素在与抑郁相关的心脏事件风险中占了相当大的比例。在冠心病患者中，抑郁也与功能障碍的严重程度有关。如果功能缺陷转化为身体活动或自理能力的下降，这可能会加速冠心病的发展。此外，与非抑郁患者相比，抑郁患者对药物治疗方案、生活方式风险因素调整和心脏康复的依从性较低。因此，抑郁可能通过行为机制影响心脏预后，包括健康的生活方式、延迟寻求治疗以及不依从二级预防。然而，这些因素是否以及在何种程度上介导了抑郁对心脏预后的影响尚不清楚。

抑郁以HPA轴和交感肾上腺系统的失调为特征，皮质醇和去甲肾上腺素的释放增加或延迟并打乱正常的生理模式。例如，在抑郁患者中，苏醒后的皮质醇反应以及夜间皮质醇水平往往会增加。此外，在减轻抑郁和未受影响的后代中也观察到HPA轴过度活跃，这表明它可能是一个脆弱性因素，也可能是遗传因素，而不是状态指标[44,45]。虽然纵向数据有限，晨起皮质醇水平升高和全天皮质醇水平下降幅度平缓与随后心血管死亡风险增加有关，对急性应激源的高皮质醇反应也与突发高血压有关[46]。

一些研究也表明，抑郁的个体副交感神经输出减少，心率变异性降低，这是心脏自主功能的一种无创测量方法，尽管数据并不完全一致，抗抑郁药物治疗也可能参与这些影响[44]。其他自主功能障碍的征象已在心脏抑郁患者中描述过，包括对直立实验的心率增快，对室性早搏的心率异常反应和心室复极异常。所有这些因素都是心脏病患者死亡的预测因素。

如上所述，抑郁的神经生物学和自主神经异常可导致血压、心率和血糖的反复或持续升高、胰岛素抵抗、血脂异常以及全身炎症和内皮功能障碍。尤其是代谢和免疫失调被一致报道为抑郁的常见相关表现。由于缺乏运动和不健康的饮食习惯，抑郁还可能导致体重增加，进而促进新陈代谢变化和炎症。最近荟萃分析报道，抑郁患者和对照组相比，炎症标记物如白介素6（IL-6）和肿瘤坏死因子（TNF）-α水平显著升高[47]，然而效率中等，使用临床诊断而不是症状量表的研究效果略强[48]。此外，CVD患者的结果是不一致的，迄今没有强有力的证据表明炎症是抑郁和心血管结果之间的联系机制。相反，炎症和抑郁之间可能存在双向联系。例如，干扰素-α免疫疗法可以减轻抑郁。外周组织产生的细胞因子可以进入大脑，并能诱导类似抑郁发作的行为反应[49]。一些证据还表明，急性冠脉综合征期间明显的炎症预示着抑郁的发生[50]。

越来越多的证据表明抑郁和CVD可能是同一基因底物的不同表型表达[51]。这样的遗传多效性也可能是抑郁与心血管疾病相关的生物危险途径（如炎症或自主神经系统和代谢失调）之间关系的基础[44,51]。参与这些通路的基因可能是抑郁和CVD的前因，以至这两种表型之间并非因果联系。

焦虑

焦虑，就像抑郁一样广谱，从适合临床治疗的精神疾病诊断到一般人群中常见的未达到疾病诊断的症状。这些情况都很普遍，多达18%的美国人可能患有一种或多种焦虑症。一般而言，各种焦虑障碍（广泛性焦虑障碍、惊恐障碍、恐惧症焦虑和强迫症等）都是有区别的，但它们也具有广泛的共同特征并时常一起出现。研究焦虑和冠心病之间关系的大多数研究都采用了焦虑症状量表，而不是焦虑障碍的临床诊断。研究结果表明焦虑和心血管疾病风险之间的联系总体上会有小的风险增加[2]。两项研究在对焦虑的测量上存在差异，很少有研究检查临床诊断的焦虑障碍，这些障碍可能在其生物学底物以及与心血管疾病的关系上存在差异。焦虑常常与抑郁并存，很少有研究试图将这两种情况分开。考虑到它们之间的高度相关性，这种分离可能很难实现。另外，这种共病性可能认为焦虑和抑郁是相互关联的构架关系，它们对心血管疾病风险的影响可能反映了抑郁和焦虑的共同组成部分，比如更常见的痛苦[52]。

焦虑与心血管疾病风险相关的一个认知特征是思虑，一种无法控制的对事物沮丧的侵入性思考。在人群研究中，多思虑不仅与长期痛苦和抑郁有关，也与心血管疾病的发展有关[52]。恐惧性焦虑和惊恐发作也与心血管疾病的风险和猝死有关。

创伤后应激障碍

创伤后应激障碍（PTSD）是由心理创伤事件引起的，它被定义为对自己或身边人生命的威胁。创伤可以包括军事战斗、童年虐待、性侵犯或机动车事故等事件。大多数人认为创伤后应激障碍是退伍军人的专属疾病。然而在绝对数量上，非战斗事件中患有PTSD的平民人数要多于与战斗相关PTSD的退伍军人。据估计，平民中PTSD的终生患病率约为1.3%到7.8%[53]。虽然创伤是发展为创伤后应激障碍所必需的，但只有少数暴露于创伤的人才会发展为应激障碍。PTSD是一种高度致残的疾病，它的症状主要分类为反复体验的主要综合征（例如，对创伤事件的反复回忆，以致无法控制）、回避（避免那些会让人想起创伤的事情）和警觉（例如，入睡困难或醒着、易怒、愤怒爆发和难以集中注意力）。

在PTSD的神经生物学方面，涉及恐惧和记忆的大脑区域会受到影响，包括海马、前额皮质和杏仁核[54]，以及应激反应神经内分泌系统，包括HPA轴和交感神经系统均可能影响心血管风险[53]。

越来越多的证据表明PTSD与心血管疾病风险增加有关。在所有的研究中，PTSD与冠心病的风险增加约有50%关联[55]。新出现的数据还表明，PTSD可能是急性、危及生命的心血管事件的原因之一。在急性冠脉综合征或急性中风患者中，PTSD普遍存在（10%~20%），并导致随后不良事件增加了近1倍[56,57]。

至于其他精神疾病，PTSD患者更有可能存在不良的生活行为方式，如不活动和低依从性，这可能易致心血管危险因素，如肥胖、糖尿病和高血压。PTSD的回避症状会导致社会孤立以及情感和物质资源的缺乏。PTSD也经常与其他可能影响心血管风险的精神问题同时存在，如抑郁和药物滥用。然而，直接的生物机制也是合理的。一个新兴的模型假设，侵入性记忆和其他PTSD再现的症状，以及过度觉醒症状，可能会导致反复的、强烈的生理性激活，进而可能对心血管系统造成累积的长期损害。这些影响可能通过血管和免疫机制发生[58]。

心理健康和精神疾病：临床意义

尽管抑郁与身体疾病有重要的共病关系，但只有不到一半的抑郁患者被他们的医生识别，而因急性心肌梗死入院治疗期间，只有不到15%的抑郁患者得到识别[59]。这其中的一个原因可能是关于抑郁治疗是否会改善心脏病预后，以及是否能确保对心脏病患者进行系统性的抑郁筛查的不确定性有关。事实上，迄今为止的研究还没有证明抗抑郁可以改善心血管疾病的预后。然而，这方面的调查是有限的。此外，抑郁本身仍然是一种重要的疾病，应该得到恰当的评估和治疗。除影响预后外，抑郁还严重影响心脏病患者的生活质量，是不依从药物治疗方案最强的预测因子之一。如果抑郁得到改善，依从性也会改善[60]。通过认识和治疗抑郁，我们可以改善患者的整体健康状况，促使他们坚持药物治疗和健康的生活方式。因为所有文献都指出抑郁是心血管疾病的一个危险因素和预后因素，所以临床医生评估抑郁是合理的，就像评估其他危险因素一样，如吸烟和糖尿病[6]。

根据美国心脏协会/美国心脏病学院当前的CVD患者二级预防指南，如果患者能与他们的初级保健医生和心理健康专家合作进入病案管理系统，筛查抑郁是合理的（Ⅱa类，证据等级B）。治疗抑郁的合理性更多源于其他临床获益而非改善CVD结局（Ⅱb类，证据等级C）。严重抑郁症状或临床诊断为抑郁的患者需要得到与心理健康专家联络会诊。

焦虑障碍是非常普遍的，无论它们是否可能与CVD风险相关，都可能导致相当大的残疾和生活质量下降。焦虑常常与抑郁并存，在这种情况下对生活质量影响更大。因此，这些情况需要确保引起心脏病专家的注意。

PTSD是CVD的危险因素，也可能是急性心血管事件的后果。鉴于美国每年有近150万诊断为急性冠脉综合征的患者出院，结果是超过15万患者可能会出现临床上显著的PTSD症状（参见第58章）[56]。因此，PTSD对心脏病患者的再次住院、死亡率和医疗费用有很大的作用。尽管如此，和抑郁类似，常规筛查心脏病患者PTSD症状的作用尚不清楚，尤其是在大多数的非退伍军人人群中（参见下一部分）。治疗PTSD和其他焦虑障碍的药物和心理治疗方法已具备[61]，因此对这些障碍的认知和治疗至少在理论上有助于症状和功能的改善。然而，减少心血管疾病风险的好处尚未得到验证。

人格特质

愤怒和敌意

自古以来，人们就怀疑长期的愤怒情绪对健康有潜在危害。毫无疑问，愤怒、敌意和相关行为方式作为心血管疾病的潜在危险因素受到了相当大的关注。尽管愤怒和敌意是不同的构念，但它们经常可以交互使用，而且它们之间的内在联系也定义模糊。敌意是一种以对他人持消极态度为特征的人格或认知特征。这是A型人格的一个维度，在早期的研究中被认为是心血管疾病的一个危险因素，但后续研究没有支持这种关联。愤怒是一种情绪状态或特征，特点是对他人从轻微的愤怒到强烈的狂躁或暴怒。愤怒的爆发是急性冠状动脉事件的一个相当成熟的触发点，在本章之初的急性应激一节中讨论过。然而，愤怒作为一种个性特征，是心血管疾病的一个不太确定的危险因素。研究报告了不同的结果，大约一半的研究没有发现愤怒或敌意与冠心病之间的显著联系。尽管证据不一致，但长期的情感包括愤怒、愤世嫉俗的不信任和敌意，至少和CVD发生发展的危险有些许关联[62]。荟萃分析的结论中对愤怒和敌意进行联合预估，发现这两种情绪可以适度（<20%）但显著的使原本健康人群的冠心病发病率增加；而既往有冠心病史的患者，其冠心病事件复发率可增长24%。然而，高质量的研究往往显示出较小的和不显著的影响。与愤怒和敌意相关的风险似乎在男性身上表现得更为明显，这在很大程度上是由吸烟和体力活动等行为因素造成的。愤怒和敌意也与应激反应、自主神经激活、心率变异性降低、炎症和血小板聚集有关[62]。

D型人格

D型（或忧虑性）人格是Denollet及其同事于1995年首次提出的，是一种结合了消极情感和社交障碍感的人格类型[63]。它描述的是那些倾向于经历消极情绪（烦躁、紧张、担忧）的个体，同时在社会环境中，他们在表达情绪、思想和行为时却受到抑制。在一些CVD患者的研究中，这些研究者能够将这种构成与不良心血管结果和总死亡联系起来。因为D型性格与其他社会心理特征（敌意、愤怒、抑郁和社会孤立）有关，与这些其他因素的相互联系需要更多的评价。然而，这种性格类型似乎是一个独立于抑郁和其他心理社会压力的预测因子。这些作者提出，这两种特性（负性情感和社交障碍感）的结合才具有破坏性，而不仅仅是其中一种起作用。

人格特质和心血管疾病：临床意义

虽然关于人格特征和心血管疾病的文献可以追溯到几十年

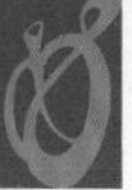

前，但是结果的一致性一直是一个问题。尤其是对于愤怒和敌意，影响的规模显得很小。人格特质是否能提供比其他更完善的社会心理因素和传统心血管疾病风险因素更高的预测和预后信息，还需要更多的评估。目前还不清楚这些性格特征在多大程度上可以通过干预来改变。由于这些问题，这些观察的临床意义尚未得到证实。

心脏病患者心理健康的评估和管理（参见第58章）

总则

在心脏病患者的管理中，应考虑心理和精神因素识别。心理因素很重要，不仅因为这些情况非常普遍地影响患者的健康和生活质量，还因为它们是治疗依从性、获得后续护理和实施生活方式改变的障碍。然而，与传统的CVD危险因素相比，心理和精神状况在当前的心脏病实践中鲜被识别和管理。可能如前所述，这是由于定义和评估的复杂性，但也因为许多心理痛苦的症状很容易与躯体疾病混淆，例如，疲劳、体重减轻、食欲缺乏或睡眠障碍。

对于是否应该系统性地对心脏病患者进行抑郁、焦虑和创伤后应激障碍等情绪问题的筛查和治疗，目前尚无共识。这是因为目前还不确定对这些问题进行筛查和治疗是否能改善生活质量或预后。此外，迄今为止，心理或精神干预的临床试验仅在心理健康方面取得了适度改善，对心脏预后没有或仅有不确定的影响。尽管有这些争议，心理干预，如个人或团体咨询、压力管理、自我关爱支持和药物治疗，可能会有益于控制标准的危险因素、促进健康的生活方式，以及在添加到标准的心脏康复或作为协调护理管理方法的一部分时用来管理心理痛苦。这些项目需要患者和工作人员提供大量的资源和承诺。然而，它们在改善心理健康方面的潜在益处不应被忽视。

当前临床指南在美国只提及抑郁作为一种社会心理因素是合理的，在患者获得足够的关爱支持系统（推荐Ⅱa类，证据级别B）情况下，非精神卫生专业的临床医生需要认识到这一点。这些指导方针进一步表明，临床治疗抑郁可能对临床获益而言是合理的，而非改善心血管疾病结果（Ⅱb类，证据级别C）[64]。相比之下，欧盟的指导方针提到了抑郁筛查的局限性，认识到使用综合性方法检测社会心理危险因素的重要性，即用至少一个初步评估与一系列简短的“是”和“不是”的问题，并推荐一个多模式、整合了健康教育、锻炼和心理治疗的行为干预方法（Ⅰa类，证据级别A）[41]。在有临床显著的抑郁症状或其他社会心理因素的情况下，欧洲指南建议考虑干预措施，如心理治疗、药物治疗或协作护理（Ⅱa类，证据级别A）。

心理治疗

心理治疗帮助抑郁患者理解导致抑郁的行为、情绪和想法，重获生活中的控制感和愉悦感，并学习应对技巧[65]。精神动力疗法正是基于这样一种假设，即一个人抑郁是由于源自童年尚未解决的、通常是无意识的冲突。人际治疗侧重于与家人和朋友的行为和互动。这种疗法的主要目的是在短时间内提高沟通技巧和提升自尊。认知行为疗法（cognitive behavioral therapy，CBT）包括检查消极和自我挫败的思维模式，审视这些想法的基础，以及它们如何产生情绪和不良结果。心理疗法已经被证明和治疗抑郁的药物一样有效，有些人尤其是有早年生活压力问题的人，如果没有心理治疗，可能对药物没有反应。

由于心脏病患者的死亡风险增加，人们认为成功的抗抑郁治疗可以降低这种风险。然而，在冠心病患者强化康复试验中，并没有发现CBT和社会学习的心理干预对心脏预后有如此有益的作用（重度抑郁患者也接受了精神药物干预）。然而与安慰剂组相比，抑郁的平均改善幅度不大。在事后分析中，对治疗有反应的患者确实比没有反应的患者有更好的结果[66]。

其他类型的治疗已经被证明对抑郁和焦虑有效。这些方法包括人际治疗、压力管理和减压技巧，如深呼吸、渐进式肌肉放松、瑜伽、冥想和正念减压。

抗抑郁药物

抗抑郁药物是另一种已被证实的治疗抑郁和其他与CVD风险增加相关的精神障碍的方法，如PTSD[67]。抗抑郁药物对中重度抑郁患者比轻度抑郁患者更有效。抗抑郁药物作用于大脑中的5-羟色胺、去甲肾上腺素系统以及其他神经递质系统。提高大脑5-羟色胺和去甲肾上腺素水平的药物已经被证明是有效的抑郁和焦虑治疗手段。许多抗抑郁药与一种叫作转运蛋白的蛋白质结合，这种蛋白质负责在神经递质释放到突触后将其带回神经元，从而导致神经递质在突触水平的增加。许多抗抑郁药物阻断了血清素转运蛋白或去甲肾上腺素转运蛋白，或同时阻断两者。其他抗抑郁药通过与控制大脑神经传递素功能的各种受体结合来发挥作用。最初的三环类药物对神经递质功能有更为普遍的影响。

三环类抗抑郁药

三环类药物是第一类用于治疗抑郁的药物。它们包括伊丙米嗪（Tofranil）、多西泮（Sinequan）、阿莫沙平（Asendin）、去甲替林（Aventyl，Pamelor）和阿米替林（Elavil）。三环类药物增加突触去甲肾上腺素和5-羟色胺的水平。三环类化合物最常见的副作用是抗胆碱能副作用，包括口干、便秘、记忆问题、思维混乱、视力模糊、性功能障碍和小便减少。三环类抗抑郁药有像奎尼丁一样的属性，会导致PR间隔增加，QRS波的持续时间和QT间隔延长，心电图上的T波低平（参见第12章）。这些作用通常没有临床意义，然而对于已经存在心脏传导缺陷、QT间隔延长、充血性心力衰竭或近期心肌梗死的患者，应该避免使用三环类化合物。延长QT间隔超过0.44秒与恶性室性心律失常（尖端扭转型室速）风险增加相关。的确，三环类药物治疗与恶性室性心律失常和心源性猝死的风险增加有关（参见第8、34和42章）。对于在接受三环类药物治疗时发生心脏事件的患者，突然停止服用三环类药物可能会增加心律失常的风险。因此，假设心律失常是可以控制的，这些药物应该在一段时间内慢慢减量。如果使用三环类药物治疗的患者QT间隔延长或出现低血压成为一个问题，患者应慢慢减少使用三环药物，并使用选择性5-羟色胺再摄取抑制剂（SSRI）、文拉法辛（venlafaxine）或安非他酮（bupropion）治疗（见下文）。对于那些在急性心肌梗死后出现新的抑郁症状的患者，新型药物是首选。

三环类药物的抗胆碱能副作用对老年人尤其棘手，因为这些患者更容易受到与这些药物相关的记忆损害和直立性低血压的影响。鉴于此,建议不要给老年人开具三环类药物。

5-羟色胺再摄取抑制剂

选择性 5-羟色胺再摄取抑制剂(selective serotonin reuptake inhibitors,SSRIs)包括氟西汀(Prozac,Sarafem)、帕罗西汀(Paxil)、氟伏沙明(fluvoxamine)、西酞普兰(Celexa)、艾司西酞普兰(Lexapro)和舍曲林(Zoloft)。它们通过阻断将 5-羟色胺从突触返回到神经元的转运蛋白而起作用,因此与三环类药物副作用不同,特别是抗胆碱能和心脏作用较轻甚至没有,这使它们成为心脏病患者首选的抗抑郁药物。

SSRI 类药物在治疗抑郁方面并没有比老的三环类药物更有效,尽管有更多的患者因为副作用而退出治疗。总的来说,SSRI 类药物,就像较老的三环类药物一样,和安慰剂相比仅有一定的功效。抗抑郁药物 80% 的症状改善来自安慰剂效应。轻中度抑郁的患者对抗抑郁药物的反应没有临床意义,而重度抑郁的患者则有更实质性的反应。

在心脏病患者中,SSRIs 的主要优势是减少心血管和抗胆碱能副作用的风险。SSRIs 自身的副作用包括恶心、腹泻、头痛、失眠和躁动。SSRIs 最令人不安的副作用之一是性功能障碍,包括性欲减退、射精延迟和勃起功能障碍。在这些情况下,没有性功能障碍副作用的抗抑郁药物可以替代 SSRI 药物,包括安非他酮(Wellbutrin)、米氮平(Remeron)和曲唑酮(Desyrel),所有这些药物都不属于 SSRI 类。

SSRI 治疗,特别是氟西汀,与出血风险增加有关。对于服用阿司匹林或其他抗血小板或抗凝治疗的心脏病患者来说,这可能是一个重要问题。SSRI 类药物突然停止也会导致强烈的戒断综合征,包括焦虑、紧张,有时还会有自杀的念头。SSRI 类药物和抗精神病药物一样会引起静坐不能和其他锥体外系的副作用。静坐不能包括烦躁、踱步和自觉僵硬感,这些感觉在主观上会造成严重不适。然而这些症状并不常见,可以用苯二氮䓬类药物或低剂量的普萘洛尔来治疗。更麻烦的问题是与 SSRIs 相关的自杀倾向,所有的抗抑郁药物都可能增加自杀的风险。

SSRIs 的短期试验已经发现它们对心脏病患者是安全有效的。虽然抗抑郁治疗没有被证明可以改善心脏预后,但在一些试验中,对治疗有反应者似乎比没有反应者具有更好的心脏预后,这表明对治疗的反应可能是一个关键因素[66]。然而一些观察性研究表明,长期使用 SSRIs 会增加心脏风险,尤其是心源性死亡。例如,丹麦最近的一项全国性研究发现,SSRI(以及三环抗抑郁药)的使用和院外心脏骤停之间存在显著的联系,尤其是西酞普兰和去甲替林;而其他类别的药物,如去甲肾上腺素再摄取抑制剂和 5-羟色胺-去甲肾上腺素双重再摄取抑制剂,则没有发现这种联系[68]。较早期一项美国护士健康研究分析还发现,即使调整了抑郁的严重程度和冠心病的危险因素后,抗抑郁药使用仍使心脏猝死的风险增加了 3 倍[69]。SSRI 类以外的其他抗抑郁药物也存在同样的风险。然而应该记住,心源性猝死在可能健康的人群中相当罕见,因此要对潜在的风险和获益进行权重。

去甲肾上腺素再摄取抑制剂

专门用于阻止去甲肾上腺素再摄取到突触的抗抑郁药物被称为去甲肾上腺素再摄取抑制剂或 NRIs。这类药物包括去丙拉明(Norpramin)和瑞波西汀(Edronax,Vestra)。在抗胆碱能的副作用和对心脏和血压的影响方面比三环类药物更安全。

5-羟色胺-去甲肾上腺素双重再摄取抑制剂

最新的一类抗抑郁药对 5-羟色胺和去甲肾上腺素(SNRIs)有双重再摄取抑制作用,包括文拉法辛(Effexor)和度洛西汀(Cymbalta)。总的来说,这些药物对抑郁的治疗效果比 SSRIs 和三环类药物要好。当多项研究相结合时,治疗反应定义为至少减少 50% 的抑郁症状,文拉法辛的成功率为 74%,这一比率明显优于 SSRIs(61% 的成功率)和三环类药物(58% 的成功率)。

然而,SNRIs 会引起很多副作用。文拉法辛和度洛西汀都能引起头晕、便秘、口干、头痛、睡眠改变,或更罕见的 5-羟色胺综合征,伴有不安、颤抖和出汗。文拉法辛与血压的剂量依赖性增加有关,这对心脏病人特别重要,尤其是那些有高血压病史的患者。虽然没有得到很好的研究,但杜洛西汀有类似作用的可能性很大。在所有抗抑郁药物中,文拉法辛似乎具有最大的自杀风险,自杀未遂或自杀的风险增加了 3 倍。

单胺氧化酶抑制剂

阻断单胺氧化酶抑制剂酶(MAOI 药物),因此促进单胺类药物(5-羟色胺,去甲肾上腺素),包括苯乙嗪(Nardil)和曲安奈平(Parnate)的作用。与三环类相比,它们具有更有利的心血管表现,对心脏传导很少或几乎没有影响,尽管它们可能与直立性低血压和体重增加有关。如果与酪胺含量高的食物一起食用,如葡萄酒、奶酪、巧克力和啤酒,它们可能会引起"葡萄酒和奶酪反应",导致可能危及生命的血压升高。如果患者同时服用 MAOI,可能导致高血压反应的药物包括那些具有交感神经效应的药物(如安非他命、麻黄碱、可卡因)。MAOIs 也不应该与哌替啶(Demerol)一起服用。由于存在高血压危象的风险,MAOIs 不建议用于心脏病患者,实际上它们已经不再是处方药了。

新型作用机制类抗抑郁药

有些药物作用于不同的神经递质系统,或一般而言,对它们的作用机制了解甚少。安非他酮(Wellbutrin)主要作用于多巴胺系统,商品名 Zyban 的药物还可用于治疗抑郁和戒烟。副作用包括体重减轻、烦躁不安,以及可能的血压升高,高剂量很少会引起癫痫发作。米氮平(Remeron)是一种对多种不同受体系统有作用的四环抗抑郁药。它阻断突触前去甲肾上腺素能受体-2 与相关的去甲肾上腺素释放增强,米氮平还能增加 5-羟色胺的释放。副作用包括出汗和发抖、疲劳、恶梦、血脂异常、体重增加、焦虑和不安。它可能与轻度直立性低血压和抗胆碱能副作用有关。心脏病患者的短期随机试验没有显示这些药物会增加死亡率或心血管事件。

其他混合作用的药物包括曲唑酮(Desyrel)和马普替林(Ludiomil)。从抗胆碱能的副作用以及对心脏和血压的影响来看,这些药物似乎是安全的。然而,曲唑酮很少会引起阴茎异常勃起(而长期疼痛的异常勃起是需要紧急治疗的)。它也是一种安全和通用助眠药物,不具有如唑吡坦(Ambien)和相关抗失眠药物潜在的耐药风险。

电休克疗法

当患者历经多次失败的心理和药物治疗后,电休克疗法(elec-

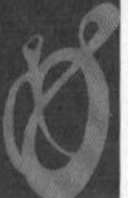

troshock treatment,ECT)被用来作为治疗抑郁的最后手段。ECT有80%的反应率,这是一个比药物更好的反应率,与大众观相反,这是一个安全的过程。ECT会导致严重的血流动力学改变,包括心动过缓(直到Frank心脏停搏,可能持续几秒钟),然后是心动过速和高血压。然而,这些影响是短暂的,通常在20分钟内就会消失。可能的并发症包括持续性高血压、心律不齐、持续5秒以上的心律不齐、局部缺血和心力衰竭。老年和原本存在的心血管疾病,包括高血压、冠状动脉疾病、充血性心力衰竭、主动脉狭窄、心脏植入装置和房颤,都与增加的并发症发生率有关。然而,大多数并发症仍然是轻微和短暂的,绝大多数患者可以安全完成治疗。

ECT没有绝对的禁忌。然而对于血流动力学不稳定、或有新发或未控制的心律失常或高血压的患者,应推迟进行。对于冠心病和高血压控制的患者,药物治疗可以持续到ECT当天早晨。对于植入起搏器的患者,起搏器应在ECT治疗前后进行检测,磁体应放置在患者床边,以防电干扰导致起搏器抑制和心动过缓。在植入体内除颤器(ICD)患者中,ECT似乎是安全的。在ECT治疗过程中应关闭ICD检测模式,并进行连续心电图监测,在需要体外除颤时在患者床边要配备复苏设备。

抗焦虑药物

苯二氮䓬类药物

在20世纪60年代,苯二氮䓬类药物取代巴比妥类药物成为治疗失眠最常用的药物,并成为焦虑和抑郁患者的常用药物。他们最初在市场上被认为不太可能被依赖和滥用,尽管随着时间的推移事实并非如此。苯二氮䓬类药物作用于大脑中的一种叫做GABA-苯二氮䓬受体复合物的受体。虽然苯二氮䓬类药物有自己的结合位点,但这与酒精和抑制性的GABA结合的复合物是一样的。目前最常用的苯二氮䓬类药物包括阿普唑仑(Xanax),主要用于焦虑症发作和惊恐;氯硝西泮(Klonopin)用于癫痫;羟基安定(Restoril)和其他苯二氮䓬类药物属于长效类,目前仍用于治疗失眠,这些药物包括奥西泮(Serax)、氯拉西泮(Ativan)、氯氮䓬(Librium)、氯拉䓬酸(Tranxene)、地西泮(Valium)等。个别苯二氮䓬类药物的差异与起效时间和药效持续时间有关。一般而言,苯二氮䓬类药物可以使服用者每晚的睡眠时间增加约1小时。

苯二氮䓬类药物在白天产生的副作用会导致严重的问题。这些症状包括白天嗜睡、头晕、轻度头疼、记忆力减退,以及机动车事故的增加。使用苯二氮䓬类药物会使道路交通事故增加60%。这些副作用的风险在同时饮酒和老年人中会进一步增加。所有治疗失眠的药物不建议长期使用。

使用苯二氮䓬类药物的心脏病患者最关心的是呼吸抑制的潜在风险。因此,对于心脏病人来说,半衰期较短的苯二氮䓬类药物比半衰期较长的药物更受青睐。对于心脏病和相关肺部损害的患者,这些药物应谨慎使用。

非苯二氮䓬类药物"Z-药物"

新一代的抗失眠药物,扎来普隆(Sonata)、唑吡坦(Ambien)、艾司佐匹克隆(Lunesta)和佐匹克隆(Imovane),或Z药物,作用于GABA受体的特定亚群。它们通常被称为"非苯二氮䓬类药物",但这个名字具有误导性,因为它们与大脑中与苯二氮䓬类药物和酒精结合的GABA-苯二氮䓬类药物受体复合物结合,不同之处在于它们与同一受体复合体的不同部位结合。它们被宣传为具有更小的依赖性且副作用比老一代的苯二氮䓬类药物更少,有些人认为这些药物比苯二氮䓬类药物成瘾性更小。然而,研究并没有显示它们比苯二氮䓬类药物更有效或安全,不同的Z类药物在安全性或有效性上也没有区别。与苯二氮䓬类药物类似,所有这些药物的常见副作用包括记忆障碍、嗜睡和头晕。佐匹克隆可导致道路交通事故的风险增加。扎来普龙的半衰期(1小时)比唑吡坦(2.5小时)或艾司佐匹克隆(6小时)短得多,因此被认为和次日嗜睡较轻有关。

其他作用机制药物

拉米替隆(Ramelteon)是一种褪黑激素受体激动剂,用于治疗失眠。副作用包括头痛、嗜睡、疲劳、恶心、头晕,腹泻和抑郁少见。这种药物的优点是无药物成瘾性且没有戒断症状。

丁螺环酮(Buspar)是5-羟色胺1A受体的激动剂,相对来说没有次日嗜睡和记忆损伤,也没有依赖或成瘾的可能。丁螺环酮是一种有效的治疗焦虑的药物,由于缺乏呼吸抑制作用,丁螺环酮比苯二氮䓬类药物更适合用于心脏病患者的治疗。其副作用很小,包括恶心、头痛和头晕。一个罕见的副作用是当患者睡着时,会感觉有人站在床边。没有已知的心脏副作用。

替代治疗及辅助品

有一些天然疗法已经被推荐用于治疗抑郁和焦虑。然而,很少有大型对照研究对这些方法进行评估,而且研究的质量变异很大。

圣约翰草

圣约翰草(贯叶连翘,*Hypericumperforatum*)是一种治疗轻度抑郁的非处方药。12%的美国人每年至少使用一次。圣约翰草的作用类似于抗抑郁药,包括单胺氧化酶抑制、5-羟色胺再摄取抑制剂和sigma受体作用(σ受体)。总体而言,研究发现在改善抑郁症状方面,圣约翰草单一治疗轻度和中度抑郁优于安慰剂,副作用可能更少。然而,证据的异质性和缺乏对严重抑郁的研究限制了证据的质量[70]。圣约翰草可以与多种药物相互作用,包括地高辛、茶碱、蛋白酶抑制剂和环孢素。

Ω-3脂肪酸

无论是否有冠心病,低饮食摄入、血清或红细胞内低Ω-3脂肪酸水平均与患者的抑郁有关,且伴随较高的心血管死亡风险。两种Ω-3脂肪酸,二十碳五烯酸和二十二碳六烯酸,在人类大脑的神经突触中浓度很高,对神经元功能至关重要。在无其他异常的抑郁精神疾病患者中,一些研究表明补充Ω-3脂肪酸可以提高抗抑郁药物的疗效。然而,在CVD患者中,结果却大多无效[71]。

运动

从20世纪90年代中期到最近的一些研究表明,各种形式的运动可以改善抑郁(参见第53章)。荟萃分析持续报道运动对抑郁有中度至重度的影响,表明运动和心理或药物治疗相同,也能显著改善临床症状[72]。

研究还表明，每天锻炼半小时，每周锻炼6天，是改善轻度到中度抑郁患者情绪的有效锻炼“剂量”。因此，按照公共健康建议的预防心血管疾病的剂量进行有氧运动也是治疗轻中度抑郁的有效方法。运动还可以弥补抗抑郁药物对抑郁患者的疗效，因药物对这些患者不完全有效。

管理注意事项总结

尽管治疗抑郁或焦虑并不能改善心脏病患者的心血管结果，但如果这些精神疾患严重或持续，仍然需要识别和管理这些问题。为了促进病人健康和改善生活质量，以及提高患者对治疗和推荐生活方式的依从性。

在许多情况下，心脏病专家可以解决这个问题而不需要立即转诊给精神科医生。许多抱怨“焦虑”的患者实际上可能担心自己的心脏状况。在这种情况下，告知患者的心脏情况、聆听患者的担忧，并允许患者谈论这些担心可能对缓解痛苦有很大的帮助。下一步是确定病人是否有自杀的想法或者是否有严重的功能障碍需要转介给精神科医生、心理学家或社工。这取决于病情的严重程度和可能合适的治疗方式（药物治疗 vs 心理治疗或咨询）。

心脏病专家也可尝试药物。苯二氮䓬类药物可在短期内用于控制焦虑，但应限制在两周以内，以减少产生依赖的风险。在抗抑郁药物开始发挥作用之前，它们可能是有用的。一种没有依赖性或呼吸抑制风险的焦虑治疗方法是丁螺环酮。抗抑郁药在心脏病人中有用的包括 SSRIs（帕罗西汀、氟西汀、舍曲林等）、米氮平和安非他酮。对这些药物没有反应的患者可能会对文拉法辛或度洛西汀有反应，同时要密切监测血压。健康的生活方式特别是运动，应始终被推荐，以调整患者的操控力、减轻抑郁和提高生活质量。除了咨询师和社会工作者等可以独自或在课堂上教授这些技能外，患者还可以购买许多可以自助书籍来自学减压技巧。

（严文文 译，马文林 刘学波 校）

参考文献

1. Steptoe A, Kivimaki M. Stress and cardiovascular disease: an update on current knowledge. *Annu Rev Public Health*. 2013;34:337–354.
2. Shah AJ, Vaccarino V. Psychosocial risk factors and coronary artery disease. In: Roncella A, Pristipino C, eds. *Psychotherapy for Ischemic Heart Disease: An Evidence-Based Clinical Approach*. Switzerland: Springer International Publishing; 2016:29–44.
3. Phillips AC, Ginty AT, Hughes BM. The other side of the coin: blunted cardiovascular and cortisol reactivity are associated with negative health outcomes. *Int J Psychophysiol*. 2013;90:1–7.
4. McEwen BS. Brain on stress: How the social environment gets under the skin. *Proc Natl Acad Sci USA*. 2012;109(suppl 2):17180–17185.
5. Shively CA, Day SM. Social inequalities in health in nonhuman primates. *Neurobiology of Stress*. 2015;1:156–163.
6. Lichtman JH, Froelicher ES, Blumenthal JA, et al. Depression as a risk factor for poor prognosis among patients with acute coronary syndrome: systematic review and recommendations: a scientific statement from the American Heart Association. *Circulation*. 2014;129:1350–1369.

Acute Stress

7. Mostofsky E, Maclure M, Tofler GH, et al. Relation of outbursts of anger and risk of acute myocardial infarction. *Am J Cardiol*. 2013;112:343–348.
8. Mostofsky E, Penner EA, Mittleman MA. Outbursts of anger as a trigger of acute cardiovascular events: a systematic review and meta-analysis. *Eur Heart J*. 2014;35:1404–1410.
9. Mostofsky E, Maclure M, Sherwood JB, et al. Risk of acute myocardial infarction after the death of a significant person in one's life: the Determinants of Myocardial Infarction Onset Study. *Circulation*. 2012;125:491–496.
10. Akashi YJ, Nef HM, Lyon AR. Epidemiology and pathophysiology of Takotsubo syndrome. *Nature reviews. Cardiology*. 2015;12:387–397.
11. Vaccarino V. Mental Stress-Induced Myocardial Ischemia. In: Baune BT, Tully PJ, eds. *Cardiovascular Diseases and Depression - Treatment and Prevention in Psychocardiology*. Switzerland: Springer International Publishing; 2016:105–121.
12. Jiang W, Samad Z, Boyle S, et al. Prevalence and clinical characteristics of mental stress-induced myocardial ischemia in patients with coronary heart disease. *J Am Coll Cardiol*. 2013;61:714–722.
13. Ramadan R, Sheps D, Esteves F, et al. Myocardial ischemia during mental stress: role of coronary artery disease burden and vasomotion. *J Am Heart Assoc*. 2013;2:e000321.
14. Vaccarino V, Wilmot K, Al Mheid I, et al. Sex Differences in Mental Stress-Induced Myocardial Ischemia in Patients With Coronary Heart Disease. *J Am Heart Assoc*. 2016;5:e003630.
15. Wei J, Rooks C, Ramadan R, et al. Meta-analysis of mental stress-induced myocardial ischemia and subsequent cardiac events in patients with coronary artery disease. *Am J Cardiol*. 2014;114:187–192.
16. Arbab-Zadeh A, Nakano M, Virmani R, Fuster V. Acute coronary events. *Circulation*. 2012;125:1147–1156.
17. Burg MM, Soufer R. Psychological Stress and Induced Ischemic Syndromes. *Curr. Cardiovasc. Risk Rep*. 2014;8:377.
18. Lampert R. ECG signatures of psychological stress. *J Electrocardiol*. 2015;48:1000–1005.
19. Huikuri HV, Stein PK. Heart Rate Variability in Risk Stratification of Cardiac Patients. *Prog Cardiovasc Dis*. 2013;56:153–159.
20. Lu X-T, Zhao Y-X, Zhang Y, Jiang F. Psychological Stress, Vascular Inflammation, and Atherogenesis: Potential Roles of Circulating Cytokines. *J Cardiovasc Pharmacol*. 2013;62:6–12.
21. Wohleb ES, McKim DB, Sheridan JF, Godbout JP. Monocyte trafficking to the brain with stress and inflammation: a novel axis of immune-to-brain communication that influences mood and behavior. *Front Neurosci*. 2014;8:447.

Chronic Stress

22. Brunner EJ. Social factors and cardiovascular morbidity. *Neurosci Biobehav Rev*. 2016.
23. Backe EM, Seidler A, Latza U, et al. The role of psychosocial stress at work for the development of cardiovascular diseases: a systematic review. *Int Arch Occup Environ Health*. 2012;85:67–79.
24. Kivimäki M, Nyberg ST, Batty GD, et al. Job strain as a risk factor for coronary heart disease: a collaborative meta-analysis of individual participant data. *The Lancet*. 2012;380:1491–1497.
25. Vaccarino V, Bremner JD. Psychiatric and behavioral aspects of cardiovascular disease. In: Mann DL, Zipes DP, Libby P, Bonow RO, eds. *Braunwald's Heart Disease - A Textbook of Cardiovascular Medicine*. 10th ed. Philadelphia, PA: Elsevier-Saunders; 2015.
26. Dupre ME, George LK, Liu G, Peterson ED. The cumulative effect of unemployment on risks for acute myocardial infarction. *Arch Intern Med*. 2012;172:1731–1737.
27. Wing JJ, August E, Adar SD, et al. Change in Neighborhood Characteristics and Change in Coronary Artery Calcium: A Longitudinal Investigation in the MESA (Multi-Ethnic Study of Atherosclerosis) Cohort. *Circulation*. 2016;134:504–513.
28. Arcaya M, Glymour MM, Chakrabarti P, et al. Effects of proximate foreclosed properties on individuals' systolic blood pressure in Massachusetts, 1987 to 2008. *Circulation*. 2014;129:2262–2268.
29. Holt-Lunstad J, Smith TB, Baker M, et al. Loneliness and Social Isolation as Risk Factors for Mortality: A Meta-Analytic Review. *Perspectives on Psychological Science*. 2015;10:227–237.
30. Valtorta NK, Kanaan M, Gilbody S, et al. Loneliness and social isolation as risk factors for coronary heart disease and stroke: systematic review and meta-analysis of longitudinal observational studies. *Heart*. 2016;102:1009–1016.
31. Floud S, Balkwill A, Canoy D, et al. Marital status and ischemic heart disease incidence and mortality in women: a large prospective study. *BMC Med*. 2014;12:1–9.
32. Dupre ME, George LK, Liu G, Peterson ED. Association between divorce and risks for acute myocardial infarction. *Circ Cardiovasc Qual Outcomes*. 2015;8:244–251.
33. Liu H, Waite L. Bad marriage, broken heart? Age and gender differences in the link between marital quality and cardiovascular risks among older adults. *J Health Soc Behav*. 2014;55:403–423.
34. Robles TF, Slatcher RB, Trombello JM, McGinn MM. Marital quality and health: a meta-analytic review. *Psychol Bull*. 2014;140:140–187.
35. Bevans M, Sternberg EM. Caregiving burden, stress, and health effects among family caregivers of adult cancer patients. *JAMA*. 2012;307:398–403.
36. Dich N, Lange T, Head J, Rod NH. Work stress, caregiving, and allostatic load: prospective results from the Whitehall II cohort study. *Psychosom Med*. 2015;77:539–547.
37. Rich-Edwards JW, Mason S, Rexrode K, et al. Physical and sexual abuse in childhood as predictors of early-onset cardiovascular events in women. *Circulation*. 2012;126:920–927.
38. Su S, Wang X, Pollock JS, et al. Adverse childhood experiences and blood pressure trajectories from childhood to young adulthood: the Georgia stress and Heart study. *Circulation*. 2015;131:1674–1681.
39. Su S, Jimenez MP, Roberts CT, Loucks EB. The role of adverse childhood experiences in cardiovascular disease risk: a review with emphasis on plausible mechanisms. *Curr Cardiol Rep*. 2015;17:88.
40. Danese A, McEwen BS. Adverse childhood experiences, allostasis, allostatic load, and age-related disease. *Physiol Behav*. 2012;106:29–39.
41. Perk J, De Backer G, Gohlke H, et al. European Guidelines on cardiovascular disease prevention in clinical practice (version 2012). The Fifth Joint Task Force of the European Society of Cardiology and Other Societies on Cardiovascular Disease Prevention in Clinical Practice (constituted by representatives of nine societies and by invited experts). Developed with the special contribution of the European Association for Cardiovascular Prevention & Rehabilitation (EACPR). *Eur Heart J*. 2012;33:1635–1701.

Mental Health and Psychiatric Diagnoses

42. Vaccarino V, Bremner JD. Behavioral, Emotional and Neurobiological Determinants of Coronary Heart Disease Risk in Women. *Neurosci Biobehav Rev*. 2017;74(Pt B):297–309.
43. Gan Y, Gong Y, Tong X, et al. Depression and the risk of coronary heart disease: a meta-analysis of prospective cohort studies. *BMC Psychiatry*. 2014;14:371.
44. Penninx BW. Depression and cardiovascular disease: Epidemiological evidence on their linking mechanisms. *Neurosci Biobehav Rev*. 2017;74(Pt B):277–286.
45. Vreeburg SA, Hartman CA, Hoogendijk WJ, et al. Parental history of depression or anxiety and the cortisol awakening response. *Br J Psychiatry*. 2010;197:180–185.
46. Hamer M, Steptoe A. Cortisol responses to mental stress and incident hypertension in healthy men and women. *J Clin Endocrinol Metab*. 2012;97:E29–E34.
47. Liu Y, Ho RC, Mak A. Interleukin (IL)-6, tumour necrosis factor alpha (TNF-alpha) and soluble interleukin-2 receptors (sIL-2R) are elevated in patients with major depressive disorder: a meta-analysis and meta-regression. *J Affect Disord*. 2012;139:230–239.
48. Penninx BW, Milaneschi Y, Lamers F, Vogelzangs N. Understanding the somatic consequences of depression: biological mechanisms and the role of depression symptom profile. *BMC Med*. 2013;11:129.
49. Miller AH, Raison CL. The role of inflammation in depression: from evolutionary imperative to modern treatment target. *Nat Rev Immunol*. 2016;16:22–34.
50. Steptoe A, Wikman A, Molloy GJ, et al. Inflammation and symptoms of depression and anxiety in patients with acute coronary heart disease. *Brain Behav Immun*. 2013;31:183–188.
51. Mulle JG, Vaccarino V. Cardiovascular disease, psychosocial factors, and genetics: the case of depression. *Prog Cardiovasc Dis*. 2013;55:557–562.
52. Thurston RC, Rewak M, Kubzansky LD. An anxious heart: anxiety and the onset of cardiovascular diseases. *Prog Cardiovasc Dis*. 2013;55:524–537.
53. Bremner JD Posttraumatic Stress Disorder: From Neurobiology to Treatment. 2016.
54. Campanella C, Bremner JD. Neuroimaging of PTSD. In: Bremner JD, ed. *Posttraumatic Stress Disorder: From Neurobiology to Treatment*. Hoboken, New Jersey: Wiley; 2016:291–320.
55. Edmondson D, Kronish IM, Shaffer JA, et al. Posttraumatic stress disorder and risk for coronary heart disease: a meta-analytic review. *Am Heart J*. 2013;166:806–814.
56. Edmondson D, Richardson S, Falzon L, et al. Posttraumatic stress disorder prevalence and risk of recurrence in acute coronary syndrome patients: a meta-analytic review. *PLoS ONE*. 2012;7:e38915.
57. Edmondson D, Richardson S, Fausett JK, et al. Prevalence of PTSD in Survivors of Stroke and Transient Ischemic Attack: A Meta-Analytic Review. *PLoS ONE*. 2013;8:e66435.
58. Vaccarino V, Bremner JD. Posttraumatic Stress Disorder and Risk of Cardiovascular Disease. In: Alvarenga M, Byrne D, eds. *Handbook of Psychocardiology*. Singapore: Springer; 2015.

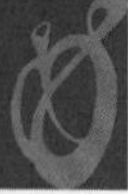

59. Huffman JC, Celano CM, Beach SR, et al. Depression and cardiac disease: epidemiology, mechanisms, and diagnosis. *Cardiovasc Psychiatry Neurol.* 2013;2013:695925.
60. Bauer LK, Caro MA, Beach SR, et al. Effects of depression and anxiety improvement on adherence to medication and health behaviors in recently hospitalized cardiac patients. *Am J Cardiol.* 2012;109:1266–1271.
61. Bandelow B, Sher L, Bunevicius R, et al. Guidelines for the pharmacological treatment of anxiety disorders, obsessive-compulsive disorder and posttraumatic stress disorder in primary care. *International journal of psychiatry in clinical practice.* 2012;16:77–84.

Personality Traits

62. Suls J. Anger and the Heart: Perspectives on Cardiac Risk, Mechanisms and Interventions. *Prog Cardiovasc Dis.* 2013;55:538–547.
63. Denollet J, Pedersen SS, Vrints CJ, Conraads VM. Predictive value of social inhibition and negative affectivity for cardiovascular events and mortality in patients with coronary artery disease: the type D personality construct. *Psychosom Med.* 2013;75:873–881.

Evaluation and Management of Mental Health in the Cardiac Patient

64. Smith SC Jr, Benjamin EJ, Bonow RO, et al. AHA/ACCF Secondary Prevention and Risk Reduction Therapy for Patients with Coronary and other Atherosclerotic Vascular Disease: 2011 update: a guideline from the American Heart Association and American College of Cardiology Foundation. *Circulation.* 2011;124:2458–2473.
65. Hirschfeld RM. The epidemiology of depression and the evolution of treatment. *J Clin Psychiatry.* 2012;73(suppl 1):5–9.
66. Freedland KE, Carney RM. Depression as a risk factor for adverse outcomes in coronary heart disease. *BMC Med.* 2013;11:131.
67. Davis L, Hamner M, Bremner JD. Pharmacotherapy for PTSD: Effects on PTSD symptoms and the brain. In: Bremner DJ, ed. *Posttraumatic Stress Disorder: From Neurobiology to Treatment.* Hoboken, N.J.: Wiley; 2016:389–412.
68. Weeke P, Jensen A, Folke F, et al. Antidepressant use and risk of out-of-hospital cardiac arrest: a nationwide case-time-control study. *Clin Pharmacol Ther.* 2012;92:72–79.
69. Whang W, Kubzansky LD, Kawachi I, et al. Depression and risk of sudden cardiac death and coronary heart disease in women: results from the Nurses' Health Study. *J Am Coll Cardiol.* 2009;53:950–958.
70. Apaydin EA, Maher AR, Shanman R, et al. A systematic review of St. John's wort for major depressive disorder. *Syst Rev.* 2016;5:148.
71. Grosso G, Pajak A, Marventano S, et al. Role of omega-3 fatty acids in the treatment of depressive disorders: a comprehensive meta-analysis of randomized clinical trials. *PLoS ONE.* 2014;9:e96905.
72. Kvam S, Kleppe CL, Nordhus IH, Hovland A. Exercise as a treatment for depression: A meta-analysis. *J Affect Disord.* 2016;202:67–86.

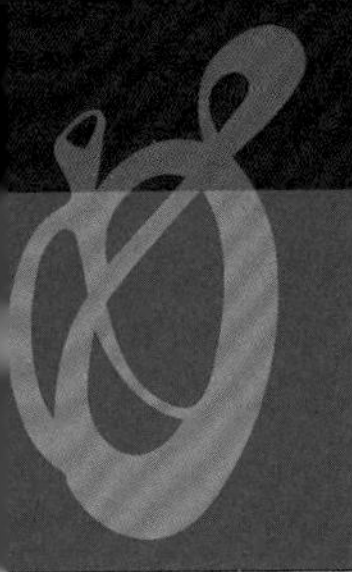

第 97 章　神经系统疾病与心血管系统疾病

WILLIAM J. GROH, GORDON F. TOMASELLI, AND DOUGLAS P. ZIPES

由于潜在的心脏病发病率和死亡率，心脏病学家越来越多地被要求在评估和治疗原发性神经功能障碍患者的医疗团队中发挥不可或缺的作用。在一些疾病中，心血管疾病临床表现比神经疾病临床表现引起的风险更大。本章回顾了与重要心血管表现或后遗症相关的神经系统疾病。

肌营养不良

肌营养不良是一组可遗传的骨骼肌疾病。其中多数疾病也对心肌直接作用，伴有心衰、传导疾病及心脏传导阻滞、房性和室性心律失常、猝死表现。随着多学科护理的改善，患者寿命更长，出现心脏病的比例越来越高。以下肌营养不良与心血管受累有关：

- Duchenne 和 Becker 肌营养不良
- 强直性肌营养不良
- Emery-Dreifuss 肌营养不良和相关疾病
- 肢带型肌营养不良
- 面肩肱型肌萎缩症

Duchenne 和 Becker 肌营养不良

遗传学

Duchenne 和 Becker 肌营养不良都是由抗肌萎缩蛋白基因突变造成的 X-连锁隐性遗传病（参见第 7 和 33 章）。抗肌萎缩蛋白和抗肌萎缩蛋白相关糖蛋白在心肌细胞骨架和细胞外基质之间提供了结构连接，将收缩蛋白连接到细胞膜。抗肌萎缩蛋白信使 RNA 主要在骨骼肌、心肌和平滑肌中表达，而在大脑中表达水平较低。抗肌萎缩蛋白的缺乏导致细胞膜脆性增加，造成肌原纤维坏死，最终肌纤维丧失，纤维化取而代之。在一些遗传性肌病（包括 X-连锁扩张型心肌病）中，抗肌萎缩蛋白和抗肌萎缩蛋白相关糖蛋白的异常是心肌和骨骼肌变性的基础。缺乏抗肌萎缩蛋白的心肌细胞易受到机械损伤[1]。除了遗传性疾病，在其他心肌病（包括散发性特发型心肌病、病毒性心肌炎、与冠状动脉疾病相关的其他心肌病）中，抗肌萎缩蛋白的缺失亦在心肌细胞的衰竭中发挥作用。在 Duchenne 肌营养不良中，抗肌萎缩蛋白几乎完全缺失，而在 Becker 肌营养不良中，抗肌萎缩蛋白是存在的，但其大小或数量减少。这就导致 Duchenne 肌营养不良表现为特征性的快速进展性骨骼肌疾病，而在 Becker 肌营养不良中则表现为较良性的发病过程。心脏受累在两种疾病中都能观察到，而且其严重程度与骨骼肌受累程度无关。在抗肌萎缩蛋白基因特定区域的突变和心肌病更高的风险有关[2]。

临床表现

Duchenne 肌营养不良是最常见的遗传性神经肌肉疾病，在存活男婴中发病率约为 1∶3 600~1∶6 000[3]。患者通常在 5 岁前出现骨骼肌无力，如果未治疗会进行性加重，男孩在青少年早期靠轮椅生活（图 97.1）。从历史上看，死亡发生在 25 岁之前，主要原因是呼吸功能障碍，较少死于心衰。多学科综合治疗方法，包括类固醇、脊柱侧凸手术、通气支持和心脏治疗，提高了生存率[4]。Becker 肌营养不良较 Duchenne 肌营养不良更罕见，与更多变的骨骼肌无力临床表现相关（见图 97.1），并且转归较好，大多数患者可存活到 40~50 岁。

在 Duchenne 和 Becker 肌营养不良中，可观察到血清肌酸激酶活性升高，分别超过正常值 10 倍和 5 倍。

心血管临床表现

大多数 Duchenne 肌营养不良患者会发生心肌病，但症状可以被严重骨骼肌无力所掩盖。四分之一的患者在 6 岁前出现临床前期心脏受累，通常在 10 岁以后发生临床症状明显的心肌病。心脏磁共振成像可早期诊断心脏受累[5,6]。大多数 Duchenne 肌营养不良患者在 18 岁及以上发展为扩张型心肌病。早期受累可在下基底段和左心室侧壁观察到（图 97.2）。随着骨骼肌无力的进展，心脏受累在 Becker 肌营养不良中比 Duchenne 肌营养不良表现更多变，从没有表现到亚临床疾病到严重的需要移植的心肌病。在 Becker 肌营养不良中心脏受累与骨骼肌受累的严重程度无关，有一些但不是所有调查者发现在老年患者中发生心血管疾病的可能性增加。如果仔细评估，超过半数亚临床或良性骨骼肌疾病患者有心脏受累。心脏受累严重程度的不断进展是常见的。心肌病最初可仅影响右心室。

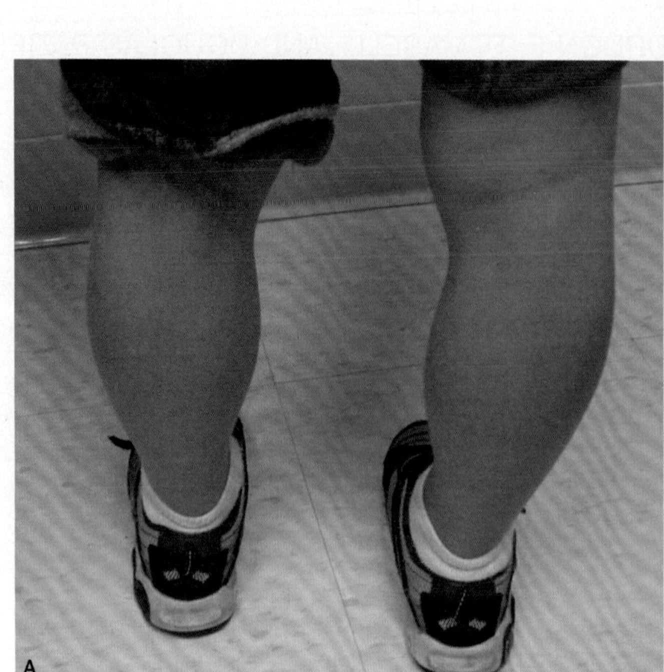
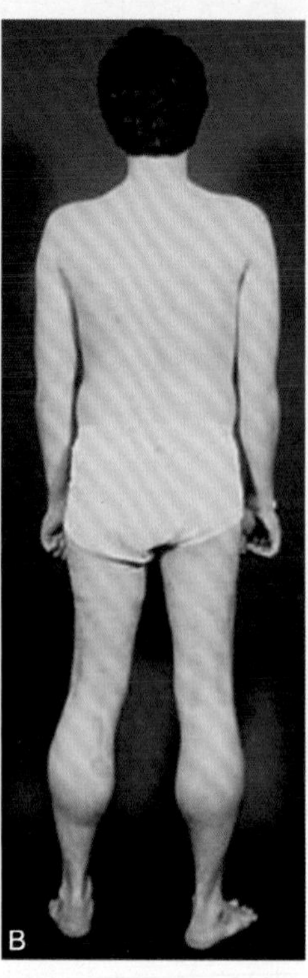

图 97.1 A，8 岁男孩患有 Duchenne 肌营养不良，小腿假性肥大。B，24 岁男了患有 Becker 肌营养不良，表现为肩胛带肌营养不良和小腿假性肥大。（A，由 Dr. Laurence E. Walsh 提供；B，由 Dr. Robert M. Pascuzzi 提供）

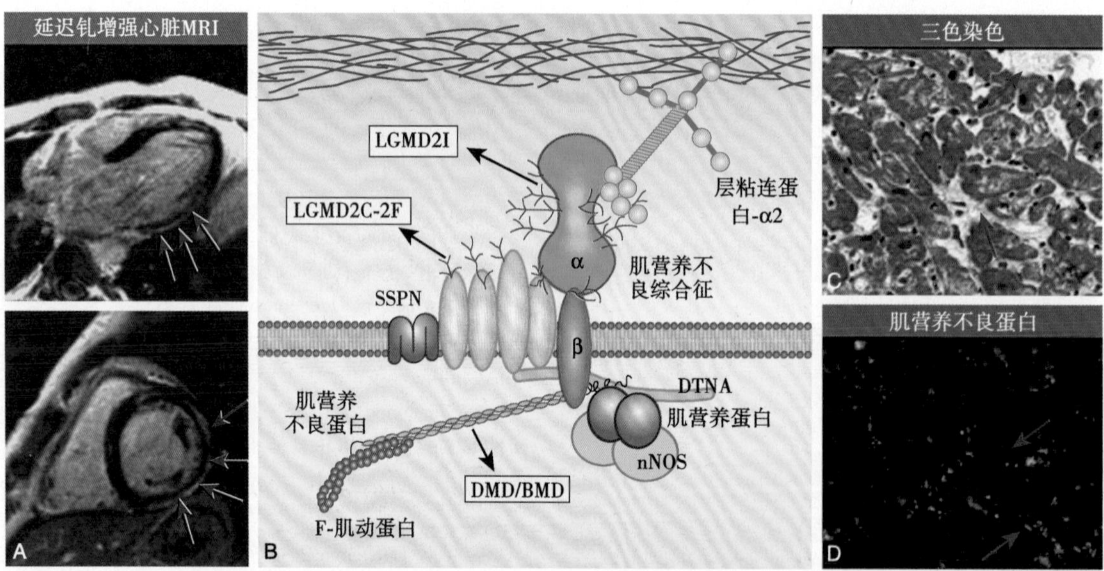

图 97.2 Duchenne 肌营养不良中的心脏受累。A，一位 Duchenne 肌营养不良患者的延迟钆增强图片（红色箭头所示为 LGE 阳性的区域，主要位于左心室下侧壁）。B，心肌细胞膜的组成示意图，显示膜内肌糖复合物（黄色的椭圆）之间的连接，肌营养不良蛋白聚糖复合物（α 和 β），以及与细胞内肌动蛋白细胞骨架相连的抗肌萎缩蛋白。肌营养不良蛋白聚糖复合物通过层粘连蛋白在细胞外侧连接到基底层并且通过肌养蛋白（由 DTNA 基因编码）连接到肌蛋白结合蛋白和一氧化氮合酶。C，在 A 中患者的心肌活检标本的三色染色，显示弥漫性间质纤维化背景下的非常规大小的心肌细胞（红色箭头）。抗肌萎缩蛋白抗体染色：小部分心肌细胞显示抗肌萎缩蛋白在细胞膜上的不连续表达（红色箭头），反之大部分心肌细胞的细胞膜上根本没有抗肌萎缩蛋白。BMD，Becker 肌营养不良；DMD，Duchenne 肌营养不良；LGMD，肢带型肌营养不良。（A，C，D 引自 American Heart Association；Yilmaz A，Gdynia H-J，Ludolph AC，et al：Images in cardiovascular medicine：cardiomyopathy in a Duchenne muscular dystrophy carrier and her diseased son：similar pattern revealed by cardiovascular MRI. Circulation 2010；121：e237. B 引自 Kobayashi YM，Campbell，KP：Skeletal muscle dystrophinglycoprotein complex and muscular dystrophy. In Hill JA，Olson EN（editors）：Muscle fundamental biology and mechanisms of disease. Cambridge，MA，Academic Press，2012，pp 935-942.）

胸廓畸形和横膈抬高可改变 Duchenne 肌营养不良患者的心血管检查。胸廓前后径缩小通常使收缩期冲动向胸骨左缘移位，在胸骨左缘第二肋间可闻及 1~3/6 级短暂的收缩中期杂音和第二心音的肺动脉成分亢进。二尖瓣反流在 Duchenne 和 Becker 肌营养不良中都可以被观测到。二尖瓣反流在 Duchenne 肌营养不良中，与后乳突肌功能失调有关，而在 Becker 肌营养不良中与二尖瓣环扩张有关。

Duchenne 和 Becker 肌营养不良的女性携带者发生扩张型心肌病的风险增加。

心电图

在绝大多数 Duchenne 肌营养不良患者中，心电图示踪是不正常的（亦参见第 12 章）。典型心电图模式为 V_1 导联独特的高大 R 波、R/S 振幅增加，左胸前导联深而窄的 Q 波，可能与左心室后侧壁受累有关（图 97.3）。其他常见结果包括短 PR 间期和右心室肥大。扩张型心肌病和心电图异常之间的关系还没有发现[7]。在 Becker 肌营养不良中，心电图异常的患者高达 75%。观测到的心电图异常包括在 V_1 导联上高大的 R 波和增加的 R/S 振幅，类似于 Duchenne 肌营养不良中看到的现象。也许和右心室早期受累有关的不完全性右束支传导阻滞也频繁出现。在扩张型心肌病的患者中，常见左束支传导阻滞。

图像

临床诊疗指南推荐使用超声心动图来对 Duchenne 肌营养不良的男孩进行诊断或 6 岁时进行筛查，随后每两年一次直到 10 岁，之后每年一次（图片及详解见第 14~18 章）[3]。心脏磁共振，

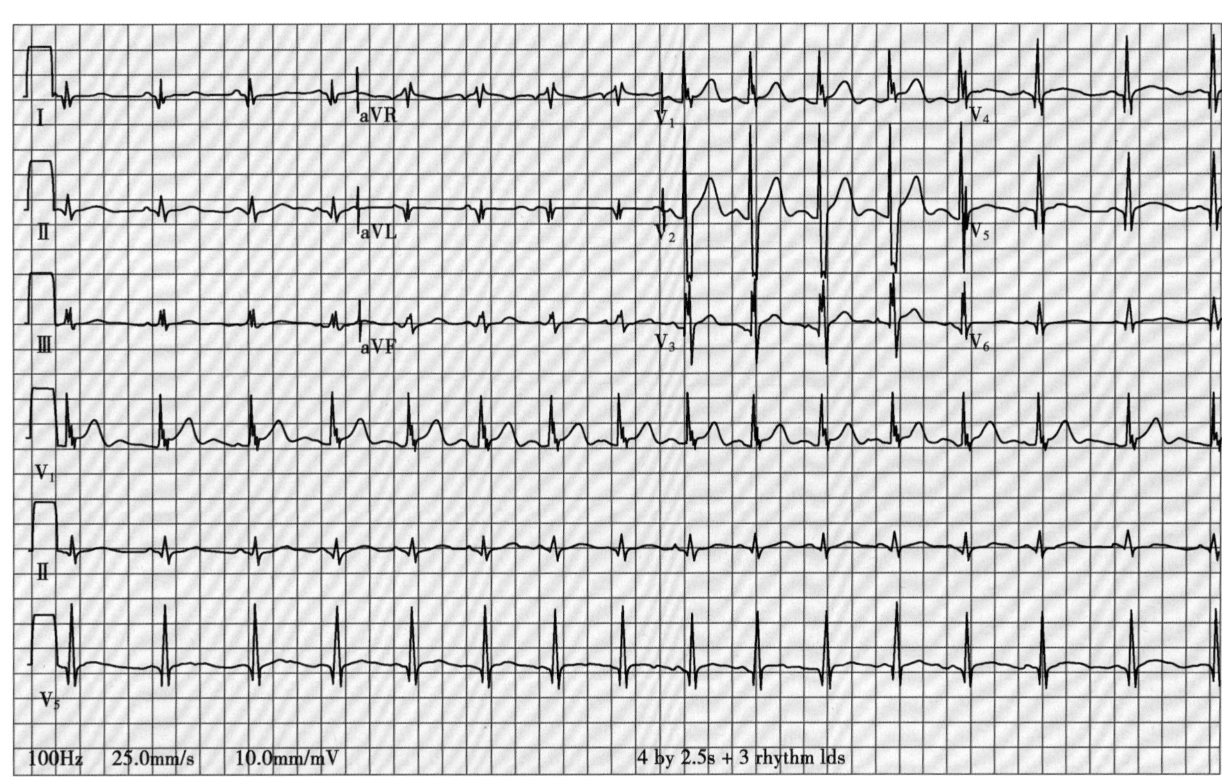

A

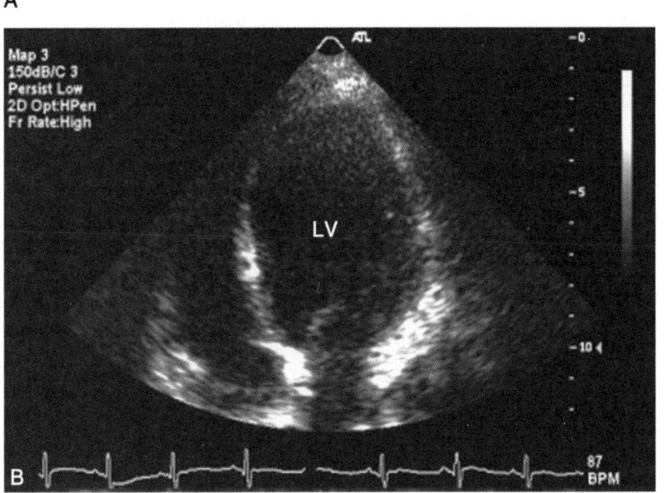

图 97.3 一位患有 Duchenne 肌营养不良的 19 岁男性的扩张型心肌病表现。A，心电图表现出典型的 Duchenne 肌营养不良的 QRS 波群，伴随 V_1 导联上高大的 R 波以及 I 和 aVL 导联深而窄的 Q 波。B，二维超声心动图显示扩张和变薄的左心室

特别是使用钆对比剂后，在探测亚临床心室受累与纤维化方面更为敏感[2]。钆造影剂强化心脏磁共振探测到的纤维化表现可以预测后续左心室功能的衰退[8]。后基底部和侧壁的区域异常通常比其他区域发生较早（见图 97.2）。可以观察到类似于左心室心肌致密化不全的过程，可能是对营养不良心肌衰竭的代偿机制所致。二尖瓣反流可能是由后叶乳头肌营养不良引起的。

心律失常

在 Duchenne 肌营养不良中，持续或阵发性窦性心动过速是最常见的心律失常（亦见第 37 章）。房性心律失常包括心房颤动和心房扑动（亦见第 38 章），继发于呼吸功能障碍和肺心病或与扩张型心肌病有关。房室传导异常也可被观测到，伴随短或长 PR 间期。30%的患者可在心电监测上发现室性心律失常，主要是室性期前收缩。据报道复杂的室性心律失常更常见于严重的骨骼肌疾病患者。猝死在 Duchenne 肌营养不良中通常发生在肌病终末期。猝死是否由心律失常所致尚不清楚。有些随访研究表明猝死和复杂的室性心律失常之间存在相关性。室性心律失常的存在并不是全因死亡的预测因子。

心律失常在 Becker 肌营养不良中的表现通常与结构性心肌病的严重程度相关。已观察到有完全性心脏传导阻滞和束支折返性室性心动过速等远端传导系统疾病。

治疗和转归

Duchenne 肌营养不良是一种进展性骨骼肌和心肌病。类固醇和类固醇衍生物可以有效延缓骨骼肌疾病的进展，也可延缓扩张型心肌病的进展[9]。反义寡核苷酸可促进外显子跳过抗肌萎缩蛋白基因中的无意义突变，并显示出对合适的候选者进行早期临床评估的前景。使用新的功能性微小抗肌萎缩蛋白的基因替代疗法具有未来前景。主要的心脏疾病被认为在死亡中扮演着重要性不断增加的角色，因为随着呼吸支持方法的改进，其他疾病致死率下降。心源性死亡中因心衰和猝死而死亡的分布是相等的。血管紧张素转换酶抑制剂（ACEI）和 β 受体阻滞剂可以在早期改善患者的左心室功能。如果患者不能耐受血管紧张素转换酶抑制剂可以使用血管紧张素受体拮抗剂（ARB）。醛固酮拮抗剂依普利酮在已经接受血管紧张素转换酶抑制剂或血管紧张素受体拮抗剂治疗的男孩中显示出维持心脏磁共振左心室周向应变力的益处[10]。开始进行药物治疗的年龄或临床状态以及药物剂量尚不清楚（亦见第 24 和 25 章）。其他的治疗方法，如植入式心复律除颤仪作用不明确，应根据临床表现、患者状况和愿望个体化考虑（亦见第 41 章）。左心室机械辅助装置已经开始应用于临床治疗。心力衰竭的治疗能否改善长期转归目前尚不清楚。然而，该疾病死亡时的年龄在不断增加，大多数病人活过了 30 岁，对相关心肌病的认识和处理似乎在其中起到了作用。

在 Becker 肌营养不良的患者中，使用血管紧张素转换酶抑制剂和 β 受体阻滞剂治疗可以改善左心室功能。与 Duchenne 肌营养不良一样，左心室影像筛查也推荐使用。重度心力衰竭治疗，包括早期预防性植入心复律除颤仪，对心肌病患者是合适的。Becker 肌营养不良合并重度心力衰竭的患者可以进行心脏移植，预期的结果与对应年龄的非肌营养不良的扩张型心肌病患者相似[11]。Duchenne 和 Becker 肌营养不良的女性携带者在童年时期不会发生心肌病，因此影像筛查可以推迟到青春期。携带者是否能从心力衰竭的药物治疗中获益是未知的，但是这种治疗基于共同的机制看起来是合理的。一旦发生心衰，就该实施常规治疗。已有携带者心脏移植的报道。

强直性肌营养不良

遗传学

强直性肌营养不良是常染色体显性遗传性疾病，以肌肉强直为特征，表现为收缩后延迟舒张，骨骼肌无力和萎缩，全身表现包括内分泌异常、白内障、认知功能障碍和心脏受累（图 97.4）。两个不同的基因突变与强直性肌营养不良有关。在 1 型强直性肌营养不良中，突变是 19 号染色体上增加的三核苷酸（胞嘧啶-胸腺嘧啶-鸟嘌呤，CTG）的重复。没有强直性肌营养不良的患者只重复 5 到 37 次，而强直性肌营养不良的患者重复 50 到数千次。CTG 重复出现越频繁，发病年龄越早，神经肌肉受累越严重。心脏受累包括传导疾病、心律失常，心血管死亡年龄也与重复序列的扩展长度有关（图 97.5）。典型的 CTG 重复会延长，因为重复序列是由父母传给后代，导致后代的临床表现越来越严重，称为预期后代。

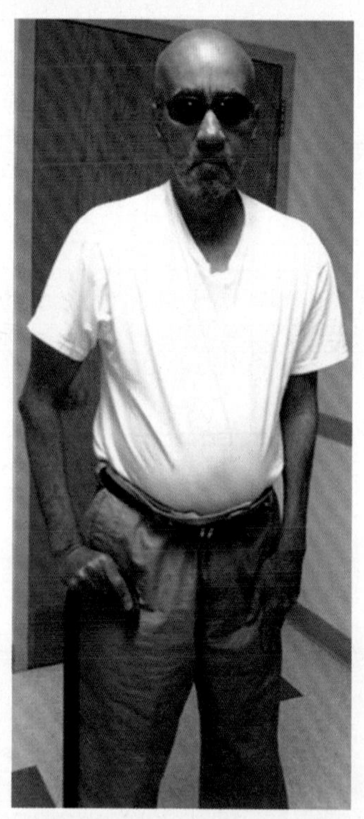

图 97.4 54 岁 1 型强直性肌营养不良男性病人。典型表现为脱发、瘦脸、明显远端肌无力

2 型强直性肌营养不良，亦称为近端强直性肌病，与 1 型相比骨骼肌和心脏受累程度一般不太严重。2 型强直性肌营养不良中没有先天性表现和认知障碍，这些都是 1 型患者中最严重的表现。与 2 型强直性肌营养不良有关的基因突变是第 3 号染色体上的四核苷酸（胞嘧啶-胞嘧啶-胸腺嘧啶-鸟嘌呤，CCTG）重复扩展。有报道认为重复扩展存在代间收缩，而且扩展长度和临床严重程度之间无显著相关。

两种强直性肌营养不良具有类似的表型，其分子机制是由大量突变的 RNA 扩展对核 RNA 结合蛋白产生毒性作用所致。心脏受累与后续产生的多种心血管系统失调有关，包括肌节蛋白、钙调控和连接蛋白（图 97.6）。

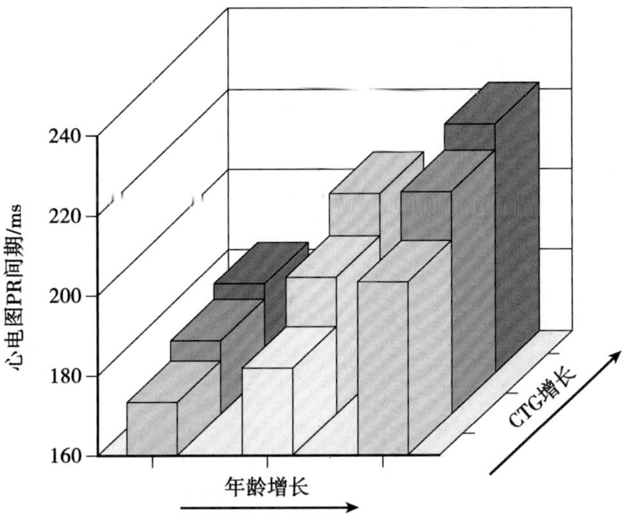

图 97.5 342 例 1 型强直性肌营养不良患者心电图 PR 间期、年龄和 CTG 重复序列扩展之间的关系。年龄、CTG 重复序列扩展和以 PR 间期量化的心脏传导疾病严重程度之间存在直接相关。这种关系表明，1 型强直性肌营养不良心肌受累呈时间依赖性的退化过程，CTG 重复扩展的程度调控了其进展速度。（引自 Groh WJ, Lowe MR, Zipes DP: Severity of cardiac conduction involvement and arrhythmias in myotonic dystrophy type 1 correlates with age and CTG repeat length. J Cardiovasc Electrophysiol 2002; 13: 444.）

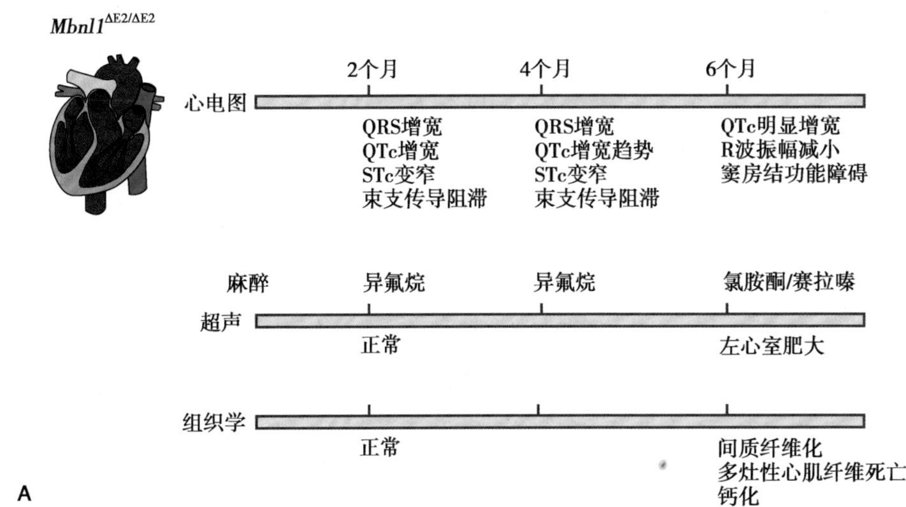

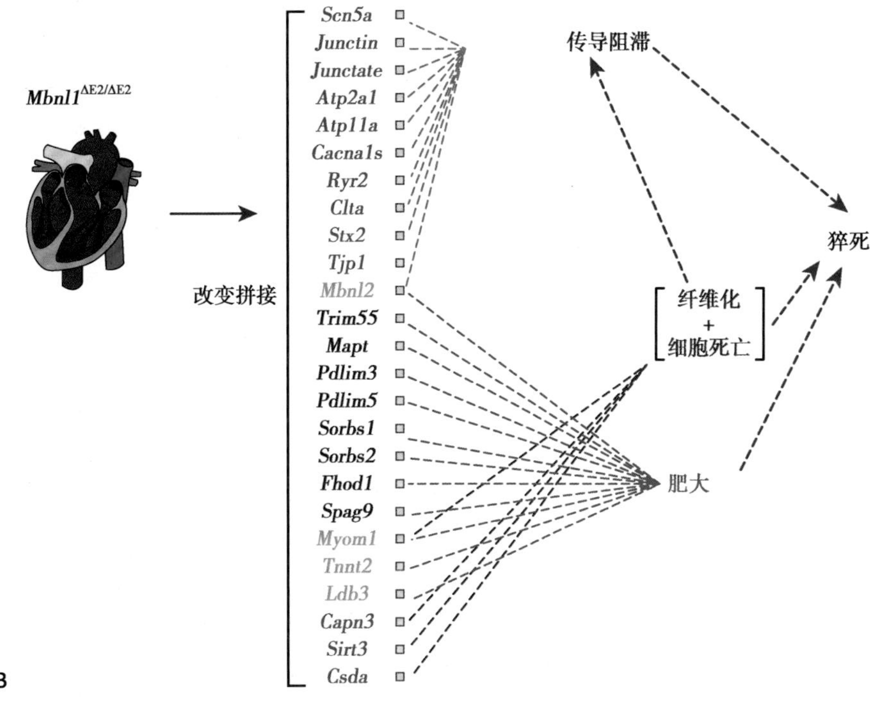

图 97.6 1 型强直性肌营养不良心脏发病的机制。A，小鼠敲除模型中肌盲样蛋白 1（MBNL1）在心脏发病机理中的发现。MBNL1 是一个 RNA 剪接调节器。在 1 型强直性肌营养不良中，当它附着在延伸的 CTG DNA 转录成的多重 CUG RNA 复制体上时，被隔离并失效。MBNL1 的缺失会导致多种下游心肌蛋白胚胎剪接异构体的持续时间变久（B）。（引自 Dixon DM, Choi J, El-Ghazali A, et al: Loss of muscleblind-like 1 results in cardiac pathology and persistence of embryonic splice isoforms. Sci Rep 2015; 5: 9042.）

临床表现

强直性肌营养不良是最常见的成人遗传性神经肌肉疾病。直到最近,在基因方面才将其分为1型和2型强直性肌营养不良,所以对这种疾病临床特点的描述很可能是混合的。除了在欧洲北部的某些地区外,1型明显比2型常见。1型强直性肌营养不良的全球发病率约为1∶8 000,尽管在某些人群如法裔加拿大人中的发病率比较高,在其他人群如非洲黑人中发病率很低甚至没有。症状发生年龄和诊断年龄平均为20~25岁。先天性表现则主要出现在严重的1型强直性肌营养不良患者身上。早期常见的表现与面部、颈部和四肢末端肌无力有关。在体格检查时,肌强直可在握持肌、鱼际肌群和舌肌中发生(图97.7)。当患者没有临床症状时,可通过肌电图和基因检测进行诊断。肌无力是进展性的。通常可以观察到囊下白内障。一般情况下,心脏症状在骨骼肌无力发病后出现,但也可作为疾病的最初表现。

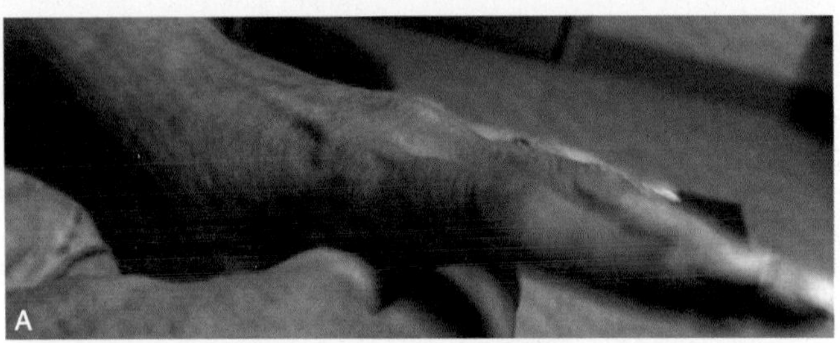

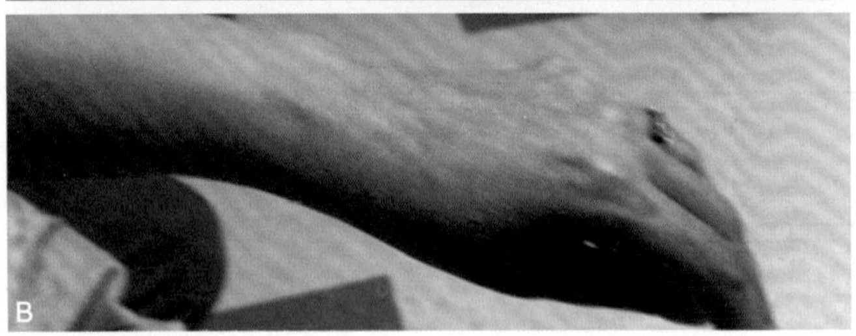

图97.7 在强直性肌营养不良中握持肌强直。患者不能在用力抓握后(B)完全张开手掌(A)

2型强直性肌营养不良和1型一样,可以表现为肌强直、肌肉无力、白内障、内分泌异常。在2型强直性肌营养不良中症状出现的年龄比较高。

心血管临床表现

心脏病变在强直性肌营养不良中涉及变性、纤维化和脂肪浸润,尤其偏好特定的传导组织,包括窦房结、房室结和希氏束浦肯野氏系统(图97.8)。退行性变可以在活动中的房室组织中观察到,但是很少发展到有症状的扩张型心肌病。目前尚不清楚在病理方面1型和2型强直性肌营养不良之间是否存在差异。2型强直性肌营养不良患者的心脏表现主要发生在晚年甚至没有表现。强直性肌营养不良的主要心脏表现为心律失常。

心电图

绝大多数成年1型强直性肌营养不良患者表现出心电图异常。在一个大规模、非选择性的中年强直性肌营养不良美国患者群体中,心电图异常的部分占全体的65%[13]。异常包括42%的一度房室传导阻滞,3%的右束支传导阻滞,4%的左束支传导阻滞,12%的非特异性室内传导阻滞。常见与心肌梗死无关的Q波。心电图异常在年轻患者中更为少见。随着年龄增长传导疾病更为严重(图97.9)。

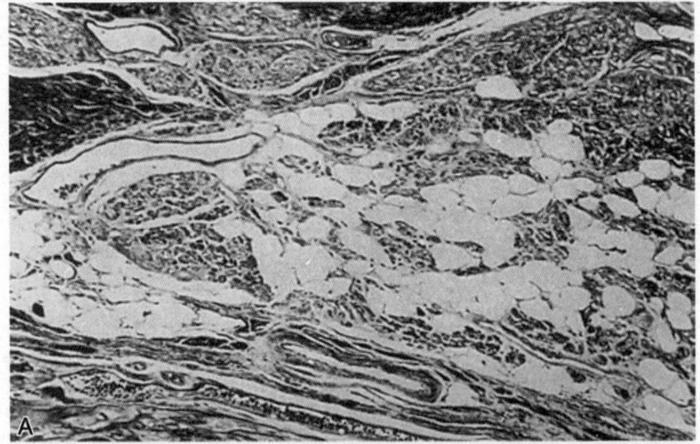

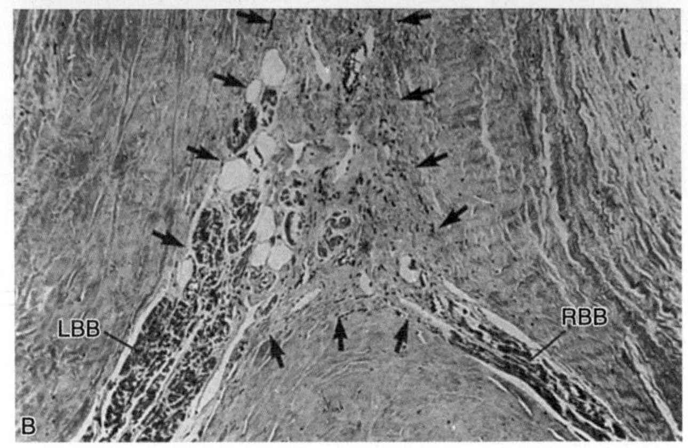

图97.8 在强直性肌营养不良中房室束的组织病理学特点。A,在57岁男性样本中的脂肪浸润(Masson三色染色法,×90)。B,在48岁女性患者样本中病灶纤维化替代和萎缩。箭头划定了房室束分支预想的大小和形状(苏木精-伊红染色,×90)。LBB,左束支。RBB,右束支

心电图异常在2型强直性肌营养不良中并不常见,约20%的中年患者可发生。

影像学表现和心力衰竭

已报道在1型强直性肌营养不良患者中左心室收缩和舒张功能不全、左心室肥大、二尖瓣脱垂、局部室壁运动异常、左心室扩张的发生频率中等[14]。临床上心力衰竭可以观察到但是比心律失常更少见。据报道在2型强直性肌营养不良中可出现左心室肥大和心室扩张。心脏磁共振显像比起超声心动图在检测早期心脏受累方面更为敏感[15]。

心律失常

1型强直性肌营养不良患者的心律失常复杂多样。在心脏电生理研究中,最常见的异常是希氏束-心室间期延长。(亦见第34章)传导系统疾病可进展至症状性房室传导阻滞并需安装心脏起搏器。在1型强直性肌营养不良患者中行永久心脏起搏器植入术的比例在各项研究之间差距很大,这主要是因为参考模式和起搏器植入的适应证不同。最新的指南已认可在神经肌肉疾病,如强直性肌营养不良中,无症状性传导异常可能值得特别考虑安装起搏器[16](亦见第41章)。

房性心律失常如心房颤动和心房扑动(亦见第37章)是最常

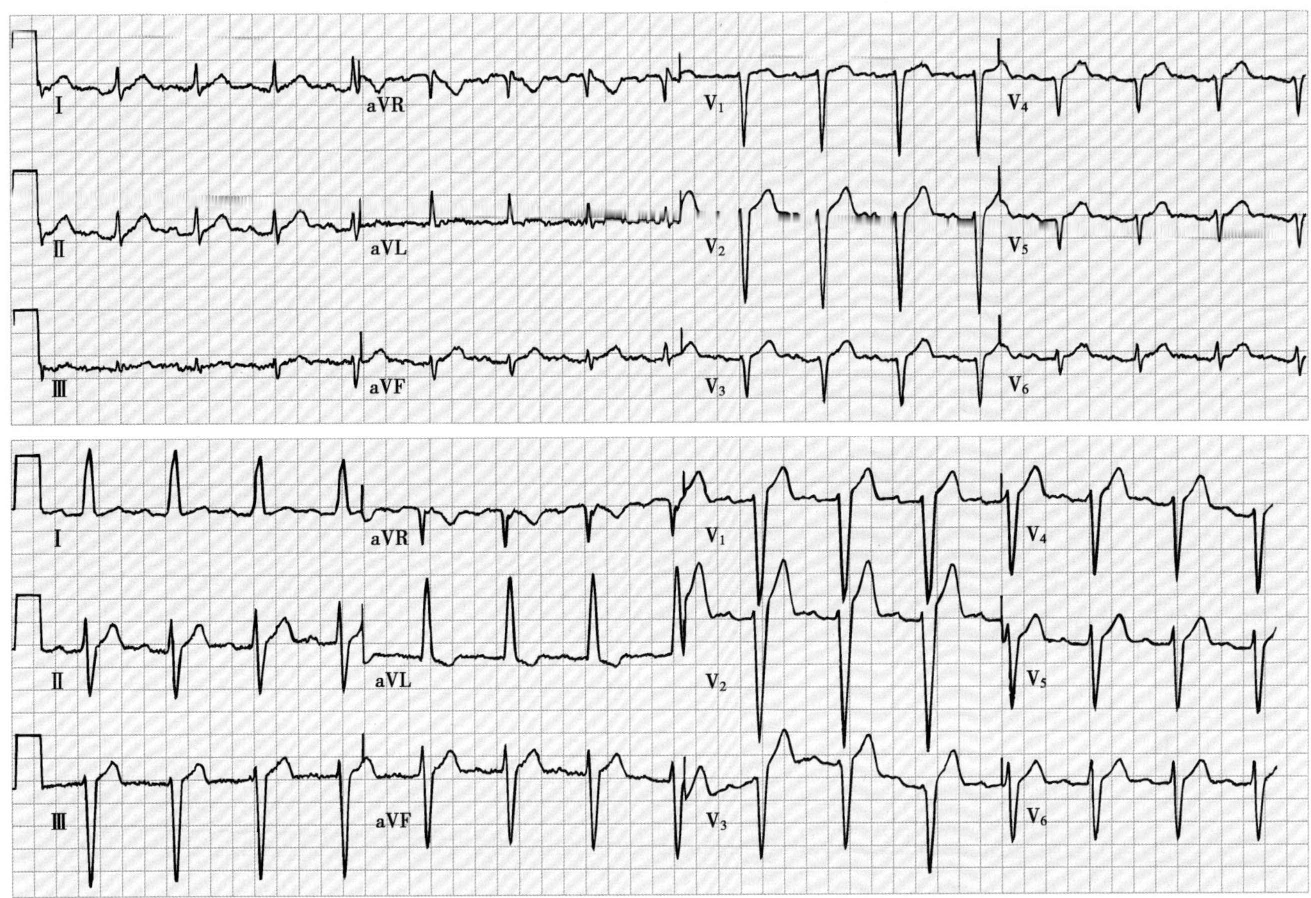

图 97.9　36 岁男性强直性肌营养不良患者相隔 1 年记录到的心电图(上面图片是早期的)。注意:在胸前导联有异常 Q 波,与传导疾病严重程度增加相一致的 PR 间期和 QRS 间期延长

见的心律失常[13]。室性心动过速可能发生。1 型强直性肌营养不良患者存在室性心动过速的风险,作为病变远端传导系统产生折返的结果,特征是束支折返和分支折返性心动过速(图 97.10)。右束支或分支射频消融治疗可以治愈(亦见第 39 章)。

1 型强直性肌营养不良中 18%到 33%的死亡原因是猝死;据推测,大多数源于心律失常。种群研究中每年的猝死率从 0.25%到 2%不等。在死亡原因中,猝死发生率仅次于呼吸衰竭。导致猝死的机制还不清楚。远端传导系统疾病所致的房室传导阻滞,可导致无逸搏节律和停搏,或导致心动过缓介导的心室颤动。尽管曾经安装过起搏器,猝死仍可发生于 1 型强直性肌营养不良患者,说明存在室性心律失常。非心律失常的死因中,急性呼吸系统疾病可能起到了作用(亦见第 42 章)。

2 型强直性肌营养不良患者心律失常和猝死的发生也有报道,但似乎比 1 型强直性肌营养不良更少见。

治疗与转归

神经病学家认识到强直性肌营养不良在心血管事件中的风险并且会让病人咨询心脏科医师。1 型和 2 型强直性肌营养不良都可累及心脏,因此两者都需要对心脏疾病进行诊断评估和治疗。在 1 型强直性肌营养不良中心脏疾病比 2 型在更小的年纪就能观察到。超声心动图或其他影像学方法可以判断是否出现结构异常。成人应当在诊断或出现新的症状时行心脏影像检查。如果没有出现明显的异常,每隔 3 至 5 年再次评估是比较合适的。在扩张型心肌病患者中,标准治疗包括血管紧张素转换酶抑制剂(ACEI)和 β 受体阻滞剂在内的可以缓解症状。在血管紧张素转换酶抑制剂和 β 受体阻滞剂阻止强直性肌营养不良中心肌病发展的作用方面还没有数据支持。当患者表现出心律失常相关症状如晕厥、心悸时,应对其进行评估,通常包括心脏电生理检查以便明确潜在病因。无症状的患者建议每年复查常规心电图。门诊动态心电图检测的作用和间隔目前还不清楚(亦见第 35 章)。尽管缺乏症状,显著或渐进式的心电图异常是考虑预防性起搏的指征[16]。显著的严重性心电图传导异常和房性心律失常是猝死的独立危险因素[13]。在一个使用群体危险因素分层的倾向性分析的大型观察试验中,当希氏束-心室间期是 70 毫秒或更长时,使用起搏器的策略会降低猝死的概率[17]。植入式心脏复律除颤器可能比起搏器更适合于预防性治疗[18]。使用心脏再同步化治疗或许在需要植入心室起搏器的病人里更加合适。麻醉会增加强直性肌营养不良患者呼吸衰竭和心律失常的风险。在围手术期仔细检测是强制性的。在心脏装置植入期间应由麻醉师照看下进行麻醉监测。

具有广泛的复杂性心动过速的患者,应进行心脏电生理评价,特别是评价束支折返性心动过速(亦见第 39 章)。

在强直性肌营养不良中神经肌肉异常的进程是不同的。进展性肌肉功能障碍造成的呼吸衰竭是最常见的死因。然而,一些病人可以在 60~70 岁之前仅有最低限度的肌无力。猝死可降低强直性肌营养不良患者的生存率,包括神经肌肉症状最轻的那些患者。讨论结果认为预防性的心脏装置需要为肌无力的患者进行各个方面完整的考虑。

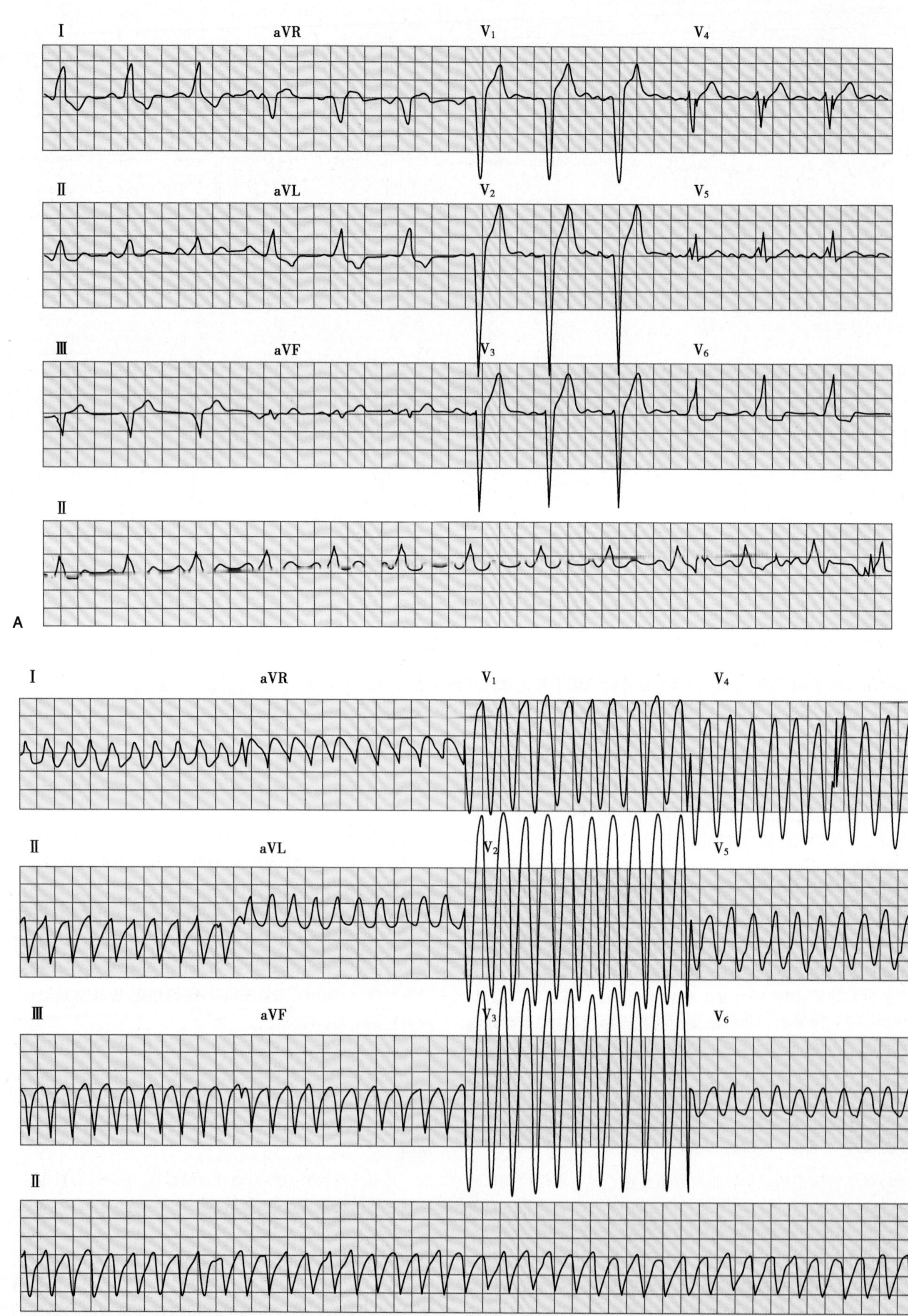

图 97.10　34 岁女性 1 型强直性肌营养不良患者，表现症状性（反复晕厥）的复杂性心动过速，束支折返性心动过速。A，心电图显示窦性节律与左束支传导阻滞 QRS 波群。B，心电图显示快速的单形性室性心动过速，左束支形态，电生理检查容易诱发

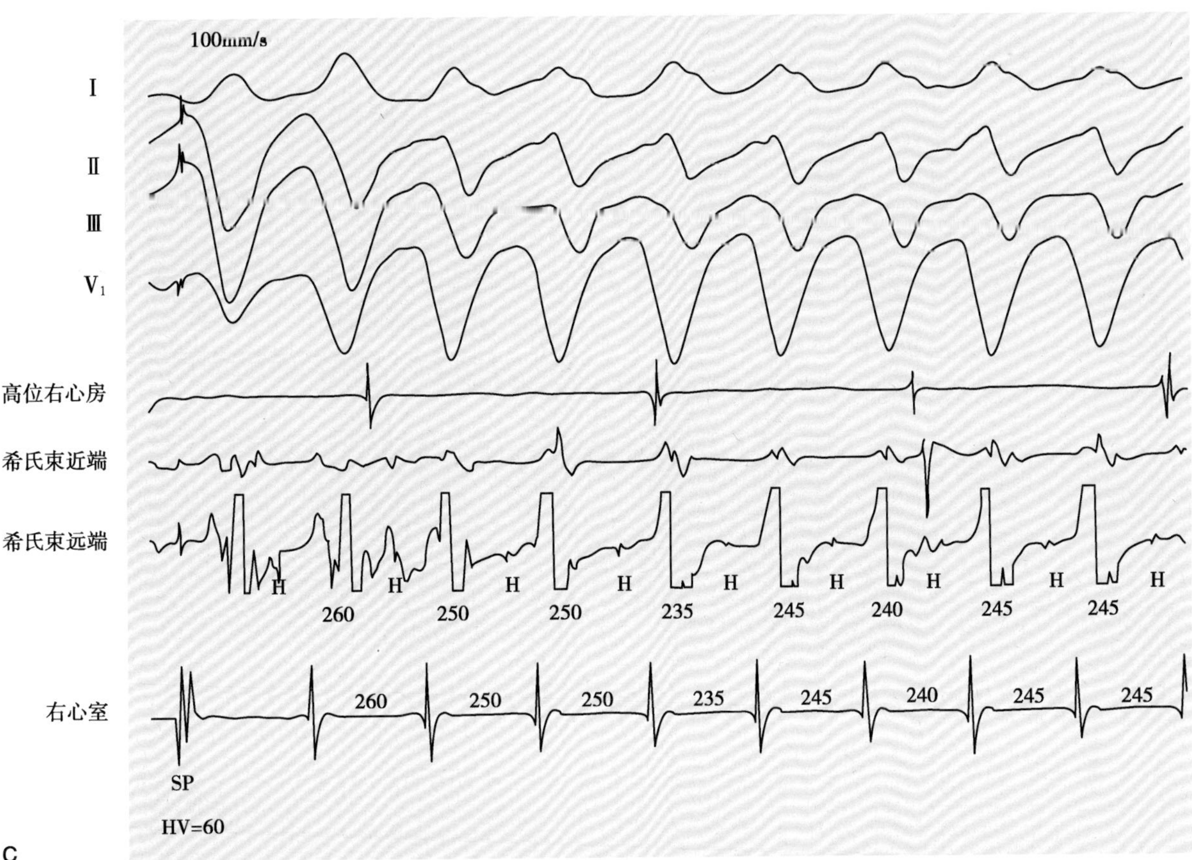

图 97.10(续) C,电生理检查记录,包括体表心电图(导联Ⅰ,Ⅱ,Ⅲ,V_1)和腔内心电图(高位右心房,希氏束近端,希氏束远端,以及右心室)。单形性室性心动过速诱发后出现房室分离和同束支折返性室性心动过速一致的希氏束等比传导。注释,希氏束-希氏束间隔驱动了随后的心室-心室间隔

Emery-Dreifuss 肌营养不良和相关疾病

遗传学和心脏病理学

Emery-Dreifuss 肌营养不良是一种罕见的遗传性疾病,骨骼肌症状往往轻微;心脏受累常见并且严重。这种疾病最常见的是X-连锁隐性遗传,但也有X-连锁显性遗传、常染色体显性遗传和常染色体隐性遗传家族的异质性。X-连锁 Emery-Dreifuss 肌营养不良的相关基因是 STA,编码了核膜蛋白伊默菌素。在1号染色体上发现的突变基因编码了两个其他的核膜蛋白,核纤层蛋白A和C,被认为与X-连锁 Emery-Dreifuss 肌营养不良类似的其他疾病表型有关。这些疾病包括常染色体显性和隐性 Emery-Dreifuss 肌营养不良、伴传导疾病的常染色体显性遗传性扩张型心肌病、伴传导疾病的常染色体显性遗传性 limb-girdle 肌营养不良和与心脏异常相关的脂肪营养不良[19]。

核膜蛋白,如伊默菌素和核纤层蛋白A、C,为细胞核提供结构支持,并与细胞骨架蛋白相互作用。大多数 Emery-Dreifuss 常染色体显性遗传性肌营养不良是由核纤层蛋白A和C尾部区域的突变所致,表现为心肌和骨骼肌受累。核纤层蛋白A和C基因的棒区基因突变主要导致孤立的心脏疾病,包括扩张型心肌病、传导系统退行性病变、房性和室性心律失常。

临床表现

Emery-Dreifuss 肌营养不良具有3个特点,肘部、跟腱、颈后肌肉早期挛缩;主要在肱桡肌缓慢进展的肌无力和萎缩;心脏受累(图 97.11)。该疾病已被认为是“良性X-连锁肌营养不良”来与缓慢进展的 Duchenne 肌营养不良的肌无力相区别。在常染色体显性和隐性遗传性 Emery-Dreifuss 肌营养不良的患者中,可发现多种表型表达和外显率。核纤层蛋白A和C基因突变是一种常染色体显性遗传的家族性局部脂肪营养不良的原因,特点是皮下脂肪显著减少、糖尿病、高甘油三酯血症和心脏异常。

心血管临床表现

心律失常和扩张型心肌病是在 Emery-Dreifuss 肌营养不良和相关疾病中的主要心脏疾病表现。在X-连锁隐性 Emery-Dreifuss 肌营养不良中,心脏冲动的产生和传导出现异常较常见。心电图在20~30岁前出现异常,常见一度房室传导阻滞。心房受累较心室受累出现早,伴有心房颤动和心房扑动,或更常见的是永久性心房停顿和交界性心动过缓。几乎所有35~40岁前的患者均存在心脏冲动的产生或传导异常,通常需要起搏治疗。室性心律失常可发生,包括持续性室性心动过速和心室颤动。观察到在50岁前可能源于心脏疾病的猝死。已使用植入式心脏复律除颤器[20]。X-连锁隐性 Emery-Dreifuss 肌营养不良的女性携带者不会发生骨骼肌疾病,但后期心脏疾病,包括传导异常和猝死可能会发生。尽管心律失常是最常见的X-连锁隐性 Emery-Dreifuss 肌营养不良的心脏受累表现,扩张型心肌病很少发生。扩张型心肌病在那些植入心脏装置提高存活时间的患者里更常见。尸检和心内膜心肌活检均可显示异常的心肌纤维化。

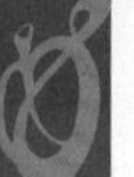

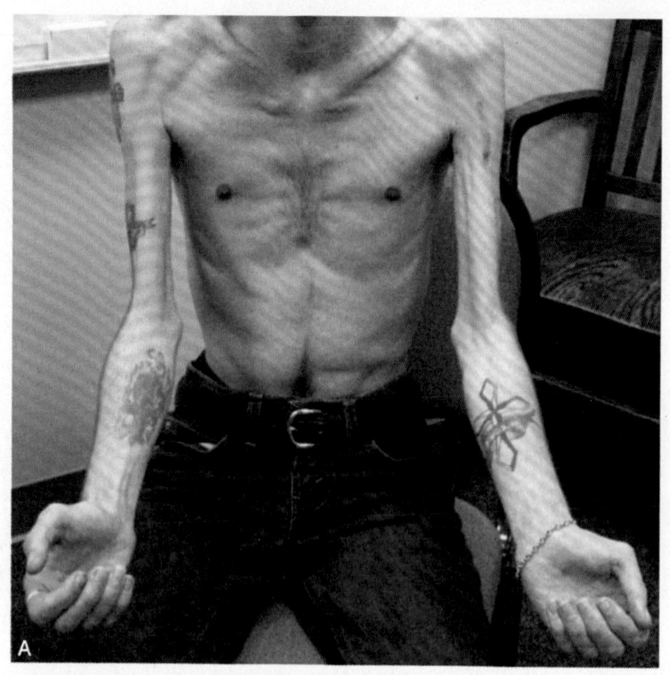

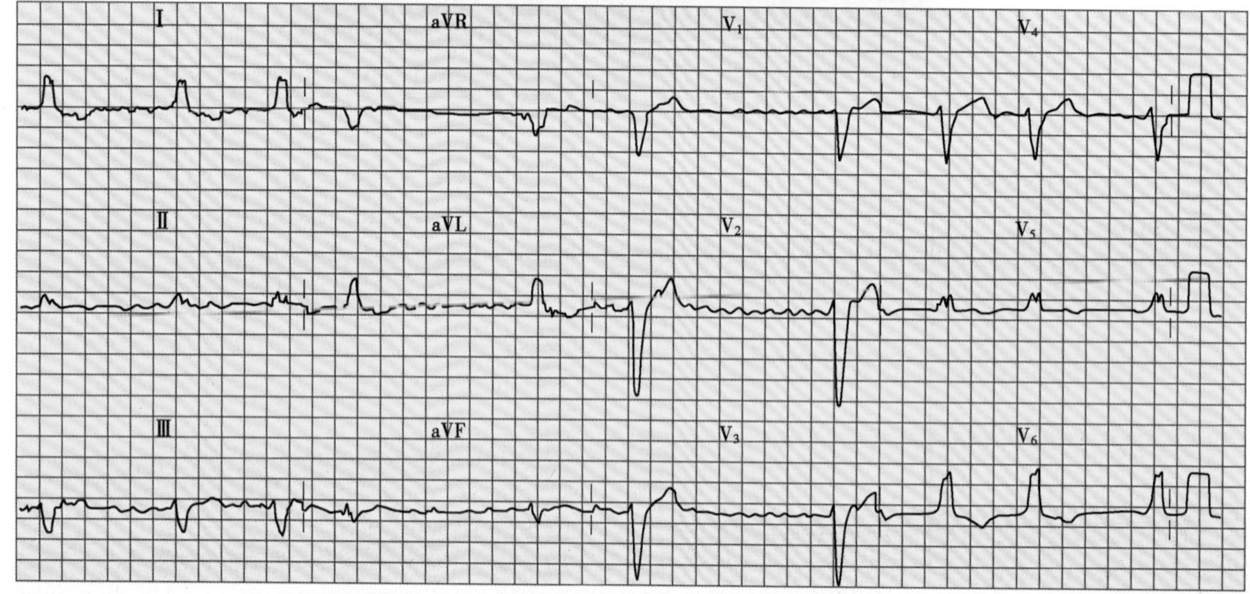

图 97.11 28 岁患有 Emery-Dreifuss 肌营养不良男子,有晕厥表现。A,肘部肌肉挛缩和肱桡肌萎缩。B,观察到心电图最初表现为缓慢心室率性房颤和左束支传导阻滞型的 QRS 波群。(Courtesy Dr. Robert M. Pascuzzi.)

核纤层蛋白 A 和 C 突变导致的疾病通常在患者 20~40 岁出现症状,如心脏传导性疾病、房颤和扩张型心肌病。骨骼肌疾病通常是亚临床的或不发生。心肌病进展至需要心脏移植已有描述。在扩张型心肌病患者中常见猝死。有症状的心脏传导障碍患者通常需要安装起搏器。对大部分患者来说植入式心脏复律除颤器是合适的心脏装置。

治疗和转归

患者应被检测以及时发现心电图传导异常和心律失常。每年评估一次比较合适。麻醉时可发生房室传导阻滞。观察到即使安装起搏器的患者也发生了猝死。提倡 Emery-Dreifuss 肌营养不良及相关疾病的患者预防性植入心脏复律除颤器,如果心电图提示明显的传导系统疾病,应该考虑安装起搏器[20]。对于需要植入心室起搏器的患者可以考虑使用双心室起搏器。对于有显著传导系统疾病或心肌病的患者,植入性心脏复律除颤器是否仅适用于某些亚组或适用于全部患者尚不清楚。在欧洲一个大型观测序列中,猝死和合适的植入性心脏复律除颤器治疗的危险因素包括:非持续性室性心动过速,当下左心室射血分数小于 45%,男性,以及核纤层蛋白 A 和 C 基因非错义突变[20]。心室功能的常规图像评估适合所有 Emery-Dreifuss 肌营养不良及相关疾病的患者。左心室功能不全的患者可以从药物治疗中获益,但这方面的数据有限。据报道有成功的心脏移植案例。X-连锁隐性 Emery-Dreifuss 肌营养不良的女性携带者发生传导系统疾病时,在常规治疗基础上进行心电图监测是合适的。

Limb-Girdle 肌营养不良

遗传学

Limb-Girdle 肌营养不良是一组四肢-肩膀和骨盆腰带分布的

肌无力疾病，但遗传性和遗传病因存在异质性[21]。观察到常染色体隐性（亚型2A到2W）、常染色体显性（亚型1A到1H），以及零星的其他遗传方式。涉及的基因编码包括抗肌萎缩相关糖蛋白、肌节蛋白、核膜蛋白和细胞酶。一个高倾向性伴有心律失常和晚期扩张型心肌病的常染色体显性遗传Limb-Girdle肌营养不良（亚型1B）是由编码核纤层蛋白A和C基因突变造成的，这与Emery-Dreifuss肌营养不良一样。伴有进展性的扩张型心肌病的常染色体隐性以及零星的其他Limb-Girdle肌营养不良是由影响肌营养不良蛋白聚糖复合物包括肌聚糖蛋白和Fukutin相关蛋白（分别是亚型2C到2F、2I）功能的基因突变导致的。肌聚糖蛋白与抗肌萎缩蛋白相关糖蛋白复合来对抗与收缩相关的机械压力。Fukutin相关蛋白影响抗肌萎缩蛋白相关糖蛋白的糖基化。与扩张型心肌病起始变化有关的常染色体隐性遗传病Limb-Girdle肌营养不良（亚型2B）是由一个叫做营养不良相关FER-1样蛋白（dysferlin）的肌膜修复蛋白的基因变异导致的。另外在一些有限的最新报道中显示，Limb-Girdle肌营养不良稀有的亚型与心脏异常或心律失常的联系较为多变。

临床表现

肌无力的发病变化多样，但通常发生在30岁前。隐性遗传患者往往比显性遗传患者肌无力发生的更早更严重。肌酸激酶水平通常中等程度升高。继发于骨盆腰带肌受累，患者通常出现行走或奔跑困难。随着病情的发展，先出现肩部肌肉、然后更远端肌肉受累，面部很少受累。缓慢进展可导致严重残疾和死亡。

心血管表现

由于Limb-Girdle肌营养不良具有许多特性，心脏受累的表现和程度的异质性是正常的。

Limb-Girdle肌营养不良2C至2F型，亦称为sarcoglycanopathies，表现出扩张型心肌病。心脏异常在绝大多数病人身上可以检测到，尤其是骨骼肌出现症状后的10年间。心肌病在亚型2E中最常见，在亚型2D中最少见。心电图显示与Duchenne和Becker肌营养不良相似的异常，其中包括V_1导联R波增高和侧壁导联的Q波。影像检查可见进展性的扩张型心肌病。严重的心肌病也会发生，包括童年时期出现心力衰竭。已报道与心肌病相关的猝死。由Fukutin相关蛋白的基因突变造成的Limb-Girdle肌营养不良2I型与扩张型心肌病有关。这种突变也可导致先天性肌营养不良。发病年龄和骨骼肌受累程度是多变的，有些患者在儿童时期出现症状，但在20岁之后出现症状更常见。近乎一半的Limb-Girdle肌营养不良2I型患者出现心脏受累（图97.12）。据报道心脏受累在男性中更为常见。心脏受累包括局限性室壁运动异常、扩张型心肌病和心力衰竭。重度心力衰竭也会发生。传导性疾病不会独立于结构性心脏疾病而单独发生。Limb-Girdle肌营养不良2B型，亦称为dysferlinopathy，在心脏磁共振显像上与进展性的心肌纤维化有关并且可变化为扩张型心肌病。

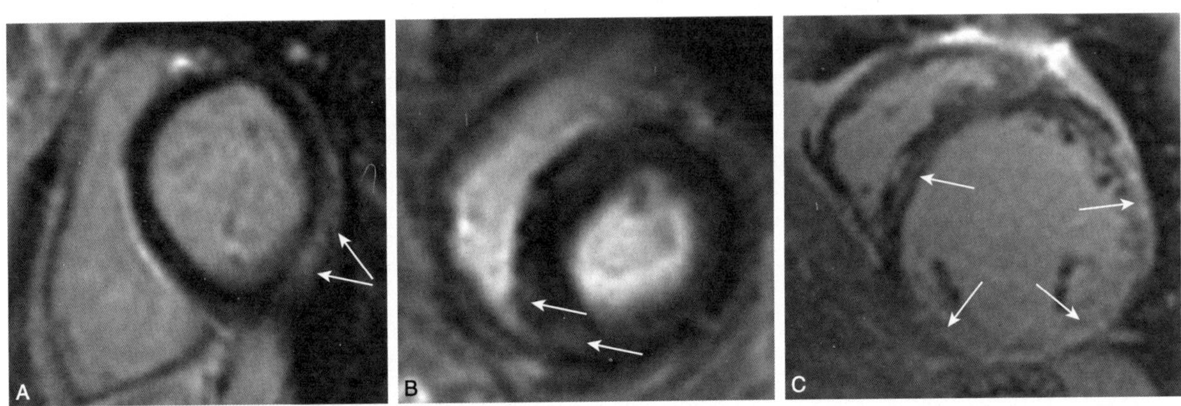

图97.12 Limb-Girdle肌营养不良患者的心脏磁共振延迟钆增强显像。A，局灶性心外膜增强。B，间隔壁增强。C，Limb-Girdle肌营养不良2I型和重度扩张型心肌病患者广泛的心肌受损/纤维化。（引自Rosales XQ，Moser SJ，Tran T，et al：Cardiovascular magnetic resonance of cardiomyopathy in limb girdle muscular dystrophy 2B and 2I. J Cardiovasc Magn Reson 2011；13：39.）

常染色体显性1B型Limb-Girdle肌营养不良是编码核纤层蛋白A和C的基因突变所致，临床表型与Emery-Dreifuss肌营养不良相似。骨骼肌轻微受累，而心脏受累常见并且严重。房室传导阻滞出现在中年早期，常需要起搏治疗。可观察到即使植入起搏器仍会发生猝死。进展性的扩张型心肌病可发生，尤其是在发生传导性疾病之后。

治疗和转归

由于Limb-Girdle肌营养不良的异质性，常规心脏评估和治疗的具体建议常基于疾病的类型。表现出心脏受累的Limb-Girdle肌营养不良的患者和家庭中，要对心室功能异常、传导性疾病和心律失常进行评估。扩张型心肌病的患者要接受标准心力衰竭治疗。亦有心脏移植的报道。推荐核纤层蛋白A和C基因突变的病人发现传导性疾病后预防性植入心脏复律除颤器而非起搏器。在欧洲一个大型观测序列中，猝死和合适的植入性心脏复律除颤器治疗的危险因素包括非持续性室性心动过速，当下左心室射血分数小于45%，男性，以及核纤层蛋白A和C基因非错义突变[20]。

面肩肱型肌营养不良

遗传学

面肩肱型肌营养不良是继Duchenne和Becker肌营养不良之后排名第三位的最常见的肌营养不良[22]。由于轻度亚临床表现可能导致疾病报告不足。该病是常染色体显性遗传病，最初的基

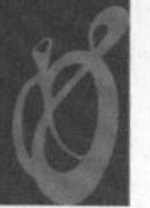

因突变位点是染色体 4q35，伴有 D4Z4 重复区域的收缩。这个重复区域的作用是抑制相邻基因的转录，并且它的收缩导致了不适当的蛋白表达。有报道二次基因突变的遗传异质性。

临床表现

肌无力往往会遵循一个缓慢但多样的进程。患者最初表现为面部和/或肩胛带肌无力并进展至骨盆肌肉受累。

心血管表现

有报道面肩肱型肌营养不良可累及心脏，但与其他肌营养不良相比，其发生率较低并且严重程度不明显。在一些研究中，没有发现心脏异常的证据。另一些研究报道有发生心律失常的倾向，主要是房性心律失常，而房室传导异常较少见。

治疗和转归

在面肩肱型肌营养不良中，由于显著的临床心脏受累很少见，所以具体的监测或治疗建议没有得到很好的定义。推荐每年一次心电图检查。

Friedreich 共济失调

遗传学

Friedreich 共济失调是脊髓小脑退行性疾病，常染色体隐性遗传病，临床特点是四肢及躯干共济失调、构音障碍、深肌腱反射消失、感觉异常、骨骼畸形、糖尿病和心脏受累[23]。初始基因异常是三核苷酸鸟苷酸-腺苷酸-腺苷酸（GAA）重复扩增，在一个编码 210 个氨基酸的线粒体蛋白（Frataxin 蛋白）的内含子上。Frataxin 蛋白的缺失影响线粒体中铁元素的稳态，使得细胞易于氧化应激（图 97.13）。Frataxin 信使 RNA 在心脏中高度表达。心内膜活检的样本显示线粒体呼吸复合体亚单位功能缺陷，和乌头酸酶上参与铁代谢稳态的铁硫酶功能缺陷。损伤的线粒体脂代谢也在 Friedreich 共济失调的心肌病中起到了作用。组织病理学检查揭示了由于线粒体增殖导致的心肌细胞肥大、心肌细胞退化、间质纤维化、急性肌肉坏死、奇异多形核、以及过碘酸-Schiff 染色在大和小冠状动脉的阳性沉积。也能观察到心脏神经、神经节和传导系统的退化和纤维化。已报道钙盐和离子的沉积。

可观察到基因检查显示 GAA 重复扩增越多的患者，症状出现的年龄越早，神经症状越严重，左心室肥大更为恶化。

临床表现

Friedreich 共济失调是最常见的遗传性脊髓小脑退行性疾病。神经症状通常出现在青春期，几乎都在 25 岁之前发病。神经肌肉功能进行性丧失，症状出现后 10~20 年患者需要轮椅支撑是正常情况。神经症状大部分出现在心脏症状出现之前，但不是所有病例均如此。

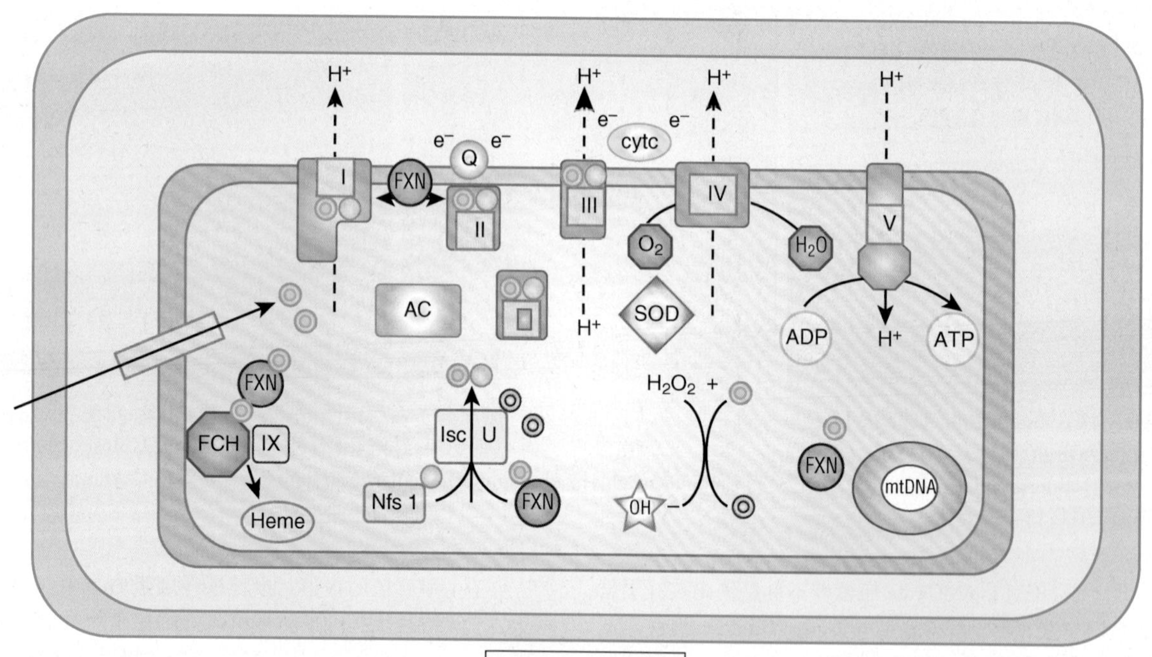

FIGURE 97.13 Postulated functions of frataxin (FXN). 1. Frataxin is a general iron chaperone, providing Fe^{2+} to ferrochelatase (FCH) for heme biosynthesis, mitochondrial iron-sulfur (Fe-S) clusters biogenesis, and maintenance of the mitochondrial aconitase (AC) Fe-S cluster. 2. Frataxin may have a direct interaction with respiratory chain complexes (Ⅰ-Ⅴ). 3. Frataxin prevents oxidative stress and protects mitochondrial proteins and mitochondrial DNA (mtDNA) from free Fe^{2+}. It prevents the Fenton reaction by converting Fe^{2+} to Fe^{3+}, and thereby prevents hydroxyl radical formation protecting highly metabolic tissue, including the heart, from oxidative stress. *ADP*, adenosine diphosphate; *ATP*, adenosine triphosphate; *cytc*, cytochrome *c*; *e*⁻, electron; *Isc U*, iron-sulfur cluster scaffold protein; *Nfs*, nitrogen fixation homologue; *Q*, coenzyme Q (ubiquinone); *SOD*, superoxide dismutase. (From Pandolfo M: Friedreich ataxia. Arch Neurol 2008;65:1296.)

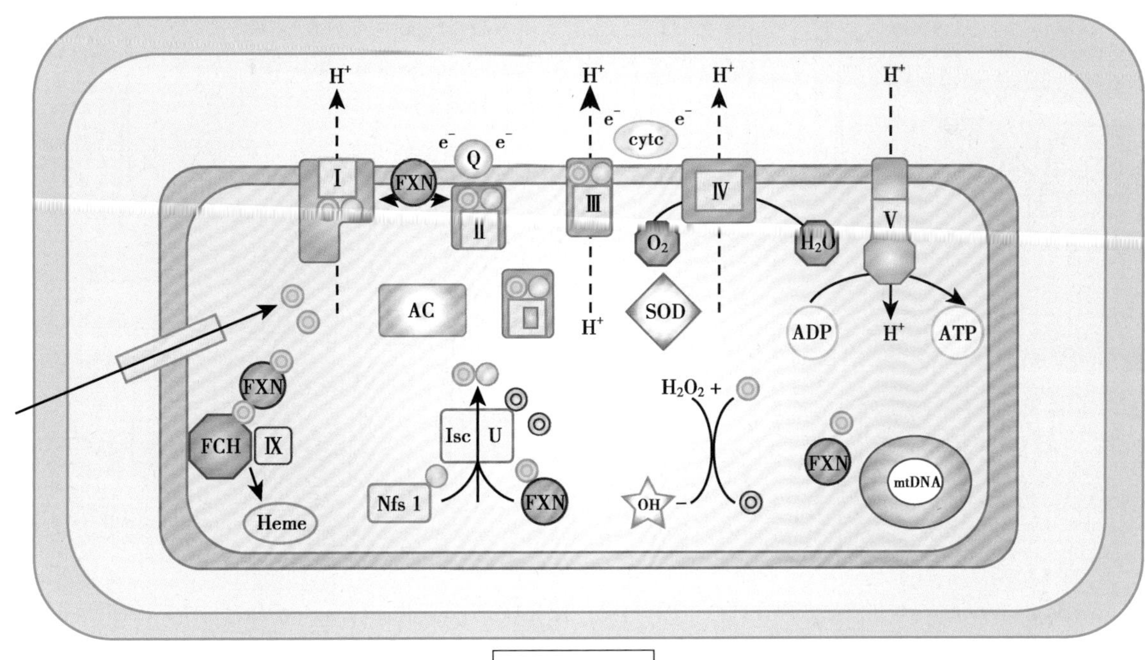

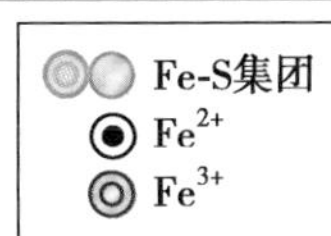

图 97.13 推测 Frataxin(FXN)的功能。①Frataxin 是常见的铁伴侣,提供 Fe^{2+} 到亚铁螯合酶(ferrochelatase,FCH),生物合成血红素,参与线粒体铁-硫(Fe-S)集团的生物合成和线粒体乌头酸酶(AC)的 Fe-S 集团的维护。②Frataxin 可能与呼吸链复合体(Ⅰ-Ⅴ)有直接的相互作用。③Frataxin 防止氧化应激,保护线粒体的蛋白质和线粒体 DNA(mtDNA)免受游离 Fe^{2+} 的作用。它可以阻止 Fe^{2+} 转变为 Fe^{3+} 的 Fenton 反应,从而防止羟自由基的形成,保护包括心脏在内的高代谢组织免受氧化应激。ADP,二磷酸腺苷;ATP,三磷酸腺苷;cytc,细胞色素 C;e^-,电子;Isc U,巯基铁支架蛋白;Nfs,固氮同源物;Q,辅酶 Q(泛醌);SOD,超氧化物歧化酶。(引自 Pandolfo M:Friedreich ataxia. Arch Neurol 2008;65:1296.)

心血管表现

Friedreich 共济失调与同轴性肥厚型心肌病有关(图 97.14)。非对称性室间隔肥厚虽少但有报道。左心室流出道压力梯度不典型但曾观测到。肥厚的倾向性会增加,尤其是更年轻时就可诊断并且 GAA 三核苷酸不断延长时。约 70%的患者在影像学检查上可发现异常。尽管有超声心动图证据,左心室肥大不总是表现在心电图上。常见广泛导联 T 波倒置(图 97.15)。有左心室肥大但无收缩功能障碍的患者通常没有心脏症状。约 10%的患者出现左心室收缩功能障碍伴射血分数小于 50%[24]。已报道有扩张型心肌病的表现(图 97.16)。扩张型心肌病作为肥厚型心肌病的转化而发生。可出现伴随进展性心力衰竭的严重扩张型心肌病[25]。

心房心律失常包括心房颤动和心房扑动,与扩张型心肌病的进展相关。在扩张型心肌病情况下可观察到室性心动过速。与其

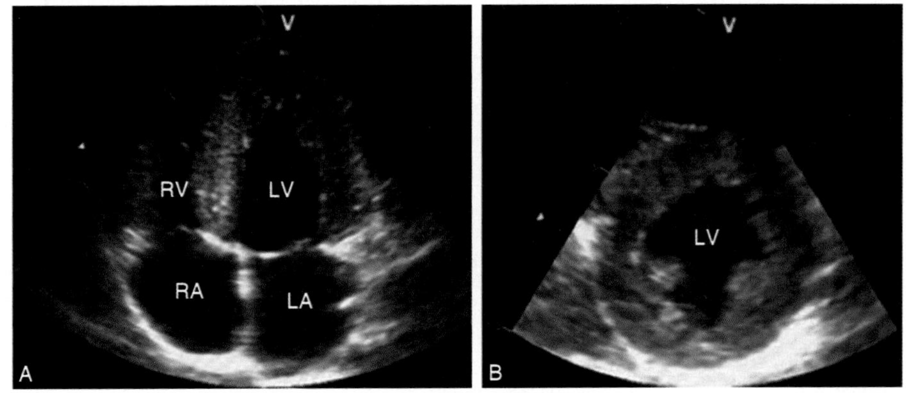

图 97.14 Friedreich 共济失调中的肥厚型心肌病。伴有左心室肥大的 Friedreich 共济失调患者的 A,4 腔-心尖的超声图像,B,短轴图像(左心室壁厚度 15mm)。LA,左心房;LV,左心室;RA,右心房;RV,右心室。(引自 Weidemann F,Stork S,Liu D,et al:Cardiomyopathy of Friedreich ataxia. J Neurochem 2013;126[Suppl 1]:88.)

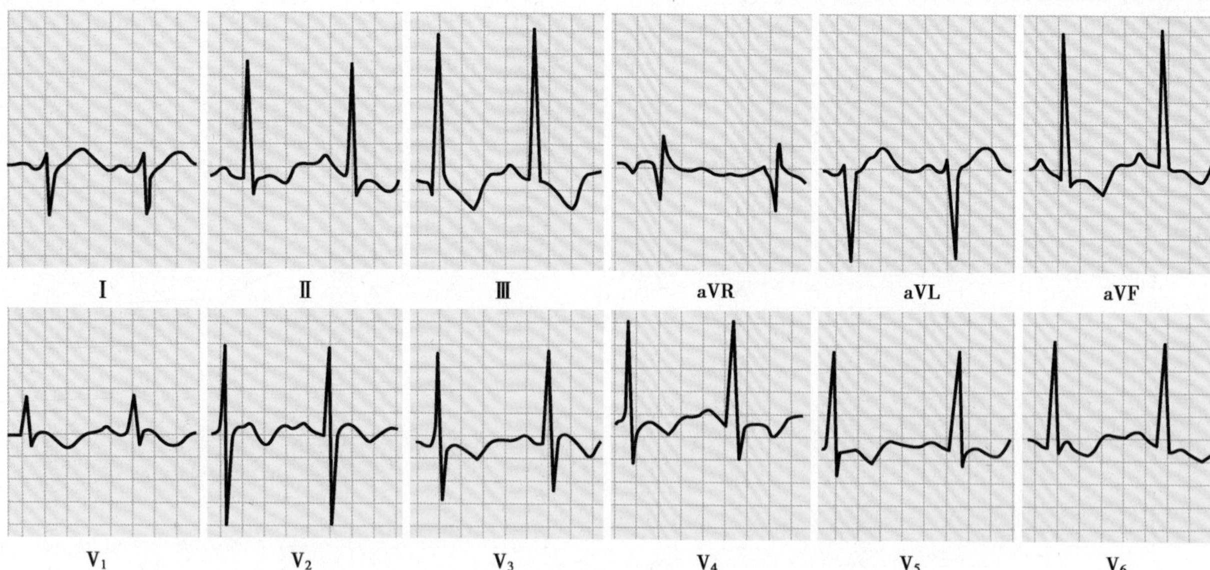

图 97.15　34 岁患 Friedreich 共济失调男性的心电图，可见广泛导联 ST-T 变化。（Courtesy Dr. Charles Fisch, Indiana University School of Medicine, Indianapolis.）

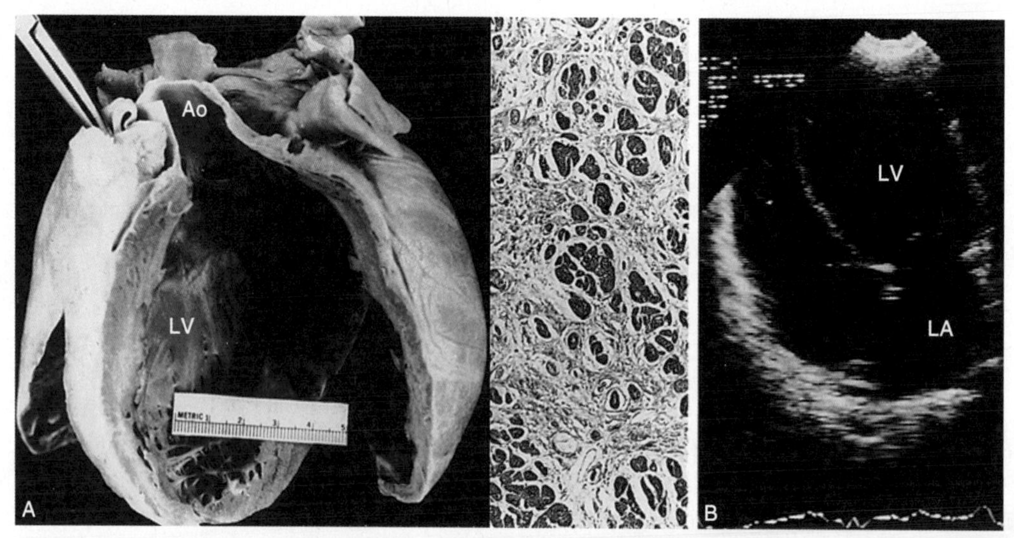

图 97.16　**A**，17 岁患 Friedreich 共济失调男孩的大体和组织学标本，其 13 岁时心电图正常，3~4 年后左心室（LV）轻度扩张，收缩力减退。大体标本（左侧）显示了左心室轻度扩张，室壁厚度正常；室壁松弛。左心室游离壁（右侧）显微镜切片显示明显的结缔组织替代。尽管特意寻找，但未能发现冠状动脉小血管病变。**B**，二维超声心动图（心尖切面）显示左心室轻度扩张，室壁变薄。Ao，主动脉；LA，左心房。（**A**，**B**，From Child JS, Perloff JK, Bach PM, et al: Cardiac involvement in Friedreich ataxia. J Am Coll Cardiol 1986;7:1370.）

他类型的遗传性肥厚型心肌病不同，Friedreich 共济失调的肥厚型心肌病常不伴有严重的室性心律失常。在 Friedreich 共济失调的肥厚型心肌病中，心肌纤维排列杂乱不常见。有可能由于心室心律失常导致猝死的报道，但机制仍不清楚[25]。

治疗与转归

艾地苯醌，一个氧自由基清除剂，在 Friedreich 共济失调中轻度但多方面作用于降低左心室肥大。艾地苯醌不增强左心室收缩功能。轻度改善心脏成像参数是否会导致临床心血管过程的改变尚不清楚。艾地苯醌不会改善神经疾病的结果。

在绝大多数 Friedreich 共济失调的患者中，神经功能失调是进展性的。心源性死亡发生于扩张型心肌病的患者。心力衰竭是最常见的死因[25]。在三分之一的患者中心律失常合并心力衰竭死亡。呼吸衰竭是第二常见的死因。心力衰竭死亡比呼吸性死亡发生要早，尤其是在 30 岁之前。Friedreich 共济失调和扩张型心肌病中药物和除颤器的作用还未评估，但是在特效治疗可用之前应当考虑这种传统的治疗方法。

较少见神经肌肉疾病及其心脏表现

周期性瘫痪

遗传学和临床表现

原发性周期性瘫痪是罕见的、非营养不良型常染色体显性遗传病，由离子通道基因异常所致[26]。该病可分为低钾血症型周期性瘫痪、高钾血症型周期性瘫痪和 Andersen-Tawil 综合征(亦见第 33 章)。此外,获得性低钾血症型周期性瘫痪可能合并甲状腺毒血症,尤其是亚洲男子。所有表现反复发作松弛性瘫痪的患者是由多种环境刺激包括寒冷、运动或运动后休息所促成的。末梢固定肌病可发生在低钾血症型周期性瘫痪和高钾血症型周期性瘫痪。

低钾血症型周期性瘫痪的特征是受碳水化合物负荷和运动后休息期间发作影响而加重的反复发作的肌无力并且与发病时降低的血清钾水平有关。外显率在男性中近乎全部,在女性中占 50%。该病是由于二氢吡啶敏感的钙离子通道(CACNA1S)α_1 亚基发生点突变或是骨骼肌钠离子通道(SCN4A)的 α 亚基发生点突变所导致的。近乎 20%的病例是由不明确的基因改变造成的。三分之一甲状腺毒性低钾血症型周期性瘫痪的病例是由内向整流钾离子通道(Kir2.6)突变造成的,该通道由甲状腺激素调节。

高钾血症型周期性瘫痪也表现反复肌无力,但症状随着补钾和碳水化合物负荷减少而加重。可观察到完全的外显率。血钾水平通常很高但发作时可能是正常水平。高钾血症型周期性瘫痪最初原因是骨骼肌钠离子通道 α 亚基的突变。据报道该基因上多种不同的突变会导致钾离子敏感性钠离子通道功能获得障碍。高钾血症型周期性瘫痪存在遗传异质性;绝大多数受影响的患者会发现 SCN4A 突变,但也可见其他位点突变。

Andersen-Tawil 综合征是一种独特的周期性瘫痪,与畸形的生理特征如身材矮小、低耳廓、小颌、眶距过宽和指趾畸形相关;心电图异常包括异常 QT-U 波模式和室性心律失常(图 97.17)[27]。肌无力可在低、正常或高钾水平触发。可以是常染色体显性遗传模式或零星的其他模式。表型变化和不完全外显性使得诊断一个特定家系变得复杂。在依附于 I_{K1} 离子通道的编码内向整流钾通道的 KCNJ2 基因,即 Kir2.1 上发生的突变与 60%的病例有关(1 型 Andersen-Tawil 综合征)。另外 40%的患者(2 型 Andersen-Tawil 综合征)突变基因还未知,但似乎是其他作用于 I_{K1} 的蛋白,因为表型与 1 型不易区分。I_{K1} 的功能缺失与宽大且延长的 U 波有关[28]。Andersen-Tawil 综合征被专门命名为交替性长 QT 综合征 7。

心血管表现

周期性瘫痪与室性心律失常有关。大部分心律失常发生在高钾血症型周期性瘫痪和 Andersen-Tawil 综合征。可见与洋地黄中毒无关的双向性室性心动过速(亦见第 12 和 34 章)。双向性室性心动过速的发作与肌无力的发作无关,与血清钾离子水平无关,运动可使其转化为窦性心律。心动过速通常小于 150 次/min 并很好耐受。常见心室异位搏动。

可观察到延长的 QT 间期。可以是发作性的,延长与肌无力或低钾血症有关,或作为心律失常治疗的结果发生,或可是持续性的。Andersen-Tawil 综合征与适度的 QT 间期延长相关,但更典型的是与延长的、明显的 U 波相关。Andersen-Tawil 综合征常见室性心律失常,包括室性期前收缩、室早二联律和非持续性多形性室性心动过速,主要是双向性心动过速。Andersen-Tawil 综合征可见心脏传导异常、非典型长 QT 综合征。在 Andersen-Tawil 综合征中亦可见尖端扭转型室速,但比其他长 QT 综合征少见。据报道,晕厥、心搏骤停和猝死可在周期性瘫痪患者中发生,尤其是在 Andersen-Tawil 综合征中最突出。预示导致危及生命的心律失常风险增加的因素尚未明确。在门诊心电监测上心室异位和非持续性室性心动过速的频率不能区分 Andersen-Tawil 综合征患者有无晕厥。

治疗与转归

肌无力的发作通常对纠正血钾水平的措施有良好反应。高钾

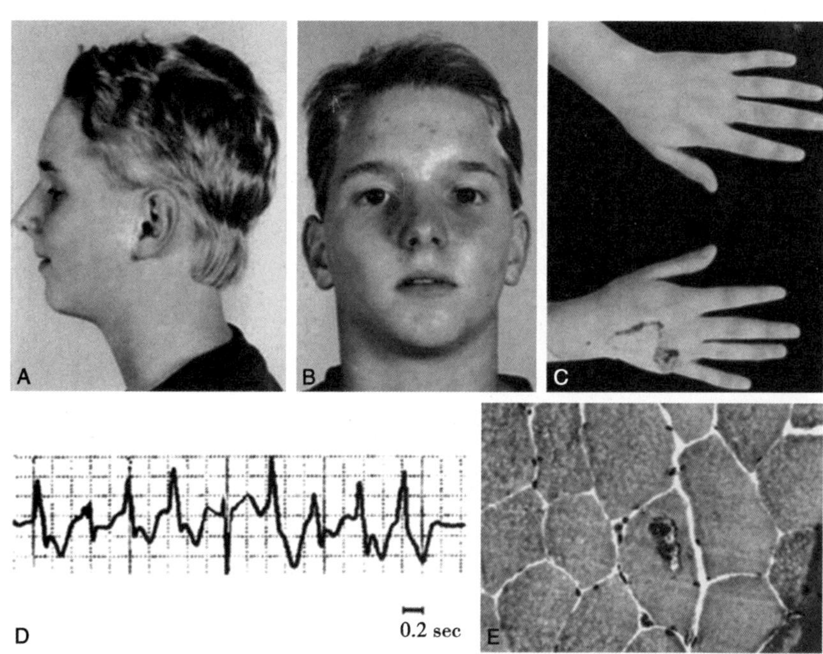

图 97.17 Andersen-Tawil 综合征。A 和 B,表现特征性低耳廓、小颌、眶距过宽和第五指脚趾畸形(C)。D,心电图节律条带说明短期多形性室性心动过速。E,通常在周期性瘫痪患者骨骼肌活检标本上观察到管性聚合。(From Plaster NM, Tawil R, Tristani-Firouzi M, et al: Mutations in Kir2.1 cause the developmental and episodic electrical phenotypes of Andersen's syndrome. Cell 2001;105:511.)

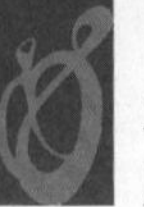

血症型周期性瘫痪的肌无力对美西律有良好反应。而低钾血症型周期性瘫痪的肌无力对乙酰唑胺有良好反应。电解质异常的治疗通常并不改善心律失常，或者是仅仅短暂改善。有报道用β受体阻滞剂治疗可改善与长QT间期相关的症状性非持续性室性心动过速。1A类抗心律失常药物可加重肌无力并使与长QT间期相关的心律失常恶化。与QT间期延长无关的双向性室性心动过速，β受体阻滞剂治疗无效。急诊监护提示，氟卡胺可以减少室性心律失常的发作频率，并且与Andersen-Tawil综合征超过2年的有益临床结果有关[30]。在小的研究和病例报告中胺碘酮和丙咪嗪也有作用。有报道植入性心脏复律除颤器在Andersen-Tawil综合征中使用，尤其是症状明显和耐药的非持续性室性心动过速的患者[29]。防止不适当放电是除颤器编程上仍需解决的问题，因为室性心动过速经常自我终止。尽管有频繁的心室异位搏动存在，Andersen-Tawil综合征的预后仍然不错。

线粒体疾病

遗传学和临床表现

线粒体疾病，亦称线粒体肌病、脑肌病、呼吸链疾病，是一组由线粒体DNA和呼吸链功能异常所致的异质性疾病[31]。疾病种类比较广泛。线粒体DNA是由母体遗传的，部分线粒体疾病是由母亲传给男女后代。许多其他疾病是由涉及线粒体形态和功能的核DNA异常导致的，属于常染色体或X-连锁模式遗传。也会出现散发性发作。疾病的严重程度在家族成员之间可以有所不同，因为突变体和正常的线粒体DNA在组织中存在的比例不同，这是一种称为异质性的现象。从线粒体代谢功能角度来说，这些疾病表现为全身性病理变化并不奇怪。有高呼吸负荷的组织如脑和骨骼肌，尤其是眼外肌、视网膜和心肌是首先受累的。

具有心脏表现的线粒体疾病存在几种临床表型。慢性进行性眼外肌麻痹的特点是眼外肌受累，亦可累及口咽肌。起初是散发性疾病。Kearns-Sayre综合征是慢性进行性眼外肌麻痹的一个亚型，特点是眼肌病、色素性视网膜病变和20岁前发病。糖尿病、耳聋和共济失调也可出现。肌阵挛癫痫伴破碎红纤维（MERRF）特点是肌阵挛、抽搐、共济失调、痴呆和骨骼肌无力。线粒体肌病、脑病、乳酸性酸中毒和卒中样发作（MELAS）是最常见的母体遗传的线粒体疾病，特点包括脑病、亚急性卒中样事件、偏头痛样头痛、反复呕吐、四肢无力和身材矮小。莱伯遗传性视神经病变导致亚急性失明，主要发生在年轻人身上。其他的线粒体基因点突变疾病，包括NARP（神经病、共济失调、视网膜色素变性）和Leigh综合征（亚急性坏死性脑脊髓病）主要在儿童中造成神经退化性疾病。Barth综合征是X-连锁染色体疾病表现为儿童张力低下、生长迟缓和3-甲基谷氨酸尿症，这是由编码tafazzin蛋白的核基因外显子突变形成的。

心血管表现

线粒体肌病的患者可以表现为胸痛，或更典型的用力呼吸困难[32]。在慢性进行性眼外肌麻痹中最常见的是Kearns-Sayre综合征，心脏受累主要表现为传导异常。Kearns-Sayre综合征常见房室传导障碍，通常发生在眼睛受累后。希氏束-心室间期延长，伴远端传导疾病。在青年到中年时期常需要安装永久起搏器。亦有报道心电图预激的发生率增加。近乎三分之一的患者磁共振显像提示非缺血性的延迟钆增强显像[32]。扩张型心肌病可能会发生。

在MERRF和MELAS中，可能发生肥厚型（对称或不对称）或扩张型心肌病。其他由线粒体点突变造成的疾病，通常在儿童可表现为类似的肥厚型或扩张型心肌病的心脏表型。扩张型心肌病是由肥厚型心肌病进展而来，还是一个独立的综合征目前尚不清楚。扩张型心肌病可导致心力衰竭和死亡。心脏磁共振延迟钆增强显像可看到超过一半的MELAS患者是非缺血性的[32]。莱伯遗传性视神经病与肥厚型心肌病和短PR间期或预激综合征有关（亦见第37章）。Barth综合征与左心室致密化不全和心内膜弹力纤维增生症或肥厚型或扩张型心肌病有关。心力衰竭和室性心律失常发生于年龄小的儿童。有心脏移植的报道。

治疗与转归

在Kearns-Sayre综合征中，当有显著或渐进性传导系统疾病时建议植入起搏器，即使是无症状患者。何种程度的传导系统疾病值得预防性起搏尚不清楚。同时具有传导系统疾病和扩张型心肌病的患者推荐植入心脏复律除颤器。在其他线粒体疾病中，认识心脏受累的潜在程度是必要的。推荐使用心脏评估、心电图、超声心动图和其他影像学检查方法。尽管这些稀有疾病没有研究，建议预防性或对有症状的心力衰竭药物治疗。激进治疗Barth综合征儿童的心肌病和中性粒细胞减少症后可观察到生存率的提高。

脊髓性肌萎缩症

遗传学和临床表现

脊髓性肌萎缩症是一组下运动神经元疾病，表现为进行性、对称性近端肌无力[34]。它是婴儿死亡的主要遗传性病因。脊髓性肌萎缩症根据临床症状发病年龄和疾病严重程度分成Ⅰ型（Werdnig-Hoffman病）、Ⅱ型（中间型）、Ⅲ型（Kugelberg-Welander病）和Ⅳ型（成人发病）。

脊髓性肌萎缩症是一种常染色体隐性遗传或散发性发病。端粒SMN（运动神经元生存）基因的突变或缺失可在大多数患者身上发现。SMN蛋白的功能缺失导致神经细胞过早死亡。SMN蛋白在心肌发育方面起作用。

心血管表现

据报道伴脊髓性肌萎缩症的心脏异常包括先天性心脏病、心肌病和心律失常。先天性心脏病可见于Ⅰ型和Ⅲ型脊髓性肌萎缩症（亦见第75章）。最常见的异常是房间隔缺损，其他有报道室间隔缺损和左心发育不良综合征的发现。在Ⅲ型脊髓性肌萎缩症中可发生扩张型心肌病，心内膜活检提示纤维化。心律失常的报道包括心房停顿、心房颤动、心房扑动和房室传导障碍。已报道心房停顿和房室传导障碍永久性起搏器植入。最近有报道对脊髓性肌萎缩症中的非先天性心脏异常是原发性的还是继发于进展的肺功能衰竭提出疑问[35]。

治疗与转归

在Ⅰ型脊髓肌萎缩症，严重骨骼肌受累伴呼吸衰竭缩短了寿命，从而使心脏异常的治疗经常未施行。在Ⅲ型脊髓肌萎缩症中，认识相关的潜在心脏异常是必要的。针对改善 SMN 蛋白功能的治疗拥有未来前景。

结蛋白相关肌病

遗传学和临床表现

结蛋白肌病是一种稀有的影响骨骼肌和心肌的遗传性营养不良[36,37]。这种疾病主要是常染色体显性遗传，但也有报道常染色体隐性遗传和散在发病。典型的病例中，有症状的骨骼肌异常会在心肌受累前发现。但可认识到多种表型，在受累家庭的成员中，可在没有明显骨骼肌异常的情况下出现心肌病。结蛋白是一种细胞骨架蛋白，作为主要的中间丝支持骨骼肌和心肌收缩功能。结蛋白基因突变导致形成中间丝功能的破坏。

患者症状通常出现在 20 岁晚期，从远端肌无力向近端进展。可出现行走困难，在严重的情况下，亦可伴发呼吸困难。在一些患者肌酸激酶水平轻度升高。肌肉活检诊断，免疫组化显示结蛋白和其他的肌原纤维蛋白沉积。基因检测是可行的。

心血管表现

与结蛋白相关肌病有关的心肌病可在骨骼肌疾病诊断之前或之后发生。心脏受累通常包括传导系统疾病或更少见的室性心律失常，在扩张型或限制型心肌病发病前产生[38]。已报道一个致心律失常性右心室心肌病的表型。猝死和心力衰竭相关的死亡可发生。即使植入起搏器猝死仍会发生。

治疗与转归

在对个人或家族性骨骼肌疾病和心肌病进行鉴别诊断时，应考虑结蛋白相关肌病，包括致心律失常性右心室心肌病。在受影响的家族，需要监测心脏传导疾病和结构疾病的进展。心电图上的无症状传导性疾病预测了不良的心脏事件[38]。对于明显传导性疾病的患者要考虑预防性起搏器或植入性心脏复律除颤器。心力衰竭的药物治疗也很重要。

Guillain-Barré 综合征

临床表现

Guillain-Barré 综合征是一种急性炎症性脱髓鞘神经病变，它的特点是外周性、中枢性和自主神经功能紊乱（亦见第 99 章）[39]。它是最常见的获得性脱髓鞘神经病变。男性受影响比女性更普遍。三分之二受影响的患者，在神经症状出现前 6 个星期之内，曾有呼吸道或消化道的急性病毒或细菌感染。疾病通常表现为疼痛、感觉异常和对称性四肢无力，向近心端进展，可能会累及颅脑和呼吸肌。大约四分之一的患者需要辅助通气。

心血管表现

不能行走的患者下肢深静脉血栓和肺栓塞的风险增加。可在半数的患者中发现心肌受累与伴有的自主神经系统功能紊乱相关。心血管表现包括高血压、直立性低血压、静息时窦性心动过速、心率变异性缺失、心电图 ST 段异常和心动过缓、心动过速综合征。儿科患者通常有高血压和心动过速综合征但很少有心动过缓综合征[40]。纤维神经冲动记录仪显示，在急性期交感神经活性增加，恢复期交感神经活性恢复正常。

在严重的 Guillain-Barré 综合征中，常见危及生命的心律失常，主要是需要辅助通气的患者。观察到的心律失常包括心搏停止、症状性心动过缓、快心室率性房颤和严重的室性心动过速或室颤。心脏停搏常与气管吸痰有关。死亡可能作为心律失常的结果发生。

治疗与转归

支持治疗应包括对不能行走患者的下肢深静脉血栓形成进行预防。早期血浆置换或静脉注射免疫球蛋白可改善康复。对于严重受影响的患者，特别是需要辅助通气的，必须进行心脏节律监测。在条件允许的情况下 Guillain-Barré 综合征的患者通过遥测技术监测心律是合理的。如果观察到严重的心动过缓或心脏停搏，临时或永久起搏可以提高生存率。在气管吸痰时应用阿托品或异丙肾上腺素可能有益。在住院治疗的 Guillain-Barré 综合征患者中，死亡率高达 15%。在 Guillain-Barré 综合征康复的患者中，自主神经功能也可恢复，并未观察到存在长期心律失常的危险。

重症肌无力

临床表现

重症肌无力是一种神经肌肉传导障碍性疾病，由靶向烟碱乙酰胆碱受体或肌特异性受体酪氨酸激酶的抗体产生所致。主要症状有反复发作性肌无力，通常从眼睛和面部肌肉开始，以后可累及四肢大肌肉。患者症状可以发生在任何年龄，通常出现在年轻女性和老年男性。重症肌无力通常伴有增生或良性或恶性胸腺肿瘤（胸腺瘤）。多发性自身免疫性疾病可使该病更为复杂。

心血管表现

心肌炎可发生在重症肌无力患者，尤其是在胸腺瘤患者（亦见第 79 和 92 章）。心肌炎的病原学机制是对条纹状蛋白的体液免疫应答，包括 titin、兰尼碱受体、钾离子通道蛋白[42]。高达 16% 的重症肌无力患者出现其他病因无法解释的心脏表现。典型症状为心律失常，包括心房颤动、房室传导障碍、心脏停搏、室性心动过速、猝死，或心力衰竭。尸检结果符合心肌炎表现，且多为巨细胞性心肌炎。观察到影响骨骼肌和心肌的多发性肌炎[43]。

治疗与转归

重症肌无力采用抗胆碱酯酶和免疫抑制剂治疗。常常需要胸腺切除。抗胆碱酯酶制剂可减慢心率并导致心脏传导阻滞和低血压。起搏器可能是必要的。免疫抑制剂或胸腺切除术是否能改善相关的心脏疾病是未知的。病例报告所描述的胸腺瘤切除后几个星期内迅速进展至致命性心力衰竭的患者，组织学显示为巨细胞性心肌炎。

癫痫

心血管表现

癫痫是一种复杂的大脑功能紊乱，具有慢性发作特点[44]。癫痫患者发生不明原因猝死的风险增加，亦称为癫痫突然意外死亡(SUDEP)(亦见第42章)。这是造成癫痫患者早产而死的首要病因，根据人口研究发生率每年占千分之0.1至9.3[45]。癫痫导致猝死的机制尚不清楚但可能很广泛。中央或阻塞性后呼吸暂停、俯卧位加重机械窒息、呼吸道分泌物过多、急性肺水肿、心律失常都可能有关(图97.18)。许多影响大脑的药物延长QT间期(亦见第8和36章)。目睹的绝大多数猝死是在癫痫发作时发生或接近发作时发生。在癫痫发作时少数被检测的患者可见严重心动过缓和窦性停搏，包括一个植入式循环记录仪的研究。发作期心动过缓在颞叶癫痫发作的患者上更常见。心动过缓是否参与癫痫患者猝死尚不清楚。原发性室性心律失常如长QT综合征或右心室发育异常可表现出暗示癫痫的症状并且可能与一小部分的患者猝死有关。患者可能伴随癫痫和心脏疾病，导致室性心律失常和心搏骤停[46]。

观察性研究评估了癫痫突然意外死亡的风险因素。这些因素包括性别为男性、在年轻时开始发作癫痫、癫痫持续时间长、癫痫发作频率高尤其是产生强直阵挛发作和需要联合治疗控制癫痫发作。

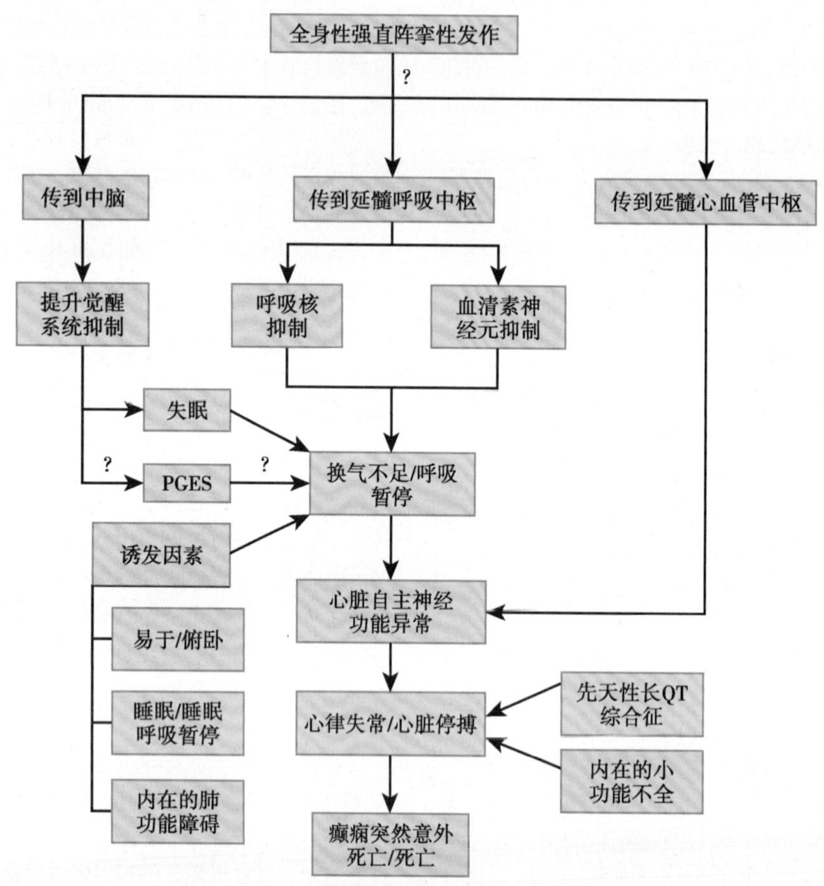

图97.18 癫痫突然意外死亡(SUDEP)病理生理学机制。SUDEP经常由全身强直阵挛产生，导致通过未知途径特定中脑和髓质介导的抑制作用。其他因素可能导致SUDEP的预状态。PGES，癫痫发作后的广义脑电抑制。(引自Dlouhy BJ, Gehlbach BK, Richerson GB: Sudden unexpected death in epilepsy: basic mechanisms and clinical implications for prevention. J Neurol Neurosurg Psychiatry 2016;87:402.)

治疗与转归

在对癫痫进行鉴别诊断时需要考虑原发的心律失常疾病。控制不佳的癫痫患者应在三级癫痫中心给予积极评估和治疗。强烈建议行癫痫手术治疗。与发作相关的心动过缓患者要采取心脏起搏植入。应考虑癫痫患者的夜间监测和仰卧睡姿。

急性脑血管疾病

心血管表现

急性脑血管疾病，包括蛛网膜下腔出血、其他脑卒中综合征和头部外伤，可伴有严重的心脏表现(亦见第65章)[47,48]。脑损伤使心脏发生异常的机制与自主神经系统功能紊乱相关，此时交感神经和副交感神经的输出增加(亦见第99章)。心肌病理学发现主要是心肌儿茶酚胺释放过多。下丘脑的刺激可以重现急性脑血管疾病的心电图变化。脊髓横断、星状神经节阻断、迷走神经阻滞剂和肾上腺素受体阻滞剂可减少与下丘脑刺激或蛛网膜下腔出血相关的心电图变化。

约70%的蛛网膜下腔出血患者出现心电图异常。异常包括ST段抬高和压低，T波倒置和病理性Q波。大部分心电图异常患者可见T波深倒置和QT间期延长(图97.19)。蛛网膜下腔出血患者可伴低钾血症，导致QT间期延长的可能性增加。其他脑卒中综合征常与异常心电图相关，但其是否与脑卒中综合征相关或

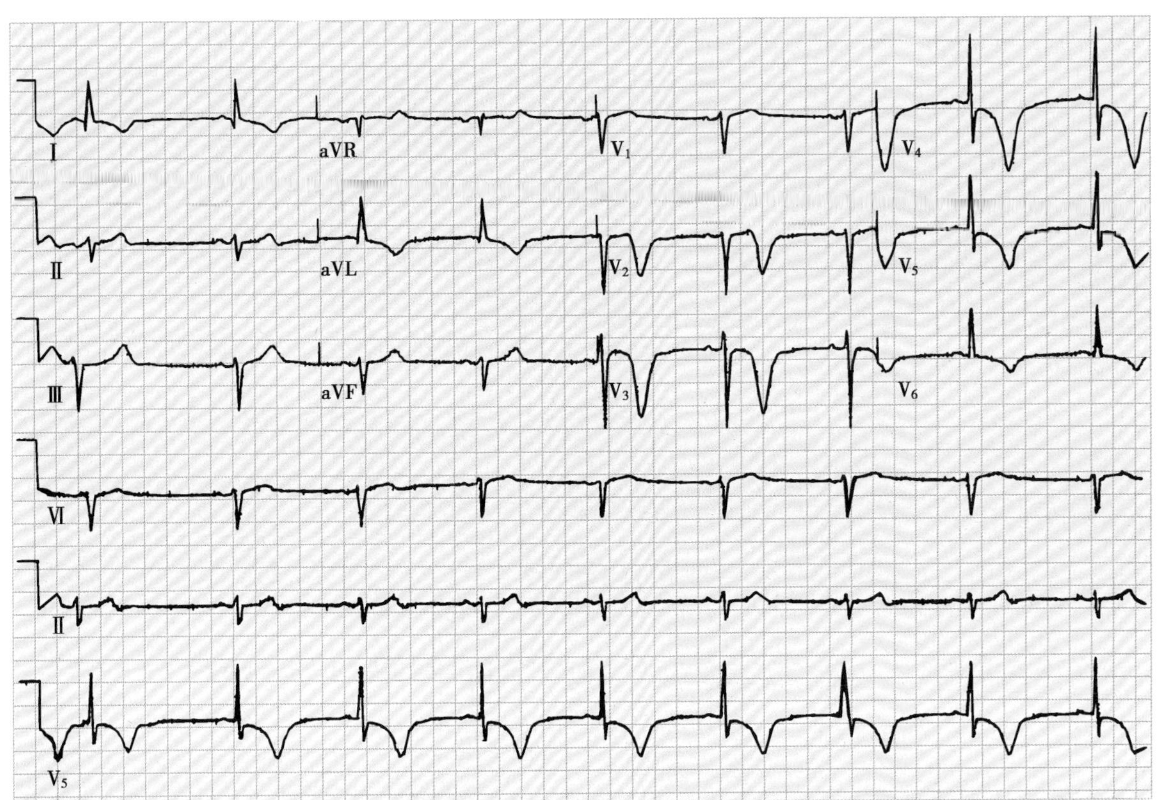

图 97.19 脑出血患者的心电图。对称性深倒置的 T 波。(Courtesy Dr. Charles Fisch, Indiana University School of Medicine, Indianapolis.)

与潜在的心脏疾病有关,常常难以辨别。与其他脑卒中综合征相比,QT 间期延长在蛛网膜下腔出血时比较常见。闭合性颅脑外伤可导致类似蛛网膜下腔出血的心电图异常,包括 QT 间期延长。

在急性脑血管疾病,尸检可见心肌损害,伴有酶的释放和心内膜下出血或纤维化。神经性顿抑心肌用来描述此种可逆的综合征。这个过程可以表现为选择性心尖受累,即 takotsubo 心肌病。有较高比例的蛛网膜下腔出血患者可表现出肌钙蛋白 I 水平升高,超声心动图提示左心功能不全。入院时神经功能状态较差的患者可能有更高的峰值肌钙蛋白水平。妇女出现心肌坏死的风险较高。

肺水肿可伴急性神经系统的损害。心源性和神经源性(肺毛细血管渗漏)均可导致肺水肿,心源性主要是与全身性高血压和左心功能不全有关。

危及生命的心律失常可发生在急性脑血管病患者。已观察到蛛网膜下腔出血和头部外伤患者发生室性心动过速或室颤,亦可出现尖端扭转型室性心动过速(图 97.20)(亦见第 39 章)。这常常出现在 QT 间期延长或低血钾的情况。脑卒中综合征,而不是蛛网膜下腔出血,似乎很少与严重室性心动过速有关。已观察到房性心律失常,包括心房颤动和室上性心动过速。在急性血栓栓塞性卒中患者房颤是最常见的,区分其是病因还是结果可能是很困难的。心动过缓,包括窦房传导障碍、窦性停搏和房室传导障碍,发生在 10%的蛛网膜下腔出血患者。

治疗与转归

β 受体阻滞剂可有效地减少心肌损伤和控制与蛛网膜下腔出血和头部外伤相关的室上性和室性心律失常。β 受体阻滞剂增加了心动过缓的可能性,且需要升压药物的低血压患者不能使用。危及生命的心律失常主要发生在神经系统事件后的第一天。在此期间应该进行连续的心电图监测。仔细观察血钾水平是必要的,尤其是蛛网膜下腔出血患者。星状神经节阻断可以有效控制顽固性室性心律失常。心电图异常反映了不利的颅内因素但并不预示着较差的心血管结果。峰值肌钙蛋白水平升高的幅度可预测不良的治疗效果,其中包括出院时严重残疾和死亡[47]。

头部损伤(如钝器伤、枪伤)和脑血管事件是脑死亡的主要原因,这些患者可考虑作为心脏供体。这些供体可表现出心电图异常、血流动力学不稳定和主要与交感风暴相关而与心脏本身疾病无关的心功能不全。关于移植能否使收缩能力恢复的实验研究仍存在争议。在超声心动图的细致评估和可能的左心导管检查以及优化容量状态和正性药物的肌力支持下,允许一些供体心脏的使用,否则将被禁止。

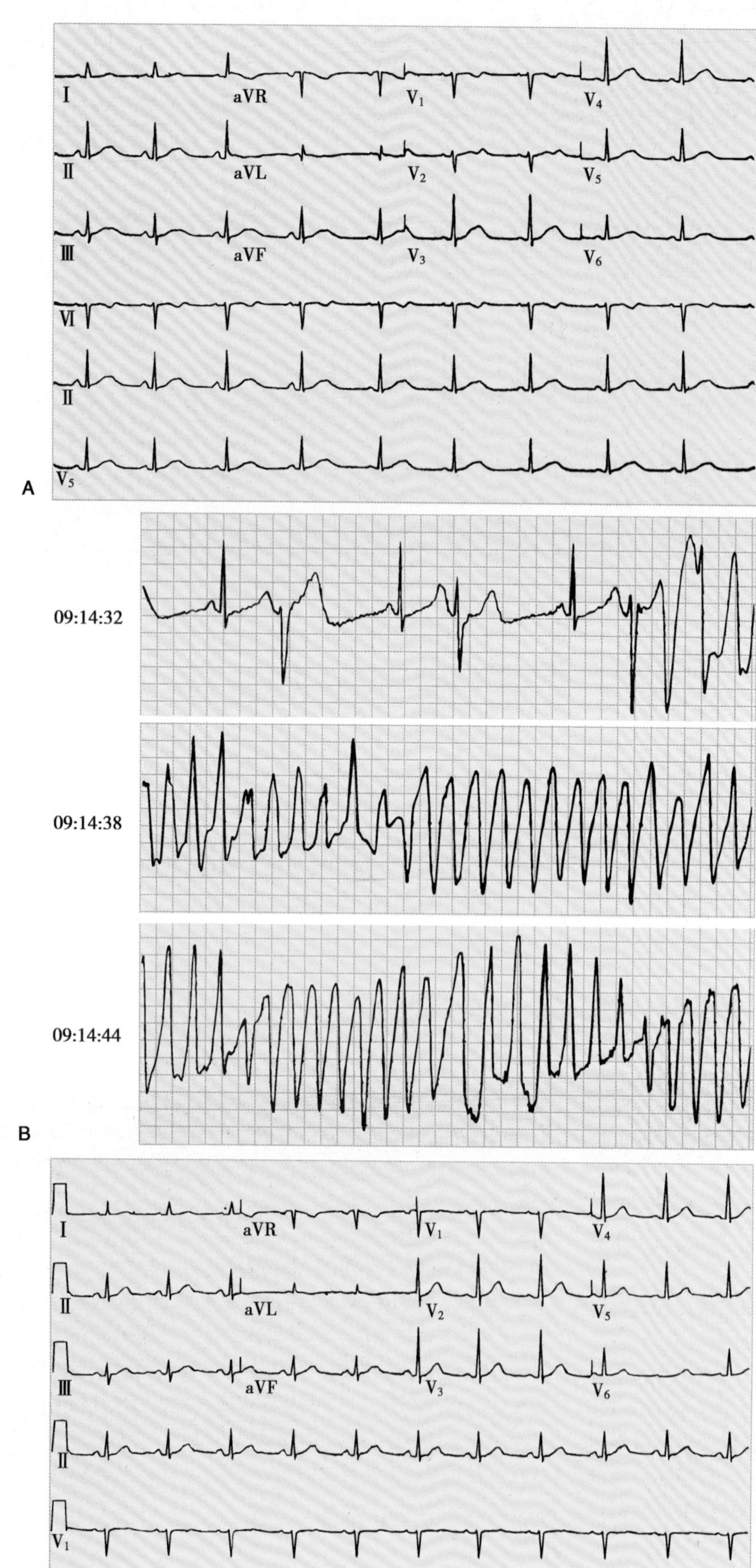

图 97.20　49 岁的脑出血患者的心电图表现。A，入院后 3 小时和出现症状后 4 小时的心电图记录，QT 间期延长。B，入院后 6 小时的心电图监测，多形性室性心动过速发作前出现室性二联律。采取复律治疗。应用 β 受体阻滞剂治疗后，患者室性心动过速没有再发。C，入院 2 周后获得的心电图，QT 间期正常

未来展望

成人心脏病学家和电生理学家越来越多地参与到显示心脏问题的神经疾病患者的多学科管理中。对于许多这种复杂的病人，三级中心的管理是合适的。关于药物治疗和仪器治疗的策略需要从其他患者群体外推,因为随机对照试验数据对于绝大多数稀有疾病的患者是不适用的。基因基础或分子靶向治疗已经用于许多神经系统疾病并且具有广泛的未来前景。

（陈飞 译,许嘉鸿　刘学波 校）

参考文献

The Muscular Dystrophies and Friedreich Ataxia

1. Townsend D, Yasuda S, McNally E, Metzger JM. Distinct pathophysiological mechanisms of cardiomyopathy in hearts lacking dystrophin or the sarcoglycan complex. *FASEB J.* 2011;25:3106.
2. McNally EM, Kaltman JR, Benson DW, et al. Contemporary cardiac issues in Duchenne muscular dystrophy. *Circulation.* 2015;131:1590.
3. Bushby K, Finkel R, Birnkrant DJ, et al. Diagnosis and management of Duchenne muscular dystrophy, part 1: diagnosis, and pharmacological and psychosocial management. *Lancet Neurol.* 2010;9:77.
4. Strehle EM, Straub V. Recent advances in the management of Duchenne muscular dystrophy. *Arch Dis Child.* 2015;100:1173.
5. Menon SC, Etheridge SP, Liesemer KN, et al. Predictive value of myocardial delayed enhancement in Duchenne muscular dystrophy. *Pediatr Cardiol.* 2014;35:1279.
6. Hor KN, Kissoon N, Mazur W, et al. Regional circumferential strain is a biomarker for disease severity in duchenne muscular dystrophy heart disease: a cross-sectional study. *Pediatr Cardiol.* 2015;36:111.
7. Thrush PT, Allen HD, Viollet L, Mendell JR. Re-examination of the electrocardiogram in boys with Duchenne muscular dystrophy and correlation with its dilated cardiomyopathy. *Am J Cardiol.* 2009;103:262.
8. Tandon A, Villa CR, Hor KN, et al. Myocardial fibrosis burden predicts left ventricular ejection fraction and is associated with age and steroid treatment duration in duchenne muscular dystrophy. *J Am Heart Assoc.* 2015;4:e001338.
9. Schram G, Fournier A, Leduc H, et al. All-cause mortality and cardiovascular outcomes with prophylactic steroid therapy in Duchenne muscular dystrophy. *J Am Coll Cardiol.* 2013;61:948.
10. Raman SV, Hor KN, Mazur W, et al. Eplerenone for early cardiomyopathy in Duchenne muscular dystrophy: a randomised, double-blind, placebo-controlled trial. *Lancet Neurol.* 2015;14:153.
11. Wu RS, Gupta S, Brown RN, et al. Clinical outcomes after cardiac transplantation in muscular dystrophy patients. *J Heart Lung Transplant.* 2010;29:432.
12. Elliott P. Myotonic dystrophy: time for evidence-based therapy. *Eur Heart J.* 2014;35:2135.
13. Groh WJ, Groh MR, Chandan S, et al. Electrocardiographic abnormalities and risk of sudden death in myotonic dystrophy type 1. *N Engl J Med.* 2008;358:2688.
14. Bhakta D, Groh MR, Shen C, et al. Increased mortality with left ventricular systolic dysfunction and heart failure in adults with myotonic dystrophy type 1. *Am Heart J.* 2010;160:1137.
15. Lau JK, Sy RW, Corbett A, Kritharides L. Myotonic dystrophy and the heart: a systematic review of evaluation and management. *Int J Cardiol.* 2015;184:600.
16. Epstein AE, DiMarco JP, Ellenbogen KA, et al. 2012 ACCF/AHA/HRS focused update incorporated into the ACCF/AHA/HRS 2008 guidelines for device-based therapy of cardiac rhythm abnormalities. *Circulation.* 2013;127:e283.
17. Wahbi K, Meune C, Porcher R, et al. Electrophysiological Study With Prophylactic Pacing and Survival in Adults With Myotonic Dystrophy and Conduction System Disease. *JAMA.* 2012;307:1292.
18. Bhakta D, Shen C, Kron J, et al. Pacemaker and implantable cardioverter-defibrillator use in a US myotonic dystrophy type 1 population. *J Cardiovasc Electrophysiol.* 2011;22:1369.
19. Cortelli P, Terlizzi R, Capellari S, Benarroch E. Nuclear lamins: functions and clinical implications. *Neurology.* 1726;79:2012.
20. van Rijsingen IAW, Arbustini E, Elliott PM, et al. Risk factors for malignant ventricular arrhythmias in lamin a/c mutation carriers: a European cohort study. *J Am Coll Cardiol.* 2012;59:493
21. Wicklund MP, Kissel JT. The limb-girdle muscular dystrophies. *Neurol Clin.* 2014;32:729.
22. Tawil R, Kissel JT, Heatwole C, et al. Evidence-based guideline summary: evaluation, diagnosis, and management of facioscapulohumeral muscular dystrophy. *Neurology.* 2015;85:357.
23. Payne RM, Wagner GR. Cardiomyopathy in Friedreich ataxia: clinical findings and research. *J Child Neurol.* 2012;27:1179.
24. Weidemann F, Rummey C, Bijnens B, et al. The heart in Friedreich ataxia: definition of cardiomyopathy, disease severity, and correlation with neurological symptoms. *Circulation.* 2012;125:1626.
25. Tsou AY, Paulsen EK, Lagedrost SJ, et al. Mortality in Friedreich ataxia. *J Neurol Sci.* 2011;307:46.

Less Common Neuromuscular Diseases Associated with Cardiac Manifestations

26. Statland JM, Barohn RJ. Muscle channelopathies: the nondystrophic myotonias and periodic paralyses. *Continuum (Minneap Minn).* 2013;19:1598.
27. Nguyen HL, Pieper GH, Wilders R. Andersen-Tawil syndrome: clinical and molecular aspects. *Int J Cardiol.* 2013;170:1.
28. Wilde AA. Andersen-Tawil syndrome, scarier for the doctor than for the patient? Who, when, and how to treat. *Europace.* 2013;15:1690.
29. Delannoy E, Sacher F, Maury P, et al. Cardiac characteristics and long-term outcome in Andersen-Tawil syndrome patients related to KCNJ2 mutation. *Europace.* 1805;15:2013.
30. Miyamoto K, Aiba T, Kimura H, et al. Efficacy and safety of flecainide for ventricular arrhythmias in patients with Andersen-Tawil syndrome with KCNJ2 mutations. *Heart Rhythm.* 2015;12:596.
31. Pfeffer G, Chinnery PF. Diagnosis and treatment of mitochondrial myopathies. *Ann Med.* 2013;45:4.
32. Florian A, Ludwig A, Stubbe-Drager B, et al. Characteristic cardiac phenotypes are detected by cardiovascular magnetic resonance in patients with different clinical phenotypes and genotypes of mitochondrial myopathy. *J Cardiovasc Magn Reson.* 2015;17:40.
33. Rigaud C, Lebre AS, Touraine R, et al. Natural history of Barth syndrome: a national cohort study of 22 patients. *Orphanet J Rare Dis.* 2013;8:70.
34. Darras BT. Spinal muscular atrophies. *Pediatr Clin North Am.* 2015;62:743.
35. Palladino A, Passamano L, Taglia A, et al. Cardiac involvement in patients with spinal muscular atrophies. *Acta Myol.* 2011;30:175.
36. Goldfarb LG, Dalakas MC. Tragedy in a heartbeat: malfunctioning desmin causes skeletal and cardiac muscle disease. *J Clin Invest.* 2009;119:1806.
37. Clemen CS, Herrmann H, Strelkov SV, Schroder R. Desminopathies: pathology and mechanisms. *Acta Neuropathol.* 2013;125:47.
38. Wahbi K, Behin A, Charron P, et al. High cardiovascular morbidity and mortality in myofibrillar myopathies due to DES gene mutations: a 10-year longitudinal study. *Neuromuscul Disord.* 2012;22:211.
39. Pritchard J. Guillain-Barre syndrome. *Clin Med (Northfield Il).* 2010;10:399.
40. Dimario FJ Jr, Edwards C. Autonomic dysfunction in childhood Guillain-Barre syndrome. *J Child Neurol.* 2012;27:581.
41. Suzuki S, Utsugisawa K, Suzuki N. Overlooked non-motor symptoms in myasthenia gravis. *J Neurol Neurosurg Psychiatry.* 2013;84:989.
42. Suzuki S, Utsugisawa K, Yoshikawa H, et al. Autoimmune targets of heart and skeletal muscles in myasthenia gravis. *Arch Neurol.* 2009;66:1334.
43. Venna N, Gonzalez RG, Zukerberg LR. Case records of the Massachusetts General Hospital. Case 39-2011. A woman in her 90s with unilateral ptosis. *N Engl J Med.* 2011;365:2413.

Epilepsy

44. Krishnamurthy KB. Epilepsy. *Ann Intern Med.* 2016;164:ITC17.
45. Shorvon S, Tomson T. Sudden unexpected death in epilepsy. *Lancet.* 2011;378:2028.
46. Lamberts RJ, Blom MT, Wassenaar M, et al. Sudden cardiac arrest in people with epilepsy in the community: circumstances and risk factors. *Neurology.* 2015;85:212.

Acute Cerebrovascular Disease

47. Naidech AM, Kreiter KT, Janjua N, et al. Cardiac troponin elevation, cardiovascular morbidity, and outcome after subarachnoid hemorrhage. *Circulation.* 2005;112:2851.
48. Wybraniec MT, Mizia-Stec K, Krzych L. Neurocardiogenic injury in subarachnoid hemorrhage: a wide spectrum of catecholamine-mediated brain-heart interactions. *Cardiol J.* 2014;21:220.

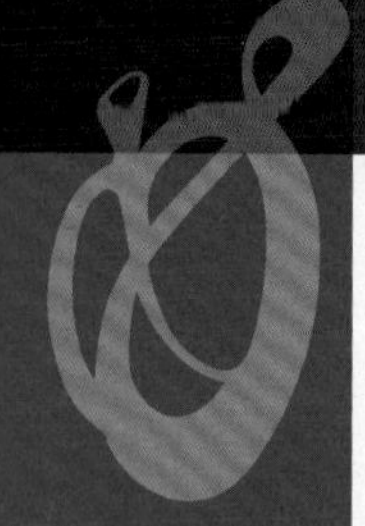

第 98 章 肾脏疾病与心血管疾病的关系

PETER A. MCCULLOUGH

心肾相关性

心脏和肾脏在血流动力学和生理调节功能方面存在紧密联系。以体重为 70kg 的正常人为例,每个肾脏约重 130~170g,且每 100g 肾组织每分钟需接受 400ml 血流量,约占心输出量的 20%~25%,以维持约 100 万个肾单位的肾小球滤过(图 98.1)。就重量而言,肾脏血流量高于大多数其他器官血流量数倍。尽管肾脏摄氧量低,但仍占全身耗氧量的 8%。肾脏在电解质平衡、蛋白生成与代谢及血压调节方面起着核心的作用,心肾互联发生在多个层面,包括交感神经系统、肾素-血管紧张素-醛固酮(renin-angiotensin-aldosterone system,RAAS)、血管升压素、内皮素和利钠肽。

广泛存在的肥胖可导致 2 型糖尿病和高血压病的流行,继而常导致慢性肾脏病(chronic kidney disease,CKD)和心血管疾病(cardiovascular disease,CVD),恰恰在基层医疗中往往不被重视[1]。在病程长达 25 年或以上的 1 型或 2 型糖尿病患者中,糖尿病肾病(小血管病变)的发生率高达 50%,约一半的终末期肾脏病(end-stage renal disease,ESRD)由糖尿病肾病引起[2]。随着老龄化进程,心血管疾病逐渐向老年人群转移,合并肾功能不全是众多心血管事件发生后转归不良的一项主要因素,慢性肾脏病促进动脉粥样硬化、心肌病及瓣膜病的进展,可导致致死性心律失常的发生[3]。

慢性肾脏病与心血管风险

CKD 是以公式估算的肾小球滤过率来定义[4],CKD 通常定义为 eGFR<60ml/(min·1.73m²)或存在肾脏损伤(图 98.2),随着年龄的增长,eGFR 逐年下降[从 20 岁时的 130ml/(min·1.73m²)下降至 60ml/(min·1.73m²)]。当 eGFR<60ml/(min·1.73m²)或 CKD 3 期时(肌酐水平约为男性 1.2mg/dl,女性 1.5mg/dl),一系列病理学改变将会出现。由于肌酐仅仅是评估肾功能的粗略指标,且会低估女性及老年人的肾功能不全,因此采用 CKD-EPI 及 Cockcroft-Gault 公式计算 eGFR 或肌酐清除率是评价肾功能更好的指标。由于考虑了体重因素,肌酐清除率常用于指导药物剂量。由于 CKD-EPI 计算 eGFR 不依赖于体重因素,且与不良预后(包括死亡)最有很强的相关性,因此可指导疾病分型及预后判断,公式如下:

$$eGFR = 141 \times \min(Cr/\kappa, 1)\alpha \times \max(Cr/\kappa, 1) - 1.209 \times 0.993 \times 年龄(岁) \times 1.018[如果是女性] \times 1.159[如果是黑人]$$

Cr 代表血清肌酐,单位是 mg/dl,κ 在女性为 0.7,男性为 0.9;女性 α 为-0.329,男性为-0.411,min 表示 Cr/κ 的最小值或 1,max 表示 Cr/κ 的最大值或 1。

另一项反映肾脏滤过功能的指标为胱抑素 C,胱抑素 C 可以经血液测试获得且在 eGFR 计算公式中也被使用[5],胱抑素 C 是由所有有核细胞产生的低分子量蛋白质(13kDa),其分子量低和等电点高,能自由通过肾小球滤过膜,并 100%由近端肾小管重吸收,血清胱抑素 C 与 eGFR 相关,且其生成率稳定,是反映肾小球滤过功能的敏感指标。血清胱抑素 C 受体重、身高、肌肉含量、年龄和性别的影响,较血肌酐变化较小,此外,从一次随机血样就可以测定和分析血清胱抑素 C,参考值为 0.54~1.21mg/L(中位数 0.85mg/L,范围 0.42~1.39mg/L)。

此外,无论 eGFR 水平如何,只要有微量白蛋白尿都提示存在 CKD 或由代谢综合征、DM、高血压导致的肾小球毛细血管损伤或内皮功能障碍。微量白蛋白尿定义为随机尿液白蛋白/肌酐比值(albumin/Cr ratio,ACR)在 30~300mg/g,ACR 大于 300mg/g 被认为是大量白蛋白尿。随机现场尿液 ACR 是一项反映微量白蛋白尿的正规检测,被推荐给心血管专科及其他专科医师用于心血管风险评估。微量白蛋白尿是糖尿病及非糖尿病患者的 CVD 危险因素。尿蛋白和白蛋白水平是 CKD 进展成 ESRD 速度的最重要预测因子[6],另外,eGFR 和尿白蛋白水平是未来 AKI、心肌梗死(myocardial infarction,MI)、卒中、心力衰竭(heart failure,HF)和死亡的独立危险因素(图 98.3)[7]。

慢性肾脏病源性贫血

血红蛋白(bood hemoglobin,HB)水平与 CKD 和 CVD 相关,WHO 对贫血定义是男性 HB 浓度小于 13mg/dl,女性小于 12mg/dl,约 9%的普通成年人符合贫血的诊断。20%的冠心病患者和 30%~60%的心力衰竭患者存在 CKD 导致的贫血,因此贫血是一种机体不适常见并易识别的原因及潜在的诊断和治疗靶点,特别是在铁缺乏或有效的维生素 B_{12} 或叶酸缺乏的情况下。

贫血可导致多种不良后果,部分原因是组织氧的输送和利用减少[16],CKD 患者贫血原因可以是多重性的,最主要的因素是铁转运失调和红细胞生成素(EPO,一种红细胞刺激蛋白)的相对缺

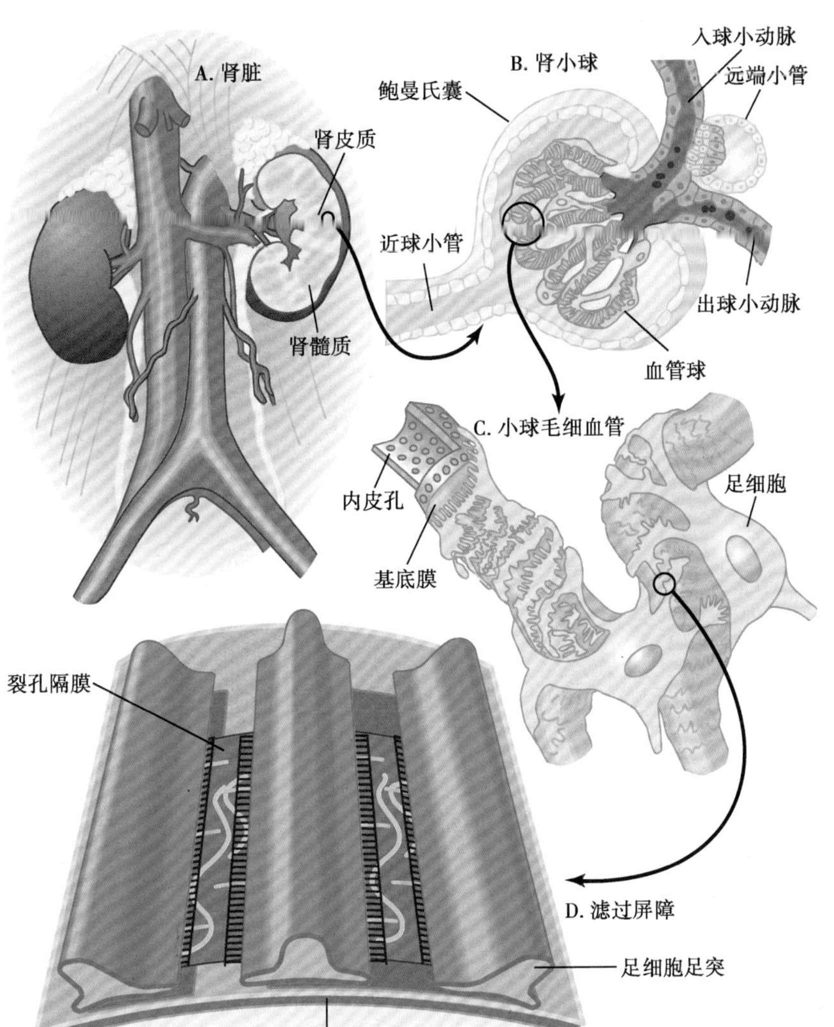

图 98.1 肾小球血管的正常结构。A,每个肾脏的皮质含有约 100 万个肾小球。B,入球动脉进入肾小囊,分成多支毛细血管,形成毛细血管丛。毛细血管壁构成实际的过滤器。血浆滤液(原尿)进入肾小管,而经过滤过的血液通过出球小动脉返回到循环系统。C,毛细血管壁的滤过屏障,包含内心孔的内皮细胞,肾小球基底膜和一层足突细胞的足突。D,肾小球毛细血管横截图,描绘窗孔内皮细胞层、肾小球基底膜和足突细胞的足突。一个超薄狭缝隔膜跨越足突之间的滤过间隙,略高于基底膜,为了显示狭缝隔膜,足突画的比实际尺寸小。(改编自 Tryggvason K, Patrakka J, Wartiovaara J: Hereditary proteinuria syndromes and mechanisms of proteinuria. N Engl J Med 2006; 354(13): 1387-401.)

- CKD定义为肾脏结构或功能异常,持续大于3个月,对健康产生影响。
- CKD分类依据CGA,C为病因,G为GFR分类,C为蛋白尿分类。
- CKD预后取决于GFR和蛋白尿水平。

GFR分类[ml/(min·1.73m²)]描述和范围			持续蛋白尿分类:描述和范围 A1 正常至轻度升高 <30mg/g <3mg/mmol	A2 中度升高 30~300mg/g 3~30mg/mmol	A3 重度升高 >300mg/g >30mg/mmol
G1	正常或升高	≥90	1(如果是CKD)	1	2
G2	轻度减低	60~89	1(如果是CKD)	1	2
G3a	轻到中度减低	45~59	1	2	3
G3b	中到重度减低	30~44	2	3	3
G4	重度减低	15~29	3	3	4+
G5	肾衰竭	<15	4+	4+	4+

GFR(G)和蛋白尿(A)用来反映疾病的进展过程,采用不同的颜色反应(绿色,低危或无CKD;黄色,中危;橙色,高危;红色,极高危)。表格里的数字用来反映监测的频率(每年的次数)。

图 98.2 慢性肾脏和肾脏损伤诊断标准。eGFR,估算的肾小球滤过率。(改编自 KDIGO 2012 Clinical practice Guideline. Kidney Int Suppl 2013; 3: 63-72.)

全因死亡率

	ACR <10	ACR 10~29	ACR 30~299	ACR ≥300
eGFR >105	1.1	1.5	2.2	5.0
eGFR 90~105	Ref	1.4	1.5	3.1
eGFR 75~90	1.0	1.3	1.7	2.3
eGFR 60~75	1.0	1.4	1.8	2.7
eGFR 45~60	1.3	1.7	2.2	3.6
eGFR 30~45	1.9	2.3	3.3	4.9
eGFR 15~30	5.3	3.6	4.7	6.6

心血管死亡率

	ACR <10	ACR 10~29	ACR 30~299	ACR ≥300
eGFR >105	0.9	1.3	2.3	2.1
eGFR 90~105	Ref	1.5	1.7	3.7
eGFR 75~90	1.0	1.3	1.6	3.7
eGFR 60~75	1.0	1.4	2.0	4.1
eGFR 45~60	1.5	2.2	2.8	4.3
eGFR 30~45	2.2	2.7	3.4	5.2
eGFR 15~30	14	7.9	4.8	8.1

肾衰竭(ESRD)

	ACR <10	ACR 10~29	ACR 30~299	ACR ≥300
eGFR >105	Ref	Ref	7.8	18
eGFR 90~105	Ref	Ref	11	20
eGFR 75~90	Ref	Ref	3.8	48
eGFR 60~75	Ref	Ref	7.4	67
eGFR 45~60	5.2	22	40	147
eGFR 30~45	56	74	294	763
eGFR 15~30	433	1 044	1 056	2 286

急性肾损伤

	ACR <10	ACR 10~29	ACR 30~299	ACR ≥300
eGFR >105	Ref	Ref	2.7	8.4
eGFR 90~105	Ref	Ref	2.4	5.8
eGFR 75~90	Ref	Ref	2.5	4.1
eGFR 60~75	Ref	Ref	3.3	6.4
eGFR 45~60	2.2	4.9	6.4	5.9
eGFR 30~45	7.3	10	12	20
eGFR 15~30	17	17	21	29

进展成CKD

	ACR <10	ACR 10~29	ACR 30~299	ACR ≥300
eGFR >105	Ref	Ref	0.4	3.0
eGFR 90~105	Ref	Ref	0.9	3.3
eGFR 75~90	Ref	Ref	1.9	5.0
eGFR 60~75	Ref	Ref	3.2	8.1
eGFR 45~60	3.1	4.0	9.4	57
eGFR 30~45	3.0	19	15	22
eGFR 15~30	4.0	12	21	7.7

图 98.3 根据 eGFR 和 ACR 测定人群心肾预后的相对危险。CKD，慢性肾脏病；ESRD，终末期肾脏病。（改编自 Chronic Kidney Disease Prognosis Consortium，Matsushita K，van der Velde M，Astor BC，et al：Association of estimated glomerular filtration rate and albuminuria with all-cause and cardiovascular mortality in general population cohorts：a collaborative meta-analysis. Lancet 2010；375（9731）：2073-81.）

乏，EPO 通常由肾实质细胞产生，受缺氧诱导因子调控基因调节下的血氧分压影响，CKD 和 HF 患者 EPO 的作用减弱。另外，铁调节蛋白 25（一种转铁蛋白受体抑制剂）浓度上升可抑制铁的吸收及机体（包括骨髓）的铁利用。随着 CKD 患者血红蛋白下降，心力衰竭的再入院和死亡率上升。相反地，对那些 Hb 不下降的患者，可能由于营养的补充、神经体液因素的减弱或其他未知原因，未来几年的终点事件发生率显著降低，这种改善可能与左心室质量指数显著降低有关，提示左心室重塑改善。

采用外源性红细胞生成素（EPO，阿法达贝泊汀）治疗贫血，使 Hb 从低于 10g/dl 升至 12g/dl，可改善左心室重塑、提高射血分数、改善心功能分级及提高运动试验中的峰值氧耗量。近 70% 的 ESRD 患者需要使用 EPO 和补铁治疗，但存在 3 个问题：①促进血小板及凝血酶产生，导致血栓形成的风险明显增加；②增加内皮素和非对称性二甲基精氨酸，减少 NO 的作用效果，导致高血压；③恶化氧化应激。随机试验表明采用红细胞生成刺激药物（erythrocytestimulating agents，ESAs）用于升高 CKD 患者 Hb 浓度可增加心血管事件的发生率，不改善死亡率、CKD 进展及生活质量[8-10]。RED-HF 入选了 2 278 例收缩性心力衰竭伴轻中度贫血（Hb = 9 ~ 12g/dl）患者，随机分成阿法达贝泊汀 60 ~ 600μg 每 2 ~ 4 周皮下注射组（目标 Hb = 13g/dl）和安慰剂组，结果心力衰竭再入院率和死亡率无明显减少，但却增加了 35% 的血栓栓塞事件发生率[11]，将 ESA 药物剂量考虑在内，ESA 研究显示心血管药物毒性是不良事件发生的主要原因，而非 Hb 浓度[12]。基于这些研究，目前关于 ESA 使用的策略是保证 Hb 浓度不至于产生症状和输血即可。

大剂量口服或静脉注射铁剂可能克服 CKD 贫血导致的铁再利用障碍，一项 meta 分析包括了 64 项研究（包括 5 项心力衰竭患者的研究）共 9 004 例患者，铁剂可升高 Hb 浓度，并减少输血[13]。分析 5 项心力衰竭伴铁缺乏患者的研究，其中 509 例患者接受了补铁治疗，342 例为对照组，结果显示静脉补铁可减少心力衰竭入院和心血管原因死亡（OR 0.39；CI 0.24 ~ 0.63，P = 0.000 1），且可改善多项功能学指标[14]。这些结果可能需要大规模临床研究证实，但支持合并 CKD、贫血和心力衰竭的患者进行补铁治疗，缺铁的定义为铁饱和度<20%及铁蛋白<200ng/ml。

缺氧诱导因子是一种 EPO 的基因调节因子，半衰期极短，因为它被一种脯氨酸羟化酶分解，同血管内皮样生长因子一样。目前有口服缺氧诱导因子及脯氨酸羟化酶抑制剂，可提高缺氧诱导因子的稳定性，以促进内源性 EPO 生成，改善铁转运，提高 Hb 浓度[15]，Ⅲ期临床试验将评估其治疗 CKD 贫血的有效性及心血管安全性。

对比剂导致的急性肾损伤

含碘造影剂导致的急性肾损伤（contrast-induced acute kidney injury，CI-AKI）通常采用 KDIGO 标准，即造影剂注射 48 小

时内血肌酐较基线上升 0.3mg/dl 及以上，或住院期间血肌酐较基线上升 50%以上[16]。美国国家导管 PCI 心血管数据登记了 985 737 例行择期或急诊 PCI 患者，其中报道了 69 658 例 CI-AKI（血肌酐上升≥0.3mg/dl），发生率达 7.1%，其中 3 005 例（0.3%）AKI 需进行透析治疗[17]，短暂性血肌酐升高可导致较长的住院时间、ICU 监护时间延长、心肌梗死、心力衰竭、再入院、冠脉造影及 PCI 后死亡和造影后心脏外科手术增加（图 98.4）[18]。

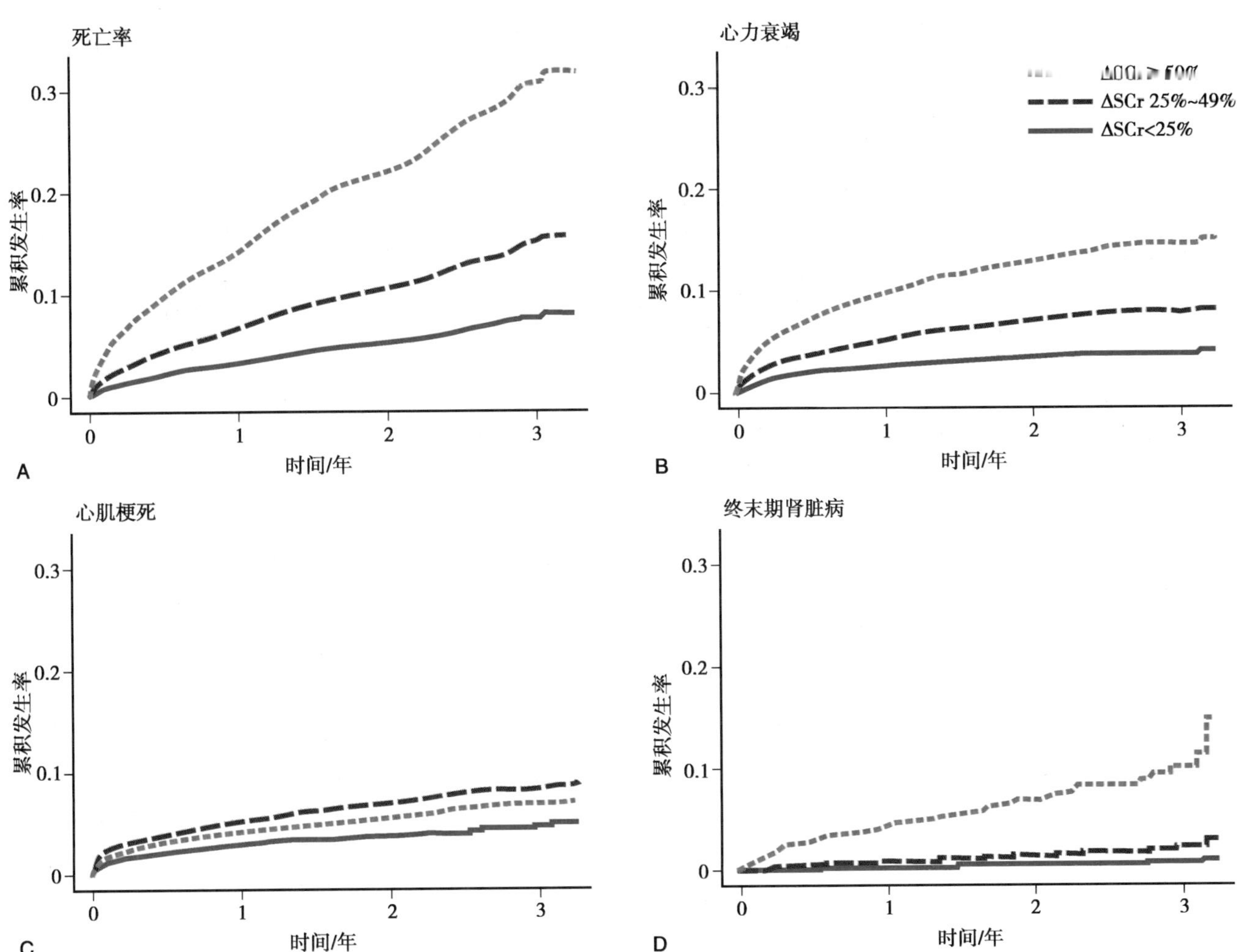

图 98.4 冠状动脉造影后急性肾损伤发生的严重程度（根据血肌酐上升水平）导致事件的累积发生率。A，全因死亡率；B，心力衰竭住院；C，心肌梗死住院；D，冠脉造影后终末期肾脏病。共 4 219 例冠状动脉造影，8 205 例 PCI 和 2 412 例心脏外科手术。（改编自 James MT，Ghali WA，Knudtson ML，et al；Alberta Provincial Project for Outcome Assessment in Coronary Heart Disease（APPROACH）Investigators：Associations between acute kidney injury and cardiovascular and renal outcomes after coronary angiography. Circulation 2011；123（4）：409-16.）

CI-AKI 的病理生理包含 3 个核心内容：①碘造影剂对肾单位的直接毒性作用；②由导管或导丝在肾动脉水平以上造成的动脉血栓对肾脏的微冲击；③造影剂或动脉硬化栓子导致的肾内血管收缩。碘造影剂对肾脏的直接毒性与造影剂的电离度和渗透压相关[18]，当导管通过主动脉行 PCI 时，50%的患者会发生胆固醇栓子的微冲击，多数无临床症状[19]，然而约 1%的高危患者可出现急性胆固醇栓塞综合征，症状包括急性肾损伤，肠系膜动脉缺血和下肢微循环障碍，部分患者可出现缺血性卒中。由于导丝和导管在主动脉弓部操作较少，经桡动脉介入操作可减少 20%～50%的 CI-AKI 发生率[20,21]，肾内血管收缩是 CKD 患者对造影剂的病理性血管反应，也可能是胆固醇微血栓导致的反应，也可导致肾脏损伤。低氧可触发交感神经系统兴奋而进一步减少肾脏血流（图 98.5），CI-AKI 最重要的预测因子是肾功能不全，当 eGFR 小于 60ml/（min・1.73m^2）时，剩余肾单位必须承载肾小球的滤过负荷，在需氧量增加的同时而氧供不足，因此对细胞毒性、缺血及氧化应激更为敏感[18]。

对比剂导致的急性肾损伤的预防

CI-AKI 预防策略应该用于已有 CKD 的患者［基础 eGFR<60ml/（min・1.73m^2）］，尤其是同时存在糖尿病和 CKD 的患者。若患者同时存在 CKD、糖尿病和其他高危因素包括血流动脉学不稳定、使用主动脉内气囊反搏泵、HF、老年和贫血，则预计 CI-AKI 的发生率高于 50%[22]。因此高危患者在使用静脉碘造影剂前履行知情同意过程中必须仔细讨论 CI-AKI。预防 CI-AKI 包含 4 个基本概念：①水化和扩容；②造影剂的种类及剂量选择；③经桡动脉或股动脉途径；④术后的监护和护理。

由于碘造影剂是水溶性的，可以通过扩容的方法预防 CI-AKI，扩容可增加肾小球滤过、增加肾小管尿液进入集合管，最后

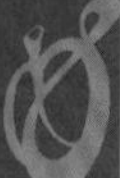

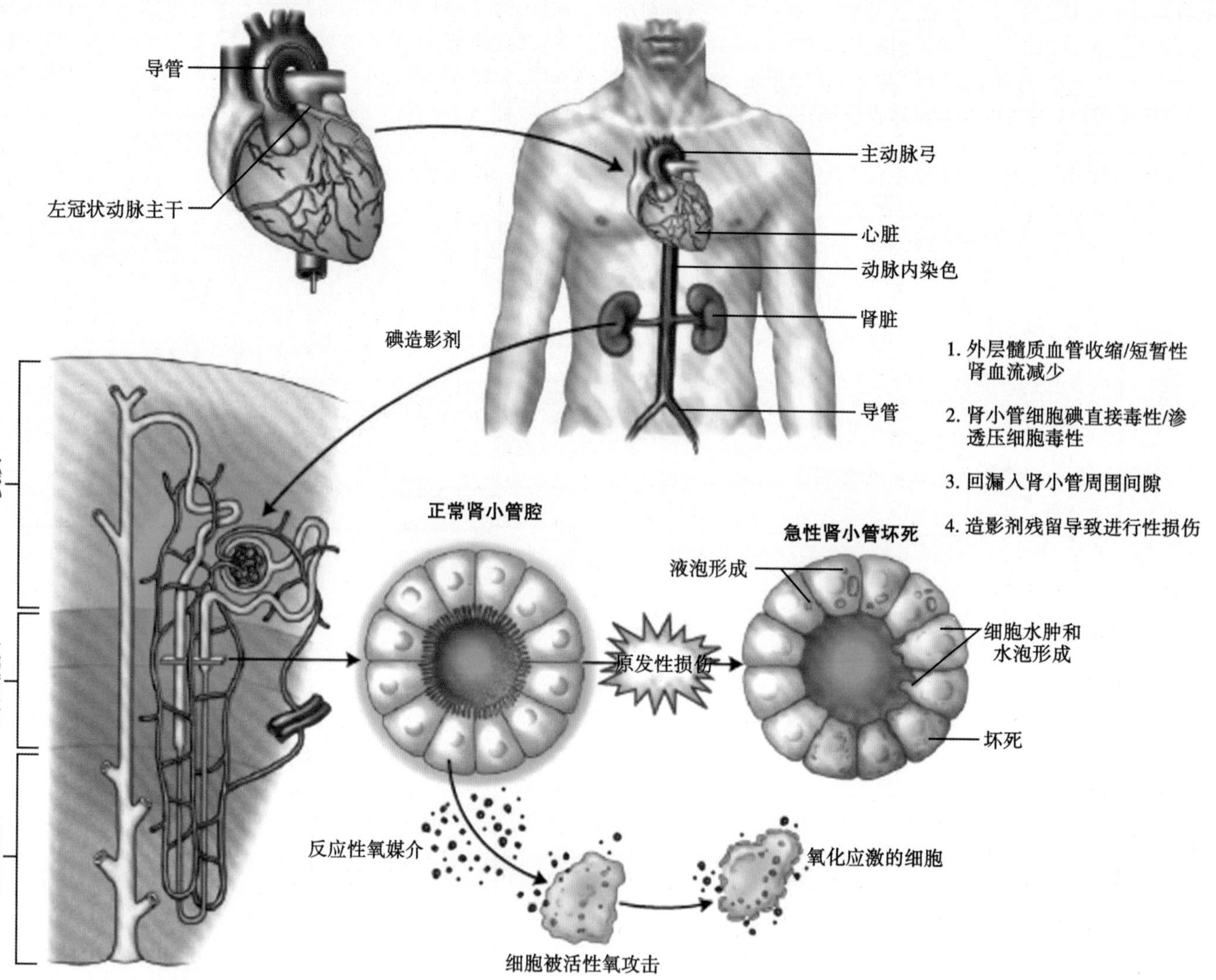

图 98.5 对比剂导致急性肾损伤的病理机制。(改编自 Brown JR, McCullough PA: Contrast nephropathy and kidney injury textbook of cardiovascular intervention. New York, Springer, 2011.)

进入输尿管和膀胱。输注等渗溶液可以增加造影剂通过尿液排出,从而预防 CI-AKI。几项随机对照研究对比了等渗碳酸氢盐溶液和静脉生理盐水,最大规模及最高质量的研究显示对于肾脏预后两者没有差异[23,24],可以根据患者情况选择两种等渗溶液。POSEIDON(Prevention of Contrast Renal Injury with Different Hydration Strategies)研究随机入选了 396 例 eGFR 小于 60ml/(min · 1.73m^2)并伴有一项危险因素的患者,一组采用通过监测左室舒张末期压力而扩充血浆容量,另一组采用常规护理。每组患者进行心导管前输注常规生理盐水 3ml/kg 达 1 小时,结果显示采用监测左室舒张末期压力组在术中及术后使用了更多的盐水,且 CI-AKI 的发生率相较于对照组(16.3%)明显降低(6.7%)(相关危险度 0.43,95%CI 0.22~0.79,P=0.000~0.005)。因此,推荐术前静脉使用 250ml 生理盐水,以达到术中和术后尿量在 150ml/h。

随机研究显示应用非离子型等渗造影剂碘克沙醇的 CI-AKI 发生率最低,一项纳入 25 项头对头、前瞻性、随机、双盲对照试验的 meta 分析比较血管造影的成年患者使用碘克沙醇与低渗造影剂(low-osmolar contrast media, LOCM)在造影前后的肌酐值[25],与 LOCM 相比,使用碘克沙醇 CI-AKI(定义为血肌酐上升>0.5mg/dl)发生的相对危险为 0.46,P 值 0.004(图 98.6)。这些数据支持动脉内给予等渗造影剂(290mOsm/kg)对肾脏的毒性明显低于 LOCM 药物(渗透压在 600~800mOsm/kg)。然而这种差异在低危患者或静脉内使用的患者变得不明显[25]。

虽然最好设定造影使用的最小剂量,但是关于最小剂量没有统一的规定,eGFR 越低,造成 CI-AKI 所需要的造影剂量越少。一般情况下,对于诊断性操作,造影剂的使用量应限制在 30ml 以内,对于介入性操作,造影剂的使用量应小于 100ml。如果第一次操作已出现 CI-AKI,而需要再次进行操作,应在第一次和第二次造影剂使用之间间隔 10 天以上。如前所述,若控制了其他因素后,使用桡动脉途径可明显减少 CI-AKI 的发生。

多数预防 CI-AKI 的研究都是小样本和证据不够充分,且并没有提示其预防 CI-AKI 的作用优于安慰剂,一项大规模研究入选了 2 308 例患者,手术当天在术前及术后使用 N-乙酰半胱氨酸 1 200mg,每天 2 次,结果并不能减少 CI-AKI 的发生(两组均为 12.7%),也不减少 ESRD 和其他事件[26]。因此不推荐 N-乙酰半胱氨酸或其他药物用于预防 CI-AKI。

一项关于 CI-AKI 危险分层及预防的建议流程(图 98.7)。eGFR 小于 60ml/(min · 1.73m^2)的患者需进行术前水化,尽可能

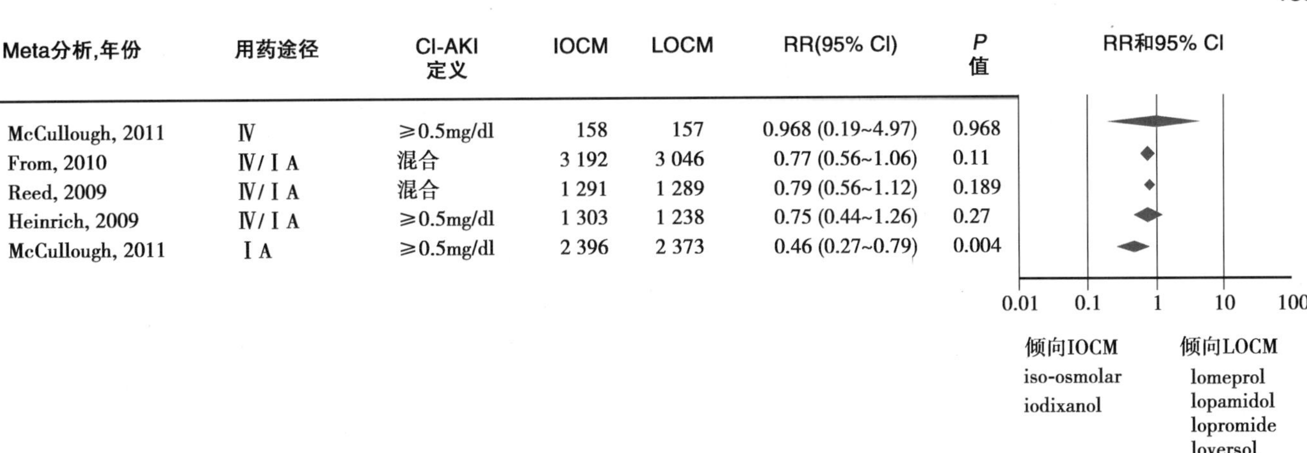

Meta分析,年份
用药途径
CI-AKI定义
IOCM
LOCM
RR(95% CI)
P值
RR和95% CI
McCullough, 2011　Ⅳ　≥0.5mg/dl　158　157　0.968 (0.19~4.97)　0.968
From, 2010　Ⅳ/ⅠA　混合　3 192　3 046　0.77 (0.56~1.06)　0.11
Reed, 2009　Ⅳ/ⅠA　混合　1 291　1 289　0.79 (0.56~1.12)　0.189
Heinrich, 2009　Ⅳ/ⅠA　≥0.5mg/dl　1 303　1 238　0.75 (0.44~1.26)　0.27
McCullough, 2011　ⅠA　≥0.5mg/dl　2 396　2 373　0.46 (0.27~0.79)　0.004
0.01　0.1　1　10　100
倾向IOCM
iso-osmolar
iodixanol
倾向LOCM
lomeprol
lopamidol
lopromide
loversol
其他

图 98.6　比较头对头研究静脉注射、动脉注射及混合动静脉注射不同对比剂导致 CI-AKI(定义血肌酐较基线上升>0.5mg/dl)的比值比,向左侧偏移提示倾向于使用碘克沙醇。(改编自 McCullough PA, Brown JR: Effects of intra-arterial and intravenous iso-osmolar contrast medium(iodixanol) on the risk of contrast-induced acute kidney injury: a meta-analysis. Cardiorenal Med 2011;1(4):220-34.)

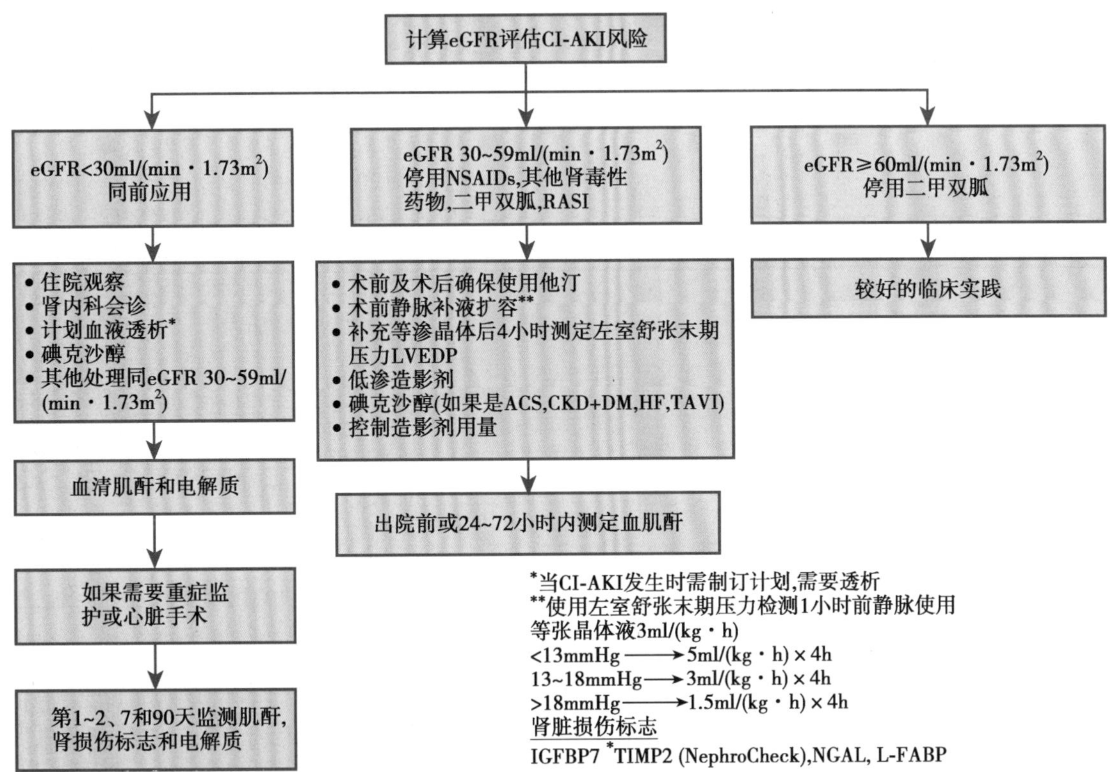

图 98.7　患者接受碘造影剂的处理流程。CI-AKI,造影剂导致的急性肾损伤;CKD,慢性肾脏病;eGFR,估算的肾小球滤过率;IGFBP7,胰岛素样生长因子相关蛋白 7;LVEDP,左室舒张末期压力;NSAIDs,非甾体抗炎药;RASI,肾素-血管紧张素系统抑制剂;TAVI,经导管主动脉瓣置换术;TIMP2,组织抑制金属蛋白酶 2。(改编自 McCullough PA, Choi JP, Feghall GA, et al: Contrast-induced acute kidney injury. J Am Coll Cardiol 2016;68:1465-73.)

使用经桡动脉途径,使用碘克沙醇或 LOCM 及尽可能控制造影剂的用量。术后早期及出院后的监测十分重要,一般来说,高危住院患者需要在术前 1~3 小时进行水化,延续至术后 3 小时,术后 24 小时需检测血肌酐水平。门诊患者,特别是 eGFR 小于 60ml/(min·1.73m²)的患者,需观察过夜或出院后观察 48 小时,测定血肌酐水平。如果已经出现 CI-AKI,通常在术后 24 小时内肌酐上升超过 0.5mg/dl,对于那些血肌酐没有上升到这个水平及没有其他并发症的患者可考虑出院。如果 eGFR 小于 30ml/(min·1.73m²),临床医师需考虑患者血液透析的可能性,请肾内科会诊讨论术前及术后血液滤过及透析管理。

心脏外科手术与急性肾损伤

约 15%的心脏外科手术(用或不用体外循环)患者出现 AKI,如果手术当天或术前几天进行了冠状动脉造影,AKI 发生率会更高[27]。心脏外科手术可使患者暴露于多种有害因素,

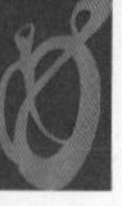

包括内源性或外源性毒素（游离血红蛋白和催化铁），代谢因素，缺血再灌注，神经体液激活，炎症和氧化应激。这些均可能导致肾小管损伤，影响尿液排出，升高术后血肌酐水平[28]。这类患者AKI的诊断可采用KDIGO标准（图98.8）[16]，多项指标可预测术后AKI[28]，不停跳心脏手术不能减少AKI的发生，使用利钠肽、糖皮质激素、促黑素α抑制剂、补体抑制剂及缺血预适应均不能预防AKI，因此目前没有一种成熟的预防和治疗心脏手术后AKI的方法。

分级	血清肌酐	尿量
1	1.5~1.9×基线或≥0.3mg/dl(≥26.5mmol/L)的增加	<0.5ml/(kg·h), 6~12h
2	2.0~2.9×基线	<0.5ml/(kg·h), >12h
3	3.0×基线，或血清肌酐升高≥4.0mg/dl(≥353.6mmol/L),或初始肾脏替代治疗,或对于小于18岁患者eGFR减少至35ml/(min·1.73 m²)	<0.3ml/(kg·h), 24h或无尿, ≥12h

图98.8　KDIGO分类法对AKI的分级。eGFR，估算的肾小球滤过率；KDIGO，肾脏疾病：提高全球预后；RRT，肾脏替代治疗。（改编自KDIGO AKI Work Group：KDIGO clinical practice guideline for acute kidney injury. Kidney Int Suppl 2012；17：1-138.）

血管钙化的加速

当eGFR低于60ml/（min·1.73m²）时，磷的滤过及清除减少，另外1,25羟维生素D的生成减少导致相对的低钙血症，因此微小变化的高磷和低钙血症触发甲状旁腺激素分泌增加，导致骨组织钙和磷的释放，反过来骨组织产生大量成纤维细胞生长因子-23，促进肾脏排出磷增多，但是它也可导致左心室肥大。由于骨及矿物质代谢异常，ESRD患者动脉钙化的速度和程度明显加快，同样也会出现左心室肥大。许多刺激可以在体外诱导血管平滑肌细胞表现出成骨细胞的功能，这些刺激包括可以刺激血管平滑肌细胞的磷，氧化的低密度脂蛋白胆固醇（low-density lipoprotein cholesterol，LDL-C），血管钙化因子，甲状旁腺激素和甲状旁腺激素相关肽。

目前尚无特效方法改变钙磷平衡和治疗继发性甲状旁腺功能亢进，继而改变逐年增加的冠状动脉钙化积分和心血管事件[29,30,31]。

肾脏疾病与高血压

肾脏是血压的中枢调节器，并可通过自身调节控制肾小球囊内压。钠潴留增加全身及肾脏动脉压力，促使肾小球滤过增加，肾小球损伤可激活一系列途径继而导致全身血压升高（见第46和47章）。由此启动恶性循环，导致更多肾小球和小管间质受损，加重高血压。CKD合并CVD治疗的基石是严格控制血压，对于多数CKD伴蛋白尿的患者，需要服用3种以上的降压药以达到小于130/80mmHg的目标值[32]。SPRINT研究（Systolic Blood Pressure Intervention Trial）共入选9 361例没有糖尿病的患者，平均eGFR 71ml/（min·1.73m²），收缩压目标值为120mmHg，结果显示可减少新发心肌梗死、急性冠脉综合征、卒中、心力衰竭和心血管原因死亡的发生，但不改善CKD进展、ESRD和其他肾脏预后。CKD合并高血压患者主要的生活方式治疗包括：限盐饮食，体重减少15%以上或体重指数小于25kg/m²，每周多数时间每天运动60分钟。药物治疗用于严格控制血压，通常使用RAAS抑制剂，经常联用一种噻嗪类利尿剂。二氢吡啶类钙通道阻滞剂可相对扩张入球小动脉，增加肾小球囊内压，从而导致肾小球损伤，因此不建议单独使用。联合使用多种RAAS阻滞剂［血管紧张素转换酶抑制剂（angiotensin-converting enzyme inhibitor，ACEI），血管紧张素Ⅱ受体阻断药（angiotensin Ⅱ receptor blocker，ARB），肾素抑制剂］并无叠加的益处，反而导致更多的并发症。临床上遇到使用3种以上的降压药物血压仍难以控制、腹部杂音、吸烟史、合并外周动脉疾病及加用ACEI或ARB后血肌酐明显上升的患者，需考虑双侧肾动脉狭窄的可能性[33]。虽然肾动脉狭窄仅导致小于3%的ESRD，但它是一种可治疗的情况（见第66章），研究显示减少肾交感神经的方法并不能改善血压及临床预后[34]。

慢性肾脏病患者急性冠脉综合征的诊断

CKD患者常见无症状的心肌缺血，同时伴有严重的心律失常、心功能不全和其他心血管事件（见第56章和第58章）。约半数稳定的门诊CKD患者高敏肌钙蛋白I（cardiac troponin I，cTnI）或高敏肌钙蛋白T（cardiac troponin T，cTnT）超过正常值99%区间范围上限[35]。超敏肌钙蛋白升高的程度与左室质量、冠状动脉疾病、肾脏疾病的严重程度及全因死亡率相关[36]。随着超敏肌钙蛋白的应用，通常cTnI对于诊断CKD或ESRD患者伴急性胸痛有优势，而cTnT升高多见于稳定的患者，对预后有指导价值。CKD或ESRD患者诊断急性心肌梗死需连续监测肌钙蛋白，因为许多患者的基线肌钙蛋白超过正常值99%区间范围上限。CKD患者骨骼肌病可升高肌酸激酶、肌红蛋白和其他一些老方法测量的cTnI/cTnT，因此这些检查结果并不可靠。

肾功能不全是影响急性冠脉综合征预后的因素

ACS诊断和治疗的进展包括早期监护和除颤、冠状动脉监护单元、抗血小板药物及抗栓药物的使用、β受体阻滞剂、RAAS阻滞剂、降脂药物、静脉溶栓及PCI治疗（表98.1~表98.3）。30.5%的STEMI及42.9%的NSTEMI患者存在CKD（图98.9）。由于肾功能恶化，它们具有较高的住院死亡率（图98.10）[37]，CKD程度与ACS后30天及1年死亡率独立相关，基线eGFR降低与ACS患者AKI、出血、HF、心肌梗死再发、再入院及卒中发生率增高相关，ESRD患者心肌梗死后的死亡率高于任何其他慢性疾病。

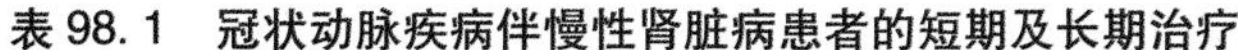

表 98.1 冠状动脉疾病伴慢性肾脏病患者的短期及长期治疗

药物	常规剂量	慢性肾脏病人群	药理学
抗血小板药物			
阿司匹林	急性心肌梗死:尽快口服 160~325mg 心肌梗死预防:每天 81~162mg 口服 PCI:术前 2 小时口服 325mg 然后 160~325mg 口服维持 UA:每天 75~162mg 口服	慢性肾脏病患者无需调整药物剂量 Meta 分析提示透析患者使用阿司匹林改善心血管预后	代谢:肝脏,线粒体酶系统 肾脏清除: 24~72 小时清除 80%~100% 主要由尿液排出(80%~100%),汗液、唾液、粪便
氯吡格雷	UA/NSTEMI:初始剂量 300~600mg,接着 75mg 每天 1 次口服,联合阿司匹林 STEMI: 75mg 每天 1 次口服联合阿司匹林每天 75~162mg 近期心梗:每天 75mg 口服	慢性肾脏病患者无需调整药物剂量	代谢: CYP3A4, CYP2C19(主要的),其他代谢为活性产物。也可通过酯酶代谢为无活性产物 排泄:尿液和粪便
普拉格雷	ACS: 负荷剂量:60mg 口服 1 次 维持剂量:10mg 每天 1 次联合阿司匹林每天 75~162mg。体重<60mg 风险增加,可考虑 5mg 每天 1 次(有效性/安全性未明确)	慢性肾脏病患者无需调整药物剂量	代谢:肝脏;CYP450,CYP2B6,CYP2C9/CYP2C19(较少),CYP3A4;CYP2B6(较弱)抑制 排泄:尿液(68%)和粪便(27%)
普格瑞洛	ACS 患者进行 PCI 或支架植入: 初始剂量:180mg 口服 1 次 维持剂量:90mg 每天 2 次 联合阿司匹林使用 1 年	慢性肾脏病患者无需调整药物剂量	代谢:肝脏 CYP450 排泄:主要经胆汁,尿液<1%
血管紧张素转换酶抑制剂			
药物包括:卡托普利、佐芬普利、依那普利、雷米普利、喹那普利、培哚普利、赖诺普利、贝那普利、咪达普利、群多普利拉、福辛普利	用于治疗高血压,预防高危患者的心血管事件(包括心力衰竭),减慢 1 型糖尿病肾病的进展,减少心肌梗死伴左室功能不全或心力衰竭患者的心血管事件 也用于治疗心力衰竭	药物应根据透析的时间进行个体化安排,以避免透析期间的高血压 通常情况下,ESRD 患者药物减量 50%~75%	清除:主要通过肾脏,正常人清除半衰期为 12.6 小时 肾功能不全患者(CrCl≤30ml/min)可出现更长的半衰期及药物蓄积,并无临床后果
血管紧张素Ⅱ受体拮抗剂			
药物包括:氯沙坦、厄贝沙坦、奥美沙坦、坎地沙坦、缬沙坦、替米沙坦	用于治疗高血压,减少 2 型糖尿病肾病的进展,减少心肌梗死伴左室功能不全或心力衰竭患者的心血管事件 用于 ACEI 不能耐受的心力衰竭患者	多数 CKD 患者的一线治疗手段,ACEI 及 ARB 均可减少透析患者的左心室肥大 ARBs 的水平在透析期间无明显改变	氯沙坦 88%经过肝脏而 12%经过肾脏排泄
钙通道阻滞剂			
二氢吡啶类:氨氯地平、非洛地平、尼卡地平、硝苯地平、尼莫地平、尼群地平 非二氢吡啶类:地尔硫䓬、维拉帕米	在 UA/NSTEMI 患者,如果存在 β 受体阻滞剂禁忌,如果没有明显左室功能不全或其他禁忌,需使用非二氢吡啶类 CCB*	CKD 患者不需要特殊药物剂量调整 慢性 CAD 进行透析时使用 CCB 需根据正常人 CCB 使用指南 不同 CCB 对血流动力学及电生理学的改变不同,选择合适的治疗前需评估	氨氯地平主要通过肾脏排泄,约 60%通过尿液排出 地尔硫䓬主要经过肝脏代谢

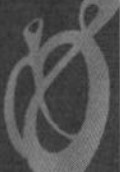

续表

药物	常规剂量	慢性肾脏病人群	药理学
硝酸酯类药物			
硝酸甘油	2%的药膏 心绞痛:1.3~5.1cm 早晨使用,6 小时后用于躯干皮肤 心力衰竭:3.8cm,每 4 小时以 1.3~2.5cm 的速度增加至 10.2cm 舌下含服:0.4mg 缓解 ACS 患者的胸痛 舌下含服:每 5 分钟 0.3~0.6mg;最大量:15 分钟内 3 倍剂量	CKD 患者无需特殊剂量调整 需警惕在容量不足(血透后)情况下容易发生低血压	代谢:主要在肝脏,肝外包括血管壁和红细胞 经尿液排泄
抗心绞痛药物			
雷诺嗪	500~1 000mg 口服每天 2 次 最大剂量:每天 2 000mg	CKD 患者无需特殊剂量调整 延长 QT 间期 推荐密切监测	排泄:73%~75%尿液排泄;25%粪便排泄

* 也见 Roberts WC, Taylor MA, Shirani J: Cardiac findings at necropsy in patients with chronic kidney disease maintained on chronic hemodialysis. Medicine (Baltimore) 2012;91(3):165-78.

ACS,急性冠脉综合征;ARB,血管紧张素受体拮抗剂;CAD,冠状动脉疾病;CCB,钙通道阻滞剂;CKD,慢性肾脏病;CrCl,肌酐清除率;NSTEMI,非 ST 段抬高型心肌梗死;PCI,经皮冠状动脉介入治疗;STEMI,ST 段抬高型心肌梗死;UA,不稳定型心绞痛。

表 98.2 慢性肾脏病患者使用β受体阻滞剂*

药物	常规剂量	慢性肾脏病人群	药理学
美托洛尔	急性心肌梗死: 酒石酸美托洛尔:每 2~5 分钟快速静脉注射 2.5~5mg,10~15 分钟后达到 15mg,最后 1 次静脉注射 15 分钟后接受 15mg 静脉注射或 50mg 每 6 小时口服 1 次,直到 48 小时,然后 50~100mg 每天 2 次 心绞痛: 酒石酸美托洛尔:起始 50mg 口服,每天 2 次,滴定到 200mg 口服,每天 2 次 琥珀酸美托洛尔:100mg 口服,每天 1 次,不超过每天 400mg 口服	CKD 患者无需特殊剂量调整 推荐密切监测副作用	可通过血液透析清除 经肝脏 CYP2D6 代谢 代谢产物无活性 95%经尿液排泄
艾司洛尔	即刻控制: 手术期间一次性给予 80mg(约 1mg/kg),给药时间超过 30s,如有必要接着给予 150μg/(kg·min) 最大剂量 300μg/(kg·min) 逐渐控制: 术后治疗,给予负荷剂量 500μg/(kg·min),给药时间超过 1 分钟,接下来 4 分钟给予 50μg/(kg·min) 如果 5 分钟内无作用,再次给予负荷剂量,接着增加至 100μg/(kg·min)	CKD 患者无需特殊剂量调整	主要有红细胞细胞质中酯酶代谢 代谢产物:主要为酸性代谢产物(ASL-8123)和甲醇(无活性) 排泄:尿液<1%~2%
卡维地洛	高血压和心肌梗死保护:6.25~25mg 每天 2 次口服 起始剂量 6.25mg 每天 2 次,每 3~14 天增加剂量达到 12.5mg 每天 2 次;接下来 25mg 每天 2 次	CKD 患者无需特殊剂量调整 一项关于扩张型心肌病患者进行血液透析的小规模研究,卡维地洛改善左室功能,减少住院率,心血管原因死亡和全因死亡率	主要通过胆汁清除 主要通过粪便排泄

* 血液透析减少阿替洛尔、醋丁洛尔、纳多洛尔血液浓度,相反卡维地洛、拉贝洛尔血液浓度无明显改变。CKD,慢性肾脏病。

表 98.3 CKD 患者使用降脂药物用于一级和二级预防

药物	常规剂量	慢性肾脏病人群	药理学
瑞舒伐他汀	心血管事件保护:10~40mg 口服每天 1 次	降低 LDL-C 的作用在 CKD 患者作用只需低至 2.5mg 一次口服	通过肝脏 CYP450,CY2C9 代谢 主要通过胆汁排泄,<2%通过尿液排泄
辛伐他汀	心血管事件保护:20~40mg 口服每天 1 次;联合使用依折麦布 10mg 每天 1 次;最大剂量:40mg 睡前 1 小时口服	CKD 患者可考虑起始剂量 5mg 傍晚口服 SHARP 研究提示联合他汀+依折麦布降脂可使 CKD 患者获益 HPS 研究显示辛伐他汀可使 CKD 患者肾功能下降延缓	通过肝脏 CYP450,CY3A4 代谢 主要通过胆汁排泄,<2%通过尿液排泄
阿托伐他汀	心血管事件保护:10~80mg 口服每天 1 次	CKD 患者无需特殊剂量调整 与安慰剂相比,阿托伐他汀 10mg 每天明显减少 CKD 患者的主要终点事件(非致死性心肌梗死和心血管死亡) TNT 和 GRACE 研究显示,阿托伐他汀可改善 CKD 患者的肾功能	通过肝脏 CYP450,CY3A4 代谢 主要通过胆汁排泄,<2%通过尿液排泄
氟伐他汀	心血管事件保护:40mg 口服每天 2 次 缓释片:80mg 口服每天 1 次	CKD 患者无需特殊剂量调整 需警惕横纹肌溶解风险 一项多中心、随机、双盲、安慰剂对照研究氟伐他汀用于肾移植患者,可降低 LDL-C 达 32%,虽然主要终点事件未达到统计学差异,亚组分析显示氟伐他汀较安慰剂有更小的心血管死亡及非致死性心肌梗死发生率,冠脉介入治疗两组无明显差异	主要通过肝脏 CYP450,CY2C9 同工酶系统代谢(75%);小部分通过 CYP3A4 代谢(20%)及 CYP2C8 代谢(5%) 90%经过胆汁排泄,5%经过尿液排泄
普伐他汀	心血管事件保护: 起始 40mg 口服每天 1 次。每 4 周调整剂量 最大剂量 80mg 口服每天 1 次	CKD 患者起始剂量为 10mg 口服每天 1 次 一项随机性研究对比了普伐他汀和安慰剂用于既往心肌梗死的 CKD 患者,显示服用普伐他汀组冠脉死亡和非致死性心肌梗死发生率低,提示普伐他汀有效用于 CKD 患者心血管事件的二级预防	通过醛糖酸化反应代谢 70%经胆汁排泄,20%经尿液排泄
匹伐他汀	降低 LDL-C 和总胆固醇:起始剂量:1mg 口服每天 1 次,每 4 周调整剂量 最大剂量 4mg 口服 1 次	CKD 患者起始剂量为 1mg 口服每天 1 次	通过醛糖酸化反应代谢 79%经胆汁排泄,15%经尿液排泄

CKD,慢性肾脏病;GREACE,Greek Atorvastatin and Coronary Heart Disease Evaluation;HPS,Heart Protection Study;LDL-C,低密度脂蛋白胆固醇;MI,心肌梗死;SHARP,Study of Heart and Renal Protection;TNT,Treating to New Targets。

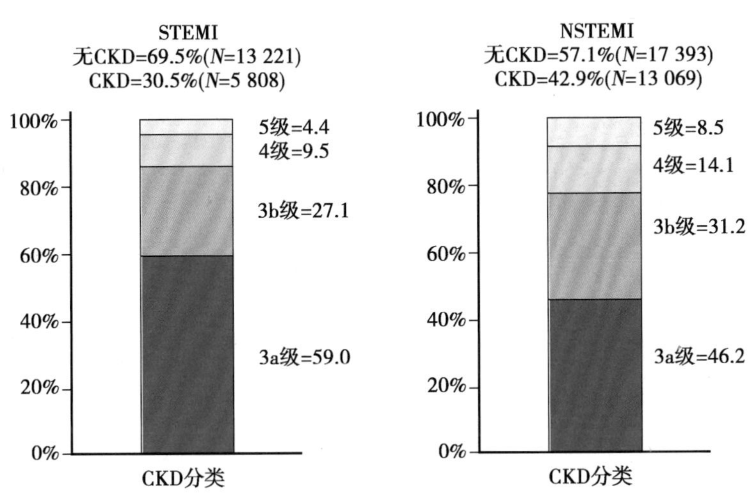

图 98.9 STEMI 和 NSTEMI 患者 CKD 的流行病学,3b 级定义为 eGFR 在 30~44mL/(min·1.73m²);CKD 4 级定义为 eGFR 在 15~29mL/(min·1.73m²),CKD 5 级定义为 eGFR 小于 15mL/(min·1.73m²)或需要透析治疗。(改编自 Fox CS,Muntner P,Chen AY,et al;Acute Coronary Treatment and Intervention Outcomes Network registry:Use of evidence-based therapies in short-term outcomes of ST-segment elevation myocardial infarction and non-ST-segment elevation myocardial infarction in patients with chronic kidney disease:a report from the National Cardiovascular Data Acute Coronary Treatment and Intervention Outcomes Network registry. Circulation 2010;121(3):357-65.)

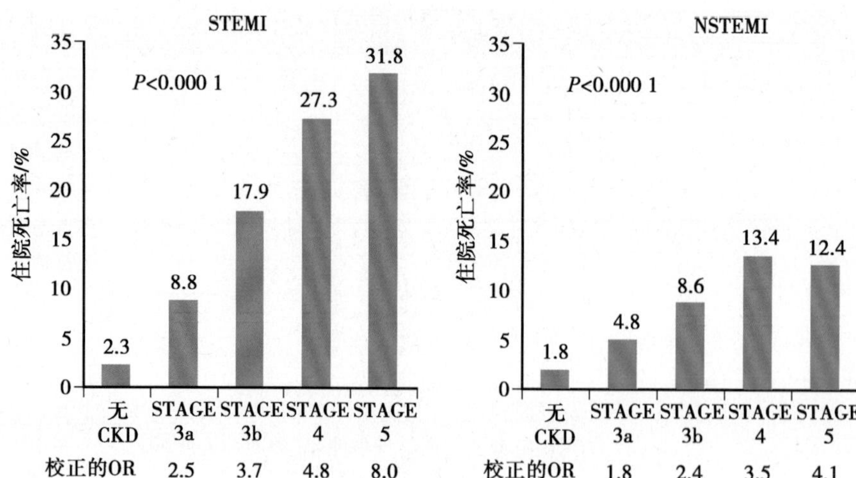

图 98.10 STEMI 和 NSTEMI 患者不同 CKD 分期的粗略死亡率和校正的 OR 值。3a 级定义为 eGFR 在 45~59ml/(min·1.73m^2);3b 级定义为 eGFR 在 30~44ml/(min·1.73m^2);4 级定义为 eGFR 在 15~29ml/(min·1.73m^2);CKD 5 级定义为 eGFR 小于 15ml/(min·1.73m^2)或需要透析治疗。(改编自 Fox CS, Muntner P, Chen AY, et al; Acute Coronary Treatment and Intervention Outcomes Network registry: Use of evidence-based therapies in short-term outcomes of ST-segment elevation myocardial infarction and non-ST-segment elevation myocardial infarction in patients with chronic kidney disease: a report from the National Cardiovascular Data Acute Coronary Treatment and Intervention Outcomes Network registry. Circulation 2010; 121(3):357-65.)

合并肾功能不全的急性冠脉综合征预后不良的原因

肾功能不全患者发生 ACS 后预后差有 4 个原因:①CKD 和 ESRD 患者有较多的合并症,特别是糖尿病和左室功能不全者;②治疗虚无主义;③治疗的毒性作用;④肾功能不全特殊的生物学和病理生理学因素导致预后差。

尿毒症导致血栓形成的主要缺陷是细胞因子增加、凝血酶形成增加、血小板聚集减弱,因此 CKD 和 ESRD 患者冠脉血栓事件和出血风险同时增加。肾功能不全患者使用阿司匹林、普通肝素、低分子量肝素、溶栓药物、GP Ⅱb/Ⅲa 拮抗剂和噻氯匹定类抗血小板药物出血风险增加(表 98.4 和表 98.5),尿毒症通过独立机制导致血小板功能障碍,增加抗血小板药物的作用[39]。

肾功能不全是一种高炎症状态,有较高的斑块破裂和血栓性心血管疾病发生率。与一般人群相比,肾功能不全患者的冠心病具有更多的近段病变和弥漫性病变,因此其缺血和功能障碍的心肌范围较大。最后肾功能不全患者具有神经体液系统的持续激活,包括 RAAS、交感神经系统、内皮素/血管升压素系统;然而自身可调节神经体液激活的系统并不完备,包括利钠肽、一氧化氮和其他系统,这可能导致缺血加重、心肌功能障碍和最终的脏器损伤。

心肌梗死伴肾功能不全患者的治疗(见第 59 章及 60 章)

适合正常人群的治疗往往在慢性肾脏病患者却难以得到增强获益,包括阿司匹林、β 受体阻滞剂、ACEI、ARB 及醛固酮拮抗剂[40]。需要根据 CrCl 调整剂量的药物包括低分子量肝素、比伐芦定和 GP Ⅱb/Ⅲa 拮抗剂。出血高危因素包括高龄、低体重和肾功能不全。表 98.4 和表 98.5 列出了目前常用的抗血小板及抗凝药剂量及经体重调整后的剂量[39]。尽管有较高的并发症风险,但是也应该更好地应用这些药物,以减少针对 CKD 及 ESRD 人群报道的过高的病死率。目前没有关于 PCI 合并 CKD 或 ESRD 患者的随机研究。然而大规模的 SWEDEHEART 研究提示 eGFR 大于或等于 15ml/(min·1.73m^2)的 CKD 亚组中 ACS 患者血运重建治疗可明显获益(图 98.11)[41]。对于严重的肾功能不全及需要透析的患者,尽管接受 PCI 的可能性不大,但看起来不能通过介入治疗改善生存率。

表 98.4 不稳定型心绞痛/NSTEMI、STEMI 及 PCI 患者静脉使用 GP Ⅱb/Ⅲa 抑制剂

药物	常规剂量	慢性肾脏病人群*	药理学
阿昔单抗	PCI 的补充治疗:0.25mg/kg 静脉注射,时间超过 1 分钟。于 PCI 术前 10~60 分钟;接着 0.125μg/(kg·min)静脉推注维持 12 小时,每分钟不超过 10μg 不稳定心绞痛拟 24 小时内行 PCI 者,0.25mg/kg 静脉注射,时间超过 1 分钟,接着 0.125μg/(kg·min)静脉推注维持 18~24 小时,每分钟不超过 10μg,直至 PCI 术后 1 小时	CKD 患者无需特殊剂量调整 阿昔单抗可作为 ACS 合并血液透析患者进行 PCI 的补充治疗 在 CKD 患者,血肌酐大于 152.5μmol/L 时使用阿昔单抗被证实是安全的 虽然有阿昔单抗在 CKD 患者中使用导致出血的报道,但其他研究显示与非 CKD 患者相比,CKD 患者 PCI 时使用阿昔单抗并不增加出血风险	代谢途径不清楚,可能通过网状内皮组织系统代谢 CYP450 是否参与代谢目前不清楚 通过尿液排泄

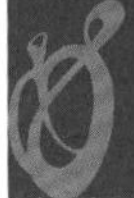

药物	常规剂量	慢性肾脏病人群*	药理学
依替非巴肽	ACS：180μg/kg 静脉注射，接着 2μg/(kg·min)静脉注射维持 72 小时 PCI：180μg/kg 静脉注射，接着 2μg/(kg·min)推注，第一次静脉注射 10 分钟后再次静脉注射 180μg/kg，后继续 2μg/(kg·min)推注维持至少 12 小时	CrCl＜50ml/min 伴 ACS：静脉注射 180μg/kg，接着 1μg/(kg·min)维持推注 透析患者使用的安全性及用量尚不清楚	代谢途径不清楚 CYP450 是否参与代谢目前不清楚 50%经尿液排泄
替罗非班	对于进行 PCI 的患者，不推荐替罗非班替代阿昔单抗† ACS：0.4μg/(kg·min)静脉注射维持 30 分钟，然后 0.1μg/(kg·min)静脉注射维持 48～108 小时 PCI：手术中及术后 12～24 小时持续给予 0.1μg/(kg·min)静脉注射	CrCl＜30ml/min 伴 ACS：减少为正常剂量的 50% 透析患者使用的安全性及用量尚不清楚	约 65%经尿液排泄（主要不变的途径）；25%经粪便排泄

* 当给予 GP Ⅱb/Ⅲa 抑制剂时，优先推荐阿昔单抗和替罗非班，因为阿昔单抗在 CKD 患者中无需调整剂量，替罗非班具有透析特异性剂量。研究显示 ACS 合并 CKD 患者使用 GP Ⅱb/Ⅲa 抑制剂可增加出血，但减少住院死亡率。（见 Opelami O, Sakhuja A, Liu X, et al. Outcomes of infected cardiovascular implantable devices in dialysis patients. Am J Nephrol. 2014;40(3):280-7.）

† 见 Weinhandl ED, Gilbertson DT, Collins AJ: Mortality, hospitalization, and technique failure in daily home hemodialysis and matched peritoneal dialysis patients: a matched cohort study. Am J Kidney Dis 2016;67(1):98-110.

ACS，急性冠脉综合征；CKD，慢性肾脏病；Cr，肌酐；CrCl，肌酐清除率；NSTEMI 非 ST 段抬高型心肌梗死；PCI，经皮冠状动脉介入治疗；STEMI，ST 段抬高型心肌梗死。

表 98.5 CKD 合并 ACS 和其他血栓性疾病的抗栓治疗

药物	常规剂量	慢性肾脏病人群	药理学
间接性Ⅹa 因子抑制剂			
普通肝素	不同的临床状况推荐的剂量及合适的 APTT 水平 PCI：一次给予 60～100IU/kg，目标 ACT 250～350s 已经给予 GP Ⅱb/Ⅲa 抑制剂的患者，给予 50～70IU/kg，目标 ACT 200s STEMI：辅助治疗，链激酶使用：若体重＜80kg，800U/h，若体重>80kg，1 000U/h 起始剂量：静脉注射 5 000IU，调整剂量至 aPTT 达到 50～75s NSTEMI：每小时静脉注射 12～15IU/kg 起始剂量：60～70IU/kg 静脉注射，最大剂量一次 5 000IU，最大速度 1 000IU/h 调整剂量至 APTT 达到 50～75s	CKD 患者肝素的起始剂量推荐 50IU/kg，然后 18IU/(kg·h) 检查 APTT 水平以达标	部分经肝脏代谢，无代谢产物，经尿液排泄
低分子量肝素（如依诺肝素）	不稳定型心绞痛、非 Q 波心肌梗死：1mg/kg 皮下注射每天 2 次 STEMI：小于 75 岁者，静脉注射 30mg，接着皮下注射 1mg/kg，然后每 12 小时皮下注射 1mg/kg。 PCI：如果最后一次给药时间距球囊扩张时间超过 8 小时，追加 0.3mg/kg STEMI：大于 75 岁者，每 12 小时给予 0.75mg/kg（无静脉注射）	CrCl＜30ml/min 时： STEMI：小于 75 岁者，静脉注射 30mg/kg，接着皮下注射 1mg/kg，随后每天 1 次，皮下注射 1mg/kg STEMI：大于 75 岁者，1mg/kg 皮下注射每天 1 次	40%经尿液排泄
直接Ⅹa 因子抑制剂			
磺达肝癸钠	UA/STEMI 保守策略：2.5mg 皮下每天 1 次 PCI 期间：增加静脉注射普通肝素 50～60IU/kg，以预防导管内血栓	CrCl 在 30～50ml/min 时需谨慎使用 CrCl＜30ml/min 不推荐使用	主要以原药经尿液排泄
直接凝血酶抑制剂			
比伐卢定	准备与阿司匹林联用，阿司匹林 300～325mg 每天；初始剂量 0.75mg/kg 静脉注射，随后在手术期间持续静脉注射 1.75mg/(kg·h) 静脉注射 5 分钟后测定 ACT，如有需要追加 0.3mg/kg，PCI 术后 4 小时内可能需继续使用，初始剂量 0.2mg/kg，如有必要使用至 20h	CrCl 在 10～29ml/min：静脉注射常规剂量，接着 1mg/(kg·h)静脉注射 4 小时 血液透析患者：静脉注射常规剂量，接着 0.25mg/kg.h 静脉注射 4 小时 比伐卢定是一种直接凝血酶抑制剂，血液透析患者有特殊的剂量调整方案，需优先推荐使用	可透析性：可减少 25%血药浓度 经尿液排泄

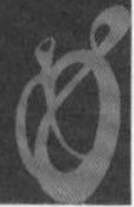

续表

药物	常规剂量	慢性肾脏病人群	药理学
达比加群	用于非瓣膜性房颤相关的卒中及血栓栓塞事件的预防 CrCl>30ml/min 时 150mg 口服每天 2 次	CrCl 在 15~30ml/min:75mg 口服每天 2 次 CrCl<15m~/min 或血液透析时不建议使用 正在使用达比加群的患者需在最后 1 次给药后 12 小时(CrCl ≥ 30ml/min)或 24 小时(CrCl<30ml/min)后使用肠外抗凝药物 可能的话,在介入或外科手术前停用达比加群 1~2 天(CrCl ≥ 50ml/min)或 3~5 天(CrCl<50ml/min),以避免出血风险	肝脏酯酶和微粒体羧酸酯酶代谢 7%经粪便排泄,86%经尿液排泄
利伐沙班	用于非瓣膜性房颤相关的卒中及血栓栓塞事件的预防;用于 VTE CrCl>50ml/min 时,15mg 每天 2 次,维持 3 周(用于 VTE 急性期抗凝) CrCl>50ml/min 时,20mg 每晚睡前 1 小时口服(慢性抗凝)	CrCl 在 15~50ml/min:15mg 每晚睡前 1 小时口服 CrCl<15ml/min 时不建议使用	肝脏 CYP450 代谢,28%经粪便排泄,66%经尿液排泄;半衰期:5~9 小时,老年人为 11~13 小时
阿哌沙班	用于非瓣膜性房颤相关的卒中及血栓栓塞事件的预防;用于 VTE 2.5mg 口服每天 2 次(VTE 预防) 5mg 口服每天 2 次(慢性抗凝)	年龄≥80 岁,体重≤60kg 或血肌酐≥1.5mg/dl 者,推荐 2.5mg 口服每天 2 次	肝脏 CYP450 代谢,主要是 CYP3A4/5,较少通过 CYP1A2,2C8,2C9,2C19 和 2J2,83%经粪便排泄,27%经尿液排泄
依度沙班	用于非瓣膜性房颤相关的卒中及血栓栓塞事件的预防;用于 VTE 60mg 口服每天 1 次(VTE 预防) 60mg 口服每天 1 次(慢性抗凝)	CrCl>95ml/min 时不推荐使用,与华法林相比增加缺血性卒中 CrCl 在 50 · 95ml/min,60mg 口服每天 1 次 CrCl 在 15~50ml/min,30mg 口服每天 1 次	最低代谢,经尿液排泄

ACT,活化凝血时间;aPTT,活化部分凝血活酶时间;CKD,慢性肾脏病;Cr,肌酐;CrCl,c 肌酐清除率;NSTEMI,非 ST 段抬高型心肌梗死;PCI,经皮冠状动脉介入治疗;STEMI,ST 段抬高型心肌梗死;VTE,静脉血栓栓塞。

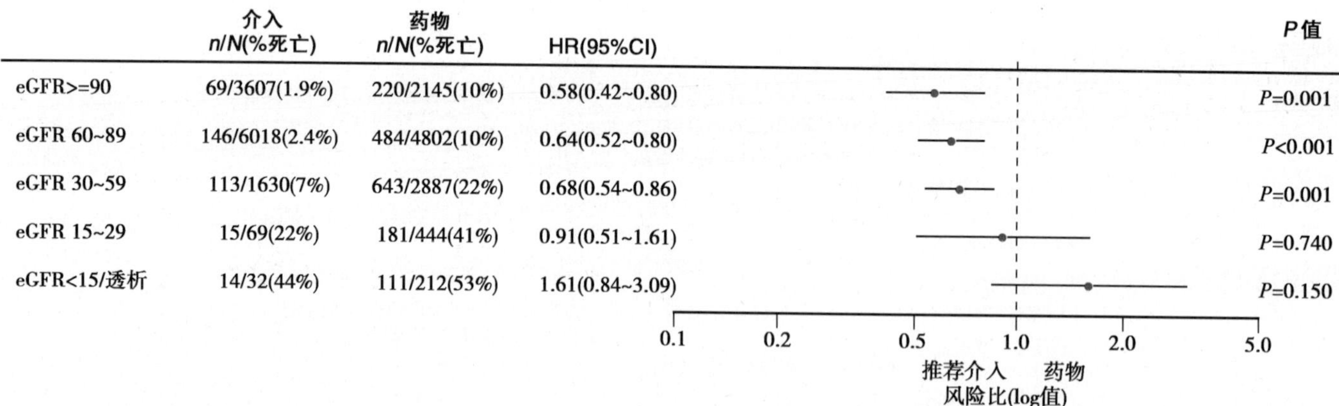

图 98.11 采用药物治疗或早期再血管化治疗的患者 1 年死亡率的估算风险比。(改编自 Szummer K, Lundman P, Jacobson SH, et al; SWEDEHEART: Influence of renal function on the effects of early revascularization in non-ST-elevation myocardial infarction: data from the Swedish Web-System for Enhancement and Development of Evidence-Based Care in Heart Disease Evaluated According to Recommended Therapies(SWEDEHEART). Circulation 2009;120(10):851-8.)

心肾综合征

心肾综合征(CRS)定义为心脏和肾脏其中一个脏器急性或慢性功能不全导致另一个脏器的急性或慢性功能不全(也可见于第四篇)。根据临床进展情况及脏器衰竭的时间顺序分成 5 个特定的综合征(图 98.12)。CKD,尤其是 ESRD 患者有 3 个导致心力衰竭的重要机制:压力超负荷(与高血压相关),容量超负荷和心肌病(图 98.13)。约 20%的患者血液透析前已经存在心力衰竭,目

心肾综合征（CRS）的一般定义: 一种心脏和肾脏的病理生理学异常,一种器官的急性或慢性功能障碍可能导致另一种器官急性或慢性功能障碍
Ⅰ型CRS (急性心肾综合征) 心功能突然恶化(如急性心力衰竭)导致急性肾损伤
Ⅱ型CRS (慢性心肾综合征) 心功能慢性不全(慢性心力衰竭)导致持续进展性及永久性慢性肾脏疾病
Ⅲ型心肾综合征(急性肾心综合征) 肾功能急剧恶化(如急性肾损伤)导致急性心脏异常(如容量超负荷,心力衰竭,高钾血症)
Ⅳ型心肾综合征(慢性肾心综合征) 慢性肾脏疾病(如糖尿病肾病)导致心功能减退、心脏纤维化或肥厚和/或增加心血管事件风险
Ⅴ型心肾综合征(继发性心肾综合征) 系统性疾病(如创伤、脓毒症)导致心肾功能不全

图 98.12　心肾综合征的定义。(改编自 Ronco C, Haapio M, House AA, et al: Cardiorenal syndrome. J Am Coll Cardiol 2008;52(19):1527-39.)

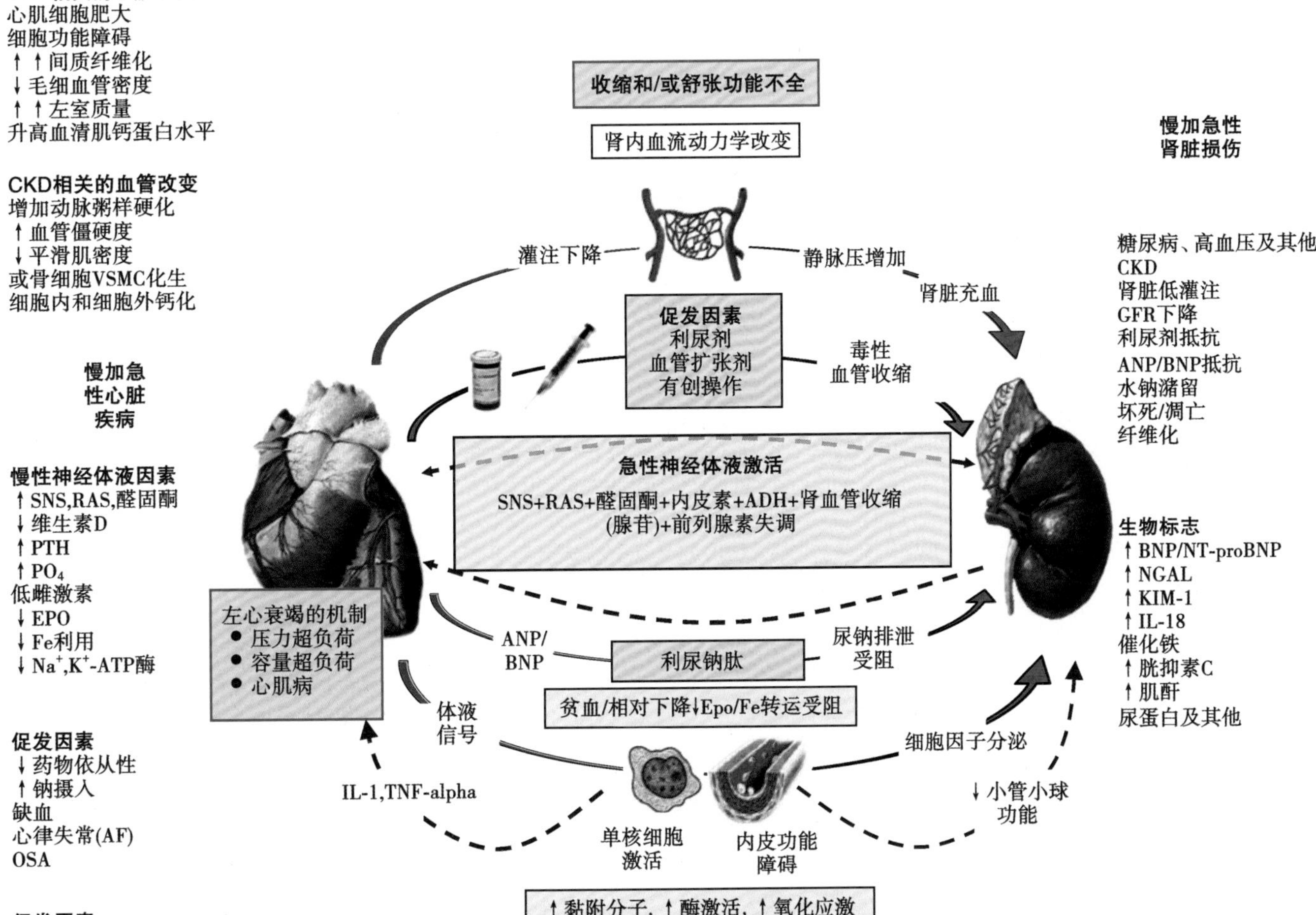

图 98.13　Ⅰ型心肾综合征或急性失代偿性心力衰竭后肾功能恶化的病理生理学。KIM-1,肾脏损伤分子1;OSA,阻塞性睡眠呼吸暂停;TZD,噻唑烷二酮;VSMC,血管平滑肌细胞。(改编自 Herzog CA, Asinger RW, Berger AK, et al: Cardiovascular disease in chronic kidney disease: a clinical update from Kidney Disease: Improving Global Outcomes(KDIGO). Kidney Int 2011;80(6):572-86.)

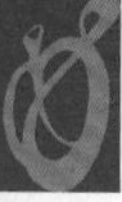

前尚不清楚该心力衰竭诊断有多少成分是由于单纯肾功能不全导致的容量超负荷，有多少成分是由于心脏收缩或舒张功能受损。CKD 可影响血中 BNP 和 NT-pro-BNP 浓度，通常当 eGFR<60ml/(min·1.73m^2)时，BNP 和 NT-pro-BNP 的上限值分别为 200pg/ml 和 1 200pg/ml。

一旦临床发生了急性心力衰竭，约 25%的患者在住院期间出现心肾综合征，表现为血肌酐上升超过 0.3mg/dl 或尿量减少，这些患者中约 1/3 肾功能回到基线水平，另 1/3 遗留 eGFR 下降，最后 1/3 表现为进展性心肾综合征最后导致死亡或肾脏替代治疗[42]。多项研究提示 I 型 CRS 的预测因素包括：基线 eGFR、老年、女性、基线血压升高、初始高脑钠肽水平和中心静脉压升高。由于心力衰竭患者 I 型 CRS 很少发生在住院前，多发生于住院治疗后，因此医源性因素被考虑在内，袢利尿剂的使用可促使 I 型 CRS 发生，原因是其激活 RAAS 及导致肾内血流动力学障碍。

目前尚没有关于 I 型 CRS 的明确治疗策略，无效的方法包括持续静滴呋塞米、小剂量多巴胺、奈西立肽和正性肌力药物。在低动脉压力灌注的情况下，住院期间经常使用多巴酚丁胺和米利农，然而这两种药物均不减少死亡率，反而增加心律失常的发生。当 eGFR 低于 45ml/(min·1.73m^2)时，米利农需调整剂量（表 98.6）。由于心力衰竭患者肾血流量减少，会导致肾小球滤过率下降，近曲小管重吸收水增加，Henle 袢重吸收钠增加，进一步减少肾单位对水的排出。另外动脉血压的下降促进血管升压素释放，使水潴留进一步加重。口服托伐普坦和静脉使用考尼伐坦可改善低钠血症和水潴留，但两种治疗方案均不能减少该疾病的再入院率和死亡率。

表 98.6 CKD 患者心力衰竭治疗的选择性方案

药物	常规剂量	慢性肾脏病人群	药理学
多巴酚丁胺	急性失代偿性心力衰竭伴低心排：持续静脉注射 5~15μg/(kg·min) 初始剂量 5.0μg/(kg·min)静脉注射，滴定至 5~20μg/(kg·min)，不超过 40μg/(kg·min)	CKD 患者无需特殊剂量调整 建议密切监测副作用，包括心律失常 <5.0μg/(kg·min)时可出现低血压	主要代谢途径包括甲基化和肝结合 低心排情况下可增加其他药物的肾脏清除
米力农	急性失代偿性心力衰竭伴低心排：负荷剂量 50μg/kg 静脉注射超过 10 分钟，然后维持剂量 0.375~0.75μg/(kg·min)	推荐静脉注射剂量[μg/(kg·min)] CrCl ml/(min·1.73m^2) [CrCl>50]：不需调整 [50]：0.43μg/(kg·min) [40]：0.38μg/(kg·min) [30]：0.33μg/(kg·min) [20]：0.28μg/(kg·min) [10]：0.23μg/(kg·min) [5]：0.2μg/(kg·min)	原药经尿液排出
奈西立肽	急性失代偿性心力衰竭伴肺淤血：2μg/kg 超过 1 分钟，然后 0.01μg/(kg·min)静脉注射维持，如出现低血压，停药直至稳定，然后从原剂量的 30%重新开始	CKD 患者无需特殊剂量调整。 推荐严密监测副作用：包括低血压	清除途径包括：①细胞表面清除受体结合及溶酶体蛋白水解作用；②肽链内切酶的溶蛋白性裂解（如神经肽链内切酶），主要在血管壁表面；③肾脏滤过
硝普钠	急性失代偿性心力衰竭伴血管收缩：0.25~0.8mg/(kg·min)静脉注射	CKD 患者无需特殊剂量调整 推荐严密监测副作用：包括低血压。硫氰酸盐累积	红细胞内反应，但肝肾功能可影响硫氰酸盐累积
缬沙坦/沙库巴曲	慢性心力衰竭伴 LVEF 下降：沙库巴曲/缬沙坦 24/26、49/51、97/103mg 口服每天 2 次	CKD 患者无需特殊剂量调整。 监测肌酐、尿素氮、血钾	代谢：沙库巴曲通过酯酶代谢为 LBQ657，52%~68%经尿液排出，37%~48%经粪便排出。缬沙坦 13%经尿液排出，86%经粪便排出
伊伐布雷定	慢性心力衰竭，LVEF<35%，心率大于 70 次/min：起始剂量 5mg 口服每天 2 次，根据心率及耐受性调整剂量为 2.5mg 每天 2 次或 7.5mg 每天 2 次	CKD 患者无需特殊剂量调整	经过 CYP450 CYP3A4 代谢；96%经粪便排出，4%经尿液排出
肼屈嗪	急性或慢性心力衰竭，不能耐受 RAAS 阻滞剂：25~50mg 口服每天 3~4 次	CrCl<10ml/min 时每 8~16 小时口服 1 次	肝脏清除，透析可 25%~40%的药物
地高辛	慢性收缩或舒张性心力衰竭，房颤伴快速心室率：0.25mg 每天 1 次口服	0.125mg 每天 1 次口服或隔天 1 次	50%~70%原药从尿液排出，无尿的患者半衰期可延长至 3.5~5 天，血透不能有效清除地高辛

CKD，慢性肾脏病；Cr，肌酐；CrCl，肌酐清除率；LVEF，左室射血分数；RAAS，肾素-血管紧张素-醛固酮系统。

治疗目标主要集中于在狭小的治疗窗内减少充血(见第 25 章)和改善左心室收缩功能,住院期间多使用静脉及口服药物,包括前面提到及本章详细提及的利尿剂。观察性研究及小规模研究提示持续性血液超滤治疗可在短期内改善患者的症状,减少体内水分,缩短住院天数,降低再住院次数。然而 CARRESS-HF 研究显示,I 型 CRS 伴持续性充血的患者使用超滤治疗较利尿剂无明显获益,且严重不良反应发生率明显增加(72% vs 57%, $P=0.03$)[66]。目前无大规模研究帮助明确超滤的适应人群及超滤的时间和模式,也未证实其可减少长期住院率和死亡率,因此超滤仅作为难治性 CRS 最后的治疗办法。

对于已经进行血液透析且存在心力衰竭患者的处理需特别小心,通常情况下,为保证心力衰竭的治疗,只要患者能耐受,规律的血液透析需继续进行以控制超负荷的容量。临床医生需注意 ACEI 可被滤出,而 ARB 则不能。观察性研究显示两种药物均可减少 ESRD 患者的死亡率,研究显示家庭低流量超滤可减少心力衰竭患者再入院率和死亡率[43]。

总的来说,CKD 合并 HF 对于临床医生和患者来说是一种极具挑战性的状况,建议密切门诊监测和避免过度利尿。尽管透析患者经过机械排出水分后会导致容量减少,仍建议使用 AECI 或 ARB 类药物、β 受体阻滞剂和如有必要使用其他控制血压的药物。理论上,ESRD 伴心力衰竭患者应在家进行每天血液透析,由自己或配偶进行护理。

慢性肾脏病与心脏瓣膜病

肾功能不全与二尖瓣环钙化及主动脉瓣硬化相关(也可见第八篇),ESRD 患者可出现进行性瓣膜增厚和钙化[44]。近 80% 的 ESRD 患者存在主动脉硬化引起的杂音,CKD 和 ESRD 患者进行性瓣膜钙化及瓣膜功能不全发生率明显高于正常人群[45]。

ESRD 患者由于存在透析用的临时导管通路,容易出现细菌性感染性心内膜炎(也可见第 73 章)[46]。感染性心内膜炎常见的病原体有葡萄球菌、链球菌和肠球菌,主要累及二尖瓣、主动脉瓣或三尖瓣,在 ESRD 患者中脑栓塞发生率为 40%,死亡率达 50%[46]。由于需要继续血液透析及永久性动静脉瘘手术的推迟,感染性心内膜炎的治疗变得非常困难。不幸的是,ESRD 患者因感染性心内膜炎行瓣膜置换术的死亡率非常高。在 ESRD 情况下,若因感染性心内膜炎或其他导致瓣膜功能不全的因素行瓣膜手术时,使用生物瓣和机械瓣在生存率上无明显差异,因此对于需要反复透析,慢性抗凝存在问题及出血风险的患者,推荐使用生物瓣[47]。

肾功能不全与心律失常

尿毒症、高钾血症、酸中毒及钙磷平衡障碍均与房性或室性心律失常发生率增高相关(也可见第 5 节),由于同时存在左心室肥大的基质、左室扩大、心力衰竭和瓣膜病,CKD 患者被报道几乎所有类型的心律失常发生率均增加就不足为奇了,这些心律失常中也包括慢性心律失常和传导阻滞。血液透析后 6~8 小时后可出现低钾血症,后逐渐出现钾平衡是钾浓度从约 2.00mmol/L 上升至正常水平 3.5~5.5mmol/L,多项研究显示在这期间心脏性猝死的发生率增加[48]。目前更加趋向于增加透析液中的钾浓度,以减少 ESRD 患者钾浓度的波动。需要注意的是许多抗心律失常药物应用时需调整剂量,包括多非利特和索他洛尔(表 98.7)。观察性研究显示 ESRD 患者心脏性猝死幸存后植入 ICD 可获得较好的风险获益比,然而感染的发生率也较高,一旦发生感染住院死亡率接近 14%[49],值得注意的是,CKD 及 ESRD 患者会出现除颤阈值升高及 ICD 治疗失败,电击和 ATP 治疗的发生率增高(图 98.14)[50]。在上述问题未完全明了之前,CKD 患者植入 ICD 后需密切随访,宜选择无创程控刺激治疗心动过速及除颤。

表 98.7 CKD 患者抗心律失常药物选择

药物	常规剂量	慢性肾脏病人群	药理学
胺碘酮	急性室性心律失常或急性、慢性房性心律失常: 首次给予 150mg 静脉推注 10 分钟(15mg/min) 然后缓慢静脉注射 6 小时给予 360mg(1mg/min) 维持剂量:另外 18 小时给予 540mg(0.5mg/min) 口服 800~1 600mg/d,分次口服,直到达到总剂量 10g,随后给予 200~400mg/d	CKD 患者无需特殊剂量调整	主要通过肝脏代谢和胆汁排泄,微量经过尿液排泄
决奈达隆	房颤或房扑:400mg 每天 2 次口服,早晚餐时口服	CKD 患者无需特殊剂量调整	主要通过肝脏代谢
多非利特	房颤/房扑:起始 500μg 口服每天 2 次,初次给药 2~3 小时后监测 QTc,如果 QTc 较基线延长超过 15% 或 QTc>500ms(室内传导异常的患者>550ms),需调整多非利特剂量。第 2~5 次给药时持续监测 QTc:住院第 2~5 次给予多非利特后 2~3 小时必须监测 QTc,如果 QTc>500ms(室内传导异常的患者>550ms),多非利特需停用	[CrCl>60ml/min]:500μg,每天 2 次 [40~60ml/min]:250μg bid [20~39ml/min]:125μg,每天 2 次 [<20]:禁忌证	20%~30% 经肝脏代谢,70%~80% 经肾脏清除
索他洛尔	房颤或房扑:80~160mg 每天 2 次口服	CrCl 30~59ml/min:给药间隔延长至 24 小时 CrCl 10~29ml/min:给药间隔延长至 3~48 小时 CrCl<10ml/min:个体化给药	原药经肾脏排泄,血透可清除

CKD,慢性肾脏;CrCl,肌酐清除率。

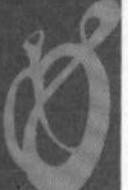

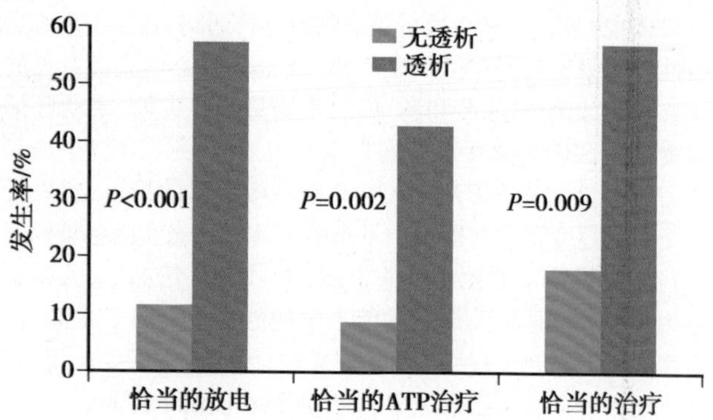

图 98.14 有或无 ERSD 患者 ICD 植入后事件发生率。ATP，抗心动过速起搏。（改编自 Hreybe H，Ezzeddine R，Bedi M，et al：Renal insufficiency predicts the time to first appropriate defibrillator shock. Am Heart J 2006；151(4)：852-6.）

严重肾脏病及血液透析患者的对策

在血液透析患者中冠状动脉造影确诊的冠心病的发病率是不均衡的，从年轻、非 DM 血液透析患者的 25%到老年、长期 DM 的 ESRD 患者的 85%[51]。开始血液透析的患者中，87%存在一些心超可提示的结构异常，包括左心室肥大、LVEF 下降、右心室肥大或功能障碍、肺高血压或瓣膜病[52]。因此多年的 CKD 必然导致上述改变，而不能归咎于透析本身，因为许多患者仅进行了最初几个月的透析。年龄小于 45 岁的透析患者心脏性猝死的发生率是普通人群的 100 倍。ESRD 患者 CAD 的发病率及严重程度均十分高，预后不佳。CKD 血液透析前的医疗保险赔付中 60%以上是心血管疾病，其中 70%的索赔原因是动脉粥样硬化性心脏病。在这些血液透析的赔付中，绝大多数是冠心病。糖尿病肾病中请肾脏移植的患者，约 30%存在 1 处或以上超过 75%的狭窄[53]，与其他冠心病患者相比，ESRD 患者具有更多的多支病变、近端病变和严重狭窄病变，也合并更严重的左室功能障碍。初期 ESRD 进行血液透析的患者具有极高的 CHD 死亡风险，CHD 死亡率是非 ESRD 患者的数倍，尽管这些非 ESRD 患者具有较多的心血管危险因素。

尽管使用多种药物，多数发表的临床研究和注册研究显示 ESRD 患者的平均收缩压接近 155mmHg，约 80%的 ESRD 患者存在高血压，而其中仅 30%的患者得到了良好的控制。腹膜透析、多频次的中心血液透析和家庭血液透析与每周 3 次的血液透析相比可更好地控制血压[54]，用于血液透析的动静脉瘘导致一个肢体（通常是上臂）的血液再循环，分流量取决于瘘的大小和近端程度，一般约导致 25%的血液分流。ESRD 进行血液透析后，由于动静脉分流的存在，可导致容量超负荷，导致心力衰竭和右心室功能障碍的产生[55]。远期的心肾保护包含两种主要内容：①血压控制；②使用 RAAS 阻滞剂作为基础治疗，包括 ACEI 或 ARB。ACEI/ARB 如何起效？即使不增加其活动的整体水平，没有肾脏的参与，RAAS 系统也保证有相当的量，有正常的功能。因此高度激活的 RAAS 甚至在无肾脏的患者仍是治疗目标，因为 ACEI 或 ARB 可减少左心室肥大，可能改善生存率。一项小规模研究显示雷米普利可保护腹透患者存留的残余尿量，在 ESRD 患者也是如此[56]。一项病例对照研究显示 ESRD 患者服用 ACEI 或 ARB 可改善生存率，这种获益在使用时间越长越明显[57]。ACEI 或 ARB 可加重 ESRD 患者的高钾血症，在能够耐受的情况下，临床医生需考虑调整透析方案促进排钾。Patiromer calcium 是一种胃肠道钾结合多聚体，推荐初始剂量每天口服 8.4g 用于治疗急性或慢性高钾血症[58]。

在 ACEI 或 ARB 治疗的基础上，可根据降压作用及减少心血管事件的作用选择合适的降压药物，β 受体阻滞剂既可用于降压，也可用于抗心绞痛。在心力衰竭患者中，β 受体阻滞剂可改善左心室射血分数，减少入院率、猝死率及全因死亡率。ESRD 患者冠心病事件后使用 β 受体阻滞剂可大幅减少全因死亡率。

使用其他降压药或心血管保护药物需取决于管理的难易程度，例如患者的依从性、无明显副作用等。指南规定在非 ESRD 患者诊室收缩压应低于 130mmHg，ESRD 患者很难达到此目标，且不出现透析时低血压。由于 ESRD 患者常合并严重冠心病，透析期间低血压可加重临床或亚临床缺血，可表现为胸闷不适、气急、心电图 ST 段压低及血 cTn 升高。

在心肾保护研究中，研究对象为 CKD 和 ESRD 透析前患者，以 LDL-C 降低为目标，多使用他汀和依折麦布，可降低 17%的主要动脉粥样硬化事件[59]。非他汀类降脂药物可用于他汀不耐受的患者或严重高甘油三酯血症有胰腺炎风险者，在 CKD 和 ESRD 患者中，使用这些药物并无确切证据可减少心血管事件。考拉维纶，一种胆汁酸螯合剂，可用于降低血磷。

ESRD 伴糖尿病患者，血糖控制目标糖化血红蛋白小于 7%可减少小血管并发症（视网膜病变），在较少程度上可减少重要动脉粥样硬化疾病，如心肌梗死、卒中和心血管死亡。ESRD 患者需戒烟，抗血小板药物及抗栓药物用于预防心血管疾病风险在 ESRD 患者中需小心考虑。

对稳定的有症状的冠心病而言，一项基于 COURAGE 研究中的分析显示，在透析前的 CKD 患者中，PCI 较药物治疗无明显获益[60]，对于 ESRD 患者目前无类似数据。ESRD 伴有症状冠心病患者经过最佳药物治疗后，接下来需进行冠状动脉造影术和考虑再血管化治疗，在多支血管病变的情况下，多项研究显示 CABG 较 PCI 植入药物支架更改善预后，可能由于更完全的再血管化和对再发心肌梗死的预防作用[61]。ESRD 患者进行再血管化操作的风险会明显增加，包括死亡。与不血透的患者相比，长期透析的患者进行 CABG 时将面临 4.4 倍的住院死亡，3.1 倍纵隔炎风险和 2.6 倍卒中风险[40]。

总的说来，ESRD 具有超高的冠心病风险，超过标准风险评分计算出的结果。有必要采用积极的态度去治疗冠心病，甚至是无症状的冠心病患者。ESRD 患者应采用低阈值的诊断方法，如果发现有严重的多支血管病变，ESRD 患者采用 CABG 较 PCI 获益更大。如果临床情况允许，应该让患者获得更多的生存时间和减少未来心脏事件的发生。

肾脏移植受者的评估和处理

高危 CKD 患者接受肾脏移植前推荐进行心血管评估[62]，包括是否合并糖尿病、男性超过 45 岁或女性超过 55 岁、既往有缺血性心脏病史、心电图异常、左室功能障碍、吸烟史和血液透析超过 2 年。ESRD 合并冠心病的理想评估方法存在争议。选用运动或药物负荷试验，选用超声心动图或核素扫描需根据个体情况决定，其中一项推荐流程选用多巴酚丁胺负荷超声心动图检查（图 98.15）。冠状动脉 CT 血管成像是另外一种筛查方法，在准备进行肾移植的患者中排查出严重的冠心病和识别冠状动脉病变轻的患者[63]。如果充分注意诊断学操作和 PCI/CABG 之间的间隔时间，

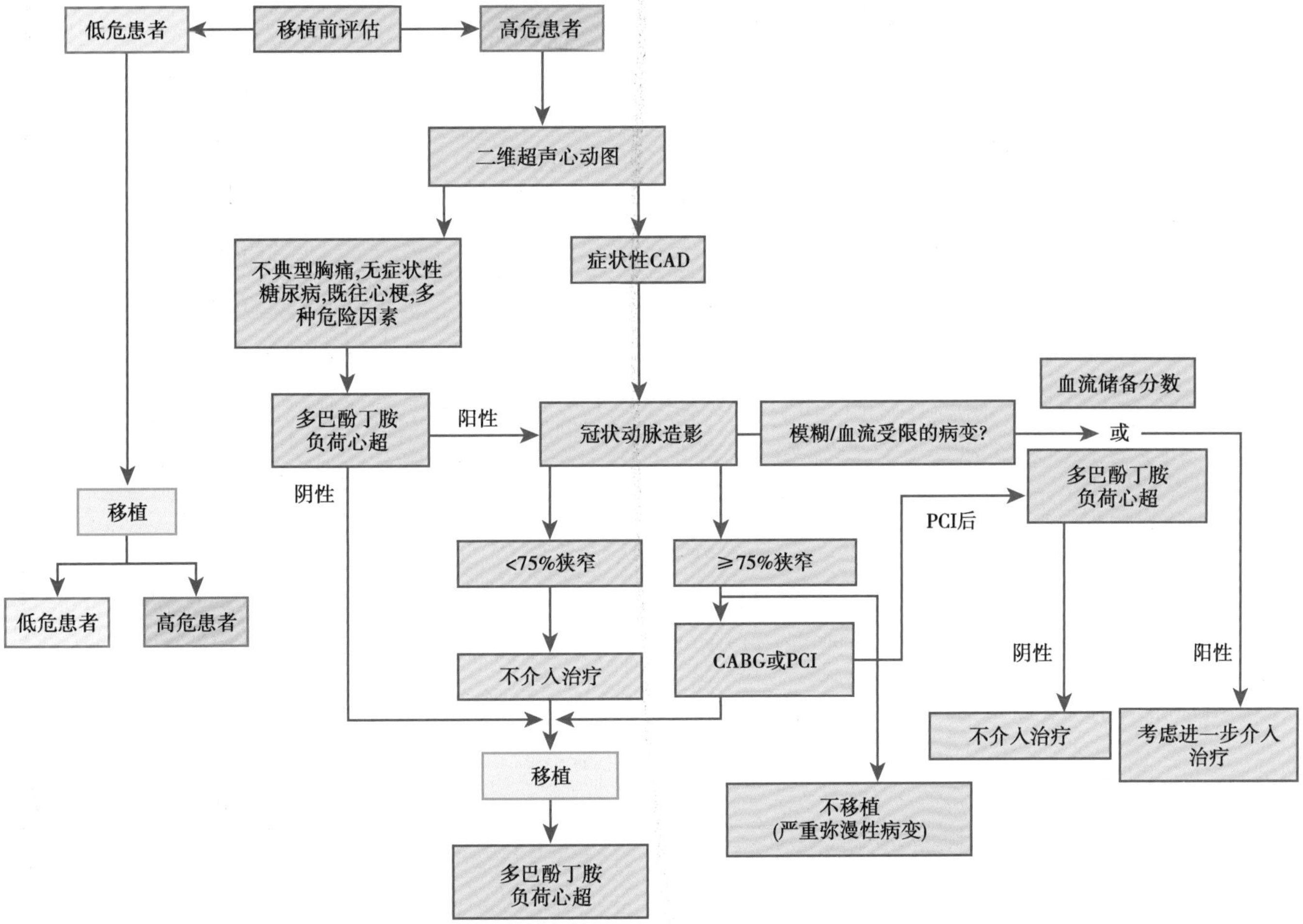

移植前评估
低危患者
高危患者
二维超声心动图
不典型胸痛,无症状性糖尿病,既往心梗,多种危险因素
症状性CAD
多巴酚丁胺负荷心超
阳性
阴性
冠状动脉造影
模糊/血流受限的病变?
血流储备分数
或
多巴酚丁胺负荷心超
PCI后
<75%狭窄
≥75%狭窄
不介入治疗
CABG或PCI
移植
低危患者
高危患者
阴性
阳性
不介入治疗
考虑进一步介入治疗
不移植
(严重弥漫性病变)
移植
多巴酚丁胺负荷心超

图 98.15 肾移植前冠状动脉疾病的评估。(改编自 Stenvinkel P, Herzog C: Cardiovascular disease in chronic kidney disease. In Floege J, Johnson R, Feehally J(editors): Comprehensive clinical nephrology, 4th ed. St. Louis, Elsevier, 2010.)

极低 eGFR 患者进行冠状动脉造影或再血管化治疗对肾功能的影响微乎其微(图 98.16)[64]。肾移植后使用降脂药物(低效能他汀,例如氟伐他汀或普伐他汀)通常可获得较好的风险/获益比[65]。一项 meta 分析入选了 22 项研究(3 465 例肾移植受者),显示使用他汀类药物可减少肾移植受者的心血管事件发生[66]。

SIMPLIFIED MDRD eGFR (mL/min/1.73 m2)
25
20
15
10
5
0
−12
−9
−6
−3
0
3
6
9
12
TIME FROM CORONARY ANGIOGRAPHY (Months)

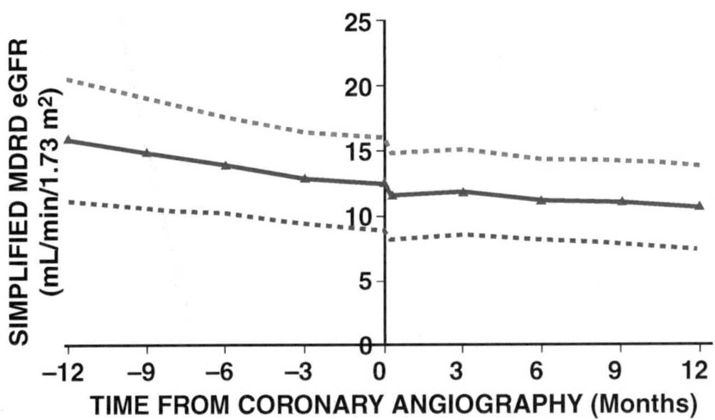

FIGURE 98.16 Renal filtration function (eGFR) before and after coronary angiography in pre-renal transplant candidates undergoing coronary angiography. (Adapted from Kumar N, Dahri L, Brown W, et al: Effect of elective coronary angiography on glomerular filtration rate in patients with advanced chronic kidney disease. Clin J Am Soc Nephrol 2009;4(12):1907-13.)

简化MDRD计算的eGFR/[mL/(min·1.73m2)]
25
20
15
10
5
0
−12
−9
−6
−3
0
3
6
9
12
冠状动脉造影前后的时间/月

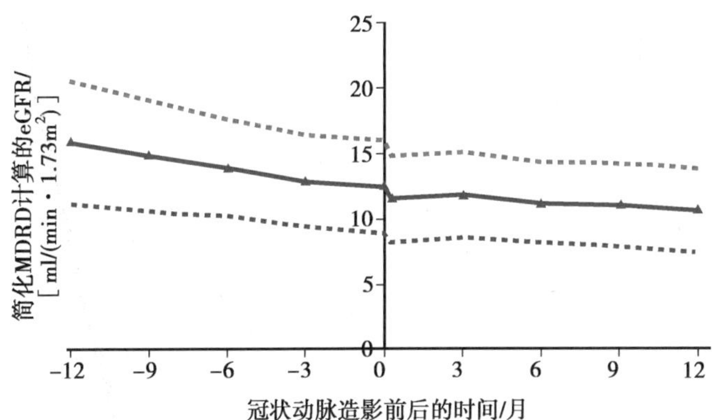

图 98.16 肾脏移植前患者进行冠状动脉造影前后肾脏滤过功能(eGFR)变化。(改编自 Kumar N, Dahri L, Brown W, et al: Effect of elective coronary angiography on glomerular filtration rate in patients with advanced chronic kidney disease. Clin J Am Soc Nephrol 2009;4(12):1907-13.)

未来展望

近几十年来人们越来越认识到 CKD 患者具有较高的心血管疾病风险,肾功能不全常影响以下患者的处理,包括进行 PCI 或心脏外科手术、ACS、心力衰竭、瓣膜病或心律失常的处理。目前的推荐

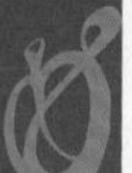

都是基于回顾性研究及临床试验的亚组分析，缺乏 CKD 或 ESRD 的前瞻性随机研究，随着未来对 CKD 不良代谢环境的深入研究，相信会为肾脏病合并心血管疾病的诊断和治疗提供通用的靶点。

（陈治松 译，沈玉芹　刘学波 校）

参考文献

1. Szczech LA, Stewart RC, Su HL, et al. Primary care detection of chronic kidney disease in adults with type-2 diabetes: the ADD-CKD Study (awareness, detection and drug therapy in type 2 diabetes and chronic kidney disease). *PLoS ONE*. 2014;9(11):e110535.
2. Ritz E, Zeng XX. Rychlík I. Clinical manifestation and natural history of diabetic nephropathy. *Contrib Nephrol*. 2011;170:19–27. doi:10.1159/000324939. Epub 2011 Jun 9. Review. PubMed PMID: 21659754.
3. Herzog CA, Asinger RW, Berger AK, et al. Cardiovascular disease in chronic kidney disease. A clinical update from Kidney Disease: Improving Global Outcomes (KDIGO). *Kidney Int*. 2011;80(6):572–586. doi:10.1038/ki.2011.223. Epub 2011 Jul 13. PubMed PMID: 21750584.
4. Levey AS, Inker LA, Coresh J. GFR estimation: from physiology to public health. *Am J Kidney Dis*. 2014;63(5):820–834. doi:10.1053/j.ajkd.2013.12.006. Epub 2014 Jan 28. Review. PubMed PMID: 24485147. PubMed Central PMCID: PMC4001724.
5. Ferguson TW, Komenda P, Tangri N. Cystatin C as a biomarker for estimating glomerular filtration rate. *Curr Opin Nephrol Hypertens*. 2015;24(3):295–300. doi:10.1097/MNH.0000000000000115. Review. PubMed PMID: 26066476.
6. Amin AP, Whaley-Connell AT, Li S, et al.; KEEP Investigators. The synergistic relationship between estimated GFR and microalbuminuria in predicting long-term progression to ESRD or death in patients with diabetes: results from the Kidney Early Evaluation Program (KEEP). *Am J Kidney Dis*. 2013;61(4 suppl 2):S12–S23. doi:10.1053/j.ajkd.2013.01.005. PubMed PMID: 23507266 PubMed Central PMCID: PMC4492431.
7. Matsushita K, Coresh J, Sang Y, et al.; CKD Prognosis Consortium. Estimated glomerular filtration rate and albuminuria for prediction of cardiovascular outcomes: a collaborative meta-analysis of individual participant data. *Lancet Diabetes Endocrinol*. 2015;3(7):514–525. doi:10.1016/S2213-8587(15)00040-6. Epub 2015 May 28. PubMed PMID: 26028594. PubMed Central PMCID: PMC4594193.
8. Palmer SC, Navaneethan SD, Craig JC, et al. Meta-analysis: erythropoiesis-stimulating agents in patients with chronic kidney disease. *Ann Intern Med*. 2010;153(1):23–33.
9. Covic A, Nistor I, Donciu MD, et al. Erythropoiesis-stimulating agents (ESA) for preventing the progression of chronic kidney disease: a meta-analysis of 19 studies. *Am J Nephrol*. 2014;40(3):263-279.
10. Collister D, Komenda P, Hiebert B, et al. The effect of erythropoietin-stimulating agents on health-related quality of life in anemia of chronic kidney disease: a systematic review and meta-analysis. *Ann Intern Med*. 2016;164(7):472-478.
11. Swedberg K, Young JB, Anand IS, et al.; RED-HF Committees; RED-HF Investigators. Treatment of anemia with darbepoetin alfa in systolic heart failure. *N Engl J Med*. 2013;368(13):1210–1219. doi:10.1056/NEJMoa1214865. Epub 2013 Mar 10. PubMed PMID: 23473338.
12. McCullough PA, Barnhart HX, Inrig JK, et al. Cardiovascular toxicity of epoetin-alfa in patients with chronic kidney disease. *Am J Nephrol*. 2013;37(6):549–558. doi:10.1159/000351175. Epub 2013 May 25. PubMed PMID: 23735819.
13. Clevenger B, Gurusamy K, Klein AA, et al. Systematic review and meta-analysis of iron therapy in anaemic adults without chronic kidney disease: updated and abridged Cochrane review. *Eur J Heart Fail*. 2016;18(7):774–785.
14. Jankowska EA, Tkaczyszyn M, Suchocki T, et al. Effects of intravenous iron therapy in iron-deficient patients with systolic heart failure: a meta-analysis of randomized controlled trials. *Eur J Heart Fail*. 2016;18(7):786–795.
15. Maxwell PH, Eckardt KU. HIF prolyl hydroxylase inhibitors for the treatment of renal anaemia and beyond. *Nat Rev Nephrol*. 2016;12(3):157–168. doi:10.1038/nrneph.2015.193. Epub 2015 Dec 14. Review. PubMed PMID: 26656456.
16. KDIGO AKI Work Group. KDIGO clinical practice guideline for acute kidney injury. *Kidney Int Suppl*. 2012;17:1–138.
17. Tsai TT, Patel UD, Chang TI, et al. Contemporary Incidence, Predictors, and Outcomes of Acute Kidney Injury in Patients Undergoing Percutaneous Coronary Interventions: Insights From the NCDR Cath-PCI Registry. *JACC Cardiovasc Interv*. 2014;7(1):1–9.
18. McCullough PA, Choi JP, Feghali GA, et al. Contrast-Induced Acute Kidney Injury. *J Am Coll Cardiol*. 2016;68(13):1465–1473. doi:10.1016/j.jacc.2016.05.099. Review. PubMed PMID: 27659469.
19. Keeley EC, Grines CL. Scraping of aortic debris by coronary guiding catheters: a prospective evaluation of 1,000 cases. *J Am Coll Cardiol*. 1998;32(7):1861–1865. PubMed PMID: 9857864.
20. Kooiman J, Seth M, Dixon S, et al. Risk of acute kidney injury after percutaneous coronary interventions using radial versus femoral vascular access: insights from the Blue Cross Blue Shield of Michigan Cardiovascular Consortium. *Circ Cardiovasc Interv*. 2014;7(2):190–198. doi:10.1161/CIRCINTERVENTIONS.113.000778. Epub 2014 Feb 25. PubMed PMID: 24569598.
21. Cortese B, Sciahbasi A, Sebik R, et al. Comparison of risk of acute kidney injury after primary percutaneous coronary interventions with the transradial approach versus the transfemoral approach (from the PRIPITENA urban registry). *Am J Cardiol*. 2014;114(6):820–825. doi:10.1016/j.amjcard.2014.06.010. Epub 2014 Jul 1, PubMed PMID: 25073568.
22. Mehran R, Aymong ED, Nikolsky E, et al. A simple risk score for prediction of contrast-induced nephropathy after percutaneous coronary intervention: development and initial validation. *J Am Coll Cardiol*. 2004;44(7):1393–1399. PubMed PMID: 15464318.
23. Solomon R, Gordon P, Manoukian SV, et al.; BOSS Trial Investigators. Randomized trial of bicarbonate or saline study for the prevention of contrast-induced nephropathy in patients with CKD. *Clin J Am Soc Nephrol*. 2015;10(9):1519–1524. doi:10.2215/CJN.05370514. Epub 2015 Jul 16. PubMed PMID: 26185263. PubMed Central PMCID: PMC4559510.
24. Brar SS, Shen AY, Jorgensen MB, et al. Sodium bicarbonate vs sodium chloride for the prevention of contrast medium-induced nephropathy in patients undergoing coronary angiography: a randomized trial. *JAMA*. 2008;300(9):1038–1046. doi:10.1001/jama.300.9.1038. PubMed PMID: 18768415.
25. McCullough PA, Brown JR. Effects of intra-arterial and intravenous iso-osmolar contrast medium (iodixanol) on the risk of contrast-induced acute kidney injury: a meta-analysis. *Cardiorenal Med*. 2011;1(4):220–234. . Epub 2011 Oct 4. PubMed PMID: 22164156. PubMed Central PMCID: PMC3222111.
26. Investigators ACT. Acetylcysteine for prevention of renal outcomes in patients undergoing coronary and peripheral vascular angiography: main results from the randomized Acetylcysteine for Contrast-induced nephropathy Trial (ACT). *Circulation*. 2011;124(11):1250–1259. doi:10.1161/CIRCULATIONAHA.111.038943. Epub 2011 Aug 22. PubMed PMID: 21859972.
27. Mehta RH, Honeycutt E, Patel UD, et al. Relationship of the time interval between cardiac catheterization and elective coronary artery bypass surgery with postprocedural acute kidney injury. *Circulation*. 2011;124(11 suppl):S149–S155. doi:10.1161/CIRCULATIONAHA.110.011700. PubMed PMID: 21911805. PubMed Central PMCID: PMC3716279.
28. O'Neal JB, Shaw AD, Billings FT 4th. Acute kidney injury following cardiac surgery: current understanding and future directions. *Crit Care*. 2016;20(1):187. doi:10.1186/s13054-016-1352-z. Review. PubMed PMID: 27373799. PubMed Central PMCID: PMC4931708.
29. Raggi P, Chertow GM, Torres PU, et al.; ADVANCE Study Group. The ADVANCE study: a randomized study to evaluate the effects of cinacalcet plus low-dose vitamin D on vascular calcification in patients on hemodialysis. *Nephrol Dial Transplant*. 2011;26(4):1327–1339. doi:10.1093/ndt/gfq725. Epub 2010 Dec 8, PubMed PMID: 21148030.
30. EVOLVE Trial Investigators, Chertow GM, Block GA, et al. Effect of cinacalcet on cardiovascular disease in patients undergoing dialysis. *N Engl J Med*. 2012;367(26):2482–2494. doi:10.1056/NEJMoa1205624. Epub 2012 Nov 3, PubMed PMID: 23121374.
31. Charytan DM, Fishbane S, Malyszko J, et al. Cardiorenal Syndrome and the Role of the Bone-Mineral Axis and Anemia. *Am J Kidney Dis*. 2015;66(2):196–205. doi:10.1053/j.ajkd.2014.12.016. Epub 2015 Feb 26. Review. PubMed PMID: 25727384. PubMed Central PMCID: PMC4516683.
32. Khouri Y, Steigerwalt SP, Alsamara M, McCullough PA. What is the ideal blood pressure goal for patients with stage III or higher chronic kidney disease? *Curr Cardiol Rep*. 2011;13(6):492–501. doi:10.1007/s11886-011-0215-0. Review. PubMed PMID: 21887524.
33. Cohen MG, Pascua JA, Garcia-Ben M, et al. A simple prediction rule for significant renal artery stenosis in patients undergoing cardiac catheterization. *Am Heart J*. 2005;150(6):1204–1211. PubMed PMID: 16338259.
34. Briasoulis A, Bakris GL. Current status of renal denervation in hypertension. *Curr Cardiol Rep*. 2016;18(11):107. doi:10.1007/s11886-016-0781-2. Review. PubMed PMID: 27614466.
35. Twerenbold R, Wildi K, Jaeger C, et al. Optimal cutoff levels of more sensitive cardiac troponin assays for the early diagnosis of myocardial infarction in patients with renal dysfunction. *Circulation*. 2015;131(23):2041–2050. doi:10.1161/CIRCULATIONAHA.114.014245. Epub 2015 May 6. PubMed PMID: 25948542. PubMed Central PMCID: PMC4456169.
36. deFilippi C, Seliger SL, Kelley W, et al. Interpreting cardiac troponin results from high-sensitivity assays in chronic kidney disease without acute coronary syndrome. *Clin Chem*. 2012;58(9):1342–1351. doi:10.1373/clinchem.2012.185322. Epub 2012 Jul 12. PubMed PMID: 22791885.
37. Fox CS, Muntner P, Chen AY, et al. Acute coronary treatment and intervention outcomes network registry. Use of evidence-based therapies in short-term outcomes of ST-segment elevation myocardial infarction and non-ST-segment elevation myocardial infarction in patients with chronic kidney disease: a report from the National Cardiovascular Data Acute Coronary Treatment and Intervention Outcomes Network registry. *Circulation*. 2010;121(3):357–365. doi:10.1161/CIRCULATIONAHA.109.865352. Epub 2010 Jan 11. PubMed PMID: 20065168. PubMed Central PMCID: PMC2874063.
38. McCullough PA. Why is chronic kidney disease the "spoiler" for cardiovascular outcomes? *J Am Coll Cardiol*. 2003;41(5):725–728. PubMed PMID: 12628713.
39. Sica D. The implications of renal impairment among patients undergoing percutaneous coronary intervention. *J Invasive Cardiol*. 2002;14(supplB):30B–37B. Review. PubMed PMID: 11967388.
40. Roberts JK, McCullough PA. The management of acute coronary syndromes in patients with chronic kidney disease. *Adv Chronic Kidney Dis*. 2014;21(6):472–479. doi:10.1053/j.ackd.2014.08.005. Epub 2014 Oct 24. Review. PubMed PMID: 25443572.
41. Szummer K, Lundman P, Jacobson SH, et al.; SWEDEHEART. Influence of renal function on the effects of early revascularization in non-ST-elevation myocardial infarction: data from the Swedish Web-System for Enhancement and Development of Evidence-Based Care in Heart Disease Evaluated According to Recommended Therapies (SWEDEHEART). *Circulation*. 2009;120(10):851–858. doi:10.1161/CIRCULATIONAHA.108.838169. Epub 2009 Aug 24. PubMed PMID: 19704097.
42. Haase M, Müller C, Damman K, et al. Pathogenesis of cardiorenal syndrome type 1 in acute decompensated heart failure: workgroup statements from the eleventh consensus conference of the Acute Dialysis Quality Initiative (ADQI). *Contrib Nephrol*. 2013;182:99–116. doi:10.1159/000349969. Epub 2013 May 13. PubMed PMID: 23689658.
43. Weinhandl ED, Gilbertson DT, Collins AJ. Mortality, Hospitalization, and Technique Failure in Daily Home Hemodialysis and Matched Peritoneal Dialysis Patients: A Matched Cohort Study. *Am J Kidney Dis*. 2016;67(1):98–110. doi:10.1053/j.ajkd.2015.07.014. Epub 2015 Aug 28. PubMed PMID: 26319755.
44. Roberts WC, Taylor MA, Shirani J. Cardiac findings at necropsy in patients with chronic kidney disease maintained on chronic hemodialysis. *Medicine (Baltimore)*. 2012;91(3):165–178. doi:10.1097/MD.0b013e318256e076. PubMed PMID: 22549132.
45. Kim D, Shim CY, Hong GR, et al. Effect of end-stage renal disease on rate of progression of aortic stenosis. *Am J Cardiol*. 2016;117(12):1972–1977. doi:10.1016/j.amjcard.2016.03.048. Epub 2016 Apr 5. PubMed PMID: 27138183.
46. Kamalakannan D, Pai RM, Johnson LB, et al. Epidemiology and clinical outcomes of infective endocarditis in hemodialysis patients. *Ann Thorac Surg*. 2007;83(6):2081–2086. PubMed PMID: 17532401.
47. Altarabsheh SE, Deo SV, Dunlay SM, et al. Tissue valves are preferable for patients with end-stage renal disease: an aggregate meta-analysis. *J Card Surg*. 2016;31(8): 507–514.
48. Pun PH, Lehrich RW, Honeycutt EF, et al. Modifiable risk factors associated with sudden cardiac arrest within hemodialysis clinics. *Kidney Int*. 2011;79(2):218–227. doi:10.1038/ki.2010.315. Epub 2010 Sep 1. PubMed PMID: 20811332.
49. Opelami O, Sakhuja A, Liu X, et al. Outcomes of infected cardiovascular implantable devices in dialysis patients. *Am J Nephrol*. 2014;40(3):280–287. doi:10.1159/000366453. Epub 2014 Oct 15. PubMed PMID: 25323128. PubMed Central PMCID: PMC4216629.
50. Hage FG, Aljaroudi W, Aggarwal H, et al. Outcomes of patients with chronic kidney disease and implantable cardiac defibrillator: primary versus secondary prevention. *Int J Cardiol*. 2013;165(1):113–116. doi:10.1016/j.ijcard.2011.07.087. Epub 2011 Sep 8. PubMed PMID: 21862150.
51. De Vriese AS, Vandecasteele SJ, Van den Bergh B, De Geeter FW. Should we screen for coronary artery disease in asymptomatic chronic dialysis patients? *Kidney Int*. 2012;81(2):143–151. doi:10.1038/ki.2011.340. Epub 2011 Sep 28, Review. PubMed PMID: 21956188.
52. McCullough PA, Roberts WC. Influence of Chronic Renal Failure on Cardiac Structure. *J Am Coll Cardiol*. 2016;67(10):1183–1185. doi:10.1016/j.jacc.2015.11.065. PubMed PMID: 26965539.
53. De Lima JJ, Gowdak LH, de Paula FJ, et al. Coronary artery disease assessment and intervention in renal transplant patients: analysis from the KiHeart Cohort. *Transplantation*. 2016;100(7):1580–1587. doi:10.1097/TP.0000000000001157. PubMed PMID: 26982956.
54. Kotanko P, Garg AX, Depner T, et al.; FHN Trial Group. Effects of frequent hemodialysis on blood pressure: Results from the randomized frequent hemodialysis network trials. *Hemodial Int*. 2015;19(3):386–401. doi:10.1111/hdi.12255. Epub 2015 Jan 5. PubMed PMID: 25560227. PubMed Central PMCID: PMC4490029.
55. Rao NN, Dundon BK, Worthley MI, Faull RJ. The Impact of Arteriovenous Fistulae for Hemodialysis on the Cardiovascular System. *Semin Dial*. 2016;29(3):214–221. doi:10.1111/sdi.12459. Epub 2016 Jan 12. Review. PubMed PMID: 26756565.
56. Li PK, Chow KM, Wong TY, et al. Effects of an angiotensin-converting enzyme inhibitor on residual renal function in patients receiving peritoneal dialysis. A randomized, controlled study. *Ann Intern Med*. 2003;139(2):105–112. PubMed PMID: 12859160.
57. Wu CK, Yang YH, Juang JM, et al. Effects of angiotensin converting enzyme inhibition or

angiotensin receptor blockade in dialysis patients: a nationwide data survey and propensity analysis. *Medicine (Baltimore)*. 2015;94(3):e424. doi:10.1097/MD.0000000000000424. PubMed PMID: 25621694. PubMed Central PMCID: PMC4602640.

58. McCullough PA, Costanzo MR, Silver M, et al. Novel agents for the prevention and management of hyperkalemia. *Rev Cardiovasc Med*. 2015;16(2):140–155. Review. PubMed PMID: 26198561.
59. Baigent C, Landray MJ, Reith C, et al.; SHARP Investigators. The effects of lowering LDL cholesterol with simvastatin plus ezetimibe in patients with chronic kidney disease (Study of Heart and Renal Protection): a randomised placebo-controlled trial. *Lancet*. 2011;377(9784):2181–2192. doi:10.1016/S0140-6736(11)60739-3. Epub 2011 Jun 12. PubMed PMID: 21663949. PubMed Central PMCID: PMC3145073.
60. Sedlis SP, Jurkovitz CT, Hartigan PM, et al.; COURAGE Study Investigators. Optimal medical therapy with or without percutaneous coronary intervention for patients with stable coronary artery disease and chronic kidney disease. *Am J Cardiol*. 2009;104(12):1647–1653. doi:10.1016/j.amjcard.2009.07.043. PubMed PMID: 19962469.
61. Ashrith G, Lee VV, Elayda MA, et al. Short- and long-term outcomes of coronary artery bypass grafting or drug-eluting stent implantation for multivessel coronary artery disease in patients with chronic kidney disease. *Am J Cardiol*. 2010;106(3):348–353. doi:10.1016/j.amjcard.2010.03.037. Epub 2010 Jun 18. PubMed PMID: 20643244.
62. Lentine KL, Costa SP, Weir MR, et al.; American Heart Association Council on the Kidney in Cardiovascular Disease and Council on Peripheral Vascular Disease. Cardiac disease evaluation and management among kidney and liver transplantation candidates: a scientific statement from the American Heart Association and the American College of Cardiology Foundation. *J Am Coll Cardiol*. 2012;60(5):434–480. doi:10.1016/j.jacc.2012.05.008. Epub 2012 Jul 2. Review. PubMed PMID: 22763103.
63. Winther S, Svensson M, Jørgensen HS, et al. Diagnostic Performance of Coronary CT Angiography and Myocardial Perfusion Imaging in Kidney Transplantation Candidates. *JACC Cardiovasc Imaging*. 2015;8(5):553–562. doi:10.1016/j.jcmg.2014.12.028. Epub 2015 Apr 10. PubMed PMID: 25869350.
64. Kumar N, Dahri L, Brown W, et al. Effect of elective coronary angiography on glomerular filtration rate in patients with advanced chronic kidney disease. *Clin J Am Soc Nephrol*. 2009;4(12):1907–1913. doi:10.2215/CJN.01480209. Epub 2009 Oct 15. PubMed PMID: 19833903. PubMed Central PMCID: PMC2798873.
65. Riella LV, Gabardi S, Chandraker A. Dyslipidemia and its therapeutic challenges in renal transplantation. *Am J Transplant*. 2012;12(8):1975–1982. doi:10.1111/j.1600-6143.2012.04084.x. Epub 2012 May 11. Review. PubMed PMID: 22578270.
66. Palmer SC, Navaneethan SD, Craig JC, et al. HMG CoA reductase inhibitors (statins) for kidney transplant recipients. *Cochrane Database Syst Rev*. 2014;(1):CD005019, doi:10.1002/14651858.CD005019.pub4. Review. PubMed PMID: 24470059.

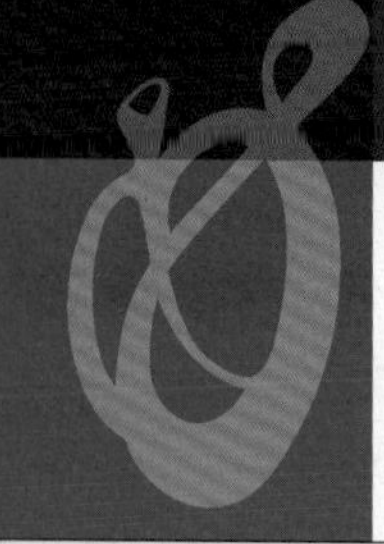

第99章　自主神经功能紊乱的心血管表现

DAVID ROBERTSON AND ROSE MARIE ROBERTSON

人体自主神经功能紊乱通常表现为血压和/或心率异常，以及这些生命体征稳定性的降低和/或其对外部和内部刺激的通常反应的改变。由于此类疾病并不常见，许多临床医生不熟悉该类疾病及其管理原则。在急、慢性临床病程中，经常会寻求心脏病专家会诊，希冀能协助提供诊断和治疗方案。为促进有效的会诊，在本章中，我们将简要回顾当前对正常自主神经心血管调控和自主神经功能检查的理解，以及心脏病专家会诊中可能遇到的自主神经紊乱性疾病。我们将描述目前对这些疾病的认识，解决如何做出诊断，并回顾有效的初始管理方法。虽然许多自主神经紊乱性疾病很少见，但尝试理解它们是值得的，可以提供改善甚至延长生命的机会，并让我们学习到正常的生理学机制[2]。我们还将简要介绍几种主要在其他章节介绍过的心血管疾病的特定自主神经功能方面的表现。

神经循环控制概况

自主神经系统（autonomic nervous system，ANS）在调节血液循环方面发挥着重要的瞬时作用，以适应身体环境变化的需要。中枢神经系统通过视觉传感器，体位传感器，容积和压力传感器等多种输入接收有关内、外环境的信息，并主要在髓质中集成这些信息。自主神经系统主要由交感神经，副交感神经和肠神经组成，前两者提供主要的整体血管舒缩反应。第22章、第34章和第46章讨论了自主神经输入对心脏传导系统、心肌本身和冠状动脉血管系统的影响。由于血压的整体控制及其在自主神经功能紊乱的相应改变不为人熟悉，我们在讨论它如何用于测试自主神经系统各个组成部分的功能，以及它如何帮助做出诊断之前，将首先描述其相关生理学表现。

压力感受器反射

人体血压的调控由内分泌、肾脏、毛细血管转移机制和自主神经机制间的相互配合得以维持。但最主要且最迅速减少因体位和其他变化致血压不稳定的精确控制是由压力反射来实现。该系统由支持多个反射的神经元的综合复合体组成（图99.1）。它包括：①动脉压力感受器，其感觉末端位于主动脉弓内、右锁骨下动脉的起始部和颈动脉窦内；②心肺压力感受器，亦称为低压力感受器，位于心房壁和肺动脉管壁。健康成年人在静息状态下，压力反射可以抑制交感神经兴奋并增强副交感神经活动，从而使副交感神经张力占主导地位。随着血管压力的变化，压力感受器感知的信息驱动并经大脑的血管舒缩中心整合等多种机制共同作用，改变交感神经和副交感神经冲动发放，以改变心肌收缩力、心率和动静脉循环张力。

动脉压力感受器

动脉压力感受器（亦称为高压力感受器）所在的位置非常理想，可提供足够的血压和血流量以保护脑灌注（见图99.1）。这些机械感受器是张力依赖性的，因此血管压力的升高会增加支配颈动脉窦中压力感受器的舌咽神经支的放电频率，以及支配主动脉弓压力感受器的主动脉神经的放电频率，然后与迷走神经共同作用。当平均动脉压（mean arterial pressure，MAP）低于压力感受器调定点（健康成人≈70mmHg）时，动脉压力感受器基本上是不兴奋的，但当平均动脉压升高到调定点以上时，压力感受器开始变得活跃[1]。重要的是，压力感受器功能因人而异，并且调定点可在同一个体的不同时间或不同实验或疾病状态下发生变化。例如，高血压的调定点阈值通常升高，而慢性低血压的调定点阈值则降低。两种压力感受器神经的第一个突触均位于后髓质中的孤束核（nucleus tractus solitarius，NTS）。在孤束核中，来自压力感受器的传入信息以每搏为基础进行整合，并且通过抑制性纤维的活动平衡以使动脉压的变化最小化，该抑制性纤维从孤束核发出到血管运动中枢并确定传出的交感神经活动。而兴奋性神经纤维则通向迷走神经核，并调节副交感神经活动。例如，血压的突然增加，可使压力感受器的张力升高，引起放电增加，导致交感神经活动减少而副交感神经活动增加。交感神经活动减少会降低小动脉阻力、静脉张力、心肌收缩力和心率，副交感神经活动增加会减慢心率，并引起收缩力轻微下降，从而引起心输出量减少，动脉压力降至基线水平。而血压突然下降则产生相反的代偿效应。

尽管人们普遍认为交感神经和副交感神经活动都会影响心率，但通常并不希望窦房结的内在自律性在静息时产生95至110次/min的心率。人体正常静息心率为60至70次/min是由于副交感神经支配抑制了窦房结自身固有频率，并且静息时交感神经活动很少。随着躯体或精神活动增加，甚至只采取直立姿势，交感神经活动增加，而副交感神经冲动下降，导致心率增快。当运动停止时，副交感神经再次占主导地位，支配正常静息心率的恢复。

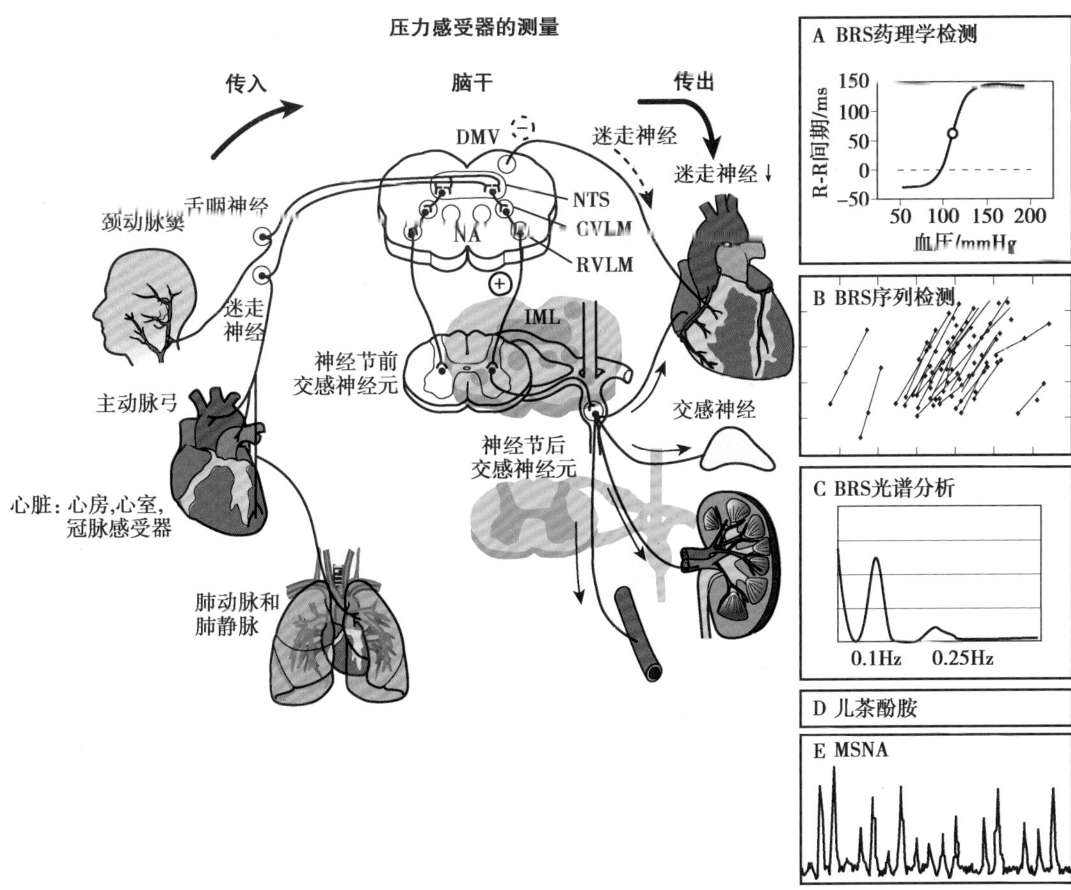

图 99.1 人体压力感受器反射的测量方法。在方框 A 至 E 中描述了评估压力感受器反射的敏感性（BRS）的 5 种方法。A，压力感受器反射特性可以通过药理学方法检测，用渐增剂量的升压和/或降压药物如去甲肾上腺素和硝普钠来评估。R-R 间期变化和血压变化之间的回归线的斜率变化被称为压力反射敏感性。B，相同的评估可以通过识别和分析血压升高或降低时和 R-R 间期延长时的心跳序列，从而检测血压自发波动和 R-R 间期来完成。C，心率和血压变异性的光谱分析技术可用来评估交感神经和迷走神经对心率和血压的调节。跨谱传递函数分析可用于研究心率血压相互作用并确定压力感受器反射敏感性。D，血浆儿茶酚胺水平是交感神经活动的重要标志物。E，记录肌肉交感神经活动（MSNA）。肌肉交感神经活动是当前交感神经激活的瞬时信号，它可以用来估测交感神经压力感受器反射敏感性。CVLM，尾侧腹外侧髓质；DMV，迷走神经背侧运动核；IML，脊髓的中间外侧柱；NA，疑核（迷走神经）；NTS，孤束核；RVLM，延髓头端腹外侧区

心肺压力感受器

低压力心肺感受器位于心脏和腔静脉中，主要感受容量变化而被激活。它们发送迷走神经传入支投射到孤束核，并通过脊髓交感神经传入支投射到脊髓。心内容量增加刺激心肺压力感受器可导致血管舒张、血压下降及抑制垂体后叶加压素释放。后者导致利尿排钠，并减少对容量增加的感知。心肺压力感受器对心率的直接作用有限。

化学感受器反射和潜水反射

交感神经活动也可以通过化学感受器来调节，可感受低氧血症和高碳酸血症。低氧血症和/或高碳酸血症可导致过度通气和交感神经兴奋、血管收缩。对缺氧有反应的外周化学感受器位于颈动脉体。而中枢化学感受器则位于脑干的多个区域中，可感知大脑间质液的 pH 值，以整合有关通气（动脉 CO_2 分压）、脑血流量和新陈代谢以及酸碱平衡的信息，通过改变交感神经张力调节血压和调整呼吸针对高碳酸血症做出应答[3]。例如，低氧血症和高碳酸血症均可导致过度通气和兴奋血管交感神经。肺传入神经的牵拉和压力感受器反射的兴奋可抑制化学感受器的驱动，但两者均主要对外周化学感受器而非对中枢化学感受器产生影响。

在高血压早期，除了交感神经张力增加外，对低氧血症的通气反应可能会增加，并且有人认为这可能是由于化学感受器反射驱动增加，以及压力感受器反射的敏感性受损所造成。在阻塞性睡眠呼吸暂停（obstructive sleep apnea，OSA）中（另见第 87 章），可能由于肺传入神经的牵拉对化学感受器的抑制效应的减少或消除，化学感受器反射对缺氧的应答显著增强，夜间低氧血症和呼吸暂停的重复发作导致心动过缓和交感神经兴奋性血管收缩。而对高碳酸血症的应答似乎并没有增强[4]。纯氧吸入能够逆转阻塞性睡眠呼吸暂停患者启动化学感受器反射，减少交感神经冲动发放，从而减慢心率、降低血压。给临界高血压患者和自发性高血压大鼠吸纯氧不仅可以减少通气驱动，还可以降低血管收缩神经的张力[1]。

在潜水的哺乳动物中，有时在浸没在水中并长时间呼吸暂停的人类中，副交感神经兴奋心脏和交感神经兴奋全身血管的作用同时显著增加，称为潜水反射。在因呼吸暂停引起长期缺氧的情况下，机体会利用自主机制来保证最关键的器官--大脑和心脏的

氧供，这是通过增加交感神经缩血管效应，减少机体对其他器官的氧输送来实现。副交感神经激活导致显著心动过缓，降低了心肌氧的需求，但由于脑血管张力受自身调节，交感神经冲动的增加并不能收缩脑血管。虽然这种保护机制可以让人类和动物在无氧的情况下每次在水下生存和探索 5 分钟或更久，但它也可能与室性心律失常和心血管死亡率增加有关，特别是在易感个体如长 QT 综合征患者中(另见第 33 章)。潜水反射已被研究多年，但用于引出相关刺激的方法变化多端，且并非标准化，亦不能完全避免对其他反射的刺激。目前相关研究建立了一种可重复的方法，其中包括对眼睛的保护，以便可以在更广泛的正常人和患者群体中安全地收集信息[5]。

自主神经功能检查

立位血压和心率

当我们站立时，重力对血容量的影响导致 500 至 800ml 的血液汇集在下肢和腹部的内脏静脉容量血管中(图 99.2)[6]，以减少静脉回流，降低每搏搏出量和心输出量。动脉和心肺压力感受器感受到的牵拉减少，孤束核中突触的压力感受器传入神经的活动亦减少，导致心脏迷走神经张力降低和交感神经活动增加。释放去甲肾上腺素收缩动脉和静脉，提高心肌收缩力和心率，维持动脉压和脑灌注。在床边进行立卧位血压检测时，患者应仰卧 10 分钟，测量和记录基线血压和心率，然后床边直立位。在完成直立动作后 1 分钟和 3 分钟时重复测量血压和心率，如果可能，在 5 分钟时再重复测量 1 次，并每次询问患者有无症状变化。年轻健康人群的压力感受器反射功能完备，安静站立时 1 分钟、3 分钟和 5 分钟的收缩压(systolic BP，SBP)通常不变，而舒张压(diastolic BP，DBP)上升 5 至 10mmHg 且心率上升小于 10 次/min。如果测得的是每搏血压而不是由血压计测出的外周血压，如使用 Finapres 设备或动脉导管监测血压时，常常会观察到在代偿机制发挥作用之前，直立位时收缩压和舒张压的短暂下降(仅持续数秒)。老年人的代偿功能通常不是那么迅速或完全。无论是青年人还是老年人，直立性低血压(orthostatic hypotension，OH)的诊断标准均为由卧位改为直立位后安静站立 3 分钟，收缩压下降超过 20mmHg，或者舒张压下降超过 10mmHg[7]。心率异常上升超过 20 次/min。伴有直立性低血压的严重自主神经紊乱的特征为血压具有极度体位依赖性。一些患者可能有明显的仰卧位高血压，收缩压大于等于 200mmHg，坐位时收缩压接近正常值，起立后在不到一分钟的时间内收缩压跌至低于 60mmHg。对于这些患者，毋庸置疑无法在床边使用血压计记录立位血压。出于安全原因，在没有每搏血压监测或倾斜台的情况下，可以改为记录“站立时间”(即，在出现典型的头晕症状且需改为坐位之前患者可以站立的秒数)。此时间可用于评估对药物或其他治疗操作的反应。

重要的是要认识到，没有自主神经紊乱的患者，仍然可以出现显著的直立性低血压甚至晕厥，最常见的是由于胃肠液丢失、出血、出汗过多、发热或 Addison 病(肾上腺功能减退或丧失，伴糖皮质激素和盐皮质激素不足)等疾病导致血容量不足。特别是长时间站立，如同长期卧床一样，除血压降低外，亦可出现肌肉张力减退和血管反应性降低；此现象也发生在太空飞行中暴露于微重力的宇航员身上。在这些情况下，血压下降后心率会代偿性升高，与交感神经功能不全时心率升高迟缓或无代偿性升高不同。

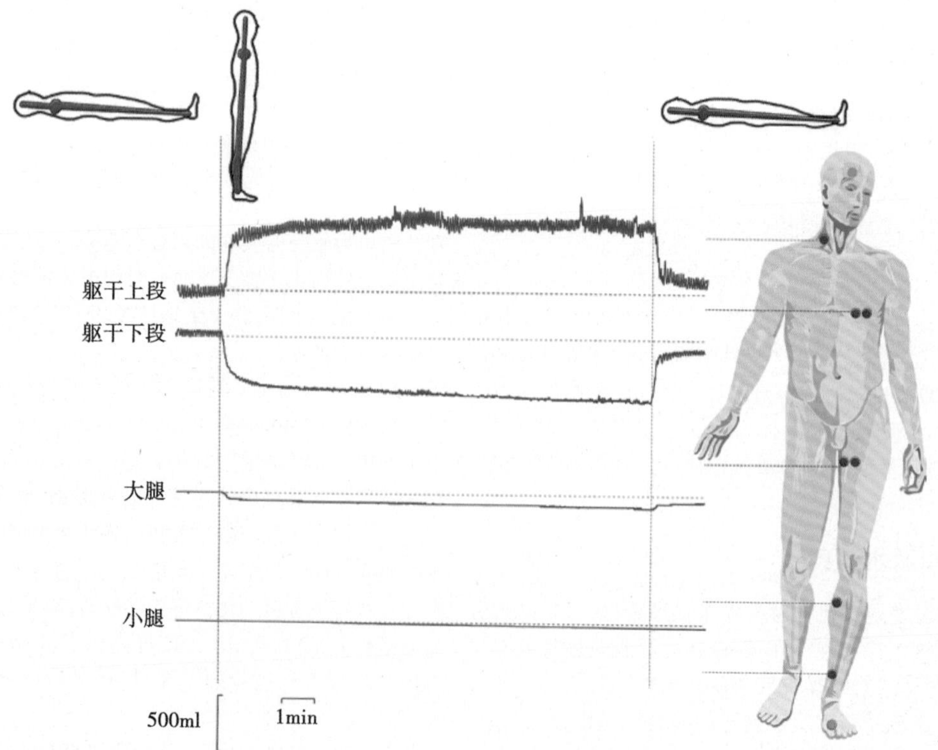

图 99.2　直立导致的体液分布改变通过阻抗来估计。该图展示了在站姿期间人体节段内阻抗的变化，反映了血容量从上躯干到下躯干分布的变化以及到大腿的较小程度变化。内脏循环中液体的增加成为腹带改善直立不耐受患者直立性低血压和直立性心动过速的研究基础

Valsalva 动作

Valsalva 动作是一个通过单一动作检查自主神经系统多个方面功能的便捷方式。它可以在床边进行持续心电监测，最好能连续记录每搏血压，心率和呼气压力。在记录基线值后，让患者打开声门，以 40mmHg 的气压向密闭系统中持续呼气 12 秒（图 99.3）。在阶段Ⅰ中，传递到胸腔内血管的呼气压力的增加导致血压的一过性升高。在阶段Ⅱ早期，因静脉回流受阻且左室每搏输出量降低，收缩压和脉压显著下降。到第二阶段晚期，动脉和心肺压力感受器已经感受到血压下降，激活交感神经使血压向基线水平适度升高，交感神经支配加之副交感神经受抑制使心率提升，并远高于基线水平。在第三阶段，胸腔内压力的释放机械地导致仅持续数次心搏的血压下降。在第四阶段，胸部先前受阻的静脉回流突然恢复，并被交感神经激活的心脏泵出到血管呈收缩状态的外周循环中。血压升高远高于基线（超射），压力感受器张力增加导致交感神经受抑制而副交感神经被激活，大大减缓了心率。最简单的计算方法包括将第二阶段中的最高心率除以第四阶段中的最低心率，结果低于 1.4 表明自主神经功能受损；对 Valsalva 动作反应的其他特征性表现，例如 Novak 描述的“交感神经指数”——血压在基线和阶段Ⅱ期间的变化[8]，可以进一步提供有助于诊断自主神经功能紊乱的信息（图 99.4）。Valsalva 动作反应的异常对某些特定的疾病具有特异性，如该图所示；具体区别将在后面讲述相关疾病的章节中详细描述。

Valsalva 动作的另一个用途是评估压力感受器反射灵敏度（见图 99.1）。收缩压升高与 R-R 间期延长之间的关系可用于定义压力感受器反射斜率，反映动脉压力感受器反射的敏感性，特别是其迷走神经组分。该评估需要记录每搏收缩压和 R-R 间期，可以通过连续采集心电图和记录手指动脉压的 Finapres 设备无创地获得，亦可采用收缩压和心率的自发波动[9]，或者去氧肾上腺素升高收缩压。在 Valsalva 动作期间测量该动作诱发血压下降和 Valsalva 动作之后测量的血压恢复之间的关联，可评估压力感受器反射的肾上腺素能成分（外周阻力的控制）。交感神经兴奋血管收缩

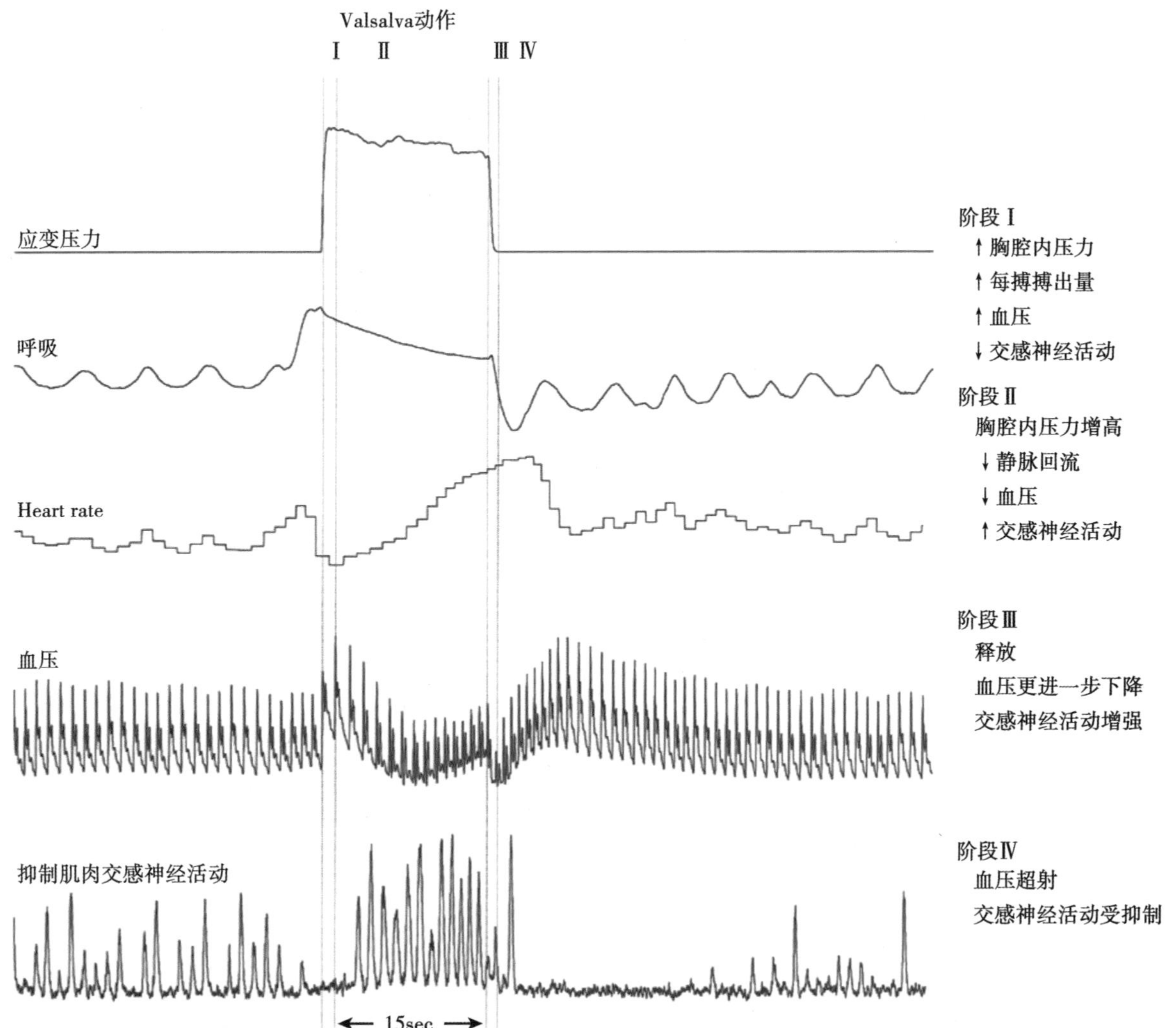

图 99.3 健康个体的 Valsalva 动作反应。在阶段Ⅰ，传递到胸腔内血管的呼气压力的增加导致血压的一过性升高。在阶段Ⅱ早期，因静脉回流受阻且左室每搏搏出量降低，收缩压和脉压显著下降。到第二阶段晚期，动脉和心肺压力感受器已经感受到血压下降，激活交感神经使血压向基线水平适度升高，交感神经支配加之副交感神经受抑制使心率提升高于基线水平。在阶段Ⅲ，胸腔内压力的释放导致血压进一步下降，仅持续数次心搏。阶段Ⅳ，胸部先前受阻的静脉回流突然恢复，并被交感神经激活的心脏泵出到血管呈收缩状态的外周循环中。血压升高远高于基线（超射），压力感受器张力增加导致交感神经受抑制而副交感神经被激活，大大减缓了心率

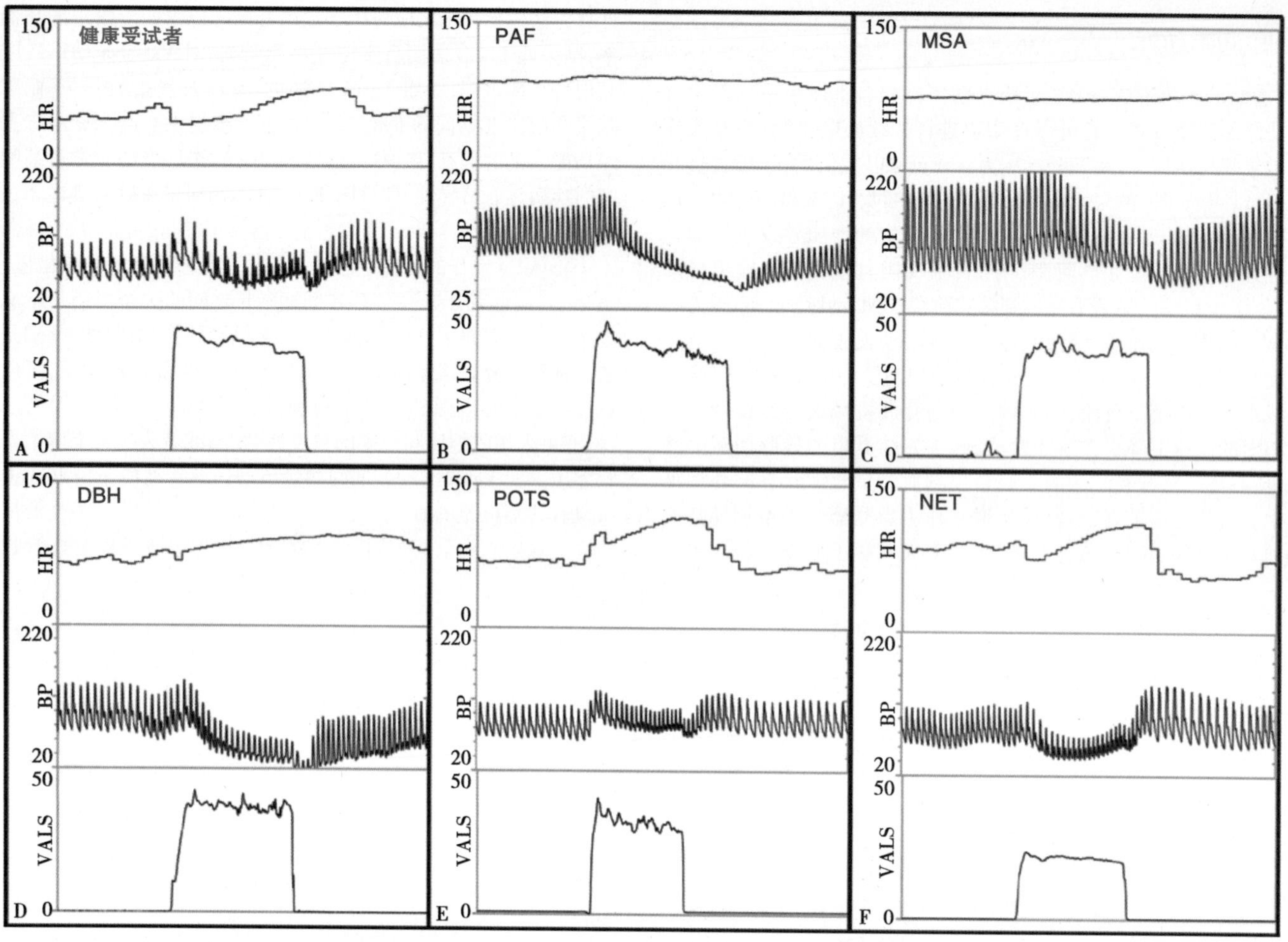

图 99.4 自主神经功能障碍患者的 Valsalva 动作反应。对心率、血压及呼气压力的监测轨迹。A，健康受试者；B，患有单纯性自主神经衰竭（PAF）的患者；C，多发性系统性萎缩（MSA）的患者；D，患有多巴胺 β-羟化酶缺乏症（DBH）的患者；E，患有直立性心动过速综合征（POTS）的患者；F，去甲肾上腺素转运蛋白缺乏症（NET）的患者。HR，心率；BP，血压；VALS，Valsalva 动作呼气压力

反应的这种特征已能有效地鉴别自主神经功能衰竭和随年龄增加导致肾上腺素压力感受反射敏感性降低的患者[1]。此外，还有一种方法使用心率和血压变异性的光谱分析来评估交感神经和迷走神经对心率和血压的调节。交叉光谱传递函数分析可用于定义压力感受器反射敏感性并研究其相互作用[10]。

直立倾斜试验

晕厥患者评估中的直立倾斜试验（参见第 43 章）也可用作替代站立以评估直立性血压、心率和症状的变化。它为那些体弱或过于虚弱无法站立的患者，或者因直立性低血压非常严重，以至于不能长时间站立以获得血压读数的患者提供了一种头上脚下的姿势。因为不需要下肢骨骼肌泵的参与，所以该试验的结果与立卧位试验的结果不同，但它确实为评估直立耐受性提供了一种安全方式。在该试验期间同样发生了直立时可发生的体液转移，并且通常由于缺乏骨骼肌泵的功能而体液转移更为加剧（图 99.5）。

冷加压试验

当可记录每搏血压和连续心率时，床边可简单地完成评估交感神经对伤害性刺激反应的冷加压试验。患者在静息仰卧位记录 3 至 5 分钟的血压、心率，将未进行血压监测的手浸入冰水中至手腕，浸泡 1 分钟，然后取出，继续记录 3 至 5 分钟的心率、血压恢复情况。采用肌肉交感神经记录的研究（图 99.6）已经证明，这种反应是由骨骼肌外周血管收缩引起血压升高的重要组成部分。交感神经冲动增加刺激心脏导致心率增快，可被 β-肾上腺素能受体拮抗剂阻断。冷加压试验可用于评估自主神经功能并监测一段时间内出现的自主神经功能受损的状态。

血浆儿茶酚胺

血浆多巴胺（dopamine，D）、肾上腺素（epinephrine，E）和去甲肾上腺素（norepinephrine，NE）及其代谢物的生化评估可用于评价自主神经系统的功能并诊断多种自主神经紊乱性疾病。交感神经被激活时末梢释放去甲肾上腺素，但大多数去甲肾上腺素被去甲肾上腺素转运蛋白（norepinephrine transporter，NET）再摄取带回神经元，只有 10% 至 20% 溢出到循环中。血浆肾上腺素由去甲肾上腺素在肾上腺髓质内产生，其中少量由去甲肾上腺素转运蛋白补救合成并与去甲肾上腺素共同释放。良性或恶性的嗜铬细胞瘤均可产生并释放去甲肾上腺素或肾上腺素（和极少量多巴胺），这些肿瘤的临床表现依赖于其释放的神经递质。去甲肾上腺素、肾上腺素或多巴胺水平显著升高且无法用可乐定抑制可用于诊断嗜铬细胞瘤。多巴胺-β-羟化酶缺乏症是一种因无法将多巴胺转化为去甲肾上腺素而导致严重的直立性低血压的罕见疾病，很容易通过血浆中缺乏可检测的去甲肾上腺素而多巴胺水平显著升高来诊断[11]。这些疾病存在有效的治疗措施，因而准确的诊断非常重要。鉴于神经元的快速再摄取和多种途径的代谢方式，血浆去甲

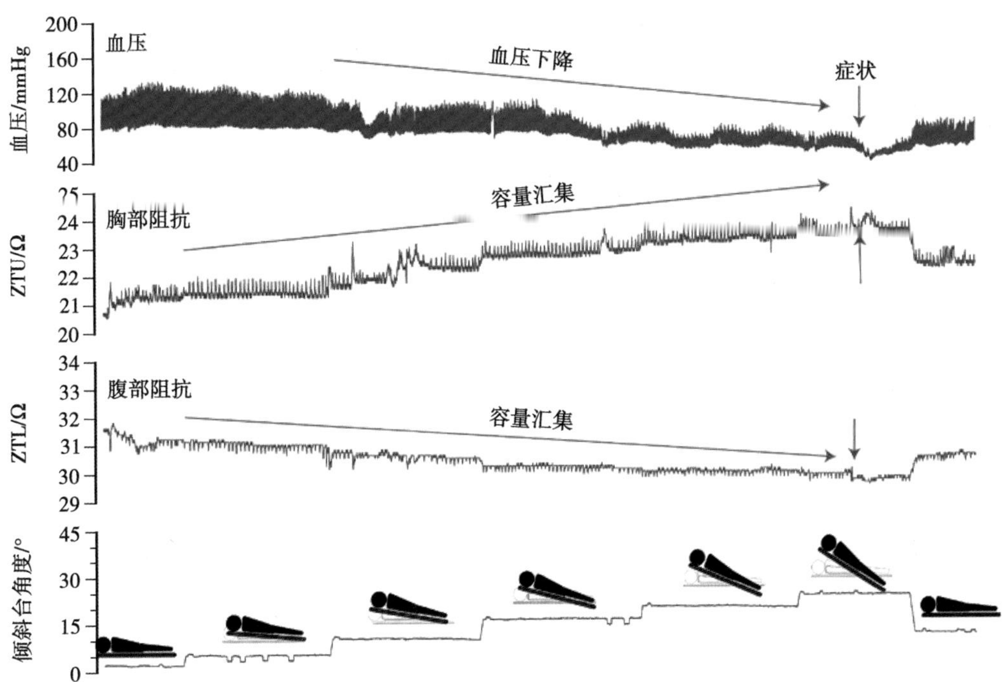

图 99.5 直立倾斜试验体液分布转移的阻抗评估。注意抬头倾斜角度的增加，从胸部到腹部的液体容量分布逐渐变化，反映了血液在内脏/肠系膜循环中的淤积。采取仰卧姿势体液分布立即开始恢复。ZTL(Ω，欧姆)，与所述身体部分中的液体容量成反比的电阻测量值

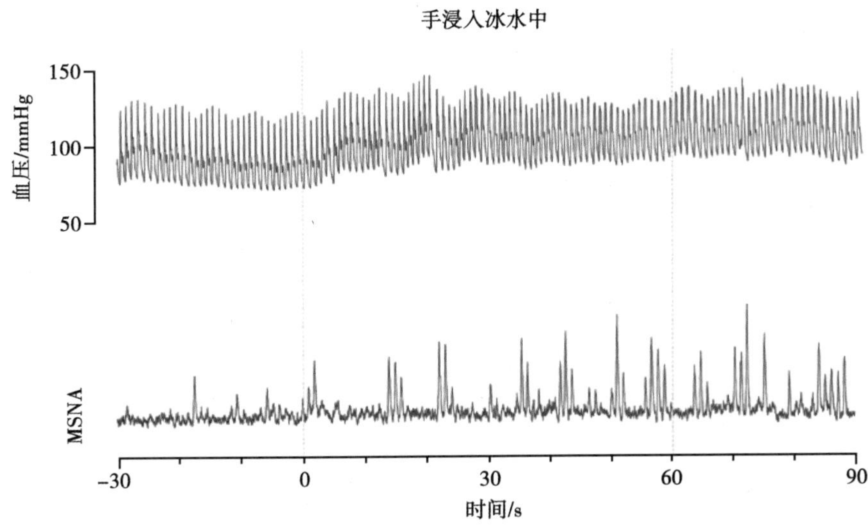

图 99.6 冷加压试验。将手放入冰和水的混合物中浸泡 1 分钟，引起血压升高 20 至 30mmHg(上方图示)。下方图示表明肌肉交感神经活动(MSNA)的增加，可引起血压增加

肾上腺素仅是反映交感神经系统(SNS)活动的间接指标，但其在基线水平和生理刺激下的水平可用于特定疾病的诊断，稍后在具体疾病章节中再做讨论。鉴于交感神经系统对诸如体位变化等刺激的快速反应，比较现实的操作要求在仰卧休息 10 分钟后从留置导管抽取血液用于基线儿茶酚胺取样。如果在平卧和站立 3 分钟后分别取血检测血浆儿茶酚胺，考虑到交感神经元释放增加和肝血流量减少的共同作用以及去甲肾上腺素代谢的传递过程，健康个体的立位去甲肾上腺素水平几乎为卧位的两倍。在容量丢失、卧床休息或航天飞行后，去甲肾上腺素的增加通常与心率的升高相平行，尽管后者是由于心脏传导系统的交感神经输入增加和副交感神经活动降低所致。

自主神经功能障碍

从顾问医师的角度来看，自主神经功能障碍(也称为自主神经功能紊乱)通常可以根据疾病发生时的血压异常和对病史、体格检查、直立性血压和心率的简单床旁评估结果进行分类。虽然自主神经系统存在多种不同的疾病，并且可以在多部位产生病变，包括中枢和外周，这种简单的检查在许多情况下帮助提出假定的鉴别诊断。这通常将指导所需的诊断检查并提供相应的治疗方案选

择。对于一些患有自主神经系统疾病的患者来说,最后一点非常重要,这些患者可能对常用药物具有严重和危险的超敏反应。虽然这些疾病很少见,但有些可能会严重影响寿命,并严重影响生活质量,因此,做出正确的诊断至关重要。

考虑各种自主神经功能紊乱的发病环境也是必要的。新出现的突然发作的自主神经功能障碍可能出现在住院患者身上,并可能由于新发的严重高血压而经常就诊,或者因为患有严重的直立性低血压而无法出院。数月至数年间病情逐渐进展的患者可能被转诊至门诊就诊咨询,但亚临床自主神经功能紊乱可能在住院期间因一个不相关疾病而首次出现,随后病情或因该疾病本身或因针对该疾病的治疗措施的某些方面而加重。病史上慢性功能障碍通常被患者认为是急性的,特别是当他们关注到的首个症状比较显著,例如晕厥或摔倒。临床医生通过仔细回顾病史和异常体征,如嗅觉丧失症或平卧可缓解的直立性头痛,或一些如男性勃起功能障碍等的初始表现,往往会发现先兆症状已经存在,但病史中未被识别。

严重血压不稳定及传入神经功能障碍

压力反射弧传入部分功能障碍的患者往往会因极其严重的高血压而紧急就诊。详细采集个人史和家族史,注意可能的致病因素,往往可以明确诊断,并极大改善患者的预后。

压力反射衰竭

压力反射衰竭(baroreflex failure,BRF)概念有时被错误地用于任何损害压力反射系统功能从而导致自主神经功能障碍的疾病。然而,目前,它特别指的是不能被正常压力反射控制机制缓冲,从而引起严重血压不稳定的综合征。这种缓冲控制功能丧失可能是由多种不同机制影响传入神经元的输入,可通过损伤迷走神经和舌咽神经或它们对脑干的投射;或通过损伤脑干核本身或它们的中间神经元来影响。损伤可由外伤、手术(例如,颈动脉内膜切除术,颈动脉体肿瘤切除术)、肿瘤(副神经节瘤或其他肿瘤)、放射性损伤、脑干卒中[12]或罕见的遗传性疾病引起。最终,这些损伤剥夺了中枢控制区域的信息整合,该区域负责调整交感神经和副交感神经冲动发放并瞬时稳定血压所需的信息。在这些患者中,似乎血压在任何时间都依赖于从更高级脑中枢到自主脑干核的输入总和[13]。因此,当患者睡着或在安静房间休息时,血压偏低,但睡醒、锻炼、参与谈话(尤其是情绪激动)或疼痛刺激甚至仅仅是环境噪声,都可引起血压急剧升高。冷加压试验可有效评估患者对疼痛刺激的反应。该试验通常导致收缩压升高 15 至 40mmHg,并在 1 至 3 分钟内恢复到基线水平。但在这些患者中,没有压力感受器反射的缓冲,收缩压升高至 250mmHg 并不罕见,有时甚至可以升高达 320mmHg。此外,在停止刺激后,血压可能会维持在高水平超过 30 分钟。

压力反射衰竭可根据病因而呈现不同的发病方式。在患有常染色体显性疾病的患者中,颈动脉体、颈静脉球或血管性迷走神经肿瘤高发,可损害邻近的舌咽和迷走神经,压力反射衰竭可能与疾病病程及其手术治疗相关。我们已经对大量通过外科手术去除肿瘤的此类患者术前和术后情况进行研究,在某些情况下手术会对这些神经造成进一步的不可避免的损伤。患者的症状可因神经损伤位置不同而异。压力反射衰竭的临床表现包括高血压危象,不稳定性高血压,通常伴有心动过速、直立性心动过速和恶性迷走神经症;患者可能会几种症状共存,每种症状都需要仔细评估和治疗。对压力感受器反射的解剖学和生理学以及不同位置的病变如何影响血压和心率的认识有指导意义(图 99.7)。例如,无论是选择性还是非选择性压力反射衰竭,压力感受器传入均受损,但选择性压力反射衰竭患者传出的副交感神经是完整的。因此,对非选择性压力反射衰竭患者,觉醒可导致血压和心率升高,但对于选择性压力反射衰竭,完整无损的副交感神经传出纤维在高血压危象

选择性压力反射衰竭

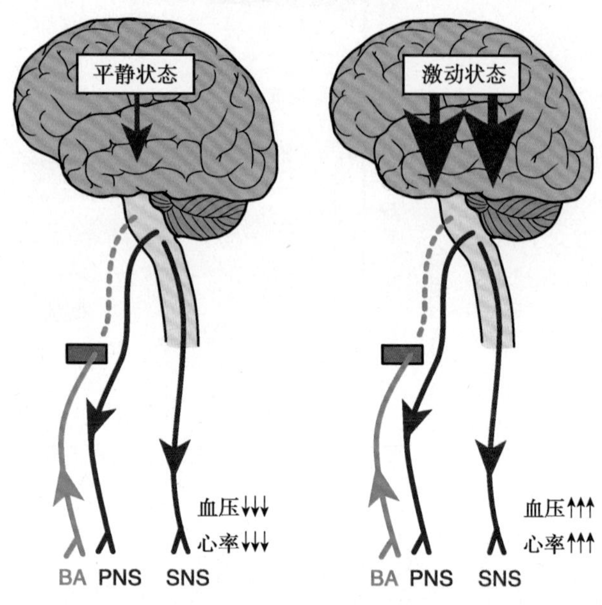

非选择性压力反射衰竭

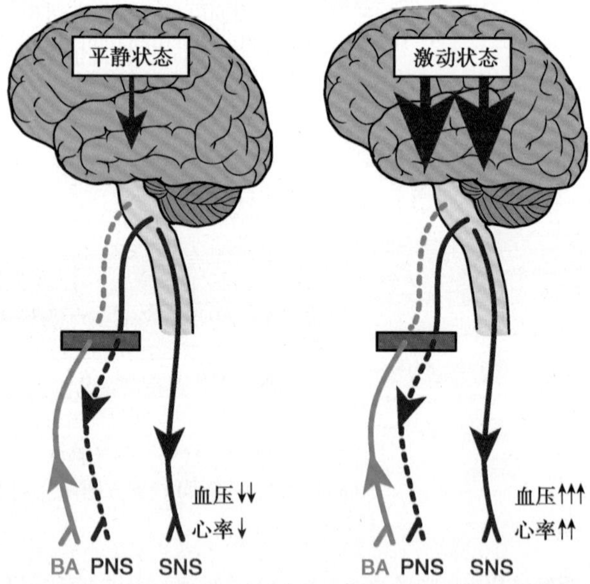

图 99.7 选择性压力反射衰竭(上图)与非选择性压力反射衰竭(下图)的对比。选择性和非选择性压力反射衰竭患者的压力感受器传入(BAs)均受损。在选择性压力反射衰竭中,传出的交感神经(SNS)和副交感神经(PNS)是完整的。在非选择性压力反射衰竭中,传出的副交感神经在一定程度上受损。这些不同导致血压和心率在平静和激动状态下的差异。HR,心率;BP,血压。引自 Jordan J: Baroreflex failure. In Robertson D, Biaggioni I, Burnstock G, et al(editors): Primer on the autonomic nervous system, 3rd ed. San Diego, Academic Press, 2013.)

期间可通过抑制迷走神经对心率提供一些调节[13]。

压力反射衰竭是一种罕见的病症，并非每个具有不稳定性高血压的患者均患有此病。嗜铬细胞瘤、甲状腺功能亢进，惊恐发作、酒精戒断以及可卡因和安非他明等药物都可以产生类似的高血压危象。嗜铬细胞瘤可通过其特有检测指标排除，但对于其余疾病，应进行压力反射测试。一个简单的初始方法可能就已足够，因为患者对精神激活（心算）和生理刺激（如冷压力和等长握力试验）都可出现强烈的升压反应。如果病史和体征都没有提供明确的诊断依据，可以应用药物压力反射试验；去氧肾上腺素诱导的血压升高可评估心动过缓反应，或硝普钠诱导的血压下降评估心动过速反应。由于压力反射衰竭患者对血管活性药物表现出明显的超敏反应，因此开始时用非常低的剂量（去氧肾上腺素 12.5μg；硝普钠 0.1μg/kg）并小心增加剂量以使收缩压最终发生 20 至 40mmHg 的变化。压力反射衰竭患者的心率变化将小于 5 次/min[12-14]（图 99.8）。还有其他方法可以无创评估心率的压力反射控制，例如，交叉光谱分析[10]或序列方法[9]（见图 99.1），尽管它们尚未在压力反射衰竭研究中被正式评估。

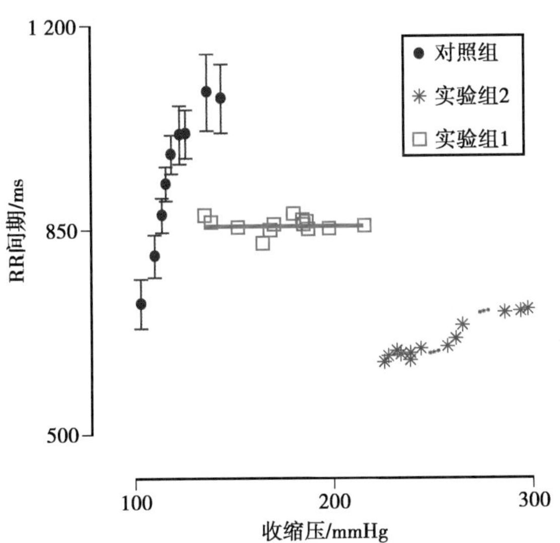

图 99.8 压力反射敏感性药物试验。给压力反射衰竭患者和一组年轻健康受试者分别应用去氧肾上腺素和硝普钠，绘制药物应用期间两组受试者 R-R 间期以及收缩压的变化，以获得的压力反射心率曲线。压力反射衰竭患者两种药物应用组的生理压力反射实际上都被消除了。（引自 Heusser K，Tank J，Luft FC，Jordan J：Baroreflex failure。Hypertension 2005；45（5）：834-9）

除外压力反射功能的药理学试验，血浆儿茶酚胺检测也能帮助诊断。在高血压危象期间可以发现去甲肾上腺素水平急剧升高超过 2 500pg/ml。可乐定降低压力反射衰竭患者中的血压和去甲肾上腺素水平，可以将其与嗜铬细胞瘤区分开来。

压力反射衰竭患者的治疗通常非常困难。我们要确保患者和患者遇到的所有医务人员都知道对正常人或其他患者产生轻微影响或没有影响的刺激和药物可能会引起压力反射衰竭患者的血压急剧升高，这一点至关重要。特别是影响血管张力或交感神经活动的药物，部分药物甚至为非处方药。可乐定可口服或贴剂，有助于避免高血压危象，其他中枢作用的交感神经阻滞剂也可能有帮助。表 99.1 列出了这些患者处于恶性迷走神经症的治疗方案选择。

表 99.1 选择性压力反射衰竭和恶性迷走神经症患者的特有治疗策略的适应证

适应证	干预措施
心动过缓，心脏停搏	心脏起搏器
心脏起搏器	氟氢可的松/高盐饮食
心动过速/高血压	胍那屈尔

舌咽神经痛

当舌咽神经在颈动脉窦区域受到损伤时会出现舌咽神经痛，例如，事故、肿瘤、手术（意外或肿瘤切除）或辐射，导致神经间歇性自发激活。患者患侧的颈部、面部或下颌突发严重的刺痛，伴随血压和心率急剧下降。外科重症监护室常会因此类突发低血压的事件请会诊，会诊原因关键是血流动力学不稳定。会诊的心脏病专家可能是第一个询问患者事件发生之前是否有疼痛发作的人。这一重要的病史有力地提示诊断，并可以通过同时监测血压和心率来确认。大多数患者的发作呈自限性并且随着伤处愈合而不再发，但是在部分患者中，血压和心率的突然下降可能妨碍患者安全下床活动或甚至仅保持直立姿势。在这些病例中，育亨宾可以更快地缓解病情，并且可以在复原后逐渐减量。然而，如果疼痛和血流动力学不稳定持续发作，则可能需要行神经横断术。

颈动脉窦过敏

颈动脉窦过敏是颈动脉窦动脉压力感受器对刺激产生超敏反应，导致心率和血压下降比颈动脉按摩引起的常规心率血压下降更严重（参见第 43 章）。目前的诊断标准为，仰卧位颈动脉按摩时出现持续超过 3 秒的心脏停搏（"心脏抑制反应"）或收缩压下降超过 50mmHg（"血管抑制反应"），或两者兼有。或者，颈动脉按摩既可在仰卧位也可在 60°抬头半卧位时进行，在抬头半卧位时更容易得到阳性结果。颈动脉窦过敏在男性中比在女性中更常见，在 50 岁以下的个体中则很少见，尽管压力反射敏感性通常随着年龄的增长而降低[15]。在不明原因的晕厥患者中似乎更常见，这表明它可能在晕厥发作中起到一定作用。如果其他检查未能发现晕厥的潜在病因，应考虑颈动脉窦过敏并对患者进行评估，同时注意颈动脉按摩的禁忌证并采取适当的保护措施，包括心电监护。

最近，有关先前诊断标准和诊断方法的另一种观点已被提出[16]，建议应当摒弃目前对颈动脉窦过敏和颈动脉窦晕厥分为心脏抑制，血管抑制或混合反应的观点。研究人员认为，在没有血压下降的情况下，孤立的心脏抑制症状不会发生，并且颈动脉窦过敏应该被设想为一直或通常在某种程度上混合，因此应被描述为"心脏抑制优势"或"血管抑制优势"反应。此外，他们提出更严格的诊断标准（即>6 秒的心脏停搏和血压下降>75mmHg，或患者仰卧时收缩压下降至≤80mmHg，或者如果仰卧位结果为阴性，则让患者站立并颈动脉窦按摩）与观察到的数据更加一致。治疗方案可以考虑实行房室起搏。

伴直立性低血压的慢性自主神经功能障碍

评估直立性低血压患者是否患有慢性自主神经功能障碍时，首先考虑并排除没有自主神经功能紊乱的患者亦能发生直立性低血压的情况。其中一些常见于急诊科或住院患者，并在前面讨论直立性血压和心率检测时提到。无论直立性低血压是由自主神经

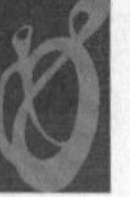

功能紊乱引起的，如后面描述的疾病之一，还是自主神经功能紊乱以外的疾病引起，医生都应该认识到中年患者的直立性低血压在未来具有一定的群体发病率[21]。对于后面描述的伴有直立性低血压的慢性自主神经功能障碍的患者，经过仔细采集个人史和家族史，认真体格检查和床边试验，通常可以做出初步诊断。这些疾病患者进行 Valsalva 动作时的典型心率和血压反应，以及直立性心动过速综合征（postural tachycardia syndrome，POTS）和去甲肾上腺素转运蛋白缺乏，均见图 99.4。虽然一些直立性低血压患者患有更复杂的综合征，伴有多种类型的自主神经系统损伤，但对于多数患者，表 99.2 中描述的特征可以帮助从直立性低血压中鉴别压力反射衰竭。

表 99.2　压力反射衰竭与伴有直立性低血压的自主神经衰竭之间的区别

	压力反射衰竭	伴有直立性低血压的自主神经衰竭
不稳定性高血压	+++	+/-
直立性低血压	+/-	+++
直立性高血压	++	--
仰卧位高血压	+/-	+++
餐后低血压	+/-	++
发作性心动过速	++	--
心动过缓发作	++*	+/-
对血管活性药物高反应	+++	+++

* 与低血压伴发的心动过缓是选择性压力反射衰竭导致的恶性迷走神经症的典型特征。

出生即具有症状的先天性自主神经功能障碍

目前已发现多种遗传异常相关的自主神经功能障碍。现已有一篇大规模综述[17]。我们期待下一步的进展。

多巴胺 β-羟化酶缺乏症

多巴胺 β-羟化酶缺乏症是一种罕见的先天性综合征，发现于纳什维尔和鹿特丹，当时对几名患有严重直立性低血压的成年患者的检查显示他们的血浆儿茶酚胺水平显著异常[11]。当时的去甲肾上腺素水平低于检测的下限，肾上腺素水平同样受损，而多巴胺水平升高至前所未有的水平。通过进一步检查，证实不仅血浆中去甲肾上腺素和肾上腺素缺乏，尿液和脑脊髓液中亦是如此。尽管大脑中缺乏去甲肾上腺素，但患者经一系列认知测试没有发现明显的缺陷并且似乎具有正常的智力[18]。

这些患者的体检发现包括严重的直立性低血压，甚至已产生终身的代偿姿势习惯。所有患者都会避免任何时间的站立，并选择可以坐着工作的职业。有些患者还习惯坐在椅子上时将腿折叠在身下，并且站立时（通常仅能维持几秒钟）保持驼背姿势（脊柱严重前屈），以缩短心脏上方到头的距离，而双腿扭曲及骨骼肌泵接合以减轻血液淤积。患者还表现出眼睑下垂、出汗、贫血和男性逆行射精。

这些患者显著异常的血浆儿茶酚胺水平引起了对多巴胺 β-羟化酶的关注，该酶在交感神经元内将多巴胺转化为去甲肾上腺素。产生无功能性多巴胺 β-羟化酶的遗传缺陷位点最终确定为 9q34。缺乏去甲肾上腺素介导的酪氨酸羟化酶的负反馈，且多巴胺不被转化为去甲肾上腺素，体内多巴胺水平增加，并且多巴胺对生理和药理学刺激的反应方式与去甲肾上腺素在正常受试者中相同。测定去甲肾上腺素和多巴胺水平及其代谢产物，二羟苯甘醇（DHPG）和 DHPAA，即可诊断。去甲肾上腺素水平将低于 25pg/ml，多巴胺水平通常超过 100pg/ml。更明确的衡量标准是 DHPAA/DHPG 的比值至少超过 100 甚至可超过 1 000。在正常健康人群中，该比值小于 5。即使没有这些数据，体格检查也非常有助于诊断。缺乏去甲肾上腺素即导致交感神经去甲肾上腺素的功能和肾上腺髓质功能的缺失，但迷走神经和交感神经胆碱能功能完好。进行 Valsalva 动作将导致严重的低血压，在Ⅱ期没有代偿性血管收缩，但心率可正常升高。图 99.4D 显示了 Valsalva 动作在多巴胺 β-羟化酶缺乏症的典型表现。在测直立性血压和心率时，缺乏交感神经去甲肾上腺素功能会导致基线血压更为降低，甚至更显著地抑制患者直立或坐位时的压力感受器反射通过交感神经兴奋血管收缩以维持血压的能力。

幸运的是，左旋-苏-3,4-二羟基苯基丝氨酸（屈昔多巴），一种可以口服给药的去甲肾上腺素的合成前体，可被摄入交感神经元并转化为去甲肾上腺素，当口服给药每次 100 至 600mg，每天 3 次时，它可以将去甲肾上腺素水平恢复到正常范围内[11]。与去甲肾上腺素不同，屈昔多巴可以穿过血-脑屏障，具有良好的立位血压恢复效果，维持直立性的稳定，并显著改善患者的生活质量。目前还没有真正的长期数据，但众所周知，早期开始替代治疗的患者不仅可以大大提高生活质量，还可以提高健康水平、延长寿命。

家族性自主神经功能异常（Riley-Day 综合征）

家族性自主神经功能异常是一种罕见的先天性综合征，是由于编码 I-κ-B 激酶复合物相关蛋白（IKAP）的基因突变导致，主要发生在德系犹太人遗传的患者中，该诊断已通过基因检测被证实[17]。在所有真核细胞中都存在很大程度上保守的基因产物，其完全缺失是致命的。然而，导致家族性自主神经功能障碍的常见突变可导致剪接错误，后者的表达存在变异性，因此一些细胞具有功能性 IKAP，而其余细胞如中枢神经系统中的神经元具有大部分突变 mRNA 并且几乎不产生功能性蛋白质。过去大多数患者死于童年；如今，通过改善的支持治疗（其中大部分是在 Felicia Axelrod 博士和她的同事在纽约大学医学中心的家族性自主神经病学中心[17,19,20]，以及在特拉维夫 Tel Hashomer Sheba 医院的以色列家族性自主神经病学中心开发并应用）患者可能存活到成年时期。

患者可以看见“自主神经衰竭”的征象，伴有长期干呕和呕吐，收缩压超过 250mmHg 的高血压，心动过速和皮肤斑点状外观。即使没有这一系列症状，他们也可以因高血压发作可能需要联合使用苯二氮䓬和可乐定而被证明患有压力反射衰竭。在长期站立之前使用氟氢可的松和米多君有时可以改善发作性低血压发作和/或直立性低血压。病史可以提示发作性多汗症、无泪、对疼痛和体温不敏感、恶心、吞咽困难、轻度认知障碍、脊柱侧凸、骨折和通气障碍。最后一个问题即在高空飞行期间，应该提供正压通气。整体来说此综合征的治疗仍然十分困难[19]，患者可以前往上文提到的医疗中心就诊从而受益。

生命后期才出现症状的自主神经功能障碍

突触核病[22]

近年来，许多进行性神经退行性自主神经功能紊乱的一些常见的组织病理学特征已被认识，包括单纯性自主神经衰竭、帕金森病、多发性系统性萎缩和路易体痴呆，以及几种没有自主神经功能特征的神经退行性疾病，如阿尔茨海默病和Ⅰ型脑铁积累的神经退行性变[23,24]。在这些疾病中，细胞内积聚的α-突触核蛋白积累，表明神经胶质细胞和神经元细胞质中异常的蛋白质沉积参与了中枢和/或外周神经退行性疾病的发展。随后，发现患有自主神经功能障碍的患者也有异常的tau蛋白聚集体，以前认为这只是某些形式的痴呆症的特征；如今这些疾病被称为tau病。tau和α-突触核蛋白都是异常的、部分未折叠的蛋白质，并且有证据表明它们可以形成有毒的寡聚体并促进彼此的纤维化和溶解性。在某些病例中，α-突触核蛋白聚集体和tau包涵体共存；这表明可能存在一种相互作用或一些将它们联系起来的共同机制；精确的机制甚至是结论性的理论仍然难以捉摸[23]。在本节中，我们将描述并鉴别以直立性低血压为主要临床特征的慢性自主神经功能障碍。

单纯性自主神经功能衰竭。单纯性自主神经功能衰竭（pure autonomic failure，PAF）是一种神经退行性疾病，出现在中年，以慢性进行性直立性低血压为主要症状[25]，首先由Bradbury和Eggleston在1925年报道，它通常不会缩短寿命，有些患者可以存活到90岁。虽然他们可以屈服于尿路感染导致的败血症等并发症。

目前认为单纯性自主神经功能衰竭患者与其他突触核蛋白病患者的不同之处在于他们没有出现中枢神经系统功能障碍的症状或体征，并且可以通过治疗保持良好的功能能力。然而，偶尔有报道称患者被初步诊断为单纯性自主神经功能衰竭之后进展为中枢性脑损伤；幸运的是，这似乎很少见。然而，重要的是，患者及其家属要知道是否预期会进展为后面描述的任何其他直立性低血压疾病。指导他们报告所有新发症状对于保持准确的预后至关重要。声音嘶哑通常是多发性系统性萎缩的早期征兆，并且睡眠呼吸暂停和非快速眼动相睡眠障碍在患有多发性系统性萎缩或帕金森病的患者中比在单纯性自主神经功能衰竭患者中更常见。我们将在这里讨论仅局限于外周系统的单纯性自主神经功能衰竭患者，因为大多数患者属于该类别。

在这些患者中，记录的病理学包括脊髓的中间外侧柱中的细胞损失和交感神经节后神经元中儿茶酚胺摄取和儿茶酚胺荧光的减少。除了逐渐恶化的直立性低血压作为主要症状外，患者常常抱怨勃起功能障碍、直立性颈痛或坐位及卧位能够缓解的头痛，以及仰卧位高血压。与仰卧位去甲肾上腺素水平通常接近正常的多发性系统性萎缩患者相比，他们在仰卧位时血浆去甲肾上腺素水平极低。此外，在单纯性自主神经功能衰竭中，血浆去甲肾上腺素水平仅随着站立而少量上升，尽管有明显的直立性低血压，但这些患者对站立或Valsalva动作几乎没有变时性反应。图99.4B显示了单纯性自主神经功能衰竭患者对Valsalva动作的表现，Ⅱ期血压明显下降，Ⅱ期晚期血压没有出现血管收缩性升高，第四期没有出现超射。此外，尽管血压明显下降，但在Ⅱ期没有心脏兴奋性上升导致的心率增快。血浆加压素通常对单纯性自主神经功能衰竭中的低血压有正常反应，但在多发性系统性萎缩中则不然[26]。

随着单纯性自主神经功能衰竭的长期进展，直立性低血压情况恶化，而变时性反应仍不充分，但是使用下文所提到的方式通常可以很好地管理血压，以耐受大多数正常的日常活动[26,27]。患者认知功能不衰退，往往可以熟练进行自我管理。

对于单纯性自主神经功能衰竭患者，有用的干预措施包括将床头抬高30°以减少仰卧位高血压[27,28]，这在单纯性自主神经功能衰竭中很常见，而夜间排钠利尿可见于自主神经功能衰竭；穿着弹力袜以减轻血流淤滞；自由摄入液体和盐。食物和水的重要作用可以与血压有关，以帮助维持直立性血压和降低仰卧位高血压（表99.3）。

表99.3　改变自主神经功能障碍患者血压的因素

因子	提高血压	降低血压
摄取	喝水	食物摄入
容量	高血容量	低血容量
通气	低通气	过度通气
环境	冷	热
药物	拟交感神经活性药	血管扩张剂
其他	—	感染（甚至亚临床）

药物治疗也可能有所帮助，而且往往是必需的。米多君在转化为脱甘氨酸米多君后起到α-激动剂的作用，而屈昔多巴被转化为去甲肾上腺素。因为这些药物产生血管收缩，会加重仰卧位高血压。患者通常被指示在早上起床前20至30分钟服用他们的第一剂药物，并调整服用剩余剂量的时间以便支持他们在一天中站立的能力，同时允许一定时间以便药物作用在晚上躺下前消失。出院回家的最初几周里，患者需要每天多次测量在家中的立位血压然后与医务工作者讨论并调整药物剂量和服用时间。氟氢可的松因为它相对一过性引起水钠潴留并且增加外周阻力的作用，也常用于治疗直立性低血压。其中治疗直立性低血压的一个重要机制尚无管理方法，内脏循环容量血管床的交感神经兴奋性血管收缩衰竭。最近开发的自我控制的可充气腹带解决了这个问题，该腹带已被证明维持立位血压效果与米多君类似，并且还可以在坐位或卧位时由患者放气，避免加重仰卧位高血压。此外，对于患有严重直立性低血压的患者，与米多君联合应用效果好于腹带联合安慰剂[6]（图99.9）。

最后，值得注意的是，如果给予α受体激动剂，去神经超敏反应可导致患者血压严重升高。例如，去甲肾上腺素输注显著升高单纯性自主神经功能衰竭患者的血压，甚至非处方拟交感神经活性药物也可能是危险的。需接受外科手术的患者应确保他们的麻醉师了解这种特征性反应。

多发性系统性萎缩。多发性系统性萎缩（multiple system atrophy，MSA）是一种罕见的、进行性的、致命的神经退行性疾病，多见于50岁发病，表现为自主神经衰竭同时伴有其他系列症状。自主神经功能衰竭和其他症状发作顺序并非总是相同，非自主神经功能特征性表现可能类似于帕金森病或小脑共济失调。因此，最初诊断通常是这些病症中的一种或其他，直到出现与直立性低血压相关的症状并因此提示多发性系统性萎缩。患者是否被认为患有帕金森病或橄榄体脑桥小脑萎缩（olivopontocerebellar atrophy，OPCA）取决于神经病理性病变的位置。病变包括以下几个区域的神经元丢失或萎缩：基底神经节、小脑、脑桥、下橄榄核，或中间外侧柱和脊髓的Onuf核。除了神经元丢失外，多发性系统性萎缩的关键神经病理学特征是少突胶质细胞和神经元中都存在胶质细胞质包涵体[29,30,31]。这些结构含有错误折叠的过度磷酸化蛋白，纤维状α-突触核蛋白，在帕金森病的路易体或路易体痴呆症中亦可存在。然而，在多发性系统性萎缩中相关大脑区域的主要问题似乎涉及少突胶质细胞，并且已经意识到α-突触核蛋白病可能导致神

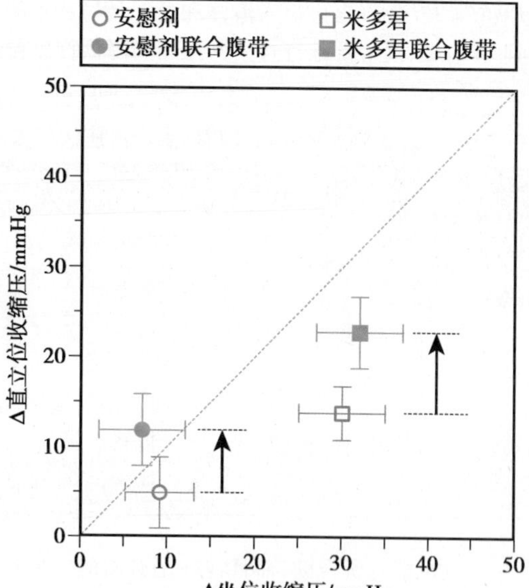

图 99.9　自我控制的腹带和米多君对直立性低血压的影响。安慰剂或米多君应用 1 小时后坐位收缩压和直立位收缩压（站立 1 分钟）与基线水平的变化。空心圈和空心方块组代表 19 名自主神经衰竭患者服用安慰剂或米多君后的收缩压变化平均值+平均标准误。实心圈和实心方块组代表在这些药剂联合自我控制的腹带充气膨胀之后的结果。安慰剂并没有显著改善直立位收缩压。相反，橙色圆圈表示血压随安慰剂联合腹带充气而增加。当单独使用 α1 受体激动剂米多君时，可观察到坐位收缩压升高，并且联合使用腹带后收缩压升高大于联合安慰剂，这表明不仅仅是叠加效应

经变性。然而，Cykowski 等的研究发现除了胶质包涵体，相关区域亦存在神经元包涵体；该发现可能对多发性系统性萎缩病理学研究非常重要[32]。近期的研究表明 α-突触核蛋白可以迁移或在细胞中转运或可从患有多发性系统性萎缩人脑匀浆中转移至培养中的小鼠细胞中[33]。有人提出这种可传递性可以解释多发性系统性萎缩的渐进性，已经引导部分人[34]认为多发性系统性萎缩是由于“毒性的 α-突触核蛋白朊病毒在大脑中积聚”。

在病程中，患者可能会以 30 岁以后出现的以下首发症状为主诉：站姿时头晕目眩、直立时头痛，躺卧可缓解、帕金森症状，如震颤、僵硬和进行性行走困难，但对左旋多巴疗效差；尿失禁和男性勃起功能障碍。具有类似于橄榄体脑桥小脑萎缩症状的患者可能除了直立性症状外，还伴有构音障碍、肢体共济失调，或动眼神经功能障碍的小脑综合征。

当直立症状出现时，人们通常会发现在站立 3 分钟内收缩压降低不超过 30mmHg，对左旋多巴效果不佳的帕金森症状或小脑反应迟钝。图 99.4C 阐述了在患有多发性系统性萎缩的患者中进行 Valsalva 动作后心率和血压的典型变化。注意静息状态下的高血压和血压发生明显改变时心率无代偿性变化。另外，强烈支持多发性系统性萎缩诊断的证据包括，特别是在病程晚期出现的口面肌张力障碍、不成比例的颈项前屈、驼背（脊柱严重前屈）、手或足挛缩、吸气样叹气、发音困难（特别是语音响度降低）、手足冰冷、新发或加重的打鼾[29,30]。如果在疾病早期出现喘鸣，这意味着预后较差[35]。

治疗。早期多发性系统性萎缩患者的直立性低血压的管理方法与单纯性自主神经功能衰竭患者相似。包括将患者床头抬高 30 度以减少仰卧位高血压和常见的夜间多尿。如果逼尿肌过度活跃加重直立性低血压患者的夜尿症，那么作用外周的抗胆碱能药物如奥昔布宁或间歇性自我导尿可能会有所帮助。

帕金森症状是常见的，应用左旋多巴可能对治疗有所帮助，虽然疗效通常不如对帕金森病的治疗。有人建议评估低剂量左旋多巴的药效学可以帮助鉴别多发性系统性萎缩和帕金森病[36]。如果左旋多巴引起严重的副作用，如直立性低血压、肌张力障碍或运动障碍恶化，可能会需要多巴胺激动剂。大约 20% 的患者受益于金刚烷胺。但是，对小脑症状缺乏有效的治疗手段。痉挛和肌阵挛极少需要用到巴氯芬、氯硝西泮或丙戊酸钠治疗，但氯硝西泮治疗有可能改善非快速眼动相睡眠障碍。西地那非通常不能有效治疗多发性系统性萎缩男性患者勃起功能障碍，并且它可以加重直立性低血压。对于许多患者而言，实践干预，如物理治疗、职业治疗，和言语治疗，包括注意吞咽困难，可能获益最大。为确保患者的安全，请社会工作者和能够评估患者有效地使用助行器或确定是否有需要和能力使用电动轮椅能力的专家上门服务至关重要，如同医护人员可识别多发性系统性萎缩患者对高碳酸血症和缺氧的通气功能和心脏反应变化一样[37]。在多发性系统性萎缩的后期阶段，临终关怀和姑息治疗设施可以对治疗负担过重的患者和家属提供额外的救济。患者组织，如多发性系统性萎缩支持小组和多发性系统性萎缩联盟，也可能提供所需的支持和信息[29]。

疾病缓解疗法。目前没有药物可以减缓或阻止多发性系统性萎缩的进展。最近在一些设计良好、充分有效、安慰剂对照的临床试验中测试了两种在多发性系统性萎缩转基因小鼠模型中有效的药物，但结果未能显示出显著获益。雷沙吉兰，一种单胺氧化酶 B 抑制剂，被认为可以延缓帕金森病的疾病进展，并且在多发性系统性萎缩小鼠模型中显示出神经保护作用，但对多发性系统性萎缩患者无效并且具有严重副作用[38]。利福平，一种可以抑制 α-突触核蛋白原纤维的形成并消除这种毒性蛋白聚集的抗生素，与安慰剂对比没有差别[39]。

可以理解的是，与多发性系统性萎缩疾病作斗争的家庭担心的是这是否是一种遗传性疾病。尽管多发性系统性萎缩主要是散发性疾病，但日本和欧洲已有多个家族被报道，而且研究发现 *SNCA* 基因内的单核苷酸多态性（singlenucleotide polymorphism, SNP）与散发性多发性系统性萎缩的风险之间存在关联。然而，近期一项全基因组关联研究在来自北美和欧洲中心的 918 名患有多发性系统性萎缩的患者和 3 864 名欧洲血统人群对照中进行了超过 500 万个基因型的单核苷酸多态性估算。三分之一的多发性系统性萎缩病例通过病理学检查证实。在严格的多重检验校正后未鉴定出具有统计学意义的基因位点，并且未发现 *SNCA* 基因和 *COQ2* 基因中的常见遗传变异体与多发性系统性萎缩的关联。研究人员提出了几个可能有意义的基因位点，包括 MAPT 基因位点，但其重要性必须通过更大的样本中进行评价[24]。

路易体痴呆症。患有路易体痴呆症的患者表现为进行性和波动性认知下降，注意力明显变化，复发性幻视，妄想，抑郁和非快速眼动相睡眠障碍，伴有帕金森症状，严重的精神抑制过敏和不明原因的意识丧失或晕厥发作[40]。也可能出现非常严重的进行性加重的自主神经功能障碍，直立性低血压通常是来心脏科就诊的原因。路易体痴呆症患者临床表现出现的顺序多变，做出准确的诊断可能需要观察数年。例如，在认知衰退表现明显之前，一些患者可能先出现自主神经症状。

帕金森病伴自主神经功能障碍。帕金森病是一种神经退行性

疾病，具有不对称的静止性震颤、僵硬、运动迟缓和姿势不稳定。嗜酸性细胞质内涵体即路易体集中在黑质中，多巴胺替代疗法通常疗效良好。帕金森病也常与抑郁症、认知功能障碍、嗅觉缺失和睡眠异常有关。鉴别多发性系统性萎缩和帕金森病非常重要，因为多发性系统性萎缩的预后要差得多，诊断后平均只有5到9年的生存期。在多发性系统性萎缩中，与节前病变相同，去甲肾上腺素转运通常得到保留。帕金森病患者的摄取功能受损，提示心脏交感神经去神经支配[1]。

尽管帕金森病患者也可发生自主神经功能障碍症状，但它们在多发性系统性萎缩患者中更典型且更严重。有时很难清楚地鉴别帕金森症状的患者，气味测试可能非常有帮助，因为帕金森病患者的嗅觉丧失或嗅觉减退比多发性系统性萎缩患者中更为常见[29]。

自身免疫性自主神经衰竭

急性自主神经衰竭综合征由乙酰胆碱受体神经节的抗体引起[41]。临床表现为直立性低血压、胃肠动力障碍、尿潴留和瞳孔功能障碍。该综合征通常表现为急性起病，经常但并非总是伴有感染症状。一旦出现，通常持续终身。它可能与单纯性自主神经功能衰竭晚期一样严重，除了急性起病以外，其余症状与单纯性自主神经功能衰竭相似。该疾病少见于儿童[42]。鉴别诊断中一个重点是所涉及的抗体是副肿瘤性的，即使当前没有检测到肿瘤，在几周到几个月之后可出现明显临床症状。梅奥诊所长期以来一直对这种疾病感兴趣并提供相关抗体诊断试剂盒；在部分病例中，可以帮助找到病因[41]。支持性治疗可以在治疗单纯性自主神经功能衰竭之后开始（见前文）。就根本原因而言，患者可能对免疫疗法如泼尼松，静脉注射免疫球蛋白，血浆置换或口服免疫抑制剂反应良好，尽管成功率不确定，对某些患者无效。尽早开始治疗完全或部分逆转病情的可能性似乎更大，但极少数病例在发病多年后开始治疗仍有效，因此疾病的病程长短不应成为阻止积极治疗的因素。对有症状的患者给予如胆碱能药物如溴吡斯的明或氯贝胆碱进行辅助治疗，有时可能会有所帮助。增加纤维摄入可能有助于缓解严重的便秘。

与其他疾病相关的继发性自主神经功能障碍

自主神经功能障碍可发生在一些疾病的病程中，产生各种各样的症状和体征，包括直立性低血压、以及心脏、消化、排汗或泌尿生殖系统功能障碍。尽管这些症状可能出现在基础疾病的病程晚期，有些仍可能成为患者的主诉，甚至有些为亚临床表现，仅在自主神经功能检查中被发现。识别继发性自主神经功能紊乱与尚未认识到的基础疾病之间的相关性具有重要临床意义，有益于为原发病选取更合适的治疗方案，还能更好地帮助理解患者的预后。对任何自主神经症状的特异性治疗不太可能改变疾病的进程，但可以改善生活质量。

此类中疾病包括糖尿病、淀粉样变性、吉兰-巴雷综合征、法布里病、丹吉尔病、麻风病、HIV病毒感染性神经病、结缔组织疾病、浆细胞病相关的多发性神经病和许多中毒性神经病（例如，顺铂、长春新碱、紫杉醇、沙利度胺、有机溶剂、丙烯酰胺）。

糖尿病

糖尿病的神经病变不仅可以影响外周自主神经，导致直立性低血压，还可以导致患者站立和Valsalva动作时引起的血压下降患者心率对其产生代偿的一些简单的心脏功能检查试验结果的异常，而直立性低血压的治疗可以应用单纯性自主神经功能衰竭相同的治疗方式治疗。糖尿病神经病变和直立性低血压也与糖尿病肾病有关[43,44]。肾衰竭的优化管理至关重要，它是减少或预防肾病晚期自主神经功能障碍的最重要方法。不幸的是，糖尿病患者一旦出现自主神经功能障碍则预示着病情危重[45]和寿命缩短。

淀粉样变性

淀粉样变性是一种进行性的致命疾病，疾病早期即可出现继发性自主神经功能障碍症状，而腕管综合征和小纤维神经病为其典型伴随症状。早期诊断出潜在的淀粉样变非常重要，以便能够尽早积极治疗。大多数病例为散发性的，罕见的遗传性淀粉样变病例亦存在。病理检查发现神经纤维或自主神经节受挤压为特征性病理学表现，是引起神经功能障碍的机制；除神经外，血管亦受到相同的挤压影响血液流动并导致缺血性损伤。亦有人提出免疫反应也是淀粉样变的机制之一。然而，无论机制如何，在淀粉样变中，交感神经和副交感神经皆有受损，并且因病变累及范围广而导致自主神经系统广泛受累，包括阳痿、吞咽困难、早期饱腹感、以及腹泻或便秘。患者经常主诉口干和出汗减少，直立性低血压可成为限制性特征之一。心脏受累包括在超声心动图上可见的心肌浸润，常伴有长QT间期，被认为与淀粉样蛋白作用于心脏神经有关。后者与生存时间缩短相关。瞳孔反射异常亦相当常见。以上多种自主神经功能障碍的症状和体征同时出现可提示淀粉样变性。现有多种可用的新型诊断方法。外科活检常常可明确淀粉样蛋白类型，活检部位可为腹部脂肪、直肠、牙龈或腓肠神经等。近年来已开展了针对旨在延缓或逆转潜在淀粉样变病程进展的治疗手段，对心律失常的治疗是恰当的，但大多数疾病形式的预后仍然很差。尽可能控制自主神经症状至少可以改善患者的生活质量。直立性低血压的传统治疗方案疗效不佳实际上可能提示潜在的淀粉样变性尚未能被诊断出来。甲氧氯普胺有可能对早期饱腹感有效，奥曲肽则有助于治疗腹泻。氟氢可的松、米多君、辅助性穿戴和腹带均可能帮助改善直立性低血压。亦有报道指出促红细胞生成素、溴吡斯的明和屈昔多巴（L-threo-3，4-dihydroxyphenylserine，DOPS）能减轻症状。

吉兰-巴雷综合征

吉兰-巴雷综合征首次于1916年被描述，典型表现是炎症上行inflammatory ascending急性发作，主要为运动性多发性神经病变伴有反射缺失和脑脊液蛋白升高。自主神经功能障碍造成大约三分之二的病例病程复杂化。该病症被认为由免疫介导[46]，其中四分之三的患者报告在神经症状出现前的7至10天存在前驱病毒或细菌感染。通常为单核细胞增多症、巨细胞病毒感染，或由于空肠弯曲杆菌食物中毒引起的肠道感染，还有前驱支原体肺炎、流行性感冒以及最近报道寨卡病毒感染[47]。据报道，吉兰-巴雷综合征与过去疫苗接种有关，但与1977年以后开发的疫苗无关。评估发现，该综合征发病风险在流感流行后明显高于接种过流感疫苗。进一步支持该病为自身免疫性疾病的依据包括，腓肠神经活检或尸检（很少，因为很少有患者死亡）的病理结果、抗多种抗原的血清抗体的存在、以及对免疫治疗的反应。外科手术也被认为是一种触发因素。常见临床表现有腱反射的丧失，超过1至2周的向近端进展的肌无力（有时是感觉功能障碍），然后是约3周的平台期，常伴有严重乏力和呼吸肌麻痹。部分患者的恢复需要数月至数年，并且可能不会完全恢复。并非所有患者都出现自主神经受损，但确实有约三分之二的患者会发生自主神经功能障碍。如果它发生在疾病的急性期，可能表现为交感神经过度活跃，一些患者会出现所谓的自主神经风暴,伴有高血压,心动过速和大汗淋漓。大多数患者只出现轻度的自主神经功能异常,但本期仍可出现危及生命的自主神经功能障碍,特别是那些严重运动功能异常和/或呼吸衰竭的患者,直立性低血压可能与高血压发作交替出现[49]。在恢复期,可以观察到副交感神经衰竭,伴有静息性心动过速,检查结果揭示了患者心脏迷走神经、排汗和肾上腺素能血管舒缩功能异常。心律失常可包括心动过缓、心脏传导阻滞和需要安装心脏起搏器的心脏停搏,至少可能是需要临时起搏。在这种情况下,迷走神经刺激如气道吸引可能特别容易引起窦性停搏。自主神经异常需要仔细监测血压和心率,并认识到患者可能对升压药和降压药有超敏反应,需要仔细调整。如果存在长期高血压,则建议使用 α-肾上腺素能阻滞剂和 β-肾上腺素能阻滞剂联合应用。

一般而言,吉兰-巴雷综合征或经血浆置换,或自发性,或静脉内注射免疫球蛋白(IvIg)0.4g/kg,每天 4 小时,持续 5 天治疗,自主神经并发症与运动和感觉异常可平行减轻。如果在发病 14 天后再开始使用免疫球蛋白则几乎没有效果[49]。表 99.3 阐述了最可能使伴随自主神经功能障碍患者症状恶化的因素,由此引起的亚临床疾病还需警惕。

自主神经功能障碍不伴有慢性直立性低血压

神经介导性晕厥,请参见第 43 章。

直立性心动过速综合征

直立性心动过速综合征(postural tachycardia syndrome,POTS)是转诊的常见原因,对于许多患者而言一次发作意味着致残。越来越多的数据表明,直立性心动过速综合征不是一个单一的疾病表现,而是一种可能由多种机制引起的综合征。本节我们将讨论其中部分机制,以及越来越多已被明确可促使该综合征恶化或缓解的因素。

有关直立性心动过速综合征专家共识定义的直立性心动过速综合征的诊断标准由以下几项组成:①患者保持站姿 10 分钟内或直立倾斜试验中倾斜台头上位 70°~80°保持 10 分钟,心率增快大于等于 30 次/min(12 至 19 岁患者心率增快大于等 40 次/min),同时收缩压下降不超过 20mmHg;②无药物[血管扩张剂、利尿剂、抗抑郁药或抗焦虑药)或其他已知的引起直立性心动过速的疾病(如脱水、贫血、甲亢)]的影响下,具有直立姿势可引起恶化,平卧可缓解的相关症状持续超过 6 个月[7,50,51]。诊断标准要求清晨发作多于下午或晚上。其他常见症状包括腹痛,腹胀,恶心和腹泻以及疲劳需不依赖于体位变化。图 99.4E 提示了直立性心动过速综合征患者对 Valsalva 动作的典型反应。美国直立性心动过速综合征的患病率约占总人口的 0.2%,但患者支持团体因为向不去医疗保健系统就诊的患者提供医疗支持,所以该团体估计可能有多达 300 万美国人符合直立性心动过速综合征诊断标准。这很可能包括许多具有多种不同致病原因和重叠症状的患者群体,其中几种[如肥大细胞活化功能紊乱、类胰蛋白酶过量、先天性结缔组织发育不全综合征(Ehlers-Danlos 综合征)/关节过度伸展和去甲肾上腺素转运蛋白缺乏]将在后面章节进行讨论。最近 Garland 等人就神经性直立性心动过速综合征、中枢肾上腺素能直立性心动过速综合征和自身免疫性直立性心动过速综合征等进行了综述[50]。对许多患者而言,其致病原因尚不清楚,大多数患者在 15 至 35 岁时被诊断,与男性相比,女性的发病率大约高出五倍。这种疾病似乎并未缩短寿命。随着对直立性心动过速综合征患者认识的提高,出现了许多患教团体,大大增进了患者对该疾病的理解。下面我们先回顾一些最近报道的可能产生直立性心动过速综合征的疾病,之后将讨论相关治疗方案。

肥大细胞活化性疾病

近期的调查发现,多达 20%的直立性心动过速综合征患者被发现存在肥大细胞活化疾病的某些特征[52],其中包括肥大细胞增多症、组织肥大细胞的异常增殖[53],和其他一些肥大细胞异常活化而不伴过度增殖的疾病。这些患者常伴有面色潮红和一些其他相关症状发作,包括气短、头痛、多尿、腹泻和恶心。体位变化会导致高肾上腺素能反应,有时伴有头晕,甚至晕厥,但平卧后症状通常缓解。部分原因是肥大细胞产物引起的体液分布改变甚至流失。还有一些患者在肥大细胞激活发作期间可能会出现心率和血压升高,提示可能还涉及一些其他介质或机制参与。发作后患者常会出现嗜睡和极度疲劳,持续可达数小时。

小色素型色素性荨麻疹样皮损常常提示肥大细胞增多症的诊断,但在缺乏典型皮损的情况下,可通过皮肤或骨髓活检或 4 小时尿液等分样品中组胺和前列腺素 D_2 水平升高寻找肥大细胞增殖的证据,尤其是在症状发作期间或之后立即取样[54]。对血管舒张发作的有效治疗包括前列腺素抑制剂和抗组胺药[53]。但是,如果患者"阿司匹林过敏",前列腺素抑制剂可能会引起严重的肥大细胞激活。

最近已发现特发性肥大细胞活化功能紊乱,伴有系统性肥大细胞激活而没有异常增殖的证据,比起本身少见的肥大细胞增多症,这种疾病更常见[53]。大多数病例的症状实际上与系统性肥大细胞增多症相似。可见过敏反应[55]以及在肥大细胞激活发作期间常发生的直立性低血压。高温、情绪失常和运动是常见的促发因素,β 受体阻滞剂亦可引发发作。酮替芬,基于其抗组胺和稳定肥大细胞的特性,可有效治疗特发性肥大细胞活化功能紊乱患者的发作性过敏反应[55]。中枢作用的交感神经药物如甲基多巴或可乐定通常是有效的,抗组胺药亦然。当患者有过敏样自主神经功能异常经常或持续发作时,其症状很难被激素、肾上腺素或抗组胺药缓解。然而,输注苯海拉明通常可有效抑制肥大细胞活化,抑制变态反应发生[52]。

类胰蛋白酶异常

最近的一项研究已发现生殖细胞中 *TPSAB1* 基因的二倍体和三倍体,该基因编码 α-类胰蛋白酶,该蛋白通常与过敏反应相关[56],并且发现了遗传因素导致的基础血清类胰蛋白酶水平增加。*TPSAB1* 基因的重复与自主神经功能障碍症状相关,例如直立性心动过速综合征的特征性直立性头晕和心动过速,以及皮肤潮红和瘙痒,胃肠道不适,慢性疼痛以及骨和关节问题。具有三倍量 α-类胰蛋白酶的患者与具有双倍量的相比,其类胰蛋白酶基础血清水平更高,症状表现也更多,表明与基因量相关[56]。该报道尚需更多的研究来证实。

Ehlers-Danlos 综合征

Ehlers-Danlos 综合征包括因基因异常影响胶原蛋白结构的数种不同疾病。据估计,近 20%的直立性心动过速综合征患者[50]可能具有 Ehlers-Danlos 综合征(最常见的是Ⅲ型)的特征性病变,皮肤过度伸展和关节活动过度[57]。在 Ehlers-Danlos 综合征患者中,直立性心悸和心动过速、胸痛、晕厥前期和晕厥症状常见,症状发作通常由高温环境、运动或进餐诱发。直立性心动过速综合征样症状是否是由于结缔组织异常，引起起立后过多的血液汇集在下肢导致直立不耐受，抑或与周围神经病变相关尚不确定。支持性穿戴和腹带可能会对治疗有所帮助，特别是对有血液在下肢蓄积证据的患者而言有效。

去甲肾上腺素转运蛋白缺乏症

现已证明导致直立性心动过速综合征非常罕见的特定原因之一是去甲肾上腺素转运蛋白将释放的去甲肾上腺素运回交感神经末梢的能力有缺陷，导致每当去甲肾上腺素释放被触发时，其在突触水平均升高，以至于直立体位能产生与直立性心动过速综合征的定义一致的症状[58]。目前已鉴定出能产生异常去甲肾上腺素转运蛋白的基因突变，可导致去甲肾素转运功效降低超过98%，甚至杂合子也可能引起去甲肾上腺素转运严重匮乏。研究表明，当转染到异源表达系统中时，该基因的突变形式发挥显性负面效应，导致构象破坏，干扰转运蛋白的生物合成以及突变型和野生型转运蛋白二者的运输。

药物治疗和去甲肾上腺素转运蛋白阻滞剂

认识到许多药物（血管扩张剂、利尿剂、抗抑郁药或抗焦虑药）可以产生直立性心动过速综合征非常重要，特别是那些作为去甲肾上腺素转运蛋白抑制剂或血清素和去甲肾上腺素再摄取抑制剂或具备以上特征的次要、非靶向作用药物。当它们用于治疗抑郁症时，可使患有直立性心动过速综合征的患者的直立性心动过速症状恶化，或之前没有这种症状的患者产生直立性心动过速综合征样症状。

在病例报告或系列报道中已经描述了导致直立性心动过速综合征的其他罕见但特定的病因，包括神经性直立性心动过速综合征、中枢肾上腺素能直立性心动过速综合征和自身免疫性直立性心动过速综合征[50,59]。这可能解释了该疾病对特定药物的疗效的异质性。转诊至自主神经系统疾病中心可能有助于对传统治疗方法无效的患者寻找最优治疗方案。

由于直立性心动过速综合征是一种表现非常多样化的疾病，症状对患者生命的影响可能对精神和身体健康均产生重大后果，因此提出一系列旨在改善健康的治疗干预措施[50,57]。这些措施从扩张血容量开始，盐和液体推荐摄入量比健康个体更高。虽然静脉注射生理盐水（1至2L）可以减少心动过速并迅速改善症状，但鉴于频繁开放静脉通路可能伴随的并发症，不建议将其作为反复的慢性治疗方案。腰部高压衣物或腹带的使用可以减少站姿导致的内脏-肠系膜血液积聚，由此导致的每搏搏出量的增加可以减少直立性心动过速。据报道，持续运动项目对直立性心动过速综合征患者也有好处，但难以实施，因为运动引起的症状导致大多数患者随着时间推移而失去治疗效果。Shibata等描述了为期3个月的有氧运动和阻力训练计划，它以坐姿、仰卧或游泳运动开始，缓慢提升运动量。患者应被告知刚开始运动时可能会感觉更糟，最终血容量的改善和直立性心动过速的减少可能需要5至6周时间[60]。

虽然上述措施可以改善症状，但许多患者仍然需要药物治疗。我们发现患者对低剂量（10至20mg）普萘洛尔耐受性良好且能得到获益。如果疗效欠佳，可加用米多君（2.5至10mg，每4小时一次，每天3次）或氟氢可的松（每日0.05至0.2mg）。根据患者的具体症状特征，我们可能会偶尔用到其他药物。Garland等[50]为替代药物选择提供了有用的指导，与心律协会发表的共识一致，得到了多个国际组织的认可[51]。所有这些短期药物疗法都对疾病治疗有积极作用，但尚不清楚药物治疗是否存在长期获益。

交感神经传出冲动增强的疾病

阻塞性睡眠呼吸暂停

阻塞性睡眠呼吸暂停症（obstructive sleep apnea，OSA；见第87章）是一种慢性病，患者在睡眠期间反复发作部分或完全性上呼吸道塌陷，导致缺氧、高碳酸血症，以及正常睡眠模式的中断。实际患病率难以确认；这种疾病很可能被严重漏报。近几十年来随着肥胖人口的增加，它的患病率可能比过去认为的更高。睡眠时呼吸暂停发作期间，缺氧和高碳酸血症导致交感神经冲动发放增强。有人提出，患者清醒时的超肾上腺素能状态可能是由于化学感受器反射敏感性的紧张性增加所致。晚上用持续气道正压通气常规治疗阻塞性睡眠呼吸暂停似乎可改善超肾上腺素能状态。

嗜铬细胞瘤和副神经节瘤

嗜铬细胞瘤和副神经节瘤是罕见的分泌儿茶酚胺的肿瘤，来源于肾上腺的嗜铬细胞或交感神经系统的副神经节病嗜铬细胞组织[61]（见第95章）。通过检测它们产生的儿茶酚胺，无论是去甲肾上腺素、肾上腺素和/或多巴胺，来诊断（或排除）疾病。儿茶酚胺可以在血浆中，同游离的3-甲基肾上腺素和甲氧基酪胺一起测定，但儿茶酚胺在血浆中的半衰期很短，因此如果基线样本结果阴性且发作频率很低，收集24小时尿液检查通常有助于诊断。副神经节瘤效应早先被描述为压力反射衰竭的病因之一。嗜铬细胞瘤通常来自肾上腺，但它们也可能生长在任意部位的交感神经节中。儿茶酚胺分泌增加，尤其是去甲肾上腺素和肾上腺素释放，可导致危及生命的高血压或心律失常。嗜铬细胞瘤可以是散发性或家族性的，良性或恶性均有可能。磁共振对肾上腺嗜铬细胞瘤的检测灵敏度接近100%。当实验室检测结果阳性，临床高度怀疑嗜铬细胞瘤，而影像学找不到肿瘤来源时，^{131}I-MIBG肾上腺髓质扫描可能有用。嗜铬细胞瘤的根治手段为手术切除，术前适当给予α和β受体阻滞剂。

前景展望

近年来，控制自主神经性心血管疾病的探索取得了重大进展，并且多个领域正在取得进一步提高。近期的发现加深了我们对自主神经系统的功能检查和生理学及病理生理学的理解。这些知识可能有助于疾病的风险评估以及寻找新的治疗方法来改善特定疾病的治疗前景[63]。对疾病的生化变化，以及对直立性心动过速综合征和多发性系统性萎缩[64]等疾病的遗传基础研究可能会更准确地定义父母的亚型，使他们可能从更具体的诊断和治疗方法中获益。近年来有关淀粉样变性的影像学检查方法已经取得新进展，对嗜铬细胞瘤和副神经节瘤的研究[61]也取得了上述成果。揭示阻塞性睡眠呼吸暂停与冠状动脉疾病之间的联系[62]尚需要进一步研究。对皮肤交感神经活动提供长时动态监测的新技术[65]确保在患者正常活动期间亦能采集信息，而不是单纯在自主神经系统疾病实验室中发挥作用。心脏交感迷走神经平衡的光谱分析可用于评估心血管风险（例如患有糖尿病性神经病变的患者），该

技术最新研究结果表明习惯电子烟的使用可能伴有自主神经紊乱的风险增加[66]。

致谢

感谢 Virend K. Somers 博士对本章第 9 版写作所做出的贡献[1]，我们同时非常感谢 Andre Diedrich 博士/医学博士为本章制作图表。

（赵馨娜 译，车琳 刘学波 校）

参考文献

Overview of Autonomic Circulatory Control

1. Somers VK. Cardiovascular Manifestations of Autonomic Disorders. In: Mann DL, Zipes DP, Libby P, et al, eds. *Braunwald's Heart Disease: A Textbook of Cardiovascular Disease*. 10th ed. Philadelphia: WB Saunders; 2012:1931–1943.
2. Groft SC, Gopal-Srivastava R. Maintaining an emphasis on rare diseases at the National Center for Advancing Translational Sciences. In: Robertson D, Williams GH, eds. *Clinical and Translational Science: Principles of Human Research*. 2nd ed. Atlanta: Elsevier; 2017: 609–616.
3. Nattie E, Li A. Central Chemoreceptors: Locations and Functions. *Compr Physiol*. 2012;1:221–254.
4. Mansukhani MP, Wang S, Somers VK. Chemoreflex Physiology and Implications for Sleep Apnea – Insights from Studies in Humans. *Exp Physiol*. 2015;100:130–135.
5. Shamsuzzaman A, Ackerman MJ, Kuniyoshi FS, et al. Sympathetic nerve activity and simulated diving in healthy humans. *Auton Neurosci*. 2014;181:74–78.

Autonomic Testing

6. Okamoto LE, Diedrich A, Baudenbacher FJ, et al. Efficacy of Servo-Controlled Splanchnic Venous Compression in the Treatment of Orthostatic Hypotension: A Randomized Comparison with Midodrine. *Hypertension*. 2016;68(2):418–426.
7. Freeman R, Wieling W, Axelrod FB, et al. Consensus statement on the definition of orthostatic hypotension, neurally mediated syncope and the postural tachycardia syndrome. *Auton Neurosci*. 2011;161(1-2):46–48.
8. Novak P. Assessment of sympathetic index from the Valsalva maneuver. *Neurology*. 2011;76:2010–2016.
9. Bertinieri G, di Rienzo M, Cavallazzi A, et al. A new approach to analysis of the arterial baroreflex. *J Hypertens Suppl*. 1985;3:S79–S81.
10. Diedrich A, Crossman AA, Beightol LA, et al. Baroreflex physiology studied in healthy subjects with very infrequent muscle sympathetic bursts. *J Appl Physiol*. 2013;114:203–210.
11. Garland EM. Dopamine Beta-Hydroxylase Deficiency. In: Robertson D, Biaggioni I, Burnstock G, et al, eds. *Primer on the Autonomic Nervous System*. 3rd ed. San Diego: Academic Press; 2012:431–434.

Autonomic Disorders

Baroreflex Failure

12. Hilz MJ, Moeller S, Akhundova A, et al. High NIHSS values predict impairment of cardiovascular autonomic control. *Stroke*. 2011;42(6):1528–1533.
13. Jordan J. Baroreflex Failure. In: Robertson D, Biaggioni I, Burnstock G, et al, eds. *Primer on the Autonomic Nervous System*. 3rd ed. San Diego: Academic Press; 2013.
14. Heusser K, Tank J, Luft FC, Jordan J. Baroreflex failure. *Hypertension*. 2005;45:834–839.

Carotid Sinus Hypersensitivity (CSH)

15. Tan MP, Kenny RA, Chadwick TJ, et al. Carotid sinus hypersensitivity: Disease state or clinical sign of ageing? Insights from a controlled study of autonomic function in symptomatic and asymptomatic subjects. *Europace*. 2010;12:1630–1636.
16. Wieling W, Krediet CT, Solari D, et al. At the heart of the arterial baroreflex: a physiological basis for a new classification of carotid sinus hypersensitivity. *J Intern Med*. 2013;273:345–358.

Chronic Autonomic Disorders with Orthostatic Hypotension (OH)

17. Axelrod FB. Genetic Autonomic Disorders. *Sem Ped Neurol*. 2013;20:3–11.

Dopamine Beta Hydroxylase (DβH) Deficiency

18. Jepma M, Deinum J, Asplund CL, et al. Neurocognitive Function in Dopamine-β-Hydroxylase Deficiency. *Neuropsychopharmacology*. 2011;36:1608–1619. doi:10.1038/npp.2011.42. published online 6 April 2011.
19. Palma JA, Norcliffe-Kaufmann L, Fuente-Mora C, et al. Current treatments in familial dysautonomia. *Expert Opin Pharmacother*. 2014;15:2653–2671.
20. Hilz MJ, Moeller S, Buechner S, et al. Obstructive Sleep-Disordered Breathing Is More Common than Central in Mild Familial Dysautonomia. *J Clin Sleep Med*. 2016;12(12):1607–1614.
21. Fedorowski A, Stavenow L, Hedblad B, et al. Orthostatic hypotension predicts all-cause mortality and coronary events in middle-aged individuals (The Malmo Preventive Project). *Eur Heart J*. 2010;31(1):85–91.

Autonomic Symptoms Beginning Later in Life

22. Wales P, Pinho R, Lázaro DF, Outeiro TF. Limelight on Alpha-Synuclein: Pathological and Mechanistic Implications in Neurodegeneration. *J Parkinsons Dis*. 2013;3(4):415–459.
23. Moussaud S, Jones DR, Moussaud-Lamodière EL, et al. Alpha-synuclein and tau: teammates in neurodegeneration? *Mol Neurodegener*. 2014;9:43.
24. Sailer A, Scholz SW, Nalls MA, et al. A genome-wide association study in multiple system atrophy. *Neurology*. 2016;87(15):1591–1598.

Pure Autonomic Failure

25. Kaufmann H, Schatz IJ. Pure Autonomic Failure. In: Robertson D, Biaggioni I, Burnstock G, et al, eds. *Primer on the Autonomic Nervous System*. 3rd ed. San Diego: Academic Press; 2012:467–469.
26. Mathias CJ, Iodice V, Low DA, Bannister R. Treatment of Orthostatic Hypotension. In: Mathias CJ, Bannister R, eds. *Autonomic Failure: A Textbook of Clinical Disorders of the Autonomic Nervous System*. 5th ed. Oxford: Oxford University Press; 2013:569–586.
27. Gibbons CH, Schmidt P, Biaggioni I. The recommendations of a consensus panel for the screening, diagnosis, and treatment of neurogenic orthostatic hypotension and associated supine hypertension. *J Neurol*. 2017.
28. Arnold AC, Okamoto LE, Gamboa A, et al. Mineralocorticoid Receptor Activation Contributes to the Supine Hypertension of Autonomic Failure. *Hypertension*. 2016;67(2):424–429.

Multiple System Atrophy

29. Robertson D, Gilman S. Multiple System Atrophy. In: Robertson D, Biaggioni I, Burnstock G, et al, eds. *Primer on the Autonomic Nervous System*. 3rd ed. San Diego: Academic Press; 2012:453–457.
30. Low PA, Reich SG, Jankovic J, et al. Natural History of Multiple System Atrophy in the USA: A Prospective Cohort Study. *Lancet Neurol*. 2015;14(7):710–719.
31. Fanciulli A, Wenning GK. Multiple System Atrophy. *N Engl J Med*. 2015;372(3):249–263.
32. Cykowski MD, Coon EA, Powell SZ, et al. Expanding the spectrum of neuronal pathology in multiple system atrophy. *Brain*. 2015;138:2293–2309.
33. Watts JC, Giles K, Oehler A, et al. Transmission of multiple system atrophy prions to transgenic mice. *Proc Natl Acad Sci USA*. 2013;110:19555–19560.
34. Prusiner SB, Woerman AL, Mordes DA, et al. Evidence for α-synuclein prions causing multiple system atrophy in humans with parkinsonism. *Proc Natl Acad Sci USA*. 2015;112:E5308–E5317.
35. Giannini G, Calandra-Buonaura G, Mastrolilli F, et al. Early stridor onset and stridor treatment predict survival in 136 patients with MSA. *Neurology*. 2016;87:1375–1383.
36. Calandra-Buonaura G, Doria A, Lopane G, et al. Pharmacodynamics of a Low Subacute Levodopa Dose Helps Distinguish Between Multiple System Atrophy with Predominant Parkinsonism and Parkinson's Disease. *J Neurol*. 2016;263(2):250–256.
37. Lipp A, Schmelzer JD, Low PA, et al. Ventilatory and cardiovascular responses to hypercapnia and hypoxia in multiple-system atrophy. *Arch Neurol*. 2010;67(2):211–216.
38. Poewe W, Seppi K, Fitzer-Attas CJ, et al. Efficacy of rasagiline in patients with the parkinsonian variant of multiple system atrophy: A randomised, placebo-controlled trial. *Lancet Neurol*. 2015;14(2):145–152.
39. Low PA, Robertson D, Gilman S, et al. Efficacy and safety of rifampicin for multiple system atrophy: a randomised, double-blind, placebo-controlled trial. *Lancet Neurol*. 2014;13(3):268–275.

Dementia with Lewy Bodies

40. Stemberger S, Stampfer M, Wenning GK. Dementia with Lewy Bodies. In: Robertson D, Biaggioni I, Burnstock G, et al, eds. *Primer on the Autonomic Nervous System*. 3rd ed. San Diego: Academic Press; 2012:463–466.

Autoimmune Autonomic Failure

41. Muppidi S, Vernino S. Autoimmune autonomic failure. *Handb Clin Neurol*. 2013;117:321–327.
42. Kuki I, Kawawaki H, Ozazaki S, et al. Autoimmune autonomic ganglionopathy in a pediatric patient presenting with acute encephalitis. *Brain Dev*. 2015;38:605–608.

Diabetes Mellitus

43. Spallone V, Ziegler D, Freeman R, et al. Cardiovascular autonomic neuropathy in diabetes: Clinical impact, assessment, diagnosis, and management. *Diabetes Metab Res Rev*. 2011;27(7):639–653.
44. Laitinen T, Lindstrom J, Eriksson J, et al. Cardiovascular autonomic dysfunction is associated with central obesity in persons with impaired glucose tolerance. *Diabet Med*. 2011;28(6):699–704.
45. Pop-Busui R, Evans GW, Gerstein HC, et al. Effects of cardiac autonomic dysfunction on mortality risk in the Action to Control Cardiovascular Risk in Diabetes (ACCORD) trial. *Diabetes Care*. 2010;33(7):1578–1584.

Guillain-Barre Syndrome

46. Jasti AK, Selmi C, Sarmiento-Monroy JC, et al. Guillain-Barre syndrome: causes, immunopathogenic mechanisms and treatment. *Expert Rev Clin Immunol*. 2016;12(11):1175–1189.
47. do Rosario MS, de Jesus PA, Vasilakis N, et al. Guillain-Barre syndrome after Zika virus in Brazil. *Am J Trop Med Hyg*. 2016;16:0306. doi:10.4269/ajtmh.16-0306.
48. Winer JB. An Update in Guillain-Barré Syndrome. *Autoimmune Dis*. 2014;1–6. 2014 Article ID 793024.
49. Low PA, McLeod JG. Guillain-Barre Syndrome. In: Robertson D, Biaggioni I, Burnstock G, et al, eds. *Primer on the Autonomic Nervous System*. 3rd ed. San Diego: Academic Press; 2012:493–494.

Dysautonomias Without Chronic Orthostatic Hypotension

50. Garland EM, Celedonio JE, Raj SR. Postural Tachycardia Syndrome: Beyond Orthostatic Intolerance. *Curr Neurol Neurosci Rep*. 2015;15(9):60.
51. Sheldon RS, Grubb BP, Olshansky B, et al. 2015 Heart Rhythm Society Expert Consensus Statement on the Diagnosis and Treatment of Postural Tachycardia Syndrome, Inappropriate Sinus Tachycardia, and Vasovagal Syncope. *Heart Rhythm*. 2015;12(6):e41–e63.

Mast Cell Activation Syndrome

52. Molderings GJ, Haenisch B, Brettner S, et al. Pharmacological treatment options for mast cell activation disease. *Naunyn Schmiedebergs Arch Pharmacol*. 2016;389(7):671–694.
53. Roberts LJ II. Mastocytosis. In: Robertson D, Biaggioni I, Burnstock G, et al, eds. *Primer on the Autonomic Nervous System*. 3rd ed. San Diego: Academic Press; 2012:575–576.
54. Valent P, Escribano L, Broesby-Olsen S, et al. Proposed diagnostic algorithm for patients with suspected mastocytosis: a proposal of the European Competence Network on Mastocytosis. *Allergy*. 2014;69:1267–1274.
55. Lieberman P, Garvey LH. Mast Cells and Anaphylaxis. *Curr Allergy Asthma Rep*. 2016; 16(3):20.

Tryptase Abnormalities

56. Lyons JJ, Yu X, Hughes JD, et al. Elevated basal serum tryptase identifies a multisystem disorder associated with increased TPSAB1 copy number. *Nat Genet*. 2016;48:1564–1569.

Ehlers Danlos Syndrome

57. Mathias CJ, Low DA, Iodice V, et al. Postural tachycardia syndrome—current experience and concepts. *Nat Rev Neurol*. 2012;8:22–34.
58. Hahn MK. Norepinephrine Transporter Deficiency. In: Robertson D, Biaggioni I, Burnstock G, et al, eds. *Primer on the Autonomic Nervous System*. 3rd ed. San Diego: Academic Press; 2013.

Medications/Norepinephrine Transporter Blockers

59. Li H, Yu X, Liles C, et al. Autoimmune Basis for Postural Tachycardia Syndrome. *J Am Heart Assoc*. 2014;3(1):e000755.
60. Shibata S, Fu Q, Bivens TB, et al. Short-term exercise training improves the cardiovascular response to exercise in the postural orthostatic tachycardia syndrome. *J Physiol*. 2012;590:3495–3505.
61. Bjorklund P, Pacak K, Crona J. Precision medicine in pheochromocytoma and paraganglioma: current and future concepts. *J Intern Med*. 2016;280(6):559–573.
62. Hoffmann M, Wolf J, Szyndler A. Serum of obstructive sleep apnea patients impairs human coronary endothelial cell migration. *Arch Med Sci*. 2017;13(1):223–227.

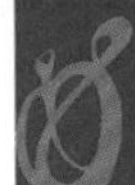

Future Perspectives

63. Shivkumar K, Ajijola OA, Anand I, et al. Clinical neurocardiology defining the value of neuroscience-based cardiovascular therapeutics. *J Physiol*. 2016;594:3911–3954.
64. Ettle B, Kerman BE, Valera E, et al. α-Synuclein-induced myelination deficit defines a novel interventional target for multiple system atrophy. *Acta Neuropathol*. 2016;132(1):59–75.
65. Doytchinova A, et al. Simultaneous noninvasive recording of skin sympathetic nerve activity and electrocardiogram. *Heart Rhythm*. 2017;14(1):25–33. doi:10.1016/j.hrthm.2016.09.019. [Epub 2016 Sep 23].
66. Moheimani RS, Bhetraratana M, Yin F, et al. Increased Cardiac Sympathetic Activity and Oxidative Stress in Habitual Electronic Cigarette Users: Implications for Cardiovascular Risk. *JAMA Cardiol*. 2017;doi:10.1001/jamacardio.2016.5303.

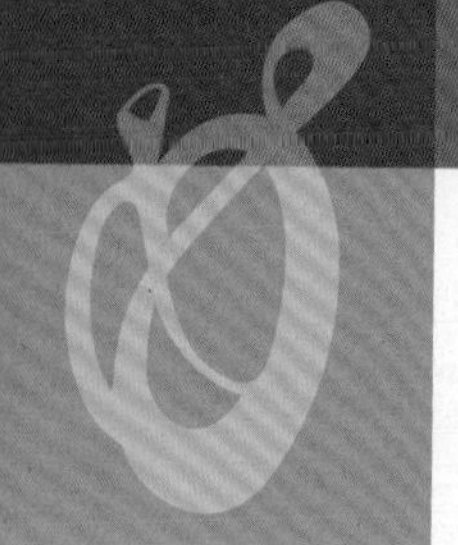

索引

A

B

C

D

E

F

Q

R

S

T

Y

Z